成人心脏外科学
Cardiac Surgery in the Adult

第 5 版

主　编　Lawrence H. Cohn
　　　　David H. Adams

主　译　郑　哲

人民卫生出版社
·北　京·

图书在版编目（CIP）数据

成人心脏外科学/（美）劳伦斯·H. 科恩
（Lawrence H. Cohn）主编；郑哲主译. —北京：人民
卫生出版社，2021.12
　　ISBN 978-7-117-32251-5

　　Ⅰ.①成…　Ⅱ.①劳…②郑…　Ⅲ.①心脏外科学
Ⅳ.①R654

中国版本图书馆 CIP 数据核字（2021）第 206517 号

人卫智网　**www.ipmph.com**	医学教育、学术、考试、健康，
	购书智慧智能综合服务平台
人卫官网　**www.pmph.com**	人卫官方资讯发布平台

图字 :01-2019-6477 号

成人心脏外科学

Chengren Xinzang Waikexue

主　　译：郑　哲
出版发行：人民卫生出版社（中继线 010-59780011）
地　　址：北京市朝阳区潘家园南里 19 号
邮　　编：100021
E - mail：pmph @ pmph. com
购书热线：010-59787592　010-59787584　010-65264830
印　　刷：人卫印务（北京）有限公司
经　　销：新华书店
开　　本：889×1194　1/16　印张：72
字　　数：3055 千字
版　　次：2021 年 12 月第 1 版
印　　次：2022 年 1 月第 1 次印刷
标准书号：ISBN 978-7-117-32251-5
定　　价：598.00 元

马 量 浙江大学附属第一医院	张昌伟 中国医学科学院阜外医院
王 欣 中国医学科学院阜外医院	张海波 首都医科大学附属北京安贞医院
王 维 中国医学科学院阜外医院	张超纪 北京协和医院
王 德 中国医学科学院阜外医院	陈 思 华中科技大学同济医学院附属协和医院
王水云 中国医学科学院阜外医院	陈 彧 北京大学人民医院
王古岩 首都医科大学附属北京同仁医院	陈 鑫 南京医科大学附属南京医院
王现强 中国医学科学院阜外医院	陈良万 福建医科大学附属协和医院
王俊程 中国医学科学院阜外医院	林 野 中国医学科学院阜外医院
历 志 中国人民解放军北部战区总医院	林柏松 吉林大学中日联谊医院
凤 玮 中国医学科学院阜外医院	易 蔚 空军军医大学西京医院
尹朝华 中国医学科学院阜外医院	罗明尧 中国医学科学院阜外医院
孔 博 中国医学科学院阜外医院	金 蕾 中国医学科学院阜外医院
石 佳 中国医学科学院阜外医院	周 纯 中国医学科学院阜外医院
田 海 哈尔滨医科大学附属二院	周伯颐 中国医学科学院阜外医院
田美策 中国医学科学院阜外医院	郑 哲 中国医学科学院阜外医院
史 艺 中国医学科学院阜外医院	郑黎晖 中国医学科学院阜外医院
吉冰洋 中国医学科学院阜外医院	赵 强 上海交通大学医学院附属瑞金医院
师恩祎 中国医科大学附属第一医院	赵振华 中国医学科学院阜外医院
吕 滨 中国医学科学院阜外医院	胡 展 中国医学科学院阜外医院
吕秀章 首都医科大学附属北京朝阳医院	段福建 中国医学科学院阜外医院
刘 苏 河北医科大学第二医院	侯剑峰 中国医学科学院阜外医院
刘 盛 中国医学科学院阜外医院	饶辰飞 中国医学科学院阜外医院
刘文超 中国医学科学院阜外医院	姜 睿 中国医学科学院阜外医院
刘立明 中南大学湘雅二医院	袁 素 中国医学科学院阜外医院
刘汉凝 中国医学科学院阜外医院	贾 爱 中国医学科学院阜外医院
刘志刚 天津大学泰达医院	顾 松 首都医科大学附属北京朝阳医院
刘晋萍 中国医学科学院阜外医院	钱向阳 中国医学科学院阜外医院
闫 鹏 中国医学科学院阜外医院	徐 飞 中国医学科学院阜外医院
孙 骋 中国医学科学院阜外医院	徐 晋 中国医学科学院阜外医院
孙 境 中国医学科学院阜外医院	凌云鹏 北京大学第三医院
孙图成 广东省人民医院 广东省心血管病研究所	高 伟 中国医学科学院阜外医院
孙晓刚 中国医学科学院阜外医院	高 歌 中国医学科学院阜外医院
纪宏文 中国医学科学院阜外医院	高思哲 中国医学科学院阜外医院
芮 璐 中国医学科学院阜外医院	郭应强 四川大学华西医院
严 华 中国医学科学院阜外医院	郭宏伟 中国医学科学院阜外医院
苏文君 中国医学科学院阜外医院	郭惠明 广东省人民医院 广东省心血管病研究所
杜 娟 中国医学科学院阜外医院	黄劲松 广东省人民医院 广东省心血管病研究所
李 方 中国医学科学院阜外医院	曹 亮 中国医学科学院阜外医院
李 欣 复旦大学附属中山医院	龚俊松 中国医学科学院阜外医院
李 琦 中国医学科学院阜外医院	崔勇丽 中国医学科学院阜外医院
李汉美 中国医学科学院阜外医院	章 良 中国医学科学院阜外医院
杨 研 中国医学科学院阜外医院	程兆云 阜外华中心血管病医院
杨 滔 中国医学科学院阜外医院	舒 畅 中国医学科学院阜外医院
杨立猛 中国医学科学院阜外医院	曾俊童 中国医学科学院阜外医院
杨克明 中国医学科学院阜外医院	雷 白 中国医学科学院阜外医院
杨丽静 中国医学科学院阜外医院	解衍博 中国医学科学院阜外医院
肖雨桐 中国医学科学院阜外医院	窦克非 中国医学科学院阜外医院
吴锡阶 厦门大学附属心血管病医院	裴华伟 中国医学科学院阜外医院
沈振亚 苏州大学附属第一医院	熊 辉 中国医学科学院阜外医院深圳医院
张 岩 中国医学科学院阜外医院	樊红光 中国医学科学院阜外医院
张 恒 中国医学科学院阜外医院	潘世伟 中国医学科学院阜外医院
张 浩 海军军医大学第一附属医院(上海长海医院)	潘湘斌 中国医学科学院阜外医院
张 浩 上海儿童医学中心	魏 来 复旦大学附属中山医院
张巧妮 中国医学科学院阜外医院	魏 翔 华中科技大学同济医学院附属同济医院
张成鑫 安徽医科大学第一附属医院	魏以桢 中国医学科学院阜外医院

敬告

　　本书的作者、译者及出版者已尽力使书中的知识符合出版当时国内普遍接受的标准。但医学在不断地发展,随着科学研究的不断探索,各种诊断分析程序和临床治疗方案以及药物使用方法都在不断更新。强烈建议读者在使用本书涉及的诊疗仪器或药物时,认真研读使用说明,尤其对于新的产品更应如此。出版者拒绝对因参照本书任何内容而直接或间接导致的事故与损失负责。

　　需要特别声明的是,本书中提及的一些产品名称(包括注册的专利产品)仅仅是叙述的需要,并不代表作者推荐或倾向于使用这些产品;而对于那些未提及的产品,也仅仅是因为限于篇幅不能一一列举。

　　本着忠实于原著的精神,译者在翻译时尽量不对原著内容做删节。然而由于著者所在国与我国的国情不同,因此一些问题的处理原则与方法,尤其是涉及宗教信仰、民族政策、伦理道德或法律法规时,仅供读者了解,不能作为法律依据。读者在遇到实际问题时应根据国内相关法律法规和医疗标准进行适当处理。

《成人心脏外科学》是国际成人心脏外科领域杰出且经典的著作，在我国读者中享有极高声誉。该书最早由 L. Henry Edmunds Jr. 主编，后由心脏外科大师 Lawrence Cohn 博士毕其一生完成了后续版本的修订出版。此次问世的第 5 版，凝集了诸多顶尖专家的心血和智慧，为读者奉上了一道学术盛宴。

本书具有极高的临床基础理论水平，又具有卓越的外科实践指导意义。全书系统全面地介绍了各类成人心脏外科疾病，深入浅出地描述了外科治疗的历史沿革、技术方法和结果评价，创新性地融合了最新的临床指南、研究证据和手术图例，既保证了专著的科学严谨，亦体现了其作为参考书的丰富内涵。我深信包括心血管外科、麻醉、体外循环、重症监护等其他相关专业的读者也会对本书感兴趣，这也将使得本书的价值得到更好的诠释与拓展。

我国成人心脏外科在新的发展阶段仍需创新关键医疗技术，推动心血管诊疗规范化和临床质量改善，培养合格优秀的心血管外科人才。这对心脏外科医师特别是青年医师的成长提出了更高的要求，在了解和掌握更多、更复杂的手术技术的同时，还需要他们学习心脏团队的多学科治疗模式，应对学科发展的变革与挑战，磨练创新意识和循证思考的科学素养。希望本书能够开拓他们的学识和眼界，给予他们更多有益的启迪。

本书在翻译和出版过程中得到了国内诸多心脏病学中心和人民卫生出版社的大力协助，大量中青年医师热情参与翻译并细致审核校订，以尽量确保本书在准确性和实用性上更贴近原著。希望本书的出版能使心脏外科及其相关学科的医务工作者从中受益，并对我国心脏外科学的发展进步起到积极的推动作用。

胡盛寿　教授
中国工程院　院士
国家心血管病中心　主任
中国医学科学院阜外医院　院长
心血管疾病国家重点实验室　主任
心血管疾病国家临床医学研究中心　主任
2021 年 9 月

译者前言

随着社会的不断发展，心血管疾病已经成为导致我国人口死亡的最主要病因。这在对国民健康构成重大威胁的同时，也造成巨大的社会经济损失。所幸，针对心血管疾病，现已涌现出诸多行之有效的治疗手段与技术，使得医生面对复杂心脏疾患不再束手无策，这些治疗策略显著改善了心血管疾病患者的预后。

近年来，我国心血管外科学科前沿快速发展，与国际趋于同步，心血管麻醉技术、体外循环技术、心脏术后康复等相关领域的发展共同推动了心血管外科的进步。但我国心血管外科整体水平与国际先进水平相比仍有一定差距，需密切结合临床、基础与转化医学研究探索得出的证据，不断完善诊疗手段、规范临床指征、提升医疗质量，这也是我们此次翻译第5版《成人心脏外科学》的初衷。

本书最早由 L. Henry Edmunds Jr. 主编，历经四版，现已成为心外科医师的必备参考书。Lawrence H. Cohn 教授自第2版起担任主编，为此书的出版和完善作出了卓越的贡献，使此书始终引导学科理论与技术发展的前沿。Cohn 教授在第5版出版前的最后准备阶段遗憾辞世，David H. Adams 教授受托完成本书的编纂工作。本书汇集和展示了当今世界最优秀的心血管外科专家的最新经验和知识，相较于先前版本，第5版《成人心脏外科学》结合国际指南、新发表的临床试验、心血管疾病基础与转化研究，更新了大量内容。本书新增了"心脏外科模拟教学""复合型心血管病中心""成人先天性二尖瓣疾病的修复"三个章节，移除了激光心肌血运重建、干细胞诱导心肌再生等内容。

第5版《成人心脏外科学》将在帮助业内同仁理解最新诊治理念、掌握最佳诊治技术和诊治手段等方面发挥巨大作用。本书在疾病的流行病学资料、发病机制、临床表现、治疗方法、预后评价等角度都做了详细论述，相信在本译著的帮助下，我国医生可以从中汲取提升自身以及推动我国心血管外科发展的力量。

在此，我要对参加该书翻译工作的心血管外科、麻醉科、体外循环科和重症医学等相关科室医生表示感谢，是他们的严谨认真和不懈努力铸就了本译著的品质；同时也要对国内心血管外科专家同仁在译稿审校过程中付出的心血致以感激和敬意。

因为自身水平的限制，译本中难免出现错漏和不恰当之处，望广大同仁不吝指正。

郑 哲 教授
国家心血管病中心　党委书记、副主任
中国医学科学院阜外医院　党委书记、副院长
2021 年 9 月

谨以此第 5 版《成人心脏外科学》献给 Brigham and Women 医院心脏外科荣誉主任、哈佛医学院 Virginia and James Hubbard 心脏外科教授 Lawrence Cohn 博士。这本教学参考书最初由 Cohn 博士编写,然而在此新版本的最后准备阶段他却意外离世。Cohn 博士为外科学界留下了这一珍贵而卓越的财富。所有认识他的人,尤其是那些有幸得到过他指导的人,都将万分思念他。Cohn 博士曾在斯坦福大学 Norman Shumway 博士的指导下接受心胸外科培训,并于 1971 年完成专科培训后,进入波士顿 Peter Bent Brigham 医院工作。在接下来的 45 年里,他成为推动哈佛项目成功的中流砥柱,并于 1986 年出任心脏外科主任一职。首先,作为一名临床心脏外科医生,Cohn 博士在职业生涯中完成了超过 11 000 台开放心脏手术,以以其在微创瓣膜手术领域的开创性和国际领导力而闻名。他的学术贡献包括发表了超过 500 篇同行评议论文,撰写了专著中的章节 100 篇,以及发表应邀演讲 750 次,内容几乎涵盖心脏外科所有主题;也许他最大的学术成就便是其主编了第 2、第 3 和第 4 版的《成人心脏外科学》,并且在他的主导下,使本书成为了成人心脏外科学领域国际上使用最广泛的医学教科书。在其职业生涯中,Cohn 博士获得了心脏外科医生所可能获得的最高奖项和荣誉——出任美国胸外科协会第 79 届主席,并获得哈佛大学所授予的荣誉医学硕士学位,以及荣获包括美国心脏协会 Paul Dudley White 奖在内的众多奖项。然而,他认为自己最大的荣誉是有机会培养了来自世界各地的 200 多名住院医生和专科医生——这其中的许多人后来也相继成为了各医院的病区主任、科室主任以及行业领袖等。在他的美国胸外科协会主席演讲“21 世纪的心胸外科医生应该是什么样”中,其阐述了使他成为一位令世代铭记的心脏外科大师的精髓。纵览其职业生涯的各个阶段,他始终以身作则,对每个患者的坚定承诺是他所有成就的基础。可以说,很少有外科医生能像他一样对我们这个学科产生如此深远的影响。Cohn 博士是我的老师、导师和朋友,我很荣幸受到与他结婚 55 年的妻子 Roberta 的邀请,担任共同主编来完成该书第 5 版的编写工作。Cohn 博士留下的足迹太过广泛,我们无法完全填补,但有幸得到各章节作者和出版社的帮助,我们最终得以借这本书向这位有史以来最伟大的心脏外科医生之一致敬。

David H. Adams,医学博士

Kevin D. Accola, MD
Director, Valve Center of Excellence
Florida Hospital Cardiovascular Institute
Cardiovascular Surgeons, PA
Orlando, Florida

David H. Adams, MD
Cardiac Surgeon-in-Chief, Mount Sinai Health System
Marie-Josée and Henry R. Kravis Professor and Chairman
Department of Cardiovascular Surgery
Icahn School of Medicine at Mount Sinai and
  The Mount Sinai Hospital
New York, New York

Jatin Anand, MD
Duke University Medical Center
Durham, North Carolina

Robert H. Anderson, BSc, MD, FRCPath
Visiting Professorial Fellow
Institute of Genetic Medicine
Newcastle University
Newcastle-upon-Tyne
United Kingdom

Sary Aranki, MD
Associate Professor of Surgery
Brigham and Women's Hospital
Harvard Medical School
Boston, Massachusetts

Mani Arsalan, MD
Department Cardiac Surgery
Kerckhoff Heart Center
Bad Nauheim, Germany
The Heart Hospital Baylor Plano
Plano, Texas

John G. Augoustides, MD, FASE, FAHA
Professor
Cardiovascular and Thoracic Section
Department of Anesthesiology and Critical Care
Perelman School of Medicine
University of Pennsylvania
Philadelphia, Pennsylvania

Agnes Azimzadeh, PhD
Associate Professor
Department of Surgery
University of Maryland School of Medicine
Baltimore, Maryland

Frank A. Baciewicz, Jr., MD
Professor and Chief
Division of Cardiothoracic Surgery
Wayne State University
Harper University Hospital/Karmanos Cancer Center
Detroit, Michigan

Andrew C. W. Baldwin, MD
Clinical Fellow in Cardiothoracic Transplant
Texas Heart Institute
Houston, Texas
Resident in General Surgery
Yale School of Medicine
New Haven, Connecticut

Joseph E. Bavaria, MD
Roberts-Measey Professor and Vice-Chief
Department of Cardiovascular Surgery
Hospital of the University of Pennsylvania
Philadelphia, Pennsylvania

Peyman Benharash, MD
Assistant Professor in-Residence
Division of Cardiac Surgery
Department of Surgery
David Geffen School of Medicine at UCLA
Los Angeles, California

David P. Bichell, MD
Cornelius Vanderbilt Chair in Surgery
Chief, Pediatric Cardiac Surgery
Vanderbilt University
Monroe Carell Jr. Children's Hospital
Nashville, Tennessee

Steven F. Bolling, MD
The University of Michigan Hospitals
Department of Cardiac Surgery
Cardiovascular Center
Ann Arbor, Michigan

Chase R. Brown, MD
Cardiothoracic Surgery
Department of Cardiovascular Surgery
Hospital of the University of Pennsylvania
Philadelphia, Pennsylvania

Nicolas A. Brozzi, MD
Department of Cardiothoracic Surgery
Cleveland Clinic Florida
Weston, Florida

Anna Brzezinski, MD
Medical Student (M2)
University of Illinois at Chicago
Chicago, Illinois

Redmond P. Burke, MD
Chief, Division of Cardiovascular and Thoracic Surgery
Miami Children's Hospital
Miami, Florida

Clay M. Burnett, MD
Florida Hospital Cardiovascular Institute
Orlando, Florida

John G. Byrne, MD
Hospital Corporation of America
Houston, Texas

Javier G. Castillo, MD
Assistant Professor
Department of Cardiovascular Surgery
The Mount Sinai Medical Center
New York, New York

Edward P. Chen, MD
Director of Thoracic Aortic Surgery
Associate Professor
Division of Cardiothoracic Surgery
Emory University School of Medicine
Atlanta, Georgia

Frederick Y. Chen, MD, PhD
Associate Surgeon
Director, Cardiac Surgery Research Laboratory
Division of Cardiac Surgery
Brigham and Women's Hospital
Associate Professor of Surgery
Harvard Medical School
Boston, Massachusetts

Jason S. Chinitz, MD, FACC, FHRS
Director, Cardiac Electrophysiology
Assistant Professor, Hofstra Northwell School of Medicine
Southside Hospital
Bayshore, New York

W. Randolph Chitwood, Jr, MD, FACS, FRCS (Eng)
Emeritus Professor and Chairman
Department of Surgery
Founder—East Carolina Heart Institute
Brody School of Medicine
East Carolina University
Greenville, North Carolina

George T. Christakis, MD, FRCS(C)
Professor, Department of Surgery
Division of Cardiac Surgery, Schulich Heart Centre
Sunnybrook Health Sciences Centre
Director, Undergraduate Medical Education
University of Toronto
Ontario, Canada

William E. Cohn, MD, FACS, FACCP
Professor of Surgery
Director of Surgical Innovation
Baylor College of Medicine
Director of Minimally Invasive Surgical Technology
Texas Heart Institute
Houston, Texas

Lawrence H. Cohn, MD*
Emeritus Virginia and James Hubbard Professor
Harvard Medical School
Division of Cardiac Surgery
Brigham and Women's Hospital
Boston, Massachusetts
*Deceased

Jeffrey B. Cooper, PhD
Professor of Anesthesia
Department of Anesthesia, Critical Care, and Pain Medicine
Harvard Medical School
Massachusetts General Hospital
Executive Director Emeritus and Senior Fellow
Center for Medical Simulation
Boston, Massachusetts

Joseph S. Coselli, MD
Professor and Chief of the Division of Cardiothoracic Surgery
Vice Chair, Michael E. DeBakey Department of Surgery
Baylor College of Medicine
Chief of the Section of Adult Cardiac Surgery
Texas Heart Institute
Houston, Texas

Kim I. de la Cruz, MD, FACS
Assistant Professor
Division of Cardiothoracic Surgery
Michael E. DeBakey Department of Surgery
Baylor College of Medicine, and Clinical Staff
Texas Heart Institute
Houston, Texas

William C. Culp, Jr., MD
Professor
Scott & White Hospital
Department of Anesthesiology
The Texas A&M University System Health Science
  Center College of Medicine
Bryan, Texas

Michael D'Ambra, MD
Associate Professor of Anesthesia
Harvard Medical School
Boston, Massachusetts

Ralph J. Damiano, Jr., MD
Evarts A. Graham Professor of Surgery
Chief, Division of Cardiothoracic Surgery
Co-Chair, Heart & Vascular Center
Washington University School of Medicine
St. Louis, Missouri

Tirone E. David, MD
Professor of Surgery
University of Toronto
Toronto, Ontario, Canada

Piroze M. Davierwala, MD
Department of Cardiac Surgery
Heart Center Leipzig
Leipzig, Germany

Andreas R. de Biasi, MD
Research Fellow
Department of Cardiothoracic Surgery
Weill Cornell Medical College
New York-Presbyterian Hospital
New York, New York

William J. DeBois, CCP, MBA
Chief Perfusionist and Director
Department of Perioperative Services
New York-Presbyterian Hospital
Weill Cornell Medical Center
New York, New York

Mario Deng, MD, FACC, FESC
Professor of Medicine
Advanced Heart Failure/Mechanical Support/Heart Transplant
David Geffen School of Medicine at UCLA
Ronald Reagan UCLA Medical Center
Los Angeles, California

Nimesh D. Desai, MD, PhD, FRCSC, FAHA
Co-Director, Aortic and Vascular Center of Excellence
Director, Thoracic Aortic Surgery Research Program
Assistant Professor, Division of Cardiovascular Surgery
Hospital of the University of Pennsylvania
Philadelphia, Pennsylvania

J. Michael DiMaio, MD
The Heart Hospital Baylor Plano
Plano, Texas

Robert E. Eckart, DO
Heart Specialists of Sarasota
Sarasota, Florida

Fred H. Edwards, MD
Emeritus Professor of Surgery
University of Florida
Jacksonville, Florida

Julius I. Ejiofor, MD
Division of Cardiac Surgery
Brigham and Women's Hospital
Harvard Medical School
Boston, Massachusetts

Robert J. Emery, BS, MMS
Medical University Medical School
Philadelphia, Pennsylvania

Robert W. Emery, MD
Director Emeritus, Cardiovascular and Thoracic Surgery
HealthEast Care System
St Joseph's Hospital
St Paul, Minnesota

Laurence M. Epstein, MD
Professor of Medicine
Harvard Medical School
Chief, Arrhythmia Service
Brigham and Women's Hospital
Boston, Massachusetts

James I. Fann, MD
Professor
Department of Cardiothoracic Surgery
Stanford University
Stanford, California

Eric N. Feins, MD
Division of Cardiac Surgery
Department of Surgery
Massachusetts General Hospital
Boston, Massachusetts

Victor A. Ferraris, MD, PhD
Tyler Gill Professor of Surgery
Division of Cardiothoracic Surgery
University of Kentucky Chandler Medical Center
Lexington, Kentucky

O.H. Frazier, MD
Professor of Surgery
Michael E. DeBakey Department of Surgery
Baylor College of Medicine
Chief of the Center for Cardiac Support
Texas Heart Institute
Houston, Texas

Courtney J. Gemmato, MD
Resident in Cardiothoracic Surgery
Texas Heart Institute
Baylor College of Medicine
Houston, Texas

Ravi K. Ghanta, MD
Assistant Professor of Surgery
Department of Surgery
University of Virginia
Charlottesville, Virginia

Andreas A. Giannopoulos, MD
Research Fellow
Applied Imaging Science Laboratory
Brigham and Women's Hospital
Harvard Medical School
Boston, Massachusetts

A. Marc Gillinov, MD
The Judith Dion Pyle Chair in Heart Valve Research
Department of Thoracic and Cardiovascular Surgery
Cleveland Clinic
Cleveland, Ohio

Donald D. Glower, MD
Professor of Surgery
Duke University Medical Center
Durham, North Carolina

Danielle Gottlieb Sen, MS, MD, MPH
Assistant Professor of Surgery
Pediatric Cardiovascular Surgery
Children's Hospital of New Orleans/LSU Health Science Center
New Orleans, Louisiana

Roberta A. Gottlieb, MD
Director, Molecular Cardiobiology
Dorothy and E. Phillip Lyon Chair in Molecular Cardiology in
   honor of Clarence M. Agress MD
Research Scientist, Heart Institute
Los Angeles, California

Bartley P. Griffith, MD
The Thomas E. and Alice Marie Hales
Distinguished Professor in Transplantation
Executive Director, Program in Lung Healing
University of Maryland School of Medicine
Baltimore, Maryland

Wendy Gross, MD
Assistant Professor of Anesthesia
Department of Anesthesiology, Perioperative and Pain Medicine
Brigham and Women's Hospital
Harvard Medical School
Boston, Massachusetts

Michael E. Halkos, MD, MSc, FACS, FACC
Associate Professor of Surgery
Division of Cardiothoracic Surgery
Scientific Director, Cardiothoracic Center for Clinical Research
Associate Program Director
Thoracic Surgery Residency Program
Atlanta, Georgia

John W. Hammon, MD
Professor of Surgery, Emeritus
Department of Cardiothoracic Surgery
Wake Forest University School of Medicine
Winston-Salem, North Carolina

Matthew C. Henn, MS, MD
Cardiac Surgery Research Fellow
Washington University School of Medicine
St. Louis, Missouri

David M. Holzhey, MD
Department of Cardiac Surgery
Heart Center Leipzig
Leipzig, Germany

Syed T. Hussain, MD
Assistant Professor of Surgery
Department of Thoracic & Cardiovascular Surgery
Cleveland Clinic
Cleveland, Ohio

John S. Ikonomidis, MD, PhD
Professor of Surgery
Chief, Division of Cardiothoracic Surgery
University of North Carolina at Chapel Hill
Chapel Hill, North Carolina

Neil B. Ingels, Jr., PhD
Consulting Professor
Department of Cardiothoracic Surgery
Stanford University School of Medicine
Stanford, California

O. Wayne Isom, MD
The Terry Allen Kramer Professor of Cardiothoracic Surgery
Chairman, Department of Cardiothoracic Surgery
Cardiothoracic Surgeon-in-Chief
Weill Cornell Medical College
New York-Presbyterian Hospital
New York, New York

M. Salik Jahania, MD
Associate Professor of Surgery
Cardiothoracic Surgery
Wayne State University
Detroit, Michigan

Stuart W. Jamieson, MD, FRCS, FACS
Endowed Chair and Distinguished Professor
Dean, Cardiovascular Affairs
University of California
San Diego, California

Tsuyoshi Kaneko, MD
Division of Cardiac Surgery
Brigham and Women's Hospital
Boston, Massachusetts

Hanjo Ko, MD
Assistant Professor
Department of Anesthesiology and Critical Care
University of Pennsylvania Health System
Philadelphia, Pennsylvania

Marijan Koprivanac, MD, MS
Resident, Department of General surgery
Cleveland Clinic
Research Fellow
Department of Cardiothoracic Surgery, Cleveland Clinic
Clinical Instructor, Case Western University
Cleveland, Ohio

Irving L. Kron, MD
S. Hurt Watts Professor and Chair
Department of Surgery
University of Virginia
Charlottesville, Virginia

Michael H. Kwon, MD
Research Fellow, Brigham and Women's Hospital
Clinical Fellow in Surgery (EXT), Harvard Medical School
Boston, Massachusetts

Marzia Leacche, MD
Spectrum Health
Meijer Heart Center
Grand Rapids, Michigan

Lawrence Lee, MD
Clinical Fellow in Surgery
Harvard Medical School
Resident in Cardiothoracic Surgery
Brigham and Women's Hospital
Boston, Massachusetts

Lawrence S. Lee, MD
Assistant Professor of Surgery
Division of Cardiothoracic Surgery
University of Tennessee Graduate School of Medicine
Knoxville, Tennessee

Scott A. LeMaire, MD
Professor and Director of Research
Division of Cardiothoracic Surgery
Michael E. DeBakey Department of Surgery
Baylor College of Medicine, and Cardiovascular Surgery Staff
Texas Heart Institute
Houston, Texas

Bradley G. Leshnower, MD
Assistant Professor of Surgery
Division of Cardiothoracic Surgery
Emory University School of Medicine
Atlanta, Georgia

Jerrold H. Levy, MD, FAHA, FCCM
Professor of Anesthesiology
Associate Professor of Surgery
Co-Director Cardiothoracic Intensive Care Unit
Duke University School of Medicine
Durham, North Carolina

Dan Loberman, MD
Division of Cardiac Surgery
Brigham and Women's Hospital
Harvard Medical school
Boston, Massachusetts

Bruce W. Lytle, MD
Director of Strategic Operations
The Heart Hospital Baylor-Plano
Dallas, Texas

Michael Mack, MD
The Heart Hospital Baylor Plano
Plano, Texas

Michael M. Madani, MD
Professor and Chief
Division of Cardiovascular and Thoracic Surgery
University of California, San Diego
La Jolla, California

Hari R. Mallidi, MD
BWH Thoracic and Cardiac Surgery
Co-Director, Program in Heart and Lung Transplant and MCS
Surgical Director of Lung Transplant and Pulmonary
  Vascular Disease
Senior Surgeon, Collaborative Center for Advanced Heart Failure
Executive Director, BWH ECMO Program
Boston, Massachusetts

Jeremiah T. Martin, MBBCh, FRCSI
Assistant Professor of Surgery
University of Kentucky Chandler Medical Center
Lexington, Kentucky

John E. Mayer, Jr., MD
Senior Associate in Cardiac Surgery
Childrens Hospital, Boston
Professor of Surgery
Harvard Medical School
Department of Cardiac Surgery
Children's Hospital
Boston, Massachusetts

Edwin C. McGee, Jr., MD
Thoracic and Cardiovascular Surgery
Professor
Director, Heart Transplant & Ventricular Assist Device Program
Loyola Medicine
Maywood, Illinois

Mandeep R. Mehra, MD
Professor of Medicine
Harvard Medical School
Medical Director
Heart and Vascular Center
Brigham and Women's Hospital
Boston, Massachusetts

Spencer J. Melby, MD
Associate Professor of Surgery
Department of Surgery
Division of Cardiothoracic Surgery
Washington University in St. Louis and Barnes Jewish Hospital
St. Louis, Missouri

Robert M. Mentzer, Jr., MD
Professor of Medicine and Surgery
Cedars-Sinai Heart Institute
Cedars-Sinai Medical Center
Los Angeles, California

Carlos M. Mery, MD, MPH
Assistant Professor of Surgery and Pediatrics
Department of Surgery
Texas Children's Hospital/Baylor College of Medicine
Houston, Texas

Bret A. Mettler, MD
Assistant Professor in Surgery
Vanderbilt University
Monroe Carell Jr. Children's Hospital
Nashville, Tennessee

Stephanie L. Mick, MD
Cardiac Surgery, Surgical Director of Transcatheter Valve Insertion Program
Department of Thoracic and Cardiovascular Surgery,
Heart and Vascular Institute
Cleveland Clinic
Cleveland, Ohio

Tomislav Mihaljevic, MD
Professor of Surgery
Cleveland Clinic Lerner College of Medicine
Cleveland, Ohio
Chief Executive Officer
Cleveland Clinic Abu Dhabi
Abu Dhabi, United Arab Emirates

Michael R. Mill, MD
Professor
Departments of Surgery and Pediatrics
University of North Carolina
Chapel Hill, North Carolina

D. Craig Miller, MD
Thelma and Henry Doelger Professor of Cardiovascular Surgery
Dept. of Cardiothoracic Surgery
Stanford University School of Medicine
Falk CV Research Building
Stanford, California

R. Scott Mitchell, MD
Professor Emeritus
Department of Cardiothoracic Surgery
Stanford University School of Medicine
Falk Cardiovascular Research Building
Stanford, California
Attending Surgeon
Division of Cardiac Surgery
V.A. Hospital Palo Alto
Palo Alto, California

Annette Mizuguchi, MD
Assistant Professor of Anesthesia
Department of Anesthesiology, Perioperative and Pain Medicine
Brigham and Women's Hospital
Harvard Medical School
Boston, Massachusetts

Nader Moazami, MD
Thoracic and Cardiovascular Surgery
Cleveland Clinic
Cleveland, Ohio

Susan D. Moffatt-Bruce, MD, PhD
Associate Professor, Division of Thoracic Surgery
Department of Surgery
Ohio State University
Wexner Medical Center
Columbus, Ohio

Friedrich-Wilhelm Mohr, MD, PhD
Professor of Cardiac Surgery
University of Leipzig
Medical Director Heart Center Leipzig
Director Department of Cardiac Surgery
Heart Center Leipzig
Leipzig, Germany

L. Wiley Nifong, MD
Division of Cardiothoracic Surgery
Department of Cardiovascular Sciences
East Carolina Heart Institute
Brody School of Medicine at East Carolina University
Greenville, North Carolina

Patrick T. O'Gara, MD
Watkins Family Distinguished Chair in Cardiology
Brigham and Women's Hospital
Professor of Medicine
Harvard Medical School
Boston, Massachusetts

Robert F. Padera, MD, PhD
Associate Pathologist
Department of Pathology
Brigham and Women's Hospital
Assistant Professor of Pathology
Harvard Medical School
Boston, Massachusetts

Prakash A. Patel, MD
Assistant Professor
Cardiovascular and Thoracic Section
Department of Anesthesiology and Critical Care
Perelman School of Medicine
University of Pennsylvania
Philadelphia, Pennsylvania

Gösta B. Pettersson, MD, PhD
Professor of Surgery
Vice Chairman
Department of Thoracic and Cardiovascular Surgery
Cleveland Clinic
Cleveland, Ohio

Michael H. Picard, MD
Professor of Medicine
Harvard Medical School
Director, Echocardiography
Massachusetts General Hospital
Boston, Massachusetts

Paul A. Pirundini, MD
Chief, Cardiac Surgery
Cape Cod Hospital
Hyannis, Massachusetts
Associate Surgeon
Brigham and Women's Hospital
Boston, Massachusetts

Ourania Preventza, MD
Associate Professor of Surgery
Division of Cardiothoracic Surgery
Michael E DeBakey Department of Surgery
Baylor College of Surgery
Attending Cardiac and Endovascular Surgeon
Texas Heart Institute
Baylor St Luke's Medical Center
Houston, Texas

John D. Puskas, MD
Chair, Cardiovascular Surgery
Mount Sinai St. Luke's, Mount Sinai Beth Israel, and
　Mount Sinai West
New York, New York

T. Konrad Rajab, MD
Clinical Fellow in Surgery
Harvard Medical School
Resident in Cardiothoracic Surgery
Brigham and Women's Hospital
Boston, Massachusetts

Basel Ramlawi, MD, FACC, FACS
Chairman, Heart & Vascular Center
Director, Advanced Valve & Aortic Center Valley Health System
Winchester, Virginia

James G. Ramsay, MD
Professor Anesthesiology
Director of Cardiothoracic Intensive Care Unit
University of California
San Francisco, California

James D. Rawn, MD
Director, Cardiac Surgery Intensive Care Unit
Instructor in Surgery, Harvard Medical School
Cardiac Surgery
Boston, Massachusetts

Michael J. Reardon, MD, FACS, FACC
Professor of Cardiothoracic Surgery
Allison Family Distinguished Chair of Cardiovascular Research
Department of Cardiovascular Surgery
Houston Methodist DeBakey Heart & Vascular center
Houston, Texas

Kent Rehfeldt, MD, FASE
Associate Professor of Anesthesiology
Mayo Clinic
Rochester, Minnesota

Robert C. Robbins, MD
President and CEO
Texas Medical Center
Houston, Texas

Barbara Robinson, MD, MS, FACS, FAHA, FACC
Division of Cardiothoracic Surgery
Department of Cardiovascular Sciences
East Carolina Heart Institute
Brody School of Medicine at East Carolina University
Greenville, North Carolina

Matthew A. Romano, MD
Assistant Professor
Department of Cardiac Surgery
University of Michigan
Ann Arbor, Michigan

Christian T. Ruff, MD, MPH
Assistant Professor of Medicine
Cardiovascular Medicine Division
Brigham and Women's Hospital
Harvard Medical School
Boston, Massachusetts

Frank J. Rybicki, MD, PhD
Professor, Chair and Chief, Department of Radiology
The University of Ottawa
Faculty of Medicine and The Ottawa Hospital
Ottawa, Ontario, Canada

Arash Salemi, MD
Associate Professor of Cardiothoracic Surgery
Department of Cardiothoracic Surgery
Weill Cornell Medical College
New York-Presbyterian Hospital
New York, New York

Edward B. Savage, MD
Clinical Professor
Cleveland Clinic Lerner College of Medicine
Chairman
Department of Cardiothoracic Surgery
Director
Heart and Vascular Institute
Cleveland Clinic Florida
Weston, Florida

Hartzell Schaff, MD
Professor of Surgery, College of Medicine
Department of Cardiovascular Surgery
Mayo Clinic
Rochester, Minnesota

Frederick J. Schoen, MD, PhD
Executive Vice Chairman
Department of Pathology
Brigham and Women's Hospital
Professor of Pathology and Health Sciences and Technology (HST),
Harvard Medical School
Boston, Massachusetts

Claudio J. Schonholz, MD
Department of Surgery, Division of Cardiothoracic Surgery
Department of Radiology, Division of Interventional Radiology
Medical University of South Carolina
Charleston, South Carolina

Jacob N. Schroder, MD
Assistant Professor of Surgery
Co-Director, Cardiothoracic Intensive Care Unit
Duke University School of Medicine
Durham, North Carolina

Pinak Shah, MD
Associate Professor of Medicine
Division of Cardiology
Department of Medicine
Brigham and Women's Hospital
Harvard Medical School
Boston, Massachusetts

Prem S. Shekar, MD
Assistant Professor of Surgery
Harvard Medical School
Chief, Division of Cardiac Surgery
Brigham and Women's Hospital
Boston, Massachusetts

Richard J. Shemin, MD
Robert and Kelly Day Professor and Chief
Division of Cardiac Surgery
Vice Chairman, Department of Surgery
Co-director, Cardiovascular Center at UCLA
David Geffen School of Medicine at UCLA
Los Angeles, California

Stanton K. Shernan, MD, FAHA, FASE
Professor of Anesthesia
Department of Anesthesiology, Perioperative and Pain Medicine
Brigham and Women's Hospital
Harvard Medical School
Boston, Massachusetts

Tarang Sheth, MD, FRCPC
Cardiovascular Radiologist
Director of Cardiac CT and MR
Department of Diagnostic Imaging
Trillium Health Partners
Mississauga, Ontario, Canada

Deane E. Smith III, MD
Assistant Professor of Cardiothoracic Surgery
NYU School of Medicine
New York, New York

Philip J. Spencer, MD
Department of Surgery
Massachusetts General Hospital
Boston, Massachusetts

Michelle D. Spotnitz, MD
Cardiologist
EHE International
New York, New York

Henry M. Spotnitz, MD
George H. Humphreys, II, Professor of Surgery
Department of Surgery
Columbia University
New York, New York

Paul Stelzer, MD
Professor
Department of Cardiovascular Surgery
Icahn School of Medicine at Mount Sinai
New York, New York

Larry W. Stephenson, MD
Professor Emeritus
Ford Webber Professor of Surgery
Department of Surgery
Wayne State University
Detroit, Michigan

Thoralf M. Sundt, MD
Edward D. Churchill Professor of Surgery
Harvard Medical School
Chief, Division of Cardiac Surgery
Massachusetts General Hospital
Boston, Massachusetts

Rakesh Mark Suri, MD, D.Phil
Cleveland Clinic Foundation
Department of Thoracic and Cardiovascular Surgery
Cleveland, Ohio

Lars G. Svensson, MD, PhD
Chairman, Heart and Vascular Institute
Cleveland Clinic
Cleveland, Ohio

Vakhtang Tchantchaleishvili, MD
Cardiothoracic Surgery
University of Rochester Medical Center
Rochester, New York

Usha Tedrow, MD
Assistant Professor of Medicine
Division of Cardiology
Department of Medicine
Brigham and Women's Hospital
Harvard Medical School
Boston, Massachusetts

Eliza P. Teo, MBBS
Clinical and Research Fellow in Medicine
Massachusetts General Hospital
Research Fellow
Harvard Medical School
Boston, Massachusetts

Tom P. Theruvath, MD, PhD
Department of Surgery, Division of Cardiothoracic Surgery
Department of Radiology, Division of Interventional Radiology
Medical University of South Carolina
Charleston, South Carolina

George Tolis, Jr., MD
Assistant Professor of Surgery
Harvard Medical School
Boston, Massachusetts

Robin Varghese, MD, MS, FRCSC
Associate Professor
Department of Cardiovascular Surgery
Icahn School of Medicine at Mount Sinai
New York, New York

Subodh Verma, MD, PhD, FRCSC
Cardiac Surgeon
St Michael's Hospital
Professor of Surgery & Pharmacology and Toxicology
University of Toronto
Canada Research Chair in Atherosclerosis
Toronto, Ontario

Rochus K. Voeller, MD
Cardiovascular Surgeon
Fairview Health System
Fairview Southdale Hospital
Edina, Minnesota

Jennifer D. Walker, MD
Professor and Chief
Division of Cardiac Surgery
Surgical Director
Heart & Vascular Center of Excellence
UMass Memorial Medical Center
Worcester, Massachusetts

Toni B. Walzer, MD, FACOG
Assistant Professor, Part-Time, of Obstetrics, Gynecology, and
Reproductive Biology
Harvard Medical School
Department of Obstetrics and Gynecology
Brigham and Women's Hospital
Assistant in Healthcare Education
Department of Anesthesia, Critical Care, and Pain Medicine
Massachusetts General Hospital
Director, Labor and Delivery Program
Center for Medical Simulation
Boston, Massachusetts

James T. Willerson, MD, FACC
President and Medical Director
Texas Heart Institute
Houston, Texas

Mathew R. Williams, MD
Associate Professor of Cardiothoracic Surgery & Medicine
Chief, Division of Adult Cardiac Surgery
Director, CVI Structural Heart Program
Director, Interventional Cardiology
NYU School of Medicine
New York, New York

James M. Wilson, MD
Director, Cardiology Education
Texas Heart Institute
Houston, Texas

Maroun Yammine, MD
Division of Cardiac Surgery
Brigham and Women's Hospital
Boston, Massachusetts

Bobby Yanagawa, MD, PhD, FRCSC
Assistant Professor
Division of Cardiac Surgery
St Michael's Hospital
Toronto, Canada

Farhang Yazdchi, MD, MS
Clinical Fellow in Surgery (EXT)
Brigham and Women's Hospital Surgery
Brigham and Women's Hospital
Cardiac Surgery
Boston, Massachusetts

目录

21

第一部分 基础

I

第 1 章　心脏外科历史

Larry W. Stephenson ● Frank A. Baciewicz, Jr.

几个世纪前，由于科学技术的限制，外科手术发展缓慢。直到 19 世纪中期，乙醚和氯仿才被得到充分应用，这使得外科手术成为可能，同时也激发了医生们对心脏外伤手术治疗的兴趣。在欧洲，人们通过动物实验尝试治疗心脏外伤，随后便诞生了历史上了第一例心脏外伤修补手术。

心脏外伤

1893 年 7 月 10 日，芝加哥外科医生 Daniel Hale Williams（图 1-1）

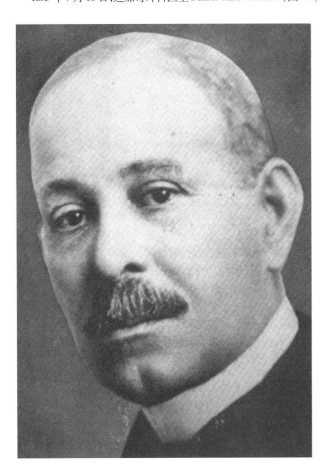

图 1-1　Daniel Hale Williams，美国芝加哥的外科医生，他成功地为一例累及心包及心脏的患者进行了手术（Reproduced with permission from Organ CH Jr. , Kosiba MM;The Century of the Black Surgeons;A USA Experience. Norman,OK;Transcript Press,1937;p 312. ）

成功地为一例打斗时刺伤心脏的 24 岁男性患者实施了手术。当时患者的刀伤刚好沿着胸骨左缘直至心脏，最初，Williams 认为仅仅是胸壁损伤，直到夜间患者持续出血、疼痛并出现明显的休克症状。Williams 随即打开了患者的胸腔，当他缝合了胸廓内出血的血管后，发现心包也被穿透，同时在心脏表面留下了一个长约 2.5mm 的伤口。

伤口位于右室表面，当时没有出血，因此 Williams 并没有对心脏进行缝合，而只是缝合了心包。四年后 Williams 报道了这一病例[1]。这次手术已普遍被认为是有记载以来第一例成功实施的涉及心脏外伤的手术。当时 Williams 的手术被认为是十分大胆冒失的，尽管 Williams 并没有实际缝合心脏表面的伤口，但他的治疗也是恰当的。在如此处境下，他拯救了患者的生命。

几年后，另外两名外科医生真正地缝合了心脏伤口，但患者并没有幸存下来。德国法兰克福的外科医生 Ludwig Rehn（图 1-2）第一次成功实施了心脏手术[2]。1896 年 9 月 7 日，一名 22 岁男性被刺伤心脏而倒地，警察发现他面色苍白，出着虚汗，呼吸极度困难且脉搏不规律，衣服浸满血液。到了 9 月 9 日，患者病情持续恶化，正如 Rehn 医生这样记录道：

> 脉搏微弱，心脏浊音界增大，呼吸 76 次/min，白天病情进一步恶化，诊断性穿刺抽出暗红色血液，患者处于濒死状态。诊断：进行性血胸。遂决定经左侧第四肋间进入胸腔，胸膜腔内大量积血。术中见乳内动脉完好。心包有一破口持续出血。扩大心包破口，暴露心脏，清除积血及血块。右心室表面有一处 1.5cm 裂口，手指按压可止住出血。

> 我决定缝合心脏伤口，使用小肠针和丝线，在舒张期打结。在第三针缝完后，出血量明显减少，出血得到控制。脉搏逐渐平稳。冲洗胸膜腔，放置胸腔、心包腔碘仿纱条引流，闭合切口。术后患者心率、呼吸频率降低，脉搏进一步好转。

> ……今天患者痊愈，他看上去很不错，心跳正常，我不允许他进行剧烈的体力工作。毫无疑问，这次手术证明了修补心脏的可行性。我希望这能够推进更多心脏手术的研究，这将挽救很多生命。

此后的 10 年间，他累计完成了 124 例心脏修补手术，死亡率仅 60%，这在当时是一个壮举[3]。

3

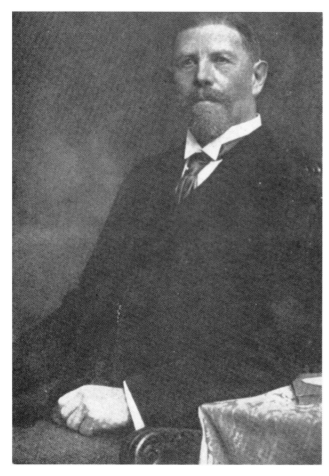

图 1-2 Ludwig Rehn，德国法兰克福的外科医生，他首次成功地完成了心脏外伤的缝合（Reproduced with permission from Mead R：A History of Thoracic Surgery. Springfield：Charles C Thomas；1961.）

　　Luther Hill 医生是第一位报道心脏外伤修补的美国人。患者是一名 13 岁心脏多发刺伤的男孩[4]。当第一名医生到达时，男孩已经严重休克，这位医生回忆道：当时 Luther Hill 医生正在亚拉巴马州蒙哥马利的一个医学社团的会议上作关于心脏外伤修补的报告，在征得患儿父母的同意后，就通知了 Hill 医生。Hill 医生在午夜时分，与包括他一名兄弟在内的其他 6 名医生一同赶到。手术就在男孩简陋家中的餐桌上进行，光源是从邻居家借来的两盏煤油灯。一名医生负责用氯仿进行麻醉。患儿由于左室外伤造成了心包填塞，Hill 医生用两针肠线修补了心脏上的伤口，尽管患儿术后早期恢复十分艰难，但是男孩还是彻底康复了。这个男孩叫 Henry Myrick，后来移居到芝加哥。1942 年在他 53 岁的时候，由于发生争执他再次被刺伤心脏，而且非常接近原来的伤口，但是这一次 Henry 没能幸存。

　　另一个心脏外伤治疗的里程碑发生在第二次世界大战期间，随军外科医生 Dwight Harken 从患者纵隔内共取出 134 块弹片，其中 55 例患者的弹片位于心包，13 例位于心腔内，患者无一例死亡[5]。很难想象，这类择期（或限期）手术是在没有放置漂浮导管、没有备血和生命体征监护的情况下进行的，并且加压输血是通过向玻璃瓶中注入空气完成的。

肺栓塞的手术治疗

　　1924 年 Martin Kirschner 首先报道了肺动脉切开取栓术[6]。1937 年，John Gibbon 调查了世界范围内 142 例接受肺动脉切开取栓术的患者，仅有 9 名患者出院后存活[7]。这一令人沮丧的结果激励了 Gibbon 着手研究维持术中循环的泵氧合器，为了能够在肺动脉切开取栓时维持循环。1962 年，Sharp 完成了第一例体外循环下的肺动脉切开取栓术[8]。

心包手术

　　Rehn[9] 和 Sauerbruch[10] 分别报道了心包切除手术。随后，缩窄性心包炎的外科治疗进展寥寥。现在一部分心包剥脱术是在体外循环下进行的。某些情况下彻底的心包剥脱甚至要切除膈神经后方的大部分心包。

右心导管

　　尽管心导管不属于心脏外科，但它是一项有创操作，有时能够替代外科手术。Werner Forssmann 在自己身上开展了第一例心脏导管，并在 *Klrinische Wochenshrift* 杂志上进行了报道[11]。1956 年，Forssmann 同 Andre F. Cournand 及 Dickenson W. Richards Jr. 一起分享了诺贝尔生理学或医学奖。他在 1929 年的论文中写道："有时会我犹豫是否要立即进行心内注射，但通常，用其他方法监测更是浪费时间。这也是为什么我一直在寻找一种与众不同并且更安全的方法进入心腔：通过静脉系统进入右心。"

　　在 Forssmann 的报道中，一张他的 X 线平片显示导管正处于他的心腔内。报道中，Forssmann 还展示了第一次在弥漫性腹膜炎休克的患者身上应用中心静脉导管。Forssmann 在文章中推断："我想说，这一方法为代谢和心血管生理研究提供了新手段。"

　　1951 年，Forssmann 在他的一次演讲中提到了他试验初期所面临的巨大阻力[12]。当他希望利用心导管继续生理学研究时，得到的回答却是："右心导管虽然对研究循环生理有所帮助，但对医院无利。"他的超前想法在当时看来非常疯狂，以至于不能进入临床应用。Klein 在 Forssmann 首次报道的半年后利用 Fick 的方法利用心导管进行了心排血量测定[13]。1930 年，Forssmann 报道了利用心导管开展的造影试验[14]，但直到 20 世纪 40 年代 Cournand 才使这一新方法得到进一步应用。

体外循环应用前的瓣膜外科

　　Theodore Tuffier 在 1912 年 7 月 13 日首先尝试开胸瓣膜手术[15]。Theodore 先用手指探及狭窄的主动脉瓣，通过主动脉瓣口挤压周围的主动脉壁使其凹陷，从而扩张瓣膜。患者顺利康复了，但同时此法也受到了质疑。Russell Brock 在 20 世纪 40 年代晚期尝试经患者头臂干使用器械来扩大钙化的主动脉瓣[16]，但结果并不理想，于是他放弃了这种方法。在接下来的几年里，Brock[17]、Bailey 和同事们[18]尝试了不同的扩张器和方法扩张主动脉瓣。这些方法时常要同时进行二尖瓣瓣交界松解，死亡率都很高。

Elliott Cutler 在实验室里进行了两年关于二尖瓣切开手术的研究。他于 1923 年 5 月 20 日第一次成功地为患者实施了瓣膜切开手术[19]。不幸的是，由于这种方法会导致瓣膜反流加重，大多数患者都死亡了，于是他放弃了这种术式。

1949 年，Charles Bailey 在题为《二尖瓣狭窄的外科治疗》的文章中写道："1929 年至 1945 年间再没有关于二尖瓣狭窄的外科尝试。我和 Dwight Harken 医生、Horace Smithy 医生近期对二尖瓣狭窄的治疗进行了尝试。迄今为止，我们已经为 5 例患者进行了手术。"在对这 5 例患者的随访中，有 4 例患者死亡，仅 1 例患者长期生存[20,21]。

Bailey 成功后，在 1945 年 6 月 16 日，Dwight Harken 医生在波士顿成功地完成了他的第一例二尖瓣切开术[22]。

Thomas Holmes Seller 于 1947 年 12 月 4 日第一次完成了肺动脉瓣切开术[23]。

Charles Hufnagel 自 1952 年 9 月开始，共报道了 23 例主动脉瓣关闭不全的手术[24]。在最初的 10 例患者中有 4 例死亡，在后续的 13 例患者中有 2 例死亡。Hufnagel 的球笼瓣用多点固定环将人工瓣装置固定在降主动脉上。这一方法成为了治疗主动脉瓣关闭不全的唯一手术方法，直至体外循环出现后，才能将人工瓣缝合在主动脉瓣环上。

体外循环应用前的先天性心脏病外科

1937 年 3 月 6 日，John Streider 在麻省总医院第一次成功阻断了未闭的动脉导管，这标志着先天性心脏病外科治疗的开端。这名患者在术后第四天因败血症死亡。尸检发现菌栓从肺动脉一直延续至肺动脉瓣[25]。1938 年 8 月 16 日，Robert Gross 在波士顿儿童医院为一名活动后气喘的 7 岁女孩实施了动脉导管结扎，患儿顺利出院[26]。

改良的动脉导管手术迅速流行起来。1944 年 Gross 医生报道了一种成功切断动脉导管的手术技术。第二种被攻克的先心病是主动脉缩窄。1944 年 10 月 19 日，Clarence Crafoord 医生在瑞典斯德哥尔摩成功地为一名 12 岁男孩切除了缩窄的主动脉[27]。12 天后，他又为另一名 27 岁患者实施了同样的手术。Gross 医生在 1945 年 6 月 28 日为一名 5 岁男孩也实施了这一手术，然而在他切除缩窄，重新端-端吻合后，患儿因出现心脏骤停而死在了手术室[28]。一周后，Gross 医生又为一名 12 岁女孩进行了手术，手术非常成功。然而由于第二次世界大战的原因，Gross 医生并不知道 Crafoord 医生在几个月前已经率先成功完成了这一手术。

1945 年，Gross 医生报道了第一例通过手术缓解血管环导致气管狭窄的病例[29]。在接下来的 5 年里，他又治疗了 40 多例这种患者。

著名的 B-T 分流手术也是 1945 年首次报道的。患者是一名 15 个月的女婴，临床诊断是合并严重肺动脉狭窄的法洛四联症[30]。患儿在 8 月龄时进食后出现发绀。心脏病专家 Helen Taussig 医生连续观察了患儿 3 个月，期间患儿发绀持续加重，体重不增。1944 年 11 月 29 日，Alfred Blalock 医生在约翰·霍普金斯大学为这名患儿实施了手术。他将患儿的左锁骨下动脉与左肺动脉做端侧吻合。术后患儿病情有了翻天覆地的好转，在术后 2 个月出院。在接下来的 3 个月内，Blalock 医生又成功地开展了 2 例手术。

至此，在 7 年里，有三种先天性心血管畸形成功实现了外科治疗，分别是动脉导管未闭、主动脉缩窄和血管环。其中，对推动心外科发展作用最大的是 B-T 分流术，因为手术缓解了复杂心内畸形的症状，并着眼于心脏的病理生理。

接下来被外科攻克的是左冠状动脉异常起源于肺动脉。这一手术在 1946 年 7 月 22 日由 Gunnar Biorck 和 Clarence Crafoord[31]完成。他们分离并双重结扎了异常的冠状动脉，患者术后顺利康复。

Muller[32]在 1951 年报道了肺静脉异位引流的外科治疗，但是手术仅矫正了部分畸形。在 50 年代末，Gott、Varco、Lillehei 和 Cooley 报道了手术成功治疗各类肺静脉畸形引流。

Gross 的另一个开拓性手术是在 1948 年 5 月 22 日通过手术闭合主肺动脉窗[33]。Cooley 及其同事[34]首先报道了在体外循环下矫治这一畸形，使得这一困难且高风险的手术变得相对简单。

1958 年 Glenn[35]在美国首先报道了腔静脉-肺动脉吻合术的临床应用，也就是 Glenn 手术。20 世纪 50 年代，俄罗斯医生也开展了类似术式。1957 年 1 月 3 日，俄罗斯外科医生 Galankin[36]为一位 16 岁的法洛四联症患者实施了腔静脉肺动脉连接术，术后患儿的活动耐量和发绀症状明显改善。

体外循环的发展

人工心肺机的发明使得纠正心内病变成为可能。实现心脏转流需要了解循环生理，掌握抗凝方法，具备人工泵血装置，还需要实现气体交换。

人工心肺机的一个关键问题是抗凝。1915 年，约翰霍普金斯大学生理学家 William Howell 实验室的医学生 Jay Mclean 发现了肝素[37]。

人工心肺机的成功发明还得益于 John Gibbon 作出了他人不可比拟的重大贡献。

Gibbon 研究人工心肺机长达 20 年，工作足迹遍及麻省总医院、宾夕法尼亚大学和托马斯·杰斐逊大学。1937 年 Gibbon 首次报道了成功利用人工心肺机维持生命，同时使心肺功能得以恢复。不幸的是，完全阻断肺动脉进行转流后，只有三例动物能够恢复心肺功能，但也在术后几小时死亡[38]。Gibbon 的研究因第二次世界大战而中断，后来他在费城的托马斯·杰斐逊大学重新开展相关工作（表 1-1）。

Forest Dodrill 的小组和通用公司联合设计的机械血液泵（mechanical blood pump），应用于一名 41 岁的男性患者[43]（图 1-3）。这台设备代替左室工作了 50 分钟，保证手术中有充足的时间进行二尖瓣成形，而用患者自体肺脏进行气体交换。这就是 1952 年 7 月 3 日临床上第一例成功实施的左心转流手术，此前 Dodrill 使用机械泵进行了单侧心室、双侧心室和心肺同时转流的实验。尽管 Dodrill 的小组在动物实验中已经可以使用氧合器进行完全的心肺转流[54]，但他们还是认为对于第一例临床病例来说左心转流更为可行。

表 1-1 萌芽时期：心脏开放手术的临床发展历程（1951—1955）

1951	4 月 6 日：Clarence Dennis 在明尼苏达大学使用心肺机为一名 5 岁女孩修补了 I 孔房缺或异常的房室通道，但患儿没有能顺利停机[39]。
	5 月 31 日：Dennis 尝试用心肺机为一名 2 岁女孩修补房间隔缺损，患儿在术中因为大量气体栓塞死亡[40]。
	8 月 7 日：Achille Mario Digliottizai 在意大利都灵大学使用自行设计的心肺机，在并行循环下（流量 1L/min，共 20 分钟）切除了压迫右心的巨大纵隔肿瘤[41]。他从右腋动、静脉插管。患者术后康复。这是第一次临床成功使用心肺机，但是这种心肺机并没有作为常规在心脏手术中使用。
1952	2 月（1952 年或 1953 年 John Gibbon；见 1953 年 2 月条目）
	3 月：John Gibbon 使用心肺机行右心转流。与此同时，外科医生 Frank Allbritten 在费城的宾夕法尼亚医院计划去除心血管造影发现的巨大血栓或黏液瘤[42]。但是术中没有发现任何血块或肿物，而患者在右心转流停机后，很短的时间里因心力衰竭死亡。
	4 月 3 日：Helmsworth 在辛辛那提医院用自己设计的泵氧合器临时性连接静脉-静脉转流，治疗终末期肺病。患者的症状得到改善，但停机后症状再次出现[60]。
	7 月 3 日：Dodrill 使用 Dodrill-GMR 泵进行左心转流，修复二尖瓣[43]。患者术后康复，这是人类第一次成功使用机械泵，完全代替左心室。
	9 月 2 日：John Lewis 在明尼苏达大学，直视下为一名 5 岁女孩进行了房间隔缺损修补术。患儿术后康复。这是第一例成功使用全身低温进行的心脏手术，并且没有使用机械泵和氧合器。后来其他人，包括 Dodrill，又使用全身低温技术，修补房间隔缺损或切开肺动脉瓣。到 1954 年，Lewis 报道了 11 例使用全身低温技术进行房间隔缺损修补的患者，其中有 2 例死亡[44]。他还在 1954 年的早期使用这种技术进行了 2 例室间隔缺损修补术，但 2 例患者均在术中死亡。
	10 月 21 日：Dodrill 使用 Dodrill-GMR 泵转流了右心房、右心室和主肺动脉进行肺动脉瓣切开术[45]。术后患者顺利出院。
	William Mustard 医生于 1964 年在多伦多描述了一种大动脉转位的外科矫正手术。尽管这种方法在此后的很多年作为大动脉转位外科治疗的常用术式，但手术早期结果并不理想。1952 年，他使用机械泵和通过离体的猴肺进行气体交换，为 7 名患儿尝试矫治大动脉转位，但当时没有一例成功[46]。
1953	2 月（或 1952 年）：Gibbon 在费城杰斐逊医院，手术闭合了房间隔缺损，患者在术中死亡。术中并未发现房间隔缺损，尸检发现患者存在粗大的动脉导管[47]。
	5 月 6 日：Gibbon 使用心肺机为一名有心衰症状的 18 岁女性施行房间隔缺损修补术[47,57]，患者术后顺利康复。她成为第一例使用心肺机进行心内手术的患者。
	7 月：Gibbon 使用心肺机为两名 5 岁的女孩手术闭合房了间隔缺损[47]，2 名患儿均在术中死亡。他极其沮丧，宣布在没有更多的实验进展来解决心肺转流相关问题之前，暂停在杰斐逊医学院进行心脏手术。这很可能是他使用心肺机进行的最后手术。
1954	3 月 26 日：C. Walton Lillehei 和同事们在明尼苏达大学，通过被称为可控交叉循环的循环支持技术，为一名 15 个月的男孩在直视下闭合了室间隔缺损。和患儿相同血型的成年人（通常是父母）起着类似心肺机一样的作用，成年人的股动脉和股静脉通过管道和泵与患儿的循环相连。在修补患儿心脏期间，成年人的心肺起着支持循环和氧气交换的作用。他的第一例患者在术后 11 天死于肺炎，但是后来的 6 例患者术后全部存活[48]。从 1954 年 3 月到 1955 年底的这段时间里，Lillehei 在交叉循环技术淘汰之前，共完成了 45 例手术。尽管可控交叉循环技术的使用时间很短，但它是心脏直视手术发展过程中的重要里程碑。
	7 月：Clarence Crafoord 和同事们在瑞典斯德哥尔摩卡罗林斯卡研究所使用自己研发的心肺机同时使用全身低温（患者最初是浸泡在充满冰水的浴盆中）为一名 40 岁的女性患者[49]切除了巨大的心房黏液瘤。患者术后痊愈。
1955	3 月 22 日：John Kirklin 在梅奥诊所，通过历时 2 年的实验室研究在 Gibbon 心肺机的基础上进行了改进，成功地为一名 5 岁患儿闭合了室间隔缺损。到 1955 年底，他共为 8 例各种类型的室间隔缺损患儿进行了手术，其中 4 例顺利出院。这是心肺机诞生以来第一次成功治疗多名患儿[50]。
	5 月 13 日：Lillehei 的小组开始使用他们研发的心肺机来矫正心内畸形。至 1956 年 5 月，他们共完成了 80 例患者的矫治手术[48]。起初，他们仅用他们的心肺机治疗风险较低的患者，用可控交叉循环技术治疗风险较高的患者。自 1955 年 3 月开始，他们还尝试过在手术中使用其他技术进行气体交换，比如犬肺，但并没有获得满意的结果[48]。
	Dodrill 从 1952 年开始使用通用公司的机械泵进行心脏手术，同时让患者的自体肺进行气体交换。1955 年初，他尝试使用两名室缺患者的自体心脏搭配自己团队研制的氧合器进行室间隔缺损修补，但均告失败。当年 12 月 1 日，他使用自己研发的心肺机为一名 3 岁患有室间隔缺损的女孩进行了手术，术后患儿康复。1956 年 5 月，在美国胸外科学会年会上，他报道了使用自己研发的心肺机为 5 例室间隔缺损和 1 例法洛四联症患儿进行了手术，并且全部在术后的至少 48 小时内存活[51]。3 例患者顺利出院，其中包括那名法洛四联症的患者。
	6 月 30 日：Clarence Dennis 离开明尼苏达大学来到纽约州立大学使用自己研发的心肺机为一名房间隔缺损患儿进行了手术[52]。
	Mustard 使用机械泵和猴肺进行气体交换成功地为一名 9 月龄的法洛四联症患儿进行了室间隔缺损修补和肺动脉瓣扩张手术[53]。他并没有记载这例手术的具体时间，只是记录为 7 号患者。不幸的是，1951 年至 1955 年底使用机械泵和猴肺进行先天性心脏病手术的 1~6 号和 8~15 号患者术后都没有存活下来，1952 年使用相同转流方法的 7 例大动脉转位患儿同样也未能存活（见 1952 年条目）。

注：这份时间表并不全面但基本涵盖了历史上使用机械泵循环支持的心脏手术重要临床历史事件。

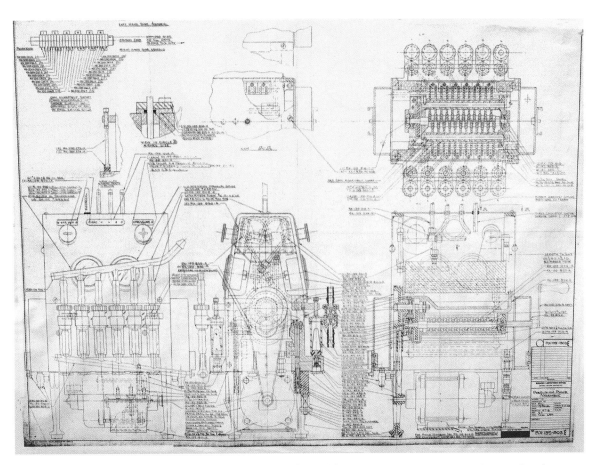

图 1-3　通用公司工程师们设计的 Dodrill-GM 心肺机蓝图（Used with permission from Calvin Hughes. ）

1952 年 10 月 21 日，Dodrill 的小组使用他们研制的设备，在直视下为一名先天性肺动脉狭窄的 16 岁男孩施行了肺动脉瓣成形术，这是第一例成功利用右心转流的手术[44]。1952 年 7 月至 1954 年 12 月间，Dodrill 使用 Dodrill-GM 机械泵为大约 13 例患者进行了心脏或胸主动脉手术，其中至少 5 例存活出院[55]。尽管他在动物实验中使用了氧合器，但直到 1955 年都没有将氧合器应用于临床。

低温是另一种实现心脏停搏并进行心内手术的方法[44]。

1952 年 9 月 2 日，John Lewis 利用低温法为一名 5 岁女孩进行了房缺修补术[44]。

全身低温应用于心脏手术的时间很短，在心肺机应用于临床后，深低温显得有些过时。但在 20 世纪 60 年代，1 岁以下患儿心肺转流手术的结果并不令人满意。1967 年，日本京都 Hikasa 小组[56]的文章重新阐述了深低温用于婴儿心脏手术并使用心肺机进行复温。他们将体表温度下降到 20℃，循环停止 15～75 分钟来进行心脏手术，然后用心肺转流进行复温。与此同时，其他的一些研究小组也报道了利用心肺机进行降温并复温的深低温停循环婴儿心脏手术，手术结果相比之前有了改善，后来这项技术也被应用于主动脉弓动脉瘤切除手术。

二战以后，John Gibbon 继续他的研究。他后来结识了 IBM 公司董事长 Thomas Watson，Watson 对 Gibbon 的研究十分看好并承诺帮助他。很快，6 名 IBM 的工程师帮助他制造了一台类似他先前使用的新设备。新机器装备了垂直旋转圆筒氧合器和改良的 DeBakey 转子泵。Gibbon 用它为一名 15 月龄先天性

心脏病心衰的女婴进行了手术。术前诊断为房间隔缺损，但在手术中并没有发现房缺，而是在患儿死后尸检时，发现了粗大的动脉导管。后来，Gibbon 于 1953 年 5 月 6 日使用 Gibbon-IBM 心肺机，为一名因房间隔缺损导致心衰的 18 岁女性患者成功修补了房缺，患者顺利康复，术后数月的心导管检查证实缺损已经闭合[57]。不幸的是，Gibbon 接下来 2 例使用心肺机进行心脏手术的患者都没有存活下来。失败令 Gibbon 医生十分沮丧，他宣布在没有解决导致死亡的问题之前，暂停使用心肺机 1 年。

在此期间，C. Walton Lillehei 的小组在明尼苏达大学开展了可控交叉循环技术的研究[58]。通过这项技术，可以利用一只实验狗的循环临时支持另一只狗的循环，使第二只狗的心脏停搏以进行手术。在心脏模拟手术完成后，中断两只实验狗间的循环连接，恢复各自的循环。

1954 年 3 月 26 日，Lillehei 的小组[58]在明尼苏达大学使用这一技术为一名 12 月龄的室间隔缺损患儿进行了手术（图 1-4）。无论是父母或近亲属，只要血型一致，就可与患儿的循环进行连接。Lillehei 的首例患儿术后早期恢复顺利，但在术后第 11 天因急性气管支气管炎死亡。尸检发现室缺已经闭合，并确认呼吸道感染是导致死亡的原因。2 周后，又有 2 例患者在 3 天内通过相同的技术闭合了室间隔缺损。2 例患者长期存活，并经心导管确认血流动力学正常。

1955 年，Lillehei 的小组[59]报道了 32 名患者，其中包括室间隔缺损、法洛四联症和房室间隔缺损。1955 年 5 月，Lillehei

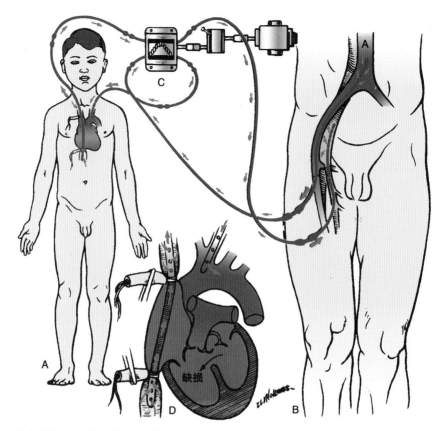

图 1-4   通过可控交叉循环进行心脏直视手术的方法介绍。A. 患者动、静脉插管位置。B. 供体动脉、静脉(股静脉或大隐静脉)插管位置。C. Sigma 机械泵准确控制供体和患者间的血液交换。D. 患者心脏示意图,显示在心脏转流期间分别从上、下腔静脉插入腔静脉管引流静脉血,动脉血从供体循环经过患者的左锁骨下动脉插管进入患者体内(Reproduced with permission from Lillehei CW, Cohen M, Warden HE, et al:The results of direct vision closure of ventricular septal defects in eight patients by means of controlled cross circulation, Surg Gynecol Obstet. 1955 Oct;101(4):446-466.)

的小组将血泵加上由 Dewall 医生和 Lillehei 研制的鼓泡肺用在交叉循环上。在 1954 年到 1959 年间,使用交叉循环完成了 45 例手术后,交叉循环技术被淘汰。尽管交叉循环在临床使用的时间很短,但它已然成为心外科发展中的重要里程碑。

与此同时,在 145 公里外的梅奥(Mayo)诊所,John W Kirklin 及其同事们在 1955 年 3 月 5 日进行了一次心脏手术[50]。他们所使用的心肺机在 Gibbon-IBM 心肺机的基础上进行了改进。Kirklin 记录道[61]:

> 我们探访了很多致力于机械泵和氧合器(pump oxygenators)研究的小组,包括 Gibbon 医生在费城的实验室,底特律的 Forest Dodrill 医生以及其他人。Gibbon 的泵氧合器是由 IBM 公司设计制造的,它看起来很像一台计算机。Dodrill 医生的心肺机是由通用公司设计制造的,他看起来更像是汽车发动机。我们回来后,讨论并决定尝试寻求梅奥诊所的帮助,制造一台类似 Gibbon,但略有不同的泵氧合器。我们已经开展了 1 年的动物实验,在 1953 年就和 David Donald 一起使用较简单的血泵和鼓泡肺进行过动物实验。现在要制造一台 Mayo-Gibbon 泵氧合器继续实验工作。

很多人对实验的进展并不乐观。美国心脏病协会和美国国家卫生研究院停止了所有关于心肺机项目的资助,因为他们认为其中的生理问题是不可能逾越的。David Donald 和我用 1 年半时间进行了一系列的实验研究,在这段时间里,梅奥诊所的工程实验室,研发了基于 Gibbon 模式的泵氧合器。

1954 年冬到 1955 年,10 例进行心肺转流的实验狗中有 9 例存活下来。由于出色的团队配合和小儿心脏病专家 Jim DuShane 的指导,我们最初选择了 8 例患者进行心内修补。由于 2 例患儿的心内畸形复杂,我们暂缓了他们的手术,但最终还是将其纳入计划。我们决定开展 8 例手术,即使前 7 例全部死亡。这一计划基于前期认识和梅奥诊所内管理层的支持。紧接着,我们回到实验室,利用 6~12 个月的时间解决了泵氧合器在 I 期临床试验中出现的问题……1955 年 3 月的一个周四,我们实施了第一例手术。

Kirklin 继续记录道[61]:

> 8 例患者中有 4 例存活,但是来自临床工作的压力,使我们的实验不能按期进行。到现在为止,Walt Lillehei 和我还在进行各自的研究,只是侧重不同。

截止到 1956 年底,全世界很多大学的研究小组都开展了各自的心内直视手术研究。现在,全世界每年估计要使用人工心肺机进行超过一百万例的心脏手术。绝大多数情况下,手术的死亡率已经非常低,有些手术的死亡率已经接近 1%。现在很少有人会想起,在 20 世纪 50 年代,正是勇敢先驱们的巨大贡献使得这一切成为现实。

体外生命支持

体外生命支持(extracorporeal life support,ECLS)是体外循环的延续。体外循环最初只能使用不超过 6 小时。60 年代膜式氧合器的发展,使长时间体外循环成为了可能。Donald Hill 和同事在 1972 年治疗了一名 24 岁的患者,他在钝挫伤后发展成休克肺[62]。通过股静脉和股动脉插管,使用心肺机结合膜式氧合器支持了 75 小时,患者起死回生。Hill 的第二例患者在体外生命支持下 5 天后康复。这些结果使得美国国立卫生研究院决定资助一项随机试验,以评估该技术治疗成人呼吸衰竭的疗效。这项研究从 1972 年持续到 1975 年,显示接受体外生命支持(9.5%)与常规通气治疗(8.3%)的患者在生存率上没有明显差异[63]。基于此结果,大多数美国医院放弃了在成人应用体外生命支持的尝试,也包括熟知的体外膜氧合(extracorporeal membrane oxygenation,ECMO)。

成人试验中的一位研究者计划在新生儿中继续尝试。因为新生儿呼吸衰竭的常见原因是出生后异常血液分流,又称持续胎儿循环(persistent fetal circulation,PFC),这是种短暂、可逆的现象。1976 年,Bartlett 和同事在密歇根大学,第一次成功使用体外生命支持治愈了一名新生儿。目前,世界范围内接受过体外生命支持治疗的新生儿已超过 8000 名,生存率为 82%(ELSO 注册登记数据)。

心肌保护

Melrose 与同事[64]在 1955 年发表了首个实验性研究报告,描述了钾停搏液诱发的心脏停搏。含血心脏停搏液被用于"维护心肌缺血时的心肌能量储备"。不幸的是,Melrose 的溶液有心肌毒性,也因此在接下来的数年内心脏停搏技术没有得到广泛应用。

Gay、Ebert[65]与 Tyres 的小组[66]证实了较低的钾浓度用于心脏停搏是安全的。Kirsch[67]、Bretschneider[68]和 Hearse 各自的小组[69]相继证实不同成分对于心脏停搏的有效性,使得心脏停搏技术重新兴起。1973 年 Gay 和 Ebert 证实钾诱导心脏停搏时心肌耗氧量较室颤显著降低[65]。同时也指出,早期 Melrose 溶液的问题可能在于其高渗透性导致的心肌损害,而不是钾离子浓度过高。

1978 年 Follette 及同事发表的论文重新探讨了含血心脏停搏液技术[70]。通过实验和临床研究,他们证实了低温、间歇灌注含血心脏停搏液较常温、连续冠状动脉灌注和/或低温、间歇灌注不含停搏液的血液能够提供更好的心肌保护。目前最佳的心肌停搏液配方仍然存有争议,新配方、灌注方法、最佳温度仍在不断改进。

体外循环时代的先天性心脏病外科

无论是 Lillehei 团队的交叉循环技术还是 Kirklin 团队的人工心肺机,都标志着心脏外科体外循环时代的到来,开创了多种常见先天性心脏病心内修补术式。早期人工心肺机尚不完善,姑息性手术虽不能解决解剖畸形,但可以改善循环生理,因而也得到了较大的发展。比较有代表性的包括 Potts[71]以及 Waterston[72]改良的锁骨下动脉-肺动脉的 Blalock-Taussig 分流术[30]、Blalock-Hanlon 的房间隔开窗术[73],以及 Galankin-Glenn 的上腔静脉-右肺动脉分流术[35,36]。

随着体外循环安全性的稳步提高,外科医生可以为越来越年幼的患者治疗越来越多样的复杂心脏病。表 1-2 罗列了体外循环出现后发展而来的里程碑式的先天性心脏病手术。

表 1-2 使用体外循环或交叉循环首次成功完成的心内修补手术

病名	年份	参考文献	备注
房间隔缺损	1953	Gibbon[57]	1953 年 5 月 6 日
室间隔缺损	1954	Lillehei 等[58]	交叉循环
完全性房室通道	1954	Lillehei 等[59]	交叉循环
法洛四联症	1954	Lillehei 等[58]	交叉循环
法洛四联症	1955	Kirklin[50]	体外循环(心肺转流)*
完全性肺静脉异位引流	1956	Burrough 和 Kirklin[74]	
先天性 Valsava 窦瘤	1956	McGoon 等[75]	
先天性主动脉瓣狭窄	1956	Ellis 和 Kirklin[76]	第一次直视下矫治
主肺动脉窗	1957	Cooley 等[77]	第一次心肺转流下修补
右室双出口	1957	Kirklin 等[78]	临时设计矫治
矫正型大动脉转位	1957	Anderson 等[79]	

表 1-2   使用体外循环或交叉循环首次成功完成的心内修补手术(续)

病名	年份	参考文献	备注
大动脉转位:心房调转	1959	Senning[80]	生理矫治
冠状动静脉瘘	1959	Swan 等[81]	
三尖瓣下移畸形	1964	Hardy 等[82]	修复房化三尖瓣
法洛四联症合并肺动脉闭锁	1966	Ross 和 Somerville[83]	同种异体主动脉
永存动脉干	1967	McGoon 等[84]	同种异体主动脉
三尖瓣闭锁	1968	Fontan 和 Baudet[85]	生理矫治
单心室	1970	Horiuchi 等[86]	
主动脉瓣下狭窄	1975	Konno 等[87]	
大动脉转位:心房调转	1975	Jatene 等[88]	解剖矫治
左心发育不良综合征	1983	Norwood 等[89]	两期手术
小儿心脏移植	1985	Bailey 等[90]	

* cardiopulmonary bypass(CPB).

体外循环时代的心脏瓣膜外科

人工心肺机发展到一定阶段后才出现直视下心脏瓣膜成形及置换术。第一例冠状动脉开口下的主动脉瓣置换术是由 Dwight Harken 医生及助手完成的[91],使用的是球笼瓣。Harken 医生在 1960 年的报告中记录的多种主动脉瓣置换技术与现今的技术很近似。

同年,Starr 和 Edwards[92]采用自行设计的球笼瓣成功实施了二尖瓣置换术。

到 1967 年,近 2000 例患者接受了 Starr-Edwards 瓣膜置换术,球笼瓣也因此成为了衡量其他机械瓣膜品质的标准。

1964 年,Starr 和同事们报道了 13 例多瓣置换术[93]。其中一例患者在 1963 年 2 月 21 日同时置换了主动脉瓣,二尖瓣和三尖瓣。Cartwright 和同事则早在 1963 年 11 月 1 日就将他们研制的球笼瓣同时应用于主动脉瓣和二尖瓣[94]。Knott-Craig 和同事们[95]在梅奥诊所为一例类癌患者成功置换了全部的四个心脏瓣膜。

1961 年,Andrew Morrow 和 Edwin Brockenbrough[96]报道了通过切除部分肥厚的室间隔治疗特发性肥厚性主动脉瓣下狭窄。他们称之为主动脉瓣下心室肌切除术。他们的想法来源于伦敦的 William Cleland 和 H. H. Bentall,其在手术中意外地遇到了此类情况,通过切除小部分心室肌患者病情得到了改善,但他们没有再深入探究术后血流动力学变化。尽管一些二尖瓣前叶收缩期前向运动(systolic anterior motion,SAM)的患者需要进行低瓣架的二尖瓣置换术,但是主动脉瓣下心室肌切除术已经成为这种心脏疾病的标准外科治疗方法。

首例同种主动脉瓣置换术是由多伦多的 Heimbecker 完成的,两位患者一例接受了二尖瓣置换术,另一例置换了主动脉瓣[97]。这两位患者生存期都很短,一位患者术后一天死亡,另一位在术后一个月死亡。Donald Ross 首先成功使用同种主动脉瓣膜置换了主动脉瓣[98],他采用的是 Carlos Duran 和 Alfred Gunning 在牛津提出的冠状动脉开口下的置换技术。

1967 年 Ross 首次报道了应用自体肺动脉瓣替换主动脉瓣的手术技术,其他中心同样将这一技术应用于年轻患者的主动脉瓣置换[99]。自体肺动脉瓣移植到主动脉瓣位后,再将同种异体主动脉或肺动脉瓣移植到肺动脉瓣位。

其他用于制作瓣膜的自体材料还有心包,阔筋膜和硬脑膜。20 世纪 60 年代,Binet 和同事开始研发组织瓣膜[100]。1964 年,Duran 和 Gunning 在英国用异种猪主动脉瓣为一例患者置换了主动脉瓣。用甲醛固定的异种移植物早期结果很好[100],但数年后,这种瓣膜会因衰变钙化而失去功能[101]。Carpentier 和同事们开始关注戊二醛固定的异种猪瓣膜,将瓣膜安装在支架上制成生物瓣。此后,Carpentier-Edwards 猪瓣膜和 Hancock 以及 Angell-Shiley 生物瓣开始流行,临床应用广泛[102,103]。

体外循环技术的发展让瓣膜手术得以在直视下进行,瓣膜成形技术也可以用于矫正二尖瓣关闭不全。Wooler[104]、Reed[105]和 Kay[106]及他们的同事相继报道了二尖瓣瓣环成形术。随后,Carpentier 和 Duran 研发了瓣膜成形环。20 世纪 70年代,很少有人进行瓣膜成形。随着技术逐步改进,瓣膜成形技术逐步用于临床。Carpentier 在这个领域明确了瓣膜病理的重要性,阐述了瓣膜修复的关键技术,报道了瓣膜成形环满意的近远期随访结果[107]。

1966 年至 1968 年间,感染性心内膜炎在底特律的海洛因成瘾者间小规模暴发流行,患者大多死于难治性革兰阴性菌感染所致三尖瓣心内膜炎,常见致病菌是铜绿假单胞菌。三尖瓣瓣膜置换结合长期应用抗生素的治疗死亡率高达 100%。1970年起,Arbulu 给 55 名患者进行了手术,其中 53 例患者单纯了切除三尖瓣[108,109],25 年后的实际生存率能达到 61%。

Alan Cribier 于 2002 年 4 月 16 日在法国鲁昂第一次成功实施了经导管的主动脉瓣置入术[110]。随即进行的前瞻性临床试验显示,对于主动脉瓣严重狭窄的患者,经皮主动脉瓣置入术与药物治疗相比改善了 1 年生存率,同时 30 天及 1 年死亡率与传统主动脉置换术相似,但经皮主动脉瓣置入增加了中风与短暂性脑缺血的发生[111,112]。

冠状动脉外科

克利夫兰诊所的 Sones 和 Shirey 最先报道了选择性冠状动脉造影,并在 1962 年发表了一篇名为 Cine Coronary Arteriography(电影冠状动脉血管造影)的经典文章[113]。他们使用导管直接在冠状动脉窦注射对比剂,这项技术对冠状动脉再血管化起到了重大的推动作用。

1960 年到 1967 年,冠状动脉旁路移植只有零星的报道。这些全部是独立的个案病例,由于某些原因,没有重复进行。似乎没有人突出地引领了冠状动脉手术的发展。Robert H. Goetz 是首位有明确记载的开展冠状动脉旁路移植手术医生,于 1960 年 5 月 2 日在纽约 Van Etten 医院完成[114]。患者是一位 38 岁有严重症状的男性。Goetz 采用免缝合技术,将右乳内动脉连接到右冠状动脉,使用空心金属管在 17 秒内就完成了这一操作。术后第 14 天血管造影证实右侧乳内动脉与冠状动脉连接通畅。患者在术后一年内未出现症状,此后又再次出现心绞痛并最终于 1961 年 6 月 23 日死于心肌梗死。尽管此前 Goetz 成功进行了多次动物实验,但还是受到了外科同事们的严厉批评,从此他也再未尝试冠状动脉旁路手术。

另一个例子发生在 1964 年 11 月 23 日,采用自体隐静脉的旁路移植术。那是一名 42 岁男性患者,计划行左冠状动脉内膜剥脱术[115]。但由于其病变累及整个分叉,使用静脉补片加宽的内膜剥脱方案风险过高而不得不放弃。然而,Garrett、Dennis 和 Debakey 直到 1973 年才报道了这一病例。患者存活了下来,并且造影显示静脉桥血管通畅。

Shumaker 证实 Longmire 完成了第一例乳内动脉-冠状动脉的吻合术[116]:"几乎可以肯定的是,加州大学洛杉矶分校的终身主席 Longmire 和他的同事 Jack Cannon 在 1958 年初首次完成了乳内动脉与冠状分支的吻合。"

以上引自 Shumaker 与 Longmire 在 1990 年的私人信件,而这时距该事件发生已有 32 年!

早在 1952 年,著名苏联外科医生 Vladimir Demikhov 将狗的乳内动脉与左冠状动脉进行了吻合[117]。1967 年冷战高峰期间,苏联列宁格勒的外科医生 V. I Kolessov 在一份美国外科杂志上报道了其采用乳内动脉与冠状动脉吻合治疗 6 例缺血性心绞痛患者的经验[118]。其中第一例患者是在 1964 年完成的。手术采用左侧胸壁切口,当时并没有使用体外循环,也没有在术前进行冠状动脉造影。次年,Green 和同事[119]、Bailey 以及 Hirose[120] 分别报道了乳内动脉作为冠状动脉旁路的移植血管。

克利夫兰诊所的 Rene Favalaro 也使用大隐静脉作为冠脉旁路移植的材料[121]。他在 1968 年的文章中记录了 15 例患者,这 15 例患者是 180 例接受 Vineberg 手术(译者注:将骨骼化且保留分支的乳内动脉植入心室外膜下的隧道内)患者中的

一部分,他们均为右冠状动脉近端闭塞。大隐静脉被移植到升主动脉和右冠状动脉梗阻以远的位置上。右冠状动脉被切开并与隐静脉做端-端吻合。Favalaro 解释这一操作是因为使用心包片重建冠状动脉的结果不尽如人意。在论文的补充材料中,他增加了 55 例患者,其中 52 例是右冠状动脉节段性闭塞,另外 3 例为回旋支病变。

尽管 Favalaro、Kolessov、Green 的团队、Bailey 和 Hirose 对冠状动脉旁路移植术的贡献都十分重要,但应该说,目前可论证的冠脉旁路移植术始于 1969 年。W. Dudley Johnson 及其密尔沃基的同事们报道了他们自 1967 年 2 月以来为 301 例冠状动脉疾病的患者实施了各式手术治疗[122]。报道中,他们提供了 19 个月中开展直视下冠状动脉手术的结果。他们记录道:

> 经过最初的两次成功移植后,静脉旁路技术成为唯一方法。由于早期的结果令人十分鼓舞,从去年夏天开始,静脉旁路技术已经可以扩展用于冠状动脉的全部主要分支。当静脉吻合至左冠状动脉时,旁路血管从主动脉跨越肺动脉到达目标动脉;在右侧时,旁路血管同样直接吻合在主动脉上,并走行于房室沟内。这种方法对冠状动脉靶血管几乎没有限制。静脉能够吻合到前降支远端,甚至是后边缘支。目前超过 40% 的患者使用双静脉桥,并且适用于任何的动脉组合。

Johnson 继续写道:

> 我们的经验表明,有五点因素对手术至关重要。第一,不要限制旁路血管在大血管近端的吻合位置……第二,不要搭在病变的动脉上,静脉旁路应满足必要的长度,吻合至远端的正常冠状动脉上。第三,务必采用端侧吻合。第四,要保持干净、静止的术野。为了保证在细小的血管上成功吻合,就不能在移动或有出血的血管上操作。第五,不要让血细胞比容低于 35%。

在讨论 Johnson 医生的论文时,Frank Spencer 医生评论道:

> 我要衷心祝贺 Johnson 医生。我们今天获知了心脏外科的一个里程碑。因为在很多年里,病理学家、心内科医生和很多外科医生都反复强调冠状动脉病变复杂多样,以至于仅有 5%~7% 的患者能够完成直接吻合。如果 Johnson 医生这个激动人心的数据完全可靠,并且旁路血管可以保持长久通畅,那么我们对于冠状动脉疾病进行手术治疗的可行性就有了全新的认识[122]。

起初,乳内动脉与冠状动脉的直接吻合并不像静脉桥那么流行。但是,基于 Green、Loop、Grondin 及他人的坚持不懈,乳内动脉较高的远期通畅率逐步被认识,从而成为旁路血管的又一选择[123]。

瑞士苏黎世的 Andreas Gruntzig 首先将其研制的球囊导管采用经皮入路成功扩张了狭窄的冠状动脉。手术于 1977 年 9 月 16 日在一名前降支 85% 狭窄的 38 岁妇女身上进行。1979 年,他报道了最初接受经皮腔内冠状动脉成形(percutaneous transluminal coronary angioplasty,PTCA)的 50 例患者[124]。这一手术很快在西方流行起来,但研究者也很快发现,相对于旁路

移植手术,PTCA 的再狭窄率较高,同时扩张后的动脉还存在局部急性闭塞的风险。

冠脉支架的动物实验正试图解决这些问题。

1986 年春天,法国图卢兹的 Jacque Puel 以及瑞士洛桑的 Ulrich Sigwart 最早将支架植入患者的冠状动脉[125-128]。尽管支架改善了 PTCA 的结果,并且明显降低了冠状动脉急性闭塞的发生率,但远期通畅率还是低于冠状动脉旁路手术。因此,药物或其他化学成分的涂层支架应运而生,以期通过涂层的缓慢释放降低再狭窄率。药物洗脱支架的临床试验始于 2003 年,结果证明能够降低再狭窄率。

Denton Cooley 和同事在缺血性心脏病的外科治疗方面作出了两项重要贡献[129]。1956 年,他们首次利用体外循环修补了急性心肌梗死导致的室间隔穿孔。患者最初恢复良好,但术后 6 周后死于并发症。此外,Cooley 的团队第一次在体外循环下开展了左心室室壁瘤切除术[130]。

心律失常外科

杜克大学的 Cobb 和同事们首次成功进行了心律失常的外科治疗[131]。一位 32 岁的渔民因有症状的阵发性房性心动过速而引起心力衰竭。1968 年 5 月 2 日,经心表标测后,Cobb 在体外循环下沿右心耳基底部到右心房右侧缘做了一个 5~6cm 的切口,切断心房和心室间的传导通路,心外膜标测显示该通路被消除。手术后六周,患者心脏缩小、肺野清晰,患者又恢复正常工作。

一年前,梅奥诊所的 Dwight McGoon 医生为一例伴有 WPW 型预激综合征的患者修补了房间隔缺损[132]。手术中,Birchell 医生在心外膜标测并定位了右房室沟的附属旁路,他在此注射了利多卡因,δ 波随即消失。遗憾的是,几小时后旁路传导又再次出现。这很可能是第一次尝试外科治疗 WPW 型预激综合征。通过借鉴外科治疗预激综合征的经验,目前超过 95% 的顽固性患者已可以通过非手术方法治愈[132]。

澳大利亚悉尼的 Ross 和同事们[133] 以及密苏里圣路易斯的 Cox 团队[134] 使用外科冷冻方法治疗房室结折返型心动过速。此后,James L. Cox 经过多年的实验研究,发明并完善了治疗心房颤动的迷宫手术[135]。随着他对这项技术不断改良,目前无论通过外科手术还是导管方法,Cox Maze 手术已经与其他技术一起成为全世界治疗心房颤动的标准方法[136]。

Guiraudon 和同事们[136] 在巴黎报道了他们通过心室内心肌环形切除术治疗恶性室性心律失常的结果。1979 年,Josephson 和同事[137] 描述了一种治疗恶性室性心律失常更有效的方法,在心内膜标测之后切除导致心律失常的心内膜起搏点。尽管起初这一方法可以隔绝心律失常的起源,但切口同时影响了正常心肌的血运,从而导致较高的死亡率。心内膜切除术则更安全有效,因此成为治疗缺血性室性心动过速的基本方法[137]。

Mirowski 医生的好友死于室性心律失常,受此影响他在 1969 年利用三个月发明了最早的除颤器。1980 年,Mirowski 和同事在约翰·霍普金斯报道了 3 例使用他们研制的可植入式心肌刺激器的成功病例[138]。

随后,Mirowski 的除颤器实现了商业化。早期开展除颤器植入的各中心需经 FDA 批准,在 FDA 指导下参与临床试验。他们需要在开胸后将相对较大的电极直接安装在心室上,给设备供电的电池也较大,通常需要安装在腹壁上。经过 10 年的发展,出现了经皮静脉穿刺植入的心室电极,这种电极小巧先进,电池也更加小型化。20 世纪 90 年代的临床试验显示,与药物治疗相比植入式心脏自动除颤器降低了室颤及室性心律失常患者的死亡率。基于这一结果,这类装置被大量使用[139,140]。

起搏器

1952 年,Paul Zoll 用持续时间为 2 毫秒的电击穿透胸壁,他观察到随着刺激频率从 25 次/min 逐步增加到 60 次/min,心室能够发生相应的反应。尽管电刺激停止 25 分钟后患者死亡,但仍有许多患者得以顺利康复[141]。20 世纪 50 年代,Lillehei 和同事报道了一系列心脏手术后安装体外起搏器患者[142]。心脏手术对起搏器的发展起到了重要的推动作用,这是因为许多心内修补手术会引起心脏传导阻滞。Zoll 与 Lillehei 团队起搏器的主要区别在于,Zoll 将电极放置在胸壁上,而 Lillehei 则在手术中将电极直接固定在心脏上。Lillehei 使用相对较小的外部起搏装置和较低的心脏刺激电流,让患者更容易接受并获得了更好的起搏效果,也让手术引起传导阻滞的患者生存率明显提高。

在此期间,全植入式起搏器也取得了长足进展。Elmquist 和 Senning[143] 发明了一种足够小的起搏器电池,可以放在上腹部的囊袋里通过电极连接到心脏。1958 年他们将这种起搏器植入到一名房室传导阻滞的患者身上。在植入前,患者一天内有 20~30 次心脏停搏。他们第一次的尝试,起搏器仅有效工作了 8 小时。第二名患者则取得了较好的效果,这名患者在更换了数个起搏器后,一直存活到 2002 年 1 月。Chardack 的小组由于发展了全植入式起搏器而于世闻名[144]。1961 年他们报道了 15 例植入起搏器患者的结果。

早期的植入式起搏器为频率固定的非同步起搏器,设备发出的脉冲独立于心脏节律。在过去的 40 年里,起搏器领域取得了巨大进步。虽然使用人工起搏器的具体人数不清,但据估计,大约有 50 万名美国人依靠起搏器生活,并且美国每年安装永久起搏器的患者超过 10 万人。

心脏、心肺和肺移植

1905 年,Alexis Carrel 和 Charles Guthrie 在芝加哥大学报道了心脏和肺移植[145]。一只较小狗的心脏被移植到一只较大狗的颈部,他们将小狗的主动脉和肺动脉与大狗的颈动脉吻合,小狗的静脉连接至大狗的颈静脉远端。由于动物未予抗凝,血液在移植的心腔内凝固,使得实验在循环建立的 2 小时后终止。

1950 年,俄罗斯的 Vladimir Demikhov 报道了 20 余种不同的心脏移植技术[146],同时也介绍了多种心肺移植技术。他甚至在人工心肺机出现前就在一只狗身上进行了原位心脏移植。他将供体心脏放置在受体心脏之上,然后通过一系列连接管道,将血液在心脏之间改道,直到供体心脏建立功能,再切除受体原有心脏。他的一只实验狗在术后第六天就能爬上克里姆林宫的台阶,但是不久后死于排异反应。

Richard Lower 和 Norman Shumway 开创了直至今天仍广泛应用的心脏移植技术[147]。英格兰的 Brock[148] 和俄罗斯的 Demokhov[117,149] 最早提出保留受体左心房和右心房的边缘,包括保留部分房间隔。但是直到 1960 年 Shumway 和 Lower 发表文章报道后,这项技术才广为人知。

第一个尝试人体心脏移植的是密西西比大学的 Hardy 团队[150]。由于当时没有人类心脏供体,而使用了一只较大体型黑猩猩的心脏作为供体。但由于超急性排斥反应,供体心脏无法支持循环。

第一例人-人的心脏移植发生在 1967 年 12 月 3 日的南非开普敦[151]。Christiaan Barnard 医生带领的外科小组将一名 5 分钟无心电活动证实死亡的捐献者心脏移植到一名反复心肌梗死造成心肌严重损伤的 54 岁男性体内。第二例人-人心脏移植发生在 3 天后 1967 年 12 月 6 日,Adrian Kantrowitz 在纽约布鲁克林为一名儿童移植了心脏,但患者在术后 24 小时内死于出血并发症[152]。Barnard 的患者,Lewis Washkansky,死于术后第 18 天。尸检发现心脏正常,也没有证据表明存在慢性肝淤血,而是出现了双肺肺炎,这很可能是由于免疫抑制剂所造成的。

1968 年 1 月 2 日,第一例心脏移植患者 Kantrowitz 死亡的 12 天后,Barnard 为 Phillip Blaiberg 进行了他的第二例心脏移植手术[154]。Blaiberg 术后顺利出院,并在接受移植后的几个月广为人知。Blaiberg 的手术成功表明心脏移植是治疗终末期心脏病的一种选择。在 Barnard 心脏移植手术后的一年里,世界各地的心脏外科医生又陆续完成了 99 例心脏移植手术。但到 1968 年底,由于排斥反应导致的高死亡率,大多数外科团队都放弃了心脏移植。Shumway、Lower、Barnard 以及少数人继续进行临床和实验室研究。经过努力探索,他们发现了更好的免疫抑制剂,最终为当今的心脏移植奠定了基础。

心肺联合移植的临床实验是由 Reitz 的团队于 1981 年在斯坦福大学开始的[155]。第一位患者接受了环孢素和硫唑嘌呤的联合治疗。患者在出院时状态良好,移植后的 5 年里状态良好。

当今心脏移植、心肺联合移植和肺移植的成功得益于 1970 年瑞士的 Sandoz 实验室发现了环孢素。1980 年 12 月,环孢素被引进到斯坦福用于心脏移植。使用环孢素后虽然排异反应和感染的发生率并没有减少,但这两种主要并发症都明显减轻。20 世纪 80 年代中期,环孢素刺激了众多的新项目在美国开展。

第一例人类肺移植是由 Hardy 和他的同事们在密西西比大学于 1964 年 6 月 11 日完成的[156]。这例患者在术后第 17 天死亡。1971 年,比利时医生 Fritz Derom 为一例硅肺患者进行了肺移植手术,术后患者存活了十个月[157]。

大多数人认为肺移植最终获得成功归功于多伦多 Joel Cooper 领导的团队。他们的成功基于实验室研究和环孢素的发现。1978 年,他们的一例患者因气管吻合口裂而死亡,随后他们用环孢素代替了可的松,并且用带蒂的大网膜包裹气管吻合口。他们还制订了全面的术前准备方案,提高受者的健康程度和营养状态。1986 年,Cooper 和同事们报道了他们最初的两例成功病例。这两例患者术后恢复了正常的生活,在术后 14

和 26 个月依然存活[158]。

心脏辅助和人工心脏

1963 年,Kantrowitz 首次报道了 3 例使用主动脉内球囊反搏(intra-aortic balloon pump,IABP)的患者[159]。患者均为心源性休克,使用球囊反搏后病情明显改善,其中 1 人好转出院。

1963 年,Liotta 和同事报道了 1 例主动脉瓣狭窄而接受瓣膜置换手术的 42 岁男性患者,他在术后次日清晨出现心脏停搏[160],复苏后出现了严重的心室衰竭。采用人工胸主动脉循环泵支持后,患者的肺水肿随之改善,但是还是在循环泵治疗 4 天后死亡。1966 年,团队为另一名不能终止体外循环的患者安装了改良的胸主动脉循环泵,但患者最终在循环泵撤除之前死亡[161]。同年后期,一名女性患者在双瓣置换后无法脱离体外循环,该团队为其植入了左心室辅助装置(LVAD)[162]。在辅助循环 10 天后,这名患者顺利停机并康复,成为第一例顺利脱离辅助循环装置并出院的人。

人类第一次应用全人工心脏是 Cooley 和同事将它作为移植手术的过渡装置[163],为一名不能脱离体外循环的患者植入了全人工心脏。人工心脏辅助循环 64 小时后,完成了心脏移植手术,但是这例患者在移植后 32 小时死于假单胞菌肺炎。最初的两例成功过渡到移植的病例是几乎在相同时间和地点由不同的外科团队报道的。1984 年 9 月 5 日,Donald Hill 在旧金山为一位心源性休克患者植入了 Pierce-Donachy 左心室辅助装置[164],两天后这名患者成功地接受了移植手术最终顺利出院。Hill 使用的辅助装置是由宾夕法尼亚大学的 Pierce 与 Donachy 改进的。1984 年 9 月 7 日,Phillip Oyer 和同事们在斯坦福大学为一位心源性休克患者植入了电动式 Novacor 左心室辅助装置。这名患者的成功接受移植手术,生存时间超过 3 年[165]。斯坦福团队使用的辅助装置是由 Perr Portner 研发的。

第一例永久全人工心脏(Jarvik-7)植入是由 DeVries 和同事于 1982 年在犹他大学完成的[166]。到 1985 年,他们已经为四名患者植入了 Jarvik 永久全人工心脏,其中一名患者在术后存活了 620 天。Kolff 和同事们为这项工作也付出了诸多努力。

胸主动脉外科

Alexis Carrel 为 20 世纪另一项伟大的心外科进步做出了巨大贡献——血管缝合技术和血管移植技术[167]。Carrel 最初在法国里昂研究血管吻合方法,后期他与 Charles Guthrie 在芝加哥共事引领了血管、心脏和移植外科的巨大进步。在很短的时间里,这些开拓者完善了血管吻合,使用新鲜和冰冻血管材料进行动静脉移植。离开芝加哥之后,Carrel 继续扩展他在血管和器官移植领域的工作,并在 1912 年获得诺贝尔奖。有趣的是,Carrel 的成果并没有很快在临床上应用。

Rudolph Matas 是临床血管外科先驱,在抗凝药物、抗生素以及血管替代物出现之前他就已开展血管外科手术[168]。1888~1940 年间 Matas 共完成了 620 例血管手术,其中仅 101 例是动脉成形,大多数涉及血管结扎。众所周知,Matas 开创了 3 种不同的动脉瘤内缝合术,其中最突出的是采用橡皮管作为血管内支架的血管壁重建。

第二次世界大战期间血管外科获得了短暂进展,医生们发现大动脉损伤的士兵进行血管修复的结果明显好于传统的血管结扎[169]。另外,Crafoord 和 Gross 在主动脉缩窄领域的突破对动脉重建手术起到了重大的推进作用。

Shumaker 在 1948 年报道了一例小的降主动脉瘤切除伴主动脉重新吻合手术[170]。1950 年 Swan 和同事们[171]使用同种主动脉重建修复了一个复杂的动脉瘤性狭窄。Gross[172]报道了一组使用同种移植物的类似病例。1951 年,DuBost 和同事[173]在巴黎切除了腹主动脉瘤,并用同种移植物进行了置换。

1953 年,Henry Bahnson[174]在美国约翰霍普金斯大学为 8 名患者中的 6 人成功切除了主动脉囊状动脉瘤。同年,DeBakey 和 Cooley[175]报道了一例 46 岁男性的巨大降主动脉瘤切除,动脉瘤长度为 20cm 最大直径甚至超过这一尺寸,采用长度约 15cm 的同种动脉替换。

朝鲜战争期间,同种动脉和自体静脉移植被用于伤员血管损伤修复使总截肢率降低到 11.1%[176],而二战期间伤员的截肢率为 49.6%。现今同种静脉仍是外周血管移植的第一选择,而同种动脉则在 1952 年被哥伦比亚大学 Arthur Voorhees 研制的人造血管所取代了。另外,Voorhees 和同事研发了腈氯纶人工血管来替换病变的动脉[177]。

另一主动脉外科的跨越发生在 1955 年,DeBakey 和同事[178]报道了 6 例主动脉夹层的激进手术治疗。由于急性主动脉夹层手术的死亡率很高,MyronWheat Jr 提倡通过药物治疗此类疾病[179]。

20 世纪 50 年代后期,包括 Michael DeBakey、Denton Cooley、Stanley Crawford 等专家在内的休斯敦团队系统性开展了升主动脉[180]、降主动脉和胸腹主动脉切除及置换手术[181]。体外循环也被用于升主动脉切除术。截瘫成为胸腹主动脉切除的主要并发症。1957 年,休斯敦团队第一次在体外循环下切除了主动脉弓并用重建的同种主动脉弓替换了病变血管[182]。更有趣的是,1955 年 6 月 24 日 Cooley 和同事突发奇想,在没有使用体外循环的情况下为一位 49 岁患者切除了累及降主动脉的巨大主动脉弓动脉瘤。他们首先在升主动脉和降主动脉远端之间缝合一条临时管道,并在管道上缝合两个临时分支吻合到左右颈总动脉,然后切除动脉瘤并最终植入永久管道[183]。

1968 年,Bentall 和 De Bono[184]介绍了升主动脉联合主动脉瓣替换同时重新吻合冠状动脉开口。他们描述了置换升主动脉的同时,再植冠状动脉至涤纶带瓣管道的复合移植技术。1956 年,Cooley 和 DeBakey 首先实施了冠状动脉开口以上的升主动脉置换。1963 年,Starr 和同事[185]报道了冠状动脉开口以上的升主动脉和主动脉瓣置换。Wheat 和同事[186]在 1964 年将冠状动脉开口周围的主动脉壁修剪成"纽扣"形状,重新吻合至主动脉人工管道上,同时置换主动脉瓣。Bentall 和 De Bono 最终将人工瓣膜置入人工管道,并使用 Wheat 的技术将冠脉移植到带瓣管道上。

自 20 世纪 90 年代早期,支架也已经开始用于降主动脉和腹主动脉瘤的治疗[187,188]。

首次应用胸主动脉支架是为了治疗主动脉缩窄术后的假性动脉瘤[189],手术由 Michael Drake 和 D. Craig Miller 于 1992 年 7 月在斯坦福大学完成。从那以后,胸主动脉支架的手术指证逐渐扩展,包括主动脉横断、主动脉瘤、动脉硬化性穿透性溃疡、降主动脉壁间血肿。这些支架的远期随访结果仍需进一步明确[190-193]。

（高伟　译　郑哲　审）

参考文献

1. Williams DH: Stab wound of the heart, pericardium—Suture of the pericardium—Recovery—Patient alive three years afterward. *Med Rec* 1897;1.
2. Rehn L: On penetrating cardiac injuries and cardiac suturing. *Arch Klin Chir* 1897;55:315.
3. Rehn L: Zur chirurgie des herzens und des herzbeutels. *Arch Klin Chir* 1907;83:723. Quoted from Beck CS: Wounds of the heart: the technic of suture. *Arch Surg* 1926;13:212.
4. Hill LL: A report of a case of successful suturing of the heart, and table of thirty seven other cases of suturing by different operators with various terminations, and the conclusions drawn. *Med Rec* 1902;2:846.
5. Harken DE: Foreign bodies in and in relation to the thoracic blood vessels and heart: I. Techniques for approaching and removing foreign bodies from the chambers of the heart. *Surg Gynecol Obstet* 1946;83:117.
6. Kirschner M: Ein durch die Trendelenburgische operation geheiter fall von embolie der art. pulmonalis. *Arch Klin Chir* 1924;133:312.
7. Gibbon JH: Artificial maintenance of circulation during experimental occlusion of pulmonary artery. *Arch Surg* 1937;34:1105.
8. Sharp EH: Pulmonary embolectomy: successful removal of a massive pulmonary embolus with the support of cardiopulmonary bypass. Case report. *Ann Surg* 1962;156:1.
9. Rehn I: Zur experimentellen pathologie des herzbeutels. *Verh Dtsch Ges Chir* 1913;42:339.
10. Sauerbruch R: *Die Chirurgie der Brustorgane*, Vol. II. Berlin, 1925.
11. Forssmann W: Catheterization of the right heart. *Klin Wochenshr* 1929;8:2085.
12. Forssmann W: 21 jahre herzkatheterung, rueckblick and ausschau. *Verh Dtsch Ges Kreislaufforschung* 1951;17:1.
13. Klein O: Zur bestimmung des zirkulatorischen minutenvoumnens beim menschen nach dem fisckschen prinzip. *Meunsch Med Wochenscr* 1930;77:1311.
14. Forssmann W: Ueber kontrastdarstellung der hoehlen des lebenden rechten herzens und der lungenschlagader. *Muensch Med Wochenschr* 1931;78:489.
15. Tuffier T: Etat actuel de la chirurgie intrathoracique. *Trans Int Congr Med 1913* (London, 1914), 7; *Surgery* 1914;2:249.
16. Brock RC: The arterial route to the aortic and pulmonary valves: the mitral route to the aortic valves. *Guys Hosp Rep* 1950;99:236.
17. Brock, Sir Russell: Aortic subvalvular stenosis: surgical treatment. *Guys Hosp Rep* 1957;106:221.
18. Bailey CP, Bolton HE, Nichols HT, et al: Commissurotomy for rheumatic aortic stenosis. *Circulation* 1954;9:22.
19. Cutler EC, Levine SA: Cardiotomy and valvulotomy for mitral stenosis. *Boston Med Surg J* 1923;188:1023.
20. Bailey CP: The surgical treatment of mitral stenosis. *Dis Chest* 1949;15:377.
21. Naef AP: *The Story of Thoracic Surgery*. New York, Hogrefe & Huber, 1990.
22. Harken DE, Ellis LB, Ware PF, Norman LR: The surgical treatment of mitral stenosis stent I. Valvuloplasty. *New Engl J Med* 1948;239:804.
23. Sellers TH: Surgery of pulmonary stenosis: a case in which the pulmonary valve was successfully divided. *Lancet* 1948;1:988.
24. Hufnagel CA, Harvey WP, Rabil PJ, et al: Surgical correction of aortic insufficiency. *Surgery* 1954;35:673.
25. Graybiel A, Strieder JW, Boyer NH: An attempt to obliterate the patent ductus in a patient with subacute endarteritis. *Am Heart J* 1938;15:621.
26. Gross RE, Hubbard JH: Surgical ligation of a patent ductus arteriosus: report of first successful case. *JAMA* 1939;112:729.
27. Crafoord C, Nylin G: Congenital coarctation of the aorta and its surgical treatment. *J Thorac Cardiovasc Surg* 1945;14:347.
28. Gross RE: Surgical correction for coarctation of the aorta. *Surgery* 1945;18:673.
29. Gross RE: Surgical relief for tracheal obstruction from a vascular ring. *New Engl J Med* 1945;233:586.
30. Blalock A, Taussig HB: The surgical treatment of malformations of the heart in which there is pulmonary stenosis or pulmonary atresia. *JAMA* 1945;128:189.
31. Biorck G, Crafoord C: Arteriovenous aneurysm on the pulmonary artery simulating patent ductus arteriosus botalli. *Thorax* 1947;2:65.

32. Muller WH Jr: The surgical treatment of the transposition of the pulmonary veins. *Ann Surg* 1951;134:683.

33. Gross RE: Surgical closure of an aortic septal defect. *Circulation* 1952;5:858.

34. Cooley DA, McNamara DR, Latson JR: Aorticopulmonary septal defect: diagnosis and surgical treatment. *Surgery* 1957;42:101.

35. Glenn WWL: Circulatory bypass of the right side of the hearts: IV. Shunt between superior vena cava and distal right pulmonary artery—report of clinical application. *NEJM* 1958;259:117.

36. Galankin NK: Proposition and technique of cavopulmonary anastomosis. *Exp Biol (Russia)* 1957;5:33.

37. Johnson SL: *The History of Cardiac Surgery, 1896–1955.* Baltimore, Johns Hopkins Press, 1970, pp. 121-122.

38. Gibbon JH Jr: Artificial maintenance of circulation during experimental occlusion of the pulmonary artery. *Arch Surg* 1937;34:1105.

39. Dennis C, Spreng DS, Nelson GE, et al: Development of a pump oxygenator to replace the heart and lungs: an apparatus applicable to human patients, and application to one case. *Ann Surg* 1951;134:709.

40. Miller CW: *King of Hearts: The True Story of the Maverick Who Pioneered Open Heart Surgery.* New York, Random House, 2000.

41. Digliotti AM: Clinical use of the artificial circulation with a note on intra-arterial transfusion. *Bull Johns Hopkins Hosp* 1952;90:131.

42. Schumaker HB Jr: *A Dream of the Heart.* Santa Barbara, CA, Fithian Press, 1999.

43. Dodrill FD, Hill E, Gerisch RA: Temporary mechanical substitute for the left ventricle in man. *JAMA* 1952;150:642.

44. Lewis FJ, Taufic M: Closure of atrial septal defects with the aid of hypothermia: experimental accomplishments and the report of one successful case. *Surgery* 1953;33:52.

45. Dodrill FD, Hill E, Gerisch RA, Johnson A: Pulmonary valvuloplasty under direct vision using the mechanical heart for a complete bypass of the right heart in a patient with congenital pulmonary stenosis. *J Thorac Surg* 1953;25:584.

46. Mustard WT, Chute AL, Keith JD, et al: A surgical approach to transposition of the great vessels with extracorporeal circuit. *Surgery* 1953;6:39.

47. Romaine-Davis A: *John Gibbon and His Heart-Lung Machine.* Philadelphia, University of Pennsylvania Press, 1991.

48. Lillehei CW: Overview: Section III: Cardiopulmonary bypass and myocardial protection, in Stephenson LW, Ruggiero R (eds): *Heart Surgery Classics.* Boston, Adams Publishing Group, 1994;p 121.

49. Radegram K: The early history of open-heart surgery in Stockholm. *J Cardiac Surg* 2003;18:564.

50. Kirklin JW, DuShane JW, Patrick RT, et al: Intracardiac surgery with the aid of a mechanical pump-oxygenator system (Gibbon type): report of eight cases. *Mayo Clin Proc* 1955;30:201.

51. Dodrill FD, Marshall N, Nyboer J, et al: The use of the heart-lung apparatus in human cardiac surgery. *J Thorac Surg* 1957;1:60.

52. Acierno LJ: *The History of Cardiology.* New York, Parthenon, 1994.

53. Mustard WT, Thomson JA: Clinical experience with the artificial heart lung preparation. *Can Med Assoc J* 1957;76:265.

54. Dodrill FD, Hill E, Gerisch RA: Some physiologic aspects of the artificial heart problem. *J Thorac Surg* 1952;24:134.

55. Stephenson LW: Forest Dewey Dodrill—Heart surgery pioneer, part II. *J Cardiac Surg* 2002;17:247.

56. Hikasa Y, Shirotani H, Satomura K, et al: Open-heart surgery in infants with the aid of hypothermic anesthesia. *Arch Jpn Chir* 1967;36:495.

57. Gibbon JH Jr: Application of a mechanical heart and lung apparatus to cardiac surgery. *Minn Med* 1954;37:171.

58. Lillehei CW, Cohen M, Warden HE, et al: The results of direct vision closure of ventricular septal defects in eight patients by means of controlled cross circulation. *Surg Gynecol Obstet* 1955;101:446.

59. Lillehei CW, Cohen M, Warden HE, et al: The direct vision intracardiac correction of congenital anomalies by controlled cross circulation. *Surgery* 1955;38:11.

60. Helmsworth JA, Clark LC Jr, Kaplan S, et al: Clinical use of extracorporeal oxygenation with oxygenator-pump. *JAMA* 1952;1(5):50.

61. Kirklin JW: The middle 1950s and C. Walton Lillehei. *J Thorac Cardiovasc Surg* 1989;98:822.

62. Hill JD, O'Brien TG, Murray JJ, et al: Prolonged extracorporeal oxygenation for acute posttraumatic respiratory failure (shock-lung syndrome): use of the Bramston membrane lung. *New Engl J Med* 1972;286:629.

63. Zapol WM, Snider MT, Hill JD, et al: Extracorporeal membrane oxygenation in severe acute respiratory failure: a randomized, prospective study. *JAMA* 1979;242:2193.

64. Melrose DG, Dreyer B, Bentall MB, Baker JBE: Elective cardiac arrest. *Lancet* 1955;2:21.

65. Gay WA Jr, Ebert PA: Functional, metabolic, and morphologic effects of potassium-induced cardioplegia. *Surgery* 1973;74:284.

66. Tyers GFO, Todd GJ, Niebauer IM, et al: The mechanism of myocardial damage following potassium-induced (Melrose) cardioplegia. *Surgery* 1978;78:45.

67. Kirsch U, Rodewald G, Kalmar P: Induced ischemic arrest. *J Thorac Cardiovasc Surg* 1972;63:121.

68. Bretschneider HJ, Hubner G, Knoll D, et al: Myocardial resistance and tolerance to ischemia: physiological and biochemical basis. *J Cardiovasc Surg* 1975;16:241.

69. Hearse DJ, Stewart DA, Braimbridge MV, et al: Cellular protection during myocardial ischemia. *Circulation* 1976;16:241.

70. Follette DM, Mulder DG, Maloney JV, Buckberg GD: Advantages of blood cardioplegia over continuous coronary perfusion or intermittent ischemia. *J Thorac Cardiovasc Surg* 1978;76:604.

71. Potts WJ, Smith S, Gibson S: Anastomosis of the aorta to a pulmonary artery. *JAMA* 1946;132:627.

72. Waterston DJ: Treatment of Fallot's tetralogy in children under one year of age. *Rozhl Chir* 1962;41:181.

73. Blalock A, Hanlon CR: The surgical treatment of complete transposition of the aorta and the pulmonary artery. *Surg Gynecol Obstet* 1950;90:1.

74. Burroughs JT, Kirklin JW: Complete correction of total anomalous pulmonary venous correction: report of three cases. *Mayo Clin Proc* 1956;31:182.

75. McGoon DC, Edwards JE, Kirklin JW: Surgical treatment of ruptured aneurysm of aortic sinus. *Ann Surg* 1958;147:387.

76. Ellis FH Jr, Kirklin JW: Congenital valvular aortic stenosis: anatomic findings and surgical techniques. *J Thorac Cardiovasc Surg* 1962;43:199.

77. Cooley DA, McNamara DG, Jatson JR: Aortico-pulmonary septal defect: diagnosis and surgical treatment. *Surgery* 1957;42:101.

78. Kirklin JW, Harp RA, McGoon DC: Surgical treatment of origin of both vessels from right ventricle including cases of pulmonary stenosis. *J Thorac Cardiovasc Surg* 1964;48:1026.

79. Anderson RC, Lillihei CW, Jester RG: Corrected transposition of the great vessels of the heart. *Pediatrics* 1957;20:626.

80. Senning A: Surgical correction of transposition of the great vessels. *Surgery* 1959;45:966.

81. Swan H, Wilson JH, Woodwork G, Blount SE: Surgical obliteration of a coronary artery fistula to the right ventricle. *Arch Surg* 1959;79:820.

82. Hardy KL, May IA, Webster CA, Kimball KG: Ebstein's anomaly: a functional concept and successful definitive repair. *J Thorac Cardiovasc Surg* 1964;48:927.

83. Ross DN, Somerville J: Correction of pulmonary atresia with a homograft aortic valve. *Lancet* 1966;2:1446.

84. McGoon DC, Rastelli GC, Ongley PA: An operation for the correction of truncus arteriosus. *JAMA* 1968;205:59.

85. Fontan F, Baudet E: Surgical repair of tricuspid atresia. *Thorax* 1971;26:240.

86. Horiuchi T, Abe T, Okada Y, et al: Feasibility of total correction for single ventricle: a report of total correction in a six-year-old girl. *Jpn J Thorac Surg* 1970;23:434 (in Japanese).

87. Konno S, Iami Y, Iida Y, et al: A new method for prosthetic valve replacement in congenital aortic stenosis associated with hypoplasia of the aortic valve ring. *J Thorac Cardiovasc Surg* 1975;70:909.

88. Jatene AD, Fontes VF, Paulista PP, et al: Anatomic correction of transposition of the great vessel. *J Thorac Cardiovasc Surg* 1976;72:364.

89. Norwood WI, Lang P, Hansen DD: Physiologic repair of aortic atresia-hypoplastic left heart syndrome. *New Engl J Med* 1983;308:23.

90. Bailey LL, Gundry SR, Razzouk AJ, et al: Bless the babies: one hundred fifteen late survivors of heart transplantation during the first year of life. *J Thorac Cardiovasc Surg* 1993;105:805.

91. Harken DE, Soroff HS, Taylor WJ, et al: Partial and complete pros-theses in aortic insufficiency. *J Thorac Cardiovasc Surg* 1960;40:744.

92. Starr A, Edwards ML: Mitral replacement: clinical experience with a ball-valve prosthesis. *Ann Surg* 1961;154:726.

93. Starr A, Edwards LM, McCord CW, et al: Multiple valve replacement. *Circulation* 1964;29:30.

94. Cartwright RS, Giacobine JW, Ratan RS, et al: Combined aortic and mitral valve replacement. *J Thorac Cardiovasc Surg* 1963;45:35.

95. Knott-Craig CJ, Schaff HV, Mullany CJ, et al: Carcinoid disease of the heart: surgical management of ten patients. *J Thorac Cardiovasc Surg* 1992;104:475.

96. Morrow AG, Brockenbrough EC: Surgical treatment of idiopathic hypertrophic subaortic stenosis: technic and hemodynamic results of subaortic ventriculomyotomy. *Ann Surg* 1961;154:181.

97. Heimbecker RO, Baird RJ, Lajos RJ, et al: Homograft replacement of the human valve: a preliminary report. *Can Med Assoc J* 1962;86:805.
98. Ross DN: Homograft replacement of the aortic valve. *Lancet* 1962;2:487.
99. Ross DN: Replacement of aortic and mitral valves with a pulmonary autograft. *Lancet* 1967;2:956.
100. Binet JP, Carpentier A, Langlois J, et al: Implantation de valves heterogenes dans le traitment des cardiopathies aortiques. *C R Acad Sci Paris* 1965;261:5733.
101. Binet JP, Planche C, Weiss M: Heterograft replacement of the aortic valve, in Ionescu MI, Ross DN, Wooler GH (eds): *Biological Tissue in Heart Valve Replacement*. London, Butterworth, 1971;p 409.
102. Carpentier A: Principles of tissue valve transplantation, in Ionescu MI, Ross DN, Wooler GH (eds): *Biological Tissue in Heart Valve Replacement*. London, Butterworth, 1971;p 49.
103. Kaiser GA, Hancock WD, Lukban SB, Litwak RS: Clinical use of a new design stented xenograft heart valve prosthesis. *Surg Forum* 1969;20:137.
104. Wooler GH, Nixon PG, Grimshaw VA, et al: Experiences with the repair of the mitral valve in mitral incompetence. *Thorax* 1962;17:49.
105. Reed GE, Tice DA, Clause RH: A symmetric, exaggerated mitral annuloplasty: repair of mitral insufficiency with hemodynamic predictability. *J Thorac Cardiovasc Surg* 1965;49:752.
106. Kay JH, Zubiate T, Mendez MA, et al: Mitral valve repair for significant mitral insufficiency. *Am Heart J* 1978;96:243.
107. Carpentier A: Cardiac valve surgery: the French correction. *J Thorac Cardiovasc Surg* 1983;86:23.
108. Arbulu A, Thoms NW, Chiscano A, Wilson RF: Total tricuspid valvulectomy without replacement in the treatment of *Pseudomonas* endocarditis. *Surg Forum* 1971;22:162.
109. Arbulu A, Holmes RJ, Asfaw I: Surgical treatment of intractable right-sided infective endocarditis in drug addicts: 25 years' experience. *J Heart Valve Dis* 1993;2:129.
110. Cribier A, Eltchaninoff H, Bash A, et al: Percutaneous transcatheter implantation of an aortic valve prosthesis for calcific aortic stenosis. *Circulation* 2002;106(24):3006–3008.
111. Cribier A, Eltchaninoff H, Tron C, Bauer F, Agatiello C, et al: Early experience with percutaneous transcatheter implantation of heart valve prosthesis for the treatment of end-stage inoperable patients with calcific aortic stenosis. *J Am Coll Cardiol* 2004;43(4):698–703.
112. Walther T, Simon P, Dewey T, et al: Transapical minimally invasive aortic valve implantation: multicenter experience. *Circulation* 2007;116(11 Suppl):1240–1245.
113. Sones FM, Shirey EK: Cine coronary arteriography. *Mod Concepts Cardiovasc Dis* 1962;31:735.
114. Konstantinov IE: Robert H. Goetz: The surgeon who performed the first successful clinical coronary artery bypass operation. *Ann Thorac Surg* 2000;69:1966.
115. Garrett EH, Dennis EW, DeBakey ME: Aortocoronary bypass with saphenous vein grafts: seven-year follow-up. *JAMA* 1973;223:792.
116. Shumaker HB Jr: *The Evolution of Cardiac Surgery*. Indianapolis, Indiana University Press, 1992.
117. Demikhov VP: *Experimental Transplantation of Vital Organs*. Authorized translation from the Russian by Basil Haigh. New York, Consultants Bureau, 1962.
118. Kolessov VI: Mammary artery–coronary artery anastomosis as a method of treatment for angina pectoris. *J Thorac Cardiovasc Surg* 1967;54:535.
119. Green GE, Stertzer SH, Reppert EH: Coronary arterial bypass grafts. *Ann Thorac Surg* 1968;5:443.
120. Bailey CP, Hirose T: Successful internal mammary–coronary arterial anastomosis using a minivascular suturing technic. *Int Surg* 1968;49:416.
121. Favalaro RG: Saphenous vein autograft replacement of severe segmental coronary artery occlusion. *Ann Thorac Surg* 1968;5:334.
122. Johnson WD, Flemma RJ, Lepley D Jr, Ellison EH: Extended treatment of severe coronary artery disease: a total surgical approach. *Ann Surg* 1969;171:460.
123. Loop FD, Lytle BW, Cosgrove DM, et al: Influence of the internal-mammary-artery graft on 10-year survival and other cardiac events. *New Engl J Med* 1986;314:1.
124. Grüntzig AR, Senning A, Siegenthaler WE: Nonoperative dilation of coronary-artery stenosis percutaneous transluminal coronary angioplasty. *New Engl J Med* 1979;301:217.
125. Ruygrok PN, Serruys PW: Intracoronary stenting, *Circulation* 1996;94:882–890.
126. King SB 3rd, Barnhard HX, Kosniski AS, et al: Angioplasty or surgery for multivessel coronary artery disease: comparison of eligible registry and randomized patient in the EAST trial and influence of treatment

selections on outcomes. Emory angioplasty versus surgery trial investigators. *Am J Cardiol* 1997;79:1453.
127. Hannan EL, Racz MJ, McCallister BD, et al: A comparison of three-year survival after coronary artery bypass graft surgery and percutameous transluminal coronary angioplasty. *J Am Coll Cardiol* 1999;33:63.
128. Hannan EL, Racz MJ, Walford G, et al: Long-term outcomes of coronary artery bypass grafting versus stent implantation. *N Engl J Med* 2005;352:2174.
129. Cooley DA, Belmonte BA, Zeis LB, Schnur S: Surgical repair of ruptured interventricular septum following acute myocardial infarction. *Surgery* 1957;41:930.
130. Cooley DA, Henly WS, Amad KH, Chapman DW: Ventricular aneurysm following myocardial infarction: results of surgical treatment. *Ann Surg* 1959;150:595.
131. Cobb FR, Blumenshein SD, Sealy WC, et al: Successful surgery interruption of the bundle of Kent in a patient with Wolff-Parkinson-White syndrome. *Circulation* 1968;38:1006.
132. Cox JL: Arrhythmia surgery, in Stephenson LW, Ruggiero R (eds): *Heart Surgery Classics*. Boston, Adams, 1994;p 258.
133. Ross DL, Johnson DC, Denniss AR, et al: Curative surgery for atrioventricular junctional (AV node) reentrant tachycardia. *J Am Coll Cardiol* 1985;6:1383.
134. Cox JL, Holman WL, Cain ME: Cryosurgical treatment of atrioventricular node reentrant tachycardia. *Circulation* 1987;76:1329.
135. Cox JL: The surgical treatment of atrial fibrillation, IV surgical technique. *J Thorac Cardiovasc Surg* 1991;101:584.
136. Guiraudon G, Fontaine G, Frank R, et al: Encircling endocardial ventriculotomy: a new surgical treatment for life-threatening ventricular tachycardias resistant to medical treatment following myocardial infarction. *Ann Thorac Surg* 1978;26:438.
137. Josephson ME, Harken AH, Horowitz LN: Endocardial excision: a new surgical technique for the treatment of recurrent ventricular tachycardia. *Circulation* 1979;60:1430.
138. Mirowski M, Reid PR, Mower MM, et al: Termination of malignant ventricular arrhythmias with an implanted automatic defibrillator in human beings. *N Engl J Med* 1980;303:322.
139. Myerburg RJ, Reddy V, Castellanos A: Indications for implantable cardioverter defibrillators based on evidence and judgement. *J Am Coll Cardiol* 2009;54:747.
140. Epstein AE: Update on primary prevention implantable cardioverter defibrillator therapy. Curr Cardiol Rep 2009;11:335.
141. Zoll PM: Resuscitation of the heart in ventricular standstill by external electrical stimulation. *N Engl J Med* 1952;247:768.
142. Lillehei CW, Gott VL, Hodges PC Jr, et al: Transistor pacemaker for treatment of complete atrioventricular dissociation. *JAMA* 1960;172:2006.
143. Elmquist R, Senning A: Implantable pacemaker for the heart, in Smyth CN (ed): *Medical Electronics: Proceedings of the Second International Conference on Medical Electronics, Paris, June, 1959*. London, Iliffe & Sons, 1960.
144. Chardack WM, Gage AA, Greatbatch W: Correction of complete heart block by a self-contained and subcutaneously implanted pacemaker: clinical experience with 15 patients. *J Thorac Cardiovasc Surg* 1961;42:814.
145. Carrel A, Guthrie CC: The transplantation of vein and organs. *Am J Med* 1905;10:101.
146. Demikhov VP: Experimental transplantation of an additional heart in the dog. *Bull Exp Biol Med (Russia)* 1950;1:241.
147. Lower RR, Shumway NE: Studies on orthotopic homotransplantation of the canine heart. *Surg Forum* 1960;11:18.
148. Brock R: Heart excision and replacement. *Guys Hosp Rep* 1959;108:285.
149. Spencer F: Intellectual creativity in thoracic surgeons. *J Thorac Cardiovasc Surg* 1983;86:172.
150. Hardy JD, Chavez CM, Hurrus FD, et al: Heart transplantation in man and report of a case. *JAMA* 1964;188:1132.
151. Barnard CN: A human cardiac transplant: an interim report of a successful operation performed at Groote Schuur Hospital, Cape Town. *South Afr Med J* 1967;41:1271.
152. Kantrowitz A: Heart, heart-lung and lung transplantation, in Stephenson LW, Ruggiero R (eds): *Heart Surgery Classics*. Boston, Adams, 1994;p 314.
153. Thomson G: Provisional report on the autopsy of LW. *South Afr Med J* 1967;41:1277.
154. Ruggiero R: Commentary on Barnard CN: a human cardiac transplant: an interim report of a successful operation performed at Groote Schuur Hospital, Cape Town. *South Afr Med J* 1967;41:1271; In Stephenson LW, Ruggiero R (eds): *Heart Surgery Classics*. Boston, Adams, 1994;p 327.
155. Reitz BA, Wallwork JL, Hunt SA, et al: Heart-lung transplantation: Successful therapy for patients with pulmonary vascular disease. *N Engl*

J Med 1982;306:557.

156. Hardy JD, Webb WR, Dalton ML Jr, Walker GR Jr: Lung homo-transplantation in man: report of the initial case. *JAMA* 1963;286:1065.

157. Derom F, Barbier F, Ringoir S, et al: Ten-month survival after lung homotransplantation in man. *J Thorac Cardiovasc Surg* 1971;61:835.

158. Cooper JD, Ginsberg RJ, Goldberg M, et al: Unilateral lung transplantation for pulmonary fibrosis. *N Engl J Med* 1986;314:1140.

159. Kantrowitz A, Tjonneland S, Freed PS, et al: Initial clinical experience with intra-aortic balloon pumping in cardiogenic shock. *JAMA* 1968;203:135.

160. Liotta D, Hall W, Henly WS, et al: Prolonged assisted circulation during and after cardiac or aortic surgery: prolonged partial left ventricular bypass by means of intracorporeal circulation. *Am J Cardiol* 1963;12:399.

161. Shumaker HB Jr: *The Evolution of Cardiac Surgery.* Bloomington, University Press, 1992.

162. DeBakey ME: Left ventricular heart assist devices, in Stephenson LW, Ruggiero R (eds): *Heart Surgery Classics.* Boston, Adams, 1994.

163. Cooley DA, Liotta D, Hallman GL, et al: Orthotopic cardiac prosthesis for two-staged cardiac replacement. *Am J Cardiol* 1969;24:723.

164. Hill JD, Farrar DJ, Hershon JJ, et al: Use of a prosthetic ventricle as a bridge to cardiac transplantation for postinfarction cardiogenic shock. *N Engl J Med* 1986;314:626.

165. Starnes VA, Ayer PE, Portner PM, et al: Isolated left ventricular assist as bridge to cardiac transplantation. *J Thorac Cardiovasc Surg* 1988;96:62.

166. DeVries WC, Anderson JL, Joyce LD, et al: Clinical use of total artificial heart. *N Engl J Med* 1984;310:273.

167. Edwards WS, Edwards PD: *Alexis Carrel: Visionary Surgeon.* Springfield, IL, Charles C Thomas, 1974.

168. Acierno LJ: *The History of Cardiology.* New York, Parthenon, 1994.

169. DeBakey ME, Simeone FA: Battle injuries of the arteries in World War II. *Am J Surg* 1946;123:534.

170. Shumaker HB: Surgical cure of innominate aneurysm: report of a case with comments on the applicability of surgical measures. *Surgery* 1947;22:739.

171. Swan HC, Maaske M, Johnson M, Grover R: Arterial homografts: II. Resection of thoracic aneurysm using a stored human arterial transplant. *Arch Surg* 1950;61:732.

172. Gross RE: Treatment of certain aortic coarctations by homologous grafts: a report of nineteen cases. *Ann Surg* 1951;134:753.

173. DuBost C, Allary M, Oeconomos N: Resection of an aneurysm of the abdominal aorta: reestablishment of the continuity by a preserved human arterial graft, with results after five months. *Arch Surg* 1952;62:405.

174. Bahnson HT: Definitive treatment of saccular aneurysms of the aorta with excision of sac and aortic suture. *Surg Gynecol Obstet* 1953;96:383.

175. DeBakey ME, Cooley DA: Successful resection of aneurysm of thoracic aorta and replacement by graft. *JAMA* 1953;152:673.

176. Hughes CW: Acute vascular trauma in Korean War casualties. *Surg Gynecol Obstet* 1954;99:91.

177. Voorhees AB Jr, Janetzky A III, Blakemore AH: The use of tubes constructed from Vinyon-N cloth in bridging defects. *Ann Surg* 1952;135:332.

178. DeBakey ME, Cooley DA, Creech O Jr: Surgical consideration of dissecting aneurysm of the aorta. *Ann Surg* 1955;142:586.

179. Wheat MW Jr, Palmer RF, Bartley TD, Seelman RC: Treatment of dissecting aneurysms of the aorta without surgery. *J Thorac Cardiovasc Surg* 1965;50:364.

180. Cooley DA, DeBakey ME: Resection of entire ascending aorta in fusiform aneurysm using cardiac bypass. *JAMA* 1956;162:1158.

181. DeBakey ME, Creech O Jr, Morris GC Jr: Aneurysm of the thoracoabdominal aorta involving the celiac superior mesenteric, and renal arteries: report of four cases treated by resection and homo-graft replacement. *Ann Surg* 1956;144:549.

182. DeBakey ME, Crawford ES, Cooley DA, Morris GC Jr: Successful resection of fusiform aneurysm of aortic arch with replacement by homograft. *Surg Gynecol Obstet* 1957;105:657.

183. Cooley DA, Mahaffey DE, DeBakey ME: Total excision of the aortic arch for aneurysm. *Surg Gynecol Obstet* 1955;101:667.

184. Bentall H, De Bono A: A technique for complete replacement of the ascending aorta. *Thorax* 1968;23:338.

185. Starr A, Edwards WL, McCord MD, et al: Aortic replacement. *Circulation* 1963;27:779.

186. Wheat MW Jr, Wilson JR, Bartley TD: Successful replacement of the entire ascending aorta and aortic valve. *JAMA* 1964;188:717.

187. Miller C: Stent-grafts: avoiding major aortic surgery, in Stephenson LW (ed): *State of the Heart: The Practical Guide to Your Heart and Heart Surgery.* Fort Lauderdale, Write Stuff, 1999;p 230.

188. Parodi JC, Palmaz JC, Barone HD: Transfemoral intraluminal graft implantation for abdominal aortic aneurysms. *Ann Vasc Surg* 1991;5:491.

189. Michael Drake MD, Craig Miller DC, et al: Transluminal Placement of endovascular stent/grafts for the treatment of descending thoracic aortic aneurysms. *N Engl J Med* 1994;1729–1734.

190. Andrassy J, Weidenhagen R, Meimarakis G, et al: Stent versus open surgery for acute and chronic traumatic injury of the thoracic aorta: a single-center experience. *J Trauma* 2006;60(4):765–771; discussion 771–762.

191. Ott MC, Stewart TC, Lawlor DK, Gray DK, Forbes TL: Management of blunt thoracic aortic injuries: endovascular stents versus open repair. *J. Trauma* 2004;56(3):565–570.

192. Gleason TG: Thoracic aortic stent grafting: is it ready for prime time? *J Thorac Cardiovasc Surg* 2006;131:16.

193. Ricco J-B, Cau J, Marchant D, et al: Stent-graft repair for thoracic aortic disease: results of an independent nationwide study in France from 1999 to 2001. *J Thorac Cardiovasc Surg* 2006;131:131.

第 2 章　心脏外科解剖

Michael R. Mill　•　Robert H. Anderson　•　Lawrence H. Cohn

心脏解剖知识的融会贯通是心脏外科医生成功实施手术的前提。本章旨在阐明心脏的正常解剖结构，包括其位置和胸腔毗邻关系，同时还介绍了不同手术暴露心脏的外科切口，并详细探讨各个心腔、瓣膜、冠状动脉、静脉，以及不可见但非常重要的传导系统。

概述

心脏位置及毗邻

心脏的外形呈三棱锥型，位于中纵隔内（图 2-1）。特别是从心尖观察，心室三棱锥边缘更为凸显（图 2-2），其中的两个边缘已被命名：位于心脏的下方肋面与膈面之间的锐角边缘称为锐缘；位于心脏上方较圆钝的边缘称为钝缘。而位于心脏后方的缘没有解剖学命名，但其走行也较圆钝。

心脏 1/3 位于胸骨中线右侧，2/3 在左侧。其长轴在左上腹与右肩连线平面上，而短轴是在房室沟平面，方向倾斜，较水平方向而言更接近垂直（参考图 2-1）。

心脏前方被胸骨及第三、四、五肋软骨所遮盖，侧面与两肺毗

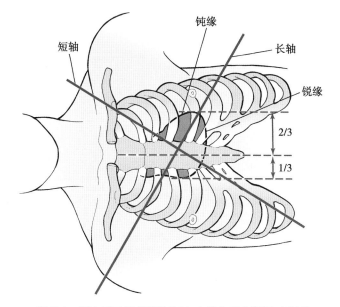

图 2-1　图中显示患者仰卧位时，心脏位于中纵隔，心脏长轴与室间隔平行，心脏短轴在房室瓣平面与心脏长轴垂直

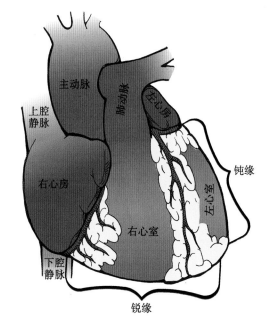

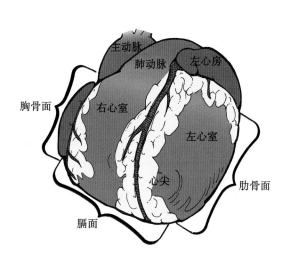

图 2-2　图中显示患者仰卧位从前面观察时，心脏的面和缘（左图）。从心尖方向观察（右图）

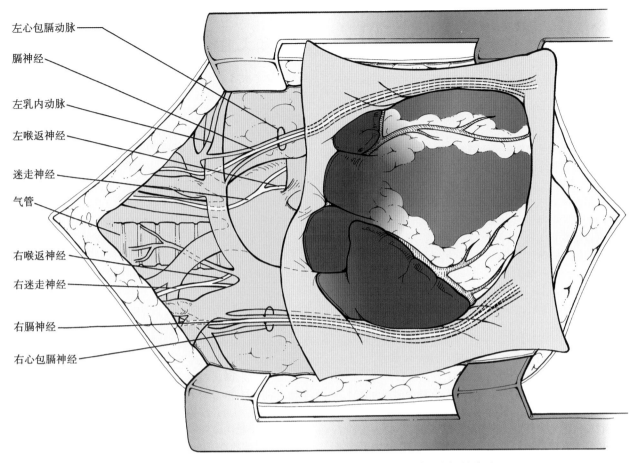

左心包膈动脉————
膈神经————
左乳内动脉————
左喉返神经————
迷走神经————
气管————
右喉返神经————
右迷走神经————
右膈神经————
右心包膈神经————

图 2-3　通过胸骨正中切口观察心脏与迷走神经和膈神经之间的关系

邻,向后紧靠肺门:其中右肺遮盖心脏的右侧,直至中线,而左肺没有到达中线而止于其心脏切迹处。心脏下方是宽阔的膈面,后方毗邻食管、气管分叉以及延伸至两肺的支气管。心脏经受钝性创伤时,胸骨在前方提供坚硬的保护,同时肺脏可以起到缓冲作用。

心包及其反折

心脏是被心包所包裹并延续至大血管根部和膈肌上。心包可以看作是从心尖套入的口袋。靠近心脏的内层心包直接覆盖在心脏表面,构成脏层心包,脏层心包包绕整个心脏,并且向上延续至大血管壁几厘米后形成反折。外层心包形成壁层,它在脏层心包外面形成致密的纤维囊袋。两层间为心包腔,其内有少量起润滑作用的浆液。心包腔内有两个隐窝,一个是横窦,横窦前方为主动脉和肺动脉的后壁,后方为后房间沟的前壁。另一个是斜窦,为一盲袋,是心包的反折,位于左心房的后方,走向在肺静脉和下腔静脉之间。

纵隔内神经与心脏的位置关系

迷走神经和膈神经沿着纵隔下走行与心脏相比邻(图 2-3)。它们自胸腔入口进入胸腔,膈神经位于在胸腔入口处前斜角肌的前表面,在胸廓内动脉(乳内动脉)的后方。当行冠状动脉旁路移植术在这一区域解剖游离胸廓内动脉时,容易损伤膈神经。在右侧,膈神经走行于上腔静脉外侧,在体外循环静脉插管分离上腔静脉时易使其损伤。右膈神经在肺门前方下降至右侧膈肌表面反折,并发出分支支配膈肌。当出现左侧上腔静

脉时,左膈神经在左上腔静脉外侧走行,在肺门前方经过,并最终分布至膈肌表面。迷走神经沿颈动脉走行,于膈神经后方进入胸腔。在右侧,迷走神经发出右侧喉返神经,右侧喉返神经绕过右锁骨下动脉后上行出胸腔。右迷走神经主干则在肺门后方继续走行,发出右肺丛后,自食管裂孔出胸腔。在左侧,迷走神经跨过主动脉弓的同时发出喉返神经。左喉返神经在绕过动脉韧带后,沿支气管韧管间沟上行。左迷走神经主干则继续在肺门后方走行,发出肺丛,然后在食管的前方伴随食管出胸腔。纤细的锁骨下袢(subclavian loop)自星状神经节发出,位置毗邻锁骨下动脉两侧,支配眼睛和头部。分流手术中如过多的游离锁骨下动脉可能会将其损伤,引起 Horner 综合征。

外科切口

胸骨正中切口

胸骨正中切口是心脏及主动脉弓手术最常用入路。皮肤切口从胸骨上窝至剑突。切开皮下组织及胸骨前筋膜即可显露胸骨骨膜。沿中线劈开胸骨放入胸骨撑开器,分开退化的胸腺脂肪至头臂静脉水平。用细丝线结扎或用钛夹处理连接两侧的胸腺静脉后,即可清楚的暴露出中线上的无血管区域。在婴儿或儿童患者时,可切除任何一侧胸腺,甚至双侧全部切除,以暴露术野或减少对外管道的压迫。切除任何一侧胸腺时,都要避免过度的牵拉以防损伤膈神经。在切开心脏前方的心包,暴露心

脏。通过此切口,可以完成心脏各腔室以及表面的各种手术,还可完成包括近心端主动脉、主肺动脉及它们各主要分支的手术。胸骨正中切口沿右侧胸锁乳突肌的前缘向上延长至颈部,可暴露主动脉弓及其分支,用以进行这些部位的操作。若此切口横断胸骨向左侧第三肋间隙延续,可很好地暴露降主动脉近心端。

横断胸骨双侧前胸切口

横断胸骨双侧前胸切口(clamshell incision)是暴露胸腔和心脏的另一选择。可根据手术的需要,决定这一切口是通过第四肋间还是第五肋间切开。确定适当的肋间后,在双侧乳房下切开,通过胸大肌进入两侧胸腔。横断胸骨前,要预先游离并结扎左右胸廓内动脉的两端,用电刀打开胸骨后方的胸膜反折后,即可完全暴露两侧胸腔和整个纵隔,两侧分别放置胸骨撑开器用以显露术野。Morse 和 Haight 牵开器尤其适合这种切口。心包从前方切开以进行心脏操作,必要时可轻松地进行体外循环的常规插管。由于这种切口还可以很好的暴露两侧胸膜顶,因此常用于双肺或心肺联合移植。若采用第四肋间切口,则对暴露升主动脉、主动脉弓和降主动脉更有帮助。

前外侧切口

右前外侧切口用于显露右侧心脏:患者取仰卧位,在右肩下垫圆枕将右侧胸部抬高 30°。必要时,切口可以跨过正中线横断胸骨。向后拨开肺脏,在右侧膈神经和肺门的前方切开心包显露右心房和左心房。右前外侧切口可作为三尖瓣、二尖瓣和右冠状动脉的手术径路,特别适用于 Blalock-Hanlon 房间隔造口术和已经胸骨正中切口的二次瓣膜置换患者,经升主动脉、上下腔静脉插管,而主动脉阻断、心肌灌注和心脏排气则相对困难。左前外侧切口手术入路与右侧相似,可用于单独的回旋支冠状动脉旁路移植术或从左侧显露二尖瓣。

后外侧切口

左后外侧切口可用于显露主动脉弓的远端和降主动脉。但体外循环必须经股动静脉插管。

很多用于心脏的微创切口,都是在这些切口的基础上稍做

变化而来的,诸如部分胸骨切口,胸骨旁切口和胸廓小切口。

心脏和大血管的关系

理解心脏各腔室与大血管之间的关系,则更有助于理解心脏的外科解剖。房室连接所形成的平面是接近于垂直的斜面。若平行切除房室连接上方的心房和大血管,即可观察到这一平面(图 2-4)。三尖瓣和肺动脉瓣被心脏内曲(inner curvature of the heart)形成的横窦褶皱分隔得很远。相反,二尖瓣和主动脉瓣由瓣叶间的纤维紧密相连。主动脉瓣位于心脏正中位置上,插在三尖瓣和肺动脉瓣之间。事实上,主动脉瓣瓣叶和三尖瓣瓣叶之间有跨过中央纤维体的纤维连续。

仔细研究心脏短轴平面,就能发现心脏解剖的几个基本准则。第一,两个心房都位于相应心室的右侧。第二,右侧房室腔都位于左侧房室腔的前方,它们之间的间隔都是倾斜的。第三,鉴于主动脉瓣嵌入的位置,主动脉瓣与其他心脏各腔都直接毗邻。通过短轴切面还可以了解很多心脏解剖的重要特征。主动脉瓣的位置使二尖瓣和三尖瓣在室间隔上附着的相对应区域变小。由于三尖瓣在室间隔上的附着位置较二尖瓣离心尖更远,因此,看上去像是一部分肌性的房室间隔插在了右心房和左心室之间,房室沟下插在房室之间,连接心房和心室的就是这一区域,因此,这一区域更像是一个"三明治"结构,而不是真正的间隔,房室沟下的纤维脂肪组织构成了三明治中的"肉"。此外,中央纤维体涉及了主动脉瓣叶、二尖瓣叶和三尖瓣叶,它位于肌性房室"三明治"的头侧及前方。中央纤维体是心脏纤维骨骼的重要组成部分,它由右侧纤维三角和膜部室间隔构成。右侧纤维三角是由主动脉瓣和二尖瓣纤维延续的右侧部分增厚而形成的,而膜部间隔是位于左室流出道和右侧心腔之间的纤维隔板(图 2-5),它被附着于其上的三尖瓣隔瓣分成了两部分(图 2-6),即在右房和左室之间的房室部和在心室之间的室间部。如果移除主动脉瓣无冠瓣的瓣叶,即可显示左室流出道嵌入的位置与其他心腔之间的重要关系。主动脉瓣下的区域将二尖瓣口与室间隔分开,这一特点决定了房室传导束的位置,以及二尖瓣瓣叶及其瓣下装置的位置(图 2-7)。

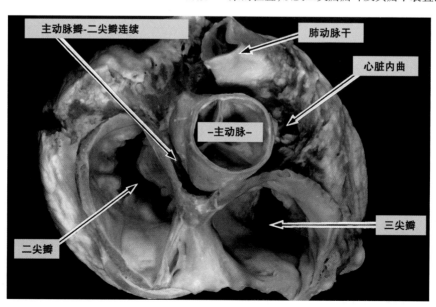

图 2-4 从心房侧观察心脏短轴,可见心脏各瓣膜的位置关系

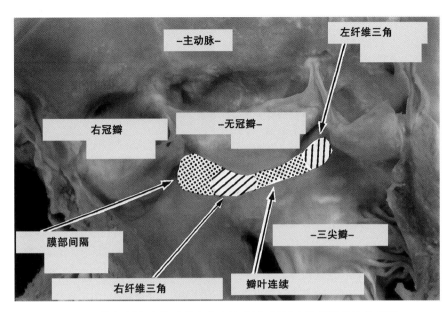

图 2-5　从解剖角度前后观察左室流出道,显示心脏纤维骨骼的范围

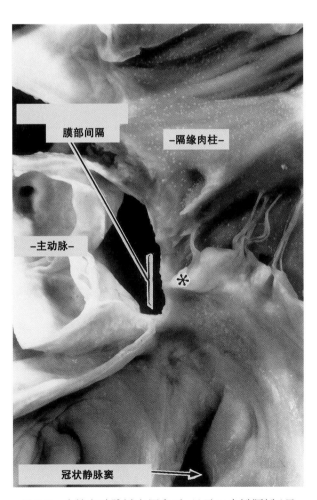

图 2-6　去掉主动脉瓣右冠窦后,显示三尖瓣隔瓣(星号)如何将膜部室间隔分为房室部和室间部

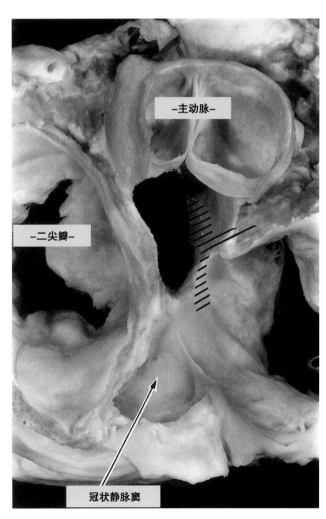

图 2-7　去掉主动脉无冠窦后(与图 2-4、图 2-6 比较)显示房室束的大致位置(阴影部位)以及二尖瓣与室间隔的关系

右心房和三尖瓣

右心耳、前庭部和静脉窦部

　　右心房有三个基本组成部分:右心耳、前庭部和静脉窦部(图2-8)。从外观上,右心房被分为心耳和收集全身静脉回流的静脉窦部,两者以终沟为界,在心内对应的部位为终嵴。右心耳呈钝三角形,在终沟处与静脉窦部宽阔连接,右心耳与前庭部也有广泛连接。前庭部为光滑的心肌,三尖瓣瓣叶嵌入其中。右心房最重要的形态学特征是从右心耳开始,延续至整个房室连接上部的梳状肌(图2-9)。这些肌肉从终嵴呈直角发出,平行走行。静脉窦延伸于终沟和房间沟之间,接受上下腔静脉和冠状静脉窦的血液。

窦房结

　　窦房结位于终沟的前上方,此处右心耳与上腔静脉并列排列。窦房结呈纺锤形,通常位于上腔静脉和心房交界处的右侧(外侧)(图2-10)。约有10%的窦房结呈马蹄形跨于上腔静脉右房连接处[1]。

　　窦房结的血供来源于窦房结动脉,其中55%个体的窦房结动脉起源于右冠状动脉,其余的起自左旋支。无论窦房结动脉从何处起源,它通常在心房肌内,沿着前房间沟,向上方的上腔静脉心房连接处走行。在上腔静脉心房连接处,窦房结动脉的走行常常变异,其可成环或从连接处的前方、后方或极少的从前后方分别包绕并进入窦房结。少数情况下,窦房结动脉还可从右冠状动脉的远端向上发出,在外侧跨过心耳走行。在这些区域做标准的右房切口时有损伤窦房结动脉的风险。窦房结动脉还有可能由左旋支的远端向上发出,跨过左房顶。经左房顶切口显露二尖瓣时有损伤窦房结动脉的风险。因此,无论是右房还是左房切口都应警惕窦房结动脉的解剖变异。以我们的经验,这些变异可以通过术中的全面探查确定,同时及时调

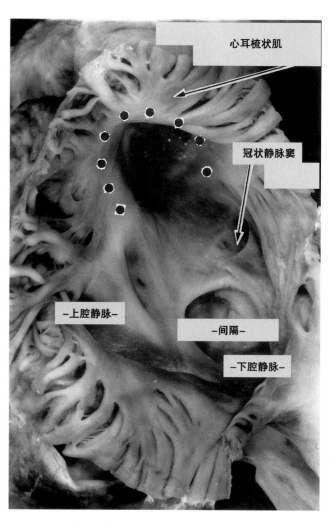

图 2-8　从术者角度观察右房,可见梳状肌排列于心耳,光滑的前庭部(圆圈处)围绕着三尖瓣口。上下腔静脉、冠状静脉窦参与组成光滑内壁的静脉窦部。注意卵圆孔周围突出的边缘所围成的真正房间隔(参考图2-11)

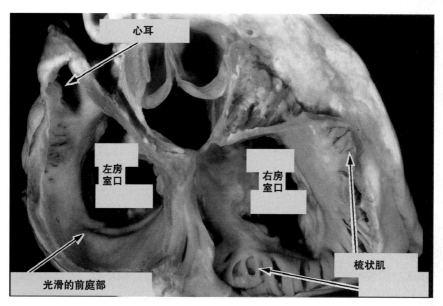

图 2-9　心脏短轴切面显示(与图2-4比较)梳状肌如何延伸至三尖瓣上部周围。在左心房,梳状肌仅局限在管状的左心耳内,留下二尖瓣周围光滑的前庭部,并与肺静脉窦部汇合,组成左心房

整相应的切口位置。

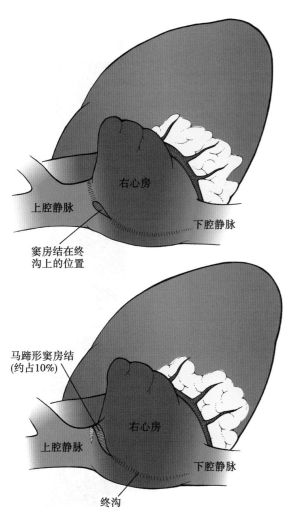

图 2-10　图中显示窦房结的位置位于上腔静脉和心房的交界处,它通常位于交界的右侧(外侧),但也可能呈马蹄形跨过交界的前面

房间隔

　　进入右心房最常用的切口是自右心耳开始,在终沟上方且与之平行的切口。通过这一切口打开右房,可以发现终沟是终嵴凸起的心外部标志。终嵴呈弧形,在上腔静脉开口的前外方经过,并与所谓的继发隔相延续,也就是卵圆窝的上缘支。通过这一切口观察右心房,可以看到三尖瓣和腔静脉间宽阔的间隔面。间隔面包括卵圆窝和冠状静脉窦开口,但表面上宽阔的间隔面,并不是真正的房间隔,因为真正的房间隔只是卵圆窝[2,3](图 2-11)。卵圆窝的上缘支也就是常提到的继发隔,是右房静脉窦部和右肺静脉之间折叠的延续。下缘支是所谓窦部间隔的直接延续,窦部间隔将下腔静脉开口与冠状静脉窦开口分隔开(图 2-12)。

　　环绕冠状静脉窦开口周围的右房壁在前方和上方与房室肌性"三明治"结构相延续,移去冠状静脉窦的底部,可以看到房室沟在这一区域向前延伸。卵圆窝前缘下段构成真正的房间隔,它向上方与覆盖在主动脉根部的心房前壁相延续。因此,如果在卵圆窝有限的边界以外切开,只会穿透心脏,而不是经房间隔进入左房。

房室隔、房室结和 Koch 三角

　　除窦房结外,房室结是另一个有重要外科意义的解剖区域。房室结位于 Koch 三角内,Koch 三角由 Todaro 腱,三尖瓣隔瓣和冠状静脉窦开口围成(图 2-13)。Koch 三角的底部,由房室肌性"三明治"中的心房壁构成。Todaro 腱是下腔静脉瓣(eustachian valve)与冠状静脉窦瓣(thebesian valve)所汇合形成的纤维结构。房室结的心房部分完全包含在 Koch 三角内,因此手术中必须避免损伤 Koch 三角。房室束(希氏束)直接穿过 Koch 三角的顶点,进入室间隔嵴(图 2-14)。术中避免房性心律失常的关键,就是避免损伤窦房结、房室结及其供应血

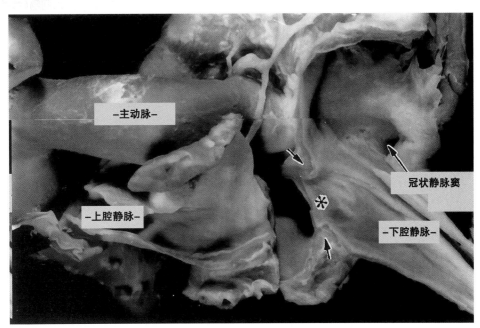

图 2-11　通过卵圆窝(星号)中部横断,显示所谓的继发隔——卵圆窝的边缘——是如何由折叠的心房壁构成的(箭头)

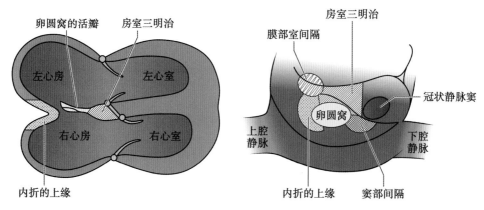

图 2-12　图中显示房间隔的构成，左右心房之间真正的间隔只有卵圆窝

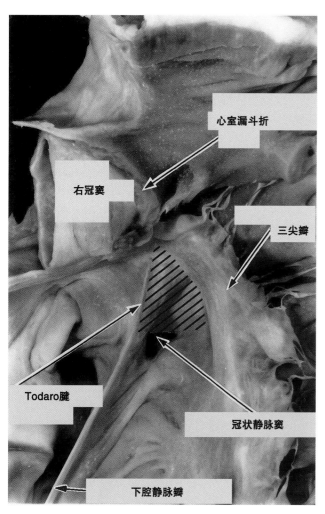

图 2-13　去掉肺动脉瓣下漏斗部观察，显示 Koch 三角的位置（阴影区域）

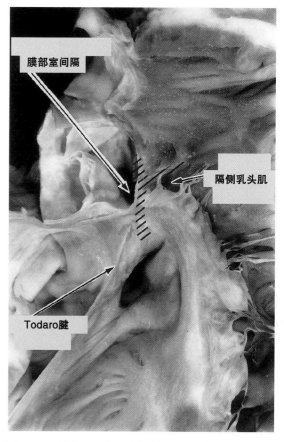

图 2-14　对图 2-13 进一步解剖，显示一条 Koch 三角的顶角到膈侧乳头肌的连线，以标记出房室束的位置

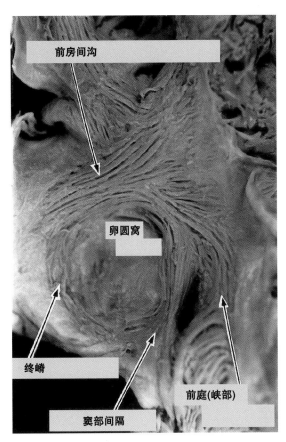

图 2-15　仔细去除右心房心内膜,可见心房肌纤维有规则的排列,突出的肌束内存在优势传导,但窦房结及房室结间并没有独立绝缘的传导束(Used with permission from Prof. Damian Sanchez-Quintana.)

管。尽管平行心房肌纤维走行的突起肌束内存在优势传导,但是也没有必要刻意保护那些无法确定的特化的心房传导组织(图 2-15)。

三尖瓣

右心房的前庭部汇聚于三尖瓣。三尖瓣的三个瓣叶依据其解剖位置分为隔叶、前叶和后叶。瓣叶在三个突出区域汇合,汇合区域外围的顶点即所谓的交界。瓣叶通过从乳头肌发出的扇形腱索固定于瓣间的交界,前隔交界由隔侧乳头肌牵拉。三尖瓣两个主要的瓣叶从前隔交接向前方和隔侧延伸。三尖瓣后瓣通常不易被界定。前后交界通常由前乳头肌牵拉,但通常可能没有特化的后乳头肌牵拉后隔交界,因此,三尖瓣后瓣可认为是附属瓣。三尖瓣没有形成明确的纤维环,取而代之的是房室沟或多或少的在前庭部直接折向三尖瓣,而心房肌和心室肌几乎只是被房室沟内的纤维脂肪组织分开。三尖瓣附着的整个外周通常被走行于房室沟内的右冠状动脉所环绕。

左心房和二尖瓣

左心耳、前庭部和静脉窦

与右心房类似,左心房也有心耳、前庭部和静脉窦这三个基本组成部分(图 2-16)。它也是由心管结构发育而来的,一个更大的光滑腔体。与右心房不同,左心房的静脉窦部要比左心耳大很多,它们通过一个狭窄的区域相连,之间也没有明确的沟或嵴。左右心耳与左右前庭部相比有一个明显的区别,就是右心耳内的梳状肌延续至整个前庭部的上方,而左心耳与左房前庭部只是有限连接,其梳状肌仅存于心耳内(参考图 2-8)。大部分左房前庭部支撑并直接插入二尖瓣壁叶(后叶),并与肺静脉窦部的光滑心房壁相连。

由于左房位于心脏的后方且受到四条肺静脉的牵制,使得这一心腔不易显露。外科医生通常通过几种入路显露。最常

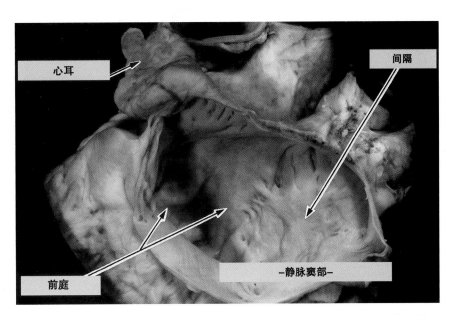

图 2-16　从解剖角度观察,与右心房相似,左心房也有心耳、前庭部和静脉窦。其通过房间隔与右心房分开

用的是在右侧肺静脉前方,并在右侧平行于房间沟的切口。这个切口可以在上下腔静脉下进行,平行房间沟能够很好地显露左房。另一个是左房顶切口,如果将主动脉向左前方牵拉,就可暴露左右心耳间宽阔的凹陷。通过这一凹陷,可以在两侧上肺静脉间切开,直接进入左心房。在做左房顶切口时,应注意窦房结动脉的位置,因为窦房结动脉自左旋支上行发出,可以沿着左房顶走行。还有一种切口就是通过右房,切开房间隔进入左房。

当显露左心房内部后,可以看到一个很小的左心耳开口,从主刀的角度观察,其位于二尖瓣开口的左侧,肺静脉窦部通常位于术野下方,二尖瓣口的前庭部占据了大部分手术野。间隔面位于前方,而真正的心房间隔相对靠下(图2-17)。

二尖瓣

二尖瓣由位于左室上外侧和下隔侧的两组凸出的乳头肌牵拉。二尖瓣的两个瓣叶在外观上明显不同(图2-18),主动脉叶(前叶)宽,略呈方形,长度约占二尖瓣口周长的三分之一。前叶称为主动脉叶(aortic leaflet)更为恰当的原因是,前叶与主动脉瓣有纤维延续,并且其解剖位置并非严格的在前方或上方。后叶较窄,但是其长度约占二尖瓣口周长的三分之二。由于后叶附着于房室交界区的上部,更准确命名应为壁叶(mural leaflet)而不是通常所称的后叶。当瓣叶关闭后,壁叶分为数个亚区与主动脉叶对合。尽管通常认为,在壁叶上有三个亚区,但实际上其有5~6个扇形亚区。

与三尖瓣不同,二尖瓣有相当致密的纤维环支撑,但是纤维环呈片状而不是条索状。瓣环由两个纤维三角向外周延续,所谓的纤维三角是主动脉瓣叶与二尖瓣叶间纤维延续的增厚部位(参考图2-6)。瓣环上的右纤维三角和中央纤维体是最容易损伤房室结及房室束的区域(参考图2-7)。二尖瓣主动脉叶的中间部分与主动脉瓣的无冠瓣和左冠瓣之间的交界相连,通过这一区域做左心房壁切口,可以进入主动脉瓣下流出道。在行主动脉瓣置换时,经此处切口有助于扩大主动脉瓣环(图2-19)。冠状动脉左旋支与壁叶的左半部分毗邻,而冠状静脉窦则与右半部分毗邻(图2-20)。这些结构可能在行二尖瓣成形或置换时,因过度游离或缝合进针过深而损伤。当冠状动脉呈左旋支优势时,则整个壁叶的附着区域均由左旋支紧密包绕(图2-21)。

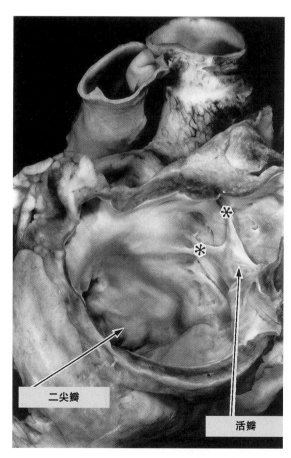

图2-17 打开左心房后观察,可以看到活瓣结构是如何占据房间隔的,它通过两角(星号)附着在内折的房间沟

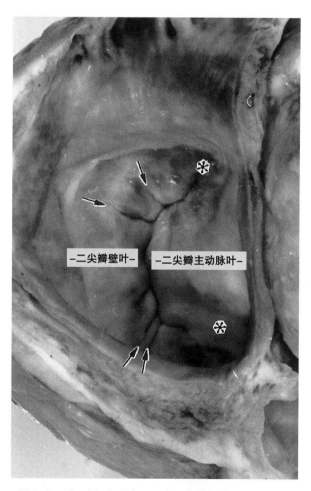

-二尖瓣壁叶- -二尖瓣主动脉叶-

图2-18 打开左房观察,显示二尖瓣闭合时的瓣叶位置,当两瓣叶对合时,壁叶(后瓣)的凹陷形状(两个星号之间),同时可见其上有数条缝。注意主动脉叶(前瓣)在二尖瓣瓣环上有限的附着范围

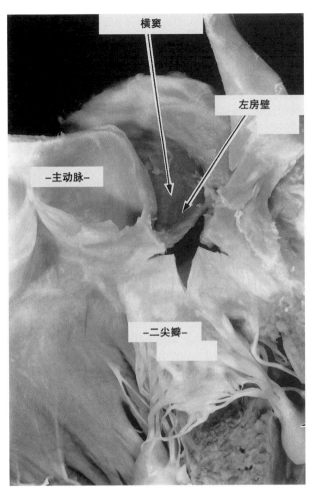

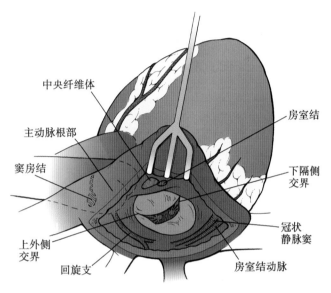

图 2-19　图中在一正常心脏上模拟经主动脉瓣-二尖瓣纤维帘幕所做的切口,以扩大瓣下流出道的开口直径

图 2-20　图中描绘了当切开左房后,二尖瓣与周围结构的毗邻关系

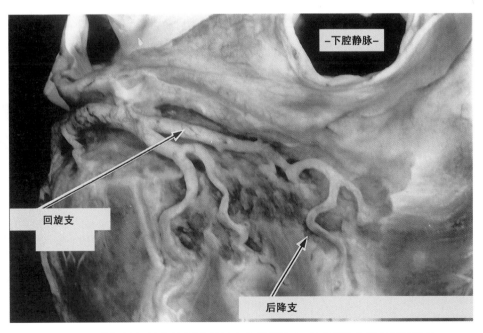

图 2-21　从解剖角度观察,图中显示在左房室沟内,长走行的左优势型回旋支

右心室和肺动脉瓣

流入道和小梁部

从形态学上理解左、右心室最好是将心室分成三个不同的部分,即:流入道、心尖小梁部及流出道[2]。这样划分可以较传统的将右心室分为窦部和漏斗部更利于理解。右室流入道环绕三尖瓣环及其瓣下装置,鉴别三尖瓣的一个重要特征是隔瓣的直接附着。心尖的小梁部延伸至心尖,这里的心室壁非常薄,容易被心导管和起搏器电极刺穿。

流出道和肺动脉瓣

右室流出道由漏斗部组成,漏斗部是支撑肺动脉瓣叶的环状肌性结构。由于肺动脉瓣是半月形瓣叶,这使得肺动脉瓣没有传统意义上的环形瓣环。肺动脉瓣以半月形结构跨过心室-动脉连接并附着其上(图 2-22)。因此,肺动脉瓣结构可区分出三个有解剖意义的环,而不是单一的肺动脉瓣环。最上方是肺动脉窦管交界,此处是肺动脉瓣叶的交界水平。第二个环位于心室-动脉连接部。第三个环是三个瓣叶基底最低点在心室漏斗部的连线。瓣叶的附着缘必须是半月形的,才能保证瓣膜的充分开放或充分闭合。事实上,这些半月形的附着,还标记了

血流动力学上的心室-动脉连接,即:从第一个环开始,穿过第二个环,延伸到第三个环,然后回到每个瓣尖的顶点(图 2-23)。

室上嵴和肺动脉漏斗部

鉴别右室的一个明显特征是一条突出的肌肉挡板,即室上嵴,它将三尖瓣和肺动脉瓣分开(图 2-24)。实际上,这一肌束是肺动脉瓣下肌性漏斗部的后部,以支撑肺动脉瓣。经室上嵴的横行切开室间隔,可能会损伤右冠状动脉。尽管流出道通常被认为是室间隔的一部分,但是事实上,如果去除整个瓣下漏斗部包括心室漏斗反折后,也不会进入左室腔。这是由于肺动脉瓣和主动脉瓣分别在左、右心室由不同的流出道心肌所支撑,并且在主动脉壁和肺动脉干之间也有广泛的外部组织(图 2-25),同时肺动脉瓣和主动脉瓣在其各自心室上所附着的平面也明显不同。这一特征使 Ross 手术中可以切下整个肺动脉瓣,包括连带右室漏斗部的肺动脉瓣基底部,也不会造成室间隔穿孔。当去除右心室漏斗部后,插在隔缘肉柱两支之间的室上嵴就可以显示出来(图 2-26)。隔缘肉柱是一条突出的柱形肌,其向上分为前支和后支。前支向上进入肺动脉漏斗部并支撑肺动脉瓣,后支向后延伸至室间隔下方,然后进入右室流入道,期间发出隔侧乳头肌。隔缘肉柱的体部进入心尖并分成许多小肌束,其中的两条肌束尤其突出,一条成为前乳头肌,另外一条跨过心室腔成为调节束(图 2-27)。

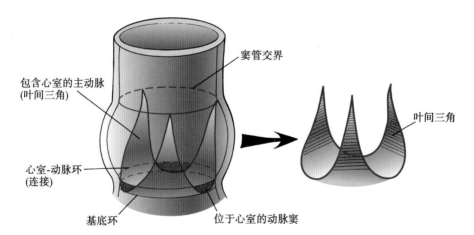

图 2-22　半月瓣没有传统观念上的瓣环,而是可以从解剖上明确三个环:①窦管交界;②心室动脉连接;③心室内主动窦基底环

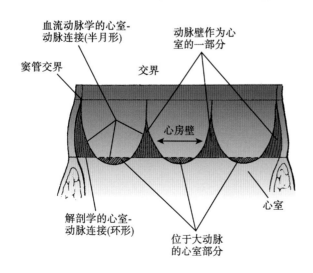

图 2-23　血流动力学上的心室-动脉连接是指从窦管交界开始,穿过解剖学的心室-动脉连接,到达基底环,最后回到每个瓣叶(参考图 2-22)。这使得一部分心室在瓣窦内成为大血管的一部分,同时瓣叶间——由动脉壁构成的叶间三角,也成为心室的一部分

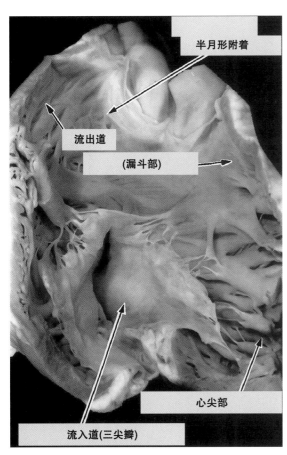

图 2-24　从解剖角度观察打开的右室,可见组成右室的三个部分,以及肺动脉瓣的半月形附着区,由室上嵴支撑

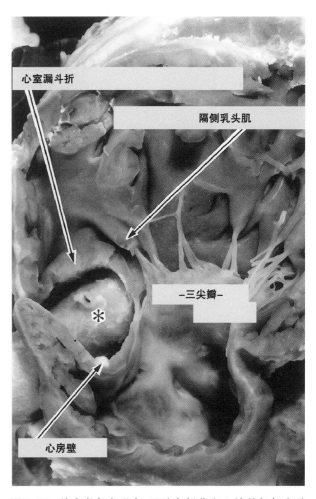

图 2-25　从术者角度观察,显示大部分室上嵴是如何由独立于主动脉右冠窦(星号)的肺动脉瓣下漏斗部构成的

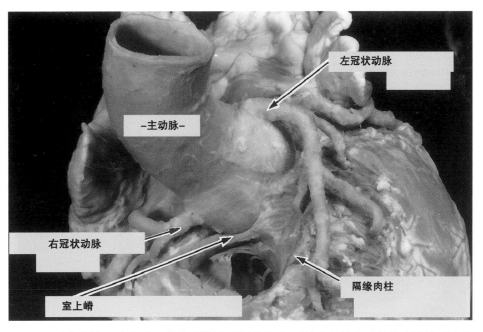

图 2-26　在解剖位置去除独立的肺动脉瓣下漏斗部后,可见室上嵴位于隔缘肉柱的两支之间。同时显示了冠状动脉在主动脉的起源位置

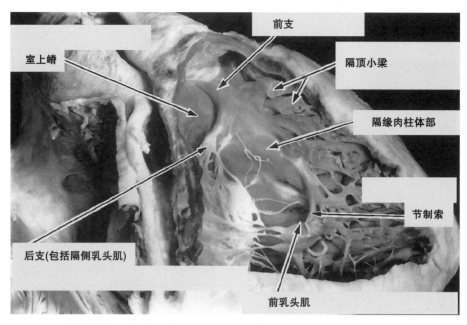

图 2-27   在解剖角度观察,切开右心室显示室上嵴、隔缘肉柱与隔顶小梁(septoparietal tra-beculations)之间的关系

左心室和主动脉瓣

流入道和小梁部

与右室相同,左心室也可以分为三个部分。流入道环绕二尖瓣,包括二尖瓣及其附属装置。两组乳头肌分别位于上外侧和下隔侧,并且位置很近。由于左室流出道后憩室(posterior diverticulum)很深,其位置取代了主动脉瓣叶,使主动脉瓣叶远离流入道室间隔,因此二尖瓣并不直接附着于室间隔上。左室小梁部延伸至心尖,此处心肌很薄。左室肌小梁较右室肌小梁

细密。这些特征有助于在心室造影时从形态学上鉴别左心室(图 2-28)。

流出道

左室流出道由肌性和纤维部分组成,为主动脉瓣提供支撑。这点不同于全部由肌性组成的右室漏斗部。尽管左室流出道的室间隔部分主要由心肌构成,但也包括膜部室间隔。流出道的后部四分之一,由广泛的纤维帘幕组成,延续自心骨骼的纤维帘幕横穿二尖瓣的主动脉叶(前叶)并在主动脉瓣-二尖瓣延续部分支撑主动脉瓣(参考图 2-5)。流出道的外侧四分之一是肌性结构,由心脏内曲(inner curvature of the hear)的外侧

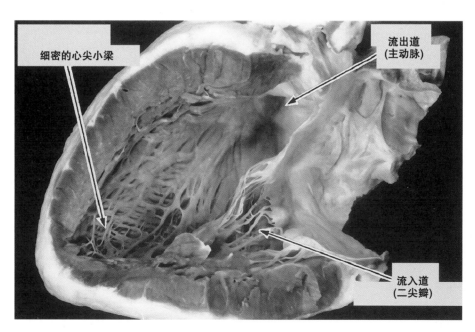

图 2-28   切开左心室,显示心室的组成部分和心尖肌小梁细密的特点

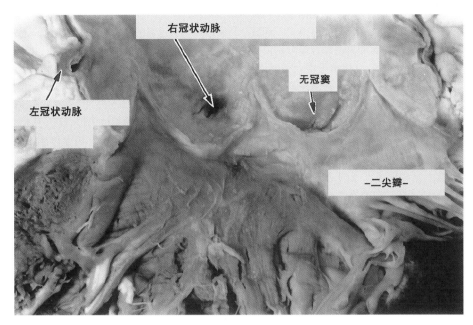

图 2-29　从解剖角度观察,去除主动脉瓣叶后,显示半月形的连接部(参考图 2-22 和图 2-23)。注意其与二尖瓣的关系(参考图 2-5)

边缘组成,其外部为横窦。心脏传导系统的左束支进入左室流出道后,在膜部室间隔的后方走行,并立即进入主动脉瓣右冠瓣和无冠瓣交界的下方,在室间隔内下行很短一段距离后,分成前支、隔支和后支。

主动脉瓣

主动脉瓣也是半月瓣,这点在形态学上与肺动脉瓣很类似,同样不是单一瓣环。由于主动脉位于心脏的中央位置,因此其与心脏各个心腔和瓣膜都有毗邻关系(参考图 2-4)。对这些毗邻关系的深入了解,有助于理解主动脉瓣的病理和很多先天性心脏病。

主动脉瓣由三个半月形瓣叶组成。与肺动脉瓣相同,瓣叶以弧形跨过心室-动脉连接,因此每一个瓣叶既附着在主动脉上,也附着在左心室内(图 2-29)。在每个瓣叶后方,主动脉壁向外凸起而形成 Valsalva 窦。瓣叶沿对合缘向中心对合,每一瓣叶的中心都有一增厚的结节,称为 Arantius 结节。瓣叶两侧连接于交界,瓣叶的对合缘菲薄,且常常有小孔。心室收缩时,瓣叶向上打开,离开主动脉中心,心室舒张时被动闭合。在瓣叶形态正常时,主动脉瓣对合缘闭合后,支撑柱状血流,防止反流回心室。三个主动脉窦中的两个发出冠状动脉,因此分为右冠状动脉窦(简称右冠窦)、左冠状动脉窦(简称左冠窦)和无冠状动脉窦(简称无冠窦)。

依次观察每个瓣叶的附着缘,可以清楚地了解主动脉瓣与其周围结构之间的关系。从后方开始观察,无冠窦与左冠窦之间的交界与二尖瓣-主动脉瓣连接部位相连,交界下方是瓣下纤维帘幕(参考图 2-29)。在这个交界的右侧,无冠瓣位于左室流出道后憩室(posterior diverticulum)的上方,此处,无冠瓣与右房壁毗邻。自无冠瓣附着的最低点向上至右无交界,此时,附着缘位于包含房室结的房间隔正上方,而右无交界则位于膜部室间隔和房室束穿过室间隔区域的正上方(图 2-30)。右冠瓣的附着缘在上升与左冠瓣形成左右交界前,向下穿过中央纤维

体。紧靠左右交界之下,主动脉壁形成瓣下流出道的最上方的部分。通过这一区域切开,则是主动脉与肺动脉干之间的间隙

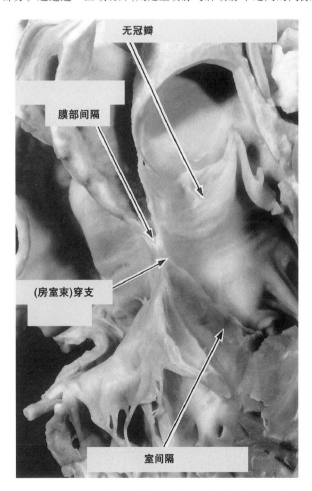

图 2-30　从解剖角度观察,去掉右冠窦和部分左冠窦,显示右冠瓣与无冠瓣之间的纤维三角

（参考图 2-30）。左冠瓣和右冠瓣沿左右交界下行，附着于构成左室流出道的心肌上。正常心脏的这一区域，只有很少一部分是真正的流出道间隔，这是由于肺动脉瓣和主动脉瓣分别由其各自的心肌袖支撑。因此，尽管左右心室流出道面面相对，但在主动脉瓣下的切口只能进入较低位置的右室漏斗部。左冠瓣的外侧部分从左右交界处下降至左冠窦基底，而此处是主动脉瓣唯一与其他心腔无毗邻的位置。

了解主动脉瓣的解剖及其与周围结构毗邻关系，对顺利完成主动脉瓣置换至关重要，特别是当需要扩大主动脉瓣根部时。Konno-Rastan 主动脉心室成形术涉及切开并扩大主动脉瓣下的前方区域[4,5]，这一手术的切口是在主动脉前方沿长轴切至左右交界。在前面，切口穿过了主动脉流出道的基底。主动脉瓣和肺动脉瓣在附着部位上的差异，使得这一切口不会损伤到肺动脉瓣（图 2-31）。在后面，切口通过室上嵴中部的大部分进入左室流出道。当用补片修补造成的室间隔缺损时，应使主动脉流出道足够大，以能够置入较大的主动脉人工瓣。第二个补片用于修补右室流出道上的切口。

另外一个扩大主动脉流出道的选择是将主动脉瓣-二尖瓣连续部位切开。Manouguian 手术（参考图 2-19）时，弧形切开主动脉，向后方延续至左无交界，继续向下直至二尖瓣的主动脉瓣叶（二尖瓣前叶），有时还可切开二尖瓣主动脉瓣叶[6]，同时用补片修补向后方扩大的切口。如果左室流出道后憩室（posterior diverticulum）发育充分，在做这一切口时就不会进入其他心腔，

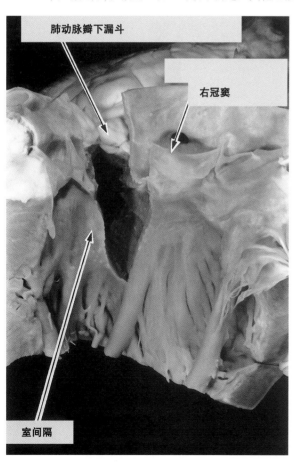

图 2-31　在正常心脏上做切口，模拟扩大主动脉根部的 Konno-Rastan 手术

尽管有时也会切开左房顶。扩大主动脉根部的 Nicks 手术，是通过切开无冠窦的中部，进入主动脉瓣下帘幕的，还也可以延伸至二尖瓣主动脉叶[7]，这一切口也可能切开左房顶。在使用这些技术时，都需要认真修补左房上的人为切口。

如前所述，由于主动脉瓣环和肺动脉瓣环的附着平面不同，支撑瓣膜的瓣下成分也不同，因此在 Ross 手术中可以切下肺动脉瓣置入主动脉瓣位[8,9]。这一手术可与 Konno-Rastan 主动脉心室成形术结合应用。用自体瓣治疗儿童左室流出道狭窄，既有生长潜能又可避免术后抗凝。

准确的理解左室流出道的解剖，对治疗主动脉瓣心内膜炎也有重要意义[10,11]。由于主动脉瓣的中央位置，与其他瓣膜、心腔位置相邻（参考图 2-4），当脓肿形成时，可以使主动脉与四个心腔中的任何一个形成瘘。因此患者除通常表现的败血症、体循环栓塞症状外，还可以表现出左心衰竭、左向右分流和/或完全性房室传导阻滞。

冠状动脉[12-14]

左右冠状动脉起自其对应的主动脉瓣叶后方（参考图 2-26）。尽管解剖变异较大，但冠状动脉开口通常是位于 Valsalva 窦的上三分之一位置。由于主动脉瓣平面倾斜的角度，因而左冠状动脉开口较右冠状动脉开口更靠后、靠上。冠状动脉分成三个部分，前降支和左旋支起自一共干，此外为右冠状动脉。冠状动脉是左优势型还是右优势型取决于后降支的来源，而不是哪一支冠状动脉灌注了大部分心肌。在正常人群中，右优势型占到 80%~90%，左优势型在男性略多于女性。

左主干

左主干从左冠窦向前下方发出，向左走行于肺动脉和左心耳之间（图 2-32）。通常，10~20mm 长，有时也可达 40mm。1% 患者的左主干可缺如，两条分支在 Valsalva 窦上分别开口。左主干分为两条分支即前降支和左旋支，它们的直径基本相同。

前降支

前降支或称前室间支是左主干的直接延续，在前室间沟内向前下方走行至心尖（图 2-33）。其分支包括对角支、间隔支和右室支。对角支一般为 2~6 支，走行于左室的前外侧壁，并供应这部分心肌。第一对角支通常最大，并可能从左主干分叉处直接发出（通常称为中间支）。间隔支垂直走行进入室间隔，通常有 3~5 条间隔支。第一支最粗，通常在第一对角支发出后出现。冠状动脉造影时，垂直走行的间隔支是确定前降支的解剖标志。间隔支为室间隔的前三分之二供血。右室支非常规出现，为右心室的前面供血。约有 4% 的心脏，前降支在近段分成两支大小相近的血管，平行在前室间沟下行。少数情况下，前降支包绕左室心尖部，供应后室间沟的远端。极少的情况下，前降支延续至后室间沟全长，并取代后降支。

左旋支

左旋支起自左主干，与前降支几乎成直角，走行于左房室沟内，约有 85%~95% 的心脏左旋支终止于左室钝缘附近（图 2-34），10%~15% 的心脏左旋支继续走行于房室沟内至心脏后

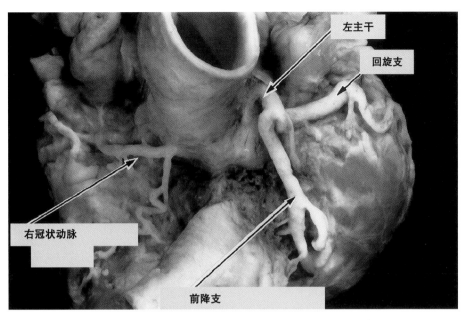

左主干

回旋支

右冠状动脉

前降支

图 2-32 左冠状动脉在分叉成回旋支和前降支前,为较短的左主干,注意这一心脏上细小的右冠状动脉,图中左旋支为优势动脉(参考图 2-21)

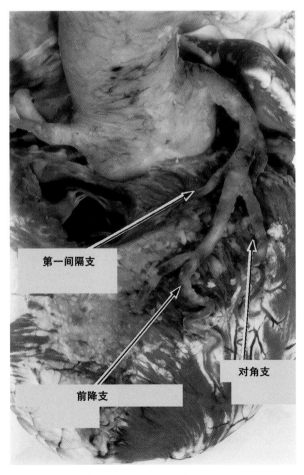

第一间隔支

前降支

对角支

图 2-33 前降支的重要分支是第一室间隔支和对角支

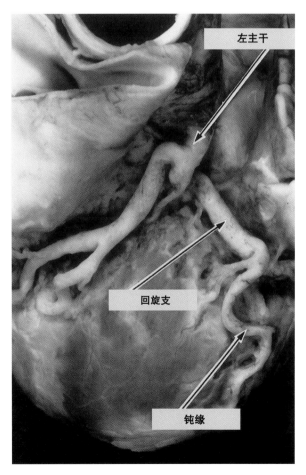

左主干

回旋支

钝缘

图 2-34 在解剖角度观察左旋支的重要分支

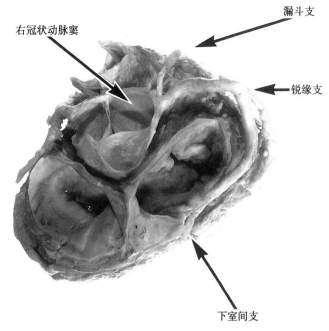

图 2-35 图中显示右冠状动脉与周围结构的关系及其分支

十字交叉发出后降支(左优势型,参考图 2-21)。左旋支最初的分支是钝缘支,供应左室外侧壁的心肌,包括后乳头肌。其余的分支为左心房供血,40%~50%的左旋支供应窦房结。当左旋支发出后降支时,则其供应房室结。

右冠状动脉

右冠状动脉起自主动脉前外侧壁,在右房室沟内下降,于右室锐缘转至心脏后方(图 2-35)。85%~90%的右冠状动脉于后十字交叉形成特征性的"U"形转折,并分叉成为后降支和右后外侧支。50%~60%的右冠状动脉自近端发出分支供应窦房结。右冠状动脉在"U"形转折的中部发出分支供应房室结(右

优势型)。后降支走行于后室间沟内,朝向心尖走行的距离不等。它垂直发出下间隔支,向前走行,供应室间隔的下三分之一。

右后外侧支发出数目不定的分支供应左室后壁,左室后下部心肌的血管分布变异很大,可能来自右冠状动脉和(或)左旋支。右冠状动脉在后十字交叉分叉之前发出锐缘支,供应右室游离壁。10%~20%的锐缘支穿过右室膈面到达室间隔的远端。右冠状动脉通过间隔支与前降支形成重要的侧支循环。此外,圆锥支起自右冠状动脉的近端,走行于右室漏斗部基底的前方,并且可能与前降支形成侧支循环。Kugel 动脉是右冠状动脉近端与回旋支形成的交通,其可发出分支,跨过房间隔下部至十字交叉结构,为房室结提供侧支循环[15]。

冠状静脉[14]

复杂的冠状静脉网络引流冠状循环。冠状静脉和冠状动脉间有广泛的吻合,并且由于冠状静脉没有静脉瓣,因此可以在术中通过逆行灌注进行心肌保护。冠状静脉可分成三个系统即冠状静脉窦及其属支、心前静脉和心最小静脉。

冠状静脉窦及其属支

冠状静脉窦主要引流左心室,接受约 85%的冠状静脉血流。其位于后房室沟内,并进入右心房,与 Koch 三角的后界相隔(图 2-36),其开口有新月形的冠状静脉瓣。冠状静脉窦有命名的属支包括前室间静脉,其与前降支平行走行。毗邻左主干分叉处,前室间静脉向左行至房室沟内,并改称心大静脉,它接受钝缘和左心室后壁的血液。心大静脉在与位于左房后缘的左房斜静脉(Marshall 静脉)汇合后,成为冠状静脉窦。后室间静脉或称心中静脉,起自心尖,平行于后降支至后十字交叉近端,在此处,其既可能直接开口于右心房,也可能在冠状静脉窦开口前汇入冠状静脉窦。心小静脉从下方走行于右房室沟内。

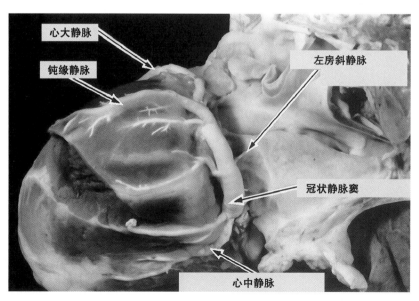

图 2-36 冠状静脉窦位于心脏的膈面,充胶后从解剖角度观察。图中显示了冠状静脉的属支,需要注意的是,严格意义上讲,只有当左房斜静脉汇入心大静脉后,才可称为冠状静脉窦

心前（右）静脉

心前（右）静脉走行于右心室表面至右房室沟，在此处，心前（右）静脉可直接进入右心房或与心小静脉汇合。如上所述，其沿右房室沟下行，绕过锐缘，直接进入右房或在冠状静脉窦近端开口。

心最小静脉

心最小静脉（thebesian veins）是直接开口引流至心腔内的小静脉分支，主要分布于右心房和右心室。

（高伟　译　历志　审）

参考文献

1. Anderson KR, Ho SY, Anderson RH: The location and vascular supply of the sinus node in the human heart. *Br Heart J* 1979; 41:28.
2. Wilcox BR, Anderson RH: *Surgical Anatomy of the Heart*. New York, Raven Press, 1985.
3. Sweeney LJ, Rosenquist GC: The normal anatomy of the atrial septum in the human heart. *Am Heart J* 1979; 98:194.
4. Konno S, Imai Y, Iida Y, et al: A new method for prosthetic valve replacement in congenital aortic stenosis associated with hypoplasia of the aortic valve ring. *J Thorac Cardiovasc Surg* 1975; 70:909.
5. Rastan H, Koncz J: Aortoventriculoplasty: a new technique for the treatment of left ventricular outflow tract obstruction. *J Thorac Cardiovasc Surg* 1976; 71:920.
6. Manouguian S, Seybold-Epting W: Patch enlargement of the aortic valve ring by extending the aortic incision into the anterior mitral leaflet: new operative technique. *J Thorac Cardiovasc Surg* 1979; 78:402.
7. Nicks R, Cartmill T, Berstein L: Hypoplasia of the aortic root. *Thorax* 1970; 25:339.
8. Ross DN: Replacement of aortic and mitral valve with a pulmonary autograft. *Lancet* 1967; 2:956.
9. Oury JH, Angell WW, Eddy AC, Cleveland JC: Pulmonary autograft: past, present, and future. *J Heart Valve Dis* 1993; 2:365.
10. Wilcox BR, Murray GF, Starek PJK: The long-term outlook for valve replacement in active endocarditis. *J Thorac Cardiovasc Surg* 1977; 74:860.
11. Frantz PT, Murray GF, Wilcox BR: Surgical management of left ventriculararotic discontinuity complicating bacterial endocarditis. *Ann Thorac Surg* 1980; 29:1.
12. Anderson RH, Becker AE: *Cardiac Anatomy*. London, Churchill Livingstone, 1980.
13. Kirklin JW, Barratt-Boyes BG: Anatomy, dimensions, and terminology, in Kirklin JW, Barratt-Boyes BG (eds): *Cardiac Surgery*, 2nd ed. New York, Churchill Livingstone, 1993; p 3.
14. Schlant RC, Silverman ME: Anatomy of the heart, in Hurst JW, Logue RB, Rachley CE, et al (eds): *The Heart*, 6th ed. New York, McGraw-Hill, 1986; p 16.
15. Kugel MA: Anatomical studies on the coronary arteries and their branches: I. Arteria anastomotica auricularis magna. *Am Heart J* 1927; 3:260.

第 3 章　心脏外科生理

Edward B. Savage ● Nicolas A. Brozzi

心脏外科是动态生理学在医学领域最常见的应用范畴。电机械活动及其相关的电生理活动、心脏负荷状态、收缩力情况等均是影响心脏手术成功与否的关键因素。了解这些基本概念对维持或恢复患者的正常生理功能非常重要。本章列出常用的心脏生理学的基础知识，以期有助于临床医生衡量、评价患者的病理过程及临床治疗。

细胞成分和细胞活化

心脏持续搏动建立在其组成细胞专有特征的基础之上。窦房结细胞自动去极化触发动作电位的产生标志着一个心动周期的开始。这种电信号向下传导至心房肌细胞并随传导系统到达心室肌细胞。细胞的电活动依赖于细胞膜上的离子通道以及诱发的离子流所触发和传导。

心肌细胞的电活动由动作电位触发。动作电位是细胞的周期性活动，包括细胞膜电位的快速变化（细胞膜上的电梯度）并最终回到静息电位。这一过程依赖于选择性渗透细胞膜和主动或被动引导离子通过细胞膜的蛋白通道。心肌细胞动作电位变化详见图 3-3。心肌细胞动作电位主要包括由快通道（钠离子通道）介导的快速去极化以及之后由慢通道（钙

离子通道）介导的平台期。我们将在之后的内容中分别详细介绍。

肌纤维膜

心脏细胞由细胞膜（质膜或肌肉细胞特有的包膜称为肌纤维膜）包裹。肌纤维膜的结构允许电信号的产生并在心脏中传导，最终形成兴奋-收缩耦联。肌纤维膜还可调节细胞的兴奋、收缩，以及神经或化学刺激后的细胞内代谢。

磷脂双分子层

肌纤维膜是一种能分隔细胞内液和细胞外液的磷脂双分子层。肌纤维膜仅有两个分子厚度，由磷脂和胆固醇组成，将脂质和疏水性分子隔在细胞膜内，将亲水性分子挡在细胞膜外（图 3-1）。磷脂双分子层是一个流体屏障，离子不能自由穿透。O_2 和 CO_2 等脂溶性小分子可以自由透过细胞膜。水分子虽然不是脂溶性，但分子量小，也能自由透过细胞膜（或膜孔）。其他稍大的分子（Na^+、Cl^-、K^+、Ca^{2+}）则不能自由通过，需借助于离子通道转运[1,2]。

肌纤维膜上专门的离子转运通道由贯穿脂质双分子层或附着在其表面的跨膜蛋白组成。这些蛋白有三种不同的离子转运方式：①经跨膜通道扩散，这些通道多为电压门控通道或

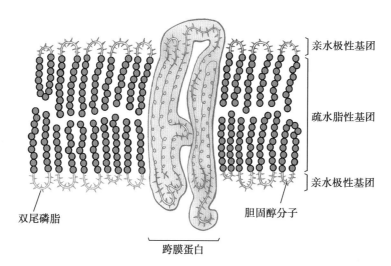

图 3-1　肌纤维膜是一个磷脂双分子层，磷脂和胆固醇形成纤维膜的亲水端，亲水端朝向细胞外。跨膜蛋白和离子通道相似，由六个跨膜的 α 螺旋结构围绕一个中心通道组成

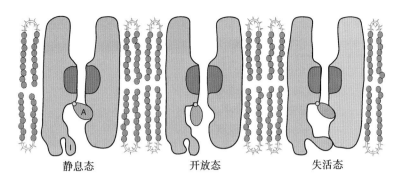

静息态 　　 开放态 　　 失活态

图 3-2 电压门控通道-钠泵的内部结构,灰蓝色部分为选择性通透膜。A 代表激活门,I 代表失活门。静息时,失活门开放,激活门关闭。当跨膜电位从 −80mV 上升到 −60mV 时,激活门开放,钠离子可穿过通道。然后在几毫秒之内,失活门关闭。一旦细胞复极化,离子通道重新回到静息状态

化学门控通道;②通过细胞膜上的结合位点进行离子交换;③逆浓度梯度主动转运。肌纤维上的其他蛋白一般作为神经或化学调控的受体。

离子通道

大多数电压门控通道包含四个二级亚基,这四个亚基环绕结合在一起,中间形成对离子通透的孔道,离子可通过"孔道"穿过细胞。离子通道的示意图如图 3-2 所示。

每个通道均有较强的选择性,只允许大小和电荷均与通道匹配的离子通过,通过通道蛋白中电压敏感或受体结合区段的构象改变而改变激活离子通道。很多通道都存在失活门控[1,3]。

钠离子通道

钠离子通道存在于大多数电刺激易兴奋的肌细胞和神经元中。能量依赖性泵和其他一些离子形成细胞膜内外钠离子的高浓度梯度(细胞外 142mEp/L,细胞内 10mEp/L)和高电梯度(从外到内为电梯度为 −70～−90mV),两种梯度均有利于钠离子内流,这种被动的汇流称为内向电流。钠离子穿过细胞膜内流开始去极化(电梯度降低)过程。当膜电位上升到 −70～−50mV 时,钠离子通道开放,钠离子迅速进入细胞内使肌纤维膜去极化,钠通道的失活门在同一电压下开始关闭,由于关闭时间的延迟,通道会开放几毫秒的时间。这些开放关闭都很迅速的通道称为快通道。在钠通道开放的整个过程中,Na^+ 通道的失活门始终关闭,直到细胞被重新极化到静息负膜电位[4,5]。

钙离子通道

钙离子通道主要分两种。当膜电位上升到 −60～−50mV 时,T(transient)钙离子通道开放,然后迅速关闭。T 钙通道的开放对早期去极化非常重要,尤其是心房起搏细胞。第二种主要通道为 L(long-lasting)钙通道,属于慢通道,允许 Ca^{2+} 内流,通过参与缓慢去极化发挥延时作用。膜电位至少上升到 −30～−20mV 时,该通道才开放。一旦开放,长时间内流的钙离子流(图 3-3)可以维持动作电位。细胞质内 Ca^{2+} 浓度的增加可以刺激兴奋-收缩耦联。β 受体激动剂会引起该通道的构象改变,导致 Ca^{2+} 内流增加,肌节收缩强度相应增加,乙酰胆碱和腺苷受体会减弱这种效应[6,7]。

钾离子通道

心肌细胞中存在多种钾离子通道,包括电压门控通道和配体门控通道等。细胞膜的复极化是由三种电压门控钾离子通道调控的延迟整流电流形成(图 3-3)[8]。

目前,许多钾离子配体门控通道的种类已经被确定。乙酰胆碱和腺苷受体通道为非时间依赖性通道,可以使起搏细胞和结细胞超极化,从而延迟自动去极化。当细胞内钙离子浓度较高时,钙离子活化的钾离子通道开放,可能增强延时整流电流,从而导致动作电位提前终止。三磷酸腺苷(adenosine triphosphate,ATP)敏感型钾通道在代谢正常的心肌细胞中处于关闭状态,但在 ATP 储备耗尽的心肌细胞中开放,导致细胞超极化,从而延缓去极化和细胞收缩。

能量依赖式离子泵

ATP 依赖式钠-钾泵。钠钾泵每水解 1 个 ATP,可以逆浓度梯度地将 3 个 Na^+ 离子移至细胞外,同时将 2 个 K^+ 离子移至细胞内。由于离子自身所带有的电荷(3 个 Na^+ 外流,2 个 K^+ 内流),钠钾泵每次转运可产生 10mV 的静息膜电位。泵的活性很大程度上取决于钠离子的结合位点。钠钾 ATP 酶对 ATP 有很高的亲和力,因此即使 ATP 水平下降,钠钾泵也可以正常行使功能。

ATP 依赖式钙泵。ATP 依赖式钙泵可以逆浓度梯度将 Ca^{2+} 转运至细胞外,形成单纯的外向电子流,但是电流量很小,因为大部分 Ca^{2+} 离子从细胞中转运出来是通过钠钙交换完成的(我们将在后面的内容中详细描述)。细胞质蛋白和钙调节蛋白可以和 Ca^{2+} 离子结合,促进 Ca^{2+} 离子内流,以刺激心肌收缩[9,10]。

离子交换

钠-钙交换。多种能穿过细胞膜的蛋白质利用电化学梯度的势能进行离子交换,有利于钠离子内流。每次钠-钙交换可以使 3 个 Na^+ 流入细胞,1 个 Ca^{2+} 排出细胞,最终将一个正电荷带入细胞内。这种钠-钙交换对细胞膜两侧的 Na^+、Ca^{2+} 离子的浓度以及膜电位非常敏感。如果细胞外 Na^+ 浓度降低,促使细胞内 Ca^{2+} 外流的力量会减小,导致细胞内 Ca^{2+} 浓度增加(收缩力增强)。因此低钠血症可以增强心肌收缩力。如果细胞内 Na^+ 浓度增加,细胞内外 Na^+ 浓度梯度降低,例如局部心肌缺血时,钠钙交换能力下降,甚至逆转,出现 Na^+ 外流、Ca^{2+} 内流。这

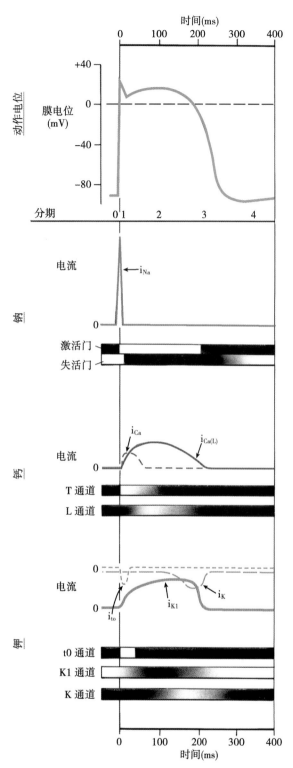

图 3-3 如图是一个典型的由于离子跨膜转运形成心肌细胞动作电位的示意图。内向电流(去极化)是一个主动过程,而外向电流(复极化)是被动过程。水平横线代表离子通道状态(白色代表开放;黑色代表关闭;灰色代表部分开放)。以钠离子通道为例,图中同时显示了激活门和失活门(Ca 即钙离子,i 即离子流,K 即钾离子,Na 即钠离子)

一机制可能是缺血时细胞内 Ca^{2+} 蓄积的主要原因。钠-钙交换机制是转运细胞内钙离子的主要途径,其转运速度是 ATP 依赖式钙泵的 30 倍[7]。

钠-氢交换。钠-氢交换使 1 个 Na^+ 进入细胞内,同时将 1 个 H^+ 排出细胞外,在电位水平维持中性,以维持细胞内的酸碱平衡。当细胞内酸化时(例如在心肌缺血时)泵对 H^+ 的亲和力增强,促进 H^+ 外流,保证细胞内的 pH,但细胞内 Na^+ 浓度会升高。Na^+ 浓度的升高触发钠-钙泵的逆向启动,将 Ca^{2+} 转运至细胞内。这可能是缺血再灌注时细胞损伤或死亡的机制之一。

细胞内的传递途径

为了同时激活肌细胞中的所有肌原纤维,电活动必须快速均衡地传导至细胞的各部分。这种激活需要 T 管、肌膜下池和肌质网中的肌小管共同完成。

横管(T 管)。肌细胞的基本收缩单位为肌小节。每两个肌小节在 Z 线处相连,形成肌原纤维。肌膜向内凹陷并向心肌细胞深部延伸形成 T 管(图 3-4)。这些 T 管位于 Z 线附近,垂直于肌节,扩展收缩蛋白附近的细胞外空间。T 管里有钙通道,这些钙通道和肌膜下池的足肌蛋白密切相关。

肌质网。肌质网是细胞膜包裹细胞质交织而成的网状结构,包绕在肌原纤维周围。肌质网的主要功能是通过 Ca^{2+} 的突然释放刺激收缩蛋白以完成兴奋-收缩耦联,然后快速去除 Ca^{2+} 以松弛收缩因子。肌膜下池和肌小管网是肌质网调节这一过程的两个重要组成部分。

肌膜下池在细胞膜和 T 管的附近。足肌蛋白存在于肌质网的细胞膜中,延伸走行于肌膜下池和 T 管的包膜之间。当钙离子释放的时候足肌蛋白打开钙离子通道,从而使得更多的钙离子从肌膜下池中释放出来。这种经 Ca^{2+} 触发的肌质网释放 Ca^{2+} 的跨膜转运的过程称为钙触发钙释放。钙通道从肌膜下池释放 Ca^{2+} 的量和触发程度相关。随后钙通道关闭,位于肌管网络上的 ATP 依赖式钙泵将胞质中的 Ca^{2+} 回收入肌质网[1,10]。肌管网络包绕在肌节周围,是肌质网的一部分(图 3-5)。

心肌细胞肌质网对 Ca^{2+} 转运的调节主要通过钙泵完成。钙调节蛋白复合物通过磷酸化激活胞质内的泵。当可利用的 ATP 减少时,钙泵的功能也会下降。受磷蛋白通过钙泵抑制 Ca^{2+} 转运速率。当受磷蛋白被环磷酸腺苷或者钙调蛋白激酶磷酸化时,该过程可发生逆转,这是 β-肾上腺素能调节的一个重要机制。β-受体激活时,环磷酸腺苷水平升高,受磷蛋白磷酸化后,钙泵敏感性增加,对 Ca^{2+} 的转运速率也相应提高,有利于从胞质中吸收 Ca^{2+} 以使心肌舒张。受磷蛋白的磷酸化并不影响肌膜上的钙泵活动,可以维持细胞内 Ca^{2+} 的浓度(Ca^{2+} 从细胞质中穿过肌纤维膜进入肌质网以增加肌质网内的 Ca^{2+} 浓度)。这样 Ca^{2+} 内流增加,心肌收缩力增强[7,10]。受磷蛋白磷酸化对于细胞内 Ca^{2+} 调节的意义在于可以刺激 Ca^{2+} 的摄取,以防止钙超载。

在这种离子环境中,维持细胞内 pH 的稳定非常重要。由于细胞内 pH 调节非常复杂,本书无法一一赘述,此处简单介绍几点重要细节。细胞内 pH 降低时,肌质网释放的 Ca^{2+} 减少,同时肌丝对 Ca^{2+} 的反应性也降低。pH 升高时则相反。这种变化的临床意义非常重要。

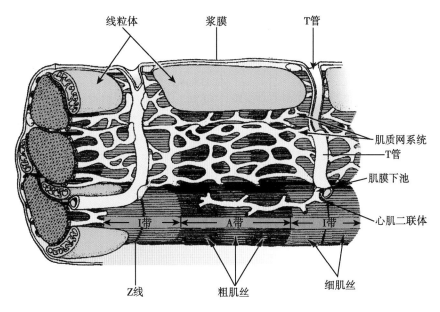

图 3-4 心肌细胞的解剖结构（Reproduced with permission from Katz AM：Physiology of the Heart，4th ed. Philadelphia，Lippincott Williams & Wilkins；2006. ）

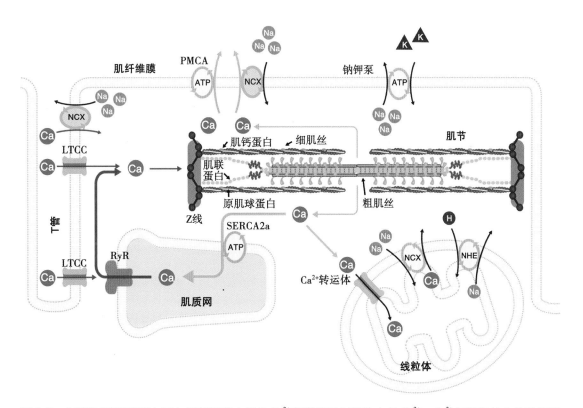

图 3-5 心脏肌节解剖图兴奋时，经钙通道内流的 Ca^{2+} 刺激肌质网释放大量 Ca^{2+}。Ca^{2+} 与细肌丝上的肌钙蛋白结合引起肌节收缩（收缩期）。然后大部分 Ca^{2+} 被回摄入肌质网，小部分通过肌膜中的 Na^+-Ca^{2+} 交换体和钙泵排出胞外，肌节松弛（舒张期）（Reproduced with permission from Kobirumaki-Shimozawa F，Inoue T，Shintani SA，et al：Cardiac thin filament regulation and the Frank-Starling mechanism，*J Physiol Sci*. 2014 Jul；64（4）：221-232. ）

心脏的电活动

正常心搏节律

静息膜电位

心肌细胞的状态与电、化学梯度的平衡密切相关。静息状态下（舒张期），心肌细胞膜处于极化状态。肌纤维膜两侧的电势主要由膜两侧的 K^+ 浓度差决定。这个浓度差由钠-钾泵建立。但是，一旦钠-钾泵关闭，这个稳态就由电化平衡来决定。肌纤维膜对部分离子不可通透，对部分离子可通透，还有一部分离子选择性透过。吉布斯-唐南平衡（Gibbs-Donnan equilibrium）[11] 描述了各种可渗透离子的混合物跨膜转运的稳态形式。肌纤维膜能阻止大体积的阴离子的扩散（例如蛋白质和有机磷酸酯）。静息时，细胞膜上大多数钾通道处于开放状态，所以细胞膜对 K^+ 有较高的通透性，但对 Na^+ 通透性则较低。由钠-钾泵形成的浓度梯度差促进 K^+ 透过细胞膜外流。由于阴离子不能透过细胞膜，所以当细胞内阳离子外流到使细胞内的负电性达到一定水平的时候，阳离子外流达到平衡。吉布斯-唐南平衡认为，细胞内的负电性可以延缓 K^+ 外流而细胞内外的浓度梯度促进 K^+ 离子的外流，两者处于动态平衡。在稳态时，细胞内 K^+ 浓度在 135mmol/L 左右，细胞外为 4mmol/L 左右，而膜电位在 $-94mV$。实际上，因为有 Na^+、Ca^{2+} 等其他渗透性相对较低的离子的参与，真正的膜电位大概在 $-90mV$。但是 K^+ 仍然是维持静息膜电位的主要离子[12]。

动作电位

动作电位可以体现细胞对内在（缓慢去极化离子流）或外在（相邻细胞去极化）刺激的应答。心房心室肌细胞和特殊的传导束中最典型的快反应动作电位在图 3-3 已列出。当跨膜电位降低到接近 $-65mV$ 时，快钠通道开放。通道开放只有几毫秒，这段时间内失活门处于关闭状态。细胞内外的 Na^+ 浓度梯度促进 Na^+ 快速内流，使细胞去极化至跨膜电位上升至轻微正电位，即动作电位的 0 期。瞬时的 K^+ 外流形成早期动作电位的复极化（1 期），随后该通道迅速关闭。动作电位平台期（2 期）由内向的 Ca^{2+} 流使膜电位维持在中性或略带正电性的水平，钙离子流开始来自 T 型钙通道，之后主要来自 L 钙通道。此外，钾离子外流（i_{K1}）减少也参与了平台期电位的维持。随着时间的推移，L 型钙通道关闭，复极化钾电流（i_K，延迟整流钾电流）进一步增加，形成动作电位 3 期（快速复极末期）。3 期复极化开始后，外向钾电流（i_{K1}）逐渐增大，使复极化增快，直至复极化完成回到静息电位。4 期静息期主要由钾离子流维持。

不应期

在失活门重新开放（3 期复极化）之前，钠通道不会再次对去极化刺激产生反应。因此，在这段时间内，无论多强的刺激也不能使细胞再次兴奋，这段时间称为绝对不应期。在 3 期动作电位的早期，部分细胞膜已完全复极化，这部分钠通道已经复活，这段时间内，大于原来阈强度的刺激可以使细胞兴奋，这段时间称为相对不应期。加快失活通道复活的药物可以缩短绝对不应期和相对不应期[1,13,14]。

自动去极化

慢反应细胞（如窦房结细胞、房室结细胞）和快反应细胞动作电位的区别如图 3-6。由于没有快钠通道，0 期去极化幅度较小。由于没有快速内流的钾离子流，所以 1 期缺失。另外，由于缺乏持续内流的 Na^+ 和 Ca^{2+}，2 平台期也同样缺失。与心肌细胞等快反应细胞有相对稳定的静息膜电位不同，慢反应细胞从 3 期快速复极化末期可以迅速恢复到 4 期静息期，继续下一次去极化。4 期静息期的缓慢去极化称为舒张期去极化，或者起搏电位。膜电位的持续去极化使膜电位进行性下降到阈电位以刺激下一个动作电位。这种舒张期去极化电位是心脏自律细胞产生自动节律性兴奋的生理基础。舒张期去极化由以下几个因素协调完成，包括：①舒张早期（4 期）K^+ 外流减少；②持续缓慢的 Ca^{2+} 内流；③舒张期不断增加的 Na^+ 内流。其中，Na^+ 内流在结细胞和传导束细胞中占主导地位。舒张期去极化的程度决定起搏细胞动作电位产生的速率，也是决定心率的主要因素。在所有心肌细胞中，窦房结去极化速率最快，动作电位频率每分钟 70~80 次。房室结去极化速率稍慢，每分钟 40~60 次。心室肌细胞速率最慢，每分钟 30~40 次。一旦起搏细胞开始去极化并向周围扩散，其他心肌细胞也开始同步并规律的去极化。通过改变舒张期去极化的斜率可以改变心率（如，乙酰胆碱可以降低斜率减慢心率，β-肾上腺素能受体激动剂可以增加斜率，增快心率）。如果斜率不变，超极化（静息电位更低）或者提高阈电位会增加去极化到阈值的时间，也能减慢心率。

动作电位的传导

相邻心肌细胞之间通过细胞尾部的闰盘连接在一起并传递电活动。这些闰盘通过缝隙连接促进分子电荷从一个细胞转移到另一个细胞。这些缝隙连接由连接蛋白组成。ATP-依赖式激酶和环磷酸腺苷激酶可以增强缝隙连接的通透性。如果 ATP 水平下降，缝隙连接则会关闭，从而减少细胞的电机械活动。因此，当部分心肌受损时，这种功能可以局限细胞坏死的范围。当肾上腺素能刺激引起环磷酸腺苷（cyclic adenosine monophosphate, cAMP）水平升高时，动作电位传导速度也会加快。

窦房结细胞自动去极化后，动作电位传导至整个心脏，特有传导通路会完成这一过程。窦房结细胞和房室结细胞间有三条传导束。动作电位通过房室结后，继续向前传导，穿过房室束直到左右心室的浦肯野纤维网。心房的快速传导使大部分心房肌细胞同步收缩（60~90ms 内）。同样，信号在整个心室的快速传导使大部分心室肌细胞同步收缩（60ms 内）。动作电位在房室结传导延迟 120~140ms 可以使心房肌细胞在心室肌细胞开始收缩前完成收缩。房室结传导较慢，是因为缝隙连接数量较少以及动作电位上升缓慢使得细胞内部阻力相对增高造成的。

异常心律

异常起搏点

正常情况下，窦房结细胞首先自动去极化，这是正常心脏搏动的主要起搏点。如果窦房结细胞病变或被迷走神经活动

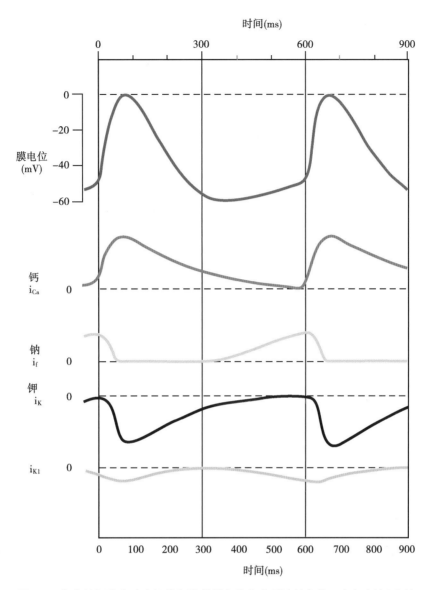

图 3-6　窦房结细胞自动去极化细胞的膜电位和离子流的变化。内向电流(去极化)为正电流,外向电流(复极化)为负电流

或者药物(如乙酰胆碱)干扰,速率减慢,那么心房内、房室结内或浦肯野纤维系统内的异位起搏点则取而代之。心脏内的异常起搏点偶发的自动去极化会产生和心房心室不同步的期前收缩,也称为早搏。这种期前收缩通常不会影响心脏的正常搏动。

折返型心律失常

　　折返型心律失常是最常见的危险心律失常之一。通常情况下,动作电位在很短时间内使所有心房肌细胞和心室肌细胞去极化,因此,所有的肌细胞很难在同一时间接受下一次刺激。折返型心律失常就是一个动作电位在心脏的折返环内循环传播。只有当动作电位传导被单向阻滞时(瞬时或永久性),这种折返才会发生。此外,折返环区域细胞的有效不应期时间必须短于环内传导时间。例如,如果在动作电位没有完全传导至心房心室之前,一部分心肌细胞已经去极化,动作电位会继续传导至这些复极化的细胞,使

其再次去极化。这种情况通常只有在动作电位传导急剧减慢、长传导通路存在或不应期缩短时才会发生(图 3-7)。以上所有这些情况在临床上都有可能发生。局部缺血影响钠钾泵功能,降低静息膜电位,减慢动作电位传导。高血钾降低静息膜电位,增加兴奋性,使钠钾泵失活,减慢动作电位传导。心房的进行性扩张也会延长传导通路。肾上腺素刺激可以缩短不应期。

　　沃尔夫-帕金森-怀特综合征(Wolff-Parkinson-White syndrome)是一种特殊类型的折返性心律失常,是由于心房和心室之间存在异常的传导通路形成的。这种异常的传导通路可以在心房心室之间形成一个环形通路。房室结的传导是单向的,当环内传导时间大于房室结不应期时,就出现室上性心动过速。另一种情况下,由于旁路没有房室结的固有延迟和不应期,房性心动过速可以以 1:1 的速率下传,使得心室率加快,可高达 300 次/s。

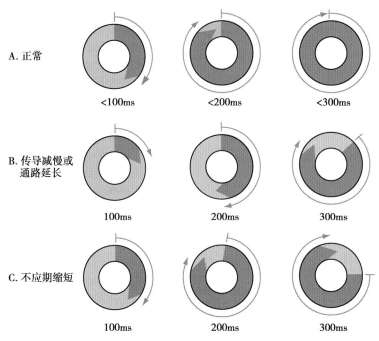

图 3-7　三种诱发动作电位折返或环形传导情况。黑色部分表示细胞难以传导动作电位。正常情况下,动作电位传导至心房或心室时,所有心肌细胞完全去极化,不存在复极化细胞,传导不会停止(A)。当传导速度减慢或传导通路延长时(B),动作电位就会碰到已经复极化的肌细胞,形成环形传导。同样,当不应期缩短时也出现类似情况(C),心肌复极化增快,导致动作电位折返传导

细胞功能调节

受体和第二信使分类

　　多种受体参与心血管功能调节。包括 G 蛋白(鸟苷酸结合蛋白)耦联受体、酶联受体、离子通道联合受体以及核受体。其他配体如 NO 直接与细胞内靶点结合[15]。其中,G 蛋白耦联受体最重要。配体和细胞内第二信使、蛋白激酶、电压门控 K^+ 通道等结合使其激活[16]。最重要的第二信使是环磷酸腺苷,可以传递对交感神经刺激的反应。ATP 在腺苷酸环化酶的作用下产生环磷酸腺苷,再在磷酸二酯酶的作用下分解成磷酸腺苷(adenosine monophosphate,AMP)。交感神经兴奋促进环磷酸腺苷的生成,而副交感神经兴奋则抑制其生成。另一种第二信使环磷酸鸟苷的生成过程与环磷酸腺苷类似,在鸟苷酸环化酶的作用下对 NO 和心房尿钠肽产生应答,可以被磷酸二酯酶分解,和环磷酸腺苷抗衡[17]。这些第二信使可以激活细胞内的信号酶,如蛋白激酶等。

心脏的神经支配

　　交感神经纤维起自第四、第五胸椎。副交感神经来源于迷走神经,并与窦房结、房室结、心房、血管神经相连。位于心房心室的牵张感受器直接向中枢神经系统反馈信息。心房钠尿肽(即临床上的 B 型钠尿肽)由心房肌细胞对牵张刺激反应而分泌,可舒张平滑肌并有利尿、促进尿钠排泄的作用。位于心室下壁和后壁的牵张感受器可以刺激副交感神经,抑制交感神经活动,引起心动过缓和传导阻滞(von Bezold-Jarisch 反射)[18]。

副交感神经调节

　　副交感神经系统对调节窦房结活动非常重要。副交感神经末梢释放的乙酰胆碱能刺激心脏的毒蕈碱受体(M 受体)。活化的受体刺激细胞内 G-蛋白,打开乙酰胆碱门控钾离子通道。K^+ 外流(最大复极电位)增加使窦房结细胞超极化。毒蕈碱受体还抑制环磷酸腺苷的生成,从而抑制 Ca^{2+} 通道的开放。Ca^{2+} 内流的减少与 K^+ 外流的增加会减慢窦房结细胞舒张期的自动去极化(图 3-6)。房室结细胞导致房室传导减慢的原理同上[1]。

交感神经的活化和阻断

　　交感神经或肾上腺素能受体影响心率、心肌收缩力、传导速率和自律性;在外周血管,它还影响平滑肌细胞的收缩和舒张。α 肾上腺素能受体收缩血管。β 肾上腺素能受体分为两种,β_1 受体主要支配心脏,β_2 受体主要存在于外周血管并介导血管的舒张。肌纤维膜的每个单元内 β 受体的数量(受体密度)因刺激强度的变化而变化。受体的活性也受周围环境和各种刺激的影响[19]。体外循环和局部缺血使 β 受体敏感性下降,酸中毒会导致 β 受体失敏。因此,围手术期酸中毒会降低心肌收缩力和全身血管张力,同时降低对正性肌力药的反应。

　　β 肾上腺素受体与腺苷酸环化酶结合产生反应(图 3-8)。当受体位点被肾上腺素激动剂占据时,G 蛋白形成并与三磷酸鸟苷(GTP)结合。这种活化的 G 蛋白-GTP 复合物增强腺苷酸环化酶的活性,促使 ATP 转化成环磷酸腺苷(CAMP)。G 蛋白-GTP 复合物和 cAMP 可以促进 Ca^{2+} 通道的开放。在 β_1 受体的刺激下,Ca^{2+} 通道开放,胞质内 Ca^{2+} 增多,引发一系列生理反应,包括:①正性变时(心脏节律),即心率加快,传导加快,收缩

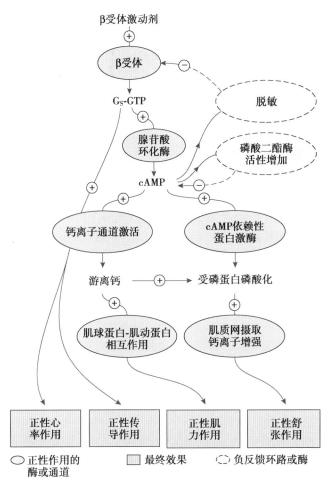

图 3-8 肾上腺素通过激动 β 受体引起肌细胞的级联反应。如图所示,环磷酸腺苷的增加可以启动两条抑制途径,延缓肾上腺素的持续过度刺激(cAMP,环磷酸腺苷;G_s,刺激性 G 蛋白;GTP,三磷酸鸟苷)

力增强,动作电位时长缩短,心肌收缩时间缩短;②正性变传导(传导速度),即加快房室结的传导;③正性变力(收缩能力),

即增加肌质网钙泵的活性(Ca^{2+} 摄取增多)加快舒张,促进心室充盈;④正性舒张(松弛性)作用[20]。

当接受重复或过于剧烈的刺激时,两种负反馈系统使 β 受体对刺激的反应性降低。环磷酸腺苷的增加可以导致:①β 受体的磷酸化增加,对刺激的反应性降低;②磷酸二酯酶活性增加,降解更多环磷酸腺苷。酸中毒会抑制交感系统兴奋级联反应的中间步骤,从而抑制收缩力。

肾上腺素能受体的活动度谱是很多干预治疗的基础:可用于维持围手术期的心脏功能,有效降低心肌梗死的死亡率,也可用于治疗充血性心力衰竭。这种对兴奋剂和抑制剂的选择可用于临床治疗,详见表 3-1。

β 受体阻滞剂降低心肌兴奋性、节律性、传导性和收缩力,减少心肌氧耗。β 受体阻滞剂可以上调肌纤维膜受体的敏感性,所以如果 β 受体阻滞剂突然中止,肌纤维膜受体对肾上腺素的敏感性短时间内快速增加,可能成为潜在风险。

磷酸二酯酶抑制作用

环磷酸腺苷在心肌细胞的调节中起核心作用。通过激活 β 受体以外的受体(如组胺、多巴胺、胰高血糖素)可以上调胞质内环磷酸腺苷水平,乙酰胆碱刺激毒蕈碱受体和腺苷受体产生的抑制性 G 蛋白则会下调环磷酸腺苷水平。如图 3-8,对环磷酸腺苷增多的负反馈调节表现为增加磷酸二酯酶,降解环磷酸腺苷。磷酸二酯酶抑制剂(氨力农、米力农)可以抑制环磷酸腺苷的降解,提高其胞浆内的水平。磷酸二酯酶抑制剂和 β 受体激动剂有协同作用。由于它们不刺激产生 G-蛋白-GTP 复合物,因此对 Ca^{2+} 通道的激活作用较小,对 β 肾上腺素能刺激引起的正性变时和变传导效应的影响也较小[21]。

腺苷受体

腺苷受体有四种类型,分别与兴奋性或抑制性 G 蛋白或各种激酶相关。腺苷 A$_1$ 受体的激活可以抑制环磷酸腺苷的产生,抑制慢钙通道的开放,打开腺苷激活的 ATP 敏感的 K$^+$ 通道(K$_{ATP}$)。由此引发超级化,延迟房室结传导,减慢心室对房性心动过速的反应[1,22]。腺苷预处理对心肌缺血有保护作用,可以抑制心肌缺血和再灌注损伤引起的炎性反应[22]。

	药物	α	β$_1$	β$_2$	临床使用
兴奋剂	肾上腺素	Y	Y	Y	低心排血量,低血压
	去甲肾上腺素	Y	Y		低血压
	去氧肾上腺素	Y			低血压
	多巴酚丁胺		Y		低心排血量
	多巴胺	Y	Y		低心排血量,低血压
	异丙肾上腺素		Y	Y	心动过缓,低心排血量,肺动脉高压
拮抗剂(β 阻滞剂)	美托洛尔		Y		心动过速,高血压,心肌梗死,心绞痛
	阿替洛尔		Y		心动过速,高血压,心肌梗死,心绞痛
	艾司洛尔		Y		心动过速,高血压,心肌梗死,心绞痛
	卡维地洛	Y(α$_1$)	Y	Y	充血性心力衰竭

表 3-1 肾上腺素能激动剂和拮抗剂的选择活动性与临床使用

其他血流动力学的调节机制

血管紧张素Ⅱ可以收缩血管，减慢肾脏的排泄，是肾素-血管紧张素-醛固酮系统的终末效应器。肾素由肾小球旁器分泌，将肝脏分泌的血管紧张素原转化为血管紧张素Ⅰ。血管紧张素Ⅰ主要在肺部被血管紧张素转换酶（ACE或激肽酶Ⅱ）转换为血管紧张素Ⅱ。血管紧张素Ⅱ的主要作用为：①收缩血管，增加全身血管系统阻力；②刺激肾上腺皮质分泌醛固酮，增加循环容量以增加心排血量。血管紧张素Ⅱ通过这两种机制调节血压。血管紧张素Ⅱ受体抑制剂（angiotensin Ⅱ receptor blockers，ARB）直接抑制血管紧张素Ⅱ的ⅠA亚型受体。

内皮素（endothelins，ET）具有多种作用。当与ET-A受体结合时，可以收缩血管，增强血管平滑肌细胞收缩和增殖。当与ET-B受体结合时，可以刺激释放NO和前列环素，舒张血管[23]。

缓激肽与其受体结合，可以介导血管舒张。精氨酸升压素可以促进肾脏重吸收水分，并且可以收缩血管。心房充盈时引起的心房钠尿肽的释放则有利尿和扩张小动脉的作用。

一氧化氮（NO）在心肌兴奋-收缩耦联中起重要作用。NO可调节Ca^{2+}进入心肌细胞，特定亚细胞内NO的释放可影响肌浆网Ca^{2+}的释放。NO影响肌丝的收缩动力学，确保Ca^{2+}稳态与收缩机械活动紧密匹配，并可在收缩期和舒张期进行动态调整。通过调节环磷酸鸟苷（cyclic guanosine monophosphate，cGMP）的生成，低浓度NO可增强心肌细胞的收缩力，而高浓度NO则会减弱心肌细胞的收缩力[17,24,25]。心力衰竭、糖尿病、心房颤动和缺血再灌注等因素会通过影响一氧化碳合酶的作用改变心脏中NO的合成[26]。低浓度NO吸入可引起肺动脉扩张，降低变时性，并具有正性肌力作用[27]。

心肌收缩

分子水平（肌节）

所有肌肉细胞的主要收缩单位均为肌节（图3-4和图3-5）。肌节在Z线处首尾相连形成肌原纤维。肌细胞由很多肌原纤维平行排列而成。肌节的一部分如图3-9所示。肌动蛋白在Z线处聚合形成细肌丝。肌球蛋白聚合形成粗肌丝。肌球蛋白由两条重链的尾部相互缠绕形成螺旋结构，最终形成粗肌丝的刚性骨架。肌球蛋白的球状头部通过活动铰链连接到重链骨架上并向外突出。肌球蛋白通过一种由肌联蛋白构成的弹性纤维与Z线相连。肌联蛋白就像弹簧一样可以产生被动弹性。肌球蛋白的球形头部是一种可以结合肌动蛋白的ATP酶。肌动蛋白与肌球蛋白头部结合，激活肌球蛋白ATP酶水解ATP。然后肌球蛋白构象发生改变，拉动肌丝（图3-9B）。

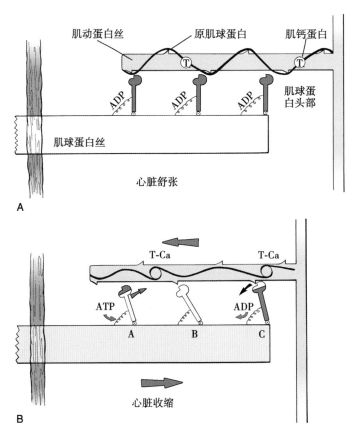

图3-9 肌动蛋白和肌球蛋白的相互作用将化学能转化为机械能。A. 舒张期，肌动蛋白丝上的活性位点被原肌球蛋白覆盖。Ca^{2+}与肌钙蛋白结合后，原肌球蛋白离开肌动蛋白的活性位点，使活化的肌球蛋白头部和肌动蛋白结合（图中纯黑色标记的与细肌丝垂直部分）并顺着纤维方向滑动。这个过程中肌球蛋白的头部是失能的。肌球蛋白ATP酶通过利用ATP水解产生的能量使其头部再次获得能量激活。B. 收缩期，C代表正在失能；B代表已失能；A代表正在获得能量

有两种蛋白调节肌动蛋白和肌球蛋白之间的相互作用:肌钙蛋白和原肌球蛋白。肌钙蛋白(图 3-9A 中的 T)由三部分组成:Tn-C,Ca 调结合位点;Tn-T,连接肌钙蛋白复合物和原肌球蛋白;Tn-I,促进原肌球蛋白阻断肌动蛋白-肌球蛋白的相互作用。原肌球蛋白与肌钙蛋白复合物相关联,这是一种丝状蛋白,由两条紧密缠绕的链状结构组成,位于由两条相互缠绕的肌动蛋白丝形成的槽内。当 Ca^{2+} 缺乏时,Tn-I 与肌动蛋白紧密结合。这样原肌球蛋白则阻断肌钙蛋白与肌动蛋白的结合。当 Ca^{2+} 与 Tn-C 结合后,Tn-I 与肌动蛋白分离,原肌球蛋白移动,暴露肌动蛋白上肌球蛋白的结合位点,从而使肌动蛋白和肌球蛋白的桥接形成。Tn-C 有多个调节位点,受激素和其他刺激引起的磷酸化调节,以改变其敏感性和动力性。酸中毒会通过一种变构作用来降低收缩力,这是因为质子与 Tn-I 结合,并降低钙结合位点的亲和力[28]。

在舒张期,Ca^{2+} 很难和 Tn-C 结合,肌动蛋白上的肌球蛋白结合位点也已关闭。去极化使细胞外 Ca^{2+} 内流,随后的钙触发的钙释放进一步增加细胞内 Ca^{2+} 水平(从舒张期的 10^{-7} mol/L 到收缩期的 10^{-5} mol/L)。这样提供了足够的 Ca^{2+} 与 Tn-C 结合,改变肌钙蛋白分子的构象,去除肌钙蛋白-原肌球蛋白 I 的抑制作用,使肌动蛋白-肌球蛋白桥接形成(图 3-9A)。桥接的形成刺激肌球蛋白 ATP 酶,启动肌球蛋白"铰链"构象改变,Z 线缩短(图 3-9B)。二磷酸腺苷(adenosine diphosphate,ADP)和磷脂酰肌醇(Pi)被释放出来。ATP 与肌球蛋白头部结合,使其从肌动蛋白上分离,然后肌球蛋白头部重新对线,为下一次收缩做准备。直到 Ca^{2+} 进入肌质网,细胞质内 Ca^{2+} 浓度降低,肌肉收缩停止,这一周期结束。

心肌收缩力大小主要由肌动蛋白结合位点的暴露程度决定。这又取决于肌钙蛋白对 Ca^{2+} 的亲和力以及 Ca^{2+} 的有效浓度。初始 Ca^{2+} 内流受环磷酸腺苷、兴奋性或抑制性 G 蛋白、乙酰胆碱的水平调节;Ca^{2+} 触发的强度则决定了胞质内 Ca^{2+} 从肌质网释放的量。细胞质内 Ca^{2+} 摄取的速度受环磷酸腺苷调节(图 3-8)。环磷酸腺苷能够使部分肌钙蛋白磷酸化,促进 Ca^{2+} 快速释放,加快肌动蛋白肌球蛋白复合物的解离[7,29]。

细胞骨架

细胞骨架基本包括肌动蛋白组成的微丝、结蛋白组成的中间丝和微管蛋白组成的微管[30]。细胞骨架能够维持细胞的解剖结构、传导张力并连接相邻的肌细胞。细胞骨架在细胞内信号传导中也发挥重要作用,心肌细胞通过筋膜和细胞桥粒被机械地连在闰盘上[31]。肌节张力通过肌动蛋白微丝传送到闰盘上的筋膜。相邻细胞的中间丝通过细胞桥粒相连。

肌节初长度对收缩力的影响

心肌细胞收缩力与肌节的静息长度有关(参见下文 Frank-Starling 定律)。当静息肌节长度在 2~2.4μm 时,细胞收缩力最强。这个长度是肌球蛋白和肌动蛋白重叠的最佳长度,最大限度地增加了肌动蛋白-肌球蛋白桥接的数量。当两者重叠变少时,肌节长度增加,收缩力减低。因肌丝重叠部分减少而引起的心肌收缩力减低一般在临床上不会发生,因为心肌细胞静息长度很少超过 2.2~2.4μm。一旦到达这个长度,一种并联的弹性因子会阻止肌节进一步伸长。心脏扩大主要是由于肌纤维的滑脱而不是肌节的拉长。心肌细胞拉长可以增加肌钙蛋白 C 对 Ca^{2+} 的敏感性,从而增强心肌收缩力。这种长度依赖的 Ca^{2+} 敏感性是心室 Starling 曲线上升支的重要组成部分。目前已知的控制长度依赖性激活的两个因素是:①肌联蛋白纤维构象变化;②受蛋白激酶 A 和蛋白激酶 C 调节的细肌丝"开-关"平衡[32]。

泵

微观结构

每个肌细胞被称为肌内膜的结缔组织框架包绕,而一群肌细胞则由肌束膜连接包绕,最终整个肌肉由肌外膜包绕。肌束被固定在心脏纤维支架的基底部。肌束以重叠模式螺旋围绕。

宏观结构

心室的几何形状取决于其功能。左室由于要承受较高的射血压力,因此呈圆锥形,出口和入口相邻,位于椎体的底部。在收缩期,向心收缩和室壁增厚相结合使心腔容量减少,其中室壁增厚起主要作用。右室环绕左室,室腔呈月牙形,流入道和流出道相距较远。心室腔缩小主要是右心室游离壁相对室间隔向心收缩的结果。

力学

临床量化的生理学参数

心外科医生可以用多种方式来评估心脏功能。临床上,我们可以直接测量主动脉压、肺动脉压、肺毛细血管楔压和中心静脉压。心输出量可以通过热稀释法或基于血氧饱和度的测量法估算。其他的一些参数可以通过这些直观的测量计算出来。但是由于受到肺循环和体循环阻力以及心室做功等因素的影响,计算结果可能会有偏差。射血分数(每搏量除以舒张末容量)可以通过超声心动图和心室造影来评估,但是结果可能会受到心室负荷、心率和心肌收缩力等因素的影响。尽管这些指标的测量在临床工作中非常有效,但是都不能直接代表心肌收缩力。

Frank-Starling 定律

心脏作为输血的泵装置在生理的限度内实现向外周组织的有效供血。心脏具有一种固有的能力,即当心室容量增加的时候自动增加心肌的收缩力。也就是说,舒张期回心的血容量越多,收缩期心脏泵出的血容量也越多。一般情况下,心脏将心室内的血完全泵出,静脉压不增高。正常心脏中,心室容量增多时,心肌收缩力也会随之增强。这种肌节长度随着心肌收缩力的变化而变化的关系就叫做 Frank-Starling 定律。图 3-10 描述了正常情况下、正常浓度肾上腺素作用、高浓度肾上腺素作用以及副交感神经刺激下的容量与心输出量的变化关系。同样的静息状态下,肾上腺素刺激会增强收缩力,这种是一种正性肌力作用。

前负荷:舒张期扩张性和顺应性

前负荷是静息时肌细胞伸展到功能长度所承受的负荷量,宏观上讲,心脏的前负荷是指收缩期前(舒张末期)心室腔内的血容量。因为心室腔的容量决定静息时细胞的收缩强度,所以

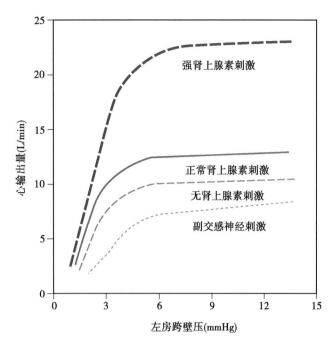

图 3-10　左室 Starling 曲线,四种神经体液刺激对整体心室功能的影响

前负荷是影响心脏收缩的重要因素。临床上较难评估心室容量,常用压力代替,所以常用心室充盈压反映前负荷。心室舒张末期容积和心室舒张末期压力的关系非常复杂。图 3-12 描述了几种压力容积关系(绿色曲线)。舒张末期容积增加时,心脏舒展,舒张末期压力也会相应增加。心室容积的变化除以压力的变化可以用来描述心室的顺应性或称作扩张性。心室的稳定性则和顺应性正好相反,是心室压力的变化除以容积变化。

　　影响舒张期压力-容积关系的因素很多。心肌纤维化、心肌肥厚和心脏老化都会导致心肌顺应性下降(图 3-12C 和图 3-12E)。在心肌纤维化的过程中,由于心肌细胞间胶原蛋白网的增生导致了心肌顺应性下降。当心肌肥厚时,心脏顺应性下降同时与心脏中非收缩成分的硬化和心脏舒张功能受损有关。心脏舒张是一个主动消耗能量的过程,儿茶酚胺可以加快心脏舒张,但是当局部心肌缺血、甲状腺功能减退、慢性心力衰竭时,舒张功能下降。图 3-12 的压力-容积曲线说明了病理情况下舒张期顺应性改变情况。

后负荷:血管阻力

　　后负荷是肌肉收缩时所对抗的阻力。简单地说,心脏后负荷就是心室射血时所要对抗的压力。后负荷越大,心脏射血时耗能越多。除了通过压力的变化为射血提供势能,收缩的左室还需产生动能,克服大动脉和外周动脉的顺应性将血泵到体循环中。血液流动需要的能量相对较小(势能远大于动能)。抵抗力-即压力变化除以心输出量,能够反映心脏传递给血流的势能。为了准确描述心室射血阻力,循环系统的顺应性和动能也要考虑在内,即心室系统的阻抗(一般也称为主动脉阻抗)。顺应性可以反映血管系统接受心室射血的能力,当血管系统顺应性很强时,压力约等于阻力。当顺应性减弱时(比如动脉硬化),压力小于阻力[33]。阻力和顺应性的相互作用在主动脉压力描记图上表现为重搏切迹,标记了收缩末期结束和主动脉瓣的关闭(如图 3-11)。

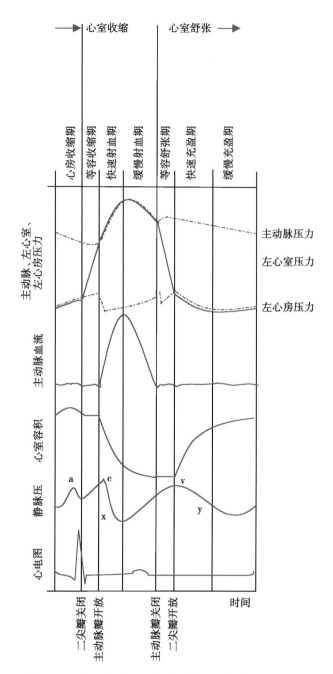

图 3-11　左心房、左心室、主动脉压、体循环压力、血流、左室容积以及体表心电图在一个心动周期中的变化

心动周期

　　图 3-11 列出了一个心动周期的各种参数。一般来说,舒张末期早于心室电活动,标志一个心动周期的开始。心脏开始射血,室腔压力增高使二尖瓣关闭,之后室腔内的压力快速升高直到达到循环舒张压的水平(等容收缩期)主动脉瓣开放,射血开始,腔内压继续上升直到心室容积减少时,压力开始回落(射血期)。射血停止后,主动脉瓣关闭,室腔内压力迅速下降直到二尖瓣开放(等容舒张期)。一旦二尖瓣开放,心室迅速充盈,然后随着心室腔内压的缓慢增高,充盈减慢,心室扩张早于心房收缩(舒张充盈期)。心房收缩的结束的同时心室舒张结束。静脉压不变的情况下,心房收缩可以增加心室的前负荷。

　　准确判断静脉压的变化对疾病的诊断具有很重要的意义。

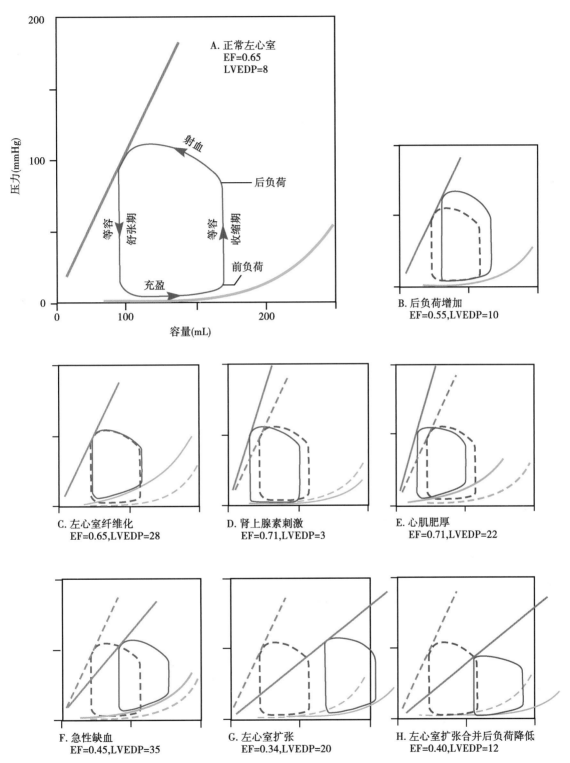

图 3-12　不同病理生理条件下左室压力-容积曲线（详细描述见正文部分）。每个环底部的粗体曲线代表舒张期压力-容积关系，环左上方的直线代表收缩末期压力-容积关系。每个环的每搏量都被设定为 75ml。除了图 B（后负荷增加，收缩压 140mmHg）和图 H（后负荷减低，收缩压 90mmHg）以外，所有曲线收缩压均为 115mmHg（EF，射血分数；LVEDP，左室舒张末压）

右房压较容易监测,肺毛细血管楔压能间接反映左房压。"a"波对应的是在心室舒张末期心房收缩,以使心室充分充盈。"c"波反映收缩期心室压力升高将房室瓣推向心房的压力。"x"下降是由于心房舒张,心室排空后房室瓣下移造成的。"v"波反映房室瓣开放前,心房充盈以使压力不断升高。"y"反映房室瓣开放后心房迅速排空。这些特征性的波形改变可用于临床诊断和鉴别不同的病理过程,详见相关章节。左房"v"波凸出提示二尖瓣反流。

心室压力-容积关系

心功能可以通过一个心动周期中心室内压力和容积的变化关系进行量化和描述(图 3-12)。基于这种关系,可以衍生很多方法来评估心功能。压力-容积关系由 Frank-Starling 关系演变而来:收缩力和收缩程度(每搏量)是舒张末期心肌长度(容量)的函数。

如图 3-12A,在压力-容积环的右下角为舒张末期(end-diastole,ED),之后压力-容积环从等容收缩(上升到右上角)、射血[向左移动到左上角,即收缩末期(end-systoleES)]、等容舒张期(向下到左下角的底部)、直到再次充盈(向右至右下角)形成连续的动态变化。评估心室功能的数据来自左上角的收缩末期点和右下角的舒张末压力-容积点。压力-容积环内部的面积代表心室做功。

收缩性

心肌收缩性(变力状态)是指在特定前后负荷和特定心率情况下心肌固有的收缩力。换言之,心肌收缩性与前后负荷以及心率无关。理论上讲,在固有心肌收缩性保持不变的情况下,前负荷增加,将会导致心输出量和每搏量都增加;而后负荷增加,则会降低心输出量和每搏量;心率加快时(假定舒张期仍可使心室完全充盈),心输出量增加而每搏量不变。虽然心肌本身的收缩性也会影响心输出量,但在临床上很难评估。作为研究,可以通过收缩末期压力-容积关系曲线(end-systolic pressure-volume relationship,ESPVR)的直线斜率(E_{ES})和横坐标即容积轴上的截距(V_0)来量化心脏收缩性(图 3-13)。在保持后负荷和心率不变的情况下,记录下前负荷因腔静脉暂时性阻塞而一过性降低时,压力-容积环发生的一系列改变。环的面积逐渐减小并向左移动。整个变化过程中的所有压力容积环的收缩末期压力-容积点的位置被线性化后得出 ESPVR。在临床界定的正常收缩压范围内(80~120mmHg),收缩末期压力-容积线大致呈线性。当左室肌力增加时,E_{ES} 增加,有时表现为 V_0 降低。相反,左室肌力减低时,E_{ES} 减低,有时表现为 V_0 增加(图 3-13)。类似 ESPVR 用于描述心室收缩功能,舒张期压力-容积曲线(end-diastolic pressure volume relationship,EDPVR)(图 3-13)用来描述舒张期心室顺应性(具体来说,EDPVR 斜率的倒数代表顺应性)。EDPVR 受心肌细胞钙离子摄取、心肌收缩蛋白的分解、细胞骨架、心室壁厚度和心包限制性的影响。

压力-容积环可以用来分析不同的生理状况。后负荷增加(图 3-12B)时,收缩末期压力-容积点会轻度升高并右移。如果要保持心搏量不变,必须增加舒张末容积。因此,即使收缩力不变,射血分数也会轻微下降。图 3-12C 显示了心脏扩大、心肌纤维化、心包填塞时心室顺应性下降(EDPVR 增加)的情况。在收缩力不变的情况下(E_{ES} 和 V_0 不变),若要维持每搏量和射血分数就必须提高舒张末期压力。肾上腺素能刺激的正性肌力作用(E_{ES} 升高)和肌肉松弛(EDPVR 减低)作用(图 3-12D),在每搏输出量保持不变的情况下,使压力-容积环左移,

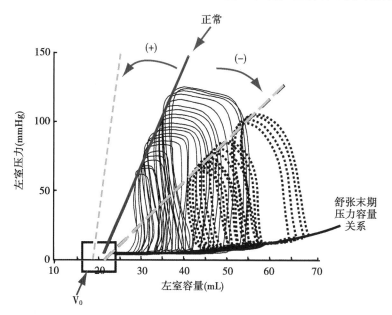

图 3-13   两串由于腔静脉瞬时闭塞引起的逐渐缩小、下移的左室压力-容积环。正常左室压力-容量环如实线所示,经过 30 分钟缺血再灌注损伤后的左室压力-容积环如虚线所示。每个环上的收缩末期压力-容量点通过线性回归分析形成直线连接。同时,可以通过将环的舒张末压力-容积点拟合成指数曲线显示心室硬度(与顺应性相反)。图中横坐标即容积轴上的截距即容量 V_0。负性肌力作用(如缺血再灌注损伤)使 ESPVR 斜率降低,正性肌力作用使 ESPVR 斜率升高。值得注意的是,这几种情况下 V_0 的变化并不大。有些情况下,负性肌力作用会使斜率降低,V_0 增加

射血分数增加。在心肌肥厚的情况下(图 3-12E)与图 3-12C 相比,舒张期顺应性下降,收缩期增加。为了维持每搏量,则需增加舒张末压,降低舒张末容积。压力-容积环左移,射血分数增加。但肥大心脏的每搏量增加是有限的。急性心肌缺血(图 3-12F)会减低舒张顺应性(增加 EDPVR)和心肌收缩力,为了保证每搏量,压力-容积环向右上移动。与临床观察到的急性心肌缺血时射血分数急剧降低和左室充盈压升高一致。在慢性充血性心衰心脏扩大的患者(图 3-12G),压力-容积环向右移位,舒张期压力-容积曲线(EDPVR)斜率变化不大,基本向右平移。舒张末压力不会因为顺应性的改变而增加;相反,为了保持每搏量,压力-容积环的顺应性曲线上移,这与前面讨论过的心肌纤维化的过程形成鲜明的对比图 3-12G 所示的后负荷减轻对慢性衰竭心脏的影响在图 3-12H 中得到了证实。ESPVR、EDPVR 和每搏量都没有变化。但压力-容积环左移,心室舒张度、舒张末压力和射血分数都会下降。正性肌力药物能够使 ESPVR 线左移(向虚线方向),降低心室扩张程度、增加心输出量和射血分数。但这都是理想化的关系,并不能完全反映真实的临床情况。例如,减少后负荷导致舒张期心室扩张减低,能够提高心室的固有收缩力。尽管有众多的影响因素,但理论的掌握对于理解心脏功能以及后续临床治疗有很大的帮助。

另一个评价收缩力的指标受其他参数的影响较小,叫前负荷补充搏出功(PRSW)。每搏功是压力-容积环的面积。对于由于腔静脉阻断形成的每一在压力-容积环,腔静脉受阻时,每搏功曲线根据舒张末期容积点绘制[34](图 3-14)。关系线的斜率可以用来评价收缩力(生理范围内),不受前负荷和后负荷的影响。PRSW 关系能反映左室收缩和舒张的整体情况[35]。

收缩力的临床指标

综上,收缩力的程度是可以评估的,但是和血压不同,不能通过具体数据描述。由于 ESPVR 和 PRSW 对于每个心室都是不同的,所以他们实际上可以更精确描述收缩力的变化。但 ESPVE 和 PRSW 应用于临床的最大困难在于心室容积较难测得,同时很难实现通过降低前负荷得出压力-容积环的变化曲线。希望未来能有更好的心肌收缩力的评价指标。

射血分数在临床经常被用于评价心肌收缩。但如图 3-12 所示,在心肌收缩力没有任何变化的情况下,射血分数还受前负荷和后负荷变化的影响。根据负荷情况,射血分数较低

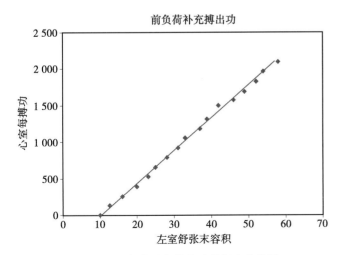

图 3-14　前负荷补充搏出功的假定曲线图

的心脏依然可以产生较大的心输出量。虽然射血分数仅能大致能反映心脏储备功能,但它是评估围术期心脏整体功能是否协调的重要指标。

心室壁压力

左心室是一个能够承受压力的形状不规则的腔室。左室收缩时,室壁压力不断增加对抗后负荷,将血泵出。室腔内压力和心室的形状决定室壁张力。用一个圆柱体的模型模拟左室,可以测量室腔大小和室壁厚度对心室壁压力的影响。这个模型中管周应力的计算以拉普拉斯(Laplace)定律为基础:

$$\sigma \mu \frac{Pr}{w}$$

σ 代表室壁压力(≈张力),P 是跨壁压,r 为半径,w 是室壁厚度。这个公式具有重要的临床意义。维持室壁张力是消耗能量的过程。血液中唯一能几乎完全被心肌细胞摄取的能量物质是氧,室壁张力是心室耗氧量的主要决定因素。在特定情况下,心脏可以通过改变室壁张力来代偿病理性改变。如果心室内收缩压长期增高(主动脉瓣狭窄或高血压),则心室壁会代偿性肥大或增厚以降低收缩期室壁张力。但是,舒张末压力也会随之增高(图 3-12E)。

另一种情况下,由于其他原因导致的心室扩张的心脏的心功能会由于室壁张力和耗氧量之间的关系而进一步受损。为了弥补这种收缩性衰竭,心脏代偿性扩大。舒张期心室扩张会相应地增高室壁张力和氧耗。心脏在运动时增加心排血量的能力将受到限制,从而导致临床症状的出现。

右心室生理学

左心室和右心室在解剖学上相邻,共用室间隔,并在生理上相互合作以产生连续的血流。其中一个腔室的变化可以影响另一个腔室。由于左心室呈圆锥形且轴向对称,所以更符合我们之前讨论的生理学特性。但右心室的几何形状更为复杂,它包绕在左心室外围,在心室轴面上呈新月形。虽然室间隔有助于右心室收缩,但收缩期间心室容积的减小绝大部分依赖右室游离壁的收缩。较薄的右心室游离壁和圆锥肌的肌肉质量仅是左心室的六分之一。右心室在较低的压力下工作,其容积略大于左心室。右心室舒张末容积大于左心室,同时,射血分数也较低,正常下限为 40%~45%。

肺循环阻力决定右室的后负荷。肺血管床是一个高顺应性、低压、低阻的系统。肺血管阻力受缺氧(血管收缩)、高碳酸血症(血管收缩)、一氧化氮(血管舒张)、前列腺素(血管舒张)和内皮素(血管收缩)等因素的影响。

心室相互依赖性

从功能上讲,心室可以看作是两个串联的泵,其中一个连接顺应性较高的肺循环,另一个连接顺应性相对较低的体循环。两个心室共用室间隔,一起被包裹在没有顺应性的心包内。右心室依赖于左心室维持其功能性几何结构。由于这种特殊解剖生理学结构的存在,当急性或慢性血流动力学改变影响其中任一心室时,另一心室也会受到影响。心室相互作用引起的急性病变包括:①由于突然的容量超负荷,使室间隔向一侧腔室移动;②由于同在一个固定的心包腔空间内,当一个腔

室扩大,将影响另一个腔室舒张期充盈。临床常见情况包括:①急性肺栓塞时,右心室急剧扩张,左心室充盈减少;②左心室辅助装置植入后由于室间隔移位和右心室腔几何结构的改变而导致的右心功能障碍。

能量学

能量底物

绝大部分心脏的化学能量供给来自氧化磷酸化。由于无氧代谢酶的缺乏使心脏内的无氧代谢能力非常有限。心肌的主要能量来源是碳水化合物(葡萄糖和乳酸盐)和游离脂肪酸。在氧供足够的情况下,这些能量用于合成ATP。60%~70%的ATP被心肌细胞收缩消耗,10%~15%用于维持细胞膜内外的离子浓度梯度,剩下的则用于线粒体对钙离子的摄取和释放、糖原的分解再生以及甘油三酯的合成。

心脏在有氧状态下对能量的利用非常灵活。饥饿状态下,心脏70%的能量供给来自脂肪。足量的脂肪酸会抑制心肌对葡萄糖的利用[36]。高碳水化合物饮食后,血糖和胰岛素水平升高,而游离脂肪酸下降,心脏的供能几乎100%来源于糖。运动时,乳酸盐水平的升高将抑制游离脂肪酸和碳水化合物的摄取,乳酸盐成为心脏的主要能量来源,可占新陈代谢的70%[37]。

无论是哪种能量来源,氧都是有效利用能量的必需品。缺氧时,由于游离脂肪酸和糖酵解的产物不能被代谢,心脏通过两种机制获得ATP:糖酵解和转化储存在磷酸肌酸中的磷酸盐。糖酵解产生能量的效率非常低,1mol葡萄糖无氧酵解只能产生2mol ATP,但有氧代谢可产生38mol ATP。磷酸肌酸中储存的磷酸盐可以将ADP转化成ATP,但其生成数量也非常有限。

ADP的利用率是决定氧化磷酸化能力的主要因素。缺血缺氧时,ATP分解成ADP,随后分解成AMP、腺苷和肌苷。缺血心肌中,核苷的主要成分ATP、腺苷、肌苷、次黄嘌呤等会缺失。如果恢复氧供,部分ATP可以通过肌苷、次黄嘌呤、次黄嘌呤核苷酸等途径迅速合成,但大部分ATP仍需要重新合成。ATP完全恢复至正常水平可能需要几小时甚至几天。心肌缺血时,糖酵解虽然效率较低,但仍是心肌获取ATP的主要途径,这也导致体内乳酸增高。乳酸和无机磷酸盐的升高引起酸中毒。酸中毒通过抑制糖酵解途径中限速酶6-磷酸果糖-1-激酶的活性减慢糖酵解[38]。多余的质子则竞争Ca^{2+}结合位点,干扰心肌的收缩和舒张。即便这样,糖酵解产生的ATP仍是维持细胞存活的主要因素。葡萄糖、胰岛素和K^+共同参与糖酵解,这可能是心肌缺血损伤后能够通过糖酵解途径维持生理活动的关键因素[39]。

氧耗的决定因素

因为心肌需要的所有能量几乎都来源于有氧代谢,所以氧耗量($M\dot{v}O_2$)即可说明心肌代谢率:

$$M\dot{v}O_2 = \frac{CaO_2 - CvO_2}{CBF}\Big/质量$$

$M\dot{v}O_2$指心肌耗氧量,CaO_2指100ml动脉血氧含量,CvO_2是100ml冠状静脉血的氧含量,CBF代表每分钟冠脉血流量。因为心肌收缩消耗能量占比很大,所以氧耗量直接与心脏收缩和做功相关。当心脏做功增加或化学能转变为机械能的效率降低时,能量利用率提高。

心脏每分钟的做功由心率、每搏量和血压决定。任何一个因素变化,心肌氧耗都会改变。但是每分做功并不是氧耗量的直接影响因素,直接决定心肌氧耗量的是每个心动周期中心室壁的张力和压力。事实上,在等容收缩,心脏并未向血液提供动能但仍然存在能量消耗[40]。心室射血的氧耗只占等容收缩期的20%~30%。简单地说,主要决定心脏氧耗的是心脏将血液射出所承受的压力和将足够体积的血液射出的做功。后负荷增加比射血量增加耗能更多。当心脏扩大,舒张期容量增多时,心肌射血氧耗也会增加。

心脏做功效率将氧耗量和心脏做功关联起来。心脏做功效率=做功/$M\dot{v}O_2$。根据做功(对抗体积或提供速度)不同,心脏做功效率在5%到40%之间变化[41-44]。等容收缩期,心肌细胞的氧耗主要用于拉伸心肌细胞扩展心室容量,心脏做功效率较低(在心肌细胞内部做功的形式)。心肌收缩速度在一定程度上受到心肌变力状态的影响,虽然耗氧量很大,但是并未作为影响因素被考虑到心脏做功效率方程中。当心室扩张时,由于心室腔扩大,室壁压力和射血量都减少,心脏做功效率下降。

心脏手术后,由于维持同样的心功能所需的氧耗增加,所以心脏做功效率一般会降低。氧耗增加主要原因包括:①基础代谢的增加;②兴奋-收缩过程中氧耗增加;③线粒体水平生产ATP效率下降。

心脏外科中正确理解室壁张力与氧耗量的关系尤为重要。体循环负荷过高将增加术后已经受损心室的耗能。主动脉内球囊反搏可以降低后负荷同时增加冠脉供血。在体外循环后并行期间或心衰患者中,可能出现室壁张力较高,氧耗大于氧供。心衰患者每搏量下降,维持稳定心输出量主要依赖于提高心率。但这样整体延长了高室壁张力的时间,同时缩短舒张期,进一步破坏了氧的供需平衡。

代谢变化引起功能改变[45]

代谢需求改变一般会引起三种不同反应。其中两个是对短期急性变化的反应,第三个是对慢性新陈代谢变化的反应。

急性生理反应

这些反应是指对血流动力学变化和代谢需求快速改变的内在生理适应。一般来说,这些反应由舒张末期容积的变化调节,而舒张末期容积又由前负荷和后负荷决定。心脏搏动对舒张末期容积变化的反应对于平衡心室输出量非常重要。

生化功能改变

心肌的收缩和舒张随着代谢的改变而变化。主要由心肌细胞内钙离子流的改变介导[46]。胞浆内Ca^{2+}浓度取决于通过肌质网释放的钙离子的量。而释放钙离子的量又取决于肌质网内Ca^{2+}的浓度和由细胞外跨膜转入以刺激Ca^{2+}释放的初始

Ca^{2+} 的量。ATP 水平降低抑制 Ca^{2+} 的摄取和释放。肌球蛋白的酶促磷酸化可以加快横桥运转的速度,而肌钙蛋白 I 的磷酸化可以促进肌肉松弛[47]。酸中毒通过抑制钙泵、离子通道和离子交换等方式抑制心肌收缩和舒张[48]。

基因表达改变

代谢需求的慢性改变会刺激增殖反应,导致基因表达改变。这些改变包括肌球蛋白和肌动蛋白类型的变化以及细胞膜上离子通道和离子泵数量的变化。

冠脉血流

正常冠脉血流

静息状态下的冠脉血流量约为 $1ml/(min \cdot g)$(心肌质量)。这些血流首先通过心外膜内的主干血管进入穿支动脉,再通过毛细血管丛到达心肌。冠脉血流的阻力主要来自穿支动脉($20 \sim 120\mu m$)。心肌细胞代谢旺盛,因此毛细血管密度非常高,几乎每个心肌细胞都有一个毛细血管供应。静息状态下,相邻毛细血管间距离约为 $17\mu m$。心内膜下心肌毛细血管密度远高于心外膜。当心肌氧需增加时,心肌血流可以通过阻力血管扩张和开放更多毛细血管通路(静息时许多毛细血管处于关闭状态)增加到正常(冠脉血流储备)的 3 至 4 倍。毛细血管开放增加可以减少毛细血管间距同时缩短氧和营养物质扩散距离。

通过流量探头监测发现,冠脉血流灌注左室呈阶段性,舒张期血流量大于收缩期[49]。冠脉的这种随心室收缩和舒张循环变化的灌注模式是由于收缩期心肌收缩压迫冠状动脉和心肌内微血管造成的。左室收缩时对血管的压力是有梯度的,心内膜下压力大于或等于心室腔内压,并向心外膜下逐渐递减。收缩期透壁血流分布测量显示,心外膜下血管优先得到灌注,心内膜下血管则易出现灌注不足。在收缩末期,心外膜表面血管为逆向血流[50]。因此,心内膜下心肌主要在舒张期得到灌注,而心外膜下心肌在舒张期和收缩期均能得到灌注。与心外膜下组织相比,心内膜下每平方毫米毛细血管密度更高,有利于血流分布到心肌内层[51]。当心肌灌注减少时,心内膜下心肌出现功能障碍、组织损伤或坏死的风险更高。这和以下几点有关:①收缩期压力更高;②血管舒张程度较高造成的血流储备较少;③室壁张力和节段收缩的氧需更大。如果舒张末张力上升到 25、30 或者 35mmHg,则心内膜下血管在舒张期和收缩期均受到压迫。只要远端冠状动脉的灌注压高于 40mmHg,心外膜下的血流便可有效的自主调节。但要使心内膜下血流能够达到自主调节,远端平均冠脉灌注压力必须达到 $60 \sim 70mmHg$。低于这个水平时,心内膜下冠状动脉血流储备就会被耗尽,局部流量随冠脉远端压力下降呈线性下降。当室壁厚度增加,收缩或舒张期室壁张力增高时,心内膜下心肌灌注进一步减少。主动脉瓣反流时,由于体循环舒张压降低,心室内舒张压和收缩压升高,心内膜下灌注更易受影响[49,52]。

与左冠状动脉血流的周期性变化不同的是,右冠状动脉血流在整个心动周期中基本不变。这种稳定的血流与右室与左室相比,室壁张力及收缩力对冠状血管的压力均较低有关。

冠脉血流调控

冠脉血流量与心脏代谢需求密切相关。在正常情况下,70% 的冠状动脉血流携氧量被心肌摄取,这已接近生理最大值。所以提高氧供的唯一途径是增加冠脉血流量。局部冠脉存在精确的动脉收缩舒张调控机制。包括:①代谢性血管舒张系统;②无神经调控系统;③血管内皮[53]。冠脉血流量随时受冠脉血管张力(小动脉和毛细血管前括约肌)调节。

当局部血流不足时,代谢性血管舒张系统被迅速激活以满足代谢需求。主要介质是在肌细胞内生成并释放到间质的腺苷。腺苷通过激活 A_2 受体使小动脉平滑肌细胞松弛。当氧供不能维持 ADP 快速再磷酸化成为 ATP 时,则会生成腺苷。一旦心肌得到足够氧供,腺苷的生成又会减少。因此,腺苷可以有效调节氧供需平衡。其他影响冠脉血流的局部血管扩张剂包括 CO_2、乳酸和组胺等。

交感神经系统通过 α 受体(收缩血管)和 β 受体(舒张血管)发挥作用。大冠状血管由直接支配神经调控,而小的阻力血管上直接支配神经分布较少。阻力血管平滑肌细胞上的交感受体直接对体液中的儿茶酚胺产生应答。血管上的 α 受体相对于 β 受体占优势,所以当交感神经末梢释放去甲肾上腺素时,血管收缩。

冠状动脉血流的内皮依赖性调节是由血管舒张和收缩因子共同维持的动态平衡。血管舒张因子包括 L-精氨酸在内皮 NO 合酶作用下合成的 NO 和内皮释放的腺苷。最主要的血管收缩因子是内皮细胞生成的收缩肽内皮素-1。其他血管收缩因子包括血管紧张素 II 和超氧自由基[54]。NO 在冠脉张力的局部调节中起主导作用。其主要在可溶性因子(乙酰胆碱,腺苷和 ATP)和机械信号(由于腔内血流增加而引起的剪切应力和脉动应力)的作用下由冠脉血管内皮细胞产生。当血管内皮完整时,交感神经释放的乙酰胆碱通过合成 NO 舒张血管。如果血管内皮不完整,乙酰胆碱则通过直接刺激血管平滑肌细胞收缩血管。NO 能有效抑制血小板聚集和中性粒细胞功能(超氧化物的产生、黏附和迁移),这对缺血再灌注和体外循环过程中的抑制炎反应非常有意义。

内皮素-1(ET-1)明确作用于血管平滑肌细胞上的内皮素受体 ET_A,引起平滑肌血管收缩。内皮素-1 能抵消内源性腺苷、NO 及前列环素(PGI_2)产生的血管舒张作用。在缺血缺氧等应激状态下,内皮素-1 由血管内皮迅速合成并通过旁分泌发挥作用。内皮素-1 的半衰期只有 4~7 分钟,但比腺苷(8~12 秒)和 NO(以毫秒计)长。另外,ET-1 和 ET_A 受体结合后半衰期延长。人的冠状动脉上有丰富的 ET-1 结合位点,表明 ET-1 在调节人类冠状动脉血流中发挥重要作用[55]。研究发现,心肌缺血再灌注和心脏外科术后,内皮素-1 水平显著增高。

正常情况下,代谢性血管舒张系统主导阻力血管舒缩。比如交感神经兴奋时,虽然去甲肾上腺素的释放能直接收缩血管,但兴奋引起的代谢活动增加可以通过代谢系统舒张冠状动脉[56-58]。

冠脉血流量也由灌注压决定。但是在冠状血管中,血流可以在一定的灌注压力范围内保持恒定。其内在机制就是,血管可以根据血供需求通过调节血管阻力自主调节血流变化。灌注压力在 60~120mmHg 时,自动调节作用正常发挥。如果冠脉远端灌注压降低(狭窄或低血压导致),血管舒张储备能力到达极限,冠脉血流就会减少,减少程度随灌注压力成线性下降。左室心内膜下血流储备较少,因此该部位心内膜下冠状血管早于心外膜下达到最大舒张状态,最容易发生灌注不足。

冠状动脉狭窄对血流动力学的影响

适合外科手术治疗的动脉粥样硬化性疾病主要是指冠脉大的分支病变。狭窄程度对血流动力学的影响可以由泊肃叶定律计算,这个定律描述了黏性流体在水平圆管中做层流运动时受到的阻力:

$$Q = \frac{\pi(\Delta P)}{8\eta} \cdot \frac{r^4}{l}$$

Q 代表流量,ΔP 代表压力变化,η 代表黏滞系数,r 代表半径,l 代表阻塞段的长度。

$$R = \frac{(\Delta P)}{Q} = \frac{8\eta}{\pi} \cdot \frac{l}{r^4}$$

阻力(压力变化/血流量)和半径的四次方成反比,和狭窄长度成正比。因此,血管直径发生很小的变化,血管阻力的变化就十分显著(表 3-2)。正常情况下,较大的灌注血管即使直径减少 50%,对血流动力学的影响也非常小。内径减少 60% 时,血流动力学略受影响。当狭窄程度大于 60% 以后,轻微的直径减少就会明显影响冠脉血流。血管长度不变的情况下,80% 狭窄时血管的阻力是 60% 狭窄时血管阻力的 16 倍。血管狭窄程度达到 90% 时,其阻力是 60% 狭窄程度的 256 倍[59]。此外,同一血管的连续狭窄,血管阻力呈递增状态。另一个影响血管阻力的因素是湍流。狭窄病变可将血流从层流转变为湍流[60]。层流时,压力的下降和流量 Q 成正比,湍流时,压力的下降和流量 Q^2 成正比。基于这些原因,冠脉狭窄到一定程度后,轻微进展可能会导致症状迅速加重。

另外,动脉粥样硬化也会改变正常的血管调节机制。粥样硬化的血管内皮经常受损,导致血管收缩机制相对强于血管舒张机制;血管对收缩刺激的反应性增强,而对使血管舒张的刺激反应能力下降[61]。

狭窄程度小于 60% 时,血流改变并不明显。这是由于血管狭窄远端阻力血管的血流储备可以代偿狭窄造成的血流减少。由于流动阻力是附加的,所以远端阻力的降低可以与近端阻力的增加相平衡,使血流量保持不变。当血流储备减少时,任何增加心肌氧耗的刺激(如心动过速、高血压或运动)都不能通过远端血管的扩张来满足,从而导致心肌缺血[53]。

冠状动脉为末梢血管,生理状态下,主要分支之间侧支循环非常少。当冠脉突然阻塞时,虽然有一些细小的侧支循环开放(直径 $20\sim200\mu m$),但一般血流量不足以维持细胞的正常功能。在接下来的 8~24 小时内,侧支循环流量开始逐渐增加,到闭塞后的第 3 天可以达到初始流量的 2 倍。侧支循环在大概 1个月后完全形成,基本能够满足静息状态下缺血区存活心肌的正常或接近正常的血液供应。缺血预处理或缓慢进展的冠脉狭窄可以刺激侧支循环形成。这些侧支循环对预防突发心梗引起的缺血性损伤意义重大[62]。

内皮功能障碍

同前所述,NO、腺苷和内皮素-1 均由内皮细胞合成并释放[63,64]。缺血再灌注、高血压、糖尿病和高胆固醇血症都会引起 NO 的生成减少、内皮素-1 相对过表达,进而导致血管收缩。心肌短暂缺血后再灌注,导致 NO 生成减少,阻力血管的舒张储备功能降低,冠脉血流进行性下降,从而形成从"低流量"到"无流量"的恶性循环。部分冠状动脉旁路移植术后患者也会出现冠脉血管 NO 生成受损的现象。

内皮细胞有助于阻止炎性细胞(白细胞或血小板)间的相互作用,从而抑制局部或全身的炎性反应。炎性级联反应一般在败血症、缺血再灌注和体外循环时容易发生。正常情况下,内皮细胞通过释放腺苷和 NO 抑制中性粒细胞和血小板的相互作用。内皮细胞受损会降低其对中性粒细胞黏附的抑制。中性粒细胞的黏附减少腺苷和 NO 的生成和释放,从而进一步激活炎性反应。激活的中性粒细胞活化产物会作用于各种组织和器官(尤其是心脏)从而产生相应的生理作用,包括增加血管通透性、减少血流(无再流现象),加速细胞坏死和凋亡[65]。

表 3-2　基于泊肃叶定律计算得出的狭窄程度和狭窄长度对血流阻力的影响

直径 1cm 的血管的狭窄百分比	半径(cm)	不同狭窄长度的阻力		
		0.25cm	1cm	2cm
0	0.5	1	4	8
50	0.25	16	64	128
60	0.2	39	156	313
70	0.15	123	494	988
80	0.1	625	2 500	5 000
90	0.01	10 000	40 000	80 000
80%狭窄相比 60%狭窄的阻力增加倍数				16
90%狭窄相比 60%狭窄的阻力增加倍数				256

将长度为 0.25cm、狭窄程度为 0% 的血管阻力设为 1,作为参考值。

刺激心脏炎性反应的介质包括细胞因子(IL-1,IL-6,IL-8)、补体成分(C3a,C5a,膜攻击复合物)、氧自由基和凝血酶。这些因子都可以上调炎性细胞(CD11a/CD18)和内皮细胞(P-选择素、E-选择素、细胞间黏附分子-1(ICAM-1))中黏附分子的表达。体外循环中细胞因子和补体成分的释放会刺激全身血管内皮,形成体外循环相关炎症反应[66]。腺苷和 NO 已经被用于治疗体外循环相关炎性反应,以减轻缺血再灌注损伤及内皮损伤[67,68]。

心肌灌注不良后果:心肌梗死、心肌钝抑、心肌冬眠

当氧供减少时,心肌收缩力会迅速下降(在 8~10 个心动周期内)。这在心肌缺血时非常明显,当恢复灌注后则会迅速逆转。如果冠脉血流显著减少,细胞代谢出现轻中度异常。细胞 ATP 水平的降低使细胞腺嘌呤核苷酸的生成明显减少。如果冠脉血流持续降低,嘌呤核苷酸会进一步减少,细胞内和线粒体内 Ca^{2+} 水平逐渐上升,两者共同作用加速细胞凋亡和坏死。线粒体内 Ca^{2+} 水平的升高引发氧化磷酸化解耦联,形成恶性循环[69]。如果心肌细胞在细胞器发生不可逆损伤之前得到再灌注,则可能逐渐恢复功能。由于嘌呤核苷酸需要再合成,心肌细胞 ATP 水平通常需要几天的时间才能恢复正常。在此期间,心肌收缩功能受损。这主要是由于收缩蛋白发生可逆性损伤,对细胞内的 Ca^{2+} 水平反应性减弱所致。因此,虽然每次 Ca^{2+} 释放浓度几乎不变,但心肌收缩力显著下降。1~2 周后,受损心肌细胞逐渐恢复。这种虽然存活但是功能失调的心肌叫做顿抑心肌[70-72]。

长期慢性灌注不足时,心肌细胞氧供减少,但是可以维持细胞基本代谢。这种慢性灌注不足导致长期心肌收缩功能下降,称为心肌冬眠。心肌冬眠和兴奋收缩耦联过程中 Ca^{2+} 水平降低有关,因此每次心搏时,胞质内 Ca^{2+} 浓度不足以维持心脏有效收缩。组织学检验显示,心内膜下组织收缩蛋白、肌质网缺失的同时其他亚细胞结构也发生改变[73,74]。恢复灌注后,冬眠心肌可迅速恢复有效收缩,收缩功能也不受影响,但完全恢复可能要延迟几个月[70,75-77]。这对心功能低下但心肌细胞正常的患者非常有意义[78]。

急性缺血心肌再灌注会导致更严重的心肌受损,而不是迅速恢复。缺血再灌注损伤的原因众多。再灌注区域受损内皮抑制白细胞和血小板黏附的功能降低。缺氧引起氧自由基释放。ATP 依赖性钠钾泵功能的紊乱导致细胞水肿、细胞膜破坏、细胞调节功能障碍。减少再灌注损伤方法包括:灭活白细胞,抑制内皮细胞活化,清除氧自由基,使用低钙或高渗灌注液灌注心肌[79,80]。腺苷和小剂量 NO 能有效地保护心脏,减弱中性粒细胞介导的损伤、心肌梗死和细胞凋亡[81]。

缺血再灌注代谢的变化是一个复杂的过程,这个适应机制在氧供暂时减低的情况下保证了心肌细胞的存活。短暂的冠脉闭塞(5 分钟以内)即可触发这种机制,有效减轻后续的冠脉阻塞造成的并发症状,这个现象称为缺血预处理。正常情况下,五分钟的冠脉梗死会导致 40% 左右的心肌细胞坏死,而经过短期缺血预处理的部分心肌发生冠脉梗死时,细胞坏死率可降到 10% 左右[79,82,83]。

心力衰竭生理学

定义和分类

心力衰竭是指在休息或轻中度体力劳动状态下,心脏的射血功能不能满足全身组织器官的代谢需求。引起心衰的原因可能是舒张功能下降(充盈能力)或收缩功能(射血能力)下降或两者共同作用。急慢性心肌梗死可以导致左室大面积收缩性心力衰竭。收缩功能的急性下降影响心室的每搏量(图 3-12F)。心梗恢复后,心室扩大会降低心室收缩功能。心肌病患者则是所有心肌受累,心脏整体收缩功能下降。长期瓣膜功能不全会影响心室结构和心肌功能,导致心力衰竭。以上所有情况均使左心室扩大,左室压力-容积环右移(图 3-12G)。这些情况下,舒张期压力-容积环面积变化并不大,但整体收缩功能显著下降,甚至不能满足机体静息时的代谢需求[84,85]。

舒张功能衰竭可以不伴有收缩功能受损,衰竭的原因可能是心肌纤维化、心肌肥厚或是外部约束影响心脏舒张,如心包填塞等[86]。左室心肌硬度增加与舒张期压力-容积环上移有关(图 3-12C、图 3-12E)。左室心肌硬度增加最常见的原因就是慢性高血压病引起的左室肥厚和舒张期僵硬度增加(与心肌细胞肥大和心室纤维化增生有关)[87,88]。

综上所述,大多数心衰患者的心脏收缩和舒张功能都会受损。

心衰早期心脏和全身生理改变

心衰患者的机体自我调节能力取决于病程进展程度。当心脏功能严重恶化,心输出量减少时,神经体液反射会自动调节以维持心输出量和血压。心脏和外周血管交感肾上腺素系统的激活引起血管收缩、心率加快、心肌收缩力增强。这个过程会产生很多介质,包括去甲肾上腺素、血管紧张素 Ⅱ、血管升压素、B 型脑钠肽和内皮素等。这些介质既能提高肾的保水保钠功能,增加血容量,又能引起血管收缩,维持血压。醛固酮分泌增加,有利于保钠保水。肾上腺素系统和肾素-血管紧张素系统共同协调,通过改变前负荷、后负荷及心肌收缩力来调节每搏量和心输出量。心脏收缩功能下降主要表现为心脏扩大。心脏扩大时,通过 Frank-Starling 机制尚可以维持每搏量,但是射血功能会受到影响。如图 3-12G 所示,左室压力-容积环右移,舒张末期容积增加。除了心脏整体扩大以外,在大面积心肌梗死后早期可能发生心脏几何结构的急性改变,梗死灶附近左心室壁变薄,整个左室腔扩大。随着左室增大,心房利钠肽分泌增多,排水利钠,抑制肾素血管紧张素系统和醛固酮系统的作用[89-93]。

慢性心衰时心脏和全身不良反应

心衰患者早期代偿性反应有利于维持心功能,但晚期心功能逐渐减退(图 3-15)。心衰晚期,肾脏保钠增加,对心房利钠肽和 B 型脑钠肽的反应性逐渐降低[90]。循环中较高的儿茶酚胺水平持续刺激 β 肾上腺素受体,使其反应性降低,产生脱敏现象[19]。

心肌细胞肥大、肌节增长引起左心室扩大,同时,肌原纤维

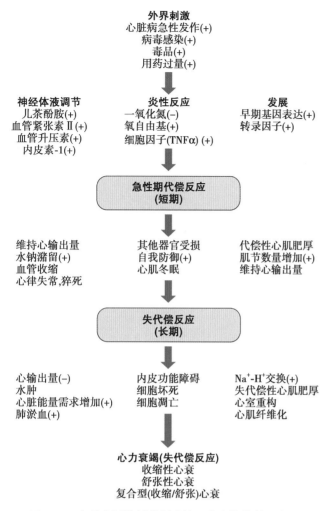

外界刺激
心脏病急性发作(+)
病毒感染(+)
毒品(+)
用药过量(+)

神经体液调节　　　　　炎性反应　　　　　发展
儿茶酚胺(+)　　　　一氧化氮(-)　　　早期基因表达(+)
血管紧张素Ⅱ(+)　　氧自由基(+)　　　转录因子(+)
血管升压素(+)　　　细胞因子(TNFα)(+)
内皮素-1(+)

急性期代偿反应
（短期）

维持心输出量　　　其他器官受损　　　代偿性心肌肥厚
水钠潴留(+)　　　自我防御(+)　　　肌节数量增加(+)
血管收缩　　　　　心肌冬眠　　　　　维持心输出量
心律失常,猝死

失代偿反应
（长期）

心输出量(-)　　　内皮功能障碍　　　Na⁺-H⁺交换(+)
水肿　　　　　　　细胞坏死　　　　　失代偿性心肌肥厚
心脏能量需求增加(+)　细胞凋亡　　　　心室重构
肺淤血(+)　　　　　　　　　　　　　心肌纤维化

心力衰竭(失代偿反应)
收缩性心衰
舒张性心衰
复合型(收缩/舒张)心衰

图 3-15　各种病原学刺激所致的心衰急性代偿反应和
慢性失代偿反应的病理生理学表现。（+）表示正性刺
激；（-）表示减少心衰刺激的不良因素

的滑脱进一步加剧心室的扩大。随着心脏不断扩大,心脏收缩
时氧耗也逐渐增加。另外,心室重构进一步加重心肌纤维化。

血管紧张素和醛固酮刺激心脏胶原蛋白的生成和成纤维
细胞的增殖,使得非梗死区心肌间质组织增加而心肌组织减
少[94]。研究表明醛固酮受体拮抗剂改善心力衰竭患者的发病
率和死亡率[95]。心肌纤维化会增加舒张期心室僵硬度,限制
舒张期充盈,增加舒张末压力。心肌纤维化和心室腔扩大引起
的折返性心律失常是造成晚期心衰患者死亡的常见原因[96]。
因此,心衰是一个左室不断扩张和心室重构的恶性循环,心功
能不断下降。

近十年的研究证明,内皮功能障碍、炎性因子的释放和细
胞凋亡都是刺激心衰进展的不良因素（图 3-15）。据报道,心衰
时 NO 生成减少,而血管收缩剂如内皮素和血管紧张素Ⅱ的生
成增加[97]。心衰的同时,心脏内源性抗氧化防御机制也发生
改变,并对心肌产生氧化损伤。由心衰引起的局部或全身炎性
反应所释放的炎性因子直接刺激炎性细胞释放超氧化物自由
基,并通过增加炎性细胞和内皮细胞的相互作用加剧炎性反
应。炎性因子还可直接诱导心肌细胞的坏死和凋亡[98]。

心衰时,B 型利钠肽（B-type natriuretic peptide,BNP）分泌

增加。BNP 是一种心脏神经激素,以 BNP 前体（pro-BNP）的形
式释放。心室肌细胞拉伸时,pro-BNP 在酶的作用下裂解成
NT-BNP 和 BNP。BNP 的生理作用包括促进尿钠排泄、舒张血
管和神经体液调节。血浆 BNP 浓度是评价心衰的有效标记
物[99]。除了心室肌细胞伸长,其他刺激脑钠肽分泌的因素包
括心肌纤维化、心律失常、心肌缺血、内皮功能障碍和心室肌肥
厚等。

鸣谢

感谢第 2 版本章作者 Jakob Vinten-Johansen,Zhi-Qing Zhao
和 Robert A. Guyton。此版本基于前一版本修订。

（周纯 译　田海 审）

参考文献

1. Opie LH. Fuels: carbohydrates and lipids, in Swynghedauw B, Taegtmeyer H, Ruegg JC, Carmeliet E (eds): *The Heart: Physiology and Metabolism*. New York, Raven Press, 1991, p 208.
2. Katz AM: Regulation of cardiac contraction and relaxation, in Willerson JT, Cohn JN (eds): *Cardiovascular Medicine*. New York, Churchill Livingstone, 1995; p 790.
3. Andersen OS, Koeppe RE: Molecular determinants of channel function. *Physiol Rev* 1992; 72:S89-158.
4. Catterall WA: Cellular and molecular biology of voltage-gated sodium channels. *Physiol Rev* 1992; 72:S15-48.
5. Levitan IB: Modulation of ion channels by protein phosphorylation and dephosphorylation. *Annu Rev Physiol* 1994; 56:193-212.
6. McDonald TF, Pelzer S, Trautwein, et al: Regulation and modulation of calcium channels in cardiac, skeletal, and smooth muscle cells. *Physiol Rev* 1994; 74:365-507.
7. Barry WH, Bridge JHB: Intracellular calcium homeostasis in cardiac myocytes. *Circulation* 1993; 87:1806-1815.
8. Pallotta BS, Wagoner PK: Voltage-dependent potassium channels since Hodgkin and Huxley. *Physiol Rev* 1992; 72:S49-67.
9. Horisberger JD, Lemas V, Kraehenbuhl JP, Rossier BC: Structure-function relationship of Na, K-ATPase. *Annu Rev Physiol* 1991; 53:565-584.
10. Pozzan T, Rizzuto R, Volpe P, Meldolesi J: Molecular and cellular physiology of intracellular calcium stores. *Physiol Rev* 1994; 74:595-636.
11. Kutchai HC: Ionic equalibria and resting membrane potentials, in Berne RM, Levy MV, Koeppen BM, Stanton BA (eds): *Physiology*. St. Louis, Mosby, 2004; pp 23-26.
12. Levy MN: Electrical activity of the heart, in Berne RM, Levy MV, Koeppen BM, Stanton BA (eds): *Physiology*. St. Louis, Mosby, 2004; pp 276-277.
13. Coraboeuf E, Nargeot J: Electrophysiology of human cardiac cells. *Cardiovasc Res* 1993; 27:1713-1725.
14. Naccarelli GV: Recognition and physiologic treatment of cardiac arrhythmias and conduction disturbances, in Willerson JT, Cohn JN (eds): *Cardiovascular Medicine*. New York, Churchill Livingstone, 1995; p 1282.
15. Katz AM: *Physiology of the Heart*, 4th ed. Philadelphia, Lippincott Williams & Wilkins, 2006; p 217.
16. Katz AM: *Physiology of the Heart*, 4th ed. Philadelphia, Lippincott Williams & Wilkins, 2006; p 220.
17. Katz AM: *Physiology of the Heart*, 4th ed. Philadelphia, Lippincott Williams & Wilkins, 2006; p 227.
18. Katz AM: *Physiology of the Heart*, 4th ed. Philadelphia, Lippincott Williams & Wilkins, 2006; p 538.
19. Homcy CJ, Vatner ST, Vatner DE: Beta-adrenergic receptor regulation in the heart in pathophysiologic states: abnormal adrenergic responsiveness in cardiac disease. *Annu Rev Physiol* 1991; 53:137-159.
20. Feldman AM: Classification of positive inotropic agents. *J Am Coll Cardiol* 1993; 22:1223-1237.
21. Honerjager P: Pharmacology of bipyridine phosphodiesterase III inhibitors. *Am Heart J* 1991; 1939-1944.
22. Vinten-Johansen J, Zhao Z, Corvera JS, et al: Adenosine in myocardial

protection in on-pump and off-pump cardiac surgery. *Ann Thorac Surg* 2003; 75:S691-699.

23. Hynynen MM, Khalil RA: The vascular endothelin system in hypertension—Recent patents and discoveries. *Recent Pat Cardiovasc Drug Discov* 2006; 1:95-108.

24. Brady AJ, Warren JB, Poole-Wilson PA, et al: Nitric oxide attenuates cardiac myocyte contraction. *Am J Physiol* 1993; 265:H176-82.

25. Rastaldo R, Pagliaro P, Cappello S, et al: Nitric oxide and cardiac function. *Life Sci* 2007; 81:779-793.

26. Simon JN, Duglan D, Casadei B, et al: Nitric oxide synthase regulation of cardiac excitation-contraction coupling in health and disease. *J Mol Cell Cardiol* 2014; 73:80-91.

27. Katz AM: *Physiology of the Heart*, 4th ed. Philadelphia, Lippincott Williams & Wilkins, 2006; p 241.

28. Parsons B, Szczesna D, Zhao J, Van Slooten G, Kerrick WG, Putkey JA, Potter JD: The effect of pH on the Ca²⁺ affinity of the Ca²⁺ regulatory sites of skeletal and cardiac troponin C in skinned muscle fibres. *J Muscle Res Cell Motil* 1997; 18:599-609.

29. Ebashi S: Excitation-contraction coupling and the mechanism of muscle contraction. *Annu Rev Physiol* 1991; 53:1-16.

30. Katz AM: *Physiology of the Heart*, 4th ed. Philadelphia, Lippincott Williams & Wilkins, 2006; p 128.

31. Perriard JC, Hirschy A, Ehler E: Dilated cardiomyopathy: a disease of the intercalated disc? *Trends Cardiovasc Med* 2003; 13:30-38.

32. Kobirumaki-Shimozawa F, Inoue T, Shintani SA, et al: Cardiac thin-filament regulation and the Frank-Starling mechanism. *J Physiol Sci* 2014; 64:221-232.

33. Briand M, Dumesnil JG, Kadem L, et al: Reduced systemic arterial compliance impacts significantly on left ventricular afterload and function in aortic stenosis: implications for diagnosis and treatment. *J Am Coll Cardiol* 2005; 46:291-298.

34. Glower DD, Spratt JA, Snow ND, et al: Linearity of the Frank-Starling relationship in the intact heart: the concept of preload recruitable stroke work. *Circulation* 1985; 71:994-1009.

35. Feneley MP, Skelton TN, Kisslo KB, Davis JW, Bashore TM, Rankin JS: Comparison of preload recruitable stroke work, end-systolic pressure-volume, and dP/dtmax-end-diastolic volume relations as indexes of left ventricular contractile performance in patients undergoing routine cardiac catheterization. *J Amer Coll Cardiol* 1992; 19:1522-1530.

36. Katz AM: *Physiology of the Heart*, 4th ed. Philadelphia, Lippincott Williams & Wilkins, 2006; p 74.

37. Taegtmeyer H: Myocardial metabolism, in Willerson JT, Cohn JN (eds): *Cardiovascular Medicine*. New York, Churchill Livingstone, 1995; p 752.

38. Hollidge-Horvat MG, Parolin ML, Wong D, Jones NL, Heigenhauser GJ: Effect of induced metabolic acidosis on human skeletal muscle metabolism during exercise. *Am J Physiol* 199; 277:E647-658.

39. Apstein CS: The benefits of glucose-insulin-potassium for acute myocardial infarction (and some concerns). *J Am Coll Cardiol* 2003; 42:792-795.

40. Indolfi C, Ross J: The role of heart rate in myocardial ischemia and infarction: implications of myocardial perfusion-contraction matching. *Prog Cardiovasc Dis* 1993; 36:61-74.

41. Carden DL, Young JA, Granger DN: Pulmonary microvascular injury after intestinal ischemia-reperfusion: role of P-selectin. *J Appl Physiol* 1993; 75:2529-2534.

42. Luscinskas FW, Brock AF, Arnaout MA, Gimbrone MA: Endothelial-leukocyte adhesion molecule-1-dependent and leukocyte (CD11/CD18)-dependent mechanisms contribute to polymorphonuclear leukocyte adhesion to cytokine-activated human vascular endothelium. *J Immunol* 1989; 142:2257-2263.

43. Li J, Bukoski RD: Endothelium-dependent relaxation of hypertensive resistance arteries is not impaired under all conditions. *Circ Res* 1993; 72:290-296.

44. Johnston WE, Robertie PG, Dudas LM, Kon ND, Vinten-Johansen J: Heart rate-right ventricular stroke volume relation with myocardial revascularization. *Ann Thorac Surg* 1991; 52:797-804.

45. Katz AM: *Physiology of the Heart*, 4th ed. Philadelphia, Lippincott Williams & Wilkins, 2006; p 282.

46. Katz AM: *Physiology of the Heart*, 4th ed. Philadelphia, Lippincott Williams & Wilkins, 2006; p 297.

47. Katz AM: *Physiology of the Heart*, 4th ed. Philadelphia, Lippincott Williams & Wilkins, 2006; p 302.

48. Katz AM: *Physiology of the Heart*, 4th ed. Philadelphia, Lippincott Williams & Wilkins, 2006; p 304.

49. Beyar R: Myocardial mechanics and coronary flow dynamics, in Sideman S, Beyar R (eds): *Interactive Phenomena in the Cardiac System*. New York, Plenum Press, 1993; p 125.

50. Yamada H, Yoneyama F, Satoh K, et al: Comparison of the effects of the novel vasodilator FK409 with those of nitroglycerin in isolated coronary artery of the dog. *Br J Pharmacol* 1991; 103:1713-1718.

51. Vinten-Johansen J, Weiss HR: Regional O₂ consumption in canine left ventricular myocardium in experimental acute aortic valvular insufficiency. *Cardiovasc Res* 1981; 15:305-312.

52. Guyton RA, McClenathan JH, Newman GE, Michaelis LL: Significance of subendocardial S-T segment elevation caused by coronary stenosis in the dog. Epicardial S-T segment depression, local ischemia and subsequent necrosis. *Am J Cardiol* 1977; 40:373-380.

53. Bradley AJ, Alpert JS: Coronary flow reserve. *Am Heart J* 1991; 1116-1128.

54. Stewart DJ, Pohl U, Bassenge E: Free radicals inhibit endothelium-dependent dilation in the coronary resistance bed. *Am J Physiol Heart Circ Physiol* 1988; 255:H765-H769.

55. Hou M, Chen Y, Traverse JH, Li Y, Barsoum M, Bache RJ: ET-A receptor activity restrains coronary blood flow in the failing heart. *J Cardiovasc Pharmacol* 2004; 43:764-769.

56. Umans JG, Levi R: Nitric oxide in the regulation of blood flow and arterial pressure. *Annu Rev Physiol*. 1995; 57:771-790.

57. Gross SS, Wolin MS: Nitric oxide: pathophysiological mechanisms [review]. *Annu Rev Physiol* 1995; 57:737-769.

58. Highsmith RF, Blackburn K, Schmidt DJ: Endothelin and calcium dynamics in vascular smooth muscle. *Annu Rev Physiol* 1992; 54:257-277.

59. Katritsis D, Choi MJ, Webb-Peploe MM: Assessment of the hemodynamic significance of coronary artery stenosis: theoretical considerations and clinical measurements. *Prog Cardiovasc Dis* 1991; 34:69-88.

60. Levy MN: Hemodynamics, in Berne RM, Levy MV, Koeppen BM, Stanton BA (eds): *Physiology*. St. Louis, Mosby; 2004; pp 341-354.

61. Cohn PF: Mechanisms of myocardial ischemia. *Am J Cardiol* 1992; 70:14G-18G.

62. Charney R, Cohen M: The role of the coronary collateral circulation in limiting myocardial ischemia and infarct size. *Am Heart J* 1993; 126:937-945.

63. Meredith IT, Anderson TJ, Uehata A, Yeung AC, Selwyn AP, Ganz P: Role of endothelium in ischemic coronary syndromes. *Am J Cardiol* 1993; 72:27C-32C.

64. Harrison DG: Endothelial dysfunction in the coronary microcirculation: a new clinical entity or an experimental finding? [editorial; comment]. *J Clin Invest* 1993; 91:1-2.

65. Jordan JE, Zhao Z-Q, Vinten-Johansen J: The role of neutrophils in myocardial ischemia-reperfusion injury. *Cardiovasc Res* 1999; 43:860-878.

66. Boyle EM, Pohlman TH, Johnson MC, Verrier ED: Endothelial cell injury in cardiovascular surgery: the systemic inflammatory response. *Ann Thorac Surg* 1997; 63:277-284.

67. Vinten-Johansen J, Thourani VH, Ronson RS, et al: Broad spectrum cardioprotection with adenosine. *Ann Thorac Surg* 1999; 68:1942-1948.

68. Vinten-Johansen J, Sato H, Zhao Z-Q: The role of nitric oxide and NO-donor agents in myocardial protection from surgical ischemic-reperfusion injury. *Int J Cardiol* 1995; 50:273-281.

69. Katz AM: *Physiology of the Heart*, 4th ed. Philadelphia, Lippincott Williams & Wilkins, 2006; p 73.

70. Marban E: Myocardial stunning and hibernation: the physiology behind the colloquialisms [review]. *Circulation* 1991; 83:681-688.

71. Kusuoka H, Marban E: Cellular mechanisms of myocardial stunning [review]. *Annu Rev Physiol* 1992; 54:243-256.

72. Ross J: Left ventricular function after coronary artery reperfusion. *Am J Cardiol* 1993; 72:91G-97G.

73. Flemeng W, Suy R, Schwarz F, et al: Ultrastructural correlates of left ventricular contraction abnormalities in patients with chronic ischemic heart disease: determinants of reversible segmental asynergy postrevascularization surgery. *Am Heart J* 1981; 102:846-857.

74. Borgers M, Thoné F, Wouters L, Ausma J, Shivalkar B, Flameng W: Structural correlates of regional myocardial dysfunction in patients with critical coronary artery stenosis: chronic hibernation? *Cardiovasc Pathol* 1993; 2:237-245.

75. Vanoverschelde JL, Melin JA, Depré C, Borgers M, Dion R, Wijns W: Time-course of functional recovery of hibernating myocardium after coronary revascularization. *Circulation* 1994; 90(Suppl):I-378.

76. Ross J: Myocardial perfusion-contraction matching implications for coronary heart disease and hibernation. *Circulation* 1991; 83:1076-1083.

77. Guth BD, Schulz R, Heusch G: Time course and mechanisms of contractile dysfunction during acute myocardial ischemia. *Circulation* 1993; 87:IV35-42.

78. Wijns W, Vatner SF, Camici PG: Hibernating Myocardium. *N Engl*

J Med 1998; 339:173-181.

79. Granger DN, Korthuis RJ: Physiologic mechanisms of postischemic tissue injury. *Annu Rev Physiol* 1995; 57:311-332.

80. Vinten-Johansen J, Thourani VH: Myocardial protection: an overview. *J Extra Corpor Tech* 2000; 32:38-48.

81. Vinten-Johansen J, Zhao Z-Q, Sato H: Reduction in surgical ischemic-reperfusion injury with adenosine and nitric oxide therapy. *Ann Thorac Surg* 1995; 60:852-857.

82. Kloner RA, Yellon D: Does ischemic preconditioning occur in patients? *J Am Coll Cardiol* 1994; 24:1133-1142.

83. Carroll R, Yellon DM: Myocardial adaptation to ischemia—the preconditioning phenomenon. *Int J Cardiol* 1999; 68:S93-101.

84. Gaasch WH: Diagnosis and treatment of heart failure based on left ventricular systolic or diastolic dysfunction. *JAMA* 1994; 271:1276-1280.

85. Goldsmith SR, Dick C: Differentiating systolic from diastolic heart failure: pathophysiologic and therapeutic considerations. *Am J Med* 1993; 95:645-655.

86. Kass DA, Bronzwaer JG, Paulus WJ: What mechanisms underlie diastolic dysfunction in heart failure? *Circ Res* 2004; 94:1533-1542.

87. Litwin SE, Grossman W: Diastolic dysfunctions a cause of heart failure. *J Am Coll Cardiol* 1993; 22:49A-55A.

88. Bonow RO, Udelson JE: Left ventricular diastolic dysfunction as a cause of congestive heart failure. Mechanisms and management. *Ann Intern Med* 1992; 117:502-510.

89. Brandt RR, Wright RS, Redfield, Burnett JC: Atrial natriuretic in heart failure. *J Am Coll Cardiol* 1993; 22:86A-92A.

90. Floras JS: Clinical aspects of sympathetic activation and parasympathetic withdrawal in heart failure. *J Am Coll Cardiol* 1993; 22:72A-84A.

91. Pfeffer MA: Left ventricular remodeling after acute myocardial infarction. *Annu Rev Med* 1995; 46:455-466.

92. Komuro I, Yazaki I: Control of cardiac gene expression by mechanical stress. *Annu Rev Physiol* 1993; 55:55-75.

93. Schwartz K, Chassagne C, Boheler K: The molecular biology of heart failure. *J Am Coll Cardiol* 1993; 22:30A-33A.

94. Pfeffer JM, Fischer TA, Pfeffer MA: Angiotensin-converting enzyme inhibition and ventricular remodeling after myocardial infarction. *Annu Rev Physiol* 1995; 57:805-826.

95. Nolan PE: Integrating traditional and emerging treatment options in heart failure. *Am J Health Syst Pharm* 2004; 61(Suppl 2):S14-22.

96. Weber KT, Brilla CG: Pathological hypertrophy and cardiac interstitium. Fibrosis and rennin-angiotensin-aldosterone system. *Circulation* 1991; 83:1849-1865.

97. Treasure CB, Alexander RW: The dysfunctional endothelium in heart failure. *J Am Coll Cardiol* 1993; 22:129A-134A.

98. Zhao Z-Q, Velez DA, Wang N-P, et al: Progressively developed myocardial apoptotic cell death during late phase of reperfusion. *Apoptosis* 2001; 6:279-290.

99. Gallagher MJ, McCullough PA: The emerging role of natriuretic peptides in the diagnosis and treatment of decompensated heart failure. *Curr Heart Fail Rep* 2004; 1:129-135.

第4章　心脏外科药理

Jerrold H. Levy ● Jacob N. Schroder ● James G. Ramsay

与心脏手术相关的临床药理学是患者管理的重要组成部分。围手术期患者会接受很多影响心血管功能和肺功能的药物。本章总结了与心脏手术、血流动力学、呼吸功能不全及凝血功能改变等相关的常用药物。对于心血管药物来说，共同的药理学效应都是基于细胞外离子内流。

如图4-1所示，一些基本的亚细胞/分子水平通路在心血管药理学中非常重要。心肌细胞的动作电位是跨细胞膜离子流的反映，尤其是 Na^+，K^+ 和 Ca^{2+}[1,2]。许多控制心率和心律的药物都是通过改变 Na^+[如利多卡因（lidocaine）和普鲁卡因胺（procainamide）]、K^+[如胺碘酮（amiodarone）、伊布利特（ibutilide）和索他洛尔（sotalol）]或 Ca^{2+}[如地尔硫草（diltiazem）]电流来起作用的。钙通过特殊的细胞内机制对心肌收缩力起主导作用[3,4]。

心肌收缩是肌动蛋白和肌球蛋白相互作用的体现，此过程将三磷酸腺苷（adenosine triphosphate，ATP）水解产生的化学能转变成动能。心肌细胞肌动蛋白和肌球蛋白的相互作用受到原肌球蛋白的抑制。这种抑制又受到细胞内 Ca^{2+} 的"去抑制"。在血管平滑肌细胞中情况与此类似，肌动蛋白和肌球蛋白的相互作用（导致血管收缩）受到钙调蛋白的调节，而此过程需要 Ca^{2+} 作为辅因子。因此细胞内钙在心肌和血管平滑肌细胞都起着"肌紧张"的作用。

围手术期使用的许多药物都可以改变细胞内钙离子的水平[3,4]。

具有β受体激动作用的儿茶酚胺类[如去甲肾上腺素（norepinephrine）、肾上腺素（epinephrine）和多巴酚丁胺（dobutamine）]通过环磷酸腺苷（cyclic adenosine monophosphate，cAMP）调节心肌细胞内钙水平（图4-2）。β受体激动剂与细胞表面的受体结合，受体通过激活型跨膜GTP结合蛋白与细胞

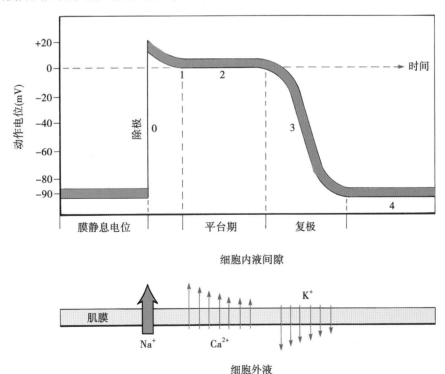

图4-1　心脏离子流和动作电位。静息细胞膜电位主要是细胞间/细胞内钾离子梯度的反映。4期细胞膜的除极引起快钠通道超射（overshoot）（0期），其后恢复（1期）到平台期（2期），由钙离子内流维持，然后由钾离子外流引起复极（3期）

内的腺苷酸环化酶(adenylate cyclase, AC)偶联。这导致 cAMP 的合成增加,然后 cAMP 作为第二信使引起一系列细胞内反应,从而导致收缩期细胞内钙水平升高。不太为人所知的是,仅有 α 受体激动效应的药物通过另外的机制也可能增加细胞内 Ca^{2+} 水平[5,6]。α 肾上腺素能药物正性肌力作用的基础可能是激活磷脂酶 C,以催化磷脂酰肌醇水解成二酰甘油和三磷酸肌醇(图 4-2),但该通路仍处于研究之中。这两种化合物都能增加肌丝对钙离子的敏感性,而三磷酸肌醇则刺激钙离子从细胞内贮存点肌质网中释放出来。关于 α 受体激动剂正性肌力效应的机制和对心肌收缩力的影响,目前仍有一些争议,但是这种机制在血管平滑肌中的重要性得到了普遍的认同。α 受体激动剂能够刺激细胞内钙增加,从而显著提高血管平滑肌的张力。然而,血管平滑肌细胞内的钙也受环核苷酸的控制[7,8]。与心肌细胞中相反,在血管平滑肌中,环磷酸腺苷的主要作用是促进钙被吸收到细胞内的贮存点,从而降低其利用度(图 4-3)。因此,能够刺激环磷酸腺苷合成(β 受体激动剂)或抑制其分解(磷酸二酯酶抑制剂,phosphodiesterase inhibitors)的药物都可以导致血管扩张。另外,环磷酸鸟苷(cyclic guanosine mono-

phosphate, cGMP)也可以增加细胞内钙的储存(图 4-3),从而降低钙调节肌动蛋白和肌球蛋白相互作用的能力。一些常用的药物通过 cGMP 起作用。例如,一氧化氮(nitric oxide, NO)可以刺激鸟苷酸环化酶,增加 cGMP 的水平。硝酸甘油(nitroglyc-erin)和硝普钠(sodium nitroprusside)之类的药物代谢产生一氧化氮,从而产生该效应。K^+ 和 Ca^{2+} 离子流的“对话”也可以导致血管扩张。ATP 水平降低、酸中毒、组织中乳酸水平升高可以增加 ATP 敏感的 K^+ 通道的通透性,进一步导致了细胞膜的超极化,从而抑制 Ca^{2+} 进入细胞内,导致血管张力下降。

图 4-1 至图 4-3 简要地总结了心脏药理学的各种药物作用通路,同时也表明了本章所讨论的药物在临床应用上存在困难的主要原因。控制心率、心律、收缩力及血管张力的药物的作用机制是相互联系的。例如,β 肾上腺素受体激动剂不仅能提高细胞内钙水平,增加心肌收缩力,同时也能改变 K^+ 电流,从而产生心动过速。儿茶酚胺不但有 β 肾上腺素受体激动作用,有变力和变时作用,同时还有 α 受体激动作用,引起血管平滑肌细胞内钙增加从而导致血管收缩。磷酸二酯酶抑制剂不仅通过增加心肌细胞 cAMP 水平而提高心肌收缩力,还可以引起

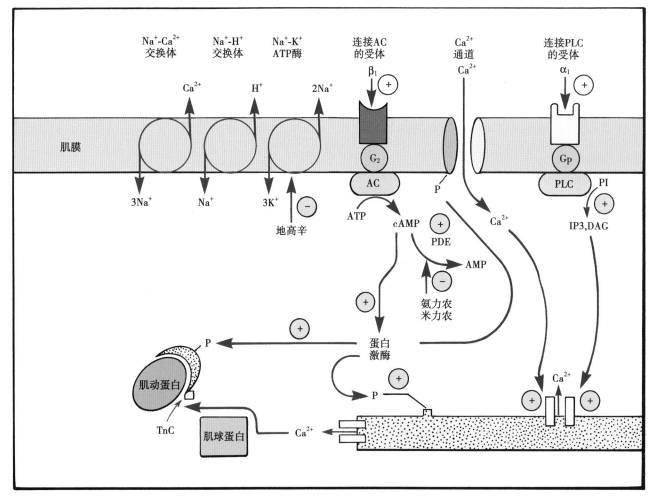

图 4-2　心脏收缩性的调节因子。心肌收缩性是肌动蛋白和肌球蛋白相互作用的表现,钙结合到肌钙蛋白 C(troponin C, TnC)上可使收缩性加强。细胞内钙水平受直接跨膜离子流、环磷酸腺苷以及由磷脂酶(phospholipase C, PLC)作用而产生的三磷酸肌醇(inositoltriphosphate, IP3)和二酰甘油(diacylglycerol, DAG)的控制。环磷酸腺苷的合成由腺苷酸环化酶(AC)催化,AC 则由 β 受体激动剂结合到受体上而激活;环磷酸腺苷的分解由磷酸二酯酶(phosphodiesterase, PDE)催化,后者受到氨力农和米力农的抑制。PLC 的活性由 α 肾上腺素受体激动剂与受体结合而激活

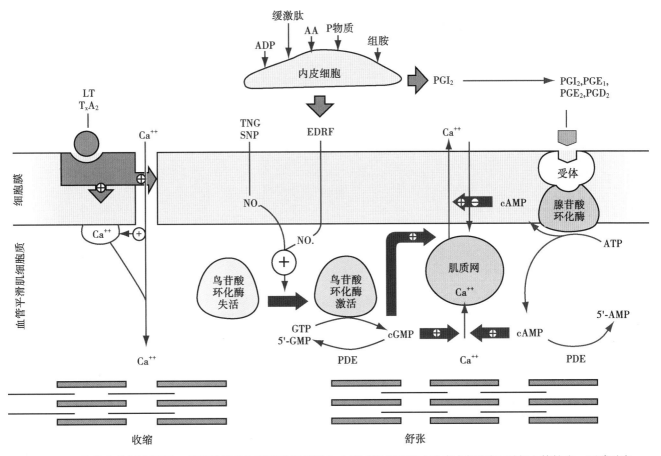

图 4-3　血管张力的调节因子。环磷酸腺苷和环磷酸鸟苷增加血管平滑肌细胞内贮存点摄取钙，引起血管扩张。环磷酸鸟苷的合成是由鸟苷酸环化酶催化的，这种酶由一氧化氮（NO）激活，而 NO 则由硝酸甘油（NTG）和硝普钠（SNP）产生。过度的血管扩张往往是其他内生性介质的反映，如前列腺素（PGI$_2$，PGE$_1$，PGE$_2$ 及 PGD$_2$）和血栓烷 A$_2$（TxA$_2$）。花生四烯酸（AA）、缓激肽、组织胺和 P 物质等介质都可以刺激内皮细胞源性血管舒张因子（EDRF）的释放，EDRF 即等同于 NO（Reproduced with permission from Levy JH：*Anaphylactic Reactions in Anesthesia and Intensive Care*, 2nd ed. Boston, Butterworth-Heinemann, 1992.）

血管内 cAMP 增加从而导致血管扩张。心脏外科药理学中多种机制的相互作用，意味着在临床上需要学会利用药物的副作用，这和应用其主要治疗作用同等重要。

抗心律失常药物

心律失常在心脏手术期间很常见。稳定的心律需要心肌细胞在空间和时间上以协调的方式除极和复极，当这种协调被扰乱时，就可能出现心律失常。心律失常的机制可以分为：冲动形成异常，冲动传导异常，或两者兼有[9,10]。冲动形成异常可由自律性增加（正常情况下没有起搏活性的组织自动除极）引起，或由动作电位 3 期或 4 期除极之后异常传导的触发活动引起。冲动传导异常经常涉及折返现象，即缺血或受损心肌中的单向传导受到阻滞，而从正常组织中的替代路径进行逆行激动，因而在一条环路中循环除极。从上述简要的概括中可以看出，降低异位灶的传导速度，使正常起搏细胞控制心率，或者延长动作电位时程（从而延长不应期）以阻止冲动传导到折返环，都能够抑制心律失常。

Vaughan Williams 对抗心律失常药的分类进行了修订和适当的修改[11,12]，尽管后来出现了更具逻辑性的描述特定通道阻滞特性的分类方案[13]，本文仍按照 Vaughan Williams 系统的四种主要分类进行讨论。在此分类中，Ⅰ类药物是具有局部麻醉性质的钠通道阻滞剂，Ⅱ类药物为 β 受体阻滞剂，Ⅲ类药物可以延长动作电位时程，Ⅳ类药物为钙通道阻滞剂。因为胺碘酮在治疗室上性和室性心律失常方面有广泛应用，疗效显著，受到高级心脏生命支持（Advanced Cardiac Life Support，ACLS）指南的推荐，并且已代替了许多以前使用的药物，所以将对其进行详细讨论。而以往在心脏手术中使用过的，目前不常用的其他药物将只进行简要讨论。

Ⅰ类药物

虽然每种Ⅰ类药物都具有钠通道阻滞的作用，但它们仍可以按照电生理学差异分成亚类。在某种程度上，这些区别基于药物与钠通道相互作用的动力学的不同[14,15]。Ⅰ类药物最易与开放（动作电位 0 期，图 4-1）或失活（2 期）的钠通道结合。与钠通道解离的过程发生在静息（4 期）状态。如果药物解离的时间常数与舒张期间（对应于 4 期）相比是长的，那么药物将在通道中积累并达到稳态，从而减慢正常组织的传导。这种情况见于Ⅰa[如普鲁卡因胺（procainamide）、奎尼丁（quinidine）和丙吡胺（disopyramide）]和Ⅰc 类[如恩卡尼（encainide）、氟卡尼（flecainide）和普罗帕酮（propafenone）]药物。而与此相反，Ⅰb类药物[如利多卡因和美西律（mexiletine）]与钠通道解离的时间常数短，不会在通道中积聚，对传导速度的影响很小。但是由于缺血的心肌除极状态更持久，也会导致药物在通道中积聚，从而减慢受损心肌的传导。

普鲁卡因胺是一种有多种电生理学效应的Ⅰa类药物[16]，然而，低血压和降低心排血量的副作用限制了它的使用[17,18]。负荷剂量为 20~30mg/min，达到 17mg/kg 后，以每小时 20~80mg/kg 静脉输注。由于普鲁卡因胺延长动作电位时程，增宽的 QRS 波常常提示潜在的药物过量。普鲁卡因胺经肝脏代谢消除，通过乙酰化形成一种具有抗心律失常作用和毒性副作用的代谢产物，然后通过肾脏清除这种代谢产物。因此有严重肝脏或肾脏疾病的患者输注速度应位于输注速度范围的下限。

Ⅰb类药物包括最广为人知的抗心律失常药利多卡因。如前所述，利多卡因几乎不影响正常组织的传导速度，但它可降低缺血心肌的传导速度[14,15]。其他的电生理学效应包括缩短动作电位时程，但是有效不应期占动作电位时程的比例增加得很少。这些电生理学效应对于抑制心律失常的确切作用并不清楚。利多卡因对心房组织没有显著的影响，而且最近的心血管急救指南不推荐使用利多卡因对电击抵抗性室速/室颤（shockresistantventricular tachycardia/fibrillation，VT/VF）进行治疗[19]。利多卡因初始单次剂量 1~1.5mg/kg 给药后，血浆药物浓度迅速下降，这是因为药物再分布到肌肉、脂肪等组织中。单次剂量后以每分钟 20~50mg/kg 持续输注可以保持利多卡因的有效血浆浓度。药物的代谢途径是通过肝脏产生有活性的代谢产物，再经过肾脏清除。因此，患有肝脏或肾脏疾病的患者用药需减量大约 50%。主要的毒性作用都与中枢神经系统有关，利多卡因过量可能导致倦怠、意识水平下降，剂量非常高时可能引起癫痫发作。负性肌力效应或低血压较绝大部分抗心律失常药物少见。围手术期可能用到的其他Ⅰb类药物包括口服的妥卡尼和美西律，它们的作用与利多卡因类似[15]。

Ⅰc类药物包括氟卡尼、恩卡尼和普罗帕酮，都显著降低传导速度[20,21]。关于莫雷西嗪（moricizine）的心律失常抑制试验（CAST）[20,21]显示，虽然室性心律失常得到抑制，但恩卡尼和氟卡尼组与安慰剂相比，猝死的发生率明显升高，因而这些药物没有广泛应用。普罗帕酮在美国有口服制剂，而在欧洲有静脉注射制剂。成人通常的口服用量是每 8 小时 150~300mg。它有 β 受体阻滞作用（导致负性肌力作用），也有钠通道阻滞作用，能够延长 PR、QRS 和 QT 间期，可用来治疗房性和室性心律失常[15]。

Ⅱ类药物

β 受体阻滞剂是另一类重要的抗心律失常药（在 Vaughan Williams 分类中被称为Ⅱ类药物）。但是，由于 β 受体阻滞剂是抗心律失常药，同时也是抗高血压药，因此将在本章的其他地方进行讨论，下面将讨论 Vaughan Williams 分类中的Ⅲ类药物：溴苄铵（bretylium）、胺碘酮和索他洛尔。这些药物都有很多复杂的离子通道阻滞效应，然而最重要的可能是钾离子通道阻滞作用[22]。因为心肌细胞钾离子外流形成复极化，所以Ⅲ类药物的一个重要的电生理学效应就是延长动作电位[23]。

Ⅲ类药物

伊布利特、多非利特（dofetilide）、索他洛尔和溴苄铵都是Ⅲ类药物。静脉用伊布利特和口服的多非利特都已被批准治疗心房颤动（atrial fibrillation，房颤），但有导致尖端扭转性室性心动过速（torsades de pointes）的风险[24,25]。索他洛尔是一种非选择性的 β 受体阻滞剂，同时有钾通道阻滞作用[26]。在美国，以前只有索他洛尔口服制剂，现在也可静脉用药。批准的适应证是致死性室性心律失常，但它对于房性心律失常也有效。溴苄铵现在已不再使用，而且美国心脏协会最新的心血管急救指南也不再推荐此药[19]。

Ⅳ类药物

钙通道阻滞剂（Vaughan Williams 分类中的Ⅳ类药物）维拉帕米（verapamil）和地尔硫䓬都是抗心律失常药。在窦房结和房室结组织中，钙通道对 0 期除极有重要作用，而钙通道阻滞可以延长房室结的不应期[27,28]。

这可以解释维拉帕米和地尔硫䓬治疗室上性心律失常的有效性，也同样可以解释为何这些药物都是负性肌力药物。维拉帕米和地尔硫䓬都可以有效降低心室对心房颤动、心房扑动和阵发性室上性心动过速（supraventricular tachycardia，SVT）的反应，有助于转为窦性心律[29-31]。维拉帕米的负性肌力作用比地尔硫䓬更强，因此它很少用于室上性心律失常。地尔硫䓬静脉剂量为 0.25mg/kg，15 分钟后若效果不佳可再给予 0.35mg/kg。负荷剂量后输注剂量为 5~15mg/h。尽管静脉地尔硫䓬对控制心率有效，但对于室上性心动过速的临床治疗和预防已被静脉胺碘酮替代（参见"胺碘酮"）。

其他药物

用 Vaughan Williams 分类法对抗心律失常药进行分类的难点之一就是并非所有药物都能并入这个系统。地高辛（digoxin）、腺苷（adenosine）和镁（magnesium）就是三个例子，这几种药物在围手术期都有重要作用。

地高辛抑制 Na^+-K^+泵（Na^+-K^+-ATPase pump，又称 Na^+-K^+-ATP 酶），导致细胞内 K^+ 浓度降低，静息膜电位负值降低，4 期除极斜率增加，降低传导速度。然而这些直接作用通常被间接作用所控制，包括抑制充血性心衰的反射反应和迷走神经过敏效应[10,32]。地高辛的净效应在房室结最显著，减慢传导并延长不应期，解释了地高辛减慢心室对房颤的反应的有效性。地高辛的主要缺点是起效慢且有多种副作用，如致心律失常作用，静脉用胺碘酮和地尔硫䓬问世后，地高辛就很少用来控制急性房颤的心率。

腺苷是一种内生性核苷，电生理学效应与乙酰胆碱（acetylcholine）类似。腺苷减慢房室结传导，它的主要抗心律失常作用是终止房室结折返性心动过速[33]。治疗阵发性室上性心动过速的静脉剂量为 100~200μg/kg。支气管痉挛等副作用很短暂，因为它的血浆半衰期非常短（1~2 秒）。这种短半衰期的性质使它成为治疗折返性心律失常的理想药物，因为短暂的中断就可以完全抑制这种心律失常。

适当的酸碱状态和电解质平衡很重要，因为电解质失衡能够干扰膜电位，导致心律失常的发生，也可以通过影响 K^+ 浓度和交感张力来改变酸碱状态。对心律失常的治疗应该包括纠正酸碱和电解质失衡。应考虑到补充镁剂[34]。镁缺乏在围手术期很常见,应用镁剂可以降低术后心律失常的发生率[35]。

胺碘酮

胺碘酮为广谱抗心律失常药物,其静脉制剂已成为心脏外科中应用最多的静脉抗心律失常药。胺碘酮最初是作为抗心绞痛药物来开发的,因为它有扩张血管包括扩张冠脉的作用[36]。胺碘酮有多种离子通道阻滞作用[10,29,36],引起的电生理学效应也相对比较复杂,而且急性静脉给药和慢性口服给药之间也有药效的差异。急性静脉给药可以导致心率和血压下降,但是 QRS 时限和 QT 间期很少发生改变。长期给药后,可能出现明显的心动过缓和房室结及心室组织动作电位时程延长,引起 QRS 时限和 QT 间期增加[37-39]。

药物动力学

胺碘酮是一种复合的高度亲脂性的药物,口服给药时药物利用率多变(35%~65%),而且被多种组织广泛吸收,个体间变异大,药物动力学复杂[38-40]。静脉给药后最初的输注即时半衰期很短,这代表了药物的再分布。胺碘酮真实的消除半衰期相当长,可达 40~60 天。由于药物的分布容积巨大(约 60L/kg),且作用时间长,其活性代谢产物可能需要数月时间才能达到稳态的组织浓度。另外,在处理危及生命的心律失常时,经常通过静脉负荷量来达到血浆药物水平。由于胺碘酮药物动力学和代谢产物都很复杂,测量其血浆浓度并无意义。血浆浓度大于 2.5mg/L 时,药物中毒风险将会升高。胺碘酮的最佳剂量并无统一的标准,而且可能与治疗的具体的心律失常种类有关。另外,治疗室上性和室性心律失常的剂量要求可能不一样[37-40]。

由于这些独特的药物动力学性质,胺碘酮达到稳态血浆浓度的速度很慢。成人经典的口服给药方案如下:负荷剂量 80~1 600mg/d(分 2~3 次)共 10 天,600~800mg/d 共 4~6 周,维持剂量为 200~600mg/d。参考相应的研究,对于静脉给药,推荐成人急性治疗的剂量为 150mg,给药时间大于 10 分钟,随后 60mg/h 持续 6 小时,然后维持输注 30mg/h,以达到 1 000mg/d 的剂量[37-40]。

电生理学

胺碘酮的电生理学作用相对较复杂,还没有完全研究清楚。胺碘酮可以产生 Vaughan Williams 分类中四种不同的药理作用。它具有使用依赖性(use-dependent)Ⅰ类作用,抑制钠内流,以及Ⅱ类作用[10]。然而,胺碘酮的抗肾上腺素受体作用与β受体阻滞剂不同,因为它对β受体阻滞剂有非竞争性及附加效应。胺碘酮抑制窦房结的自律性,从而减慢心率和传导,并增加房室结的不应期,这些性质有助于控制室上性心律失常。它的Ⅲ类作用可以延长心房和心室的不应期,增长 QTc 间期。口服胺碘酮对窦房结和房室结功能的作用在两周内达到最强,而对室性心动过速和心室不应期的作用则是逐渐出现的,大约在 10 周或更长的时间后达到最强。

适应证

胺碘酮的主要适应证是室性心动过速(室速)或心室颤动(室颤)[40-48]。它对治疗房性心律失常和心房颤动也有效果(参见"心房颤动"部分)。

副作用

虽然胺碘酮有许多不良反应,但这些都发生于长期口服给药,而很少与急性静脉给药有关。最严重的是肺毒性,这在围手术期急性静脉给药中还未见报道。一些病例分析报道称在手术时已使用胺碘酮的患者术后即刻出现显著心动过缓和低血压的风险升高[49,50]。而其他的病例对照研究并没有重复出上述结果[51]。预防性使用胺碘酮以防止围手术期心房颤动的安慰剂-对照试验并没有报道心血管不良反应,而心动过缓和低血压则是已知的副作用[52-56]。关于术后急性肺毒性的病例报道和病例分析也同样缺乏严格的随机对照方法学。

心律失常的药物治疗

室性快速性心律失常

静脉注射胺碘酮被批准用来快速控制反复发生的室速或室颤。三个随机对照试验研究了住院时反复发生血流动力学不稳定的室速或室颤(24 小时内发生两次或以上)且对利多卡因、普鲁卡因胺和溴苄铵(在其中的两个试验中)无反应或不耐受的患者[42,44,46]。这些患者都有严重的缺血性心血管疾病,其中 25%在入选前接受了机械通气或主动脉内球囊反搏术(intra-aortic balloon pump),10%在入选时进行了心肺复苏。一项研究比较了三种剂量的静脉胺碘酮:525、1 050 和 2 100mg/d[44]。由于对复发室速使用了研究者发起的间断的开放标签胺碘酮单次剂量,三组患者实际接受的平均剂量为 742、1 175 和 1 921mg/d。在 1 天的研究期中,低、中、高剂量组没有室速/室颤复发的患者数量分别为 32/86(41%)、36/92(45%)和 42/92(53%),在统计学上没有显著性差异。而在随机分配到较高剂量胺碘酮组的患者中,接受 150mg 单次剂量胺碘酮补充治疗(研究者盲法的情况下)的患者数量显著减少,并且有显著的统计学意义。

Sheinman 及其同事评价了更大跨度的胺碘酮剂量(125、500 和 1 000mg/d),包括通常被认为是低于治疗剂量的低剂量[46]。然而这个较强的研究设计也被研究者给予的开放标签单次胺碘酮注射的方法破坏了。但是,胺碘酮剂量和室速/室颤复发率($P = 0.067$)之间的关系呈现了一定的相关性。调整了基线的不平衡之后,从最低到最高剂量组每 24 小时室速/室颤的中位复发率分别为 1.68、0.96 和 0.48 次。

第三个研究对两种静脉胺碘酮剂量(125mg/d 和 1 000mg/d)和溴苄铵(2 500g/d)进行了比较[42]。由于使用了开放标签给药,目标胺碘酮剂量比 8:1 再次压缩到了 1.8:1。主要结果为 24 小时内中位室速/室颤复发率没有显著性差异。低剂量胺碘酮、高剂量胺碘酮和溴苄铵三组 24 小时的复发率分别为 1.68、0.48 和 0.96($P = 0.237$)。高剂量胺碘酮和溴苄铵之间没有差异;然而,超过 50%的患者在 16 小时内就交叉到了胺碘酮组。

这些研究未能成功提供胺碘酮有效性的确切证据,其原因可能与使用"阳性对照研究设计"、缺乏足够的统计功效、补充胺碘酮的比例高及交叉率高有关。尽管如此,这些研究仍然提供了一些证据,足以证明静脉胺碘酮(1g/d)在24小时内治疗室速/室颤是中等有效的。

持续性单形性室性心动过速和宽 QRS 心动过速

尽管对于任何血流动力学不稳定的持续性室速来说,最有效且快速的治疗方法是心脏电复律或除颤,静脉抗心律失常药物仍可以用来终止血流动力学稳定的室速。心血管急救指南[19]已经去掉了在稳定的宽 QRS 室速中应用利多卡因和腺苷的推荐,现在称为"可接受",不是主要推荐(利多卡因)或不推荐(腺苷)。基于随机小样本的研究结果,静脉普鲁卡因胺和索他洛尔都是有效的[10],胺碘酮也可以考虑使用[19]。

电击抵抗性心室颤动

心血管急救指南推荐在应用任何抗心律失常药物之前至少电击三次并应用肾上腺素或血管升压素(vasopressin)[10,19]。没有大规模的双盲对照研究证明利多卡因、溴苄铵或普鲁卡因胺对电击抵抗性室颤有效[10,19],利多卡因和溴苄铵在这种情况下不再推荐使用[19]。近期两个重要的研究报道了急性电击抵抗性心搏停止的药物治疗的有效性。

胺碘酮在难治性持续性室速院外复苏中的应用(Amiodarone in the Out-of-Hospital Resuscitationof Refractory Sustained Ventricular Tachycardia,ARREST)是一个随机、双盲、安慰剂对照的研究。ARREST 对 504 名患者进行了研究,结果表明 300mg 胺碘酮单次静脉给药可以显著改善三次直流电击后仍为室速或室颤的患者入院时的生存率(44% 与 34%,$P < 0.03$)[43]。尽管胺碘酮在 4~16 分钟给药时可以达到最高的入院生存率(79%),但当给药延迟后(长达 55 分钟),胺碘酮组的改善比例与安慰剂组相比并没有显著的差异。胺碘酮在给药前恢复自主循环的患者(全部研究患者的 21%)中效果最好(入院时的生存率从安慰剂组的 41% 增加到 64%)。对于未恢复自主循环的患者,胺碘酮改善结果的作用非常小(38% 与 33%)。

Dorian 在院外心搏停止的患者中进行了一项随机试验,比较除颤结合静脉利多卡因和静脉胺碘酮的效果[48]。如果患者发生院外心室颤动且对三次电击、静脉肾上腺素或再多一次电击无效,或者初次除颤成功后复发室颤,则可纳入此研究。他们以双盲的方式随机分配为接受静脉胺碘酮加利多卡因安慰剂或静脉利多卡因加胺碘酮安慰剂。主要的终点是入院时存活的患者的比例。共有 347 名患者[平均年龄(67±14)岁]入选了本研究。医护人员被派遣去心搏停止现场与他们到达现场的平均时间间隔为(7±3)分钟,从派遣到给药之间的平均时间间隔为(25±8)分钟。使用胺碘酮治疗的 180 名患者入院时存活率为 22.8%,而利多卡因组 167 名患者的入院时存活率为 12.0%($P = 0.009$)。在派遣至给药时间等于或少于中位时间(24 分钟)的患者中,入院时的存活率胺碘酮组为 27.7%,而利多卡因组为 15.3%($P = 0.05$)。作者得出结论认为,与利多卡因相比,胺碘酮能够提高院外电击抵抗性室颤患者的入院时生存率。

室上性心律失常

室上性心律失常是由心房或房室交界处组织引发和维持

的快速性心律失常。它可能来源于心脏的一个区域单向传导阻滞而另一区域慢传导引起的折返,或来自类似窦房结正常起搏细胞和心脏其他部位有潜在起搏细胞性质组织的自律性增强,或来源于触发激动,即一种反常的由膜电流引起的异常增强的冲动,这种膜电流可被期前收缩或快速起搏激活和灭活。包括心房颤动、心房扑动、房性心动过速、房室折返性心动过速、房室结折返性心动过速等在内的室上性心律失常的药物治疗将逐步进行讨论[56-60]。因为心房颤动可能是心脏手术后最常见的心律失常,所以将对房颤进行详细讨论。

心房颤动

心房颤动(房颤)是心脏手术最常见的引起住院时间延长的并发症,并导致医疗资源的使用增加[56-61]。高龄、既往房颤史和瓣膜手术是房颤最明确的危险因素。因为对已经出现的房颤进行干预使其停止有一定的难度,所以目前的研究兴趣集中在预防术后房颤上。大多数研究认为预防性使用抗心律失常药物可以显著降低房颤发生率,减少住院时间,从而减少住院费用。Ⅲ类抗心律失常药物(如索他洛尔和伊布利特)也有预防效果,但可能有导致药物相关的多形性室性心动过速(尖端扭转性室性心动过速)的潜在风险。包括 vernakalant 在内的静脉新药也在研究之中,然而在目前食品药品监督管理局(FDA)关注药物安全的时代,抗心律失常药物很难获得批准。由于以后会有年龄更大和病情更重的患者接受手术治疗,因此明确哪类人群将会从这类治疗中获益最大就显得尤为重要。目前在美国已有静脉索他洛尔用于预防术后房颤。

胺碘酮也是一种预防房颤的有效药物。因为口服治疗通常受到时间的限制而不可行,因此静脉胺碘酮是一个重要的选择。这种预防性治疗也可能为高危患者带来额外的益处,尤其是易于发生室性心律失常的患者(如之前存在心力衰竭的患者)。

有两个针对预防性使用胺碘酮的研究值得一提。为了明确静脉胺碘酮是否能防止心脏手术后房颤并减少住院时间,Daoud 及其同事对 124 名患者进行术前预防用药,在择期心脏手术前口服胺碘酮(64 名患者)或安慰剂(60 名患者)至少 7 天[62]。整个治疗包括胺碘酮 600mg/d 共 7 天,随后 200mg/d 直到患者出院。术前胺碘酮的总剂量为(4.8±0.96)g,持续时间为(13±7)天。术后胺碘酮组 64 名患者中 16 人发生了房颤(25%),安慰剂组 60 名患者中 32 人发生了房颤(53%)。胺碘酮组的住院时间显著少于安慰剂组[(6.5±2.6)天与(7.9±4.3)天,$P = 0.04$]。胺碘酮组的总住院费用也显著少于安慰剂组($18 375± $13 863 与 $26 491± $23 837,$P = 0.03$)。Guarnieri 及其同事将 300 名患者随机双盲分为两组,在心脏直视手术后即刻使用静脉胺碘酮(1g/d,共 2 天)或安慰剂并评价其效果[54]。这个试验的主要终点是房颤的发生率和住院时间。安慰剂组 142 人中 67 人(47%)发生房颤,胺碘酮组 158 人中 56 人(35%)发生房颤($P = 0.01$)。安慰剂组的住院时间为(8.2±6.2)天,胺碘酮组为(7.6±5.9)天。低剂量静脉胺碘酮对降低心脏手术后房颤发生率是安全且有效的,但并没有显著减少住院时间。

总而言之,房颤是心脏手术的常见并发症。多数病例都可以通过适当的预防性治疗而避免房颤的发生。大多数没有禁忌证的患者都应该给予 β 受体阻滞剂,而有术后房颤高危因素的患者应考虑预防性使用胺碘酮。一些研究缺乏成本效益和成本效率的资料,这可能反映了研究中缺乏高风险的患者。不适于使用 β 受体阻滞剂的患者可能不耐受索他洛尔,而胺碘酮则没有这个限制。目前还需要开展更多的研究去评价预防性治疗在非体外循环心脏手术中的作用。

正性肌力药物

心脏手术后心肌功能有部分抑制较为常见[63-65]。病因是多因素的——既往存在的疾病、修复或再血管化不完全、心肌水肿、心肌缺血后功能障碍、再灌注损伤等——而且多数是可逆的。通常可以通过提高前负荷,利用 Starling 曲线的原理,维持足够的心排血量,但由于心功能曲线一般很平坦,所以需要使用正性肌力药物来保持足够的器官灌注。

心脏收缩的分子学基础是肌动蛋白和肌球蛋白的相互作用,在此过程中化学能(以 ATP 的形式存在)转化为机械能。在松弛状态下(舒张期),肌动蛋白和肌球蛋白的相互作用被与肌动蛋白-肌球蛋白复合体连接的原肌球蛋白所抑制。收缩期开始后,Ca^{2+} 进入心肌细胞(动作电位的 1 期)。Ca^{2+} 内流将激发更大量的 Ca^{2+} 从肌质网中释放出来。Ca^{2+} 与肌钙蛋白 C 亚基的结合可以阻碍原肌球蛋白(tropomyosin)对肌动蛋白-肌球蛋白(actin-myosin)相互作用的抑制,从而有利于 ATP 水解并产生机械力。随着心肌细胞的复极和收缩期的结束,Ca^{2+} 被回吸收到肌质网中,使得原肌球蛋白再次抑制肌动蛋白和肌球蛋白的相互作用,从而使心肌收缩力得到松弛。因此心肌收缩力状态受到细胞内 Ca^{2+} 的调节[66]。一种新药左西孟旦(levosimendan)目前正在美国进行临床开发,但在其他国家已经被批准应用了,这种药物可以增加心肌收缩组织对 Ca^{2+} 的敏感性[67],而目前临床可用的正性肌力药物的作用终点只是增加细胞内 Ca^{2+} 水平。

第一种需要考虑的药物就是 Ca^{2+} 本身。总体来说,当使用与负荷无关的方法进行测量时,给予钙剂将会增加心肌的正性肌力状态,但同时也会增加血管张力(后负荷)而且损害舒张功能。此外,钙对心肌收缩力的影响还取决于血浆 Ca^{2+} 浓度。Ca^{2+} 在细胞功能中起着很重要的作用,而且细胞内 Ca^{2+} 浓度很大程度上受到细胞膜离子通道和细胞内细胞器的调节[68,69]。如果细胞外 Ca^{2+} 浓度是正常的,那么使用钙剂对细胞内 Ca^{2+} 水平几乎没有影响,而且对血流动力学的影响也不那么明显。另一方面,如果血浆中钙离子的浓度低,那么给予钙剂可以升高心排血量和血压[70]。另外需要明确的是,即使血浆 Ca^{2+} 水平正常,给予 Ca^{2+} 可以增加血管张力,仍然可以升高血压,但是心排血量并没有改变。这样增加后负荷,也会损害舒张功能,这可能是 Ca^{2+} 使心脏对肾上腺素的反应变得迟钝的原因[71]。体外循环结束时常规应用 Ca^{2+} 对心排血量几乎没有影响,同时却增加体循环阻力。如果存在心肌缺血的证据,那么给予钙剂可能是有害的,因为它可以加重冠脉痉挛,从而导致细胞损伤[72,73]。

尽管地高辛对围术期低心排血量综合征来说不是一种有效的急性期治疗药物,但它仍然很好地阐明了细胞内 Ca^{2+} 的作用。地高辛通过抑制 Na^+-K^+-ATP 酶起作用,该酶负责细胞内 Na^+ 和细胞外 K^+ 的交换[3,4],从而保持细胞内/细胞外 K^+ 和 Na^+ 的梯度。当它受到抑制的时候,细胞内 Na^+ 水平增加。细胞内 Na^+ 增加后形成一种化学势以驱动 Ca^{2+}/Na^+ 交换器,这种离子交换机制使细胞内 Na^+ 移出以交换进 Ca^{2+}。净效应为细胞内 Ca^{2+} 增加,从而增强心肌收缩力。

最常用的正性肌力药物是 β 受体激动剂。$β_1$ 受体是由细胞膜外表面的受体和跨膜 G 蛋白(因结合 GTP 而得名)组成的复合物的一部分,该复合物转而刺激细胞膜内表面的腺苷酸环化酶,催化形成 cAMP。心肌收缩力受到蛋白激酶 A(protein kinase A)催化的磷酸化反应的调节。这些磷酸化反应“开启”细胞膜上的 Ca^{2+} 通道,从而导致从肌质网释放并吸收更多的 Ca^{2+}[3,4]。

很多药物可以兴奋 $β_1$ 受体并产生正性肌力作用,包括肾上腺素、去甲肾上腺素、多巴胺(dopamine)、异丙肾上腺素(isoproterenol)和多巴酚丁胺等围手术期最常用的儿茶酚胺类药物。尽管它们与 $β_1$ 受体的结合存在一些差异,但是最重要的差异在于各种儿茶酚胺类对 α 和 $β_2$ 肾上腺素受体的相关效应。总体来说,外周血管的 α 受体兴奋后产生血管收缩,而 $β_2$ 受体兴奋后则导致血管舒张(参见本章其他的讨论)。以前有一段时期认为 $β_2$ 和 α 受体只存在于外周血管和其他几个器官中,而不存在于心肌中。但是,在心肌中已经发现了 α 受体,并且它还有调节心肌收缩力的效应[5,6]。这种正性肌力效应的机制可能是刺激磷脂酶 C,使磷脂酰肌醇水解成二酰甘油和三磷酸肌醇,这些复合物都增加 Ca^{2+} 从肌质网的释放并提高肌丝对 Ca^{2+} 的敏感性。也有可能 α 受体激动剂通过抑制复极时 K^+ 外流延长动作电位时程或激活 Na^+-H^+ 交换机制而增加细胞内 Ca^{2+} 水平,以提高细胞内 pH 值并增加肌丝对 Ca^{2+} 的敏感性。由于确切的机制尚不明确,因此 α 肾上腺素受体兴奋对心肌收缩力的控制作用还不清楚,尽管这种作用的起效显然慢于 $β_1$ 受体兴奋。

除了 α 受体之外,$β_2$ 受体也被发现存在于心肌中[74]。在慢性心力衰竭时,$β_2$ 受体的比例(与 $β_1$ 受体相比)增加,这或许可以解释在这种情况下 $β_2$ 激动剂有效的原因。这种现象是慢性心衰中普遍观察到的 $β_1$ 受体下调(受体密度降低)和脱敏(对受体结合不产生效应)现象的一部分[75]。有趣的是,在狗的体外循环模型中已证明了该现象的存在[76]。在这种情况下,一类新药,磷酸二酯酶抑制剂可能有益于改善心肌收缩性。在美国该类药物的典型代表是氨力农和米力农,它们选择性地抑制心肌中降解 cAMP 的酶,从而升高 cAMP 水平,作用与 β 受体无关[3,4]。

在临床应用上,选择一种特殊的正性肌力药通常是基于它的副作用而不是其直接的正性肌力作用。在最常使用的儿茶酚胺中,去甲肾上腺素有 α 和 $β_1$ 作用,但几乎没有 $β_2$ 作用,它是一种正性肌力药,也是血管升压药。肾上腺素和多巴胺都是 α、$β_1$ 和 $β_2$ 受体的混合兴奋剂。在低剂量时它们主要是正性肌力药,而不是血管升压药,剂量较高时,其血管升压效应变得比较显著。这一点在多巴胺尤其明显,大剂量的多巴胺通过刺激去甲肾上腺素释放而产生血管升压作用[77]。多巴酚丁胺是一种选择性的 $β_1$ 受体激动剂,与混合的 β 受体激动剂异丙肾上腺素不同。药物的选择取决于当前面临的特定的血流动力学问题。例如,一位心功能抑制并伴有明显血管扩张的患者可能需要一种同时具有正性肌力和血管收缩作用的药物,而另一位血管收缩的患者则可能从其他药物中获益。近期的研究发现,与去甲肾上腺素相比,多巴胺增加伴有心源性休克的心肌梗死患者的死亡率[78,79]。综合考虑,我们推荐依照经验选择正性肌力药以达到所需的效果,并在临床应用中密切监测药物反应。

临床经验表明,当儿茶酚胺类药物不能产生足够的心排血量时,磷酸二酯酶抑制剂可能有效。米力农是应用最多的磷酸二酯酶抑制剂,氨力农临床上已不再使用。依诺昔酮(Enoximone)是一种具有不同药动学性质的类似药物,在欧洲已应用于临床,美国目前还没有此药。这类药物都能增加心肌收缩力,几乎不影响心率,而且均为血管扩张剂。它们同时扩张静脉、动脉和肺动脉,因此为避免明显的低血压,需要保持足够的前负荷[80-82]。在 15~30 分钟内给予负荷剂量,或不用负荷剂量而直接输注维持量,可能会减少低血压的发生。由于药物的再分布,给予负荷剂量后血浆药物浓度迅速下降,因此之后必须立即持续输注维持量[82-84]。因为这两种药物的半衰期长,与儿茶酚胺类(血浆半衰期为几分钟)相比,更难滴定到特定的血药浓度。

磷酸二酯酶抑制剂能够帮助双心室功能障碍的患者脱离体外循环,并可以用来治疗心脏手术后低心排血量综合征,在该方面米力农的作用更为明显[82-86]。Doolan 及其同事临床研究结果显示,米力农在帮助高危患者脱离体外循环方面的效果与安慰剂相比有显著的差异[87]。尽管临床上广泛使用药物治疗,但尚无令人信服的数据支持基于正性肌力或血管扩张药的疗法,能够更有效地治疗双心室功能障碍,或降低血流动力学不稳定的心源性休克或低心排患者的死亡率,尤其是伴有急性心肌梗死时[88]。

左西孟旦

左西孟旦是一种钙离子增敏剂。这种分子是哒嗪酮-二腈(pyridazinone-dinitrile)的衍生物,对 ATP 敏感的钾通道有额外的作用[67,89,90]。静脉左西孟旦可用来治疗失代偿性心力衰竭(heart failure,HF),因为该药增加心肌收缩力,并产生抗心肌顿抑效应,而且不增加心肌细胞内钙离子浓度,也不延长心肌松弛的时间。左西孟旦也能引起冠脉和体循环血管扩张。在心衰的患者中,静脉左西孟旦可以显著减少心衰的恶化和死亡率。在大规模的随机双盲试验和较小规模的心脏手术后试验中,静脉左西孟旦也可以增加失代偿心衰患者的心排血量,并降低充盈压。另外,左西孟旦没有明显的致心律失常作用,因而患者耐受性较好。左西孟旦除了增加肌钙蛋白对细胞内钙的敏感性之外,还可以抑制磷酸二酯酶Ⅲ并开启 ATP 敏感的钾通道,从而产生血管扩张的效应。与现有的静脉正性肌力药不同,左西孟旦不增加心肌耗氧量,在服用 β 受体阻滞剂的患者身上也有相同的效果,而且左西孟旦不损害心室舒张功能。临床研究已经证明左西孟旦的短期血流动力学益处优于安慰剂和多巴酚丁胺。尽管缺少大规模和长期的发病率与死亡率的数据,重度低心排心衰输注左西孟旦与多巴酚丁胺(Levosimendan Infusion versus Dobutamine in Severe Low-Output Heart Failure,LIDO)的研究表明左西孟旦改善死亡率效果优于多巴酚丁胺。现在还缺乏将左西孟旦和其他正性肌力药如米力农进行比较的临床研究。目前,北美正在开展一项临床试验,评价左西孟旦在体外循环后左室功能障碍患者中的使用效果(https://clinicaltrials/gov/ct2/show/NCT02025621? term=levosimendan&rank=14)。

临床试验

尽管正性肌力药在心脏手术后应用很广泛,但是对围手术期各种正性肌力药进行比较的研究相当少见。1978 年,Steen 及其同事报道了多巴胺、多巴酚丁胺和肾上腺素在脱离体外循环后即刻的血流动力学效应[91]。使用多巴胺 15μg/(kg·min)时平均心指数增加得最多。然而,需要注意的是,研究中所用的肾上腺素剂量为 0.04μg/(kg·min)。在稍后的一个研究中,Salomon 及其同事比较了多巴胺和多巴酚丁胺,结论是尽管两种药对血流动力学的影响差异很小,但多巴酚丁胺增加心指数的维持时间更长,但本研究中所有患者在研究开始时的心功能指标都很好[92]。Fowler 及其同事也发现多巴酚丁胺和多巴胺的血流动力学效应没有显著差异,但是他们报道称使用多巴酚丁胺时冠脉血流量与心肌耗氧量更成比例增加[93]。虽然这些研究都没有报道多巴胺和多巴酚丁胺显著增加心率的效应,但是临床经验与此不同。Sethna 及其同事的研究支持了这一点,他们发现多巴酚丁胺引起的心指数增加只来源于心率加快,而心肌含氧量维持不变[94]。Butterworth 及其同事随后也证明古老而廉价的肾上腺素可以有效地增加每搏量,但加快心率的程度却没有多巴酚丁胺那样明显[95]。最近,Feneck 及其同事比较了多巴酚丁胺和米力农,发现它们用于心脏手术后低心排血量综合征同样有效[96]。这个研究是对两种药物进行对比,研究者强调说最有效的治疗方式可能是这两者的结合。磷酸二酯酶抑制剂发挥药理作用的基础是 cAMP 能有效地合成,因此结合使用一种 β₁ 受体激动剂和一种磷酸二酯酶抑制剂可能比单用任何一种药物都更有效。

最终的血流动力学目标(例如心率、血压、充盈压和心排血量)可能都能通过正性肌力药的作用而达到,但这并不能保证各器官都有足够的灌注,尤其是肾脏和肠系膜。到目前为止几乎没有关于心脏手术后局部灌注的研究。危重病医学文献对局部灌注(尤其是肠系膜)的研究兴趣更多,而其中的一些研究可能与心脏手术患者的术后管理相关。两个研究表明肾上腺素可能损害内脏灌注,尤其是与去甲肾上腺素和多巴酚丁胺联合使用相比[97,98]。单用去甲肾上腺素对感染性休克患者的内脏血流量有着多样的影响[99],然而当使用去甲肾上腺素来维持血压时,加用多巴酚丁胺可以显著地改善内脏灌注[98]。低剂量多巴胺可以改善内脏血流量[100],但是有证据表明较高剂量的多巴胺会损害胃肠部灌注[101]。尽管体外循环和脓毒症的炎症反应有相似之处,但这些基于脓毒症患者的研究与心脏手术患者的相关性尚不清楚。

血管升压药

体外循环通常以血管张力紊乱为特征。有时体外循环引起内源性儿茶酚胺增多,其他介质如 5-羟色胺(serotonin)和精氨酸升压素(arginine vasopressin,AVP)也增多,导致血管收缩。然而,体外循环更常见的是引起全身性炎症反应,导致细胞因子和炎症介质释放,从而造成严重的血管扩张。病理生理学与脓毒症或过敏反应具有显著的相似之处。另外,心脏手术后血管扩张也可能因术前使用血管紧张素转化酶(angiotensin-converting enzyme,ACE)抑制剂和体外循环后使用米力农而加重。

最近有文章总结了血管扩张性休克(vasodilatory shock)的机制[102]。Ca^{2+}通过与钙调蛋白结合进而调节血管的张力。Ca^{2+}-钙调蛋白复合物激活肌球蛋白轻链激酶,从而催化肌球蛋白磷酸化,促进它与肌动蛋白的相互作用。与此相反,细胞内的cGMP激活肌球蛋白磷酸酶(也是通过对肌球蛋白磷酸酶进行激酶介导的磷酸化),然后使肌球蛋白脱磷酸化,并抑制肌动蛋白和肌球蛋白的相互作用。血管扩张性休克的重要介质是由细胞因子级联反应诱导的一氧化氮(NO)。NO激活鸟苷酸环化酶,结果导致血管张力降低。血管扩张的另一种机制可能与长时间体外循环激活了ATP敏感的钾(K_{ATP})通道有关,这些通道由于细胞内ATP降低、氢离子或乳酸增加而激活。所有这些可能都源于与体外循环和/或低体温相关的异常灌注。钾通道传导增加可以引起血管平滑肌细胞膜的超极化,减少Ca^{2+}内流,从而降低血管张力。血管扩张性休克的第三种与心脏手术相关的机制可能是血管升压素的缺乏。如前所述,体外循环经常引起血管升压素释放,这可能与体外循环结束后血管过度收缩有关。但是,几个休克实验模型观察到,当休克持续时,最初高水平的血管升压素开始下降,使得一些研究者认为血管升压素的储备是有限的,在对低血压发生反应后逐渐被耗竭。

休克时的血管过度扩张通常应用儿茶酚胺类药物来治疗,常用的有去氧肾上腺素(phenylephrine)、多巴胺、肾上腺素和去甲肾上腺素[103]。尽管儿茶酚胺类同时有α和β受体激动作用,但是α_1受体激动才产生血管收缩。如前所述,这些受体兴奋后激活细胞膜磷脂酶C,进一步水解磷脂酰肌醇4,5-二磷酸[7]。这个过程随后产生两种第二信使,包括二酰甘油和三磷酸肌醇。这两种第二信使通过不同的机制增加细胞质的Ca^{2+}水平,包括促使Ca^{2+}从肌质网释放和潜在增加血管平滑肌细胞收缩蛋白对Ca^{2+}的敏感性。

介质诱导的血管扩张通常对儿茶酚胺的反应很差[103],即使最有效的血管升压药,去甲肾上腺素也需要频繁给药才能维持血压。一些临床医生很关注去甲肾上腺素给药期间患者的肾脏、肝脏和肠系膜功能。然而,去甲肾上腺素可以改善脓毒症患者的肾功能[102-107],并且有证据表明它可能也能改善肠系膜灌注[108]。考虑到脓毒症患者和一部分脱离体外循环患者血流动力学的相似性,上述结果经常被外推到心脏手术的患者中,但还没有经过系统性研究的证实。在一些严重的血管扩张性休克的病例中,去甲肾上腺素甚至已不足以维持体循环压力。在这种情况下,小剂量的血管升压素可能有效。Argenziano及其同事[109]对40名心脏手术后发生血管扩张性休克[定义为平均动脉压低于70mmHg而心指数大于2.5L/(min·m^2)]的患者进行了研究。这组患者精氨酸升压素的水平非常低,而小剂量的血管升压素(≤0.1U/分钟)可以有效地维持血压并减少去甲肾上腺素的需要量,而且心指数没有发生显著改变。这些观察结果与早先的一个将血管升压素用于血管扩张性感染性休克患者的报道类似[110]。还有报道认为血管升压素用于治疗米力农诱导的低血压也有效[111];在该报道中,研究者发现血管升压素可以增加尿量,据推测可能是通过收缩肾小球

出球小动脉实现的。然而,血管升压素对肾脏功能的总效应尚不清楚。另外,关于血管升压素的另一个未解的难题是肠系膜灌注。虽然血管升压素可以有效地维持血管扩张性休克患者的血压,但需要注意的是在生理浓度下它是肠系膜血管收缩剂,而肠系膜低血压可能是脓毒症和多器官功能障碍综合征发展的因素之一。

血管扩张药

不同的药理学途径都可以产生血管扩张作用(表4-1)。可能的治疗途径包括:①阻断α_1肾上腺素受体、神经节传导及钙通道受体;②激活中枢α_2肾上腺素受体或血管鸟苷酸环化酶和腺苷酸环化酶;③抑制磷酸二酯酶和血管紧张素转化酶。低浓度的腺苷也有短暂而强效的扩血管作用,但如前文所述,它主要用来抑制房室传导。氯沙坦(losartan)是一种新型的血管紧张素Ⅱ受体拮抗剂,可以用来治疗高血压,但是目前还没有可用的静脉制剂。

腺苷酸环化酶的激活(cAMP)

前列环素、前列腺素E_1和异丙肾上腺素都增加血管平滑肌内环核苷酸的合成(如腺苷-3',5'-单磷酸和环磷酸腺苷),引起钙动员到血管平滑肌外。抑制磷酸二酯酶对环磷酸腺苷的降解也可以升高环磷酸腺苷的水平[112]。血管平滑肌中环磷酸腺苷的增加能促进细胞内钙的回收,从而减少血管收缩可利用的钙。增加钙吸收的净效应是引起血管平滑肌松弛,从而导致血管扩张。然而,绝大部分有β_2受体激动作用的儿茶酚胺类(如异丙肾上腺素)和磷酸二酯酶抑制剂都有正性肌力作用和其他副作用,包括心动过速、糖原分解和尿钾排泄[113]。前列腺素类(如前列环素和前列腺素E_1)都有很强的抑制血小板聚集和活化的作用。有β_2受体激动作用的儿茶酚胺类、磷酸二酯酶抑制和前列腺素E_1及前列环素可以用来扩张肺动脉高压和右心衰患者的肺循环血管(表4-1)[113]。

表4-1 用于治疗高血压、肺动脉高压和心力衰竭的血管扩张药

血管紧张素转化酶抑制剂

血管紧张素Ⅱ受体拮抗剂(angiotensin Ⅱ antagonists)

α_1肾上腺素受体拮抗剂[哌唑嗪(prazosin)]

α_2肾上腺素受体激动剂[可乐定(clonidine)]

内皮素(endothelin)拮抗剂

硝酸酯类(nitrates)

一氧化氮

肼屈嗪(hydralazine)

磷酸二酯酶抑制剂[米力农,西地那非(sidenafil)]

前列环素(prostacyclin),前列腺素E_1

钙通道阻滞剂

二氢吡啶类药物[氯维地平(clevidipine),尼卡地平(nicardipine),氨氯地平(amlodipine)]

硝酸酯类、硝基血管扩张剂及鸟苷酸环化酶的激活(cGMP)

血管内皮通过释放一氧化氮和前列环素来调节血管舒张[114-116]。炎症介质刺激血管内皮释放过量的内皮源性舒张因子[endothelium-derived relaxing factor(EDRF),或一氧化氮(NO)],激活鸟苷酸环化酶而产生环磷酸鸟苷[89,90]。而硝酸酯类和硝普钠直接产生一氧化氮,与血管内皮无关。硝基血管扩张剂的活性形式都是 NO,其中,氮原子是 $^+2$ 价氧化态。任何硝基血管扩张剂都必须先转化成 NO 才具有生物活性。对于硝普钠来说,这很容易实现,因为硝普钠中氮原子是 $^+3$ 价氧化态,一氧化氮分子与带电离子以不稳定的方式结合,使得硝普钠很容易释放出一氧化氮。硝酸甘油的氮原子以 $^+5$ 价氧化态存在,因此必须经过重要的代谢转化才能变成活性分子。硝酸甘油是一种选择性的冠脉扩张剂,而且与硝普钠相比不产生冠脉窃血,原因是冠状动脉内不到 $100\mu m$ 厚的小阻力血管缺少将硝酸甘油转化为活性 NO 的代谢转化通路[115,116]。长期硝酸酯类治疗可能通过不同的途径产生耐受[114-118]。硝普钠和硝酸甘油都是有效的血管扩张剂,都可以产生静脉扩张效应从而引起血流动力学不稳定[114]。针对相对低血容量的患者,使用硝普钠时常常需要静脉补充容量。

二氢吡啶类钙通道阻滞剂

二氢吡啶类钙通道阻滞剂是直接的动脉扩张剂[119]。硝苯地平是第一个二氢吡啶类钙通道阻滞剂,心脏外科中研究的静脉制剂包括氯维地平(clevidipine)、伊拉地平(isradipine)和尼卡地平。这些药物都是选择性的动脉扩张剂,对血管床容量和房室结传导没有影响,也没有负性肌力作用[120-125]。氯维地平和尼卡地平在美国都已可用,为心脏外科围手术期高血压的治疗提供了新的重要选择。此外,静脉二氢吡啶类药物也可以用来治疗围手术期急性高血压(如气管插管、拔管、体外循环引起的高血压和阻断主动脉时)和术后发生的高血压。

磷酸二酯酶抑制剂

目前使用的磷酸二酯酶抑制剂主要有两种类型。如前所述,米力农是环磷酸腺苷特定的Ⅲ型抑制剂,同时具有正性肌力和扩血管作用[126]。米力农用于心室功能障碍的患者,可以增加心排血量,同时扩张动静脉并扩张肺血管。西地那非(Sidenafil)是一种环磷酸鸟苷特定的Ⅴ型抑制剂,可以扩张肺循环和体循环的血管,本身并没有正性肌力作用,然而同种的其他磷酸二酯酶抑制剂具有此作用。由于它们有着独特的血管扩张机制,因此经常被用于急性肺血管收缩和右心功能障碍的患者。联吡啶类(如氨力农和米力农)、咪唑啉酮类[如依诺昔酮]、甲基黄嘌呤类[如氨茶碱(aminophylline)]以及西地那非都是使用广泛的此类药物。罂粟碱(papaverine)是一种从阿片中分离出的苯甲基异喹啉衍生物,为非选择性磷酸二酯酶抑制剂和血管扩张剂,在心脏外科中常被用来扩张胸廓内动脉[126]。

血管紧张素转化酶抑制剂

血管紧张素转化酶抑制剂在治疗心衰方面的应用逐渐增多,更多的患者开始接受这种药物治疗。ACE 抑制剂通过抑制肺血管和体循环血管内皮中的激肽酶而阻止血管紧张素Ⅰ向血管紧张素Ⅱ转化。这种酶对强效的内源性血管扩张剂缓激肽的代谢和 EDRF 的释放也有重要作用。然而关于术前给患者应用这些药物的资料几乎没有,我们在临床实践中通常在手术当天停药,因为这些药物有造成体外循环时血管过度扩张的作用。尽管 Tuman 未能发现接受 ACE 抑制剂的患者在体外循环中血压有何差异,但认为体外循环期间接触激活可以产生缓激肽,从而增强血管扩张作用;他的研究发现体外循环后需要更多的血管收缩剂来维持正常血压。

血管紧张素Ⅱ受体拮抗剂

由于 ACE 抑制剂可引起咳嗽(常见)和血管性水肿(罕见)等不良反应,所以部分患者不能耐受。ACE 抑制剂抑制激肽酶Ⅱ,导致缓激肽聚集在肺和血管中,引起咳嗽和血管扩张。应用血管紧张素Ⅱ受体拮抗剂(angiotensin Ⅱ-receptor blockers,ARB)来代替 ACE 抑制剂,可能减少不良反应的发生,因为 ARB 类不影响激肽的代谢。在美国现有六种 ARB 类药物可用于抗高血压治疗:氯沙坦[losartan,科素亚(Cozaar)]、缬沙坦[valsartan,代文(Diovan)]、厄贝沙坦(irbesartan,Avapro)、坎地沙坦(candesartan,Atacand)、依普沙坦(eprosartan,Teveten)和替米沙坦[telmisartan,美卡素(Micardis)]。慢性心衰的死亡率和自主神经系统及肾素-血管紧张素系统的激活相关,ACE 抑制剂的治疗似乎可以减慢心肌功能障碍和重构的进展。ACE 抑制剂并不能完全阻断血管紧张素Ⅱ(AngⅡ)的生成[127],反而可能增加心衰患者的循环 AngⅡ水平。起初认为 ARB 类用于心衰治疗可能要优于 ACE 抑制剂,因为 ARB 类耐受性更好,且对 AngⅡ的阻断更完全。然而,尽管对 ARB 类耐受更好,患者(>60 岁,NYHA 分级Ⅱ~Ⅳ级,LVEF<40%)的全因死亡率和猝死或获得复苏的心搏骤停的数量在氯沙坦(科素亚)和卡托普利[captopril,开博通(Capoten)]两组之间没有差别[128]。接受 ARB 类和 ACE 抑制剂治疗的患者都可能发生围手术期低血压,并且可能需要更多的正性肌力药支持。

β 肾上腺素受体阻滞剂

显而易见,给予 β 肾上腺素受体阻滞剂后,含有 β 受体的组织对受体周围的儿茶酚胺反应性降低。因此 β 受体阻滞剂的强度取决于药物的剂量和儿茶酚胺(主要是肾上腺素和去甲肾上腺素)受体的密度。实际上,β 受体阻滞剂与儿茶酚胺之间单纯的竞争性相互作用可以在正常志愿者中得到证明,也可以在实验室离体组织研究中得到验证。虽然疾病和其他种类药物的存在会改变患者对 β 受体阻滞剂的反应,但是基本的竞争性相互作用仍然有效。成功运用 β 肾上腺素受体阻滞剂的关键在于滴定到产生所需效应的药物剂量,并且知晓药物过量所产生的效应可以通过以下途径解决:①应用一种儿茶酚胺来竞争被阻滞的受体;以及/或者②给予其他种类的药物来减轻 β 受体受到阻滞时未得对抗的自主神经系统的活性。后者的一个例子是普萘洛尔引起的心动过缓,这反映了迷走神经胆碱能机制对心脏窦房结和房室结组织的支配作用增强。过度的心动过缓可以通过给予阿托品(atropin)阻断胆碱能受体而得到缓解,因为胆碱能受体也存在于窦房结和房室结上(表4-2)。

表 4-2　β 肾上腺素受体的分布和作用

组织	受体	作用	拮抗作用
心脏			
窦房结和房室结	1	↑自律性	胆碱能受体
传导通路	1	↑传导速度 ↑自律性	胆碱能受体 胆碱能受体
肌原纤维	1	↑收缩力 ↑自律性	— —
血管平滑肌(动脉,静脉)	2	血管扩张	α 肾上腺素受体
支气管平滑肌	2	支气管舒张	胆碱能受体
肾脏	1	↑肾素释放(肾小球旁细胞)	$α_1$ 肾上腺素受体
肝脏	2	↑葡萄糖代谢 ↑脂肪分解	$α_1$ 肾上腺素受体
脂肪组织	3	↑脂肪分解	
骨骼肌	2	↑钾吸收糖原分解	—
眼,睫状肌	2	松弛	胆碱能受体
胃肠道	2	↑运动	胆碱能受体
胆囊	2	松弛	胆碱能受体
膀胱逼尿肌	2	松弛	胆碱能受体
子宫	2	松弛	催产素
血小板	2	↓聚集	$α_2$ 肾上腺素受体(聚集)

关于 β 肾上腺素受体的种类、分布和效应的知识是理解和预测 β 受体阻滞剂作用的基础[129](表 4-2)。β 受体阻滞剂都是竞争性抑制剂;因此阻滞剂的强度取决于药物的剂量和儿茶酚胺(主要为肾上腺素和去甲肾上腺素)受体的密度。

β 肾上腺素受体拮抗剂(阻滞剂)包括多种药物(表 4-3),主要根据 $β_1$ 和 $β_2$ 受体的选择性(例如心脏选择性和非选择性)、激动性作用的有无、膜稳定性、α 受体阻滞作用及各种药物动力学特征(如脂溶性、口服生物利用度和消除半衰期)来进行分类[129]。医生们必须认识到各种药物对 $β_1$ 和 $β_2$ 受体的选择性是相对的,不是绝对的。比如说,$β_1$ 受体(心脏选择性)阻滞剂[如艾司洛尔(esmolol)或美托洛尔(metoprolol)]引起支气管痉挛的风险可能相对低于非选择性的 β 受体阻滞剂[如普萘洛尔(propranolol)],但是风险仍然存在。

急性心肌梗死

早先的临床试验表明静脉给予 β 肾上腺素受体阻滞剂在急性心肌梗死早期可以降低死亡率。在心肌梗死发生后,长期口服 β 受体阻滞剂可以降低再次心肌梗死的发生率(见表 4-3)[130]。

室上性心动过速和室性心律失常

β 肾上腺素受体阻滞剂是 Vaughan Williams 分类中的 II 类抗心律失常药物,主要阻断心脏对儿茶酚胺的反应。美托洛尔和艾司洛尔是此类适应证的常用药物。β 受体阻滞剂减少窦房结和房室结的自动除极,降低浦肯野纤维的自律性,延长房室结不应期,增加室颤的阈值(但不是除极的阈值),并降低依赖于儿茶酚胺的心室慢反应。胺碘酮是 III 类药物,也具有非竞争性的 α 和 β 肾上腺素受体阻滞效应,这可能是它具有抗心律失常和抗高血压作用的原因。索他洛尔是另一种具有非选择性 β 受体阻滞作用的 III 类抗心律失常药。β 受体阻滞剂也可以降低缺血组织的心肌内传导,减少心律失常的风险,程度与减少心肌缺血相当。

高血压

未经治疗的高血压是心肌梗死、卒中、肾功能衰竭和死亡的主要危险因素,许多高血压患者在心脏手术前血压控制不佳。

最近出版的美国高血压预防、检测、评估与治疗联合委员会(the Joint National Committee on American prevention, detection, evaluation and treatment of hypertension, JNC)第 8 次报告从循证医学角度对高血压的治疗阈值、控制目标和治疗方法进行了推荐,与上次推荐相比,指标相对较宽松[131]。联合委员会推荐如下:60 岁以上患者控制在 150/90mmHg 以下,较年轻的患者(30~59 岁)舒张压低于 90mmHg,无论年轻患者是否合并糖

表 4-3   β 肾上腺素受体阻滞剂

通用名	商品名	剂型	β₁ 受体选择性
醋丁洛尔（acebutolol）	Spectral	口服	是
阿替洛尔（atenolol）	天诺敏（Tenormin）	静脉,口服	是
倍他洛尔（betaxolol）	卡尔伦（Kerlone）	口服	是
比索洛尔（bisoprolol）	Zebeta	口服	是
艾司洛尔（Esmolol）	Brevibloc	静脉	是
美托洛尔（metoprolol）	Lopressor Toprol-XL	静脉,口服	是
卡维地洛（carvedilol）*	Coreg	口服	否
卡替洛尔（carteolol）	Cartrol	口服	否
拉贝洛尔（labetalol）*	Normodyne Trandate	静脉,口服	否
纳多洛尔（nadolol）	Corgard	口服	否
喷布洛尔（penbutolol）	Levatol	口服	否
吲哚洛尔（pindolol）	心得静（Visken）	口服	否
普萘洛尔（propranolol）	心得安（Inderal）	静脉,口服	否
索他洛尔（sotalol）	Betapace	口服	否
噻吗洛尔（timolol）	Blocadren	口服	否

* α₁∶β 受体阻滞比:卡维地洛 1∶10,拉贝洛尔 1∶3(口服)或 1∶7(静脉)。

尿病或慢性肾脏疾病（chronic kidney disease,CKD），血压控制在 140/90mm Hg 以下即可。对于黑人以外人群的高血压患者,包括合并糖尿病者,建议初始药物选择 ACEI 类、ARB 类、钙通道阻滞剂或噻嗪类利尿剂。对于黑人高血压患者,建议选择钙通道阻滞剂或噻嗪类利尿剂进行初始治疗。有中等强度的证据支持初始或加用 ACEI 类或 ARB 类进行抗高血压治疗,可能会改善 CKD 患者的肾脏结局。值得注意的是,研究者强调了临床判断是关键因素[131,132]。

高血压急症/亚急症

高血压急症/危象指的是未经控制的严重高血压导致的进行性靶器官功能障碍,具有多种临床表现,并需要在几分钟至几小时内迅速降低血压。神经系统靶器官功能障碍包括高血压脑病、脑血管梗死、蛛网膜下腔出血和/或颅内出血。心血管靶器官功能障碍包括心肌缺血和心肌梗死、急性心力衰竭、肺水肿以及主动脉夹层。其他器官也可能受到高血压的损害,如肾功能衰竭/不全、子痫或凝血病。在高血压急症的处理中,应用静脉药物将血压降至合适水平是治疗的基础。

高血压亚急症患者血压升高,但一般没有症状,治疗应给予口服药,或者在监测下让患者继续服用既往使用的药物,以防药物过量造成低血压。在心脏手术中,高血压亚急症常见于为检查出血或缝合线断裂而将血压控制在特定水平。

急性夹层动脉瘤

治疗夹层动脉瘤的首要目标是通过降低收缩期血流的速度来降低撕裂的主动脉壁受到的压力。β 受体阻滞剂可以降低心肌收缩力和心室射血分数,同时也能抑制血管扩张药所引起的反射性交感兴奋。

嗜铬细胞瘤（pheochromocytoma）

机体中有像嗜铬细胞瘤这样能分泌儿茶酚胺的组织的存在,相当于在向机体持续或间断的输注各种比例的去甲肾上腺素和肾上腺素。在使用 β 受体阻滞剂之前要确保使用了足量的 α 受体阻滞剂,以防止由于血管平滑肌的 α 受体未受拮抗而出现高血压危象。

慢性心力衰竭

现在了解到,作为衰竭心脏代偿机制的自主神经系统（autonomic nervoussystem,ANS）和肾素-血管紧张素系统（renin-angiotensin system,RAS）的激活可能是心功能恶化的原因。慢性心衰的死亡率似乎与 ANS 和 RAS 的激活有关。心肌功能障碍和重构的进展可能因使用 β 受体阻滞剂和 ACE 抑制剂而减慢。卡维地洛（Coreg）是一种被 FDA 批准用来治疗心衰的 β 受体阻滞剂。它有 α₁ 和非选择性 β 受体阻滞作用（α∶β=1∶10）。重度失代偿性心衰和哮喘是其禁忌证。美国一项关于卡维地

表 4-4 β 肾上腺素受体阻滞剂的临床应用

心绞痛
急性心肌梗死(预防)
室上性心动过速
室性心律失常
高血压(通常伍用其他药物)
嗜铬细胞瘤(在已应用 α 受体阻滞剂之后)
急性夹层动脉瘤
甲状腺功能亢进
肥厚性梗阻性心肌病(hypertrophic obstructive cardiomyopathy)[特发性肥厚性主动脉瓣下狭窄(idiopathic hypertrophic subaortic stenosis,IHSS)]
扩张性心肌病(选定的患者)
偏头痛的预防
急性惊恐发作
酒精戒断综合征
青光眼(典型的)

洛的回顾性分析发现,患有房颤和左心衰的患者使用卡维地洛治疗后,射血分数得到改善,死亡和因慢性心衰而住院的发生率都有降低的趋势。现在有几项关于卡维地洛、美托洛尔(Toprol)和比索洛尔(Zebeta)的临床试验正在进行。这些研究结果可能为何种 β 受体阻滞剂能够有效治疗特定的患者提供答案。

其他适应证

β 肾上腺素受体阻滞剂的其他临床应用列于表 4-4 中,这些应用主要是针对症状的治疗或 β 受体拮抗剂的经验性治疗。

副作用和毒性

β 受体阻滞剂过量的毒性反应最明显和直接的征象是低血压、心动过缓、充血性心衰、房室传导减慢以及心电图 QRS 波群增宽。治疗的目的是阻滞迷走神经兴奋时被激活的胆碱能受体(如阿托品)和使用拟交感神经药物与 β 受体阻滞剂竞争 β 肾上腺素受体。哮喘和慢性阻塞性肺疾病(chronic obstructive pulmonary disease,COPD)患者使用 β 受体阻滞剂后可能出现支气管痉挛。β 受体阻滞剂可能升高血浆甘油三酯水平,而降低高密度脂蛋白固醇水平。非常少见的副作用是 β 受体阻滞剂可能掩盖糖尿病患者的低血糖症状。其他副作用包括精神抑郁、体力疲劳、睡眠模式改变、性功能障碍以及胃肠

道症状,如消化不良、便秘和腹泻(表 4-4)。

药物相互作用

与药物动力学有关的药物相互作用包括 β 受体阻滞剂胃肠道吸收减少(如含铝的抗酸剂、考来烯胺)、生物转化增加[如苯妥英(phenytoin)、苯巴比妥(phenobarbital)、利福平(rifampin)及吸烟]以及因生物转化减少引起的生物利用度增加[如西咪替丁(cimetidine)和肼屈嗪]。药效学相互作用包括与钙通道阻滞剂合用,产生抑制心脏传导的累加作用,以及与一些非甾体抗炎药(nonsteroidalanti-inflammatory drugs,NSAID)合用时降低 β 受体阻滞剂的抗高血压效应。

利尿剂

利尿剂是直接作用于肾脏并引起尿量增多,水和溶质(主要是钠和其他电解质)净丢失的药物。利尿剂和 β 受体阻滞剂是没有并发症的 65 岁以下高血压患者的首选药物[132]。现有的利尿剂在临床上有很多其他的用途(如青光眼和颅内压增高)。围手术期静脉使用利尿剂的主要适应证有:①少尿时增加尿量;②急性心衰或输液量过多而有急性心衰风险的患者减少血管内容量;③治疗水肿。

肾功能依赖于足够的肾脏灌注以保持肾脏细胞的完整性和提供静水压以产生肾小球滤过。没有药可以直接作用于肾小球而影响肾小球滤过率(GFR)。对于平均体重的正常成年人来说,平均 GFR 为 125mL/min,而产生的尿量大约为 1mL/min。也就是说,肾小球滤过的 99% 被重吸收了。利尿剂主要作用于肾小管的特殊节段以改变电解质(主要是钠)和水的重吸收。

肾小管重吸收钠的基本机制有两种。第一,通过钠离子的主动转运将钠从小管细胞排入小管周液体中,这反映了 Na^+-K^+-ATP 酶的作用,同时也是碳酸氢根重吸收的机制(见下文)。这种钠排出产生的电化学梯度引起钠从小管腔弥散到小管细胞中。第二,钠从小管液的肾小球滤过液中通过多种不同机制转移到小管周液中。数量上最重要的机制是由钠从小管细胞到小管周液主动排出所造成的钠电化学梯度。另外,钠与有机溶质和磷酸根离子偶联,交换氢离子从小管细胞扩散到小管腔中,以及与氯离子偶联或结合钾离子和两个氯离子(Na^+-K^+-2Cl^- 共同转运)从小管液转运到小管细胞中。利尿剂可以根据药物的主要作用位点和促进尿钠排泄的主要机制进行分类(表 4-5)。

表 4-5 利尿剂的分类

作用位点	机制	
渗透性利尿剂	近曲小管和近端小管末段,促进 Na^+ 从小管液扩散到小管细胞中	↓电化学梯度
	近端小管末段	↓Cl^- 梯度(伴随 Na^+ 扩散)
	髓袢升支粗段	↓Na^+-K^+-2Cl^- 共同转运
碳酸酐酶抑制剂	近曲小管碳酸酐酶抑制剂	↓Na^+-H^+ 交换
噻嗪类利尿剂	远曲小管	↓Na^+-Cl^- 共同转运
袢利尿剂	髓袢升支粗段	↓Na^+-K^+-2Cl^- 共同转运
保钾性利尿剂	远端小管末段和集合管	↓生电 Na^+ 进入细胞(K^+ 分泌的驱动力)

渗透性利尿剂

甘露醇(mannitol)是此类利尿剂的主要代表,其适应证主要有两类:①以 GFR 降低引起的尿量减少和肾小管液毒性物质增多为特征的急性肾衰竭的预防和早期治疗;②保留肾小管腔中的水和溶质,为其他类型的利尿剂提供作用基础,从而增强它们的作用。正常情况下,肾小球滤过液的 80% 是在近端小管中被等渗性重吸收的。甘露醇通过渗透作用限制水的重吸收并稀释近端小管液,从而降低钠的电化学梯度并限制其重吸收,因此更多的钠被运送到肾单位的远端部位。甘露醇产生由前列腺素调节的肾血流增加,部分冲刷髓质的高渗性,这对于促进由抗利尿激素影响的远曲小管末段和集合系统重吸收水的逆流机制具有重要意义。甘露醇通常作为体外循环的部分预充液(25~50g)来治疗上述适应证。甘露醇的主要毒性作用是细胞外液容量的急性扩增,从而导致心功能不全患者发生心衰(表 4-5)。

袢利尿剂

呋塞米(furosemide,速尿)、布美他尼(bumetanide,Bumex)和依他尼酸(ethacrynic acid)是三种化学结构不同但却有相同的利尿作用机制的化合物。它们作用于髓袢升支粗段的上皮细胞,抑制 $Na^+-K^+-2Cl^-$ 共同转运机制。峰值利尿效应远大于现有的其他种类的利尿剂。这类药物静脉使用时,起效很快且作用持续时间很短,后者反映了这些药物的药物动力学和机体对多尿的代偿性机制。

这三种药物增加肾血流,但不增加 GFR,同时引起肾髓质到皮质和皮质内的血流再分布。肾血流的这些改变都是短期的,反映了利尿引起的细胞外液容量减少。次要的作用,包括呋塞米和布美他尼的碳酸酐酶抑制作用以及对近端小管和升支以远部位的作用,目前仍有争议。这三种袢利尿剂都增加肾素和前列腺素的释放,而吲哚美辛(indomethacin)则钝化该效应,抑制肾血流增加和尿钠排泄。在给予首次静脉剂量后这三种药物都在短期内快速增加静脉容量,而这种作用也可以被吲哚美辛阻断。

钾、镁和钙的分泌随着钠分泌的增加而相应增加。另外,远端小管分泌的可滴定酸和氨增加,造成代谢性碱中毒,这也与细胞外容量减少有关。可能发生高尿酸血症,但是几乎没有生理影响。袢利尿剂可以增加头孢噻啶(cephaloridine)的肾毒性,同时可能也包括其他头孢菌素类药物。袢利尿剂的一个少见但严重的副作用是听力损伤,这可能反映了内淋巴的电解质交换。

由于袢利尿剂功效强大、起效快且作用持续的时间相当短,这类药物的静脉制剂经常用来治疗前述的三种主要问题。不同患者需要的剂量差别很大。有的只需要 3~5mg 呋塞米就可以产生良好的利尿作用。而对于有些患者,强度较弱的噻嗪类利尿剂可能就已足够。

噻嗪类利尿剂

氢氯噻嗪(hydrochlorothiazide HCTZ)是这一类利尿剂中大部分药物的原型。尽管药物的强度有差异,但它们都通过相同的机制起作用,并有着相同的最大效应。这些药物都由小管细胞主动分泌到小管腔中,作用于远端小管的起始部,减少电中性的 Na^+-Cl^- 共同转运对钠的重吸收。它们中等的作用强度或许说明了超过 90% 的滤过钠在到达远端小管之前就已被重吸收。它们的作用在合用渗透性利尿剂(如甘露醇)后得到增强。噻嗪类利尿剂增加尿量,增加钠、氯和钾的分泌。对钾的重吸收减少反映了远端小管中尿液的流速更高(重吸收时间减少)。

这类利尿剂对细胞外液的成分影响最小,说明了它们中等强度的利尿效应,可能也表明当需要中等的利尿作用时这类药物有一定用处。主要的副作用包括高尿酸血症、钙分泌减少及镁丢失增多。可能出现高血糖,这反映多个因素的作用。长期使用后细胞外液容量减少,尿量也减少(也就是说,对药物的利尿作用产生了耐受)。这些药物对肾血管也有直接的作用,从而降低 GFR。

碳酸酐酶抑制剂

乙酰唑胺(acetazolamide)是此类利尿剂中唯一可静脉使用的药物。它主要用于存在代谢性碱中毒时碱化尿液,而代谢性碱中毒是长期利尿治疗的共同结果。它作用于近曲小管,抑制小管上皮细胞刷状缘上的碳酸酐酶,然后减少碳酸氢根离子的分解(转化为 CO_2 后扩散进入小管细胞)。小管细胞细胞质中的碳酸酐酶也被抑制,结果使 CO_2 向碳酸的转化显著降低,造成氢离子的 Na^+-H^+ 交换也明显降低。因而近端小管对钠和碳酸氢根的重吸收减少。然而,超过一半的碳酸氢根是在肾单位更远的节段中被重吸收的,因而这类利尿剂的功效受到了限制。

保钾利尿剂

螺内酯(spironolactone)是醛固酮的竞争性拮抗剂。螺内酯与细胞质的醛固酮受体结合,阻止受体通过构象转化变成活性形式,从而抑制远端小管末段和集合系统合成活性转运蛋白,因此钠的重吸收和钾的分泌都减少。

氨苯蝶啶(triamterene)和阿米洛利(amiloride)都是作用机制不依赖于盐皮质激素的保钾利尿剂。它们的排钠作用中等,引起钠和氯分泌增多,当钾浓度低时,钾分泌几乎不变或轻度增多。当钾分泌很高时,这两种药可以显著减少钠离子进入远端小管细胞,从而降低驱动钾分泌的电势能。

两种保钾利尿剂主要都是与其他利尿剂联用以减少钾丢失。它们的主要副作用是高钾血症,因此应用这种利尿剂时应适当限制钾摄入。另外已使用 ACE 抑制剂的患者应用保钾利尿剂应谨慎,因为 ACE 抑制剂降低醛固酮的合成,从而升高血钾浓度。

增加尿量和减少水肿液的其他方式

输注白蛋白(5%~25%溶液)或其他血浆容量扩充剂[如羟乙基淀粉(hetastarch)]常被用来促进水和伴随的电解质(如水肿液)渗透性地从组织进入血液循环,从而运送到肾脏进行排泄。在循环血容量减少的情况下,这种途径似乎是增加循环血容量和肾脏灌注的合理方式。这种增强利尿的方法存在局限性,这是由于白蛋白和血浆扩容剂的渗透效应是暂时的,因为它们也可以通过毛细血管膜从血液进入组织中(渗透速度比水慢)。这样白蛋白或血浆扩容剂就倾向于将水和伴随的电解质保留在组织中(即反跳性水肿)。同样的局限性也见于渗透性利尿剂如甘露醇,它暂时地将组织中的水和伴随的电解质转移到循环血液中以便运送到肾脏,然后在肾脏中穿过肾小球并延迟近端小管液中水和相关电解质的重吸收。尽管这种机制可以增强其他利尿剂的作用,但是暂时的,因为甘露醇从血液扩散到组织中可以导致反跳性水肿。

传统上常用剂量为 $1 \sim 3 \mu g/(kg \cdot min)$ 的"肾脏剂量"多巴胺来支持肠系膜和肾脏灌注。它的血管扩张作用是通过冠脉、肠系膜和肾血管床的血管多巴胺 1(D_1)受体介导的。通过激活腺苷酸环化酶和提高细胞内 cAMP 水平,D_1 受体兴奋剂引起血管扩张。同时多巴胺 2(D_2)受体可以拮抗 D_1 受体的兴奋。非诺多泮(Fenoldopam,Corlopam)是一种非肠道的 D_1 受体特异性的激动剂,已被应用于临床。然而,非诺多泮除了通过增加心排血量间接改善肾功能,并无证据支持它改善肾功能,并且它可能增加术后房颤的风险[133]。输注非诺多泮(0.1~

$0.3 \mu g/(kg \cdot min)$)可以增加 GFR、肾血流及 Na^+ 排泄。

关于多巴胺的临床试验没有发现对肾功能的改善,这可能是多巴胺的非特异性造成的。作为一种儿茶酚胺及去甲肾上腺素和肾上腺素代谢合成的前体,多巴胺对于心脏有正性肌力和变时作用。正性变力效应由 β_1 肾上腺素受体调节,通常需要的输注剂量比增加肾灌注和利尿的剂量高。然而,即使健康受试者对多巴胺也有各种各样的药物动力学反应;因此,应用"肾脏剂量"的多巴胺也许并不总是能达到期望的效应。儿茶酚胺受体和 D_2 受体的激活可以拮抗 D_1 受体兴奋的作用。现有资料并没有一致地证明 D_1 受体特异性的激动剂非诺多泮改善肾脏功能的作用。

草药

大量的美国人服用草药来保持健康。绝大多数草药都没有明确的科学证据的支持,而且也没有受到 FDA 的严格控制[134-136]。使用草药的患者可能没有必要向医师告知这些信息[135]。对于草药和处方药物之间严重的药物相互作用的关注越来越多。一些最常用的草药和药物相互作用的总结见表4-6。

表 4-6　常用的草药疗法

名称	常见用途	副作用/药物相互作用
红辣椒	肌痉挛,胃肠道失调	皮肤溃疡/起疱 低温
紫锥菊	感冒时止咳,泌尿系感染	可能引起肝毒性 可能减弱类固醇和环孢霉素(cyclosporine)的作用
麻黄	止咳,抑菌	增强胍乙啶(guanethedine)或单胺氧化酶抑制剂(monoamine oxidase inhibitor,MAOI)的拟交感作用 与氟烷(halothane)或地高辛合用时心律失常与催产素(oxytocin)合用时高血压
野甘菊	偏头痛,退热剂	抑制血小板,反跳性头痛,口腔溃疡,胃肠道激惹
大蒜	降脂,抗高血压,抗血栓	可能增强华法林(warfarin)的作用
姜	防止恶心,止痉挛	可能增强华法林和阿司匹林(aspirin)的作用
银杏	改善循环	可能增强华法林和阿司匹林的作用
人参	增加能量,抗氧化剂	人参滥用综合征:嗜睡,肌张力过高,水肿 可能导致使用苯乙肼(phynelzine)的患者出现躁狂 可能减弱华法林的作用 绝经后出血 乳腺疼痛
白毛茛	利尿,抗炎,泻药,止血剂	过量使用可能造成麻痹;促排水(非排钠性) 可能加重水肿/高血压
卡法椒	抗焦虑	增强巴比妥类和苯二氮䓬类药物的作用 增强乙醇的作用 可能增加抑郁时的自杀风险
甘草	止咳,胃溃疡	高血压,低钾血症,水肿
锯棕榈	良性前列腺增生,抗雄激素作用	与其他激素替代疗法(如 HRT)的相加作用
圣约翰草(贯叶连翘)	抗抑郁,抗焦虑	可能与单胺氧化酶抑制剂相互作用 降低芬太尼(fentanyl)和昂丹司琼(ondansetron)的代谢
缬草	温和的镇静作用,抗焦虑	增强巴比妥类和苯二氮䓬类药物的作用

气道管理

气道管理对于心脏外科的患者非常重要,因为患者合并的其他情况经常会使气管内插管变得复杂。例如,一名病态肥胖且患有睡眠呼吸暂停的患者可能需要在清醒时使用纤维支气管镜插管,而一名有吸烟史且患有 COPD 的患者可能出现氧饱和度快速降低和/或支气管痉挛。围手术期气道管理是麻醉医师的主要责任,但外科医师在麻醉医师不在场时需要参与其中,或者在出现困难时协助麻醉医师的工作。气道管理涉及设备和技术学(此处未做讨论),还需要药理学方法去克服造成气道梗阻的病理生理学难题以及便于控制和管理气道。药物将在本节末尾进行讨论。

在气道管理中可能遇到五个主要的挑战。下面简要地描述这几个问题以便于了解药物在其中所起的作用。这五个问题是:①处理气道梗阻;②防止误吸;③实施气管内插管;④保持间歇正压通气(intermittent positive-pressureventilation, IPPV);⑤重建自主呼吸和气道保护性反射。

气道梗阻

气流梗阻可能源于异物(包括食物)进入气道,或由涉及气道结构的病理生理学过程(例如创伤和水肿)引起。麻醉状态下或昏迷的患者肌张力缺乏,正常的组织(如舌和会厌)可能坠入气道而造成梗阻。缓解这种梗阻的首要措施是摆好头和下颌,插入人工鼻腔或口腔通气道,去除引起梗阻的物体或物质(如血液、分泌物或食物颗粒)。除了用于帮助气管内插管的药物(见后文),唯一有助于改善气流的药物是氦气和氧气的混合物(氦氧混合气),它的黏度很低,可以减轻气流阻力。

误吸

上呼吸道(喉/会厌以上)是肺(气体交换)和胃肠道(液体和营养物质)共同的通道。被动的反流或主动的呕吐导致胃内容物在咽部聚集,使患者出现误吸的风险,尤其是在气道反射(如声门闭合和咳嗽)和自主躲避反应受到抑制的时候(如麻醉状态或昏迷)。颗粒物质可以阻塞气管支气管树,而酸性液体(pH<2.5)则能损伤肺实质。发生误吸后,肺炎的发病率很高(如急性呼吸窘迫综合征),并且死亡率也非常高。术前限制饮食(禁食状态)并不能保证免除误吸的风险。同样,提前放置鼻胃管或口胃管能够减轻胃内压,但是不能保证胃内容物的完全排空。因此,在某些情况下需要同时禁食和插鼻胃管或口胃管以降低肺误吸的风险。有时,可能需要诱导清醒的患者呕吐,但这种情况很少见并且几乎从来不用催吐剂。事实上,现在已经常使用止吐药来降低气道操作和麻醉诱导时呕吐的风险。

使用降低肺误吸风险药物的目的在于减少胃内容物的量和酸度以及便于气管插管(见下文)。非颗粒性的抗酸剂[如枸橼酸钠(sodium citrate, Bicitra)]被用来中和胃液的酸性。能减少胃酸产生的药物包括 H_2 受体阻滞剂[如西咪替丁(Tagamet)、雷尼替丁(ranitidine, Zantac)、法莫替丁(famotidine, Pepcid)]和胃壁细胞 H^+-K^+ ATP 酶抑制剂[质子泵抑制剂,如奥美拉唑(omeprazole, Prilosec)、兰索拉唑(lansoprazole, Prevacid)、埃索美拉唑(esomeprazole, Nexium)]。甲氧氯普胺(metoclopramide)能促进胃排空,增加胃食管括约肌张力。西沙比利(propulsid)通过促进肌间神经丛释放乙酰胆碱来增加胃肠道动力。

止吐药在术后应用得更普遍,它包括几种不同的药物:抗胆碱类[如东莨菪碱(scopolamine)透皮贴剂]、抗组胺类[如羟嗪(hydroxyzine, vistaril)和异丙嗪[promethazine,非那根(Phrergan)]以及抗多巴胺类[如氟哌利多(droperidol)和丙氯拉嗪(prochlorperazine)]。对于年老的患者,抗多巴胺类药物可能产生锥体外系副作用。比较昂贵但有效的替代药物是抗羟色胺类药物[如昂丹司琼(Zofran)和多拉司琼(Anzmet)]。

气管插管

在气管插管前使用药物有三大目的:①使喉镜检查时喉部暴露清楚;②防止喉部闭合;③便于头部和下颌的操作。

在支气管镜、喉镜或纤维支气管镜下行气管插管时,气道的反应性可以通过一些不同的方法得到抑制。局部麻醉剂(2%或4%利多卡因喷剂)可用于鼻腔、口腔、咽喉部及会厌黏膜的表面麻醉。可以吸入雾化的局部麻醉药对声带以下的黏膜进行麻醉。声门下黏膜也可以通过环甲膜向气管腔内注射局麻药进行麻醉。双侧喉上神经阻滞可以消除声带以上喉部机械接触或冲洗所传入的感觉。需要注意的是,黏膜表面麻醉能减轻气道反应,但这样减弱了气道的反射性保护机制,从而增加了患者从咽部误吸的概率。增加喉部可视性主要包括:使用抗胆碱能药物[如格隆溴铵(glycopyrrolate)]减少唾液和气管支气管分泌物;局部使用血管收缩药(如去氧肾上腺素)减轻黏膜水肿;通过仪器操作或者局部的血管收缩来减少黏膜糜烂出血。使用类固醇对于减轻气道急性炎症反应可能有一些迟发的益处,但在气管插管前一般不使用类固醇。

全身药物一般为静脉给药,能减弱咳嗽反射。静脉输注利多卡因(1~2mg/kg)能短暂地减弱咳嗽反射,但不会明显地影响自主呼吸。必须注意中枢神经系统刺激和癫痫样活动的发生,事先静脉注射小剂量巴比妥或苯二氮䓬类药物可以降低上述事件的风险。静脉使用阿片类药物可抑制咳嗽反射,但是所需的剂量会损害自主呼吸,甚至导致窒息。联合使用静脉阿片类和较大量的镇静剂(如神经安定镇痛剂)可以减少阿片类的用量,使患者能耐受气管插管并减少自主呼吸时的窒迫感。对于应用静脉[如硫喷妥钠(thiopental)]或者吸入[如异氟烷(isoflurane)]实施全身麻醉的患者,小剂量的阿片类就能减弱气道反应。阿片类不仅能减弱导致喉部闭合的咳嗽反射,也能减轻气管插管时交感反应引起的高血压和心动过速。

对全身麻醉的患者一般联合使用骨骼肌松弛药,这样利于头部和下颌的操作,也能防止喉部反射性闭合。当然,肌肉松弛药也可导致窒息。一般使用两种方法来保证患者的氧合。①患者清醒时面罩吸入 100% 的氧,即给氧去氮。然后快速给予静脉麻醉剂(如硫喷妥钠),随后给予快速起效的肌松药[如琥珀酰胆碱(succinylcholine)或罗库溴铵(rocuronium)],并压迫环状软骨(Sellick 手法)。当肌肉松弛药起效后(30~90秒),使用喉镜进行气管插管,气囊充气,确定气管插管的位置。②最大限度地降低误吸的风险(假定胃排空);当患者处于麻醉和肌肉松弛状态时,通过面罩进行间断的正压通气;在适当的时间,用喉镜进行气管插管。

正压通气时肺功能正常化

气管插管的患者在手术中常规维持全身麻醉和部分肌肉

松弛,这样有利于正压通气和患者耐受气管插管。在麻醉后恢复室或重症监护室,如果术后需要长时间的正压通气,则需要继续维持全麻和肌松。如果希望恢复自主呼吸和拔管,那么只用静脉镇静药去耐受气管插管即可。

气管插管机械通气的患者一般会面临三个问题:①通气顺应性差;②支气管收缩;③气体交换受损。通气顺应性差反映了胸廓和膈肌的顺应性差,或肺本身顺应性差,或两者兼有。加深麻醉和给予肌肉松弛药能够减弱肋间肌和膈肌张力,但是不能提高有些特殊疾病患者(如脊柱侧凸或者肺气肿)胸腔的顺应性。

通气顺应性差可能提示肺间质水肿、肺实变、支气管阻塞(如黏液栓)、支气管收缩或胸腔内物质(气胸、血胸或者肿瘤)压迫肺。处理这些问题的方法包括使用抗心衰和抗感染的药物及应用支气管镜、胸腔穿刺术等。

支气管收缩可能长期存在(如哮喘或反应性气道功能障碍综合征)。由于气管插管减弱了咳嗽在清理呼吸道方面的作用,气管支气管分泌物的累积更加重了这些患者的气道狭窄。对于气道正常的患者,气管插管或者其他物体对气道的机械性刺激偶尔可诱发支气管收缩。药物治疗的重点是降低支气管平滑肌张力(如 β_2 受体拟交感药物或抗胆碱能药物),减少气管支气管分泌物,减弱气管支气管树传入的感觉(如局部麻醉、较深的全身麻醉、静脉用利多卡因或阿片类)。支气管收缩的急性治疗包括下列几方面(或任意组合):①雾化的 β_2 受体拟交感药物和/或抗胆碱能药物;②全身静脉使用 β_2 受体拟交感药物,磷酸二酯酶抑制剂(如氨茶碱)和/或抗胆碱能药物。

严重支气管收缩的患者,静脉给予类固醇可在一定程度上缓解支气管收缩,特别是对于既往使用类固醇有效的哮喘患者。如果吸入 100% 的氧,血液氧合不是支气管收缩患者的主要问题。主要问题是逐渐加重的高碳酸血症和肺实质气体残留,这样会减弱通气顺应性,并增加胸腔内压力;最后导致静脉回流减少,造成类似心包压塞的后果。

肺泡-毛细血管膜气体交换受损可能源于肺泡性肺水肿(应用利尿剂、正性肌力药及血管扩张剂治疗)、肺部灌注下降(应用强心剂和血管扩张剂治疗)或肺实变(使用抗生素治疗感染)。

恢复自主呼吸和气道保护机制

麻醉医师根据术后对患者的预期来制定合适的麻醉计划。相对健康的患者可以在手术室内拔管,这就要求患者在手术结束时能恢复自主呼吸和完整的气道反射并觉醒。对麻醉医生的挑战就是既要保证在手术期间达到足够的麻醉深度,又要使患者在手术结束时从麻醉药物如催眠药和阿片类药物中恢复并苏醒。如果没有达到这样的条件,患者将被送回麻醉后恢复室,给予额外的时间来消除药物对自主呼吸和咳嗽反射的抑制。另一种途径为使用阿片类拮抗剂[如纳洛酮(naloxone)]和苯二氮类拮抗剂[如氟马西尼(flumazenil)],但是这样有可能导致患者突然觉醒、疼痛或出现未受控制的交感神经兴奋,从而产生血流动力学的紊乱。另外也可能产生复发性的呼吸抑制,因为很难准确匹配拮抗剂和剩余麻醉药的剂量。另外,临床上经常联合使用抗胆碱酯酶药[如新斯的明(neostigmine)]和抗胆碱能药物(如阿托品)来拮抗肌松药的作用,这样可以减少抗胆碱酯酶药物的胆碱能副作用。

当患者术后需要维持一定时间的机械通气时,需要追加静脉催眠药[如丙泊酚(propofol)]和阿片类[如芬太尼或吗啡(morphine)],以使患者能够耐受气管插管。这些药物有呼吸抑制等副作用,尤其是合用时。右美托咪定(dexmedetomidine,Precedex)是一种 α_2 肾上腺素受体激动剂,因为它具有镇静、镇痛和抗焦虑作用,且可以维持呼吸频率平稳。另外,右美托咪定的心血管反应可预测,所以作为镇静剂能够帮助患者平稳脱机。它使患者感觉舒适,依从性好,并且具有可唤醒的镇静作用。这种"可唤醒"(rousability)特性保证患者处于镇静状态,同时也能与医务人员交流。

当患者逐渐恢复完全的自主呼吸时,镇静镇痛药物可以逐渐减量,以保证患者恢复满意的氧合状态和二氧化碳清除水平,能被轻易唤醒,且至少恢复了部分气道反射功能。

与气道和肺部管理相关的药理学

心脏外科的患者经常需要在术后维持一定时间的机械通气,通常在 ICU 拔管。从手术室转运到 ICU 及患者机械通气时都需要镇静药物的辅助。一些患者因为严重的肺部疾病、基础心脏疾病和/或围手术期并发症而需要维持机械通气。另外一些患者则需要药物来治疗支气管痉挛或气道梗阻,或在拔管后呼吸衰竭时帮助重新插管。

辅助机械通气的镇静药物

丙泊酚

心脏手术的患者使用的镇静剂与其他机械通气的患者一样。常用的药物为丙泊酚,它是一种静脉麻醉药/镇静药,通过肝脏快速消除,因而产生快速觉醒。丙泊酚不溶于水,但具有高度脂溶性,所以制备成脂质乳剂;短时间输注(小于 1~2 天)不需要关注脂质累积,但高剂量输注时需要监测甘油三酯水平,尤其是同时合用静脉内营养时。丙泊酚对血流动力学的影响主要是血管扩张,包括动脉和静脉,还有所谓的"交感张力减弱",发生于紧张焦虑的患者使用丙泊酚镇静后。另外,临床上可见轻度的心率减慢及心率对低血压的反应减弱,还有轻度的负性肌力作用,但不常见于临床剂量。临床常用镇静剂量为 25~75μg/(kg·min)。

苯二氮䓬类

苯二氮䓬类也常用于机械通气,包括咪达唑仑(midazolam,Versed)和劳拉西泮(lorazepam,Ativan)。苯二氮䓬类没有丙泊酚的血管扩张作用,有显著的遗忘作用,但是其觉醒不可预知,作用时间经常会延长,特别是劳拉西泮。另外,相比其他镇静药,苯二氮䓬类似乎更易引起术后谵妄。尽管有这些问题,苯二氮䓬类仍可用于需要缩血管药物支持的严重低血压患者。它对心血管的直接效应非常弱,但是交感张力降低后可导致低血压。咪达唑仑连续静脉输入剂量为 1~4mg/h,劳拉西泮则间断输注,每 4~6 小时给予 1~2mg。

右美托咪定

右美托咪定是一种相对新型的镇静药,中枢性激活 α_2 肾上腺素受体。它与可乐定属同一类药,但它与 α 受体的亲和力远高于可乐定。右美托咪定最常见的血流动力学反应是心动过缓和低血压,因而限制了它的临床应用。单独使用右美托咪定即能帮助患者从手术室转运到 ICU,并维持机械通气直至脱机和拔管。使用右美托咪定最大的优点是不影响呼吸且患者能被唤醒。右美托咪定有显著的镇痛作用,这一点不同于丙泊酚或苯二氮䓬类。其负荷剂量为 $1\mu g/kg$,在 $20\sim30$ 分钟内输注,维持剂量为 $0.2\sim0.7\mu g/(kg\cdot h)$。如果考虑到血流动力学问题可以减少负荷剂量或不用负荷剂量。

阿片类药物

在机械通气时给予镇静药,主要目的是帮助患者耐受经口腔的气管插管。除了全身不适,气道还受到持续的异物刺激。为了减弱气道反射和治疗术后疼痛,除了镇静药之外术一般还要增加阿片类药物。在术后苏醒的早期(如第一小时),由于术中阿片类药物的残余作用,疼痛并不是我们关注的主要问题。当患者苏醒后感到疼痛时则需要加阿片类药物。对整夜或更长时间机械通气的患者,阿片类是有益的,并可能减少镇静药的用量。这种情况下常用芬太尼,部分原因是芬太尼起效迅速,而且不持续用药时消除也很快。一般用量为每小时 $1\sim4\mu g/kg$。另外也可以间断使用吗啡($1\sim4mg$)和氢吗啡酮(hydromorphone,Dilaudid)$0.5\sim1mg/1\sim4h$。

用于紧急气管插管的药物

濒死的患者(如心脏或呼吸骤停)紧急气管插管时一般不需要使用药物。对于清醒或有部分意识的患者,插管比较困难,因为患者容易躁动、紧闭口腔和/或试图插管时声门闭合。所以有些患者只需要小剂量的快速起效的镇静/阿片类药物,如咪达唑仑和芬太尼;而有些患者则需要采用丙泊酚或依托咪酯(etomidate)进行麻醉诱导,可以使用或不用肌松药。如前所述,丙泊酚的缺点是扩张血管而导致低血压。使用丙泊酚时从小剂量开始逐步增加,一次 $10\sim20mg$,最大剂量 $1\sim2mg/kg$。依托咪酯对心血管没有直接作用,常用剂量为 $0.15\sim0.3mg/kg$。依托咪酯罕见的副作用是损害类固醇合成,持续输注时与危重患者肾上腺功能不全有关。另外,依托咪酯给药时很多患者可能出现不正常运动。一般来说,不主张使用肌松药,除非麻醉医生在场或有人熟知这类药物的使用和气道管理。

琥珀酰胆碱是作用最快的肌松药,$30\sim60$ 秒起效,使用剂量为 $1mg/kg$。这种去极化肌松药可以引起钾释放,应避免用于高钾血症患者。琥珀酰胆碱可同时激活毒蕈碱受体和烟碱受体,增加血浆儿茶酚胺浓度,可造成多种不同的心律失常(通常较轻微)。临床上其替代物为罗库溴铵,使用剂量 $0.5mg/kg$,$60\sim90$ 秒内可达到完全肌松。此剂量的罗库溴铵无不良血流

动力学反应。如考虑麻醉诱导及使用肌松药,需关注的问题是胃内容物误吸。在紧急情况下,为了降低误吸的风险,可以快速顺序给药,一位助手帮助压迫环状软骨(闭合食管),尽量减少手动通气直到插管完成。

治疗病理性气道(喘鸣/水肿、支气管痉挛、分泌物)的药物

容量超负荷、长期卧床或上腔静脉阻塞都能导致上呼吸道水肿。另外,气管插管或口咽部操作(如 TEE 探头)也能导致声门水肿。气管插管或气囊的压迫可以造成声门下水肿。治疗水肿造成气道狭窄的方法有:①使用氦气/氧气的混合气;②吸入消旋肾上腺素;③利尿和头高位;④短期使用地塞米松(静脉)。

氦气/氧气　氦气/氧气混合的比例为 $80\%:20\%$。氦气的密度比氦气小,通过狭窄的气道时是层流而不是湍流。如果患者不能耐受 20% 的氧浓度,也可以增加氧浓度。最有效的氦气浓度是 80%,但 $40\%\sim50\%$ 的氦气也有一定益处。

消旋肾上腺素　消旋肾上腺素为 1% 的溶液,喷雾式面罩给予 2.5ml 就能收缩血管,减轻气道水肿。其副作用是心动过速和高血压。

利尿和地塞米松　具体的利尿剂已在前文讨论过;当需要快速利尿时,通常选用袢利尿剂如呋塞米。尽管抬高头部和利尿并不能特异性地治疗气道水肿,但可以减轻上半身的水肿。地塞米松(dexamethasone)是依照"任何肿胀都可使用类固醇"原则来应用的。几乎没有证据表明糖皮质激素对这种情况有效;使用地塞米松只是为了避免其他强效类固醇静脉制剂的盐皮质激素效应。通常的剂量为 8mg,然后每 6 小时给予 4mg,共 $4\sim8$ 次。

支气管舒张药和化痰药　支气管舒张药和化痰药的总结见表 4-7。由于液体过量或左心衰,心脏手术的患者比支气管痉挛性疾病患者更易出现喘息,但是当主要的疾病开始进行治疗后(如利尿剂或正性肌力药的应用),使用吸入性支气管舒张药有助于缓解喘息症状。吸入性 β 受体激动剂、抗胆碱能药物和静脉类固醇都是可用的药物[137],三者按照优先度排序。三种药物也可以同时使用。β 受体激动剂松弛气道平滑肌的治疗效果通常是最迅速的。在急性发作时,面罩雾化吸入药物比定量吸入剂更有效。需要注意的是慢性哮喘的控制主要使用吸入性抗炎药,但这些药物在急性发作时(如手术后)没有用处。存在顽固性分泌物时应及时考虑使用吸入性化痰药例如链道酶/DNA 酶(Pulmozyme)。N-乙酰半胱氨酸(N-acetylcysteine,Mucomyst)也是一种化痰药,但是可能导致气道激惹而不适用于急性支气管痉挛。这些药物的使用剂量见表 4-7。

表 4-7　吸入性支气管舒张药和化痰药

	药物	机制	剂量	给药频率
支气管舒张药	沙丁胺醇(albuterol)	β_2 受体激动剂	2.5mg/3mL	每 $4\sim6h$ *
	左沙丁胺醇(levalbuterol)	β_2 受体激动剂	$0.63\sim1.25mg/3mL$	每 6h
	异丙托溴铵(ipratropium)	抗胆碱能	0.5mg/3mL	每 $4\sim6h$
化痰药	阿法链道酶(dornase alpha)	分裂 DNA	2.5mg/3cc	每 12h

* 给药可以更频繁。

(金蕾 译　王古岩 审)

参考文献

1. Lynch C III: Cellular electrophysiology of the heart, in Lynch C III (ed): *Cellular Cardiac Electrophysiology: Perioperative Considerations.* Philadelphia, Lippincott, 1994; p 1.
2. Katz AM: Cardiac ion channels. *N Engl J Med* 1993; 328:1244.
3. Colucci WS, Wright RF, Braunwald E: New positive inotropic agents in the treatment of heart failure, part I. *N Engl J Med* 1986; 314:290.
4. Colucci WS, Wright RF, Braunwald E: New positive inotropic agents in the treatment of heart failure, part II. *N Engl J Med* 1986; 314:349.
5. Terzic A, Puceat M, Vassort G, Vogel SM: Cardiac alpha₁ adrenoreceptors: an overview. *Pharmacol Rev* 1993; 45:147.
6. Berridge MJ: Inositol lipids and calcium signaling. *Proc R Soc Lond (Biol)* 1988; 234:359.
7. Lucchesi BR: Role of calcium on excitation-coupling in cardiac and vascular smooth muscle. *Circulation* 1978; 8:IV-1.
8. Kukovertz WR, Poch G, Holzmann S: Cyclic nucleotides and relaxation of vascular smooth muscle, in Vanhoutte PM, Leusen I (eds): *Vasodilation.* New York, Raven Press, 1981; p 339.
9. Singh BN, Sarma JS: Mechanisms of action of antiarrhythmic drugs relative to the origin and perpetuation of cardiac arrhythmias. *J Cardiovasc Pharmacol Ther* 2001; 6:69.
10. Pinter A, Dorian P: Intravenous antiarrhythmic agents. *Curr Opin Cardiol* 2001; 16:17.
11. Roden DM: Antiarrhythmic drugs: from mechanisms to clinical practice. *Heart* 2000; 84:339.
12. Vaughan Williams EM: A classification of antiarrhythmic agents reassessed after a decade of new drugs. *J Clin Pharmacol* 1984; 24:129.
13. The Task Force of the Working Group on Arrhythmias of the European Society of Cardiology: The "Sicilian gambit": a new approach to the classification of antiarrhythmic drugs based on their actions on arrhythmic mechanisms. *Eur Heart J* 1991; 12:1112.
14. Hondeghem LM: Antiarrhythmic agents: modulated receptor applications. *Circulation* 1987; 75:514.
15. Zipes DP, Camm AJ, Borggrefe M, et al: ACC/AHA/ESC 2006 Guidelines for Management of Patients with Ventricular Arrhythmias and the Prevention of Sudden Cardiac Death: a report of the American College of Cardiology/American Heart Association Task Force and the European Society of Cardiology Committee for Practice Guidelines (writing committee to develop Guidelines for Management of Patients With Ventricular Arrhythmias and the Prevention of Sudden Cardiac Death): developed in collaboration with the European Heart Rhythm Association and the Heart Rhythm Society. *Circulation* 2006; 114:e385.
16. Hoffman BF, Rosen MR, Wit AL: Electrophysiology and pharmacology of cardiac arrhythmias: VII. Cardiac effects of quinidine and procainamide. *Am Heart J* 1975; 90:117.
17. Giardenia EG, Heissenbuttel RH, Bigger JT Jr: Intermittent intravenous procaine amide to treat ventricular arrhythmias: correlation of plasma concentration with effect on arrhythmia, electrocardiogram, and blood pressure. *Ann Intern Med* 1973; 78:183.
18. Stiell IG, Wells GA, Field B, et al: Advanced cardiac life support in out of-hospital cardiac arrest. *N Engl J Med* 2004; 351:647.
19. The 2010 American Heart Association Guidelines for Cardiopulmonary Resuscitation and Emergency Cardiovascular Care. *Circulation* 2010; 122:S639.
20. Cardiac Arrhythmia Suppression Trial (CAST) Investigators: Preliminary report, effect of encainide and flecainide on mortality in a randomized trial of arrhythmia suppression after myocardial infarction. *N Engl J Med* 1989; 321:406.
21. Echt DS, Liebson PR, Mitchell LB, et al: Mortality and morbidity in patients receiving encainide, flecainide or placebo: the cardiac arrhythmia suppression trial. *N Engl J Med* 1991; 324:781.
22. Escande D, Henry P: Potassium channels as pharmacologic targets in cardiovascular medicine. *Eur Heart J* 1993; 14:2.
23. Singh BN: Arrhythmia control by prolonging repolarization: the concept and its potential therapeutic impact. *Eur Heart J* 1993; 14:14.
24. Kudenchuk PJ: Advanced cardiac life support antiarrhythmic drugs. *Cardiol Clin* 2002; 20:79.
25. Balser JR: Perioperative arrhythmias: incidence, risk assessment, evaluation, and management. *Card Electrophysiol Rev* 2002; 6:96.
26. Mahmarian JJ, Verani MS, Pratt CM: Hemodynamic effects of intravenous and oral sotalol. *Am J Cardiol* 1990; 65:28A.
27. Levy JH, Huraux C, Nordlander M: Treatment of perioperative hypertension, in Epstein M (ed): *Calcium Antagonists in Clinical Medicine.* Philadelphia, Hanley and Belfus, 1997; p 345.
28. Conti VR, Ware DL: Cardiac arrhythmias in cardiothoracic surgery. *Chest Surg Clin North Am* 2002; 12:439.
29. Waxman HL, Myerburg RJ, Appel R, Sung RJ: Verapamil for control of ventricular rate in paroxysmal supraventricular tachycardia and atrial fibrillation or flutter: a double-blind randomized cross-over study. *Ann Intern Med* 1981; 94:1.
30. Salerno DM, Dias VC, Kleiger RE, et al: Efficacy and safety of intravenous diltiazem for treatment of atrial fibrillation and atrial flutter: the DiltiazemAtrial Fibrillation/Flutter Study Group. *Am J Cardiol* 1989; 63:1046.
31. Ellenbogen KA, Dias VC, Plumb VJ, et al: A placebo-controlled trial of continuous intravenous diltiazem infusion for 24-hour heart rate control during atrial fibrillation and atrial flutter: a multi-center study. *J Am Coll Cardiol* 1991; 18:891.
32. Smith TW, Antman EM, Friedman PL, et al: Digitalis glycosides: mechanisms and manifestations of toxicity, part I. *Prog Cardiovasc Dis* 1984; 26:413.
33. DiMarco JP, Sellers TD, Berne RM, et al: Adenosine: electrophysiological effects and therapeutic use for terminating paroxysmal supraventricular tachycardia. *Circulation* 1983; 68:1254.
34. Hollifield JW: Potassium and magnesium abnormalities: diuretics and arrhythmias in hypertension. *Am J Med* 1984; 77:28.
35. England MR, Gordon G, Salem M, Chernow B: Magnesium administration and dysrhythmia after cardiac surgery: a placebo-controlled, double-blind, randomized trial. *JAMA* 1992; 268:2395.
36. Singh BN, Vaughan Williams EM: The effect of amiodarone, a new antianginal drug, on cardiac muscle. *Br J Pharmacol* 1970; 39:657.
37. Connolly SJ: Evidence-based analysis of amiodarone efficacy and safety. *Circulation* 1999; 100:2025.
38. Chow MS: Intravenous amiodarone: pharmacology, pharmacokinetics, and clinical use. *Ann Pharmacother* 1996; 30:637.
39. Mitchell LB, Wyse G, Gillis AM, Duff HJ: Electropharmacology of amiodarone therapy initiation. *Circulation* 1989; 80:34.
40. Holt DW, Tucker GT, Jackson PR, Storey GCA: Amiodarone pharmacokinetics. *Am Heart J* 1983; 106:840.
41. Fogoros RN, Anderson KP, Winkle RA, et al: Amiodarone: clinical efficacy and toxicity in 96 patients with recurrent, drug-refractory arrhythmias. *Circulation* 1983; 68:88.
42. Kowey PR, Levine JH, Herre JM, et al: Randomized, double-blind comparison of intravenous amiodarone and bretylium in the treatment of patients with recurrent, hemodynamically destabilizing ventricular tachycardia or fibrillation. *Circulation* 1995; 92:3255.
43. Kudenchuk PJ, Cobb LA, Copass MK, et al: Amiodarone for resuscitation after out-of-hospital cardiac arrest due to ventricular fibrillation. *N Engl J Med* 1999; 341:871.
44. Levine JH, Massumi A, Scheinman MM, et al: Intravenous amiodarone for recurrent sustained hypotensive ventricular tachyarrhythmias. Intravenous Amiodarone Multicenter Trial Group. *J Am Coll Cardiol* 1996; 27:67.
45. Morady F, Sauve MJ, Malone P, et al: Long-term efficacy and toxicity of high-dose amiodarone therapy for ventricular tachycardia or ventricular fibrillation. *Am J Cardiol* 1983; 52:975.
46. Scheinman MM, Levine JH, Cannom DS, et al: Dose-ranging study of intravenous amiodarone in patients with life-threatening ventricular tachyarrhythmias. *Circulation* 1995; 92:3264.
47. Scheinman MM, Winkle RA, Platia EV, et al: Intravenous amiodarone for recurrent sustained hypotensive ventricular tachyarrhythmias. *J Am Coll Cardiol* 1996; 27:67.
48. Dorian P, Cass D, Schwartz B, et al: Amiodarone as compared with lidocaine for shock-resistant ventricular fibrillation. *N Engl J Med* 2002; 346:884.
49. Kupferschmid JP, Rosengart TK, McIntosh CL, et al: Amiodarone-induced complications after cardiac operation for obstructive hypertrophic cardiomyopathy. *Ann Thorac Surg* 1989; 48:359.
50. Rady MY, Ryan T, Starr NJ: Preoperative therapy with amiodarone and the incidence of acute organ dysfunction after cardiac surgery. *Anesth Analg* 1997; 85:489.
51. Daoud EG, Strickberger SA, Man KC, et al: Preoperative amiodarone as prophylaxis against atrial fibrillation after heart surgery. *N Engl J Med* 1997; 337:1785.
52. Dorge H, Schoendube FA, Schoberer M, et al: Intraoperative amiodarone as prophylaxis against atrial fibrillation after coronary operations. *Ann Thorac Surg* 2000; 69:1358.
53. Giri S, White CM, Dunn AB, et al: Oral amiodarone for prevention of atrial fibrillation after open-heart surgery, the Atrial Fibrillation Suppression Trial (AFIST): a randomised, placebo-controlled trial. *Lancet* 2001;

357:830.

54. Guarnieri T, Nolan S, Gottlieb SO, et al: Intravenous amiodarone for the prevention of atrial fibrillation after open-heart surgery: the amiodarone reduction in coronary heart (ARCH) trial. *J Am Coll Cardiol* 1999; 34:343.

55. Lee SH, Chang CM, Lu MJ, et al: Intravenous amiodarone for prevention of atrial fibrillation after coronary artery bypass grafting. *Ann Thorac Surg* 2000; 70:157.

56. Carlson MD: How to manage atrial fibrillation: an update on recent clinical trials. *Cardiol Rev* 2001; 9:60.

57. Fuster V, Ryden LE, Asinger RN, et al: ACC/AHA/ESC guidelines for the management of patients with atrial fibrillation: executive summary. *Circulation* 2001; 104:2118.

58. Maisel WH, Rawn JD, Stevenson WG: Atrial fibrillation after cardiac surgery. *Ann Intern Med* 2001; 135:1061.

59. Hogue CW Jr., Hyder ML: Atrial fibrillation after cardiac operation: risks, mechanisms, and treatment. *Ann Thorac Surg* 2000; 69:300.

60. Reddy P, Richerson M, Freeman-Bosco L, et al: Cost-effectiveness of amiodarone for prophylaxis of atrial fibrillation in coronary artery bypass surgery. *Am J Health Syst Pharm* 1999; 56:2211.

61. Reiffel JA: Drug choices in the treatment of atrial fibrillation. *Am J Cardiol* 2000; 85:12D.

62. Daoud EG, Strickberger SA, Man KC, et al: Preoperative amiodarone as prophylaxis against atrial fibrillation after heart surgery. *N Engl J Med* 1997; 337:1785.

63. Gray R, Maddahi J, Berman D, et al: Scintigraphic and hemodynamic demonstration of transient left ventricular dysfunction immediately after uncomplicated coronary artery bypass grafting. *J Thorac Cardiovasc Surg* 1979; 77:504.

64. Mangano DT: Biventricular function after myocardial revascularization in humans: deterioration and recovery patterns during the first 24 hours. *Anesthesiology* 1985; 62:571.

65. Breisblatt WM, Stein K, Wolfe CJ, et al: Acute myocardial dysfunction and recovery: a common occurrence after coronary bypass surgery. *J Am Coll Cardiol* 1990; 15:1261.

66. Fabiato A, Fabiato F: Calcium and cardiac excitation-contraction coupling. *Ann Rev Physiol* 1979; 41:473.

67. Figgitt DP, Gillies PS, Goa KL: Levosimendan. *Drugs* 2001; 61:613.

68. Doggrell SA, Brown L: Present and future pharmacotherapy for heart failure. *Exp Opin Pharmacother* 2002; 3:915.

69. Endoh M: Mechanism of action of Ca^2 sensitizers—update 2001. *Cardiovasc Drugs Ther* 2001; 15:397.

70. Drop LJ, Geffin GA, O'Keefe DD: Relation between ionized calcium concentration and ventricular pump performance in the dog under hemodynamically controlled conditions. *Am J Cardiol* 1981; 47:1041.

71. Zaloga GP, Strickland RA, Butterworth JF, et al: Calcium attenuates epinephrine's β-adrenergic effects in postoperative heart surgery patients. *Circulation* 1990; 81:196.

72. Engelman RM, Hadji-Rousou I, Breyer RH, et al: Rebound vasospasm after coronary revascularization in association with calcium antagonist withdrawal. *Ann Thorac Surg* 1984; 37:469.

73. Cheung JY, Bonventre JV, Malis CD, Leaf A: Calcium and ischemic injury. *N Engl J Med* 1986; 314:1670.

74. Del Monte F, Kaumann AJ, Poole-Wilson PA, et al: Coexistence of functioning β$_1$ and β$_2$-adrenoreceptors in single myocytes from human ventricle. *Circulation* 1993; 88:854.

75. Bristow MR, Ginsburg R, Minobe W, et al: Decreased catecholamine sensitivity and β-adrenergic receptor density in failing human hearts. *N Engl J Med* 1982; 307:205.

76. Schwinn DA, Leone BJ, Spahn DR, et al: Desensitization of myocardial β-adrenergic receptors during cardiopulmonary bypass: evidence for early uncoupling and late down-regulation. *Circulation* 1991; 84:2559.

77. Port JD, Gilbert EM, Larabee P, et al: Neurotransmitter depletion compromises the ability of indirect acting amines to provide inotropic support in the failing human heart. *Circulation* 1990; 81:929.

78. De Backer D, Biston P, Devriendt J, et al: SOAP II Investigators. Comparison of dopamine and norepinephrine in the treatment of shock. *N Engl J Med* 2010; 362(9):779-789.

79. Levy JH: Treating shock—old drugs, new ideas. *N Engl J Med* 2010; 362(9):841-843.

80. Prielipp RC, Butterworth JF 4th, Zaloga GP, et al: Effects of amrinone on cardiac index, venous oxygen saturation and venous admixture in patients recovering from cardiac surgery. *Chest* 1991; 99:820.

81. Levy JH, Bailey JM: Amrinone: its effects on vascular resistance and capacitance in human subjects. *Chest* 1994; 105:62.

82. Levy JH, Bailey JM, Deeb GM: Intravenous milrinone in cardiac surgery. *Ann Thorac Surg* 2002; 73:325.

83. Bailey JM, Levy JH, Kikura M, et al: Pharmacokinetics of intravenous milrinone in patients undergoing cardiac surgery. *Anesthesiology* 1994; 81:616.

84. Feneck RO: Effects of variable dose in patients with low cardiac output after cardiac surgery. European Multicenter Trial Group. *Am Heart J* 1991; 121:1995.

85. Kikura M, Levy JH, Michelsen LG, et al: The effect of milrinone on hemodynamics and left ventricular function after emergence from cardio-pulmonary bypass. *Anesth Analg* 1997; 85:16.

86. Butterworth JF 4th, Hines RL, Royster RL, James RL: A pharmacokinetic and pharmacodynamic evaluation of milrinone in adults undergoing cardiac surgery. *Anesth Analg* 1995; 81:783.

87. Doolan LA, Jones EF, Kalman J, et al: A placebo-controlled trial verifying the efficacy of milrinone in weaning high-risk patients from cardiopulmonary bypass. *J Cardiothorac Vasc Anesth* 1997; 11:37.

88. Unverzagt S, Wachsmuth L, Hirsch K, et al: Inotropic agents and vasodilator strategies for acute myocardial infarction complicated by cardiogenic shock or low cardiac output syndrome. *Cochrane Database Syst Rev.* 2014 Jan 2 (ePub).

89. Follath F, Cleland JG, Just H, et al: Efficacy and safety of intravenous levosimendan compared with dobutamine in severe low-output heart failure (the LIDO study): a randomised double-blind trial. *Lancet* 2002; 360:196.

90. Slawsky MT, Colucci WS, Gottlieb SS, et al: Acute hemodynamic and clinical effects of levosimendan in patients with severe heart failure. *Circulation* 2000; 102:2222.

91. Steen H, Tinker JH, Pluth JR, et al: Efficacy of dopamine, dobutamine, and epinephrine during emergence from cardiopulmonary bypass in man. *Circulation* 1978; 57:378.

92. Salomon NW, Plachetka JR, Copeland JG: Comparison of dopamine and dobutamine following coronary artery bypass grafting. *Ann Thorac Surg* 1981; 3:48.

93. Fowler MB, Alderman EL, Oesterle SN, et al: Dobutamine and dopamine after cardiac surgery: greater augmentation of myocardial blood flow with dobutamine. *Circulation* 1984; 70:1103.

94. Sethna DH, Gray RJ, Moffit EA, et al: Dobutamine and cardiac oxygen balance in patients following myocardial revascularization. *Anesth Analg* 1982; 61:917.

95. Butterworth JF 4th, Prielipp RC, Royster RL, et al: Dobutamine increases heart rate more than epinephrine in patients recovering from aortocoronary bypass surgery. *J Cardiothorac Vasc Anesth* 1992; 6:535.

96. Feneck RO, Sherry KM, Withington S, et al: Comparison of the hemodynamic effects of milrinone with dobutamine in patients after cardiac surgery. *J Cardiothorac Vasc Anesth* 2001; 15:306.

97. Meier-Hellmann A, Reinhart K, Bredle DL, et al: Epinephrine impairs splanchnic perfusion in septic shock. *Crit Care Med* 1997; 25:399.

98. Levy B, Bollaert PE, Charpentier C, et al: Comparison of norepinephrine and dobutamine to epinephrine for hemodynamics, lactate metabolism, and gastric tonometric variables in septic shock: a prospective, randomized study. *Intensive Care Med* 1997; 23:282.

99. Ruokonen E, Takala J, Kari A, et al: Regional blood flow and oxygen transport in septic shock. *Crit Care Med* 1993; 21:1296.

100. Meier-Hellmann A, Bredle DL, Specht M, et al: The effects of low-dose dopamine on splanchnic blood flow and oxygen utilization in patients with septic shock. *Intensive Care Med* 1997; 23:31.

101. Marik PE, Mohedin M: The contrasting effects of dopamine and norepinephrine on systemic and splanchnic oxygen utilization in hyperdynamic sepsis. *JAMA* 1994; 272:1354.

102. Landry DW, Oliver JA: The pathogenesis of vasodilatory shock. *N Engl J Med* 2001; 345:588.

103. Levy JH: *Anaphylactic Reactions in Anesthesia and Intensive Care*, 2nd ed. Boston, Butterworth-Heinemann, 1992.

104. Desjars P, Pinaud M, Potel G, et al: A reappraisal of norepinephrine in human septic shock. *Crit Care Med* 1987; 15:134.

105. Meadows D, Edwards JD, Wilkins RG, Nightingale P: Reversal of intractable septic shock with norepinephrine therapy. *Crit Care Med* 1998; 16:663.

106. Hesselvik JF, Broden B: Low dose norepinephrine in patient with septic shock and oliguria: effects on afterload, urine flow, and oxygen transport. *Crit Care Med* 1989; 17:179.

107. Martin C, Eon B, Saux P, et al: Renal effects of norepinephrine used to treat septic shock patients. *Crit Care Med* 1990; 18:282.

108. Marik PE, Mohedin M: The contrasting effects of dopamine and nor-

epinephrine on systemic and splanchnic oxygen utilization in hyperdynamic sepsis. *JAMA* 1994; 272:1354.

109. Argenziano M, Chen JM, Choudhri AF, et al: Management of vasodilatory shock after cardiac surgery: identification of predisposing factors and use of a novel pressor agent. *J Thorac Cardiovasc Surg* 1998; 116:973.

110. Landry DW, Levin HR, Gallant EM, et al: Vasopressin deficiency in vasodilatory septic shock. *Crit Care Med* 1997; 25:1279.

111. Gold JA, Cullinane S, Chen J, et al: Vasopressin as an alternative to norepinephrine in the treatment of milrinone-induced hypotension. *Crit Care Med* 2000; 28:249.

112. Levy JH: The ideal agent for perioperative hypertension. *Acta Anaesth Scand* 1993; 37:20.

113. Huraux C, Makita T, Montes F, Szlam F: A comparative evaluation of the effects of multiple vasodilators on human internal mammary artery. *Anesthesiology* 1998; 88:1654.

114. Harrison DG, Bates JN: The nitrovasodilators: new ideas about old drugs. *Circulation* 1993; 87:1461.

115. Anderson TJ, Meredith IT, Ganz P, et al: Nitric oxide and nitrovasodilators: similarities, differences and potential interactions. *J Am Coll Cardiol* 1994; 24:555.

116. Harrison DG, Kurz MA, Quillen JE, et al: Normal and pathophysiologic considerations of endothelial regulation of vascular tone and their relevance to nitrate therapy. *Am J Cardiol* 1992; 70:11B.

117. Munzel T, Giaid A, Kurz S, Harrison DG: Evidence for a role of endothelin 1 and protein kinase C in nitrate tolerance. *Proc Natl Acad Sci USA* 1995; 92:5244.

118. Munzel T, Sayegh H, Freeman, Harrison DG: Evidence for enhanced vascular superoxide anion production in tolerance: a novel mechanism underlying tolerance and cross-tolerance. *J Clin Invest* 1995; 95:187.

119. Fleckenstein A: Specific pharmacology of calcium in the myocardium, cardiac pacemakers and vascular smooth muscle. *Annu Rev Pharmacol* 1977; 17:149.

120. Begon C, Dartayet B, Edouard A, et al: Intravenous nicardipine for treatment of intraoperative hypertension during abdominal surgery. *J Cardiothorac Anesth* 1989; 3:707.

121. Cheung DG, Gasster JL, Neutel JM, Weber MA: Acute pharmacokinetic and hemodynamic effects of intravenous bolus dosing of nicardipine. *Am Heart J* 1990; 119:438.

122. David D, Dubois C, Loria Y: Comparison of nicardipine and sodium nitroprusside in the treatment of paroxysmal hypertension following aortocoronary bypass surgery. *J Cardiothorac Vasc Anesth* 1991; 5:357.

123. Lambert CR, Grady T, Hashimi W, et al: Hemodynamic and angiographic comparison of intravenous nitroglycerin and nicardipine mainly in subjects without coronary artery disease. *Am J Cardiol* 1993; 71:420.

124. Singh BN, Josephson MA: Clinical pharmacology, pharmacoki-

netics, and hemodynamic effects of nicardipine. *Am Heart J* 1990; 119:427A.

125. Leslie J, Brister N, Levy JH, et al: Treatment of postoperative hypertension after coronary artery bypass surgery: double-blind comparison of intravenous isradipine and sodium nitroprusside. *Circulation* 1994; 90:II256.

126. Huraux C, Makita T, Montes F, et al: A comparative evaluation of the effects of multiple vasodilators on human internal mammary artery. *Anesthesiology* 1998; 88:1654.

127. Dzau VJ, Sasamura H, Hein L: Heterogeneity of angiotensin synthetic pathways and receptor subtypes: physiological and pharmacological implications. *J Hypertens* 1993; 11:S13.

128. Granger CB, Ertl G, Kuch J, et al: Randomized trial of candesartan cilexetil in the treatment of patients with congestive heart failure and a history of intolerance to angiotensin-converting enzyme inhibitors. *Am Heart J* 2000; 139:609.

129. Lefkowitz RH, Hoffman BB, Taylor P: Neurotransmission: the autonomic and somatic motor nervous system, in Hardman JL, Molinoff PB, Ruddon RW, Gilman AG (eds): *The Pharmacological Basis of Therapeutics.* New York, McGraw-Hill, 1996; p 110.

130. Fleisher LA, Beckman JA, Brown KA, et al: 2009 ACCF/AHA focused update on perioperative beta blockade incorporated into the ACC/AHA 2007 guidelines on perioperative cardiovascular evaluation and care for noncardiac surgery: a report of the American college of cardiology foundation/American Heart Association task force on practice guidelines. *Circulation* 2009; 120:e169-276.

131. James PA, Oparil S, Carter BL, et al: 2014 evidence-based guideline for the management of high blood pressure in adults: report from the panel members appointed to the Eighth Joint National Committee (JNC 8). *JAMA* 2014; 5;311(5):507-520.

132. Volpe M, Tocci G: 2007 ESH/ESC Guidelines for the management of hypertension, from theory to practice: global cardiovascular risk concept. *J Hypertens* 2009; 27(Suppl 3):S3.

133. Argalious M, Motta P, Khandwala F, et al: "Renal dose" dopamine is associated with the risk of new-onset atrial fibrillation after cardiac surgery. *Crit Care Med* 2005; 33(6):1327-1332.

134. Eisenberg DM, Davis RB, Ettner SL, et al: Trends in alternative medicine use in the United States, 1990–1997: results of a follow-up national survey. *JAMA* 1998; 280:1569.

135. Ang-Lee MK, Moss J, Yuan CS: Herbal medicines and perioperative care. *JAMA* 2001; 286:208.

136. American Society of Anesthesiologists: *What You Should Know About Your Patients' Use of Herbal Medicines.* Available at: www.asahq.org/ProfInfo/herb/herbbro.html.

137. National Heart Blood and Lung Institute, Expert Panel Report 3 (EPR3): *Guidelines for the Diagnosis and Management of Asthma.* http://www.nhlbi.nih.gov/guidelines/asthma/gdln.htm; 2007, pp 248-249.

5

第 5 章　心血管病理

Frederick J. Schoen ● Robert F. Padera

心血管病理学定义了患者个体和患者队列中心血管疾病的形态及机制,包括疾病自然史和后续外科及介入治疗等。心血管病理学研究有助于遵循循证医学,合理选择外科或介入治疗手段,提高患者的近期和远期疗效。心血管病理学不仅使患者个体获益,还是现代心血管疾病的基础、药物、医疗器械及其他治疗临床前研究的基石。

本章简要叙述病理解剖,临床-病理相关性和病理生理学机制,重点集中在用于诊断和治疗获得性心血管病的外科和介入手段紧密相关的病理学内容。由于篇幅有限,部分重要内容(如主动脉疾病)并没有讨论,其他内容(如心室辅助和替代装置)仅关注本书其他章节未描述的重点内容。此外,虽然本章并没有纳入成年先天性心脏病病理学内容,但其数量快速增加,而且具有独特而重要的临床和病理问题[1,2]。

心肌对工作负荷增加的反应和心肌疾病

心肌肥大

心肌肥大是心肌对负荷增加的代偿性反应(图 5-1)[3]。这种结构和功能的适应性反应几乎伴随着所有心脏疾病,而且其结果决定了临床表现。心肌肥大导致心脏质量和体积的增大,这是由于单个心肌细胞增大所致,主要涉及心肌细胞收缩原件(肌小节)和相关细胞成分增大。成年心肌细胞数量对应激或损伤的反应性增多的实质或功能性益处并没有证实。

心肌肥大的类型决定于诱因的不同(图 5-1B)。压力超负荷(如高血压病或主动脉狭窄)导致的向心性肥大,其特征是心室质量、厚度和厚度/心腔半径比增加,而无心室扩张。相反,容量超负荷(如主动脉或二尖瓣反流,心肌梗死或扩张性心肌病)导致的心肌肥厚则表现为心室腔的扩大,而且心室腔半径和整体质量都增加(有时称为偏心性肥大)。心室壁的变化受高血压室压升高、瓣膜性心脏病和扩张型心肌病所致压力或容量超负荷的影响。心肌梗死时存在局部心肌细胞坏死和丢失,心肌肥大仅发生在非梗死区域。压力、容积和缺血性损伤性所致肥大过去被分别称为向心性肥大、偏心性肥大和代偿性肥大。

与心肌梗死局部改变不同,(高血压、瓣膜疾病导致的)压力或容量超负荷所致改变为整个室壁。所有的这些改变被称为心室重塑[4]。在细胞水平,压力超负荷通过肌小节并列性增加而增加心肌细胞宽度,而容量超负荷通过肌小节并列性以及串联性增加而增加细胞的宽度和长度。

心脏的这种改变早期能代偿性维持心脏功能,但是随着病变的进展和病程的延长,这些改变最终能通过各种机制导致心衰。由于血管并不能随着心肌质量的增加而增加,肥厚心肌血供相对减少,因此对缺血性打击更敏感。此外,心肌纤维组织也增加。心肌肥大时心脏发生一系列分子学变化,在病变早期这些变化维持心功能,但在疾病晚期则与心力衰竭密切相关。例如心肌肥厚时心肌的基因表达出现改变,以致再现胚胎发生时全身增殖细胞和胎儿心肌细胞类似的蛋白质合成特征。异常表达的蛋白可能功能减退,或与正常相比数量过多或过少。肥大和/或衰竭心肌也可能由于心室腔结构的改变导致机械性能损伤,以及肾上腺素反应性降低、钙利用率下降、线粒体功能受损和微循环痉挛。心肌细胞坏死也可导致心衰。新的基于分子机制的抗心衰治疗策略正处于研究阶段[5]。

综上所述,心肌肥大是一个精细的平衡过程。这种适应性改变可能被潜在的结构学、功能学、和生物化学/分子学变化所代替,包括心脏形态、心肌质量增大导致的代谢增加、蛋白合成、毛细血管/心肌细胞比率降低,纤维化、微血管痉挛和收缩功能受损。心肌肥大还可以降低心脏顺应性,影响心脏舒张期充盈。另外,左心肥厚是心脏疾病死亡率、并发症发生率、尤其是猝死的独立危险因素[6]。

心衰可继发于各种类型的压力或容量超负荷导致的心脏局部或整体病变(图 5-2)。虽然某些患者左心室肥厚可以在诱因去除后逐渐缓解,但这种缓解的范围和程度是不可预测的,而且肥厚或衰竭心脏的恢复过程并不确定[2]。此外,心衰可能在心脏手术如血运重建或瓣膜修复、置换后继续恶化(图 5-2B),而且显著的心室肌肥厚需要在术中进行更好的心肌保护。

心肌病

心肌病是指原发性病变来自心肌细胞本身的疾病。原发性心肌病是指疾病仅限于或主要限于心肌,而继发性心肌病(常称作特发性心肌病变)是系统性或全身性疾病累及心肌,如淀粉样病变,血色沉着素,其他浸润性和沉积性疾病,药物和其他毒性反应,肉状瘤病,各种自身免疫和胶原血管疾病,或者神经肌肉/神经性疾病(如 Duchenne-Becker 肌营养不良症)。基因型原发性心肌病包括肥厚型心肌病(HCM)、致心律失常性右室心肌病(ARVC),左室致密化不全,离子通道病(长 QT 综合征和 Brugada 综合征),和某些扩张性心肌病[8]。获得性原发性心肌病包括心肌炎(炎症性心肌病),压力诱发(takotsubo病)和心动过速诱发及围产期心肌病。缺血性心脏病、瓣膜性心脏病和高血压性心脏病应该取代缺血性心肌病、瓣膜性心肌

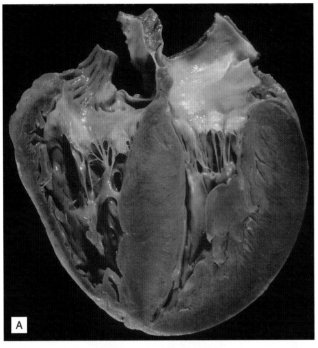

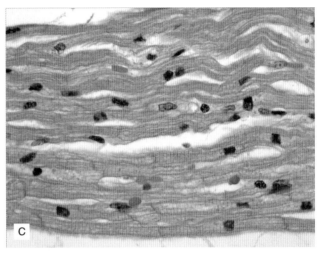

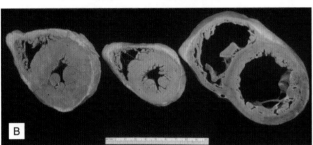

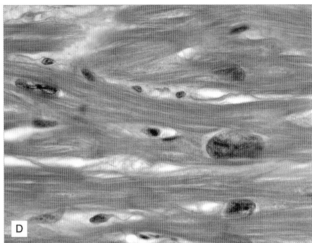

图 5-1　心肌肥厚肉眼和显微镜观特点小结。A. 主动脉狭窄导致的心肌肥厚肉眼观。左心室壁肥厚，心室腔未扩大。左心室处于心尖四腔心图像的右下方。B. 心脏横切面显示左心室肥厚，伴/不伴心腔扩大。与正常心脏(正中标本)相比，压力超负荷的心脏(如主动脉狭窄引起)(左侧标本)，出现心肌质量和室壁厚度增加；容量超负荷的心脏(如二尖瓣反流引起)(右侧标本)，不仅肥厚而且扩张，质量增加的同时室壁厚度正常或变薄。C. 正常心肌的显微镜观。D. 心肌肥厚的显微镜观，心肌细胞变大(分图 B Reproduced with permission from Allen HD, Gutgesell HP, Clark EB, et al: *Moss and Adams' Heart Disease in Infants*, *Children*, *and Adoles-cents*: *Including the Fetus and Young Adults*. 6th ed. Philadelphia: Lippincott Williams & Wilkins; 2001. 分图 C 和 D Reproduced with permission from Kumar V, Fausto N, Abbas A, et al: *Robbins/Cotran Pathologic Basis of Disease*, 8th ed. Philadelphia, WB Saunders, 2010.)

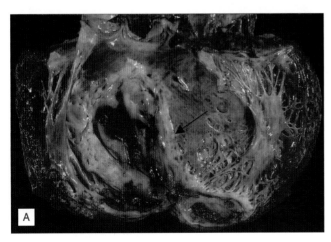

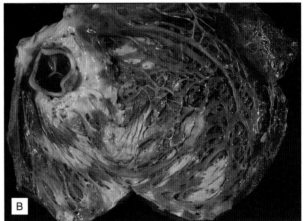

图 5-2　需要心脏移植的心衰心脏。A. 缺血性心肌病，大面积的前尖-隔壁心肌梗死(附壁血栓)(箭头)。B. 先天性畸形导致二尖瓣反流生物瓣置换术后 4 年生物瓣膜。(分图 A Reproduced with permission from Schoen FJ: *Interventional and Surgical Cardiovascular Pathology*: *Clinical Correlations and Basic Principles*. Philadelphia: Saunders; 1989.)

病和高血压性心肌病等术语,因为以上状况更多地反映了由于心血管异常而导致的心脏代偿和重塑过程。心肌病患者心外膜冠状动脉通常没有明显的梗阻,这一点与冠状动脉粥样硬化导致缺血性心肌病有明显区别。

某些病例(如心肌炎、肉状瘤病、淀粉样变和血色沉着病)的病因可能需要对心内膜活检标本进行光学和/或电子显微镜

检查才能明确,另一些病例如致心律失常右室心肌病和肥厚性心肌病在心脏移植或尸检时具有特异性整体表现和微观特征。行心内膜活检时,也包括对移植受体患者随访检测时,活检钳插入右侧颈内静脉或股静脉,在 X 光或超声引导下通过三尖瓣到达右侧室间隔心尖部,获取 1~3mm 心肌组织[9]。

常见原发性心肌病变异见图 5-3。

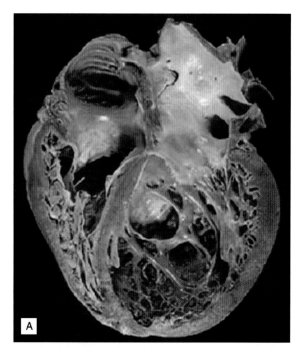

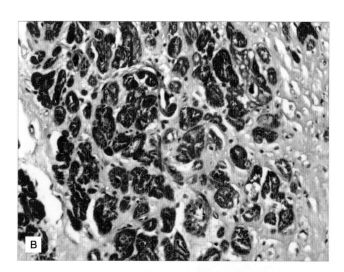

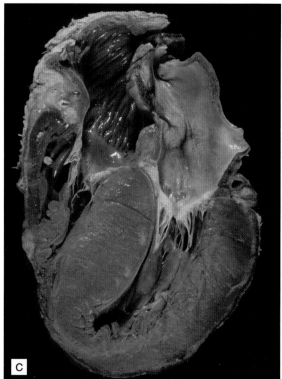

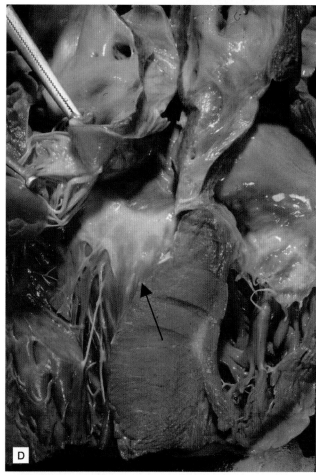

图 5-3 心肌病(A 和 B)扩张性心肌病。A. 肉眼观显示四腔扩大和肥厚。B. 显微镜观显示心肌扩张,不规则肥厚和间质纤维化。C~F. 肥厚性心肌病。C. 肉眼观显示室间隔嵌入左心室流出道。D. 二尖瓣前叶远离室间隔,显示 SAM 征导致的心内膜纤维斑块形成(箭头)。图 A 和 C 中左心室在右侧,图 D 在左侧

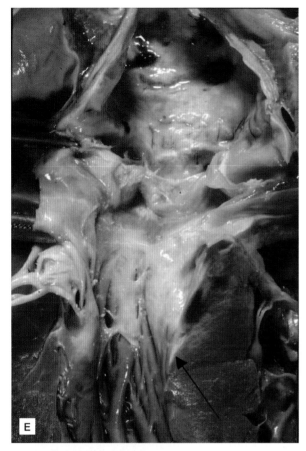

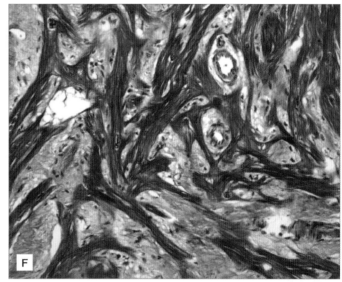

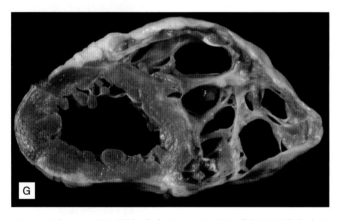

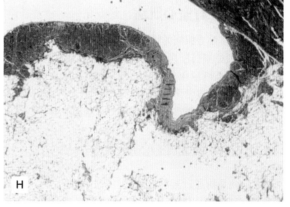

图 5-3(续) E.室间隔切除术后左心室流出道广泛纤维化肉眼观。F.肥厚性心肌病显微镜观,心肌纤维排列紊乱,肥厚,心肌细胞异常以及间质纤维化。G 和 H.致心律失常性右心室心肌病。G.肉眼观显示右心室扩张以及右心室游离壁被脂肪和纤维浸润。H.显微镜观显示局部右心室游离壁被纤维和脂肪替代

扩张性心肌病

扩张性心肌病特征是心脏肥大,重量增加至正常心脏 2~3 倍,全部四个心腔扩张(图 5-3A)。功能学异常主要是左心室收缩功能受损。可能存在附壁血栓,多位于左心室,是血栓栓塞的主要来源。扩张性心肌病的组织学表现包括心肌肥大和间质纤维化,并不具有特异性,与缺血性或瓣膜性心脏疾病导致的衰竭心肌病变没有差异(图 5-3B)。此外,形态学严重程度与心脏功能不全或患者预后并没有相关性。

文献报道约 25%~50% 扩张性心肌病患者有家族史,具有遗传倾向,相关分子机制研究进展迅速[10]。变异基因多包含

编码细胞骨架蛋白基因。其他的扩张性心肌病可继发于酗酒、妊娠相关的营养不良或免疫反应[11]。

肥厚性心肌病

肥厚性心肌病特征是心肌显著肥厚,通常不伴有心腔扩张(图 5-3C),室间隔不对称性增厚,与左室游离壁厚度比值>1.3(称为室间隔非对称性增厚)。某些病例基底部室间隔在二尖瓣水平显著增厚,左室流出道在收缩期狭窄,产生左室流出道梗阻。在这些病例,左室流出道和二尖瓣前叶之间连续在收缩期导致左室流出道梗阻(见图 5-3D),超声表现为二尖瓣 SAM 征。肥厚性心肌病最主要镜下表现包括:①心肌细胞及细胞内

收缩成分(肌丝)排列紊乱,典型病例常累及室间隔的10%~50%;②心肌细胞极度肥大,横断面直径超过40μm(正常15~20μm);③间质纤维化和替代性纤维化(图5-3F)。

肥厚性心肌病通常具有基因病变基础[12]。病例分为家族聚集性或散发性两种。目前,至少11个基因的超过1 500个突变已经被证实;几乎所有的基因都是编码肌原纤维蛋白,突变通常发生在肌小节蛋白,最常见的是β肌球蛋白重链和肌球蛋白结合蛋白C。某些类似肥厚性心肌病病例为组织沉积的结果。

肥厚性心肌病临床病程变化多端,其潜在并发症包括:房颤伴附壁血栓形成和栓塞,二尖瓣感染性心内膜炎,难治性心衰和猝死。终末期心衰可伴有心脏扩大。猝死并不少见,其风险与肥厚的程度和特异基因突变有关[13]。左心室广泛肥厚能导致心室舒张期充盈不足,进而引起每搏输出量下降。肥厚性心肌病患者可以从外科切除或化学消融部分室间隔心肌而获益[13]。

限制性心肌病

限制性心肌病的特征是左心室舒张充盈受损,而收缩期功能通常未受影响,很多潜在的原因为功能性而且被老龄、肥胖以及高血压等因素强化[14]。双侧心房扩张显著。影响心室舒张的结构性异常都能导致限制性心肌病生理(如嗜酸性心内膜心肌病、淀粉样变、血色沉着病、沉积型疾病、放射后纤维化、缩窄性心包炎或肥厚性心肌病)。通过心内膜活检可以检查出其特征性表现。

致心律失常性右室心肌病

致心律失常性心肌病的特征是右心室严重的扩张和室壁的变薄,伴有广泛的脂肪浸润,心肌细胞的丢失以及代偿性心肌细胞肥厚,以及间质纤维化(图5-3G~H)[15]。临床表现为右心衰和心律失常。心律失常多在活动后表现,而且与运动员猝死有关。右室心肌病与细胞间黏附和信号分子基因突变有关。

冠状动脉和缺血性心脏疾病

心肌缺血是指通过冠脉血流灌注无法满足心脏代谢需求的状态,后者能影响心肌细胞氧和营养物质的输送和代谢产物的去除。心肌缺血最常见原因是动脉粥样硬化引起冠脉梗阻或狭窄导致的心肌灌注不足。非动脉粥样硬化性心外膜冠脉梗阻可发生于自身免疫性疾病(如系统性红斑狼疮和风湿性关节炎)、进展期系统性硬化(硬皮病)、血管炎(Buerger病和川崎病)、肌纤维发育不良以及冠脉夹层、痉挛和栓塞。心肌壁内小冠脉的梗阻可以发生于糖尿病、Fabry病和淀粉样变和心脏移植物(后述)。冠脉血流下降导致的心脏灌注减少和心肌缺血还可以发生于系统性低血压和体外循环。缺血也可以由于各种因素导致的心脏代谢增加,如运动、心动过速,甲亢以及心室肥厚和/或扩张。另外,心肌缺血在已贫血、缺氧和心衰等状态下会加剧。

动脉粥样硬化

动脉粥样硬化是血管壁的慢性、进展性和多位点疾病,起源于血管内膜,其特征性病变是内膜增厚(主要通过血管平滑肌细胞增殖和间质增多导致)和脂肪聚集(单核巨噬细胞吞噬浸入动脉壁的脂肪)导致的粥样斑块形成[16]。动脉粥样硬化主要侵犯大的弹性动脉和大中口径动脉,尤其是血管分支、曲折和分叉处。冠状动脉粥样硬化主要累及冠脉外膜而不是心室壁内分支。大部分粥样斑块为节段性和偏心性。病变早期,斑块向外凸出以使管腔横截面能维持原有直径(如血管外径扩大,称为血管重塑)[17]。

虽然动脉粥样硬化很少累及静脉,但静脉血管移植物(如用作主动脉-冠脉旁路的大隐静脉桥管)血管内膜可增厚,最后发展为粥样硬化性梗阻。相反的是,动脉血管桥(如乳内动脉)却很少被累及。

发病机制

目前动脉粥样硬化发病机制主要集中于动脉壁内皮细胞、血管平滑肌细胞、循环单核细胞、血小板和血浆脂蛋白之间的相互作用。其中最重要的因素是各种诱因导致的内皮细胞损伤,包括长期的高脂血症、同型半胱氨酸血症、吸烟、病毒感染、局部血流动力学改变、高血压、高血糖和细胞因子作用。这些因素能导致内皮细胞表型和功能改变,称为内皮功能不全[18]。内皮功能不全能导致以下结果:①由于血管舒张剂NO产生减少导致的血管收缩;②脂蛋白渗透性增加;③组织因子表达诱发血栓形成;④损伤诱发的黏附分子表达导致血小板和炎症细胞黏附。

从内皮下病变(脂滴)进展到粥样斑块包含以下过程:①单核细胞黏附于内皮细胞,迁移到内皮下,转变为巨噬细胞;②平滑肌细胞从中层迁移至内膜,增殖,分泌胶原和其他细胞外成分;③巨噬细胞和平滑肌细胞通过吞噬脂质,造成脂质聚集;④血管壁内脂蛋白氧化产生生物刺激如趋化因子和细胞毒素;⑤持续慢性炎症;⑥细胞坏死释放胞内脂质;⑦钙化。成熟的粥样斑块中心为脂质成分、胆固醇晶体、巨噬细胞、平滑肌细胞、泡沫细胞、淋巴细胞和坏死碎片,外周为富含胶原的纤维帽。

严重冠状动脉粥样硬化临床表现主要由于斑块侵犯管腔导致其进行性狭窄或斑块急性破裂导致的血栓形成(参见后文)。当管腔狭窄不严重时,冠脉血流可满足静息状态下的心肌灌注,运动时冠脉代偿性扩张则能提供储备流量以满足其代谢需求增加。当冠脉横截面积下降75%左右时,活动时冠脉流量开始受限,当减少90%时,静息时的冠脉流量可能即不足。但是,梗阻进展缓慢时,会有侧支循环形成以保护远端缺血心肌。由于斑块下中膜破坏,粥样硬化可导致动脉瘤的发生,这通常发生于主动脉和其他大血管(该处斑块不容易导致梗阻)。其自然病程、形态学特征、关键致病因素和临床并发症参见图5-4和图5-5。

斑块急剧变化的作用

缺血性心脏病的发生和预后并不能通过冠脉造影显示的管腔梗阻范围和程度很好的预测[19]。慢性稳定型心绞痛或无症状冠心病向急性冠脉综合征(如心肌梗死、不稳定型心绞痛、猝死)的转变是由于血管动态改变,如纤维帽的破裂暴露深层斑块成分,导致血栓形成、阻塞或栓塞。较少情况下,斑块出现

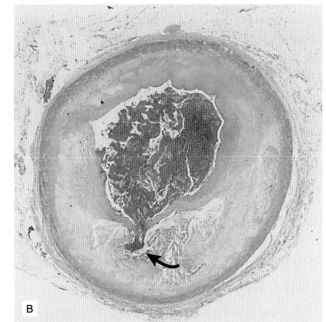

图 5-4 冠状动脉粥样硬化并发斑块急性破裂,并诱发致命性心肌梗死。A. 肉眼观。B. 显微镜观(箭头显示斑块破裂)(分图 B Reproduced with permission from Schoen FJ: *Interventional and Surgical Cardiovascular Pathology: Clinical Correlations and Basic Principles.* Philadelphia: Saunders; 1989.)

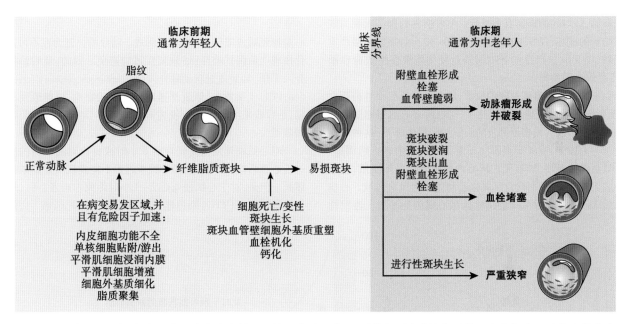

图 5-5 粥样硬化形态学、病因学和并发症小结。斑块通常进展隐匿且缓慢,可自儿童期开始而在中年或以后产生临床表现。如文中所述,病变可能从脂滴进展为纤维斑块然后出现斑块并发症导致疾病。ECM,细胞外间质;SMC,平滑肌细胞(Reproduced with permission from Kumar V, Fausto N, Abbas A, et al: *Robbins/Cotran Pathologic Basis of Disease*, 8th ed. Philadelphia, WB Saunders, 2010.)

裂隙或者纤维帽溃疡形成,诱发血小板聚集,血管腔附壁或完全性血栓形成。

具有较高破裂可能性的斑块被称为易损斑块。包括①纤维帽较薄而且平滑肌细胞较少(胶原基质产生较少);②含较多的巨噬细胞分泌基质金属蛋白酶(降解胶原成分导致纤维帽薄弱);③含大量的泡沫细胞、细胞外脂质和坏死碎片。炎症可以

通过改变内皮促凝和纤溶间平衡而促进冠脉血栓形成。有研究证据显示,通过饮食调节或他汀药物降脂可以减少巨噬细胞的聚集,通过减少基质降解酶的产生增加纤维帽的厚度和强度而稳定斑块[20]。

没有导致显著梗阻的易损斑块同样具有重要的临床意义。病理学和临床研究显示在斑块突然变化导致冠脉梗阻之前,斑

块仅导致轻-中度狭窄（通常无症状）。因此，鉴别出易损斑块对于治疗具有重要意义。通过 CT 等非侵入性检查评价冠脉钙化仅能预测病变范围，但无法预测斑块的稳定性。斑块相关特征可以通过血管内超声、OCT 和非侵入性分子显像等技术评价[21]。

激发斑块结构突然变化和斑块表面血栓形成以及治疗安全性和有效性的因素是复杂的，斑块的内在因素（如结构和组成，如前所述）和外在因素（血压、血管收缩和血小板反应）都起重要作用[22,23]。斑块破裂的可能结果包括血栓性梗阻、非梗阻性血栓形成、斑块侵蚀部位痊愈、粥样栓塞或血栓栓塞、附壁血栓机化以及堵塞斑块机化与再通。

缺血性心脏病临床表现是各种病理状态复杂而动态的相互作用所致，包括心外膜冠脉粥样硬化性狭窄、易损斑块、室壁内冠脉粥样斑块破裂或血栓形成、血小板聚集、血管痉挛以及心肌对缺血反应。

缺血性心肌损伤进展

心肌缺血发生后会出现一系列的心肌改变，心肌细胞改变结果取决于缺血的程度和时间（表 5-1）。缺血后数秒钟，心肌细胞即由有氧代谢转变成无氧糖酵解，导致 ATP 等高能物质产生不足，而代谢产物如乳酸聚集，形成细胞内酸中毒。心肌功能对这些生化反应尤其敏感，严重缺血 2 分钟就可导致心肌细胞收缩功能全部消失。但是，心肌细胞缺血性反应并不是即刻致命的，短时间的损伤有望逆转。不可恢复的损伤表现为细胞膜结构的破坏，仅发生在严重缺血 20~40 分钟后缺血最严重的区域（图 5-6）。严重的长时间缺血使细胞簇发生致命性损伤，将导致心肌梗死。

如果缺血没有得到及时的改善，缺血区域心肌很容易死亡（称为危险区域），但缺血程度并不一致，所有心肌细胞受到的影响也并非一致。损伤最严重的心肌细胞最先坏死，这种细胞多位于心内膜下，或者距离灌注正常区域较远的乳头肌周围。如果缺血继续进展，细胞死亡从心内膜中下层开始发散，直至心外膜下逐渐减轻，而死亡区域侧壁和边缘为风险区域。心肌梗死后 3~4 小时，约 50% 的风险区域心肌细胞坏死。透壁性

表 5-1 心肌缺血损伤发生后关键特征出现时间

事件	发作时间
无氧代谢	数秒内
收缩力消失	<2 分钟
ATP 下降	
正常值的 50%	10 分钟
正常值的 10%	40 分钟
不可逆的细胞损伤	20~40 分钟
微血管损伤	>1 小时
病理特征	**出现时间**
可逆损伤的超微结构变化	5~10 分钟
不可逆损伤的超微结构变化	20~40 分钟
波浪形纤维	1~3 小时
染色缺失	2~3 小时
坏死的经典组织学表现	6~12 小时
肉眼变化	12~24 小时

ATP，三磷酸腺苷。

心肌梗死通常需要 6~12 小时形成。治疗的关键为在不可逆变化出现之前恢复灌注，细胞死亡可能避免。因此，及时治疗性介入干预[如经皮冠状动脉介入（percutaneous coronary intervention，PCI）支架置入]恢复严重缺血心肌的血流，可能改变其结局，治疗效果决定于缺血发生和恢复灌注（再灌注）间的时间间隔[24]。

对心肌梗死发生在死亡前 6 小时或更长时间以内的患者进行心肌活检，常规的病理学检查通常不能发现可逆的缺血或坏死。但是，对于心肌梗死后 2~3 小时即死亡患者，通过氯化三苯基四氮唑（TTC）染色能发现不着色的坏死区域[25]，该染

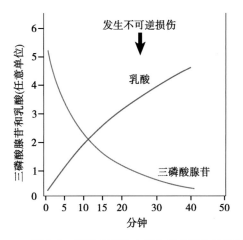
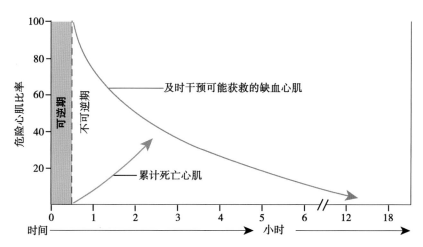

图 5-6　严重心肌缺血发生后早期生化反应和坏死进展的时程。左：早期反应包括 ATP 丢失和乳酸堆积。右：即使最严重的心肌缺血发生，20 分钟内的损伤仍为可逆。此后，细胞活力进行性丢失，6~12 小时内将完全丧失。再灌注治疗越早效果越好，随着时间延迟效果逐渐变差

色可将存活心肌内未受损的脱氢酶染为砖红色。心肌梗死后，最早出现的镜下表现是嗜酸性浓缩，细胞核固缩，细胞成群消失，某些细胞可能被拉伸或卷曲。短时间缺血并不能导致坏死，因此通过病理学检查通常不能发现。

心肌梗死后的组织修复　心肌梗死后炎症和组织修复过程与心脏外损伤修复过程类似。以多形核细胞渗出为特征的炎症反应在梗死后 6～12 个小时开始出现，1～3 天达到高峰。之后 3～5 天，浸润细胞开始以巨噬细胞为主，后者能清除坏死碎片，同时肌成纤维细胞开始出现，后者能产生胶原，在 7～10 天时正常组织边缘开始出现新生血管。肉眼观反映了镜下变化进展过程（图 5-7）。最后梗死组织被致密纤维瘢痕替代，瘢痕在 6～8 周时成熟。心肌梗死后愈合过程可能被再灌注、机械压力、性别、神经激素和其他因素如免疫抑制药物等所影响[26]。

虽然心肌细胞传统上认为不可再生，但越来越多的证据显示在某些特殊情况下心肌细胞可能再生，包括在梗死心肌周围[27]。但这种再生能力是否能应用于治疗目前尚不明确（本章稍后再进一步讨论）。

再灌注效应

缺血心肌在不可逆损伤之前再灌注可以预防梗死（大约 20～30 分钟）。之后的再灌注（如已发生部分细胞死亡后）可

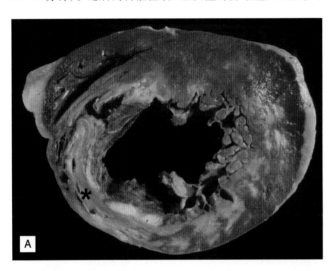

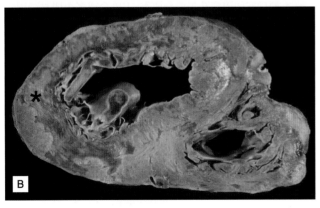

图 5-7　心肌坏死修复肉眼观。A. 3～4 天。B. 大约 2 周。星号标记为损伤区域

以通过挽救部分可逆性缺血心肌减少梗死面积[28]。因此，存活心肌恢复正常的可能性随着缺血程度加重和持续时间延长而逐渐下降（图 5-6）。根据缺血性损伤的典型进展过程，缺血发生后，进行再灌注的治疗时间窗为 3～4 小时，目前临床 PCI 的目标设定为 90 分钟（"门球时间"，即从入院到行球囊扩张的时间）[29]。

再灌注缺血时间很久的心肌可能导致出血（原因可能为微血管破坏）和坏死心肌细胞出现横向嗜酸线（称为收缩带），后者是再灌注时心肌细胞钙超载导致的细胞膜损害表现（图 5-8）。微血管梗阻（由于内皮或间质水肿/血小板或粒细胞聚集物）可能抑制缺血心肌的再灌注（无复流现象）[30]。而且，再灌注本身可以损伤一部分虽发生缺血但仍存活的、损伤尚可逆的心肌（再灌注损伤），进而导致心律失常[31]。特别严重的整体心肌缺血再灌注后（例如心脏手术过程中），左心室可能强直性收缩［石心综合征（stone heart syndrome）］[32]。

心肌顿抑、冬眠和预处理

虽然再灌注能挽救缺血但尚未坏死的心肌，但心肌代谢和功能恢复需要时间，这种可逆的缺血性心肌功能障碍（心肌顿抑）可能在短暂缺血后持续数小时至数天[33]。心肌顿抑可能发生在 PCI、心肺转流（cardiopulmonary bypass，CPB）和不稳定性心绞痛或应激之后。

冠脉血流长期减少状态下部分存活心肌功能可能长期受到抑制（冬眠心肌）[34,35]。其特点是：①室壁运动持续异常；②心肌血流减少；③部分受影响区域心肌具有活性。如果灌注增加或者氧需减少时，冬眠心肌收缩功能可能改善。CABG 或 PCI 术后室壁活动恢复可能是这种异常被矫正后的表现。在形态学方面，长期亚致死性缺血损伤通常表现为心肌细胞空泡化，该表现在心内膜下更为明显[36]。

心肌对短暂的缺血适应可以增加其对之后更严重缺血的耐受性（缺血预适应）[37]。因此，短期（如 5 分钟）缺血后再灌注能保护心肌耐受更长时间的缺血。阐明其作用机制和通路可以为优先药物干预提供靶点。

心肌梗死及其并发症

冠状动脉粥样硬化出现急性斑块破裂合并血栓形成通常导致透壁心肌梗死（Q 波），后者累及病变血管支配心室壁至少 1/2 心肌，通常是全层心肌。相反，心内膜下心肌梗死（非透壁性，非 Q 波）通常累及内侧 1/3～1/2 室壁，这种情况可能在阵发性低血压、全心缺血、缺氧或者透壁性心肌梗死再灌注及时等状态下出现。心内膜下心肌梗死伴冠脉弥散性狭窄可以是多灶性的，通常跨过单支冠状动脉所灌注的范围向侧边延伸。

急性心肌梗死短期死亡率已由 20 世纪 50 和 60 年代的 30% 下降到目前的不到 7%，尤其是积极接受再灌注/再血管化和药物治疗的患者[38]。但是，其中心梗导致死亡的患者中一半是在症状出现后 1 个小时内发生，多来不及到达医院。影响预后危险因素包括老龄、女性、糖尿病和心肌梗死病史。最重要影响预后的因素是左心室功能和血管梗阻范围，以及梗阻血管是否灌注存活心肌。

心肌梗死常见重要并发症包括心室功能不全、心源性休克、心律失常、心脏破裂、梗死蔓延扩张、乳头肌功能不全、右心

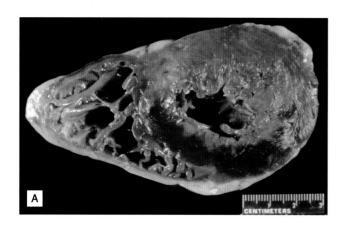
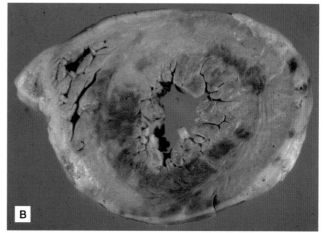
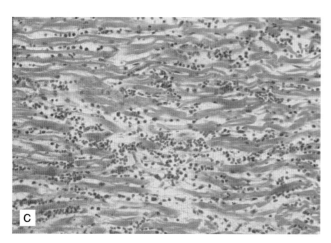
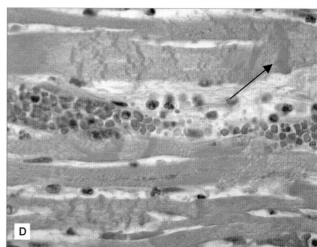

图 5-8　严重心肌缺血后再灌注。A. 前降支严重堵塞后急性前壁和间壁出现大面积致密出血性梗死,大约发作后 4 小时。B. 心内膜下环形出血性心肌坏死发生在心脏瓣膜置换术围手术期。严重心肌缺血后再灌注。C. 出血性坏死的显微镜观。D. 高倍镜显示出现收缩带(箭头)。HE 染色×375

受累、室壁瘤、心包炎、体循环栓塞,其中心脏破裂综合征和室壁瘤见图 5-9。心肌梗死后临床结果取决于梗死面积,部位以及透壁性。前壁透壁心肌梗死后心室局部扩张和附壁血栓风险最高,而且其临床结果较下壁-后壁心肌梗死差。相反,下壁-后壁心肌梗死更容易发生严重传导阻滞和右心受累。

心肌梗死导致心室功能不全的程度与梗死面积成正比。大面积梗死产生心源性休克和充血性心力衰竭可能性更大。既往梗死形成没有收缩功能的瘢痕组织和顿抑或冬眠心肌也能加重整体心脏功能不全。心肌梗死后出现心源性休克提示梗死面积通常大于左心室 40%。近年,随着心室辅助装置的应用,后者能帮助严重心肌梗死患者度过危险期,因此,心源性休克和心功能不全死亡率下降。

虽然许多心肌梗死患者出现心律失常,但坏死或炎症导致的传导阻滞仅仅占少数,心肌梗死后的传导阻滞通常是一过性。心动过速通常起源于心电不稳定的严重缺血或坏死心肌,常位于梗死边缘。然而,猝死患者和心肌梗死复苏患者心肌活检显示仅少部分恶性心律失常患者具有典型的急性心肌梗死。

心脏破裂综合征包括三种类型(图 5-9A~C):①心室游离壁破裂(最常见),常伴有血性心包积液和心包填塞;②室间隔穿孔(少见),导致获得性室间隔缺损及左向右分流;③乳头肌断裂(最少见),导致急性严重的二尖瓣反流。心梗后发生破裂一般较早,其中 25% 于 24 小时内发生(平均在梗死后 4~5 天),最常见部位是侧游离壁。急性游离壁破裂患者通常很快死亡,极少数患者有手术修补机会[39]。在一些发生心包粘连的病例,粘连能限制血液快速流动,使心脏破裂受到限制,进而可能导致假性室壁瘤形成,并最后发生破裂。

心梗后室间隔穿孔主要分两类:①单个或多个明显局限性的边缘不齐的线性通道,使得左右心室相通(简单型);②缺损通道呈匐行性穿行室间隔,至远侧再开口入右心室(复杂型),通常累及基底部室间隔前壁[40]。复杂型病变通道可能延伸到梗死以远的心肌,如右室游离壁。梗死后室间隔穿孔如果不手术治疗,临床预后差。

乳头肌对缺血很敏感,容易断裂,尤其是后中部乳头肌。乳头肌破裂可以发生在其他破裂综合征之后(如梗死后 1 个月)。由于腱索起源于乳头肌头部,而且保证瓣叶连续性,对乳头肌结构或功能的损害都会导致二尖瓣前后瓣叶功能异常。

孤立性右室心肌梗死以及下室间隔梗死延伸而累及右心室致梗死,可导致重要的功能障碍,如右心室衰竭,伴或不伴三尖瓣反流和心律失常。

梗死蔓延的特征是同一心肌区域有新的或复发的坏死。

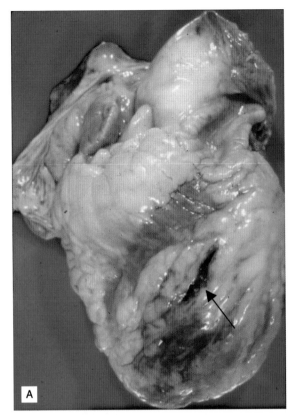

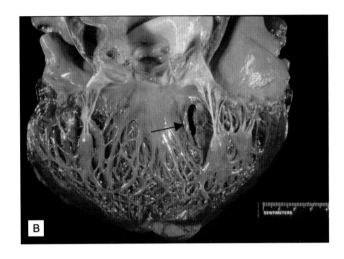

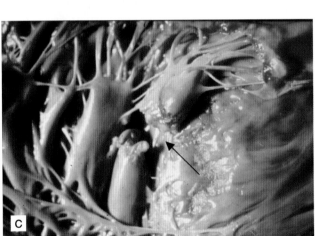

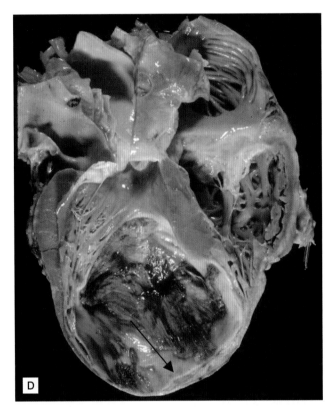

图 5-9　心脏破裂综合征和室壁瘤形成。A. 前壁破裂。B. 室间隔破裂。C. 乳头肌破裂。D. 大室壁瘤形成, 薄的纤维壁以及附壁血栓

蔓延通常发生在第一次梗死后 2~10 天, 在梗死周边的侧面和心内膜下逐渐扩张, 其组织学表现比之前坏死心肌新鲜。相反, 梗死扩张则是在梗死区出现不协调的变薄和扩张。梗死区扩张并不导致坏死心肌增多, 但可促进缺血以及透壁血栓的形成。局部扩张增加心室容积, 后者能增加室壁应力, 进而增加非梗死心肌的负荷。梗死扩张通常是后期室壁瘤形成的基础。梗死后扩张能增加死亡率和致残率。

室壁瘤为大面积梗死后瘢痕, 并且在心室收缩期间产生矛盾运动, 通常由大面积透壁梗死的心肌扩张导致(图 5-9D)[41]。虽然室壁瘤厚度可薄至 1mm, 但却很少破裂, 这是因为它具有致密纤维性或纤维钙化组织。在瘤壁, 常见明显增生的残留心

肌和修复不足的心肌以及附壁血栓。

心室重塑包括坏死区和非坏死区结构改变, 包括左室扩张, 梗死扩张导致的室壁变薄, 非梗死区域心肌代偿性增生, 以及后期可能的室壁瘤形成[42]。当存活心肌功能不能维持足够的心排量或代偿的残余心肌再次经历缺血时会继发充血性心力衰竭。

再血管化

急性心肌梗死早期再血管化的理由如下: ①冠状动脉持续血栓性堵塞能造成透壁性心肌梗死; ②冠状动脉堵塞后会经历心肌坏死高峰期, 而且在 6~12 小时或稍长的时间梗死即完成

（图 5-6）；③急性心肌梗死早期和晚期死亡率均与存活心肌数量密切相关；④早期的再灌注能挽救部分心肌[43]。因此，溶栓或 PCI 治疗获益的评价基于以下三个方面：①挽救心肌的数量；②左心室功能恢复的程度；③死亡率下降。临床终点事件大部分决定于症状发作与早期成功冠脉复灌之间的时间差，以及梗死血管残余狭窄程度。通过内源性溶栓引起的自发性再通有利于左心室功能恢复，但梗死后早期关键时间段内发生率很低。

经皮冠状动脉介入

经皮冠状动脉介入（PCI）可恢复病变冠脉循环血流，包括粥样硬化病变或血栓性沉积病变，大隐静脉桥或乳内动脉桥血管梗阻，以及移植心脏冠脉病变。

经皮冠状动脉成形术

经皮冠状动脉成形术（percutaneous transluminal coronary angioplasty，PTCA）能造成斑块在其最薄弱处分裂破碎导致局部管腔扩大（主要机制）以及通过对斑块的栓塞、压迫，斑块内部物质重新分布等引起血管壁机械性扩张[44]。斑块分裂至少延伸至内膜-中膜交界处，通常至中膜，伴有中膜纵向和圆周向分离，最终形成膜瓣冲击管腔。这些改变能导致局部血流异常并形成新的血栓形成表面（与自发性斑块破裂类似），继而增加急性血栓栓塞风险。

PTCA 长期结果受限于术后 4~6 个月进展性再狭窄，其发生率可高达 30%~50%[45]。虽然血管壁回缩和血栓机化是其重要影响因素，但主要原因是血管成形术损伤继发的大量平滑肌向内膜迁移增殖以及大量细胞外基质的合成与分泌。

冠状动脉粥样斑块切除术目前应用极少，它是通过直接切除原发或再狭窄斑块而改善血管狭窄情况[46]。较深的切除包括内膜甚至外膜成分，但与各种急性并发症没有直接关系。通过定向或旋转切除后，动脉血管痊愈形态学变化与血管成形术类似。

支架

支架是可扩张的金属或聚合网格管道，疏通球囊扩张处血管壁，减少 PTCA 诱发的副反应[47]。支架可保持管腔通畅，并能支持损坏血管壁，减少血流异常以及后者导致的血栓形成过程。对于管腔直径大于 3mm、慢性阻塞性病变、静脉桥血管狭窄、单纯成形术后再狭窄病变和心肌梗死患者，支架治疗效果优于单纯成形术[48]。

支架技术经历了快速发展，包括以下阶段：①金属裸支架（bare-metal stents，BMS）；②药物洗脱支架（drug-eluting stents，DES）；两者在临床均应用广泛，以及③完全可吸收/生物降解支架（resorbable/biodegradable stents，RBS），目前处于临床前研究和临床试验阶段。金属裸支架是较短的管状金属网格，包括可扩张球囊和不锈钢或镍钛合金，直径为 2.5~3.5mm，长度为1~3cm。研发重点集中于增加其可塑性和可运送性，使得其能治疗病变数量更多，变异性更大。

关键的支架并发症包括血栓形成，通常导致早期和晚期增生性再狭窄（图 5-10）。血栓性堵塞发生率为 1%~3%，通常在术后 7~10 天发生（图 5-10A），目前通过多种抗血小板药物治疗已降低其发生率，包括氯吡格雷、阿司匹林和糖蛋白Ⅱb/Ⅲa抑制剂。金属裸支架长期并发症主要是支架内再狭窄，术后 6

个月发生率为 50%[49]。支架内血栓形成和再狭窄病因复杂，主要与支架-组织相互反应有关，包括炎症，后者可能干扰愈合以及重新内皮化过程[50]。内皮细胞内层破坏和血管壁牵拉能刺激血小板、纤维蛋白和白细胞黏附和聚集。支架导丝可能最终完全嵌入内皮纤维层，后者包含平滑肌细胞和胶原基质（图5-10B）。血小板和其他炎性细胞能通过释放各种生长因子，趋化因子和炎症因子诱发血管平滑肌的迁移和增殖，增加细胞外基质的产生，使得管腔再狭窄。

DES 能有效地抑制支架内再狭窄[51,52]。最常用的药物分别是 Cyher 支架的雷帕霉素[53] 和 Taxus 支架的紫杉醇[54]。西罗莫司（雷帕霉素）是一种应用于实体器官移植的免疫抑制药物，能抑制血管平滑肌增殖、迁移和生长以及细胞外基质合成。紫杉醇是应用于各种肿瘤的化疗药物，具有类似的抗血管平滑肌活性。这些药物植入于各种聚合物基质，然后进行支架涂层。但是，支架内血栓形成是 DES 支架远期的主要并发症之一，这需要更长时间的双抗血小板治疗[55]。临床标本病理检查和动物实验提示 DES 可诱发支架内皮化受抑制、动脉修复

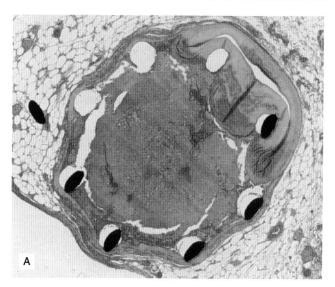

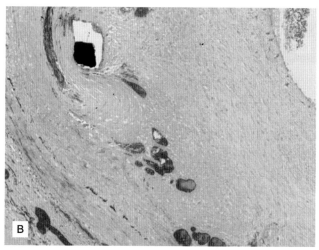

图 5-10　支架病理学。A. 血栓。HE 染色。B. 内膜增厚将支架与管腔分离（黑色结构）（Reproduced with permission from Silver MD，Gotlieb AI，Schoen FJ：*Cardiovascular Pathology*，3rd ed. Philadelphia：Churchill Livingstone/Elsevier；2001.）

延迟、多聚体高反应性致慢性炎症反应引起支架内血栓形成等。因此,最近的研发重点在优化支架的设计以及可降解基质材料[56]。

与 BMS 和 DES 这样的终生性异物不同的是,RBS 可提供支架支撑作用但最终会消失,其支架材料能被吸收,而支架材料是诱发血栓事件的主要原因之一。这为 RBS 治疗后患者接受其他后续治疗提供了灵活性。而且 RBS 并不干扰非侵入性影像诊断方法,如心脏磁共振和 CT[57,58]。目前的 RBS 多处于研发或临床试验阶段。关键的挑战是支架生物力学性能(强度、可输送性、穿过病变区域的灵活性)、堵塞分支血管的可能(支架过厚导致)、耐久性、生物相容性等之间的平衡,以控制支架拥有合适的降解速度同时能保持机械性能以避免血管壁回缩。

冠状动脉旁路移植术

冠状动脉旁路移植术(coronary artery bypass graft,CABG)能增加左主干病变、等同左主干病变(前降支和回旋支近端病变)三支病变(可能两支病变)、心功能不全患者生存率,也能提高其生活质量,但并不能减少其心肌梗死风险[59]。其治疗效果的主要机制是冬眠心肌重新得到血流灌注。

CABG 住院死亡率在低危患者约 1%,不到 3% 的患者发生围手术期心肌梗死。CABG 死亡独立危险因素包括急诊手术、高龄、心脏手术病史、女性、低 LVEF 值、左主干狭窄程度和狭窄血管数量。CABG 早期死亡的最常见原因是急性心力衰竭导致的低心排血量或心律失常,后者通常是由于心肌坏死,存活心肌缺血后功能不全以及低钾血症等代谢性因素导致。

桥血管血栓性堵塞可能在术后早期发生,通常预示着自身冠脉细小和/或存在粥样硬化。其他原因包括桥血管夹层或者吻合口部位靶血管夹层,或者是由于桥血管长度不合适而扭曲。某些患者血栓形成仅累及桥血管远端,这提示早期血栓形成起始于远端吻合口,大部分早期死亡患者桥血管是通畅的。

文献报道大隐静脉 10 年通畅率约 60%,堵塞原因根据时段分为血栓形成,内膜进行性增厚,和/或梗阻性粥样硬化[60]。术后 1 个月至 1 年间,桥血管狭窄通常是因为平滑肌细胞过度增殖和细胞外基质过度分泌导致的内膜增厚(与冠脉成形术和支架置入术后再狭窄原因类似)。而在术后 1～3 年间再狭窄则主要由于动脉粥样硬化导致,而且动脉粥样硬化危险因素越多则发生越早。桥血管斑块的纤维帽通常形成不良,而坏死核心较大,而且可继发营养不良性钙化沉积并延伸至管腔(图 5-11)。因此,静脉桥斑块破裂,瘤样扩张和栓塞风险高于原发性动脉粥样硬化,而且球囊扩张,支架或术中对桥血管的操作都能诱发动脉粥样硬化栓塞。

与大隐静脉相反,乳内动脉(internal mammary artery,IMA)10 年通畅率超过 90%(图 5-12)[61]。与大隐静脉相比,很多因素导致乳内动脉远期通畅率高。游离大隐静脉桥没有滋养血管和神经,有内皮损伤,中层缺血和急性腔内压力增高,乳内动

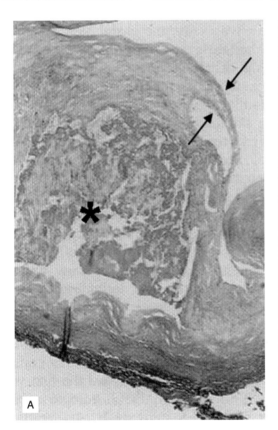
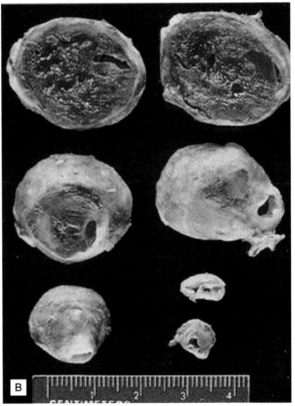

图 5-11　大隐静脉粥样硬化。A. 纤维帽(箭头)在坏死核(星号)中衰减,管腔在右上方(HE 染色×100)。B. 大隐静脉瘤(肉眼观)(分图 A Reproduced with permission from Schoen FJ: *Interventional and Surgical Cardiovascular Pathology: Clinical Correlations and Basic Principles*. Philadelphia:Saunders;1989. 分图 B Reproduced with permission from Liang BT,Antman EM,Taus R,et al:Atherosclerotic aneurysms of aortocoronary vein grafts,*Am J Cardiol*. 1988 Jan 1;61(1):185-188.)

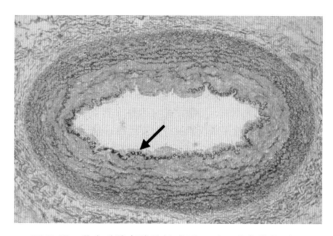

图 5-12 乳内动脉旁路移植术后 13 年,形态学接近正常,包括完整的内膜弹力层(箭头)(Reproduced with permission from Schoen FJ: *Interventional and Surgical Cardiovascu-lar Pathology*: *Clinical Correlations and Basic Principles.* Philadelphia: Saunders; 1989.)

脉桥通常没有动脉粥样硬化,而且外科操作较少,营养血管得到了保留并且对动脉血压有较好的适应,不需要近端吻合,而且远端吻合口为动脉-动脉。乳内动脉血管桥和靶血管管径匹配,而大隐静脉桥则不匹配(基本上桥管更粗大)。另外,不停跳和微创 CABG 的发展推动了桥血管和主动脉之间无缝线吻合技术的研究[62]。

虽然药物治疗和支架技术的进步导致了 CABG 数量的减少,但仍有很多挑战和新技术让 CABG 更安全和有效[63]。例如,需要再血管化的患者具有更复杂的疾病过程,而且许多患者病变较前更为弥漫。随着新的吻合器和术中流量测定的进步,CABG 未来的发展在于微创和机器人手术。一站式外科/介入复合技术目前正在研发之中。

瓣膜性心脏病

瓣膜结构的完整性以及各解剖成分协同作用是瓣膜正常行使功能的基础。房室瓣(二尖瓣和三尖瓣)成分包括瓣叶、瓣叶联合、瓣环、腱索、乳头肌,以及心房和心室肌。半月瓣(主动脉瓣和肺动脉瓣)关键结构成分包括瓣尖、瓣叶联合以及主动脉和肺动脉根部支持结构。

二尖瓣和主动脉瓣解剖结构见图 5-13)。

二尖瓣

二尖瓣由前叶和后叶组成(图 5-13A)。前叶大致呈三角形,位置深,基底附着瓣环的 1/3。后叶虽然位置浅,但附着在瓣环 2/3,典型形态呈扇贝样。后叶从前到后被分为 P1、P2、P3 三个亚区。二尖瓣瓣叶具有大约相当于瓣环 2 倍面积的连接区;收缩期通过对合关闭,此时后叶大约 50% 的深度和前叶 30% 深度对合在一起。每个瓣叶各自受前后乳头肌腱索支配。二尖瓣口呈 D 形,具有扁平的前中部,由主动脉下的前侧二尖瓣叶贴附而成,该部分瓣环是纤维性的,无收缩性;二尖瓣口的后侧部为肌性,心脏收缩期时发生收缩,使瓣口面积非对称性减少。瓣叶边缘被腱索牵拉而位于或低于瓣口平面,心脏收缩

时通过乳头肌收缩能进一步牵拉腱索而保证瓣叶闭合。二尖瓣后叶更为精细,其瓣环-边缘距离更短,更容易受炎症后纤维收缩和黏液变性影响。三尖瓣口较大,结构与二尖瓣稍有不同,其三个瓣叶较大,并且较二尖瓣叶薄。

主动脉瓣

主动脉瓣及瓣下装置在很多水平更复杂[64]。主动脉瓣三个瓣叶(左冠瓣、右冠瓣和无冠瓣)以半月瓣的形式紧贴主动脉壁,上起连接部,下至基底部(图 5-13B)。连接部大约以 120° 空间展开,并占有环状冠的三个点,以代表邻近瓣尖的分隔位点。瓣尖后侧扩张形成主动脉根部囊袋,成为 Valsalva 窦,左右冠状动脉开口分别位于左右瓣尖窦口。在每一个瓣尖游离缘的中间点有一纤维性小节,称为 Arantius 小结。每个小结的侧边附着一个较薄的瓣尖的半月形部分,称为半月板弧影,但瓣膜关闭时半月形弧影限定为瓣尖对合面(约占分开时面积的 40%)。发育或退行性变异时,靠近其游离缘可发生穿通或穿孔。但其直径小,而且在舒张期,弧形组织部参与分隔主动脉与心室的血液,所以不影响瓣膜功能。相反,弧形下方的瓣尖缺损不仅影响功能,而且提示原来有过感染或存在活动性感染。在主动脉瓣舒张期关闭时,瓣尖承受压力约 80mmHg。肺动脉瓣瓣尖及周围结构与主动脉瓣类似,但更为精细,而且无冠脉开口。

所有的四个瓣膜均为由非均质成分构成相同的镜下结构,由四层界限清楚的组织分层构成。以主动脉瓣为例(图 5-13C),薄层心室面内膜层朝向心室腔,主要由胶原纤维构成,含有放射状排列弹性纤维,表面覆盖内皮。弹性纤维可以使瓣叶在舒张期伸张,利用主动脉回流压力形成大面积对合,而且可以使瓣叶在开放时仅有细微表面区。海绵层位于中层,由疏松排列的胶原和丰富的蛋白多糖组成。该层对增强组织强度作用不明显,但可以调适各层之间的相对运动,吸收瓣膜关闭时的震动。纤维膜主要有环绕排列的致密胶原纤维形成,其排列平行于瓣叶游离缘,能保持瓣膜结构的完整性和机械稳定性。正常的主动脉和肺动脉瓣叶很薄而几乎不含血管,能直接从表面获得血液的营养供应。相反,二尖瓣和三尖瓣在其基底部含有少量毛细血管。

瓣叶的胶原束沿着瓣叶长度方向呈波浪状排列,纤维层的胶原束朝着连接部的方向排列,也成粗略易辨的波纹,由于这些特征,当没有压力负荷时,瓣叶显得柔顺,在关闭期间,瓣叶会拉紧和变硬。在瓣叶的平面,其结缔组织和其他构筑成分的排列方向是非随机性的,这导致瓣叶在放射状方向的顺应性高于环绕方向。瓣叶的纤维网络能将舒张期瓣叶的压力传导至瓣环和主动脉壁。这使得瓣叶中央部分能最小限度下垂,保持最大限度的对合,防止血流反流。在舒张期,邻近主动脉瓣叶对合面积较大(几乎占瓣叶面积的 1/3)。对二尖瓣而言,瓣下装置如腱索和乳头肌是维持瓣膜功能的重要机制。

瓣膜细胞生物学

最新研究集中于瓣膜如何在胚胎时间形成、成熟、发挥功能、适应、维持稳态以及如何变化。了解这些相互关系能易化对瓣膜病理和疾病发病机制的理解,也有助于人工心脏瓣膜的研发以及心脏瓣膜修复和再生的新方法研究[65]。

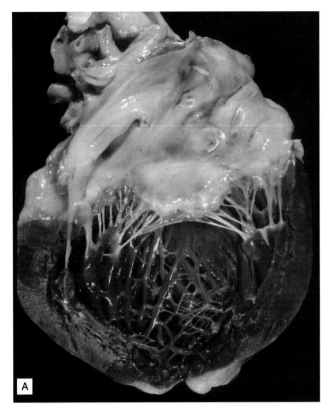

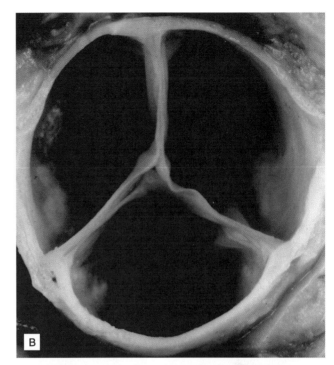

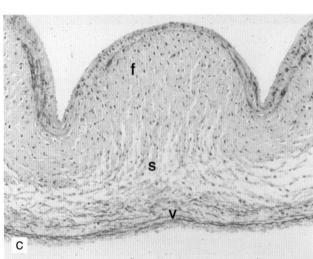

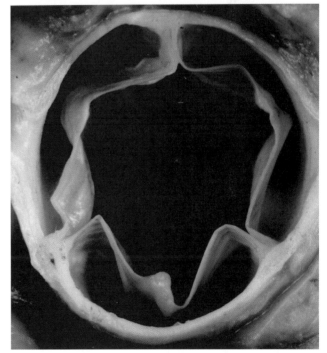

图 5-13 正常二尖瓣和主动脉瓣。A. 经左心室打开心脏,显示二尖瓣及二尖瓣装置。B. 主动脉瓣开放和关闭形态。C. 正常主动脉瓣组织学,显示分层结构,包括纤维层(f),松质层(s)和心室层(v)。流出道表面位于底部。(分图 A Reproduced with permission from Schoen FJ: *Interventional and Surgical Cardiovascular Pathology: Clinical Correlations and Basic Principles.* Philadelphia: Saunders; 1989. 分图 B 和 C Reproduced with permission from Silver MD, Gotlieb AI, Schoen FJ: *Cardiovascular Pathology*, 3rd ed. New York: Churchill Livingstone/Elsevier; 2001.)

在心脏正常发育过程中,心管经历成祥后,心脏瓣膜起源自心内膜垫[66]。成组的内皮细胞受复杂的信号通路影响,改变其表型成为间质细胞并迁移到细胞外基质成为心胶质。可能受 TGF-β 和 VEGF 的调节,内皮细胞向间质细胞的转变称为转化,或者是内皮细胞-间质细胞转变。形态形成后,胚胎瓣膜结构发生动态改变,包括早期的 ECM 和肌成纤维细胞样细胞。

瓣膜细胞成分和 ECM 变化贯穿了从胚胎期到出生后发育直至终生,这会导致瓣膜形态始终处于变化之中,如随着年龄增大,瓣膜硬度逐渐增强[67,68]。

发育成熟的主动脉瓣内含两种细胞:表浅的内皮细胞和深层的间质细胞。主动脉瓣内的内皮细胞不同于其他部位的内皮细胞[69,70],但这种差别的意义目前尚不明确。瓣膜间质细胞具有各种成分：如成纤维细胞、平滑肌细胞和肌成纤维细胞等，这些细胞维持瓣膜细胞外基质，是瓣膜耐久性的决定因素。为了维持瓣膜的完整性和柔韧性，瓣尖和瓣叶必须不断进行生理性的重塑，包括合成、降解以及 ECM 的重组织，后者主要依赖于基质降解酶如基质金属蛋白酶。虽然瓣膜间质细胞在正常瓣膜中主要类似成纤维细胞，但它可以在外界环境刺激下激活。激活的间质细胞呈肌成纤维样细胞表型，而且介导结缔组织重塑。

瓣膜性心脏病的病理解剖

瓣膜钙化、纤维化、瓣膜融合、卷曲、穿孔、撕裂、伸长、感染、扩张或瓣膜相关支持结构先天性畸形导致的瓣膜功能障碍通常需要接受瓣膜置换或成形术治疗。瓣膜狭窄是指血流前向流动受到阻碍，是继发于瓣膜不能完全开放所引起的阻塞，几乎都是由原发性瓣尖异常和慢性疾病过程所引起。相反，瓣膜关闭不全是指瓣膜不能完全关闭而引起血液反流，可能因瓣叶本身疾病所致，也可能是由于瓣膜支持结构（如主动脉、二尖瓣环、腱索、乳头肌和心室游离壁）的损伤与破坏导致。血流反流可以表现为急性的，如腱索断裂；也可以是慢性的，多由于瓣叶瘢痕或卷缩所致。同一瓣膜可以同时存在狭窄和关闭不全两种改变。最常见的瓣膜性心脏病种类如图 5-14 和图 5-15 所示。

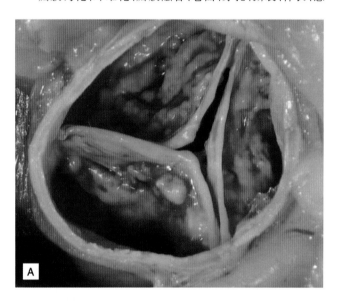

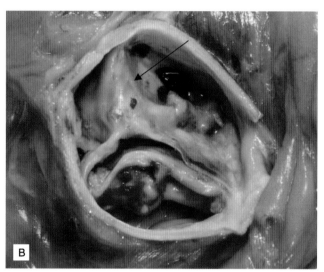

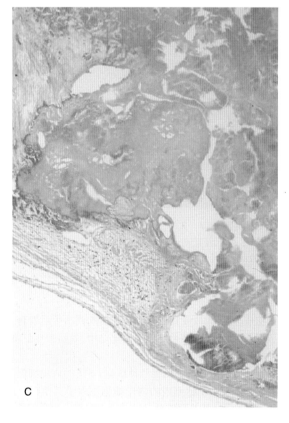

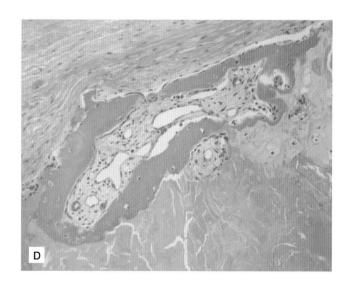

图 5-14　钙化性主动脉瓣狭窄。A. 钙化性病变导致老年人主动脉瓣狭窄，表现在瓣叶基底部出现钙化沉积。B. 先天性二瓣化钙化，较大瓣有嵴。C 和 D. 钙化性主动脉瓣狭窄病变的显微镜观。C. 几乎透壁性沉积仅部分流入道未累及。D. 骨形成

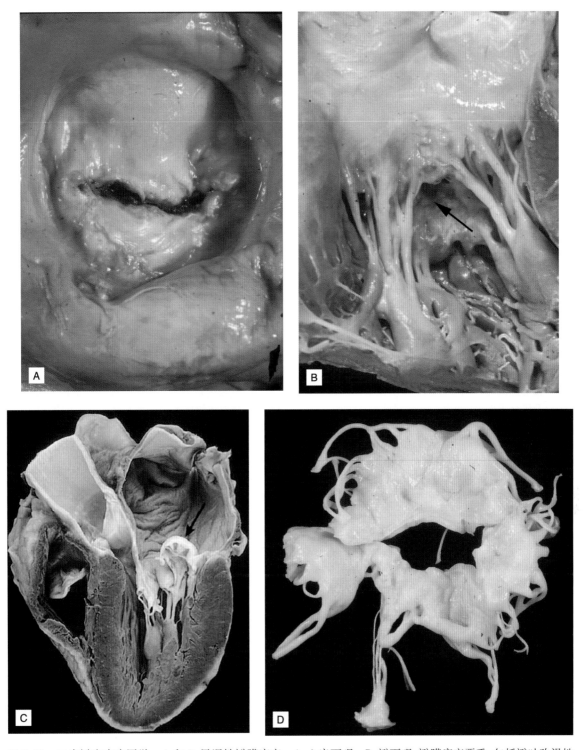

图 5-15　二尖瓣疾病病因学。A 和 B. 风湿性瓣膜病变。A. 心房面观。B. 瓣下观，瓣膜病变严重，包括瓣叶弥漫性纤维化和交界融合、瓣叶边缘溃疡、瓣下结构的变形（箭头）。C 和 D. 二尖瓣黏液样变性。C. 后叶脱垂至左房。D. 外科术中切除标本显示瓣叶冗长（分图 A 和 B Reproduced with permission from Schoen FJ：*Interventional and Surgical Cardiovascular Pathology：Clinical Correla-tions and Basic Principles*. Philadelphia：Saunders；1989. ）

钙化性主动脉瓣狭窄

钙化性主动脉瓣狭窄是西方国家最常见的瓣膜疾病[71]。其发病率与年龄正相关,美国 75 以上人群发病率为 3%。因此,随着预期寿命的延长,其全球发病率在未来 50 年会翻倍。由于发病机制不明确,因此目前没有有效的非手术治疗方法[72]。没有及时外科矫治的严重主动脉瓣狭窄死亡率很高,而且症状逐渐加重。

钙化性主动脉瓣狭窄是需要手术治疗最常见的瓣膜病,通常是与年龄相关的钙磷沉积于正常瓣膜或者先天性二瓣化畸形瓣膜(图 5-14A,B)[73]。正常瓣膜出现狭窄多出现在 70~90 岁,而二瓣化畸形钙化出现症状较早(一般 60~70 岁)[74]。

钙化性主动脉瓣狭窄以成堆的钙化灶为特征,最初的钙化灶始于瓣尖最大弯曲点的纤维层(附着点边缘),钙化灶从主动脉面线远处延伸到 Valsava 窦,进而抑制瓣叶开启。但是,瓣尖心室面通常保持平滑(图 5-14C)。这种钙化过程通常不累及瓣尖游离缘,瓣叶融合和二尖瓣叶通常也不累及。通常存在类似于骨组织的钙化沉积(图 5-14D)。主动脉瓣硬化是钙化的早期表现,通常血流动力学效果不显著。但即使在左心室流出道没有显著狭窄的主动脉瓣硬化,其心源性死亡率增加 50%[75]。

严重的主动脉瓣狭窄可产生 75~100mmHg 的跨瓣压差,进而导致左心室收缩压需要上升到 200mmHg 才能射血。左心室多因为压力超负荷而肥厚,心绞痛、晕厥或心衰症状的出现提示心脏功能失代偿,如果不行主动脉瓣置换术则预后很差[76]。其他并发症包括静息或介入治疗过程中血栓栓塞、溶血、感染性心内膜炎以及钙化进展至室间隔引起传导异常。

传统观点认为主动脉钙化是一个退行性,营养不良性的被动过程。但最近研究显示与动脉粥样硬化过程一样,主动脉瓣内存在活动性的钙化调节过程,其机制包括炎症、脂质浸润、瓣膜间质细胞-成骨细胞表型变化[77],和其他类似的危险因素。这种相似性提示他汀类药物可以延缓主动脉瓣钙化进程,但这种获益没有临床试验支持[78]。

先天性二瓣化畸形

先天性二瓣化畸形(bicuspid aortic valve,BAV)中两个瓣叶通常不等大,较大的瓣叶通常在中线有一缝,提示瓣叶分隔不完全或者瓣叶先天性融合。较少情况下,两瓣叶等大(图 5-14B)。二瓣化畸形在出生时或早期并不出现狭窄或症状,而是后期有一个加速性的钙化过程,最后形成狭窄。主动脉病理学,包括扩张和/或夹层,通常合并 BAV。尽管其发生率约为 1%[79],BAV和其他瓣膜畸形比例在儿童主动脉瓣狭窄超过 2/3,在成人约为 50%。较少情况下,BAV 没有血流动力学改变,或者合并感染性心内膜炎。更罕见情况是在尸检的时候才发现 BAV 的存在。

最近研究证实了先前报道的家族性 BAV 和左室流出道梗阻畸形,以及它们和其他心血管畸形的关系[80]。例如,在两个无症状家族性主动脉瓣病变的家族中发现信号和转录调节因子 NOTCH-1 的突变而导致主动脉瓣发育异常和严重钙化[81]。

二尖瓣环钙化

二尖瓣环钙化同样发生在高龄患者,尤其是女性。虽然通常没有症状,但钙化结节可能由于二尖瓣环收缩导致二尖瓣反流,或由于瓣叶开放时活动受限导致狭窄(非常罕见)。钙化沉积某些情况下可侵犯至房室传导系统引起心律失常(或很罕见的猝死)。二尖瓣环钙化患者卒中发生率高,而且钙化结节尤其是结节溃疡形成能为血栓或感染提供条件。二尖瓣环钙化同样可以类似左心室新生物。

风湿性心脏病

风湿性心脏病为一类可反复发作的急性炎症性疾病,通常继发于咽部 β 溶血性链球菌感染,主要患病人群为儿童。在过去的数十年间,风湿热和风湿性心脏病发病率已经显著下降,但即使在美国和其他发达国家仍没有消失。强有力的证据显示风湿热是由于对链球菌抗原的免疫反应,免疫反应是由于对组织抗原的交叉反应,或者是对正常组织抗原的自身免疫反应[82]。

慢性风湿性心脏病最常累及二尖瓣,较少累及主动脉瓣或三尖瓣。通常表现为二尖瓣狭窄[83],慢性风湿性瓣膜病以瓣叶和腱索纤维化或纤维钙化性增厚以及交界和腱索融合为特征(图 5-15A,B)。狭窄是由于瓣叶和腱索纤维性增厚和交界融合,伴或不伴有继发性钙化。反流通常是由于腱索和瓣叶炎症反应后瘢痕性挛缩导致。病变组合可以导致瓣膜狭窄合并反流。虽然是急性风湿热的特征性病理表现,但 Aschoff 结节在尸检和瓣膜手术时的标本中并不常见,这反映了急性反应至功能损害之间的间期。

二尖瓣退行性变(二尖瓣脱垂)

二尖瓣退行性变(二尖瓣脱垂)导致慢性二尖瓣慢性孤立性反流,其原因是瓣叶舒展而且脱垂至左心房,偶尔有腱索断裂[84]。随着影像技术的提高和社区研究的累积,二尖瓣脱垂发病率大约为 2%。其严重并发症包括:心衰、感染性心内膜炎、卒中、血栓性栓塞、猝死或房颤。二尖瓣脱垂是二尖瓣修复或置换最常见手术适应证。

在二尖瓣脱垂中,一个或两个瓣叶扩大、冗长或松软,在心室收缩时脱垂或膨隆入左房(图 5-15C)。二尖瓣脱垂三个特征性解剖病变为:①二尖瓣或其他部分(最常累及后叶)出现腱索间膨隆(突入),有时伴有腱索延长、变细或腱索断裂;②瓣叶弥漫性橡皮样变厚,影响瓣膜关闭时瓣叶组织充分对合与交叠;③实质性瓣环向外扩张,其直径和周径分别扩大 3.5cm 和 11.0cm(图 5-15D)。病理性二尖瓣增大常见于后侧瓣叶,因为前侧瓣叶被纤维组织牢固地固定于主动脉瓣末端,很难向远端伸展。关键的镜下改变为黏液样变性,伴有瓣膜纤维层的薄弱(胶原丢失)或局部结构破坏,而瓣叶结构的整体性取决于此。这种改变伴随海绵层局灶性或弥漫性增厚,是由于蛋白多糖沉积所致[85],这些改变使得瓣叶组织在镜下呈现水肿的蓝色外观(病理学家称之为黏液样变)。部分病例三尖瓣受累,主动脉瓣和肺动脉瓣较少受到影响。

二尖瓣脱垂还可以出现继发性改变,包括:①沿着两个瓣叶表面纤维性增厚;②邻近的左心室内膜被覆层线性增厚,这是由于牵拉脱垂瓣叶的腱索遭遇摩擦而诱发损伤的结果;③瓣叶心房面血栓形成,特别易发生于膨隆瓣叶片段后方的隐窝内;④沿着二尖瓣后侧瓣叶的基底部发生钙化;⑤腱索增粗与融合,类似于慢性风湿病的某些特点。

二尖瓣退行性变的发生机制还不清楚,但这种瓣膜异常和马方综合征具有共同特征,偶尔伴有其他结缔组织遗传疾病的发生,如埃勒斯-当洛斯综合征(Ehlers-Danlos syndrome),提示为一类疾病。这类结缔组织遗传性疾病中,通常与 FBN-1 突变有关;最近研究提示,与 TGF-β 信号通路异常有关(类似于马方综合征主动脉异常和相关疾病)[86]。虽然超过 1%~2% 的 MVP 患者不可能有可辨认的结缔组织病变,基因关联研究已经绘制出家族性二尖瓣脱垂特定的常染色体异常,某些基因与瓣膜组织的重塑有关。

缺血性二尖瓣反流

缺血性二尖瓣反流(ischemic mitral regurgitation,IMR)又称为功能性二尖瓣反流,与退行性瓣膜病相比,其瓣叶结构正常,但心肌结构和功能因缺血受损害[87]。它存在于很多冠心病患者,能使心肌梗死预后进一步恶化,降低与反流严重程度直接相关的生存率。IMR 的发病机制包括乳头肌缺血导致的收缩期腱索张力不足,纤维化,乳头肌缩短导致腱索植入心室过深等。但是单纯的乳头肌功能不全不足以导致 IMR,还需要左心室局部功能不全和扩张引起心室形态改变,进而拉低乳头肌,使得后者偏离心腔中心。虽然目前采用手术和/或经皮介入修复 IMR 成为研究热点[88,89],但其对生存率和/或症状的改善程度尚未证实[90,91]。

类癌和药物性瓣膜疾病

类癌综合征患者通常发生心肌内膜斑块样增厚,包括三尖瓣、右心室流出道和肺动脉瓣[92],左侧心脏通常并不受累。这些病变与类癌(最常见的原发于肠道)的生物反应产物相关,此类产物包括血清素,可以诱发瓣膜内皮细胞增殖,但通过肺脏时能被灭活。

左心系统类似的瓣膜病变被报告出现在使用芬氟拉明和苯丁胺,减肥用的食欲抑制药的人群中,食欲抑制药可以影响系统性血清素代谢(图 5-15E)[93]。典型的食物-药物相关的斑块在黏液机制里出现肌成纤维样细胞增殖。类似的左侧斑块在接受二甲麦角新碱或麦角胺的偏头痛患者出现,这些血清素类似物在经过肺血管时能代谢为血清素。此外,药物相关性瓣膜病还见于接受培高利特治疗的帕金森和不宁腿综合征患者,后者为麦角衍生多巴胺受体激动剂[94]。

感染性心内膜炎

感染性心内膜炎的特征是微生物入侵或侵袭心脏瓣膜、心内膜、主动脉、室壁瘤囊腔或其他血管,形成含有微生物的质脆的赘生物(图 5-16)[95]。虽然各种类型的微生物都能引起感染

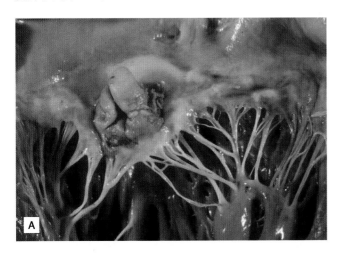

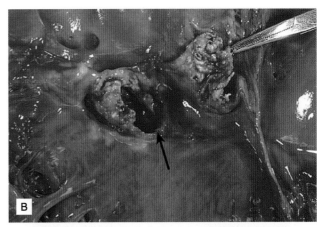

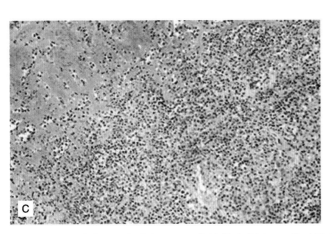

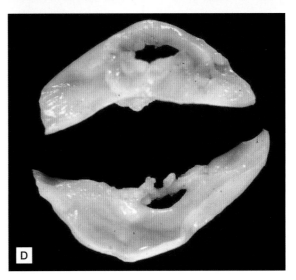

图 5-16　感染性心内膜炎。A. 二尖瓣前叶破坏。B. 先天性主动脉瓣二瓣化畸形感染性心内膜炎,大赘生物形成,导致瓣叶破坏和瓣周脓肿(箭头)。C. 赘生物显微镜观显示广泛的急性炎症细胞和纤维素。D. 感染性心内膜炎痊愈,显示主动脉瓣破坏而无活动性赘生物(分图 B Reproduced with permission from Schoen FJ:*Interventional and Surgical Cardiovascular Pathology*:*Clinical Correlations and Basic Prin-ciples*. Philadelphia:Saunders;1989. 分图 C Reproduced with permission from Schoen FJ. Surgical pathology of removed natural and prosthetic heart valves,*Hum Pathol.* 1987 Jun;18(6):558-567.)

性心内膜炎,但绝大多数病例都是由细菌引起。

　　根据本病病程的轻重缓急、所感染的微生物毒力以及心脏病损的证据,感染性心内膜炎分为急性和亚急性两种。急性心内膜炎属于破坏力性感染,常累及原先正常的心脏瓣膜,致病细菌毒力强,超过50%的患者几天至几周内死亡。与其相比,较为惰性的病变成为亚急性心内膜炎,其细菌毒力较低,在原先受损变形的瓣膜上引起感染,感染迁延几周至几个月的病程,可能未查出而没有及时治疗。

　　急性心内膜炎的首要病因是金黄色葡萄球菌,由其产生的瓣膜感染为坏死性、溃疡性和浸润性病变,是高度破坏性的瓣膜感染。亚急性多草绿色链球菌引起。心脏异常如风湿性心脏病、先天性心脏病(尤其是小孔径分流或瓣膜严重狭窄的心脏畸形,将产生高速血流)、二尖瓣退行性变、主动脉瓣二瓣化畸形、人工瓣膜及其缝合环,这些异常都有伴发心内膜炎的可能。静脉药瘾者病例中,以左侧心脏瓣膜病变为主,但右侧的瓣膜也常累及。全部心内膜炎病例中,大约有5%~20%的病例未能从血液中分离出病原菌(血培养阴性心内膜炎),其常见原因就是先前使用过抗生素或病原菌难以培养[96]。

　　修改的Duke标准,对疑似感染性心内膜炎的患者提供的一套标准化评价系统,以综合评价疑似发生感染性心内膜炎患者的预测因子。该评价系统包括血培养感染证据、心脏超声检查结果、临床特征和实验室资料[97]。以前的一些重要临床表现诸如瘀斑、指(趾)甲下出血、詹韦斑、Osler结节和眼内的Roth斑(继发于视网膜微栓塞),现在由于抗生素治疗缩短临床病程,已经不常见。

　　感染性心内膜炎的并发症包括瓣膜关闭不全(或很少见的狭窄)、瓣周脓肿、化脓性心包炎和栓塞。通过恰当的抗生素治疗,赘生物随着细菌的杀灭而逐渐机化、纤维化,有时可伴有钙化。瓣膜血液反流通常是在瓣尖或瓣叶变形、腱索断裂,或因瓣膜脓肿穿通入心室或大血管而形成渗漏的基础上发生。瓣周脓肿可能与毒力强的病原体相关,采用手术处理这种脓肿在技术上存在困难,与此相关的死亡率相当高。

瓣膜重建和修复

　　瓣膜重建术可用于减轻不同病因导致的二尖瓣关闭不全,也可用于改善风湿性二尖瓣狭窄,这已经发展成为一项有效的常规技术[98]。某些主动脉瓣关闭不全和主动脉扩张的患者也可实施修复手术,但对主动脉瓣狭窄的修复具有极大挑战[99]。修复手术与置换术相比主要优点在于避免了置换体相关并发症和长期抗凝治疗的需要。报道的其他优点包括:住院死亡率低、保留了二尖瓣下装置连续性因而远期心功能更佳以及术后心内膜炎发生率低。图5-17和图5-18显示

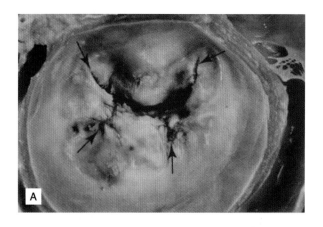
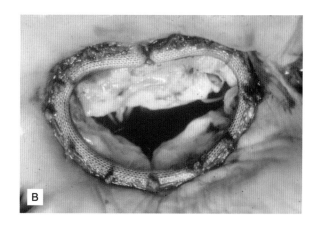
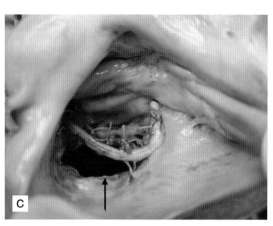
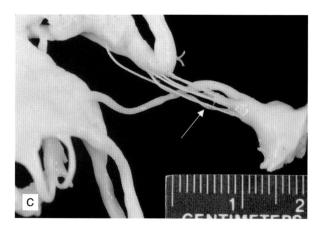

图5-17　二尖瓣疾病的外科修复。A. 二尖瓣狭窄的交界切开。B. 成型环二尖瓣成形术。C. 瓣环分流(箭头)。D. ePTFE人工腱索置换(箭头)(分图A Reproduced with permission from Schoen FJ. Surgical pathology of removed natural and prosthetic heart valves,*Hum Pathol*. 1987 Jun;18(6);558-67. 分图C Reproduced with permission from William A. Muller, MD, PhD, Northwestern University School of Medicine, Chicago.)

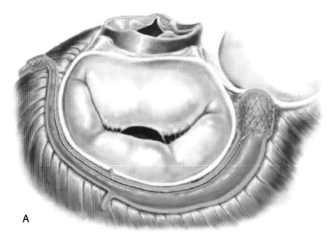

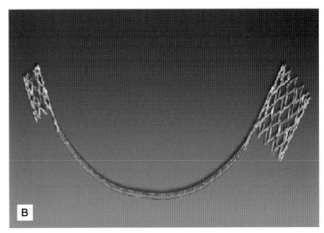

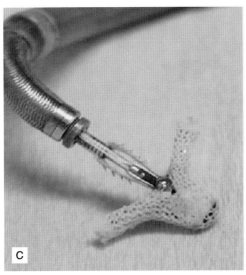

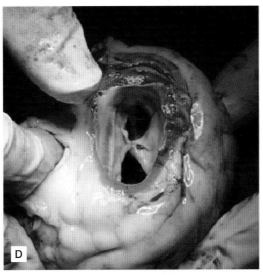

图 5-18 经皮矫正二尖瓣反流。A. 通过冠状静脉窦环缩二尖瓣示意图。B. Monarc 装置包括两个锚定支架,可以通过中间的桥型连接器将瓣环缩小 25%。C 和 D. 二尖瓣 Clip 模拟缘对缘技术制造双孔二尖瓣,改善二尖瓣对合(Reproduced with permission from McManus BM, Braunwald E：*Atlas of Cardiovascular Pathology for the Clinician*. Philadelphia：Current Medicine；2008.)

了各种二尖瓣修复技术的病理解剖所见,图 5-19 显示了主动脉狭窄外科修复的关键困难之处:瓣尖钙化一直延伸至流入道表面。

二尖瓣狭窄

瓣膜交界切开术可用于某些因为二尖瓣腱索和瓣叶纤维化和缩短导致瓣叶僵硬和面积不足。以下因素可影响二尖瓣交界切开术远期疗效:①左心室功能不全;②肺静脉高压,以及右心室因素包括:右心室衰竭、三尖瓣反流或两者联合;③体循环栓塞;④并发其他心脏病;⑤残余或进展的心脏瓣膜病变,包括再狭窄、残留狭窄或手术导致的反流;⑥晚期的瓣叶(尤其是连接部)钙化;⑦瓣叶下(主要是腱索)纤维改变;⑧牵拉导致的显著性反流。

经皮球囊二尖瓣成形术治疗二尖瓣狭窄已超过 20 年,对于瓣膜及瓣下病变合适的患者取得了十分理想的临床效果[100]。由于球囊成形术在操作时涉及融合瓣叶在交界处的撕裂,因此,对于具有上述危险因素的患者可能无法取得较好疗效。

二尖瓣反流

瓣膜修复重建技术广泛应用于非风湿性二尖瓣反流[101-103]。引起二尖瓣反流的结构缺陷包括:①二尖瓣环扩张;②腱索延长或断裂,导致瓣叶脱垂至心房;③瓣叶肥厚和变性;④瓣叶穿孔或缺损;⑤瓣叶活动受限,因连接部在开启位置融合,以及因瓣叶收缩、腱索缩短或增厚两种情况并存所致。

剪除多余的瓣叶组织后,置入或不置入人工环以降低瓣环直径,使其与可供利用的瓣叶组织面积大小相匹配。缘对缘技术也同样被应用[104]。组织替代物如经戊二醛处理的异种或自体心包被用来修复或增大瓣叶。断裂或延长的腱索可通过腱索缩短或心包膜置换进行修复,或者是采用粗实的缝合材料置换。

二尖瓣反流的经皮介入方法正在接受评价,它试图模仿外科技术的某一部分或更多技术环节,如环缩及缘对缘技术等[105-107]。但瓣叶切除和腱索修复通过导管并不容易完成,而且冠状静脉窦具有很大的变异性[108]。可以考虑的经皮径路包

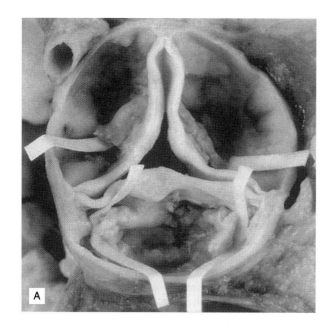

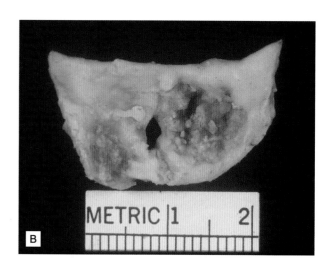

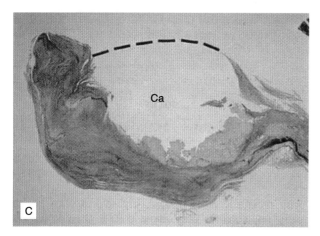

图 5-19　主动脉瓣狭窄重建。A. 退行性变导致的主动脉瓣狭窄可行球囊扩张。B 和 C 主动脉瓣手术去钙化。B. 外科手术机械性去除钙化显示瓣叶穿孔。C. 去钙化后横截面低倍镜观，Weigert 弹力纤维染色。Ca, 钙（分图 A Reproduced with permission from Silver MD, Gotlieb AI, Schoen FJ: *Cardiovascular Pathology*, 3rd ed. New York: Churchill Livingstone/Elsevier; 2001. 分图 B 和 C Reproduced with permission from Schoen FJ: *Interven-tional and Surgical Cardiovascular Pathology: Clinical Correlations and Basic Principles*. Philadelphia: Saunders; 1989.）

括在冠状静脉窦和/或左房，或二尖瓣瓣叶的后侧方置入装置（图 5-18A，B）。其目的是折叠或拉紧二尖瓣后叶。其他临床前技术包括在二尖瓣的心室面缝合人工瓣环，改变温度以缩短瓣环，经皮的心室限制装置以重塑左室心态。还有一种经皮介入方法是模拟外科缘对缘技术在前后瓣叶中点钳夹两者[109,110]（图 5-18C，D）。

主动脉瓣狭窄

钙化性主动脉瓣狭窄患者采用球囊扩张术具有相当大的个体差异性。统计资料显示，采用该治疗手段患者获益有限，早期死亡率高而且由于扩张组织回缩导致再狭窄率高。改进在于联合部的分离、钙盐沉积破裂以及瓣尖移位和延伸（图 5-19A）。主要的并发症包括继发于栓塞的脑血管意外，瓣膜创伤所致的严重反流以及心脏穿孔导致的心包填塞。破裂的钙化小结本身就具有危险性[111]。小儿瓣尖较柔韧，这种方法应

用于儿童可能会发生瓣尖延长、撕裂或撕脱。

钙化性主动脉瓣狭窄患者中，钙化沉积物可深入至瓣膜纤维层（图 5-14C）。所以要靠锐性分离或通过超声波清除瓣膜部分结构，导致瓣膜完整性受损（图 5-19B，C）[112]。

瓣膜置换

心脏瓣膜疾病出现严重的临床症状，而不仅是单纯二尖瓣狭窄或功能障碍时，通常需要手术切除病变瓣膜，同时植入功能性的替代物。以下五个因素影响瓣膜置换术的疗效：①手术操作技术；②手术中缺血性损伤；③继发于瓣膜异常的不可逆性心肺慢性结构变化；④并发阻塞性冠状动脉疾病；⑤替代瓣膜的可靠性及其与受体的相互作用。

心脏替代瓣膜有两大类：机械瓣和生物组织瓣（图 5-20 和表 5-2）[113,114]。替代瓣膜通过顺应心内血压和血流变化而被动地发挥功能。机械瓣通常由非生理性生物材料构成，这些材

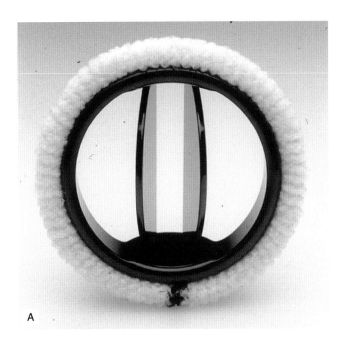

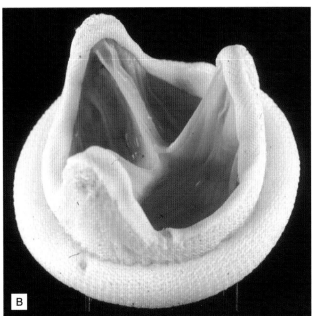

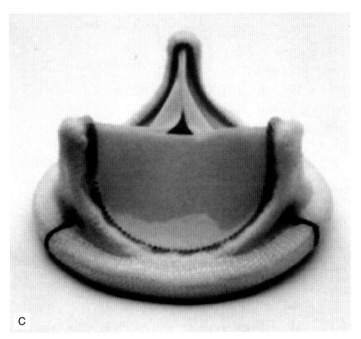

图 5-20 广泛应用的常见瓣膜。A. 双叶机械瓣。B. 猪主动脉瓣生物瓣。C. 牛心包生物瓣(Reproduced with permission from Silver MD,Gotlieb AI,Schoen FJ:*Cardiovascular Pathology*,3rd ed. New York:Churchill Livingstone/Elsevier;2001.)

瓣膜种类	模型	血流动力学	血栓形成免除性	耐久性
机械瓣				
球笼瓣	Starr-Edwards	+§	+	+++
单叶瓣	Bjork-Shiley			
	Hall-Medtronic	++	++	+++†
	Omnicarbon			
双叶瓣	St. Jude Medical	+++	+++	+++‡
	Carbomedics			
	Edwards-Duromedics			
生物瓣				
异种生物瓣	Carpentier-Edwards(猪、牛心包瓣)	++	+++	++
	Hancock(猪)Lonescu-Shiley(牛心包)			
	Mitroflow(牛心包)			
同种瓣	冷冻人主/肺动脉瓣	++++	++++	++

表 5-2　常用瓣膜特征*

* 目前或既往。

† 除 Bjork-Shiley 60°/70°瓣膜(详见正文)。

‡ 除既往的 Edwards-Duromedics 瓣膜(详见正文)。

§ 评价指标:+,最差;++++,最好。

料用以制作成坚硬可活动的闭合器(碳制瓣叶),装在金属骨架(钴铬合金或钛合金)上,制成 Bjork-Shiley 瓣、Hall-Medtronic 瓣以及 Omniscience 瓣;或者将两个碳制半月盘式瓣叶装在一个碳制小室中,制成 St-Jude Medical 瓣、Edwards-Duromedics 瓣、CarboMedics CPHV 瓣或 On-X 瓣。碳可耐高温,具有高强度以及抗疲劳和耐磨的特性。组织瓣在结构上更类似于天然半月瓣,具有假性解剖性中央血流,并由生物材料制成。过去的 10 年间,组织瓣的技术和设计革新扩大了其适应证。目前 80% 的主动脉瓣和 69% 的二尖瓣置换都采用生物组织瓣[115,116]。绝大部分生物瓣膜采用猪主动脉瓣和牛心包制作,保存于稀释的戊二醛中,只有很少一部分冷冻保存的同种瓣。

STS 针对单纯瓣膜手术的风险评估模型预测其整体死亡率为 3.4%(主动脉瓣 3.2%,二尖瓣 5.7%),但具有很大的变异性[117]。死亡主要原因为出血、肺功能衰竭、低心排血量,伴或不伴有心肌坏死或心律失常诱发的猝死。二尖瓣植入潜在的并发症包括出血性破裂和房室沟剥离,冠状动脉回旋支缝合而导致的穿孔或缝合环内陷、左心室游离壁假性室壁瘤形成或破裂。

瓣膜置换术远期疗效的改善归因于合适的手术时机,术中心肌损伤的减少,外科技术提高以及人工瓣膜的改良。目前心脏瓣膜置换术后 5 年和 10 年生存率分别为 80% 和 70%,手术结果取决于患者全身功能状态、术前左心室功能、左心房和左心室大小、冠状动脉病变范围和严重程度。

人工瓣膜相关并发症

虽然瓣膜相关早期并发症并不常见,但瓣膜相关病理改变成为后期值得注意的问题。瓣膜置换术后远期死亡的主要原因既可以是与人工瓣膜无关的心血管病变,也可以是与其有关的并发症。目前少量的随机对照研究表明,同一时期采用机械瓣或生物瓣治疗的患者,大约 60% 或以上在术后 10 年内发生瓣膜相关的重要并发症。此外,机械瓣患者远期生存率较高,但出血风险同时增高[118,119]。瓣膜相关的并发症多需要接受再次手术,约占所有瓣膜手术的 10%~15%,且可能导致死亡。瓣膜相关并发症最重要的有四类:血栓栓塞及其相关问题、感染、结构性功能障碍(人工瓣生物材料的衰退或退行性变)和非结构性功能障碍(各种复杂的并发症以及不包含前述的各种衰竭)(表 5-3)[120]。

血栓形成和血栓栓塞

血栓栓塞性并发症是机械性瓣膜置换术后主要的死亡原因,这类患者需要终生采用华法林类药物抗凝治疗[121,122]。血栓形成可导致机械瓣闭合装置活动异常,或者发生血栓脱落(图 5-21)。由于瓣尖和血流的生物学特性,生物瓣此类并发症发生率低,而且此类患者在没有房颤等特殊情况下并不需要长期抗凝治疗。但是抗凝的机械瓣患者再次血栓发生率与不接受抗凝治疗的生物瓣患者发病率类似(每年 2%~4%)。长期口服抗凝治疗增加出血风险。抗凝在孕期妇女尤其难以管理[123]。血栓栓塞性并发症风险可能因为术前或术后心功能受损而增加。

表 5-3 瓣膜置换并发症	
一般性	特异性
血栓形成	血栓形成
	血栓栓塞
	抗凝相关性出血
感染	人工瓣膜感染性心内膜炎
结构性失功（内源性）	瓣膜磨损
	断裂
	阀门逃脱
	瓣叶撕裂
	钙化
	连接区分离
非结构性失功（外源性）	血管翳
	瓣周漏
	不均衡
	溶血性贫血
	噪音

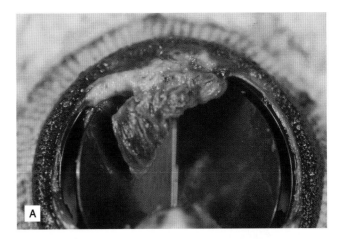

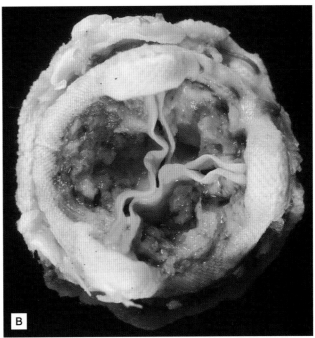

图 5-21 人工瓣膜血栓堵塞。A. 双叶瓣上血栓形成。B. 猪生物瓣，血栓在 Valsalva 窦内（分图 A Reproduced with permission from Buchart EG, Bodnar E: *rombosis, Embolism, and Bleeding*. London: ICR Publishers; 1992. 分图 B Reproduced with permission from Schoen FJ, Hobson CE: Anatomic analysis of removed prosthetic heart valves: causes of failure of 33 mechanical valves and 58 bioprostheses, 1980 to 1983, *Hum Pathol*. 1985 Jun; 16(6): 549-559.)

促进血栓形成因素的 Virchow 三联症（表面血栓形成始动因素、血液高凝状态和局部静态血流）在很大程度上用于预测血栓形成的趋势和部位[124]。例如，用笼球瓣式替代瓣膜时，在笼形骨架的顶端，在随转尾座的末端易形成血栓。蓬翻斜盘式替代瓣膜极易被血栓完全堵塞，或脱落的一些小栓子引起栓塞。二者一般起始于替代瓣膜的流出道小口的淤塞区带；蓬翻斜盘式双瓣叶替代瓣膜最易发生血栓的部位是瓣叶插入小室的铰链处（图 5-21A）。生物瓣晚期血栓形成是以形成大血栓为特征，其部位在 Valsalva 窦内（图 5-21B）。通常在常规显微镜下观察不能证明瓣尖具有因果关系的病变。任何一种类型的瓣膜置换术后，尤其在手术后早期，有些瓣膜来源的栓子被认为是起始于瓣膜缝合的穿窿缝隙。因此，无论对于何种瓣膜，术后早期都需要抗凝治疗。

虽然血小板沉积是早期血液-表现相互作用的主要机制，人工瓣膜血栓形成与血小板功能异常关系密切，但单纯的抗血小板治疗并不足够预防血栓栓塞。因为血栓紧邻的植入瓣无血管组织，从而阻止了血栓组织机化过程，这样会导致血栓长时间具有脆性，容易脱落引起栓塞。由于同样的原因，显微镜下也难以判断血栓时间的长短。但是，由于这个特点可使得某些患者可采用溶栓治疗[125]。

人工瓣膜心内膜炎

接受人工瓣膜植入患者中，3%~6% 发生替代瓣膜感染性心内膜炎（图 5-22）[126]。通常将其分为早期感染（术后 60 天内）和晚期感染。尽管使用了预防性针对性的抗菌药物，但早期发生替代瓣膜心内膜炎的致病菌仍然为葡萄球菌属的表皮葡萄球菌和金黄色葡萄球菌。其临床过程趋于爆发性发病。

晚期感染通常毒力较弱，通常可找到感染源，最常见的原发感染源来自牙科操作、尿路感染、各种介入性治疗和内置导管。晚期感染最常见的致病菌为表皮葡萄球菌、金黄色葡萄球菌和草绿色链球菌。机械瓣和生物瓣发生率类似，而既往有自身或移植物心内膜炎则显著增加其风险。

机械瓣感染以及生物瓣某些感染局限于缝合环的替代瓣与组织的连接处，瓣周易伴发组织结构破坏（图 5-22A）。这些结构破坏包括环周脓肿、潜在的瓣周漏、组织裂开、瘘管形成或传导系统损害引起心脏传导阻滞。而生物瓣感染通常仅限于

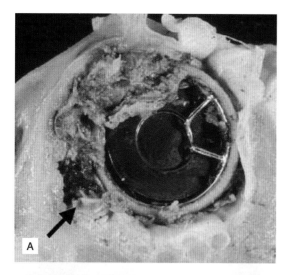

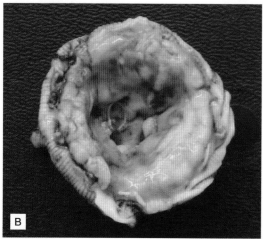

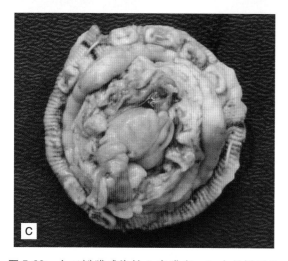

图 5-22　人工瓣膜感染性心内膜炎。A. 大的瓣周脓肿,标本来自术后猝死患者,脓肿侵犯房室传导系统。B 和 C. 生物瓣感染性心内膜炎至流入道和流出道观察(Reproduced with permission from Schoen FJ: Cardiac valve prostheses:pathological and bioengineering considerations,*J Card Surg*. 1987 Mar;2(1):65-108.)

瓣尖组织,有时可引起瓣尖撕裂或穿孔导致瓣膜关闭不全或梗阻(图 5-22B,C)。对于有较大活动性赘生物、脑栓塞或是持续瓣环脓肿的患者,需要再次外科手术。

结构性瓣膜功能障碍

　　因材料退化所致替代瓣膜功能障碍需要考虑再次手术,否则将引起替代瓣膜植入相关性死亡(图 5-23)。瓣膜的耐受性受机械瓣和生物瓣类型及其型号不同(采用不同的材料或设计特征)影响,即使对同一型号的替代瓣膜,在不同的瓣膜位置都会有所不同。机械瓣失效常会带来灾难性后果,甚至危及患者生命,而引起生物瓣失效的退变过程常呈缓慢进程,逐渐表现出临床症状。

　　机械瓣叶的碳制结构(盘片或小室)断裂在目前常用的双叶机械瓣很少见[127](图 5-23A)。但是,历史上机械瓣发生耐久性衰败并不罕见。例如已报导约 86 000 例 Bjork-Shiley 60-和 70-degree Convexo-Concave 型心脏瓣膜中,迄今有一组 500 例以上的病例由于金属疲劳引起焊接的出口处支撑柱断裂,导致盘式瓣叶脱落和患者死亡[128]。

　　相反,组织瓣膜结构性功能障碍是目前使用最广泛的生物瓣衰败的主要原因(经戊二醛处理的弹性管型结构支持的猪主动脉瓣或牛心包瓣)(图 5-23B~D)[129]。最早期(1970—2000)生物瓣植入的长期结果显示:大约 50% 的二尖瓣或生物瓣置换患者在术后 15~20 年由于瓣膜结构障碍需要再次更换。瓣尖钙化是关键机制,可导致狭窄,继发性撕裂又可导致反流。非钙化性结构损害是胶原纤维破坏(与钙化无关)所致,是生物替代瓣膜衰变退化的重要原因[130]。钙化沉积通常局限于瓣尖组织(内源性钙化),但是外源性的钙化沉积可发生于血栓或心内膜赘生物处。年轻患者钙化速度较快,儿童与青少年患者发生钙化的过程尤其迅速。牛心包瓣同样会发生钙化和撕裂,其心包组织的磨损是其重要的影响因素[131]。

　　生物瓣膜钙化的形态学及其决定因素一直在进行广泛研究。钙化过程主要是从戊二醛处理后灭活的结缔组织细胞残留的细胞膜和细胞器开始,主要反应发生于细胞膜中磷和含钙细胞外液。瓣膜植入体内后,其钙化病理过程主要取决于生物瓣的保存和制作工艺,包括:①表面细胞的侵蚀,包括猪主动脉瓣内皮细胞、牛心包瓣间皮细胞;②间质细胞的失活;③瓣尖微结构的锁定[129]。

非结构性功能障碍

　　瓣膜替代物非结构功能障碍所致的并发症见图 5-24 所示。常见的瓣周漏可能无明显的临床后果,但会加重溶血或通过反流导致心衰。早期的瓣周漏可能是因为线结松脱和置换缝合不足所致,也可能是因为缝线与病理性瓣环脱离的结果。这种病理性瓣环见于伴有瓣环损伤的心内膜炎,黏液瘤样瓣膜退行性变,或见于瓣环钙化,例如钙化性主动脉狭窄或二尖瓣瓣环钙化。晚期发生的小瓣周漏通常是在愈合期间缝线之间的缝合环发生异常的组织收缩所致,瓣周漏趋于细小,外科检查和病理学检查难以发现(图 5-24A)。

　　外源性因素能介导晚期瓣膜狭窄或关闭不全,包括大的二尖瓣钙化结节、室间隔肥厚、纤维组织过度增生(图 5-24B,C),与残留瓣膜组织的相互影响(如后叶或瓣下组织;图 5-24D),或缝线结闭开或过长以及成环(图 5-24E)。对生物瓣而言,瓣尖活动可能被支架周边的缝线结限制,线结残留过长可侵蚀或穿入生物瓣尖。

同种异体/自体瓣膜移植

　　将主动脉瓣或肺动脉瓣(带有或不带有相关的血管管道)

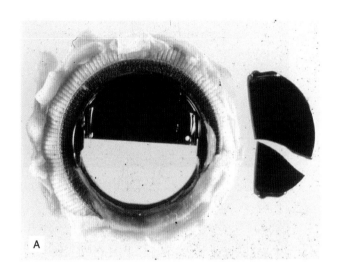

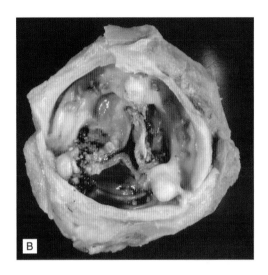

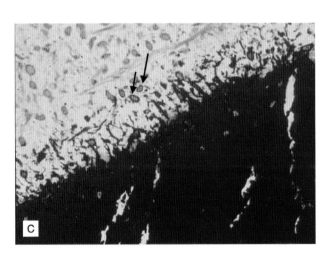

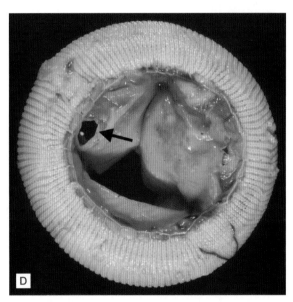

图 5-23　瓣膜结构性失功。A. 瓣叶破裂。B 和 C. 猪瓣组织钙化，严重狭窄。B. 肉眼观。C. 显微镜观显示钙化主要位于残存的猪瓣膜间质（箭头）。D. 非钙化性瓣叶穿孔（箭头）（分图 A Reproduced with permission from Schoen FJ, Levy RJ, Piehler HR：Pathological considerations in replacement cardiac valves, *Cardiovasc Pathol*. 1992 Jan-Mar；1（1）：29-52. 分图 B Reproduced with permission from Schoen FJ, et al：Long-term failure rate and morphologic correlations in porcine bioprosthetic heart valves, *Am J Cardiol*. 1983 Mar 15；51（6）：957-964. 分图 C Reproduced with permission from Silver MD, Gotlieb AI, Schoen FJ：*Cardiovascular Pathology*, 3rd ed. New York：Churchill Livingstone/Elsevier；2001.）

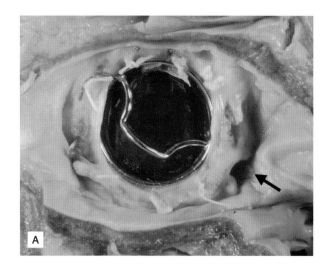

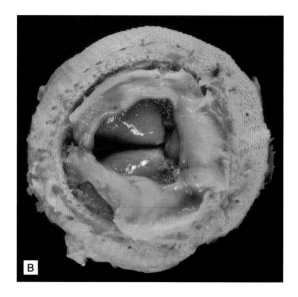

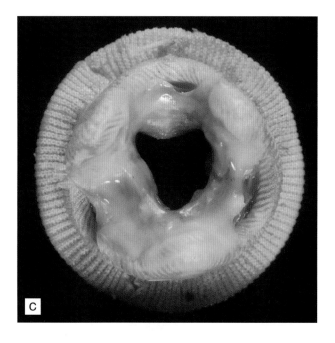

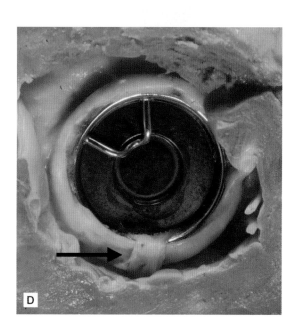

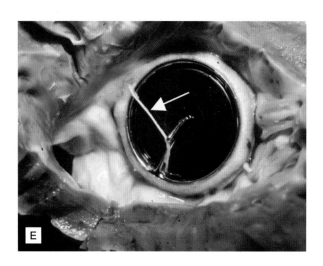

图 5-24 人工瓣膜非结构性功能异常。A. 二尖瓣瓣周漏（箭头）。B. 组织过度增生覆盖生物瓣瓣口。C. 组织过度增生限制瓣叶开闭。D. 瓣下结构（箭头）卡瓣。E. 缝线（箭头）固定住瓣叶无法活动（分图 A 和 C Reproduced with permission from Schoen FJ, Gimbrone MA：*Cardiovascular Pathology：Clinicopathologic Correlations and Pathogenetic Mechanisms*. Philadelphia：Williams & Wilkins；1995. 分图 B Reproduced with permission from Schoen FJ, Levy RJ, Piehler HR：Pathological considerations in replacement cardiac valves，*Cardiovasc Pathol*. 1992 Jan-Mar；1（1）：29-52）. 分图 D Reproduced with permission from Silver MD, Gotlieb AI, Schoen FJ：*Cardiovascular Pathology*, 3rd ed. New York：Churchill Livingstone/Elsevier；2001. 分图 E Reproduced with permission from Chief Medical Examiner，New York City. ）

从一个个体移植给另一个体,可获得非常理想的血流动力学,不需长期服用抗凝药,其血栓并发症的发生率低,而且瓣膜置换术后再感染所致心内膜炎的发生率低[132]。目前的同种异体瓣膜采用冷冻方法保存,保存过程中采用二甲基亚砜保护瓣

膜,以防冰晶形成,将瓣膜冻存在-196℃的液氮中,直到使用时为止。这种方法保存使瓣膜不易蜕变,经久耐用,与传统的猪生物瓣比较,其效果相同甚至更佳。

形态学变化小结如图 5-25 所示。冷冻保存的人同种瓣膜

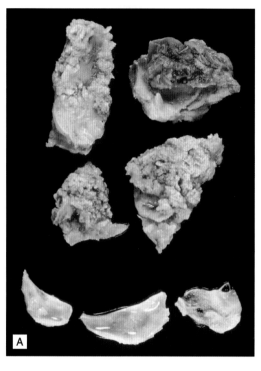

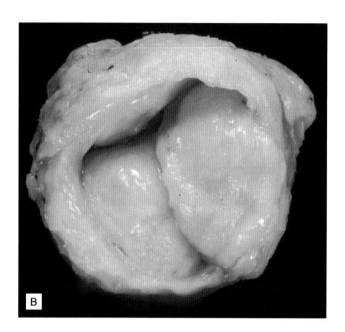

自体瓣　　　　同种瓣

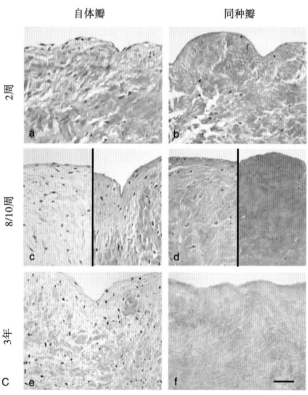

图 5-25　同种瓣和肺动脉瓣。A. 肉眼观:保存 7 年后用于儿童肺动脉狭窄的同种瓣,肺动脉壁严重钙化,但瓣叶无明显钙化。B. 肉眼观:保存 3 年后用于主动脉瓣关闭不全的同种瓣。C. 自体瓣和同种瓣形态学对比。自体瓣膜接近正常结构和细胞分布(a,c,e),相反,同一患者的同种瓣(b,d,f)进行性胶原沉积和细胞丢失(Reproduced with permission from Rabkin-Aikawa E,Aikawa M,Farber M,et al:Clinical pulmonary autograft valves:pathological evidence of adaptive remodeling in the aortic site,*J orac Cardiovasc Surg*. 2004 Oct;128(4):552-561.)

或管道大体表现为管道的钙化和瓣尖僵硬(图 5-25A,B),镜下表现为数天内正常结构分界和细胞破坏和丢失。远期取出的移植物表现为表面内皮和深部的结缔组织细胞损失,而炎症细胞则较少(图 5-25C)[133]。尽管将人的同种瓣膜衰变的主要原因归结于免疫反应的假说被广泛讨论,但目前的证据仅能证明此过程为单纯的退行性变。

肺动脉自体瓣膜移植

Ross 手术以其发明者 Donald Ross 爵士命名,即将自体的肺动脉瓣移植到主动脉瓣,不仅能获得良好的血流动力学表现,而且避免抗凝治疗,降低血栓栓塞性并发症[134]。获取的自体肺动脉瓣尖具有以下优点:①接近正常的三叶瓣结构;②接近正常的胶原构筑;③具有活性内皮和间皮细胞;④正常的流出道表面褶皱;⑤炎症细胞稀少;⑥无钙化和血栓(图 5-25)[135]。但动脉壁表现出明显的透壁性破坏(可能是由滋养血管破坏导致的围手术期缺血损伤导致),表现为瘢痕形成以及中层平滑肌细胞和弹性蛋白的丢失。早期坏死和愈合反应导致主动脉壁强度/弹性受损可能引起主动脉壁远期扩张[136,137]。

无支架猪主动脉瓣

无支架猪主动脉瓣包含戊二醛预处理的猪主动脉根部和无支架的瓣尖[138]。目前最常用的包括 St. Jude 公司的 SPV (St. Jude Medical Inc. St. Paul, MN), Medtronic Freestyle (Medtronic Heart Valves, Santa Ana, CA) and Edwards Prima (Edwards Life Science, Irvine, CA)。这几种瓣膜整体设计,戊二醛固定条件和抗钙化处理略有不同。无支架瓣膜相对于有支架瓣膜的主要优势在于可以植入更大的人工瓣膜,进而可以获得更优良的血流动力学,抑制心脏重塑,提高生存率[139]。

现有证据显示无支架瓣膜的耐久性与目前的支架瓣膜类似。但植入无支架主动脉瓣后更多的主动脉壁暴露于血流,与受体接触面积更大,因而会通过连接处主动脉壁的钙化和炎症产生不良反应。无支架瓣膜血管壁部分的钙化能引起主动脉根部的硬化,所形成的钙化结节可能穿透主动脉壁,或者为血栓的形成创造条件。术中取出的无支架瓣显示出血管翳和组织退化、瓣尖钙化,但并没有主动脉壁实质性钙化[140,141]。

导管介入瓣膜置换

新的导管技术可以在狭窄的主动脉和肺动脉瓣植入可折叠的瓣膜结构,可以模仿二尖瓣反流的外科修复技术,目前正处在临床前研发和早期临床应用阶段[142,143]。目前,基于导管的,经皮或经瓣瓣膜置换术最广泛地应用于诸如重症 AS 患者,在其他情况下被认为不可手术,需要延迟手术或风险过高者;或用于修复生物瓣膜衰败患者;或应用于先天性心脏病患者中,肺动脉瓣置换术有独特优势,可避免再次手术来替换功能异常的肺动脉管道。

导管瓣膜置换采用的装置主要包括两个部分:①外部的支架样结构;②瓣叶。这两部分组成了一个有功能的人工瓣膜。典型的设计如图 5-26 所示。支架支撑器能撑开瓣环或一部分管道,可抵抗回缩力,为人工瓣膜或管道锚定提供通道,支撑瓣叶结构。

经皮导管装置通常包括覆盖在可塌陷支架的生物组织,如牛、马或猪心包(用于主动脉瓣置换)和牛颈静脉瓣膜(用于肺动脉管道置入)。支架材料可采用自膨胀或形状记忆材料,如镍钛合金或球囊扩张材料如不锈钢、铂铱或其他合金。对球囊扩张装置而言,输送方法包括在球囊周围使可置入装置塌陷,然后将其装入导管鞘管。包含装置的导管可以通过股动脉(或静脉)到达右心系统瓣膜。

Medtronic Melody 经皮肺动脉瓣包括球囊扩张铂铱合金支架和一段包含天然静脉瓣的牛颈静脉,它被设计应用至已经接受右心室流出道手术而管道因狭窄或反流而失效,需要再次手术的先天性心脏病儿童或青少年患者。

导管支架瓣膜不断为我们提出新的挑战。目前,瓣膜支架比任何现存的经皮心脏导管和装置的体积都要大,多为 22 ~ 24Fr。另外,支架瓣膜在主动脉瓣的位置可能影响冠脉血流和二尖瓣前叶活动,并且可能影响心脏传导功能或与对存在病变的瓣膜造成不良的影响。支架结构可能影响以后的冠脉介入操作。而且要保证支架在主动脉环或肺动脉长久固定而不发生瓣周漏以及支架和瓣膜组织的耐久性是需要考虑的主要问题。

经皮主动脉瓣植入术

经皮主动脉瓣植入术(transcatheter aortic valve implantation,TAVI)于 2002 年首次应用于临床,与传统 AVR 相比,应用外周动脉作为入路减少了手术创伤,而且对于无法行传统 AVR 的高危患者提供了治愈机会[144,145]。目前美国每年完成约 65 000 例 TAVI 手术。据估计,至少 30% 的严重的主动脉瓣狭窄的患者无法耐受传统外科手术[146]。之前的瓣膜制作商对此类患者无法提供有效的人工瓣膜。

TAVI 的临床经验成长迅速,目前世界范围内每年完成例数超过 200 000。随机对照研究或观察性研究显示,对于高危患者而言,TAVI 术后 1 ~ 2 年的结果不亚于甚至优于传统 AVR[147-149]。对于高危或不能耐受外科手术的严重主动脉瓣狭窄患者,TAVI 逐步发展成为新的标准治疗方法。

主动脉瓣狭窄患者通过股动脉逆行至主动脉瓣,将其锚定于钙化的主动脉瓣,并将其撑开贴住主动脉壁。对于有严重股动脉和主动脉钙化的患者而言,还可以通过左心室心尖部小切口顺行到达主动脉瓣(经心尖置入)。与传统 AVR 去除病变主动脉瓣不同,TAVI 技术是将新的瓣膜置于病变瓣膜中间,且不需要体外循环。路径可以选择外周动脉(股动脉或锁骨下动脉)或直接通过主动脉或左心室心尖部。一旦到达主动脉瓣水平,输送装置即可行球囊扩张或自膨胀(若输送装置由记忆合金如镍钛合金制作)。患者天然主动脉瓣并未切除(不同于主动脉瓣置换),而是被推向瓣环周围,并被压在主动脉壁上。TAVI 手术过程中的输送、定位以及固定需要放射和超声的辅助,这对手术成功非常重要。生物瓣衰败所致狭窄或反流,也可运用这些设备通过所谓的"瓣中瓣"技术治疗,即在已存在的瓣膜中间经过导管置入新的瓣膜(图 5-26E)。

TAVI 瓣膜的设计与传统的瓣膜设计完全不同。TAVI 中的瓣膜通常为可压缩金属支架包裹的牛心包生物材料(图 5-26)。其中 1/3 的患者会出现并发症,包括血管损伤、瓣周漏和脑卒中[150]。

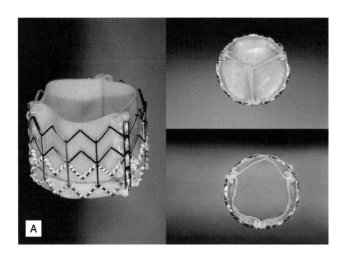

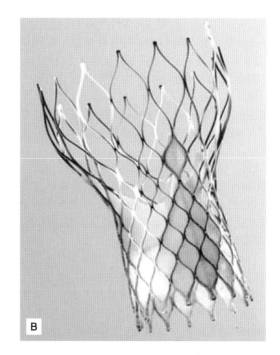

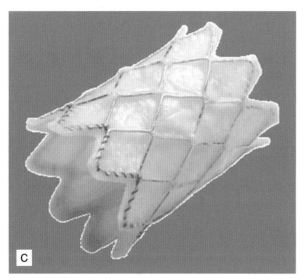

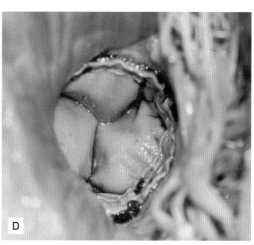

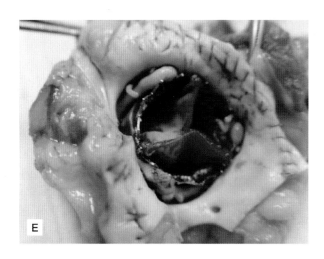

图 5-26　经皮瓣膜装置。A. Cribier-Edwards/Sapien 瓣膜包括 3 个固定在球形可扩张支架的心包瓣叶。B. Corevalve 系统采用猪或牛心包固定在一个可自我膨胀的镍钛(nickel-titanium)合金支架。心室部分能压迫自身瓣膜,主动脉部分能抵抗升主动脉压迫。C. Melody 肺动脉瓣自牛颈静脉缝合于铂铱(platinum-iridium)合金支架,主要应用于儿童优势流出道的重建。D. 尸检照片,显示瓣膜在左室流出道内膨胀和对合良好,室间隔可以通过二尖瓣前叶看见。E. 取自瓣中瓣患者的标本(Reproduced with permission from McManus BM, Braunwald E: *Atlas of Cardiovascular Pathology for the Clinician*. Philadelphia: Current Medicine; 2008.)

目前有多种装置在主动脉和肺动脉瓣位进行不同阶段的研发和临床应用阶段。两种应用最广泛的经皮的主动脉瓣为Edwards SAPIEN(图5-26A)和CoreValve系统(图5-26B)[151,152]。SAPIEN系统包括一个球囊扩张的不锈钢支架和牛心包瓣。支架体积小,放置在冠状动脉下,在支架周围装有聚合物裙样结构以减少瓣周漏。CoreValve系统包括一个自膨胀镍钛诺支架和猪心包三叶瓣,这个支架长度更长,放置于左室流出道延伸至主动脉根部。这些装置已经获得美国FDA以及其他国家机构批准。

目前已经有大量的来自不同国家的临床研究,包括关于TAVI和传统AVR的随机对照研究。这些研究达成的共识认为TAVI的手术成功率以及短期效果不劣于传统AVR。长期结果主要与高龄人群的合并症有关,死亡原因包括严重的肾脏、肺部和非瓣膜性心脏疾病。

TAVI术后由于瓣周漏导致的主动脉瓣反流的发生率远高于传统AVR。位置可调整瓣膜的出现能降低其发生率。血管并发症是最常见而且导致手术死亡的并发症。血管损伤能导致严重的出血,往往需要输血甚至导致死亡。随着更小体积装置的出现,血管损伤并发症发生率会降低。TAVI术后肌酐升高发生率为5%~28%。但是肾脏功能随着心排量的增加得以改善。适合TAVI手术的高龄患者通常具有不同程度的冠心病,严重的冠心病增加了手术风险,因此在术前必须处理。冠状动脉开口可能被堵塞。其发生与瓣膜锚定位置以及一些解剖因素有关,包括主动脉瓣或根部的严重钙化以及冠脉开口过低。由于心脏传导束位于主动脉瓣下室间隔,因此人工瓣膜对此区域的损伤可能导致部分或完全性房室传导阻滞。TAVI术后束支传导阻滞发生率在早期可以高达45%。TAVI通常有心肌损伤,表现为术后CK-MB和cTnT的释放。心肌损伤的程度与EF改善呈负相关,而与术后死亡呈正相关。TAVI术中或术后的卒中原因包括血栓性栓塞,主动脉损伤(例如主动脉夹层或粥样硬化栓塞),低血压,出血或钙化脱落。由于TAVI主要应用于外科风险高的患者,因此栓塞和卒中的风险增高并不意外。当然,最高危的患者包括有房颤、严重舒张功能不全和/或左心房或左心室肥厚。

经导管心脏瓣膜(transcatheter heart valves,THV)由于其特殊的设计而更容易衰败[153]。最近的综述发现报道了87例TAVI衰败。与外科生物瓣类似,生物瓣感染性心内膜炎以及瓣膜钙化导致的结构功能障碍是THV最常见并发症,还包括心肺复苏过程中THV发生压缩。

心脏移植和心室辅助装置

心脏移植

心脏移植能为药物治疗无效的终末期心衰患者提供较高的长期生存率和生活质量[154]。其1年和5年生存率分别为90%和70%[155]。最常见的心脏移植适应证为特发性心肌病和终末期缺血性心脏病(占90%),其他包括先天性心脏病、其他心肌病以及瓣膜性心脏病。再次心脏移植已经成为供体心脏衰竭的有效治疗方法,其临床应用逐渐增多。

心脏移植术中获取的受体心脏可表现出之前没有诊断出的病变[156]。这些疾病的发现对于术后处理意义重大,因为某些疾病可能在移植后的供心复发而影响心脏功能,如淀粉样变性、结节病、巨细胞心肌炎和Chagas病。移植时对于HCM或ARVC患者进行基因检测对于患者家属具有重要意义。其中最常见为嗜酸性或高反应性心肌炎,其发生率为7%~20%,特征为局灶性或弥漫性混合型炎细胞浸润,主要为嗜酸性粒细胞,通常细胞坏死较少。事实上,所有的病例中,该心肌炎的存在意味着对心衰药物如多巴酚丁胺等有过敏反应。心脏移植患者根据不同医疗中心计划需要接受心内膜活检,通常在术后早期每周1次,术后3~6个月每两周1次,之后每年1~4次,病情变化时应随时检查。活检发现排斥反应通常比临床表现更早。理想的活检应包括4块以上的心肌组织,还需要对操作细节和可能组织假象的描述[157]。

心脏移植术后死亡和并发症原因术后最初几年主要是围手术期心肌缺血损伤/移植心脏衰竭、感染、多器官功能衰竭。术后3~5年的主要死亡医院为恶性肿瘤、移植物血管病变和肾功能衰竭。随着心内膜活检的普及和免疫移植方案的发展,急性排斥反应导致的死亡已不常见[155]。

早期缺血性损伤

缺血性损伤可在心脏获取和植入期间发生。多个时间段尤其重要:①供体脑死亡至心脏切取的间隔时间,或许部分因素是与临终使用血管收缩药物或者是与脑死亡相关的去甲肾上腺素及细胞因子的释放有关。②供体心脏切取至实施冷藏之间的温缺血时间。③冷藏运输过程中的时间长短。④复温、血管修建和移植期间各个环节的时间长短,移植心肌肥大和冠状动脉阻塞易于促进心肌损伤,而组织降温和使用心脏麻痹性停搏则使心肌生化反应减缓,其作用是保护心肌细胞,以免发生进行性缺血性损伤。与其他短暂性心肌缺血表现一样,供体心可出现大量的坏死或心肌细胞长时间缺血导致的功能障碍或两者共存。心肌损伤可导致术后低心排血量综合征。

围手术期心肌缺血性损伤可在心内膜活检时发现。由于免疫抑制治疗的抗炎效应,心脏缺血性坏死的恢复过程延迟(图5-27)。因此,在手术后的第1个月,甚至6周内,围手术期心肌坏死的修复变化可被误诊为排斥反应。后期的缺血性坏死则提示供体心脏冠脉血管病变。

排斥反应

免疫抑制方案的进步显著降低心脏移植患者排斥反应的发生率和严重程度。超急性排斥反应罕见,其发生多是供体和受体之间血型不符,急性排斥反应在早于术后2~4周也不常见。虽然急性排斥反应多在术后几个月之内发生,但排斥反应也可在术后数年内发生,这也促使移植中心在术后数年内仍然进行心内膜活检检查,只是间隔期延长。

急性排斥反应组织学特征为炎症细胞浸润,伴或不伴有心肌细胞损伤;晚期可见明显的血管损伤(图5-28)。直至现在,ISHLT工作方案是最常用的分级标准,而且被用来指导治疗[136]。2004年经过修订如下:0R——无排斥(与1990年版相同),1R——轻度排斥(相当于1990年版1A,1B,2),2R——中度排斥(相当于1990年版3A),3R——重度排斥(相当于1990年版3B和4)[158]。1990年版和2004年版比较如表5-4所示。

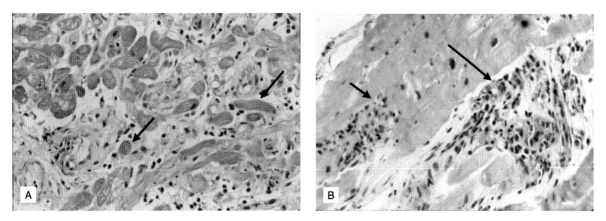

图 5-27　心肌活检显示围手术期心肌缺血损伤。A. 凝固性心肌细胞坏死。B. 围手术期心肌缺血恢复期,主要表现为间质炎症反应,与邻近的心肌细胞界限清晰,渗出细胞包括多形核白细胞、巨噬细胞、淋巴细胞和浆细胞。HE 染色,×200

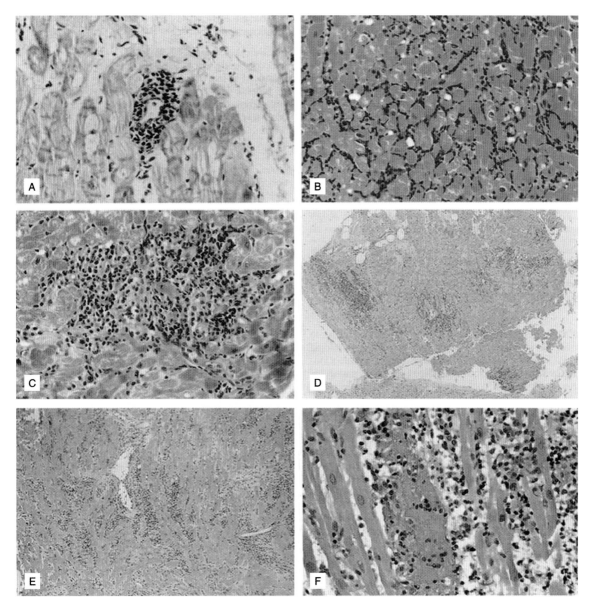

图 5-28　心脏移植排斥反应组织学特征,根据 ISHLT 2004 年标准分级。A~C. 分级 1R(轻度)局灶性血管周淋巴细胞核弥漫性间质淋巴细胞浸润,对周边心肌细胞无损伤,最多有一个病灶显示致密的淋巴细胞渗出并有心肌细胞损伤。D. 分级 2R(中度)多灶性致密淋巴细胞浸润并有心肌细胞损伤,但有未受损伤的心肌细胞。E 和 F. 分级 2R(重度)弥漫性心肌细胞损伤和多形核细胞浸润,广泛性的心肌细胞损伤,水肿和出血(Reproduced with permission from Silver MD,Gotlieb AI,Schoen FJ:*Cardiovascular Pathology*,3rd ed. New York:Churchill Livingstone/Elsevier;2001.)

表 5-4   ISHLT 标准化心肌活检急性排斥反应分级：1990 版与 2004 版对比

排斥级别	组织学表现	排斥分级 1990	排斥分级 2004	临床反应
无	正常	0	0R	无变化
轻度	淋巴细胞炎症±单灶性心肌细胞破坏	1A,1B,2	1R	无/慢性排斥方案细微调整
中度	淋巴细胞炎症+多灶性心肌细胞破坏	3A	2R	激素冲击±慢性排斥方案调整
重度	淋巴细胞炎症+广泛心肌破坏±血管损伤	3B,4	3R	积极性治疗

在过去十年关于急性抗体介导排斥反应（antibody-mediated rejection, AMR）的认识理解以及诊断有了很大的进步。AMR 期初根据临床病理学表现诊断，包括：①无细胞排斥和缺血损伤的心脏功能不全；②间质水肿和内皮细胞肿胀和血管间巨噬细胞浸润的组织学表现；③C4d 表达阳性；④循环中出现抗供体抗体。最近，ISHLT 建议将 AMR 病例分级修改如下：p AMR0——无 AMR 组织学改变和免疫病理反应阴性（例如 C4d），p AMR1——有 AMR 组织学改变而免疫病理反应阴性，p AMR1(1+)——严重的 AMR 组织学改变而且免疫病理反应阳性，p AMR2——有 AMR 组织学改变而且免疫病理反应阳性，p AMR3——有严重 AMR 病理学及组织学改变而免疫病理反应阳性，同时伴有明显的水肿、间质出血、毛细血管断裂、内皮细胞损伤和间质炎症[159]。AMR 常在敏感患者中诊断（包括之前有移植病史、输血史、怀孕史，之前安装了心室辅助装置），而且影响供体存活。越来越多的证据显示反复的 AMR 能促进移植物冠状动脉疾病的发展。虽然最佳的治疗方案尚有争议，大部分移植中心用血浆滤除法治疗有心脏功能不全的 AMR。

心内膜活检中的某些发现应与排斥反应相鉴别，如淋巴细胞浸润是否局限在心内膜或延伸至心肌，是否伴有心肌细胞损伤（所谓的 Quilty 病变，目前临床意义未知），是否为陈旧的活检部位，是否为围手术期或是由于移植物血管病引起的恢复期表现。还可见到淋巴增生性病变和感染。

感染

免疫抑制治疗增加了心脏移植患者感染细菌、真菌、原虫和病毒等微生物的风险。最常见的机会性感染是巨细胞病毒（cytomegalovirus, CMV）和弓形体。对原发性 CMV 感染的高危患者（供体血清学阳性，受体血清学阴性），通常采用口服更昔洛韦进行预防。病毒和寄生虫性感染病例心内膜活检中，可见到多灶性淋巴细胞浸润，偶见坏死，需与排斥反应相鉴别。

移植物血管病变（移植心脏冠状动脉粥样硬化）

移植物血管病变是心脏移植术后移植物长期存活和患者长期生存主要影响因素[160]。术后 5 年，冠脉造影检查发现其发生率为 50%，而术后 3 年血管内超声检查发生率为 75%。事实上，手术后任何时间都可能发生移植心脏血管病变，而且病变进展速度各异。在布列根和妇女医院（Brigham and Women's Hospital）的统计病例中，在术后 6~12 个月即发现移植物血管病变。

移植物血管病变（图 5-29）的病变过程为扩散性，最初从同种异体移植心脏的小段血管开始，最终累及心肌层和心外膜的血管，以致发生心肌梗死、心律失常、心力衰竭和猝死。虽然这种过程被称为加速性血管粥样硬化，但和经典的动脉粥样硬化性血管堵塞并不相同（表 5-5）。

受累血管呈向心性狭窄，特征是内膜增生明显，主要成分为肌成纤维细胞和平滑肌细胞，伴有胶原、基质及脂质沉积（图 5-29A，B）。淋巴细胞浸润可轻可重。内弹力膜通常完好无损，或仅伴有局灶性不连续断裂。血管病变引起的心肌病理变化包括：心内膜下心肌细胞空泡变性（表明亚致死量的缺血损伤）以及心肌发生凝固性坏死（表明发生梗死）。

有证据表明移植后慢性同种异体免疫反应和非免疫因素可介导血管损伤[161]。动脉粥样硬化的传统危险因素（如高脂血症、糖尿病、高龄）、移植前或移植后损伤、感染、先天免疫、T 细胞介导免疫和通过产生供体特异性抗体的 B 细胞介导免疫与移植血管病变的增加和加速发生有关，可能有协同作用。在治疗晚期冠心病和原发性心肌病的移植患者中，移植物血管病变的发生率没有明显差异。

早期诊断移植心脏的血管病变目前很难做到，主要原因包括：移植心脏缺乏神经支配而对缺血不表现出临床症状；即使采用冠脉造影，早期诊断的灵敏度也非常低，常低估弥散性血管病变的范围及严重程度；受累血管全部或大部分是心壁内的细小血管。通过心肌活检可观察到慢性心肌缺血的组织学变化，如心内膜下心肌细胞发生空泡变性（图 5-29C 和图 5-29D）。由于病变弥散，很难通过 PCI 和 CABG 治疗。对绝大部分患者而言，再次移植是唯一有效的治疗方法。

移植后淋巴组织增生性疾病

移植后淋巴组织增生性疾病是一种公认的心脏移植术后严重并发症，是因防止发生排斥反应而长时间大剂量使用免疫抑制剂治疗而引起。心脏移植术后其发生率大约为 2%。多种因素可增加此并发症风险，包括移植前 EB 病毒血清滴度增高（增高 10~75 倍）、受体年轻、巨细胞病毒感染、或供受体不匹配（供体阳性，受体阴性）[162]。

淋巴组织增生性疾病可表现为传染性单核细胞增多症样的病症，或是在局部出现实性肿瘤性肿块，尤其在淋巴结外的部位（如心、肺和胃肠道）。大多数淋巴组织增生性疾病（>90%）起源于 B 细胞系，并与 EB 病毒感染有关；但也有文献报道源自 T 细胞或自然杀伤（natural killer, NK）细胞，甚至报道术后远期发生 EB 病毒阴性的恶性淋巴瘤。大量的证据表明，淋巴组织增生性疾病的发生是在短时间内从多克隆性 B 细胞增生（早期病变）演进为淋巴瘤（单形性淋巴组织增生性疾病）的，其发生与细胞遗传学异常有关。治疗措施主要是分步进行，先进行抗病毒治疗，然后针对淋巴瘤进行化疗。

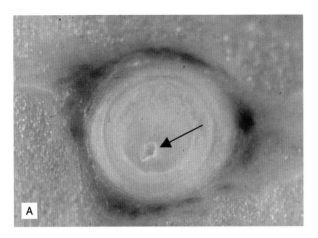

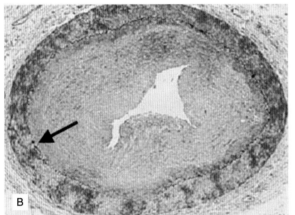

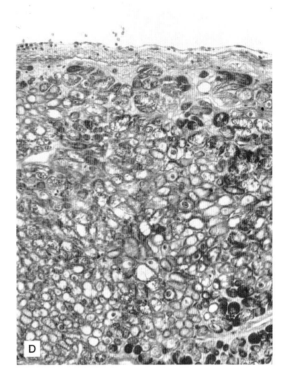

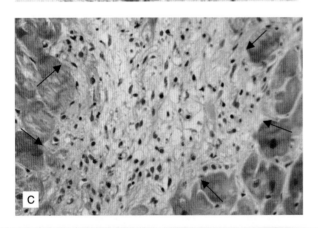

图 5-29 移植冠脉病变肉眼和显微镜观。A. 死于移植冠脉粥样硬化患者心脏横截面肉眼观,严重的向心性狭窄(箭头)。B. 低倍镜下血管横截面显示严重内膜增生,整个管腔闭塞(箭头)。C. 心肌微梗死提示小的透壁性动脉病变。D. 内膜下血管形成提示严重的慢性缺血(分图 B Reproduced with permission from Salomon RN, Hughes CWH, Schoen FJ, et al: Human coronary transplantation-associated arterio-sclerosis: evidence for a chronic immune reaction to activated graft endothelial cells, *Am J Pathol*. 1991 Apr; 138(4): 791-798.)

⬤ 表 5-5 移植心脏冠脉粥样硬化与典型粥样硬化特征对比

移植冠脉粥样硬化	典型粥样硬化
发病快	发病慢
危险因素不确定	高血压、高血脂、吸烟等
通常为隐匿性/充血性心力衰竭,猝死	胸痛等
弥散	局限
心外膜/壁内	心外膜
向心性	偏心性
病变通常无并发症	病变通常有并发症
平滑肌细胞,巨噬细胞和淋巴细胞	平滑肌细胞,巨噬细胞和泡沫细胞
主要是免疫机制	复合刺激
治疗困难,再移植是唯一选择	各种再血管化治疗

Reproduced with permission from Schoen FJ, Libby P: Cardiac transplant graft arteriosclerosis, *Trends Cardiovasc Med*. 1991 Jul-Aug; 1(5): 216-223.

心室辅助装置和全人工心脏

心脏移植供需矛盾持续激化(美国每年供体数量为 2 500;而每年需要移植的心衰患者数量约 250 000~500 000,且逐渐上升)促进心室辅助装置(ventricular assist devices,VAD),全人工心脏以及其他治疗方法的研发。

机械性心脏辅助装置和人工心脏传统被应用在两个领域:用于心脏术后或梗死后心源性休克患者,目的是及时恢复和改善心功能;用于等待心脏移植手术之前的过渡阶段,目的是提供血流动力学支持,直至合适供体出现。最近有资料显示,左心室辅助装置可用于终末期心衰但未进入心脏移植候选名单的患者,可提供长期支持,提高患者长期存活率和生活质量,其疗效胜过药物治疗。左心室辅助装置同样被认为是康复之桥,用于支持心衰患者逆转心室重塑,改善心脏功能,最终脱离装

置。目前,有多种泵装置作为心室辅助装置处于研发和临床应用阶段[163]。机械性装置可以完全替代心脏功能而作为心脏移植前过渡治疗(例如 Cardio West 全人工心脏)[164]或作为最终治疗(如 AbioCor)[165]。

心室辅助装置主要并发症包括出血、血栓形成/血栓栓塞、感染和与受体组织发生反应(图 5-30)[166]。虽然装置、治疗、患者选择、外科方法等的改进减少了大出血的风险,但出血仍然是一重要的并发症。很多因素能造成围手术期出血,包括:①肝功能不全、营养不良和抗生素治疗导致的继发性凝血功能障碍;②体外循环引起的继发性血小板功能异常和数量减少;③手术本身对各种功能的影响。

不易诱发血栓形成的血液接触界面,对于临床应用的心脏辅助装置或人工心脏至关重要。事实上,长期植入 Jarvik-7 型人工心脏的患者绝大多数会发生血栓栓塞,因此,血栓栓塞是

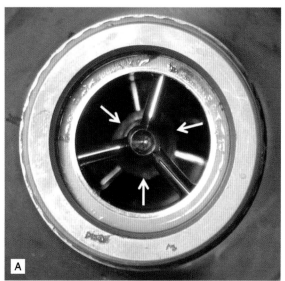

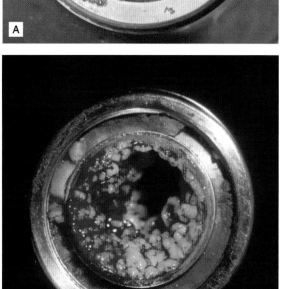

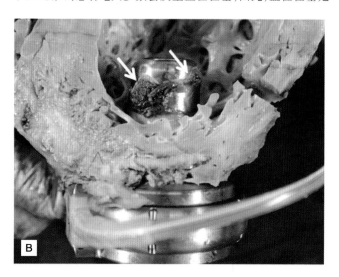

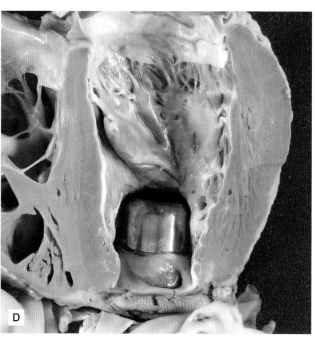

图 5-30　左心辅助装置并发症。A. 血栓沉积(箭头)与泵流出道或交界处。B. 血栓(箭头)在左心室腔内的流入管道外层。C. 流出道真菌感染。D. 流入道管道在左心室后壁导致梗阻(Reproduced with permission from Silver MD,Gotlieb AI,Schoen FJ:*Cardiovascular Pathology*,3rd ed. New York:Churchill Livingstone/Elsevier;2001.)

目前装置设计需要考虑的主要问题。最新的持续性血流心室辅助装置竭尽全力减少血栓形成，但仍需要抗凝治疗。目前HeartMateII 的血栓发生率有上升趋势（图 5-30A）[167]，也是目前争议和研究的焦点。血栓同样可能在左心室辅助装置（left ventricular assist devices，LVAD）外形成，通常是与该处存在的裂隙和空隙有关，特别是以导致涡流的区域，例如靠近管道和其他构件连接处，以及靠近人体心脏的连接处（图 5-30B）[168]。感染是导致长期使用心室辅助装置死亡的主要因素之一。感染可起源于装置内，或是经皮的连接线（图 5-30C）。感染易感性增高的潜在因素不仅与通常的机械装置有关，而且可起因于心脏患病时所致多系统多器官损伤，机械装置的因素是术后机械装置周围出血为感染提供了培养基，多系统和多器官功能上的因素是住院时间延长，增加了患者院内感染概率。机械装置相关的感染通常能抵抗抗生素和机体的防御系统，但对于实施心脏移植手术的患者而言，感染并不是绝对禁忌证。新的辅助装置设计主要包括以下几个方面：连接线放置地点改进，去除动力线改用经皮能量供应技术等，这些改进可能减少感染发生。

LVAD 能逆转心室重构，导致左心室回缩。这可能导致心脏扩大时安装的流入管道在心脏回缩后显得过大，进而导致流入道梗阻（图 5-30D），引起室间隔穿孔、心肌出血和心律失常。其他的并发症还包括溶血、手术吻合口血管翳、钙化和装置功能不全。证据显示安装心室辅助装置的患者容易发生同种致敏作用，这对于等待心脏移植者而言会增加风险[169]。这些风险不仅可以增加患者死亡率，而且能使之前适合移植的患者不适合移植手术。

长期的左心室辅助装置最主要被应用于心脏移植前过渡，这是因为心脏移植的长期效果最佳。对于部分患者而言，左心室辅助装置可以显著的改善心脏功能，即使是脱机后也不需要心脏移植手术（被称为康复之桥）。左心室辅助装置已经被认为能改善心脏功能，为心肌恢复提供机会，与优化药物治疗联合将会取得更好的结果。左心室辅助装置可以降低心脏压力和容量负荷，降低心室壁张力，减少心肌细胞肥厚，改善心脏灌注和心肌慢性缺血。

应用心室辅助装置可改善心脏功能的程度并不明确。终末期心衰进展过程中发生复杂的病理生理改变，其变化可以从亚细胞水平（如线粒体功能和钙代谢异常）到器官与系统水平（心室扩张、射血分数降低以及神经内分泌变化），以致出现一系列的充血性心力衰竭的症状和体征。心室辅助装置可逆转上述许多变化（逆重塑），进而增加心排出量，减少心室舒张末期容积，恢复神经内分泌激素水平，使得某些患者可以顺利脱机而不用心脏移植。当前研究的焦点是：应用辅助装置治疗促进心脏康复的机制，鉴别哪些患者可能康复，以及确定使用装置的恰当时机及治疗时间长短，关键的目标是区分出改善心脏修复能力的预测因子和新的治疗靶点[170]。

心律失常

心律失常起因于心脏电冲动形成、传导或两者共同导致，其解剖学基础各异。许多原发性心肌病可表现出心律失常，包括基因性（如肥厚性心肌病、致心律失常性右室心肌病和离子通道病）、混合性（扩张型心肌病）和获得性（例如心肌炎、结节

病和淀粉样变）。心律失常和猝死（尤其是老年患者）一个共同的常见原因是缺血性心脏疾病，伴或不伴有心肌梗死病史。各种原因导致的心肌肥厚和纤维化（如继发于瓣膜疾病、高血压或远程梗死）为心律失常的发生提供解剖学和功能学基础。这些潜在的过程和病理解剖能增加急性状态下致死性心律失常的发生率，如急性心肌缺血、神经体液因素的激活、电解质和其他代谢产物异常[171]。

心律失常及其并发症的治疗包括药物、装置（例如起搏器、除颤器）[172,173]和消融治疗。

起搏器和可植入心脏除颤器

现代心脏起搏包括以下部分：①冲动发生器：包括动力和电路产生电刺激和感应正常活动；②一个或多个电绝缘导体将冲动发生器连接至心脏，在两端各含一个双极电极；③组织或血液和组织，电极和周边可兴奋心肌接触界面，这对于起搏器的正常功能至关重要。典型情况下，一层不可兴奋的纤维包裹着电极头，这种纤维组织可通过电极自身诱导或起源自各种原因引起的心肌瘢痕，这最常见于心肌梗死恢复期。电极和可兴奋心肌之间的绝缘组织决定了刺激阈值，或者说是引起心肌去极化刺激强度，这也决定了起搏器放电能量。为了减少这种厚度（进而可延长电池寿命），电极的设计有了较多的技术改进[174]，包括活跃性固定和使用慢速和局部的糖皮质激素释放等。可植入性心脏除颤器（implantable cardioverter-defibrillators，ICD）用于对药物治疗无效以及不能采用外科或射频治疗的致命性室性心律失常，其构成部分与上述起搏器基本相同。这种装置可感知致命性的心律失常，进而通过快速起搏和/或除颤电流终止异常电流。ICD 必须克服电极交界处纤维组织的电阻障碍才能见效。

起搏器并发症包括：导线异位，血管或心脏穿孔导致血胸形成，气胸或心包填塞，导线圈套形成，感染，装置侵蚀周边组织，装置旋转，血栓和/或栓塞，导丝折断以及装置自身功能障碍。若因为慢性感染或起搏器功能异常而需要取出起搏器，手术操作难免会造成心肌和二尖瓣损伤。类似的并发症同样发生在 ICD，此外由于 ICD 多次放电对心肌和血管的损害，包括心肌坏死、过度放电（导致不必要的休克）或感知不够（导致猝死）。对 ICD 晚期功能障碍的关注增加，这是因为特定的电学设计都会有不足，最后导致不能终止致命性心律失常[175]。

消融治疗

消融治疗包括对各种导致心律失常原因的定向直接破坏，包括致心律失常性心肌、附属通路、传导组织结构，进而控制或治愈各种类型的心律失常，如对药物治疗无效的房扑、房颤、室性心动过速和阵发性室上性心动过速[176,177]。消融治疗可作为外科手术的一部分，或者通过经皮介入完成。电生理学研究可提供各种信息，包括：①心律失常的类型；②通过电刺激终止心动过速；③评价治疗效果；④消融产生心动过速的心肌；⑤鉴别出心源性猝死的高危患者。

射频消融可使心肌产生急性凝固性坏死，进而消除心律失常起源点或通路。特征性组织学变化包括心肌条纹消失，细胞核固缩或消失，嗜伊红细胞增多和收缩带形成。新鲜病变的边缘通常伴有出血性间质水肿（图 5-31）和炎症。组织修复反应

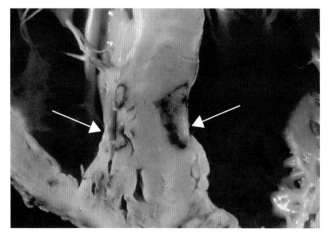

图 5-31　射频消融点（箭头）

与梗死相似，早期为中心粒细胞浸润，之后是巨噬细胞吞噬坏死小体，然后肉芽组织形成，最终形成瘢痕。应用灌水冷却导管，病变可深入到心肌深部。采用其他能量方式，如冷冻、微波以及激光也同样被应用于心律失常的消融。

心脏肿瘤

死于恶性肿瘤患者出现心脏肿瘤发生率为 1%～3%，但心脏原发肿瘤少见[178,179]。最常见的心脏肿瘤按照发生率降序排列如下：黏液瘤、脂肪瘤、乳突状弹力纤维瘤、血管瘤、纤维瘤及横纹肌瘤。其中良性肿瘤约占 80%，余下的 20% 为恶性肿瘤，包括血管肉瘤和其他类型肉瘤以及淋巴瘤。许多心脏肿瘤具有遗传学背景。

最常见的心脏肿瘤如图 5-32 所示。

黏液瘤

黏液瘤是成人最常见的心脏肿瘤，约占心脏良性肿瘤的50%。最常发生在左心房（80%），其部位靠近卵圆窝处，沿房间隔生长。偶发于右心房（15%）、心室（3%～4%）或者瓣膜。肿瘤通常发生于 50~70 岁之间女性患者。散发病例多为单发，家族性病例可多发，而且发生更早。

黏液瘤大小不定，可小至不到 1cm，大至 10cm，可形成无蒂或带蒂的肿块，形状各异，可成球形，因与出血相混而使质地变硬，也可成乳头状或绒毛状，质软，半透明，外观呈黏液样，易破碎（图 5-32A）。带蒂肿块可以活动，在心脏舒张期可抵达同侧房室瓣环，引起间歇性和体位性梗阻，甚至继发瓣叶纤维增厚性损伤。

临床症状取决于肿瘤大小和发生部位，某些患者因为其他疾病行心脏超声时才发现，而部分患者甚至因此猝死。症状通常是由于瓣膜梗阻，肺循环和体循环静脉回流梗阻，栓塞，或全身症状综合征而引起。心内梗阻与二尖瓣或三尖瓣狭窄导致梗阻表现类似，表现为呼吸困难、肺水肿和右心衰。左心黏液瘤脱落碎片可引起栓塞，临床表现与感染性心内膜炎引起的并发症相似，表现为瞬时缺血性事件、卒中及皮损；而来自右心系统栓塞则表现为肺动脉高压。全身症状综合征如发热、红斑、体重减轻和关节痛，可能与肿瘤释放急性期反应产物白细胞介

素-6 引起炎症和自身免疫反应有关。心脏超声，包括经食道超声可提供无创性检查，可明确其发生部位、附着情况和移动情况。外科摘除通常能治愈肿瘤，具有很好的短期和长期预后。术后数月或数年之间复发通常是由于肿瘤蒂部切除不完全导致。

Carney 综合征是一种多发性肿瘤综合征，属于常染色体线性遗传疾病，其特征包括心脏及皮肤黏液瘤、内分泌与神经肿瘤合并皮肤色素沉着及黏膜病损。之前被描述为心脏黏液瘤综合征如 LAMB 征（雀斑、心房黏液瘤、皮肤黏膜黏液瘤、蓝痣），或者 NAME 征（痣、心房黏液瘤、皮肤黏蛋白增多、内分泌过度反应），现在都归纳入了 Carney 综合征。Carney 复合物作为常染色体显性遗传，与编码 cAMP 依赖性蛋白激酶 A 的 R1α 调节亚单位的 PRKAR1α 基因突变有关。

组织学上，黏液瘤由星形或圆球状细胞构成，其结构成分包括类似腺体的成分或血管、内皮细胞、巨噬细胞、成熟或幼稚的平滑肌细胞以及中间形态的细胞。各种成分多少不等，细胞之间富含酸性黏多糖基质，瘤体表面覆盖以内皮细胞。长期以来关于黏液瘤是属于肿瘤、错构瘤还是属于机化血栓一直存在争议，但大量的证据已证明黏液瘤属于良性肿瘤。这类肿瘤被认为起源于内皮下血管形成残留细胞或是多向分化潜能间充质细胞，后者因为能分化为多种细胞系，进而导致肿瘤体内包含各种细胞成分。

其他心脏肿瘤和肿瘤样病变

心脏脂肪瘤的肿块排列并不连续，典型的脂肪瘤发生于心外膜，但也可以发生在心肌层或心包膜任何部位。绝大多数患者没有临床症状，但少部分患者可表现为心律失常、心包积液或心内梗阻或冠状动脉压迫。磁共振可识别脂肪组织，因此被用来诊断脂肪细胞之类的疾病。组织学上，脂肪瘤由成熟的脂肪细胞构成，与其他部位的脂肪瘤没有区别。房间隔发生的分散性非肿瘤性脂肪组织增生成为脂肪瘤样增生，其特征是增生脂肪组织在房间隔中堆积，不形成薄膜，可引起心律失常。组织学上包含成熟和未成熟脂肪组织和心肌细胞，与正常的脂肪瘤全部为成熟脂肪细胞相反。

乳突状弹力纤维瘤[180]通常为孤立性肿块，好发于心脏瓣膜表面，尤其是半月瓣的心室面和房室瓣的心房面。最常见的部位是主动脉瓣，然后是二尖瓣。其结构特点是具有头发样凸起，凸起长度为 1cm 或以上，呈现独特的海葵样丛状结构；心脏超声检查类似心脏瓣膜的疣状赘生物（图 5-32B）[181]。组织学上，组成凸起轴心的成分是致密的不规则弹力纤维，轴心外围包被的是黏液样结缔组织，凸起的表面覆盖有心内膜。可包含局灶性血小板-纤维素性血栓，成为栓塞的起源，常常导致脑血管和冠状动脉栓塞。手术切除肿瘤可以避免此类栓塞事件。虽然被归类为肿瘤，但有可能是机化血栓，与老年患者主动脉瓣上微小的胡须状赘生物类似。

横纹肌瘤是儿童最常见的原发性心脏肿瘤[182]。肿瘤常为多发性，通常累及单侧心室肌壁。包含灰白色的心肌肿块，直径可达数厘米，肿块可突入心室或心房腔内，引起功能性堵塞。这类肿瘤具有自发性消退倾向，因此，只有对于伴有严重血流动力学障碍或伴有难治性心律失常的患者才具有外科手术指征。绝大部分的心脏横纹肌瘤发生于结节性硬化症患者，其临

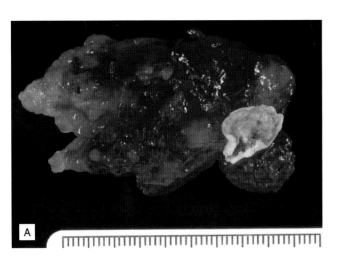

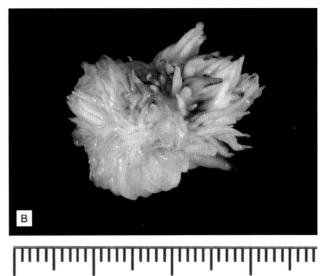

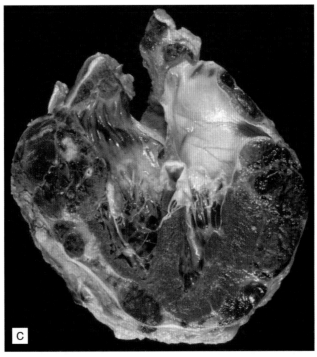

图 5-32　心脏原发肿瘤肉眼观。A. 左房黏液瘤。B. 乳头样弹性纤维瘤。C. 心包血管肉瘤,侵蚀到多处心肌(分图 C Reproduced with permission from Schoen FJ: *Interventional and Surgical Cardiovascular Pathology: Clinical Correlations and Basic Principles.* Philadelphia: Saunders; 1989.)

床特征还包括婴幼患儿抽搐、皮损(色素减退、鲨鱼皮斑、皮下小结)、视网膜病变和血管平滑肌脂肪瘤。这种疾病可具有家族性,为常染色体显性遗传,但大约半数属于散发性,有新的突变基因所致。组织学上心脏横纹肌瘤有特征性的"梭形细胞"构成,瘤细胞体积大,呈圆形或多边形,含有肌原纤维,富含糖原小泡,这些小泡从细胞膜到位于中央的细胞核之间的胞质中具有分布,有薄层胞质将小泡分开。

心脏纤维瘤也主要发生在儿童,可因心衰或心律失常被发现,或者偶然的机会而被意外发现,它与横纹肌肉瘤不同,表现为孤立性病变,常规胸片上可能显示有钙化[183]。纤维瘤常发生于心室,肿瘤呈白色、漩涡状结构。Gorlin 综合征(痣样基底

细胞癌综合征)[184]的患者患心脏纤维瘤的风险增加,它是一种常染色体疾病,特征性表现为皮肤病变、颌骨牙源性角化囊肿和骨骼畸形。组织学上,纤维瘤由成纤维细胞和胶原纤维构成,成纤维细胞显示有轻度异型性,胶原纤维的存在于肿瘤患者的年龄相关,随着患瘤时间延长,成纤维细胞数量减少,胶原纤维增加。虽然大体观肿瘤有明显的边界,但组织学上常有肿瘤边缘浸润。肿瘤组织中还可见到钙化及弹力纤维。

血管肉瘤、未分化肉瘤和横纹肌肉瘤是心脏最常见的肉瘤,与其他部位发生的肉瘤相同。它们趋于累及右心,特别是右侧房室沟(图 5-32C)。其临床病程进展速度很快,因为这类肿瘤科在局部浸润,同时伴有心腔填塞,并在早期就可转移。

最近的报道描述了显微镜下富于细胞性的组织碎片,这类病变有的是在送检的心内膜心肌活检组织中偶然见到[185],或是从手术切除标本中无意被发现,病变组织可呈游离漂浮状,也可松散的附着于心脏瓣膜或心内膜上。这种病变被称为间皮性/单核细胞性附带性心脏赘生物(mesothelial/monocytic incidental cardiac excrescences,MICE),病变组织中见间皮细胞排列成簇团状或缎带状,夹杂有红细胞和白细胞,分布在纤维素网内。有的细胞实际上是反应性间皮细胞增生和/或单核细胞(组织细胞)增生,而另外一些细胞现在被认为在经由心导管或手术切开心脏时吸引器头在手术部位操作过程中,将脱落的间皮组织条(可能来自心外膜)或其他组织碎片与纤维素附带植入心内后而发生。

生物材料和组织工程

生物材料是指合成材料或经过改良的生物来源材料,用以制造植入性或外置性的装置,其目的是增强或替代人体的结构和功能[186,187]。生物材料包括聚合物、金属、陶瓷、碳类、制备的胶原、化学处理过的动物或人体组织等,诸如经过戊二醛处理过的心脏瓣膜、心包膜以及血管。生物材料与周边的组织之间能相互作用。第一代生物材料(如早期用于瓣膜置换和用于矫形外科的金属材料)一般设计为惰性材料,其目的是减轻宿主对植入材料的炎性反应。直至20世纪80年代中期,第二代生物材料问世,这种材料以有利的方式与宿主相互作用(如羟磷灰石陶瓷、生物可降解性聚合物手术缝线、药物输送系统、心室辅助装置内编织的囊性表面)。随着在细胞和分子水平对材料-组织相互作用认识的进一步深入和提高,正在研发中的第

三代生物材料将在分子水平刺激特异性细胞和组织反应[188,189]。这些材料可再生,能产生组织和器官的功能,其过程即为组织工程。

生物材料-组织相互关系有两方面机制构成,及植入体对宿主的作用和宿主对植入体的作用,它们在介导人工装置相关并发症的发生机制中起重要作用(图5-33)[190]。这种相互作用可产生局部和系统性结果。对心血管医疗装置所引起的与植入部位无关的并发症,可归纳为六类:①血栓形成和血栓栓塞;②植入装置相关性感染;③过度增生性愈合或愈合不足;④生物材料衰败(如退行性变、折断);⑤负面的局部组织相互作用,如毒性、溶血;⑥引起装置植入部位以远的副作用,如生物材料栓子/游走或高血压。

血液-表面相互作用

血栓栓塞性并发症可增加心血管植入材料患者死亡率和并发症。血栓形成可妨碍植入瓣膜、血管移植物或血泵的功能,或血栓脱落引起远处器官的栓塞。就心血管系统而言,表面血栓形成因素、血液高凝状态和局部静态血流三者单独或是合并存在(被称为血栓形成的Virchow三要素),决定了特殊装置所致血栓形成的趋势及其栓子附着的部位。尚无合成或改良的生物表面具备与正常未破坏内皮一样的抗凝特性。和血管内皮被剥脱一样,异物与血液接触将会快速(数秒内)吸收大量的血浆成分,主要是蛋白、然后是血小板黏附[191]。如果静态血流存在,必定会形成肉眼可见的血栓。究竟生物材料何种特异性理化特性引起血栓形成并不完全清楚。

血液-表面相互作用还可活化、破坏和消耗凝血蛋白、补体产物、其他蛋白质和血小板。临床在控制心血管装置有关的血

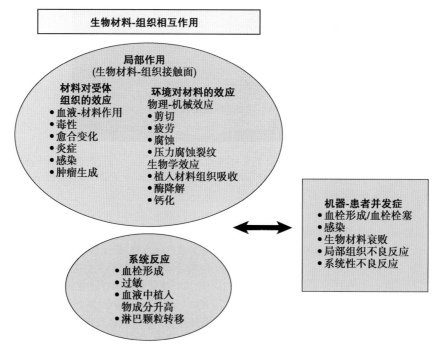

图5-33 生物材料和组织相互作用概述,包括对受体组织局部的、远隔的和系统性效应,以及局部环境对材料和装置的物理性和生理性效应。这种相互作用成为装置并发症和功能丧失的病理生理基础(Reproduced with permission from Ratner BD, Ho man AS, Schoen FJ, et al: *Biomaterials Science: An Introduction to Materials in Medicine*, 2nd ed. Orlando: Elsevier; 2004.)

栓方面,习惯采用全身抗凝疗法,尤其倾向于使用抗凝药华法林或抗血小板制剂。华法林能抑制凝血酶的形成,但不能抑制血小板介导的血栓形成,并导致出血。华法林还有致畸形,有增加孕妇胎儿畸形的风险。在植入装置和体外循环系统中,可发生溶血(红细胞破坏),这是因为血液-表面相互作用和血液涡流所致。

组织-生物材料相互作用

合成的生物材料易引起异物反应,为一种特殊的非免疫炎症反应,主要以巨噬细胞浸润为主[192,193]。对植入的固态组织的生物材料而言,可被显微组织包裹类似瘢痕形成,而且与正常组织之间有细小毛细血管网络形成。这种纤维包囊将诱发轻度慢性炎症反应,在临床植入物中非常常见。尽管合成的生物材料-组织相互作用几乎不涉及免疫反应[194],但某些细粉末状的材料植入可诱导产生抗体。尽管如此,因免疫反应引起临床心血管装置治疗失败仍较罕见。

血管移植物、心脏瓣膜缝合袖或血管内支架的愈合

人造血管、心脏瓣膜缝合袖或血管内支架的愈合,常常会在吻合口发生过度血管组织增生,这种组织称为血管翳。移植物,纤维织物和支架等心血管植入修复主要是通过邻近动脉切口边缘内皮和平滑肌细胞内向生长以及与血管和/或心肌接触完成;因此存在内皮,这种组织称为新生内膜。内皮化还有其他两种机制存在:①编织的移植物内间隙足够大,能允许来自毛细血管的纤维血管成分内向生长,从移植物外层延伸至内层,可导致内皮细胞从吻合口迁移至管腔内层;②循环血液中功能性内皮前体细胞沉积[195]。

丰富的纤维组织在血管吻合部位形成,这是一种过度的生理性修复反应(图 5-34)。人工合成的和生物性的血管移植物常因整体或吻合口狭窄而衰败,后者是由于内膜结缔组织增生介导;人工瓣膜形成血管翳可堵塞瓣口。内膜过度增生主要由

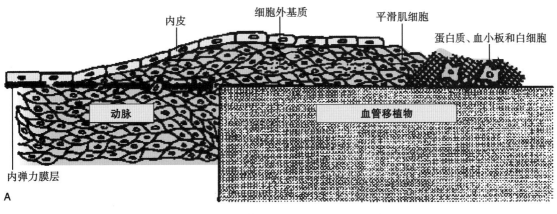

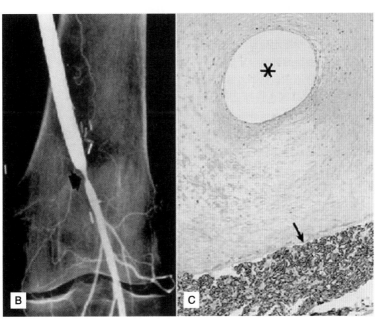

图 5-34　血管愈合。A. 血管翳形成示意图,移植物愈合的主要模式。平滑肌细胞能从培养基侵入到邻近动脉内膜,在移植物表面增殖。薄的血管平滑肌层被增生的内皮细胞层覆盖。B 和 C. 合成材料远端吻合口过度增生。B. 血管造影提示远端吻合后收缩。C. 显微镜下观察 Gore-Tex 血管内膜增生(箭头),管腔变小(星号)(Reproduced with permission from Schoen FJ: *Interventional and Surgical Cardiovascular Pathology: Clinical Correlations and Basic Principles.* Philadelphia: Saunders; 1989.)

于平滑肌细胞迁移，增生和内皮细胞急性或慢性损伤后激发的细胞外基质沉积。对其起作用的因素包括：①表面血栓形成；②人工血管的内皮化缓慢或不完全性内皮化；③流经吻合口的血流紊乱；④移植血管与宿主组织交界处的机械性不匹配。

愈合不全在某些情况下也具有重要的临床意义，如人工瓣膜替代物瓣周漏。此外，由于细胞毒性以及紫杉醇和西罗莫司等药物引起的严重的内皮化不全可在药物洗脱支架晚期形成血栓。由于未知原因，人体并不具备有心血管移植物完全内皮化的能力，因此移植物通常并没有完全内皮化。内皮细胞通常仅覆盖吻合口周围约 10~15mm，因此可使心内植入物和移植的瓣膜缝合环区愈合，但长的血管移植物则不同。所以，除了邻近吻合处外，构成植入支架衬覆的是一层致密血小板-纤维素聚集物（假膜），长期植入后依然如此。这样的衬覆不易与移植物之下的组织粘牢，所以容易发生剥离，甚至飘动，从而引起梗阻[196]。目前研究的焦点问题就是设计出增强内皮细胞黏附的新型血管移植材料，置人材料预先种植有未经改良或基因工程化的内皮细胞，试图阻止平滑肌细胞增生，以及组织工程血管移植物[197]。

感染

感染是植入装置后常见的并发症，而且是死亡的常见原因[198,199]。早期感染（术后 1~2 个月）通常是来自术中污染或早期伤口感染。但晚期感染通常是由于血源性途径引起，口腔科、胃肠道或泌尿生殖疾病的治疗过程中可诱发细菌血源性感染。在装置植入时，以及在做出诊断和治疗之前短时间内进行预防性抗生素治疗可以防止发生。

异物的存在可通过多种方式诱发感染。装置植入深部组织时会不经意的将微生物带入，进而越过预防感染的屏障。有些装置，如左心室辅助装置，需要经皮导线，为微生物的入侵提供了途径。在生物材料表面可形成由多细胞团以及自身细胞外基质构成的生物膜，它能阻碍宿主体液和细胞免疫系统发挥作用。就微生物学而言，植入装置发生感染的概率与形成保护性生物膜的能力呈正相关[200]。常见的病原菌包括革兰氏阳性菌，如表皮葡萄球菌、金葡菌、粪肠球菌和草绿色链球菌；革兰阴性菌，如大肠埃希菌、铜绿假单胞菌；真菌如白色念珠菌。某些微生物，尤其是表皮葡萄球菌和白色念珠菌在没有异物时毒力很低，但却是医疗装置感染的常见病原。生物膜能抑制抗生素、炎症细胞和抗体的渗透和抗菌效应的发挥[201]。此外，植入装置周边可能由于血管床破坏而有坏死组织形成。这样导致的后果是，必须将装置移除才能治愈感染。

组织工程和心血管再生

组织工程是将生命科学与工程学两门科学的原理与方法相结合，从而开发出含有活性细胞及细胞外基质（天然的或合成的）的可植入组织[202-204]。在组织工程最常见的方法中，第一步是将细胞培养在合成的聚合物（通常是有多孔结构的可吸收聚合物）或者天然材料（如胶原或者化学处理的组织）支持物上，支持物设计成需要的几何构型，然后在体外培养成熟。体外培育阶段在生物反应器上完成，后者含有生长介质以及生长所需的代谢和机械环境支持。细胞可以是分化成熟的细胞或是干细胞，细胞在此增殖，并合成细胞外基质，最后形成新的

组织。第二步将此新组织植入合适的解剖部位，移植后新组织将逐渐重构，进而而逐步代替正常器官或组织的功能和结构。另一种生物反应是利用体内环境作为生物反应器，在体吸引内源性细胞构成新的组织。组织构成的离体和在体培养和成熟关键过程包括：①细胞增殖、分类和分化；②细胞外基质的生成和组织结构构建；③支架材料的降解；④组织的重塑和生长。

目前组织工程研究最活跃的领域是血管替代物、心肌和心脏瓣膜。

组织工程血管

小口径组织工程血管的研究非常热门[205-207]。血管细胞种植在可吸收聚合物支架，然后在体外反应器培育成熟，之后植入体内[208]。在体外培育时给予生理性搏动张力可以增加组织功能；表现为厚度增加，更好的缝线保留能力和更高的细胞和胶原密度，而且组织结构与正常血管更类似。有研究者通过构建平滑肌细胞片，然后将其植入滚动的血管基质中培育，类似于凝胶卷，将人成纤维细胞片植入外侧作为外膜，而种植内皮细胞于管腔[209]。虽然血管类似物包含有胶原和培养的牛成纤维细胞，平滑肌细胞和内皮细胞，而且经过 Dacron 补片加固，但仍无法承受体内冲击力[210]。另一种组织工程血管构建方法是利用天然形成的血管基质，在植入前可以不种植或种植细胞[211]。利用小肠黏膜下基质构建血管在狗的实验中已经被证实可以完全内皮化，而且组织结构与正常动脉类似[212,213]。

另一种组织工程血管采用了 Spark 硅芯棒种植理念，该理念在 1970 年即在临床应用，即通过纤维胶囊对异物反应构建胶原性管道，然后将芯棒移除形成一个组织管道[214]，用于梗阻血管近端远端的吻合。但由于老年患者血供不足，所构建组织的活性和质量均不够，这类血管替代物临床应用后常形成动脉瘤样改变。将硅芯棒植入大鼠、兔和狗的腹腔构建血管，然后将其植入相同的动物颈动脉，术后 4 个月仍保持通畅[215]。

临床应用组织工程血管作为肺动脉段和透析连接管道已有报道[216,217]。临床应用常规的 ePTFE 血管在植入时已种植好内皮细胞较未种植效果更好[218-224]。

心肌组织再生

传统观点认为，成人心脏主要机械超负荷、严重缺血或其他损伤导致细胞死亡的反应是肥大（细胞体积增大）。通过细胞再生或增殖增加心肌细胞数量而改善心脏功能被认为不可能。但几项研究证实，心肌细胞再生或工程化心脏组织是具有可能性的且有较大的临床意义。

最近的研究证据显示在生理情况下即有心肌细胞的再生和死亡，在病理情况下，这种过程会增强，这对心脏是有丝分裂后器官的观点构成了挑战。心脏稳态由心脏里的干细胞库调节，库中的干细胞能分化为心脏组织内各种细胞成分。这些干细胞在压力和容量超负荷状态下能分化形成心肌和冠状血管，这种能力终生具备[225]。此外，成体骨髓细胞能突破骨髓本身抵达心脏分化成心肌和冠状血管形成所需的细胞成分。通过细胞、支架和生物反应器能构建心肌组织，而且其生存、血管化和整合方面的结果令人鼓舞，但对心脏功能的改善尚不显著[226,227]。应用环形机械刺激和电刺激可以增强细胞分化和收缩力[228]。

动物实验和早期临床试验证实了以细胞为基础的心脏修复是一个可行的治疗靶点，包括：①心脏具有内源性修复潜能；②以细胞为基础的治疗如胚胎或成体心肌细胞、骨骼肌细胞或非肌性干细胞或分化细胞可注射入心肌；③通过细胞-支架-生物反应器可以构建出具有收缩能力的功能性心肌组织补片[229-231]。临床试验采用的细胞来自骨骼肌和骨髓，基础研究采用多种细胞，如残留的心肌前体细胞、胚胎干细胞，然后试图与宿主心肌完成结构和功能整合。但最合适用于心肌损伤治疗的细胞治疗种类尚需要进一步研究，而且目前研究中发现的益处并不一定是来自移植细胞与宿主心肌之间结构和功能的整合，有可能是在注射部位炎症反应刺激血管再生，还有可能是移植的细胞分泌各种生长因子、细胞因子和其他信号分子，然后通过旁分泌机制改善血管新生和疤痕重塑。

组织工程瓣膜

科学技术的快速发展促使研究者试图构建一个具有活性的瓣膜，进而可以避免传统瓣膜置换并发症，而且可以适应受体环境的改变，可能随着患者生长而生长[232-235]。许多实验室正在开展此项工作，期望可应用至临床。组织工程瓣膜长期成功取决于瓣膜内存活细胞（特别是瓣膜间质细胞）的能力，进而能修复瓣膜结构损伤、重塑细胞外基质，具有生长能力，达到正常的瓣膜功能。

组织工程瓣膜可通过种植自体细胞（血管壁细胞或骨髓来源间充质干细胞）与可生物降解合成聚合物，然后将其在体外培养，植入羊的肺循环后可存活 5 个月[236,237]。这种管道在体内可形成特化的分层结构，与正常的半月瓣类似。一项新近研究显示，利用血管壁细胞和生物可降解聚合物构建肺血管壁，可以在年幼小羔羊体内存活生长超过 2 年[238]。

为了免除细胞种植和培养过程，有另一种方法可供选择。即采用支架材料或去细胞化的自体生物材料（如动物或人同种瓣膜，或者羊去细胞小肠黏膜下层），不预先种植细胞，但能吸引内源性循环细胞迁移至支架，然后重塑支架[239]。组织来源的支架材料必须具备预想的三维构筑，机械性能和为细胞黏附和生长提供可能的黏附/迁移位点。但是，去细胞化的猪瓣植入人体后可发生严重的炎症反应，很快就衰败[240]。目前已经有经导管植入的组织工程瓣膜报道[241]。

心脏瓣膜组织工程和再生医学从基础转化到临床具有良好的前景，同时也面对很多的挑战和不确定性。关键的障碍包括选择和验证合适的动物模型，为确保体外制造植入用组织工程心脏瓣膜的特性和质量制定指导方针，以及理解、监测和潜在控制体内修复和组织重塑中患者与患者之间可变性的策略。

（张昌伟 译　陈思 审）

参考文献

1. Avila P, Mercier LA, Dore A, et al: Adult congenital heart disease: a growing epidemic. *Can J Cardiol* 2014; 30:S410.
2. Schoen FJ, Edwards WD: Pathology of cardiovascular interventions, including endovascular therapies, revascularization, vascular replacement, cardiac assist/replacement, arrhythmia control and repaired congenital heart disease, in Silver MD, Gotlieb AI, Schoen FJ (eds): *Cardiovascular Pathology*, 3rd ed. Philadelphia, Churchill Livingstone, 2001; p 678.
3. Schoen FJ, Mitchell RN: The heart, in Kumar V, Abbas A, Aster J (eds): *Robbins and Cotran Pathologic Basis of Disease*. 9th ed. Philadelphia, WB Saunders, 2015; p 523.
4. Opie LH, Commerford PJ, Gersh BJ, Pfeffer MA: Controversies in ventricular remodeling. *Lancet* 2006; 367:356.
5. Braunwald E: The war against heart failure: the Lancet lecture. *Lancet* 2015; 385:812.
6. Gosse P: Left ventricular hypertrophy as a predictor of cardiovascular risk. *J Hypertens Suppl* 2005; 23:S37.
7. Mann DL, Barger PM, Burkhoff D: Myocardial recovery and the failing heart. *J Am Coll Cardiol* 2012; 60:2465.
8. Teekakirikul P, Kelly MA, Rehm HL, Lakdawala NK, Funke BH: Molecular genetics and clinical genetic testing in the postgenomic era. *J Mol Diagn* 2013; 15:158.
9. Stone JR: Diagnostic biopsies of the native heart. *Surgical Pathology* 2012; 5:401.
10. McNally EM, Golbus JR, Puckelwartz MJ: Genetic mutations and mechanisms in dilated cardiomyopathy. *J Clin Invest* 2013; 123:19.
11. Cooper LT Jr: Myocarditis. *N Engl J Med* 2009; 360:1526.
12. Maron BJ, Ommen SR, Semsarian C, Spirito P, Olivotto I, Maron MS: Hypertrophic cardiomyopathy. Present and future, with translation into contemporary cardiovascular medicine. *J Am Coll Cardiol* 2014; 64:83.
13. Said SM, Dearani JA, Ommen SR, Schaff HV: New treatment strategies for hypertrophic obstructive cardiomyopathy. Surgical treatment of hypertrophic cardiomyopathy. *Expert Rev Cardiovasc Ther* 2013; 11:617.
14. Borlaug BA: The pathophysiology of heart failure with preserved ejection fraction. *Nat Rev Cardiol* 2014; 11:507.
15. Iyer VR, Chin AJ: Arrhythmogenic right ventricular cardiomyopathy/dysplasia (ARVC/D). *Am J Med Genet C Semin Med Genet* 2013; 163C:185.
16. Libby P, Theroux P: Pathophysiology of coronary artery disease. *Circulation* 2005; 111:3481.
17. Schoenhagen P, Ziada KM, Vince DG, et al: Arterial remodeling and coronary artery disease. The concept of "dilated" versus "obstructive" coronary atherosclerosis. *J Am Coll Cardiol* 2001; 38:297.
18. Mitchell RN: Blood vessels, in Kumar V, Abbas A, Aster J (eds): *Robbins and Cotran Pathologic Basis of Disease*, 9th ed. Philadelphia, WB Saunders, 2015; p 483.
19. Naghavi M, Libby P, Falk E, et al: From vulnerable plaque to vulnerable patient. A call for new definitions and risk management strategies. Parts 1 and 2. *Circulation* 2003; 108:1664 and 1772.
20. Libby P, Tabas I, Fredman G, Fisher EA: Inflammation and its resolution as determinants of acute coronary syndromes. *Circ Res* 2014; 114:1867.
21. Tomey MI, Narula J, Kovacic JC: Advances in the understanding of plaque composition and treatment options: year in review. *J Am Coll Cardiol* 2014; 63:1604.
22. Slager CJ, Wentzel JJ, Gijsen FJ, et al: The role of shear stress in the generation of rupture-prone vulnerable plaques. *Nat Clin Pract Cardiovasc Med* 2005; 2:401.
23. Kolodgie FD, Burke AP, Farb A: The thin-cap fibroatheroma. A type of vulnerable plaque: the major precursor lesion to acute coronary syndromes. *Curr Opin Cardiol* 2001; 16:285.
24. Yellon DM, Hausenloy DJ: Myocardial reperfusion injury. *NEJM* 2007; 357:1121.
25. Vargas SO, Sampson BA, Schoen FJ: Pathologic detection of early myocardial infarction. A critical review of the evolution and usefulness of modern techniques. *Mod Pathol* 1999; 12:635.
26. Ertl G, Frantz S: Healing after myocardial infarction. *Cardiovasc Res* 2005; 66:22.
27. Beltrami AP, Urbanek K, Kajstura J, et al: Evidence that cardiac myocytes divide after myocardial infarction. *N Engl J Med* 2001; 344:1750.
28. Faxon DP: Early reperfusion strategies after acute ST-segment elevation myocardial infarction. The importance of timing. *Nat Clin Pract Cardiovasc Med* 2005; 2:22.
29. Menees DS, Peterson ED, Wang Y, et al: Door-to-balloon time and mortality among patients undergoing primary PCI. *N Engl J Med* 2013; 369:901.
30. Alfayoumi F, Srinivasan V, Geller M, Gradman A: The no-reflow phenomenon. Epidemiology, pathophysiology, and therapeutic approach. *Rev Cardiovasc Med* 2005; 6:72.
31. Bainey KR, Armstrong PW: Clinical perspectives on reperfusion injury in acute myocardial infarction. *Am Heart J* 2014; 167:637.
32. Hutchins GM, Silverman KJ: Pathology of the stone heart syndrome. Massive myocardial contraction band necrosis and widely patent coronary arteries. *Am J Pathol* 1979; 95:745.
33. Camici PG, Prasad SK, Rimoldi OE: Stunning, hibernation, and assessment of myocardial viability. *Circulation* 2008; 117:103.
34. Alman KC: Noninvasive assessment myocardial viability: current status and future directions. *J Nucl Cardiol* 2013; 20:618.

35. Grover S, Srinivasan G, Selvanayagam JB: Evaluation of myocardial viability with cardiac magnetic resonance imaging. *Prog Cardiovasc Dis* 2011; 54:204.

36. Winters GL, Schoen FJ: Graft arteriosclerosis-induced myocardial pathology in heart transplant recipients. Predictive value of endomyocardial biopsy. *J Heart Lung Transplant* 1997; 16:985.

37. Ovize M, Thibault H, Przyklenk: Myocardial conditioning: opportunities for clinical translation. *Circ Res* 2013; 113:439.

38. Nabel EG, Braunwald E: A tale of coronary artery disease and myocardial infarctions. *N Engl J Med* 2012; 366:54.

39. McMullan MH, Maples MD, Kilgore TL Jr, et al: Surgical experience with left ventricular free wall rupture. *Ann Thorac Surg* 2001; 71:1894.

40. Birnbaum Y, Fishbein MC, Blanche C, et al: Ventricular septal rupture after acute myocardial infarction. *N Engl J Med* 2002; 347:1426.

41. Antunes MJ, Antunes PE: Left-ventricular aneurysms. From disease to repair. *Expert Rev Cardiovasc Ther* 2005; 3:285.

42. Cohn JN, Ferrari R, Sharpe N: Cardiac remodeling—concepts and clinical implications: a consensus paper from an international forum on cardiac remodeling. *J Am Coll Cardiol* 2000; 35:569.

43. Antman EM, Braunwald E: ST-elevation myocardial infarction. Pathology, pathophysiological and clinical feature, in Libby P, Bonow RD, Mann DL, Zipes DD (eds): *Braunwald's Heart Disease. A Textbook of Cardiovascular Medicine*, 8th ed. Philadelphia, WB Saunders, 2008; p 1207.

44. Landau C, Lange RA, Hillis LD: Percutaneous transluminal coronary angioplasty. *N Engl J Med* 1994; 330:981.

45. Haudenschild CC: Pathobiology of restenosis after angioplasty. *Am J Med* 1993; 94(Suppl):40.

46. Tomey MI, Kini AS, Sharma SK: Current status of rotational artherectomy. *JACC Cardiac Interv* 2014; 7:345.

47. Daemen J, Serruys PW: Drug-eluting stent update 2007: Part I. A survey of current and future generation drug-eluting stents: meaningful advances or more of the same? Part II: Unsettled issues. *Circulation* 2007; 116:316 and 961.

48. Agostoni P, Valgimigli M, Biondi-Zoccai GG, et al: Clinical effectiveness of bare-metal stenting compared with balloon angioplasty in total coronary occlusions: insights from a systematic overview of randomized trials in light of the drug-eluting stent era. *Am Heart J* 2006; 151:682.

49. Farb A, Sangiorgi G, Carter AJ, et al: Pathology of acute and chronic coronary stenting in humans. *Circulation* 1999; 99:44.

50. Welt FG, Rogers C: Inflammation and restenosis in the stent era. *Arterioscler Thromb Vasc Biol* 2002; 22:1769.

51. Nakazawa G, Finn AV, Kolodgie FD, Virmani R: A review of current devices and a look at new technology. Drug eluting stents. *Expert Rev Med Dev* 2009; 6:33.

52. Kukreja N, Onuma Y, Daemen J, Serruys PW: The future of drug-eluting stents. *Pharmacol Res* 2008; 57:171.

53. Sousa JE, Costa MA, Sousa AG, et al: Two-year angiographic and intravascular ultrasound follow-up after implantation of sirolimus-eluting stents in human coronary arteries. *Circulation* 2003; 107:381.

54. Ong AT, Serruys PW: An overview of research in drug-eluting stents. *Nat Clin Pract Cardiovasc Med* 2005; 2:647.

55. Holmes DR, Kereiakes DJ, Laskey WK, et al: Thrombosis and drug-eluting stents: an objective appraisal. *J Am Coll Cardiol* 2007; 50:109.

56. Palmerini T, Biondi-Zoccai G, Della Riva D, et al: Stent thrombosis with drug-eluting stents: is the paradigm shifting? *J Am Coll Cardiol* 2013; 62:1915.

57. Wiebe J, Nef HM, Hamm CW: Current status of bioresorbable scaffolds in the treatment of coronary artery disease. *J Am Coll Cardiol* 2014; 64:2541.

58. Iqbal J, Onuma Y, Ormiston J, et al: Bioresorbable scaffolds: rationale, current status, challenges, and future. *Eur Heart J* 2014; 35:765.

59. Opie LH, Commerford PJ, Gersh BJ: Controversies in stable coronary artery disease. *Lancet* 2006; 367:69.

60. Schachner T: Pharmacologic inhibition of vein graft neointimal hyperplasia. *J Thorac Cardiovasc Surg* 2006; 131:1065.

61. Loop FD, Lytle BW, Cosgrove DM, et al: Influence of the internal-mammary-artery graft on 10-year survival and other cardiac events. *N Engl J Med* 1986; 314:1.

62. Falk V, Walther T, Gummert JF: Anastomotic devices for coronary artery bypass grafting. *Expert Rev Med Dev* 2005; 2:223.

63. Diodato M, Chedrawy EG: Coronary artery bypass graft surgery: the past, present, and future of myocardial revascularisation. *Surg Res Pract* 2014; 2014:726158.

64. Ho SY: Structure and anatomy of the aortic root. *Eur J Echocardiogr* 2009; 10:i3.

65. Schoen FJ: Evolving concepts of cardiac valve dynamics. The continuum of development, functional structure, pathology and tissue engineering. *Circulation* 2008; 118:1864.

66. Combs MD, Yutzey KE: Heart valve development. Regulatory networks in development and disease. *Circ Res* 2009; 105:408.

67. Aikawa E, Whittaker P, Farber M, et al: Human semilunar cardiac valve remodeling by activated cells from fetus to adult. *Circulation* 2006; 113:1344.

68. Christie GW, Barratt-Boyes BG: Age-dependent changes in the radial stretch of human aortic valve leaflets determined by biaxial testing. *Ann Thorac Surg* 1995; 60(S1):156.

69. Davies PF, Passerini AG, Simmons GA: Aortic valve. Turning over a new leaf(let) in endothelial phenotypic heterogeneity. *Arterioscler Thromb Vasc Biol* 2004; 24:1331.

70. Simmons CA, Grant GR, Manduchi E, Davies PF: Spatial heterogeneity of endothelial phenotypes correlates with side-specific vulnerability to calcification in normal porcine aortic valves. *Circ Res* 2005; 96:792.

71. Carabello BA, Paulus WJ: Aortic stenosis. *Lancet* 2009; 373:956-966.

72. Rajamannan NM, Evans FJ, Aikawa E, et al: Calcific aortic valve disease: not simply a degenerative process. A Review and Agenda for Research from the National Heart and Lung and Blood Institute Aortic Stenosis Working Group. *Circulation* 2011; 124:1783-1791.

73. Carabello BA, Paulus WJ: Aortic stenosis. *Lancet* 2009; 363:956.

74. Roberts WC, Ko JM: Frequency by decades of unicuspid, bicuspid, and tricuspid aortic valves in adults having isolated aortic valve replacement for aortic stenosis, with or without associated aortic regurgitation. *Circulation* 2005; 111:920.

75. Otto CM, Lind BK, Kitzman DW, et al: Association of aortic-valve sclerosis with cardiovascular mortality and morbidity in the elderly. *N Engl J Med* 1999; 341:142.

76. Lindman BR, Bonow RO, Otto CM: Current management of calcific aortic stenosis. *Circ Res* 2013; 113:223.

77. O'Brien KD: Pathogenesis of calcific aortic valve disease. A disease process comes of age (and a good deal more). *Arterioscler Thromb Vasc Biol* 2006; 26:1721.

78. Rajamannan NM: Calcific aortic stenosis. Lessons learned from experimental and clinical studies. *Arterioscler Thromb Vasc Biol* 2009; 29:162.

79. Fedak PW, Verma S, David TE, et al: Clinical and pathophysiological implications of a bicuspid aortic valve. *Circulation* 2002; 106:900.

80. Cripe L, Andelfinger G, Martin LJ, et al: Bicuspid aortic valve is heritable. *J Am Coll Cardiol* 2004; 44:138.

81. Garg V, Muth AN, Ransom JF, et al: Mutations in NOTCH1 cause aortic valve disease. *Nature* 2005; 437:270.

82. Bryant PA, Robins-Browne R, Carapetis JR, Curtis N: Some of the people, some of the time. Susceptibility to acute rheumatic fever. *Circulation* 2009; 119:742.

83. Chandrashekhar Y, Westaby S, Narula J: Mitral stenosis. *Lancet* 2009; 374:1271.

84. Hayek E, Gring CN, Griffin BP: Mitral valve prolapse. *Lancet* 2005; 365:507.

85. Rabkin E, Aikawa M, Stone JR, et al: Activated interstitial myofibroblasts express catabolic enzymes and mediate matrix remodeling in myxomatous heart valves. *Circulation* 2001; 104:2525.

86. Gelb BD: Marfan's syndrome and related disorders—more tightly connected than we thought. *N Engl J Med* 2006; 355:841.

87. Badiwala MV, Verma S, Rao V: Surgical management of ischemic mitral regurgitation. *Circulation* 2009; 120:1287.

88. Marwick TH, Lancellotti P, Pierard L: Ischemic mitral regurgitation. Mechanisms and diagnosis. *Heart* 2009; 95:1711.

89. Boyd JH: Ischemic mitral regurgitation. *Circ J* 2013; 77:1952.

90. Chan KM, Punjabi PP, Flather M, et al: Coronary artery bypass surgery with or without mitral valve annuloplasty in moderate functional ischemic mitral regurgitation: final results of the Randomized Ischemic Mitral Evaluation (RIME) trial. *Circulation* 2012; 126:2502.

91. Hung JW: Ischemic (functional) mitral regurgitation. *Cardiol Clin* 2013; 31:231.

92. Fox DJ, Khattar RS: Carcinoid heart disease. Presentation, diagnosis, and management. *Heart* 2004; 90:1224.

93. Bhattacharyya S, Schapira AH, Mikhailidis DP, Davar J: Drug-induced fibrotic valvular heart disease. *Lancet* 2009; 374:577.

94. Zadikoff C, Rochon P, Lang A: Cardiac valvulopathy associated with pergolide use. *Can J Neurol Sci* 2006; 33:27.

95. Haldar SM, O'Gara PT: Infective endocarditis: diagnosis and management. *Nat Clin Pract Cardiovasc Med* 2006; 3:310.

96. Werner M, Andersson R, Olaison L, Hogevik H: A clinical study of culture-negative endocarditis. *Medicine* 2003; 82:263.

97. Bashore TM, Cabell C, Fowler V Jr: Update on infective endocarditis. *Curr Probl Cardiol* 2006; 31:274.

98. Biegel R, Wunderlich NC, Kar S, Siegel RJ: The evolution of percutaneous mitral valve repair therapy: lessons learned and implications for patient selection. *J Am Coll Cardiol* 2014; 64:2688.

99. Boodhwani M, El Khoury G: Aortic valve repair: indications and outcomes. *Curr Cardiol Rep* 2014; 16:490.

100. Nobuyoshi M, Arita T, Shirai S, et al: Percutaneous balloon mitral valvuloplasty: a review. *Circulation* 2009; 119:e211.

101. Carabello BA: The current therapy for mitral regurgitation. *J Am Coll Cardiol* 2008; 52:319.

102. Enriquez-Sarano M, Akins CW, Vahanian A: Mitral regurgitation. *Lancet* 2009; 373:1382.

103. Bouma W, van der Horst IC, Wijdh-den Hamer IJ, et al: Chronic ischaemic mitral regurgitation: current treatment results and new mechanism-based surgical approaches. *Eur J Cardiothorac Surg* 2010; 37:170.

104. Kherani AR, Cheema FH, Casher J, et al: Edge-to-edge mitral valve repair. The Columbia Presbyterian experience. *Ann Thorac Surg* 2004; 78:73.

105. Feldman T, Cilingiroglu M: Percutaneous leaflet repair and annuloplasty for mitral regurgitation. *J Am Coll Cardiol* 2011; 57:529.

106. Al-Atassi T, Malas T, Mesana T, Chan V: Mitral valve interventions in heart failure. *Curr Opin Cardiol* 2014; 29:192.

107. Mack M: Percutaneous mitral valve therapy. When? Which patients? *Curr Opin Cardiol* 2009; 24:125.

108. Maselli D, Guarracino F, Chiaramonti F, et al: Percutaneous mitral annuloplasty. An anatomic study of human coronary sinus and its relation with mitral valve annulus and coronary arteries. *Circulation* 2006; 114:377.

109. Maisano F, La Canna G, Colombo A, Alfieri O: The evolution from surgery to percutaneous mitral valve interventions. *J Am Coll Cardiol* 2011; 58:2174.

110. Munkholm-Larsen S, Wan B, Tian DH, et al: A systematic review on the safety and efficacy of percutaneous edge-to-edge mitral valve repair with the MitraClip system for high surgical risk candidates. *Heart* 2014; 100:473.

111. Treasure CB, Schoen FJ, Treseler PA, et al: Leaflet entrapment causing acute severe aortic insufficiency during balloon aortic valvuloplasty. *Clin Cardiol* 1989; 12:405.

112. Schoen FJ, Edwards WD: Valvular heart disease. General principles and stenosis, in Silver MD, Gotlieb AI, Schoen FJ (eds): *Cardiovascular Pathology*, 3rd ed. Philadelphia, WB Saunders, 2001; p 402.

113. Huh J, Bakaeen F: Heart valve replacement: which valve for which patient? *Curr Cardiol Rep* 2006; 8:109.

114. Kidane AG, Burriesci G, Cornejo P, et al: Current developments and future prospects for heart valve replacement therapy. *J Biomed Mater Res B Appl Biomater* 2009; 88:290.

115. Brown JM, O'Brien SM, Wu C, et al: Isolated aortic valve replacement in North America comprising 108,687 patients in 10 years: changes in risks, valve types, and outcomes in the Society of Thoracic Surgeons National Database. *J Thorac Cardiovasc Surg* 2009; 137:82.

116. Gammie JS, Sheng S, Griffith BP, et al: Trends in mitral valve surgery in the United States: results from the Society of Thoracic Surgeons Adult Cardiac Surgery Database. *Ann Thorac Surg* 2009; 87:1431.

117. O'Brien SM, Shahian DM, Filardo G, et al: The Society of Thoracic Surgeons 2008 cardiac surgery risk models: Part 2—isolated valve surgery. *Ann Thorac Surg* 2009; 88:S23.

118. Hammermeister KE, Sethi GK, Henderson WG, et al: Outcomes 15 years after valve replacement with a mechanical versus a bioprosthetic valve. Final report of the Veterans Affairs randomized trial. *J Am Coll Cardiol* 2000; 36:1152.

119. Oxenham H, Bloomfield P, Wheatley DJ, et al: Twenty year comparison of a Bjork-Shiley mechanical heart valve with porcine bioprostheses. *Heart* 2003; 89:715.

120. Akins CW, Miller DC, Turina MI, et al: Guidelines for reporting mortality and morbidity after cardiac valve interventions. *Ann Thorac Surg* 2008; 85:1490.

121. Sun JC, Davidson MJ, Lamy A, Eikelboom JW: Antithrombotic management of patients with prosthetic heart valves: current evidence and future trends. *Lancet* 2009; 374:565.

122. Butchart EG: Antithrombotic management in patients with prosthetic valve: a comparison of American and European guidelines. *Heart* 2009; 95:430.

123. Elkayam U, Bitar F: Valvular heart disease and pregnancy. Part II: prosthetic valves. *J Am Coll Cardiol* 2005; 46:403.

124. Bennett PC, Silverman SH, Gill PS, Lip GY: Peripheral arterial disease and Virchow's triad. *Thromb Haemost* 2009; 101:1032.

125. Lengyel M, Horstkotte D, Voller H, et al: Recommendations for the management of prosthetic valve thrombosis. *J Heart Valve Dis* 2005; 14:567.

126. Habib G, Thuny F, Avierinos JF: Prosthetic valve endocarditis: current approach and therapeutic options. *Prog Cardiovasc Dis* 2008; 50:274.

127. Odell JA, Durandt J, Shama DM, Vythilingum S: Spontaneous embolization of a St. Jude prosthetic mitral valve leaflet. *Ann Thorac Surg* 1985; 39:569.

128. Blot WJ, Ibrahim MA, Ivey TD, et al: Twenty-five-year experience with the Björk-Shiley convexoconcave heart valve. A continuing clinical concern. *Circulation* 2005; 111:2850.

129. Schoen FJ, Levy RJ: Calcification of tissue heart valve substitutes. Progress toward understanding and prevention. *Ann Thorac Surg* 2005; 79:1072.

130. Sacks MS, Schoen FJ: Collagen fiber disruption occurs independent of calcification in clinically explanted bioprosthetic heart valves. *J Biomed Mater Res* 2002; 62:359.

131. Hilbert SL, Ferrans VJ, McAllister HA, et al: Ionescu-Shiley bovine pericardial bioprostheses. Histologic and ultrastructural studies. *Am J Pathol* 1992; 140:1195.

132. O'Brien MF, Harrocks S, Stafford EG, et al: The homograft aortic valve. A 29-year, 99.3% follow up of 1,022 valve replacements. *J Heart Valve Dis* 2001; 10:334.

133. Mitchell RN, Jonas RA, Schoen FJ: Pathology of explanted cryopreserved allograft heart valves. Comparison with aortic valves from orthotopic heart transplants. *J Thorac Cardiovasc Surg* 1998; 115:118.

134. Botha CA: The Ross operation. Utilization of the patient's own pulmonary valve as a replacement device for the diseased aortic valve. *Expert Rev Cardiovasc Ther* 2005; 3:1017.

135. Rabkin-Aikawa E, Aikawa M, Farber M, et al: Clinical pulmonary autograft valves. Pathologic evidence of adaptive remodeling in the aortic site. *J Thorac Cardiovasc Surg* 2004; 128:552.

136. Elkins RC, Thompson DM, Lane MM, et al: Ross operation: 16-year experience. *J Thoracic Cardiovasc Surg* 2008; 136:623.

137. Takkenberg JJ, Klieverik LM, Schoof PH, et al: The Ross procedure: a systematic review and meta-analysis. *Circulation* 2009; 119:222.

138. Luciani GB, Santini F, Mazzucco A: Autografts, homografts, and xenografts: overview of stentless aortic valve surgery. *J Cardiovasc Med* 2007; 8:91.

139. Borger MA, Carson SM, Ivanov J, et al: Stentless aortic valves are hemodynamically superior to stented valves during mid-term follow-up. A large retrospective study. *Ann Thorac Surg* 2005; 80:2180.

140. Fyfe BS, Schoen FJ: Pathologic analysis of non-stented FreestyleTM aortic root bioprostheses treated with amino oleic acid (AOA). *Sem Thorac Cardiovasc Surg* 1999; 11:151.

141. Butany J, Collins MJ, Nair V, et al: Morphological findings in explanted Toronto stentless porcine valves. *Cardiovasc Pathol* 2006; 15:41.

142. Vahanian A, Alfieri OR, Al-Attar N, et al: Transcatheter valve implantation for patients with aortic stenosis: a position statement from the European Association of Cardio-Thoracic Surgery (EACTS) and the European Society of Cardiology (ESC), in collaboration with the European Association of percutaneous Cardiovascular Interventions (EAPCI). *Eur J Cardiothorac Surg* 2008; 34:1.

143. Rahimtoola SH: The year in valvular heart disease. *J Am Coll Cardol* 2009; 53:1894.

144. Rodés-Cabau J: Transcatheter aortic valve implantation: current and future approaches. *Nat Rev Cardiol* 2012; 9:15.

145. Généreux P, Head SJ, Wood DA, et al. Transcatheter aortic valve implantation 10-year anniversary: review of current evidence and clinical implications. *Eur Heart J* 2012; 33:2388.

146. Leon MB, Smith CR, Mack M, et al. Transcatheter aortic-valve implantation for aortic stenosis in patients who cannot undergo surgery. *N Engl J Med* 2010; 363:1597.

147. Kodali SK, Williams MR, Smith CR, et al: Two-year outcomes after transcatheter or surgical aortic-valve replacement. *N Engl J Med* 2012; 366:1686.

148. Chiang YP, Chikwe J, Moskowitz AJ, Itagaki S, Adams DH, Egorova NN: Survival and long-term outcomes following bioprosthetic vs mechanical aortic valve replacement in patients aged 50 to 69 years. *JAMA* 2014; 312:1323.

149. Tice JA, Sellke FW, Schaff HV: Transcatheter aortic valve replacement in patients with severe aortic stenosis who are at high risk for surgical complications: summary assessment of the California Technology Assessment Forum. *J Thorac Cardiovasc Surg* 2014; 148:482.

150. Fassa AA, Himbert D, Vahanian A: Mechanisms and management of TAVR-related complications. *Nat Rev Cardiol* 2013; 10:685-695.

151. Zajarias A, Cribier AG: Outcomes and safety of percutaneous aortic

valve replacement. *J Am Coll Cardiol* 2009; 53:1829.

152. Webb JG, Altwegg L, Boone RH, et al: Transcatheter aortic valve implantation. Impact on clinical and valve-related outcomes. *Circulation* 2009; 119:3009.

153. Mylotte D, Andalib A, Theriault-Lauzier P, et al: Transcatheter heart valve failure: a systematic review. *Eur Heart J* 2015; 36:1306.

154. Alraies MC, Eckman P: Adult heart transplant: indications and outcomes. *J Thorac Dis* 2014; 6:1120.

155. Lund LH, Edwards LB, Kucheryavaya AY, et al: The registry of the international society for heart and lung transplantation: thirty-first official adult heart transplant report—2014; focus theme: retransplantation. *J Heart Lung Transplant* 2014; 33:996.

156. Sampson BA: Examination of the cardiac explant, in Winters GL (ed): *Current Concepts in Cardiovascular Pathology*. Philadelphia, WB Saunders, 2012; p 485.

157. Winters GL: Cardiac transplant biopsies, in Winters GL (ed): *Current Concepts in Cardiovascular Pathology*. Philadelphia, WB Saunders, 2012; p 371.

158. Stewart S, Winters GL, Fishbein MC, et al: Revision of the 1990 working formulation for the standardization of nomenclature in the diagnosis of heart rejection. *J Heart Lung Transplant* 2005; 24:1710.

159. Berry GJ, Burke MM, Andersen C, et al: The 2013 International Society for Heart and Lung Transplantation working formulation for the standardization of nomenclature in the pathologic diagnosis of antibody-mediated rejection in heart transplantation. *J Heart Lung Transplant* 2013; 32:1147.

160. Mitchell RN: Graft vascular disease: immune response meets the vessel wall. *Ann Rev Pathol* 2009; 4:19.

161. Pober JS, Jane-wit D, Qin L, et al: Interacting mechanisms in the pathogenesis of cardiac allograft vasculopathy. *Arterioscler Thromb Vasc Biol* 2014; 34:1609.

162. Vesgo G, Hajdu M, Sevestyen A: Lymphoproliferative disorders after solid organ transplantation—classification, incidence, risk factors, early detection and treatment options. *Pathol Oncol Res* 2011; 17:443.

163. Caccamo M, Eckman P, John R: Current state of ventricular assist devices. *Curr Heart Fail Rep* 2011; 8:91.

164. Torregrossa G, Morshuis M, Varghese R, et al: Results with SynCardia total artificial heart beyond 1 year. *ASAIO J* 2014; 60:626.

165. Frazier OH, Dowling RD, Gray LA, et al: The total artificial heart: where we stand. *Cardiology* 2004; 101:117.

166. Padera RF: Pathology of cardiac assist devices, in McManus B, Braunwald E (eds): *Atlas of Cardiovascular Pathology*. Philadelphia, Current Medicine, 2008; p 257.

167. Starling RC, Moazami N, Silvestry SC, et al: Unexpected abrupt increase in left ventricular assist device thrombosis. *N Engl J Med* 2014; 370:33.

168. Strickland KC, Watkins JC, Couper GS, et al: Thrombus around the redesigned HeartWare HVAD inflow cannula: a pathologic series. *J Heart Lung Transplant* 2016, PMID 27021277 [Epub].

169. Itescu S, John R: Interactions between the recipient immune system and the left ventricular assist device surface. Immunological and clinical implications. *Ann Thorac Surg* 2003; 75:S58.

170. Ibrahim M, Yacoub M: Bridge to recovery and weaning protocols. *Heart Fail Clin* 2014; 10:S47. Felkin LE, Lara-Pezzi E, George R, et al: Expression of extracellular matrix genes during myocardial recovery from heart failure after left ventricular assist device support. *J Heart Lung Transplant* 2009; 28:117.

171. Saffitz JE: The pathology of sudden cardiac death in patients with ischemic heart disease—arrhythmology for anatomic pathologists. *Cardiovasc Pathol* 2005; 14:195.

172. Vardas PE, Simantirakis EN, Kanoupakis EM: New developments in cardiac pacemakers. *Circulation* 2013; 127:2343.

173. Goldberger Z, Lampert R: Implantable cardioverter-defibrillators: expanding indications and technologies: *JAMA* 2006; 295:809.

174. Kistler PM, Liew G, Mond HG: Long-term performance of active-fixation pacing leads. A prospective study. *Pacing Clin Electrophysiol* 2006; 29:226.

175. Steinbrook R: The controversy over Guidant's implantable defibrillators. *NEJM* 2005; 353:221.

176. Andrade JG, Rivard L, Macle L: The past, the present, and the future of cardiac arrhythmia ablation. *Can J Cardiol* 2014; 30:S431.

177. Yamada T, Kay GN: Optimal ablation strategies for different types of ventricular tachycardias. *Nat Rev Cardiol* 2012; 9:512.

178. Sabatine MS, Colucci WS, Schoen FJ: Primary tumors of the heart, in Zipes DD, Libby P, Bonow RD, Braunwald E (eds): *Braunwald's Heart Disease. A Textbook of Cardiovascular Medicine*, 7th ed. Philadelphia, WB Saunders, 2004; p 1807.

179. Reardon MJ, Walkes JC, Benjamin R: Therapy insight: malignant primary cardiac tumors. *Nat Clin Pract Cardiovasc Med* 2006; 3:548.

180. Gowda RM, Khan IA, Nair CK, et al: Cardiac papillary fibroelastoma. A comprehensive analysis of 725 cases. *Am Heart J* 2003; 146:404.

181. Howard RA, Aldea GS, Shapira OM, et al: Papillary fibroelastoma. Increasing recognition of a surgical disease. *Ann Thorac Surg* 1999; 68:1881.

182. Isaacs H Jr: Fetal and neonatal cardiac tumors. *Pediatr Cardiol* 2004; 25:252.

183. Cho JM, Danielson GK, Puga FJ, et al: Surgical resection of ventricular cardiac fibromas. Early and late results. *Ann Thorac Surg* 2003; 76:1929.

184. Bossert T, Walther T, Vondrys D, et al: Cardiac fibroma as an inherited manifestation of nevoid basal-cell carcinoma syndrome. *Tex Heart Inst J* 2006; 33:88.

185. Lin CY, Tsai FC, Fang BR: Mesothelial/monocytic incidental cardiac excrescences of the heart. Case report and literature review. *Int J Clin Pract Suppl* 2005; 147:23.

186. Ratner BD, Hoffman S, Schoen FJ, et al: *Biomaterials Science. An Introduction to Materials in Medicine*, 2nd ed. San Diego, Academic Press, 2004.

187. Langer R, Tirrell DA: Designing materials for biology and medicine. *Nature* 2004; 428:487.

188. Hench LL, Polak JM: Third-generation biomedical materials. *Science* 2002; 295:1014.

189. Lutolf MP, Hubbell JA: Synthetic biomaterials as instructive extracellular microenvironments for morphogenesis in tissue engineering. *Nat Biotechnol* 2005; 23:47.

190. Schoen FJ: Introduction to host reactions to biomaterials and their evaluation, in Ratner BD, Hoffman AS, Schoen FJ, et al (eds): *Biomaterials Science. An Introduction to Materials in Medicine*, 2nd ed. San Diego, Academic Press, 2004; p 293.

191. Hanson SR: Blood coagulation and blood-materials interactions, in Ratner BD, Hoffman AS, Schoen FJ, Lemons JE (eds): *Biomaterials Science. An Introduction to Materials in Medicine*, 2nd ed. Orlando, Academic Press, 2004; p 332.

192. Anderson JM: Inflammation, wound healing and the foreign body response. Perspectives and possibilities in biomaterials science, in Ratner BD, Hoffman AS, Schoen FJ (eds): *Biomaterials Science. An Introduction to Materials in Medicine*, 2nd ed. Orlando, Academic Press, 2004; p 296.

193. Tang L, Hu W: Molecular determinants of biocompatibility. *Expert Rev Med Dev* 2005; 2:493.

194. Mitchell RN: Innate and adaptive immunity. The immune response to foreign materials. Perspectives and possibilities in biomaterials science, in Ratner BD, Hoffman AS, Schoen FJ, Lemons JE (eds): *Biomaterials Science. An Introduction to Materials in Medicine*, 2nd ed. Orlando, Academic Press, 2004; 304.

195. Sata M: Role of circulating vascular progenitors in angiogenesis, vascular healing, and pulmonary hypertension: lessons from animal models. *Arterioscler Thromb Vasc Biol* 2006; 26:1008.

196. DiDonato RM, Danielson GK, McGoon DC, et al: Left ventricle-aortic conduits in pediatric patients. *J Thorac Cardiovasc Surg* 1984; 88:82.

197. Xue L, Greisler HP: Biomaterials in the development and future of vascular grafts. *J Vasc Surg* 2003; 37:472.

198. Darouiche RO: Treatment of infections associated with surgical implants. *NEJM* 2004; 350:1422.

199. Vinh DC, Embil JM: Device related infections: a review. *J Long Term Eff Med Implants* 2005; 15:467.

200. Costerson JW, Cook G, Shirtliff M, et al: Biofilms, biomaterials and device-related infections, in Ratner BD, Hoffman AS, Schoen FJ, et al (eds): *Biomaterials Science. An Introduction to Materials in Medicine*, 2nd ed. San Diego, Elsevier Academic Press, 2004; p 345.

201. Conlan RM, Costerson JW: Biofilms. Survival mechanisms of clinically relevant microorganisms. *Clin Microbiol Rev* 2002; 15:167.

202. Vacanti JP, Langer R: Tissue engineering. The design and fabrication of living replacement devices for surgical reconstruction and transplantation. *Lancet* 1999; 354:SI32.

203. Fuchs JR, Nasseri BA, Vacanti JP: Tissue engineering. A 21st century solution to surgical reconstruction. *Ann Thorac Surg* 2001; 72:577.

204. Rabkin E, Schoen FJ: Cardiovascular tissue engineering. *Cardiovasc Pathol* 2002; 11:305.

205. Peck M, Gebhart D, Dusserre N, et al: The evolution of vascular tissue engineering and current state of the art. *Cells Tissues Organs* 2012; 195:144.

206. Kurobe H, Maxfield MW, Breuer CK, et al: Concise review: tissue-engineered vascular grafts for cardiac surgery: past, present, and future. *Stem Cells Transl Med* 2012; 1:566.

207. Patterson JT, Gilliland T, Maxfield MW, et al: Tissue-engineered vascular grafts for use in the treatment of congenital heart disease: from the bench to the clinic and back again. *Regen Med* 2012; 7:409.

208. Gong Z, NIklason LE: Blood vessels engineered from human cells. *Trends Cardiovasc Med* 2006; 16:153.

209. L'Heureux N, Paquet S, Labbe R, et al: A completely biological tissue-engineered human blood vessel. *FASEB J* 1998; 12:447.

210. Weinberg CB, Bell E: A blood vessel model constructed from collagen and cultured vascular cells. *Science* 1986; 231:397.

211. Kaushall S, Amiel GE, Gulesarian KJ, et al: Functional small diameter neovessels using endothelial progenitor cells expanded ex-vivo. *Nature Med* 2001; 7:1035.

212. Lantz GC, Badylak SF, Hiles MC, et al: Small intestine submucosa as a vascular graft. A review. *J Invest Surg* 1993; 3:297.

213. Badylak SF: Decellularized allogeneic and xenogeneic tissue as a bioscaffold for regenerative medicine: factors that influence the host response. *Ann Biomed Eng* 2014; 42:1517.

214. Sparks CH: Silicone mandril method for growing reinforced autogenous femoro-popliteal artery graft in situ. *Ann Surg* 1973; 177:293.

215. Hoenig MR, Campbell GR, Rolfe BE, Campbell JH: Tissue-engineered blood vessels. Alternative to autologous grafts? *Arterioscler Thromb Vasc Biol* 2005; 25:1128.

216. Shin'oka T, Imai Y, Ikada Y: Transplantation of a tissue-engineered pulmonary artery. *NEJM* 2001; 344:532.

217. McAllister MC, Maruszewski M, Garrido SA, et al: Effectiveness of haemodialysis access with an autologous tissue-engineered vascular graft: a multicentre cohort study. *Lancet* 2009; 373:1440.

218. Meinhart JG, Deutsch M, Fischlein T, et al: Clinical autologous in vitro endothelialization of 153 infrainguinal ePTFE grafts. *Ann Thorac Surg* 2001; 71:S327.

219. Vunjak-Novakovic G, Tandon N, Godier A, et al: Challenges in cardiac tissue engineering. *Tissue Eng Part B Rev* 2010; 16:169.

220. Mummery CL, Davis RP, Krieger JE: Challenges in using stem cells for cardiac repair. *Sci Transl Med* 2010; 2:27.

221. Yi BA, Mummery CL, Chien KR: Direct cardiomyocyte reprogramming: a new direction for cardiovascular regenerative medicine. *Cold Spring Harb Perspect Med* 2013; 3:a014050.

222. Tulloch NL, Murry CE: Trends in cardiovascular engineering: organizing the human heart. *Trends Cardiovasc Med* 2013; 23:282.

223. Zhoa Y, Feric NT, Thavandiran N, et al: The role of tissue engineering and biomaterials in cardiac regenerative medicine. *Can J Cardiol* 2014; 30:1307.

224. Laflamme MA, Murry CE: Heart regeneration. *Nature* 2011; 473:326.

225. Anversa P, Leri A, Kajstura J: Cardiac regeneration. *J Am Coll Cardiol* 2006; 47:1769.

226. Cohen S, Leor J: Rebuilding broken hearts. Biologists and engineers working together in the fledgling field of tissue engineering are within reach of one of their greatest goals. Constructing a living human heart patch. *Sci Am* 2004; 291:44.

227. Zimmerman WH, Didie M, Doker S, et al: Heart muscle engineering. An update on cardiac muscle replacement therapy. *Cardiovasc Res* 2006; 71:419.

228. Radisic M, Park H, Shing H, et al: Functional assembly of engineered myocardium by electrical stimulation of cardiac myocytes cultured on scaffolds. *Proc Natl Acad Sci USA* 2004; 101:18129.

229. Dimmeler S, Zeiher AM, Schneider MD: Unchain my heart. The scientific foundations of cardiac repair. *J Clin Invest* 2005; 115:572.

230. Laflamme MA, Murry CE: Regenerating the heart. *Nat Biotechnol* 2005; 23:845.

231. Fukuda K, Yuasa S: Stem cells as a source of regenerative cardiomyocytes. *Circ Res* 2006; 98:1002.

232. Schoen FJ: Heart valve tissue engineering: quo vadis? *Curr Opin Biotechnol* 2011; 22:698.

233. Rippel RA, Ghanbari H, Seifalian AM: Tissue-engineered heart valve; future of cardiac surgery. *World J Surg* 2012; 36:1581.

234. Bouten CV, Driessen-Mol A, Baaijens FP: In situ heart valve tissue engineering: simple devices, smart materials, complex knowledge. *Expert Rev Med Devices* 2012; 9:453.

235. Emmert MY, Weber B, Falk V, Hoerstrup SP: Transcatheter tissue engineered heart valves. *Expert Rev Med Devices* 2014; 11:15.

236. Hoerstrup SP, Sodian R, Daebritz S, et al: Functional living trileaflet heart valves grown in-vitro. *Circulation* 2000; 102:III44-9.

237. Rabkin E, Hoerstrup SP, Aikawa M, et al: Evolution of cell phenotype and extracellular matrix in tissue-engineered heart valves during in-vitro maturation and in-vivo remodeling. *J Heart Valve Dis* 2002; 11:1.

238. Hoerstrup SP, Cummings I, Lachat M, et al: Functional growth in tissue engineered living vascular grafts. Follow up at 100 weeks in a large animal model. *Circulation* 2006; 114:159.

239. Matheny RG, Hutchison ML, Dryden PE, et al: Porcine small intestine submucosa as a pulmonary valve leaflet substitute. *J Heart Valve Dis* 2000; 9:769.

240. Simon P, Kasimir MT, Seebacher G, et al: Early failure of the tissue engineered porcine heart valve SYNERGRAFT in pediatric patients. *Eur J Cardiothorac Surg* 2003; 23:1002.

241. Driessen-Mol A, Emmert MY, Dijkman PE, et al: Transcatheter implantation of homologous "off-the-shelf" tissue-engineered heart valves with self-repair capacity: long-term functionality and rapid in vivo remodeling in sheep. *J Am Coll Cardiol* 2014; 63:1329.

第6章 成人心脏外科患者的计算机体层成像：原则和应用

Andreas A. Giannopoulos • Frank J. Rybicki • Tarang Sheth • Frederick Y. Chen

计算机体层成像（computed tomography，CT）技术的发展，对心血管疾病的诊断起到了革命性的作用。目前CT成像技术的应用，使得诊断性的经导管动脉造影检查大大减少，甚至完全避免了这项有创的检查。随之而来的是，CT对于心脏疾病的诊断和外科手术方案的制定起到了举足轻重的作用。

CT的原理是由X射线发射器发出X射线，再通过探测器采集透过人体的X射线。X射线的发射器和探测器都安装在CT的机架上，机架围绕患者做旋转运动。目前CT可以捕捉跳动的心脏而成像，通过CT在一次心动周期内对冠状动脉完成非创伤性的成像，从而排除冠心病的检查，在布列根和妇女医院（Brigham and Women's Hospital，BWH）应用已经超过了7年[1]（图6-1）。然而，CT检查的价值远远不局限于冠状动脉。通过同样的图像获取技术，CT还可以评估冠状动脉旁路移植血管的通畅情况，评估心肌的收缩状态、瓣膜的启闭功能、心室以及心室流出道的情况，以及心脏损伤。

为了理解CT对于临床的重要性及避免在阅片过程中产生错误，外科医生很有必要掌握CT的心脏成像基本原理。本章

分为两部分：第一部分介绍心脏CT检查技术，通过理解每节的内容，外科医生能够更好地区别伪影和病理改变。第二部分回顾分析BWH无创性心血管影像研究项目中最常做的CT检查结果，并详尽分析其利弊。

第一部分：心脏CT的扫描方案

以冠状动脉CT血管成像（coronary CT angiography，CTA）为例，伴随着技术的快速发展，心脏CT的主要进展集中于扫描方案的优化。其中最主要的技术革新之一，是将多项元素引入CT探测器系统，称之为多排螺旋CT（Multi-Detector CT，MDCT），MDCT为多层面CT的同义词。考虑到现代的CT都具有多排探测器，因此在本章节中，用CT代表MDCT该项技术。

从每个探测器得到的数据用于重建一个轴向切面，该切面与患者的长轴（Z轴）相垂直，探测器的宽度决定了扫描层面的厚度，从而能分辨细微的解剖结构（空间分辨力）。然而，由于机架旋转一次，层面较薄的CT覆盖Z轴（即头脚轴）的范围要少一些，因此在扫描层面数目相同的情况下，薄层扫描能产生更好的空间分辨力，但需要更长的扫描时间。目前CT最多可以拥有320排探测器，一排探测器最小的宽度为0.5mm，故机架每旋转一次，Z轴覆盖16cm（0.5mm×320）范围[2,3]，因此在一个R-R间期，即可得到完整心脏图像所需要的数据。

时间分辨力

获得清晰的心脏图像，依赖于设备所产生的无运动伪影图像的能力，换言之，采集图像的速度要快于心率。由于CT成像时需要机架围绕患者旋转，因此CT比数字减影血管造影（digital subtraction angiography，DSA）成像慢，DSA成像相当于一次投影（不用旋转机架）。如本节下面所要讨论的，当前CT速度已得到显著提高，使得心脏CT成为常规应用的影像技术。

时间分辨力是衡量成像速度的指标。单光子发射源的CT机，其时间分辨力为CT机架旋转时间的一半，这是因为用于重建图像的CT数据来自机架旋转的半周（180°）。所有的硬件制造商都把机架扫描一周的时间控制在≤300ms。以机架旋转的

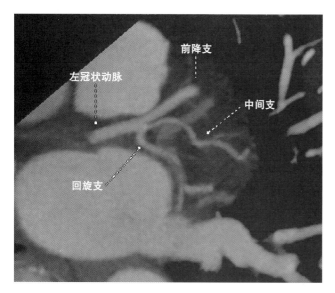

图6-1 拟施行单纯二尖瓣置换术的一例患者，采用本章介绍的CTA成像扫描方案，显示左冠状动脉系统近端，CT结果证实该患者冠状动脉正常，从而避免了冠状动脉造影检查

图中标注：前降支、左冠状动脉、中间支、回旋支

时间为例,心电图门控的心脏图像可以根据心动周期中 150ms 内所得到的数据予以重建(单层重建,下述)。因此,重建心脏图像是应用了心脏运动状态下的平均 150ms 的数据,这是心电图门控下心脏 CT 检查的原理。假如没有心电图门控,得到的心脏图像为整个 R-R 间期内心脏平均运动状态下的重建图像,(图像质量)难以满足诊断要求,例如,心率为 60 次/min 的患者,其 R-R 间期为 1 000ms。

还有一些重要的提高时间分辨力的方法。第一,采用在机架上装配两套相互独立的 X 射线发射和(64 排或更多)探测器[4],第二个 X 线发射源与第一个 X 线发射源呈 90°角,同样第二组探测器与第一组探测器也呈 90°角。其结果是旋转扫描 180°的时间被再次缩减一半(例如从 150ms 缩减为 75ms),因此时间分辨力减为一半(75ms),故该"双源"CT 采集心脏运动中的图像数据也仅需 75ms。另一个提高时间分辨力方法,是加快患者完成图像采集的时间,CT 的 X 射线发射与探测器在一个 R-R 间期(一次心跳)就可获得完整的心脏图像[5]。上述两种方法在技术上都各有利弊,本章不再赘述。然而,在一个心动周期获得完整的心脏图像,还必须通过以下控制心率的方法配合完成。

单源 CT 可以通过应用"多扇区"图像重建而改善时间分辨力,单扇区与多扇区图像重建的区别在于,前者 180°的图像数据来自一次心跳,而多扇区重建则需要多次心跳的图像数据,这些数据来自 CT 机架旋转一半获得的。例如,当采用双扇区重建时,需两次心跳产生一个横断面图像,这样减半了采集时间。同样,如果利用四个心动周期来重建图像(四扇区重建),每次心跳只用了其中 45°采集的数据,这样有效时间分辨力提高了 4 倍。对心率快的患者(心率大于 70 次/min),理论上讲可以获取高质量的空间分辨力心脏 CT 图像。然而,为了重建图像,需要在 180°的旋转扫描中包含多次心跳,因此稳定的心率格外重要。如存在心律不齐,产生的图像质量明显降低。我们的经验是多扇区重建适用于心率快而对图像质量要求不高,仅为临床研究的患者(例如冠状动脉旁路移植术后移植血管通畅与否、心包钙化等)。在此之外,作为其他的适应证(如冠状动脉 CT 血管造影),对于心率超过 60 次/min 的患者,仍然需要常规采用 β 受体阻滞剂加以控制心率。

β 受体阻滞剂控制心率

如上所述,β 受体阻滞剂对于心脏冠脉 CT 检查尤为重要。随着时间分辨力的改善,对降低心率的依赖性也相应减少。但是所有 CT 设备的速度还远不如冠状动脉导管检查,因此对绝大多数患者来讲,只要没有服用 β 受体阻滞剂的禁忌,还是推荐使用 β 受体阻滞剂。我们的经验是,许多接受外科手术的患者,在其药物治疗中都会服用 β 受体阻滞剂,所以都可以获得优质的图像。对于未服用 β 受体阻滞剂的患者,检查前可常规口服或者静脉注射美托洛尔。

ECG 门控

心电图(electrocardiogram,ECG)门控,是指同时获得患者的心电图和 CT 数据,正因为同时获得两者的信息,仅在 R-R 间

期中的一个时间段采集,即可重建 CT 图像,各个时间段的命名方式取决于它所处在心动周期的"时限",最常见的命名方式是依据该时限在 R-R 间期的位置,以 R-R 间期的百分比来命名。例如,将 R-R 间期分为 20 个时限(相同间隔),可以命名为 0%,5%,10%……95%。舒张中期时心脏的运动是最少的(但也并非总是如此),靠近于 R-R 间期 75% 的位置,因此可以将 CT 曝光局限于 R-R 间期的这一小段时限内(该时限冠状动脉活动也最小),从而减少 CT 的 X 线曝光时间(患者接受的辐射也相应减少),这称之为前瞻性心电图门控,因为重建图像的时间间隔长度和所处的 R-R 间期位置是事先制定的。这种方法的不足是不能重建整个 R-R 间期的图像,因为没有完整获得全部的 R-R 间期数据,如果想要获取整个 R-R 间期的图像,则可以采用回顾性心电图门控,但这要增加辐射剂量。

对于要显示移植血管图像的患者,重要的是需要注意移植的大隐静脉(saphenous vein grafts,SVG)、桡动脉和乳内动脉(internal mammary artery,IMA)随心跳的周期性移位要慢于心脏本身的冠状动脉运动,所以对于这些血管多采用前瞻性 ECG 门控下,在舒张中期单个重建图像就足够了(图 6-2)。然而,对于此类患者,关于减少辐射而获益方面可以不用过分关注,因为放射线引起恶性肿瘤的潜在时间粗略估计也要十年左右(血液肿瘤),实体肿瘤需要的时间更长。需要再次旁路移植手术的患者通常由于心脏方面的原因,其预期寿命相对短于肿瘤的形成时间。因此,对于外科医生来讲,重要的是不仅要知道冠状动脉的运动会影响到 CT 图像的质量,而且应认识到多次、甚至反复的 CT 成像是可行的也是必要的。如果在一次心脏周期不能获得清晰的全段移植血管图像,最通常的办法是再选一段时相,重新获得那段移植血管的清晰图像。放射科医生和外科医生对每个病例做到充分交流,可以避免可能发生的错误,并且最大限度利用获得的图像以帮助拟定术前手术计划。

对于整个 R-R 间期主动脉瓣的图像,在行 CT 电影扫描检查时,采用回顾性 ECG 门控获取图像,然后按全部心动周期予以重建,并以电影的形式显示,可以评估瓣膜的功能。每个单独的图像可以很好显示主动脉瓣和主动脉根部的结构(图 6-3),CT 电影同样可以评价室壁运动情况。磁共振成像(magnetic resonance imaging,MRI)是诊断整体心室或局部室壁运动异常的金标准,与 MRI 相比,CT 的时间分辨力要差一些。然而,应该强调的是 CT 电影扫描不需要分次获取图像,而是通过一次屏气即可采集到全部数据(冠状动脉、瓣膜、心肌、心包),再通过简单的图像后期处理即可获得。

对于接受外科治疗的患者,CT 优于磁共振(magnetic resonance,MR)之处是能够确定并量化组织钙化的情况。CT 与 MR 禁忌证不同,CT 最常见禁忌证是肾功能不全(判断标准为肾小球滤过率或肌酐水平),而 MR 禁忌证是安装了起搏器的患者,因此对于不能使用 MR 检查的患者,可以选用 CT 检查。现在临床上已能够在一次心跳即可完成 CT 扫描,即一秒钟左右可获得全部的心脏影像资料[1]。除了患者接受的辐射量减少以外,注射一次造影剂可以进行多次扫描,提供更多的研究信息,包括 CT 心肌灌注显像[6-10],目前这主要还是由心脏 MRI、核医学来完成。

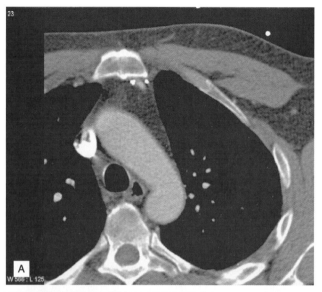

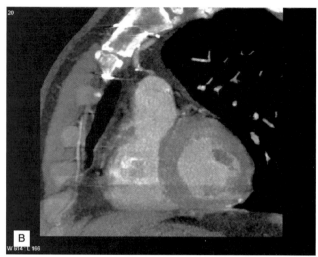

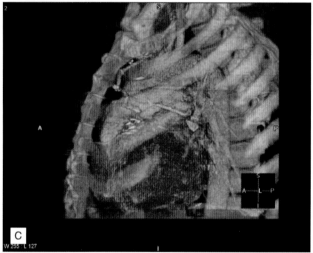

图 6-2　拟行二次旁路移植的患者,ECG 门控舒张中期一次重建 CT 图像。该患者为左乳内动脉(LIMA)至前降支旁路移植术后。A.横断面图像显示 LIMA 在两支静脉之间走行并附着于胸骨后。B.多层面重组图像,以了解经胸骨二次开胸是否可能损伤 LIMA 桥,结果提示对于该患者需要更改切口的部位。C.三维容积再现重建图像显示移植血管的走行,容积再现能显示胸腔解剖结构标志,对于辨认重要结构的空间关系十分有用

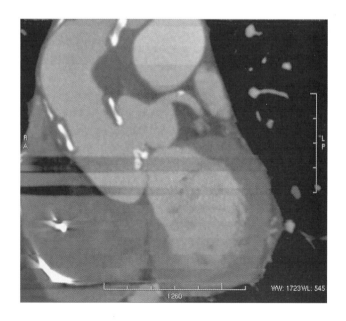

图 6-3　主动脉根部成形术后患者,ECG 门控 CT 图像显示左心室和主动脉瓣。因为该患者有起搏器(右心室电极),无法进行 MRI 检查。CT 图像检查提示主动脉根部成形效果满意,主动脉瓣仅存在轻度的钙化(电影图像提示主动脉瓣为三个瓣叶,无明显狭窄)。该图像还提示沿冠状动脉左主干的近端有小的钙化斑块,管腔无明显的狭窄

患者的辐射暴露

因为 ECG 门控技术的应用,升主动脉和心脏 CT 检查与其他部位的 CT 检查相比,患者要受到更多的辐射。尽管心脏 CT 检查的辐射剂量并非本章详细讨论的范围,但必须考虑到合理化 CT 辐射剂量的原则。CT 检查最经常提到的危险是辐射诱发的致命性肿瘤[11]。低辐射(由 ECG 门控 CT 检查发出的辐射量)对人类影响的相关数据很少,所有的报道都支持上述观点,认为这是长期的潜在风险。正因为如此,可以将患者按照预期寿命分为两类,一类是预期寿命为 10~15 年或更短,另一类的预期寿命更长。对于预期寿命较短的患者,我们只需要关注辐射剂量是否会引起皮肤烧伤(这仅是任何辐射均可引起的近期并发症),X 线照射引起皮肤烧伤极为少见,特别是 CT 检查(即便作为 ECG 门控研究),除非在短时间内反复照射才会引起。因此,对于这一组患者在行心脏 CT 检查时不用介意辐射剂量。对于必须要考虑辐射剂量的那部分患者,应采用前瞻性 ECG 门控技术,可以采用管电流调制技术来减少辐射剂量。根据心动周期来调节球管的电流(用 mA 表示),仅在心脏舒张期行诊断性照射(高电流),心动周期的其余时间仅用低电流,由此来减少患者接受的辐射剂量。尽管对于大多数患者(如儿童)采用这种调节电流的方法是有用的,但是也存在潜在的不足,最突出的是采用调节电流这样的方法,球管电流降低时所获得的重建图像会有很强的噪声,所以该方法的选用需要经由外科医生与放射科医生的充分讨论。

扫描参数

扫描时间是指沿患者的 Z 轴完成 CT 图像采集的时间,如上所述,质量优良的时间分辨率缩短了扫描时间,不仅减少了心脏搏动的影响,同时也有利于患者屏气。这对于心脏 CT 是非常重要的,因为与非门控技术相比,ECG 门控 CT 不仅仅增加了对患者的辐射剂量,而且也延长了扫描时间。

在实际应用中,64 排 ECG 门控心脏 CT 的扫描时间为 10 秒左右(头尾位,或沿 Z 轴扫描 15cm 以上),而 16 排 CT 的扫描时间 20~25 秒,CT 宽体探测器最大的优点之一是快速采集(一次心跳),如果不能采用这种方法,可通过增加探测器的层间隔宽度,扩大每次旋转覆盖 Z 轴的范围,也可以缩短扫描的时间。例如,当患者不能屏住呼吸时,即可增加探测器的层间隔宽度(即宽度为 1mm,而不是 0.5mm),这样扩大了每次旋转扫描 Z 轴的范围,从而减少了扫描时间。但是在做心脏 CT 时,不能常规采取增加扫描厚度的办法,因为这样做降低了空间分辨力。总体上讲,空间分辨力是指辨析细微结构的能力,这对于冠状动脉成像是非常重要的,因为冠状动脉近端的直径大约是在 3~4mm,用 1mm 的扫描图像替代 0.5mm 重建图像,势必干扰对细微结构的观察,从而影响精确的诊断。因此外科医师和放射科医生在常规讨论方案时,应充分考虑这个问题,权衡扫描时间和扫描厚度的利弊。例如,对于心肌和升主动脉的检查就不需要亚毫米的薄层扫描,因为目标器官足够大,因此,对于呼吸困难需行升主动脉 CT 检查的患者,可以增加扫描厚度以减少扫描时间。

用于产生 CT 图像的光子数量,即扫描参数称之为"mAs"或毫安秒,和"kV"或千伏。前者代表 X 线球管的电流而后者代表球管的电压。对于外科医生来讲,去选择最佳电流(通常为 550~700mAs,120kV),远不如理解当前心脏 CT 所达到的技术极限更为重要,因此要从 X 线 CT 的角度去平衡利弊考虑。发射器产生的光子在穿过患者或到达探测器的时候会减弱,探测器捕获的光子越多,图像噪声越小,图像质量越高。选择薄层扫描(0.5mm 而不是 1mm)意味着到达探测器的光子少,所以薄层成像会有较多图像噪声。这点对肥胖患者尤为重要,他们比体瘦的患者可以吸收更多的光子,对相同的 mAs 和 kV 设定,肥胖患者的图像噪声更多,图像的质量更差。

如果 X 线产生的光子数量不受限制,简单解决办法是增加光子的数量(放射剂量),直到获得满意的图像。然而,当 X 线球管在产生光子,达到最大功率时,会产生大量的热量,从而限制了光子的产生。这就是为什么对于肥胖患者采用薄层扫描会产生图像噪声的问题。对于这种情况,外科和放射科医生之间的沟通就格外重要,可以通过增加扫描的厚度或者减少 Z 轴扫描的范围(field of view,FOV),或同时采用这两种方法来获得理想的图像。对于确定了最重要的检查部位或组织结构,第二种方法极为有用,减少 Z 轴扫描的范围,意味着在 X 线球管达到其发热的极限前产生更多的光子,保证图像更为清晰。

另一方面,只要有可能,扫描 Z 轴的 FOV 应该足够大,以防病变超过扫描的头、尾两端而未被检查到。例如,ECG 门控 CT 探查心脏和升主动脉以显示累及冠状动脉的夹层内膜,撕裂的夹层内膜可以延伸至头臂血管。同样,由于屏气会改变扫描的范围,设定的 FOV 也需要调整。通常对冠状动脉的扫描,Z 轴方向 FOV 的上界为隆突顶端,通常在左主干发出的上方 2~3cm,下界必须完全包括心底部,必要时候甚至要覆盖一部分肝脏,以免在屏气时因心脏的移位而漏诊。对于移植血管的成像,扫描的上缘必须包括锁骨下动脉及双侧乳内动脉的起始部。

造影剂

除单纯评价心脏和主动脉钙化情况,或者单纯评价主动脉大血管动脉瘤的大小外,CT 检查通常需要碘造影剂。造影剂通常通过外周血管注射,尤其是有两个针筒的双筒双流注射系统,注射造影剂后可以再注射生理盐水。冠状动脉 CT 造影剂和生理盐水的注射均需时间控制,以便于左心室、升主动脉、冠状动脉因注入造影剂而依次显影,此时右心室则被生理盐水充盈。在检查过程中生理盐水的使用以及注射的时间是相当关键的,如果右心室、中心静脉有残余的造影剂(而不是生理盐水),会形成伪影,从而影响对右冠状动脉的判断。

第二部分:在心脏外科患者中的应用

冠状动脉疾病

冠状动脉 CTA

临床上心脏 CT 检查最常用的适应证之一是评估冠状动脉的狭窄(图 6-4 至图 6-7)。大多数心脏 CT 的研究都出于此目的[12-25]。这些研究中,CTA 与 DSA 的比较主要以冠状动脉的

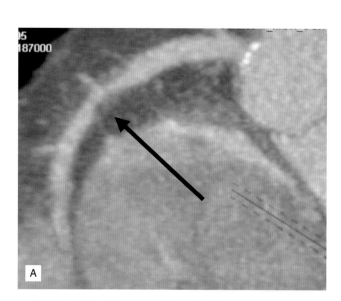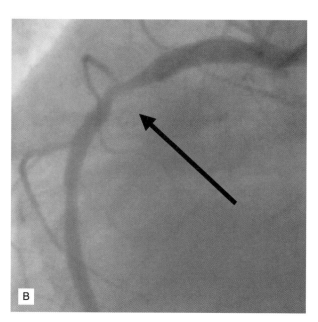

图 6-4　冠状动脉 CT 显示右冠状动脉近端 50% 的狭窄，并经传统冠状动脉造影证实。A. 双斜位最大密度投影（层厚 4mm）显示右冠状动脉近端。B. 左前斜位（LAO）位常规冠状动脉造影，证实该段冠状动脉近 50% 左右狭窄（箭头）

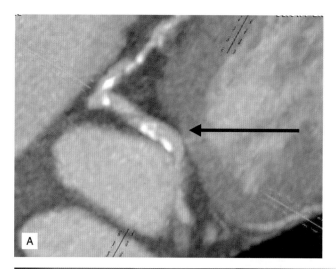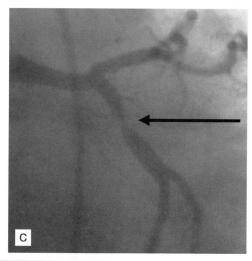

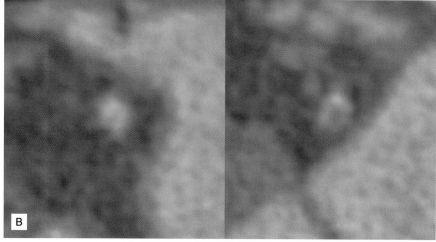

近端参考图　　　　　　　　病变

图 6-5　冠状动脉 CT 显示回旋支近端大于 50% 的狭窄，并经传统冠状动脉造影证实。回旋支近端双斜位最大密度投影（层厚 4mm）图像。A. 显示血管腔明显狭窄（箭头），存在钙化或者非钙化斑块。B. 左图为通过近端血管腔横轴多层面重建图像作为参考；右图显示病变的管腔，该图像是在病变最狭窄的位置。C. 传统冠状动脉造影，头-足位证实回旋支（LCX）近端存在 50% 以上的狭窄（箭头）

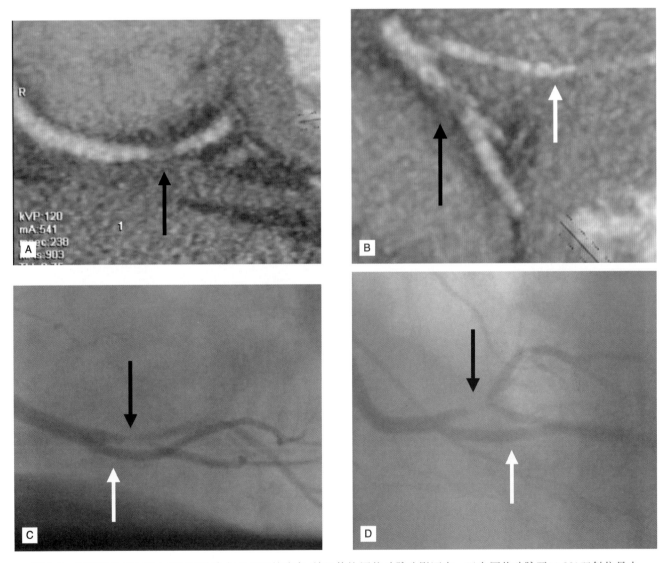

图 6-6　冠状动脉 CT 显示右冠状动脉大于 50% 的狭窄,并经传统冠状动脉造影证实。于右冠状动脉开口 90° 双斜位最大密度投影(层厚 4mm)图像。A,B. 非钙化斑块的节段,血管腔未显影(黑色箭头)。显示部分左室后支(PIV,白色箭头)。C. 左前斜位。D. 头-足位图像,传统冠脉造影证实 CT 所见(黑色箭头),可以看到 PIV(白色箭头)

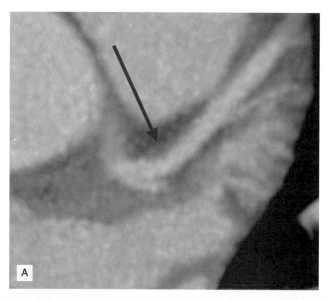

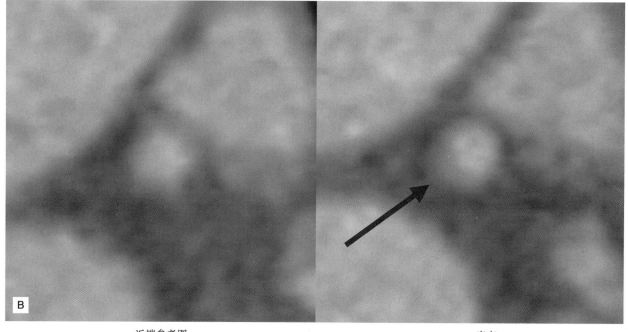

近端参考图　　　　　　　　　　病变

图 6-7　冠状动脉 CT 显示前降支近端小于 50% 的狭窄。于前降支（LAD）近端双斜位最大密度投影图像（层厚 4mm）。A. 非钙化斑块的节段，该段血管腔无明显狭窄（箭头）。B. 右图为病变部位血管横断面多层面重组图像；左图为病变近端正常血管段的参考图像；狭窄的血管腔可以看到低密度的（即非钙化）斑块，伴有血管重塑（箭头）。该病例说明 CTA 能早期发现亚临床的动脉粥样硬化病变，这种病变采用传统的冠状动脉造影可能发现不了

某一个节段为基础。以冠状动脉造影定量分析为准，当管腔狭窄 50% 时，定义为有意义的狭窄。单个患者的冠脉 CTA 的数据也具有定量分析的价值，从而对该患者确诊或排除 CAD。迄今为止，流行病学的文献报告人群中（包括计划行 DSA 检查的患者）CAD 的发生率相对较高。其中具有一致性的发现是，当使用 64 排或更高的 CT 设备时，冠状动脉 CTA 具有很高的阴性预测价值（negative predictive value，NPV）。这些资料及我们应用 320 排 CT 的经验认为，对于前期检查提示患者的 CAD 风险为低危和中危水平时，利用心脏 CTA 很高的阴性诊断价值，可以排除 CAD。需要注意的是，非增强扫描的 CT 冠脉钙化评分，对于中危以及有冠心病家族史的低危患者是有意义的，是不良心脏事件以及全因死亡率的独立预测因子[26-28]。

因此，对于心脏外科医生来说，当治疗非冠状动脉心脏手术的患者时，CTA 显得格外有价值。如果临床上怀疑患者冠状动脉有问题，但证据不充分，则可以通过 CTA 以排除冠心病，避免了患者因冠状动脉造影行股动脉穿刺及其并发症。例如，因为退行性、黏液样变性接受单纯二尖瓣置换的患者，该类患者发生冠状动脉狭窄的可能性不大，此时 CTA 就是一个理想的替代传统血管造影排除 CAD 的办法。遵照第一部分介绍的 CT 流程，通常可以获得高质量的 CT 图像，借助于 CTA 即可排除冠心病的可能，这就增添了外科医生单纯使用 CTA 的信心。对于可能需要导管介入治疗的患者，则可在随访采用 DSA 检查。

目前来自主流的指南都推荐采用 CT 检查，评价低危到中危的患者，对于冠心病高危的患者，应用 CT 也是恰当的[28-32]。

冠状动脉旁路移植的 CTA——再次心脏手术

在 CABG 术后,心脏外科医师可利用心脏 CT 无创评估移植血管桥的通畅情况。早期应用 16 排 CT 的研究表明,经过后期图像处理后[36],即可确定移植血管是否通畅,其敏感度和特异度为 100%[33-35]。同样,64 排或 320 排 CTA 对于静脉桥、动脉桥、靶血管存在的狭窄其诊断的准确性很高[37,38]。对于

CABG 术后的患者,CTA 的价值还体现在长期随访对危险分层的预测[39]。在临床实践中,该方法的价值在于评价 CABG 术后早期仍有临床症状,考虑移植血管阻塞的患者(图 6-8)。对于那些手术时间已久,在实行 DSA 之前不知道移植血管部位,以及传统的血管造影检查也无法显示移植血管的患者,CTA 就更具价值(图 6-9)。对于计划再次行 CABG 手术的患者,CTA

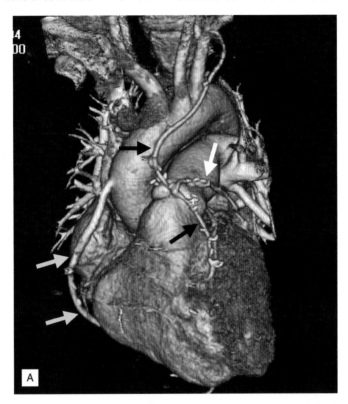

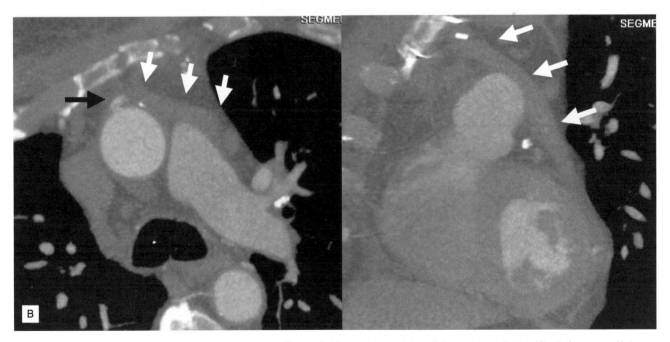

图 6-8 A. 术后心脏 CT 用以评价冠状动脉移植血管的通畅性:三维容积再现图像显示通畅的移植血管,吻合于 LAD 的左乳内动脉(LIMA,黑色箭头),T 形吻合于钝缘支的右乳内动脉(RIMA,白色箭头),以及吻合于右冠状动脉的大隐静脉(灰色箭头)。该患者为非体外循环下接受冠状动脉旁路移植术手术第一天,因再次发作胸痛,伴有肌钙蛋白升高而行 CT 检查,心脏 CT 排除了因术后早期移植血管桥失效所引起的胸痛症状。B. 另一例对照的患者,采用斜位多层面重建图像显示吻合于回旋支的大隐静脉急性堵塞,注意残存的移植血管腔(黑色箭头),以及血栓形成堵塞血管(白色箭头)

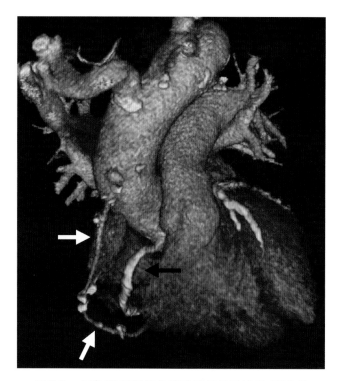

图 6-9 心脏 CT 用以评价桡动脉桥是否堵塞,该患者为术后一个月,再发心绞痛。传统的选择性冠状动脉造影不能显示吻合于右冠状动脉的桡动脉桥,在主动脉根部注入造影剂也不能显影该移植血管桥。三维容积再现 CT 图像显示桡动脉(白色箭头)至右冠状动脉(黑色箭头)的桥通畅,该体位不能显示远端吻合口情况

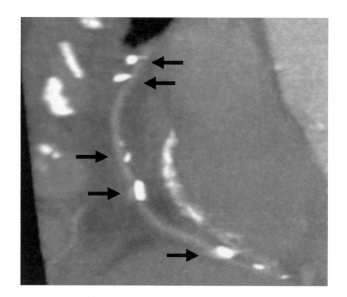

图 6-10 外科钛夹的应用可影响心脏 CT 对移植血管桥的评价,双斜位最大密度投影图像(层厚 10mm),显示沿着吻合于 PIV 的桡动脉桥所使用的多个钛夹(黑色箭头)。这些金属钛夹可以造成其附近的部分或者全部血管腔的显影模糊,从而干扰了对这些节段血管是否存在狭窄的评估。尽管 CT 可以通过注入造影剂以显示全部移植血管桥的通畅情况,但钛夹引起的伪影往往影响了对移植血管的全段评价,从而不能排除移植血管的狭窄

获得的信息对于术前手术方案决策的制订产生了革命性的影响。对于上次手术移植血管的解剖位置、插管位置以及切口位置的了解,在二次手术前的计划中影响重大。

术后患者再发心绞痛,可能由于移植血管桥狭窄或堵塞,或者原位冠脉血管病变的进展所致。在这种情况下,CTA 有其局限性。例如,因钛夹引起的伪影,难以排除移植血管桥的狭窄(图 6-10)。而且,这些患者的冠状动脉病变往往很重,并且存在严重钙化。大量的钙化斑块也干扰了对多个冠状动脉节段的辨认(图 6-11)。CTA 对钙化斑块引起的狭窄难以辨认;因此对这类患者应采用传统的冠状动脉造影[40]。显而易见,CTA 更适用于钙化少和使用金属物少的患者。

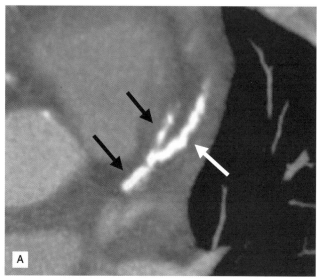

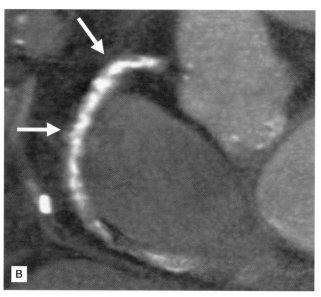

图 6-11 在冠状动脉旁路移植术后,心脏 CT 对患者自身冠状动脉情况的评估通常会受到限制,这是因为其存在大量、严重的钙化斑块。双斜位最大密度投影图像(层厚 4mm)。A. 显示前降支近端(黑色箭头)和大的第一对角支(白色箭头)。B. 右冠状动脉近端(白色箭头),白色的区域代表高密度影,表示钙化形成。弥漫性的钙化病变完全遮盖了血管的管腔,无法明确判断是否存在狭窄

就临床研究来讲,移植血管桥的通畅率是评价不同外科技术效果的重要指标。随机对照试验表明,10%～20%的患者拒绝接受常规血管造影的方法评价通畅率,部分原因出于冠脉造影的有创性[41-43]。心脏 CT 为无创检查,能精确评估移植血管的通畅率,又避免了动脉穿刺的风险和并发症,因此为临床试验所青睐。单个医疗中心评估新的外科技术效果时,心脏 CT 可作为术后的常规检查手段(图 6-12)。然而,据笔者所知,在 CABG 术后患者如何合理应用 CTA 还没有发表的指南遵循。

再次手术

CABG 术后,移植血管仍然通畅的情况下如需再次实施心脏手术,是心脏外科领域中最为棘手的问题之一。由于术后的粘连、解剖层次不清、有可能损伤通畅的移植血管和主动脉及右心室,使得再次劈开胸骨具有很大的挑战性。若伤及吻合于前降支的仍然通畅的左侧乳内动脉,死亡率高达 50%[44,45]。心脏 CT 可以准确显示这些重要结构(即主动脉、右心室或通畅的移植血管)与中线和胸骨的关系,以便于拟定出入路及手术方案(图 6-13)。在 BWH 医院,每个二次开胸的手术患者术前都要完成 Z 轴包含所有移植血管,以及 IMA 全程范围的 CTA 检查。术前辨认所有的结构是必须的,不同的手术方法都要有所考虑和准备[46]。临床经验提示,在需二次手术的患者中,每 5 名患者中就有 1 个通过术前 CTA 的信息改变了手术方案[36]。例如,当 CT 提示通畅的 LIMA 靠近中线或右心室紧贴胸骨后板,此时在开胸之前就要建立体外循环。术前要辨认通畅的移植血管近端与主动脉吻合的位置,这有助于决定术中如何处理需再移植的血管桥。再如,对移植血管桥通畅的患者行主动脉瓣置换手术,CTA 可以帮助术者在术前决定在切开主动脉前,是否必须要分离移植的血管桥。如上所述,CT 还可以帮

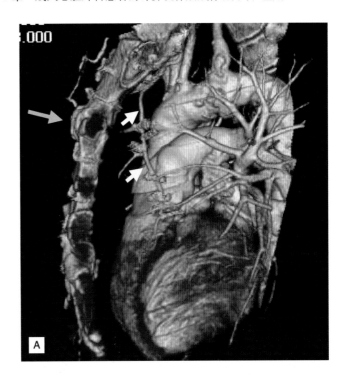

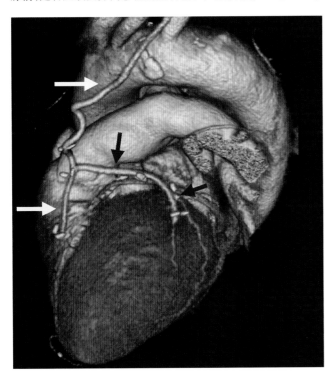

图 6-12　接受多支冠状动脉旁路移植术后患者的心脏 CT 图像,三维容积再现图像显示通畅的吻合于 LAD 的 LIMA(白色箭头)和 T 形移植至回旋支的桡动脉桥(黑色箭头)

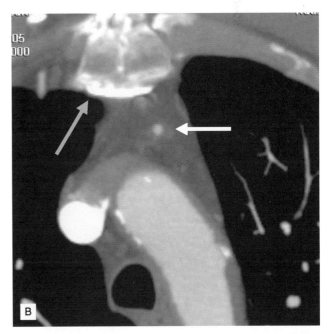

图 6-13　拟行二次冠状动脉旁路移植术,左图为三维容积再现图像。A. 显示一例行 LIMA 旁路移植患者。(白色箭头)为左乳内动脉至前降支的血管桥,注意乳内动脉与胸骨(灰色箭头)之间的距离,相对比较大。B. 横断面图像清楚地显示左乳内动脉(白色箭头)位于胸骨后(灰色箭头),并且离中线有一段距离。因为再次冠状动脉旁路移植术通常还是胸骨正中切口,这个病例图像提示,再次血管化旁路移植手术开胸损伤乳内动脉的风险不大

助心脏外科医师在术前决定主动脉切口的位置。

微创冠状动脉旁路移植手术

微创冠状动脉旁路移植手术(minimally invasive surgery

coronary artery bypass grafting，MIDCAB）已成为心脏直视手术以外的一种替代选择。由于切口小限制了手术视野，因此术前了解冠状动脉的解剖：如冠状动脉的直径、钙化范围、位于心肌内的节段尤为重要（图6-14）。此外，包括纵隔结构和胸壁的三维图像，可以帮助外科医师更详细了解患者的心脏和胸腔解剖情况（图6-15）。CT术前检查对于MIDCAB[47]和全腔镜下CABG尤为重要[48]，而术后CT检查对于桥血管的通畅评估的前瞻性研究也在进行[49]。对于多支血管病变的胸部小切口冠状动脉再血管化手术，CT检查也是极为有用的。

心脏瓣膜

如第一部分介绍，对于超声心动图检查怀疑瓣膜病变的患者，采用ECG回顾性门控技术，CT影像能够提供更多的信息。如前所述，用于重建的图像来自整个心动周期获得的影像资料，经处理后以电影的形式显示，可以分析自体的、生物的或机械的主动脉瓣。最近的经验提示，CT、MRI和经食管超声心动图（transesophageal echocardiography，TEE）对瓣膜面积的测定具有良好的相关性[50]。因此如经胸超声心动图的图像资料较差或与临床判断有差异时，可用CT作为替代方法，来评估主动脉瓣膜面积。在主动脉瓣手术术前通常会进行CT检查，以了解是否合并胸主动脉瘤或冠心病，此时只需后期处理即可得到主动脉瓣的面积，而不需要再做额外的扫描，与超声心动图一样测量瓣膜面积（图6-16）。

应用CT扫描同样可以在术后评价人工生物瓣情况。尽管超声心动图可以测量跨瓣压差，这是评价"有效"瓣口面积的参考标准，但CT也可以提供有效的瓣膜形态图像，特别当超声心动图在技术上遇到问题或与临床表现有矛盾时。对于瓣膜置换术后跨瓣压差大的患者，CT检查可以获得更多的信息而有助于临床处理（图6-17）。对怀疑有人工生物瓣心内膜炎的患者，CT在显示感染的瓣膜及瓣周结构方面具有重要作用（图6-18）。

心脏CT对于主动脉机械瓣的分辨力也很高，而且没有伪影（图6-19），CT可以评价瓣膜功能、测量瓣膜开放角度、分析瓣膜功能障碍的可能原因。图6-20显示CT图像与手术取出的主动脉机械瓣标本之间的关系，该患者因人工瓣开放受限、跨瓣压高，术前CT检查已明确诊断为血管翳形成。

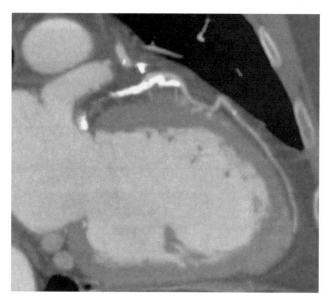

图6-14 微创冠状动脉旁路移植手术（MIDCAB）前的方案拟定，最大密度投影（层厚6mm）双心腔图像，显示LAD的近端有节段性的严重钙化，相当于狭窄部位，钙化病变的远端血管段没有明显的钙化，这段血管位于心肌内

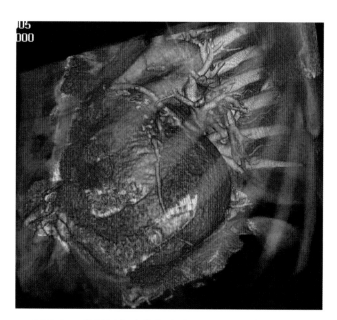

图6-15 微创冠状动脉旁路移植手术（MIDCAB）前的方案拟定，采用特殊的三维容积再现图像，显示部分透明的胸廓结构及胸腔内的心脏和纵隔解剖，这些图像可以旋转并从不同角度放大观察。当此种技术运用于心脏CT时，在术前可以显现靶血管的3D图像、胸部切口的部位以及左心室尖与胸壁之间的关系

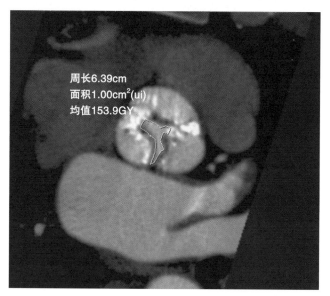

图6-16 通过主动脉瓣平面的CT血管造影重建图像，显示主动脉瓣钙化和狭窄，采用几何法测量瓣口面积为1cm²

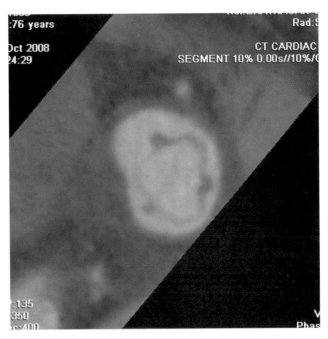

图 6-17　77 岁老年男性患者，接受 23 号 Medtronic 公司 Mosaic 瓣膜置换术后。术后一年患者主诉呼吸困难，超声心动图检查提示最大压差为 78mmHg，有效开口面积为 0.9cm²，心脏 CT 显示瓣膜面积正常，为 1.7cm²，从而为外科医生及患者提供了可靠资料

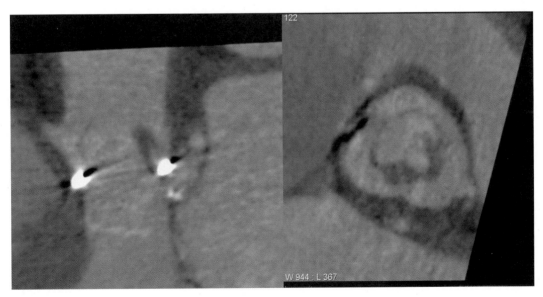

图 6-18　一例临床上怀疑生物瓣膜感染性心内膜炎的患者。左图显示起源于主动脉瓣环下的假性动脉瘤，并延伸至左心房壁附近。右图显示主动脉瓣的瓣叶呈结节状增厚，伴有赘生物

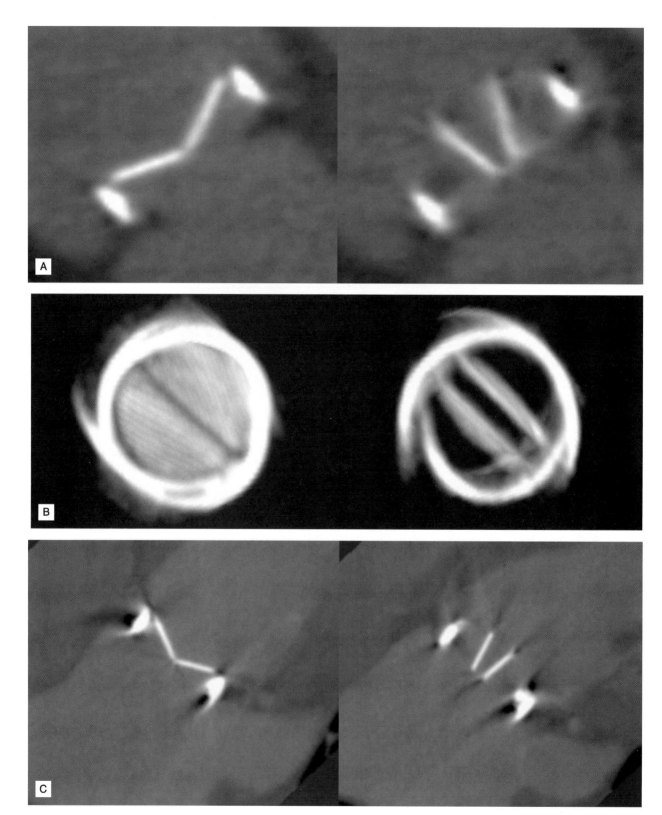

图 6-19 利用心脏 CT 评估机械瓣功能:超声心动图怀疑瓣膜功能失常的病例,采用冠状斜位多层面重建。A. 为主动脉瓣机械瓣开放以及关闭的 CT 图像。B. 为心房纤颤患者,采用短轴斜位最大密度投影,显示主动脉瓣机械瓣开放以及关闭的 CT 图像。尽管存在心律不齐,CT 图像质量有所下降,采用优化的 ECG 编辑数据可以使图像达到符合诊断的质量。C. 采用斜位四腔多层面重建,显示二尖瓣机械瓣开放以及关闭的 CT 图像。CT 图像可包括整个心动周期,并以电影的形式连续放映,予以动态地评价瓣膜的功能。因为该项检查需要造影剂作为对比,如存在血栓或瓣周脓肿,同样可以显示出来

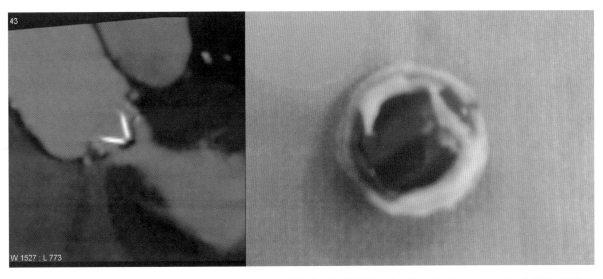

图 6-20　主动脉机械瓣置换术后患者 CT 图像，左图显示瓣膜下方限制了瓣膜开放的低密度影，怀疑为血管翳，导致瓣膜开放角度受限；右图为手术中取出的人工瓣膜，可以看到血管翳，与术前 CT 显示的图像吻合

经导管主动脉瓣置换 TAVR

　　尽管心脏 CT 在传统意义上是评价主动脉瓣膜的二线影像学检查，但它对于经导管主动脉瓣置换（trascatheter aortic valve replacement，TAVR）介入的术前手术方案的制定是非常关键的[51,52]。造影剂增强的 CTA 被认为是术前对于测量主动脉瓣环、主动脉瓣上以及髂股动脉径线，从而进行手术计划的关键指导信息和参考标准[53]。CT 提供的容积信息和高空间分辨率图像，可以准确地获得主动脉瓣环、主动脉根部以及升主动脉 3D 测量数据；精确的测量主动脉瓣环对于选择合适的人工瓣尤为重要（图 6-21）。在植入人工瓣膜时，潜在的风险是自体的瓣膜会向上移位，阻挡了冠脉开口。该风险可以通过 CT 图像测量瓣叶交界到冠脉开口的高度，以及瓣叶的长度进行评

估。同样，理想的透视平面的选择，即主动脉瓣的平面，可以通过 CT 确定，使得手术准备更加充分。

　　CTA 显示的腹部以及盆腔的图像，为 TAVR 的手术计划提供了外周血管入路的评估。包括血管的直径，钙化的分布情况，血管是否扭曲成角等等。这些信息对于 TAVR 使用多大的输送鞘管和导管有重要的参考价值。

　　尽管 TAVR 介入术后评价需要多个影像学科的参与[MR，TEE，经胸超声心动图（transthoracic echocardiography，TTE）]，但是潜在的并发症的确认还是需要 CTA 的支持[54]。CT 联合超声心动图可以很好地评价术后瓣膜功能、主动脉根部情况、瓣周漏或者是否有感染。需要指出的是，尽管 CT 在 TAVR 手术计划中起到关键作用，但是据我们所知，如何在 TAVR 术后合理应用 CT 进行评价，目前尚没有发表指南。

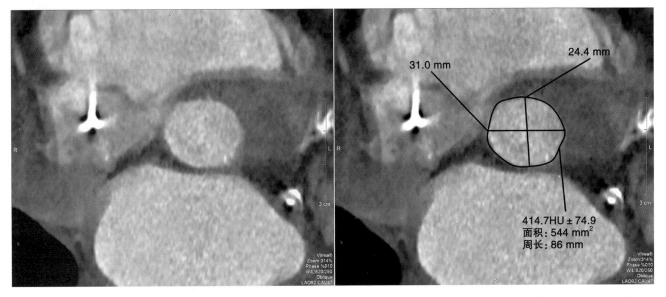

图 6-21　TAVR 患者多层面重建图像显示主动脉瓣环。右侧的图像显示常规测量瓣环的长轴和短轴的内径，并注释。测量的结果用于介入前选择最佳的瓣膜型号

主动脉和大血管

随着人口的老龄化,接受主动脉根部、升主动脉、主动脉弓部及降主动脉的手术患者越来越多。CT 检查用于评估胸主动脉已有多年,目前已成为最常用的影像学检查[55]。非 ECG 门控 CT 对于主动脉弓、降部的评价具有非常高的准确性,因为这部分主动脉不随心脏搏动而移位。然而,ECG 门控心脏 CT 可以进一步获得无运动的主动脉根部、主动脉弓部及升主动脉的影像。ECG 门控下 CTA 对于主动脉短轴的测量尤其有用,有助于评价主动脉瘤的增长速度以及手术方案的制定。符合标准的指南[56]建议,并且从临床的角度出发,毫无疑问只要涉及主动脉的手术(不论是主动脉根部、主动脉弓部、升主动脉或降主动脉),都需要在术前和术后采用 CTA 检查,以帮助制定手术方案以及术后随访。

非增强的 CTA 与主动脉阻断

ECG 门控下 CTA 的高质量图像可以更好地显示病变,有助于手术方案的制定。例如,非造影剂增强的 CT 检查,仍是当前显示主动脉钙化病变最好的影像学检查。如果 CTA 提示主动脉有节段性钙化,当体外循环心脏手术时就要避免在此处阻断主动脉或插管操作,以防止引起栓塞和脑卒中。已有研究支持常规使用非增强的 CT 评价升主动脉的钙化情况并针对主动脉狭窄以及血滤的患者选择理想的手术方案[57,58]。因此,体外循环及心肌保护的策略可能要根据术前 CTA 的检查结果而进行相应的调整。在 BWH 医院,大部分年龄大的患者都需要做非增强的 CT 评价主动脉钙化情况。

主动脉瘤

采用二维和三维的图像,CT 能非常准确显示主动脉根部的钙化病变(图 6-22)。根据多个层面的图像,不仅仅可以测量主动脉根部的大小,还可以显示主动脉瘤的部位、与瓣膜和窦管交界处的关系[59]。这些信息对于术前判断及拟定手术方案都至关重要。升主动脉瘤的患者,如果主动脉根部呈瘤样扩张,并紧邻冠状动脉的开口,手术的方案相应由简单的升主动脉血管置换更改为更复杂的主动脉根部成形复合冠状动脉再植术。三维容积重建能更好地显示主动脉根部的病变,例如冠状动脉异常和主动脉窦部瘤(图 6-23)。与主动脉根部瘤手术相比,术前 CT 检查结果会影响主动脉窦部瘤的手术患者的手术策略。

如果升主动脉瘤的直径未达到外科手术的指征,定期通过 CTA 观察主动脉瘤大小及形态学的变化极具价值。对于要接受手术的患者,三维容积再现成像可以为外科医师提供术前动脉瘤的大小和范围的直观图像。如前所述,术前 CTA 检查可以显示升主动脉瘤累及主动脉弓部的范围,以便于术前决定主动脉阻断的位置(图 6-24)。了解远端正常主动脉和主动脉弓受累的部位,有助于术前决定体外循环动脉插管的位置、是否需要做主动脉弓部成形、深低温停循环的应用、选择正向或逆向灌注。选择正向性脑灌注依赖于右腋动脉和无名动脉结构

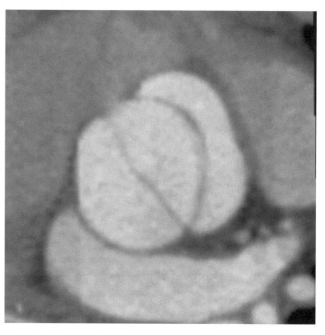

图 6-22　采用轴向斜位多平面重组图像,于收缩期重建的主动脉根部和主动脉瓣图像,显示二瓣化的主动脉瓣膜开放,注意主动脉壁的细微结构,排除了心脏运动而产生的伪影影响,这种伪影在常规胸部 CT 扫描可以存在。由于没有心脏收缩运动产生的伪影,以及采用高分辨率 CT 扫描(<0.5mm),因此能够精确测量主动脉根部的大小

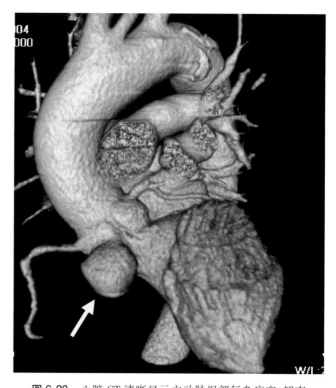

图 6-23　心脏 CT 清晰显示主动脉根部复杂病变,超声心动图检查提示主动脉根部瘤样扩张(>4.5cm)。心脏 CT 三维容积再现重建图像,显示源于右冠窦部的瘤样改变(白色箭头),直径约 2.6cm,主动脉根部的其余部位为正常结构

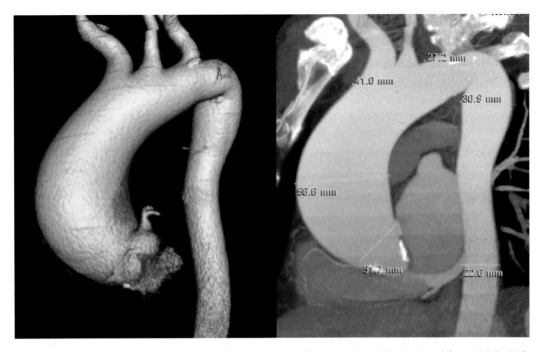

图 6-24　术前对升主动脉瘤实施全面评估并拟定治疗方案，左图为三维容积再现图像显示升主动脉瘤，采用斜位矢状面最大密度投影图像（层厚 20mm）以测量主动脉直径。该图像提示主动脉瘤延伸至主动脉弓。因为整个升主动脉以及主动脉弓近端都需要置换，无法行无名动脉近端阻断，为了减少手术风险，只有在主动脉弓的中段放置阻断钳

正常，CTA 可以很好地显示这些血管的解剖情况。手术中如遭遇未估计到的问题，会直接影响到手术效果。而 CT 检查可以清楚显示其他影像学检查难以发现的病理改变，为手术方案的制定起到关键性作用。

主动脉夹层和主动脉壁内血肿

对于主动脉夹层和主动脉壁内血肿的患者，CTA 诊断的敏感性和特异性为 100%，可以帮助外科医生了解内膜剥脱的范围[56]。尤其是 ECG 门控 CT 可以提供升主动脉夹层的相关信息（剥脱内膜向近端延伸的范围、与冠状动脉和主动脉瓣的关系），这在门控技术使用之前，常规 CT 检查是做不到的。除此之外，ECG 门控的 CT 可以获得无运动伪影的图像，明确可以排除 A 型主动脉夹层（图 6-25）。术前明确真腔与假腔的位置对于术前拟定治疗方案、手术程序和修补的范围极为重要。例如对于降主动脉夹层，通过增强扫描来了解各个器官的血流灌注、累及腹腔动脉、肠系膜上动脉、肠系膜下动脉及肾动脉的情况。对于不需外科手术的动脉瘤患者，如降主动脉夹层病变已经稳定，则仅需随访观察，CTA 是定期复查的金标准。急诊的非增强 CT，接着完成造影剂增强的 CT 血管造影，是指南建议的[60]，特别是高度怀疑 IMH 或者主动脉夹层的患者。造影剂增强 CTA 是怀疑主动脉夹层的确诊性检查[61]。

主动脉创伤

对于怀疑主动脉或者大血管创伤的患者，指南推荐造影剂增强的 CT 作为诊断的标准[60,62]。几乎所有的复合伤的诊断常规检查，都包括胸部平片和 CTA。CT 的敏感性和特异性几乎可以达到 100%，并且 CT 是唯一的阴性预测值达到 100% 的影像学检查手段[63,64]。

除去直视下辨别主动脉创伤，CT 可以获取一些间接的征象，包括纵隔增宽、肺挫伤、左侧肩胛骨骨折、气胸以及主动脉的假性动脉瘤（图 6-26）[65]。

肺动脉栓塞

近期的研究以及指南显示越来越多的证据[66,67]表明，对于怀疑急性肺栓塞的患者，肺血管 CT 造影（CT pulmonary angiography，CTPA）是明确诊断的首选影像学检查手段[68]。与细致的临床体征检查以及抽血化验指标联合判断[D-二聚体，氨基末端脑钠肽前体（NT-pro-BNP），肌钙蛋白 I]，CTPA 可以指导低危-中危患者的处理。右心室功能不全表现为右心室扩大[69,70]，室间隔的移位，以及下腔静脉的造影剂回流，提供了诊断的依据以及副作用、患者死亡率等预后信息（图 6-27）[71]。

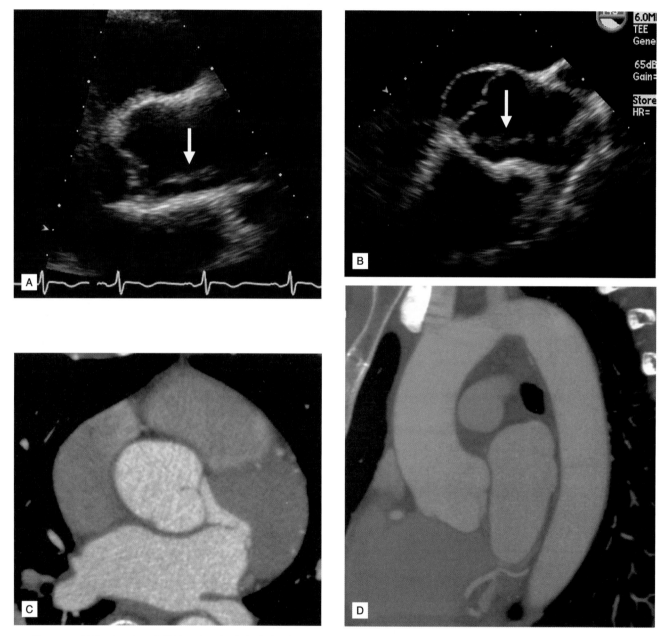

图 6-25   尽管可以采用多种检查方法评价主动脉根部的情况,但是心脏 CT 仍然是检查主动脉病变,包括排除 A 型夹层以及确定其分型的金标准。经胸超声心动图的胸骨旁长轴图像(A),显示在无冠瓣上方的线性超声回声反射信号(白色箭头),考虑为剥脱的内膜。该患者存在未闭的卵圆孔(PFO),在近期发生脑卒中时的检查中偶然发现。随后施行的经食管超声心动图检查(B)也证实了上述发现(白色箭头)。轴位心脏 CT 扫描(C)提供非常清晰的主动脉根部图像,排除了内膜剥脱。斜位矢状面最大密度投影图像(D)显示主动脉根部、升主动脉结构正常,不需要进一步检查,超声心动图的发现为伪影所致

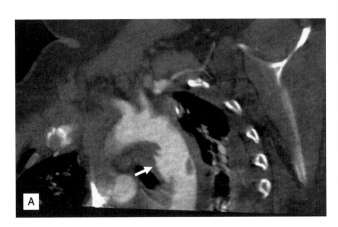

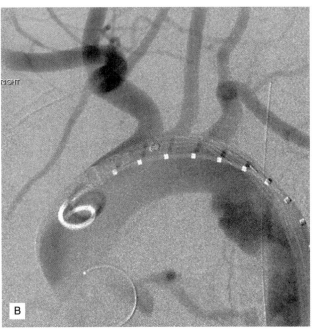

图 6-26 车祸患者的影像。A. 多层面重建图像显示创伤导致的主动脉损伤,箭头所指假性动脉瘤位于动脉韧带的水平。B. 常规的血管造影的图像,目前确诊或者排除主动脉创伤性损伤几乎完全依赖 CT

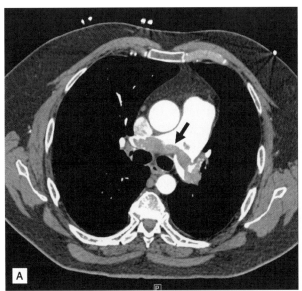

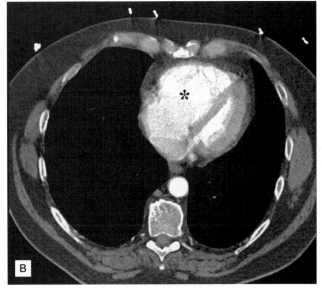

图 6-27 急性呼吸困难患者。A. 箭头显示白色的充盈缺损,马鞍型肺动脉栓塞,注意扩张的主肺动脉。B. 星号显示扩大的右心室,与左心室比较,提示右心室压力明显升高

心力衰竭

对于终末期心力衰竭患者的治疗,心脏移植是决定性的治疗手段,然而左心室辅助装置(left ventricular assist devices, LVAD)的应用,包括过渡到心脏移植、永久替代治疗或者治疗后撤除,直到心功能恢复[72,73]。并发症的发生可能是急性的或者是逐渐发生的。CT 除了可以术前提供重要的解剖信息之外,还可以用于评价植入设备的功能,以及早发现可能存在的并发症。通常该类患者都存在肾功能不全,含碘的造影剂导致

的肾毒性需要格外谨慎地考虑,外科医生和放射科医生要充分地讨论。有时在减少碘剂量的同时,扫描的图像质量也足够清晰。

心衰可植入设备

对于植入人工心脏的患者,ECG 门控的 CT 是可行且准确的,可以明确 LVAD 的功能情况以及判断是否需要进一步调整[74,75]。

对于 LVAD 的评价,CT 相对于超声心动图优势明显,由于超声的声窗有限,因此在图像获得的距离和范围上超声会有所

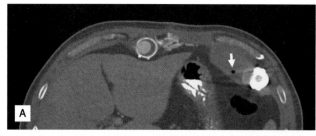

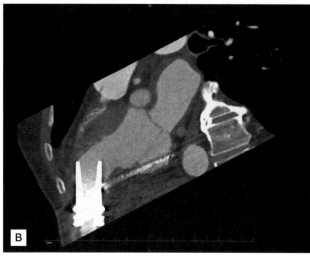

图 6-28　植入 VAD 后的心衰患者。A. 横断面图像显示在心室植入的部位，出现液体组织，其中出现小气泡（箭头）。B. 重组图像显示辅助设备植入的方向，与心室长轴方向成角，对心室前壁产生了冲击

限制[76]。常见的并发症，例如人工心脏内血栓形成，出血，导管或者动力传导系统堵塞，心包填塞以及感染等，CT 都可以发现并诊断；对于辅助设备的方向，可以通过多层面重组图像加以评价[77]（图 6-28）。

植入 LVAD 的患者诊断是否存在心包填塞，几乎都需要 CT 的影像来明确，通常表现还包括下腔静脉扩张，右心室受压以及造影剂返流回奇静脉[77]。植入设备周围出现液体或者气体提示感染发生，考虑到 MR 检查存在禁忌，CT 是明确真菌性假性动脉瘤的影像学检查的良好方法[78]。对于其他手段无法获得有效信息，CT 是指南推荐[79]的观察 LVAD 和自体心脏的有效影像学检查。

对于植入起搏器或者除颤装置的患者，ECG 门控的多层面重组图像，对于晚期电极移位（术后超过 1 个月）的诊断很有意义，联合心脏超声检查，可以评价是否可能出现心脏穿孔[80]。

心脏移植

心脏移植术后并发症的诊断，例如急性自体移植排异，CT 作为二线的影像学检查，超声和 MR 是一线影像手段[81]。移植心脏冠脉血管病变（coronary allograft vasculopathy, CAV）影响近一半的移植受体患者，是造成死亡的主要并发症。CTA 是可靠的影像学检查手段，作为常规冠脉介入造影或者血管内超声的补充。相比于作为标准的 ICA，由于 CT 具有极佳的阴性预测值，以及其无创性，可以减少对患者有创的操作[82,83]。CT 的短板在于无法评价冠状动脉远端小于 1.5mm 的血管情况，而

这通常是 CAV 的表现。心脏 CT 可以排除主要的冠脉节段出现严重的 CAV，可能需要支架植入的情况[84]。

其他

心包影像

临床上怀疑缩窄性心包炎患者，可以采用心脏 MR 或 CT 来明确诊断和测量心包增厚的程度。与 MR 相比，CT 能更好显示钙化病变及范围，以及心包渗出液体的位置和性质，是否有囊肿或者肿物。这对于判断慢性钙化和心包增厚，确定缩窄性心包炎的诊断很有价值（图 6-29）。对于这些病例，三维成像能够显示心包异常区域的位置和范围，是心包剥脱术前拟定手术方案的出色手段（图 6-30）。不仅如此，回顾性的 ECG 门控扫描，可以很好地评价室间隔或者心包的活动受限情况[85]。

原发的或者转移的心包肿物十分少见。CT 和 MRI 可以提供很多肿物的信息，包括位置、大小、钙化情况以及肿物的性质（是否有血供、栓子或者脂肪组织）。常见的影像学表现是有明显 CT 造影剂强化，或者 MRI 的 T2W 图像上的高信号。较为少见心包疾患为心包囊性肿物或者憩室，常常位于右侧心膈角的位置，CT 显示为完整环形、壁薄并含有液体的图像。

心脏肿物

心脏 MRI 横切面图像的空间分辨力高，对于心脏和心包肿物，是常用的检查方法。然而，如果已知肿物侵犯到纵隔、胸壁、肺或患者存在 MRI 检查的禁忌证，则应选用 CT 检查。利用其较高的空间分辨力，CT 同样对心外的胸腔结构有很高的空间分辨力，全面评价病变程度（图 6-31）。CT 同样适合于已经转移到心脏、肺部的恶性肿瘤患者，可以作为单独定期检查随访的方法，避免了需要采用传统的胸部 CT 和心脏 MRI 两种检查方法。CT 可用于含有脂肪组织的病变，因为病变具有特征的显像，表现为黑色，其密度比水还要低（图 6-32）。

心脏感染

感染性心内膜炎可能会侵袭自体或者移植的人工瓣膜。典型的临床表现可以提示诊断。然而，对于临床上怀疑感染的患者影像学可以确诊，影像学可以显示心脏瓣膜的赘生物，瓣周脓肿，逐渐进展的心力衰竭以及相关并发症。指南提及 ECG 门控的 CT 在感染性心内膜炎患者中的使用是合理的[86,87]，取决于临床的表现以及作为超声心动图（TTE 或者 TEE）的补充来评价可疑的瓣周或者心肌脓肿，假性动脉瘤或者人工瓣膜的感染（图 6-33）。术前明确冠状动脉的情况需要 CTA[87]，对于小于 1cm 的赘生物 CT 难以发现（阴性预测值 = 55.5%）。

在急性心内膜感染的复杂病例中，除了临床征象和超声心动图的检查，使用 CT 或者 MRI 获得额外的图像信息是可以考虑的。图像通常显示没有心包钙化增厚，脏层和壁层胸膜往往无强化改变。CT 提供的信息可以区别渗出液和漏出液（通常小于 10HU），或者血肿。

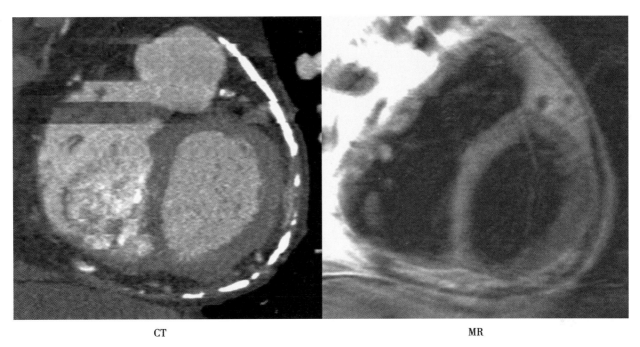

CT　　　　　　　　　　　　　　　　　　　MR

图 6-29　缩窄性心包炎的钙化表现,短轴多平面心脏 CT 重建图像显示左侧心包弥漫性增厚及钙化。如患者具有相应的临床症状,上述征象支持缩窄性心包炎的诊断。短轴双反向反转恢复快速自旋回波心脏 MR 图像,也同样显示心包增厚,但不能显示钙化病变

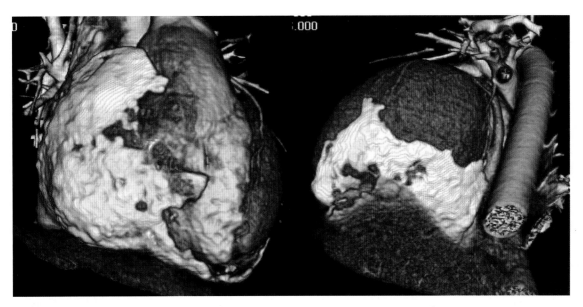

图 6-30　心包剥脱术前对慢性心包增厚、钙化的术前评估,心脏 CT 三维容积再现图像显示心包弥漫性钙化区域(白色区域),病变包括右心室流出道(RVOT)、右心室、右心房以及整个心脏的下壁,并延伸至下侧壁,心脏前壁以及前侧壁的心包正常

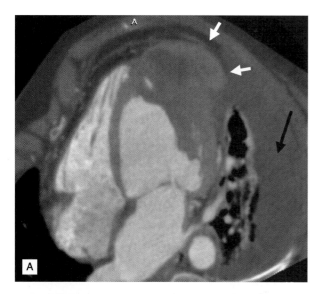

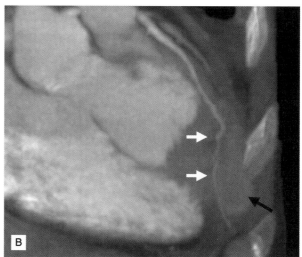

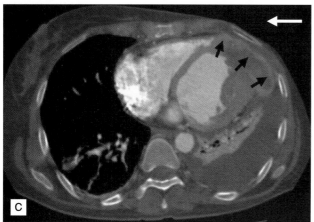

图 6-31 左心室未分化肉瘤,采用心脏 CT 检查评估心脏本身及心脏外的侵入情况。A. 四腔多层面重建图像显示位于侧壁的浸润性心肌肿物,起源于心室中部水平,侵及双侧乳头肌底部,远达左心室心尖部。心包与大片心外膜紧密粘连(白色箭头),胸壁未受侵犯。左侧胸腔有渗出(黑色箭头)。B. 斜位矢状面最大密度投影(层厚 12mm),显示前降支通畅(黑色箭头),但在左心室心尖部的一段被肿瘤包绕,长度为 2.5cm(白色箭头)。C. 为完整的短轴位图像,显示左心室肿块未侵及胸壁(黑色箭头),可以切除肿瘤,左侧胸腔渗出积液

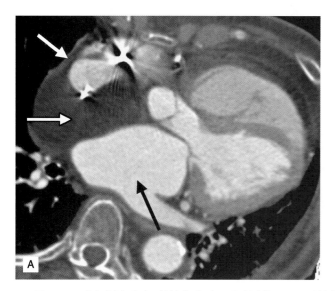

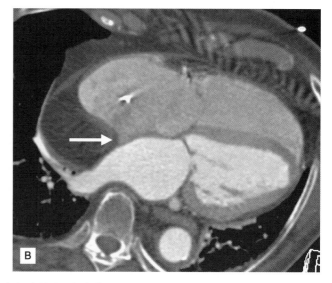

图 6-32 房间隔脂肪瘤,斜轴位多平面重建图像(A)显示低密度的肿块影(白色箭头),该肿块位于下腔静脉(白色箭头)与左心房之间(黑色箭头)足位图(B)显示具有卵圆窝特征性的残留影像(黑框白色箭头)。这种肿块没有包膜,因此具有很大的扩张性。考虑到患者有起搏器的电极,因此不能行 MRI 检查

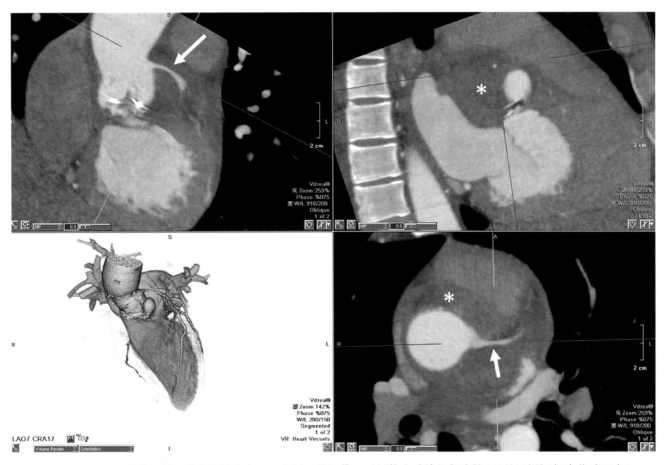

图 6-33　不明原因静脉注射用药发热的患者。四个层面的图像显示围绕主动脉根部液性（星号）脓肿（标本化验证实）。三幅正交图像显示（上两幅和右下），延伸变窄的左冠状动脉主干的图像（箭头所示）。左下图显示了 3D 重建图像，可以从各个角度观察以确定手术计划

心脏 CT 与 MRI 的比较

本章的内容已显示出 CT 和 MRI 各自的优势及局限性。两种方法均能够为外科医生提供术前、术后的有效信息。尽管针对具体临床情况来选择最佳检查方法涉及技术上的特点，目前已获得部分共识。心脏 CT 对二次心脏手术的价值无可替代，因为它可以提供高质量的自体冠状动脉以及移植血管桥的图像。由于三维容积再现 CT 图像具有很高的空间分辨力和图像质量，可以为再次 CABG 或小切口 CABG 术前拟定手术方案做参考。CT 对钙化组织的扫描要强于 MRI，因此 CT 能更好地显示冠状动脉、心肌、心包以及瓣膜的钙化病变。同样，当行 MRI 检查时，人工机械瓣会产生很多伪影，因此只能用 CT 来评价瓣膜功能。最后要提到的是，所有涉及主动脉的手术都需要进行术前 CT 评估。

MRI 的优势在于时间分辨力高、血流-心肌对比显影更好、具有多功能评估参数和心肌组织特异性评价能力。此外，MRI 的价值在于评价心肌功能、心肌收缩力、心肌灌注状态和心肌活力。因此 MRI 是测定双心室容积、心室功能和心肌质量的参考标准。单次 MRI 的脉冲可以准确描绘出陈旧性心肌梗死的区域、确诊心肌病变以及心脏肿瘤。利用平行成像技术可以提高 MRI 的扫描速度，获取非常高的时间分辨力（20～30ms），借

此评价人工瓣膜或者自体瓣膜的功能。此外，通过计算血管截面的血流参数，可以用来精确定量分析瓣膜的反流程度。

MRI 较 CT 的特征性优势之一就是对患者没有辐射。如第一节所提到的，ECG 门控下心脏 CT 的辐射比 CT 检查身体其他任何部位的辐射都要大，所以对年轻的患者，如果没有合并复杂的疾病，考虑到今后数年或数十年可能会需要多次随访检查，如有可能，应该首选 MRI。

CT 技术的巨大进步，为心脏外科患者提供了更好的心脏影像学资料。心脏 CT 的应用范围快速扩展，特别是针对二次心脏手术的术前评估，CT 具有举足轻重的价值。了解影像技术的原理有助于外科医生理解心脏 CT 检查的优势和局限，从而更好地与放射科医生交流，以此，为广大的心脏外科患者选择最优质的诊疗方法。

（解衍博　译　吕滨　审）

参考文献

1. Rybicki FJ, Otero HJ, Steigner ML, et al: Initial evaluation of coronary images from 320-detector row computed tomography. *Int J Cardiovasc Imaging* 2008; 24:535-546.
2. Steigner ML, Otero HJ, Cai T, et al: Narrowing the phase window width in prospectively ECG-gated single heart beat 320-detector row coronary CT angiography. *Int J Cardiovasc Imaging* 2009; 25:85-90.
3. Chen MY, Shanbhag SM, Arai AE: Submillisievert median radiation dose for coronary angiography with a second-generation 320-detector row CT scanner in 107 consecutive patients. *Radiology* 2013; 267:76-85.

4. Flohr TG, McCollough CH, Bruder H, et al: First performance evaluation of a dual-source CT (DSCT) system. *Eur Radiol* 2006; 16:256-268.

5. Achenbach S, Marwan M, Schepis T, et al: High-pitch spiral acquisition: a new scan mode for coronary CT angiography. *J Cardiovasc Comput Tomogr* 2009; 3:117-121.

6. Vavere AL, Simon GG, George RT, et al: Diagnostic performance of combined noninvasive coronary angiography and myocardial perfusion imaging using 320 row detector computed tomography: design and implementation of the CORE320 multicenter, multinational diagnostic study. *J Cardiovasc Comput Tomogr* 2011; 5:370-381.

7. George RT, Arbab-Zadeh A, Cerci RJ, et al: Diagnostic performance of combined noninvasive coronary angiography and myocardial perfusion imaging using 320-MDCT: the CT angiography and perfusion methods of the CORE320 multicenter multinational diagnostic study. *AJR Am J Roentgenol* 2011; 197:829-837.

8. Rochitte CE, George RT, Chen MY, et al: Computed tomography angiography and perfusion to assess coronary artery stenosis causing perfusion defects by single photon emission computed tomography: the CORE320 study. *Eur Heart J* 2014; 35:1120-1130.

9. Rybicki FJ, Mather RT, Kumamaru KK, et al: Comprehensive assessment of radiation dose estimates for the CORE320 study. *AJR Am J Roentgenol* 2015; 204:W27-W36.

10. Kishi S, Magalhaes TA, George RT, et al: Relationship of left ventricular mass to coronary atherosclerosis and myocardial ischaemia: the CORE320 multicenter study. *Eur Heart J Cardiovasc Imaging* 2015; 16:166-176.

11. Shu KM, MacKenzie JD, Smith JB, et al: Lowering the thyroid dose in screening examinations of the cervical spine. *Emerg Radiol* 2006; 12:133-136.

12. Hoffmann MH, Shi H, Schmitz BL, et al: Noninvasive coronary angiography with multislice computed tomography. *JAMA* 2005; 293:2471-2478.

13. Garcia MJ, Lessick J, Hoffmann MH: Accuracy of 16-row multidetector computed tomography for the assessment of coronary artery stenosis. *JAMA* 2006; 296:403-411.

14. Turkvatan A, Biyikoglu SF, Buyukbayraktar F, Olcer T, Cumhur T, Duru E: Clinical value of 16-slice multidetector computed tomography in symptomatic patients with suspected coronary artery disease. *Acta Radiol* 2008; 49:400-408.

15. Hausleiter J, Meyer T, Hadamitzky M, et al: Non-invasive coronary computed tomographic angiography for patients with suspected coronary artery disease: the Coronary Angiography by Computed Tomography with the Use of a Submillimeter resolution (CACTUS) trial. *Eur Heart J* 2007; 28:3034-3041.

16. Marano R, De Cobelli F, Floriani I, et al: Italian multicenter, prospective study to evaluate the negative predictive value of 16- and 64-slice MDCT imaging in patients scheduled for coronary angiography (NIMISCAD-Non Invasive Multicenter Italian Study for Coronary Artery Disease). *Eur Radiol* 2009; 19:1114-1123.

17. Shabestari AA, Abdi S, Akhlaghpoor S, et al: Diagnostic performance of 64-channel multislice computed tomography in assessment of significant coronary artery disease in symptomatic subjects. *Am J Cardiol* 2007; 99:1656-1661.

18. Cademartiri F, Maffei E, Notarangelo F, et al: 64-slice computed tomography coronary angiography: diagnostic accuracy in the real world. *Radiol Med* 2008; 113:163-180.

19. Budoff MJ, Dowe D, Jollis JG, et al: Diagnostic performance of 64-multidetector row coronary computed tomographic angiography for evaluation of coronary artery stenosis in individuals without known coronary artery disease: results from the prospective multicenter ACCURACY (Assessment by Coronary Computed Tomographic Angiography of Individuals Undergoing Invasive Coronary Angiography) trial. *J Am Coll Cardiol* 2008; 52:1724-1732.

20. Miller JM, Rochitte CE, Dewey M, et al: Diagnostic performance of coronary angiography by 64-row CT. *N Engl J Med*. 2008; 359:2324-2336.

21. Meijboom WB, Meijs MF, Schuijf JD, et al: Diagnostic accuracy of 64-slice computed tomography coronary angiography: a prospective, multicenter, multivendor study. *J Am Coll Cardiol* 2008; 52:2135-2144.

22. Bettencourt N, Rocha J, Carvalho M, et al: Multislice computed tomography in the exclusion of coronary artery disease in patients with presurgical valve disease. *Circ Cardiovasc Imaging* 2009; 2:306-313.

23. Gouya H, Varenne O, Trinquart L, et al: Coronary artery stenosis in high-risk patients: 64-section CT and coronary angiography—prospective study and analysis of discordance. *Radiology* 2009; 252:377-385.

24. Maffei E, Palumbo A, Martini C, Meijboom W, Tedeschi C, Spagnolo P, et al: Diagnostic accuracy of 64-slice computed tomography coronary angiography in a large population of patients without revascularisation: registry data and review of multicentre trials. *Radiol Med* 2010; 115:368-384.

25. Dewey M, Zimmermann E, Deissenrieder F, et al: Noninvasive coronary angiography by 320-row computed tomography with lower radiation exposure and maintained diagnostic accuracy: comparison of results with cardiac catheterization in a head-to-head pilot investigation. *Circulation* 2009; 120:867-875.

26. Montalescot G, Sechtem U, Achenbach S, et al: ESC guidelines on the management of stable coronary artery disease. *Eur Heart J* 2013; 34:2949-3003.

27. Greenland P, Alpert JS, Beller GA, et al: 2010 ACCF/AHA Guideline for assessment of cardiovascular risk in asymptomatic adults: A report of the American College of Cardiology Foundation/American Heart Association Task Force on practice guidelines developed in collaboration with the American Society of Echocardiography, American Society of Nuclear Cardiology, Society of Atherosclerosis Imaging and Prevention, Society for Cardiovascular Angiography and Interventions, Society of Cardiovascular Computed Tomography, and Society for Cardiovascular Magnetic Resonance. *J Am Coll Cardiol* 56:e50-e103.

28. Mark DB, Berman DS, Budoff MJ, et al: ACCF/ACR/AHA/NASCI/SAIP/SCAI/SCCT 2010. Expert consensus document on coronary computed tomographic angiography: a report of the American College of Cardiology Foundation Task Force on expert consensus documents. *J Am Coll Cardiol.* 2010; 55:2663-2699.

29. Perrone-Filardi P, Achenbach S, Möhlenkamp S, et al: Cardiac computed tomography and myocardial perfusion scintigraphy for risk stratification in asymptomatic individuals without known cardiovascular disease: a position statement of the Working Group on Nuclear Cardiology and Cardiac CT of the European Society of Cardiology. *Eur Heart J* 2011; 32:1986-1993.

30. Hoffmann U, Venkatesh V, White RD, et al: ACR Appropriateness Criteria* acute nonspecific chest pain—low probability of coronary artery disease. *J Am Coll Radiol* 9:745-750.

31. Earls JP, White RD, Woodard PK, et al: ACR Appropriateness Criteria* chronic chest pain—high probability of coronary artery disease. *J Am Coll Radiol* 8:679-686.

32. Woodard PK, White RD, Abbara S, et al: ACR Appropriateness Criteria* chronic chest pain—low to intermediate probability of coronary artery disease. *J Am Coll Radiol* 10:329-334.

33. Schlosser T, Konorza T, Hunold P, Kuhl H, Schmermund A, Barkhausen J: Noninvasive visualization of coronary artery bypass grafts using 16-detector row computed tomography. *J Am Coll Cardiol* 2004; 44:1224-1229.

34. Martuscelli E, Romagnoli A, D'Eliseo A, et al: Evaluation of venous and arterial conduit patency by 16-slice spiral computed tomography. *Circulation* 2004; 110:3234-3238.

35. Chiurlia E, Menozzi M, Ratti C, Romagnoli R and Modena MG: Follow-up of coronary artery bypass graft patency by multislice computed tomography. *Am J Cardiol* 2005; 95:1094-1097.

36. Gasparovic H, Rybicki FJ, Millstine J, et al: Three dimensional computed tomographic imaging in planning the surgical approach for redo cardiac surgery after coronary revascularization. *Eur J Cardiothorac Surg* 2005; 28:244-249.

37. de Graaf FR, Schuijf JD, van Velzen JE, et al: Diagnostic accuracy of 320-row multidetector computed tomography coronary angiography in the non-invasive evaluation of significant coronary artery disease. *Eur Radiol* 2011; 21:2285-2296.

38. Weustink AC, Nieman K, Pugliese F, et al: Diagnostic accuracy of computed tomography angiography in patients after bypass grafting: comparison with invasive coronary angiography. *JACC: Cardiovasc Imaging* 2009; 2:816-824.

39. Mushtaq S, Andreini D, Pontone G, et al: Prognostic value of coronary CTA in coronary bypass patients: a long-term follow-up study. *JACC: Cardiovasc Imaging* 2014; 7:580-589.

40. Mollet NR, Cademartiri F: Computed tomography assessment of coronary bypass grafts: ready to replace conventional angiography? *Int J Cardiovasc Imaging* 2005; 21:453-454.

41. Puskas JD, Williams WH, Mahoney EM, et al: Off-pump vs conventional coronary artery bypass grafting: early and 1-year graft patency, cost, and quality-of-life outcomes: a randomized trial. *JAMA* 2004; 291:1841-1849.

42. Khan NE, De Souza A, Mister R, et al: A randomized comparison of off-pump and on-pump multivessel coronary-artery bypass surgery. *N Engl J Med* 2004; 350:21-28.

43. Collins P, Webb CM, Chong CF, Moat NE: Radial artery versus saphenous vein patency randomized trial: five-year angiographic follow-up. *Circulation* 2008; 117:2859-2864.

44. Elami A, Laks H, Merin G: Technique for reoperative median sternotomy in the presence of a patent left internal mammary artery graft. *J Cardiovasc*

Surg 1994; 9:123-127.

45. Steimle CN, Bolling SF: Outcome of reoperative valve surgery via right thoracotomy. *Circulation* 1996; 94:II126-128.

46. Aviram G, Sharony R, Kramer A, et al: Modification of surgical planning based on cardiac multidetector computed tomography in reoperative heart surgery. *Ann Thorac Surg* 2005; 79:589-595.

47. Caimmi PP, Fossaceca R, Lanfranchi M, et al: Cardiac angio-CT scan for planning MIDCAB. *Heart Surg Forum* 2004; 7:E113-E116.

48. Herzog C, Dogan S, Diebold T, et al: Multi-detector row CT versus coronary angiography: preoperative evaluation before totally endoscopic coronary artery bypass grafting. *Radiology* 2003; 229:200-208.

49. Ruel M, Shariff MA, Lapierre H, et al: Results of the minimally invasive coronary artery bypass grafting angiographic patency study. *J Thorac Cardiovasc Surg* 2014; 147:203-209.

50. Pouleur AC, le Polain de Waroux JB, Pasquet A, Vanoverschelde JL, Gerber BL: Aortic valve area assessment: multidetector CT compared with cine MR imaging and transthoracic and transesophageal echocardiography. *Radiology* 2007; 244:745-754.

51. Svensson LG, Adams DH, Bonow RO, et al: Aortic Valve and Ascending Aorta Guidelines for Management and Quality Measures. *Ann Thorac Surg* 2013; 95:S1-S66.

52. Wake N, Kumamaru K, Prior R, Rybicki FJ, Steigner ML: Computed tomography angiography for transcatheter aortic valve replacement. *Radiol Technol* 2013; 84:326-340.

53. Dill KE, George E, Abbara S, et al: ACR appropriateness criteria imaging for transcatheter aortic valve replacement. *J Am Coll Radiol* 2013; 10:957-965.

54. Salgado RA, Budde RPJ, Leiner T, et al: Transcatheter aortic valve replacement: postoperative CT findings of Sapien and CoreValve transcatheter heart valves. *RadioGraphics* 2014; 34:1517-1536.

55. Goldstein SA, Evangelista A, Abbara S, et al: Multimodality imaging of diseases of the thoracic aorta in adults: from the American Society of Echocardiography and the European Association of cardiovascular imaging. *J Am Soc Echocardiogr* 28:119-182.

56. Kalva SP, Dill KE, Bandyk DF, et al: ACR Appropriateness Criteria® nontraumatic aortic disease. *J Thorac Imaging* 2014; 29:W85-W88.

57. Nishi H, Mitsuno M, Ryomoto M, Miyamoto Y: Comprehensive approach for clamping severely calcified ascending aorta using computed tomography. *Interactive Cardiovasc Thorac Surg* 2010; 10:18-20.

58. Nishi H, Mitsuno M, Tanaka H, Ryomoto M, Fukui S and Miyamoto Y: Who needs preoperative routine chest computed tomography for prevention of stroke in cardiac surgery? *Interactive Cardiovasc Thorac Surg* 2010; 11:30-33.

59. Buckley O, Rybicki FJ, Gerson DS, et al: Imaging features of intramural hematoma of the aorta. *Int J Cardiovasc Imaging* 26:65-76.

60. Erbel R, Aboyans V, Boileau C, et al: 2014 ESC Guidelines on the diagnosis and treatment of aortic diseases. *Eur Heart J* 2014; 35:2873-2926.

61. National Guideline Clearinghouse. Guideline summary: ACR appropriateness criteria-acute chest pain-suspected aortic dissection. 2014.

62. Demehri S, Rybicki F, Desjardins B, et al: ACR Appropriateness Criteria˚ blunt chest trauma—suspected aortic injury. *Emerg Radiol* 2012; 19:287-292.

63. Scaglione M, Pinto A, Pinto F, Romano L, Ragozzino A, Grassi R: Role of contrast-enhanced helical CT in the evaluation of acute thoracic aortic injuries after blunt chest trauma. *Eur Radiol* 2001; 11:2444-2448.

64. Mirvis SE, Shanmuganathan K, Miller BH, White CS, Turney SZ: Traumatic aortic injury: diagnosis with contrast-enhanced thoracic CT—five-year experience at a major trauma center. *Radiology* 1996; 200:413-422.

65. Mosquera V, Marini M, Muñiz J, et al: Traumatic aortic injury score (TRAINS): an easy and simple score for early detection of traumatic aortic injuries in major trauma patients with associated blunt chest trauma. *Intensive Care Med* 2012; 38:1487-1496.

66. Bettmann MA, White RD, Woodard PK: ACR Appropriateness Criteria˚ acute chest pain—suspected pulmonary embolism. *J Thorac Imaging* 2012; 27:W28-W31.

67. Konstantinides SV, Torbicki A, Agnelli G, et al: 2014 ESC Guidelines on the diagnosis and management of acute pulmonary embolism. *Eur Heart J* 2014; 35:3033-3073.

68. Hunsaker AR, Lu MT, Goldhaber SZ, Rybicki FJ: Imaging in acute pulmonary embolism with special clinical scenarios. *Circ Cardiovasc Imaging* 2010; 3:491-500.

69. Kumamaru KK, Hunsaker AR, Wake N, et al: The variability in prognostic values of right ventricular-to-left ventricular diameter ratios derived from different measurement methods on computed tomography pulmonary angiography: a patient outcome study. *J Thorac Imaging* 2012; 27:331-336.

70. Lu MT, Demehri S, Cai T, et al: Axial and reformatted four-chamber right ventricle-to-left ventricle diameter ratios on pulmonary CT angiography as predictors of death after acute pulmonary embolism. *AJR Am J Roentgenol* 2012; 198:1353-1360.

71. Kang DK, Thilo C, Schoepf UJ, et al: CT signs of right ventricular dysfunction: prognostic role in acute pulmonary embolism. *JACC: Cardiovasc Imag* 2011; 4:841-849.

72. Rose EA, Gelijns AC, Moskowitz AJ, et al: Long-term use of a left ventricular assist device for end-stage heart failure. *N Engl J Med* 2001; 345:1435-1443.

73. Birks EJ, Tansley PD, Hardy J, et al: Left ventricular assist device and drug therapy for the reversal of heart failure. *N Engl J Med* 2006; 355:1873-1884.

74. Acharya D, Singh S, Tallaj JA, et al: Use of gated cardiac computed tomography angiography in the assessment of left ventricular assist device dysfunction. *ASAIO J* 2011; 57:32-37.

75. Raman SV, Sahu A, Merchant AZ, Louis LBIV, Firstenberg MS, Sun B: Noninvasive assessment of left ventricular assist devices with cardiovascular computed tomography and impact on management. *J Heart Lung Transplant* 29:79-85.

76. Mak G, Truong Q: Cardiac CT: imaging of and through cardiac devices. *Curr Cardiovasc Imaging Rep* 2012; 5:328-336.

77. Carr CM, Jacob J, Park SJ, Karon BL, Williamson EE, Araoz PA: CT of left ventricular assist devices. *RadioGraphics* 2010; 30:429-444.

78. Hannan MM, Husain S, Mattner F, et al: Working formulation for the standardization of definitions of infections in patients using ventricular assist devices. *J Heart Lung Transplant* 2011;30:375-384.

79. Feldman D, Pamboukian SV, Teuteberg JJ, et al: The 2013 International Society for Heart and Lung Transplantation Guidelines for mechanical circulatory support: executive summary. *J Heart Lung Transplant* 32:157-187.

80. Pang BJ, Lui EH, Joshi SB, et al: Pacing and Implantable Cardioverter Defibrillator Lead Perforation as Assessed by Multiplanar Reformatted ECG-Gated Cardiac Computed Tomography and Clinical Correlates. *Pacing Clini Electrophysiol* 2014; 37:537-545.

81. Miller CA, Fildes JE, Ray SG, et al: Non-invasive approaches for the diagnosis of acute cardiac allograft rejection. *Heart* 2013; 99:445-453.

82. Wever-Pinzon O, Romero J, Kelesidis I, et al: Coronary computed tomography angiography for the detection of cardiac allograft vasculopathy: a meta-analysis of prospective trials. *J Am Coll Cardiol* 2014; 63:1992-2004.

83. Kobashigawa J: Coronary computed tomography angiography: is it time to replace the conventional coronary angiogram in heart transplant patients? *J Am Coll Cardiol* 2014; 63:2005-2006.

84. Pollack A, Nazif T, Mancini D, Weisz G: Detection and imaging of cardiac allograft vasculopathy. *JACC: Cardiovasc Imaging* 2013; 6:613-623.

85. Klein AL, Abbara S, Agler DA, et al: American Society of Echocardiography Clinical Recommendations for Multimodality Cardiovascular Imaging of Patients with Pericardial Disease. *J Am Soc Echocardiogr* 2013; 26:965-1012.e15.

86. Nishimura RA, Otto CM, Bonow RO, et al: 2014 AHA/ACC guideline for the management of patients with valvular heart disease. *J Thorac Cardiovasc Surg* 2014; 148:e1-e132.

87. National Guideline Clearinghouse. ACR Appropriateness Criteria-suspected infective endocarditis. 2014.

第 7 章　心脏外科的风险评估和质量改善

Victor A. Ferraris　●　Fred H. Edwards　●　Jeremiah T. Martin

通过风险评估来改善结果并不是新理念。通过规范评估患者接受的医疗服务以提高临床结果可以追溯到千年以前。虽然很难找到一个确切的起始点,但是许多锐意进取的医疗先驱仍逐步建立了现代质量评估和质量改进理念并彪柄史册。在外科学质量改进领域,至少有六位先辈能称得上开拓者(表 7-1)。从中世纪的外科医生,如 Albucasis 和 Trotula,通过观察性研究进行临床实践的改进,到 20 世纪的 Archie Cochrane 坚持循证医学研究和随机对照试验(Randomized Controlled Trials,RCT),许多像他们一样的先辈们,都充分利用他们那个时代的工具成为临床质量改进的探路人。表 7-1 中所罗列的六位学者都在区分医疗结果差异以及对实施医疗过程改进方面产生了无可替代的影响,以至于今天的患者仍从中获益。这六位学者有着类似的生活经历,都因说出了显而易见的真相而遭受过同事或公众的打压,好在他们身处逆境却没有低头。读史鉴今,这六位先驱者的故事让我们知道,即使在今天,大众对于许多直观观察结果的抵触仍然是外科开拓者所需要克服的持续性障碍。

表 7-1　近千年来外科医疗质量发展历程

医护人员(外科医生、助产士或护士)	年代	贡献
Albucasis(Andalusia,今西班牙,译者注)	大约公元 900 年	● 中世纪被引用最多的外科著述者[121] ● 对医学最大的贡献是编撰《医学手册》(Kitab al-Tasrif),是一部 30 卷临床医学百科全书 ● 在医学从"哲学"转变为一门实践学科过程中起了重要作用,饱受来自热衷于无创干预的同道们的打压 ● 倡导观察性研究、正规训练和手术技术,而应该被尊为"现代外科之父" ● 首次描述——宫外孕;血友病的遗传性因素;大肠手术;应用外科手术器械做乳腺手术;尿路检查;镶牙;结石取出(肾脏、膀胱和胆囊);药物学方面的贡献包括用升华和蒸馏的方法制药
Trotula(Salerno,今意大利,译者注)	大约公元 1200 年	● 对女性怀孕、月经、剖宫产和分娩做出建议,是 Salerno 医科学校的女性职工 ● 所著的教材影响了临床 300~400 年之久[122] ● 她关于怀孕方面的激进理念震惊了医学界和大众。基于观察性研究,Trotula 相信不孕不育不仅是女性的原因,男性的生理和解剖缺陷也会导致 ● 定义了伤口感染引流中的"黄稠脓"的概念
Angelique du Coudray(法国)	18 世纪中叶	● 作为一位执业助产士,du Coudray 夫人并不符合当时对助产士的多数标准;她本人未婚未孕。她相信助产士应该有组织并且接受良好的训练[123] ● 1759 年,du Coudray 夫人发表了她的助产士手册《分娩艺术简介》(Abrege de L' art des Accouchements)第一版,从而取代了 Trotula 的教科书 ● 培训了 4 万多名法国助产士,大大改善了新生儿的死亡率。到 1780 年,法国三分之二的助产士都是 du Coudray 夫人的学生 ● 设计出了分娩机器/模型用于阴道分娩的模拟训练[124]

| 表 7-1　近千年来外科医疗质量发展历程（续） | | |

医护人员（外科医生、助产士或护士）	年代	贡献
John Hunter（英格兰）	18 世纪后叶	• 当时的第一位解剖学家和外科医生,坚信疾病是由于解剖异常所致,而非许多关于疾病的抽象解释,如"情绪"或"精神"[125] • 公开批评当时常见病(如淋病)的治疗方法。设计过用面包做成的药片来证实淋病在许多情况下其实可以自愈,这是有据可考的第一个空白对照试验 • Hunter 对解剖学的贡献至今仍有影响(如 Hunter 通道) • 他的朋友包括大名鼎鼎的 Benjamin Franklin、Edward Jenner、Lord Byron、Casanova 和 Adam Smith,同样,对立者名单也颇有知名度
Florence Nightingale（英格兰）	19 世纪前叶	• 克里米亚的随军护士。将护理提升为受尊敬的专业。她的名言是"医院的第一原则是不伤害患者,这是一种听上去奇怪的论调"[126] • 因为观察到伦敦医院住院患者的死亡率反而高于乡下医院或在家治疗而惹来麻烦 • 通过研究医院死亡的流行病学,提出一系列质量改进方案,包括改善卫生条件、减少拥挤度及远离拥挤城市的位置兴建医院等 • 注意到许多城市医院的患者要比其他患者病情严重,死亡风险更高。——风险评估的起源
Ernest Amory Codman（美国）	20 世纪初	• Harvey Cushing 的同学——他们共同发起术中记录以记录并发症 • 热衷于结局分析——宣称最糟糕的临床结果是"外科医生的过失"。秉承"最终结果理念" • 被麻省总医院开除后创建了自己的医院,之后因为一直坚持不良结果是外科医生所致的观点而被边缘化 • 合作创建了美国外科医师学院,是联合委员会、ACS 肿瘤注册登记系统和国家创伤数据库的先驱者[127]
Archie Cochrane（英格兰）	20 世纪中叶	• 志愿加入西班牙内战国际纵队,因为热衷国家卫生服务被称为"托尔斯泰式人物"或"社会主义者" • 皇家医疗部队上校,1941 年在克里特岛被俘 • 在不同的德国战俘营担任军医。探索结核病的最佳治疗从而热衷随机对照研究 • 是随机对照研究的积极倡导者,基于随机对照研究的结果支持循证医学治疗 • 1960—1974:任威尔士 Cardiff 医学研究委员会流行病分会主任 • 发表《有效性和效率——对卫生服务的随机思考》一文总结了循证医学的合理性 • 推动 Cochrane 协作组的创立,至今仍是许多 RCT 和系统回顾研究的数据来源

数据来源于《质量绩效评估》,由胸外科医师学会发表(Quality Performance Measures. The Society of Thoracic Surgeons)。

心脏手术评估

成功手术的标准

质量指标-结果,结构和过程

在 20 世纪 60 年代早期,Donabedian 建议将医疗质量定义为:在兼顾患者疾病严重程度、合并症和所接受的医疗服务后,患者状况的改善程度[1]。他还进一步提出,医疗质量最好从以下三个方面进行评价:结构、过程和结果。但直到近年,Donabedian 提出的医疗质量评价框架体系才被接受和应用。2000 年,美国医学研究所(Institute of Medicine,IOM)发布的一项报告强烈抨击了美国的医疗体系,称在美国每年死于医疗差错的人数达 50 000~90 000 人[2]。这项报告引发了对医疗质量的全面关注。在心脏外科的历史上,大部分情况下手术质量只采用一个结果评价指标,那就是手术死亡率。该报告的出现打破了这一局面，Donabedian 的框架体系始应用于评估医疗质量。除手术死亡率外，医疗质量的评价维度变得更加宽泛，纳入了更多质量评价指标，如手术并发症、医疗过程指标和医疗结构指标。卫生组织联合认证委员会（Joint Commission on Accreditation of Healthcare Organization，JCAHO，现官方称"联合委员会"）给出了以下重要的质量评价指标的定义：

- **质量指标（performance measure）**：可以提供用来评价一个机构或外科医生的特定过程与结局的可量化单位。
- **结局指标（outcome measure）**：用来评价某过程结果的指标。如手术死亡率、术后纵隔感染发生率、肾功能衰竭和心肌梗死等。
- **过程指标（process measure）**：专门评价导致某特定结果过程的指标。该定义的内在含义是基于该医疗过程利于达成某预期结果。比如使用乳内动脉桥进行冠状动脉旁路移植术（coronary artery bypass graft，CABG）的比例或旁路移植术后服后抗血小板药物的比例。
- **结构指标（structural measure）**：评价医护人员、设备、设施的数量、类别和分配是否可以提供最优医疗服务。如纳入国家注册数据库、重症监护病房（intensive care unit，ICU）设施和手术量。

　　Birkmeyer 及其同事总结了三类评价指标的优缺点[3]。实际上，结构指标可以很容易用廉价手段从行政数据获得，具有独特优势。另一方面，许多结构性指标却又很难改变，特别在小型医院，增加手术例数或增加投入改造 ICU 以提高结构指标的可行性很小。另外改变结构指标可能还会存在负面影响（如过度手术、浪费资金去增加不必要的床位）。过程指标与医疗质量方面的联系通常产生于可操作层面，但缺点主要在于它们与结局的关联性比较弱。虽然结局指标是患者预后的重要终点，但如果样本量不足或风险调整不恰当，会限制其评估的准确性。

　　诸多国家机构正致力于质量评价体系的开发和评估。其中最为熟知的是美国国家质量论坛（the National Quality Forum，NQF），它是一个公私合作机构，对评价体系进行详尽的、证据充分的考察，以决定其与医患双方的关联。NQF 要考虑评价指标是否可以精确评估，干预措施是否能通过指标改善质量。经过严格检验后，NQF 认证的指标才具有国家层面的认可度（表7-2）。

患者满意度——患者反馈的结果

　　心脏手术后的观察终点，如患者满意度和健康相关的生活质量问题，虽然一直没有很好地研究，但在质量评价中其实非常重要。达到甚至超过患者的预期是医疗的一个主要目标。虽然大家都了解到手术安全的重要性，但是必须记住的是如果患者获益较少，即使再安全的手术也应尽量避免。对患者所反馈的结果的日趋重视也反映了在人口老龄化的同时慢性病患病率不断增长的趋势。治疗的目标常常是缓解症状和提高生活质量，而并不仅局限于治愈疾病或延长生命，这在老年患者是否选择心脏手术时非常关键。近年的研究发现，CABG手术可以在术后 10~15 年提高多数患者健康相关的生活质量[5]，甚至大于 80 岁的老龄患者也可获益[4]。由于发达国家人口的日渐老龄化，基于患者认可的质量评价是未来的研究方向。

表 7-2　2014 年 NQF 认证的心脏外科国家标准*

NQF 认证的成人心脏外科指标

复合指标

1. 胸外科医师学会的 CABG 复合评分，包含 6 个结局指标和 5 个过程指标。

结局指标

2. 风险调整后的深部胸骨切口感染率。
3. 风险调整后的主动脉瓣置换手术死亡率。
4. 风险调整后的主动脉瓣置换+CABG 手术死亡率。
5. 风险调整后的 CABG 手术死亡率。
6. 风险调整后的二尖瓣成形手术死亡率。
7. 风险调整后的二尖瓣成形+CABG 手术死亡率。
8. 风险调整后的二尖瓣置换手术死亡率。
9. 风险调整后的二尖瓣成形+CABG 手术死亡率。
10. 风险调整后的术后肾功能衰竭。
11. 风险调整后的延长气管插管。
12. 风险调整后的脑卒中/脑血管意外发生率。
13. 风险调整后的再次开胸探查。

过程指标

14. 出院时降脂药物。
15. 出院时抗血小板药物。
16. 出院时 β 受体阻滞药物。
17. 心脏外科预防性抗生素使用时长。
18. 术前 β 受体阻滞药物。
19. 心脏外科预防性抗生素使用类别。
20. CABG 中乳内动脉的应用。

结构指标

21. 参加心脏外科的注册登记数据库。

* http://www.sts.org/quality-research-patient-safety/quality/quality-performance-measures

　　调整患者风险的统计模型对于计算手术结局的可能性至关重要。传统上，风险模型能预测死亡或中风、感染、肾功能衰竭等术后并发症的可能性。这些传统模型对于评估手术风险显然很重要，但是手术安全性只是决定是否开展手术决策过程的一部分，同时还必须考虑患者的获益。仅仅因为一个人可以安全地进行手术并不意味着就应该这样做——如果它只能给患者带来有限的益处，则说明患者受到了不恰当的治疗。

　　除了手术死亡率和并发症发生率以外，还可以用适当的指标来代表患者的获益。可以从各种公开的评分方案中客观地确定患者反馈的结果。这些评分可以作为患者获益的客观指标。反过来，评分可以用来开发预测患者反馈结果分数概率的统计模型，其方式与传统模型预测手术并发症的概率非常相似。这些模型的结果应作为预测患者获益的有意义的指标。临床注册机构现在正在收集数据，以便可以客观地估计患者的风险和获益。统计风险模型应很快可用，不仅可以预测手术死亡率和主要的非致命并发症，还可以预测患者获益的可能性。

过程、结构和结局的复合指标

　　目前评估手术质量的最佳方法尚不确定。大多数心脏手术的手术死亡率较低，质量评估需要较大病例数才能区分不同医院和医生之间的差异。因此，其他指标也用来进行质量评估。人们越来越关注使用复合指标来评估医生和医院的质量。复合指标将多个质量指标合并为一个评分，可以以不同的组合纳入结局，结构和过程指标。有证据表明，与单独的单个结局指标相比，包含多个结局、结构和过程指标的复合变量能够比单一指标更好地反映医疗质量[6]。质量评估的复合指标比如ICU 治疗变量与结局指标相结合的指数[7]，以及将治疗过程变量、结局变量和结构变量相结合的指数[8,9]。

某些结局变量可以反映医疗质量的多个方面。例如"抢救失败"，通常是指发生术后并发症的这一部分患者的死亡率。研究表明，抢救失败率取决于结构性指标（例如，先进的 ICU 水平和住院医师培训）、治疗过程以及传统的并发症结局指标[10,11]。通常认为传统的结局指标，如手术死亡率往往取决于患者本身的风险因素，而抢救失败率则可以反映连续治疗过程中的不同方面，尤其是在 ICU 内。有些人认为抢救失败率应该归于针对护理和 ICU 人员配备的结构性指标。然而抢救失败有多种原因，可以将此变量视为一个复合指标。目前正在开展的一些研究正是旨在验证和区分这一指标进行质量评价的能力。

开发复合指标的统计方法较为复杂。复合指标非常依赖于合理统计方法将各变量进行组合[8]。尽管复合指标的确立很复杂，但质量控制不可避免地会越来越依赖复合指标，应进一步改进这类指标的可靠性和预测准确性。

质量评价的工具

结局数据的基本统计学处理

归纳、相关和回归

心脏手术结果的分析具有目的的驱动性，应根据数据收集的目的选用合适的统计方法。在心脏手术结局分析中，有三种广泛应用的统计学方法。最基础的统计学方法是对一组患者的信息进行归结总结，但这种结果报告只能用于少数罕见病例或样本量有限的数据。对有限人群进行结果的简单估算可能会产生误导。许多统计学指标都能够体现有限样本量进行简单估算的不准确性，这些统计术语包括样本、均值、标准差、四分位数范围、置信区间和标准误。

更常见的是，统计用于关联或比较两个或多个组的属性。组之间的比较需要在已知参考分布（例如卡方和 t 分布）与数据样本分布之间进行比较。这两个分布之间的差异用于计算样本与参考分布之间确实存在差异的概率。此概率具有不同的名称，包括 p 值或 alpha（α）级别。比较两个数值变量最常用的检验是 Student's t 检验。t 检验利用了样本 t 分布的对称性，并将根据两组 t 分布的每一个计算的 t 统计量与临界值进行比较。精明的读者很快意识到，t 检验的统计公式需要计算机的支持才能完成计算。实际上，很少有统计测试不依赖密集的计算机计算。依靠计算机来计算 p 值并进行一般的统计检验，可能会造成简单和复杂统计方法的误用或不正确使用[12]。即使最简单的统计也经常被滥用，并且多年来都存在这一现象[13-15]。阅读文献的外科医生或进行统计分析的人应当了解用于比较两个或更多组的各种统计检验的原理和应用[12]。

同时基于多个特征比较两组之间的结果需要进行多变量分析。多元回归分析提供了一种对预测因变量（也称为结果）的多个自变量（也称为风险因素）进行核算的方法。多元回归的结果称为"模型"，这有点违反直觉。回归模型允许将回归系数分配给每个预测变量，该系数大致对应于变量对结果预测的贡献。同理，计算机软件进行数据运算，研究人员进行数据结果的解读。

结局模型

有许多回归模型可用于分析心脏手术数据，也许最常用的是 logistic 回归。Logistic 回归模型是分析预测二分类结果（例如，死亡、肾衰竭和纵隔炎）自变量的一种方法。

回归模型能够提供风险调整后的结果评估，通常用于不同医疗团队的质量评价。例如，logistic 回归模型基于多个独立的预测变量提供结果的总体概率（值在 0 到 1 之间）。这些概率称为风险调整概率，可以定义为预测人口学结果或预期结果。群体的个体成员会产生一个观察结果，观察结果（observed outcome）与预测结果（predicted outcome）的比率称为 O/E 比，是反映各个单位医疗质量的指标。有多种方法可以评估回归模型的准确性，尤其是 logistic 回归。Hosmer 和合著者提供了回归模型评估的翔实描述[16]。对于个体医生而言，O/E 比率可以粗略估算其风险调整后的质量，但是仅靠这一指标并不能严格确定临床能力或质量。累积总和（cumulative sum，CUSUM）分析可计算医生随时间变化的 O/E 比并获得质量结构图，从而避免了单一的点估计。

远期时间相关性事件

心脏外科医生经常担心手术后发生的不良事件，因此有专门的统计方法用于评价手术后患者的远期状况。

估计时间相关获益最常用的方法是 Kaplan-Meier 分析，该方法可以估计队列中的所有患者发生远期事件之前的生存（或其他时间相关性事件）概率。该方法假设在分析时还活着的患者与已经死亡的患者未来死亡的风险相同。Kaplan-Meier 模型可以绘出生存曲线，并可以比较不同干预措施（例如两种不同类型瓣膜）的生存率。比较 Kaplan-Meier 生存曲线最常用的检验是 log-rank 检验。

在任何时间点，患者都有发生终点事件的风险。达到观察终点的这种风险称为 Hazard。如果选择死亡为终点，那么 Hazard 就是在任意时间点死亡的风险。累积风险功能是从生存曲线获得的 Kaplan-Meier 估计生存的负对数。

外科医生通常对可以预测长期生存的多重因素感兴趣。这些因素通常是患者人群的临床风险因素或所接受的干预性治疗。Cox 回归模型使用 Hazard 函数进行生存预测因子的多变量分析。使用 Cox 模型可以计算出风险比（hazard ratio，HR），该比率根据临床因素进行调整，对两种不同干预措施在给定时间内的生存进行比较。例如，为了比较 CABG 手术与经皮冠状动脉介入治疗（percutaneous coronary intervention，PCI）在术后特定时间的生存，就可以用 HR 来进行对比。HR 提供了在给定时间点人群在接受 CABG 或 PCI 术后发生死亡的风险调整相对风险。该方法假定 hazard 函数随时间是恒定的，因此出现了专有名称——Cox 比例风险回归。如果生存曲线在某个时间点相交，比例风险假设不满足，就应该使用其他衡量标准，例如风险比率（risk ratio，RR）。

风险校正和合并症

合并症的评估

评估心脏手术成功与否的关键是能够权衡患者病情的轻重。心脏病患者的合并症很常见。将患者的危险因素合并为一个反映整体合并症的变量有不同的方法(表 7-3)。表 7-3 中的合并症指数表示针对特定术前因素相关的增量风险进行了调整,这些因素被称为危险因素、风险预测因素、合并症或协变量。表 7-3 中列出的合并症系统一直在不断发展,尽管这些指数都不是从心脏手术患者的样本中总结得出的,但这些指数的使用已普遍扩展到心脏外科手术患者。

表 7-3 比较了 13 个常用的合并症指标。Charlson 指数、CIRS、ICED 和 Kaplan 指数在特定的患者群体中是有效并且可信的,但是对心脏手术患者并不适用[17]。表中其他指标尚未经过充分的验证,因此实用性比这四个要弱。由于合并症指数存在许多局限性,因此在心脏手术效果或药物治疗有效性研究中并未得到广泛应用。

心脏手术的风险调整系统

合并症指数和危险因素常用作风险调整回归模型的变量。多数风险调整模型存在几个共同点:首先,模型中的危险因素和合并症都与特定的终点有关。其次,如果目的是进行质量控制,危险因素只包括患者术前特征(而不是医院、医师或者地域特征)[18]。再次,要必须保证有足够的患者暴露于危险因素,

同时有足够的患者出现不良终点。最后,还要限定所关注终点的观察时间窗(如院内或 30 天死亡率)。表 7-4 中罗列了采用结局指标进行质量控制的风险校正模型(如死亡风险或其他的不良临床终点),表中有两个评价系统(Pennsylvania 心脏外科上报系统和加拿大安大略成人心脏网络系统)是共同基于临床终点和医疗资源消耗(住院时间和费用)[19,20]。表中只有 APACHE Ⅲ 系统是根据诊断来计算风险评分的,其他的都是诊断特异性系统,只有患者存在特定诊断时才用来计算风险评分[21]。

在表 7-4 中,当每一种风险分层系统利用参考人群建立以后,要用适当的方法进行验证。由于存在许多未知或无法评估的个体差异和手术差异,因此想进行完全精确的术前评估并不现实。之所以风险调整的方法不能完全评估个体的临床结果,其重要原因是用来计算风险模型的数据是回顾性的、观察性的数据,往往存在内在的选择偏倚(比如,患者接受某种治疗后达到特定的效果其实是因为临床医生给特定的患者选择某种治疗)。在观察性的数据中,患者接受哪种治疗并不是随机的,而且,来自临床医生的偏好并不一定有临床证据指导。于是也就产生了一些去尝试解决观察性数据局限性的办法,包括倾向性评分(propensity score)和"bootstrap"变量选择[22,23]。观察性数据比较容易获得,与随机对照研究相比也更加能代表"真实世界"的治疗。Iezzoni 的著作对风险调整作了精彩的回顾,在此也推荐给感兴趣的读者[24]。

表 7-3 常用合并症指数的特点与研究人群

合并症指数	指数中的变量	计算指数的加权	最终指数评分	指数来源人群
Charlson Index	19 个合并症	根据 logistic 回归死亡率推导的每种合并症状态的相对风险	加权	癌症患者、心脏病、肺炎、择期非心脏手术、截肢者
CIRS	13 个身体系统	对每个身体系统进行 0~4 评分	加权	高龄患者、许多被送进专门机构进行监护
ICED	14 个疾病分类和 10 个功能分类	对疾病分类进行 1~5 评分;对功能分类进行 1~3 评分	将疾病评分和功能评分进行再评分得到 1~4 之间的值	髋关节置换和家庭护理患者
Kaplan 指数	两个分类(血管病或非血管病)	每种分类 0~3	最危重的状态。两个 2 级可以评为 3 级	糖尿病和乳癌
BOD 指数	59 个疾病	每种疾病 0~4	加权	长期家庭护理
Cornoni-Huntley 指数	3 个分类	1:无共患病 2:听觉或视力受损 3:心脏病、中风或糖尿病 4:包括 2 和 3	1~4 级	年龄大于 75 岁的高血压人群
疾病数	ICD-9 中疾病数	疾病的数量	最大评分基于疾病数量	乳癌、心梗、HIV、哮喘、阑尾炎、腰痛、肺炎、糖尿病、腹部疝
Shwartz 指数	21 种合并症	来自预测医疗费用的模型相对风险	每种合并症相对风险的和	中风、肺病、心脏病、前列腺癌、髋关节骨折和腰痛

Adapted with permission from de Groot V, Beckerman H, Lankhorst GJ, Bouter LM: How to measure comorbidity. A critical review of available methods, J Clin Epidemiol 2003 Mar;56(3):221-229.

表 7-4　心脏外科手术患者的风险调整模型示例

评分系统	数据来源	分类方法	终点指标
APACHE Ⅲ	17 项生理指标及其他临床信息	入 ICU 24 小时内从 0 到 299 的整数评分	院内死亡
Pennsylvania	入院时收集的临床资料	根据 logistic 回归和 MediQual's Atlas 入院严重性评分计算的住院死亡率概率(0-1)	院内死亡和手术费用
New York	出院记录中的选择性临床指标	根据 logistic 回归计算的住院死亡率概率(0-1)	院内死亡
Society for Thoracic Surgeon	出院记录中的选择性临床指标	最初应用 Bayesian 算法进行风险区间划分(百分死亡率区间),最近改为 logistic 和分层回归的方法	院内死亡和并发症
EuroSCORE	出院记录中的选择性临床指标	根据有无重要危险因素计算的加成 logistic 回归来评分	院内死亡和术后 30 天内死亡
Veterans Administration	术后 30 天的选择性临床指标	应用 logistic 回归进行风险区间划分(百分死亡率区间)	院内死亡和并发症
Canadian	入心脏外科时的选择性临床指标	根据 6 个关键危险因素用 logistic 回归 OR 值进行评分(0~16)	院内死亡,ICU 时间和术后住院时间
Northern New England	出院记录中的选择性临床指标与合并症指数	根据 7 个临床变量和 1 个合并症指数用 logistic 回归系统进行手术死亡概率评分	院内死亡

评分系统:Pennsylvania=Pennsylvania Cost Containment Committee for Cardiac Surgery;New York=New York State Department of Health Cardiac Surgery Reporting System;Society for Thoracic Surgeons=Society of Thoracic Surgeons Adult Cardiac Surgery Risk Model;Veterans Administration=Veterans Administration Cardiac Surgery Risk Assessment Program;Canadian=Ontario Ministry of Health Provincial Adult Cardiac Care Network;Northern New England=Northern New England Cardiovascular Disease Study Group.

过去的十年间,胸外科医师学会(Society of Thoracic Surgeons,STS)发表了一系列最为详尽的心脏外科风险模型。针对三大类心外科主要的手术(单纯 CABG、单纯瓣膜手术和旁路移植加瓣膜病)创建了 27 个风险模型,涵盖了 9 个观察终点[25-27]。这些风险模型提供了评估心脏手术风险调整结果的框架,最终也可能来评估医疗机构或医生的质量,NQF 也已经认证了多个 STS 风险调整模型用于心脏外科质量控制(见表 7-2)。

理想情况下,经过风险调整后临床结果的差异应该来源于医疗质量,但在理解基于风险调整模型的医生差异时需特别谨慎。有一项死亡率的模拟研究,假定风险调整完全是无可挑剔的,并且完全知晓医疗单位的实际表现[28]。研究者采用了蒙特卡罗模拟在内的一系列模拟模型,发现在所有的合理假设下,预测医疗质量不佳的敏感度低于 20%,检测出高位异常值的预测误差大于 50%。许多介于高位异常值与非异常值之间的观测死亡率差异来自随机变异。Park 和同事们发现,用经典风险调整方法界定为高位异常值的医疗单位的医疗质量其实并不比其他单位差,这一偏差主要是随机变异造成的[29]。

风险调整模型的效能

许多心脏外科手术风险模型是用来评价手术疗效的。一个风险模型及其所包含的危险因素在用于评估医疗质量之前,必须先进行精度检验。对于冠脉重建手术,许多患者变量被用作危险因素预测手术死亡率,如血清尿素氮(BUN)、恶病质、氧供、HIV、病例数、体外循环时低血细胞比容、冠脉直径、参与手术的住院医师。表面上看来,这些变量似乎是有效的危险因素,但实际许多变量并不是。所有的备选变量都要进行严格的筛选。验证风险模型的预测效能要通过回归诊断[如受试者操作曲线(receiver operating characteristics,ROC)和交互验证研究],表 7-4 的模型在结果预测方面表现良好,但是并不完美。从统计学的角度来看,模型中所包含的危险因素并不能解释所有手术结果的变异性。因此,在模型中引入新的假设变量有可能提高模型的有效性和准确性,但之后必须对新的模型和所引入的新变量用交互验证及其他回归诊断方法进行进一步的验证。但是,目前尚不明确包含更多的危险因素是否能够显著改善回归模型的质量和预测能力,简约(parsimonious)模型和包含许多变量的稳健(robust)模型之间仍然存在诸多争议。例如,表 7-4 中描述的 STS 风险分层模型包含许多预测变量,而多伦多风险调整模型仅包含五个预测变量。然而,这两个模型的回归诊断相似,表明这两个模型具有相同的精度和预测能力,可用于发掘结局指标。研究表明,风险模型的预测能力很大程度上由少数危险因素所决定[30,31]。其他研究表明,当前风险模型准确性的局限性在于无法了解和囊括所有与风险有关的重要因素[32]。此外,风险模型对于预测具有特定危险因素患者群体的平均结局很有价值,但对于预测特定个体患者的结局却不一定准确。将来还需要开展的工作包括,解释各种风险模型中所保留的危险因素之间的差异,又要确定哪种模型最适合用于质量改善和质量评估研究。

结局比较的研究设计

随机对照试验

第二次世界大战后,用于治疗先前无法治愈的急性和慢性疾病的治疗方法(尤其是药物)迅速发展。随着新药物治疗的出现,随机对照试验被应用来确定各种药物治疗方案的疗效。苏格兰肺病专家 Archie Cochrane 首先证明了 RCT 是确定最佳治疗方案的最可靠方法(图 7-1),而且他认为 RCT 是确定对结果有因果关系的干预措施的最佳方法。在他的努力下建立了 Cochrane 协作组织,这是一个循证医学(evidence-based medicine,EBM)的资料库。可以说,他是当之无愧的循证医学之父。在很大程度上,正是因为他,RCT 成为了治疗选择决策的"圣杯"。RCT 为决定心脏病的外科治疗选择提供了最佳证据,同时也提供了确定因果关系的最佳方法。今天,人们感受到 Cochrane 一直坚持广泛传播已发布的高质量证据所带来的影响,这影响与几十年前相比尤为明显,这些证据包括 RCT、RCT 的摘要以及包括荟萃分析和系统回顾(统称为 EBM 出版物)的观察性研究。2014 年,一项 PubMed 的研究共搜索出 27 篇与心脏手术和相关疾病有关的各种治疗选择的循证医学文献。

因果推理的非随机比较

并非所有心脏手术的问题都能从 RCT 研究中找到答案。由于诸多原因,大多数已发表的心脏外科研究是观察性研究,而不是 RCT。几乎所有观察性研究都可能存在选择偏倚。患者出于非随机原因接受治疗。观察性研究的非随机性质要求采用统计方法来描述那些会影响结局(通常是手术死亡率和/或并发症发生率)的变量(通常是术前变量)。在 1970 年代 Cochrane 协作组织成立后不久,文献认为与 RCT 研究相比,观察性研究对结局研究时可能更加会偏重于采用新疗法。[33] 将近 20 年后,对非随机比较的价值又进行了重新评估,发现使用精心挑选的对照(队列研究或病例对照设计)优秀的观察性研究,并不会高估治疗获益[34]。

解决观察研究中的偏倚问题有多种方法。也许应用最广泛的手段包括使用各种统计学方法对治疗组和对照组进行仔

细匹配,最流行的方法是倾向性评分匹配(propensity score matching)[35]。倾向性评分是在给定总体变量的情况下,以尽可能可靠的方式计算出来的。通常,将所有术前独立变量强制纳入回归方程的逻辑回归用于计算两组的比较倾向得分。[36] 根据对照组和实验组的倾向性评分(即基于 logistic 回归发生终点事件的概率)来匹配对照组和实验组,从而在总体样本中得到一个"假随机"组。在大多数情况下,使用经过仔细匹配的组进行比较可得到近似随机对照试验所得的结论。[34]

研究设计:随机试验与观察性研究的博弈

RCT 和观察性研究都具有明显的优缺点。由于避免了混淆因素和选择偏倚,RCT 仍然是结果比较的"金标准"。RCT 关注的是相对较少的、高度选择的人群,与通常临床实践中的患者不尽相同。由于样本量小,通常无法进行有意义的亚组分析,因此统计分析的可信度可能不足。另外 RCT 的成本很高,而且非常耗时,因此结果在发表时经常已经过时。另一方面,观察性研究通常涉及大量的"真实世界"患者。在观察性研究中,亚组队列的统计分析通常具有足够效力。由于这些研究通常使用注册登记数据,因此能够做到低耗省时。使用倾向性评分和其他统计方法进行的组间调整能提高可比性并接近 RCT 的效果,然而这些匹配方法不会完全排除选择偏倚或混淆因素。

心脏外科质量评价的目标

通过质量评价来制定指南

评价心脏手术的一个重要目标是达到最佳的治疗。心脏外科整体评估的广泛宣传可以提供证据,以帮助外科医生了解心血管疾病外科治疗的最佳策略。由于界定某种特定疾病的"最佳治疗"是件困难的事,专业机构就转而发布心血管外科疾病的实践指南或者"建议治疗方案"[37,38]。这些实践指南综合了已经发表的研究证据,包括随机对照试验和观察性研究。如冠状动脉旁路移植的实践指南就在互联网上发布,不但专业的执业者,普通的公众也可以方便地获得(http://circ. ahajournals. org/content/124/23/e652. full. pdf+html)。

指南其实就是基于不同文献证据的一系列治疗建议,指南的推荐强度一般按推荐级别进行和文献证据水平进行分级。美国胸外科医师学会循证外科工作组和美国心脏病学院(American College of Cardiology,ACC)/美国心脏协会(American Heart Association,AHA)实践指南工作组所应用的典型分级体系有三级:

- Ⅰ级——有证据证实和/或共识认为某种手术或治疗是有益、有用和有效的。
- Ⅱ级——有相互矛盾的证据和/或有分歧的意见认为某种手术或治疗是有用或有效的。
- Ⅱa级——倾向于有用/有效的证据或意见的权重较大。
- Ⅱb级——当前的证据或共识不支持该治疗有用或有效。
- Ⅲ级——有证据证实或共识认为某种手术或治疗是无效的,甚至在某种情况下是有害的。

不同推荐级别所对应的证据水平从高质量的随机对照试验到专家共识,证据水平分为三级:

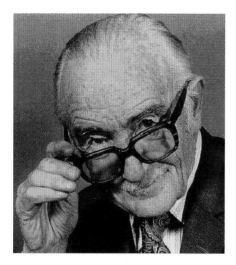

图 7-1　Cochrane 的肖像和简历(Used with permission from the Cochrane Collaboration.)

水平 A——数据来源于多项随机对照临床试验或荟萃分析。

水平 B——数据来源于单项随机对照研究或非随机研究。

水平 C——数据来源于专家共识、病例研究或者是医疗标准。

指南通过心脏手术的评估而建立，为外科医师提供被广泛接受、有据可依的医疗标准，其最终目标就是减少临床实践背离医疗规范。

质量评价的其他目标：节约开支和改变医生实践

经济因素是医疗改革的主要驱动因素。美国的医药卫生开支占国民总收入的 15%～20%，并且这一比例以非恒定的速度在增长。因此医疗卫生相关拨款的机构也要求变革，并且有研究显示医疗行为中有 20%～30% 是不恰当的，参照循证医学标准既存在投入不足也存在过度医疗[39]。这导致了一个重要的转变，医疗开支正在渐渐变得和临床疗效同样重要，有时二者可以合并成为一个指标，反映医疗效益。

由于医疗实践中的变异性导致医疗开支的不合理分配。研究发现在最新的医学发现让大多数患者获益之前存在 17 年的滞后时间。从外科医师的角度来讲，不能及时更新知识的最大代价是致残和死亡[40]。解决问题的办法是要通过改变医生实践，用循证的态度来开展临床工作，但能做到这一点非常之困难[41]。

奖励高质量者（"按质付费"）

许多人相信只要把质量评分与回报相挂钩就可以刺激质量的提高[42]，这个概念一般称作按质付费（pay-for-performance，P4P），或者叫价值支付（value-based purchasing），这获得了许多机构的支持。在私人企业中，按质支付可以取得很好的结果，因此大多数人也都相信在医疗行业管理方面也应该同样适用。P4P 一般用于第三方支付。以前医疗支付主要是根据所接受患者的数量与复杂程度，但是按照 P4P 原则，一部分支付就要取决于服务的质量而不仅是数量，但是回报性支付是否刺激提高医疗服务质量仍需拭目以待。

有几种与按质付费相关的回馈模式，但最为常见的还是锦标赛模型，该模式中没明确的赢家与输家，赢家的奖金是输家的减少的拨款额而来的。虽然该方法因为比较简单而被广泛应用，但是这种"拆了东墙补西墙"的预算平衡模式却恰恰惩罚了那些本来需要财政支持的医疗机构[43]。在未来的几年内，不管应用何种模型，在外科领域质量评价仍是大势所趋。

医疗质量的评估问题——使用不足，错误使用和滥用

评估心血管医疗的质量是质量控制的一个重要目标，但这个目标既难以捉摸又难以定义。没有统一的医疗质量定义，是实现这一目标时面临的主要问题。质量评价指标是评估心脏手术质量的一种手段。质量控制标准相关的逻辑认为，医疗机构如未满足这些指标所界定的质量标准将被判定为不合理利用医疗资源。但仍有其余卫生质量系数没有被这些评价指标所涵盖，包括医疗合理性和医疗服务差异（例如，妇女和少数族裔的医疗服务往往低于常规标准）。不合理地开展手术通常被称为过度使用，而不能够依照适应证提供医疗称为使用不足，两者都存在于心血管疾病治疗领域。例如，心血管疾病患者接受诊断性操作的比率存在很大的地域差异，几乎没有证据表明这些差异会影响生存或改善结局。在一项研究中发现，得克萨斯州发生急性心肌梗死的患者中有 45% 进行了冠状动脉造影，而纽约州则为 30%[44]。另一项研究表明，对有过心脏手术的患者提供的护理差异也很大[45]。分别在六个退伍军人医疗中心接受治疗的患者情况非常相似，然而择期、限期和急诊病例划分的百分比存在很大差异，择期为 58%～96%，限期为 3%～31% 和急诊为 1%～8%[45]。甚至术前主动脉内球囊反搏控制不稳定型心绞痛的比例存在十倍的差异，从 0.8% 到 10.6% 不等[45]。另外，二尖瓣手术、颈动脉内膜剥脱术和心脏手术中输血这些医生特定操作中都存在类似差异[46-48]。临床实践差异可能反映了所接受手术操作疗效的不确定性或医生临床判断的差异性。

尽管心脏手术操作使用初期存在巨大差异，从而导致某些地区被认为是过度使用[49]，进一步的评估表明，特定心脏干预措施（PCI 或 CABG）使用不足可能是这种差异存在的原因[50,51]。无论是心血管治疗手段使用不足还是过度使用，医疗资源利用的区域差异表明，对急性心肌梗死的"正确"处理的严格定义（其他心血管疾病也类似）不切实际，并且对此类患者医疗质量的定义亦有缺陷。心血管医疗地区差异只不过是难以界定何为最佳医疗的例子。年龄、性别、种族、社区规模、患者偏好和医院特征会影响诊断和手术操作的应用，而没有太多证据表明这些因素会影响心脏疾病的合理治疗[52]。虽然质量评价指标可能是判断不同医生之间医疗质量的一种方法，如何定义最佳治疗和缩减治疗差异仍有待更多的工作开展，然后这些质量指标才能准确反映出医疗质量。

心脏手术的评估模式

手术死亡率评价

目前，大量的心胸外科临床结果评估是以手术死亡率作为观察终点的，尤其是对进行冠状动脉旁路移植术的患者。表 7-5 中列举了对冠脉再血管化患者进行手术死亡率评估的诸多风险模型，表 7-5 中列出了用来评估冠脉再血管化手术死亡的风险模型。表中的风险分层模型可用来衡量 CABG 手术患者的死亡率，因为死亡率是一个非常明确的、倍受患者关注的终点，并且容易准确记录。对于缺血性心脏病接受手术治疗的诊断，表 7-5 所列的都是一些与不同风险分层系统相关的重要危险因素。在不同的风险模型中，手术死亡率的定义也不尽相同（有用 30 天死亡率，也有用院内死亡率），但表 7-5 中所列出各种模型包含的多数危险因素较为相似。由于每个模型都用独立的数据组验证过，因此用任何一种风险模型进行 CABG 手术的术前评估或者进行医疗质量评价（医师或医疗机构）都是合理的。但是用表 7-5 中的风险模型进行外科医师或医疗机构质量评价时要注意，且在前文已经提到，风险模型没有一个是完美的。如果评估结果明显异常，一定要结合临床进行核实，并通过质量改善措施来加以改进。

表 7-5　已发表的用于预测 CABG 手术死亡率模型变量

风险模型	STS	NYS	Canada	USA	VA	Australia	Canada2	NNE	Japan
患者数	774 881	174 210	57 187	50 357	13 368	12 712	12 003	3 645	24 704
危险因素数	29	29	16	13	6	9	5	9	17
年龄	×	×	×		×	×	×	×	×
性别	×	×	×	×	×		×		
外科急诊	×	×		×	×	×		×	×
射血分数	×	×	×		×		×	×	×
肾功能障碍	×	×	×	×				×	×
肌酐	×								
既往 CABG	×	×		×				×	×
NYHA 分级		×	×	×		×		×	
左主干病变	×	×	×					×	
病变冠脉数	×	×	×		×				
外周血管病	×	×		×		×			
糖尿病	×	×	×		×				
脑血管病	×	×		×		×			×
术中/术后变量				×			×		
心肌梗死	×	×	×	×					
体格小大	×	×	×						
术前 IABP	×	×	×			×			
心源性休克/不稳定	×	×	×					×	×
COPD	×	×	×						×
PTCA	×	×		×					
心绞痛	×		×				×		
静脉硝酸盐		×				×			
心律失常		×							×
心脏手术史	×		×			×			
血流动力学不稳定	×	×							
Charlson 合并症评分								×	
透析依赖	×	×	×						×
心脏瓣膜病	×								×
肺动脉高压		×							
利尿剂		×				×			
高血压	×								
血清白蛋白									
种族	×	×							

风险模型	STS	NYS	Canada	USA	VA	Australia	Canada2	NNE	Japan
既往心衰史	×							×	×
心梗时间	×	×							
心指数									
左室舒张末压力									
CVA 时间	×	×							
肝病				×					
肿瘤/转移病灶				×					
室壁瘤				×					
类固醇/抗血小板药/其他药物	×	×							×

表 7-5　已发表的用于预测 CABG 手术死亡率模型变量(续)

CABG,冠状动脉旁路移植术;COPD,慢性阻塞性肺病;CVA,心脑血管事件;IABP,主动脉内球囊反搏;PTCA,经皮冠状动脉腔内血管成形术。

Reproduced with permission from Grunkemeier GL, Zerr KJ, Jin R: Cardiac surgery report cards: making the grade. Ann Thorac Surg. 2001 Dec;72(6): 1845-1848.

当决定是否要用一个模型来进行医疗质量评价时,务必要考虑模型的一些重要特点。Daley 总结了用以验证任一风险分层模型的一系列要点[53]。不同医师或医疗机构风险调整后的死亡率差异反映的是医疗过程和结构的差别[54],而并不是简单的结局评估,这个问题值得进一步探讨。

术后并发症和医疗资源消耗评估

95%的缺血性心脏病患者术后可以存活,但是显而易见,所有的非致死性手术结果并不相同。肾衰需要终生透析的患者,或者是一位严重胸骨切口感染的患者,与出院时没有严重并发症患者的结果显然是不同的,后者占 STS 数据库入选患者的 85%。术后存活患者的并发症可以是严重的器官功能障碍,也可以是生活轻度受限或不满意,但相关的花费却占据总花费的绝大部分。估计 CABG 年度住院开支的 40% 是用于 10% ~ 15%的术后出现严重并发症的患者[10,55]。在统计学原则范畴,这被称为 Pareto 原则,说明减少高风险心脏外科手术患者的术后并发症可以大大降低医疗花费。

心脏术后非致死性并发症蕴含了许多信息,通过几个大的数据库计算了出现非致死性并发症和增加手术花费的危险因素。表 7-6 中概括了一些用严重术后并发症和增加医疗资源消耗作为观察终点的危险因素。

多年来,手术死亡率是 CABG 手术成功的唯一标准,现在这个概念拓宽到了与 CABG 有关的整个住院治疗过程。业内普遍认为,非致死性并发症在 CABG 质量评估中起着举足轻重的作用,但是许多并发症相对难以定义和辨识。要进行风险调整尤其困难,因为多数并发症的危险因素还不得而知。一些并发症的发生率较低,这也增加了统计学的困难。

Shroyer 及其同事用胸外科医师学会数据库中的部分国家级数据针对五个重要的 CABG 术后并发症开展了研究:脑卒中,肾衰,CABG 术后 24 小时内再次手术,术后机械通气超过 24 小时,纵隔感染[56]。此后他们又应用现代统计学方法进行

了并发症模型的修订[26,57,58]。2009 年,STS 并发症模型用 2002—2006 年的数据再次更新,同时还建立一系列特殊模型:单纯 CABG 模型、单纯瓣膜手术模型、CABG+瓣膜手术模型。由于拥有最新数据和大量的患者,毋庸置疑这些模型将来在质量评价中将发挥重要作用。

患者满意度作为观察终点

外科疗效的患方评价是判断质量的另外一种方式,但是评价患者所汇报的结果存在一定的困难,此外心胸外科医师在患者术后满意度的评价中参与度并不高。许多研究专门针对评价患者满意度的工具,至少有两种工具可用于评价患者满意度:健康调查简表(SF-36)[59]和 San Jose 医疗组患者满意度评价[60]。目前这些患者满意度评价手段尚不能用于不同医疗机构之间的比较,主要由于这些工具采集的数据质量不高,如反馈率较低、样本量不足、应用较少、缺乏合理的基准点。尽管如此也有证据表明,将患者的满意度信息反馈给临床医生能够影响医生的实践[61]。医疗管理机构和医院有可能用患者汇报的满意度信息进行不同医疗机构或医生间的比较。

基于对患者生活质量和功能状态的考量,风险分层方法可以判断哪些患者最适合再血管化治疗。CABG 术后生活质量没有提高的危险因素包括女性[62]、合并焦虑或抑郁[63]、出现胸骨感染并发症[64]。一项对比性研究发现,65 岁以上和 65 以下(包括 65 岁)患者的生存质量评估结果(症状、心功能分级、日常活动、情感和社会功能)是相似的[65]。这项研究发现了病情的严重程度与生活质量指标之间的直接关联,因为术前的合并症越少,术后 6 个月的功能状态和生活质量指标比术前合并症多的患者就越高。相反,Rumsfeld 及同事发现,CABG 术前状态相对较差的患者比术前状态好的患者更倾向于反馈满意度改善(基于 SF-36)[66]。有趣的是,作者还发现,术前自我评价生活质量较差是 CABG 手术死亡的独立危险预测因素[67]。该发现提示我们对 CABG 术后患者满意度的危险因素知之甚少,

表 7-6　冠状动脉再血管后增加住院时间（L）、增加器官衰竭并发症（M），或同时增加住院时间及器官衰竭并发症（L/M）的危险因素

危险因素	STS[56]	更新后 STS[27]	Boston[128]	Albany[55]	VA[129]	Canada[130]
人口统计学						
高龄	M	M	L		M	L
术前低血红蛋白容积	M			L/M		
种族		M				
女性	M	M				L
疾病特异性诊断						
CHF	M	M	L	L/M	M	
合并瓣膜病	M	M			M	L
再次手术	M	M			M	L
左心功能不全	M	M				L
手术优先级	M	M			M	L
三支病变		M	L			
术前 IABP	M					
心内膜炎活动期					M	
左主干病变		M				
术前房颤		M				
合并症状态						
肥胖		M	L			
肾功能不全	M	M	L	L	M	
糖尿病		M				
外周血管病	M	M		L	M	
慢性阻塞性肺病	M	M		L		
脑血管病	M	M		L/M		
高血压	M	M		L/M		
免疫抑制		M				

CHF,充血性心力衰竭;IABP,主动脉内球囊反搏。

可能与术前合并症、手术适应证、技术复杂性和手术本身有关。到目前为止，还没有针对 CABG 患者术后满意度的风险预测模型。

用数据来改善质量——病例研究

管理理念与质量评价

美国的医疗卫生事业在过去的 100 年间取得了长足进步，我们即将在基因分子水平对疾病展开治疗。不仅如此，心脏外科医师可治疗 10 年前认为不能手术的患者。然而大家都对如今的医疗系统不满意，抱怨费用太高、覆盖面窄、效率低下和忽视其本身的疗效。这有些像第二次世界大战（二战）后日本工业的混乱状态，走出第二次世界大战的混乱与危机之后，日本成为了高效的榜样。带来这种转变的设计师有两位，包括美国的统计学家 W. Edward Deming，以及罗马尼亚裔美国理论家 J. M. Juran。他们建立了一系列质量管理和提高效率的原则。他们的成绩在日本被高度认同并被授予 Deming 奖，该奖项每年会颁发给高质量完成领域内工作的人。Deming 和 Juran 的书已成为工业质量管理的经典著作[68,69]。

Deming 和 Juran 的质量管理有时被称为整体质量管理（total quality management，TQM）。日本工业的大转折使许多组织接受并改进了 TQM 的原则，其中也包括医疗机构和医疗评估机构。表 7-7 列出了 TQM 的主要特点。TQM 始于严格的观察，例如，术后过量输血可以增加并发症发生率，包括传染病、增加感染风险和增加费用。在 TQM 项目中，每一个步骤都有书面的流程图(比如 CABG 术后输血的步骤)。提高输血过程质量的合理切入点应该是针对那些有可能占用大量血液资源的少数高危患者。意大利的经济学者 Pareto 发现,在一个复杂的过程中,主要的结果是由极少数的因素决定的,这一发现被叫做 Pareto 原理,也被称为"80-20 原则"。Juran 是第一个将这一理论应用于美国和日本制造业的人之一[69]。在医学上,该原理通常用于指出大多数观察到的并发症其实只来自全部患者中的一小部分。应用 Pareto 原理,从逻辑上讲,不应将注意力集中在整个人群上,而应将注意力集中在与主要问题有关的一小群人身上。用图表的方法来分析一个过程的结果范围在统计学中经常用到,称为 Pareto 流程表。图 7-2 是血制品使用的 Pareto 流程表示例。图 7-2 表明心脏手术后 20%的患者消耗

表 7-7 整体质量管理(TQM)原理在医疗领域的应用	
原理	解释
医疗是一个流程	流程的目的是向流程输入端增加价值,组织中的个人就是一个或多个流程的一部分
质量缺陷源自流程中存在的问题	以前对份额、数值目标和纪律的信赖难以提高质量,因为这些方法默认问题源于员工的过失,只要员工好好做,质量就能提高。实际流程中存在的问题不在于员工,质量提高重在打消员工的恐惧,打破部门间壁垒,这样组织内所有的人才能形成团队高效工作
医患关系是质量的最重要部分	任何一个患者都要信赖医院,质量改善的目的就是建立长期稳定、忠诚信赖的医患关系,以此满足患者的需求。很明显医院最富竞争性的优势就是最大化满足患者需求,如此它才能扩大市场、减少开支并降低不能让患者获益的相关活动
理解差异的原因	不了解关键流程中的差异是许多严重质量问题产生的原因。不可预知的流程是有缺陷的,难以研究和评估。对于某个结果,管理者必须明白随机差异与特定差异的区别
建立新的组织结构体系	管理者是引导者而不是监工,消除客观量化目标管理方式,清除剥夺员工工作荣誉感的障碍。动员机构中的每一个人都能转换为优质产品
关注最重要的少数流程	这被称作 Pareto 原理(Juran 首次应用),即如果有许多因素对某一个结果有贡献,其中相对少的个别因素起着主要作用,通过针对这些重要的少数,可以达到事半功倍的效果
质量节约开支	医疗质量低意味着高开支。医疗事故、昂贵实验室检验的滥用、不必要的长时间住院,就是例证。质量控制花销太高的提法并不正确
统计学与科学思维是质量的基础	管理者必须根据精确数据,用科学的方法做出决策。除管理者外,机构中所有的成员,都要把利用科学方法提高效率作为日常工作的一部分

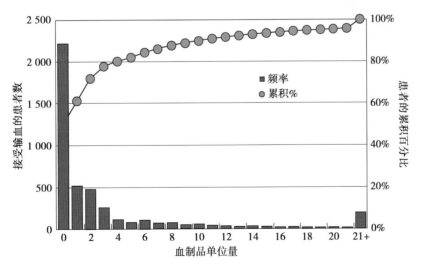

图 7-2 四年间 4 457 名在 Albany 医学中心医院接受心脏手术的患者输血的 Pareto 图(Reproduced with permission from Ferraris VA, Ferraris SP, Saha SP, et al. : Perioperative blood transfusion and blood conservation in cardiac surgery: the Society of Thoracic Surgeons and The Society of Cardiovascular Anesthesiologists clinical practice guideline, *Ann Thorac Surg* 2007 May;83(5 Suppl):S27-86.)

了 80% 的血制品,通过降低这 20% 高消耗患者的输血量可以大大地节约开支和降低并发症的发生。基于 TQM 的目的,可以采取策略来降低这一部分高危患者血制品消耗量,并最终建立评价这些策略有效性的监测机制。TQM 的其他工具,如数据样本策略和对照图表的应用也在此过程中起到重要作用。

应用 TQM 原理来提高医疗水平的一个例子是,将回顾性研究样本中的高危亚组区分出来。通过回顾性风险模型(有效性研究)找到与结局有关联的重要医疗过程指标,然后应用 RCT(效能研究)在高危亚组中找到可以提高临床疗效的干预方法。例如,针对术后输血的病例危险模型研究发现以下几个因素与过多输血(定义为 CABG 术后 4 个单位)明显相关:①标准出血时间;②红细胞容积;③体外循环时间;④高龄[70]。基于上述回顾性有效性研究的结论,研究者假设减少 CABG 术后输血的干预手段更可能让出血时间延长和低红细胞容积的高危患者获益。为了验证这一假设,有研究者设计了一项前瞻性临床试验,在 CABG 患者中应用两种血液保护技术,富血小板血浆回收和全血等容稀释,结果发现血液保护的干预只在高危患者中可以起到减少出血和输血的作用[71]。这些研究提示由于许多昂贵的干预手术手段,如富血小板血浆回收在高危患者中更为有效,可以用风险分层的方法对高危患者进行限定。这种应用观察性风险调整模型通过有效性研究来设计和检验假设的方法风险评估模型价值的应用,体现了全面质量管理的原理。

任何基于结果的质量改进计划的局限性在于,了解结果并不一定能给出产生更好结果的答案,而是需要全面质量管理的要素来取得有意义的进步。TQM 的原则,包括透明的自我评估和过程缺陷的识别,这是质量改进的基础。参加 STS 成人心脏外科手术数据库或美国外科医生学院国家外科手术质量改进项目之类的数据库不能确保质量评估得当或质量改善[72,73]。除了质量改善中的结局指标评价外,领导力、教育工具、循证医学指南、实践标准和改进过程的基准是重要且必不可少的。

STS 数据库和质量改进——透明化风险评估

早在 1986 年,STS 委员会成立并创建了心脏外科的国家数据库后,美国胸外科医师学会就认识到迫切需要建立心脏外科的国家标准。该委员会收集并分析数据来建立心脏外科的国家标准。STS 数据库是一个自愿加入的数据库,目前数据收集覆盖了超过 90% 的美国心脏中心。参与中心需录入每位心脏外科患者详尽的信息,这些数据按季度收集并汇总到杜克临床研究所(Duke Clinical Research Institute,DCRI),数据包括基准数据和风险调整后的结果,分析后报告给各参与单位,如此可以使参与单位有针对性地进行质量评价并实施质量改善举措。该数据库有几种重要应用功能,可能用来进行质量评估和工作量记录。

STS 数据库可以用来精确评估胸外科医师的工作量。外科医生的工作薪酬多数要依靠美国医学会/相对价值尺度更新委员会特别分会(American Medical Association/Specialty Society Relative Value Scale Update Commitee,RUC)的建议。RUC 提交给各中心的关于医疗保险和医疗救助中心的建议关系到医生服务的相对价值,结果会影响到医师的收入。STS 数据可以监测几年来的心脏外科患者的变化趋势特征,该信息可以关系到

与 RUC 的协商。一般来讲与 RUC 的协议往往是基于较小规模的调查,但应用 STS 数据可以提供更加公平和有意义的工作量分析客观信息[74]。

STS 数据库向各中心汇报和反馈的过程显著地促进了外科结果的质量改善。数据信息显示,从 1993 年到 2008 年,CABG 手术危险因素不断增长,但实际观测的手术死亡率却同期由 4% 持续下降到 2%。许多过程指标如 IMA 在 CABG 中的使用率与结局指标都取得了明显改进。

同行指导的结果评价

基于 TQM 的心外科质量改善的绝佳代表当属北新英格兰心血管研究组(Northern New England Cardiovascular Study Group,NNECVDSG)。该研究组成立于 1987 年,由志愿临床医师、科学家和管理者联合组成发起北新英格兰的心外科计划。其宗旨是通过系统数据收集和信息反馈来提高心血管医疗质量。在成立不久,他们就建立并验证了一个 logistic 风险模型用来研究其成员机构中的病例混杂差异[75]。应用该模型,他们分析了从 1987 年 7 月到 1989 年 4 月的 3 055 例来自 Maine、New Hampshire 和 Vermont 的 5 个医疗中心接受 CABG 患者的手术结果。总体未调整的 CABG 死亡率为 4.3%,但是在不同中心间却存在显著差异(3.1% 到 6.3%)。即使在调整病例混杂因素后,不同中心间($p=0.021$)和不同医师间($p=0.025$)的差异仍然非常显著[76]。1990 年,NNECVDSG 发起了一项区域性的干预性措施旨在减少 CABG 绝对死亡率和医院间差异[76]。该 TQM 方案主要包括三项内容:结果数据的反馈、持续的质量改善技术培训和每个项目的现场督查。在后者的执行中,每个专项的督查者主要关注该医院相关专业领域的实际工作。这种现场督查机制引起了一系列的变革,包括技术层面、医疗过程、人事组织和培训、决策和医疗评估方法。在这些干预下,不同病情患者的实际死亡率均下降到预期死亡率以下。

在这些里程碑式的论文发表之后,北新英格兰联合研究机构的规模不断扩大,他们建立的注册登记研究为提高心外科患者医疗质量方面诸多文献的发表奠定了基础。这些文献涵盖了宽泛的话题,包括术前变量对院内死亡和远期死亡的影响、最佳心肺灌注的管路,术后特殊并发症的预防、停跳和不停跳 CABG 技术、CABG 术后死因等[77-79]。在北新英格兰研究组发起后的 20 余年里,其通过志愿的、有信誉的、相互协作的 TQM 机制,成为提高心外科医疗质量的"领头羊"。

质量评价的争议

结局评价的风险

20 世纪 90 年代,纽约州和宾夕法尼亚州推出了医方报告卡,研究发现医院和医师根据公开报告信息改变了其临床实践方式。风险调整后数据的发布,容易激起不同医疗机构和医师间的矛盾,并且给重症患者就医造成障碍,这一问题在纽约州和其他地区向公众发布风险调整后的死亡率和费用数据后就已出现[80]。

更受关注的问题是医疗保健组织(Health Maintenance Organization，HMO）的机构在收治患者时存在选择偏倚。Morgan 及同事认为这些机构通过倾向收治轻症患者而排斥重症患者从中获利[81]。这种将患者分为"好患者"和"坏患者"的风险分组是风险评估的直接结果，同时也是质量评价方法造成的意料之外的结果，这种患者歧视损害了医疗的效率性和合理性。Omoigui 和同事在一项报告中探讨了关于在纽约州发布心脏外科医师报告卡的有效性[82]，结论是该州的外科医师不愿意为高危患者实施手术。从而患者大量地流向克利夫兰医疗中心，这里的预期和实际的不良事件发生率均高于其他没有报告卡的区域。虽然这种"外流"现象受到一些来自纽约州和宾夕法尼亚州研究的挑战，他们发现风险转移的概念具有一定的有效性[83,84]。随后对纽约州 CABG 公开报告进行的更全面的分析发现 CABG 手术并不存在系统性地排除高危患者，并且事实上近年来手术患者疾病的严重程度和合并症在增加[85,86]。在医疗结果公开的环境下，会出现风险转移现象，导致一部分本来可以从治疗中获益的高危患者丧失就医机会。另有观点认为，医疗结果公开会将患者分配到更加专业的医疗服务提供者那里，似乎是一个不错的结果[87]。

评估方法的有效性和可靠性

数据库的准确性——注册数据与临床数据

也许用于任何结果评价最重要的工具应该数据库涵盖研究所需的代表性样本。所有数据库的数据准确性都至关重要。数据来源、关注的结果、数据收集的方法、数据变量的标准化定义、数据可靠性检查和数据收集的时间窗等诸多因素都是建立新数据库或决定使用现有数据库之前必须考虑的内容[88]。

来源于病案首页或行政注册的数据可信度要低于来自临床的数据库。因为病案首页数据来自住院收费，其临床精确性欠佳，并且由于报销的原因，数据可能对并发症有所高估，外科手术的分类也不一定正确，从而可能产生一些错误和误导性的临床结果[89,90]。此外，病案首页数据往往低估合并症的影响，缺乏主要的 CABG 预后变量，如左室功能和病变血管数。杜克心血管病数据库发现了临床数据与病案首页数据之间的主要偏差在于，首页数据有超过一半的病例缺乏合并症情况，如充血性心力衰竭、脑血管病和心绞痛[91]。如果用来作组间比较的话，数据的质量不能期望过高。

虽然卫生保健专家已经认识到病案首页或行政注册数据库的缺点，继续采用这类数据源的主要原因是它们便于使用且易于获得。当前信息表明，出院编码的准确性是使用病案首页或数据库进行结果比较的主要问题。最近的回顾分析发现，随着对编码的重新重视，编码的准确性有所提高[92]。随着医疗资源的减少，行政注册数据的低成本和可用性可能会持续甚至增加。

Logistic 回归和 Hierarchical 回归模型

Logistic 回归最常用也是最有争议的一项应用是对医疗提供者作总体性描述，当然有时是官方的要求[93,94]，这种情况下，其结果往往是以报告卡的形式出版，面向大众发布。过去用来建立报告卡的统计学方法比较简单，每位外科医师在一定时期内经治患者死亡的概率通过数量庞大的患者数据库采用 Logistic 回归或其他多因素回归方法估算出来，经过汇总后就产生了某位医师经治患者的预期死亡率，用 E 来表示。实际观测死

亡则用 O 来表示，通过死亡患者数计算得出。如果 O/E 比值接近于 1，说明模型可以很好地预测外科医师的手术死亡，如果比值大于 1 则说明比预期结果差，如果小于 1 则说明优于预期。通常情况下，O/E 比值往往乘以人群的未调整死亡率得到风险调整后死亡比值（risk-adjusted mortality ratio，RAMR）。

统计学家意识到这只是直觉上不错的方法，但通过综合患者层面的数据用 Logistic 回归给外科医师的手术水平下推论是不合适的[93]。其实对医院或医师的手术死亡进行评估牵涉到多个层面。多层面的因素可能改变手术死亡率，包括外科医师、医院、相关医师等，在这种情况下，简单地在不同层面间进行总结会导致错误的结论。多水平或 Hierarchical 模型较适用于这种情形，这些模型解决了基于标准 Logistic 回归模型的绝大部分问题。Hierarchical 模型低估了手术量较少的医疗提供者的观测死亡率，从而更接近总体水平，医院和外科医师不同水平的混杂因素。率。结果估计更加精确而稳定。标准的 Logistic 模型并不对医院和医师的不同层面作准确区分（医师内部和医师间），而这些都是核心问题。Hierarchical 模型可以正确地区分这些差异，并且可以兼顾到样本量的不同，进行多层次的比较。很多研究对用传统 Logistic 模型和 Hierarchical 模型对外科医师的分析结果进行了对比。例如 Goldstein 和 Spiegelhalter 用纽约州的外科医师手术死亡率对 Hierarchical 模型和传统单一层面 Logistic 模型进行比较，发现 Hierarchical 模型能够降低外科医师异常值的数量[95]。应用 Hierarchical 模型的逻辑缺陷是，在减少对错误异常值的检出率的同时，也降低了检出真正异常值的敏感度，最后的折衷方法是医疗政策和管理决策[93]。Hierarichical 模型比较复杂，不但需要较高的计算机资源还需要周密的计划和有经验的统计学家指导。多数的研究者将它作为多层次比较的最佳模型，被麻省和 STS 用来进行医疗提供者信息分析。

质量评价的缺点

费用和缺陷

收集风险调整数据进行质量控制和质量改善会增加医疗体系的开支，估计每年有 20% 的医疗开支（每年约 15 亿～18 亿美元）用于医疗管理[96]。实施风险调整系统的开支最多，其余开支还包括按照风险分层进行质量控制，这意味着质量评估的花费超出了政府为其益处买单的意愿。例如，艾奥瓦州的医院每年需要 250 万美元预算来收集 MedisGroup 的数据，这些数据需由州政府授权，但这笔开支州政府拒绝担负，认为消费者和购买者均不必要使用该数据[97]。相似的证据显示，质量指标对外公布并不能改善医院综合质量，也不会改变患者行为[98,99]。很可能质量改善最终并不能节约而是增加费用。虽然 TQM 原则之一（经常被 Deming 引用）是能用最低成本完成任务（提供医疗服务）的方法就是高质量的方法。最终，提高质量将会提高效率节约成本，但启动费用却是惊人的。为是提高效率，质量评估过程中节约开支的成本也必须作为一个因素纳入收集风险调整数据和进行质量改善的总费用中。而且，由于某些单项严重并发症（如卒中、透析依赖的肾衰、胸骨感染）花费巨大，通过质量评价和改善计划避免此类并发症所带来的费用节省是非常可观的。

风险调整后结果的阐释

针对质量报告卡如何正确理解风险调整后或风险标准化

后结果是最为困难的,这些结果是通过对比实际观测结果与风险模型预测结果得出的。目前存在一种趋势,无论是公众、保险公司还是政府部门都将风险调整后死亡比率(O/E 比)和风险调整后或标准化死亡率视作医疗提供者质量的最终标准。与未调整的结果相比,这的确是不错的方法,但是也必须认识到其局限性。首先,所有的风险模型都只不过是尽量预测现实,并不能调整所有危险因素。如果存在某一特定患者混杂因素,这些模型可以用来预测患者群体的平均结果,但对预测特殊患者的结果并不那么有效。其次,即使存在完美的风险调整,某一特定医疗提供者的结果也需要审慎阐释。与相同患者在平均水平医院接受治疗所预期的结果相比,一家医院的风险标准化和风险调整后的死亡率反映了其治疗相应患者群体的质量。由于几乎所有描述性风险模型都采用间接而不是直接的标准化,所以直接将一家医院的结果与其他医院的风险调整后结果对比是不合适的。小的社区医院的风险调整后死亡率主要代表低风险人群,即使经过风险调整,也不能直接与风险调整过的三流医疗中心相比较,因为它们的患者群体在社区医院中比较少见。这个例子较为极端,这两家医院由于没有共同类型的患者,即使经过风险调整后,也无法直接相互比较。

对医疗提供者进行分级-排名表和漏斗图

当医疗提供者报告卡出现在平面媒体或互联网上可能导致一个问题,报告卡对提供者进行分级时通常是以排名表的形式,与比赛中对运动队与运动员进行排名相似。表中总会有人排名靠前,也有人排名靠后。一般来讲,公众不会了解排名表上绝大多数心外科医师之间的差别没有多少意义[100]。医院或医师个人有限的患者量导致结果的差别很大。报告中一名外科医师比另外一个好的提法是不准确也是不符合伦理的。Spiegelhalter 曾探讨过这个问题,并提出更好的报告外科医师与医院结果的方法[101]。他认为漏斗图可能比排名表更好,漏斗图是单个外科医师的手术量(X 轴)对风险调整后的死亡率(Y 轴)的图表,并标有人群的可信区间。该图表可以方便地检出异常值(位于可信区间外的医疗提供者),同时也可以看出与高手术量的医疗提供者相比时,低手术量医疗提供者的风险调整后死亡率不确定性的估计(增大了可信区间),这不确定性的界限(即对照界限)围绕医疗提供者的结果形成一个漏斗。英国心脏审核数据库中心(http://www.ic.nhs.uk/services/national-clinical-audit-support-programme-ncasp/heart-disease/adult-cardiac-surgery)和 STS 先心病数据库报告均使用漏斗图来检出异常值[100]。

未来的发展方向

有效性、合理性、指南和标准

有效性和安全性

自从医学研究所从 2000 年开始报告医疗差错以来,通过减少医生和医院的医疗差错节省了大量的资源。此后一些学者建议医院的医疗安全是基本政策[102,103]。但 Brennan 和同事们则指出医学研究将安全性从有效性中孤立出来了。有效性的定义是有证据表明可以提高质量的循证医疗干预,而安全性凸显的定义是更加狭隘的减少意外伤害[102],作者建议重新

规划医疗的目标朝向有效性的干预而不是规避风险的干预。以有效性为核心的重要优势是有效性的结果比安全性结果更容易评价。有证据表明循证的干预手段可以提高治疗效果同时减少差错(例如,出院时给心脏病患者带阿司匹林)[104]。再者,处理医疗差错和发现安全漏洞的机制目前还不太透明,医疗服务提供者们之所以没有增加太多的投入在医疗安全和差错管理上,是因为这种类型的投资难以估算。另一方面,针对有效性的医疗质量提高更容易被接受,并且可以挽救更多的生命,与此相比,医疗安全相关的干预就不容易找到相关的证据支持[102]。

实践指南与适宜标准

要想实现医疗的有效性,重点之一是必须明白只有循证的干预措施才会实现最好的医疗。对于心血管的干预措施,实践指南可以提供循证医学建议[37]。专业协会尝试通过制定适宜标准增进循指南治疗的依从性,适宜指南会根据已有的证据结合通用的临床场景列出干预的适宜指征,通常药物和器械干预的指征采用分级的方式列出。例如,AHA/ACC/STS 联合工作组制订的冠状动脉再血管化适宜标准就应用了 1~10 的分级方法[105]。评分为 7-10 的患者适合行冠脉再血管化,1~3 的患者不适宜行再血管化治疗,并且不会改善临床结果或生存。中间评分(4~6)的患者意味着接受再血管化治疗后的效果不能明确。适宜标准的目的是指导医师在做临床决策时考虑循证医学措施,适宜标准的理念很可能还会进一步扩展。

指南与标准

从 20 世纪 50 年代的 Archie Cochrane 开始,实践指南在各层级证据中获得了神圣的地位(见图 7-1)。Cochrane 推崇使用 RCT 作为检验医学假设的一种手段,以便就疾病的最佳治疗方法做出决策。他的工作最终推动了 Cochrane 协作组织和 Cochrane 图书馆的建立,这是一个 RCT、荟萃分析和系统综述的数据库。Cochrane 应该是当之无愧的循证医学之父,尽管他在 20 世纪 60 年代对循证医学的定义比目前的定义要狭隘得多。现今循证医学的定义涵盖了现有证据的实践指南。循证医学的基本原则是,有关医疗行为的决策应基于研究结果,并且这些研究的推荐级别建议应基于特定规范(即证据水平)进行排名。

证据表明,遵循指南以及将其纳入临床实践的效果并不尽如人意[106-108]。例如,由 STS 制定的心脏外科手术的血液保存指南广为流传,并且是胸外科文献中引用最多的文章之一[37]。尽管如此,在进行冠状动脉血运重建手术的患者中,血制品的使用仍然存在很大差异[109]。美国医学协会和医师联合会将输血确定为美国五种使用过度的医疗行为之一(http://www.jointcommission.org/overuse_summit/)。

导致不遵循指南的原因很多[106],但很显然,临床医疗决策必须与循证医学建议和宣传相符。专业组织认识到临床指南制定的局限性,并采取了另一种方法来推进循证医学推荐。这些推进策略有不同的名称,例如标准化的临床应用设计,标准化的循证医学流程,基于证据的算法,决策辅助,或者最委婉地说是"组织建议"。总体而言,实施策略定义了一个称为临床实践标准(practice standards)的术语。标准是践行循证医学和遵循指南的一种手段。例如,血液管理改进协会(the Society for the Advancement of Blood Management,SABM)认识到血液管理

指南的局限性是改善输血实践的一种手段。为了解决此问题，SABM 制定了血液管理执行标准，定义了十二项患者血液管理标准，这些标准使血液保护指南可操作化，并为创建设施循证指南的构想制作了路线图。简而言之，标准有助于将指南转换为临床实践，多学科团队监控的硬性结局指标往往也伴随标准一起推进。制定标准所付出的努力与制定指南所需要的严谨态度一样重要。虽然指南反映的是现有的证据，标准则是指导如何按照循证医学来工作，并且在持续的执行和评价周期中监测这些努力是否成功。引入实践标准可以指导质量评价，不断变化的医疗环境也确保了这些标准的使用将会持续增加。

人为因素研究和质量评价

外科医生在手术中会犯错误，这些错误的原因以及对预后的影响是考核质量的重要手段。人为因素可以导致许多错误从而影响医疗质量。对人为因素的研究首先关注一个或多个人员在执行任务的情况下与设备和其他人或两者共同的交互影响。人为因素专家对外科医师的系统观察可以用来进行质量评估及改善结果[110]。航空公司通过模拟飞行对飞行员进行人为因素分析成功地减少了错误发生率，从而成为采取措施成功避免错误和完善程序的典范[111]。一些作者报告了成功地在小儿心脏外科领域引入了相同的人为因素分析[112,113]，他们不但应用自我评估问卷，还让人为因素分析专家观察外科医师的行为方式，这与航空公司采取的方式类似，他们的研究发现了在不良外科结局中人为因素的重要作用。更为重要的是，他们还发现在手术室里合适的应对方式可以潜在减少手术过程中的不良事件。这些研究表明，人为因素与结果有相关性，既有好的方面也坏的方面。与人为因素有关的行为修正和流程整改在未来的心脏外科的错误控制方面将会有很大的发展空间。

公开报告与医方责任

现如今要求问责与公开报告的呼声空前高涨。过去主要是消费群体和保险投保者的要求比较多，现在连美国国会这种政府机构也加入进来了，并且有联邦立法机构负责收集和发布这些信息。美国医疗保险和医疗救助服务中心（The centers for Medicare and Medicaid Services，CMS）明确表示在即将实施的"按质付费（pay for performance）"项目就包括强制公开数据报告。

互联网提供了获取医疗信息的平台，尤其在心胸外科方面。在网上进行简单的搜索就可以看到某种手术的文献综述、随机试验的结果、最新突破、外科医师和医院的结果报告。这些公开信息还会不断增加，但是对这些信息资源的审查和验证还比较少，公众对之往往是生吞活剥地接受，这些信息资源的质量控制却只有网站发布者自己掌握。医疗研究和质量局（Agency for Healthcare research and Quality，AHRQ）曾尝试提醒公众批判性地看待这些网上医疗信息以减少错误信息的传播，然而其效果不得而知，但随着网上信息愈发泛滥，这项工作显得尤为重要。

公开发布质量报告的目的是便于消费者寻求最佳医疗服务，并不断修正医生的医疗行为以改善结果。公开发布质量报告以实现这些目标的效果尚不确定。也有证据表明，这些报告未实现这些既定目标。Cochrane 的综述指出，质量数据的公开

发布既不会改变消费者的行为，也不能改善医疗水平[99]。尽管网上医疗信息存在诸多问题，但是对医疗信息公开报告的呼声并没有减少。由于已是大势所趋，美国胸外科医师学会开发了一套公开报告的模板，其包括的临床数据需有意义、经过审核、完全透明、且与医生和患者都相关。通过与消费者协会合作，STS 开始出版经参与者同意的 CABG 复合质量指标[114,115]。该信息出现在《消费者报告》中，并成为该杂志有史以来阅读量最大的一期（http://www. Consumerreports. org/cro/2011/08/looking-for-a-heart-surgeon/index. htm）。公众对心脏手术的信息透明有着显著的兴趣，但不确定因素是公众如何或是否根据这些信息改变其行为。这种合作方式可能值得其他专业组织做公开报告时效仿。公开报告心脏手术结果可提高透明度并可以吸引公众的眼球。

信息管理：电子医疗病历系统

医疗病历是与患者危险因素和结果有关的重要信息资源。计算机系统已广泛用来记录病历，初步研究已证明了计算机病历管理系统在不同临床环境下的重要作用。在美国可能最为成功的范例应该算是退伍军人健康医疗系统（Veteran's Health Affair Medical System）[116]。二十余年来，VHA 系统的医院从二流的医院一跃成为广泛认可的高水平医院系统[116]，这些转变部分要归功于昂贵但异常成功的计算机电子病历系统。Iezzoni 指出电子病历系统的问题，认为它们可能不能正确反映慢性疾患的重要性，而且医生输入病历需要耗费更多的时间[117]。然而它在减少医疗差错，提高效率，共享医疗信息方面的优势淹没了反对的声音。

美国国会将会通过医改法案拨款 5 万美元提高医疗信息技术[118]。在经济复苏计划中，奥巴马政府计划花 1 900 万提升医生办公室内的电子病历系统（http://www. nytimes. com/2009/03/01/business/01unbox. html）。医学界专家认为电子病历系统如果广泛应用的话可以有利于降低医疗费用，提高医疗水平。未来的立法政府只会为医师的电子病历的"有意义的使用"买单，虽然目前政府仍没有明确界定这种提法。新的法案还会促生"区域健康 IT 扩展中心"来协助医师在局限的办公室内应用电子病历系统。很明显，大样本数据库非常有市场，尤其在医疗管理和人力补助管理方面，因此电子病历的发展是大势所趋。未来心胸外科医师可以通过电子病历系统进行患者结果的监测、辅助医疗决策、实时了解医疗资源的应用。

电子病历系统中计算机的应用可能减少医师开医嘱时的错误。当医生的医嘱与系统中的预先设计的数据不同时，计算机医嘱输入系统（computerized physician order entry，CPOE）会自动检查并发出提示。CPOE 已被视为医疗质量的保证，许多私人雇主组织将是否应用 CPOE 作为将该医院加入他们定点医院的标准（http://www. leapfroggroup. org）。一家叫做 Leapfrog 小组 2001 年的调查发现只有 3.3% 的医院在当时应用了 CPOE 系统（http://www. ctsnet. org/reuters/reutersarticle. cfm/article = 19325）。在纽约州，几家大企业和医疗保险公司同意给所有提交账单的医院中达到 CPOE 标准的分发红利。未来很可能出现其他的与电子病历系统相关的计算机应用，这项新的发明对医疗质量的影响目前尚不得而知，其益处仍需进一步验证。

信息技术成功应用以减少医疗差错仍有两面性,应用电子病历系统监测的革新可能减少医疗差错[119],然而在不同的医疗情况下,增加应用商业化 CPOE 系统的应用,在一些情况下可能与以前发表的结果并不相同,有时可能导致新的错误,甚至造成危害[120]。在计算机辅助防止医疗差错方面仍有很多工作值得去做,CPOE 在医疗实践中地位越来越重要,同时也要审慎地验证其有效性。

(樊红光 译　郑哲 审)

参考文献

1. Donabedian A, Bashshur R: *An introduction to quality assurance in health care.* Oxford, New York, Oxford University Press, 2003.
2. Kohn LT, Corrigan J, Donaldson MS, Institute of Medicine (US). Committee on Quality of Health Care in America. *To err is human: building a safer health system.* Washington, D.C., National Academy Press. 2000.
3. Birkmeyer JD, Dimick JB, Birkmeyer NJ: Measuring the quality of surgical care: structure, process, or outcomes? *J Am Coll Surg* 2004; 198:626-632.
4. Herlitz J, Brandrup-Wognsen G, Evander MH, et al: Quality of life 15 years after coronary artery bypass grafting. *Coron Artery Dis* 2009; 20:363-369.
5. Krane M, Bauernschmitt R, Hiebinger A, et al: Cardiac reoperation in patients aged 80 years and older. *Ann Thorac Surg* 2009; 87:1379-1385.
6. Dimick JB, Staiger DO, Osborne NH, Nicholas LH, Birkmeyer JD: Composite measures for rating hospital quality with major surgery. *Health Serv Res* 2012; 47:1861-1879.
7. Coulson TG, Bailey M, Reid CM, et al: Acute Risk Change for Cardiothoracic Admissions to Intensive Care (ARCTIC index): a new measure of quality in cardiac surgery. *J Thorac Cardiovasc Surg* 2014; 148:3076-3081. e3071.
8. O'Brien SM, Shahian DM, DeLong ER, et al: Quality measurement in adult cardiac surgery: part 2—Statistical considerations in composite measure scoring and provider rating. *Ann Thorac Surg* 2007; 83: S13-S26.
9. Shahian DM, He X, Jacobs JP, et al: The STS AVR+CABG composite score: a report of the STS Quality Measurement Task Force. *Ann Thorac Surg* 2014; 97:1604-1609.
10. Ferraris VA, Bolanos M, Martin JT, Mahan A, Saha SP: Identification of patients with postoperative complications who are at risk for failure to rescue. *JAMA surgery* 2014; 149:1103-1108.
11. Wakeam E, Asafu-Adjei D, Ashley SW, Cooper Z, Weissman JS: The association of intensivists with failure-to-rescue rates in outlier hospitals: results of a national survey of intensive care unit organizational characteristics. *J Crit Care* 2014; 29:930-935.
12. Ferraris VA, Ferraris SP: Assessing the medical literature: let the buyer beware. *Ann Thorac Surg* 2003; 76:4-11.
13. Glantz SA: It is all in the numbers. *J Am Coll Cardiol* 1993; 21:835-837.
14. Bhandari M, Devereaux PJ, Li P, et al: Misuse of baseline comparison tests and subgroup analyses in surgical trials. *Clin Orthop Relat Res* 2006; 447:247-251.
15. Gandhi R, Smith HN, Mahomed NN, Rizek R, Bhandari M: Incorrect use of the student t test in randomized trials of bilateral hip and knee arthroplasty patients. *J Arthroplasty* 2011; 26:811-816.
16. Hosmer DW, Lemeshow S, Sturdivant RX: *Applied logistic regression.* 3rd edn. Hoboken, Wiley, 2013.
17. de Groot V, Beckerman H, Lankhorst GJ, Bouter LM: How to measure comorbidity. A critical review of available methods. *J Clin Epidemiol* 2003; 56:221-229.
18. Kozower BD, Ailawadi G, Jones DR, et al: Predicted risk of mortality models: surgeons need to understand limitations of the University HealthSystem Consortium models. *J Am Coll Surg* 2009; 209: 551-556.
19. Steen PM, Brewster AC, Bradbury RC, Estabrook E, Young JA: Predicted probabilities of hospital death as a measure of admission severity of illness. *Inquiry* 1993; 30:128-141.
20. Tu JV, Wu K: The improving outcomes of coronary artery bypass graft surgery in Ontario, 1981 to 1995. *Cmaj* 1998; 159:221-227.
21. Knaus WA, Wagner DP, Draper EA, et al: The APACHE III prognostic system. Risk prediction of hospital mortality for critically ill hospitalized adults. *Chest* 1991; 100:1619-1636.
22. Blackstone EH: Breaking down barriers: helpful breakthrough statistical methods you need to understand better. *J Thorac Cardiovasc Surg* 2001; 122:430-439.
23. Koch CG, Khandwala F, Nussmeier N, Blackstone EH: Gender and outcomes after coronary artery bypass grafting: a propensity-matched comparison. *J Thorac Cardiovasc Surg* 2003; 126:2032-2043.
24. Iezzoni LI: *Risk adjustment for measuring health care outcomes.* 4th ed. Chicago, Ill: Health Administration Press, AUPHA, 2013.
25. O'Brien SM, Shahian DM, Filardo G, et al: The Society of Thoracic Surgeons 2008 cardiac surgery risk models: part 2—isolated valve surgery. *Ann Thorac Surg* 2009; 88:S23-S42.
26. Shahian DM, O'Brien SM, Filardo G, et al: The Society of Thoracic Surgeons 2008 cardiac surgery risk models: part 3—valve plus coronary artery bypass grafting surgery. *Ann Thorac Surg* 2009; 88:S43-S62.
27. Shahian DM, O'Brien SM, Filardo G, et al: The Society of Thoracic Surgeons 2008 cardiac surgery risk models: part 1—coronary artery bypass grafting surgery. *Ann Thorac Surg* 2009; 88:S2-S22.
28. Zalkind DL, Eastaugh SR: Mortality rates as an indicator of hospital quality. *Hosp Health Serv Adm* 1997; 42:3-15.
29. Park RE, Brook RH, Kosecoff J, et al: Explaining variations in hospital death rates. Randomness, severity of illness, quality of care. *JAMA* 1990; 264:484-490.
30. Tu JV, Sykora K, Naylor CD: Assessing the outcomes of coronary artery bypass graft surgery: how many risk factors are enough? Steering Committee of the Cardiac Care Network of Ontario. *J Am Coll Cardiol* 1997; 30:1317-1323.
31. Jones RH, Hannan EL, Hammermeister KE, et al: Identification of preoperative variables needed for risk adjustment of short-term mortality after coronary artery bypass graft surgery. The Working Group Panel on the Cooperative CABG Database Project. *J Am Coll Cardiol* 1996; 28:1478-1487.
32. Lippmann RP, Shahian DM: Coronary artery bypass risk prediction using neural networks. *Ann Thorac Surg* 1997; 63:1635-1643.
33. Sacks H, Chalmers TC, Smith H, Jr: Randomized versus historical controls for clinical trials. *Am J Med* 1982; 72:233-240.
34. Concato J, Shah N, Horwitz RI: Randomized, controlled trials, observational studies, and the hierarchy of research designs. *N Engl J Med* 2000; 342:1887-1892.
35. Rosenbaum PR, Rubin DB: The Central Role of the Propensity Score in Observational Studies for Causal Effects. In: Rubin DB, ed. *Matched Sampling for Causal Effects.* Cambridge University Press, 2008; pp 170-192.
36. Blackstone EH: Comparing apples and oranges. *J Thorac Cardiovasc Surg* 2002; 123:8-15.
37. Ferraris VA, Brown JR, Despotis GJ, et al: 2011 update to the Society of Thoracic Surgeons and the Society of Cardiovascular Anesthesiologists blood conservation clinical practice guidelines. *Ann Thorac Surg* 2011; 91:944-982.
38. Hillis LD, Smith PK, Anderson JL, et al: 2011 ACCF/AHA Guideline for Coronary Artery Bypass Graft Surgery: A Report of the American College of Cardiology Foundation/American Heart Association Task Force on Practice Guidelines. *Circulation,* 2011; 124(23):2610-2642.
39. Barbour G: The role of outcomes data in health care reform. *Ann Thorac Surg* 1994; 58:1881-1884.
40. Lenfant C: Shattuck lecture—clinical research to clinical practice—lost in translation? *N Engl J Med* 2003; 349:868-874.
41. Heffner JE: Altering physician behavior to improve clinical performance. *Topics in health information management* 2001; 22:1-9.
42. Casale AS, Paulus RA, Selna MJ, et al: "ProvenCareSM": a provider-driven pay-for-performance program for acute episodic cardiac surgical care. *Ann Surg* 2007; 246:613-621; discussion 621-613.
43. Karve AM, Ou FS, Lytle BL, Peterson ED: Potential unintended financial consequences of pay-for-performance on the quality of care for minority patients. *Am Heart J* 2008; 155:571-576.
44. Guadagnoli E, Hauptman PJ, Ayanian JZ, Pashos CL, McNeil BJ, Cleary PD: Variation in the use of cardiac procedures after acute myocardial infarction. *N Engl J Med* 1995; 333:573-578.
45. Tobler HG, Sethi GK, Grover FL, et al: Variations in processes and structures of cardiac surgery practice. *Med Care* 1995; 33:OS43-58.
46. Maddux FW, Dickinson TA, Rilla D, et al: Institutional variability of intraoperative red blood cell utilization in coronary artery bypass graft surgery. *Am J Med Qual* 2009; 24:403-411.
47. Magner D, Mirocha J, Gewertz BL: Regional variation in the utilization of carotid endarterectomy. *J Vasc Surg* 2009; 49:893-901; discussion 901.
48. Harris KM, Pastorius CA, Duval S, et al: Practice variation among cardiovascular physicians in management of patients with mitral regurgitation. *Am J Cardiol* 2009; 103:255-261.
49. Schneider EC, Leape LL, Weissman JS, Piana RN, Gatsonis C,

Epstein AM: Racial differences in cardiac revascularization rates: does "overuse" explain higher rates among white patients? *Ann Int Med* 2001; 135:328-337.

50. Philbin EF, McCullough PA, DiSalvo TG, Dec GW, Jenkins PL, Weaver WD: Underuse of invasive procedures among Medicaid patients with acute myocardial infarction. *Am J Public Health* 2001; 91:1082-1088.

51. Filardo G, Maggioni AP, Mura G, et al: The consequences of under-use of coronary revascularization; results of a cohort study in Northern Italy. *European Heart Journal* 2001; 22:654-662.

52. Alter DA, Austin PC, Tu JV, Canadian Cardiovascular Outcomes Research T: Community factors, hospital characteristics and inter-regional outcome variations following acute myocardial infarction in Canada. *Can J Cardiol* 2005; 21:247-255.

53. Daley J: Validity of risk-adjustment methods. In: Iezzoni L, ed. *Risk Adjustment for Measuring Health Care Outcomes*. Ann Arbor, Health Administration Press, 1994; p 239.

54. Daley J: Validity of risk-adjustment methods. In: Iezzoni LI, ed. *Risk adjustment for measuring healthcare outcomes*. Chicago, Health Administration Press, 1997; pp 331-363.

55. Ferraris VA, Ferraris SP: Risk factors for postoperative morbidity. *J Thorac Cardiovasc Surg* 1996; 111:731-738; discussion 738-741.

56. Shroyer AL, Coombs LP, Peterson ED, et al: The Society of Thoracic Surgeons: 30-day operative mortality and morbidity risk models. *Ann Thorac Surg* 2003; 75:1856-1864; discussion 1864-1855.

57. O'Brien SM, Shahian DM, Filardo G, et al: The Society of Thoracic Surgeons 2008 cardiac surgery risk models: part 2—isolated valve surgery. *Ann Thorac Surg* 2009; 88:S23-S42.

58. Shahian DM, O'Brien SM, Filardo G, et al: The Society of Thoracic Surgeons 2008 cardiac surgery risk models: part 1—coronary artery bypass grafting surgery. *Ann Thorac Surg* 2009; 88:S2-S22.

59. Ware JE Jr, Sherbourne CD: The MOS 36-item short-form health survey (SF-36). I. Conceptual framework and item selection. *Med Care* 1992; 30:473-483.

60. Lee T: *Evaluating the Quality of Cardovascular Care: A Primer* Bethesda, American College of Cardiology Press, 1995.

61. Cope DW, Linn LS, Leake BD, Barrett PA: Modification of residents' behavior by preceptor feedback of patient satisfaction. *J Gen Int Med* 1986; 1:394-398.

62. Peric V, Borzanovic M, Stolic R, et al: Quality of life in patients related to gender differences before and after coronary artery bypass surgery. *Interact Cardiovasc Thorac Surg* 2010; 10:232-238.

63. Tully PJ, Baker RA, Turnbull DA, Winefield HR, Knight JL: Negative emotions and quality of life six months after cardiac surgery: the dominant role of depression not anxiety symptoms. *J Behavioral Med* 2009; 32:510-522.

64. Jideus L, Liss A, Stahle E: Patients with sternal wound infection after cardiac surgery do not improve their quality of life. *Scand Cardiovasc J* 2009; 43:194-200.

65. Guadagnoli E, Ayanian JZ, Cleary PD: Comparison of patient-reported outcomes after elective coronary artery bypass grafting in patients aged greater than or equal to and less than 65 years. *Am J Cardiol* 1992; 70:60-64.

66. Rumsfeld JS, Magid DJ, O'Brien M, et al: Changes in health-related quality of life following coronary artery bypass graft surgery. *Ann Thorac Surg* 2001; 72:2026-2032.

67. Rumsfeld JS, MaWhinney S, McCarthy M, et al: Health-related quality of life as a predictor of mortality following coronary artery bypass graft surgery. Participants of the Department of Veterans Affairs Cooperative Study Group on Processes, Structures, and Outcomes of Care in Cardiac Surgery. *JAMA* 1999; 281:1298-1303.

68. Deming WE: *Out of the Crisis*. Cambridge, MA.: Massachusetts Institute of Technology Center for Advanced Engineering Study, 1986.

69. Juran JM: *A History of Managing for Quality: The Evolution, Trends, and Future Directions of Managing for Quality* Milwaukee, ASQC Quality Press, 1995.

70. Ferraris VA, Gildengorin V: Predictors of excessive blood use after coronary artery bypass grafting. A multivariate analysis. *J Thorac Cardiovasc Surg* 1989; 98:492-497.

71. Ferraris VA, Berry WR, Klingman RR: Comparison of blood reinfusion techniques used during coronary artery bypass grafting. *Ann Thorac Surg* 1993; 56:433-439; discussion 440.

72. Maggard-Gibbons M: The use of report cards and outcome measurements to improve the safety of surgical care: the American College of Surgeons National Surgical Quality Improvement Program. *BMJ Qual Saf* 2014; 23:589-599.

73. Etzioni DA, Wasif N, Dueck AC, et al: Association of hospital participation in a surgical outcomes monitoring program with inpatient complications and mortality. *JAMA* 2015; 313:505-511.

74. Smith PK, Mayer JE Jr, Kanter KR, et al: Physician payment for 2007: a description of the process by which major changes in valuation of cardio-thoracic surgical procedures occurred. *Ann Thorac Surg* 2007; 83:12-20.

75. O'Connor GT, Plume SK, Olmstead EM, et al: Multivariate prediction of in-hospital mortality associated with coronary artery bypass graft surgery. Northern New England Cardiovascular Disease Study Group. *Circulation* 1992; 85:2110-2118.

76. O'Connor GT, Plume SK, Olmstead EM, et al: A regional intervention to improve the hospital mortality associated with coronary artery bypass graft surgery. The Northern New England Cardiovascular Disease Study Group. *JAMA* 1996; 275:841-846.

77. Birkmeyer NJ, Charlesworth DC, Hernandez F, et al: Obesity and risk of adverse outcomes associated with coronary artery bypass surgery. Northern New England Cardiovascular Disease Study Group. *Circulation* 1998; 97:1689-1694.

78. Braxton JH, Marrin CA, McGrath PD, et al: 10-year follow-up of patients with and without mediastinitis. *Semin Thorac Cardiovasc Surg* 2004; 16:70-76.

79. Hernandez F, Cohn WE, Baribeau YR, et al: In-hospital outcomes of off-pump versus on-pump coronary artery bypass procedures: a multicenter experience. *Ann Thorac Surg* 2001; 72:1528-1533; discussion 1533-1524.

80. Green J, Wintfeld N: Report cards on cardiac-surgeons—assessing New-York States approach. *N Engl J Med* 1995; 332:1229-1232.

81. Morgan RO, Virnig BA, DeVito CA, Persily NA: The Medicare-HMO revolving door—the healthy go in and the sick go out. *N Engl J Med* 1997; 337:169-175.

82. Omoigui N, Annan K, Brown K, Miller D, Cosgrove D, Loop F: Potential explanation for decreased Cabg related mortality in New-York-State—outmigration to Ohio. *Circulation* 1994; 90:93.

83. Schneider EC, Epstein AM: Use of public performance reports: a survey of patients undergoing cardiac surgery. *JAMA* 1998; 279:1638-1642.

84. Dranove D, Kessler D, McClellan M, Satterthwaite M: Is more information better? The effects of "Report cards" on health care providers. *J Polit Econ* 2003; 111:555-588.

85. Mehta SR, Yusuf S, Peters RJ, et al: Effects of pretreatment with clopidogrel and aspirin followed by long-term therapy in patients undergoing percutaneous coronary intervention: the PCI-CURE study. *Lancet* 2001; 358:527-533.

86. Hannan EL, Chassin MR: Publicly reporting quality information. *JAMA* 2005; 293:2999-3000.

87. Glance LG, Dick A, Mukamel DB, Li Y, Osler TM: Are high-quality cardiac surgeons less likely to operate on high-risk patients compared to low-quality surgeons? Evidence from New York State. *Health Serv Res* 2008; 43:300-312.

88. Daley J: Criteria by which to evaluate risk-adjusted outcomes programs in cardiac surgery. *Ann Thorac Surg* 1994; 58:1827-1835.

89. Shahian DM, Edwards FH, Ferraris VA, et al: Quality measurement in adult cardiac surgery: part 1—Conceptual framework and measure selection. *Ann Thorac Surg* 2007; 83:S3-12.

90. Iezzoni LI: Using administrative data to study persons with disabilities. *Milbank Q* 2002; 80:347-379.

91. Jollis JG, Ancukiewicz M, DeLong ER, Pryor DB, Muhlbaier LH, Mark DB: Discordance of databases designed for claims payment versus clinical information systems. Implications for outcomes research. *An Int Med* 1993; 119:844-850.

92. Burns EM, Rigby E, Mamidanna R, et al: Systematic review of discharge coding accuracy. *J Public Health* 2012; 34:138-148.

93. Shahian DM, Torchiana DF, Normand SL: Implementation of a cardiac surgery report card: lessons from the Massachusetts experience. *Ann Thorac Surg* 2005; 80:1146-1150.

94. Hannan EL, Kilburn H, Racz M, Shields E, Chassin MR: Improving the outcomes of coronary artery bypass surgery in New York State. *JAMA* 1994; 271:761-766.

95. Goldstein H, Spiegelhalter DJ: League tables and their limitations: statistical issues in comparisons of institutional performance (with discussion). *J R Stat Soc (Series A)* 1996; 159:385-443.

96. Woolhandler S, Himmelstein DU: Costs of care and administration at for-profit and other hospitals in the United States. *N Engl J Med* 1997; 336:769-774.

97. Anonymous: Iowa: classic test of a future concept. *Med Outcomes Guidelines Alert* 1995; 8.

98. Tu JV, Donovan LR, Lee DS, et al: Effectiveness of public report cards for improving the quality of cardiac care: the EFFECT study: a randomized trial. *JAMA* 2009; 302:2330-2337.

99. Ketelaar NA, Faber MJ, Flottorp S, Rygh LH, Deane KH, Eccles MP: Public release of performance data in changing the behaviour of health-

care consumers, professionals or organisations. *Cochrane Database of Systematic Reviews (Online)*. 2011:CD004538.

100. Jacobs JP, Cerfolio RJ, Sade RM: The ethics of transparency: publication of cardiothoracic surgical outcomes in the lay press. *Ann Thorac Surg* 2009; 87:679-686.

101. Spiegelhalter DJ: Funnel plots for comparing institutional performance. *Stat Med* 2005; 24:1185-1202.

102. Brennan TA, Gawande A, Thomas E, Studdert D: Accidental deaths, saved lives, and improved quality. *N Engl J Med* 2005; 353: 1405-1409.

103. Leape LL, Berwick DM: Five years after To Err Is Human: what have we learned? *JAMA* 2005; 293:2384-2390.

104. Kolata G: Program coaxes hospitals to see treatments under their Noses *New York Times on the web*. New York, N.Y. December 25, 2004.

105. Patel MR, Dehmer GJ, Hirshfeld JW, Smith PK, Spertus JA: ACCF/SCAI/STS/AATS/AHA/ASNC 2009 Appropriateness Criteria for Coronary Revascularization: A Report of the American College of Cardiology Foundation Appropriateness Criteria Task Force, Society for Cardiovascular Angiography and Interventions, Society of Thoracic Surgeons, American Association for Thoracic Surgery, American Heart Association, and the American Society of Nuclear Cardiology: Endorsed by the American Society of Echocardiography, the Heart Failure Society of America, and the Society of Cardiovascular Computed Tomography. *Circulation.* 2009; 119:1330-1352.

106. McDonnell Norms G: Enhancing the use of clinical guidelines: a social norms perspective. *J Am Coll Surg* 2006; 202:826-836.

107. Leape LL, Weissman JS, Schneider EC, Piana RN, Gatsonis C, Epstein AM: Adherence to practice guidelines: the role of specialty society guidelines. *Am Heart J* 2003; 145:19-26.

108. Likosky DS, FitzGerald DC, Groom RC, et al: Effect of the Perioperative Blood Transfusion and Blood Conservation in Cardiac Surgery Clinical Practice Guidelines of the Society of Thoracic Surgeons and the Society of Cardiovascular Anesthesiologists upon Clinical Practices. *Anesthesia Analgesia* 2010; 111:316-323.

109. McQuilten ZK, Andrianopoulos N, Wood EM, et al: Transfusion practice varies widely in cardiac surgery: results from a national registry. *J Thorac Cardiovasc Surg* 2014; 147:1684-1690. e1681.

110. Carthey J: The role of structured observational research in health care. *Qual Saf Health Care* 2003; 12 Suppl 2:ii13-ii16.

111. Richardson WC, Berwick DM, Bisgard JC, et al: The Institute of Medicine Report on Medical Errors: misunderstanding can do harm. Quality Health Care Am Committee. 2000; E42.

112. de_Leval MR, Carthey J, Wright DJ, Farewell VT, Reason JT: Human factors and cardiac surgery: a multicenter study. *J Thorac Cardiovasc Surg* 2000; 119:661-672.

113. Hickey EJ, Nosikova Y, Pham-Hung E, et al: National Aeronautics and Space Administration "threat and error" model applied to pediatric cardiac surgery: error cycles precede approximately 85% of patient deaths. *J Thorac Cardiovasc Surg* 2015; 149:496-507. e494.

114. Shahian DM, Edwards FH, Jacobs JP, et al: Public reporting of cardiac surgery performance: part 1—history, rationale, consequences. *Ann Thorac Surg* 2011; 92:S2-S11.

115. Shahian DM, He X, Jacobs JP, et al: The Society of Thoracic Surgeons Isolated Aortic Valve Replacement (AVR) Composite Score: a report of the STS Quality Measurement Task Force. *Ann Thorac Surg* 2012; 94:2166-2171.

116. Longman P: *Best care anywhere: why VA health care would work better for everyone.* 3rd ed. San Francisco, Berrett-Koehler Publishers, 2012.

117. Iezzoni L: Measuring the severity of illness and case mix, in Goldfield N ND (ed.): *Providing Quality Care: The Challenge to Clinicians.* Philadelphia, American College of Physicians, 1989; 70-105.

118. D'Avolio LW: Electronic medical records at a crossroads: impetus for change or missed opportunity? *JAMA* 2009; 302:1109-1111.

119. Langdorf MI, Fox JC, Marwah RS, Montague BJ, Hart MM: Physician versus computer knowledge of potential drug interactions in the emergency department. *Acad Emerg Med* 2000; 7:1321-1329.

120. Classen DC, Avery AJ, Bates DW: Evaluation and certification of computerized provider order entry systems. *J Am Med Inform Assoc* 2007; 14:48-55.

121. Amr SS, Tbakhi A: Abu Al Qasim Al Zahrawi (Albucasis): pioneer of modern surgery. *Ann Saudi Med* 2007; 27:220-221.

122. Ferraris ZA, Ferraris VA: The women of Salerno: contribution to the origins of surgery from medieval Italy. *Ann Thorac Surg* 1997; 64:1855-1857.

123. Beal J: Madame Angelique le Boursier du Coudray: a midwife of enlightenment France. *Midwifery today with international midwife* 2013:29.

124. Moran ME: Enlightenment via simulation: "crone-ology's" first woman. *J Endourol* 2010; 24:5-8.

125. Moore WA: *The Knife Man: The Extraordinary Life and Times of John Hunter, Father of Modern Surgery.* New York: Broadway Books, Westminster, Random House [Distributor], 2005.

126. Cohen IB: Florence Nightingale. *Scientific American* 1984; 250:128-137.

127. Warshaw AL: Presidential address: achieving our personal best—Back to the future of the American College of Surgeons. *Bull Am Coll Surg* 2014; 99:9-18.

128. Lahey SJ, Borlase BC, Lavin PT, Levitsky S: Preoperative risk factors that predict hospital length of stay in coronary artery bypass patients > 60 years old. *Circulation* 1992; 86:II181-II185.

129. Hammermeister KE, Johnson R, Marshall G, Grover FL: Continuous assessment and improvement in quality of care. A model from the Department of Veterans Affairs Cardiac Surgery. *Ann Surg* 1994; 219:281-290.

130. Tu JV, Jaglal SB, Naylor CD: Multicenter validation of a risk index for mortality, intensive care unit stay, and overall hospital length of stay after cardiac surgery. Steering Committee of the Provincial Adult Cardiac Care Network of Ontario. *Circulation* 1995; 91:677-684.

第8章 心脏外科模拟教学

Jennifer D. Walker • Philip J. Spencer • Toni B. Walzer
• Jeffrey B. Cooper

时至今日,心胸外科已经取得了长足的发展,在众多令人振奋的进展中,针对医学生、住院医生以及带教医生开展的模拟教学发挥了至关重要的作用。医生培训过程要求安全,有效,并尽可能减少对正常医疗过程的影响。为了满足上述要求,医生培训体系进行了一系列的改进,心脏外科模拟教学便是其中之一。本章将对现有心脏外科模拟教学的技术和方法进行介绍。同时对未来如何推广应用模拟教学技术,充分发挥其在医学教育中的优势进行展望。

背景

模拟教学是一种"通过全面交互性的再现或者复制真实医疗环境的关键要素来培养诊疗经验的一系列方法,并非只是一项单纯的技术。"[1]模拟教学在医学领域的应用可以追溯几个世纪。比较近期的有从20世纪60~80年代起,麻醉科 Sim 医师利用模拟装置训练麻醉住院医生,心外科 Resusci Anne 医师用于培训心脏生命支持和心内科 Harvey 医师用于心血管内科教学[2]。现代的模拟教学始于20世纪80年代早期,随着对于模拟人技术的发展,模拟教学也开始被应用于麻醉基本技能和急重症管理培训当中。外科医生培训过程中同样采用了模拟教学培训,包括利用模拟教具练习打结,和动物手术模拟实验。早在1868年,Howard 就利用模拟人体教具来讲授疝修补手术[3]。然而,直到20世纪80年代末,利用模拟教具开展的外科技能和手术培训才逐渐发展起来。

模拟教学在医疗领域,特别是心脏外科领域的应用也越来越广泛和深入。Ziv 和他的同事认为,为了保障患者安全,使用模拟手术进行外科技能培训更加符合伦理学的要求[4]。随着患者要求的提高,在手术实践之前通过手术室外的模拟教学练习,在不增加患者本身的诊疗风险,对于快速培养和掌握手术关键技能至关重要。既往报道认为通过模拟练习可以提高冠脉旁路移植吻合[5]和二尖瓣成形手术[6]的完成速度和质量。通过有意识的练习(反复演练一项任务或操作),模拟教学有助于更快掌握某些技能,减少与训练相关的手术时间。模拟教学同样有助于改善团队沟通与合作,也是培训真实环境中罕见紧急情况应对方法的首选方式。它使外科医生及其团队能够从容地练习解决复杂的问题,并将经验应用于实际的紧急情况中。

外科模拟教学同样应用于专业资质的认证、重新认证以及临床技能培训效果考核。以血管吻合操作为例,其包含了器械使用、缝合以及血管组织修剪和保护等多个简单的操作,这些操作可以被整合到更为复杂的情景中,并通过模拟教学完成。例如,可以利用模拟教具完成不停跳冠状动脉旁路移植术过程中的血管吻合操作,并对桥血管测量、吻合口位置选择、血管通畅性以及操作前准备等一系列技能水平进行评估。此外,上述各单项操作可以进一步整合到完整的搭桥手术训练中,用于更高级别的教学培训。

模拟教学在心外科麻醉医生培训方面也发挥了重要作用。Bruppacher 和他的同事进行了一项随机对照试验,其中麻醉住院医生被随机分配到模拟训练组和无模拟训练组来进行体外循环脱机培训[7]。由麻醉主治医师根据模拟训练前,后表现双盲评分以此而对培训效果进行评价。结果显示,接受了2个小时模拟培训的麻醉医生其技能提高程度明显优于接受传统授课培训的医生。

心脏外科手术模拟教学最激动人心的进展发生在2005年,当时 Ramphal 设计制造了一个模拟度相对较高的不停跳猪心模拟装置,以解决在牙买加心脏外科医生培训中心手术训练病例不足的问题[8](图8-1和图8-2)。这一模拟教学装置由美国心胸外科的一个领导小组进行了完善,进而纳入重点发展项目以推进基于模拟装置的学习。胸外科科研与教学基金会

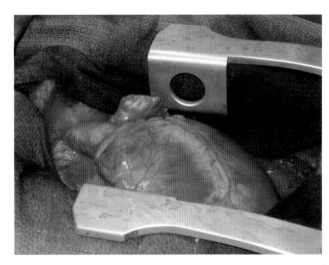

图8-1　Ramphal 模拟装置中的猪心

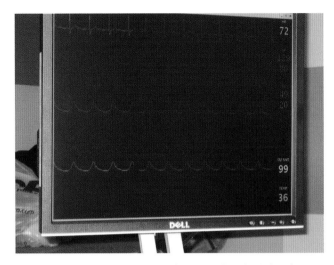

图 8-2 Ramphal 模拟装置使用过程中的麻醉检测仪

(The Thoracic Surgery Foundation for Research and Education, TS-FRE) 每年都会在美国胸外科医师协会、胸外科委员会和胸外科联合教学顾问共同资助下,开办针对低年资医生的"新兵训练营"以及针对高年资医生的"进阶培训"[9]。这项为期 3 天的模拟教学课程始于 2008 年,旨在为初级心胸科住院医生提供集中学习训练的机会,并为学员提供反馈和标准化评估。标准化评估结果显示,参加"新兵训练营"的初级心胸外科医生在心胸外科基本技能完成速度和质量方面均取得了明显的进步[10,11]。

成功开展心脏外科模拟教学需要遵循成年人学习的特点。1993 年,Reznick 对成人外科学习的过程及学员与专家导师的关系特点进行了总结[12,13]。根据 Kopta 的定义,成人学习分为三个阶段:感知、整合以及融会贯通[14],此外文章还根据 Collins 的"学徒模式",描述了教师在学生从新手到专家的过程中所扮演的角色[15]。我们开展的基于模拟的培训也是在上述原则的指导下进行的。接下来,我们将对基本技能培训的现况,可模拟的术式,以及现有的用于心胸外科手术的模拟装置进行具体的介绍。

基本操作技能

对于心胸外科来说,模拟教学从教授各基本操作技能开始,在达到最基本水平的前提下,将各基本操作组合成多个任务,进而完成全部手术过程的学习。由麻省总医院、北卡罗来纳大学教堂山分校医院、约翰·霍普金斯大学罗切斯特分校医院、斯坦福大学医院、范德比尔特(范德堡)大学医院和华盛顿大学医院这 6 家医院组成的联盟制定了一份为期 7 周的教学大纲,将心脏外科手术操作分解成多项基本操作,包括体外循环的建立(图 8-3),冠状动脉旁路移植术(图 8-4 至 8-7),瓣膜置换术(图 8-8 至 8-10),气体栓塞的处理,以及急性术中主动脉夹层的处理(图 8-11)。教学过程中,学员将首先利用猪心按步骤学习体外循环的建立方法,包括主动脉插管、右心房插管和停搏灌注液插管。同时也将学习开始和停止体外循环的相关概念和原则。在掌握利用停跳猪心进行上述操作的基础上,学员将使用不停跳心脏模型进行插管、建立旁路手术、心脏停

搏、复跳和拆除体外循环等操作的练习,综合掌握相关技能和知识。掌握程度将由专家根据标准化评价方式进行评估。在教学大纲涵盖的 5 项基本操作中,培训均依照上述由简到难,逐步模拟真实环境的方式开展。

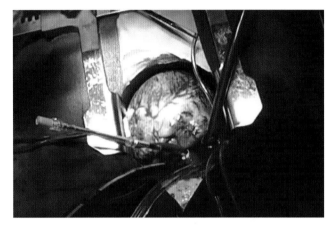

图 8-3 利用 Ramphal 模拟装置给猪心插管建立体外循环

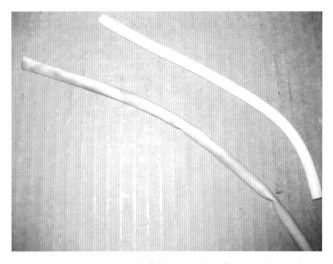

图 8-4 模拟冠状动脉旁路移植术的合成材质的动脉和静脉

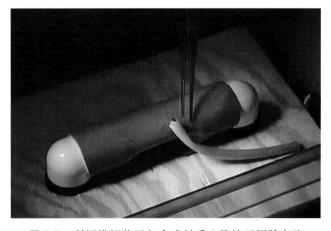

图 8-5 利用模拟装置与合成材质血管练习冠脉旁路移植手术桥血管近端吻合

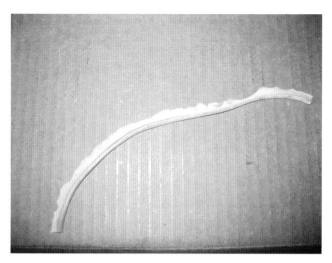

图 8-6　Chamberlain 团队制作的用于冠状动脉旁路移植术的合成材质乳内动脉

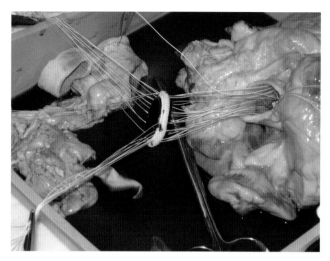

图 8-9　利用停跳猪心练习主动脉瓣机械瓣修复

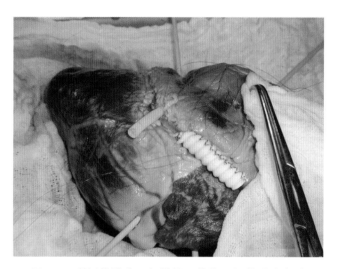

图 8-7　利用停跳猪心与模拟血管练习冠状动脉旁路移植术桥血管远端吻合

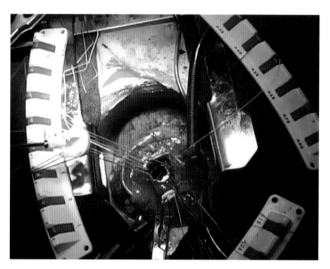

图 8-10　Ramphal 不停跳心脏模拟装置进行主动脉瓣机械瓣修复模拟操作

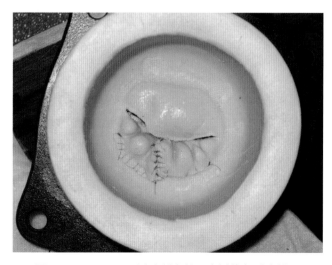

图 8-8　Chamberlain 团队研发的二尖瓣修复手术模型

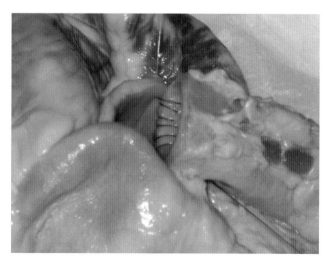

图 8-11　停跳猪心主动脉缝合模型

充分的练习可以使学员在掌握心外科基本操作原则的基础上进行更为复杂的操作任务。在教学大纲冠状动脉旁路移植术部分,学员将会依次在模拟装置和猪心上进行大、小血管吻合练习。在此基础上,学员将在不停跳心脏模拟装置上进行冠脉搭桥手术的训练。主动脉瓣手术同样按照这一流程进行培训。首先将利用模拟装置和猪心向学员讲授主动脉瓣和主动脉根部的解剖。进而学员将接受瓣膜切除、瓣膜植入与缝合的训练,直至可以熟练地掌握各种类型瓣膜的置换手术。最后,与冠脉搭桥训练一样,学员将利用跳动心脏模拟装置进行完整的主动脉瓣置换手术练习。

二尖瓣外科手术同样依照这一流程进行培训。此外,在反复练习并掌握基本操作技能的基础上,模拟教学还可以对学员进行团队协作以及危急情况处理方面的训练。

上述模拟训练的内容包括制定诊疗方案,利用停跳模型进行方案演练,进而利用不停跳心脏模拟装置进行实战演练。如前所述,模拟装置可以对主动脉插管引起的主动脉夹层、巨大气体栓塞和脱机过程中发的右心衰竭、桥血管损伤或打结、瓣周漏或主动脉根部夹层等一系列临床危急状况进行模拟。进而对包括手术室相关操作、床旁有创抢救等一系列心外科诊疗技能进行训练。

在心脏外科领域,有研究证实通过颈部血管插管模拟练习,可以提高学员经颈部血管建立体外膜肺(extracorporeal membranous oxygenation,ECMO)的操作水平[16]。Chan及其同事通过类似的模型,通过一支完整的小儿重症监护团队对ECMO培训效果进行了评价[17]。但是培训效果的评价并非在真实的患者中进行的。模拟教学同样可以用于体外循环的培训。Morris和Pybus设计了一个体外循环模拟装置(Orpheus),可以在手术室或者模拟教学中心进行体外循环技能的培训[18]。Lansdowne和同事报道了如何利用这一装置对参与ECMO管理的体外循环灌注师和呼吸治疗师进行培训[19]。3D打印技术的出现为手术方案的制定提供了令人欣喜的全新的模拟条件[20-22]。Valverde及其同事借助磁共振成像(magnetic resonance imaging,MRI)和血管造影设计制造了3D打印模型,为一位15岁的男性主动脉弓缩窄患者制定了经血管介入治疗方案[23]。Costello及其同事则利用3D打印模型对住院医师开展室间隔缺损手术的培训[24]。

利用模拟装置,学员还可以练习整合血流动力学相关信息,以及与包括麻醉医生、体外循环医生和护士在内的团队成员沟通的技巧。基本技能操作的培训可以在模拟实验室进行,团队协作能力的训练则可以通过高仿真模拟手术室进行。多维度多形式的模拟训练,不仅仅提供了从基础到复杂的技能培训,也为相关技能水平考核提供了条件(见下文)。

模拟教学设备

为了更好地实现上述培训目的,近年诞生了包括模拟人、局部操作模拟教具以及虚拟现实系统在内的一系列模拟教学设备[25]。这些模拟教学设备已被用于各种培训场景。在特定的心脏外科培训过程中,各种类型的心脏和血管模型就发挥了重要的作用。虚拟现实模拟装置是十分有效的腔镜手术训练设备。在心脏外科,模拟人多用于心脏外科手术室场景模拟,特别是团队协作场景的模拟,此外也可用于全新的手术操作流程的训练。

对于心脏外科手术的培训,局部操作模拟教具可以用于一系列从简单到复杂的操作培训。Chamberlain的团队研发了一系列高仿真度心脏外科模拟装置(Great Barrington Massachusetts)(图8-4、图8-6和图8-8)。Limbs and Things(Savannah Georgia)和英国的the Wet Lab则研发了多种合成或者组织源性的模拟装置(图8-12)。然而,现有的商业化模拟教学装置仍不能完全满足心外科手术培训的需求。因此,猪心仍然是插管、冠状动脉旁路移植术和瓣膜手术等心脏外科手术培训的重要模拟教学教具。如图所示,很多研发工作致力于改善猪心灌注模型,以更好的模拟真实操作条件(图8-1、图8-3和图8-10)。

利用模拟教学,特别是模拟人培训团队协作能力已有25年的历史[2,26]。Gaba及其同事在早期应用模拟人进行培训的工作经验得到了全世界数以千计的医疗中心的认可和借鉴。为了满足培训需求,模拟人需要对外科手术过程中一系列生理状态进行模拟,包括心音、呼吸、脉搏、眨眼和痛苦收缩等。通过在手术室环境中模拟一系列手术过程中可能出现的状况,模拟人为外科手术、麻醉和护理等团队协作训练提供了可能,保证学员在尽可能真实再现手术场景的环境中接受培训(图8-13)。此外,模拟人还可以进一步与心脏外科解剖以及体外循环装置相结合,再现完整手术操作过程以实现团队协作和危急状况处理的训练(详见下一部分)(图8-14)。

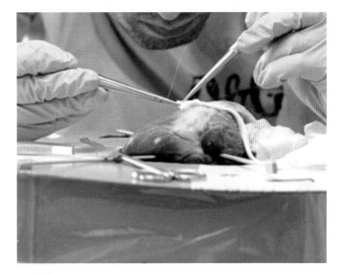

图8-12 Wet lab 模拟试验台(Used with permission from Wetlab Ltd.)

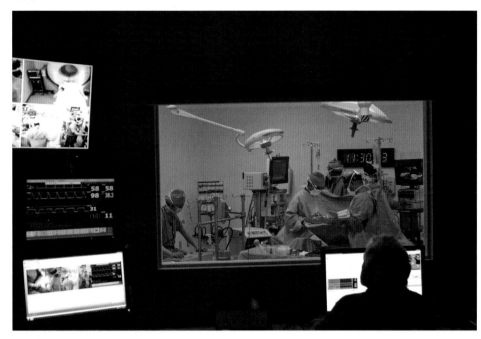

图 8-13　控制室视角下的模拟手术室

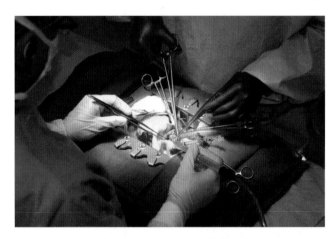

图 8-14　模拟心脏外科手术术野

心脏外科模拟教学与团队协作培训

团队协作对于安全高效的诊疗过程的重要性已经得到了广泛的认可[27]。早在二十多年前,麻醉医生 David Gaba 及其同事便借鉴航空领域的机组组员管理原则制定了麻醉危急资源管理方案(Anesthesia Crisis Resource Management, ACRM)来指导麻醉医生处理手术室中的危急状况[26,28]。手术室的工作环境与航空飞行有许多相似之处,需要各种专业技术人员在复杂多变的环境中通力协作,以保障患者的诊疗安全。与航空飞行一样,在外科手术,特别是心脏外科手术过程中,麻醉相关的一些事故是由具有丰富专业技能的人员的错误导致的[29-30]。

诊疗过程中改善团队整体表现对于提升患者安全性的重要性越来越受到重视。不同职责的医疗人员只有相互配合才能更有效地为患者提供安全可靠的诊疗。心脏外科团队成员具有不同的教育背景以及专业特长,既往很少有协同培训的经验。Simon 及其同事首先报道了团队协同培训可以有效改善员工参与团队任务的态度,提升团队效率,并且减少临床危急情况处理过程中的错误[31]。尽管已经认识到团队协作培训的重要性,目前仍然缺乏深入规范的医疗团队专业培训项目,特别是多学科交叉形式的培训[32]。

有效的沟通和团队协作对于实现高质量的诊疗至关重要,但是医疗过程的复杂性也对团队协作提出了挑战。缺乏有效的沟通和高效的团队协作会增加临床不良事件的发生风险[33]。沟通失败已经成为造成无意患者伤害的主要原因。手术过程中团队协作的失败也会导致更高的并发症和死亡风险[33]。临床医生由于专业背景不同,对于病情的预判以及思维模式也存在差异,但是在发现安全隐患的情况下却缺乏有效的交流与相互提醒。即使是经验丰富且水平高超的医生,在高度专注的诊疗过程中仍有犯错的可能。有效的沟通和提醒可以减少这些错误的发生,使患者远离不必要的伤害[34]。

手术是医疗事故保险领域的主要风险领域。根据哈佛大学附属医疗事故保险公司风险控制保险公司、风险管理基金会(Controlled Risk Insurance Company, Risk Management Foundation, CRICO/RMF)和其他主要保险公司的索赔原因分析,外科医疗中的错误最常发生在手术室。沟通障碍是导致错误的第二大常见因素,仅次于技术性操作[35]。

越来越多的研究证据表明提升外科团队协作可以改善患者预后[36]。手术安全要点核查表是一种简便易行的加强团队合作的方式。工作的过程中直呼同事的姓名、角色以及表达自己的观点不仅可以提高团队效率,也有助于团队成员在开放包容的氛围中对诊疗过程发表意见。这种在临床实践中改善沟通的努力与组织行为学领域的研究结果相一致[37]。然而,接受采访的医务人员认为直言不讳也许会带来直接的个人风险;

与此同时,他们不确定分享自己的想法会带来什么好处。因此,出于自我保护的本能,团队成员通常选择保持沉默[38]。事实上,日常工作中人们很难越级表达自己的意见;而手术过程这种等级划分十分明显。

团队合作中的沟通障碍和失误是导致手术室里本可以避免的对患者造成的伤害的主要原因,仅次于技术性错误。然而,因团队沟通错误对患者造成的伤害通常是可以避免的。通过回顾美国麻醉医生协会以及美国外科协会的数据,同样发现手术室内外的不良沟通是造成可逆不良事件的主要原因。即使技术性的错误,如果是与沟通不畅同时发生,也有很大的可能性可以避免[39,40]。已有研究表明,改善团队协作能力可以提升技术水平,进而改善患者预后[41]。

CRICO/RMF 的风险管理数据显示,通过参与麻醉危机资源管理培训,麻醉医生在诊疗过程中的专注程度明显提高[42]。鉴于此成功经验,CRICO/RMF 也推荐妇产科开展同样的培训以降低诊疗风险。CRICO/RMF 认为,对产科临床医生进行沟通和团队合作方面的模拟培训,可以减少或预防围产期不良事件。Salas 和 Cannon-Bowers 借鉴 ACRM 培训的成功经验,设计了一项针对产科临床医生的多学科团队模拟培训课程。CRICO/RMF 的风险管理数据表明,由于哈佛附属机构的产科医生和助产士参加了这门课程,其产科相关索赔数量呈现了下降趋势。因此,CRICO 也继续为参加这一培训的产科医生和认证助产士提供大幅降低医疗事故保险费的服务[43,44]。

Arriaga 和他的同事研究发现,针对整个手术室医疗团队进行团队模拟训练的需求越来越多[45]。他们介绍了一个标准化的多中心高保真模拟团队训练试点项目。这个项目考虑到了医疗团队多学科组成的特点,以确保照顾到所有临床参与者的需求。通过调整麻醉师培训使用的模拟场景,加入外科手术器械和模型,来适用于包括外科医生、护士和手术室团队中的其他专业人员的培训(图 8-14)。92% 的参与者认为这些情景可以反映真实环境,具有适当的挑战性,并且与临床相关,有利于提高诊疗安全性。病例汇报是由接受培训的医务人员完成的,为了使报告简明扼要地反映真实情况,他们接受了汇报方法方面的培训[46]。他们发现,尽管模拟的危急情况是在混乱的操作环境中进行的,但 96% 以上的参与者在汇报过程中可以充分地表达自己的意见。外科医生认可了提高沟通技巧的价值,麻醉医生和护士则因此增加了自信。绝大多数参与者认为该课程对他们的临床实践方法产生了积极的影响。

心脏外科经常面对巨大压力和紧急状况,有效的团队合作和沟通对于应对危机状况和预防不良事件十分重要。心脏手术手术室团队通常是一个大型的多学科团队,分工明确,需要相互天衣无缝的配合。手术对操作技术具有很高的要求,随时会发生危急情况。复杂的旁路手术设备、多种药物的注入,以及缺乏标准化的流程以满足每位外科医生对手术器械及心肌保护方案的偏好,都是诊疗过程中需要面对的挑战。对于病情复杂的患者,在有限的时间里诊治过程中良好的沟通和交接则更加重要。

为了改善有经验的心脏外科手术团队在急性危机管理中的表现,Stevens 和同事提供了一个较为全面的方案[47]。他们开发并实施了一项模拟教学项目,该项目具有足够高的真实性,包括一个模拟体外循环机,以使整个心脏外科手术团队,包括外科医生、麻醉医生、护士、体外循环医生和助理医生共同参与培训。团队共同参与到真实的模拟场景中,提升了包括团队领导和相互沟通等方面的团队合作技能。与此类培训中通常的做法一样,每个模拟案例之后都有参与者进行小结。通过这一过程,强化理解心脏外科中关键的诊疗信息,讨论并优化沟通方式。此外,该项目还包括一个互动的,针对整个医院心脏外科的四个小时的研讨会[47]。

参与者认为这个项目对心脏外科医疗实践有积极的影响,通过参与培训可以提升患者的医疗质量。接受调研的外科医生认为经过培训,病例汇报过程中团队成员的协作水平得到了提高。82% 的参与者建议每 6~12 个月重复一次模拟训练。互动研讨会的参与者认为,针对分享关键临床信息和专业间信息共享能力的培训最为重要。

开展涵盖整个手术室团队的团队合作培训,面临着包括后勤和财务方面的诸多挑战。虽然对手术室专业人员的模拟教学已经进行了多年,但外科医生参与度似乎不高。现有的团队合作训练中,外科医生的角色通常由其他专业的成员客串。事实上,到目前为止,针对外科手术的模拟教学主要是为了培养外科医生的手术操作技能。沟通、领导和团队合作等非技术技能并未得到足够的重视。尽管如此,现有的小样本量研究仍然发现,针对包括了主治医生的完整团队进行培训,对团队绩效有显著的积极影响[48]。由于外科团队合作培训试点项目的成功,CRICO/RMF 扩大了其医疗事故保险赔付范围,将外科医生纳入高风险专业。心脏外科医生和其他外科医生每两年参加一次 6 小时的模拟训练,整个手术室团队都有资格获得 10% 的年保费优惠[1]。

作为评估工具的模拟教学

模拟教学不仅可以用于心脏外科医生的培训,同样也有潜在的可能用于标准化的专业能力考核。通过模拟教学可以对学员独立完成手术的能力进行客观评价。Martin 及其同事在 1997 年便确立了客观结构化的普外科技能评价体系[49]。de Montbrun 及其同事则在 2013 年建立了类似的用于结直肠外科技术考核的评价体系[50]。心脏外科方面也进行了一系列用于考核冠状动脉吻合,二尖瓣手术和体外循环管理的评价方法的尝试[5,6,51](表 8-1 和表 8-2)。Lee 等人在 2013 年对胸外科教育联合委员会(the Joint Council on Thoracic Surgery Education, JTSE)冠脉评估工具的内部有效性进行了评价[52]。JTSE 的冠脉吻合评估工具包括 13 个评价指标,采用李克特量表(Likert scale)从 1 分(差)到 5 分(优)进行评分。研究中,由 10 位从业经验 2~33 年不等的外科医生通过观看一名医科学生、一名住院医生、一名高年资住院医生和两名主治医生在低保真模拟器、高保真模拟器和人体上操作的视频冠脉搭桥术,进而依据评估工具进行打分。该研究认为 JTSE 冠脉吻合评估工具具有较高的可靠性和内部一致性,可能对评估学员的冠状动脉吻合能力有帮助[52]。然而,目前还没有得到公认的心胸外科的标准评估工具。

---

[1] 信息来自与 William Berry, MD 的私人交谈。

● 表 8-1　冠状动脉旁路移植术血管吻合技能考核指标

项目	评分				
1. 桥血管方向("脚跟"吻合方向正确,吻合起止点合适)	1	2	3	4	5
2. 进针出针(入针出针点的位置,针数,边距均匀)	1	2	3	4	5
3. 针距合适(针距均匀,疏密得当)	1	2	3	4	5
4. Castroviejo 持针器/显微持针器的使用(握法,转动手法,灵活性,夹针位置,入针出针,合适的停顿和手法,避免手腕动作)	1	2	3	4	5
5. 显微组织镊的使用(灵活性,稳定性,辅助进针出针,适当地牵拉组织)	1	2	3	4	5
6. 入针角度(合适的入针角度,考虑入针深度,对后续入针进行预判)	1	2	3	4	5
7. 递针(每一针之间适当地调整缝针的角度,合理地利用手中器械为下一针做好准备)	1	2	3	4	5
8. 缝线张力控制(松紧适当,合理利用张力暴露缝合位置,避免缝线相互缠绕)	1	2	3	4	5
9. 打结(合适的张力,灵活度,打深部结注意把结压紧)	1	2	3	4	5

分数:1:优秀,能够毫无停顿地从容完成操作,表现出杰出的进步,操作十分流畅;2:良好,能够从容地完成操作,偶尔会有犹豫,表现出良好的进步,操作流畅;3:一般,可以完成操作但不熟练,操作连续性较差,进步一般;4:低于一般水平,只能不熟练地完成部分操作;5:不合格,不能完成操作,对操作内容十分生疏(改编自《客观结构化技能评价体系》[3])。

Reproduced with permission from Fann JI, Caffarelli AD, Georgette G et al: Improvement in coronary anastomosis with cardiac surgery simulation, *J Thorac Cardiovasc Surg* 2008 Dec;136(6):1486-1491.

● 表 8-2　培训前后冠状动脉旁路移植术血管吻合技能评分对比

项目	评分			
	血管吻合操作台		不停跳模型	
	培训前	培训后	培训前	培训后
1. 桥血管方向	2.1±1.5	1.4±0.8	1.8±1.1	1.4±0.7
2. 进针出针	2.0±1.0	1.5±0.8	1.7±0.8	1.3±0.7
3. 针距合适	1.9±0.9	1.4±0.7	1.7±0.8	1.3±0.7
4. Castroviejo 持针器/显微持针器的使用	2.0±1.4	1.7±1.0	1.8±1.0	1.6±1.3
5. 显微组织镊的使用	2.2±1.1	2.0±1.3	2.1±1.0	1.6±0.9
6. 入针角度	1.8±1.0	1.4±0.7	1.8±0.9	1.5±1.1
7. 递针	2.2±1.1	1.6±0.9	2.1±1.2	1.6±1.2
8. 缝线张力控制	2.2±1.2	1.4±0.7	1.8±0.9	1.3±0.7
9. 打结	1.6±0.9	1.4±0.7	1.8±0.9	1.4±0.7

数据为评分平均值±标准差。

Reproduced with permission from Fann JI, Caffarelli AD, Georgette G et al: Improvement in coronary anastomosis with cardiac surgery simulation, *J Thorac Cardiovasc Surg* 2008 Dec;136(6):1486-1491.

展望

根据 Ericsson 的观点,学员需要在专家指导下接受大约 1 万小时的专注练习,才能在具有挑战性的专业领域取得专家水平的表现[53]。如今的临床实习医生不可能在接受将近 1 万个小时的手术训练,其中专注练习的时间就更加少得可怜。模拟教学不仅为培训阶段更多的专注练习提供了可能,同时也增加了终生练习相关外科技术的机会。此外,出于安全性和有效性的考虑,现今的住院医生应该在直接参与患者诊疗之前,在完成基本技能的培训后再从事真实的手术工作。目前的培训项目正在朝这个方向发展,但培训前各方面都还有很多工作要做,特别是对于高难度技术培训,以及有涉及术前和术中判断的围术期管理的培训。

本章介绍了一系列目前用于心胸外科培训的模拟教学方法,从合成材料到生物组织材料,从低仿真教具到高仿真教具。

然而,我们目前还未能应用这些工具开展系统的培训课程。未来的培训项目将要求住院医生在真正的手术工作之前先接受有指导的模拟训练。Baker 及其同事在 2012 年介绍了一项可行的培训课程[54]。实习医生和低年资住院医生首先在低仿真度的教具上学习基础的缝合、打结操作,进而在不停跳心脏等高仿真度教具上练习主动脉插管、冠脉吻合等难度较高的操作[54]。此外,Ferguson 等人设计的骨科手术能力培训项目在未来可能在整个外科领域中得到更广泛的应用,其中各种形式的模拟教学将扮演十分重要的角色[55]。

针对团队训练的模拟教学同样处于与外科实践相结合的起步阶段。对于所有真实环境以外的模拟教学方法,都存在一定经济和文化认同方面的阻碍。目前的学徒培训形式与模拟教学并不完全契合,因为模拟教学并不依赖与患者直接接触的医疗实践。传统的学徒模式需要面对复杂的病情变化、专业化的技能需求以及工作时间方面的限制,仍然在专业能力培养方面具有重要的价值。

新型手术技术的尝试同样需要心脏外科手术模拟教学。众多医疗相关研究均认为,无论是启用新的手术室还是使用新的外科技术前,利用模拟装置进行培训,都有获益可能[56,57]。

目前,模拟方法只包含了一部分患者的病理生理、正常或异常解剖状态。此外,用于模拟术前和术中决策制定的模拟方法还很少。因此,针对上述问题,必须开发出具有更高技术精确性、更丰富的生物多样性的模拟方法。患者特异的 3D 打印、3D 影像重建,以及借助 3D 打印模拟手术路径正在得到越来越多的应用,在未来也将在优化手术方案,提高复杂罕见操作水平,以及团队能力的培养等领域得到推广,最终提升整体的医疗质量。

我们希望随着技术的不断发展和创新,随着安全性和有效性要求的不断提高,未来模拟教学在心脏外科领域必将发挥更加重要的作用。

(孙骋 译 熊辉 审)

参考文献

1. Gaba DM: The future vision of simulation in health care. *Qual Saf Health Care* 2004; 13(Suppl 1):i2-10.
2. Cooper JB, Taqueti VR: A brief history of the development of mannequin simulators for clinical education and training. *Qual Saf Health Care* 2004; 13(Suppl 1):i11-18.
3. Owen H: Early use of simulation in medical education. *Simul Healthc* 2012; 7:102-116.
4. Ziv A, Wolpe PR, Small SD, Glick S: Simulation-based medical education: an ethical imperative. *Acad Med* 2003; 78:783-788.
5. Fann JI, Caffarelli AD, Georgette G, et al: Improvement in coronary anastomosis with cardiac surgery simulation. *J Thorac Cardiovasc Surg* 2008; 136:1486-1491.
6. Joyce DL, Dhillon TS, Caffarelli AD, et al: Simulation and skills training in mitral valve surgery. *J Thorac Cardiovasc Surg* 2011; 141:107-112.
7. Bruppacher HR, Alam SK, LeBlanc VR, et al: Simulation-based training improves physicians' performance in patient care in high-stakes clinical setting of cardiac surgery. *Anesthesiology* 2010; 112:985-992.
8. Ramphal PS, Coore DN, Craven MP, et al: A high fidelity tissue-based cardiac surgical simulator. *Eur J Cardiothorac Surg* 2005; 27:910-916.
9. Fann JI, Feins RH, Hicks GL Jr, Nesbitt JC, Hammon JW, Crawford FA, Jr: Evaluation of simulation training in cardiothoracic surgery: the Senior Tour perspective. *J Thorac Cardiovasc Surg* 2012; 143:264-272.
10. Macfie RC, Webel AD, Nesbitt JC, Fann JI, Hicks GL, Feins RH: "Boot camp" simulator training in open hilar dissection in early cardiothoracic surgical residency. *Ann Thorac Surg* 2014; 97:161-166.
11. Fann JI, Calhoon JH, Carpenter AJ, et al: Simulation in coronary artery anastomosis early in cardiothoracic surgical residency training: the Boot

12. Reznick RK: Teaching and testing technical skills. *Am J Surg* 1993; 165:358-361.
13. Reznick RK, MacRae H: Teaching surgical skills—changes in the wind. *N Engl J Med* 2006; 355:2664-2669.
14. Kopta JA: An approach to the evaluation of operative skills. *Surgery* 1971; 70:297-303.
15. Collins A, Brown JS, Newman SE: Cognitive apprenticeship: teaching the crafts of reading, writing, and mathematics, in Resnick LB (ed.) *Knowing, Learning, and Instruction: Essays in Honor of Robert Glaser* Hillsdale, Lawrence Erlbaum Associates, 1989; 41.
16. Allan CK, Pigula F, Bacha EA, et al: An extracorporeal membrane oxygenation cannulation curriculum featuring a novel integrated skills trainer leads to improved performance among pediatric cardiac surgery trainees. *Simul Healthc* 2013; 8:221-228.
17. Chan SY, Figueroa M, Spentzas T, Powell A, Holloway R, Shah S: Prospective assessment of novice learners in a simulation-based extracorporeal membrane oxygenation (ECMO) education program. *Pediatr Cardiol* 2013; 34:543-552.
18. Morris RW, Pybus DA: "Orpheus" cardiopulmonary bypass simulation system. *J Extra Corpor Technol* 2007; 39:228-233.
19. Lansdowne W, Machin D, Grant DJ: Development of the orpheus perfusion simulator for use in high-fidelity extracorporeal membrane oxygenation simulation. *J Extra Corpor Technol* 2012; 44:250-255.
20. Schmauss D, Juchem G, Weber S, Gerber N, Hagl C, Sodian R: Three-dimensional printing for perioperative planning of complex aortic arch surgery. *Ann Thorac Surg* 2014; 97:2160-2163.
21. Schmauss D, Haeberle S, Hagl C, Sodian R: Three-dimensional printing in cardiac surgery and interventional cardiology: a single-centre experience. *Eur J Cardiothorac Surg* 2015; 47:1044-1052.
22. Olivieri LJ, Krieger A, Loke YH, Nath DS, Kim PC, Sable CA: Three-dimensional printing of intracardiac defects from three-dimensional echocardiographic images: feasibility and relative accuracy. *J Am Soc Echocardiogr* 2015; 28:392-397.
23. Valverde I, Gomez G, Coserria JF, et al: 3D printed models for planning endovascular stenting in transverse aortic arch hypoplasia. *Catheter Cardiovasc Interv* 2015; 85:1006-1012.
24. Costello JP, Olivieri LJ, Krieger A, et al: Utilizing three-dimensional printing technology to assess the feasibility of high-fidelity synthetic ventricular septal defect models for simulation in medical education. *World J Pediatr Congenit Heart Surg* 2014; 5:421-426.
25. Riley RH: *A Manual of Simulation in Healthcare,* 1st ed. New York, Oxford University Press, 2008.
26. Gaba D, Fish K, Howard S: *Crisis Management in Anesthesiology.* Philadelphia, Churchill Livingstone, 1994.
27. Kohn LT, Corrigan JM, Donaldson MSe: *To Err is Human: Building a Safer Healthcare System.* Washington, DC, National Academy Press, 1999.
28. Howard SK, Gaba DM, Fish KJ, Yang G, Sarnquist FH: Anesthesia crisis resource management training: teaching anesthesiologists to handle critical incidents. *Aviat Space Environ Med* 1992; 63:763-770.
29. Carthey J, de Leval MR, Reason JT: The human factor in cardiac surgery: errors and near misses in a high technology medical domain. *Ann Thorac Surg* 2001; 72:300-305.
30. de Leval MR, Carthey J, Wright DJ, Farewell VT, Reason JT: Human factors and cardiac surgery: a multicenter study. *J Thorac Cardiovasc Surg* 2000; 119:661-672.
31. Morey JC, Simon R, Jay GD, et al: Error reduction and performance improvement in the emergency department through formal teamwork training: evaluation results of the MedTeams project. *Health Serv Res* 2002; 37:1553-1581.
32. Robertson J, Bandali K: Bridging the gap: enhancing interprofessional education using simulation. *J Interprof Care* 2008; 22:499-508.
33. Mazzocco K, Petitti DB, Fong KT, et al: Surgical team behaviors and patient outcomes. *Am J Surg* 2009; 197(5):678-685.
34. Leonard M, Graham S, Bonacum D: The human factor: the critical importance of effective teamwork and communication in providing safe care. *Qual Saf Health Care* 2004; 13(Suppl 1):i85-90.
35. Rogers SO Jr, Gawande AA, Kwaan M, et al: Analysis of surgical errors in closed malpractice claims at 4 liability insurers. *Surgery* 2006; 140:25-33.
36. Haynes AB, Weiser TG, Berry WR, et al: A surgical safety checklist to reduce morbidity and mortality in a global population. *N Engl J Med* 2009; 360:491-499.
37. Carroll JS, Rudolph RJ, Hatakenaka S: Learning from Experience in High-Hazard Organizations. *Res Organ Beh* 2002;24:87-137.
38. Detert JR, Edmondson AC: Why employees are afraid to speak up. *Har*

Camp experience. *J Thorac Cardiovasc Surg* 2010; 139:1275-1281.

Bus Rev 2007; 85.

39. Griffen FD, Stephens LS, Alexander JB, et al: Violations of behavioral practices revealed in closed claims reviews. *Ann Surg* 2008; 248:468-474.

40. Davies JM, Posner KL, Lee LA, Cheney FW, Domino KB: Liability associated with obstetric anesthesia: a closed claims analysis. *Anesthesiology* 2009; 110:131-139.

41. Catchpole K, Mishra A, Handa A, McCulloch P: Teamwork and error in the operating room: analysis of skills and roles. *Ann Surg* 2008; 247:699-706.

42. Hanscom R: Medical simulation from an insurer's perspective. *Acad Emerg Med* 2008; 15:984-987.

43. Salas E, Cannon-Bowers J. Design training systematically, in E Locke (ed.): *The Blackwell Handbook of Principles of Organizational Behavior,* Vol. 1. Hoboken, Blackwell Publishers, 2000; pp 43-59.

44. Gardner R, Walzer TB, Simon R, Raemer DB: Obstetric simulation as a risk control strategy: course design and evaluation. *Simul Healthc* 2008; 3:119-127.

45. Arriaga AF, Gawande AA, Raemer DB, et al: Pilot testing of a model for insurer-driven, large-scale multicenter simulation training for operating room teams. *Ann Surg* 2014; 259:403-410.

46. Rudolph JW, Simon R, Dufresne RL, Raemer DB: There's no such thing as "nonjudgmental" debriefing: a theory and method for debriefing with good judgment. *Simul Healthc* 2006; 1:49-55.

47. Stevens LM, Cooper JB, Raemer DB, et al: Educational program in crisis management for cardiac surgery teams including high realism simulation. *J Thorac Cardiovasc Surg* 2012; 144:17-24.

48. Aggarwal R, Undre S, Moorthy K, Vincent C, Darzi A: The simulated operating theatre: comprehensive training for surgical teams. *Qual Saf Health Care* 2004; 13(Suppl 1):i27-32.

49. Martin JA, Regehr G, Reznick R, et al: Objective structured assessment of technical skill (OSATS) for surgical residents. *Br J Surg* 1997; 84:273-278.

50. de Montbrun SL, Roberts PL, Lowry AC, et al: A novel approach to assessing technical competence of colorectal surgery residents: the development and evaluation of the Colorectal Objective Structured Assessment of Technical Skill (COSATS). *Ann Surg* 2013; 258:1001-1006.

51. Hicks GL Jr, Gangemi J, Angona RE Jr, Ramphal PS, Feins RH, Fann JI: Cardiopulmonary bypass simulation at the Boot Camp. *J Thorac Cardiovasc Surg* 2011; 141:284-292.

52. Lee R, Enter D, Lou X, et al: The Joint Council on Thoracic Surgery Education coronary artery assessment tool has high interrater reliability. *Ann Thorac Surg* 2013; 95:2064-2069; discussion 2069-2070.

53. Ericcson KA, Krampe RT, Tesch-Romer Clemens: The role of Deliberate Practice in the Acquisition of Expert Performance. *Psychol Rev* 1993; 100:363-406.

54. Baker CJ, Sinha R, Sullivan ME: Development of a cardiac surgery simulation curriculum: from needs assessment results to practical implementation. *J Thorac Cardiovasc Surg* 2012; 144:7-16.

55. Ferguson PC, Kraemer W, Nousiainen M, et al: Three-year experience with an innovative, modular competency-based curriculum for orthopaedic training. *J Bone Joint Surg Am* 2013; 95:e166.

56. Nielsen DS, Dieckmann P, Mohr M, Mitchell AU, Ostergaard D: Augmenting health care failure modes and effects analysis with simulation. *Simul Healthc* 2014; 9:48-55.

57. Ventre KM, Barry JS, Davis D, et al: Using in situ simulation to evaluate operational readiness of a children's hospital-based obstetrics unit. *Simul Healthc* 2014; 9:102-111.

第 9 章 复合型心血管病中心

T. Konrad Rajab • Lawrence Lee • Vakhtang Tchantchaleishvili
• Mandeep R. Mehra • John G. Byrne

心血管病诊疗涵盖了心血管病的诊断、治疗和预防。病在美国心血管病是居民死亡的头号杀手。2010 年统计数据显示：心血管病所致死亡率高达 235.5/10 万人，每天有超过 2 150 名美国人因心血管病死亡，每 40 秒有 1 人因心血管病致死。尽管如此，从 2000 年到 2010 年，由于针对高血压、高脂血症等危险因素药物防控干预的进步，急性心肌梗死再灌注治疗时限的缩短，以及心血管手术和操作可及性的提高，心血管病死亡率已下降了 31%[1]。与此同时，这些进步显著促进了心血管病诊疗规模的提升。2000—2010 年的 10 年间，全美住院心血管手术量从 600 万例增长到约 750 万例，增幅高达 25%[1]。但也正因如此，2010 年心血管病和脑卒中在美国造成的直接和间接费用总计约 3 154 亿美元，带来了沉重的社会经济负担[1]。

心血管亚专科的演进

心血管病诊疗可细分为一系列不同的亚专科，包括心脏外科、心血管内科、心血管介入医师、有创及无创放射科医师、血管外科医师、心血管麻醉医师、重症监护医师和社区医院医师。各亚专科的发展都历经了复杂的变迁。例如，心脏外科是第二次世界大战期间从普通外科演变发展而来，当时 Dwight Harken 医生为 130 例受伤士兵成功去除了残留在心脏或周围组织中的异物[2]。而介入心脏病学则是再俄勒冈州立健康与科学大学的放射科医生 Charles Dotter 实施了第一例股动脉的血管成形术基础上[3]，Andreas Gruentzig 医生实施了第一例冠脉球囊扩张术[4]。与之类似，各心血管亚专科都历经发展变迁并促进了心血管医疗的发展。由于各专科起源的差异，心血管病诊疗的医务人员可来自医学院的不同院系，在临床中他们服务于不同的患者群体，所采用的诊疗设备也各有不同。

心血管病中心的演进

早期医学院校的院系通常由独立的教授和他们的助教组织成立。后期院系规模的扩张增加了组织机构的复杂性，但都在院系主任的领导下以作为独立的机构继续运行[5]。20 世纪医学研究的进步促使独立亚专科的萌生，这些专科往往只针对单一器官或系统性疾病。这一转变的结果是很多医学院校相继开设了针对单一系统疾病的专业[5]。专业设立越分越细，以致这些独立部门的专业彼此间产生交叉，有的领域甚至超越了专业本身的发展。其中比较有代表性的是，心脏外科的出现使之成为与心脏内科相对等的亚专科[5]。不仅如此，无论心脏外科还是心脏内科医生，都依赖于心血管放射和心血管麻醉科医生。这些心血管亚专科的关系逐步稳固，最终促成了心血管病中心的诞生。心血管病中心的出现则推动了不同心血管亚专科医师开始了前所未有的合作，其目的是为患者提供优化的诊疗服务。

心血管病中心开展诊疗的优势

由于整合了不同的心血管亚专科，心血管病中心具有一些突出的优势。首先，复合型心血管病中心提高患者临床诊疗水平。心血管诸多多领域的发展已经证实：患者就诊量的增加能够促进诊疗技术的发展。例如，心脏手术量的提高能够明显改善手术质量，降低并发症发生率。不仅如此，外科医生数量与手术质量也存在正向关系[6]。因此，美国心脏病协会发表建议：对于冠状动脉旁路移植术年手术量不超过 125 例的中心，应作为附属中心整合入手术量大的三级中心[7]。介入心脏病学领域存在类似的量效关系。在美国具有介入资质的医院中，对于开展初次球囊扩张患者的中心而言，较高的球囊扩张量与较低的死亡率相关[8]。基于此类研究，美国心脏病协会推荐 ST 段抬高性心肌梗死的患者应到球囊扩张量超过 36 例/年及冠状动脉造影超过 200 例/年的中心接受治疗[9]。在此过程中，复合型心血管病中心的优势在于：能够集成心血管资源、吸纳病源、整合市场、分配患者等措施保证较高的手术量；通过高度专业化、多维度管理和协同服务来提高医疗质量的；积极组织临床研究，开展多中心临床试验让更多的患者从最新的临床治疗手段中获益。

其次，复合型心血管病中心提高了患者的诊疗效率。通过诊疗流程的优化，减少了患者的就医次数，减少诸如超声心动图、心导管、麻醉评估等一系列术前检查的就诊次数。除了改善患者的就医体验，流程的优化节约了患者的时间，使得患者能够开展除医疗活动的其他工作，一定程度上也节约了社会资源。

最后，复合型心血管病中心提高了医疗管理效率，节约医疗开支。有研究显示，将一个 5 人的血管外科团队、导管室和 3 人的放射介入团队进行整合，与整合前独立运行相比，在 12 个月的周期中总体开支能够降低 13%[10]。

未来的复合型心血管病中心

未来,通过临床、教育和科研的全面融合,心血管病中心的优势将会进一步凸显。复合型临床诊疗将会通过包括多学科门诊、会议、查房和手术的多样化医疗管理得以体现。患者可以到综合性门诊就诊,同时接受心脏外科、心脏内科和心血管麻醉方面的评估建议。不同科室医生可以共享诊室空间,通过隔间分别接诊患者,这意味着患者不用奔波于不同的诊室就能完成全部就诊过程。同时,不同亚专科的医生也可以合作查看患者,共同应对复杂的病例,满足患者复杂需求。在现实场景中,麻醉科和心脏外科主治医生通常会联合完成术前评估,并进行体格检查;心脏内、外科医生能够联合讨论,商榷患者风险和不同治疗策略可能的获益,权衡药物治疗、介入治疗或是外科手术的利弊;电子病历信息系统的整合同样有助于精简流程,提高效率。

与之类似,心内科医生和放射科医生也可以发挥各自专长,联合开展病例讨论,心内科医生能够借助临床知识以及对心血管病理生理的认识,而放射科医生则可以利用影像和信息技术方面的专长。

多学科合作优势还可以通过高危患者的多学科会诊得到体现,通过心外科医生、心内科医生和麻醉医生的讨论,各专科意见有助于准确识别高危因素,进而优选出最佳治疗方案。

最后,临床医疗的整合还意味着复合手术的开展,其中的典型代表就是复合手术室。复合手术室不仅具备传统手术室的特点,而且附加了心脏和血管腔内导管室的功能(图 9-1),为心脏外科医师、心脏介入医生和血管外科医生开创了联合诊疗空间。导管室和手术室设备的整合极大增强了心脏内外科医生制定联合治疗策略的可行性,为病情复杂患者提供了多样的

治疗选择。在冠心病邻域,复合冠脉再血管化就是一个很好的例子,通过微创或常规开胸完成左乳内动脉到左前降支的冠脉搭桥,再利用经皮冠脉介入治疗处理非前降支的冠脉病变[11]。在瓣膜病邻域,微创瓣膜手术联合经皮冠脉介入治疗克服了瓣膜联合冠状动脉旁路移植术带来的高风险,将手术转变成了低风险的微创心脏瓣膜手术。复合手术的其他方式还包括心内膜-心外膜心律失常复合手术[12]、开放联合腔内降主动脉或主动脉弓、升动脉复合手术[13]。最后,复合手术室也很适宜开展经皮主动脉瓣置换术[14]。不同的心血管亚专科通力协作,各取所长,俨然已成为一种新的"复合典范"。

为实现心血管临床亚专科间的密切合作,相关领域的教育与培训也应进行相应的整合,以实现通识性的文化和理论基础。例如,既往独立的心胸外科和血管外科住院医师有赖于普通外科接受外科培训,这一模式应转变为接受心血管亚专科的综合培训;心胸外科住院医师在培训初期可以到心内科进行轮转;经皮主动脉瓣置换培训项目应该包括导管室介入医师的培训;心衰专业的内科医师也应参与心脏外科团队获取心脏供体,并进入手术室观摩心脏移植手术。总之,心血管病中心应尽量创造条件让各类受培训的人员多接触非自己本专业的临床案例或操作[10]。

复合型心血管病中心有利于汇集各领域的多学科研究团队,开展心血管病研究。极为重要的是,中心模式可以统筹管理,根据各个研究团队的特质分配协调。研究者将能够通过不同团队间的交流互动获益。中心可以建立以心血管研究为核心的支持构架,涵盖基础研究、统计分析、研究项目管理、临床结果数据库等各个方面。通过组织心血管学术会议、自助餐会和休闲活动,协助研究成员们交流思想开展合作。理想情况下,复合型心血管病中心应充分利用心血管知识体系和临床资源优势,广泛开展基础研究、转化医学研究和临床研究(图 9-2)。

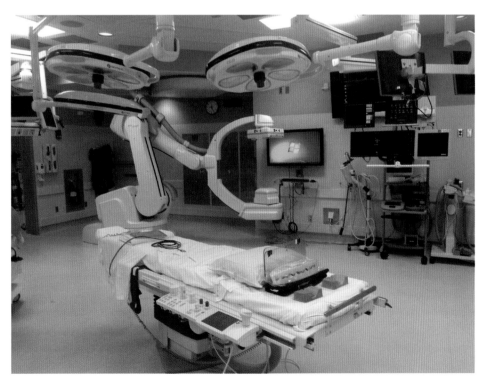

图 9-1 杂交手术室整合了传统手术室的常规设备,同时增加了心脏导管和血管腔内治疗器材

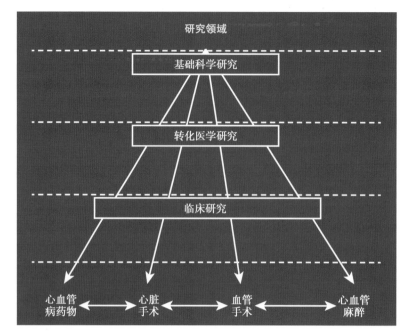

图 9-2　复合型心血管病中心开展基础研究、转化医学研究和临床结果研究。在不同研究领域,各心血管亚专科间均能够开展交流合作

对于基础研究而言,几乎不存在心血管亚专科的界限,使得在复合型心血管病中心开展这类研究尤为理想。对于转化医学研究而言,往往也需要打破传统领域的限制,实现多学科融合。由于基础研究和转化医学研究通常需要大量研究经费支持,复合型心血管病中心可以建立共享实验室和动物中心,以解决各研究组独自购置昂贵研究仪器设备的问题。大型的交叉学科实验室通常很难维系,但对于心血管病中心则比较容易应对。心血管病中心更容易引进不同领域的专业人才,比如干细胞、组织工程、机械和生物工程、瓣膜血流动力学、3D 打印等领域的专家,从而协助不同心血管亚专科开展研究。最后,在多专科协作下开展患者随访和数据库管理会更高效,这会有利于临床结果研究的开展。

总而言之,未来的心血管病中心一定会呈现多学科化,融合并涵盖了临床、教育和科研,这一构架将进一步提高医疗质量、节约经费、优化培训,以及推进科研发展。

(张恒 译　侯剑峰 审)

参考文献

1. Go AS, Mozaffarian D, Roger VL, et al: American Heart Association Statistics Committee and Stroke Statistics Subcommittee. Heart disease and stroke statistics—2014 update: a report from the American Heart Association. *Circulation* 2014; 129:e28-e292.
2. Harken DE: Foreign bodies in, and in relation to, the thoracic blood vessels and heart; techniques for approaching and removing foreign bodies from the chambers of the heart. *Surg Gynecol Obstet* 1946; 83:117-125.
3. Dotter CT, Judkins MP: Transluminal treatment of arteriosclerotic obstruction description of a new technic and a preliminary report of its application. *Circulation* 1964; 30:654-670.
4. Grüntzig A, Siegenthaler W: Die perkutane transluminale Rekanalisation chronischer Arterienverschlüsse mit einer neuen Dilatationstechnik. G.
   Witzstrock; 1977.
5. Braunwald E: Departments, divisions and centers in the evolution of medical schools. *Am J Med* 2006; 119:457-462.
6. Birkmeyer JD, Stukel TA, Siewers AE, Goodney PP, Wennberg DE, Lucas FL: Surgeon volume and operative mortality in the United States. *N Engl J Med* 2003; 349:2117-2127.
7. Hillis LD, Smith PK, Anderson JL, et al: American College of Cardiology Foundation/American Heart Association Task Force on Practice Guidelines. 2011 ACCF/AHA guideline for coronary artery bypass graft surgery: executive summary: a report of the American College of Cardiology Foundation/American Heart Association Task Force on Practice Guidelines. *J Thorac Cardiovasc Surg* 2012; 143:4-34.
8. Canto JG, Every NR, Magid DJ, et al: The volume of primary angioplasty procedures and survival after acute myocardial infarction. National Registry of Myocardial Infarction 2 Investigators. *N Engl J Med* 2000; 342:1573-1580.
9. Antman EM, Anbe DT, Armstrong PW, et al: American College of Cardiology, American Heart Association Task Force on Practice Guidelines, Canadian Cardiovascular Society. ACC/AHA guidelines for the management of patients with ST-elevation myocardial infarction: a report of the American College of Cardiology/American Heart Association Task Force on Practice Guidelines (Committee to Revise the 1999 Guidelines for the Management of Patients with Acute Myocardial Infarction). *Circulation* 2004; 110:e82-292.
10. Ouriel K, Green RM, Waldman D, Greenberg RK, Shortell CK, Illig K: A model for merging vascular surgery and interventional radiology: clinical and economical implications. *J Vasc Surg* 1998; 28:1006-1013.
11. Zhao DX, Leacche M, Balaguer JM, et al: Routine intraoperative completion angiography after coronary artery bypass grafting and 1-stop hybrid revascularization: results from a fully integrated hybrid catheterization laboratory/operating room. *J Am Coll Cardiol* 2009; 53:232-241.
12. Byrne JG, Leacche M, Vaughan DE, Zhao DX: Hybrid cardiovascular procedures. *JACC Cardiovasc Interv* 2008; 1:459-468.
13. Nollert G, Wich S: Planning a cardiovascular hybrid operating room: the technical point of view. In: the heart surgery forum. Carden Jennings, 2009; pp E125-E130.
14. Walther T, Dewey T, Borger MA, et al: Transapical aortic valve implantation: step by step. *Ann Thorac Surg* 2009; 87:276-283.

Ⅱ

第二部分　围手术期/术中管理

第 10 章　心脏外科的术前评估

Christian T. Ruff ● Patrick T. O'Gara

随着外科技术的进步,患者的预后逐步改善。心脏手术作为一种治疗手段,其适应证已逐步放宽。医生需要评估每位患者的风险/获益情况来决定是否进行外科手术,并选择最适合患者的手术方式。为了延长患者寿命、缓解症状、改善功能,我们必须权衡手术的风险,包括主要并发症的发生率,短期和中期死亡率。本章总结了心脏内外科医师对心脏手术患者术前评估的方法和必要的病历资料(表 10-1)。这些病历资料包括患者的疾病特征以及手术注意事项,并整合到评分系统中以便对患者进行手术风险的半定量评估。随着患者病情复杂程度的不断变化,外科技术的不断改进,以及高危患者微创替代方案的出现,这些评分系统也暴露出明显的局限性。它们无法评估特定手术的困难程度,主要脏器的受损情况,以及患者的虚弱程度。此外,目前大家已经认识到风险评估必须在共同决策的框架内进行,以确保患者及其家人能完全了解各种治疗方案的相对风险和收益,更重要的是,治疗方案的选择应尊重患者及家人的意愿和偏好。越来越多的人意识到,汇集多学科的心脏治疗团队共同参与决策可能是目前最好的诊疗方案。

表 10-1　风险评估表(结合 STS 风险评估、虚弱状态、主要脏器系统功能障碍和手术相关困难的情况进行评定)

	低危(必须满足本列所有要求)	中危(满足本列 1 项要求)	高危(满足本列 1 项要求)	禁止手术风险(满足本列 1 项要求)
STS PROM*	<4%	4%~8%	>8%	预测手术存在死亡或主要并发症的风险
虚弱状态†	无	1 项(中度)	≥2 项(中至重度)	1 年全因死亡率>50%
主要脏器系统受损术后无法改变‡	无	1 个脏器系统	≤2 个脏器系统	≥3 个脏器系统
手术过程相关困难§	无	存在可能的手术过程相关困难	存在可能的手术过程相关困难	或者存在严重的手术过程相关困难

* 只有机构的预后指标与平均观察值/预测值相差一个标准差范围内,使用 STS PROM 预测某一机构的风险才是可靠的。

† 七项虚弱状态:Katz 日常生活能力(独立进食、洗澡、穿衣、移动、如厕、控制排尿)及独立步行(无需辅助步行或 5 米步行耗时小于 6 秒)。其他评分系统也可用于评估无、轻度、中度以及重度虚弱状态。

‡ 主要脏器系统功能障碍示例:严重的左室收缩或舒张功能障碍或右室功能障碍,永久肺动脉高压,慢性肾脏疾病 3 期或更重,肺功能障碍合并 FEV_1<50%或 $DLCO_2$<50%预测值,中枢神经系统功能障碍(痴呆、阿尔茨海默病、帕金森疾病、脑卒中并永久性活动限制),胃肠功能障碍(克罗恩病、溃疡性结肠炎、营养不良或血清白蛋白<3.0),活动性恶性肿瘤,肝硬化史,静脉曲张出血,缺乏维生素 K 拮抗剂时 INR 增高。

§ 示例:气管造口,升主动脉钙化严重,胸廓畸形,冠脉桥血管与后侧胸壁粘连,或存在辐射损害。

$DLCO_2$,二氧化碳弥散量;FEV_1,第 1 秒用力呼气容积;INR,国际标准化比值;PROM,死亡率预测风险;STS,美国胸外科医师学会。

(Reproduced with permission from Nishimura RA,Otto CM,Bonow RO,et al:2014 AHA/ACC guideline for the management of patients with valvular heart disease:a report of the American College of Cardiology/American Heart Association Task Force on Practice Guidelines,*Am Coll Cardiol* 2014 Jun 10;63(22):e57-e185.).

风险评估

患者特征及病情

年龄

随着预期寿命的延长,特定患者手术获益及风险的优化,老年患者行心脏手术的数量持续的增加。虽然围术期死亡率随年龄变化并不十分显著,但 75 岁以上患者与年轻患者比较,术后一年死亡率明显增高[1]。而 80~89 岁的老年患者的术后死亡率几乎是年轻患者的两倍(4.1% vs 2.3%),并且这些患者中超过 60% 的患者至少会发生一种非致命性的术后并发症[2,3]。最常见的并发症包括 ICU 内长期呼吸支持、再次手术止血和肺炎,这些都会导致住院时间的延长[3]。而低体重(体重指数 BMI<23)的老年患者发生并发症的比例会更高[4]。通过改良手术技术和严格手术适应证,90 岁以上老年患者也可以安全地接受心脏手术,术后 30 天生存率可达 95%,住院生存率达 93%[5-7]。

性别

部分流行病学研究表明,女性是术后并发症发生率和死亡率的独立危险因素[8-10]。性别差异在传统体外循环冠状动脉旁路移植(coronary artery bypass graft,CABG)和非体外循环冠状动脉旁路移植手术的预后中均表现出明显差异[11]。几项 CABG 手术患者的大规模回顾性队列研究指出,即使校正了伴随疾病和包括体表面积在内的混杂因素之后,女性患者的死亡率仍高于男性患者[8,9]。女性患者临床预后不佳的原因可能是女性冠状动脉较细(增加吻合的难度并限制桥血管血流),转诊安排手术时病情存在差异(如女性通常在疾病晚期才被推荐手术),以及患者对预后主诉的性别差异[12]。但也有研究数据表明男性和女性患者心脏术后的生存质量其实并无明显差异[13]。

种族

尽管有一些粗略的研究表明了不同种族 CABG 的术后死亡率差异巨大,但也有研究表明,在校正了患者和医院这两个因素之后,这种差异明显的减小[14,15]。但是在美国,的确有研究表明黑人患者自我报告的术后并发症发生率较高,包括机械通气时间增加,住院时间延长,再次手术止血增加,术后肾衰竭发生率增高[16]。

糖尿病

糖尿病患者心脏手术的预后明显更差[17-19]。研究表明糖尿病是 CABG 术后住院死亡的独立危险因素,越来越多的证据显示糖尿病的严重程度,特别是靶器官的损害程度,可能在危险分层中占有十分重要的地位[20,21]。在不合并糖尿病并发症的情况下,糖尿病与非糖尿病患者的术后死亡率没有显著差异,但糖尿病患者如果合并血管疾病和/或肾衰竭,其死亡风险则明显增加。尤其是胰岛素依赖的 II 型糖尿病患者,围术期主要并发症(如肾衰竭、深部胸骨切口感染、住院时间延长)的风险明显增加[22,23]。有研究显示围术期严格血糖控制可以降低手术的死亡率和纵隔感染的发生率[24,25]。非体外循环手术也可能降低糖尿病患者术后并发症的发生率[26]。

肾功能

心脏术后患者伴有肾功能不全的情况较为常见。近 1/2 的 CABG 患者会出现轻度以上肾功能不全,1/4 的患者会出现中度以上肾功能不全[27]。术前肾功能不全的程度与手术并发症和死亡率成正相关[27-29]。肾功能不全的患者术后 30 天[比值比(odds ratio,OR)= 3.7]和术后 1 年(OR=4.6)的死亡率显著增高[30]。即使是轻度的肾功能不全(血肌酐 130~199μmol/L)也会增加患者的手术和远期死亡率以及术后透析和卒中的风险[31]。

肾保护药物(如非诺多泮和 N-乙酰半胱氨酸)的使用并不能防止高风险患者术后肾功能的恶化[32,33]。非体外循环 CABG 后需要肾脏替代治疗的患者比例相对较低,但仍需大规模临床研究来证实其效果[34]。

肺功能

慢性阻塞性肺疾病(chronic obstructive pulmonary disease,COPD)的患者,术前存在呼吸功能不全,围术期死亡率和术后并发症的发生率明显增加,包括心律不齐、再次插管、肺炎、重症监护病房停留时间延长、住院时间延长[35,36]。呼吸功能衰竭是常见的术后并发症之一(纽约州数据库显示其发生率为 14.8%),尤其在 CABG 联合瓣膜手术时发生率更高[37]。因而改善呼吸功能是术前准备的重要组成部分,主要措施包括戒烟、抗生素治疗肺炎、使用支气管扩张剂、激素治疗 COPD[38]。有证据表明高危患者加强术前呼吸肌训练可有效地预防术后肺部并发症的发生[39]。

手术注意事项

再次手术

再次心脏手术的患者住院死亡率要高于首次手术的患者[40-42]。其原因可能是再次手术患者的高风险特征(包括高龄、范围更广泛的血管和冠状动脉疾病、多种合并症)及更高的手术难度造成的,其中手术难度的增加就包括再次开胸、心包粘连、原位动脉旁路移植和大隐静脉桥病变等[43]。

尽管存在这些因素,随着手术经验的增长和对 CABG 手术方案的改进,接受再次冠状动脉旁路移植手术患者的住院死亡率已经明显降低[43,44]。详细的术前风险评估和仔细的手术操作,可以提高再次手术的安全性。

放疗史

在心脏手术之前为治疗恶性肿瘤而接受胸部放疗的患者,其术后短期和长期的预后均较差[45,46]。胸部放疗范围与恶性肿瘤性质有关,并且存在一定的风险分级。有研究将接受心脏手术患者的放疗范围分为三个水平:大野放疗(如霍奇金病、胸腺瘤、睾丸肿瘤),可变野放疗(如非霍奇金淋巴瘤和肺癌)和切线野放疗(乳腺癌)。研究指出大野放疗组患者从放疗到手术的时间间隔更长、肺功能更差、主动脉瓣反流、心脏舒张功能障碍及左主干狭窄的程度更为严重[47]。三种放疗范围间比较,接受大野放疗患者的院内死亡率(13%:8.6%:2.4%),呼吸系统并发症发生率(24%:20%:9.6%)均增高,4 年生存率降低(64%:57%:80%)。

手术复杂性和技术

由于死亡率和患病率不尽相同,在术前进行风险评估时需考虑心脏手术的类型(CABG、换瓣或者联合手术)和手术技术

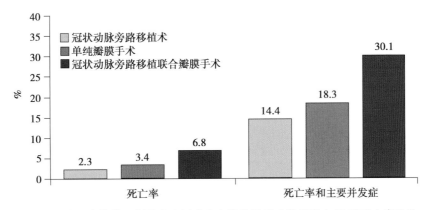

图 10-1　美国胸外科医师学会全国成人心脏外科手术数据库中 30 天死亡率以及以死亡率和主要的院内并发症(中风、肾衰竭、通气时间延长、胸骨深部伤口感染和再次手术)为复合终点的发病率

(体外循环手术、非体外循环手术、微创手术、机器人手术或杂交手术)。

总体而言,CABG 联合瓣膜手术的风险最高,其次是瓣膜置换手术,最后是单纯的 CABG 手术(图 10-1)。美国胸外科医师学会全国成人心脏手术数据库(Society of Thoracic Surgeons National Adult Cardiac Surgery Database, STS NCD)收集了从 2002 年到 2006 年的数据,总共超过 360 万例手术[48-50]。研究终点为术后 30 天死亡率及死亡率和主要院内并发症(包括卒中、肾衰竭、机械通气时间延长、深部胸骨切口感染、再次手术)为复合终点的发生率。CABG 的术后死亡率是 2.3%,以死亡和主要并发症为复合终点的发生率为 14.4%[48]。单纯换瓣术的死亡率更高,为 3.4%[其中主动脉瓣置换术(aortic valve replacement, AVR)为 3.2%,二尖瓣置换术(mitral valve replacement, MVR)为 5.7%,二尖瓣成形(mitral valve repair, MVP)为 1.6%][49],换瓣手术主要并发症的发病率为 18.3%(其中 AVR 17.4%,MVR 26.7%,MVP 12.7%)。CABG 联合瓣膜手术的死亡率最高,为 6.8%(AVR+CABG 5.6%,MVR+CABG 11.6%,MVP+CABG 7.4%),其主要并发症发病率为 30.1%(其中 AVR +CABG 26.3%,MVR+CABG 43.2%,MVP+CABG 33.5%)[50]。

微创外科手术技术可根据手术方法及是否使用体外循环来进行分类。无论 CABG 还是瓣膜手术,使用其他切口入路替代传统切口的手术数量逐步增加。微创手术的优势包括早拔管、伤口和胸部不适感减少、伤口感染率低、出血减少及术后恢复时间缩短[51]。

非体外循环 CABG(Off-pump CABG,OPCABG)在不依赖体外循环的情况下,依靠固定装置减少靶血管的移动来进行血管吻合。目前瓣膜手术仍然需要在体外循环和心脏停搏下进行。有荟萃分析,对比了 OPCABG 与常规体外循环 CABG 两种方法,结果表明 OPCABG 在死亡率及主要并发症发病率方面没有显著优势[52,53]。与体外循环 CABG 相比,OPCABG 仅降低了术后房颤发生率,减少了失血量、切口感染,及心肌损伤的程度,但对死亡率、心肌梗死和卒中的发生率无显著影响[53-55]。在老年患者和严重主动脉钙化的患者,OPCABG 还是有较为明显的优势[54]。

随着光学、仪器和灌注技术的巨大进步,完全使用腔镜进行机器人辅助心脏手术已成为现实[56]。这项技术已经运用到心脏手术的诸多方面,尤其是二尖瓣成形术和完全腔镜下 CABG。部分病例短期临床效果理想,但仍缺乏长期随访,并且由于该技术学习曲线较为陡峭,使得此类手术仍处在临床应用的早期阶段。

在特殊设计的手术室(杂交手术室)同时行经皮冠状动脉介入和微创旁路移植的杂交手术已经得到了广泛认可。杂交手术需要外科和介入团队的密切配合。尽管证据有限,但与常规 OPCABG 相比,两者造影的血管通畅率、6 个月内主要心血管不良事件(major adverse cardiac events, MACE)的发生率无明显差异。但杂交手术的住院时间和机械通气时间更短,并且尽管杂交手术需要进行积极抗凝,但其失血量反而更少[57]。

风险评分系统

术前风险评估不仅有助于患者的康复,还可作为一种定性工具,用来比较不同外科医生、不同医疗机构之间的临床指标,或用来评估新手术和技术的相关情况。目前从大量数据中已衍生出多种危险分层评分系统,用来评估心脏手术死亡率和并发症发生率。术前需考虑患者和手术的双重因素,并评估它们对术后并发症的预测能力。本节重点介绍两种应用最广泛的风险评估系统:欧洲心脏手术风险评分系统(EuroSCORE)和美国胸外科医师学会(STS)评分系统(表 10-2)。

欧洲心脏手术风险评分系统

欧洲心脏手术风险评分系统(European System for Cardiac Operative Risk Evaluation, EuroSCORE)最初在 1999 年发布,是心脏手术中最精准的评分系统[58]。该评分系统通过对 17 种影响预后的危险因素(包括患者情况、心脏状况和手术相关因素)进行评估得出分数。包括两种有效的方法:分别为最初的 Additive 模型以及最新的 Logistic 模型[59,60]。研究表明 Additive 模型高估了低危患者的死亡率,低估了高危患者的死亡率[60-62]。Logistic 模型在设计时解决了上述问题,但在许多风险人群中仍然存在高估死亡率的情况[60]。Logistic 评估模型用于预测 CABG 联合瓣膜手术的死亡率更加准确[63]。EuroSCORE 可以在网上直接进行计算(www.euroscore.org)。

临床结局包括死亡率和多种主要并发症,包括卒中、肾衰竭、机械通气时间延长、深部胸骨切口感染和术后住院时间延长。研究表明,STS 评分和 EuroSCORE 或其他风险评估方案,都具有相似的评估和预测能力[64,65]。

所有风险评估模型都有其局限性。模型中包含的术前危险因素会随时间发生显著变化,从而严重低估或高估术后风险[66]。同时,针对单个患者的风险模型结果,也应谨慎解读。这些模型来源于大型数据库,不包含针对个人特定风险状况的相关重要因素,例如在模型推导中就未包括外科医生的经验和合并症情况。这些模型也没有包括患者的体质情况,已经有越来越多的证据表明体质虚弱对手术结果具有决定性影响。

体质虚弱

体质虚弱是机体生理储备能力降低,对外界压力不能产生相应机体反应的一种综合征[67,68]。体质虚弱的患病率在 10% 到 60%,这取决于被评估人群的心血管负担以及评估的方法和阈值[69,70]。在手术或其他生理压力打击后,体弱患者发生不良事件的风险明显增加,包括代谢紊乱、并发症增多、恢复时间延长、功能下降、残疾和死亡等[71]。如果患者存在体质虚弱,意味着患者的免疫、激素和内分泌系统出现全面失调,可导致炎症因子上调、睾丸激素水平降低和胰岛素抵抗[72-78]。随后的代谢状态可导致肌肉质量和强度逐渐下降(肌肉减少症)[79]。

目前已有多个方案,用于评估体质虚弱的程度[80]。体质虚弱的定义包含的 5 个核心领域,大多数评估方案都重点关注其中的 1 个或几个领域,包括行动缓慢、虚弱、体能降低、疲惫和肌肉萎缩。行动缓慢可通过 5 米步行速度测试进行评估。虚弱可通过最大握力测试(使用测力计)进行测量。其他方面可通过问卷调查或方法进行测量。这些测试可以单独用于评估,也可以组合使用(表 10-3)。Fried 量表(Fried scale)和短期机体能力量表(Short Physical Performance Battery,SPPB)是最常用的两个量表[81-83]。与组合评估相比,单项目评估体质虚弱(如 5 米步行速度以及更加局限的握力测试)通常准确性差且效率低下[84-86]。

表 10-2　风险分层模型的术前危险因素对比

术前危险因素	EuroSCORE*	STS
年龄	X	X
性别	X	X
种族	X	X
体重/体表面积		X
主动脉球囊反搏/正性肌力药		X
左心室功能	X	X
肾脏疾病	X	X
肺脏疾病	X	X
脑卒中	X	X
糖尿病		X
神经功能障碍	X	X
活动性心内膜炎	X	
近期心梗	X	X
既往心脏手术史	X	X
联合手术	X	X
累及主动脉	X	X
瓣膜手术	X	X
急诊手术	X	X

* 欧洲心脏手术风险评分系统。

美国胸外科医师学会评分系统

美国胸外科医师学会评分系统有一个庞大的数据库和在线计算器(www.sts.org)。与 EuroSCORE 的评分系统相比,计算 STS 分数需要输入更多数据。目前已针对 CABG、瓣膜手术和联合手术开发并修订了相应模型[48-50]。这些模型所预测的

表 10-3　推荐的体质虚弱评测工具

项目	工具	操作定义	常规界值
行动缓慢	5 米步行速度测试	患者位于起跑线后,要求以舒适的步伐走过 5 米终点线;秒表计时在起跑线后的第一步和越过终点线后的第一步之间的时间;重复 3 次取平均值	缓慢:<0.83m/s(>6s) 非常缓慢:<0.65m/s(>7.7s) 极度缓慢:<0.50m/s(>10s)
虚弱	手握力测试	要求患者尽可能用力挤压握力计;重复 3 次(每只手一次,然后用最强手);记录最大值	男性:<30kg 女性:<20kg
	膝部伸肌力量测试	患者坐在测功机上,要求他/她的膝盖伸展以抵抗阻力;记录最大力量数值	暂无
体能降低	体能调查问卷	许多问卷已得到验证;推荐那些以 kcal/周* 为单位的活动量表(例如,明尼苏达州休闲时间活动量表,PASE,Paffenbarger 体育活动问卷调查表)	男性:<383kcal/周* 女性:<270kcal/周*
	便携式加速度计	要求患者佩戴便携式加速计 1~7 天;记录总热量消耗量	暂无

项目	工具	操作定义	常规界值
疲惫	CES-D 调查量表	向患者提出两个问题:在过去的一周中,有几天您感觉您做过的一切都是努力?有几天您感到无法进步?[通常(≥3 天)或不经常(0~2 天)]	如果答案是通常,为阳性结果
	无反应性调查量表	向患者提问 7 个关于过去一个月缺乏精力的问题	如果坐下时常感到缺乏精力+满足任何 2~6 问中任何一个条件,则为阳性
肌肉萎缩	体重降低	自身报到无意识的体重降低,与饮食和锻炼无关	在过去一年≥10 磅
	四肢肌肉质量	使用双能量 X 线吸收光线测量手和腿部肌肉质量	暂无,常规界值与对照相比>2 倍标准差 男性:≤7.23kg/m^2(身高) 女性:≤5.67kg/m^2(身高)
	血清白蛋白	测量血清白蛋白水平	≤33g/L

* 热量单位 1kcal≈4.18kJ。

体质虚弱的前瞻性研究(Frailty Assessment Before Cardiac Surgery, ABC)显示 5 米步行速度缓慢的患者术后死亡率或主要并发症的发生率比正常患者增加了三倍,提示体质虚弱的术前评估可能比 STS 风险评分更具有术后风险的评估价值[87]。步行速度缓慢且风险评分高的患者其死亡率/主要并发症发生率达43%,而步行速度正常且风险评分为低至中危的患者的发生率只有 6%。也有研究表明,术前体质虚弱程度与术后 30 天和 1~2 年的死亡率成正相关[88-90]。

心脏团队

"心脏团队"的概念源自两项随机试验,即 SYNTAX 研究(研究紫杉醇药物洗脱支架行经皮冠脉介入治疗和心脏手术的作用)和 PARTNER 研究(经导管主动脉瓣植入),这两项研究分别比较了冠脉疾病和主动脉瓣狭窄患者经皮手术和外科手术预后的差异[91-93]。在这些试验中,心脏团队由一名心内科介入专家和一名心血管外科医生组成,在许多中心团队成员范围已经扩大到影像学、神经病学、呼吸病学、麻醉学、老年病学、姑息治疗、社会工作、信息技术、行政管理、保险等领域的专家[94]。心脏团队的参与明显减少了严重主动脉瓣狭窄患者的外科风险。这在美国和欧洲的临床指南中获得 I 类推荐。在美国,只有在心脏团队的决策下进行治疗,保险公司才会支付相关医疗费用[95,96]。

在主动脉瓣狭窄患者的治疗选择上,这种协作方式的目的是通过优化患者选择,利用手术协作技术,标准化术中和术后治疗流程,建立出院后随访等方式来改善患者预后[97]。协作的另一个核心是通过共同决策的方式提供以患者为中心的治疗方案[95,96]。随着心脏团队在复杂心脏病内、外科联合治疗中的作用越来越显著,我们需要更加注重医疗服务相关的研究,关注以患者为中心的预后、临床相关事件及公共卫生系统的相关指标,从而为高危患者提供更好的服务(表 10-4)。

表 10-4　心脏团队行有效治疗干预的可能预后

	患者	医师	卫生健康系统
改善知识	X	X	
减少决策冲突	X		
增加满意度(治疗过程)	X	X	
参与共同决策	X	X	
生活质量改善[功能状态(患者)或工作场所(医师)]	X	X	
临床和手术技能提高		X	
减少患病及预后的变异性			X
对指南依从性更好			X
再入院率减少			X
住院时间缩短			X
决策时间缩短			X
花费减少			X
改善医疗协调和沟通			X

共同决策

　　临床医生通常认为患者不想参与临床治疗的决策,而更喜欢由临床医生替他们做出治疗方案的选择[98,99]。但这种情况往往不能反映患者的真实意愿。研究发现,绝大多数(70%)患者更喜欢共同决策的角色,这样他们和临床医师可以共同制定治疗方案[100]。现有的医疗政策已经坚定地支持共同决策这一做法,近期在心血管临床实践指南中也提倡共同决策这一做法[98,101,102]。

　　这其中最大的挑战仍然是如何将共同决策纳入常规临床路径。首先需要确定并查看各种可用的工具和资源。目前有三种比较全面的公开资源:渥太华决策援助数据库(网址 http://decisionaid.ohri.ca/decaids.html),梅奥共享决策资源中心(网址 http://shareddecisions.mayoclinic.org/),以及 Option Grids 数据库(网址 http://www.optiongrid.org/)。其次,需要明确共同决策的关键除了通报并讨论患者的实际病情,还需要建立一种治疗关系,从而使患者能舒适地表达自己对治疗的偏好[97]。

无效治疗

　　随着外科和微创技术的进步以及围术期多学科的协作,目前已成功地将手术适应证扩展到了以前认为风险过高(年龄大、身体虚弱和有合并症)的患者。但是,即使成功完成手术,仍有部分患者并未从中获益。无效治疗被定义为缺乏医学疗效——即医师判断该治疗不太可能达到预期的临床效果,或者根据患者的情况判断其不能获得有意义的生存质量[103,104]。

　　经皮主动脉瓣置换手术与常规外科瓣膜置换手术相比,患者的创伤更小。随着这项技术的不断进步与成熟,如何进行医患对话并评估手术是否有效就变得至关重要[92,93,105]。经皮主动脉瓣置换手术是一项革命性的创新,它已将治疗范围扩大到许多以前没有被推荐或拒绝手术治疗的严重主动脉瓣狭窄患者[103]。但是,临床实践表明部分患者在术后不久即死亡,或者生存质量和功能状态几乎没有改善[106,107]。无效治疗是医学和外科手术中最具挑战性的问题之一,需要由医护团队与患者共同决定。鉴别患者是否能从治疗中获益的认识也是在不断进步的,我们必须向患者及家人强调,即使不进行有创性治疗也不等于放弃治疗,医护团队还会进行其他方面的努力来达到治疗疾病,促进患者康复的目的[103]。

（龚俊松 译　袁素 审）

参考文献

1. Conaway DG, House J, Bandt K, Hayden L, Borkon AM, Spertus JA: The elderly: health status benefits and recovery of function one year after coronary artery bypass surgery. *J Am Coll Cardiol* 2003; 42:1421-1426.
2. Weissman C: Pulmonary complications after cardiac surgery. *Semin Cardiothorac Vasc Anesth* 2004; 8:185-211.
3. Barnett SD, Halpin LS, Speir AM, et al: Postoperative complications among octogenarians after cardiovascular surgery. *Ann Thorac Surg* 2003; 76:726-731.
4. Maurer MS, Luchsinger JA, Wellner R, Kukuy E, Edwards NM: The effect of body mass index on complications from cardiac surgery in the oldest old. *J Am Geriatr Soc* 2002; 50:988-994.
5. Kurlansky PA, Williams DB, Traad EA, et al: Arterial grafting results in reduced operative mortality and enhanced long-term quality of life in octogenarians. *Ann Thorac Surg* 2003; 76:418-26; discussion 427.
6. Matsuura K, Kobayashi J, Tagusari O, et al: Off-pump coronary artery bypass grafting using only arterial grafts in elderly patients. *Ann Thorac Surg* 2005; 80:144-148.
7. Bacchetta MD, Ko W, Girardi LN, et al: Outcomes of cardiac surgery in nonagenarians: a 10-year experience. *Ann Thorac Surg* 2003; 75:1215-1220.
8. Guru V, Fremes SE, Austin PC, Blackstone EH, Tu JV: Gender differences in outcomes after hospital discharge from coronary artery bypass grafting. *Circulation* 2006; 113:507-516.
9. Blankstein R, Ward RP, Arnsdorf M, Jones B, Lou Y, Pine M: Female gender is an independent predictor of operative mortality after coronary artery bypass graft surgery: contemporary analysis of 31 midwestern hospitals. *Circulation* 2005; 112:I323-327.
10. Toumpoulis IK, Anagnostopoulos CE, Balaram SK, et al: Assessment of independent predictors for long-term mortality between women and men after coronary artery bypass grafting: are women different from men? *J Thorac Cardiovasc Surg* 2006; 131:343-351.
11. Emmert MY, Salzberg SP, Seifert B, et al: Despite modern off-pump coronary artery bypass grafting women fare worse than men. *Interact CardioVasc Thorac Surg* 2010; 10(5):737-741.
12. Vaccarino V, Lin ZQ, Kasl SV, et al: Sex differences in health status after coronary artery bypass surgery. *Circulation* 2003; 108:2642-2647.
13. Falcoz PE, Chocron S, Laluc F, et al: Gender analysis after elective open heart surgery: a two-year comparative study of quality of life. *Ann Thorac Surg* 2006; 81:1637-1643.
14. Lucas FL, Stukel TA, Morris AM, Siewers AE, Birkmeyer JD: Race and surgical mortality in the United States. *Ann Surg* 2006; 243:281-286.
15. Zacharias A, Schwann TA, Riordan CJ, Durham SJ, Shah A, Habib RH: Operative and late coronary artery bypass grafting outcomes in matched African-American versus Caucasian patients: evidence of a late survival-medicaid association. *J Am Coll Cardiol* 2005; 46:1526-1535.
16. Taylor NE, O'Brien S, Edwards FH, Peterson ED, Bridges CR: Relationship between race and mortality and morbidity after valve replacement surgery. *Circulation* 2005; 111:1305-1312.
17. Eagle KA, Guyton RA, Davidoff R, et al: ACC/AHA 2004 guideline update for coronary artery bypass graft surgery: a report of the American college of Cardiology/American heart association task force on practice guidelines (committee to update the 1999 guidelines for coronary artery bypass graft surgery). *Circulation* 2004; 110:e340-437.
18. Mangano CM, Diamondstone LS, Ramsay JG, Aggarwal A, Herskowitz A, Mangano DT: Renal dysfunction after myocardial revascularization: risk factors, adverse outcomes, and hospital resource utilization. The Multicenter Study of Perioperative Ischemia Research Group. *Ann Intern Med* 1998; 128:194-203.
19. Charlesworth DC, Likosky DS, Marrin CA, et al: Development and validation of a prediction model for strokes after coronary artery bypass grafting. *Ann Thorac Surg* 2003; 76:436-443.
20. Clough RA, Leavitt BJ, Morton JR, et al: The effect of comorbid illness on mortality outcomes in cardiac surgery. *Arch Surg* 2002; 137:428-432; discussion 432-433.
21. Leavitt BJ, Sheppard L, Maloney C, et al: Effect of diabetes and associated conditions on long-term survival after coronary artery bypass graft surgery. *Circulation* 2004; 110(11 Suppl1):II41-II44.
22. Luciani N, Nasso G, Gaudino M, et al: Coronary artery bypass grafting in type II diabetic patients: a comparison between insulin-dependent and non-insulin-dependent patients at short- and mid-term follow-up. *Ann Thorac Surg* 2003; 76:1149-1154.
23. Kubal C, Srinivasan AK, Grayson AD, Fabri BM, Chalmers JA: Effect of risk-adjusted diabetes on mortality and morbidity after coronary artery bypass surgery. *Ann Thorac Surg* 2005; 79:1570-1576.
24. Furnary AP, Gao G, Grunkemeier GL, et al: Continuous insulin infusion reduces mortality in patients with diabetes undergoing coronary artery bypass grafting. *J Thorac Cardiovasc Surg* 2003; 125:1007-1021.
25. Furnary AP, Zerr KJ, Grunkemeier GL, Starr A: Continuous intravenous insulin infusion reduces the incidence of deep sternal wound infection in diabetic patients after cardiac surgical procedures. *Ann Thorac Surg* 1999; 67:352-360; discussion 360-362.
26. Srinivasan AK, Grayson AD, Fabri BM: On-pump versus off-pump coronary artery bypass grafting in diabetic patients: a propensity score analysis. *Ann Thorac Surg* 2004; 78:1604-1609.
27. Cooper WA, O'Brien SM, Thourani VH, et al: Impact of renal dysfunction on outcomes of coronary artery bypass surgery: results from the society of thoracic surgeons national adult cardiac database. *Circulation* 2006; 113:1063-1070.

28. Wang F, Dupuis JY, Nathan H, Williams K: An analysis of the association between preoperative renal dysfunction and outcome in cardiac surgery: estimated creatinine clearance or plasma creatinine level as measures of renal function. *Chest* 2003; 124:1852-1862.

29. Hillis GS, Zehr KJ, Williams AW, et al: Outcome of patients with low ejection fraction undergoing coronary artery bypass grafting: renal function and mortality after 3.8 years. *Circulation* 2006; 114(1 Suppl):I414-I419.

30. Lok CE, Austin PC, Wang H, Tu JV: Impact of renal insufficiency on short- and long-term outcomes after cardiac surgery. *Am Heart J* 2004; 148:430-438.

31. Zakeri R, Freemantle N, Barnett V, et al: Relation between mild renal dysfunction and outcomes after coronary artery bypass grafting. *Circulation* 2005; 112(9 Suppl):I270-I275.

32. Bove T, Landoni G, Calabro MG, et al: Renoprotective action of fenoldopam in high-risk patients undergoing cardiac surgery: a prospective, double-blind, randomized clinical trial. *Circulation* 2005; 111:3230-3235.

33. Burns KE, Chu MW, Novick RJ, et al: Perioperative *N*-acetylcysteine to prevent renal dysfunction in high-risk patients undergoing cabg surgery: a randomized controlled trial. *JAMA* 2005; 294:342-350.

34. Bucerius J, Gummert JF, Walther T, et al: On-pump versus off-pump coronary artery bypass grafting: impact on postoperative renal failure requiring renal replacement therapy. *Ann Thorac Surg* 2004; 77:1250-1256.

35. Cohen A, Katz M, Katz R, Hauptman E, Schachner A: Chronic obstructive pulmonary disease in patients undergoing coronary artery bypass grafting. *J Thorac Cardiovasc Surg* 1995; 109:574-581.

36. Fuster RG, Argudo JA, Albarova OG, et al: Prognostic value of chronic obstructive pulmonary disease in coronary artery bypass grafting. *Eur J Cardiothorac Surg* 2006; 29:202-209.

37. Filsoufi F, Rahmanian PB, Castillo JG, Chikwe J, Adams DH: Predictors and early and late outcomes of respiratory failure in contemporary cardiac surgery. *Chest* 2008; 133:713-721.

38. Weisberg AD, Weisberg EL, Wilson JM, Collard CD: Preoperative evaluation and preparation of the patient for cardiac surgery. *Med Clin North Am* 2009; 93:979-994.

39. Hulzebos EH, Helders PJ, Favie NJ, et al: Preoperative intensive inspiratory muscle training to prevent postoperative pulmonary complications in high-risk patients undergoing CABG surgery: a randomized clinical trial. *JAMA* 2006; 296:1851-1857.

40. Edwards FH, Clark RE, Schwartz M: Coronary artery bypass grafting: The society of thoracic surgeons national database experience. *Ann Thorac Surg* 1994; 57:12-19.

41. He GW, Acuff TE, Ryan WH, He YH, Mack MJ: Determinants of operative mortality in reoperative coronary artery bypass grafting. *J Thorac Cardiovasc Surg* 1995; 110:971-978.

42. Noyez L, van Eck FM: Long-term cardiac survival after reoperative coronary artery bypass grafting. *Eur J Cardiothorac Surg* 2004; 25:59-64.

43. Sabik III JF, Blackstone EH, Houghtaling PL, Walts PA, Lytle BW: Is reoperation still a risk factor in coronary artery bypass surgery? *Ann Thorac Surg* 2005; 80:1719-1727.

44. Davierwala PM, Maganti M, Yau TM: Decreasing significance of left ventricular dysfunction and reoperative surgery in predicting coronary artery bypass grafting-associated mortality: a twelve-year study. *J Thorac Cardiovasc Surg* 2003; 126:1335-1344.

45. Handa N, McGregor CG, Danielson GK, et al: Valvular heart operation in patients with previous mediastinal radiation therapy. *Ann Thorac Surg* 2001; 71:1880-1884.

46. Handa N, McGregor CG, Danielson GK, et al: Coronary artery bypass grafting in patients with previous mediastinal radiation therapy. *J Thorac Cardiovasc Surg* 1999; 117:1136-1142.

47. Chang ASY, Smedira NG, Chang CL, et al: Cardiac surgery after mediastinal radiation: extent of exposure influences outcome. *J Thorac Cardiovasc Surg* 2007; 133:404-413.e3.

48. Shahian DM, O'Brien SM, Filardo G, et al: The society of thoracic surgeons 2008 cardiac surgery risk models: Part 1—Coronary artery bypass grafting surgery. *Ann Thorac Surg* 2009; 88:S2-S22.

49. O'Brien SM, Shahian DM, Filardo G, et al: The society of thoracic surgeons 2008 cardiac surgery risk models: Part 2—Isolated valve surgery. *Ann Thorac Surg* 2009; 88:S23-S42.

50. Shahian DM, O'Brien SM, Filardo G, et al: The society of thoracic surgeons 2008 cardiac surgery risk models: Part 3—Valve plus coronary artery bypass grafting surgery. *Ann Thorac Surg* 2009; 88:S43-S62.

51. Verma S, Fedak PW, Weisel RD, et al: Off-pump coronary artery bypass surgery: fundamentals for the clinical cardiologist. *Circulation* 2004; 109:1206-1211.

52. Parolari A, Alamanni F, Polvani G, et al: Meta-analysis of randomized trials comparing off-pump with on-pump coronary artery bypass graft patency. *Ann Thorac Surg* 2005; 80:2121-2125.

53. Wijeysundera DN, Beattie WS, Djaiani G, et al: Off-pump coronary artery surgery for reducing mortality and morbidity: meta-analysis of randomized and observational studies. *J Am Coll Cardiol* 2005; 46:872-882.

54. Sellke FW, DiMaio JM, Caplan LR, et al: Comparing on-pump and off-pump coronary artery bypass grafting: numerous studies but few conclusions: a scientific statement from the American heart association council on cardiovascular surgery and anesthesia in collaboration with the interdisciplinary working group on quality of care and outcomes research. *Circulation* 2005; 111:2858-2864.

55. Puskas JD, Williams WH, Duke PG, et al: Off-pump coronary artery bypass grafting provides complete revascularization with reduced myocardial injury, transfusion requirements, and length of stay: a prospective randomized comparison of two hundred unselected patients undergoing off-pump versus conventional coronary artery bypass grafting. *J Thorac Cardiovasc Surg* 2003; 125:797-808.

56. Modi P, Rodriguez E, Chitwood WR, Jr: Robot-assisted cardiac surgery. *Interact CardioVasc Thorac Surg* 2009; 9:500-505.

57. Reicher B, Poston RS, Mehra MR, et al: Simultaneous "hybrid" percutaneous coronary intervention and minimally invasive surgical bypass grafting: feasibility, safety, and clinical outcomes. *Am Heart J* 2008; 155:661-667.

58. Nashef SA, Roques F, Michel P, Gauducheau E, Lemeshow S, Salamon R: European system for cardiac operative risk evaluation (EuroSCORE). *Eur J Cardiothorac Surg* 1999; 16:9-13.

59. Roques F, Michel P, Goldstone AR, Nashef SA: The logistic EuroSCORE. *Eur Heart J* 2003; 24:881-882.

60. Bhatti F, Grayson AD, Grotte G, et al: The logistic EuroSCORE in cardiac surgery: how well does it predict operative risk? *Heart* 2006; 92:1817-1820.

61. Zingone B, Pappalardo A, Dreas L: Logistic versus additive EuroSCORE. A comparative assessment of the two models in an independent population sample. *Eur J Cardiothorac Surg* 2004; 26:1134-1140.

62. Keogh BE: Logistic, additive or historical: is EuroSCORE an appropriate model for comparing individual surgeons' performance? *Heart* 2006; 92:1715-1716.

63. Karthik S, Srinivasan AK, Grayson AD, et al: Limitations of additive EuroSCORE for measuring risk stratified mortality in combined coronary and valve surgery. *Eur J Cardiothorac Surg* 2004; 26:318-322.

64. Nilsson J, Algotsson L, Hoglund P, Luhrs C, Brandt J: Early mortality in coronary bypass surgery: the EuroSCORE versus the society of thoracic surgeons risk algorithm. *Ann Thorac Surg* 2004; 77:1235-1239; discussion 1239-1240.

65. Granton J, Cheng D: Risk stratification models for cardiac surgery. *Seminars in Cardiothoracic and Vascular Anesthesia.* 2008; 12:167-174.

66. Gao D, Grunwald GK, Rumsfeld JS, Schooley L, MacKenzie T, Shroyer AL: Time-varying risk factors for long-term mortality after coronary artery bypass graft surgery. *Ann Thorac Surg* 2006; 81:793-799.

67. Afilalo J, Alexander KP, Mack MJ, et al: Frailty assessment in the cardiovascular care of older adults. *J Am Coll Cardiol* 2014; 63: 747-762.

68. Bergman H, Ferrucci L, Guralnik J, et al: Frailty: an emerging research and clinical paradigm—issues and controversies. *J Gerontol A Biol Sci Med Sci* 2007; 62:731-737.

69. Afilalo J, Karunananthan S, Eisenberg MJ, Alexander KP, Bergman H: Role of frailty in patients with cardiovascular disease. *Am J Cardiol* 2009; 103:1616-1621.

70. Collard RM, Boter H, Schoevers RA, Oude Voshaar RC: Prevalence of frailty in community-dwelling older persons: a systematic review. *J Am Geriatr Soc* 2012; 60:1487-1492.

71. Shamliyan T, Talley KM, Ramakrishnan R, Kane RL: Association of frailty with survival: a systematic literature review. *Ageing Res Rev* 2013; 12:719-736.

72. Fulop T, Larbi A, Witkowski JM, et al: Aging, frailty and age-related diseases. *Biogerontology* 2010; 11:547-563.

73. Walston J, McBurnie MA, Newman A, et al: Frailty and activation of the inflammation and coagulation systems with and without clinical comorbidities: results from the cardiovascular health study. *Arch Intern Med* 2002; 162:2333-2341.

74. Cesari M, Penninx BW, Pahor M, et al: Inflammatory markers and physical performance in older persons: the InCHIANTI study. *J Gerontol A Biol Sci Med Sci* 2004; 59:242-248.

75. Schaap LA, Pluijm SM, Deeg DJ, et al: Higher inflammatory marker

levels in older persons: associations with 5-year change in muscle mass and muscle strength. *J Gerontol A Biol Sci Med Sci* 2009; 64:1183-1189.

76. Travison TG, Nguyen AH, Naganathan V, et al: Changes in reproductive hormone concentrations predict the prevalence and progression of the frailty syndrome in older men: the concord health and ageing in men project. *J Clin Endocrinol Metab* 2011; 96:2464-2474.

77. Schaap LA, Pluijm SM, Deeg DJ, et al: Low testosterone levels and decline in physical performance and muscle strength in older men: findings from two prospective cohort studies. *Clin Endocrinol (Oxf)* 2008; 68:42-50.

78. Barzilay JI, Blaum C, Moore T, et al: Insulin resistance and inflammation as precursors of frailty: the cardiovascular health study. *Arch Intern Med* 2007; 167:635-641.

79. Boirie Y: Physiopathological mechanism of sarcopenia. *J Nutr Health Aging* 2009; 13:717-723.

80. de Vries NM, Staal JB, van Ravensberg CD, Hobbelen JS, Olde Rikkert MG, Nijhuis-van der Sanden MW: Outcome instruments to measure frailty: a systematic review. *Ageing Res Rev* 2011; 10:104-114.

81. Fried LP, Tangen CM, Walston J, et al: Frailty in older adults: evidence for a phenotype. *J Gerontol A Biol Sci Med Sci* 2001; 56:M146-156.

82. Guralnik JM, Simonsick EM, Ferrucci L, et al: A short physical performance battery assessing lower extremity function: association with self-reported disability and prediction of mortality and nursing home admission. *J Gerontol* 1994; 49:M85-94.

83. Guralnik JM, Ferrucci L, Simonsick EM, Salive ME, Wallace RB: Lower-extremity function in persons over the age of 70 years as a predictor of subsequent disability. *N Engl J Med* 1995; 332:556-561.

84. Abellan van Kan G, Rolland Y, Andrieu S, et al: Gait speed at usual pace as a predictor of adverse outcomes in community-dwelling older people an international academy on nutrition and aging (IANA) task force. *J Nutr Health Aging* 2009; 13:881-889.

85. Dumurgier J, Elbaz A, Ducimetiere P, Tavernier B, Alperovitch A, Tzourio C: Slow walking speed and cardiovascular death in well functioning older adults: prospective cohort study. *BMJ* 2009; 339:b4460.

86. Ling CH, Taekema D, de Craen AJ, Gussekloo J, Westendorp RG, Maier AB: Handgrip strength and mortality in the oldest old population: the leiden 85-plus study. *CMAJ* 2010; 182:429-435.

87. Afilalo J, Eisenberg MJ, Morin JF, et al: Gait speed as an incremental predictor of mortality and major morbidity in elderly patients undergoing cardiac surgery. *J Am Coll Cardiol* 2010; 56:1668-1676.

88. Lee DH, Buth KJ, Martin BJ, Yip AM, Hirsch GM: Frail patients are at increased risk for mortality and prolonged institutional care after cardiac surgery. *Circulation* 2010; 121:973-978.

89. Sundermann S, Dademasch A, Praetorius J, et al: Comprehensive assessment of frailty for elderly high-risk patients undergoing cardiac surgery. *Eur J Cardiothorac Surg* 2011; 39:33-37.

90. Sundermann S, Dademasch A, Rastan A, et al: One-year follow-up of patients undergoing elective cardiac surgery assessed with the comprehensive assessment of frailty test and its simplified form. *Interact Cardiovasc Thorac Surg* 2011; 13:119-123; discussion 123.

91. Serruys PW, Morice MC, Kappetein AP, et al: Percutaneous coronary intervention versus coronary-artery bypass grafting for severe coronary artery disease. *N Engl J Med* 2009; 360:961-972.

92. Leon MB, Smith CR, Mack M, et al: Transcatheter aortic-valve implantation for aortic stenosis in patients who cannot undergo surgery. *N Engl J Med* 2010; 363:1597-1607.

93. Smith CR, Leon MB, Mack MJ, et al: Transcatheter versus surgical aortic-valve replacement in high-risk patients. *N Engl J Med* 2011; 364:2187-2198.

94. Bhattacharyya S, Pavitt C, Lloyd G, Chambers JB: British Heart Valve Society. Prevalence & composition of heart valve multi-disciplinary teams within a national health system. *Int J Cardiol* 2014; 177:1120-1121.

95. Nishimura RA, Otto CM, Bonow RO, et al: 2014 AHA/ACC guideline for the management of patients with valvular heart disease: Executive summary: a report of the American College of Cardiology/American Heart Association Task Force on practice guidelines. *J Am Coll Cardiol* 2014; 63:2438-2488.

96. Vahanian A, Alfieri O, Andreotti F, et al: Guidelines on the management of valvular heart disease (version 2012): the joint task force on the management of valvular heart disease of the European Society of Cardiology (ESC) and the European Association for Cardio-thoracic Surgery (EACTS). *Eur J Cardiothorac Surg* 2012; 42:S1-44.

97. Coylewright M, Mack MJ, Holmes DR Jr, O'Gara PT: A call for an evidence-based approach to the heart team for patients with severe aortic stenosis. *J Am Coll Cardiol* 2015; 65:1472-1480.

98. Hess EP, Coylewright M, Frosch DL, Shah ND: Implementation of shared decision making in cardiovascular care: past, present, and future. *Circ Cardiovasc Qual Outcomes* 2014; 7:797-803.

99. Silvia KA, Ozanne EM, Sepucha KR: Implementing breast cancer decision aids in community sites: barriers and resources. *Health Expect* 2008; 11:46-53.

100. Adams JR, Elwyn G, Legare F, Frosch DL: Communicating with physicians about medical decisions: a reluctance to disagree. *Arch Intern Med* 2012; 172:1184-1186.

101. Allen LA, Stevenson LW, Grady KL, et al: Decision making in advanced heart failure: a scientific statement from the American Heart Association. *Circulation* 2012; 125:1928-1952.

102. Patel MR, Dehmer GJ, Hirshfeld JW, et al: ACCF/SCAI/STS/AATS/AHA/ASNC 2009 appropriateness criteria for coronary revascularization: a report by the American College of Cardiology Foundation Appropriateness Criteria Task Force, Society for Cardiovascular Angiography and Interventions, Society of Thoracic Surgeons, American Association for Thoracic Surgery, American Heart Association, and the American Society of Nuclear Cardiology endorsed by the American Society of Echocardiography, the Heart Failure Society of America, and the Society of Cardiovascular Computed Tomography. *J Am Coll Cardiol* 2009; 53:530-553.

103. Lindman BR, Alexander KP, O'Gara PT, Afilalo J: Futility, benefit, and transcatheter aortic valve replacement. *JACC Cardiovasc Interv* 2014; 7:707-716.

104. American Thoracic Society: Withholding and withdrawing life-sustaining therapy. *Ann Intern Med* 1991; 115:478-485.

105. Holmes DR Jr, Mack MJ, Kaul S, et al: 2012 ACCF/AATS/SCAI/STS expert consensus document on transcatheter aortic valve replacement: developed in collaboration with the American Heart Association, American Society of Echocardiography, European Association for Cardio-thoracic Surgery, Heart Failure Society of America, Mended Hearts, Society of Cardiovascular Anesthesiologists, Society of Cardiovascular Computed Tomography, and Society for Cardiovascular Magnetic Resonance. *J Thorac Cardiovasc Surg* 2012; 144:e29-84.

106. Reynolds MR, Magnuson EA, Lei Y, et al: Health-related quality of life after transcatheter aortic valve replacement in inoperable patients with severe aortic stenosis. *Circulation* 2011; 124:1964-1972.

107. Reynolds MR, Magnuson EA, Wang K, et al: Health-related quality of life after transcatheter or surgical aortic valve replacement in high-risk patients with severe aortic stenosis: results from the PARTNER (Placement of AoRTic TraNscathetER Valve) Trial (Cohort A). *J Am Coll Cardiol* 2012; 60:548-558.

第 11 章　心脏麻醉

John G. Augoustides • William C. Culp • Wendy Gross
• Annette Mizuguchi • Prakash A. Patel • Kent Rehfeldt
• Pinak Shah • Usha Tedrow • Stanton K. Shernan

冠状动脉再血管化

冠状动脉疾病,外科再血管化,心肌氧供和氧需

在美国,心脏病是导致死亡的主要原因之一,每年约有 60 万人死于心脏疾病[1]。冠状动脉粥样硬化性心脏病,简称冠心病,是一种复杂的多因素疾病,主要特征是冠状动脉内粥样硬化斑块出现、纤维组织增生和炎症介质逐渐堆积,阻塞冠脉导致血流减少,进而造成心肌低灌注损伤[2]。冠心病临床表现多在男性 40 岁以后、女性 50 岁以后逐渐开始出现。冠心病的危险因素包括家族史、高胆固醇血症、高血压、糖尿病、肥胖以及吸烟。如果不及时治疗,可进一步发展为心绞痛、心力衰竭、心律失常甚至猝死。药物治疗和经皮冠状动脉介入治疗主要用于单支/双支血管病变,外科再血管化则为多支血管病变的金标准治疗方式[3,4]。

麻醉医师应该认识到,由于冠状动脉阻塞、心肌能量供应严重依赖于氧化磷酸化,冠脉再血管化手术中心肌缺血的风险显著增加。心肌氧供取决于动脉血氧含量和冠状动脉血流两个因素。

$$动脉血氧含量 = 1.34×血红蛋白浓度$$
$$×血氧饱和度(\%)$$
$$+0.003×动脉血氧分压$$

维持高血红蛋白浓度、高血氧饱和度、正常的体温以及提高 2,3-二磷酸甘油酸浓度,可以在组织水平增加氧释放量。静息状态下,心肌可以从血液中最大限度地摄取氧;而在应激状态下,只能通过增加冠脉血流来提高心肌氧供。在冠心病冠脉血流受阻的情况下,心肌缺血的风险陡增。冠状动脉血流与冠状动脉灌注压(coronary perfusion pressure,CPP)成正比,而与冠脉阻力成反比。其中:

$$冠状动脉灌注压 = 主动脉舒张压 - 左心室舒张末压$$

通常 CPP 在 50~150mmHg 范围内,冠脉血流具有自身调节机制。正常冠状动脉阻力决定于激素和代谢因子、自主神经张力和血管内皮功能,此外,病变血管还受粥样硬化斑块的影响。左室心内膜血流在舒张期充盈,在此期间绝大多数心肌能够充分氧合(图 11-1)。因此,麻醉医师可以通过提高主动脉舒张压、降低左室舒张末压、控制心率延长舒张期时间,来达到提

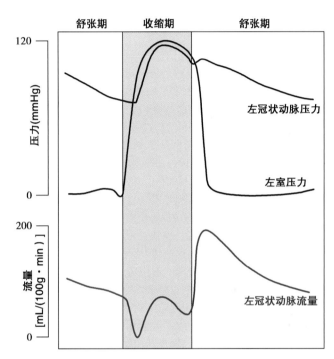

图 11-1　Wiggers 图描述左冠状动脉压力和流量与心动周期时相的关系。虽然在收缩期左冠状动脉的压力较高,但其血流仍然主要发生在舒张期。这是由于左室舒张末期压力在收缩期较高而在舒张期则相对较低,符合冠脉灌注公式:CPP = DBP−LVEDP。其中:CPP,冠状动脉灌注压;DBP,主动脉舒张压;LVEDP,左室舒张末期压力(Reproduced with permission from Lee J,Smith NP: The multi-scale modelling of coronary blood flow,*Ann Biomed Eng* 2012 Nov;40(11):2399-2413.)

高冠脉灌注压力、增加心肌氧供的目的。同时,麻醉医师应避免心动过速、降低左室舒张末压、减少室壁张力、降低心肌收缩力,从而减少心肌耗氧量。总而言之,对于接受再血管化手术的患者,麻醉管理的原则是增加心肌氧供、降低心肌氧耗,最终达到心肌氧供需平衡[5,6]。

术前准备

在对冠状动脉再血管化的术前评估中,麻醉医师应首先准备达成所有手术共同的麻醉管理目标,即遗忘与镇痛、为患者提供安静舒适的手术环境,在此基础上对再血管化手术进行相

应评估,以期改善围术期心肌氧供需平衡、降低心肌缺血风险。麻醉医师应优化血流动力学管理策略,维护围术期心功能,通过无创及有创的血流动力学监测[包括使用经食管超声心动图(transesophageal echocardiography,TEE)]来指导心脏手术实施同时对术中可能出现的并发症快速作出诊断。

麻醉术前评估包括全面了解病史、重点围绕循环呼吸系统的体格检查以及完善的气道评估。目前可视喉镜已常规应用于气管插管,对于已知困难气道,仍可能需要改进插管方案。麻醉医师应全面了解患者的用药情况、实验室检查(全血细胞计数、电解质、肌酐、肌钙蛋白、B型利尿钠肽、凝血时间、血型交叉配型)、心电图、颈动脉超声、胸片、心脏负荷试验、心导管检查和超声心动图报告。麻醉医师应熟悉冠状动脉解剖、了解病变位置,心导管检查中有创压力的正常范围。术前应关注历次超声心动图检查结果,了解心室收缩舒张功能,以及心脏瓣膜情况。

术前对患者进行全面评估,有助于预估围手术期风险。目前最常用的风险分层工具分别是美国胸科医师协会(STS)风险计算模型以及欧洲心脏手术风险评估系统Ⅱ(EuroSCORE Ⅱ),以上两种风险评估模型都是基于大型心脏临床数据库,通过复杂数学建模计算总结得出的公式。通过术前各种指标(如年龄、性别、射血分数、手术紧急程度、肾功能等)来预测死亡率和各种并发症的发生率。风险评估模型对患者、外科医师和麻醉医师来说是十分有效的术前评估工具,因此在每例手术开始之前都应该通过其预估手术风险[7,8]。

术前访视时,麻醉医师应确保每位患者知晓麻醉风险并且签署知情同意书,此外还应逐一解答患者疑问。提高术前访视技巧能有效缓解患者恐惧焦虑情绪,消除家属担忧[9]。此外,麻醉医师可以考虑给予患者麻醉前用药,必要时给予镇静药。术前建议使用β受体阻滞剂,以降低术后房颤、心肌缺血和死亡的风险。除非有禁忌证,否则应常规服用他汀类药物,以降低心肌缺血的发生率、移植桥血管动脉粥样硬化的发生率和总体死亡率[10,11]。一般情况下,降压药应继续服用至手术当天。术前使用血管紧张素转换酶抑制剂和血管紧张素Ⅱ受体拮抗剂是否与术中低血压相关,目前仍存在争议。麻醉医师应与外科医师商议抗血小板药物和抗凝药物的用法[12]。

最后,为保证手术顺利实施,避免并发症的发生,麻醉医师应与外科团队一同参与术前讨论。手术安全核查表以及拟定麻醉计划有助于减少手术并发症并降低死亡率[13]。对于高危患者的麻醉管理,特别推荐接受过正规TEE培训的心脏麻醉医师来完成[14]。

术中监测

对于接受再血管化手术的患者来说,对术中异常状况高度警觉的心脏麻醉医师,往往是最佳的监护手段。美国麻醉医师协会(American Society of Anesthesiology,ASA)提出的常规监测包括监测吸入氧浓度、脉搏氧饱和度、呼气末二氧化碳、心电图、无创血压和体温。除此之外,还应常规使用膀胱测温导尿管、动脉穿刺置管(通常选择桡动脉)和中心静脉穿刺置管。超声引导下中心静脉穿刺较解剖定位的方法更为安全,有条件的医疗中心应优先使用[15]。

与非心脏手术相比,心脏手术由于吸入麻醉剂用量减少、

血流动力学波动较大,发生术中知晓的风险增加[16]。脑电双频指数(bispectral index,BIS)通过对脑电图加工处理,用于麻醉深度监测,可发现麻醉深度不足。最近的荟萃分析数据表明,使用BIS可以降低高危患者发生术中知晓的风险,比值比为0.24[17]。但由于不能降低所有手术术中知晓的发生率[18],因此BIS的使用仍存在争议。英国国家卫生与临床优化研究所建议基于脑电图的麻醉深度监测适用于所有接受全身麻醉的高风险患者[19]。

近红外光谱技术通过置于大脑头皮上的皮肤传感器测量大脑局部血氧饱和度。脑氧饱和度降低与术后长期并发症发生有关。脑氧饱和度降低还提示可能存在的体外循环插管位置不当、栓塞或脑血管堵塞而导致的脑组织低灌注状态。脑氧饱和度监测多用于主动脉手术,单纯冠状动脉旁路移植手术应用较少[20]。目前仍缺乏高质量的随机对照研究以证实脑氧饱和度监测的有效性,因此对其使用仍存在争议[21,22]。

肺动脉导管(pulmonary artery catheter,PAC)常用于再血管化手术,通过热稀释法测量心排血量,并且可以直接测量肺动脉压力。通常左室舒张末压(left ventricular end diastolic pressure,LVEDP)代表左室前负荷,肺动脉楔压或肺动脉舒张压可间接反映LVEDP。然而,PAC使用过程并不是没有风险,有时可能发生极其罕见但却致命的并发症如肺动脉破裂。在20世纪80年代,PAC开始广泛用于再血管化手术,但随着越来越多微创心排血量监测设备的问世、TEE的普及以及关于PAC并不能改善预后的循证医学数据的发表,PAC的使用逐渐减少[23,24]。即便如此,仍然有超过三分之二的麻醉医师选择使用PAC,75%的体外循环手术会使用PAC[25]。对于心源性休克(Ⅰ类推荐)、血流动力学不稳定(Ⅱa推荐)患者,围手术期推荐使用PAC;对于病情稳定的患者,再血管化手术中使用PAC同样也是合理的(Ⅱb类推荐)[26]。

经食管超声已成为心脏手术的常规监测手段,TEE已被证实对术中管理和预后能带来显著有利的影响[27]。最新指南建议,除非有禁忌证,否则TEE适用于所有心脏瓣膜手术,在冠脉搭桥手术也应考虑使用[28]。全球调查数据显示,单纯CABG手术中,61%~69%的病例使用了TEE[29]。TEE除了作为评估瓣膜功能的金标准外,还用于评估心脏容量、心室功能、观察各节段室壁运动以及心肌缺血表现,以上评估均能为再血管化手术提供有用的参考[29]。

麻醉方法和药物

在历史上,再血管化手术使用大剂量芬太尼(50~100μg/kg)和泮库溴铵进行全身麻醉的诱导和维持(表11-1)。大剂量阿片类药物可减少麻醉药物的负性肌力作用,有助于维持血流动力学稳定和有效降低手术刺激带来的不利影响[30]。20世纪90年代,为了降低医疗成本,"快通道"心脏麻醉技术逐渐发展,通过配伍使用吸入性麻醉剂和小剂量阿片类药物,可以早期拔管,以缩短ICU住院时间。中低风险的手术患者使用"快通道"麻醉技术与传统的心脏麻醉方法比较,被证实同样安全[31]。"药物缺血预处理"这一概念在同一时期被提出,通过特定方法和药物(如吸入性麻醉剂)来减轻心肌缺血[32]。当今冠脉血运重建手术使用硫喷妥钠、丙泊酚、依托咪酯或咪达唑仑进行麻醉诱导,然后采用以吸入挥发性麻醉剂(如异氟醚、地

表 11-1　全身麻醉药物

	药物	剂量	解释
大剂量阿片类药物	芬太尼	负荷量 50~100μg/kg	由于增加延迟拔管、术中知晓风险,以及缺乏吸入性麻醉药的缺血预处理,现在已不常用
	泮库溴铵	负荷量 0.1mg/kg,之后需要时追加 0.01mg/kg	有轻度心动过速作用可抵消大剂量阿片类药物导致的心动过缓效应 肾功能不全时须减少剂量
"快通道"平衡麻醉			常规使用
诱导	丙泊酚	1~3mg/kg	
静脉诱导药	硫喷妥钠	3~5mg/kg	
	依托咪酯	0.2~0.4mg/kg	可能会抑制肾上腺皮质功能
	咪达唑仑	0.05~0.15mg/kg	
维持			
阿片类药物	芬太尼	10~20μg/kg	通常在诱导时给予初始负荷剂量,必要时间歇性推注
	舒芬太尼	0.5~2.0μg/kg	通常给予初始负荷剂量,必要时间歇性推注或者输注
	瑞芬太尼	0.05~1.0μg/(kg·min)	停止输注瑞芬太尼之前给予长效镇痛药物
吸入性麻醉剂	异氟醚	MAC 1.13%	滴定至有效浓度,缺血预处理浓度为 1MAC
	七氟醚	MAC 2.05%	滴定至有效浓度,缺血预处理浓度为 1MAC
	地氟醚	MAC 7.25%	滴定至有效浓度,缺血预处理浓度为 1MAC
肌松剂	罗库溴铵	负荷剂量 0.6mg/kg,之后需要时追加 0.15mg/kg	
	维库溴铵	负荷剂量 0.1mg/kg,之后需要时追加 0.01mg/kg	
	顺阿曲库铵	负荷剂量 0.15~0.20mg/kg,之后需要时追加 0.02mg/kg	肾功能衰竭患者可安全使用
全凭静脉麻醉			
	丙泊酚	50~150μg/(kg·min)	联合使用以上阿片类药物和肌松剂。无吸入性麻醉剂的缺血预处理作用。与吸入性麻醉技术相比,可能增加死亡率

MAC,最低肺泡有效浓度。

氟醚或七氟醚等)为主的平衡麻醉方式。"快通道"麻醉技术采用吸入麻醉剂复合使用小剂量半合成类阿片类药物(芬太尼、舒芬太尼或瑞芬太尼),再辅以肌松剂。其中芬太尼、舒芬太尼或瑞芬太尼对拔管时间的影响无统计学差异[33]。诱导阶段采用药物缺血预处理的方法,使用吸入性麻醉剂,已经成为当代更常见的麻醉方法。荟萃分析发现,与以丙泊酚为主的静脉麻醉相比,吸入性麻醉剂可降低心脏手术术后死亡率,比值比为 0.51[34]。氙气是一种前景乐观的吸入性麻醉剂,可帮助顿抑心肌恢复,维持血流动力学稳定,并具有一定的神经保护功能。尽管早期试验显示出可喜的结果,但其使用仍处于试验阶段[35]。

虽然实际发生率很低,但由于全身肝素化会增加硬膜外血肿和脊髓损伤的发生率,再血管化手术很少使用椎管内麻醉技术[36]。术前通过鞘内注射阿片类药物或连续胸段硬膜外局部麻醉,可以提供良好的镇痛,有利于术后恢复;然而与单独全身麻醉相比,目前的结果暂不能证明椎管内技术能够降低术后死亡率、心肌梗死或神经系统并发症发生率[37]。虽然极少有医疗机构会选择让患者在清醒状态下采用胸段硬膜外麻醉的方式进行心脏手术,仍有部分患者能够从快速康复中获益[38]。

血流动力学管理

接受冠状动脉再血管化的患者容易出现低血压和/或低心

排,尤其在体外循环结束后为著。低心排的危险因素包括肾脏疾病、明显的局部室壁运动异常、冠状动脉旁路移植术联合瓣膜手术、二次手术、中重度二尖瓣反流、主动脉阻断时间延长、左心室射血分数(left ventricular ejection fraction,LVEF)<40%、心脏指数<2.5L/(min·m²)和左心室舒张末压≥20mmHg等[39,40]。麻醉医师应熟练掌握心脏生理学和药理学知识、密切监测血流动力学改变,维持满意的全身灌注。全身灌注不良的表现包括:低心排指数、低血压、少尿、代谢性酸中毒和血清乳酸升高。

麻醉医师应专注于预防、诊断和治疗全身灌注不良,相关处理流程的思维导图可提供有益的帮助(图11-2)。可通过血流动力学监测、有创或无创心排血量监测、呼气末二氧化碳分压、动脉血气分析以及超声心动图,来评估全身灌注情况并适当调整治疗方案。提前准备好血管活性药物,根据术中血流动力学情况施以个体化应用(表11-2)。左西孟旦是一种新型正性肌力药物,可以在不增加心肌耗氧量或降低心室舒张功能的情况下,增加肌钙蛋白C对钙的亲和力,同时开放线粒体 K_{ATP} 通道,发挥药物预处理作用。多巴酚丁胺相比左西孟旦能降低死亡率,在欧洲左西孟旦被推荐用于治疗急性心衰[41],但美国尚未批准使用。通过容量治疗以及使用大剂量心血管活性药物支持治疗,患者低灌注状态仍未改善,则应考虑使用机械辅助装置[42]。主动脉球囊反搏(aortic balloon pump,IABP)是一种有效且置入方便的辅助装置,但最近对其疗效提出了质疑[43]。心室辅助装置(ventricular assist devices,VAD)以及体外膜肺氧合(extra-corporeal membranous oxygenators,ECMO)可能能够提高手术生存率,因此有条件的医疗机构应考虑使用。

麻醉要点

冠状动脉旁路移植术的麻醉管理包含多个步骤。麻醉医师在完成详细的术前评估之后,为患者建立外周静脉通路,并放置动脉导管,通常留置在桡动脉。患者术前常规服用抗焦虑药物。入室后,使用ASA推荐的标准监护,通常采用"快通道"麻醉方式进行静脉诱导和气管插管(表11-1),除非患者危重,否则应做到尽早拔管。如果诱导前没有放置中心静脉导管,则在诱导后放置,通常同时置入PAC。摆好手术体位铺单后,放置食管超声探头,与外科医师讨论超声结果。切皮前即开始使用抗纤溶药物(如氨基己酸和氨甲环酸)以减少围手术期出血。使用抗生素(通常是万古霉素和头孢呋辛)预防感染。根据手术刺激程度调整麻醉深度,同时注意维持血流动力学稳定以及优化心肌氧供需平衡。体外循环插管前几分钟给予肝素(通常为300~400IU/kg),激活凝血时间(activated clotting time,

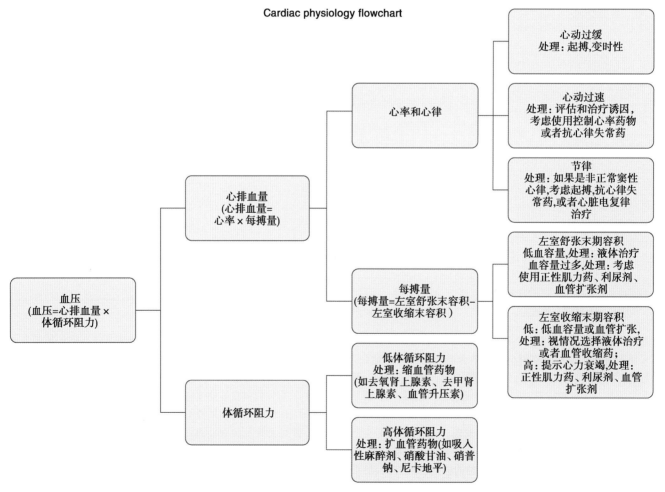

Cardiac physiology flowchart

图11-2　器官灌注不良的诊断、预防和治疗处理流程图(Data from Johnston WE:Applied Cardiac Physiology. *ASA Refresher Courses in Anesthesiology*,2012;40(1):73-79.)

表 11-2　血管活性药物

药物	α	β₁	β₂	V₁	HR	CO	SVR	MAP	RBF	剂量	注释
肾上腺素	+	++	++	0	++	++	+/-	+	--	0.01~0.20μg/(kg·min)	当血流动力学不稳定时，可以间断静脉给予 1mg，必要时可重复给药
去甲肾上腺素	+++	++	0	0	-	-	+++	+++	---	0.01~0.20μg/(kg·min)	
多巴胺	++	++	+	0	+	+++	+	+	+++	2~20μg/(kg·min)	低剂量时为轻度扩张血管作用，大剂量时为收缩血管作用
多巴酚丁胺	0	+++	+	0	+	+++	0	+	++	2~20μg/(kg·min)	
异丙肾上腺素	0	+++	+++	0	+++	+++	--	+/-	--	0.01~0.07μg/(kg·min)	通常限于心脏移植手术中使用
麻黄素	++	+	+	0	++	++	+	++	--	10~25mg SIVP	显著快速耐受性，不输注使用
去氧肾上腺素	+++	0	0	0	-	-	+++	+++	---	50~100μg SIVP,0.3~10μg/(kg·min)	通常用于治疗轻度血管扩张，而反射性心动过缓
血管升压素	0	0	0	+++	0	0	+++	+++	-	最大静脉输注负荷剂量 40U，之后 0.01~0.1U/min	
米力农	0	0	0	0	+	+++	--	--	-	最大负荷剂量 50μg/kg 输注大于 10~30min，之后 0.125~0.75μg/(kg·min)	磷酸二酯酶抑制剂。可能对治疗肺动脉高压和右心室功能不全有效。可能会导致低血压
左西孟旦	0	0	0	0	+	++	-	-	+	负荷剂量 12~24μg/kg 输注大于 10min，之后持续输注 0.05~0.3μg/(kg·min)	钙增敏剂。美国未批准使用

Data from Stoelting RK, Hillier SC. *Pharmacology and Physiology in Anesthetic Practice*. 4th ed. Philadelphia, Lippincott Williams and Wilkins;2005 and Overgaard CB, Dzavík V. Inotropes and asopressors:review of physiology and clinical use in cardiovascular disease. *Circulation* 2008 Sep 2;118(10):1047-1056.

HR,心率；CO,心排血量；SVR,体循环阻力；MAP,平均动脉压；RBF,肾血流量。无影响(0),轻度增加(+),中度增加(++),显著增加(+++),轻度降低(-),中度降低(--),显著降低(---)。

ACT)值维持在480s以上才可以开始体外循环(cardiopulmonary bypass,CPB,又称心肺转流)。若ACT值未达标,麻醉医师需要确定原因,并采取相应措施,在CPB开始前达到合适抗凝程度。外科医师和体外循环医师需持续关注ACT值以及任何抗凝相关问题。如出现肝素抵抗,则通过输注新鲜冰冻血浆或抗凝血酶Ⅲ达到足够的肝素抗凝效果。

肝素化后,外科医师可以开始动静脉插管。体外循环开始后,停止机械通气,心脏停搏后,开始再血管化。在体外循环期间,挥发性麻醉剂由体外循环医师在麻醉医师和外科医师的指导下通过CPB环路给予。CPB期间应定期复查ACT、血细胞比容、动脉血气以及血糖,并及时处理发现的任何异常。血糖水平>180mg/dL时,应给予胰岛素治疗。

血运重建完成后,准备脱离体外循环。麻醉医师根据标准化流程操作可以试验性预停机。停机准备步骤包括:复查血管内动静脉插管位置正常、麻醉深度合适、通过TEE判断心内有无气体、确保中心温度≥36℃、肺复张和恢复正常机械通气。调整心率及节律,通常80~100次/min,心率过慢时安装临时起搏器。停机时要保证电解质正常,纠正贫血,提前准备好可能会用到的血管活性药物。大多数患者使用心室起搏能够维持有效的心功能,但对于依赖心房收缩维持心室充盈(如严重舒张功能障碍)的患者可能会需要用到心房起搏。对于重度心功能不全患者,双心室起搏可在一定程度上改善心排血量,具有重要的临床意义。脱离体外循环过程需要外科医师、麻醉医师和体外循环医师严密观察以及有效沟通,在此阶段应保持手术室安静[44]。

一旦麻醉医师、外科医师和体外循环医师决定终止体外循环,麻醉医师仔细检查确保全身组织灌注和心功能正常,调整合适心率及节律,体外循环机转流泵向患者体内输血达到合适的血容量,必要时加用血管扩张药或缩血管药调整心脏后负荷,使用正性肌力药来改善心肌收缩力。脱离体外循环是一个动态过程,逐渐减少体外循环机流量,降低对患者自身循环支持,当转流泵流量降至很低时,若心功能正常可以完全停止体外循环。如果心功能恢复不佳,则再次转机,在停机前予以纠正。

撤离体外循环后,应立即评估心脏功能,特别是观察心肌缺血表现(如室壁运动异常、心室功能恶化、桥血管流量低)、瓣膜功能、前负荷、后负荷以及心肌收缩力。在TEE和血流动力学监测的指导下,通过容量治疗和血管活性药物进行适当调整。一般情况下,血流动力学管理目标为维持收缩压在100~120mmHg,心脏指数≥2.2L/(min·m²)。拔除主动脉插管前缓慢给予鱼精蛋白。

停机后,麻醉医师须警惕患者的血流动力学改变。通过观察手术术野、复查ACT和肝素浓度,必要时使用血栓弹力图来评估止血效果。关胸后应再次测量心排血量,调整血管活性药物用量。转送患者至ICU后,麻醉医师应与ICU医师进行清楚详细的交接,减少沟通上的失误。

也可以在非体外循环的情况下在跳动的心脏上完成冠状动脉再血管化,被称为非体外循环冠状动脉旁路移植术("off-pump"coronary artery bypass,OPCAB)。OPCAB使用心脏固定器,通过局部固定需要手术操作的区域,同时允许心脏的其他部分继续正常跳动。20世纪90年代末和21世纪初,OPCAB开始普及,这段时间内美国接近三分之一血运重建术为OP-CAB。OPCAB旨在降低由应激引起的炎症反应、死亡率、中风、认知功能障碍以及肾损伤的发生率。然而最近的荟萃分析发现,在认知功能障碍方面OPCAB和CABG比较并没有显著差异[45],全因死亡率OPCAB(3.7%)略高于CABG(3.1%)[46]。此外,OPCAB患者术后再次血管重建的需求可能更高[47]。因此美国的OPCAB逐渐减少。

OPCAB倾向于采用"快通道"麻醉方式,然而对于使用胸段硬膜外镇痛的方式仍存在争议。OPCAB的肝素方案各中心不同,许多外科医师建议将ACT值设定为300秒。考虑到移植过程中可能出现短暂性缺血,缺血预处理十分必要。搭桥过程中为了良好暴露,心脏在胸腔内的位置发生显著改变,可能会严重影响心排血量。麻醉医师通过TEE和连续心排血量监测可以了解全身灌注状态,低血压时通过补充容量或使用正性肌力药纠正。然而,有时通过恰当的容量治疗和有效的血流动力学管理仍不能维持足够灌注,这种情况应及时改为体外循环下完成手术。因此,对于OPCAB同样应该提前准备体外循环机器以及灌注医师在旁边守候。

无论是停搏还是非停搏的血运重建手术,越来越多采用小切口技术,包括胸骨短切口或各种胸部小切口。机器人辅助技术通过小切口或打孔进入胸腔,远程遥控完成手术。麻醉医师应在术前与外科医师进行沟通,了解手术策略。采用双腔气管导管或支气管阻断器可以通过对肺部隔离有助于暴露手术视野。麻醉医师应避免术中体温过低。由于小切口限制了心内除颤器的使用,所以要确保提前放置体外除颤电极板[48]。

瓣膜手术

瓣膜疾病由于复杂的病生理改变,麻醉医师、外科医师和重症监护医师的围术期管理充满挑战。左室压力-容积环示意图(图11-3)有助于理解二尖瓣和主动脉瓣病变的病理生理改变。从图中可以看出不同瓣膜疾病的舒张末期容积、心腔内压

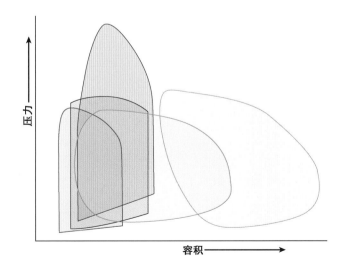

图11-3 代表左心室压力-容积环示意图。图示正常心室(黑色)、二尖瓣狭窄(蓝色)、主动脉瓣狭窄(红色)、二尖瓣反流(绿色)和主动脉瓣反流(黄色)

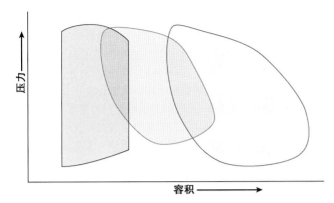

图 11-4　左心室压力-容积环示意图。图示比较正常心室(黑色)与急性主动脉瓣反流(橘色)和慢性主动脉瓣反流(紫色)

力和每搏输出量有显著区别。此外,不同瓣膜疾病的心室适应性反应和血流动力学改变各不相同,即使对于同一种瓣膜病变,不同的病理改变或临床病程不同阶段,也可表现出完全不同的临床症状和不同程度的血流动力学损害。例如心内膜炎导致的急性重度主动脉瓣反流,与进行性主动脉根部扩张导致的渐进性主动脉瓣反流,即使反流程度类似,左室充盈和左室压力也显著不同(图 11-4)。因此对于瓣膜手术患者需要个体化临床管理。

心脏瓣膜病围术期管理的另一个难点在于同一名患者可能存在多个瓣膜异常。一般情况下,单纯左侧瓣膜病变患者的血流动力学管理目标相对明确(表 11-3)。然而,并不罕见的是,患者同时合并两种瓣膜病变,要求的血流动力学管理目标相反。例如,主动脉狭窄合并二尖瓣反流的患者,对于理想心率的选择更加困难。这种情况,通过判断患者的症状、体征和血流动力学改变围绕何种瓣膜病变,以该瓣膜的病生理特点作为主要的管理目标,或者采取折中的管理策略。

尽管心脏瓣膜病的血流动力学和心室适应性改变多样化,但瓣膜功能失调的自然病程往往类似。在瓣膜狭窄或反流出现的最初阶段,患者一般无自觉症状。心室重构可维持室壁张力、每搏输出量仍在正常范围内,心房扩大可缓冲逐渐增高的肺静脉或体循环静脉压力。但代偿期过后,随着疾病进展,代偿性反应失效,心脏充盈压进行性升高,前负荷储备耗竭,最终心排血量下降。一旦出现充血性心力衰竭的症状和体征,或者有心功能不全的影像学证据,即应考虑外科治疗。随着临床研究及专家共识的更新,心脏瓣膜疾病的最佳手术时机仍在不断优化[49]。

主动脉瓣狭窄

主动脉瓣狭窄是美国最常见的心脏瓣膜疾病[50]。主要有两大病因,一个是先天性主动脉瓣二叶化畸形,人群中的发生率为 1%~2%,随着时间推移,发展为主动脉瓣狭窄;另一个是高脂血症、高血压、吸烟、高龄等危险因素导致的主动脉瓣钙化和退行性改变。根据 Laplace 定律,流出道狭窄导致左室收缩压(P)异常升高,直接导致左室壁张力(T)升高。

$$T = (P \times R)/(2 \times h)$$

其中,R 为心室腔半径,h 代表室壁厚度。为了维持室壁张力处于正常范围,心室壁代偿性增厚,表现为向心性肥厚,这种心肌重塑最终导致心室舒张功能下降和心肌氧供需失衡。左室流出道阻力增高和左心向心肥厚的病理生理改变,为主动脉瓣狭窄患者围术期的管理提供了理论依据。心动过速对患者极为不利,可严重影响舒张期冠脉血液充盈、缩短冠状动脉供血时间并额外增加心肌耗氧量。此外,心室顺应性降低、左室舒张末压升高显著减少肥厚心肌区域心内膜下心肌灌注。由于左室顺应性减低、左室充盈严重依赖于心房收缩,主动脉瓣狭窄的患者对于房颤的耐受性较差。重度主动脉瓣狭窄患者因房颤而出现低心排,应尽早进行心脏同步电复律。

制定围手术期管理方案时,麻醉医师须综合考虑流出道梗阻以及左室向心性肥厚后相应的病理生理学改变。麻醉诱导可能会使降低前后负荷,而重度主动脉瓣狭窄患者对此十分敏感,因此需要在麻醉诱导前建立有创动脉血压监测,即时观察血压变化,给出相应处理。麻醉诱导药物选择无明显限制。血流动力学目标管理包括维持适合的前负荷和后负荷,心率控制在正常偏低范围内。如果术中低血压需要第一时间处理,通常使用 α 肾上腺素受体激动剂迅速纠正。阿片类药物如芬太尼等常用于平衡麻醉诱导及维持,可能会减慢心率,但对心肌收缩力的影响很小。过去更倾向于使用大剂量阿片类麻醉药,大剂阿片类药物有利于维持血流动力学稳定,但不利于术后早期拔管。应谨慎使用可能会增加心率的药物,如氯胺酮或泮库溴铵,或者与有迷走神经兴奋作用如阿片类药物配伍使用。主动脉瓣狭窄患者围手术期应避免心动过速,但同时也要避免严重心动过缓的发生[51]。当心率低于 50 次/min 时,主动脉瓣血液流出受限且心排血量下降。心动过缓时,可以小剂量缓慢给予 β 肾上腺素受体激动剂或抗胆碱能药物,应避免药物过量引起心动过速[51]。使用心房起搏或房室顺序起搏可以精确调控心率。

对于接受主动脉瓣置换术的患者,除了建立有创动脉血压监测外,通常还需要建立中心静脉通路以及放置肺动脉导管。对于重度主动脉瓣狭窄患者,中心静脉压不能准确反映的左室充盈情况,但中心静脉通路是给予血管活性药物的理想途径。同样,如果左室顺应性明显降低时,则肺毛细血管楔压也不能准确评估左室充盈情况。通过 TEE 测量左室舒张末期容积比肺动脉导管更准确地反映前负荷[51]。放置肺动脉导管过程中出现心律失常的风险很低,尽管肺动脉导管评估前负荷能力有限,但它仍能提供很多有用信息,如可以持续监测心排血量,肺动脉压力,还可以作为放置起搏导线的临时通道。

表 11-3　心脏瓣膜疾病患者血流动力学管理目标

	前负荷	后负荷	心率
主动脉瓣狭窄	↑	↑	—/↓
主动脉瓣反流	↑	↓	↑
二尖瓣狭窄	—/↑	↑	↓
二尖瓣反流	0	↓	↑

主动脉瓣反流

主动脉瓣反流导致左心室容量显著增多。慢性主动脉瓣反流时，左室压力-容积环比其他任何种类瓣膜疾病都更移向横坐标轴右侧(图11-3)。慢性主动脉瓣反流的患者为了维持室壁张力正常，会出现左室偏心性肥厚和室壁扩张，以适应增加的舒张末期容积，而舒张末期压力并不显著增加。以上适应性改变最终无法继续代偿，随着心室容积逐渐增大，左室收缩功能随之下降，而患者可能仍无临床表现。急性重度主动脉瓣反流的患者，通常无明显的左室改变，舒张末压在短时间急剧升高，甚至达到主动脉舒张压水平，由于主动脉舒张压较低而左室舒张末压偏高、冠脉灌注压降低，容易诱发心肌缺血。

主动脉瓣反流患者的血流动力学管理不同于主动脉瓣狭窄的患者。当反流分数超过60%时，为维持有效心排血量，需要增快心率[51]。心率较快时能减少舒张期血液反流回左室。应避免由阿片类药物引起的心动过缓，配伍使用增加心率的肌松剂如泮库溴铵可能有效。通过降低后负荷以促进正向血流。丙泊酚可以降低后负荷，临床常规剂量对心肌收缩力影响很小，是麻醉诱导合适的选择之一[52]。血管扩张剂如硝普钠也可以用于降低后负荷。即使是无症状的患者，也可能已出现严重的左室扩张以及收缩功能减低[51]，可能需要使用正性肌力药。β-肾上腺素能受体激动剂如多巴酚丁胺以及磷酸二酯酶抑制剂如米力农能在增加心肌收缩力的同时降低后负荷。

拟行主动脉瓣置换术的重度主动脉瓣反流患者，术中血流动力学监护与主动脉瓣狭窄患者类似。包括有创动脉血压监测、中心静脉置管、肺动脉导管，并常规使用TEE。与主动脉瓣狭窄患者类似，肺动脉楔压不能准确反映左室充盈情况，特别是急性重度主动脉瓣反流的患者。在主动脉瓣反流患者中连续监测心排血量有利于术中管理。此外，可以通过肺动脉导管鞘管在锯开胸骨之前放置起搏导线，以利于维持正常偏快的心率。

二尖瓣狭窄

在发达国家中，风湿性疾病是获得性二尖瓣狭窄的主要病因。风湿性二尖瓣狭窄患者随着疾病进展左心房逐渐扩张，但患者仍可能持续多年无临床症状。当发展为重度二尖瓣狭窄时，由于左室充盈受限，心排血量急剧下降时，开始出现临床症状。中度二尖瓣狭窄的患者在妊娠或心动过速状态下，由于跨瓣血流增加也可以表现出临床症状[51]。如简化的Gorlin方程所示，当瓣膜面积固定时，如果跨瓣血流增加，压力梯度也相应升高。

$$瓣口面积 = \frac{跨瓣血流}{\sqrt{压力梯度}}$$

左房压逐渐升高，导致肺静脉血流淤滞，患者可能出现呼吸困难的表现。久而久之，出现肺动脉高压可能导致右心室扩大、右心室收缩功能障碍以及出现功能性三尖瓣反流。右心室的功能及损伤程度是重度二尖瓣狭窄患者围术期的重要评价指标。

重度二尖瓣狭窄患者行二尖瓣置换术的麻醉管理应遵循以下几个原则。首先，心动过速会缩短舒张期左室充盈时间，使左房压增高，因此应及时纠正。术前使用镇静药能改善患者焦虑状态，避免患者进入手术室后因紧张诱发心动过速，但镇静药过量会导致通气不足，增加肺血管阻力。此外，如钙通道阻滞剂、β受体阻滞剂或胺碘酮也可以降低心率。二尖瓣狭窄的患者中，房颤的发生率较高，如果能够控制心室率，一般能够耐受房颤。因此，与重度主动脉瓣狭窄患者需要及时纠正房颤不同，对于二尖瓣狭窄患者的关注点是维持正常或偏慢的心室率，而不是将房颤转复为窦性心律。其次，由于二尖瓣狭窄导致左室充盈受限，因此麻醉诱导阶段或者术中血液大量丢失，引起的前负荷下降，应及时纠正。如果因吸入麻醉药或静脉麻醉药物引起的血管扩张，可从小剂量开始使用α肾上腺素受体激动剂或血管升压素治疗，如果条件允许，最好同时监测肺动脉压力。手术出血应补液治疗，但是要避免过度输液，防止加重肺淤血和右心功能进一步恶化。重度二尖瓣狭窄时，尽管肺动脉楔压不能代表左室舒张末压，但肺动脉压和心排血量的连续测定对液体治疗有指导作用。最后，降低肺动脉压力并增强右心室收缩功能。前面提到二尖瓣狭窄患者需要维持有效的前负荷，因此尽管血管扩张剂能够降低肺动脉压力，但患者耐受性较差。相反，可以选择肺血管扩张剂如吸入前列腺素或一氧化氮用于治疗合并有肺动脉高压以及右心功能障碍的患者。此外，动脉血气检查必不可少。术中应避免缺氧发生，可以适当过度通气，降低肺血管阻力。

二尖瓣置换完毕后，左室前负荷恢复正常，左室收缩功能可能会得到改善。然而对于部分患者术后左室收缩功能不能完全恢复，可能的原因包括：风湿性心内膜炎或肺动脉高压，以及右心室扩大室间隔移位[51]。术中TEE检查不仅可以评估室间隔位置和右室功能有无异常，还可以定性及定量评估左心室收缩功能。收缩功能不全的患者需要使用正性肌力药支持治疗。

二尖瓣反流

与主动脉瓣反流相似，二尖瓣反流增加左室前负荷，导致左室离心性肥大。二尖瓣反流患者可长期无临床症状，需要手术治疗的患者往往有临床症状和影像学表现。慢性二尖瓣脱垂的病理生理改变和临床表现与乳头肌断裂引起的急性重度二尖瓣反流患者显著不同。前者可能一直无症状或症状轻微，最终可因左室扩张或功能异常而进行手术治疗；后者可能在短时间内出现心力衰竭伴肺水肿的表现，甚至术前需要通过主动脉内球囊反搏支持治疗。

根据Frank-Starling定律，慢性二尖瓣反流患者尽管前负荷增加，但左室大小最初可无明显改变。由于大量血液反流至压力较低的左心房，导致测量的射血分数偏高，但实际前向心排血量反而下降。重度二尖瓣反流患者的左心射血分数低于60%意味着收缩功能降低，有外科手术的指征[49,53]。二尖瓣反流患者在术后早期发生左心射血分数减低十分常见，射血分数显著减少至40%以下提示左室功能受损，术后早期死亡风险增加[54]。术后左室收缩功能降低可能与前负荷降低以及心肌阻断期间的缺血性损伤有关[55]，也可能是术前就已经存在收缩功能减退。术前超声心动图检查结果可能低估了左室收缩功能受损严重程度[56]。二尖瓣反流患者在术后发生射血分数风险减低的危险因素包括:术前肺动脉高压,术前房颤,术前左室收缩末期内径>36mm 术后出现左室射血分数低于 40% 的风险增加 6.5 倍[54,55]。通过术前危险因素评估,麻醉医师和外科医师可以提前做好术后可能会用到药物以及机械辅助循环支持治疗相应准备。应提前准备好正性肌力药如肾上腺素和米力农。如果药物支持治疗仍无法维持血流动力学稳定,应尽早使用主动脉内球囊反搏。

重度二尖瓣反流患者血流动力学管理目标是维护前向血流,减少二尖瓣反流量。对于长期二尖瓣反流合并有肺动脉高压的患者,右心功能的维护十分重要。患者左室收缩功能未严重受损,大多数患者都能耐受静脉麻醉诱导。丙泊酚等药物可降低心脏后负荷、促进前向血流。尽量避免心动过缓,偏慢的心率会增加左室充盈,左室容积增大导致二尖瓣环扩张,从而可能会加重反流。吸入性麻醉药因为有血管扩张作用并能轻微增加心率而成为术中麻醉维持的理想选择。慢性二尖瓣反流通常并存左心房扩张,因左室充盈并未受限,通常患者对房颤耐受良好。

机器人及微创二尖瓣手术

机器人和其他微创手术方法在二尖瓣手术中的应用日益增长。这些方法的优点包括缩短术后拔管时间、住院时间、降低血液制品输注率和改善术后呼吸功能[57,58]。麻醉管理需作出相应改变,包括单肺通气、经皮建立体外循环,逆行灌注心脏停搏液,充分利用 TEE 评估(表 11-4)以及除颤方式的改变。小切口外科手术可减少对阿片类药物需求、术后可以更快拔管。此外,为区域麻醉的使用创造了可能。

胸腔镜或机器人二尖瓣修复手术通过一个小的手术切口附加右侧胸廓入径。这种方法需要右肺塌陷。可以使用双腔气管导管或支气管阻隔器来实现[59]。单肺通气时氧饱和度可能会降低,尤其是在体外循环结束之后,可以采用右肺持续气道正压通气,对左肺给予呼气末正压通气或间歇性双肺通气来纠正[60]。

体外循环通常使用股动静脉插管,根据需要选择额外放置静脉引流管,例如肺动脉插管或经右颈内静脉的上腔静脉引流管。术中通过 TEE 检查导丝和股静脉插管的位置是否合适。放置股静脉导丝时可能会意外穿过未闭合的卵圆孔,应注意避

免(图 11-5)。主肺动脉静脉引流管是通过一个有特殊内孔的管道,其尖端位于主肺动脉分支附近(图 11-6A)。术中使用 TEE 确保导管位置正确。但由于右心放置多条引流管,TEE 成像可能会有一定困难(图 11-6B)。

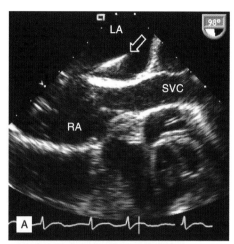

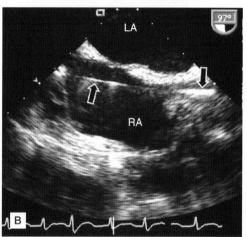

图 11-5　经食管超声心动图显示导丝经股静脉穿过卵圆孔未闭(A),经过重新引导进入上腔静脉(B)。LA,左心房;RA,右心房;SVC,上腔静脉

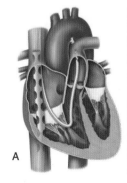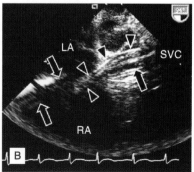

图 11-6　A.机器人二尖瓣修复手术的静脉插管采用一个多孔的管道,经股静脉插管,并将其尖端置于上腔静脉处,同时经皮放置引流管到肺动脉开口处辅助引流。B.经食管超声心动图显示静脉插管位于右心房,上腔静脉引流管(长箭头)和肺动脉引流管(三角箭头)。LA,左心房;RA,右心房;SVC,上腔静脉

表 11-4	机器人二尖瓣手术术中经食管超声心动图应用

- 评估心脏瓣膜病
- 评估二尖瓣修复/置换效果
- 发现其他异常结构(例如卵圆孔未闭)
- 引导插管
  - 股静脉/下腔静脉
  - 颈内静脉/上腔静脉
  - 冠状静脉窦停搏液灌注管
  - 主动脉内球囊
  - 肺动脉引流管
- 监测心脏停搏液灌注

可以通过不同的方式阻断主动脉并灌注心脏停搏液。经股动脉将主动脉内球囊推送至升主动脉,在升主动脉内充气可以达到阻断主动脉根部的效果,并可以从导管末端顺行灌注心脏停搏液。也可以在 TEE 或透视观察下,从右颈内静脉经皮放置冠状静脉窦导管,逆行灌注心脏停搏液。与心脏直视手术操作类似,还可以与通过胸骨旁切口放置引流管顺行灌注心脏停搏液(图 11-7A),这时需要经胸骨旁侧切口放入长的经胸主动脉阻断钳。通过 TEE 确认停搏液灌注管(图 11-7B)的位置和观察停搏液灌注(图 11-7C)。

机器人二尖瓣手术,由于切口小无法使用体内除颤器来进行电除颤和电复律。因此需要放置体外除颤器,将除颤电极片分别贴于胸廓前后壁[61]。如果除颤困难,通过恢复右肺通气以改善电阻抗[59]。

小切口的二尖瓣手术,术后早期拔管显示出一定优势,尤其当联合使用局部麻醉[57]。局部麻醉方法包括鞘内注射阿片

类药物,肋间神经阻滞以及椎旁神经阻滞。一项研究发现,机器人二尖瓣修复手术患者如果术前进行椎旁神经阻滞联合使用小剂量阿片类药物,约 90% 的病例可在手术间内顺利拔除气管插管[57]。

三尖瓣反流

心脏手术患者,合并三尖瓣反流通常是功能性的,多继发于左心瓣膜疾病、肺动脉高压或者右心室功能障碍。因此,麻醉管理通常需要考虑原发疾病的情况。然而,一部分三尖瓣反流患者是由单纯器质性三尖瓣疾病所致,如心内膜炎、类癌性瓣膜病、外伤或起搏器导致的瓣膜功能障碍。

重度三尖瓣反流患者的血流动力学管理目标包括维护右心收缩功能、心率轻度偏快、降低肺血管阻力减轻右室后负荷等。磷酸二酯酶抑制剂如米力农可以在增加右室收缩力的同时降低右室后负荷。此外也可以使用多巴酚丁胺和异丙肾上

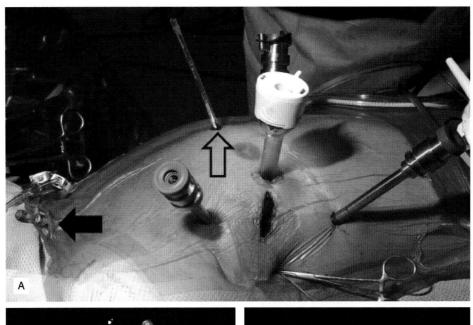

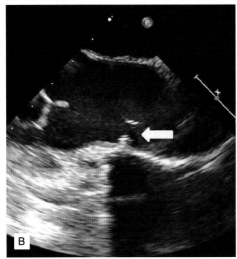
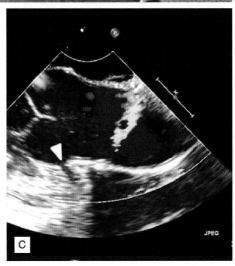

图 11-7　A. 患者进行机器人二尖瓣修复的手术照片。经皮顺行性灌注心脏停搏液(空心箭头),以及通过右侧颈内静脉导管鞘管(实心箭头)可方便地经皮置入上腔静脉插管。B. 经食管超声心动图显示经皮顺行心脏停搏液灌注管尖端位于升主动脉近端(箭头)。C. 通过经皮置入的灌注管进行顺行心脏停搏液灌注

腺素。预防肺动脉高压和右室收缩功能障碍,麻醉医师应密切关注动脉血气检查结果并作出相应处理,这对于肺血管阻力管理具有重要的意义。

除监测有创动脉血压之外,三尖瓣手术患者均应使用中心静脉压监测。中心静脉压不能准确反映重度三尖瓣关闭不全患者的右心室充盈情况,对于需要进行瓣膜修复或人工瓣膜置换的患者,可以使用肺动脉导管。在三尖瓣手术中,肺动脉导管可评估肺血管阻力并通过热稀释法测量心排血量。目前有新的监测心排血量的方法,通过连接到有创血压,根据动脉波形分析心排血量,麻醉医师开始考虑是否还有放置肺动脉漂浮导管的必要。但在早期这类仪器测量结果与热稀释法测量结果比较不甚满意,但随着新模型的建立和软件的升级,这类仪器测量结果可靠程度不断提高[62,63]。TEE 不仅可以评估瓣膜情况,还可以评价右室功能。在单纯三尖瓣手术中,TEE 另一个重要的作用是鉴定是否存在心内分流,如果没有分流,体外循环期间通常不需要阻断主动脉。

胸主动脉手术

胸主动脉疾病可以根据病理学、病因学、发病时间、临床表现、病变解剖学位置和治疗方法等不同的标准进行分类[64-66]。根据病史、体格检查、影像学检查和术前病情稳定与否,患者可接受手术干预治疗或在密切监测下继续药物保守治疗[64-66]。一旦确定必须手术治疗,麻醉方案的制定与病情的紧急程度以及手术方式密切相关。体外循环插管方式、是否需要停循环和脏器保护策略等因素都会影响胸主动脉手术的术中监测和麻醉方式。

心脏手术的常规麻醉监测同样适用于主动脉手术,但麻醉医师应根据患者病情和外科医师操作习惯做到个性化处理。术中血流动力学管理,尤其是血压的管理,与非主动脉疾病心脏手术患者的术中管理不尽相同。主动脉手术中重要脏器灌注,特别是对于缺血性损伤敏感器官的保护,密切影响着预后。一些非常规监测的使用有助于早期识别终末器官缺血,及时干预治疗,这是手术成功的关键因素之一。复杂的胸主动脉手术由于手术时间长和术中低温可能会导致术后凝血功能障碍,麻醉医师必须有效控制出血、适时输血。胸主动脉外科手术治疗中,麻醉医师发挥着不可或缺的作用,例如根据 TEE 监测提供指导意见、单肺通气有助于术野充分显露、蛛网膜下腔放置脑脊液引流导管以提高脊髓灌注压等。最新发布的胸主动脉治疗指南对麻醉技术和术中监测依据循证医学作出规范[64-66]。本节将围绕胸主动脉手术麻醉和监测对主动脉根部/升主动脉病变、主动脉弓部病变和胸降主动脉病变三部分分别介绍。

主动脉根部/升主动脉病变

手术方式的选择取决于主动脉根部/升主动脉病变受累节段是仅局限于升主动脉,还是向远端延伸至弓部或降主动脉。升主动脉根部以上累及到弓部的病变,外科手术处理通常需要进行部分主动脉弓部重建[67]。如果病变仅局限于主动脉根部水平,则可以不处理弓部。典型的升主动脉病变手术适应证包括主动脉夹层、壁内血肿和动脉瘤[64-67]。除了考虑病变位置,还需要综合考虑患者年龄、合并结缔组织病类型、家族史和是否有主动脉瓣二瓣化畸形等,制定相应手术计划[64-67]。

手术入路采用胸骨正中切口,患者采用仰卧位,双臂收拢,软垫垫于患者身体两侧。麻醉方式采用气管插管全身麻醉,建立有创动脉血压监测,放置肺动脉导管作为血流动力学监测。建议维持慢性主动脉疾病患者血压至正常水平。对于择期手术,术前高血压患者血压管理目标为 140/90mmHg,如果合并糖尿病或者慢性肾脏疾病,则将血压控制低于 130/80mmHg(Ⅰ类推荐,B 级证据)[64,65]。已诊断为主动脉瘤患者总体治疗目标是达到患者能耐受的最低血压,确保无不良反应的发生(Ⅱa类推荐,B 级证据)[64,65]。对于急性升主动脉夹层患者,建议将收缩压控制到 100~120mmHg,以防止夹层破裂[64,65]。严格控制收缩压,依赖于足够的麻醉深度,使用阿片类药物如芬太尼和吗啡达到足够镇痛水平,此外还可使用血管扩张剂如 β 受体阻滞剂、硝普钠、尼卡地平等。对于合并有典型的主动脉瓣反流和心包填塞的患者,由于心排血量依赖于心率,因此避免静脉使用 β 受体阻滞剂[64,65,68]。由于急性主动脉夹层病情随着时间推移而演变迅速,患者可能会出现剧烈的血流动力学波动,因此需提前做好麻醉准备,缓解患者紧张焦虑情绪,控制高血压,尽早手术治疗。

麻醉诱导静脉给药速度不宜过快,保持血压稳定同时达到合适的麻醉深度,使患者能够耐受喉镜气管插管的刺激。紧急手术时,部分患者可能处于饱胃状态,可以使用改良后的快速序贯麻醉诱导方式,气管插管前压迫环状软骨,合适力度面罩通气给氧。依据病变累及部位和体外循环插管方式来选择左侧或者右侧桡动脉建立有创动脉血压监测。手术室内各组人员之间有效沟通密切配合更利于手术成功。如病变累及无名动脉或经右腋动脉插管建立体外循环,应选择左侧桡动脉测压。右侧桡动脉测压有助于了解循环期间顺行性脑灌注的灌注压力[69-71]。根据各医疗机构的手术经验和建立体外循环的方式决定监测左侧或右侧动脉血压,必要时也可以双上肢测压。

TEE 适用于所有胸主动脉疾病的外科手术,除非有使用禁忌证(Ⅱa 类推荐;B 级证据)[65]。TEE 尤其适用于升主动脉或根部手术,影像学检查怀疑有急性主动脉综合征的不稳定患者[64,65]。TEE 除确认主动脉疾病的诊断外,还可以用于全面评估主动脉瓣情况,以及测量主动脉重要径线长度[64-66,72]。精确测量主动脉根部直径,结合临床情况,决定是更换还是保留根部(图 11-8)[65-67]。TEE 还能够评估主动脉根部夹层近端累及程度,以及判断夹层内膜片是否跨越了主动脉瓣,导致主动脉瓣反流(图 11-9),对手术是否需要处理主动脉瓣提供判断依据[73,74]。除此之外,还可以诊断心包积液程度,是否出现心包填塞;判断夹层起始部位,撕裂范围;以及夹层是否累及冠脉导致局部室壁运动异常。如果决定直接在主动脉处动脉插管,TEE 可以指导在选择合适位置上进行主动脉插管[75]。此时,必须从超声上确定真腔的位置,确认引导导丝放置在真腔而不是假腔内(图 11-10)[75]。主动脉插管后,通过测量主动脉插管泵压,再次确认插管位置是在真腔内。除了评估胸主动脉外,TEE 还可用于排除心脏其他解剖异常,以及评估外科修复情况和停机后心室功能。主动脉根部置换加冠状动脉再植手术中,TEE 通过观察体外循环后的室壁运动情况,有助于判断心脏供血情况。TEE 除了对升主动脉病变手术有指导作用,对于主动脉弓和降主动脉开胸手术同样有帮助。除了使用 TEE,手术中

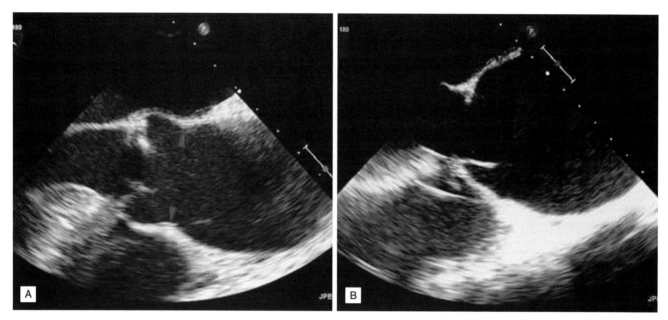

图 11-8   经食管超声心动图(TEE)观察主动脉瓣长轴,图示两位升主动脉瘤患者的图像。TEE 在主动脉手术中的作用包括定量判断扩张程度,以及识别主动脉瓣膜和根部结构的完整性。图 A 展示了窦管连接处(箭头),图 B 则需要行根部置换术

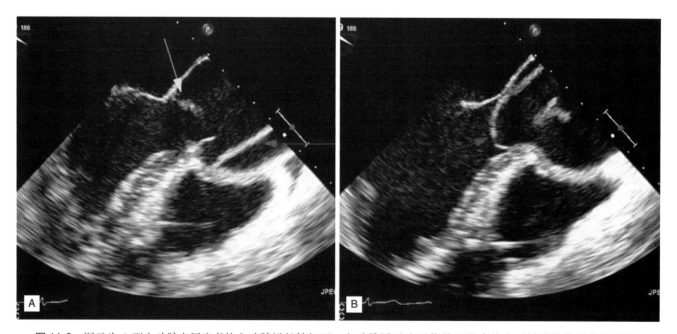

图 11-9   图示为 A 型主动脉夹层患者的主动脉瓣长轴切面。主动脉瓣反流可能并不是直接由于瓣膜结构异常导致的。图 A 显示在心脏收缩期,夹层内膜片延伸到了主动脉根部(红色箭头),但是仍在主动脉瓣之上(黄色箭头)。图 B 显示在心脏舒张期,夹层内膜片(红色箭头)脱垂进主动脉瓣内,因此阻挡了主动脉瓣瓣叶完全闭合

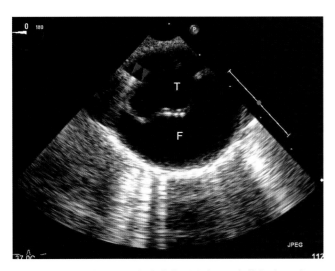

图 11-10 对于 A 型主动脉夹层患者,经食管超声心动图可以帮助确认主动脉插管的位置是否位于真腔内。通过置于升主动脉远端的导丝置入主动脉插管。在 TEE 的降主动脉短轴切面确认导丝(箭头指向)位于真腔内(T)。此外,TEE 还可以帮助确认静脉插管导丝和导管的位置

通过颈动脉多普勒超声有助于判断体外循环前、体外循环中、阻断主动脉后双侧颈动脉血流。如发现头臂血管灌注不良,可能是由于动脉逆行灌注、内膜开窗期间血流中断和非搏动性血流等因素引起的[76]。若出现灌注不良,可通过改变插管的位置或者内膜开窗法恢复正常脑灌注[76]。

升主动脉病变的经典手术方案是经胸骨正中切开,建立体外循环对主动脉进行修复,但对于开胸手术高风险患者,可以尝试使用血管内入路的方式[77,78]。TEE 指导下,经心尖入路送入导丝,引导支架准确释放在合适部位,完成在升主动脉顺行置入支架(图 11-11)[78]。与经心尖主动脉瓣置换术一样,考虑到放置支架时需要快速心室起搏,因此需要有能使血流动力学快速恢复正常状态的麻醉预案[79]。

主动脉弓部病变

主动脉脉弓部的病理改变及病变累及的解剖范围决定了手术方式[64-66,80]。部分患者可以行半弓置换,但如果是累及主动脉弓的广泛病变则需要行全弓置换术[64-66]。此外,随着主动脉弓杂交手术的出现和推广,高危患者的治疗选择更倾向于腔内修复[64-66,81]。传统的主动脉弓置换通常需要短时间停循环,以便对主动脉弓进行修复,全弓置换手术通常需要较长时间的深低温停循环。虽然深低温停循环是一种被认可的经典技术,但仍有增加神经并发症的风险[82]。因此,麻醉和手术计划应纳入神经保护策略,用于降低术后神经并发症发生风险(I 类推荐;B 级证据)[64,65],神经保护有多种方案,但其中主要围绕脑保护策略以及有效的神经功能监测技术展开[83,84]。

成人主动脉弓修复期间神经保护

大脑由于高代谢率使其在停循环期间特别容易遭受缺血性损伤[85]。为了减少脑部缺血,通过低温可以同时降低脑代谢率和氧消耗率,从而为停循环争取更多时间[85]。最近,就主动脉弓修复术中降温程度达成了国际共识,分为四个级别:超深低温、深低温、中低温、浅低温(表 11-5)。但对于主动脉弓修复的最佳低温水平仍存有争议[85]。由于低温可能会增加凝血障碍、炎症反应和终末器官功能障碍发生风险,最近对于超深低温或深低温停循环提出了质疑[82-85]。随着脑灌注的使用,如逆行脑灌注(retrograde cerebral perfusion,RCP)或选择性顺行脑灌注(antegrade cerebral perfusion,ACP),主动脉弓手术越来越多地选择中低温,并且取得了成功[82,85-87]。RCP 是通过上腔静脉插管逆行脑灌注,通常在右颈内静脉水平监测中心静脉压,使 CVP 达到 15~20mmHg[88]。尽管主动脉弓修复手术中采用深低温停循环辅以 RCP 策略,在短时间内进行弓部重建取得了满意的结果,但在此期间,RCP 为大脑提供代谢底物支持的脑灌注流量仍然偏低[88,89]。

目前成人主动脉弓修复倾向于使用中低温辅以 ACP 策略,一方面能够保证脑灌注,为主动脉弓重建争取更多时间,还能避免由于深低温相关并发症[82,84-87]。ACP 通常选择右腋动脉或无名动脉插管行单侧脑灌注,或通过无名动脉和左颈总动脉插管的进行双侧脑灌注。ACP 可以选择单侧或双侧脑灌注,但最近的研究显示无论择期还是急诊成人主动脉弓修复手术,采取单侧 ACP 的方式,通过合适的灌注压以及有效的神经功能监测,是一种安全有效和简单易行的方法[90-92]。ACP 灌注流

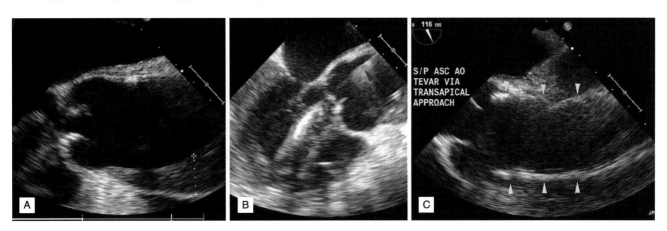

图 11-11 图 A 显示为升主动脉壁间血肿的 TEE 影像。考虑到正中锯开胸骨和建立体外循环的高风险,选择经左心尖的血管内入路。图 B 显示,TEE 证实导丝(红色箭头)穿过了主动脉瓣。图 C 显示,随后支架(黄色箭头)在升主动脉近端释放

表 11-5　主动脉弓手术低温分级共识

低温分级	鼻咽温
超深低温	≤14.0℃
深低温	14.1~20.0℃
中低温	20.1~28.0℃
浅低温	28.1~34.0℃

量通常为 10~15ml/kg,右桡动脉测压范围为 50~60mmHg,辅以基础的神经功能监测,可有效保证患者安全[93]。最终手术选择低温水平以及脑灌注方法需要综合考虑患者临床情况、主动脉弓病变、术者习惯以及医疗机构的手术经验。尽管有多种方法可供选择,符合手术团队和医疗机构经验的灌注策略都是合理的(Ⅱa类推荐;B级证据)[65]。

除了脑灌注的神经保护策略外,也经常可以通过使用药物以减少神经损伤[83,84]。硫喷妥钠或丙泊酚在一定剂量下会引起爆发抑制[93]。类固醇皮质激素、镁剂和利多卡因也具有一定的神经保护作用[83,84,94,95]。近期欧洲的一项大型成人注册研究表明,甾体类药物可能能够降低主动脉弓部重建后卒中的发生率[95]。但目前尚无明确能改善胸主动脉手术后神经功能的药物。因此以上药物的使用只能作为低温治疗的辅助手段。尚需要更多的试验来探究最佳的神经保护方法。

成人主动脉弓修复期间神经功能监测

主动脉弓修复过程中所使用的低温、脑灌注和药物治疗等神经保护策略并不能完全避免术后神经系统损伤。此外,全身麻醉也限制了某些神经功能检查在术中的应用。术中神经生理监测对于早期发现神经损伤和评估脑灌注是否充足十分重要。早期识别潜在神经损伤有助于尽早干预,防止造成永久性损害。术中神经监测有助于指导治疗,但需要综合考虑患者的个人情况、医疗机构资源、手术紧迫性以及所采用脑灌注方法,决定是否需要使用神经监测(Ⅱa类推荐;B级证据)[65]。此外,尽管神经监测能为手术提供有利价值,但仍缺乏大规模、随机对照试验来证实其明确能降低成人主动脉弓修复手术中的神经系统损伤。

脑电图(electroencephalography,EEG)是通过放置于头皮标准位置上的电极,测量自发性脑电活动。电活动被放大并以连续的脑电信号形式呈现在监视器上。在深低温停循环过程中,脑电图会波形逐渐变缓,如果继续降温,脑电活动静止(图 11-12)[96]。因此,可以通过脑电活动判断神经保护需要的降温程度,当出现脑电活动静止、脑代谢率抑制,作为脑保护温度[88,96,97]。如果没有 EEG,单纯地把降温设定为18℃,可能不能保证所有患者的脑代谢均完全被抑制[96,97]。EEG 还可以作为癫痫和胸主动脉手术中脑缺血的监测手段[98,99]。因为麻醉药物能减弱 EEG 的振幅和频率,手术团队成员之间的有效沟通可减少麻醉对 EEG 的干扰,以便获得最佳的神经监测效果。在全身复温过程中,脑电图信号逐渐恢复到基线水平,表明弓部修复并未对神经系统造成损伤,也没有意外发生颅内温度过高[97,100]。

通过氧饱和度导管监测颈静脉球静脉血氧饱和度也可用于指导温度相关性脑代谢抑制[101]。尽管颈静脉球静脉血氧饱和度大于95%被认为脑代谢抑制,但常规的颈静脉球静脉血氧饱和度监测并没有起到优化低温的神经保护作用[101]。近红外光谱法(near-infrared spectrophotometry,NIRS)作为一种替代方法,提供了一种无创监测脑血氧饱和度的方法[83,84,93]。NIRS 与 EEG 相比的另一个优点是 NIRS 能够在 EEG 出现脑电静止后仍能继续监测脑灌注状态。然而,近红外光谱仪由于只能评估的局部的脑组织,因此,可能无法判断非监测区域的脑缺血[102]。类似于脉搏血氧饱和度,NIRS 装置基于氧合和去氧血红蛋白对红外光谱不同吸收特性,通过两个放置在额叶的黏性贴片测量脑氧饱和度[102]。降温开始后脑组织需氧量降低,脑氧饱和度值通常增加。

在停循环等脑缺血期间,脑血氧饱和度从下降提示脑灌注

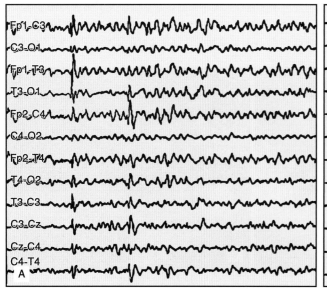
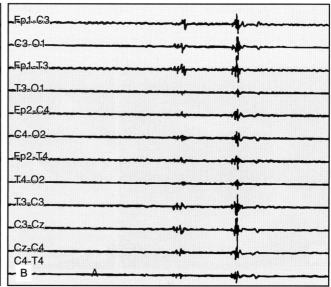

图 11-12　图示为一例行升主动脉加半弓置换术中使用深低温停循环策略患者的脑电图。随着为患者逐渐降温,脑电波的振幅和频率从基线(A)开始下降,直到脑电波静止(B)(此时该患者体温约为18℃)。图 B 中锯齿波为信号伪迹

不足[102]。无论使用 RCP 或 ACP,可以参照 NIRS 值调整灌注压力。当采取单侧 ACP 时,如果发现灌注对侧 NIRS 值下降,提示对侧脑半球灌注不足,原因可能是因为大脑 Willis 环功能不全或 ACP 灌注流量不足。增加 ACP 单侧血流和或建立双侧 ACP 通常可使 NIRS 值恢复到正常水平以改善神经功能预后[103,104]。尽管 NIRS 已成为成人主动脉弓修复术中标准化的监测手段,但尚需更多研究来推进其临床应用[102]。

降主动脉病变

降主动脉以及胸腹主动脉常见疾病如动脉瘤或夹层需要通过手术治疗[64-66]。修复方案包括开胸后行人工血管置换手术或者胸主动脉腔内修复术(thoracic endovascular aortic repair, TEVAR)以及涵盖两种技术的杂交手术[105]。麻醉计划需根据手术方法量身定制,主要目标都是防止由于远端缺血对内脏器官和脊髓造成的缺血性损伤。缺血可能发生在修复过程中,由于血流暂时中断或主动脉去分支导致的。为预防器官缺血性损伤和术后神经功能异常,术中应格外重视预防、早期识别和治疗组织缺血。

开放手术修补

开放手术修复降胸主动脉,患者采取右侧卧位,通过左侧胸廓切口入路。当病变累及腹主动脉时,需要扩大的胸腹联合切口,从腹膜后进入处理腹主动脉[106]。除了常规有创监测以外,最好进行股动脉穿刺置管用于监测下肢灌注情况。双腔气管导管可以选择性地让左侧肺塌陷,有利于左侧胸腔术野能够充分显露,但有时主动脉瘤压迫到左主支气管,可能需要用到更小型号的双腔气管插管或者使用支气管封堵器进行有效的肺隔离。肺隔离除了能改善手术视野显露外,还能减少因肺回缩导致的肺挫伤的意外发生[65]。手术结束后,先评估气道水肿和出血严重情况,再决定是否将双腔气管导管更换为单腔气管导管。因为单腔气管导管更利于术后肺部护理,但是如果出现明显的上呼吸道水肿以及出血时,则不建议立即根据常规更换成单腔气管导管(Ⅲ类推荐;C 级证据)[65]。

预防脊髓缺血是降主动脉手术的重要管理目标之一(表11-6)[107]。开放性手术中的一些策略有助于维持远端组织和脊髓的灌注。外科手术保护策略此处只简要介绍,本节着重于介绍手术之外的保护策略以及神经功能监测方法。术中缩短主动脉阻断时间是一种简单有效的办法,但并不能在缺血期间起到器官保护作用[107]。主动脉阻断时间过长可能会损害器官功能,尤其是当阻断时间超过 30 分钟时[107]。左心分流是将灌注系统闭合回路中的含氧血液从左心房转流至股动脉,以供应

远端灌注[106,107]。可根据是否使用氧合器来决定抗凝程度。左心转流有利于维持脊髓、肠系膜和肾脏的灌注,同时允许近端在一定范围内的高血压通过椎动脉额外提高脊髓灌注[107]。当近端血压过高时,左心转流可以帮助卸载一部分左心室负荷。此外,如果还需要修复远端主动脉弓时,外科医师可以选择在体外循环下进行手术操作,通过深低温停循环来完成弓部的修复[107,108]。

另一种脊髓缺血保护策略为全身降温,达到轻度到中度低温(Ⅱa 类推荐;B 级证据)[65,106,107]。低温不仅能降低能量代谢需求,还减轻再灌注期间的炎症反应。上文中提到,类固醇类药物可减轻脊髓水肿而起到神经保护作用,但无明确的证据能够证明其有效性(Ⅱb 类推荐;B 级证据)[65,106,107]。此外,提高脊髓灌注是围术期一项重要的神经保护策略(Ⅱa 类推荐;B级证据)[65,106,107]。脊髓灌注压等于平均动脉压与脑脊液压力之差。全身性缩血管药,如去氧肾上腺素、去甲肾上腺素以及血管升压素,可通过增加平均动脉压来纠正脊髓缺血,如果持续缺血,可以逐步加大用量[106,107]。此外,通过正性肌力药物增加心排血量对改善氧输送也是有益的。提高脊髓灌注压的另一种方法是脑脊液引流。所有脊髓缺血高危患者均建议采用脑脊液引流(Ⅱa 类推荐;B 级证据)[66,108]。随机试验和荟萃分析均表明,脑脊液引流可降低开放性手术术后截瘫发生率[107]。脑脊液引流的目标是维持脑脊液压力在 10mmHg 左右,但应避免引流过快而导致颅内压急剧降低[107]。虽然多在术前放置脑脊液引流管,但如果术后有脊髓缺血表现的患者,同样具有放置脑脊液引流管的指征。与所有的椎管内有创操作一样,应保证患者凝血功能在正常范围内,避免血肿形成。有关放置脑脊液引流管被报道的并发症包括导管碎片残留、脊髓源性头痛、神经麻痹和脑膜炎[107]。增加脊髓灌注相关的手术措施是重建肋间动脉将节段分支重新植入到主动脉人工血管上,或者阻断大血管防止动脉窃血[107]。

脊髓缺血监测同样十分重要[106-108]。若能早期发现脊髓缺血,可在出现永久性、不可逆的缺血损伤之前进行干预治疗。术后患者从全身麻醉中恢复后,可以进行全面的神经系统检查[107]。但是对于术中麻醉患者来说,则无法进行神经系统检查。因此,术中可以通过神经生理功能监测判断脊髓功能(Ⅱb 类推荐;B 级证据)[65]。

神经生理功能监测,包括体感诱发电位(somatosensory evoked potentials,SSEP)和运动神经诱发电位(motor evoked potentials,MEP),外科医师和麻醉医师可以通过观察偏离基线水平的信号变化迅速作出判断。SSEP 是通过放置于上下肢外周神经表面刺激电极来完成的。刺激通过脊髓后角和侧角传导至大脑皮层。SSEP 可以指导血压和脑脊液管理,也用于判断是否有将节段分支血管再植的必要[107]。SSEP 的优点还包括其基本不受麻醉药和肌松剂的影响,但 SSEP 无法判断脊髓前角缺血。MEP 通过脊髓前角将刺激信号传导至运动皮层,因此可使用 MEP 监测脊髓前角缺血。尽管 MEP 信号比 SSEP 更敏感,但 MEP 受到麻醉药和肌松剂的影响[107-109]。选择 SSEP 还是 MEP 通常取决于医疗机构的经验和设备。相关结果的解读应该由神经科医师以及受过培训的团队完成。需要注意的是,SSEP 或 MEP 偏离基线信号的变化不一定都是脊髓缺血导致的(图 11-13)[107-110]。低温也可引起全脑信号减弱[110]。同样,

表 11-6　降主动脉修复手术中预防脊髓缺血的策略

Gott 分流	提高平均动脉压力
部分左心转流	CSF 引流降低 CSF 压力
CPB 期间使用 DHCA	重新吻合肋间动脉
全身低温	躯体感觉诱发电位
类固醇类药物	运动神经诱发电位

CPB,体外循环;DHCA,深低温停循环;CSF,脑脊液。

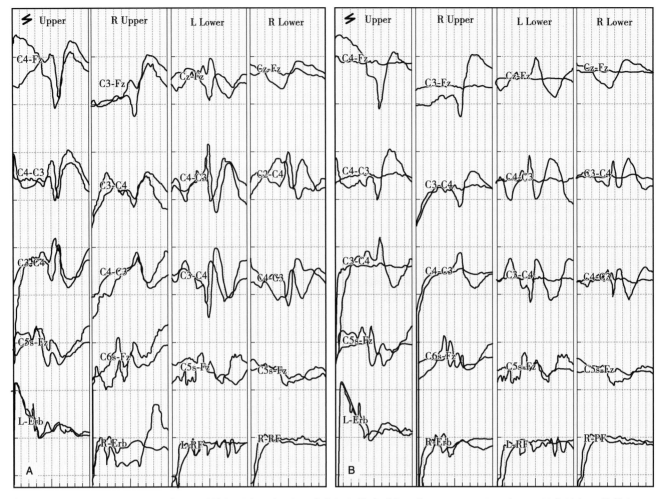

图 11-13　图为接受开放性降主动脉修复手术患者,从四肢获得的体感诱发电位(SSEP)。图 A 中重叠的信号与基线值相似;而图 B 在 24℃体温下获得,显示的整体信号丢失,可能是由于体温过低,而非脊髓缺血导致

阻断肾下血管会引起下肢血流中断也可导致信号衰减。根据神经通路上信号衰减的位点可以判断发生的是中枢性还是外周性灌注不足。手术团队应与神经功能监测团队密切沟通以及时发现神经缺血相关事件[107-110]。

腔内修复手术

近年来,血管内介入治疗胸降主动脉疾病的病例明显增加[64-66]。TEVAR 手术创伤小、恢复快,还可以减少围手术期并发症[64-66,107,111]。尽管 TEVAR 手术的脊髓缺血风险相对较低,但对脊髓缺血和器官缺血的预防、监测和治疗仍十分重要[107]。腔内修复手术发生脊髓缺血的风险因素包括主动脉腔内支架覆盖区域过长(例如从左锁骨下动脉直至腹腔干)或者既往已做过主动脉修复的二次手术患者[107]。虽然神经功能监测和脑脊液引流在 TEVAR 手术中并不是常规使用,但对于高风险的择期患者仍可以考虑使用以上两种方法[107]。如发现诱发电位出现显著衰减,可以采取允许性高血压治疗和脑脊液引流等措施。

TEVAR 手术患者采取仰卧位,双臂收拢。采用全身麻醉。由于不需要单肺隔离,使用单腔气管插管即可。需要通过桡动脉穿刺置管连续监测动脉血压波形以及建立粗大的中心静脉通路。对于不复杂的腔内手术,建议术后尽早拔除气管插管以便早期对患者进行神经系统检查,排除潜在缺血可能。此外,

也可以选择区域麻醉或局部麻醉,视医疗机构经验和患者具体情况决定[112]。连续硬膜外镇痛患者术后更加舒适,并可以进行神经功能检测。然而,需要仔细鉴别神经传导阻滞是局部麻醉的作用,还是脊髓灌注不良的结果。尽管 TEE 不是常规要求,但有助于术中监测、指导支架释放和或检查有无人工血管渗漏(Ⅱa 推荐;B 级证据)[65]。TEE 还可以帮助测量血管直径、导丝定位,以及评估人工血管释放后的心功能和主动脉修复效果。

如果病变涉及弓部远端,则可能需要在非常靠近弓部的位置释放 TEVAR 支架。在某些紧急的情况下,为了患者安全,不可避免地会覆盖住左锁骨下动脉。因此通过左锁骨下动脉测血压可能并不合适,在血运重建之前,监测右桡动脉血压更有帮助。择期的 TEVAR 病例,可以进行分期手术,前期先将左锁骨下动脉转移至左颈总动脉或行左颈动脉-锁骨下动脉搭桥[113-115]。最近的荟萃分析结果发现术后上肢缺血、卒中和脊髓损伤风险增加,因此目前认为以上血管重建方法是可行的[113-115]。

心力衰竭手术

即使已接受正规系统化药物治疗,仍有一部分慢性心衰患者会逐步发展至疾病终末阶段[116]。已服用最佳目标导向治疗

药物但病情仍持续恶化的患者可能需要接受介入手术或外科手术治疗,前者包括除颤器植入术、心脏再同步化治疗等,后者包括心肌再血管化手术、瓣膜修复或置换术、心室重建术、机械辅助循环支持治疗如心室辅助装置(ventricular assist device,VAD)和心脏移植等[116]。

心衰患者的麻醉管理

晚期慢性心衰的麻醉管理充满挑战,这类患者往往心功能储备较差,在休息时即有严重临床表现或者运动耐量极低,液体潴留或者外周组织低灌注,存在心功能严重受损客观证据(如 LVEF<30%,TEE 提示二尖瓣血流受限,左室和/或右室充盈压升高,B 型利尿钠肽升高);全身脏器损伤客观证据(如肝肾功能障碍),心功能储备严重减低,近 6 个月内多次因慢性心衰住院治疗[117]。慢性心衰患者合并低钠血症(血清钠<133mmol/L)也较为常见,提示预后不良[118]。

术前评估包括判断患者对心血管药物以及辅助装置的依赖程度。心衰患者往往服用多种药物治疗,这些药物对围手术期管理有重要影响[119]。术前服用血管紧张素转换酶抑制剂、血管紧张素受体 II 阻滞剂、米力农和利钠肽,这些药物能引起血管明显扩张,因此麻醉诱导和维持过程中容易发生低血压[120,121]。与血管紧张素受体阻滞剂相关的围手术期低血压,通常对去氧肾上腺素或麻黄碱不敏感,可能需要血管升压素治疗[122]。

心衰患者由于心排血量减少、静脉血流淤滞和血液成分异常,血液呈高凝状态,容易发生静脉血栓栓塞性疾病,从而需要预防性的服用抗凝药物,因此他们在急诊手术前通常已充分抗凝。这类患者围手术期需要更加积极逆转华法林治疗。对于容量超负荷的患者,除了输注新鲜冰冻血浆外,围手术期可使用维生素 K 或四因子凝血酶原复合物(从血浆提取的维生素 K 依赖性凝血因子 II、VII、IX、X、C 蛋白和 S 蛋白的浓缩物)[123]。值得注意的是,大多数凝血酶原复合浓缩物中含有不同浓度的肝素,因此肝素诱导的血小板减少症(heparin-induced thrombocytopenia,HIT)患者禁用[124]。除此之外,既往有心脏手术史的患者术中可能会用到血液制品(辐照和巨细胞病毒阴性),应事先准备以便麻醉诱导开始后能随时在手术室内获取。

如患者携带抗心律失常装置和植入式复律除颤器,术前需程控至特定模式并关闭除颤功能以避免受电刀干扰。在麻醉诱导开始之前,先建立动静脉通路[125]。由于心衰患者循环功能受损或者使用非搏动性心室辅助装置,动脉穿刺比较困难,可借助超声引导下穿刺定位。如果患者术前未放置肺动脉导管,则应在麻醉诱导后放置。VAD 植入患者放置肺动脉导管通常比较困难,可以在导管室或手术室经透视下完成。对于将要接受心脏移植的患者来说,肺动脉导管的球囊有时候难以通过三尖瓣,心脏移植切除受体心脏之前,需要将肺动脉导管尖端退回至上腔静脉,待完成供体心脏移植后,再将肺动脉导管重新送至正确的位置后方可使用。

对于慢性心衰心功能储备差的患者,麻醉诱导和维持最好小剂量分次给予麻醉药物,避免心律失常和低血压的发生,确保器官有效灌注。平衡麻醉通过联合使用麻醉药物、肌松剂、静脉或吸入麻醉剂,以及合理使用血管升压素和正性肌力药物来实现。肝素作为体外循环抗凝常用方法,由于心衰患者既往

接触肝素,体内可能存在抗体,可以使用凝血酶抑制剂作为替代方法[126,127]。

脱离体外循环同样是一项挑战,术中 TEE 可以提供有效的指导。对于术前已存在肺动脉高压或右心功能不全的心衰患者,移植后供心更容易发生右心衰竭。因此需高度保持警惕,防止移植后右心衰竭的发生,及时发现尽早处理[128](表 11-7)。

心脏移植的麻醉管理

心脏移植仍然是治疗终末期心脏病的金标准。心脏移植术后一年和五年生存率分别为 81% 和 69%,所有患者的生存中位时间为 11 年,移植术后第一年存活患者的生存中位时间为 14 年(www.ishlt.org/registries)[129]。心肌病(55%)和慢性缺血性心脏病(36%)是成年心脏移植的首位原因。接受心脏移植的中位年龄为 54 岁,并且老年移植患者比例不断增加[129]。此外,准备接受心脏移植的患者,将近一半的患者曾接受过心脏手术,35% 的患者装有 VAD,以左心室辅助装置(left ventricular assist device,LVAD)最为常见,7% 的患者装有 IABP。尽管很少患者术前使用体外膜氧合器(extracorporeal membrane oxygenators,ECMO),但这一比例仍从 20 世纪 90 年代中期的 0.3% 上升到目前的 1.1%[127]。

因为供体的不确定性,心脏移植通常是急诊手术,应与负责获取供心团队密切沟通,尽量缩短缺血时间。接近一半的患者曾有过胸骨切开,术前应确保血液制品预备充足。除了常规

表 11-7　心脏术后右心室衰竭管理

优化右心室率和节律

a. 为维持最佳充盈状态需要保持窦性心律,右心室扩张:考虑起搏,早期电复律

b. 由于合并三尖瓣反流,偏快的心率(80~100 次/min)以降低舒张末期容积;但是有明显右心室缺血表现,则无法耐受过快的心率

优化右心室充盈

a. 当 CVP 低时,右心室未充盈,CVP 升高可能意味着右心室衰竭,伴或不伴三尖瓣反流

b. 尽管以往鼓励维持 RV 容量负荷以增加肺血流和心排血量,但不适当的容量治疗会使右心极度膨胀,导致急性右心衰竭

维持右心室冠脉灌注压

a. 正性肌力药支持

降低肺血管阻力

a. 优化通气策略

b. 避免酸中毒以及过度通气

c. 吸入肺血管扩张剂(一氧化氮、前列环素、伊洛前列素、米力农)

手术管理

a. RVAD

b. ECOM

ECMO,体外膜氧合;CVP:中心静脉压;RVAD:右心室辅助装置。

预防性使用抗生素以外,还需要加用免疫抑制剂。正性肌力药物、IABP 或其他机械辅助装置需要持续使用至体外循环开始[130]。TEE 评估可确认是否存在心内血栓以及插管部位粥样斑块硬化程度。

心力衰竭患者发生肝素诱导的血小板减少症的风险增加。因此,术前需检查是否可以安全使用肝素。替代抗凝治疗包括凝血酶抑制剂的使用,或者通过血浆置换减少 HIT 抗体[126,127]。如存在对供体移植抗原敏感的抗人类白细胞抗原抗体,则发生急性或超急性排斥反应的风险以及发生移植物血管病变的风险明显增加[131]。接受二次移植患者体内可能存在多种抗体[131],必要时需要脱敏治疗,例如血浆置换、使用免疫球蛋白、利妥昔单抗和硼替佐米,在治疗开始前提前使用对乙酰氨基酚、苯海拉明和类固醇皮质激素,可以预防细胞因子释放综合征的发生[132]。

移植后的心脏收缩力往往较弱,脱离体外循环是一项挑战。供心的一些特征可能提示着受体移植后预后不良(表 11-8)。右心功能不全在 CPB 结束后可能会进一步加重,极端情况可能发生原发性移植物衰竭[133]。通过 TEE 仔细评估、使用合适剂量的正性肌力药物、优化通气策略以降低肺血管阻力、吸入前列环素或其他肺血管扩张剂都可以帮助患者脱离体外循环。若患者发生右心衰竭,以可借助 VAD 或 ECMO 临时支持治疗[134,135]。

 表 11-8　心脏移植术后预后不良有关供体和受体特征

供体特征

供体年龄
　随着年龄增长,1 年和长期死亡率增加(12)
存在左心室肥厚
　左心室肥厚超过 14mm,受体存活率较低(33)
性别不匹配(34)
供体死因(35)
　颅内出血与移植物血管病变有关
供体有冠状动脉疾病病史
　导致早期或晚期移植物衰竭(37)

受体特征

肥胖(BMI>30kg/m² 或占理想体重百分比>140%)
较短时间内发生急性排斥反应,与 5 年以上死亡率有关(7)
缺血时间*>210min
急性移植物衰竭,增加 1 年和 5 年死亡率(17)
预先存在供体特异性抗体
　增加急性或超急性排斥反应与移植物血管病变的风险(38)
较高的肺血管阻力
移植前单独使用 RVAD、ECOM、体外式 LVAD**、全人工心脏(32)
　与移植物存活率差相关

*缺血时间:供体阻断主动脉开始至受体主动脉开放时间。
**移植前依赖于体内式 LVAD 显示与移植物存活率降低无关。
　括号内数字为相关文献来源。BMI,身体质量指数;RVAD,右心室辅助装置;ECMO,体外膜氧合;LVAD,左心室辅助装置。

心室辅助装置植入的麻醉管理

机械辅助循环支持(mechanical circulatory support,MCS),包括心室辅助装置和全人工心脏(total artificial heart,THA),是终末期心力衰竭患者的另一种治疗选择[116]。等待植入 VAD 的患者,与心脏移植患者情况类似,心功能储备差,麻醉诱导和维持时麻醉药物应从小剂量开始缓慢给予。大多数患者术前依赖于大量正性肌力药支持,这种支持可能需要贯穿整个手术过程。高达 40% 的 VAD 植入患者合并有严重的外周血管麻痹,因此可能需要使用血管升压素和亚甲蓝治疗[136,137]。围手术期液体管理的目标是维持有效血管内容量,适应 LVAD 的工作,同时不损害右心功能[138]。尽量可能避免不必要的输血,降低日后心脏移植手术时因输血而发生过敏反应风险。感染是 VAD 患者死亡的主要原因之一,因此可能需要预防性使用多种抗生素。

LVAD 手术患者发生右心衰的概率为 25%~50%,因此 LVAD 成功的关键在于预防右心功能衰竭[139]。心室间相互依赖关系在 LVAD 植入后右心衰的发生发展中起着关键作用。由于左右心室解剖紧邻,当左心室容量改变,右心室压力与容积也随之迅速做出相应改变,反之亦然。当体外循环术结束后,应立即监测室间隔的位置,要求室间隔处于合适的位置,才能有效维持右心功能。

研究表明,LVAD 正常工作时可以降低右室后负荷,增加右室顺应性,但右室收缩力下降[140]。当左室完全减压时室间隔左移,右室整体收缩力减弱。通过降低右室后负荷以及增加右室前负荷,可以维持右心功能和心排血量[140]。术前已有右心功能障碍合并左右心室解剖结构上的互相影响可进一步降低右室收缩力,最终导致右心功能衰竭[128]。

为了保持室间隔处于中线位置和心室间相互依赖正常,需要综合调整 LVAD 的流量、容量负荷、右心功能、三尖瓣反流程度以及其他血流动力学参数(中心静脉压、肺动脉压、左房压和平均血压)。必要时,适当减少 LVAD 流量,防止静脉回流过多,超过右心所能承受容量。此外,预防或减轻右心衰竭的措施还包括:①维持窦性心律、维持肥厚或扩张的右心室充盈;②避免过度容量负荷导致右心室极速膨胀;③保证右心室冠脉灌注压、使用支持右心功能的正性肌力药物;④维持右心室正常几何形态;⑤降低肺血管阻力[128](表 11-7)。如果出现严重的右心衰竭,可以考虑安装右心室辅助装置(RVAD)。

尽管某些术前主要危险因素可以帮助评估病情,但右心衰通常仍是无法预测的。为了预防右心衰,一方面可以通过优化通气策略(不加用呼气末正压通气、避免缺氧、高碳酸血症和酸中毒),另一方面可以在停机后吸入非选择性肺血管扩张剂(一氧化氮,前列环素)来减少肺血管阻力。

有关 LVAD 的术前 TEE 评估包括:检查左室心尖部插入引流管的位置是否有血栓;检查升主动脉流出道植入部位是否存在粥样硬化;检查有无房间隔缺损或卵圆孔未闭,避免植入 LVAD 后右向左分流加重以致出现严重的低氧血症;评估主动脉瓣反流情况,中到重度的反流需要进行瓣膜置换或者成形,必要时缝闭主动脉瓣;以及全面评估右心功能。

TEE 还可以帮助外科医师判断流入道和流出道插管位置是否合适。出于终点治疗和等待移植的桥接治疗考虑,LVAD

引流管一般安装在心尖处,对于既往有过心室成形手术的患者或者希望能迅速恢复的患者,可安装于左心房。理想情况下,引流管插管应该倾斜指向二尖瓣,平行于左心室流入道,同时不要接触到任何心室壁[141]。流出道靠近升主动脉,有时难以通过 TEE 观察。RVAD 引流管理想的放置位置应面向右心房中央,同时远离房间隔和三尖瓣。流出道通常连接至肺动脉瓣环上方 1.5~2cm 处。

随着小型 VAD 的发展,越来越多可以通过微创的方法完成装置植入,包括非体外循环下植入。对于胸骨小切口或肋缘下切口的操作,经胸超声心动图(transthoracic echocardiography,TTE)和 TEE 可以帮助指导引流管放置在合适位置[142]。

全人工心脏

全人工心脏(total artificial heart,TAH)植入相对较少,仅占所有植入设备的 2.3%[143]。TAH 相关的管理问题具有重要的临床意义[144]。其他尚未获得 FDA 批准的全人工心脏设备的麻醉管理将不在本节讨论。

TAH 植入过程,首先需要移除自体双心室和双房室瓣,在原位植入由两个独立的人工心室组成的气动双心室搏动装置。每个心室都安装有两个单向倾斜的机械瓣。TAH 的优点包括高流量输出(最大每搏量为 70mL 时,流速>9L/min)充盈压力为 8~15mmHg。TAH 优于双心室辅助装置的常见指征包括:由于严重心肌病导致的双心室肥大心室腔小,Fontan 手术失败,心脏移植失败,心肌梗死导致相关缺血性心肌病,出现难治性双心室衰竭,且伴有梗死后室间隔缺损,左室心尖处巨大室壁瘤或左心室血栓;以及重度主动脉瓣病变如主动脉瓣反流或机械瓣血栓形成[144]。

围手术期放置中心静脉导管时,切记不要让导管的尖端进入右心房,如果中心静脉导管卡在 TAH 机械流入瓣中,则可能会损坏 TAH 发生致命性危险[145]。同理,在植入 TAH 后,不应尝试放置肺动脉导管(PAC)。尽管脱离体外循环通常比较容易,但一些患者由于外周血管麻痹,因此可能需要血管升压素来治疗。这些患者不需要使用正性肌力药物。评估是否充分排气相对困难,因为 TAH 的气泵将血液从心室中排出看上去与心腔内存留气体相似。因此,需要反复确认心耳、肺静脉、升主动脉和主肺动脉是否存留气体,以保证充分排气[146]。

由于人工心室是刚性结构,因此 TAH 植入后不会发生典型的心包填塞压迫右心室舒张。然而,由于腔静脉可能受压或扭转(下腔静脉比上腔静脉更常见)和或肺静脉受压(左肺静脉比右肺静脉更常见),会出现类似"心包填塞"的表现。因此可通过 TEE 比对自体心脏时腔静脉和肺静脉初始位置,评估 TAH 植入后血管是否发生扭转[146]。

房颤射频消融后,多普勒峰值流速≥1.1m/s,提示肺静脉狭窄[147]。尽管植入 TAH 的患者峰值流速大于 2m/s 时,血流动力学可仍无明显改变,对于可接受的最高流速需要更多的研究来证实[146]。同时,将 TAH 刚植入时的肺静脉流速设为基线值,当发生肺静脉扭曲时,测量的流速与基线值比较以提供有利参考价值。

心脏电生理检查和心导管室内治疗

随着人口老龄化发展,心脏病患者的病情日益危重化、复杂化,同时科技也在不断进步,随着"传统"内外科治疗疾病范畴逐渐扩大,内外科治疗手段不再孤立而是趋于融合。诊疗日益精准化对临床医师提出更高的要求,需要不断扩宽医学视野,整合交叉学科知识。这一点在心血管领域显得尤为重要。对于心脏外科医师、心血管麻醉医师、心脏电生理医师和心脏病介入医师而言,需要彼此了解各个学科的主要知识框架和彼此间诊疗思维的异同,才能为患者提供更为优质的诊疗服务[148]。

导管室内电生理检查

近年来,电生理学(electrophysiology,EP)从一门以诊断为主的学科逐渐发展为有效治疗手段,挽救了许多生命。当今患者的病情比过去更为复杂,对治疗仪器设备要求也更高。随着电生理治疗范围的扩大,过去仅能依靠药物治疗的心血管患者,目前也可以接受电生理治疗,部分患者能成功治愈,部分患者长期生存率提高。同样,心脏手术患者也可能从电生理治疗中获益。

心律失常治疗装置

起搏器　原发性心动过缓以及由药物或外科手术导致的窦房结或房室结水平的心动过缓都可以借助起搏器治疗[149]。起搏器通过传递脉冲电信号,使电极尖端附近的心肌细胞去极化,并传播到邻近心肌。起搏器可以设定多种起搏程序,不同程序设定影响脉冲传递顺序。经静脉植入的单腔起搏器通常在心房或心室放置一个电极,双腔起搏器通常在右心房和心室各植入一个电极,双心室起搏器的心室电极可以对左右心室进行起搏。起搏器的植入通常在电生理导管室内完成,患者只需要轻-中度镇静。对于非常虚弱的患者,可以通过局部麻醉下完成起搏器的植入。在患者合并有精神病、神经系统疾病、神经肌肉接头疾病或其他异常的情况下不宜由护士给予镇静药,而应由麻醉医师使用静脉及吸入性麻醉药为患者实施深度镇静或者全身麻醉。手术放置心外膜起搏电极通常放在右心房、右心室或左心室表面。患者经常带着由外科放置的心外膜电极和连接线来到电生理导管室,随后由电生理医师连接到起搏器。对于特殊情况如三尖瓣置换术后、先天性心脏病或血管狭窄的患者,可以行外科与介入治疗融合的杂交手术。起搏器的标准起搏模式见表 11-9[150]。

单腔起搏器通常只有当心动过缓发生在起搏电极附着的心腔才能进行起搏。例如,单腔心室起搏器的设置为 VVI 模式,设定下限频率为 60 次/min,如果一名房颤患者心室率偏慢,只有当患者心室率低于 60 次/min 时,起搏器才开始起搏。双腔起搏器设置为 DDD 模式,同样设定下限频率为 60 次/min,当心房频率低于 60 次/min,则心房起搏,如果超过程控设置的房室间期,同时也触发起搏心室。因此,正常工作的双腔起搏器可以对心房、心室或房室进行起搏。

感知到快速房性心律失常(如房颤)后,设备会进行"模式切换",这意味着将从跟踪起搏模式(例如 DDD)切换为非跟踪起搏模式(例如 VVI/DDI)。"模式切换"选项可防止当心房率过快时,设备对心室进行不恰当的快速起搏。无论是在术中还是术后,心脏外科医师和心血管麻醉医师都需要了解起搏器的使用。如果"模式切换"未启用,在麻醉诱导或置入有创导管时可能由于感知到快速心房率而产生快速心室率。心脏手术后

表 11-9　起搏器模式[7]

北美心脏起搏与电生理学会和英国心脏起搏与电生理学组的起搏器代码

位置	I	II	III	IV	V
类型	起搏心腔	感知心腔	感知后反应	程控功能/频率应答	多部位起搏*
代码	O:无	O:无	O:无	O:无	O:无
	A:心房	A:心房	T:触发	R:频率应答	A:心房
	V:心室	V:心室	I:抑制		V:心室
	D:双腔(心房和心室)	D:双腔(心房和心室)	D:双腔(触发和抑制)		D:双腔(心房和心室)

* 不常用于起搏器模式。

心房颤动较为常见,对于已安装起搏器但未设置"模式切换"的患者,快速心率将会引发严重后果,如肥厚梗阻性心肌病患者。

埋藏式心律转复除颤器　埋藏式心律转复除颤器(implantable cardioverter defibrillator,ICD)具有治疗快速室性心律失常、预防猝死的功能。ICD 的起搏功能与起搏器类似,过去患者需要分别植入独立的起搏器和除颤器部件,才能同时实现双腔起搏功能和除颤功能,当今设备大多数同时兼具起搏及除颤功能。ICD 电极与起搏器电极的不同点在于前者有一个除颤线圈作为电击回路。ICD 通过导线尖端的小型双极电极感知到室性心律失常,可通过无线程控设定室性心律失常的检出率。ICD 对室性心律失常有两种应答方式,一种为抗心动过速起搏(亦称作 ATP 治疗),即通过发放一系列频率略快于室性心动过速周期的快速起搏刺激至心室以终止心律失常,同时避免电除颤引发的疼痛;若 ATP 失败或心律失常频率超过程控参数,则启用第二种应答方式,即通过电击来终止快速心律失常。ICD 通常在电生理导管室内植入,麻醉方法与起搏器植入相同。如果患者病情重生命体征不稳定,在麻醉监护下完成 ICD 植入更为安全。

起搏器和 ICD 都能提供心脏再同步化治疗。对于射血分数低于 35% 且心室运动失同步的患者,双心室起搏有助于改善心力衰竭症状。在电生理导管室更换或植入起搏器/ICD 的患者通常会有慢性低灌注的临床表现,需要制定个体化镇静方案,必要时需要麻醉医师保驾护航。

手术电刀的电凝电切功能会产生电磁干扰,影响起搏器和 ICD 的正常功能,这在手术室里是一个严重的问题。电凝电切可引发起搏器故障和 ICD 的错误放电。起搏器和 ICD 的功能均能通过磁铁反应调试。磁簧开关受磁铁影响而移动,当磁铁移除后回归到原始状态。起搏器根据磁铁反应改为非同步模式起搏(AOO、VOO 或 DOO)频率与剩余电池寿命有关。对于 ICD 而言,磁铁试验的作用是停止感知室性心律失常,但起搏不受影响。如果患者心率依赖 ICD 起搏,那么手术开始前需要重新程控,除此之外需要通过磁铁试验确保手术过程中可以安全使用电刀。

电生理检查和消融技术

电生理检查的适应证包括对猝死危险因素分层、查找晕厥原因、诊断和治疗室上性心动过速以及特发性室性心动过速。常规电生理检查可以在轻度镇静下完成,对于儿科患者如不能配合时可以选择全身麻醉。电生理检查通常从股静脉入路,偶尔需要双侧股静脉入路。通过动脉入路,或者经房间隔穿刺可以到达左心系统。在电生理检查中,标测电极放置在固定的位置(右心房、右心室和房室束),用来测量窦性心律和心律失常时的电脉冲信号。室上性心动过速射频消融,导管通常位于冠状窦。射频消融是最常用的消融方式,有时候也会用到冷冻消融。

房颤导管消融术　持续性心律失常中心房颤动最为常见。在美国房颤是导致脑血管意外最常见的原因。房颤的危险因素包括老年、高血压、瓣膜病、心肌病、肥胖、睡眠呼吸暂停和冠心病。此外,还包括代谢性疾病如甲亢和急性酒精中毒。其他可能造成心脏刺激的疾病如心包疾病或胸炎等,也可能诱发房颤。1998 年,Haïssaguerre 医师和他的同事发现,阵发性心房颤动和频发房性异位节律的房颤患者,环肺静脉周围的肌袖处有异常快速的传导通路[151]。许多房颤患者至少存在一处环肺静脉心肌套袖传导束的异常,因此环肺静脉是消融的主要靶点。对于持续房颤患者,还需要额外消融其他部位,包括如顶部、二尖瓣峡部消融线,达到与 Cox 迷宫手术相仿的效果。

对于心功能正常和阵发性房颤患者,导管消融治疗房颤的成功率约为 80%。对于低射血分数或心力衰竭的患者,成功率为 50%～70%。随着抗凝和消融技术不断改进,手术效果亦逐渐改善。并发症发生率为 1%～2%,包括卒中、心肌梗死、心包填塞、心房食管瘘、肺静脉狭窄、心包炎和膈神经损伤。通过监测食管温度,避免消融过程中造成食管损伤,发生致命危险。手术过程中可能会损伤到膈神经。通过起搏膈神经来识别避免造成损伤。房颤消融通常在全身麻醉下进行,避免使用肌松剂以防止掩盖膈神经损伤。麻醉药物宜选择短效药物,因为术后疼痛很轻微,非甾体类药物可以满足术后疼痛治疗需求。由于手术时间长,患者长时间躺在坚硬的手术床上会感到不适。一般情况下,房颤患者较少合并其他系统疾病,但合并肥胖或睡眠呼吸暂停较为常见。气管插管和拔管需要由专业人员谨慎操作。手术结束时尽量避免呛咳,减少股静脉穿刺部位破裂和腹膜后出血的发生[152]。

器质性心脏病的室性心动过速消融治疗　器质性心脏病引发的室性心动过速(ventricular tachycardia,VT)严重威胁生命,与设备不恰当放电和致命的室性心动过速电风暴(VT storm)有关[153]。导管消融治疗 VT 可以避免因服用抗心律失常药物伴随的毒副反应,尤其对于 VT 电风暴的患者,甚至能挽救生命。器质性室性心动过速主要的电生理机制是围绕瘢痕组织产生的折返环路。由于肥厚纤维化组织内电传导缓慢,该解剖区域内心电传导障碍。瘢痕性室性心动过可合并缺血性心脏病,心肌梗死远端瘢痕形成。心肌病(结节性、Chagas 病、特发性或病毒性)也可形成瘢痕性室性心动,此外这些疾病还会对其他系统造成影响。心脏手术引起的瘢痕相关室性心动过也较常见,常发生于先天性心脏病(如法洛四联症)矫正术后。

导管消融术治疗瘢痕性室性心动过速需要做好充分术前准备和方案制定。对于病情较重的患者需要术前跨学科讨论。麻醉医师、电生理医师和心脏外科医师应警惕潜在不良事件。超声心动图用于筛查左室血栓。强化心衰治疗。筛查有无潜在缺血性心脏病。这类患者病情复杂,可有多种合并症。针对其合并症(血管、肺和肾脏疾病)制定相应围术期管理方案十分重要。瘢痕性室性心动过速消融治疗通常在全身麻醉下进行。提前准备好血管活性药物。麻醉诱导和气管插管期间应警惕心律失常发生。由于术中需要诱发心律失常,有创监测有助于血流动力学及液体管理。如果患者心室功能严重受损,可能需要使用正性肌力药物、主动脉内球囊反搏或经皮左心室辅助装置[152]。麻醉医师与电生理医师应同时参与制定治疗计划,包括决定何时转入 ICU、术后通气方案以及拔管指征的判断。所有团队成员共同参与讨论导丝进入心室的方式。可以通过主动脉逆行或经房间隔穿刺进入左心室。也经常用到经皮剑突下心外穿刺。对于以上方法均不适用的患者,可以采用心外膜手术入路或经冠脉的无水酒精消融术[151]。手术过程包括定位瘢痕组织、诱发心律失常、通过起搏标测确认 VT 路径以及消融慢传导区域。

结构性心脏病导管室内治疗

在过去的几十年里,随着技术进步导管室内能够治疗的结构性心脏病范围不断扩大。这与治疗人群中年龄相关疾病比例增多有关。年龄相关疾病的患发病率日益增加,手术治疗长期生存率获益有限,先天性心脏病患者更倾向于接受心导管介入治疗。

卵圆孔未闭封堵术

卵圆孔未闭(patent foramen ovale, PFO)是一种常见病,人群中 PFO 的发病率约为 25%。大多数 PFO 患者无临床症状。临床表现的出现往往是 PFO 继发的疾病导致,包括由于反常栓塞所导致的神经事件发生、心肌梗死、肾动脉或肠系膜动脉栓塞或者下肢缺血表现。当患者有胸部解剖结构异常改变时脊柱后突侧弯或矫治术后出现的体位性低氧血症,亦称作斜卧呼吸直立性低氧血症综合征,为 PFO 异常的右向左分流导致。目前,FDA 没有批准任何有关合并神经事件患者行卵圆孔封堵术适应证的临床试验,因此无法判断行卵圆孔封堵术的患者是否真实获益[154-155]。尽管如此,PFO 封堵术仍适合于一些特殊的患者如有不明原因的神经系统事件或者发生斜卧呼吸直立性低氧血症综合征的患者。

PFO 封堵术要求从股静脉入路传送封堵器。可以通过心内超声(intracardiac ultrasound, ICE)或者 TEE 进行超声引导。如果使用 ICE,需要从另一侧股静脉穿刺放置导管。如果使用 TEE,患者通常需要全身麻醉,以便术中保护气道同时使患者感到舒适。PFO 封堵术中一般不容易出现血流动力学波动,术

后不需要继续保留气管插管,建议使用短效麻醉药。介入医师更青睐于哪类图像决定使用 ICE 还是 TEE。ICE 具备的优势包括不需要全身麻醉以及操作者可以自行掌握观察角度。而 TEE 的优势在于观察心脏结构的视角更广。

PFO 封堵术通常不需要血流动力监测,因其对血流动力学的影响并不显著,且很少发生左向右分流。可以使用各种型号的导管跨过 PFO 缺损部位,将硬质导丝送至左上肺静脉处。将传送鞘送至左心房,封堵伞通过传送鞘传送。打开左心房侧的封堵伞,轻微回拉封堵器至房间隔处,然后再打开右心房侧的封堵伞。通过透视和超声确认封堵器位置合适后,封堵伞从传送鞘管中释放。目前,FDA 尚未批准任何专门用于 PFO 的封堵器。St. Jude 筛状封堵器(Jude Medical, Minneapolis, MN)或 Gore Helix 隔膜封堵器(Gore, Newark, DE)可以用于 PFO 治疗。

房间隔缺损

房间隔缺损(atrial septal defect, ASD)的发病率较 PFO 低很多。成人房间隔缺损需要行封堵治疗的指征包括出现呼吸困难或活动耐量减低等临床症状,有左向右分流导致右心容量超负荷的客观证据如超声检查发现右心结构扩大。经皮 ASD 封堵是一种治疗继发孔型房缺的方法,为避免封堵器损伤周围重要结构,原发孔和静脉窦型房缺需要外科手术治疗。

与 PFO 封堵类似,ASD 的封堵也是通过 ICE 或者 TEE 引导。超声对于评估封堵器大小型号的选择十分重要。股静脉穿刺成功后通过右心导管来评估血流动力学和房缺分流分数。跨过缺损部位,逐渐膨起球囊,超声观察通过缺损部位的彩色血流消失,此时缺损被完全堵住。通过超声测量球囊腰部的直径来判断缺损大小,选择合适型号封堵器。通过超声判断封堵器的放置、确定封堵器从传输装置释放前在合适的位置,以及确认封堵器没有压迫周围重要结构(二尖瓣、三尖瓣、上/下腔静脉)。由于患者右心容量过多,术中需要密切监测血流动力学变化。这类患者发生心律失常的风险较低。术后不需要保留气管插管,因此优先选择短效麻醉药物。目前批准用于 ASD 治疗的两种封堵器包括:Amplatzer 房间隔封堵器(St. Jude Medical, Minneapolis, MN)和 Gore Helix 封堵器(Gore, Newark, DE)。

室间隔缺损

室间隔缺损(ventricular septal defect, VSD)可以是先天性的也可以是获得性的。成人心导管介入室更多见到获得性 VSD,如心梗后室间隔破裂或外伤所致。获得性 VSD 导管室内封堵有一定难度。由于病情十分危急,患者常处于休克失代偿阶段,需要气管插管维持通气。急性 VSD 患者不适合接受手术修复。VSD 介入封堵需要穿越缺损的室间隔,操作具有一定难度。临近结构的干扰明显,做到精确的可视化操作较为困难,需要 TEE 进行三维重建。如果从右心跨过缺损部位,可以通过右颈内入路或右股静脉入路;如果从左心穿过缺损,可穿刺房间隔进入左心然后再跨过缺损部位。金属导丝跨过缺损部位被放到对侧心腔,捕获导丝尖端后,导丝被拉至股动脉并拉出鞘管外,通过导丝引导传输封堵器。由于存在一定弧度,封堵器的传送会比较困难。对于获得性 VSD 暂没有理想的封堵器,可根据缺损的位置和形态决定封堵器型号大小的选择。先天性 VSD 的封堵一般择期进行,传输装置封堵装置与上述过程类似。有多种类型的封堵器可供选择。

外伤所致 VSD 修复的麻醉管理十分复杂、对循环管理要求很高,患者常氧合不足且多为休克状态。在操作过程中,放置和释放封堵器期间要求控制血流动力学。病变周围组织薄弱,可能需要放置不止一个的封堵器,因此操作时间较长。术中通常需要使用血管活性药物,术后保留气管插管维持机械通气。开胸手术不是必须的,但这类患者循环状态通常严重抑制、心脏功能欠佳,风险较高。

瓣周漏

若二尖瓣或主动脉瓣置换后发现有瓣周漏(para-valvular leak,PVL)对于不宜再次手术的患者,可以转到介入导管室尝试介入治疗闭合缺损。手术过程包括跨过缺损部位、传递封堵器、合适部位释放封堵器闭合缺损,这一系列操作过程十分复杂,极具挑战性。

瓣周漏修补尽管可以择期进行,但患者会因手术推迟加重损害。因操作时间相对较长且需要 TEE 指导,该操作一般在全麻下完成。TEE 三维重建作为重要辅助,操作者可以通过其找到缺口在瓣环中的位置,并准确引导导丝穿过。二尖瓣的瓣周漏,导丝经房间隔到达左心房,再从瓣周漏的缺口进入左心室。主动脉瓣的瓣周漏,导丝从股动脉进入,穿过主动脉瓣进入左心室。当导丝跨过缺口后,引导导丝被捕获拉出至动脉鞘外。通过导丝引导放置传送鞘管。根据球囊测得缺口大小选择合适大小的封堵器,跨过缺口后释放,闭合缺口。虽然有多种类型的封堵器可以使用,但瓣周漏一般呈新月形或不规则形状,因此没有完全理想的封堵装置。封堵器置入之后需再次 TEE 评估,检查是否还留有残余的瓣周漏、是否还需要再次封堵,并确认封堵器是否影响人工瓣膜的正常功能。

主动脉瓣疾病

随着人口老龄化,重度主动脉瓣狭窄的患者越来越多,这些患者一旦出现临床症状,往往伴随心功能迅速恶化,发展为充血性心力衰竭。如果不及时干预可能仅有几年生存时间。心脏外科手术主动脉瓣置换是治疗重度 AS 患者的主要方法,如今经导管主动脉瓣置换术(transcatheter aortic valve replacement,TAVR)也成为一些患者治疗的选择。大量临床试验表明,TAVR 适合于有外科手术禁忌或高手术风险的患者。STS 评分>8% 被定义为高危[156-159]。TAVR 有几种入路途径,其中股动脉入路最为常见。如果患者无法经股动脉入路,可以考虑其他的入路,包括经心尖、经升主动脉和经锁骨下动脉入路。根据医疗机构的经验选择合适的入路方式,TAVR 手术在介入导管室、杂交导管室或杂交手术室内进行。

对于需要急诊主动脉瓣干预治疗但又不符合手术或 TAVR 指征的患者,建议使用主动脉瓣球囊成形术(balloon aortic valvuloplasty,BAV)缓解主动脉瓣的梗阻程度、改善血流动力学。BAV 手术远期效果欠佳,应慎重评估病情,接受更确切的主动脉瓣治疗。

既往大多数 TAVR 手术需要依靠 TEE 指导在全身麻醉下进行,最近越来越多的经股静脉入路的 TAVR 手术采用深度镇静,辅以 TTE 来完成。由于随时可能发生突发紧急情况,这类手术实际上均是在麻醉保驾下完成,而不是简单的镇静。超声对于术中指导瓣膜放置不是必须的,但是对瓣周漏、瓣膜功能异常、心包积液等瓣膜置入后并发症的评估十分重要。对于经股动脉入路的 TAVR,术前细致评估穿刺位置以及精细操作很

重要,术中使用 14~20Fr 的鞘管,具体型号取决于所使用的瓣膜种类和大小。一旦引导导丝越过异常瓣膜,可能需要球囊扩张观察球囊腰部及根部造影反流量帮助确定瓣膜型号。在透视及主动脉造影术的指导下释放瓣膜。

目前批准使用的两种 TAVR 瓣膜是 Sapien XT 瓣膜(Edwards Lifesciences,Irvine,CA)和 CoreValve 瓣膜(Medtronic,Minneapolis,MN)。Sapien XT 是一种球扩瓣膜。一旦定位,需立即快速起搏暂停心脏射血,确保瓣膜释放过程不受血流影响。CoreValve 是一种自膨胀型瓣膜,跨瓣放置在合适位置上,撤鞘释放瓣膜。对于怀疑瓣膜释放难度较大的病例,多数情况仍可能需要采用快速心室起搏,通常起搏频率设为 110 次/min。

TAVR 手术通过 TEE 来评估瓣膜释放位置合适与否,检查有无瓣周漏。根据检查结果决定是否需要采用球囊扩张来减少瓣周漏或者考虑瓣中瓣[160]。当操作结束后,撤出传送鞘,缝合穿刺部位,通常可以在放置鞘管之前,预先埋置血管缝合器。如果患者无法经股动脉穿刺行 TAVR 手术,可更换其他入路。Sapien XT 装置可以直接经主动脉或者经心尖入路。CoreValve 可以直接经主动脉或者经锁骨下动脉入路。由于以上这些入路方式均需要手术切开,因此需要在杂交导管室或杂交手术室内接受全身麻醉的情况下进行。

二尖瓣疾病

二尖瓣球囊成形术(balloon mitral valvotomy,BMV)适用于一部分二尖瓣狭窄患者,是治疗风湿性二尖瓣狭窄的方法之一。根据瓣叶活动度、钙化程度、瓣下结构钙化程度以及二尖瓣的反流情况决定是否行 BMV。成功的 BMV 远期预后与手术修复相当;但由于发达国家风湿热的发病率低,因此 BMV 并不多见。BMV 通常在镇静下完成,不需要常规使用超声。然而一些外科医师更倾向于全身麻醉下控制呼吸并通过 TEE 指导完成手术。通过 TEE 可以直接观察到房间隔,便于房间隔穿刺。此外,TEE 还能用于评估 BMV 后二尖瓣反流情况。手术穿刺股静脉送入球扩导管,穿刺股动脉将猪尾导管尖端放置于左室,同时左房左室测压,测量 BMV 术后跨瓣压差。穿刺房间隔,使球扩导管能够刚好通过到达二尖瓣。球囊扩张后取出,通过测量跨瓣压差来评估手术效果。

Mitra-Clip(Abbott Vascular,Santa Clara,CA)是一种经 FDA 批准用于治疗重度二尖瓣反流患者,适用于出现临床症状但不宜行二尖瓣修复或置换手术或手术高危患者[161]。手术需要全身麻醉,在 TEE 指导下完成。夹合器通常放置在二尖瓣前(A2)、后(P2)叶的中部,达到类似于 Alfieri Stitch 修复二尖瓣的效果,有时会用到不止一个夹合器。手术过程首先经房间隔穿刺抵达左房,超声引导下将装置从左房放置于二尖瓣。

潜在并发症

电生理导管室

各类检查均需要将导丝置入心脏或大血管内,因此会有心肌穿孔的风险。右心室穿孔通常发生于起搏器植入,有时也发生在射频消融过程中。硬质导丝撤出的过程也有导致穿孔的可能。除此之外,还有可能并发腹膜后血肿和气胸。所有参与手术的电生理医师、麻醉医师以及外科医师都应警惕以上并发症的发生。尤其当电生理导管室离手术室较远的时候,在短时间内转运患者比较困难,对于快速失代偿的患者来说十分

危险。

介入导管室

PFO 及 ASD 封堵术特有的手术风险是封堵器错误释放，导致栓塞。由于 PFO 一般较小，这种并发症发生率很低。ASD 封堵术中同样也不多见，对于较大房缺或边缘性房缺，将封堵器固定于房间隔通常比较困难。封堵器释放后，如果发现位置或大小不合适，可以重新释放。通过 TEE 确认封堵器释放位置正确，没有影响邻近结构如二尖瓣、三尖瓣、冠状窦和腔静脉的正常功能。一旦发生封堵器栓塞意外，通过经皮介入装置一般可以将封堵器成功取回，极少情况需要通过手术取出。其他并发症还包括空气栓塞导致冠状动脉暂时缺血。若仅穿刺静脉则较少出现血管并发症。

获得性 VSD 以及 PVL 需要封堵术治疗的患者，往往合并多种急性或慢性疾病，因不符合手术指征而行介入封堵术。合并疾病可能会增加手术及麻醉相关围术期并发症的发生风险。房间隔穿刺可能导致主动脉穿孔或心包积液。超声引导下穿刺能减少这类并发症发生的风险。VSD 及 PVL 均有发生封堵器栓塞的可能。同 PFO/ASD 封堵器一样，VSD/PVL 的封堵器也可以经皮通过特定的装置取出。如果无法通过介入的方式取出，手术取出也同样会很困难。

TAVR 手术需要注意如下问题。对于经股动脉入路的 TAVR 手术，应谨慎穿刺，鞘管型号的选择会影响后续手术操作。穿刺部位不当会增加腹膜后血肿的风险，手术结束后将无法缝合穿刺部位。鞘管如果放置靠近股动脉或髂动脉边缘位置，容易形成动脉夹层，一旦夹层形成，破裂后将会出现致命的危险。无论是放置或取出鞘管都应小心操作，避免并发症发生。在主动脉球囊扩张和瓣膜释放的过程中，患者可能会出现严重的血流动力学波动。Sapien XT 需要在快速起搏时释放，因此对于心功能储备较差或重度冠状动脉疾病未预先行再血管化治疗的患者，快速起搏后心率及收缩功能的恢复可能会受到影响。CoreValve 植入过程中，如果原位主动脉瓣发生阻塞且人工瓣膜尚未完全打开的情况下，会出现一过性严重低血压。两种 TAVR 装置均被报道发生过瓣环破裂。瓣环破裂的危险因素包括左室流出道严重钙化、瓣环尺寸选择过大以及瓣膜植入后再次使用球囊扩张。瓣环破裂的后果往往是灾难性的，因为几乎没有时间进行外科修复，患者可能当场死亡。对于怀疑有破裂风险的高危患者，需要外科医师在一旁随时待命，一旦发生危险需要手术修复能够紧急开胸。使用 TEE、TTE、主动脉造影以及血流动力学评估有无瓣周漏的发生。一般微量或轻度瓣周漏不需要处理。中度至重度的瓣周漏的发生率高达 10%，通常需要通过再次球囊扩张治疗或额外放置封堵器。尽管 PVL 很少会导致急性血流动力学波动，但对 TAVR 手术效果会造成不良影响，中度至重度的瓣周漏增加远期死亡率。临时起搏器的放置可能发生心肌穿孔，因此 TAVR 术后应谨慎评估是否存在心包积液。

（曹亮 译　石佳 审）

参考文献

1. Murphy SL, Xu JQ, Kochanek KD: Deaths: final data for 2010. *Natl Vital Stat Rep* 2013; 61:1-17.
2. Sayols-Baixeras S, Lluís-Ganella C, Lucas G, Elosua R: Pathogenesis of coronary artery disease: focus on genetic risk factors and identification of genetic variants. *Appl Clin Genet* 2014; 7:15-32.
3. Serruys PW, Morice MC, Kappetein AP, et al: Percutaneous coronary intervention versus coronary artery bypass grafting for severe coronary artery disease. *N Engl J Med* 2009; 360:960-972.
4. Weintraub WS, Grau-Sepulveda MV, Weiss JM, et al: Comparative effectiveness of revascularization strategies. *N Engl J Med* 2012; 366:1467-1476.
5. Ardehali A, Ports TA: Myocardial oxygen supply and demand. *Chest* 1990; 98:699-705.
6. Hoffman JI, Buckberg GD: The myocardial oxygen supply: demand index revisited. *J Am Heart Assoc* 2014; 3:e000285.
7. Shahian DM, O'Brien SM, Sheng S, et al: Predictors of long-term survival after coronary artery bypass grafting surgery: results from the Society of Thoracic Surgeons Adult Cardiac Surgery Database (The ASCERT Study). *Circulation* 2012; 125:1491-1500.
8. Chalmers J, Pullan M, Fabri B, et al: Validation of EuroSCORE II in a modern cohort of patients undergoing cardiac surgery. *Eur J Cardiothorac Surg* 2013; 43:688-694.
9. Egbert LD, Battit GE, Turndorf H, Beecher HK: The value of the preoperative visit by an anesthetist: a study of doctor-patient rapport. *JAMA* 1963; 185:553-555.
10. Collard CD, Body SC, Shernan SK, et al: Preoperative statin therapy is associated with reduced cardiac mortality after coronary artery bypass graft surgery. *J Thorac Cardiovasc Surg* 2006; 132:392-400.
11. Kuhn EW, Likopoulus OJ, Stange S, et al: Preoperative statin therapy in cardiac surgery: a meta-analysis of 90,000 patients. *Eur J Cardiothorac Surg* 2014; 45:17-26.
12. Windecker S, Kolh P, Alfonso F, et al: 2014 ESC/EACTS guidelines on myocardial revascularization. *Eur Heart J* 2014; 35:2541-2619.
13. Neily J, Mills PD, Young-Xu Y, et al: Association between implementation of a medical team training program and surgical mortality. *JAMA* 2010; 304:1693-1700.
14. Hillis LD, Smith PK, Anderson JL, et al: 2011 ACCF/AHA Guideline for Coronary Artery Bypass Surgery. *J Am Coll Cardiol* 2011; 58:e123-210.
15. Guidance on the use of ultrasound locating devices for placing central venous catheters. National Institute for Health and Clinical Excellence Technology Appraisals TA49. 2002. www.nice.org.uk/guidance/ta49.
16. Pandit JJ, Andrade J, Bogod DG, et al: The 5th National Audit Project (NAP5) on accidental awareness during general anaesthesia: summary of main findings and risk factors. *Anaesthesia* 2014; 69:1089-1101.
17. Punjaswadwong Y, Phongchiewboon A, Bunchungmongkol N: Bispectral index for improving anesthetic delivery and postoperative recovery. *Cochrane Database Syst Rev* 2014; 6:1-101.
18. Avidan MS, Jacobsohn E, Glick D, et al: Prevention of intraoperative awareness in a high-risk surgical population. *N Engl J Med* 2011; 365:591-600.
19. Depth of anaesthesia monitors-bispectral index (BIS), E-Entropy, and Narcotrend-Compact M. National Institute for Health and Clinical Excellence Diagnostics Guidance 6, 2012. www.nice.org.uk/dg6.
20. Zacharias DG, Lilly K, Shaw CL, et al: Survey of the clinical assessment and utility of near-infrared cerebral oximetry in cardiac surgery. *J Cardiothorac Vasc Anesth* 2014; 28:308-316.
21. Vernick WJ, Gutsche JT: Pro: cerebral oximetry should be a routine monitor during cardiac surgery. *J Cardiothorac Vasc Anesth* 2013; 27:385-389.
22. Gregory A, Kohl BA: Con: near-infrared spectroscopy has not proven its clinical utility as a standard monitor in cardiac surgery. *J Cardiothorac Vasc Anesth* 2013; 27:390-394.
23. Barnett CF, Vaduganathan M, Lan G, et al: Critical reappraisal of pulmonary artery catheterization and invasive hemodynamic assessment in acute heart failure. *Expert Rev Cardiovasc Ther* 2013; 11:417-424.
24. Schwann NM, Hillel Z, Hoeft A, et al: Lack of effectiveness of the pulmonary artery catheter in cardiac surgery. *Anesth Analg* 2011; 113:994-1002.
25. Judge O, Fuhai J, Fleming N, Liu H: Current use of the pulmonary artery catheter in cardiac surgery: a survey study. *J Cardiothorac Vasc Anesth.* 2015; 29(1):69-75.
26. Hillis LD, Smith PK, Anderson JL, et al: 2011 ACCF/AHA Guideline for Coronary Artery Bypass Surgery. *J Am Coll Cardiol* 2011; 58:e123-210.
27. Eltzschig HK, Rosenberger P, Löffler M, et al: Impact of intraoperative transesophageal echocardiography on surgical decisions in 12,566 patients undergoing cardiac surgery. *Ann Thorac Surg* 2008; 85:845-853.
28. Thys DM, Abel MD, Brooker RF, et al: Practice guidelines for perioperative transesophageal echocardiography: an updated report by the

American Society of Anesthesiologists and the Society of Cardiovascular Anesthesiologists Task Force on Transesophageal Echocardiography. *Anesthesiology* 2010; 112:1-13.

29. Dobbs HA, Bennett-Guerrero E, White W, et al: Multinational institutional survey on patterns of intraoperative transesophageal echocardiography use in adult surgery. *J Cardiothorac Vasc Anesth* 2014; 28:54-63.

30. Bovill JG, Sebel PS, Stanley TH: Opioid analgesics in anesthesia: with special reference to their use in cardiovascular anesthesia. *Anesthesiology* 1984; 61:731-755.

31. Zhu F, Lee A, Chee YE: Fast-track cardiac care for adult cardiac surgical patients. *The Cochrane Collab* 2012; 10:1-1-72.

32. Murry CE, Jennings RB, Reimer KA: Preconditioning with ischemia: a delay of lethal cell injury in ischemic myocardium. *Circulation* 1986; 74:1124-1136.

33. Engoren M, Luther G, Fenn-Buderer N: A comparison of fentanyl, sufentanil, and remifentanil for fast-track cardiac anesthesia. *Anesth Analg* 2001; 93:859-864.

34. Landoni G, Greco T, Biondi-Zoccai G: Anaesthetic drugs and survival: a Bayesian network meta-analysis of randomized trails in cardiac surgery. *Br J Anaesth* 2013; 111:886-896.

35. Stoppe C, Fahlenkamp AV, Rex S, et al: Feasibility and safety of xenon compared with sevoflurane in coronary surgical patients: a randomized controlled pilot study. *Br J Anaesth* 2013; 111:406-416.

36. Hemmerling TM, Cyr S, Terrasini N: Epidural catheterization in cardiac surgery: the 2012 risk assessment. *Ann Card Anaesth* 2013; 16:169-177.

37. Svircevic V, Passier MM, Nierich AP, et al: Epidural analgesia for cardiac surgery. *Cochrane Database Syst Rev* 2013; 6:CD006715.

38. Chakravarthy M: Future of awake cardiac surgery. *J Cardiothorac Vasc Anesth* 2014; 28:771-777.

39. Ahmed I, House CM, Nelson WB: Predictors of inotrope use in patients undergoing concomitant coronary artery bypass graft (CABG) and aortic valve replacement (AVR) surgeries at separation from cardiopulmonary bypass (CPB). *J Cardiothorac Surg* 2009; 4:24.

40. McKinlay KH, Schinderle DB, Swaminathan M, et al: Predictors of inotrope use during separation from cardiopulmonary bypass. *J Cardiothorac Vasc Anesth* 2004; 18:404-408.

41. McMurray JJ, Adamopoulos S, Anker SD, et al: European Society of Cardiology Guidelines for the diagnosis and treatment of acute and chronic heart failure 2012. *Eur Heart J* 2012; 33:1787-1847.

42. Licker M, Diaper J, Cartier V, et al: Clinical review: management of weaning from cardiopulmonary bypass after cardiac surgery. *Ann Card Anaesth* 2012; 15:206-223.

43. Thiele H, Zeymer U, Neumann FJ, et al: Intraaortic balloon support for myocardial infarction with cardiogenic shock (SHOCK II Trial). *New Engl J Med* 2012; 367:1287-1296.

44. Wadhera RK, Parker SH, Burkhart HM, et al: Is the "sterile cockpit" concept applicable to cardiovascular surgery critical intervals or critical events? The impact of protocol-driven communication during cardiopulmonary bypass. *J Thor Cardiovasc Surg* 2010; 139:312-319.

45. Kennedy ED, Choy KC, Alston RP, et al: Cognitive outcome after on- and off-pump coronary artery bypass grafting surgery: a systematic review and meta-analysis. *J Cardiothorac Vasc Anesth* 2013; 27:253-265.

46. Møller CH, Penninga L, Wetterslev J, et al: Off-pump versus on-pump coronary artery bypass grafting for ischaemic heart disease. *Cochrane Database Syst Rev*, 2012, 3. Art. No. CD007224.

47. Takagi H, Mizuno Y, Niwa M, et al: A meta-analysis of randomized trials for repeat revascularization following off-pump versus on-pump coronary artery bypass grafting. *Interact Cardiovasc Thorac Surg* 2013; 17:878-880.

48. Deshpande SP, Fitzpatrick M, Lehr EJ: Totally endoscopic robotic coronary artery bypass surgery. *Curr Opin Anesthesiol* 2014; 27:49-56.

49. Bonow RO: Chronic mitral regurgitation and aortic regurgitation: Have indications for surgery changed? *J Am Coll Card* 2013; 61:693-701.

50. Lund O: Preoperative risk evaluation and stratification of long-term survival after valve replacement for aortic stenosis: reasons for earlier operative interventions. *Circulation* 1990; 82:124-139.

51. Mittnacht AJC, Fanshawe M, Konstadt S: Anesthetic considerations in the patient with valvular heart disease undergoing noncardiac surgery. *Semin Cardiothoracic Vasc Anesth* 2008; 12:33-59.

52. Sprung J, Ogletree-Hughes ML, McConnell BK, et al: The effects of propofol on the contractility of failing and nonfailing human heart muscles. *Anesth Analg.* 2001; 93:550-559.

53. Nishimura RA, Otto CM, Bonow RO, et al: 2014 AHA/ACC guidelines for the management of patients with valvular heart disease: executive summary: a report of the American College of Cardiology/American Heart Association Task Force on Practice Guidelines. *Circulation* 2014; 129:2440-2492.

54. Quintana E, Suri RM, Thalji NM, et al: Left ventricular dysfunction after mitral valve repair—the fallacy of "normal" preoperative myocardial function. *J Thorac Cardiovasc Surg* 2014; 148:2752-2760.

55. Varghese R, Itagaki S, Anyanwu AC, et al: Predicting early left ventricular dysfunction after mitral valve reconstruction: the effect of atrial fibrillation and pulmonary hypertension. *J Thorac Cardiovasc Surg* 2014; 148:422-427.

56. Witkowski TG, Thomas JD, Delgado V, et al: Changes in left ventricular function after mitral valve repair for severe organic mitral regurgitation. *Ann Thor Surg* 2012; 93:754-760.

57. Rodrigues ES, Lynch JJ, Suri RM, et al: Robotic mitral valve repair: a review of anesthetic management of the first 200 patients. *J Cardiothor Vasc Anesth* 2014; 28:64-68.

58. Suri RM, Antiel RM, Burkhart HM, et al: Quality of life after early mitral valve repair using conventional and robotic approaches. *Ann Thorac Surg* 2012; 93:761-769.

59. Rehfeldt KH, Mauermann WJ, Burkhart HM, et al: Robot-assisted mitral valve repair. *J Cardiothorac Vasc Anesth* 2011; 25:721-730.

60. Kottenberg-Assenmacher E, Kamler M, Peters J: Minimally invasive endoscopic Port-Access intracardiac surgery with one-lung ventilation: impact on gas exchange and anaesthesia resources. *Anaesthesia* 2007; 62:231-238.

61. Tewari P: Cardioversion during closed chest robotic surgery: relevance of pad position. *Anesth Analg* 2007; 105:542-543.

62. Mayer J, Boldt J, Schollhorn T, et al: Semi-invasive monitoring of cardiac output by a new device using arterial pressure waveform analysis: a comparison with intermittent pulmonary artery thermodilution in patients undergoing cardiac surgery. *Br J Anaesth* 2007; 98:176-182.

63. Mayer J, Suttner S: Cardiac output derived from arterial pressure waveform. *Curr Opin Anesth* 2009; 22:804-808.

64. Erbel R, Aboyans V, Boileau C, et al: 2014 ESC guideline on the diagnosis and treatment of aortic diseases: document covering acute and chronic aortic diseases of the thoracic and abdominal aorta of the adult. The Task Force for the Diagnosis and Treatment of Aortic Diseases of the European Society of Cardiology. *Eur Heart J* 2014; 35:2873-2926.

65. Hiratzka LF, Bakris GL, Beckman JA, et al: 2010 ACCF/AHA/AATS/ACR/ASA/SCA/SCAI/SIR/STS/SVM guidelines for the diagnosis and management of patients with thoracic aortic disease. *Circulation* 2010; 121:e266-e369.

66. Boodhwani M, Andelfinger G, Leipsic J, et al: Canadian Cardiovascular Society position statement on the management of thoracic aortic disease. *Can J Cardiol* 2014; 30:577-589.

67. Svensson LG, Adams DH, Bonow RO, et al: Aortic valve and ascending aorta guidelines for management and quality measures. *Ann Thorac Surg* 2013; 95(6 Suppl):S1-S66.

68. Bond DM, Milne B, Pym J, et al: Cardiac tamponade complicating anaesthetic induction for repair of ascending aortic dissection. *Can J Anaesth* 1987; 34(3):291-293.

69. Unal M, Yilmaz O, Akar I, et al: Brachiocephalic artery cannulation in proximal aortic surgery that requires circulatory arrest. *Tex Heart Inst J* 2014; 41(6):596-600.

70. Augoustides JG, Desai ND, Szeto WY, et al: Innominate artery cannulation: the Toronto technique for antegrade cerebral perfusion in aortic arch reconstruction—a clinical trial opportunity for the International Aortic Arch Surgery Study Group. *J Thorac Cardiovasc Surg* 2014; 148:2924-2926.

71. Augoustides JG, Harris H, Pochettino A: Direct innominate artery cannulation in acute type A dissection and severe thoracic aortic atheroma. *J Cardiothorac Vasc Anesth* 2007; 21:727-729.

72. Thys DM, Abel MD, Brooker RF, et al: Practice guidelines for perioperative transesophageal echocardiography: an updated report by the American Society of Anesthesiologists and the Society of Cardiovascular Anesthesiologists task force on transesophageal echocardiography. *Anesthesiology* 2010; 112:1084-1096.

73. Saczkowski R, Malas T, Mesana T, et al: Aortic valve preservation and repair in acute Type A aortic dissection. *Eur J Cardiothorac Surg* 2014; 45:e220-226.

74. Augoustides JG, Szeto WY, Bavaria JE: Advance sin aortic valve repair: focus on the functional approach, clinical outcomes, and the central role of echocardiography. *J Cardiothorac Vasc Anesth.* 2010; 24:1016-1020.

75. Frederick JR, Yang E, Trubelja A, et al: Ascending aortic cannulation in acute type A dissection repair. *Ann Thorac Surg* 2013; 95:1808-1811.

76. Augoustides JG, Kohl BA, Harris H, et al: Color-flow Doppler recognition of intraoperative brachiocephalic malperfusion during operative repair of acute Type A aortic dissection: utility of transcutaneous carotid artery ultrasound scanning. *J Cardiothorac Vasc Anesth* 2007; 21:81-84.

77. Lu Q, Feng J, Zhou J, et al: Endovascular repair of ascending aortic dissection: a novel treatment option for patients judged unfit for direct surgical repair. *J Am Coll Cardiol* 2013; 61:1917-1924.

78. Szeto WY, Moser WG, Desai ND, et al: Transapical deployment of endovascular thoracic aortic stent graft for an ascending aortic pseudoaneurysm. *Ann Thorac Surg* 2010; 89:616-618.

79. Cobey FC, Ferreira RG, Naseem TM, et al: Anesthetic and perioperative considerations for transapical transcatheter aortic valve replacement. *J Cardiothorac Vasc Anesth* 2014; 28:1087-1099.

80. Augoustides JG, Szeto WY, Desai ND, et al: Classification of acute type A dissection: focus on clinical presentation and extent. *Eur J Cardiothorac Surg* 2011; 39:519-522.

81. Bavaria JE, Milewski RK, Baker J, et al: Classic hybrid evolving approach to distal arch aneurysms: towards the zone zero solution. *J Thorac Cardiovasc Surg* 2010; 140:S77-S80.

82. Gutsche JT, Ghadimi K, Patel PA, et al: New frontiers in aortic therapy: focus on deep hypothermic circulatory arrest. *J Cardiothorac Vasc Anesth*. 2014; 29:1171-1175.

83. Augoustides JG, Patel P, Ghadimi K, et al: Current conduct of deep hypothermic circulatory arrest in China. *HSR Proc Intensive Care Cardiovasc Anesth* 2013; 5:25-32.

84. Gutsche JT, Feinman J, Silvay G, et al: Practice variations in the conduct of hypothermic circulatory arrest for adult aortic arch repair: focus on an emerging European paradigm. *Heart Lung Vessel* 2014; 6:43-51.

85. Yan TD, Bannon PG, Bavaria J, et al: Consensus on hypothermia in aortic arch surgery. *Ann Cardiothorac Surg* 2013; 2:163-168.

86. Tian DH, Wan B, Bannon PG, et al: A meta-analysis of deep hypothermic circulatory arrest versus moderate hypothermic circulatory arrest with selective antegrade cerebral perfusion. *Ann Cardiothorac Surg* 2013; 2:148-158.

87. Comas GM, Leshnower BG, Halkos ME, et al: Acute type a dissection: impact of antegrade cerebral perfusion under moderate hypothermia. *Ann Thorac Surg* 2013; 96:2135-2141.

88. Appoo JJ, Augoustides JG, Pochettino A, et al: Perioperative outcome in adults undergoing elective deep hypothermic circulatory arrest with retrograde cerebral perfusion in proximal aortic arch repair: evaluation of protocol-based care. *J Cardiothorac Vasc Anesth* 2006; 20:3-7.

89. Milewski RK, Pacini D, Moser GW, et al: Retrograde and antegrade cerebral perfusion: results in short elective arch reconstructive times. *Ann Thorac Surg* 2010; 89:1448-1457.

90. Preventza O, Simpson KH, Cooley DA, et al: Unilateral versus bilateral cerebral perfusion for acute type A aortic dissection. *Ann Thorac Surg* 2015; 99:80-87.

91. Zierer A, Risteski P, El-Sayed Ahmad A, et al: The impact of unilateral versus bilateral antegrade cerebral perfusion on surgical outcomes after aortic arch replacement: a propensity-matched analysis. *J Thorac Cardiovasc Surg* 2014; 147:1212-1217.

92. Okita Y, Miyata H, Motomura N, et al: A study of brain protection during total arch replacement comparing antegrade cerebral perfusion versus hypothermic circulatory arrest, with or without retrograde cerebral perfusion: analysis based on the Japan Adult Cardiovascular Surgery Database. *J Thorac Cardiovasc Surg* 2014; [Epub ahead of print].

93. De Paulis R, Czerny M, Weltert L, et al: Current trends in cannulation and neuroprotection during surgery of the aortic arch in Europe. *Eur J Cardiothorac Surg* 2014; [Epub ahead of print].

94. Dewhurst AT, Moore SJ, Libasn JB: Pharmacological agents as cerebral protectants during deep hypothermic circulatory arrest in adult thoracic aortic surgery: a survey of current practice. *Anaesthesia* 2002; 57:1016-1021.

95. Kruger T, Hoffmann I, Blettner M, et al: Intraoperative neuroprotective drugs without beneficial effects? Results of the German Registry for Acute Aortic Dissection Type A (GERAADA). *Eur J Cardiothorac Surg* 2013; 44:939-946.

96. Stecker MM, Cheung AT, Pochettino A, et al: Deep hypothermic circulatory arrest—I: effects of cooling on electroencephalogram and evoked potentials. *Ann Thorac Surg* 2001; 71:14-21.

97. Stecker MM, Cheung AT, Pochettino A, et al: Deep hypothermic circulatory arrest—II: changes in electroencephalogram and evoked potentials during rewarming. *Ann Thorac Surg* 2001; 71:22-28.

98. Cheung AT, Weiss SJ, Kent G, et al: Intraoperative seizures in cardiac surgical patients undergoing deep hypothermic circulatory arrest monitored with EEG. *Anesthesiology* 2001; 94:1143-1147.

99. Bavaria JE, Brinster DR, Gorman RC, et al: Advances in the treatment of acute type A dissection: an integrated approach. *Ann Thorac Surg* 2002; 74:S1848-S1852.

100. Shann KG, Likosky DS, Murkin JM, et al: An evidence-based review of the practice of cardiopulmonary bypass in adults: a focus on neurologic injury, glycemic control, hemodilution, and the inflammatory response. *J Thorac Cardiovasc Surg* 2006; 132:283-290.

101. Reich DL, Horn LM, Hossain S, et al: Using jugular bulb oxyhemoglobin saturation to guide onset of deep hypothermic circulatory arrest does not affect post-operative neuropsychological function. *Eur J Cardiothorac Surg* 2004; 25:401-406.

102. Steppan J, Hogue CW Jr: Cerebral and tissue oximetry. *Best Pract Res Clin Anaesthesiol* 2014; 28:429-439.

103. Olsson C, Thelin S: Regional cerebral saturation monitoring with near-infrared spectroscopy during selective antegrade cerebral perfusion: diagnostic performance and relationship to postoperative stroke. *J Thorac Cardiovasc Surg* 2006; 131:371-379.

104. Shirasaka T, Okada K, Kano H, et al: New indicator of postoperative delayed awakening after total aortic arch replacement. *Eur J Cardiothorac Surg* 2015; 47:101-105.

105. Andritsos M, Desai ND, Grewal A, et al: Innovations in aortic disease management: the descending aorta. *J Cardiothorac Vasc Anesth* 2010; 24:523-529.

106. Frederick JR, Woo YJ: Thoracoabdominal aortic aneurysm. *Ann Cardiothorac Surg* 2012; 1:277-285.

107. Augoustides JG, Stone ME, Drenger B: Novel approaches to spinal cord protection during thoracoabdominal aortic interventions. *Curr Opin Anaesthesiol* 2014; 27:98-105.

108. Fabbro M, Gregory A, Gutsche JT, et al: Case 11-2014. Successful open repair of an extensive descending thoracic aortic aneurysm in a complex patient. *J Cardiothorac Vasc Anesth* 2014; 28:1397-1402.

109. Dong CC, MacDonald DB, Janusz MT: Intraoperative spinal cord monitoring during descending thoracic and thoracoabdominal aneurysm surgery. *Ann Thorac Surg* 2002; 74:S1873-S1876.

110. Sloan TB, Edmonds HL, Koht A: Intraoperative electrophysiologic monitoring in aortic surgery. *J Cardiothorac Vasc Anesth* 2013; 27:1364-1373.

111. Cheng D, Martin J, Shennib H, et al: Endovascular aortic repair versus open surgical repair for descending thoracic aortic disease a systematic review and meta-analysis of comparative studies. *J Am Coll Cardiol* 2010; 55:986-1001.

112. Hogendorn W, Schlosser FJ, Muhs BE, et al: Surgical and anesthetic considerations for the endovascular treatment of ruptured descending thoracic aortic aneurysms. *Curr Opin Anaesthesiol* 2014; 27:12-20.

113. Matsumura JS, Lee WA, Mitchell RS, et al: The Society for Vascular Surgery practice guidelines: management of the left subclavian artery with thoracic endovascular aortic repair. *J Vasc Surg* 2009; 50:1155-1158.

114. Rizvi AZ, Murad MH, Fairman RM, et al: The effect of left subclavian artery coverage on morbidity and mortality in patients undergoing endovascular thoracic aortic interventions: a systematic review and meta-analysis. *J Vasc Surg* 2009; 50:1159-1169.

115. Cooper DG, Walsh SR, Sadat U, et al: Neurological complications after left subclavian artery coverage during thoracic endovascular aortic repair: a systematic review and meta-analysis. *J Vasc Surg* 2009; 49:1594-1601.

116. Yancy CW, Jessup M, Bozkurt B, et al: 2013 ACCF/AHA guideline for the management of heart failure: a report of the American College of Cardiology Foundation/American Heart Association Task Force on Practice Guidelines. *J Am Coll Cardiol* 2013; 62:e147-239.

117. Mehra MR, Kobashigawa J, Starling R, et al: Listing criteria for heart transplantation: International Society for Heart and Lung Transplantation guidelines for the care of cardiac transplant candidates—2006. *J Heart Lung Transplant* 2006; 25:1024-1042.

118. Gheorghiade M, Abraham WT, Albert NM, et al: Relationship between admission serum sodium concentration and clinical outcomes in patients hospitalized for heart failure: an analysis from the OPTIMIZE-HF registry. *Eur Heart J* 2007; 28:980-988.

119. Groban L, Butterworth J: Perioperative management of chronic heart failure. *Anesth Analg* 2006; 103:557-575.

120. Coriat P, Richer C, Douraki T, et al: Influence of chronic angiotensin-converting enzyme inhibition on anesthetic induction. *Anesthesiology* 1994; 81:299-307.

121. Ryckwaert F, Colson P: Hemodynamic effects of anesthesia in patients with ischemic heart failure chronically treated with angiotensin-converting enzyme inhibitors. *Anesth Analg* 1997; 84:945-949.

122. Brabant SM, Bertrand M, Eyraud D, et al: The hemodynamic effects of anesthetic induction in vascular surgical patients chronically treated with angiotensin II receptor antagonists. *Anesth Analg* 1999; 89:1388-1392.

123. Song HK, Tibayan FA, Kahl EA, et al: Safety and efficacy of prothrombin complex concentrates for the treatment of coagulopathy after cardiac surgery. *J Thorac Cardiovasc Surg* 2014; 147:1036-1040.

124. Gorlinger K, Shore-Lesserson L, Dirkmann D, et al: Management of hemorrhage in cardiothoracic surgery. *J Cardiothorac Vasc Anesth* 2013; 27:S20-34.

125. American Society of A. Practice advisory for the perioperative management of patients with cardiac implantable electronic devices: pacemakers and implantable cardioverter-defibrillators: an updated report by the American Society of Anesthesiologists Task Force on perioperative management of patients with cardiac implantable electronic devices. *Anesthesiology* 2011; 114:247-261.

126. Warkentin TE, Greinacher A, Koster A, Lincoff AM: Treatment and prevention of heparin-induced thrombocytopenia: American College of Chest Physicians Evidence-Based Clinical Practice Guidelines (8th edn). *Chest* 2008; 133:340S-80S.

127. Levy JH, Tanaka KA, Hursting MJ: Reducing thrombotic complications in the perioperative setting: an update on heparin-induced thrombocytopenia. *Anesth Analg* 2007; 105:570-582.

128. Strumpher J, Jacobsohn E: Pulmonary hypertension and right ventricular dysfunction: physiology and perioperative management. *J Cardiothorac Vasc Anesth* 2011; 25:687-704.

129. Lund LH, Edwards LB, Kucheryavaya AY, et al: The Registry of the International Society for Heart and Lung Transplantation: Thirty-first Official Adult Heart Transplant Report-2014; Focus Theme: Retransplantation. *J Heart Lung Transplant* 2014; 33:996-1008.

130. Fischer S, Glas KE: A review of cardiac transplantation. *Anesthesiol Clin* 2013; 31:383-403.

131. Tambur AR, Pamboukian SV, Costanzo MR, et al: The presence of HLA-directed antibodies after heart transplantation is associated with poor allograft outcome. *Transplantation* 2005; 80:1019-1025.

132. Anand J, H RM: The state of the art in heart transplantation. *Semin Thorac Cardiovasc Surg* 2013; 25:64-69.

133. Russo MJ, Iribarne A, Hong KN, et al: Factors associated with primary graft failure after heart transplantation. *Transplantation* 2010; 90:444-450.

134. Kapur NK, Paruchuri V, Jagannathan A, et al: Mechanical circulatory support for right ventricular failure. *JACC Heart Failure* 2013; 1:127-134.

135. Taghavi S, Zuckermann A, Ankersmit J, et al: Extracorporeal membrane oxygenation is superior to right ventricular assist device for acute right ventricular failure after heart transplantation. *Ann Thorac Surg* 2004; 78:1644-1649.

136. Lavigne D: Vasopressin and methylene blue: alternate therapies in vasodilatory shock. *Semin Cardiothorac Vasc Anesth* 2010; 14:186-189.

137. Levin MA, Lin HM, Castillo JG, et al: Early on-cardiopulmonary bypass hypotension and other factors associated with vasoplegic syndrome. *Circulation* 2009; 120:1664-1671.

138. Feussner M, Mukherjee C, Garbade J, Ender J: Anaesthesia for patients undergoing ventricular assist-device implantation. *Best Pract Res Clin Anaesth* 2012; 26:167-177.

139. Meineri M, Van Rensburg AE, Vegas A: Right ventricular failure after LVAD implantation: prevention and treatment. *Best Pract Res Clin Anaesth* 2012; 26:217-229.

140. Santamore WP, Gray LA Jr: Left ventricular contributions to right ventricular systolic function during LVAD support. *Ann Thorac Surg* 1996; 61:350-356.

141. Catena E, Tasca G: Role of echocardiography in the perioperative management of mechanical circulatory assistance. *Best Pract Res Clin Anaesth* 2012; 26:199-216.

142. Haberl T, Riebandt J, Mahr S, et al: Viennese approach to minimize the invasiveness of ventricular assist device implantationdagger. *Eur J Cardiothorac Surg* 2014; 46:991-996; discussion 6.

143. Kirklin JK, Naftel DC, Kormos RL, et al: Fifth INTERMACS annual report: risk factor analysis from more than 6,000 mechanical circulatory support patients. *J Heart Lung Transplant* 2013; 32:141-156.

144. Copeland JG, Smith RG, Arabia FA, et al: Cardiac replacement with a total artificial heart as a bridge to transplantation. *N Engl J Med* 2004; 351:859-867.

145. Zimmerman H, Coehlo-Anderson R, Slepian M, et al: Device malfunction of the CardioWest total artificial heart secondary to catheter entrapment of the tricuspid valve. *ASAIO J* 2010; 56:481-482.

146. Mizuguchi KA, Padera RF Jr, Kowalczyk A, et al: Transesophageal echocardiography imaging of the total artificial heart. *Anesth Analg* 2013; 117:780-784.

147. Obeid AI, Carlson RJ: Evaluation of pulmonary vein stenosis by transesophageal echocardiography. *J Am Soc Echocardiogr* 1995; 8: 888-896.

148. Gross WL: Hybrid Procedures: Integrated Care and Teamwork: the Rashomon Effect in Cardiovascular Medicine, Anesthesia and Analgesia Case Reports: November 1, 2014, Vol. 3, No. 9.

149. Epstein AE, DiMarco JP, Ellenbogen KA, et al: ACC/AHA/HRS 2008 guidelines for device-based therapy of cardiac rhythm abnormalities. *Circulation* 2008; 117:e350-408.

150. Bernstein AD, Daubert JC, Fletcher RD, et al: The revised NASPE/BPEG generic code for antibradycardia, adaptive-rate, and multisite pacing. North American Society of Pacing and Electrophysiology/British Pacing and Electrophysiology Group. *Pacing Clin Electrophysiol* 2002; 25:260-264.

151. Haissaguerre M, Jais P, Shah DC, et al: Spontaneous initiation of atrial fibrillation by ectopic beats originating in the pulmonary veins. *N Engl J Med* 1998; 339:659-666.

152. Gross WL, Faillace R, Shook DC, et al: New challenges for anesthesiologists outside of the operating room—the cardiac catheterization and electrophysiology Laboratories in Anesthesia Outside of the Operating Room: Oxford University Press, NY, 2011.

153. Allot EM, Stevenson WG, Almendral-Garrote JM, Bogun F: EHRA/HRS expert consensus on catheter ablation of ventricular arrhythmias. *Europace* 2009; 11:771-817.

154. Furlan AJ, Reisman M, Massaro J, et al: Closure or medical therapy for cryptogenic stroke with patent foramen ovale. *N Engl J Med* 2012; 366:991-999.

155. Carroll JD, Saver JL, Thaler DE: Closure of patent foramen ovale versus medical therapy after cryptogenic stroke. *N Engl J Med* 2013; 368:1092-1100.

156. Leon MB, Smith CR, Mack M, et al: Transcatheter aortic valve implantation in patients who cannot undergo surgery. *N Engl J Med* 2010; 363:1597-1607.

157. Smith CR, Leon MB, Mack M, et al: Transcatheter vs. surgical aortic valve replacement in high risk patients. *N Engl J Med* 2011; 364:2187-2198.

158. Popma JJ, Adams DH, Reardon MJ, et al: Transcatheter aortic valve replacement using a self-expanding bioprosthesis in patients with severe aortic stenosis at extreme risk for surgery. *J Am Coll Cardiol* 2014; 63:1972-1981.

159. Adams DH, Popma JJ, Reardon MJ, et al: Transcatheter aortic valve replacement with a self-expanding prosthesis. *N Engl J Med* 2014; 370:1790-1798.

160. Hahn R, Khalique O, Williams M, et al: Predicting paravalvular regurgitation following transcatheter valve replacement: utility of a novel method for three-dimensional echocardiographic measurements of the aortic annulus. *J Am Soc Echocardiogr* 2013; 26:1043-1052.

161. Feldman T, Foster E, Glower DG, et al: Percutaneous repair or surgery for mitral regurgitation. *N Engl J Med* 2011; 364:1395-1406.

第 12 章　心脏外科中的超声心动图检查

Eliza P. Teo ● Michael H. Picard ● Hanjo Ko ● Michael N. D'Ambra

简介

超声心动图通过显示心脏结构、评价心脏功能以及测量心内血流速度等手段，在心脏外科手术中发挥着重要的作用。术前应用经胸超声心动图（transthoracic echocardiography，TTE）和经食管超声心动图（transesophageal echocardiography，TEE）技术诊断和量化心脏疾病，为外科医生决定手术时机和选择手术方式提供支持。术中 TEE 可以提供最接近真实病理学诊断的评价，实时指导完成不停跳的心脏外科手术，帮助决策手术方案，以及对手术结果进行即刻评估。此外，TEE 在围术期血流动力学不稳定的病因诊断中发挥重要作用，帮助外科医生和监护室医生准确、有效地识别以及处理并发症。同时作为一项无创性检查，TTE 经常用于对外科手术远期效果的评估和监测。

重要的是，外科医生应当认识到围手术期超声检查的优势和应用局限，合理地应用围手术期超声可以对病例提供个体化的诊断、指导外科手术过程、提高手术结果以及促进新技术的应用。

本章节的目的是介绍超声心动图基本技术以及使用适应证。同时我们也总结了美国超声心动图学会/心血管麻醉学会（American Society of Echocardiography/society of Cardiovascular Anesthesiolotists，ASE/SCA）关于心外膜超声在外科中的应用指南，对于应用 TEE 禁忌的患者，心外膜超声可以补充或者替代术中 TEE。最后，我们对外科医生应该具备的识别和解释 TEE 图像的能力提出期望。

基本原理

超声心动图图像是由压电晶体组成的换能器向心脏发射高频率声波产生。这些声波穿过心脏的各个结构，并反射回来，反射波由同一个换能器探头接收。发出超声波的时间、声波在组织中的速度以及探头接收回波的时间，通过这些已知信息，我们可以计算出每一部分反射超声波的组织结构的精确位置并构建超声波影像。图像的质量受多种因素的影响，比如声波通过不同的介质、组织结构相对于超声束的方向，以及心

脏的结构。声波传播在水和血液中最好，在人体组织中次之，在空气中最差。因此声波经过的介质决定了回波信号的强度。当超声波束自心脏不同部分反射，信号会散射向不同的方向，所以，有一些声波信号永远不会返回超声波换能器。由于这个原因，垂直于超声波束并将更强的回波信号反射回换能器的组织结构可以构成最准确的图像。另一方面，钙化的心脏瓣叶等结构会发生强反射，形成明亮的图像，但同时也不可避免地产生伪像。实际上，TEE 换能器与心脏的距离更近（意味着更少的信号损失），并且主要通过肌肉和血液（几乎不经过空气）传播，这样就解释了为什么 TEE 图像的质量通常要好于 TTE 图像。

超声心动图显示模式包括 M 型、二维（2D）和三维（3D）成像。M 型超声心动图具有优秀的时间分辨率，可以认为它是对心脏某一点以及向深处延伸的这一条线上所有结构随时间变化而发生位置变化的显示模式，现在主要用于对心内事件的时间定量分析。二维超声心动图提供了更好空间分辨率和优秀时间分辨率的图像。三维超声心动图能够最好地显示心脏结构以及血流的空间分布，其分辨率在不断改进。

依据多普勒原理可以评估血流速度。如果血流朝向探头移动，换能器接收到的红细胞反射波波长将变短，频率增加；如果血流远离探头移动，换能器接收到的红细胞反射波波长将变长，频率降低。通过定量评价超声波束频率的变化，我们就可以确定血液的速度和方向。然而，这种计算方式受到超声波束与血流之间角度的影响比较大，随着两者角度的增加，我们计算出的血流速度会偏低，准确性也会降低。因此，我们应当尽最大可能保持超声波束平行于血流的方向。当血流持续通过一个狭窄或限制性区域时，速度会增加，压力阶差可以通过简化的伯努利方程（压差 = 4×速度^2）计算出来。利用频谱多普勒技术可以计算出峰值压差和平均压差。脉冲波（pulse wave，PW）多普勒具有良好的空间分辨率，可以识别异常血流如梗阻或反流的具体位置。连续波（continuous wave，CW）多普勒具有良好的速度分辨率，可以测量沿着超声波束的最高速度（假设这一速度发生在最狭窄的部位）。彩色血流多普勒显像可以同时显示血流的速度和方向，这一技术对于发现和定量评价反流很有价值。然而，必须注意的是

反流束的颜色代表血流速度,而不是像在造影中看到的反流体积。这些射流的颜色显示受到各种超声心动图仪器设置的影响。

多普勒定量评价取决于个体血流动力学状态,由于这些条件在麻醉期间经常是变化的(相对于术前静息状态而言),因此,通过频谱多普勒计算出的压力阶差和彩色多普勒显示的反流情况可能与术前的评估结果有显著的不同。此时术者应当基于术前的超声结果进行手术决策。

最后,对于评价不同心脏疾病的超声心动图切面以及围术期 TEE 必要的组成已经建立了专家共识,可作为了解 TEE 的基本路线图[1]。

术中经食管超声心动图的安全性

虽然 TTE 在手术室中可以发挥一定的作用,但是 TEE 才是围术期超声检查的主要方式。TEE 已经在手术室中应用了 30 余年,具有良好的安全性。对布列根和妇女医院(Brigham and Women's Hospital)7 200 例术中 TEE 检查总结发现,相关并发症的发生率为 0.2%,没有与术中 TEE 相关的死亡事件。最常见的并发症是吞咽痛(0.1%),其次是急性上消化道出血(0.03%,包括食管擦伤,但不包括食管穿孔)、牙齿损伤(0.03%)、错误的置入气管引起动脉血氧饱和度下降(0.03%)、食管穿孔(0.01%)。TEE 探头置入失败率约0.18%,TEE 禁忌证约 0.5%[2]。另外一项小型研究报告指出,在使用了术中 TEE 的患者中,上消化道并发症的发生率升高,约为 1.2%,其中很大一部分损伤出现在手术后 24 小时以后[3]。有报道称小儿心脏外科手术患者 TEE 并发症发生率高达 2.4%[4]。一项先前的患者超过 10 000 例的手术室外清醒TEE 研究发现,其并发症发生率类似于成人手术室内不良事件发生率(0.18%),但并发症的类型有所不同,其中包括一例死亡病例[5]。

减少并发症特别是食管和胃损伤的重要方法是提前筛选出高风险患者,避免为患有严重食管和胃部疾病的患者实施TEE 检查。另一个关键原则是需要仔细权衡 TEE 检查的风险与获益,只有在获益大于风险的时候,才使用这项检查[6]。TEE 的绝对禁忌证包括食管穿孔、粘连、既往食管切除以及胃食管切除手术史。TEE 的相对禁忌证包括口咽癌、既往食管病变(包括静脉曲张、食管狭窄、食管憩室、食管炎、食管黏膜撕裂症、放射损伤)和胃肠道病变(如新近发生的上消化道出血、胃溃疡或症状性食管裂孔疝)[7]。

培训和质量控制

心脏病学和麻醉学专业协会都概述了术中 TEE 独立上岗前所需的培训建议,例如在监督下完成保证质量的最低检查数量,以及参与解读检查结果的能力[8-12]。一些外科医生参加了这些培训和认证,许多心胸外科培训计划也将这项技能培训纳入课程。

心外膜超声的外科应用

主动脉超声

在心脏外科手术中,一般情况下,主动脉超声一般仅用于主动脉插管前的扫描。有显著证据表明,常规使用以及在有明显动脉粥样硬化情况下改变手术方法,可降低不良的神经系统结果[82]。ASE/SCA 指南建议测量:①最大斑块的高度/厚度;②升主动脉内最大斑块的位置;③主动脉弓及三个不同节段的升主动脉短轴平面中是否有活动性斑块[80,81]。图 12-1 显示了指南中的切面。"中段"通常指主动脉外科钳夹的位置,"远段"通常是插管的部位。

心外膜超声

除了主动脉扫查外,心外膜超声还可作为术中 TEE 评估的补充。ASE 指南可以帮助外科医生在 TEE 禁忌时学习获取有意义图像的专业知识。图 12-2 至图 12-8 是指南推荐的切面,可以在胸骨正中切口的情况下获取。这些 ASE 推荐的切面可以作为一般建议帮助每一位外科医生学习这项技术方法。

当外科医生计划进行超声检查时,建议花一些时间来练习如何获取这些标准的 ASE 推荐切面。当 TEE 禁忌(见上述术中 TEE 的安全性部分)但是又需要紧急的术中超声检查时,如果是完全的正中胸骨切口,可以实施标准的心外膜超声检查。如果是微创切口,可以尝试把 TEE 超声探头放置在加入超声耦合剂的无菌保护套里进行操作,这样在几乎所有小切口的情况下,探头都可以进入狭小的心包腔,从而获得所有心脏结构的清晰的心外膜超声图像。为了达到最好的效果,外科医生应当和超声医生作为一个团队一起来完成这项工作——外科医生在手术台上调整探头在心脏表面的位置,超声医生操作仪器来调整图像的清晰度和测量数据。可以使用 ASE 心外膜超声指南中推荐的相同位置,但为了获取相关切面,可能需在心包腔内多个位置探查。

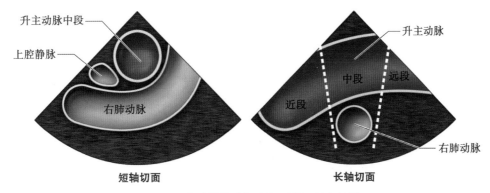

升主动脉中段

上腔静脉

右肺动脉

短轴切面

升主动脉

中段

远段

近段

右肺动脉

长轴切面

图 12-1　主动脉外膜扫查切面的短轴和长轴

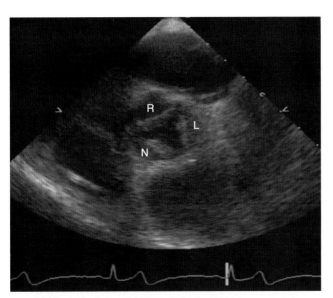

图 12-2　心外膜主动脉瓣短轴切面(SAX)(等同于 TTE 的胸骨旁主动脉瓣短轴切面)。扫查时需要将超声探头放在主动脉瓣的正前方,同时探头侧面的指示标志(探头示标)朝向左肩。L,左冠瓣;R,右冠瓣;N,无冠瓣

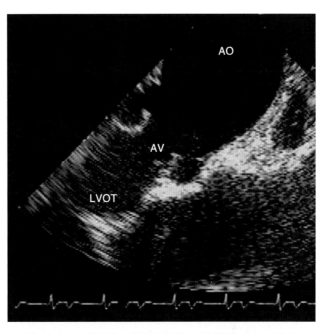

图 12-3　心外膜主动脉瓣长轴切面(等同于 TTE 胸骨上窝的主动脉瓣长轴切面)。扫查时应当将探头放置在升主动脉的底部,同时探头示标朝向右肩。AO,升主动脉;AV,主动脉瓣;LVOT,左室流出道

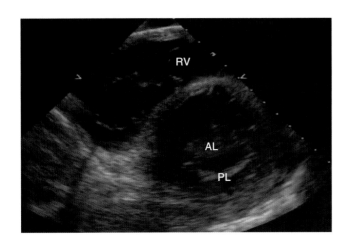

图 12-4　心外膜左室短轴基底段切面(等同于 TTE 改良胸骨旁二尖瓣水平左心室短轴切面)。扫查时应当将探头放置在右心室游离壁前方,探头示标朝向左肩。在图像上显示出包含三尖瓣叶的右心室(RV)以及包含二尖瓣前叶(AL)和后叶(PL)的左心室(LV)短轴。RV,右心室;AL,前叶;PL,后叶

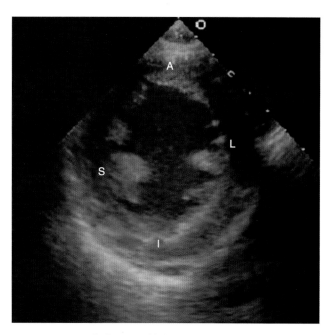

图 12-5　心外膜左室短轴中段切面(等同于 TTE 胸骨旁左室短轴中间段切面)。扫查时把探头放在左前降支动脉(LAD)中段,探头示标朝向左肩。A,前壁;S,室间隔;L,外壁;I,下壁

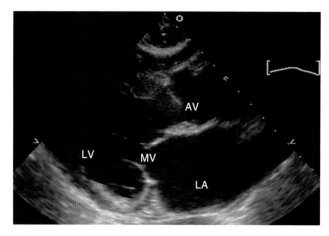

图 12-6　心外膜左室长轴切面(等同于 TTE 胸骨旁左室长轴切面)。扫查时把探头放在右室流出道中部,探头示标朝向右肩。AV,主动脉瓣;LV,左心室;MV,二尖瓣;LA,左心房

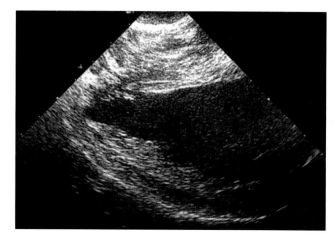

图 12-7　心外膜两腔心切面(等同于 TTE 改良胸骨旁左心室长轴切面)。扫查时把探头放在左前降支动脉(LAD)中段,探头示标朝向右肩

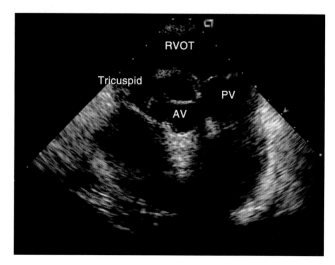

图 12-8　心外膜右室流出道切面(等同于 TTE 胸骨旁短轴切面)。扫查时将探头放置在右室流出道上方,探头示标朝向左肩。RVOT,右室流出道;Tricuspid,三尖瓣;AV,主动脉瓣;PV,肺动脉瓣

开胸手术后心内空气的诊断

在体外循环结束前,关闭心脏切口并且心脏复跳后,经常会有空气存留在左心和升主动脉。空气微泡的位置会发生快速移动。准确定位和排出空气可以缩短从开放升主动脉到撤除体外循环的时间,降低短期和长期并发症。因此,外科医生应该清楚如何利用超声成像指导这一步骤。能够发现微气泡集聚的最特异性的切面是左房顶部切面,左、右上肺静脉切面,左心耳切面,左室心尖部切面和左室间隔壁切面。图 12-9 显示了所有这些 TEE 切面,但是,如果在 TEE 无法使用的情况下,也可以由外科医生使用心外膜探头来获取这些切面。

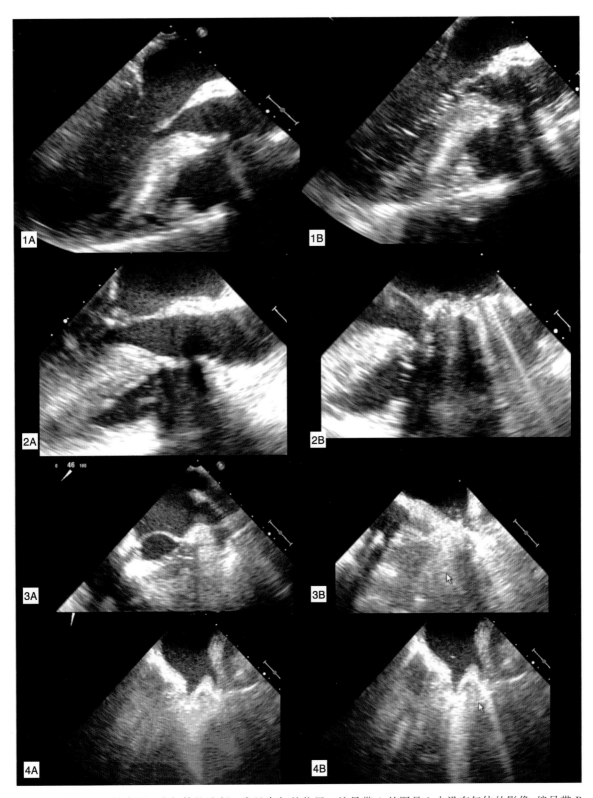

图 12-9　体外循环结束时心内气体的诊断—常见存气的位置。编号带 A 的图是心内没有气体的影像;编号带 B 的图是与 A 图相对应切面心内存气的影像。图 1 显示了食管中段左室长轴切面(120°),左室流出道存在气体。图 2 显示主动脉瓣后方的左房顶存在气体。图 3 显示了左上肺静脉。图 4 显示右上肺静脉有两个彗星尾伪影,表明右肺静脉的两个分支都有空气

超声心动图在心脏病术前评估中的应用

冠状动脉性心脏病

超声心动图通过静息状态下发现的左室壁运动异常或负荷模式下检出新的局部室壁运动异常来诊断缺血性心脏病。

美国超声心动图学会推荐用 16 节段法来评估和描述左室各节段的室壁运动[13]。该方法将左室基底段和左室中段短轴按顺时针方向分为前壁、前侧壁、下侧壁、后壁、后间隔、前间隔,心尖段分为前壁、侧壁、下壁和间隔段(图 12-10)。还有一种是 17 节段法,增加心尖帽节段来评估心尖部的心肌灌注。

为了更好地评估室壁运动,每个节段应该在多个切面中进行评估,结果报告为:①室壁运动正常或运动增强(室壁增厚率正常或增加);②室壁运动减低(室壁增厚率变小);③室壁运动消失(室壁无增厚或可忽略增厚变化)或④矛盾运动(收缩期室壁厚度变薄或膨出)[13]。

特定的冠状动脉为相应部位的心肌供血,静息状态下的局部室壁运动减低是局部心肌缺血或梗死的标志,提示对应的冠脉血供障碍。心肌梗死形成瘢痕表现为局部室壁节段变薄,运动消失,且呈现强回声。室壁瘤表现为室壁变薄,呈现矛盾运动,形态特征是舒张期形态扭曲,收缩期室壁向外凸出成瘤样。

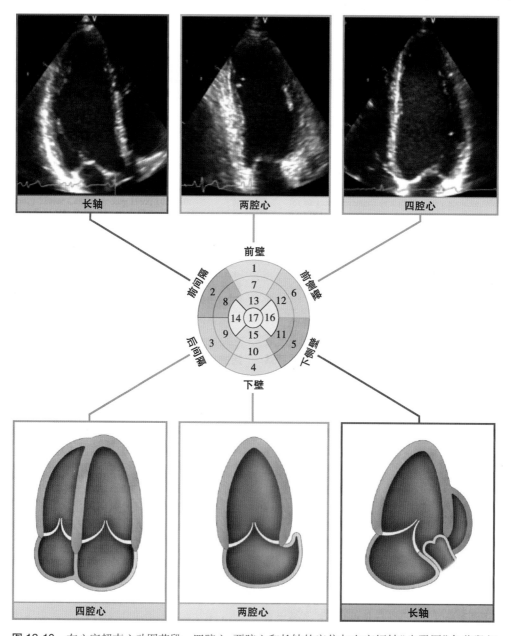

图 12-10　左心室超声心动图节段。四腔心、两腔心和长轴的定位与左室短轴"牛眼图"各节段相对应的切面(Reproduced with permission from Lang RM,Badano LP,Mor-Avi V,et al:Recommendations for cardiac chamber quantification by echocardiography in adults:an update from the American Society of Echocardiography and the European Association of Cardiovascular Imaging,*J Am Soc Echocardiogr* 2015 Jan;28(1):1-39.)

负荷超声心动图

负荷超声心动图可通过运动激发或药物激发来诊断冠心病并定位冠脉阻塞的部位。半卧位踏车运动或跑步运动负荷接近生理状态,优于药物激发。但不能运动的患者则需要给予强心药物(如多巴酚丁胺)、扩血管药(如腺苷或双嘧达莫)或联合应用这些药物来进行激发。负荷超声心动图的特异度为76%,敏感度为88%,与放射性核素负荷试验相当[14]。

负荷试验检查正常时,心肌的收缩力增强,同时左心室射血分数(left ventricular ejection fraction,LVEF)增加,左室容量减小,无新出现的局部室壁运动异常。负荷试验阳性则表现为:在缺血节段出现了新的室壁运动异常,整体 LVEF 的减低和左室扩张提示存在严重的冠脉堵塞,如多支冠脉堵塞或严重的左主干狭窄[15]。

静脉注射造影剂可用于增强心内膜的清晰度,从而提高负荷超声心动图对缺血性心脏病诊断的敏感性。

心肌活性

小剂量多巴酚丁胺负荷超声心动图可用于鉴别处于顿抑或冬眠状态的存活心肌。心肌存活节段在静息状态时运动减低,在小剂量多巴酚丁胺输注[2.5~10μg/(kg·min)]时心肌收缩力有所改善,表现为典型的"双相反应"。然而,在使用高剂量多巴酚丁胺[20~40μg/(kg·min)]时,节段性室壁运动异常会恶化,运动幅度与静息时相似甚至更差。在慢性冠心病和左室功能障碍的患者中,无创性检测的心肌活性与在血运重建后生存改善之间存在较强的相关性[16]。如果局部心肌运动没有增强,意味着这一区域无存活心肌,或心肌已经形成瘢痕。

缺血性心脏病的机械并发症

当急性心肌梗死患者出现血流动力学不稳定时应尽快进行超声心动图检查,以区分是需要紧急外科手术干预的机械并发症,还是继发于原发性"泵衰竭"的心源性休克。

左心室游离壁破裂及假性室壁瘤

左室游离壁破裂是院内死亡的第二大因素,仅次于急性心肌梗死导致的心源性休克。它通常与首次发生的透壁梗死(通常是大面积的前壁梗死)有关,但也可以发生在小范围的侧壁心梗。急性室壁破裂是致命性,先出现心脏压塞和无脉电活动,继而死亡。亚急性心脏破裂是梗死区缓慢的、不完全的破裂,伴有缓慢的或反复的出血,从而导致心包积血,心腔与心包积血之间常通过小的心肌破口相交通[17]。最后会产生中到大量心包积液,伴或不伴心包填塞的症状。通常在心包腔和破裂的心肌之间形成血栓,从而防止心室继续破裂。心包腔内可见大量血栓的回声。

心肌梗死后左室假性室壁瘤是左室游离壁破裂后由局部心包粘连或血栓机化包裹形成的。超声心动图可以显示假性室壁瘤与左心室之间的狭窄颈部,多普勒频谱和彩色多普勒可以显示左室与心包之间的交通血流。

室间隔穿孔

心肌梗死后室间隔穿孔(ventricular septal rupture,VSR)不常见,但其死亡率较高。通常发生在大的透壁性心肌梗死区,50%~66%心梗后 VSR 发生于前壁心肌梗死,其余可见于下壁梗死[18,19]前壁心梗后的 VSR 最常发生在室间隔远段 1/3 处,而下壁心肌梗死与后间隔基底段穿孔有关。非标准 2D 成像和彩色多普勒成像对此诊断是有用的,特别是有利于清晰显示右室面交通口的位置(图 12-11)。室间隔缺损的大小和左右心室之间的压力差决定了分流量的多少,而分流量的多少又影响了死亡率。三维超声心动图可以正面显示缺损,显示室间隔破裂的准确位置以及测量分流口大小,这有助于判断病变是否适合经皮或外科室间隔修补术[20]。

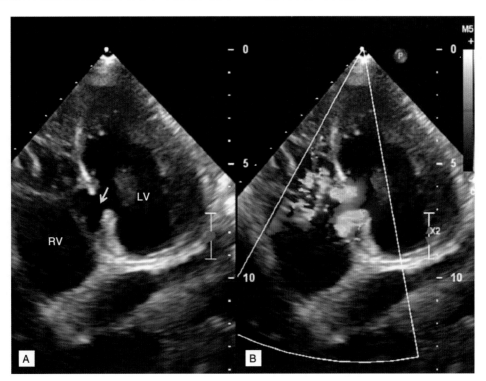

图 12-11　心肌梗死后室间隔穿孔(VSR)。A. 经胸超声非标准心尖四腔切面显示室间隔中部 VSR 在右室(RV)面出口位置。B. 彩色多普勒显示收缩期经 VSR 左向右分流。LV,左心室

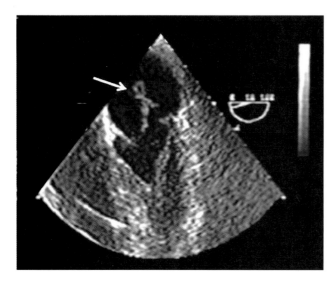

图 12-12　乳头肌断裂。TEE 四腔心切面可在左房内见到断裂的乳头肌断端(箭头)

急性二尖瓣反流

急性二尖瓣反流(mitral regurgitation,MR)是由于心肌梗死造成相应的乳头肌梗死或断裂引起的。它通常与下壁心肌梗死相关,因为后内侧乳头肌只有后降支单支冠脉血液供应,而前外侧乳头肌由前降支和回旋支双重血液供应。二维超声心动图可以显示二尖瓣连枷样改变,在左室心腔内可以看到飘动的乳头肌断端或相应的腱索(图 12-12)。

彩色多普勒可能低估急性二尖瓣反流的严重程度。由于左房和左室之间压力快速达到平衡,加上心动过速和左房偏小,二尖瓣反流束持续时间短,反流束面积看起来偏小。此时采用缩流颈宽度评估仍然是可靠的。肺静脉收缩期血流逆转是出现急性严重 MR 的征象[21]。TEE 能提供更确切的诊断。

右心室心肌梗死

超声心动图在右心室(right ventricle,RV)心肌梗死的诊断中有一定价值。RV 梗死最常见的征象包括下壁心肌梗死和血流动力学紊乱,经常伴有颈静脉怒张而无肺水肿表现。RV 受累患者往往死亡率较高,易出现心律失常,休克及机械并发

症[22]。RV 梗死的超声征象包括 RV 扩张和 RV 游离壁功能下降。RV 功能受损可表现为三尖瓣环收缩期位移(tricuspid annular plane systolic excursion,TAPSE)减低(<17mm),以及三尖瓣环收缩期速度(多普勒组织成像)下降(S'<9.5cm/s)[13,23]。右房压升高的征象包括下腔静脉扩张及吸气时塌陷率≤50%,或者房间隔向左移位。

二尖瓣疾病

二尖瓣(mitral valve,MV)超声心动图评估包括瓣叶、二尖瓣狭窄(mitral stenosis,MS)和二尖瓣反流(mitral regurgitation,MR)的机制及严重程度,以及对左房和左室的影响。具体包括:瓣叶厚度、活动度,瓣叶对合形态和面积,左房大小、左室大小和功能,频谱和彩色多普勒评价,跨瓣压差、瓣口面积和 RV 收缩压。

二尖瓣反流

病因

二尖瓣反流(MR)可分为器质性(原发性)和功能性(继发性)。器质性 MR 由瓣膜本身病变引起,而功能性 MR 则由局部或整体左室重构引起。

器质性(原发性)二尖瓣反流

在工业化国家,二尖瓣反流最常见的病因是退行性二尖瓣病变,从弹性纤维缺乏(腱索断裂导致部分瓣叶脱垂)到广泛黏液样变性(累及整个瓣叶)。前者最常见于老年人,而后者多见于年轻人。

二尖瓣脱垂指的是瓣体移位至瓣环水平以上超过 2mm(胸骨旁或心尖长轴切面)。由于正常二尖瓣瓣环呈马鞍形,其在前后方各有一个最低点,而心尖四腔心切面显示内侧和外侧的二尖瓣瓣环,因此并不推荐在评估二尖瓣脱垂时使用此切面,以免导致错误诊断[24]。

连枷样瓣叶是黏液样变性疾病的常见表现,由腱索断裂引起。主要累及后叶(常为中部或 P2 区),反流束朝向前叶。连枷样瓣叶超声心动图表现为瓣叶活动过度,瓣尖移位至 MV 瓣环以上的左房水平(图 12-13)。

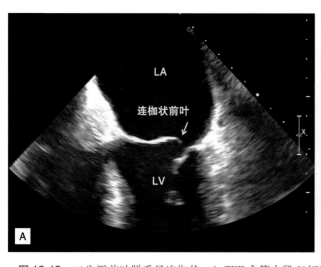
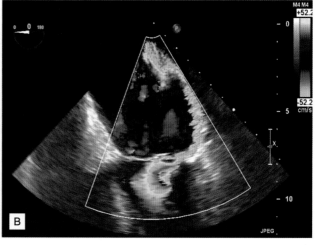

图 12-13　二尖瓣前叶脱垂呈连枷状。A. TEE 食管中段 0°切面显示二尖瓣前叶脱垂呈连枷状。前叶瓣尖脱入左房引起较大的对合裂隙。B. 彩色多普勒显示反流束朝向后外侧的重度二尖瓣反流。LA,左心房;LV,左心室

其他相对较少见的原发性二尖瓣反流病因包括:风湿性心脏病、感染性心内膜炎、二尖瓣叶裂(常合并部分心内膜垫缺损,个别单独发生)、结缔组织病以及放射性心脏病。需要引起注意的是,风湿性二尖瓣反流是由于交界增厚、瓣叶活动受限以及对合不良引起,常伴一定程度的二尖瓣狭窄。

急性二尖瓣反流

超声心动图可发现二尖瓣结构异常导致的急性二尖瓣反流。瓣叶毁损或穿孔可见于感染性心内膜炎。腱索断裂亦可见于感染性心内膜炎,但更常见于退行性二尖瓣病变。乳头肌功能不良(断裂或缺血)继发于心肌梗死(常见于下壁心梗)。由于二尖瓣反流急性出现,左室和左房内径大多正常。除非存在急性心肌缺血,急性二尖瓣反流时左心室收缩功能往往正常或增强。

功能性(继发性)二尖瓣反流

在功能性(继发性)二尖瓣反流中,二尖瓣瓣叶和瓣下结构是正常的。二尖瓣反流是由既往心梗或非缺血性心肌病造成的左室重构引起。局部或整体左室扩张和重构导致乳头肌移位,腱索拉紧,进而瓣叶受牵引出现活动受限。二尖瓣瓣叶对合区向心尖部移位引起二尖瓣闭合不良。二尖瓣瓣环扩张亦会导致功能性二尖瓣反流(图 12-14)。

局部心肌梗死(特别是下后壁)和继发的局部心室重构会产生不对称的牵引力,导致瓣叶非对称性对合不良。此类患者由于后叶受牵拉,前叶瓣尖可能显得相对性轻度脱垂,形成朝向后叶的反流束。在弥漫性左室功能不全和整体左室扩张的缺血性或非缺血性心脏病患者,乳头肌对称性移位更为常见,引起中心性反流。

Carpentier 教授提出了一种基于瓣叶运动的功能学分型来反映二尖瓣反流的病理改变:运动正常,运动过度,舒张及收缩运动受限[25](表 12-1)。经胸(TTE)和经食管(TEE)超声心动图均可用于明确这些分型。

超声心动图评估 MR 严重程度

MR 的干预时机主要取决于症状和容量负荷对左室大小和功能的影响。因此,MR 严重程度和相关血流动力结果的准确评估极为重要。经典的方法和重要指标见表 12-2。严重程度的评估需要综合定性和定量的方法以减少技术或测量误差。例如,彩色多普勒在评估 MR 严重程度时可受血压的影响,导致 MR 在 TEE 评估时较 TTE 严重程度会更轻一些,尤其是镇静或全麻状态血压下降的情况下。

彩色多普勒

通过彩色多普勒评估反流束大小及其占左房面积比是最方便和最常用的定性评价二尖瓣反流严重程度的方法。一般来说,二尖瓣反流束面积与左房面积比超过 40% 为严重二尖瓣

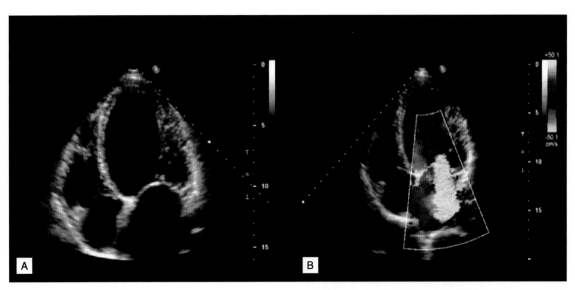

图 12-14　TTE 心尖四腔心切面显示二尖瓣瓣叶对合不良。A. 整体左室扩张导致乳头肌移位。瓣叶被拉向心尖部造成二尖瓣对合不良。B. 彩色多普勒显示大量中心性二尖瓣反流

表 12-1　二尖瓣反流的机制和病因(Carpentier 分型)

器质性二尖瓣反流		功能性二尖瓣反流	
瓣叶运动正常(Ⅰ型)	瓣叶运动过度(Ⅱ型)	舒张期瓣膜运动受限(Ⅲa 型)	收缩期瓣膜运动受限(Ⅲb)
• 瓣叶穿孔(感染性心内膜炎)	• 二尖瓣黏液样变(最常见)	• 风湿性瓣膜病	• 缺血性心脏病
• 二尖瓣瓣环钙化	• 腱索断裂连枷样瓣叶	• 药物影响(减肥药,麦角碱)	• 扩张型心肌病
• 二尖瓣瓣环扩张	• 乳头肌功能障碍	• 放射性心脏病	
• 二尖瓣瓣叶裂(常见于前叶)			

表 12-2　二尖瓣反流超声心动图评估方法

半定量评估
- 缩流颈
- 反流束面积/长度

定量评估:近端等速表面积法(PISA 法)
- 有效反流口面积
- 反流容积
- 反流分数

辅助评估
- 肺静脉血流频谱形态
- 连续多普勒频谱密度
- 二尖瓣口 E 波峰值流速
- 左房大小
- 肺动脉或右室收缩压
- 左室大小和收缩功能

反流[21]。但是,这个方法受多种血流动力学和技术性因素的影响,比如血压、仪器调节(如增益或速率标尺)以及反流束方向均会影响反流束面积。单就反流束方向来讲,如果反流束直接朝向左房壁(如偏心性二尖瓣反流束),其射流能量(速度)会呈现衰减,导致在同样反流量的情况下偏心性反流显得要小于中心性反流[26]。彩色多普勒应该用于诊断有无二尖瓣反流,但当出现少量以上中心性二尖瓣反流束时应使用定量方法以避免这种测量误差。

缩流颈宽度

缩流颈(vena contracta, VC)位于反流口的射流区域,是用于定量评价有效反流口面积(effective regurgitant orifice area, EROA)的非直接指标,较少受彩色射流面积显示因素的影响。典型的缩流颈测量部位位于二尖瓣反流束最窄处(刚好在对合线水平以上)(图 12-15)。在测其直线距离时假定反流口区域是呈圆形的,但在功能性二尖瓣反流时缩流截面常为椭圆形。当缩流颈超过 7mm 时提示存在严重二尖瓣反流。当缩流

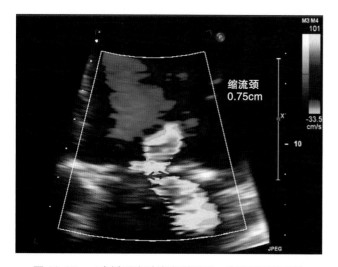

图 12-15　二尖瓣反流时缩流颈测量。缩流颈测量部位位于二尖瓣反流束最窄处(刚好在对合线水平以上)(红色双头箭头)。当缩流颈超过 7mm 时提示存在严重 MR

颈为 3~7mm 时,二尖瓣反流的程度需要结合其他定量分析方法综合评估。

血流汇聚/近端等速表面积法

二尖瓣反流严重程度的定量指标包括有效反流口面积(EROA)、反流容积(regurgitant volume, R Vol)和反流分数。这些均可以通过超声心动图近端等速表面积(proximal isovelocity surface area, PISA)法来测量。

这个方法是基于这样一个理论,反流口的血流量等于血流横截面积(cross section area, CSA)($CSA = 2\pi r^2$)和反流峰值流速(peak MR vel)的乘积。通过朝向反流束方向调整奈奎斯特(Nyquist)极限(彩色血流信号出现混叠的流速),在 LV 面形成一个可描记和测量半径(r)的血流汇聚区域。

假定血流汇聚在反流口是一个轴对称的形式,此区域的血流量可认为等于 $2\pi r^2$ 与混叠流速(V_a)的乘积,也等于经过瓣口进入左房的血流量。后者可通过 EROA 乘以 MR 连续多普勒频谱的峰值流速(peak MR vel)来计算。EROA 可由以下公式获得:

$$EROA = (2\pi r^2 \times V_a)/peak\ MR\ vel$$

由于每搏量等于血流横截面积与连续二尖瓣反流频谱的速率时间积分(VTI_{MR})的乘积,反流容积(R vol)则可为:

$$R\ Vol(cm^3) = EROA(cm^2) \times VTI_{MR}(cm)$$

在 TTE 时,当奈奎斯特极限是 50~60cm/s 时出现血流汇聚,应该提醒外科医生出现了明显的 MR,并需要立即进行定量分析评价。2D PISA 法在四腔或三腔心切面均可实施(图 12-16)。

二尖瓣反流超声心动图其他定量方法

在无主动脉瓣反流的情况下,反流分数可通过每搏量来进行计算。反流分数是二尖瓣反流容积与经二尖瓣流入的每搏量之比。二尖瓣反流容积是经二尖瓣流入的每搏量与经主动脉瓣流出的每搏量之差。每搏量是横截面积 CSA 与血流 VTI 的乘积。因此,二尖瓣反流容积是以下两个乘积值之差:①二尖瓣瓣环横截面积 CSA 与相应 VTI 乘积;②左室流出道(left ventricular outflow tract, LVOT)CSA 与相应 VTI 的乘积。

与 2D PISA 法相比,3D 缩流颈平面法直接测量 EROA 是可行的,不需要几何学或血流假设,而且可改善二尖瓣反流分级准确度[27]。但是,由于技术上的限制,比如空间分辨率不够,3D 彩色多普勒目前仅在 TEE 中使用,而且主要用于临床研究。

其他指标

当定量判断 MR 的严重程度与临床状况不符时,有些辅助指标可以帮助判断 MR 的严重程度。

肺静脉频谱出现收缩期逆向血流是判断重度 MR 的可靠指标。肺静脉收缩期血流减弱可伴有二尖瓣反流严重程度加重,但这种现象也可以发生在心房纤颤、年龄增加、舒张功能不全或其他原因造成的左心房压力升高,因此,并非判定重度 MR 特异性指标。

随着二尖瓣反流程度的增加,舒张早期二尖瓣跨瓣前向流量也会增加,反映为 E 峰流速增加。不合并二尖瓣狭窄(MS)的前提下,E 峰流速>1.5m/s 提示重度 MR,但如果二尖瓣流入频谱以 A 波为主,则可以排除重度 MR。该特征其实并不具备特异性,任何原因导致左房压力升高都会增加 E 峰流速。

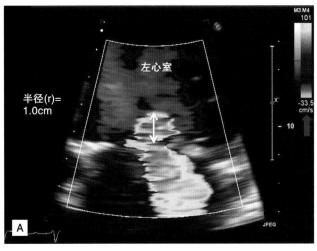
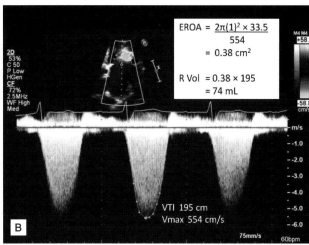

图 12-16　PISA 法定量二尖瓣反流的严重程度。A. 血流汇聚区域半径测量（双向箭头）。奈奎斯特极限基线调整方向与反流束方向一致（红色箭头）。B. 连续多普勒频谱测定 MR 流束最大速率和 VTI

重度 MR 的连续（CW）多普勒频谱信号强度高，反流频谱可呈"截断"征，看上去更像是裁出来的三角形，而不是抛物线形（反映了二尖瓣反流束对左房压力的影响）。在偏心性反流的情况下，即使频谱信号呈现高密度，我们也很难采集到完整的反流束频谱图。

严重 MR 的超声心动图定量

功能性 MR 严重程度的分级是很困难的。与器质性 MR 相比，即使计算出的 EROA 比较小，功能性 MR 患者仍然会预后不良。由于心肌发生病理改变以及心肌重塑，导致 LV 收缩功能进行性下降，功能性二尖瓣反流会逐渐加重。另外，功能性 MR 反流口的形态并不一定是圆形，因此基于 2D 超声心动图的血流会聚法计算的 EROA 可能会低估反流的严重程度。基于上述原因，重度功能性 MR 定量分级的阈值应当低于器质性 MR 的标准。在器质性 MR 中 EROA≥40mm² 或 R Vol≥60mL 为重度，而在功能性 MR 患者中 EROA≥20mm² 或 R Vol≥30mL 时心血管不良事件的发生率就会大大增加（表 12-3）[28]。

表 12-3　重度 MR 的超声心动图征象

- 中心性反流束面积>LA 面积的 40% 或者全收缩期偏心性反流
- EROA≥0.4cm²（器质性 MR），≥0.2cm²（功能性 MR）
- 缩流颈≥0.7cm
- 反流容积≥60mL（器质性 MR），≥30mL（功能性 MR）
- 反流分数≥50%
- 肺静脉血流收缩期逆流
- E 峰流速>1.5m/s（不合并 MS）
- 中度至重度 LA 扩张
- LV 扩张（LVESD>40mm）
- 肺动脉高压

（Data from Lancellotti P, Tribouilloy C, Hagendorff A, et al: Recommen-dations for the echocardiographic assessment of native valvular regurgitation: an execu-tive summary from the European Association of Cardiovascular Imaging, *Eur Heart J Cardiovasc Imaging* 2013 Jul;14(7):611-644; Nishimura RA, Otto CM, Bonow RO, et al: 2014 AHA/ACC guideline for the manage-ment of patients with valvular heart disease: a report of the American College of Cardiology/American Heart Association Task Force on Practice Guide-lines, *J Am Coll Cardiol* 2014 Jun 10;63(22):e57-e185.）.

重度二尖瓣反流的血流动力学改变和预后因素

为了维持前向每搏量，慢性严重 MR 患者容量过负荷会增加左室舒张末容积，早期 LVEF 会增加。MR 患者的"正常" LVEF 约为 70%。随着时间的推移，左室收缩力下降，左室收缩期末容积增加，导致左室收缩力下降。当 LVEF 下降到 60% 以下、或左室收缩末内径>40mm 时，即使 LVEF 仍在正常范围内，也提示左室功能不全。严重的 MR 还会出现 LA 扩张（急性 MR 除外），因此 LA 扩张的存在提示 MR 为慢性进程。

在原发性 MR 中，提示预后不良的因素包括出现临床症状、左室功能不全、肺动脉高压[肺动脉收缩压（pulmonary artery systolic pressure, PASP）>50mmHg]和新发房颤（atrial fibrilla-tion, AF）。[29,30] 因此，2014 年美国心脏协会（American Heart As-sociation, AHA）/美国心脏病学会（American College of Cardiolo-gy, ACC）指南中指出，上述情况的出现提示应当进行二尖瓣手术干预（图 12-17）。

慢性严重原发性 MR 和左室功能不全的患者行二尖瓣手术，推荐等级为 I 级：有症状患者 LVEF>30%，无症状患者 LVEF 30%~60%±左室收缩期末径（LVESD）≥40mm。无症状非风湿性 MR 患者，静息状态下 PASP 为>50mmHg 或新发房颤是二尖瓣修复术的 IIa 级指征。

TEE 在二尖瓣反流中的应用

TTE 在明确 MR 的病因学方面通常很有帮助。相比之下，TEE 对二尖瓣能进行更详细、更精确地解剖评估，在较为复杂的病变或需要进一步了解二尖瓣器的解剖信息用来帮助制定手术计划时，TEE 更具有优势。TEE 探头距离二尖瓣更近，帧频更高，这些都大大提高了分辨率，能更准确和更高质量地采用缩流颈和 PISA 法评估 MR。TEE 采集并评估全部的四支肺静脉的血流频谱通常也是可行的。

TEE 在感染性心内膜炎中也非常有用，潜在感染的其他组织结构也可以得到充分评估。三维超声心动图广泛应用于显示二尖瓣的"外科视野"，能直观展示二尖瓣的病变部位。

运动负荷超声心动图在二尖瓣反流中的应用

当临床症状和左心室及左心房扩大的程度与静息状态下

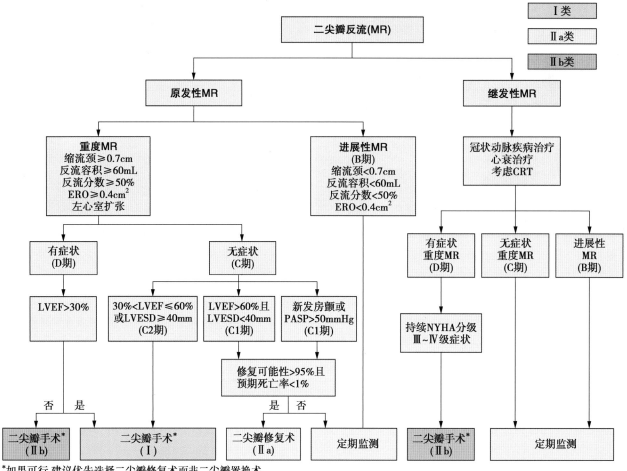

图 12-17 AHA 对 MR 患者的处理指南。CRT,心脏再同步化治疗;MR,二尖瓣反流;NHYA,纽约心脏病协会(Reproduced with permission from Nishimura RA,Otto CM,Bonow RO,et al:2014 AHA/ACC guideline for the management of patients with valvular heart disease:a report of the American College of Cardiology/American Heart Association Task Force on Practice Guidelines, *J Am Coll Cardiol* 2014 Jun 10;63(22):e57-e185.)

TEE 评估的 MR 严重程度不匹配时,此时运动负荷超声心动图可能会有助于诊断。如果运动负荷超声心动图显示 MR 加重,肺动脉压明显升高(运动后 PASP>60mmHg),活动耐量下降和症状恶化,提示早期手术可使此类患者获益[28]。

二尖瓣狭窄

二尖瓣狭窄(MS)最常见的病因是风湿性心脏病。其他相对少见的病因包括严重的二尖瓣环钙化、左房黏液瘤、先天性二尖瓣狭窄(降落伞二尖瓣)、药物性瓣膜病和系统性红斑狼疮(systemic lupus erythematosus,SLE)等。

超声心动图特征

风湿性 MS 有典型的超声心动图表现。瓣叶边缘增厚,瓣体部相对正常,交界区融合,导致前叶在舒张期呈穹窿状或"曲棍球棒"状,胸骨旁长轴切面显示最清楚。后叶也增厚,活动受限。交界区增厚和融合在短轴切面显示最好。瓣下结构也增厚,主要累及腱索,也可合并钙化和融合(图12-18)。

老年人群中可见明显的二尖瓣瓣环钙化。当瓣环钙化严重到瓣环面积缩小或累及瓣叶导致其运动受限时,舒张期二尖瓣跨瓣压差会增加,心房收缩时尤为明显。在这些患者中,瓣口面积缩小主要是由于瓣叶基部近瓣环处钙化造成的,与瓣叶边缘挛缩关系不大,用于计算风湿性二尖瓣狭窄的压力半降时间法用来计算此类患者瓣口面积并不可靠。

二尖瓣狭窄严重程度的评估

解剖学评估 成人正常二尖瓣口面积(mitral valve area, MVA)为 4~5cm^2。2014 年 AHA/ACC 关于瓣膜性心脏病指南中将 MVA≤1.5cm^2 定义为重度 MS,<1cm^2 定义为极重度 MS[31]。在短轴切面上可以直接描记二尖瓣开口面积。注意时间点应该选在舒张早期瓣膜口开放到最大程度时,平面应当切到二尖瓣口的边缘,此处才是最窄的瓣口位置。三维超声心动图能够适当校准瓣叶边缘,以确保描记的 MVA 最准确[32]。

多普勒评估 平均跨瓣压差是判断 MS 严重程度最重要的单一指标(轻度<5mmHg,中度 5~10mmHg,重度>10mmHg)[33]。

通过二尖瓣血流连续波多普勒频谱很容易获取平均和峰值跨瓣压差。然而,该方法易受心率、负荷状态和每搏量

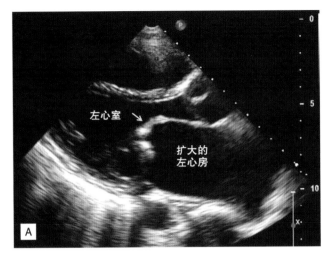

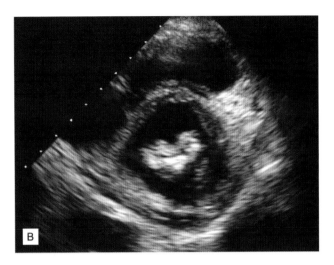

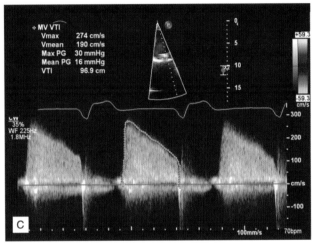

图 12-18　二尖瓣狭窄。A. TTE 胸骨旁长轴切面,二尖瓣前叶呈穹窿状,瓣缘钙化,导致二尖瓣狭窄,呈"曲棍球棒"样表现。左房扩大。B. 胸骨旁短轴切面,直接描记二尖瓣开口面积。C. 连续多普勒频谱显示二尖瓣狭窄的峰值和平均跨瓣压差。平均压差 16mmHg 符合重度二尖瓣狭窄

(stroke volume,SV)的影响。例如心动过速时,舒张期充盈时间缩短,导致平均压差增大。

计算 MVA 最常用的多普勒方法是压力半降时间(pressure half-time,PHT),单位为毫秒(ms),是跨瓣压力梯度衰减到其一半值所需的时间。与 MVA 呈线性关系;MS 越严重,压力半降时间越长:

$$MVA(cm^2) = 220/PHT(ms)$$

220 是一个恒定的常数,源自一组二尖瓣狭窄患者的经验值。PHT 易于获取,但在心动过速或房颤(建议 5 个心动周期取平均值)时,PHT 值并不可靠。左室顺应性的降低使舒张期左房和左室之间的压力平衡更快,会显著影响 PHT,使其缩短,此时如果仍采用常数 220,则 MVA 可被高估。因此,在高龄、高血压、糖尿病和主动脉狭窄患者中,通过 PHT 获取 MVA 的可靠性较差。在球囊二尖瓣成形术后的几个小时内,房室顺应性短时间内发生改变,此时常数 220 已经无法准确反映房室顺应性,并不适用。

如果患者不合并 MR 或者主动脉瓣反流(aortic regurgitation,AR),则可以采用连续方程计算 MVA:

$$MVA = SV_{LVOT}/VTI_{MS}$$

二尖瓣流入侧血流加速区呈漏斗形,需要角度矫正,因此临床上 MS 患者很少采用 PISA 法计算瓣口面积。

TEE 在 MS 中的应用　高质量的 TTE 通常足够用来诊断 MS 并对其进行定量分级,然而,若需要评估左房体部和左心耳血栓,或者瓣膜的 TTE 图像不理想时,加做 TEE 会很有意义。

重度 MS　超声心动图有一系列指标可判定 MS 为重度,包括:MVA<1.5cm², 平均跨瓣压差>10mmHg, PHT≥150ms 和 RV 收缩压>50mmHg。

MS 瓣膜形态学评分　若有介入治疗适应证,经皮二尖瓣球囊成形术(percutaneous mitral balloon valvuloplasty,PMBV)是二尖瓣狭窄的首选治疗方法。一般说来,不适合 PMBV 或 PMBV 失败的患者才会接受二尖瓣手术治疗。有些患者二尖瓣病变严重,例如中度至重度 MR,瓣叶和瓣下结构广泛增厚、纤维化和钙化,此类情况建议直接行手术治疗。

瓣膜形态学或 Wilkins 评分法最常用于 TTE 评估二尖瓣器的四个组成部分,总分可用来判断患者是否适合行 PMBV(表 12-4)[34]。Wilkins 评分>8 分和/或存在中度 MR 提示瓣膜 PMBV 成功的概率较低,建议直接行手术治疗。

表 12-4　Wilkins 评分法评估 PMBV 的可行性

分级	瓣叶动活动度	瓣下结构增厚程度	瓣叶厚度	瓣叶钙化
1	仅瓣尖活动受限	仅瓣下组织有轻微增厚	瓣叶厚度接近正常（4～5mm）	单一部位回声增强
2	瓣叶中部和基底部尚正常	增粗的腱索延伸到总长度的 1/3	瓣叶中部厚度尚正常，瓣缘显著增厚（5～8mm）	散在的回声增强仅限于瓣叶边缘
3	自根部起整个瓣叶舒张期始终向前运动	增粗延伸到腱索的末端部分	增厚延及整个瓣叶（5～8mm）	回声增强延伸到瓣叶中间部分
4	舒张期瓣叶无或轻微前向运动	腱索显著增粗和缩短并向下波及乳头肌	整个瓣叶显著增厚（>8～10mm）	回声显著增强延伸到瓣叶组织的绝大部分

（Adapted with permission from Wilkins GT, Weyman AE, Abascal VM, et al: Percutaneous balloon dilatation of the mitral valve: an analysis of echocardiographic variables related to outcome and the mechanism of dilatation, *Br Heart J* 1988 Oct; 60(4): 299-308. ）

负荷超声心动图在二尖瓣狭窄中的应用　2014 年 AHA/ACC 指南建议：如果静息状态的超声心动图结果不能解释二尖瓣狭窄患者的临床症状或体征，推荐负荷超声心动图，使用多普勒技术测量二尖瓣平均跨瓣压差和肺动脉压力的变化[31]。如果运动负荷后右心室收缩压升高至>60～70mmHg，则可以考虑进行干预。

主动脉瓣病变

主动脉瓣狭窄

主动脉瓣狭窄的超声心动图检查包括：评价主动脉瓣叶的形态、运动和厚度，描述是否存在钙化及其位置，测量主动脉根部和升主动脉内径，定量左室功能以及室壁厚度。然后，应用多普勒评估狭窄严重程度以及是否伴有主动脉瓣反流。

病因学　在发达国家，最常见的主动脉瓣狭窄（aortic stenosis, AS）病因是三叶式主动脉瓣的退行性钙化改变或主动脉瓣二瓣化畸形的加速钙化。风湿性 AS 在发展中国家更为普遍。

主动脉瓣二瓣化畸形发病率约为百分之一。最常见的形式为左右冠瓣融合（70%～86%），其交界呈水平分布。其次是右无冠瓣融合（~12%），其交界呈垂直分布[35]。左无冠瓣融合较少见。二瓣化畸形的诊断依据是在收缩期短轴切面，可探及主动脉瓣由两个大小不等的瓣叶形成一椭圆形瓣口。但是，当存在嵴（即两个瓣叶的融合线）时，舒张期超声心动图图像可能类似三叶式主动脉瓣。在长轴观中，二瓣化畸形的主动脉瓣呈非对称式闭合、收缩期穹窿状开启，且在舒张期常合并瓣叶脱垂。由于主动脉瓣二瓣化畸形常合并主动脉病变，因此必须评估主动脉根部及升主动脉内径。单叶式主动脉瓣和四叶式主动脉瓣较罕见，亦可导致 AS。其中单叶式主动脉瓣的交界多位于后侧[36]。

风湿性 AS 导致交界融合，收缩期瓣口呈狭窄的三角形，瓣缘钙化显著。风湿性 AS 常合并主动脉瓣关闭不全以及二尖瓣受累。

瓣下及瓣上梗阻　主动脉瓣瓣下及瓣上狭窄可通过 2D 超声心动图识别，并由多普勒超声进一步明确。瓣膜下梗阻可以是固定性的或动态性。前者见于先天性瓣下隔膜或左室流出道肌束，其峰值流速一般发生在收缩中期。而动态梗阻常见于肥厚型梗阻性心肌病，其梗阻发生在收缩晚期。该类患者左室流出道 CW 多普勒频谱速度峰值位于收缩晚期，或呈"匕首"形。瓣上梗阻很少见，通常为先天性疾病。在成年人中，表现为 Valsalva 窦上方周期性或持续性的局限性缩窄，或升主动脉弥漫性狭窄[37]。

主动脉瓣狭窄严重程度的超声心动图评估　多普勒超声评估主动脉瓣狭窄严重程度的方法包括：峰值跨瓣流速（Vmax）以及峰值压差和平均压差。主动脉瓣口面积（aortic valve area, AVA）通常由连续性方程计算得出[33]。

峰值流速和压差　峰值跨瓣流速由 CW 多普勒测量得出。应从多个位置（包括心尖部、胸骨上窝和右侧胸骨旁）评估以确保记录到跨主动脉瓣最高速度。窦性心律者取三个心动周期的平均值，而不规则心律者需至少测量五个心动周期。不测量期外收缩后搏动。较严重梗阻者，其血流速度达峰略晚，因而 CW 多普勒曲线更为圆滑，说明在整个收缩期均维持着较高的跨瓣压差。

峰值瞬时压差可使用简化的伯努利方程计算：

$$\Delta P = 4(V_{max})^2$$

通常使用超声心动图仪器上的测量程序来计算平均压差，该程序可将整个收缩期的压差取平均值。

主动脉瓣口面积（AVA）　正常 AVA 为 3～4cm²，重度 AS 的诊断标准之一是 AVA<1cm²。可根据体表面积（body surface area, BSA）得到 AVA 指数，对于儿童、青少年和小体型成年人（BSA<1.5m², BMI<22），ASA 指数 ≤0.6cm²/m² 可诊断重度 AS[33]。但此 AVA 指数诊断标准不适用于肥胖患者。

AVA 是根据连续性方程计算所得：即通过 LVOT 的每搏量（SV）等于通过狭窄的主动脉瓣的 SV（图 12-19）。

每搏量等于多普勒速度曲线的 VTI 与对应取样容积位置的 CSA 的乘积：

$$SV = CSA \times VTI$$

血流的连续性表现为：

$$SV_{AV} = SV_{LVOT} \text{ 或 } CSA_{AV} \times VTI_{AV} = CSA_{LVOT} \times VTI_{LVOT}$$

由此可得 AVA（CSA_{AV}）：

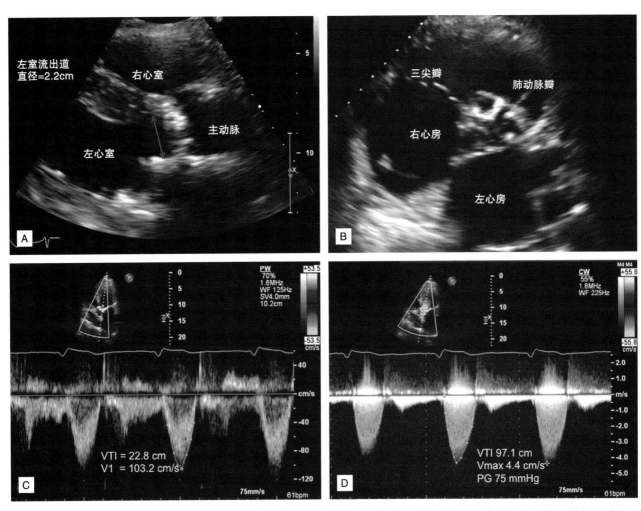

图 12-19　主动脉瓣狭窄。A. 通常在 TTE 胸骨旁长轴切面测量左室流出道直径（箭头）。B. 在 TTE 胸骨旁短轴切面确定主动脉瓣的形态。该图显示主动脉瓣有三个瓣叶，瓣叶钙化伴重度狭窄。C. 心尖五腔心切面，把脉冲多普勒的取样框放在左室流出道，测量左室流出道的 VTI。D. 连续多普勒测量主动脉瓣的最高血流流速为 4.4m/s，符合重度狭窄。计算主动脉瓣口面积：$CSA_{LVOT} = \pi(2.2/2)^2 = 3.8cm^2$；$AVA = 3.8 \times 22.8/97.1 = 0.89cm^2$

$$AVA = (CSA_{LVOT} \times VTI_{LVOT})/VTI_{AV}$$

假设 LVOT 的 CSA 为圆形，可使用以下公式计算其面积：

$$CSA_{LVOT} = \pi(D/2)^2$$

其中 D 是收缩早期 LVOT 直径。应注意的是，常用峰值流速取代 VTI。

LVOT 直径的准确测量至关重要。由于在计算 CSA_{LVOT} 时，此参数需做平方，微小的测量误差会导致 AVA 计算值的严重偏移。例如，将 2cm 的 LVOT 直径低估或高估 5%（1mm）将导致 10% 的 LVOT 面积和 AVA 误差。其他可能的误差包括：非平行取样角度导致的 LVOT 或 AV 峰值流速偏差，以及没有采用多个切面测量到 AV 的最高峰值流速。

减少与 LVOT 直径的不准确测量相关误差的一种方法是从公式中删除 CSA。无直径指数为有效瓣口面积与 CSA_{LVOT} 的比值。可以使用峰值速度比[33]或 VTI 之比来计算该指数：

$$无直径指数 = V_{LVOT}/V_{AV} \text{ 或 } VTI_{LVOT}/VTI_{AV}$$

无直径指数 ≤ 0.25 提示重度狭窄，相当于正常瓣口面积的 25%[38]。

通常不通过二维平面描记法测量 AVA，因为确定瓣尖最小开口面积在技术上较为困难，特别是存在广泛钙化的情况时。且在重度 AS 患者中，主要的预后因素是有效瓣口面积而不是解剖学的瓣口面积。但是，在术中 TEE 期间可能难以获得准确的 LVOT 和 AV 速度，此时可以使用平面描记法评估狭窄程度[39]。

2014 AHA/ACC 指南将有症状的重度 AS 分为三类：高压差重度 AS、LVEF 减低的低流量低压差（low flow low gradient, LFLG）重度 AS，以及 LVEF 正常的低压差重度 AS（或反常低流量 AS）[31]。表 12-5 中显示了每种类别的超声心动图定义。

超声心动图诊断重度主动脉瓣狭窄　传统上公认的重度 AS 定义是基于无手术干预的 AS 的自然病史。当 Vmax>4m/s，平均压差>40mmHg 时，患者的预后较差[40]。同样，当 AVA<1cm² 时，患者的预后也较差[41]。这些患者被分类为高压差重度 AS。

然而，有部分重度 AS 患者，尽管其计算得出的 ASA<1cm²，但是流速和压差较低（Vmax < 4m/s，平均压差<40mmHg），这通常发生在 LVEF 和 SV 减低的情况下。据估计，有 5%~10% 的重度 AS 患者为 LVEF 降低相关的 LFLG 重度

表 12-5　重度 AS 的分类

高压差重度 AS(经典 AS)	• $AVA \leq 1cm^2$(或 $AVAi < 0.6cm^2/m^2$),合并 AR 时可能略大 • 或主动脉瓣 $V_{max} \geq 4m/s$ • 或平均压差 $\geq 40mmHg$
LVEF 减低的低流量低压差重度 AS(LVEF <50%)	• $AVA \leq 1cm^2$ 且静息状态下主动脉瓣 $Vmax < 4m/s$ 或静息平均压差 $< 40mmHg$ • 或通过多巴酚丁胺试验提高每搏量,所得 $AVA \leq 1cm^2$、主动脉瓣 $V_{max} \geq 4m/s$
LVEF 正常的低压差重度 AS(反常低流量 AS)	• $AVA \leq 1cm^2$ 且主动脉瓣 $V_{max} < 4m/s$ 或静息压差 $< 40mmHg$ • $AVAi \leq 0.6cm^2/m^2$ 且 • 每搏量指数 $< 35mL/m^2$ • 测量时患者血压正常(收缩压 $< 140mmHg$)

AS。这些患者通常存在由缺血性心脏病、其他心肌病和/或继发于 AS 的慢性压力过负荷导致的左室扩张、左室收缩功能严重减低[42]。确定计算的低 AVA 是否为真正的重度 AS 而不是假性 AS 至关重要,因为只有前者可以通过主动脉瓣置换术获益。在这两种情况下,由于 LVEF 减低,均导致低 Vmax 和低平均跨瓣压差。后一种情况下,主动脉瓣仅为轻度或中度狭窄,然而由于左室功能减低,导致血流流量不足主动脉瓣叶不能完全开放,AVA 测值过低。如前所述,当流速/压差与瓣膜面积不符时,还要确保在 AVA 计算中使用了正确的 LVOT 测量值。

低剂量多巴酚丁胺负荷超声心动图有助于将 LVEF 降低的真性 LFLG 重度 AS 与假性重度 AS 进行鉴别[43]。注射多巴酚丁胺后,患者每搏量增加,假性重度 AS 的患者表现为 AVA 增加,但是跨瓣流速或压差仅轻度增加。相反,在真性重度 AS 的患者中,尽管左室收缩力和跨瓣流速增加,但是 AVA 固定不变。低剂量多巴酚丁胺负荷超声心动图中,重度 AS 定义为在试验中的任何时候,峰值流速 $\geq 4.0m/s$,瓣膜面积 $\leq 1.0cm^2$[33]。

多巴酚丁胺负荷超声还能提示一类"低收缩功能储备"的患者,其表现为使用多巴酚丁胺后每搏量增加低于 20%。这类患者药物或手术治疗预后均较差[44]。

LVEF 正常的低压差 AS　研究者在 2007 年首次描述了 LVEF 正常的低压差 AS(也称为反常性 LFLG AS)[45]。这些 AS 患者的诊断依据是 AVA 指数 $\leq 0.6cm^2$,且 LVEF 正常(> 50%),但是由于每搏量减少,其跨瓣压差低于预期。这种情况见于 10%~25% 的重度 AS 患者[42]。此类患者多为老年女性,具有更严重的 LV 向心性肥厚,导致 LV 内径减小和每搏量降低($< 35mL/m^2$)。其左室舒张末期内径通常 $< 47mm$,根据 BSA 得到的舒张末期容积指数 $< 55mL/m^2$[46]。此类患者通常具有限制性舒张功能障碍的表现,左室顺应性和充盈功能受损。

鉴别该类患者非常重要,因为与接受药物而非手术治疗的高压差重度 AS 相比,有症状的 LVEF 正常低压差 AS 预后更差[47]。在考虑该诊断之前,必须先排除计算主动脉瓣口面积所使用的数据(LVOT 大小,LVOT 及主动脉瓣流速)的测量误差。

血流动力学对左室的影响　超声心动图可用于评估慢性压力超负荷导致的代偿性 LV 肥厚。左室收缩功能和容积可通过 2D 和 3D 超声心动图进行评估。LV 肥厚常伴有舒张功能障碍,尤其 LVEF 正常的低压差 AS 患者中更为显著。二尖瓣 $E/e' > 15$,E 峰减速时间 $< 150ms$,以及跨二尖瓣 E/A 比 > 2.5 提示限制性充盈障碍[48]。根据简化伯努利方程,可通过三尖瓣反流(tricuspid regurgitation,TR)峰值流速估算肺动脉收缩压。

超声心动图诊断误区　峰值流速和跨瓣压差均取决于左室的功能和血流,因此,所有影响血流量的因素都会影响这些参数。例如,合并显著的主动脉瓣反流的患者,由于收缩期经过主动脉瓣的血流增多,同样的瓣口面积下,其峰值流速和平均压差会更高。相反,合并重度二尖瓣反流的患者,收缩期流经主动脉瓣的血流减少,尽管存在重度 AS,但压差可能并不高。但在这些情况中,主动脉瓣口面积的计算仍然是准确的。

TEE 的应用　TEE 可以对主动脉瓣叶的几何形态和相对高度进行准确评估。TTE 很难对这些细节达到相同程度的显示。当运用连续性方程计算 AVA 时,还可以通过 3D 多平面重建来获得 CSA_{LVOT},以减少误差。在主动脉根部和升主动脉内径的精确测量方面,TEE 也优于 TTE,因此可应用于主动脉瓣修复术的手术计划拟定,以及引导经心尖或经导管主动脉瓣置换术。

2014 AHA/ACC 指南采用了上文讨论的多个超声心动图参数作为诊疗流程的一部分,以确定重度 AS 患者行主动脉瓣置换术的时机(图 12-20)。

主动脉瓣反流

超声心动图可用于评估主动脉瓣反流(AR)机制、AR 严重程度、AR 引起的容量超负荷对左心室血流动力学影响以及主动脉根部形态和内径大小。

超声心动图对主动脉瓣反流病因的评估　通过超声心动图可鉴别 AR 的病因是瓣叶本身异常还是主动脉根部扩张引起的瓣叶对合不良。具体而言,超声心动图可以显示瓣叶异常,例如主动脉瓣二瓣化畸形、退行性瓣叶钙化、感染性心内膜炎和风湿性瓣叶增厚。同时,超声心动图还可以测量主动脉瓣环、Valsalva 窦、窦管交界和升主动脉内径。引起主动脉扩张的原因包括长期高血压、马方综合征、结缔组织病和大动脉炎。

关于主动脉瓣二瓣化畸形的超声心动图评估已在主动脉瓣狭窄部分讨论过。由于主动脉瓣二瓣化畸形常合并主动脉病变,因此对这类患者主动脉根部和升主动脉内径的测量非常重要。

退行性钙化亦会导致 AR,其特征为瓣叶的中心部分钙化,

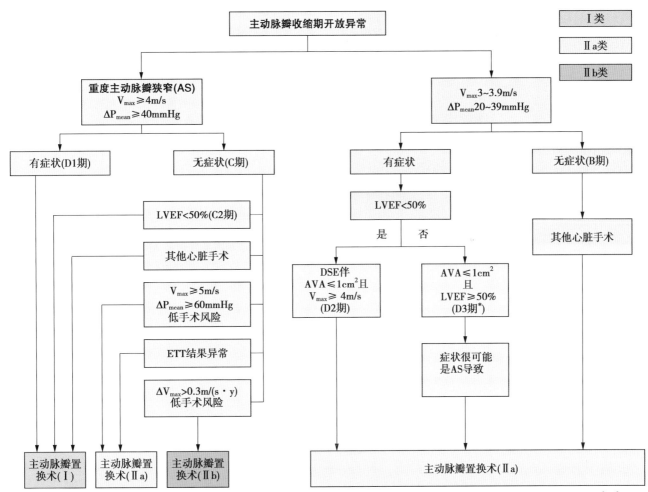

*对于D3期的患者,仅在以下情况考虑主动脉瓣置换术:瓣膜狭窄是导致症状的最可能原因,每搏量指数<35mL/m²,AVA指数≤0.6cm²/m²,且患者血压正常(收缩压<140mmHg)。

图 12-20　AHA/ACC 指南:主动脉瓣狭窄(AS)患者的管理流程。ETT,运动耐量测试(Reproduced with permission from Nishimura RA,Otto CM,Bonow RO,et al:2014 AHA/ACC guideline for the management of patients with valvular heart disease:a report of the American College of Cardiology/American Heart Association Task Force on Practice Guidelines,*J Am Coll Cardiol* 2014 Jun 10;63(22):e57-e185.)

不合并交界融合。相反,风湿性病变常表现为交界融合,瓣叶游离缘的钙化和弥漫增厚,瓣叶挛缩,从而引起中心性 AR。

AR 严重程度的超声心动图评估　与 MR 的评估类似,AR 的严重程度需进行定性和定量的整体评估(表 12-6)[21]。

 表 12-6　重度主动脉瓣反流的超声心动图表现

定性
- 降主动脉全舒张期血液反流(舒张末流速>20cm/s)
- 反流束宽大(反流束宽度与 LVOT 内径比值>65%)
- 反流束连续多普勒信号呈高密度
- 左室扩张

半定量
- VC 宽度>6mm
- 压力半降时间<200ms

定量
- EROA≥30mm²
- 反流容积≥60mL

彩色血流成像是视觉评估 AR 程度的最简单方法。但是,该方法受到许多限制。反流束的大小和长度受主动脉-左室压差、左室顺应性影响。因此,它可能与 AR 的严重程度相关性较差。此外,射向二尖瓣前叶或室间隔方向的反流束可能显得较窄。由于经心尖切面常高估反流束的面积和大小,最好使用胸骨旁长轴切面,以取得最佳轴向分辨率。在长轴切面中,近端反流束宽度与左室流出道直径的比值>65%,提示重度 AR[49](图 12-21)。

缩流颈宽度指的是反流束在主动脉瓣水平最窄处的宽度。此数值应在胸骨旁长轴测量,它间接提示了 EROA。在奈奎斯特极限设定为-60cm/s 时,缩流颈大于 6mm 提示重度 AR[50]。

反流口面积(EROA)是评估和随访 AR 的理想参数。如前文在 MR 相关内容中所述,测量 EROA 需要显示血流会聚区。由于很难获取血流会聚区的高质量图像,因此 EROA 的测量较为困难。在可行的情况下,中心性反流推荐使用经心尖五腔心切面,而偏心性反流推荐使用胸骨旁长轴切面。EROA≥30mm² 或反流容积≥60mL 提示重度 AR[31]。但是,在 AR 中这

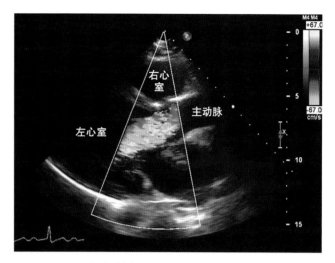

图 12-21 主动脉瓣反流。胸骨旁长轴 TTE 彩色多普勒图像显示：主动脉瓣反流束充满了整个左室流出道，提示重度主动脉瓣反流

一参数的应用不如在 MR 中普遍。

在正常人中，使用脉冲多普勒可在近端降主动脉（锁骨下动脉开口以远）观察到短暂的舒张期反向血流。而在重度 AR 患者中，可观察到全舒张期反向血流，其舒张末血流速度通常>20cm/s[51]。

通过比较反流束与正常前向血流的连续（CW）多普勒信号密度，可以估计反流容积。然而，这种方法很难区分中度和重度反流。一般通过五腔心切面获得 AR 反流束的 CW 多普勒信号。右胸骨旁切面可能更适用于偏心性反流。

舒张期反流速度的减速速率、PHT 可反映主动脉和左室舒张压达到平衡的速度。在重度急性 AR，由于两个腔室压力迅速平衡，导致 PHT 较短。PHT<200ms 提示重度 AR，而 PHT>500ms 提示轻度 AR。但是，此参数受腔室顺应性和压力的影响。左室舒张压升高可缩短 PHT，而在重度 AR 慢性 LV 代偿的患者中，PHT 可延长或正常化。

血流动力学对 LV 的影响 AR 引起的慢性容量超负荷会引起 LV 球形扩张。患者 LV 质量增加，但室壁仅轻度增厚。左室收缩功能恶化发生于病变晚期，且有可能不可逆。然而，存在严重左室功能不全（LVEF≤35%）的重度 AR 患者仍可通过主动脉瓣置换手术降低死亡率[52]。

在 2014 AHA/ACC 指南中，以下情况应行主动脉瓣置换术：存在 LV 收缩功能不全（LVEF<50%）（Ⅰ类），或左室收缩功能正常（LVEF≥50%）合并左室明显扩张（LVESD>50mm 或 LVESD 指数>25mm/m²）（Ⅱa 类）。

急性主动脉瓣反流 引起急性 AR 的最常见病因是感染性心内膜炎和主动脉夹层。TTE 诊断主动脉夹层的特异性和敏感性分别仅为 80% 和 60%，而 TEE 的特异性和敏感性分别为 95%~100% 和 98%~100%[53]。感染性心内膜炎会引起主动脉瓣叶穿孔、毁损、瓣尖赘生物附着，从而导致主动脉瓣反流。

急性和慢性 AR 在超声心动图上的主要区别是 LV。在慢性 AR 中，LV 有时间进行重塑和扩张。而正常大小的 LV 无法耐受急性 AR 引起的突发容量超负荷，因而导致左室舒张压快速升高和肺水肿。由于主动脉和左室舒张压迅速平衡，急性 AR 的 CW 多普勒速度曲线呈陡峭的斜坡，压力半降时间<

200ms，而降主动脉的脉冲多普勒提示无舒张末期流速。二尖瓣流入血流的减速时间缩短、M 型超声心动图中二尖瓣提前关闭，这些征象均提示左室舒张压显著升高。

AR 的 TEE 评估 当怀疑主动脉夹层时，可利用 TEE 测量主动脉根部和升主动脉的内径，TEE 还可为制定主动脉瓣修复手术计划提供精确的测量数值。与 TTE 相比，TEE 通过对主动脉瓣的放大视图，可更准确地测量缩流颈大小。由于 TEE 较难获得与反流束平行的声束，因此其他多普勒测量数据更推荐使用 TTE。但是在手术室中，经胃 TEE 切面可以获得近似与 LV-OT 同轴的声束。此外，3D TEE 图像几乎可实时获得完美平行的图像，并且一些系统还可进行多普勒信息的后处理。另外，由于 TEE 可以准确识别赘生物和脓肿，因此在感染性心内膜炎中有重要意义。

基于超声心动图参数选择 AR 的主动脉瓣置换手术时机 2014 AHA/ACC 瓣膜性心脏病指南在诊疗流程中通过超声心动图参数确定重度 AR 的主动脉瓣置换手术时机。该流程如图 12-22 所示。

三尖瓣疾病

三尖瓣反流

超声心动图评估三尖瓣反流（tricuspid regurgitation，TR）可提供以下信息：瓣膜形态、反流的严重程度、对右心的血流动力学影响及并存的左心系统疾病。需要综合二维及多普勒方法评估瓣叶结构和功能，包括瓣叶厚度、对合形态、跨瓣压差、瓣环扩张及其程度、是否存在心内肿物、右心室大小和功能以及右室收缩压（right ventricular systolic pressure，RVSP）。

功能性三尖瓣反流 TR 最常见的原因是功能性，反流是由于瓣环扩大或者瓣叶牵拉引起的瓣叶对合不佳，而其瓣叶结构正常。任何导致右室扩张和收缩功能障碍的因素均可导致功能性 TR。最常见的原因是左心系统疾病特别是二尖瓣和主动脉瓣疾病。其他病因包括心房颤动相关的心房病变和引起肺动脉高压的肺部疾病。舒张期经食管中段四腔心切面，三尖瓣瓣环正常直径为 28±5mm，舒张期瓣环直径>34mm 提示重度 TR。在单纯二尖瓣手术后，未处理的重度三尖瓣环扩张（>40mm 或>21mm/m²）会导致 TR 持续存在甚至会进行性加重[54]。因此，目前的工作重点在于提早发现能从三尖瓣手术中获益的患者。

原发性三尖瓣反流 三尖瓣器质性的原发性疾病很少见。风湿性疾病累及三尖瓣，导致瓣叶和乳头肌增厚，缩短和挛缩。三尖瓣脱垂最常累及前叶和隔叶，通常与二尖瓣脱垂相关。连枷瓣叶的原因是腱索断裂、退行性疾病、感染性心内膜炎、外伤，也可能是由医源性中心静脉导管、心脏起搏器电极置入或心肌内膜活检引起的。心内装置导线如果影响了瓣叶活动，也会干扰其对合[55]。埃伯斯坦畸形（三尖瓣下移畸形）最常见的形式是：前叶冗长，后叶和隔叶发育不全并向右室心尖部下移。类癌疾病可能累及三尖瓣和肺动脉瓣，表现为瓣叶短小，增厚和纤维化，运动受限。在严重的类癌疾病中，瓣叶活动可能明显受限，关闭不拢。

超声心动图评估三尖瓣反流严重程度 由于有关 TR 定量测量的研究有限，导致 TR 病变严重程度的标准不如 MR 可靠。欧洲超声心动图协会/美国超声心动图学会（European Associa-

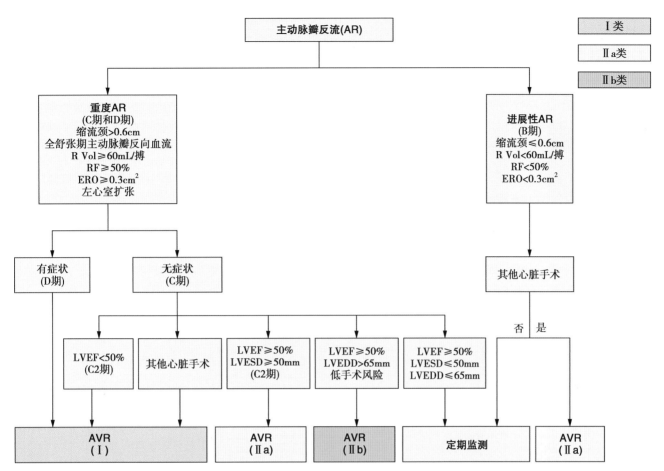

图 12-22　AR 诊疗流程图（Reproduced with permission from Nishimura RA，Otto CM，Bonow RO，et al：2014 AHA/ACC guideline for the management of patients with valvular heart disease：a report of the American College of Cardiology/American Heart Association Task Force on Practice Guidelines，*J Am Coll Cardiol* 2014 Jun 10；63（22）：e57-e185.）

tion of Echocardiography/American society of Echocardiography，EAE/ASE）指南建议采用综合方法：评估右房和右室的大小和功能，间隔运动以及多种多普勒参数（表 12-7）[21,28]。

重度 TR 评价指标：①反流束面积>10cm²（注意：严重偏心性反流可能会被低估）；②缩流颈≥7mm[56]；③EROA≥40mm²或反流容积≥45mL[57]（尽管该方法在临床实践中很少使用）；④TR 的连续波多普勒频谱高密度且完整，其三角形轮廓伴有早期达峰（临界值信号）；和⑤肝静脉收缩期血流反向（敏感性为 80%）[6]。

表 12-7　重度 TR 超声心动图特征

- 缩流径宽度≥7mm
- 反流束连续波多普勒频谱密度和轮廓：高密度，三角形轮廓伴有早期达峰（"截断"征）
- EROA≥40mm²
- 反流容积≥45mL
- 中心性反流束面积>10cm²
- 肝静脉血流：收缩期血流反向
- 三尖瓣前向血流：E 波为主（峰值≥1cm/s）
- 右心房、室扩张和下腔静脉呼吸变异率下降
- 舒张期室间隔低平（右心室容量超负荷）

超声心动图评价 TR 对血流动力学影响　慢性重度 TR 引起右心室容量超负荷，继而导致右室扩张和衰竭，肺动脉收缩压升高。伴随右心室（RV）容量超负荷，室间隔出现矛盾运动，在短轴切面上表现为舒张期低平。肺动脉高压时，在收缩期时室间隔低平提示 RV 压力超负荷。慢性侧向压力导致房间隔向左房侧膨出，并且出现右心房（RA）、下腔静脉和肝静脉扩张，提示 RA 压力升高。

RV 功能受损对三尖瓣手术后的存活率和预后有不良影响[7]，在 RV 功能障碍之前进行治疗是理想的选择[58]。由于右心室形态复杂，评估 RV 功能有一定难度。具体来说，二维超声无法同时显示右室流入道、心尖部及流出道。ASE 指南定义 RV 功能正常指标如下：TAPSE>17mm，面积变化分数>35%，三尖瓣瓣环速度（S'）>9.5cm/s。[13,23]

RVSP 计算可使用简化的伯努利方程（压力＝4×速度²）通过 TR 峰流速获得。TR 峰值流速不能评估 TR 的严重程度，但可以用于估测右室与右房间的峰值压差，RVSP 为该压力梯度和 RA 压力的总和。在大量 TR 中，由于 RA 和 RV 之间压力的快速平衡，反流束混叠不明显，峰值流速较低（<2m/s），在这种情况下，使用简化伯努利方程可能会低估 RVSP。

三尖瓣手术时机的重要超声心动图参数　重度 TR 是独立于左、右室功能、右室大小及年龄，与预后不良相关的危险因素[59]。TR 最常继发于左心疾病，尤其是二尖瓣或主动脉瓣病

变。2014 AHA/ACC 指南推荐接受左心瓣膜手术同时合并重度 TR 的患者应当同期进行三尖瓣外科治疗（Ⅰ类）[31]。如果在左心瓣膜手术时未同期处理轻度或者中度的 TR，高达 25% 的患者 TR 会发生进展。因此，在三尖瓣存在轻度以上功能性反流时，如果存在如下情况：①三尖瓣环扩张（直径>40mm 或体表面积指数>21mm/m²）；②既往右心衰竭史（Ⅱa 类）；或③肺动脉高血压（Ⅱb 类）。在左心瓣膜手术时同行三尖瓣修复术可使患者受益[31]。TR 进展的危险因素包括三尖瓣环扩张（舒张期直径>40mm 或 21mm/m²）、RV 功能障碍的程度、肺动脉高压、房颤、经三尖瓣放置 RV 内导线（心内起搏器或植入心脏复律除颤器）。左心瓣膜手术后因重度三尖瓣关闭不全再次手术与围手术期死亡率明显相关。

TEE 评估 TR　术前很少需要 TEE 评估 TR，但对感染性心内膜炎和心腔内装置干扰瓣叶功能的评估 TEE 很有帮助。经胃底可以显示三尖瓣短轴切面，这是 TTE 上不容易看到的，经胃底 120°切面进行三尖瓣环测量非常可靠，以此评估是否需行三尖瓣修复术。同时，肝前静脉血流方向的多普勒分析可以提供非常精确的数据，是否存在收缩期肝静脉血流逆转，这是重度 TR 的一个重要指征。

人工瓣膜

多普勒超声心动图是无创评估人工瓣膜的首选方法。超声心动图评估人工瓣膜包括：瓣膜结构（瓣叶及瓣架）、血流动力学评价（跨瓣流速和压差）、有无瓣膜狭窄或反流以及心腔大小、左心室收缩功能和肺动脉压力评估。

用于评估自体瓣膜跨瓣压差和计算有效瓣口面积（effective orifice area，EOA）的基本多普勒方法也可用于人工瓣膜。不同型号和大小的人工瓣膜具有不同的跨瓣压差和 EOA[60]。可在指南和其他文件中查询不同类型人工瓣膜在不同瓣膜位置的跨瓣压差和 EOA 的正常评估值[60]。

峰值压差由简化的伯努利方程式计算，如前所述（请参阅主动脉瓣狭窄部分）。人工主动脉瓣的 EOA 根据连续性方程计算，类似于自体主动脉瓣狭窄 EOA 计算方法。对于人工主动脉瓣，使用无量纲速度指数（dimensionless velocity index，DVI）也可用于评估狭窄程度。DVI 是通过 PW 多普勒测得的 LVOT 流速和 CW 多普勒测量人工主动脉瓣前向流速的比值。如果加速时间>100ms（即从瓣膜血流开始到最大速度的时间），且 DVI<0.25 提示瓣膜明显狭窄[60]。

二尖瓣瓣口面积（无明显 MR 或 AR 时）计算也可以应用连续性方程，但不常用。公式为：

$$MV_{瓣口面积} = CSA_{MV环直径} \times VTI_{MV环直径} / VTI_{MV}$$

用 PHT 技术定量测定原发性二尖瓣狭窄瓣口面积方法也可用于评测人工二尖瓣的功能。与基线指标比较 PHT 延长是瓣膜梗阻的可靠指征。人工二尖瓣狭窄或反流时均可使 DVI 增加。该情况下，可应用 PHT 进行鉴别。PHT>200ms 为狭窄，而 PHT<130ms，尤其是 E 波峰值升高时，提示反流[60]。

事实上，几乎所有类型的机械瓣都会出现少量反流，彩色多普勒可探及。此反流束通常持续时间短，强度低，极少穿入左房[61]。这些"冲洗反流"被认为可以防止在瓣环边缘形成血栓，并减少人工瓣膜快速打开的摩擦力。

人工瓣膜功能障碍

需要手术干预的人工瓣膜功能障碍的主要原因包括：人工瓣膜中到重度狭窄导致的瓣膜梗阻，人工瓣退行性变表现为中到重度瓣膜中心性反流或明显的瓣周漏。瓣膜梗阻最常见的原因是血栓形成、赘生物、血管翳或纤维增生。退行性变最常见的原因是生物瓣叶老化或心内膜炎，而瓣周漏最常与感染有关。

人工瓣膜梗阻

几乎所有的人工瓣膜 EOA 都比自体瓣膜面积小。与术后超声心动图基线或不同类型、大小瓣膜的正常值进行比较，有助于发现严重的人工瓣膜梗阻[60]。

机械性瓣膜梗阻或狭窄是由于血栓附着或血管翳形成，影响正常瓣叶的运动。瓣膜梗阻在二维经胸超声心动图检查时可能不明显，但当跨瓣压差显著增加时，则提示梗阻可能。TEE 是检测人工瓣膜梗阻并确定其原因的主要手段，特别是对于二尖瓣机械瓣（图 12-23）。超声心动图可能难以区分血栓和血管翳。但是血栓通常较大，外观上较"柔软"，类似心肌组织，部分可活动。大的血栓（长度>1cm 或面积>0.8cm²）每增加 1cm²，其并发症发生率可增加 2.4 倍[62]。血管翳形成较常见于人工主动脉瓣[60]。对于生物瓣来说，瓣叶纤维化和钙化是最常见的梗阻原因。

当人工瓣膜的 EOA 太小而与患者体型和每搏量需求不相称时，即发生患者人工瓣膜不匹配（patient prosthesis mismatch，PPM），导致压差异常升高。多数研究专注于人工主动脉瓣。PPM 的分级指标为：人工主动脉瓣 EOA 指数>0.85cm²/m² 为轻度，0.65<EOA 指数≤0.85cm²/m² 为中度，EOA 指数≤0.65cm²/m² 为重度[63]。

人工瓣膜的病理性反流

机械瓣的病理性反流通常是由于瓣周漏。术后早期的瓣周反流通常与外科技术和感染性心内膜炎有关。术后晚期的瓣周反流大部分情况是因为感染性心内膜炎导致的缝线断裂。严重的断裂可造成机械瓣摇摆或独立运动。少数情况下，因为血栓或者翳状物限制瓣膜的运动从而导致显著中心性反流。

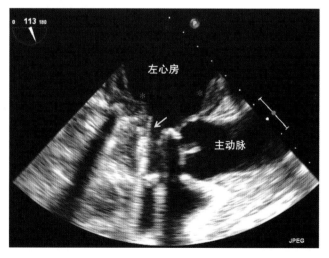

图 12-23　二尖瓣机械瓣梗阻。TEE 食管中段长轴切面可见因血栓造成梗阻的二尖瓣双叶机械瓣。舒张期只有一个瓣叶开放（箭头）。另一个瓣叶因为血栓而梗阻，并且在左房壁（星号）也可以看到血栓

对于生物瓣来说,病理性中心性反流通常是瓣叶退行性变或者钙化造成的。生物瓣的瓣周反流原因与机械瓣类似。

TTE 诊断二尖瓣和三尖瓣反流具有挑战性,常由于人工瓣膜产生的声学阴影和混响伪影影响左房内多普勒反流信号的判断。瓣周反流的定位比较困难,只有当反流信号位于缝合环外侧时才可以确定。多平面 TEE 特别适用于瓣周反流的定位(图 12-24),实时彩色多普勒 3D TEE 则可以从心房面直观显示反流口面积,便于瓣周反流的定位和定量。

瓣周反流需要外科手术干预的指证同自体主动脉瓣或者二尖瓣反流。具体来说,包括左室功能不全的超声心动图证据,左室射血分数减低或进行性左室扩张[31]。

人工瓣膜心内膜炎的超声心动图影像讨论,请参阅下文感染性心内膜炎部分。

人工瓣膜 TTE 和 TEE 图像比较

TTE 通过多普勒技术定量评估狭窄和反流程度诊断人工瓣膜功能障碍。TTE 还可以评估左心室大小和收缩功能、左房大小、右心功能和估测肺动脉压力。除了提供上述信息外,TEE 因为更好的成像质量和结构分辨率在判断人工瓣膜功能障碍方面更胜一筹。但当患者体内有多个机械瓣时,由于声学伪影的存在,TTE 和 TEE 的应用都有局限,两者的综合判断会提供更完整的信息。在术中可以结合经心外膜超声与 TEE 图像综合判断。

感染性心内膜炎

超声心动图在感染性心内膜炎(infective endocarditis,IE)的诊断、潜在诱发条件的确定、并发症的探查、瓣膜病变血流动力学严重程度判断、心室功能和肺动脉压力的评估等方面起着关键作用。

IE 在超声心动图上的标志是发现新的赘生物。新发或者恶化的瓣膜反流、脓肿和新近发生的人工瓣撕裂都是感染性心内膜炎的重要超声心动图特征[64]。赘生物定义为一种运动模式不同于其附着结构如人工瓣膜或其他心内植入装置的团块。TTE 诊断赘生物的灵敏度为 50%~90%,取决于图像的质量以

及病灶的位置和大小。而 TEE 的灵敏度在 90%~100%的范围内,比 TTE 要高得多[31]。如果赘生物很小或已经栓塞,在存在病变(退行性钙化瓣膜、二尖瓣脱垂、人工瓣膜)的情况下,赘生物的识别可能比较困难。

超声心动图判断并发症

瓣膜反流是自体瓣膜心内膜炎最常见的并发症。它可由多种机制引起的:赘生物导致瓣叶对合不良、瓣叶损毁和穿孔、或腱索断裂导致的连枷样瓣叶。

瓣周脓肿通常累及主动脉瓣,影响主动脉根部周围结构并能扩散到瓣膜间纤维层和二尖瓣前叶。在超声心动图上表现为一种不均匀的瓣周增厚,常伴有明显的间隙。脓肿可破入心腔,在超声心动图上可能表现为假性动脉瘤(图 12-25),彩色多普勒表现为搏动性的血流在无回声区内外穿梭。瘘管的形成更为罕见,表现为两个相邻空腔之间通过穿孔交通。彩色多普勒血流模式和时相取决于两腔间压力阶差。感染扩散到心包间隙可导致化脓性心包炎。超声心动图难以区分化脓性心包炎和无菌性心包炎,故一般根据临床诊断。

全身性或部分性赘生物栓塞是一种常见的危及生命的并发症。与栓塞相关的赘生物超声心动图特征包括:大小(左心系统病变>10mm,右心系统病变>20mm)和与二尖瓣前叶相关的过度运动[65,66]。不良预后的特征包括:赘生物>15mm、抗生素治疗后体积仍在增加、累及多个部位,以及延伸至瓣膜结构外的赘生物[67]。

人工瓣膜心内膜炎

人工瓣膜心内膜炎(prosthetic valve endocarditis,PVE)的赘生物发生概率相对较低(特别是机械瓣),但瓣环脓肿和其他瓣周并发症发生率较高。PVE 感染通常累及缝合环及自体瓣环

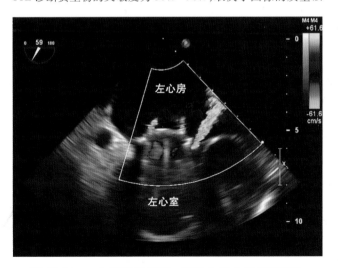

图 12-24 二尖瓣瓣周反流。TEE 食管中段切面探头角度为 60°时观察到的二尖瓣双叶机械瓣。在机械瓣环内侧的两端可见两束冲洗性的生理性反流。在缝合环的外侧可见一束较大的瓣周漏

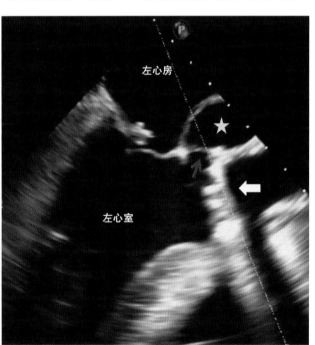

图 12-25 人工瓣膜的假性动脉瘤。TEE 食管中段长轴切面显示主动脉根部脓肿的并发症:主动脉瓣机械瓣撕裂(白色箭头)和假性动脉瘤的形成(星号)。在左室流出道和假性动脉瘤之间有交通(红色箭头)

之间的区域,导致脓肿形成,可发展为缝线断裂、假性动脉瘤和瘘管形成。瓣环撕裂的超声心动图特征包括瓣周反流及瓣环的过度摇摆运动。生物瓣膜 PVE 瓣叶上可见赘生物形成、瓣叶穿孔。少数情况下,较大的赘生物可导致人工瓣膜的梗阻。

TTE 和 TEE 在诊断 PVE 时互为补充。TEE 在诊断瓣周脓肿及较小的赘生物方面更具优势。但由于声影的影响,TEE 评估主动脉瓣前部和二尖瓣左室面结构受限,而这些可以更好地在 TTE 上评估[68]。TTE 在评估反流的血流动力学严重程度、应用多普勒技术测量主动脉瓣压差方面更有优势。

2014AHA/ACC 瓣膜性心脏病管理指南推荐下列情况早期手术干预:因瓣膜功能障碍导致心衰入院,金黄色葡萄球菌、真菌或者高度耐药菌导致的左心 IE,心脏传导组织,瓣环或主动脉脓肿,以及穿通性病变(Ⅰ类 C 级证据)

对于无其他感染源的复发性 PVE 推荐手术治疗(Ⅰ类 B 级证据)。当活动性赘生物直径大于 10mm 时也可考虑尽早手术(Ⅱb 类,B 级证据)。对于在适当抗生素治疗后仍有反复栓塞和持续性赘生物时,早期手术仍是合理的(Ⅱa 类,B 级证据)[31]。

主动脉疾病

超声心动图几乎可以完整地显示胸主动脉。TTE 常规在胸骨旁切面评价主动脉根部和近端升主动脉,在胸骨上窝切面评价主动脉弓及其三个主要分支结构。除了一个小的"盲点",TEE 可以清晰地显示胸主动脉的所有部分。这个盲点在升主动脉的远端,无名动脉之前,是由心脏和食管之间的右主支气管和气管遮挡产生的。降主动脉可通过 TEE 长轴或者短轴平面显示其位于左锁骨下动脉和腹腔干之间的部分。

主动脉瘤

超声心动图能够可重复、准确的观察和测量主动脉根部瘤和升主动脉瘤。然而,主动脉弓部瘤和降主动脉瘤可通过 CT 或磁共振(magnetic resonance imaging,MRI)进行更好的定量评估。由于治疗指南给出的干预指标是以动脉瘤的大小为基础,因此必须了解超声心动图的测量值较 CT 和 MRI 测量值偏小,因为超声心动图测量的是动脉的内缘-内缘(内径),而 CT 和 MRI 测量的是动脉的外缘-外缘(外径)[69]。Valsalva 动脉窦瘤通常累及主动脉右冠窦。在主动脉短轴切面表现为凸入右心房的活动性"风袋"样结构。

急性主动脉综合征

急性主动脉综合征由于具有很高的死亡率,需要快速分诊以进行适当的治疗,因此对其的诊断需要快速、准确。TEE 具有与 CT 和 MRI 相似的诊断准确性[70]。TEE 的优势还在于无放射性,对于危重患者可在床旁操作而无需转运至影像设备间完成检查,并且无需静脉注射对比剂,可用于肾功能障碍的患者。但 TEE 通常需要镇静和空腹状态下完成检查。虽然 TEE 是首选的检查,但 TTE 可用于早期诊断夹层的存在,评估左室功能、主动脉瓣反流及心包积液情况。对于临床高度怀疑的患者,TTE 结果阴性不能排除诊断,需要应用其他成像方式。TTE 诊断主动脉根部夹层的特异度和敏感度分别是 80% 和 60%,而 TEE 的特异度和敏感度分别为 95%~100% 和 98%~100%[53]。

夹层通常发生在主动脉扩张处。超声心动图诊断夹层是通过识别内膜片,其将主动脉分为真腔和假腔。真腔常小于假

腔,收缩期扩张,多普勒显示收缩期前向血流。而假腔则被缓慢运动的血流充盈并可在原位形成血栓。彩色多普勒通常可以识别入口和出口的位置。

扩张的升主动脉内的混响伪像是常见的现象,据研究显示发生率为 44%~55%[71]。尽管这些伪影可能被误认为是剥离的内膜片,但他们表现出不同的特征。剥脱的夹层内膜片具有独立的运动特征(低振幅,高频率),而伪影的运动则平行于主动脉壁(高振幅,低频率)。M 型超声通常用来显示两者不同的运动特征。彩色多普勒成像在鉴别真性内膜剥脱和伪像方面提供了有价值的图像,前者显示剥脱内膜片两侧的血流特性是不同的,而后者伪像两侧的血流特征则是近乎相同的。

壁内血肿是主动脉壁中层出血的结果,中层与主动脉腔之间没有交通。超声心动图主动脉短轴切面显示主动脉壁呈新月形增厚,其内膜光滑,可见主动脉壁内积血导致内膜钙化移位。相比之下,穿透性主动脉溃疡的表面呈火山口样,常伴有广泛的动脉粥样硬化[72]。软的不规则回声血栓常有充填于溃疡处。

主动脉夹层并发症的超声心动图评价

主动脉瓣反流(AR)是主动脉夹层常见的并发症,发生率约为 40%~76%[73]。这是多种机制共同作用的结果,可以通过 TEE 进行诊断。原因包括主动脉根部和瓣环扩张,瓣叶或者瓣环的破裂,夹层累及至主动脉根部进而使瓣叶失去支撑,或者内膜片沿主动脉瓣叶脱垂入左室流出道[73](图 12-26)。鉴别主动脉瓣反流的机制有助于确定在修复夹层时是否需修复或保留主动脉瓣。

不到 20% 的升主动脉夹层患者可见心包填塞,合并心包填塞的夹层患者死亡率是不合并心包填塞患者的两倍[74]。心包积液的出现提示发生主动脉破裂,且预后不良。但积液也可能仅是炎症的继发改变。超声心动图通常很难确定心包积液的病因。

TEE 诊断夹层时,应显示冠状动脉的起源和主动脉弓的分支血管,从而判断夹层累及的范围和这些分支血管是由真腔还是假腔供血。观察冠状动脉的口最好的切面是主动脉窦短轴

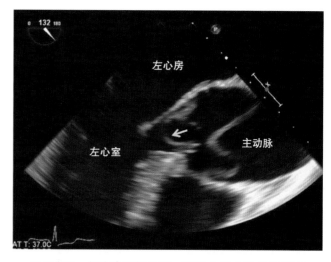

图 12-26　主动脉根部夹层。TEE 食管中段长轴切面显示主动脉根部和升主动脉夹层。可以看到两个剥脱内膜片:一个在舒张期升主动脉根部脱垂的主动脉瓣口(箭头所示)。该患者有升主动脉扩张

切面。右冠状动脉在夹层时最常受累，新发的左室下壁运动异常可支持该诊断。在 TEE 检查中，左锁骨下动脉及左颈总动脉可以在食管上段主动脉弓短轴切面或非标准的切面观察。使用 TEE 显示无名动脉具有很大的挑战性，TTE 的胸骨上窝切面是更为理想的显示方法。

主动脉缩窄

TTE 胸骨上窝切面可以诊断主动脉缩窄。超声表现为近端降主动脉局部管腔缩窄，在缩窄部位可见局部湍流，流速加快。正常的腹主动脉前向血流仅在收缩期存在，出现主动脉重度狭窄时，腹主动脉前向血流会持续到舒张期。

心包疾病

心包填塞

经胸超声心动图是诊断心包积液及评估其血流动力学意义的最佳方法。大多数心包填塞表现为中-大量的心包积液。然而，无论是正常还是无顺应性的心包，即使是少量的心包积液迅速聚集也可导致心包填塞。在这种情况下，心包内压力迅速升高。心包积液通常主观定量为：少量心包积液一般为 50～100mL，中量为 100～500mL，超过 500mL 为大量。

心包填塞的超声心动图表现包括心包压升高的影像学征象，以及心内血流随呼吸明显变化的多普勒征象。在心室收缩期（心房舒张期），右房游离壁的反向运动存在时间超过心动周期的三分之一，此征象对心包填塞的诊断敏感性及特异性接近 100%[75]。右室流出道或右室游离壁在舒张早期的反向运动可随之发生，但是此征象可能由于肺高压或右室肥厚发生延迟或消失。右室的塌陷是特异性表现，但是其敏感性低于右房壁反向运动（图 12-27）。随着心包填塞的血流动力学表现加重，舒张期右房壁塌陷的持续时间延长，此征象的敏感性也提高。左房塌陷是心包填塞不常见的特征性表现，但是其特异性很高。左室的塌陷较为罕见，因为需要更高的心包压力才能扭曲较厚的左室壁，但是有时见于围术期出血造成的局部填塞。

在心包填塞的进展期，心包内压急剧升高，通过脉冲多普勒可探及随呼吸明显变化的舒张早期二尖瓣及三尖瓣血流速

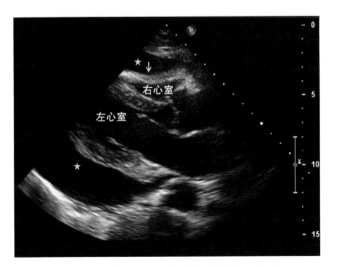

图 12-27　心包填塞。TTE 胸骨旁长轴切面显示心包填塞（五角星）。心脏前方的积液引起舒张期右心室受压（箭头），符合心包填塞

度（E 峰）。在吸气相，三尖瓣 E 波峰值流速增加>60%，二尖瓣 E 波峰值流速降低 30%，而在呼气相，二尖瓣 E 波峰值流速增加>30%[76]。这些表现反映了随着心包内压升高，胸腔内压力变化对心脏充盈的影响。在正压通气时，这种血流动力学波动表现为相反的变化。扩张的下腔静脉和肝静脉提示右房压升高。

局限性心包填塞指的是心包填塞只位于心脏的一部分，但仍对整体血流动力学造成影响。常见于心脏手术后、心包切开或心肌梗死。局限性积液或血肿压迫相应的心腔，有时 TTE 难以显示，常需要 TEE 进行检查。在 TTE 检查中，心腔内血流多普勒信号可能仍有典型心包填塞的表现，但出现频率略低。围术期心包填塞可以出现在术后早期（<24 小时），或晚期（>5～7 天）。早期填塞常与手术出血有关，多压迫右侧心腔，特别是右房；但心脏后方的血肿可能压迫左房或左室[77]。

缩窄性心包炎

在美国和欧洲，缩窄性心包炎最常见的病因是心脏手术后，特发性或继发性非特异性病毒性心包炎。其他病因包括结核性心包炎，放射性心包炎和胶原血管疾病[78]。

典型的超声心动图表现包括间隔运动异常、双房增大和舒张早期二尖瓣血流变化。缩窄性心包炎有两种类型的间隔运动异常。第一种称为间隔抖动，这是一种舒张早期微弱的扑动，发生在每个心动周期，这个征象反映了由于两心室的相互作用，造成两心室被动充盈时间不同步的表现加剧。第二种间隔运动异常表现为吸气相室间隔凸向左室，而呼气相回弹向右室。这种征象是由于呼吸引起双侧心室舒张压的差异而造成。中度的双房增大反映了慢性心房压升高。限制性二尖瓣多普勒血流充盈模式表现为舒张早期 E 峰增高，A 峰减低（E/A 比值>2.5），以及 E 峰减速时间缩短（<160ms）[48,76]。这种模式反映了左房压的升高和由于心包限制而导致心腔充盈受影响（左房和左室舒张压迅速平衡）。脉冲多普勒显示吸气初二尖瓣血流峰值下降>25%，三尖瓣峰值流速增高>40%[76,4]，这种变异反映了由于增厚的心包限制，心内压力已经不受胸内压力影响。因此，吸气相胸腔内压下降，但左房和左室舒张压不能同等程度的下降，导致由肺循环流入左心的血流减少。对于正压通气的患者则模式相反。组织多普勒提示二尖瓣瓣环运动速率正常或升高（>7cm/s）。与正常患者相反，侧壁瓣环运动速度较间隔瓣环低，反映了增厚心包对侧壁的牵拉。扩张的下腔静脉和肝静脉表明右房压升高。显著的肝静脉舒张期反向血流是心包缩窄的一个典型表现。缩窄性心包炎的一些多普勒征象很难与限制型心肌病相鉴别，因为限制性心肌病也有左房压升高和舒张早期压力快速平衡（限制性充盈），但是在限制型心肌病中，多普勒模式中的呼吸变异不会出现[79]。

术中超声心动图引导

心脏外科医生应该与超声心动图医生建立一种密切沟通的模式，尤其是在手术中。将影像信息整合到心脏手术实践中，并愿意根据超声数据修改手术计划是非常重要的。外科医生应重视超声检查结果，特别是术中超声对改善预后非常有帮助。基于超声数据，超声医师可以帮助外科医生选择适合的手术方式，优化预后[83]。具体的数据和预测指标见表 12-8。

表 12-8　围术期超声心动图指南		
手术方式	预期测量指标	基于超声的预测指标
二尖瓣成形术	二尖瓣反流机制 瓣叶高度 回旋支与 P1 区瓣环的距离 瓣叶对合深度 定量瓣叶受牵拉的程度 左心房大小 左心室大小 二尖瓣流入压力梯度 二尖瓣反流定量 评估二尖瓣前叶与左室流出道的位置关系	成形环或成形带的尺寸 出现二尖瓣前叶 SAM 的可能性 若成形失败,所需人工瓣膜的大小 回旋支损伤的可能性
二尖瓣置换术	与二尖瓣成形术相同	出现二尖瓣前叶 SAM 现象的可能性
主动脉瓣成形术	主动脉瓣反流机制 瓣环直径 Valsalva 窦的直径 窦管交接区的直径 主动脉瓣反流定量 主动脉瓣收缩期压力梯度定量	使二尖瓣 A2 区缩短因而出现二尖瓣反流的可能性
三尖瓣成形术	三尖瓣反流机制 瓣环大小	成形环或成形带的尺寸

SAM,收缩期前向活动。

在主动脉瓣和二尖瓣成形这样的高难度手术中,外科医生与超声医生之间的沟通交流应当是密切的、双向的。术中超声心动图医生可以应用三维图像增强在结构和功能方面的交流,通过精确的三维测量对手术进行预测。外科医生可以通过头戴式摄像头或术野摄像头将术中解剖影像和手术操作反馈给超声医师。

现代心脏外科医生不仅应当理解超声数据,还应该掌握在手术台上操作超声探头来生成高质量的心外膜超声图像的技术,作为由于禁忌证而不能使用 TEE 的备选方案。建立良好的分享信息的围,可以促进完成外科医生和超声医生两者的学习曲线、支持新技术和设备的引入、还可以改善患者预后。

（段福建 译　吕秀章 审）

参考文献

1. Reeves ST, Finley AC, Skubas NJ, et al: Basic perioperative transesophageal echocardiography examination: a consensus statement of the American Society of Echocardiography and the Society of Cardiovascular Anesthesiologists. *J Am Soc Echocardiogr* 2013; 26(5):443-456.
2. Kallmeyer IJ, Collard CD, Fox JA, Body SC, Shernan SK: The safety of intraoperative transesophageal echocardiography: a case series of 7200 cardiac surgical patients. *Anesth Analg* 2001; 92(5):1126-1130.
3. Lennon MJ, Gibbs NM, Weightman WM, Leber J, Ee HC, Yusoff IF: Transesophageal echocardiography-related gastrointestinal complications in cardiac surgical patients. *J Cardiothorac Vasc Anesth* 2005; 19(2):141-145.
4. Stevenson JG: Incidence of complications in pediatric transesophageal echocardiography: experience in 1650 cases. *J Am Soc Echocardiogr* 1999; 12(6):527-532.
5. Daniel WG, Erbel R, Kasper W, et al: Safety of transesophageal echocardiography. A multicenter survey of 10,419 examinations. *Circulation* 1991; 83(3):817-821.
6. American Society of Anesthesiologists and Society of Cardiovascular Anesthesiologists Task Force on Transesophageal Echocardiography: Practice guidelines for perioperative transesophageal echocardiography. an updated report by the American Society of Anesthesiologists and the Society of Cardiovascular Anesthesiologists task force on transesophageal echocardiography. *Anesthesiology* 2010; 112(5):1084-1096.
7. Hilberath JN, Oakes DA, Shernan SK, Bulwer BE, D'Ambra MN, Eltzschig HK: Safety of transesophageal echocardiography. *J Am Soc Echocardiogr* 2010; 23(11):1115-1127; quiz 1220-1221.
8. Cahalan MK, Stewart W, Pearlman A, et al: American Society of Echocardiography and Society of Cardiovascular Anesthesiologists task force guidelines for training in perioperative echocardiography. *J Am Soc Echocardiogr* 2002; 15(6):647-652.
9. Cardiovascular Section of the Canadian Anesthesiologists' Society, Canadian Society of Echocardiography, Beique F, et al: Canadian guidelines for training in adult perioperative transesophageal echocardiography. Recommendations of the cardiovascular section of the Canadian Anesthesiologists' Society and the Canadian Society of Echocardiography. *Can J Cardiol* 2006; 22(12):1015-1027.
10. Quinones MA, Douglas PS, Foster E, et al: ACC/AHA clinical competence statement on echocardiography: a report of the American College of Cardiology/American Heart Association/American College of Physicians-American Society of Internal Medicine task force on clinical competence. *J Am Soc Echocardiogr* 2003; 16(4):379-402.
11. Picard MH, Adams D, Bierig SM, et al: American Society of Echocardiography recommendations for quality echocardiography laboratory operations. *J Am Soc Echocardiogr* 2011; 24(1):1-10.
12. Mathew JP, Glas K, Troianos CA, et al: American Society of Echocardiography/Society of Cardiovascular Anesthesiologists recommendations and guidelines for continuous quality improvement in perioperative echocardiography. *J Am Soc Echocardiogr* 2006; 19(11):1303-1313.
13. Lang RM, Badano LP, Mor-Avi V, et al: Recommendations for cardiac chamber quantification by echocardiography in adults: an update from the American Society of Echocardiography and the European Association of Cardiovascular Imaging. *J Am Soc Echocardiogr* 2015; 28(1):1-39.e14.
14. Garber A, Solomon N: Cost-effectiveness of alternative test strategies for the diagnosis of coronary artery disease. *Ann Intern Med* 1999;

130(9):719-728.

15. Yao SS, Shah A, Bangalore S, Chaudhry FA: Transient ischemic left ventricular cavity dilation is a significant predictor of severe and extensive coronary artery disease and adverse outcome in patients undergoing stress echocardiography. *J Am Soc Echocardiogr* 2007; 20(4):352-358.

16. Allman KC, Shaw LJ, Hachamovitch R, Udelson JE: Myocardial viability testing and impact of revascularization on prognosis in patients with coronary artery disease and left ventricular dysfunction: a meta-analysis. *J Am Coll Cardiol* 2002; 39(7):1151-1158.

17. Purcaro A, Costantini C, Ciampani N, et al: Diagnostic criteria and management of subacute ventricular free wall rupture complicating acute myocardial infarction. *Am J Cardiol* 1997; 80(4):397-405.

18. Menon V, Webb JG, Hillis LD, et al: Outcome and profile of ventricular septal rupture with cardiogenic shock after myocardial infarction: a report from the SHOCK trial registry. *J Am College Cardiol* 2000; 36(3s1):1110-1116.

19. Calvert PA, Cockburn J, Wynne D, et al: Percutaneous closure of postinfarction ventricular septal defect: in-hospital outcomes and long-term follow-up of UK experience. *Circulation* 2014; 129(23):2395-2402.

20. Charakida M, Qureshi S, Simpson JM: 3D echocardiography for planning and guidance of interventional closure of VSD. *JACC: Cardiovasc Imaging* 2013; 6(1):120-123.

21. Zoghbi WA, Enriquez-Sarano M, Foster E, et al: Recommendations for evaluation of the severity of native valvular regurgitation with two-dimensional and Doppler echocardiography. *J Am Soc Echocardiogr* 2003; 16(7):777-802.

22. Mehta SR, Eikelboom JW, Natarajan MK, et al: Impact of right ventricular involvement on mortality and morbidity in patients with inferior myocardial infarction 1. *J Am College Cardiol* 2001; 37(1):37-43.

23. Rudski LG, Lai WW, Afilalo J, et al: Guidelines for the echocardiographic assessment of the right heart in adults: a report from the American Society of Echocardiography endorsed by the European Association of Echocardiography, a registered branch of the European Society of Cardiology, and the Canadian Society of Echocardiography. *J Am Soc Echocardiogr* 2010; 23(7):685-713; quiz 786-788.

24. Levine RA, Handschumacher MD, Sanfilippo AJ, et al: Three-dimensional echocardiographic reconstruction of the mitral valve, with implications for the diagnosis of mitral valve prolapse. *Circulation* 1989; 80(3):589-598.

25. Carpentier A: Cardiac valve surgery—the "French correction": *J Thorac Cardiovasc Surg* 1983; 86(3):323-337.

26. Chen CG, Thomas JD, Anconina J, et al: Impact of impinging wall jet on color Doppler quantification of mitral regurgitation. *Circulation* 1991; 84(2):712-720.

27. Zeng X, Levine RA, Hua L, et al: Diagnostic value of vena contracta area in the quantification of mitral regurgitation severity by color Doppler 3D echocardiography. *Circ Cardiovasc Imaging* 2011; 4(5):506-513.

28. Lancellotti P, Tribouilloy C, Hagendorff A, et al: Recommendations for the echocardiographic assessment of native valvular regurgitation: an executive summary from the European Association of Cardiovascular Imaging. *Eur Heart J—Cardiovas Imaging* 2013; 14(7):611-644. doi: 10.1093/ehjci/jet105.

29. Ghoreishi M, Evans CF, DeFilippi CR, et al: Pulmonary hypertension adversely affects short- and long-term survival after mitral valve operation for mitral regurgitation: implications for timing of surgery. *J Thorac Cardiovasc Surg* 2011; 142(6):1439-1452.

30. Ngaage DL, Schaff HV, Mullany CJ, et al: Influence of preoperative atrial fibrillation on late results of mitral repair: is concomitant ablation justified? *Ann Thorac Surg* 2007; 84(2):434-442; discussion 442-443.

31. Nishimura RA, Otto CM, Bonow RO, et al: 2014 AHA/ACC guideline for the management of patients with valvular heart disease. A report of the American College of Cardiology/American Heart Association task force on practice guidelines. *J Am College Cardiol* 2014; 63(22):e57-e185.

32. Schlosshan D, Aggarwal G, Mathur G, Allan R, Cranney G: Real-time 3D transesophageal echocardiography for the evaluation of rheumatic mitral stenosis. *JACC Cardiovasc Imaging* 2011; 4(6):580-588.

33. Baumgartner H, Hung J, Bermejo J, et al: Echocardiographic assessment of valve stenosis: EAE/ASE recommendations for clinical practice. *J Am Soc Echocardiogr* 2009; 22(1):1-23; quiz 101-102.

34. Wilkins GT, Weyman AE, Abascal VM, Block PC, Palacios IF: Percutaneous balloon dilatation of the mitral valve: an analysis of echocardiographic variables related to outcome and the mechanism of dilatation. *Br Heart J* 1988; 60(4):299-308.

35. Sabet HY, Edwards WD, Tazelaar HD, Daly RC: Congenitally bicuspid aortic valves: a surgical pathology study of 542 cases (1991 through 1996) and a literature review of 2,715 additional cases. *Mayo Clin Proc* 1999; 74(1):14-26.

36. Chu JW, Picard MH, Agnihotri AK, Fitzsimons MG: Diagnosis of congenital unicuspid aortic valve in adult population: the value and limitation of transesophageal echocardiography. *Echocardiography* 2010; 27(9):1107-1112.

37. Flaker G, Teske D, Kilman J, Hosier D, Wooley C: Supravalvular aortic stenosis. A 20-year clinical perspective and experience with patch aortoplasty. *Am J Cardiol* 1983; 51(2):256-260.

38. Oh JK, Taliercio CP, Holmes DR, Jr, et al: Prediction of the severity of aortic stenosis by doppler aortic valve area determination: prospective doppler-catheterization correlation in 100 patients. *J Am Coll Cardiol* 1988; 11(6):1227-1234.

39. Foster GP, Weissman NJ, Picard MH, Fitzpatrick PJ, Shubrooks SJ, Jr, Zarich SW: Determination of aortic valve area in valvular aortic stenosis by direct measurement using intracardiac echocardiography: a comparison with the gorlin and continuity equations. *J Am Coll Cardiol* 1996; 27(2):392-398.

40. Otto CM, Burwash IG, Legget ME, et al: Prospective study of asymptomatic valvular aortic stenosis. Clinical, echocardiographic, and exercise predictors of outcome. *Circulation* 1997; 95(9):2262-2270.

41. Malouf J, Le Tourneau T, Pellikka P, et al: Aortic valve stenosis in community medical practice: determinants of outcome and implications for aortic valve replacement. *J Thorac Cardiovasc Surg* 2012; 144(6):1421-1427.

42. Pibarot P, Dumesnil JG: Low-flow, low-gradient aortic stenosis with normal and depressed left ventricular ejection fraction. *J Am Coll Cardiol* 2012; 60(19):1845-1853.

43. deFilippi CR, Willett DL, Brickner ME, et al: Usefulness of dobutamine echocardiography in distinguishing severe from nonsevere valvular aortic stenosis in patients with depressed left ventricular function and low transvalvular gradients. *Am J Cardiol* 1995; 75(2):191-194.

44. Monin JL, Monchi M, Gest V, Duval-Moulin AM, Dubois-Rande JL, Gueret P: Aortic stenosis with severe left ventricular dysfunction and low transvalvular pressure gradients: risk stratification by low-dose dobutamine echocardiography. *J Am Coll Cardiol* 2001; 37(8):2101-2107.

45. Hachicha Z, Dumesnil JG, Bogaty P, Pibarot P: Paradoxical low-flow, low-gradient severe aortic stenosis despite preserved ejection fraction is associated with higher afterload and reduced survival. *Circulation* 2007; 115(22):2856-2864.

46. Dumesnil JG, Pibarot P: Low-flow, low-gradient severe aortic stenosis in patients with normal ejection fraction. *Curr Opin Cardiol* 2013; 28(5):524-530.

47. Clavel MA, Dumesnil JG, Capoulade R, Mathieu P, Senechal M, Pibarot P: Outcome of patients with aortic stenosis, small valve area, and low-flow, low-gradient despite preserved left ventricular ejection fraction. *J Am Coll Cardiol* 2012; 60(14):1259-1267.

48. Nagueh SF, Appleton CP, Gillebert TC, et al: Recommendations for the evaluation of left ventricular diastolic function by echocardiography. *J Am Soc Echocardiogr* 2009; 22(2):107-133.

49. Perry GJ, Helmcke F, Nanda NC, Byard C, Soto B: Evaluation of aortic insufficiency by Doppler color flow mapping. *J Am Coll Cardiol* 1987; 9(4):952-959.

50. Tribouilloy CM, Enriquez-Sarano M, Bailey KR, Seward JB, Tajik AJ: Assessment of severity of aortic regurgitation using the width of the vena contracta: a clinical color Doppler imaging study. *Circulation* 2000; 102(5):558-564.

51. Tribouilloy C, Avinee P, Shen WF, Rey JL, Slama M, Lesbre JP: End diastolic flow velocity just beneath the aortic isthmus assessed by pulsed Doppler echocardiography: a new predictor of the aortic regurgitant fraction. *Br Heart J* 1991; 65(1):37-40.

52. Kamath AR, Varadarajan P, Turk R, et al: Survival in patients with severe aortic regurgitation and severe left ventricular dysfunction is improved by aortic valve replacement: results from a cohort of 166 patients with an ejection fraction = 35%. *Circulation* 2009; 120(11 suppl 1):S134-S138.

53. Nienaber CA, von Kodolitsch Y, Nicolas V, et al: The diagnosis of thoracic aortic dissection by noninvasive imaging procedures. *N Engl J Med* 1993; 328(1):1-9.

54. Benedetto U, Melina G, Angeloni E, et al: Prophylactic tricuspid annuloplasty in patients with dilated tricuspid annulus undergoing mitral valve surgery. *J Thorac Cardiovasc Surg* 2012; 143(3):632-638.

55. Mediratta A, Addetia K, Yamat M, et al: 3D echocardiographic location of implantable device leads and mechanism of associated tricuspid regurgitation. *JACC: Cardiovascular Imaging* 2014; 7(4):337-347.

56. Tribouilloy CM, Enriquez-Sarano M, Bailey KR, Tajik AJ, Seward JB: Quantification of tricuspid regurgitation by measuring the width of the vena contracta with Doppler color flow imaging: a clinical study. *J Am Coll Cardiol* 2000; 36(2):472-478.

57. Gonzalez-Vilchez F, Zarauza J, Vazquez de Prada JA, et al: Assessment of tricuspid regurgitation by Doppler color flow imaging: angiographic correlation. *Int J Cardiol* 1994; 44(3):275-283.

58. Kim YJ, Kwon DA, Kim HK, et al: Determinants of surgical outcome in patients with isolated tricuspid regurgitation. *Circulation* 2009; 120(17):1672-1678.

59. Nath J, Foster E, Heidenreich PA: Impact of tricuspid regurgitation on long-term survival. *J Am Coll Cardiol* 2004; 43(3):405-409.

60. Zoghbi WA, Chambers JB, Dumesnil JG, et al: Recommendations for evaluation of prosthetic valves with echocardiography and Doppler ultrasound: a report from the American Society of Echocardiography's guidelines and standards committee and the task force on prosthetic valves, developed in conjunction with the American College of Cardiology Cardiovascular Imaging Committee, Cardiac Imaging Committee of the American Heart Association, the European Association of Echocardiography, a registered branch of the European Society of Cardiology, the Japanese Society of Echocardiography and the Canadian Society of Echocardiography, endorsed by the American College of Cardiology Foundation, American Heart Association, European Association of Echocardiography, a registered branch of the European Society of Cardiology, the Japanese Society of Echocardiography, and Canadian Society of Echocardiography. *J Am Soc Echocardiogr* 2009; 22(9):975-1014; quiz 1082-1084.

61. Flachskampf FA, O'Shea JP, Griffin BP, Guerrero L, Weyman AE, Thomas JD: Patterns of normal transvalvular regurgitation in mechanical valve prostheses. *J Am Coll Cardiol* 1991; 18(6):1493-1498.

62. Tong AT, Roudaut R, Ozkan M, et al: Transesophageal echocardiography improves risk assessment of thrombolysis of prosthetic valve thrombosis: results of the international PRO-TEE registry. *J Am Coll Cardiol* 2004; 43(1):77-84.

63. Blais C, Dumesnil JG, Baillot R, Simard S, Doyle D, Pibarot P: Impact of valve prosthesis-patient mismatch on short-term mortality after aortic valve replacement. *Circulation* 2003; 108(8):983-988.

64. Li JS, Sexton DJ, Mick N, et al: Proposed modifications to the Duke criteria for the diagnosis of infective endocarditis. *Clin Infect Dis* 2000; 30(4):633-638.

65. Sanfilippo AJ, Picard MH, Newell JB, et al: Echocardiographic assessment of patients with infectious endocarditis: prediction of risk for complications. *J Am Coll Cardiol* 1991; 18(5):1191-1199.

66. Hecht SR, Berger M: Right-sided endocarditis in intravenous drug users. prognostic features in 102 episodes. *Ann Intern Med* 1992; 117(7):560-566.

67. Thuny F, Di Salvo G, Belliard O, et al: Risk of embolism and death in infective endocarditis: prognostic value of echocardiography: a prospective multicenter study. *Circulation* 2005; 112(1):69-75.

68. Baddour LM, Wilson WR, Bayer AS, et al: Infective endocarditis: diagnosis, antimicrobial therapy, and management of complications: a statement for healthcare professionals from the Committee on Rheumatic Fever, Endocarditis, and Kawasaki Disease, Council on Cardiovascular Disease in the Young, and the Councils on Clinical Cardiology, Stroke, and Cardiovascular Surgery and Anesthesia, American Heart Association: endorsed by the Infectious Diseases Society of America. *Circulation* 2005; 111(23):e394-e434.

69. Hiratzka LF, Bakris GL, Beckman JA, et al: 2010 ACCF/AHA/AATS/ACR/ASA/SCA/SCAI/SIR/STS/SVM guidelines for the diagnosis and management of patients with thoracic aortic disease: executive summary. A report of the American College of Cardiology Foundation/American Heart Association Task Force on Practice Guidelines, American Association for Thoracic Surgery, American College of Radiology, American Stroke Association, Society of Cardiovascular Anesthesiologists, Society for Cardiovascular Angiography and Interventions, Society of Interventional Radiology, Society of Thoracic Surgeons, and Society for Vascular Medicine. *Catheter Cardiovasc Interv* 2010; 76(2):E43-E86.

70. Shiga T, Wajima Z, Apfel CC, Inoue T, Ohe Y: Diagnostic accuracy of transesophageal echocardiography, helical computed tomography, and magnetic resonance imaging for suspected thoracic aortic dissection: systematic review and meta-analysis. *Arch Intern Med* 2006; 166(13):1350-1356.

71. Evangelista A, Garcia-del-Castillo H, Gonzalez-Alujas T, et al: Diagnosis of ascending aortic dissection by transesophageal echocardiography: utility of M-mode in recognizing artifacts. *J Am Coll Cardiol* 1996; 27(1):102-107.

72. Vilacosta I, San Roman JA, Aragoncillo P, et al: Penetrating atherosclerotic aortic ulcer: documentation by transesophageal echocardiography. *J Am Coll Cardiol* 1998; 32(1):83-89.

73. Erbel R, Aboyans V, Boileau C, et al: 2014 ESC guidelines on the diagnosis and treatment of aortic diseases: document covering acute and chronic aortic diseases of the thoracic and abdominal aorta of the adult. The task force for the diagnosis and treatment of aortic diseases of the European Society of Cardiology (ESC). *Eur Heart J* 2014; 35(41):2873-2926.

74. Gilon D, Mehta RH, Oh JK, et al: Characteristics and in-hospital outcomes of patients with cardiac tamponade complicating type A acute aortic dissection. *Am J Cardiol* 2009; 103(7):1029-1031.

75. Gillam LD, Guyer DE, Gibson TC, King ME, Marshall JE, Weyman AE: Hydrodynamic compression of the right atrium: a new echocardiographic sign of cardiac tamponade. *Circulation* 1983; 68(2):294-301.

76. Klein AL, Abbara S, Agler DA, et al: American Society of Echocardiography clinical recommendations for multimodality cardiovascular imaging of patients with pericardial disease: endorsed by the Society for Cardiovascular Magnetic Resonance and Society of Cardiovascular Computed Tomography. *J Am Soc Echocardiogr* 2013; 26(9):965-1012.e15.

77. Faehnrich JA, Noone RB Jr, White WD, et al: Effects of positive-pressure ventilation, pericardial effusion, and cardiac tamponade on respiratory variation in transmitral flow velocities. *J Cardiothorac Vasc Anesth* 2003; 17(1):45-50.

78. Bertog SC, Thambidorai SK, Parakh K, et al: Constrictive pericarditis: etiology and cause-specific survival after pericardiectomy. *J Am Coll Cardiol* 2004; 43(8):1445-1452.

79. Hatle LK, Appleton CP, Popp RL: Differentiation of constrictive pericarditis and restrictive cardiomyopathy by Doppler echocardiography. *Circulation* 1989; 79(2):357-370.

80. Kathryn E. Glas et al: Guidelines for the Performance of a Comprehensive Intraoperative Epiaortic Ultrasonographic Examination: recommendations of the American Society of Echocardiography and the Society of Cardiovascular Anesthesiologists; Endorsed by the Society of Thoracic Surgeons. *J Am Soc Echocardiogr* 2007; 1227-1235.

81. Reeves ST, Glas KE, Eltzschig H, et al: Guidelines for performing a comprehensive epicardial echocardiography examination: recommendations of the American Society of Echocardiography and the Society of Cardiovascular Anesthesiologists. *Anesth Analg* 2007;105(1):22-8.

82. Allyn JW1, Lennon PF, Siegle JH, Quinn RD, D'Ambra MN: The use of epicardial echocardiography as an adjunct to transesophageal echocardiography for the detection of pulmonary embolism. *Anesth Analg* 2006; 102(3):729-730.

83. Myers PO, Khalpey Z, Maloney AM, Brinster DR, D'Ambra MN, Cohn LH: Edge-to-edge repair for prevention and treatment of mitral valve systolic anterior motion. *J Thorac Cardiovasc Surg* 2013; 146(4):836-840. doi: 10.1016/j.jtcvs.2012.07.051. Epub 2012 Sep 11.

第 13 章 体外循环

John W. Hammon • Michael H. Hines

体外循环(cardiopulmonary bypass, CPB;又称心肺转流)支持是心脏外科手术中一项独特的技术,这是由于血液持续在患者体外通过无内皮细胞覆盖的管道循环,并且与外界空气接触。血液与体外循环系统的接触、外科创伤都会触发机体的防御反应,该反应中至少有 5 种血浆蛋白系统以及血细胞参与。体外循环产生的炎症反应对凝血系统有很强的激活作用,同时刺激血管源性及细胞毒性物质的产生、释放、循环,并影响体内各组织及脏器,所以经体外循环的心脏直视手术需要使用肝素抗凝。体外循环产生的炎症反应主要指肝素化的血液接触无内皮细胞覆盖的系统表面所触发的反应。

虽然我们已经清楚地了解这种炎症反应,但至今能使未肝素化血液接触而不产生血栓的人工材料还没有问世。本章将总结成人心脏外科体外循环系统的应用,共分为三部分。第一部分内容是灌注系统的组成及不同手术的灌注系统。第二部分内容是组织出血和血栓形成,以及体外循环相关的体液反应,包括各种血细胞的炎症反应。第三部分内容是体外循环相关的脏器损伤。

灌注系统

心脏外科手术的体外循环过程中,血液通过单独的右心房插管,或者通过上下腔静脉插管,或者由特殊的股静脉插管送至下腔静脉,以重力引流的方式回到人工心肺机的静脉回流室中。随后回流室中的血液被泵入中空纤维氧合器,经过适当的气体交换后被泵入动脉系统经动脉插管进入患者体内。动脉插管部位通常包括升主动脉远端、股动脉以及锁骨下动脉(如图 13-1)。这种基本的体外循环灌注系统可以提供部分或全部循环、呼吸支持,以及单独的左心、右心或者肺支持。

完整的人工心肺机包括许多组成部分(图 13-2)[1]。大多数产品将静脉回流室、中空纤维氧合器和热交换器整合成一体。微栓气泡滤器安装在动脉流出管路上。根据不同的手术,各种不同的吸引系统可以将术野、心腔和/或动脉中的血液吸引入心内血回流储血器,经过滤网后进入静脉回流室。为了减少脂肪、脂质颗粒随血液吸回进入循环的潜在风险,越来越多的外科医生将术野中的血液吸入血液回收机中,血液回收机洗出的压积红细胞再输入患者体内或进入体外循环系统。泵的流量可以通过钳夹部分静脉和动脉管道以控制静脉引流量和动脉流量来调节。大多数体外循环系统都具有各种接口以抽取血标本,监测压力、温度、饱和度、pH。停搏液通过一套独立可控的泵及管道进行灌注,这套系统同样可监测泵速、温度。在系统内可以安装超滤器以滤除多余的液体、电解质、炎性因子,并浓缩血液。

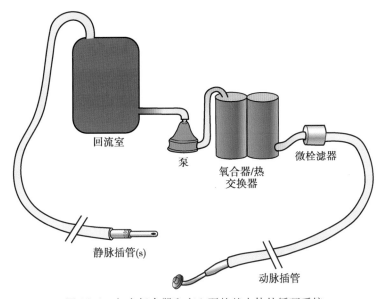

图 13-1 包含氧合器和离心泵的基本体外循环系统

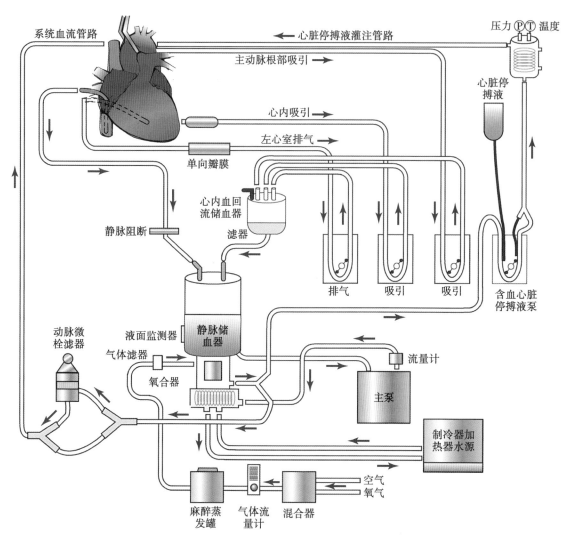

图 13-2 典型的体外循环回路:包括左心吸引系统,右心吸引系统,主动脉根部吸引和停搏液灌注系统。静脉血从双极插管引流至静脉回流室,构成膜氧合器/温度交换器的一部分。静脉血从回流室排出分别流经热交换器和氧合器。氧合后的血液由氧合器流出,然后通过气体微栓滤器/气泡捕捉器到达主动脉插管处(多位于升主动脉)。从左心吸引系统吸引回来的血液在进入静脉回流室之前,会先流入一个单独的包括微栓滤器的储血罐。停搏液通过与流经停搏液系统的动脉血混合,然后经由一个单独的温度交换装置,最后灌注到顺行或逆行的插管中。氧合器的气源和热交换器的水源均有独立的来源供应

静脉插管和引流

静脉引流原理

静脉回流室与患者心脏之间保持 40~70cm 落差,静脉血液便可通过重力和虹吸作用引流入系统。引流量的影响因素包括中心静脉压、回流室与心脏水平的落差以及系统阻力(插管内径、插管位置、接头)。

良好的引流取决于系统内持续无气的血流或液体。中心静脉压取决于循环血容量和静脉血管顺应性,后者常受到药物、交感神经张力、麻醉等因素的影响。循环血容量不足和过强的虹吸压力可使顺应性好的静脉或心房萎陷,使插管液体入口处出现震颤或扑动。这种现象可以通过增加系统内和/或患者循环液体容量,或者部分夹闭入口处静脉管道以减低过强的虹吸压来纠正。

静脉插管及插管技术

大多数静脉插管是由柔韧的塑料制成,通过金属丝强化防

止扭折。按照插管末端形状可分为直头插管和直角插管,直角插管末端部分一般由薄而强韧不可弯曲的塑料或金属制成。选择插管型号需考虑患者年龄、体重,预计流量、插管出厂时注明的流量参数和阻力,和插管部位静脉血管内径。一般对于虹吸负压为 60cm 的成人,选择 30Fr 上腔静脉插管,34Fr 下腔静脉插管或 42Fr 腔静脉插管可保证充分引流。金属头直角插管可以达到比其直径大的直头插管的引流量,且插管操作方便。插管经过荷包缝合保护的切口插入右心耳,心房侧壁或上下腔静脉。

中心静脉插管的三种途径包括:上下腔插管、单房插管、下腔静脉-心房插管(双极插管)(图 13-3)。上下腔插管和腔静脉阻断带能有效地阻止血液进入术野,防止体外循环过程中空气进入系统。由于术中冠状静脉窦回流,心脏停搏后若不建立右心减压不可将阻断带勒紧。这种插管方式常用于暴露左心系统和二尖瓣的手术。

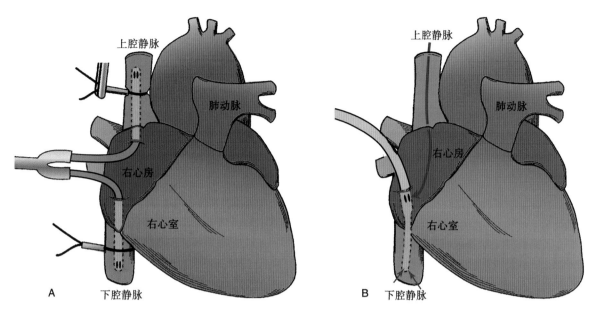

图 13-3 放置静脉插管。A. 从右心房切口的两个腔插入套管。B. 以双极管插管。右心房中的血液从延伸入下腔静脉的狭窄的导管口捕获

单静脉插管：单静脉插管可以为大多数主动脉瓣手术及冠状动脉手术提供充分的引流。尽管这些手术通常使用下腔静脉-右房插管（双极插管）（图 13-3B）。插管经右心耳插入，其狭窄的远端进入下腔静脉，使宽阔多孔的近端部分留在右房中部。这种方式如果插管位置不当会影响静脉引流[2]。必须注意当心脏水平升高时无论单腔插管或者双极插管都容易在静脉与心房汇合点处发生扭折，减少静脉回流，最严重的是影响脑循环的静脉回流。

静脉插管也可以通过经皮或者切开股静脉或髂静脉完成。这种方法通常在急诊手术或者二次手术[3]的患者出现中心静脉插管困难时使用，或者在降主动脉手术或二次二尖瓣手术中使用。也可用于重症患者或病情不稳定患者麻醉诱导前进行心肺支持。或用于不需要开胸的体外循环支持。充分的静脉引流需要大号插管（28Fr），确保引流口在下腔静脉和右心房内。经食管超声可以明确插管位置是否合适。特殊设计的长的超薄经金属丝加固的导管已生产问世。近年来随着微创胸外科的发展，可经皮插入股静脉至上腔静脉和右房的长双极插管已经投入使用。

永存左上腔

永存左上腔在普通人群中发生率达 0.3%～0.5%，通常回流入冠状静脉窦，但 10% 的患者回流入左心房[4]。永存左上腔通常与其他心脏畸形并存，少数情况下也可单独存在。当无名静脉细小或缺如或经食管超声提示冠状静脉窦增大时应注意是否存在永存左上腔[5]。

永存左上腔使逆灌停搏液灌注困难或进入右心[6]。无名静脉发育正常的患者（30%）体外循环过程中可阻断永存左上腔，但应确定冠状静脉窦口正常，冠状静脉回流不依赖永存左上腔[7]。右上腔缺如的患者（20%）体外循环过程中应插管引流永存左上腔。右上腔发育正常但无名静脉缺如的患者（40%）以及右上腔发育正常但无名静脉细小的患者（33%）阻断左上腔将使静脉压升高造成脑损伤。术中是否可以阻断永

存左上腔取决于脑静脉经对侧静脉系统回流，阻断左上腔时应确保右上腔静脉引流充分，插管不可扭折。当永存左上腔患者需要逆灌停搏液时，将停搏液灌注管直接插入冠状静脉窦口并暂时阻断左上腔，便可顺利逆行灌注停搏液。

辅助静脉引流

使用滚压泵或离心泵都可以在静脉管道上增加负压以促进静脉引流（assisted venous drainage, AVD）[8]。或者在封闭硬质的静脉回流室上增加可控的负压吸引装置［负压吸引静脉引流（vacuum-assisted venous drainage, VAVD）］[9]。这种情况下可以使用内径小的静脉插管[10]，并在使用外周静脉插管时促进静脉引流。但静脉管路中增加的负压增加了静脉进气和脑损伤的风险[11,12]，同时容易发生溶血、中空纤维膜肺进气。相反，静脉回流室正压可导致静脉管路、右心进气[13]。基于以上潜在风险，使用辅助静脉引流时需要特殊的安全监测设备以及具体完善的操作规程[13,14]。

静脉插管引流的相关并发症

体外循环静脉插管过程中可能发生各种并发症，房性心律失常、右房出血或下腔静脉撕裂、气栓、静脉血管损伤、导管异位扭折、动静脉管路插反、插管意外脱出。下腔静脉阻断器可能损伤其分支或临近血管（如右肺动脉），或损伤下腔静脉自身。这些损伤在早期外科手术中常出现，应该尽早发现并纠正。保证体外循环中合适的引流以及最大限度地减少相关并发症。微创手术静脉插管时使用经食管超声引导，可减少严重并发症。

在体外循环前、后，已插入静脉的插管会影响静脉血液回流入心房，上腔静脉内的静脉插管或上腔静脉阻断带可使中心静脉或肺动脉测压导管移位。相反测压导管可以影响阻断带发挥作用，使静脉管路进气。

在术中插管的过程中，心内导管可能被荷包缝合限制。导管的血液入口处如果与大气相通会导致气体进入静脉管道或微气栓。辅助静脉引流增加进气风险[15]。位置不合适的荷包

缝合收紧后会造成腔静脉阻塞,尤其是上腔静脉[16]。

引流不充分的原因

静脉压低,血容量少,药物或麻醉导致的静脉血管扩张,回流室与心脏水平落差不够,静脉插管型号选择不当,插管扭折堵塞,静脉管道进气,以及持续过高流量都可以导致静脉回流不充分。这些都可以通过密切观察细节及时发现和纠正。灌注师应尽可能让静脉管路在视野范围内,并且及时和外科医生交流。动脉流量不足和静脉管路部分堵塞会导致右心过度膨胀以及停机后心脏收缩功能减低。

动脉插管

动脉插管

动脉插管的末梢是灌注系统中最细的部分,当达到全流量时此处将产生不同的高压力、血液喷射、湍流、气穴形成,尤其是使用内径偏小的动脉插管时更容易出现上述现象。大多数动脉插管有性能参数,这与插管内径、流量、和不同的压力有关[17]。血流高速喷射可能损伤主动脉壁,导致粥样斑块脱落,造成血管夹层,使邻近血管血流受损,并导致气穴和溶血。超过 100mmHg 的压力差就会引起溶血和蛋白变性[18]。Weinstein[19]将心脏外科手术后左侧卒中归因于直孔主动脉插管造成的"喷砂效应",即将小栓子直接射入左颈动脉。目前已有侧孔主动脉插管问世[20],可以最大限度地减少喷射作用,有利于主动脉弓部的灌注及压力分布[21],并减少相关的卒中并发症[19]。

最近一种二重血流动脉插管问世,这种插管的特点是带有可充气的平流折流装置,可以保护粥样硬化的主动脉弓部血管,防止栓塞发生,同时可以进行选择性降低温灌注[22]。另一种新的动脉插管带有 120μm 网孔滤器可以减少升主动脉中的栓子[23]。但这种插管将增大 50% 的压力梯度[24]。一项入选了 243 名患者的研究证实这种插管可以减少 99% 的患者的栓塞,并且使脑损伤的发生率低于预计值[25]。

插管位置方式

可选择主动脉近端、无名动脉、弓部远端、股动脉、髂外动脉、锁骨下动脉。插管方式可以荷包缝合切开插管,或插入端侧吻合的人工血管,急诊情况下可以经皮插管。主要取决于血管手术种类[26]和动脉粥样硬化程度[27]。

升主动脉粥样硬化

术中操作可导致主动脉壁上动脉粥样硬化碎屑脱落[28],阻断升主动脉和主动脉插管的喷射作用是围手术期卒中[29]、动脉夹层[30]、及术后肾功能不全[31]的主要原因。触诊可以比主动脉表面超声更敏感准确地发现严重的动脉粥样硬化改变[28,32]。尽管目前有建议使用经食管超声扫描升主动脉中段和远端,但也有研究证实该方法不能准确地发现粥样硬化改变[32,33],主动脉表面超声扫描对于有短暂性脑缺血发作、卒中病史、严重外周血管病变、升主动脉可触及钙化、胸片提示主动脉钙化、年龄大于 50 ~ 60 岁、经食管超声提示主动脉中度粥样硬化病变的患者更有意义[28]。严重钙化的主动脉("瓷动脉")在患者中出现的概率为 1.2 ~ 4.3%[34]。这种情况下应选择其他插管位置,如主动脉弓部近端、无名动脉、锁骨下动脉、股动脉[35]。

升主动脉插管

远端升主动脉是最常选择的动脉插管位置,操作方便,并发症少。插管是通过一到两个小而稳固的同轴荷包缝合,插管后收紧荷包将插管牢固固定防止出血。插管时避免血压过高以减少主动脉夹层的风险,许多外科医生选择插管时一过性控制血压低于 100mmHg。观察动脉插管内血液随动脉血压搏动以确定插管末端在主动脉腔内,然后将插管位置固定朝向主动脉横截面中部。有报道说使用长插管其末端在左锁骨下动脉以远[36]。合适的动脉插管位置非常重要,可通过监测动脉管路的压力以及桡动脉血压以确定插管位置是否合适。插管位置需牢固固定防止术中插管意外脱出。

并发症包括插管困难、出血、主动脉壁撕裂、插管末端位置异常(插入或穿出主动脉壁、朝向主动脉壁方向、插入弓部上血管内)[37]、动脉粥样硬化性栓塞、插管与动脉管路连接时未排尽空气、损伤主动脉后壁、动脉管路高压(提示动脉插管堵塞或扭折)、脑灌注不足或"奢侈灌注"[38]、插管意外脱出、主动脉夹层[39]。监测动脉管路压力和桡动脉压非常必要,在开始建立体外循环以及阻断升主动脉过程中尤其应注意观察主动脉是否发生插管相关并发症。患者头面部、颈部温度不对称提示脑灌注异常。动脉插管的迟发并发症包括晚期出血、感染及非感染性假性动脉瘤。

动脉插管造成主动脉夹层的发生率为 0.01% ~ 0.09%[30,40]。在主动脉根部疾病的患者中发生率更高。发生动脉夹层的早期表现包括插管部位动脉外膜下颜色改变、动脉管路压力异常、静脉回流室血液锐减,经食管超声可帮助确诊[41]。迅速处理可减轻夹层维持灌注,动脉插管须迅速转移至外周动脉或者夹层未累及的远端主动脉,使用药物控制性降压,并迅速降温至低于 20℃。在深低温停循环下直接缝合、补片修补或人工血管移植修复夹层位置[40]。早期发现夹层存活率达 66% ~ 85%,若至术中晚期发现或术后发现夹层存活率约 50%。

股动脉髂动脉插管

股动脉髂动脉常常是除主动脉外最常选择的动脉插管位置,是发生严重出血、心搏骤停、术中急性夹层、严重休克时快速建立体外循环的首选动脉插管位置,也是小切口心脏手术常用的插管位置,二次手术患者通常也经股动脉髂动脉插管[3]。股动脉髂动脉插管时须选择型号较小的动脉插管,但其提供的逆向血流与正向血流基本相同[42]。紧急股动脉插管时可使用经皮插管套包,许多外科医生使用长的金属丝加固的外周动脉插管经股动脉穿刺技术,股、髂动脉荷包缝合切开直接插管,这种方法的并发症发生率少于使用粗而短的动脉插管技术,且便于拔管和血管修复。股动脉插管的相关并发症[3]包括股动脉撕裂、夹层、晚期狭窄或栓塞、出血、淋巴回流受阻、腹股沟感染、脑动脉冠状动脉粥样硬化性栓塞。近端主动脉夹层的患者股动脉插管的逆向血流可造成灌注不足,因此一些外科医生建议对于这些患者应改变动脉插管位置[43]。远端下肢缺血常发生于延时的(3 ~ 6 小时)逆向血流灌注[44,45],避免这种并发症可通过小的"Y"形插管为远端动脉提供灌注,或者将动脉插管插入人工血管与股动脉端侧吻合[46]。

逆向血流动脉夹层是股、髂动脉插管最严重的并发症。夹层可能延续至主动脉根部,少于 1% 的患者会造成腹膜后出血[47],其死亡率达 50%,40 岁以上有明确动脉血管疾病人群发生率更高。其诊断与主动脉插管夹层类似,胸段降主动脉夹层可通过经食管超声确诊[41]。这种情况下应尽快通过患者自身心脏搏动,或近端主动脉、锁骨下动脉插管以恢复真腔内前向血流灌注。胸段降主动脉夹层除非进展累及主动脉根部,否则可不进行手术修复[47]。

其他部位动脉插管

越来越多的医生选择腋动脉和锁骨下动脉作为动脉插管位置[48,49],其优点包括不受粥样硬化累及,主动脉弓部正向血流灌注,上肢、手部平行的血流灌注不会造成缺血性损伤。基于这些优点以及动脉夹层患者逆向血流灌注的缺点,一些外科医生更倾向于选择腋动脉锁骨下动脉作为动脉插管位置[49]。有研究报道,腋动脉和锁骨下动脉插管可发生臂丛损伤、腋动脉栓塞等并发症[48]。腋动脉插管需在锁骨下做切口,而锁骨下动脉胸廓内段插管需开胸[50]。

少数情况下会选择无名动脉作为动脉血管插管位置,在不阻碍右颈动脉血流情况下做荷包缝合插管 7~8Fr 动脉插管[26]。另外升主动脉插管可以由左室心尖部通过主动脉瓣口插入[51]。Coselli and Crawford[52] 曾报道通过人工血管腹主动脉端侧吻合插入动脉插管逆向血流灌注的应用。

静脉回流室

静脉回流室作为体外循环系统的容量储备装置,尤其是在深低温停循环手术中为机体放血时更为必要。使用氧合器时回流室安装在泵前紧邻主泵(图 13-1)。回流室内高容量低压力,它接受静脉管路回流的血液,是重力引流的设备,内部有去泡滤网,同时提供通路用于给药、补液与输血,增加体外循环系统的容量缓冲。体外循环开始后至增加到全流量,1~3L 血液将由患者体内进入系统内。当静脉回流量突然减少或中断时回流室内的容量可以提供数秒的缓冲时间。

回流室一般是硬质塑料制成的罐(开放式的),或者是可折叠的软塑料制成的袋子(闭合式的)。罐装的回流室可测量容量,处理静脉管路进气,通常容量较大,方便预充,可增加负压吸引辅助静脉引流装置,价格便宜。一些回流室还包含大孔、微孔滤器,可作为心内吸引血液的储备装置。

缺点包括使用硅胶去泡剂可能产生微栓子[53],并增加血液炎性反应[54]。软袋回流室消除气血接触,由于其可折叠性,当静脉回流突然中断时可防止气体泵入动脉管路。

近年来迷你体外循环管路逐渐兴起,迷你体外循环管路可以减少预充量,减少血制品使用,这些将在后文中涉及。目前有一些不同的迷你装置可用。当然迷你体外循环管道也有缺点,主要是当静脉回流突然减少时,体外循环系统的安全血容量范围减少了。

氧合器

膜式氧合器　模仿生理性肺工作原理,利用薄而大带微孔的聚丙烯膜或聚甲基丙烯酸酯($0.3\sim0.8\mu m$ 微孔),或硅胶膜作为气血屏障。与早前使用的鼓泡式氧合器相比,膜式氧合器更安全,产生微气栓更少[55],更少激活血液炎性反应,更容易管理血气[56],在微孔膜上血浆充满微孔阻止气体直接进入血液,氧气和二氧化碳的交换更加方便,由于氧气在血浆中不易扩散,血液必须扩散为大面积的薄层(接近 $100\mu m$),在层间隔

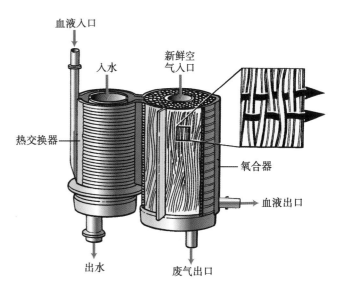

图 13-4　中空纤维膜式氧合器和热交换器示意图。血液先进入热交换器,接受流动的冷水或热水的温度传递后,进入氧合器进而穿梭于中空纤维编织束。氧气由中空纤维束一端入,另一端出。中空纤维束隔于其间分开血液和气体。氧气和二氧化碳沿着中空纤维的表面向相对的方向弥散

中较高的氧分压差下充分氧合。湍流和二次血流加强氧气在血液中的扩散提高血红蛋白氧饱和度[57]。二氧化碳在血浆中弥散速度快,因此即使压差低也可以充分跨膜交换。

目前应用最广泛的是包裹在隔离罩内的中空纤维($120\sim200\mu m$)簇(图 13-4),其最有效的结构是氧气在中空纤维内通过,而血液在中空纤维外通过,动脉血二氧化碳分压由气流量决定,氧分压通过调节空氧混合器吹入气体的氧气浓度(FiO_2)控制。现代膜式氧合器预充量为 $220\sim560mL$,流量在 $1\sim7L/min$ 时每分钟可提供 470mL 氧气并移除 350mL 二氧化碳,且每升血流量产生 $12\sim15mmHg$ 的阻力。大多数产品将静脉回流室、热交换器、中空纤维膜式氧合器整合为一体。

硅胶薄膜围绕同一线轴螺旋形缠绕,缠绕后的硅胶膜以外壳包裹。氧气和二氧化碳进入其中与血液进行气体交换。由于中空纤维膜使用 $8\sim12$ 小时后经常会出现血浆蛋白渗漏,硅胶卷膜曾用于长时间呼吸循环支持和体外膜氧合器(extracorporeal membrane oxygenator,ECMO)系统。近期聚甲基丙烯酸酯氧合器问世,它结合了中空纤维膜式氧合器的优点,又不容易出现血浆渗漏(聚丙烯制品常见)。适用于临床体外循环以及 ECMO。

膜的其他特点包括:极薄($0.05\mu m$),固体膜在血液侧有高渗透性基质支持,膜减少长时间体外循环转流中的气栓和血浆渗漏[58]。但对于挥发性麻醉气体有吸附作用[58]。

氧合器供气系统的各部分包括流量控制器、流量仪、空氧混合器、氧气分析仪、气体滤过器、水汽吸附器,它们共同调控进入膜肺内的气体。通常供气系统还包含吸入麻醉气体挥发罐,需注意挥发性麻醉气体对灌注系统塑料制品具有一定的腐蚀性。

鼓泡式氧合器　该装置在美国已经被废弃,但在其他地区由于其价格便宜可能仍用于短时间的转流。每个气泡对血液成分来说都是外源性表面,鼓泡式氧合器会造成大量血液成分破坏并形成大量微栓[59]。使用过程中氧气被吹成数千的小气泡(直径 $36\mu m$),吹入回流的静脉血中,在气泡表面气血接触

发生气体交换[60]。二氧化碳进入气泡,氧气扩散入血。增加气血接触面可促进气体交换,但大的气泡难以滤除。气泡和血在回流室内通过沉淀、过滤、去泡而被分离开来。鼓泡式氧合器预充量小于 500mL,在动脉流量 1~7L/min 时,鼓泡式氧合器可以提供每分钟 350~400mL 氧气,移除 300~330mL 的二氧化碳[56]。商品鼓泡式氧合器大都整合回流室、热交换器、氧合器为一体安装在主泵后。

在体外循环转流过程中需要更换氧合器的故障发生率为 0.02%~0.26%[61-63],发生率与氧合器的设计不同相关[64],最常见的原因是在血流路径上出现异常压力区域[63],其他问题包括渗漏、漏气、接头裂开、空氧混合器失灵、气体交换不良。需要监测血气确保氧合和二氧化碳排出。肝素涂层可能减少异常压力区域的发生率[62]。

热交换器

热交换器通过给流经体外循环系统的血液升温或降温来控制患者体温。心脏外科手术中通过低温降低氧耗,减少一过性循环停止的危害。由于气体在液体中的溶解度与温度成反比,系统或患者体内的冷血快速复温会导致微气栓的形成[65]。大多数膜式氧合器中热交换器中血液和水的流动方向相反以减少上述潜在的风险。血液不可加温至高于 40℃,否则会导致血浆蛋白变性。机体与系统内的血液温差不可超过 10℃,以减少产生微气栓的可能。热交换器以流动的冷水或热水来实现降温复温。加热和降温是两个单独的系统,以简单的温度控制器调节。热交换器中的水渗漏入血液将导致溶血并可能导致热交换器功能故障[61]。

需要单独控制停搏液灌注系统温度。最简单的办法是使用事前冷藏的停搏液灌注。但目前广泛应用的还是单独的控温系统或经螺旋管路浸入冰水浴或温水浴中调节温度。

泵

人工心肺机一般使用两种泵,滚压泵和离心泵,目前滚压泵的使用更为广泛(表 13-1)。由于离心泵安全性较好,相对减少血液破坏,也有一定的使用率。但针对其是否有效减少血液破坏,至今仍有争议且无明确证据支持[66]。

表 13-1 滚压泵和离心泵

	滚压泵	离心泵
描述	几近闭塞式	非闭塞式
	不受后负荷影响	后负荷敏感
优点	预充量低	便携,体积小
	成本低	安全的正负压
	无反流风险	适应静脉回流
	低幅正弦搏动	尤适于右或左心旁路
		适于长时间的体外循环
		可防气栓
缺点	过度的正负压	预充量大
	管道破裂	需要流量监测
	潜在气栓风险	潜在反流风险
	需要调整松紧	成本高
	需要严密管理	

离心泵(图 13-5)的结构包括叶轮、透明塑料圆锥体,血液在其中受离心力驱动[67]。流量计检测前向血流量,流量取决于泵的转速和泵后阻力。未安装止回阀的离心泵系统在离心泵停止转动时必须夹闭动脉管路以防止血液倒流[68]。离心泵产生 900mmHg 的正压,400~500mmHg 的负压,因此会产生一些微小气栓。离心泵可以泵出少量的气泡,但当泵内气体达到 30~50mL 时离心泵将不能驱动系统内血液前进。离心泵常用作短期的心脏辅助装置、左心旁路和辅助静脉引流。

滚压泵包括内径 1/4~5/8 英寸(约 0.6~1.6cm)的泵管,泵管的材质一般为聚乙烯、硅胶、乳胶。弧形的泵槽内有两个呈 180° 的泵头。泵头转动挤压泵管产生压力驱动泵管内血液向前流动。泵的流量取决于泵管的内径、泵的转速、泵槽的周长、泵的松紧度。滚压泵使用前必须调整泵的松紧度,使泵达到几乎完全压闭泵管(但未完全压闭泵管)的松紧度,这种状态下泵产生的后向压力为 45~75mmHg,在该松紧度下对泵管的磨损以及血液破坏作用最小[69]。流量由泵管内径和泵速控制,不同内径的泵管有不同的刻度曲线。滚压泵经济、安全,性能稳定,对系统压力有限制,预充量小,但可以产生较大的负压,负压会使泵管脱落小的微粒成为微栓子[70]。滚压泵在术中可能发生的意外包括:进气、流量不准确(未校准)、血液倒流(泵头过松)、动脉管路扭折高压导致接头碎裂、泵管崩脱。总体来讲滚压泵比离心泵更多地用于吸引和停搏液灌注。

离心泵提供平流血流,松紧度合适的滚压泵产生的血流呈 5mmHg 压力的正弦搏动。动脉插管抑制血流的正弦搏动。体外循环过程中当使用滚压泵达到全流量时,很难产生接近 20mmHg 压差的搏动灌注[71]。至今为止无人确切的证明短期或长期体外循环及辅助循环中搏动灌注的必要性[72]。

离心泵和滚压泵在手术过程中可能发生的意外包括:断电、泵速失控、流量计失灵、泵管碎裂、泵反转造成的血液逆流。应备好手动驱动装置防止断电停泵。

滤器和去泡装置

微栓子

在经体外循环的心脏外科手术中,创面和灌注系统会产生微气栓、生物源性、非生物源性的微栓子(直径<500μm)[23,73,74]。微栓子的产生与体外循环相关(见本章"脏器损伤"部分)。微气栓包括氧气和氮气,它们通过多种来源和途径进入灌注液[12,15]。包括活塞、抽血、给药通路[74]、预充液、预充过程、静脉输液、出气口、心腔吸引回流室、管路破口裂口、不牢固的荷包缝合(尤其在辅助静脉引流时)[12]、冷血快速复温[65]氧合器气穴形成、静脉回流室液面过低[15]。鼓泡式氧合器会产生许多微气栓,相对而言膜式氧合器产生气栓非常少[55,56]。除技术失误(开放活塞,静脉回流室打空,心腔内气泡)以外,在膜式氧合器灌注系统中心腔吸引回流室是最主要的气栓来源。

血液产生大量微栓子,来源于血栓、纤维蛋白、血小板聚集、溶血、细胞碎片、乳糜颗粒、脂肪栓、变性蛋白[75],另外库血也是血源性微栓子的重要来源[76]。其他生物源性微栓子还有脱落的粥样硬化斑块碎片、脂粒、插管过程脱落的钙化颗粒。生物源性和非生物源性的微栓子都从创面吸收。肌纤维、碎骨片、脂肪组织与外科的缝合材料、滑石粉、外科用胶、混合吸入心腔吸引回流室[76,77]。生产过程中使用的材料碎片和粉尘也可以通过灌注系统进入灌流液中[76]。使用生理盐水通过微栓滤器旁路冲洗可避免这种风险,但现在几乎没有中心提前冲洗。

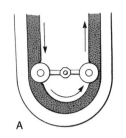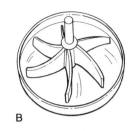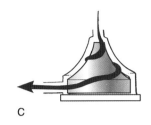

图 13-5 泵示意图。A. 滚压泵槽内有两个呈 180° 的泵头。泵头转动挤压泵管产生压力驱动泵管内血液向前流动。B. 叶轮泵以叶片转动产生动力。C. 离心泵,使用三个迅速旋转的同心锥由向心力推动血液流动

直径大于 $100\mu m$ 的体内微栓子可以通过经颅多普勒[78]、荧光造影、经食管超声、眼底检查发现。系统内动脉管路超声或监测滤网压差可监测到这些微栓[79]。称重并检测微栓滤器,通过尸检组织学检查、血样电子直径计数可检测灌注管路外的微栓。

预防和控制微栓子

表 13-2 列出了微栓子的来源。预防微栓子的方法主要包括:使用膜式氧合器,心腔吸引回流室安装滤网,术野中吸回的血液经血液回收机洗涤[80],防止管路进气,以及开放升主动脉前心腔充分排气[81,82]。

脑接受心排血量的 14%,是对微栓塞最敏感的器官[83]。选择性减少脑栓塞的策略包括:降低动脉血二氧化碳分压使颅内血管收缩[84],低温[85],在脑血管下游放置动脉插管[36,74],使用带有[22,23,30]或不带有[19]阻挡微栓子装置的特殊动脉插管。

体外循环系统中有两种类型的微栓滤器:纵向滤器和滤网[86,87]。纵向滤器由折叠的纤维或有孔泡沫材料制成,无精确的孔径,具有大的弯曲的浸润的表面,可以嵌塞和吸收微栓子。滤网由于孔径大小和构造不同可阻挡大部分空气栓子。随着孔径减小,其阻力增大。研究认为目前市售的商品微栓滤器均可有效的滤除气栓及小栓子[88,89]。大多数研究认为涤纶织物制成的纵向微栓滤器是最有效的,尤其是对极微小的气栓及其他栓子。当流量达 5L/min 时微栓两端的压力差为 24 ~ 36mmHg。微栓滤器溶血作用很小并且会吸附一些血小板,尼龙纤维微栓可激活补体[86]。

表 13-2	微栓子的主要来源	
气源性	**外源性**	**血源性**
鼓泡式氧合器	动脉粥样硬化碎片	纤维蛋白
气体进入循环	脂肪、脂肪滴	游离脂肪
心腔内残余气体	纤维蛋白凝块	聚合乳糜微粒
松散的荷包式缝合	胆固醇晶体	变性蛋白
心腔吸引回流室	肌肉碎片	血小板聚集
迅速复温	管道碎片,尘埃	血小板-白细胞聚集
气穴	骨蜡,滑石	溶血
	有机硅消泡剂	输血
	胶、止血纱布	
	棉海绵纤维	

目前普遍认为心内吸引回输血液需经过微栓滤器[77],大多数商业产品将滤器整合到系统中。而停搏液灌注系统是否需要添加微栓滤器目前仍有争议[90]。尽管目前临床普遍在动脉管路上增加微栓滤器,研究却没有明确证实其必要性[87]。在离体试验中证实了动脉滤器可减少循环中的微栓子[89],临床研究也证实了这一点[89]。但这些微栓滤器并不能将体外循环系统产生的微栓子全部滤除[12,74,77]。研究发现使用鼓泡式氧合器时微栓子减少的水平基本一致[55,91],神经系统并发症结果无显著差异[91]。相比之下在不使用动脉微栓滤器的情况下膜式氧合器产生的微栓子更少,但其与添加动脉微栓滤器的鼓泡式氧合器所产生的微栓子数量近似[87]。

尽管动脉管路微栓滤器的有效性未被明确认可,但其仍普遍应用[92]。虽然微栓滤器能捕获气泡,但它增加成本,偶尔在使用中会出现堵塞,而且在预充过程中难以排气。并且微栓需要安装小侧路和三通装置帮助排气。

其他生物源性的微栓子对临床影响可能更大。脑血管微栓栓塞在动脉插管时[93,94]、阻断和开放升主动脉时[94]、心脏复跳早期[95]最常发生。并且与灌注系统产生的微栓子相比,外科源性微栓子更容易导致术后神经系统并发症[96]。

白细胞滤器

白细胞滤器在近些年开始有报道[97],将在本章后面部分详述。大多数研究发现这些滤器可以减少循环中白细胞计数[98]。但不能提供明确的临床获益的证据[99]。

管道和接头

心肺机的各种不同部件通过聚乙烯管道和带凹槽的聚碳酸酯接头连接。医用级别的聚氯乙烯(PVC)管道应用广泛,它柔韧、与血液相容性好、惰性、无毒、表面光滑、非浸润性、坚固、透明、不易扭折、可被加热灭菌。为减少预充量,管道接头应尽量缩短。为减少湍流、气穴、流动停滞区域,管道应平滑,无过度牵拉或延伸。较大的内径改善血液流变学,但会增加预充量。一般成人选用内径 1/2 ~ 5/8 英寸(约 1.3 ~ 1.6cm)的管道。在完整密封的一体化心肺机出现之前,任何血流装置都会产生一定的湍流。不牢固的接头会使气体进入,并有漏血风险,所以接头处应确保固定牢固。为保证使用方便安全,大多数管道和接头出厂时已包装好,并且是一次性用品。

肝素涂层管道

体外循环系统的血液接触面都可以制成离子或共价键结

合肝素的涂层表面。Duraflo II 肝素涂层管道的内表面上有与四价铵(二甲基氯烷基苯)结合的离子肝素分子(Edwatds Lifescience,Irvine,CA),共价键结合首先把聚乙烯铵聚合物与塑料表面结合,然后再结合肝素片段(Carmeda Bioactive Surface Medtronic Inc,Minneapolis,MN)。离子键结合的肝素会慢慢滤出,但这与临床心脏外科无关。肝素涂层管道应用于临床体外循环过程中的文献报道虽然较多[100-102],但仍有大量争议,这是由于研究因为入选患者条件、系统肝素总量减少、术野抽吸血液丢弃或洗涤的效能降低[102]。目前无可靠证据证实肝素涂层管道可以使系统肝素总使用量减少,或是减少与体外循环相关的出血及血栓问题。虽然大多数研究认为肝素涂层管道可以降低补体 C3 和 C5b-9 的浓度,这会在一定程度上影响研究结果[103],但体外循环造成的炎症反应并未减小,而且也没用明确的临床获益的证据[104]。

目前正在研究中的其他涂层管道[101]包括磷酸胆碱涂层[105]、表面转化添加剂[106]和延龄草生物活性表面[107]。虽然一些离体和在体的研究表明这些涂层管道可能在减少炎性介质和激活凝血瀑布方面有诸多获益,但并没有随机双盲研究证实这些结果。这一问题还需要更多的研究来探索。

心内吸引和术野吸引

外科伤口吸回的血液可以直接进入回流室去泡、滤过、储存,浸润表面活化剂的海绵起到去泡、减少血液表面张力作用。各种滤器可以滤除微栓子,使用滚压泵或使用负压吸引辅助静脉引流会产生负压,必须监测负压和血液水平面,以减少过度吸引导致微气栓进入灌注液。

心内吸引和回流室是造成溶血、微气栓、脂粒、细胞聚集、血小板损伤丢失、血栓形成、纤维蛋白溶解的主要原因[73,77,108]。手术创面吸引回的混合空气的血会激活血液炎症反应,而这部分气体由于含有高比例的溶解度低的氮气很难去除。大量的心内吸引会破坏血小板和红细胞[108]。市售回流室的结构设计会最大限度地减轻气体入血和血液成分破坏。心内吸引回血首先进入回流室,再加入灌注液也便于去除气体和微栓子。

术野吸引血液的气体处理办法包括经过血液回收机洗涤为浓缩红细胞再输入灌注系统。两类自动离心泵可完成血液洗涤。间歇离心泵(如 Haemonetics cell saver,Meomonetics Corp,Braintree,MA)可以洗出气体、血栓以及其他生物源性、非生物源性的微栓子。但同时也将血浆成分洗出。连续离心泵(如 Fresenius/Terumo CATS,Elkton,MD)还可以洗出脂粒及激活的白细胞[109]。另外,还可以丢弃心内吸引回血,但大多数外科医生认为这将增加异体输血量所以不可取。目前越来越多的医生认为术中术野吸引回血是造成血栓形成、出血、炎症反应等体外循环并发症的主要原因。

心腔减压

心脏停搏时任何一个心室过度膨胀都会导致开放后心脏收缩功能受损[110]。室颤以及心脏停搏期间右心室膨胀最大的影响是在此期间血液会因多种机制进入收缩无力的左室,导致左室过度膨胀。在体外循环过程中,如果没有左心引流插管,未通过右房插管或腔静脉插管回流入系统的血液以及冠状静脉窦、窦状间隙血管回血可以通过未切开的右室进入肺循环,

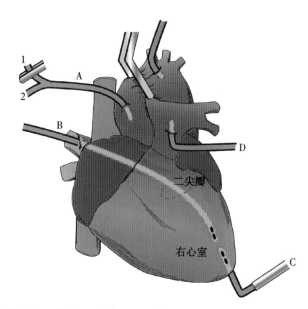

图 13-6 图示心室减压开口位置。A. 主动脉根部,升主动脉钳夹后可以用于灌注心停搏液。B. 导管置于右上肺静脉/左房结可使血液通过二尖瓣进入左室。C. 直接在左室顶端开口。D. 开口于肺动脉,因为肺静脉缺乏静脉瓣以给左房减压

并且和一部分来自支气管动静脉的血液、经主动脉瓣反流的血液以及其他术前未发现的情况造成的回心血(如卵圆孔未闭、动脉导管未闭)一起进入左室(图 13-6)。将造成左心室过度膨胀。体外循环过程中支气管动静脉回血以及非冠状动脉系的回血平均分别为(140±182)mL/min 和(48±74)mL/min[111]。

心脏停搏期间可通过各种方法进行心室减压。过去经心尖部插入吸引管减压的方法由于其操作不便以及损伤心肌目前已经基本弃用。现在大多用一种多孔的末端柔软的导管(8~10 号)(图 13-6)经右上肺静脉插入左心房(也可进入左室)吸引减压。有一些外科医生在肺动脉[112]插入吸引管减压。二尖瓣手术时也可经主动脉瓣逆向插入吸引管减压。吸引管回血可经滚压泵、负压吸引、重力引流[113]进入心腔吸引回流室。若使用滚压泵,在使用前应仔细检查,注意防止过度负压吸引。虽然视诊或触诊可发现心腔膨胀,但经食管超声以及直接测量肺动脉或左房压更有诊断意义。冠状动脉搭桥手术术中应注意避免心脏过胀[114],如果吻合近端时心脏胀满,应插入心腔内吸引减压。冠状动脉吻合时常以停搏液灌注管在主动脉根部吸引减压[115]。

左心减压最常见的并发症是气体残留。当心脏复跳后可在经食管超声监测下充分排气。另外可在主动脉根部通过小的吸引管排气[116]。其他并发症包括出血、心房穿孔、二尖瓣损伤、心肌损伤。

停搏液灌注系统

停搏液中含 8~20mmol/L 的钾离子、镁离子以及一些其他成分。通常经主动脉根部阻断钳近端进行灌注,或经冠状静脉窦逆灌使心脏在舒张期停搏。停搏液可分晶体停搏液及含血停搏液。一般灌注的停搏液温度 4~37℃。常温的停搏液需持续灌注以保证心脏停搏,低温停搏液可间断灌注。停搏液灌注一般经一个独立的系统,包括回流室、热交换器、滚压泵、气泡滤网,也可包括微栓(如表 13-2)。灌注停搏液需监测温度及灌

注压力。停搏液灌注系统可以是完全独立的系统,或者作为动脉管路的分支即主泵的分泵。灌注管路也可作主动脉根部吸引装置使用。

顺行性灌注是指当主动脉瓣暴露时,将停搏液通过主动脉根部的小导管或直接插于冠状动脉口的导管灌入,逆行性灌注则是通过插入冠状静脉窦的导管灌注[117]。逆行灌注管的放置是很重要的,但是操作并无很大难度,并且可以通过触诊、经食管超声心动图、动脉血颜色或导管压力感受器所示的压力波形而验证[118]。逆行性灌注的并发症包括冠状动脉窦的破裂或穿孔、血肿及导管的破裂[119]。

血液浓缩器(血滤器/超滤)

血液浓缩器与氧合器类似,超滤器内含有半透膜结构,可以滤除水、电解质,以及血液中分子量小于 20 000 道尔顿的物质[120]。超滤器可以连接至静脉、动脉管路或回流室。但需要有较高的跨膜压差以驱动超滤。所以当超滤器未连接在动脉管路的情况下超滤需要滚压泵驱动。也可以在滤出液方向增加负压吸引。在流量 500mL/min 时超滤速度可以达到 180mL/min[121]。与血液回收机相比,超滤器更好地保存了血小板和血浆蛋白。超滤器滤除水分比使用利尿剂更具有可控性[122]。除了增加成本外超滤器几乎无其他缺点,使用之后的不良反应也相对较少[121]。

灌注系统监测和安全装置

表 13-3 列出体外循环监测和安全装置。压力监测在主泵

表 13-3 安全装置及步骤

装置或步骤

回流室液面报警装置关联自动断泵
动脉系统高压力警报关联自动断泵
大量气泡监测关联自动断泵
动脉管路过滤
转流前再循环/过滤
氧气过滤器
嵌入式静脉氧饱和度
嵌入式动脉氧饱和度
氧合器供氧分析仪
单向活瓣心内孔线
心肺机内电池
替代电源
发电机
备用动脉泵头
备用热交换器
备用氧供应器
紧急照明
转流前活化凝血时间
转流时活化凝血时间
转流前检查单核对
书面协议
灌注时间记录
装置事故记录

和动脉管路之间的微栓滤器上,体外循环过程中持续监测压力以便及时发现异常升高的泵压。系统压力一般高于桡动脉测压,这是由于微栓滤器和动脉插管造成的。当系统压力异常升高时压力监测会发出声音报警以便灌注师及时发现。

动脉流量计是使用离心泵时必备的监测装置。使用滚压泵也可以动脉流量计确定灌注流量。

嵌入式动脉流量计可监测血气、血细胞比容、电解质[123]。一般在静脉管路安装嵌入式氧饱和度监测可以评估氧供和氧需情况[124]。动脉管路可以安装血气监测[125]。由于监测结果的可靠性不确定,使用这些监测装置的必要性并未得到证实[126]。如果需要频繁测定血气、血细胞比容、电解质的话,可以选择使用自动分析仪[123]。

气流量和氧浓度监测。需监测进入氧合器的气流量和氧浓度[127],有一些体外循环团队另外监测出气口的气体,这样可直接确定机体代谢情况和麻醉深度[127]。一些生产商建议监测跨膜肺压差,它可以早期提示氧合器功能障碍,尽管这种情况发生概率极低[62-64]。

必须监测热交换器内的水温。以防高温造成血浆蛋白变性和气源性微栓子[65]。在深低温停循环的手术中静脉管路的温度变化反映患者机体内温度变化,同时监测动脉管路的温度可以预防复温过程中高温造成的脑损伤。

一些可供选择性使用的安全装置包括回流室液面报警装置和动脉管路气泡监测装置。可以在心内吸引回流室和动脉微栓滤器之间安装单向阀门防止进气。目前有安装在动脉微栓滤器远端的嵌入式超声监测装置,可以防止少量的气体进入管路。安装在静脉管路和吸引管路上的单向阀门可以防止后向气体进入系统,或者由于放血过多造成的动脉管路进气[68]。

自动资料收集系统。可以在术前输入资料并在术中采集数据[128]。计算机控制的体外循环系统正在研发当中[129]。

体外循环的管理

灌注团队

虽然外科医生直接负责手术,但需要和麻醉医生、灌注师建立密切的工作关系。这三者需要自由地、经常地、坦率地交流,并且周期性的开展多学科的学术讨论学习,商讨和确定各种手术和急诊的处理方案。当然,手术医生、麻醉医生、灌注师之间的沟通类似于飞机驾驶舱内飞行员之间的沟通。

外科医生决定手术方式、灌注温度、停搏液、插管的选择和术中的特殊处理。手术过程中,在开始和结束体外循环时外科医生要和麻醉医生、灌注师交流,相互配合协调灌注管理。灌注师负责建立和预充人工心肺机系统、核对安全设备、转流、监测凝血、给药、填写体外循环记录单。

麻醉医生管理术野、麻醉状态、机械通气、患者生命体征、灌注管理。警惕性高的麻醉医生是安全保障,也是各种复杂情况的问题终结者。是仅次于外科医生的能够预计、发现、纠正各种异常情况的人。另外麻醉医生还负责术前术中术后的经食管超声检查。

人工心肺机的组装

灌注师负责准备人工心肺机灌注系统和术中需要的各种

耗材。大多数灌注师使用商业生产的无菌的定制的管道包以连接组成灌注系统的各个部分。系统的组装需要10~15分钟,预充过程需要15分钟。未预充的系统可以保存7天,预充后应在8小时内使用,以防出现氧合器功能障碍。装机后灌注师应检查安全设备并填写安全核对单。

预充

成人手术预充体外循环系统需要1.5~2.0L平衡盐溶液,如乳酸林格钠、复方电解质溶液。预充液在系统内循环,经过微孔滤器滤除外源性微粒、物质、气体。对于一般的平均重量的成人,预充量接近血容量的30%~35%,转中血细胞比容降低到术前的三分之二。对于体重轻的患者,或者术前贫血的患者可能需要预充库血,以免出现血细胞比容过低。目前对于转中血细胞比容水平无一致的建议。大多数灌注师在温度25~32℃时将血细胞比容控制于20%~25%。血液稀释减低循环血黏度,同时也降低灌注液携氧量。转中混合静脉血氧饱和度应高于60%[124]。为加强利尿减少术后肾功能不全的发生可以预充12.5~50g甘露醇。

为避免输血可以使用内径细的管道,避免管道过长,转机中回流室液面低。当然后者会增加进气的风险,但这可以通过使用可折叠回流室或液面报警自动停泵来预防。近年来小的一体化系统已经问世,这可以减少预充量和接下来的血液稀释,减少输血,减少血小板聚集[130]。很多系统都取消静脉回流室并使用各种涂层管道,以减少血液稀释,减轻炎症反应和凝血的发生。图13-7所示为典型的迷你体外循环系统。

自体血预充是减少血液稀释的另外一项技术。它是在开始体外循环前使用患者自身血液替代电解质溶液预充[131]。这种方法减少灌注液总量,但可能需要使用去氧肾上腺素维持血流动力学稳定[131]。此方法减少异体输血,但对临床结果无影响。

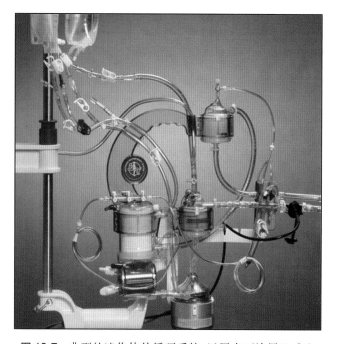

图13-7 典型的迷你体外循环系统,运用表面涂层以减少凝血与炎症反应,并且去除静脉回流室及多余的管道以降低血液稀释

预充胶体(人血白蛋白、凝胶、右旋糖酐、羟乙基淀粉)目前仍有争议。虽然预充胶体确实减少了转中胶渗压的降低程度[133],并且减少过多的液体进入组织间隙,但目前仍没有证据证明其临床结果较好。前瞻性研究未证明应用白蛋白明显获益[133],而且应用白蛋白增加成本自有一定风险[134]。羟乙基淀粉(淀粉代血浆)可能减少术后出血[135]。McKnight等发现其对术后氮平衡无影响[136]。预充液中一般不使用葡萄糖溶液以免术后出血神经系统并发症[137,138]。

抗凝和拮抗

动静脉插管前静脉注射给予猪肝素(300~400U/kg),至活化凝血酶时间(activated clotting time, ACT)检查确定抗凝充分才可以开始建立体外循环。尽管目前牛肝素仍普遍使用,但其比猪肝素抗原性强,更易激活IgG抗体[139]。肝素静脉给药起效很快[140],一般给药后3分钟可以测定ACT。目前不同的团队开始转机的ACT标准不同,一般来说ACT大于400秒可以开始转机。有些团队仍建议大于480秒开始建立体外循环[141],因为在体外循环过程中肝素只是部分抑制凝血酶形成。最近一些中心为了减少外科出血建议ACT在300秒左右开始转流。尽管早期未发表的结果证实这种情况是安全的,但普遍不被接受。使用抑肽酶时应以高岭土监测ACT,而硅藻土会导致实际测定值偏高。ACT时间不够可能是肝素剂量不足或者是体内抗凝血酶Ⅲ浓度低。当肝素剂量达到500U/kg仍未达到目标ACT值,应输入新鲜冰冻血浆以补充抗凝血酶Ⅲ,或者可以给予重组抗凝血酶Ⅲ[142]。抗凝血酶Ⅲ是一个重要的辅因子,它与循环中的凝血酶结合发挥抗凝作用,肝素可以使该反应的速度增加数千倍。肝素诱导的血小板减少症患者应使用其他药物代替肝素抗凝。

体外循环转流过程中每30分钟测定ACT。如果ACT值低于目标值应补充更多肝素。一般来说即便ACT时间达到目标值每小时也应该补充三分之一初始剂量的肝素。肝素浓度过高(ACT>1 000s)会造成广泛出血,而肝素浓度过低会导致体外循环系统血栓形成。

体外循环顺利停机后以鱼精蛋白拮抗肝素,初始剂量按照每100单位肝素给予1mg鱼精蛋白,但鱼精蛋白总量不超过3mg/kg。肝素-鱼精蛋白复合物可以激活补体导致低血压。发生这种情况可以给予钙剂(2mg/1mg鱼精蛋白)。当开始给予鱼精蛋白后应停止心内吸引以防系统内血栓形成导致不能再次为患者提供紧急循环辅助。极少数情况下,患者体内有鱼精蛋白胰岛素抗体,给予鱼精蛋白后会出现过敏反应[143]。这种严重的过敏反应可能需要紧急体外循环转流,有些患者可以通过停止鱼精蛋白给药和肾上腺素注射等复苏治疗好转。肝素代谢情况也可以通过ACT或Hepcon试验评估,如果持续出血或ACT时间延长可以再给予鱼精蛋白50mg。肝素反跳是在体内鱼精蛋白清除后由于组织中的肝素再次释放造成的延迟肝素效应。肝素容易在脂肪组织蓄积,所以肥胖的患者容易出现肝素反跳。如果怀疑肝素反跳可以追加25~50mg鱼精蛋白1~2次,但应注意ACT时间延长可能由于血小板减少。常规是在患者伤口缝好、无菌单撤掉以前,有些中心甚至在病人离开手术室以前,人工心肺机都保持随时可以再次转流的状态,以防患者出现任何失代偿情况。

建立体外循环

在全量肝素化插好动静脉插管后,外科医生、麻醉医生和灌注师三方确认开始转流。随着静脉血液进入回流室,灌注师逐渐增加流量注意维持患者血压和容量。要密切观察以下情况:

1. 静脉引流是否通畅;
2. 动脉管路压力是否正常;
3. 动脉管路血液氧合情况;
4. 动脉压;
5. 静脉压;
6. 心脏是否充分减压。

当灌注流量达到全流量 2 分钟后,停止机械通气,可以开始降温,并阻断升主动脉。患者血液首次接触人工表面尤其是氧合器时,常容易出现血管扩张、低血压的情况。一般可以通过提高灌注流量逐渐代偿至血管活性正常。偶尔可能会使用去氧肾上腺素(新福林)提高血压。

停搏液

含晶体或含血停搏液经单独的灌注泵在主动脉根部升主动脉阻断钳近端以 60~100mmHg 压力顺行灌入(如图 13-2)。血液经冠状静脉窦进入右心房,经右房插管或经未阻断的腔静脉引流回到回流室。如果腔静脉插管已阻断必须使用心内吸引防止右心过胀。很多外科医生灌注冷的停搏液使心肌降温并监测心肌温度。其他一些外科医生灌注一定量的停搏液或者监测心肌电活动来决定灌注量。顺行灌注停搏液心脏可以在 30~60 秒内停搏。停搏不佳的原因很多。一些外科医生通过针形传感器直接监测心肌温度和 pH[144]。

经冠状静脉窦逆灌停搏液时速度为 200~400mL/min,压力控制于 30~50mmHg[145]。压力过高将导致冠状静脉系统损伤[119]。压力过低通常提示灌注不足,可能是灌注管位置不佳或者灌注头渗漏造成的,也可能提示冠状静脉窦撕裂。逆灌停搏液心脏停搏较顺灌慢,常需 2~4 分钟,所以可能导致右室心肌保护不佳[117]。

安全灌注的重点

下面的内容是体外循环管理标准,讨论如何正确地控制温度、血液稀释度、压力、流量以满足非生理状况下的细胞代谢。

灌注流量

在正常情况下,基础心排血量是由氧耗量决定的。生理情况下基础氧耗量 250mL/min,在体外循环过程中测量氧耗量是不切实际的。在 35~37℃ 血细胞比容 25% 的情况下,深度麻醉肌肉松弛的患者一般给予 2.4L/(min·m²) 的流量可以满足机体氧供。血液稀释把血液氧含量由 20mL/dL 减少至 10~12mL/dL。因此流量应高于正常的心排血量或者使机体的氧耗量降低。静脉插管的阻力、管道以及失去正常生理条件下对血管舒缩的调控可能影响静脉回流,并限制动脉流量。

温度每降低 10℃,氧耗量降低 50%。在低温或常温情况下泵流量与最大氧耗量的关系可以用公式表示:

$$VO_2 = 0.44(Q-62.7)+71.6$$

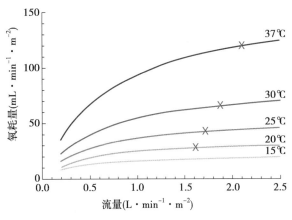

图 13-8　不同温度下的氧耗量-流量曲线。小叉号表示 Kirklin 和 Barratt-Boyes 临床使用的流量(Reproduced with permission from Kirklin JW, Barratt Boyes BG: *Cardiac Surgery*, 3rd ed. New York: Churchill Livingstone; 2003.)

不同温度下的氧耗量-流量曲线见图 13-8。Kirklin 和 Barratt-Boyes[146] 认为转流中的流量最低值应大于等于最大氧耗量 85% 的流量。成人体温 30℃ 时,最低流量接近 1.8L/(min·m²)。25℃ 时,最低流量接近 1.6L/(min·m²)。18℃ 时,最低流量接近 1.0L/(min·m²)。

平均动脉压在 50~60mmHg 以上时,脑血流量可以通过自身调节来控制。但是其他脏器的血流随流量的减低逐渐减少。首先是皮肤肌肉,然后是腹腔脏器、肾脏。

搏动灌注

理论上搏动灌注的优点包括增加微循环能量传递,降低毛细血管临界闭合压,增加淋巴回流,改善组织灌注和细胞代谢。理论上搏动灌注降低血管收缩反应和神经内分泌反射,并增加氧代谢,减少内源性酸性物质生成,改善组织灌注。尽管进行大量研究,无人明确证实搏动灌注比平流灌注在短时间或长时间体外循环过程中有更多临床获益[71,147]。两项研究认为搏动灌注可降低死亡率,减少心梗发生和低心排综合征[148]。但其他研究均未得到阳性结果[149]。

体外循环中搏动灌注可以使体内出现正常的脉压。但是成本高,技术复杂,而且需要较大口径的动脉插管。插管口高速的血液会增加血液破坏[150]。而且搏动灌注可能会导致膜式氧合器损坏[151]。综上所述,对于临床体外循环而言,非搏动灌注是一种折中方案,非搏动灌注是一种缺点极少的非生理性灌注方式。

动脉血压

体循环动脉压决定于流量、血黏度(血细胞比容)、血管活性。脑血流有机体自身调节机制保护。但是在体外循环过程中,中度低温和中度血液稀释度(血细胞比容 24%)情况下,血压低于 55mmHg 时,自身调节机制消失[84,152]。动脉压低的情况下脑血流灌注也可以得到保证[153],但唯一的前瞻性随机对照试验发现平均年龄 52 岁的患者中,体外循环过程中平均动脉压维持在 70mmHg[平均(69±7)mmHg]的患者死亡率和并发症发生率低于平均动脉压维持于 60mmHg 者[154]。对于有基础血管疾病[155]和高血压的老年患者,37℃ 时应维持平均动脉压 70~80mmHg。血压过高会导致术野回血增多。

体外循环过程中低血压原因包括泵流量低、主动脉夹层、测压装置失灵或血管扩张。最常用的升压药是去氧肾上腺素。近期也有报道应用精氨酸升压素（0.05~0.1U/min）以提高血压。如果麻醉深度足够，可以用硝普钠降压，其降压机制是扩张小动脉。也可以应用硝酸甘油降压，其机制是扩张小静脉和肺血管。

血细胞比容

体外循环中适合的血细胞比容仍有争议。低的血细胞比容会减低血黏度、减少溶血、减少血液携氧量、减少输血。一般情况下当血细胞比容和血温相等时（如 37℃ 时血细胞比容 37%，20℃ 时血细胞比容 20%）血黏度是稳定不变的。低温可以降低氧耗量，机体温度 26~28℃ 时可以维持血细胞比容 18%~22%，但是在体温过高时由于灌注流量限制可能导致供氧量小于氧耗量[156,157]，Hill[158] 等认为体外循环过程中的血细胞比容变化与院内死亡率和神经系统并发症发生率无关。但 DeFoe[159] 研究证实体外循环过程中血细胞比容低于 23% 将增加院内死亡率，尽管原因未能明确[160]。出于安全性考虑体外循环过程中较高的血细胞比容（25%~30%）似乎是合理的[157]。婴儿心脏外科手术期间较高的血细胞比容可以减少神经系统并发症[161]。在老年重症患者常温手术中更是如此。

温度

普通的成人心脏外科手术适合的温度也是没有定论的[157]。目前术中一般将温度控制于 25~30℃，以增加脑保护，支持低温停搏液灌注，允许低流量灌注和较低的血细胞比容，在急诊手术中延长循环停止的安全时限。但是低温影响酶活性和器官功能、增加出血、增加体循环血管阻力、延迟心功能复苏、延长体外循环时间、增加脑部高温的危险，并且和术后焦虑有关[162]。脑血管微栓子栓塞的风险通常高于灌注风险，所以推荐将温度控制于 33~35℃，或者浅低温体外循环，部分原因是为了避免复温过程中出现血压过高[163]。相应的术后应注意避免脑温过高，也有一项研究推荐为减少神经系统并发症患者体温应恢复至 34℃[164]。

血气管理

体外循环低温过程中有两种管理血气的方式即 pH 稳态和 α 稳态。很多证据表明在婴儿深低温停循环过程中 pH 稳态血气管理神经系统并发症更少[161]。成人术中 α 稳态血气管理更适合[165]。pH 稳态需要温度校正，在所有温度下保持血 pH 为 7.40，低温时通过吹入二氧化碳增加血二氧化碳分压维持 pH 恒定。α 稳态允许低温时 pH 升高。在 pH 稳态管理下脑血流更高，灌注压低，并且氧供与实际的脑氧耗量分离。α 稳态管理下脑血流低，可自主调节，氧供和脑氧耗相匹配[166]。

动脉血氧分压

动脉血氧分压应维持高于 150mmHg 以确保足够的动脉血氧饱和度。但高于 200mmHg 是否会造成损害还没有证实。

血糖

尽管 Hill[158] 等的研究认为体外循环中血糖水平与术后神经系统并发症无关，其他的研究都发现术中高血糖（大于 180mg/dL 或 10mmol/L）会增加神经系统损伤[138]和其他并发症及死亡率[167]。近期很多研究证实严格的血糖控制对预防感染、减少神经系统并发症、减少肾脏损伤、保护心功能、减少 ICU 停留时间、降低死亡率是非常重要的[168]。

患者监测

动脉血压常通过导管监测桡动脉、上臂、股动脉的动脉压。中心静脉压常规通过颈静脉监测。是否应常规应用 Swan-Ganz 导管监测肺动脉压力仍有争议，对于低风险的普通手术患者不是必需的[169]。体外循环期间肺动脉导管应置于主肺动脉以免肺穿孔或被缝线套住。

经食管超声

全面的经食管超声心动图（trans-esophageal echocardiography，TEE）检查[170]评估体外循环过程中[171]导管、插管和心腔内吸引管的位置是非常重要的[117,172,173]。其他重要意义包括：诊断局部严重的动脉粥样硬化[33]、心肌损伤、心梗、心脏过胀，评价收缩功能，发现栓塞、心内残余气体、术前未诊断的解剖异常[170]、术后瓣膜功能异常，诊断夹层[41,174]及体外循环后排气不完全[175]。

温度监测

膀胱温和直肠温可以反映机体深部的温度，但不能反映脑温[176]。食管温度以及肺动脉温度可能由于灌注冷停搏液而受影响。颈静脉球温可以替代脑温，但难以操作[177]。通常监测鼻咽温和鼓室温以反映脑温，但这两个部位温度通常在复温期间低于颈静脉球温 3~5℃[178]。复温期间动脉管路温度变化和颈静脉球温相关性最好[179]。

神经生理监测

体外循环中的神经系统监测越来越多的应用于成人和婴幼儿深低温停循环手术中。但其有效性、必要性以及对于患者愈后的影响还没有明确结论。监测手段包括颈静脉球部温度和氧饱和度、经颅多普勒超声、经颅近红外线反射光谱分析（near-infrared transcranial reflectance spectroscopy，NIRS）以及脑电图[180]。

充足的氧供

在体外循环过程中氧耗量（VO_2）= 泵流量×（动脉氧含量 CaO_2 - 静脉氧含量 CVO_2）。在一定温度下，保持 VO_2 在预测最大值的 85% 即氧供充分（图 13-8）[146]。氧供量（DO_2）= 泵流量×动脉氧含量（CaO_2），常温转流过程中应大于 250mL/（min·m^2）[156]。混合静脉氧饱和度（SVO_2）反映氧供和氧耗的关系。混合静脉血氧饱和度低于 60% 提示氧供不足，由于各器官血管张力不同，混合静脉血氧饱和度高并不能确保所有血管床的充分灌注[181]。混合静脉氧饱和度正常的情况下，代谢性酸中毒或血乳酸水平升高提示灌注不足。

尿量

转流中持续监测尿量。尿量受肾脏灌注量、温度、系统预充、利尿剂、平流灌注、血液稀释的影响。转流中应保证尿量，一旦出现少尿应积极寻找原因。

胃张力和黏膜血流

可以使用多普勒超声和激光测定内脏黏膜血流，但临床很少使用。

停止体外循环

停机前应确保患者体温恢复至 34~36℃，无恶性心律失常，肺复张恢复机械通气，持续心电监测，血细胞比容、血气、酸碱平衡、电解质水平恢复正常。经食管超声评估心脏排气充分,调整静脉插管保证静脉血回心通畅,如果需要使用正性肌力药物,应在减低流量前开始给药。停机前应拔除心内吸引管,但可以在主动脉根部放置吸引管持续轻柔吸引,以排出未发现的微小气泡。

当上述准备就绪,外科医生、麻醉医生和灌注师开始配合逐步停机。灌注师逐渐控制静脉回流量使静脉血逐渐进入右心,经肺循环进入左心,同时逐渐减低泵流量,过程中要持续观察心率、心律、动脉压、动脉波形、中心静脉压。最初维持系统回流室液面不变,当动脉流量逐渐减低至 0 时,根据患者动脉静脉压情况选择性继续还血或放回一部分容量。在停机过程中,通过 TEE 监测心脏的充盈情况和收缩功能,评估以及心内畸形矫正情况和心功能。动脉氧饱和度达 100%,呼气末二氧化碳高于 25mmHg,混合静脉氧饱和度 65% 以上,机械通气和循环情况满意,此时可以拔除静脉、动脉插管,给鱼精蛋白中和肝素,停止术野吸引。

外科医生和麻醉医生认为患者血流动力学稳定,开始缝皮后,可以回收管路中的灌注液。回收的灌注液可以通过血液回收机洗涤成压缩红细胞,直接输入患者体内。灌注液也可以通过超滤器浓缩后回输,或者含肝素的灌注液缓慢泵入患者体内,通过肾脏浓缩,少数情况下需置于血袋内稍后输入患者体内。另外,只有患者胸腔关闭准备离开手术室时才可以停止心肺机的工作。

其他用途

体外循环的特殊应用

二次手术,胸段降主动脉手术,较胸骨正中切口创伤性小的小切口手术需要采用不同的方法建立体外循环。

右侧开胸

第 4、5 肋间隙侧切口可以充分暴露右房、腔静脉、升主动脉、左心房、二尖瓣,但无法直接暴露左心室。升主动脉充分显露方便阻断升主动脉、切开升主动脉、灌注和回收停搏液。左心排气(例如二尖瓣置换后)操作比较困难,需体外除颤。

左侧开胸

左胸侧切口或后外侧切口可应用于多种手术。静脉回流可以通过右房-肺动脉插管、左肺动脉逆向插管、股静脉、髂静脉插管引流。选择股静脉、髂静脉插管时可以在经食管超声引导将插管置于右心房内以增加静脉回流[182]。动脉插管可选胸段降主动脉、左锁骨下动脉、股动脉或髂动脉。

左心转流

左心转流是使右心跳动将血液泵入肺循环进行气体交换[183],不需要使用氧合器,常通过左胸切口暴露插管位置。多选择左上肺静脉与左心房交接点插管将血液引出,也可通过左心耳插管,但左心耳组织脆性大相对操作困难。为减少心肌损伤入路插管位置不常选择左室心尖部。回血路插管末端需在左房内,插管过程小心操作避免进气。左心转流系统通常只包含管道和离心泵。无回流室、热交换器、气泡滤网。这减少了凝血酶原激活,如果存在较高的凝血相关危险因素(如急性脑外伤),可以少用甚至不用肝素,否则建议全量肝素化。精简的灌注系统可以避免循环容量的增多或减少,调节温度,减少气

栓发生。循环容量增加需要增加流量,无热交换器也可维持体温[184]。

完全左心转流　可用于左冠状动脉手术,将肺静脉的血液全部引流出左心房,左室不射血。发生室颤时只要循环容量足够血液仍可通过右室和肺[185]。

部分左心转流　结构和插管部位和完全性左心转流相同,常用于胸段降主动脉手术。这可以在阻断主动脉后继续为远端机体提供血液灌注,同时可以通过提高系统流量并减少前负荷。控制近端主动脉的灌注压,防止高血压或低血压造成的左室过胀。一般远端机体血供占心排量的三分之二[$1.6L/(min \cdot m^2)$],需同时监测上下肢动脉血压(桡动脉、肱动脉、股动脉、足背动脉)。体循环血量和系统内容量通过中心静脉压和经食管超声监测评估,由于上下肢分别灌注体外循环管理更加复杂[183]。

部分心肺转流

包括氧合器的部分心肺转流也可以用于胸段降主动脉手术,插管位置途径同上,灌注系统包括回流室、泵、氧合器、热交换器、微栓滤器,跳动的心脏为上半身供血,需维持机械通气并监测上半身血氧饱和度,且上下半身循环需保持平衡。

完全心肺转流

外周插管的完全心肺转流常用于直接开胸会发生危险的手术,如伤及心脏、重要血管(乳内动脉桥)、或其他临近前胸壁的病理状态(如升主动脉瘤)。患者仰卧位,体外循环系统安装预充完毕后,静脉插管经股静脉、髂静脉或右颈静脉至右心房,动脉插管位置一般选择股动脉、髂动脉、锁骨下动脉。开始转流后放空心脏暂不降温,保持心脏跳动,至建立心内吸引后在外科医生指导下开始降温。除非手术复杂需要深低温停循环。

股静脉-股动脉转流

完全股静脉-股动脉转流(股-股转流)一般用来建立手术室外的急诊体外循环[3],辅助血管成形术[186],(动脉瘤修复)或意外低温。股静脉插管也用于其他手术控制出血(如颅内动脉瘤,肿瘤侵犯腔静脉)或保证氧合(肺移植,上呼吸道修复)。

微创外科手术

非体外循环冠状动脉旁路移植术(off-pump coronary artery bypass,OP-CAB)是在不经体外循环的情况下,在跳动的心脏上进行冠状动脉搭桥手术。微创外科冠状动脉旁路移植术(minimally invasive direct coronary artery bypass,MID-CAB)可以经或不经体外循环,通过小切口进行冠状动脉旁路移植(又称“搭桥”)。可能选取上述的外周血管插管途径。通常也可选择小号的插管或者特殊设计的插管经小切口或胸壁其他小切口选择中心性插管[187]。可以通过负压辅助静脉引流(见本章静脉插管部分)增加静脉回流,通常选用尖端较软的动脉插管以减少胸壁损伤[20]。

打孔入路系统可以在不暴露心脏的情况下提供全流量心肺转流、灌注停搏液、阻断升主动脉,可用于搭桥或换瓣手术[173]。经右颈内静脉单独经皮插管至右心房冠状静脉窦口逆灌停搏液,并可进入肺动脉吸引作为左心减压,在经食管超声或荧光透视的定位下经股动脉插入多腔导管至升主动脉,以球囊阻断升主动脉在主动脉根部灌注停搏液,静脉流量经股静脉插管至右心房。置管操作可以在体表心脏投影区经很小的皮肤切口进行,但要求外科医生仔细操作。

经体外循环的微创外科手术有一些相关并发症,包括血管、心腔穿孔、主动脉夹层、排气不充分、气体栓塞、主动脉球囊阻断困难,由于二氧化碳比重大且在血中溶解度大,可以在术野中以 5~10L/min 的流量吹入二氧化碳排出空气。主动脉内球囊阻断可能造成主动脉瓣损伤关闭不全,球囊漏气,或者阻断远端分支血管,出于安全术中需密切监测经食管超声、经颅多普勒、NIRS、脑电图[188]。

深低温停循环

深低温停循环(deep hypothermic circulatory arrest, DHCA)通常用于主动脉弓部手术,严重钙化的主动脉或瓷动脉、胸腹主动脉瘤、肺动脉血栓内膜切除术、特殊的心血管或神经系统疾病[189],明确的复杂先心病手术。DHCA 包括机体降温至低于 20℃,短期的循环停止,然后复温至 37℃,深低温减少了脑氧耗(图 13-9),并减少缺血和再灌注期间出现的毒性神经递质以及各种氧化剂的释放[190]。

由于降温期间脑温和体温降低不同步[176],所以一般至少监测两个温度来评估脑温和体温。体温通过膀胱温、直肠温、食管温、肺动脉温监测,脑温则通过鼻咽温和鼓室温监测。大多数外科团队在脑电图静止,颈静脉球血氧饱和度大于 95% 的情况下,或者鼻咽温或鼓室温低于 20℃ 的情况下至少可停循环 30 分钟。热量交换和体重、流量、血温-水温温差成固定比例。但是降温和复温的过程必须严格控制温度(见热交换器部分),灌注降温主要以热交换器和变温毯及冰帽支持。复温过程动脉管路温度低于 37℃ 以避免温度过高,另外应避免灌注液温度与机体深部温度温差大于 10℃。

温度的改变会影响酸碱平衡,DHCA 期间应使用 pH 稳态(术野吹二氧化碳以维持温度,校正后血 pH7.4)管理血气,在低温期间脑保护效果好[191,192],17℃ 时将脑氧耗量降低 30%~40%[192],在动物模型中[161,193]和婴儿[193]手术中改善神经系统预后,但在成人手术中,不必要使用 pH 稳态管理[195]。高血糖会加重脑损伤,所以在 DHCA 期间应避免血糖过高[196],但大剂量应用皮质激素或巴比妥类药物的有效性未被证实。

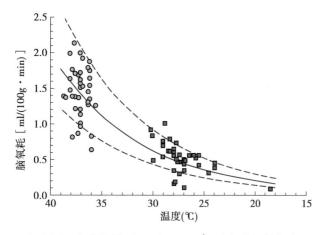

图 13-9　在体外循环 2L/(min·m²) 时大脑氧耗与鼻咽温度的关系(Data from Croughwell N, Smith LR, Quill T et al: The effect of temperature on cerebral metabolism and blood flow in adults during cardiopulmonary bypass, *J Thorac Cardiovasc Surg*. 1992 Mar; 103(3): 549-554.)

深低温停循环的安全时限尚不明确。在成人中停循环 25 分钟,术后运动功能及记忆表现下降[197]。Ergin 等[198]发现停循环时间是术后一过性神经功能失常的预测值,并和长期的神经生理功能缺陷相关[199]。18℃ 时脑氧耗量是正常体温下的 17%~40%[200],停循环 30 分钟后可出现脑影像检查异常和脑血管异常反应[200],大多数研究者[201]认为成人停循环 45~60 分钟死亡率及神经系统并发症增加,但并非所有研究者均同意这种观点[202]。大多数外科医生会控制停循环在 45 分钟内,如果手术允许,停循环 10~20 分钟后会恢复流量灌注 10~15 分钟(详见第 15 章深低温停循环)。

顺行、逆行脑灌注

顺行性脑灌注　是 DHCA 的替代或支持技术,当机体温度降至停循环温度时,可以通过单独的泵和插管提供大脑血流灌注[203]。或者通过与主动脉弓分支血管端侧吻合的人工血管插管共同灌注,很少通过不同的插管分别灌注,通常是通过从动脉管路上分出的一个单独的滚压泵灌注,可以不使用微栓滤器,但需监测管路压力。10~18℃ 脑血管灌注流量接近 10mL/(kg·min)。灌注压一般限制于 30~70mmHg 范围内,但不同文献报道差异很大[204]。良好的脑灌注可以以颈静脉球血氧饱和度以及 NIRS 评估。顺行性脑灌注的缺点包括粥样斑块脱落或微气栓、脑水肿、或灌注压过高引起的脑损伤。

逆行性脑灌注(retrograde cerebral perfusion, RCP)　最早在 1980 年报道作为大量气栓的紧急治疗[205]。随后 Ueda 介绍了持续 RCP 作为主动脉手术时深低温停循环的脑保护措施应用[206]。在深低温停循环期间 RCP 通过上腔静脉灌注,维持灌注压 25~40mmHg,温度 8~18℃,流量 250~400mL/min 经动脉管路的分路灌注。一些外科医生建议更高的流量以代偿流量损失,但并无临床获益[207]。可以使用上腔静脉阻断带加速前向血流,以减少流量损失。下腔静脉可以阻断或不阻断[208]。

RCP 已经获得安全广泛的应用[207,209],但是其脑保护机制尚不明确[210]。一种解释是该法可以冲掉经动脉进入的微栓子,而后者是主动脉手术脑损伤的主要原因[211]。但仍不明确如何充分地、完全地使得脑部所有区域得到灌注[210]。Lin[209]发现皮质血流仅占 10%,RCP 期间脑氧饱和度缓慢下降,但下降并不停止[203,207]。本体感觉诱发电位缓慢减弱[212]。其他临床及动物研究认为 RCP 只在 DHCA 期间提供脑保护[207,209]。一些研究认为顺行脑灌注较逆行脑灌注脑保护效果更佳[203]。

体外循环意外及处理

体外循环中发生致命意外的概率为 0.4%~2.7%,严重伤害和死亡率接近 0.06%~0.08%(表 13-4)[61,92]。大量气栓、主动脉夹层、插管脱出、系统栓塞是主要的致死原因。热交换器、氧合器、泵和供电异常是最常见的问题。其他还包括灌注回路的过早拆卸及凝血问题。

大量气栓

大量气栓发生的概率为 0.003%~0.007%,占不良事件的 50%[61,92]。如果系统的完整性被破坏,气体可能在术中任何时间进入系统的任何部分[213]。活塞、接头吸引管、回流室打空、荷包缝合、停搏液灌注管。开放心腔内没有排净的气可能是发生气栓的最主要来源。不常见情况包括氧合器外壳破损、预充排气不净、随静脉回流气泡、插管意外进气。

	发生率 (事件/1 000)	死亡或严 重损伤(%)*
鱼精蛋白反应	1.3	10.5
血栓形成	0.3~0.4	2.6~5.2
主动脉夹层	0.4~0.8	14.3~33.1
插管脱出	0.2~1.6	4.2~7.1
动脉连接断裂	0.2~0.6	0~3.1
气栓	0.2~1.3	0.2~8.7
大量系统性气栓	0.03~0.07	50~52
断电	0.2~1.8	0~0.6
泵工作异常	0.4~0.9	0~3.5
热交换器异常	0.5~3	0
更换氧合器	0.2~1.3	0~0.7
其他氧合器问题	0.2~0.9	0
撤机后紧急再装机	2.9	13
早期非计划的停机	0.2	0~0.7

表 13-4　体外循环中的不良事件

*导致死亡或严重伤害的事件百分比。数据来源于参考文献94和151。

大量进气是严重的灾难,处理措施[14,205,213]如下:立即停泵夹闭动静脉管路,快速经侧路排出系统内部气体。患者置于头低脚高位,在进气处吸引气血混合物直至无气吸出。立即使用经食管超声寻找气泡,但应尽快恢复转流以避免温度过高造成脑损伤。排气后为脑保护或其他器官保护可降温至深低温停循环逆行性脑灌注。可给予类固醇激素或巴比妥类药物。术后5小时内高压氧治疗可能有治疗作用[214]。

意外管理

为了降低体外循环的意外发生率,所有从业人员必须经过严格培训,对应急情况进行训练并做好准备。熟练掌握并记录仪器功能[14]。所有参加手术的人员必须要经过培训并取得相关领域的资格认证,并且参加继续教育课程。应编写灌注人员的操作指南,以及各种类型手术及紧急情况下的操作章程,并及时更新。对于手术室外出现的紧急境况也要做好准备。在设有专门位置准备好充足的物品,以备在特殊时期手术及紧急情况下的使用。建立体外循环前要根据安全核对单认真核对,仪器设备要进行定期的检查,损坏的、不精确的或者使用超期限的仪器要及时更换,并且要对仪器设备进行预防性的维修。新仪器在使用之前要进行彻底的检查,并且保证每个操作者熟练使用。可选择性安装安全报警装置,但任何安全装置都不能替代手术间工作人员的警惕和谨慎。每台体外循环手术都要进行全面记录,尤其要记录不良事件并在术后进行讨论,必须长期坚持质控工作[215]。

在整个手术过程中,术者、麻醉医生、体外灌注医生之间要进行不断地交流,协调处理。使用陈述性的语言,而非分散注意力的闲谈,整个手术室团队经过专业的培训和对细节的严谨方可做到零失误[216]。

血栓和出血

体外循环引起的体液反应和细胞反应

在体内,内皮细胞是与循环血液相接触的唯一表面,同时也保持血液的流动性以及脉管系统的完整性。这种功能强大的细胞维持着一种动态平衡,一方面产生抗凝物质保持血液的流动性,当受到破坏和干扰时又可以产生促凝物质,增加血液胶质性。血液循环中的蛋白成分以惰性酶原形式存在,当受到刺激后可转化为有活性的活化酶。同样,血细胞在未受到刺激前也保持静止,活化后会表达特殊的表面受体,并释放参与凝血及炎性反应的多种蛋白及酶。肝素化血液持续与体外循环管路接触以及与心外科创面处组织细胞和体液成分的接触是一种启动凝血的强刺激,激活外科创面激活的组织因子途径(外源凝血途径)和体外管路激活的内源性凝血途径。虽然体外循环患者均已接受大剂量的肝素抗凝,但凝血酶仍然会持续产生并随血液在体内循环[217]。这种强效酶和创面处释放的组织因子以及其他细胞因子还可以活化炎性反应,造成细胞坏死或凋亡。

体外循环中发生的最初反应

一旦肝素化的血液与生物材料接触,血浆蛋白就会被瞬间(<1s)吸附到材料表面并形成单分子层,这种吸附是具有选择性的[218],不同的生物材料对不同血浆蛋白具有不一样的表面活性。生物材料表面的物理和化学成分决定这种生物材料的固有表面活性。而不同生物材料、不同血浆蛋白以及不同血浆蛋白浓度下,所表现的固有表面活性也不同。被吸附的单分子蛋白层组成成分具有生物材料特异性并与血浆蛋白浓度相关,因此在生物材料表面,蛋白层的分布情况并不一致[219],除了反复试验,几乎不可能对材料的促凝性做出预测。

大部分生物材料表面都会选择性吸附纤维蛋白原,但是被吸附的纤维蛋白原和其他蛋白的浓度会随时间发生改变[220]。通常,被吸附的蛋白会发生一定程度的构象改变[221],这种构象改变会暴露出某种"受体"氨基酸序列,并识别特定血液细胞或血浆蛋白,这使血液与生物材料之间相互作用情况更为复杂。

因此,肝素化的血液并非与体外管路生物材料表面直接发生接触,而是与排列紧密牢固的血浆蛋白单分子层接触,这种蛋白分布随着时间与空间的不同而有所不同。所有生物材料表面,包括肝素涂层表面,都具有促凝血性[222],真正无促凝性的只有内皮细胞(图 13-10)。

抗凝

使用体外辅助和体外循环就必须抗凝,大面积促凝表面会产生凝血酶,使促凝作用迅速强于自然条件下体内抗凝物质的抗凝作用,并在管路中生成血栓。体内自然生成的抗凝物质有抗凝血酶、蛋白 C 和蛋白 S、组织因子途径抑制剂和纤溶酶。在体外循环系统中,凝血酶通常产生于面积小流速高的部位[223],但如果没有其他促凝成分同时存在(如,与创面接触的

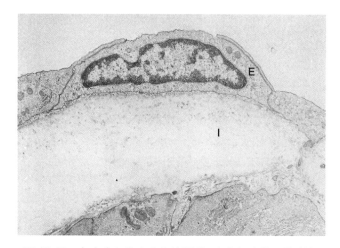

图 13-10　兔内皮细胞(E)电镜图片,内皮细胞是目前所知的唯一不具有促凝性的表面。注意内皮细胞之间的结合处。内皮细胞附着于内弹力层(I),内弹力层紧邻中层平滑肌细胞。血管腔在顶部(Reproduced with permission from Colman RW,Hirsh J,Marder VJ,et al:*Hemostasis and Thrombosis:Basic Principles and Clinical Practice*,2nd ed. Philadelphia:Lippincott Williams & Wilkins;1987.)

血液成分),则不会产生明显的血栓。不同体外循环技术所产生的凝血酶不同,但是只要血液与非内皮细胞表面接触,就会产生这种具有潜在危害性的强效酶(图 13-11)。

在心脏外科体外循环术中,需要高浓度肝素(3~4mg/kg)抗凝来维持血液的流动性。肝素这种抗凝剂优缺点并存,其最突出的优点在于静脉给药、迅速起效、能够快速被鱼精蛋白或重组血小板因子 4 所拮抗[224]。肝素无法直接抑制凝血,但可以加速自然蛋白酶——抗凝血酶的作用[225]。肝素催化的抗凝血酶并不能抑制凝血酶与纤维蛋白的结合[226],也不能抑制血凝块中Xa因子与血小板结合[227]它仅能部分抑制体内凝血酶。抗凝血酶主要与凝血酶相结合;对因子Xa以及IXa的作用极为缓慢。肝素作用于凝血级联反应的最后一步,当它发生作用时,上游的其他凝血蛋白几乎都已经转化为活化酶形式,并且,肝素还在不同程度上激活许多血液成分,如血小板[228]、因子XII[229]、补体、中性粒细胞,以及单核细胞[230]。凝血酶的浓度无法即时测量且不敏感,手术室一般采用肝素抗凝效果来做间接评价[231]。

肝素还具有一些相关的临床特性。最近发现,延长肝素静脉用药时间可能会造成抗凝血酶浓度下降,引起肝素抵抗[232]。抗凝血酶不足也可能是由于合成不足或者消耗增加,比如恶病质或进展性肝肾疾病患者。抗凝血酶的缺乏会使肝素抗凝 ACT 水平无法达到治疗要求。对于这类患者,需要给予新鲜冰冻血浆或重组抗凝血酶来增加血浆抗凝血酶浓度抑制凝血酶作用。肝素反弹是鱼精蛋白中和后的迟发抗凝作用,这是由于鱼精蛋白迅速被代谢而肝素仍会从淋巴及其他组织中逐渐释放进入血液循环所造成。肝素还与过敏反应相关,某些患者会出现肝素诱导的血小板减少症或肝素诱导的血小板减少性血栓栓塞。最后,尽管在体外循环以及其他循环呼吸支持的体外机械辅助装置中,肝素的用量已经达到其他抗凝所需的治疗量的两倍至三倍,但肝素仍然仅能部分抑制凝血酶的产生(图 13-11)[217]。

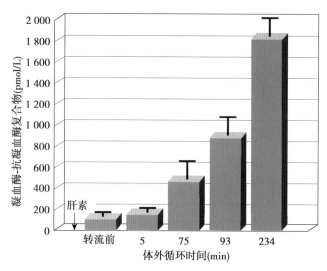

图 13-11　在体外循环心脏外科手术中,不同时间内血浆凝血酶-抗凝血酶值,用于凝血酶的测量(Data from Brister SJ,Ofosu FA,Buchanan MR:Thrombin generation during cardiac surgery:is heparin the ideal anticoagulant? *Thromb Haemost.* 1993 Aug 2;70(2):259-262.)

体外循环中可能作为肝素替代的药物包括低分子肝素、重组水蛭素(来匹卢定)、和有机化学药剂阿加曲班(Texas Biotechnology Corp.)。所有这些肝素替代物都有明显的缺点,目前用于有肝素诱导的血小板减少症(HIT)患者和血液中有 IgG 抗肝素-血小板 PF4 复合物抗体的患者(详见下文)。低分子量肝素半衰期很长(4~8 小时),需要抗凝血酶作为辅因子,主要抑制Xa,无法被鱼精蛋白拮抗[233]。重组水蛭素(来匹卢定)是直接凝血酶抑制剂,起效迅速,没有有效的拮抗剂,用活化部分凝血活酶时间做监测指标,经肾代谢,血浆半衰期较短(40分钟)[234]。这种药物已经成功用于心脏外科体外循环术中,但是,经常会出现术后出血问题。有一种新药由水蛭素中的 12 个氨基酸组成[235],是二价凝血酶抑制剂。这种药物叫比伐卢定(Angiomax),半衰期比水蛭素更短,因此也更安全。阿加曲班也是一种半衰期短(40~50 分钟)快速起效的直接凝血酶抑制剂[236]。阿加曲班经肝脏代谢,同样没有拮抗剂,但是可以使用活化部分凝血酶原时间和活化凝血时间来监测。目前,对于无法使用肝素的患者,使用阿加曲班作为替代治疗的经验正在逐渐积累之中[237]。

肝素相关的血小板减少,肝素诱导的血小板减少症,肝素诱导的血小板减少和血栓形成

肝素相关的血小板减少(heparin-associated thrombocytopenia,HAT)是良性、非免疫性的,发生在使用肝素后数小时至 3 天内,血小板下降幅度为 5%~15%。肝素诱导的血小板减少症(heparin-induced thrombocytopenia,HIT)和肝素诱导的血小板减少和血栓形成(heparin-induced thrombocytopenia and thrombosis,HITT)是同一种免疫疾病的不同表现。在没有抗体存在的条件下,肝素与血小板结合,血小板释放少量的血小板因子 4(platelet factor 4,PF4)(如同在 HAT 中的发生机制)。PF4 与肝素结合,形成肝素-PF4(H-PF4)复合物,这种复合物对于某些人来说是具有抗原性的。对于这些个体,抗 H-PF4 复合物的 IgG 抗

体于肝素暴露后的 5~15 天内产生,并在循环中持续存在大约 3~6 个月[238]。IgG-抗 H-PF4 抗体和 H-PF4 复合物共同组成 HIT 复合物,通过 IgG Fc 末端与血小板 Fc 受体结合(图 13-12)。这种结合可刺激血小板释放更多的 PF4[239]。血小板活化、释放和聚集的级联反应接踵而来,而这种级联反应可一直存在且加速发展。由于血小板颗粒中包含众多促凝蛋白(如凝血酶、纤连蛋白、因子 V、纤维蛋白原、vW 因子),因此,血小板释放也会活化凝血蛋白产生凝血酶。

这种免疫反应在不同患者身上表现出来的强度不同,但是也与应用肝素的适应证相关。在患者不存在血小板活化的情况下给予肝素后 HIT 的发生率很低,因为只产生了极少量的 PF4 分子,形成的 H-PF4 复合物也极少。在体外循环中,大剂量使用肝素后大量血小板被激活。因此,体外循环术后,50% 的患者出现 IgG 抗 H-PF4 抗体;2% 的患者有肝素诱导的血小板减少症;并且有 1% 的患者发展为 HITT[240]。由于 IgG 抗体是一过性的,在 HIT 出现 6 个月后再次使用肝素不太可能产生 HIT 或 HITT[239],但是会产生新的 IgG 抗 H-PF4 抗体复合物。当在体内尚存 IgG 抗 H-PF4 抗体时再次使用肝素才是最危险的。

IgG 抗 H-PF4 抗体在 2 天内可以被检出。血清素释放试验是检测方法之一,这种方法用患者血浆洗涤正常血小板,释放出带有放射性的血清素,并对此进行检测[241]。还可以用酶联免疫的方法直接检测 IgG 抗 H-PF4 抗体。两种方法对于临床诊断 HIT 都同样敏感,但是,对于无其他临床证据的患者来说,酶联免疫检测 IgG 抗 H-PF4 抗体要更为敏感[242]。

HIT 的临床症状可能是潜伏的。如果最初血小板计数正常,最早的表现将是患者在过去 5~15 天内再次接受肝素治疗后,血小板计数突然大幅度下降超过 50%(<150 000/μL)。如果是择期手术,出现这种情况应暂停手术。体外循环后,如果血小板计数小于 80 000/μL 则应该考虑停止使用所有肝素,包括肝素冲管,并且每日检查血小板计数。患者应该使用超声和适合的放射技术彻底检查是否有深静脉血栓、下肢缺血、卒中、心肌梗死、或任何血管内血栓形成的证据。出现任何血管内血栓形成的证据都应该抽取血样检测 IgG 抗 H-PF4 抗体。对于那些有静脉和/或动脉血栓形成的患者,以及那些有血小板减少症的患者,抗体检测结果阳性可以作为诊断 HITT 或 HIT 的依据。需要注意 HIT 或 HITT 是临床诊断,不需要抗体检测阳性结果的支持就可以停用肝素。

一旦怀疑 HIT 或 HITT,治疗的重点就应该放在如何防止进一步形成血管内血栓上。出血不常构成危险,而血管内血栓形成才是问题所在。应禁止给予肝素和血小板;如果患者体内还存在 IgG 抗 H-PF4 抗体,那么输注血小板只会产生更多 PF4。如果经证实,患者体内已无肝素残留,并且患者有显著性非外科出血,则可以慎重使用血小板。采用外科手段进行大血管取栓通常是无效的,因为富含血小板的血栓(白血栓)常常一直蔓延至小动脉及微动脉。

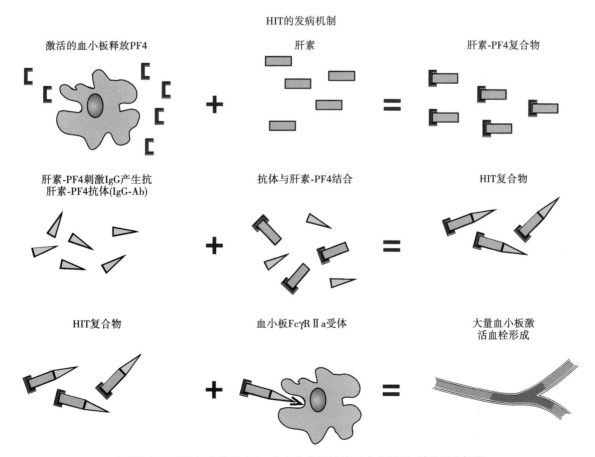

HIT的发病机制

激活的血小板释放PF4　　肝素　　肝素-PF4复合物

肝素-PF4刺激IgG产生抗肝素-PF4抗体(IgG-Ab)　　抗体与肝素-PF4结合　　HIT复合物

HIT复合物　　血小板FcγRⅡa受体　　大量血小板激活血栓形成

图 13-12　HIT 复合物的产生,自左上角开始读三个水平组,详见正文解释

在现代治疗策略中,使用重组水蛭素(来匹卢定)、阿加曲班、或比伐卢定进行充分抗凝,预防血栓进一步蔓延或者血管内血栓进展。而仅仅以停用肝素作为治疗对策的患者中有40%~50%会出现血栓进展[243]。目前,HITT患者心脏外科术中使用阿加曲班的经验还十分有限,但是这种药作为直接凝血酶抑制剂,以及其药代动力学优势,被批准用于HITT的患者[244]。对于心脏术后的患者,目前推荐使用水蛭素或比伐卢定进行抗凝,但是介于出血及血栓形成之间的药物剂量安全窗非常窄。当使用该药时,医护工作者需要严密监护以防心包压塞,并密切注意有关隐匿性出血的体征。水蛭素可以使用活化部分凝血活酶时间(activated partial thromboplastin time,aPTT)监测,治疗目标值与静脉使用肝素的目标值相同。如果患者有肾功能不全,需要适当降低使用剂量,因为该药主要通过肾脏代谢。阿加曲班有时是更好的选择,但是需要注意的是,由于这种药通过肝脏代谢,因此肝功能不全的患者将很难管理。大部分患者在开始静脉使用水蛭素的同时需要同时给予口服华法林抗凝。

当体内存在IgG抗H-PF4抗体的患者需要接受急诊体外循环手术时,可以使用水蛭素作为抗凝剂。体外循环过程中,该药的治疗量血浆浓度为3.5~4.5μg/mL[245]。Greinacher建议首先以弹丸式给药方式静脉给予0.25mg/kg,并以0.2mg/kg进行体外预充,在手术过程中以0.5mg/min持续泵入直至体外循环结束前15分钟。停机后,体外循环机内加入5mg水蛭素行自循环,防止机血凝固。比伐卢定与被与肝素相比较术后出血发生率相近[246]。

凝血与体外循环:凝血酶的产生

体外循环以及其他机械循环辅助技术应用过程中,凝血酶的产生是出现血栓栓塞及出血并发症的主要原因。从理论上讲,如果体外循环中能够抑制凝血酶的产生,就不会造成消耗性凝血功能异常,也就不会由于消耗凝血蛋白及血小板而造成出血并发症。

凝血酶的产生和纤溶反应主要牵涉到内外源凝血途径、接触系统、纤溶血浆蛋白系统、血小板、单核细胞以及内皮细胞。

接触系统

接触系统包括四种主要的血浆蛋白——因子Ⅻ,前激肽释放酶,高分子激肽原(HMWK),和C-1抑制剂。该系统在体外循环下心脏外科手术开始时便被激活[247]。中性粒细胞活化、以及炎性反应都包含其中,但是不包括体内凝血酶的产生。

内源性凝血途径

内源性凝血途径在体内不产生凝血酶,但是当血液与类似于体外循环管路这种非内皮细胞表面接触时,凝血酶就会通过该途径产生[248]。

外源性(组织因子)凝血途径

外源性凝血途径是体内主要的凝血途径,也是心脏外科体外循环手术中凝血酶产生的主要途径[249,250]。由于直接接触外科创面或创口处血液流入体外系统内,组织因子入血,启动外源性凝血途径[251]。组织因子是一种细胞结合性糖蛋白,它表达于各种细胞表面,如脂肪细胞、肌肉、骨骼、心外膜、动脉外膜、受损内皮细胞等多种细胞表面,但并不在心包表面表达[252]。创面处单核细胞相关的血浆组织因子是另一个重要的组织因子来源,也可能是心脏外科体外循环术中组织因子的主要来源[253]。

共同凝血途径

因子Ⅹa是共同凝血途径中的通道蛋白。因子Ⅹa可以缓慢地将凝血酶原剪切为具有活性的α-凝血酶,以及片段F1.2,这是产生凝血酶的主要途径[251]。F1.2是发生这种反应的重要标记物。

凝血酶

凝血酶是强效酶,它可以通过多种反馈途径加速自身的形成[254]。凝血酶是因子Ⅺ的主要激活剂,也是内源性凝血途径中因子Ⅷ的独有激活剂。凝血酶也是因子Ⅶ的间接激活剂,形成后即创面处最重要的激活剂。

凝血酶同时具有促凝和抗凝的特性[254]。凝血酶剪切纤维蛋白原,使之转化为纤维蛋白,并且在这个过程中产生纤维蛋白肽A和B两个片段。凝血酶通过血小板上的凝血酶受体激活血小板,因此它无论在创面处还是体外循环系统内部都是血小板最主要的激活剂。凝血酶还激活因子ⅩⅢ,与纤维蛋白形成交联,使之转化为不可溶形式,并降低纤溶。

凝血酶同样刺激抗凝物质产生。表面黏多糖,如硫酸乙酰肝素,会通过抗凝血酶抑制凝血酶和凝血。凝血酶刺激内皮细胞产生组织纤溶酶原激活物t-PA,将纤溶酶原剪切成纤溶酶,并启动纤溶。

体外循环中凝血酶的产生

所有体外灌注技术以及血液与非内皮细胞表面的接触都会产生凝血酶[217]。F1.2是凝血酶原被剪切形成凝血酶过程中产生的蛋白片段;因此F1.2可以作为凝血酶产生的测量方法,但不能作为凝血酶活性的测量方法。在心脏外科体外循环手术期间[255]和体外生命支持辅助(extracorporeal life support,ECLS)期间,F1.2和凝血酶-抗凝血酶(thrombin-antithrombin,TAT)复合物水平呈进展式上升趋势(图13-13)。凝血酶产生的量与刺激强度相关,也和患者的年龄、共存疾患情况和临床健康状况相关。需要数小时体外循环时间的复杂心脏外科手术所产生的F1.2,要多于那些时间短、血液与创面接触时间少的手术[256]。影响凝血酶产生的因素还包括:抗凝剂的种类和剂量,血液-生物材料接触面的面积,血液与生物材料接触的时间,体外管路中的血液湍流、血液淤滞和气穴现象,较低的温度,以及生物材料表面的"抗栓"特性[257]。

多年来,被大家广为接受的观点是,在心脏外科手术和体外循环中,血液与生物材料接触是凝血酶产生的主要刺激因素。而目前,越来越多的证据表明,创面才是心脏外科手术和体外循环术中凝血酶产生的最主要来源。这种理解推动了治疗策略的发展,为了减少凝血酶的产生,术中可抛弃与创面接触的血液[258],或者使用血液回收机离心抛弃血浆成分,仅保留红细胞。为了达到这个目的,同样推动了另外一项治疗策略,这个策略的主要目的是减少系统肝素用量,使用肝素涂层体外管路可减少初次行冠状动脉重建术患者术中的系统肝素用量[259]。虽然没有证据表明使用肝素涂层的管路可以减少凝血酶的产生,但是已经有较强的证据证实丢弃与创面接触的血液,或者减少血液与创面的接触(如减少创面出血)将减少循环中产生的凝血酶[260]。

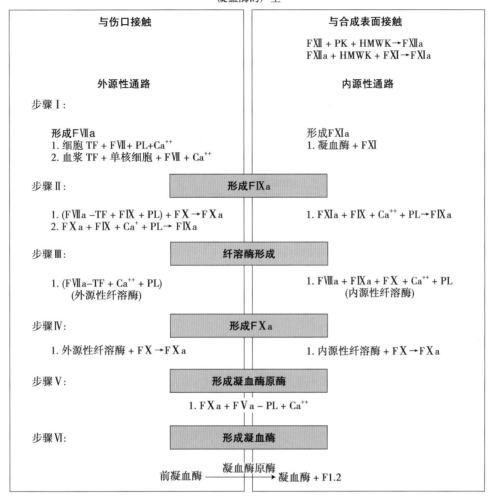

凝血酶的产生

图 13-13 在创面和灌注管路中,通过外源、内源、和共同凝血通路产生凝血酶的阶段。PK,前激肽释放酶;HMWK,高分子激肽原;Ca²⁺,钙离子;PL,细胞磷脂表面;TF,组织因子。活化的凝血蛋白以小写 a 表示

细胞促凝和抗凝

血小板

凝血酶、与非内皮细胞表面接触、肝素和血小板活化因子均可激活血小板,所有体外灌注和/或经抗凝的血液与创面接触后再循环的过程中,会有多种细胞产生血小板活化因子。循环中的凝血酶,以及与吸附于管路表面的纤维蛋白原相接触的血小板,是最早也是最强的激动剂。循环中的凝血酶虽然很快被抗凝血酶所抑制,但仍然是很强的激动剂,并与两种血小板表面的特异性凝血酶受体 PAR-1 和 GP I bα 相结合[261]。随着体外循环时间延长,补体、纤溶酶、低温、肾上腺素、和其他激动剂都会激活血小板,造成消耗和功能不全。

血小板在激动剂作用下最初发生的反应是形态的改变。循环中盘状血小板伸出伪足、颗粒向中央集中,表达 GP I b 和 GP II b/ III a 受体[262],由 α 颗粒分泌可溶性 P 选择素受体[263]。GP II b/ III a(αIIbβ3)受体几乎即刻表达于血小板表面,暴露 α 链和 γ 链结合位点,与表面吸附的纤维蛋白原相结合(图 13-14)[264]。但是,粗糙的表面与光滑的表面相比,更容易沉积血小板。血小板在体外循环预充液的稀释作用下计数下降,而血小板的吸附和聚集使得循环中血小板计数进一步下降。

血浆纤维蛋白原在血小板 GP II b/ III a 受体之间形成桥连,产生血小板聚集。血小板结合 P 选择素将血小板与单核细胞和中性粒细胞相连,形成聚集[265]。在体外灌注过程中,循环中的血小板由于稀释、黏附、聚集、破坏和消耗而降低。血小板团块主要由少量形态正常的血小板、有伪足形成的血小板、巨核细胞新生成的较大的血小板、部分和全部脱颗粒的血小板共同组成。循环中大部分血小板结构正常,但是出血时间增加,甚至在鱼精蛋白中数小时之后,出血时间仍然延长[266]。循环中完整的血小板在体外循环中和体外循环术后早期功能下降,但是目前还不清楚这种功能缺失是血小板内源性的还是外源性的。流式细胞研究结果显示,在循环中完整的血小板上,膜受体几乎没有改变[267]。

单核细胞

在钙离子存在的创面中,单核细胞与血浆组织因子相关,可加速因子 VII 向因子 VIIa 转化[268]。这种相关性为单核细胞特异性,这种反应在血小板、中性粒细胞和淋巴细胞中几乎不存在,并且当单核细胞、血浆组织因子或因子 VII 缺失的情况下也不发生这种反应。创面处的组织因子主要来源于单核细胞、血浆组织因子和细胞结合组织因子的组合。

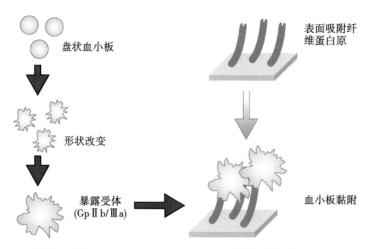

图 13-14   活化的血小板通过 GP Ⅱ b/Ⅲ a(αⅡbβ3)受体与材料表面吸附的纤维蛋白原相结合。同样的受体还可以结合血浆纤维蛋白原分子,形成血小板聚集

内皮细胞

内皮细胞带有电荷,维持循环血液的流动性和脉管系统的完整性,在体外循环和心脏外科手术中被凝血酶、C5a、IL-1 和 TNF-α 活化[269]。内皮细胞既产生促凝物质也产生抗凝物质。内皮细胞的促凝活性包括表达组织因子以及产生大量促凝蛋白[270]。内皮细胞的抗凝活性包括产生组织纤溶酶原激活物(t-PA)、硫酸乙酰肝素、组织因子抑制蛋白、前列环素、一氧化氮和腺苷[271]。

纤溶

循环中的凝血酶激活内皮细胞,内皮细胞产生组织纤溶酶原激活物(t-PA),t-PA 与纤维蛋白紧密结合[272]。内皮细胞是 t-PA 的主要来源[273]。t-PA、纤维蛋白和纤溶酶原相结合,剪切纤溶酶原,形成纤溶酶,纤溶酶剪切纤维蛋白。这种反应产生 D-二聚体蛋白片段,这种片段可作为纤维蛋白溶解的标志物,也是凝血酶活性的标志物,因为,纤维蛋白原由凝血酶剪切后形成纤维蛋白[274]。

参与纤溶调控的蛋白有天然蛋白酶抑制剂、α2 抗纤溶酶、α2 巨球蛋白和纤溶酶原激活物抑制剂-1[274]。α2 抗纤溶酶迅速抑制未结合的纤溶酶,抑制循环中酶的活性,但是对于已经与纤维蛋白结合的纤溶酶来说,它的抑制作用却很小。

消耗性凝血功能障碍

消耗性凝血功能障碍是指,同时存在持续性凝血酶生成和纤维蛋白溶解的状态[275]。这种情况在所有体外灌注技术的应用中均存在。在正常状态下,血液的流动性及脉管系统完整性建立并依赖于促凝物质和抗凝物质之间的平衡(图 13-15A)。血液与体外灌注管路相接触,并且创伤产生大量的促凝物质,这些促凝物质对于自然产生的抗凝物质呈压倒性优势,破坏了自然促抗凝之间的平衡。因此,所有体外灌注技术的应用均需要补充外源性抗凝物质,例如肝素(图 13-15B)。仅当体外灌注技术产生的促凝刺激相对较弱,并且凝血酶产生很少,能够被天然抗凝物质所控制的条件下,才会出现例外。外科医生必

须意识到,无论是否形成血凝块,任何血液与非内皮细胞表面的接触,包括人工心脏瓣膜,都会产生促凝刺激。除了健康的内皮细胞之外,不存在无促凝性的表面。

促凝物质与抗凝物质之间处于平衡状态的概念,有助于临床工作者处理与体外灌注技术相关血栓及出血并发症。在体外循环的促凝刺激下,无法即时测量凝血酶形成所造成的影响,需要通过增加抗凝剂或减少凝血酶生成来维持平衡。在体外循环术后,停止使用抗凝剂,以防过度出血。当出现消耗性凝血功能障碍时,凝血蛋白和血小板被消耗,可能会导致凝血酶产生不足,并不足以形成纤维蛋白-血小板凝块。在心脏外科手术中,有众多其他因素和变量会影响凝血蛋白和血小板的功能。这些变量包括:血液与创面接触的时间、体外管路的表

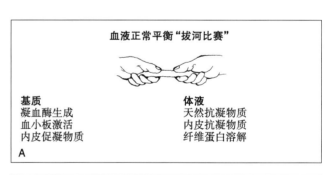

图 13-15   A. 促凝与抗凝之间的平衡保证血液的循环。B. 在体外循环和心脏外科手术中,促凝及抗凝的改变打破了正常的平衡。促凝优势型的不平衡产生血栓风险,抗凝优势型的不平衡产生出血风险

面积、体外循环时长、抗凝剂、低温以及体外系统的生物材料和流变学。患者自身的因素也同样影响凝血平衡,这些因素包括:年龄、感染、心源性休克史、大量失血和输血史、血小板凝血功能障碍、纤溶、肝脏疾患、恶病质、二次手术和低体温症。

出血的处理

处理出血的基础在于手术全程一丝不苟地止血。对于训练有素的外科医生来说,止血操作、局部用药和习惯性用药都是不需要反复进行的。大部分体外循环下的心脏外科手术失血量为 200~600mL。二次手术、复杂术式、体外循环时间延长(>3 小时)以及上述提及的患者自身因素可能与过量且持续的失血有关。当手术复杂或时间较长时,大部分外科医生会使用氨基己酸或者氨甲环酸此类抗纤溶药来减少纤溶。对于肝素中和后过量失血的患者来说,需要重新恢复促凝与抗凝之间的平衡至正常或体外循环术前水平。

手术间内用于评估肝素的方法有活化凝血酶时间(ACT)或鱼精蛋白滴定法;凝血酶原时间(PT)用于评价外源性凝血途径的功能;还有血小板计数。肝素中和后,部分凝血酶原时间可以用来评价内源性凝血途径中凝血蛋白的功能。其他检测目前尚有争议或/并且数据较难获取,比如纤维蛋白原测量、模板出血时间、和血栓弹力图。如果患者体内不存在 IgG 抗 H-PF4 抗体并且有出血表现,血小板计数低于 80 000 到 100 000/μL 的时候,应该给予输注血小板,补充功能性血小板,弥补血小板功能不全。

F1.2 和 D-二聚体检测是非常有意义的两种检查。在能够开展复杂手术、能够进行机械循环支持和呼吸支持的医院里,这些检查应该作为急诊基础检查措施。F1.2 检查可以反映因子 Xa 活化凝血酶的水平,如果检测数值极低,则证明凝血蛋白浓度不足,需要给予新鲜冰冻血浆。如果 F1.2 和 D 二聚体(反映纤溶活性)水平均上升,则证明凝血酶形成,并且需要抗纤溶药物(氨甲环酸或氨基乙酸)抑制纤溶酶。如果两种标志物或 F1.2 经抗纤溶治疗后仍然呈上升趋势,则说明凝血酶仍然在持续生成,需要针对病因进行非常积极的处理(例如,通常感染是主要原因,则需要积极给予抗生素治疗)。机体止血需要凝血酶,但是过多的凝血酶会造成消耗性凝血功能障碍。对于弥漫性血管内凝血[275],并不存在保证有效的治疗方案。成功的处理来源于耐心、坚持,以及审慎使用血小板、抗纤溶药物和特异性的凝血因子,替代性输血治疗,使凝血蛋白浓度和组成恢复至接近正常水平,恢复凝血平衡。

炎症反应

主要血液成分

补体

补体系统由超过 30 种的血浆蛋白组成,这些蛋白相互作用,产生有强血管活性的过敏毒素、C3a、C4a 和 C5a,并且产生最终补体细胞毒性复合物,C5b-9[276]。补体激活有三种途径,但是体外循环中主要是通过经典途径和替代途径。肝素化血液与体外循环管路的合成表面相接触后活化接触性血浆蛋白和经典补体途径。因子 XIIa 可能会活化 C1,继而 C2 和 C4 活化,形成 C4b2a(经典 C3 转化酶),剪切 C3,形成 C3a 和 C3b(图 13-16)。

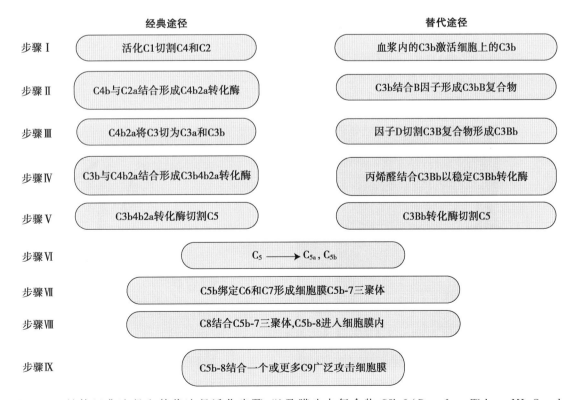

图 13-16　补体经典途径和替代途径活化步骤,以及膜攻击复合物 C5b-9(Data from Walport MJ: Complement. NEJM 2001;344:1058;and Volkankis JE, Frank ME: *The Human Complement System in Health and Disease*. New York: Marcel Dekker;1998.)

C3b 的产生可以活化替代途径,替代途径中包含因子 B 和因子 D,这两种因子参与 C3bBb 的形成,它是替代途径中的 C3 转化酶,剪切 C3 形成 C3a 和 C3b(图 13-16)。经典途径是序贯性反应,而替代途径包含一个反馈环路,这个反馈环路可以通过膜结合 C3 转化酶增强 C3 的切割,形成膜结合 C3b 和 C3a。在体外循环中补体的主要激活途径是替代途径[277]。

补体系统在体外循环和外科手术中的三个不同时间段被活化:血液与非内皮细胞表面相接触[278],或者与富含组织因子的创面渗出液相接触时[279];给予鱼精蛋白中和后,和形成鱼精蛋白-肝素复合物后[280];以及心脏停搏,缺血恢复再灌注后[281]。体外循环和心肌再灌注通过经典途径和替代途径活化补体系统;肝素-鱼精蛋白复合物通过经典途径活化补体系统。

两种 C3 转化酶通过产生 C3b 将两种补体途径结合在一起,C3b 可以活化 C5,使之转化为 C5a 和 C5b(图 13-16)。C3a 和 C5a 是具有潜在血管活性的过敏毒素。C5a 是最主要的激动剂,与中性粒细胞结合,因此很难在血浆中检测出来。C3b 作为一种调理素与靶细胞羟基集团相结合,使之对吞噬细胞上表达的特异性 C3b 受体更为敏感[282,283]。C5b 是终末途径中的第一个成分,并最终形成膜攻击复合物。C5b-9 对于像红细胞这样的原核细胞,C5b-9 会导致细胞膜上形成透膜小孔,由于细胞内/间质渗透压梯度消失,造成细胞内水肿,细胞死亡。在白细胞内部,沉积的 C5b-9 可能不会立即造成细胞死亡,但是它最终会导致细胞损伤,这种损伤由花生四烯酸代谢产物(血栓烷 A_2,白三烯)和氧自由基释放所介导,前者由巨噬细胞产生,后者由中性粒细胞产生[284]。

中性粒细胞

中性粒细胞在体外循环过程中被强力活化(图 13-17)[285]。最主要的激动剂是由接触系统和补体系统产生的激肽释放酶和 C5a。在趋化因子、补体蛋白(C5a)、IL-1β,TNF-α 和黏附分子的趋化下,中性粒细胞向损伤或炎性区域聚集。在体外循环中,凝血酶刺激内皮细胞产生血小板活化因子(platelet activating factor,PAF)[286],凝血酶和 PAF 可使内皮细胞迅速产生 P 选择素[287]。在 PAF 介导下,局部血管收缩,导致流经局部血管床的血流速度下降,中性粒细胞向内皮细胞表面附近迁移。P-选择素与中性粒细胞可形成较弱的结合[288],选择素的结合会导致中性粒细胞低速滚动并最终停滞(图 13-18)[289]。内皮细胞表达的细胞内黏附因子-1(ICAM-1)可产生较强黏附,它与 β2 中性粒细胞整合素结合,主要是与 CD11b/CD18 结合。这种黏附分子属于免疫球蛋白超家族,能够完全使中性粒细胞停滞,当血管外间隙产生趋化因子和细胞毒素时,中性粒细胞与之发生反应并进行迁移运动[290]。这种运动主要受 IL-8 调节,而 IL-8 由中性粒细胞、巨噬细胞和其他细胞产生[291]。

中性粒细胞通过伪足进行迁移,它追踪补体蛋白(C5a,C3b)和 IL-8,向炎性反应区域聚集,当到达炎性反应区域后开始发挥吞噬功能并释放细胞毒素。在体外循环手术中,脏器(肺、心、脑)和组织会经历缺血再灌注过程,这种缺血再灌注损伤会令黏附受体表达,并产生活性氧化剂,是中性粒细胞趋化因子产生的源头[292]。在体外循环中,中性粒细胞在表达黏附受体[293]以及对趋化因子的反应程度方面因人而异,并大不相同。如果有糖尿病、缺氧发作或者基因因素(详见下文)存在,细胞性和可溶性黏附受体及细胞因子的表达就会受到影响,这将影响到中性粒细胞的黏附以及颗粒内容物的释放。中性粒细胞包含大量强有力的蛋白水解物质和细胞毒性物质。嗜天青颗粒中包含溶菌酶、髓过氧化物酶、阳离子蛋白、弹性蛋白酶和胶原酶[294]。在一次"呼吸爆发"中活化的中性粒细胞还可以产生具有细胞毒性的活性氧化剂和氮中间体,这种氮中间体包括过氧化阴离子、过氧化氢、羟基自由基和单态氧分子。最终中性粒细胞会产生花生四烯酸代谢产物、前列腺素、白三烯和血小板活化因子。在体外循环过程中,这些具有血管活性和细胞毒性的物质生成并释放进入细胞外环境和血液循环。这些成分在体内循环,并参与介导众多与体外循环和心脏外科手术相关的"全身炎性反应"或"全身炎症反应综合征"(systemic inflammatory response syndrome,SIRS)[295]。

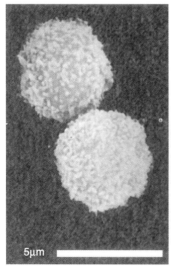
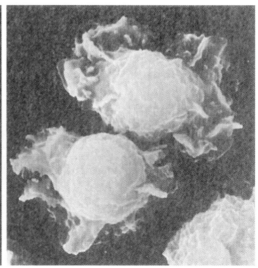

图 13-17　静止中性粒细胞的扫描电镜图片(左图),以及暴露于化学引诱物 5 秒钟后的图片(Reproduced with permission from Baggiolini M:Chemokines and leukocyte traffic,*Nature* 1998 Apr 9;392(6676):565-568.)

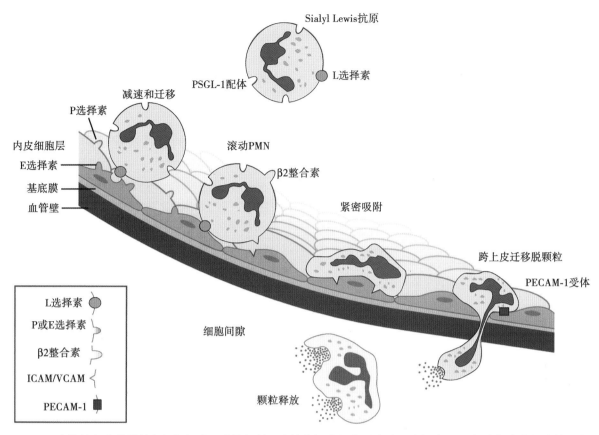

图 13-18　中性粒细胞黏附并向组织间隙迁移的机制。中性粒细胞组成型表达 L 选择素,L 选择素与内皮细胞糖蛋白配体相结合。同时,早期反应细胞因子刺激内皮细胞迅速表达 P 选择素和 E 选择素受体,它们可与中性粒细胞上的 PSGL-1 配体结合。当局部血管收缩、血流速度减慢时,边缘化的中性粒细胞的运动就会减慢,并通过选择素与内皮较疏松地结合并滚动。在 C5a 和激肽释放酶的作用下,中性粒细胞被活化,并且早期反应细胞因子表达 β2CD11b 和 c 受体,它们能与细胞因子活化的内皮细胞整合素 ICAM-1 和 VCAM-1 发生紧密结合。一旦白细胞停滞,L 选择素就被释放,并且内皮细胞表面的 PECAM 受体会介导中性粒细胞通过内皮细胞连接处发生迁移,在趋化因子的指引下进入组织间隙

单核细胞

　　单核细胞和巨噬细胞是相对体积较大、寿命较长的细胞,并参与所有急、慢性炎性反应。单核细胞对化学信号做出反应,可移动,吞噬微生物和细胞碎片,产生和分泌化学介质,参与免疫反应,并且产生细胞毒素[296]。单核细胞在体外循环中被激活,在凝血酶的产生方面发挥主要作用。在急性炎症期,单核细胞还可以产生并释放许多炎性介质,包括炎性细胞因子、活性氧化剂、氮中间体和前列腺素。

内皮细胞

　　在体外循环和心脏外科手术中,有多种因素可活化内皮细胞[297]。在体外循环中,活化内皮细胞的主要激动剂是凝血酶、C5a、细胞因子 IL-1β 和 TNF-α。IL-1β 和 TNF-α 诱导产生早期 P 选择素以及此后 E 选择素的合成和表达,E 选择素参与中性粒细胞和单核细胞发生黏附的初始阶段。两种细胞因子还诱导 ICAM-1 和 VCAM-1 表达,它们可使中性粒细胞和单核细胞与内皮细胞紧密结合,驱使白细胞向血管外间隙迁移(图 13-18)。实验表明肺血管内 ICAM-1 在体外循环过程中上调[298],并且有证据表明,在心肌缺血再灌注过程中,这种黏附因子也上调。IL-1β 和 TNF-α 诱导内皮细胞产生趋化因子 IL-8 和 MCP-1,并且通过环氧化酶途径诱导 PGI2(前列环素)产生,通过 NO 合成酶形成 NO。这两种血管扩张剂降低血液剪切力、增加血管通透性,因此可增强白细胞黏附和迁移。

血小板

　　在体外循环中,很可能是凝血酶造成血小板最初的活化,凝血酶是血小板最强的激动剂。随着体外循环持续进行,由其他细胞分泌产生的血浆肾上腺素、PAF、血管升压素和内源性血栓烷 A_2 都参与到血小板活化中。血小板具有针对大多数激动剂和胶原蛋白的众多蛋白酶活化受体,这些受体在黏附和血栓形成过程中发挥重要的作用。血小板通过合成和释放类花生酸[299],致密颗粒释放血清素、趋化因子和其他蛋白质[300]参与炎性反应。血小板还可以通过膜结合溶菌酶产生和释放酸性水解酶。由于创面和体外循环管路均可活化血小板,因此血小板分泌的细胞因子可能与体外循环炎性反应尤其相关。

其他炎性介质

过敏毒素

　　过敏毒素 C3a、C4a 和 C5a 是具有生物活性的蛋白片段,由补体蛋白 C3、C4 和 C5 剪切而成。这些蛋白成分具有强效促炎作用和免疫调节作用,并且能够收缩平滑肌细胞,增加血管通透性,作为趋化因子起到化学诱导作用,C5a 还可以活化中性

粒细胞和单核细胞[301]。在体外循环中,过敏毒素会增加肺血管阻力、引起水肿和中性粒细胞扣留,并且增加血管外的水含量。术后,患者的呼吸情况与血浆补体C3a浓度直接相关[302]。C3a和C5a是缺血再灌注损伤中的重要介质。

细胞因子

细胞因子是较小的细胞信号肽,由血液和组织细胞产生并释放入血或入血管外环境。细胞因子与其他细胞上的特意性受体结合,启动细胞内反应。所有的白细胞和内皮细胞均产生细胞因子,很多组织细胞也产生细胞因子,例如成纤维细胞、平滑肌细胞和心脏单核细胞[303]。IL-1β和TNF-α是巨噬细胞产生的早期反应细胞因子。这些蛋白能够刺激周围细胞产生趋化因子。经观察,在体外循环过程中,主要的抗炎细胞因子是IL-10,它能够抑制白细胞生成趋化因子[304]。在体外循环中以及体外循环术后,促炎因子浓度上升,在术后12~24小时达到高峰(图13-19)[305]。不同研究中测量的结果不同也与患者因素有关,比如年龄、左心室功能和基因因素[306]。

活性氧化剂

中性粒细胞、单核细胞和巨噬细胞产生活性氧化剂,这种活性氧化剂在吞噬体内具有细胞毒性,但在外则是具有细胞毒性的介质参与急性炎症反应。有四种酶可以产生众多活性氧化剂:烟碱腺嘌呤二核苷酸磷酸盐(nicotinamide adenine dinucleotide phosphate,NADPH)氧化酶,过氧化物歧化酶,一氧化氮合成酶和髓过氧化物酶[307]。这些酶有四种产物:O_2、H_2O_2、NO和HOCL,这四种产物与其他分子或离子发生非酶化反应,产生所有活性氧化物。

内毒素

内毒素包括脂多糖和细胞碎片,它是补体、中性粒细胞、单核细胞和其他白细胞的强效激动剂[308]。目前已经在体外循环中和主动脉阻断后检测出内毒素的存在[309]。内毒素可能来源于灭菌注射用溶液和体外循环管路中的污染物,这种污染也可能来源于胃肠道,因为微血管肠道灌注的改变可能会造成细菌

异位[310]。

金属蛋白酶

体外循环会诱导基质金属蛋白酶的产生和释放[311],这种酶是哺乳动物四类主要蛋白酶中的一种。在粥样硬化和梗死后左室重建的病理过程中,这些水解蛋白酶的主要作用是降解胶原和蛋白。长期激活这些间质降解酶的意义和可能造成的损伤仍有待确定。

控制体外循环中的急性炎症反应

非体外心脏手术

非体外循环非心脏停搏的心肌血管重建手术可以减少急性炎症反应,但是却不能完全避免其发生[312]。外科创伤、心肌缺血、心脏操作、心外吸引、肝素、鱼精蛋白、其他药物和麻醉都可以活化外源性凝血途径,急性炎症反应标志物、C3a、C5b-9、促炎细胞因子(TNF-α,IL-6,IL-9)、中性粒细胞弹性蛋白酶和活性氧化剂随之增加,但是这些反应的程度要显著低于在体外循环中出现的程度[313]。虽然目前还没有证据表明减轻急性炎性反应可以直接减少脏器功能不全的发生,但是,老年人和那些术前已经存在肺肾功能下降的患者,对非体外循环手术的耐受性要好于体外循环手术[314]。

灌注温度

炎性介质的释放是具有温度敏感性的。常温体外循环使细胞因子以及其他细胞性和可溶性炎性介质的释放增加[312],而在复温之前,低温可以减少这些介质的产生和释放[315]。介于32~34℃的浅低温灌注温度是适用于1~2小时体外循环手术的合理温度范围[316]。

体外循环管路涂层

以离子键或共价键形式结合的肝素涂层管路是目前应用最广的涂层管路,它通常可以减少初次行心肌血管重建术患者所使用的系统肝素量[317]。经证实,肝素是血小板、补体、因子Ⅻ和白细胞的激动剂,但是还没有可重复的试验证据能够证明肝素涂层可形成无促凝性的表面,也不能证明它能够减少凝血

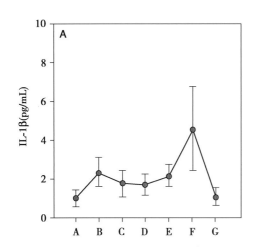
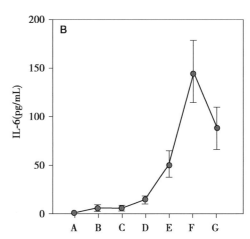

图13-19　30名初次接受心肌血管重建手术的患者体内IL-1β(A)和IL-6(B)水平的改变。X轴上的字母表示下列事件:A,麻醉诱导;B,肝素化5分钟后;C,体外循环开始后10分钟;D,体外循环结束时;E,鱼精蛋白中和20分钟后;F,体外循环后3小时;G,体外循环术后24小时(Adapted with permission from Steinberg JB,Kapelanski DP,Olson JD,et al:Cytokine and complement levels in patients undergoing cardiopulmonary bypass,*J Thorac Cardiovasc Surg*. 1993 Dec;106(6):1008-1016.)

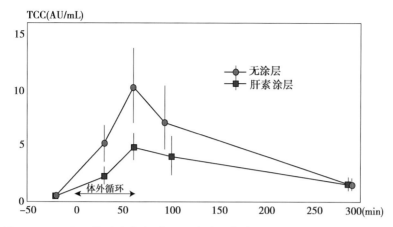

图 13-20 心肌血管重建术中,使用肝素涂层管路(15 例)的患者 C5b-9(TCC)末端补体复合物水平与使用无涂层管路(14 例)的患者体内补体复合物水平的比较。两曲线有显著性差异,统计方法:方差分析($P = 0.004$)(Reproduced with permission from Videm V, Mollnes TE, Fosse E, et al:Heparin-coated cardiopulmonary bypass equipment. I. Biocompatibility markers and development of complications in a high-risk population,*J Thorac Cardiovasc Surg*. 1999 Apr;117(4):794-802.)

瀑布的活化[318]。有临床试验认为,使用肝素涂层管路,同时减少系统肝素用量,并丢弃术野吸引血液,将有明显临床获益[319](图 13-20)。新的表面涂层目前正处于研发阶段或正在进行临床试验[320]。在临床试验中,这些表面涂层能够显著性降低血小板的活化和颗粒释放,减少凝血酶生成标志物的产生[320,321]。PMEA(聚 2-甲基丙烯酸酯)是另一种表面涂层技术,其目的在于减少血浆蛋白的表面吸附。实验室研究中,使用这种材料的实验猪纤维蛋白原表面吸附减少、缓激肽和凝血酶的产生也减少[321]。临床试验显示,C3a、C4D 和中性粒细胞弹性蛋白酶有显著性下降,但对于 IL-6 和血小板的影响尚有争议[322]。

改良超滤

改良超滤可以去除血管内(和血管外)水分以及炎性物质,改善成人和小儿的预后[323,324]。成人患者体外循环中超滤可去除水分、钾离子和蛋白废物,可能对肾功能不全的患者会有所裨益。

补体抑制剂

在经典途径和替代途径级联活化瀑布中,C3 的转化需要经过很多步骤,而这些都有可能被重组蛋白所抑制。Fitch 等人发现,使用人类重组 C5 抗体(h5G1.1-scFv)后,C5b-9 的产生被完全阻断,这种阻断具有剂量-反应依赖性(图 13-21),并且在体外循环术中及术后数小时,中性粒细胞和单核细胞 CD11b/CD18 的表达均下降[325]。此后,大量的临床试验显示,患者的死亡率和致病率也显著降低[326]。

其他补体重组蛋白抑制剂也已经被开发并在积极研究中,因为这个血浆蛋白系统在体外循环、缺血/再灌注和损伤方面有着极其重要的作用,而这些方面可以引发急性炎症反应。尽管任何有效且安全的抑制剂都能受到临床工作者的欢迎,但是 C3 仍然被认为是更好的抑制靶点,既因为可以在 C3 转化点抑制补体通路的活化,还因为 C3 的血浆浓度比 C5 高 15 倍[327]。

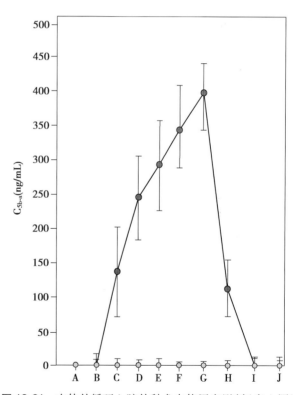

图 13-21 在体外循环心脏外科术中使用安慰剂(实心圆)以及 $2\mu g/kg$ 的 h5G1.1-scFv(空心圆)对 C5b-9,终端补体复合物的抑制效果。X 轴上的字母代表下列事件:A,肝素化之前;B,用药后 5 分钟;C,降温至 28℃5 分钟后;D,复温后;E,温度达到 32℃5 分钟后;F,温度达到 37℃5 分钟后;G,体外循环停机 5 分钟后;H,体外循环术后 2 小时;I,体外循环术后 12 小时;J,体外循环术后 24 小时。h5G1.1-scFv 完全抑制了 C5b-9 终端补体复合物的形成(Data from Fitch JC, Rollins S, Matis L, et al:Pharmacology and biological efficacy of a recombinant, humanized, single-chain antibody C5 complement inhibitor in patients undergoing coronary artery bypass graft surgery with cardiopulmonary bypass,*Circulation*. 1999 Dec 21-28;100(25):2499-2506.)

糖皮质激素

许多研究者使用糖皮质激素抑制体外循环心脏外科手术中的急性炎症反应，但是对于成人患者来说，效果并不一致[328]。类固醇可以减少快反应细胞因子、TNF-α 和巨噬细胞 IL-1β 的释放，增加 IL-10 释放，抑制内皮细胞选择素和中性粒细胞整合素的表达[329]。新的临床随机试验得出的结果仍然存在争议：一项研究观察到早拔管和减少寒战的结果[330]，而另一项研究则得出血糖上升和拔管延迟的结果[331]。最近一项大型 meta 分析发现，低剂量皮质激素可减少房颤的发生率，并减少 ICU 停留时间和住院时间，感染风险无增加[332]。

脏器损伤

体外循环能够优先参与循环中反射和化学受体调控，启动凝血，活化血液细胞，释放循环细胞信号蛋白，产生血管活性和细胞毒性物质，并产生多种微栓子。静水压上升，血浆胶体渗透压下降，非搏动性血流出现，并且温度受到调控干扰。组织和脏器出现不依赖生理调控的局部灌注不足，这种灌注不足可能是由于微栓子形成或者是组织间隙水分增加，灌注血液中含有不同程度的细胞毒性物质。细胞损伤可根据程度不同分为可逆性和不可逆性，这种损伤不是损害单个细胞或少数细胞，而是弥漫性作用于全身。缺血-再灌注损伤使心脏损害增加，有时也损伤其他脏器。令人惊奇的是，尽管会出现迟发性异常损害，但机体可以耐受并修复大部分细胞损伤。本部分文字将总结体外循环造成的可逆性或永久性脏器损伤，补体造成的损伤在本章前两部分以及缺血再灌注相关章节（第 3 章）描述。

机制

在体外循环中需要严密监测心排血量并且同时监测体温和血红蛋白，以保证机体氧供充足（见前文体外灌注系统部分）。过度的血液稀释会降低氧供[333]，在 30℃ 以上的体温条件下，显著低于 80g/L 的血红蛋白浓度将导致脏器功能不全[334]。但是，无法有效监测局部灌注不足，这种灌注不足依赖于反射和化学受体调节，同时受到炎性反应的影响，因为炎性反应可以产生循环血管活性物质。局部灌注情况还受到低温过程中酸碱平衡的影响，这可能会影响术后脏器功能。在低温灌注中，α 稳态管理（在降温过程中 pH 上升）会减少脑灌注，pH 稳态（通过增加 CO_2 维持 pH 在 7.4）可以增加脏器灌注，但是也可能会增加栓塞所造成的损伤[335]。机体的温度变化和脏器中的温度变化造成温度-灌注不匹配[336]，由于氧供不足，使局部出现低灌注和酸中毒。

炎性反应产生细胞毒性复合物、活化的中性粒细胞和单核细胞，可以进一步损害脏器功能和组织细胞。这些物质能够通过内皮细胞连接处到达组织间隙，直接作用于脏器的特异性细胞。在体外循环过程中，胶体渗透压降低、静脉压升高，并且内皮细胞间隙扩大[337]，这些会造成组织间隙内容量增加，容量增加与多种因素呈正相关，包括体外循环时间、手术游离的幅度、输血等。体外循环灌注时间的延长使间质容量增加 18%~

33%[338]，但是细胞内含水量没有增加。

微栓子定义为直径小于 500μm 的颗粒。在体外循环中，进入循环中的微栓子有多种来源[339]。表 13-2 总结了微栓子的多种来源，包括气体、异物和血源性微栓子，这在前文中已详细讨论。气体进入体外循环管路后产生极具危险性的微气栓，因为一氧化氮在血液中很难吸收，并且不是代谢产物。二氧化碳可以迅速溶于血，因此有时会将二氧化碳气体吹入术野替代术野中的空气。异物栓子大部分来源于外科创面，从术野产生后进入体外回流室并最终进入循环。体外回流室也是异物栓子的主要来源，并且是血源性栓子的主要来源，尤其是脂肪栓子[340]。血液成分的广泛活化和物理破坏会产生众多栓子，这些栓子的数量随着体外循环时间的延长呈增长趋势[335]。

减少微栓子的策略

虽然在前文中已经对此进行讨论，但是减少循环中微栓子的原则性方法还是值得强调，这些原则性方法包括：充分抗凝、使用膜式氧合器、洗涤与外科创面接触的血液[341]、滤过回流室中血液、确保插管处严密的荷包缝合、严格控制体外循环管路中所有可以进入气体的通路、去除心脏及大血管中残存气体、避免粥样硬化性栓子和脑血管的选择性过滤（表 13-5）[342,343]。

⬤ 表 13-5　减少微栓子

膜式氧合器，离心泵

回流室滤网（≤40μm）

动脉管路上的滤器/气泡捕捉装置（≤40μm）

保持温差<8~10℃

预充二氧化碳；使用盐水和滤器行再循环（5μm）

防止气体进入管路

严密的荷包缝合

所有血液取样处设置三通

细致的注射器操作方法

充足的回流室空间（用于去泡）

避免过度静脉负压吸引

具有单向阀的气泡捕捉装置

使用经食管超声心动图明确心内残存气体位置，彻底排气

洗涤术野中回收的血液

充分抗凝预防血栓形成

使用经动脉超声确定动脉插管位置

在主动脉或腋动脉远端插管

考虑使用特殊的动脉插管

有许多术中措施可以减少脑血管粥样硬化性栓塞。例如做升主动脉心表超声，探测主动脉前壁和后壁的斑块情况，选择无粥样硬化的管壁作为动脉插管位置[344]。目前，已经有了一些特殊导管可以减少进入脑血管的粥样硬化性栓子的数量[345]。一项大型临床系列研究中显示，与部分或多次使用阻断钳相比，强烈建议单次使用阻断钳，这样能够减少术后神经元功能损伤及神经认知功能缺失的发生率[346]。对于患有中重度升主动脉粥样硬化的患者，逆灌停搏液更优于顺灌停搏液，可以避免停搏液造成的喷砂作用[347]。对于那些主动脉重度粥样硬化或瓷主动脉的患者，任何动脉阻断操作都是不安全甚至不合理的。如果这些患者需要进行心内手术，可以采用深低温体外循环，术中可做或不做升主动脉置换。如果只需要血管重建，可做单根或序贯动脉移植[348]，使用 T 型或 Y 型乳内动脉或静脉做血管重建[349]。

体外循环回流室中整体或滤网状滤器是至关重要的，动脉管路上通常使用滤器。动脉管路中使用滤器的方法目前尚有争议，因为孔径小于 20μm 的滤器会造成血流受阻而无法使用。但是，20μm 孔径的滤器与大孔径滤器相比，能够更为有效地去除通过滤器空气和脂肪栓子[350]。

心脏损伤

术后心功能不全与下列多种因素的作用密不可分：体外循环造成的损伤、缺血/再灌注、直接外科创伤、心脏本身疾患以及与心肌收缩功能不匹配的前后负荷。与其他所有脏器和组织相同，在体外循环中产生的微栓子、蛋白酶、化学细胞毒素、中性粒细胞和单核细胞活化以及心脏灌注停搏液前后或诱颤停搏前后的局部低灌注，都会造成心脏损伤。但是当动脉阻断后，灌注心脏停搏液将起到一定的心肌保护作用。冠状动脉血流中断造成某种程度的心肌"钝抑"是不可避免的[351]，同样在缺血后产生的再灌注损伤也是不可避免的。心肌水肿和阻断过程中使用的心脏停搏液都会造成心肌收缩力降低[352]。最终如果心肌收缩力减弱，在体外循环调整停机过程中，过重的前负荷或过高的后负荷会增加心室舒张末期容积，增加心室壁张力和氧耗。因此术后心功能如何有赖于多种因素，不仅仅是体外循环损伤所影响的。

神经系统损伤

脑控制所有先天性行为和后天性行为，它主宰着血液流动，并且可以关闭其他所有脉管系统用以保证自身血供。相反其他脏器功能不全也会对脑功能产生不良影响。其他所有器官系统都受脑监控，脑对于内外环境改变的感受性及反应性都极为敏感。因此即便是脑组织的微小损伤都可能会造成有症状的功能缺失，而这种损伤对其他脏器造成的可能是不被察觉或不严重的影响。局部低灌注、水肿、微栓子、循环中的细胞毒素，或血液中血糖、胰岛素或钙离子的变化，都会或多或少地造成认知功能的改变，这种改变可以很轻微，也可能很严重。2mm 的小梗死可能导致行为模式失调，生理和躯体功能的改变可能被忽视、被接受，也可能会严重影响患者的生活质量。如果病灶移动半厘米，相同体积的病变则可能导致灾难性脑卒中的发生。脑对于体外循环所造成的损伤极为敏感，与心脏相同，也是最需要保护的重要脏器。

评估

大部分患者并未做相应的检查来评价心脏外科术中发生的神经系统损伤，因为心脏疾患通常被作为首要考虑的问题，也因为评价神经系统需要时间和金钱。由于外科手术团队中的成员或个人缺乏专业培训，所以他们所做的一般性神经系统检查通常无法排除细微的神经损伤，这也是在外科文献中卒中的发生率、神经或神经损伤的发生率大相径庭的主要原因[353]。

最明显的神经系统异常为轻度瘫痪、重要脑功能缺失（例如语言、视觉、和理解力），或者昏迷。这些通常会在发生脑卒中时出现。意识或认知功能异常包括昏迷、谵妄、神志混乱，但是，一过性谵妄或神志混乱可能是由麻醉或药物所导致，因此常常被排除。神经心理学家设计一套神经心理学检查，通过这一系列的检查可以比较患者术前术后的行为区别，发现更多细微的功能缺失。神经心理学检查基本是神经学检查的一种扩展，它主要更强调和注重脑皮质功能的检查。功能不全被客观地定义为与其同类群体的预期值不同。例如，虽然 95 分的智商值处于正常范围，但是对于医生来说，95 分较低，需要进行神经系统损伤的检查。如果有两项或两项以上检查内容低于正常水平 20%，就表明存在神经心理功能缺失，需要进行随访[354]。在一项长期随访研究中，以非手术患者做对照组，这些患者的人口统计学数据相似，并且患有相同的疾患，这个对照组有助于确定手术 3~6 个月后出现神经心理功能下降的主要原因[355]。

计算机轴面体层成像（computed axial tomograms，CAT）或磁共振成像（magnetic resonance imaging，MRI）是必不可少的检查，用于诊断卒中、谵妄或昏迷。通常不需要做术前影像学检查，因为目前有很多新技术可评价术后的新生病灶，例如扩散加权磁共振成像、磁共振成像光谱、或磁共振血管造影技术[356]。心脏术后神经系统损伤的生化标志物相对而言无特异性和确定性。神经元特异性烯醇化酶（neuron-specific enolase，NSE）是细胞内酶，存在于神经元、正常神经内分泌细胞、血小板和红细胞中[357]。S-100 蛋白是脑组织中一种酸性钙结合蛋白[358]，脑脊液中 S-100 和 NSE 水平上升表明有神经元死亡，并且可能与卒中及体外循环后脊髓损伤相关[359]。但是，这些标志物血浆浓度的增高可能是由于创面血液进入循环和溶血造成的，体外循环时间延长也常常会造成这些血浆内标志物水平升高，而这些患者在其他检测中并未出现神经系统损伤的证据[360]。目前已经发现新的血源性生化标记物，如 Tau，但至今为止，还没有证明它对细微神经损伤具有诊断价值。

危险人群

对于普遍人群而言，高龄会增加卒中或认知功能损伤的风险，无论何种手术都是高风险因素[361]。1986 年，Gardner 和同事的研究显示 CABG 术中发生卒中的风险与年龄直接相关[362]。一项欧洲的研究纳入了 321 名未接受手术治疗的老年患者和 1 218 名接受非心脏手术治疗的患者，研究发现术后 1 周，认知功能障碍的发生率为 26%，术后 3 个月的发生率为 10%[363]。1974 年至 1990 年间，60 岁以上和 70 岁以上接受心脏外科手术的患者数量分别增加了 2 倍和 7 倍（图 13-22）[364]。心脏外科术后认知功能障碍的发生率也和基因因素有关[365]。心脏外科术后 1 周出现认知功能障碍的发生率几乎是非心脏外科术后的两倍。

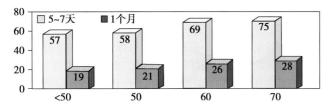

图 13-22　以 10 岁为一年龄段,分析年龄对 CABG 神经心理预后的影响。高龄患者在术后一周和术后一个月发生神经心理学异常的情况更为常见。图中显示的是在两项或两项以上检查中出现精神心理学障碍的患者数量百分比(共 372 例)(Reproduced with permission from Hammon JW Jr, Stump DA, Kon ND, et al: Risk factors and solutions for the development of neurobehavioral changes after coronary artery bypass grafting, *Ann Thorac Surg* 1997 Jun;63(6):1613-1618.)

随着接受心外手术患者年龄的增长,术前存在神经系统损伤高危因素的患者数量也越来越多。需要行心脏外科手术的患者中,患有高血压和糖尿病的患者分别占 55% 和 25%[366]。15% 的患者颈动脉狭窄程度达到 50% 或 50% 以上,并且有 13% 的患者有一过性脑缺血发作史或卒中史。在 MRI 检查中,头臂血管动脉粥样硬化灶的数量也是脑卒中或认知功能障碍的危险因素[367],同样经动脉超声检查所见的升主动脉粥样硬化的严重程度也是危险因素之一[368]。超声多普勒检查发现,明显的升主动脉粥样硬化斑块会显著增加右侧颈动脉栓塞风险[369]。50 岁以下的心脏外科患者中,严重动脉粥样硬化的发生率为 1%,而 75~80 岁患者的发生率却是 10%[370]。

损伤的机制

在心脏外科术中,造成神经系统功能障碍和损伤的三种主要因素是微栓子、低灌注和全身性炎性反应,这些因素可以由不同原因产生,并在同一患者同一时间内同时存在。术中卒中大部分是来源于主动脉和头臂血管的动脉粥样物质造成的,心脏和胸腔大血管的操作以及体外循环插管处血管壁的剪切力都会造成粥样物质的脱落和移位[371]。no-touch 技术在冠状动脉旁路移植术中应用于主动脉粥样硬化的患者,由于其不需要在主动脉上操作和全动脉移植,较好地避免了栓塞情况[386]。微栓子的分布与血流量成正比[20]。因此,减少脑血流量可以减少微栓子损伤,但是却增加了低灌注的风险[372]。在成人体外循环术中使用 α 稳态管理和去氧肾上腺素可以减少脑损伤,这可能是由于脑血管收缩而减少微栓子数量[373]。在临床工作中,空气、动脉粥样硬化斑块碎片和脂肪是造成脑损伤的微栓子主要来源,它们都能够阻塞脑血管,造成神经元坏死[374]。巨大空气栓子会导致大面积缺血损伤,但是脑血管的微气栓除了能够阻断血流之外,还可能对内皮细胞造成直接破坏[375]。具有特异性的毛细血管小动脉扩张(small capillary arteriolar dilatations,SCAD)与脂肪栓子进入脑血管有关(图 13-23)[376],这说明这些栓子不仅能够阻塞小血管,还能释放有细胞毒性的自由基,对富含脂质神经元的破坏作用显著增加。

贫血以及脑部温度升高使脑血流量增加,但可能会造成脑组织的氧供不足[377],这些情况在心脏外科体外循环手术中是可以避免的。虽然有些学者推测常温和/或高温体外循环会导致脑组织灌注不足[378],但是试验研究结果却显示,脑血流随着温度上升而增加。这种行为会造成脑损伤很可能是由于进入

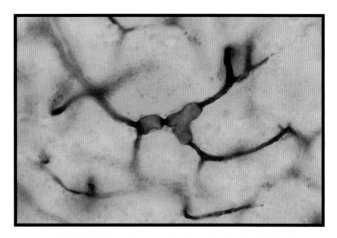

图 13-23　体外循环下 CABG 术后 48 小时,脑血管中发生的毛细血管及小动脉扩张(碱性磷酸酶染色火胶棉包埋切片,100μm 厚,×100)

脑血管的微栓子数量增加,在温度较高的时候,这些微栓子会对脑组织造成更大的伤害[376]。

神经系统保护策略

为了保护脑功能,推荐在体外循环中使用浅低温(32~34℃),并保持血细胞比容高于 25%[161]。应避免发生上腔静脉梗阻造成脑静脉压暂时升高,避免复温时血温高于37℃[379]。在一项随机试验中,一部分病人缓慢复温至核心温度达到 35℃,另一部分则复温至 37℃,两组患者相比,前者的神经认知功能预后要明显优于后者。平均灌注压(mean perfusion pressure,MPP)似乎对神经系统预后有一定影响,Gold 等进行了一项随机研究,入选 248 名患者,分为低灌注压组(50~60mmHg)和高灌注压组(80~100mmHg),高灌注压组神经系统损害明显减少[380]。对于那些本身存在脑损伤高危因素的患者来说,推荐使用颈静脉球氧饱和度仪或近红外脑氧饱和度仪来监测脑组织灌注[381]。

在心脏外科体外循环手术中,巴比妥可以减少自发的突触活化,有确切的神经系统保护作用[382]。不幸的是,这种药物会造成麻醉苏醒延迟并延长重症监护室停留时间。NMDA(N-甲基-D-天冬氨酸)拮抗剂在动物试验中效果良好,但对人的保护作用却很小,甚至还有较高的神经系统副作用[383]。一项小型研究认为利多卡因具有神经系统保护作用,但是这个结果无法被重复[384]。因此,目前只有皮质类固醇是唯一具有潜在神经系统保护作用的药物,并且有明显的证据证明它对预后的积极影响[332]。

非体外的心肌血管重建术在理论上可以避免许多造成脑损伤的体外循环相关因素,但是,正如前文所提,许多造成脑损伤的因素与体外循环无关,而是与动脉粥样硬化以及气体进入循环有关。一项非随机研究用多普勒超声监测颈动脉栓子情况,结果发现,对于高危患者来说,非体外手术所形成的栓子数量更少,神经认知功能的预后也有所改善[385]。关于体外手术与非体外手术的临床研究显示,非体外手术接受全动脉桥和no-touch 技术的患者具有更好的神经系统预后[386]。

预后

大部分术中脑卒中或术后第一周出现卒中症状的患者最终会有所好转,这与影像学上病灶的大小以及位置直接相关。

如果手术 3 个月后,神经心理功能缺失的症状仍然存在,通常很可能成为永久性损伤[386]。但是由于这个时间之后可能会出现新的功能缺失的表现,因此造成评估的困难,尤其是那些高龄患者更是如此[387,388]。

如何区分脑损伤是发生在术中还是发生在术后早期或晚期一直是困难的。最近一篇对早期已发表数据进行再分析的文章解决了这个问题。作者对持续 6 个月未改变(永久性)的特定神经心理功能缺失做跟踪观察,将它们与术后出现的新发功能缺失做出区分(图 13-24)[389]。使用这种技术就可能帮助我们精确测定外科术中发生的脑损伤,并进行技术改良来消除与死亡率相关的重要因素。后续随访研究纳入对照组,对照组为具有相似危险因素但未接受心脏手术的人群[390]。此前我们担心外科患者神经认知功能障碍会复发,并因此使远期预后不良的风险增加。依靠这种技术的研究发现手术患者与非手术对照组相比,3 年预后的情况相似,这可以消除我们之前的担忧。在最近一项对一组外科患者做术前和术后神经心理学评价的研究中,对所有患者的心血管危险因素都进行了严格的控制[391]。这些患者并没有显示出迟发或晚期认知功能下降,这样的结果给我们带来了希望:积极的药物治疗能够与精良的手术技术相配合,可以防止产生神经系统损伤。

肺损伤

患者自身因素与手术及体外循环影响,共同造成术后早期肺功能损伤。长期吸烟和肺气肿是最常见的患者自身因素,造成术后肺功能不全的疾病还包括肌无力、慢性支气管炎、隐匿性肺炎、术前肺水肿和一些不相关的呼吸系统疾患。麻醉和任何种类的手术在某种程度上都会造成切口疼痛、缺乏运动、呼吸浅表、呼吸做功增加、肺顺应性降低、咳嗽无力、肺内动静脉短路增加和间质水肿。体外循环大大增加这种损伤。

在体外循环中,肺脏主要由支气管动脉供血,肺动脉血流不存在或流量很少。肺泡细胞是否会受到缺血/再灌注损伤尚不清楚,但是肺脏非常容易遭受多种损伤因素的影响,这些损伤联合起来增加肺毛细血管通透性和间质肺水。体外循环中或停机过程中,血液稀释、血浆胶渗压降低、左房压或肺静脉压的暂时性升高都会增加血管外肺水[392]。在体外循环中和停机后肺循环恢复灌注后,微栓子和循环中介导炎性反应的细胞性、血管活性和细胞毒性介质通过支气管动脉和肺循环血液进入肺内[393,394]。这些物质增加肺毛细血管通透性、血管外水肿和支气管分泌,并且可能会导致肺泡表面活性物质发生明显改变[395]。间质肺水增加、表面活性物质发生改变、患者自身因素和手术影响相互结合,使肺顺应性降低、功能残气量增加、并增加呼吸做功[396]。所有这些改变共同作用,增加局部肺不张、增加感染易感性、并且增加生理性动静脉短路,这些均会降低动脉 PaO_2。

术后呼吸监护重点主要在于,恢复正常的肺毛细血管动脉通透性和肺间质容量,防止肺不张,使膨胀不全的肺复张,维持正常动脉血气,预防感染,以及促进支气管黏液排出。术后呼吸监护水平的提高、对体外循环中肺损伤机制的理解以及为了预防或控制肺损伤[397]所做出的努力使近年来肺部并发症的发生率显著下降(关于术后监护内容详见第 17 章)。

急性呼吸窘迫综合征(acute respiratory distress syndrome, ARDS)是体外循环中少见的肺损伤并发症,通常是由于气管插管、肺动脉导管等外伤造成支气管内出血,或由于急性肺静脉压增高、严重肺毛细血管毒性损害造成血液外溢进入肺泡[398]。

肾损伤

与其他脏器相同,术前肾脏功能正常是该器官能够耐受体外循环所造成的微栓子、细胞及局部灌注不足损伤的主要因

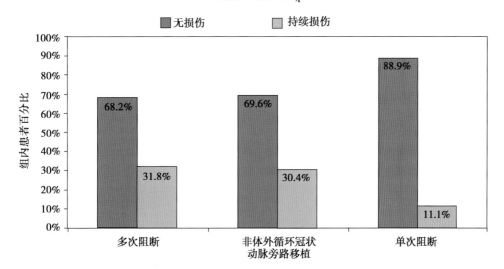

6个月持续的神经系统损伤
Fisher's exact test,p=0.061

图 13-24　冠状动脉旁路移植术 6 个月后神经行为功能缺失的发生率。值得注意的是,与多次使用阻断钳以及非体外循环冠状动脉旁路移植术相比,术中单次阻断策略可以减少永久性神经心理功能缺失的发生率(Data from Hammon JW,Stump DA,Butterworth JF,et al:Coronary artery bypass grafting with single cross-clamp results in fewer persistent neuropsychological deficits than multiple clamp or off-pump coronary artery bypass grafting,*Ann Thorac Surg*. 2007 Oct;84(4):1174-1178.)

素。主要的危险因素包括术前存在肾损害、高龄以及复杂疾患或复杂术式[399]。在体外循环后需要透析治疗的急性肾衰发生率非常低,平均为1%;但是对于复杂手术而言,这个发生率则上升至5%。

在体外循环过程中不可避免地会造成一定程度的肾损伤,并且所有患者术后都会出现蛋白尿[400]。在没有血液稀释的情况下,肾脏血液和血浆流量、肌酐清除率、自由水清除率和尿量减少[401]。血液稀释能够减缓所有这些功能改变,如果在体外循环中血浆结合蛋白饱和而无法结合游离血红蛋白,血液稀释还可以减少血红蛋白在肾小管沉积的风险。血红蛋白有肾小管毒性,并且血红蛋白在肾小管的沉积会阻塞肾小管的血流量和尿液流量。血液稀释可以稀释血浆血红蛋白,增加外层肾皮质血流量;改善肾脏整体血流量;增加肌酐、电解质和自由水的清除率;并且增加肾小球滤过率和尿量[402]。

围手术期低心排和/或低血压会增加微栓子、细胞、和细胞毒性所造成的损伤,也会加重术前肾脏疾患,这是术后肾衰的主要原因[403]。低心排减少肾脏灌注,导致血管紧张素Ⅱ的产生和肾素的分泌,这些会进一步降低肾脏血流。已经受到术前疾患及体外循环损伤的肾脏对于低心排低血压造成的缺血损伤极为敏感。因此,围手术期管理需要使用多巴胺或多巴酚丁胺增加心排血量,避免使用收缩肾动脉的药物,给予充足的晶体输入量来维持尿量,并且如果发生过度溶血,还要碱化尿液以减少肾小管内血红蛋白沉积。

如果没有发生围手术期低心排或低血压,正常的肾脏具有足够的功能储备,可以在术中和术后保证足够的肾功能。出现少尿性肾衰是有预兆的,并且通常需要透析治疗,如果需要透析治疗的时间超过两周,则这种损伤通常是永久性的。少尿性肾衰使致病率和死亡率增高八倍。

消化系统损伤

肝损伤

虽然容易受到体外循环中微栓子、细胞毒性物质和局部灌注不足的损伤,但是强大的功能储备以及正常肝脏的修复功能几乎可以战胜损伤并不留后遗症。通常肝酶会有轻度升高,并且有10%～20%的患者会出现轻度黄疸。体外循环术后2天或更长时间内,如果胆红素水平居高不下并不断上升则可能会发展为肝功能衰竭,并且增加并发症发生率和死亡率[404]。但是,灾难性的肝衰竭会发生在重度败血症的患者、有少尿性肾衰的患者以及麻醉或药物中毒的患者中;或者发生在长期低心排之后,以及出血性休克和反复输血之后。不管原因如何,结果都是致命的。对于那些发展成多器官功能衰竭的患者来说,肝脏通常也会受累,并且肝衰竭通常是以突发性低血糖为征兆。

胰腺损伤

体外循环术后,有不到1%的患者会发展为有临床症状的胰腺炎,但是有大约30%的患者会出现一过性无症状的血浆淀粉酶和/或脂肪酶水平升高[405]。胰腺炎复发史、围手术期发生循环衰竭或低血压、超长时间的体外循环,以及持续大剂量使用血管活性药都是术后发生胰腺炎的危险因素[406]。大剂量的钙会增加细胞内胰蛋白酶原的活化,并增加胰腺炎的生物学证据[407]。爆发性胰腺炎极为少见,可一旦发生通常是致

命的。

胃肠损伤

灌注流量充足的体外循环不会降低脏器血流量[408]。造成胃肠道并发症的危险因素包括高龄、急诊手术、体外循环时间延长、术后低心排或休克、缩血管药物使用时间延长以及术前体循环静脉压增高[409]。

体外循环会降低胃内pH,并且pH会在术后进一步下降。如果不给予H2受体阻断剂或未常规使用抗酸剂,则会发生十二指肠和/或胃糜烂、溃疡和出血这些心脏外科术后频发的并发症,这些并发症增加死亡率,使死亡率接近33%～50%[410]。不过,这些并发症目前已经不常见。

手术后的数天到一周内,虽然升压药会引起小肠缺血和/或梗死,但高龄患者很少会因使用升压药造成肠系膜血管炎或严重的肠系膜血管收缩。突发腹痛,并伴有肠鸣音消失、板状腹和白细胞突然性增高可能是出现这种灾难性并发症的唯一征象,这种并发症常常是致命的。如果在发生梗死前就已经怀疑这种损伤的发生,则应该直接向肠系膜动脉输注罂粟碱,或者舒血管药物,也许可以预防或限制梗死。

目前尚未完全明了体外循环在胃肠道并发症中所起的作用。如果在病情发展过程中出现这些并发症,则会增加并发症发生率和死亡率[411]。

（周伯颐 译　吉冰洋 审）

参考文献

1. Gravlee GP, Davis RF, Kurusz M, Utley JR: *Cardiopulmonary Bypass: Principles and Practice*, 2nd ed. Philadelphia, Lippincott Williams & Wilkins, 2000.
2. Arom KV, Ellestad C, Grover FL, Trinkle JK: Objective evaluation of the efficacy of various venous cannulas. *J Thorac Cardiovasc Surg* 1981; 81:464.
3. Merin O, Silberman S, Brauner R, et al: Femoro-femoral bypass for repeat open-heart surgery. *Perfusion* 1998; 13:455.
4. Winter FS: Persistent left superior vena cava: survey of world literature and report of thirty additional cases. *Angiology* 1954; 5:90.
5. Hasel R, Barash PG: Dilated coronary sinus on pre-bypass echocardiography. *J Cardiothorac Vasc Anesth* 1996; 10:430.
6. Shahian DM: Retrograde coronary sinus cardioplegia in the presence of persistent left superior vena cava. *Ann Thorac Surg* 1992; 54:1214.
7. Yokota M, Kyoku I, Kitano M, et al: Atresia of the coronary sinus orifice: fatal outcome after intraoperative division of the drainage left superior vena cava. *J Thorac Cardiovasc Surg* 1989; 98:30.
8. Toomasian JM, McCarthy JP: Total extrathoracic cardiopulmonary support with kinetic assisted venous drainage: experience in 50 patients. *Perfusion* 1998; 13:137.
9. Taketani S, Sawa Y, Massai T, et al: A novel technique for cardiopulmonary bypass using vacuum system for venous drainage with pressure relief valve: an experimental study. *Artif Organs* 1998; 22:337.
10. Humphries K, Sistino JJ: Laboratory evaluation of the pressure flow characteristics of venous cannulas during vaccum-assisted venous drainage. *J Extracorp Tech* 2002; 34:111.
11. Willcox TW, Mitchell SJ, Gorman DF: Venous air in the bypass circuit: a source of arterial line emboli exacerbated by vacuum-assisted venous drainage. *Ann Thorac Surg* 1999; 68:1285.
12. Willcox TW: Vacuum-assisted venous drainage: to air or not to air, that is the question: has the bubble burst? *J Extracorp Tech* 2002; 34:24.
13. Davila RM, Rawles T, Mack MJ: Venoarterial air embolus: a complication of vacuum-assisted venous drainage. *Ann Thorac Surg* 2001; 71:1369.
14. Hessel EA II: Cardiopulmonary bypass equipment, in Estafanous FG, Barash PG, Reves JG (eds): *Cardiac Anesthesia: Principles and Clinical Practice*, 2nd ed. Philadelphia, Lippincott Williams & Wilkins, 2001; p 335.
15. Jones TJ, Deal DD, Vernon JC, et al: How effective are cardiopulmonary bypass circuits at removing gaseous microemboli? *J Extracorp Tech* 2002;

34:34.

16. Ambesh SP, Singh SK, Dubey DK, Kaushik S: Inadvertent closure of the superior vena cava after decannulation: a potentially catastrophic complication after termination of bypass [letter]. *J Cardiothorac Vasc Anesth* 1998; 12:723.

17. Brodman R, Siegel H, Lesser M, Frater R: A comparison of flow gradients across disposable arterial perfusion cannulas. *Ann Thorac Surg* 1985; 39:225.

18. Galletti PM, Brecher GA: *Heart-lung Bypass*. New York, Grune & Stratton, 1962.

19. Weinstein GS: Left hemispheric strokes in coronary surgery: implication for end-hole aortic cannulas. *Ann Thorac Surg* 2001; 71:128.

20. Muehrcke DD, Cornhill JF, Thomas JD, Cosgrove DM: Flow characteristics of aortic cannulae. *J Card Surg* 1995; 10:514.

21. Joubert-Hubner E, Gerdes A, Klarproth P, et al: An in-vitro evaluation of aortic arch vessel perfusion characteristics comparing single versus multiple stream aortic cannulae. *Eur J Cardiothorac Surg* 1999; 15:359.

22. Cook DJ, Zehr KJ, Orszulak TA, Slater JM: Profound reduction in brain embolization using an endoaortic baffle during bypass in swine. *Ann Thorac Surg* 2002; 73:198.

23. Reichenspurner H, Navia JA, Benny G, et al: Particulate embolic capture by an intra-aortic filter device during cardiac surgery. *J Thorac Cardiovasc Surg* 2000; 119:233.

24. Gerdes A, Hanke T, Sievers H-H: In vivo hydrodynamics of the Embol-X cannula. *Perfusion* 2002; 17:153.

25. Harringer W: Capture of a particulate embolic during cardiac procedures in which aortic cross-clamp is used. *Ann Thorac Surg* 2000; 70:1119.

26. Banbury MK, Cosgrove DM 3rd: Arterial cannulation of the innominate artery. *Ann Thorac Surg* 2000; 69:957.

27. Mills NL, Everson CT: Atherosclerosis of the ascending aorta and coronary artery bypass: pathology, clinical correlates, and operative management. *J Thorac Cardiovasc Surg* 1991; 102:546.

28. Beique FA, Joffe D, Tousignant G, Konstadt S: Echocardiographic-based assessment and management of atherosclerotic disease of the thoracic aorta. *J Cardiothorac Vasc Anesth* 1998; 12:206.

29. Blauth CI, Cosgrove DM, Webb BW, et al: Atheroembolism from the ascending aorta. *J Thorac Cardiovasc Surg* 1992; 103:1104.

30. Murphy DA, Craver JM, Jones EL, et al: Recognition and management of ascending aortic dissection complicating cardiac surgical operations. *J Thorac Cardiovasc Surg* 1983; 85:247.

31. Davila-Roman VG, Kouchoukos NT, Schechtman KB, Barzilai B: Atherosclerosis of the ascending aorta is a predictor of renal dysfunction after cardiac operations. *J Thorac Cardiovasc Surg* 1999; 117:111.

32. Davila-Roman V, Phillips K, Davila R, et al: Intraoperative transesophageal echocardiography and epiaortic ultrasound for assessment of atherosclerosis of the thoracic aorta. *J Am Coll Cardiol* 1996; 28:942.

33. Konstadt SN, Reich DL, Quintana C, Levy M: The ascending aorta: how much does transesophageal echocardiography see? *Anesth Analg* 1994; 78:240.

34. Gaudino M, Glieca F, Alessandrini F, et al: The unclampable ascending aorta in coronary artery bypass patients: a surgical challenge of increasing frequency. *Circulation* 2000; 102:1497.

35. Byrne JG, Aranki SF, Cohn LH: Aortic valve operations under deep hypothermic circulatory arrest for the porcelain aorta: "no-touch" technique. *Ann Thorac Surg* 1998; 65:1313.

36. Grossi EA, Kanchuger MS, Schwartz DS, et al: Effect of cannula length on aortic arch flow: protection of the atheromatous aortic arch. *Ann Thorac Surg* 1995; 59:710.

37. McLeskey CH, Cheney FW: A correctable complication of cardiopulmonary bypass. *Anesthesiology* 1982; 56:214.

38. Watson BG: Unilateral cold neck. *Anaesthesia* 1983; 38:659.

39. Magner JB: Complications of aortic cannulation for open-heart surgery. *Thorax* 1971; 26:172.

40. Gott JP, Cohen CL, Jones EL: Management of ascending aortic dissections and aneurysms early and late following cardiac operations. *J Card Surg* 1990; 5:2.

41. Troianos CA, Savino JS, Weiss RL: Transesophageal echocardiographic diagnosis of aortic dissection during cardiac surgery. *Anesthesiology* 1991; 75:149.

42. Lees MH, Herr RH, Hill JD, et al: Distribution of systemic blood flow of the rhesus monkey during cardiopulmonary bypass. *J Thorac Cardiovasc Surg* 1971; 61:570.

43. Svensson LG: Editorial comment: autopsies in acute Type A aortic dissection, surgical implications. *Circulation* 1998; 98:II-302.

44. Hendrickson SC, Glower DD: A method for perfusion of the leg during cardiopulmonary bypass via femoral cannulation. *Ann Thorac Surg* 1998;

65:1807.

45. Gates JD, Bichell DP, Rizzu RJ, et al: Thigh ischemia complicating femoral vessel cannulation for cardiopulmonary bypass. *Ann Thorac Surg* 1996; 61:730.

46. Van der Salm TJ: Prevention of lower extremity ischemia during cardiopulmonary bypass via femoral cannulation. *Ann Thorac Surg* 1997; 63:251.

47. Carey JS, Skow JR, Scott C: Retrograde aortic dissection during cardiopulmonary bypass: "nonoperative" management. *Ann Thorac Surg* 1977; 24:44.

48. Sabik JF, Lytle BW, McCarthy PM, Cosgrove DM: Axillary artery: an alternative site of arterial cannulation for patients with extensive and peripheral vascular disease. *J Thorac Cardiovasc Surg* 1995; 109:885.

49. Neri E, Massetti M, Capannini G, et al: Axillary artery cannulation in type A aortic dissection operations. *J Thorac Cardiovasc Surg* 1999; 118:324.

50. Whitlark JD, Sutter FP: Intrathoracic subclavian artery cannulation as an alternative to the femoral or axillary artery cannulation [letter]. *Ann Thorac Surg* 1998; 66:296.

51. Golding LAR: New cannulation technique for the severely calcified ascending aorta. *J Thorac Cardiovasc Surg* 1985; 90:626.

52. Coselli JS, Crawford ES: Femoral artery perfusion for cardiopulmonary bypass in patients with aortoiliac artery obstruction. *Ann Thorac Surg* 1987; 43:437.

53. Orenstein JM, Sato N, Arron B, et al: Microemboli observed in deaths following cardiopulmonary bypass surgery: silicone antifoam agents and polyvinyl chloride tubing as source of emboli. *Hum Pathol* 1982; 13:1082.

54. Schonberger JPAM, Everts PAM, Hoffman JJ: Systemic blood activation with open and closed venous reservoirs. *Ann Thorac Surg* 1995; 59:1549.

55. Blauth CI, Smith PL, Arnold JV, et al: Influence of oxygenator type on the prevalence and extent of micro-emboli retinal ischemia during cardio-pulmonary bypass: assessment by digital image analysis. *J Thorac Cardiovasc Surg* 1990; 99:61.

56. Pearson DT: Gas exchange; bubble and membrane oxygenators. *Semin Thorac Cardiovasc Surg* 1990; 2:313.

57. Drinker PA, Bartlett RH, Bialer RM, Noyes BS Jr: Augmentation of membrane gas transfer by induced secondary flows. *Surgery* 1969; 66:775.

58. Wiesenack C, Wiesner G, Keyl C, et al: In vivo uptake and elimination of isoflurane by different membrane oxygenators during cardiopulmonary bypass. *Anesthesiology* 2002; 97:133.

59. Clark RE, Beauchamp RA, Magrath RA, et al: Comparison of bubble and membrane oxygenators in short and long term perfusions. *J Thorac Cardiovasc Surg* 1979; 78:655.

60. Hammond GL, Bowley WW: Bubble mechanics and oxygen transfer. *J Thorac Cardiovasc Surg* 1976; 71:422.

61. Jenkins OF, Morris R, Simpson JM: Australasian perfusion incident survey. *Perfusion* 1997; 12:279.

62. Wahba A, Philipp A, Behr R, Birnbaum DE: Heparin-coated equipment reduces the risk of oxygenator failure. *Ann Thorac Surg* 1998; 65:1310.

63. Fisher AR: The incidence and cause of emergency oxygenator changeovers. *Perfusion* 1999; 14:207.

64. Svenmarker S, Haggmark S, Jansson E, et al: The relative safety of an oxygenator. *Perfusion* 1997; 12:289.

65. Geissler HJ, Allen JS, Mehlhorn U, et al: Cooling gradients and formation of gaseous microemboli with cardiopulmonary bypass: an echocardiographic study. *Ann Thorac Surg* 1997; 64:100.

66. Moen O, Fosse E, Broten J, et al: Difference in blood activation related to roller/centrifugal pumps and heparin coated/uncoated surfaces in a cardiopulmonary bypass model circuit. *Perfusion* 1996; 11:113.

67. Leschinsky BM, Zimin NK: Centrifugal blood pumps—a brief analysis: development of new designs. *Perfusion* 1991; 6:115.

68. Kolff J, McClurken JB, Alpern JB: Beware centrifugal pumps: not a oneway street, but a dangerous siphon! *Perfusion* 1990; 5:225.

69. Bernstein EF, Gleason LR: Factors influencing hemolysis with roller pumps. *Surgery* 1967; 61:432.

70. Uretzky G, Landsburg G, Cohn D, et al: Analysis of microembolic particles originating in extracorporeal circuits. *Perfusion* 1987; 2:9.

71. Wright G: Hemodynamic analysis could resolve the pulsatile blood flow controversy [current review]. *Ann Thorac Surg* 1994; 58:1199.

72. Edmunds LH Jr: Pulseless cardiopulmonary bypass. *J Thorac Cardiovasc Surg* 1982; 84:800.

73. Pearson DT: Micro-emboli: gaseous and particulate, in Taylor KM (ed): *Cardiopulmonary Bypass: Principles and Management*. Baltimore, Williams & Wilkins, 1986: p 313.

74. Borger MA, Feindel CM: Cerebral emboli during cardiopulmonary bypass: effect of perfusionist interventions and aortic cannulas. *J Extracorp Tech* 2002; 34:29.

75. Lee WH Jr, Krumhaar D, Fonkalsrud EW, et al: Denaturation of plasma proteins as a cause of morbidity and death after intracardiac operations. *Surgery* 1961; 50:1025.

76. Liu J-F, Su Z-F, Ding W-X: Quantitation of particle microemboli during cardiopulmonary bypass: experimental and clinical studies. *Ann Thorac Surg* 1992; 54:1196.

77. Brooker RF, Brown WR, Moody DM, et al: Cardiotomy suction: a major source of brain lipid emboli during cardiopulmonary bypass. *Ann Thorac Surg* 1998; 65:1651.

78. Ringelstein EB, Droste DW, Babikian VL, et al: Consensus on microembolus detection by TCD. *Stroke* 1998; 29:725.

79. Wright G, Furness A, Haigh S: Integral pulse frequency modulated ultrasound for the detection and quantification of gas microbubbles in flowing blood. *Perfusion* 1987; 2:131.

80. Kincaid E, Jones T, Stump D, et al: Processing scavenged blood with a cell saver reduces cerebral lipid microembolization. *Ann Thorac Surg* 2000; 70:1296.

81. Hammon JW, Stump DA, Hines M, et al: Prevention of embolic events during coronary artery bypass graft surgery. *Perfusion* 1994; 9:412.

82. Hammon JW, Stump DA, Kon ND, et al: Risk factors and solutions for the development of neurobehavioral changes after coronary artery bypass grafting. *Ann Thorac Surg* 1997; 63:1613.

83. Edmunds LH Jr: Thromboembolic complications of current cardiac valvular prostheses. *Ann Thorac Surg* 1982; 34:96.

84. Plochl W, Cook DJ: Quantification and distribution of cerebral emboli during cardiopulmonary bypass in the swine: the impact of $PaCO_2$. *Anesthesiology* 1999; 90:183.

85. Cook DJ, Plochl W, Orszulak TA: Effect of temperature and $PaCO_2$ on cerebral embolization during cardiopulmonary bypass in swine. *Ann Thorac Surg* 2000; 69:415.

86. Berman L, Marin F: Micropore filtration during cardiopulmonary bypass, in Taylor KM (ed): *Cardiopulmonary Bypass: Principles and Management*. Baltimore, Williams & Wilkins, 1986; p 355.

87. Joffe D, Silvay G: The use of microfilters in cardiopulmonary bypass. *J Cardiothorac Vasc Anesth* 1994; 8:685.

88. Ware JA, Scott MA, Horak JK, Solis RT: Platelet aggregation during and after cardiopulmonary bypass: effect of two different cardiotomy filters. *Ann Thorac Surg* 1982; 34:204.

89. Gourlay T: The role of arterial line filters in perfusion safety. *Perfusion* 1988; 3:195.

90. Munsch C, Rosenfeldt F, Chang V: Absence of particle-induced coronary vasoconstriction during cardioplegic infusion: is it desirable to use a microfilter in the infusion line? *J Thorac Cardiovasc Surg* 1991; 101:473.

91. Pugsley W, Klinger L, Paschalie C, et al: The impact of micro-emboli during cardiopulmonary bypass on neurological functioning. *Stroke* 1994; 25:1393.

92. Mejak BL, Stammers A, Raush E, et al: A retrospective study of perfusion incidents and safety devices. *Perfusion* 2000; 15:51.

93. Sylivris S, Levi C, Matalanis G, et al: Pattern and significance of cerebral microemboli during coronary artery bypass grafting. *Ann Thorac Surg* 1998; 66:1674.

94. Grocott HP, Croughwell ND, Amory DW, et al: Cerebral emboli and serum S-100-B during cardiac operation. *Ann Thorac Surg* 1998; 65:1645.

95. Milsom FP, Mitchell SJ: A dual-vent left heart de-airing technique markedly reduces carotid artery microemboli. *Ann Thorac Surg* 1998; 66:785.

96. Clark RE, Brillman J, Davis DA, et al: Microemboli during coronary artery bypass grafting: genesis and effects on outcome. *J Thorac Cardiovasc Surg* 1995; 109:249.

97. Morris SJ: Leucocyte reduction in cardiovascular surgery. *Perfusion* 2001; 11:371.

98. Gu YJ, deVries AJ, Voa P, et al: Leukocyte depletion during cardiac operations: a new approach through the venous bypass circuit. *Ann Thorac Surg* 1999; 67:604.

99. Hurst T, Johnson D, Cujec B, et al: Depletion of activated neutrophils by a filter during cardiac valve surgery. *Can J Anaesth* 1997; 44:131.

100. Mahoney CB: Heparin-bonded circuits: clinical outcome and costs. *Perfusion* 1998; 13:1892.

101. Hsu L-C: Heparin-coated CPB circuits: current status. *Perfusion* 2001; 16:417.

102. Edmunds LH Jr, Stenach N: The blood-surface interface, in Gravlee GP, Davis RF, Kurusz M, Utley JR (eds): *Cardiopulmonary Bypass: Principles and Practice*, 2nd ed. Media, PA, Williams & Wilkins, 2000; p 149.

103. Videm V, Mollnes TE, Fosse E, et al: Heparin-coated cardiopulmonary bypass equipment, I: biocompatibility markers and development of complications in a high-risk population. *J Thorac Cardiovasc Surg* 1999; 117:794.

104. Wildevuur CRH, Jansen DGM, Bezemer PD, et al: Clinical evaluation of Duraflo II heparin treated extracorporeal circuits. *Eur J Cardiothorac Surg* 1997; 11:616.

105. DeSomer F, VanBelleghem Y, Cases F, et al: Phosphorylcholine coating offers natural platelet preservation during CPB. *Perfusion* 2002; 17:39.

106. Ereth MH, Nuttall GA, Clarke SH, et al: Biocompatibility of trillium biopassive surface-coated oxygenator versus un-coated oxygenator during CPB. *J Cardiothorac Vasc Anesth* 2001; 15:545.

107. Gu YJ, Boonstra PW, Rijnsburger AA, et al: Cardiopulmonary bypass circuit treated with surface-modifying additives: a clinical evaluation of blood compatibility. *Ann Thorac Surg* 1998; 65:1343.

108. Edmunds LH Jr, Saxena NH, Hillyer P, Wilson TJ: Relationship between platelet count and cardiotomy suction return. *Ann Thorac Surg* 1978; 25:306.

109. Kincaid EH, Jones TJ, Stump DA, et al: Processing scavinged blood with a cell saver reduces cerebral lipid microembolism. *Ann Thorac Surg* 2000; 70(4):1296.

110. Downing SW, Edmunds LH Jr: Release of vasoactive substances during cardiopulmonary bypass. *Ann Thorac Surg* 1992; 54:1236.

111. Baile EM, Ling IT, Heyworth JR, et al: Bronchopulmonary anastomotic and noncoronary collateral blood flow in humans during cardiopulmonary bypass. *Chest* 1985; 87:749.

112. Little AG, Lin CY, Wernley JA, et al: Use of the pulmonary artery for left ventricular venting during cardiac operations. *J Thorac Cardiovasc Surg* 1984; 87:532.

113. Casha AR: A simple method of aortic root venting for CABG [letter]. *Ann Thorac Surg* 1998; 66:608.

114. Olinger GM, Bonchek LI: Ventricular venting during coronary revascularization: assessment of benefit by intraoperative ventricular function curves. *Ann Thorac Surg* 1978; 26:525.

115. Salomon NW, Copeland JG: Single catheter technique for cardioplegia and venting during coronary artery bypass grafting. *Ann Thorac Surg* 1980; 29:88.

116. Marco JD, Barner HB: Aortic venting: comparison of vent effectiveness. *J Thorac Cardiovasc Surg* 1977; 73:287.

117. Clements F, Wright SJ, deBruijn N: Coronary sinus catheterization made easy for port-access minimally invasive cardiac surgery. *J Cardiothorac Vasc Anesth* 1998; 12:96.

118. Aldea GS, Connelly G, Fonger JD, et al: Directed atraumatic coronary sinus cannulation for retrograde cardioplegia administration. *Ann Thorac Surg* 1992; 54:789.

119. Panos AL, Ali IS, Birnbaum PL, et al: Coronary sinus injuries during retrograde continuous normothermic blood cardioplegia. *Ann Thorac Surg* 1992; 54:1132.

120. Journois D, Israel-Biet E, Pouard P, et al: High volume, zero-balance hemofiltration to reduce delayed inflammatory response to cardiopulmonary bypass in children. *Anesthesiology* 1996; 85:965.

121. Boldt J, Zickmann B, Fedderson B, et al: Six different hemofiltration devices for blood conservation in cardiac surgery. *Ann Thorac Surg* 1991; 51:747.

122. High KM, Williams DR, Kurusz M: Cardiopulmonary bypass circuits and design, in Hensley FA Jr, Martin DE (eds): *A Practical Approach to Cardiac Anesthesia*, 2nd ed. Boston, Little, Brown, 1995; p 465.

123. Stammers AH: Monitoring controversies during cardiopulmonary bypass: how far have we come? *Perfusion* 1998; 13:35.

124. Baraka A, Barody M, Harous S, et al: Continuous venous oximetry during cardiopulmonary bypass: influence of temperature changes, perfusion flow and hematocrit level. *J Cardiothorac Anesth* 1990; 4:35.

125. Pearson DT: Blood gas control during cardiopulmonary bypass. *Perfusion* 1988; 31:113.

126. Mark JB, Fitzgerald D, Fenton T, et al: Continuous arterial and venous blood gas monitoring during cardiopulmonary bypass. *J Thorac Cardiovasc Surg* 1991; 102:431.

127. Kirson LE, Goldman JM: A system for monitoring the delivery of ventilating gas to the oxygenator during cardiopulmonary bypass. *J Cardiothorac Vasc Anesth* 1994; 8:51.

128. Berg E, Knudsen N: Automatic data collection for cardiopulmonary bypass. *Perfusion* 1988; 3:263.

129. Beppu T, Imai Y, Fukui Y: A computerized control system for cardiopulmonary bypass. *J Thorac Cardiovasc Surg* 1995; 109:428.

130. Castiglioni A, Verzini A, Pappalardo F, et al: Minimally invasive closed circuit versus standard extracorporeal circulation for aortic valve replace-

ment. *Ann Thorac Surg* 2007; 83:586-591.

131. Rosengart T, DeBois W, O'Hara M, et al: Retrograde autologous priming for cardiopulmonary bypass: a safe and effective means of decreasing hemodilution and transfusion requirements. *J Thorac Cardiovasc Surg* 1998; 115:426.

132. Boldt J: Volume therapy in cardiac surgery: does the kind of fluid matter? *J Cardiothorac Vasc Anesth* 1999; 13:752.

133. Hoeft A, Korb H, Mehlhorn U, et al: Priming of CPB with human albumin or ringer lactate: effect on colloid osmotic pressure and extra-vascular lung water. *Br J Anaesth* 1991; 66:77.

134. Cochrane Injuries Group Albumin Reviews: Human albumin administration in critically ill patients: systemic review of randomized controlled trials. *BMJ* 1998; 317:235.

135. Wilkes MM, Navickis RJ, Sibbald WJ: Albumin versus hydroxyethyl starch in CPB surgery: a meta-analysis of post-operative bleeding. *Ann Thorac Surg* 2001; 72:527.

136. McKnight CK, Holden MJ, Pearson DT, et al: The cardiopulmonary bypass pump priming fluid and nitrogen balance after open heart surgery in adults. *Perfusion* 1986; 1:47.

137. McKnight CK, Elliott MJ, Pearson DT, et al: The effect of four different crystalloid bypass pump priming fluids upon the metabolic response to cardiac operations. *J Thorac Cardiovasc Surg* 1985; 90:97.

138. Lanier WL: Glucose management during cardiopulmonary bypass: cardiovascular and neurologic implications. *Anesth Analg* 1991; 72:423.

139. Francis JL, Palmer GJ III, Moroose R, Drexler A: Comparison of bovine and porcine heparin in heparin antibody formation after cardiac surgery. *Ann Thorac Surg* 2003; 75(1):15-16.

140. Heres EK, Speight K, Benckart D, et al: The clinical onset of heparin is rapid. *Anesth Analg* 2001; 92:1391-1395.

141. Bull BS, Huse WM, Brauer FS, et al: Heparin therapy during extracorporeal circulation: the use of a drug response curve to individualize heparin and protamine dosage. *J Thorac Cardiovasc Surg* 1975; 69:685.

142. Levy JH, Despotis GJ, Szlam F, et al: Recombinant human transgenic antithrombin in cardiac surgery: a dose finding study. *Anesthesiology* 2002; 96:1095.

143. Weiss ME, Nyhan D, Peng Z, et al: Association of protamine IgE and IgG antibodies with life-threatening reactions to intravenous protamine. *New Engl J Med* 1989; 320:886.

144. Khabbaz KR, Zankoul F, Warner KG: Intraoperative metabolic monitoring of the heart, II: online measurement of myocardial tissue pH. *Ann Thorac Surg* 2001; 72:S2227.

145. Ikonomidis JS, Yau IM, Weisel RD, et al: Optimal flow rates for retrograde warm cardioplegia. *J Thorac Cardiovasc Surg* 1994; 107:510.

146. Kirklin JW, Barratt-Boyes BE: *Cardiac Surgery*, 2nd ed. New York, Wiley, 1993; Ch. 2.

147. Taylor KM, Bain WH, Maxted KJ, et al: Comparative studies of pulsatile and nonpulsatile bypass, I: pulsatile system employed and its hematologic effects. *J Thorac Cardiovasc Surg* 1978; 75:569.

148. Taylor KM, Bain WH, Davidson KG, Turner MA: Comparative clinical study of pulsatile and non-pulsatile perfusion in 350 consecutive patients. *Thorax* 1982; 37:324.

149. Shaw PJ, Bates D, Cartlige NEF: Analysis of factors predisposing to neurological injury in patients undergoing coronary bypass operations. *QJM* 1989; 72:633.

150. Rees W, Schiessler A, Schulz F, et al: Pulsatile extra-corporeal circulation: fluid-mechanic considerations. *Perfusion* 1993; 8:459.

151. Gourlay T, Taylor KM: Pulsatile flow and membrane oxygenators. *Perfusion* 1994; 9:189.

152. Sugurtekin H, Boston US, Cook DJ: Bypass flow, mean arterial pressure, and cerebral perfusion during cardiopulmonary bypass in dogs. *J Cardiothorac Vasc Anesth* 2000; 14:25.

153. Hill SE, van Wermeskerken GK, Lardenoye J-WH, et al: Intraoperative physiologic variables and outcome in cardiac surgery, part I: in-hospital mortality. *Ann Thorac Surg* 2000; 69:1070.

154. Gold JP, Charlson MR, Williams-Russa P, et al: Improvements of outcomes after coronary artery bypass: a randomized trial comparing intra-operative high versus low mean arterial pressure. *J Thorac Cardiovasc Surg* 1995; 110:1302.

155. Hartman GS, Yao F-S, Bruefach M, et al: Severity of aortic atheromatous disease diagnosed by transesophageal echocardiography predicts stroke and other outcomes associated with coronary artery surgery: a prospective study. *Analg Anesth* 1996; 83:701.

156. Liam B-L, Plöchl W, Cook DJ, et al: Hemodilution and whole body oxygen balance during normothermic cardiopulmonary bypass in dogs. *J Thorac Cardiovasc Surg* 1998; 115:1203.

157. Cook DJ: Optimal conditions for cardiopulmonary bypass. *Semin Cardiothorac Vasc Anesth* 2001; 5:265.

158. Hill SE, Van Wermesker, Ken GK, et al: Intraoperative physiologic variables and outcome in cardiac surgery, part I: in-hospital mortality. *Ann Thorac Surg* 2000; 69:1070.

159. DeFoe GR, Ross CS, Olmstead EM, et al: Lowest hematocrit on bypass and adverse outcomes associated with coronary artery bypass grafting. *Ann Thorac Surg* 2001; 71:769.

160. Groom RC: High or low hematocrits during cardiopulmonary bypass for patients undergoing coronary artery bypass graft surgery? An evidence-based approach to the question. *Perfusion* 2002; 17:99.

161. Jonas RA: Optimal pH strategy for hypothermic circulatory arrest [editorial]. *J Thorac Cardiovasc Surg* 2001; 121:204.

162. Khatri P, Babyak M, Croughwell ND, et al: Temperature during coronary artery bypass surgery affects quality of life. *Ann Thorac Surg* 2001; 71:110.

163. Engleman RM, Pleet AB, Hicks R, et al: Is there a relationship between systemic perfusion temperature during coronary artery bypass grafting and extent of intraoperative ischemic central nervous system injury? *J Thorac Cardiovasc Surg* 2000; 119:230.

164. Nathan HJ, Wells GA, Munson JL, Wozny D: Neuroprotective effect of mild hypothermia in patients undergoing coronary artery surgery with cardiopulmonary bypass. A randomized trial. *Circulation* 2001; 104(suppl I):I-85.

165. Stephan H, Weyland A, Kazmaier S, et al: Acid-base management during hypothermic cardiopulmonary bypass does not affect cerebral metabolism but does affect blood flow and neurologic outcome. *Br J Anaesth* 1992; 69:51.

166. Murkin JM, Farrar JK, Tweed WA, et al: Cerebral autoregulation and flow/metabolism coupling during cardiopulmonary bypass: rhe influence of $PaCO_2$. *Anesth Analg* 1987; 66:825.

167. Van den Berghe G, Wouters P, Weekers F, et al: Intensive insulin therapy in critically ill patients. *New Engl J Med* 2001; 345:1359.

168. Shine TS, Uchikado M, Crawford CC, Murray MJ: Importance of perioperative blood glucose management in cardiac surgical patients. *Asian Cardiovasc Thorac Annals* 2007; 15:534-538.

169. Bernard GR, Sopko G, Cerra F, et al: National Heart Lung and Blood Institute and Food and Drug Administration Workshop Report: Pulmonary Artery Catheterization and Clinical Outcomes (PACC). *JAMA* 2000; 283:2568.

170. Shanewise JS, Cheung AT, Aronson S, et al: ASE/SCA guidelines for performing a comprehensive intraoperative multiplane transesophageal echocardiography examination: recommendation of the American Society of Echocardiography council for intraoperative echocardiography and the Society of Cardiovascular Anesthesiologists task force for certification in perioperative echocardiography. *Anesth Analg* 1999; 99:870.

171. Lucina MG, Savage RM, Hearm C, Kraenzler EJ: The role of transesophageal echocardiography on perfusion management. *Semin Cardiothorac Vasc Anesth* 2001; 5:321.

172. Paul D, Hartman GS: Foley balloon occlusion of the atheromatous ascending aorta: the role of transesophageal echocardiography. *J Cardiothorac Vasc Anesth* 1998; 12:61.

173. Siegel LC, St Goar FG, Stevens JH, et al: Monitoring considerations for Port-Access cardiac surgery. *Circulation* 1997; 96:562.

174. Yamada E, Matsumura M, Kimura S, et al: Usefulness of transesophageal echocardiography in detecting changes in flow dynamics responsible for malperfusion phenomena observed during surgery of aortic dissection. *Am J Cardiol* 1997; 79:1149.

175. Tingleff J, Joyce FS, Pettersson G: Intraoperative echocardiographic study of air embolism during cardiac operations. *Ann Thorac Surg* 1995; 60:673.

176. Stone JG, Young WL, Smith CR, et al: Do standard monitoring sites reflect true brain temperature when profound hypothermia is rapidly induced and reversed? *Anesthesiology* 1995; 82:344.

177. Rumana CS, Gopinath SP, Uzura M, et al: Brain temperature exceeds systemic temperature in head-injured patients. *Crit Care Med* 1998; 26:562.

178. Johnson RZ, Fox MA, Grayson A, et al: Should we rely on nasopharyngeal temperature during cardiopulmonary bypass? *Perfusion* 2002; 17:145.

179. Nussmeier NA, personal communication, 2002.

180. Stump DA, Jones JJ, Rorie KD: Neurophysiologic monitoring and outcomes in cardiovascular surgery [review article]. *J Cardiothorac Vasc Anesth* 1999; 13:600.

181. McDaniel LB, Zwischenberger JM, Vertrees RA, et al: Mixed venous oxygen saturation during cardiopulmonary bypass poorly predicts regional venous saturation. *Anesth Analg* 1994; 80:466.

182. Wenger R, Bavaria JE, Ratcliffe M, Edmunds LH Jr: Flow dynamics of peripheral venous catheters during extracorporeal membrane oxygenator (ECMO) with a centrifugal pump. *J Thorac Cardiovasc Surg* 1988; 96:478.

183. Hessel EA II: Bypass techniques for descending thoracic aortic surgery. *Semin Cardiothorac Vasc Anesth* 2001; 5:293.

184. Ireland KW, Follette DM, Iguidbashian J, et al: Use of a heat exchanger to prevent hypothermia during thoracic and thoracoabdominal aneurysm repairs. *Ann Thorac Surg* 1993; 55:534.

185. Edmunds LH Jr, Austen WG, Shaw RS, Kosminski S: Clinical and physiologic considerations of left heart bypass during cardiac arrest. *J Thorac Cardiovasc Surg* 1961; 41:356.

186. Hedlund KD, Dattilo R: Supportive angioplasty [letter]. *Perfusion* 1990; 5:297.

187. Toomasian JM: Cardiopulmonary bypass for less invasive procedures. *Perfusion* 1999; 14:279.

188. Grocott HP, Smith MS, Glower DC, Clements FM: Endovascular aortic balloon clamp malposition during minimally invasive cardiac surgery. *Anesthesiology* 1998; 88:1396.

189. Young WL, Lawton MT, Gupta DF, Hashimoto T: Anesthetic management of deep hypothermic circulatory arrest for cerebral aneurysm surgery. *Anesthesiology* 2002; 96:497.

190. Soong WAL, Uysal S, Reich DL: Cerebral protection during surgery of the aortic arch. *Semin Cardiothorac Vasc Anesth* 2001; 5:286.

191. Hiramatsu T, Miura T, Forbess JM, et al: pH strategies and cerebral energetics before and after circulatory arrest. *J Thorac Cardiovasc Surg* 1995; 109:948.

192. Kurth CD, O'Rourke MM, O'Hara IB: Comparison of pH-stat and alpha stat cardiopulmonary bypass on cerebral oxygenation and blood flow in relation to hypothermic circulatory arrest in piglets. *Anesthesiology* 1998; 98:110.

193. Sakamoto T, Zurakowski D, Duebener LF, et al: Combination of alpha-stat strategy and hemodilution exacerbates neurologic injury in a survival piglet model with deep hypothermic circulatory arrest. *Ann Thorac Surg* 2002; 73:180.

194. Jonas RA, Bellinger DC, Rappaport LA et al: Relation of pH-strategy and development outcome after hypothermic circulatory arrest. *J Thorac Cardiovasc Surg* 1993; 106:362.

195. Hindman BJ: Choice of α-stat or pH-stat management and neurologic outcomes after cardiac surgery: it depends. *Anesthesiology* 1998; 98:5.

196. Ekroth R, Thompson RJ, Lincoln C, et al: Elective deep hypothermia with total circulatory arrest: changes in plasma creatine kinase BB, blood glucose, and clinical variables. *J Thorac Cardiovasc Surg* 1989; 97:30.

197. Reich DL, Uysal S, Sliwinski M, et al: Neuropsychological outcome following deep hypothermia circulatory arrest in adults. *J Thorac Cardiovasc Surg* 1999; 117:156.

198. Ergin MA, Galla JD, Lansman SL, et al: Hypothermic circulatory arrest in operations on the thoracic aorta. *J Thorac Cardiovasc Surg* 1994; 107:788.

199. Ergin MA, Uysal S, Reich DL, et al: Temporary neurological dysfunction after deep hypothermic circulatory arrest: a clinical marker of long term functional deficit. *Ann Thorac Surg* 1999; 67:1886.

200. Mezrow CK, Midulla PS, Sadeghi AM, et al: Quantitative electroencephalography: a method to assess cerebral injury after hypothermic circulatory arrest. *J Thorac Cardiovasc Surg* 1995; 109:925.

201. Newberger JW, Jonas RA, Wernovsky G, et al: A comparison on the peri-operative neurologic defect of hypothermic circulatory arrest versus low flow cardiopulmonary in infant heart surgery. *New Engl J Med* 1993; 329:1057.

202. Grabenwoger M, Ehrlich M, Cartes-Zumelzu F, et al: Surgical treatment of aortic arch aneurysms in profound hypothermia and circulatory arrest. *Ann Thorac Surg* 1997; 64:1067.

203. Higami T, Kozawa S, Asada T, et al: Retrograde cerebral perfusion versus selective cerebral perfusion as evaluated by cerebral oxygen saturation during aortic arch reconstruction. *Ann Thorac Surg* 1999; 67:1091.

204. Kazui T, Kimura N, Yamada O, Komatsu S: Surgical outcome of aortic arch aneurysms using selective cerebral perfusion. *Ann Thorac Surg* 1994; 57:904.

205. Mills NL, Ochsner JL: Massive air embolism during cardiopulmonary bypass: causes, prevention, and management. *J Thorac Cardiovasc Surg* 1980; 80:708.

206. Ueda Y, Miki S, Kusuhara K, et al: Surgical treatment of aneurysm or dissection involving the ascending aorta and aortic arch, utilizing circulatory arrest and retrograde cerebral perfusion. *J Cardiovasc Surg* 1990; 31:553.

207. Ganzel BL, Edmonds HL Jr, Pank JR, Goldsmith LJ: Neurophysiologic monitoring to assure delivery of retrograde cerebral perfusion. *J Thorac Cardiovasc Surg* 1997; 113:748.

208. DeBrux J-L, Subayi J-B, Pegis J-D, Dillet J: Retrograde cerebral perfusion: anatomic study of the distribution of blood to the brain. *Ann Thorac Surg* 1995; 60:1294.

209. Lin PJ, Chang GH, Tan PPC, et al: Prolonged circulatory arrest in moderate hypothermia with retrograde cerebral perfusion: is brain ischemic? *Circulation* 1996; 95 (suppl II):II-166.

210. Murkin JM: Retrograde cerebral perfusion: is the brain really being perfused? [editorial]. *J Cardiothorac Vasc Anesth* 1998; 12:249.

211. Kouchoukos NT: Adjuncts to reduce the incidence of embolic brain injury during operations on the aortic arch. *Ann Thorac Surg* 1994; 57:243.

212. Cheung AT, Bavaria JE, Weiss SJ, et al: Neurophysiologic effects of retrograde cerebral perfusion used for aortic reconstruction. *J Cardiothorac Vasc Anesth* 1998; 12:252.

213. Kurusz M, Butler BD, Katz J, Conti VR: Air embolism during cardiopulmonary bypass. *Perfusion* 1995; 10:361.

214. Ziser A, Adir Y, Lavon H, Shupof A: Hyperbaric oxygen therapy for massive arterial air embolism during cardiac operations. *J Thorac Cardiovasc Surg* 1999; 117:818.

215. Pedersen T, Kaargen AL, Benze S: An approach toward total quality assurance in cardiopulmonary bypass: which data to register and how to assess perfusion quality. *Perfusion* 1996; 11:39.

216. Palanzo DA: Perfusion safety: past present and future. *J Cardiothorac Vasc Anesth* 1997; 11:383.

217. Brister SJ, Ofosu FA, Buchanan MR: Thrombin generation during cardiac surgery: is heparin the ideal anticoagulant? *Thromb Haemost* 1993; 70:259.

218. Uniyal S, Brash JL: Patterns of adsorption of proteins from human plasma onto foreign surfaces. *Thromb Haemost* 1982; 47:285.

219. Horbett TA: Proteins: structure, properties, and adsorption to surfaces, in Ratner BD, Hoffman AS, Schoen FJ, and Lemons JE (eds): *Biomaterials Science: An Introduction to Materials in Medicine.* San Diego, Academic Press, 1996; p 133.

220. Horbett TA: Principles underlying the role of adsorbed plasma proteins in blood interactions with foreign materials. *Cardiovasc Pathol* 1993; 2:137S.

221. Brash JL, Scott CF, ten Hove P, et al: Mechanism of transient adsorption of fibrinogen from plasma to solid surfaces: role of the contact and fibrinolytic systems. *Blood* 1988; 71:932.

222. Edmunds LH Jr, Stenach N: The blood-surface interface, in Gravlee GP, Davis RF, Kurusz M, Utley JR (eds): *Cardiopulmonary Bypass: Principles and Practice,* 2nd ed. Media, PA, Williams & Wilkins, 2000; p 149.

223. Edmunds LH Jr: Blood activation in mechanical circulatory assist devices. *J Congestive Heart Failure Circ* 2000; 1(suppl l):141.

224. Bernabei AF, Gikakis N, Maione T, et al: Reversal of heparin anticoagulation by recombinant platelet factor 4 and protamine sulfate in baboons during cardiopulmonary bypass. *J Thorac Cardiovasc Surg* 1995; 109:765.

225. Rosenberg RD, Edelberg M, Zhang L: The heparin-antithrombin system: a natural anticoagulant mechanism, in Colman RW, Hirsh J, Marder VJ, et al (eds): *Hemostasis and Thrombosis: Basic Principles and Clinical Practice.* Philadelphia, JB Lippincott, 2001; p 711.

226. Weitz JI, Hudoba M, Massel D, et al: Clot-bound thrombin is protected from inhibition by heparin-antithrombin III-independent inhibitors. *J Clin Invest* 1990; 86:385.

227. Eisenberg PR, Siegel JE, Abendschein DR, Miletich JP: Importance of factor Xa in determining the procoagulant activity of whole-blood clots. *J Clin Invest* 1993; 91:1877.

228. Khuri S, Valeri CR, Loscalzo J, et al: Heparin causes platelet dysfunction and increases fibrinolysis before the institution of cardiopulmonary bypass. *Ann Thorac Surg* 1995; 60:1008.

229. Sobel M, McNeill PM, Carlson PL, et al: Heparin inhibition of von Willebrand factor-dependent platelet function in vitro and in vivo. *J Clin Invest* 1991; 87:1878.

230. Kirklin JK, Chenoweth DE, Naftel DC, et al: Effects of protamine administration after cardiopulmonary bypass on complement, blood elements, and the hemodynamic state. *Ann Thorac Surg* 1986; 41:193.

231. Shore-Lesserson L, Gravlee GP: Anticoagulation for cardiopulmonary bypass, in Gravlee GP, Davis RF, Kurusz M, Utley JR (eds): *Cardiopulmonary Bypass: Principles and Practice.* Philadelphia, Lippincott Williams & Wilkins, 2000; p 435.

232. Dietrich W, Spannagl M, Schramm W, et al: The influence of preoperative anticoagulation on heparin response during cardiopulmonary bypass. *J Thorac Cardiovasc Surg* 1991; 102:505.

233. Hirsh J, Levine MN: Low molecular weight heparin. *Blood* 1992; 79:1.

234. Stringer KA, Lindenfeld J: Hirudins: antithrombin anticoagulants. *Ann Pharmacother* 1992; 26:1535.

235. Gladwell TD: Bivalirudin: a direct thrombin inhibitor. *Clin Ther* 2002; 1:38.

236. Swan SK, St. Peter JV, Lanbrecht LJ, Hursting MJ: Comparison of anticoagulant effects and safety of argatroban and heparin in healthy subjects. *Pharmacotherapy* 2000; 20:756.

237. Beiderlinden M, Treschan TA, Gorlinger K, et al: Argatroban anticoagulation in critically ill patients. *Ann Pharmacother* 2007; 42:421.

238. Warkentin TE, Kelton JG: Temporal aspects of heparin-induced thrombocytopenia. *New Engl J Med* 2001; 344:1286. Cohn_Ch12_p0283-0330.indd 325 8/26/11 2:58:30 PM 326 Part 2/Perioperative/Intraoperative Care.

239. Horne DK: Nonimmune heparin-platelet interactions: implications for the pathogenesis of heparin-induced thrombocytopenia, in Warkentin TE, Greinacher A (eds): *Heparin-Induced Thrombocytopenia*. New York, Marcel Dekker, 2001; p 137.

240. Lee DH, Warkentin TE: Frequency of heparin-induced thrombocytopenia, in Warkentin TE, Greinacher A (eds): *Heparin-Induced Thrombocytopenia*. New York, Marcel Dekker, 2001; p 87.

241. Warkentin TE, Greinacher A: Laboratory testing for heparin-induced thrombocytopenia, in Warkentin TE, Greinacher A (eds): *Heparin-Induced Thrombocytopenia*. New York, Marcel Dekker, 2001; p 231.

242. Warkentin TE, Greinacher A: Laboratory testing for heparin-induced thrombocytopenia, in Warkentin TE, Greinacher A (eds): *Heparin-Induced Thrombocytopenia*. New York, Marcel Dekker, 2001; p 231.

243. Wallis DE, Workman KL, Lewis BE, et al: Failure of early heparin cessation as treatment for heparin-induced thrombocytopenia. *Am J Med* 1999; 106:629.

244. Nuttall GA, Oliver WJ Jr, Santrach PJ, et al: Patients with a history of type II heparin-induced thrombocytopenia with thrombosis requiring cardiac surgery with cardiopulmonary bypass: a prospective observational case series. *Anesth Analg* 2003; 96:344.

245. Greinacher A: Recombinant hirudin for the treatment of heparin-induced thrombocytopenia, in Warkentin TE, Greinacher A (eds): *Heparin-Induced Thrombocytopenia*. New York, Marcel Dekker, 2001; p 349.

246. Dyke CM, Smedira NG, Koster A, et al: A comparison of bivalirudin to heparin with protamine reversal in patients undergoing cardiac surgery with cardiopulmonary bypass: the EVOLUTION-ON study. *J Thorac Cardiovasc Surg* 2006; 131(3):533.

247. Colman RW: Contact activation pathway: inflammatory, fibrinolytic, anticoagulant, antiadhesive and antiangiogenic activities, in Colman RW, Hirsh J, Marder VJ, et al (eds): *Hemostasis and Thrombosis: Basic Principles and Practice*. Philadelphia, Lippincott Williams & Wilkins, 2001; p 103.

248. Sundaram S, Gikakis N, Hack CE, et al: Nafamostat mesilate, a broad spectrum protease inhibitor, modulates cellular and humoral activation in simulated extracorporeal circulation. *Thromb Haemost* 1996; 75:76.

249. Boisclair MD, Lane DA, Philippou H, et al: Mechanisms of thrombin generation during surgery and cardiopulmonary bypass. *Blood* 1993; 82:3350.

250. Chung JH, Gikakis N, Rao AK, et al: Pericardial blood activates the extrinsic coagulation pathway during clinical cardiopulmonary bypass. *Circulation* 1996; 93:2014.

251. Jenny NS, Mann KG: Thrombin, in Colman RW, Hirsh J, Marder VJ, et al (eds): *Hemostasis and Thrombosis: Basic Principles and Practice*. Philadelphia, Lippincott Williams & Wilkins, 2001; p 171.

252. Drake TA, Morrissey JH, Edgington TS: Selective cellular expression of tissue factor in human tissues. *Am J Pathol* 1989; 134:1087.

253. Hattori T, Khan MMH, Coleman RW, Edmunds LH: Plasma tissue factor plus activated peripheral mononuclear cells activate Factors VII and X in cardiac surgical wounds. *JACC* 2005; 46(4):707.

254. Hirsh J, Colman RW, Marder VJ, et al: Overview of thrombosis and its treatment, in Colman RW, Hirsh J, Marder VJ, et al (eds): *Hemostasis and Thrombosis: Basic Principles and Practice*. Philadelphia, Lippincott Williams & Wilkins, 2001; p 1071.

255. Spanier T, Oz M, Levin H, Weinberg A, et al: Activation of coagulation and fibrinolytic pathways in patients with left ventricular assist devices. *J Thorac Cardiovasc Surg* 1996; 112:1090.

256. Ovrum E, Holen EA, Tangen G, et al: Completely heparinized cardiopulmonary bypass and reduced systemic heparin: clinical and hemostatic effects. *Ann Thorac Surg* 1995; 60:365.

257. Rubens FD, Labow RS, Lavallee GR, et al: Hematologic evaluation of cardiopulmonary bypass circuits prepared with a novel block copolymer. *Ann Thorac Surg* 1999; 67:696.

258. Aldea GS, O'Gara P, Shapira OM, et al: Effect of anticoagulation protocol on outcome in patients undergoing CABG with heparin-bonded cardiopulmonary bypass circuits. *Ann Thorac Surg* 1998; 65:425.

259. Despotis GJ, Joist JH, Hogue CW, et al: More effective suppression of hemostatic system activation in patients undergoing cardiac surgery by heparin dosing based on heparin blood concentrations rather than ACT. *Thromb Haemost* 1996; 76:902.

260. Tabuchi N, Haan J, Boonstra PW, van Oeveren W: Activation of fibrinolysis in the pericardial cavity during cardiopulmonary bypass. *J Thorac Cardiovasc Surg* 1993; 106:828.

261. Coughlin SR, Vu T-K H, Hung DT, Wheaton VI: Characterization of a functional thrombin receptor. *J Clin Invest* 1992; 89:351.

262. Michelson AD, MacGregor H, Barnard MR, et al: Reversible inhibition of human platelet activation by hypothermia in vivo and in vitro. *Thromb Haemost* 1994; 71:633.

263. Weerasinghe A, Taylor KM: The platelet in cardiopulmonary bypass. *Ann Thorac Surg* 1998; 66:2145.

264. Rinder CS, Bonnert J, Rinder HM, et al: Platelet activation and aggregation during cardiopulmonary bypass. *Anesthesiology* 1991; 74:388.

265. Gluszko P, Rucinski B, Musial J, et al: Fibrinogen receptors in platelet adhesion to surfaces of extracorporeal circuit. *Am J Physiol* 1987; 252:H615.

266. Zilla P, Fasol R, Groscurth P, et al: Blood platelets in cardiopulmonary bypass operations. *J Thorac Cardiovasc Surg* 1989; 97:379.

267. Kestin AS, Valeri CR, Khuri SF, et al: The platelet function defect of cardiopulmonary bypass. *Blood* 1993; 82:107.

268. Khan MMH, Hattori T, Niewiarowski S, Edmunds LH, Coleman RW: Truncated and microparticle-free soluble tissue factor bound to peripheral monocytes preferentially activate factor VII. *Thromb Haemost* 2006; 95:462.

269. Steinberg JB, Kapelanski DP, Olson JD, Weiler JM: Cytokine and complement levels in patients undergoing cardiopulmonary bypass. *J Thorac Cardiovasc Surg* 1993; 106:1008.

270. Saadi S, Platt JL: Endothelial cell responses to complement activation, in Volankis JE, Frank MM (eds): *The Human Complement System in Health and Disease*. New York, Marcel Dekker, 1998; p 335.

271. Vane JR, Anggard EE, Botting RM: Regulatory functions of the vascular endothelium. *New Engl J Med* 1990; 323:27.

272. Levin EG, Marzec U, Anderson J, et al: Thrombin stimulates tissue plasminogen activator from cultured human endothelial cells. *J Clin Invest* 1984; 74:1988.

273. Francis CW, Marder VJ: Physiologic regulation and pathologic disorders of fibrinolysis, in Colman RW, Hirsh J, Marder VJ, et al: *Hemostasis and Thrombosis: Basic Principles and Practice*. Philadelphia, Lippincott Williams & Wilkins, 2001; p 975.

274. Bachmann F: Plasminogen-plasmin enzyme system, in Colman RW, Hirsh J, Marder VJ, et al: *Hemostasis and Thrombosis: Basic Principles and Practice*. Philadelphia, Lippincott Williams & Wilkins, 2001; p 275.

275. Feinstein DI, Marder VJ, Colman RW: Consumptive thrombohemorrhagic disorders, in Colman RW, Hirsh J, Marder VJ, et al: *Hemostasis and Thrombosis: Basic Principles and Practice*. Philadelphia, Lippincott Williams & Wilkins, 2001; p 1197.

276. Walport MJ: Complement. *New Engl J Med* 2001; 344:1058.

277. Fung M, Loubser PG, Ündar A, et al: Inhibition of complement, neutrophil, and platelet activation by an anti-factor D monoclonal antibody in simulated cardiopulmonary bypass circuits. *J Thorac Cardiovasc Surg* 2001; 122:113.

278. van Oeveren W, Kazatchkine MD, Descamps-Latscha B, et al: Deleterious effects of cardiopulmonary bypass: a prospective study of bubble versus membrane oxygenation. *J Thorac Cardiovasc Surg* 1985; 89:888.

279. Chenoweth DE, Cooper SW, Hugli TE, et al: Complement activation during cardiopulmonary bypass: evidence for generation of C3a and C5a anaphylactoxins. *New Engl J Med* 1981; 304:497.

280. Cavarocchi NC, Schaff HV, Orszulak TA, et al: Evidence for complement activation by protamine-heparin interaction after cardiopulmonary bypass. *Surgery* 1985; 98:525.

281. Weisman HF, Bartow T, Leppo MK, et al: Recombinant soluble CR1 suppressed complement activation, inflammation, and necrosis associated with reperfusion of ischemic myocardium. *Trans Assoc Am Phys* 1990; 103:64.

282. Walport MJ: Complement. *New Engl J Med* 2001; 344:1058.

283. Moat NE, Shore DF, Evans TW: Organ dysfunction and cardiopulmonary bypass: the role of complement and complement regulatory proteins. *Eur J Cardiothorac Surg* 1993; 7:563.

284. Moat NE, Shore DF, Evans TW: Organ dysfunction and cardiopulmonary bypass: the role of complement and complement regulatory proteins. *Eur J Cardiothorac Surg* 1993; 7:563.

285. Dreyer WJ, Smith CW, Entman ML: Neutrophil activation during cardiopulmonary bypass. *J Thorac Cardiovasc Surg* 1993; 105:763.

286. Fantone JC: Cytokines and neutrophils: neutrophil-derived cytokines and the inflammatory response, in Remick DG, Friedland JS (eds): *Cytokines in Health and Disease*, 2nd ed. New York, Marcel Dekker, 1997; p 373.

287. Warren JS, Ward PA: The inflammatory response, in Beutler E, Coller BS, Lichtman MA, et al: *Williams Hematology*, 6th ed. New York, McGraw-Hill, 2001; p 67.

288. Yang J, Furie BC, Furie B: The biology of P-selectin glycoprotein ligand-1: its role as a selectin counterreceptor in leukocyte-endothelial and leukocyte-platelet interaction. *Thromb Haemost* 1999; 81:1.

289. Springer TA: Traffic signals for lymphocyte circulation and leukocyte migration: the multistep paradigm. *Cell* 1994; 76:301.

290. Asimakopoulos G, Taylor KM: Effects of cardiopulmonary bypass on leukocyte and endothelial adhesion molecules. *Ann Thorac Surg* 1998; 66:2135.

291. Smith WB, Gamble JR, Clarklewis I, Vadas MA: Chemotactic desensitization of neutrophils demonstrates interleukin-8 (IL-8)-dependent and IL-8-independent mechanisms of transmigration through cytokine-activated endothelium. *Immunology* 1993; 78:491.

292. Hayashi Y, Sawa Y, Ohtake S, et al: Peroxynitrite formation from human myocardium after ischemia-reperfusion during open heart operation. *Ann Thorac Surg* 2001; 72:571.

293. Ilton MK, Langton PE, Taylor ML, et al: Differential expression of neutrophil adhesion molecules during coronary artery surgery with cardiopulmonary bypass. *J Thorac Cardiovasc Surg* 1999; 118:930.

294. Borregaard N, Cowland JB: Granules of the human neutrophilic polymorphonuclear leukocyte. *Blood* 1997; 89:3503.

295. Blackstone EH, Kirklin JW, Stewart RW, et al: The damaging effects of cardiopulmonary bypass, in Wu KK, Roxy EC (eds): *Prostaglandins in Clinical Medicine: Cardiovascular and Thrombotic Disorders*. Chicago, Yearbook Medical Publishers, 1982; p 355.

296. Chung JH, Gikakis N, Drake TA, et al: Pericardial blood activates the extrinsic coagulation pathway during clinical cardiopulmonary bypass. *Circulation* 1996; 93:2014.

297. Vane JR, Anggard EE, Botting RM: Regulatory functions of the vascular endothelium. *New Engl J Med* 1990; 323:27.

298. Dreyer WJ, Burns AR, Phillips SC, et al: Intercellular adhesion molecule-1 regulation in the canine lung after cardiopulmonary bypass. *J Thorac Cardiovasc Surg* 1998; 115:689.

299. Funk CD: Platelet eicosanoids, in Colman RW, Hirsh J, Marder VJ, et al (eds): *Hemostasis and Thrombosis: Basic Principles and Practice*. Philadelphia, Lippincott Williams & Wilkins, 2001; p 533.

300. Fukami MH, Holmsen H, Kowalska A, Niewiarowski S: Platelet secretion, in Colman RW, Hirsh J, Marder VJ, et al (eds): *Hemostasis and Thrombosis: Basic Principles and Practice*. Philadelphia, Lippincott Williams & Wilkins, 2001; p 559.

301. Ember JA, Jagels MA, Hugli TE: Characterization of complement anaphylatoxins and their biological responses, in Volankis JE, Frank MM (eds): *The Human Complement System in Health and Disease*. New York, Marcel Dekker, 1998; p 241.

302. Steinberg JB, Kapelanski DP, Olson JD, Weiler JM: Cytokine and complement levels in patients undergoing cardiopulmonary bypass. *J Thorac Cardiovasc Surg* 1993; 106:1008.

303. Pizzo SV, Wu SM: a-Macroglobulins and kinins, in Colman RW, Hirsh J, Marder VJ, et al (eds): *Hemostasis and Thrombosis: Basic Principles and Practice*. Philadelphia, Lippincott Williams & Wilkins, 2001; p 367.

304. Powrie F, Bean A, Moore KW: Interleukin-10, in Remick DG, Friedland JS (eds): *Cytokines in Health and Disease*, 2nd ed. New York, Marcel Dekker, 1997; p 143.

305. Frering B, Philip I, Dehoux M, et al: Circulating cytokines in patients undergoing normothermic cardiopulmonary bypass. *J Thorac Cardiovasc Surg* 1994; 108:636.

306. Drabe N, Zünd G, Grünenfelder J, et al: Genetic predisposition in patients undergoing cardiopulmonary bypass surgery is associated with an increase of inflammatory cytokines. *Eur J Cardiothorac Surg* 2001; 20:609.

307. Babior BM: Phagocytes and oxidative stress. *Am J Med* 2000; 109:33.

308. Kharazmi A, Andersen LW, Baek L, et al: Endotoxemia and enhanced generation of oxygen radicals by neutrophils from patients undergoing cardiopulmonary bypass. *J Thorac Cardiovasc Surg* 1989; 98:381.

309. Nilsson L, Kulander L, Nystrom S-O, Eriksson O: Endotoxins in cardiopulmonary bypass. *J Thorac Cardiovasc Surg* 1990; 100:777.

310. Neuhof C, Wendling J, Friedhelm D, et al: Endotoxemia and cytokine generation in cardiac surgery in relation to flow mode and duration of cardiopulmonary bypass. *Shock* 2001; 16:39.

311. Smith EEJ, Naftel DC, Blackstone EH, Kirklin JW: Microvascular permeability after cardiopulmonary bypass. *J Thorac Cardiovasc Surg* 1987; 94:225.

312. Menasché PH: The systemic factor: the comparative roles of cardiopulmonary bypass and off-pump surgery in the genesis of patient injury during and following cardiac surgery. *Ann Thorac Surg* 2001; 72:S2260.

313. Ascione R, Lloyd CT, Underwood MJ: Inflammatory response after coronary revascularization with and without cardiopulmonary bypass. *Ann Thorac Surg* 2000; 69:1198.

314. Cleveland JC Jr, Shroyer LW, Chen AY, et al: Off-pump coronary artery bypass grafting decreases risk-adjusted mortality and morbidity. *Ann Thorac Surg* 2001; 72:1282.

315. Menasché P, Peynet J, Heffner-Cavaillon N, et al: Influence of temperature on neutrophil trafficking during clinical cardiopulmonary bypass. *Circulation* 1995; 92(suppl II): II-334.

316. Menasché P: The inflammatory response to cardiopulmonary bypass and its impact on postoperative myocardial function. *Curr Opin Cardiol* 1995; 10:597.

317. Øvrum E, Tangen G, Øystese R, et al: Comparison of two heparin-coated extracorporeal circuits with reduced systemic anticoagulation in routine coronary artery bypass operations. *J Thorac Cardiovasc Surg* 2001; 121:324.

318. Gorman RC, Ziats NP, Gikakis N, et al: Surface-bound heparin fails to reduce thrombin formation during clinical cardiopulmonary bypass. *J Thorac Cardiovasc Surg* 1996; 111:1.

319. Aldea GS, O'Gara P, Shapira OM, et al: Effect of anticoagulation protocol on outcome in patients undergoing CABG with heparin-bonded cardiopulmonary bypass circuits. *Ann Thorac Surg* 1998; 65:425.

320. Wendel HP, Ziemer G: Coating-techniques to improve the hemocompatibility of artificial devices used for extracorporeal circulation. *Eur J Cardiothorac Surg* 1999; 16:342.

321. Gunaydin S, Farsak B, Kocakulak M, et al: Clinical performance and biocompatibility of poly (2-methoxyethylacrylate) coated extracorporeal circuits. *Ann Thorac Surg* 2002; 74:819.

322. Ninomiya M, Miyaji K, Takamoto S: Poly (2-methoxyethy-lacrylate)-coated bypass circuits reduce perioperative inflammatory response. *Ann Thorac Surg* 2003; 75:913.

323. Naik SK, Knight A, Elliot M: A prospective randomized study of a modified technique of ultrafiltration during pediatric open-heart surgery. *Circulation* 1991; 84(suppl III):III-422.

324. Luciani GB, Menon T, Vecchi B, et al: Modified ultrafiltration reduces morbidity after adult cardiac operations: a prospective, randomized clinical trial. *Circulation* 2001; 104(suppl I):I-253.

325. Fitch JCK, Rollins S, Matis L, et al: Pharmacology and biological efficacy of a recombinant, humanized, single-chain antibody C5 complement inhibitor in patients undergoing coronary artery bypass graft surgery with cardiopulmonary bypass. *Circulation* 1999; 100:2499.

326. Carrier M, Menasche P, Levy M, et al: Inhibition of complement activation by pexelizumab reduces death in patients undergoing combined valve replacement and coronary bypass surgery. *J Thorac Cardiovasc Surg* 2006; 131:352.

327. Chai PJ, Nassar R, Oakeley AE, et al: Soluble complement receptor-1 protects heart, lung, and cardiac myofilament function from cardiopulmonary bypass damage. *Circulation* 2000; 101:541.

328. Paparella D, Yau TM, Young E: Cardiopulmonary bypass induced inflammation: pathophysiology and treatment update. *Eur J Cardiothorac Surg* 2002; 21:232.

329. Cronstein BN, Kimmel SC, Levin RI, et al: A mechanism for the antiinflammatory effects of corticosteroids: the glucocorticoid receptor regulates leukocyte adhesion to endothelial cells and expression of endothelial-leukocyte adhesion molecule 1 and intercellular adhesion molecule 1. *Proc Natl Acad Sci USA* 1992; 89:9991.

330. Harig F, Hohenstein B, von der Emde J, Weyand M: Modulating IL-6 and IL-10 levels by pharmacologic strategies and the impact of different extracorporeal circulation parameters during cardiac surgery. *Shock* 2001; 16:33.

331. Yared JP, Starr NJ, Torres FK, et al: Effects of single dose, postinduction dexamethasone on recovery after cardiac surgery. *Ann Thorac Surg* 2000; 69:1420.

332. Ho KM, Tan JA: Benefits and risks of corticoid prophylaxis in adult cardiac surgery. *Circulation* 2009; 119:1853.

333. Levy JH, Hug CC: Use of cardiopulmonary bypass in studies of the circulation. *Br J Anaesth* 1988; 60:35S.

334. Carson JL, Poses RM, Spence RK, et al: Severity of anaemia and operative mortality and morbidity. *Lancet* 1988; 1:727.

335. Stump DA, Brown WR, Moody DM, et al: Microemboli and neurologic

dysfunction after cardiovascular surgery. *Semin Cardiothorac Vascular Anesth* 1999; 3:47.

336. Stone JG, Young WL, Smith CR, et al: Do standard monitoring sites reflect true brain temperature when profound hypothermia is rapidly induced and reversed? *Anesthesiology* 1995; 82:344.

337. Smith EEJ, Naftel DC, Blackstone EH, Kirklin JW: Microvascular permeability after cardiopulmonary bypass. *J Thorac Cardiovasc Surg* 1987; 94:225.

338. Pacifico AD, Digerness S, Kirklin JW: Acute alterations of body composition after open intracardiac operations. *Circulation* 1970; 41:331.

339. Edmunds LH Jr, Williams W: Microemboli and the use of filters during cardiopulmonary bypass, in Utley JR (ed): *Pathophysiology and Techniques of Cardiopulmonary Bypass*, vol II. Baltimore, Williams & Wilkins, 1983; p 101.

340. Brooker RF, Brown WR, Moody DM, et al: Cardiotomy suction: a major source of brain lipid emboli during cardiopulmonary bypass. *Ann Thorac Surg* 1998; 65:1651.

341. Kincaid EH, Jones TJ, Stump DA, et al: Processing scavenged blood with a cell saver reduces cerebral lipid microembolization. *Ann Thorac Surg* 2000; 70:1296.

342. Reichenspurner H, Navia JA, Benny G, et al: Particulate embolic capture by an intra-aortic filter device during cardiac surgery. *J Thorac Cardiovasc Surg* 2000; 119:233.

343. Cook DJ, Zehr KJ, Orszulak TA, Slater JM: Profound reduction in brain embolization using an endoaortic baffle during bypass in swine. *Ann Thorac Surg* 2002; 73:198.

344. Barzilai B, Marshall WG Jr, Saffitz JE, et al: Avoidance of embolic complications by ultrasonic characterization of the ascending aorta. *Circulation* 1989; 80:1275.

345. Reichenspurner H, Navia JA, Benny G, et al: Particulate embolic capture by an intra-aortic filter device during cardiac surgery. *J Thorac Cardiovasc Surg* 2000; 119:233.

346. Hammon JW, Stump DA, Butterworth JE, et al: Single cross clamp improves six month cognitive outcome in high risk coronary bypass patients. *J Thorac Cardiovasc Surg* 2006; 131:114.

347. Loop FD, Higgins TL, Panda R, et al: Myocardial protection during cardiac operations: decreased morbidity and lower cost with blood cardioplegia and coronary sinus perfusion. *J Cardiovasc Surg* 1992; 104:608.

348. Sundt TM, Barner HB, Camillo CJ, et al: Total arterial revascularization with an internal thoracic artery and radial artery T graft. *Ann Thorac Surg* 1999; 68:399.

349. Tector AJ, Amundsen S, Schmahl TM, et al: Total revascularization with T grafts. *Ann Thorac Surg* 1994; 57:33.

350. Jones TJ, Deal DD, Vernon JC, et al: The propagation of entrained air during cardiopulmonary bypass is affected by circuit design but not by vacuum assisted venous drainage. *Anesth Analg* 2000; 90:39.

351. Braunwald E, Kloner RA: The stunned myocardium: prolonged, postischemic ventricular dysfunction. *Circulation* 1982; 66:1146.

352. Downing SW, Savage EB, Streicher JS, et al: The stretched ventricle: myocardial creep and contractile dysfunction after acute nonischemic ventricular distention. *J Thorac Cardiovasc Surg* 1992; 104:996.

353. Newman S: The incidence and nature of neuropsychological morbidity following cardiac surgery. *Perfusion* 1989; 4:93.

354. Murkin JM, Stump DA, Blumenthal JA, et al: Defining dysfunction: group means versus incidence analysis-a statement of consensus. *Ann Thorac Surg* 1997; 64:904.

355. Selnes OA, Grega MA, Bailey MM, et al: Neurocognitive outcomes 3 years after coronary artery bypass graft surgery: a controlled study. *Ann Thorac Surg* 2007; 84:1885.

356. Baird A, Benfield A, Schlaug G, et al: Enlargement of human cerebral ischemic lesion volumes measured by diffusion-weighted magnetic resonance imaging. *Ann Neurol* 1997; 41:581.

357. Maragos PJ, Schmechel DE: Neuron-specific enolase, a clinically useful marker for neurons and neuroendocrine cells. *Annu Rev Neurol Sci* 1987; 10:269.

358. Zimmer DB, Cornwall EH, Landar A, Song W: The S-100 protein family: history, function, and expression. *Brain Res Bull* 1995; 37:417.

359. Johnsson P, Blomquist S, Luhrs C, et al: Neuron-specific enolase increases in plasma during and immediately after extracorporeal circulation. *Ann Thorac Surg* 2000; 69:750.

360. Anderson RE, Hansson LO, Liska J, et al: The effect of cardiotomy suction on the brain injury marker S100 beta after cardiopulmonary bypass. *Ann Thorac Surg* 2000; 69:847.

361. Shaw PJ, Bates D, Cartlidge NE: Neurologic and neuropsychological morbidity following: major surgery: comparison of coronary artery bypass and peripheral vascular surgery. *Stroke* 1987; 18:700.

362. Gardner TJ, Horneffer PJ, Manolio TA, et al: Stroke following coronary artery bypass surgery: a ten year study. *Ann Thorac Surg* 1985; 40:574.

363. Moller JT, Cluitmans P, Rasmussen LS, et al: Long-term postoperative cognitive dysfunction in the elderly ISPOCD study. ISPOCD investigators, International Study of Post-Operative Cognitive Dysfunction. *Lancet* 1998; 351:857.

364. Jones EL, Weintraub WS, Craver JM, et al: Coronary bypass surgery: is the operation different today? *J Thorac Cardiovasc Surg* 1991; 101:108.

365. Tardiff BE, Newman MF, Saunders AM, et al: Preliminary report of a genetic basis for cognitive decline after cardiac operations. *Ann Thorac Surg* 1997; 64:715.

366. Weintraub WS, Wenger NK, Jones EL, et al: Changing clinical characteristics of coronary surgery patients: differences between men and women. *Circulation* 1993; 88:79.

367. Goto T, Baba T, Yoshitake A, et al: Craniocervical and aortic atherosclerosis as neurologic risk factors in coronary surgery. *Ann Thorac Surg* 2000; 69:834.

368. Wareing TH, Davila-Roman VG, Daily BB, et al: Strategy for the reduction of stroke incidence in cardiac surgical patients. *Ann Thorac Surg* 1993; 55:1400.

369. Stump DA, Kon NA, Rogers AT, et al: Emboli and neuropsychologic outcome following cardiopulmonary bypass. *Echocardiography* 1996; 13:555.

370. Tuman KJ, McCarthy RJ, Najafi H, et al: Differential effects of advanced age on neurologic and cardiac risks of coronary operations. *J Thorac Cardiovasc Surg* 1992; 104:1510.

371. Lata A, Stump D, Deal D, et al: Cannula design reduces particulate and gaseous emboli during cardiopulmonary bypass for coronary artery bypass grafting. *J Cardiac Surg* (in press).

372. Jones TJ, Stump DA, Deal D, et al: Hypothermia protects the brain from embolization by reducing and redirecting the embolic load. *Ann Thorac Surg* 1999; 68:1465.

373. Murkin JM, Farrar JK, Tweed WA, et al: Cerebral autoregulation and flow/metabolism coupling during cardiopulmonary bypass: the role of $PaCO_2$. *Anesth Analg* 1987; 66:665.

374. Stump DA, Brown WR, Moody DM, et al: Microemboli and neurologic dysfunction after cardiovascular surgery. *Semin Cardiothorac Vascular Anesth* 1999; 3:47.

375. Helps SC, Parsons DW, Reilly PL, et al: The effect of gas emboli on rabbit cerebral blood flow. *Stroke* 1990; 21:94.

376. Moody DM, Brown WR, Challa VR, et al: Efforts to characterize the nature and chronicle the occurrence of brain emboli during cardiopulmonary bypass. *Perfusion* 1995; 9:316.

377. Cook DJ, Oliver WC, Orsulak TA, et al: Cardiopulmonary bypass temperature, hematocrit, and cerebral oxygen delivery in humans. *Ann Thorac Surg* 1995; 60:1671.

378. Martin TC, Craver JM, Gott MP, et al: Prospective, randomized trial of retrograde warm-blood cardioplegia: myocardial benefit and neurological threat. *Ann Thorac Surg* 1994; 59:298.

379. Nathan HJ, Wells GA, Munson JL, Wozny D: Neuroprotective effect of mild hypothermia in patients undergoing coronary artery surgery with cardiopulmonary bypass. *Circulation* 2001; 104(suppl I):I-85.

380. Gold JP, Charlson ME, Williams-Russo P, et al: Improvement if outcomes after coronary artery bypass: a randomized trial comparing intraoperative high versus low mean arterial pressure. *J Thorac Cardiovasc Surg* 1995; 110:1302.

381. Brown R, Wright G, Royston D: A comparison of two systems for assessing cerebral venous oxyhaemoglobin saturation during cardiopulmonary bypass in humans. *Anesthesia* 1993; 48:697.

382. Nussmeier N, Arlund C, Slogoff S: Neuropsychiatric complications after cardiopulmonary bypass: cerebral protection by a barbiturate. *Anesthesiology* 1986; 64:165.

383. Arrowsmith JE, Harrison MJG, Newman SP, et al: Neuroprotection of the brain during cardiopulmonary bypass: a randomized trial of remacemide during coronary artery bypass in 171 patients. *Stroke* 1998; 29:2357.

384. Mitchell SJ, Pellet O, Gorman DF, et al: Cerebral protection by lidocaine during cardiac operations. *Ann Thorac Surg* 1999; 67:1117.

385. Diegeler A, Hirsch R, Schneider F, et al: Neuromonitoring and neurocognitive outcome in off-pump versus conventional coronary bypass operation. *Ann Thorac Surg* 2000; 69:1162.

386. Moss E, Puskas JD, Thourani VH, et al: Avoiding aortic clamping during coronary artery bypass grafting reduces postoperative stroke. *J Thorac Cardiovasc Surg* 2015; 149:75-80.

387. Newman MF, Kirchner JL, Phillips-Bute B, et al: Longitudinal assessment of neurocognitive function after coronary artery bypass grafting. *New Engl J Med* 2001; 344:395-402.

388. Vermeer SE, Longstreth Jr WT, Koudstaal PJ: Silent brain infarcts: a

systematic review. *Lancet Neurol* 2007; 6:611.

389. Hammon JW, Stump DA, Butterworth JE, et al: CABG with single cross clamp results in fewer persistent neuropsychological deficits than multiple clamp or OPCAB. *Ann Thorac Surg* 2007; 84:1174.

390. Selnes OA, Grega MA, Borowicz LM, et al: Cognitive outcomes three years after coronary bypass surgery: a comparison of on-pump coronary bypass surgery and nonsurgical controls. *Ann Thorac Surg* 2005; 79:1201.

391. Mullges W, Babin-Ebell J, Reents W, Toyka KV: Cognitive performance after coronary bypass grafting: a follow-up study. *Neurology* 2002; 59:741.

392. Maggart M, Stewart S: The mechanisms and management of noncardiogenic pulmonary edema following cardiopulmonary bypass. *Ann Thorac Surg* 1987; 43:231.

393. Allardyce D, Yoshida S, Ashmore P: The importance of microembolism in the pathogenesis of organ dysfunction caused by prolonged use of the pump oxygenator. *J Thorac Cardiovasc Surg* 1966; 52:706.

394. Tonz M, Mihaljevic T, von Segesser LK, et al: Acute lung injury during cardiopulmonary bypass: are the neutrophils responsible? *Chest* 1995; 108:1551.

395. McGowan FX, del Nido PJ, Kurland G, et al: Cardiopulmonary bypass significantly impairs surfactant activity in children. *J Thorac Cardiovasc Surg* 1993; 106:968.

396. Oster JB, Sladen RN, Berkowitz DE: Cardiopulmonary bypass and the lung, in Gravlee GP, Davis RF, Kurusz M, Utley JR (eds): *Cardiopulmonary Bypass: Principles and Practice*. Philadelphia, Lippincott Williams & Wilkins, 2000; p 367.

397. Cogliati AA, Menichetti A, Tritapepe L, et al: Effects of three techniques of lung management on pulmonary function during cardiopulmonary bypass. *Acta Anaesth Belg* 1996; 47:73.

398. Sirivella A, Gielchinsky I, Parsonnet V: Management of catheter-induced pulmonary artery perforation: a rare complication in cardiovascular operations. *Ann Thorac Surg* 2001; 72:2056.

399. Zanardo G, et al: Acute renal failure in the patient undergoing cardiac operation: prevalence, mortality rate, and main risk factors. *J Thorac Cardiovasc Surg* 1994; 107:1489.

400. Utley JR: Renal function and fluid balance with cardiopulmonary bypass, in Gravlee GP, Davis RF, Utley JR (eds): *Cardiopulmonary Bypass: Principles and Practice*. Baltimore, Williams & Wilkins, 1993; p 488.

401. Clyne DH, Kant KS, Pesce AJ, et al: Nephrotoxicity of low molecular weight serum proteins: physicochemical interactions between myoglobin, hemoglobin, Bence Jones proteins and Tamm-Horsfall mucoprotein. *Curr Prob Clin Biochem* 1979; 9:299.

402. Abel RM, Buckley MJ, Austen WG, et al: Etiology, incidence and prognosis of renal failure following cardiac operations: results of a prospective analysis of 500 consecutive patients. *J Thorac Cardiovasc Surg* 1976;71:32.

403. Mangano C, et al: Renal dysfunction after myocardial revascularization: risk factors, adverse outcomes and hospital resource utilization. The Multicenter Study of Perioperative Ischemia Research Group. *Anesth Analg* 1998; 1:3.

404. Ryan TA, Rady MY, Bashour CA, et al: Predictors of outcome in cardiac surgical patients with prolonged intensive care stay. *Chest* 1997; 112:1035.

405. Rattner DW, Gu Z-Y, Vlahakes GJ, et al: Hyperamylasemia after cardiac surgery. *Ann Surg* 1989; 209:279.

406. Fernandez-del Castillo C, Harringer W, Warshaw AL, et al: Risk factors for pancreatic cellular injury after cardiopulmonary bypass. *New Engl J Med* 1991; 325:382.

407. Mithofer K, Fernandes-del Castillo C, Frick TW, et al: Acute hypercalcemia causes acute pancreatitis and ectopic trypsinogen activation in the rat. *Gastroenterology* 1995; 109:239.

408. Mori A, Watanabe K, Onoe M, et al: Regional blood flow in the liver, pancreas and kidney during pulsatile and nonpulsatile perfusion under profound hypothermia. *Jpn Circ J* 1988; 52:219.

409. Shangraw RE: Splanchnic, hepatic and visceral effects, in Gravlee GP, Davis RF, Utley JR (eds): *Cardiopulmonary Bypass: Principles and Practice*. Baltimore, Williams & Wilkins, 1993; p 391.

410. Fiddian-Green RG, Baker S: Predictive value of the stomach wall pH for complications after cardiac operations: comparison with other monitoring. *Crit Care Med* 1987; 15:153.

411. Diaz-Gomez JL, Nutter B, Xu M, et al: The effect of postoperative gastrointestinal complications in patients undergoing coronary bypass surgery. *Ann Thorac Surg* 2010; 90:109.

第 14 章　输血治疗与血液保护

Andreas R. de Biasi　●　William J. DeBois
O. Wayne Isom　●　ArashSalemi

20 世纪 50 年代,随着心脏外科技术的发展,输血需求显著增加,当时心脏手术主要是治疗先天性心脏病。至 20 世纪 60~70 年代,瓣膜修复手术和冠状动脉旁路移植术(coronary artery bypass grafting,CABG)的成功开展使手术治疗获得性心脏病成为可能。心脏外科技术里程碑式的发展以及早期执行的宽松输血策略,使血液保护领域迅猛发展。

历史上,心脏直视手术通常需要大量输血。有报道称,高达 70% 的心脏手术患者需要接受输血治疗,平均每例手术患者需要输注 2~4 名献血者的血液[1,2]。另有报道称,心脏外科用血量占美国总血液供应量的 20%,其他国家所报道的数据也基本类似[3]。如此高的输血率主要归因于体外循环(cardiopulmonary bypass,CPB;又称心肺转流),CPB 过程会造成不同程度的凝血功能障碍、血小板功能障碍以及红细胞(red blood cell,RBC)溶血[4-6]。此外,多种病因造成的先天性或获得性凝血功能异常也是造成出血的原因(如:血小板功能异常、凝血因子缺乏以及纤溶亢进)[7]。虽然如荨麻疹和发热这种常见的输血反应容易处理并且绝大多数是良性的,但像输血相关急性肺损伤(transfusion-related acute lung injury,TRALI)这种相对罕见的并发症则会给患者带来严重的危害(例如,重症患者 TRALI 的死亡率为 35%~58%[8,9]),这种严重并发症的存在促使我们尽可能避免输血。

危及生命的出血是输注血液成分的绝对适应证,但多数输血治疗目的是提高血液的携氧能力,避免或逆转终末脏器缺血。尽管输血对维持终末脏器供氧有潜在的益处,但令人惊奇的是,竟缺乏证据支持心脏手术中执行开放的输血策略。实际上,反而有越来越多的文献报道,输血会增加患病率与死亡率[10-12]。例如,红细胞输注与 ICU 停留时间延长、短期和长期生存率下降相关[13-15]。一项大规模前瞻性研究结果显示,红细胞输注是单纯冠状动脉旁路移植术患者全因患病率和病死率的最强独立影响因素,并且每输注 1 单位红细胞都是不良预后的附加风险[16]。

对输血所致不良后果的担心由来已久。随着心脏外科在 20 世纪 70 年代发展成一门学科,研究学者们同时注意到输血传播型肝炎的发生率也在上升。这一公共卫生问题使患者和医生开始认识到血液保护的重要性。十年后,人类免疫缺陷病毒(human immunodeficiency virus,HIV)的出现进一步提高了人们在血液保护方面的关注度。鉴于对输血相关问题的进一步认识:①对血源性传染病的认识增加,②持续存在的血液供应短缺问题,③血液的成本问题,④类似于耶和华见证者这类特殊人群的需求问题,⑤输血本身存在的固有风险;人们通过巨大的努力实现了无输血心脏直视手术,甚至在高危患者也获得成功。此外,随机临床研究表明,危重症患者和心脏手术患者均可耐受较低的血红蛋白(hemoglobin,Hb)阈值。进一步支持减少输血的策略,并让我们接受患者可以承受一定程度的贫血[17-19]。

接下来我们将要讨论:术前筛查和优化患者状态的一些进展,外科技术的改进以及如何缩短手术时间,围术期能够减少失血的药物及其他方法,以及前面所述的提高患者,尤其是 CPB 期间,对较低血细胞比容的耐受程度。这些综合措施可使更多手术患者显著减少失血和输血。

综合的血液保护策略是减少患者异体输血最有效的方法,它包含一系列措施,类似于治疗危重症患者的综合措施。1991 年,Ovrum 及同事在连续 121 例冠状动脉旁路移植术患者的队列研究中证实了简单的“核心”血液保护措施的有效性—结果患者输血率为 4.1%,平均红细胞用量仅为 0.06U[20]。同年晚些时候,该研究小组再次将这些血液保护措施用于样本量为 500 例的择期冠状动脉旁路移植术研究,也获得了相似的低输血率(2.4%),并取得 96% 的患者未输注任何异体血液的振奋人心的结果;因此,作者认为他们的综合的六步法血液保护策略简单、安全、性价比高[21]。近来,Van der Linden 及同事也提出了一套标准化的输血策略和规范的血液保护方案,旨在最大限度地减少围手术期失血[22]。该方案使红细胞输注率下降了 53%,需要接受成分血输注的患者减少了 46%,且术后血红蛋白浓度并无显著差异。此外,他们的方案也被证明是安全、经济、有效[22]。应该指出的是,综合的血液保护措施取得成功并不局限于大型教学机构,类似的结果在社区医院也已得到了证实[23]。

血液保护-术前措施

识别患者的出血或输血风险

为实现减少出血和输血的目的,首先要确定哪些患者最有可能发生失血和/或需要输血。目前证实的有五个因素可增加心脏手术患者红细胞输注率,包括术前血红蛋白低、高龄、女性、肾功能不全和急诊手术[24]。其他危险因素包括本人和/或家族的大出血病史或出血性疾患史;术前接受抗血小板或抗凝治疗(如阿司匹林、氯吡格雷、华法林等);胰岛素依赖型糖尿病;左心室功能减低;预期 CPB 转流时间长;手术类型(复杂的瓣膜手术和主动脉手术风险最大)[25]。

美国胸外科医师学会/美国心血管麻醉医师协会(Society of Thoracic Surgery/Society of Cardiovascular Anesthesiologists, STS/SCA)给出的血液保护指南建议,术前获得血细胞比容和血小板计数有助于出血和输血风险预测,因为如有这两项检查存在异常可以进行干预;对于高危患者,尤其是术前使用抗血小板药物的患者,术前还需要评价血小板功能[26]。除非患者有临床出血病史,不推荐在术前对内源性凝血系统进行筛查[26]。

识别上述出血和输血的危险因素非常重要,因为有助于指导临床对特定的风险进行术前优化管理。接下来将讨论三种术前优化管理的方法:停药、促进红细胞生成和术前自体储血。

对增加出血及输血风险用药的管理

术前常规使用阿司匹林和氯吡格雷等抗血小板药物会增加围术期失血量,并增加心脏手术患者输血风险。因此,术前必须熟悉这些药物的使用指南。随着新型抗凝药物出现(如直接凝血酶抑制剂、直接 Xa 因子抑制剂),我们需要深入了解这些新药的使用方法,并结合已有的传统维生素 K 拮抗剂的停药指南。表 14-1 列出了一些常见的可能增加出血风险的药物。

阿司匹林

阿司匹林不可逆地抑制环氧化酶 1 和 2,导致血栓素 A_2 (thromboxane A_2, TXA_2)的形成减少,并最终抑制血小板聚集。由于阿司匹林能不可逆地造成血小板功能缺陷,被广泛用于诸多心血管疾病(如冠状动脉疾病、颈动脉狭窄、人工瓣膜植入术后、CABG 术后)血栓的预防。因此,在心血管外科患者群中,阿司匹林是非常常见的药物。当前的指南建议,仅对不合并急性冠状动脉综合征的单纯择期心脏手术患者术前停用阿司匹林是合理的[26]。

二磷酸腺苷受体抑制剂

此类抗血小板药物(氯吡格雷、普拉格雷、替卡格雷、噻氯匹定)可抑制血小板二磷酸腺苷(ADP)受体 P2Y$_{12}$ 亚型,从而引起不可逆的血小板功能抑制(替卡格雷是一种变构拮抗剂,因此它对 ADP 的阻断是可逆的)。此类药物常与阿司匹林等其他抗血小板药物联合使用称为双联抗血小板治疗,用于急性冠脉综合征患者的治疗,以及支架术后和/或脑血管疾病患者的血栓预防。使用 ADP 受体抑制剂的出血和输血风险高于阿司匹林,因此,指南建议在心脏手术前 3 天停用此类药物(具体时间由所用药物的半衰期决定)[26]。床旁检测方法(将在后面进一步讨论)可以检测血小板对氯吡格雷的反应性,尤其是可鉴别那些对抗血小板药物无反应性的患者,因为这些患者需尽早接受冠状动脉血管重建手术,并且术前可能并不需要停药[26]。

表 14-1　抗血小板药物及抗凝药物

药物	机制	结合	半衰期
阿司匹林	乙酰化 COX-1 和 COX-2 酶,抑制 TXA_2 的形成,从而抑制血小板聚集。	不可逆	15~20min
ADP 受体抑制剂			
氯吡格雷(Plavix)	抑制血小板 ADP 受体 P_2Y_{12} 亚型,从而阻止 GP Ⅱb/Ⅲa 受体复合物活化,降低血小板活化和聚集。	不可逆	6h
普拉格雷(Effient)	抑制血小板 ADP 受体 P_2Y_{12} 亚型,从而阻止 GP Ⅱb/Ⅲa 受体复合物活化,降低血小板活化和聚集。	不可逆	7h
替卡格雷(Brilinta)	抑制血小板 ADP 受体 P_2Y_{12} 亚型,从而阻止 GP Ⅱb/Ⅲa 受体复合物活化,降低血小板活化和聚集。	可逆	7h
噻氯匹定(Ticlid)	抑制血小板 ADP 受体 P_2Y_{12} 亚型,从而阻止 GP Ⅱb/Ⅲa 受体复合物活化,降低血小板活化和聚集。	不可逆	13h
GP Ⅱb/Ⅲa 抑制剂			
阿昔单抗(ReoPro)	单克隆抗 GP Ⅱb/Ⅲa 抗体,形成空间位阻,抑制血小板聚集	非竞争	30min
依替巴肽(Integrilin)	GP Ⅱb/Ⅲa 受体环庚肽抑制剂,从而干扰血小板聚集	可逆	2.5h
替罗非班(Aggrastat)	GP Ⅱb/Ⅲa 受体的非肽抑制剂,从而干扰血小板聚集。	可逆	2h
普通肝素	与 ATⅢ结合,将 AT 的抗凝血酶活性提高 1 000-4 000 倍	可逆	1.5h
华法林	抑制肝脏合成维生素 k 依赖的凝血因子(Ⅱ、Ⅶ、Ⅸ、Ⅹ 以及蛋白 C 和 S)。	竞争性	20~60h
新型口服抗凝血剂			
达比加群(Pradaxa)	直接凝血酶抑制剂;通过抑制凝血酶的作用而抑制凝血	可逆	12~17h
阿哌沙班(Eliquis)	直接 Xa 因子抑制剂,从而抑制凝血酶原转化为凝血酶,阻止血小板活化和纤维蛋白形成。	可逆	12h
依度沙班(Savaysa)	直接 Xa 因子抑制剂,从而抑制凝血酶原转化为凝血酶,阻止血小板活化和纤维蛋白形成。	可逆	6~11h
利伐沙班(Xarelto)	直接 Xa 因子抑制剂,从而抑制凝血酶原转化为凝血酶,阻止血小板活化和纤维蛋白形成。	可逆	5~9h

ADP,二磷酸腺苷;AT,抗凝血酶;COX,环氧化酶;GP,糖蛋白;TXA_2,血栓素 A_2。

糖蛋白 Ⅱ b/Ⅲ a 受体抑制剂

此类药物（如阿昔单抗、依替巴肽、替罗非班）通过抑制血小板膜表面糖蛋白（GP）Ⅱ b/Ⅲ a 受体来阻止血小板聚集；常用于经皮冠状动脉介入治疗和急性冠状动脉综合征的治疗。与前面提到的其他高强度抗血小板药物一样，GP Ⅱ b/Ⅲ a 抑制剂与心脏术后出血增加相关；因此，这些药物应该在术前停用，以减少出血事件发生[26]。具体的停药时间取决于给定药物的半衰期。

值得注意的是，在 STS/SCA 指南中，在高强度抗栓药物停药建议里，普通肝素例外。普通肝素是唯一可以在手术前短暂停药，甚至可以无需停用的药物[26]。

维生素 K 拮抗剂

维生素 K 拮抗剂是一种抗凝血药，可减少肝脏内凝血因子 Ⅱ、Ⅶ、Ⅸ 和 Ⅹ 以及蛋白 C 和 S 的合成——这些因子的合成均依赖于维生素 K。华法林是此类药物中最常用的，用于预防和治疗血栓栓塞性疾病（如静脉栓塞、肺栓塞、人工瓣膜血栓形成）；华法林亦用于房颤患者，还可用于心肌梗死后患者以降低发生全身性栓塞的风险。根据欧洲心胸外科协会制定的最新指南，心脏手术术前服用华法林患者的管理方案应与接受大型非心脏手术的患者类似[27]。即在术前 2~4 天停用华法林，对栓塞风险高的患者，一旦其国际标准化比值（international normalized ratio，INR）恢复到正常范围则需静注肝素进行桥接治疗[27]。

新型口服抗凝药：凝血酶直接抑制剂和 Ⅹ a 因子直接抑制剂

新型口服抗凝血剂（novel oral anticoagulants，NOAC）属于凝血酶直接抑制剂（如达比加群）和因子 Xa 直接抑制剂（利伐沙班、阿哌沙班、依度沙班）一类，此类药物目前不用于人工机械瓣置换的患者，但与华法林相比，此类药物无需监测便于使用，因此对非瓣膜置换且需要长期抗凝的患者，此类药物的应用越来越普及。根据目前的 NOAC 围手术期使用指南，建议出血风险高的手术，包括腹部大手术、心血管手术和胸部手术，术前 2~5 天停用这些药物[28,29]。由于 NOAC 停药后抗凝作用的消退过程可以预测，因此停药后通常不需要桥接治疗。

NOAC 患者如需急诊手术，处理则比较复杂，因为此类药目前没有拮抗剂。此种情况，手术应尽可能推迟 12 小时以上，由于 NOAC 的半衰期相对较短，可以一定程度上降低出血的风险[30]。如果手术无法推迟，专家建议口服活性炭或进行血液透析；在未发生大出血的情况下不推荐预防使用新鲜冰冻血浆（fresh frozen plasma，FFP）或凝血酶原复合物浓缩物（prothrombin complex concentrates，PCC）[30]。

中草药提取物及辅助药物

最近应用中草药提取物及辅助药物似乎很流行，需要指出的是，许多天然疗法可能会对凝血功能产生严重影响。有些中草药，例如百里香和迷迭香，已被证明对血小板有直接抑制作用[31]。鱼油是一种 omega-3 多不饱和脂肪酸，它可能会影响血小板聚集和/或降低维生素 k 依赖凝血因子的水平。Omega-3 脂肪酸可以降低血小板内的血栓素 A_2 并降低因子Ⅶ水平[32]，而大蒜、生姜和银杏叶都与血小板功能不全引起的出血相关[33]。考虑到这些辅助药物有可能存在抗血小板和抗凝作用，加之与其他药物之间可能存在已知和未知的相互作用，因此，在心脏手术前需要谨慎并询问患者是否正在服用任何辅助药物。我们的经验是让患者在术前 7 天停止所有此类药物的治疗。

促进红细胞生成

术前提高患者红细胞总量是血液保护措施中的重要部分。术前血红蛋白或血细胞比容低是输血的强预测因素，也是早期和晚期死亡率的重要危险因素[25,34]。因此，需要对术前贫血进行诊断和治疗。缺铁性贫血在心脏手术患者群中相对常见，因此补充铁剂可提高血红蛋白水平（如 130g/L 或以上），从而降低输血风险。

应用重组人红细胞生成素（erythropoietin，EPO）是另外一种提高红细胞总量的方法，用以纠正术前患者的贫血状态。一项荟萃分析对术前使用 EPO 的效果进行了研究，结果表明在心脏手术前使用 EPO 可显著降低异体输血风险[35]。虽然有学者担心，长期使用 EPO 可能会使血栓栓塞性并发症风险增加，但最近的一项随机双盲临床试验显示，与未用 EPO 的患者相比，术前短期大剂量使用 EPO 可使非体外循环 CABG 患者的输血风险降低 56%，且并未观察到不良反应[36]。当前的 STS/SCA 指南建议，对于术前贫血、拒绝输血（如信仰原因）和术后贫血高危的患者，术前几天使用 EPO 和铁剂是合理的治疗方法[26]。

术前自体储血

某些医疗中心仍将术前自体储血技术（preoperative autologous blood donation，PABD）用作减少患者异体输血的一种方法。此项技术自 20 世纪 60 年代就已用于临床，直到 20 世纪 80 年代，由于艾滋病流行，为减少异体输注，人们对 PABD 的兴趣逐渐增加，其得以在心脏手术中广泛应用。遗憾的是，大多数心脏手术并不适合常规应用 PABD，因为在自体储血和手术日之间必须留有足够的时间让患者再生成红细胞。通常每采集 1 单位全血至少需要 2 周的时间再生红细胞。更重要的是，患者自身必须有足够的储备能力来耐受这继发的一过性贫血，从而进一步限制了 PABD 的应用。因此，PABD 只是择期手术且术前状态稳定患者的一种选择；此外，PABD 的相对禁忌证，包括左主干病变、严重的主动脉狭窄、充血性心力衰竭、严重的冠状动脉疾病伴持续进展性缺血、活动性细菌性心内膜炎和贫血患者。

大多数评价 PABD 的随机研究纳入的样本量小，缺乏 A 级证据证明其益处[37]。然而，最近的一项关于 PABD 的病例对照研究显示，与未行自体储血的患者相比，术前自体储血患者异体输血率较低，但有 20% 的自体储血在术后被丢弃[38]。因此，最新的 STS/STA 指南并不支持使用 PABD 技术。指南仅在使用 EPO 的相关内容中提及 PABD 技术，即可使用 EPO 来帮助 PABD 患者恢复红细胞[26]。基于实用性和成本效益的原因，PABD 在很大程度上已经被其他围术期血液保护措施所取代。

血液保护-围术期策略

体外循环过程的血液保护

有许多 CPB 技术已被证实可减少失血量并避免心脏手术中及术后输血。接下来我们将讨论这些相关措施，这些措施需要外科医生、灌注师以及所有血液保护团队组成人员相互配合来完成。

急性等容血液稀释

急性等容血液稀释(acute normovolemic hemodilution,ANH)是指:在术前或术中(必须在 CPB 转流开始之前)采集患者 1~2U 全血(血细胞比容目标值为 25% ~ 30%),同时补充晶体或胶体以维持血容量。ANH 的理论基础是,由于血细胞比容降低,当患者术中出血时红细胞丢失量相对减少。此外,采集的血液因未受 CPB 血液稀释的影响,并避免了血细胞接触 CPB 管路时产生的炎症反应。ANH 采集的血液各种血液成分(如血小板、凝血因子)功能完好,在停止 CPB 及鱼精蛋白中和肝素后再回输给患者。

每个患者使用 ANH 技术采集的血量需要严格根据其自身的生理参数、预估血容量(基于身高体重指数)和血细胞比容的情况来决定。以血细胞比容 24% 或更高为稀释后的目标值,CPB 预充量按 1 000mL 计算,估计所能采集的全血量见图14-1。

ANH 的其相对禁忌证包括术前贫血、不稳定型心绞痛以及射血分数<30%[37]。支持应用 ANH 技术的循证医学证据尚存在争议:一些前瞻性研究表明,应用 ANH 可显著减少异体输血量[39,40],但也有研究表明,ANH 并无益处[41,42],一项荟萃分析研究显示应用 ANH 技术获益不大[43]。当前的指南建议,对于有适应证(即非贫血)的患者,ANH 可作为综合血液保护措施的一部分,我们必须清楚,其有效性尚未得到证实[26,44]。

逆向自体血预充

现已证实 CPB 期间低血细胞比容对终末器官功能和认知功能均有不利影响[45-49]。逆向自体血预充(retrograde autologous priming,RAP)技术,即在 CPB 开始前,用患者自体血液逆向预充 CPB 管路,从而减轻体外管路中预充液的稀释程度,目的是减少异体输血。具体来说,RAP 技术是将主动脉的血液通过 CPB 的动脉插管逆向预充管路,替换部分预充液。同样的操作也可以从静脉端开始,称之为静脉顺行预充,替换部分管路内的预充液。

一项大样本回顾性研究[50]和最新的荟萃分析显示[51],与传统 CPB 预充方法相比,RAP 可减轻血液稀释程度和降低异体输血。但荟萃分析也显示,RAP 对临床结局(如术后机械通气时间或住院时间)无影响[51]。目前有指南支持应用 RAP 技术作为 CPB 心脏手术中减少异体输血的一种方法[26,44]。

迷你体外循环管路及静脉负压吸引装置

CPB 导致血液稀释以及血液-异物材料表面接触引起的炎性反应,而改进 CPB 管路设计可以降低上述影响——可能会减少异体输血。迷你的 CPB 管路减少了预充量,同时也可减少血液所接触的异物材料表面积。异物材料接触面的减少可降低接触依赖性的全身炎症反应,从而减少毛细血管渗漏;迷你管路通过减少血液异物接触面还能够减少对红细胞和血小板的剪切应力[37]。

入室后术前血细胞比容/%			术中所需自体输血/mL								
体重/kg	30%	32%	34%	36%	38%	40%	42%	44%	46%	48%	50%
40	338	361	384	406	429	451	474	496	519	541	564
45	418	446	474	502	530	558	585	613	641	669	697
50	498	531	564	598	631	664	697	730	764	797	830
55	578	616	655	693	732	770	809	847	886	924	963
60	658	701	745	789	833	877	921	964	1 008	1 052	1 096
65	737	787	836	885	934	983	1 032	1 082	1 131	1 180	1 229
70	817	872	926	981	1 035	1 090	1 144	1 199	1 253	1 308	1 362
75	897	957	1 017	1 076	1 136	1 196	1 256	1 316	1 375	1 435	1 495
80	977	1 042	1 107	1 172	1 237	1 302	1 368	1 433	1 498	1 563	1 628
85	1 057	1 127	1 197	1 268	1 338	1 409	1 479	1 550	1 620	1 691	1 761
90	1 136	1 212	1 288	1 364	1 439	1 515	1 591	1 667	1 742	1 818	1 894
95	1 216	1 297	1378	1 459	1 541	1 622	1 703	1 784	1 865	1 946	2 000
100	1 296	1 382	1 469	1 555	1 642	1 728	1 814	1 901	1 987	2 000	2 000
105	1 376	1 468	1 559	1 651	1 743	1 834	1 926	2 000	2 000	2 000	2 000
110	1 456	1 553	1 650	1 747	1 844	1 941	2 000	2 000	2 000	2 000	2 000
115	1 535	1 638	1 740	1 842	1 945	2 000	2 000	2 000	2 000	2 000	2 000
120	1 615	1 723	1 831	1 938	2 000	2 000	2 000	2 000	2 000	2 000	2 000
125	1 695	1 808	1 921	2 000	2 000	2 000	2 000	2 000	2 000	2 000	2 000
130	1 775	1 893	2 000	2 000	2 000	2 000	2 000	2 000	2 000	2 000	2 000
135	1 855	1 978	2 000	2 000	2 000	2 000	2 000	2 000	2 000	2 000	2 000
140	1 934	2 000	2 000	2 000	2 000	2 000	2 000	2 000	2 000	2 000	2 000
145	2 000	2 000	2 000	2 000	2 000	2 000	2 000	2 000	2 000	2 000	2 000
150	2 000	2 000	2 000	2 000	2 000	2 000	2 000	2 000	2 000	2 000	2 000
说明						以70mL/kg的血容量、右方压、1 000mL的稀释量以及24%的血细胞比容为基准					
0袋	无术中自体输血										
1袋	500mL										
2袋	1 000mL										
3袋	1 500mL										
4袋	2 000mL										

图 14-1　ANH 允许的采血量计算表

最新的所谓迷你 CPB 系统不包含静脉回流室,因此是完全封闭,消除了血-气接触;这样的管路通常预充量不超过500mL。与传统 CPB 系统相比,迷你 CPB 系统可更稳定地维持术中血红蛋白浓度,减少术后输血量,甚至可以降低 CABG 术后死亡率[52-54]。迷你 CPB 的潜在缺点是,如果空气进入封闭的静脉系统可能有气栓风险;另外,由于迷你 CPB 缺乏静脉回流室,因此当发生大出血时可能因无法及时回收而导致血液丢失。目前有 9 项随机临床试验和一项高质量的荟萃分析结果显示:迷你 CPB 可减少术后出血及输血,因此,当前的 STS/STA 指南建议使用迷你 CPB 作为血液保护措施[26]。

与传统 CPB 系统通过重力引流不同,多数迷你 CPB 系统还配备静脉负压引流装置。尽管与传统 CPB 相比带静脉负压引流装置的迷你 CPB 可以改善凝血并减少输血,但也有学者担心,与通过重力静脉引流相比,负压引流装置可能会吸入空气导致全身微气栓风险增加。因此,当前的指南均敦促对静脉负压引流装置采取谨慎态度,但同时指出静脉负压引流装置可能会带来益处,尤其是对于儿科患者[26]。

改良超滤

另一种降低 CPB 血液稀释的方法是改良超滤(ultrafiltration,UF),UF 是指在手术结束时将血液中的水和低分子量物质滤出,随后将浓缩的富含蛋白质的全血回输患者。具体来说,此项技术需要将特殊 UF 设备接入常规 CPB 系统中,利用现有的 CPB 管路和插管,在停机后患者离开手术室之前,将游离的水分、有害的物质和体外引起的炎症介质从患者血液中去除。与其他术中超滤相比(例如在转流中同时进行的常规超滤以及用晶体溶液代替游离水分的零平衡超滤),改良超滤的益处已经得到证实,它能够减轻血液稀释,减少术后出血和输血[26]。因此,目前的 STS/STA 指南推荐应用改良超滤作为血液保护措施,减少 CPB 下成人心脏手术术后失血[26]。

回收式自体输血和 CPB 管路内余血回输

应用血液回收机回收丢失在血管外的血液(即手术野的血液或 CPB 管路中残余血液,称为回收式自体输血)是血液保护的另一重要措施。应用血液回收机已被证实可降低心脏术红细胞输注[55],并且在非体外循环冠状动脉旁路移植(off-pump coronary artery bypass grafting,OP-CAB)尤其有使用价值,因为这类手术无心内吸引装置[37]。因此,目前血液保护指南推荐在 CPB 术中可直接回输术野吸引回的血液和/或经血液回收机洗涤浓缩的红细胞[26,44]。此外,专家共识认为,在手术结束时将 CPB 管路中余血回输是合理的血液管理措施[26]。

改进手术技术

当下,人们对微创心脏手术技术的兴趣持续增长。微创技术的核心是旨在减轻外科手术的创伤程度,从而减少失血并避免输血。经导管、血管内或经胸小切口(mini-thoracotomies,MT)进行的非 CPB 心脏手术越来越普遍,其血液保护作用已有相关研究。

OP-CAB

许多设计良好的研究表明,接受 OP-CAB 的患者与 CPB 下 CABG 的患者相比,输血减少[56-58],二次开胸止血的率降低[57],术后凝血功能障碍发生率也降低[58]。与迷你 CPB 相似,这些非 CPB 手术的益处源于避免了 CPB 引起的血液稀释

和炎症反应。虽然目前的 STS/STA 血液保护指南推荐将 OP-CAB 作为一种合理的血液保护技术[26],但最近有证据显示 OP-CAB 患者的旁路(桥)通畅率下降,从而降低了人们对这项技术的兴奋程度[56,59]。

其他微创手术技术

在过去的十年里出现了许多新的微创手术技术。这些技术仍在改进中,许多尚未经过严格的前瞻性研究来验证。尽管如此,目前仍有证据展现出足以令人期待的结果,表明某些新型心脏手术方式可能具有减少失血和输血的潜能。例如,胸主动脉腔内修复术(thoracic endovascular aortic repair,TEVAR)越来越多地被用于修复各种降主动脉病变,并且与开放式主动脉手术相比,它已被证实可减少输血和二次开胸止血的发生[60]。因此,对适合的患者使用 TEVAR 技术已经被新增到最新发布的多个 STS/STA 血液保护指南中[26]。经导管主动脉瓣置换术(transcatheter aortic valve replacement,TAVR)使高危患者能够在不开胸的情况下通过经血管腔内的方法替换狭窄的主动脉瓣。虽然 TAVR 有较高的血管并发症发生率,但与外科主动脉瓣置换术(aortic valve replacement,AVR)相比,TAVR 大出血事件的发生率较低[61]。因此,TAVR 后输血的发生率也低于外科 AVR[62-64]。

以胸骨正中小切口方式代替全胸骨切开的方式也可减少出血。例如,主动脉瓣和二尖瓣手术均可通过右胸前外侧小切口(MT)完成。与常规胸骨切开的 AVR 相比,经 MT 实施的 AVR 已被证实可减少失血量[65];同样,与传统胸骨切开术相比,经 MT 进行二尖瓣置换术(mitral valve replacement,MVR)也可减少红细胞输注量[66]。虽然目前的国际微创心胸外科学会(International Society for Minimally Invasive Cardiothoracic Surgery,ISMICS)的指南并没有直接推荐 MT 技术,但他们也指出,在权衡这些新技术的风险与收益时,应将 MT 减少异体输血的优势考虑进去[44]。

局部止血剂

因术后失血过多再次开胸探查的所有病例中,超过 50% 是由于外科出血(即缝合部位或吻合口出血)[67]。因此,许多局部止血剂被研制出来,作为常规缝合技术的辅助,减少或防止外科出血。由于原来的氧化纤维素和微纤维止血胶原等局部止血剂效果有限,目前已经出现了许多新颖的涂敷型产品,其中一些产品可以直接激活凝血级联反应。接下来,我们简要介绍一些常见的局部止血产品,但这些产品之间的比较还缺乏相关的证据支持。表 14-2 全面总结了目前市面可用的大多数局部止血剂。

纤维蛋白胶(Tisseel,Baxter Healthcare 公司,迪尔菲尔德,伊利诺伊州,美国)、纤维蛋白黏合剂(Beriplast,CSL Bering 公司,King of Prussia,宾夕法尼亚州,美国),以及 Hemaseel(Haemacure 公司,魁北克省蒙特利尔市,加拿大),已广泛应用于心脏手术,成分包括冻干人纤维蛋白原、凝血蛋白、纤维连接蛋白、牛凝血酶或牛抑肽酶。一项对这类药物使用的系统性回顾研究显示,纤维蛋白密封剂可有效减少异体输血[68]。然而,此类产品具有很强的免疫原性,过敏反应发生率非常高[69];最近有报道称,在使用纤维蛋白胶后发生急性冠状动脉桥血管内血栓并导致心肌损伤[70],还有发生机械瓣功能障碍[71]的情况,因此在此类手术中使用纤维蛋白胶应警惕。

表 14-2 美国胸外科医师协会/心血管麻醉医师协会血液保护临床实践指南推荐的局部止血剂

药物	商品名	成分	作用机制	推荐级别
氧化再生纤维素,用于压迫伤口	Surgicel,Oxycel	氧化纤维素	通过活化血小板、膨胀和压迫伤口来加速凝血。有一定的抑菌能力	Ⅱb
微纤维止血胶原	Avitene、Colgel、Helitene	牛胶原蛋白分解成纤维	胶原蛋白活化血小板,导致血小板聚集、血栓形成、伤口闭合	Ⅱb
压迫和胶黏式外用药组合	Recothrom 或凝血酶JMI 加 USP 猪明胶海绵,Costasis,FloSeal	牛纤维胶原蛋白或牛明胶与凝血酶结合并与自体血浆混合	激活血小板相关的凝血,随后膨胀并压迫伤口。重组凝血酶具有可能的安全优势,是压迫剂和胶黏剂的组合	Ⅱb
纤维蛋白胶黏剂("纤维蛋白胶")	Tisseel,Beriplast,Hemaseel,Crosseal	源于纤维蛋白原及凝血酶,与抗纤溶药物混合,在吻合口处相结合	纤维蛋白基质用于密封伤口。其中含有抑肽酶或氨甲环酸	Ⅱb
合成型氰基丙烯酸酯聚合物	Omnex	两种氰基丙烯酸酯单体的聚合物	密闭伤口,不需要完整的凝血机制参与	Ⅱb
合成型聚乙二醇聚合物	CoSeal,DuraSeal	聚乙二醇聚合物与局部蛋白质相互交联	聚合物与蛋白质形成密封基质	Ⅱb
牛白蛋白和戊二醛混合型胶黏剂	BioGlue	白蛋白和戊二醛分别保存于双管单喷嘴注射器的两针管内。	通过白蛋白变性发挥密闭创面的作用而不需内源凝血途径的参与。其使用安全问题主要来源于戊二醛的毒性	Ⅱb
大表面积多聚糖微球止血材料	Arista,HemoStase	大面积植物多糖	快速吸收血液中水分,浓缩接触面的血清蛋白、血小板和其他血液成分	Ⅱb
甲壳素类止血材料	Celox,HemCon,Chitoseal	天然多糖聚合物	甲壳素通过与红细胞细胞膜直接反应在去纤维化或肝素化的血液中形成凝块。可能会促使局部产生生长因子	Ⅱb
抗纤溶药液	Trasylol,氨甲环酸	将抗纤溶剂溶于生理盐水	抑制创面相关的纤溶酶产生	Ⅱa

Reproduced with permission from Ferraris VA,Brown JR,et al:2011 update to the Society of Thoracic Surgeons and the Society of Cardiovascular Anesthesiologists blood conservation clinical practice guidelines. Society of Thoracic Surgeons Blood Conservation Guideline Task Force,*Ann Thorac Surg*. 2011 Mar;91 (3):944-982.

FloSeal(Baxter Healthcare 公司)是一种与人凝血酶溶液交联的牛源性明胶基质,使用时可激活凝血级联反应,同时形成稳定血凝块。和纤维蛋白胶不同的是,FloSeal 的纤维蛋白来源于血液,具有生物相容性,可在 6~8 周内被吸收。与明胶海绵凝血酶对照比较,尤其是在鱼精蛋白中和前这段时间,FloSeal 能更加有效地在 10 分钟内止住心外科术中动脉缝合处的出血[72]。

BioGlue(CryoLife 公司,肯尼索,佐治亚州,美国)是一种生物胶,最初被批准用于主动脉夹层手术。该产品由戊二醛溶液和单独的牛血清白蛋白溶液组成,在使用时通过双管单喷嘴的给药器进行混合。混合后的药物能够在 2 分钟内对创面形成柔性的机械封闭,此作用不依赖机体的凝血机制。观察性和随机对照研究均表明,在心脏、主动脉和外周血管手术中,与常规外科处理相比,BioGlue 能够显著减少吻合口出血[73,74]。

目前的 STS/STA 指南表明,局部止血剂可作为综合血液管理策略的一部分,用于吻合口部位的局部止血[26]。正如这些指南所指出的,尽管此类产品在心脏手术中得到广泛使用,但并没有哪一种单一的局部止血剂具有明显的领先优势,因此凸显出对这些制剂进行随机对照试验的必要性[26]。

抗纤溶药物

对心脏手术预防应用抗纤溶药已做了深入研究,目前主要集中于两种药物:赖氨酸类似物氨甲环酸(tranexamic acid,TA)和氨基己酸(epsilon-aminocaproic acid,EACA)。此类药物与纤溶酶原结合,竞争性抑制其与纤维蛋白相结合,从而抑制纤溶。第三种抗纤溶药物是抑肽酶,它是一种源于牛肺的丝氨酸蛋白酶抑制剂,直接抑制纤溶酶。尽管抑肽酶早已被证实能够减少心脏手术出血和输血,但由于其具有肾毒性[75,76]以及在一项前瞻性随机临床试验中,抑肽酶组的患者死亡率要高于 TA 和EACA 组,因此,抑肽酶在 2007 年被退市[77]。

氨甲环酸

TA 和 EACA 作用机制相似,但二者之间最显著的差别是TA 的药效大约为 EACA 的 10 倍。几个荟萃分析均显示 TA 能显著减少心脏手术后输血[78,79],其中最近的一篇显示,与对照组相比,TA 可显著减少红细胞输注以及再次开胸止血手术的发生率[80]。然而,目前尚缺乏足够有力的随机对照试验结果来证实 TA 与安慰剂相比对输血需求的影响。值得注意的是,对 TA 安全性的担忧(特别是诱发癫痫发作的风险)和使用剂量的争论仍在继续。尽管如此,目前在 STS/SCA 血液保护指南中,仍然把 TA 作为 Class Ⅰ 类推荐,用以减少手术失血量和降低心脏手术输血率[26]。

氨基己酸

1962 年 EACA 开始应用于心脏手术[81],至今仍是美国最常用的抗纤溶药物。EACA 已被反复证明可减少术后失血和输血率,观察结果与抑肽酶相似(与安慰剂相比)[82-85]。其负荷剂量为 50~150mg/kg,随后以 25~30mg/(kg·h)的速度输注,使血浆 EACA 水平维持在 130μg/mL 以上,这是抑制纤溶酶活性所需的最低血药浓度[25]。和 TA 一样,EACA 是当前 STS/SCA 指南中推荐用于心脏手术血液保护的药物[26]。

血液保护-术后措施

血液保护工作不应随心脏手术结束而停止,相反,需要手术团队和重症监护团队协作,继续实施术后的血液保护措施,例如掌握合适的输血指征、开展 POC 检测、使用新型血液制品等等——目的是减少进一步出血和避免不必要的输血。术后血液保护策略中最核心的也是看似简单的问题:"我们应该什么时候给患者输血?"

输血指征

有研究表明,全麻下中度低温 CPB 患者可安全耐受的血细胞比容值为 15%,但合并中风、糖尿病或脑血管疾病的患者除外,因为此类患者存在脑供氧减少的风险[86],他们的血细胞比容值应达到 18%[87]。当复温并脱离 CPB 后,由于低温的相对保护作用不复存在,因此血细胞比容水平需要分别提高 2%(也就是 17% 与 20%)。我们的做法是,一旦患者脱离 CPB,尽量将 CPB 管路中的余血回输给患者,然后回输血液回收机回收的红细胞。最后输 ANH 和 PABD(如果使用该技术)所采集的血液。只有当输完所有的自体血液而患者的血细胞比容仍然低至无法令人满意,患者才能接受异体输血。那么问题又来了,血细胞比容低到何种程度为不满意?

遗憾的是,能够支持心脏术后输血决策的数据很少。对于特定的患者,其特有的临床情况可能是决定患者是否需要输血的最重要因素,如:血容量状态、血流动力学、手术范围、是否存在持续性失血,以及混合静脉氧饱和度值。因此,无法给出一个适用于所有患者的单一输血指征。基于众多临床病例总结、几项非随机观察性研究、少数前瞻性随机临床试验以及专家意见,目前有些共识来帮助我们做输血决策[26,88]。

输注红细胞的目的是增加氧供,目前广为接受(STS/SCA指南支持)的红细胞输注指征是:①当 Hb>100g/L 时,输注红细胞对改善氧供几乎没有益处;②当 Hb<70g/L 时,大多数患者可以通过输注红细获益[26,28]。有两项研究为形成此输血指征奠定了基础,一项是 1999 年的多中心随机对照试验,题为重症患者的输血需求(TRICC 研究)。此项研究共入选了 838 名危重患者,随机将患者分配到两组,即用限制性输血组(输血指征为 Hb<70g/L),和宽松输血组(输血指征为 Hb<100g/L)[89]。研究结果表明,限制性输血组患者 30 天死亡率更低,但未达到统计学意义;研究发现限制性输血组患者心肌梗死和肺水肿发生率显著降低[89]。对年龄< 55 岁和病情较轻的患者(APACHE评分< 20)进行亚组分析,结果显示限制性输血组的死亡率显著降低[89]。对危重心脏病患者,两组死亡率无差异[89]。

另一项是 2010 年开展的随机对照研究,专门探讨心脏外科手术输血指征,题为心脏外科手术后输血(Transfusion Requirements After Cardiac Surgery,TRACS)研究。该研究入选了502 名接受 CPB 下心脏手术的患者,随机分入限制性输血组(维持血细胞比容≥ 24%)和宽松输血组(维持血细胞比容≥30%)[19]。结果显示,主要复合终点指标,30 天死亡率和院内严重并发症发生率两组无差异[19]。限制性输血组红细胞输注量降低 60%[19]。此外,再一次证实了输血是死亡率的独立危险因素[19]。

因此,当前 STS/SCA 的血液保护指南认为,当 Hb<60g/L时输血是合理的,此时输血挽救生命的措施[26]。此外,尽管缺少高水平的证据支持,对大多数术后患者而言,当 Hb<70g/L时输注红细胞是合理的[26]。

即时检测技术

传统的实验室血液检测(如全血细胞计数、凝血检测)有助于指导临床合理输血。然而,相对于大多数心脏术后患者的紧急状况来讲,一些传统检测项目因耗时过长应用受到限制。因此,人们研发了各种即时(Point-of-Care,POC)检测技术,目的是缩短检测时间,优化治疗过程。即时检测技术的优点包括:①明确导致凝血异常的具体原因,实施针对性输血治疗;②快速评估接受药物治疗的患者是否获益—减少出血;③当检测结果正常时可确定出血是外科因素[25]。

使用血栓弹力图(thromboelastography,TEG)或旋转血栓弹力描记图(rotational thromboelastometry,ROTEM)来评估整体凝

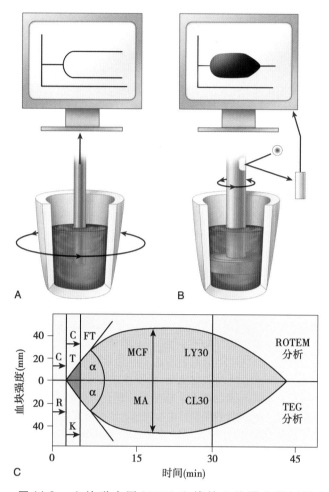

图 14-2 血栓弹力图（TEG）和旋转血栓弹力描记图（ROTEM）工作原理[90]。TEG 和 ROTEM 是在低剪切力条件下，在全血样本中添加特定的凝血激活剂后，评估全血凝固过程中的黏弹性变化。TEG 和 ROTEM 的主要测量终点是测定血液的黏弹性，即振幅（TEG）和血块强度（ROTEM）。具体来说，当活化的血小板糖膜蛋白 II b/III a 受体与凝血酶引起的聚合纤维蛋白相结合形成血块时以及纤维蛋白在纤溶酶作用下降解时，引起盛有血液的测量杯与浸入之中的探针之间的粘弹力发生变化，并标记成图形。在 TEG（A）中，盛有血样的杯子是旋转的，而探针是固定的。在 ROTEM（B）中，杯子是固定的，而探针是旋转的。扭矩的变化在 TEG 中是通过机电测量，在 ROTEM 中是光学测量。随后，计算机处理测量到的信号并生成图形。图 C 显示 TEG（示意图的下半部分）和 ROTEM（上半部分）的典型图样。血栓黏弹性随着时间的变化过程被转化为反映血凝块形成速度和稳定性的参数；这些参数值可以指导临床输血（Reproduced with permission from Bolliger D，Seeberger MD，Tanaka KA：Principles and practice of thromboelastography in clinical coagulation management and transfusion practice，*Transfus Med Rev.* 2012 Jan；26（1）：1-13.）

血状态、血小板功能和纤溶活性，在心脏外科手术中已得到广泛应用（图 14-2）[90]。然而，近期 ISMICS 共识指出，尽管有一些证据表明 TEG/血栓弹力图可减少成分血输注，但这些研究结果缺乏一致性，并且未表现出对临床相关转归有何益处[44]。因此，心脏手术后常规应用即时检测技术进行血液保护的证据尚不充分。

新型血液制品

有两种较新的血液制品——重组活化凝血因子Ⅶ（rFⅦa）

和凝血酶原复合物浓缩物（PCC），尽管受到广泛关注，但外科医生可能未全面理解它们在心脏手术和血液保护中的作用。因此，在本章的结尾简要地介绍一下这两个药物。

重组活化凝血因子Ⅶ

内生性活化的凝血因子Ⅶ在凝血中发挥着重要的作用；rFⅦa 几乎与内生性因子Ⅶ结构完全相同，也是通过组织因子依赖性途径和非组织因子依赖性途径生成凝血酶[91]。rFⅦa 被美国食品和药物管理局批准用于治疗 A 型和 B 型血友病患者以及先天性Ⅶ因子缺乏症患者的出血。近年来，rFⅦa 在心脏术中的超适应证应用在不断增加，主要用于治疗难治性术中和/或术后出血。

然而，关于 rFⅦa 在心脏手术中应用的研究结果并不一致，而且这些研究多是非随对照、病例报告和小样本研究。近期的一项随机对照临床研究，评价 rFⅦa 在心脏外科术后顽固性出血患者中应用的剂量递增安全性和疗效[92]。结果显示，无论是低剂量（40μg/kg）还是高剂量（80μg/kg），与安慰剂相比，rFⅦa 都显著降低了出血率和异体血输血率[92]。作者认为 rFⅦa 疗法对难治性出血是有效的，但该研究最终未能回答该血液制品的安全性[92]。最近，一项综述研究总结了超适应证使用 rFⅦa 的 35 项随机临床试验，对其安全性问题进行分析，其结果显示与安慰剂组相比 rFⅦa 治疗导致动脉血栓事件发生率增高（分别为 5.5% 对比 3.2%）[93]。

当前的血液保护指南建议，rFⅦa 可用于处理顽固性非外科性出血，也就是对传统止血药治疗无效的出血[26,44]。因此，目前并不认可在心脏手术中常规性预防性应用 rFⅦa，原因包括其成本高、有效性的相关数据不足，以及严重不良事件增加的风险。

凝血酶原复合物浓缩物

PCC 是血浆源性维生素 K 依赖性凝血因子（Ⅱ、Ⅶ、Ⅸ、Ⅹ、C 和 S 蛋白）浓缩物；目前市面上有数种 PCC 产品。PCC 可快速逆转口服抗凝药的作用。一项针对心外科患者的随机试验结果显示，与 FFP 相比，PCC 在逆转口服抗凝作用方面更安全、更迅速、出血更少[94]。现在也有关于 PCC 用于治疗 CPB 后凝血障碍的研究，早期结果显示，PCC 可能会减少 FFP 及血小板用量[95]——但这些有前景的初步结果有待于更大规模的随机对照临床试验的验证。

本章要点

- 现有证据不支持在心脏手术常规实施宽松输血。
- 综合的血液保护策略是减少患者异体输血最有效的方法。
- 血液保护应该多学科（包括外科、麻醉科、体外循环科、护理和输血科）协同完成，需要持续质量改进。
- 减少出血和输血的术前策略包括：识别高危患者；恰当地停用可能导致凝血障碍的药物；术前给予铁剂和促红细胞生成素增加红细胞总量，或者联合进行 PABD。
- 应当最大限度使用合适的 CPB 技术减少失血和输血，具体包括：ANH 和自体血回收，逆向自体血预充，使用迷你 CPB 管路及改良超滤技术。
- 抗纤溶药和局部止血药是血液保护的重要辅助手段。
- 应当根据患者独特的临床表现，而不是严格的输血指征，来决定术后输血。

- 创新的外科技术、新的药物演变成有效的血液保护技术，必须以设计良好的临床试验结果为依据。

（崔勇丽 译 纪宏文 审）

参考文献

1. Belisle S, Hardy JF: Hemorrhage and the use of blood products after adult cardiac operations: myths and realities. *Ann Thorac Surg* 1996; 62:1908.
2. Goodnough LT, Despostis GJ, Hohue CW, et al: On the need for improved transfusion indicators in cardiac surgery. *Ann Thorac Surg* 1995; 60:473.
3. Speiss BD: Transfusion and outcome in heart surgery. *Ann Thorac Surg* 2002; 74:986.
4. Woodman RC, Harker LA: Bleeding complications associated with cardiopulmonary bypass. *Blood* 1990; 76:1680.
5. Boyle EM, Verrier VD, Spiess BD: The procoagulant response to injury. *Ann Thorac Surg* 1997; 64:S16.
6. Hunt BJ, Parratt RN, Segal HC, et al: Activation of coagulation and fibrinolysis during cardiothoracic operations. *Ann Thorac Surg* 1998; 65:712.
7. Despotis G, Avidan M, Eby C: Prediction and management of bleeding in cardiac surgery. *J Throm Haemost* 2009; 7(Suppl 1):111.
8. Gajic O, Rana R, Winters JL, et al: Transfusion-related acute lung injury in the critically ill: prospective nested case-control study. *Am J Respir Crit Care Med* 2007; 176:886.
9. Vlaar AP, Binnekade JM, Prins D, et al: Risk factors and outcome of transfusion-related acute lung injury in the critically ill: a nested case-control study. *Crit Care Med* 2010; 38:771.
10. Surgenor SD, Kramer RS, Olmstead EM, et al: The association of perioperative red blood cell transfusions and decreased long-term survival after cardiac surgery. *Anesth Analg* 2009; 108:1741.
11. Whitson BA, Huddleston SJ, Savik K, et al: Risk of adverse outcomes associated with blood transfusion after cardiac surgery depends on the amount of transfusion. *J Surg Res* 2010; 158:20.
12. Veenith T, Sharples L, Gerrard C, et al: Survival and length of stay following blood transfusion in octogenarians following cardiac surgery. *J Anesth* 2010; 65:331.
13. Koch CG, Li L, Duncan AI, et al: Transfusion in coronary artery bypass grafting is associated with reduced long-term survival. *Ann Thorac Surg* 2006; 81:1650.
14. Murphy GJ, Reeves BC, Rogers CA, et al: Increased mortality, postoperative morbidity, and cost after red blood cell transfusion in patients having cardiac surgery. *Circulation* 2007; 116:2544.
15. Scott BH, Seifert FC, Grimson R: Blood transfusion is associated with increased resource utilisation, morbidity and mortality in cardiac surgery. *Ann Card Anaesth* 2008; 11:15.
16. Koch CG, Li L, Duncan AI, et al: Morbidity and mortality risk associated with red blood cell and blood-component transfusion in isolated coronary artery bypass grafting. *Crit Care Med* 2006; 34:1608.
17. Hébert PC, Wells G, Blajchman MA, et al: A multicenter, randomized, controlled clinical trial of transfusion requirements in critical care. Transfusion Requirements in Critical Care Investigators, Canadian Critical Care Trials Group. *N Engl J Med* 1999; 340:409.
18. Lacroix J, Hébert PC, Hutchison JS, et al: Transfusion strategies for patients in pediatric intensive care units. *N Engl J Med* 2007; 356:1609.
19. Hajjar LA, Vincent JL, Galas FR, et al: Transfusion requirements after cardiac surgery: the TRACS randomized controlled trial. *JAMA* 2010; 304:1559.
20. Ovrum E, Holen EA, Linstein MA: Elective coronary artery bypass without allogeneic blood transfusion. *Scand J Thorac Cardiovasc Surg* 1991; 25:13.
21. Ovrum E, Holen EA, Abdelnoor M, et al: Conventional blood conservation techniques in 500 consecutive coronary artery bypass operations. *Ann Thorac Surg* 1991; 51:500.
22. Van der Linden P, De Hert S, Daper A, et al: A standardized multidisciplinary approach reduces the use of allogeneic blood products in patients undergoing cardiac surgery. *Can J Anaesth* 2001; 48:894.
23. Brevig J, McDonald J, Zelinka ES, et al: Blood transfusion reduction in cardiac surgery: multidisciplinary approach at a community hospital. *Ann Thorac Surg* 2009; 87:532.
24. Shehata N, Naglie G, Alghamdi AA, et al: Risk factors for red cell transfusion in adults undergoing coronary artery bypass surgery: a systematic review. *Vox Sang* 2007; 93:1.
25. Nalla BP, Freedman J, Hare GM, et al: Update on blood conservation for cardiac surgery. *J Cardiothorac Vasc Anesth* 2012; 26:117.
26. Society of Thoracic Surgeons Blood Conservation Guideline Task Force, Ferraris VA, Brown JR, et al: 2011 update to the Society of Thoracic Surgeons and the Society of Cardiovascular Anesthesiologists blood conservation clinical practice guidelines. *Ann Thorac Surg* 2011; 91:944.
27. Dunning J, Versteegh M, Fabbri A, et al: Guideline on antiplatelet and anticoagulation management in cardiac surgery. *Eur J Cardiothorac Surg* 2008; 34:73.
28. Sie P, Samama CM, Godier A, et al: Surgery and invasive procedures in patients on long-term treatment with direct oral anticoagulants: thrombin or factor-Xa inhibitors. Recommendations of the Working Group on Perioperative Haemostasis and the French Study Group on Thrombosis and Haemostasis. *Arch Cardiovasc Dis* 2011; 104:669.
29. Heidbuchel H, Verhamme P, Alings M, et al: EHRA practical guide on the use of new oral anticoagulants in patients with non-valvular atrial fibrillation: executive summary. *Eur Heart J* 2013; 34:2094.
30. Lai A, Davidson N, Galloway SW, et al: Perioperative management of patients on new oral anticoagulants. *Br J Surg* 2014; 101:742.
31. Junichiro Y, Path FRC, Yamada K, et al: Testing various herbs for antithrombotic effect. *Nutrition* 2005; 21:580.
32. Buckley MS, Goff AD, Knapp WE: Fish oil interaction with warfarin. *Ann Pharmacother* 2004; 38:50.
33. Valli G, Giardina E: Benefits, adverse effects and drug interactions of herbal therapies with cardiovascular effects. *J Am Coll Cardiol* 2002; 39:1083.
34. Kilic A, Whitman GJ: Blood transfusions in cardiac surgery: indications, risks, and conservation strategies. *Ann Thorac Surg* 2014; 97:726.
35. Alghamdi AA, Albanna MJ, Guru V, et al: Does the use of erythropoietin reduce the risk of exposure to allogeneic blood transfusion in cardiac surgery? A systematic review and meta-analysis. *J Cardiovasc Surg* 2006; 21:320.
36. Weltert L, D'Alessandro S, Nardella S, et al: Preoperative very short-term, high-dose erythropoietin administration diminishes blood transfusion rate in off-pump coronary artery bypass: a randomized blind controlled study. *J Thorac Cardiovasc Surg* 2010; 139:621.
37. Varghese R, Myers ML: Blood conservation in cardiac surgery: let's get restrictive. *Semin Thorac Cardiovasc Surg* 2010; 22:121.
38. Martin K, Keller E, Gertler R, et al: Efficiency and safety of preoperative autologous blood donation in cardiac surgery: a matched-pair analysis in 432 patients. *Eur J Cardiothorac Surg* 2010; 37:1396.
39. Kochamba GS, Pfeffer TA, Sintek CF, et al: Intraoperative autotransfusion reduces blood loss after cardiopulmonary bypass. *Ann Thorac Surg* 1996; 61:900.
40. Jalali A, Naseri MH, Chalian M, et al: Acute normovolaemic haemodilution with crystalloids in coronary artery bypass graft surgery: a preliminary survey of haemostatic markers. *Acta Cardiol* 2008; 63:335.
41. Höhn L, Schweizer A, Licker M, et al: Absence of beneficial effect of acute normovolemic hemodilution combined with aprotinin on allogeneic blood transfusion requirements in cardiac surgery. *Anesthesiology* 2002; 96:276.
42. Casati V, Speziali G, D'Alessandro C, et al: Intraoperative low-volume acute normovolemic hemodilution in adult open-heart surgery. *Anesthesiology* 2002; 97:367.
43. Segal JB, Blasco-Colmenares E, Norris EJ, et al: Preoperative acute normovolemic hemodilution: a meta-analysis. *Transfusion* 2004; 44:632.
44. Menkis AH, Martin J, Cheng DC, et al: Drug, devices, technologies, and techniques for blood management in minimally invasive and conventional cardiothoracic surgery: a consensus statement from the International Society for Minimally Invasive Cardiothoracic Surgery (ISMICS) 2011. *Innovations (Phila)* 2012; 7:229.
45. DeFoe GR, Ross CS, Olmstead EL, et al: Lowest hematocrit on bypass and adverse outcomes associated with coronary artery bypass surgery. *Ann Thorac Surg* 2001; 71:769.
46. Habib RH, Zacharias A, Schwann TA, et al: Adverse effects of low hematocrit during cardiopulmonary bypass in the adult: should current practice be changed? *J Thorac Cardiovasc Surg* 2003; 125:1438.
47. Swaminathan M, Philips-Bute BG, Conlon PJ, et al: The association of lowest hematocrit during cardiopulmonary bypass with acute renal injury after coronary artery bypass surgery. *Ann Thorac Surg* 2003; 76:784.
48. Karkouti K, Beattie WS, Wijeysundera DN, et al: Hemodilution during cardiopulmonary bypass is an independent risk factor for acute renal failure in adult cardiac surgery. *J Thorac Cardiovasc Surg* 2005; 129:391.
49. Loor G, Li L, Sabik JF III, et al: Nadir hematocrit during cardiopulmonary bypass: end-organ dysfunction and mortality. *J Thorac Cardiovasc Surg* 2012; 144:654.
50. Vandewiele K, Bové T, De Somer FM, et al: The effect of retrograde autologous priming volume on haemodilution and transfusion requirements

during cardiac surgery. *Interact Cardiovasc Thorac Surg* 2013; 16:778.

51. Sun P, Ji B, Sun Y, et al: Effects of retrograde autologous priming on blood transfusion and clinical outcomes in adults: a meta-analysis. *Perfusion* 2013; 28:238.

52. Remadi JP, Marticho P, Butoi I, et al: Clinical experience with the mini-extracorporeal circulation system: an evolution or a revolution? *Ann Thorac Surg* 2004; 77:2172.

53. Kofidis T, Baraki H, Singh H, et al: The minimized extracorporeal circulation system causes less inflammation and organ damage. *Perfusion* 2008; 23:147.

54. Puehler T, Haneya A, Philipp A, et al: Minimized extracorporeal circulation system in coronary artery bypass surgery: a 10-year single-center experience with 2243 patients. *Eur J Cardiothorac Surg* 2011; 39:459.

55. Vermeijden WJ, van Klarenbosch J, Gu YJ, et al: Effects of cell-saving devices and filters on transfusion in cardiac surgery: a multicenter randomized study. *Ann Thorac Surg* 2015; 99:26.

56. Shroyer AL, Grover FL, Hattler B, et al: On-pump versus off-pump coronary-artery bypass surgery. *N Engl J Med* 2009; 361:1827.

57. Brewer R, Theurer PF, Cogan CM, et al: Morbidity but not mortality is decreased after off-pump coronary artery bypass surgery. *Ann Thorac Surg* 2014; 97:831.

58. Puskas JD, Williams WH, Duke PG, et al: Off-pump coronary artery bypass grafting provides complete revascularization with reduced myocardial injury, transfusion requirements, and length of stay: a prospective randomized comparison of two hundred unselected patients undergoing off-pump versus conventional coronary artery bypass grafting. *J Thorac Cardiovasc Surg* 2003; 125:797.

59. Parolari A, Alamanni F, Polvani G, et al. Meta-analysis of randomized trials comparing off-pump with on-pump coronary artery bypass graft patency. *Ann Thorac Surg* 2005; 80:2121.

60. Cheng D, Martin J, Shennib H, et al: Endovascular aortic repair versus open surgical repair for descending thoracic aortic disease: a systematic review and meta-analysis of comparative studies. *J Am Coll Cardiol* 2010; 55:986.

61. Smith CR, Leon MB, Mack MJ, et al: Transcatheter versus surgical aortic-valve replacement in high-risk patients. *N Engl J Med* 2011; 364:2187.

62. D'Errigo P, Barbanti M, Ranucci M, et al: Transcatheter aortic valve implantation versus surgical aortic valve replacement for severe aortic stenosis: results from an intermediate risk propensity-matched population of the Italian OBSERVANT study. *Int J Cardiol* 2013; 167:1945.

63. Papadopoulos N, Schiller N, Fichtlscherer S, et al: Propensity matched analysis of longterm outcomes following transcatheter based aortic valve implantation versus classic aortic valve replacement in patients with previous cardiac surgery. *J Cardiothorac Surg* 2014; 9:99.

64. Nagaraja V, Raval J, Eslick GD, et al: Transcatheter versus surgical aortic valve replacement: a systematic review and meta-analysis of randomised and non-randomised trials. *Open Heart* 2014; 1:e000013.

65. Brown ML, McKellar SH, Sundt TM, et al: Ministernotomy versus conventional sternotomy for aortic valve replacement: a systematic review and meta-analysis. *J Thorac Cardiovasc Surg* 2009; 137:670.

66. Cheng DC, Martin J, Lal A, et al: Minimally invasive versus conventional open mitral valve surgery: a meta-analysis and systematic review. *Innovations (Phila)* 2011; 6:84.

67. Hall TS, Sines JC, Spotnitz AJ: Hemorrhage related reexploration following open heart surgery: the impact of pre-operative and post-operative coagulation testing. *Cardiovasc Surg* 2002; 10:146.

68. Carless PA, Anthony DM, Henry DA: Systematic review of the use of fibrin sealant to minimize perioperative allogeneic blood transfusion. *Br J Surg* 2002; 89:695.

69. Schlag G, Seifert J: Fibrin sealant, aprotinin, and immune response in children undergoing operations for congenital heart disease. *J Thorac Cardiovasc Surg* 1998; 116:1082.

70. Lamm P, Adelhard K, Juchem G, et al: Fibrin glue in coronary artery bypass grafting operations: casting out the Devil with Beelzebub? *Eur J Cardiothorac Surg* 2007; 32:567.

71. Birmingham B: TEE diagnosis of mechanical AVR dysfunction associated with biological glue. *Anesth Analg* 2001; 93:1627.

72. Oz MC, Cosgrove DM III, Badduke BR, et al: Controlled clinical trial of a novel hemostatic agent in cardiac surgery. The Fusion Matrix Study Group. *Ann Thorac Surg* 2000; 69:1376.

73. Passage J, Jalali H, Tam RK, et al: BioGlue Surgical Adhesive—An appraisal of its indications in cardiac surgery. *Ann Thorac Surg* 2002; 74:432.

74. Coselli JS, Bavaria JE, Fehrenbacher J, et al: Prospective randomized study of a protein-based tissue adhesive used as a hemostatic and structural adjunct in cardiac and vascular anastomotic repair procedures. *J Am Coll Surg* 2003; 197:243.

75. Karkouti K, Beattie WS, Dattilo KM, et al: A propensity score case-control comparison of aprotinin and tranexamic acid in high-transfusion-risk cardiac surgery. *Transfusion* 2006; 46:327.

76. Mangano DT, Tudor IC, Dietzel C, et al: The risk associated with aprotinin in cardiac surgery. *N Engl J Med* 2006; 354:353.

77. Fergusson DA, Hébert PC, Mazer CD, et al: A comparison of aprotinin and lysine analogues in high-risk cardiac surgery. *N Engl J Med* 2008; 358:2319.

78. Laupacis A, Fergusson D: Drugs to minimize perioperative blood loss in cardiac surgery: meta-analyses using perioperative blood transfusion as the outcome. The International Study of Peri-operative Transfusion (ISPOT) Investigators. *Anesth Analg* 1997; 85:1258.

79. Levi M, Cromheecke ME, de Jonge E, et al: Pharmacological strategies to decrease excessive blood loss in cardiac surgery: a meta-analysis of clinically relevant endpoints. *Lancet* 1999; 354:1940.

80. Ngaage DL, Bland JM: Lessons from aprotinin: is the routine use and inconsistent dosing of tranexamic acid prudent? Meta-analysis of randomised and large matched observational studies. *Eur J Cardiothorac Surg* 2010; 37:1375.

81. Gans H, Krivit W: Problems in hemostasis during open heart surgery. III. Epsilon amino caproic acid as an inhibitor of plasminogen activator activity. *Ann Surg* 1962; 155:268.

82. Munoz JJ, Birkmeyer NJ, Birkmeyer JD, et al: Is epsilon-aminocaproic acid as effective as aprotinin in reducing bleeding with cardiac surgery? A meta-analysis. *Circulation* 1999; 99:81.

83. Chauhan S, Gharde P, Bisoi A, et al: A comparison of aminocaproic acid and tranexamic acid in adult cardiac surgery. *Ann Card Anaesth* 2004; 7:40.

84. Carless PA, Moxey AJ, Stokes BJ, et al: Are antifibrinolytic drugs equivalent in reducing blood loss and transfusion in cardiac surgery? A meta-analysis of randomized head-to-head trials. *BMC Cardiovasc Disord* 2005; 5:19.

85. Brown JR, Birkmeyer NJ, O'Connor GT: Meta-analysis comparing the effectiveness and adverse outcomes of antifibrinolytic agents in cardiac surgery. *Circulation* 2007; 115:2801.

86. Fang WC, Helm RE, Krieger KH, et al: Impact of minimum hematocrit during cardiopulmonary bypass on mortality in patients undergoing coronary artery surgery. *Circulation* 1997; 96:II194.

87. Beall AC Jr, Yow EM Jr, Bloodwell RD, et al: Open-heart surgery without blood transfusion. *Arch Surg* 1967; 94:567.

88. Society of Thoracic Surgeons Blood Conservation Guideline Task Force, Ferraris VA, Ferraris SP, et al: Perioperative blood transfusion and blood conservation in cardiac surgery: the Society of Thoracic Surgeons and The Society of Cardiovascular Anesthesiologists clinical practice guideline. *Ann Thorac Surg* 2007; 83(5 Suppl):S27.

89. Hebert PC, Wells G, Blajchman MA, et al: A multicenter, randomized, controlled clinical trial of transfusion requirements in critical care. Transfusion Requirements in Critical Care Investigators, Canadian Critical Care Trials Group. *N Engl J Med* 1999; 340:409.

90. Bolliger D, Seeberger MD, Tanaka KA: Principles and practice of thromboelastography in clinical coagulation management and transfusion practice. *Transfus Med Rev* 2012; 26:1.

91. Lisman T, De Groot PG: Mechanism of action of recombinant factor VIIa. *J Thromb Haemost* 2003; 1:1138.

92. Gill R, Herbertson M, Vuylsteke A, et al: Safety and efficacy of recombinant activated factor VII: a randomized placebo-controlled trial in the setting of bleeding after cardiac surgery. *Circulation* 2009; 120:21.

93. Levi M, Levy JH, Andersen HF, et al: Safety of recombinant activated factor VII in randomized clinical trials. *N Engl J Med* 2010; 363:1791.

94. Demeyere R, Gillardin S, Arnout J, et al: Comparison of fresh frozen plasma and prothrombin complex concentrate for the reversal of oral anticoagulants in patients undergoing cardiopulmonary bypass surgery: a randomized study. *Vox Sang* 2010; 99:251.

95. Song HK, Tibayan FA, Kahl EA, et al: Safety and efficacy of prothrombin complex concentrates for the treatment of coagulopathy after cardiac surgery. *J Thorac Cardiovasc Surg* 2014; 147:1036.

第15章 深低温停循环

Bradley G. Leshnower ● Edward P. Chen

主动脉弓疾病的外科治疗包括用人工血管部分或完全替换主动脉弓,在此过程中,有一段时间脑血流暂时停止。该技术的早期描述是这段时间暂停脑灌注需要通过停止全身血流灌注,因此被称为低温停循环(hypothermic circulatory arrest, HCA)。HCA 在缺血期间通过全身低温来保护大脑和内脏器官,为弓重建手术进程提供无血手术野。自从最初报道 HCA 用于主动脉弓替换以来,脑保护和循环管理技术的发展已经可以满足安全有效的重建主动脉弓,并维持了良好的神经系统转归[1]。

有关 HCA 技术的起源可以追溯到 Bigelow 在犬类模型中证实了低温在心脏手术中的作用[2]。John Lewis 在术中采用全身 28℃ 低温联合阻断静脉回流成功完成房间隔缺损修补。随后,他报告了在没有中枢神经系统损伤证据的情况下,采用全身深低温(9℃)及一小时停循环来治疗一名卵巢癌成人患者[3,4]。随着体外循环机的出现,全身低温被暂时摈弃,但在 20 世纪 60 年代,又有应用全身低温用于主动脉弓替换的单独报告[5,6]。然而正是 Randall Griepp 医生将实验室犬模型的经验用于 HCA 下主动脉瘤修复的转化研究的成功经验和教训,开创了主动脉弓外科手术的新时代[1]。

基本原理

在本章中,为了表达准确,在没有联合脑灌注的情况下使用 HCA 将被称为"单独应用 HCA"。表 15-1 中的分类体系将用于描述 HCA 中不同程度的低温。深低温停循环(deep hypothermic circulatory arrest, DHCA)和中低温停循环(moderate hypothermic circulatory arrest, MHCA)是 HCA 的两种不同级别的管理方式,将在后续的文章中重点讨论。

表 15-1 主动脉弓手术低温分级共识

分类	鼻温
超超低温	≤14℃
深低温	14.1~20℃
中低温	20.1~28℃
浅低温	28.1~34℃

脑代谢和脑血流

理解 HCA 要求对脑代谢和血流有基本了解。脑的代谢率和能量需求大约是非神经系统组织代谢的 7.5 倍。大脑的能量依赖于糖酵解的有氧过程,据估计,在任何时候,以糖原形式储存在神经元中的葡萄糖只能提供 2 分钟的能量供应。大脑不能耐受局部缺血,这种情况下,大脑会迅速通过无氧代谢来产生能量。一旦三磷酸腺苷(adenosine triphosphate, ATP)储存被耗尽,基本的细胞离子泵即失效,钙离子在细胞内聚集。这会导致不可逆的神经损伤[7]。

为了保证脑组织的高代谢率,人体每分钟为每 100mg 脑组织提供约 60mg 葡萄糖和 3.5mL 氧气。这相当于在正常体温下脑血流量要达到 750~900mL/min 或 15% 的静息心排血量[7]。大脑微循环的自主调节机制保证了正常血压的成人平均动脉压在 60~140mmHg 范围内波动能够保持稳定的脑血流速度。这一灌注水平维持脑血流与代谢的比例为 20:1。然而有多重因素,包括体温、pH 和红细胞比容在内的几个生理学指标能够影响脑血流[8]。

由于氧对脑代谢至关重要,测量脑氧代谢率(cerebral metabolic rate for oxygen, CMRO$_2$)能够提供关于脑代谢状态的重要信息。低温已被证明能成倍地降低脑代谢。全身 20℃ 低温可使 CMRO$_2$ 降低至基线值的 24%,15℃ 时可使 CMRO$_2$ 降低至基线值的 16%(表 15-2)[9]。与 CMRO$_2$ 相比,低温以线性方式降

表 15-2 测量脑氧代谢率(CMRO$_2$)能提供脑代谢状态的重要信息

温度(℃)	脑代谢率(占基线的百分比)	HCA 的安全时长(分)
37	100	5
30	56(52~60)	9(8~10)
25	37(33~42)	14(12~15)
20	24(21~29)	21(17~24)
15	16(13~20)	31(25~38)
10	11(8~4)	45(36~62)

低脑血流。当机体核心温度降至 22℃时,大脑微循环失去了自主调节能力,大脑血流量则依赖于平均动脉压变化[10]。失去自主调节能力就意味着脑血流和脑代谢之间的自主调节偶联关系解除。该现象会导致大脑奢灌,脑血流与代谢的比例增加到 75∶1。脑奢灌的意义尚不清楚。奢灌的潜在益处包括更快、更均匀地使大脑降温;但是,潜在的风险包括可能增加脑水肿和栓塞发生率[8]。

临床评价脑代谢最常用的方法是测量脑电活动,可通过脑电图(electroencephalography,EEG)进行监测。全身降温可降低脑电活动,脑电图静止提示脑代谢受到最大程度的抑制。许多大血管外科中心在降温期间采用完全脑电静息状态作为一种安全可靠的脑代谢抑制评价方式,表明这时开始 HCA 是安全的。

pH 管理

如前所述,脑血流受到温度和血液酸碱状态的影响。HCA 期间有两种不同的策略来调节 pH。α 稳态的 pH 调节需维持 37℃血中的正常酸碱和血气。该策略可优化细胞酶活性,并保持脑血管自主调节能力。在 α 稳态管理中,血液 pH 随着温度的降低而变化,使血液偏碱性以及二氧化碳降低。这导致氧离曲线左移,血红蛋白与氧的亲和力增加。因此在深低温时,与血红蛋白结合的氧较少被释放到组织中,血液中溶解的氧是组织主要的氧气来源。

另一种策略是 pH 稳态调节,它通过在降温期间向血液中充入 CO_2 来维持该温度下正常 pH。额外的 CO_2 会导致脑血管扩张,削弱大脑微血管的自我调节能力。这导致脑血流增加,以及脑代谢与脑血流的关系解除。由于在深低温时补充 CO_2,氧离曲线右移,血红蛋白与氧的亲和力减低,向组织释放氧气增加。在 pH 稳态调节下,当血液复温至 37℃时监测血气分析时,血液会显得得偏酸性以及二氧化碳含量增加。

很多大动物实验和临床研究对这两种策略进行了对比。大多数临床研究都是小样本量,患者接受的是成人心脏手术或先天性心脏病手术,均未采用停循环。成人研究包括在中低温至浅低温(26~32℃)条件下进行冠状动脉旁路移植术的患者,得出的结论是 α 稳态治疗效果更好。动物研究及儿童研究包含了在低流量体外循环或停循环情况下进行深低温治疗的患者,这些研究表明 pH 稳态调节的结果更好[11]。

成人与儿童术中脑损伤的机制不同。成人容易因血管病变(如高血压、动脉粥样硬化、糖尿病)的危险因素而导致栓塞。接受复杂先心病手术的儿童更容易因长时间的低流量或停循环而出现全脑缺血性损伤。因此,α 稳态调节在成人中可能更优,维持大脑自主调节能力能够使微血管系统适应血管狭窄以及血流不均衡分布。相反,儿童可能受益于与 pH 稳态调节相关的脑血管舒张,长时间低流量状态下的脑血流量得以增加[11-13]。

HCA 期间脑损伤机制

众所周知,HCA 患者存在两种不同类型的脑损伤:①永久性神经功能障碍(permanent neurologic dysfunction,PND)和②暂时性神经功能障碍(temporary neurologic dysfunction,TND)。PND 通常被称为卒中,临床表现为一种局灶性神经功能缺损,

继发于颗粒物质或空气/气泡栓塞,引起血管阻塞,导致缺血性脑梗死。HCA 患者并发 PND 的危险因素包括升主动脉和体外循环动脉插管部位的动脉粥样硬化[14-16]。有研究证明腋动脉是 HCA 手术患者发生卒中风险最低的动脉[16]。降低栓塞性卒中风险的其他神经保护策略包括利用超声引导动脉插管和主动脉阻断,以及增加顺行或逆行脑灌注(retrograde cerebral perfusion,RCP)。

TND 是一种是由于脑保护不充分引起的可逆性弥漫性轻微损伤[17]。TND 患者在术后早期即出现意识模糊、躁动、谵妄、迟钝、帕金森综合征,但无定位体征。此时 CT 或 MRI 的脑成像是阴性。TND 是一种全脑缺血性损伤的临床表现,可导致神经元细胞坏死或凋亡。

HCA 后细胞坏死是由于未满足脑细胞最低的代谢和氧需求。在这种情况下,细胞内储存的 ATP 被耗尽,细胞转为无氧代谢。ATP 缺乏也会导致 Na^+/K^+ 泵失效,引起很多后续效应,包括细胞肿胀、细胞膜去极化、电压敏感 Ca^{2+} 通道开放和大量钙离子进入细胞质。细胞内钙积聚会激活蛋白酶和脂肪酶,破坏细胞膜,导致细胞裂解和死亡。组织学上,细胞坏死的特征是核固缩,胞浆嗜碱性,并伴有炎性反应。HCA 后神经元坏死的危险因素包括体温降温不足、停循环时仍有脑电波活动、无脑灌注的 HCA 时间过长(超过 40 分钟)[18-20]。

在脑保护不充分的 HCA 患者中观察到的第二类细胞死亡是细胞凋亡。细胞凋亡是一个能量依赖的过程,在细胞能量储备充足的情况下仍可能发生。它代表一种非致死性的缺血性损伤,导致特定基因、受体和酶激活,他们以一种程序化方式裂解细胞[21]。形态学特征为核破裂,核内染色质边集,胞质或炎性变化很小。凋亡是一个非常复杂的过程,目前尚未得到充分的解释,且详细解释凋亡现象也超出了本章范围。从根本上说,这是一个精心调控的过程,导致半胱氨酸蛋白酶的产生,半胱氨酸蛋白酶启动蛋白水解级联反应,导致细胞迅速死亡[22]。多种 DHCA 动物模型研究显示,细胞凋亡发生在再灌注后数小时内,并持续至 DHCA 结束后 72 小时[23,24]。

缺血和缺氧可以通过第三种机制引起细胞死亡,这种机制与过度的神经元刺激和过度活跃有关。一旦脑组织转成无氧代谢,就会产生乳酸。神经元细胞无法利用乳酸作为能量来源,加上 HCA 期间脑组织无血流灌注,导致乳酸蓄积以及细胞内 pH 升高。细胞内酸中毒会产生诸多影响,包括兴奋性神经递质谷氨酸和天冬氨酸的释放,及神经递质转运泵失效。这导致了谷氨酸在细胞间隙蓄积。高浓度谷氨酸具有神经毒性,并介导钙通道的开放。最终结果是钙离子流入细胞质,引发致命的生化级联反应,导致神经元细胞死亡。兴奋性毒性就是指这种由兴奋性氨基酸引起的神经元细胞死亡。兴奋性毒性在缺血性神经元细胞坏死和凋亡中起重要作用[18]。大脑不同区域的代谢率不同,高代谢率区域对缺血更敏感。这一概念被称为"选择性易损性",适用于海马体、基底神经节和小脑的神经元[25,26]。HCA 因脑保护不充分而导致 TND 的患者常表现为认知功能下降、短期记忆改变和精细运动障碍。HCA 患者的神经心理测试显示,在 DHCA 持续时间超过 25 分钟后,患者的记忆力和精细运动障碍与轻微脑损伤一致[27]。这种类型的轻微脑损伤可能是由于海马、基底神经节和小脑的神经元细胞坏死或凋亡造成的。长时间 DHCA 后的 TND 影响在临床上并不显

著,而是与长期记忆和运动障碍有关[28]。

深低温停循环

降温

体外循环建立后,通过降低体外循环管路中的热交换器内血液温度来达到全身降温的目的。在降温期间应保持不超过 10℃ 的温度梯度(动脉灌注端与静脉回流端之间),以防止气栓形成。为了平衡血液温度和组织温度,实施降温的时间差异较大,它取决于血流量、温度梯度(灌注端与器官之间)和组织特异性温度交换系数。影响降温的患者特征包括闭塞性血管疾病和体重指数。

对于 HCA 的降温策略并没有共识。术中对时间、温度、颈静脉球部氧饱和度、脑电图活动的监测有助于评估降温期间脑代谢受抑制情况。在许多不同的部位包括灌注管路的流入端及流出端,以及插入膀胱、直肠、鼻咽和食管的探头来监测温度。如果脑保护策略是单独应用 HCA 或与 RCP 联合使用,则应该监测食管或鼻咽温度,因为这些部位与脑内温度非常接近[29]。然而,如果采用顺行脑灌注(antegrade cerebral perfusion,ACP),膀胱或直肠温度更重要,因为腹腔脏器保护成为低温保护的关键目标。

为确保脑组织代谢受到充分抑制,公认指标包括至少降温 30 分钟、鼻咽温达到 18℃、颈静脉血氧饱和度在 95% 以上以及达到脑电静息状态[30-32]。但是,仅依靠这些指标来衡量代谢受抑状态并不足够。在一项 109 例 HCA 患者的研究中,超过 50% 的患者在鼻咽温度为 18℃ 时并没有达到脑电静息状态,大约 25% 的患者在降温 30 分钟后也没有达到脑电静息状态[33]。这强调需要在 HCA 开始之前全面评估所有可用的监测指标。如果单独应用 HCA,建议通过冰帽来进行局部降温,使缺血期间颅内温度上升最小化[31]。

复温

HCA 后的脑再灌注和复温是一个关键阶段,如果处理不当,则会加重神经元损伤。HCA 后,建议在脑再灌注复温之前先行短时间的低灌注压冷血灌注。与立即复温相比,冷血再灌能够改善脑灌注、降低颅内压和减轻脑水肿。这种策略可减轻深低温停循环(DHCA)后发生的脑血管自主调节功能受损,从而减轻脑损伤[34,35]。实验数据也证明,再灌注应以较高的红细胞比容水平和正常血糖为前提。与较高的血细胞比容(30%)相比,再灌注时血细胞比容较低(约 20%)会增加组织病理学脑损伤的程度[36]。除了增加携氧能力外,较高的血细胞比容还能增加缓冲、氧化还原和自由基清除的能力。再灌注时发生的高血糖与细胞内酸中毒有关,酸中毒可阻止正常细胞代谢恢复[37]。

由于再灌注期间脑代谢与脑血流不匹配,脑氧输送尤为重要。HCA 后脑血管阻力会增加可长达 8 小时,这导致脑血流量减少以及从血液中提取氧和葡萄糖的速率异常增高以维持脑代谢[38]。这个时期可能发生继发性脑损伤,同时伴有低血压、低氧血症和贫血[31]。必须维持不超过 10℃ 的温差,防止气栓形成,灌注液温度不应超过 36℃。DHCA 后维持浅低温状态相

比,脑组织超温会导致严重的神经行为学后果以及增加神经细胞损伤[39]。这种损伤的机制尚不明确,它可能是多因素的,与高温时血脑屏障通透性增加和细胞代谢有关。迟发性神经损伤的风险应受到重视,很多主动脉外科大中心提倡 DHCA 后在重症监护病房进行一段时间的允许性低温治疗,以降低迟发性神经损伤的风险[18,40]。

DHCA 安全持续时间

单独 DHCA 或无辅助脑灌注 DHCA 是最简单、最方便的脑保护方式。它不需要复杂的灌注方法或神经监测,是不常进行主动脉弓重建手术的外科医生常选择的脑保护策略。单独 DHCA 的主要问题是停循环的持续时间。

为了获得不同温度下安全的停循环时间,西奈山医院团队监测了 37 名 HCA 成人患者在不同时间和温度下的动脉血气和静脉血气。这用来计算不同温度下的 $CMRO_2$ 消耗。应用 $CMRO_2$、Q_{10}(一个描述随温度变化时脑代谢降低的指标)、以及基于 37℃ 时脑血流可以安全中断 5 分钟的假设,计算出了在一定温度范围内安全的 HCA 持续时间。图 15-1 展示了 $CMRO_2$、温度与安全的 HCA 持续时间的关系[9,18]。

虽然大多数主动脉外科大中心已将脑灌注加入 HCA 作为脑保护的标准策略,但耶鲁大学的 Dr. Elefteriades 团队等一些中心仍单独应用 DHCA。在一组同期系列研究中,394 名患者接受了择期或急诊的包括弓部病变在内的胸主动脉修复手术,这些研究在 HCA 开始前并没有使用神经监测,而是将平均膀胱温度降低到 19℃,降温时间 30~35 分钟。他们的总死亡率和卒中发生率分别为 6.3% 和 4.8%。癫痫发作和透析的发生率分别为 3.1% 和 2.3%。DHCA 平均时间为 31 分钟,DHCA 时间超过 40 分钟的患者有卒中风险增加的趋势[30]。来自 Dr. Crawford's Houston 团队的 656 名单独 DHCA 患者的研究中,停循环时间超过 40 分钟也会增加卒中风险[41]。

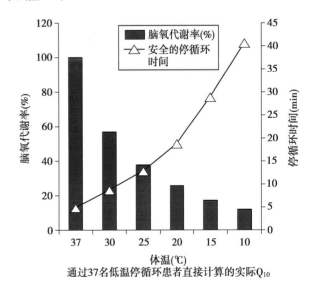

通过37名低温停循环患者直接计算的实际Q₁₀

图 15-1 安全的停循环时间。Q_{10} 是通过直接测量 37 名接受胸主动脉 DHCA 手术成人患者的脑氧代谢($CMRO_2$)计算出的数据。同时显示了温度相关的代谢率降低和计算出的安全停循环时间

基于这些证据,单独应用 DHCA 修复主动脉病变时,降温30 分钟达到膀胱温 18℃或食管/鼻咽温 15℃,将为 30 分钟的停循环期间提供安全有效的脑保护。当停循环超过这个时间时,应联合应用脑灌注。

脑灌注

虽然 DCHA 改变了主动脉弓手术方式,但长时间单独 DH-CA 带来的脑损伤发生率不容忽视。人们很快认识到,停循环时间超过 30 分钟的复杂主动脉弓重建手术可能导致不良神经系统结局以及增加死亡率[30,41,42]。脑灌注作为一种辅助脑保护方法,对该领域产生了革命性影响,对主动脉弓重建手术的神经系统转归带来显著影响。

逆行脑灌注

逆行脑灌注(RCP)的方法最初是由 Mills 和 Ochnerin 在处理体外循环期间误入大量气栓而提出[43]。1990 年 Ueda 首次报道 8 名主动脉弓置换术患者应用了 RCP 联合 HCA[44]。RCP方法是上腔静脉插管,套带阻断上腔静脉,在停循环期间将来自体外循环管路中的低温动脉血灌注入上腔静脉,以逆行方式进行脑灌注(图 15-2)。流速为 300~500mL/min,维持上腔静

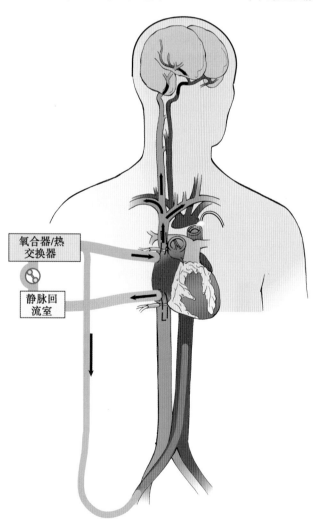

氧合器/热交换器

静脉回流室

图 15-2　逆行性脑灌注(RCP)示意图。动脉血经上腔静脉灌注,目标中心静脉压为 25mmHg。流速可通过开放的主动脉弓进行监测。球囊阻断导管可增加全身灌注

脉压在 20~25mmHg。正常情况下,HCA 期间能看到较深色血液(提示脑组织已摄取氧气)从大血管起始部逆向流入开放的主动脉弓。RCP 理论上的脑保护作用是:①冲出脑循环中的栓子(气体和微粒);②用低温血灌注大脑,保持脑内低温状态;③HCA 期间提供充足的脑血流量以维持脑代谢。

利用 HCA 实验模型,学者们对 RCP 的优势进行了广泛研究,已证明 RCP 可显著降低 HCA 猪和犬的颅内温度。组织病理学检查的结果表明,维持较低的温度可以减少神经损伤[45,46]。在猪模型中证明,RCP 能够高效地从脑内冲刷出栓子颗粒[47]。但是,尽管在各种动物模型中进行了大量实验,这些结果对于 RCP 是否能提供足够脑血流量的能力仍然不确定。长时间的低温 RCP 期间,大静脉插管灌注的血液会经较大的动静脉短路从大脑毛细血管中分流[46,48-51]。逆行灌注压升高及下腔静脉闭塞可改善脑血流;但病理学证据表明脑水肿发生也会增加,加重脑损伤[52]。根据对人类尸检研究,大多数颈内静脉都有静脉瓣。不超过 30%的尸体观察到明显的逆向脑血流,且主要的血流通路为奇静脉而非颈内静脉[53,54]。尽管 RCP 是否可以增加脑血流尚缺乏足够证据,但 RCP 显示可改善 HCA 期间的脑代谢,改善氧运输,增加脑内 ATP 水平,减少乳酸产生,以及改善脑组织氧合[46,55,56]。

虽然各项临床研究未能证明大脑毛细血管内有明显增加的血流,但 HCA 联合 RCP 明显改善了主动脉弓重建的临床结局[57,58]。Coselli 一项研究纳入 479 名接受择期和急诊修复手术的患者,比较单独应用 DHCA(n=189)和 DHCA+RCP(n=290)的结果。联合应用 RCP 显著降低死亡率(DHCA+RCP 3.4%对比 DHCA 14.8%,P<0.001)和卒中率(DHCA+RCP 2.4%对比 DCHA 6.5%,P<0.05)[59]。另一纳入 1107 名弓修复患者的研究,比较单独应用 DHCA(n=200)与 DHCA+RCP(n=900)的结果。整体样本的死亡率和卒中发生率分别为 10.4%和 2.8%。在单因素和多因素分析中,联合应用 RCP 能够降低死亡率(P<0.001)和卒中发生率(P=0.02),但相对较短的 RCP 时间(26 分钟)导致 TND 发生率为 15.5%[60]。虽然这低于单独应用 DHCA 进行弓重建的 TND 发生率(25%)[28],但这仍说明脑保护不够充分。其他团队也报道过应用 DHCA+RCP 的 TND 发生率为 17%~25%不等[61-63]。

选择性顺行脑灌注

DeBakey 和 Cooley 1957 年第一次在动脉瘤手术中成功应用选择性顺行脑灌注(selective antegrade cerebral perfusion,SACP)[64]。经股动脉及双侧颈动脉插管,HCA 期间在体外循环主机之外另设置一个单独的血泵,将常温血灌注入颈动脉。尽管取得了初步成功,但这种方法较复杂和繁琐,逐渐被摒弃。20 世纪 80 年代后期,由于认识到单独应用 DHCA 的局限性,SACP 重新受到重视。1991 年,Bachet 报告一项纳入 54 名主动脉弓重建患者的研究,运用 HCA 联合 SACP 进行脑保护。采用双侧颈动脉插管,在平均 22 分钟的 HCA 期间以 250~350mL/min 的流速灌注 6~12℃("低温脑保护液")的血液,以达到直肠温度 25~28℃。院内死亡率为 13%,卒中发生率为 1.8%[65]。一年后,Kazui 报告了 23 例弓重建患者的研究结果,采用全身低温、SACP、股动脉插管灌注的方式,平均 SACP 灌注时间 90 分钟[66]。死亡率为 8.7%,没有发生卒中的患者。平均灌注时间为 90 分钟。这两个研究为现代主动脉弓重建手术

中 SACP 作为主要脑保护方式奠定了基础。

实验数据证实,与 RCP 相比,在 HCA 期间应用 SACP 能够提供充足的脑血流以维持脑代谢。经颅多普勒超声监测弓重建患者的大脑中动脉血流,结果显示在提供充足的脑灌注方面,SACP 较 RCP 更有优越性[67]。Filgueiras 等在猪 HCA 模型中,通过监测 pH 和脑代谢产物水平,证明 DHCA+SACP 可维持接近正常的脑代谢水平。采用 DHCA+RCP 方式或单独 DHCA 的实验动物脑内 pH 显著下降[68]。另一项研究采用相同模型,其组织病理学分析结果显示,与 DHCA+RCP 相比,DHCA+SACP 能够更好地维持正常的细胞结构[69]。Hagl 等通过猪模型证实,与单独应用 DHCA 相比,停循环期间采用 DHCA+SACP 方式能够促进神经生理学恢复,降低颅内压,减少脑水肿,减少组织酸中毒[70]。

人们应该认识到是 SACP 的应用改变了停循环的固定范式。如前所述,停循环是指体循环完全中断,所有器官灌注停止。SACP 的应用将全身停循环的概念转为下半身停循环,大脑、上肢和脊髓(通过侧支循环)能够得到灌注。因此,在应用 SACP 的停循环期间,下肢和腹腔脏器是唯一的缺血器官。

为完善 SACP,出现了很多技术。双侧 SACP(bilateral SACP,bSACP)指 HCA 期间在左、右颈总动脉直接插管,或通过开放的弓部血管将灌注管插入无名动脉和左颈动脉入口。后一种方法有引入空气或粥样硬化栓子的风险,且手术野插管太多。在 Emory 大学,首选的脑灌注方法是经右侧腋动脉插管的单侧 SACP(unilateral SACP,uSACP)。在开胸之前,将一个 8mm 人工血管与右侧腋动脉进行端侧吻合,作为体外循环开始时的动脉灌注端。HCA 期间流速降低至 10mL/(kg·min),无名动脉和左颈总动脉根部用血管钳阻断(图 15-3)。阻断左颈动脉是为了增加其他颅外循环和侧支的压力,以使血液"窃取"现象降至最低,使得血液可通过右颈总动脉和右侧椎动脉供应大脑和脊髓。调整流速至维持脑灌注压在 50~60mmHg[71]。有学者不赞成这项技术,认为 uSACP 无法为左半球供应充足的血流量。但动物实验和临床研究表明,无论是否有完整

Willis 环,uSACP 和 bSACP 在脑血流量方面并无显著差异[72-74]。此外,来自一项 1 097 名弓部置换患者的倾向性匹配分析结果证明,采用 uSACP 和 bSACP 的发病率和死亡率无差异。且由于大血管操作,bSACP 组有更高的卒中发生率[77]。

中度低温

SACP 作为低温时的脑保护方法,能够使下半身缺血时的深低温转变为中低温。这一策略的基本原理是基于 SACP 已将全身停循环转变为下半身停循环。由于在停循环期间脑灌注靠冷血来维持,因此全身低温的主要目的是通过降低代谢来保护腹腔脏器、骨骼肌和脊髓。腹腔脏器和骨骼肌的代谢率远低于大脑,因此腹腔脏器可以采用较高的低温以获得最佳保护,并提高对缺血的耐受性。如前所述,温度与代谢显著相关。但是深低温并不是完全有益,需要更长时间的体外循环来实施降温及升温,这对肺、肝和肾都有不利影响,且深低温与血管内皮功能障碍、出血并发症和全身炎症反应增加有关[75-78]。

MHCA 的相关影响已在几项回顾性研究中得到验证。Minatoya 等研究了 229 名应用 HCA+bSACP 的弓重建患者在 20℃(n=81)、25℃(n=81)和 28℃(n=67)三种不同温度下的结果。81% 患者接受的是全弓置换。在死亡率、PND 或 TND 方面,三组之间无显著差异[79]。此作者随后发表了一项纳入 1 007 例接受择期及急诊主动脉弓重建手术(73% 全弓)的患者的回顾性研究,比较 DHCA(<25℃)/bSACP 和 MHCA(>25℃)/bSACP 的差异。总死亡率为 4.7%,PND 和 TND 发生率分别为 3.5% 和 6.7%,两种温度管理策略无显著差异[80]。Paciniand 团队研究了 334 名择期主动脉弓重建手术患者采用中低温的腹腔脏器保护效果,分别应用 DHCA(<25℃)/bSACP 或 MHCA(>25℃)/bSACP 策略。总住院死亡率为 4.6%,PND 和 TND 发生率分别为 5.9% 和 7.9%,透析相关性肾衰竭发生率为 6.9%,无肝功能衰竭病例。两种温度策略在死亡率、PND、TND、透析相关肾功能衰竭或肝功能衰竭方面无显著差异。多因素分析结果显示,体外循环时间超过 180 分钟以及深低温是肾功能不全和/或肝功能不全的预测危险因素[81]。

MHCA/SACP 目前是世界上很多主动脉手术大中心首选的循环管理策略。在 Emory 大学,MHCA 和 uSACP 是择期和急诊的半弓和全弓置换手术标准的脑保护方法。半弓置换常规在 28~29℃ 下进行,择期和急诊手术患者的死亡率分别为 4.3% 和 7.7%,PND(择期 1.9%,急诊 4.6%)、TND(择期 3.8%,急诊 6.2%)和透析相关肾衰竭(择期 2.4%,急诊 9.2%)的发生率均较低。择期手术病例的平均停循环时间为 23 分钟,急诊病例为 33 分钟[82]。全弓置换在 25~26℃ 下进行。最近一项纳入 145 名全弓置换患者的研究结果显示,死亡率为 9.7%,PND、TND 和透析相关肾衰竭的发生率分别为 2.8%、5.6% 和 2.8%。平均停循环时间为 55 分钟[83]。其他很多主动脉手术大中心也报道了类似结果,证实 MHCA/SACP 是主动脉弓手术中安全有效的体外循环管理策略[81,84-86]。

脑保护策略的比较

目前,主动脉外科手术界对主动脉弓重建手术中最佳的脑保护方法尚未达成共识。相反,主动脉外科大中心都采用各种不同的技术,不同程度低温,是否联合脑灌注也不一致。脑保护方法不一致通常是基于各中心习惯不同而不是临床数据。脑保护策略涉及多个因素:动脉插管位置、HCA 温度、顺行或逆行

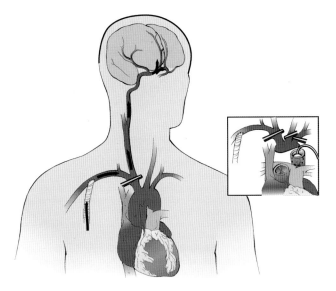

图 15-3 右侧腋动脉插管进行顺行脑灌注(ACP)示意图。小图表示主动脉弓开放以及 ACP 期间阻断弓部血管以保证 Willis 环灌注

脑灌注、uSACP 或 bSACP。文献中关于脑保护策略的比较,大多数都是单中心的循环管理策略回顾性研究。这些研究有其价值,但受限于其回顾性、缺乏随机对照、以及几个重要因素的差异,包括主动脉弓重建的范围、HCA 温度、顺行或逆行脑灌注、急诊病例的占比。但从现有文献中也可以汲取一些经验教训。

Hagl 等回顾了来自西奈山医院 717 名主动脉弓替换手术患者采用不同脑保护方法的神经系统转归:①DHCA(n=588);②DHCA/RCP(n=43);③DHCA/SACP(n=86)。所有患者均降温至食管温度 10~13℃。PND 和 TND 的总发生率分别为 5.7% 和 30%。其中 156 名患者 HCA 时间超过 40 分钟,其 PND 发生率无差异;但与其他方法相比,DHCA/SACP 显著降低 TND 发生率[87]。最近一项来自日本成人心血管外科数据库的回顾性研究分析了 8 169 名全弓置换患者采用 DHCA/RCP(n=1 141)或 MHCA/SACP(n=7 038)的结果。HCA 期间 RCP 组温度为 21.2℃,而 SACP 组为 24.2℃。HCA 持续时间未报道。在非配对倾向性分析中,两组在死亡率、PND、TND 或透析方面无差异。但很明显,日本外科医生在长时间 HCA 的全弓置换手术中首选的脑灌注方式是 SACP[88]。文献中有一个前瞻性研究比较了 SACP 和 RCP 的影响;Okita 等比较了 60 例不同插管位置的全弓置换患者应用 DHCA/RCP 和 DHCA/SACP 的不同结局。结果显示 RCP 组在 HCA 期间的温度为 17.2℃,SACP 组为 22.1℃。两组在死亡率和卒中发生率方面无差异,但 SACP 组显著降低 TND 发生率(SACP 组为 13.3%,RCP 组为 33.3%,P=0.05)[89]。

文献中其余有关 SACP 和 RCP 比较的回顾性研究,受限于 HCA 时的温度设定存在显著差异。在这些研究中,大多数 SACP 患者停循环时温度为中度低温,而 RCP 患者通常采用深低温。文献中有三个反复出现的观点:①联合应用任何一种形式脑灌注(SACP 或 RCP)的脑保护效果都优于单独应用 DHCA,②脑灌注方式(SACP 或 RCP)对 PND 发生率没有影响,③SACP 显著降低 TND 发生率。此外,大多数专家认为,对于需长时间 HCA 的复杂弓重建患者,SACP 在预防 TND 方面优于 RCP,并可改善整体神经结局[40,90-92]。胸主动脉外科认识到需要一个多中心前瞻性随机性研究来比较多种脑保护方法,但推行起来较为复杂。

药物应用

有的药物也可用于增加 HCA 期间脑保护效果,包括糖皮质激素类、巴比妥类和甘露醇等。体外循环和 DHCA 可引起明显的全身炎性反应,增加血脑屏障通透性及脑水肿。糖皮质激素是一类有效的抗炎药,可抑制 DHCA 相关的炎性反应。有研究结果表明,体外循环前糖皮质激素预处理能够降低 DHCA 期间血脑屏障通透性,减少脑细胞凋亡,改善脑血流量[93,94]。Emory 大学的常规策略为麻醉诱导后给予甲基泼尼松龙 1g,以及术后 72 小时内快速撤退法给予此类糖皮质激素。

巴比妥类药物可减少脑氧耗,产生等电位脑电图,减轻脑水肿。硫喷妥钠是最常用的巴比妥类药物,成为几个主动脉外科大中心 DHCA 时脑保护的首选。硫喷妥钠的给药时间和剂量会影响其疗效。如果在 HCA 之前使用,大脑能量储备会降低,可能导致不良结局;但在 HCA 期间使用硫喷妥钠时,其效果是有益的。此外,巴比妥类药也有剂量依赖效应。低剂量巴比妥类可使脑代谢降至最低,高剂量巴比妥类可能引起负性肌力作用和镇静效果,延长拔管时间。最近的一项研究结果并未证实巴比妥类药物对 DHCA 患者有脑保护效果[95,96]。

甘露醇是一种强效渗透性利尿剂,是公认的减轻脑水肿药物。它还能够清除游离氧自由基,可能在脑缺血时产生抗凋亡作用[96]。最近一项来自德国急性主动脉 A 型夹层注册数据库的研究分析了这三种药物对术后死亡率和不良神经结局的影响。单因素和多因素分析结果显示,糖皮质激素可降低术后新发 PND 风险,是唯一能够提供脑保护作用的药物。根据单因素分析,甘露醇和巴比妥类药物都能显著降低 30 天死亡率,但在多因素分析中,只有甘露醇能降低死亡率。这两种药物都未能带来神经保护作用[96]。综上所述,DHCA 时后使用糖皮质激素和甘露醇是有利的,但根据现有研究结果并不推荐使用硫喷妥钠。

(张巧妮 译　李欣 审)

参考文献

1. Griepp RB, Stinson EB, Hollingsworth JF, Buehler D: Prosthetic replacement of the aortic arch. *J Thorac Cardiovasc Surg* 1975; 70(6):1051-1063.
2. Bigelow WG, Lindsay WK, Greenwood WF: Hypothermia; its possible role in cardiac surgery: an investigation of factors governing survival in dogs at low body temperatures. *Ann Surg* Nov 1950; 132(5):849-866.
3. Lewis FJ, Taufic M: Closure of atrial septal defects with the aid of hypothermia: experimental accomplishments and the report of one successful case. *Surgery* 1953; 33:52.
4. Niazi SA, Lewis FJ: Profound hypothermia in man: report of a case. *Ann Surg* 1958; 147(2):264-266.
5. Borst HG, Schaudig A, Rudolph W: Arteriovenous fistula of the aortic arch repair during deep hypothermia and circulatory arrest. *J Thorac Cardiovasc Surg* 1964; 3:443.
6. Lillehei CW, Todd DB, Levy MJ, et al: Partial cardiopulmonary bypass, hypothermia and total circulatory arrest: a lifesaving technique for ruptured mycotic aneurysms, ruptured left ventricle and other complicated aortic pathology. *J Thorac Cardiovasc Surg* 1969; 58:530.
7. Guyton AC and Hall JE: Cerebral blood flow, cerebrospinal fluid and brain metabolism, in Guyton AC and Hall JE (eds): *Textbook of Medical Physiology*, 11th ed. Philadelphia, PA, Elsevier Saunders, 2006; pp 761-768.
8. Harrington DK, Fragomeni F, Bonser RS: Cerebral perfusion. *Ann Thorac Surg* 2007; 83:S799-804.
9. McCullough JN, Zhang N, Reich DL, et al: Cerebral metabolic suppression during hypothermic circulatory arrest in humans. *Ann Thorac Surg* 1999; 67:1895-1921.
10. Greeley WJ, Kern FH, Ungerleider RM, et al: The effect of hypothermic cardiopulmonary bypass and total circulatory arrest on cerebral metabolism in neonates, infants, and children. *J Thorac Cardiovasc Surg* 1991; 101(5):783-794.
11. Abdul Aziz KA and Meduoye A: Is pH-stat or alpha-stat the best technique to follow in patients undergoing deep hypothermic circulatory arrest? *Interact Cardiovasc Thorac Surg* 2010; 10(2):271-282.
12. Priestley MA, Golden JA, O'Hara IB, McCann J, Kurth CD: Comparison of neurologic outcome after deep hypothermic circulatory arrest with alpha-stat and pH-stat cardiopulmonary bypass in newborn pigs. *J Thorac Cardiovasc Surg* 2001; 121(2):336-343.
13. Hickey PR: Neurologic sequelae associated with deep hypothermic circulatory arrest. *J Thorac Cardiovasc Surg* 1998; 65(6):S65-69.
14. Goldstein LJ, Davies RR, Rizzo JA, et al: Stroke in surgery of the thoracic aorta: incidence, impact, etiology and prevention. *J Thorac Cardiovasc Surg* 2001; 122(5):935-945.
15. Okada T, Shimamoto M, Yamazaki F, et al: Insights of stroke in aortic arch surgery: identification of significant risk factors and surgical implication. *Gen Thorac Cardiovasc Surg* 2012; 60(5):268-274.
16. Svensson LG, Blackstone EH, Rajeswaran J, et al: Does the arterial cannulation site for circulatory arrest influence stroke risk? *Ann Thorac Surg*

2004; 78:1274-1284.

17. Ergin MA, Griepp EB, Lansman SL, et al: Hypothermic circulatory arrest and other methods of cerebral protection during operations on the thoracic aorta. *J Card Surg* 1994; 9:525-537.

18. Ergin MA: Hypothermic circulatory arrest, in, Coselli JS and LeMaire SA (eds): *Aortic Arch Surgery Principles, Strategies and Outcomes*, 1st ed. Oxford, UK, Wiley Blackwell, 2008; pp 135-152.

19. Amir G, Ramamoorthy C, Riemer RK, Reddy VM, Hanley FL: Neonatal brain protection and deep hypothermic circulatory arrest: pathophysiology of ischemic neuronal injury and protective strategies. *Ann Thorac Surg* 2005; 80(5):1955-1964.

20. Lipton P: Ischemic cell death in brain neurons. *Physiol Rev* 1999; 79:1431-1568.

21. Thompson CB: Apoptosis in the pathogenesis and treatment of disease. *Science* 1995; 267(5203):1456-1462.

22. Elmore S: Apoptosis: a review of programmed cell death. *Toxicol Pathol* 2007; 35(4):495-516.

23. Tseng EE, Brock MV, Lange MS, et al: Glutamate excitotoxicity mediates neuronal apoptosis after hypothermic circulatory arrest. *Ann Thorac Surg* 2010; 89(2):440-445.

24. Ditsworth D, Priestley MA, Loepke AW, et al: Apoptotic neuronal cell death following deep hypothermic circulatory arrest in piglets. *Anesthesiology* 2003; 98:1119-1127.

25. Kurth CD, Priestley M, Golden J, McCann J, Raghupathi R: Regional patterns of neuronal death after deep hypothermic circulatory arrest in newborn pigs. *J Thorac Cardiovasc Surg* 1999; 118(6):1068-1077.

26. Fessatidis IT, Thomas VL, Shore DF, et al: Brain damage after profoundly hypothermic circulatory arrest: correlations between neurophysiologic and neuropathologic findings. An experimental study in vertebrates. *J Thorac Cardiovasc Surg* 1993; 106(1):32-41.

27. Reich DL, Uysal S, Silwinski M, et al: Neuropsychologic outcome after deep hypothermic circulatory arrest in adults. *J Thorac Cardiovasc Surg* 1999; 117(1):156-163.

28. Ergin MA, Uysal S, Reich DL, et al: Temporary neurological dysfunction after deep hypothermic circulatory arrest: a clinical marker of functional deficit. *Ann Thorac Surg* 1999; 67(6):1887-1890.

29. Stone GJ, Young WL, Smith CR, et al: Do standard monitoring sites reflect true brain temperature when profound hypothermia is rapidly induced and reversed? *Anesthesiology* 1995; 82:344-351.

30. Gega A, Rizzo JA, Johnson MH, et al: Straight deep hypothermic arrest: experience in 394 patients supports its effectiveness as a sole means of brain preservation. *Ann Thorac Surg* 2007; 84:759-767.

31. Greipp RB: Cerebral protection during aortic arch surgery. *J Thorac Cardiovasc Surg* 2001; 121:425-427.

32. Yan TD, Bannon PG, Bavaria JE, et al: Consensus on hypothermia in aortic arch surgery. *Ann Cardiothorac Surg* 2013; 2(2):163-168.

33. Stecker MM, Cheung, AT, Pochettino A, et al: Deep hypothermic circulatory arrest: I. Effects of cooling on electroencephalogram and evoked potentials. *Ann Thorac Surg* 2001; 71:14-21.

34. Ehrlich MP, McCullough J, Wolfe D, et al: Cerebral effects of cold reperfusion after hypothermic circulatory arrest. *J Thorac Cardiovasc Surg* 2001; 121:923-931.

35. Jonassen AE, Quaegebeur JM, Young WL: Cerebral blood flow velocity in pediatric patients is reduced after cardiopulmonary bypass with profound hypothermia. *J Thorac Cardiovasc Surg* 1995; 110:1686-1691.

36. Sakamoto T, Zurakowski D, Duebener LF, et al: Interaction of temperature with hematocrit level and pH determines safe duration of hypothermic circulatory arrest. *J Thorac Cardiovasc Surg* 2004; 128(2):220-232.

37. Anderson RV, Siegman MG, Balaban RS, Ceckler TL, Swain JA: Hyperglycemia increases cerebral intracellular acidosis during circulatory arrest. *Ann Thorac Surg* 1992; 54(6):1126-1130.

38. Mezrow CK, Gandsas A, Sadeghi AM, et al: Metabolic correlates of neurologic and behavioral injury after prolonged hypothermic circulatory arrest. *J Thorac Cardiovasc Surg* 1995; 109(5):959-975.

39. Shum-Tim D, Nagashima M, Shinoka T, et al: Postischemic hyperthermia exacerbates neurologic injury after deep hypothermic circulatory arrest. *J Thorac Cardiovasc Surg* 1998; 116:780-792.

40. Griepp RB, Bonser R, Haverich A, et al: Panel discussion: Session II-aortic arch from the aortic surgery symposium X. *Ann Thorac Surg* 2007; 83:S824-S831.

41. Svensson LG, Crawford ES, Hess KR, et al: Deep hypothermia with circulatory arrest. Determinants of stroke and early mortality in 656 patients. *J Thorac Cardiovasc Surg* 1993; 106:19-31.

42. Ehrlich MP, Ergin MA, McCullough JN, et al: Predictors of adverse outcome and transient neurologic dysfunction after ascending aorta/hemi-

43. Mills NL, Ochsner JL: Massive air embolism during cardiopulmonary bypass: causes, preventions, and management. *J Thorac Cardiovasc Surg* 1980; 80:708.

44. Ueda Y, Miki S, Kusuhara K, et al: Surgical treatment of aneurysm or dissection involving the ascending aorta and aortic arch, utilizing circulatory arrest and retrograde cerebral perfusion. *J Cardiovasc Surg. (Torino)* 1990; 31(5):553-558.

45. Anttila V, Pokela M, Kiviluoma K, et al: Is maintained cranial hypothermia the only factor leading to improved outcome after retrograde cerebral perfusion? An experimental study with a chronic porcine model. *J Thorac Cardiovasc Surg* 2000; 119:1021-1029.

46. Usui A, Oohara K, Liu T, et al: Comparative experimental study between retrograde cerebral perfusion and circulatory arrest. *J Thorac Cardiovasc Surg* 1994; 107(5):1228-1236.

47. Juvonen T, Weisz DJ, Wolfe D, et al: Can retrograde perfusion mitigate cerebral injury after particulate embolization? A study in a chronic porcine model. *J Thorac Cardiovasc Surg* 1998; 115(5):1142-1159.

48. Boeckxstans CJ, Flamengg WJ: Retrograde cerebral perfusion does not protect the brain in non-human primates. *Ann Thorac Surg* 1995; 60(2):319-327.

49. Ye J, Yang L, Del Rigio MR, et al: Retrograde cerebral perfusion provides limited distribution of blood to the brain: a study in pigs. *J Thorac Cardiovasc Surg* 1997; 114(4):660-665.

50. Ehrlich MP, Hagl C, McCullough JN, et al: Retrograde cerebral perfusion provides negligible flow through brain capillaries in the pig. *J Thorac Cardiovasc Surg* 2001; 122(2):331-338.

51. Razumovsky A, Tseng E, Hanley D, Baumgartner W: Cerebral hemodynamics change during retrograde brain perfusion in dogs. *J Neuroimaging* 2001; 11(2):171-178.

52. Juvonen T, Zhang N, Wolfe D, et al: Retrograde cerebral perfusion enhances cerebral protection during prolonged hypothermic circulatory arrest: a study in a chronic porcine model. *Ann Thorac Surg* 1998; 66(1):38-50.

53. Kunzil A, Zingg PO, Zund G, et al: Does retrograde cerebral perfusion via superior vena cava cannulation protect the brain? *Eur J Cardiothorac Surg* 2006; 30(6):906-909.

54. De Brux J, Subavi J, Pegis J, Pillet J: Retrograde cerebral perfusion: anatomic study of the distribution of blood to the brain. *Ann Thorac Surg* 1995; 60:1294-1298.

55. Nojima T, Magara T, Nakajima Y, et al: Optimal perfusion pressure for experimental retrograde cerebral perfusion. *J Card Surg* 1994; 9(5):548-559.

56. Safi HJ, Iliopoulos DC, Gopinath SP, et al: Retrograde cerebral perfusion during profound hypothermia and circulatory arrest in pigs. *Ann Thorac Surg* 1995; 59(5):1107-1112.

57. Lin P, Chang CH, Tan PP, et al: Prolonged circulatory arrest in moderate hypothermia with retrograde cerebral perfusion. Is brain ischemic? *Circulation* 1996; 94(9):II:169-172.

58. Yoshimura N, Ataka K, Okada M, et al: Directly visualized cerebral circulation during retrograde cerebral perfusion. *J Cardiovasc Surg (Torino)* 1996; 37(6):553-556.

59. Coselli JS, Lemaire SA: Experience with retrograde cerebral perfusion during proximal aortic surgery in 290 patients. *J Card Surg* 1997; 12(2):322-325.

60. Estrera AL, Miller III CC, Lee TY, Shah P, Safi HJ: Ascending and transverse aortic arch repair: the impact of retrograde cerebral perfusion. *Circulation* 2008; 188:S160-S166.

61. Okita Y, Takamoto S, Ando M, et al: Mortality and cerebral outcome in patients who underwent aortic arch operations using deep hypothermic circulatory arrest with retrograde cerebral perfusion: no relation of early death, stroke and delirium to the duration of circulatory arrest. *J Thorac Cardiovasc Surg* 1998; 115(1):129-138.

62. Hagl C, Ergin MA, Galla JD, et al: Neurologic outcome after ascending aorta-aortic arch operations: effect of brain protection technique in high-risk patients. *J Thorac Cardiovasc Surg* 2001; 121:1107-1121.

63. Moon MR, Sundt TM 3rd: Influence of retrograde cerebral perfusion during aortic arch procedures. *Ann Thorac Surg* 2002; 74(2):426-431.

64. DeBakey ME, Crawford ES, Cooley DA, et al: Successful resection of fusiform aneurysm of the aortic arch with replacement homograft. *Surg Gynecol Obstet* 1957; 105:657.

65. Bachet J, Guilmet D, Boudot B, et al: Cold cerebroplegia. A new technique of cerebral protection during operations on the transverse aortic arch. *J Thorac Cardiovasc Surg* 1991; 102(1):85-94.

66. Kazui T, Inoue N, Yamada O, Komatsu S: Selective cerebral perfusion during operations for aneurysms of the aortic arch: a reassessment. *Ann*

arch replacement. *Ann Thorac Surg* 2000; 69:1755-1763.

Thorac Surg 1992; 53(1):109-114.

67. Tanoue Y, Tominaga R, Ochiai Y, et al: Comparative study of retrograde and selective cerebral perfusion with transcranial Doppler. *Ann Thorac Surg* 1999; 67(3):672-675.

68. Filgueiras CL, Winsborrow B, Ye J, et al: A 31p-magnetic resonance study of antegrade and retrograde cerebral perfusion during aortic arch surgery in pigs. *J Thorac Cardovasc Surg* 1995; 110(1):55-62.

69. Filgueiras CL, Ryner L, Ye J, et al: Cerebral protection during moderate hypothermic circulatory arrest: histopathology and magnetic resonance spectroscopy of brain energetics and intracellular pH in pigs. *J Thorac Cardiovasc Surg* 1996; 112(4):1073-1080.

70. Hagl C, Khaladj N, Peterss S, et al: Hypothermic circulatory arrest with and without cold selective antegrade cerebral perfusion: impact on neurological recovery and issue metabolism in an acute porcine model. *Eur J Cardiothorac Surg* 2004; 26:73-80.

71. Halkos ME, Kerendi F, Myung R, et al: Selective antegrade cerebral perfusion via right axillary artery cannulation reduces morbidity and mortality after proximal aortic surgery. *J Thorac Cardiovasc Surg* 2009; 138:1081-1089.

72. Ye J, Dai G, Ryner LN, et al: Unilateral antegrade cerebral perfusion through the right axillary artery provides uniform flow distribution to both hemispheres of the brain: a magnetic resonance and histopathological study in pigs. *Circulation* 1999; (19 Suppl):II:309-315.

73. Urbanski PP, Lenos A, Blume JC, et al: Does anatomical completeness of the circle of Willis correlate with sufficient cross-perfusion during unilateral cerebral perfusion? *Eur J Cardiothorac Surg* 2008; 33(3):402-408.

74. Zierer A, Risteski P, El-Sayed Ahmad A, et al: The impact of unilateral versus bilateral antegrade cerebral perfusion on surgical outcomes after aortic arch replacement: a propensity-matched analysis. *J Thorac Cardiovasc Surg* 2014; 147(4):1212-1217.

75. MoraMangano CT, Neville MJ, Hsu PH, Mignea I, King J, Miller DC: Aprotinin, blood loss and renal dysfunction in deep hypothermic circulatory arrest. *Circulation* 2001; 104:276-281.

76. Cooper WA, Duarte IG, Thourani VH, et al: Hypothermic circulatory arrest causes multi-system vascular endothelial dysfunction and apoptosis. *Ann Thorac Surg* 2000; 69:696-702.

77. Livesay JJ, Cooley DA, Reul GJ, et al: Resection of aortic arch aneurysms: a comparison of hypothermic techniques in 60 patients. *Ann Thorac Surg* 1983; 36(1):19-28.

78. Qing M, Vazquez-Jimenez JF, Klosterhalfen B, et al: Influence of temperature during cardiopulmonary bypass on leukocyte activation, cytokine balance, and post-operative organ damage. *Shock* 2001; 15:372-377.

79. Minatoya K, Ogino H, Matsuda H, et al: Evolving selective cerebral perfusion for aortic arch replacement: high flow rate with moderate hypothermic circulatory arrest. *Ann Thorac Surg* 2008; 86:1827-1831.

80. Iba Y, Minatoya K, Matsuda H, et al: Contemporary open aortic arch repair with selective cerebral perfusion in the era of endovascular aortic repair. *J Thorac Cardiovasc Surg* 2013; 145(3):S72-S77.

81. Pacini D, Pantaleo A, Di Marco L, et al: Visceral organ protection in aortic arch surgery: safety of moderate hypothermia. *Eur J Cardiothorac Surg* 2014; 46(3):438-443.

82. Leshnower BG, Myung RJ, Thourani VH, et al: Hemiarch replacement at 28°C: an analysis of mild and moderate hypothermia in 500 patients. *Ann Thorac Surg* 2012; 93(6):1910-1915.

83. Leshnower BG, Kilgo PD, Chen EP: Total arch replacement using moderate hypothermic circulatory arrest and unilateral selective antegrade cerebral perfusion. *J Thorac Cardiovasc Surg* 2014; 147: 1488-1492.

84. Zierer A, Ahmad El-Sayed A, Papadopoulos N, et al: Selective antegrade cerebral perfusion and mild (28°C-30°C) systemic hypothermic circulatory arrest for aortic arch replacement: results from 1002 patients. *J Thorac Cardiovasc Surg* 2012; 144:1042-1050.

85. Khaladj N, Shrestha M, Meck M, et al: Hypothermic circulatory arrest with selective antegrade cerebral perfusion in ascending aortic and aortic arch surgery: a risk factor analysis for adverse outcome in 501 patients. *J Thorac Cardiovasc Surg* 2008; 135(4):908-914.

86. Tsai JY, Pan W, Lemaire SA, et al: Moderate hypothermia during aortic arch surgery is associated with reduced risk of early mortality. *J Thorac Cardiovasc Surg* 2013; 146(3):662-667.

87. Hagl C, Ergin MA, Galla JD, et al: Neurologic outcome after ascending aorta-aortic arch operations: effect of brain protection technique in high-risk patients. *J Thorac Cardiovasc Surg* 2001; 121:1107-1121.

88. Okie Y, Miata H, Mtomura N, et al. A study of brain protection during total arch replacement comparing antegrade cerebral perfusion versus hypothermic circulatory arrest with or without retrograde cerebral perfusion: analysis based on the Japan Adult Cardiovascular Surgery Database. *J Thorac Cardiovasc Surg* 2015; 149(2):S65-73.

89. Okita Y, Minatoya K, Tagusari O, et al: Prospective comparative study of brain protection in total aortic arch replacement: deep hypothermic circulatory arrest with retrograde cerebral perfusion or selective antegrade cerebral perfusion. *Ann Thorac Surg* 2001; 72:72-79.

90. Misfeld M, Leontyev S, Borger MA, et al: What is the best strategy for brain protection in patients undergoing aortic arch surgery? A single center experience of 636 patients. *Ann Thorac Surg* 2012; 93(5):1502-1508.

91. Usui A, Miyata H, Ueda Y, et al: Risk-adjusted and case matched comparative study between antegrade and retrograde cerebral perfusion during aortic arch surgery: based on the Japan Cardiovascular Surgery Database: the Japan Cardiovascular Surgery Database Organization. *Gen Thorac Cardiovasc Surg* 2012; 60:132-139.

92. Barnard J, Dunning J, Grossebner M, Bittar MN: In aortic arch surgery is there any benefit in using antegrade cerebral perfusion or retrograde cerebral perfusion as an adjunct to hypothermic circulatory arrest? *Interact Cardiovasc Thorac Surg* 2004; 3(4):621-630.

93. Shum-Tim D, Tchervenkov CI, Laliberte E, et al: Timing of steroid treatment is important for cerebral protection during cardiopulmonary bypass and circulatory arrest: minimal protection of pump prime methylprednisolone. *Eur J Cardiothorac Surg* 2003; 24(1):125-132.

94. Langley SM, Chai PJ, Jaggers JJ, Ungerleider RM: Preoperative high dose methylprednisolone attenuates the cerebral response to deep hypothermic circulatory arrest. *Eur J Cardiothorac Surg* 2000; 17(3):279-286.

95. Al-Hashimi S, Zaman M, Waterworth P, Bilal H: Does the use of thiopental provide added cerebral protection during deep hypothermic circulatory arrest? *Interact Cardio Vasc Thorac Surg* 2013; 17(2):392-397.

96. Kruger T, Hoffmann I, Blettner M, et al: Intraoperative neuroprotective drugs without beneficial effects? Results of the German Registry for Acute Aortic Dissection Type A (GERAADA). *Eur J Cardiothorac Surg* 2013; 44:939-946.

第 16 章　心肌保护

M. Salik Jahania ● Roberta A. Gottlieb ● Robert M. Mentzer, Jr.

心肌保护是指在心脏直视手术中或术后用以减轻或防止围手术期心肌梗死或缺血后心室功能障碍的一系列策略和方法。在急性心肌梗死(myocardial infarction,MI)患者中,心肌保护是指心肌恢复再灌注前、中和后的辅助治疗。在移植患者中,心肌保护是指供心保护的方法。尽管临床情况不同,但是心肌保护目标相同,即防止心肌顿抑及心肌梗死。以上三种情况的潜在病理机制相同,涉及缺血再灌注(ischemia/reperfusion,I/R)损伤的病因与结果。这种损伤在术后表现为低心排量、低血压、术后需要正性肌力药物的支持治疗,以及最终需要机械循环辅助支持。I/R损伤分为可逆(心肌顿抑)和不可逆(心肌梗死)两种,依据不同的心电图异常表现(新发 Q 波)、特异的血浆酶类或蛋白水平升高(例如肌酸激酶-MB 和肌钙蛋白Ⅰ、肌钙蛋白 T),和/或局部或全心的超声心动图室壁运动异常区分。依据诊断标准,体外循环下冠状动脉旁路移植术(coronary artery bypass grafting,CABG)后 MI 的发生率在 3% ~ 18%[1-4]。尽管其中大多数为无 Q 波心肌梗死,它们仍然与不良结局以及主动脉阻断时间与体外循环时间延长独立相关。

尽管外科技术与心肌保护策略在不断发展,严重心室功能障碍、心力衰竭或死亡的发生率仍处在 1% ~ 15%;心力储备低下的高危患者,死亡率还会更高。这些并发症对患者家庭和社会产生巨大的影响。单从经济角度来看,血运重建术费用也十分昂贵。

根据《心脏病与卒中统计数据(2015 版)》[5],2010 年美国心血管疾病住院患者中约行 954 000 例经皮冠状动脉介入术(percutaneous coronary intervention,PCI),397 000 例 CABG 术,1 029 000 例诊断性心导管检查,97 000 例心律转复除颤器置入术,以及 370 000 例起搏器置入术。治疗费用约为 2 044 亿美元。2013 年至 2030 年,心血管疾病花费预计增长 100%,治疗费用高居榜首。因此,降低心脏手术围手术期并发症对资源利用及降低整体手术费用意义重大[6-8]。鉴于心脏手术后致死的一大病因为 I/R 损伤,本章对缺血再灌注损伤的内在机制以及心肌保护的历史进行回顾,并为读者介绍当前应用的新的心肌保护方式,探讨正在研究中的新的保护策略。

缺血再灌注损伤

围手术期心肌坏死和心脏手术后由缺血引起的心肌功能障碍的原因是多方面的。原发冠脉疾病会造成心肌缺血,此时心肌已不能耐受血运重建、麻醉因素、心房插管、心肌缝合、斑块破裂或血小板栓塞以及移植桥血管痉挛和血栓形成的多重打击,从而发生心肌坏死和心肌生物标记物升高。尽管如今各方面技术迅猛发展,但存在不稳定心绞痛、心室功能较差、糖尿病、再次 CABG 术以及高龄等心脏手术高危因素的患者,术后仍会出现低心排量、围手术期 MI、心力衰竭等并发症,需要延长重症监护的时程。很多情况下,这些并发症归因于 I/R 损伤和心肌保护不足,因此我们急需探寻出一种能在术中更有效保护心脏的方法。

缺血再灌注损伤后遗症的危害

心肌 I/R 损伤可以表现为可逆的缺血后心肌顿抑,或不可逆的心肌凋亡和/或心肌梗死。即使恢复了正常血流,心肌顿抑仍然能持续数小时到数天。这些患者需要在术后暂时应用正性肌力药物,以维持足够的心脏射血。顿抑的心肌细胞会出现轻微的超微结构损伤,这种损伤在恢复血流数小时到数天后恢复。凋亡是细胞的程序性死亡,是一种只累及单个细胞的死亡模式。其特征为:细胞膜完整并有小泡状形成,细胞皱缩,细胞核和 DNA 寡核苷酸片段固缩。质膜外叶的磷脂酰丝氨酸提示凋亡细胞通过周围细胞或专职吞噬细胞吞噬,并不出现炎症反应。尚不清楚凋亡是由缺血引起,直到再灌注期表现出来,还是再灌注本身导致的,目前大量证据支持后者[9,10]。但清楚的是凋亡细胞死亡发生在梗死区,随后发生在边缘区。最终,长时间持续缺血引起细胞损伤,其相关的病理反应包括:细胞水肿、质膜破裂、线粒体水肿、DNA 降解、细胞溶解以及炎症反应。死亡细胞可能既表现出凋亡特点,也表现出坏死的特点,凋亡和坏死情况下均会出现核固缩和细胞膜破坏[11-14]。

长期临床后果

尽管心肌保护不足通常在术后即刻就出现如低心排量综合征等明显表现,但心肌保护不足在手术后数月到数年的影响还未被人们完全认知。Klatte 等指出,CABG 术后肌酸激酶同工酶 MB(creatine kinase-myocardial band,CK-MB)比例峰值升高的患者,术后六个月的死亡率更高[15]。CABG 术后患者 CK-MB 比例峰值分别为正常上限的 5 倍以下、5~10 倍、11~20 倍、20 倍以上时,相应死亡率分别为 3.4%、5.8%、7.8% 和 20%。在另一项研究中,Costa[16] 等指出,在 496 位 CABG 术后的患者中,CK-MB 水平处于正常范围的仅占总体的 38.1%。分层处理后,当 CK-MB 的水平处于正常上限、正常上限的 1~3 倍、4~5 倍以及 5 倍以上时,术后 30 天的死亡率分别为 0.0%、0.5%、

5.4%和7.0%;术后一年死亡率分别为1.1%、0.5%、5.4%和10.5%。术后心肌酶水平的峰值与不良的临床预后密切相关。因此,尽管在施行多支血管CABG术时CK-MB的升高未受到重视,但实际上CK-MB升高的情况时有发生,且更易在围手术期迅速出现反复心肌梗死并导致死亡。Steuer[17]等的研究结果也印证了这一问题,他们在六年时间连续观察了4 911例接受CABG术的患者,监测术后血清天冬氨酸氨基转移酶(谷草转氨酶)和CK-MB水平,分析这两种酶与早期心源性死亡和长期存活的关系。研究者认为术后第一天酶水平的升高,很大程度地增加了早期心源性死亡的概率,并与7年后远期死亡率升高40%~50%相关。

在Brener等进行的一项回顾性研究中证明,CK-MB在介入或手术进行血管重建后均会升高[18]。CK-MB超出正常范围的发生率在CABG术后为90%,在PCI后为38%。CABG术后,6%的患者血清CK-MB水平升高到正常值上限10倍以上,在PCI后患者的发生率为5%。在随后三年的随访中,CABG术后累计死亡率为8%,PCI后的死亡率为10%。因此,治疗后较小幅度的CK-MB升高,随着时间推移,也会提高死亡率。当以肌钙蛋白释放作为心肌损伤的生物指标时,有人也做了类似的研究。Lehrke等在一项纳入204名患者的研究中发现,术后48小时的血清肌钙蛋白T(cTnT)浓度达到0.46μg/L以上,会将远期死亡的危险提高4.9倍[19]。

另外,Domanski等[20]在一项大规模研究中回顾了心肌损伤生物标志物峰值水平与早期、中期和长期死亡率之间的关系。该研究纳入来自7项研究的18 908名患者,其随访时间从3个月到5年不等。总的来说,肌钙蛋白I(cTnI)在24小时内的轻微升高均对预后的影响显著,CABG术后出现CK-MB升高均与死亡率升高有关。简而言之,CABG术后心肌损伤的生物标志物常常升高,并与短期、中期和长期生存期的降低相关。

缺血再灌注损伤的细胞内机制

I/R损伤的主要介质包括:细胞内钙超载和再灌注开始时产生的活性氧簇(reactive oxygen species, ROS)引起的氧化应激[21](图16-1)。一氧化氮(NO)分子也可以和超氧化物(O_2^-)或过氧化物反应,产生同样有损伤作用的活性氮簇[22]。此外,缺血期间的代谢变化会直接或间接地导致钙超载和ROS的形成。例如,胞浆磷酸化电位降低,即降低(ATP)/[(ADP)×(Pi)]比值,减少ATP水解释放的自由能,导致能量依赖性泵(如内质网Ca^{2+}-ATP酶、肌纤维膜Ca^{2+}-ATP酶)供能不足,这些泵的作用是维持细胞内钙稳态[23]。随着缺血和乳酸积累,细胞内pH下降至6.6,激活Na^+-H^+交换体,导致细胞内Na^+的蓄积。Na^+/H^+交换的驱动力是Na^+和H^+相对跨膜梯度。Na^+-H^+交换体的活性由H^+和交换体蛋白感应位点的相互作用调节,包括磷酸化过程[24]。再灌注开始时,Na^+-Ca^{2+}交换体逆向运转,向外排Na^+的同时使得细胞内钙蓄积,从而激活钙依赖性蛋白酶和磷脂酶,引起钙蛋白酶介导的肌原纤维收缩元件损伤,缝隙连接功能障碍,内质网损伤和线粒体通透性转换孔(mitochondrial permeability transition pore,mPTP)开放。孔道开放导致细胞膜破坏、电子传递链解偶联、细胞色素C等促凋亡因子的释放、基质水肿,最终导致线粒体外膜破裂和细胞死亡[25]。

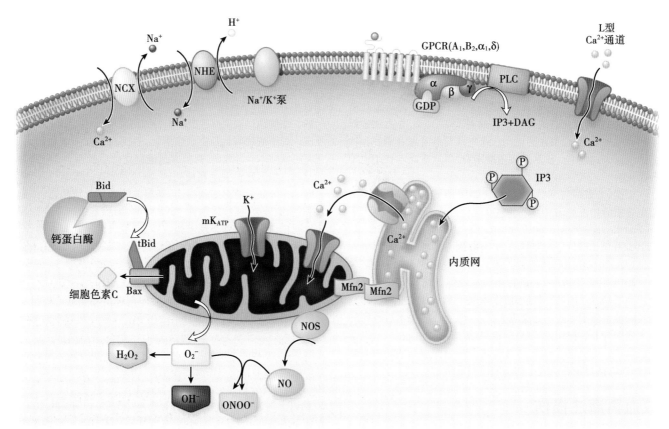

图16-1 缺血再灌注损伤时的心肌改变。GPCR,G蛋白偶联受体;PLC,磷脂酶C;IP3,三磷酸肌醇;DAG,二酰甘油;NHE,钠氢交换体;NCX,钠钙交换体;NO,一氧化氮;mK_{ATP},线粒体ATP敏感性K^+通道

缺血期间代谢的变化也会削弱心肌细胞内源性抗氧化防御系统。I/R 会破坏线粒体负荷物 I，产生过多的 ROS（O_2^- 和 H_2O_2），并损伤细胞脂质、蛋白质和核酸。谷胱甘肽是对抗氧化应激的重要防御物质，其中还原型谷胱甘肽（GSH）被用来修复氧化蛋白质硫醇，生成氧化谷胱甘肽（GSSG）系统；谷胱甘肽还原酶可再生谷胱甘肽，并依赖还原型烟酰胺腺嘌呤二核苷酸磷酸与烟酰胺腺嘌呤二核苷磷酸的比值（NADPH/NADP$^+$）。谷胱甘肽的消耗降低了 ROS 介导的蛋白质损伤的解毒能力[26,27]。因为 NADPH 在缺血过程中无法合成，从而不能正常产生 GSH。因此，再灌注期间，心肌细胞内源性防御机制被抑制，ROS 就会大量合成。NADPH/NADP$^+$ 比值是细胞氧化还原状态的主要决定因素，有证据表明氧化还原状态对 NO 的生物活性和氧化还原状态起到关键作用[22,28]。此外，一些研究指出：在其他辅助因子未达到正常水平时，一氧化氮合成酶（nitric oxide synthase, NOS）本身可以产生超氧阴离子[29]。尽管收缩期细胞内 Ca^{2+} 浓度（$[Ca^{2+}]_i$）会在心肌顿抑再灌注早期恢复正常，但短暂的 $[Ca^{2+}]_i$ 升高可以激活蛋白激酶 C（PKC）亚型、钙蛋白酶和脱氧核糖核酸酶 II（deoxyribonuclease, DNase II）[30]。心肌顿抑时，钙蛋白酶激活及其对收缩蛋白的作用可以降低肌丝对 Ca^{2+} 的敏感性[31]。

同样，大量的证据表明在心肌顿抑中，ROS 也起介导作用。各种自旋捕获剂和化学探针证实，在体实验中短暂缺血后再灌注期间，ROS 迅速释放入血[32]。现在，研究者还认识到线粒体是心肌细胞中 ROS 的主要来源[33,34]，但并非 I/R 过程中 ROS 的唯一来源。无论离体实验还是在体实验中，缺血前给予 ROS 清除剂或抗氧化剂均可减轻心肌顿抑。此外，尽管证据并不确切，但当再灌注前或再灌注开始时给以 ROS 清除剂和抗氧化剂，许多情况下有保护效果[21,35]。有证据表明 ROS 可以攻击如肌质网 Ca^{2+}-ATP 酶（SRCa^{2+}-ATP 酶）、雷诺丁受体和收缩蛋白等多种蛋白的硫醇残基。这也许可以解释为什么从体内再灌注的顿抑心肌分离出的心肌纤维对 Ca^{2+} 的敏感性降低，而从缺血心肌分离出心肌纤维敏感性却没降低[36,37]。延长缺血时间，导致不可逆损伤，还带来更严重的细胞内钙超载和更严重的内生抗氧化物减少，再灌注期间 ROS 也会引起或加重钙超载和抗氧化物减少。再灌注期间 ROS 的过度产生会增加 L 型 Ca^{2+} 通道电流，升高 $[Ca^{2+}]_i$[27,38,39]。而 Ca^{2+} 超载与 I/R 也会对线粒体功能产生不利影响，导致 ROS 进一步产生[39,40]。线粒体通过 Ca^{2+} 单向转运体能少量地缓解 $[Ca^{2+}]_i$ 增加，这种转运顺应 Ca^{2+} 浓度差和膜电位。再灌注期间，胞质内 Ca^{2+} 的增加促进线粒体摄取 Ca^{2+}。鉴于细胞内过量的 Ca^{2+} 与细胞生存能力降低相关，线粒体这种对钙的缓冲作用最初是具有心肌保护作用的[41]。然而，当抗氧化储备能力降低，存在持续性氧化应激时，线粒体对 Ca^{2+} 持续摄取最终打开 mPTP，释放储存在线粒体内的 Ca^{2+}，导致线粒体渗透肿胀，最终导致线粒体膜电位全面崩溃以及细胞死亡。在抗氧化储备能力降低时，钙超载和 ROS 合成的协同作用还可以解释为什么再灌注时给以 ROS 清除剂不能有效地降低细胞的不可逆性

损伤[42]。另有一种可能是目前研究中使用的抗氧化剂并非针对产生 ROS 的部位从而产生心肌损伤，应用特定的线粒体抗氧化剂可能效果更佳[43-45]。

拓宽缺血再灌注损伤的范围

在过去的研究中，基于染色技术、酶释放和组织学相关内容，心肌缺血再灌注损伤被分为可逆性的和不可逆性的。现在越来越多的证据表明这种损伤在可逆到不可逆间是存在过渡状态的，它是一个连续过程，并非全或无现象。例如，凋亡在严重的 ATP 耗竭和膜完整性破坏之前出现；然而如果 ATP 迅速耗竭，Na$^+$/K$^+$-ATP 酶将无法调节细胞容积，导致细胞在正常凋亡过程之前细胞膜破裂，最终坏死死亡[46,47]。再灌注起始时，细胞内 ROS 合成和/或细胞内钙超载可通过促凋亡 BH3-only 蛋白家族中被 ROS 激活的 Bnip3 和被钙蛋白酶水解激活的 Bid 启动凋亡程序[48,49]（图 16-2）。

BH3-only 蛋白与 Bcl-2 抗凋亡蛋白家族成员 Bcl-2、Bcl-xL 或 Mcl-1 作用，引起 Bax 或 Bak 的低聚化，使细胞色素 C 由线粒体释放到胞浆中[49-51]。由细胞色素 C、Apaf-1 和 caspase-9 组成细胞复合体激活 caspase-3，并导致聚（ADP）-核糖聚合酶（PARP）蛋白裂解。激活 PARP 是凋亡的最终步骤，DNA 碎片和剩余腺苷核苷酸的迅速消耗也可以在一定程度上激活 PARP。如前面所述，增高的细胞内 ROS 和细胞钙超载会破坏线粒体膜电位，开放 mPTP，导致线粒体水肿；线粒体 F_0-F_1ATP 合成酶逆向作用，为保持线粒体内膜电位而水解 ATP，但收效甚微。已经受限的 ATP 供应继续下降，能量依赖的 Na$^+$/K$^+$ ATP 酶不能维持正常的离子梯度，最终使得细胞水肿，最终细胞膜破裂。巨噬细胞和白细胞进入心肌细胞，补体激活以及血小板和中性粒细胞堵塞内皮细胞均会进一步加重心肌损伤。

大多数研究应用 TUNEL 检测 DNA 片段的方法检测细胞凋亡，但是这种方法检测的是最终死亡的凋亡细胞，并不能完全代表凋亡的程度。在其他组织水平和离体细胞水平（包括心肌细胞）的研究中，人们发现凋亡过程可以在更早的阶段被检测到。其中一种早期凋亡检测方法是将膜联蛋白 V 与荧光染料结合检测外源性磷脂酰丝氨酸，这种方法已应用于小鼠心肌细胞凋亡的体内成像；然而，并不是所有被膜联蛋白 V 识别的细胞都导致细胞不可逆性死亡[52-55]。I/R 损伤中凋亡细胞碎片会被被邻近细胞或专职吞噬细胞有效清除，这也会影响对凋亡的估计。所以心肌缺血再灌注中凋亡相关的程度和意义仍存在争议。有研究改变小鼠凋亡相关基因，使缺血再灌注导致的梗死面积缩小 60%~70%。然而，在应用 caspase 抑制剂改善凋亡的研究中，梗死面积并没有缩小，这可能是因为在凋亡晚期中断凋亡过程只会导致细胞坏死。因此，许多研究者开始关注针对细胞凋亡早期，mPTP 开放和细胞坏死的干预措施。无论关注的是心肌保护策略的哪一环节，无外乎是降低细胞或细胞器 ROS 合成与氧化应激，加强心脏内源性抗氧化防御机制，或是防止细胞内钙超载。

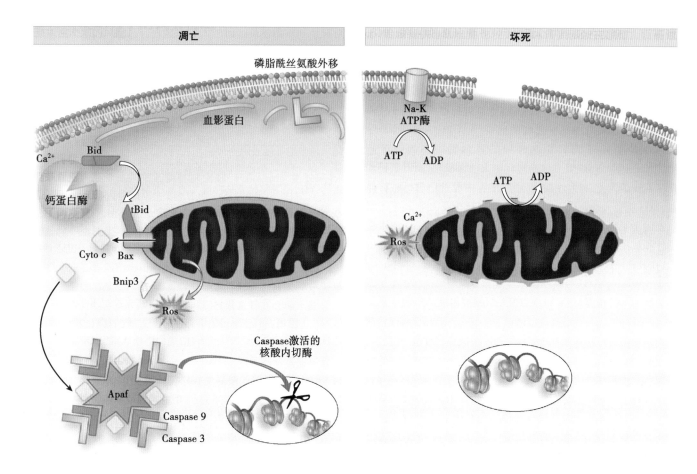

图 16-2　缺血再灌注损伤后心肌细胞发生凋亡的可能机制。Bax,促凋亡蛋白家族;Ca²⁺,钙离子;ROS,活性氧簇;Apaf,凋亡蛋白酶活化因子。缺血和再灌注期间细胞内钙超载以及再灌注期间 ROS 的形成被认为是凋亡和坏死的主要介质。Ca²⁺超载以及 ROS 形成的机制已经在文中作了详细的解释。在内源性凋亡通路中,Bcl-2 家族中 BH3-only 促凋亡蛋白被激活,其中 Bid 被钙蛋白酶或胱天蛋白酶-8(caspase-8)激活,Bnip3 被 ROS 激活;它们与 Bax 或 Bak 相互作用,在线粒体外膜上形成孔道,从而释放细胞色素 C。这种相互作用被抗凋亡的 Bcl-2 家族成员包括 Bcl-2、Bcl-xL 和 Mcl-1 所拮抗。细胞内细胞色素 C 与凋亡蛋白激活因子-1(Apaf-1)和 ATP 或 dATP 相互作用,促进 Caspase-9 和下游的 Caspase-3 蛋白水解激活。Caspase-3 可裂解多个靶点,使许多细胞生存通路失活,并激活产生寡核酶体 DNA 片段(DNA 梯)的内切酶。质膜内的血影蛋白的分裂,导致磷脂酰丝氨酸(PS)重新分布到细胞膜的外叶,标志着死亡细胞被巨噬细胞或邻近细胞吞噬,而不发生炎症反应。在坏死死亡通路中,钙超载和 ROS 会打开线粒体通透性转换孔(mPTP),导致线粒体基质肿胀,线粒体外膜破坏,ATP 合成酶逆向反应,导致大量 ATP 水解,Na⁺K⁺-ATP 酶失效,线粒体膜电位全面崩溃,最终导致细胞破裂死亡,引起炎症反应

心肌保护:历史观点

在 1883 年,Ringer 阐述了在心脏收缩中 Ca²⁺与 K⁺相互拮抗的现象。1929 年,Hooker 提出,在电休克引起的室颤中,K⁺可以使得实验犬的心脏成功复苏[56,57]。1930 年,Wiggers 提出注射氯化钾可以治疗室颤,并使心脏在舒张期停搏。他还指出通过使用氯化钙和心脏按压可以使心脏复跳[58]。Wiggers 的研究给胸外科医生 Beck 以指导,使得他通过这种方式成功地实施除颤治疗并救活了一名患者[59]。这掀起了心脏外科原则中针对室颤和除颤方面的基础及临床研究的热潮。

随着体外循环的出现,我们需要一种新的技术来保护心脏,为心脏外科手术提供静止、无血的术野,使得手术能够从容地进行。在接下来的 50 年中,人们发明了各种各样的心肌保

护方法和技术(表 16-1)。最初,人们曾用低温来保护心肌免受围手术期的各种损伤。Bigelow 等提出低温作为一种麻醉的形式可以扩大手术适应范围。这种技术可使外科大夫在"无血心脏"上进行手术,而不依赖体外循环,并会增加器官移植的可能性[60]。

五年后,Melrose 等提出另一种使心脏停搏和复跳的方式;在常温或低体温情况下,从主动脉根部注入柠檬酸钾能有效地实现停搏[61]。此后不久,很多心脏中心都接受了用柠檬酸钾诱导心脏停搏的方法。然而,随着后来一些研究发现柠檬酸钾停搏会导致心肌损伤和坏死,人们对 Melrose 提出的这种方式慢慢失去兴趣。在较短的一段时期内,很多外科医生不再使用钾停搏,而改用常温心脏缺血(即常温体外循环下阻断主动脉),间断阻断主动脉或者冠状动脉灌注。然而实验与临床证据都表明常温心肌缺血会造成代谢性酸中毒、低血压和低心排

表 16-1　心肌保护的方法和技术的发展

参考文献	年份	创新点
Bigelow WG[60]	1950	研究低温心脏手术在犬类中的应用
Swan H[75]	1953	提出人体低温停搏（26℃），为手术提供无血手术野
Melrose DG[61]	1955	犬类中研究提出可逆性化学心脏停搏的概念
Lillehei CW[76]	1956	从冠状窦逆行灌注氧合血液保护心脏
Lam CR[77]	1957	最早开始使用心脏停搏这一名词
Gerbode F[78]	1958	在人体中运用柠檬酸钾使心脏停搏
McFarland JA[79]	1960	挑战 Melrose 技术的安全性，将 K+ 停搏改为间断主动脉阻断或冠状动脉灌注以达到心肌保护的作用
Bretschneider HJ[65]	1964	发明了一种低钠、高钙、含有普鲁卡因的心脏停搏液
Sondergaard KT[80,81]	1964	将 Bretschneider 的停搏液应用于临床
Gay WA[68]	1973	再次使用钾诱导心脏停搏，并且证明了含钾灌注液能够使犬的心脏停搏 60 分钟，并且不伴有心肌细胞损伤
Roe BB[69]	1973	证明了"心脏停搏、低温、毛细血管冲洗的方式"可以提供有效地心肌保护
Tyres GF[62]	1974	临床前研究证实灌注冷血使心肌温度保持在 4℃ 以下可以提供 90 分钟的保护作用
Hearse DJ[66]	1975	阐明大鼠缺血前的灌注能够降低缺血的损伤，这种灌注液就是我们所熟知的 St. Thomas 1 号灌注液
BraimBridge MV[67]	1975	首次在临床使用 St. Thomas 1 号灌注液
Effler DB[82]	1976	推荐室温下单纯阻断主动脉
Solarzano J[83]	1978	提出逆行冠状窦灌注辅助心肌保护的概念
Buckberg GD[71]	1979	提出血是向冠状动脉内灌注钾的有效载体
Akins CW[84]	1984	运用低温诱颤而非心脏停搏行冠状动脉血运重建
Murry CE[85]	1986	首次报道短时间的缺血再灌注可以使心脏耐受更长时间的缺血
Lichtenstein SV[86],Salerno TA[87]	1991	报道了顺行和逆行灌注温血停搏液的安全性
Ikonomidis JS[88]	1995	把常温连续逆行灌注心脏停搏液与间断顺行灌注相结合
Teoh LK[89]	2002	对 CABG 术的患者间歇阻断主动脉诱颤时可以通过缺血预适应和腺苷受体活化提供心肌保护作用
Quinn DW[90]	2006	Ⅱ期临床试验证实在围手术期使用葡萄糖-胰岛素-钾可以有效地提供心肌保护作用
MentzerJr RM[1]	2008	人的心肌保护的Ⅲ期临床试验证实 CABG 术的患者静脉内注射药物可以降低围手术期 MI 的发生

量[62-64]。随后，研究者重燃探寻心脏停搏方法的兴趣。Bretschneider 提出用无钙低钠停搏液使心脏停搏的原则[65]。而 Hearse 等对停搏液各组分的研究，推动了 St. Thomas 液的发展和应用[66]。这种晶体停搏液的组分以 Ringer 停搏液的配方为基础，包括正常浓度的 Na+、Ca2+ 和为使心脏立即停搏而加入的氯化钾（16mmol/L）和氯化镁（16mmol/L）。Hearse 证实氯化镁还有额外的心肌保护作用。1975 年，Braimbridge 等在 St. Thomas 医院将这种晶体停搏液应用于临床[67]。Gay 和 Ebert 在实验中证明了：Melrose 停搏液中低浓度的氯化钾同样可以达到心脏停搏效果，并能保护心肌，不会出现类似先前报

道的心肌坏死[67,68]。

此后不久，Roe 等指出以钾停搏作为心肌保护的主要措施，手术死亡率约为 5.4%[69]。1977 年，Tyers 等证实钾停搏液在连续一百余位心脏病患者身上取得了满意的心肌保护效果[70]。20 世纪 80 年代，冷血停搏液已取代了常温主动脉阻断，成为心脏手术期间保护心脏的有效方法。这个阶段人们对是否使用停搏液已不存在争议，而开始探索最理想的停搏液配方。主要的停搏液种类有：①Bretschneider 液，主要含 Na+、Mg2+ 和普鲁卡因；②St. Thomas 液，与林格液相比多了 K+、Mg2+ 和普鲁卡因；③高钾液，不含 Mg2+ 和普鲁卡因（表 16-2）。

表 16-2 心脏停搏液的组成成分

	Na+	K+	Mg²⁺	Ca²⁺	缓冲液	pH	渗透压 (mOsm/L)	其他
细胞内晶体停搏液								
Bretschneider 3 号液	12.0	10.0	4.0	0	组氨酸	7.4	320	普鲁卡因;甘露醇
Bretschneider HTK 液	15.0	9.0	4.0	0	组氨酸	7.3	310	α-酮戊二酸;色氨酸;甘露醇
Roe 液	27.0	20.0	3.0	0	三羟基氨基甲烷	7.6	347	葡萄糖
细胞外晶体停搏液								
del Nido 液††	140	5	0.75	0	碳酸氢盐	7.4	375	利多卡因;甘露醇
St. Thomas 1 号液	144.0	20.0	32.0	4.8	无	5.5	285	普鲁卡因
St. Thomas 2 号液	110.0	16.0	32.0	1.2	碳酸氢盐	7.8	324	无
Tyer 液	138.0	25.0	3.0	1.0	碳酸氢盐	7.8	275	醋酸盐;葡糖酸盐
含血停搏液†								
冷血停搏液	118.0	18.0	1.6	0.3~0.5	±三羟基氨基甲烷	7.6~7.8	320~340	葡萄糖;氧
温血停搏液	122.0	25.0	1.6	0.15~0.25	±三羟基氨基甲烷	7.5~7.6	340~360	葡萄糖;氧;谷氨酸盐;天冬氨酸盐

* 除特别注释外,单位均为 mEq/L。
† 含血停搏液中,血液与晶体溶液的比例为 4:1。
†† 参考波士顿儿童医院 del Nido 停搏液的应用经验。Matte GS,et al. J Extra Corpor Technol. 2012.

与此同时,有人推出一种新的停搏液,高钾含血停搏液[71,72]。理论上讲,含血停搏液应该是一种更好的心肌保护方式,因为血液有氧合功能与缓冲功能。值得一提的是,早在二十多年前,Melrose 等最初就是以血液作为高浓度柠檬酸钾的载体。如今,低温和 K+ 灌注仍是心肌保护的基础,尽管临床上应用的心肌保护技术和停搏液多种多样,但均对术后 30 天患者心脏状态恢复起到积极作用[73,74]。

心脏停搏技术

停搏心脏手术应用停搏液来获得静止的术野,停搏液含各种能使心脏在舒张期迅速停搏的化学物质,并能有效抵抗缺血再灌注损伤。尽管现在低危患者的心脏手术相对安全,但患者的基本特征在过去的十年中一直在变化。除了冠心病和心室功能较差,患者同时还会患有很多伴随疾病,像肥胖症、肾功能不全、周围血管病变以及肺气肿等。尽管停搏技术不断发展,术后低心排量综合征(low cardiac output syndrome, LCOS)还是频繁发生,成为预后不良的主要原因。在没有手术并发症的情况下,术后 LCOS 的主要原因是心肌保护不足。因此,我们需要探寻更有效的心肌保护策略、为现有的停搏液加入新的组分。目前,临床应用的停搏液有两类:晶体停搏液和含血停搏液。

这些停搏液主要在低温条件下应用。

晶体停搏液

最初应用于心脏手术中,用来保护心脏的停搏液由冷的晶体液组分构成。它可以通过降低代谢来保护心脏,并有助于提供相对无血的术野,因此被广泛发展。接下来,出现了许多含不同组分的晶体停搏液。这些组分需要发挥以下作用:①K+ 或 Mg²⁺ 使心脏快速停搏;②通过低温来降低能量需求保持 ATP 供应;③保持细胞内离子平衡和代谢的稳定;④降低心肌耗氧量;⑤提高利用葡萄糖和氨基酸有氧和无氧代谢产生的能量;⑥利用碳酸氢盐、磷酸盐和组氨酸缓冲对保持 pH 稳定;⑦利用类固醇、谷胱甘肽等氧自由基清除剂、钙拮抗剂和/或普鲁卡因保持膜稳定性;⑧通过提供低钙环境或加入 Mg²⁺ 来防止钙超载;⑨入甘露醇等提高胶体渗透压防止细胞水肿。

晶体停搏液主要有两种:细胞内液和细胞外液[91]。这两种均可用来保存移植供体器官。细胞内液不含或仅含较低浓度的 Na+ 和 Ca²⁺。细胞外液则含相对较高浓度的 Na+、Ca²⁺ 和 Mg²⁺。这两种停搏液的 K+ 浓度均不超过 40mmol/L(一般在 10~40mmol/L),且含有用来缓冲的碳酸氢盐,并达到渗透平衡。各种晶体停搏液在表 16-2 里列出。

操作步骤

尽管每个心脏中心的降温标准不一,但是一般都是在体外循环条件下将患者温度降至 28～33℃。为了快速诱导化学停搏，在阻断主动脉后，于阻断钳近端通过导管灌注停搏液。停搏液导管可以带或不带单独的通气套管。顺行灌注的冷高钾晶体停搏液通常不超过 1 000mL。如果有心脏电生理活动重新开始的迹象，或者需要延长停搏时间，则需补灌，每次补灌 300～500mL。如果进行心肌血运重建术，远端吻合完成后，移除阻断钳，到近端吻合完成以后，部分阻断主动脉，使得心脏有血流灌注。或者，在远端吻合完成后，阻断钳留在原位，然后进行近端吻合（单钳法）。另一种方法是先部分阻断吻合近端，然后阻断主动脉，灌注停搏液。在瓣膜修复或置换手术中，晶体停搏液可以直接从冠状动脉口直接灌入冠状动脉。此外，晶体停搏液还可以通过附有或者没有自充式硅酮球囊的导管，从冠状窦逆行灌注。

结局

尽管人们担心晶体停搏液由于缺少血液成分而携氧能力较差，但还没有证据能确切地证实其临床相关性。同样，尽管有临床前研究证明了高钾晶体停搏液会损伤冠状血管内皮，降低内皮细胞复制能力和产生内皮细胞分化因子能力，但这些发现还未被证明具有临床意义[92,93]。实际上，有很多临床试验认为晶体停搏液的停搏效果与含血停搏液无显著差异，尤其是在部分中心已经把晶体停搏液作为心肌保护的主要策略[94,95]。

冷血停搏液

冷血停搏液目前在世界范围内广泛应用，同时也是美国应用最广的心脏停搏方式。用血液作为低温钾诱导停搏的载体，其原理包括如下方面：①在停搏期，为心脏提供氧合环境以及周期性供氧的方法；②当使用大量停搏液时，减少血液稀释；③有良好的缓冲能力和渗透性；④提供生理性的电解质组分和 pH；⑤提供内源性抗氧化物和氧自由基清除剂；⑥制备过程相对简单。

尽管冷血停搏液的配方有很多种，但基本都是从正在接受体外循环的患者管路系统获取自体血液，与晶体停搏液混合。晶体停搏液包含的组分有：使用三羟甲基氨基甲烷或碳酸氢盐缓冲的柠檬酸盐-磷酸盐-葡萄糖（citrate-phosphate-dextrose，CPD）和氯化钾。CPD 用来降低 Ca^{2+} 浓度，缓冲对用来将 pH 维持在 7.8 左右。最终心脏停搏液的 K^+ 浓度为 20～25mmol/L。在开始注入快速诱导停搏剂量后，后续补灌可采用间断或持续的方式，钾的浓度则变为 8～10mmol/L（低浓度维持剂量）[96,97]（表 16-2）。

在使用含血停搏液之前，常用变温圈将其温度降至 4～12℃。不同心脏中心血液和晶体液的比例不同，最常用的有 8：1、4：1 和 2：1，比例的不同会影响含血停搏液的血细胞比容。比如，如果从体外循环回路中获取的自体血的血细胞比容为 30，按上述不同比例配制，则分别得到 27、24 和 20 的血细胞比容。

不稀释的含血停搏液也称"微量停搏液"（添加少量晶体成分），据报道也具有心肌保护效果。Petrucci 等在一项针对全血微量停搏液的研究中，在临床相关的猪模型上比较了微量停搏液和晶体停搏液的效果。他们认为，在急性缺血心脏中，全血微量停搏液是有效的，其效果甚至超过晶体停搏液[98]。Velez 等试图验证这样一种假说：在犬的急性缺血再灌注模型

中，全血停搏液（血液晶体比为 66：1）的心肌保护效果优于 4：1 持续逆行灌注的含血停搏液[99]。但最终发现从梗死面积和缺血后功能恢复两方面来看，组间无显著差异。这与数年前 Rousou 等得出的结论一致，Rousou 等认为：低温程度影响保护作用，而血细胞比容并不影响其保护作用[100]。

论及效能，大量的临床前试验和随机或非随机临床试验都证明冷血停搏液能有效保护心肌。很多类似试验证明冷血停搏液优于冷晶体停搏液。还有一些研究者认为晶体停搏液能够有效保护心脏，并具有较好的投入收益比。但遗憾的是，大多数比较冷血停搏液和晶体停搏液的研究多为单中心临床试验，只纳入有限数量的患者，集中观察一小部分人群，并可能忽略具体的临床管理差异。2006 年，Guru 等发表了一篇纳入 34 个比较冷血停搏液和晶体停搏液研究的荟萃分析。使用冷血停搏液的患者，CK-MB 释放减少，术后 LCOS 发生率降低。但两者的围手术期 MI 发生率和死亡率却并无差异[101]。Jacob 等在 2008 年分析了 15 个临床随机试验的数据，其中 8 项试验都指出冷血停搏液有较好的效果，5 项表明含血停搏液能降低心肌酶释放量，然而充分证实一种停搏液优于另一种的证据还明显不足[95]。

2014 年，Zeng 等对 12 项比较冷血停搏液与冷晶体停搏液的随机对照试验进行了荟萃分析[102]，共纳入 2 866 例患者，其中 1 357 名患者接受冷晶体停搏液，1 509 名患者接受冷血停搏液。研究表明两组患者死亡、室颤以及卒中的概率并无明显差异；接受冷血停搏液的患者围手术期 MI 发生率较低。患者得出结论，二者在血运重建术中均有良好的安全性及有效性。然而该研究存在荟萃分析的固有缺陷，且仅分析了患者术后 30 天的死亡率。

温血停搏液

用处于正常体温的温血停搏液作为心肌保护措施的概念可追溯到 20 世纪 80 年代。支持使用温血停搏液的人们认为，温血停搏液可以提供晶体停搏液所缺乏的营养和内源性因素，同时避免低温可能带来的不良后果。1982 年，Rosenkranz 等报道，使用温度在正常体温的含血停搏液诱导停搏，之后继续使用大剂量冷血停搏液维持停搏，比直接用冷血停搏液效果更好[103]。1986 年，Teoh 等证明在移除阻断钳之前间断灌注温血停搏液（热击），可以加快心肌代谢水平的恢复[104]。随后，1991 年 Lichtenstrin 指出人类在正常体温下的心脏停搏是保护心肌的有效措施[86]。他们比较了 121 例手术中应用温血顺行灌注停搏液的患者和历史对照的 133 例顺行灌注冷血停搏液的患者，结果显示温血停搏液的死亡率为 0.9%，而历史对照组的死亡率为 2.2%。

尽管有很多积极报道，但针对温血停搏液的使用仍有疑虑。例如当术野显露不清或灌注液分布不均时，出现灌注中断或速度减慢，则很难确定在接受温血停搏液的情况下患者心肌可耐受的缺血时间。此外，Martin 等还指出，温血停搏液使得神经损伤发生率升高[52]。在一项前瞻性随机研究中，研究者对 1001 例患者进行了持续温血停搏液（≥35℃）和间断氧合冷晶体停搏液（≤28℃）的分析比较。尽管两组死亡率接近（分别为 1.0% 和 1.6%），但在温血停搏液组永久性神经损伤的发生率是对照组的 3 倍（分别为 3.1% 和 1%）。由此可见温血停

搏液并不比冷晶体停搏液心肌保护效果好,如果温血停搏液灌注时还由于各种原因而经常中断心肌氧供,这种方法会增加缺血损伤的风险。

2014 年,DeBryn 等回顾分析了一个前瞻收集的数据库,比较使用顺行温血停搏液(32℃)和顺行冷晶体停搏液(7℃)的效果[105]。数据库资料包括患者人口学统计资料、术前危险因素、手术技术、术后病程和 30 天、住院发病率和死亡率。前 150 例患者接受冷晶体停搏液;后 143 例患者接受温血停搏液。研究证明,应用两种停搏液患者临床结局无明显差异,得出结论:温血停搏液安全性尚可,但心肌保护作用并不优于晶体停搏液。因此,在经验丰富的情况下使用间断顺行温血停搏液灌注可提供临床满意的心肌保护[106-108]。

微温血停搏液

冷血停搏液(4~10℃)和温血停搏液(37℃)的温度在心肌保护中各有优劣。因此,20 世纪 90 年代,许多研究者致力于探索最适温度。Hayashida 等是早期研究 29℃ 微温血停搏液的研究者之一[109],他们将 72 位行 CABG 术的患者随机分到六组:冷血停搏液(8℃)顺行灌注组、逆行灌注组;微温血停搏液(29℃)顺行灌注组、逆行灌注组;温血停搏液(37℃)顺行灌注组、逆行灌注组。三种温度的停搏液都有足够的保护效果,但微温血顺行灌注组停搏期间释放的乳酸最少。不同研究者报道的微温血停搏液持续顺行灌注或间断顺行灌注结果类似[110]。然而,Baretti 等在体外循环猪模型上,持续顺行灌注微温常钾含血停搏液,结果却发现阵发性纤颤发生率升高[111]。随后,Mallidi 等在行 CABG 术的 6064 名患者中,观察分析了冷血、温血或微温血停搏液早期及晚期结局。4532 名患者接受温血或微温血停搏液,机体体温维持在 32~37℃,温血停搏液温度为 37℃;微温血停搏液组患者机体体温维持在 32~34℃,停搏液温度为 28~30℃。1532 人接受冷血停搏液,患者体温维持在 25~32℃,停搏液温度为 5~8℃。温血停搏液组的五年生存率为 91.1%,在冷血停搏液组则为 89.9%(P=0.09)。尽管此研究持续时间较长,存在大型回顾性研究的固有缺陷,但是它得出结论是目前现有停搏液的效果相近,这与既往结论相同。他们认为温血或者微温血停搏液会使早期、晚期无不良事件存活率升高。目前,大多微温血停搏液研究都是单中心研究,入选患者相对较少,无法确定微温血停搏液效果更好。在很大程度上,可以说目前应用的停搏液效果均相近。

灌注方法

除了配方和温度不同,停搏液的灌注方式也不同(图16-3)。

面对这么多选择,关于最适宜的灌注方法仍然存在争议。这些方法包括间断顺行灌注、经桥血管顺行灌注、持续顺行灌注、持续逆行灌注、间断逆行灌注、顺行灌注后逆行灌注和同时顺行灌注与逆行灌注。总体来说尽管所有方式都有不错的效果,但由于有许多混杂的因素,对它们进行比较较为困难,这些因素包括:①溶液成分;②溶液温度;③灌注持续时间;④灌注压;以及其他影响术者选择灌注方式的因素,如手术的方式和复杂程度以及预期阻断时间。

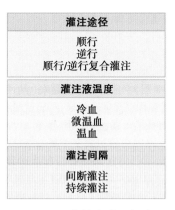

灌注途径
顺行
逆行
顺行/逆行复合灌注
灌注液温度
冷血
微温血
温血
灌注间隔
间断灌注
持续灌注

图 16-3   停搏液灌注方式

顺行灌注

顺行灌注是心脏手术中停搏液最常用的灌注途径,停搏液在升主动脉阻断后从主动脉根部顺行灌注。在体外循环开始后,在阻断钳近端主动脉处插管,停搏液通过该插管注入,快速诱导化学停搏。插管可带或不带独立的排气引流管,用于心内减压与心内排气。诱导所使用的停搏液通常比后续维持停搏液的 K^+ 浓度高,灌注速率较快,在 250~300mL/min[10~15mL/(kg·min)],以保证动脉瓣处于关闭状态。如果心脏仍跳动或复跳,则需要增加灌注剂量。维持停搏的间隔时间可在 15~20 分钟或者视情况而定。可向心脏注入冷盐水(4℃)进行外部降温。

通常主动脉根部灌注压为 60~80mmHg。对于心室肥大的患者,还需根据情况调整灌注速率。如果有电活动的迹象,则每隔 15~20 分钟或更短时间以 300~500mL 的低剂量进行间断维持灌注。在 CABG 术中,为了使冷缺血和动脉阻断时间最短,当远端吻合完成后就可以尽快移除阻断钳恢复血流;近端吻合可在部分阻断下操作。或者,可以在远端移植血管吻合完成后,使阻断钳保留在原位,接着进行近端吻合(单钳法)。

顺行灌注需要主动脉瓣闭合良好,因此当患者存在严重主动脉瓣病变时,顺行灌注效果较差,为相对禁忌证。在这种情况下,停搏液通过冠状动脉口插管直接进入冠状动脉。这种方式常用于主动脉瓣置换术、升主动脉瘤修复术和主动脉根部置换术等需要开放升主动脉的手术中。对于主动脉瓣功能不全的患者,如果患者有经冠状窦放置起搏装置手术史,则需选择冠状动脉口灌注。这种方式的并发症包括冠状动脉夹层、由于左冠状动脉主干较短而无意识地选择灌入左前降支或左旋支,以及迟发的冠状动脉口狭窄[112]。

逆行灌注

逆行灌注是通过置于冠状静脉窦的带或不带自膨胀硅胶囊的导管从右房经冠状静脉窦逆行灌注,可用于诱导及维持停搏。这种方式早在 1898 年就由 Partt 提出,他指出氧合血可以通过冠状静脉系统供给缺血心脏[113]。60 年后,Lillehei 等在主动脉瓣手术中通过冠状静脉窦逆行灌注以保护心脏[76]。如今,逆行灌注已经成为一种被大家广泛接受的灌注方式,且常被用来辅助顺行灌注。这种灌注方式一般需要预先将灌注管弯曲,置管时通常需要经食管超声的引导。尽管冠状静脉窦撕裂并不常见,但它是一种致命并发症,所以操作时一定要谨慎小心。将冠状静脉窦内灌注压限制在 45~50mmHg 可以预防撕裂发生。逆行灌注同样也可以将含血或晶体停搏液以持续或间断的方式灌入。如果本身的冠状动脉有严重狭窄或完全堵塞，顺行灌注下停搏液分布不均。此时就需要进行逆行灌注，或者静脉桥移植完毕后通过静脉桥灌注。尽管大多数的常规体外循环下心脏手术只需要施行顺行灌注就能有良好的效果，但对于心室功能较差、预期主动脉阻断时间较长，或者有梗阻性冠脉疾病的患者，顺行灌注联合逆行灌注会收到更好的效果。对于再次行 CABG 术的患者，逆行灌注还有另一优点，即可以有效降低大隐静脉的栓塞率。理论上讲，逆行灌注还可以将停搏液更均匀地分布在原本灌注不佳的心肌区域。

　　虽然逆行灌注有许多优点，但这种方法仍存在局限性。大量实验研究和临床实践证明，通过冠状静脉窦灌注停搏液对右室的保护效果较差。这可能与心脏静脉解剖多样性、冠状静脉窦异常解剖结构以及 Thebesius 静脉直接引流至心腔相关，这些情况导致冠状静脉窦引流右心室前壁能力较弱。因此，许多后续研究不仅评估逆行灌注的安全性和有效性，而且还比较其与顺行/逆行复合灌注的效果差异[114-117]。虽然研究结果并不一致，但是大多数研究证明心脏手术中逆行灌注是安全有效的。Bhaya 等应用经胸三维斑点追踪超声心动图应，比较了心脏手术患者中顺行灌注和顺行/逆行复合灌注的效果[118]。22 例患者在术前 1 天和术后 4~5 天接受了研究，结果发现复合灌注在维持室间隔和左心室游离壁节段应变参数方面保护效果更好。总之，这些研究得出共识，复合灌注可以使停搏液分布更均匀。在患者预期阻断时间较长或者冠脉严重阻塞时，应用复合灌注效果较明显。

持续灌注与间断灌注

　　持续经冠状静脉窦逆行灌注或在开放的主动脉根部直接经冠状窦口灌注停搏液，可以缩短冠状血流由于主动脉阻断而中断的时间。持续输注，尤其是灌注氧合的停搏液，理论上可以改善心肌缺血，特别是在主动脉阻断时间延长的情况下。Louagie 等[119]早期进行过相关研究，他们将 70 例接受 CABG 术的患者前瞻性随机分配至接受逆行间断灌注冷血停搏液组（n＝35）和持续灌注组（n＝35）。研究变量包括右心室射血分数，心排血量，左、右心室每搏做功指数，体循环及肺循环血管阻力等血流动力学参数。分别于主动脉阻断前和主动脉阻断后立即采集冠状静脉窦血标本，用于测定乳酸和次黄嘌呤水平；在预先确定的时间采集静脉血样本以测量 CK-MB 和肌钙蛋白水平。最终，他们发现逆行灌注组患者的血流动力学改善，正性肌力药物使用减少，乳酸和次黄嘌呤水平显著降低，另外患者结局并无差异，且 CK-MB 和肌钙蛋白水平在术后无明显差异。但是本研究为单中心研究，手术均有同一位外科医生操作，样本量相对较小，因此很难将研究结果推广到更广泛的人群中。目前，仍不清楚间断灌注与持续灌注的优劣。使用间断灌注的主要优点是能够维持术野清洁干净，并不需要中断手术操作。

心脏停搏液应用现况

　　总之，目前关于含血停搏液和晶体停搏液的优劣、最佳温度和最佳灌注方式都存在争议。2004 年英国进行了一项关于停搏方式的调查，结果显示冷血停搏液占体外循环下心脏手术的 56%，温血停搏液占 14%[120]。14% 的外科医生使用晶体停搏液，21% 使用逆行灌注，16% 不使用任何停搏液，而只是阻断主动脉诱导室颤。基于美国的经验，大多数外科医生更倾向于间断灌注冷血停搏液。然而，各个心脏中心情况不同，目前仍

没有国际公认的最佳停搏液及其灌注方法[120]。了解这些方法可以使外科医生根据每位患者自身情况合理选择。

无停搏液心脏手术

　　间断阻断主动脉诱导室颤（intermittent cross-clamping with fibrillation，ICCF）和全身亚低温联合间断选择性室颤停搏是现在最常采用的无停搏液心脏手术方法。目的是在不使用心脏停搏液的情况下使术野相对静止。

间断阻断主动脉诱导室颤

　　这项技术是心脏手术中进行心肌保护最早的方法，至今仍然在很多心脏中心沿用。体外循环下，通常在升主动脉置动脉管，在右房置入双极单腔静脉引流管。降温至 30~32℃。这种方法使得医生能在相对静止的术野进行操作。在 CABG 术中，每完成一条桥血管的吻合，都需要移除主动脉阻断钳。室颤的时程要由远端吻合所需的时间来决定。血运重建完成后，进行心脏除颤，主动脉部分阻断下，在跳动心脏上吻合近端。这种方法常用于冷凝集素病患者，冷凝集素病是一种自身免疫病，在较低温度时抗体直接凝集红细胞。对于这些患者，低温直视心脏手术会导致溶血、心肌梗死、肾功能不全和脑损伤。

　　为了降低花费并达到临床满意的心肌保护水平，医生对上述方式产生了浓厚的兴趣。很多报道指出通过这种技术可以达到满意的心肌保护效果。1992 年，Bonchek 等在一项大型临床研究中对这种方式的优点和安全性进行了仔细地分析[121]。在这项研究中，作者回顾了在其医院初次接受 CABG 术的 3 000 位患者使用 ICCF 技术后的结果。研究者分析了围手术期危险因素，如年龄、性别、左室功能不全、围手术期使用主动脉内球囊反搏（intra-aortic balloon pump，IABP）、急症手术以及术中死亡。在这项研究中，29% 的患者年龄超过了 70 岁，27% 为女性，9.7% 患者射血分数小于 30%，13% 在术前 1 周内发生过 MI，31% 在医院内发生了梗死前心绞痛。只有 26% 的患者接受单纯择期手术。使用无停搏液心肌保护技术时，择期手术死亡率为 0.5%，急症手术死亡率为 1.7%，危急手术死亡率为 2.3%。术后需要使用强心药的患者只占 6.6%，只有 1% 患者需要使用 IABP。然而这仅是一项回顾性的单中心研究，如果存在一组使用停搏液的患者作为对照，则结论会更有说服力。然而，这项实验的确证明了不使用停搏液的心肌保护方式也可以提供令人满意的心脏保护作用，即使在高危患者身上依然很有效。

　　2002 年，Raco 等报道了一项研究，800 例患者接受体外循环下的择期或非择期 CABG 术，手术由同一位医生实施，使用 ICCF 进行心肌保护。患者被分到三个队列中：①择期手术；②急症手术；③危急手术。各组患者的平均年龄，远端搭桥数量和死亡率均可比。在三组患者中，死亡率分别是 0.6%、3.1% 和 5.6%，与应用停搏液手术结果一致。鉴于这项研究来自同一位外科医生的手术，因此该技术有难以推广之虞。不考虑上述因素，这项研究的确肯定了 ICCF 对择期和非择期行 CABG 术患者的安全性[122-124]。2003 年，Bonchek 等报道了一项研究，8 300 例接受 CABG 术的患者使用无停搏液法进行心肌保护。在择期、急症和危急手术组患者中，死亡率分别为 0.9%、1.5% 和 4.0%。总体的死亡率为 1.7%，这个死亡率要明显低于胸外科医生协会全国数据库预测模型预测的死亡率 3.27%[125]。这项研究由五位外科医生实施，其中三位并没有

接受过无停搏液手术的培训;这进一步证明了 ICCF 是一项有效的心肌保护措施。有证据表明缺血预适应(ischemic preconditioning,IPC)有助于提高 ICCF 的心肌保护效果,这使得人们重燃对这种心肌保护方式的兴趣,在英国尤为明显。动物实验的结果表明 ICCF 的保护效应被蛋白激酶 C 抑制剂和 ATP 敏感 K^+ 通道激活剂阻断,二者都与 IPC 相关[126]。暂不论其确切机制是怎样,像 ICCF 这样的无停搏液心肌保护策略,的确可以为包括高危人群在内的患者提供满意的心肌保护效应[127]。

全身亚低温和选择性室颤停搏

选择性室颤停搏是在无停搏液心脏手术中的另一项安全的心肌保护方式。其关键在于维持全身亚低温在 26~30℃,并保持全身灌注压为 80~100mmHg。在严重钙化的"瓷化主动脉"手术中,钳夹阻断主动脉可能会有卒中和夹层的危险,这时采用选择性室颤停搏则可避免上述危险。在这种情况下,使用阻断钳或通过缝合来阻断冠状动脉,可以在原位进行远端吻合。并在较短时间低温停循环期间,完成近端吻合。或者,近端吻合可以完全依赖于原位胸廓内动脉。通过这种方式,可以避免主动脉整体的手术操作。1984 年,Akins 等为 500 名患者实施亚低温选择性室颤停搏,患者围手术期心肌梗死发生率和住院期间死亡率均较低[84]。1987 年,Akins 和 Carroll 评估了 1 000 位接受非急症 CABG 术患者采用低温选择性室颤停搏的远期效果,他们认为这种技术对心肌保护十分有效,提高了患者生存率和生存质量。然而这种方式的缺点包括以下几点:①存在侧支循环会使术野不清;②室颤会提高肌张力,影响术者将心脏置于最佳暴露位置;③可能会加剧主动脉瓣反流;④心腔内的操作不方便。建议当患者有升主动脉钙化等不适宜采用主动脉阻断或停搏液停搏时,则采用上述方法。这种方法也可应用于二尖瓣手术患者[128]。Imanaka 等在 2003 年发表了一篇回顾性观察性研究:27 位缺血性二尖瓣反流患者接受二尖瓣手术,采用室颤停搏进行心脏保护。其中 23 人同时接受了 CABG 术,5 人同时接受 Dor 手术。手术采用中度低温(约 28℃)和室颤停搏;体外循环流量维持在 2.4L/(min · m^2),灌注压维持在 70mmHg。患者死亡率为 3.7%。该文章作者认为在亚低温手术中延长室颤的时间可以降低发病率和死亡率,在不能实施主动脉钳夹阻断或阻断时间预计较长时提供心脏保护的方法[129]。

心肌保护的新策略

目前很多实验研究证明多种生理过程和药物能在缺血再灌注损伤过程中保护心肌,同时很多相关临床研究正在验证其可行性。这一部分将会列举一些前景良好的心肌保护策略。

生理过程

缺血预适应

"缺血预适应"是一种生理适应现象,如果提前短时间阻断冠状动脉血流,那么心脏对接下来较长时间的缺血会有更强的耐受性。这种缺血适应最初由 Murry 等描述为"经典的"、"第一时间窗的"或者"早期"的缺血预适应(ischemic preconditioning,IPC)[85]。在各物种上 IPC 均被证实会降低梗死面积、凋亡和再灌注相关心律失常。在缺血预适应刺激后,保护作用能持续 1~2 小时[130-132]。如果后续的长时间缺血超过 3 小时,则保护效果丧失。因此,只有在持续缺血后及时再灌注才能起到保护作用。随后的研究揭示了这种内源性的防御机制可以多种方式进行。在预适应的快速保护作用消失后,第二阶段的保护作用在 24 小时后出现,其保护作用可持续到 72 小时。这被称为"第二时间窗保护"、"晚期"预适应或者"延迟"预适应。与只能对抗梗死的经典 IPC 不同,这种晚期保护不仅能对抗梗死还能防止心肌顿抑[133,134]。

IPC 的细胞机制 这些关于缺血适应的报道引发了对于心脏自身对抗缺血再灌注损伤的细胞内机制的探索。深入理解这些机制可以探寻出新的治疗方式,能够更为有效地治疗和减少缺血再灌注损伤产生的不良结果。最早的一个假设是:激活心肌细胞腺苷 A_1 或 A_3 受体是急性缺血预适应的主要介质[132,135]。随后的研究揭示了除腺苷受体之外,还有很多的 G 蛋白偶联受体,一旦被激活,也可以模拟缺血预适应,产生减少梗死区面积的效应,如,缓激肽受体、内皮素受体、α_1-肾上腺素能受体、毒蕈碱受体、血管紧张素 II 受体以及 δ-阿片受体(图 16-4)。

通过灌注外源性药物模拟缺血预适应是一种药物预适应。最重要的内源性预适应的调节受体目前还不得而知,这可能由于物种差异以及信号通路种类过多。不管如何,目前认为 IPC 的激活物可激活多种酪氨酸激酶、PKC 异形体、p38 丝裂原活化的蛋白激酶和细胞外信号调节激酶(extracellular-signal regulated kinase,ERK)。p38 丝裂原活化的蛋白激酶是丝氨酸/苏氨酸蛋白激酶家族,对各种包括热休克蛋白在内的应激刺激细胞因子均有应答,并参与细胞分化、凋亡和自噬。ERK 级联反应偶联从细胞表面受体到调节基因表达的转录因子。

有趣的是,IPC 似乎需要受体的再生以及促存活激酶的激活(在许多情况下,可能是一种再激活)减轻持续性缺血,以诱导心肌保护。就这一点,Hausenloy 和 Yellon 引入再灌注损伤补救激酶(Reperfusion Injury Salvage Kinase,RISK)途径来代表在再灌注期间激活的 PI3K-Akt 和 ERK1/2 促存活激酶,提出控制以及上调 RISK 通路或许可提供心脏保护的另一个途径[136]。

尽管 IPC 最终的效应分子目前仍然是预测性的,然而很多证据表明心肌细胞线粒体是预适应诱导保护作用的关键靶点(图 16-4)[137,138]。特别是,阻断 mPTP 和开放线粒体 K_{ATP}(mK_{ATP})通道可能与 IPC 的效应分子有关[139,140]。在正常情况下,mPTP 处于关闭状态,线粒体的内膜对于大多数代谢产物和离子是不通透的。尽管这个小孔的分子结构目前还没有确定,但已经知道它能形成大的电导巨型通道,并且可以被基质中的亲环蛋白 D 所调节[140a]。尽管早期的研究认为 mPTP 的构成部分包括线粒体外膜的电压依赖性阴离子通道(voltage-dependent anion channel,VDAC)、内膜上的腺嘌呤核苷酸转移酶(adenine nucleoide translocator,ANT)和亲环蛋白 D,然而基因研究已经推翻了这种模型。敲除所有 ANT 异形体基因的小鼠模型 mPTP 仍然可以开放;敲除所有 VDAC 的异形体基因也是如此。然而敲除亲环蛋白 D 基因的心脏对于缺血再灌注损伤具有更强的抗性,更进一步的研究揭示了尽管此时 mPTP 开放的阈值升高了,但仍然可以被激活开放。进而得出结论:亲环蛋白 D 在调节 mPTP 开放中十分重要,但是其分子组成仍然不清楚。在应激状况下,mPTP 开放,导致线粒体内膜去极化,由于高渗透压,水和离子流向基质。基质膨胀使得高度折叠的内膜扩张,最终使外膜破裂,细胞色素 C 以及其他的促凋亡因子释放出来。即使线粒体外膜不发生破裂,但线粒体膜电势的丢失,使得 F_0-F_1 ATP 合酶为恢复膜电势而介导 ATP 水解。这种无用循环加速了能量的耗竭。

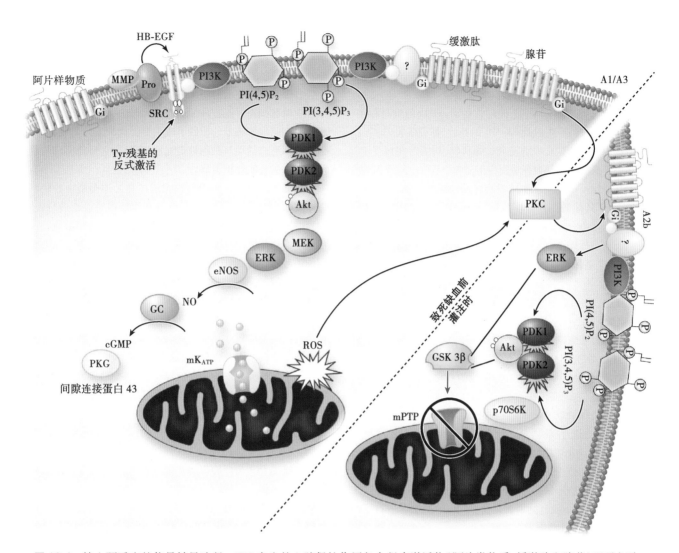

图 16-4 缺血预适应的信号转导途径。IPC 产生的心脏保护作用包含很多激活物(阿片类物质、缓激肽和腺苷)以及细胞内信号转导途径。相关信号转导途径复杂,相互作用,它包括 HB-EGF 受体、PI3K、Akt、ERK1/2、eNOS、PKG、mK$_{ATP}$ 通道的开放、ROS 产生、PKC 激活、p70S6 激酶和 GSK-3β。IPC 最终的效应器可能是开放的 mK$_{ATP}$ 通道以及抑制 mPTP 的开放。如果仅有少部分的线粒体受到影响,其释放的细胞色素 C 会诱导细胞凋亡随后导致细胞死亡。目前有证据显示再灌注时腺苷 A2b 激活的独特作用。尽管 IPC 诱导的心肌保护也会涉及自噬作用,但这一过程的发生场所以及如何与信号通路相互作用仍然有待阐明。MMP,基质金属蛋白酶;HB-EGF:肝素结合表皮生长因子;Pro,促 HB-EGF;PI3,磷脂酰肌醇 3-激酶;PI(4,5)P$_2$,磷脂酰肌醇双磷酸;PI(3,4,5)P$_3$,磷脂酰肌醇三磷酸;MEK,促分裂原活化的蛋白激酶;ERK,胞外信号调节激酶;NO,一氧化氮;eNOS,内皮一氧化氮合酶;GC,鸟苷酸环化酶;PKG,蛋白激酶 G;PKC,蛋白激酶 C;ROS,活性氧簇;mK$_{ATP}$,线粒体 ATP 依赖性 K$^+$通道;p70S6K,p70S6 激酶;GSK-3β,糖原合酶激酶;mPTP,线粒体通透性转变通道;PDK,磷酸肌醇依赖激酶

线粒体内膜的 ATP 敏感 K$^+$ 通道(mK$_{ATP}$)的调节基于通道开放剂二氮嗪、吡那地尔和通道阻滞剂 5-羟基癸酸盐以及格列本脲的药理学作用。尽管 mK$_{ATP}$ 的分子组成还不知道,但很多药理学研究证实了 mK$_{ATP}$ 的保护性作用。Garg 和 Hu 提出 PKC 的激活加强了血浆 K$_{ATP}$ 通道向线粒体的转运[141]。他们通过对 COS-7 细胞的观察,发现在经过 PMA 处理后,线粒体中 Kir6.2 蛋白(K$_{ATP}$ 通道的一个亚单位)以及通道的激活增加,选择性 PKC 阻滞剂白屈莱赤碱可以阻断这一过程。已经发现使用药物开放 mK$_{ATP}$ 通道可以减少钙超载、线粒体自由基的产

生及肿胀,并能在缺血再灌注后维持 ATP 的水平。

尽管早期预适应与晚期预适应有很多相同的信号机制,但是两者最明显的区别是后者需要蛋白合成。晚期缺血预适应过程伴随多种蛋白的上调,如心源性休克蛋白、诱导型 NO 合酶(iNOS)、环氧合酶 2、血红素氧化酶以及锰超氧化物歧化酶等[142,143]。然而,对于晚期预适应期间上调的特异性蛋白依然存在争议,这可能是与物种间差异和刺激特异性应答有关。

IPC 的临床意义 有详尽的证据表明缺血预适应对人体心肌保护也有效。研究人员报道在心肌梗死前存在心绞痛史

的患者预后更好,发生心源性休克的概率更小,重症充血性心力衰竭的发生率以及梗死面积(通过心肌酶的释放量来评估)更小[144]。此外,随访研究发现其远期生存率更高[145-147]。有很多研究指出接受 PCI 的患者,如果第一次球囊膨胀的时间超过 60~90 秒,之后心肌对于缺血的耐受加强[131]。在这一背景下,胸痛的严重程度、局部室壁的异常运动、ST 段的抬高程度、QT 离散度、乳酸的产生以及 CK-MB 的释放,都会减弱[148,149]。

多种用于动物试验中诱发 IPC 的药物,均能够在接受 PCI 治疗的患者身上产生缺血预适应样的效果。例如,在 PCI 术前给予腺苷治疗可以在第一次球囊膨胀期间减缓心肌缺血[150]。据报道,给予其他的药物如缓激肽、尼可地尔(一种 K_{ATP} 通道开放剂)都能够产生类似的效果[151,152]。相反,给予氨茶碱(非选择性腺苷受体阻滞剂)、格列本脲(一种 K_{ATP} 通道阻滞剂)、纳洛酮(阿片受体拮抗剂)可以使在 PCI 期间的缺血预适应效果完全消失[153,154]。另有研究为临床中药物延迟缺血预适应提供了证据。Leesar 等报道了在 PCI 术前 24 小时经静脉灌注 4 小时硝酸甘油(一种 NO 来源),与灌注生理盐水的患者相比,在第一次球囊膨胀期间可以减少 ST 段的变化,减少胸痛的发生[155]。同一研究团队在先前的研究中指出,硝酸甘油诱导的延迟预适应可以减少运动诱发的 ST 段的变化,提高运动耐量。因此,观察性研究证实了一种假设,即在动物实验中缺血预适应产生的心肌保护以及可能的介导因子可以应用在人体。然而,值得注意的是,在动物身上经典的或早期的缺血预适应能减小梗死面积,却不能阻止心肌顿抑的发生,此外,很多临床研究在本质上是回顾性的,或使用了心肌损伤标志物作为终点。

很多小规模临床试验正在开展,以探究心脏手术期间 IPC 的作用[156]。Yellon 及其同事对接受 CABG 术的患者进行了一项早期研究[157]。这些患者接受两个周期的 3 分钟全心缺血处理。通过间歇阻断主动脉,心脏起搏至每分钟 90 次来诱发缺血。在 10 分钟的全心缺血以及室颤之前给以 2 分钟的再灌注。在 10 分钟的全心缺血期间进行心肌活组织检查,并且测量组织的 ATP 含量。结果显示经历过缺血预适应的心肌组织含有更多的 ATP。然而,ATP 的含量并不是坏死的标志,因此又开展了一项后续的研究,测量血清中 cTnT 的水平。在这项研究中,研究人员报道了接受缺血预适应的患者肌钙蛋白的释放减少。2002 年,Teoh 等报道了在接受 CABG 术的患者中,预适应提供的心肌保护作用超越了间断阻断主动脉诱导室颤产生的心肌保护作用[89]。其他的研究人员也有类似的发现,但大多研究样本量较小。

2008 年,Walsh 等报告了一项纳入现有小型试验的荟萃分析结果,研究 IPC 对患者预后的影响[156]。他们纳入了 22 项试验,933 名患者;其中,IPC 组 374 例患者,对照组 402 例患者。其中 20 项试验在主动脉阻断后应用 IPC,2 项试验在冠状动脉阻塞后应用 IPC。主要终点为围手术期死亡率;次要终点包括术后室性心律失常发生率、MI 发生率、术后正性肌力药物的使用和卒中。虽然结果提示 IPC 与降低室性心律失常的发生率、术后正性肌力药的使用和重症监护病房照护有关,但两组患者围手术期 MI 和死亡的发生率相同。考虑到偏倚和异质性,研究人员对数据的解释非常谨慎。而且两组患者死亡率均偏低,

所以该研究对主要终点死亡率的辨别效能偏低。

因此尽管许多外科研究表明在主动脉阻断和灌注停搏液的情况下进行 IPC 是有效的,但纳入研究的患者数量相对较小,而且研究结果仅限于心肌坏死标志物,即 CK-MB 和肌钙蛋白释放以及并不明确的临床终点如围手术期 MI 和死亡等。除了升主动脉操作可能造成的的神经系统并发症风险外,IPC 尚未作为心肌保护技术的辅助手段主要因为缺乏可信临床结局。当 IPC 细胞内活动与机制被更好地阐明后,它可能会演变成为前景较好的心肌保护策略。

缺血后适应 Zhao 等首次报道了在犬类模型中的缺血后适应现象[158]。这一术语是指在再灌注早期对血流进行快速、间断的阻断,也就是用断断续续不连贯的方式减轻缺血。尽管后适应的细胞机制并不明了,但似乎其中包含了很多与 IPC 相同的信号转导通路,包括细胞表面受体信号、促存活激酶、以及 mPTP 和 mK_{ATP} 通道的抑制。尽管各研究中缺血再灌注的时长和频率不同,但在大多数情况下,对于较小的物种,断续再灌注诱导后适应的周期以秒计算,而在较大的动物以及人类时间略微延长。后适应对梗死面积的减少量与 IPC 实验中的结果相近。在多个模型以及物种(包括狗、大鼠、兔、小鼠以及猪)上所做的临床前研究发现梗死面积减少 20%~70%。在早期再灌注的时候使用断续的方式恢复血流量是临床医生最感兴趣的,因为这给患有急性心肌梗死的患者带来了新的希望。对于实行手术的患者,缺血后适应可以在主动脉阻断开放后辅助保护心肌。

在接受 PCI 治疗的患者中首次报道了人类存在缺血后适应的临床证据。在最初的再灌注期间接受短暂的球囊充气放气处理的患者与没有经历过间断再灌注的患者相比,ST 段变化较小,肌酸激酶较低。2007 年,Darling 等对患有 ST 段抬高性心肌梗死(STEMI)并接受急诊心导管检查的患者进行回顾性研究[159]。他们提出假设:在最初的血管成形术后经历过多次球囊充气膨胀的患者的预后要更好。根据介入心内科医生判定,患者被分成两个队列,一个接受过 1~3 次的球囊膨胀,另一个队列的患者接受过 4 次或更多次的球囊膨胀。研究者发现,经历过 4 次或更多次球囊膨胀的患者,肌酸激酶释放量峰值更少。在 Lonborg 等进行的一项独立研究中,使用了 MRI 来评估缺血后适应对曾接受 PCI 治疗的患者的心肌保护效果[160]。研究人员发现缺血后适应似乎与处于危险的心肌面积并不相关,这与在 PCI 治疗期间间断再灌注可以提供心肌保护作用这一理论相一致。

Luo 等报道了 24 名接受法洛四联症矫治术的患者,在解除主动脉钳夹时缺血后适应有积极作用。试验方案为 30 秒的阻断和 30 秒的开放,术中重复两次这一过程。这一干预减少了围手术期 cTnT 以及 CK-MB 的释放,并且减少了术后正性肌力药的使用[161]。随后他们发现缺血后适应对接受瓣膜手术的成人患者以及使用心脏停搏液进行矫正手术的儿童患者同样适用。因此,虽然大多研究针对 PCI 患者群体,但证据表明缺血后适应对接受心脏手术的患者可能有益。尽管在临床应用方面缺血后适应较 IPC 前景明朗,但是两者均为有创操作。总之,只有不断阐明缺血后适应的机制才能更好地发展新的心肌

保护策略。

远端缺血预适应 凭借器官或组织的短暂缺血产生的远端缺血预适应（Remote ischemic preconditioning, RIPC）现象，可以给远端的幼稚器官和组织提供保护作用，以此来对抗持续的缺血再灌注损伤。Przyklenk 等在 1993 年首次提出了 RIPC[162]。最初，研究人员想探明到底是仅 IPC 能够保护经过短暂冠状动脉阻塞处理过的心脏细胞，还是也可以通过重复或间断的阻断远离幼稚的血管床来减少长时间缺血造成的心肌梗死面积。他们将实验犬的一根回旋支冠状动脉经过四次 5 分钟的阻断和再灌注处理，紧接着阻断前降支 1 小时，之后恢复血流 4.5 小时后，测量左前降支支配区的梗死面积。研究人员观察到梗死面积明显减少。此后，在很多其他的物种以及其他的器官也发现了这一现象。短暂的阻断肾和肠系膜血管以及短暂的限制下肢骨骼肌的血流量，使心肌的梗死面积减少了 65%[163]。因此，RIPC 也被称为器官间预适应。

在 RIPC 中，无疑存在多个激发和调节的机制，包括神经因子和体液因子（如腺苷、缓激肽和降钙素基因相关肽），随后激活多种激酶，包括 p38MAPK，ERK1/2 以及 c-Jun 氨基端激酶（JNK）。远端预适应信号传递到靶器官的一种方式是通过外泌体。这些膜结合纳米颗粒包含蛋白质、线粒体 RNA（mR-NAs）和微 RNA（microRNA），它们被靶细胞吸收并引起应答[164]。与其他心肌保护策略一样，尽管缺乏对分子机制的明确认识，仍有很多研究者尝试将该方法应用于临床。

一项早期研究纳入 17 个在体外循环下进行先天性心脏手术的儿童患者[165]。短暂间断的下肢缺血处理可以使肌钙蛋白的释放减少，术后正性肌力药剂的使用也相对减少。Hausenloy 等将 57 名行 CABG 术的患者随机分为 RIPC 组和对照组[166]，患者同时接受间歇性主动脉阻断或心脏停搏液灌注以保护心肌。RIPC 组围手术期 cTnT 释放降低 43%。另外一项研究纳入了 23 位接受体外循环下 CABG 术的患者，术中使用了冷血停搏液，使用 RIPC 的患者 cTnT 的释放量下降了 42%[167]。该研究中 RIPC 诱导方法为：在右上臂使用血压袖带，加压到 200mmHg，使前臂缺血，之后进行 5 分钟的再灌注，共 3 个周期。对照组将未充气的血压袖带置于患者上臂 30 分钟。

2013 年，Thielmann 等报道了一项前瞻性单中心双盲随机对照研究，共纳入 329 例 CABG 患者。术前患者行 RIPC（n=162）或未行 RIPC（n=167）。两组患者资料及围手术期资料可比，RIPC 组术后 cTnI 水平明显降低。在 4 年的随访中，全因死亡率和主要不良心脑血管事件的发生率较低；然而，由于该研究中总体死亡率较低，两组的死亡率差异并无统计学意义。这是通过临床效果来评价 RIPC 心肌保护作用，而不是仅通过心肌损伤生化指标来评价的最早的研究之一。这一发现与其他关于择期 PCI 或 STEMI 患者的研究相一致[168,169]。然而，并非所有研究都显示 RIPC 能改善术后临床结局。为了研究 RIPC 联合远端缺血后适应（RIPostCond）的效果，Hong 等前瞻性对 1 280 例 CABG 术患者进行随机，分别接受 RIPC 加 RIPostCond 或无特殊处理[170]。该方案为在体外循环开始前和体外循环后重复进行上肢 5 分钟缺血和 5 分钟再灌注，共 4 个周期。该研究主要终点是主要不良事件的减少，包括 MI、卒中和死亡。该

研究显示 RIPC 加 RIPostCond 对死亡率及心脏或神经系统并发症的发生率没有影响，但其中接受该处理的非体外循环手术患者不良反应增加，尤其是红细胞输注率明显增加。虽然该研究中手术异质性较大，心室功能较差的患者被排除，其效能受限；然而，RIPC 和 RIPostCond 处理的临床疗效依然引起了人们的关注。总之，正是这些关于 RIPC 的研究推动了 RIPHeart 研究和 ERRICA 试验。

RIPHeart 研究目的是评估 RIPC 在降低 CABG 术患者的死亡、MI、卒中或急性肾功能衰竭等复合临床终点发生率的疗效[170a]。患者随机分为 RIPC 组（692 人）和对照组（693 人），RIPC 组患者进行 5min 的短暂上肢缺血再灌注，共 4 个周期；对照组患者通过模拟血压袖带充气/放气，共 4 个周期。在本研究中，RIPC 处理对复合终点或任何亚组均没有影响。两组术后 MI 的发生率相近，RIPC 组为 6.8%，对照组为 9.1%。

ERICCA 试验是一项多中心、假手术组对照研究，探究 RIPC 的临床意义[170b]。纳入患者为转机 CABG 术的患者，并于术中灌注停搏液，将其随机分为 RIPC 组（n=801）和对照组（n=811）。术前，对上臂的标准血压袖带进行四次 5 分钟的充气和放气来诱导 RIPC。复合终点为 12 个月心血管病因来源的死亡。本研究中，RIPC 对围手术期心肌损伤的主要终点或任何次要终点均无影响。基于以上研究结果，目前 RIPC 并不会成为常规心脏手术的心肌保护策略。

干细胞与细胞产物调节 虽然干细胞应用于 MI 后心肌组织损伤或慢性心力衰竭的治疗中已有大量研究，多数研究重点针对其通过组织再生发挥作用的长期效果。最新研究证明了其在急性生理环境中的效果[171]。Marban 等在猪 MI 模型中研究心球样细胞团来源细胞（CDCs）的心肌保护作用，CDC 在再灌注开始后 30 分钟通过冠状动脉内输注的方式注入。结果表明 CDC 输注后 24 小时 cTnI 水平降低，48 小时梗死面积和微血管阻塞减少。在离体灌注的大鼠心脏中，缺血前用转化生长因子 α（TGF-α）预刺激间充质干细胞，可促进心功能恢复，减少炎症和细胞死亡[172]。另外，有研究证明对于猪的心肌梗死模型，人间充质干细胞来源的条件培养液可以减少心肌梗死的面积并改善功能[173]。该课题组在之后的研究中发现，条件培养液的活性成分为外泌体[174]。外泌体来源于一种永生同种异体干细胞系，应用于临床有很大的优势。外泌体的制备流程标准化，其保存期限较久寿命，而且患者并不需要组织相容性匹配均可使用。因此，细胞治疗可能会被外泌体所取代，这两种方法都有希望在术中保护心肌。

自噬 在心脏中，适应性自噬是一种内源性的心脏应激保护反应，在心脏疾病、神经再生与癌症中起到重要的保护作用。目前正在进行自噬保护心脏的相关研究，并在此基础上，开发有效的心脏保护研究，以保护心脏免受缺血再灌注损伤。自噬是双层膜结构的自噬体吞噬胞浆内组成成分（如泛素化蛋白体以及细胞器包括线粒体、过氧化物酶体及内质网）的过程。这包括清除长寿蛋白以及损伤的细胞器。自噬体外面的膜与溶酶体的膜相融合，导致自噬体里的内容物转移到自噬溶酶体，溶酶体水解酶降解其内容物，产生的大分子进入再循环[175]（图 16-5）。

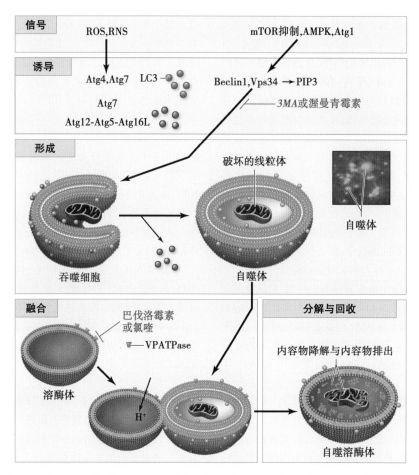

图 16-5　细胞自噬过程。改编自 Gottlieb RA, Finley KD, Mentzer Jr RM: Cardioprotection requires taking out the trash. Basic Res Cardiol 2009;104:169-180. I/R,缺血/再灌注;ROS,活性氧簇;RNS,活性氮簇;mTor,雷帕霉素哺乳动物靶点;AMPK,AMP 激活的蛋白激酶;LC3,轻链 3-磷脂酰乙醇胺;Atg1、Atg4、Atg7、Atg12、Atg16L,自噬调节蛋白;Vps34,与膜泡运输、营养信号以及自噬相关的 III 类 PI3;PIP3,3,4,5-三磷酸磷脂酰肌醇磷脂酰肌醇;3-MA,3-甲基腺嘌呤。自噬是 I/R 损伤时的动态适应过程。这一过程包含形成杯子形状的前自噬体双层膜结构,这一结构被胞浆物质所环绕接近形成自噬体。这一过程被自噬蛋白 Atg4、Atg7、LC3 以及 Atg12-Atg5-Atg16L 复合体所调节。许多激活物包括 ROS 和 RNS 激活这一过程。Beclin1 和 Vps34 与其他 Atg 蛋白一起诱导,形成一个隔离的聚集 Atg 蛋白的膜。Atg12、Atg5 和 LC3 蛋白与膜的膨胀相关。这使得吞噬细胞能够包围和吞噬受损的细胞器或蛋白质聚集体,这些都是 I/R 损伤的结果,这一过程形成自噬体。绿色的插图展示的是自噬体(绿点)。这张照片是在一个表达绿色荧光蛋白融合蛋白(GFP)的细胞中获得的,融合蛋白融合到 LC3 的氨基端,之后 GFP-LC3 被整合到吞噬细胞的双层膜结构中。渥曼青霉素和 3-甲基腺嘌呤是可以阻止自噬起始阶段的药物,而巴伐洛霉素和氯喹可以抑制其降解

Decker 等人首次在研究中指出在心脏内部自噬是一种对应激的适应性过程。他们描述了兔心脏暴露在低氧以及再灌注环境下的心肌线粒体的降解与自噬体形成之间的联系[176]。再灌注修复心肌收缩力以及损伤的细胞进行细胞修复时,溶酶体自噬均增加。研究人员得出结论自噬是心脏缺氧应激修复反应的一部分。在啮齿类动物和猪的缺氧/复氧细胞模型和 I/R 损伤模型中,均发现了自噬的上调[177-185]。Hamacher-Brady 等的研究表明,HL-1 心肌细胞自噬水平的升高可抑制模拟缺血再灌注(sI/R)诱导的细胞死亡,而自噬水平的升高可抑制细胞死亡[177]。Dosenko 等人也发现,抑制自噬会加剧细胞在缺氧-复氧过程中的死亡[178]。Matsui 等研究发现,葡萄糖剥夺增加了新生心肌细胞的自噬体数量,而抑制自噬则促进细胞死亡[179]。Yan 等人在猪慢性心肌缺血冬眠模型中报道,自噬增

强的心肌细胞不发生凋亡;相反,凋亡细胞并没有自噬的特征性反应[180]。综上所述,这些研究表明,自噬上调可促进患者在缺血再灌注时期的生存率。

现在有直接的证据表明自噬在缺血和药物预适应中起到重要的调节作用。Yitzhaki 等使用 HL-1 细胞和成年大鼠心肌细胞,发现腺苷预适应剂 CCPA 在 10 分钟内上调自噬水平,同时自噬抑制导致细胞对缺氧/复氧损伤的保护作用丧失。在此细胞模型中,自噬在延迟预适应中也很重要[181]。CCPA、磺胺苯唑、氯霉素等多种心脏保护药物以及缺血预适应均可上调体内自噬水平[182-185]。综上,自噬可能是心脏保护的重要调节因子。

人体心脏中的自噬。在心脏病患者中研究自噬的心肌保护作用难度较大,因为心脏组织难以获取。最早的一项相关研

究来源于 Kassiotis 等,他们提出自噬是人类心脏的一种适应过程[186]。9 例特发性扩张型心肌病患者在置入和移除左心室辅助装置时进行了左心室活检。自噬相关的 mRNA 和蛋白在长时间的循环支持后下调,因此作者认为自噬是人类心脏的一种适应机制。Garcia 等研究了 170 例术前窦性心律正常行择期 CABG 术的患者[187]。术中右心房活检发现,在术后房颤患者中发现自噬小泡、脂质体沉积及由于自噬受损的生化标志物改变,提示正常自噬活性的丧失可能增加术后心律失常的风险。Jahania 等在 19 例患者体外循环开始前、主动脉阻断开放后和体外循环撤机后分别对其进行心房活检。缺血应激与自噬相关蛋白的消耗有关,提示缺氧应激协同参与自噬[188]。另外,Singh 等检测了心脏停搏前和再灌注后右心耳样本中的 mRNA 和蛋白质,结果与前述研究一致[189]。I/R 与几个自噬相关基因的上调和生化指标有关,这使得作者得出结论:I/R 影响人类心脏自噬的基因表达和翻译后调节。但是,Gedik 等[190]未能检测到自噬与 RIPC 在 CABG 术患者心肌保护中的联系。在体外循环转机前和再灌注早期的左心室活组织切片中分析自噬蛋白显示,自噬蛋白并不随着缺血再灌注而升高;另外,尽管有证据显示 RIPC 介导的心肌保护会减少 cTnI,在 RIPC 组和安慰剂组自噬蛋白并无差异。Jahania 的研究报告了患者体外循环前与体外循环后的结果之比。Gedik 研究报告了平均基线(主动脉阻断前)与再灌注 10 分钟时的平均值的比较,这可能忽略了个体体外循环的前后变化。虽然迄今为止的大多数研究表明,心脏自噬是一种活跃的适应性反应,但这还需要进一步的研究来证实,并通过其确定适应性自噬的增强是否能成为新的心脏保护策略。

药物

许多药物已在动物研究中被证明可以限制 I/R 损伤。尽管很多看似前景可观的药物被投入到临床治疗中,但其临床心肌保护效果并不理想[191]。这使得美国心肺血液研究所在 2011 年成立了一个工作小组来讨论,潜在心肌保护治疗措施失败的原因以及开发新的心肌保护策略[192]。工作小组得出的结论是未来的临床前心肌保护需要更多与人类冠状动脉粥样硬化、高胆固醇血症、高血压、糖尿病和高龄这些状态相一致的动物模型。除此之外药物进入临床之前还应该研究其在啮齿动物和大型动物模型中的有效性。进行早期临床试验时,应该挑选最有可能获益的受试者。除了心肌酶之外,MRI 能够进一步评估心肌梗死面积大小[193],缺血和药物预适应,缺血后适应,远端缺血预适应,钠氢交换体抑制剂,腺苷类似物和环孢霉素等药物在年轻健康的动物研究中已获得积极结果,但并没有在肥胖或年老等疾病动物模型中进行研究。本节的目的是回顾这些治疗方法的临床研究现状。

腺苷

大量实验证据表明,不同的腺苷受体亚型的活化可以起到与 IPC 相似的心肌保护作用,在缺血前使用腺苷可以延迟由于心肌缺血引起的 ATP 耗竭,延缓心肌开始出现缺血性挛缩的时间,减轻心肌顿抑,提高缺血心肌能量,从而缩小梗死面积[194,195]。现存在四种不同亚型的腺苷受体,称为 A_1、A_{2a}、A_{2b}、A_3。据报道以上几种受体均有心肌保护作用,但是研究最广的是 A_1 和 A_{2a} 受体的激动剂。A_{2b} 受体也被证明在 I/R 损伤中

具有保护作用。这些受体均与异三聚体 G 蛋白偶联,G 蛋白的亚型(G_o、G_{ia2}、G_{ia3}、G_q 和 G_s)与研究的组织和腺苷受体亚型有关。目前,直接证据表明有两个或三个受体亚型在成人心脏中表达。有动物研究表明,腺苷 A_1 和 A_{2a} 受体激活在缺血前起到保护作用(缺血预适应);而 A_{2b} 受体在再灌注期间起到保护作用[196-199]。临床上使用腺苷需要考虑的因素较多,因为它会导致系统性低血压,需要尽量限制其使用时间并控制剂量。根据细胞外腺苷信号通路的心肌保护作用,催生了一系列腺苷应用于 PCI 和心脏外科手术的临床试验。针对 PCI 患者,有两个关注度较高的研究“腺苷在急性心肌梗死中的应用”(AMISTAD-I)和 AMISTAD-II[200-202]。在 AMISTAD-I 研究中,236 例 AMI 患者在发病后 6 小时内随机接受腺苷或安慰剂溶栓治疗。主要临床终点为应用 SPECT[99mTc]司它比得测得的梗死面积;次要临床终点包括心肌抢救指数和由死亡、二次梗死、休克、充血性心力衰竭(congestive heart failure,CHF)和卒中构成的复合终点。在本研究中,前壁梗死患者的梗死面积相对缩小 67%;然而,其他部位的梗死面积并没有减少。如果有梗死风险的心肌区域更大,可能更容易检测梗死面积的影响,所以这在 LAD 受累的情况下常见。虽然患者有达到复合次要临床终点的趋势,但两组的临床结局没有显著差异。因此,随即出现了 AMISTAD-II 研究。该研究纳入 2 118 例发生前壁梗死并接受溶栓或初级血管成形术的患者,将其随机分为安慰剂组、小剂量腺苷组和大剂量腺苷组。主要复合临床终点包括新发 CHF、由于 CHF 的首次再入院或 6 个月死亡率。其中,用 SPECT 测量 243 名患者的心肌梗死面积。本研究中,腺苷治疗对临床结局无影响;但它确实证明了,腺苷治疗可缩小梗死面积,并存在剂量效应,这与 AMISTAD-I 研究所报道的结果一致。较高剂量时,梗死面积相对缩小 57%,这可能是由于对梗死面积缩小的辨别能力不足,以致于腺苷改善临床结局的效果被低估。然而,这两项研究的意义在于,首次有证据表明以腺苷为代表的药物在再灌注时可以缩小梗死面积。

其他腺苷相关研究并未得出阳性结果。Desmet 等报道了在 PCI 术前冠状动脉内注射高剂量腺苷的心肌保护效果,患者随机接受 4mg 腺苷或安慰剂,并用 MRI 评估梗死面积。4 个月后,MRI 并未显示梗死面积缩小或微血管阻塞减少[203]。Fokkema 等也评估了冠状动脉内注射高剂量腺苷对急性 STEMI 患者梗死面积的影响。448 名患者被随机分配至接受安慰剂组(n=222)和接受冠状动脉内按照双倍首次剂量注射腺苷组(在 20mL 盐水中加入 2×120μg)(n=226)。第一次注射是在血栓抽吸后,第二次注射是在梗死动脉支架置入术后。在本研究中,通过 CK 和 CK-MB 或心肌梗死溶栓(Thrombolysis In Myocardial Infarction,TIMI)血流测定,腺苷治疗对梗死面积没有影响[204]。这两项研究的一大局限是给药方式。血液中腺苷的半衰期仅为几秒钟,所以单倍或双倍剂量的腺苷在体内存留时间较短来不及起到心肌保护作用[191]。

对于腺苷在心脏手术中的应用,目前进行的临床试验数量有限。Fremes 等报道了一个非盲、非随机化的 CABG 术研究的结果,在这一临床研究中,应用了腺苷联合顺行温血心脏停搏法。腺苷浓度为 15、20 和 25μm。研究者报道了腺苷可以作为心脏停搏液的一个补充成分,安全性较好,但这些研究中所使用的腺苷的剂量对于改善心肌功能却没有效果[205]。Cohen 等

在针对 CABG 术实施双盲安慰剂对照的 II 期临床试验中也得到类似的阴性结果。患者同样接受 CABG 术,分别给予安慰剂(盐水)或加入含 15μmol、50μmol 和 100μmol 腺苷的温血停搏液。研究人员报告有无腺苷对生存率、MI 发生率及 LCOS 发生率并无影响。此项研究的局限性主要为温血停搏液中腺苷浓度较低,温血停搏液中的腺苷迅速变为肌苷和次黄嘌呤,在血中的半衰期仅为几秒,因此限制了其潜在的效果[206]。

Mentzer 等在一个非盲单中心的研究中报道了腺苷的有益效果,研究人员在 CABG 术时,在冷血停搏液中加入高浓度的腺苷,并评估了它的安全性、耐受性和有效性[207]。61 位患者随机应用标准冷血停搏液或含 1~5 个剂量(100μmol~2mmol)腺苷的冷血停搏液。体外循环后进行侵入性和非侵入性的心功能研究。研究者记录了在术后低心排出量的治疗中应用的正性肌力药物,并收集血样来评估核苷水平。高剂量腺苷的应用使血浆中腺苷的浓度增长了 249 倍,减少了体外循环后影响心肌收缩力药物的使用量,通过超声心动图发现局部室壁收缩功能及全心功能也得到改善。

随后,Mentzer 等又进行了一个多中心的随机、双盲、安慰剂对照试验,将 253 位患者随机分成了 3 个治疗小组,检测了高剂量腺苷在 253 名患者中的治疗作用。冷血停搏液中的腺苷分为三个不同的浓度以及速率。在术前、术中和术后分别进行侵入性和非侵入性心室功能评价检查。这项研究的结果表明了高剂量腺苷的应用可以使正性肌力药物应用减少,降低了围手术期 MI 的发生率,但是对于任何的独立终点事件并无意义。事后分析结果表明接受大剂量腺苷的患者多巴胺、肾上腺素以及 IABP 的应用减少,心肌梗死和死亡的发生率降低[208]。

2001 年,Wei 等[208a]在 30 例行择期转机 CABG 术的患者中开展了一项前瞻性随机对照研究,探讨腺苷预处理对心肌恢复和炎症反应的影响。在体外循环开始之前,15 名患者接受 7 分钟的腺苷注射,与未接受药物的另外 15 名患者进行比较。停止腺苷注射 3 分钟后开始体外循环。在主动脉阻断下顺行逆行灌注冷血停搏液,主动脉开放时逆行灌注温血停搏液。术后测量 CK-MB、围手术期白细胞计数及各种细胞因子。腺苷治疗组的 CK-MB 水平较低,心脏指数较好,腺苷对白细胞计数和细胞因子水平影响较小。作者认为,腺苷治疗的确具有保护作用,但其作用机制与炎症无关。

相比之下,Ahlsson 等没有发现在冷血心停搏液中加入腺苷对行单纯主动脉瓣置换术患者有益[209]。本研究将 80 例患者随机分为 4 组:第一组-顺行灌注含腺苷停搏液(n = 19);第二组:顺行灌注含安慰剂停搏液(n = 21);第三组-逆行灌注含腺苷停搏液(n = 21);第四组-逆行顺行灌注含安慰剂停搏液(n = 19)。分别在主动脉阻断前、停搏后、阻断主动脉 60 分钟和主动脉开放后 20 分钟进行左心室活检,测定腺苷核苷酸和乳酸的含量。分别在主动脉阻断后 1、3、6、9、12 和 24 小时测定 CK-MB 和 cTnT。分别于术前、术后 1、8、24 小时进行血流动力学分析。本研究发现逆行灌注停搏液相对顺行灌注停搏液心肌氧摄取和乳酸积累更多,且在停搏液中加入腺苷并未起到更好的心肌保护作用。

总之,目前还不清楚腺苷是否对心脏手术有益。如果出现一种不会引起低血压的受体选择性腺苷类似物,并可以提供心肌保护,则腺苷在心肌保护上的应用将会更有价值。

钠氢交换抑制剂

钠氢交换体(NHEs)为膜蛋白的一个家族,有 9 个异形体,参与 H⁺ 和 Na⁺ 的交换。NHE-1 是在心脏表达的一种异形体,可能在正常的兴奋收缩耦连中起到次要作用。根据本节所述的缺血再灌注损伤细胞内机制,NHE-1 可导致钙超载和细胞死亡,并与心律失常、心功能障碍、凋亡、急性心肌缺血再灌注损伤相关的坏死、梗死后心室重构,以及心力衰竭的病因学相关[210,211]。在心脏手术方面,已经有一些小型临床试验来研究抑制 NHE-1 是否可以预防 I/R 损伤。EXPEDITION 研究是一项 III 期临床试验,旨在探讨 NHE-1 抑制剂卡立泊来德在减少 CABG 术患者死亡率以及 MI 发生率方面的安全性和有效性。5 770 个高危 CABG 患者被随机分到卡立泊来德(cariporide)组或安慰剂组。术后第五天评估复合终点事件,并对患者进行 6 个月的随访。根据较明确的诊断标准(包括心电图改变、CK-MB 升高、有无胸痛等),患者术后 MI 的发生率为 18%,远高于预期。在第五天死亡或心肌梗死发生的相对危险度为 18.3%(P = 0.000 2)。在第 30 天及第 6 个月时死亡或心肌梗死发生的相对危险度分别为 16.1%(P = 0.000 9)和 15.7%(P = 0.000 6)。单独进行分析发现,在第 5 天和第 6 个月时,心肌梗死单独发生的相对危险度分别为 23.8%(P = 0.000 005)和 25.6%(P = 0.000 001)。然而安慰剂组的第 5 天死亡率为 1.5%,相应的卡立泊来德组死亡率为 2.2%,同时脑血管事件发生率在卡立泊来德组相应升高。因此,虽然卡立泊来德可以有效降低非致死性心肌梗死的发生率,但它增加了脑血管事件的死亡风险,安全性较差。本研究从术前开始连续用药 49 小时,尽管没有临床前研究探究延长用药的必要性或可能的不良反应;现存临床前研究仅以首次剂量给药。尽管如此,本研究仍具有重要意义,因为它是第一个在心脏手术患者中明确证明了药物保护心脏和减少围手术期 MI 的发生率的可能性的 III 期临床研究。它同样提示 NHE-1 抑制剂代表了一类新的药物,它们在减少缺血再灌注损伤伴随的 MI 方面前景广阔[1,212],并且在其基础上可能会有更加安全的新药产生。

阿卡地新

阿卡地新(acadesine)是腺苷调节剂的一种,是嘌呤核苷的类似物,在缺血期间可以选择性地提高组织腺苷水平。大量的临床前研究证实了其心肌保护作用,但机制尚不清楚,可能是由于其对细胞内 ATP 合成及细胞外腺苷浓度的影响,或由于其激活 AMP 激活蛋白激酶(AMP-activated protein kinase,AMPK)从而刺激葡萄糖摄取和自噬的能力[213,214]。早期临床前研究表明,阿卡地新治疗改善了间歇性缺血后的左室室壁运动,减少了再灌注时室性心律失常的发生,减轻了心肌顿抑,在心脏骤停和灌注冷停搏液后仍能保持心肌功能。这些发现使得 19 世纪 20 年代 5 个大规模的临床试验相继进行,这些实验的受试者都是 CABG 术患者。然而这些研究的证据效果较差,并不能得出肯定结论。2006 年,Mangano 纳入了这 5 项研究进行荟萃分析,共纳入 4 000 名 CABG 患者,分析了静注阿卡地新对于 MI、卒中、和心源性死亡这些预后事件的影响。荟萃分析的结果表明术前和术中静脉给予含一定浓度阿卡地新的心脏停搏液可以有效地减少围手术期 MI、心源性死亡以及复合心血管不良事件[215]。

随后,Mangano 对阿卡地新 1024 试验的围手术期 MI 患者进行了随访,分析 2 年全因死亡率,接受阿卡地新治疗的 MI 患者与未接受该药治疗的 MI 患者相比,死亡率降低了 4 倍(3/46 对比 15/54)[216]。基于这些发现,大规模Ⅲ期临床试验(RED-CABG 试验)在 2010 年启动。高危 CABG 患者在麻醉诱导前随机接受阿卡地新或安慰剂。预计纳入 7 500 名患者,主要临床终点为全因死亡、中风和需要机械循环辅助支持的左心室衰竭。但是在研究进行到一半时,一项无效分析显示,检测治疗组和安慰剂之间的统计学显著差异的概率很低;该试验在登记 3 080 名患者后终止[217]。在回顾 RED-CABG 的结果时,研究人员承认根据荟萃分析设计临床试验存在固有风险。虽然这项研究的目的是要纳入高危患者(因为较高的事件发生率更容易得出阳性效果),但结果表明,许多患者并非高危患者,因此复合终点事件发生率低于预期。由于 MI 是一个探究性结局,而不是主要终点,所以该试验仅在最初 24 小时内测定心肌酶水平。基于以上分析,研究人员得出结论,阿卡地新治疗对降低全因死亡、非致死性卒中或机械循环辅助的支持率没有影响,所以阿卡地新无法成为临床研究的目标药物。

糖胰岛素钾

有很多证据表明糖胰岛素钾(glucose-insulin-potassium, GIK)的注射可以减少围手术期 MI、缺血后心脏功能障碍和术后房颤[218]。葡萄糖和胰岛素补充引起的糖酵解增加会增加丙酮酸的产生,并维持 GSH/GSSG 平衡。糖酵解产生的 ATP 可以通过刺激 Na^+/K^+-ATP 酶保护细胞膜,促进肌质网对于钙的再摄取,并提供 K^+ 改善心肌缺血时的钠稳态。

尽管已有大量研究证明 GIK 的应用效果,但其在心脏手术中的应用仍然存在争议。20 世纪 90 年代,使用 GIK 治疗急性心肌梗死患者的结果各有不同。1997 年,Fath-Ordoubadi 和 Beatt 对接受 GIK 再灌注治疗的 AMI 患者进行荟萃分析,共纳入 9 篇小规模临床研究 1 932 例患者,结果证明其对心肌保护有益[219]。2003 年,Vander Horst 进行了一例随机非盲研究,纳入 940 名 AMI 患者,随机分为两组输注,一组 GIK,另一组不输注 GIK[220]。GIK 输注对患者的总体死亡率没有影响,但在无心衰的患者亚组中,死亡率显著降低(1.2% 对比 4.2%),研究者得出结论心衰患者中使用 GIK 效果不明显。为了证实以上发现,2003 年启动 GIPS-Ⅱ研究,患者被随机分配到额外 GIK 输注组与传统治疗组,以探究 GIK 对无心衰的 STEMI 患者是否有益。但是该研究由于有效性不足被中途叫停。根据以上结果可知,在 STEMI 患者中,使用 GIK 辅助再灌注治疗并不降低死亡率[221]。

在 1997 年 Fath-Ordoubadi 和 Beatt 荟萃分析[219]的基础上,Mamas 等在 2010 年更新了 GIK 治疗 AMI 的荟萃分析[222]。与之前的荟萃分析不同,本研究纳入了接受再灌注治疗的患者。所以该研究共纳入从 1966 年到 2008 年的 16 个随机试验,涉及 28 373 名患者。研究未能发现 GIK 疗法对 STEMI 患者的生存有任何益处。该结果与 OASIS-6 和 CREATE-ECLA 试验中 GIK 治疗 AMI 的联合亚组分析一致,也表明 GIK 输注对关键临床终点没有影响[223]。

据推测,GIK 注射的有效性取决于缺血发作后多久给药,Selker 等在 2012 年的 IMMEDIATE 试验中验证了这一假设[224]。在入院前,GIK 被应用于 MI 患者,以期减缓 MI 或 STEMI 的进展。次要终点包括心脏骤停、死亡和心力衰竭的发生率。共有 911 名患者参与随机分组;59 人由于未签署知情同意书没有入组。研究人员发现,在 GIK 组和安慰剂组之间,MI 进展和 30 天生存率没有差异;然而,GIK 组中心脏骤停和住院死亡率的复合终点事件率较低。此外心脏术后 30 天 GIK 组的心肌梗死面积较小。研究人员得出结论,早期 GIK 治疗并不能减缓 MI 的进展,但对次要复合终点存在有益影响,这需要进一步的研究。随访 1 年后,数据表明 STEMI 患者的结局中,除了心脏骤停、1 年死亡率,或因心力衰竭再次住院明显减少外,其余结果无明显差异[225]。这引发了 GIK 用于 AMI 患者心肌保护的一系列讨论,包括给药时间、目标患者人群和其整体疗效。

然而,Bruemmer-Smith 等报道,在体外循环 6 小时后,GIK 注射并不能减少细胞损伤的发生(通过检测 cTnI 水平来评估细胞损伤),且会出现高血糖症。尽管这是一项针对择期 CABG 术的患者的随机前瞻性双盲研究,且患者根据年龄与搭桥血管数量进行匹配,但该研究仅纳入了 42 个患者,其证据效能依然较低[226]。在另一研究中,Lell 等人报道了一项针对 46 名接受择期非体外循环 CABG 术患者的研究。这些患者接受生理盐水或者 GIK 输注 12 小时。根据心脏指数和正性肌力药物使用量,并未显示 GIK 有心肌保护效果。他们指出尽管追加胰岛素的用量,但患者仍会出现高血糖,这也是已知较常见的术后危险因素[227]。此外,Lazar 等[228]做了一项研究,他们给围手术期糖尿病 CABG 术患者使用改良的 GIK 溶液来进行严格的血糖控制,观察这样是否优化心肌代谢,改善围手术期结局。141 名患者被随机分配到 GIK 治疗组和安慰剂对照组。术前患者的年龄、性别、射血分数、手术的紧急程度以及糖尿病的类型均可比。结果显示,尽管 30 天的生存率接近,但是 GIK 治疗组患者的心脏指数高于对照组,正性肌力药物的使用低于对照组,房颤率也相对较低。术后两年随访可用数据在 GIK 组和对照组分别为 60/70(83.3%)和 60/69(86.9%),随访结果表明接受 GIK 治疗的患者生存率更高;研究者将这归因于围手术期 GIK 治疗的长期效应,但这不能排除与严格血糖控制有关的可能[229]。在另一项关于 2 型糖尿病患者的研究中,Barcellos 报道了针对 24 名 CABG 患者从麻醉开始到术后 12 小时给予 GIK 或皮下注射胰岛素的对比试验,发现 GIK 既没有改善心指数也没有减少正性肌力药物用量。

Quinn 等报道了另一项单中心、前瞻性、随机双盲安慰剂对照的临床试验研究结果,该研究纳入了 280 名非糖尿病 CABG 术患者[90]。他们发现接受 GIK 治疗的患者较少出现 LCOS,术后使用正性肌力药物也更少,并且血清 cTnI 水平下降。作者得出结论,GIK 是一种有效、经济和安全的心肌保护辅助药物[90]。Rabi 等人对 20 个临床试验进行了荟萃分析,以确定 GIK 或葡萄糖-胰岛素(glucose-insulin, GI)对住院死亡率和房颤的影响[230],结果发现 GIK 或 GI 均不能显著降低 CABG 术患者的死亡率或房颤。在未来的临床试验提供足够的证据支持之前,作者不建议在接受 CABG 术的患者中常规使用 GIK/GI。然而,Fan 等在对 33 个随机临床试验的荟萃分析中得出了不同的结论[231]。该研究涉及 2 113 例患者,其中为 GIK 组共 1 150 人,对照组共 963 人。大多数研究的患者为 CABG 术患者,其中 6 项研究纳入接受瓣膜/CABG 联合手术患者。20 项研究使用安慰剂对照,13 项研究将常规治疗作为对照。有些研究纳入了糖尿病患者,在 13 项研究中进行了血糖控制,不同研究中胰岛素的给药剂量及时间不同。该荟萃分析显示,GIK 治疗显著降低了围手术期 MI 和正性肌力药的使用,但对全因死亡率、术后房颤或住院时间没有影响。

以上大多数研究关注的都是 CABG 术患者,Howell 等试图评估 GIK 在主动脉狭窄手术患者中应用的效果[232]。严重主动脉瓣狭窄的患者常伴有左室肥厚,这被认为会减弱常规心肌保护,提高其预后不良的风险。为了探究 GIK 在这种情况下的益处,研究人员开展了一项单中心、双盲安慰剂对照研究,主要终点为 LCOS。心肌保护方式为间断顺行性灌注冷血 St. Thomas 液。通过左心室组织活检来测量特定蛋白的翻译后修饰,用于探究 GIK 对心脏保护信号转导通路。4 年间,217 名患者被随机分至 GIK 组(n=110)和安慰剂组(n=107)。研究人员发现,从 GIK 治疗开始到主动脉开放后 12 小时,GIK 组患者心脏指数都较高,LCOS 与术后 6~12 小时的正性肌力药物使用率均显著降低;其与心肌保护信号通路相关生物标志物变化也与临床结果一致。虽然研究人员预测肥厚心肌坏死风险更大,GIK 治疗会与肌钙蛋白水平降低相关,但他们发现 GIK 对肌钙蛋白水平没有影响,这与同一中心的 Quinn 等对 CABG 患者的早期研究相似[90]。结果表明,GIK 可改善心肌顿抑,但不能改善坏死。

GIK 疗法也在 AMI 患者的紧急非体外循环 CABG 术中应用。Shim 等在 2012 年报道了一项纳入 66 名随机接受 GIK 输注或安慰剂患者的结果[233]。主要终点为再灌注后 CK-MB 和 cTnT 的最高浓度,以及术前、再灌注后 12、24、48 小时连续 cTnT 测量曲线下面积(area under the curve,AUC)。次要终点是 cTnT 水平大于 0.8ng/mL,心肌梗死的定义由具体评价标准和并发症判定。研究人员发现,GIK 疗法与 CK-MB 和 cTnT 的峰值浓度以及 cTnT 的 AUC 显著降低有关。然而,两组术后 MI 的发生率均与其他次要临床终点相似。与 Howell 的研究不同,急性冠脉综合征患者行急诊非体外循环 CABG 的临床试验发现,通过 cTnT 和 CK-MB 水平判定,GIK 减轻心肌坏死,但并没有改变 MI 或并发症的发生率。

总的来说,支持 GIK 有心脏保护效果的证据仍然不够充分。尽管相关的荟萃分析显示应用 GIK 可能改善手术后心功能的恢复、减少房颤的发生,但个别的研究由于纳入患者数较少,不足以说明其明确效果。另外这些研究还存在其他的局限性,比如评价标准过于依赖心肌损伤标志物,荟萃分析的固有局限,控制高血糖标准的异质性,GIK 配制及给药的异质性以及缺少低危病人数据(低危病人终点事件发生率低,难以判别 GIK 是否有益)。除非进行大规模多中心随机临床试验,否则就 GIK 是否应作为心肌保护措施将仍然存在争议。

环孢霉素

再灌注损伤的一个主要特征是线粒体通透性转变孔(mPTP)的打开,导致细胞坏死死亡。因此,预防 mPTP 开放被认为是缺血再灌注保护的治疗靶点[234-237]。环孢素 A(cyclosporin A,CsA)、萨菲菌素 A 和 NIM 811 直接作用于亲环素 D,而亲环素 D 是 mPTP 开放的关键调节因子。目前已有部分临床前研究针对 Ca^{2+} 和 ROS,因为他们已被证明与 mPTP 打开有关。细胞内酸性 pH 也抑制 mPTP 的开放,其机制是通过抑制 NHE-1 来防止质子流出[236,238]。CsA 作为一种免疫抑制剂广泛应用于移植病人的治疗,但同时也是 mPTP 的有效抑制剂;它的有效性已经在一些小型临床试验中得到了验证,涵盖接受心脏手术或 PCI 的 AMI 患者。

2008 年,Ovize 课题组将 58 名拟接受 PCI 的急性 STEMI 患者在术前随机分为 CsA 组(n=30)和安慰剂组(n=28)[239]。主要终点为 CK 和 cTnI;在 27 名患者的亚组中,次要终点为术后第五天延迟增强 MRI 测定的心肌坏死面积。在基线特征、缺血时间、危险心肌区域和射血分数方面,两组间无差异。所有患者都在罪犯血管置入了支架。根据 CK 的结果,CsA 组中患者心肌坏死减少了 40%,但两组间 cTnI 的释放没有变化。他们还将 CK 水平与通过异常收缩节段范围估计的危险心肌区域进行了比较,发现 CsA 组患者在任何危险区域梗死面积都较小。在 MRI 研究的患者亚组中,心肌梗死面积也明显降低。3 个月时超声心动图测定的射血分数在两组间无差异。尽管这项研究使 CsA 有望成为一种新的治疗方法,但该研究结论的力度有限,其局限性在发表该研究的《新英格兰医学杂志》读者来信中被指出。对照组 CK、cTnI、MRI 检查梗死面积均有异常值;结果表明,这些异常值干扰了对照组的均值,消除这些异常值将改变两组间的显著差异。我们还注意到,对照组中有 13 例患者 PCI 术前溶栓治疗失败,而 CsA 组中只有 5 例失败,这可能会导致结果偏倚。

另有一项类似的小型研究纳入 78 例 CABG 术患者,随机接受 CsA 静脉注射(2.5mg/kg)(n=40)或安慰剂(n=38)[240],在麻醉诱导后开胸前给药。围手术期心肌梗死的评估依据连续 cTnT 和 CK-MB 水平。两组均采用冷血停搏液或主动脉阻断诱颤的心肌保护方式。两组患者基线特点及搭桥血管可比。虽然 CsA 治疗对术后的 CK-MB 或 cTnT 水平没有影响,但研究人员在事后分析中发现,在体外循环时间较长(120 对比 70 分钟)的患者中,CsA 治疗与 cTnT 释放减少有关。他们得出结论对于体外循环时间较长的患者,在 CABG 术前加用 CsA 可以减少围手术期心肌损伤的发生率,该保护效果可能是通过阻止 mPTP 开放达到的。然而,这项研究的局限性包括样本量小和未设置临床终点事件。

随后,Ovize 课题组进行了一项前瞻性、随机、单盲、对照的研究,61 名瓣膜手术患者被随机分为两组,在主动脉开放前 10 分钟内接受静脉注射 CsA(n=30)或生理盐水(n=31)。主要终点为 cTnI 释放曲线下 72 小时面积;次要结果包括拔管时间和在重症监护病房和医院的住院时间。在主动脉开放后,两组患者的除颤需求一致,两组均无体外循环脱机困难。即使在调整匹配了两组主动脉阻断(全身缺血)时间后,CsA 处理组的 cTnI 值(72 小时 AUC)仍较低。两组患者次要临床终点无差异。虽然这项研究的范围很小,但提示研究者在再灌注前给药似乎有效。因此,基于环孢素能有效预防 PCI、CABG 和心脏瓣膜手术患者的再灌注损伤的研究,研究者开展了针对急性 STEMI 患者的大型随机、双盲、安慰剂对照研究 Circus 试验[241]。拟行 PCI 术的急性前壁 STEMI 患者被随机分配到两组,分别在 PCI 血运重建治疗前接受静脉注射环孢素(n=396)或安慰剂(n=395)。主要终点是全因死亡、首次住院期间心衰加重、再次住院治疗心衰或 1 年后左心室重构不良组成的复合结局。在本研究中,环孢素对复合终点或任何单独的临床事件的发生率没有影响,包括复发性梗死、不稳定型心绞痛和卒中。这项多中心试验的结果使研究者认识到小型单中心心肌保护研究的局限性，特别是这其中很多研究依赖心肌肌钙蛋白水平诊断心肌损伤，这与心肌坏死恰恰相反。目前，Circus 试验结果提示在临床缺血再灌注损伤时将 mPTP 抑制剂用于心肌保护需要谨慎。

心脏不停搏手术期间心肌保护

为了尽可能减少体外循环期间卒中和系统性炎症反应等并发症的出现，有一定比例的 CABG 术是非体外循环冠状动脉旁路移植术（off-pump coronary artery bypass，OPCAB）。人们假设避免主动脉阻断可以减少脑血管并发症、围手术期 MI、肾功能衰竭、呼吸衰竭、术后出血、疼痛和住院时间。但令人担心的是，OPCAB 可能会引起血运重建不完全，从而增加围手术期心肌梗死的发生率，降低远期移植物通畅率[242-244]。尽管 OPCAB 与体外循环下的 CABG 相比益处并不明确，但仍然有 20% 的患者接受 OPCAB。因此，重视与不停搏心脏手术相关的心肌保护的原则和方法显得尤为重要。

OPCAB 能够被接受的部分原因是大量手术辅助技术的发展和改进，这些技术能够在旁路移植期间稳定心脏并使心脏局部固定。这些技术包括暂时性冠状动脉阻断以及在冠状动脉阻断期间维持血液分流。由于暂时性阻断一支已经病变的血管会加重缺血，在心脏移位期间常需要通过侧壁和下壁血管进行药物和非药物心肌保护。很多干预措施目的是在氧供减少时降低心脏对氧气的需求量。在 OPCAB 时暂时性冠状动脉阻断期间的缺血需持续 6~25 分钟，这取决于术者的经验、血管的质量和大小以及暴露的适当程度。很多患者以前就有严重的冠状动脉性心脏病并且在日常生活中经历过自限性的缺血，或许这些人已经具备一定程度的耐受手术引起的缺血的能力。这一耐受能力可通过 ECG、经食管超声心动图以及连续的 SVO_2 监测评估。为了更好地理解 OPCAB 和体外循环下 CABG 的区别，Chowdhury 等研究了 50 名经历过停搏和不停搏 CABG 术患者的各种生物标志物的释放曲线。这些生物标志物包括 cTnI、心脏型脂肪酸结合蛋白、CK-MB、高敏 C 反应蛋白以及肌红蛋白[245]。研究者测量了基础水平值，随后的每小时测定一次，接受 OPCAB 术的患者测量到血管吻合完成后的 72 小时，停搏组测量到主动脉开放后的 72 小时。发现停搏组 cTnI、高敏 C 反应蛋白以及心脏型脂肪酸结合蛋白的释放增加，这与 OPCAB 术中心肌缺血风险更小相一致。但是两组经食管超声心动图测量的心室功能相近。Schroyer 等研究了随机分配到体外循环以及非体外循环组的 2 203 名患者的短期和远期结局[246]。主要终点事件包括死亡和主要并发症如再次手术、新的机械循环支持、心脏停搏、昏迷、出院前或手术 30 天内出现卒中或肾衰竭。远期结局包括全因死亡、二次血运重建治疗或者一年内出现的非致命性的心肌梗死。次要终点事件包括桥血管通畅度和神经系统结局。尽管在第 30 天的时候没有显著差异，但他们观察到一年内 OPCAB 患者的心源性死亡率更高，移植物通畅度更低，且动脉旁路更多。对于体外循环组与非体外循环组来说，卒中的发生以及资源的使用情况相差不多。虽然 OPCAB 中心肌缺血风险更小，但仍需要针对缺血的心肌保护。

一种将损伤的危险降到最低的方法是降低心肌的氧需求量。β 受体阻滞剂类药物常常用来降低心肌收缩力，而使用超短效 β 受体阻滞剂如艾司洛尔、拉贝洛尔，则可以获得负性变时作用。另一个方法是优化全身平均血压，同时降低后负荷。Ca^{2+} 通道阻滞剂，如地尔硫革，能够有效地降低血压并且尽量减少在 β 受体阻滞剂使用时可能会出现的心肌收缩力下降。在手术期间高血压的患者可以静脉注射硝酸盐，它可以扩张冠脉并通过其代谢产物增加血流量。缓和的中心降温可以使体温降到 35~36℃ 并加强麻醉的深度，这也是一种降低心肌耗氧减少心肌做功的措施。IPC、RIPC 和挥发性麻醉剂等已被用于心脏不停搏手术减轻 I/R 损伤的保护措施；然而，这些方法都没有被明确证明改善临床结局[247]。因此，虽然 OPCAB 方法可以减少心肌血运重建时危险心肌的面积，但这并不意味着需要开发新的方法来减轻 I/R 损伤。

心肌保护研究所面临的挑战

将动物实验中发现的有前景的心肌保护药物转化到临床一直都是很困难的。一个原因可能是，临床前动物研究通常使用健康、年轻、单一性别的动物。虽然一种药物可能在某种模型中显示出疗效，但当研究对象不分性别、年龄时，该药物可能会失败。衰老本身便会影响 I/R 过程中激活的许多生物学过程。此外，许多患者可能同时患有高血压、血脂异常、肥胖和糖尿病等疾病，这些疾病可能损害心肌保护能力。临床前期研究已经证实，与瘦弱动物相比，肥胖动物在缺血预适应后梗死面积减少较少，也有报道称高胆固醇血症会干扰缺血预适应[235]。当在临床前研究中发现的一种有前景的药物转化到人体试验时，试验设计本身就具有相当大的挑战性。例如，若一种药物被证明在缺血前给药具有保护作用，在再灌注时给药的效果就要差得多，但是在接受 PCI 的 AMI 病例中，只能在再灌注时给药。此外，很多术后管理的临床试验是非盲或者单盲，偏倚较严重，例如正性肌力药的应用。临床试验的目的通常是测试某种特定的药物或干预是否有益。若要证明无效假设即干预没有益处，则需要纳入更多的患者。如果 30 天死亡率等终点出现的频率相对较低，那么这就较为困难。鉴于目前常规手术的早期死亡率已经很低，检验无效假设所需的样本量会十分惊人。Lehrke 等的研究显示，48 小时术后 $cTnT \geqslant 0.46\mu g/L$ 和长期生存（28 个月）之间明确相关；它还与围手术期 MI、住院心衰和 30 天死亡率相关，提示这些短期终点可能是长期死亡率的有效替代指标[19]。最近的一项荟萃分析证实术后肌钙蛋白释放与短期和中期（12 个月）全因死亡率之间存在相关性[248]。类似的验证研究需要用 MRI 评估梗死面积和危险区域，以使这种相对复杂的影像学检查成为公认可靠的心脏保护指标[249]。目前，针对心肌保护，美国食品药品监督管理局唯一认可的临床终点为改善共病率和死亡率，而不是心肌保护的生物替代标志物改变。因此，由于高昂的临床试验费用，大型制药公司不愿把心肌保护作为主要研究目标。这反过来又促进了小型单中心试验的广泛开展，这些试验一般仅记录短期临床终点事件，主要评估心肌损伤生物标志物，所以其可靠度较低。尽管有以上的问题，心脏手术仍然是研究心脏保护治疗的理想条件：在心脏手术患者中，可以记录缺血开始和持续的时间，建立再灌注开始和终点分析之间的间隔，获得缺血应激前后的核磁共振成像,从而准确记录坏死的面积。这些信息应该会增加小型临床试验的预测价值。

　　尽管我们在心肌保护领域已经取得了巨大的进步,但仍需继续探索理想的心肌保护液、药物干预,技术或输送方法。部分原因是由于缺血再灌注损伤过程较为复杂,还因为应用心脏生物标志物和短期死亡率预测长期获益并不科学。心肌顿抑和坏死仍然是影响短期和远期结局的重大挑战。我们仍需要进一步找到心脏手术中新的心肌保护方法。

三十亿次的心跳

　　三十亿余次的心跳,

　　在你到达生命的彼岸之前远眺。

　　当机体出错血流受阻,

　　心肌的消亡按秒记录。

　　心肌损伤持续,

　　肌钙蛋白增长出奇。

　　保护心肌,拼尽全力!

　　药物、细胞、适应自己。

　　研究前景光明,却仍未清晰,

　　答案源于不断探索的你。

Roberta A. Gottlieb
2015 年 3 月 20 日
(高思哲 译　刘晋萍 审)

参考文献

1. Mentzer RM Jr, Bartels C, Bolli R, et al: Sodium-hydrogen exchange inhibition by cariporide to reduce the risk of ischemic cardiac events in patients undergoing coronary artery bypass grafting: Results of the expedition study. *Ann Thorac Surg* 2008; 85:1261-1270.
2. Wang TK, Stewart RA, Ramanathan T, Kang N, Gamble G, White HD: Diagnosis of mi after cabg with high-sensitivity troponin t and new ecg or echocardiogram changes: Relationship with mortality and validation of the universal definition of mi. *European heart journal. Acute cardiovascular care* 2013; 2:323-333.
3. Nalysnyk L, Fahrbach K, Reynolds MW, Zhao SZ, Ross S: Adverse events in coronary artery bypass graft (cabg) trials: A systematic review and analysis. *Heart* 2003; 89:767-772.
4. Ramsay J, Shernan S, Fitch J, et al: Increased creatine kinase mb level predicts postoperative mortality after cardiac surgery independent of new q waves. *J Thorac Cardiovasc Surg* 2005; 129:300-306.
5. Mozaffarian D, Benjamin EJ, Go AS, et al: Heart disease and stroke statistics—2015 update: a report from the american heart association. *Circulation* 2015; 131:e29-322.
6. LaPar DJ, Crosby IK, Rich JB, et al: A contemporary cost analysis of postoperative morbidity after coronary artery bypass grafting with and without concomitant aortic valve replacement to improve patient quality and cost-effective care. *Ann Thorac Surg* 2013; 96:1621-1627.
7. Brown PP, Kugelmass AD, Cohen DJ, et al: The frequency and cost of complications associated with coronary artery bypass grafting surgery: results from the united states medicare program. *Ann Thorac Surg* 2008; 85:1980-1986.
8. Chen JC, Kaul P, Levy JH, et al: Myocardial infarction following coronary artery bypass graft surgery increases healthcare resource utilization. *Crit Care Med* 2007; 35:1296-1301.
9. Abbate A, De Falco M, Morales C, et al: Electron microscopy characterization of cardiomyocyte apoptosis in ischemic heart disease. *Int J Cardiol* 2007; 114:118-120.
10. Eefting F, Rensing B, Wigman J, et al: Role of apoptosis in reperfusion injury. *Cardiovasc Res* 2004; 61:414-426.
11. Verma S, Fedak PW, Weisel RD, et al: Fundamentals of reperfusion injury for the clinical cardiologist. *Circulation* 2002; 105:2332-2336.
12. Buja LM, Weerasinghe P: Unresolved issues in myocardial reperfusion injury. *Cardiovasc Pathol* 2010; 19:29-35.
13. Yellon DM, Hausenloy DJ: Myocardial reperfusion injury. *The New England journal of medicine* 2007; 357:1121-1135.
14. Rodrigo R, Prieto JC, Castillo R: Cardioprotection against ischaemia/reperfusion by vitamins c and e plus n-3 fatty acids: Molecular mechanisms and potential clinical applications. *Clin Sci (Lond)* 2013; 124:1-15.
15. Klatte K, Chaitman BR, Theroux P, et al: Increased mortality after coronary artery bypass graft surgery is associated with increased levels of postoperative creatine kinase-myocardial band isoenzyme release: Results from the guardian trial. *J Am Coll Cardiol* 2001; 38:1070-1077.
16. Costa MA, Carere RG, Lichtenstein SV, et al: Incidence, predictors, and significance of abnormal cardiac enzyme rise in patients treated with bypass surgery in the arterial revascularization therapies study (arts). *Circulation* 2001; 104:2689-2693.
17. Steuer J, Horte LG, Lindahl B, Stahle E: Impact of perioperative myocardial injury on early and long-term outcome after coronary artery bypass grafting. *Eur Heart J* 2002; 23:1219-1227.
18. Brener SJ, Lytle BW, Schneider JP, Ellis SG, Topol EJ: Association between ck-mb elevation after percutaneous or surgical revascularization and three-year mortality. *J Am Coll Cardiol* 2002; 40:1961-1967.
19. Lehrke S, Steen H, Sievers HH, et al: Cardiac troponin t for prediction of short- and long-term morbidity and mortality after elective open heart surgery. *Clin Chem* 2004; 50:1560-1567.
20. Domanski MJ, Mahaffey K, Hasselblad V, et al: Association of myocardial enzyme elevation and survival following coronary artery bypass graft surgery. *JAMA* 2011; 305:585-591.
21. Bolli R, Marban E: Molecular and cellular mechanisms of myocardial stunning. *Physiol Rev* 1999; 79:609-634.
22. Droge W: Free radicals in the physiological control of cell function. *Physiol Rev* 2002; 82:47-95.
23. Mallet RT, Bunger R: Energetic modulation of cardiac inotropism and sarcoplasmic reticular Ca^{2+} uptake. *Biochim Biophys Acta* 1994; 1224:22-32.
24. Avkiran M, Marber MS: Na(+)/h(+) exchange inhibitors for cardioprotective therapy: Progress, problems and prospects. *J Am Coll Cardiol* 2002; 39:747-753.
25. Halestrap AP, Pasdois P: The role of the mitochondrial permeability transition pore in heart disease. *Biochim Biophys Acta* 2009; 1787:1402-1415.
26. Verbunt RJ, Van der Laarse A: Glutathione metabolism in non-ischemic and postischemic rat hearts in response to an exogenous prooxidant. *Mol Cell Biochem* 1997; 167:127-134.
27. Sharikabad MN, Hagelin EM, Hagberg IA, Lyberg T, Brors O: Effect of calcium on reactive oxygen species in isolated rat cardiomyocytes during hypoxia and reoxygenation. *J Mol Cell Cardiol* 2000; 32:441-452.
28. Gow AJ, Ischiropoulos H: Nitric oxide chemistry and cellular signaling. *J Cell Physiol* 2001; 187:277-282.
29. Xia Y, Tsai AL, Berka V, Zweier JL: Superoxide generation from endothelial nitric-oxide synthase. A Ca^{2+}/calmodulin-dependent and tetrahydrobiopterin regulatory process. *J Biol Chem* 1998; 273:25804-25808.
30. Matsumura Y, Saeki E, Otsu K, et al: Intracellular calcium level required for calpain activation in a single myocardial cell. *J Mol Cell Cardiol* 2001; 33:1133-1142.
31. Tsuji T, Ohga Y, Yoshikawa Y, et al: Rat cardiac contractile dysfunction induced by Ca^{2+} overload: possible link to the proteolysis of alpha-fodrin. *Am J Physiol Heart Circ Physiol* 2001; 281:H1286-1294.
32. Sekili S, McCay PB, Li XY, et al: Direct evidence that the hydroxyl radical plays a pathogenetic role in myocardial "stunning" in the conscious dog and demonstration that stunning can be markedly attenuated without subsequent adverse effects. *Circ Res* 1993; 73:705-723.
33. Vanden Hoek TL, Shao Z, Li C, Schumacker PT, Becker LB: Mitochondrial electron transport can become a significant source of oxidative injury in cardiomyocytes. *J Mol Cell Cardiol* 1997; 29:2441-2450.
34. Sun JZ, Tang XL, Park SW, Qiu Y, Turrens JF, Bolli R: Evidence for an essential role of reactive oxygen species in the genesis of late preconditioning against myocardial stunning in conscious pigs. *J Clin Invest* 1996; 97:562-576.
35. Li Q, Bolli R, Qiu Y, Tang XL, Murphree SS, French BA: Gene therapy with extracellular superoxide dismutase attenuates myocardial stunning in conscious rabbits. *Circulation* 1998; 98:1438-1448.
36. Xu KY, Zweier JL, Becker LC: Hydroxyl radical inhibits sarcoplasmic reticulum Ca(2+)-atpase function by direct attack on the atp binding site. *Circ Res* 1997; 80:76-81.
37. Kawakami M, Okabe E: Superoxide anion radical-triggered Ca^{2+} release from cardiac sarcoplasmic reticulum through ryanodine receptor Ca^{2+} channel. *Mol Pharmacol* 1998; 53:497-503.
38. Josephson RA, Silverman HS, Lakatta EG, Stern MD, Zweier JL: Study of the mechanisms of hydrogen peroxide and hydroxyl free radical-induced cellular injury and calcium overload in cardiac myocytes. *J Biol*

Chem 1991; 266:2354-2361.

39. Thomas GP, Sims SM, Cook MA, Karmazyn M: Hydrogen peroxide-induced stimulation of l-type calcium current in guinea pig ventricular myocytes and its inhibition by adenosine A1 receptor activation. *J Pharmacol Exp Ther* 1998; 286:1208-1214.

40. Halestrap AP, Kerr PM, Javadov S, Woodfield KY: Elucidating the molecular mechanism of the permeability transition pore and its role in reperfusion injury of the heart. *Biochim Biophys Acta* 1998; 1366:79-94.

41. Delcamp TJ, Dales C, Ralenkotter L, Cole PS, Hadley RW: Intramitochondrial [Ca²⁺] and membrane potential in ventricular myocytes exposed to anoxia-reoxygenation. *Am J Physiol* 1998; 275:H484-494.

42. Tanaka M, Richard VJ, Murry CE, Jennings RB, Reimer KA: Superoxide dismutase plus catalase therapy delays neither cell death nor the loss of the ttc reaction in experimental myocardial infarction in dogs. *J Mol Cell Cardiol* 1993; 25:367-378.

43. Effect of 48-h intravenous trimetazidine on short- and long-term outcomes of patients with acute myocardial infarction, with and without thrombolytic therapy; a double-blind, placebo-controlled, randomized trial. The emip-fr group. European myocardial infarction project–free radicals. *Eur Heart J* 2000; 21:1537-1546.

44. Smith RA, Hartley RC, Murphy MP: Mitochondria-targeted small molecule therapeutics and probes. *Antioxid Redox Signal* 2011; 15:3021-3038.

45. Hausenloy DJ, Yellon DM: Myocardial ischemia-reperfusion injury: A neglected therapeutic target. *J Clin Invest* 2013; 123:92-100.

46. Gill C, Mestril R, Samali A: Losing heart: The role of apoptosis in heart disease–a novel therapeutic target? *FASEB J* 2002; 16:135-146.

47. Elsasser A, Suzuki K, Lorenz-Meyer S, Bode C, Schaper J: The role of apoptosis in myocardial ischemia: A critical appraisal. *Basic Res Cardiol* 2001; 96:219-226.

48. Maulik N, Yoshida T, Das DK: Oxidative stress developed during the reperfusion of ischemic myocardium induces apoptosis. *Free Radic Biol Med* 1998; 24:869-875.

49. Freude B, Masters TN, Robicsek F, et al: Apoptosis is initiated by myocardial ischemia and executed during reperfusion. *J Mol Cell Cardiol* 2000; 32:197-208.

50. Kirshenbaum LA, de Moissac D: The bcl-2 gene product prevents programmed cell death of ventricular myocytes. *Circulation* 1997; 96:1580-1585.

51. Kluck RM, Bossy-Wetzel E, Green DR, Newmeyer DD: The release of cytochrome c from mitochondria: A primary site for bcl-2 regulation of apoptosis. *Science* 1997; 275:1132-1136.

52. Martin SJ, Reutelingsperger CP, McGahon AJ, et al: Early redistribution of plasma membrane phosphatidylserine is a general feature of apoptosis regardless of the initiating stimulus: Inhibition by overexpression of bcl-2 and abl. *J Exp Med* 1995; 182:1545-1556.

53. Rucker-Martin C, Henaff M, Hatem SN, Delpy E, Mercadier JJ: Early redistribution of plasma membrane phosphatidylserine during apoptosis of adult rat ventricular myocytes in vitro. *Basic Res Cardiol* 1999; 94:171-179.

54. Narayan P, Mentzer RM Jr, Lasley RD: Annexin v staining during reperfusion detects cardiomyocytes with unique properties. *Am J Physiol Heart Circ Physiol* 2001; 281:H1931-1937.

55. Hammill AK, Uhr JW, Scheuermann RH: Annexin v staining due to loss of membrane asymmetry can be reversible and precede commitment to apoptotic death. *Exp Cell Res* 1999; 251:16-21.

56. Ringer S: A further contribution regarding the influence of the different constituents of the blood on the contraction of the heart. *J Physiol* 1883; 4:29-42.

57. Hooker D: On the recovery of the heart in electric shock. *Am J Physiol* 1929-30; 91:305-328.

58. Wiggers C: Studies on ventricular fibrillation produced by electric shock. *Am J Physiol* 1929; 93:197-212.

59. Beck CS, Pritchard WH, Feil HS: Ventricular fibrillation of long duration abolished by electric shock. *J Am Med Assoc* 1947; 135:985.

60. Bigelow WG, Lindsay WK, Greenwood WF: Hypothermia; its possible role in cardiac surgery: An investigation of factors governing survival in dogs at low body temperatures. *Ann Surg* 1950; 132:849-866.

61. Melrose DG, Dreyer B, Bentall HH, Baker JB: Elective cardiac arrest. *Lancet* 1955; 269:21-22.

62. Tyers GF, Hughes HC Jr, Todd GJ, et al: Protection from ischemic cardiac arrest by coronary perfusion with cold ringer's lactate solution. *J Thorac Cardiovasc Surg* 1974; 67:411-418.

63. Colapinto ND, Silver MD: Prosthetic heart valve replacement. Causes of early postoperative death. *J Thorac Cardiovasc Surg* 1971; 61:938-944.

64. Iyengar SR, Ramchand S, Charrette EJ, Lynn RB: An experimental study of subendocardial hemorrhagic necrosis after anoxic cardiac arrest. *Ann Thorac Surg* 1972; 13:214-224.

65. Bretschneider HJ, Hubner G, Knoll D, Lohr B, Nordbeck H, Spieckermann PG: Myocardial resistance and tolerance to ischemia: Physiological and biochemical basis. *J Cardiovasc Surg (Torino)* 1975; 16:241-260.

66. Hearse DJ, Stewart DA, Braimbridge MV: Cellular protection during myocardial ischemia: the development and characterization of a procedure for the induction of reversible ischemic arrest. *Circulation* 1976; 54:193-202.

67. Braimbridge MV, Chayen J, Bitensky L, Hearse DJ, Jynge P, Cankovic-Darracott S: Cold cardioplegia or continuous coronary perfusion? Report on preliminary clinical experience as assessed cytochemically. *J Thorac Cardiovasc Surg* 1977; 74:900-906.

68. Gay WA Jr, Ebert PA: Functional, metabolic, and morphologic effects of potassium-induced cardioplegia. *Surgery* 1973; 74:284-290.

69. Roe BB, Hutchinson JC, Fishman NH, Ullyot DJ, Smith DL: Myocardial protection with cold, ischemic, potassium-induced cardioplegia. *J Thorac Cardiovasc Surg* 1977; 73:366-374.

70. Tyers GF, Manley NJ, Williams EH, Shaffer CW, Williams DR, Kurusz M: Preliminary clinical experience with isotonic hypothermic potassium-induced arrest. *J Thorac Cardiovasc Surg* 1977; 74: 674-681.

71. Buckberg GD: A proposed "solution" to the cardioplegic controversy. *J Thorac Cardiovasc Surg* 1979; 77:803-815.

72. Follette DM, Mulder DG, Maloney JV, Buckberg GD: Advantages of blood cardioplegia over continuous coronary perfusion or intermittent ischemia. Experimental and clinical study. *J Thorac Cardiovasc Surg* 1978; 76:604-619.

73. Ferguson TB Jr, Hammill BG, Peterson ED, DeLong ER, Grover FL: A decade of change–risk profiles and outcomes for isolated coronary artery bypass grafting procedures, 1990-1999: A report from the sts national database committee and the duke clinical research institute. Society of thoracic surgeons. *Ann Thorac Surg* 2002; 73:480-489; discussion 489-490.

74. Mentzer RM Jr: Does size matter? What is your infarct rate after coronary artery bypass grafting? *J Thorac Cardiovasc Surg* 2003; 126:326-328.

75. Swan H, Virtue RW, Blount SG Jr, Kircher LT Jr: Hypothermia in surgery; analysis of 100 clinical cases. *Ann Surg* 1955; 142:382-400.

76. Lillehei CW, Dewall RA, Gott VL, Varco RL: The direct vision correction of calcific aortic stenosis by means of a pump-oxygenator and retrograde coronary sinus perfusion. *Dis Chest* 1956; 30:123-132.

77. Lam CR, Gahagan T, Sergeant C, Green E: Clinical experiences with induced cardiac arrest during intracardiac surgical procedures. *Ann Surg* 1957; 146:439-449.

78. Gerbode F, Melrose D: The use of potassium arrest in open cardiac surgery. *Am J Surg* 1958; 96:221-227.

79. McFarland J: Myocardial necrosis following elective cardiac arrest induced with potassium citrate. *J Thorac Cardiovasc Surg* 1960; 64:833-839.

80. Sondergaard T, Berg E, Staffeldt I, Szczepanski K: Cardioplegic cardiac arrest in aortic surgery. *J Cardiovasc Surg (Torino)* 1975; 16:288-290.

81. Sondergaard T, Senn A: [109. Clinical experience with cardioplegia according to bretschneider]. *Langenbecks Arch Chir* 1967; 319:661-665.

82. Effler DB: Editorial: The mystique of myocardial preservation. *J Thorac Cardiovasc Surg* 1976; 72:468-470.

83. Solorzano J, Taitelbaum G, Chiu RC: Retrograde coronary sinus perfusion for myocardial protection during cardiopulmonary bypass. *Ann Thorac Surg* 1978; 25:201-208.

84. Akins CW: Noncardioplegic myocardial preservation for coronary revascularization. *J Thorac Cardiovasc Surg* 1984; 88:174-181.

85. Murry CE, Jennings RB, Reimer KA: Preconditioning with ischemia: A delay of lethal cell injury in ischemic myocardium. *Circulation* 1986; 74:1124-1136.

86. Lichtenstein SV, Ashe KA, el Dalati H, Cusimano RJ, Panos A, Slutsky AS: Warm heart surgery. *J Thorac Cardiovasc Surg* 1991; 101:269-274.

87. Salerno TA, Houck JP, Barrozo CA, et al: Retrograde continuous warm blood cardioplegia: A new concept in myocardial protection. *Ann Thorac Surg* 1991; 51:245-247.

88. Ikonomidis JS, Rao V, Weisel RD, Hayashida N, Shirai T: Myocardial protection for coronary bypass grafting: The toronto hospital perspective. *Ann Thorac Surg* 1995; 60:824-832.

89. Teoh LK, Grant R, Hulf JA, Pugsley WB, Yellon DM: The effect of preconditioning (ischemic and pharmacological) on myocardial necrosis following coronary artery bypass graft surgery. *Cardiovasc Res* 2002; 53: 175-180.

90. Quinn DW, Pagano D, Bonser RS, et al: Improved myocardial protec-

tion during coronary artery surgery with glucose-insulin-potassium: A randomized controlled trial. *J Thorac Cardiovasc Surg* 2006; 131:34-42.

91. Sunderdiek U, Feindt P, Gams E: Aortocoronary bypass grafting: A comparison of htk cardioplegia vs. Intermittent aortic cross-clamping. *Eur J Cardiothorac Surg* 2000; 18:393-399.

92. Parolari A, Rubini P, Cannata A, et al: Endothelial damage during myocardial preservation and storage. *Ann Thorac Surg* 2002; 73:682-690.

93. Yang Q, He GW: Effect of cardioplegic and organ preservation solutions and their components on coronary endothelium-derived relaxing factors. *Ann Thorac Surg* 2005; 80:757-767.

94. Ovrum E, Tangen G, Tollofsrud S, Oystese R, Ringdal MA, Istad R: Cold blood versus cold crystalloid cardioplegia: A prospective randomised study of 345 aortic valve patients. *Eur J Cardiothorac Surg* 2010.

95. Jacob S, Kallikourdis A, Sellke F, Dunning J: Is blood cardioplegia superior to crystalloid cardioplegia? *Interact Cardiovasc Thorac Surg* 2008; 7:491-498.

96. Allen BS BG: Myocardial management in arterial revascularization. In: G-W H, ed. *Arterial grafts for coronary artery bypass surgery.* Singapore: Springer; 1999:83-105.

97. Hayashi Y, Ohtani M, Hiraishi T, Kobayashi Y, Nakamura T: "Initial, continuous and intermittent bolus" administration of minimally-diluted blood cardioplegia supplemented with potassium and magnesium for hypertrophied hearts. *Heart Lung Circ* 2006; 15:325-331.

98. Petrucci O, Wilson Vieira R, Roberto do Carmo M, Martins de Oliveira PP, Antunes N, Marcolino Braile D: Use of (all-blood) miniplegia versus crystalloid cardioplegia in an experimental model of acute myocardial ischemia. *J Card Surg* 2008; 23:361-365.

99. Velez DA, Morris CD, Budde JM, et al: All-blood (miniplegia) versus dilute cardioplegia in experimental surgical revascularization of evolving infarction. *Circulation* 2001; 104:I296-302.

100. Rousou JA, Engelman RM, Breyer RH, Otani H, Lemeshow S, Das DK: The effect of temperature and hematocrit level of oxygenated cardioplegic solutions on myocardial preservation. *J Thorac Cardiovasc Surg* 1988; 95:625-630.

101. Guru V, Omura J, Alghamdi AA, Weisel R, Fremes SE: Is blood superior to crystalloid cardioplegia? A meta-analysis of randomized clinical trials. *Circulation* 2006; 114:I331-338.

102. Zeng J, He W, Qu Z, Tang Y, Zhou Q, Zhang B: Cold blood versus crystalloid cardioplegia for myocardial protection in adult cardiac surgery: A meta-analysis of randomized controlled studies. *J Cardiothorac Vasc Anesth* 2014; 28:674-681.

103. Rosenkranz ER, Vinten-Johansen J, Buckberg GD, Okamoto F, Edwards H, Bugyi H: Benefits of normothermic induction of blood cardioplegia in energy-depleted hearts, with maintenance of arrest by multidose cold blood cardioplegic infusions. *J Thorac Cardiovasc Surg* 1982; 84:667-677.

104. Teoh KH, Christakis GT, Weisel RD, et al: Accelerated myocardial metabolic recovery with terminal warm blood cardioplegia. *J Thorac Cardiovasc Surg* 1986; 91:888-895.

105. De Bruyn H, Gelders F, Gregoir T, et al: Myocardial protection during cardiac surgery: Warm blood versus crystalloid cardioplegia. *World Journal of Cardiovascular Diseases* 2014; 4(09):422-431.

106. Minatoya K, Okabayashi H, Shimada I, et al: Intermittent antegrade warm blood cardioplegia for cabg: Extended interval of cardioplegia. *Ann Thorac Surg* 2000; 69:74-76.

107. Franke UF, Korsch S, Wittwer T, et al: Intermittent antegrade warm myocardial protection compared to intermittent cold blood cardioplegia in elective coronary surgery—do we have to change? *Eur J Cardiothorac Surg* 2003; 23:341-346.

108. Casalino S, Tesler UF, Novelli E, et al: The efficacy and safety of extending the ischemic time with a modified cardioplegic technique for coronary artery surgery. *J Card Surg* 2008; 23:444-449.

109. Hayashida N, Ikonomidis JS, Weisel RD, et al: The optimal cardioplegic temperature. *Ann Thorac Surg* 1994; 58:961-971.

110. Hayashida N, Isomura T, Sato T, et al: Minimally diluted tepid blood cardioplegia. *Ann Thorac Surg* 1998; 65:615-621.

111. Baretti R, Mizuno A, Buckberg GD, Young HH, Baumann-Baretti B, Hetzer R: Continuous antegrade blood cardioplegia: Cold vs. Tepid. *Thorac Cardiovasc Surg* 2002; 50:25-30.

112. Onorati F, Renzulli A, De Feo M, et al: Does antegrade blood cardioplegia alone provide adequate myocardial protection in patients with left main stem disease? *J Thorac Cardiovasc Surg* 2003; 126:1345-1351.

113. Pratt FH: The nutrition of the heart through the vessels of thebesius and the coronary veins. *Am J Physiol* 1898.

114. Emery RW, Arom KV: Results with retrograde delivery of cardiople-

gia for myocardial protection during cardiac surgery. *J Cardiovasc Surg (Torino)* 1993; 34:123-127.

115. Bhayana JN, Kalmbach T, Booth FV, Mentzer RM Jr, Schimert G: Combined antegrade/retrograde cardioplegia for myocardial protection: A clinical trial. *J Thorac Cardiovasc Surg* 1989; 98:956-960.

116. Allen BS, Winkelmann JW, Hanafy H, et al: Retrograde cardioplegia does not adequately perfuse the right ventricle. *J Thorac Cardiovasc Surg* 1995; 109:1116-1124; discussion 1124-1116.

117. Candilio L, Malik A, Ariti C, et al: A retrospective analysis of myocardial preservation techniques during coronary artery bypass graft surgery: Are we protecting the heart? *J Cardiothorac Surg* 2014; 9:1484.

118. Bhaya M, Sudhakar S, Sadat K: Effects of antegrade versus integrated blood cardioplegia on left ventricular function evaluated by echocardiographic real-time 3-dimensional speckle tracking. *J Thorac Cardiovasc Surg* 2015; 149:877-884; e871-875.

119. Louagie YA, Jamart J, Gonzalez M, et al: Continuous cold blood cardioplegia improves myocardial protection: A prospective randomized study. *Ann Thorac Surg* 2004; 77:664-671.

120. Karthik S, Grayson AD, Oo AY, Fabri BM: A survey of current myocardial protection practices during coronary artery bypass grafting. *Ann R Coll Surg Engl* 2004; 86:413-415.

121. Bonchek LI, Burlingame MW, Vazales BE, Lundy EF, Gassmann CJ: Applicability of noncardioplegic coronary bypass to high-risk patients. Selection of patients, technique, and clinical experience in 3000 patients. *J Thorac Cardiovasc Surg* 1992; 103:230-237.

122. Raco L, Mills E, Millner RJ: Isolated myocardial revascularization with intermittent aortic cross-clamping: Experience with 800 cases. *Ann Thorac Surg* 2002; 73:1436-1439; discussion 1439-1440.

123. Boethig D, Minami K, Lueth JU, El-Banayosy A, Breymann T, Koerfer R: Intermittent aortic cross-clamping for isolated cabg can save lives and money: Experience with 15307 patients. *Thorac Cardiovasc Surg* 2004; 52:147-151.

124. Korbmacher B, Simic O, Schulte HD, Sons H, Schipke JD: Intermittent aortic cross-clamping for coronary artery bypass grafting: A review of a safe, fast, simple, and successful technique. *J Cardiovasc Surg (Torino)* 2004; 45:535-543.

125. Bonchek LI: Non-cardioplegic coronary bypass is effective, teachable, and still widely used: Letter 1. *Ann Thorac Surg* 2003; 76:660-661; author reply 661-662.

126. Fujii M, Chambers DJ: Myocardial protection with intermittent cross-clamp fibrillation: Does preconditioning play a role? *Eur J Cardiothorac Surg* 2005; 28:821-831.

127. Scarci M, Fallouh HB, Young CP, Chambers DJ: Does intermittent cross-clamp fibrillation provide equivalent myocardial protection compared to cardioplegia in patients undergoing bypass graft revascularisation? *Interact Cardiovasc Thorac Surg* 2009; 9:872-878.

128. Imanaka K, Kyo S, Ogiwara M, et al: Mitral valve surgery under perfused ventricular fibrillation with moderate hypothermia. *Circ J* 2002; 66:450-452.

129. Imanaka K, Kyo S, Ogiwara M, et al: Noncardioplegic surgery for ischemic mitral regurgitation. *Circ J* 2003; 67:31-34.

130. Raphael J: Physiology and pharmacology of myocardial preconditioning. *Semin Cardiothorac Vasc Anesth* 2010; 14:54-59.

131. Kloner RA, Jennings RB: Consequences of brief ischemia: Stunning, preconditioning, and their clinical implications: Part 2. *Circulation* 2001; 104:3158-3167.

132. Cohen MV, Baines CP, Downey JM: Ischemic preconditioning: From adenosine receptor to katp channel. *Annu Rev Physiol* 2000; 62: 79-109.

133. Bolli R: The early and late phases of preconditioning against myocardial stunning and the essential role of oxyradicals in the late phase: An overview. *Basic Res Cardiol* 1996; 91:57-63.

134. Bolli R: The late phase of preconditioning. *Circ Res* 2000; 87:972-983.

135. Kin H, Zhao ZQ, Sun HY, et al: Postconditioning attenuates myocardial ischemia-reperfusion injury by inhibiting events in the early minutes of reperfusion. *Cardiovasc Res* 2004; 62:74-85.

136. Hausenloy DJ, Yellon DM: New directions for protecting the heart against ischaemia-reperfusion injury: Targeting the reperfusion injury salvage kinase (risk)-pathway. *Cardiovasc Res* 2004; 61:448-460.

137. O'Rourke B: Evidence for mitochondrial K+ channels and their role in cardioprotection. *Circ Res* 2004; 94:420-432.

138. Gomez L, Li B, Mewton N: Inhibition of mitochondrial permeability transition pore opening: Translation to patients. *Cardiovasc Res* 2009; 83:226-233.

139. Heusch G, Boengler K, Schulz R: Inhibition of mitochondrial permeability transition pore opening: The holy grail of cardioprotection. *Basic*

Res Cardiol 2010; 105:151-154.

140. Gross GJ, Peart JN: Katp channels and myocardial preconditioning: An update. *Am J Physiol Heart Circ Physiol* 2003; 285:H921-930.

140a. Vianello A, Casolo V, Petrussa E, et al: The mitochondrial permeability transition pore (PTP) – an example of multiple molecular exaptation? *Biochim Biophys Acta.* 2012 Nov; 1817 (11): 2072-2086.

141. Garg V, Hu K: Protein kinase c isoform-dependent modulation of atp-sensitive K+ channels in mitochondrial inner membrane. *Am J Physiol Heart Circ Physiol* 2007; 293:H322-332.

142. Przyklenk K, Darling CE, Dickson EW, Whittaker P: Cardioprotection "outside the box"—the evolving paradigm of remote preconditioning. *Basic Res Cardiol* 2003; 98:149-157.

143. Guo Y, Bao W, Wu WJ, Shinmura K, Tang XL, Bolli R: Evidence for an essential role of cyclooxygenase-2 as a mediator of the late phase of ischemic preconditioning in mice. *Basic Res Cardiol* 2000; 95:479-484.

144. Kloner RA, Shook T, Przyklenk K, et al: Previous angina alters in-hospital outcome in timi 4. A clinical correlate to preconditioning? *Circulation* 1995; 91:37-45.

145. Anzai T, Yoshikawa T, Asakura Y, et al: Preinfarction angina as a major predictor of left ventricular function and long-term prognosis after a first q wave myocardial infarction. *J Am Coll Cardiol* 1995; 26:319-327.

146. Ottani F, Galvani M, Ferrini D, et al: Prodromal angina limits infarct size. A role for ischemic preconditioning. *Circulation* 1995; 91:291-297.

147. Tamura K, Tsuji H, Nishiue T, Tokunaga S, Iwasaka T: Association of preceding angina with in-hospital life-threatening ventricular tachyar-rhythmias and late potentials in patients with a first acute myocardial infarction. *Am Heart J* 1997; 133:297-301.

148. Ishihara M, Sato H, Tateishi H, et al: Implications of prodromal angina pectoris in anterior wall acute myocardial infarction: Acute angiographic findings and long-term prognosis. *J Am Coll Cardiol* 1997; 30:970-975.

149. Kloner RA, Shook T, Antman EM, et al: Prospective temporal analysis of the onset of preinfarction angina versus outcome: An ancillary study in timi-9b. *Circulation* 1998; 97:1042-1045.

150. Leesar MA, Stoddard MF, Xuan YT, Tang XL, Bolli R: Nonelectrocardiographic evidence that both ischemic preconditioning and adenosine preconditioning exist in humans. *J Am Coll Cardiol* 2003; 42:437-445.

151. Leesar MA, Stoddard MF, Manchikalapudi S, Bolli R: Bradykinin-induced preconditioning in patients undergoing coronary angioplasty. *J Am Coll Cardiol* 1999; 34:639-650.

152. Ishii H, Ichimiya S, Kanashiro M, et al: Impact of a single intravenous administration of nicorandil before reperfusion in patients with st-segment-elevation myocardial infarction. *Circulation* 2005; 112:1284-1288.

153. Tomai F, Crea F, Gaspardone A, et al: Ischemic preconditioning during coronary angioplasty is prevented by glibenclamide, a selective atp-sensitive K+ channel blocker. *Circulation* 1994; 90:700-705.

154. Tomai F, Crea F, Gaspardone A, et al: Effects of naloxone on myocardial ischemic preconditioning in humans. *J Am Coll Cardiol* 1999; 33:1863-1869.

155. Leesar MA, Stoddard MF, Dawn B, Jasti VG, Masden R, Bolli R: Delayed preconditioning-mimetic action of nitroglycerin in patients undergoing coronary angioplasty. *Circulation* 2001; 103:2935-2941.

156. Walsh SR, Tang TY, Kullar P, Jenkins DP, Dutka DP, Gaunt ME: Ischaemic preconditioning during cardiac surgery: Systematic review and meta-analysis of perioperative outcomes in randomised clinical trials. *Eur J Cardiothorac Surg* 2008; 34:985-994.

157. Yellon DM, Alkhulaifi AM, Pugsley WB: Preconditioning the human myocardium. *Lancet* 1993; 342:276-277.

158. Zhao ZQ, Corvera JS, Halkos ME, et al: Inhibition of myocardial injury by ischemic postconditioning during reperfusion: Comparison with ischemic preconditioning. *Am J Physiol Heart Circ Physiol* 2003; 285:H579-588.

159. Darling CE, Solari PB, Smith CS, Furman MI, Przyklenk K: "Postconditioning" the human heart: Multiple balloon inflations during primary angioplasty may confer cardioprotection. *Basic Res Cardiol* 2007; 102:274-278.

160. Lonborg J, Kelbaek H, Vejlstrup N, et al: Cardioprotective effects of ischemic postconditioning in patients treated with primary percutaneous coronary intervention, evaluated by magnetic resonance. *Circ Cardiovasc Interv* 2010; 3:34-41.

161. Luo W, Li B, Lin G, Huang R: Postconditioning in cardiac surgery for tetralogy of fallot. *J Thorac Cardiovasc Surg* 2007; 133:1373-1374.

162. Przyklenk K, Bauer B, Ovize M, Kloner RA, Whittaker P: Regional ischemic "preconditioning" protects remote virgin myocardium from subsequent sustained coronary occlusion. *Circulation* 1993; 87:893-899.

163. Hausenloy DJ, Yellon DM: Remote ischaemic preconditioning: Underlying mechanisms and clinical application. *Cardiovasc Res* 2008; 79:377-386.

164. Giricz Z, Varga ZV, Baranyai T, et al: Cardioprotection by remote ischemic preconditioning of the rat heart is mediated by extracellular vesicles. *J Mol Cell Cardiol* 2014; 68:75-78.

165. Cheung MM, Kharbanda RK, Konstantinov IE, et al: Randomized controlled trial of the effects of remote ischemic preconditioning on children undergoing cardiac surgery: First clinical application in humans. *J Am Coll Cardiol* 2006; 47:2277-2282.

166. Hausenloy DJ, Mwamure PK, Venugopal V, et al: Effect of remote ischaemic preconditioning on myocardial injury in patients undergoing coronary artery bypass graft surgery: A randomised controlled trial. *Lancet* 2007; 370:575-579.

167. Venugopal V, Hausenloy DJ, Ludman A, et al: Remote ischaemic preconditioning reduces myocardial injury in patients undergoing cardiac surgery with cold-blood cardioplegia: A randomised controlled trial. *Heart* 2009; 95:1567-1571.

168. Davies WR, Brown AJ, Watson W, et al: Remote ischemic preconditioning improves outcome at 6 years after elective percutaneous coronary intervention: The crisp stent trial long-term follow-up. *Circ Cardiovasc Interv* 2013; 6:246-251.

169. D'Ascenzo F, Moretti C, Omede P, et al: Cardiac remote ischaemic preconditioning reduces periprocedural myocardial infarction for patients undergoing percutaneous coronary interventions: A meta-analysis of randomised clinical trials. *EuroIntervention* 2014; 9: 1463-1471.

170. Hong DM, Lee EH, Kim HJ, et al: Does remote ischaemic preconditioning with postconditioning improve clinical outcomes of patients undergoing cardiac surgery? Remote ischaemic preconditioning with postconditioning outcome trial. *Eur Heart J* 2014; 35:176-183.

170a. Meybohm P, Bein B, Brosteanu O, et al: A Multicenter Trial of Remote Ischemic Preconditioning for Heart Surgery. RIPHeart Study Collaborators. *N Engl J Med.* 2015 Oct 8; 373(15):1397-407.

170b. Hausenloy DJ, Candilio L, Evans R, et al: ERICCA Trial Investigators. Remote Ischemic Preconditioning and Outcomes of Cardiac Surgery. *N Engl J Med.* 2015 Oct 8; 373(15):1408-1417.

171. Kanazawa H, Tseliou E, Malliaras K, et al: Cellular post-conditioning: Allogeneic cardiosphere-derived cells reduce infarct size and attenuate microvascular obstruction when administered after reperfusion in pigs with acute myocardial infarction. *Circulation. Heart failure* 2015.

172. Herrmann JL, Wang Y, Abarbanell AM, Weil BR, Tan J, Meldrum DR: Preconditioning mesenchymal stem cells with transforming growth factor-alpha improves mesenchymal stem cell-mediated cardioprotection. *Shock (Augusta, Ga.)* 2010; 33:24-30.

173. Timmers L, Lim SK, Arslan F, et al: Reduction of myocardial infarct size by human mesenchymal stem cell conditioned medium. *Stem cell research* 2007; 1:129-137.

174. Lai RC, Arslan F, Lee MM, et al: Exosome secreted by msc reduces myocardial ischemia/reperfusion injury. *Stem cell research* 2010; 4:214-222.

175. Gustafsson AB, Gottlieb RA: Autophagy in ischemic heart disease. *Circ Res* 2009; 104:150-158.

176. Decker RS, Wildenthal K: Lysosomal alterations in hypoxic and reoxygenated hearts. I. Ultrastructural and cytochemical changes. *Am J Pathol* 1980; 98:425-444.

177. Hamacher-Brady A, Brady NR, Gottlieb RA: Enhancing macroautophagy protects against ischemia/reperfusion injury in cardiac myocytes. *J Biol Chem* 2006; 281:29776-29787.

178. Dosenko VE, Nagibin VS, Tumanovska LV, Moibenko AA: Protective effect of autophagy in anoxia-reoxygenation of isolated cardiomyocyte? *Autophagy* 2006; 2:305-306.

179. Matsui Y, Takagi H, Qu X: Distinct roles of autophagy in the heart during ischemia and reperfusion: Roles of amp-activated protein kinase and beclin 1 in mediating autophagy. *Circ Res* 2007; 100:914-922.

180. Yan L, Vatner DE, Kim SJ, et al: Autophagy in chronically ischemic myocardium. *Proc Natl Acad Sci U S A* 2005; 102:13807-13812.

181. Yitzhaki S, Huang C, Liu W, et al: Autophagy is required for preconditioning by the adenosine a1 receptor-selective agonist ccpa. *Basic Res Cardiol* 2009; 104:157-167.

182. Huang C, Liu W, Perry CN, et al: Autophagy and protein kinase c are required for cardioprotection by sulfaphenazole. *Am J Physiol Heart Circ Physiol* 2010; 298:H570-579.

183. Huang C, Yitzhaki S, Perry CN, et al: Autophagy induced by ischemic preconditioning is essential for cardioprotection. *J Cardiovasc Transl Res* 2010; 3:365-373.

184. Sala-Mercado JA, Wider J, Undyala VV, et al: Profound cardioprotection with chloramphenicol succinate in the swine model of myocardial ischemia-reperfusion injury. *Circulation* 2010; 122:S179-184.

185. Giricz Z, Mentzer RM Jr, Gottlieb RA: Cardioprotective effects of chloramphenicol are mediated by autophagy. *J Am Coll Cardiol* 2011; 57:E1015.

186. Kassiotis C, Ballal K, Wellnitz K, et al: Markers of autophagy are downregulated in failing human heart after mechanical unloading. *Circulation* 2009; 120:S191-197.

187. Garcia L, Verdejo HE, Kuzmicic J, et al: Impaired cardiac autophagy in patients developing postoperative atrial fibrillation. *The Journal of thoracic and cardiovascular surgery* 2012; 143:451-459.

188. Jahania SM, Sengstock D, Vaitkevicius P, et al: Activation of the homeostatic intracellular repair response during cardiac surgery. *J Am Coll Surg* 2013; 216:719-726; discussion 726-719.

189. Singh KK, Yanagawa B, Quan A, et al: Autophagy gene fingerprint in human ischemia and reperfusion. *The Journal of thoracic and cardiovascular surgery* 2014; 147:1065-1072.e1061.

190. Gedik N, Thielmann M, Kottenberg E, et al: No evidence for activated autophagy in left ventricular myocardium at early reperfusion with protection by remote ischemic preconditioning in patients undergoing coronary artery bypass grafting. *PLoS One* 2014; 9:e96567.

191. Kloner RA: Current state of clinical translation of cardioprotective agents for acute myocardial infarction. *Circ Res* 2013; 113:451-463.

192. Schwartz Longacre L, Kloner RA, Arai AE, et al: New horizons in cardioprotection: Recommendations from the 2010 national heart, lung, and blood institute workshop. *Circulation* 2011; 124:1172-1179.

193. Berry C, Kellman P, Mancini C, et al: Magnetic resonance imaging delineates the ischemic area-at-risk and myocardial salvage in patients with acute myocardial infarction. *Circulation. Cardiovascular imaging* 2010; 3:527-535.

194. Sommerschild HT, Kirkeboen KA: Adenosine and cardioprotection during ischaemia and reperfusion—an overview. *Acta Anaesthesiol Scand* 2000; 44:1038-1055.

195. McIntosh VJ, Lasley RD: Adenosine receptor-mediated cardioprotection: Are all 4 subtypes required or redundant? *J Cardiovasc Pharmacol Ther* 2012; 17:21-33.

196. Cohen MV, Downey JM: Adenosine: Trigger and mediator of cardioprotection. *Basic Res Cardiol* 2008; 103:203-215.

197. Eltzschig HK, Bonney SK, Eckle T: Attenuating myocardial ischemia by targeting a2b adenosine receptors. *Trends Mol Med* 2013; 19:345-354.

198. Przyklenk K: Role of adenosine a(2b) receptor stimulation in ischaemic postconditioning: Dawn of a new paradigm in cardioprotection. *Cardiovasc Res* 2012; 96:195-197; discussion 198-201.

199. Muller CE, Jacobson KA: Recent developments in adenosine receptor ligands and their potential as novel drugs. *Biochim Biophys Acta* 2011; 1808:1290-1308.

200. Mahaffey KW, Puma JA, Barbagelata NA, et al: Adenosine as an adjunct to thrombolytic therapy for acute myocardial infarction: Results of a multicenter, randomized, placebo-controlled trial: The acute myocardial infarction study of adenosine (amistad) trial. *J Am Coll Cardiol* 1999; 34:1711-1720.

201. Ross AM, Gibbons RJ, Stone GW, Kloner RA, Alexander RW: A randomized, double-blinded, placebo-controlled multicenter trial of adenosine as an adjunct to reperfusion in the treatment of acute myocardial infarction (amistad-ii). *J Am Coll Cardiol* 2005; 45:1775-1780.

202. Kloner RA, Forman MB, Gibbons RJ, Ross AM, Alexander RW, Stone GW: Impact of time to therapy and reperfusion modality on the efficacy of adenosine in acute myocardial infarction: The amistad-2 trial. *Eur Heart J* 2006; 27:2400-2405.

203. Desmet W, Bogaert J, Dubois C, et al: High-dose intracoronary adenosine for myocardial salvage in patients with acute st-segment elevation myocardial infarction. *Eur Heart J* 2011; 32:867-877.

204. Fokkema ML, Vlaar PJ, Vogelzang M, et al: Effect of high-dose intracoronary adenosine administration during primary percutaneous coronary intervention in acute myocardial infarction: A randomized controlled trial. *Circ Cardiovasc Interv* 2009; 2:323-329.

205. Fremes SE, Levy SL, Christakis GT, et al: Phase 1 human trial of adenosine-potassium cardioplegia. *Circulation* 1996; 94:II370-375.

206. Cohen G, Feder-Elituv R, Iazetta J, et al: Phase 2 studies of adenosine cardioplegia. *Circulation* 1998; 98:II225-233.

207. Mentzer RM Jr, Rahko PS, Molina-Viamonte V, et al: Safety, tolerance, and efficacy of adenosine as an additive to blood cardioplegia in humans during coronary artery bypass surgery. *Am J Cardiol* 1997; 79:38-43.

208. Mentzer RM Jr, Birjiniuk V, Khuri S, et al: Adenosine myocardial protection: Preliminary results of a phase II clinical trial. *Ann Surg* 1999; 229:643-649; discussion 649-650.

208a. Wei M, Kuukasjarvi P, Laurikka J, Honkonen EL, Kaukinen S, Laine S, Tarkka M: Cardioprotective effect of adenosine pretreatment in coronary artery bypass grafting. *Chest* 2001 Sep; 120(3): 860-865.

209. Ahlsson A, Sobrosa C, Kaijser L, Jansson E, Bomfim V: Adenosine in cold blood cardioplegia–a placebo-controlled study. *Interact Cardiovasc Thorac Surg* 2012; 14:48-55.

210. Karmazyn M, Sostaric JV, Gan XT: The myocardial Na+/H+ exchanger: A potential therapeutic target for the prevention of myocardial ischaemic and reperfusion injury and attenuation of postinfarction heart failure. *Drugs* 2001; 61:375-389.

211. Karmazyn M, Sawyer M, Fliegel L: The Na(+)/H(+) exchanger: A target for cardiac therapeutic intervention. *Curr Drug Targets Cardiovasc Haematol Disord* 2005; 5:323-335.

212. Murphy E, Allen DG: Why did the nhe inhibitor clinical trials fail? *J Mol Cell Cardiol* 2009; 46:137-141.

213. Mullane K: Acadesine: The prototype adenosine regulating agent for reducing myocardial ischaemic injury. *Cardiovasc Res* 1993; 27:43-47.

214. Lemieux K, Konrad D, Klip A, Marette A: The amp-activated protein kinase activator aicar does not induce glut4 translocation to transverse tubules but stimulates glucose uptake and p38 mitogen-activated protein kinases α and β in skeletal muscle. *The FASEB Journal* 2003; 17:1658-1665.

215. Mangano DT: Effects of acadesine on myocardial infarction, stroke, and death following surgery. A meta-analysis of the 5 international randomized trials. The multicenter study of perioperative ischemia (mcspi) research group. *JAMA* 1997; 277:325-332.

216. Mangano DT, Miao Y, Tudor IC, Dietzel C: Post-reperfusion myocardial infarction: Long-term survival improvement using adenosine regulation with acadesine. *J Am Coll Cardiol* 2006; 48:206-214.

217. Newman MF, Ferguson TB, White JA, et al: Effect of adenosine-regulating agent acadesine on morbidity and mortality associated with coronary artery bypass grafting: The red-cabg randomized controlled trial. *JAMA* 2012; 308:157-164.

218. Bothe W, Olschewski M, Beyersdorf F, Doenst T: Glucose-insulin-potassium in cardiac surgery: A meta-analysis. *Ann Thorac Surg* 2004; 78:1650-1657.

219. Fath-Ordoubadi F, Beatt KJ: Glucose-insulin-potassium therapy for treatment of acute myocardial infarction: An overview of randomized placebo-controlled trials. *Circulation* 1997; 96:1152-1156.

220. van der Horst IC, Zijlstra F, van't Hof AW, et al: Glucose-insulin-potassium infusion inpatients treated with primary angioplasty for acute myocardial infarction: The glucose-insulin-potassium study: A randomized trial. *J Am Coll Cardiol* 2003; 42:784-791.

221. Timmer JR, Svilaas T, Ottervanger JP, et al: Glucose-insulin-potassium infusion in patients with acute myocardial infarction without signs of heart failure: The glucose-insulin-potassium study (gips)-ii. *J Am Coll Cardiol* 2006; 47:1730-1731.

222. Mamas MA, Neyses L, Fath-Ordoubadi F: A meta-analysis of glucose-insulin-potassium therapy for treatment of acute myocardial infarction. *Experimental & Clinical Cardiology* 2010; 15:e20.

223. Diaz R, Goyal A, Mehta SR, et al: Glucose-insulin-potassium therapy in patients with st-segment elevation myocardial infarction. *JAMA* 2007; 298:2399-2405.

224. Selker HP, Beshansky JR, Sheehan PR, et al: Out-of-hospital administration of intravenous glucose-insulin-potassium in patients with suspected acute coronary syndromes: The immediate randomized controlled trial. *JAMA* 2012; 307:1925-1933.

225. Selker HP, Udelson JE, Massaro JM, et al: One-year outcomes of out-of-hospital administration of intravenous glucose, insulin, and potassium (gik) in patients with suspected acute coronary syndromes (from the immediate [immediate myocardial metabolic enhancement during initial assessment and treatment in emergency care] trial). *Am J Cardiol* 2014; 113: 1599-1605.

226. Bruemmer-Smith S, Avidan MS, Harris B, et al: Glucose, insulin and potassium for heart protection during cardiac surgery. *Br J Anaesth* 2002; 88:489-495.

227. Lell WA, Nielsen VG, McGiffin DC, et al: Glucose-insulin-potassium infusion for myocardial protection during off-pump coronary artery surgery. *Ann Thorac Surg* 2002; 73:1246-1251; discussion 1251-1252.

228. Lazar HL, Chipkin SR, Fitzgerald CA, et al: Tight glycemic control in diabetic coronary artery bypass graft patients improves perioperative outcomes and decreases recurrent ischemic events. *Circulation* 2004;

109:1497-1502.

229. Barcellos Cda S, Wender OC, Azambuja PC: Clinical and hemodynamic outcome following coronary artery bypass surgery in diabetic patients using glucose-insulin-potassium (gik) solution: A randomized clinical trial. *Rev Bras Cir Cardiovasc* 2007; 22:275-284.

230. Rabi D, Clement F, McAlister F, et al: Effect of perioperative glucose-insulin-potassium infusions on mortality and atrial fibrillation after coronary artery bypass grafting: A systematic review and meta-analysis. *The Canadian journal of cardiology* 2010; 26:178-184.

231. Fan Y, Zhang AM, Xiao YB, Weng YG, Hetzer R: Glucose-insulin-potassium therapy in adult patients undergoing cardiac surgery: A meta-analysis. *Eur J Cardiothorac Surg* 2011; 40:192-199.

232. Howell NJ, Ashrafian H, Drury NE, et al: Glucose-insulin-potassium reduces the incidence of low cardiac output episodes after aortic valve replacement for aortic stenosis in patients with left ventricular hypertrophy: Results from the hypertrophy, insulin, glucose, and electrolytes (hinge) trial. *Circulation* 2011; 123:170-177.

233. Shim JK, Yang SY, Yoo YC, Yoo KJ, Kwak YL: Myocardial protection by glucose-insulin-potassium in acute coronary syndrome patients undergoing urgent multivessel off-pump coronary artery bypass surgery. *British journal of anaesthesia* 2013; 110:47-53.

234. Halestrap AP, Clarke SJ, Javadov SA: Mitochondrial permeability transition pore opening during myocardial reperfusion–a target for cardioprotection. *Cardiovasc Res* 2004; 61:372-385.

235. Ong SB, Dongworth RK, Cabrera-Fuentes HA, Hausenloy DJ: Role of the mptp in conditioning the heart–translatability and mechanism. *Br J Pharmacol.* 2015; 172(8):2074-2084.

236. Javadov S, Karmazyn M, Escobales N: Mitochondrial permeability transition pore opening as a promising therapeutic target in cardiac diseases. *J Pharmacol Exp Ther* 2009; 330:670-678.

237. Argaud L, Gateau-Roesch O, Raisky O, Loufouat J, Robert D, Ovize M: Postconditioning inhibits mitochondrial permeability transition. *Circulation* 2005; 111:194-197.

238. Clarke SJ, McStay GP, Halestrap AP: Sanglifehrin a acts as a potent inhibitor of the mitochondrial permeability transition and reperfusion injury of the heart by binding to cyclophilin-d at a different site from cyclosporin a. *J Biol Chem* 2002; 277:34793-34799.

239. Piot C, Croisille P, Staat P: Effect of cyclosporine on reperfusion injury in acute myocardial infarction. *N Engl J Med* 2008; 359:473-481.

240. Hausenloy D, Kunst G, Boston-Griffiths E, et al: The effect of cyclosporin-a on peri-operative myocardial injury in adult patients undergoing coronary artery bypass graft surgery: A randomised controlled clinical trial. *Heart* 2014; 100:544-549.

241. Cung TT, Morel O, Cayla G, et al: Cyclosporine before PCI in patients with Acute Myocardial Infarction. *N Engl J Med.* 2015 Sep 10; 373(11):1021-1031.

242. Caputo M, Reeves BC, Rajkaruna C, Awair H, Angelini GD: Incomplete revascularization during opcab surgery is associated with reduced mid-term event-free survival. *Ann Thorac Surg* 2005; 80:2141-2147.

243. Gill IS, Higginson LA, Maharajh GS, Keon WJ: Early and follow-up angiography in minimally invasive coronary bypass without mechanical stabilization. *Ann Thorac Surg* 2000; 69:56-60.

244. Balacumaraswami L, Abu-Omar Y, Anastasiadis K, et al: Does off-pump total arterial grafting increase the incidence of intraoperative graft failure? *J Thorac Cardiovasc Surg* 2004; 128:238-244.

245. Chowdhury UK, Malik V, Yadav R, et al: Myocardial injury in coronary artery bypass grafting: On-pump versus off-pump comparison by measuring high-sensitivity c-reactive protein, cardiac troponin i, heart-type fatty acid-binding protein, creatine kinase-mb, and myoglobin release. *J Thorac Cardiovasc Surg* 2008; 135:1110-1119, 1119 e1111-1110.

246. Shroyer AL, Grover FL, Hattler B, et al: On-pump versus off-pump coronary-artery bypass surgery. *N Engl J Med* 2009; 361:1827-1837.

247. Moscarelli M, Punjabi PP, Miroslav GI, Del Sarto P, Fiorentino F, Angelini GD: Myocardial conditioning techniques in off-pump coronary artery bypass grafting. *J Cardiothorac Surg* 2015; 10:7.

248. Lurati Buse GA, Koller MT, Grapow M, Bolliger D, Seeberger M, Filipovic M: The prognostic value of troponin release after adult cardiac surgery—a meta-analysis. *Eur J Cardiothorac Surg* 2010; 37:399-406.

249. Arai AE: Magnetic resonance imaging for area at risk, myocardial infarction, and myocardial salvage. *Journal of cardiovascular pharmacology and therapeutics* 2011; 16:313-320.

第 17 章　心脏外科患者的术后监护

Farhang Yazdchi ● James D. Rawn

尽管心脏手术患者的年龄越来越大、合并症越来越多、手术也越来越复杂，心脏手术的死亡率和并发症发生率却持续下降。主要的原因之一就是术后监护的发展。本章将概述现代术后监护的策略及原则。

心血管监护

血流动力学评估

心脏手术患者术后监护的重点是评估并优化血流动力学。需要了解患者术前的心功能状态以及术中情况以达到最佳管理。由于术后心脏处于从体外循环（cardiopulmonary bypass，CPB；又称心肺转流）、缺血和手术的应激状态中逐渐恢复的过程，血流动力学管理的目标既要维持重要脏器组织足够的氧供，又要避免过度的氧需。

基础的初始血流动力学评估包括：用药史、心率和心律、平均动脉压（mean arterial pressure，MAP）、中心静脉压（central venous pressure，CVP）、心电图（electrocardiogram，ECG）的评估以排除缺血和传导异常。肺动脉导管的应用可监测：肺动脉压、左心充盈压［肺毛细血管楔压（pulmonary capillary wedge pressure，PCWP）］和混合静脉血氧饱和度（mixed venous oxygen saturation，MVO_2）、心排血量（cardiac output，CO），也可计算出肺循环和体循环血管阻力（systemic vascular resistances，SVR）。CO 可采用热稀释法或 Fick 法测定。根据欧姆定律，CO、血压和 SVR 相互关联（表 17-1）。对大多数患者来说，至少应维持 MVO_2 在 60% 左右，MAP 大于 65mmHg 以及心脏指数（cardiac index，CI）大于 $2L/(min \cdot m^2)$。血流动力学目标应该个体化，高血压或严重周围血管疾病的患者获益于更高的血压；而出血或在脆弱组织上有缝线的患者最好进行严格的血压控制。研究显示，维持高于正常的 CI 或 MVO_2 并未提高生存率[1]。

很多因素可导致不能达到合适的 CO 和终末器官氧供。这些因素相互关联，包括：容量水平（前负荷）、外周血管张力（后负荷）、心脏泵功能、心率和心律，以及血液携氧能力等。

通过有创监测可了解容量状态。CVP 并不能很好地反映左室舒张末容积（除非其数值极低）。CVP 升高可见于：容量过多、右心衰竭、三尖瓣和二尖瓣反流、肺高压、心脏压塞、张力性气胸和肺栓塞等。当肺血管阻力（pulmonary vascular resistance，PVR）正常（较低）时，肺动脉舒张压可较好地反映左心充盈压。在没有重度二尖瓣狭窄时，PCWP（或直接测量左房压）可最精确地反映左心充盈压，值得注意的是 PCWP 与肺动脉舒张压的差值能够更加连续地评估左心充盈压。最佳的左心充盈压的维持往往来自临床经验，一般维持 PCWP 15mmHg 以内即可，但很多患者可能需要更高的 PCWP。大多数患者出手术室时都处于液体正平衡状态，但过多的容量大都存于血管外，如第三间隙和胸膜腔等。因此，许多患者在术后即刻血管内充盈不足，并需要持续补充容量。术后血管麻痹常见，原因除了术前和围手术期药物使用（如血管紧张素转换酶抑制剂、钙通道阻滞剂和镇静药等）之外，还包括对 CPB 的全身炎症反应和手术应激。进行性体液丢失主要来自尿量和出血。由于低体温导致血管收缩，当患者复温时，外周血管张力的改变将使得血流动力学更加不稳定，此时最好给予容量治疗。

维持患者合适的血压需要足够的外周血管张力；而血管过度收缩可导致 SVR 增高，从而引起血压过高、CO 过低。后负荷增高可见于：药物、低体温、交感张力增高（包括疼痛和焦虑），也可继发于容量不足或泵衰竭等。

影响左室泵功能的因素包括：外源性或内源性强心物质、术后缺血性心肌顿抑或梗死、瓣膜功能、酸中毒、电解质异常、缺氧和心脏压塞等。心动过缓、心律失常和传导阻滞也会减低 CO。

血液的携氧能力取决于血细胞比容（hematocrit）和氧饱和度。对于术后稳定患者，血细胞比容应大于 21%，动脉血氧饱和度应大于 90%。

对于患者的评估不要被很多理论所困扰，对患者的整体评估相对单一指标更为重要。血流动力学指标的趋势较孤立时点的数据更有价值。一般来说，若患者肢体温暖且灌注良好，精神状态良好，尿量充足［大于 $0.5mL/(kg \cdot h)$］，则血流动力学状态往往较好。术后血流动力学的急性改变很常见，严密的监护可更早予以处理。

表 17-1　监护室常用的数值和公式	
术后早期血流动力学参数	**预期值**
平均动脉压(MAP)	60~90mmHg
收缩压(SBP)	90~140mmHg
右房压(RAP)	5~15mmHg
心脏指数(CI)	2.2~4.4L/(min·m^2)
肺动脉楔压(PAWP)	10~15mmHg
体循环阻力(SVR)	80~1 200dyn·s/cm^5
常用的血流动力学公式	**正常值**
CO=SV×HR	4~8L/min
CI=CO/BSA	2.2~4.0L/(min·m^2)
CO,心排血量;HR,心率;SV,每搏量;BSA,体表面积	
$SV = \dfrac{CO(L/min) \times 1\,000(mL/L)}{HR}$	60~100mL/搏[1mL/(kg·搏)]
SVI=SV÷BSA	33~47mL/(搏·m^2)
SVI,每搏量指数	
$MAP = DP + \dfrac{(SP-DP)}{3}$	70~100mmHg
$SVR = \dfrac{MAP-CVP}{CO} \times 80$	800~1 200dyn·s/cm^5
CVP,中心静脉压;欧姆定律:电压(V)=电流(I)×电阻(R);阻力与血液黏滞度 (血细胞比容)成正比,而与半径的 4 次方成反比	
$PVR = \dfrac{PAP-PCWP}{CO} \times 80$	50~250dyn·s/cm^5
PVR,肺血管阻力;PAP,肺动脉平均压;PCWP,肺毛细血管楔压	
LVSWI=SVI×(MAP-PCWP)×0.013 6	45~75mg·M/(搏·m^2)
LVSWI,左室每搏做功指数	
氧供=CO×(1.39×Hb×饱和度%+0.003 1×P$_a$O$_2$)×10	60%~80%
1.39 是每克血红蛋白(Hb)结合的氧气毫升数;0.003 1 是氧气在血浆中的溶解系数(mL/mmHg)	
A-VO$_2$差=1.34×Hb×(SaO$_2$-SvO$_2$)	正常 PvO$_2$=40mmHg,SvO$_2$=75%
	正常 PaO$_2$=100mmHg,SaO$_2$=99%
Fick 心排血量=$\dfrac{计算的氧耗}{A-VO_2 差}$	

A-VO$_2$,动静脉氧含量差。氧耗通过基于年龄、性别、身高、体重等参数的列线图测量。SaO$_2$,动脉血氧饱和度;SvO$_2$,是在不存在分流时从肺动脉测得的混合静脉血氧饱和度。若存在左向右分流,则计算出的混合静脉血氧饱和度 MvO$_2$=(3×上腔静脉血氧饱和度+下腔静脉血氧饱和度)÷4。1.34 是每克血红蛋白(Hb)结合的氧气毫升数,单位 10dL/L

表 17-1 监护室常用的数值和公式(续)

常用的血流动力学参数	预期值
分流率 $=\dfrac{Qp}{Qs}=\dfrac{(SaO_2-MvO_2)}{(S_{PvO_2}-S_{P_AO_2})}$	正常小于 1.2
Qs,体循环血流量(L/min);Qp,肺血流量(L/min)	
$EF(\%)=\dfrac{(舒张末期容积-收缩末期容积)}{舒张末期容积}$	60%~70%
EF,射血分数(评估心室收缩力的指标)	

呼吸公式	正常值
$D(A-a)O_2=FiO_2\times713-PaO_2-(P_ACO_2\div0.8)$ $D(A-a)O_2$,肺泡-动脉血氧分压差,将吸入氧浓度(FiO_2)考虑进来,是一个评估气体交换效率的敏感指标	当吸入氧浓度为 100% 时,若该值>70,或 $PaO_2<500mmHg$,则为非最佳氧合状态

肾脏和代谢的指标和公式	
$C_{CR}=\dfrac{(140-年龄)\times体重(kg)}{72\times Cr}[女性患者\times0.8]$	$C_{CR}<55mL/min$ 时,手术风险增加[128]
估算肌酐清除率 C_{CR}(近似肾小球滤过率,GFR)的 Cockroft 和 Gault 公式	
更精确的测量需要 24 小时或 2 小时尿液:	
$C_{CR}=(U_{CR}\div P_{CR})\times(尿量/1\ 440min\ 或\ 120min)$	
U_{CR} 和 P_{CR},分别为尿和血浆肌酐浓度	

对于少尿的评估	肾前性	肾性
BUN/Cr	>20:1	<10:1
U/P 肌酐	>40	<20
U_{osm}	>500	<400
U/P 渗透压	>1.3	<1.1
尿比重	>1.020	<1.010
$U_{Na}(mEq/L)$	<20	>40
FE_{Na}	<1%	>2%
尿沉渣	透明管型	管状上皮细胞管型;颗粒管型

BUN,血尿素氮(血浆正常值 7~18mg/dL)

$FENa=\dfrac{U_{Na}\times P_{CR}}{P_{Na}\times U_{CR}}\times100$	正常值 1%~3%
FE_{Na},钠排泄分数;U 和 P 分别代表尿和血浆中钠离子和肌酐的水平	
阴离子间隙 $=(Na^+)-([Cl^-]+[HCO_3^-])$	正常值 8~12
以下情况将升高:乙醇、尿毒症(慢性肾衰)、糖尿病酮症酸中毒、三聚乙醛、苯乙双胍、铁剂、异烟肼、乳酸酸中毒(CN^-、CO、休克)、乙二醇和水杨酸盐等	
$C_{H_2O}=V-C_{osm}$	
$C_{osm}=U_{osm}\times V/P_{osm}$	$P_{osm}=275~295mOsmol/kg$

表 17-1　监护室常用的数值和公式（续）

对于少尿的评估

C_{H_2O}，自由水清除率；V，尿流速；P_{osm} 和 U_{osm}，分别为血浆渗透压和尿渗透压

毛细血管液体交换（Starling 力）	水肿
净滤过压 $P_{net} = (P_c - P_i) - [\pi_c - \pi_i]$	1. P_c 高：心衰
K_f，滤过系数（毛细血管通透性）	2. π_c 低：肾病综合征
液体净流量 = $P_{net} \times K_f$	3. K_f 高：中毒、脓毒症、炎性细胞因子
P_c，肺毛细血管静水压——将液体移出毛细血管的压力	
P_i，肺间质静水压——将液体转移入毛细血管的压力	4. π_i 高：淋巴回流受阻
π_c，肺毛细血管内的血浆胶体渗透压——可导致液体渗入毛细血管	
π_i，肺间质胶体渗透压——可导致液体渗出毛细血管	

瓣膜手术后抗凝方案（来源于参考文献 129）	华法林目标 INR/是否使用阿司匹林 81mg
AVR，机械瓣	2.5~3.0/若高风险则用
AVR，生物瓣	2.5~3.0(3 个月)，或仅使用阿司匹林/使用
MVR，机械瓣	2.5~3.5(长期)/若高风险则用
MVR，生物瓣或二尖瓣成形	2.5~3.0(3 个月，若有栓塞史则延长至 1 年；若手术时 AF 或有 LA 栓子则需长期抗凝)/3 个月后用
AVR 和 MVR，机械瓣	2.5~3.0(长期)/使用
AVR 和 MVR，生物瓣	2.5~3.0(3 个月)/3 个月后用
伴有房颤（上述任一种瓣膜手术）	2.5~3.0(长期)/使用

　　INR，国际标准化比值；AF，心脏颤动（房颤）；AVR，主动脉瓣置换术；MVR，二尖瓣置换术。高风险包括：AF、心肌梗死、左房增大、心内膜损伤、EF 值低下、尽管适度抗凝仍有体循环栓塞病史等。

血流动力学管理

液体管理

　　前面已强调过，术后血流动力学管理的目标是确保足够的终末脏器灌注，而不增加不必要的心脏负荷。第一步是评估和优化血管内容量状态。大多数患者在术后早期需要持续的液体输注，其原因是第三间隙效应、复温、利尿剂的使用、血管扩张以及出血等。应密切注意液体平衡和充盈压以指导容量复苏。Starling 曲线变异性很大；综合考虑 CO、MvO_2 与容量状态的变化将更有价值。心室肥厚（如有高血压或主动脉瓣狭窄病史的患者）、舒张功能障碍或二尖瓣前叶收缩期前向运动的患者往往需要更高的充盈压。经过大量补液而患者充盈压仍低则常见于出血或血管扩张状态，测定和计算 CO 和 SVR 可以鉴别。监测动脉脉搏波形随呼吸变化能成功地预测是否可以通过补充容量来改善 CO。在严重血管扩张状态，适宜的使用血

管收缩药物可减少液体输入。正性肌力药物不能用于治疗低血容量。拔除气管插管后，液体需求往往减少，这是由于胸膜腔内压的降低利于静脉回流。

　　如何选择最佳的复苏液体仍有争议。在紧急情况下，达到相同的血流动力学效果，输入胶体液的量明显少于晶体液。输入 1 000mL 5% 的白蛋白，一小时后仍有 80% 存在于血管内。在血管内皮完整性受损的情况（如 CPB 之后），白蛋白会再分布于组织间隙，导致第三间隙液体蓄积。一项研究表明，血管外肺水的蓄积与预充液种类或术后输入液体类型无关[2]。比较胶体液与晶体液的最大的随机对照研究并未发现两者预后的差异，随后的亚组分析发现，胶体液会增加脑损伤患者的死亡率[3]。白蛋白和羟乙基淀粉在稳定血流动力学方面也没有差异。羟乙基淀粉应慎用于出血、凝血功能障碍和肾功能不全的患者。

　　尽管很少出现在术后早期，但容量过多却是术后数日内常见的问题。若患者心功能良好，过多的容量可经尿液排出，而不需要进行干预。相反的，容量超负荷是导致术后心衰的常见

原因。对于术前或术后心功能不全或围手术期输入大量液体的患者，常常需要利尿剂和血管扩张剂。肾功能不全的患者可能需要肾脏替代治疗（超滤、连续性静脉-静脉血滤或血液透析）以排除多余液体。急性多尿伴随的电解质紊乱常可导致心律失常。

药物支持

围手术期使用的药物有血管收缩剂、静脉或动脉血管扩张剂、正性肌力药物和抗心律失常药物等。如表 17-2 总结的，许多常用药物有多种作用。对这些药物的选择取决于精准的血流动力学评估。

血管收缩剂适用于血管扩张的患者，他们具有正常的心脏泵功能而对容量治疗反应不佳。血管收缩剂包括 α 受体激动剂（去氧肾上腺素）和血管升压素。亚甲基蓝可用于血管升压素抵抗的低血压。血管收缩剂可能导致外周缺血、冠脉或动脉桥血管痉挛等。当使用这些药物时，需要密切关注肢体灌注和心电图的改变。

血管扩张剂适用于高血压患者和心功能不全且血压正常的患者。术后早期常使用硝酸甘油和硝普钠。两者都是短效药物，易于准确滴定剂量。由于它们抑制缺氧性肺血管收缩以及增加低氧区域的肺血流，两者都可导致低氧。硝酸甘油扩张静脉的效果较扩张动脉的效果好，它也会增加冠脉间的侧枝血流，但很容易产生快速耐受。长期输注硝普钠将产生氰化物中毒，必须监测高铁血红蛋白水平。钙通道阻滞剂尼卡地平不影响心脏收缩或房室结传导，它具有硝普钠的作用而无其毒副作用。尼卡地平控制血压比硝酸甘油和硝普钠更平稳，具有更好的预后。奈西立肽或脑钠肽除了扩血管外也有利尿作用，更适用于舒张功能障碍的患者。

高血压也可用 β 受体阻滞剂治疗。这些药物降低心率和收缩力而产生降血压的作用。艾司洛尔半衰期短，可用于血压不稳定的情况。拉贝洛尔具有 β 和 α 肾上腺素能阻滞作用。依赖正性肌力药物的心功能患者不应使用 β 受体阻滞剂。

正性肌力药物适用于容量状态（前负荷）、血管张力（后负荷）、心脏节律和频率均已优化而 CO 仍不足的患者。主要包括 β 肾上腺素受体激动剂（多巴酚丁胺）和磷酸二酯酶抑制剂（米力农）。两者都通过增强心肌收缩力和扩张外周血管减少后负荷从而增加 CO。多巴酚丁胺起效更快、更易于滴定；米力农增加 CO，而不增加心肌氧耗。两者都可导致心律失常，加剧冠脉缺血。肾上腺素和去甲肾上腺素都具有 α、β 肾上腺素受体激动效应；它们不仅是正性肌力药物，也是血管收缩剂。它们的 α 效应随剂量增加而增加。小剂量多巴胺可扩张内脏和肾血管；大剂量使用时，α、β 肾上腺素受体作用占主导地位。由于围手术期 β 受体阻滞剂的应用可减少心脏手术后的并发症发生率和死亡率，应避免不必要的使用正性肌力药；若已使用，一旦条件允许，应尽快减量停药。

心率和心律管理

正常窦性心律的丧失将导致病情恶化。维持最适心率和心律对于改善血流动力学状态往往有效。

起搏

在正常心率范围内，CO 随心率增加而线性增加，起搏效果明显（表 17-2）。然而，对起搏反应的密切监测十分重要。例如，窦性心动过缓往往比正常心率的心室起搏血流动力学更好。心室起搏可导致心室功能异常、收缩同步性丧失以及心房收缩对心室充盈的丧失；在等待血管扩张剂起效时可将心室起搏用于紧急降低血压。如有可能，应首选心房起搏，其次选择房室顺序起搏，最后才选心室起搏。起搏心率过快也会因心脏充盈时间不足、加重心肌缺血或诱发传导阻滞而影响心功能。确保使用心室起搏患者的起搏器能够正确感知，以避免 R on T 以及随之而来的室颤。永久起搏器常可通过程控来增加心排血量。

主动脉瓣、二尖瓣和三尖瓣手术术后可能发生心脏传导阻滞。传导阻滞也与下壁心梗和药物（如地高辛、胺碘酮、钙通道阻滞剂和 β 受体阻滞剂等）有关。若双心房经房间隔途径行二尖瓣手术，可能由于切开窦房结而丧失窦性心律[4]。传导阻滞往往是一过性的。若室性逸搏心率缺失或过慢，需密切监测起搏阈值，可选择的临时起搏方式有：经静脉置入起搏电极、带有起搏功能的肺动脉导管、体外电极板起搏等，必要时可考虑安装永久起搏器。

● 表 17-2　ICU 常见的事件及处理措施

心排血量综合征					
MAP	CVP	CO	PCWP	SVR	处理措施
正常血压	高	低	高	正常/高	扩血管/利尿/正性肌力药 扩血管/iNO/iPGI$_2$
高血压	高	正常	高	高	扩血管
低血压	低	低	低	正常	容量/正性肌力药/IABP
低血压	高	低	高	高	α 受体激动剂
低血压	正常/低	正常/高	正常/低	低	α 受体激动剂

ICU，重症监护室；MAP，平均动脉压；CVP，中心静脉压；CO，心排血量；PCWP，肺毛细血管楔压；SVR，体循环阻力；iNO，吸入一氧化氮；iPGI$_2$，吸入前列环素；IABP，主动脉内球囊反搏。

表 17-2　ICU 常见的事件及处理措施(续)

常用的血管活性药物及其血流动力学效应

药物	HR	PCWP	CI	SVR	MAP	MvO$_2$
正性肌力药物						
多巴酚丁胺	↑↑	↓	↑	↓	↑↓	↓↔
米力农	↑	↓	↑	↓↓	↓	↑↓
混合血管活性药物						
肾上腺素	↑↑	↑↓	↑	↑	↑	↑
去甲肾上腺素	↑↑	↑↑	↑	↑↑	↑↑	↑
多巴胺	↑↑	↑↓	↑	↑↓	↑↓	↑
血管收缩药物						
去氧肾上腺素	↔	↑	↔	↑↑	↑↑	↑↔
血管升压素	↔	↔	↔	↑↑	↑↑	↑↔
亚甲基蓝	↔	↔	↔	↑	↑	↑
血管扩张药物						
硝酸甘油	↑	↓↔	↔	↓	↓	↔↓
硝普钠	↑↑	↓↔	↔	↓↓	↓↓	↔↓
尼卡地平	↔	↔	↔	↓↓	↓↓	↔
奈西立肽	↔	↓↔	↔	↓	↓	↔

HR,心率;PCWP,肺毛细血管楔压;CI,心脏指数;SVR,体循环阻力;MAP,平均动脉压;MvO$_2$,混合静脉血氧饱和度。

NASPE/BPEG 起搏器代码[130]

代码位置

代码 I	代码 II	代码 III	代码 IV	代码 V
起搏的心腔	**感知的心腔**	**感知信号后应答反应**	**程控功能**	**抗快速心律失常功能**
V—心室	V—心室	T—触发	P—可调控心率和/或输出	P—起搏(抗心动过速)
A—心房	A—心房	I—抑制	M—多项程控	S—电击
D—双腔	D—双腔	D—触发和抑制	C—交流(遥测监控)	D—双重(P+S)
O—无	O—无	O—无	R—频率适应	O—无
S—单腔	S—单腔	—	O—无	—

NASPE/BPEG,北美起搏与电生理协会/英国起搏与电生理学组。

表 17-2   ICU 常见的事件及处理措施(续)

术后纵隔出血

出血速度	诊断	处理措施
<50mL/h	CPB 后正常现象	观察
血压稳定,凝血紊乱		
>100mL/h		
低体温	低体温(见上文)	复温措施
急性低血压(MAP<50mmHg)		液体复苏(目标 MAP 60~65mmHg)
弥漫性渗血	临界凝血功能障碍	PEEP 试验(5~10cmH$_2$O)
凝血功能异常:		凝血功能筛查
1. PTT、PT 升高	肝素反跳	肝素水平;鱼精蛋白
2. INR>1.4	凝血因子缺乏	新鲜冰冻血浆
3. 纤维蛋白原低下	凝血因子缺乏	新鲜冰冻血浆
4. 血小板<100×10^9/L	血小板减少	输血小板
5. 血小板>100×10^9/L	血小板功能障碍	DDAVP
6. 出血>10min	纤溶亢进	氨甲环酸、氨基己酸、抑肽酶
7. 出血>30min(D-二聚体升高,有纤溶证据)	纤溶亢进	氨甲环酸、氨基己酸、抑肽酶
>200~300mL/h		
>200mL/h 持续 4h	外科出血	手术探查
>300mL/h 持续 2~3h		
>400mL/h 持续 1h		

CPB,心肺转流术;MAP,平均动脉压;PEEP,呼气末正压;PTT,活化部分凝血时间;PT,凝血酶原时间;INR,国际标准化比值;DDAVP,去氨升压素。

室性心律失常

心脏手术后非持续性室性心动过速(ventricular tachycardia, VT)常见,其诱因包括:围术期缺血/再灌注损伤、电解质异常(常由低钾血症和低镁血症导致)或内源性/外源性交感刺激增强。一般来说,发现导致非持续性 VT 的原因并予以纠正更为重要,其导致的血流动力学异常往往是一过性的。

VT 持续 30 秒以上或导致严重血流动力学异常则需要积极治疗。需要排除持续缺血(可能需行冠脉造影)、纠正电解质异常并减少正性肌力药。可能有效的治疗药物有 β 受体阻滞剂、胺碘酮和利多卡因等。若持续性 VT 导致严重血流动力学异常应考虑电复律。

房扑和房颤

背景 术后房颤(postoperative atrial fibrillation, POAF)在心胸手术中的发病率为 30%~50%[5],在高龄、肾功能受损、慢性阻塞性肺疾病(chronic obstructive pulmonary disease, COPD)患者中更为常见[6]。POAF 会增加卒中风险、延长住院天数、增加住院费用、增加术后远期死亡风险[7]。

预防 冠状动脉旁路移植(coronary artery bypass graft, CABG)术后 POAF 发病率为 20%~40%,而在瓣膜手术或联合手术后患者更为常见。POAF 往往是一过性的。使用 β 受体阻滞剂预防 POAF 具有最高水平的证据支持。因此,在能安全耐受的情况下,术后应尽早使用或恢复术前 β 受体阻滞剂。禁忌证包括:依赖正性肌力药、血流动力学不稳定、房室传导阻滞(PR 间期>0.24ms、二度或三度传导阻滞)等。β 受体阻滞剂最有效的使用方法是从小剂量开始,每日多次使用,逐渐滴定至对心率和血压控制最佳的剂量。索他洛尔和胺碘酮也有预防效果,但不优于其他 β 受体阻滞剂。与其他 III 类抗心律失常药物一样,索他洛尔也可以导致室性心律失常。除了预防房颤之外,β 受体阻滞剂也有额外优势,并且不具备胺碘酮的毒副作用。心胸手术后的炎症反应也是术后心律失常的常见诱因。例如,术后 IL6 和 C-反应蛋白水平升高就与房颤发病率相关。唯一一项随机对照临床试验入选 200 例行 CABG 的患者,研究发现术前 7 天使用阿托伐他汀的患者其术后房颤发病率减少 60%。但是该研究中对照组房颤发病率较高(约 60%),远高于大多数中心。这可能与术后没有常规使用 β 受体阻滞剂有关。

治疗 房颤的治疗有很多方法。我们已经制定了指南,并在图 17-1 中概述。采用这一策略的首要前提是大多数患者术后房颤是新发的,对血流动力学影响不大并具有自限性(无论采用何种治疗方式,90%的患者在 6~8 周之内都会恢复窦性心律)。控制心室率并抗凝与转复窦性心律的患者预后相当。我们采用口服美托洛尔预防 POAF,起始剂量为 12.5~25mg 每日四次,若能耐受则逐渐增大剂量。

术后房颤的治疗策略(图 17-1)

A. 初始评估 要管理好房颤的患者,首先应了解以下三个问题:

1. 患者有症状吗? 房颤往往较易耐受,过度治疗反而会导致严重并发症。因此,管理房颤的第一步就是评估其对血流动力学的影响。症状明显的患者可单独控制心率,也可能需要药物或电复律。血流动力学受累的证据包括:低血压、精神状态变化、尿量减少、外周灌注不足、冠脉缺血的症状、CO 降低或充盈压增加等。

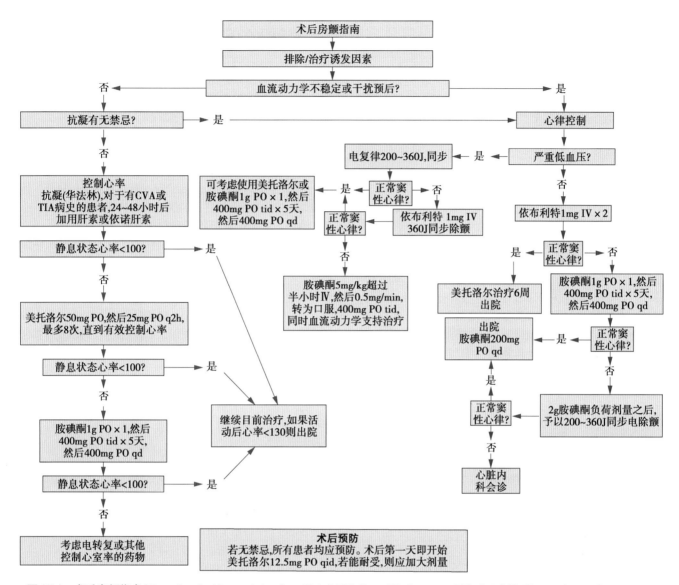

图 17-1 术后房颤指南(Reproduced with permission from Maisel WH, Rawn JD, Stevenson WG: Atrial fibrillation after cardiac surgery. *Ann Intern Med.* 2001;135;1061.)

2. **诱发因素是什么?** 房颤的正确治疗需要鉴别和处理潜在的危险因素。可诱发房颤的因素包括:缺血、心房扩张、交感张力增加、电解质紊乱(尤其是利尿引起的低钾血症和低镁血症)、酸碱失衡(尤其是碱中毒)、拟交感神经药物(正性肌力药物、支气管扩张药)、停用 β 受体阻滞剂、肺炎、肺不张和肺栓塞等。

3. **治疗目标是什么?** 首要目标是维持血流动力学稳定。对大多数患者,控制心率就足够了,因为 90% 心脏手术后新发房颤患者会在 6 周之内恢复窦性心律。一项对慢性房颤患者的长期研究并未发现心律控制策略的益处[8]。最佳的目标心率由多个患者个体化的因素决定。一项比较永久性房颤严格控制心率(心率低于 80 次/min)和宽松控制心率(心率低于 110 次/min)的随机研究发现,宽松控制组的不良事件较少[9]。出现血流动力学不稳定的证据或患者恢复受影响应该立即行药物或电复律。

B. **药物治疗** 药物可简单分为控制心率的药物和转复心律的药物。而控制心率药物 β 受体阻滞剂对于术后房颤的转复也有效。单一药物治疗往往优于多种药物联合治疗。

控制心室率的药物

1. **β 受体阻滞剂**。对于大多数患者,美托洛尔都是一线用药,既可以口服也可以静脉使用。美托洛尔通常应该滴定至静息时心室率小于 110 次/min。对于新发房颤,其推荐剂量为口服 50mg,继之予以每 2~3 小时口服 25mg,直到恢复正常窦性心律或降至合适的心室率。有些患者每天口服剂量可能超过 400mg。

2. **钙通道阻滞剂**。可选用地尔硫䓬。口服给药从 30mg 开始,每天三次。静脉用药可先给予 0.25mg/kg 的负荷量,再静推 0.35mg/kg,后续 5~15mg/h 持续泵注。

3. **地高辛**。对于 β 受体阻滞剂使用有禁忌的患者可选用地高辛,尤其适用于射血分数低下的患者。有证据显示,地高辛可增加心房自主性。对于肾功能正常患者,其半衰期为 38~48 小时,具有显著的潜在毒性,治疗范围很窄。因此必须监测血药浓度，尤其对于肾功能不全的患者。很多药物(包括胺碘酮)都会增加其血药浓度。

抗心律失常药物

1. 美托洛尔

2. 伊布利特(ibutilide)。伊布利特可 1mg 静推，若未转复可重复一次，使用时须密切监测有无尖端扭转型室性心动过速，虽然其发生率低但却很严重，而同时使用胺碘酮可增加其发生率。

3. 胺碘酮。可导致心肌抑制、传导阻滞和急性肺毒性，快速静推常可导致严重低血压。长期使用胺碘酮可导致严重毒性，应尽量在术后 6 周内停用。

4. 腺苷。可用于治疗室上性心动过速。(应避免用于移植受体、部分再血管化患者和房扑的患者)。

5. 决奈达隆(dronedarone)。决奈达隆是胺碘酮类似物，除不含碘以外，其结构和电生理性质与胺碘酮相似[10]。在严重的左室功能异常的患者中使用决奈达隆与死亡率增加有关[11,12]。它似乎比胺碘酮毒性小，但也没有胺碘酮效果好[13]。

C. **电复律**　对于血流动力学不稳定的房颤患者，应紧急使用电复律。应采用同步电复律而不是除颤，以尽量减少诱发室颤的风险。复律时患者应予以镇静。对于房扑患者又具有心房起搏导线的，可尝试超速抑制。

D. **抗凝**　对于房颤持续超过 24 小时或 24 小时以上有多次持续房颤发作的患者，若无禁忌，应使用华法林。尤其是对于有卒中或短暂性脑缺血发作病史，或射血分数低下的患者，48 小时后应考虑使用肝素(静脉注射普通肝素或皮下注射低分子肝素)抗凝。华法林可以在需要放置永久起搏器的患者中使用，因为起搏器通常可以在国际标准化比值(international normalized ratio，INR)<2 的情况下安全放置。术后肝素桥接可能增加囊袋血肿形成率。

术后缺血和梗死

术后缺血和梗死可由术中心肌保护不当、桥血管扭曲、痉挛或血栓形成、动脉内膜剥离后血栓形成、气体栓塞或粥样硬化斑块脱落栓塞等原因导致。在出现其他原因无法解释的心脏泵功能低下、ST 段改变、新发的束支传导阻滞或完全房室传导阻滞、室性心律失常或心肌酶增高等现象时，应考虑缺血和梗死。心电图的改变应当与已知的粥样硬化或再血管化区域相一致。气栓更易发生在右冠状动脉，往往在手术室内即出现下壁 ST 段改变。一般情况下，这种改变会在数小时内自发缓解。值得注意的是，术后很常见的非特异性 ST 段改变往往是良性的。心包病变的特征性改变常是广泛导联的 ST 段弓背向下的抬高，伴有心包摩擦音，并出现在手术 12 小时之后。

超声心动图确诊的新发室壁活动障碍和二尖瓣反流可以帮助明确术后血流动力学显著的变化是否与心肌缺血或梗死相关。对于桥血管、吻合口和靶血管质量的了解对于制定管理策略至关重要(例如，对于细小、病变重且远端血管条件差的后降支，尝试改善其血流很可能弊大于利)。另一方面，如果患者存在大面积心肌缺血，则尽早进入手术室或介入导管室治疗可显著改善预后。进行性的缺血应该立即考虑标准策略，包括抗凝、β 受体阻滞剂、若能耐受可给予硝酸甘油。应考虑使用主动脉内球囊反搏以减少血管活性药物的用量、减少心肌耗氧和

缩小梗死面积。

右心衰和肺高压

右心室衰竭是术后极难处理的问题。右心衰可由围手术期缺血、梗死或急性 PVR 增加导致。术前存在的肺高压常由左心衰、主动脉瓣狭窄、二尖瓣病变和肺部疾病导致。慢性肺高压伴有异常的血管收缩和血管重塑[14]。急性 PVR 增加的原因有：急性左室功能障碍、二尖瓣狭窄或关闭不全、容量过多、肺水肿、肺不张、低氧或酸中毒等。也应考虑到肺栓塞，但在术后早期其发生率较低。随着右心衰竭，可能产生右心扩大、CVP 增高、三尖瓣反流增加、肺动脉压和左心充盈压异常。如果想要逆转这种致命性过程的进展首先就要明确可以纠正的潜在诱因。应优化容量状态和左心功能。右心室有自己的 Starling 曲线，虽然衰竭的右心室通常需要更多的容量来确保左心充盈，但右室过度膨胀反而会影响左室充盈。合理的使用呼气末正压(positive end-expiratory pressure，PEEP)来重新平衡塌陷和过度通气的肺泡，能减少低氧和高碳酸血症造成的肺血管收缩的不良影响。静脉使用血管扩张剂降低 PVR 往往由于导致体循环低血压而受限。使用正性肌力药物(例如米力农也可舒张血管)可能有益。与其他血管收缩药物不同，血管升压素似乎更多地增加 SVR 而不是 PVR[15]。由于目前没有只作用于肺血管的静脉用血管扩张剂，局部应用血管扩张药物更为有效，可显著减小 PVR 而不导致体循环低血压。吸入一氧化氮(NO)和 PGI$_2$ 同样有效。它们可通过改善通气肺组织的血流而改善氧合。

瓣膜病的术后监护

主动脉瓣置换术

由于术前病理生理改变不同，主动脉瓣狭窄(主要是压力超负荷)和主动脉瓣关闭不全(容量超负荷)两种病变的患者术后管理存在显著差异。

主动脉瓣狭窄　主动脉瓣狭窄可导致左室肥厚、顺应性降低。对于某些患者，由于心室适应了对抗增高的后负荷，所以在置换了狭窄的瓣膜之后，心脏很容易达到高于正常水平的 CO 和血压。往往需要严密的控制血压以避免缝线开裂。对于某些患者，心室肥厚程度可导致具有血流动力学意义的流出道梗阻，此时采用扩容、β 受体阻滞剂和增加后负荷治疗最为有效。若患者存在低血容量或丧失正常窦性心律，即使没有流出道梗阻，心脏顺应性的降低(舒张功能障碍)也可导致显著的血流动力学异常(多达 30% 的每搏量取决于心房收缩对心室的充盈)。当此类患者术后出现心动过缓或传导阻滞时，心房和心室同时放置起搏导线尤为重要。

主动脉瓣反流　主动脉瓣反流的患者左室往往扩大而无明显肥厚，术后容易出现左室功能障碍。最佳化容量、后负荷、正性肌力药物和心律对于这组患者往往具有一定的挑战。

二尖瓣成形/置换术

二尖瓣反流　关闭不全的二尖瓣成形或置换后，后负荷的增加和随之而来的室壁张力增高将左室功能减退暴露无遗。术后往往需要使用正性肌力药物支持左心功能，同时需扩张体循环血管以减低后负荷。左室功能异常偶尔可见于缝合时左冠回旋支意外受压。

二尖瓣狭窄　与二尖瓣关闭不全的患者不同,二尖瓣狭窄的患者左心功能常保留完好。术后较常见的问题是,术前即有的肺高压在术后进一步加剧。术后重点应是优化右心室功能和降低肺血管阻力。

心脏骤停和心肺复苏

心脏手术后心脏骤停的发生率在 0.7% 到 2.9% 之间。这些病人代表了高级心脏生命支持(advanced cardiac life support,ACLS)流程应用的特殊病例。这些事件大多发生在术后早期,许多病人仍在重症监护室并带着气管插管。除了室性心律失常,这些患者的常见病因包括易于纠正的原因:失血性低血容量、心脏压塞、急性缺氧、电解质异常、张力性气胸、起搏失败和心肌缺血等。其中许多患者在心脏骤停前已表现出临床恶化,可为心搏骤停原因提供线索,指导治疗。由于在重症监护环境中的早期识别、训练有素的临床医生的存在、熟悉患者特定的病变和可逆的病原学等多种原因相结合,使得该人群与总体心脏停搏患者群体的预后相比明显更好。心脏手术患者在术后 24 小时内接受复苏,存活率高达 70%[16,17]。

心脏骤停后最重要的生存因素是迅速除颤和快速启动、高质量且不间断的胸外心脏按压。心脏手术病人在特殊情况下,可能会延迟胸外按压。欧洲复苏委员会建议,在心脏手术后出现室颤或无脉室速,如果可以立即进行除颤,那么就连续三次(叠加)电击,然后再行胸外按压[18]。由于除颤时间至关重要[19],心律失常高危患者术后应该贴好除颤电极板。由于术后即刻胸外按压可导致心肌损伤、胸骨和肋骨骨折、旁路移植血管损伤、人工瓣膜裂开、肺损伤和出血[20],如果可以通过电复律使自主循环恢复(return of spontaneous circulation,ROSC),最好避免按压。对于心搏停止或严重的心动过缓,在开始胸外按压前,应使用起搏器。在皮肤上加一根地线有时可以改善功能不良的临时起搏导线的夺获。无脉性电活动的患者可能对扩容或血管收缩药物有反应;如果这些干预措施无效,应开始胸外按压。最后,如果怀疑有心脏压塞,并立即在重症监护室进行紧急再开胸手术,合理的做法是缩短胸外按压时间并开胸探查。

胸外按压的有效性可通过预先留置的动脉压力波形或呼气末 CO_2(ETCO$_2$)(定量波形描记法)来监测。这些技术还可以减少胸外按压的中断,也有助于识别 ROSC。收缩压接近 80mmHg 或 ETCO$_2$>10mmHg 反映了足够的心肺复苏。ETCO$_2$>40mmHg 与 ROSC 有关。

如果患者无机械通气,应推迟气管插管,并使用面罩通气,直到有经验的人员到场。胸外按压只在气管插管的过程中,当看见声门并送入插管的瞬间被短暂中断。心脏手术术后患者对胸膜腔内压的增加非常敏感,呼吸频率应该设定为每分钟 10 次左右,并且应使用尽量小的潮气量。

在心脏手术病人的复苏过程中,应该谨慎使用肾上腺素,而不是遵循标准的流程,因为高血压可能导致缝合线断裂和出血。如果使用,从小剂量滴定至产生效果。当持续性室颤或室速而电复律无效时,可考虑使用胺碘酮(300mg Ⅳ)。

如果怀疑张力性气胸,应在第二肋间隙的锁骨中线放置胸腔引流。如果复苏未能在 5 到 10 分钟内达到 ROSC,尤其是如果怀疑有心脏压塞,则应考虑开胸探查。超声可以提示,但不能排除心脏压塞。胸骨打开后,可以行胸内心脏按压。应清除血凝块,确定出血源,并评估旁路移植血管的通畅性。

有效的团队合作是有效心肺复苏的重要保障。如果抢救人员不足,应立即电话请求增援。需要确定一个团队领导来进行指挥。如果抢救资源充足,领导的作用应该限于进行临床协调。领导者应根据从业者的能力而分配任务。沟通应该是闭环的,即当分配给团队成员一项任务时,他们需要反馈他们理解该任务,并在完成该任务时予以通知。有经验的领导者应该依靠团队的力量获取患者心脏骤停前的病情,推测可能的病因并指导抢救方案。如前所述,ACLS 流程不是专门为心脏手术患者制定的,心肺复苏应该在意识到这些患者术后面临的特殊问题的情况下进行,并结合患者具体情况而实施。应综合考虑患者的基础疾病、手术细节(包括出血问题、心肺转流术后血流动力学不稳定、超声心动图表现和血运重建的特殊问题等)和术后病程来确定复苏策略。如果复苏没有立即成功,应准备人员和设备进行开胸探查。

复苏医师的培训对良好的结局至关重要。知道在紧急情况下怎么做到和知道该做什么一样重要。模拟代码除了关注心脏手术患者的具体问题外,还应关注团队合作和有效领导。所需设备应专用且随时可用,团队所有成员都应知道如何获取。

出血、血栓和输血策略

由于 CPB 需要充足的抗凝,术后出血已成为心脏外科的一大挑战。非 CPB 下 CABG 的患者术后出血和输血确实显著减少[21]。大量出血以及相伴而来的大量输血可显著增加并发症和死亡率。

术前评估

术前评估包括:明确异常出血或血栓病史,基本的凝血功能检查、血细胞比容和血小板数量。有近期肝素用药史并伴有血小板减少应怀疑肝素诱导的血小板减少症(HIT)。确诊可检测血小板因子 4-IgG 抗体(这种抗体在有肝素接触史的患者中可高达 35%)[22]。若确诊 HIT,至少等该检测阴性方可手术(一般需 3 个月)。若需紧急手术,则必须采取其他抗凝措施(如比伐卢定[23])替代肝素。术前用药常可增加出血风险。阿司匹林抑制环氧化酶,减少血栓素 A_2 的生成,减少血小板聚积。术前使用阿司匹林在一定程度上会增加术后出血风险,但是术前和术后早期(如术后 6 小时内)开始用药有助于改善预后和最终生存率[24]。其他抗血小板药物对于血小板功能影响更大。糖蛋白Ⅱb/Ⅲa 受体拮抗剂依替巴肽(Integrilin)和替罗非班(Aggrastat)足够短效,有近期用药史也可安全行手术。若条件允许,为避免灾难性出血,阿昔单抗(Reopro)常需要停用 24~48 小时方可手术。氯吡格雷(Plavix)、普拉格雷(effient)和替格瑞洛(brilinta)抑制 ADP 结合血小板 P_2Y_{12} 受体,阻止 ADP 介导的血小板激活。术前 5~7 天停止使用这些药物可以减少出血,但由于急性冠状动脉支架阻塞的死亡率很高,尤其是近期放置药物洗脱支架的患者,这些药物通常会持续到更接近手术的时间。通常,华法林(抑制维生素 K 依赖的凝血因子Ⅱ、Ⅶ、Ⅸ、Ⅹ的生成)术前需停药 4~7 天以允许 INR 逐渐恢复正常。

尽管中断华法林给药的患者经常接受肝素桥接抗凝治疗,但越来越多的证据表明,这种策略不仅增加出血风险,还不能预防血栓栓塞的发生[25,26]。

最近开发了多种新型口服抗凝血药,如直接凝血酶抑制剂达比加群(Pradaxa)和直接因子 X a 抑制剂[包括利伐沙班(Xarelto)、阿哌沙班(Eliquis)和依度沙班(Lixiana, Savaysa)等]。这些靶向特异性口服抗凝剂在特定应用中的长期有效性和安全性与华法林相当。这些药物的半衰期较短,因此在择期心脏手术前更容易停药。可通过凝血酶时间来监测达比加群抗凝水平;通过测定抗 X a 因子活性来监测阿哌沙班抗凝水平。然而,在紧急情况下逆转这些药物的抗凝作用比较困难。可以考虑使用抗纤溶药物、DDAVP、凝血酶原复合物、口服活性炭和血液透析等,但没有高质量的证据支持这些干预措施的有效性。没有数据支持使用重组活化凝血因子 Ⅶ(rF Ⅶ a)、新鲜冰冻血浆或冷沉淀进行逆转。

心脏手术患者术前贫血与并发症发生率和死亡率增加[27,28],使得术中和术后红细胞输注率增加。因此,建议术前明确贫血的原因并纠正可逆性因素。在可能的情况下,应推迟择期手术,以便通过补充铁和维生素 B_{12} 来优化术前血红蛋白水平[29]。证据表明术前使用促红细胞生成素并没有减少红细胞输注,反而可能导致不良预后[30]。减少静脉采血量和采血频率对围手术期贫血的发生率有显著影响[31]。

术中策略

为避免不必要的出血和输血,术中可采用多种血液保护策略。抗纤溶药物 6-氨基己酸(Amicar)和氨甲环酸(Cyclokapron)可抑制纤溶酶原的激活而抑制纤溶。术中,在关胸前局部应用氨甲环酸可有效减少术后出血[32],对于再次手术或有胸部放疗史等组织脆性较高的患者尤为有效。

逆行自体血液预充技术用患者自体血液取代管道预充液,在 CPB 开始时,患者血液通过静脉插管顺行性引流同时也通过动脉插管逆向引流[33]。采用这种策略可显著减少 CABG 术后输血需求。使用肝素化的管道可确保转机时安全应用较低的抗凝目标。术中应仔细止血和避免过度使用自体血液回收(回收血剔除了血液中的血小板和凝血因子)以减少术后出血。

术后出血

大多数患者术后都有一定程度的凝血功能异常,但仅有少数会大出血。术后凝血功能障碍与 CPB 后肝素残余或反跳、血小板减少(数量和质量)、凝血因子缺乏、低体温和血液稀释等有关。胸腔引流量持续大于 50~100mL/h 或具有其他临床出血证据就要引起重视。

防止术后低体温很重要。到达 ICU 时低体温(≤35℃)与拔管延迟、寒战、外周氧耗增加、血流动力学不稳定、房性或室性心律失常、SVR 增加和凝血功能障碍等有关。

要治疗术后出血就必须首先进行判断:是外科出血还是凝血功能异常性出血,还是两者兼有?外科出血要尽早手术探查,而凝血功能异常可在 ICU 治疗。凝血功能异常的患者表现为微血管出血(往往是伤口边缘和穿刺部位出血),其胸腔引流管中很少有血凝块。标准的治疗手段包括:复温保暖、控制血压、增加 PEEP、加用 6-氨基己酸、给予葡萄糖酸钙和血液制品

等。总的来说,除非出血很严重,血液制品不应用于纠正凝血功能异常。所有异体血液制品都可导致输血相关的肺损伤和其他副作用。很少需要再给鱼精蛋白,而鱼精蛋白的使用可能会加重出血。去氨升压素(desmopressin, DDAVP)是一种人工合成的血管升压素类似物,其作用是增加 von Willebrand 因子(von Willebrand factor, vWF)浓度,vWF 是重要的血小板黏附介质。对于 von Willebrand 病的患者和因尿毒症引起的继发性血小板功能障碍的患者,可使用去氨升压素。有时也用于与抗血小板药物相关的出血,但目前尚缺乏证据支持。

重组活化凝血因子 Ⅶ(rF Ⅶ a)可用于血友病患者,在心脏手术后威胁生命的大出血患者中可有效止血。与组织因子结合后,它将通过因子 X 激活外源性凝血途径,生成凝血酶并立即纠正 PT。它可能导致严重的全身血栓形成,应仅用于其他措施不可控制的出血[34]。

凝血酶原复合物可用于紧急逆转由维生素 K 拮抗剂(即华法林)治疗所造成的获得性凝血因子缺乏导致的成人大出血,并减少新鲜冰冻血浆输注。与Ⅶa 因子相比,凝血酶原复合物对于移植物或人工瓣膜血栓形成的风险较小。

开胸探查

开胸探查的指征包括:胸腔引流液大于 400mL/h 并持续 1 小时;大于 300mL/h 并持续 2~3 小时;大于 200mL/h 并持续 4 小时(表 17-2)[35]或出现心脏压塞或血流动力学紊乱。当出现以下体征提示心脏压塞:低血压、心动过速、充盈压升高、正性肌力药物需求增加、奇脉以及左右房压相等。当出现这些体征时,心脏超声可辅助诊断但不能排除心脏压塞。胸部 X 线检查(胸片)可检出纵隔增宽或血胸,这对于出血评估很有必要。术后早期胸腔引流较多的患者都应行胸片检查,并在胸腔引流减少后进行复查以排除引流管堵塞。

自体输血

术后纵隔引流血液自体回输仍存争议。它可在致命性大出血的情况下挽救生命。未洗过的纵隔引流液中的红细胞的活力与自体全血相当[36]。此外,有证据表明纵隔引流血液自体回输不会导致明显的凝血功能异常(尽管纤维蛋白原水平低下,但是 1 小时和 24 小时的凝血时间正常)[37]。这种血液回收措施没有异体输血的风险,可以减少输血需求[38]。有些患者应避免自体输血,包括:感染性心内膜炎、镰状细胞病或溶血等血液病、在手术中使用外源性化学物质(如止血剂或局部抗生素)等。

输血

最近的指南[39]强调了输血相关的风险,并提倡限制性输血策略。美国胸外科医师学会(Society of Thoracic Surgery, STS)指南建议出血量超过 30%血容量或出血无法控制的患者才予以输血。对于术后稳定的患者,建议只有血红蛋白低于 70g/L(血细胞比容<21%)时才考虑输血。这项建议在很大程度上是基于唯一一项检验输血策略对预后影响的随机对照试验。加拿大重症监护试验结果显示随机分配到血红蛋白目标值 70g/L 和 100g/L 的患者有相同的预后。较年轻或病情较轻的患者如果输注更少的血液,其存活率有统计学显著意义的改

善[40]。心脏手术的回顾性研究表明,输血与存活率[41]之间存在持久的与剂量相关的关系(见图 17-2)。此外,输血还与术后感染、肺损伤和插管时间延长、心肌缺血和梗死、肾功能衰竭、卒中以及 ICU 停留时间、住院时间和总费用增加有关[42,43]。一项英国的心脏手术患者研究发现,接受输血治疗的患者更有可能出现死亡、感染、缺血性并发症(心肌梗死、卒中、肾功能衰竭等),并延长住院时间[44]。指南支持有终末器官缺血迹象的患者血红蛋白目标值高于 70g/L,但支持这些建议的证据几乎完全依赖于专家共识。在一项精心设计的倾向性匹配研究中,研究人员将耶和华见证者的病人(他们基于宗教信仰拒绝输血)与心脏手术后接受输血的非见证者患者进行了比较。与接受红细胞输注的心脏外科患者对照组相比,没有接受异体血液输注的耶和华见证者有相似的长期存活率,而未输血的见证者术后心肌梗死更少、术后机械通气时间延长的发生率更低、因出血而再次手术探查的更少、ICU 住院时间更短、并降低了住院死亡的风险[45]。然后,他们将见证者与未接受输血的非见证者进行了比较,发现两者的结果是相似的[46]。目前尚缺乏证据支持输注库存的同种异体血液能迅速提高血液的携氧能力。库存血缺乏 2,3-二磷酸甘油酸(对组织释放氧气的能力较低)和一氧化氮,它还含有变形能力下降的细胞,可能更易阻塞毛细血管。

输血具有免疫调节作用(通过同种免疫或诱导耐受),可能增加医院感染、输血相关的移植物抗宿主病、输血相关性急性肺损伤(transfusion-related acute lung injury,TRALI)、癌症复发的风险,以及日后自身免疫性疾病的可能发展。而且,"更新的"输血传播性疾病已为人所知。促炎介质和细胞因子也会增加伤口感染、脓毒症、肺功能和肾功能不全等发生的风险[47]。

肝素诱导的血小板减少症

肝素诱导的血小板减少症(heparin-induced thrombocytopenia,HIT)是一种免疫介导的综合征,影响到 3% 的心脏手术患者。血小板因子 4(由活化血小板释放)和肝素的复合物刺激

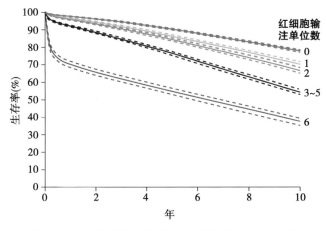

图 17-2 按红细胞输注单位分层的单纯 CABG 术后的生存率。术后生存率随着围术期红细胞输注量的增加而进行性下降[67]。实线是参数估计值,包含在 68% 的置信区间内(用虚线表示)(Reproduced with permission from Koch CG, Li L, Duncan AI, et al: Transfusion in coronary artery bypass grafting is associated with reduced long-term survival, *Ann Thorac Surg.* 2006;81:1650)

产生 IgG 抗体(可通过抗 PF4 抗体检测到),从而引起血小板和单核细胞的活化和聚集。这一过程导致血小板消耗和凝血酶产生,进而导致血小板计数下降和全身血栓性并发症。包括肢端微血管血栓形成、深静脉血栓形成、肺栓塞和终末器官损伤(包括卒中、肾衰竭和肠缺血)。血小板减少症是 CPB 后的典型表现,继发于血液稀释、血小板破坏和聚集。这种血小板计数下降通常在术后第 1 天或第 2 天达到最低点,随后稳定恢复。心脏手术后 5~14 天血小板计数第二次下降超过术后峰值的 30%~50% 应高度怀疑 HIT。更为罕见的是,患者可能更早(术后 4 天内)出现 HIT,在血小板计数还未出现术后回升的时候。此外,HIT 也可能延迟发生(出院后数周)[48,49]。

抗血小板抗体在心脏手术患者中比血栓并发症更常见。可使用酶联免疫吸附试验(enzyme-linked immunoabsorbent assay,ELISA)检测抗 PF4 抗体的存在。该检测非常敏感(敏感性 >95%),但只有 75% 到 85% 的特异性。当最佳密度(optimal density,OD)值超过 0.4 时,即为阳性。有研究者建议,与 OD 值在 0.4~0.99 相比,OD>1 与血栓事件的相关性更高[50]。可通过特异性更高的功能测定来确诊,通常是血清素释放测定。

一旦怀疑,所有的肝素产品必须停止使用,不能使用肝素涂层的各种管路,可以使用直接凝血酶抑制剂(比伐卢定、来匹卢定或阿加曲班等)。因为华法林抑制蛋白质 C 的合成,应该避免早期使用。比伐卢定通常是首选的凝血酶抑制剂,因为其给药通常不会显著升高 INR(与阿加托班相比),使随后更易于过渡到华法林治疗。血小板输注会加剧血栓形成,因此不推荐。一旦确诊,凝血酶抑制剂抗凝治疗应持续使用至血小板计数恢复,然后转为华法林[51,52]。

呼吸管理

术后肺部病理生理改变

心脏手术患者在心脏手术后会出现一系列的肺功能障碍。在转机过程中,肺塌陷,并由于液体转移和 CPB 回路引起的炎症反应,继而出现肺水肿。肺泡-动脉血氧分压差增大、肺分流率增加,导致肺顺应性降低,氧合功能下降。很多炎性介质参与其中。补体(C3a,C5b-C9)激活能直接损伤肺毛细血管内皮细胞,隔绝中性粒细胞。这些中性粒细胞一旦被激活,将会释放氧自由基和蛋白水解酶,从而加剧损伤。在 CPB 诱导的肺损伤模型中,人们发现也存在巨噬细胞因子的产生和血小板脱颗粒[53]。输血相关性急性肺损伤也可能进一步加剧肺功能障碍。

尽管人们对于损伤机制有了更多的了解,药物治疗措施未被证实可有效预防肺损伤。相反,在一项随机双盲试验中,甲泼尼龙可显著增加肺泡-动脉血氧分压差和分流率,降低静态和动态顺应性,延迟拔管时间并与剂量相关[54]。

到达监护室时的评估

到达重症监护室时,应该行双肺听诊,以确保两侧呼吸音一致以及无支气管痉挛。呼吸机设置的目的应是尽量减少气压伤,并及时过渡到自主通气模式[55]。术后胸片可反映气管插管位置,正确的位置为隆突上 2~3cm,若放置了鼻胃管和静

脉导管,也可用于判断放置部位。并注意有无气胸、血胸或纵隔增宽。检查动脉血气,以确保氧合充分,且无高碳酸血症和代谢性酸中毒。结合脉搏血氧饱和度、分钟通气量和呼气末 CO_2 来解读动脉血气。

解决低氧血症的难题

如上所述,相对于基础水平,所有患者的氧合都将受损。然而,若不能在术后几个小时之内将 FiO_2 下调至 50% 以下则意味着需要重新评估有无可纠正的因素。有时候,简单地将脉搏氧饱和度探头换到另一个手指或耳垂即可改善氧饱和度显示数值。在外周血管收缩的情况下尤其如此,需要检查更多的动脉血气以进行校正。使用血管扩张性药物,如硝酸甘油、米力农、硝普钠和尼卡地平可增加分流率(通过抑制肺部低通气区域的缺氧性肺血管收缩)导致严重低氧。增加 PEEP 以改善肺泡复张往往有效[56]。雾化治疗可减少支气管痉挛,反复行胸片检查可发现气胸、残留血胸、残留纵隔血肿、肺不张或误吸导致的新发渗出。

在几乎所有患者中或多或少都存在肺不张,尤其是左下肺不张。长时间仰卧位和术中肌松药的使用导致腹腔脏器和膈肌上移,从而导致双侧基底段肺不张。这会使功能残气量减少多达 1L。需要取左侧乳内动脉的情况下更加重了肺不张,因为需要切除胸膜,挤压左肺,减少潮气量以暴露最佳术野。肺叶不张的患者,尤其是合并黏液栓时,多达 80% 可经支气管镜吸引复张[57]。一项前瞻性研究比较了支气管镜与强化胸部物理治疗的效果,结果显示两者效果相当[58],但是患者需要能够耐受强化呼吸治疗(本研究中为 4 小时一次)。

镇静

对于"快通道"心脏手术,镇静和镇痛依赖短效药物,包括异丙酚、芬太尼和咪达唑仑等。右美托咪定是一种高选择性的 α_2 肾上腺素受体激动剂,具有抗焦虑、抗交感和镇痛作用,而无呼吸抑制、过度镇静或谵妄等副作用。可能还具有心肌保护作用并且可以改善心脏手术的预后[59]。可能出现的副作用是低血压和心动过缓。

早拔管

精神状态正常的稳定患者常可在手术室或回 ICU 后数小时之内拔除气管插管。一旦动脉血气证实通气和氧合良好,可通过监测脉搏氧饱和度、分钟通气量或呼气末 CO_2 以指导拔管,往往无需再行动脉血气分析。

虽然气道压力降低或拔除气管插管能够改善血流动力学,但对于以下患者的早拔管应采取更谨慎的态度:术前呼吸衰竭需要气管插管;伴有肺水肿的失代偿性心衰;心源性休克(包括需要主动脉内球囊反搏的患者);深低温停循环;持续低体温(小于 35.5℃);持续低氧($PaO_2/FiO_2 < 200$);持续酸中毒(pH 小于 7.30);持续纵隔出血;脑血管意外或精神状态较差(无法遵循指令或保护气道)。

停机械通气和拔管

长期机械通气可导致严重并发症甚至死亡。一般来说,应尽一切努力使病人脱离呼吸机。无论是严重肺损伤,还是肺功能正常的患者,减少气压伤都可以改善预后。患者通常能更好地耐受自主通气模式(压力支持),并且具有较低的气道压。大多数机械通气患者不需要深度镇静。过度镇静可导致低血压、谵妄和气管插管时间延长。应避免使用苯二氮䓬或长时间使用丙泊酚,因为这些药物会导致谵妄并产生蓄积。

拔管的决定必须考虑到在最低限度的通气支持下充分氧合和通气,以及对患者自主咳痰和保护气道的能力的评估[60]。最后,需要对患者的呼吸进行评估。对于术后不能立即拔管的患者,自主呼吸试验(spontaneous breathing trial, SBT)(采用 $5cmH_2O$ 压力支持下自主呼吸模式或者脱开呼吸机经 T 管呼吸,持续 30 分钟)是成功拔管最可靠的指标。呼吸试验时若出现以下呼吸窘迫的表现则应停止:呼吸频率大于 35 次/min、血氧饱和度小于 90%、心率大于 140 次/min、收缩压大于 180 或小于 90mmHg、烦躁、出汗和焦虑等[61]。SBT 对于拔管成功率的预测优于每分钟通气量 V_E 和气道峰压[62]。

比较不同的拔管策略,包括每天或间歇 SBT,逐步减少间歇指令通气(intermittent mandatory ventilation, IMV)的次数以及逐步减少压力支持通气(pressure-support ventilation, PSV)的水平。每天或间歇 SBT 的成功拔管比 IMV 或 PSV 方式早了 2 到 3 倍。

拔管失败

总体而言,约有 5% 的心胸手术患者需要再次气管插管[63]。在合并 COPD 的患者中则高达 14%[64],而有卒中史的患者有 10% 需要再次插管[65]。其他危险因素包括:NYHA IV 级、肾衰竭、需要主动脉内球囊反搏、PaO_2/FiO_2 降低、肺活量减少、手术时间长、CPB 时间长以及初次机械通气长[66]。ICU 患者的再次插管往往预示着住院时间的延长和死亡率的增加。

长期机械通气和气管切开

在 20 世纪 60 年代早期,经喉部气管插管具有极高的气管狭窄发病率,因而被禁用于长期机械通气。结果,大家达成共识:若患者需要机械通气时间大于 3 天则应该行气管切开[67]。而在低压套囊和软性气管插管发明后,减少了气管切开的紧迫性。随后的共识认为机械通气时间 2 周以上的患者需行气管切开。一些试验结果显示,早期气管切开可更早的停止机械通气并减少并发症[68]。气管切开术减少死腔和气道阻力,增加患者舒适度,通常允许患者更多地参与康复过程。同时,证据显示,气管切开之后,临床医生的行为将有改善。也即是说,由于再次连接呼吸机很容易,临床医生倾向于更为积极减停和断开机械通气。

在 ICU 施行经皮扩张气管切开术(percutaneous dilatational tracheotomy, PDT)被越来越认可是安全的操作。近期一项前瞻性随机研究比较了需机械通气 14 天以上的两组患者:一组在 48 小时之内行 PDT,而另一组在 14~16 天时行 PDT[69]。该试验入选 120 名患者。在早期 PDT 组中,机械通气时间明显缩短 [(7.6±4.0)天,晚期 PDT 组为(17.4±5.3)天,$P<0.001$],肺炎的发生率较低(5% 比 25%,$P<0.005$),而且死亡率较低(31.7% 比 61.7%,$P<0.005$)。住院期间和出院 10 周后复查显示,两组气管狭窄发生率和严重性无差异。

胸腔积液

心脏手术后出现液体在胸膜腔间隙聚集很常见,尤其好发于左侧,随着时间推移和利尿剂的使用,胸腔积液通常可自行缓解。其发生往往是多种因素混杂所致,包括:容量过多、残余血肿(可将液体吸入胸膜腔)、出血、心包炎或胸膜炎(心包切开术后综合征)、肺不张、低白蛋白血症、肺炎或肺栓塞等。胸腔积液可导致胸痛或胸闷、气短或低氧。症状性胸腔积液可以穿刺放液。心包切开术后综合征可用非甾体抗炎药和秋水仙碱治疗,需要留置胸腔引流管直到无胸液产生。使用穿刺技术经导丝放置的小口径引流管通常比传统胸引管具有更好的耐受性。相反地,严重血胸可能需要外科处理,以避免胸膜纤维化而需行胸膜剥脱术。

肺炎

院内获得性肺炎增加术后死亡率,而呼吸机相关性肺炎的发生率每天增加约 1%[70]。临床诊断需要胸片有新发或进展性渗出的表现,痰性质的变化、白细胞升高和发热[71]。经口腔咳出的痰进行培养结果极不准确,支气管镜吸出的标本最为理想。常规支气管肺泡灌洗需要大量灌洗液(大于 100mL),因而较少采用。更常应用的气道内吸痰仅使用几毫升的生理盐水。革兰氏染色显示每个低倍视野大于 25 个鳞状上皮细胞为口腔污染,而大于 25 个中性粒细胞则提示感染。计量的培养若发现 10^5~10^6 cfu/mL("中到大量","3 到 4 个+")提示感染,而 $\leq 10^4$ cfu/mL("微量到少量","1 到 2 个+")更可能是定植菌。革兰氏阴性菌更为常见,因此在一线经验性应用抗生素中应予以覆盖。患者和医院的特异性因素以及培养和药敏结果有助于进一步明确抗生素的选择[72]。

痰液引流对于预防和治疗院内获得性肺炎的作用再怎么强调也不为过。应该鼓励所有患者下床和走动(甚至是带呼吸机的患者)、翻身、咳嗽和深呼吸,同时应给予胸部物理治疗和支气管扩张剂。对于机械通气的患者应行无菌吸痰以辅助排痰。对已拔除气管插管的患者必要时可行经鼻气管内吸痰。也可行纤维支气管镜吸痰。

肺栓塞

深静脉血栓形成(deep venous thrombosis,DVT)和肺血栓栓塞(thromboembolism,PE)在心脏手术后并不常见。据报道,PE 发病率为 0.5%~3.5%,占围手术期死亡的 0.3%~1.7%。低发生率可能与以下因素相关:术中大剂量肝素的应用,心肺转流术后血小板功能下降,抗血小板药物和抗凝药物更多的应用以及早期下地活动等。近期一项尸检研究显示,DVT 发生率为 52%,小的肺部栓子发生率为 20%[73],而因 PE 致死的占 7%。不幸的是,由于担心术后出血和 HIT 的发生,术后常规应用肝素预防 DVT 受到质疑。只要患者能够耐受,应使用间歇性充气挤压泵预防 DVT 发生。

当术后患者出现氧合指数下降,并伴有气短、活动耐量降低时,需排除 PE,尤其是胸片正常或无变化的情况或者与 HIT 一致的血小板减少。针对肺栓塞的薄层高速螺旋 CT 对于确诊十分可靠[74],但其准确性也会受到验前概率的影响[75]。

肾脏和代谢支持

围手术期肾功能异常/不全

心脏手术后新发的肾功能异常将显著增加并发症和死亡率。据 1997 年 STS 数据库显示,CABG 术后急性肾衰竭的发病率为 3.14%,其中 0.87% 的患者需要透析[76]。Chertow 等在美国 43 所退伍军人医院研究了行 CABG 或瓣膜手术的 43 642 名患者[77],术后需要透析的急性肾衰竭发生率为 1.1%。这组患者的死亡率为 63.7%,而未发生急性肾衰的患者死亡率为 4.3%。心功能减低和严重的动脉粥样硬化是发生需要透析的肾衰竭的两个独立危险因素。

术前即有肾功能异常(血肌酐[1] 大于 1.5mg/dL)的患者发生卒中、出血、透析、机械通气时间延长、住院时间延长以及死亡的风险将会增高。Chertow 等发现,术前肾功能水平与术后肾衰发生相关。当基础血肌酐水平分别为小于 1mg/dL、1.0~1.4mg/dL、1.5~1.9mg/dL 和 2.0~2.9mg/dL 时,术后急性肾衰发生率相应为 0.5%、0.8%、1.8% 和 4.9%。长期透析的患者若行心脏手术,则手术死亡率为 11.4%,并发症发生率为 73%,5 年实际生存率为 32%[78]。肾移植患者行心脏手术的死亡率为 8.8%[79]。

为使患者术前肾功能状态最佳,应尽量减少造影剂用量,同时予以充分水化,也可使用肾保护药物(如 N-乙酰半胱氨酸等)。

心肺转流术对于肾功能的影响

手术期间可考虑缩短 CPB 时间以及维持 MAP 大于 60mmHg。CPB 的副作用包括对于血液尤其是红细胞的破坏,将增加游离血红蛋白水平和微栓子导致肾脏损伤。可通过以下因素影响肾功能:低温(复温过程,血管扩张和组织血管床充血导致第三间隙液体积聚)、血液稀释(降低血液黏滞度和血浆胶渗压)和缺血再灌注损伤。并且,CPB 可导致儿茶酚胺、激素[肾素、醛固酮、血管紧张素 Ⅱ、血管升压素、心房利钠肽和 urodilantin[80](译者注:利钠肽的一种,心房利钠肽的类似物)]和炎性因子(激肽释放酶、缓激肽)释放增加,因此也对肾功能产生不良影响。这些负面刺激导致肾血流低下,肾小球滤过率降低,而肾血管阻力增加。低血压和缩血管药物的应用可加剧这一反应。对于肾功能异常且 CPB 时间较长的患者可采用超滤以减少容量超负荷。

无论术前肾功能如何,术后的主要目标都是保持肾脏充分的灌注压力并维持尿量大于 0.5mL/(kg·h)。CPB 后快速利尿(大于 200~300mL/h)很常见。为保证肾脏灌注充分,需行液体替代治疗并维持足够的血压和 CO。在不给予利尿剂的情况下,最好的评估肾脏灌注的指标是尿量的多少。除了优化血流动力学和不使用肾毒性药物以外,没有充分的证据显示采用利尿剂、甘露醇、多巴胺、非诺多泮、奈西立肽或其他任何药物具有肾脏保护作用。然而,在肾功能异常的情况下,采用这些药物进行利尿治疗以及避免肾脏替代治疗可能是有益的。

---

[1] 血肌酐 1mg/dL≈88.4μmol/L。

电解质异常

钙

游离钙的水平(正常值为 1.1~1.3mmol/L)对于心肌做功和止血至关重要,钙也参与再灌注损伤。低血钙导致 QT 间期延长。术后低血钙常见于 CPB 后、有血液稀释史、脓毒症或输注含枸橼酸盐的血制品。钙离子水平在细胞内最高,细胞外液中含量很少。与白蛋白结合的钙离子水平将随血浆白蛋白水平改变而改变,而游离钙水平不变。

钾

心脏手术中,钾离子流动十分显著,也会影响到心脏自律性和传导性。灌注停跳液、尿量减少、胰岛素水平降低以及红细胞溶血都会导致高血钾[81]。快速利尿、使用胰岛素和碱血症均可导致低血钾[82]。对于低血钾的积极治疗可降低围手术期心律失常的发生率。血浆钾离子水平维持和替代措施是术后早期治疗密不可分的一部分。替代治疗后,血浆钾离子水平呈对数增加;严重低钾血症的患者需要大量补钾。

镁

血镁(正常值为 1.5~2mmol/L)是仅次于钾离子的细胞内含量第二多的阳离子。镁离子通过与 ATP 形成复合物和钙离子拮抗作用参与内皮细胞内稳态维持[83]、心肌兴奋性和肌肉收缩,同时,它也与细胞内钾离子的调节密切相关[84]。血液稀释和 CPB 后,低镁血症很常见(大于 70%的患者都会发生低镁血症),低镁血症会增加房颤和尖端扭转型室性心动过速的发生率[85]。

内分泌功能障碍

糖尿病

心脏手术人群中,约 30%的患者合并糖尿病(1 型或 2 型)。CPB 后,由于激素应激反应(生长激素、儿茶酚胺和皮质醇水平升高)将导致高血糖(甚至在非糖尿病患者中也常发生高血糖),胰岛素产生也会降低。这将持续约 24 小时,外源性儿茶酚胺的使用将加剧这一过程。Funary 等首次证明连续注射胰岛素适度控制血糖水平可将胸骨伤口感染的发生率降低一个数量级[86]。van den Berghe 等关于重症患者的研究显示,更为严格地将血糖水平控制在不高于 110mg/dL(6.1mmol/L)水平可降低死亡率,指南因此修改,以鼓励更严格的血糖控制[87]。为明确重症患者最佳的血糖控制目标,随后进行了 NICE-Sugar("好糖")研究[88]。在这项研究中,严格控制组(目标血糖 81~108mg/dL 或 4.5~6mmol/L)与比常规控制组(目标血糖 180mg/dL 或 10mmol/L)具有更高的低血糖发生率和死亡率。STS 心脏手术患者血糖管理工作小组得出的结论是,目标血糖<180mg/dL(10mmol/L)可降低死亡率、并发症发病率和伤口感染的发生率,并提高长期生存率。

肾上腺功能异常

心脏手术激活下丘脑-垂体-肾上腺轴,从而增加血浆促肾上腺皮质激素(adrenocorticotropic hormone, ACTH)和皮质醇水平。在老年人群中,亚临床肾上腺皮质功能减退发病率高达 20%,这些患者可能因手术应激而显露出来。任何术前 6 个月内使用外源性激素的患者都应考虑在围手术期接受应激剂量的激素治疗。任何表现为长时间、无法解释的血管扩张性休克的患者需怀疑肾上腺皮质功能不全。肾上腺皮质功能正常的危重病人应具有高皮质醇水平。如果诊断有疑问,促肾上腺皮质激素刺激试验可用于诊断。与此同时,由于地塞米松不会影响试验结果,可静脉给予地塞米松。

术后相关并发症

神经系统

中枢神经系统

心脏手术后卒中的发生率为 1%~4%,并与手术类型相关。Ricotta 等认为术后神经系统并发症增加的危险因素是:颈动脉狭窄(大于 50%)、再次心脏手术、瓣膜手术和既往卒中史[89]。John 等回顾了纽约州的 19 224 名患者[90],发现 CABG 术后卒中发病率为 1.4%,卒中后死亡率为 24.8%。多因素 Logistic 回归分析确认以下预测因子,包括:主动脉钙化、既往卒中史、年龄、颈动脉疾病、CPB 时间、肾衰竭、周围血管疾病、吸烟和糖尿病等。导致术后神经系统损伤的术中危险因素包括:气体、碎片或血栓等较大栓子脱落引起的栓塞,白细胞、血小板或纤维蛋白导致的微栓[91],CPB 时长[92],非搏动性 CPB 期间大脑低灌注以及低温停循环等[93]。由于出血风险,心脏术后卒中患者不适合静脉溶栓治疗。栓子堵塞性患者于 6~8 小时内采用血管内介入治疗可能有效,对于后循环堵塞的患者,这一时间窗可能长达 24 小时。如果患者考虑血管内介入治疗,则需要 CT 血管造影来确定堵塞血管的解剖结构。

心脏手术后神经精神障碍(神经认知功能障碍、谵妄、癫痫等)很常见,其发病率可高达 50%~70%。导致这些神经精神异常的原因不明确,仍存有争议。尽管这些障碍的原因不详,患者存在远期认知功能减退的风险。van Dijk 等[94]回顾了 12 项队列研究,并对其中六项可比较的研究进行了汇总分析,结果显示术后 2 个月认知功能受损的发病率为 22.5%。然而,这可能是由于原有脑血管病的进展而不是 CABG 手术或 CPB 所造成的[95]。

心脏手术后谵妄发病率高达 50%,尤其是在术前已存在器质性精神疾患、严重酗酒史、高龄或颅内段脑血管疾病的患者更常见[96]。围手术期药物,特别是苯二氮䓬类和阿片类药物,以及吩噻嗪类和抗胆碱能药物可导致谵妄[97]。越来越多的证据表明,与苯二氮䓬类药物相比,右美托咪定镇静可减少谵妄,并改善预后[98]。右侧顶叶病变可表现为谵妄。其他可导致心脏手术 ICU 患者谵妄的因素包括睡眠剥夺、肾衰竭、肝功能衰竭和甲状腺功能异常等。术后谵妄患者的脑电图往往是异常的,而原发精神疾病患者的脑电图是正常的。治疗措施包括纠正代谢异常,对于拔除气管插管后的患者建立正常睡眠-觉醒周期,尽量减少可能导致谵妄的药物使用以及对于带气管插管患者避免持续镇静。

臂丛神经损伤/外周神经损伤

正中开胸患者在胸骨过度牵开时可能损伤臂丛神经,因为第一肋可能影响到臂丛下干和分支[99]。取乳内动脉时也可能损伤臂丛神经而导致严重后果[100]。上肢在术中摆放不正确也可能由于尺神经压迫而导致神经失用症[101]。牵拉或压迫腓骨头引起腓总神经损伤可能导致足部背屈或外翻麻痹[102]。隐神经损伤(小腿内侧到大拇指的感觉改变)作为取静脉后遗症(内窥镜取静脉后较少发生),继发于取静脉时撕裂胫前或髌骨下神经[103]。

消化系统

心脏手术后肠系膜缺血少见但往往是致命的[104]。危险因素包括 CPB 时间(低灌注)、血管收缩药的使用(交感激活性血管收缩)、粥样硬化斑块栓塞(如使用主动脉内球囊反搏等导致)、房颤、周围血管疾病和 HIT 等。早期手术处理(6 小时以内)的死亡率为 48%,若手术处理不及时(超过 6 小时)则死亡率升高至 99%。消化道出血很常见,并可导致严重并发症。而使用 H_2 受体拮抗剂、质子泵抑制剂和硫糖铝可减少消化道出血的发生率[105]。消化系统的其他并发症包括:胰腺炎(高淀粉酶血症术后发生率为 35%~65%,与有症状的胰腺炎有关,其发病率为 0.4%~3%)[106]、急性非结石性胆囊炎(可能继发于低灌注、麻醉药或肠外营养而导致胆汁瘀积[107])、由于气管插管或经食管超声的使用导致的吞咽困难[108]、小肠或大肠肠梗阻(Olgilvie 综合征与长时间机械通气、麻醉药品和抗胆碱能药物的使用有关)[109]。术前肝功能异常(非心源性肝硬化)将导致术后高并发症发生率和死亡率[Child 分级 A 级具有 20% 的并发症发生率,0% 的死亡率;Child 分级 B 级具有 80% 的并发症发生率,100% 的死亡率(译者注:该研究仅入选 13 例患者)]。这些患者中尽管有 20% 表现出一过性高胆红素血症,但少于 1% 的患者患有严重肝细胞损伤而进展为慢性肝炎或肝衰竭[110]。肝衰竭合并多系统器官功能衰竭可导致凝血障碍和低血糖,出现这些症状往往预后极差。

院内获得性感染

心脏手术后有 10%~20% 的患者发生院内获得性感染。感染部位可为手术切口、肺部、泌尿系统、有创管路或植入设备以及消化系统等。长时间机械通气将导致院内获得性肺炎。肺部感染的发病率仅次于泌尿系统感染但有最高的死亡率。吸烟和 COPD 患者最可能于术前定植,因此具有更高的肺炎发病率(15.3%,而对照组为 3.6%)[111]。

导管相关性感染(如膀胱或血管相关的)在 ICU 中很常见。最常见的致病菌为金黄色葡萄球菌(12%)、凝固酶阴性的葡萄球菌(11%)、白色念珠菌(11%)、绿脓杆菌(10%)和肠球菌等[112]。

发热

重症监护室中发热很常见,但对于预测术后菌血症意义不大(CABG 术后发热的 835 名患者中仅 3.2% 发生菌血症)[113]。真正阳性的菌血症仅占 4%~5%,而污染率为 32%~47%[114]。通过避免从留置管道中抽取血液,可最大限度降低血培养结果的假阳性率。与心脏手术相关的非感染性发热包括:心肌梗死、心包切开术后综合征和药物热等。感染性发热的病因包括:切口感染、泌尿系感染、肺炎、导管相关性脓毒症、局部形成包裹的感染(如心包、胸膜、腹膜后和腿部切口间隙)。

脓毒症/脓毒性休克

心脏手术后脓毒性休克应对病因进行深入研究。脓毒症的病理生理改变包括:全身炎症反应、低血压、纤溶受损和继发

的多器官衰竭、不可逆的休克和死亡(报道的死亡率高达 20%~50%)等[115]。由于继发于分流和细胞水平氧摄取障碍,MVO_2 可能异常增高。在血管扩张性休克中,维持末端器官组织灌注至关重要,这就包括积极的液体复苏和使用血管升压素[116]。对于顽固性低血压,采用亚甲基蓝治疗(抑制 NO 合成)可能有效。PROWESS 研究小组的 Bernard 等[117]证明了采用重组人活化蛋白 C(又名 drotrecogin alfa,商品名 Zigris)治疗严重休克具有显著生存优势。其作用机制是减少感染产生的全身炎症反应、促凝血和促纤维蛋白溶解。该药物的一项随机试验共入选 1 690 名患者,安慰剂组死亡率为 30.8%,而治疗组死亡率为 24.7%。

切口

延迟关胸/胸骨感染　持续出血和血流动力学不稳定(由于组织水肿所致)的复杂手术患者可能一期关胸困难。延迟闭合胸骨可稳定血流动力学和利尿[118]。Anderson 等[119]描述了布列根和妇女医院的临床经验,延迟关胸的发生率为 1.7% (87/5 177),而这部分患者的存活率为 76%。并发症包括:深部胸骨感染(4 例),卒中(8 例)和透析(13 例)。多因素分析显示心室机械辅助和再次开胸止血是住院死亡的独立危险因素。

浅表/深部胸骨伤口　浅表和深部胸骨伤口感染是心脏手术后值得注意的并发症。心脏手术后深部胸骨感染引发纵隔炎的发生率为 1%~2%,而死亡率接近 10%[120]。常见的致病菌包括:表皮葡萄球菌,金黄色葡萄球菌[包括甲氧西林耐药的金黄色葡萄球菌(MRSA)],棒状杆菌和革兰氏阴性肠杆菌等[121]。胸骨感染的危险因素包括:重大的合并症(如肥胖、糖尿病、COPD、肾功能异常、低白蛋白血症等)、长时间 CPB、输血、再次手术、取双侧乳内动脉且合并糖尿病[122]和高血糖等[123]。简单的术前措施,如剪除胸毛、使用 4% 葡萄糖酸氯己定溶液(Hibiclens)擦浴、切皮前预防性使用抗生素、保证术中止血而不用骨蜡、使用缝线缝合皮下和皮肤黏合剂(Dermabond)而不用皮钉以及术中、术后(至少三天内)严格的血糖控制可显著减少胸骨切口感染概率。

对于浅表的感染,可静脉应用抗生素、切开感染灶和局部换药。深部感染需要静脉应用抗生素时间更长(6 周);初始经验性抗生素治疗应覆盖革兰氏阳性球菌和阴性杆菌,随后应根据具体的培养结果(血液、纵隔或深部胸骨伤口引流液等)进行调整。主流的治疗是手术探查和广泛清创,这可能需要去除胸骨、而使用肌肉或网膜瓣进行一期或二期闭合[124]。术后对纵隔伤口采用封闭式负压引流系统[125]将改善伤口愈合并缩短住院时间。

营养

术前很虚弱或恶病质(6 个月体重减轻大于 10%)的患者,若白蛋白水平低于 3.5g/dL[126]则术后极易出现并发症。术前给予高营养支持缺乏证据。身体质量指数(BMI,一个好的营养指标)若小于 15kg/m^2 则会增加术后并发症。由于加速的分解代谢蛋白丢失,术后患者往往需要每天 25~40kcal/kg 的能量供给。免疫营养药理学的进展(精氨酸、谷氨酰胺和 n-3 脂肪酸)在未来可能会对心脏术后病情复杂的患者恢复起到重要作用[127]。

(贾爱　译　杜娟　审)

参考文献

1. Kreter B, Woods M: Antibiotic prophylaxis for cardiothoracic operations. Meta-analysis of thirty years of clinical trials. *J Thorac Cardiovasc Surg* 1992; 104(3):590-599.
2. Gallagher JD, Moore RA, Kerns D, et al: Effects of colloid or crystalloid administration on pulmonary extravascular water in the postoperative period after coronary artery bypass grafting. *Anesth Analg* 1985; 64(8):753-758.
3. Finfer S, Bellomo R, Boyce N, et al: A comparison of albumin and saline for fluid resuscitation in the intensive care unit. *N Engl J Med* 2004; 350(22):2247-2256.
4. Garcia-Villarreal OA, Gonzalez-Oviedo R, Rodriguez-Gonzalez H, et al: Superior septal approach for mitral valve surgery: a word of caution. *Eur J Cardiothorac Surg* 2003; 24(6):862-867.
5. Echahidi N, Pibarot P, O'Hara G, Mathieu P: Mechanisms, prevention and treatment of atrial fibrillation after cardiac surgery. *J Am Coll Cardiol* 2008; 51:793-801.
6. Nisanoglu V, Erdil N, Aldemir M, et al: Atrial fibrillation after coronary artery bypass grafting in elderly patients: incidence and risk factor analysis. *Thorac Cardiovasc Surg* 2007; 55(1):32-38.
7. Villareal RP, Hariharan R, Liu BC, et al: Postoperative atrial fibrillation and mortality after coronary artery bypass surgery. *J Am Coll Cardiol* 2004; 43:742-748.
8. Wyse DG, Waldo AL, DiMarco JP, et al: A comparison of rate control and rhythm control in patients with atrial fibrillation. The Atrial Fibrillation Follow-up Investigation of Rhythm Management (AFFIRM) Investigators. *N Engl J Med* 2002; 347(23):1825-1833.
9. Van Gelder IC, Groenveld HF, Crijns HJ, et al: Lenient versus strict rate control in patients with atrial fibrillation. RACE II Investigators. *N Engl J Med* 2010; 362:1363-1373.
10. Yalta K, Turgut OO, Yilmaz MB, Yilmaz A, Tandogan I: Dronedarone: a promising alternative for the management of atrial fibrillation. *Cardiovasc Drugs Ther* 2009; 23(5):385-393.
11. Køber L, Torp-Pedersen C, McMurray JJ, et al: Increased mortality after dronedarone therapy for severe heart failure. *N Engl J Med* 2008; 358(25):2678-2687.
12. Hohnloser SH: New pharmacological options for patients with atrial fibrillation: the ATHENA trial. *Rev Esp Cardiol* 2009; 62:479-481.
13. Cook GE, Sasich LD, Sukkari SR: DIONYSOS study comparing dronedarone with amiodarone. *BMJ* 2010; 340:c285, doi: 10.1136/bmj.c285 (Published 19 January 2010).
14. Martin KB, Klinger JR, Rounds SI: Pulmonary arterial hypertension: new insights and new hope. *Respirology* 2006; 11(1):6-17.
15. Jeon Y, Ryu JH, Lim YJ, et al: Comparative hemodynamic effects of vasopressin and norepinephrine after milrinone-induced hypotension in off-pump coronary artery bypass surgical patients. *Eur J Cardiothorac Surg* 2006; 29: 952-956.
16. Dimopoulou I, Anthi A, Michalis A, Tzelepis GE: Functional status and quality of life in long-term survivors of cardiac arrest after cardiac surgery. *Crit Care Med* 2001; 29:1408-1411.
17. Anthi A, Tzelepis GE, Alivizatos P, Michalis A, Palatianos GM, Geroulanos S: Unexpected cardiac arrest after cardiac surgery: incidence, predisposing causes, and outcome of open chest cardiopulmonary resuscitation. *Chest* 1998; 113:15-19.
18. Nolan JP, Soar J, Zideman DA, et al: European Resuscitation Council guidelines for resuscitation 2010: section 1, executive summary. *Resuscitation* 2010; 81(10):1219-1276.
19. Chan PS, Krumholz HB, Nichol G, et al: American Heart Association National Registry of Cardiopulmonary Resuscitation Investigators. Delayed time to defibrillation after in-hospital cardiac arrest. *N Engl J Med* 2008; 358(1):9-17.
20. Miller AC, Rosati SF, Suffredini AF, Schrump DS: A systematic review and pooled analysis of CPR-associated cardiovascular and thoracic injuries. *Resuscitation* 2014; 85(6):724-731.
21. Puskas JD, Williams WH, Duke PG, et al: Off-pump coronary artery bypass grafting provides complete revascularization with reduced myocardial injury, transfusion requirements, and length of stay: a prospective randomized comparison of two hundred unselected patients undergoing off-pump versus conventional coronary artery bypass grafting. *J Thorac Cardiovasc Surg* 2003; 125(4):797-808.
22. Bauer TL, Arepally G, Konkle BA, et al: Prevalence of heparin-associated antibodies without thrombosis in patients undergoing cardiopulmonary bypass surgery. *Circulation* 1997; 95(5):1242-1246.
23. Koster A, Dyke C, Aldea G, et al: Bivalirudin during cardiopulmonary bypass in patients with previous or acute heparin-induced thrombocytopenia and heparin antibodies: results of the CHOOSE-ON trial. *Ann Thorac Surg* 2007; 83:572-577.
24. Mangano DT: Aspirin and mortality from coronary bypass surgery. *N Engl J Med* 2002; 347(17):1309-1317.
25. Douketis JD, Spyropoulos AC, Kaatz S, et al: Perioperative bridging anticoagulation in patients with atrial fibrillation. *N Engl J Med* 2015; 373:823-833.
26. Siegal D, Yudin J, Kaatz S, Douketis JD, Lim W, Spyropoulos AC: Periprocedural heparin bridging in patients receiving vitamin K antagonists: systematic review and meta-analysis of bleeding and thromboembolic rates. *Circulation* 2012; 126:1630-1639.
27. Ranucci M, Conti D, Castelvecchio S, et al: Hematocrit on cardiopulmonary bypass and outcome after coronary surgery in nontransfused patients. *Ann Thorac Surg* 2010; 89:11-17.
28. Kulier A, Levin J, Moser R, et al: Impact of preoperative anemia on outcome in patients undergoing coronary artery bypass graft surgery. *Circulation* 2007; 116:471-479.
29. Loor G, Koch CG, Sabik JF III, Li L, Blackstone EH: Implications and management of anemia in cardiac surgery: current state of knowledge. *J Thorac Cardiovasc Surg* 2012;144(3):538-546.
30. Unger EF, Thompson AM, Blank MJ, Temple R: Erythropoiesis-stimulating agents–time for a reevaluation. *N Engl J Med* 2010; 362:189-192.
31. Koch CG, Reineks EZ, Tang AS, et al: Contemporary bloodletting in cardiac surgical care. *Ann Thorac Surg* 2015; 99:779-784.
32. Abul-Azm A, Abdullah KM: Effect of topical tranexamic acid in open heart surgery. *Eur J Anaesthesiol* 2006; 23(5):380-384.
33. Rosengart TK, Helm RE, DeBois WJ, et al: Open heart operations without transfusion using multimodality blood conservation strategy in 50 Jehovah's Witness patients: implications for a "bloodless" surgical technique. *J Am Coll Surg* 1997; 184(6):618-629.
34. Murkin JM: A novel hemostatic agent: the potential role of recombinant activated factor VII (rFVIIa) in anesthetic practice. *Can J Anaesth* 2002; 49(10):S21-26.
35. Bojar RM: *Manual of Perioperative Care in Adult Cardiac Surgery*, 4th. ed. Malden, Blackwell Publishing, 2005.
36. Murphy GJ, Allen SM, Unsworth-White J, et al: Safety and efficacy of perioperative cell salvage and autotransfusion after coronary artery bypass grafting: a randomized trial. *Ann Thorac Surg* 2004; 77(5):1553-1559.
37. Munoz M, Garcia-Vallejo JJ, Ruiz MD, et al: Transfusion of postoperative shed blood: laboratory characteristics and clinical utility. *Eur Spine J* 2004; 13(Suppl 1):S107-113.
38. Folkersen L, Tang M, Grunnet N, Jakobsen CJ: Transfusion of shed mediastinal blood reduces the use of allogenic blood transfusion without increasing complications. *Perfusion* 2011; 26(2):145-150.
39. 2011 update to the Society of Thoracic Surgeons and the Society of Cardiovascular Anesthesiologists blood conservation clinical practice guidelines. Society of Thoracic Surgeons Blood Conservation Guideline Task Force, Ferraris VA, Brown JR, Despotis GJ, et al; Society of Cardiovascular Anesthesiologists Special Task Force on Blood Transfusion, Shore-Lesserson LJ, Goodnough LT, Mazer CD, Shander A, Stafford-Smith M, Waters J; International Consortium for Evidence Based Perfusion, Baker RA, Dickinson TA, FitzGerald DJ, Likosky DS, Shann KG: *Ann Thorac Surg* 2011; 91(3):944-982.
40. Hebert PC, Wells G, Blajchman MA, et al: A multicenter, randomized, controlled clinical trial of transfusion requirements in critical care. Transfusion Requirements in Critical Care Investigators, Canadian Critical Care Trials Group. *N Engl J Med* 11 1999; 340(6):409-417.
41. Koch CG, Li L, Duncan AI, et al: Transfusion in coronary artery bypass grafting is associated with reduced long term survival. *Ann Thorac Surg* 2006; 81:1650-1657.
42. Kumar A, Roberts D, Wood KE, et al: Duration of hypotension before initiation of effective antimicrobial therapy is the critical determinant of survival in human septic shock. *Crit Care Med* 2006; 34(6):1589-1596.
43. Rawn J: The silent risks of blood transfusion. *Current Opin Anaesthesiol* 2008; 21(5):664-668.
44. Murphy GJ, Reeves BC, Rogers CA, Rizvi SI, Culliford L, Angelini GD: Increased mortality, postoperative morbidity, and cost after red blood cell transfusion in patients having cardiac surgery. *Circulation* 2007; 116(22):2544-2552. E-pub 2007 Nov 12.
45. Pattakos G, Koch CG, Brizzio ME, et al: Outcome of patients who refuse transfusion after cardiac surgery. A natural experiment with severe blood conservation.
46. Gregory Pattakos, Colleen G. Koch, Eugene H. Blackstone: Jehovah's witnesses may not have identical outcomes with nontransfused non-witnesses

after cardiac surgery—reply. *JAMA Intern Med.* 2013; 173(3):248-249.

47. Chelemer SB, Prato BS, Cox PM Jr, et al: Association of bacterial infection and red blood cell transfusion after coronary artery bypass surgery. *Ann Thorac Surg* 2002; 73(1):138-142.

48. Warkentin TE, Greinacher A, Koster A, Lincoff AM: Treatment and prevention of heparin-induced thrombocytopenia: American College of Chest Physicians Evidence-Based Clinical Practice Guidelines (8th Edition). *Chest* 2008; 133:340S-380S.

49. Warkentin TE, Kelton JG: Delayed onset heparin-induced thrombocytopenia and thrombosis. *Ann Intern Med* 2001; 135:502-506.

50. Zwicker JI, Uhl L, Huang WY, Shaz BH, Bauer KA: Thrombosis and ELISA optical density values in hospitalized patients with heparin-induced thrombocytopenia. *J Thromb Haemost* 2004; 2:2133-2137.

51. Arpally GM, Ortell TL: Clinical oractice. Heparin-induced thombocytopenia. *N Eng J Med* 2006; 355:809-817.

52. Greinacher A: Heparin-induced thrombocytopenia. *N Eng J Med* 2015; 373:252-261.

53. Ng CS, Wan S, Yim AP, et al: Pulmonary dysfunction after cardiac surgery. *Chest* 2002; 121(4):1269-1277.

54. Chaney, MA Durazo-Arvizu, RA, et al: Cardiopulmonary support and physiology. Methylprednisolone does not benefit patients undergoing coronary artery bypass grafting and early tracheal extubation. *J Thorac Cardiovasc Surg* 2001; 121:561-569.

55. Futier E, Constantin JM, Paugam-Burtz C, et al: IMPROVE Study Group: A trial of intraoperative low-tidal-volume ventilation in abdominal surgery. *N Engl J Med* 2013; 369(5):428-437.

56. Berthelsen P, St Haxholdt O, Husum B, et al: PEEP reverses nitroglycerin-induced hypoxemia following coronary artery bypass surgery. *Acta Anesthesiologica Scand* 1986; 30:243-246.

57. Kreider ME, Lipson DA: Bronchoscopy for atelectasis in the ICU. *Chest* 2003; 124:344-350.

58. Marini JJ, Pierson DJ, Hudson LD: Acute lobar attelectasis: a prospective comparison of fiberoptic bronchoscopy and respiratory therapy. *Am Rev Respir Dis* 1979; 119:971-978.

59. Stevens RD, Burri H, Tramer MR: Pharmacologic myocardial protection in patients undergoing noncardiac surgery: a quantitative systematic review. *Anesth Analg* 2003; 97(3):623-633.

60. Epstein SK: Decision to extubate. *Intensive Care Med* 2002; 28(5):535-546.

61. Esteban A, Frutos F, Tobin MJ, et al: A comparison of four methods of weaning patients from mechanical ventilation. Spanish Lung Failure Collaborative Group. *N Engl J Med* 1995; 332(6):345-350.

62. Yang KL, Tobin MJ: A prospective study of indexes predicting the outcome of trials of weaning from mechanical ventilation. *N Engl J Med* 1991; 324(21):1445-1450.

63. Engoren M, Buderer NF, Zacharias A, et al: Variables predicting reintubation after cardiac surgical procedures. *Ann Thorac Surg* 1999; 67(3):661-665.

64. Cohen A, Katz M, Katz R, et al: Chronic obstructive pulmonary disease in patients undergoing coronary artery bypasses grafting. *J Thorac Cardiovasc Surg* 1995; 109(3):574-581.

65. Redmond JM, Greene PS, Goldsborough MA, et al: Neurologic injury in cardiac surgical patients with a history of stroke. *Ann Thorac Surg* 1996; 61(1):42-47.

66. Heffner JE: Timing tracheotomy: calendar watching or individualization of care? *Chest* 1998; 114(2):361-363.

67. Maziak DE, Meade MO, Todd TR: The timing of tracheotomy: a systematic review. *Chest* 1998; 114(2):605-609.

68. Pierson DJ: Tracheostomy and weaning. *Respir Care* 2005; 50(4):526-533.

69. Rumbak MJ, Newton M, Truncale T, et al: A prospective, randomized, study comparing early percutaneous dilational tracheotomy to prolonged translaryngeal intubation (delayed tracheotomy) in critically ill medical patients. *Crit Care Med* 2004; 32(8):1689-1694.

70. Fagon JY, Chastre J, Domart Y, et al: Nosocomial pneumonia in patients receiving continuous mechanical ventilation. Prospective analysis of 52 episodes with use of a protected specimen brush and quantitative culture techniques. *Am Rev Respir Dis* 1989; 139(4):877-884.

71. Beck KD, Gastmeier P: Clinical or epidemiologic diagnosis of nosocomial pneumonia: is there any difference? *Am J Infect Control* 2003; 31(6):331-335.

72. Baselski VS, Wunderink RG: Bronchoscopic diagnosis of pneumonia. *Clin Microbiol Rev* 1994; 7(4):533-558.

73. Rastan AJ, Gummert JF, Lachmann N, et al: Significant value of autopsy for quality management in cardiac surgery. *J Thorac Cardiovasc Surg* 2005; 129(6):1292-1300.

74. Schoepf UJ, Savino G, Lake DR, et al: The age of CT pulmonary angiography. *J Thorac Imaging* 2005; 20(4):273-279.

75. Roy PM, Colombet I, Durieux P, et al: Systematic review and meta-analysis of strategies for the diagnosis of suspected pulmonary embolism. *BMJ* 2005; 331(7511):259.

76. Bahar I, Akgul A, Ozatik MA, et al: Acute renal failure following open heart surgery: risk factors and prognosis. *Perfusion* 2005; 20(6):317-322.

77. Chertow GM, Lazarus JM, Christiansen CL, et al: Preoperative renal risk stratification. *Circulation* 1997; 95(4):878-884.

78. Franga DL, Kratz JM, Crumbley AJ, et al: Early and long-term results of coronary artery bypass grafting in dialysis patients. *Ann Thorac Surg* 2000; 70(3):813-818; discussion 819.

79. Dresler C, Uthoff K, Wahlers T, et al: Open heart operations after renal transplantation. *Ann Thorac Surg* 1997; 63(1):143-146.

80. Sehested J, Wacker B, Forssmann WG, et al: Natriuresis after cardiopulmonary bypass: relationship to urodilatin, atrial natriuretic factor, antidiuretic hormone, and aldosterone. *J Thorac Cardiovasc Surg* 1997; 114(4):666-671.

81. Weber DO, Yarnoz MD: Hyperkalemia complicating cardiopulmonary bypass: analysis of risk factors. *Ann Thorac Surg* 1982; 34(4):439-445.

82. Gennari FJ, Hypokalemia: *N Engl J Med* 1998; 339(7):451-458.

83. Shechter M, Sharir M, Labrador MJ, et al: Oral magnesium therapy improves endothelial function in patients with coronary artery disease. *Circulation* 2000; 102(19):2353-2358.

84. Agus ZS, Morad M: Modulation of cardiac ion channels by magnesium. *Annu Rev Physiol* 1991; 53:299-307.

85. England MR, Gordon G, Salem M, et al: Magnesium administration and dysrhythmias after cardiac surgery. A placebo-controlled, double-blind, randomized trial. *JAMA* 1992; 268(17):2395-2402.

86. Furnary AP, Gao G, Grunkemeier GL, et al: Continuous insulin infusion reduces mortality in patients with diabetes undergoing coronary artery bypass grafting. *J Thorac Cardiovasc Surg* 2003; 125(5):1007-1021.

87. Van den Berghe G, Wouters P, Weekers F, et al: Intensive insulin therapy in the critically ill patients. *N Engl J Med* 2001; 345(19):1359-1367.

88. The NICE-SUGAR Study Investigators, Finfer S, Chittock DR, et al: Intensive versus Conventional Glucose Control in Critically Ill Patients. *N Engl J Med* 2009; 360(13):1283-1297.

89. Ricotta JJ, Faggioli GL, Castilone A, et al: Risk factors for stroke after cardiac surgery: Buffalo Cardiac-Cerebral Study Group. *J Vasc Surg* 1995; 21(2):359-363; discussion 364.

90. John R, Choudhri AF, Weinberg AD, et al: Multicenter review of preoperative risk factors for stroke after coronary artery bypass grafting. *Ann Thorac Surg* 2000; 69(1):30-35; discussion 35-36.

91. Borger MA, Ivanov J, Weisel RD, et al: Stroke during coronary bypass surgery: principal role of cerebral macroemboli. *Eur J Cardiothorac Surg* 2001; 19(5):627-632.

92. Brown WR, Moody DM, Challa VR, et al: Longer duration of cardiopulmonary bypass is associated with greater numbers of cerebral microemboli. *Stroke* 2000; 31(3):707-713.

93. Hickey PR: Neurologic sequelae associated with deep hypothermic circulatory arrest. *Ann Thorac Surg* 1998; 65(6 Suppl):S65-69; discussion S69-70, S74-66.

94. van Dijk D, Keizer AM, Diephuis JC, et al: Neurocognitive dysfunction after coronary artery bypasses surgery: a systematic review. *J Thorac Cardiovasc Surg* 2000; 120(4):632-639.

95. McKhann GM: Neurocognitive complications after coronary artery bypass surgery. *Ann Neurol* 2005; 57(5):615-621.

96. Smith LW, Dimsdale JE: Postcardiotomy delirium: conclusions after 25 years? *Am J Psychiatry* 1989; 146(4):452-458.

97. Pisani MA, Murphy TE, Araujo KL, Slattum P, Van Ness PH, Inouye SK: Benzodiazepine and opioid use and the duration of intensive care unit delirium in an older population. *Crit Care Med* 2009; 37(1):177-183.

98. Pandharipande PP, Pun BT, Herr DL, et al: Effect of sedation with dexmedetomidine vs lorazepam on acute brain dysfunction in mechanically ventilated patients. The MENDS randomized controlled trial. *JAMA* 2007; 298(22):2644-2653.

99. Vander Salm TJ, Cutler BS, Okike ON: Brachial plexus injury following median sternotomy. Part II. *J Thorac Cardiovasc Surg* 1982; 83(6):914-917.

100. Vahl CF, Carl I, Muller-Vahl H, et al: Brachial plexus injury after cardiac surgery. The role of internal mammary artery preparation: a prospective study on 1000 consecutive patients. *J Thorac Cardiovasc Surg* 1991; 102(5):724-729.

101. Morin JE, Long R, Elleker MG, et al: Upper extremity neuropathies following median sternotomy. *Ann Thorac Surg* 1982; 34(2):181-185.

102. Vazquez-Jimenez JF, Krebs G, Schiefer J, et al: Injury of the common peroneal nerve after cardiothoracic operations. *Ann Thorac Surg* 2002; 73(1):119-122.

103. Sharma AD, Parmley CL, Sreeram G, et al: Peripheral nerve injuries during cardiac surgery: risk factors, diagnosis, prognosis, and prevention. *Anesth Analg* 2000; 91(6):1358-1369.

104. Klotz S, Vestring T, Rotker J, et al: Diagnosis and treatment of nonocclusive mesenteric ischemia after open heart surgery. *Ann Thorac Surg* 2001; 72(5):1583-1586.

105. Cook DJ, Reeve BK, Guyatt GH, et al: Stress ulcer prophylaxis in critically ill patients. Resolving discordant meta-analyses. *JAMA* 1996; 275(4):308-314.

106. Ihaya A, Muraoka R, Chiba Y, et al: Hyperamylasemia and subclinical pancreatitis after cardiac surgery. *World J Surg* 2001; 25(7):862-864.

107. Rady MY, Kodavatiganti R, Ryan T: Perioperative predictors of acute cholecystitis after cardiovascular surgery. *Chest* 1998; 114(1):76-84.

108. Hogue CW Jr, Lappas GD, Creswell LL, et al: Swallowing dysfunction after cardiac operations. Associated adverse outcomes and risk factors including intraoperative transesophageal echocardiography. *J Thorac Cardiovasc Surg* 1995; 110(2):517-522.

109. Geller A, Petersen BT, Gostout CJ: Endoscopic decompression for acute colonic pseudo-obstruction. *Gastrointest Endosc* 1996; 44(2):144-150.

110. Raman JS, Kochi K, Morimatsu H, et al: Severe ischemic early liver injury after cardiac surgery. *Ann Thorac Surg* 2002; 74(5):1601-1606.

111. Carrel TP, Eisinger E, Vogt M, et al: Pneumonia after cardiac surgery is predictable by tracheal aspirates but cannot be prevented by prolonged antibiotic prophylaxis. *Ann Thorac Surg* 2001; 72(1):143-148.

112. Gordon SM, Serkey JM, Keys TF, et al: Secular trends in nosocomial bloodstream infections in a 55-bed cardiothoracic intensive care unit. *Ann Thorac Surg* 1998; 65(1):95-100.

113. Kohman LJ, Coleman MJ, Parker FB Jr: Bacteremia and sternal infection after coronary artery bypass grafting. *Ann Thorac Surg* 1990; 49(3):454-457.

114. Badillo AT, Sarani B, Evans SR: Optimizing the use of blood cultures in the febrile postoperative patient. *J Am Coll Surg* 2002; 194(4):477-487; quiz 554-476.

115. Sands KE, Bates DW, Lanken PN, et al: Epidemiology of sepsis syndrome in 8 academic medical centers. *JAMA* 16 1997; 278(3):234-240.

116. Jochberger S, Mayr VD, Luckner G, et al: Serum vasopressin concentrations in critically ill patients. *Crit Care Med* 2006; 34(2):293-299.

117. Bernard GR, Vincent JL, Laterre PF, et al: Efficacy and safety of recombinant human activated protein C for severe sepsis. *N Engl J Med* 2001; 344(10):699-709.

118. Donatelli F, Triggiani M, Benussi S, et al: Advantages of delayed sternal closure in cardiac-compromised adult patients. *J Card Surg* 1995; 10(6):632-636.

119. Anderson CA, Filsoufi F, Aklog L, et al: Liberal use of delayed sternal closure for postcardiotomy hemodynamic instability. *Ann Thorac Surg* 2002; 73(5):1484-1488.

120. Gottlieb LJ, Beahm EK, Krizek TJ, et al: Approaches to sternal wound infections. *Adv Card Surg* 1996; 7:147-162.

121. Olsson C, Tammelin A, Thelin S: Staphylococcus aureus bloodstream infection after cardiac surgery: risk factors and outcome. *Infect Control Hosp Epidemiol* 2006; 27(1):83-85.

122. Lev-Ran O, Mohr R, Amir K, et al: Bilateral internal thoracic artery grafting in insulin-treated diabetics: should it be avoided? *Ann Thorac Surg* 2003; 75(6):1872-1877.

123. Latham R, Lancaster AD, Covington JF, et al: The association of diabetes and glucose control with surgical-site infections among cardiothoracic surgery patients. *Infect Control Hosp Epidemiol* 2001; 22(10):607-612.

124. Sjogren J, Gustafsson R, Nilsson J, et al: Clinical outcome after poststernotomy mediastinitis: vacuum-assisted closure versus conventional treatment. *Ann Thorac Surg* 2005; 79(6):2049-2055.

125. Rich MW, Keller AJ, Schechtman KB, et al: Increased complications and prolonged hospital stay in elderly cardiac surgical patients with low serum albumin. *Am J Cardiol* 15 1989; 63(11):714-718.

126. Carney DE, Meguid MM: Current concepts in nutritional assessment. *Arch Surg* 2002; 137(1):42-45.

127. Heyland DK, Novak F, Drover JW, et al: should immunonutrition become routine in critically ill patients? A systematic review of the evidence. *JAMA* 2001; 286(8):944-953.

128. Walter J, Mortasawi A, Arnrich B, et al: Creatinine clearance versus serum creatinine as a risk factor in cardiac surgery. *BMC Surg* 2003; 3:4.

129. Nagaranjan DV, Lewis PS, Botha P, Dunning J: Is addition of antiplatelet therapy to warfarin beneficial to patients with prosthetic heart valves? *Interact Cardiovasc Thorac Sur* 2004; 3:450-455.

130. Bernstein AD DJ-C, Fletcher RD, Hayes DL, et al: The revised NASPE/BPEG generic code for antibradycardia, adaptive-rate, and multisite pacing. *PACE* 2000; 25:260-264.

第18章 短期机械循环支持

Edwin C. McGee, Jr • Nader Moazami

当前有多种心室辅助装置(ventricular assist device, VAD)用于急性心力衰竭的支持。短期 VAD 主要用于快速重建脏器的有效灌注,而长期 VAD 可作为心脏移植前的过渡手段或非移植患者的长期循环支持。心源性休克患者需要尽早进行积极治疗。在心肌缺血已得到缓解,已有正性肌力药物支持,并且心律失常已被控制的情况下,部分患者血流动力学仍不稳定,这时就需要某种机械循环支持来恢复正常的心排血量,维持器官的有效灌注。急性心肌梗死患者心源性休克的发生率为 2.4%~12%[1]。具有里程碑意义的 SHOCK(The Should We Emergently Revascularize Occluded Coronaries for Cardiogenic Shock,心源性休克患者是否应紧急行冠状动脉血运重建)试验显示,心源性休克患者行血运重建后死亡率仍在 50% 以上[2]。如果能够及时安装短期机械辅助装置,则可提高这类患者的生存率[3]。心脏手术后对循环支持的需求相对较低,约为 0.2%~0.6%[4],但是一旦需要,就必须及时、妥善安装才能使患者转危为安。急性 VAD 的适应证还包括慢性心衰患者发生急性循环衰竭、重症心肌炎和产后心肌病。

心外科医师须对目前的辅助装置有一定认识和了解,医疗机构中应至少备有一种循环支持系统。研究显示,即使是缺乏心衰治疗经验的小机构,若能迅速安装循环辅助装置,并将患者转运至经验丰富的三级医疗机构,就可以提高患者的生存率[5]。

本章节主要讲述目前可用的辅助装置、循环支持的适应证、患者的治疗方法以及短期机械循环支持的并发症和死亡率等。另外,还将介绍一些刚刚获得批准或正在进行试验的有发展前景的装置。短期辅助装置的目标是缓解休克,使患者心脏和终末器官的功能得以恢复。如果心脏功能恢复无望,改用长期辅助装置也许是最好的选择,从而为心脏移植赢得时间。由于新一代长期辅助装置可为患者提供更为可靠的支持,并允许在院外使用而使器官功能得到更好的恢复,所以患者极少从急性循环辅助直接进行心脏移植。有些患者即使不做心脏移植,也可转为长期辅助装置,但这类患者多为高龄,合并症较多,所以由急性 VAD 转为长期终末替代治疗(destination therapy, DT)装置须慎重。

反搏

主动脉内球囊反搏泵(intra-aortic balloon pump, IABP)是心源性休克患者的一线机械辅助装置。反搏增加冠状动脉血流的概念是 1953 年 Kantrowitz 兄弟以犬模型提出的,1958 年 Kantrowitz 和 Mckinnon 用电刺激胸降主动脉平滑肌使舒张压升高再次证明了这一点[6]。1961 年,Clauss 及其同事使用了与心跳同步的体外反搏系统,收缩期通过股动脉抽出部分血液,舒张期再把这些血液输回体内[7,8]。一年后,Moulopoulos 及其同事发明了一种可充气的乳胶球囊,通过股动脉送至胸降主动脉,用二氧化碳进行充气[8]。充气和放气与心电图同步进行反搏,降低收缩末压,升高舒张压。1968 年,据 Kantrowitz 报道,3 例患者心肌梗死后发生心源性休克,药物治疗效果不佳,使用 IABP 后,1 例存活[9]。这些开创性研究引入了用机械手段支持循环的概念。

生理学

IABP 的主要生理学效应为降低左室后负荷,同时增加主动脉舒张压从而升高冠脉的灌注压[10]。相关的重要效应还包括,降低左室壁收缩张力和氧耗,降低左室收缩末和舒张末容积,降低左室前负荷,增加冠状动脉及侧枝血管的血流[11]。冠状动脉血流增加,心脏前负荷和后负荷降低,使心肌收缩力增加,从而增加心排血量,但是 IABP 并不会直接造成血流转移或明显再分布[12]。IABP 可使收缩期室壁最大张力(后负荷)降低 14%~19%,左室收缩压降低约 15%[12]。由于收缩期室壁最大张力与心肌氧耗直接相关,心肌需氧量也会成比例降低。超声心动图和彩色多普勒成像测得,反搏可使舒张期冠状动脉峰值流速增加 117%,冠状动脉流速总体上增加 87%[13]。试验表明,平均动脉压大于 90mmHg 时,缺血区的侧枝血流可增加 21%[14]。

IABP 的生理学效应受一些因素的影响。球囊的位置应恰好在左锁骨下动脉以远(图 18-1)。越是靠近主动脉瓣,舒张期冠状动脉血流增加的就越多[15]。球囊大小应与主动脉匹配,充气时球囊应几乎完全阻塞血管。试验表明,对于成人来说,与小容积球囊相比,球囊容积在 30mL 或 40mL 时可显著改善左室负荷和舒张期冠脉的灌注压。充气时相应与主动脉瓣关闭时间一致,临床上在主动脉血压描记图的重搏波切迹上(图 18-2)。充气过早使心脏搏出量减少,心室收缩末和舒张末容积增加,前负荷和后负荷均增加。舒张期反搏在动脉波形上很容易观察到,表明冠状动脉(和/或桥血管)的舒张期灌注增加[16]。放气应尽可能晚,以维持舒张期血压增加的时限,但是应在主动脉瓣打开及心室射血之前。为了操作方便,放气时相设定在心电图 R 波起始。球囊主动放气产生抽吸效应,使左室后负荷降低(从而降低了心肌氧耗)。

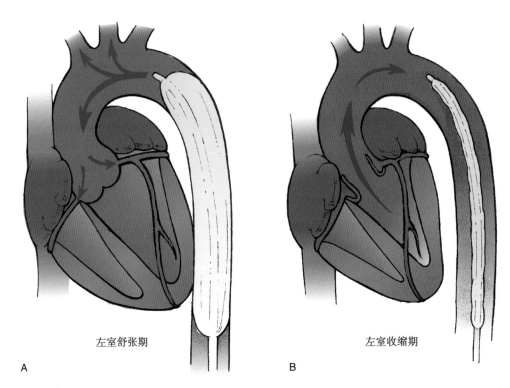

左室舒张期

A

左室收缩期

B

图 18-1   A. 左室舒张期球囊充气阻塞胸降主动脉,主动脉瓣关闭,增加近端冠状动脉和大脑的灌注。B. 左室收缩期球囊放气降低左室后负荷和心肌需氧量

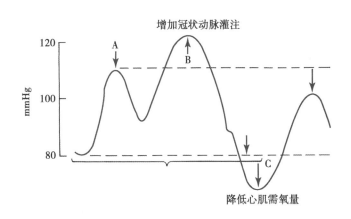

增加冠状动脉灌注

降低心肌需氧量

图 18-2   图示主动脉内球囊反搏对主动脉压的影响。A. 左室射血产生脉搏。B. 球囊充气增加主动脉舒张压。C. 舒张期末,球囊迅速放气降低主动脉舒张末压,低于无辅助时的舒张末压,从而降低后负荷和心肌需氧量

　　影响 IABP 产生血流动力学效应的生物学因素包括心率和心律、舒张期平均动脉压、主动脉瓣的功能以及主动脉壁的顺应性。严重主动脉瓣反流是 IABP 的禁忌证,因为舒张期平均动脉压过低可降低主动脉根部压力的增大效应,使冠状动脉血流减少。主动脉壁钙化、顺应性下降可使舒张压增加更明显,但增加主动脉壁损伤的危险。另外,年轻患者的主动脉弹性好、顺应性高,可能表现为舒张压增加幅度降低。

　　要使 IABP 产生理想的效应,需要规则的心律及容易辨认的 R 波,或具有独立主动脉重搏波切迹的动脉脉冲描记图。目前的球囊泵可由心电图 R 波或动脉血压描记图触发。充气和放气均可调整,操作者尽量使充气与主动脉瓣关闭及 R 波降支同步。心动过速时,IABP 通常调整为隔一次心跳充气一次;心律紊乱时,调整充气为非同步固定模式,可能使后负荷降低和前负荷增加均等或不均等。对不稳定患者,尽可能恢复规则心律,包括起搏心律,以设定合适的 IABP 充气时相。新一代 IABP 操控台具有运算功能,可自动选择最佳的触发方式和充放气时相,并且 IABP 尖端的光纤传感器能够精确感知动脉压,使调节时相更加便利,而不再需要传统的充液传感器[17]。

适应证

　　IABP 植入的传统适应证为心源性休克、难以控制的心绞痛以及心脏手术后低心排[18]。目前 IABP 的适应证已扩展到冠状动脉左主干重度狭窄,经皮腔内冠状动脉成形、斑块切除或支架植入高危或失败,术前或术后室性心律失常控制不佳,以及心肌梗死后室间隔穿孔或急性二尖瓣功能不全的患者[19]。另外,IABP 偶尔也预防性应用于左室功能低下的高危患者,包括二尖瓣关闭不全以及由冬眠心肌或顿抑心肌造成的术前低心排。在体外循环前和脱离体外循环时的暂时性后负

荷降低可能使这些患者从 IABP 中获益。

植入技术

IABP 通常由股动脉植入，可通过经皮穿刺或外科切开方式。外科切开最常于体外循环中无脉搏时采用。为避免切开股动脉，对心功能不全的患者行复杂手术时，可预先行股动脉穿刺置管以备 IABP 使用。由于股浅动脉直径较细，经该动脉操作可增加下肢缺血的风险，所以通常不用。对于血管较细的患者，推荐应用 7F 无鞘导管以降低下肢缺血的风险。髂动脉、腋动脉少用，而腹主动脉则通常不作为备选[20,21]。对患有腹主动脉与髂动脉或股动脉严重阻塞性疾病、球囊导管不能通过的患者，可在术中直接经升主动脉植入导管[22,23]。

IABP 植入采用 Seldinger 技术。在导管室，导丝和球囊都可经 X 线透视观察到，若条件不允许，透视不是必须的。在手术室，导丝和球囊通常在食管超声引导下置入和定位[24]，如股动脉管腔偏细，导管可不带鞘置入[25]。

IABP 患者通常使用肝素抗凝，但各中心的做法并不统一。应注意消毒和覆盖导管的出口部位，以防发生局部感染或败血症。

撤除经皮 IABP 不需暴露股动脉上的穿刺部位。出口部位需做准备，切断固定缝线。球囊导管与泵断开连接，用 50ml 注射器彻底放气。撤除球囊时，压迫股动脉近端，股动脉逆行出血是允许的，可将远端的血块冲出伤口。然后压迫股动脉远端，并且允许有顺行出血冲刷。最后，以非封闭性的恒定压力压迫股动脉穿刺部位。需压迫 30 分钟以确保穿刺口被血栓封住。如果是通过股动脉切开方式植入球囊导管，那么最好在手术室撤除，并缝合切口。若撤除导管后下肢血流减弱，需行局部血栓清除术。

对于肥胖患者，若经皮穿刺针有意或无意地刺入腹股沟上方的髂动脉，则需在手术室经外科切开撤除球囊导管，因为髂动脉伴行于后倾的骨盆上使撤除导管后无法加压，可能发生腹膜后大量出血。

在植入使用时间较长的左心室辅助系统前，IABP 可用于改善全身的灌注和右心室功能。对于慢性收缩性心力衰竭的患者，使用 IABP 作为心脏移植或左心室辅助装置（left ventricular assist device，LVAD）治疗前的过渡手段已很常见，并且这种策略使半数以上的患者病情得以稳定[26]。更重要的是，通过缝合于锁骨下动脉上的人工血管植入 IABP 允许患者在等待下一步治疗时离床活动，据文献报道这种方法的成功率为 93%[27]。

这种技术是把一段内径 6mm 的人工血管端侧吻合于锁骨下动脉，将标准 IABP 鞘管剪短后置入人工血管内[27]。IABP 通过单独的切口植入，或通过外露的 IABP 鞘管植入，在放射线或经食管超声心动图（transesophageal echocardiography，TEE）引导下进行定位，然后闭合切口。有些中心会包埋 IABP 鞘管，但是我们倾向于外露鞘管，这样的话如果 IABP 需要重新定位，就不必重新切开伤口。

对于等待心脏移植的患者来说，IABP 的存在会使患者在器官共享联合网络（United Network for Organ Sharing，UNOS）心脏移植等待名单中处于 1A 级或最高等级。

并发症

据报道，IABP 的并发症发生率为 12.9%～29%，平均约 20%[28]。危及生命的并发症罕见。下肢缺血为目前最常见的并发症（发生率 9%～25%），其他并发症包括球囊破裂、球囊内血栓形成、败血症、穿刺部位感染、出血、假性动脉瘤形成、淋巴瘘、淋巴囊肿以及股神经病变[29]。临床上应用的不同类型 IABP 之间，在肢体缺血方面无明显差异[28,30]。

球囊破裂的发生率约为 1.7%，常表现为球囊导管内出现血液，偶可表现为 IABP 泵报警。经主动脉植入的球囊破裂可能更为常见。尽管常用氦气给球囊充气，但气体栓塞并未成为主要问题。一旦发生破裂，必须强制放气以减少球囊内血栓形成，并尽快撤除球囊。若患者依赖 IABP，可通过破裂的球囊置入导丝，撤除原球囊后，经导丝植入新的球囊导管。若破裂的球囊不易撤除，可经对侧股动脉或髂动脉或经腋动脉植入新的球囊，以维持循环支持。

破裂球囊扭曲或血栓形成不易撤除时，需经手术撤除，因为强行撤除球囊可造成髂动脉或股动脉的严重撕裂，导致难以控制的大出血。导管应尽量撤退，直至遇到阻力。通过 X 线或超声检查确定导管尖端的位置。切口应能暴露该段血管。在控制这段血管后，通过动脉切开移除受阻的球囊。

有临床意义的下肢缺血发生率为 9%～25%，然而多达 47% 的患者在 IABP 使用期间有缺血征象[29]。因此，每例患者在植入 IABP 之前，应确定足背动脉搏动情况并做记录。植入后，随时通过触摸动脉搏动或经多普勒超声评估足部的血液循环情况。观察足部的色泽、花斑、温度及毛细血管再充盈情况。出现疼痛、感觉减退或循环不良提示缺血严重，需要尽早恢复末梢循环。有三种方案可供选择。若患者不依赖球囊，应立即撤除。对大多数患者，这种办法能缓解远端缺血。而少数患者需要外科探查穿刺部位，清除血栓和/或栓子，行动脉重建术。若患者依赖球囊，可通过对侧股动脉或髂动脉植入新的球囊导管，撤除原导管。发生下肢缺血的危险因素包括：女性、外周血管病变、糖尿病、吸烟、高龄、肥胖以及心源性休克，可使 IABP 植入后发生缺血并发症的风险增加。由于 IABP 一般在适应证明确时植入，所以发现危险因素并不影响治疗，但在患者心脏状况允许的情况下应尽早撤除装置。在某些试验中，IABP 反搏时间延长，与并发症发生率增加有关[29]。多数缺血并发症是动脉灌注不足的结果，有时胸降主动脉的严重粥样硬化病变可产生粥样硬化栓子，造成栓塞。约有 1% 的患者在住院期间或出院后不久，在动脉穿刺部位形成假性动脉瘤，但形成动静脉瘘者罕见，多普勒扫描可以确诊。

结果

IABP 的并发症很少引起死亡。少数情况下，出血（腹膜后或主动脉出血）、败血症、中枢神经系统损伤或主动脉夹层可能导致或促使患者死亡。有下肢缺血并发症患者的死亡率高于无此并发症的患者。

若未进行再血管化治疗，IABP 并不显著增加生存率，但再血管化以后，患者的短期和长期生存率以及生活质量均有所改善[31]。尽管如此，因心脏问题接受 IABP 治疗的患者死亡率仍然很高，总的院内死亡率为 26%～50%[32,33]。一项试验表明，院内死亡的危险因素包括高龄、女性、纽约心脏协会(New York Heart Association,NYHA)心功能分级高、术前硝酸甘油治疗、术中或术后植入 IABP 以及经主动脉植入 IABP。另一项试验发现的危险因素包括年龄和糖尿病。还有一项试验表明院内死亡与急性心肌梗死、射血分数小于 30%、NYHA 分级Ⅳ级以及主动脉阻断时间和体外循环时间延长有关[34]。IABP 植入时间也影响院内死亡率,术前植入的死亡率为 18.8% ~ 19.6%[18],术中植入为 27.6%~32.3%[17],术后植入为 39%~40.5%。泵衰竭患者的死亡率最高为 68%,冠状动脉缺血患者的死亡率最低为 34%,心脏手术患者的死亡率为 48%。长期生存率与手术种类有关,最高的是心脏移植和心肌再血管化[18]。瓣膜手术患者安装 IABP 后,不论是否行再血管化,预后均较差。Creswell 及其同事发现,患者的 1 年生存率为 58.8%,5 年生存率为 47.2%。Naunheim 及其助手发现,几乎所有的存活患者都是 NYHA 分级Ⅰ或Ⅱ级[34],将近 18% 的院内存活患者有下肢缺血症状。

IABP 植入总体上较容易,并可显著增加冠状动脉血流,减轻左室负荷,对于无显著外周血管病变的患者,IABP 应视为一线机械支持治疗方法。有人建议对高危患者[如左室射血分数(left ventricular ejection fraction,LVEF)小于 40%、不稳定型心绞痛、左主干狭窄大于 70%,或二次冠状动脉旁路移植术(coronary artery bypass grafting,CABG)]术前预防性植入 IABP,能够改善心指数,减少重症监护病房(intensive care unit,ICU)停留时间,降低死亡率[35]。然而,如果注意心肌保护,并合理使用强心药如肾上腺素和米力农,多数处理过此类患者的人并未发现常规植入 IABP 能获益。

根据最新的 2013 年 ACC/AHA 关于 ST 段抬高心肌梗死(ST elevation myocardial infarction,STEMI)患者的指南,对血流动力学不稳定、需行急诊 CABG 手术的 STEMI 患者,使用机械循环支持装置(包括 IABP)是合理的(Ⅱa 级推荐)[36]。在此之前,2004 年 ACC/AHA 和 2010 年 ESC 关于 STEMI 患者的指南,分别将心源性休克患者使用 IABP 列为Ⅰb 级和Ⅰc 级推荐,尽管当时并无随机对照试验的证据支持。最近的 IABP SHOCK Ⅱ随机试验,纳入了 600 例急性心肌梗死合并心源性休克、准备行再血管化治疗的患者,其中 300 例接受 IABP 支持治疗,298 例接受药物治疗。两组患者的休克分级、基本特征相似。结果显示,两组患者的 30 天死亡率无明显差异(IABP 组 39.7%,对照组 41.3%)[37],两组患者不良事件的发生率也无明显差异,导致指南中对 IABP 的推荐等级下调[38]。

很多外科医师考虑在高危心脏手术前预防性植入 IABP。虽然这种做法还有争议,但最近对随机对照试验的荟萃分析显示,对于高危者,预防性植入 IABP 能够降低死亡率和低心排综合征的发生率,缩短 ICU 停留时间[39]。IABP 在心脏术后患者的应用情况各有不同,多数外科医师将 IABP 作为心脏术后早期发生持续低血压或低心排时的一线机械循环支持。不过,在心脏术后发生持续低心排、需大剂量升压药及正性肌力药的情况下,IABP 的作用有限,应考虑使用能显著增加血流量的装置。

标准 IABP 的充气量是 40mL。目前已有充气量 50mL 的 IABP,研究显示,这种装置可以更显著地提高舒张压、降低收缩期心脏负荷及肺毛细血管楔压[40]。

虽然 IABP 在休克患者的治疗方面有效,但必须清楚,这并不是心衰机械支持的最终治疗手段。若休克状态持续存在,有心指数降低的表现,必须进行某种直接机械支持,以恢复终末脏器的足够灌注。若不能有效治疗患者的心源性休克,会导致其死亡。

直接循环支持

背景

直接心脏辅助装置在心脏外科发展的早期就已开始应用。1966 年,DeBakey 报道了双瓣手术后首次成功应用 LVAD,通过左房和腋动脉安装体外辅助装置的病例[41]。该患者带泵支持 10 天,最终出院回家,并长期存活[41]。

理想的装置

理想的急性辅助装置应该对所有体型的患者都能提供足够的流量,最大限度地改善血流动力学,减轻心室负荷。目前的装置被设计为体外系统,已解决了与患者体型大小相关的问题。因为有横过胸腔的小口径插管,泵可用于不同体表面积的患者。这种系统存在可能发生动力系统和纵隔感染,以及限制患者的活动的缺点。另外,心脏和装置之间的管道,特别是流入端管道,易发生血液淤滞和血栓形成。目前的泵均需抗凝,增加术后早期的出血风险。另外,需要输注大量凝血因子和血小板,增强了由手术和管道诱发的炎性反应。使用短期辅助装置后,补体系统激活,白细胞、内皮细胞和巨噬细胞释放细胞因子,进一步增加了负面效应[44]。已确定发生的炎性瀑布和容量过负荷,可对肺血管阻力产生不利影响,造成右室负荷过重,常需加用右心室辅助装置(right ventricular assist device,RVAD)。

目前的短期辅助装置都有双心室辅助功能,前提是肺脏可支持氧合和通气。若循环衰竭合并急性肺损伤,体外生命支持(extracorporeal life support,ECLS)可采用传统或更为先进的离心泵。

临床上需要机械支持的多数情况下,都要求迅速有效地安装,因此所有的装置必须易于植入。在心脏术后便于暴露大血管的情况下,插管应能选择有临床适应证的任何流入或流出部位。在复苏过程中,如在导管室内发生心脏停搏,时间紧急,转运至手术室常常不现实,而此时经皮置管是可供选择的方法。

目前尚无理想的短期支持装置。在循环支持领域的创新能带来理想的装置之前,现有技术只能针对每位患者的特定需求进行调整,并且要考虑到需要支持的时间长短。

适应证和患者选择

急性机械支持治疗的适应证广泛,首要目标是快速恢复循环和稳定血流动力学。通过评估心室功能、局部室壁运动异常和瓣膜活动,TEE 的常规应用大大有助于心源性休克的病因判断。对于心肌梗死后机械性并发症患者,如急性心脏破裂伴有压塞、急性乳头肌断裂或梗死后室间隔穿孔,外科修补术可能使之免于机械支持治疗。同样,心脏手术后难以脱离体外循环时,TEE 可以指导外科医师行进一步再血管化及瓣膜修复术,并成功脱离体外循环。

若超声心动图未发现心源性休克有外科可纠正的病因，多数外科医师会根据血流动力学资料来考虑是否需要机械辅助。标准包括但不限于心指数小于 2.2L/(min·m²)、收缩压低于90mmHg、平均肺毛细血管楔压或中心静脉压大于 20mmHg、同时应用两种以上的大剂量强心药[42]。临床上这些表现可能合并心律失常、肺水肿和少尿。这些情况下，首先可考虑使用 IABP。心脏手术后如出现以上血流动力学表现，没有机械支持的情况下，死亡率可达 50% 以上[31]。有人认为，这种情况下尽早安装支持较高流量的辅助装置，让心脏得以休息，可能改善预后，有利于顿抑心肌的恢复[43]。另外，在紧急情况出现早期，药物制剂如磷酸二酯酶抑制剂米力农、一氧化氮及垂体后叶素有助于优化血流动力学，减少同时行右室支持的需要[44,45]。

一旦安装机械辅助，可对稳定患者进行定期评估，确定心脏恢复情况，终末脏器的功能以及神经系统状态。按需进行心脏移植评估，如果符合其他标准，并且心脏无恢复征象，可以考虑心脏移植，患者的候选标准包括无恶性肿瘤、无难以控制的严重感染、无神经系统缺陷、非高龄患者。对于这组患者，通常改用长期 VAD，直到有可用的供体器官。这种策略被称为"由桥到桥"，短期辅助装置为通往更持久的 VAD 的一座"桥"，VAD 为通往心脏移植的另一座"桥"。心功能逐渐改善的患者，可停用并撤除辅助装置。

装置

目前，美国食品及药物管理局(the Food and Drug Administration, FDA)批准通过的短期支持装置包括离心泵、滚压泵、静脉-动脉体外膜肺氧合(extracorporeal membrane oxygenation, ECMO)/ECLS、ABIOMED AB5000 心室和 Impella 装置(ABIOMED, Danvers, MA)、Thoratec Centrimag(Thoratec Inc., Pleasanton, CA)、Thoratec 体外心室辅助装置(paracorporeal ventricular assist device, pVAD)(Pleasanton, CA)，以及 Tandem-Heart 系统(CardiacAssist, Inc.)。还有很多短期支持装置正在研究中。

持续性血流泵

市场上有两种类型的泵可用于体外循环：滚压泵和离心泵。因有重大缺陷，除常规体外循环以外，成人极少用滚压泵行短期循环支持。虽然价格较低，但滚压泵对管路压力不敏感，并且需要通畅的流入端。另外，滚压泵可能造成管道颗粒散裂，受到不可预料的管道故障的影响。这些系统需要时刻谨慎的操作，而且难以长时间运转。滚压泵使用 4~5 个小时以上可造成溶血，因此，不适用于需数天到数周的机械辅助[40]。泵转子与血流方向平行的轴流泵，已随着 Impella 装置进入到短期机械支持领域[41]，但是短期支持装置的多数经验还是使用离心泵。

离心泵

离心泵因在体外循环中的常规应用，已是为人熟知的辅助系统。这种装置的血流方向与转子垂直。尽管泵头设计各有不同，但它们的工作原理都是通过刀片、叶轮或同心锥体的运动而产生转动。一般来说，这种泵能在压力升高不明显的情况下，提供较高的流速。在使用之前需要预充和排气，产生的流量大小对流出阻力和充盈压力敏感。市场上各种泵头设计的不同之处在于叶轮的数目、刀片的形状和角度以及预充量。唯一例外的是 Medtronic 生物泵(Medtronic Bio-Medicus, Inc., Eden Prairie, MN)，有两个同心锥体产生转动。泵头是一次性的，相对便宜，安装于产生动力的磁性发动单元。虽然设计不同，离体和在体试验都未发现某一种泵比其他泵有明显优势[40,42]。虽然早期设计对血液成分的机械损伤造成大量溶血，但最新设计的泵损伤性较小，使用时限可延长。

Rotoflow(Maquet Cardiovascular)是在急性循环支持领域广泛应用的另一种离心泵。

并发症 短期机械辅助的并发症发生率较高，离心泵或 ECLS 辅助的患者之间类似。根据自愿登记者的报道，使用 LVAD、RVAD 及双室辅助装置(biventricular assist device, BVAD)行短期循环辅助的主要并发症为出血、永久性卒中、肾衰竭、感染、神经功能损伤、血栓和栓塞、溶血以及技术问题。神经功能损伤的发生率约为 12%，根据 Golding 的经验，大脑以外的栓塞也同样经常发生[48]。Golding 还发现，13% 的患者发生肝衰竭。即使临床上并未发现栓子，活检发现 63% 的患者存在栓塞的解剖学证据[49]。

结果 虽然无法将不同机构应用离心泵支持的结果做有意义的比较，一般来说，总的生存率为 21%~41%。自愿登记者报道了 604 例 LVAD、168 例 RVAD 和 507 例 BVAD 的使用经验，大约 70% 使用持续性血流泵，其余为搏动性血流泵[50]。不同灌注回路类型之间，在脱离循环辅助患者和出院患者的比例上均无显著差异。总的来说，45.7% 的患者脱离循环辅助，25.3% 的患者出院[50]。自愿登记者还报道，脱离循环辅助患者的 5 年生存率为 46%[50]。多数死亡发生在出院之前或出院后 5 个月以内。

1992 年据 Golding 报道，使用离心泵的 91 例患者有同样的院内生存率，Noon 报道的 129 例患者中有 21% 的患者出院[49,51]。与使用离心泵支持的患者相比，使用搏动性循环辅助的患者支持时间明显延长，但是脱离辅助和出院患者的比率没有差异。使用持续性血流泵的存活者平均支持时间为 3.1 天。因急性心肌梗死行循环支持的患者较差，只有 11.5% 的患者存活出院。据 Joyce 报道，使用 Sarns 叶轮泵支持的患者中，42% 的患者出院[52]。

体外生命支持/体外膜肺氧合(ECLS/ECMO)

20 世纪 60 年代，人们已经知道，体外循环并不适合于需要支持数天或数周的患者。ECLS(也称为 ECMO)作为一种短期辅助装置，是体外循环原理的直接扩展，Bartlett 及其同事首先证明了这种技术用于新生儿呼吸窘迫综合征的有效性[53]。

体外循环与 ECLS 之间有很多重要的不同之处。最明显的不同在于循环支持的时限。体外循环用于心脏手术中，一般使用数小时，而 ECLS 支持时间较长。使用 ECLS 时，只需用较低剂量的肝素，中和肝素很容易。由于使用连续的回路，所以不存在血液停滞区如心内吸引和静脉贮血器。人们认为，这些不同之处可降低体外循环中可见的炎性反应和凝血异常[54]，虽然 ECLS 支持开始时常会有炎性因子的迅速升高[55]。

一套标准的 ECLS 回路如图 18-3 所示。这套系统由以下部分组成：

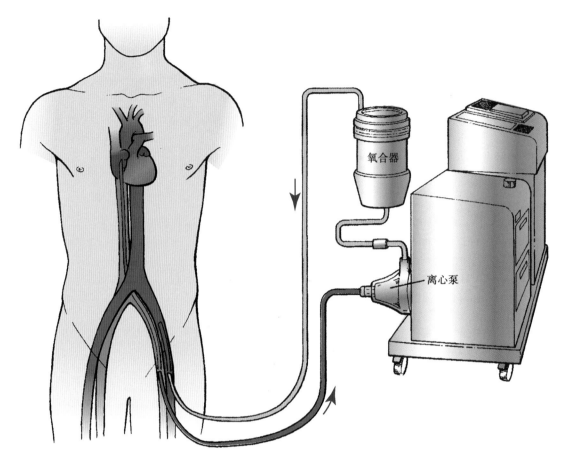

图 18-3　经皮 ECMO 支持是通过股动静脉入路实现的。通过股静脉置入导管至右心房,引流右心房血液。氧合血液通过股动脉逆行灌注。股动脉远端的灌注未显示

1. 具有完整热交换系统的中空纤维膜氧合器　微孔膜提供了必需的气体交换功能,微孔上有弥散阻力最小的直接血-气表面。通过膜的相互靠近,减小弥散距离,而系统中无明显压力阶差。氧合和通气控制相对容易。增大总的气体流速,会通过降低气态 CO_2 分压和促进弥散而加快 CO_2 清除(加快"洗脱")。通过改变吹入氧合器气体中 O_2 的百分比,可简便地控制血液氧合。

2. 离心泵　这种泵是完全非封闭式和后负荷依赖性的。下游阻力增高,如显著的高血压,将使流向机体的血流减少。因此,泵的流量不单纯取决于转速,在动脉端应安装流量计以测定泵的实际输出量。若泵的出口端发生梗阻,离心泵不会产生过高的压力和造成动脉管道进裂。同样,若入口端发生梗阻,泵也不会产生明显的负压。这一点可防止空腔化和微栓形成。近年来,新一代磁悬浮离心泵已用在 ECLS 回路中,对血液成分的破坏较轻[56]。

3. 热交换器　可控制流经体外回路的血液温度。一般来说,能量转移是通过与血流方向相反的非无菌循环水流而实现的。用水作为热交换媒介使热交换器表面的温度均一,不产生局部热点。由于较长的管道可能导致热量丧失,使用热交换器可以维持正常体温。

4. 患者与系统之间的管路　由于 ECLS 需要全身抗凝,以及心脏手术后出现严重凝血异常和出血并发症,从而出现了生物相容性的肝素结合管路。1991 年,瑞典斯德哥尔摩的 Carmeda 公司推出可产生抗栓表面的肝素涂层工艺[57]。这种工艺

被用于体外管路和中空纤维微孔氧合器表面[58]。初步经验显示,该技术不需要全身抗凝。另外,肝素涂层可降低炎性反应,减少粒细胞[59]和补体激活[60]。Bindslev 及其同事[61]以及 Mottaghy 及其同事[62]报道,在实验动物中使用肝素涂层管道行循环支持 5 天,血流动力学改善极佳,术后失血极少。Magovern 和 Aranki 也报道了同样满意的临床应用结果[63,64]。

最初,人们认为肝素结合管道可完全不需肝素化,但在不抗凝情况下血栓形成的问题仍然存在。在一项研究中,对 30 例心源性休克的成年患者用肝素结合管道行 ECLS,未给予全身抗凝,TEE 发现 20% 的患者发生左室血栓形成,另有 6% 的患者在泵头可见血凝块[65]。在 ECLS 开始后给予鱼精蛋白可促使心内血凝块形成。若左心室不射血,血液淤滞在心室内,更容易形成血凝块。由于损伤细胞组织因子的表达,腔内血栓更常见于心梗患者。鱼精蛋白可与新管道涂层的肝素结合,从而使之失去抗凝作用[66]。

插管　ECLS 和离心泵的主要区别是氧合器的存在。所以,ECLS 可通过中心或外周插管用于双心室辅助。术中,ECLS 最常用于心脏术后不能脱离体外循环的患者。这种情况下,原有的右房和主动脉插管可保留使用。另一种方法是改为外周插管,从而在拔管时避免再次开胸。

插管可以通过外科切开或经皮方法置入。该操作不需要游离整根血管,通常只需暴露血管前壁。在血管前壁行荷包缝合。动脉插管通常使用 16 ~ 20F,静脉插管使用 18 ~ 25F。以 Seldinger 技术在直视下进行插管操作。用 11 号刀片做皮肤切

口,通过切口将针头刺入血管,轻轻放入导丝。扩张子顺序通过并扩张插管路径和血管入口处。然后置入插管,移除导丝,上管道钳。将长静脉插管直接插入股静脉,在 TEE 引导下送至右心房水平,行静脉引流。

为了减少肢体缺血并发症的发生,一种方法是在动脉插管以远的股浅动脉置入 8~10F 的插管,以灌注下肢(图 18-4)。此插管的连接管道与动脉管道通过 Y 接头相衔接。远端插管持续灌注下肢,显著降低了下肢缺血的发生率。但是应当注意,长期外周置管导致的肢体缺血不仅与动脉灌注有关,还与大号静脉插管造成的静脉阻塞有关。这种情况下,将另一小号静脉插管接入回路可实现远端的静脉引流。

另一种方法是充分游离股总动脉,在前壁接一段 8mm 或 10mm 的涤纶人工血管(类似"烟囱")。该人工血管作为动脉插管的通路。或者将标准的灌注接头插入人工血管,再通过 3/8 管道与回路固定。这种方法使连接更为可靠,防止因荷包缝线或套带松动而造成的插管脱出。

一般来说,避免完全经皮动脉置管,防止置管过程中发生医源性损伤,并且确保插管的位置正确。但是,当循环支持需要静脉-静脉转流时可行经皮插管。这种技术不需外科暴露血管,且出血较少。

有时,由于严重的外周血管病变或希望将氧合血液直接输入冠脉和脑循环,则需行中心性插管。开胸的患者可用主动脉和右心房插管,但我们倾向于在升主动脉上吻合一段人工血管用于动脉插管,静脉插管通过股静脉送至右心房。行加强性荷包缝合,在胶管或胶扣上收紧缝线以便拔管时打结。通过胸壁上单独的戳口送入导管,充分止血后,关闭胸腔。

另一个中心性插管部位是腋动脉。最安全的置管方法是在腋动脉上缝一段 8mm 或 10mm 的人工血管(类似"烟囱")。在人工血管内置入插管,并用缝线和扎带妥善固定。临床医生需警惕上肢的进行性水肿,一旦发生,可用血管套环部分阻断

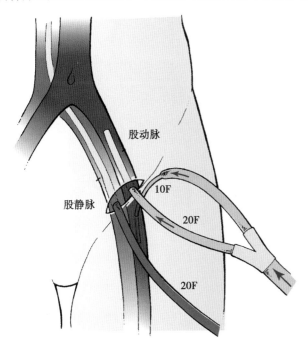

图 18-4　外科暴露股动静脉利于 ECMO 插管。使用 10F 的小号插管灌注股动脉远端

远端的腋动脉。

ECLS 安装完毕后,系统的操作相对简单,经过培训的 ICU 护士可进行监测,灌注师维持系统的日常运转。泵头出现血凝块时须更换。血浆自血相到气相漏出膜肺可使氧合器的效能逐渐降低,并增加血流阻力,需要更换氧合器。用这套系统,泵速每分钟 3 000~3 200 转时可达 4~6L/min 的 ECLS 流量。避免使用更高的泵速,以减少对血细胞的机械性损伤。其他提高流量的方法包括输入血液、晶体或胶体液以增加总的循环血量。

生理上,ECLS 可减轻右室负荷,而不会降低受损左室的负荷,虽然左室前负荷降低[68]。在正常的心脏,ECLS 系统的动脉流入使前负荷明显降低,后负荷轻度升高,能够降低左室壁张力,减少左室的舒张末容积,因为正常心脏能够将接收的血液射出。但是,如果心脏扩大和收缩不良,ECLS 系统造成的后负荷升高就抵消了心脏旁路带来的左室舒张末容积改变。心脏仍是扩大的,因为左室不能对抗后负荷的增加而射出足够的血量,所以不能降低舒张末和收缩末容积。因此,理论上来讲,除非使用机械性手段减轻左室负荷,ECLS 可能增加左心室壁张力和心肌氧耗。如果肺毛细血管楔压仍较高,且有肺水肿的表现,需在回路的静脉端加接左心引流。多数中心发现,左心引流可提供有效的直接左室减压。

前文已经提到,ECLS 的通用性表现在,它能够用于急性心脏停搏的复苏过程中以及急性肺栓塞或心源性休克患者,不能安全转运至手术室时,可通过外周插管迅速恢复循环。

心脏手术后极少推荐使用单独的 RVAD,因为一般来说,这些患者都有双心室功能不全。ECLS 作为一种 RVAD(流出端连接肺动脉)仅用于左心室功能好,表现为右心衰和低氧血症的患者,或安装长期 LVAD 后出现右心衰的患者。

并发症　成人术后因心源性休克使用 ECLS 的实践表明,出血的发生率较高。抗凝药物的使用以及 ECLS 回路导致的消耗性凝血障碍使胸腔内出血加重。即使没有胸部切口,急性呼吸功能不全患者使用长期 ECLS 支持后,出血依然是主要的并发症[67]。Muehrcke 报道了使用肝素涂层管路行 ECLS 的经验,不用或只用最小剂量肝素[68]。根据克里夫兰医学中心(Cleveland Clinic)的经验,二次开胸的发生率为 52%,平均输入浓缩红细胞 43 单位,血小板 59 单位,冷凝蛋白 51 单位,新鲜冰冻血浆 10 单位。使用肝素涂层管路行 ECLS 的其他重要并发症包括需透析的肾衰竭(47%)、菌血症或纵隔炎(23%)、卒中(10%)、下肢缺血(70%)、需更换的氧合器故障(43%)以及换泵(13%)[68]。21 例发生下肢缺血的患者中,9 例需行血栓清除术,1 例截肢。半数患者出现显著的左室扩大,6 例患者发生 TEE 可见的心内血栓。心内血栓可能发生于收缩和射血不良的左室或左房,由于右房引流好,所以到达左房的血液很少。我们观察到心内血栓与左室功能不全和血液淤滞有关。行短期 VAD 患者发生左室血栓形成,可在植入永久 VAD 时清除血栓。

结果　克利夫兰医学中心报道了 202 例成年心衰患者使用 ECLS 支持的结果[69]。经过长达 7.5 年的随访(平均 3.8 年),结果显示 3 天生存率为 76%,30 天生存率为 38%,5 年生存率为 24%。在生存时间超过 30 天的患者中,63% 的患者最终生存时间超过 5 年,表明早期死亡率高是这种技术的致命弱点。有趣的是,撤除装置或转为心脏移植的患者总的生存率较高(分别为 40% 和 45%)。不能撤除或转为移植的原因是终末脏器功能不全,包括肾衰竭、肝衰竭以及辅助期间发生神经系统事件。

与传统的微孔聚丙烯中空纤维氧合器不同,Quadrox D 氧合

器（Maquet Cardiovascular）的中空纤维由聚甲基戊烯（poly-methy lpentene，PMP）组成。PMP 膜氧合器的血浆渗漏较少，更加持久耐用。它的耐久性已被证实，使得 ECLS 的支持时限更长。克利夫兰医学中心的 Pokersnik 及其同事比较了 2005 年到 2010 年接受 ECLS 支持治疗的患者结果[70]。49 例心脏术后的患者接受了 ECMO 支持治疗。患者分为 3 组。第 1 组使用带有亲和膜式氧合器的 Biomedicus 泵，第 2 组使用带有 Quadrox D 氧合器的 Biomedicus 泵，第 3 组使用带有 Quadrox D 氧合器的 Rotaflow 泵。虽然 Quadrox D 氧合器的耐久性显著增加（氧合器更换率由 64% 降至 7%），但使用此系统后患者的生存率仅从 27% 升至 33%。来自意大利的 Formica 及其同事也报道，原发性和心脏术后发生心源性休克的 25 例患者使用 Rotaflow ECLS（Maquet Cardiovascular）系统和 Quadrox D 氧合器后生存率为 28%[71]。

新装置

Cardiohelp™（Maquet Cardiovascular）　Cardiohelp™ 是一种小型 ECLS 系统，预充量小，集成氧合器与 Quadrox 类似（图 18-5）。这种系统体积小，便于在院内和院外进行转运。Arit 及其同事报道了使用 Cardiohelp 安全转运心源性休克患者的可行性和有效性。从 2007 年到 2010 年，20 例休克患者从五家不同的医院使用 Cardiohelp 进行转运。到达接收医院后，2 例患者行血管成形术，6 例行 CABG 术，1 例行肺动脉血栓清除术，1 例安装永久性 LVAD。总的生存率为 62%[72]。

TandemHeart　TandemHeart 经皮心室辅助（percutaneous ventricular assist，PTVA）系统（CardiacAssist，Inc.，Pittsburgh，PA）

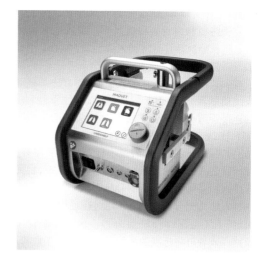

图 18-5　Cardiohelp 系统（Courtesy of Maquet Cardiopulmonary GmbH.）

已获 510k FDA 批准用于短期（<6 小时）机械支持。在导管室，可用于经皮介入治疗的高危患者的短期循环支持[73]。此装置的动力来源于体外的小型水力离心泵，泵的转子悬浮在肝素化生理盐水的液体界面上并被之润滑。插管可通过经皮或直视技术从股静脉置入，将新型专用 21F 插管穿过房间隔引流血液入泵，出泵血流通常进入股总动脉（图 18-6）。X 线透视和心内超声有助于确定插管的位置[74]。

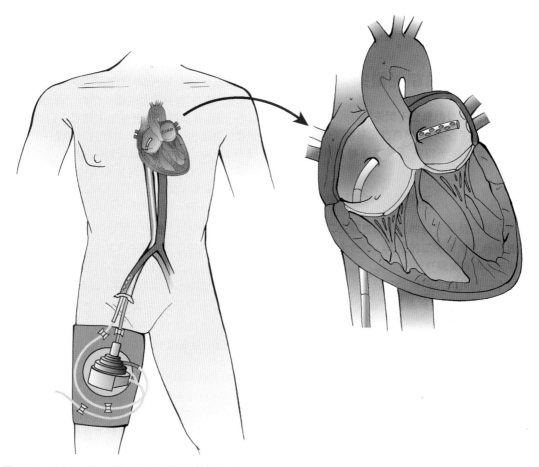

图 18-6　TandemHeart 装置的过隔流入端插管（Used with permission from CardiacAssist，Inc.，Pittsburgh，PA.）

与 ECLS 回路不同,只要流入端插管位置合适,则可以获得满意的左房减压效果。可在导管室经透视植入装置,也可在手术室经 TEE 引导直接植入。这种装置的使用经验大多是在导管室,广泛用于经皮介入治疗的高危患者[75]。通常流量可达4L,若经外科植入大号的插管,可获得 8L 的流量。

TandemHeart 可设定为各种模式以获得有效的机械支持。泵的出入口都是 3/8 对 3/8 接头,可与市场上许多经皮或外科植入插管相连接。

由于此装置经股动静脉植入,患者通常要求卧床。患者使用该装置进行循环支持时,活化凝血时间(activated clotting time,ACT)目标值为 200 秒。TandemHeart 是个通用系统,可迅速启动和终止。心脏术后使用此装置进行循环支持的优点是,整套装置可在 ICU 撤除,而不用开胸。若行右房引流,流出端置于主肺动脉,可使用 RVAD 模式,开胸[76]或经皮[77]置管均可。经皮 RVAD 的传统做法是,将 21F 过隔插管在透视下置入主肺动脉,通过股静脉置入右房插管[77]。虽然这种方法可行,但血管入路的要求稍显烦琐。PROTEK Duo(CardiacAssist,Inc.)插管是一种为静脉-静脉 ECMO 设计的双腔插管。只要位置合适,可以单一插管行经皮 RVAD。遇到需双心室支持的患者,有些中心会在回路中接一个氧合器,采用右房或双房引流。如此设计的辅助系统实质上就是 ECLS 回路[78]。有了过隔引流,时而困扰 ECLS 患者的左侧淤血问题就不存在了。

Karr 及其同事报道了 117 例患者使用 TandemHeart 行支持治疗的结果。其中 56 例患者(47.9%)曾行心肺复苏。30 天和6 个月生存率分别为 59.8% 和 54.7%。作者得出结论,Tandem-Heart 经皮 VAD 可快速有效地逆转对 IABP 和血管升压药不敏感的难治性心源性休克[79]。

Gregoric 等报道了 8 例严重主动脉瓣狭窄继发休克患者术前使用 TandemHeart 支持的结果。5 例患者在 TandemHeart 植入时正在进行胸外按压。在平均支持 6 天后,所有患者均行常规主动脉瓣置换术。1 例患者死于术后败血症。其余 7 例患者出院,在文章发表前仍全部存活[80]。

美国医学城达拉斯的 Brinkman 等报道了 22 例患者使用TandemHeart 装置支持的结果。平均支持时间为 6.8 天,未发生泵失灵以及与泵相关的神经系统事件。3 例患者发生出血,2例出现下肢缺血并发症。在安装 TandemHeart 时无神经系统疾病的 11 例患者中,5 例在 TandemHeart 支持中下接受心脏移植,3 例安装永久性 LVAD,2 例恢复。在神经系统情况不定或多器官功能衰竭的 11 例患者中,7 例死亡,2 例接受永久性LVAD,1 例行心脏移植,1 例恢复[81]。

应当注意,使用 TandemHeart 达 6 小时以上以及加用氧合器,都是装置未标注的使用方法。需要谨记的是,在给 Tandem支持的患者安装长期 VAD 时,须行房间隔修补术,否则会导致低氧,因为 TandemHeart 流入端插管造成的房间隔缺损,会使非氧合血通过房间隔进行分流。

CentriMag　CentriMag(Thoratec,Inc. ,Pleasanton,CA)泵是带有全磁浮叶轮的离心泵(图 18-7)[82,83]。它产生的摩擦力很小,并且需要的预充量很少。可用于右心或左心支持,一般经正中胸部切口行中心性插管。插管位置合适时,可获得 9L 以上的支持流量。它已通过 FDA 510K 批准作为 LVAD 可用 6 小时,FDA 批准作为 RVAD 使用可达 30 天。

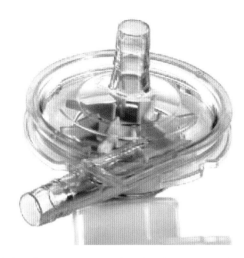

图 18-7　Thoratec CentriMag(Used with permission from Thoratec,Inc. ,Pleasonton,CA.)

明尼苏达大学的一组人报道了 12 例患者使用 CentriMagBiVADs 行循环支持的结果[83]。在 12 例心源性休克患者中,8例接受了长期可植入 VAD,2 例恢复,2 例死亡。30 天生存率为 75%,1 年生存率为 63%[83]。

Mohamedali 及其同事总结了从 2008 年到 2013 年共 48 例患者因休克使用双心室 CentriMag 的结果。30 天生存率为 56%(27 例/48 例),9 例行心脏移植后恢复,14 例转为长期LVAD[84]。

哥伦比亚大学的 Takayama 及其同事报道了 148 例患者使用 CentriMag 作为 BVAD(67%)、单纯 RVAD(26%)或 LVAD(8%)的结果。总的 30 天生存率为 69%,1 年生存率为 49%。药物治疗及心脏移植后心衰患者的预后优于心脏术后发生心衰的患者[85]。

匹兹堡大学的一组人报道了使用 CentriMag 行短期 RVAD的结果。右室支持的适应证分别为,心脏手术后右室衰竭 7 例(24%),心脏移植后右室衰竭 10 例(35%),LVAD 植入后右室衰竭 12 例(41%)。43%的心脏手术后患者、70%的移植手术患者以及 58%的 LVAD 患者在平均辅助 8 天后可撤除 RVAD。作者总结道,CentriMag 易于安装,支持有效,易于撤除,总的并发症发生率较低[86]。

美国罗切斯特大学的 Lazar 及其同事报道了 34 例患者在Heartmate Ⅱ 植入后需使用 CentriMag RVAD 的情况。双心室支持平均时间 17±11.9 天。接受单纯 LVAD 患者的出院生存率为 95.2%,而需 CentriMag RVAD 患者的出院生存率为 88.2%,两组间无显著差异。而仅用 LVAD 患者的 1 年生存率为 87%,需 CentriMag RVAD 患者的 1 年生存率为 77%(p=0.03)(ATS2013)[87]。

与其他泵一样,CentriMag 加装氧合器可以做成 ECLS 回路[88]。美国宾州州立大学的一组人对比了 CentriMag 与较便宜的 Rotaflow 的机械泵功能,将他们分别接入配有 Quadrox D的 ECLS 血液回路中。结果发现与 CentriMag 相比,Rotaflow 的最大泵流量和关闭压力更高,机械性能更好。作者总结道,使用 Rotaflow 系统更加经济实惠,因为它比 CentriMag 便宜 20~30倍,且显示出更好的性能[89]。

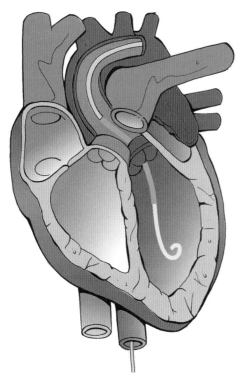

图 18-8　Impella 装置(Used with permission from Abiomed, Inc,Danvers,MA.)

轴流泵

Impella　Impella 装置是一种微轴泵,外周或中心插管均可。不论从何位置插管,泵都要通过主动脉瓣进入左心室(图18-8)。装置的插管部分骑跨主动脉瓣,与构成导管最粗节段的整合发动机相连接。插管的小口径设计可使周围的主动脉瓣叶能更好地接合,减少主动脉瓣关闭不全的发生。它的血流动力学支持来源于提供前向血流的设计特点,可增加净心排血量,而且通过减轻心室做功(降低心肌需氧量)和增加冠脉血流(增加氧供)满足心肌保护的需要[90-92]。

该左室辅助装置有 3 种型号:2.5 和 CP 用于经皮植入,5.0需外科植入。通常情况下,导管泵在透视或超声引导下置入并通过主动脉瓣,从导管尖端的入口处抽吸左室内血液,经导管近端的出口处泵入升主动脉。导管两端均有压力传感器,能有效测定主动脉瓣两侧的压力,使得在导管移位时可重新调整位置,而无需额外的影像学检查。Impella RP 是最新的装置,用于经皮行右心室辅助。经股静脉置入并通过肺动脉瓣,抽吸下腔静脉血液泵入肺动脉(图18-9)。Impella RP 使用 22F 插管,可产生 4L/min 以上的流量。

每一种可用的装置都是为特定的生理情况设计的,具体取决于所需的流量级别。和所有的 LVAD 一样,泵的实际流量取决于左心足够的回心血量,这又依赖于右室功能、肺血管阻力及充足的血容量。Impella 2.5 需置入 12F 的导管,能产生2.5L/min 的流量。Impella 2.5 通常用于经皮介入治疗的高危患者,包括冠脉介入或消融手术[93,94]。Impella CP 需置入 14F的导管,可产生 4L/min 的流量,更适合用于需快速经皮植入装置的低心排患者。如果时间允许经外科切口植入,可提供 5L/

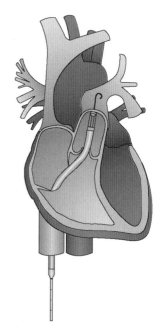

图 18-9　Impella RP 装置(Used with permission from Abiomed, Inc,Danvers,MA.)

min 流量的 Impella 5.0 就更合适了。它需要置入 21F 的导管,可经外科切开暴露股动脉,更常用的是经缝合于腋动脉上的人工血管置入导管。

Impella 2.5 的使用经验多来源于经皮介入的高危患者,在球囊充气和支架置入时维持血流动力学稳定。另外,对心肌梗死的患者,它可能有助于减少梗死面积。最近的一项前瞻性随机试验中,20 例患者在 Impella 2.5 支持下行高危经皮冠状动脉介入术(percutaneous coronary intervention,PCI)[93]。所有患者均有左室功能低下,对左主干或最后一根遗留血管行介入术。排除近期发生 STEMI 或心源性休克的患者。主要安全终点为 30 天内主要不良心脏事件的发生率。主要有效终点为介入期间未发生血流动力学不稳定。所有患者均成功安装 Impella 2.5 装置。平均循环支持时间为 1.7±0.6 小时(范围0.4~2.5 小时)。PCI 期间的平均泵流量为 2.2±0.3L/min。30天内主要不良心脏事件的发生率为 20%(2 例患者发生围术期心肌梗死,2 例患者分别在第 12 天和第 14 天死亡)。无主动脉瓣损伤、心脏穿孔或肢体缺血的证据。2 例患者(10%)发生轻微短暂的溶血,无临床后遗症。PCI 期间,没有患者出现血流动力学不稳定[93]。PROTECT Ⅱ试验[95]是上述研究的最新进展,452 例行经皮介入治疗的冠心病患者被随机分为 IABP 组(226 例)和 Impella 2.5 组(226 例),这些患者均有症状,冠脉三支病变或无保护左主干病变,左心功能低下。不出所料,与IABP 组比较,Impella 2.5 在介入治疗期间提供了更好的血流动力学支持。但是两组患者 30 天内不良事件的发生率相似。PROTECT Ⅱ 的子试验纳入患有冠脉三支病变、LVEF 低下和机械循环支持的 PCI 患者,结果发现 Impella 2.5 组患者 90 天临床预后优于 IABP 组,再血管化、再住院及不良事件的发生率更低[96]。

几项研究着眼于与心源性休克的替代方案相比,Impella 系统的潜在生存益处。根据一项未经校正的回顾性研究,使用 Impella 5.0 和 ECMO 患者的生存率没有差异,而输血和动脉血栓事件在 ECMO 组更加常见[97]。另一方面,也有研究表明,Impella 5.0 可以提高术后心排量达到或超过 1L/min 休克患者的生存率[98]。

根据严重程度,由于外周血管疾病、动脉粥样硬化、以及血管细小存在引起下肢缺血的风险,且导管放置困难,所以被认为是相对禁忌证[99-103]。其他禁忌证包括主动脉瓣机械瓣、主动脉瓣严重钙化,以及主动脉瓣关闭不全。有人认为主动脉瓣关闭不全是一个相对禁忌证,因为它的唯一缺陷是会造成泵的效能降低。

Impella RP(图 18-9)是 Impella 家族中的新成员,关于它的使用和性能的数据仍然很少,重点是扩展了在右心室支持中的 pVAD 功能[104,105]。Impella RP US 临床试验正在进行中,预计在 2016 年 6 月完成(ClinicalTrials. gov Identifier:NCT01777607[1])。

Heartmate 经皮心脏辅助泵(percutaneous heart pump,PHP)™

Heartmate PHP™(图 18-10)是一种微轴向泵,在概念上类似于 Impella 装置。它的设计是通过股动脉置入,穿过主动脉瓣进入左心室。泵通过一个 13F 的导引器植入,允许经皮插入。一旦进入左心室,泵所在的导管段就会打开并扩张到 24F。然后回退,使其跨在主动脉瓣上。它的市场定位是提供 4~5L/min 的流量。最近获得了 CE 认证,因此在欧洲市场上可以买到。

The SHIELD Ⅱ(Coronary InterventionS in HIgh-Risk PatiEnts Using a Novel Percutaneous Left Ventricular Support Device,在高危患者中应用新型经皮左室循环支持装置行冠脉介入治疗)U. S. IDE 临床试验是一项多中心前瞻性随机研究,比较 Heartmate PHP™ 与 Impella 2. 5 用于高危 PCI 患者的效果,将在 60 个中心随机入组 425 例患者[106]。

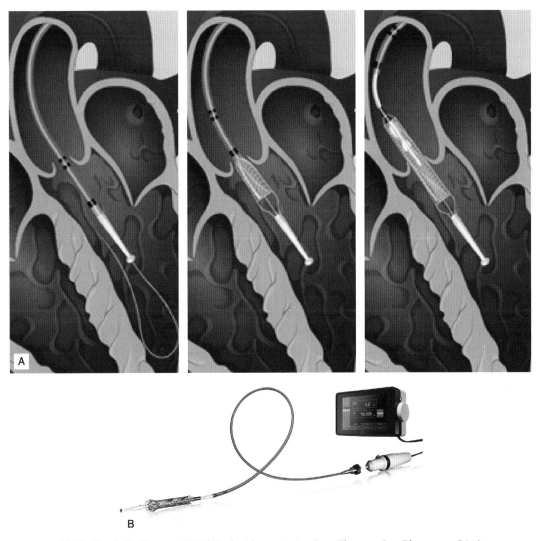

图 18-10　A,B. Thoratec PHP(Used with permission from Thoratec,Inc,Pleasonton,CA.)

---

[1] 截至中文版完稿时,该试验仍未更新最终数据。

搏动性血流泵

ABIOMED AB 心室/AB5000

2004 年推出的 AB5000 循环支持系统由气动 AB"心室"和利用真空辅助引流的 AB5000 控制台组成。"心室"的设计可用于短期至中期(<3 个月)辅助,具有 ABIOCOR 全人工心脏的许多特征。它由气动阀门驱动,阀门由 Angioflex、ABIOMED 专利的聚醚基聚氨酯塑料制成。流入端导管可置于心房或心室。

插管 ABIOMED 插管由聚氯乙烯制成,有一个丝绒套管经皮下穿出。市场上有三种规格的加强型流入端插管,包括 32F、36F 和 42F 的可塑性插管。动脉插管连接有预涂层的涤纶血管,有两种型号:10mm 的人工血管,用于吻合口径小而阻力低的肺动脉;12mm 的人工血管,用于吻合升主动脉。

谨慎地置入插管对获得最佳性能是很重要的。高度真空设置和较小号的插管可能导致溶血[107]。在离开手术室之前,须使用 TEE 确认插管位置,在理想位置时应无心腔塌陷,流入端插管尖端处无高速射流。建议抗凝使 ACT 值维持在 200 秒。

静脉流入端必须通畅,流出端管道不能扭曲。此外,如果心脏表面有桥血管时,须仔细考虑插管位置,不能使桥血管受压。应预先设想好三维布局,尤其是计划关胸时。桥血管受压都不可能恢复。

在体外循环下插管技术上要容易得多,尽管非体外循环下插管是可行的,且在某些临床情况下是首选,特别是单纯右心辅助时。通常用侧壁钳钳夹主动脉以完成流出端的吻合。若患者正在进行体外循环,无需侧壁钳就可完成肺动脉吻合。从皮肤出口至吻合部位测量所需人工血管的长度,裁剪涤纶血管至合适的长度,使之既无过高的张力亦无扭曲。计划好皮肤出口部位,使皮下窦道内的丝绒套管穿出皮肤约 2cm。在完成吻合后再将插管穿过皮下窦道。行主动脉吻合时,使用特氟隆垫片或心包片有助于控制缝线处出血。如果在非体外循环下插管,须在吻合前将插管穿过窦道。

心房插管时,用 3-0 聚丙烯线行双荷包同心缝合。勒紧止血套带以防止荷包缝线松脱和插管部位出血。此外,通常插管时心脏应有一定的容量负荷,以防止空气栓塞。

泵的流入端一般使用 36F 可塑性插管,因为它能适应不同的解剖和临床情况。左房插管可通过房间沟、左房顶或左心耳实现。右心耳是行右房插管时最容易止血的部位,因为在心耳和插管周围扎紧即可完成止血。右室体部和左室心尖部也是可选择的插管部位。无左心室血栓时,可行十字型心室切口置入插管。心室插管的优点是心室减压效果满意,可加快心室的功能恢复。有近期心肌梗死的情况下,出血也是需考虑的问题,但仔细的加强缝合可以解决。用 00 聚丙烯荷包线穿过项圈型牛心包片进行缝合有助于止血,尤其是对于脆弱的心室壁。另外,手工制作或定制的人工血管"烟囱"缝合于项圈上有利于心室插管。制作"高帽"型管道,将"帽沿"褥式缝合至左心室。行心室切开,通过管道置入插管。患者恢复后,将人工血管折叠缝闭即可完成止血。撤除此泵和缝合插管部位较简单,如果须使用长期辅助装置,改为更正规的流入端插管也很容易。

ABIOMED 装置的控制台操作相对简单。控制系统最先根据前负荷的变化自动调整泵的舒张与收缩时限。泵的速率与流量可显示在监视屏上。使用 AB5000 时,控制台设置为能提供足够流量的最低真空状态。

并发症 Anderson 及其同事报道了在"边远"医院安装 ABIOMED BVS5000(已不再生产)后,转运至"中心"医院改为 AB5000 支持的结果。对 50 例患者随访 2 年,包括恢复、心脏移植或最终安装 VAD 的总生存率为 42%[108]。

Thoratec 心室辅助装置

Thoratec pVAD[Thoratec Laboratories Corp.(TLC),Pleasanton,CA]作为免检装置在 1976 年进入临床,1995 年被批准作为心脏移植前的过渡手段,1998 年被批准用于心脏外科术后支持。

此装置是气动式搏动泵,坚固的外壳内包含 2 个无缝连接的聚氨基甲酸酯囊袋。出入口都有单叶倾斜的盘状阀门,以提供单向血流。每个模拟心室的有效搏出量为 65mL。气动控制台产生交替性负压和正压,使每个模拟囊袋充盈和排空。可调整多项设置达到泵的最佳充盈效果,提供单心室(LVAD 或 RVAD)或双心室支持(BVAD)。

Thoratec 泵固定在上腹壁,通过大口径的金属丝加强插管与心脏相连。双驱动控制台是一个大的、带轮的气动控制台,早期用于患者以优化 VAD 参数。TLC-Ⅱ驱动器较小,批准用于院外患者。

插管 装置通常在体外循环下进行安装。仔细选择插管位置和皮肤出口部位。泵应安放于前腹壁,若在侧腹壁,可导致皮肤出口部位张力过高,不易愈合。插管的毛毡表面应露出皮肤约 1.5~2cm,其余部分在皮下窦道,以促进组织生长和愈合。泵的出入口距离为 4cm,相应地计划好流入端和流出端插管之间的距离。插管长度应足够连接血泵,但须修剪合适,以防患者坐位时造成扭结。

动脉插管带有直径 14mm(用于肺动脉)或 18mm(用于主动脉)的人工血管,在选好出口部位后将人工血管修剪至合适的长度。有 15cm 和 18cm 两种,根据患者的解剖和出口部位进行选择。通常将人工血管缝在主动脉或肺动脉上,先上侧壁钳,然后用 4-0 聚丙烯线缝合,用或者不用心包或特氟隆垫片加固。在心房或心室插管引流[109]。通常情况下,所有的插管均用双层同心荷包缝合进行加固。51F 的直角心房插管有 25cm 和 30cm 两种长度。左房插管可通过左心耳、房间沟或左房顶置入。右房插管最好经右心耳置入,并指向下腔静脉。

因引流较好、流量较高,可能促进心肌恢复,故左室插管引流优于左房插管[109]。对于收缩不良的心脏,左室插管还能减少左心室的血液淤滞,从而减少血栓形成。心房插管患者发生血栓形成时,容易出现血栓栓塞并发症,因为心室在持续射血。在左室心尖部行带垫片水平褥式缝合置入左室插管,或在右室锐缘(高于后降支)置入插管。预置的缝线顺序穿过胶管,上抬心尖,左室减容,插管就位。然后置入插管,勒紧缝线固定。游离端直接穿出皮肤,连接泵之前用管道钳保持血液静止。连接泵和插管较难,须谨慎操作。泵的连接管有锋利的斜切边缘,须小心轻柔地连接插管,以防损伤管道的内表面。另外,如果尖端发生弯曲,可能促使血栓形成。轻轻地手动驱泵,以确保经主动脉排气口充分排气。pVAD 排气时,最好保持心脏和泵一直处于充盈状态。

并发症 报道显示,心脏移植过渡患者与心脏外科术后患者使用该装置的并发症相似。一项多中心研究表明,患者最常见的并发症是出血(42%)、肾衰竭(36%)、感染(36%)、神经系统事件(22%)以及多脏器功能衰竭(16%)[110]。其他中心也报道了类似的并发症[111,112]。

结果 心脏外科术后使用此泵的结果与使用 ECLS 和 ABIOMED BVS 5000 类似。在使用 Thoratec 装置的 145 例患者中,无移植前过渡患者,37%的患者最终撤机,21%的患者出院。经验更丰富的中心院内生存率可达 40%以上[111,112]。

Thoratec 上市前批准治疗 53 例心脏外科术后心力衰竭患者,院内生存率为 28%。其中多数患者使用 BVAD 支持[110]。但是据 Bad Oeynhausen 等人报道,心脏外科术后患者使用 Thoratec 装置支持的生存率为 60%[111,112]。

在大型搏动性第一代 VAD 时代,Thoratec pVAD 是需要机械支持的小个体或需要双心室支持的心脏移植过渡期患者使用的主流循环支持装置。随着更小型的连续性血流装置的出现,如 HeartWare HVAD 可以支持更小体型的患者,也可配置为双心室支持,pVAD 的使用受到了限制。然而,这些装置仍然可用,并被批准用于两个心室的机械支持和心脏外科术后的支持。

装置的选择

到目前为止,对于需要短期机械支持的患者,尚无足够的证据表明某种装置比另一种更优。通常根据是否可用选择某一种装置,而不是基于科学性选择。

在拥有多种装置的中心,患者的主诉和心肺状况决定装置的选择。心肺复苏患者最好选择紧急股动脉插管,避免转运和开胸造成的时间延搁。窒息或肺水肿导致的严重低氧和肺损伤患者,会获益于 ECLS 提供的氧合,且使肺脏得以休息。对于所有使用 ECLS 的患者,充分降低左房压很重要,因为持续肺静脉淤血造成的低氧会导致 ECLS 撤除延迟。左室直接引流不仅可以使肺血管床减压,还可以减少左室附壁血栓的形成,因此越来越受到人们的青睐。

对于心脏外科术后循环支持的患者,通常辅助 48~72 小时,同时进行心脏移植评估。若心肌功能未恢复,可改用较长期的装置。这就避免了高危的急诊心脏移植,也为器官的功能恢复提供了时间。

双心室辅助常用于爆发性心肌炎,可能使心功能恢复,但是常常需要长期辅助装置的支持。

对于导管室内心脏停搏的患者,能够经皮过隔左房引流的 TandemHeart 是极好的选择,但需要具备熟练的过隔操作技术。Cardiohelp、Impella CP 以及 Heartmate PHP 对这类患者也有一定用处。

患者的管理

最终目标是维持所有终末器官的理想灌注,为血流动力学的恢复赢得时间,防止器官功能进一步恶化。理想状态下,泵的流量应能使混合血氧饱和度在 70%以上。低流量状态常可通过扩容纠正。使用离心泵时,可通过调整转速来控制流量,允许一定的心脏射血,以减少血液淤滞和心内血栓形成。通过超快的泵速来增加流量,可导致严重溶血。输液扩容是提高流量最好的方法。但是,右心衰也可以表现为低流量状态,伴有

较低的肺动脉压。这种情况常需安装右心室循环辅助,总的生存率较低。

通气支持

吸气峰压维持在 35cmH$_2$O 以下。初始吸入氧浓度设为 100%,呼气末气道正压为 5cmH$_2$O。然后逐渐将吸入氧浓度降至 50%以下,氧分压维持在 85~100mmHg。在肺损伤的情况下,这些参数的设定是为了减少气压伤和氧中毒。

出血/抗凝

抗凝需谨慎,充分衡量出血和泵内血栓形成的风险。血小板计数在辅助开始 24 小时内即会下降,因此,每 8 小时监测血小板计数,按需输入血小板,常规辅助期间维持血小板计数在 50 000/mm^3 以上,有出血时维持在 100 000/mm^3 以上。输入新鲜冰冻血浆和冷凝蛋白,防止凝血功能障碍,维持纤维蛋白原浓度在 250mg/dL 以上,并补充管路中消耗的凝血因子。抗凝方法为持续泵入肝素达到全身肝素化,初始速度为 8~10μg/(kg·h),调整泵速维持部分凝血活酶时间在 45~55 秒。多数情况下,心脏外科术后患者可在 24 小时内开始输注肝素,未行胸骨切开的患者应更早输注。时刻警惕心脏压塞的征象,泵流量下降、混合血氧饱和度下降、充盈压增加、血红蛋白水平下降为发生心脏压塞的征兆。转运患者前应尽可能解除压塞,有效止血。与手术室相比,救护车上不适合处理心脏压塞和持续出血。实际上,辅助开始的几天内,出血远远比血栓栓塞危险得多,所以抗凝要谨慎。

液体管理

患者在辅助期间应积极利尿,防止第三间隙液体潴留。若对利尿治疗反应不佳,可用持续超滤或持续静脉-静脉血液透析。此系统可调整滤出的液体量,控制体液平衡,允许按需透析。

神经功能监测

输注芬太尼或丙泊酚镇静,使患者较为舒适。按需使用肌松,以降低能量消耗和胸壁僵硬,有助于更好地调整通气参数。所有患者定期解除镇静,评估神经系统功能。对简单指令的反应、活动四肢的能力和自主眼球运动是感知功能完整的粗略指标。若有任何变化或高度怀疑,应进行头部计算机体层成像(computed tomography,CT)。

撤机

辅助 48~72 小时后,可尝试撤机。撤机不可仓促,应给予心肌和终末器官足够的恢复时间。所有装置的撤除原则均相同,有不同的方式降低流量,增加心脏做功。每次按 0.5~1L/min 逐渐降低流量。在低流量期间,充分抗凝很关键,目的是防止泵内血栓形成,而且一般来说,不建议将流量减至 2L/min 以下长时间维持。在此期间需追加更多的肝素,维持 ACT 值大于 300 秒。使用最佳的药物支持,TEE 连续评估心室功能,在减流量的同时,监测血压、心指数、肺动脉压和心室大小。若超声提示心指数能够维持、肺动脉压较低、左室功能恢复,证明可以撤机。撤机失败表现为血压下降,伴有心排血量减少和肺动脉压升高。尝试撤机失败后应恢复全流量。在几次尝试撤机后,心室功能不恢复是预后不良的征兆。对心脏移植候选患者进行全面评估,改用长期心室辅助装置,作为向心脏移植的过渡。我们发现,早期改用长期心室辅助是有利的,可改善心源性休克患者的生存率,特别是在心脏外科术后。

结论

目前,短期循环支持有多种选择,随着技术的进步,装置的数量随之增加。每种装置都有优缺点,到目前为止,没有一种能满足理想装置的所有要求。我们获得的许多经验教训指引着此系统和策略的发展,以最大限度地改善生存率和减少并发症。在这个领域,更好地理解患者自身的炎性反应,认识凝血瀑布的紊乱,发展不需抗凝的系统,将会改善患者的总体预后。另外,对再灌注损伤和脏器功能保护的治疗进展也很重要。

风险分析也告诉我们,心脏外科术后需要机械支持的患者常具有某些危险因素。具体地说,包括急诊手术、心功能储备差、高龄、冠状动脉弥漫粥样硬化性心脏病以及先前存在的肾功能不全。术前应意识到,在遇到心功能衰竭时迅速给予最佳的药物支持,并准备早期安装机械辅助装置。

标准离心泵的使用已逐渐减少。随着并发症更少、患者更容易接受的长期辅助泵的出现,Thoratec pVAD 的使用也呈下降趋势。传统的 ECLS/ECMO 随着更小更紧凑的系统如 Cardiohelp 装置的出现而复苏。还有的中心有效地使用急性支持装置如 TandemHeart、CentriMag 或 Impella 5.0。传统上,对已使用急性辅助装置而尚未恢复的患者,转为长期 LVAD 后行心脏移植是唯一的治疗办法。近来有报道显示,使用持续性血流泵治疗非心脏移植候选的心力衰竭 D 期患者,结果有所改善[113]。历史上,因心源性休克过渡到以 VAD 作为终末治疗手段的患者,救治成功率较低,因为跟接受心脏移植的患者相比,DT 患者通常年龄较大且合并症较多[114]。希望早期使用更有效和并发症少的急性支持装置能改善这类患者的预后。

最近,代表多个学会的心外科及心内科作者就经皮支持装置的使用发表了一份共识[3]。这份重要稿件的大意是,心源性休克患者代表着一种多学科的挑战,急性支持装置在这类危重患者的治疗中发挥着越来越大的作用。

要点

1. 识别术前和术后患者心源性休克的发生。

2. 机构内拥有至少一种可用的短期支持系统。

3. 休克患者首先使用药物和一线机械支持(IABP)。

4. 尝试病因治疗。

5. 识别何时保守治疗失败,立即安装直接心脏辅助,以恢复终末器官的有效灌注并使心脏减压。

6. 与先进的心衰治疗(心脏移植/长期 VAD)中心进行讨论。

7. 患者情况稳定后,转至三级中心进行权威性治疗/撤机。

(杨丽静 译 吉冰洋 审)

参考文献

1. Goldberg RJ, Gore JM, Alpert JS, et al: Cardiogenic shock after acute myocardial infarction. Incidence and mortality from a community-wide perspective, 1975 to 1988. *N Engl J Med* 1991; 325(16):1117-1122.

2. Hochman JS, Sleeper LA, Webb JG, et al: Early revascularization in acute myocardial infarction complicated by cardiogenic shock. SHOCK investigators. Should we emergently revascularize occluded coronaries for cardiogenic Shock? *N Engl J Med* 1999; 341(9):625-634.

3. Rihal CS, Naidu SS, Givertz MM, et al: 2015 SCAI/ACC/HFSA/STS Clinical Expert Consensus Statement on the use of percutaneous mechanical circulatory support devices in cardiovascular care (Endorsed by the Amercan Heart Association, the Cardiological Society of India, and Sociedad Latino Americana de Cardiologia Intervencion; Affirmation of Value by the Canadian Association of Interventional Cardiology-Association Canadienne de Cardiologie d'intervention). *J Card Fail* 2015; 21(6):499-518.

4. Smedira NG, Blackstone EH: Postcardiotomy mechanical support: risk factors and outcomes. *Ann Thorac Surg* 2001; 71(3 Suppl):S60-66; discussion S82-5.

5. Helman DN, Morales DL, Edwards NM, et al: Left ventricular assist device bridge-to-transplant network improves survival after failed cardiotomy. *Ann Thorac Surg* 1999; 68(4):1187-1194.

6. Kantrowitz A: Origins of intraaortic balloon pumping. *Ann Thorac Surg* 1990; 50(4):672-674.

7. Clauss RH, Birtwell WC, Albertal G, et al: Assisted circulation. I. The arterial counterpulsator. *J Thorac Cardiovasc Surg* 1961; 41:447-458.

8. Moulopoulos SD, Topaz S, Kolff WJ: Diastolic balloon pumping (with carbon dioxide) in the aorta—a mechanical assistance to the failing circulation. *Am Heart J* 1962; 63:669-675.

9. Kantrowitz A, Tjonneland S, Freed PS, et al: Initial clinical experience with intraaortic balloon pumping in cardiogenic shock. *JAMA* 1968; 203(2):113-118.

10. Powell WJ Jr, Daggett WM, Magro AE, et al: Effects of intra-aortic balloon counterpulsation on cardiac performance, oxygen consumption, and coronary blood flow in dogs. *Circ Res* 1970; 26(6):753-764.

11. Dunkman WB, Leinbach RC, Buckley MJ, et al: Clinical and hemodynamic results of intraaortic balloon pumping and surgery for cardiogenic shock. *Circulation* 1972; 46(3):465-477.

12. Buckley MJ, Leinbach RC, Kastor JA, et al: Hemodynamic evaluation of intra-aortic balloon pumping in man. *Circulation* 1970; 41(5 Suppl):II130-136.

13. Katz ES, Tunick PA, Kronzon I: Observations of coronary flow augmentation and balloon function during intraaortic balloon counterpulsation using transesophageal echocardiography. *Am J Cardiol* 1992; 69(19):1635-1639.

14. Weber KT, Janicki JS: Coronary collateral flow and intra-aortic balloon counterpulsation. *Trans Am Soc Artif Intern Organs* 1973; 19:395-401.

15. Weber KT, Janicki JS, Walker AA: Intra-aortic balloon pumping: an analysis of several variables affecting balloon performance. *Trans Am Soc Artif Intern Organs* 1972; 18(0):486-492.

16. Kern MJ, Aguirre FV, Tatineni S, et al: Enhanced coronary blood flow velocity during intraaortic balloon counterpulsation in critically ill patients. *J Am Coll Cardiol* 1993; 21(2):359-368.

17. Yarham G, Clements A, Morris C, et al: Fiber-optic intra-aortic balloon therapy and its role within cardiac surgery. *Perfusion* 2013; 28(2):97-102.

18. Creswell LL, Rosenbloom M, Cox JL, et al: Intraaortic balloon counterpulsation: patterns of usage and outcome in cardiac surgery patients. *Ann Thorac Surg* 1992; 54(1):11-18; discussion 18-20.

19. O'Murchu B, Foreman RD, Shaw RE, et al: Role of intraaortic balloon pump counterpulsation in high risk coronary rotational atherectomy. *J Am Coll Cardiol* 1995; 26(5):1270-1275.

20. McBride LR, Miller LW, Naunheim KS, Pennington DG: Axillary artery insertion of an intraaortic balloon pump. *Ann Thorac Surg* 1989; 48(5):874-875.

21. Blythe D: Percutaneous axillary artery insertion of an intra-aortic balloon pump. *Anaesth Intensive Care* 1995; 23(3):406-407.

22. Hazelrigg SR, Auer JE, Seifert PE: Experience in 100 transthoracic balloon pumps. *Ann Thorac Surg* 1992; 54(3):528-532.

23. Pinkard J, Utley JR, Leyland SA, Morgan M, Johnson H: Relative risk of aortic and femoral insertion of intraaortic balloon pump after coronary artery bypass grafting procedures. *J Thorac Cardiovasc Surg* 1993; 105(4):721-728.

24. Tatar H, Cicek S, Demirkilic U, et al: Exact positioning of intra-aortic balloon catheter. *Eur J Cardiothorac Surg* 1993; 7(1):52-53.

25. Phillips SJ, Tannenbaum M, Zeff RH, et al: Sheathless insertion of the percutaneous intraaortic balloon pump: an alternate method. *Ann Thorac Surg* 1992; 53(1):162-162.

26. Sintek MA, Gdowski M, Lindman BR, et al: Intra-aortic balloon counterpulsation in patients with chronic heart failure and cardiogenic shock: clinical response and predictors of stabilization. *J Card Fail* 2015; pii: S1071-9164(15)00582.

27. Tanaka A, Tuladhar SM, Onsager D, et al: The subclavian intraaortic balloon pump: a compelling bridge device for advanced heart failure. *Ann Thorac Surg* 2015 Jul 27; pii:S0003-4975(15)00926-1.

28. Patel JJ, Kopisyansky C, Boston B, et al: Prospective evaluation of complications associated with percutaneous intraaortic balloon counterpulsation. Am J Cardiol 1995; 76(16):1205-1207.

29. Alle KM, White GH, Harris JP, May J, Baird D: Iatrogenic vascular trauma associated with intra-aortic balloon pumping: identification of risk factors. Am Surg 1993; 59(12):813-817.

30. Nishida H, Koyanagi H, Abe T, et al: Comparative study of five types of IABP balloons in terms of incidence of balloon rupture and other complications: a multi-institutional study. Artif Organs 1994; 18(10):746-751.

31. O'Rourke MF, Norris RM, Campbell TJ, Chang VP, Sammel NL: Randomized controlled trial of intraaortic balloon counterpulsation in early myocardial infarction with acute heart failure. Am J Cardiol 1981; 47(4):815-820.

32. Baldwin RT, Slogoff S, Noon GP, et al: A model to predict survival at time of postcardiotomy intraaortic balloon pump insertion. Ann Thorac Surg 1993; 55(4):908-913.

33. Pi K, Block PC, Warner MG, Diethrich EB: Major determinants of survival and nonsurvival of intraaortic balloon pumping. Am Heart J 1995; 130(4):849-853.

34. Naunheim KS, Swartz MT, Pennington DG, et al: Intraaortic balloon pumping in patients requiring cardiac operations. Risk analysis and long-term follow-up. J Thorac Cardiovasc Surg 1992; 104(6):1654-1660.

35. Christenson JT, Schmuziger M, Simonet F: Effective surgical management of high-risk coronary patients using preoperative intra-aortic balloon counterpulsation therapy. Cardiovasc Surg 2001; 9(4):383-390.

36. O'Gara PT, Kushner FG, Ascheim DD, et al: 2013 ACCF/AHA guideline for the management of ST-elevation myocardial infarction: a report of the American College of Cardiology Foundation/American Heart Association Task Force on Practice Guidelines. J Am Coll Cardiol 2013; 61(4):e78-140.

37. Thiele H, Zeymer U, Neumann FJ, et al: Intraaortic balloon support for myocardial infarction with cardiogenic shock (IABP-SHOCK II). N Engl J Med 2012; 367(14):1287-1296.

38. Thiele H, Zeymer U, Neumann FJ, et al: Intra-aortic balloon counterpulsation in acute myocardial infarction complicated by cardiogenic shock (IABP-SHOCK II): final 12 month results of a randomized, open-label trial. Lancet 2013; 382(9905):1638-1645.

39. Pilarczyk K, Boening A, Jakob H, et al: Perioperative intra-aortic counterpulsation in high-risk patients undergoing cardiac surgery: a meta-analysis of randomized controlled trials. Eur J Cardiothorac Surge 2015.

40. Mulholland J, Yarham G, Clements A, et al: Mechanical left ventricular support using a 50 cc 8 Fr fibre-optic intra-aortic balloon technology: a case report. Perfusion 2013; 28(2):109-113.

41. DeBakey ME: Left ventricular bypass pump for cardiac assistance. Clinical experience. Am J Cardiol 1971; 27(1):3-11.

42. Samuels LE, Kaufman MS, Thomas MP, et al: Pharmacological criteria for ventricular assist device insertion following postcardiotomy shock: experience with the Abiomed BVS system. J Cardiol Surg 1999; 14(4):288-293.

43. Jett GK: Postcardiotomy support with ventricular assist devices: selection of recipients. Semin Thorac Cardiovasc Surg 1994; 6(3):136-139.

44. Argenziano M, Choudhri AF, Moazami N, et al: Randomized, double-blind trial of inhaled nitric oxide in LVAD recipients with pulmonary hypertension. Ann Thorac Surg 1998; 65(2):340-345.

45. Argenziano M, Choudhri AF, Oz MC, et al: A prospective randomized trial of arginine vasopressin in the treatment of vasodilatory shock after left ventricular assist device placement. Circulation 1997; 96 (9 Suppl):II-286-290.

46. Curtis JJ, Walls JT, Schmaltz RA, et al: Use of centrifugal pumps for postcardiotomy ventricular failure: technique and anticoagulation. Ann Thorac Surg 1996; 61(1):296-300.

47. Magovern GJ Jr: The Bio-Pump and postoperative circulatory support. Ann Thorac Surg 1993; 55(1):245-249.

48. Golding LA, Crouch RD, Stewart RW, et al: Postcardiotomy centrifugal mechanical ventricular support. Ann Thorac Surg 1992; 54(6): 1059-1063.

49. Curtis JJ, Walls JT, Boley TM, Schmaltz RA, Demmy TL: Autopsy findings in patients on postcardiotomy centrifugal ventricular assist. ASAIO J 1992; 38(3):M688-690.

50. Mehta SM, Aufiero TX, Pae WE Jr, Miller CA, Pierce WS: Results of mechanical ventricular assistance for the treatment of post cardiotomy cardiogenic shock. ASAIO J 1996; 42(3):211-218.

51. Noon GP, Ball JW, Short HD: Bio-Medicus centrifugal ventricular support for postcardiotomy cardiac failure: a review of 129 cases. Ann Thorac Surg 1996; 61(1):291-295.

52. Joyce LD, Kiser JC, Eales F, et al: Experience with generally accepted centrifugal pumps: personal and collective experience. Ann Thorac Surg 1996; 61(1):287-290.

53. Bartlett RH, Roloff DW, Custer JR, Younger JG, Hirschl RB: Extracorporeal life support: the University of Michigan experience. JAMA 2000; 283(7):904-908.

54. Peek GJ, Firmin RK: The inflammatory and coagulative response to prolonged extracorporeal membrane oxygenation. ASAIO J 1999; 45(4):250-263.

55. McIlwain IRB, Timpa JG, Kurundkar AR, et al: Plasma concentrations of inflammatory cytokines rise rapidly during ECMO-related SIRS due to the release of preformed stores in the intestine. Lab Invest 2008; 90(1):128-139.

56. Aziz TA, Singh G, Popjes E, et al: Initial experience with CentriMag extracorporal membrane oxygenation for support of critically ill patients with refractory cardiogenic shock. J Heart Lung Transplant 2010; 29(1):66-71.

57. Larm O, Larsson R, Olsson P: A new non-thrombogenic surface prepared by selective covalent binding of heparin via a modified reducing terminal residue. Biomater Med Devices Artif Organs 1983; 11(2-3):161-173.

58. Videm V, Mollnes TE, Garred P, Svennevig JL: Biocompatibility of extra-corporeal circulation. In vitro comparison of heparin-coated and uncoated oxygenator circuits. J Thorac Cardiovasc Surg 1991; 101(4):654-660.

59. Redmond JM, Gillinov AM, Stuart RS, et al: Heparin-coated bypass circuits reduce pulmonary injury. Ann Thorac Surg 1993; 56(3):474-478; discussion 479.

60. Videm V, Svennevig JL, Fosse E, et al: Reduced complement activation with heparin-coated oxygenator and tubings in coronary bypass operations. J Thorac Cardiovasc Surg 1992; 103(4):806-813.

61. Bindslev L, Gouda I, Inacio J, et al: Extracorporeal elimination of carbon dioxide using a surface-heparinized veno-venous bypass system. ASAIO Trans 1986; 32(1):530-533.

62. Mottaghy K, Oedekoven B, Poppel K, et al: Heparin free long-term extracorporeal circulation using bioactive surfaces. ASAIO Trans 1989; 35(3):635-637.

63. Magovern GJ, Magovern JA, Benckart DH, et al: Extracorporeal membrane oxygenation: preliminary results in patients with postcardiotomy cardiogenic shock. Ann Thorac Surg 1994; 57(6):1462-1468.

64. Aranki SF, Adams DH, Rizzo RJ, et al: Femoral veno-arterial extracorporeal life support with minimal or no heparin. Ann Thorac Surg 1993; 56(1):149-155.

65. Muehrcke DD, McCarthy PM, Stewart RW, et al: Complications of extracorporeal life support systems using heparin-bound surfaces. The risk of intracardiac clot formation. J Thorac Cardiovasc Surg 1995; 110(3):843-851.

66. von Segesser LK, Gyurech DD, Schilling JJ, Marquardt K, Turina MI: Can protamine be used during perfusion with heparin surface coated equipment? ASAIO J 1993; 39(3):M190-194.

67. Zapol WM, Snider MT, Hill JD, et al: Extracorporeal membrane oxygenation in severe acute respiratory failure. A randomized prospective study. JAMA 1979; 242(20):2193-2196.

68. Muehrcke DD, McCarthy PM, Stewart RW, et al: Extracorporeal membrane oxygenation for postcardiotomy cardiogenic shock. Ann Thorac Surg 1996; 61(2):684-691.

69. Smedira NG, Moazami N, Golding CM, et al: Clinical experience with 202 adults receiving extracorporeal membrane oxygenation for cardiac failure: survival at five years. J Thorac Cardiovasc Surg 2001; 122(1):92-102.

70. Pokersnik JA, Buda T, Bashour CA, et al: Have changes in ECMO technology impacted outcomes in adult patients developing postcardiotomy cardiogenic shock? J Card Surg 2012; 27(2):246-252.

71. Formica F, Avalli L, Martino A, et al: Extracorporeal membrane oxygenation with a poly-methylpentene oxygenator (Quadrox D). The experience of a single Italian centre in adult patients with refractory cardiogenic shock. Asaio J 2008; 54(1):89-94.

72. Arit M, Phillip A, Voelkel S, et al: Hand-held minimized extracorporeal membrane oxygenation: a new bridge to recover in patients with out-of-centre cardiogenic shock. Eur J Cardiothorac Surg 2011; 40(3):689-694.

73. Vranckx P, Foley DP, de Feijter PJ, et al: Clinical introduction of the TandemHeart, a percutaneous left ventricular assist device, for circulatory support during high-risk percutaneous coronary intervention. Int J Cardiovasc Intervent 2003; 5(1):35-39.

74. Kar B, Adkins LE, Civitello AB, et al: Clinical experience with the TandemHeart percutaneous ventricular assist device. Tex Heart Inst J 2006; 33(2):111-115.

75. Giaombolini C, Notaristefano S, Santucci S, et al: Percutaneous left

ventricular assist device, TandemHeart, for high-risk percutaneous coronary revascularization. A single centre experience. *Acute Card Care* 2006; 8(1):35-40.

76. Takagaki M, Wurzer C, Wade R, et al: Successful conversion of Tandem Heart left ventricular assist device to right ventricular assist device after implantation of a HeartMate XVE. *Ann Thorac Surg* 2008; 86(5):1677-1679.

77. Prutkin JM, Strote JA, Stout KK: Percutaneous right ventricular assist device as support for cardiogenic shock due to right ventricular infarction. *J Invasive Cardiol* 2008; 20(7):E215-216.

78. Herlihy JP, Loyalka P, Jayaraman G, Kar B, Gregoric ID: Extracorporeal membrane oxygenation using the TandemHeart System's catheters. *Tex Heart Inst J* 2009; 36(4):337-341.

79. Kar B, Gregoric ID, Basra SS, et al: The percutaneous ventricular assist device in severe refractory cardiogenic shock. *J Am Coll Cardiol* 2011; 57(6):688-696.

80. Gregoric ID, Loyalka P, Radovancevic R, et al: TandemHeart as a rescue therapy for patients with critical aortic valve stenosis. *Ann Thorac Surg* 2009; 88(6):1822-1826.

81. Brinkman WT, Rosenthal JE, Eichhorn E, et al: Role of a percutaneous ventricular assist device in decision making for a cardiac transplant program. *Ann Thorac Surg* 2009; 88(5):1462-1466.

82. De Robertis F, Birks EJ, Rogers P, et al: Clinical performance with the Levitronix CentriMag short-term ventricular assist device. *J Heart Lung Transplant* 2006; 25(2):181-186.

83. John R, Liao K, Lietz K, et al: Experience with the Levitronix CentriMag circulatory support system as a bridge to decision in patients with refractory acute cardiogenic shock and multisystem organ failure. *J Thorac Cardiovasc Surg* 2007; 134(2):351-358.

84. Mohamedali B, Bhat G, Yost G, et al: Survival on biventricular mechanical support with CentriMag® as a bridge to decision: a single-center risk stratification. *Perfusion* 2015; 30(3):201-208.

85. Takayama H, Soni L, Kalesan B, et al: Bridge-to-decision therapy with a continuous-flow external ventricular assist device in refractory cardiogenic shock of various causes. *Circ Heart Fail* 2014; 7(5):799-806.

86. Bhama JK, Kormos RL, Toyoda Y, et al: Clinical experience using the Levitronix CentriMag system for temporary right ventricular mechanical circulatory support. *J Heart Lung Transplant* 2009; 28(9):971-976.

87. Lazar JF, Swartz MF, Schiralli MP, et al: Survival after left ventricular assist device with and without temporary right ventricular support. *Ann Thorac Surg* 2013; 96(2):2155-2159.

88. Khan NU, Al-Aloul M, Shah R, Yonan N: Early experience with the Levitronix CentriMag device for extra-corporeal membrane oxygenation following lung transplantation. *Eur J Cardiothorac Surg* 2008; 34(6):1262-1264.

89. Yulong G, Xiaowei S, McCoach R, et al: Mechanical performance comparison between RotaFlow and CentriMag centrifugal blood pumps in an adult ECLS model. *Perfusion* 2010; 25(2):71-76.

90. Burzotta F, Paloscia L, Trani C, et al: Feasibility and long-term safety of elective Impella-assisted high-risk percutaneous coronary intervention: a pilot two-centre study. *J Cardiovasc Med (Hagerstown)* 2008; 9(10):1004-1010.

91. Jurmann MJ, Siniawski H, Erb M, Drews T, Hetzer R: Initial experience with miniature axial flow ventricular assist devices for postcardiotomy heart failure. *Ann Thorac Surg* 2004; 77(5):1642-1647.

92. Meyns B, Dens J, Sergeant P, et al: Initial experiences with the Impella device in patients with cardiogenic shock. Impella support for cardiogenic shock. *Thorac Cardiovasc Surg* 2003; 51(6):312-317.

93. Dixon SR, Henriques JP, Mauri L, et al: A prospective feasibility trial investigating the use of the Impella 2.5 system in patients undergoing high-risk percutaneous coronary intervention (The PROTECT I Trial): initial U.S. experience. *JACC Cardiovasc Interv* 2009; 2(2):91-96.

94. Reddy YM, Chinitz L, Mansour M, et al: Percutaneous left ventricular assist devices in ventricular tachycardia ablation: multi center experience.

Circ Arrhythm Electrophysiol 2014; 7(2):244-250.

95. O'Neill WW, Kleiman NS, Moses J, et al: A prospective, randomized clinical trial of hemodynamic support with Impella 2.5 versus intra-aortic balloon pump in patients undergoing high-risk percutaneous coronary intervention: the PROTECT II study. *Circulation* 2012; 126(14):1717-1727.

96. Seyfarth M, Sibbing D, Bauer I, et al: A randomized clinical trial to evaluate the safety and efficacy of a percutaneous left ventricular assist device versus intra-aortic balloon pumping for treatment of cardiogenic shock caused by myocardial infarction. *J Am Coll Cardiol* 2008; 52(19):1584-1588.

97. Lamarche Y, Cheung A, Ignaszewski A, et al: Comparative outcomes in cardiogenic shock patients managed with Impella microaxial pump or extracorporeal life support. *J Thorac Cardiovasc Surg* 2011; 142(1):60-65.

98. Siegenthaler MP, Brehm K, Strecker T, et al: The Impella Recover microaxial left ventricular assist device reduces mortality for postcardiotomy failure: a three-center experience. *J Thorac Cardiovasc Surg* 2004; 127(3):812-822.

99. de Souza CF, de Souza Brito F, De Lima VC, et al: Percutaneous mechanical assistance for the failing heart. *J Interv Cardiol* 2010; 23(2):195-202.

100. Dixon SR, Henriques JP, Mauri L, et al: A prospective feasibility trial investigating the use of the Impella 2.5 system in patients undergoing high-risk percutaneous coronary intervention (the PROTECT I trial). Initial U.S. experience. *J Am Coll Cardiol Intv* 2009; 2:91-96.

101. Ziemba EA, John R: Mechanical circulatory support for bridge to decision: which device and when to decide. *J Card Surg* 2010; 25(4):425-433.

102. Meyns B, Dens J, Sergeant P, et al: Initial experiences with the Impella device in patients with cardiogenic shock—Impella support for cardiogenic shock. *Thorac Cardiovasc Surg* 2003; 51:312-317.

103. Thiele H, Smalling RW, Schuler GC: Percutaneous left ventricular assist devices in acute myocardial infarction complicated by cardiogenic shock. *Eur Heart J* 2007; 28:2057-2063.

104. Cheung AW, White CW, Davis MK, Freed DH: Short-term mechanical circulatory support for recovery from acute right ventricular failure: clinical outcomes. *J Heart Lung Transplant* 2014; 33(8):794-799.

105. Bennett MT, Virani SA, Bowering J, et al: The use of the Impella RD as a bridge to recovery for right ventricular dysfunction after cardiac transplantation. *Innovations* 2010; 5(5):369-371.

106. HeartMate PHP [instructions for use]. Pleasanton, CA, Thoratec Corporation, 2015.

107. Samuels LE, Holmes EC, Garwood P, Ferdinand F: Initial experience with the Abiomed AB5000 ventricular assist device system. *Ann Thorac Surg* 2005; 80(1):309-312.

108. Anderson MB, Gratz E, Wong RK, Benali K, Kung RT: Improving outcomes in patients with ventricular assist devices transferred from outlying to tertiary care hospitals. *J Extra Corpor Technol* 2007; 39(1):43-48.

109. Arabia FA, Paramesh V, Toporoff B, et al: Biventricular cannulation for the Thoratec ventricular assist device. *Ann Thorac Surg* 1998; 66(6):2119-2120.

110. Farrar DJ, Hill JD: Univentricular and biventricular Thoratec VAD support as a bridge to transplantation. *Ann Thorac Surg* 1993; 55(1):276-282.

111. Korfer R, El-Banayosy A, Arusoglu L, et al: Temporary pulsatile ventricular assist devices and biventricular assist devices. *Ann Thorac Surg* 1999; 68(2):678-683.

112. Korfer R, el-Banayosy A, Posival H, et al: Mechanical circulatory support with the Thoratec assist device in patients with postcardiotomy cardiogenic shock. *Ann Thorac Surg* 1996; 61(1):314-316.

113. Slaughter MS, Rogers JG, Milano CA, et al: Advanced heart failure treated with continuous-flow left ventricular assist device. *N Engl J Med* 2009; 361(23):2241-2251.

114. Lietz K, Long JW, Kfoury AG, et al: Outcomes of left ventricular assist device implantation as destination therapy in the post-REMATCH era: implications for patient selection. *Circulation* 2007; 116(5):497-505.

第三部分 缺血性心脏病

第 19 章　经皮心肌血运重建

James M. Wilson • James T. Willerson

冠状动脉的外科血运重建刺激了导管技术的发展——从最初的成像技术到后来在治疗上的尝试。1974 年，Amdreas Gruentzig 研制出专为冠脉设计的双腔球囊导管。此后不久，随着技术上的突破，如超选择性导管、器械、导丝、球囊材料、冠脉支架以及循环支持技术的进步，经皮腔内冠状动脉成形术（percutaneous transluminal coronary angioplasty，PTCA）得以发展。目前的临床证据显示，经皮治疗可用于心绞痛控制不满意、冠状动脉病变解剖特点不适合其他血运重建治疗方式的患者，也可用于 ST 段抬高型心肌梗死（myocardial infarction，MI）的患者。然而，经皮血运重建与手术治疗在很多方面不尽相同[1]。

球囊冠脉成形术

原则

在球囊成形应用早期存在诸多技术上的限制，使经皮技术仅用于病变位于血管近端且局限的低风险患者，且难以预估治疗效果。随着工具和技术的发展，更高风险的患者也可接受经皮治疗。久而久之，大家开始认识到保证安全与成功率的诸多原则（表 19-1）。

工具

导引导管

导引导管与诊断用的导管不同，管壁较薄有钢丝加固、中央管腔更大，为超选择性导管（如球囊导管等）进入远端冠脉提供足够的强度支撑。升主动脉以及冠状动脉的解剖特点决定如何选择导引导管的形状，以便提供最佳定位（图 19-1）。遇到困难病例或高风险病例时，导引导管的选择往往是成功与否的决定因素。导引导管操作时容易出现并发症从而转为急诊冠状动脉旁路移植术（coronary artery bypass grafting，CABG）。

Guideliner® 是导引导管最近的创新技术，Guideliner 借鉴了 Palmaz-Schatz 支架平台的设计思想，是一种可用于深插至冠状动脉分支或者大隐静脉旁路血管的超选择性器械。该导管可以超选择性输送到病变部位甚至其远端，从而显著提高支架植入的成功率。Guideliner 是解剖变异的困难病例治疗时的首选，最常用于钝缘支的大隐静脉旁路血管内支架植入[2]。

导丝

导引导管安全就位后，导丝可对远端冠脉实现有效控制。不同导丝的坚硬程度、涂层、直径以及远端设计各不相同。对于大多数操作，导丝选用 190～300cm 单纤维导丝，直径为 0.025 4～0.035 6cm，导丝的尖端节段状或均匀变细。导丝头部内芯具有延展性和可塑性，可由操作者改变形状。在许多导丝设计中，中央纤维外缠丝使头部钝化，减少对其必须穿过的血管的创伤。总体而言，头部越软越安全。然而，在特殊情况下，如慢性闭塞性病变的治疗，选用头部坚硬有亲水涂层的导丝效果更好。尽管这类导丝穿过斑块的能力增加，但其引起并发症的风险也随之增加，如引起内膜下损伤、血管夹层、血管穿孔等（图 19-2）。

表 19-1　经皮冠状动脉介入治疗的原则

1. 患者的治疗效果取决于其年龄、合并症情况以及冠脉解剖形态
2. 操作的结果取决于冠脉解剖特点以及合理的计划（如顺序和设备选择，包括导丝和设备等）
3. 要对所治疗的血管近端以及远端进行很好地控制
   a）选择合适的导管
   b）维持远端导丝位置
   c）操作过程中，随时保持各器材尖端在视野中可见
4. 是否需要应用器械、药物辅助治疗、造影剂以及循环支持决定于
   a）血管路径
   b）临床特点（如稳定型心绞痛或急性心肌梗死）
   c）心室功能
   d）并发症：糖尿病、肾功能不全
5. 以下因素可能导致失败
   a）对于血管路径以及病变的三维解剖结构不熟悉
   b）对以下情况的理解不到位
      i. 可用技术的实际能力
      ii. 患者的解剖特点是否适用经皮操作
   c）对超选择性器械的操作技术忽略或不重视
   d）不注意抗凝
   e）不注意导管冲洗（不重视清洁导管或其他装置中的血液和造影剂）

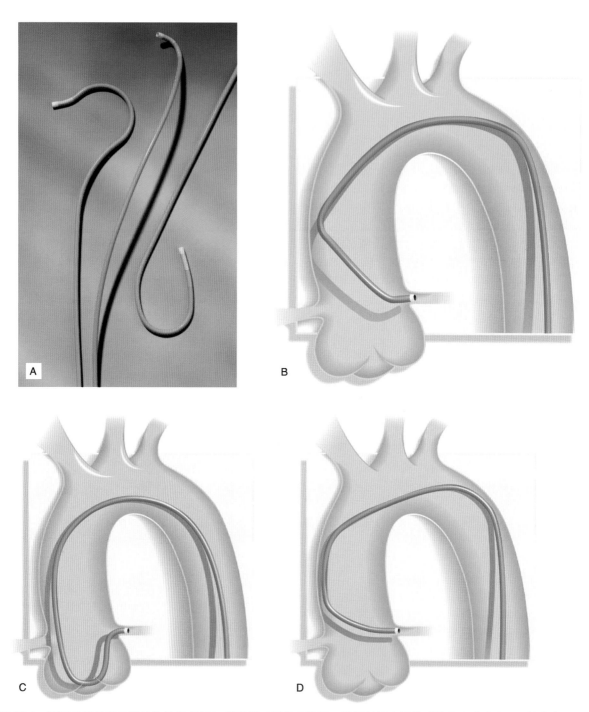

图 19-1 图示常用导引导管的体外状态(A),以及置于冠状动脉开口处拟行经皮冠状动脉介入治疗(PCI)的状态:Jud-kins 左冠导管(B),Amplatz 左冠导管(C),XB(extra backup)导管(D),Judkins 右冠导管(E),Amplatz 右冠导管(F),左冠状动脉旁路(G)(Reprinted with permission from Cordis Corporation,a Cardinal Health company.)

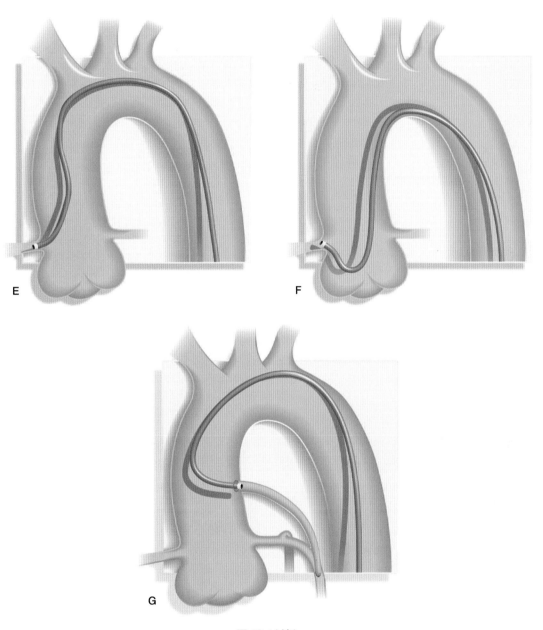

图 19-1(续)

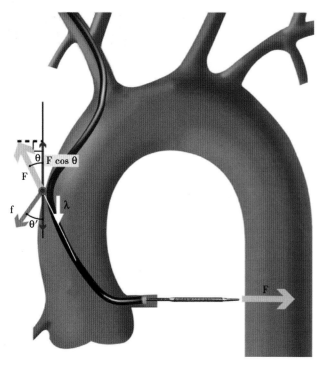

图 19-2　超选择性冠状动脉介入装置进入冠脉需要血管壁的支撑,支撑位置主要是由引导导管的形状与升主动脉的解剖学结构和左主干起始部位的相对位置决定的。如图所示,介入操作装置的前进会使导管后退。这种滑动可被导管与冠脉的连接以及与导管弯曲位置相接触的主动脉壁所阻碍(Reproduced with permission from Ikari Y,Nagaoka M,Kim JY,et al:The physics of guiding catheters for the left coronary artery in transfemoral and transradial interventions,*J Invasive Cardiol.* 2005 Dec;17(12) :636-641.)

管腔扩张器械

大部分用于冠脉操作的超选择性器材都是球囊导管或者类似装置。球囊导管在中央管腔近端开口上有不同的设计。"在导丝上"设计的中央管腔可达到导管长度,这种设计提供最佳的线路可导性以及针对复杂解剖病例的可操作性,但操作过程中需要助手协助。"单轨"设计的中央管腔仅延伸到球囊杆远端,其余球囊杆部分只与球囊管腔相交通。这种设计可引导性略差,但操作不需帮助。

血管成形球囊的特点包括:顺应性、可耐受的最大压力、外形大小以及摩擦系数。顺应性,或压力下扩张性以及最大承载压力取决于球囊壁的厚度以及材料。顺应性按照球囊在压力下的延展能力又分为三类:非顺应性、半顺应性,以及全顺应性。薄壁顺应性球囊具有最小的负压后外形,使其能够穿过闭塞最严重的血管。然而,球囊可能在压力较高(超过 20 个大气压,即 15 200mmHg)时膨胀、延长不均匀,这种压力往往需在扩张较硬、严重钙化的狭窄或支架内狭窄时使用。球囊外有不同涂层,以减少摩擦系数,防止管腔损伤(例如从支架内经过时)。

抗凝治疗

在血管成形操作中,血液在导引导管内部以及病变周围可能形成血栓。另外,导丝或其他器材的金属部分也会吸引纤维蛋白原,进而引起凝血。因此,除非进行严格的抗凝治疗,否则将很容易引发血栓(表 19-2)[3]。最常使用的药物是普通肝素(UFH),活化凝血时间(activated clotting time,ACT)时间大于 300秒[4]。也可应用其他药物,如低分子肝素、直接抗凝血酶原拮抗剂等[5-9]。直接抗凝血酶原拮抗剂类药物能减少严重出血并发症,但如需紧急外科手术时,抗凝作用无法逆转[10]。抗血小板治疗也能减少病变周围血栓风险。另外,在特定情况下也可使用阿司匹林以及噻吩吡啶、糖蛋白Ⅱb/Ⅲa(GPⅡb/Ⅲa)复合物抑制剂。无论凝血刺激的强度与类型,GPⅡb/Ⅲa复合物抑制剂在阻碍血小板凝集过程中有其独特作用。在应用 GPⅡb/Ⅲa 复合物抑制剂时,抗凝强度可减低(ACT 在 200~250 秒)。

表 19-2　PCI 的药物辅助治疗

名称	作用	应用范围	剂量	效应时间	疗程	副作用
阿司匹林	抗血小板	所有 PCI	81mg	5~7d	永久	胃肠道出血
氯雷吡啶	抗血小板	所有 PCI	PCI 前 6h 给 600mg +之后 75mg/d	5~7d	6 个月~1 年	出血,TTP(罕见)
普拉格雷[3]	抗血小板	所有 PCI	60mg 单次+10mg/d	72h	6 个月~1 年	出血
替格瑞洛[3]	抗血小板	所有 PCI	180mg 单次 + 90mg 一次两片,一天 2 次	72h	6 个月~1 年	出血,窒息
阿昔单抗	抗血小板	ACS	0. 25μg/kg+0. 125μg/(kg·min)	72h	12h	出血,血小板减少
依替巴太	抗血小板	ACS	180μg/kg 2 次,间隔 10min 给药+2μg/(kg·min)	4h	12~72h	出血
替罗非班	抗血小板	ACS	0. 4μg/(kg·min),30min 后改为 0. 1μg/(kg·min)	4h	12~72h	出血
肝素	抗凝	所有 PCI	100IU/kg 或 60IU/kg*	6h	术中	出血,血小板减少,血栓形成

表 19-2 PCI 的药物辅助治疗（续）

名称	作用	应用范围	剂量	效应时间	疗程	副作用
比伐卢定	抗凝	UFH 替代用药	1mg/kg+ 2.5mg/（kg·h） 4 小时	2h	术中+4~6h（如未 用氯吡格雷）	出血
阿加曲班	抗凝	UFH 替代用药	350μg/kg+25mg/（kg·min）	2h	术中+4~6h（如未 用氯吡格雷）	出血
伊诺肝素	抗凝	UFH 替代用药	1mg/kg 或 0.7mg/kg*	6h	术中	出血
达肝素钠	抗凝	UFH 替代用药	100IU/kg 或 70IU/kg*	6h	术中	出血
乙酰半胱氨酸	预防造影剂 肾病	GFR<60ml/min	600mg/12h	未知	术前 12h，术后 12h	无
维拉帕米/地尔 硫䓬/尼卡地平	血管扩张剂	无/慢复流	0.1~0.5mg IC	20~30min	按需	低血压，心动过缓
硝普钠	血管扩张剂	无/慢复流	30μg IC	30~60s	按需	低血压
腺苷	血管扩张剂	无/慢复流	50μg IC	30s	按需	心动过缓

* 与糖蛋白 IIb/IIIa 拮抗剂协同使用时的推荐剂量。

ACS，急性冠脉综合征；GFR，肾小球滤过率；IC，经冠状动脉内给药；PCI，经皮冠状动脉介入治疗；TTP，血栓性血小板减少性紫癜；UFH，普通肝素。

机制

球囊血管成形将不断增加的腔内压力环形传递给病变血管处僵硬的内膜表面。因为粥样硬化病变在血管内的环形分布不均，且物理特性不同，在球囊扩张过程中，无病变或轻度病变管壁会被过度牵拉。在大多数情况下，结构最完整的病变部位，承压最大。血管壁邻近区域受压会移位，无弹性的病变内膜可能破裂。尽管这种机制能实现球囊扩张以扩大管腔直径，但破损面延伸至内膜-中层边缘后可能会形成夹层平面，夹层的程度取决于其病变的机械特性以及受压力度。如果夹层平面最终形成严重的病变内膜移位，血管会发生闭塞。此类事件称为急性闭塞，在球囊扩张血管成形并发症能占到 10%。对于轻微病变以及无病变血管壁的过度牵拉，斑块不会发生破裂，所处理病变会早期回缩至初始状态。

在球囊扩张后，一部分小栓子会集结，刺激炎性细胞、成肌纤维细胞增殖，最终在局域内合成暂时结缔组织（内膜增生）或富含胶原纤维的永久结缔组织。另外，中层、外层的机械损伤会导致瘢痕形成。瘢痕组织可减小血管横截面，即负性重构[11,12]。在血管愈合过程中，内膜增生在 3 个月时达到顶峰，加之负性重构，球囊血管成形术后再狭窄率达到 40%~50%[13-15]。

预后

球囊成形术后大约有 2%~10% 的病例出现内膜夹层、血栓或中层平滑肌痉挛等，导致急性闭塞[16,17]。急性闭塞可再次进行球囊扩张，但更常采用支架植入[18]。急性闭塞、心肌梗死、急诊旁路移植手术以及并发症等限制了球囊冠脉成形术的应用。

在稳定型心绞痛的患者中，球囊血管成形术后 1 个月的死亡率为 1%[19]。一半的死因是由于出现并发症，其中大多数与

表 19-3 PTCA 术后死因统计[20]

低心排	66.1%
室性心律失常	10.7%
卒中	4.1%
术前合并肾衰竭	4.1%
出血	2.5%
心室破裂	2.5%
呼吸衰竭	2.5%
肺栓塞	1.7%
感染	1.7%

（Modified with permission from Malenka DJ，O'Rourke D，Miller MA，et al：Cause of in-hospital death in 12,232 consecutive patients undergoing percutaneous transluminal coronary angioplasty. The Northern New England Cardiovascular Disease Study Group，*Am Heart J*. 1999 Apr；137（4 Pt 1）：632-638.）

低心排相关（表 19-3）[20]。尽管 PTCA 术后 6~9 个月的再狭窄（直径狭窄>50%）发生率为 40%~50%[13,15,21]，仅有 25% 的患者诉心绞痛复发，需进一步检查[22]。出现再狭窄的患者，心肌梗死以及需行冠状动脉旁路移植的风险增加[23]。

器械辅助血管成形术

支架

球囊扩张血管成形术后的两种失败结果——急性闭塞和再狭窄——激发了众多器械的研制，以减少介入操作以及再狭窄的风险。只有冠脉支架显示出了优于球囊扩张的效果（严

表 19-4　冠脉血运重建所应用的装置

	经验	使用难易度	并发症	有效性	适用病变类型
传统球囊血管成形术	++++	++++	+	+++	任何病变
切割球囊	+	++	++	+++	钙化,ISR,分支病变
旋磨术	+++	+	+++	+++	严重钙化,无法扩张的 ISR
定向旋切术	+	+	+++	+	分支,开口处病变
激光旋切术	++	++	++	++	钙化,ISR,血栓
装置抽吸	++	+	+	++	血栓
人工抽吸	+	+++	+	++	血栓

ISR,支架内再狭窄。

重钙化病例除外)(表 19-4)。冠脉支架有很多设计,目前应用的绝大部分支架都是不锈钢或钴铬合金等通过激光雕刻而形成的镂空管状结构。支架扩张可形成一系列相互连接的小空间,形成圆柱形网状结构(图 19-3),因此支架可以收拢,但当扩张时,能保持足够的强度,形成类似球囊扩张后的支撑架。通过这种方法,避免内膜撕裂,且很少发生到血管闭塞。另外,滞留的刚性支架成为血管壁的一部分,针对血管重构从而防止再狭窄。

支架对血管安全的扩张超越 PTCA,然而,支架的使用会增加血栓以及血管壁的炎性反应。植入支架造成的损伤,以及机体对支架脚的异物反应,导致更加剧烈和持久的局灶性炎症反应[24],结果反而加速内膜增生[25,26]。如果使用支架植入术后晚期(6~9 个月)管腔损失作为测量内膜增生的标准,当代最先进的支架也会达到 0.8mm 的损失,是 PTCA(0.32mm)的两倍。

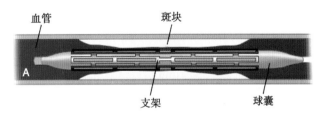

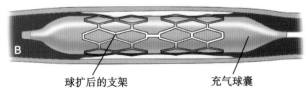

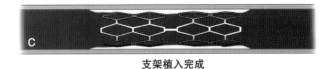

支架植入完成

图 19-3　冠脉支架为金属网状物,球囊扩张后强度增加。显著减少了管壁损伤、血管夹层和血管回缩的发生(Used with permission from Texas Heart Institute,www. texasheart. org.)

因此,在术后评估再狭窄发生率时,支架的近期效果并不比 PT-CA 好[25,26]。内膜增生程度以及再狭窄风险与治疗后管腔直径、病变长度、是否存在不稳定心绞痛、高血压、糖尿病等因素有关(表 19-5)[27-29],远期随访表明,如果支架在最初的 6~9 个月不发生闭塞,则基本不受远期疾病进展影响[30-34]。

为减少需行紧急 CABG 术的急性闭塞以及再狭窄的发生,对于任何形式的冠脉病变,支架均优于单纯的球囊扩张。注册登记数据显示,植入支架后的急诊手术风险仅为 0.3%~1.1%,操作死亡率<1%[35-38]。操作并发症的可能性基于病变本身的特点(表 19-6)[39]。根据病变特点以及所治疗病变部位的数量,1 年后,5%~10%的患者需行 CABG,15%~20%患者接受第二次经皮冠状动脉介入治疗(percutaneous coronary intervention,PCI)[40-43]。5 年后,10%~15%的患者因为未治疗部位的血管出现严重狭窄而需要再次血运重建[34]。糖尿病会增加再狭窄风险,增加未治疗部位病变进展,因此与不良预后相关。

如描述导丝的段落中所述,金属成分的支架丝可吸引纤维蛋白原,并为血小板凝集、血栓形成提供场所。治疗区增高的血栓形成风险持续存在,直至内膜化完成。因而在操作中以及 1 年后,需进行积极的抗血小板治疗[44,45]。

支架可作为药物运输系统。然而,单纯应用在支架表面的药物,会导致药物迅速消散。控制性药物运输系统,可通过使用表面聚合物、更改支架设计或更换支架所用金属来实现[46]。此种可提供药物运输的支架,被命名为药物洗脱支架(drug-eluting stents,DES),能够对目标区域应用较高浓度的药物,同时减少全身毒性。

药物洗脱支架可以减少血管成形后管腔损失,进而将再狭窄发生的风险降低 50%~100%(图 19-4)。在评估 DES 效果的研究中,研究者对观察终点进行了新的命名。最常用的观察终点被命名为靶血管失败(target vessel failure,TVF),包括心源性死亡、心肌梗死、治疗血管再次血运重建。术后 1 年,TVF 由金属裸支架(bare metal stent,BMS)的 19.4%~21%下降至 DES 的 8.8%~10%[40,43,47]。

对于各类病变而言,植入 DES 均可使再次介入治疗率下降,但在分叉病变中例外。此类病变的再狭窄率显著,潜在的

表 19-5　最终管腔直径以及支架长度预测术后再狭窄风险

最终扩张直径（mm）

支架长度（mm）	2.0	2.5	3.0	3.5	4.0
15	32%	22%	14%	8%	4%
30	42%	30%	20%	11%	7%
45	52%	39%	28%	15%	10%
60	60%	47%	35%	20%	13%

Data from de Feyter PJ, Kay P, Disco C, et al. Reference chart derived from post-stent-implantation intravascular ultrasound predictors of 6-month expected restenosis on quantitative coronary angiography, *Circulation* 1999 Oct 26;100(17):1777-1783.

表 19-6　支架植入术后发生缺血事件的危险因素[39]

强相关因素

非慢性完全闭塞

大隐静脉旁路退化病变

中等强度相关因素

长度≥10mm

扩张不规则

大片的充盈缺陷

钙化+成角≥45

偏心性病变

严重钙化

大隐静脉旁路使用超过 10 年

预后

组别	定义	死亡/心梗致急诊 CABG
极高危组	任何强相关因素	12.7%
高危组	≥3 个中等强度因素	8.2%
中危组	1~2 个中等强度因素	3.4%
低危组	无危险因素	2.1%

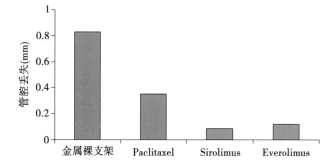

图 19-4　随机化研究中，不同支架对内膜增生的影响。最左侧是金属裸支架的内膜增生或者说管腔丢失，与右侧的药物洗脱支架对比

表 19-7　药物洗脱支架的临床影响

人群	终点事件	BMS(%)	DES(%)
总计[40,43]	TVF	20~24.1	9.9~10.8
糖尿病[60]	MACE(9 个月)	27.2~36.3	11.3~15
胰岛素治疗组[53]	MACE(9 个月)	31.5	19.6
心肌梗死[65]	TVR(8 个月)	32	18
复杂病变[56]	TLR(12 个月)	29.8	2.4
小血管长段病变[51,61,62]	MACE(9 个月)	18.3~22.6	4~8
小血管[48]	MACE(8 个月)	31.3	9.3
分支病变[49,50,64,66]	TVR(6 个月)	13.3~38	8.6~19
再狭窄[55]	TVR(6 个月)	33	8~19
大隐静脉血管旁路狭窄[52]	MACE(6 个月)	28.1	11.5

BMS,金属裸支架；DES,药物洗脱支架；MACE,主要心血管不良事件；TLR,靶病变血运重建；TVF,靶血管失败；TVR,靶血管血运重建。

早期血栓所致死亡风险高达 3.5%（表 19-7）[40,43,48-66]。同时，DES 对于远期疗效的改善以及再次介入风险的降低，这并不意味着能减少操作相关并发症的风险[67]。另外，对于聚合物涂层的反应导致愈合不全，会延长支架血栓风险达 1 年之久[68]。因此术后双联抗血小板治疗在所有患者中应持续应用至少 1 年，在复杂病变患者中应长期应用。新一代的药物洗脱支架能够使内皮化速度加快，管腔丢失有所增加但不会增加支架内再狭窄的概率，因此，双抗的使用可以缩减至 1 年内。对于病情稳定的患者，只需要双抗 6 个月，这使得更多未来可能面临非心脏手术的患者安全地进行药物洗脱支架治疗[69]。

其他器械

灌注球囊

在冠脉支架常规使用之前，夹层引发的急性闭塞可应用再次球囊扩张或 CABG 手术进行治疗。延长球囊充气扩张时间有利于提高通畅率，但一旦治疗失败，转为急诊手术时常伴有治疗区域严重的缺血。为了解决这一矛盾，球囊导管改进后带有可向近远端开放的第三腔。此类导管，或称为"灌注球囊"，可允许更长时间的球囊充气扩张时间，同时使得相应组织的缺血大为减少，并可作为操作失败需转为急诊外科手术时缓解严重缺血的措施。但在冠脉支架引入后，灌注球囊已很少使用。

斑块切除术

减小堵塞斑块体积的理念在提出后得到了广泛关注。该理念提出减小血管壁厚度，即"减容"，使球囊扩张所需压力降低。扩张管腔所需压力减小后，理论上可以降低急性闭塞的风险，减少治疗时对动脉壁的损伤。用于减容的一些设备及方法已被开发和研究，包括定向冠脉斑块切除术、经皮经腔旋转消融以及激光消融。然而，经过严格的评估发现，斑块减容器材在操作成功率以及防止再狭窄方面并没有比普通球囊扩张更明显的优势[70-73]。虽然每种器械都有其特定的使用空间（表 19-4），其应用通常伴随着穿孔、心肌梗死等风险的增加[73-75]。

斑块旋磨术需进一步讨论,因其与其他切除技术不同,至今还在得到广泛引用。Rotablator 旋转切除仪(Boston Scientific Corporation,Natick,MA)头部为橄榄形,包覆金刚石片,后部连接电动马达,使设备以高速旋转。此设备设计用以打磨坚硬的粥样板块内膜,形成小至足以通过冠脉循环不引起病症的微栓子。该设备也可作为钙化严重的坚硬斑块的初始治疗。然而,这种理念并非全无缺陷。微栓子会加重下游心肌缺血,因此其禁忌证包括血栓性病变、伴有近期心肌梗死的微循环障碍以及治疗血管为最后一支通畅血管的病变。使用此设备也会增加成角较大病变的穿孔风险。另一种新近研发的斑块切除器械是一种单刀片旋切装置,可进行"轨道式"斑块切除。这种治疗方式在 PCI 中的地位还未完全确立[76]。

抽吸设备

一系列冠脉内抽吸设备可减少远端栓塞,降低局部促凝血以及血管活性物质的浓度。此类设备包括简单的末端单孔导管连接注射器,以及带有机械辅助破碎功能的复杂吸引导管。这些设备能通过强力负压吸引排出栓子及斑块组分[77]。其应用可改善斑块以及静脉旁路治疗后的血流(图 19-5)[61]。

栓塞保护设备

在球囊血管成形术中,对血栓的机械破坏可导致大栓子脱落,造成远端闭塞。对于粥样板块的高压操作也可释放胆固醇结晶以及斑块其他成分,造成远端微栓塞、血栓形成、低流量或无血流等。为此研制了一系列器材以减少远端栓塞的频率和影响。此类器材可放置于病变的近端或远端。远端装置经导丝植入,释放悬浮微孔滤器捕捉直径在 100~150μm 或更大的栓子,或使用球囊闭塞病变血管,在治疗后吸除血栓物质。近端装置可暂时中断血流,吸净病变管腔。PercuSurge GaurdWire Plus(Medtronic,Minneapolis,MN)属于前一类,并在静脉旁路中测试(SAFER 试验)[62]。试验显示可减低肌酸激酶 42% 的升高,减少 50% 的无复流现象[79]。然而,这些结果不适用于心肌梗死患者[80]。

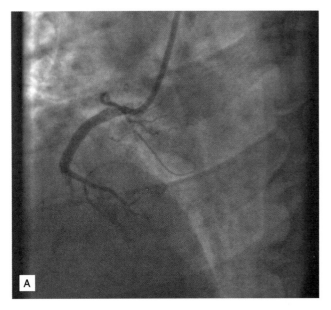

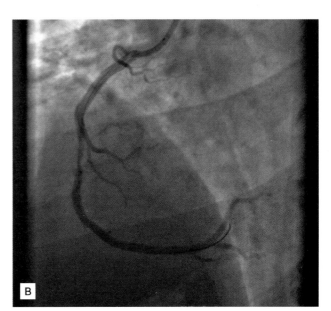

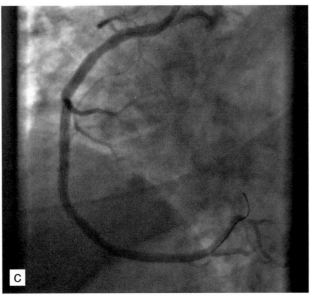

图 19-5 一名下壁心肌梗死患者中利用抽吸设备治疗。在一位心肌梗死发作的患者中,右侧冠状动脉被血栓阻塞(A)。在导管置入和病灶处吸引之后,血管再通(B)。随后在病灶植入支架,整个治疗结束(C)

成像设备

血管造影可对冠脉管腔成像,但在病变严重钙化、复杂分支、或既往支架植入等情况下不够可靠。除此之外,导致经皮血运重建风险增加的血栓可能在普通血管造影中检测不到。因此出现了一系列可供选择的成像方法,用以辅助诊断、制定血运重建治疗策略以及评估治疗风险。血管镜或者光纤维成像需要阻塞成像血管后灌注盐水冲刷红细胞。因此尽管血管镜是检查冠脉内血栓的有用工具,但并没有成为有效辅助。对比而言,冠脉内超声显像的作用更为突出。超声显像可准确的测定血管尺寸、管腔缩窄程度、病变构成以及血运重建尝试的进度。超声引导下支架植入可减少 30% 的再次介入治疗[81]。同样重要的是,冠脉内超声是研究血管造影准确度、不同病变成分所致并发症和预后的重要工具。

光学相干断层成像技术利用组织的反光特性进行组织鉴别,从而进行对冠脉的解剖及病变特点评估。它是一种颇为有用的研究工具,可进行精密的组织厚度测量和解剖影像呈现。但是在临床应用中,光学相干断层成像无法媲美冠状动脉内超声显像所能提供的信息,同时还增加了操作难度[82]。

病变严重程度测量设备

冠脉病变的血流动力学意义、合适的治疗方案、治疗的成功与否,可通过两种方法确定:经导管测量冠状动脉内血流速度或测算冠脉病变远端压力。

微型多普勒探头导丝装备 12MHz 发射器可对导管尖端 5.2mm、双侧 14° 区域处进行脉冲采样。设想所测量血管截面内在任何测量时均保持恒定,所测量的速率可反映任意两次测量之间的血流速率。流量探头测量最重要、可信的参数就是静息状态下流速以及血管扩张后流速,此数值称为冠状动脉血流储备。当用多普勒探头测量时,此数值称为冠状动脉速率储备 (coronary velocity reserve,CVR)。当冠脉病变影响血流时,为保证正常组织灌注,小动脉会在静息状态下扩张。因此应用腺苷等血管扩张药物后,血流速度仅有少许增加。应用扩血管药物如腺苷或双嘧达莫后血流无法增加则导致流速储备异常。CVR 小于 2.0 提示血流动力学有意义的病变。

CVR 测量能够反映基线流速正常时的血流变化,但在基线流速异常时会产生错误。基线异常状态包括左室肥厚、纤维化、贫血等。另外,过大或过小的驱动压力差可能落在正常冠脉自身调节范围之外,改变基线/充血比值,导致所计算流速储备异常。影响动脉扩张的情况包括糖尿病、淀粉样变以及近期咖啡因、茶碱摄入。

病变近远端的压力测算可代替血流测算。在正常情况下,位于心脏表面的血管可测到的血流阻力很小。因此驱动压力 (P_{Ao}) 以及小动脉阻力压力 (P_{RA}) 决定冠脉最大血流。当存在影响血流动力学的病变时,驱动压力会有损失,因此最大血流取决于冠脉远端压力 (P_d) 比 P_{RA} 梯度以及小血管阻力。因此病变存在时最大基础血流分数是

$$\dot{O}_{病变}/\dot{O}_{无病变} = (P_d - P_{RA}/R_{basal})/-(P_{Ao} - P_{RA}/R_{basal})$$

约分阻力压力,假设右房压保持不变,公式简化为:

$$\dot{O}_{病变}/\dot{O}_{无病变} = P_d/P_{Ao}$$

此比值称为心肌部分血流储备 (fractional flow reserve,FFR),可在应用腺苷后获得。当 FFR 小于 0.75 时提示存在影响血流动力学的斑块。常规测算 FFR 确保 PCI 的必要性,可减少即刻以及 1 年后不良事件的风险[83]。

内科医生对于所诊治的患者冠脉病变严重程度常常存在意见分歧。所幸,这一矛盾可以让 FFR 来解决。采用 FFR 对血运重建进行指导有助于决策的制定,从而使患者接受最适宜的治疗方式,减少并发症及再次手术的风险[84]。在血运重建没有其他可参照的生理线索时,FFR 至少应该在大多数典型病例中常规使用。

近距离放疗

在 DES 应用之前,血管成形或支架植入后再狭窄可行药物治疗、再次血管成形或 CABG 手术。再狭窄的高发率导致大量患者出现多种治疗失败、难治性症状且风险过高不宜外科手术。因为一定量细胞定植在治疗区病变中层,引发再狭窄,利用放疗阻止细胞增殖的方案被提出。众所周知,大剂量、外部放疗的危害限制了局部放疗剂量,但此治疗方法仍存在实质性风险。放疗对冠脉新发病变的治疗副作用大,对难治性的支架内再狭窄病变的治疗有一定的成功率[85,86]。

循环支持

经皮血运重建操作包含治疗区域一段时间的被动缺血。在急性闭塞、远端栓塞等情况下,被动缺血时间延长,导致术后恢复不完全或恢复期延迟数天等类似于心肌梗死的情况。对于左室功能不全或病变区域较大患者,术中术后可能诱发心源性休克。这种风险在很大程度上增加急性肾衰竭、脑血管意外、死亡的可能。利用评分可对血管成形过程中出现休克并发症的可能性进行预测,评分包含术前心室收缩功能异常的广泛程度与严重程度以及术后所预测的程度(表 19-8)[39,87]。择期植入主动脉内球囊反搏泵(IABP)可降低低血压以及主要并发症发生的风险[88]。

经皮左室辅助装置(percutaneous left ventricular assist device,pLVAD)是一种微型轴向血流泵,被越来越多的应用于休克患者以及高危患者中[89]。pLVAD 可提供高达 4L/min 的辅助流量。尽管 pLVAD 能提供良好的循环支持,但在生存率方面没有比 IABP 显示出任何优势,另外植入 pLVAD 的血管切口并发症很高,导致目前无法广泛用于高危患者[90-92]。

⬤ 表 19-8　循环支持预测评分

冠脉血管节段	LAD,D₁,S₁,OM,PLV,PDA
1 分	目标病变或任何其他病变狭窄>70%
0.5 分	支配区域运动减弱,但无狭窄
总计>3 分	考虑 IABP

D₁,第一对角支;IABP,主动脉内球囊反搏泵;LAD,左冠状动脉前降支;OM,钝缘支;PDA,后降支;PLV,左室后支;S₁,第一间隔支。

PCI 的并发症

除急性闭塞以及再狭窄之外,其他几项潜在的 PCI 并发症也会影响个体患者的风险/收益比。这些并发症包括:出血、穿刺部位并发症、脑血管意外、造影剂肾病(radiocontrast nephropathy,RCN)以及远端栓子造成的心肌梗死。

出血

PCI 操作造成需要输血的出血或引发血流动力学不稳定的情况占 0.5%~4%,取决于患者个体因素(如年龄、性别、外周血管病变),治疗过程因素(如股动脉穿刺位置及时间)以及药物治疗因素(如抗凝治疗强度)[4]。有些器材可供在拔除股动脉鞘管后止血使用,但效果都不如常规压迫止血[93]。随着器材的进展,桡动脉的利用越发普及,这样可减少出血以及穿刺点并发症[94,95]。

缺血

PCI 治疗中发生脑血管意外的概率大约为 0.18%[96]。其发生率与高龄、左室射血分数(left ventricle ejection fraction,LVEF)减低、糖尿病、静脉旁路介入治疗、操作过程复杂时间长、或需安装 IABP 等因素有关[97]。

PCI 治疗并发心肌梗死比例为 5%~30%,发生率随心肌梗死的定义而变化[98]。若定义为有新出现 Q 波,则发生率为 1%[99]。当定义为 CK-MB 的任意升高,则发生率高达 38%[7]。使用更为严格的定义,例如 CK-MB 升高 3 倍或 10 倍以上,则发生率下降至 11%~18% 或 5%[99-101]。实际上,CK-MB 的任意升高均会影响预后,而数值升高 3 倍以上是围操作期心肌梗死更为认可的定义。

某些病例在 PCI 治疗后,即使没有并发症,也会出现明显的心肌损伤标记物的升高[98],其机制之一为远端血管微栓子的生成。严重时,冠脉远端微栓子会引起血管充盈减缓,这种现象被称为无复流或缓慢复流。无复流在隐静脉旁路血管成形中最为常见,但在粥样斑块旋切术以及急性心肌梗死 PCI 中也可出现。PCI 术后非正常复流的严重程度的评估方法包括对血流速度主观评估,心肌梗死溶栓(thrombolysis in myocardial infarction,TIMI)研究的血流速度评级(Ⅲ级 正常、Ⅱ级缓慢、Ⅰ级极少量造影剂流入治疗区域、0 级无血流),以及更为客观的 TIMI 帧数计数。从造影剂进入治疗血管开始直至造影剂到达预先标定的远端位置,计算其间造影图像帧数。无复流可以是简短的、自限性现象,但当存在时间延长时,可增加死亡率[102]。可以预防或治疗无复流现象的药物治疗包括冠脉内应用维拉帕米、腺苷以及硝普钠(表 19-2)。

血管成形术时并发冠脉穿孔的比率为 0.5%[103],当使用消融设备时,发生率升高将近 10 倍(射频消融术 1.3% 对比 PTCA 0.1%,$P<0.001$)。冠脉穿孔在高龄患者以及女性患者中发生率更高(表 19-9)[103,104]。

表 19-9	冠脉穿孔按严重程度分级		
类型	发病率(%)	治疗方法	死亡率
Ⅰ 可见腔外印迹,但无外渗*	26	95%情况下非手术治疗	几乎不致命
Ⅱ 心包或心肌充血(图 20-6)	50	10%情况下需要手术治疗	13%
Ⅲ 1mm 穿孔,有外渗	26	需要手术治疗或换支架	63%

* 通常由导引导丝操作不当导致,见图 19-6。

(Modified with permission from Ellis SG,Ajluni S,Arnold AZ,et al:Increased coronary perforation in the new device era. Incidence,classification,management,and outcome,*Circulation* 1994 Dec;90(6):2725-2730.)

心脏压塞是伴随冠脉穿孔出现的并发症,但不是必然结果。PCI 术后心脏压塞的总发生率为 0.12%,使用斑块消蚀器械后发生率上升 1 倍。PCI 相关的心脏压塞有 55% 的比例在导管室中发现[82],45% 的患者在离开导管室后被发现。被发现冠脉穿孔的患者中,13% 出现迟发性心脏压塞。39% 的心脏压塞患者须经外科治疗,与 PCI 合并心肌梗死高度相关,死亡率达到 42%[105]。

针对大隐静脉旁路再狭窄研制的覆膜支架并未减少其再狭窄发生率[106],但目前更多在冠脉穿孔、冠状动脉瘤以及大隐静脉旁路血管瘤中作为急救器材使用(图 19-7)[107]。冠脉穿孔使用覆膜支架治疗后,外科手术的需求率降低,冠脉穿孔的预后也得到改善。然而有一小部分患者仍需要外科手术治疗[108]。

毒性

在使用放射造影剂后可引发急性肾功能不全,称为造影剂肾病(RCN),目前对此了解甚少。其发生率与年龄、充血性心

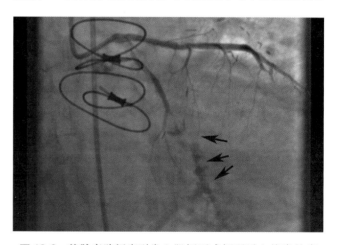

图 19-6 静脉旁路闭塞引发心肌梗死或梗死后心绞痛的病例,使用硬导丝造成冠脉穿孔。左冠系统注射造影剂显示前降支和回旋支闭塞,箭头显示在拟再通的区域出现造影剂外渗,证明发生了穿孔(Ⅱ型)。该患者通过抗凝中和以及 PTCA 球囊暂时堵塞回旋支的方法成功止血

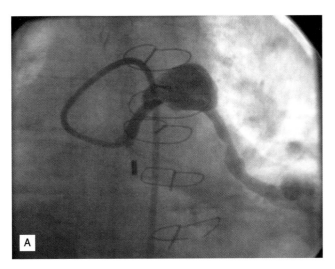

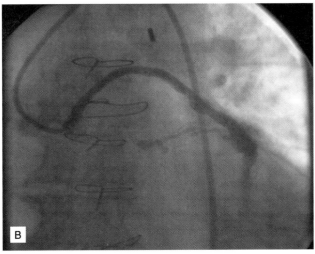

图 19-7　覆膜支架(B)治疗巨大的隐静脉旁路血管瘤(A)

力衰竭、血流动力学不稳、糖尿病、既往肾功能不全、贫血、外周血管病以及造影剂使用剂量相关[109-111]。冠脉血管成形术后 RCN 的发病率为 5%~6%,术后 3~5 天肾功能不全最为严重[112]。即使是一过性的肾功能减低,都会造成随访期缺血性心血管事件发生率增高,RCN 患者中 10% 需透析治疗,增加近远期死亡率[109,110,113]。

降低 RCN 风险的唯一方法就是应用等渗造影剂、扩容以及试用乙酰半胱氨酸。碘克沙醇是等渗性非离子造影剂,在非冠脉造影中可降低 RCN 发生率[114]。不同研究中,口服 4 次 N-乙酰半胱氨酸(每次 600mg,手术前日两次,手术当日两次)的效果不一,但可能起到有益效果[115,116]。口服晶体溶液保持充足尿量,并辅助以尿液碱化,是保持充足循环血量的有效方法[117]。

特殊情况

急性冠脉综合征

ST 段抬高的心肌梗死后 6 小时内进行成功的 PTCA 以及支架植入,在绝大多数情况下对于限制心肌破坏范围以及提高在院生存率方面,与溶栓治疗同样有效,甚至更为有效[118-120]。

对于急性心肌梗死常规使用冠脉支架治疗时,其再狭窄率为 17%,6 个月随访时无症状生存率为 83%~95%[121-124]。使用药物涂层支架可将所有不良事件风险由 300 天随访期时的 17% 降低至 9.4%[57]。对于溶栓治疗失败或心源性休克接受溶栓治疗的患者,支架血运重建可增加心肌挽救,降低死亡、心功能衰竭以及再次心肌梗死的风险[125-128]。

既往 CABG

应用栓子保护设备辅助支架植入是对于静脉旁路血管病变较为公认的治疗[79,126]。应用远端栓子保护可将围操作期心肌梗死率从 14.7% 降低至 8.6%[79]。遗憾的是,病变的旁路血管再次出现新发病变的比例较高,影响远期无症状生存率。在支架植入术后,4 年总体生存率为 79%,但无心肌梗死或需其他血运重建治疗的生存率仅为 29%[130-134]。药物涂层支架降低静脉血管桥 PCR 术后的再狭窄,但不能影响病变血管其他部位的病变进展[129]。

未来展望

心脏介入治疗未来的发展取决于操作风险的降低以及治疗有效期的延长。对于大多数患者而言,延长治疗效果可通过植入药物涂层支架达成,此方法仍需更深发掘。然而,药物涂层支架并不能降低操作风险,对于弥漫性粥样硬化、糖尿病、分叉病变以及急性冠脉综合征患者而言,问题依然存在。某些病例 PCI 术后结果不佳,可能更适合外科血运重建治疗的理念已被逐渐接受,并可用 SYNTAX 评分对病情进行客观评估[135]。建立 SYNTAX 评分的最初目的是完全按照造影结果,对药物球囊支架或者外科血运重建治疗的风险及成功率进行量化评估。改良版的 SYNTAX 评分包含了解剖数值外有预测价值的临床危险因素:左心室功能、肾功能、肺内病变(最新版 SYNTAX 评分计算器见网站 http://syntaxscore.com)。采用这种组合式评分方法,可对外科以及经皮血运重建的近期及远期结果进行客观比较,从而指导血运重建方式的选择。对 SYNTAX 评分的采纳、使用及优化存在一定难度,但对于患者的最佳治疗选择来说是必要的(表 19-10)[136]。

表 19-10　用于计算 SYNTAX 评分的因素

以下因素用于计算每处狭窄程度>50% 且长度 ≥ 1.5mm 的冠脉病变:

- 冠脉分布类型(右优势或左优势型)
- 完全闭塞
- 三分叉病变
- 分叉病变
- 主动脉冠脉开口受累
- 严重扭曲
- 长度>20mm
- 重度钙化
- 血栓
- 弥漫病变

Data from The Syntax Score. TCT2008. Syntax.

与初衷不符的是,远端栓子保护设备可降低治疗病变静脉旁路血管时的风险。然而,对于自身冠脉的治疗,尤其在急性冠脉综合征的情况下,药物治疗却更为有效。有研究证据提示药物对缺血预适应和改善心肌能量代谢有积极作用,使用雷诺嗪、马来酸哌克昔林等药物调控心肌能量代谢,是提高心脏功能、适应缺血、缓解暂时性血管闭塞、缓解大小栓子栓塞的方法[137-139]。另外,蛋白激酶对于调控细胞内信号传导尤为重要,其抑制剂可改善心脏功能、适应缺血、减少再灌注损伤[129]。

病变局部药物应用可有效减少再狭窄问题,但有很多其他方法可对支架植入术后内膜增生进行调控。新型药物涂层支架可以不同速率释放多种药物,减少使用如双联抗血小板等全身药物治疗的必要。另外,有可被人体吸收的复合分子涂层支架正在研发中。应用此类支架,可同时提供抗血栓、抗增生治疗,保护经皮血运重建术后患者免于出现急性闭塞、反弹、血栓或再狭窄,同时不影响血管强度,避免后续治疗难度。

严重多支病变患者在术后远期仍被严重心绞痛困扰。在很多病例中,病变多年缓慢持续进展,广泛侧支形成,以应对心肌梗死以及重要血管完全闭塞。对此类患者,目前尚无合适的经皮或外科血运重建治疗。使用干细胞治疗此类患者已取得初步成果。将干细胞直接注射入缺血心肌,可延长患者步行时间并降低心绞痛发生频率[140]。

要点

1. 对于症状控制不满意且冠脉解剖提示操作风险较低的患者,经皮血运重建可带来长期的成功率。

2. 支架植入增加 PCI 的安全性,药物涂层支架可降低远期治疗失败的可能。然而植入药物涂层支架的患者需行长期双联抗血小板治疗。

3. 测量部分血流储备(FFR)对于判断 PCI 必要性尤为重要。在中度病变治疗中常规进行该测量,而非进行单纯的造影分析,可降低严重并发症的风险。

4. 在可能情况下,尽量使用远端栓子保护装置处理静脉旁路血管病变。

5. 对于既可行经皮也可进行手术血运重建的患者,应使用 SYNTAX 评分,对最佳的治疗方式作出客观抉择。

(田美策 译　窦克非 审)

参考文献

1. Boden WE, O'Rourke RA, Teo KK, et al: Optimal medical therapy with or without PCI for stable coronary disease. *N Engl J Med* 2007; 356(15):1503-1516.
2. Pershad A, Sein V, Laufer N: GuideLiner catheter facilitated PCI—a novel device with multiple applications. *J Invasive Cardiol* 2011; 23(11):E254-259.
3. Cannon CP, Harrington RA, James S, et al: Comparison of ticagrelor with clopidogrel in patients with a planned invasive strategy for acute coronary syndromes (PLATO): a randomised double-blind study. *Lancet* 2010; 375(9711):283-293.
4. Hillegass WB, Brott BC, Chapman GD, et al: Relationship between activated clotting time during percutaneous intervention and subsequent bleeding complications. *Am Heart J* 2002; 144(3):501-507.
5. Ferguson JJ, Califf RM, Antman EM, et al: Enoxaparin vs unfractionated heparin in high-risk patients with non-ST-segment elevation acute coronary syndromes managed with an intended early invasive strategy: primary results of the SYNERGY randomized trial. *JAMA* 2004; 292(1):45-54.
6. Lincoff AM, Bittl JA, Kleiman NS, et al: Comparison of bivalirudin versus heparin during percutaneous coronary intervention (the Randomized Evaluation of PCI Linking Angiomax to Reduced Clinical Events [REPLACE]-1 trial). *Am J Cardiol* 2004; 93(9):1092-1096.
7. Lincoff AM, Kleiman NS, Kereiakes DJ, et al: Long-term efficacy of bivalirudin and provisional glycoprotein IIb/IIIa blockade vs heparin and planned glycoprotein IIb/IIIa blockade during percutaneous coronary revascularization: REPLACE-2 randomized trial. *JAMA* 2004; 292(6):696-703.
8. Madan M, Radhakrishnan S, Reis M, et al: Comparison of enoxaparin versus heparin during elective percutaneous coronary intervention performed with either eptifibatide or tirofiban (the ACTION Trial). *Am J Cardiol* 2005; 95(11):1295-1301.
9. Matthai WH Jr: Use of argatroban during percutaneous coronary interventions in patients with heparin-induced thrombocytopenia. *Semin Thromb Hemost* 1999; 25(Suppl 1):57-60.
10. Stone GW, McLaurin BT, Cox DA, et al: Bivalirudin for patients with acute coronary syndromes. *N Engl J Med* 2006; 355(21):2203-2216.
11. Liu MW, Roubin GS, King SB III: Restenosis after coronary angioplasty. Potential biologic determinants and role of intimal hyperplasia. *Circulation* 1989; 79(6):1374-1387.
12. Schwartz RS, Edwards WD, Huber KC, et al: Coronary restenosis: prospects for solution and new perspectives from a porcine model. *Mayo Clin Proc* 1993; 68(1):54-62.
13. Nobuyoshi M, Kimura T, Nosaka H, et al: Restenosis after successful percutaneous transluminal coronary angioplasty: serial angiographic follow-up of 229 patients. *J Am Coll Cardiol* 1988; 12(3):616-623.
14. Schwartz RS, Holmes DR Jr, Topol EJ: The restenosis paradigm revisited: an alternative proposal for cellular mechanisms. *J Am Coll Cardiol* 1992; 20(5):1284-1293.
15. Serruys PW, Luijten HE, Beatt KJ, et al: Incidence of restenosis after successful coronary angioplasty: a time-related phenomenon. A quantitative angiographic study in 342 consecutive patients at 1, 2, 3, and 4 months. *Circulation* 1988; 77(2):361-371.
16. Detre KM, Holmes DR Jr, Holubkov R, et al: Incidence and consequences of periprocedural occlusion. The 1985-1986 National Heart, Lung, and Blood Institute Percutaneous Transluminal Coronary Angioplasty Registry. *Circulation* 1990; 82(3):739-750.
17. Sinclair IN, McCabe CH, Sipperly ME, et al: Predictors, therapeutic options and long-term outcome of abrupt reclosure. *Am J Cardiol* 1988; 61(14):61G-66G.
18. George BS, Voorhees WD III, Roubin GS, et al: Multicenter investigation of coronary stenting to treat acute or threatened closure after percutaneous transluminal coronary angioplasty: clinical and angiographic outcomes. *J Am Coll Cardiol* 1993; 22(1):135-143.
19. Kadel C, Vallbracht C, Buss F, et al: Long-term follow-up after percutaneous transluminal coronary angioplasty in patients with single-vessel disease. *Am Heart J* 1992; 124(5):1159-1169.
20. Malenka DJ, O'Rourke D, Miller MA, et al: Cause of in-hospital death in 12,232 consecutive patients undergoing percutaneous transluminal coronary angioplasty. The Northern New England Cardiovascular Disease Study Group. *Am Heart J* 1999; 137(4 Pt 1):632-638.
21. Holmes DR Jr, Vlietstra RE, Smith HC, et al: Restenosis after percutaneous transluminal coronary angioplasty (PTCA): a report from the PTCA Registry of the National Heart, Lung, and Blood Institute. *Am J Cardiol* 1984; 53(12):77C-81C.
22. Berger PB, Bell MR, Garratt KN, et al: Initial results and long-term outcome of coronary angioplasty in chronic mild angina pectoris. *Am J Cardiol* 1993; 71(16):1396-1401.
23. Weintraub WS, Ghazzal ZM, Douglas JS Jr, et al: Long-term clinical follow-up in patients with angiographic restudy after successful angioplasty. *Circulation* 1993; 87(3):831-840.
24. Farb A, Sangiorgi G, Carter AJ, et al: Pathology of acute and chronic coronary stenting in humans. *Circulation* 1999; 99(1):44-52.
25. Fischman DL, Leon MB, Baim DS, et al: A randomized comparison of coronary-stent placement and balloon angioplasty in the treatment of coronary artery disease. Stent Restenosis Study Investigators. *N Engl J Med* 1994; 331(8):496-501.
26. Serruys PW, de Jaegere P, Kiemeneij F, et al: A comparison of balloon-expandable-stent implantation with balloon angioplasty in patients with coronary artery disease. Benestent Study Group. *N Engl J Med* 1994; 331(8):489-495.
27. Cutlip DE, Chauhan MS, Baim DS, et al: Clinical restenosis after coronary stenting: perspectives from multicenter clinical trials. *J Am Coll Cardiol* 2002; 40(12):2082-2089.
28. de Feyter PJ, Kay P, Disco C, et al: Reference chart derived from post-

stent-implantation intravascular ultrasound predictors of 6-month expected restenosis on quantitative coronary angiography. *Circulation* 1999; 100(17):1777-1783.

29. Serruys PW, Kay IP, Disco C, et al: Periprocedural quantitative coronary angiography after Palmaz-Schatz stent implantation predicts the restenosis rate at six months: results of a meta-analysis of the BElgian NEtherlands Stent study (BENESTENT) I, BENESTENT II Pilot, BENESTENT II and MUSIC trials. Multicenter Ultrasound Stent In Coronaries. *J Am Coll Cardiol* 1999; 34(4):1067-1074.

30. Choussat R, Klersy C, Black AJ, et al: Long-term (≥8 years) outcome after Palmaz-Schatz stent implantation. *Am J Cardiol* 2001; 88(1):10-16.

31. Karam C, Fajadet J, Beauchet A, et al: Nine-year follow-up of balloon-expandable Palmaz-Schatz stent in patients with single-vessel disease. *Catheter Cardiovasc Interv* 2000; 50(2):170-174.

32. Kiemeneij F, Serruys PW, Macaya C, et al: Continued benefit of coronary stenting versus balloon angioplasty: five-year clinical follow-up of Benestent-I trial. *J Am Coll Cardiol* 2001; 37(6):1598-1603.

33. Kimura T, Yokoi H, Nakagawa Y, et al: Three-year follow-up after implantation of metallic coronary-artery stents. *N Engl J Med* 1996; 334(9):561-566.

34. Laham RJ, Carrozza JP, Berger C, et al: Long-term (4- to 6-year) outcome of Palmaz-Schatz stenting: paucity of late clinical stent-related problems. *J Am Coll Cardiol* 1996; 28(4):820-826.

35. Di Sciascio G, Patti G, D'Ambrosio A, et al: Coronary stenting in patients with depressed left ventricular function: acute and long-term results in a selected population. *Catheter Cardiovasc Interv* 2003; 59(4):429-433.

36. Kornowski R, Mehran R, Satler LF, et al: Procedural results and late clinical outcomes following multivessel coronary stenting. *J Am Coll Cardiol* 1999; 33(2):420-426.

37. McGrath PD, Malenka DJ, Wennberg DE, et al: Changing outcomes in percutaneous coronary interventions: a study of 34,752 procedures in northern New England, 1990 to 1997. Northern New England Cardiovascular Disease Study Group. *J Am Coll Cardiol* 1999; 34(3):674-680.

38. Villareal RP, Lee VV, Elayda MA, et al: Coronary artery bypass surgery versus coronary stenting: risk-adjusted survival rates in 5,619 patients. *Tex Heart Inst J* 2002; 29(1):3-9.

39. Ellis SG, Guetta V, Miller D, et al: Relation between lesion characteristics and risk with percutaneous intervention in the stent and glycoprotein IIb/IIIa era: an analysis of results from 10 907 lesions and proposal for new classification scheme. *Circulation* 1999; 100(19):1971-1976.

40. Holmes DR Jr, Leon MB, Moses JW, et al: Analysis of 1-year clinical outcomes in the SIRIUS trial: a randomized trial of a sirolimus-eluting stent versus a standard stent in patients at high risk for coronary restenosis. *Circulation* 2004; 109(5):634-640.

41. Macaya C, Serruys PW, Ruygrok P, et al: Continued benefit of coronary stenting versus balloon angioplasty: one-year clinical follow-up of Benestent trial. Benestent Study Group. *J Am Coll Cardiol* 1996; 27(2):255-261.

42. Serruys PW, Unger F, Sousa JE, et al: Comparison of coronary-artery bypass surgery and stenting for the treatment of multivessel disease. *N Engl J Med* 2001; 344(15):1117-1124.

43. Stone GW, Ellis SG, Cox DA, et al: One-year clinical results with the slow-release, polymer-based, paclitaxel-eluting TAXUS stent: the TAXUS-IV trial. *Circulation* 2004; 109(16):1942-1947.

44. Mehta SR, Yusuf S, Peters RJ, et al: Effects of pretreatment with clopidogrel and aspirin followed by long-term therapy in patients undergoing percutaneous coronary intervention: the PCI-CURE study. *Lancet* 2001; 358(9281):527-533.

45. Steinhubl SR, Berger PB, Mann JT III, et al: Early and sustained dual oral antiplatelet therapy following percutaneous coronary intervention: a randomized controlled trial. *JAMA* 2002; 288(19):2411-2420.

46. Finkelstein A, McClean D, Kar S, et al: Local drug delivery via a coronary stent with programmable release pharmacokinetics. *Circulation* 2003; 107(5):777-784.

47. Serruys PW, Silber S, Garg S, et al: Comparison of zotarolimus-eluting and everolimus-eluting coronary stents. *N Engl J Med* 2010; 363(2):136-146.

48. Ardissino D, Cavallini C, Bramucci E, et al: Sirolimus-eluting vs uncoated stents for prevention of restenosis in small coronary arteries: a randomized trial. *JAMA* 2004; 292(22):2727-2734.

49. Cervinka P, Stasek J, Pleskot M, et al: Treatment of coronary bifurcation lesions by stent implantation only in parent vessel and angioplasty in sidebranch: immediate and long-term outcome. *J Invasive Cardiol* 2002; 14(12):735-740.

50. Colombo A, Moses JW, Morice MC, et al: Randomized study to evalu-ate sirolimus-eluting stents implanted at coronary bifurcation lesions. *Circulation* 2004; 109(10):1244-1249.

51. Degertekin M, Arampatzis CA, Lemos PA, et al: Very long sirolimus-eluting stent implantation for de novo coronary lesions. *Am J Cardiol* 2004; 93(7):826-829.

52. Ge L, Iakovou I, Sangiorgi GM, et al: Treatment of saphenous vein graft lesions with drug-eluting stents: immediate and midterm outcome. *J Am Coll Cardiol* 2005; 45(7):989-994.

53. Hermiller JB, Raizner A, Cannon L, et al: Outcomes with the polymer-based paclitaxel-eluting TAXUS stent in patients with diabetes mellitus: the TAXUS-IV trial. *J Am Coll Cardiol* 2005; 45(8):1172-1179.

54. Iakovou I, Schmidt T, Bonizzoni E, et al: Incidence, predictors, and outcome of thrombosis after successful implantation of drug-eluting stents. *JAMA* 2005; 293(17):2126-2130.

55. Kastrati A, Mehilli J, von Beckerath N, et al: Sirolimus-eluting stent or paclitaxel-eluting stent vs balloon angioplasty for prevention of recurrences in patients with coronary in-stent restenosis: a randomized controlled trial. *JAMA* 2005; 293(2):165-171.

56. Kelbaeck H: Stenting of Coronary Arteries in Non-Stress/Benestent Disease (SCANDSTENT). *Paper presented at American College of Cardiology 2005 Scientific Sessions*, 2005; Orlando, FL.

57. Lemos PA, Saia F, Hofma SH, et al: Short- and long-term clinical benefit of sirolimus-eluting stents compared to conventional bare stents for patients with acute myocardial infarction. *J Am Coll Cardiol* 2004; 43(4):704-708.

58. Moussa I, Leon MB, Baim DS, et al: Impact of sirolimus-eluting stents on outcome in diabetic patients: a SIRIUS (SIRolImUS-coated Bx Velocity balloon-expandable stent in the treatment of patients with de novo coronary artery lesions) substudy. *Circulation* 2004; 109(19):2273-2278.

59. Nakamura S, Muthusamy TS, Bae JH, et al: Impact of sirolimus-eluting stent on the outcome of patients with chronic total occlusions. *Am J Cardiol* 2005; 95(2):161-166.

60. Sabaté M: Diabetes and Sirolimus-Eluting Stent (DIABETES) trial. *Paper presented at Transcatheter Therapeutics, 2004*; Washington, D.C.

61. Schampaert E, Cohen EA, Schluter M, et al: The Canadian study of the sirolimus-eluting stent in the treatment of patients with long de novo lesions in small native coronary arteries (C-SIRIUS). *J Am Coll Cardiol* 2004; 43(6):1110-1115.

62. Schofer J, Schluter M, Gershlick AH, et al: Sirolimus-eluting stents for treatment of patients with long atherosclerotic lesions in small coronary arteries: double-blind, randomised controlled trial (E-SIRIUS). *Lancet* 2003; 362(9390):1093-1099.

63. Stone GW, Ellis SG, Cannon L, et al: Comparison of a polymer-based paclitaxel-eluting stent with a bare metal stent in patients with complex coronary artery disease: a randomized controlled trial. *JAMA* 2005; 294(10):1215-1223.

64. Tanabe K, Hoye A, Lemos PA, et al: Restenosis rates following bifurcation stenting with sirolimus-eluting stents for de novo narrowings. *Am J Cardiol* 2004; 94(1):115-118.

65. Valgimigli M, Percoco G, Malagutti P, et al: Tirofiban and sirolimus-eluting stent vs abciximab and bare-metal stent for acute myocardial infarction: a randomized trial. *JAMA* 2005; 293(17):2109-2117.

66. Yamashita T, Nishida T, Adamian MG, et al: Bifurcation lesions: two stents versus one stent—immediate and follow-up results. *J Am Coll Cardiol* 2000; 35(5):1145-1151.

67. Babapulle MN, Joseph L, Belisle P, et al: A hierarchical Bayesian meta-analysis of randomised clinical trials of drug-eluting stents. *Lancet* 2004; 364(9434):583-591.

68. Park SJ, Ahn JM, Kim YH, et al: Trial of everolimus-eluting stents or bypass surgery for coronary disease. *N Engl J Med* 2015; 372(13):1204-1212.

69. Kandzari DE, Barker CS, Leon MB, et al: Dual antiplatelet therapy duration and clinical outcomes following treatment with zotarolimus-eluting stents. *JACC Cardiovasc Interv* 2011; 4(10):1119-1128.

70. Adelman AG, Cohen EA, Kimball BP, et al: A comparison of directional atherectomy with balloon angioplasty for lesions of the left anterior descending coronary artery. *N Engl J Med* 1993; 329(4):228-233.

71. Appelman YE, Piek JJ, Strikwerda S, et al: Randomised trial of excimer laser angioplasty versus balloon angioplasty for treatment of obstructive coronary artery disease. *Lancet* 1996; 347(8994):79-84.

72. Foley DP, Melkert R, Umans VA, et al: Differences in restenosis propensity of devices for transluminal coronary intervention. A quantitative angiographic comparison of balloon angioplasty, directional atherectomy, stent implantation and excimer laser angioplasty. CARPORT, MERCATOR, MARCATOR, PARK, and BENESTENT Trial Groups.

Eur Heart J 1995; 16(10):1331-1346.

73. Topol EJ, Leya F, Pinkerton CA, et al: A comparison of directional atherectomy with coronary angioplasty in patients with coronary artery disease. The CAVEAT Study Group. *N Engl J Med* 1993; 329(4):221-227.

74. Bittl JA, Chew DP, Topol EJ, et al: Meta-analysis of randomized trials of percutaneous transluminal coronary angioplasty versus atherectomy, cutting balloon atherotomy, or laser angioplasty. *J Am Coll Cardiol* 2004; 43(6):936-942.

75. Feld H, Schulhoff N, Lichstein E, et al: Coronary atherectomy versus angioplasty: the CAVA Study. *Am Heart J* 1993; 126(1):31-38.

76. Parikh K, Chandra P, Choksi N, et al: Safety and feasibility of orbital atherectomy for the treatment of calcified coronary lesions: The ORBIT I Trial. *Catheter Cardiovasc Interv* 2013:[E-pub ahead of print].

77. Beran G, Lang I, Schreiber W, et al: Intracoronary thrombectomy with the X-sizer catheter system improves epicardial flow and accelerates ST-segment resolution in patients with acute coronary syndrome: a prospective, randomized, controlled study. *Circulation* 2002; 105(20):2355-2360.

78. Stone GW, Cox DA, Low R, et al: Safety and efficacy of a novel device for treatment of thrombotic and atherosclerotic lesions in native coronary arteries and saphenous vein grafts: results from the multicenter X-Sizer for treatment of thrombus and atherosclerosis in coronary applications trial (X-TRACT) study. *Catheter Cardiovasc Interv* 2003; 58(4):419-427.

79. Baim DS, Wahr D, George B, et al: Randomized trial of a distal embolic protection device during percutaneous intervention of saphenous vein aorto-coronary bypass grafts. *Circulation* 2002; 105(11):1285-1290.

80. Stone GW, Webb J, Cox DA, et al: Distal microcirculatory protection during percutaneous coronary intervention in acute ST-segment elevation myocardial infarction: a randomized controlled trial. *JAMA* 2005; 293(9):1063-1072.

81. Casella G, Klauss V, Ottani F, et al: Impact of intravascular ultrasound-guided stenting on long-term clinical outcome: a meta-analysis of available studies comparing intravascular ultrasound-guided and angiographically guided stenting. *Catheter Cardiovasc Interv* 2003; 59(3):314-321.

82. Prati F, Regar E, Mintz GS, et al: Expert review document on methodology, terminology, and clinical applications of optical coherence tomography: physical principles, methodology of image acquisition, and clinical application for assessment of coronary arteries and atherosclerosis. *Eur Heart J* 2010; 31(4):401-415.

83. Tonino PA, De Bruyne B, Pijls NH, et al: Fractional flow reserve versus angiography for guiding percutaneous coronary intervention. *N Engl J Med* 2009; 360(3):213-224.

84. De Bruyne B, Fearon WF, Pijls NH, et al: Fractional flow reserve-guided PCI for stable coronary artery disease. *N Engl J Med* 2014; 371(13):1208-1217.

85. Leon MB, Teirstein PS, Moses JW, et al: Localized intracoronary gamma-radiation therapy to inhibit the recurrence of restenosis after stenting. *N Engl J Med* 2001; 344(4):250-256.

86. Waksman R, Bhargava B, White RL, et al: Intracoronary radiation for patients with refractory in-stent restenosis: an analysis from the WRIST-Crossover Trial. Washington Radiation for In-stent Restenosis Trial. *Cardiovasc Radiat Med* 1999; 1(4):317-322.

87. Ellis SG, Myler RK, King SB III, et al: Causes and correlates of death after unsupported coronary angioplasty: implications for use of angioplasty and advanced support techniques in high-risk settings. *Am J Cardiol* 1991; 68(15):1447-1451.

88. Briguori C, Sarais C, Pagnotta P, et al: Elective versus provisional intra-aortic balloon pumping in high-risk percutaneous transluminal coronary angioplasty. *Am Heart J* 2003; 145(4):700-707.

89. Thiele H, Lauer B, Hambrecht R, et al: Reversal of cardiogenic shock by percutaneous left atrial-to-femoral arterial bypass assistance. *Circulation* 2001; 104(24):2917-2922.

90. Dangas GD, Kini AS, Sharma SK, et al: Impact of hemodynamic support with Impella 2.5 versus intra-aortic balloon pump on prognostically important clinical outcomes in patients undergoing high-risk percutaneous coronary intervention (from the PROTECT II randomized trial). *Am J Cardiol* 2014; 113(2):222-228.

91. Seyfarth M, Sibbing D, Bauer I, et al: A randomized clinical trial to evaluate the safety and efficacy of a percutaneous left ventricular assist device versus intra-aortic balloon pumping for treatment of cardiogenic shock caused by myocardial infarction. *J Am Coll Cardiol* 2008; 52(19):1584-1588.

92. Thiele H, Sick P, Boudriot E, et al: Randomized comparison of intra-aortic balloon support with a percutaneous left ventricular assist device in patients with revascularized acute myocardial infarction complicated by cardiogenic shock. *Eur Heart J* 2005; 26(13):1276-1283.

93. Nikolsky E, Mehran R, Halkin A, et al: Vascular complications associated with arteriotomy closure devices in patients undergoing percutaneous coronary procedures: a meta-analysis. *J Am Coll Cardiol* 2004; 44(6):1200-1209.

94. Mann T, Cowper PA, Peterson ED, et al: Transradial coronary stenting: comparison with femoral access closed with an arterial suture device. *Catheter Cardiovasc Interv* 2000; 49(2):150-156.

95. Yadav M, Genereux P, Palmerini T, et al: SYNTAX score and the risk of stent thrombosis after percutaneous coronary intervention in patients with non-ST-segment elevation acute coronary syndromes: an ACUITY trial substudy. *Catheter Cardiovasc Interv* 2015; 85(1):1-10.

96. Wong SC, Minutello R, Hong MK: Neurological complications following percutaneous coronary interventions (a report from the 2000-2001 New York State Angioplasty Registry). *Am J Cardiol* 2005; 96(9):1248-1250.

97. Fuchs S, Stabile E, Kinnaird TD, et al: Stroke complicating percutaneous coronary interventions: incidence, predictors, and prognostic implications. *Circulation* 2002; 106(1):86-91.

98. Califf RM, Abdelmeguid AE, Kuntz RE, et al: Myonecrosis after revascularization procedures. *J Am Coll Cardiol* 1998; 31(2):241-251.

99. Stone GW, Mehran R, Dangas G, et al: Differential impact on survival of electrocardiographic Q-wave versus enzymatic myocardial infarction after percutaneous intervention: a device-specific analysis of 7147 patients. *Circulation* 2001; 104(6):642-647.

100. Brener SJ, Lytle BW, Schneider JP, et al: Association between CK-MB elevation after percutaneous or surgical revascularization and three-year mortality. *J Am Coll Cardiol* 2002; 40(11):1961-1967.

101. Briguori C, Colombo A, Airoldi F, et al: Statin administration before percutaneous coronary intervention: impact on periprocedural myocardial infarction. *Eur Heart J* 2004; 25(20):1822-1828.

102. Lee CH, Wong HB, Tan HC, et al: Impact of reversibility of no reflow phenomenon on 30-day mortality following percutaneous revascularization for acute myocardial infarction-insights from a 1,328 patient registry. *J Interv Cardiol* 2005; 18(4):261-266.

103. Ellis SG, Ajluni S, Arnold AZ, et al: Increased coronary perforation in the new device era. Incidence, classification, management, and outcome. *Circulation* 1994; 90(6):2725-2730.

104. Fasseas P, Orford JL, Panetta CJ, et al: Incidence, correlates, management, and clinical outcome of coronary perforation: analysis of 16,298 procedures. *Am Heart J* 2004; 147(1):140-145.

105. Fejka M, Dixon SR, Safian RD, et al: Diagnosis, management, and clinical outcome of cardiac tamponade complicating percutaneous coronary intervention. *Am J Cardiol* 2002; 90(11):1183-1186.

106. Schachinger V, Hamm CW, Munzel T, et al: A randomized trial of polytetrafluoroethylene-membrane-covered stents compared with conventional stents in aortocoronary saphenous vein grafts. *J Am Coll Cardiol* 2003; 42(8):1360-1369.

107. Ly H, Awaida JP, Lesperance J, et al: Angiographic and clinical outcomes of polytetrafluoroethylene-covered stent use in significant coronary perforations. *Am J Cardiol* 2005; 95(2):244-246.

108. Briguori C, Nishida T, Anzuini A, et al: Emergency polytetrafluoroethylene-covered stent implantation to treat coronary ruptures. *Circulation* 2000; 102(25):3028-3031.

109. Freeman RV, O'Donnell M, Share D, et al: Nephropathy requiring dialysis after percutaneous coronary intervention and the critical role of an adjusted contrast dose. *Am J Cardiol* 2002; 90(10):1068-1073.

110. Marenzi G, Lauri G, Assanelli E, et al: Contrast-induced nephropathy in patients undergoing primary angioplasty for acute myocardial infarction. *J Am Coll Cardiol* 2004; 44(9):1780-1785.

111. Mehran R, Aymong ED, Nikolsky E, et al: A simple risk score for prediction of contrast-induced nephropathy after percutaneous coronary intervention: development and initial validation. *J Am Coll Cardiol* 2004; 44(7):1393-1399.

112. Mueller C, Buerkle G, Buettner HJ, et al: Prevention of contrast media-associated nephropathy: randomized comparison of 2 hydration regimens in 1620 patients undergoing coronary angioplasty. *Arch Intern Med* 2002; 162(3):329-336.

113. Lindsay J, Apple S, Pinnow EE, et al: Percutaneous coronary intervention-associated nephropathy foreshadows increased risk of late adverse events in patients with normal baseline serum creatinine. *Catheter Cardiovasc Interv* 2003; 59(3):338-343.

114. Aspelin P, Aubry P, Fransson SG, et al: Nephrotoxic effects in high-risk patients undergoing angiography. *N Engl J Med* 2003; 348(6):491-499.

115. Misra D, Leibowitz K, Gowda RM, et al: Role of N-acetylcysteine in prevention of contrast-induced nephropathy after cardiovascular procedures: a meta-analysis. *Clin Cardiol* 2004; 27(11):607-610.

116. Tepel M, van der Giet M, Schwarzfeld C, et al: Prevention of radiographic-contrast-agent-induced reductions in renal function by acetylcysteine. *N Engl J Med* 2000; 343(3):180-184.

117. Kagan A, Sheikh-Hamad D: Contrast-induced kidney injury: focus on modifiable risk factors and prophylactic strategies. *Clin Cardiol* 2010; 33(2):62-66.

118. Andersen HR, Nielsen TT, Rasmussen K, et al: A comparison of coronary angioplasty with fibrinolytic therapy in acute myocardial infarction. *N Engl J Med* 2003; 349(8):733-742.

119. Ribichini F, Steffenino G, Dellavalle A, et al: Comparison of thrombolytic therapy and primary coronary angioplasty with liberal stenting for inferior myocardial infarction with precordial ST-segment depression: immediate and long-term results of a randomized study. *J Am Coll Cardiol* 1998; 32(6):1687-1694.

120. Schomig A, Kastrati A, Dirschinger J, et al: Coronary stenting plus platelet glycoprotein IIb/IIIa blockade compared with tissue plasminogen activator in acute myocardial infarction. Stent versus Thrombolysis for Occluded Coronary Arteries in Patients with Acute Myocardial Infarction Study Investigators. *N Engl J Med* 2000; 343(6):385-391.

121. Antoniucci D, Santoro GM, Bolognese L, et al: A clinical trial comparing primary stenting of the infarct-related artery with optimal primary angioplasty for acute myocardial infarction: results from the Florence Randomized Elective Stenting in Acute Coronary Occlusions (FRESCO) trial. *J Am Coll Cardiol* 1998; 31(6):1234-1239.

122. Mahdi NA, Lopez J, Leon M, et al: Comparison of primary coronary stenting to primary balloon angioplasty with stent bailout for the treatment of patients with acute myocardial infarction. *Am J Cardiol* 1998; 81(8):957-963.

123. Neumann FJ, Kastrati A, Schmitt C, et al: Effect of glycoprotein IIb/IIIa receptor blockade with abciximab on clinical and angiographic restenosis rate after the placement of coronary stents following acute myocardial infarction. *J Am Coll Cardiol* 2000; 35(4):915-921.

124. Rodriguez A, Bernardi V, Fernandez M, et al: In-hospital and late results of coronary stents versus conventional balloon angioplasty in acute myocardial infarction (GRAMI trial). Gianturco-Roubin in Acute Myocardial Infarction. *Am J Cardiol* 1998; 81(11):1286-1291.

125. Berger PB, Holmes DR Jr, Stebbins AL, et al: Impact of an aggressive invasive catheterization and revascularization strategy on mortality in patients with cardiogenic shock in the Global Utilization of Streptokinase and Tissue Plasminogen Activator for Occluded Coronary Arteries (GUSTO-I) trial. An observational study. *Circulation* 1997; 96(1):122-127.

126. Giugliano GR, Kuntz RE, Popma JJ, et al: Determinants of 30-day adverse events following saphenous vein graft intervention with and without a distal occlusion embolic protection device. *Am J Cardiol* 2005; 95(2):173-177.

127. Schomig A, Ndrepepa G, Mehilli J, et al: A randomized trial of coronary stenting versus balloon angioplasty as a rescue intervention after failed thrombolysis in patients with acute myocardial infarction. *J Am Coll Cardiol* 2004; 44(10):2073-2079.

128. Sutton AG, Campbell PG, Graham R, et al: A randomized trial of rescue angioplasty versus a conservative approach for failed fibrinolysis in ST-segment elevation myocardial infarction: the Middlesbrough Early Revascularization to Limit INfarction (MERLIN) trial. *J Am Coll Cardiol* 2004; 44(2):287-296.

129. Yellon DM, Hausenloy DJ: Myocardial reperfusion injury. *N Engl J Med* 2007; 357(11):1121-1135.

130. Brener SJ, Ellis SG, Apperson-Hansen C, et al: Comparison of stenting and balloon angioplasty for narrowings in aortocoronary saphenous vein conduits in place for more than five years. *Am J Cardiol* 1997; 79(1):13-18.

131. Eeckhout E, Goy JJ, Stauffer JC, et al: Endoluminal stenting of narrowed saphenous vein grafts: long-term clinical and angiographic follow-up. *Cathet Cardiovasc Diagn* 1994; 32(2):139-146.

132. Frimerman A, Rechavia E, Eigler N, et al: Long-term follow-up of a high risk cohort after stent implantation in saphenous vein grafts. *J Am Coll Cardiol* 1997; 30(5):1277-1283.

133. Piana RN, Moscucci M, Cohen DJ, et al: Palmaz-Schatz stenting for treatment of focal vein graft stenosis: immediate results and long-term outcome. *J Am Coll Cardiol* 1994; 23(6):1296-1304.

134. Wong SC, Baim DS, Schatz RA, et al: Immediate results and late outcomes after stent implantation in saphenous vein graft lesions: the multicenter U.S. Palmaz-Schatz stent experience. The Palmaz-Schatz Stent Study Group. *J Am Coll Cardiol* 1995; 26(3):704-712.

135. Sianos G, Morel MA, Kappetein AP, et al: The SYNTAX Score: an angiographic tool grading the complexity of coronary artery disease. *EuroIntervention* 2005; 1(2):219-227.

136. Valgimigli M, Serruys PW, Tsuchida K, et al: Cyphering the complexity of coronary artery disease using the SYNTAX score to predict clinical outcome in patients with three-vessel lumen obstruction undergoing percutaneous coronary intervention. *Am J Cardiol* 2007; 99(8):1072-1081.

137. Kennedy JA, Kiosoglous AJ, Murphy GA, et al: Effect of perhexiline and oxfenicine on myocardial function and metabolism during low-flow ischemia/reperfusion in the isolated rat heart. *J Cardiovasc Pharmacol* 2000; 36(6):794-801.

138. Morrow DA, Givertz MM: Modulation of myocardial energetics: emerging evidence for a therapeutic target in cardiovascular disease. *Circulation* 2005; 112(21):3218-3221.

139. Tracey WR, Treadway JL, Magee WP, et al: Cardioprotective effects of ingliforib, a novel glycogen phosphorylase inhibitor. *Am J Physiol Heart Circ Physiol* 2004; 286(3):H1177-1184.

140. Perin EC, Dohmann HF, Borojevic R, et al: Improved exercise capacity and ischemia 6 and 12 months after transendocardial injection of autologous bone marrow mononuclear cells for ischemic cardiomyopathy. *Circulation* 2004; 110(11 Suppl 1):II213-218.

第 20 章　体外循环下心肌血运重建

Michael H. Kwon　•　George Tolis，Jr　•　Thoralf M. Sundt

冠心病（coronary artery disease，CAD）在美国依然是头号杀手，每年死于此病的患者超过 50 万人。冠心病对老年患者威胁甚大，该病死亡者中，年龄超过 65 岁者占 80%[1]。未来的 40 年内，65 岁以上的患者人数将翻倍[2]。加之糖尿病、肥胖等冠心病的危险因素在高龄人群的高发病率，冠心病的威胁将日益增加。

心肌血运重建是治疗冠心病、延长寿命的有效治疗方法。血运重建技术包括经皮冠状动脉介入（percutaneous coronary intervention，PCI）以及体外循环下或非体外循环下冠状动脉旁路移植术（coronary artery bypass graft，CABG）。尽管冠心病的危险因素在增加，目前 CABG 技术仍可以做到围手术期较低的死亡率，并具有良好的远期治疗效果[3]。与 PCI 或非体外 CABG 相比，体外循环下的 CABG 一直是冠心病的标准治疗方案[4,5]，并且在将来的一段时间内，该技术仍会是治疗冠心病的基石。

CABG 的历史

现代心肌血运重建技术源自 1954 年，John Gibbon 研发并报道了体外心肺转流器械[6]。1957 年 Mason Sones 在克利夫兰医学中心发展了冠状动脉造影技术，为选择性冠脉血运重建开辟了道路[7]。1969 年 Rene Favaloro 和 Donald B. Effler 报道了他们处理闭塞性冠状动脉病变的技术，并引发了最初的一系列关于主动脉-静脉-冠状动脉移植的报道[8]。同时，Dudley Johnson 在密尔沃基发表了包括 301 例患者的研究报告[9]。其后大样本研究中证明了此项技术的成功并开辟了现代冠脉手术的先河。

外科冠脉血运重建的适应证

临床上，心脏外科医生最常面对的疑问往往是：这个患者是否适合做冠脉搭桥？总的来说，美国心脏协会（American Heart Association，AHA）和美国心脏病学院（American College of Cardiology，ACC）提出的适应证主要基于慢性稳定性心绞痛患者外科手术与药物治疗效果的对比研究[10]。其中三项主要的研究为冠状动脉外科研究（Coronary Artery Surgery Study，CASS）、退伍军人协会合作研究组（Veterans Administration Co-operative Study Group，VA）及欧洲冠状动脉外科研究（European Coronary Surgery Study，ECSS）。结果显示了血运重建对于高危患者（由心绞痛和/或缺血严重程度、病变血管数量以及左室功能所界定）的治疗优势[11-13]。虽然各种方式的血运重建方式和技术都在不断进步，但由这些临床研究所确立的原则，依然是今后开展针对特定人群、临床类别以及病变特点的特定研究的基础。

冠心病的临床及实验室评价

心脏外科医生对冠心病患者病情的最初了解往往是通过冠状动脉血管造影实现的。大多数的冠脉血运重建研究也的确是基于病变数量和分布来对患者进行风险分层和分组的。为了讨论的方便，同时也为与目前的 ACC/AHA 指南所引用的海量文献保持一致，"严重"的冠脉狭窄定义为除左主干之外的血管管腔直径减少≥70%，而左主干（left main coronary artery，LMCA）则只要≥50% 即认为是严重病变[10]。过去十年间针对冠脉病变程度最主要的发展就是 SYNTAX 评分的引入[14]，这是完全针对冠脉狭窄严重性以及复杂性的血管评分系统，此评分已被验证与伴或不伴三支病变患者的 3 年结果有关联。它根据病变的长度、狭窄程度、是否为分支/三分支病变，采用精确的计算机软件对病变处进行评分赋值，分值越高，病变越复杂。尽管血流动力学意义的显著性冠脉狭窄的解剖分布与严重性在很大程度上决定了接受何种治疗方式，临床表现和一些无创性的心肌灌注显像、心功能检测对描述血管病变的病理生理特征、评价预后，以及为患者选择合适的治疗方案有重要意义。在我们所处的科技时代中，患者病史的重要性依然值得强调，对于中老年患者尤其如此。外科手术的目的之一即为减轻症状并改善生活质量，因此，在选择最佳治疗方案时，全面了解患者状态便成为重要前提。

目前较为广泛接受的分级标准是加拿大心血管协会（Canadian Cardiovascular Society）心绞痛临床分级标准（表 20-1）。但不幸的是，无论对患者还是对医生而言，心绞痛都是一种高度主观症状。前瞻性研究发现，加拿大心血管协会的心绞痛分级标准的可重复性仅 73%[15]，而且临床症状的严重程度和心肌缺血程度的相关性较差，这在糖尿病合患者中表现尤为明显，称作"无症状心肌缺血"。

表 20-1　加拿大心血管协会心绞痛临床分级标准

加拿大心血管协会

0 级＝无心绞痛

1 级＝剧烈或长时间活动可诱发心绞痛

2 级＝平地快速行走或上坡、爬楼梯可诱发心绞痛（正常活动强度的上限）

3 级＝正常速度行走不到 2 个街区或上一层楼即可诱发心绞痛（活动明显受限）

4 级＝轻微活动即可诱发心绞痛

虽然心电图异常有助于心肌缺血负荷的评价，但半数以上的慢性稳定型心绞痛患者心电图缺乏特异性。心电图运动试验是一项简单、便宜的检查，可作为筛选试验，对解剖病变明确的患者，则可提供更多关于缺血严重程度及疾病预后的信息。该试验的敏感性随着年龄、病变程度、S-T 段压低水平而变化[16]。若 S-T 段压低超过 1mm，心电图运动试验的预测价值超过 90%，若变化超过 2mm 且伴有心绞痛则有明确诊断意义[17]。运动早期 S-T 段压低以及运动终止后持续性的 S-T 段压低与多支血管病变有明确关系。由于 β 受体阻滞剂对心率的控制以及其他合并疾病对患者运动耐量的影响，使得许多患者并不能达到目标心率，这严重限制了这项试验对于这些高危人群的有效性。静息状态下心电图异常同样影响此试验预估的准确性。

铊-201（^{201}Tl）灌注心肌显像或锝-99m（^{99m}Tc）示踪剂对心电图异常者有特定的价值。比较注射示踪剂后运动峰值图像和静息状态图像，可逆性显像缺失常提示心肌缺血，缺失区域仍为存活心肌。而不可逆性显像缺失则提示瘢痕组织。两种示踪剂得到的结果类似，敏感性为 90%，特异性约为 75%[18]。对于活动受限者，应用血管扩张剂（如腺苷和双嘧达莫）也可以有相似的敏感性[19]。

运动或药物负荷下的超声心动图检查已被心脏病专家广泛采用，对照研究显示其准确性与同位素检查相似，而其敏感性和特异性均可达 85%。活动明显受限的患者的心肌负荷可以被大剂量的双嘧达莫或 5~40μg/（kg·min）多巴酚丁胺所诱发。心肌收缩力最初增加然后下降可诊断为心肌缺血，而收缩力无增加者提示为瘢痕组织。另外，检查中还可同时获得瓣膜病变的相关信息[20]。

血运重建指南

在对冠脉血运重建的适应证进行讨论时，需要铭记血运重建的终极目标是改善症状或者延长寿命，抑或者努力实现二者兼顾，并延缓或者阻止并发症，从而改善生活质量并延长生命。在这些原则作为前提下，美国心脏病学院（ACC）和美国心脏协会（AHA）已制定了外科血运重建的标准（表 20-2 和表 20-3）[10]，指南首先在血运重建不同目标（提高生存率或改善症状）的亚组患者中，并对血运重建（CABG、经皮腔内冠状动脉成形术［Percutaneous coronary intervention，PCI］）是否有适应证进行推荐。通过对冠脉病变的解剖形态与狭窄程度的分组再对手术适应证进行细分，分组需考虑到病变支数、是否存在左主干（LMCA）病变、是否存在左前降支（left anterior descending，LAD）近端病变。只有将这两个方面进行区分后，继而再综合考虑其他临床基线资料（糖尿病、左心室功能、不稳定心绞痛、非 ST 段抬高型心肌梗死和 ST 段抬高型心肌梗死，以及估算的手术死亡率等）从而最终决定特定情境下的推荐治疗方式[21,10]。有大量的文献探讨药物治疗和 CABG 或者 PCI 对于稳定型心绞痛患者的治疗效果差别，这些指南的基础正是基于这些文献结果。

表 20-2　2011 AHA/ACC 关于 CABG 的指南

药物治疗之外的血运重建可改善长期生存率

解剖特点	推荐类别	LOE
无保护的左主干或复杂冠心病		
CABG 和 PCI	Ⅰ——推荐进行心脏团队会诊	C
CABG 和 PCI	Ⅱa——计算 STS 和 SYNTAX 评分	B
无保护的左主干病变*		
CABG	Ⅰ	B
PCI	Ⅱa——稳定性心肌缺血同时合并以下两种情形： ● 低 PCI 并发症风险的解剖类型且有望取得良好的长期结果（例如 SYNTAX 评分低至 ≤22，开口病变或左主干病变） ● 临床特点预示外科手术可能导致严重不良结果（例如 STS 评分提示手术死亡率 ≥5%）	B
	Ⅱa——不适合 CABG 的不稳定心绞痛或者非 ST 段抬高型心肌梗死	B
	Ⅱa——远端冠脉的 TIMI 血流 3 级以下，PCI 较 CABG 可更迅速而安全地完成	C

表 20-2 · 2011 AHA/ACC 关于 CABG 的指南 (续)

药物治疗之外的血运重建可改善长期生存率

解剖特点	推荐类别	LOE
	Ⅱb——稳定性心肌缺血同时合并以下两种情形:	B
	• PCI 并发症风险低-中危的解剖类型且可能取得良好的长期结果 (低至中等的 SYNTAX 评分<33,左主干分支病变)	
	• 临床特点提示外科手术不良结果风险增加 (例如中重度的 COPD,脑卒中后遗症,或既往心脏手术;STS 评估手术死亡风险大于 2%)	
	Ⅲ:有害——对稳定性缺血性心脏病患者 (与 CABG 相比而言),解剖结构不适合 PCI,但适合 CABG	B
合并或不合并前降支近端病变的三支病变		
CABG	Ⅰ	B
	Ⅱa——在适合 CABG 的复杂三支病变 (SYNTAX 评分>22) 患者中选择 CABG 是合理的	B
PCI	Ⅱb——获益不确定	B
合并前降支近端病变的双支病变		
CABG	Ⅰ	B
PCI	Ⅱb	B
不合并前降支近端病变的双支病变		
CABG	Ⅱa——合并广泛缺血	B
	Ⅱb——不合并广泛缺血但获益不确定	C
PCI	Ⅱb——获益不确定	B
单支前降支近端病变		
CABG	Ⅱa——LIMA 旁路保证长期疗效	B
PCI	Ⅱb——获益不确定	B
不累及前降支近端的单支病变		
CABG	Ⅲ:有害	B
PCI	Ⅲ:有害	B
左心室功能不全		
CABG	Ⅱa——EF 值 35%~50%	B
	Ⅱb——EF 值< 35% 且不合并严重的左主干病变	B
PCI		数据不足
疑似心肌缺血导致室颤引发的猝死存活者		
CABG	Ⅰ	B
PCI	Ⅰ	C
没有适合血运重建的解剖特点		
CABG	Ⅲ:有害	B
PCI	Ⅲ:有害	B

* 在合并糖尿病的多支病变患者中,CABG (包含 LIMA 旁路) 优于 PCI (Ⅱa 类推荐/B 级证据)。

CABG,冠状动脉旁路移植术;COPD,慢性阻塞性肺病;PCI,经皮冠状动脉介入治疗;LIMA,左乳内动脉;LOE,证据级别;TIMI,心肌梗死的血栓形成。

表 20-3　2011AHA/ACC 关于 CABG 的指南

对严重的解剖病变(左主干狭窄≥50%或非左主干狭窄≥70%)或生理病变(FFR≤80%)进行血运重建来改善症状

临床特点	推荐级别	LOE
至少 1 支血管严重狭窄,在 GDMT 治疗下,心绞痛控制不满意且适合血运重建		
CABG	I	A
PCI	I	A
至少 1 支血管严重狭窄,心绞痛控制不满意,且因药物副作用或患者倾向因素无法接受 GDMT		
CABG	IIa	C
PCI	IIa	C
既往有 CABG 手术史,目前至少 1 支血管严重狭窄,有心肌缺血证据且 GDMT 治疗不满意		
PCI	IIa	C
CABG	IIb	C
合并或不合并前降支近端病变的复杂三支病变(例如 SYN-TAX 评分>22),且适合 CABG		
CABG	IIa——CABG 优于 PCI	B
所支配区域冠脉不适合旁路移植,但缺血区域仍有心肌存活		
TMR	IIb——TMR 作为 CABG 的补充	B
未达到适合血运重建的解剖或生理标准		
CABG	III:有害	C
PCI	III:有害	C

GDMT,根据指南实施的药物治疗;TMR,激光心肌血运重建。

指南的建议分为不同类别,I 类代表获益超过风险,该操作或者治疗方式应当进行,IIa 类代表获益可能超过风险,该操作或治疗可以进行,IIb 类代表获益与风险相当或超过风险,但需要更多的证据验证,该操作或治疗方式可以考虑。III 类则代表不推荐实施该治疗,因其已知无明显获益或者某些情况下有害[10]。每种推荐级别都对应着一种证据强度,分别为:A 级,代表研究数据来源于多个随机对照研究或者系统回顾;B 级,代表单一随机对照研究或者非随机研究;C 级,代表数据仅来自专家共识以及既往的治疗标准[10]。

指南的复杂性反映了冠心病患者的整体复杂性和异质性。表 20-2 和表 20-3 总结了指南所涵盖的主要部分,本章节的这一部分旨在对指南进行深化和简要的归纳,体现在:①回顾过去重大随机对照研究以及注册登记研究的历史背景,为外科血运重建和 PCI 以及药物治疗的治疗提供决策基础;②总结当前指南中更新的临床研究结果,从而为当下的冠心病患者提供最新的诊治依据。

文献回顾

在回顾 20 世纪 70 年代进行的关于冠状动脉旁路移植术(CABG)与药物治疗的主要临床试验结果,以及近年来进行的外科治疗与药物治疗、PCI 治疗效果的随机对照研究的结果之

前,应认识这些临床试验的局限性。首先,对于回顾性研究和注册研究而言,由于冠状动脉疾病的解剖和生理特性较为复杂,且存在患者异质性,供研究的患者群体缺乏可比性。同时患者在心功能、年龄、外周血管病变、肺脏病变以及糖尿病程度等方面的不同,也严重影响了以患者的生存率、生活质量等为指标的研究结果。例如,施行 PCI 的患者常为冠状动脉单支或两支病变[22,23],而施行 CABG 的患者常为三支或左主干病变[22,23],对采用倾向匹配来消除选择偏倚只对进入模型的变量有效。另外,诸如社会经济状况、生理年龄等数据,比单纯的性别、年龄更难获取,但对结果却有重要影响。除上述局限性,回顾性以及注册数据研究能在一定程度上反映冠心病的真实情况。绝大多数随机分组前瞻性研究受其严格的准入标准所限,仅包含接受血运重建治疗的一部分患者。例如旁路血管成形血运重建研究(Bypass Angioplasty Revascularization Investigators,BARI)只在筛查患者中选择了 5%[24]。虽然最近 PCI 与 CABG 对比的随机对照试验很多,但这些试验针对的是特定亚组人群,如糖尿病、三支病变和/或左主干病变。因此,尽管随机分组前瞻性研究确实基于特定研究人群能提供可直接应用的客观数据,但只有完全理解潜在的风险后才能将这些结果向不同特征的人群外推。我们需要在注册登记研究的选择偏倚和随机试验的入组偏倚之间进行权衡。虽然最近的针对 PCI 和 CABG 的随机对照研究有更好的产出(41%~71%),这些研究还是在特定的人群中开展的,包括糖尿病患者以及三支病变合并或不合并左主干病变患者[4,25,26]。因此,即使前瞻性随机对照研究能够为特定人群提供客观数据结论,对于异质性的患者人群的推断也要建立在对隐含的信息所充分理解的基础上。最终还是要在注册登记研究的选择偏倚和随机对照研究的入选偏倚间做出权衡,这一点我们是无法回避的。

其次,若在随机试验中包含大量的死亡风险较低的患者,则会导致统计结果的死亡率明显降低。例如,根据目前统计的存活率,若想在各组间检测出死亡率 30%的差异,则需募集每组各 2 000 名患者。有些患者,如左室功能不全者,血运重建后预计能有受益,将此类患者排除无疑使上述问题更加复杂。随机研究经常采用软性终点,如心绞痛或生活质量,或者给出联合终点,如死亡、脑血管意外、心肌梗死等。大多数研究的随访期相对较短,限制了对其数据有意义的分析。一些情况(PCI 后再狭窄或 CABG 后血管闭塞)出现后需要再次血运重建的时间间隔各不相同,长期追踪研究一般需要 8~10 年。患者自身也更希望结果用年而不是用月来计算。

另外,针对冠心病的每一种治疗方案都在不断进行重大改进。例如抗血小板药物、血管紧张素转换酶抑制剂、血管内支架、乳内动脉移植、降脂治疗以及药物洗脱支架等。这些进展以及血运重建后的二级预防,使冠心病的发病率与死亡率在所有患者中稳步降低,因此很难分辨哪种治疗造成生存的硬性终点发生了变化[27]。这种趋势将会随着二级预防的普及而增加。

对比药物治疗和血运重建治疗冠心病的临床研究

药物治疗

最近几十年,自 CABG 普及以及 PCI 引入以来,已收集了

大量有关有创性心肌血运重建的资料,很多研究自开始便进行了前瞻性随机化。值得注意的是,虽然药物治疗在慢性冠状动脉疾病方面取得了巨大的进展,但目前尚缺乏药物治疗的详细资料。例如,硝酸酯类药物在减轻症状方面作用明显,但长期应用的影响却从未进行过严格试验。另外,对 β 受体阻滞剂抗心绞痛的作用也仅进行了一次临床试验,即阿替洛尔无症状性缺血性心脏病试验(Atenolol Silent Ischemia Study,ASIST)。该试验证实阿替洛尔对轻度劳力性心绞痛或无症状性缺血性心脏病患者有益[28]。目前无随机对照试验证实 β 受体阻滞剂对稳定性劳力性心绞痛患者生存率的作用。唯一的证据是一组最近的注册登记研究显示了其在心肌梗死 MI 患者中生存率提高,但无统计学意义[29]。许多研究证实了 β 受体阻滞剂和钙通道阻滞剂联合治疗有效,但对生存率的影响尚无证据[30-32]。

外科与药物治疗

1972 年至 1984 年期间进行了冠状动脉外科研究(CASS)[12]、退伍军人协会合作研究组(VA)[13,33]及欧洲冠状动脉外科研究(ECSS)[34,35]三项主要的随机研究,同时还进行了一些小的随机化试验[36-38]。这些研究为对比冠心病的外科治疗和药物治疗效果提供了基础。尽管这些试验也存在之前提到的缺陷,但从中得出的结果和定性结论对当前临床实践仍有指导价值。

从这些研究的核心信息中可以看出,对于那些严重心绞痛和/或缺血严重、病变血管数量多、左心室功能差的患者,CABG 对于延长患者生存时间的效果明显优于药物治疗[39]。但到目前为止对于不涉及前降支的单支病变,CABG 未显示明显优势。对于所有无保护的左主干病变[39-41]、三支病变[35,39,42-44]、以及合并前降支近端狭窄的双支病变[35,39,42-44],指南对 CABG 的推荐级别为 I 类,对于即使有广泛心肌缺血,但不合并前降支近端狭窄的双支病变[45],以及前降支近端狭窄的单支病变,推荐级别均为 Ⅱa 类。需要强调的是,这些早期试验的研究对象包括了大量中度稳定型心绞痛患者,因此这些结论对不稳定型心绞痛或严重的稳定型心绞痛患者并不适用。

7 项随机试验的荟萃分析显示外科治疗可明显提高患者的 5、7、10 年生存率,对高危患者外科治疗后每年的死亡率为 4.8%,中度危险患者的每年死亡率为 2.5%,但对于低危患者的生存率而言,外科治疗与药物治疗相比无明显优势[39]。图 20-1 中列举了这 3 项大的以及 4 项较小的随机试验中外科治疗与药物治疗对患者 12 年生存率的比较结果。而非随机化研究也证实对于多支病变和严重缺血患者,不论左室功能如何,外科治疗比药物治疗能明显提高患者的生存率[25-28]。

1997 至 2004 年间,有三项随机分组对照研究对有创性 PCI 或 CABG 血运重建治疗与药物保守治疗进行了比较。其结果使血运重建治疗得到更为有力的支持。在无症状性心肌缺血实验研究(Asymptomatic Cardiac Ischemia Pilot,ACIP)中,将适合冠状动脉旁路移植术的患者随机分为直接抗缺血治疗组、无创性方法评价缺血的药物治疗组和 CABG 或 PCI 组[45]。其 2 年死亡率分别为 6.6%、4.4% 和 1.1%,死亡或心肌梗死发生率分别为 12.1%、8.8% 和 4.7%。血运重建改善了症状、延长了寿命。药物、血管成形或外科治疗研究(MASS-Ⅱ)将多支血管病变的患者随机分为药物治疗、PCI、CABG 组[48,49]。尽管各组间 1 年生存率相似,但外科组免于再次接受介入治疗率为

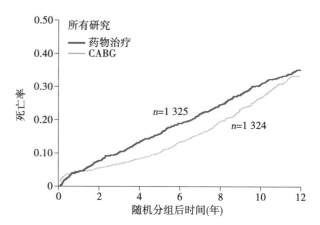

图 20-1　7 组前瞻性、随机性和对照实验显示慢性稳定型心绞痛患者接受药物和手术治疗后的生存(死亡率)曲线(Reproduced with permission from Yusuf S,Zucker D,Peduzzi P,et al:Effect of coronary artery bypass graft surgery on survival:overview of 10-year results from randomised trials by the Coronary Artery Bypass Graft Surgery Trialists Collaboration,*Lancet*. 1994 Aug 27;344(8922):563-570.)

99.5%,药物治疗组为 93.7%。PCI 组比药物治疗组还低,为 86.7%。心绞痛未再发的比例在 CABG 组为 88%,PCI 组为 79%,药物治疗组为 46%[30]。与此同时,CABG 组的 10 年生存率为 74.9%,PCI 组为 75.1%,药物治疗组则为 69%[49]。在有症状的老年冠心病患者有创与药物治疗研究(Trial of Invasive versus Medical Therapy in Elderly Patients with Chronic Symptomatic Coronary-Artery Disease,TIME)中对老年慢性心绞痛患者进行了研究。研究发现,接受最佳药物治疗患者与接受有创性血运重建治疗(PCI 或 CABG)患者的症状、生活质量、死亡或非致死性心肌梗死发生率等方面没有差异(20% 比 17%,P=0.71)。然而药物治疗患者中出现主要临床事件的比例更高(64% 比 26%,P<0.001),主要包括再次住院以及血运重建治疗[50]。令人欣慰的是,在此项涉及症状严重的老年患者的研究结果中,最初接受药物保守治疗而后转为有创治疗的患者并没有因此付出死亡或是心肌梗死的代价[50]。

既往关于心室功能受损患者手术死亡率高的状况已经发生了很大改变,目前心肌血运重建治疗后患者生存率明显高于药物治疗组。伴随着心肌保护、围手术期支持等外科技术的提高,心室功能受损的患者亚群,在接受外科治疗的患者中,成为相对生存受益最大的亚群。现在的观点认为缺血性左室功能障碍是外科心肌血运重建的适应证而不是禁忌证[10,12,39,51-53]。最近的缺血性心力衰竭外科治疗(Surgical Treatment for Ischemic Heart failure,STICH)研究旨在评估 CABG 联合药物治疗对于缺血性心力衰竭与单纯药物治疗的疗效比较,研究者认为早期的研究忽视了这方面的探讨,体现在:①1970 年以来的三个主要研究都排除了左心室功能不全患者,②从那以来外科和药物治疗都有了长足的进步[53]。研究纳入了 1 212 例 EF 值<35% 且适合进行 CABG 的患者,结果显示 CABG 组全因死亡率为 36%,药物治疗组为 41%,CABG 没有带来明显的生存率获益。人们认为这一研究的结论效力不够,平均随访时间仅 56 个月,而且在随访期间有 17% 的药物治疗组患者出现了跨组(接受了 CABG 治疗),在一定程度上减少了与 CABG 组的统计

学差异,这一研究目前还是解读为左心功能不全的患者接受 CABG 治疗将延长生存。基于 STICH 研究的结果,ACC/AHA 指南中对 EF 值35%~50%的左心功能不全的患者接受 CABG 列为Ⅱa 类推荐,而对 EF 值小于 35%的则为Ⅱb 类[10]。最近研究发现,缺血的、仍生存的、低动力心肌(冬眠心肌或顿抑心肌)接受有效的血运重建后可以恢复较强的收缩功能,这样使得过去认为仅适合接受心脏移植的左室功能严重不全的患者也能接受血运重建手术[54],手术适应证得到扩大。这些内容将在后面的章节中详细讨论。

总之,对于左主干病变[39-41]、3 支血管病变伴或不伴前降支近端病变[35,39,42-44]、两支血管病变合并前降支近端病变以及严重缺血的多支病变患者[35,39,42-44],目前指南对 CABG 为Ⅰ类推荐;而对于不合并前降支近端病变、但存在广泛缺血的两支病变患者[45],合并前降支病变的单支病变患者[10,46,47],以及中度左心功能不全患者(EF 值35%~50%)[39,54-57],指南均为Ⅱa 类推荐;对于既无前降支病变、又没有广泛缺血的两支病变患者[44],以及严重左心功能不全(EF 值小于 35%)的患者,目前的指南为Ⅱb 类推荐(图 20-2)[39,53-57]。

CABG 不仅能提高冠心病患者的生存率,而且能明显缓解患者心绞痛发作,提高生活质量。80%~90%经药物治疗的有症状冠心病患者在接受 CABG 后症状明显缓解,10 年随访中60%的患者免于心绞痛发作[49]。而这种优势在低风险患者中也得以体现[39]。从生存优势方面考虑,对于左主干受累的单

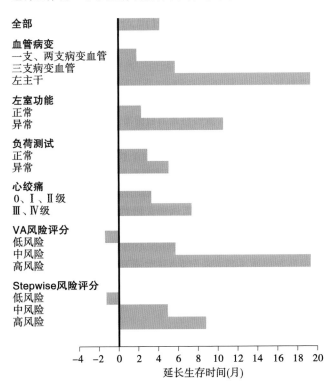

图 20-2　7 组前瞻性、随机性和对照试验中,慢性稳定型心绞痛患者各亚群接受非手术治疗和外科手术治疗后的月存活预期(Reproduced with permission from Yusuf S,Zucker D, Peduzzi P,et al:Effect of coronary artery bypass graft surgery on survival:overview of 10-year results from randomised trials by the Coronary Artery Bypass Graft Surgery Trialists Collaboration, *Lancet*. 1994 Aug 27;344(8922):563-570.)

支病变,单纯 CABG 推荐级别为Ⅰ类,前降支近端病变则为Ⅱa类,而从症状改善来考虑,则病变位于任何位置的单支病变,CABG 和 PCI 均为Ⅰ类推荐,A 级证据,目的是改善症状(图 20-2)[10,49,50,58-60]。目前指南的共识是,对于至少有一支严重病变血管(任何位置)以及症状控制不满意的心绞痛患者,如果同时满足:①指南推荐的药物治疗因药物禁忌证、副作用或者患者倾向性而无法实行,②复杂的三支病变(例如 SYNTAX 评分大于 22)并且适合 CABG(优于 PCI)[10,44,61-63],则对 CABG 作Ⅱa类推荐。症状缓解与完全血运重建和移植血管的通畅密切相关。一般 CABG 后心绞痛的复发率为每年 3%~20%。虽然前降支采用乳内动脉桥明显提高了患者的生存率,但手术后心绞痛缓解时间并无明显差异[46,47],这可能与静脉桥闭塞或冠脉自身病变发展有关[13]。

遗憾的是,目前尚无外科手术和药物治疗两组患者工作复原方面的资料。概括地讲,两组患者就业率下降主要与社会经济因素(年龄、手术前失业、工作性质)和临床因素(如术后心绞痛)有关。值得注意的是,并没有证据显示外科血运重建可以减少心肌梗死等非致死性事件的发生,虽然这可能与围手术期心肌梗死抵消了后期随访中心肌梗死的低发生率有关[64,65]。

PCI 与药物治疗

从单纯的球囊成形到后来的金属裸支架(bare metal stents, BMS)和药物洗脱支架(drug-eluting stents,DES),PCI 的治疗继续不断进步。尽管有导管介入技术的改进,以及 DES 出现后支架内再狭窄的发生率有所下降,以及大量的研究证据显示 PCI 相比于药物治疗,在稳定型缺血性心脏病患者中能够有效降低心绞痛复发,但至今并无资料显示对稳定型心绞痛患者 PCI 比药物治疗在生存率和继发性心肌梗死方面有明显优势[43,60,66-71]。

最近人们对多支病变的患者进行了更多研究。在心绞痛的随机干预治疗试验 2(Randomized Intervention Treatment of Angina,RITA-2)中,1 081 例稳定型心绞痛患者被随机分为 PCI 组(其中包括1/3 两支血管病变和7%的三支病变患者)和药物治疗组[59]。中位随访时间为 2.7 年,PCI 组的早期终止事件(死亡或心肌梗死)发生率是药物治疗组的 2 倍(6.3%比3.3%,P<0.02)。且 PCI 组有 7.9%的患者在随访期内需要接受外科血运重建,需要再次 PCI 者约为 11%,而药物治疗组约有 23%的患者需要血运重建,PCI 组早期心绞痛缓解和运动耐量增加明显优于药物治疗组,但这种优势在 3 年内消失。在 MASS-Ⅱ试验中也观察到了类似的结果,其 PCI 组的心绞痛缓解程度更高,但需行/再次行 PCI 术率也更高[48,49]。这些结果再次支持早期药物治疗有益的观点。

最近发表的研究 COURAGE 将 2 287 名患有稳定心绞痛并有客观缺血证据的患者随机分为药物治疗组和 PCI+药物治疗组。所有患者均服用长效美托洛尔、氨氯地平和/或单硝酸异山梨酯以及赖诺普利或氯沙坦。患者接受较为积极的降脂治疗和适当的抗血小板治疗。此项研究的首要发现为,PCI 在死亡、心肌梗死或其他重大心血管事件上没有比药物治疗显现出优势[60]。尽管此结果在心血管领域引发较大争议,但结果与之前研究相符。

一项发表于 2005 年的荟萃分析将经皮介入治疗和药物治疗进行了对比[68]。在冠心病患者中,有创治疗在死亡、心肌梗

死或是否需要进一步血运重建方面没有受益。2014 年,Windecker 等对 100 个比较 CABG 和 PCI 与药物治疗的研究进行了荟萃分析,发现新一代的依维莫司和佐他莫司(Resolute 支架)药物洗脱支架治疗的患者,较药物治疗能够降低死亡率,但在老一代药物洗脱支架(西罗莫司、紫杉醇以及 Endeavor 支架)、金属裸支架或者单纯球囊扩张治疗的患者中则无此发现[71]。但是基于此研究的局限性(只纳入了一项新一代支架和药物治疗的对比研究)以及患者数据的缺失,目前普遍认同所有稳定型缺血性心脏病患者在接受有创治疗前均应用最佳的药物治疗。因此,在 2011 年的 ACC/AHA 指南中对于稳定型缺血性心脏病的 PCI 治疗没有Ⅰ类推荐[10]。基于 SYNTAX 研究的亚组分析结果(下一节进一步阐述),对于稳定型缺血性心脏病的非保护左主干患者,如果同时满足①病变解剖特点符合 PCI 低并发症风险,可能长期获益,SYNTAX 评分≤22,开口或者左主干病变;以及②临床资料提示 CABG 可能导致较高的死亡率及并发症风险(例如 STS 预估死亡率>5%),则将 PCI 列为Ⅱa 类推荐[72]。

PCI 与 CABG

随机化研究 关于早期冠脉疾病应首选血管成形还是外科 CABG,近来人们进行了大量的临床试验并取得了相似的结果。但值得注意的是,这些实验是对治疗策略的比较,而不是头对头比较。因此可能会有交叉试验设计的存在,并且终点事件的选择也受此影响。

大部分比较 CABG 与 PCI 的早期研究都有个共同点,那就是 PCI 首先是以单纯球囊成形的形式进行,之后才开始有金属裸支架。Bravata 等[73]对 20 项这样的研究进行了荟萃分析,其结果被 2011 年的 ACC/AHA 指南所引用[10]:①CABG 和 PCI 的 1 年及 5 年生存率无差别,②5 年心肌梗死事件发生率无差别,③CABG 在术后 1 年和 5 年能够比 PCI 提供更高的心绞痛缓解率,④CABG 组的再次血运重建率较低。从另一方面说,至少在 PCI 的早期年代,CABG 似乎能够带来更好的症状缓解和减少二次血运重建,但生存率和整体事件率没有差别,这一结论以 1994 年瑞士纳入 134 例患者的研究[74]和 MASS[75,76]以及 MASS-Ⅱ[48,49]研究为代表。常常引用的旁路血管移植血运重建调查(BARI)、Emory 血管成形和外科治疗研究(Emory Angioplasty versus Surgery Trial,EAST)、心绞痛的随机干预治疗试验(RITA)、冠状动脉成形与旁路血运重建比较调查(Coronary Angioplasty versus Bypass Revascularisation Investigation,CABRI)等比较多支病变的 PCI 和 CABG 对比的研究中[77-81],除少数例外结果,大部分都支持上述结论。

近年来,发表了大量关于 PCI 与 CABG 比较的前瞻性随机对照临床研究,但这些研究均有一定的局限性。概括地讲,在所有中心均只有少数接受血运重建的患者进入这些试验[82,83],因此这些试验所选择的对象并不能反映临床实际情况。例如,这些研究中很少包括那些严重左室功能衰竭的患者,同时随机化选择的患者一般为单支或两支血管病变。在 RITA 试验中大约 1/3 的患者单支血管病变[80,84]。在符合条件的 BARI 研究[80,84]和 EAST[81]中,排除了合并慢性血管闭塞、左主干狭窄、弥漫性质病变和其他解剖因素使得 PCI 存在潜在危险的患者,大约占所有患者的 2/3。因此这些试验仅包含了一小部分临床遇到的冠心病患者,入组偏倚对结果的影响较

大。因为大部分患者在低风险组,所以 CABG 比 PCI 在中高风险组的优势可能被掩盖[83]。

对评价这些试验的第二种认识是成功的血运重建不仅基于客观的标准,而且也与患者和医生的标准的理解有关。1985—1986 年美国国立心脏、肺和血液研究所登记的 PCI 治疗病例中,99%的患者出院,92%的患者无再发心肌梗死或需要 CABG[85]。在 BARI 试验中,初次住院患者的住院生存率为 99%,88.6%的 PCI 治疗后的患者无心肌梗死、无需在当次住院过程中再次 PCI 或 CABG[80]。故若对首次住院患者使用较局限的结局事件(死亡、心肌梗死、CABG),PCI 可被评价为极成功。而若将 5 年内需要再次血运重建纳入结局事件,PCI 治疗组治疗成功率则大大降低。总而言之,PCI 与 CABG 在改善患者死亡率与心肌梗死率上无明显的差异,这使得患者可以再最初的治疗上有多样选择的余地,而不必要承担巨大的负担。

考虑到免于事件生存率是比总体生存率更有意义的研究终点,最近的几项研究揭示了 CABG 较早期 PCI(单纯球囊成形术)的优势。1998—1999 年在阿根廷进行的冠状动脉成形和 CABG 治疗多支血管病变随机试验(ERACI)证实,两组中的患者手术后 1 年、3 年死亡率和心肌梗死发生率无明显差异,但冠状动脉旁路移植组的无事件生存率较高[86,87]。法国的一项单中心研究发现,152 例多支血管病变患者接受 PCI 或 CABG 治疗,外科治疗组的无心绞痛生存率较高[88],而需要再次血重建治疗的发生率较低。Mercado 等人对 ARTS、ERATS Ⅱ、MASS Ⅱ以及 SOS 试验进行了荟萃分析,其结果显示两组随访 1 年后具有相似的死亡率、心肌梗死率、脑血管意外发生率以及 PCI 组更高的再次血运重建比例[89]。近期发表的一项 5 年随访的荟萃分析证实,1 年时再次血运重建治疗比例 PCI 组高于 CABG 组(29%比 7.9%,P<0.001)[90]。

受金属裸支架较高的支架内再狭窄发生率(6 个月 22%~32%)的驱动[91,92],许多研究者寄希望于通过从降低再狭窄发生率[67]和引入 DES 来改善 PCI 的整体治疗结果,并扩大 PCI 的应用范围。最新的一项研究称为 SYNTAX,评估了针对三支病变以及左主干病变患者的血运重建治疗的最佳方案。此研究将 1 800 名患者随机分为 PCI 组(放置紫杉醇药物洗脱支架)以及 CABG 组[4]。在 12 个月观察点上,两组之间死亡率以及心肌梗死率相似,但脑血管意外发生率 CABG 组高于 PCI 组(2.2%比 0.6%)。值得注意的是,CABG 组在术后药物治疗力度大为减轻,更少的患者接受抗血小板治疗,这可能是增加脑血管意外比例的原因。尽管 PCI 组使用了药物洗脱支架,其再介入干预的比例明显高于 CABG 组(13.5%比 5.9%)。由于在早期两组间死亡率、心肌梗死率无明显差异,一些专家建议不再将左主干病变列为 CABG 的手术指征[93]。但是其余观点认为,选择 PCI 治疗的相关证据尚不足,CABG 后再次干预比例低,仍应作为左主干病变患者的治疗选择[94]。与此同时,SYNTAX 本身也作为评分系统,根据解剖特点(范围、位置和狭窄程度)冠脉病变的严重程度和复杂性进行了分级并纳入事后分析。其中低评分组为≤22,中等评分为 22~32,≥33 则为高评分组。在低分组中,CABG 和 PCI 的主要心脏不良事件(MACE)发生率相似,而在中、高分组,CABG 事件率均显著低于 PCI[4]。此外,3 年随访发现,三支病变的患者在 CABG 组的死亡率明显低于 PCI 组(6.2%比 2.9%)[63]。似乎在病变弥漫

且复杂的冠心病患者中,CABG 更优于 PCI,基于此,在 SYN-TAX 评分高于 22 的三支病变患者(无论是否有前降支近端累及)中,CABG 作为指南的 Ⅱa 类推荐。

值得注意的是,SYNTAX 研究还提出了心脏团队的概念。心脏团队是指一个由心脏外科医生、介入科医生以及心内科医生(如果有的话)共同对病例的治疗选择进行多学科化的讨论。心脏团队的作用虽然尚未经任何随机对照研究验证,但在无保护的左主干病变或复杂冠脉病变中,都作为 Ⅰ 类推荐[10]。

SYNTAX 之后,又有 5 项比较 CABG 和 PCI 的研究。其中两项是比较 DES 与微创冠状动脉旁路移植术的,因此不在当下讨论的体外循环下冠状动脉旁路移植术范畴内。PRECOMBAT 研究显示 DES 在无保护的左主干病变中,2 年随访的整体终点具有不劣于 CABG 的效果[95]。与此同时,CARDia 研究揭示了术后 1 年 DES 的整体事件率不劣于 CABG(包括全因死亡、心肌梗死和脑卒中)[96]。FREEDOM 研究的患者人群和研究设计都较为类似,但样本量是前者的 4 倍,研究提示在糖尿病患者中,CABG 组的整体终点事件发生率比 DES 的 PCI 组更低(18.7% 比 26.6%[26]),这是第一次在 CABG 与 DES 的随机对照研究中得到这样的结果。2014 年的一项对 6 个随机对照研究进行的荟萃分析旨在揭示在当下 DES 和动脉桥使用愈加广泛的背景下,PCI 与 CABG 的比较。随访 4.1 年发现 CABG 组的死亡率,心肌梗死发生率以及二次血运重建率都更低[97]。这些新的结果显示了 CABG 在事件发生率优势之外的生存率优势,而在 2011 年 ACC/AHA 指南撰写时尚未出现这些结果,但在其中暗示了如果未来有这方面的证据则可用于患者的治疗选择。

非随机化数据比较 一些关于 PCI 和 CABG 的长期的、前瞻性的、非随机化研究资料,为上述的随机对照研究做了很好的补充。1994 年杜克大学心血管疾病数据库随访研究是迄今最早比较 CABG 和 PCI 的该类研究之一,主要依赖于冠脉病变的严重程度[22]。从实践的观点看,不论该试验还是随机试验,血运重建对生存率的影响主要与冠状动脉病变的程度和范围有关,也就是与所谓的"风险梯度"有关。对于病变程度较轻(单支血管病变)的患者,血运重建或药物治疗随访 5 年,两者生存率无明显差异[22]。而对于中度血管病变(如 2 支血管病变)患者,血运重建 5 年生存率明显高于药物治疗组。对于血管病变严重的患者(如 3 支血管病变),CABG 治疗后的生存率及生存质量明显高于药物治疗组。PCI 与药物治疗组的预后相似。但值得注意的是该亚组接受 PCI 患者的样本量较少。比较 PCI 与 CABG,对于轻度两支血管病变的患者,PCI 较 CABG 在生存率方面有轻微优势,但 CABG 对严重的两支血管病变(如包含前降支近端病变)有明显优势[22]。

在金属裸支架的 PCI 时代,这一结论也被其他几项研究所证实。其中之一便是 1999 年发表的纽约州数据库研究,该数据库收录了 1993—1995 年的病例数据,在此项研究中,对于单支病变且未累积前降支的患者,术后 3 年生存率为行 PCI 者较高,而三支病变或病变累积前降支的患者则从 CABG 中受益更多[98]。在 BMS 时代另一项更大规模的注册登记研究显示,对已知危险因素进行调整后发现,多支病变或累及前降支病变患者生存率在 CABG 组(包含 37 212 名患者)中高于 PCI 组(包含 22 102 名患者)(图 20-3)[61]。此研究的局限性包括非随机

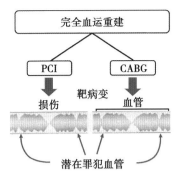

图 20-3 PCI 针对的是特定的罪犯血管,CABG 则是对罪犯血管和未来可能的罪犯血管都进行旁路移植(Reproduced with permission from Opie LH, Commerford PJ, Gersh BJ: Controversies in stable coronary artery disease, *Lancet*. 2006 Jan 7; 367(9504):69-78.)

化以及所含偏倚。随着心脏麻醉、心肌保护、重症护理等方面的发展,其所带来的提高外科治疗生存率方面的收益能与高速发展的 PCI 技术所带来的生存收益相比。需要注意的是,PCI 主要针对罪犯病变(culprit lesion),而 CABG 不仅针对罪犯病变,也能对具有潜在致缺血危险的病变血管进行干预。这可能是 CABG 在降低死亡率方面占优的原因。PCI 术后的中期或长期(例如 1 年之后)的临床结局更源自其他部位罪犯血管病变的进展,而非支架内再狭窄[99],因此这也可能部分解释即使支架技术的改进再狭窄率降低,CABG 在生存率方面的获益一直存在(图 20-3)[100]。

在药物洗脱支架时代,6 项大型注册登记研究中的 5 项都显示了 CABG 组的死亡率低于 DES 治疗的 PCI 组[62,101-105]。其中值得一提的是 ASCERT 研究,该研究也是美国胸外科医师协会(Society of Thoracic Surgeons,STS)的长期生存可能性估算(ascertcalc.sts.org)的基础。该研究评估了 20 万名 65 岁以上接受非急诊血运重建治疗的多支病变患者的临床结局,结果显示术后 1 年的 CABG 组与 PCI 组生存率无差别,但在术后 4 年时 CABG 组死亡率显著低于 PCI 组(16.4% 比 20.8%)[104]。CABG 与 PCI 相比的长期获益独立于年龄、性别、糖尿病、肾功能、肺部疾病,而且甚至在那些倾向性评分侧重于选择 PCI 的患者中都有优势。另一项对美国 Medicare 公司 1992 至 2008 年间 105 000 名保险受益人进行的倾向性匹配研究显示,CABG 组的 5 年生存率高于 PCI 组(74.1% 比 71.9%),这一效应在糖尿病、吸烟者、心衰以及周围动脉疾病的患者中更显著[105]。

总结来说,虽然随机对照研究和荟萃分析局限性无法克服,但的确在很大程度上反映了真实世界中的血运重建现状,更新的随机对照研究依然支持 CABG 较 PCI 的生存率优势,尤其在 DES 广泛应用、再狭窄率更低的当前时代,这一优势在多支病变和复杂冠脉病变的患者中依旧显著。

特殊情况

急性冠状动脉综合征

急性冠状动脉综合征(acute coronary syndromes,ACS)的范畴包括潜在的冠状动脉堵塞引起的 ST 段抬高的心肌梗死(ST-segment elevation myocardial infarction,STEMI)以及缺乏明显冠状动脉堵塞证据的、冠状动脉痉挛的变异性心绞痛。非 ST 段

抬高心肌梗死(non-ST-elevation myocardial infarction, NSTEMI)的急性冠状动脉综合征包括不稳定型心绞痛,非Q波性心肌梗死和心肌梗死后心绞痛,主要表现为急性症状改变。对变异性心绞痛或冠状动脉痉挛在疼痛发作期可以利用心电图明确诊断并采用药物治疗。不稳定型心绞痛的临床标准并不统一,是介于慢性稳定性心绞痛和心肌梗死之间的临床情景。不稳定型心绞痛系指具有慢性稳定型心绞痛的性质、特征、诱因,短时间内发生改变或新发的心绞痛。在美国,大约有560万慢性心绞痛患者,且每年新发350万病例。不稳定型心绞痛每年新发75万病例,其中10%发展为心肌梗死。心肌梗死后心绞痛是指近期(1~2周)Q波或非Q波性心肌梗死后出现的心绞痛或其他心肌缺血证据。

ST段抬高型心肌梗死的CABG治疗　与无再灌注相比,即刻血运重建治疗能够改善所有急性STEMI后的患者结局。改善的程度取决于从发病到血运重建的时间[106,107]。由于PCI的实施比CABG更为迅速,因此在这种情形下CABG反而降至较为次要的地位(只有不到5%的STEMI患者接受CABG[108])。大多数的情况下,PCI能够打通罪犯血管从而改善缺血区域的心肌血供。然而,某些情况下,由于冠脉病变弥漫,或者PCI出现并发症如冠脉夹层、穿孔导致心包填塞、支架置入失败或急性支架内闭塞等,此时心肌缺血仍得不到改善。急诊CABG一直作为下述情形下的I类推荐来保证患者的生存:①PCI治疗失败或者操作困难,同时存在持续心肌缺血;②合并急性心肌梗死后的机械并发症如室间隔穿孔、心室游离壁破裂、乳头肌断裂导致急性二尖瓣反流;③心源性休克,定义为收缩压持续30分钟低于90mmHg且需要支持措施,心脏指数≤2.2L/min/m²,肺毛细血管楔压≥15mmHg,以及/或者有终末器官灌注不足的表现[106,107,110];④严重的左主干或者三支病变患者合并致命性的心律失常[10,111]。SHOCK研究将STEMI后的心源性休克患者随机至急诊血运重建与先行药物治疗稳定病情两个组别,结果发现在接受血运重建的患者中,CABG组(36%)与PCI生存率相似,而CABG亚组患者中糖尿病和复杂病变的比例更高[110]。

STEMI后的CABG时机目前仍存争议。但是总体上来说,证据显示在症状发作后的7~24小时死亡率最高。几项研究显示CABG在症状开始6小时内的死亡率是10.8%,7~24小时是23.8%,1~3天是6.7%,4~7天是4.2%,8天之后是2.4%。另一项研究显示6小时内CABG死亡率为6.1%,7~23小时为50%,15天之后则为7.1%[109]。最合理的选择似乎是在6小时的时间窗内实施CABG从而最大化挽救心肌。超过6小时的时间窗,则最好推迟至3到4天后再行手术从而提高生存率,并减少出血并发症[108,109,112]。

非ST段抬高型心肌梗死和不稳定心绞痛的CABG治疗　对于非ST段抬高的急性冠状动脉综合征患者,一般给予药物治疗并进行危险评估分层,分层的主要依据除血清标志物的改变以外,还可参照临床、统计学、心电图变化等指标。心肌梗死的血栓形成(thrombolysis in myocardial infarction, TIMI)风险评分纳入了上述临床因素,可以作为不稳定心绞痛或者NSTEMI患者的预后评估工具,预测14天内的全因死亡、新发或复发心肌梗死、或严重的复发性心肌缺血并需要紧急血运重建治疗[113],还可以用来对患者进行风险分层,从而选择处理策略:

是否立即行冠状动脉造影以及有创性治疗(造影后进行PCI或者CABG血运重建),或者保守治疗(早期强化药物治疗)。对于那些血流动力学不稳定、心源性休克、严重的左心功能不全、持强化药物治疗之下依旧持续或者复发的静息心绞痛、机械并发症、顽固的室性心律时常、心电图ST-T段动态变化的患者,均视作高危,而不论TIMI评分高低。中等或者高评分组(大部分)患者应该尽早接受冠状动脉造影并适时血运重建。然而,在世界上的很多地区,由于冠状动脉造影设备的缺乏,往往采用先行药物治疗稳定症状,再进行患者转运以及通过运动诱发试验进行风险分级的方法。

总体来说,对接受冠脉造影的广大稳定型心绞痛患者而言,PCI与CABG之间的选择还是根据ACC/AHA指南,依赖于具体的解剖与临床特点进行。

无症状冠心病

最近ACIP试验对PCI或CABG血运重建与药物治疗在无症状性冠心病方面的效果差异进行了研究[114],共有538例药物控制心绞痛的患者入组。入组患者随机分为血运重建组和药物治疗组,并采用动态心电图监测。血运重建组较药物治疗组在缓解缺血症状方面更有效,而其中CABG又优于PCI(缺血症状缓解率为70%比46%,P<0.002)。血运重建组的1、2年死亡率较高于心绞痛药物治疗组,但与缺血药物治疗组比较无明显差异[45,114],对严重病变的患者更有益处。需要注意的是,大多数该试验中在动态心电图下监测为"无症状性缺血"的患者,在试验外也偶尔有过心绞痛的症状,所以并不是真正意义上的无症状。

患者的缺血证据至关重要,而早期利用造影手段对缺乏缺血证据或无症状患者今后可能的罪犯血管进行预测是不是有效呢?一些研究对这一假说提出了质疑。研究主要针对早期进行连续冠状动脉造影检查,继而发展为急性心肌梗死或不稳定型心绞痛的患者,发现早期血管狭窄的严重程度并不能预测今后造成缺血的罪犯血管[115,116]。大多数情况下,能够解释随后缺血发生的先期冠脉病变不到50%,而许多患者早期并无明显的表现。故对于缺乏重度缺血表现及客观证据而又未行运动试验的患者,进行预防性血管成形提出疑问[117]。Bech等人对流量储备超过0.75的缺乏无创性血管评价的91例患者进行PCI治疗,发现血管成形对生存率和再发心绞痛无影响[118]。

药物洗脱支架

近年来支架技术的发展,尤其是药物洗脱支架(DES)的发明,可进一步减少再狭窄的发生率。支架植入可有效地减少负性心肌重构,并且支架药物对于冠心病的治疗起到了深远的影响。与金属裸支架(BMS)相比,DES在心肌梗死、死亡率等方面并无明显优势,但对于11项随机研究的荟萃分析发现其在减少血管再狭窄率方面有效[67]。比较CABG和采用DES的PCI的随机对照研究和观察性研究结果在前文已有阐述,提示虽然DES能够较BMS降低支架内再狭窄率,但是CABG的适应证依然没有变化[101]。一些比较这二者的最近研究(FREEDOM研究,Sipahi等对6项随机对照研究的荟萃分析,以及ASCERT研究)[26,97,104]的确显示了即便采用DES,CABG依然具有对PCI的长期生存率优势。需要注意的一点是由于DES有较高的支架内血栓形成发生率(区别于再狭窄),接受DES治疗的患者需要进行6到12个月的双联抗血小板治疗(通常是阿司匹林加氯吡格雷)来降低这一风险[119]。究竟选择 CABG，BMS 还是 DES 需要结合患者的个体化情况，某些患者可能因存在合并症，不得不停用氯吡格雷来接受其他手术治疗。

左主干病变

左主干病变约占接受冠状动脉造影患者的 5%[120]，而左主干病变的患者有 70% 合并有冠心病多支病变[4,94]。对于左主干严重病变的患者，多年来认为是 CABG 而非 PCI 的适应证。但近期的研究对此观点提出了质疑。近期多项注册登记研究[25] 以及 SYNTAX 的亚组分析[72] 和多项比较 CABG 和 DES 的 PCI 随机对照研究显示[95,121]，PCI 有可能作为左主干病变一种可接受的选择。在一项有 1 100 例左主干病变患者入选的配对队列研究中，PCI 与 CABG 在死亡率、构成死亡因素、Q 波心肌梗死或脑血管意外发病率方面并无差异，而 PCI 组的靶血管再次血运重建率很高(包括了置入 DES 的患者)[25]。PRECOMBAT 研究比较了西罗莫司 DES 的 PCI 与 CABG 治疗的左主干病变患者，随访 2 年的 MACCE 事件无显著差异，但 PCI 组的二次血运重建发生率是 CABG 组的 2 倍[95]。SYNTAX 研究的亚组分析也显示紫杉醇 DES 的 PCI 组与 CABG 相比并未增加 12 个月的 MACCE 事件率，但的确有更高的二次血运重建率[72]。5 年的随访也显示了相同的定性结果[122]。然而，当按照 SYNTAX 评分进行分层后，发现低分和中分组两种治疗方式结局相似，在高分组(>32)则提示 PCI 有更高的 MACCE 事件率[72,122,123]。基于这些证据，ACC/AHA 指南将 PCI 在无保护的左主干病变及稳定型缺血性心脏病患者中列为 Ⅱa 或 Ⅱb 类推荐，具体则要看解剖特点及手术难度(如果 SYNTAX 评分≤22，且 STS 预计死亡率≥5%，则为 Ⅱa 类推荐，如果 SYNTAX 评分<33，且 STS 预计死亡率>2%，则为 Ⅱb 类推荐)[10]。如果患者存在不稳定型心绞痛或 NSTEMI，且 CABG 死亡率及并发症率过高，或者患者发生 STEMI，远端血流为 3 级，而 PCI 较 CABG 可更快实施的情况下，PCI 可以作为指南的 Ⅱa 类推荐进行[10]。在其他情况下(例如大多数患者)，除非有更确凿的研究数据更新，否则 CABG 对于无保护的左主干病变依旧是绝对的 Ⅰ 类推荐治疗方式[10]。目前正在开展的 EXCEL 研究就是比较新型的依维莫司 DES 支架和 CABG 在无保护的左主干患者中的效果。

严重左心功能障碍

左心功能障碍是心脏外科手术的高危因素，而且在血运重建治疗发展早期，这类患者一般不接受 CABG。然而和年龄一样，左心室功能严重障碍也是影响药物治疗效果的重要因素。因此，近年来严重的左心功能障碍被认为是外科血运重建的适应证而非禁忌证。对一些患者，血运重建后左心功能可以有一定提高，一些学者认为这可能与心肌顿抑或心肌冬眠有关[124,125]。诊断心肌是否具有可逆活性可以采用 PET、201Tl、99mTc SPECT 或多巴酚丁胺超声心动检查[126]。

在 CABG 开展的早期阶段，有 5 项研究以及紧随其后的荟萃分析显示，为左心室功能不全(主要是轻至中度)的患者施行 CABG 手术，生存率高于单纯药物治疗[39,54-57,127]。然而，正如前面所述，针对 EF 值<35% 的重度左心功能不全患者的 STICH 研究结果显示 CABG 相比循证指南的药物治疗并未降低全因死亡率[53]。不过 CABG 的确降低了复合终点事件的发生率，包括全因死亡以及：①因心力衰竭发作再入院；②因心血管病再入院；③任何原因的再入院；④因 PCI 或 CABG 再入院。换

句话说，CABG 的免于事件生存率更高，提示经过更长期的随访可能显现出生存率优势。该研究拟延长随访至术后 10 年。

CABG 与 PCI 在这部分患者人群中的作用目前还难以界定，虽然已有一定数量的随机对照研究比较 PCI 与手术治疗，但在大多数试验中这一部分患者都被排除在外。一项较早的针对左心功能不全(EF 值<40%)的多中心研究显示，多支病变的患者接受 PCI 治疗后，2 年内有超过四分之一的患者死亡[128]。在这一患者人群中，大多数比较 CABG 和 PCI 的都显示出相似的生存率[129-133]，有的则显示 CABG 能够改善结局[62]。整体来说，除了 STICH 研究之外，仅有一小部分的研究旨在指导左心功能不全患者中的 CABG 与 PCI 选择。对于合并左心功能不全且冠脉病变适合血运重建的患者，如果 EF 值轻度下降(35%～50%)，则 CABG 为 Ⅱa 类推荐，如果 EF 明显减低(<35%)且无左主干病变，则 CABG 为 Ⅱb 类推荐(合并左主干病变则 CABG 指征更明确)[10]。ACC/AHA 指南的建议是，该部分患者的血运重建策略应该结合具体的临床指标制定，如是否合并肾脏疾病、糖尿病、以及冠脉解剖的复杂程度[10]。

慢性完全闭塞

慢性完全闭塞约占到所有行冠状动脉造影患者的 20%，其中的四分之三是多支病变[134,135]。65% 的慢性完全闭塞患者都无法或者无意向进行血运重建[134]，有 35%～37% 的患者由于慢性完全性血管闭塞而被排除在随机对照试验之外，即使这些血管滋养的心肌仍具有可逆性，这便导致对该部分患者缺乏有效的研究。值得注意的是，SYNTAX 研究没有将慢性完全闭塞排除在外(本身也是占 SYNTAX 评分 10～15 分的一个因素)，同时 SYNTAX 研究还发现 CABG 的完全血运重建率要高于 PCI(69% 比 49%)[4]，而完全血运重建能够降低长期死亡、心肌梗死以及再次血运重建的发生率[136]。考虑到慢性完全闭塞的存在是影响 PCI 完全血运重建的原因，这或许可以解释 CABG 组中更低的主要不良心脏时间发生率[135]。随着介入技术的进步，目前 PCI 对慢性完全闭塞的治疗更加激进。至少有三项最近的研究为此提供了证据(EXPLORE、DECISION-CTO，以及 EURO-CTO)，这些研究都是针对该部分患者人群的 PCI 与药物治疗的比较而设计的[134]。总结来说，在多支病变和复杂病变的患者中，CABG 能够改善生存率，很大程度上是由于 CABG 比 PCI 更高的完全血运重建率。

高龄

对大多数病例，高龄是手术的危险因素，同时也是药物治疗预后不良的因素。80～89 岁的患者 CABG 术后死亡率约为 8%～11%[137]。瑞士 TIME 试验将 301 例 75 岁以上的冠心病患者随机分成两组，一组接受有创评价的药物治疗，另一组接受无创评价的药物治疗[31]。在接受冠状动脉造影的患者中，2/3 的患者实施了血运重建。一年随访显示在死亡率、非致命心肌梗死发病率方面并无统计学差异，症状和生活质量也无差异。早期曾想利用非体外循环下的 CABG 来降低高龄患者的手术风险，但两项研究显示非体外循环下的 CABG 与传统的体外循环 CABG 相比，并没有使 75 岁以上的患者人群带来更多获益[138,139]。最近一项对 1 932 例这一年龄段的患者的研究显示，随访 1.5 年的 CABG 与使用 DES 的 PCI 治疗相比结局相似，但 PCI 组再次血运重建发生率更高，这与在年轻患者中的

研究结论类似[140]。这些数据提示在高龄患者经过药物治疗后如果仍有症状发作，积极进行有创评估措施是有必要的。但因高龄患者可能合并有脑血管病、肾功能障碍、肺脏疾病等合并症，因此具体的血运重建策略可能因此受到影响。

糖尿病

早在多年前，人们就已经认识到糖尿病是行经皮[141]或冠状动脉旁路移植[142]血管成形术的高危因素。BARI 试验首先证实了糖尿病和非糖尿病患者预后的巨大差异。该试验中有353 例糖尿病患者，分别接受 CABG 和 PCI 治疗，结果表明CABG 组治疗后患者生存率高于 PCI 组。此差异的解释还不十分明了，有趣的是两组术后心肌梗死的发生率相似，但 CABG组心肌梗死后生存率明显高于 PCI 组[143]。事实上，PCI 组的糖尿病患者发生自发性 Q 波性心肌梗死后的死亡率比 CABG组的糖尿病患者组高 10 倍，但在非糖尿病患者的 Q 波性或非Q 波性心肌梗死中没有相似结果。更具有深远意义的是，CABG 组糖尿病患者的 7 年生存率高达 76.4%，而 PCI 组仅为 55.7%[144]。

虽然是否彻底血运重建是一个重要因素，但这种差异的生理基础中仍包含有许多推测部分。由于糖尿病患者 PCI 后冠状动脉再狭窄发生率较高，Van Belle 与同事[145]对 513 例糖尿病患者的 6 个月射血分数和长期心源性死亡率及患病率进行分析，分为闭塞性再狭窄（94 例），非闭塞性再狭窄（257 例）和无再狭窄（162 例）三组。再狭窄患者的射血分数明显下降（下降 4.8%±12.6%），伴随着死亡率的上升（无再狭窄组为 24%，非闭塞性再狭窄组 35%，闭塞性再狭窄组 59%）。多因素分析显示，冠状动脉闭塞是严重的危险因素。

BARI 试验的结果促使我们对既往的研究结果进行了回顾，发现试验的结果并不完全一致。在 EAST 试验中，糖尿病患者接受外科血运重建并未带来显著的生存率改善[146]。对于CABRI、EAST、RITA 试验的资料进行荟萃分析显示 CABG 组和PCI 组的 5 年死亡率相似[147]。与此同时，另一项对 10 个随机对照研究进行的荟萃分析显示进行球囊成形或者 BMS 支架PCI 的糖尿病患者长期生存率低于 CABG[133]。

BARI、BARI-2D 的随访研究中[148]，共有 2 368 名糖尿病合并稳定型心绞痛患者入组，经随机分组接受药物治疗或药物治疗结合直接血运重建治疗（CABG 或 PCI）。在 5 年随访期两组间并未发现生存率或心血管重大事件（心肌梗死或脑血管意外）发生率的差别。此项试验并不是用来比较 CABG 与 PCI 在糖尿病患者中的治疗效果差别，而是比较药物治疗与血运重建治疗的优劣，但 CABG 组重大心血管事件发生率却比药物治疗组低（22.3% 比 30.5%，$P = 0.002$）。PCI 组患者在重大心血管事件中则与药物治疗组没有显著差异。

更新的研究中，仍以 SYNTAX 为例，研究显示对于 SYN-TAX 评分更高的患者，PCI 组的再次血运重建率要高于CABG[149]。FREEDOM 则奠定了更为确切的证据，证明即使在DES 时代，在合并糖尿病的多支病变患者中，CABG 组的长期生存率也比 PCI 更高。该项研究比较了接受西罗莫司和紫杉醇药物支架 PCI 以及 CABG 的 1 900 例多支病变糖尿病患者，结果显示 CABG 组的 5 年复合终点事件率比 PCI 组更低（18.7% 比 26.5%）[26]，其中包括全因死亡，非致命性心肌梗死，或者非致命性脑梗死，该研究也支持了 BARI、BARI-2D 的

结论，但同时也指出了结局差异可能来自 CABG 组的心肌梗死和全因死亡率更低。

糖尿病具有炎症反应、增殖和高凝的生理学特性，这能部分解释糖尿病患者冠状动脉再狭窄和闭塞的高发生率。由于糖尿病具有慢性发展的趋势，完全血运重建的意义尤为重要，因此 CABG 效果优于 PCI。同时糖尿病患者的病变一般较广泛，完全性血运重建一般是通过外科治疗而非介入治疗而实现。另一个解释比起血管生理学的原因来说，更倾向于患者的选择。通过上述的研究的长期调研，我们早已认识到 CABG 比一般药物治疗对患者生存率具有优势。越来越广泛的冠心病病变，还有 PCI 与 CABG 之间越来越多地比较研究也提示相似的趋势。糖尿病患者 BARI 试验证实糖尿病患者的三支血管病变、弥漫性病变、前降支近端病变和左心功能障碍的发生率较高，其 PCI 与 CABG 治疗效果均比非糖尿病患者差。

从临床的观点认识糖尿病患者该如何选择冠状动脉血运重建以及何种血运重建方式应按以下原则：冠状动脉病变的程度和范围；完全血运重建的可能性；是否合并左心功能障碍；经PCI 的可行性。目前研究结果证实，CABG 对于预防和治疗糖尿病患者尤其是弥漫性病变和/或左心功能障碍的糖尿病患者冠状动脉再狭窄和血管闭塞方面更具优势。随着 FREEDOM研究和 SYNTAX 研究的结论出炉，在 DES 支架引入后，该建议依旧没有改变。

终末期肾病

终末期肾病（end-stage renal disease，ESRD）的问题日益严重，在此类患者中，心血管疾病是最常见的死亡原因。因此，将来这些患者中血运重建的需求会很高。终末期肾病患者中糖尿病、高血压、血管钙化等合并症较为常见，增加了有创治疗的风险。新英格兰北联盟组织的一项研究发现，肾衰竭依赖透析的患者在 CABG 术后死亡风险更高（OR 值 3.1，$P<0.001$）[150]。纵隔炎、术后脑血管意外的发生率也增高。远期生存率也因肾衰竭而降低[151]。尽管这些风险存在，不接受手术治疗的患者预后更差。终末期肾患者接受血运重建治疗比接受药物治疗有更高的生存率[152-154]，另有研究则显示 CABG 较 PCI 能够带来更高的生存率[152,153,155-159]。

合并颈动脉狭窄

围术期脑卒中依是 CABG 最可怕的并发症之一，而且除了脑卒中本身的特点，它还占到住院死亡原因的 21% ~23%[160,161]。并存颈动脉狭窄约占接受 CABG 手术患者的 8%（2% ~22%，根据颈动脉狭窄的定义、诊断以及筛查频率而有所不同）[162-165]。颈动脉狭窄增加了一些研究中围术期脑卒中的发生率[166-169]，但不是所有研究均如此[170-173]，也正因为如此，颈动脉狭窄是否值得干预以便减少围术期乃至长期的脑卒中风险，一直是文献中的焦点。关于是否应该在 CABG 手术前（分期）、术中（同期）或者术后（逆分期）进行颈动脉内膜切除术（carotid endarterectomy，CEA）一直存有争议，尤其对于那些可能增加围术期脑卒中的无症状颈动脉狭窄患者而言。本小节将会阐述颈外动脉狭窄与 CABG 神经系统结局的关系，并对颈动脉的干预时机和方式加以讨论。

围术期脑卒中

围术期脑卒中的发生率和原因 CABG 术后的围术期脑

卒中以及短暂性脑缺血发作的发病率在过去 20 年间有所下降。2002 年之前的几项大型注册登记研究发现发病率约为 3%[160-174]，但是最近一项在 STS 所有协作医院中进行的大型登记研究显示，2000 到 2009 年间的 150 万患者中发病率为 1.2%[175]。CABG 术后最常见的脑卒中原因不是颈动脉斑块，而是术中对升主动脉的物理操作(主动脉阻断、升主动脉插管、近端吻合)造成的粥样或血栓栓子脱落[176,177]。其他原因主要是由瓣膜病、房颤、人工瓣膜植入、缝线、左心引流管、心梗后附壁血栓造成的心内栓子，以及更罕见的气栓。最后，围术期脑卒中的混杂原因包括小血管阻塞性疾病、体外循环期间的大脑低灌注、围术期心梗、主动脉插管导致夹层以及脑出血。主动脉或者主动脉弓来源的心脏栓子占到 CABG 术后围术期脑卒中原因的 75%，而包括颈动脉狭窄在内的大动脉狭窄性疾病占到 5%[172]。虽然颈动脉狭窄仅是围术期脑卒中的少见原因，但却是外科医生可以明确刨除的病因，从而降低相关的发病风险。

围术期脑卒中的危险因素 年龄是围术期脑卒中最确定的危险因素之一。1986 年 Gardner 等发现脑卒中的发生与患者年龄成正相关，年龄小于 45 岁的患者脑卒中发生率为 0.2%，年龄大于 60 岁的患者脑卒中发生率上升到 3.0%，而如果患者年龄大于 75 岁的发生率达到 8%[178]。1992 年的另一项研究显示年龄小于 65 岁的患者脑卒中的发生率为 0.9%，而年龄大于 75 岁脑卒中的发生率达到 8.9%。心脏外科领域的文献提到的其他因素包括主动脉钙化、肾衰竭、既往卒中史、吸烟史、年龄、周围血管病、糖尿病以及颈动脉疾病[161,179]。

颈动脉狭窄与围术期脑卒中的关系 20 世纪 80 年代的几项研究解释了颈动脉狭窄可以增加心脏手术围术期脑卒中的风险。1987 年，Brener 及同事发现，在 4 047 例接受心脏手术的患者中，无症状颈动脉狭窄(颈动脉造影显示管腔狭窄大于 50%)的患者中有 9.2% 发生了卒中或者一过性脑缺血(transient ischemic attacks, TIA)，而无颈动脉狭窄者仅为 1.9%[166]。Faggioli 等人在 1990 年做了类似研究，也发现在颈动脉狭窄大于 75% 以及年龄超过 60 岁的患者中，卒中发生率为 15%，而无颈动脉狭窄者仅为 0.6%[167]。颈动脉内膜切除术似乎有一定的保护作用，所有同期行 CEA 的患者(19 例)均未发生卒中，未接受 CEA 的颈动脉狭窄患者中则有 14.3% 发生了卒中(4/28例)[167]。而对于 65 岁以上患者而言，从任何角度而言均为卒中的高风险人群，且神经系统事件(卒中或 TIA)的发生率与颈动脉狭窄程度相关：狭窄<50% 为 2.5%，≥50% 为 7.6%，≥80% 为 10.9%，单侧颈动脉闭塞为 10.9%[180]。

然而，颈动脉病变是导致脑卒中的主要原因还是所有危险因素中的一个非特异性指标目前仍然不明确。识别那些引起同侧脑半球卒中的颈动脉狭窄，有助于了解 CEA 的确切疗效，尤其对那些无症状的颈动脉狭窄患者而言。几个小型的回顾性研究表明无症状的颈动脉狭窄引起同侧脑卒中的概率较小[172,173]。Li 等人发现在 CABG 术后发生的 18 例合并颈动脉狭窄(≥50%)的卒中患者里，仅有 4 例发生于同侧半球，其中 3 例还是完全闭塞，意味着已经没有干预的余地。因此这 18 例患者中仅有 1 例有可能通过 CEA 预防卒中。2005 年以来有 4 项研究显示在无症状的≥50%(n=156)及≥70%(n=42)的颈动脉狭窄患者中，卒中发生率均为 0%[170,171,181,182]。这些数据提示，围术期脑卒中和颈动脉疾病的关联可能并不明显，而 CEA 手术的获益也似乎并不明显。

未经治疗的颈动脉狭窄与迟发性脑卒中的关系 无症状性颈动脉疾病患者接受 CEA 治疗的获益研究，已经从术后早期脑卒中扩展至远期效果。1985 年，Barnes 等观察了 65 例接受心血管手术的无症状颈动脉狭窄患者，其中 40 例为冠状动脉旁路移植术，平均随访 22 个月。有 10% 的冠状动脉旁路移植术患者在随访过程中死亡，另有 17.5% 的患者发生了脑卒中[183]。通过无创性检查显示在 4 年内有一半患者颈动脉病变发生进展。另一项研究通过 48 个月的随访发现未经治疗的颈动脉狭窄患者 CABG 术后脑卒中的发生率为 10%，这一比例高出同期行 CEA 的患者 10 倍[184]。近年来对比外科治疗和内科药物治疗的随机对照研究证明了对于严重颈动脉狭窄患者，内科药物治疗远期脑卒中的风险增高。无症状颈动脉外科试验研究显示：无症状的严重颈动脉狭窄患者内科药物治疗 5 年脑卒中的发生率为 12%[185]。

无创性颈动脉检查

有的医院已经开始将 CABG 术前颈动脉筛查作为常规项目，而相关研究则提示从颈动脉疾病的高危患者开始选择性筛查，敏感性的影响可以忽略不计。一项对 1 421 例 CABG 的回顾性研究里，颈动脉的超声筛查只局限于：年龄>65 岁，卒中或 TIA 发作史以及颈动脉杂音者[186]。研究者认为这样可减少 40% 的术前颈动脉检查，仅遗漏 2% 的≥70% 颈动脉狭窄患者。ACC/AHA 指南对合并颈动脉狭窄高风险的患者术前筛查作了 Ⅱa 类推荐，包括：年龄超过 65 岁，左主干病变，周围血管病变，卒中或 TIA 发作史，高血压，吸烟以及糖尿病。

颈动脉内膜切除术后的心肌缺血事件

接受 CEA 手术的患者有较高的概率合并有合并冠心病。克利夫兰的一项研究显示，在 CEA 术前常规筛查冠状动脉造影，发现只有 7% 的冠脉无异常，另有 28% 存在轻至中度的冠心病，30% 存在较为严重但尚可代偿的冠脉病变，28% 存在严重且尚可纠正的病变，而有 7% 则存在严重且无法纠正的病变[187]。早期研究显示，如果合并冠心病，则围术期心梗的风险明显升高(4.3% 比 0.5%)[188]。Hertzer 及同事的研究显示，对接受 CEA 手术的患者来说，心肌梗死造成的远期死亡(37%)要超过卒中(15%)，而在怀疑有冠心病的患者队列中同期行 CABG，与未手术相比可以改善 10 年生存率(55% 比 32%)[189]。

冠状动脉与颈动脉联合血运重建

冠状动脉与颈动脉联合血运重建指南 目前还没有在接受 CABG 的无症状颈动脉疾病患者中比较同期或者分期处理颈动脉的随机对照研究。CABACS 研究开展自 2010 年，目前尚未结束，该研究旨在比较合并严重颈动脉狭窄的 CABG 患者中，单纯行 CABG 手术与同期行 CEA 后的卒中与全因死亡率差别[190]。目前的 ACC/AHA 指南也只是基于大量的回顾性研究，对于这类患者的确切建议尚无法确立。的确，既往对于临床意义明确的颈动脉狭窄曾作多学科诊治的 Ⅰ 类推荐，即由心脏外科、心内科、神经科以及经血管外科医生共同对患者是否以及何时接受 CEA 治疗进行个体化判断[10]。同时，对于有 TIA 或卒中且合并明确的颈动脉狭窄(≥50%)患者，CABG 联合颈动脉血运重建作为 Ⅱa 类推荐。干预的顺序以及时机根据患者的脑缺血和心肌缺血严重程度而定[10]。最后,对于既往无 TIA 或卒中史,但存在双侧颈动脉重度狭窄(70%~99%)或者一侧明确狭窄、对侧闭塞的 CABG 患者,指南对联合颈动脉血运重建为Ⅱb 类推荐[10]。

尽管有上述指南,我们中心的 Cambria 及同事提出以下观点,即如果我们认为:①对于严重的冠心病患者,在行单纯 CABG 手术的同时,如果不对颈动脉狭窄进行处理,则会增加卒中风险;②严重的无症状及有症状颈动脉狭窄患者均可接受 CEA 治疗;③CEA 手术患者如果合并冠心病,则会增加早期及远期死亡率;④CABG 是冠心病的有效治疗手段;那么手术适应证就不是问题了,而关键在于两种手术的时机选择。基于此,我们中心从 1970 年代开始对冠心病合并颈动脉狭窄采取了较为积极的处理,CABG 同期行 CEA 也成为标准术式。

分期与同期颈动脉和冠状动脉手术　为方便起见,我们把先行颈动脉内膜切除术然后行冠状动脉旁路移植术,称之“分期手术”。而把先行冠状动脉旁路移植术然后行颈动脉手术,称为“逆分期手术”。在一次全麻下同时行两种手术称为“同期手术”

一方面,先行 CEA 手术可能增加围术期心肌梗死的风险,而先行 CABG 则可能增加围术期脑卒中风险。对于血流动力学稳定且无心绞痛发作的患者,多数人主张先行颈动脉内膜切除术。而且随着近年来围手术期管理的进步以及局部麻醉的采用,颈动脉内膜切除手术变得较为安全,既往曾有 TIA 及卒中史的老年患者有更高的围术期心梗风险,这也进一步支持了该观点。对血流动力学不稳定尤其是没有颈动脉狭窄症状的患者,一些心脏外科医生选择先行心肌血运重建,间隔一段时间后再行颈动脉内膜切除术(逆分期手术)。这些策略都是根据每一个具体病例制定的,目前尚无随机对照研究进行对比。

美国神经内科学会(American Academy of Neurology,AAN)回顾了所有 50 例患者以上的研究,比较了分期与同期 CEA 和 CABG 手术,其中 9 项研究评估了同期手术,卒中发生率为 3%,心肌梗死为 2.2%,死亡率为 4.7%。该综述中还有一项研究评估了先行 CEA 再行 CABG 的分期手术,卒中发生率为 1.9%,心肌梗死为 4.7%,死亡率为 1.6%。AAN 由此推论,基于目前的数据,尚无法形成几种策略间的结论[191]。

在我们的中心,对于无症状性的严重颈动脉狭窄且合并适宜 CABG 的冠心病患者,同期手术已成为常规术式。Akins 等发表了一项 1979—2001 年 500 例同期手术的研究,院内死亡率为 3.6%,心肌梗死发生率 2.0%,卒中发生率为 4.6%[192]。其中 66% 术前无症状,21% 有 TIA 史,13% 有卒中史。患者冠心病相对较重,75% 为三支病变,42% 为严重的左主干病变。四分之三有不稳定性心绞痛,53% 既往有心肌梗死。54% 的患者为紧急或急诊手术。换句话说,考虑到患者人群的特征,上述结果已经颇为乐观。在 23 例卒中患者中,12 例为 CEA 的同侧脑半球,而 11 例则为对侧半球,提示该种手术方式可能消除了术前颈动脉狭窄对 CABG 的卒中风险。接下来的 CABACS 研究将可能作为第一个针对这些手术时机的随机对照研究,回答某些争议性问题,即使患者仅局限于那些择期 CABG 且合并无症状颈动脉狭窄者[190]。

预估手术风险

对于手术风险的预估可以让外科医生和患者对手术可能的受益以及围手术期死亡率等风险进行权衡。手术之前患者对于受益/风险的知情同意尤为重要。准确的手术风险预估对于医疗质量的提高也有帮助,并可评价不同治疗方案以及医生水平。

一系列的心外科数据库被用于研发预测 CABG 术围手术期并发症、死亡率的模型[21]。其中 STS Risk Calculator(http://www.sts.org/quality-research-patient-safety/quality/risk-calcula-tor-and-models/risk-calculator)为一种更为便利的评价软件,此软件利用 STS 的数据(表 20-4)对个体患者进行风险评估。数据库包含了 1997—1999 年在美国接受 CABG 手术的 503 478 名患者信息,可供公众使用。

总体而言,STS 数据库报道的术后 30 日死亡率、严重并发症发生率分别为 3.05% 以及 13.4%。其中并发症包括脑血管意外(1.6%)、肾衰竭(3.5%)、再手术(5.2%)、延长呼吸机辅助通气(5.9%)以及胸骨感染(0.63%)。该数据库对 30 项可能的术前危险因素进行分析、分层后得到了风险模型(表 20-5、20-6)。除胸骨伤口感染以外,其他并发症与死亡率的上升均有明显相关性[193]。

从上述相关风险中可大致估算出手术死亡率。对于手术死亡率影响最大的几个因素包括:非择期手术、低射血分数、既往心脏手术。患者伴发糖尿病、外周血管病变、肾功能不全、慢性梗阻性肺病(COPD)等慢性疾病,也会增高手术死亡率[21]。

表 20-4　CABG 手术后与死亡率相关的独立危险因素

危险因素	比值比(OR)	95%置信区间
多次手术	4.19	3.61~4.86
再次手术	2.76	2.62~2.91
休克	2.04	1.90~2.19
手术情况	1.96	2.88~2.05
肾衰竭/透析	1.88	1.80~1.96
免疫抑制剂的应用	1.75	1.57~1.95
胰岛素依赖型糖尿病	1.5	1.42~1.58
应用主动脉内球囊反搏	1.46	1.37~1.55
慢性肺部疾病	1.41	1.35~1.48
经皮冠状动脉造影术<6h	1.32	1.18~1.48

数据来源于 STS 数据库中 1997—1999 年在美国接受 CABG 手术的 503 478 名患者信息。

参数按照重要性降序排列。(Data from Shroyer AL,Coombs LP,Peterson ED,et al:The Society of Thoracic Surgeons:30-day operative mortality and morbidity risk models,*Ann Thorac Surg*. 2003 Jun;75(6):1856-1864.)

患者评估

尽管存在风险预估模型,但临床患者评估仍不可被取代。不幸的是,医生对患者评估更多关注的是患者冠脉解剖学改变,而非患者缺血性病变的性质、持续时间、严重程度以及有无慢性心衰的表现。另外,脑血管以及外周血管病变、恶性肿瘤、胸骨区放疗、COPD、糖尿病、肝肾功能不全等因素也可对患者围手术期出现并发症产生影响,这些危险因素并未全部纳入在风险预估模型中。

同时,应了解目前患者用药种类、剂量,尤其是抗血小板药物如氯吡格雷。近期服用氯吡格雷与术中出血量大以及再次手术相关[194]。大多数外科医生建议停药 5 天后进行 CABG 手术。对于几种新型抗凝药来说也是如此,包括房颤患者的华法林替代用药(例如达比加群)。

心脏、肺部的体格检查应着重于观察患者有无缺血性或瓣膜性心脏病的迹象。如发现心脏杂音应进行进一步检查。另外,应考虑胸骨前的软组织是否足够伤口缝合,是否有静脉曲张或既往静脉剥脱,后者会影响血管桥的选择方案。应检查外周血管搏动,以便评估从哪侧下肢取静脉或放置球囊反搏。若预备获取桡动脉,尺神经、桡神经、正中神经也应进行检查。

表 20-5 CABG 手术后发生严重并发症的危险因素

危险因素	比值比(OR)	95%置信区间
肾衰竭/透析	2.49	2.41~2.58
再次手术	2.13	1.92~2.36
休克	1.86	1.78~1.95
应用主动脉内球囊反搏	1.78	1.72~1.84
初次手术	1.75	1.70~1.81
胰岛素依赖型糖尿病	1.59	1.54~1.64
手术情况	1.58	1.53~1.63
慢性肺部疾病	1.41	1.38~1.45
免疫抑制剂的应用	1.34	1.26~1.43
经皮冠状动脉造影术<6h	1.33	1.23~1.43

严重并发症是指包括卒中、肾衰竭、机械通气时间延长、纵隔炎以及再次手术在内的所有不良结果。数据来源于 STS 数据库中 1997—1999 年在美国接受 CABG 手术的 503 478 名患者信息。参数按照重要性降序排列。

(Data from Shroyer AL,Coombs LP,Peterson ED,et al:The Society of Thoracic Surgeons:30-day operative mortality and morbidity risk models,*Ann Thorac Surg*. 2003 Jun;75(6):1856-1864.)

表 20-6 发生术后特定并发症的危险因素

卒中	肾衰竭	通气支持延长	纵隔炎	再次手术
危险因素与比值比(OR)				
PVD/CVD,1.5(1.44~1.56)	肾衰竭/透析,4.3(4.09~4.52)	多次手术,2.3(2.01~2.64)	IDDM,2.74(2.47~3.03)	多次手术,1.69(1.49~1.97)
肾衰竭/透析,1.49(1.37~1.62)	IDDM,2.26(2.16~2.37)	IABP,2.26(2.17~2.36)	慢性肺部疾病,1.62(1.47~1.78)	休克,1.46(1.37~1.56)
IDDM,1.48(1.37~1.59)	休克1.6(1.48~1.72)	初次手术,1.97(1.89~2.05)	NIDDM,1.53(1.38~1.70)	初次手术,1.40(1.33~1.47)
既往 CVA,1.43(1.33~1.53)	多次手术,1.6(1.33~1.92)	肾衰竭/透析,1.95(1.86~2.04)	应用免疫抑制剂,1.49(1.18~1.89)	PTCA<6 小时,1.42(1.28~1.58)
手术情况 1.38(1.29~1.48)	初次手术,1.55(1.46~1.64)	休克,1.95(1.85~2.06)	IABP,1.43(1.25~1.64)	肾衰竭/透析,1.38(1.33~1.44)
休克,1.36(1.21~1.52)	IABP,1.54(1.45~1.64)	慢性肺部疾病,1.67(1.61~1.73)	二尖瓣关闭不全,1.39(1.17~1.65)	IABP,1.36(1.29~1.43)
NIDDM,1.36(1.28~1.45)	应用免疫抑制剂,1.48(1.33~1.64)	IDDM,1.53(1.47~1.59)	肥胖女性,1.38(1.35~1.42)	慢性肺部疾病,1.32(1.27~1.37)
高血压,1.30(1.22~1.38)	PTCA<6 小时,1.46(1.29~1.66)	手术情况,1.46(1.41~1.52)	肾衰竭/透析,1.27(1.14~1.41)	二尖瓣关闭不全,1.31(1.23~1.40)

数据来源于 STS 数据库中 1997—1999 年在美国接受 CABG 手术的 503 478 名患者信息。参数按照重要性降序排列。

CVA,脑血管事件;IABP=主动脉球囊反搏;IDDM=胰岛素依赖型糖尿病;NIDDM=非胰岛素依赖型糖尿病;PTCA=经皮腔内冠状动脉成形术;PVD/CVD=周围血管疾病/心血管疾病。

Data from Shroyer AL,Coombs LP,Peterson ED,et al:The Society of Thoracic Surgeons:30-day operative mortality and morbidity risk models,*Ann Thorac Surg*. 2003 Jun;75(6):1856-1864.

实验室检查的项目应就患者个体临床情况所定,但至少需包含肾功能(肌酐)、全血细胞分析、胸部 X 线。心电图注意有无既往心肌梗死或传导束异常证据。影像学检查应除外肿瘤、活动性肺部感染、升主动脉钙化等病变。钙化会影响动脉打孔和上侧壁钳,如有钙化应进一步行 CT 检查。

造影所见影响血流动力学的冠状动脉病变狭窄大于 50%,此类病变会影响冠脉血流储备以及远端灌注压力[21]。若存在此类病变,应在术前利用心导管或超声(推荐)对左室功能、室壁运动情况以及瓣膜病变程度进行评估,包括对主动脉和二尖瓣的超声评估。左心室造影不常规进行,常用作主动脉瓣病变患者的压差评估。对于既往有开胸手术史而且没有使用过胸廓内动脉者,导管造影应该评估胸廓内动脉的通畅性和完整性,毕竟前次关胸过程中钢丝有可能对其造成损伤。这对于大隐静脉已经不可用而又依赖胸廓内动脉(internal thoracic artery,ITA)的患者来说尤其重要。

外科医生应和患者以及家属建立良好关系,应向其充分交代手术风险、获益以及其他治疗选择等,以达到知情同意。理想状态下,沟通时应有家属在场,因为患者在压力下往往不能全面理会内容。涉及手术并发症、死亡率等相关内容时,医生更多应与患者家属交流。另外,术后恢复时间、过程等信息应与患者及家属沟通。明确的围手术期沟通可降低各方对于外科手术的焦虑并有助于术后早期恢复。在涉及法律问题时,良好的医患沟通也是对于医生的保护。

血管桥

胸廓内动脉

左侧胸廓内动脉(left internal thoracic artery,LITA)作为桥血管,在重建前降支血运上已被证实可以达成良好的早期及远期生存率,以及可以更好地改善患者预后[46]。无论患者年龄大小,ITA 都可以起到较好的远期通畅率以及临床效果,这使其成为桥血管吻合前降支的第一选择,并且引发了人们对右侧胸廓内动脉(right internal thoracic artery,RITA)吻合其他血管可行性的讨论。

特点

胸廓内动脉特有的分子细胞学特点,使之成为唯一的能够抗粥样硬化,并能保持极高的长期通畅率的动脉。其抗动脉粥样硬化的特性或许与其在被取出时,相比静脉内膜损伤更小有关。在电子显微镜下,几乎未在胸廓内动脉内膜发现易诱发血栓的缺损,但是静脉血管桥中却更常见[195]。它有一层无孔的弹性内膜,可以抑制细胞迁入和此后的过度增生。胸廓内动脉的中层薄而平滑肌细胞少,使得其血管反应性低[196,197]。

胸廓内动脉的内皮层也很有特点,它能产生很高的扩血管物质一氧化氮前列腺素,ITA 对术后常用药物的反应良好。例如,ITA 在米力农的作用下呈现出血管扩张作用,对去甲肾上腺素却没有表现出血管收缩作用[198]。另外,硝酸甘油可扩张ITA,但是对大隐静脉却无效[199]。这些血管扩张药物的内源性分泌作用可能也对冠状动脉血管结构有一定的"下游"作用,这一点可以从 CABG 术后血管吻合口远端的原始冠脉常受到保护,从而免于动脉粥样硬化的进展体现出来。最后,ITA 随时

间而表现出非凡的重塑过程,这一过程由内皮介导,通过术后长期的冠脉造影显示,ITA 管径会逐渐增大以适应血流增加的需要[200]。

胸廓内动脉的外科解剖

ITA 起自锁骨下动脉上段、甲状颈干对侧。70%的患者左侧 ITA 为独立起源血管,30%患者 ITA 与其他动脉共干。95%的患者右侧 ITA 为独立起源血管[201]。在锁骨和第一肋骨水平,ITA 最初向下走行于锁骨下静脉的中后方以及无名静脉外侧。在此区域,膈神经在到达心包之前从 ITA 外侧跨越至内侧。66%的左侧 ITA 以及 74%的右侧 ITA 前方有膈神经丛跨越[201],因此,在取 ITA 近端时应警惕损伤膈神经。

在第一肋软骨下方 ITA 垂直向下在胸骨外侧走行,与胸骨距离较近,紧接着走行于上 6 根肋软骨及其间肋间内肌的后方。ITA 在胸腔上段有一长短不一的裸露区,仅有胸内筋膜以及壁层胸膜覆盖,之后 ITA 后方有胸横肌覆盖。在第一肋间水平,左侧 ITA 距胸骨边缘(10.5±3.2)mm,在第六肋间距离增加至(20.0±6.7)mm。右侧 ITA 比左侧 ITA 距胸骨边缘稍近。在第六肋间 ITA 分为终末支:腹壁上动脉和膈肌动脉。ITA 在原位长度为 15~26cm,平均(20.4±2.1)cm,左侧略长于右侧[201],由一对乳内静脉伴行。在最上端两支静脉汇合为一支走行于动脉内侧,汇入无名静脉。

带蒂获取技术

胸骨切开后,使用乳内牵开器暴露乳内床(图 20-4)。过度牵拉胸骨可导致肋骨骨折、胸肋关节脱位,造成术后剧烈疼痛,也可导致臂丛神经损伤。将壁层胸膜、软组织、脂肪等从胸壁上分离。建议打开左侧胸腔,更好的暴露 ITA,尤其在近端,从而保证 ITA 在关胸后自然地走行在肺内侧、心包外侧,远离胸

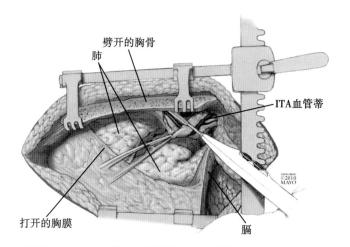

图 20-4 ITA 的获取。使用自动牵开器显露 ITA 血管床,游离左侧胸膜使其远离乳内动脉,并沿乳内动脉走行打开胸膜。分别切开 ITA 血管蒂内外两侧的胸内筋膜,将血管蒂小心地从肋骨下方钝性分离,轻轻牵拉血管蒂从而显露肋间的动脉及静脉分支,ITA 侧的血管可用钛夹夹闭,胸壁侧的用电凝或钛夹。近端游离至锁骨下静脉下缘水平,远端分离至 ITA 分叉处。需要将胸横肌充分分离以便显露 ITA 分叉。全身肝素化后方可离断 ITA,可以在获取结束后离断,也可等到需要进行左前降支吻合(LAD)时(By permission of Mayo Foundation for Medical Education and Research. All rights reserved.)

骨后缘。未来二次开胸减少损伤的可能性。将手术台轻轻转向患者左侧,减少辅助通气潮气量,可使术野更清晰。

用手触摸裸露区或肌肉覆盖区域,可在胸骨缘外侧找到 ITA。取血管可采用带蒂技术、半骨骼化技术或骨骼化技术采集。带蒂采集时可从第三、四肋间裸露区切开,或从胸骨下段切开。开始时应避免含有分支的肋间气域。用较低能量电刀(如 20)将胸内筋膜从内侧切开 4cm。用电刀头将血管蒂小心地从胸壁上钝性分离。也可用钳子尖辅助分离,或轻轻牵拉筋膜。ITA 组织脆弱,不能用止血钳钳夹。轻轻向后牵拉血管蒂暴露动静脉分支,夹住。

在血管蒂游离有 4cm 左右时,从外侧切开胸内筋膜,使得血管蒂从胸壁垂下。向近远端分离至锁骨下静脉和 ITA 分叉处。暴露近端时注意避免损伤膈神经。取完血管,将患者肝素化,血管蒂喷洒罂粟碱溶液[1ml(30mg)罂粟碱加入 9mL 盐水]。肝素化 3 分钟后,在分叉前断开 ITA 远端,断端用哈巴狗钳钳夹。或者血管蒂可保留在原位,使用时再断开。

骨骼化获取胸廓内动脉

带蒂取 ITA 后胸骨血供受很大影响,骨骼化取血管可以在一定程度上减少胸骨缺血。两项前瞻性随机研究对胸骨进行 PECT 骨扫描以评估胸骨血供。骨骼化技术比带蒂技术对胸骨血供的影响少得多。多重变量分析显示,血管获取技术是影响术后胸骨缺血的唯一因素[202,203]。

在取双侧 ITA 时,使用骨骼化技术可减少胸骨感染。Matsa 及同事在 765 名双侧骨骼化技术取 ITA 的患者中观察发现,胸骨深部感染发生率为 1.7%。其中 231 名糖尿病患者感染率为 2.6%,与非糖尿病患者无明显差异[204]。Calafiore 及同事观察了 842 名双侧骨骼化技术取 ITA 患者,与非骨骼化技术取双侧 ITA 的对照组患者进行比较。骨骼化技术组的胸骨并发症较带蒂对照组少。糖尿病患者在此观察中收益最大,骨骼化技术组胸骨并发症发生率为 2.2%,而带蒂技术组为 10%[205]。

使用骨骼化技术时,只对动脉进行游离,保证胸内静脉丛的完整。尽管骨骼化取血管技术要求更高、更为耗时,但对比带蒂取血管,该技术能增加动脉管径及流量,同时也往往能得到更长的动脉桥[206]。有些医生担心血管的功能完整性、血管反应特点以及近远期通畅率。但一些研究发现两种技术间,内膜完整性、血管反应性并无差异[205,207,208],近期、中期通畅率也无差异[209,210]。

通畅率

1985 年 Barner 及同事发现,ITA 作为桥血管吻合至前降支比静脉桥具有更为卓越的远期通畅率[211]。通畅率高即代表更高的 10 年生存率(LITA-LAD 桥 82.6%,静脉-LAD 桥 71%)、更少的心肌梗死事件、更少因心脏事件再次入院、更少再次手术[46]。在当下,尽管应用改善静脉桥的药物,ITA 旁路效果依旧更为出色。BARI 试验中,ITA 桥 1 年、4 年通畅率分别为 98%、91%,静脉桥为 87%、83%[212,213]。在远期随访中 ITA 桥的高通畅率显示得更为清晰。对 1 408 名 CABG 术后出现症状的患者行血管造影,10 年、15 年 ITA 桥通畅率 95%、88%,静脉桥为 61%、32%[214]。

桡动脉

使用桡动脉作为桥血管,最先由 Carpentier 及同事在 1973 年报道。手术中血管痉挛较为常见,通常用机械扩张处理。最初的结果令人失望,2 年随访时 32% 的桥血管闭塞[215]。因此桡动脉一度被放弃在 CABG 中作为桥血管使用。Acar 等人的研究令桡动脉技术得以重见天日,围手术期显示早期闭塞的桡动脉桥,在 15 年再行造影时显示为通畅。Acar 提出桡动脉采集时的损伤导致了血管痉挛和闭塞[216]。用带蒂技术取血管结合药物防止血管痉挛可使桡动脉桥在中-远期有良好效果[217]。因此桡动脉在冠脉血运重建中可作为重要的补充材料。

特点

组织学上,桡动脉具有有孔弹性内膜,中层血管壁比 ITA 厚,平滑肌细胞密度高[218]。在获取血管时发现桡动脉粥样硬化发生率为 28%,比 ITA 的 6% 高。还不能肯定这是否代表桡动脉桥更易于粥样硬化[219]。

生理学上,桡动脉和 ITA 去甲肾上腺素的敏感性相同。但由于桡动脉所含肌肉更多,其收缩更为有力,更易痉挛[220]。幸运的是,桡动脉对血管扩张药均较敏感,包括钙离子拮抗剂、罂粟碱、硝酸酯类以及米力农等。在体外实验中,硝酸甘油对抑制和逆转桡动脉痉挛最为有效[221]。随机试验证明,在预防 CABG 术后桡动脉桥痉挛方面,硝酸甘油与地尔硫草相比临床适应性更强、效果相当,且更为便宜[222]。

桡动脉的外科解剖

桡动脉起自肱动脉肱二头肌肌腱近端。在前臂近端,桡动脉沿肱桡肌下缘走行,远端走行于肌肉表面、前肢筋膜之下,位于肱桡肌肌腱与桡侧腕屈肌之间,桡骨以及旋前方肌之前。桡动脉起始处外侧发出桡返动脉发出许多侧支供应小肌肉。在腕部,桡动脉分出掌腕支、背腕支、掌浅支以及掌深支。桡动脉全程有丰富的静脉伴行[223]。桡动脉平均长度为 18~22cm,腔内直径 2~3mm[224]。

血管获取技术

一般选取非惯用手的手臂,一方面担心小的神经损伤,另一方面取左侧桡动脉可与左 ITA 同时进行。上肢远端须有尺动脉的足够血供,以保证手部的活性。血供情况最好由超声确定[225]。如需要,惯用手的桡动脉也可切取。Tatoulis 及同事报道了 261 名患者在取双侧桡动脉后双上肢功能正常[226]。

将上臂与手进行消毒与无菌包裹。上臂展开置于台上(图 20-5),在桡动脉表面皮肤行略向内侧弯曲切口,起于桡骨茎状突近端 2cm,止于肘皮褶远端 2cm、肱二头肌肌腱内侧 1cm。用电刀分离皮下组织,可根据外科医生喜好选择切入点,切开前臂深筋膜。

用尽量简单的操作取带蒂桡动脉,可结合锐性分离、电切等,或使用超声刀(我们的建议)。有数据显示,使用超声刀可保证早期桥血管流量[227]。在前臂近端,将肱桡肌向外侧轻轻牵拉有助于显露。前臂远端要显露并离断伴行静脉。近端分离至桡动脉内侧的桡返动脉以及静脉丛。我们常规保留桡返动脉。分离动脉两端并离断,将血管保存在室温下乳酸、硝酸甘油、罂粟碱溶液中。

取下桡动脉后,术野进行止血,逐层关闭切口。可放置引流减少术后浆液性渗出。用弹力细带包扎前臂,将前臂放回原体位。近期有内镜取桡动脉方法,功能很好,且美容。但此方法与桥血管通畅率关系不明[228],我们尚未采用此种方法。

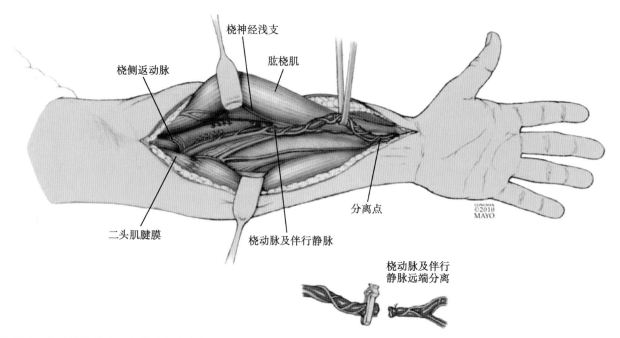

图 20-5 桡动脉的获取。在前臂桡动脉表面皮肤行内侧弧形切口。动脉上方的前臂深筋膜可直接切开。向外侧牵开肱桡肌,自远端开始游离,可离断部分伴行静脉。带蒂获取桡动脉,尽可能减少对其触碰。近端的终点是桡动脉的返支,注意保留该分支的完整。血管蒂充分游离且全身肝素化后,自近、远端离断桡动脉,储存在乳酸、硝酸甘油及罂粟碱的常温储存液中。充分止血后逐层关闭前臂切口。通常放置负压引流(By permission of Mayo Foundation for Medical Education and Research. All rights reserved.)

取桡动脉时应特别注意两条皮神经。前臂外侧皮神经位于肱桡肌肌腹表面,走行贴近其内侧缘。切口应沿肱桡肌内侧以避免损伤。此神经损伤可导致前臂桡侧麻木。桡神经浅表支位于肱桡肌下方,在前臂近端 2/3 区域与桡动脉并行。损伤此神经可导致拇指以及手背部麻木。通过减少肱桡肌外侧牵拉可避免损伤到此神经[223,229]。1/3 的患者在取桡动脉后会出现麻木、拇指活动差;幸运的是,这些症状会逐渐消失,1 年后有 10% 患者仍有症状,1% 症状严重[230-232]。

桡动脉也可以从腕部小切口采用内窥镜获取,所用内镜比内窥镜取大隐静脉型号要小。采用这种技术时可以同时使用长柄超声刀。内镜下取桡动脉的支持者们称这种方式安全、有效、疼痛更轻,且较传统手术切口并发症更少[233]。这种方式以及成为几家中心的标准术式[234]。

通畅率

Acar 等人 1992 年报道 122 例桡动脉行旁路移植,2 周时通畅率为 100%,9 月时通畅率为 93%[235]。另有研究报道称 4 年时通畅率 89%。许多因素可能影响桡动脉通畅率,其中包括目标血管的径流以及竞争血流。在有关桡动脉通畅率的前瞻性随机研究中,目标冠状病变重,桡动脉闭塞率低(>90% 狭窄者为 5.9%,对比 70%~89% 狭窄者为 11.8%)[56]。对于右冠移植的失败概率最高,原因可能更多来自冠状动脉本身。一项研究显示,对于右冠状动脉旁路移植,桡动脉与静脉桥的通畅率相当[237-239]。

桡动脉近端可行 T 字或 Y 字吻合至 ITA 上,或直接吻合至升主动脉或静脉旁路上。另外在主动脉与桡动脉之间可端端吻合静脉。Maniar 等人对比了 T 字/Y 字旁路以及直接吻合至主动脉的方法,在接近 30 个月的随访后,吻合至主动脉可导致更高的术后心绞痛发生率(19% 比 11%)[237]。但此结果有争议,Jung 等人发现吻合主动脉后 1、2、5 年通畅率更高[240]。重要的是桡动脉的总体通畅率高,5 年为 98%,而静脉旁路则为 86%[241]。

其他动脉旁路

对于无常规血管材料的患者,医生对各种动脉旁路进行了尝试。胃网膜动脉(gastroepiploic artery,GEA)常可作为选择,并在全动脉血运重建方案中应用较多。但除一小部分赞成的医生外,GEA 并没有得到广泛应用,可能因为手术时间相应延长、血管切取难度大、围手术期及远期腹部并发症、全动脉血运重建缺乏远期获益证据等。尺动脉、胃左动脉、脾动脉、胸背动脉、旋股外动脉、腹壁下动脉等作为旁路血管在文献中偶有报道。但桡动脉在大多数情况下超越了这些选择。

大隐静脉

大隐静脉依旧是最常用的冠脉旁路移植的桥血管材料。其特点包括获取方便、不易痉挛、多用途、远期效果明确等。但 CABG 远期效果不佳,因此有相应的药物应用策略旨在增加早期、远期通畅率。

前瞻性随机性研究显示尽早应用阿司匹林可减少 CABG 术后死亡率。CABG 术后 48 小时内加用阿司匹林也能减少死亡、心肌梗死、脑血管意外、肾功能不全、肠梗死等术后并发症[242]。最近降脂药物减缓旁路移植血管粥样硬化的效果得到重视[243,244]。大剂量他汀类药物将低密度脂蛋白胆固醇降低至<100mg/dL(约 2.59mmol/L),在远期随访造影中发现可减少 1/3 的旁路血管粥样硬化,并减少再次血运重建的需要[243]。上述两种药物的作用有明确的文献资料,应加以广泛应用[21]。

最后,在未来,基因治疗或许可以调节静脉血管内皮、逆转内膜增生。虽然 PREVENT Ⅳ 期试验中显示静脉用 Edifoligide(一种可与 E2F 转录因子结合的寡核苷酸诱饵)预处理后没有显著效果[245],这一概念仍可继续被研究实现,基因治疗将继续成为未来研究的热点。

血管采集技术

大隐静脉可切开取,也可内镜取。切开取可分为完全切开或间断切开技术。完全切开取静脉可提供最好的术野暴露,对血管损伤最小,但伤口并发症风险更高,术后疼痛更明显。皮肤桥的间断切口可减少术后疼痛、伤口并发症,但增加对于静脉的外科操作。

切开取静脉可从大腿上端、膝下或脚踝开始(图 20-6)。一些医生喜好从下肢开始,因为静脉管径、静脉壁厚度更为合适,距离会阴(潜在的感染源)更远。另一些医生喜欢从大腿开始,原因为伤口更易愈合,尤其在下肢动脉闭塞患者中更为显著。

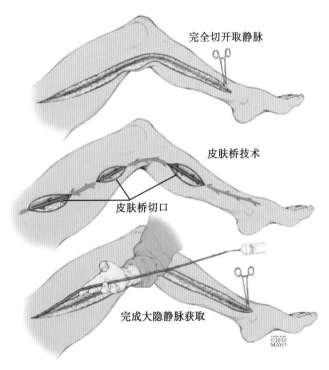

完全切开取静脉

皮肤桥技术

皮肤桥切口

完成大隐静脉获取

图 20-6 大隐静脉的获取:开放及间断切口获取技术。开放切口(上图):切开取静脉可从大腿上端、膝上或脚踝开始。脚踝处大隐静脉易于辨别,就在内踝近侧。沿静脉表面做一切口并沿其走行延伸。游离大隐静脉,结扎并原位离断相应的静脉属支。间断切口(中图):沿静脉走行区域做 2~3 个皮肤切口,显露静脉后游离大隐静脉与结扎、离断静脉属支类似于开放切口的操作。完全开放切口(下图):游离完毕后,结扎并离断大隐静脉近、远端。静脉侧支形成的残端可暂不处理,稍后再行结扎,以避免使旁路血管发生缩窄。轻轻冲洗静脉管腔后储存于室温下的 Plasmalyte 储存液中。缝合皮肤切口并用弹力绷带包扎完好(By permission of Mayo Foundation for Medical Education and Research. All rights reserved.)

我们对此尚无数据。由于大腿脂肪厚,伤口问题更难于处理。静脉采集的原则是尽可能少的损伤静脉。静脉尤其应避免钳夹、拉拽、过度扩张等,因为取静脉时导致的内膜损伤会使远期通畅率降低。静脉定位在踝部最方便,在内踝外侧。

完全切开技术须在静脉浅表切开皮肤,注意避免形成皮瓣。有目的的直接的锐性分离可将静脉从周围组织中分开。侧支可先保留一定长度。分离完成后离断近端、远端。将钝头针插入静脉远端,并轻轻冲洗、扩张静脉。侧支钳夹的位置应与静脉齐平,注意防止管腔狭窄。

间断切口技术须在皮肤选取若干间断切口。分离静脉方法如上所述。此方法对静脉显露稍差,应注意减少牵拉与操作,特别是皮肤覆盖下的桥血管,显露较差。无论用何种方法取静脉,对小腿操作时均应避免损伤静脉附近的隐神经,否则会引发术后神经痛。

内镜取静脉时,先行膝关节上内侧 1.5~2cm 切口(图 20-7)。充入二氧化碳。近端可分离至腹股沟,远端可分离至需要长度。利用双极电凝切断侧支。分离完成后,在末端对皮肤穿刺,提出静脉、结扎、离断。取出静脉,按常规处理。缝合切口后下肢用弹力绷带包扎。

通畅率

用内镜方法进行微创静脉采集日趋流行,因其能减少切开取血管的创伤。内镜采集减少伤口并发症的发生率并有良好美容效果,但血管需进一步处理,手术时间也会相应延长。最初的报到没有发现不同采集方法中静脉形态、内皮结构功能、桥血管通畅率存在异常[246,247]。然而,在最近一项包括 3 000 名行 CABG 患者的研究中报道,内镜采集静脉的移植失败率、死亡率、心肌梗死以及再次血运重建比例更高[248]。

相对于内镜静脉采集的另一极端是"不接触"静脉采集技术,静脉连同周围组织一同取下。随后不对静脉进行扩张,只将其保存在肝素化的血液中。随机研究显示,104 名患者采用此技术获得静脉 18 个月后,随访血管造影通畅率为 95%,常规方法为 89%。8.5 年通畅率为 90%,常规方法为 76%。多因素

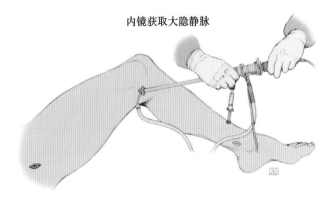

内镜获取大隐静脉

图 20-7 内镜下大隐静脉获取技术。先行膝关节上内侧 1.5~2cm 切口,然后充入二氧化碳。获取向着腹股沟方向区域进行,尽可能到达近端。相应侧支静脉用双极电刀烧灼切断。游离完成后,在腹股沟区静脉上方作一小穿刺点,将静脉在内镜观测下取出。取出静脉后,再对侧支钳夹。如有侧支撕裂破损,可用 7-0 Prolene 线进行缝合修补(By permission of Mayo Foundation for Medical Education and Research. All rights reserved.)

分析后发现,对桥血管通畅率影响最大的外科因素在于采集方法以及静脉质量。对比而言此项研究中胸廓内动脉的通畅率为90%[249]。

其他静脉血管

其他静脉包括小隐静脉、头静脉等,经常作为备用材料。如计划选用这些静脉,术前绘制静脉走行图可提供帮助。取小隐静脉可利用仰卧位侧方入路,屈曲髋部,膝关节内旋;或下方入路,将下肢直接吊起。切口起自跟腱和外踝中间,向上延伸至腘窝。应注意避免损伤腓肠神经。

上肢静脉的通畅率明显低于隐静脉,因此只作为最后的选择[250]。取头静脉时,上臂准备及摆放和取桡动脉一致。切口取上臂内上侧。头静脉管壁比大隐静脉薄,容易形成瘤样扩张。

实施手术

手术过程在全麻下进行,监测中心静脉压、动脉血压、肺动脉压。食道超声对于明确心内病变、主动脉粥样硬化、术后评估左室功能均有帮助。若左室功能差,股动脉通路将辅助术后安放主动脉内球囊反搏(intra-aortic balloon pump,IABP)。我们常规使用可测温尿管。患者取仰卧位,双臂固定于两侧,应注意避免外周神经压迫损伤。下肢膝关节可轻度外旋屈曲,以辅助腹股沟区视野暴露及大隐静脉获取。对患者消毒,铺巾至下颈部、胸部以及腹部、双侧腋前线、下肢周围,右锁骨下动脉区域需广泛消毒以防腋动脉用作动脉灌注的入口。

切口

目前CABG最常见的切口为胸骨正中切口。体外循环插管、处理主动脉瓣关闭不全、监测左室扩张以及排气等操作均在正中切口下较易完成。皮肤切口起自胸骨角与胸骨切迹之间一点,向下延伸至稍过剑突。利用手术刀切开皮下组织直至胸骨。应避免对于皮下组织过多的灼烧,以免增加伤口并发症。组织烧焦后虽不出血,但也不愈合。

应仔细定位胸骨中线。用电刀烧灼标志出胸骨中线,避免从胸骨切迹一直烧到剑突,因为会破坏骨膜的血供,除非锯也沿此线切开。分开锁骨间韧带,以便触摸到胸骨板后方。使用粗剪刀从正中剪开剑突和膈肌附着点。伸入手指至胸骨下,在心包前分离出间隙。如无明显粘连,用骨锯劈开胸骨。如心包有粘连,应用摇摆锯劈开胸骨。开胸时可同时取大隐静脉或桡动脉。劈开胸骨后按之前所述切取胸廓内动脉。

插管与体外循环建立

将心包垂直切开至横膈,心包下方与横膈水平切开。自正中将残留胸腺组织、心包外脂肪分至无名静脉。

如需采用原位右侧胸廓内动脉(RITA),需自下方膈肌至上方无名静脉,以及左侧至右侧膈神经的心包脂肪移除。这能显著增加原位RITA的触及范围,尤其准备从主动脉后路做左冠区域的旁路移植时。虽然RITA只需要去除右侧的心包脂肪,但我们发现去除整个脂肪垫更快速而且出血较少。

悬吊心包呈井状,以便更好暴露主动脉和右房。在大血管

水平,将左侧心包向膈神经方向切开,以便ITA自然垂落。观察并触摸升主动脉远端,明确无粥样硬化区域,以便行主动脉插管、根部灌注、桥血管近端吻合以及钳夹主动脉侧壁钳(图20-8)。有时可对升主动脉进行心外超声检查。若升主动脉钙化严重,应重新考虑操作方法,这将另作详述。

静脉给入300U/kg肝素进行全身抗凝,并检测ACT直至超过450秒。准备主动脉插管时,动脉血压应降低至100mmHg左右,以减少主动脉夹层风险。用2-0编织或单丝不可吸收缝线(如Ethibond或Prolene)在升主动脉远端或主动脉弓近端缝合2个菱形荷包,为升主动脉的操作预留出足够空间。荷包尺寸应能插入20~22Fr主动脉插管。荷包线尾端套入弹力套管用以收紧荷包线。分离荷包内主动脉外膜,以便主动脉切开。用止血钳夹住主动脉外膜,用11号刀片切开主动脉,切口大小与插管头部相当,轻轻下拉住夹住外膜的止血钳可较易控制出血。插入主动脉插管调整好位置,收紧荷包线。用线绳将套管和主动脉插管固定住,并将插管与皮肤固定。

主动脉插管可能造成主动脉夹层。可通过观察插管内动脉血的填充来确定插管头部在动脉管腔内的位置。排出插管内空气,与动脉管道连接。另一种评估有无主动脉夹层的方法是请体外循环师检查主动脉插管内压力波形,并尝试通过插管输液50~100ml。如存在夹层,输液后主动脉插管内压力会增高。

静脉插管是通过将双级静脉插管插入右心耳完成的。先用2-0 Ethibond荷包线在右心耳处缝一足够大荷包,满足插管需要。用剪刀剪开右心耳,分开肌纤维,小心放入静脉插管,尖

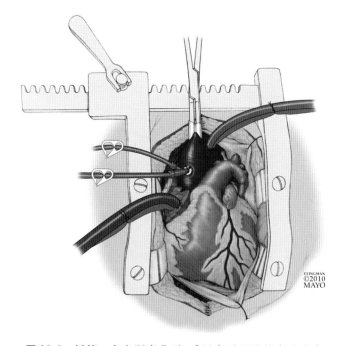

图20-8　插管。全身肝素化后,采用合适型号的弯头或直头主动脉插管进行升主动脉远端插管,用一双级静脉插管从右心耳插入右房。放置主动脉根部灌注/吸引管。逆行插管的放置可根据术者的需求进行。主动脉瓣大量反流的患者可放置左心吸引管(自右上肺静脉放置)以避免灌注停搏液时引起左心室扩张(By permission of Mayo Foundation for Medical Education and Research. All rights reserved.)

端置入下腔静脉内。收紧荷包线，并用线绳将套管和静脉插管固定。将静脉插管与机器连接。

在升主动脉处插入灌注管，逆行灌注管经右心房放入冠状静脉窦内。对患者进行体外循环，流量为 2.4/L/(min·m²)，保持常温或降温至 34℃。达到全流量后，停止通气，若有主动脉瓣关闭不全，右上肺静脉放置左心引流。停搏前冠脉充盈，容易确定目标血管，用手术刀标记远端吻合区。暂时减低流量，在主动脉插管近端上阻断钳，并恢复流量。

输入低温停搏液(10mL/kg)，可进行顺行灌注、逆行灌注或顺逆同时灌注。灌注时注意有无主动脉松弛或左室扩张等迹象，判断有无主动脉瓣反流。有两种方法可以在主动脉瓣反流情况下完成灌注，一是可以逆行灌注，二是可以经右上肺静脉放入左室引流管(我们推荐)。很少需要进行主动脉瓣置换。阻断后每 20 分钟就要再次灌注(5mL/kg)。停搏液的灌注时机应以不干扰手术"节奏"为宜。

远端吻合

吻合位置选择以及吻合顺序

冠脉切开的位置应在血管病变部位的远端，避开梗阻性或显著性狭窄的冠脉斑块，但又要尽量在冠状动脉近端使其在最粗大的部位进行吻合，且应避免血管分叉处。包埋于心肌内的目标血管可以靠心外膜挛缩扭曲的伴行静脉或局部苍白或白色细纹的心肌来确认。其上覆盖组织需锐性分离。通常病变严重的血管，其心肌内走行部分病变相对较轻。

前降支在肌肉内走行时尤其难以辨认。在分离室间隔脂肪时容易切入右室。如果切口较小可用 6-0 滑线缝合，因为右心室为低压心室，缝合时不用吃针太深。但如果右室切开较大，最好用 2-0 带垫片的滑线进行水平褥式缝合，缝针经过 ITA-LAD 的下方。如果前降支辨认遇到困难，可在心尖部对小的横行动脉切口，伸入细探子，直到近端，触摸探子头，便可大致明确前降支位置。远端切口可用 7-0 或 8-0 滑线修补，用或不用静脉补片。

停搏液一般分布均匀，然而计划远端吻合顺序时应考虑心肌保护。先吻合缺血最严重的区域，使得可尽早使桥血管对缺血心肌进行灌注。或者，吻合顺序可由桥血管质量而定，质量最好吻合最重要的地方。通常最后吻合 ITA-前降支，以免张力损伤吻合口。

动脉切开

选择动脉切开的位置非常关键。如切到斑块，则不得不行内膜剥除；如切到动脉后壁，简单的吻合则会变为复杂的修补。将硅胶带置于动脉的近远端可辅助稳定血管，此方法常用于右冠远端吻合或切开后回血较多的情况。用小尖刀切开动脉，并用小 Potts 剪延长切口。切口长度应与桥血管直径相匹配，并应至少是远端冠脉直径的 1.5 倍(图 20-9)。

血管吻合技术

动脉吻合的目的在于尽量准确地对合桥血管与目标血管的内皮，尽量减少血流阻力。血管壁需小心处置避免内皮损伤形成血栓。冠状动脉吻合通常使用 7-0 聚乙烯线，缝合需均匀避免漏血。为增大吻合面积，我们倾向将桥血管剪成接近 30 度的斜面，并在足跟部剪开。使用连续缝合方法进行血管吻合，对于所有类型吻合(无论是端-侧吻合还是侧-序贯吻合等)，我们均推荐降落伞缝合法，自足跟部起针。

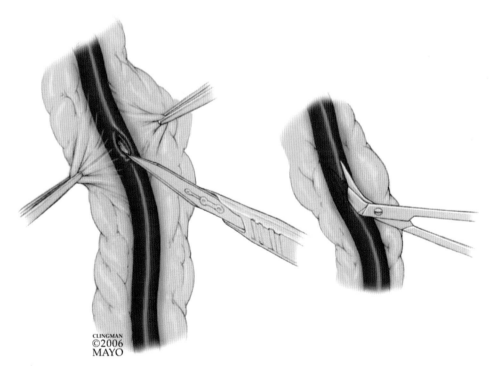

图 20-9　远端吻合：动脉切开。冠脉切开的位置应在血管病变部位的远端，避免冠脉狭窄或阻塞区域，但又要尽量在冠状动脉近端使其在最粗大的部位进行吻合。包埋于心肌内的目标血管可以靠心外膜挛缩扭曲的伴行静脉或局部苍白或白色细纹的心肌来确认。其上覆盖组织需锐性分离。用小尖刀切开动脉，并用小 Potts 剪延长切口。切口长度应与桥血管直径相匹配，并应至少是远端冠脉直径的 1.5 倍(By permission of Mayo Foundation for Medical Education and Research. All rights reserved.)

静脉桥血管可用蚊式钳夹住足尖部外膜,放入手术视野。用连续缝合方式进行端侧吻合(图 20-10)。从血管右侧 3 点钟方向开始,缝针从桥血管壁外进内出,再从冠状动脉内进外出。到达足跟前再缝合两针(2 点、1 点位置),足跟 12 点位置缝合一针,左侧再缝合两针(11 点、10 点位置),收起降落伞放下血管。

逆时针继续缝合,直到与起针汇合。此种方法可在吻合时避开足跟、足尖处,最大程度上减小狭窄的可能性。缝合时需警惕缝到动脉后壁,拉线力量需适度,既不能漏血,也不能产生缝线效应。缝合完毕之前,插入 1mm 探针确认通畅。为防止血管牵拉、扭曲,可将血管蒂(如 ITA)与周围组织固定。

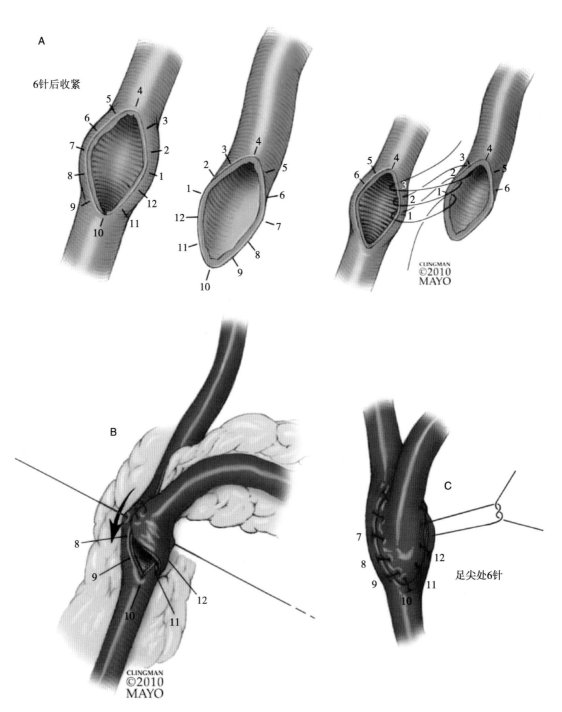

图 20-10   远端吻合技术。A. 将桥血管剪成接近 30 度的斜面,并在足跟部剪开,使用 7-0 或 8-0 聚乙烯线进行连续缝合。静脉桥血管可用蚊式钳夹住足尖部外膜,放入手术视野。用 12 针完成端侧吻合。从血管右侧 3 点钟方向开始,缝针从桥血管壁外进内出,再从冠状动脉内进外出。B. 到达足跟前再缝合两针,足跟一针,之后左侧再缝合两针,然后收起降落伞放下血管。C. 再用同样的方式在足尖处均匀缝合 6 针(By permission of Mayo Foundation for Medical Education and Research. All rights reserved.)

序贯桥可有效利用旁路材料,并有可能增加桥内流量。计划缝合序贯桥时,最远端吻合口应为最粗大血管,具有最高流量。否则远端血管会因近端粗大血管的高流量引流而闭塞[251,252]。序贯血管桥的劣势在于两个或以上的搭桥位点均依赖一根桥血管、一个近端吻合,使较大面积心肌存在危险[252]。

一些医生避免用 ITA 进行序贯缝合或与其他血管进行 T 字、Y 字移植,因为担心影响 ITA-前降支血流。然而一系列研究显示 ITA 用于序贯吻合狭窄的对角支效果出色[253,254]。左侧 ITA 也可用于吻合回旋支血管,而用右侧 ITA 吻合前降支[255]。序贯缝合也可应用于桡动脉或胃网膜上动脉[256,257]。

进行序贯吻合时,推荐先对最远端进行吻合(图 20-11)。

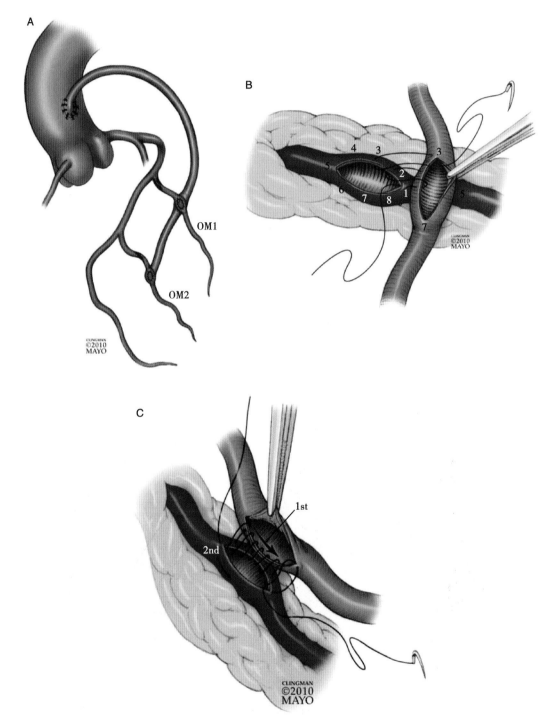

图 20-11　序贯吻合。A. 序贯吻合的顺序会直接影响到桥血管吻合口间距确定。通常先从最远端缝起,再缝近端的另一个吻合口,LAD-对角支的序贯吻合则例外,此时则是先做对角支吻合再缝 LAD。B. 垂直侧-侧吻合:在冠脉以及桥血管上各沿长轴做一切口,注意切口不可过长,否则会造成"海鸥翼"状畸形。两个切口彼此垂直,先在靶冠脉足尖内进外出,然后再从桥血管一侧中点处外进内出。缝合 8 针后形成一个菱形吻合口。C. 平行序贯侧-侧吻合:平行吻合时,动脉切口的长度可根据需要随意,不存在桥血管扭曲的危险。通常平行吻合从足跟开始,远端管壁则完全开放,释放放下血管后再完成足尖处的缝合(By permission of Mayo Foundation for Medical Education and Research. All rights reserved.)

我们认为这样可以在辅助桥血管吻合口间距确定起重要作用。在进行前降支-对角支序贯移植时，则是从近端向远端进行比较容易，即先进行对角支吻合。序贯侧-侧吻合可以采用平行放置或垂直放置。垂直吻合时需注意动脉切开不能过长，因为过长会形成海鸥翼样畸形，给血管桥带来危险。桥血管以及冠状动脉均沿着纵轴切开，之后将两切口垂直对合，形成菱形。平行吻合时，动脉切口的长度可根据需要随意，不存在扭曲动脉的危险。通常平行吻合如前所述从足跟开始。

冠状动脉内膜切除术

在 CABG 之前，冠状动脉内膜切除术是一种解决冠脉闭塞疾病的直接外科手段。而今因为 CABG 效果的可靠性以及可复制性，内膜切除被列为次要位置。近期内膜切除技术再次得到关注，因为行 CABG 的患者因糖尿病、高脂血症、高龄等因素，冠脉粥样硬化严重[258]。通常情况下，内膜切除是在术中没有柔软组织可以吻合或动脉切开处弥漫病变不适宜搭桥的情况下进行的。有时也可对弥散性冠脉病变，除心脏移植外无适宜治疗的患者进行内膜切除。

大多数研究显示 CABG 同时内膜切除的围手术期风险高于单纯 CABG。一项对于 1 478 名患者的回顾性研究显示，同时进行内膜切除的 CABG 死亡率为 3.2%，高于单纯 CABG 的 2.2%。内膜切除组围手术期心肌梗死率也高于单纯 CABG 组（4.2% 比 3.4%）。多支血管行内膜切除时，死亡率会上升（单只血管死亡率 1.8% 对比多支血管 5.5%）[259,260]。对于前降支的内膜切除尚存争议，有些研究认为风险增加，有些未发现风险增加[259-261]。

内膜切除的远期效果比单纯 CABG 差，ITA 吻合至内膜切除后的前降支的 3 年通畅率为 74%~80%[262,263]。尽管如此，内膜切除后近期心绞痛缓解率较好，但不幸的是内膜切除后心绞痛复发比单纯 CABG 术后高（内膜切除术后 5 年心绞痛复发率为 25%）[260,264]。内膜切除术后 5 年生存率为 76%~83%[260,264]。在无法向远端未病变血管进行搭桥的患者中，冠脉内膜切除后进行 CABG 是比留下此区域不搭桥更好的选择。

技术

内膜切除技术需要适当的取出中心病变，减轻侧支闭塞。对内膜切除后区域进行旁路移植的通畅率取决于流出道情况，因此内膜切除的远端应尽量平滑过渡。如剥脱时斑块断裂，病变斑块遗留在侧支，应在远端行反向切口，以保证满意效果。

右冠是最经常进行内膜切除的血管，常见部位在分支处。可切开血管后向房室交叉近端 1cm 处进行反向剥脱。用刮刀在病变核心与外膜间环形贴合面进行游离：对核心近端进行横切后，用 Debakey 钳轻轻夹住，并用刮刀剥离外膜。尽量向远端一下一下地夹住内核，防止其断裂，到达房室十字交叉，分别对后降支以及左室后支进行剥脱。当右冠近段需要内膜切除时，我们推荐使用切开剥脱的方法，因为外翻剥离很难在锐缘支起始处取得理想的锥形核心构型效果。之后血管壁利用桥血管吻合进行重建。

对前降支进行剥脱时，我们推荐使用开放剥脱技术（图 20-12）。如需内膜切除，应尽量向近端剪开血管。如发现需要内膜切除时已在病变中央行切开，可向近端延长外膜切口。反向外翻内膜切除很危险，因为侧支不能打开。当内核与外膜分开后，在近端脚跟处切开，血管切口应超越主要对角支的起始处，从而对每个分支分别进行剥脱。剥脱后区域用桥血管修补，或补上静脉补片，再吻合上 ITA。回旋支是最少进行内膜切除的血管，因其分支较多，使内膜切除效果不佳。我们倾向于先使用外翻剥脱技术，将力量集中于尽可能地打开远端最大的侧支。

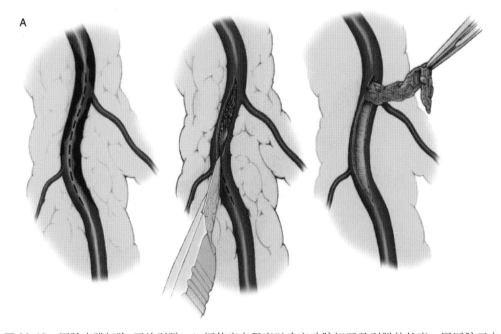

图 20-12　冠脉内膜切除：开放剥脱。A. 评估病变程度以确定动脉切开及剥脱的长度。用冠脉刀向近端切开冠脉，根据需要向近端延长切口，之后沿着剥脱核与冠脉外膜的环形接触面进行游离。当内核与外膜分开后，在近端脚跟处切开，血管切口应超越主要对角支的起始处，从而对每个分支分别进行剥脱。B. 剥脱后区域用桥血管修补，也可以用静脉补片进行重建（By permission of Mayo Foundation for Medical Education and Research. All rights reserved. ）

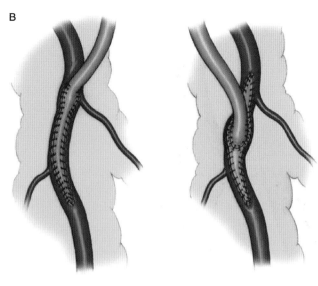

图 20-12(续)

近端吻合

在吻合完远端吻合口后,保持阻断钳位置不变,进行隐静脉或桡动脉的近端吻合。我们推荐的技术是逐根桥血管进行远端-近端吻合。每完成一根桥血管,均可进行心肌灌注,以进行心脏保护。使用一把阻断钳的技术会比使用侧壁钳的方法延长阻断时间,但是侧壁钳会对主动脉造成额外的操作,虽然有人发现该方法也较为安全[265],但其神经系统并发症发病率更高[266]。

吻合技术

确定合适的主动脉部位后,去除覆盖在主动脉表面的脂肪组织(图 20-13)。用 11 号刀片切开主动脉,4.0mm 打孔器打孔,打孔大小依桥血管尺寸而定。桥血管的长度在主动脉、右心、肺动脉充盈时测量。桥血管近端修剪成斜面,足跟部剪开。用 5-0 滑线缝合静脉桥,6-0 滑线缝合动脉桥,使桥血管的长轴与升主动脉保持合适的夹角。可用连续缝合技术完成吻合。缝线间距要均匀,以便达到最大的止血效果。游离动脉桥也可用 7-0 滑线吻合到静脉桥上。

复合旁路

桥血管近端除吻合至主动脉以外,也可以吻合至 ITA(图 20-14)。这种技术具有理论上的优势,可提供更接近生理情况的动脉压力波形。复合旁路对于钙化严重、不适宜吻合的升主动脉,或桥血管长度有限时可使用。在主动脉壁厚度与桥血管尺寸不匹配时也具有优势。

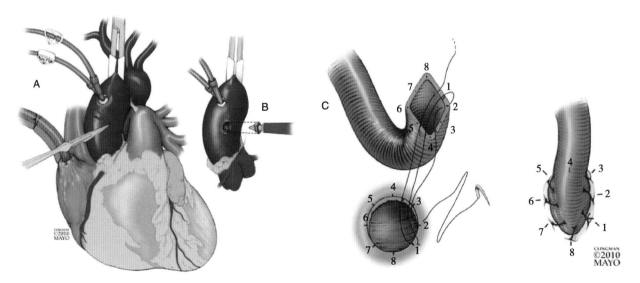

图 20-13 近端吻合。A. 采用一次阻断的方式完成近端吻合。确定合适的主动脉部位后,去除覆盖在主动脉表面的脂肪组织,用 11 号刀片切开主动脉。B. 4.0 或 5.0mm 打孔器打孔,打孔大小依桥血管尺寸而定。C. 桥血管近端修剪成斜面,足跟部剪开。用 5-0 滑线缝合静脉桥,6-0 滑线缝合动脉桥,大多数情况下 8 针完成。可用连续缝合技术完成吻合。缝线间距要均匀,以便达到最大的止血效果(By permission of Mayo Foundation for Medical Education and Research. All rights reserved.)

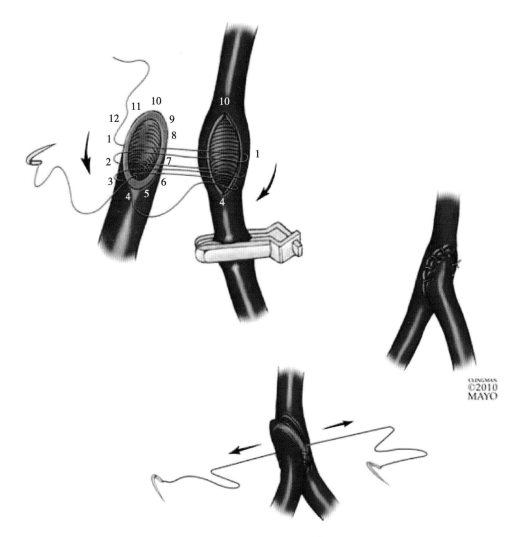

图 20-14　复合 Y 字吻合型旁路。Y 形桥吻合技术；冠状动脉旁路移植（CABG）作为另一根桥血管的血供来源。在供血血管上做一切口，将受血血管的近端与供体按照前述远端吻合的方式进行端侧吻合。之后将受血血管收伞降落至供体桥血管上（By permission of Mayo Foundation for Medical Education and Research. All rights reserved.）

结合序贯旁路与复合旁路，可为仅使用 ITA 或 ITA 结合其他动脉的全动脉血运重建提供可能（图 20-15）。可针对患者的具体情况选择 T 字或 Y 字方式进行吻合。有人甚至采用将左侧 ITA 的远段血管作为右侧 ITA 的血供来源上，从而延长后者的搭桥长度从而实现全动脉搭桥[267]。事实证明，左侧胸廓内动脉不仅能满足血供需要，还能提供足够整个心脏的血供流量[268]。游离右侧 ITA、桡动脉、或其他动脉桥血管可根据此特点进行设计。

全动脉 Y 字吻合的设计与构建常在建立体外循环前进行。在进行复合旁路移植时，应特别注意避免张力、旋转扭曲以及吻合口狭窄。此方法缺点包括，技术难度大、依靠单支血管供应 2 支以上血管等。

升主动脉粥样硬化的处理

升主动脉粥样硬化被一系列研究一致证实为脑血管意外的重要危险因素。可行主动脉外超声检查明确升主动脉粥样硬化范围，以及其形成栓子的可能性。升主动脉粥样硬化严重

的患者需要选择其他的治疗方案避免栓塞梗死。如升主动脉不适宜旁路移植，我们推荐建立隧道至腋动脉。虽然大部分外科医生倾向于采用烟囱侧支技术进行腋动脉灌注，直视下采用经过设计的管道进行腋动脉插管依旧是安全有效的方法[269]。如需要阻断钳，可上在无斑块的位置，常位于升主动脉近端。

冠状动脉血运重建可使用不同的方法。使用"不接触"技术进行血运重建时，仅使用带蒂的动脉桥，需要进行近端吻合时，也使用带蒂血管或头臂血管。远端吻合可利用冷休克停搏，免于使用阻断钳，也使用不停搏搭桥技术，近端吻合可利用深低温停循环。当升主动脉有较大活动斑块时，先行升主动脉置换[270]。

脱离体外循环

完成所有吻合后，松开阻断钳，等待心脏恢复稳定心律。有些学者建议每 60 分钟阻断就要延长 10 分钟全流量辅助。在这段回复时间内，患者从辅助循环状态回复至自主循环。拔除主动脉根部插管以及逆灌插管。检查血管桥有无打结、扭

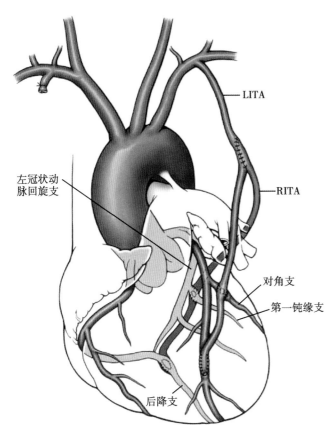

左冠状动脉回旋支

LITA

RITA

对角支

第一钝缘支

后降支

图 20-15　全动脉血运重建:如前所述,采用将右胸廓内动脉(RITA)接至左胸廓内动脉(LITA)上的 Y 形桥序贯吻合的方式实现全动脉血运重建(By permission of Mayo Foundation for Medical Education and Research. All rights reserved.)

转、张力、血栓等。恢复患者体温至正常状态,纠正酸碱及水电介质平衡。我们在所有患者体内留置临时起搏导线。

撤离体外循环步骤与其他心脏手术相同。CABG 手术特殊点包括:避免肺过度充气或心脏过度舒张,以防止桥血管张力增高或撕扯吻合口。如空气进入心脏,气泡可能进入主动脉和桥血管,引起心律失常以及节段室壁运动异常。处理方法包括继续体外循环辅助、增加灌注压以便将气泡排出冠脉循环。持续的室壁运动异常需重新移植旁路,或增加其他旁路移植。

手术预后

手术死亡率

最近十年来在美国,单纯 CABG 的风险特征变化很大。患者趋于老龄化、有更多并发症、伴左室射血分数降低以及全身动脉粥样硬化病变更重,然而 CABG 近期效果仍不断改善。STS 数据库显示,尽管死亡率预计应从 2.6% 增加至 3.4%(相对增长 30%),而观察到的实际死亡率从 3.9% 下降至 3.0%(相对下降 23%)[3]。

在其他数据库中也可得到相似的结果,单纯 CABG 的未校正死亡率从 1989 年的 4.3% 下降至 2000 年的 2.7%[271]。HCA 系统包含美国 23 个州的 200 家医院,其中分析了进行单纯 CABG 患者的预后,Mack 等人报道了 51 353 名患者中未校正

的围手术期死亡率出现下降,其中 80% 为体外循环下 CABG。在此项研究中手术死亡率从 1999 年的 2.9% 下降至 2002 年的 2.2%[272]。

新千年的第一个十年间,死亡率依旧呈下降趋势,在此期间接受单纯 CABG 的 1 297 254 名患者死亡率已降至 1.9%[175]。2000 至 2009 年间死亡率下降了 24.4%[175]。

死亡原因

在北新英格兰心血管病研究组所做的一项多中心前瞻性研究中,对 1990—1995 年中进行单纯 CABG 的 8 641 名患者进行分析,其中死亡 384 例。死亡原因定义为加速临床恶化并最终导致患者死亡的萌芽事件。心力衰竭占 65%,是最主要的死亡原因,神经系统原因占 7.3%,出血占 7%,呼吸衰竭占 5.5%,心律失常占 5.5%。不同医生间死亡率不同的最大变化因素可归结为心衰的发生率不同[273]。Sergeant 等人对 1983—1988 年间 5 880 名进行单纯 CABG 患者进行的研究也显示,心源性因素是引起死亡的最常见因素[274]。

手术并发症

心功能不全

CABG 术后心肌功能不全以及心功能衰竭可能与术前缺血性损伤、心肌保护不足、血运重建不充分或桥血管衰竭有关。心肌损伤程度可从广泛心肌轻微缺血直至透壁性心肌梗死。可明确的心肌损伤发生率与检查方法的敏感度、阈值设定相关。有些研究报告围手术期心肌损伤发生率高达 10% 并伴有恶化的临床结果(死亡、心肌梗死或再次血运重建等)[275]。

CABG 术后特异性心肌酶谱的升高广泛存在,大多数学者同意肌酸激酶 MB 型同工酶(reatinine kinase-myocardial bound, CK-MB)升高超过正常上限 5 倍以上才有意义。一项对于接受了 CABG 的 2 918 名患者的前瞻新研究显示,38% 的患者 CK-MB 超过正常上限 5 倍,17% 超过 10 倍,新发的 Q 波性心肌梗死率为 4.7%[272]。肌钙蛋白应比 CK-MB 更为敏感,但其在大样本 CABG 患者中的作用尚不明确。CK-MB 以及肌钙蛋白的显著上升与广泛心肌缺血、心肌梗死、心排出量减少、手术死亡率上升以及中远期死亡率升高有关[276,277]。

一过性心功能不全需小剂量正性肌力药物短期支持,在 CABG 术后较为常见。严重的术后心肌功能不全在临床上表现为低心排综合征,可根据以下证据确定:术后需正性肌力药物支持;需 IABP 维持收缩压 >90mmHg 或心指数 >2. 2L/min。所报道的低心排综合征发生率为 4% ~ 9%[278,279],其高低取决于诊断标准。发生低心排综合征意味着围手术死亡率会上升 10~15 倍[280]。低心排综合征的独立预测指标按重要程度分别为:左室射血分数 <20%、再次手术、急诊手术、女性、糖尿病、年龄大于 70 岁、左主干病变、近期心肌梗死以及三支病变[278]。

神经系统不良事件

冠脉手术后神经系统功能障碍可分为两种:第一种包含严重的神经系统障碍、木僵、昏迷;第二种的特征为智力及记忆功能衰退。北新英格兰心血管病研究组在大样本研究中报道的第一种障碍的发生率为 1.6%,受累患者的 1、5、10 年生存率明显下降[160],围手术期死亡率也相应升高至 24%[281]。第二种障碍更加难以鉴别,并可能与潜在的粥样硬化而非手术过程相

关。在一项非随机化研究中,CABG 术后患者的认知测试表现与仅有 1 年 CAD 心脏病史的对照组无明显差异[282]。

和死亡率的趋势一样,卒中发生率在过去十年间也呈下降趋势(2000 年为 1.6%,2009 年为 1.2%,下降了 26.4%)[175]。术前通过 CT 及超声对主动脉进行影像学评估,腋动脉插管的使用都是卒中发生率下降的原因,但尚无研究结论支持。

神经系统功能障碍的预测指标包括高龄(大于 70 岁)、严重高血压病史。第一种障碍的独立预测因素包括远端主动脉粥样硬化、既往神经系统病变、需要 IABP 支持、糖尿病、不稳定性心绞痛、围手术期低血压。第二种障碍的预测因素包括饮酒史、心律失常、既往 CABG、外周血管病变、充血性心力衰竭、围手术期低血压。其他研究也发现类似的预测指标[283]。

胸骨切口深部感染

CABG 患者中胸骨切口深部感染发生率为 1%~4%,死亡率为 25%[284]。该发生率也在过去 20 年里大幅下降,最近的荟萃分析显示,只采用单侧 ITA 的纵隔炎发生率为 1.66%,采用双侧 ITA 的发生率为 2.64%[285],如果均采用骨骼化获取,则发生率分别降至 1.16% 和 1.48%[285]。已被证实的减少术后伤口并发症的方法包括:术前晚间及手术当天用葡萄糖酸氯己定洗澡,手术当天剃起头发,术前晚间及手术当天预防性鼻内应用莫匹罗星并术后 5 日内每日应用 2 次,切皮前预防性应用抗生素[286-288]。氰基丙烯酸酯皮肤手术贴膜能进一步降低感染可能[289]。

肥胖以及糖尿病是纵隔炎发生的重要独立危险因素。胰岛素依赖的糖尿病患者尤其易发生胸骨切口深部感染[290-292]。最近有数据显示,术后严格控制血糖能降低糖尿病患者出现纵隔炎的风险[293,294]。其他与胸骨切口深部感染相关的因素包括再次手术、手术操作时间长、出血致再次开胸探查以及输血[290,292,295]。

手术中使用双侧 ITA,尤其是在糖尿病患者中,也被认为是胸骨伤口并发症的危险因素[296]。但这种危险可利用骨骼化血管切取技术避免[297]。在肥胖糖尿病女性患者、再次胸骨切开患者以及 COPD 患者中要尽量避免获取双侧 ITA,因为对于这些患者,即便使用骨骼化血管切取技术也伴随胸骨切口深部感染风险增高[204,298]。

急性肾功能不全

体外循环下 CABG 术后出现急性肾功能不全是棘手的问题。美国 24 所大学医院进行了一项观察性前瞻性研究,其数据包含 2 222 名 CABG 患者[299],术后不需透析的肾功能不全占 6.3%,需要透析的占 1.4%,死亡率与术后肾功能不全直接相关。无肾功能不全患者死亡率为 0.9%[299],伴有术后肾功能不全但无需透析的患者死亡率上升至 19%,伴有术后肾功能不全且需要透析的患者死亡率上升至 63%。术后患者肌酐明显升高(≥50%)也伴随较高 90 天内死亡率[300]。

术后肾功能不全的独立预测指标包括高龄、慢性肾功能不全、再次手术、糖尿病、充血性心力衰竭、体外循环时间延长以及低心排量[299]。这些结果在另一项包含 42 733 名患者的研究中得以证实[301]。术前慢性肾功能不全(肌酐>141.4μmol/L)的患者,有 1/4 在 CABG 术后需行肾移植。高危患者包括 70 岁以上以及基础肌酐>221μmol/L 的患者[302]。

在体外循环开始时连续输入小剂量人重组 B 型脑钠肽(nesiritide),可有效保持术后正常肾功能。在随机化前瞻性 NAPA 试验中,272 名射血分数≤40% 的 CABG 患者输入 B 型脑钠肽,术后肌酐峰值降低,24 小时尿量增加。另外,该组患者住院时间缩短,180 天死亡率降低[303]。另一随机分组试验对 251 名患者应用心钠肽也取得类似结果。治疗组术后并发症减少、血清肌酐降低、尿肌酐以及肌酐清除率升高。治疗组术后肌酐峰值以及肌酐增高百分比也得到显著降低。脑钠肽治疗组无患者需行透析[304]。而在 B 型利钠肽可作为 CABG 常规使用药物前,还需要更多的研究证据。

远期结果

外科心肌血运重建的远期结果依赖于诸多患者相关因素以及操作相关因素的复杂相互作用。重要的患者相关因素包括冠心病病变解剖位置、粥样斑块广泛及严重程度、最初手术时缺血对左室生理功能的影响、年龄、性别、总体健康状况、全身粥样硬化程度、并发症以及严重程度、出现如脑血管意外等手术并发症,需行永久透析治疗等。手术后原发病变的进展以及桥血管闭塞对术后再次出现心绞痛、心肌梗死、需行再次介入治疗以及心源性死亡等影响巨大。影响远期结果的操作相关因素包括血运重建的充分程度、心肌保护及桥血管选择。

比利时 KU Leuven 中心 Gasthuiberg 大学医院的 Sergeant 等人针对心肌血运重建后临床结果,进行了若干研究[305-308]。从 1971 年至 1993 年,选择了 9 600 名 CABG 患者进行外科血运重建治疗临床结果的随访,此队列研究中随访率达到了 99.9%。终点事件包括死亡、复发心绞痛、心肌梗死以及再次冠脉介入[305]。

心绞痛复发被定义为术后第一次发生的任何程度以及持续时间的心绞痛,除非与当天心肌梗死或死亡相关,症状的严重程度也进行记录。总体的无复发心绞痛比例 1 年为 95%,5 年为 82%,10 年为 61%,15 年为 38%,20 年为 21%。数据表明,如果随访时间足够长,心绞痛复发几乎不可避免。12 年时一半的患者再次出现心绞痛。心绞痛最初复发时 59% 患者为轻度[306]。BARI 试验中,914 名有症状多支病变患者 5 年以及 10 年时无心绞痛复发比例为 84%[84]。

KU Leuven 中心 CABG 术后未风险矫正的心肌梗死免除率为:30 天 97%,5 年 94%,10 年 86%,15 年 73%,20 年 56%[308]。无需 PCI 或再次手术比例为:30 天 99.7%,5 年 97%,10 年 89%,15 年 72%,20 年 48%[125]。BARI 试验中,10 年后再次介入治疗免除率为 80%[84]。

KU Leuven 中心 CABG 术后生存率为:30 天 98%,5 年 92%,10 年 81%,15 年 66%,20 年 51%。CABG 术后死亡率在手术后最初一个月较高,术后 1 年降至最低,之后缓慢升高。这种死亡率缓慢持续的升高与总体人群结合性别、年龄、种族的死亡率相平行[307]。BARI 试验中 5 年生存率为 89%,10 年生存率为 74%[84]。

CABG 术后再发缺血对生存率有负面影响。在 KU Leuven 中心的研究中,心绞痛复发导致总体生存率下降,5 年生存率为 83%,15 年为 54%。复发心绞痛程度重,对生存率影响越大[306]。CABG 术后再发心肌梗死对生存率有更大的负面影响。KU Leuven 中心 CABG 术后再发心肌梗死之后患者的远期生存率为:30 天 80%,5 年 65%,10 年 52%,15 年 41%[308]。

自身冠脉病变的进展

CABG 术后自身冠脉病变的继续进展。Bourassa 等人研究了术后 10 年患者自身冠脉病变的进展,发现未经搭桥的冠脉有 50%会有病变进展[309]。未搭桥血管与经搭桥且血管通畅的发病率相当,但经搭桥但血管不通畅的疾病进展明显增快。自身动脉原有狭窄的进展比新发斑块迅速。但只有在未进行搭桥的冠脉中,才发现冠脉病变进展速度与原有狭窄程度有关。

自身冠脉病变的进展与左室功能不全相关。自身冠脉病变进展速度与未行手术患者中病变进展速度相当[309]。高密度脂蛋白水平低、低密度脂蛋白水平增高与自身冠脉病变进展以及新发粥样斑块相关[310,311]。糖尿病会加速粥样硬化进展。

静脉移植血管闭塞

尽管大隐静脉的使用帮助了 CABG 手术的普及,但其随时间进展发生闭塞的性质对手术造成限制。有报道称 CABG 术后 1 年静脉桥闭塞率大约为 15%,术后 6 年以及 10 年通畅率分别下降至 75%和 60%[197]。分别有三种机制与静脉桥闭塞相关:血栓、内膜增生以及桥血管粥样硬化。

血栓是 CABG 术后 1 个月内静脉桥闭塞的原因,造影显示所有静脉桥闭塞率为 3%~12%。即使在最佳条件下,静脉采集时也会有内膜破损。具体而言,利用高压将静脉扩张对抗静脉痉挛会造成内皮细胞丢失、中层破坏、激活局部因子(如纤维蛋白原)影响凝血。另外,静脉固有的抗血栓能力相对较差,这些促成血栓造成静脉桥闭塞的因素会被技术原因放大,从而降低桥流量,技术因素包括未处理的静脉瓣、吻合口狭窄或吻合至冠脉狭窄近端等[197]。

内膜增生,可定义为内膜成分中平滑肌细胞以及细胞外基质的聚积,是静脉桥术后 1 个月至 1 年最主要的病理变化。几乎所有接入动脉系统的静脉在 4~6 周内都会进行内膜增生,使管腔内径减少 25%。内膜增生很少导致严重的狭窄,但更为重要的是,内膜增生会成为日后斑块进展的基础[312]。

主动脉-冠脉静脉旁路中经常出现粥样硬化斑块进展,而且成为 CABG 术后静脉桥闭塞的主要原因。静脉桥粥样硬化最早可出现在术后一年,但在 5 年后才进展成熟。术后 10 年50%至 60%的静脉桥会闭塞,尚通畅的静脉桥在造影下有一半也显示出粥样斑块,其中 2/3 的病变导致管腔狭窄 50%以上。静脉桥粥样硬化是 CABG 术后最常见的再次介入治疗的原因,比自身冠脉病变更多见[197]。

尽管静脉桥产生粥样硬化的危险因素与冠状动脉本身产生粥样硬化的因素相同,但这些因素的病理效果因静脉桥接入冠脉循环后本身的天然缺陷而被放大。用以预防静脉桥病变的策略正在酝酿,其中所含因素包括:不断提高外科技术、更有效的抗血小板药物、严密积极的去除危险因素、早期积极降脂药物治疗,以及一系列正在研发的治疗方法,如基因转移以及一氧化氮供体输入等,这些治疗均针对静脉桥病变的早期、基础阶段。目前,重要的方法是规避静脉桥的缺陷而选择动脉旁路,例如只要允许就应行 ITA 旁路移植[197]。

动脉旁路的广泛应用

双侧胸廓内动脉旁路移植

与 ITA 吻合前降支所能显示出的生存率优势不同,第二支动脉旁路的生存率优势难以显现。Buxton 等人对 1 243 例进行双侧 ITA 移植的 CABG 患者,与 1 583 例行单侧 ITA 旁路移植的患者进行对比研究。结果发现前组 CABG 术后 10 年的实际生存率有 15%的净增长(86% 比 71%)[312]。Lytle 等人同样发现在 2 001 例双侧 ITA 以及 8 123 例单侧 ITA 旁路移植术后 12 年时生存率,前者有所改善(79% 比 71%),免于再次手术生存率前者也高(77% 比 62%)[313]。这些研究中的选择偏倚难以得到控制,尽管一些医生接受了双侧 ITA 旁路移植,此方法仍仅占 STS 数据库中很小的一部分(3.8%)。

全动脉化血运重建

使用双侧 ITA 而达到的更好的远期效果,加之众所周知的静脉桥远期闭塞率高的因素,使全动脉桥在心肌血运重建治疗中得到广泛应用。全动脉血运重建可利用不同策略,包括利用 ITA、桡动脉、胃网膜上动脉等进行的复合旁路移植。序贯吻合技术在最大程度上利用了动脉桥。尽管序贯吻合技术难度大,但其应用较为安全,远期效果出色,在 1 150 名序贯 ITA 患者中,7.5 年随访通畅率可达到 96%[314]。

Tector 在全动脉血运重建领域中堪称冠军,他利用双侧 ITA 进行 T 字吻合,其中一支 ITA 作为游离旁路端侧吻合至另一支上,同时利用序贯吻合。他所治疗的 897 名患者中总体生存率为 75%,8 年时无需再次介入治疗比例为 92%[315]。Barner 报道了利用 ITA、一侧桡动脉进行复合旁路移植同样振奋的结果[316]。随机化试验的数据支持全动脉桥早期结果优于常规 CABG。Muneretto 等人将 200 名患者进行随机分组,完成全动脉旁路移植(LITA 吻合前降支辅以 RITA 或 RA)与常规 CABG 的比较。中期随访(20 个月)时全动脉桥组不伴随心梗、心绞痛复发、桥血管闭塞、需要再次血运重建等不良事件生存率高于另一组[317]。

同一个研究小组进行了第二次包含 160 名患者的随机分组实验,比较全动脉桥以及常规 CABG 在大于 70 岁患者初次行非急诊 CABG 中的区别。早期死亡率相似,但术后 16±3 个月的桥血管闭塞率以及再次出现心绞痛比例,在全动脉桥组中明显更少。桥血管闭塞以及再次出现心绞痛的独立预测指标包括隐静脉桥、糖尿病以及血脂异常[318]。另一项在糖尿病患者中的相似研究显示,平均随访 34 个月后,全动脉组心源性事件发生率更低,同时桥血管通畅率更高[319]。

目前最重要的一项多中心回顾性分析比较了全动脉与单支 ITA 结合静脉桥的长期结局,采取倾向性匹配比较 384 对患者[320],结果显示术后 15 年全动脉组生存率更高(54% 比41%),从而在预期寿命较长的患者中更应采用双侧 ITA。

要点

1. 冠心病是美国疾病中第一大杀手。

2. CABG 在无保护的左主干病变、复杂病变(例如 SYN-TAX 评分>22)、三支病变、两支病变合并前降支近端病变、两支病变不合并前降支近端病变但存在严重缺血、单支前降支近端病变(使用 ITA)的治疗中,比药物治疗更具优势。

3. STS 风险模型可预测术后并发症以及死亡率,30 天脑卒中发病率为 1.6%,死亡率为 3%。

4. 左乳内动脉至前降支旁路移植具有生存率优势。BARI试验中 1 年、4 年的通畅率为 98%和 91%。

5. 乳内动脉骨骼化切取技术可减少胸骨伤口并发症的发生率。

6. 桡动脉旁路的 5 年通畅率比隐静脉旁路高（98% 比 86%）。

7. CABG 术后 1 年患者组的认知测试结果与健康对照组无明显差异。

8. BARI 试验中 CABG 术后 5 年以及 10 年的无心绞痛比例为 84%。

9. 双侧乳内动脉对比单侧乳内动脉具有更高的生存率，但优势在术后 10 年才可显现。

（田美策 译　凤玮 审）

参考文献

1. Roger VL, Go AS, Lloyd-Jones DM, et al: Heart disease and stroke statistics—2012 update: a report from the American Heart Association. *Circulation* 2012; 125(1):e2-e220.
2. U.S. Census Bureau: U.S. Interim Projections by Age, Sex, Race, and Hispanic Origin. http://www.census.gov/population/projections/files/summary/NP2012-T2.xls Accessed December 2014.
3. Ferguson TB Jr, Hammill BG, Peterson ED, et al: A decade of change—risk profiles and outcomes for isolated coronary artery bypass grafting procedures, 1990-1999: a report from the STS National Database Committee and the Duke Clinical Research Institute. Society of Thoracic Surgeons. *Ann Thorac Surg* 2002; 73(2):480-489; discussion 489-490.
4. Serruys PW, Morice MC, Kappetein AP, et al: Percutaneous coronary intervention versus coronary-artery bypass grafting for severe coronary artery disease. *N Engl J Med* 2009; 360(10):961-972.
5. Shroyer AL, Grover FL, Hattler B, et al: On-pump versus off-pump coronary-artery bypass surgery. *N Engl J Med* 2009; 361(19): 1827-1837.
6. Gibbon JH Jr: Application of a mechanical heart and lung apparatus to cardiac surgery. *Minn Med* 1954; 37(3):171-185; passim.
7. Sones FM Jr, Shirey EK: Cine coronary arteriography. *Mod Concepts Cardiovasc Dis* 1962; 31:735-738.
8. Favaloro RG, Effler DB, Groves LK, et al: Direct myocardial revascularization with saphenous vein autograft. Clinical experience in 100 cases. *Dis Chest* 1969; 56(4):279-283.
9. Johnson WD, Flemma RJ, Lepley D Jr, et al: Extended treatment of severe coronary artery disease: a total surgical approach. *Ann Surg* 1969; 170(3):460-470.
10. Hillis LD, Smith PK, Anderson JL, et al: 2011 ACCF/AHA Guideline for Coronary Artery Bypass Graft Surgery: a report of the American College of Cardiology Foundation/American Heart Association Task Force on Practice Guidelines. *Circulation* 2011; 124(23):e652-735.
11. The European Coronary Surgery Study Group: Long-term results of prospective randomised study of coronary artery bypass surgery in stable angina pectoris. European Coronary Surgery Study Group. *Lancet* 1982; 2(8309):1173-1180.
12. Coronary artery surgery study (CASS): a randomized trial of coronary artery bypass surgery. Survival data. *Circulation* 1983; 68(5):939-950.
13. The Veterans Administra Coronary Artery Bypass Surgery Cooperative Study Group: Eleven-year survival in the Veterans Administration randomized trial of coronary bypass surgery for stable angina. The Veterans Administration Coronary Artery Bypass Surgery Cooperative Study Group. *N Engl J Med* 1984; 311(21):1333-1339.
14. Sianos G, Morel MA, Kappetein AP, et al: The SYNTAX Score: an angiographic tool grading the complexity of coronary artery disease. *EuroIntervention* 2005; 1(2):219-227.
15. Goldman L, Hashimoto B, Cook EF, et al: Comparative reproducibility and validity of systems for assessing cardiovascular functional class: advantages of a new specific activity scale. *Circulation* 1981; 64(6):1227-1234.
16. Chang JA, Froelicher VF: Clinical and exercise test markers of prognosis in patients with stable coronary artery disease. *Curr Probl Cardiol* 1994; 19(9):533-587.
17. Ribisl PM, Morris CK, Kawaguchi T, et al: Angiographic patterns and severe coronary artery disease. Exercise test correlates. *Arch Intern Med* 1992; 152(8):1618-1624.
18. Gibbons RJ, Abrams J, Chatterjee K, et al: ACC/AHA 2002 guideline update for the management of patients with chronic stable angina—summary article: a report of the American College of Cardiology/American Heart Association Task Force on practice guidelines (Committee on the Management of Patients With Chronic Stable Angina). *J Am Coll Cardiol* 2003; 41(1):159-168.
19. Ritchie JL, Bateman TM, Bonow RO, et al: Guidelines for clinical use of cardiac radionuclide imaging. Report of the American College of Cardiology/American Heart Association Task Force on Assessment of Diagnostic and Therapeutic Cardiovascular Procedures (Committee on Radionuclide Imaging), developed in collaboration with the American Society of Nuclear Cardiology. *J Am Coll Cardiol* 1995; 25(2):521-547.
20. Cheitlin MD, Armstrong WF, Aurigemma GP, et al: ACC/AHA/ASE 2003 Guideline Update for the Clinical Application of Echocardiography: summary article. A report of the American College of Cardiology/American Heart Association Task Force on Practice Guidelines (ACC/AHA/ASE Committee to Update the 1997 Guidelines for the Clinical Application of Echocardiography). *J Am Soc Echocardiogr* 2003; 16(10):1091-1110.
21. Eagle KA, Guyton RA, Davidoff R, et al: ACC/AHA 2004 guideline update for coronary artery bypass graft surgery: a report of the American College of Cardiology/American Heart Association Task Force on Practice Guidelines (Committee to Update the 1999 Guidelines for Coronary Artery Bypass Graft Surgery). *Circulation* 2004; 110(14): e340-437.
22. Mark DB, Nelson CL, Califf RM, et al: Continuing evolution of therapy for coronary artery disease. Initial results from the era of coronary angioplasty. *Circulation* 1994; 89(5):2015-2025.
23. Lenzen MJ, Boersma E, Bertrand ME, et al: Management and outcome of patients with established coronary artery disease: the Euro Heart Survey on coronary revascularization. *Eur Heart J* 2005; 26(12): 1169-1179.
24. Serruys PW, Unger F, Sousa JE, et al: Comparison of coronary-artery bypass surgery and stenting for the treatment of multivessel disease. *N Engl J Med* 2001; 344(15):1117-1124.
25. Seung KB, Park DW, Kim YH, et al: Stents versus coronary-artery bypass grafting for left main coronary artery disease. *N Engl J Med* 2008; 358(17):1781-1792.
26. Farkouh ME, Domanski M, Sleeper LA, et al: Strategies for multivessel revascularization in patients with diabetes. *N Engl J Med* 2012; 367(25):2375-2384.
27. Pearson T, Rapaport E, Criqui M, et al: Optimal risk factor management in the patient after coronary revascularization. A statement for healthcare professionals from an American Heart Association Writing Group. *Circulation* 1994; 90(6):3125-3133.
28. Pepine CJ, Cohn PF, Deedwania PC, et al: Effects of treatment on outcome in mildly symptomatic patients with ischemia during daily life. The Atenolol Silent Ischemia Study (ASIST). *Circulation* 1994; 90(2):762-768.
29. Bangalore S, Steg G, Deedwania P, et al: Beta-Blocker use and clinical outcomes in stable outpatients with and without coronary artery disease. *JAMA* 2012; 308(13):1340-1349.
30. Deanfield JE, Detry JM, Lichten PR, et al: Amlodipine reduces transient myocardial ischemia in patients with coronary artery disease: double-blind Circadian Anti-Ischemia Program in Europe (CAPE Trial). *J Am Coll Cardiol* 1994; 24(6):1460-1467.
31. Savonitto S, Ardissiono D, Egstrup K, et al: Combination therapy with metoprolol and nifedipine versus monotherapy in patients with stable angina pectoris. Results of the International Multicenter Angina Exercise (IMAGE) Study. *J Am Coll Cardiol* 1996; 27(2):311-316.
32. Von Arnim T: Prognostic significance of transient ischemic episodes: response to treatment shows improved prognosis. Results of the Total Ischemic Burden Bisoprolol Study (TIBBs) follow-up. *J Am Coll Cardiol* 1996; 28(1):20-24.
33. Murphy ML, Hultgren HN, Detre K, et al: Treatment of chronic stable angina. A preliminary report of survival data of the randomized Veterans Administration cooperative study. *N Engl J Med* 1977; 297(12): 621-627.
34. The European Coronary SurStudy Group: Prospective randomised study of coronary artery bypass surgery in stable angina pectoris. Second interim report by the European Coronary Surgery Study Group. *Lancet* 1980; 2(8193):491-495.
35. Varnauskas E: Twelve-year follow-up of survival in the randomized European Coronary Surgery Study. *N Engl J Med* 1988; 319(6):332-337.
36. Mathur VS, Guinn GA: Prospective randomized study of the surgical therapy of stable angina. *Cardiovasc Clin* 1977; 8(2):131-144.
37. Kloster FE, Kremkau EL, Ritzmann LW, et al: Coronary bypass for stable angina: a prospective randomized study. *N Engl J Med* 1979;

300(4):149-157.

38. Norris RM, Agnew TM, Brandt PW, et al: Coronary surgery after recurrent myocardial infarction: progress of a trial comparing surgical with nonsurgical management for asymptomatic patients with advanced coronary disease. *Circulation* 1981; 63(4):785-792.

39. Yusuf S, Zucker D, Peduzzi P, et al: Effect of coronary artery bypass graft surgery on survival: overview of 10-year results from randomised trials by the Coronary Artery Bypass Graft Surgery Trialists Collaboration. *Lancet* 1994; 344(8922):563-570.

40. Takaro T, Hultgren HN, Lipton MJ, et al: The VA cooperative randomized study of surgery for coronary arterial occlusive disease II. Subgroup with significant left main lesions. *Circulation* 1976; 54(6 Suppl):III107-117.

41. Caracciolo EA, Davis KB, Sopko G, et al: Comparison of surgical and medical group survival in patients with left main coronary artery disease. Long-term CASS experience. *Circulation* 1995; 91(9):2325-2334.

42. Myers WO, Schaff HV, Gersh BJ, et al: Improved survival of surgically treated patients with triple vessel coronary artery disease and severe angina pectoris. A report from the Coronary Artery Surgery Study (CASS) registry. *J Thorac Cardiovasc Surg* 1989; 97(4):487-495.

43. Dzavik V, Ghali WA, Norris C, et al: Long-term survival in 11,661 patients with multivessel coronary artery disease in the era of stenting: a report from the Alberta Provincial Project for Outcome Assessment in Coronary Heart Disease (APPROACH) Investigators. *Am Heart J* 2001; 142(1):119-126.

44. Smith PK, Califf RM, Tuttle RH, et al: Selection of surgical or percutaneous coronary intervention provides differential longevity benefit. *Ann Thorac Surg* 2006; 82(4):1420-1428; discussion 1428-1429.

45. Davies RF, Goldberg AD, Forman S, et al: Asymptomatic Cardiac Ischemia Pilot (ACIP) study two-year follow-up: outcomes of patients randomized to initial strategies of medical therapy versus revascularization. *Circulation* 1997; 95(8):2037-2043.

46. Loop FD, Lytle BW, Cosgrove DM, et al: Influence of the internal-mammary-artery graft on 10-year survival and other cardiac events. *N Engl J Med* 1986; 314(1):1-6.

47. Cameron A, Davis KB, Green G, et al: Coronary bypass surgery with internal-thoracic-artery grafts–effects on survival over a 15-year period. *N Engl J Med* 1996; 334(4):216-219.

48. Hueb W, Soares PR, Gersh BJ, et al: The medicine, angioplasty, or surgery study (MASS-II): a randomized, controlled clinical trial of three therapeutic strategies for multivessel coronary artery disease: one-year results. *J Am Coll Cardiol* 2004; 43(10):1743-1751.

49. Hueb W, Lopes N, Gersh BJ, et al: Ten-year follow-up survival of the Medicine, Angioplasty, or Surgery Study (MASS II): a randomized controlled clinical trial of 3 therapeutic strategies for multivessel coronary artery disease. *Circulation* 2010; 122(10):949-957.

50. Investigators T: Trial of invasive versus medical therapy in elderly patients with chronic symptomatic coronary-artery disease (TIME): a randomised trial. *Lancet* 2001; 358(9286):951-957.

51. Kaiser GC, Davis KB, Fisher LD, et al: Survival following coronary artery bypass grafting in patients with severe angina pectoris (CASS). An observational study. *J Thorac Cardiovasc Surg* 1985; 89(4):513-524.

52. Kirklin JW, Naftel CD, Blackstone EH, et al: Summary of a consensus concerning death and ischemic events after coronary artery bypass grafting. *Circulation* 1989; 79(6 Pt 2):I81-91.

53. Velazquez EJ, Lee KL, Deja MA, et al: Coronary-artery bypass surgery in patients with left ventricular dysfunction. *N Engl J Med* 2011; 364(17):1607-1616.

54. Tarakji KG, Brunken R, McCarthy PM, et al: Myocardial viability testing and the effect of early intervention in patients with advanced left ventricular systolic dysfunction. *Circulation* 2006; 113(2):230-237.

55. Alderman EL, Fisher LD, Litwin P, et al: Results of coronary artery surgery in patients with poor left ventricular function (CASS). *Circulation* 1983; 68(4):785-795.

56. O'Connor CM, Velazquez EJ, Gardner LH, et al: Comparison of coronary artery bypass grafting versus medical therapy on long-term outcome in patients with ischemic cardiomyopathy (a 25-year experience from the Duke Cardiovascular Disease Databank). *Am J Cardiol* 2002; 90(2):101-107.

57. Phillips HR, O'Connor CM, Rogers J: Revascularization for heart failure. *Am Heart J* 2007; 153(4 Suppl):65-73.

58. Pocock SJ, Henderson RA, Seed P, et al: Quality of life, employment status, and anginal symptoms after coronary angioplasty or bypass surgery. 3-year follow-up in the Randomized Intervention Treatment of Angina (RITA) Trial. *Circulation* 1996; 94(2):135-142.

59. Pocock SJ, Henderson RA, Clayton T, et al: Quality of life after coronary angioplasty or continued medical treatment for angina: three-year

follow-up in the RITA-2 trial. Randomized Intervention Treatment of Angina. *J Am Coll Cardiol* 2000; 35(4):907-914.

60. Boden WE, O'Rourke RA, Teo KK, et al: Optimal medical therapy with or without PCI for stable coronary disease. *N Engl J Med* 2007; 356(15):1503-1516.

61. Hannan EL, Racz MJ, Walford G, et al: Long-term outcomes of coronary-artery bypass grafting versus stent implantation. *N Engl J Med* 2005; 352(21):2174-2183.

62. Hannan EL, Wu C, Walford G, et al: Drug-eluting stents vs. coronary-artery bypass grafting in multivessel coronary disease. *N Engl J Med* 2008; 358(4):331-341.

63. Kappetein AP, Feldman TE, Mack MJ, et al: Comparison of coronary bypass surgery with drug-eluting stenting for the treatment of left main and/or three-vessel disease: 3-year follow-up of the SYNTAX trial. *Eur Heart J* 2011; 32(17):2125-2134.

64. Myers WO, Schaff HV, Fisher LD, et al: Time to first new myocardial infarction in patients with severe angina and three-vessel disease comparing medical and early surgical therapy: a CASS registry study of survival. *J Thorac Cardiovasc Surg* 1988; 95(3):382-389.

65. Group, VACABSCS: Eighteen-year follow-up in the Veterans Affairs Cooperative Study of Coronary Artery Bypass Surgery for stable angina. *Circulation* 1992; 86(1):121-130.

66. Al Suwaidi J, Holmes DR Jr, Salam AM, et al: Impact of coronary artery stents on mortality and nonfatal myocardial infarction: meta-analysis of randomized trials comparing a strategy of routine stenting with that of balloon angioplasty. *Am Heart J* 2004; 147(5):815-822.

67. Babapulle MN, Joseph L, Belisle P, et al: A hierarchical Bayesian meta-analysis of randomised clinical trials of drug-eluting stents. *Lancet* 2004; 364(9434):583-591.

68. Katritsis DG, Ioannidis JP: Percutaneous coronary intervention versus conservative therapy in nonacute coronary artery disease: a meta-analysis. *Circulation* 2005; 111(22):2906-2912.

69. Kastrati A, Mehilli J, Pache J, et al: Analysis of 14 trials comparing sirolimus-eluting stents with bare-metal stents. *N Engl J Med* 2007; 356(10):1030-1039.

70. Trikalinos TA, Alsheikh-Ali AA, Tatsioni A, et al: Percutaneous coronary interventions for non-acute coronary artery disease: a quantitative 20-year synopsis and a network meta-analysis. *Lancet* 2009; 373(9667):911-918.

71. Windecker S, Stortecky S, Stefanini GG, et al: Revascularisation versus medical treatment in patients with stable coronary artery disease: network meta-analysis. *BMJ* 2014; 348:g3859.

72. Morice MC, Serruys PW, Kappetein AP, et al: Outcomes in patients with de novo left main disease treated with either percutaneous coronary intervention using paclitaxel-eluting stents or coronary artery bypass graft treatment in the Synergy Between Percutaneous Coronary Intervention with TAXUS and Cardiac Surgery (SYNTAX) trial. *Circulation* 2010; 121(24):2645-2653.

73. Bravata DM, Gienger AL, McDonald KM, et al: Systematic review: the comparative effectiveness of percutaneous coronary interventions and coronary artery bypass graft surgery. *Ann Intern Med* 2007; 147(10):703-716.

74. Goy JJ, Eeckhout E, Burnand B, et al: Coronary angioplasty versus left internal mammary artery grafting for isolated proximal left anterior descending artery stenosis. *Lancet* 1994; 343(8911):1449-1453.

75. Hueb WA, Bellotti G, de Oliveira SA, et al: The Medicine, Angioplasty or Surgery Study (MASS): a prospective, randomized trial of medical therapy, balloon angioplasty or bypass surgery for single proximal left anterior descending artery stenoses. *J Am Coll Cardiol* 1995; 26(7):1600-1605.

76. Hueb WA, Soares PR, Almeida De Oliveira S, et al: Five-year follow-op of the medicine, angioplasty, or surgery study (MASS): a prospective, randomized trial of medical therapy, balloon angioplasty, or bypass surgery for single proximal left anterior descending coronary artery stenosis. *Circulation* 1999; 100(19 Suppl):II107-113.

77. RITA trial Participants: Coronary angioplasty versus coronary artery bypass surgery: the Randomized Intervention Treatment of Angina (RITA) trial. *Lancet* 1993; 341(8845):573-580.

78. Hamm CW, Reimers J, Ischinger T, et al: A randomized study of coronary angioplasty compared with bypass surgery in patients with symptomatic multivessel coronary disease. German Angioplasty Bypass Surgery Investigation (GABI). *N Engl J Med* 1994; 331(16):1037-1043.

79. CABRI trial participants: First-year results of CABRI (Coronary Angioplasty versus Bypass Revascularisation Investigation). CABRI Trial Participants. *Lancet* 1995; 346(8984):1179-1184.

80. The BARI Investigators: Comparison of coronary bypass surgery with

angioplasty in patients with multivessel disease. The Bypass Angioplasty Revascularization Investigation (BARI) Investigators. *N Engl J Med* 1996; 335(4):217-225.

81. King SB 3rd, Barnhart HX, Kosinski AS, et al: Angioplasty or surgery for multivessel coronary artery disease: comparison of eligible registry and randomized patients in the EAST trial and influence of treatment selection on outcomes. Emory Angioplasty versus Surgery Trial Investigators. *Am J Cardiol* 1997; 79(11):1453-1459.

82. Pocock SJ, Henderson RA, Rickards AF, et al: Meta-analysis of randomised trials comparing coronary angioplasty with bypass surgery. *Lancet* 1995; 346(8984):1184-1189.

83. Sim I, Gupta M, McDonald K, et al: A meta-analysis of randomized trials comparing coronary artery bypass grafting with percutaneous transluminal coronary angioplasty in multivessel coronary artery disease. *Am J Cardiol* 1995; 76(14):1025-1029.

84. Investigators, B: The final 10-year follow-up results from the BARI randomized trial. *J Am Coll Cardiol* 2007; 49(15):1600-1606.

85. Detre K, Holubkov R, Kelsey S, et al: Percutaneous transluminal coronary angioplasty in 1985-1986 and 1977-1981. The National Heart, Lung, and Blood Institute Registry. *N Engl J Med* 1988; 318(5):265-270.

86. Rodriguez A, Boullon F, Perez-Balino N, et al: Argentine randomized trial of percutaneous transluminal coronary angioplasty versus coronary artery bypass surgery in multivessel disease (ERACI): in-hospital results and 1-year follow-up. ERACI Group. *J Am Coll Cardiol* 1993; 22(4):1060-1067.

87. Rodriguez A, Mele E, Peyregne E, et al: Three-year follow-up of the Argentine Randomized Trial of Percutaneous Transluminal Coronary Angioplasty Versus Coronary Artery Bypass Surgery in Multivessel Disease (ERACI). *J Am Coll Cardiol* 1996; 27(5):1178-1184.

88. Carrie D, Elbaz M, Puel J, et al: Five-year outcome after coronary angioplasty versus bypass surgery in multivessel coronary artery disease: results from the French Monocentric Study. *Circulation* 1997; 96(9 Suppl):II-1-6.

89. Mercado N, Wijns W, Serruys PW, et al: One-year outcomes of coronary artery bypass graft surgery versus percutaneous coronary intervention with multiple stenting for multisystem disease: a meta-analysis of individual patient data from randomized clinical trials. *J Thorac Cardiovasc Surg* 2005; 130(2):512-519.

90. Daemen J, Boersma E, Flather M, et al: Long-term safety and efficacy of percutaneous coronary intervention with stenting and coronary artery bypass surgery for multivessel coronary artery disease: a meta-analysis with 5-year patient-level data from the ARTS, ERACI-II, MASS-II, and SoS trials. *Circulation* 2008; 118(11):1146-1154.

91. Fischman DL, Leon MB, Baim DS, et al: A randomized comparison of coronary-stent placement and balloon angioplasty in the treatment of coronary artery disease. Stent Restenosis Study Investigators. *N Engl J Med* 1994; 331(8):496-501.

92. Serruys PW, de Jaegere P, Kiemeneij F, et al: A comparison of balloon-expandable-stent implantation with balloon angioplasty in patients with coronary artery disease. Benestent Study Group. *N Engl J Med* 1994; 331(8):489-495.

93. Moses JW, Leon MB, Stone GW: Left main percutaneous coronary intervention crossing the threshold: time for a guidelines revision! *J Am Coll Cardiol* 2009; 54(16):1512-1514.

94. Taggart DP, Kaul S, Boden WE, et al: Revascularization for unprotected left main stem coronary artery stenosis stenting or surgery. *J Am Coll Cardiol* 2008; 51(9):885-892.

95. Park SJ, Kim YH, Park DW, et al: Randomized trial of stents versus bypass surgery for left main coronary artery disease. *N Engl J Med* 2011; 364(18):1718-1727.

96. Kapur A, Hall RJ, Malik IS, et al: Randomized comparison of percutaneous coronary intervention with coronary artery bypass grafting in diabetic patients. 1-year results of the CARDia (Coronary Artery Revascularization in Diabetes) trial. *J Am Coll Cardiol* 2010; 55(5):432-440.

97. Sipahi I, Akay MH, Dagdelen S, et al: Coronary artery bypass grafting vs percutaneous coronary intervention and long-term mortality and morbidity in multivessel disease: meta-analysis of randomized clinical trials of the arterial grafting and stenting era. *JAMA Intern Med* 2014; 174(2):223-230.

98. Hannan EL, Racz MJ, McCallister BD, et al: A comparison of three-year survival after coronary artery bypass graft surgery and percutaneous transluminal coronary angioplasty. *J Am Coll Cardiol* 1999; 33(1):63-72.

99. Cutlip DE, Chhabra AG, Baim DS, et al: Beyond restenosis: five-year clinical outcomes from second-generation coronary stent trials. *Circula-*

tion 2004; 110(10):1226-1230.

100. Opie LH, Commerford PJ, Gersh BJ: Controversies in stable coronary artery disease. *Lancet* 2006; 367(9504):69-78.

101. Li Y, Zheng Z, Xu B, et al: Comparison of drug-eluting stents and coronary artery bypass surgery for the treatment of multivessel coronary disease: three-year follow-up results from a single institution. *Circulation* 2009; 119(15):2040-2050.

102. Serruys PW, Onuma Y, Garg S, et al: 5-year clinical outcomes of the ARTS II (Arterial Revascularization Therapies Study II) of the sirolimus-eluting stent in the treatment of patients with multivessel de novo coronary artery lesions. *J Am Coll Cardiol* 2010; 55(11):1093-1101.

103. Park DW, Kim YH, Song HG, et al: Long-term comparison of drug-eluting stents and coronary artery bypass grafting for multivessel coronary revascularization: 5-year outcomes from the Asan Medical Center-Multivessel Revascularization Registry. *J Am Coll Cardiol* 2011; 57(2):128-137.

104. Weintraub WS, Grau-Sepulveda MV, Weiss JM, et al: Comparative effectiveness of revascularization strategies. *N Engl J Med* 2012; 366(16):1467-1476.

105. Hlatky MA, Boothroyd DB, Baker L, et al: Comparative effectiveness of multivessel coronary bypass surgery and multivessel percutaneous coronary intervention: a cohort study. *Ann Intern Med* 2013; 158(10):727-734.

106. Hochman JS, Sleeper LA, Webb JG, et al: Early revascularization and long-term survival in cardiogenic shock complicating acute myocardial infarction. *JAMA* 2006; 295(21):2511-2515.

107. Jeger RV, Urban P, Harkness SM, et al: Early revascularization is beneficial across all ages and a wide spectrum of cardiogenic shock severity: a pooled analysis of trials. *Acute Card Care* 2011; 13(1):14-20.

108. Gu YL, van der Horst IC, Douglas YL, et al: Role of coronary artery bypass grafting during the acute and subacute phase of ST-elevation myocardial infarction. *Neth Heart J* 2010; 18(7-8):348-354.

109. Filizcan U, Kurc E, Cetemen S, et al: Mortality predictors in ST-elevated myocardial infarction patients undergoing coronary artery bypass grafting. *Angiology* 2011; 62(1):68-73.

110. Hochman JS, Sleeper LA, Webb JG, et al: Early revascularization in acute myocardial infarction complicated by cardiogenic shock. SHOCK Investigators. Should We Emergently Revascularize Occluded Coronaries for Cardiogenic Shock. *N Engl J Med* 1999; 341(9):625-634.

111. Ngaage DL, Cale AR, Cowen ME, et al: Early and late survival after surgical revascularization for ischemic ventricular fibrillation/tachycardia. *Ann Thorac Surg* 2008; 85(4):1278-1281.

112. Thielmann M, Neuhauser M, Marr A, et al: Predictors and outcomes of coronary artery bypass grafting in ST elevation myocardial infarction. *Ann Thorac Surg* 2007; 84(1):17-24.

113. Antman EM, Cohen M, Bernink PJ, et al: The TIMI risk score for unstable angina/non-ST elevation MI: a method for prognostication and therapeutic decision making. *JAMA* 2000; 284(7):835-842.

114. Rogers WJ, Bourassa MG, Andrews TC, et al: Asymptomatic Cardiac Ischemia Pilot (ACIP) study: outcome at 1 year for patients with asymptomatic cardiac ischemia randomized to medical therapy or revascularization. The ACIP Investigators. *J Am Coll Cardiol* 1995; 26(3):594-605.

115. Little WC, Constantinescu M, Applegate RJ, et al: Can coronary angiography predict the site of a subsequent myocardial infarction in patients with mild-to-moderate coronary artery disease? *Circulation* 1988; 78(5 Pt 1):1157-1166.

116. Giroud D, Li JM, Urban P, et al: Relation of the site of acute myocardial infarction to the most severe coronary arterial stenosis at prior angiography. *Am J Cardiol* 1992; 69(8):729-732.

117. Topol EJ, Ellis SG, Cosgrove DM, et al: Analysis of coronary angioplasty practice in the United States with an insurance-claims data base. *Circulation* 1993; 87(5):1489-1497.

118. Bech GJ, De Bruyne B, Pijls NH, et al: Fractional flow reserve to determine the appropriateness of angioplasty in moderate coronary stenosis: a randomized trial. *Circulation* 2001; 103(24):2928-2934.

119. Levine GN, Bates ER, Blankenship JC, et al: 2011 ACCF/AHA/SCAI Guideline for Percutaneous Coronary Intervention: executive summary: a report of the American College of Cardiology Foundation/American Heart Association Task Force on Practice Guidelines and the Society for Cardiovascular Angiography and Interventions. *Circulation* 2011; 124(23):2574-2609.

120. Ragosta M, Dee S, Sarembock IJ, et al: Prevalence of unfavorable angiographic characteristics for percutaneous intervention in patients with unprotected left main coronary artery disease. *Catheter Cardiovasc Interv* 2006; 68(3):357-362.

121. Boudriot E, Thiele H, Walther T, et al: Randomized comparison of per-

cutaneous coronary intervention with sirolimus-eluting stents versus coronary artery bypass grafting in unprotected left main stem stenosis. *J Am Coll Cardiol* 2011; 57(5):538-545.

122. Morice MC, Serruys PW, Kappetein AP, et al: Five-year outcomes in patients with left main disease treated with either percutaneous coronary intervention or coronary artery bypass grafting in the synergy between percutaneous coronary intervention with taxus and cardiac surgery trial. *Circulation* 2014; 129(23):2388-2394.

123. Mohr FW, Morice MC, Kappetein AP, et al: Coronary artery bypass graft surgery versus percutaneous coronary intervention in patients with three-vessel disease and left main coronary disease: 5-year follow-up of the randomised, clinical SYNTAX trial. *Lancet* 2013; 381(9867): 629-638.

124. Braunwald E, Rutherford JD: Reversible ischemic left ventricular dysfunction: evidence for the "hibernating myocardium". *J Am Coll Cardiol* 1986; 8(6):1467-1470.

125. Dilsizian V, Bonow RO: Current diagnostic techniques of assessing myocardial viability in patients with hibernating and stunned myocardium. *Circulation* 1993; 87(1):1-20.

126. Bax JJ, Wijns W, Cornel JH, et al: Accuracy of currently available techniques for prediction of functional recovery after revascularization in patients with left ventricular dysfunction due to chronic coronary artery disease: comparison of pooled data. *J Am Coll Cardiol* 1997; 30(6):1451-1460.

127. Allman KC, Shaw LJ, Hachamovitch R, et al: Myocardial viability testing and impact of revascularization on prognosis in patients with coronary artery disease and left ventricular dysfunction: a meta-analysis. *J Am Coll Cardiol* 2002; 39(7):1151-1158.

128. Ellis SG, Cowley MJ, DiSciascio G, et al: Determinants of 2-year outcome after coronary angioplasty in patients with multivessel disease on the basis of comprehensive preprocedural evaluation. Implications for patient selection. The Multivessel Angioplasty Prognosis Study Group. *Circulation* 1991; 83(6):1905-1914.

129. O'Keefe JH Jr, Allan JJ, McCallister BD, et al: Angioplasty versus bypass surgery for multivessel coronary artery disease with left ventricular ejection fraction < or = 40%. *Am J Cardiol* 1993; 71(11): 897-901.

130. Berger PB, Velianou JL, Aslanidou Vlachos H, et al: Survival following coronary angioplasty versus coronary artery bypass surgery in anatomic subsets in which coronary artery bypass surgery improves survival compared with medical therapy. Results from the Bypass Angioplasty Revascularization Investigation (BARI). *J Am Coll Cardiol* 2001; 38(5):1440-1449.

131. Brener SJ, Lytle BW, Casserly IP, et al: Propensity analysis of long-term survival after surgical or percutaneous revascularization in patients with multivessel coronary artery disease and high-risk features. *Circulation* 2004; 109(19):2290-2295.

132. Gioia G, Matthai W, Gillin K, et al: Revascularization in severe left ventricular dysfunction: outcome comparison of drug-eluting stent implantation versus coronary artery by-pass grafting. *Catheter Cardiovasc Interv* 2007; 70(1):26-33.

133. Hlatky MA, Boothroyd DB, Bravata DM, et al: Coronary artery bypass surgery compared with percutaneous coronary interventions for multivessel disease: a collaborative analysis of individual patient data from ten randomised trials. *Lancet* 2009; 373(9670):1190-1197.

134. Fefer P, Knudtson ML, Cheema AN, et al: Current perspectives on coronary chronic total occlusions: the Canadian Multicenter Chronic Total Occlusions Registry. *J Am Coll Cardiol* 2012; 59(11):991-997.

135. Strauss BH, Shuvy M, Wijeysundera HC: Revascularization of chronic total occlusions: time to reconsider? *J Am Coll Cardiol* 2014; 64(12):1281-1289.

136. Garcia S, Sandoval Y, Roukoz H, et al: Outcomes after complete versus incomplete revascularization of patients with multivessel coronary artery disease: a meta-analysis of 89,883 patients enrolled in randomized clinical trials and observational studies. *J Am Coll Cardiol* 2013; 62(16):1421-1431.

137. Alexander KP, Anstrom KJ, Muhlbaier LH, et al: Outcomes of cardiac surgery in patients > or = 80 years: results from the National Cardiovascular Network. *J Am Coll Cardiol* 2000; 35(3):731-738.

138. Houlind K, Kjeldsen BJ, Madsen SN, et al: On-pump versus off-pump coronary artery bypass surgery in elderly patients: results from the Danish on-pump versus off-pump randomization study. *Circulation* 2012; 125(20):2431-2439.

139. Diegeler A, Borgermann J, Kappert U, et al: Off-pump versus on-pump coronary-artery bypass grafting in elderly patients. *N Engl J Med* 2013; 368(13):1189-1198.

140. Hannan EL, Zhong Y, Berger PB, et al: Comparison of intermedi-

ate-term outcomes of coronary artery bypass grafting versus drug-eluting stents for patients ≥75 years of age. *Am J Cardiol* 2014; 113(5):803-808.

141. Kip KE, Faxon DP, Detre KM, et al: Coronary angioplasty in diabetic patients. The National Heart, Lung, and Blood Institute Percutaneous Transluminal Coronary Angioplasty Registry. *Circulation* 1996; 94(8):1818-1825.

142. Salomon NW, Page US, Okies JE, et al: Diabetes mellitus and coronary artery bypass. Short-term risk and long-term prognosis. *J Thorac Cardiovasc Surg* 1983; 85(2):264-271.

143. Detre KM, Lombardero MS, Brooks MM, et al: The effect of previous coronary-artery bypass surgery on the prognosis of patients with diabetes who have acute myocardial infarction. Bypass Angioplasty Revascularization Investigation Investigators. *N Engl J Med* 2000; 342(14):989-997.

144. Investigators, B: Seven-year outcome in the Bypass Angioplasty Revascularization Investigation (BARI) by treatment and diabetic status. *J Am Coll Cardiol* 2000; 35(5):1122-1129.

145. Van Belle E, Ketelers R, Bauters C, et al: Patency of percutaneous transluminal coronary angioplasty sites at 6-month angiographic follow-up: a key determinant of survival in diabetics after coronary balloon angioplasty. *Circulation* 2001; 103(9):1218-1224.

146. King SB 3rd, Kosinski AS, Guyton RA, et al: Eight-year mortality in the Emory Angioplasty versus Surgery Trial (EAST). *J Am Coll Cardiol* 2000; 35(5):1116-1121.

147. Ellis SG, Narins CR: Problem of angioplasty in diabetics. *Circulation* 1997; 96(6):1707-1710.

148. Group BDS, Frye RL, August P, et al: A randomized trial of therapies for type 2 diabetes and coronary artery disease. *N Engl J Med* 2009; 360(24):2503-2515.

149. Banning AP, Westaby S, Morice MC, et al: Diabetic and nondiabetic patients with left main and/or 3-vessel coronary artery disease: comparison of outcomes with cardiac surgery and paclitaxel-eluting stents. *J Am Coll Cardiol* 2010; 55(11):1067-1075.

150. Dacey LJ, Liu JY, Braxton JH, et al: Long-term survival of dialysis patients after coronary bypass grafting. *Ann Thorac Surg* 2002; 74(2):458-462; discussion 462-453.

151. Liu JY, Birkmeyer NJ, Sanders JH, et al: Risks of morbidity and mortality in dialysis patients undergoing coronary artery bypass surgery. Northern New England Cardiovascular Disease Study Group. *Circulation* 2000; 102(24):2973-2977.

152. Reddan DN, Szczech LA, Tuttle RH, et al: Chronic kidney disease, mortality, and treatment strategies among patients with clinically significant coronary artery disease. *J Am Soc Nephrol* 2003; 14(9):2373-2380.

153. Hemmelgarn BR, Southern D, Culleton BF, et al: Survival after coronary revascularization among patients with kidney disease. *Circulation* 2004; 110(14):1890-1895.

154. Sedlis SP, Jurkovitz CT, Hartigan PM, et al: Optimal medical therapy with or without percutaneous coronary intervention for patients with stable coronary artery disease and chronic kidney disease. *Am J Cardiol* 2009; 104(12):1647-1653.

155. Koyanagi T, Nishida H, Kitamura M, et al: Comparison of clinical outcomes of coronary artery bypass grafting and percutaneous transluminal coronary angioplasty in renal dialysis patients. *Ann Thorac Surg* 1996; 61(6):1793-1796.

156. Szczech LA, Reddan DN, Owen WF, et al: Differential survival after coronary revascularization procedures among patients with renal insufficiency. *Kidney Int* 2001; 60(1):292-299.

157. Herzog CA, Ma JZ, Collins AJ: Comparative survival of dialysis patients in the United States after coronary angioplasty, coronary artery stenting, and coronary artery bypass surgery and impact of diabetes. *Circulation* 2002; 106(17):2207-2211.

158. Ix JH, Mercado N, Shlipak MG, et al: Association of chronic kidney disease with clinical outcomes after coronary revascularization: the Arterial Revascularization Therapies Study (ARTS). *Am Heart J* 2005; 149(3):512-519.

159. Bae KS, Park HC, Kang BS, et al: Percutaneous coronary intervention versus coronary artery bypass grafting in patients with coronary artery disease and diabetic nephropathy: a single center experience. *Korean J Intern Med* 2007; 22(3):139-146.

160. Roach GW, Kanchuger M, Mangano CM, et al: Adverse cerebral outcomes after coronary bypass surgery. Multicenter Study of Perioperative Ischemia Research Group and the Ischemia Research and Education Foundation Investigators. *N Engl J Med* 1996; 335(25): 1857-1863.

161. Puskas JD, Winston AD, Wright CE, et al: Stroke after coronary artery operation: incidence, correlates, outcome, and cost. *Ann Thorac Surg*

2000; 69(4):1053-1056.

162. Bull DA, Neumayer LA, Hunter GC, et al: Risk factors for stroke in patients undergoing coronary artery bypass grafting. *Cardiovasc Surg* 1993; 1(2):182-185.

163. Kaul TK, Fields BL, Wyatt DA, et al: Surgical management in patients with coexistent coronary and cerebrovascular disease. Long-term results. *Chest* 1994; 106(5):1349-1357.

164. Qureshi AI, Alexandrov AV, Tegeler CH, et al: Guidelines for screening of extracranial carotid artery disease: a statement for healthcare professionals from the multidisciplinary practice guidelines committee of the American Society of Neuroimaging; cosponsored by the Society of Vascular and Interventional Neurology. *J Neuroimaging* 2007; 17(1):19-47.

165. Selnes OA, Gottesman RF, Grega MA, et al: Cognitive and neurologic outcomes after coronary-artery bypass surgery. *N Engl J Med* 2012; 366(3):250-257.

166. Brener BJ, Brief DK, Alpert J, et al: The risk of stroke in patients with asymptomatic carotid stenosis undergoing cardiac surgery: a follow-up study. *J Vasc Surg* 1987; 5(2):269-279.

167. Faggioli GL, Curl GR, Ricotta JJ: The role of carotid screening before coronary artery bypass. *J Vasc Surg* 1990; 12(6):724-729; discussion 729-731.

168. D'Agostino RS, Svensson LG, Neumann DJ, et al: Screening carotid ultrasonography and risk factors for stroke in coronary artery surgery patients. *Ann Thorac Surg* 1996; 62(6):1714-1723.

169. Naylor AR, Bown MJ: Stroke after cardiac surgery and its association with asymptomatic carotid disease: an updated systematic review and meta-analysis. *Eur J Vasc Endovasc Surg* 2011; 41(5):607-624.

170. Ghosh J, Murray D, Khwaja N, et al: The influence of asymptomatic significant carotid disease on mortality and morbidity in patients undergoing coronary artery bypass surgery. *Eur J Vasc Endovasc Surg* 2005; 29(1):88-90.

171. Baiou D, Karageorge A, Spyt T, et al: Patients undergoing cardiac surgery with asymptomatic unilateral carotid stenoses have a low risk of perioperative stroke. *Eur J Vasc Endovasc Surg* 2009; 38(5):556-559.

172. Li Y, Walicki D, Mathiesen C, et al: Strokes after cardiac surgery and relationship to carotid stenosis. *Arch Neurol* 2009; 66(9):1091-1096.

173. Mahmoudi M, Hill PC, Xue Z, et al: Patients with severe asymptomatic carotid artery stenosis do not have a higher risk of stroke and mortality after coronary artery bypass surgery. *Stroke* 2011; 42(10):2801-2805.

174. Hogue CW Jr, Barzilai B, Pieper KS, et al: Sex differences in neurological outcomes and mortality after cardiac surgery: a society of thoracic surgery national database report. *Circulation* 2001; 103(17):2133-2137.

175. ElBardissi AW, Aranki SF, Sheng S, et al: Trends in isolated coronary artery bypass grafting: an analysis of the Society of Thoracic Surgeons adult cardiac surgery database. *J Thorac Cardiovasc Surg* 2012; 143(2):273-281.

176. Barbut D, Hinton RB, Szatrowski TP, et al: Cerebral emboli detected during bypass surgery are associated with clamp removal. *Stroke* 1994; 25(12):2398-2402.

177. Likosky DS, Marrin CA, Caplan LR, et al: Determination of etiologic mechanisms of strokes secondary to coronary artery bypass graft surgery. *Stroke* 2003; 34(12):2830-2834.

178. Gardner TJ, Horneffer PJ, Manolio TA, et al: Major stroke after coronary artery bypass surgery: changing magnitude of the problem. *J Vasc Surg* 1986; 3(4):684-687.

179. John R, Choudhri AF, Weinberg AD, et al: Multicenter review of preoperative risk factors for stroke after coronary artery bypass grafting. *Ann Thorac Surg* 2000; 69(1):30-35; discussion 35-36.

180. Berens ES, Kouchoukos NT, Murphy SF, et al: Preoperative carotid artery screening in elderly patients undergoing cardiac surgery. *J Vasc Surg* 1992; 15(2):313-321; discussion 322-323.

181. Manabe S, Shimokawa T, Fukui T, et al: Influence of carotid artery stenosis on stroke in patients undergoing off-pump coronary artery bypass grafting. *Eur J Cardiothorac Surg* 2008; 34(5):1005-1008.

182. Naylor AR: Managing patients with symptomatic coronary and carotid artery disease. *Perspect Vasc Surg Endovasc Ther* 2010; 22(2):70-76.

183. Barnes RW, Nix ML, Sansonetti D, et al: Late outcome of untreated asymptomatic carotid disease following cardiovascular operations. *J Vasc Surg* 1985; 2(6):843-849.

184. Ascher E, Hingorani A, Yorkovich W, et al: Routine preoperative carotid duplex scanning in patients undergoing open heart surgery: is it worthwhile? *Ann Vasc Surg* 2001; 15(6):669-678.

185. Halliday A, Mansfield A, Marro J, et al: Prevention of disabling and fatal strokes by successful carotid endarterectomy in patients without recent neurological symptoms: randomised controlled trial. *Lancet* 2004; 363(9420):1491-1502.

186. Durand DJ, Perler BA, Roseborough GS, et al: Mandatory versus selective preoperative carotid screening: a retrospective analysis. *Ann Thorac Surg* 2004; 78(1):159-166; discussion 159-166.

187. Hertzer NR, Young JR, Beven EG, et al: Coronary angiography in 506 patients with extracranial cerebrovascular disease. *Arch Intern Med* 1985; 145(5):849-852.

188. Mackey WC, O'Donnell TF Jr, Callow AD: Cardiac risk in patients undergoing carotid endarterectomy: impact on perioperative and long-term mortality. *J Vasc Surg* 1990; 11(2):226-233; discussion 233-224.

189. Hertzer NR, Arison R: Cumulative stroke and survival ten years after carotid endarterectomy. *J Vasc Surg* 1985; 2(5):661-668.

190. Knipp SC, Scherag A, Beyersdorf F, et al: Randomized comparison of synchronous CABG and carotid endarterectomy vs. isolated CABG in patients with asymptomatic carotid stenosis: the CABACS trial. *Int J Stroke* 2012; 7(4):354-360.

191. Chaturvedi S, Bruno A, Feasby T, et al: Carotid endarterectomy–an evidence-based review: report of the Therapeutics and Technology Assessment Subcommittee of the American Academy of Neurology. *Neurology* 2005; 65(6):794-801.

192. Akins CW, Hilgenberg AD, Vlahakes GJ, et al: Late results of combined carotid and coronary surgery using actual versus actuarial methodology. *Ann Thorac Surg* 2005; 80(6):2091-2097.

193. Shroyer AL, Coombs LP, Peterson ED, et al: The Society of Thoracic Surgeons: 30-day operative mortality and morbidity risk models. *Ann Thorac Surg* 2003; 75(6):1856-1864; discussion 1864-1855.

194. Berger JS, Frye CB, Harshaw Q, et al: Impact of clopidogrel in patients with acute coronary syndromes requiring coronary artery bypass surgery: a multicenter analysis. *J Am Coll Cardiol* 2008; 52(21):1693-1701.

195. Lehmann KH, von Segesser L, Muller-Glauser W, et al: Internal-mammary coronary artery grafts: is their superiority also due to a basically intact endothelium? *Thorac Cardiovasc Surg* 1989; 37(3):187-189.

196. Cox JL, Chiasson DA, Gotlieb AI: Stranger in a strange land: the pathogenesis of saphenous vein graft stenosis with emphasis on structural and functional differences between veins and arteries. *Prog Cardiovasc Dis* 1991; 34(1):45-68.

197. Motwani JG, Topol EJ: Aortocoronary saphenous vein graft disease: pathogenesis, predisposition, and prevention. *Circulation* 1998; 97(9):916-931.

198. Gitter R, Anderson JM Jr, Jett GK: Influence of milrinone and norepinephrine on blood flow in canine internal mammary artery grafts. *Ann Thorac Surg* 1996; 61(5):1367-1371.

199. Jett GK, Arcici JM Jr, Hatcher CR Jr, et al: Vasodilator drug effects on internal mammary artery and saphenous vein grafts. *J Am Coll Cardiol* 1988; 11(6):1317-1324.

200. Gurne O, Chenu P, Buche M, et al: Adaptive mechanisms of arterial and venous coronary bypass grafts to an increase in flow demand. *Heart* 1999; 82(3):336-342.

201. Henriquez-Pino JA, Gomes WJ, Prates JC, et al: Surgical anatomy of the internal thoracic artery. *Ann Thorac Surg* 1997; 64(4):1041-1045.

202. Cohen AJ, Lockman J, Lorberboym M, et al: Assessment of sternal vascularity with single photon emission computed tomography after harvesting of the internal thoracic artery. *J Thorac Cardiovasc Surg* 1999; 118(3):496-502.

203. Lorberboym M, Medalion B, Bder O, et al: 99mTc-MDP bone SPECT for the evaluation of sternal ischaemia following internal mammary artery dissection. *Nucl Med Commun* 2002; 23(1):47-52.

204. Matsa M, Paz Y, Gurevitch J, et al: Bilateral skeletonized internal thoracic artery grafts in patients with diabetes mellitus. *J Thorac Cardiovasc Surg* 2001; 121(4):668-674.

205. Noera G, Pensa P, Lodi R, et al: Influence of different harvesting techniques on the arterial wall of the internal mammary artery graft: microscopic analysis. *Thorac Cardiovasc Surg* 1993; 41(1):16-20.

206. Calafiore AM, Vitolla G, Iaco AL, et al: Bilateral internal mammary artery grafting: midterm results of pedicled versus skeletonized conduits. *Ann Thorac Surg* 1999; 67(6):1637-1642.

207. Gaudino M, Toesca A, Nori SL, et al: Effect of skeletonization of the internal thoracic artery on vessel wall integrity. *Ann Thorac Surg* 1999; 68(5):1623-1627.

208. Gaudino M, Trani C, Glieca F, et al: Early vasoreactive profile of skeletonized versus pedicled internal thoracic artery grafts. *J Thorac Cardiovasc*

Surg 2003; 125(3):638-641.

209. Athanasiou T, Crossman MC, Asimakopoulos G, et al: Should the internal thoracic artery be skeletonized? *Ann Thorac Surg* 2004; 77(6):2238-2246.

210. Raja SG, Dreyfus GD: Internal thoracic artery: to skeletonize or not to skeletonize? *Ann Thorac Surg* 2005; 79(5):1805-1811.

211. Barner HB, Standeven JW, Reese J: Twelve-year experience with internal mammary artery for coronary artery bypass. *J Thorac Cardiovasc Surg* 1985; 90(5):668-675.

212. Whitlow PL, Dimas AP, Bashore TM, et al: Relationship of extent of revascularization with angina at one year in the Bypass Angioplasty Revascularization Investigation (BARI). *J Am Coll Cardiol* 1999; 34(6):1750-1759.

213. Schwartz L, Kip KE, Frye RL, et al: Coronary bypass graft patency in patients with diabetes in the Bypass Angioplasty Revascularization Investigation (BARI). *Circulation* 2002; 106(21):2652-2658.

214. Tatoulis J, Buxton BF, Fuller JA: Patencies of 2127 arterial to coronary conduits over 15 years. *Ann Thorac Surg* 2004; 77(1):93-101.

215. Geha AS, Krone RJ, McCormick JR, et al: Selection of coronary bypass. Anatomic, physiological, and angiographic considerations of vein and mammary artery grafts. *J Thorac Cardiovasc Surg* 1975; 70(3):414-431.

216. Acar C, Ramsheyi A, Pagny JY, et al: The radial artery for coronary artery bypass grafting: clinical and angiographic results at five years. *J Thorac Cardiovasc Surg* 1998; 116(6):981-989.

217. Tatoulis J, Royse AG, Buxton BF, et al: The radial artery in coronary surgery: a 5-year experience–clinical and angiographic results. *Ann Thorac Surg* 2002; 73(1):143-147; discussion 147-148.

218. Acar C, Jebara VA, Portoghese M, et al: Comparative anatomy and histology of the radial artery and the internal thoracic artery. Implication for coronary artery bypass. *Surg Radiol Anat* 1991; 13(4):283-288.

219. Kaufer E, Factor SM, Frame R, et al: Pathology of the radial and internal thoracic arteries used as coronary artery bypass grafts. *Ann Thorac Surg* 1997; 63(4):1118-1122.

220. Chardigny C, Jebara VA, Acar C, et al: Vasoreactivity of the radial artery. Comparison with the internal mammary and gastroepiploic arteries with implications for coronary artery surgery. *Circulation* 1993; 88(5 Pt 2):II115-127.

221. Cable DG, Caccitolo JA, Pearson PJ, et al: New approaches to prevention and treatment of radial artery graft vasospasm. *Circulation* 1998; 98(19 Suppl):II15-21; discussion II21-12.

222. Shapira OM, Alkon JD, Macron DS, et al: Nitroglycerin is preferable to diltiazem for prevention of coronary bypass conduit spasm. *Ann Thorac Surg* 2000; 70(3):883-888; discussion 888-889.

223. Reyes AT, Frame R, Brodman RF: Technique for harvesting the radial artery as a coronary artery bypass graft. *Ann Thorac Surg* 1995; 59(1):118-126.

224. Shima H, Ohno K, Michi K, et al: An anatomical study on the forearm vascular system. *J Craniomaxillofac Surg* 1996; 24(5):293-299.

225. Agrifoglio M, Dainese L, Pasotti S, et al: Preoperative assessment of the radial artery for coronary artery bypass grafting: is the clinical Allen test adequate? *Ann Thorac Surg* 2005; 79(2):570-572.

226. Tatoulis J, Buxton BF, Fuller JA: Bilateral radial artery grafts in coronary reconstruction: technique and early results in 261 patients. *Ann Thorac Surg* 1998; 66(3):714-719; discussion 720.

227. Ronan JW, Perry LA, Barner HB, et al: Radial artery harvest: comparison of ultrasonic dissection with standard technique. *Ann Thorac Surg* 2000; 69(1):113-114.

228. Newman RV, Lammle WG: Radial artery harvest using endoscopic techniques. *Heart Surg Forum* 2003; 6(6):E194-195.

229. Mussa S, Choudhary BP, Taggart DP: Radial artery conduits for coronary artery bypass grafting: current perspective. *J Thorac Cardiovasc Surg* 2005; 129(2):250-253.

230. Denton TA, Trento L, Cohen M, et al: Radial artery harvesting for coronary bypass operations: neurologic complications and their potential mechanisms. *J Thorac Cardiovasc Surg* 2001; 121(5):951-956.

231. Meharwal ZS, Trehan N: Functional status of the hand after radial artery harvesting: results in 3,977 cases. *Ann Thorac Surg* 2001; 72(5):1557-1561.

232. Moon MR, Barner HB, Bailey MS, et al: Long-term neurologic hand complications after radial artery harvesting using conventional cold and harmonic scalpel techniques. *Ann Thorac Surg* 2004; 78(2):535-538; discussion 535-538.

233. Navia JL, Olivares G, Ehasz P, et al: Endoscopic radial artery harvesting procedure for coronary artery bypass grafting. *Ann Cardiothorac Surg* 2013; 2(4):557-564.

234. Patel AN, Henry AC, Hunnicutt C, et al: Endoscopic radial artery harvesting is better than the open technique. *Ann Thorac Surg* 2004; 78(1):149-153; discussion 149-153.

235. Acar C, Jebara VA, Portoghese M, et al: Revival of the radial artery for coronary artery bypass grafting. *Ann Thorac Surg* 1992; 54(4):652-659; discussion 659-660.

236. Desai ND, Cohen EA, Naylor CD, et al: A randomized comparison of radial-artery and saphenous-vein coronary bypass grafts. *N Engl J Med* 2004; 351(22):2302-2309.

237. Maniar HS, Barner HB, Bailey MS, et al: Radial artery patency: are aortocoronary conduits superior to composite grafting? *Ann Thorac Surg* 2003; 76(5):1498-1503; discussion 1503-1504.

238. Hadinata IE, Hayward PA, Hare DL, et al: Choice of conduit for the right coronary system: 8-year analysis of Radial Artery Patency and Clinical Outcomes trial. *Ann Thorac Surg* 2009; 88(5):1404-1409.

239. Tatoulis J, Buxton BF, Fuller JA, et al: Long-term patency of 1108 radial arterial-coronary angiograms over 10 years. *Ann Thorac Surg* 2009; 88(1):23-29; discussion 29-30.

240. Jung SH, Song H, Choo SJ, et al: Comparison of radial artery patency according to proximal anastomosis site: direct aorta to radial artery anastomosis is superior to radial artery composite grafting. *J Thorac Cardiovasc Surg* 2009; 138(1):76-83.

241. Collins P, Webb CM, Chong CF, et al: Radial artery versus saphenous vein patency randomized trial: five-year angiographic follow-up. *Circulation* 2008; 117(22):2859-2864.

242. Mangano DT, Multicenter Study of Perioperative Ischemia Research, G: Aspirin and mortality from coronary bypass surgery. *N Engl J Med* 2002; 347(17):1309-1317.

243. Post Coronary Artery Bypass Graft Trial, I: The effect of aggressive lowering of low-density lipoprotein cholesterol levels and low-dose anticoagulation on obstructive changes in saphenous-vein coronary-artery bypass grafts. *N Engl J Med* 1997; 336(3):153-162.

244. Hata M, Takayama T, Sezai A, et al: Efficacy of aggressive lipid controlling therapy for preventing saphenous vein graft disease. *Ann Thorac Surg* 2009; 88(5):1440-1444.

245. Alexander JH, Hafley G, Harrington RA, et al: Efficacy and safety of edifoligide, an E2F transcription factor decoy, for prevention of vein graft failure following coronary artery bypass graft surgery: PREVENT IV: a randomized controlled trial. *JAMA* 2005; 294(19):2446-2454.

246. Black EA, Guzik TJ, West NE, et al: Minimally invasive saphenous vein harvesting: effects on endothelial and smooth muscle function. *Ann Thorac Surg* 2001; 71(5):1503-1507.

247. Yun KL, Wu Y, Aharonian V, et al: Randomized trial of endoscopic versus open vein harvest for coronary artery bypass grafting: six-month patency rates. *J Thorac Cardiovasc Surg* 2005; 129(3):496-503.

248. Lopes RD, Hafley GE, Allen KB, et al: Endoscopic versus open vein-graft harvesting in coronary-artery bypass surgery. *N Engl J Med* 2009; 361(3):235-244.

249. Souza DS, Johansson B, Bojo L, et al: Harvesting the saphenous vein with surrounding tissue for CABG provides long-term graft patency comparable to the left internal thoracic artery: results of a randomized longitudinal trial. *J Thorac Cardiovasc Surg* 2006; 132(2):373-378.

250. Wijnberg DS, Boeve WJ, Ebels T, et al: Patency of arm vein grafts used in aorto-coronary bypass surgery. *Eur J Cardiothorac Surg* 1990; 4(9):510-513.

251. Christenson JT, Simonet F, Schmuziger M: Sequential vein bypass grafting: tactics and long-term results. *Cardiovasc Surg* 1998; 6(4):389-397.

252. Vural KM, Sener E, Tasdemir O: Long-term patency of sequential and individual saphenous vein coronary bypass grafts. *Eur J Cardiothorac Surg* 2001; 19(2):140-144.

253. McBride LR, Barner HB: The left internal mammary artery as a sequential graft to the left anterior descending system. *J Thorac Cardiovasc Surg* 1983; 86(5):703-705.

254. Bessone LN, Pupello DF, Hiro SP, et al: Sequential internal mammary artery grafting: a viable alternative in myocardial revascularization. *Cardiovasc Surg* 1995; 3(2):155-162.

255. Kootstra GJ, Pragliola C, Lanzillo G: Technique of sequential grafting the left internal mammary artery (LIMA) to the circumflex coronary system. *J Cardiovasc Surg (Torino)* 1993; 34(6):523-526.

256. Shapira OM, Alkon JD, Aldea GS, et al: Clinical outcomes in patients undergoing coronary artery bypass grafting with preferred use of the radial artery. *J Card Surg* 1997; 12(6):381-388.

257. Ochi M, Bessho R, Saji Y: Sequential grafting of the right gastroepiploic artery in coronary artery bypass surgery. *Ann et al Thorac Surg* 2001;

71(4):1205-1209.

258. Hallen A, Bjork L, Bjork VO: Coronary thrombo-endarterectomy. *J Thorac Cardiovasc Surg* 1963; 45:216-223.

259. Brenowitz JB, Kayser KL, Johnson WD: Results of coronary artery endarterectomy and reconstruction. *J Thorac Cardiovasc Surg* 1988; 95(1):1-10.

260. Sirivella S, Gielchinsky I, Parsonnet V: Results of coronary artery endarterectomy and coronary artery bypass grafting for diffuse coronary artery disease. *Ann Thorac Surg* 2005; 80(5):1738-1744.

261. Livesay JJ, Cooley DA, Hallman GL, et al: Early and late results of coronary endarterectomy. Analysis of 3,369 patients. *J Thorac Cardiovasc Surg* 1986; 92(4):649-660.

262. Beretta L, Lemma M, Vanelli P, et al: Coronary "open" endarterectomy and reconstruction: short- and long-term results of the revascularization with saphenous vein versus IMA-graft. *Eur J Cardiothorac Surg* 1992; 6(7):382-386; discussion 387.

263. Gill IS, Beanlands DS, Boyd WD, et al: Left anterior descending endarterectomy and internal thoracic artery bypass for diffuse coronary disease. *Ann Thorac Surg* 1998; 65(3):659-662.

264. Sundt TM 3rd, Camillo CJ, Mendeloff EN, et al: Reappraisal of coronary endarterectomy for the treatment of diffuse coronary artery disease. *Ann Thorac Surg* 1999; 68(4):1272-1277.

265. Kim RW, Mariconda DC, Tellides G, et al: Single-clamp technique does not protect against cerebrovascular accident in coronary artery bypass grafting. *Eur J Cardiothorac Surg* 2001; 20(1):127-132.

266. Hammon JW, Stump DA, Butterworth JF, et al: Coronary artery bypass grafting with single cross-clamp results in fewer persistent neuropsychological deficits than multiple clamp or off-pump coronary artery bypass grafting. *Ann Thorac Surg* 2007; 84(4):1174-1178; discussion 1178-1179.

267. Prapas SN, Anagnostopoulos CE, Kotsis VN, et al: A new pattern for using both thoracic arteries to revascularize the entire heart: the pi-graft. *Ann Thorac Surg* 2002; 73(6):1990-1992.

268. Royse AG, Royse CF, Groves KL, et al: Blood flow in composite arterial grafts and effect of native coronary flow. *Ann Thorac Surg* 1999; 68(5):1619-1622.

269. Strauch JT, Spielvogel D, Lauten A, et al: Axillary artery cannulation: routine use in ascending aorta and aortic arch replacement. *Ann Thorac Surg* 2004; 78(1):103-108; discussion 103-108.

270. Rokkas CK, Kouchoukos NT: Surgical management of the severely atherosclerotic ascending aorta during cardiac operations. *Semin Thorac Cardiovasc Surg* 1998; 10(4):240-246.

271. Grover FL, Shroyer AL, Hammermeister K, et al: A decade's experience with quality improvement in cardiac surgery using the Veterans Affairs and Society of Thoracic Surgeons national databases. *Ann Surg* 2001; 234(4):464-472; discussion 472-474.

272. Mack MJ, Brown PP, Kugelmass AD, et al: Current status and outcomes of coronary revascularization 1999 to 2002: 148,396 surgical and percutaneous procedures. *Ann Thorac Surg* 2004; 77(3):761-766; discussion 766-768.

273. O'Connor GT, Birkmeyer JD, Dacey LJ, et al: Results of a regional study of modes of death associated with coronary artery bypass grafting. Northern New England Cardiovascular Disease Study Group. *Ann Thorac Surg* 1998; 66(4):1323-1328.

274. Sergeant P, Lesaffre E, Flameng W, et al: Internal mammary artery: methods of use and their effect on survival after coronary bypass surgery. *Eur J Cardiothorac Surg* 1990; 4(2):72-78.

275. Yau JM, Alexander JH, Hafley G, et al: Impact of perioperative myocardial infarction on angiographic and clinical outcomes following coronary artery bypass grafting (from PRoject of Ex-vivo Vein graft ENgineering via Transfection [PREVENT] IV). *Am J Cardiol* 2008; 102(5):546-551.

276. Klatte K, Chaitman BR, Theroux P, et al: Increased mortality after coronary artery bypass graft surgery is associated with increased levels of postoperative creatine kinase-myocardial band isoenzyme release: results from the GUARDIAN trial. *J Am Coll Cardiol* 2001; 38(4):1070-1077.

277. Hashemzadeh K, Dehdilani M: Postoperative cardiac troponin I is an independent predictor of in-hospital death after coronary artery bypass grafting. *J Cardiovasc Surg (Torino)* 2009; 50(3):403-409.

278. Rao V, Ivanov J, Weisel RD, et al: Predictors of low cardiac output syndrome after coronary artery bypass. *J Thorac Cardiovasc Surg* 1996; 112(1):38-51.

279. Hogue CW Jr, Sundt T 3rd, Barzilai B, et al: Cardiac and neurologic complications identify risks for mortality for both men and women undergoing coronary artery bypass graft surgery. *Anesthesiology* 2001; 95(5):1074-1078.

280. Hausmann H, Potapov EV, Koster A, et al: Prognosis after the implanta-

tion of an intra-aortic balloon pump in cardiac surgery calculated with a new score. *Circulation* 2002; 106(12 Suppl 1):I203-206.

281. Dacey LJ, Likosky DS, Leavitt BJ, et al: Perioperative stroke and long-term survival after coronary bypass graft surgery. *Ann Thorac Surg* 2005; 79(2):532-536; discussion 537.

282. McKhann GM, Grega MA, Borowicz LM Jr, et al: Is there cognitive decline 1 year after CABG? Comparison with surgical and nonsurgical controls. *Neurology* 2005; 65(7):991-999.

283. Frye RL, Kronmal R, Schaff HV, et al: Stroke in coronary artery bypass graft surgery: an analysis of the CASS experience. The participants in the Coronary Artery Surgery Study. *Int J Cardiol* 1992; 36(2):213-221.

284. Loop FD, Lytle BW, Cosgrove DM, et al: J. Maxwell Chamberlain memorial paper. Sternal wound complications after isolated coronary artery bypass grafting: early and late mortality, morbidity, and cost of care. *Ann Thorac Surg* 1990; 49(2):179-186; discussion 186-187.

285. Dai C, Lu Z, Zhu H, et al: Bilateral internal mammary artery grafting and risk of sternal wound infection: evidence from observational studies. *Ann Thorac Surg* 2013; 95(6):1938-1945.

286. Alexander JW, Fischer JE, Boyajian M, et al: The influence of hair-removal methods on wound infections. *Arch Surg* 1983; 118(3):347-352.

287. Kaiser AB, Kernodle DS, Barg NL, et al: Influence of preoperative showers on staphylococcal skin colonization: a comparative trial of antiseptic skin cleansers. *Ann Thorac Surg* 1988; 45(1):35-38.

288. Cimochowski GE, Harostock MD, Brown R, et al: Intranasal mupirocin reduces sternal wound infection after open heart surgery in diabetics and nondiabetics. *Ann Thorac Surg* 2001; 71(5):1572-1578; discussion 1578-1579.

289. Dohmen PM, Gabbieri D, Weymann A, et al: Reduction in surgical site infection in patients treated with microbial sealant prior to coronary artery bypass graft surgery: a case-control study. *J Hosp Infect* 2009; 72(2):119-126.

290. Milano CA, Kesler K, Archibald N, et al: Mediastinitis after coronary artery bypass graft surgery. Risk factors and long-term survival. *Circulation* 1995; 92(8):2245-2251.

291. Parisian Mediastinitis Study, G: Risk factors for deep sternal wound infection after sternotomy: a prospective, multicenter study. *J Thorac Cardiovasc Surg* 1996; 111(6):1200-1207.

292. Olsen MA, Lock-Buckley P, Hopkins D, et al: The risk factors for deep and superficial chest surgical-site infections after coronary artery bypass graft surgery are different. *J Thorac Cardiovasc Surg* 2002; 124(1):136-145.

293. Zerr KJ, Furnary AP, Grunkemeier GL, et al: Glucose control lowers the risk of wound infection in diabetics after open heart operations. *Ann Thorac Surg* 1997; 63(2):356-361.

294. Furnary AP, Zerr KJ, Grunkemeier GL, et al: Continuous intravenous insulin infusion reduces the incidence of deep sternal wound infection in diabetic patients after cardiac surgical procedures. *Ann Thorac Surg* 1999; 67(2):352-360; discussion 360-362.

295. Ottino G, De Paulis R, Pansini S, et al: Major sternal wound infection after open-heart surgery: a multivariate analysis of risk factors in 2,579 consecutive operative procedures. *Ann Thorac Surg* 1987; 44(2):173-179.

296. Gansera B, Schmidtler F, Gillrath G, et al: Does bilateral ITA grafting increase perioperative complications? Outcome of 4462 patients with bilateral versus 4204 patients with single ITA bypass. *Eur J Cardiothorac Surg* 2006; 30(2):318-323.

297. Toumpoulis IK, Theakos N, Dunning J: Does bilateral internal thoracic artery harvest increase the risk of mediastinitis? *Interact Cardiovasc Thorac Surg* 2007; 6(6):787-791.

298. Pevni D, Uretzky G, Mohr A, et al: Routine use of bilateral skeletonized internal thoracic artery grafting: long-term results. *Circulation* 2008; 118(7):705-712.

299. Mangano CM, Diamondstone LS, Ramsay JG, et al: Renal dysfunction after myocardial revascularization: risk factors, adverse outcomes, and hospital resource utilization. The Multicenter Study of Perioperative Ischemia Research Group. *Ann Intern Med* 1998; 128(3):194-203.

300. Brown JR, Cochran RP, Dacey LJ, et al: Perioperative increases in serum creatinine are predictive of increased 90-day mortality after coronary artery bypass graft surgery. *Circulation* 2006; 114(1 Suppl):I409-413.

301. Chertow GM, Levy EM, Hammermeister KE, et al: Independent association between acute renal failure and mortality following cardiac surgery. *Am J Med* 1998; 104(4):343-348.

302. Samuels LE, Sharma S, Morris RJ, et al: Coronary artery bypass grafting in patients with chronic renal failure: a reappraisal. *J Card Surg* 1996; 11(2):128-133; discussion 134-135.

303. Mentzer RM Jr, Oz MC, Sladen RN, et al: Effects of perioperative nesiritide in patients with left ventricular dysfunction undergoing cardiac surgery: the NAPA Trial. *J Am Coll Cardiol* 2007; 49(6):716-726.

304. Sezai A, Hata M, Niino T, et al: Influence of continuous infusion of low-dose human atrial natriuretic peptide on renal function during cardiac surgery: a randomized controlled study. *J Am Coll Cardiol* 2009; 54(12):1058-1064.

305. Sergeant P, Blackstone E, Meyns B: Validation and interdependence with patient-variables of the influence of procedural variables on early and late survival after CABG. K.U. Leuven Coronary Surgery Program. *Eur J Cardiothorac Surg* 1997; 12(1):1-19.

306. Sergeant P, Blackstone E, Meyns B: Is return of angina after coronary artery bypass grafting immutable, can it be delayed, and is it important? *J Thorac Cardiovasc Surg* 1998; 116(3):440-453.

307. Sergeant P, Blackstone E, Meyns B, et al: First cardiological or cardiosurgical reintervention for ischemic heart disease after primary coronary artery bypass grafting. *Eur J Cardiothorac Surg* 1998; 14(5):480-487.

308. Sergeant PT, Blackstone EH, Meyns BP: Does arterial revascularization decrease the risk of infarction after coronary artery bypass grafting? *Ann Thorac Surg* 1998; 66(1):1-10; discussion 10-11.

309. Bourassa MG, Enjalbert M, Campeau L, et al: Progression of atherosclerosis in coronary arteries and bypass grafts: ten years later. *Am J Cardiol* 1984; 53(12):102C-107C.

310. Campeau L, Enjalbert M, Lesperance J, et al: Atherosclerosis and late closure of aortocoronary saphenous vein grafts: sequential angiographic studies at 2 weeks, 1 year, 5 to 7 years, and 10 to 12 years after surgery. *Circulation* 1983; 68(3 Pt 2):II1-7.

311. Campeau L, Enjalbert M, Lesperance J, et al: The relation of risk factors to the development of atherosclerosis in saphenous-vein bypass grafts and the progression of disease in the native circulation. A study 10 years after aortocoronary bypass surgery. *N Engl J Med* 1984; 311(21):1329-1332.

312. Buxton BF, Komeda M, Fuller JA, et al: Bilateral internal thoracic artery grafting may improve outcome of coronary artery surgery. Risk-adjusted survival. *Circulation* 1998; 98(19 Suppl):II1-6.

313. Lytle BW, Blackstone EH, Loop FD, et al: Two internal thoracic artery grafts are better than one. *J Thorac Cardiovasc Surg* 1999; 117(5):855-872.

314. Dion R, Glineur D, Derouck D, et al: Long-term clinical and angiographic follow-up of sequential internal thoracic artery grafting. *Eur J Cardiothorac Surg* 2000; 17(4):407-414.

315. Tector AJ, McDonald ML, Kress DC, et al: Purely internal thoracic artery grafts: outcomes. *Ann Thorac Surg* 2001; 72(2):450-455.

316. Barner HB, Sundt TM 3rd, Bailey M, et al: Midterm results of complete arterial revascularization in more than 1,000 patients using an internal thoracic artery/radial artery T graft. *Ann Surg* 2001; 234(4):447-452; discussion 452-453.

317. Muneretto C, Negri A, Manfredi J, et al: Safety and usefulness of composite grafts for total arterial myocardial revascularization: a prospective randomized evaluation. *J Thorac Cardiovasc Surg* 2003; 125(4):826-835.

318. Muneretto C, Bisleri G, Negri A, et al: Total arterial myocardial revascularization with composite grafts improves results of coronary surgery in elderly: a prospective randomized comparison with conventional coronary artery bypass surgery. *Circulation* 2003; 108(Suppl 1):II29-33.

319. Muneretto C, Bisleri G, Negri A, et al: Improved graft patency rates and mid-term outcome of diabetic patients undergoing total arterial myocardial revascularization. *Heart Int* 2006; 2(3-4):136.

320. Buxton BF, Shi WY, Tatoulis J, et al: Total arterial revascularization with internal thoracic and radial artery grafts in triple-vessel coronary artery disease is associated with improved survival. *J Thorac Cardiovasc Surg* 2014; 148(4):1238-1243; discussion 1243-1244.

第 21 章　非体外循环下心肌血运重建

Bobby Yanagawa ● Michael E. Halkos ● John D. Puskas

尽管经皮冠状动脉介入技术越来越普及,冠状动脉旁路移植术(coronary artery bypass grafting, CABG)仍然会在冠心病的治疗中发挥重要的作用,尤其是对于复杂多支血管病变和糖尿病患者。目前,绝大多数外科心肌血运重建手术都是在体外循环下完成的,因为大多数外科医生更愿意在静止的心脏上完成远端吻合。尽管接受外科手术的患者术前合并症越来越多且冠脉病变越来越重,但由于较低且不断改善的死亡率和并发症发生率,体外循环下心肌血运重建被许多医生所采用[1-3]。虽然发生率不高,但是仍然有一小部分冠状动脉旁路移植术患者发生了术后并发症,包括脑卒中、肾衰竭和呼吸衰竭等。这些并发症的发生不仅是因为体外循环激活了全身炎症反应,也与术中插管、体外循环、主动脉阻断等主动脉操作有关。外科医生倾向于使用非体外循环搭桥技术,也是主要考虑到体外循环和主动脉插管引起的严重并发症。

根据美国胸外科医师学会心脏外科数据库(Society of Thoracic Surgeons Adult Cardiac Surgery Database, STS-ACSD)显示,非体外循环冠状动脉旁路移植术(off-pump coronary artery bypass, OPCAB)手术量在 2002 年达到顶峰(23%),随后出现下降,在 2012 年约占 CABG 病例总量的 17%[4]。对多数外科医生而言,由于缺少令人信服的随机对照研究(RCT)证明 OPCAB 优于常规体外循环冠状动脉旁路移植术(on-pump coronary artery bypass, ONCAB),以及经常发生的不完全血运重建,所以将 OPCAB 作为常规的治疗策略是有困难的[1-3,5,6]。即便如此,既往的 RCT 也一致认为 OPCAB 可以减少输血概率、降低术后血清心肌酶学水平、缩短住院时间。而且,许多回顾性研究也显示 OPCAB 可以提高术后生存率和降低手术并发症。这些回顾性数据库研究的样本量大,涵盖了所有风险等级的患者。尽管有先进的统计方法,但难以避免的选择性偏倚仍然限制了这些回顾性研究结果的可信性。对于个体的外科医生而言,如果选择非体外循环手术,需证明以下几点优劣:①OPCAB 与 ONCAB 相等的近远期桥血管通畅率;②完全心肌血运重建;③减少手术并发症甚至死亡率(尤其对高危患者);④相近的在手术室和整个住院期的医疗费用。对于特定的高危亚组患者,选择 OPCAB 主观上认为应该可以避免由体外循环引起的全身反应,并且可以减少由于主动脉插管引起的并发症,如脑卒中和肾衰竭。

非体外循环手术在技术上更具挑战性,手术风险也与体外循环手术不同。因此,OPCAB 应该被认为是一种高级的技术,

不是所有外科医生都要会做,只有少数接受过 OPCAB 专家培训的医生,并且他们通过大量的 OPCAB 训练后才能实施。最后,OPCAB 应该在成熟的冠脉血运重建中心进行,这些中心应该具备全面的血运重建方法,包括微创直视冠状动脉旁路移植术、冠状动脉杂交血运重建术和全动脉化血运重建术。

术前注意事项

外科经验

将 OPCAB 应用于临床实践需要掌握一系列专业技术。最好与一位成熟的 OPCAB 外科医生进行集中培训,并且将 OPCAB 手术作为常规术式在临床上应用,这样才能使外科医生熟练地掌握这项技术,并且能将它的优势充分发挥出来。对于已经习惯了在静止和无血的心脏上进行手术的外科医生来说,OPCAB 手术是非常有挑战性。而且,OPCAB 手术需要熟练的第一和第二助手在跳动的心脏上帮助显露、还要有优秀的麻醉医生维持循环并且在有潜在血流动力学改变时提醒外科医生。因此,致力于做 OPCAB 手术的外科医生必须努力克服这些技术挑战,而且必须相信付出这些努力是值得的,这样患者就可以从避免 CPB 中获益。尽管在低风险患者中,收益可能很小,但对于高危险患者,由于可以避免主动脉插管和体外循环引起的全身反应,使用 OPCAB 手术显然会使他们获益。

经验不足的外科医生刚开始做 OPCAB 手术时,建议仔细挑选病例,尤其要留意患者的冠脉解剖和基本资料。进手术室前必须制定灵活的手术计划,可以根据术中的血流动力学改变、心肌缺血情况,或者心律失常情况随时改变手术策略。对于早期的病例,最好不要选择侧壁目标血管较为困难血运重建的,尤其是需要多根侧壁冠脉需要血运重建的,还有严重左心功能不全、左主干病变及其他情况复杂的患者(表 21-1)。初学者理想的 OPCAB 患者是那些靶血管解剖条件良好的择期手术患者,心室功能良好,容易显露的一到三支病变或者没有侧壁靶血管的患者。随着经验的积累,OPCAB 技术可以安全有效的应用于绝大多数需要冠状动脉旁路移植术的患者。另外非常重要的一点是,你需要通过经验识别哪些患者应该做体外循环下搭桥手术,因为对有些患者做非体外循环手术可能会非常困难,或者有些患者不能耐受这种手术。

表 21-1　早期做 OPCAB 手术时选择患者的排除条件

近期心肌梗死

多于 3 支血管桥,尤其有多支靶血管位于侧壁

高难度的侧壁靶血管

冠脉走行于心肌内

左心室功能障碍

细小或弥漫的冠脉病变

轻中度主动脉或二尖瓣关闭不全

再次手术患者

血流动力学不稳定

肺动脉高压

急诊手术

左主干冠脉病变

患者基本资料

对 OPCAB 患者的需要认真进行术前评估,并且考虑到各种危险因素。我们对有下列危险因素的患者常规进行颈动脉多普勒超声检查:年龄大于 65 岁、吸烟、有颈动脉杂音、短暂性脑缺血发作或脑卒中病史、左主干病变、合并外周血管病、既往颈动脉手术史。其他的术前检查与 ONCAB 相同。对于有心脏杂音、呼吸困难、主动脉瓣或二尖瓣反流、心脏导管检查显示心室功能低下的患者,术前必须常规检查超声心动图。手术前必须明确患者是否有右心室功能不全、瓣膜反流或肺动脉高压,因为在 OPCAB 术中心脏搬动会导致这些血流动力学指标变化。总之,术前必须详细评估患者一般状态、手术的紧急程度、心室功能,以决定患者能否耐受 OPCAB 手术。对因近期心肌梗死导致左心功能不全的患者,手术的难度要大于慢性心功能不全患者。前者对术中操作和搬动心脏更加敏感,而且更容易在术中出现心律失常。

麻醉

与其他心脏手术相同,所有患者术中均需要安置肺动脉漂浮导管、动脉监测管、弗利氏导尿管和中心静脉压监测导管。术中常规应用经食管超声来监测瓣膜反流、局部室壁的功能和肺动脉高压。我们认为,一个经验丰富的麻醉团队是保证术中血流动力学平稳和手术能顺利进行的根本。与 ONCAB 手术需要麻醉师、灌注师和外科医生通力合作完成相比,OPCAB 手术更加需要麻醉师和外科医生配合默契才能保证术中血流动力学平稳。术中血流动力学的细微变化、肺动脉压力逐渐增高、需要不断的推注或者增加正性肌力药物和血管收缩剂来保持血流动力学稳定、心律变化都是循环系统崩溃的前兆。但是如果麻醉师和外科医生对这些前兆能够提前沟通和交流,就可以避免严重后果的发生。当在搬动心脏时,外科医生与麻醉师提前沟通是非常重要的,以便麻醉师可以作出适当的应对措施,从而避免出现类似盲目给药(推注缩血管药物)的错误决定。通过改变手术台的位置可以使患者血流动力学发生改变,从而

影响心排出量和血压。实际上,将下肢血容量通过头低脚高(Trendelenburg)体位自动补充给上半身,是保持术中血流动力学稳定的首选。在 OPCAB 术中,我们倾向避免静脉输入大量液体扩容,而术后又大量使用利尿剂。相反,充分利用 Trendelenburg 体位和审慎地应用 α 肾上腺素能受体激动剂能够保证远端吻合时的血流动力学稳定。这种方法适用于的患者,包括术前合并肺动脉高压、轻度或中度缺血性二尖瓣反流、左心功能不全,这些患者对术中心脏的搬动和移位,以及部分心肌区域缺血的耐受性差,需要正性肌力药物支持。在进行远端吻合时,如果患者前负荷最佳的情况下,我们会使用去甲肾上腺素和去氧肾上腺素这样的血管收缩剂来维持血压。就我们的经验来讲,与经验丰富的麻醉医生有效的沟通是非体外循环手术成功的关键。

由于没有体外循环的复温手段,如何在 OPCAB 手术中保持患者的正常体温非常重要,这需要在手术过程采取一定的措施,包括静脉输入加热的液体、对吸入的麻醉药物进行加热、在术前和术中维持手术室内的温度,以及使用强制对流暖风系统(Bair Hugger;Arizant Healthcare,Eden Prairie,MN)。

抗凝药物的使用剂量并不统一。对刚开始做 OPCAB 手术的外科医生,我们建议使用全量肝素,以便可以在必要时转为体外循环下手术。有一些外科医生一直使用全量肝素抗凝,即400IU/kg,维持 ACT 大于 400 秒;另一部分外科医生使用半量或 180IU/kg 肝素;还有一部分外科医生首剂使用 10 000IU,然后每半小时追加 3 000IU,或者持续按每分钟 100IU 输入肝素,并保持 ACT 在 300~400 秒。通常应用鱼精蛋白中和肝素帮助止血。

外科技术

术前准备

在麻醉诱导完成后,将患者摆好体位、消毒铺巾。在我们中心,常规在麻醉诱导完成后经肛门给予 1 000mg 阿司匹林栓剂,手术完成后若纵隔引流液小于 100mL/h 并且持续 4 小时以上时,常规给予阿司匹林 81mg 和氯吡格雷(首剂 150mg,然后75mg/d)抗血小板。这种方法并没有增加术后开胸探查止血的风险[7]。由于没有体外循环相关的凝血功能紊乱,非体外循环手术患者在围手术期处于高凝状态,理论上会影响桥血管早期通畅率。因此,我们在术前常规应用阿司匹林,而且在术后早期即给予阿司匹林和氯吡格雷联合抗血小板,并且在术后持续应用这种双联血小板的疗法。

在游离乳内动脉的同时应用内窥镜采集桡动脉和大隐静脉。我们的经验是在内窥镜采集静脉前给予 5 000IU 肝素抗凝以避免在采集静脉过程中血管腔内形成血栓。为了取得良好的桥血管质量,在内窥镜采集血管过程中要时刻注意避免静脉损伤,这样才可以提供足够多的旁路移植血管[8]。我们常规使用超声刀(Harmonic Synergy,Ethicon,Somerville,NJ)骨骼化乳内动脉。骨骼化获取乳内动脉可以保护胸骨血供,减少术后感觉障碍,并且可以降低高危患者譬如糖尿病患者,术后胸骨感染的发生。超声刀使用高频机械振动切割和凝固组织,与电刀相比,最大限度地减少胸骨损伤和降低损伤乳内动脉的风险。

在一侧或两侧乳内动脉游离完成后,给予肝素抗凝,然后断开乳内动脉远端。倒 T 形切开心包,沿膈肌向两侧延伸切口以便于术中搬动心脏。在切开心包过程中必须仔细辨别和保护膈神经。为了便于通过牵拉心包来移动心脏和显露左心室侧壁血管,最好将左侧膈面心包完全切开。在取左乳内动脉时,我们常规游离到动脉分叉远端以便保证足够的长度,在 OPCAB 手术中,乳内动脉必须足够长,以便在向右侧搬动心脏进行侧壁和下壁血管吻合时吻合口张力不至于过高。分离或去除胸内筋膜、骨骼化乳内动脉、在肺动脉水平向膈神经方向垂直切开左侧心包都可以延长乳内动脉并且减少吻合口张力。

放置多根心包牵引线可以帮助显露和向侧面搬动心脏。为了避免在向侧面搬动心脏过程中压迫右侧心脏,可以沿着膈肌切开右侧心包或者完全打开右侧胸膜,使心脏落入右侧胸腔内。"deep stitch"是一个非常重要的牵引线,通常缝在下腔静脉到左肺动脉连线的三分之二处,紧靠左房后壁心包反折处(图 21-1)。在缝这根牵引线时必须小心,以避免损伤下面的降主动脉、食管、左肺和相邻的下肺静脉,牵引线外面应该套上软橡皮套以防止牵引过程中切割心外膜。此外,对血流动力学不稳定和严重左主干病变患者,在缝"deep stitch"牵引线时抬高和压迫心脏是很危险的。在这种情况下,应该在完成左前降支(left anterior descending,LAD)旁路移植后再缝这根深部心包牵引线。

主动脉表面超声

我们对所有接受心脏手术的患者进行主动脉表面超声波检查。这是一种简单、无创、廉价的评估升主动脉粥样硬化病变程度的方法,以便决定是否进行主动脉钳夹阻断或者选择非阻断技术[9]。术中主动脉表面超声检查已经显示出比经食管超声和仅靠触摸来判断主动脉粥样硬化病变更具优势,特别是对升主动脉中远段病变[10-12]。将 8.5 兆赫线性阵列超声探头放置在充满盐水的无菌保护套中,用盐水作为介质将探头放置在主动脉表面(图 21-2)。通过超声检查得到的动脉粥样硬化

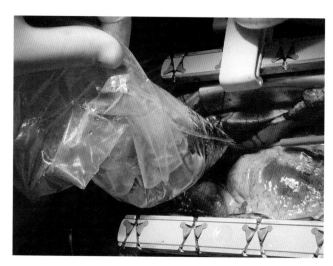

图 21-2 所有需要进行主动脉操作的患者在操作前都需行主动脉表面超声。8.5MHz 线性阵列超声探头放置在充满盐水的无菌保护套中,用盐水作为介质将探头放置在主动脉表面

严重程度的信息可以指导手术方式选择,从而帮助外科医生选择直接主动脉钳夹阻断或者应用近端吻合器以减少动脉粥样硬化斑块脱落引起的栓塞风险。以我们的经验,对于主动脉粥样硬化 1~2 级(表 21-2)的患者,我们可以使用侧壁钳或近端吻合器,而由于有栓塞的风险,我们不会钳夹主动脉粥样硬化 3 到 5 级患者的主动脉壁。Rosenberger 的研究[13]评估了超过 6 000 例进行了主动脉表面超声检查的患者,结果显示有 4% 的患者因为超声发现主动脉病变而改变术式,并且降低了术后神经系统并发症发生率。目前,只在少数中心开展了术中的主动脉表面超声检查。将来更多的关于主动脉表面超声检查改善术中决策的临床研究结果应该有助于推动更广泛地采用这种有前途的诊断方法。

显露

各种心脏定位器和稳定器的应用在减少血流动力学波动的基础上,极大地提高了心脏操作空间。在我们中心,常规使用两套稳定系统,分别是美敦力章鱼组织稳定器和海星或海胆心脏定位器(Medtronic Inc., Minneapolis,MN)以及 Maquet AC-ROBAT 稳定器和 XPOSE 定位器(Maquet,Radstat,德国)。心脏定位装置通常放置在心尖上,尤其习惯放置在心尖左侧以便显露侧壁和左回旋支分支动脉(图 21-3、图 21-4)。显露前降支和

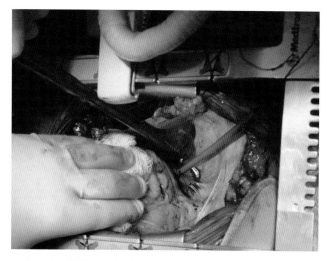

图 21-1 外科医生侧术野。心脏向医生侧被抬起,上方放置了"deep stitch",缝在下腔静脉到左肺动脉连线的三分之二处。由于心脏向右侧移动,应放松右侧心包牵引缝合线,以防止右心房和右心室受压

表 21-2 升主动脉表面超声分级

超声分级	内膜厚度/疾病严重程度
1	正常(<2mm)
2	轻度增厚(2~3mm)
3	中度增厚(3~5mm)
4	重度增厚(>5mm)
5	活动性斑块,无论厚度

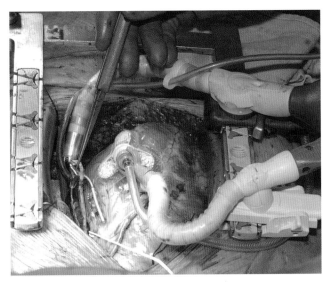

图 21-3 手术台头侧观。心脏定位装置被放置在心尖侧，可暴露侧壁。然后就可以放置冠状动脉固定器来暴露和固定钝圆支血管

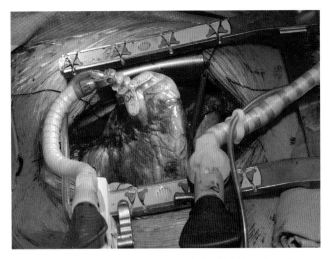

图 21-5 外科医生侧术野。心脏定位器被放置在心尖，心脏位置移动暴露下壁的目标血管。因为没有挤压心脏，对血流动力影响小。注意到放置在术者侧的定位器和心脏稳定器，其中心脏稳定器也可以放置在助手侧的撑开器上。右侧的心包牵引线全部放松，"deep stitch"牵引线向下侧方收紧

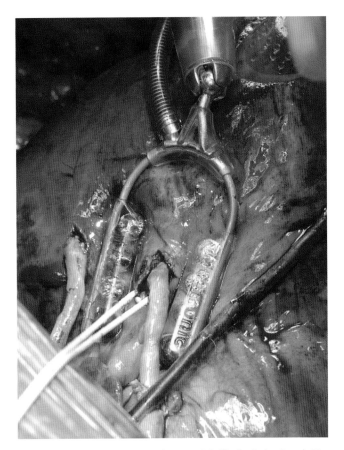

图 21-4 手术台头侧观。放置了固定器后，准备对一支钝圆支动脉进行旁路吻合，硅橡胶环穿过冠状动脉近端，以便在吻合过程临时阻断

后降支通常将心脏定位器放置在心尖，而显露右冠状动脉（right coronary artery, RCA）则将定位器放置于心脏锐缘侧（图21-5）。由于这种吸引装置是向需要的方向牵拉心脏，而不是推心脏，所以心脏没有受压迫，保持了功能的几何形状，耐受性

非常好。冠状动脉稳定器以最小的张力放置在心外膜上，使相应区域保持稳定。前壁血管通常只需要放置冠状动脉固定器就可以充分暴露。将固定器放置于牵开器尾部朝左方向，将牵开器臂甩出术野以免干扰吻合操作。对于侧壁和下壁血管，心脏定位器通常放置在术者这一侧的牵开器的头侧。基本原则是把固定器放在助手侧而不是术者的位置，避免这些设备妨碍手术过程中外科医生的视线或干扰吻合操作。

除了心脏定位器和固定器，放置牵引线也可以帮助显露。"deep stitch"牵引线可以抬高心脏并且将心脏拉到心包外。当朝向患者足侧拉紧"deep stitch"牵引线时，可以使心脏向天花板方向抬高并且使心尖垂直向上，在这种位置下血流动力学变化极小。当向患者左侧拉紧牵引线时，心脏就会从左向右旋转，可以显露左侧壁血管。在这个位置通过调整拉力大小可以不同程度得到分别显露前壁和侧壁血管。在暴露左侧血管过程中，应该收紧左侧心包牵引线而将右侧心包牵引线完全放松以免压迫右心。在显露冠脉过程中，永远不要同时拉紧左右两侧心包牵引线。调整手术台也有利于显露。头低脚高的 Trendelenburg 体位可以帮助显露下壁血管。向右侧倾斜手术台有利于显露左侧壁靶血管。通常情况下前壁血管吻合不需要移动手术台，将"deep stitch"牵引线拉向患者左侧，并夹在手术单或牵开器上，然后放置稳定器就可以很好地显露靶血管（图 21-6）。偶尔需要在心脏和"deep stitch"牵引线之间放置温湿的纱垫来帮助抬高心脏。

根据我们的经验，最常见导致暴露不佳的原因包括：
- 左侧膈面心包未完全切开；
- "deep stitch"牵引线离左心房后壁太远；
- 在暴露左侧靶血管时没有放松右心包牵引线；
- 将心脏挤压到右侧心包、胸骨或牵开器上；
- 过度向头侧倾斜垂直的心脏导致右心室流出道扭曲；
- 未能充分结合使用以下技术："deep stitch"牵引线、定位器放置"脱离心尖"、用毛巾垫高右侧胸骨，以及在需要的时候打开右侧胸膜腔等。

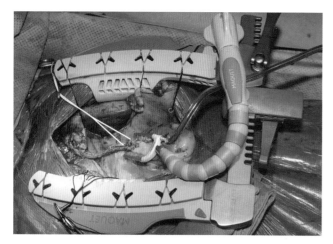

图 21-6 外科医生侧术野。前降支吻合过程中,使用"deep stitch"牵引线和冠脉稳定器可以很好地显露靶血管。注意到右侧的心包牵引线都松弛状态

在做远端血管吻合时,可以用带钝针的软硅胶带环绕于吻合口的近端临时阻断冠脉血流。在做下壁血管吻合时,可以将硅胶带向后拉,并用缝线松松地套在硅胶带尾部将其固定在心包低位(图 21-7)。这种固定硅胶带的方法可以产生滑轮效果,不仅可以帮助更好的显露冠脉,而且减少了硅胶带对血管吻合的干扰。洗手士或第二助手操作湿化 CO_2 吹雾管来清除术野中的血液(图 21-8)。为了避免冠状动脉内皮损伤,吹雾管应设置到能够显露术野所需的最低值($<5L\ CO_2$),并且只在缝针穿过血管时使用。对心表覆盖大量脂肪的患者偶尔需要使用心表脂肪牵引器来帮助显露靶血管。

虽然训练有素的第一助手对顺利完成血管吻合必不可少,但第二助手,通常是洗手护士在术中的显露过程也发挥至关重要的作用。他们通常站在术者右侧操作 CO_2 吹雾管和血液回收吸引器(Haemonetics Corp. , Braintree , MA)。CO_2 吹雾管除了可以保持术野干净,还可以帮助吹开靶血管和桥血管吻合口,便于更清楚地吻合。在进行下壁和侧壁血管吻合时,第二助手最好站在术者左边来帮助显露。对于慢性闭塞病变而且有侧支循环或逆行灌注的血管,可以在靶血管远端再放置一个硅胶

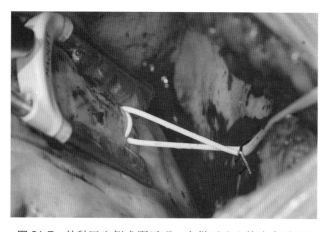

图 21-7 外科医生侧术野近观。在做下壁血管吻合时,可以将硅胶带向后拉,并用缝线松松地套在硅胶带尾部将其固定在心包低位

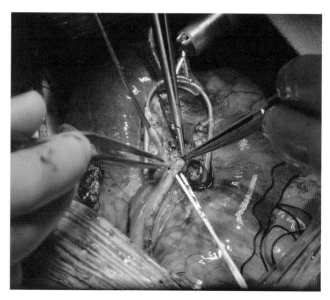

图 21-8 手术台头侧观。在吻合过程中洗手护士或第二助手操作湿化 CO_2 吹雾管来显露前降支

阻断带以便减少术野出血,也可以使用 MyOcclude 装置(United States Surgical Corp. , Norwalk , CT)或冠脉内分流器[14,15]。我们选择性地使用冠状动脉内分流器,而不是常规的,因为至少有一项研究显示,使用冠脉内分流器导致严重的冠脉内膜损伤[16]。最后,有时需要在固定心脏前留置临时心房或心室起搏导线,特别是在阻断右冠状动脉主干的情况下。一旦心脏转到右侧后,很难显露右房,所以最好在心脏固定前安置和检查起搏导线。

冠状动脉旁路移植

现在的固定器是通过吸引而不是压迫方式附着在心外膜上。一个常见的错误是过度用力向下压迫心脏,这样反而会导致靶血管区不稳定,影响血流动力学稳定。柔韧性良好的固定脚可以向任何方向弯曲以便固定靶血管。如果担心局部缺血过程中循环不稳定,可以试阻断近端血管 2~5 分钟,然后放开,进行心肌预处理。虽然不是常规应用,但在第一次冠状动脉吻合前,先进行 2 分钟的 LAD 阻断,然后再进行 3 分钟的再灌注,重复两个周期,这样的预处理可减少术后心肌酶释放,心率增加,保护心室功能[17]。而且在这段时间内便可提前完成桥血管吻合前的各种准备,这样就可以让外科医生在冠状动脉切开作吻合时有所准备。吻合方法与体外循环下冠状动脉旁路移植术相同。术中与麻醉医生不间断的沟通是非常重要的,以便在血流动力学出现变化时可以迅速地应对。例如,在做侧壁血管吻合时,如果出现肺动脉压开始升高和平均动脉压开始下降时,可以采取下列措施避免出现循环衰竭:稍微将心脏定位器和稳定器放松一些通常就可以改善血流动力学,更加倾斜的 Trendelenburg 体位、补液、给予正性肌力药物、血管收缩剂或者心脏起搏也有帮助。然而,如果血流动力学继续恶化,接下来安全的办法就是放置冠脉内分流器,并放松牵引线,完全放开心脏定位器和固定器以便让心脏恢复[15]。在这时必须做出决定是转成体外循环手术还是继续在非体外下完成手术。如果准备充分(包括液体、正性肌力药物、血管收缩剂、心脏起搏器、

冠脉内分流器等),多数情况下可以继续在非体外循环下完成血管吻合。对于体外循环高危患者,另外一个经常被用到的方法是采用主动脉内球囊反搏。

旁路移植的顺序

　　仔细阅读冠脉造影是非常重要的。如果计划行 OPCAB 手术,必须特别注意了解冠脉侧支循环、心肌内血管、靶血管直径、狭窄程度、冠脉病变复杂程度和侧壁靶血管数量等因素。必须要仔细选择搭桥顺序,因为在不停跳手术时缺血区域会被临时阻断。通常情况下,先做有侧支循环保护的靶血管、最后做提供侧支循环的靶血管。举例来讲,如果患者的右冠状动脉完全闭塞,后降支通过前降支侧支供血,这时如果先行左前降支冠脉旁路移植的话,不仅会使前壁处于缺血状态,而且会阻断间隔、下壁和右室的血供。因此,更谨慎的方法是先做后降支旁路移植,然后完成主动脉近端吻合,以保证左乳内动脉到左前降支吻合时下壁心肌能有足够的血供。另外一种经常要面对的情况是对大的中度狭窄的右冠状动脉进行旁路移植。临时阻断这样的血管经常会发生严重的心动过缓和低血压。这种情况下,外科医生必须提前准备冠脉内分流器和临时心外膜起搏器。另外可以选择“近端吻合口优先”的手术方法,这样就可以在每完成一个远端吻合口后就可以为相应的缺血区域提供足够的灌注。

- 首先对完全阻塞或有侧支循环保护的靶血管进行吻合。
- 如果前降支不是提供侧支循环的血管,先吻合 LAD-左乳内动脉(left internal mammary artery,LIMA),以保证后续吻合过程中前壁的血流灌注。
- 可以选择先做近端吻合口的手术方法,这样就可以在每完成一个远端吻合口后就可以为相应的缺血区域提供足够的灌注。
- 对大的中度狭窄的右冠状动脉进行旁路移植应特别小心,临时阻断这样的血管经常会发生严重的心动过缓和低血压,应提前准备冠脉内分流器和临时心外膜起搏器。
- 伴有中度二尖瓣反流的患者可能无法耐受长时间的心脏移位,因其会导致二尖瓣反流的加重、肺动脉压升高和相应的血流动力学改变。这种情况下,应该在术中先考虑重建供应功能失常乳头肌的犯罪血管。

近端吻合

　　OPCAB 手术近端血管吻合可以在主动脉表面超声排除主动脉粥样硬化后在主动脉侧壁钳阻断下完成或使用近端吻合装置。在侧壁阻断前,主动脉收缩压需要降低(比如低于 95mmHg)。阻断后,用 4mm 的打孔器在升主动脉上打孔,然后用 5-0 或 6-0 聚丙烯缝线做近端血管吻合。最靠前的近端吻合口最后打结,打结前开放侧壁钳排气。打结后用 25 号注射器针头在静脉桥上穿刺排气。不可以在动脉桥上进行穿刺但可以在开放阻断钳前通过血液逆流对动脉桥排气。

　　与体外循环下冠状动脉旁路移植术不同,OPCAB 手术可以减少或完全避免主动脉操作。避免下壁钳的方法包括可以将近端吻合到动脉桥上或使用近端吻合器[18-21]。这种方法经常被用于通过主动脉表面超声检查发现有严重动脉粥样硬化性疾病的患者中。常见的近端吻合器包括 Heartstring Ⅲ(Maquet Cardi-

ovascular LLC,San Jose,CA)、PAS-Port 近端吻合系统(Cardica Inc.,Redwood City,CA)和 Enclose Ⅱ(Vitalitec,Plymouth,MA)。Heartstring 装置通过在主动脉内面隔离出一个无血的区域,这样就可以在这个区域进行近端血管吻合(图 21-9)。相比之下,PAS-Port 近端吻合系统是一套一体的全自动系统,可以完成静脉桥到主动脉的血管吻合,它可以重复使用[21-23]。

桥流量测量

　　我们通常在术中使用多普勒流量仪(Medistim,Oslo,Norway)测量桥血流量。可接受的流量为 >15mL/min,搏动指数(最大流量与最小流量之差除以平均流量)<5,舒张分数 >50%(相对于左侧移植物)。对一项退伍军人随机试验(ROOBY)的事后分析发现,移植后 1 年通畅度较低(非 FitzGibbon A 级)与低流量(<20mL/min)或高搏动指数相关(3～5 和 >5)[24]。因此,任何超出此范围的值都应提醒外科医生检查吻合口和移植物是否需要重新吻合,除非有桥血管或自身冠状动脉条件差等

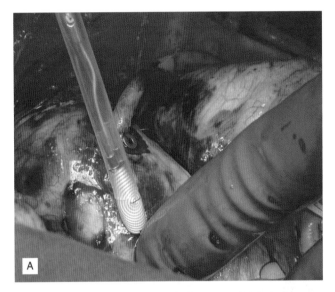

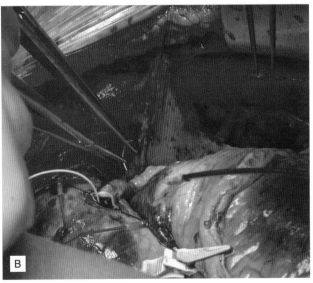

图 21-9　A,B. 用 Heartstring Ⅲ 或者 PAS-Port 进行近端吻合可以避免主动脉阻断,Heartstring Ⅲ 需要人工缝合,而 PAS-Port 近端吻合装置是一套全自动吻合系统

可以轻易解释多普勒检查结果欠佳的原因。

体外循环下心脏不停搏冠状动脉旁路移植术

对一些特殊的临床病例,例如急性冠脉综合征合并心源性休克或者严重左心功能不全患者,在体外循环辅助下行心脏不停跳冠状动脉旁路移植术是特别有益的[25,26]。体外循环下心脏不停搏技术可提供血流动力学支持,同时避免主动脉阻断和与心脏停搏后心脏整体的缺血[27,28]。然而,这种技术不常用。

结果

在过去的十多年中,有关 OPCAB 和 ONCAB 临床结果对比的文献层出不穷。对于低风险患者,普遍认为这两种方法结果都很出色。而对高危患者,近年来的研究认为 OPCAB 手术可以降低死亡率和并发症发生率。这些对比研究通常分为两类,一类是小样本前瞻性随机对照研究,另一类是大样本的回顾性研究。相比于回顾性研究,前瞻性随机对照研究没有选择性偏倚,提供最准确的组间比较,结果更准确。回顾性或观察性研究的样本量大,随访时间长,包括更多高危患者。尽管可以通过倾向匹配和其他先进的统计方法对术前资料进行校正,但毕竟是回顾性研究,不可避免地存在选择性偏倚,限制了研究结论的可信性。但是由于回顾性研究的样本量非常大,可以发现临床结果中非常细微的差别。综上所述,这两类研究都可以提供各自有价值的信息来指导临床实践。

手术死亡率

多中心大样本临床前瞻性随机对照研究证实了 OPCAB 和 ONCAB 在手术死亡率上没有区别。ROOBY 研究是第一个关于 OPCAB 和 ONCAB 的大样本临床前瞻性随机对照研究,入选了退伍军人事务中心的 2 203 名患者[2]。两组患者在出院或术后 30 天复合终点事件(死亡及重大并发症)的发生率没有区别(OPCAB 7.0% vs ONCAB 5.6%,$P=0.19$;表 21-3)。但是,OPCAB 术后一年的复合终点事件(死亡,心肌梗死,再次血运重建)的发生率更高,(9.9% vs 7.4%,$P=0.04$)。对这项研究的主要批评是参加研究的外科医生 OPCAB 经验不足(最少的医生只有 20 例 OPCAB 手术经验;平均 120 例,中位数 50 例),64% OPCAB 患者的主刀医生是住院医师或者受训医生,而且年轻和健康的男性患者占多数,对这样的患者,避免使用 CPB 可能不会带来很大收益。

表 21-3　比较 OPCAB 和 ONCAB 的大样本随机对照研究汇总

研究	Rooby 研究	Coronary 研究	Gopcabe 研究
年份	2009	2012	2013
样本量	2 203	4 752	2 539
开展单位	美国 18 家退伍军人医疗中心	19 个国家的 79 家中心	德国 12 家中心
患者主要特征	单纯 CABG 患者	年龄≥70 岁以及 1 项危险因素:外周血管病、卒中、颈动脉狭窄≥70%,慢性肾损伤;60~69 岁以及 1 项危险因素;50~59 岁及 2 项危险因素:糖尿病、紧急状态、LVEF≤35%,近期吸烟	年龄≥75 岁
OPCAB 技术要求	完成 20 例以上	开展手术 2 年以上且完成 100 例以上	"专家"
中位 OPCAB 例数	50 例*	—	322 例
非体外转体外	12.40%	7.90%	9.70%
主要终点	远期:术后 1 年死亡、心肌梗死、卒中、需要透析的急性肾损伤	近期:术后 30 天死亡、心肌梗死、卒中、需要透析的急性肾损伤 远期:术后 5 年死亡、心肌梗死、卒中、需要透析的急性肾损伤、再次血运重建	术后 30 天和 1 年死亡、心肌梗死,需要肾脏替代治疗的急性肾损伤、再次血运重建
30 天结局 (OPCAB vs ONCAB)	—	9.8% vs 10.3% ($P=0.59$)	7.8% vs 8.2% ($P=0.74$)
1 年结局 (OPCAB vs ONCAB)	9.9% vs 7.4% ($P=0.04$)	12.1% vs 13.3%† ($P=0.24$)	13.1% vs 14.0% ($P=0.48$)
平均桥血管数 (OPCAB vs ONCAB)	2.9% vs 3.0% ($P=0.002$)	3.0% vs 3.2% ($P<0.001$)	2.7% vs 2.8% ($P<0.001$)
不完全再血管化 (OPCAB vs ONCAB)	17.8% vs 11.1% ($P<0.01$)	11.8% vs 10.0% ($P=0.002$)	34.0% vs 29.3% ($P=0.002$)
1 年桥血管耐久度 (OPCAB vs ONCAB)	82.6% vs 87.8% ($P=0.002$)	—	—

*64% 的 OPCAB 手术由住院医师作为主刀完成。

†未在研究开始前确定主要终点的发生时间。

在 ROOBY 研究之后,随后进行了两次大型的随机对照研究,分别是 CORONARY 研究[1,29]和德国的 GOPCABE 研究[3]。CORONARY 研究将 4 752 名高危患者随机分为 OPCAB 和 ONCAB 组,这是迄今为止最大的国际多中心 RCT 研究。共同主要终点是术后 30 天和 1 年的死亡、中风、心肌梗死和透析;以及术后 5 年的死亡、中风、心肌梗死、透析以及再次心肌血运重建。外科医生入选需标准是在完成胸心血管外科住院医生培训后工作满两年,并有 100 例以上的 OPCAB 手术经验,受训医生不能作为主刀医生。该试验招募的大多为高风险患者,EuroSCORE 为 3 到 5。该研究也没有发现 OP-CAB 和 ONCAB 在术后 30 天(9.8% vs 10.3%,P = 0.59)和 1 年(12.1% vs 13.3%,P = 0.24)在复合终点事件(死亡,心肌梗死,中风)上存在差异。然而,OPCAB 对 EuroSCORE 较高的患者有获益趋势。GOPCABE 是一项对 2 539 例年龄 ≥75 岁的高危患者(平均 EuroSCORE 8.3)进行 OPCAB 与 ONCAB 比较的多中心随机试验。重要的是,OPCAB 是在所有参与中心常规进行的手术,外科医生平均有 514 例 OPCAB 手术经验,中位为 322 例。主要终点事件以及术后 30 天(7.8% vs 8.2%,P = 0.74)和 1 年(13.1% vs 14.0%,P = 0.48)的复合终点事件(死亡,中风,心肌梗死,重复血运重建好,新的肾脏替代治疗)没有差异。

几个大样本量的注册登记研究发现在大范围的病人群体中 ONCAB 和 OPCAB 的不良事件有差别,认为 OPCAB 显著性减少手术死亡率。Hannan 等[30]的研究入选了 49 830 例纽约州注册登记患者,进行风险调整后(Cox 比例风险回归模型和倾向分析)比较 OPCAB 与 ONCAB 两组患者的临床结果。在这项研究中,OPCAB 组患者术后 30 天死亡率低于 ONCAB 组[比值比(OR)= 0.81,95% CI 0.68~0.97;P = 0.002 2)。在加利福尼亚冠状动脉旁路移植手术结果注册登记研究中,通过倾向匹配方法校正后的手术死亡率 OPCAB 组患者明显低于 ON-CAB 组患者(2.59%,95% CI 2.52% ~ 2.67%;3.22%,95% CI 3.17% ~ 3.27%)[31]。另一项研究用意向性分析(intent-to-treat)方法回顾分析了 STS 数据库中的 42 477 例患者,风险校正后 OPCAB 组的手术死亡率(校正 OR = 0.83,P = 0.03)和多数并发症发生率均低于 ONCAB 组(图 21-10)[32]。当然也有一些文献不支持上述观点,如 Chu 等的一篇文章用政府数据库(包括了全美范围内的住院患者)分析了 63 000 例患者,结果显示 OPCAB 组和 ONCAB 组患者院内死亡率没有区别(3.0% vs 3.2%,P = 0.14)[33]。

术中转为体外循环手术的患者的院内死亡率

OPCAB 手术的一个主要并发症是可能紧急转为体外循环下手术。发生这种术式转换通常是由于急性严重的血流动力不稳定,发生原因包括:术中对局部心肌缺血、心脏搬动后瓣膜反流量增加、右侧或下壁血管旁路移植时发生心动过缓、心脏定位和固定过程中引起的低血压和顽固性的室性心动过速或室颤。如果术中紧急转换成 ONCAB 手术,患者的围手术期并发症和死亡率明显增加。数个研究证实紧急转换为 ONCAB 手术后的死亡率为 6% ~ 15%[34-38]。ROOBY 试验转为体外循环手术的比例为 12.4%,大约是 STS ACSD 报告的 5 倍[32]。其中,49.3% 是选择性的转换,主要是因为显露差;另外 50.8% 是

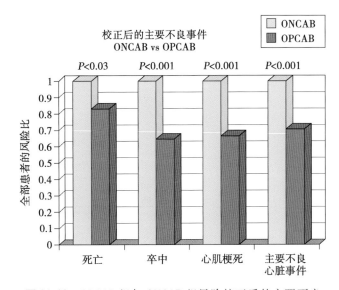

图 21-10 OPCAB 组与 ONCAB 组风险校正后的主要不良事件发生率比较(Reproduced with permission from Puskas JD, Edwards FH, Pappas PA, et al:Off-pump techniques benefit men and women and narrow the disparity in mortality after coronary bypass grafting, *Ann Thorac Surg.* 2007 Nov; 84 (5): 1447-1454.)

紧急的,主要是因为血流动力学不稳定[39]。转为体外循环手术的 OPCAB 患者的 1 年全因死亡率、心肌梗死和血运重建的综合结果明显较差(21.1% vs 13.7%,P = 0.03)。需要重点指出的是,75% 的转为体外循环手术的病例与外科医生 OPCAB 手术经验<100 例相关。此外,在一项对 8 077 例 OPCAB 患者进行的回顾性研究中,多因素分析显示手术经验是最重要的转为体外循环手术的危险因素[40]。而对于那些有选择的转换术式的病例,术后并发症发生率并没有增加。

中远期死亡率

最近,已经有接受 OPCAB 的患者的中长期随访数据[1,3,41-46]。OPCAB 和 ONCAB 比较,ROOBY(4.1% vs 2.9%,P = 0.15)、CORONARY(5.1% vs 5.0%)或 GOPCABE 试验(7.0% vs 8.0%,P = 0.38)均提示两者 1 年死亡率无差异。但是通过敏感性分析,在 ROOBY 研究中,OPCAB 组术后一年心源性死亡率略高于 ONCAB 组(2.7% vs 1.3%,P = 0.03)。SMART 试验由一名经验丰富的非体外循环冠脉外科医师将 200 例患者随机分为 OPCAB 和 ONCAB[46]。在该试验中,晚期生存(平均 7.5 年)(图 21-11,P = 0.33),桥血管通畅率,复发性心绞痛和再次介入术两组无差异。此外,最近的一项荟萃分析报告显示,在所有研究中,ONCAB 的长期生存率相比 OPCAB 有更高的趋势[危险比(HR)1.06;95% CI 1.00 ~ 1.13,P = 0.05)],但研究仅限于 RCT 和倾向匹配研究后,这种生存率获益的趋势消失[47]。最后,在 Hannan 等人[30]的观察性研究中,OPCAB 患者与 ONCAB 患者的 3 年生存率相当[矫正 HR 1.01,95% CI 0.92~ 1.10,P = 0.89;未调整的 3 年生存率 89.4% vs 90.1%,时序检验(log-rank test),P = 0.20]。根据这些研究,有理由得出这样的结论,即对大多数患者 CABG 术后的长期生存不受体外或者非体外循环手术因素的影响。

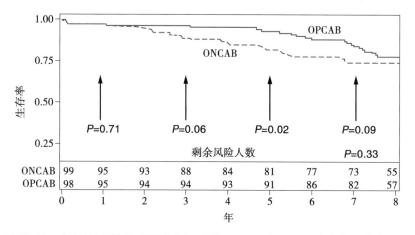

图 21-11 在 SMART 随机对照试验中,比较 ONCAB 和 OPCAB 的长期生存率无差异(Reproduced with permission from Puskas JD,Williams WH,O'Donnell R,et al:Off-pump and on-pump coronary artery bypass grafting are associated with similar graft patency,myocardial ischemia,and freedom from reintervention:long-term follow-up of a randomized trial,*Ann Thorac Surg*. 2011 Jun;91(6):1836-1842.)

围手术期并发症

大型前瞻性研究和回顾性研究一直显示 OPCAB 可以降低围手术期并发症发生率。一项包括了 37 个前瞻性随机对照试验的荟萃分析研究,对比了 OPCAB 组和 ONCAB 组患者的术后并发症发生率。研究结果显示,OPCAB 可以减少术后房颤发生率(OR 0.58;95% CI 0.44~0.77),降低输血率(OR 0.43;95% CI 0.29~0.65),减少升压药物使用率(OR 0.48;95% CI 0.29~0.65),降低呼吸道感染发生率(OR 0.41;95% CI 0.23~0.74),缩短呼吸机辅助时间(平均缩短 3.4 小时;95% CI 1.7~5.1 小时),缩短 ICU 停留时间(平均缩短 0.3 天;95% CI 0.1~0.6 天),和降低平均住院时间(平均缩短 1 天;95% CI 0.5~1.5 天)[48]。同样,在对 548 例患者的倾向评分研究中,OPCAB 组显著降低院内死亡率(0.5% vs 2.9%;P=0.001)、中风发生率(0 vs 0.9%;P=0.02)、术后肾功能不全(4.9% vs 10.8%;P=0.001)、肺部并发症(10.2% vs 16.6%;P=0.002)和感染(3.5% vs 6.2%;P=0.03)[49]。

神经系统影响

脑卒中目前仍然是冠状动脉旁路移植术后发生并发症和死亡的主要原因之一,文献报道其发生率约为 1%~14% 不等[50,51]。另外,CABG 术后发生脑卒中的患者其远期生存率明显降低,1 年和 5 年生存率分别为 66% 和 44%,而未发生脑卒中的患者 1 年和 5 年生存率分别为 94% 和 81%[51]。

近年来,我们越来越多的注意到中风大部分是栓塞性的,并且是在钳夹移除时发生[52]。其他可能的栓塞来源包括颈动脉疾病,通过心内吸引装置吸入的颗粒物,由主动脉钳夹后受损的内膜或在近端吻合口部位导致的迟发血栓栓塞,或继发于心房纤颤的左心房血栓。另外,还有一些医源性血栓或气栓,包括使用近端吻合器进行吻合时,为了看清术野而过度使用二氧化碳吹雾管引起的气栓。

显然,较少的主动脉操作可以减少中风事件[53,54]。利用经颅多普勒超声检查的研究已证实主动脉栓子的产生与插管,体外循环和主动脉钳夹相关[55-57]。Bowles[58] 等人使用经颅多普勒超声检查证实体外循环过程中即使没有主动脉操作也会产生大量的主动脉血栓栓子。而且,Kapetanakis 等[59] 以及 Calafiore 等[54] 也通过研究证明术中对主动脉操作是体外循环术后发生脑卒中的独立危险因素。减少主动脉血栓栓子脱落的方法包括:应用非体外循环技术避免主动脉插管、避免多次主动脉钳夹阻断、应用近端吻合装置和主动脉 no-touch(无接触)技术[60-62]。Kim 等[63] 报告了没有任何主动脉操作的 OPCAB 组患者术后脑卒中的发生率低于 ONCAB 组及使用侧壁钳部分阻断的 OPCAB 组患者。Moss 等[53] 在 12 079 例接受 OPCAB 的患者中发现,no-touch 主动脉组的卒中发生率最低(0.6%),无夹钳装置组(1.2%),侧壁钳组(1.5%)(图 21-12)。Emmert 等[64] 报告说,部分钳夹的 OPCAB 组患者的中风发生率显着低于 ONCAB 组(1.1% vs 2.4%;OR 0.35;95%CI 0.17~0.72;P<0.005),而使用近端吻合器的 OPCAB 组发生率更低(0.7% vs 2.3%;OR 0.39;95%CI 0.16~0.90;P=0.04),结果与 no-touch 组接近(0.8%)。

大型回顾性研究表明[30,32,43,65-68],与 ONCAB 相比,OPCAB 可能与卒中发生率降低有关,但是在大规模 RCT 中尚未得到证实。Hannan 等[30] 报道,与 ONCAB 相比,OPCAB 可以降低术后卒中的风险(校正 OR 0.70,95% CI 0.57~0.86,P=0.0006)。对 OPCAB 与 ONCAB 进行比较的 59 项随机试验的荟萃分析(N=8 961)报告中风减少了 30%(RR 0.70,95%CI 0.49~0.99;图 21-13)[68]。在 CREDO-Kyoto 注册研究中的 2 468 例接受了 CABG 手术的患者中,ONCAB 伴有更高的卒中发生率(OR 8.30,95%CI 2.25~30.7;P=0.01),但仅发生在最高风险的患者中(EuroSCORE≥6)[69]。术后卒中的减少可能是由于没有主动脉插管和体外循环,并且可能是由于近端吻合期间没有主动脉操作。但是,如上所述,大型 RCT 的卒中发生率没有差异[1-3,29]。值得注意的是,采用哪种近端吻合术是由外科医生决定的,但没有报道。因此,如果大量手术是使用侧壁钳而不是采用最小或不接触主动脉方法进行,则 OPCAB 潜在减少术后中风的优势就会减弱。

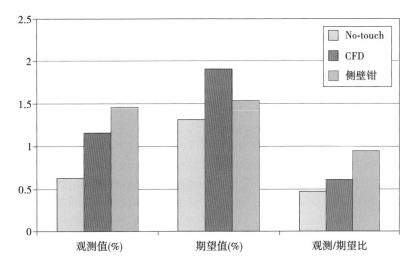

图 21-12　使用主动脉技术 no-touch、无夹钳装置（CFD）和侧壁钳进行 OPCAB 手术的中风率（Reproduced with permission from Moss E，Puskas JD2，Thourani VH，et al：Avoiding aortic clamping during coronary artery bypass grafting reduces postoperative stroke，*J Thorac Cardiovasc Surg*. 2015 Jan；149（1）：175-180. ）

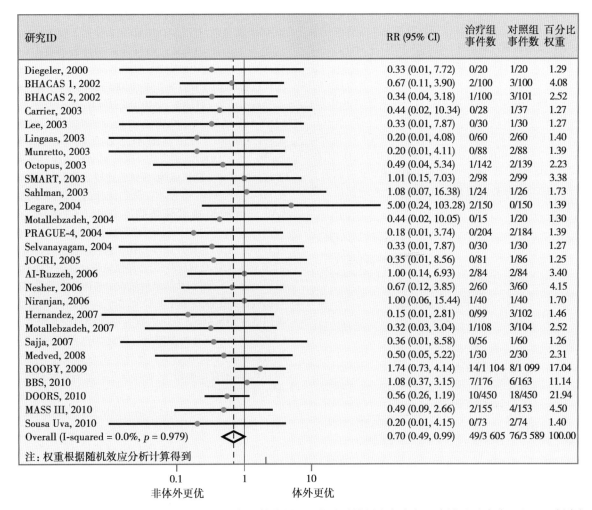

图 21-13　中风的森林图（forest plot），在 3 605 例非体外循环冠状动脉搭桥患者中有 49 例发生脑卒中，而 3 589 例常规冠状动脉搭桥患者中有 76 例发生脑卒中，相对风险降低了 30%（Reproduced with permission from Afilalo J，Rasti M，Ohayon SM，et al：Off-pump versus on-pump coronary artery bypass surgery：an updated meta-analysis and meta-regression of randomrized trials，*Eur Heart J*. 2012 May；33（10）：1257-1267. ）

肾衰竭

术前肾功能不全是冠状动脉旁路移植术后肾衰竭和死亡的明确危险因素[70]。许多研究显示,无论是术前肾功能正常的患者[71,72],还是非透析依赖的肾功能不全患者[73],抑或需要透析治疗的终末期肾衰竭患者[74],OPCAB 均可明显降低并发症发生率和死亡率。Sajja 等对 116 例合并糖尿病的非透析依赖的肾功能不全患者进行前瞻性随机对照研究,结果发现体外循环的使用与术后肾功能不良事件的发生明显相关[73]。然而,另外两个回顾性研究发现 OPCAB 组与 ONCAB 组患者术后肾功能不全发生率没有区别[74,75]。所以,OPCAB 是否可以降低患者术后肾功能不全的发生率目前仍有争议。

高危患者

一些研究认为,对高危患者进行 OPCAB 手术可以改善手术结果。已知的高危险因素包括女性[32]、左心功能不全[77,78]、ST 段抬高型心肌梗死[79]、既往脑卒中[67]、高龄[80]、肾功能不全[76,81]、再次心脏手术[82,83]、肝硬化[84]、过高和过低 BMI 指数($<25kg/m^2$ 或 $>35kg/m^2$)[85],以及在胸外科医师学会预测的风险评分高的患者[86,87]。在这类患者中,OPCAB 手术改善终末器官灌注、心肌保护、减少主动脉操作以及避免全身性炎症能够解释主要并发症和死亡率差异。在 STS ACSD 中对左心功能不全(射血分数<30%)的患者进行的一项研究结果显示,与体外循环下 CABG 相比,OPCAB 手术可以减低死亡风险(OR 0.82)、中风风险(OR 0.67)、严重的心脏不良事件(OR 0.75)和长时间插管(OR 0.78)的风险[85]。此外,Puskas 及其同事[87]报告,与 ONCAB 相比,OPCAB 患者的院内死亡率显著降低(3.2% vs 6.7%,P<0.000 1,OR 0.45,95%CI 0.33~0.63,P< 0.000 1;图 21-14)。同样,如前所述,CORONARY 试验结果显示,对于 EuroSCORE 分数高的患者,OPCAB 患者的预后有所改善[1]。

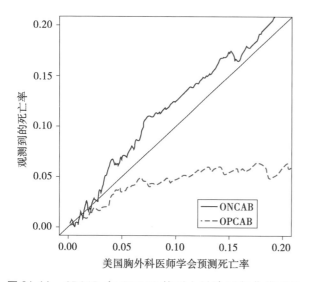

图 21-14　OPCAB 和 ONCAB 的死亡风险回归曲线对比(Reproduced with permission from Puskas JD, Thourani VH, Kilgo P,et al:Off-pump coronary artery bypass disproportionately benefits high-risk patients,*Ann Thorac Surg*. 2009 Oct;88(4): 1142-1147.)

已经有证据表明 OPCAB 可提高急性冠脉综合征的急诊心肌血运重建手术的生存率[88-91]。尽管已确认 OPCAB 在某些紧急情况下的安全性和可行性,但当今大多数外科医生仍反对在不稳定患者中使用 OPCAB。

完全心肌血运重建、桥血管通畅性、再次心肌血运重建

完全心肌血运重建是冠状动脉旁路移植术成功和患者持久获益的关键[92,93]。完全血运重建指数是指实际搭桥的支数除以术前认为需要的搭桥支数(血管造影有严重狭窄的靶血管的数量),这比绝对搭桥的数量更为重要[94]。选择非体外循环手术方式不应损害血运重建的完整性,除非使用 CPB 的术后并发症或死亡具有显著的风险,譬如患有升主动脉的严重动脉粥样硬化性疾病的患者。在 OPCAB 手术经验丰富的中心,对所有血管,包括比较难以显露的侧壁血管,都可以常规在非体外循环下完成,并且做到完全心肌血运重建。

虽然在许多随机分组研究中非体外循环手术可以做到与体外循环手术一样的完全血运重建[1-3,5,6,95-97,46],但是如何在非体外循环下,既保证与体外循环手术相同的血管通畅性又要完成完全心肌血运重建仍然是外科医生面临的巨大挑战。在 ROOBY 试验中,有很多 OPCAB 患者使用了较少的桥血管数量(2.9 vs 3.0,P = 0.002),而且比最初计划的要少(17.8% vs 11.1%)[2]。在 CORONARY 研究中,与 ONCAB 组相比,OPCAB 的移植物较少(3.0 vs 3.2,P<0.001),并且有不完全血运重建率升高的趋势(11.8% vs 10.0%,P = 0.05)[1,29]。同样的,在 GOPCABE 试验中,OPCAB 有着更少的桥血管移植物(2.7 vs 2.8,P < 0.001)和更高的不完全血运重建率(34.0% vs 29.3%)[3]。DOORS 试验是一项针对 900 名年龄≥70 岁的患者进行的多中心随机试验,该试验比较了使用相同肝素化方案的 OPCAB 与 ONCAB 手术。他们统计的报告同样显示用 OP-CAB 进行的桥血管移植物上较少(3.1% vs 2.9%,P = 0.007)[5,6]。一项对随机试验研究的荟萃分析显示,与体外循环 CABG 相比,非体外循环 CABG 患者的桥血管移植数量更低(2.6 vs 2.8,P<0.000 1)[98]。即使该研究后来对经验丰富的外科医生进行了分析,其结果仍然表明非体外循环手术的桥血管移植数量要比体外循环手术少(2.7 vs 2.9)[99]。在 Puskas 及其同事对 STS ACSD 分析的研究中,与 ONCAB 患者相比,OP-CAB 完全血运重建指数略低。因此,OPCAB 在桥血管移植物绝对数量较 ONCAB 略少且统计学上存在差异。鉴于 OPCAB 和 ONCAB 的存活率相当,血运重建数量的差异是否具有临床意义尚不清楚。

在一些随机试验中已评估了桥血管的通畅性,表明在有经验的中心,两种技术中的桥血管通畅性都相当好[46,100]。但是,Shroyer 等[2]研究发现,与 ONCAB 组相比,OPCAB 组桥血管的总体通畅率较低(主要是静脉桥)(82.6% vs 87.8%,P< 0.001)。ROOBY 的后续研究用双盲法分析了 685 例 OPCAB 和 685 例 ONCAB 患者的血管造影结果,发现 OPCAB 组 FitzGibbon A 级通常率较低,动脉桥通畅率(85.8% vs 91.4%;P = 0.003)和大隐静脉移植(72.7% vs 80.4%;P<0.001)[101]。正如预期的那样,无效的血运重建与术后 1 年非致命性心肌梗死和再次心肌血运重建有关。在 DOORS 的研究中,OPCAB 的

桥血管狭窄(9% vs 5%)和闭塞(12% vs 9%)(P=0.01)的发生率较高,通过术后6个月的血管造影发现主要发生问题的是静脉桥。同样,这可能是临床经验的问题。在 SMART 试验中,Puskas 等[46]将患者随机分为 OPCAB 组和 ONCAB 组,两组表现出同样出色的1年移植物通畅性(OPCAB 为93.6%,ONCAB 为95.8%,P=0.33)以及死亡、中风、心肌梗死和再干预的临床结果。在 CORONARY 研究中,OPCAB 组再次血运重建的比率增加了(0.7% vs 0.2%,P=0.01),是否是由于较低的桥血管的通畅率引起或者由于不完全的心肌血运重建尚不清楚[1]。对12个 RCT 研究的荟萃分析显示,OPCAB 与 ONCAB 相比,桥血管闭塞的风险增加(RR 1.35;95%CI 1.16~1.57),主要是大隐静脉桥(RR 1.41;95%CI 1.24~1.60),而不是乳内动脉或桡动脉桥[102]。

Hannan 等发表的纽约注册登记数据[30]显示,与 ONCAB 相比,OPCAB 手术可以降低手术死亡率和并发症发生率,并且远期结果与 ONCAB 与相同,但是 OPCAB 组再次心肌血运重建的患者比例高于 ONCAB 组(93.6% vs 89.9%)。不过这是一篇回顾性研究,所以很难分辨两组间的区别是由于 OPCAB 手术血运重建不完全或血管通畅率低导致的,还是因为两组患者术前基本资料不一致引起的。

指南

2011年 ACCF/AHA 冠状动脉旁路移植手术指南包括两项关于 OPCAB 的建议[103]:OPCAB 可以减少手术出血和输血(Ⅱa 类,证据级别 A)和 OPCAB 适用于肾功能不全患者(Ⅱb 类,证据级别 B)。最近,支持 OPCAB 的文献数据2014年被欧洲心脏病学会和欧洲心胸外科学会指南认可[104]。建议是在有丰富非体外循环手术经验的中心对高危患者(Ⅱa 类,证据级别 B)和有升主动脉粥样硬化的患者(Ⅰ类,证据级别 B)实施 OPCAB。此外,这些指南建议术中常规使用桥血流测量仪(Ⅱa 类,证据级别 C)。

微创、机器人和杂交手术

非体外循环技术的进步促进了保留胸骨的微创心脏手术(minimally invasive cardiac surgery,MICS)的发展和应用,为特定的患者提供了新的血运重建手术方式。有下面几种不同的微创手术。小切口在直视下完成 LIMA 获取和非体外循环下冠脉旁路移植,单支血管重建称为单血管小切口手术(single vessel small thoracotomy,SVST),多支重建称为多血管小切口手术(multivessel small thoracotomy,MVST)。胸腔镜或机器人辅助下进行左乳内动脉解剖和获取,然后直接与 LAD 在非体外循环下进行吻合(图21-15),或进行全内窥镜 LIMA-LAD 吻合;后者称为全内窥镜 CABG(totally endoscopic CABG,TECAB)。冠状动脉杂交血运重建术(hybrid coronary revascularization,HCR)结合了外科微创 LIMA-LAD 吻合和对非 LAD 靶血管进行经皮介入冠脉心肌血运重建[105,106]。现在这些微创手术方法的可行性已经被证明。外科医生和介入医生也越来越热衷于使用这些微创手术,并且它的使用范围正在由一些特定的中心向更多的心脏中心扩展。

对于前壁单支血管病变患者,SVST 可提供保留胸骨的切口,并具有 LIMA 移植物的长期通畅性。Blazek 等[107]的研究将130名前降支单支病变疾病患者随机分配为微创直视冠状

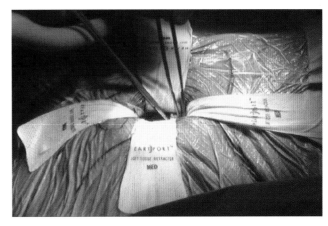

图 21-15 在胸腔镜或机器人辅助下游离左乳内动脉后,通过左前外小切口在非体外循环下完成左乳内动脉到前降支血管吻合

动脉旁路移植术(minimally invasive direct coronary artery bypass,MIDCAB)组和 DES-PCI 组,结果两组的7年生存率相当。在全因死亡率、心肌梗死和再次心肌血运重建的复合主要终点上两组无差异,但 PCI 组的再次心肌血运重建率明显更高(HR 13.50,95%CI:1.76~103.29;P<0.001)。此外,一项单中心倾向评分研究比较 MIDCAB 和 DES-PCI 发现,术后10年 DES-PCI 组的死亡率增加了2.2倍,再次心肌血运重建的风险增加了2.0倍[108]。小切口多支 CABG 手术可提供完全的心肌血运重建,减少输血,降低胸部伤口感染的发生率,加快术后身体恢复[109]。Ruel 和他的同事[110]在他们的 MVST-CABG 患者中,75%是在非体外循环下进行的,他们报告了所有桥血管和 LIMA 桥在6个月内的通畅率分别92%和100%。

一些有经验的中心报告了使用机器人 CABG 方法的成功结果[111-113]。Halkos 等[111]报告了连续307个机器人冠状动脉搭桥手术,30天死亡率为1.3%,5.2%转为开胸手术,二次开胸止血的比例为2.3%。199例患者在出院前进行了冠脉造影检查,LIMA-LAD 通畅率为95.0%,仅3例出现吻合口病变。Srivastava 等[112]描述了机器人多支 CABG 手术,采用 U 形夹吻合装置(Medtronic,Minneapolis,MN)在非体外循环下完成双侧 IMA 桥的远端吻合口。Bonaros 等[113]也介绍了最大一组500例体外循环下单支和多支机器人 CABG 的经验,并取得了良好的结果。

正如 Harskamp 等人[114]所描述的,HCR 的概念源于这样的假设:①LIMA-LAD 优于冠状动脉支架置入术;②在非 LAD 的患者中现代 DES-PCI 不比采用静脉桥的旁路移植术差。因此,合并复杂 LAD 病变和非复杂非 LAD 病变的多支病变患者可考虑行 PCI。对常规冠状动脉搭桥术高风险的患者,如高龄、虚弱、肥胖、移植血管材料不足、LAD 以外的其他靶血管条件差、主动脉钙化等,尤其适合 HCR。在2011年美国心脏病学院/美国心脏协会(ACC/AHA)冠状动脉旁路移植术指南中,对于传统的冠状动脉旁路移植术高危患者,HCR 被认为是合理的,如主动脉近端严重钙化或靶血管条件差的患者,移植血管材料不足;或 LAD 不适合做 PCI 的患者(Ⅱa 类,证据级别 B)[103]。而且,考虑到整体的风险获益比,HCR 可以作为多支血管 PCI 或 CABG 的替代选择(Ⅱb 类,证据级别 C)。2014年

欧洲心脏病学会/欧洲心胸外科协会关于心肌血运重建的指导方针建议,HCR 可用于缺乏移植血管材料的需要再次心肌血运重建的患者(Ⅱb 类,证据级别 C)[104]。

在有经验的微创血管重建中心,HCR 的主要临床结果与传统 CABG 相当[115]。Halkos 等[116]进行了一项倾向性匹配研究,比较了多支冠心病患者接受内镜辅助或机器人获取 LIMA、SVST 吻合 LIMA-LAD 和常规 OPCAB 的结果。5 年生存率无差异,但 HCR 组患者输血次数较少(P<0.001),再次心肌血运重建率较高(12.2% vs 3.7%,P<0.001)。一项对六个回顾性研究的荟萃分析发现,与冠状动脉搭桥术相比,HCR 组患者在术后一年免除 MACCE 事件的比例没有区别,但是术后 1 年再次心肌血运重建的发生率更高(图 21-16)[114]。考虑到 HCR 的主要缺点是支架内再狭窄或血栓形成需要再次血管重建,所以对年轻的患者,采用传统 CABG 会获益更多。在 STS-ACSD 中,2011 至 2013 年间共有 950 例 HCR(占所有 CABG 病例的 0.5%),在所有 1/3 心脏中心中开展[117]。与传统冠状动脉搭桥术相比,接受 HCR 的患者术前危险因素更高,经调整校正后,在复合住院死亡和主要并发症的终点事件发生率上两组没有差异。

出色的冠脉外科中心

在比较 OPCAB 和 ONCAB 的 RCT 研究中,一个反复出现的问题仍然是外科医生的经验问题。毫无疑问,OPCAB 在技术上对外科医生和外科团队来说是个挑战。掌握这一手术技术需要经验和团队合作。对全国住院病人样本数据库的回顾研究表明,手术量最高的外科医生比手术量最低的外科医生的 OPCAB 的死亡率低 5%,年手术量超过 50 例后手术效果明显改善,年手术 150 例以上的外科医生手术死亡率更低[118]。值得注意的是,在这项研究中,外科医生平均年 OPCAB 手术为 105 次,明显高于 STS 报告的平均值。

如前所述,ROOBY 研究因外科医生非体外循环手术经验不足而受到质疑,在 CORONARY 和 GOPCABE 研究中,外科医生在非体外循环手术方面的经验要丰富得多,在这两个试验中,主要复合终点没有差异。ROOBY 的 OPCAB-ONCAB 转换率为 12.4%,CORONARY 和 GOPCABE 分别为 7.9% 和 9.7%,这也突出了外科医生手术经验的差异[1-3]。最后,Takagi 等[119]对超过 100 000 名 OPCAB 和 ONCAB 患者的荟萃分析发现,OPCAB 组的远期全因死亡率增加。但在两个最大的随机对照试验中,入选条件限定为具有 2 年以上的 OPCAB 手术经验和完成 100 个以上的 OPCAB 手术,该研究的中期结果两组没有差异。

因此,越来越多的人认识到,OPCAB 不应该由所有外科中心的所有外科医生执行,而应该由卓越中心的冠脉外科专家完成。为了应对 OPCAB 的技术挑战,年轻外科医生必须接受成熟的冠脉外科专家的培训。高级冠脉外科训练可包括 OPCAB、杂交血运重建、全动脉化血运重建、微创血运重建和机器人血运重建。复杂的血运重建病例应交由优秀的冠脉外科中

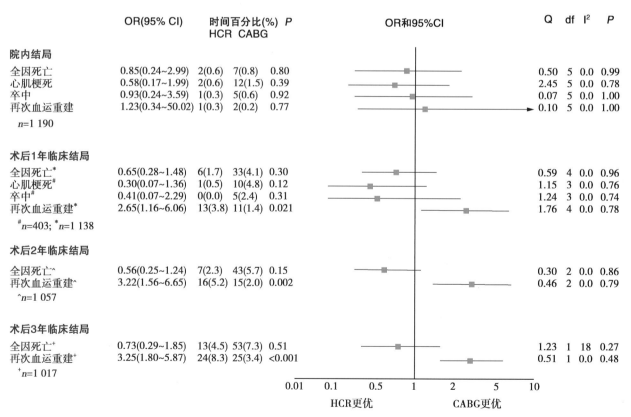

图 21-16　比较 HCR 与冠状动脉搭桥手术的主要临床结果的森林图:1 190 例患者的荟萃分析(Reproduced with permission from Harskamp RE,Bagai A,Halkos ME,et al:Clinical outcomes after hybrid coronary revascularization versus coronary artery bypass surgery:a meta-analysis of 1,190 patients,*Am Heart J.* 2014 Apr;167(4):585-592.)

心处理。这种模式已经在心外科的其他亚专业建立,比如心衰、复杂瓣膜和主动脉疾病。

要点

- 术前需仔细评估患者基本资料来决定选择选择非体外循环冠状动脉旁路移植术(OPCAB)或者体外循环冠状动脉旁路移植术(ONCAB),术式选择的正确与否将直接影响手术的成功,以及患者的近远期死亡率和并发症发生率。
- 通过适当使用现代的稳定器和心脏定位器,加上经验丰富的外科医生以及选择合适的病例,OPCAB 手术可以做到与ONCAB 手术一样的完全心肌血运重建和桥血管通畅率。
- 在进行 OPCAB 手术时,除非 CPB 的风险过大,否则应保证吻合口的质量和血运重建的完全性。
- 紧急情况下由 OPCAB 手术转为 ONCAB 手术与院内死亡率和并发症发生率增加相关,但预先准备好的及时的转体外并不增加风险。
- RCT 临床研究显示 OPCAB 和 ONCAB 技术的死亡率相当。
- 对于低风险患者,无论选择在体外循环下还是在非体外循环下行冠状动脉旁路移植术都是安全的。
- 非体外循环下心肌血运重建可以降低高危患者的院内死亡率和并发症发生率。避免使用体外循环以及减少主动脉操作是非体外循环手术获得良好手术结果的原因。
- 体外循环和非体外循环冠状动脉旁路移植术患者远期生存率相同。
- 非体外循环冠状动脉旁路移植术可以减少输血,缩短住院时间,缩短 ICU 停留时间及呼吸机辅助时间,并且可以降低医疗费用。

（林野　译　赵强　审）

参考文献

1. Lamy A, Devereaux PJ, Prabhakaran D, et al: Effects of off-pump and on-pump coronary-artery bypass grafting at 1 year. *N Engl J Med* 2013; 368:1179-1188.
2. Shroyer AL, Grover FL, Hattler B, et al: On-pump versus off-pump coronary-artery bypass surgery. *N Engl J Med* 2009; 361:1827-1837.
3. Diegeler A, Börgermann J, Kappert U, et al: Off-pump versus on-pump coronary-artery bypass grafting in elderly patients. *N Engl J Med* 2013; 368:1189-1198.
4. Bakaeen FG, Shroyer AL, Gammie JS, et al: Trends in use of off-pump coronary artery bypass grafting: Results from the Society of Thoracic Surgeons Adult Cardiac Surgery Database. *J Thorac Cardiovasc Surg* 2014; 148:856-853.
5. Houlind K, Kjeldsen BJ, Madsen SN, et al: On-pump versus off-pump coronary artery bypass surgery in elderly patients: results from the Danish on-pump versus off-pump randomization study. *Circulation* 2012; 125:2431-2439.
6. Houlind K, Fenger-Grøn M, Holme SJ, et al: Graft patency after off-pump coronary artery bypass surgery is inferior even with identical heparinization protocols: Results from the Danish On-pump Versus Off-pump Randomization Study (DOORS). *J Thorac Cardiovasc Surg* 2014; [Epub ahead of print].
7. Halkos ME, Cooper WA, Petersen R, et al: Early administration of clopidogrel is safe after off-pump coronary artery bypass surgery. *Ann Thorac Surg* 2006; 81:815-819.
8. Lopes RD, Hafley GE, Allen KB, et al: Endoscopic versus open vein-graft harvesting in coronary-artery bypass surgery. *N Engl J Med* 2009; 361:235-244.
9. Whitley WS, Glas KE: An argument for routine ultrasound screening of the thoracic aorta in the cardiac surgery population. *Semin Cardiothorac Vasc Anesth* 2008; 12:290-297.
10. Sylivris S, Calafiore P, Matalanis G, et al: The intraoperative assessment of ascending aortic atheroma: epiaortic imaging is superior to both transesophageal echocardiography and direct palpation. *J Cardiothorac Vasc Anesth* 1997; 11:704-707.
11. Bolotin G, Domany Y, de Perini L, et al: Use of intraoperative epiaortic ultrasonography to delineate aortic atheroma. *Chest* 2005; 127:60-65.
12. Suvarna S, Smith A, Stygall J, et al: An intraoperative assessment of the ascending aorta: a comparison of digital palpation, transesophageal echocardiography, and epiaortic ultrasonography. *J Cardiothorac Vasc Anesth* 2007; 21:805-809.
13. Rosenberger P, Shernan SK, Loffler M, et al: The influence of epiaortic ultrasonography on intraoperative surgical management in 6051 cardiac surgical patients. *Ann Thorac Surg* 2008; 85:548-553.
14. Collison SP, Agarwal A, Trehan N: Controversies in the use of intraluminal shunts during off-pump coronary artery bypass grafting surgery. *Ann Thorac Surg* 2006; 82:1559-1566.
15. Bergsland J, Lingaas PS, Skulstad H, et al: Intracoronary shunt prevents ischemia in off-pump coronary artery bypass surgery. *Ann Thorac Surg* 2009; 87:54-60.
16. Hangler H, Mueller L, Ruttmann E, et al: Shunt or snare: coronary endothelial damage due to hemostatic devices for beating heart coronary surgery. *Ann Thorac Surg* 2008; 86:1873-1877.
17. Laurikka J, Wu ZK, Iisalo P, et al: Regional ischemic preconditioning enhances myocardial performance in off-pump coronary artery bypass grafting. *Chest* 2002; 121:1183-1189.
18. Guerrieri Wolf L, Abu-Omar Y, Choudhary BP, et al: Gaseous and solid cerebral microembolization during proximal aortic anastomoses in off-pump coronary surgery: the effect of an aortic side-biting clamp and two clampless devices. *J Thorac Cardiovasc Surg* 2007; 133:485-493.
19. Medalion B, Meirson D, Hauptman E, Sasson L, Schachner A: Initial experience with the Heartstring proximal anastomotic system. *J Thorac Cardiovasc Surg* 2004; 128:273-277.
20. Akpinar B, Guden M, Sagbas E, et al: Clinical experience with the Novare Enclose II manual proximal anastomotic device during off-pump coronary artery surgery. *Eur J Cardiothorac Surg* 2005; 27:1070-1073.
21. Puskas JD, Halkos ME, Balkhy H, et al: Evaluation of the PAS-Port Proximal Anastomosis System in coronary artery bypass surgery (the EPIC trial). *J Thorac Cardiovasc Surg* 2009; 138:125-132.
22. Kempfert J, Opfermann UT, Richter M, et al: Twelve-month patency with the PAS-port proximal connector device: a single center prospective randomized trial. *Ann Thorac Surg* 2008; 85:1579-1584.
23. Fujii T, Watanabe Y, Shiono N, et al: Study of coronary artery bypass using the PAS-Port device: assessment by multidetector computed tomography. *Gen Thorac Cardiovasc Surg* 2009; 57:79-86.
24. Quin J, Lucke J, Hattler B, et al: Surgeon judgment and utility of transit time flow probes in coronary artery bypass grafting surgery. *JAMA Surg* 2014; 149:1182-1187.
25. Perrault LP, Menasche P, Peynet J, et al: On-pump, beating-heart coronary artery operations in high-risk patients: an acceptable trade-off? *Ann Thorac Surg* 1997; 64:1368-1373.
26. Izumi Y, Magishi K, Ishikawa N, Kimura F: On-pump beating-heart coronary artery bypass grafting for acute myocardial infarction. *Ann Thorac Surg* 2006; 81:573-576.
27. Rastan AJ, Eckenstein JI, Hentschel B, et al: Emergency coronary artery bypass graft surgery for acute coronary syndrome: beating heart versus conventional cardioplegic cardiac arrest strategies. *Circulation* 2006; 114:I477-I485.
28. Mizutani S, Matsuura A, Miyahara K, et al: On-pump beating-heart coronary artery bypass: a propensity matched analysis. *Ann Thorac Surg* 2007; 83:1368-1373.
29. Lamy A, Devereaux PJ, Prabhakaran D, et al: Off-pump or on-pump coronary-artery bypass grafting at 30 days. *N Engl J Med* 2012; 366:1489-1497.
30. Hannan EL, Wu C, Smith CR, et al: Off-pump versus on-pump coronary artery bypass graft surgery: differences in short-term outcomes and in long-term mortality and need for subsequent revascularization. *Circulation* 2007; 116:1145-1152.
31. Li Z, Yeo KK, Parker JP, et al: Off-pump coronary artery bypass graft surgery in California, 2003 to 2005. *Am Heart J* 2008; 156:1095-1102.
32. Puskas JD, Edwards FH, Pappas PA, et al: Off-pump techniques benefit men and women and narrow the disparity in mortality after coronary bypass grafting. *Ann Thorac Surg* 2007; 84:1447-1454.
33. Chu D, Bakaeen FG, Dao TK, et al: On-pump versus off-pump coro-

nary artery bypass grafting in a cohort of 63,000 patients. *Ann Thorac Surg* 2009; 87:1820-1826; discussion 1826-1827.

34. Edgerton JR, Dewey TM, Magee MJ, et al: Conversion in off-pump coronary artery bypass grafting: an analysis of predictors and outcomes. *Ann Thorac Surg* 2003; 76:1138-1142.

35. Mathur AN, Pather R, Widjanarko J, et al: Off-pump coronary artery bypass: the Sudbury experience. *Can J Cardiol* 2003; 19:1261-1269.

36. Soltoski P, Salerno T, Levinsky L, et al: Conversion to cardiopulmonary bypass in off-pump coronary artery bypass grafting: its effect on outcome. *J Card Surg* 1998; 13:328-334.

37. Iaco AL, Contini M, Teodori G, et al: Off or on bypass: what is the safety threshold? *Ann Thorac Surg* 1999; 68:1486-1489.

38. Mujanovic E, Kabil E, Hadziselimovic M, et al: Conversions in off-pump coronary surgery. *Heart Surg Forum* 2003; 6:135-137.

39. Novitzky D, Baltz JH, Hattler B, et al: Outcomes after conversion in the Veterans Affairs randomized on versus off bypass trial. *Ann Thorac Surg* 2011; 92:2147-2154.

40. Chowdhury R, White D, Kilgo P, et al: Risk factors for conversion to cardiopulmonary bypass during off-pump coronary artery bypass surgery. *Ann Thorac Surg* 2012; 93:1936-1941.

41. Angelini GD, Culliford L, Smith DK, et al: Effects of on- and off-pump coronary artery surgery on graft patency, survival, and health-related quality of life: long-term follow-up of 2 randomized controlled trials. *J Thorac Cardiovasc Surg* 2009; 137:295-303.

42. Karolak W, Hirsch G, Buth K, Legare JF: Medium-term outcomes of coronary artery bypass graft surgery on pump versus off pump: results from a randomized controlled trial. *Am Heart J* 2007; 153:689-695.

43. Puskas JD, Kilgo PD, Lattouf OM, et al: Off-pump coronary bypass provides reduced mortality and morbidity and equivalent 10-year survival. *Ann Thorac Surg* 2008; 86:1139-1146.

44. Motallebzadeh R, Bland JM, Markus HS, Kaski JC, Jahangiri M: Health-related quality of life outcome after on-pump versus off-pump coronary artery bypass graft surgery: a prospective randomized study. *Ann Thorac Surg* 2006; 82:615-619.

45. Williams ML, Muhlbaier LH, Schroder JN, et al: Risk-adjusted short- and long-term outcomes for on-pump versus off-pump coronary artery bypass surgery. *Circulation* 2005; 112:I366-370.

46. Puskas JD, Williams WH, O'Donnell R, et al: Off-pump and on-pump coronary artery bypass grafting are associated with similar graft patency, myocardial ischemia, and freedom from reintervention: long-term follow-up of a randomized trial. *Ann Thorac Surg* 2011; 91:1836-1842.

47. Chaudhry UA, Harling L, Rao C, et al: Off-pump versus on-pump coronary revascularization: meta-analysis of mid- and long-term outcomes. *Ann Thorac Surg* 2014; 98:563-572.

48. Cheng DC, Bainbridge D, Martin JE, et al: Does off-pump coronary artery bypass reduce mortality, morbidity, and resource utilization when compared with conventional coronary artery bypass? A meta-analysis of randomized trials. *Anesthesiology* 2005; 102:188-203.

49. Murzi M, Caputo M, Aresu G, et al: On-pump and off-pump coronary artery bypass grafting in patients with left main stem disease: a propensity score analysis. *J Thorac Cardiovasc Surg* 2012; 143:1382-1388.

50. Filsoufi F, Rahmanian PB, Castillo JG, et al: Incidence, topography, predictors and long-term survival after stroke in patients undergoing coronary artery bypass grafting. *Ann Thorac Surg* 2008; 85:862-870.

51. Puskas JD, Winston AD, Wright CE, et al: Stroke after coronary artery operation: incidence, correlates, outcome, and cost. *Ann Thorac Surg* 2000; 69:1053-1056.

52. Barbut D, Hinton RB, Szatrowski TP, et al: Cerebral emboli detected during bypass surgery are associated with clamp removal. *Stroke* 1994; 25:2398-2402.

53. Moss E, Puskas JD, Thourani VH, et al: Avoiding aortic clamping during coronary artery bypass grafting reduces postoperative stroke. *J Thorac Cardiovasc Surg* 2015; 149:175-180.

54. Calafiore AM, Di Mauro M, Teodori G, et al: Impact of aortic manipulation on incidence of cerebrovascular accidents after surgical myocardial revascularization. *Ann Thorac Surg* 2002; 73:1387-1393.

55. van der Linden J, Casimir-Ahn H: When do cerebral emboli appear during open heart operations? A transcranial Doppler study. *Ann Thorac Surg* 1991; 51:237-241.

56. Blauth CI: Macroemboli and microemboli during cardiopulmonary bypass. *Ann Thorac Surg* 1995; 59:1300-1303.

57. Barbut D, Yao FS, Lo YW, et al: Determination of size of aortic emboli and embolic load during coronary artery bypass grafting. *Ann Thorac Surg* 1997; 63:1262-1267.

58. Bowles BJ, Lee JD, Dang CR, et al: Coronary artery bypass performed without the use of cardiopulmonary bypass is associated with reduced

59. Kapetanakis EI, Stamou SC, Dullum MK, et al: The impact of aortic manipulation on neurologic outcomes after coronary artery bypass surgery: a risk-adjusted study. *Ann Thorac Surg* 2004; 78:1564-1571.

60. Hammon JW, Stump DA, Butterworth JF, et al: Single crossclamp improves 6-month cognitive outcome in high-risk coronary bypass patients: the effect of reduced aortic manipulation. *J Thorac Cardiovasc Surg* 2006; 131:114-121.

61. Scarborough JE, White W, Derilus FE, et al: Combined use of off-pump techniques and a sutureless proximal aortic anastomotic device reduces cerebral microemboli generation during coronary artery bypass grafting. *J Thorac Cardiovasc Surg* 2003; 126:1561-1567.

62. Mark DB, Newman MF: Protecting the brain in coronary artery bypass graft surgery. *JAMA* 2002; 287:1448-1450.

63. Kim KB, Kang CH, Chang WI, et al: Off-pump coronary artery bypass with complete avoidance of aortic manipulation. *Ann Thorac Surg* 2002; 74:S1377-1382.

64. Emmert MY, Salzberg SP, Cetina Biefer HR, et al: Total arterial off-pump surgery provides excellent outcomes and does not compromise complete revascularization. *Eur J Cardiothorac Surg* 2012; 41:e25-31.

65. Reston JT, Tregear SJ, Turkelson CM: Meta-analysis of short-term and mid-term outcomes following off-pump coronary artery bypass grafting. *Ann Thorac Surg* 2003; 76(5):1510-1515.

66. Sharony R, Grossi EA, Saunders PC, et al: Propensity case-matched analysis of off-pump coronary artery bypass grafting in patients with atheromatous aortic disease. *J Thorac Cardiovasc Surg* 2004; 127:406-413.

67. Halkos ME, Puskas JD, Lattouf OM, et al: Impact of preoperative neurologic events on outcomes after coronary artery bypass grafting. *Ann Thorac Surg* 2008; 86:504-510.

68. Afilalo J, Rasti M, Ohayon SM, et al: Off-pump vs. on-pump coronary artery bypass surgery: an updated meta-analysis and meta-regression of randomized trials. *Eur Heart J* 2012; 33:1257-1267.

69. Marui A, Okabayashi H, Komiya T, et al: Benefits of off-pump coronary artery bypass grafting in high-risk patients. *Circulation* 2012; 126:S151-157.

70. Cooper WA, O'Brien SM, Thourani VH, et al: Impact of renal dysfunction on outcomes of coronary artery bypass surgery: results from the Society of Thoracic Surgeons National Adult Cardiac Database. *Circulation* 2006; 113:1063-1070.

71. Massoudy P, Wagner S, Thielmann M, et al: Coronary artery bypass surgery and acute kidney injury—impact of the off-pump technique. *Nephrol Dial Transplant* 2008; 23:2853-2860.

72. Di Mauro M, Gagliardi M, Iaco AL, et al: Does off-pump coronary surgery reduce postoperative acute renal failure? The importance of preoperative renal function. *Ann Thorac Surg* 2007; 84:1496-1502.

73. Sajja LR, Mannam G, Chakravarthi RM, et al: Coronary artery bypass grafting with or without cardiopulmonary bypass in patients with preoperative non-dialysis dependent renal insufficiency: a randomized study. *J Thorac Cardiovasc Surg* 2007; 133:378-388.

74. Dewey TM, Herbert MA, Prince SL, et al: Does coronary artery bypass graft surgery improve survival among patients with end-stage renal disease? *Ann Thorac Surg* 2006; 81:591-598.

75. Schwann NM, Horrow JC, Strong MD 3rd, et al: Does off-pump coronary artery bypass reduce the incidence of clinically evident renal dysfunction after multivessel myocardial revascularization? *Anesth Analg* 2004; 99:959-964.

76. Asimakopoulos G, Karagounis AP, Valencia O, et al: Renal function after cardiac surgery off- versus on-pump coronary artery bypass: analysis using the Cockroft-Gault formula for estimating creatinine clearance. *Ann Thorac Surg* 2005; 79:2024-2031.

77. Youn YN, Chang BC, Hong YS, et al: Early and mid-term impacts of cardiopulmonary bypass on coronary artery bypass grafting in patients with poor left ventricular dysfunction: a propensity score analysis. *Circ J* 2007; 71:1387-1394.

78. Darwazah AK, Abu Sham'a RA, Hussein E, et al: Myocardial revascularization in patients with low ejection fraction < or =35%: effect of pump technique on early morbidity and mortality. *J Card Surg* 2006; 21:22-27.

79. Fattouch K, Guccione F, Dioguardi P, et al: Off-pump versus on-pump myocardial revascularization in patients with ST-segment elevation myocardial infarction: a randomized trial. *J Thorac Cardiovasc Surg* 2009; 137:650-656.

80. Mishra YK, Collison SP, Malhotra R, et al: Ten-year experience with single-vessel and multivessel reoperative off-pump coronary artery bypass grafting. *J Thorac Cardiovasc Surg* 2008; 135:527-532.

81. García Fuster R, Paredes F, García Peláez A, et al: Impact of increasing degrees of renal impairment on outcomes of coronary artery bypass grafting: the off-pump advantage. *Eur J Cardiothorac Surg* 2013; 44:732-742.

82. Sepehripour AH, Harling L, Ashrafian H, et al: Does off-pump coronary revascularization confer superior organ protection in re-operative coronary artery surgery? A meta-analysis of observational studies. *J Cardiothorac Surg* 2014; 9:115.

83. Dohi M, Miyata H, Doi K, et al: The off-pump technique in redo coronary artery bypass grafting reduces mortality and major morbidities: propensity score analysis of data from the Japan Cardiovascular Surgery Database. *Eur J Cardiothorac Surg* 2015; 47:299-307.

84. Gopaldas RR, Chu D, Cornwell LD, et al: Cirrhosis as a moderator of outcomes in coronary artery bypass grafting and off-pump coronary artery bypass operations: a 12-year population-based study. *Ann Thorac Surg* 2013; 96:1310-1315.

85. Keeling WB, Kilgo PD, Puskas JD, et al: Off-pump coronary artery bypass grafting attenuates morbidity and mortality for patients with low and high body mass index. *J Thorac Cardiovasc Surg* 2013; 146:1442-1448.

86. Polomsky M, He X, O'Brien SM, et al: Outcomes of off-pump versus on-pump coronary artery bypass grafting: Impact of preoperative risk. *J Thorac Cardiovasc Surg* 2013; 145:1193-1198.

87. Puskas JD, Thourani VH, Kilgo P, et al: Off-pump coronary artery bypass disproportionately benefits high-risk patients. *Ann Thorac Surg* 2009; 88:1142-1147.

88. Kerendi F, Puskas JD, Craver JM, et al: Emergency coronary artery bypass grafting can be performed safely without cardiopulmonary bypass in selected patients. *Ann Thorac Surg* 2005; 79:801-806.

89. Locker C, Mohr R, Paz Y, et al: Myocardial revascularization for acute myocardial infarction: benefits and drawbacks of avoiding cardiopulmonary bypass. *Ann Thorac Surg* 2003; 76:771-776.

90. Biancari F, Mahar MA, Mosorin M, et al: Immediate and intermediate outcome after off-pump and on-pump coronary artery bypass surgery in patients with unstable angina pectoris. *Ann Thorac Surg* 2008; 86:1147-1152.

91. Fattouch K, Guccione F, Dioguardi P, et al: Off-pump versus on-pump myocardial revascularization in patients with ST-segment elevation myocardial infarction: a randomized trial. *J Thorac Cardiovasc Surg* 2009; 137:650-656.

92. Jones EL, Weintraub WS: The importance of completeness of revascularization during long-term follow-up after coronary artery operations. *J Thorac Cardiovasc Surg* 1996; 112:227-237.

93. Synnergren MJ, Ekroth R, Oden A, et al: Incomplete revascularization reduces survival benefit of coronary artery bypass grafting: role of off-pump surgery. *J Thorac Cardiovasc Surg* 2008; 136:29-36.

94. Magee MJ, Hebert E, Herbert MA, et al: Fewer grafts performed in off-pump bypass surgery: patient selection or incomplete revascularization? *Ann Thorac Surg* 2009; 87:1113-1118.

95. Khan NE, De Souza A, Mister R, et al: A randomized comparison of off-pump and on-pump multivessel coronary-artery bypass surgery. *N Engl J Med* 2004; 350:21-28.

96. Nathoe HM, van Dijk D, Jansen EW, et al: A comparison of on-pump and off-pump coronary bypass surgery in low-risk patients. *N Engl J Med* 2003; 348:394-402.

97. Legare JF, Buth KJ, King S, et al: Coronary bypass surgery performed off pump does not result in lower in-hospital morbidity than coronary artery bypass grafting performed on pump. *Circulation* 2004; 109:887-892.

98. Puskas J, Cheng D, Knight J, et al: Off-pump versus conventional coronary artery bypass grafting: a meta-analysis and consensus statement from The 2004 ISMICS Consensus Conference. *Innovations* 2005; 1:3-27.

99. Puskas JD, Kilgo PD, Kutner M, et al: Off-pump techniques disproportionately benefit women and narrow the gender disparity in outcomes after coronary artery bypass surgery. *Circulation* 2007; 116:I192-199.

100. Magee MJ, Alexander JH, Hafley G, et al: Coronary artery bypass graft failure after on-pump and off-pump coronary artery bypass: findings from PREVENT IV. *Ann Thorac Surg* 2008; 85:494-499.

101. Hattler B, Messenger JC, Shroyer AL, et al: Off-Pump coronary artery bypass surgery is associated with worse arterial and saphenous vein graft patency and less effective revascularization: Results from the Veterans Affairs Randomized On/Off Bypass (ROOBY) trial. *Circulation* 2012; 125:2827-2835.

102. Zhang B, Zhou J, Li H, et al: Comparison of graft patency between off-pump and on-pump coronary artery bypass grafting: an updated meta-analysis. *Ann Thorac Surg* 2014; 97:1335-1341.

103. Hillis LD, Smith PK, Anderson JL, et al: 2011 ACCF/AHA Guideline for Coronary Artery Bypass Graft Surgery: executive summary: a report of the American College of Cardiology Foundation/American Heart Association Task Force on Practice Guidelines. *Circulation* 2011; 124:2610-2642.

104. Kolh P, Windecker S, Alfonso F, et al: 2014 ESC/EACTS Guidelines on myocardial revascularization: the Task Force on Myocardial Revascularization of the European Society of Cardiology (ESC) and the European Association for Cardio-Thoracic Surgery (EACTS). Developed with the special contribution of the European Association of Percutaneous Cardiovascular Interventions (EAPCI). *Eur J Cardiothorac Surg* 2014; 46:517-592.

105. Vassiliades TA Jr, Douglas JS, Morris DC, et al: Integrated coronary revascularization with drug-eluting stents: immediate and seven-month outcome. *J Thorac Cardiovasc Surg* 2006; 131:956-962.

106. Vassiliades TA, Kilgo PD, Douglas JS, et al: Clinical outcomes after hybrid coronary revascularization versus off-pump coronary artery bypass. *Innovations* 2009; 4:299-306.

107. Blazek S, Rossbach C, Borger MA, et al: Comparison of sirolimus-eluting stenting with minimally invasive bypass surgery for stenosis of the left anterior descending coronary artery: 7-year follow-up of a randomized trial. *JACC Cardiovasc Interv* 2015; 8:30-38.

108. Benedetto U, Raja SG, Soliman RF, et al: Minimally invasive direct coronary artery bypass improves late survival compared with drug-eluting stents in isolated proximal left anterior descending artery disease: a 10-year follow-up, single-center, propensity score analysis. *J Thorac Cardiovasc Surg* 2014; 148:1316-1322.

109. Lapierre H, Chan V, Sohmer B, et al: Minimally invasive coronary artery bypass grafting via a small thoracotomy versus off-pump: a case-matched study. *Eur J Cardiothorac Surg* 2011; 40:804-810.

110. Ruel M, Shariff MA, Lapierre H, et al: Results of the Minimally Invasive Coronary Artery Bypass Grafting Angiographic Patency Study. *J Thorac Cardiovasc Surg* 2014; 147:203-208.

111. Halkos ME, Liberman HA, Devireddy C, et al: Early clinical and angiographic outcomes after robotic-assisted coronary artery bypass surgery. *J Thorac Cardiovasc Surg* 2014; 147:179-185.

112. Srivastava S, Gadasalli S, Agusala M, et al: Use of bilateral internal thoracic arteries in CABG through lateral thoracotomy with robotic assistance in 150 patients. *Ann Thorac Surg* 2006; 81:800-806.

113. Bonaros N, Schachner T, Lehr E, et al: Five hundred cases of robotic totally endoscopic coronary artery bypass grafting: predictors of success and safety. *Ann Thorac Surg* 2013; 95:803-812.

114. Harskamp RE, Bagai A, Halkos ME, et al: Clinical outcomes after hybrid coronary revascularization versus coronary artery bypass surgery: a meta-analysis of 1190 patients. *Am Heart J* 2014; 167: 585-592.

115. Harskamp RE, Puskas JD, Tijssen JG, et al: Comparison of hybrid coronary revascularization versus coronary artery bypass grafting in patients ≥65 years with multivessel coronary artery disease. *Am J Cardiol* 2014; 114:224-229.

116. Halkos ME, Vassiliades TA, Douglas JS, et al: Hybrid coronary revascularization versus off-pump coronary artery bypass grafting for the treatment of multivessel coronary artery disease. *Ann Thorac Surg* 2011; 92:1695-1701.

117. Harskamp RE, Brennan JM, Xian Y, et al: Practice patterns and clinical outcomes after hybrid coronary revascularization in the United States: an analysis from the society of thoracic surgeons adult cardiac database. *Circulation* 2014; 130:872-879.

118. Lapar DJ, Mery CM, Kozower BD, et al: The effect of surgeon volume on mortality for off-pump coronary artery bypass grafting. *J Thorac Cardiovasc Surg* 2012; 143:854-863.

119. Takagi H, Umemoto T: All-Literature Investigation of Cardiovascular Evidence (ALICE) Group. Worse long-term survival after off-pump than on-pump coronary artery bypass grafting. *J Thorac Cardiovasc Surg* 2014; 148:1820-1829.

第22章　急性心肌梗死后的心肌血运重建

Deane E. Smith Ⅲ ● Mathew R. Williams

在美国,每年仍有将近150万人发生急性心肌梗死[1],其中30%的患者在到达医院前死亡,另外有5%的患者在医院治疗过程中死亡[1]。自1998年以来,急性心肌梗死的死亡率下降了30.6%,但仍是美国人死亡的主要原因[2]。及时的医疗处置,包括患者的转运、及时的诊断和治疗对提高急性心肌梗死患者的生存率非常重要。在过去的40年里,许多进展导致急性心肌梗死的发病率和死亡率下降。这些进展包括新药物的应用、介入心脏手术的进步、冠状动脉旁路移植手术技术的改进以及临床治疗策略和指南的改进。尽管取得了这些进展,但急性心肌梗死的机械和电生理并发症,如心源性休克、室间隔穿孔或心室游离壁破裂、急性二尖瓣反流、心包炎、心脏压塞以及心律失常对急性心肌梗死的日常社区医疗仍是一个挑战[3]。在这些并发症中,急性心肌梗死并发心源性休克对患者的院内死亡率和长期生存率影响尤为严重。功能左室超过40%的心肌坏死及其伴随的全身炎症反应是导致心源性休克的主要原因。影响心源性休克发生的因素包括梗死前心功能不全的程度、梗死血管的大小和炎症介质的病理水平[4,5]。恢复缺血心肌的血流为急性心肌梗死患者争取了最佳的生存机会,但血运重建的方法和时机仍然是有争议的。降低急性心肌梗死患者死亡率的有效治疗方法包括溶栓、经皮冠状动脉介入治疗(percutaneous coronary intervention,PCI)和冠状动脉旁路移植术(coronary artery bypass graft,CABG)。

冠状动脉急性闭塞的发生机制

冠状动脉闭塞引起的心肌缺血,仅仅60秒即可使缺血区域发生变化,心肌收缩从主动缩短状态变成被动延长状态[6]。冠状动脉闭塞不到20分钟通常会导致可逆的心肌细胞损伤和功能下降,随后出现心肌顿抑。而此时恢复灌注可以挽救大量的心肌。若缺血时间达到40分钟,再灌注后可以挽救大约60%~70%的心肌。而如果缺血时间超过3小时,可挽救的心肌比例降至10%[7,8]。动物实验也证实超过6小时的局部缺血可以产生广泛的透壁性心肌梗死[9]。侧支循环是心肌梗死后心肌坏死与否的决定因素[8],但不同患者的侧支循环差异极大,尤其是慢性冠心病患者。由于侧支循环的存在,人类心肌坏死过程的时间窗很难准确分析。另外侧支循环的供血会受到以下因素的影响:心律失常、低血压以及左心室舒张末压增高大于心肌组织毛细血管压力[7],由于以上因素导致的梗死区侧支循环供血减少,将使原本可逆的心肌细胞发生坏死,所以心肌梗死发生后控制血压和纠正心律失常是非常重要的。

 表22-1　解剖、生理和治疗因素对急性心肌梗死进展和严重程度的影响

解剖	治疗因素
病变部位	药物治疗
病变血管支配心肌范围大小	血运重建
侧支循环	溶栓治疗
生理	经皮冠脉血管成形术
心律失常	冠脉手术
冠脉灌注压力	控制性再灌注
心肌氧耗	Buckberg液与技术
再灌注损伤	机械循环支持
心肌顿抑	

受损心肌的状态

梗死心肌

冠状动脉供血不足可导致三种心肌受损状态:梗死、冬眠、顿抑。每种状态的治疗方法不同,预后也不尽相同(表22-2)。心肌梗死是由于长时间的缺血导致的不可逆性的心肌细胞死亡。

表22-2　心肌细胞缺血后的三种状态

心肌细胞状态	细胞存活状态	损伤原因	功能恢复
梗死	无存活	缺血时间过长	无法恢复
顿抑存活	局部缺血	延迟再灌注	可恢复
冬眠	存活	持续缺血	可迅速恢复,有时无法预测

表 22-3　心肌顿抑后收缩功能障碍的机制
氧化产生自由基*
肌质网功能失调引起的兴奋-收缩解耦联
钙超载
线粒体产生的能量不足
肌原纤维能量利用障碍
交感神经响应受损
心肌灌注障碍
细胞外胶原基质的损伤
肌丝对钙的敏感性降低

* 这被认为是心肌顿抑的主要原因。

Adapted with permission from Bolli R：Mechanism of myocardial "stunning" Circulation. 1990 Sep；82（3）：723-738.

冬眠心肌

心肌冬眠是因为冠状动脉血流减少造成左心室功能休眠的一种心肌受损状态,当正常的心肌氧供重新建立后可以恢复到正常状态[10]。冬眠心肌的定义是：心肌严重慢性缺血后的收缩抑制状态,心肌血运重建后能够迅速恢复。冬眠可以是急性或慢性的。Carlson 等[11]指出高达 75% 的不稳定型心绞痛患者和 28% 的稳定型心绞痛患者存在冬眠心肌,当然心肌梗死后也存在冬眠心肌。心肌梗死后心绞痛通常发生在远离梗死区域的心肌[12]。实际上,梗死区以外还有其他区域存在心肌缺血的患者死亡率(72%)明显高于梗死周围区缺血的患者(33%)[12]。尽管急性心肌梗死后的冬眠心肌可能存在危险,但可以挽救。辨别冬眠心肌和不可逆损伤心肌,然后合理采用更有针对性的方法来恢复或改善危险区域血流。相应区域的室壁活动在血运重建之后立即会有改善。

顿抑心肌

心肌顿抑是没有细胞死亡的左心室功能减低,一般发生在缺血再灌注期间。1982 年 Braunwald 和 Kloner 首次使用了"顿抑心肌"的表述[13]。不论损伤的时间和严重程度,只要心肌细胞保持活性,心肌顿抑是完全可以恢复的。但是,心肌功能减退、生化标志物变化以及超微结构的异常都要在血流恢复后持续一段时间。冠状动脉闭塞 60 秒以内,缺血区域心肌就从主动收缩变为被动收缩。冠状动脉闭塞不超过 20 分钟,可以出现典型的心肌顿抑现象[14]。表 22-3 列出了心肌顿抑可能的发生机制[14,15]。

顿抑心肌可以出现在长时间冠状动脉闭塞后的坏死组织周围,可能与缺血、冠状动脉痉挛、体外循环时心肌灌注停搏液等有关。病理学上这些区域表现为水肿,甚至出血,会引起收缩和舒张功能障碍[16],也可以有心律失常的倾向,从而导致梗死区域发生更广泛的心室顿抑和低血压。

心肌顿抑与冬眠的主要区别是,在完全闭塞后,心肌顿抑的血流已经重新建立,而在后者,冠状动脉阻塞和血流减少仍然存在。

存活心肌的诊断

鉴别顿抑心肌和冬眠心肌的方法包括：心电图、放射性核素显像、正电子发射计算机体层成像(positron emission tomography,PET)、多巴酚丁胺超声负荷试验以及最新的磁共振成像(magnetic resonance imaging,MRI)。铊元素能够帮助鉴别心肌的灌注缺损,同时也能分辨存活心肌和瘢痕心肌。但是,铊元素不能鉴别冬眠心肌和瘢痕心肌,因为铊可以出现在再灌注后的不可逆性坏死心肌节段中。再分布和重复注射显像可提高铊元素鉴别冬眠心肌的预测价值。

PET 可以检测心肌细胞的代谢活动,有很高的阳性和阴性预测价值。PET 被认为是目前鉴别心肌活性的最好方法,尤其适用于左心功能不良患者,其他检测方法在左心功能不良患者中准确性不高[17]。

多巴酚丁胺超声负荷试验是通过多巴酚丁胺的变时性和变力性来激动心脏,观察节段性室壁运动的变化来鉴别冬眠心肌和顿抑心肌。它有较高的特异性和敏感性,更重要的是阳性预测值高[18]。

MRI 检查技术已经被认为是鉴别冬眠心肌的有效手段[19],并且已经有文献证明 MRI 可以准确诊断急性和慢性心肌梗死的严重程度和并且能够预测功能恢复[20,21]。心脏 MRI 拥有很多优点,比如能够通过良好的图像质量来准确鉴别透壁性心肌梗死(图 22-1)。通过提供形态、功能及代谢信息,MRI 可以成为非常好的诊断心肌损伤和恢复的补充手段。

心肌梗死详细特征

A "无复流"无再流室间隔梗死

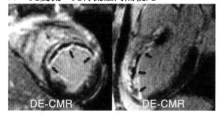

B 右心室梗死

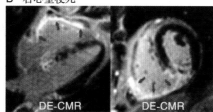

C 急慢性心肌梗死鉴别

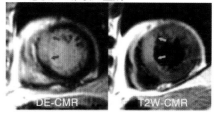

图 22-1　心肌梗死及心肌梗死后并发症的心血管磁共振(CMR)特征。实例显示心肌梗死患者伴有微血管损伤(A,无再流,紫色箭头)和右心室受累(B,红色箭头)。C.通过 T2 加权成像,急性梗死(红色箭头)可与慢性梗死相鉴别,显示急性坏死区信号增强(绿色箭头)。D.心肌梗死后的并发症,如附壁血栓(蓝色箭头)可以通过延迟增强心血管磁共振(DE-CMR)来鉴别。由于存活心肌的图像强度不是黑色的,而是灰色的,因此长时间倒置成像可以提高检测效率。血栓通常紧邻梗死心肌(红色箭头)。E.急性心包炎可以诊断为高强化心包(橙色箭头)。F.CMR 图像可用于确定室间隔缺损的位置(橙色星形)、相关梗死的范围(红色箭头)和分流的严重程度(Reproduced with permission from Kim HW,Farzaneh-Far A,Kim RJ：Cardiovascular magnetic resonance in patients with myocardial infarction：current and emerging applications,*J Am Coll Cardiol*. 2009 Dec 29；55(1)：1-16.)

心肌梗死后并发症

D　左室附壁血栓

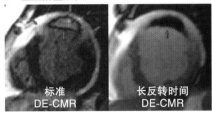

标准
DE-CMR

长反转时间
DE-CMR

E　急性心包炎

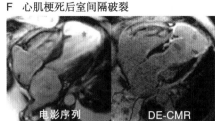

电影序列　DE-CMR

F　心肌梗死后室间隔破裂

电影序列　DE-CMR

图 22-1（续）

最后，多排 CT 目前已经被用于鉴别冬眠心肌，早期数据显示其敏感性和可靠性可以和 MRI 媲美，但目前在临床上的应用还比较局限[22]。

心肌梗死的内科治疗

急性心肌梗死患者最初的处理需要迅速的决策和选择合适的治疗方法。治疗的最终目的是恢复缺血心肌的灌注，治疗策略包括减少心肌氧耗、维持循环稳定、在不可逆性损伤和梗死扩大之前保护受损的心肌。

当患者出现进行性胸痛同时合并连续两个相邻导联 ST 段抬高或新出现的左束支传导阻滞，或合并前外侧壁 ST 段压低，我们将其分类为 ST 段抬高型心肌梗死（ST-segment elevation myocardial infarction，STEMI）。这些患者如果没有禁忌证应该尽早接受溶栓或者进入导管室接受 PCI 治疗。而对于非 ST 段抬高型心肌梗死（non-ST-segment elevation myocardial infarction，NSTEMI）患者，诊断标准为静息状态下出现胸痛超过 10 分钟合并至少一项以下阳性变化：ST 段压低 0.5mm 以上、ST 段抬高 0.6~1mm、T 波倒置超过 1mm、肌钙蛋白阳性、不稳定心绞痛合并冠心病高危因素。对非 ST 段抬高型心肌梗死患者的治疗方法包括抗血小板治疗、静脉注射肝素和其他药物的联合治疗，以及亚急诊的心导管治疗。基础和临床医学都证实了再灌注是治疗急性心肌梗死的最有效的手段。然而不幸的是，绝大多数心肌梗死患者仅接受了药物保守治疗，只有 40% 的患者接受了目前最常用的再灌注治疗手段——溶栓治疗[23]。

STEMI 患者可根据是否存在心源性休克进行进一步分类。这一分类很重要，因为它可以更好地预测患者的预后，并将影响治疗策略。心源性休克的定义是收缩压小于 90mmHg，继发于心肌功能障碍。临床上，患者会出现低灌注相关的症状，包括尿量减少，精神状态改变，外周血管收缩伴肢端湿冷。心源性休克的血流动力学参数包括：心脏指数小于 2.2L/（min·m²）、休克容积指数小于 20mL/m²、平均肺毛细血管楔压大于 18mmHg、体循环阻力大于 2 400dyn·s/cm⁵。按照心肌梗死的常用分级系统，这些患者属于 Killip Ⅳ级[24]。

休克是心肌梗死后院内死亡的最常见原因[25]。尽管各种新的治疗方法不断涌现，但由心源性休克导致的院内死亡率仍保持在 80% 左右不变[26]。自 1975 年以来，急性心肌梗死合并心源性休克的发生率一直维持在 7.5%，介于 5% 和 15% 之间（图 22-2）[25]。这一数据的稳定保持，是通过不断努力缩短患者出现症状到接受治疗之间的时间而达到的。以前患者往往因为转运延迟而在到达医院前死亡，不过很快人们就认识到了

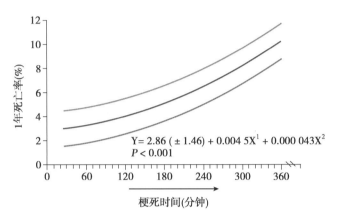

$$Y = 2.86\ (\pm 1.46) + 0.004\ 5X^1 + 0.000\ 043X^2$$
$$P < 0.001$$

图 22-2　接受治疗时间与一年死亡率的关系，死亡率作为一个连续函数，采用二次回归模型进行评估。虚线代表预测死亡率的 95% 置信区间（Reproduced with permission from De Luca G, Suryapranata H, Ottervanger JP, et al；Time delay to treatment and mortality in primary angioplasty for acute myocardial infarction：every minute of delay counts，*Circulation*. 2004 Mar 16；109（10）：1223-1225.）

延误治疗会使患者的一年死亡率成倍增加（图 22-2）[27]。

休克和心肌受损的程度直接相关。通过对心肌梗死患者的尸检研究发现，心肌梗死后发生心源性休克的患者左心室心肌坏死至少超过 40%[4,28]，尸检研究还发现心源性休克患者的心肌坏死会从梗死的中心向边缘扩散[4]。心源性休克患者通常合并冠脉三支病变，而心肌梗死的范围是心源性休克发生的决定因素[4,28]。所以，控制梗死的范围和扩散是治疗心肌梗死预防心源性休克发生的关键。

积极再灌注治疗心肌梗死的理论基础

随机临床试验显示在急性心肌梗死 12 小时内恢复灌注是有益的，这一时间段也许可以延长至 24 小时[11,24,26,29]。早期再灌注能明显减少缺血区域的心肌梗死范围，控制性再灌注效果可能更好。对于超过 24 小时这一窗口期的患者，治疗上颇具争议，实际上心肌梗死后仍有进行性缺血的患者，在缺血心肌的边缘更容易出现心律失常和坏死。此外，这些患者由于长时间的低血压会导致重要脏器损害和左室功能不全。心源性休克患者早期进行心肌血运重建的获益最大。即使不能立即进行心肌血运重建，也应该使用主动脉内球囊反搏（intra-aortic balloon pump，IABP）或左心辅助装置（left ventricular assist device，LVAD）作为濒死患者的过渡治疗措施，用来减轻心室负

担。手术治疗的高风险和心肺复苏后患者的神经系统并发症限制了急性心肌梗死的外科手术治疗。

尽管恢复缺血区域的血流是非常重要的,但与再灌注后心肌功能的改善相比,再灌注引起的损伤可能更严重。梗死区域的心肌不仅受再灌注的影响,而且受再灌注条件和再灌注液成分的影响[30]。因此,控制性再灌注本身有助于减小心肌梗死面积和心室损伤。在细胞水平,心肌缺血导致细胞从有氧代谢到无氧代谢。结果导致三磷酸腺苷(ATP)生成减少、细胞内钙过载到天冬氨酸和谷氨酸这些氨基酸前体的减少,这些变化只能通过再灌注逆转。然而,氧一旦进入缺血区域,产生的氧自由基将导致细胞损伤。细胞肿胀和/或挛缩导致"无复流现象",无复流限制了某些心肌细胞的恢复,并可能增加另外一些心肌的不可逆损伤。缺血和再灌注期间产生的氧自由基是导致细胞损伤的主要原因。再灌注损伤有 4 种基本形式:致命性细胞死亡、微血管损伤、心肌顿抑和再灌注心律失常(表 22-4)。

Buckberg 等[31-36]进行了大量缺血后控制性再灌注的研究,并将控制性再灌注应用于临床。控制性再灌注的外科手术策略,包括以下一些要点。首先,应尽快建立体外循环并且排空左心室,接着,顺行灌注温 Buckberg 溶液恢复三磷酸腺苷储备或高钾停搏液使心脏处于舒张期停搏状态,加用逆灌保证完全冷却,即使是活跃的缺血区也不例外。监测左室前壁和后壁的温度以保证足够低温。每完成一个远端血管吻合口,就以 200mL/min 的速度通过桥血管和主动脉灌注 1 分钟,然后再通过冠状静脉窦逆行灌注 1 分钟。所有远端吻合口完成后,富含代谢底物的温血停搏液以 150mL/min 的速度通过桥及主动脉灌注 2 分钟。松开主动脉阻断钳后,以 50mL/min 的速度对可能出现再灌注损伤区域相应的桥血管灌注含血停搏液 18 分钟,这样的控制性再灌注减轻了细胞水肿和心肌细胞损伤。最后吻合静脉桥近端,重建正常血流。为了降低氧耗,让心脏空搏 30 分钟,然后逐渐脱离体外循环。

Buckberg 溶液和技术的应用,对降低急性冠状动脉闭塞后的死亡率和改善心肌功能是有效的。对于平均缺血时间在 6 小时内、合并多支血管病变和心源性休克的急性冠状动脉闭塞患者,应用这种再灌注技术行血运重建手术的总死亡率为 3.9%,术后平均射血分数为 50%[37]。应用控制性再灌注行外科血运重建手术的结果要优于一些大样本的经皮腔内冠状动脉成形术结果。这些应用在急性心肌梗死的外科治疗中原则,本章稍后将更具体地阐述。

⬤ 表 22-4	再灌注损伤的基本形式
致死性	继发于再灌注的细胞坏死
血管性	进行性损害会导致"无复流"区域扩大,并在再灌注阶段导致冠状动脉血流储备恶化
再灌注心律失常	再灌注后发生的心律失常,以室性心律失常为主
心肌顿抑	缺血后心室功能障碍

血运重建的方法

当一个患者需要进行血运重建的时候,基本上有以下三种选择:溶栓、PCI 和 CABG。为患者选择哪种干预措施必须依据所在治疗单位的具体条件而定,但也应符合美国心脏病学院/美国心脏协会(ACC/AHA)指南的建议,包括 2013 年的最新更新[38]。以下是现有疗法的综述,它们的作用,以及支持它们使用的数据。

溶栓治疗

既然心肌的挽救依赖于闭塞冠状动脉的再通,那么采用溶栓治疗快速溶解梗死栓子无疑是一种诱人的干预方法。通过在急性心肌梗死的患者冠状动脉内应用链激酶证明了溶栓治疗是早期恢复再灌注的一种安全有效的方法[39]。参照此项研究,随后的一些多中心的大样本临床试验证实了溶栓治疗在治疗急性心肌梗死中的有效性。意大利试验组的心肌梗死后链激酶研究(GISSI)[40]和二级国际心肌梗死生存率研究(ISIS-2)[41]发现,应用链激酶可降低患者住院死亡率。随机临床对照研究评价了组织特异性凝血酶原激活物(tPA)的有效性,心肌梗死溶栓(thrombolysis in Myocardial Infarction,TIMI)研究[42]和欧洲协作研究组(ECSG)[43]证实 tPA 在治疗急性心肌梗死中的有效性。有两项研究比较了链激酶和 tPA 的治疗效果,结果显示两组死亡率无明显差异性[44,45]。而另外一项研究,即冠状动脉闭塞的链激酶和 tPA 全球应用临床试验(GUSTO),发现 tPA 能更迅速和完全的恢复冠脉血流,更好地改善心室功能并降低死亡率[46,47]。

尽管溶栓治疗提高了生存率和改善了心室功能,但与梗死相关动脉的再通率只有 50%~85%[40-47]。按照现在的标准,至少应该有 60% 的患者恢复正常血流灌注才合格。溶栓治疗虽然效果显著,但也存在并发症,包括出血和颅内出血[48]。出血并发症通常发生于血管穿刺部位,但是出血量一般较少,而颅内血肿和脑卒中发生率约为 1%。随着患者年龄的增加,溶栓治疗的相对益处似乎减少,而颅内出血的风险随着年龄的增大而增加[46,49,50],选择合适的患者进行溶栓治疗是非常必要的,尤其是在就诊人群的年龄不断增长的情况下。

对心源性休克和心力衰竭的患者,溶栓治疗并未提高他们的生存率,但可以降低心肌梗死后的心力衰竭的发生率[51]。

总之,溶栓治疗有效性的相关研究已经证明了以下几个观点。首先减少缺血时间,尽早进行再灌注可以提高生存率。USTO 试验表明,在心肌梗死发生后 1 小时内接受溶栓治疗的患者生存率最高,每节省一小时,死亡率降低 1%[46,47]。溶栓治疗可以很容易地在社区由受过训练的医务人员实施,但这部分患者也同时面临较高的出血并发症风险。由于再灌注时间是保护心肌的关键因素,因此在没有 PCI 治疗条件的社区医院开展溶栓治疗是最理想的。更新后的 ACCF/AHA 指南提出了两点,证明了这些要素的重要性。首先,在没有禁忌证的情况下,当预期到转运至有 PCI 治疗条件的医院需要超过 120 分钟时,应在就近的医院对 STEMI 患者立即进行纤溶治疗[38];其次,纤溶治疗应在 30 分钟内给予[38]。

经皮冠状动脉介入治疗的应用（PCI）

自 1979 年 Gruntzig 等[52]首次报道应用经皮腔内冠状动脉成形术（percutaneous transluminal coronary angioplasty,PTCA）以来,这项技术用于治疗冠心病的有效性已得到公认。大量的研究评价了经皮冠状动脉腔内成形术治疗急性心肌梗死的疗效,其院内死亡率为 6% ~ 9%[53-56]。

最初仅对球囊血管成形术称为 PTCA。随着技术的进步,又出现了新的经皮治疗方法。包括冠状动脉支架植入术,还有冠状动脉内旋磨术、定向冠状动脉内膜旋切术、冠状动脉内膜切吸术和激光血管成形术。现在,这些技术统称为 PCI。在这里,我们将使用术语 PTCA 来关联仅限于球囊血管成形术的研究数据,而 PCI 用来描述涉及这些技术中的一种或多种的试验和研究。这与 2001 年 ACC/AHA PCI 指南的作者所采取的方法是一致的,该指南是 1993 年 PTCA 指南的修订版[57]。

通过大量的临床研究,目前急性心肌梗死的 PCI 治疗策略已趋完善和成熟。包括常规、补救、即刻、延迟和选择性 PCI。常规 PCI 是以经皮介入治疗达到急性心肌梗死的再灌注。抢救、即刻、延迟和选择性 PCI 都是结合溶栓治疗或在溶栓治疗后进行。补救性 PTCA 用于治疗溶栓后心绞痛复发或血流动力学不稳定患者,即刻 PTCA 则与溶栓治疗同时进行;延迟 PTCA 在住院后完成;最后,选择性 PTCA 是在溶栓或药物治疗后再次出现运动试验阳性时进行,可以发生在同一次住院或出院不久以后。

多项研究比较了 PTCA 和溶栓治疗的作用,第一项研究为 1993 年的急性心肌梗死后常规血管成形术试验,结果显示:急性心肌梗死后不进行溶栓的即刻 PTCA 可以减少再次心肌梗死发生率和死亡率,并且降低了颅内出血的风险[53]。在这项研究之后,又有 20 项研究比较了 PTCA 和溶栓治疗的效果,结果显示:无论使用哪种溶栓药物,PTCA 的疗效均好于溶栓治疗,包括近期死亡率低、再次心肌梗死率低、脑卒中和颅内出血发生率低、合并死亡、再次心肌梗死、脑卒中的总体终点事件发生率低[58]。远期随访的结果也显示了 PTCA 的优越性。PTCA 和溶栓治疗对心肌的挽救效果相当,但是 PTCA 的治疗费用略低于溶栓治疗[54]。

随着 PTCA 的广泛应用,心肌梗死后冠状动脉支架置入术越来越流行。支架置入术优点包括再狭窄率低和急性闭塞率低,并且可以降低 PTCA 后梗死血管的血运重建率。虽然 1999 年一项名为 STENT-PAMI 的实验应用第一代支架证明了再狭窄的发生率低于溶栓治疗,但由于死亡率较高,使第一代支架的疗效被广泛质疑[59]。而接下来 CADILLAC、ISAR-2、ADMI-RAL 等研究显示,应用新一代支架后,将 30 天内发生死亡、再次心肌梗死、急诊心肌血运重建等风险合并作为终点事件的发生率降低[60-62]。在这些研究中,阿昔单抗和糖蛋白Ⅲb/Ⅲa 抑制剂被加入支架治疗中。CADILLAC 研究通过 12 个月的随访研究证明:与单纯 PTCA 相比,支架置入加上阿昔单抗可以明显降低再狭窄率（41% vs 22%）[60]。现在的数据也显示支架置入加抗血小板治疗效果优于单纯 PTCA。药物支架通过释放抗炎药物有可能进一步降低再狭窄率。最近,一项名为 STRATE-GY 的研究比较了药物支架与裸金属支架加阿昔单抗治疗急性ST 段抬高型心肌梗死的疗效,8 个月的随访结果显示,药物支架组患者死亡、再次心肌梗死、脑卒中、再狭窄的合并终点事件发生率低于裸金属支架加阿昔单抗组（50% vs 19%）[63]。通过回顾性研究马萨诸塞州急性心肌梗死患者,经过倾向性评分

（propensity score）校正后,药物支架组急性心肌梗死后 2 年死亡率略低于裸金属支架组（10.7%,12.8%）,药物支架组的心肌血运重建率也低于裸金属支架组[64]。正在进行的前瞻性研究即将得出长期随访数据。

这些患者的最佳药物治疗方案仍有争议,相关研究正在进行中。以前用肝素治疗的效果被认为是由于添加了 GP-Ⅱb/Ⅲa 抑制剂导致的[65]。然而,常规使用 GP-Ⅱb/Ⅲa 抑制剂已经不受欢迎,目前的指南建议仅在高危情况下使用。急性心肌梗死血运重建和支架置入协调结果实验（HORIZONS-AMI）[66,67]研究显示:与肝素加 GP-Ⅱb/Ⅲa 抑制剂相比,比伐卢定（一种新的直接血栓抑制剂）可以降低 PTCA 术后 30 天和 1 年的出血事件,比伐卢定组 1 年心源性死亡率低于肝素加 GP-Ⅱb/Ⅲa 抑制剂组,但比伐卢定组 24 小时内支架血栓形成的发生率高于肝素加 GP-Ⅱb/Ⅲa 抑制剂组。有趣的是,在 3 年的随访后,比伐卢定组死亡率仍然低于肝素加 GP-Ⅱb/Ⅲa 抑制剂组。在这项试验以后,在治疗策略上发生了一些变化,包括更新抗血小板药物、采用经桡动脉入路和减少 GP-Ⅱb/Ⅲa 抑制剂的使用。类似的 EUROMAX 试验也是比较比伐卢定与肝素加 GP-Ⅱb/Ⅲa,结果表明,比伐卢定组 30 天内大出血的发生率降低,但死亡率和再梗死率没有差异[68]。最近,HEAT PP-CI 试验的结果被公布。这是一项对 STEMI 患者的开放性随机试验,比较了肝素和比伐卢定联合或单用 GP-Ⅱb/Ⅲa 抑制剂的临床结果。肝素组的全因死亡率、脑血管意外发生率、再梗死和靶血管再血管化等主要心血管终点事件显著低于比伐卢定组（5.7% vs 8.7%,P = 0.01）[69]。此外,大出血率的发生率两组无显著性差异（3.5% vs 3.1%,P = 0.59）。这项研究与其他两个研究（NAPLES Ⅲ,BRAVE Ⅳ）一起,质疑了关于使用比伐卢定是否会获益[70,71]。

PCI 技术在过去的十年中得到了更为广泛的普及,其对心源性休克治疗的作用可能较静脉溶栓更大。（图 22-3）。GISSI-1 和 GISSI-2 试验表明静脉溶栓对急性心肌梗死后心源性休克无明显获益,死亡率高达 70%[40,44],急性心肌梗死后已经或将要发生心源性休克的患者,PTCA 治疗可使生存率提高到 40% ~ 60%[72],而且一旦血运重建成功,生存率提高更显著,院内生存率提高到 70%。大部分患者在 PTCA 治疗的同时应用了主动脉

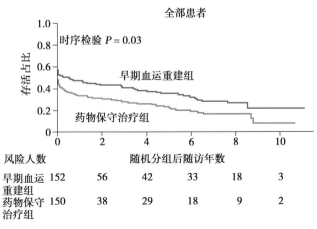

图 22-3　出现心源性休克患者的血运重建率（n = 7 356）（Reproduced with permission from Babaev A, Frederick PD, Pasta DJ,et al:Trends in management and outcomes of patients with acute myocardial infarction complicated by cardiogenic shock,*JAMA* 2005 Jul 27;294（4）:448-454.）

内球囊反搏。SHOCK 研究表明,在心源性休克发生 6 小时内应用 PTCA 或冠状动脉旁路移植术进行血运重建,与先用药物稳定病情后延期血运重建治疗相比,1 年和 6 年生存率明显提高,尤其是年龄在 75 岁以下的患者(血运重建组 32.8%;药物治疗组 19.6%,随访时间为 6 年)(图 22-4)[11,26,29]。亚组分析显示:PTCA 治疗成功或者 PTCA 术后冠脉血流达到 TIMI3 级的患者一年生存率更是达到了 61%[73]。心源性休克后死亡的危险因素包括:高龄、低血压、低 TIMI 血流和多支血管 PTCA。

　　总体而言,有条件的心脏中心可以把经皮冠状动脉成形术作为急性心肌梗死的一线治疗策略。对于已确诊或将发展为心源性休克的患者,应尽早行 PCI 血运重建,而不是尝试应用溶栓治疗稳定病情。对于溶栓治疗失败的患者,如果出现进行性心肌缺血或其他类似情况,建议应用补救性经皮冠状动脉成形术。最后,出院前复发或诱发的心绞痛患者,应进行选择性经皮冠状动脉成形术。

冠状动脉旁路移植术的应用

　　在过去的 30 年中,外科血运重建治疗急性心肌梗死的地位已经发生了巨大的变化。在 20 世纪 80 年代,有报道开始推荐用外科血运重建取代药物治疗急性心肌梗死[74,75],报告的死亡率低于 5%。然而由于缺乏随机性,病例选择也不连续,而且手术前没有进行危险分级,并且没有监测心肌酶水平,使这些研究结果遭到了一些研究者的质疑。批评者认为由于这些研究入选了低风险患者进行外科手术,所以手术结果良好[76]。就在这些报道出现的同一时期,溶栓和介入治疗开始应用于临床。大样本的多中心研究也开始评价这两项技术的实用性和有效性。而冠状动脉旁路移植术的临床随机对照研究却一直未能完成,因此冠状动脉旁路移植术就没有成为急性心肌梗死治疗的常规选择。尽管这样,一些医疗中心仍然一直采用外科血运重建技术治疗急性心肌梗死,并且取得了良好的结果。不过,由于实用性、逻辑性和经济上的限制,外科血运重建只能是继溶栓治疗和经皮冠状动脉成形术后治疗急性心肌梗死的第三选择。

　　但是,仍有一些情况需要急诊或紧急的外科血运重建。例如,急性心肌梗死溶栓和经皮冠状动脉成形术治疗失败后可能需要外科手术干预。此外,冠状动脉旁路移植术是治疗急性心肌梗死后心绞痛的重要方法。最后,左主干或多支病变患者急性心肌梗死后发生心源性休克也可以是外科血运重建的指征。

急性心肌梗死的手术时机

　　如果外科血运重建能在急性心肌梗死 6 小时内进行,死亡率低于非血运重建的药物治疗[74,75]。尽管这些早期的研究是非控制的,并存在选择偏倚[76],但随着心肌保护、麻醉和外科技术的改进,外科血运重建治疗急性心肌梗死的死亡率是可接受的。然而,由于溶栓治疗、经皮冠状动脉成形术的出现和高龄患者的增多,我们今天所见到的手术患者与这些早期资料所描述的很少有相似性。

　　对于冠状动脉旁路移植术治疗急性心肌梗死的最佳时机,纽约州心脏外科注册登记资料(包括纽约州最近 10 年接受心脏手术的所有患者)的最新分析得出了有价值的信息。在这个大样本和同一时期接受手术的患者群体中,急性心肌梗死到接受手术的间隔时间与院内死亡率有显著关系,尤其是在急性心肌梗死 1 周内行冠状动脉旁路移植的患者。另外,透壁和非透壁性心肌梗死在不同时间点的死亡率也不同。非透壁心肌梗死 6 小时内手术死亡率最高,然后急剧下降(表 22-5)[77]。而透壁性心肌梗死在 3 天内一直居高不下,3 天后回到基线[78]。多因素分析显示,非透壁性心肌梗死 6 小时内和透壁性心肌梗死 3 天内接受冠状动脉旁路移植术是院内死亡的独立危险因素[77,78]。急性心肌梗死患者进行冠状动脉旁路移植的最佳时机一直是一个颇具争议的话题。早期手术干预的优点是限制梗死范围扩大和心室重构,避免继发室壁瘤和心室破裂[79]。然而,在理论上早期手术存在再灌注损伤的危险,并导致出血性梗死,使得梗死面积扩大、梗死心肌愈合不良和瘢痕形成[80]。这些研究数据不支持早期血运重建,尤其是 3 天内发生的急性透壁心肌梗死的患者。

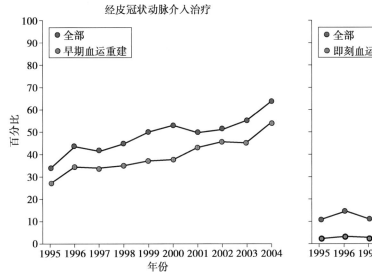
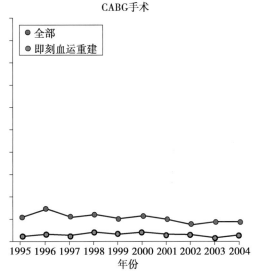

图 22-4　SHOCK 试验中早期血运重建(n=152)和药物稳定治疗(n=150)的生存率比较。时序检验,P=0.03(Reproduced with permission from Hochman JS, Sleeper LA, White HD, et al:One-year survival following early revascularization for cardiogenic shock, *JAMA*. 2001 Jan 10;285(2):190-192.)

表 22-5　透壁性与非透壁性心肌梗死行 CABG 时间与院内死亡率的关系

CABG 与 MI 间隔时长	死亡率	
	透壁性心肌梗死	非透壁性心肌梗死
<6 小时	14	13
6~23 小时	14 *	6 *
1~7 天	5	4
>7 天	3	3

* 透壁与非透壁间差异 P< 0.01。

数据来自纽约州心脏外科手术注册中心,其中包括纽约州过去十年中接受心脏手术的每位患者。

有学者建议应用机械辅助装置稳定病情并择期手术,而不是急诊手术[81,82]。采用"预防性"机械辅助替代冠状动脉旁路移植术虽然能改善预后,但是会导致在许多不必要的情况下使用机械辅助装置。对于必须急诊外科血运重建的患者,积极的机械辅助治疗如左室辅助装置是必须的,因为泵功能衰竭是死亡的主要原因。作为此类患者心室功能恢复或等待心脏移植的过渡,机械循环支持也是行之有效的[82]。这一方法得到了一项多中心研究的结果的支持,该研究表明,在心源性休克患者中,直接 LVAD 植入而不是血管重建术后再行 LVAD 的患者在 6 个月和 12 个月时的总生存率更高(图 22-5)[83]。虽然对于有心肌梗死并发症和进行性心肌缺血的病例需要急诊手术,但对非急诊病例特别是急性透壁心肌梗死的患者却可能从延迟手术中获益。急性透壁心肌梗死的早期手术有显著的高风险,外科医生应对这部分境况不佳的患者提供积极的心脏支持如左心室辅助装置。

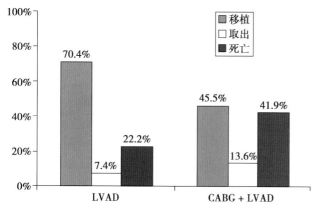

图 22-5　直接植入左心室辅助装置(LVAD)与冠状动脉旁路移植术(CABG)后再行 LVAD 治疗心源性休克的比较 (Reproduced with permission from Dang NC, Topkara VK, Leacche M, et al: Left ventricular assist device implantation after acute anterior wall myocardial infarction and cardiogenic shock: a two-center study, *J Thorac Cardiovasc Surg*. 2005 Sep; 130(3): 693-698.)

危险因素

除了上面讲到的手术时机外,危险因素还包括急诊手术、高龄、肾功能不全、既往心肌梗死的次数、高血压[84]、再次手术、心源性休克、左心室功能低下、心肺复苏后、左主干病变、女性、左心室壁运动评分、IABP 和透避性心肌梗死[85]。心肌梗死后早期预后较好的因素包括左心室射血分数正常、男性、年轻患者和心内膜下而非透壁性心肌梗死。

心源性休克

外科血运重建已经被证明可以提高急性心肌梗死后心源性休克患者的生存率。心源性休克患者的死亡率高达 80%~90%,图 22-6 显示了心源性休克的发生机制。DeWood 等[86]最先报告外科血运重建可以改善急性心肌梗死心源性休克患者的预后。应用主动脉内球囊反博稳定病情后再急诊行血运重建,患者的生存率可以达到 75%。对于非机械并发症原因引起的心源性休克患者,早期进行外科血运重建手术,患者的生存率为 40%~88%,Guyton 等[87]的研究结果显示患者的院内生存率为 88%,3 年生存率也是 88%,无远期死亡病例。

此外,SHOCK 试验研究显示,对所有年龄段的患者在诊断心源性休克 12 小时内早期进行 CABG 或 PTCA 治疗可以提高生存率[11,29]。在 SHOCK 试验研究中,冠状动脉旁路移植术组的患者病情要比 PTCA 组重,多支病变、左主干病变、糖尿病和高冠脉危险分数的患者比例均高于 PTCA 组[88],尽管这样,冠状动脉旁路移植术组有 87.2% 的患者手术成功而且所有患者接受了完全的心脏血运重建,而 PTCA 组只有 77.2% 的患者血运重建成功,并且完全血运重建的比例仅为 23.1%。两组术后 1 年的死亡率没有区别(图 22-7)。在亚组分析中,对于年龄超

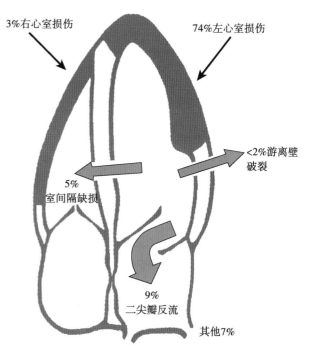

图 22-6　心源性休克的发生机制(Reproduced with permission from Davies CH: Revascularization for cardiogenic shock, *QJM*. 2001 Feb; 94(2): 57-67.)

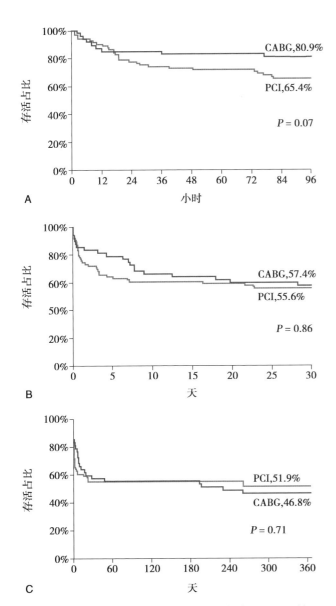

图 22-7　SHOCK 试验中急诊 PCI 组和急诊 CABG 组的 96 小时（A）、30 天（B）、一年（C）的 Kaplan-Meier 生存曲线的比较（Reproduced with permission from White HD, Assmann SF, Sanborn TA, et al：Comparison of percutaneous coronary intervention and coronary artery bypass grafting after acute myocardial infarction complicated by cardiogenic shock：results from the Should We Emergently Revascularize Occluded Coronaries for Cardiogenic Shock（SHOCK）trial, *Circulation.* 2005 Sep 27；112（13）：1992-2001.）

过 75 岁同时合并左主干、三支病变或者糖尿病的患者冠状动脉旁路移植术组的 30 天和一年生存率高于 PTCA 组。因此，对于心源性休克患者，外科血运重建是可以信赖和可行的选择。

冠状动脉旁路移植术的优点

　　冠状动脉旁路移植和经皮冠状动脉成形术治疗急性心肌梗死，文献报道的生存率相近。到目前为止，没有大样本随机对照临床试验来比较冠状动脉旁路移植术、PTCA 和溶栓治疗的结果。而对于稳定型心绞痛和择期血运重建的患者，有大量

的研究比较了冠状动脉旁路移植术和支架置入术的结果[89-92]。在这些研究中，对于多支病变患者，冠状动脉旁路移植术组的术后 2 年复合心脏终点事件、再次心肌梗死、再次血运重建率优于支架组 5 倍[93]。值得注意的是，在一项回顾研究纽约州心脏外科登记系统和经皮冠状动脉介入登记系统中，对于冠脉病变两支或两支以上的患者，2 年随访生存率冠状动脉旁路移植术组明显好于支架组[94]。这些结果必须引起我们的重视，但是对于急性心肌梗死 24 小时内的患者除外。由于缺乏前瞻性随机对照临床试验，治疗建议只能是基于回顾性和观察资料的研究。

　　冠状动脉旁路移植术有以下潜在的优势。首先，外科血运重建是治疗冠脉闭塞最确实有效的方法。对于适应证选择适宜的病例，冠状动脉旁路移植术有最长久的通畅率，乳内动脉 10 年通畅率为 90%。第二，由于所有血管都能干预，冠状动脉旁路移植术的血运重建更完全，这个概念对于那些多支病变或心源性休克的患者非常重要，因为这些患者的心肌末梢往往由罪犯血管或侧支循环供血[95]，完全的血运重建可以恢复正常心肌血供和挽救坏死心肌。最后，术中控制性再灌注能逆转缺血损伤并减轻再灌注损伤。

小结

　　如果适应证和手术时机合适，急性心肌梗死的外科血运重建可取得很好的效果。但大多数患者不需要急诊外科血运重建，也不能从这种积极的手术中获益。当然，对于有机械并发症、心源性休克和梗死后心绞痛的患者早期进行外科血运重建是有益的。

急性心肌梗死的手术技术

麻醉

　　应用快速麻醉药为基础进行麻醉，同时灌注师和手术人员做好准备，以应对麻醉过程中出现的致命性低血压和心搏骤停。应该尽可能放置食管超声。

出血

　　出血是急诊冠状动脉旁路移植术的严重并发症，经常会导致心脏压迫和肺动脉高压，后者由输血引起的细胞因子释放和体外循环引起的血栓素 A_2 释放所致，这对右心室缺血的患者是灾难性的。所以对再次手术、急诊、高危 CABG 患者，许多单位应用使用抗纤溶药物，如氨基己酸预防出血。

　　氯吡格雷的应用值得特别提及，它在外科领域的扩展应用所引起的问题值得外科医生们关注。氯吡格雷是一种口服的不可逆转的 5-二磷酸腺苷的拮抗剂，可以抑制血小板的活化和聚集。它被广泛应用于急性冠脉综合征的治疗，而且已经被证明可以使心血管风险降低 20%，并且可以减少再梗死和脑卒中发生率[96,97]。另外，氯吡格雷也常规用于经皮介入治疗前和支架置入术后预防血栓形成。负荷剂量的氯吡格雷已经被用于治疗缺血并发症，这可能会扩展未来氯吡格雷的用途[98]。然而，外科血运重建手术经常要面对药物治疗和介入治疗后正在服用氯吡格雷的患者，这使术后出血的风险增加。大量报道显

示,7 天内使用过氯吡格雷的患者行心脏手术后因为出血需要再次手术的风险增加 6 倍,而且需要更多的红细胞、血小板和新鲜冰冻血浆输入[99,100]。由于并发症发生率高和无法逆转氯吡格雷对血小板的抑制作用,所以外科手术通常在血小板的功能和活性恢复后进行,这往往需要停药 7 天以上。服用氯吡格雷期间进行急诊手术往往需要输入大量的血制品而且并发和死亡率高。正在进行的研究将探讨是否可以减少现行的常规剂量,以降低急性心肌梗死后出血并发症。

桥血管的选择

多数情况下,急诊手术与择期手术在旁路血管选择上不应该有区别。同大隐静脉相比,在急诊手术中使用乳内动脉不增加并发症,所以多数情况下建议使用乳内动脉[101,102]。

术中处理要点

在急性冠脉闭塞的外科血运重建时对心室减压可以降低室壁张力、减少心肌氧耗,从而减轻心肌损失和改善心脏功能(图 22-8、图 22-9)[36]。实际上,心室减压可以降低 60%的代谢能量消耗,第二个最重要的减少氧耗的方法是使心脏在舒张期停搏,可以避免心肌收缩过程的耗能,可以使代谢能量消耗进一步减少 30%。全身和心脏的降温只能减少最后 10%的基础能量。

早期建立体外循环并且维持高灌注压是降低心肌氧耗的最佳方法。如果冠脉导管已经通过了冠脉最狭窄的病变部位,那么在主动脉阻断前不应撤除。主动脉阻断前应提前放好顺行和逆行灌注导管,以便快速逆行灌注心脏停搏液,保护病变血管支配的区域。标准 Buckberg 方案包括温血诱导灌注以恢复耗竭的三磷酸腺苷储备。如果缺血区域用大隐静脉作为移植血管,那么应该最先完成该血管的吻合以保证停搏液可以迅速灌注到缺血区域。近端吻合也应该在主动脉阻断下完成,这样在开放阻断钳后,整个心脏就能得到完全的灌注。

尽管大的室壁瘤可以通过切除和补片修复治疗,但小的室壁瘤是否需要处理还存在争议。室壁瘤切除后,用牛心包补片缝于纤维化的室壁瘤边缘的内面,外面用自身的心室壁缝合。

Dor 法手术(心内膜环周补片成形)用于心肌梗死后室壁瘤的修复还有一些争议。最近的研究显示外科左室重塑可以

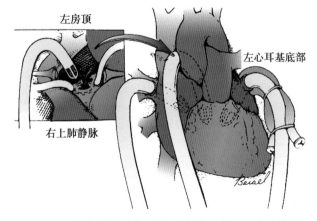

图 22-8　左室临时辅助装置的引流管可放置于右肺静脉、左房或左心耳

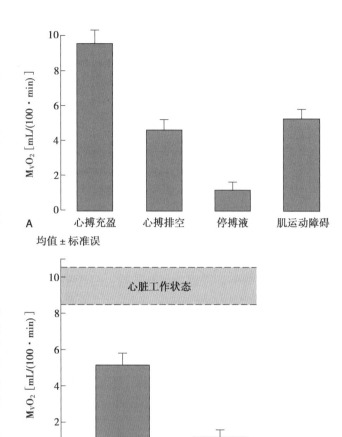

图 22-9　对心室减压可以降低室壁张力、减少心肌氧耗,从而减轻心肌损失和改善心脏功能(Reproduced with permission from Allen BS, Rosenkranz ER, Buckberg GD, et al: High oxygen requirements of dyskinetic cardiac muscle, *J Thorac Cardiovasc Surg*. 1986 Sep;92(3 Pt 2):543-552.)

改善收缩功能、射血分数和室壁运动不协调,但也有文献认为在同期行 CABG 术时没有益处[103-106]。要回答这个问题还需要进一步的研究。

术后处理

与没有心源性休克的患者相比,休克患者急诊手术的并发症发生率要高。Guyton 等[87]报告了心源性休克患者并发症发生率为 47%,而没有休克的患者并发症发生率为 13%。高并发症发生率可能是由患者术前的状态引起而不是由治疗方法所致。急诊冠状动脉旁路移植术后长期随访显示远期生存率与术后射血分数及左心室大小密切相关[107,108]。

主动脉内球囊反搏的应用

对急性心肌梗死后发生心源性休克的患者早期应用主动脉内球囊反搏(IABP)是安全的,但疗效并不确定[109]。尽管生存率没有提高,但主动脉内球囊反搏确实增加了休克患者的心肌氧供,并且减少心脏做功。

在过去的几十年里,有许多 IABP 相关研究用来确定其在

急性心肌梗死中的作用。早期报道显示主动脉内球囊反搏能够减少急性心肌梗死后急诊介入开通的冠状动脉再闭塞、再发缺血和急诊经皮冠状动脉成形术的应用[110]。预防性应用主动脉内球囊反搏48小时,患者的冠脉可维持再通,和血管相关或出血的并发症没有增加[110]。然而,随机对照研究对IABP在治疗心肌梗死继发心源性休克患者中是否有优势提出了质疑[111]。最近,ACC/AHA指南将IABP用于心源性休克的建议从Ⅰ级降低到Ⅱa级。IABP-Shock Ⅱ试验随机分组心源性休克合并急性心肌梗死患者,实验组接受早期血运重建和IABP加药物治疗[112]。与对照组相比,在30天生存率上IABP组没有优势。此外,对这些患者随后进行了6个月和12个月的随访研究,IABP组的远期结果显示,死亡率、再梗死率、重复血运重建率和中风发生率与对照组相比无显著性差异[113]。

对于接受早期血运重建的患者,经验性地加用IABP不会改善患者的预后;但是,IABP仍然是等待血运重建或在血运重建后继续显示缺血迹象的患者有帮助的辅助治疗。对于已经进行了充分的血运重建和内科药物治疗,但仍处于心源性休克的患者,可选择性使用IABP稳定患者病情,帮助其过渡至机械循环支持(mechanical circulatory support,MCS)。此外,IABP的应用也有助于帮助暂时维持心肌梗死并发症后血流动力学稳定,例如室间隔穿孔、急性二尖瓣关闭不全[114]、心肌梗死后心绞痛[115]、室性心律失常[116]和心肌梗死后急性心衰[117]。

机械循环辅助的作用

目前正在研究的一个领域是使用MCS治疗心源性休克。机械辅助装置可以增加全身灌注,防止终末器官损伤,同时通过完全或部分左室减压使发生顿抑的心室得到休息[118]。早期对可植入LVAD的研究表明,终末器官功能是患者死亡的早期预测因子。在终末器官恶化之前对患者进行治疗对于提高长期生存率至关重要。除了影响终末器官功能外,辅助装置还通过改善心肌收缩性和钙处理、改变细胞外基质和减少心肌纤维化来促进"逆向重塑"[119,120]。最近的研究表明,心肌梗死后早期的循环支持可以提高患者的生存率,并且可以作为向心脏恢复或心脏移植过渡的治疗手段[82,121]。尽管仍处于早期阶段,但是许多中心正在努力制定最佳策略,将MCS添加到ACS的治疗中。现在可供选择的MCS有三类,选择哪种类型的辅助装置需要考虑许多因素。

VA-ECMO是急性心肌梗死患者MCS的一种选择。它主要用于急性心肌梗死后的心源性休克或心搏骤停,因为它可以迅速置入而且不用移动病人。VA-ECMO的另一个优势是当病人在导管室时,可以在透视引导下置入插管。由于它可以快速地置入,所以它是急性心肌梗死病人的首选MCS治疗手段。

经皮置入辅助装置另一种非常好的短期过渡手段。其中包括Impella 2.5、CP或5.0(Abiomed Europe GmbH,Aachen,German)、TandemHeart(Cardiac Assist,Pittsburgh,PA,USA)和Hemopump(Johnson & Johnson,Racho Cordova,CA,USA)。这些设备也可以在导管室经皮植入,以增加心肌梗死后接受PCI治疗患者的心排血量。TandemHeart可提供高达4L/min的流量支持,能保持更高的平均血压和心排血量,并降低肺毛细血管楔压[122]。同样的,Impella泵可以提供2.5L/min和5.0L/min

的两种流量模式,并且可以提供比IABP更好的血流动力学支持[123]。

最后,在治疗心肌梗死患者中,机械支持的另一个更积极的选择是植入性VAD。同样,有多个中心报告了使用不同类型的VAD。这些系统包括ABIOMED心室支持系统(ABIOMED,Inc.,Danvers,MA,USA)、pVAD系统(Thoratec paracorporeal system)、Thoratec Centrimag血泵(Thoratec Corp.,Pleasnaton,CA,USA)和Syncardia心室支持系统(Syn Cardia Systems,Inc.,Tucson,AZ,USA)。在选择设备时,一个重要的考虑因素是是否有可能恢复足够的心室功能。如果有恢复的可能,或者计划在心室机械辅助支持期间进行外科血运重建,那么选择临时的LVAD将是更合理的方法。如果临时的LVAD无法撤除,那么,就需要使用长期的LVAD装置。同样,如果预计患者的心室功能不会恢复,而且没有血运重建计划,那么进行长期的LVAD治疗可能是最好的治疗方法。另一个决定因素是患者是否需要进行心脏移植。有许多因素可能会影响该策略的可行性。例如,患者的性别、体重、血型和供体分配限制等都会影响预期的移植等待时间,如果没有长期的机械支持患者很难等到接受心脏移植。在这些情况下,需要一个多学科团队来为这些患者优化利用资源。美国许多中心越来越愿意使用机械循环支持来帮助患者安全度过急性心肌梗死期。我们希望随着这些技术的发展和完善,选择合适的适应证和正确的治疗策略,这类危重患者的预后会有所改善。本书第18章和第62章将充分讨论临时和长期的机械循环辅助装置。

外科管理

MCS在急性心肌梗死中的应用正在不断发展。许多需要考虑机械辅助支持的急性心肌梗死患者处于不确定状态。根据定义,他们是不稳定的,很多人已经接受,或者正在接受心肺复苏。其终末器官功能和神经功能的状况尚不清楚。在这种情况下,可以选择利用外周动静脉建立VA-ECMO来稳定患者病情。而且VA-ECMO可以在导管室通过经皮或外科切开外周血管完成。股动脉和静脉插管完成后,连接ECMO辅助循环。流量在ECMO早期要尽可能的大以便维持足够的心排血量。由于有足够的流量维持正常的心排血量,血管活性药物,包括升压药和正性肌力药物,可以撤除。这种方案有几个优点。首先,它使临床医生有机会在决定手术或进行长期机械支持之前评估患者的神经功能。在VA-ECMO支持下,患者可以在清醒状态下接受完整的神经系统评估。这对于那些在MCS开始之前接受过CPR的患者来说是最重要的。其次,在某些情况下,应用VA-ECMO能够保护和恢复终末器官功能,因为患者通常可以完全撤除升压药物和正性肌力药物。同样,这也是治疗策略中的一个重要环节,因为保护终末脏器功能将极大地提高患者恢复和在未来接受长期LVAD的可能。外周VA-ECMO也可以使心脏减压和心肌功能恢复。随着心脏减压,心室壁,主要是有心事的张力和应力下降。虽然VA-ECMO增加了左心室的后负荷,但有几种方法可以使左心室减压并使心肌恢复。左心室减压方法包括应用正性肌力药、IABP、Impella、辅助和外科减压,尽管深入讨论如何在使用 VA-ECMO 过程中减压左心室的方案超出了本章的范围。

如果患者在 VA-ECMO 支持下存活下来,在评估心肌有恢复的迹象后和确定有长期机械支持的指征情况下,他们可以进入下一步治疗(图 22-10)。这些患者通常已经接受了冠状动脉造影检查,有些患者已接受了 PCI 治疗。如果患者的心肌功能已经恢复,病人可以拔管并撤除 ECMO 辅助。然而,如果不能撤除,那么接下来就要确定他们是否需要长期 LVAD 或心脏移植。决定做长期 LVAD 前需要考虑很多因素,可以通过针对长期 LVAD 设计的评分表(表 22-6)来做出判断。通过评分高低来确定是否有终末器官功能障碍(肺、肝或肾)和手术禁忌证(右心衰竭和出血)。有文献报道,如果总得分小于 5 分,存活率接近 90%,而若总得分大于 5 分,患者的存活率仅为 30%[124]。因此,如果患者的总分大于 5 分,则在植入长期 LVAD 之前,应该先改善终末器官功能。

随着应用机械辅助经验的增加这些策略会持续完善和改进。利用短期辅助,如 VA-ECMO 或非可植入的 LVAD 来稳定患者的病情,保护他们的终末器官功能和神经系统功能是治疗这些危重患者的一个重要进展。判断哪些患者可以从植入长期机械辅助中受益是目前正在进行的研究。

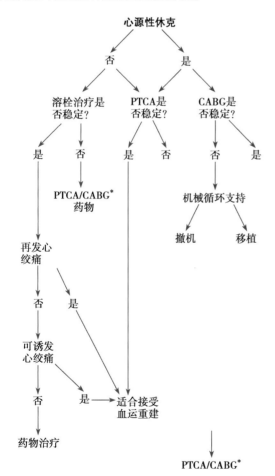

注:应根据病变严重程度及合并症选择治疗方式。
是否采取机械支持取决于多个因素。

图 22-10　急性心肌梗死的治疗策略。PTCA,经皮腔内冠状动脉成形术;CABG,冠状动脉旁路移植术

表 22-6　左心室辅助装置置入风险评分表*

项目	分数
尿量<30mL/h	3
气管插管	2
凝血酶原时间>16s	2
中心静脉压>16mmHg	2
再次手术	1

* 总分>5 时有 70% 的死亡风险。

指南共识

对心肌梗死患者的初步评估和管理应该在患者到达医院之前就开始,接受过培训的急救人员为患者做心电图检查,并根据检查结果和患者的临床表现启动治疗。记录第一次医疗接触(FMC)的时间,将影响接下来的治疗策略。

根据前面的定义,心肌梗死患者可分为 STEMI 或 NSTE-MI。对符合 STEMI 诊断标准的患者需要评估是否需要紧急或急诊再灌注治疗。另外,采用哪种再灌注的方法将取决于患者就诊地点和他们目的地医院的医疗条件。

最新更新的 STEMI 治疗指南规范了这些问题(regional systems of STEMI care, reperfusion therapy, and time-to-treatment goals),并给出了以下 I 类推荐[38]。

1. 对于症状符合 ST 段抬高型心肌梗死(STEMI)的患者,建议急救人员在首次医疗接触(first medical contact, FMC)现场进行 12 导联心电图(ECG)检查。

2. 所有诊断明确的 STEMI 患者应该在出现症状 12 小时内进行再灌注治疗。

3. 对有 PCI 经验的医生而言,推荐使用 PCI 作为首选的再灌注治疗方案。

4. 对于 STEMI 患者,建议急诊直接转运到可以做 PCI 治疗的医院,理想的 FMC 到患者接受治疗的时间为 90 分钟或更短。

5. 对于首诊在没有 PCI 治疗条件医院的 STEMI 患者,建议立即转移到有 PCI 治疗条件的医院进行 PCI 治疗,争取 FMC 到患者接受治疗的时间为 120 分钟或更短。

6. 如果由于不可避免的因素,预期转运至有 PCI 治疗条件医院并且开始接受治疗的时间超过 120 分钟,在没有禁忌证的情况下,则应在非 PCI 医院对 STEMI 患者进行溶栓治疗。

7. 当溶栓治疗被认为或被选为主要的再灌注策略时,应在患者入院后 30 分钟内开始。

另一项 IIa 类推荐如下:

• STEMI 患者在出现有临床和/或心电图证据支持的新发心肌缺血后,12~24 小时内进行血运重建治疗是合理的。对于这类患者,PCI 是首选治疗策略。

这些策略如图 22-10 所示。

总之,制定治疗方案要先确定从 FMC 到接受 PCI 再血管化的预期时间。如果 FMC 到开始做 PCI 治疗的时间预计大于

120 分钟,则建议患者接受溶栓治疗。下一步的治疗方案在 TRANSFER-AMI 试验进行了评估[125]。在这项研究里,接受过溶栓治疗的患者被随机分为标准治疗组(包括后续接受补救性 PCI 患者)和立即转移到另一家医院并在溶栓后 6 小时内进行 PCI 的另外一组。随访 30 天后,接受常规早期 PCI 的患者在统计学上显著减少了复合主要终点事件的发生率,包括死亡、再梗死、再次缺血、新发或恶化的充血性心力衰竭或心源性休克(11.0% vs 17.2%)[125]。因此,这项研究支持一种积极的治疗方法,即使在接受急性心肌梗死溶栓治疗后,也可以转运患者进行 PCI 治疗。

STEMI 指南关于外科治疗的 I 类推荐如下:

1. 亚急诊 CABG 的适应证是有持续或反复缺血、心源性休克、严重心力衰竭或其他高危症状的 STEMI 和冠状动脉解剖不适合 PCI 的患者。

2. CABG 推荐用于合并 STEMI 机械并发症的患者。

IIa 类推荐如下:

- 对血流动力学不稳定需要紧急 CABG 的 STEMI 患者使用机械循环辅助是合理的。

IIb 类推荐如下:

- 对于没有心源性休克且不适合 PCI 或溶栓治疗的 STEMI 患者,可考虑在症状出现后 6 小时内行急诊 CABG。

未来治疗趋势展望

随着未来药物治疗的改进、现有技术的优化以及新技术的应用,急性心肌梗死患者的预后能够得到改善。各种新药物已经在动物模型中显示可以减轻缺血再灌注损伤和限制梗死范围,例如氧自由基清除剂、叶酸、一氧化氮抑制剂等[126]。这些新药需要通过临床研究来证明其疗效。继续缩短出现症状后的就医时间以及在更多的医院和急救中心制定统一的临床指南,在更多的地方医院中开展经皮介入治疗,使患者能快速接受血运重建治疗,从而改善预后[27]。此外,用于治疗这些病人的技术也在不断改进,新的缝线、导管、球囊和支架仍在不断发展和改进。另外,优化患者的药物治疗方案是一个正在研究和发展的领域。改进的抗血小板和抗凝策略只是一个例子。根据我们的经验,已经制定并公布的临床指南很容易获得,使患者无论在哪里都能接受标准化的治疗方案。这也将有助于更好地收集、评估和比较数据,并完善治疗策略。

在外科方面,我们一直在发展和改进外科血运重建技术,这包括心肌保护的进展,以及体外循环的改进,减少手术导致的生理损伤。机械辅助装置在过去的 10 年中取得飞速的进步,辅助泵变得更加小巧、安全、无创、方便使用和置入。此外,对应用正性肌力药物和血管重建后仍处于心源性休克的患者被认为是 MCS 的候选者。主动脉内球囊反搏在 STEMI 合并心源性休克治疗中的作用可能仍有待进一步研究。另外,如果经皮介入治疗失败或存在禁忌证,此时是外科血运重建的最佳时机。在 MCS 的支持下,可能允许对以前被认为不适合手术的患者成功地进行外科血运重建和恢复,因为他们的手术风险很高。

最后,迅速崛起的细胞治疗领域保留了修复受损心肌的希望。目前已经通过研究发现了许多细胞类型,如内皮祖细胞、间充质干细胞、骨骼肌成肌细胞、固有的心脏干细胞、胚胎干细胞等[127]。然而对于干细胞的选择、移植方式(冠脉内注入、静脉注入、心内膜注射、心外膜注射)、应用时机等问题仍然需要进一步研究。但是干细胞治疗早期临床结果已经显示了其良好的效果。TOPCARE-AMI 研究随访观察了 59 例急性心肌梗死患者,这些患者都移植了循环祖细胞或骨髓干细胞,1 年的随访研究发现患者心脏功能改善和心室容积减小,没有发现不良事件[128]。体外培养的间充质干细胞安全地被自身组织获取也有广阔的应用前景。经皮血运重建治疗后的急性心肌梗死患者接受干细胞静脉注入的安全性已经在文献上发表,目前正在研究其疗效[129]。大量有关干细胞作用机制、细胞活性、和应用剂量的临床研究也正在进行中。干细胞治疗对预后的改善需要未来随机对照临床实验来证实。

有效管理急性心肌梗死患者需要良好的协同治疗计划,要从第一次接诊患者开始。在第一步接诊中快速诊断并运送到合适的医疗机构。如果诊断为 ST 段抬高型心肌梗死,那么优先考虑的是再灌注治疗。根据可获得的医疗资源,将患者转运到具有急诊 PCI 能力的医疗机构。如果做不到,那么在没有禁忌证的情况下,应该使用溶栓药物。如果这两种选择中的任何一种都不可行,或不成功,患者应接受急诊 CABG 评估。

对于心源性休克患者,初始的治疗方法是相同的;但是,医疗机构应该有提供心室辅助等备用治疗方法的能力。如果再灌注的病人在应用正性肌力药物、升压药物和 IABP 后仍然处于休克状态,应考虑安装 MCS。

(林野 译　陈鑫 审)

参考文献

1. Crossman AW, D'Agostino HJ, Geraci SA: Timing of coronary artery bypass graft surgery following acute myocardial infarction: a critical literature review. *Clin Cardiol* 2002; 25:406.
2. Go AS, Mozaffarian D, Roger VL: Heart disease and stroke statistics—2013 update: a report from the American Heart Association. *Circulation* 2013; 127(1):e6-e245.
3. Goldberg RJ, Gore JM, Alpert JS, et al: Cardiogenic shock after acute myocardial infarction. *N Engl J Med* 1991; 325:1117.
4. Page DL, Caulfield JB, Kastor JA, et al: Myocardial changes associated with cardiogenic shock. *N Engl J Med* 1971; 285:133.
5. Hochman J: Cardiogenic shock complicating acute myocardial infarction: expanding the paradigm. *Circulation* 2003; 107:2998.
6. Tennant T, Wiggers CJ: Effect of coronary occlusion on myocardial contraction. *Am J Physiol* 1935; 112:351.
7. Jennings RB, Reimer KA: Factors involved in salvaging ischemic myocardium: effect of reperfusion of arterial blood. *Circulation* 1983; 68(Suppl I):I-25.
8. Schaper W: Experimental coronary artery occlusion, III: The determinants of collateral blood flow in acute coronary occlusion. *Basic Res Cardiol* 1978; 73:584.
9. Reimer KA, Jennings RB: The wavefront phenomenon of myocardial ischemic cell death, II: Transmural progression of necrosis within the framework of ischemic bed size (myocardium at risk) and collateral flow. *Lab Invest* 1979; 40:633.
10. Rahimtoola SH: The hibernating myocardium in ischemia and congestive heart failure. *Eur Heart J* 1993; 14 (Suppl A):22.
11. Carlson EB, Cowley MJ, Wolfgang TC, et al. Acute changes in global and regional rest left ventricular function after coronary angioplasty: comparative results in stable and unstable angina. *J Am Coll Cardiol* 1989; 13:1262-1269.
12. Schuster EH, Bulkley BH: Early post-infarction angina: ischemia at a distance and ischemia in the infarct zone. *N Engl J Med* 1981; 305:1101.
13. Topol EJ, Ellis SH, Califf RM, et al: Combined tissue-type plasminogen activator and prostacyclin therapy for acute myocardial infarction. *J Am Coll Cardiol* 1989; 14:877.
14. Bolli R: Mechanism of myocardial stunning. *Circulation* 1990; 82:723.
15. Marban E: Myocardial stunning and hibernation: the physiology behind

the colloquialisms. *Circulation* 1991; 83:681.

16. Bolli R: Basic and clinical aspects of myocardial stunning. *Prog Cardiovasc Dis* 1998; 40:477.

17. Underwood SR, Bax JJ, vom Dahl J, et al: Imaging techniques for the assessment of myocardial hibernation. *Eur Heart J* 2004; 25:815.

18. Charney R, Schwinger ME, Cohen MV, et al: Dobutamine echocardiography predicts recovery of hibernating myocardium following coronary revascularization. *J Am Coll Cardiol* 1992; 19:176A.

19. Klein C, Nekolla SG, Bengel FM, et al: Assessment of myocardial viability with contrast-enhanced magnetic resonance imaging: comparison with positron emission tomography. *Circulation* 2002; 105:162.

20. Kim HW, Farzaneh-Far A, Kim RJ: Cardiovascular magnetic resonance in patients with myocardial infarction. *J Am Coll Cardiol* 2010; 55:1-16.

21. Gerber BL, Garot J, Bluemke DA, et al: Accuracy of contrast enhanced magnetic resonance imaging in predicting improvement of regional myocardial function in patients after acute myocardial infarction. *Circulation* 2002; 106:1083.

22. Manhken AH, Koos R, Katoh M, et al: Assessment of myocardial viability in reperfused acute myocardial infarction using 16-slice computed tomography in comparison to magnetic resonance imaging. *J Am Coll Cardiol* 2005; 45:2042.

23. Hennekens CH, O'Donnell CJ, Ridker PM, Marder VJ: Current issues concerning thrombolytic therapy for acute myocardial infarction. *J Am Coll Cardiol* 1995; 25(Suppl):18S.

24. Killip T 3rd, Kimball JT: Treatment of myocardial infarction in a coronary care unit: a two-year experience with 250 patients. *Am J Cardiol* 1972; 20:457.

25. Goldberg RJ, Gore JM, Alpert JS, et al: Cardiogenic shock after acute myocardial infarction. *N Engl J Med* 1991; 325:1117.

26. Hochman JS, Sleeper LA, Webb JG, et al: Early revascularization in acute myocardial infarction complicated by cardiogenic shock. SHOCK Investigators. Should we emergently revascularize occluded coronaries for cardiogenic shock? *N Engl J Med* 1999; 341:625.

27. De Luca G, Suryapranata H, Ottervanger JP, et al: Time delay to treatment and mortality in primary angioplasty for acute myocardial infarction. *Circulation* 2004; 109:1223.

28. Wackers FJ, Lie KI, Becker AE, et al: Coronary artery disease in patients dying from cardiogenic shock or congestive heart failure in the setting of acute myocardial infarction. *Br Heart J* 1976; 38:906.

29. Hochman JS, Sleeper LA, White HD, et al: One-year survival following early revascularization for cardiogenic shock. *JAMA* 2001; 285:190.

30. Buckberg GD: Studies of controlled reperfusion after ischemia, I. When is cardiac muscle damaged irreversibly? *J Thorac Cardiovasc Surg* 1986; 92:483.

31. Vinten-Johansen J, Buckberg GD, Okamoto F, et al: Studies of controlled reperfusion after ischemia. V. Superiority of surgical versus medical reperfusion after regional ischemia. *J Thorac Cardiovasc Surg* 1986; 92:525.

32. Vinten-Johansen J, Rosenkranz ER, Buckberg GD, et al: Studies of controlled reperfusion after ischemia. VI. Metabolic and histochemical benefits of regional blood cardioplegic reperfusion without cardiopulmonary bypass. *J Thorac Cardiovasc Surg* 1986; 92:535.

33. Allen BS, Buckberg GD, Schwaiger M, et al: Studies of controlled reperfusion after ischemia. XVI. Early recovery of regional wall motion in patients following surgical revascularization after eight hours of acute coronary occlusion. *J Thorac Cardiovasc Surg* 1986; 92:636.

34. Allen BS, Okamoto F, Buckberg GD, et al: Studies of controlled reperfusion after ischemia, XIII: Reperfusion conditions—critical importance of total ventricular decompression during regional reperfusion. *J Thorac Cardiovasc Surg* 1986; 92:605.

35. Allen BS, Okamoto F, Buckberg GD, et al: Studies of controlled reperfusion after ischemia, XII: effects of "duration" of reperfusate administration versus reperfusate "dose" on regional, functional, biochemical, and histological recovery. *J Thorac Cardiovasc Surg* 1986; 92:594.

36. Allen BS, Rosenkranz ER, Buckberg GD, et al: Studies of controlled reperfusion after ischemia. VII. High oxygen requirements of dyskinetic cardiac muscle. *J Thorac Cardiovasc Surg* 1986; 92:543.

37. Allen BS, Buckberg GD, Fontan FM, et al: Superiority of controlled surgical reperfusion versus percutaneous transluminal coronary angioplasty in acute coronary occlusion. *J Thorac Cardiovasc Surg* 1993; 105:864.

38. O'Gara PT, Kushner FG, Ascheim DD, et al: ACCF/AHA guideline for management of ST-elevation myocardial infarction: executive summary. *J Am Coll Cardiol* 2013; 61(4):485-510.

39. Rentrop P, Blanke H, Karsch KR, et al: Selective intracoronary thrombolysis in acute myocardial infarction and unstable angina pectoris.

Circulation 1981; 63:307.

40. Gruppo Italiano per lo Studio della Streptokinasi: The effectiveness of intravenous thrombolytic treatment in acute myocardial infarction. *Lancet* 1986; 1:397.

41. ISSI-2 (Second International Study of Infarct Survival): Randomized trial of intravenous streptokinase, oral aspirin, both, or neither among 17 187 cases of suspected acute myocardial infarction. *Lancet* 1988; 2:349.

42. The TIMI Study Group: Comparison of invasive and conservative strategies after treatment with intravenous tissue plasminogen activator in acute myocardial infarction. *N Engl J Med* 1989; 320:618.

43. Simons ML, Betriu A, Col J, et al: Thrombolysis with tissue plasminogen activator in acute myocardial infarction: no additional benefit from immediate percutaneous coronary angioplasty. *Lancet* 1988; 1:197.

44. Gruppo Italiano per lo Studio della Streptokinasi: GISSI-2: A factorial randomized trial of alteplase versus streptokinase and heparin versus no heparin among 12,490 patients with acute myocardial infarction. *Lancet* 1990; 336:65.

45. ISIS-3 (Third International Study of Infarct Survival): ISIS-3: A randomized comparison of streptokinase vs. tissue plasminogen activator vs. anistreplase and of aspirin plus heparin vs. aspirin alone among 41,299 cases of suspected acute myocardial infarction. *Lancet* 1993; 339:753.

46. The GUSTO Angiographic Investigators: The effects of tissue plasminogen activator, streptokinase, or both on coronary patency, ventricular function, and survival after acute myocardial infarction. *N Engl J Med* 1993; 329:1615.

47. The GUSTO Investigators: An international randomized trial comparing four thrombolytic strategies for acute myocardial infarction. *N Engl J Med* 1993; 329:673.

48. Rentrop KP: Restoration of antegrade flow in acute myocardial infarction: the first 15 years. *J Am Coll Cardiol* 1995; 25(Suppl):1S.

49. Anonymous: Indications for fibrinolytic therapy in suspected acute myocardial infarction: collaborative overview of early mortality and major morbidity results from all randomized trials of more than 1000 patients. *Lancet* 1994; 343:311.

50. Angeja BG, Rundle AC, Gurwitz JH, et al: Death or nonfatal stroke in patients with acute myocardial infarction treated with tissue plasminogen activator. *Am J Cardiol* 2001; 87:627.

51. Bates ER, Topol EJ: Limitations of thrombolytic therapy for acute myocardial infarction complicated by congestive heart failure and cardiogenic shock. *J Am Coll Cardiol* 1991; 18:1077.

52. Gruntzig AR, Senning A, Siegenthaler WE: Nonoperative dilation of coronary-artery stenosis, percutaneous transluminal coronary angioplasty. *N Engl J Med* 1979; 301(2):61-68.

53. Grines CL, Browne KF, Marco J, et al: A comparison of immediate angioplasty with thrombolytic therapy in acute myocardial infarction. *N Engl J Med* 1993;328:673.

54. Goldman L: Cost and quality of life: thrombolysis and primary angioplasty. *J Am Coll Cardiol* 1995; 25(Suppl):38S.

55. Topol EJ, Califf RM, George BS, et al: A randomized trial of immediate versus delayed elective angioplasty after intravenous tissue plasminogen activator in acute myocardial infarction. *N Engl J Med* 1987; 317:581.

56. Rogers WJ, Baim DS, Gore JM, et al: Comparison of immediate invasive, delayed invasive, and conservative strategies after tissue type plasminogen activator: results of the thrombolysis in myocardial infarction (TIMI) phase II-a trial. *Circulation* 1990; 81:1457.

57. Smith SC, Dove JT, Jacobs AK, et al: ACC/AHA guidelines for percutaneous coronary intervention (revision of the 1993 PTCA guidelines)—executive summary. *Circulation* 2001; 103:3019.

58. Keeley EC, Boura JA, Grines CL: Primary angioplasty vs. intravenous thrombolytic therapy for acute myocardial infarction. *Lancet* 2003; 361:13.

59. Grines CL, Cox DA, Stone GW, et al: Coronary angioplasty with or without stent implantation for acute myocardial infarction. Stent Primary Angioplasty in Myocardial Infarction Study Group. *N Engl J Med* 1999; 341:1949.

60. Stone GW, Grines CL, Cox DA, et al: Comparison of angioplasty with stenting, with or without abciximab, in acute myocardial infarction. *N Engl J Med* 2002; 346:957.

61. Neumann FJ, Kastrati A, Schmitt C, et al: Effect of glycoprotein IIb/IIIa receptor blockade with abciximab on clinical and angiographic restenosis rate after the placement of coronary stents following acute myocardial infarction. *J Am Coll Cardiol* 2000; 35:915.

62. Montalescot G, Barragan P, Wittenberg O, et al: Platelet glycoprotein IIb/IIIa inhibition with coronary stenting for acute myocardial infarction. *N Engl J Med* 2001; 344:1895.

63. Valgimigli M, Percoco G, Malagutti P, et al: STRATEGY Investigators: Tirofiban and sirolimuseluting stent vs. abciximab and bare-metal stent for acute myocardial infarction: a randomized trial. *JAMA* 2005; 293:2109.

64. Mauri L, Silbaugh TS, Garg P, et al: Drug-eluting or bare-metal stents for acute myocardial infarction. *N Engl J Med* 2009; 359:1330-1342.

65. DeLuca G, Suryapranata H, Stone GW, et al: Abciximab as adjunctive therapy to reperfusion in acute ST-segment elevation myocardial infarction: a meta-analysis of randomized trials. *JAMA* 2005; 293:1759-1765.

66. Mehran R, Lansky AJ, Wiztenbichler W, et al: Bivalirudin in patients undergoing primary angioplasty for acute myocardial infarction (HORIZONS-AMI): 1-year results of a randomised controlled trial. *Lancet* 2009; 374:1149-1159.

67. Stone GW, Wiztenbichler B, Guagliumi G, et al: Bivalirudin during primary PCI in acute myocardial infarction. *N Engl J Med* 2009; 358:2218-2230.

68. Steg PG, van't Hof A, Hamm CW, et al: Bivalirudin started during emergency transport for primary PCI. *N Engl J Med* 2013; 369:2207.

69. Shahzad A, Kemp I, Mars C, et al: Unfractionated heparin versus bivalirudin in primary percutaneous coronary intervention (HEAT-PPCI): an open-label, single centre, randomized controlled trial. *Lancet* 2014; 384:1849.

70. Briguori C, Visconti G, Focaccio A, et al: Novel approaches for preventing or limiting events (NAPLES III) trial: randomized comparison of bivalirudin versus unfractionated heparin in patients at high risk of bleeding undergoing elective coronary stenting through the femoral approach. Rationale and design. *Cardiovasc Drugs Ther* 2014; 28:273.

71. Schulz S, Richardt G, Laugwitz KL, et al: Prasugrel plus bivalirudin vs. clopidogrel plus heparin in patients with ST-elevation myocardial infarction. *Eur Heart J* 2014; 182:2285.

72. Lee L, Erbel R, Brown TM, et al: Multicenter registry of angioplasty therapy of cardiogenic shock: Initial and long-term survival. *J Am Coll Cardiol* 1991; 17:599.

73. Webb JG, Lowe AM, Sanborn TA, et al: Percutaneous coronary intervention for cardiogenic shock in the SHOCK Trial. *J Am Coll Cardiol* 2003; 42:1380.

74. Berg R Jr, Selinger SL, Leonard JJ, et al: Immediate coronary artery bypass for acute evolving myocardial infarction. *J Thorac Cardiovasc Surg* 1981; 81:493.

75. DeWood MA, Spores J, Berg R Jr, et al: Acute myocardial infarction: a decade of experience with surgical reperfusion in 701 patients. *Circulation* 1983; 68(Suppl II):II-8.

76. Spencer FC: Emergency coronary bypass for acute infarction: an unproved clinical experiment. *Circulation* 1983; 68(Suppl II):II-17.

77. Lee DC, Oz MC, Weinberg AD, et al: Optimal timing of revascularization: transmural versus nontransmural acute myocardial infarction. *Ann Thorac Surg* 2001; 71:1198.

78. Lee DC, Oz MC, Weinberg AD, et al: Appropriate timing of surgical intervention after transmural acute myocardial infarction. *J Thorac Cardiovasc Surg* 2003; 125:115.

79. Weiss JL, Marino N, Shapiro EP: Myocardial infarct expansion: recognition, significance and pathology. *Am J Cardiol* 1991; 68:35.

80. Roberts CS, Schoen FJ, Kloner RA: Effects of coronary reperfusion on myocardial hemorrhage and infarct healing. *Am J Cardiol* 1983; 52:610.

81. Creswell LL, Rosenbloom M, Cox JL, et al: Intraaortic balloon counterpulsation: patterns of usage and outcome in cardiac surgical patients. *Ann Thorac Surg* 1992; 54:11.

82. Chen JM, DeRose JJ, Slater JP, et al: Improved survival rates support left ventricular assist device implantation early after myocardial infarction. *J Am Coll Cardiol* 1999; 33:1903.

83. Dang NC, Topkara VK, Leacche M, et al: Left ventricular assist device implantation after acute anterior wall myocardial infarction and cardiogenic shock: a two-center study. *J Thorac Cardiovasc Surg* 2005; 130:693.

84. Creswell LR, Moulton MJ, Cox JL, Rosenbloom M: Revascularization after acute myocardial infarction. *Ann Thorac Surg* 1995; 60:19.

85. Stuart RS, Baumgartner WA, Soule L, et al: Predictors of perioperative mortality in patients with unstable postinfarction angina. *Circulation* 1988; 78(Suppl I):I-163.

86. DeWood MA, Notske RN, Hensley GR, et al: Intraaortic balloon counterpulsation with and without reperfusion for myocardial infarction shock. *Circulation* 1980; 61:1105.

87. Guyton RA, Arcidi JM, Langford DA, et al: Emergency coronary bypass for cardiogenic shock. *Circulation* 1987; 76(Suppl V):V-22.

88. White HD, Assman SF, Sanborn TA, et al: Comparison of percutaneous coronary intervention and coronary artery bypass grafting after acute myocardial infarction complicated by cardiogenic shock. *Circulation* 2005; 112:1992.

89. Serruys PW, Unger F, Sousa JE, et al (Group ARTS): Comparison of coronary-artery bypass surgery and stenting for the treatment of multivessel disease. *N Engl J Med* 2001; 344:1117.

90. Rodriguez AE, Baldi J, Pereira CF, et al: Five-year follow-up of the Argentine randomized trial of coronary angioplasty with stenting versus coronary bypass surgery in patients with multiple vessel disease (ERACI II). *J Am Coll Cardiol* 2005; 46:582.

91. Eefting F, Nathoe H, van Dijk D, et al: Randomized comparison between stenting and off-pump bypass surgery in patients referred for angioplasty. *Circulation* 2003; 108:2870.

92. SoS Investigators: Coronary artery bypass surgery versus percutaneous coronary intervention with stent implantation in patients with multivessel coronary artery disease (the Stent or Surgery trial): a randomised controlled trial. *Lancet* 2002; 360:965.

93. Bakhai A, Hill RA, Dickson R, et al: Percutaneous transluminal coronary angioplasty with stents versus coronary artery bypass grafting for people with stable angina or acute coronary symptoms. *Cochrane Database Syst Rev* 2005; 1:1-54.

94. Hannan EL, Racz MJ, Walford G, et al: Long-term outcomes of coronary artery bypass grafting versus stent implantation. *N Engl J Med* 2005; 352:2174.

95. Gersh BJ, Frye RL: Methods of coronary revascularization—things may not be as they seem. *N Engl J Med* 2005; 352:2235.

96. CURE Study Investigators: The Clopidogrel in Unstable angina to prevent Recurrent Events (CURE) Trial Pr Programme. *Eur Heart J* 2000; 21:2033.

97. Harker LA, Boisset JP, Pilgrim AJ, et al: Comparative safety and tolerability of clopidogrel and aspirin: results from CAPRIE. CAPRIE Steering Committee and Investigators. Clopidogrel vs. Aspirin in Patients at Risk of Ischaemic Events. *Drug Saf* 1999; 21:325.

98. Dangas G, Mehran R, Guagliumi G, et al: Role of clopidogrel loading dose in patients with st-segment elevation myocardial infarction undergoing primary angioplasty. *J Am Coll Cardiol* 2009; 54:1438-1446.

99. Hongo R, Ley J, Dick S, et al: The effect of clopidogrel in combination with aspirin when given before coronary artery bypass grafting. *J Am Coll Cardiol* 2002; 40:231.

100. Kapetanakis EI, Medlam DA, Boyce SW, et al: Clopidogrel administration prior to coronary artery bypass grafting surgery: the cardiologist's panacea or the surgeon's headache? *Eur Heart J* 2005; 26:576.

101. Caes FL, Van Nooten GJ: Use of internal mammary artery for emergency grafting after failed coronary angioplasty. *Ann Thorac Surg* 1994; 57:1295.

102. Zaplonski A, Rosenblum J, Myler RK, et al: Emergency coronary artery bypass surgery following failed balloon angioplasty: role of the internal mammary artery graft. *J Cardiac Surg* 1995; 10:32.

103. Di Donato M, Sabatier M, Dor V, et al: Effects of the Dor procedure on left ventricular dimension and shape and geometric correlates of mitral regurgitation one year after surgery. *J Thorac Cardiovasc Surg* 2001; 121:91.

104. Athanasuleas CL, Buckberg GD, Stanley AWH, et al: Surgical ventricular restoration in the treatment of congestive heart failure due to postinfarction ventricular dilation. *J Am Coll Cardiol* 2004; 44:1439.

105. DiDonato MD, Toso A, Dor V, et al: Surgical ventricular restoration improves mechanical intraventricular dyssynchrony in ischemic cardiomyopathy. *Circulation* 2004; 109:2536.

106. Jones RH, Velazquez EJ, Michler RE, et al: Coronary bypass surgery with or without surgical ventricular reconstruction. *N Engl J Med* 2009; 309:1705-1717.

107. Applebaum R, House R, Rademaker A, et al: Coronary artery bypass grafting within thirty days of acute myocardial infarction. *J Thorac Cardiovasc Surg* 1991; 102:745.

108. Hochberg MS, Parsonnet V, Gielchinsky I, et al: Timing of coronary revascularization after acute myocardial infarction. *J Thorac Cardiovasc Surg* 1984; 88:914.

109. Scheidt S, Wilner G, Mueller H, et al: Intra-aortic balloon counterpulsation in cardiogenic shock. *N Engl J Med* 1973; 288:979.

110. Ohman EM, George BS, White CJ, et al: Use of aortic counterpulsation to improve sustained coronary artery patency during acute myocardial infarction. *Circulation* 1994; 90:792.

111. Ohman EM, Nanas J, Stomel RJ, et al: Thrombolysis and counterpulsation to improve survival in myocardial infarction complicated by hypotension and suspected cardiogenic shock or heart failure: results of the TACTICS trial. *J Thrombosis Thrombolysis* 2005; 19:33.

112. Thiele H, Zeymer U, Neumann FJ, et al: Intra-aortic balloon support for myocardial infarction with cardiogenic shock. *N Engl J Med* 2012;

307:1287.

113. Thiele H, Zeymer U, Neumann FJ, et al: Intra-aortic balloon counterpulsation in acute myocardial infarction complicated by cardiogenic shock (IABP-Shock II): final 12 month results of a randomized, open-label trial. *Lancet* 2013; 328:1638.

114. Mueller HS: Role of intra-aortic counterpulsation in cardiogenic shock and acute myocardial infarction. *Cardiology* 1994; 84:168.

115. Gold HK, Leinbach RC, Sanders CA, et al: Intra-aortic balloon pumping for control of recurrent myocardial ischemia. *Circulation* 1973; 47:1197.

116. Fotopoulos GD, Mason MJ, Walker S, et al: Stabilisation of medically refractory ventricular arrhythmias by intra-aortic balloon counterpulsation. *Heart* 1999; 82:96.

117. Stone GW, Ohman EM, Miller MF, et al: Contemporary utilization and outcomes of intra-aortic balloon counterpulsation in acute myocardial infarction. *J Am Coll Cardiol* 2003; 41:1940.

118. Ratcliffe MB, Bavaria JE, Wenger RK, et al: Left ventricular mechanics of ejecting postischemic hearts during left ventricular circulatory assistance. *J Thorac Cardiovasc Surg* 1991; 101:245.

119. Heerdt PM, Holmes JW, Cai B, et al: Chronic unloading by left ventricular assist device reverses contractile dysfunction and alters gene expression in end-stage heart failure. *Circulation* 2000; 102:2713.

120. Zafeiridis A, Jeevanandam V, Houser SR, et al: Regression of cellular hypertrophy after left ventricular assist device support. *Circulation* 1998; 98:656.

121. Mancini DM, Beniaminovitz A, Levin H, et al: Low incidence of myocardial recovery after left ventricular assist device implantation in patients with chronic heart failure. *Circulation* 1998; 98:2383.

122. Thiele H, Lauer B, Hambrecht R, et al: Reversal of cardiogenic shock by percutaneous left atrial-to-femoral artery bypass assistance. *Circulation* 2001; 104:2917-2922.

123. Seyfarth M, Sibbing D, Bauer I, et al: A randomized clinical trial to evaluate the safety and efficacy of a percutaneous left ventricular assist device versus intra-aortic balloon pumping for treatment of cardiogenic shock caused by myocardial infarction. *J Am Coll Cardiol* 2008; 52:1584-1588.

124. Oz MC, Pepino P, Goldstein DJ, et al: Selection scale predicts patients successfully receiving long-term, implantable left ventricular assist devices. *Circulation* 1994; 90:I-308.

125. Cantor WJ, Fitchett D, Borgundvaag B, et al: Routine early angioplasty after fibrinolysis for acute myocardial infarction. *N Engl J Med* 2009; 260:2705.

126. Moens AL, Claeys MJ, Timmermans JP, et al: Myocardial ischemia/reperfusion-injury, a clinical view on a complex pathophysiological process. *Int J Cardiol* 2005; 100:179.

127. Wollert KC, Drexler H: Clinical applications of stem cells for the heart. *Circ Res* 2005; 96:151.

128. Schachinger V, Assmus B, Britten MB, et al: Transplantation of progenitor cells and regeneration enhancement in acute myocardial infarction. Final one-year results of the TOPCARE-AMI Trial. *J Am Coll Cardiol* 2004; 44:1690.

129. Hare JM, Traverse JH, Henry TD, et al: A randomized, double-blind, placebo-controlled, dose-escalation study of intravenous adult human mesenchymal stem cell (prochymal) after acute myocardial infarction. *J Am Coll Cardiol* 2009; 54:2277-2286.

第 23 章　微创心肌血运重建

Piroze M. Davierwala ● David M. Holzhey ● Friedrich W. Mohr

"微创冠状动脉旁路移植术"是很难准确定义的。目前一些观点认为,避免应用体外循环是降低常规冠状动脉旁路移植术(coronary artery bypass grafting,CABG)出现相关并发症的关键[1]。另外一些观点认为,胸部正中切口所致的纵隔感染及患者日常活动恢复的滞后是术后出现并发症的潜在诱因[2]。因此,一些可以避免使用体外循环且外科创伤小的手术技术正逐步形成。为改善患者术后短期及长期恢复,避免主动脉操作或全动脉化血运重建的手术技术正被不断开发。众所周知,常规桥血管移植物的获取技术会带来伤口愈合问题,尤其是对于糖尿病患者,由此应用内窥镜技术获取静脉或桡动脉的技术得以发展。

非体外循环下冠状动脉旁路移植术

在体外循环辅助、心脏停搏状态的下进行的传统 CABG 手术已历经数十年。CABG 手术成功的关键在于心脏放空、停搏,无血的手术视野以及所有心表血管的良好暴露。尽管患者的风险状况不断增加,但良好的结果和不断下降的死亡率使标准 CABG 成为我们行业的常规手术[3]。但关于体外循环(cardiopulmonary bypass,CPB)副作用的报道以及对体外循环病理生理检查的系统报告,使人们开始质疑"体外循环是你的朋友"这种说法。CPB 与下列反应相关:①系统性炎性反应;②细胞因子的释放;③激活凝血级联反应;④代谢紊乱;⑤微栓子等众多不良反应。虽然大多数患者可以耐受,但是这些反应的单独或联合作用可能会导致严重并发症发生,而这些将对手术结果产生负面影响。随着人口老龄化及合并症的不断增加,全世界的外科医生都在寻求可以进一步降低 CABG 手术风险的方法,所以人们开始质疑 CPB 技术在 CABG 术中的作用也在情理之中。

非体外循环下冠状动脉旁路移植术(off-pump coronary artery bypass,OPCAB)的发展与 20 世纪 90 年代初心脏固定器的出现密不可分。单纯压迫型固定器是最早被设计出来的,但很快医生们便发现在显露心脏后侧壁和下壁冠脉的时候还需要额外的手段。随着 Utrecht 公司设计的负压吸引固定器的出现,局部心肌固定变得更为便利并且不受靶血管位置的限制,OPCAB 技术由此得到普及。除了需要先进的固定器,人们认识到开展 OPCAB 还依赖于一个良好的手术团队,以预防、应对手术过程中突发的血流动力学改变。

麻醉要求

在大多数医疗中心,OPCAB 是在全身麻醉下进行的。偶有报告指出患者可以在高位硬膜外麻醉下保持清醒状态及自主呼吸接受手术[4]。此外,一些医疗中心喜欢应用 PICCO 或类似技术进行持续的心排血量测量[5]。Swan-Ganz 导管并不总是有益的,相反,在操作心脏的过程中可能会导致心律失常。最重要的是在手术的全过程中为患者保温,温度管理措施包括变温毯、加温输液及保持较高的室温。容量控制是至关重要的,因为这是平衡血流动力学变化的首选方式。暴露心脏后壁时会导致不同程度的右室流出道梗阻,这种情况常可通过将手术床向右倾斜并采取头低足高位使静脉回流增加,而使问题得到充分的解决。由于没有 CPB,手术中无法超滤,因此应避免过度输液,特别是在终末期肾病(end-stage renal disease,ESRD)患者中。由于正性肌力药会明显增加心率、增加手术难度,所以应只对有严重血流动力学变化的患者使用。在影响人手动操作及追踪的因素中,一些回顾研究指出对于三维(3D)范围内移动的物体(如跳动的心脏)人类在其频率不超过 1Hz 时可以达到最好的追踪效果,这恰巧等同于心率 60 次/min[6]。由于更高的频率将不能被追踪,因此首选的心率应保持在 50~70 次/min,以简化吻合口缝合。在房颤的情况下,通过药物或心外膜临时起搏器控制心率可能有助于血管吻合。虽然很少需要输血,但仍建议应用血液回收装置将输血的风险降到最低。如果回收量小于 500mL,回收血液通常被弃掉。

手术技术

通过标准胸部正中切口劈开胸骨,获取单侧或双侧胸廓内动脉(internal thoracic arteries,ITA)。患者应肝素化(150~200U/kg,即体外循环量的一半)使活化凝血时间(activated clotting time,ACT)大于 300 秒。对于心脏扩大的患者可能需要打开右侧胸膜,一些外科医生常规打开右侧胸膜使心脏倾斜时有更大的空间,并且在显露心脏的后外侧壁时更加容易。切开心包后,建议将心包的左侧缝置固定在胸骨的左缘。然后用胸骨牵开器展开胸骨的两个边缘。这不仅有助于心脏的右旋转,也有助于心脏上升到一定程度,这也有助于暴露后外侧壁上的血管。随后,缝置心包深部牵引线,以进一步帮助暴露和操作心脏。心包悬吊线有很多种缝合的方法。理想情况下,将两条缝合线深入心包(比房室沟深),一条位于下腔静脉内侧,另一

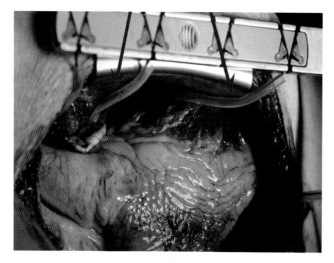

图 23-1　OPCAB 的准备:心包悬吊线的放置

条位于左下肺静脉下方(图 23-1)。为了避免剪切损伤心肌,悬吊线应套塑料管或选择使用海绵作为代替。由于缝置心包悬吊线导致心脏位置的突然改变可能会导致血流动力学或心律的意外变化,所以缝合时应该轻柔操作。

移植的顺序在很大程度上取决于冠状动脉的解剖结构和所使用的移植技术。左前降支(left anterior descending,LAD)被认为是最重要的靶血管,无需太多的心脏操作即可移植。因此,在大多数情况下,血管重建应该从移植到 LAD 的 ITA 开始。稍微提起心包悬吊线,前降支很容易显露。将固定器置于拟行吻合处的理想位置,以确保固定器两脚与缝合血管之间有足够的距离。将血管的前表面从上覆组织中分离出来,使其暴露出来。若血管表面覆盖大量的脂肪或肌肉,使用低能量电凝或钳夹心外膜静脉可以减少周围出血。应避免对大的对角支的机械压迫。负压吸引固定器应在负压吸引打开且固定器吸附在心脏表面后方可锁定,此后只需要施加少量的压力便可使心脏固定,过多的压力会导致心脏更有力的收缩以抵抗受压,从而导致心室壁运动增强。可应用多种方法对靶血管进行临时阻断,通常可使用 4-0 聚丙烯缝线(用或不用垫片)或硅橡胶带环绕。为避免吻合口处靶血管的受压或扭曲,阻断带应放置在距吻合口至少 5~10mm 处,且应在组织中足够深以避免伤及靶血管。对于伴行的冠状静脉也应该小心对待,以防止吻合口处及周围出血。一般情况下应避免阻断远段冠状动脉,即使在伴有很强逆向血流的闭塞血管中也很少需要这样做,这种情况下可以使用分流栓。必须小心不要在冠脉支架外区域放置阻断带,这会使支架弯曲或变形。为避免损伤靶血管后壁,应保证在靶血管完全充盈的情况下进行切开,因此阻断带应在行靶血管切开后勒紧。轻柔的收紧阻断带至出血停止。如果只有少量出血,例如慢性完全阻塞血管,阻断带也需根本不需要收紧。二氧化碳吹管是用来保持一个清晰的视野,在吻合过程中,吹走血液从间隔分支或远端冠状动脉来的逆向血流。二氧化碳流量不应超过 5L/min,过度吹气可导致移植血管和冠状动脉内膜剥离或损伤,或引起空气栓塞。由于可能会导致内膜损伤,分流栓的应用一直存在争议。若应用分流栓,在置入时必须非常小心避免形成创伤。另一种选择是在靶血管切开后向

其内注入透明反向温敏凝胶对血流进行阻塞,然后可以在没有 CO_2 吹管、分流栓或阻断带的情况下进行吻合。凝胶可完全溶解(大约 15 分钟后)或局部应用冷海绵或纱布使其溶解[7,8]。

回旋支及其分支通常作为下一步搭桥的目标,尤其是采用复合 Y/T 移植技术时。由于在非体外循环下难于显露,回旋支远端被认为是最有挑战性的血管。对于右心室扩张和功能不全的患者,可能需要打开右侧胸膜并在横膈膜处将右侧心包分到下腔静脉水平,以使心脏可由胸骨下移至右侧胸腔从而防止右心室受压。回旋支搭桥后进行右冠状动脉及其分支的搭桥。对于右优势型且狭窄小于 80% 的患者可能需要应用分流栓,因为在右冠状动脉阻断期间房室结动脉的缺血会导致急性完全性房室传导阻滞。因此,建议在阻断血管前放置临时起搏器。

为了增进 OPCAB 患者术后短期及长期受益,桥血管材料应尽量选用动脉。这样可以避免主动脉钳夹,这是栓塞的另一个来源,也是卒中的独立预测因素[9]。事实上,一些作者认为避免主动脉操作是使 CABG 卒中风险低于 PCI 的重要因素[10-12]。

如果使用静脉或者桡动脉作为移植血管,先做近端或远端吻合口均可以。然而,在严重缺血或血流动力学不稳定的患者中,先行近端吻合将是有益的,因为它可以在不操作心脏的情况下进行,一旦远端吻合完成,心肌就可以得到血管重建。在主动脉侧壁钳夹的过程中,降低全身血压对于降低栓塞和主动脉夹层的风险至关重要。降压可通过药物或对下腔静脉进行简单的挤压来完成,并且可以在松开阻断钳前重复操作。术中对于桥血管通畅度的检查建议应用流量仪(transient time Doppler)或其他方式完成。如果手术区域干燥,不需要对肝素进行完全拮抗。术后当天便应开始应用阿司匹林,前提是患者不出血。

特殊情况

对于不稳定心绞痛、心源性休克或射血分数低于 20% 的患者,术前植入主动脉内球囊反搏泵可能会有帮助作用。此外,这些患者可以在体外循环心脏不停跳的情况下进行手术,以达到保留冠状动脉自然血流,心脏卸负荷及保证组织灌注的目的[13,14]。合并有心房颤动(atrial fibrillation,AF)的患者,由于其心脏收缩不规则,可能会分散外科医生的注意力(心脏规则收缩的患者可应用诸如"等待-观察"的策略进行缝合,而对于心脏收缩不规则的患者这些方法效果较差[5])。因此,通过药物或临时起搏器的 VVI 模式使患者的心率降低以帮助手术进行。如果患者为阵发性房颤,可在搭桥前应用射频消融进行肺静脉隔离术。

结果

Bakaeen 等人[15]最近报告说,在美国实施的 OPCAB 术在 2002 年及 2008 年达到顶峰,分别为 23% 及 21%,随后在 2012 年稳步下降至 17%。在过去 5 年里,OPCAB 的比例不仅在年手术量 50~200 例的中型心脏中心里有所下降,而且在年手术量大于 200 例的大型心脏中心也同样下降。他们进一步报告说,84% 的中心每年完成不到 50 例非体外循环手术,34% 的外科医生不进行非体外循环手术,86% 的外科医生每年完成不到 20 例非体外循环手术[17]。然而,在一些国家,特别是那些医疗

和财政资源有限的国家,OPCAB 仍然占所有 CABG 的近 80%。在一些医疗中心,进行 OPCAB 几乎不需要对患者进行选择。这种下降的主要原因之一是一些对 OPCAB 不利的随机对照试验的结果。ROOBY 试验报告 OPCAB 死亡和并发症的综合结果较差(9.9% vs 7.4%,P = 0.04),不完全血运重建率较高(17.9% vs 11.1%;P<0.000 1),1 年时 OPCAB 的桥血管通畅率较体外循环 CABG 低(82.6% vs 87.8%,P<0.01)。丹麦体外与 OPCAB 的随机研究(DOORS)包括 900 名年龄大于 70 岁的患者,在 30 天和 6 个月时,两种手术的复合临床终点没有差异[16]。然而,DOORS 研究组最近发表了一项亚组分析,结果显示,在 6 个月时,OPCAB 后的桥血管通畅率明显低于体外循环 CABG 后的桥血管通畅率(79% vs 86%;P = 0.01)。然而,这两项试验均不能充分确定两种外科血管重建技术在死亡、心肌梗死、中风或者肾衰竭方面的临床相关差异。Sergeant 等及 Puskas 等指出,需要大样本量的患者来揭示这两种手术方法在这些结果上的显著统计学差异[18,19]。因此,进行了 CORONARY 试验,将 4 752 名患者随机分为 OPCAB(2 375)和体外循环冠状动脉旁路移植(on-pump coronary artery bypass,ONCAB)(2 377)组。两组在术后 30 天、30 天至 1 年和 1 年的综合结果没有差异[20]。类似地,德国老年患者非体外循环冠状动脉旁路移植术(GOPCABE)研究涉及 2 539 名年龄大于 75 岁的患者,随机分为 OPCAB 组和 ONCAB 组,两组在 30 天和 12 个月时的死亡、中风、心肌梗死或肾脏替代治疗的临床复合或个体成分无差异[21]。然而,接受 OPCAB 的患者在 30 天时需要明显更多的再次血运重建,但在 12 个月时趋于平衡。这一发现取代了 Khan 等人的发现,他们报告术后 3 个月 OPCAB 患者的桥血管通畅性降低[22]。相反,其他研究,如 SMART 和 Prague Ⅳ 研究,提供了移植血管通畅性的血管造影数据,揭示了 ONCAB 和 OPCAB 的通畅率相等[23-25]。自从首次报道 OPCAB 的不完全血运重建率较高[26-29]和桥血管通畅率较低[21]以来,关于 OPCAB 的争论一直没有得到解决。

OPCAB 在脑卒中预防中起着重要作用,尤其是在高危患者中。一项荟萃分析涉及 2010 年至 2011 年间比较 OPCAB 和 ONCAB 的所有主要随机对照试验,结果显示 OPCAB 术后卒中发生率显著降低 30%[相对危险度(RR) 0.70]。在死亡率(RR 0.90)或心肌梗死(合并 RR 0.89)方面没有显著差异[30]。越来越多的证据表明,OPCAB 后神经认知结局更好,卒中率更低[31-33]。多项研究证明,CPB 是不良神经预后的独立预测因子[34]。在 OPCAB 手术中,大脑中动脉的通过时间多普勒显著降低[35-37]。在 OPCAB 手术中,无主动脉操作可进一步减少神经并发症。在最近对 12 079 例 CABG 患者的回顾性分析中,Moss 等报告说,随着主动脉操作程度的增加,观察到的卒中率与预期的卒中率之比增加,从无接触组的 0.48 增加到无钳夹辅助装置组的 0.61,再到钳夹组的 0.95。与无接触技术相比,主动脉阻断与术后卒中的增加独立相关[校正比值比(OR),2.50;P<0.01][38]。OPCAB 还与急性肾功能衰竭的风险降低相关[39-41],尤其是在术前肾功能不全的高危患者中[42,43]。对涉及 4 819 名患者的 22 项随机研究的荟萃分析证实了这些发现。与 ONCAB 组相比,OPCAB 将术后急性肾损伤的发生率显著降低 40%[OR 0.60;95% 置信区间(CI) 0.43 ~ 0.84;P =

0.003],透析需求的发生率不显著的降低 33%(OR 0.67;95% 置信区间 0.40 ~ 1.12;P = 0.12)[44]。CORONARY 试验的肾功能亚组,共纳入 2 932 名患者。结果显示,OPCAB 与 ONCAB 相比,降低了急性肾损伤的风险(17.5% vs 20.8%,P = 0.01);然而,两组在 1 年时肾功能丧失的风险没有显著差异(17.1% vs 15.3%,P = 0.23)[45]。

此外,OPCAB 术后 AF[43,46]的发生率和心肌损伤标志物(如肌酐激酶和肌钙蛋白)的浓度也降低[47-49]。失血较少,输血率也降低[19]。总体而言,OPCAB 减少了 15% ~ 35% 的住院费用[50,51],可能是由于住院时间和资源利用减少。

大多数研究根据手术和短期死亡率结果更倾向于 OPCAB。回顾性分析 1999 年和 2000 年胸外科学会数据库中 17 969 例 OPCAB 患者(占总患者的 8.8%),发现 OPCAB 与 ONCAB 相比具有显著的生存优势,风险调整多因素 logistic 回归分析(OR 0.76,95% CI 0.68 ~ 0.84)和条件逻辑回归(logistic regression)(OR 0.83,95% CI 0.73 ~ 0.96)均证实该结果[52]。Mack 等的另一个包括 7 283 名患者的多中心分析报告了相似的结果。通过倾向性评分匹配和多元回归分析,CPB 的使用被认为是一个独立的死亡率预测因子(OR 2.08,95% CI 1.52 ~ 2.83,P < 0.001)[53]。OPCAB 似乎提供了一种生存获益,特别是在高危人群(如老年人、射血分数<30% 的人和肥胖患者)中[19,50,54,55]。国际微创心脏外科学会共识小组在一项深入的荟萃分析中公布,OPCAB 降低了混合风险和高危患者的死亡率、住院时间和术后心肌梗死(myocardial infarction, MI)、肾功能衰竭、房颤和输血率[19](图 23-2)。少数有关中期生存率的报告显示 OPCAB 和 ONCAB 在 2 年和 4 年时有相似的结果[26,56]。

比较 OPCAB 和 ONCAB 的长期疗效的报道有限。在过去 5 年里,三个主要发表的文章产生了不同的结果。对参与心脏停搏研究(BHACAS 1 和 2)患者的长期随访显示,OPCAB 组(10.6%)和 ONCAB 组(11.0%)之间发生桥血管闭塞的可能性相似(OR 1.00;P>0.99)。同样,两组在死亡危险[危险比(HR) 1.24]或重大心脏相关不良事件或死亡(HR 0.84)方面没有差异[57]。相反,对 5 203 名患者的大型倾向匹配分析显示,OPCAB 患者 30 天(OR 0.70;P = 0.31)和 1 年(HR 1.11;P = 0.62)的死亡风险与 ONCAB 相似,然而在中位随访时间为 6.4 年的情况下,OPCAB 组的死亡风险较高(HR 1.43;P < 0.000 1)[58]。最近对 32 项比较 OPCAB 组和 ONCAB 组长期预后的研究进行的荟萃分析得出结论:在低风险人群中,OPCAB 组的中期死亡率和并发症率与 ONCAB 组相似。当把观察性研究排除在外后,两种外科血管重建术的长期死亡率相当[59]。

总结一下,OPCAB 是一种技术上具有挑战性的手术,与传统的 CABG 手术相比,它需要更长的学习曲线。有些外科医生几乎只做 OPCAB 手术,而其他人根本不用。OPCAB 可能不是每个病人或所有心脏外科医生的最佳选择。然而,这是一个重要的选择,必须以与传统 CABG 相同的技术精度来掌握[60]。即使通过随机对照试验也很难比较 OPCAB 和 ONCAB,因为存在诸多影响因素,如靶血管的质量、桥血管的类型、所采用的吻合技术(序贯、复合全动脉、静脉桥等),以及实施 OPCAB 术者的资质和经验亦难以确认。尽管如此,我们还是要等待大规模、多中心的 RCT 的长期跟踪结果。

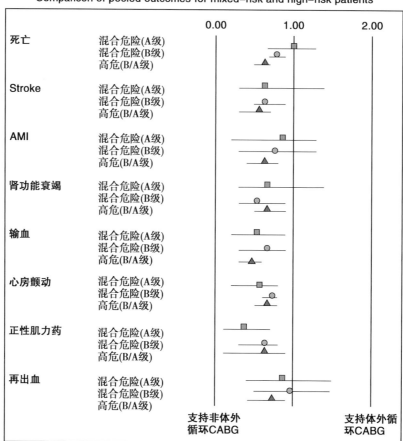

图 23-2　合并混合危险及高危患者的预后比较。方形：来自 37 项随机对照研究的 3 369 例混合危险患者（A 级）（Cheng 2004）。圆点：来自 13 项非随机对照研究的 198 204 例患者（B 级）（Beattie 2004）。三角：来自 42 项非随机对照研究及 3 项随机对照研究的 26 349 例高危患者（A 级）（ISMICS Consensus Meta-Analysis 2004）（Reproduced with permission from Puskas J, Cheng D, Knight J et al: Off-Pump versus Conventional Coronary Artery Bypass Grafting: A Meta-Analysis and Consensus Statement From The 2004 ISMICS Consensus Conference, Innovations (Phila). 2005 Fall; 1(1): 3-27.)

微创直视冠状动脉旁路移植术

微创心脏外科的目的之一在于避免胸骨正中切口的巨大创伤及切口并发症。因此，不需要胸骨正中切口的不停跳冠状动脉搭桥技术便应运而生。从 90 年代中期开始，这种被称为微创直视冠状动脉旁路移植术（minimally invasive direct coronary artery bypass, MIDCAB）的手术技术逐渐被广泛应用[61-65]。在一些医疗中心，MIDCAB 是前降支（LAD）单支病变外科血运重建的首选方式。此外，对于一些多支病变合并多种合并症的高危患者，MIDCAB 可以作为标准冠状动脉旁路移植术或者 OPCAB 的有效替代方法。

麻醉

应用标准监测技术，并按照 OPCAB 的管理流程进行体温管理。应用双腔气管插管或支气管封堵器进行选择性右肺通气，并使用短效麻醉以便快速拔管。

手术技术

标准 MIDCAB 通常采取仰卧位，右侧垫高 10°~30°，经左前外侧小切口进胸。经第五肋间或女性乳房下折叠处行 5~6cm 皮肤切口，根据肌纤维走行对胸肌进行钝性游离（保留肌肉），这样可以降低偶有报道的肺疝的发生。通常在实际切口上一肋间入胸。使用肋骨牵开器时必须随时避免过度牵开以防止肋骨的错位和骨折，一般不需要去掉肋骨。一般在直视下获取左侧胸廓内动脉（left internal thoracic artery, LITA），但应用超声刀或遥控操作系统在内窥镜下获取 ITA 也已经被报道[65-67]。

从第五肋间隙到锁骨下动脉起始处分离胸内筋膜，以便于 LITA 的获取，LITA 的获取可采用带蒂或骨骼化的方式进行。骨骼化技术具有可获取更多移植物长度的优势，但是更耗时。在内乳静脉与锁骨下静脉的交界处将内乳静脉分开，也可以获得额外的长度。侧支根据外科医生的喜好被夹闭或烧灼。在 ITA 远端离断前肝素化。与正中开胸 OPCAB 类似，ACT 维持在 300 秒以上。应在 LAD 上方大致对应处打开心包,并延伸到主动脉和肺动脉间隔处。这将有助于在存在过多心外膜脂肪或心肌内走行的情况下定位靶血管。确定目标血管。为了加强暴露,可以使用一个或两个心包固定缝线来悬吊心脏。直视下获取吻合口的位置至关重要。然后使用标准可重复使用的压迫型固定器显露靶血管(图 23-3)。负压吸引固定器比较笨拙,单纯 LAD 吻合口一般不需要。使用 4-0 带垫片缝合线或血管带阻断 LAD 近端。缺血预处理并没有帮助,但一些外科医生习惯使用,他们认为这样可以改善心肌的缺血耐受性。很少使用分流栓,但是在有过多的冠状动脉逆向血流或缺血证据或血流动力学不稳定的迹象时,可以根据外科医生的偏好使用。尽可能避免阻断冠脉远端(99%的患者)。常规使用 CO_2 吹雾来获得无血的手术视野。然后使用 7-0 或 8-0 聚丙烯缝合线以标准方式进行血管吻合。最后将 LITA 蒂固定在心外膜组织上。桥血管通畅性的评估通常使用瞬时多普勒流量仪测量。在左侧胸腔留置胸腔引流管,用局部麻醉剂进行肋间神经阻滞。在用 1~2 根强肋骨缝合线关闭胸部之前,停止单肺通气,在直视下观察膨起的左肺并观察 LITA 全程的张力。用吸引器尖或长镊子可以方便地使 LITA 保持在前纵隔的侧面。可以在手术室拔除气管插管,也可以在术后几个小时进行。通常在手术当天给予抗血小板治疗。

结果

许多文献报道了使用这种方法的良好结果。即时血管造影通畅率为 94%~98%,与常规冠状动脉搭桥术相似[64,68]。有研究称,术后六个月桥血管通畅率为 94%[69]。最近由 Reser 等人发表的中期结果显示,24 个月时总生存率为 92.4%±0.2%,无 MACCE 生存率为 96.1%±1.7%[70]。根据我们自己的数据,在 1996—2009 年期间 1 768 名接受 MIDCAB 的患者中,住院死亡率为 0.8%(Euroscore 预测死亡率为 3.8%),卒中发生率为 0.4%。1.7%的患者需要中转开胸。术后常规血管造影 745 例,早期通畅率 95.2%。3.3%的患者需要短期靶血管再干预。

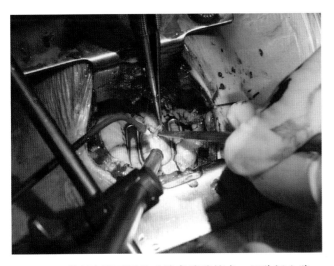

图 23-3 微创直视下冠状动脉旁路移植术。经肋间入路,前降支易于显露,使用标准压迫型固定器(Data from 1483 patients undergoing MIDCAB at the Heartcenter Leipzig.)

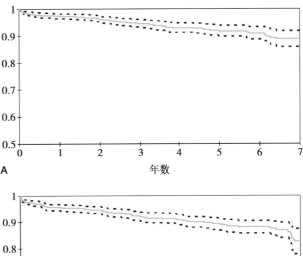

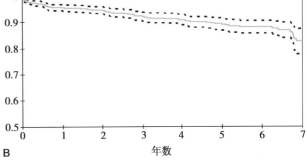

图 23-4 MIDCAB 术后。A. MIDCAB Kaplan-Meier 五年生存曲线(95%置信区间)。B. 无并发症(死亡、心肌梗死、卒中、心绞痛、再次血运重建)的存活曲线

随访 6 个月,桥血管通畅率为 95.2%(n=423)。5 年和 10 年生存率分别为 88.3%(95% CI 86.6%~89.9%)和 76.6%(95% CI 73.5%~78.7%)(图 23-4A)。相应的无 MACCE 和心绞痛的发生率分别为 85.3%(95% CI 83.5%~87.1%)和 70.9%(95% CI 68.1%~73.7%)(图 23-4B)[71]。这些结果与其他团队的研究结果相符[69,72,73]。

MIDCAB 术后的住院死亡率<1%,与德国胸心血管外科学会注册的非体外循环单血管搭桥术后的 1.4% 和体外循环单支血管搭桥术后的 3.6% 相比,前者更为有利[74]。它也低于 STS数据库中报告的 2.4% 的死亡率[75]。倾向性评分校正的比较显示,在平均 6.2 年的随访中,MIDCAB 和胸骨正中切开手术的手术死亡率、晚期生存率和再次血运重建率相似,但手术部位感染的发生率较低(2.8% vs 0.7%;P=0.04)[76]。另一项来自英国的较小研究也发现,MIDCAB 和 OPCAB 在手术死亡率、心肌梗死、卒中、再干预和 ICU 住院日等方面相似。然而,MID-CAB 患者的住院时间明显较短[77]。总的来说,围手术期主要并发症如 MI 的发生率和对靶血管再干预的需求较低,与常规 CABG 相当。由于 MICAB 手术没有主动脉操作,围手术期脑卒中十分罕见,发生率显著低于常规 CABG 手术。一些 MIDCAB 与金属裸支架治疗单纯 LAD 近端狭窄的随机对照研究指出,MIDCAB 组早期通畅率、5 年免于靶血管再次干预治疗和心绞痛发生率均低于对照组[78-83]。我们自己团队的随机试验 10 年结果显示,MIDCAB 与裸金属支架治疗近端 LAD 病变,两种术式的主要复合终点:死亡、MI 和再干预(47% 比 36%;P=0.12)和硬终点(死亡和梗死)没有差异。然而,PCI 组的靶血管再血管化率较高(34% vs 11%;P<0.01)[84]。当药物洗脱支架与MIDCAB 进行比较时,也报告了类似的结果[85]。这些结果不仅

通过 meta 分析[86,87]，而且通过来自大样本的登记注册研究的倾向性匹配数据得到进一步证实[88]。

一些研究指出，侧切口比胸骨正中切口疼痛等级更高，主要是因为在收获 LITA 过程中肋骨牵开过度[65]。肋骨脱位或骨折也时有报道。直视下获取 LITA 是对手术技术的挑战，也是很多医生不将 MIDCAB 手术作为对 LAD 进行外科血运重建首选方式的一个原因。有限的操作空间和视野导致 LITA 获取长度不足、不能全程游离，偶尔也有 LITA 或锁骨下静脉损伤。

MIDCAB 手术有着严格的技术要求，应该由常规和非体外循环手术方面有足够经验的外科医生来完成。研究表明，拥有 100~150 台手术的经验后，MIDCAB 的并发症发生率（转为胸骨正中切口，再次开胸止血及靶血管再次干预治疗）会显著降低[89]。因此，建议由专门从事此项技术的经验丰富的外科医生进行此项手术。

尽管应用药物洗脱支架后介入治疗的结果得以改善，支架内再狭窄的发生率更低[90]，但对于冠状动脉单支病变尤其是开口病变、慢性闭塞及支架内再狭窄的患者，MIDCAB 凭借其非常好的远期结果[91]，仍然是一种可替代 PCI 的血运重建方式。

全腔镜下冠状动脉旁路移植术

心脏跳动下的全腔镜下冠状动脉旁路移植术（total endoscopic coronary artery bypass grafting，TECAB）可能是创伤最小的外科血运重建手术。众所周知，孔径入路的操作空间有限，大大降低了术者的灵活性，也影响了手眼协调性[92]。主动辅助是开放手术不可或缺的组成部分，但在胸腔镜手术中很难实现。由小切口心脏手术转为腔镜下完成大幅增加了手术的复杂程度，过去的实践证明应用传统的腔镜手术器械完成 CABG 术是不可能的。为了克服一些与仪器有关的限制，开发了计算机增强设备系统。

遥控辅助下心脏手术原则

应用遥控操作设备，手术者无需靠近手术台，当然也没有必要远离。术者通过操纵杆（手术控制台，主控制台）来控制位于手术台上的执行机械臂（从动控制台）。由必需的机电设备组成的执行机械臂用来操控 2 个或 3 个可替换的腔镜设备，和一个高清 3D 内置摄像头。触觉及视觉信息被反馈到主控制台。通过这种方式外科医生可以在一个虚拟的 3D 环境中手眼协调的进行操作处理。遥控操作技术的出现克服了传统腔镜手术活动关节少、单眼视觉及手眼不协调的操作局限性。

外科技术

应用心脏外科手术标准监护。在患者背后及右侧胸壁放置除颤电极片。应用双腔气管插管或支气管封堵器实现右肺单侧肺通气。温度管理按照 OPCAB 手术要求。在安装上器械臂及镜头臂后，需要进行镜头及视野的校准，准备好腔镜下心脏固定器。心脏固定器的夹持臂需要安装在手术床右侧轨道上，并把手术床向右侧倾斜 10°~15°。

右侧单侧肺通气后，在第五肋间腋前线内侧 2cm 处置入镜头。二氧化碳吹气用于获得充足的视野并创造血流动力学耐受的工作空间（通常为 10~12mmHg 的充气压力）。使用 30°镜，镜面向上用于获取 LITA。右侧操作孔位于第三肋间腋前线内侧，左侧操作孔位于第七肋间腋前线内侧。通过调节器械臂各自的关节使两个器械臂朝向中心并获得最佳的活动范围后置入器械。应用低能量单极电灼游离覆盖 LITA 的胸廓内筋膜，由外侧至内侧带蒂获取 LITA，保留外侧静脉，侧支行电凝或钳夹处理。LITA 获取从第一肋间至分叉水平。在准备吻合时再将 LITA 蒂断下，以防止其扭转。LITA 远端骨骼化处理，以便于缝合。游离附着在纵隔及膈肌心包上的脂肪以扩大操作空间。在可能为 LAD 走行的上方纵行切开心包。理想的吻合部位应没有粥样硬化斑块，并避免吻合于接近分叉处。此时，改变腔镜的角度为俯视以获取最佳视野。肝素化后（建议 ACT 大于 300 秒），由距吻合位置大约 2cm 处放置血管钳，钳夹 LITA 远段并切断，修剪以备原位吻合。短暂释放血管钳观察桥血流。在腔镜观察下从剑突下置入 12mm 套管。在置入固定器前，应先从此处置入临时硅胶阻断带和 7cm 7-0 双头缝合线，并存放在纵隔处。一些外科医生喜欢用 Gore-Tex 线以避免聚丙烯缝线记忆效应。也可以使用镍钛合金夹（U 型夹）。由手术台上的外科医生在内镜观察下置入心脏固定器（图 23-5）。连接负压吸引管及盐水冲洗管，并将多头冲洗器推进到视野当中。控制台的医生将固定器压脚平行于 LAD 目标区域安放，并使其吸附固定。分离吻合目标区域，在其近端及远段放置硅胶阻断带进行临时阻断。切开冠脉 5~6mm，完全横断 LITA 并将其放置在吻合口近端。吻合最好由切口中点（12 点方向位置）开始，向足跟方向由内向外缝合 LITA 并由外向内缝合 LAD，并应注意持续保持缝线的张力。将针断下后应用器械打结。松开阻断带及血管夹并将其撤出胸腔。为确保血管通畅，可由固定器置入口置入连接了无手柄探头的流量仪进行测量。此外，可应用移动造影机或在复合手术间用现代化的 C 臂系统行术中冠状动脉造影。在可视下行胸膜腔吸引后，撤回固定器及其他器械，并使左肺通气。通过一个操作口放置胸腔引流管。如果应用四个操作臂，第四个操作臂应在获取 LITA 后由第三肋间腋前线的位置置入。它可以提供在游离心表脂肪及心包切开时的对抗力，以及在吻合时提呈血管蒂。新款达芬奇

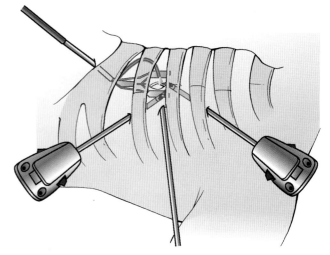

图 23-5　全腔镜下冠状动脉移植术准备。两个器械操作孔，一个腔镜孔和一个剑突下操作孔，由此置入心脏固定器

(da Vinci)系统可以经由第四个操作臂置入可由操作台控制的遥控固定器。

结果

最初,TECAB 是采用经股动静脉转流体外循环及主动脉内球囊阻断,在心脏停搏下完成的。体外循环时间及阻断时间范围分别为 80~120 分钟及 40~60 分钟。在心脏停搏下行 TE-CAB 手术,出院前复查冠脉造影,桥血管通畅率为 95%~100%,3 个月随访通畅率为 96%[93-96]。一个包括 100 名患者的大型单中心研究报道称,经过更长的学习曲线后除了得到良好的整体结果及通畅率外,吻合时间可控制在 10~30 分钟。他们承认即使在超过 100 台手术后,学习曲线仍在继续[97],这比 MIDCAB 更为突出(见前述)。

心脏不停跳下行全腔镜 CABG 更具挑战性[93,98,99]。按照意向性分析原则,五个医疗中心注册研究的中转率(选择性转为 MIDCAB 手术)为 33%(37/117)。中转原因多是因为靶血管钙化及不能定位或游离 LAD,少数是因为诸如心律失常或血流动力学不稳定等其他原因。完全不停跳 TECAB 的桥血管通畅率为 92%~94%[75]。

目前认为 TECAB 手术是安全的,但是适应证有限(例如,LAD 单支病变和少数双支病变),但是腔镜技术具有治疗多支病变的潜力[100,101]。该技术更普遍的应用方式为腔镜下获取双侧乳内动脉后通过胸部小切口直视下完成冠状动脉吻合。同样有很好的临床结果和非常短的康复时间[101,102]。

尽管应用了先进的遥控操作技术,TECAB 手术仍然对技术有着严苛的要求,且在世界范围内使用很少。由于手术时间长,耗材用量大、手术室容量要求高、学习曲线长及已有其他小切口手术方式可供选择,导致 TECAB 技术只能在为数不多医学中心,由专门的外科医生实施。

小切口多支冠状动脉旁路移植术

提到小切口冠脉血运重建,几乎总是意味着应用左乳内动脉进行前壁血管的血运重建。经典的 MIDCAB 手术偶尔会应用静脉或者桡动脉对对角支,或中间支实施 Y 型桥旁路移植术。

最近的报道证明了小切口多支冠状动脉旁路移植术的可行性。可以通过小切口在直视下或腔镜辅助下获取双侧乳内动脉[103]。显露升主动脉,使用侧壁钳完成升主动脉吻合,也可将桡动脉或大隐静脉与乳内动脉进行吻合。

使用特殊的心脏固定器及心表吸引装置,可以在心脏跳动下完成各个区域的冠脉吻合。可以采用 Heartport 系统进行主动脉内阻断和心脏停搏液灌注。

这些技术还没有常规使用。然而,已发表的一系列的病例报道显示其优于传统的 ONCABG 或 OPCAB[103]。Lemma 等报道了 137 例使用该技术进行手术的患者,其中 1.4% 的患者为不完全血运重建和出血二次开胸;没有中转开胸,也没有伤口并发症。平均随访 26 个月,仅发生 2 例死亡。有 4.3% 的患者中压力负荷试验阳性[104]。一项涉及 91 例接受微创小切口多支冠状动脉搭桥术患者的前瞻性的血管造影通畅性研究显示,LIMA-LAD 移植物通畅率为 100%,所有移植物通畅率为

92%[105]。由此推断,该手术是由专门的有经验的外科医生为特别挑选的患者完成。只有这种术式在更多样化的患者中得到更广泛的应用,并进行相应的随机对照研究才能确定其未来推广的意义。

复合血运重建技术

冠状动脉多支病变的复合血运重建手术旨在整合 PCI 和微创冠状动脉搭桥术的优点。Angelini 于 1996 年首次对复合技术进行了阐述[106]。目标于在尽量减小外科手术的创伤的前提下完成完全血运重建。LIMA-LAD 具有卓越的远期通畅率,而其他靶血管和桥血管无法比拟,特别是非 LAD 区域的静脉桥[91,107]。相比之下,PCI 虽然再干预率更高,仍有可能获得类似于静脉桥的长期结果。尽管最近的研究强调了完全外科血管重建的优势[108],但避免胸骨切开术似乎对患者和心脏内科医生都很有吸引力。

但是,结合两种不同手术的优点也就意味着叠加了每种手术的风险。外科手术的风险包括全麻及机械通气,再加上 PCI 在远期结果方面的劣势,例如需要再次介入治疗及最终需要外科行多支冠状动脉旁路移植术。因此复合手术的适应证应该由负责手术的外科医生、内科医生,以及最为重要的,患者本人共同讨论决定。

复合手术适应证

目前冠状动脉血运重建的方式指南推荐中不包括复合手术,这是因为复合手术可提供的手术结果数据有限,且缺乏随机对照研究。因此,选择复合手术主要取决于个人的决定。对于所有包括 LAD 近端狭窄的冠状动脉多支病变患者,已有充分证据表明经胸骨正中切口的 CABG 术是首选手术方式。但是,下列情况可以选择复合手术:

1. 多种合并症或手术高危患者:特别适用于是那些正中开胸高危病人,例如既往有骨质发育不全、骨质疏松、需要依靠拐杖或轮椅的患者,以及有开胸术后纵隔感染的患者。还有那些预期寿命减低的患者也可以从复合手术获益,包括晚期恶性肿瘤、终末期心肌病、终末期肝病、肾衰透析患者。此外,对于合并糖尿病、严重肥胖、COPD、晚期外周闭塞性疾病、主动脉钙化及有截瘫病史的卒中患者,复合手术也更有优势。

2. 急诊 PCI 治疗回旋支/右冠状动脉:以回旋支或右冠状动脉为罪犯血管合并 LAD 狭窄的急性冠脉综合征患者,可能会首先由内科医生对罪犯血管行急诊 PCI 治疗。通常会在 4~6 周后行 MIDCAB 手术,并在手术前通过造影检查支架血管是否通畅。若发现支架内再狭窄则患者将需要行常规冠状动脉旁路移植术。

3. 患者的选择:一些对手术有充分了解的患者希望避免胸骨正中切口并选择复合手术。患者需要被告知他们在将来可能需要接受包括靶血管血运重建或旁路移植手术在内的二次干预。因为这些患者选择复合技术血运重建并不是基于医学原因,所以患者、内科医生及外科医生应该认真讨论决定术式选择。

手术时机

理想的手术时机及手术次序仍然存在争议[109]。所有三种

可能的情况及其优缺点如下:

1. PCI 先于 CABG:由于先行经皮介入治疗后需要双重抗血小板治疗,这样会增加随后进行的外科手术的出血风险。对于稳定的患者可在其接受金属裸支架 4 周后行 MIDCAB 手术以避免上述风险。若两种手术间隔更长时间时,则需在手术前行冠状动脉造影以排除早期支架内再狭窄。

先行 PCI 的策略最经常被应用于罪犯血管不是 LAD 并需要急诊治疗的患者[110]。

2. CABG 先于 PCI:这是最经常应用的手术顺序。患者在接受外科手术后再行经皮介入治疗。在前壁血管的保护下,对甚至包括左主干在内的其他冠状动脉行介入治疗会更加安全[111]。并且可通过冠状动脉造影检查小切口冠状动脉旁路移植术的效果。

3. 同期血运重建:随着新型手术单元数量的增加,可以提供真正意义整合外科和介入治疗的复合手术室越来越多,从而使一站式复合技术血运重建成为可能。在完成标准 MIDCAB 或 TECAB 手术后,在全麻下继续进行桥血管检查及经皮介入操作。在极少数 PCI 失败的病例中,可以很方便地转为常规冠状动脉旁路移植术。很多患者愿意接受这种方式,但这需要内科医生及外科医生很好的合作。

结果

冠状动脉杂交血运重建(hybrid coronary revascularization,HCR)这一概念已经应用了近 15 年,为多支冠状动脉疾病患者的再血管化提供了新的途径。一般的共识是,杂交血运重建是可行和安全的[112-116]。Friedrich 等回顾了 18 项文献研究的结果,其中包括 367 名患者。术后 6 个月,LIMA 狭窄率为 2%,支架内再狭窄率为 12%[112]。我们发表的大型单中心系列研究显示,术后 1 年生存率为 92.5%(95% CI 86.5%~98.4%),5 年生存率为 84.8%(95%CI 73.5%~94.9%)[110]。随访期间死亡 8 例(208 例·年),共有 23 名患者因复发性心绞痛做了血管造影。一位病人因为 LIMA 桥闭塞接受了再次搭桥手术。5 例显示支架内再狭窄,需要再次介入治疗。1 年时,无 MACCE 和心绞痛的发生率分别为 85.5%(95% CI 76.9%~94.1%)和 75.5%(95% CI 62.7%~87.3%)(图 23-6)。

HCR 的短期效果非常好[117]。在常规使用新的治疗方法之前,必须将其与经过充分验证的标准治疗方法进行比较。在过去的 5 年中,已经发表了一些比较 HCR 和 OPCAB 的安全性、可行性和疗效的对照研究[118-121]。然而,这些研究中接受 HCR 的患者数量很少,因此,从这些研究中得出的结论没有太大的分量。最近发表的一项荟萃分析,包括 422 名接受 HCR 的患者和 5 000 多名接受 OPCAB 的患者,显示两组之间的院内死亡率(RR 0.57,95%CI 0.13~2.59,P=0.47)或 MACCE 率(RR 0.63,95% CI 0.24~1.64,P=0.34)没有差异。然而,HCR 与住院时间(RR 0.55,95%CI 0.13~0.97,P=0.01)、ICU 住院时间(RR 0.45,95%CI 0.10~0.80,P<0.05)、插管时间(RR 0.48,95%CI 0.13~0.84,P<0.01)和输血需求(RR 0.67,95% CI 0.56~0.82,P<0.01)显著相关[122]。在中期结果方面,Shen 等人报告说,在多血管疾病患者中,HCR 后 3 年的死亡率、心肌梗死和卒中与 CABG 和 PCI 相当[123]。然而 HCR 组的累积 MACCE 率(6.4%)显著低于 PCI 组(22.7%;P<0.001),但与

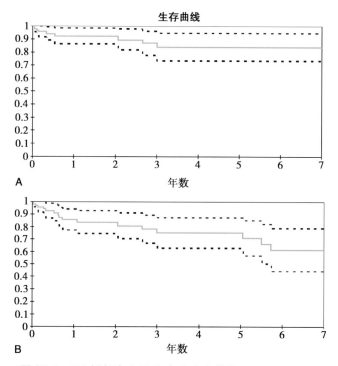

图 23-6 117 例复合血运重建术后患者的 Kaplan-Meier 五年生存曲线(95%置信区间)(A),以及无事件(死亡、心肌梗死、卒中、心绞痛、再次血运重建)生存曲线(B)

CABG 组相似(13.5%;P=0.14)。这主要是由于 PCI 组重复血管重建的发生率较高。但有趣的是,与 HCR 组相比,PCI 组的再次血运重建主要集中在 LAD(2 vs 10;P=0.029),而在非 LAD 的 DES 中,PCI 组和 PCI 组的再次血运重建率相似(4 vs 8;P=0.307)。这清楚地证明了 LIMA-LAD 搭桥的优势。尽管 HCR 似乎是一个很有吸引力的选择,尤其是在老年人和那些由于合并症而处于较高风险的患者中[124],我们必须记住非 LAD 血管的靶血管再血管化率可能更高,特别是在糖尿病患者中。

内窥镜下桥血管获取

为了减小冠状动脉旁路移植术桥血管获取的创伤及相应的伤口愈合问题,桥血管材料可以通过小切口或内窥镜来获取。有大量的研究表明内镜获取桥血管,不仅质量未受损,而且切口感染及其他并发症的发生率均明显降低,且显然更加美观。

内窥镜获取大隐静脉

虽然 IMA 及其他动脉桥应用逐渐增多,且动脉桥血管的远期效果优于静脉桥,但大隐静脉仍然经常被应用于 CABG 手术中。通过常规的纵行切口获取大隐静脉有 2%~25% 的患者出现切口并发症(如切口裂开、延迟愈合、感染、蜂窝织炎、败血症及偶发的截肢)或行走困难,会延长住院时间及加重患者经济负担[125-128]。此外,常规切口获取大隐静脉由于术后疼痛、肿胀、神经病变、慢性疼痛及瘢痕形成使患者不满意。

内窥镜下大隐静脉获取通常需要一个 1~2cm 切口。单切口的技术的过程为:通过在膝关节折痕处股骨内侧髁后侧 1 个 2cm 的纵行切口,应用皮下拉钩或套管分离器(dissection cannula)游离大隐静脉的前侧及后侧。然后将内镜插入到皮下组织中,并通过吹入 CO_2 以增强显露。游离大隐静脉,侧支可应用钳夹、内镜双极电凝剪电凝或超声刀汽化。当应用双极电凝剪时,剪刀应至少距离静脉主干 2mm 以上避免热损伤。大隐静脉的近端及远段可在内镜下应用 Prolene 线缝合、钳夹或结扎的办法来完成。应用此项技术,可以通过一个切口获取从隐静脉-股静脉交汇处到内踝内侧的整条大隐静脉。采用标准方式闭合切口,并缠绕绷带。有经验的医生可以在 15～30 分钟内完成上述操作[129]。与所有内镜技术一样,内窥镜下获取大隐静脉需要的学习曲线大概需要是 30 名患者,其中转为常规方式的比率为 0～22%。

结果

ISMICS 共识组织回顾了 1 319 名随机分组的患者和 8 023 名未随机分组的患者,在这项荟萃分析中,与常规切口相比应用内窥镜技术获取大隐静脉的切口并发症发生率显著降低了 69%(OR 0.31,95% CI 0.23～0.43;$P<0.000\ 1$)[130]。需要外科干预的切口感染发生率也有明显降低(OR 0.29,95% CI 0.12～0.70;$P=0.007$)。与常规切口相比,应用内窥镜获取大隐静脉术后中度至重度疼痛的发生率降低了 74%(OR 0.26,95% CI 0.12～0.55;$P<0.000\ 1$),而在术后 4～6 周的随访时降低了 90%(OR 0.10,95% CI 0.03～0.37;$P<0.000\ 1$)。出院时活动障碍发生率下降了 69%(OR 0.31,95% CI 0.15～0.65;$P=0.002$)。

最近的一项研究指出,应用内窥镜获取大隐静脉的患者桥血管造影及临床结果更差[131]。但是,大多数研究并没有发现应用内窥镜获取静脉的患者在早期及中期心肌梗死、再发心绞痛、再次介入治疗及死亡方面存在差别[130,132]。而且,由于观察心脏相关结果及和提供桥血管通畅率的研究数量非常有限,所以目前还不能得出任何有意义的结论。评估血管完整性和血管壁损伤的少数试验也没有发现这两种技术之间的任何差异[133,134]。

内窥镜下桡动脉获取

在过去十多年间,应用桡动脉进行冠状动脉旁路移植术再次得到了普及。传统的桡动脉获取的切口沿肱桡肌内侧自肘下方至腕关节。虽然切口并发症较少被报道,但前臂切口的延期愈合会引发严重的不舒适感[135]。切开获取桡动脉的患者有 10% 出现感觉缺失,33% 出现前臂瘢痕不适[136,137]。因此随后,应用内窥镜技术获取桡动脉得到发展[138]。

外科技术

在术前或术中应用标准 Allen 试验,或者采用动脉多普勒超声或脉搏氧饱或度监测这种改良方法来评估尺动脉到掌弓的侧支循环,特别是在肉眼观察再灌注存在疑虑的时候。手臂伸展不要超过 90°,以避免损伤臂丛神经。在桡骨茎突上方 1cm 处行 2～3cm 长纵形切口暴露并游离桡动脉,经此切口置入皮下牵开器及一个直径 5mm 的 30° 内镜。用牵引器在皮下行沿桡动脉进行钝性分离以暴露桡动脉,接着用超声刀或电刀游离位于皮下牵引器下方的侧支及周围组织,并在桡动脉前方分离肱桡肌和腕屈肌之间的筋膜使皮下牵开器可以有进入的空间[139]。将全部侧支分离以后,从远端切口置入血管牵引器以确认桡动脉被完全游离。应用 Endoloop 在尺动脉分叉远端

结扎或者钳夹桡动脉近端,之后以内镜剪刀横断桡动脉。通过远端皮肤切口取出桡动脉,并结扎远端。以标准方式闭合皮肤切口。

结果

文献报道标准开放获取桡动脉术后神经并发症的发生率为 2.4%～30%,可能与桡神经浅支或前臂外侧皮神经损伤有关。后者通常不会在内镜技术中遇到,因为解剖是在肱桡肌的深处进行的。然而,在远端桡动脉解剖过程中可能损伤桡神经浅支[139]。内镜桡动脉获取术与开放手术相比,伤口感染率较低(0～2.7%)[129,140]。

移植物的通畅性、临床结果、组织完整性和体外血管反应性与开放式获取技术相似[141-143]。因此,建议采用内窥镜桡动脉收获技术,以提高患者满意度和减少伤口愈合并发症[144]。

(李琦 译 凌云鹏 审)

参考文献

1. Jansen EW, Borst C, Lahpor JR, et al: Coronary artery bypass grafting without cardiopulmonary bypass using the octopus method: results in the first one hundred patients. *J Thorac Cardiovasc Surg* 1998; 116:60-67.
2. Vanermen H: What is minimally invasive cardiac surgery? *J Cardiac Surg* 1998; 13:268-274.
3. Yusuf S, Zucker D, Peduzzi P, et al: Effect of coronary artery bypass graft surgery on survival: overview of 10-year results from randomised trials by the coronary artery bypass graft surgery trialists collaboration. *Lancet* 1994; 344:563-570.
4. Aybek T, Kessler P, Khan MF, et al: Operative techniques in awake coronary artery bypass grafting. *J Thorac Cardiovasc Surg* 2003; 125:1394-1400.
5. Leather HA, Vuylsteke A, Bert C, et al: Evaluation of a new continuous cardiac output monitor in off-pump coronary artery surgery. *Anaesthesia* 2004; 59:385-389.
6. Falk V: Manual control and tracking—a human factor analysis relevant for beating heart surgery. *Ann Thorac Surg* 2002; 74:624-628.
7. Bouchot O, Aubin MC, Carrier M, et al: Temporary coronary artery occlusion during off-pump coronary artery bypass grafting with the new poloxamer p407 does not cause endothelial dysfunction in epicardial coronary arteries. *J Thorac Cardiovasc Surg* 2006; 132:1144-1149.
8. Mommerot A, Aubin MC, Carrier M, et al: Use of the purified poloxamer 407 for temporary coronary occlusion in off-pump cabg does not cause myocardial injury. *Innovations* 2007; 2:201-204.
9. Lev-Ran O, Braunstein R, Sharony R, et al: No-touch aorta off-pump coronary surgery: the effect on stroke. *J Thorac Cardiovasc Surg* 2005; 129:307-313.
10. Vallely MP, Potger K, McMillan D, et al: Anaortic techniques reduce neurological morbidity after off-pump coronary artery bypass surgery. *Heart Lung Circulation* 2008; 17:299-304.
11. Calafiore AM, Di Mauro M, Teodori G, et al: Impact of aortic manipulation on incidence of cerebrovascular accidents after surgical myocardial revascularization. *Ann Thorac Surg* 2002; 73:1387-1393.
12. Prapas SN, Panagiotopoulos IA, Hamed Abdelsalam A, et al: Predictors of prolonged mechanical ventilation following aorta no-touch off-pump coronary artery bypass surgery. *Eur J Cardiothorac Surg* 2007; 32:488-492.
13. Rastan AJ, Eckenstein JI, Hentschel B, et al: Emergency coronary artery bypass graft surgery for acute coronary syndrome: beating heart versus conventional cardioplegic cardiac arrest strategies. *Circulation* 2006; 114:I477-485.
14. Edgerton JR, Herbert MA, Jones KK, et al: On-pump beating heart surgery offers an alternative for unstable patients undergoing coronary artery bypass grafting. *Heart Surg Forum* 2004; 7:8-15.
15. Bakaeen FG, Shroyer AL, Gammie JS, et al: Trends in use of off-pump coronary artery bypass grafting: results from the society of thoracic surgeons adult cardiac surgery database. *J Thorac Cardiovasc Surg* 2014; 148:856-863, 864. e851; discussion 863-864.
16. Houlind K, Kjeldsen BJ, Madsen SN, et al: On-pump versus off-pump coronary artery bypass surgery in elderly patients: results from the Danish on-pump versus off-pump randomization study. *Circulation*

2012; 125:2431-2439.

17. Houlind K, Fenger-Gron M, Holme SJ, et al: Graft patency after off-pump coronary artery bypass surgery is inferior even with identical heparinization protocols: results from the Danish on-pump versus off-pump randomization study (doors). *J Thorac Cardiovasc Surg* 2014; 148:1812-1819. e1812.

18. Sergeant P, Wouters P, Meyns B, et al: Opcab versus early mortality and morbidity: an issue between clinical relevance and statistical significance. *Eur J Cardiothorac Surg* 2004; 25:779-785.

19. Puskas J, Cheng D, Knight J, et al: Off-pump versus conventional coronary artery bypass grafting: a meta-analysis and consensus statement from the 2004 ismics consensus conference. *Innovations* 2005; 1:3-27.

20. Lamy A, Devereaux PJ, Prabhakaran D, et al: Effects of off-pump and on-pump coronary-artery bypass grafting at 1 year. *N Engl J Med* 2013; 368:1179-1188.

21. Diegeler A, Borgermann J, Kappert U, et al: Off-pump versus on-pump coronary-artery bypass grafting in elderly patients. *N Engl J Med* 2013; 368:1189-1198.

22. Khan NE, De Souza A, Mister R, et al: A randomized comparison of off-pump and on-pump multivessel coronary-artery bypass surgery. *N Engl J Med* 2004; 350:21-28.

23. Puskas JD, Williams WH, Duke PG, et al: Off-pump coronary artery bypass grafting provides complete revascularization with reduced myocardial injury, transfusion requirements, and length of stay: a prospective randomized comparison of two hundred unselected patients undergoing off-pump versus conventional coronary artery bypass grafting. *J Thorac Cardiovasc Surg* 2003; 125:797-808.

24. Muneretto C, Bisleri G, Negri A, et al: Off-pump coronary artery bypass surgery technique for total arterial myocardial revascularization: a prospective randomized study. *Ann Thorac Surg* 2003; 76:778-782; discussion 783.

25. Widimsky P, Straka Z, Stros P, et al: One-year coronary bypass graft patency: a randomized comparison between off-pump and on-pump surgery angiographic results of the prague-4 trial. *Circulation* 2004; 110:3418-3423.

26. Sabik JF, Blackstone EH, Lytle BW, et al: Equivalent midterm outcomes after off-pump and on-pump coronary surgery. *J Thorac Cardiovasc Surg* 2004; 127:142-148.

27. Czerny M, Baumer H, Kilo J, et al: Complete revascularization in coronary artery bypass grafting with and without cardiopulmonary bypass. *Ann Thorac Surg* 2001; 71:165-169.

28. Calafiore AM, Di Mauro M, Canosa C, et al: Myocardial revascularization with and without cardiopulmonary bypass: advantages, disadvantages and similarities. *Eur J Cardiothorac Surg* 2003; 24:953-960.

29. van Dijk D, Nierich AP, Jansen EW, et al: Early outcome after off-pump versus on-pump coronary bypass surgery: results from a randomized study. *Circulation* 2001; 104:1761-1766.

30. Afilalo J, Rasti M, Ohayon SM, et al: Off-pump vs. On-pump coronary artery bypass surgery: an updated meta-analysis and meta-regression of randomized trials. *Eur Heart J* 2012; 33:1257-1267.

31. Zamvar V, Williams D, Hall J, et al: Assessment of neurocognitive impairment after off-pump and on-pump techniques for coronary artery bypass graft surgery: prospective randomised controlled trial. *BMJ* 2002; 325:1268.

32. Bucerius J, Gummert JF, Borger MA, et al: Predictors of delirium after cardiac surgery delirium: effect of beating-heart (off-pump) surgery. *J Thorac Cardiovasc Surg* 2004; 127:57-64.

33. Stamou SC, Jablonski KA, Pfister AJ, et al: Stroke after conventional versus minimally invasive coronary artery bypass. *Ann Thorac Surg* 2002; 74:394-399.

34. Patel NC, Deodhar AP, Grayson AD, et al: Neurological outcomes in coronary surgery: independent effect of avoiding cardiopulmonary bypass. *Ann Thorac Surg* 2002; 74:400-405; discussion 405-406.

35. Diegeler A, Hirsch R, Schneider F, et al: Neuromonitoring and neurocognitive outcome in off-pump versus conventional coronary bypass operation. *Ann Thorac Surg* 2000; 69:1162-1166.

36. Lee JD, Lee SJ, Tsushima WT, et al: Benefits of off-pump bypass on neurologic and clinical morbidity: a prospective randomized trial. *Ann Thorac Surg* 2003; 76:18-25; discussion 25-16.

37. Scarborough JE, White W, Derilus FE, et al: Combined use of off-pump techniques and a sutureless proximal aortic anastomotic device reduces cerebral microemboli generation during coronary artery bypass grafting. *J Thorac Cardiovasc Surg* 2003; 126:1561-1567.

38. Moss E, Puskas JD, Thourani VH, et al: Avoiding aortic clamping during coronary artery bypass grafting reduces postoperative stroke. *J Thorac Cardiovasc Surg* 2015; 149:175-180.

39. Ascione R, Lloyd CT, Underwood MJ, et al: On-pump versus off-pump coronary revascularization: evaluation of renal function. *Ann Thorac Surg* 1999; 68:493-498.

40. Arom KV, Flavin TF, Emery RW, et al: Safety and efficacy of off-pump coronary artery bypass grafting. *Ann Thorac Surg* 2000; 69:704-710.

41. Bucerius J, Gummert JF, Walther T, et al: On-pump versus off-pump coronary artery bypass grafting: impact on postoperative renal failure requiring renal replacement therapy. *Ann Thorac Surg* 2004; 77:1250-1256.

42. Ascione R, Nason G, Al-Ruzzeh S, et al: Coronary revascularization with or without cardiopulmonary bypass in patients with preoperative nondialysis-dependent renal insufficiency. *Ann Thorac Surg* 2001; 72:2020-2025.

43. Weerasinghe A, Athanasiou T, Al-Ruzzeh S, et al: Functional renal outcome in on-pump and off-pump coronary revascularization: a propensity-based analysis. *Ann Thorac Surg* 2005; 79:1577-1583.

44. Seabra VF, Alobaidi S, Balk EM, et al: Off-pump coronary artery bypass surgery and acute kidney injury: a meta-analysis of randomized controlled trials. *Clin J Am Soc Nephrol* 2010; 5:1734-1744.

45. Garg AX, Devereaux PJ, Yusuf S, et al: Kidney function after off-pump or on-pump coronary artery bypass graft surgery: a randomized clinical trial. *JAMA* 2014; 311:2191-2198.

46. Athanasiou T, Aziz O, Mangoush O, et al: Does off-pump coronary artery bypass reduce the incidence of post-operative atrial fibrillation? A question revisited. *Eur J Cardiothorac Surg* 2004; 26:701-710.

47. Rastan AJ, Bittner HB, Gummert JF, et al: On-pump beating heart versus off-pump coronary artery bypass surgery-evidence of pump-induced myocardial injury. *Eur J Cardiothorac Surg* 2005; 27:1057-1064.

48. Dybdahl B, Wahba A, Haaverstad R, et al: On-pump versus off-pump coronary artery bypass grafting: more heat-shock protein 70 is released after on-pump surgery. *Eur J Cardiothorac Surg* 2004; 25:985-992.

49. Diegeler A, Doll N, Rauch T, et al: Humoral immune response during coronary artery bypass grafting: a comparison of limited approach, "off-pump" technique, and conventional cardiopulmonary bypass. *Circulation* 2000; 102:III95-100.

50. Cheng DC, Bainbridge D, Martin JE, Novick RJ: Does off-pump coronary artery bypass reduce mortality, morbidity, and resource utilization when compared with conventional coronary artery bypass? A meta-analysis of randomized trials. *Anesthesiology* 2005; 102:188-203.

51. Nathoe HM, van Dijk D, Jansen EW, et al: A comparison of on-pump and off-pump coronary bypass surgery in low-risk patients. *N Engl J Med* 2003; 348:394-402.

52. Magee MJ, Coombs LP, Peterson ED, Mack MJ: Patient selection and current practice strategy for off-pump coronary artery bypass surgery. *Circulation* 2003; 108 Suppl 1:II9-14.

53. Mack MJ, Pfister A, Bachand D, et al: Comparison of coronary bypass surgery with and without cardiopulmonary bypass in patients with multivessel disease. *J Thorac Cardiovasc Surg* 2004; 127:167-173.

54. Stamou SC, Jablonski KA, Hill PC, et al: Coronary revascularization without cardiopulmonary bypass versus the conventional approach in high-risk patients. *Ann Thorac Surg* 2005; 79:552-557.

55. Ascione R, Reeves BC, Rees K, Angelini GD: Effectiveness of coronary artery bypass grafting with or without cardiopulmonary bypass in overweight patients. *Circulation* 2002; 106:1764-1770.

56. Angelini GD, Taylor FC, Reeves BC, Ascione R: Early and midterm outcome after off-pump and on-pump surgery in beating heart against cardioplegic arrest studies (bhacas 1 and 2): a pooled analysis of two randomised controlled trials. *Lancet* 2002; 359:1194-1199.

57. Angelini GD, Culliford L, Smith DK, et al: Effects of on- and off-pump coronary artery surgery on graft patency, survival, and health-related quality of life: long-term follow-up of 2 randomized controlled trials. *J Thorac Cardiovasc Surg* 2009; 137:295-303.

58. Kim JB, Yun SC, Lim JW, et al: Long-term survival following coronary artery bypass grafting: off-pump versus on-pump strategies. *J Am Coll Cardiol* 2014; 63:2280-2288.

59. Chaudhry UA, Harling L, Rao C, et al: Off-pump versus on-pump coronary revascularization: meta-analysis of mid- and long-term outcomes. *Ann Thorac Surg* 2014; 98:563-572.

60. MacGillivray TE, Vlahakes GJ: Patency and the pump—the risks and benefits of off-pump cabg. *N Engl J Med* 2004; 350:3-4.

61. Calafiore AM, Giammarco GD, Teodori G, et al: Left anterior descending coronary artery grafting via left anterior small thoracotomy without cardiopulmonary bypass. *Ann Thorac Surg* 1996; 61:1658-1663; discussion 1664-1655.

62. Cremer J, Struber M, Wittwer T, et al: Off-bypass coronary bypass grafting via minithoracotomy using mechanical epicardial stabilization. *Ann Thorac Surg* 1997; 63:S79-83.

63. Subramanian VA, McCabe JC, Geller CM: Minimally invasive direct coronary artery bypass grafting: two-year clinical experience. *Ann Thorac Surg* 1997; 64:1648-1653; discussion 1654-1655.

64. Diegeler A, Matin M, Kayser S, et al: Angiographic results after minimally invasive coronary bypass grafting using the minimally invasive direct coronary bypass grafting (midcab) approach. *Eur J Cardiothorac Surg* 1999; 15:680-684.

65. Bucerius J, Metz S, Walther T, et al: Endoscopic internal thoracic artery dissection leads to significant reduction of pain after minimally invasive direct coronary artery bypass graft surgery. *Ann Thorac Surg* 2002; 73:1180-1184.

66. Wolf RK, Ohtsuka T, Flege JB Jr: Early results of thoracoscopic internal mammary artery harvest using an ultrasonic scalpel. *Eur J Cardiothorac Surg* 1998; 14 Suppl 1:S54-57.

67. Duhaylongsod FG, Mayfield WR, Wolf RK: Thoracoscopic harvest of the internal thoracic artery: a multicenter experience in 218 cases. *Ann Thorac Surg* 1998; 66:1012-1017.

68. Mack MJ, Magovern JA, Acuff TA, et al: Results of graft patency by immediate angiography in minimally invasive coronary artery surgery. *Ann Thorac Surg* 1999; 68:383-389; discussion 389-390.

69. Kettering K, Dapunt O, Baer FM: Minimally invasive direct coronary artery bypass grafting: a systematic review. *J Cardiovasc Surg* 2004; 45:255-264.

70. Reser D, Hemelrijck M, Pavicevic J, et al: Mid-term outcomes of minimally invasive direct coronary artery bypass grafting. *Thorac Cardiovasc Surg* 2015; 63:313-318.

71. Holzhey DM, Cornely JP, Rastan AJ, et al: Review of a 13-year single-center experience with minimally invasive direct coronary artery bypass as the primary surgical treatment of coronary artery disease. *Heart Surg Forum* 2012; 15:E61-68.

72. Calafiore AM, Di Giammarco G, Teodori G, et al: Midterm results after minimally invasive coronary surgery (last operation). *J Thorac Cardiovasc Surg* 1998; 115:763-771.

73. Mehran R, Dangas G, Stamou SC, et al: One-year clinical outcome after minimally invasive direct coronary artery bypass. *Circulation* 2000; 102:2799-2802.

74. Gummert JF, Funkat A, Krian A: Cardiac surgery in Germany during 2004: a report on behalf of the german society for thoracic and cardiovascular surgery. *Thorac Cardiovasc Surg* 2005; 53:391-399.

75. de Canniere D, Wimmer-Greinecker G, Cichon R, et al: Feasibility, safety, and efficacy of totally endoscopic coronary artery bypass grafting: multicenter European experience. *J Thorac Cardiovasc Surg* 2007; 134:710-716.

76. Raja SG, Benedetto U, Alkizwini E, et al: Propensity score adjusted comparison of midcab versus full sternotomy left anterior descending artery revascularization. *Innovations (Phila)* 2015; 10:174-178.

77. Birla R, Patel P, Aresu G, Asimakopoulos G: Minimally invasive direct coronary artery bypass versus off-pump coronary surgery through sternotomy. *Ann R Coll Surg Engl* 2013; 95:481-485.

78. Mariani MA, Boonstra PW, Grandjean JG, et al: Minimally invasive coronary artery bypass grafting versus coronary angioplasty for isolated type c stenosis of the left anterior descending artery. *J Thorac Cardiovasc Surg* 1997; 114:434-439.

79. Fraund S, Herrmann G, Witzke A, et al: Midterm follow-up after minimally invasive direct coronary artery bypass grafting versus percutaneous coronary intervention techniques. *Ann Thorac Surg* 2005; 79:1225-1231.

80. Diegeler A, Thiele H, Falk V, et al: Comparison of stenting with minimally invasive bypass surgery for stenosis of the left anterior descending coronary artery. *N Engl J Med* 2002; 347:561-566.

81. Shirai K, Lansky AJ, Mehran R, et al: Minimally invasive coronary artery bypass grafting versus stenting for patients with proximal left anterior descending coronary artery disease. *Am J Cardiol* 2004; 93:959-962.

82. Thiele H, Oettel S, Jacobs S, et al: Comparison of bare-metal stenting with minimally invasive bypass surgery for stenosis of the left anterior descending coronary artery: a 5-year follow-up. *Circulation* 2005; 112:3445-3450.

83. Reeves BC, Angelini GD, Bryan AJ, et al: A multi-centre randomised controlled trial of minimally invasive direct coronary bypass grafting versus percutaneous transluminal coronary angioplasty with stenting for proximal stenosis of the left anterior descending coronary artery. *Health Technol Assess (Winchester, England)* 2004; 8:1-43.

84. Blazek S, Holzhey D, Jungert C, et al: Comparison of bare-metal stenting with minimally invasive bypass surgery for stenosis of the left anterior descending coronary artery: 10-year follow-up of a randomized trial. *JACC Cardiovasc Interv* 2013; 6:20-26.

85. Etienne PY, D'Hoore W, Papadatos S, et al: Five-year follow-up of drug-eluting stents implantation vs minimally invasive direct coronary artery bypass for left anterior descending artery disease: a propensity score analysis. *Eur J Cardiothorac Surg* 2013; 44:884-890.

86. Deppe AC, Liakopoulos OJ, Kuhn EW, et al: Minimally invasive direct coronary bypass grafting versus percutaneous coronary intervention for single-vessel disease: a meta-analysis of 2885 patients. *Eur J Cardiothorac Surg* 2015; 47:397-406; discussion 406.

87. Deo SV, Sharma V, Shah IK, et al: Minimally invasive direct coronary artery bypass surgery or percutaneous coronary intervention for proximal left anterior descending artery stenosis: a meta-analysis. *Ann Thorac Surg* 2014; 97:2056-2065.

88. Hannan EL, Zhong Y, Walford G, et al: Coronary artery bypass graft surgery versus drug-eluting stents for patients with isolated proximal left anterior descending disease. *J Am Coll Cardiol* 2014; 64:2717-2726.

89. Holzhey DM, Jacobs S, Walther T, et al: Cumulative sum failure analysis for eight surgeons performing minimally invasive direct coronary artery bypass. *J Thorac Cardiovasc Surg* 2007; 134:663-669.

90. Thiele H, Neumann-Schniedewind P, Jacobs S, et al: Randomized comparison of minimally invasive direct coronary artery bypass surgery versus sirolimus-eluting stenting in isolated proximal left anterior descending coronary artery stenosis. *J Am Coll Cardiol* 2009; 53:2324-2331.

91. Holzhey DM, Jacobs S, Mochalski M, et al: Seven-year follow-up after minimally invasive direct coronary artery bypass: experience with more than 1300 patients. *Ann Thorac Surg* 2007; 83:108-114.

92. Falk V, McLoughlin J, Guthart G, et al: Dexterity enhancement in endoscopic surgery by a computer-controlled mechanical wrist. *Minim Invasive Ther Allied Technol* 1999; 8:235-242.

93. Falk V, Diegeler A, Walther T, et al: Total endoscopic off-pump coronary artery bypass grafting. *Heart Surg Forum* 2000; 3:29-31.

94. Damiano RJ Jr, Ehrman WJ, Ducko CT, et al: Initial united states clinical trial of robotically assisted endoscopic coronary artery bypass grafting. *J Thorac Cardiovasc Surg* 2000; 119:77-82.

95. Reichenspurner H, Damiano RJ, Mack M, et al: Use of the voice-controlled and computer-assisted surgical system zeus for endoscopic coronary artery bypass grafting. *J Thorac Cardiovasc Surg* 1999; 118:11-16.

96. Kappert U, Schneider J, Cichon R, et al: Wrist-enhanced instrumentation: moving toward totally endoscopic coronary artery bypass grafting. *Ann Thorac Surg* 2000; 70:1105-1108.

97. Bonatti J, Schachner T, Bonaros N, et al: Effectiveness and safety of total endoscopic left internal mammary artery bypass graft to the left anterior descending artery. *Am J Cardiol* 2009; 104:1684-1688.

98. Falk V, Diegeler A, Walther T, et al: Endoscopic coronary artery bypass grafting on the beating heart using a computer enhanced telemanipulation system. *Heart Surg Forum* 1999; 2:199-205.

99. Falk V, Diegeler A, Walther T, et al: Total endoscopic computer enhanced coronary artery bypass grafting. *Eur J Cardiothorac Surg* 2000; 17:38-45.

100. Kappert U, Cichon R, Schneider J, et al: Technique of closed chest coronary artery surgery on the beating heart. *Eur J Cardiothorac Surg* 2001; 20:765-769.

101. Srivastava S, Gadasalli S, Agusala M, et al: Use of bilateral internal thoracic arteries in cabg through lateral thoracotomy with robotic assistance in 150 patients. *Ann Thorac Surg* 2006; 81:800-806; discussion 806.

102. Subramanian VA, Patel NU, Patel NC, Loulmet DF: Robotic assisted multivessel minimally invasive direct coronary artery bypass with port-access stabilization and cardiac positioning: paving the way for outpatient coronary surgery? *Ann Thorac Surg* 2005; 79:1590-1596; discussion 1590-1596.

103. McGinn JT Jr, Usman S, Lapierre H, et al: Minimally invasive coronary artery bypass grafting: dual-center experience in 450 consecutive patients. *Circulation* 2009; 120:S78-84.

104. Lemma M, Athanasiou T, Contino M: Minimally invasive cardiac surgery-coronary artery bypass graft. *Multimed Man Cardiothorac Surg* 2013; 2013:mmt007.

105. Ruel M, Shariff MA, Lapierre H, et al: Results of the minimally invasive coronary artery bypass grafting angiographic patency study. *J Thorac Cardiovasc Surg* 2014; 147:203-208.

106. Angelini GD, Wilde P, Salerno TA, et al: Integrated left small thoracotomy and angioplasty for multivessel coronary artery revascularisation. *Lancet* 1996; 347:757-758.

107. Pick AW, Orszulak TA, Anderson BJ, Schaff HV: Single versus bilateral internal mammary artery grafts: 10-year outcome analysis. *Ann Thorac Surg* 1997; 64:599-605.

108. Serruys PW, Morice MC, Kappetein AP, et al: Percutaneous coronary intervention versus coronary-artery bypass grafting for severe coronary artery disease. *N Engl J Med* 2009; 360:961-972.

109. DeRose JJ: Current state of integrated "hybrid" coronary revascularization. *Semin Thorac Cardiovasc Surg* 2009; 21:229-236.

110. Holzhey DM, Jacobs S, Mochalski M, et al: Minimally invasive hybrid coronary artery revascularization. *Ann Thorac Surg* 2008; 86: 1856-1860.

111. Mack MJ, Brown DL, Sankaran A: Minimally invasive coronary bypass for protected left main coronary stenosis angioplasty. *Ann Thorac Surg* 1997; 64:545-546.

112. Friedrich GJ, Bonatti J: Hybrid coronary artery revascularization—review and update 2007. *Heart Surg Forum* 2007; 10:E292-296.

113. Katz MR, Van Praet F, de Canniere D, et al: Integrated coronary revascularization: percutaneous coronary intervention plus robotic totally endoscopic coronary artery bypass. *Circulation* 2006; 114:I473-I476.

114. Bonatti J, Schachner T, Bonaros N, et al: Treatment of double vessel coronary artery disease by totally endoscopic bypass surgery and drug-eluting stent placement in one simultaneous hybrid session. *Heart Surg Forum* 2005; 8:E284-E286.

115. Bonatti J, Schachner T, Bonaros N, et al: Robotic totally endoscopic coronary artery bypass and catheter based coronary intervention in one operative session. *Ann Thorac Surg* 2005; 79:2138-2141.

116. Wittwer T, Haverich A, Cremer J, et al: Follow-up experience with coronary hybrid-revascularisation. *Thorac Cardiovasc Surg* 2000; 48: 356-359.

117. Halkos ME, Walker PF, Vassiliades TA, et al: Clinical and angiographic results after hybrid coronary revascularization. *Ann Thorac Surg* 2014; 97:484-490.

118. Hu S, Li Q, Gao P, et al: Simultaneous hybrid revascularization versus off-pump coronary artery bypass for multivessel coronary artery disease. *Ann Thorac Surg* 2011; 91:432-438.

119. Halkos ME, Vassiliades TA, Douglas JS, et al: Hybrid coronary revascularization versus off-pump coronary artery bypass grafting for the treatment of multivessel coronary artery disease. *Ann Thorac Surg* 2011; 92:1695-1701; discussion 1701-1702.

120. Halkos ME, Rab ST, Vassiliades TA, et al: Hybrid coronary revascularization versus off-pump coronary artery bypass for the treatment of left main coronary stenosis. *Ann Thorac Surg* 2011; 92:2155-2160.

121. Bachinsky WB, Abdelsalam M, Boga G, et al: Comparative study of same sitting hybrid coronary artery revascularization versus off-pump coronary artery bypass in multivessel coronary artery disease. *J Interv Cardiol* 2012; 25:460-468.

122. Hu FB, Cui LQ: Short-term clinical outcomes after hybrid coronary revascularization versus off-pump coronary artery bypass for the treatment of multivessel or left main coronary artery disease: a meta-analysis. *Coron Artery Dis* 2015; 26:526-534.

123. Shen L, Hu S, Wang H, et al: One-stop hybrid coronary revascularization versus coronary artery bypass grafting and percutaneous coronary intervention for the treatment of multivessel coronary artery disease: 3-year follow-up results from a single institution. *J Am Coll Cardiol* 2013; 61:2525-2533.

124. Harskamp RE, Puskas JD, Tijssen JG, et al: Comparison of hybrid coronary revascularization versus coronary artery bypass grafting in patients ≥65 years with multivessel coronary artery disease. *Am J Cardiol* 2014; 114:224-229.

125. Goldsborough MA, Miller MH, Gibson J, et al: Prevalence of leg wound complications after coronary artery bypass grafting: determination of risk factors. *Am J Crit Care* 1999; 8:149-153.

126. Allen KB, Griffith GL, Heimansohn DA, et al: Endoscopic versus traditional saphenous vein harvesting: a prospective, randomized trial. *Ann Thorac Surg* 1998; 66:26-31; discussion 31-32.

127. Bonde P, Graham A, MacGowan S: Endoscopic vein harvest: early results of a prospective trial with open vein harvest. *Heart Surg Forum* 2002; 5(Suppl 4):S378-S391.

128. Bonde P, Graham AN, MacGowan SW: Endoscopic vein harvest: advantages and limitations. *Ann Thorac Surg* 2004; 77:2076-2082.

129. Aziz O, Athanasiou T, Darzi A: Minimally invasive conduit harvesting: a systematic review. *Eur J Cardiothorac Surg* 2006; 29:324-333.

130. Cheng D, Allen K, Cohn W, et al: Endoscopic vascular harvest in coronary artery bypass grafting surgery: a meta-analysis of randomized trials and controlled trials. *Innovations* 2005; 1:61-74.

131. Lopes RD, Hafley GE, Allen KB, et al: Endoscopic versus open vein-graft harvesting in coronary-artery bypass surgery. *N Engl J Med* 2009; 361:235-244.

132. Ouzounian M, Hassan A, Buth KJ, et al: Impact of endoscopic versus open saphenous vein harvest techniques on outcomes after coronary artery bypass grafting. *Ann Thorac Surg* 89:403-408.

133. Coppoolse R, Rees W, Krech R, et al: Routine minimal invasive vein harvesting reduces postoperative morbidity in cardiac bypass procedures. Clinical report of 1400 patients. *Eur J Cardiothorac Surg* 1999; 16 Suppl 2:S61-66.

134. Crouch JD, O'Hair DP, Keuler JP, et al: Open versus endoscopic saphenous vein harvesting: wound complications and vein quality. *Ann Thorac Surg* 1999; 68:1513-1516.

135. Meharwal ZS, Trehan N: Functional status of the hand after radial artery harvesting: results in 3,977 cases. *Ann Thorac Surg* 2001; 72: 1557-1561.

136. Denton TA, Trento L, Cohen M, et al: Radial artery harvesting for coronary bypass operations: neurologic complications and their potential mechanisms. *J Thorac Cardiovasc Surg* 2001; 121:951-956.

137. Tatoulis J, Royse AG, Buxton BF, et al: The radial artery in coronary surgery: a 5-year experience—clinical and angiographic results. *Ann Thorac Surg* 2002; 73:143-147; discussion 147-148.

138. Connolly MW, Torrillo LD, Stauder MJ, et al: Endoscopic radial artery harvesting: results of first 300 patients. *Ann Thorac Surg* 2002; 74:502-505; discussion 506.

139. Casselman FP, La Meir M, Cammu G, et al: Initial experience with an endoscopic radial artery harvesting technique. *J Thorac Cardiovasc Surg* 2004; 128:463-466.

140. Patel AN, Henry AC, Hunnicutt C, et al: Endoscopic radial artery harvesting is better than the open technique. *Ann Thorac Surg* 2004; 78:149-153; discussion 149-153.

141. Medalion B, Tobar A, Yosibash Z, et al: Vasoreactivity and histology of the radial artery: comparison of open versus endoscopic approaches. *Eur J Cardiothorac Surg* 2008; 34:845-849.

142. Ito N, Tashiro T, Morishige N, et al: Endoscopic radial artery harvesting for coronary artery bypass grafting: the initial clinical experience and results of the first 50 patients. *Heart Surg Forum* 2009; 12: E310-E315.

143. Bleiziffer S, Hettich I, Eisenhauer B, et al: Patency rates of endoscopically harvested radial arteries one year after coronary artery bypass grafting. *J Thorac Cardiovasc Surg* 2007; 134:649-656.

144. Nishida S, Kikuchi Y, Watanabe G, et al: Endoscopic radial artery harvesting: patient satisfaction and complications. *Asian Cardiovasc Thorac Ann* 2008; 16:43-46.

第 24 章　冠状动脉再次手术

Bruce W. Lytle ● George Tolis, Jr

冠状动脉再次手术比初次手术要复杂得多。需要再次行冠状动脉手术的患者有独特的、更危险的病理特点，再次手术在手术技术上来说也更加复杂，相应风险也更大[1-12]。静脉桥动脉粥样硬化发生于大多数的再次手术患者，也是一种特殊而危险的病变。需要再次手术的患者通常伴有严重而弥漫的自身冠状动脉远端病变，这些病变之所以有时间发生，只是因为这些患者没有因为原来的近端冠状动脉病变而死亡。在很多再次手术患者中，主动脉和非心脏动脉粥样硬化也常有明显的进展。某些技术上的风险是再次手术中特有的，比如存在通畅的动脉桥和再次胸骨入路；还有另外一些问题也很常见，比如缺乏桥材料和难以暴露冠状动脉。

再次冠状动脉手术发生率

首次旁路移植术后患者需要再次手术的可能性与下列因素有关：患者相关因素、初次手术相关因素、对于术后疾病进展的相关危险因素是否进行持续严格的药物控制、其他替代治疗的可能性、医生对于再次手术可行性的意见，以及手术时机。克利夫兰医学中心（Cleveland Clinic）的研究表明，再次手术的累计发生率术后 5 年 3%，术后 10 年 10%，术后 20 年达 25%[13]。（图 24-1）统计学上增加再次手术可能性的因素包括：有利于长期生存的预测因素（如年轻、左心室功能正常、单支或双支病变）、初次手术不完美 [如未使用胸廓内动脉（internal thoracic artery，ITA）以及不完全血运重建] 以及症状状态（如初次手术时 Ⅲ 或 Ⅳ 级症状）。年轻时即接受初次手术以及不完全血运重建也是严重动脉硬化成因的标志。

近几十年的再次手术中，单纯冠状动脉旁路移植术的比例有所下降。1990 年大约 37% 的冠状动脉手术是再次手术，而 2002 年这个数字是 30%[14]（图 24-2）。与此相比，在最近 10 年中再次冠状动脉手术有更加明显的下降，在所有单纯冠状动脉旁路移植手术中只占 4.6%。这种下降有一部分原因是对于曾经冠状动脉手术的患者更加积极地使用冠状动脉介入治疗以及可能更加有效地危险因素控制。同时，外科技术的改进也降低了再次手术的比例。与仅用静脉血管桥比较，应用左侧胸廓内动脉（left internal thoracic artery，LITA）对左前降支（left anterior descending，LAD）进行血运重建可以降低再次手术率，LITA-LAD

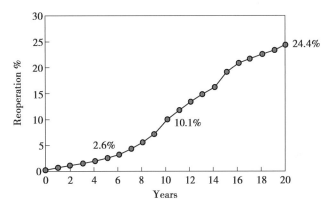

图 24-1　对 1971—1974 年接受搭桥手术的 4 000 名患者的研究表明，25% 的患者在首次冠脉旁路移植术后 20 年内进行了再次手术（Data from Cosgrove DM, Loop FD, Lytle BW, et al: Predictors of reoperation after myocardial revascularization, *J Thorac Cardiovasc Surg*. 1986 Nov; 92 (5): 811-821. ）

血运重建方式已成为冠状动脉手术的标准模式[15]。而且，目前看来使用双侧 ITA 比应用单侧 LITA 的死亡率和再次手术率更低[16]（图 24-3）。应用其他动脉血管材料，例如桡动脉和胃网膜右动脉，作为完全动脉化冠状动脉血运重建的方法，可能会进一步降低再次手术率，但到目前为止尚缺乏长期资料的支持。

接受再次手术患者人群也发生了变化。Cleveland Clinic Foundation 研究显示，在开展冠状动脉手术的早期（1967—1978 年），单纯因为桥衰败（桥血管狭窄或闭塞）而接受再次手术的患者仅占 28%，而且这些桥衰败常发生在初次手术后早期（平均术后 28 个月）。而在此期间（1967—1978 年）因为未做旁路移植而病变进展需要再次手术者很常见（占 55%）[1,2]。在 1988—1991 年间，几乎所有的再次手术患者都存在桥衰败（92%），而这时的桥衰败发生推迟到初次手术后平均 116 个月[3]。而在今天，冠状动脉多支病变患者在首次接受成功的冠状动脉旁路移植术后至少 10 年以上才会再次手术治疗，而且冠状动脉造影提示的再次手术指征是远端自身冠状动脉病变的进展和静脉桥血管粥样硬化导致的桥衰败同时存在。

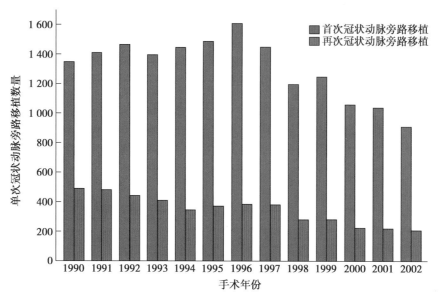

图 24-2 对 1990 年至 2003 年接受搭桥手术的 21 568 名患者的研究表明,接受再次冠状动脉手术的患者数量稳步下降(Data from Sabik JF, Blackstone EH, Houghtaling PL, et al: Is reoperation still a risk factor in coronary artery bypass surgery? *Ann Thorac Surg.* 2005 Nov;80(5):1719-1727.)

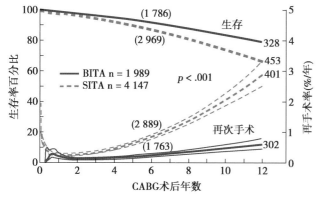

图 24-3 双侧乳内动脉(BITA, n = 1989)和单侧乳内动脉(SITA, n = 4147)CABG 患者术后生存曲线与再次冠脉手术风险对比(Reproduced with permission from Lytle BW, Blackstone EH, Loop FD, et al: Two internal thoracic artery grafts are better than one, *J Thorac Cardiovasc Surg.* 1999 May;117(5):855-872.)

桥衰败

认识到大隐静脉桥(saphenous vein graft, SVG)衰败的病理变化和原因是非常重要的,不仅可以认识到再次手术的原因,而且还可以认识到既往手术患者在进行介入治疗或者保守治疗时的固有风险。大隐静脉桥血管在术后不同时期表现出不同的病理改变[17-20]。术后最初的几个月内,经常出现广泛的内皮破损并伴发附壁血栓。附壁血栓通常不是阻塞性的,当移植物术后因血栓形成而早期闭塞时,可能不是这些内膜改变的结果,而是与血流动力学因素有关。大多数大隐静脉移植术后2~3 个月检查发现有增殖性内膜纤维增生。这是一个同心的细胞过程,呈弥漫性,延伸整个移植物的长度(图 24-4)。随着

时间的推移,会出现更多的纤维性病变。这种病变不易碎,尽管内膜纤维增生会涉及大多数的静脉移植物,但它只引起少数的狭窄或闭塞。

静脉移植物动脉粥样硬化是一个独特的病理过程,通常在术后 3~4 年就被发现,其特征是内膜纤维增生部位的脂质浸润(图 24-4)。静脉移植物动脉粥样硬化的分布与内膜纤维增生相似,呈同心圆样弥漫性分布,但随着血管移植物动脉粥样硬化的进展,狭窄病变可能变得偏心。此外,静脉移植物动脉粥样硬化是一种浅表病变,易碎,常伴有附壁血栓。这些特征使其不同于自身冠状动脉的粥样硬化,后者为节段性和近端性、偏心性、包裹性的,通常不脆、也不常发生附壁血栓。术后 10 年以上的静脉桥血管不论狭窄与否几乎都存在粥样硬化,而这正是几乎所有晚期 SVG 狭窄的原因。静脉桥血管粥样硬化非常脆弱,这使得其在介入治疗处理狭窄病变时或者对粥样硬化的血管移植物行再次手术时造成远端冠状动脉栓塞的巨大风险。粥样硬化的移植物也可能引起自发的冠状动脉栓塞。此外,静脉移植物的粥样硬化性狭窄容易导致移植物血栓形成。这种静脉移植物粥样硬化看上去是一个"活跃的"的肇事病变。

晚期静脉桥血管发生狭窄和闭塞的准确发生率很难获得,甚至在前瞻性研究中亦是如此,因为死亡和再次手术均是非随机事件,因此接受远期冠状动脉造影检查的并未包括这类人群。然而,在术后 10 年,大约 30% 的静脉移植物完全闭塞,30% 的未闭移植物表现出一定程度的狭窄或粥样硬化引起的内膜不规则的特征性变化[21,22]。虽然静脉移植物粥样硬化不是与晚期 SVG 闭塞相关的唯一因素,但它是一个重要的因素。静脉移植物远端固有血管狭窄可能减少 SVG 移植物流出量,导致移植物衰败,但晚期移植物闭塞通常发生在移植物动脉粥样硬化的情况下。此外,当再次手术更换狭窄静脉移植物时,新静脉移植物的晚期通畅率良好[2]。

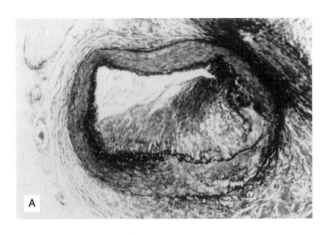

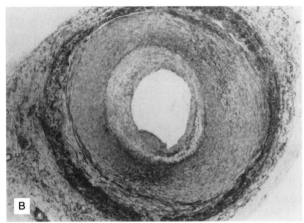

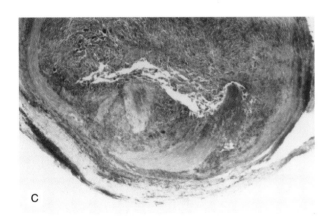

图 24-4　A. 自身冠状动脉动脉粥样硬化病理图。B. 移植静脉桥血管内膜纤维化病理图。C. 严重移植静脉桥血管动脉粥样硬化粥样硬化病理图（Reproduced with permission from Lytle BW, Cosgrove DM: Coronary artery bypass surgery, *Curr Probl Surg* 1992 Oct: 29（10）: 743-807.）

在降低静脉移植失败率方面已经取得了进展。在围术期和术后长期应用血小板抑制剂可以提高早期静脉桥血管通畅率[23-25]，但是接受血小板抑制剂治疗的患者的最佳数据表明，术后 10 年静脉桥衰败率仍大约为 35%。一些研究结果显示，应用降脂药物可以降低远期桥血管病变和心脏事件的发生[26,27]。但是，整体改善水平一直不大[26,27]。到目前为止，避免静脉桥粥样硬化的唯一方法就是避免使用静脉桥。

ITA 桥血管很少发生远期粥样硬化，且通畅的 ITA 远期磨损率也非常低。LITA-LAD 血管桥有很高的远期通畅率（20 年），且对于大多数患者来说 LAD 是非常重要的冠脉血管[21,28]。这些因素使 LITA-LAD 旁路不仅可以降低患者初次手术死亡率，而且可以降低再次手术率[15]。应用多支 ITA 桥血管在降低再次手术率方面有更大的益处[16]。另一个重要特点是 ITA 不会发生桥血管粥样硬化，因此不会增加再次手术时冠状动脉栓塞的风险。虽然通畅的动脉桥血管给再次手术带来了其他的技术问题，但却不存在动脉桥血管远端栓塞风险。

再次手术适应证

20 世纪 70 年代开始的旁路移植手术与药物治疗的随机试验为旁路手术适应证提供了框架，随后的观察研究充实了相关内容。然而，对于有既往手术史的患者，还没有内科和外科治疗的随机试验。既往旁路移植手术患者的冠状动脉病理表现与单纯的自身血管狭窄患者不同，我们不能假设基于粥样硬化静脉移植物的三支血管病变与自身血管狭窄的三支病变，其自然病史是相同的。

有两项基于冠状动脉造影检查结果的非随机回顾性研究显示了旁路移植术后患者远期生存率[29,30]。其中一项研究显示，初次手术后早期（5 年以内）静脉桥血管狭窄的患者与无血管狭窄的患者有着大致相同的预后，且预后良好[29]。但是，初次手术后晚期（5 年或以上）出现静脉桥血管狭窄的患者通常远期预后不良，特别是当为 LAD 提供血供的静脉桥出现问题时。当供应 LAD 的静脉桥出现晚期狭窄同时合并其他高危因素时，患者远期预后极差。例如，当供应 LAD 的静脉桥血管狭窄 50%~99%，合并左心室功能异常及三支病变或左主干病变的患者若不接受再次手术其 2 年生存率仅为 46%。供应 LAD 的静脉桥血管狭窄的患者比 LAD 原发狭窄的患者的远期预后要差得多（图 24-5）。此项研究结果显示，早期（内膜纤维化）和晚期（静脉桥粥样硬化）静脉桥血管狭窄的病理改变不同，其产生的临床结果亦不相同，而晚期静脉桥狭窄是一种十分危险的病变。

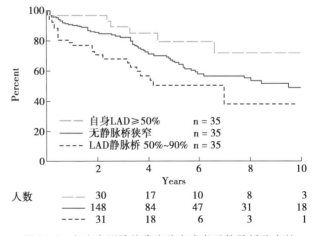

图 24-5　与自身冠脉前降支狭窄或者无静脉桥狭窄的患者比较，远期 LAD 静脉桥狭窄的患者存活率较低（Reproduced with permission from Lytle BW, Loop FD, Taylor PC, et al: Vein graft disease: the clinical impact of stenoses in saphenous vein bypass grafts to coronary arteries, *J Thorac Cardiovasc Surg*. 1992 May; 103（5）: 831-840.）

另一项研究比较了静脉桥血管狭窄患者接受再次手术和药物治疗的预后[30]。该研究同样是非随机回顾性研究,再次手术组与药物治疗组相比较,年龄更大,症状更明显,左心室功能更差,而通畅的移植物数目更少。

两组间早期(术后5年内)大隐静脉桥血管狭窄的患者生存率没有差异。再次手术组再次手术的风险低(59例中无死亡),远期预后与内科药物治疗组相近(图24-6)。值得注意的是,再次手术、组的患者在开始时症状更明显,而在后期的随访中,他们的症状要比药物治疗组的患者少。因此,早期静脉移植狭窄患者再次手术是缓解心绞痛症状的有效方法,但对于无症状的患者,至少在短期内可以得到安全的药物治疗。

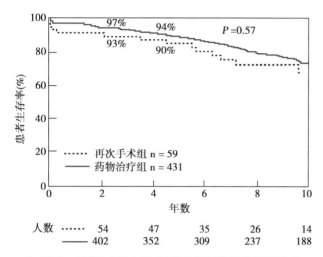

图24-6 早期(术后小于5年)静脉桥狭窄患者接受或者不接受再次手术生存率近似(P无统计学意义)(Reproduced with permission from Lytle BW, Loop FD, Taylor AC, et al:The effect of coronary reoperation on the survival of patients with stenoses in saphenous vein to coronary bypass grafts, *J Thorac Cardiovasc Surg*. 1993 Apr;105(4):605-612.)

表24-1　CABG手术后伴有晚期(≥5年)的大隐静脉狭窄

移植物:影响远期生存率多变量模型

	P值	相对危险度(RR)
降低生存率的因素		
左室中度/重度功能障碍	0.000 1	2.58
高龄	0.000 1	1.04*
三支病变或左主干病变	0.000 1	2.87
LAD-SVG狭窄(20%~99%)	0.001 9	1.90
提高生存率的因素	0.000 7	0.51
再次冠脉手术		

* 每年。

(Reproduced with permission from Lytle BW, Loop FD, Taylor AC, et al:The effect of coronary reoperation on the survival of patients with stenoses in saphenous vein to coronary bypass grafts, *J Thorac Cardiovasc Surg*. 1993 Apr;105(4):605-612.)

然而,晚期静脉桥血管狭窄的患者总体预后较差,但许多亚组在再次手术后存活率有所提高。通过多变量分析(表24-1),LAD静脉桥(20%~99%)狭窄可预测远期死亡,且这些患者接受再次手术可以提高远期生存率。更小样本亚组的多元检验显示,即使是对于Ⅰ级或Ⅱ级症状的患者再次手术也有生存率的优势,而对于排除了LAD静脉桥狭窄的那些患者,再次手术仍然可以提高生存率。

对于LAD静脉桥狭窄患者中再次手术和药物治疗两个亚组的单因素分析显示,(图24-7),再次手术组生存率更高。根据狭窄病变的严重程度将LAD静脉移植物狭窄的患者进行分组,重度狭窄患者(50%~99%)静脉移植明显从手术中受益,即便在随访早期死亡风险也降低了(图24-8)。对于LAD静脉桥血管中度(20%~49%)狭窄的患者,再次手术组与药物治疗组2年生存率没有差别,但自此以后药物治疗组生存率快速下降,以至于在3~4年随访时再次手术患者生存率有明显的优势。尽管这些研究未进行心功能的持续监测,但是有证据表明心肌灌注和功能检测可以帮助鉴别可能会从再次手术中获益的患者。Lauer及其同事进行的研究中包含了873名无症状术后患者,并对他们进行了运动负荷试验TI-201心肌灌注检测,结果显示,可逆性心肌灌注缺损的患者在3年随访期间内更容易出现死亡或严重的心脏事件[31]。运动能力受损也强烈提示了预后不良。

提高再次手术生存率的解剖学指征包括:①供应LAD的静脉桥血管粥样硬化性(晚期)狭窄;②供应大面积心肌的静脉桥血管多发狭窄;③存在LAD近端病变和/或左心室功能异常的多支病变,合并无论自身血管或静脉桥血管病变,或两者均存在。对于因症状严重而需要侵入性治疗其他一些解剖情况,再次手术也是有效的,对于其他冠脉病变合并严重症状,需要有创治疗的患者亦有效,ITA到LAD桥通畅而其他多根静脉移植物(早期)狭窄引起缺血改变的。前面提到的解剖特征合并可逆性缺血和/或负荷状态下左心室功能持续下降构成了特别强烈的再手术指征。

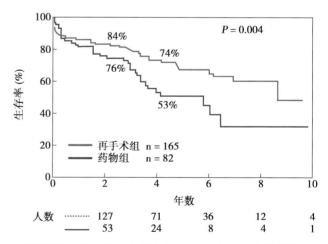

图24-7 若患者有晚期(术后≥5年)LAD静脉桥狭窄,与非手术治疗相比,立即再次手术治疗的生存率更高(P=0.004)(Reproduced with permission from Lytle BW, Loop FD, Taylor AC, et al:The effect of coronary reoperation on the survival of patients with stenoses in saphenous vein to coronary bypass grafts, *J Thorac Cardiovasc Surg*. 1993 Apr;105(4):605-612.)

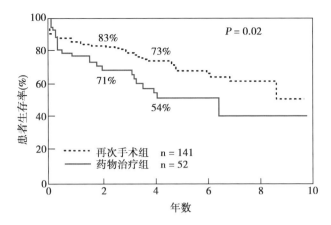

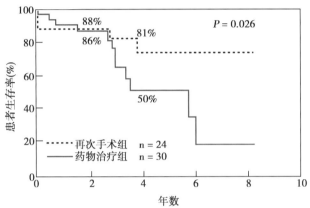

图 24-8　对于 LAD 静脉桥晚期狭窄的患者（上图），早期手术干预生存率明显改善。而对于 LAD 静脉桥中度狭窄（20%~49%）的患者（下图），2 年生存率与再次手术或者非再次手术组没有差别，但自此以后非再次手术组生存率快速下降（Reproduced with permission from Lytle BW，Loop FD，Taylor AC，et al：The effect of coronary reoperation on the survival of patients with stenoses in saphenous vein to coronary bypass grafts，*J Thorac Cardiovasc Surg*. 1993 Apr；105（4）：605-612.）

冠状动脉旁路移植术后患者的经皮介入治疗

经皮冠状动脉介入治疗（percutaneous coronary intervention，PCI）是冠状动脉旁路移植术后经常采用的一种解剖学矫治方法，且常常是有效的。PCI 的有效性与血管病变情况和治疗失败后的临床后果有关。目前，只要自身冠状动脉血管足够大能够植入冠脉内支架，这种治疗的再狭窄率是很低的。不幸的是，很多术后患者自身冠状动脉粥样硬化病变非常弥漫，但是，许多冠状动脉手术后患者广泛性自身冠状动脉血管硬化病变，这使 PCI 变得困难或无效。此外，PCI 对于糖尿病的自身冠脉病变也疗效不佳。

介入心脏病学技术革新的速度非常快，有多种经皮介入技术可用于治疗静脉桥血管狭窄。球囊血管成形术作为第一代 PCI 技术，操作风险大且远期血运重建效果不佳，对于治疗远期静脉桥血管（粥样硬化）病变尤其如此[32]。直接冠状动脉内斑块旋切术（direct coronary atherectomy，DCA）可能会增加操作时冠状动脉栓塞的风险而不提高再狭窄率[33]。令人期待的是，在狭窄的静脉移植物中植入冠脉支架的技术，尤其是覆膜支架或者药物洗脱支架（drug-eluting stents，DES），可能提供更好的治疗效果，而植入支架与球囊血管成形相比的确代表着疗效的改善[32]。RECOVERS 研究是针对在大隐静脉桥血管中应用聚四氟乙烯涂层支架的随机对照研究，比较 CABG 术后患者大隐静脉血管再狭窄应用覆膜支架和裸支架的对比结果，提示 6 个月随访的再狭窄率是相同的（24.2% 比 24.8%；p=0.24）[34]。另一项非随机对照的回顾性研究比较了 DES 与金属裸支架用于治疗 SVG 狭窄的疗效，Ge 等报道了术后六个月的随访结果，两者间支架内再狭窄发生率有显著的统计学差异（10% 比 26%；P=0.03）[35]。但是，也有其他研究显示，应用 DES 减低再狭窄的发生率，却增加死亡风险[36]。

应用 PCI 治疗静脉桥血管失败与治疗自身冠状动脉血管失败后的动力学机制完全不同。随着时间的推移，静脉桥血管的再狭窄和新发狭窄病变持续出现，在自身冠状动脉 PCI 治疗后的 6 个月至 1 年出现的再狭窄曲线的高峰并不出现在 PCI 治疗静脉桥血管狭窄中。因此，对静脉桥血管狭窄使用 PCI 的临床意义尚不确定。曾接受过旁路移植手术的患者情况多不尽相同，有些亚组即使不接受任何的解剖学矫治风险仍较低，有些亚组不给予有效治疗则风险极高。时至今日，关于 PCI 治疗 SVG 狭窄的研究报告中仍没有包括可以用于比较患者生存率的临床风险因素的分析结果。

尽管经皮介入治疗术后有较高的再狭窄发生率，但是仍有很多指征可用于治疗曾接受旁路移植术的患者。事实上，由于支架植入对于生存率的影响并不清楚，因此介入治疗的理想之选是一旦解剖治疗失败不会引起灾难性的后果。下列有症状的患者即属于此类情况：①早期静脉桥血管狭窄；②自身冠状动脉狭窄；③非灌注 LAD 的 SVG 静脉桥血管晚期局限性狭窄。很多曾行旁路移植术的患者会陷入不知该选择经皮腔内冠状动脉成形术（percutaneous transluminal coronary angioplasty，PTCA）还是再次手术以得到最好结果的中间地带，而对于那些特殊的患者必须做出判断以确定每种治疗的优势和不足。PTCA 比再手术更具有吸引力的因素如表 24-2 所示。

表 24-2　静脉桥狭窄的患者再次手术和 PTCA 的对比

支持再次手术的因素	支持 PTCA 的因素
晚期狭窄（≥5 年）	早期狭窄（<5 年）
多支静脉桥狭窄	单支静脉桥狭窄
静脉桥弥散性粥样硬化	其他静脉桥通畅
LAD 静脉桥狭窄	局灶性病变
ITA 血管桥闭塞	通畅的 ITA-LAD 血管桥
左室功能障碍	左室功能正常

对于术后再次出现缺血综合征及非常差的冠状动脉血管条件的患者来说,很好的解剖学治疗方法是不存在的。为使冠脉再次手术获益,必须有可利用的桥血管材料作为新的桥血管,并且可搭桥的冠状动脉所供给的缺血区域有存活心肌存在。如果不满足上述条件,即使对于有症状的患者,手术仍不可为。对于糖尿病患者术后接受再次血管化的研究显示,PCI 或再次外科手术的 10 年生存率均不理想[37]。如果没有有可供搭桥的、条件很好的自身冠状动脉,PCI 治疗可能是边缘患者的最好选择,因为费用低,而且很多情况下早期死亡率也低。

冠状动脉再次手术技术

再次手术比初次手术要复杂得多。再次手术中外科医生必须认识到并能够解决的独特且常见的技术挑战有:

1. 胸骨再入路。
2. 狭窄或通畅的静脉或动脉桥。
3. 主动脉粥样硬化。
4. 自身冠状动脉弥漫病变。
5. 冠状动脉位于旧的移植物和心外膜瘢痕之间。
6. 缺少血管移植物。

再次手术中的心肌保护问题是更加困难的,而围手术期心肌梗死依然是住院死亡的主要原因[3,6]。目前以心肌代谢理论进行心肌保护是有效的,但是再次手术中心肌保护失败主要是与解剖原因引起的心肌梗死有关。这些引起围手术期心肌梗死的解剖问题包括桥血管损伤、来源于静脉桥血管或主动脉的粥样硬化栓子栓塞远端冠状动脉、移除桥血管后的心肌无血管灌注、新血管桥低灌注、心脏停搏液灌注失败、早期静脉桥血管栓塞、不完全血运重建、弥散性气体栓塞以及技术失误[3,38-42]。为了使再次手术持续成功,在设计手术方式时应尽量避免上述原因引起的心肌梗死。

术前评价

对于患者自身冠状动脉及桥血管解剖的全面了解是至关重要的。要想达到这个目标有时候并不像听上去那么容易,特别是当患者曾接受过多次冠脉手术时。如果静脉或动脉桥血管在术前冠状动脉造影中未显影,通常表明它们已经闭塞,但也有可能是由于造影没有找到它们的位置。回顾患者既往手术前的冠状动脉造影结果及以前的手术记录常有助于充分了解患者的冠状动脉解剖情况。

明确狭窄的可旁路移植的冠脉所供应的心肌组织是否存活也非常重要。瘢痕组织和存活心肌可通过铊成像、PET 显像和应激实验(运动或多巴酚丁胺)超声心动检查来鉴别。如何评价心肌存活已超出本章的讨论范围,但却是非常重要的问题。手术前再次确认桥血管化的冠状动脉所供应的区域存在存活心肌将使患者的远期疗效获益。

术前制定获取血管桥的方案以及记录可能的潜在血管桥是十分必要的,通常 ITA 造影对此很有帮助。静脉多普勒超声检查可用于评价大隐或小隐静脉的通畅性,动脉多普勒超声检查桡动脉及腹壁下动脉,以了解桡动脉获取后其远端肢体的血流通畅性。

胸骨正中切口、体外循环准备及插管

大多数再次手术采用胸骨正中切口。增加正中开胸风险的因素包括右心室和主动脉的扩张、存在供应右冠状动脉的通畅静脉血管桥、供应左冠状动脉分支的通畅的原位右侧 ITA 桥、盘曲于胸骨下方的原位左侧 ITA 血管桥、既往多次手术史及前次手术时劈胸困难。在这种情况下,再次开胸前应分离好动脉血管(经股动脉或腋窝动脉)和静脉血管以备体外循环使用。另外,如果考虑目前可用的经皮入路插管,可以在股动脉和静脉预留金属导丝,这样很少有并发症,同时为必要时紧急建立体外循环提供了一个安全措施。除胸廓内动脉外,所有的桥血管材料应在高危病例的再次开胸前准备好。大隐静脉或小隐静脉以及桡动脉可一同获取。桥血管损伤是再次开胸最常见的组织损伤。

当再次正中开胸时,切开至胸骨固定钢丝层面,小心地剪断钢丝并弯折回去但不要拔除(图 24-9)。应用摇摆锯劈开胸骨前板。胸骨前板被劈开后,停止机械通气,助手应用耙式拉钩于胸骨两侧向上提拉,按照头-尾方向纵行打开胸骨后板。保留的钢丝可以保护胸骨下方的组织。一旦胸骨后板被劈开,移除钢丝,并用剪刀锐性分离胸骨下组织。当胸骨完全劈开后,应向上提拉,避免向两侧拉开。由于此时右心室仍贴附于胸骨背面,因此与摇摆锯损伤右心室相比,向两侧牵拉胸骨更容易发生右心室损伤。

在一些高危情况下,正中开胸前做一个右胸前外侧切口往往会有帮助。外科医生可通过该切口游离易损伤的组织,例如主动脉、通畅的桥血管、右心房和右心室,然后用手放在胸骨后,从而使再次开胸更加安全,而且增加这个小切口几乎不会增加并发症。

另一种在高危情况下可采用的技术是在正中开胸前进行肝素化、插管并建立体外循环。这一方法的优点在于可以排空心脏,使其从胸骨后塌陷下去,且已经建立的体外循环在出现

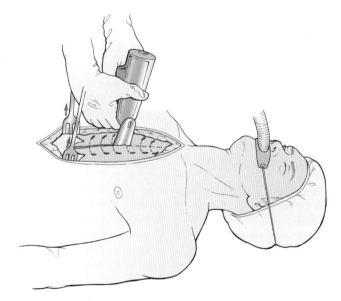

图 24-9 使用摇摆锯分离胸骨后板时,保留胸骨固定钢丝,有助于保护胸骨后粘连的组织,小心地用摇摆电锯进行分离。拉钩的方向是向前,而不是向两侧

损伤时也可起到保护作用。该方法的弊端在于要在全身肝素化的情况下广泛游离纵隔组织,尤其是对于需要应用右侧胸廓内动脉(right internal thoracic artery,RITA)的患者。我们很少应用这种方法,只有在主动脉瘤与胸骨粘连或右侧胸廓内动脉-前降支桥通畅导致特殊风险的情况下才会使用。

　　劈开胸骨后打开两侧胸膜。再次手术常规的游离原则是从膈肌水平开始向头侧进行游离,这通常是最安全的方法。在膈肌水平,即使进入了错误的解剖层次也很少会损伤重要结构。因此,根据这点,我们通常在手术中沿膈肌水平向患者右侧游离直到进入胸膜腔,并向头侧方向从胸壁上游离胸膜返折至无名静脉。用剪刀在胸骨两侧充分游离无名静脉,以避免对其的"牵拉"损伤。

　　当右侧胸骨从心脏组织上分离开后,通常便可以准备获取右侧ITA血管了。游离右侧ITA至第一肋上缘,切开壁层胸膜从膈神经区域游离ITA近端。如果在主动脉阻断过程中决定应用游离右侧ITA血管桥时,由于ITA近端已经游离清楚,这一过程就变得更易操作了。左侧心腔内的游离工作可留到稍后进行,目前需要完成的是将左侧前胸壁与其下的组织分离开(其中可能包括通畅的ITA血管桥)。只有通畅的ITA血管桥与胸壁严重粘连时游离过程才会变得困难。同样,最好在膈肌水平进入左侧胸膜腔并向头侧游离。

　　游离过程中最困难的通常是在胸骨角水平,通畅的ITA血管桥可能在这里接近中线且与胸骨或主动脉粘连。游离通畅的ITA血管桥除了格外小心没有其他特殊的技巧。通畅的左侧ITA血管在再次开胸和纵隔游离时是否被损伤,与初次手术时桥血管的摆放位置有关。理想状况下,初次手术时应将心包切开,并将左侧ITA血管桥通过心包切口,经肺的后面进入心包腔供应LAD或回旋支动脉(图24-10)。这样肺组织位于LITA前方,桥血管便不会与主动脉或胸壁粘连。

　　当左侧胸壁游离完毕,即可准备获取LITA(如果第一次手术时未使用)。放置胸骨牵开器,完成主动脉和右心房的心包内剥离。在大多数情况下最安全的方法是在膈肌水平找到正确的解剖层次并沿右心房游离至主动脉。但是,当有一条供应右冠状动脉的粥样硬化的静脉桥附着于右心房时,这种情况是比较危险的。对动脉粥样硬化血管移植物的进行操作会导致动脉粥样硬化碎片栓塞到冠状动脉,因此最好对这种静脉桥采用"无触碰"(no touch)技术。如果供应右冠状动脉的静脉桥血管在右心房表面通过,最好不去游离右心房,而改用股静脉和上腔静脉插管来进行静脉引流(图24-11)。一旦体外循环成功建立,主动脉阻断并灌注心脏停搏液后便可以切断这些粥样硬化的静脉桥血管。

　　游离升主动脉的目标是暴露足够的长度,以方便主动脉插管和主动脉阻断,及避免最常见的错误,即主动脉夹层形成。通常可以沿右心房从足侧至头侧解剖至主动脉或通过确定无名静脉并将其下方组织保留在主动脉上方,以明确的主动脉解剖层次。在无名静脉水平,主动脉两侧的心包返折比较容易确认。在左侧心包返折部位向后分离可进入主动脉与肺动脉间隙。完成主动脉左侧的游离后,外科医生即要将左肺从前向后游离至肺门。这两个间隙之间的组织通常包括通畅的LITA血管桥,如果钳夹这些组织将造成ITA血管桥闭塞。

　　升主动脉游离完毕后,对患者进行肝素化,并进行主动脉

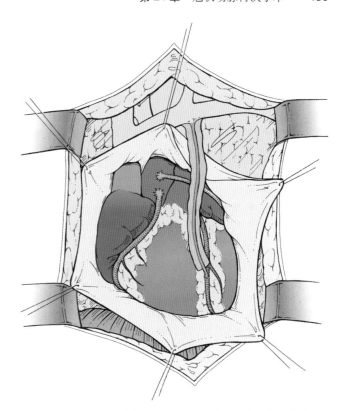

图24-10　再次手术时LITA-LAD通畅的桥血管不应该受到损伤。初次手术时应将心包切开,并将左侧ITA血管桥通过心包切口经肺的后面进入心包腔

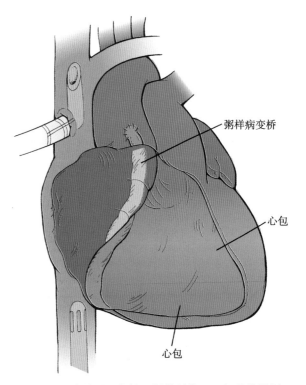

图24-11　应尽量避免触碰粥样硬化且通畅的静脉桥。如果粥样硬化的右冠静脉移植物挡住了右房入路,那么使用股静脉和直接上腔静脉插管,比游离静脉移植物以实现右房插管更加安全

插管。在有粥样硬化的主动脉上进行插管可能导致粥样硬化斑块栓塞从而导致卒中、心肌梗死或多脏器功能衰竭,因此在插管前应通过触诊或超声检查发现主动脉粥样硬化斑块。虽然最常用的动脉插管替代位置是股动脉,但是动脉病变的患者通常也存在严重的股动脉粥样硬化。腋动脉插管是另一种应用越来越多的替代方法,因为腋动脉很少发生粥样硬化,并且可以提供顺行灌注[44](图 24-12)。如果主动脉粥样硬化或钙化,会使阻断升主动脉变得非常危险,应选用非体外循环旁路移植术(见其他选择)或在腋动脉插管深低温停循环下行主动脉替换术。静脉插管通常采用右心房单腔房管。经右心房荷包在细针的引导下插入冠状窦心停跳液导管,并在升主动脉上放留置针头,用于顺行心脏停搏液灌注和排气(图 24-13)。

心肌保护

在大多数冠状动脉再次手术中我们采用 Buckberg 及其同事的心肌保护方法[45],即顺灌法和逆灌法相结合,间歇灌注冷血停搏液,并在主动脉开放前灌注一次温血停搏液。目前有很多种停搏液,大多数可提供心肌保护所需的良好的代谢环境。由于再次手术中灌注停搏液有特定的解剖学困难,因此灌注过程的细节就非常重要。在大多数初次手术时仅顺行灌注便可以达到良好的效果。但是再次手术时,顺行灌注可能对于通畅的原位动脉供应的心肌组织不能起到作用,并且可能使静脉桥血管粥样硬化斑块冲出造成远端冠状动脉栓塞。通过冠状静脉窦向冠状静脉系统灌注停搏液(逆灌)是再次手术中心肌保护方法的一个进步[46,47]。逆灌法可以避免静脉桥血管中的粥

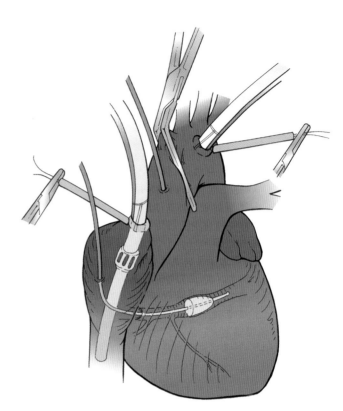

图 24-13　标准的再次冠状动脉手术插管包括:主动脉插管,用于顺行心脏停搏液灌注和根部排气的主动脉针头,单一双极静脉导管,以及一个带自膨球囊的经心房冠状静脉窦导管便于逆行灌注。解剖分离左心室前要完成插管

样硬化斑块冲至远端,并可帮助去除冠状动脉系统内的粥样硬化碎片和空气,并可使停搏液到达于原位动脉血管供应的心肌组织。逆灌法最大的缺点是,不是所有的冠状静脉窦都可以放置导管持续灌注。监测停搏液灌注效果是非常重要的,可测量冠状静脉窦内的压力、关注心脏静脉被动脉血充盈的情况、心肌温度降低及切开的冠状动脉中有非氧和血的回流。

体外循环开始后,灌注师放空心脏并使体温降至 34℃时阻断升主动脉。我们通常首先采用主动脉根部灌注停搏液。阻断通畅的动脉桥血管可以帮助心肌得到良好且持续的灌注液保护。如果在此之前不能充分游离出通畅动脉桥血管并夹闭,则灌注温度应降至 25℃直到可以夹闭动脉桥血管。顺灌 2~3 分钟后再逆灌 2~3 分钟。进行任何方式的顺灌都有造成粥样硬化的静脉桥血管栓子脱落的风险,但若还没有对这些桥血管进行操作则风险会相对较小。一旦建立了有效的逆灌,通常可以主要使用这一途径进行维持剂量的灌注。

心包腔内的游离

当心脏完全停搏以后就可以开始左心室的游离了,通常从膈肌水平并向心尖部开始。当确定心尖位置后,外科医生应在左前降支左侧向头侧方向纵行切开心包(图 24-14)。通畅的 LITA 桥血管就在 LAD 前方的心包组织中。在肺动脉前方游离出这条组织蒂后便可用无损伤钳阻断通畅的 ITA 血管,并可使新的发自主动脉的桥血管走行于通畅的 ITA 血管之下到达左侧的冠状动脉。在阻断升主动脉并使心脏停搏后再游离左心

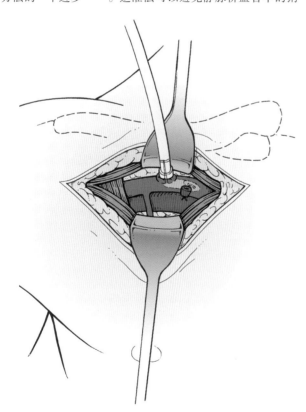

图 24-12　对于主动脉和股动脉粥样硬化的患者,腋动脉插管是一种重要的备选方案。多数患者可以选择 21G 的动脉插管

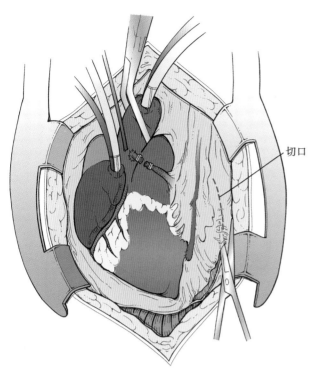

用手术刀将其切断。作者常用的吻合顺序是：①吻合静脉桥血管远端；②吻合游离动脉桥血管远端；③吻合原位动脉桥血管远端；④近端（主动脉）吻合。

狭窄的静脉桥血管

什么情况下应该去除通畅或狭窄的静脉桥血管，这些静脉桥血管又应该用什么来代替？如果静脉桥血管超过5年，粥样硬化便是经常存在的，保留这些静脉桥血管可能在术中会发生粥样硬化栓子栓塞远端冠状动脉，并且这些静脉桥血管在再次手术后仍会进行性狭窄或闭塞。另一方面，更换所有的静脉桥血管可能将导致手术更加复杂，并会用尽所有的血管桥材料。

过去，我们的原则是更换所有超过5年的静脉桥血管，即使他们在冠状动脉造影中并未发生病变。但是，这需要保证有足够的血管桥材料去代替这些静脉桥血管。在今天，由于在初次手术时已经应用了很多静脉桥血管材料，或是之前接受过多次手术，当再次手术时许多患者的血管桥材料非常有限。因此，替换桥血管的方案应该个体化。如果在冠状动脉造影中是正常的，同时在手术中观察无明显的管壁增厚或是粥样硬化，通常这样的静脉桥便可以保留。

用新的静脉桥血管替换原静脉桥血管最好是在原有的静脉桥血管远端吻合口处进行吻合，通常只保留旧静脉桥远端1mm左右（图24-15）。如果自身冠状动脉在吻合口远端有明显的狭窄，通常最好的办法是在更换原有静脉桥血管的同时再在远端冠状动脉吻合一根新的旁路血管。许多再次手术患者冠状动脉近端已经闭塞，并有多处狭窄，如果只在远端建立新的血运重建，那么由粥样硬化的静脉桥血管供应近端的冠状动脉及它们的侧支就会面临风险。在主要的冠状动脉上建立多支桥血管在再次手术中是非常可取的方法（图24-16）。

序贯静脉桥血管在再次手术中是非常有效的，因为它们可以提供更多的远端吻合口而需要更少的近端吻合口。在瘢痕累累的主动脉上找到合适的近端吻合口位置是非常难得的。

再次手术时应用动脉血管材料通常有很多的好处。首先它们经常是可使用的；其次，即使吻合于弥漫病变的血管上，动脉桥仍然保持长期通畅的趋势，使其特别适用于再手术患者；

图24-14　沿着纵隔分离心包，使外科医生可以到达左侧心尖。然后，心包可以向侧面分离到LAD动脉左侧，通畅的ITA血管往往在覆盖LAD动脉的组织条中，心脏灌注后，再分离动脉粥样硬化静脉移植桥血管

室的好处是解剖更加精确，可以减少对心外膜的损伤并减少出血，不接触粥样硬化的静脉桥血管可以减少冠状动脉栓塞，并使游离通畅的ITA变得更加安全。

心脏完全游离之后，便可辨别冠状动脉靶血管，并可测量出到达这些靶血管所需的血管桥长度，最终的旁路移植方案便可确定。原有血管桥和心脏瘢痕的存在使得再次手术时血管桥长度的判断异常困难，特别是动脉桥血管的长度，因此在手术方案中设计好应变措施是十分明智的。在吻合血管桥之前，应先辨识那些需要去除的虽通畅但已有粥样硬化的静脉桥，并

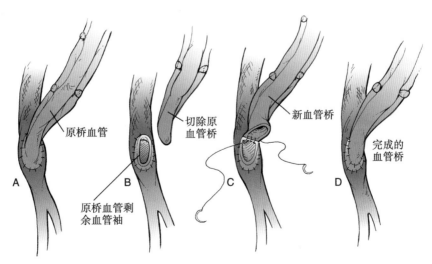

图24-15　对于自身冠状动脉广泛硬化的患者而言，旧的静脉桥的远端吻合口通常也是新的静脉桥远端吻合的最佳部位，此处只保留旧静脉桥的一个小的边缘

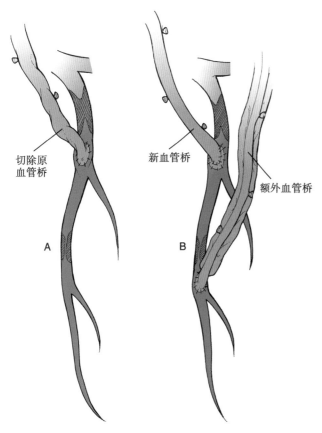

图 24-16 自身冠脉病变的进展可能提示放置新的远端移植血管的同时也要更换供应近端冠状动脉的存在病变的静脉桥血管

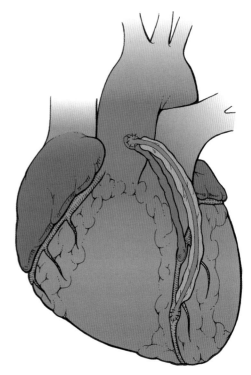

图 24-17 新的和旧的静脉移植物的帽状部位往往是游离动脉移植物主动脉吻合的最佳部位。动脉粥样硬化很少发生在这里

最后,原位动脉桥血管不需要进行近端吻合。如果初次手术时未应用 LITA,那么就应该尝试将其作为原位移植物用于左前降支。在初次手术时,右侧 ITA 通常作为原位桥可以横跨到左侧冠状动脉吻合,但在再次手术时就变得很困难了,因此右侧 ITA 常被游离用作动脉桥血管。

动脉移植物的近端吻合是再手术中的一个问题,因为再手术主动脉的瘢痕化和增厚常常使动脉移植物直接吻合到主动脉上不能令人满意。当原有静脉桥血管闭塞后,静脉桥血管上通常会有一个没有粥样硬化存在的"气泡状"区域,这里通常可以作为游离动脉桥血管近端吻合点(图 24-17)。此外,如果已经搭好了新的静脉桥血管,那么这支静脉桥血管近端的"气泡状"部位也可作为动脉桥近端吻合的良好部位。尽管有关这种吻合方式的远期造影结果还无法获得,但是静脉桥近端"气泡状"区域相对较少发生粥样硬化似乎提示这种方式是可以成功的。

另一种有效的策略是在原有或新的动脉桥上做游离动脉桥血管的近端吻合口(图 24-18)。组合式动脉桥血管通常是在一条新的原位 LITA 上吻合游离的 RITA 近端,这种方法的使用频率越来越高,且有良好的早期结果[48,49]。这种方法在再次手术中非常实用,因为它可以避免在主动脉上进行近端吻合,还能减少 RITA 到达回旋支远段所需要的长度。在原有通畅的 ITA 上做新动脉桥近端吻合口的其他优势在于,原有 LITA 桥血管通常在尺寸上有所增加,且术前冠状动脉造影显示了其完

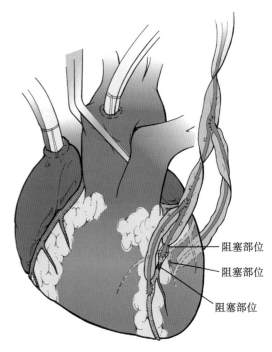

图 24-18 采用新的或者旧的 ITA 桥作为血流来源,可以建立复合动脉移植物。近端吻合到 LITA,RITA 血管将很容易到达回旋支血管。而且,采用新的或者旧的 ITA 桥作为血流来源,可以建立复合动脉移植物

整性。当远端前降支病变影响了 ITA 到前降支的效果,可以用一小段新的动脉桥在旧的动脉桥和前降支远端之间进行搭桥(图 24-17)。

ITA 血管桥可以在再次手术中替代静脉血管桥吗? 当需要替换的狭窄或通畅的静脉血管桥时,外科医生有多种选择方案,但任何一种方法都有其不足之处:

1. 外科医生可以保留原有静脉桥血管,并对同一靶血管加上一支动脉桥血管。这种方法的不足是在再次手术期间保留的原有静脉桥血管可能会有粥样硬化栓子脱落,且静脉桥血管与动脉桥血管的竞争血流可能会使术后 ITA 桥受到影响。

2. 外科医生可以用 ITA 血管代替原有静脉桥血管。这样可以减少粥样硬化斑块栓塞和竞争血流损伤的风险,但如果动脉桥血管不能提供原有静脉桥血管所提供的血流量,则有发生灌注不足的风险。

3. 外科医生可以用新的静脉桥血管替代原有静脉桥血管。这种方法的不足主要在于远期预后:冠状动脉仅依靠静脉桥血管来供血。

在一项回顾性研究中,我们分析那些针对前降支的粥样硬化的静脉移植物进行治疗选择时,发现最糟糕的结果就是去除了通畅(尽管狭窄)的静脉移植物并仅用 ITA 移植物替换它[39]。这种方法与显著的低灌注和手术期间严重的血流动力学问题有关,只有通过在同一靶血管上再添加一根静脉桥管才可以解决这个问题。保留狭窄的静脉桥血管而引起心肌梗死的风险是很低的。因此,而引起心肌梗死的风险是很低的。

在狭窄的静脉移植物上一条新的 ITA 桥血管的另一个不足之处在于,狭窄的静脉桥血管可能会与之产生竞争血流,从而导致新 ITA 桥血管的衰败。然而,只要 SVG 狭窄严重,这种情况就不太可能发生[50]。因此,我们通常采用的原则是,如果应用新的静脉桥血管则将原有粥样硬化的静脉桥血管去除,但如果在同一靶血管上吻合动脉桥血管则保留原有静脉桥血管(图 24-19)。

可备选的动脉桥血管材料在再次手术中是非常重要的。桡动脉由于比其他游离动脉桥血管材料更粗、更长,使其在再次手术中有很大的优势。桡动脉的这些特性使得可行血运重建的冠状动脉范围增加。早期关于桡动脉通畅性的研究显示,桡动脉的通畅性良好,但目前很少有对于远期效果的评价。如果早期研究中关于桡动脉高通畅率经得起时间的考验,那么再次手术中对于桡动脉的应用将变得更为广泛。腹壁下动脉通常太短,不能作为再次手术时单独的主动脉-冠状动脉移植物,但作为短的复合动脉移植物非常有用,如图 24-18 所示。

胃网膜右动脉(right gastroepiploic artery,RGEA)有很好的中期通畅率,并经常应用于再次手术中,因为它也是一种原位桥[51]。而且,它可以在正中开胸前获取。作为原位桥,胃网膜右动脉可以吻合到右冠状动脉的后降支或前降支远端(图 24-20)。

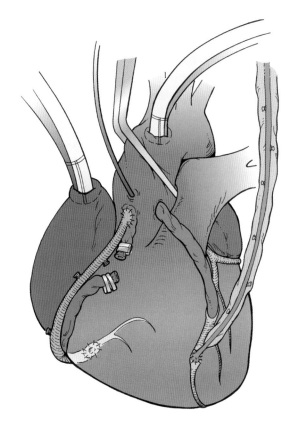

图 24-19　在这个例子中,一根动脉粥样硬化的右冠状动脉静脉桥血管被切断,代之以一根新的静脉桥。然而,为了避免低灌注吻合到 LAD 的狭窄的静脉桥却被留了下来,并增加了一条新的 ITA-LAD 动脉桥

静脉或动脉桥血管的近端吻合口是在单次主动脉阻断期间的最后完成的。吻合位置的选择需要考虑避开主动脉上的瘢痕、粥样硬化斑块或初次手术留下的 Teflon 线,原有静脉桥血管近端吻合口通常是新血管很好的吻合部位。在一次主动脉阻断周期内吻合近端吻合口可以减小主动脉损伤,并且可以获得良好的手术视野。此外,如果去除了通畅或狭窄的静脉移植物后,在主动脉吻合完成前就开放主动脉并不能对缺血心肌进行有效的再灌注。

这种方法的不足之处在于主动脉阻断时间被延长。但是,我们再次手术的策略并不是基于减少心肌缺血的时间。如果心脏停搏液灌注满意,心肌能够有效代谢,那么此时心肌保护便是安全的。心肌保护失败往往是由于解剖上的问题而不是因为代谢方面的问题。一旦近端吻合口完成,便给予短时的温血停搏液灌注,然后开放主动脉。

其他选择

尽管再次手术通常采用正中开胸辅以体外循环的方法,但如小切口和非体外循环旁路移植术等在初次手术时常常应用的方法,在再次手术中也可以应用。当再次手术的患者只有有限的心肌需要血运重建时,常可通过一个小切口且不需要体外循环[称为微创直视冠状动脉旁路移植术(minimally invasive direct coronary artery bypass,MIDCAB)]便可以完成。LAD 远端可以通过一个前胸壁小切口显露,LAD 或对角支可用 LITA 血管进行吻合。尽管再次手术时粘连的心包可提供一定的稳定

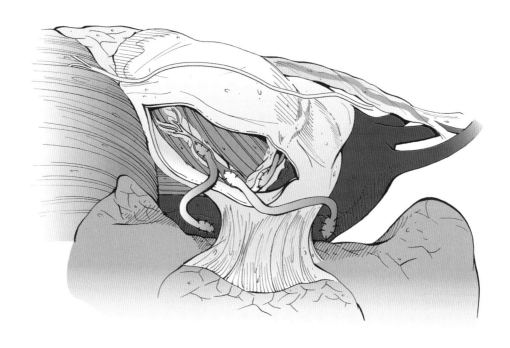

图 24-20　回旋支血管可通过左侧切口直接完成旁路移植,不需要体外循环的支持

性,但仍经常应用固定器帮助吻合。如果无法使用 LITA,那么可以用一小段大隐静脉吻合在锁骨下动脉并通过胸内隧道吻合至前降支。如果把 RITA 当作原位动脉桥则必须施行正中开胸,但若只有此一条血管桥,一般可以采用非体外循环。

经左侧开胸手术可以暴露心脏的外侧壁(图 24-21),通过这种方法可以移植回旋支和右冠状动脉远端分支(图 24-21),通常 LITA 已经被用于移植物,但是可以应用侧壁钳在降主动脉胸段完成大隐静脉或桡动脉桥血管的近端吻合口。这种方法的不利之处是,原位 RITA 桥血管很难通过这种手术方式完成,且如果回旋支深埋于心肌内,在非体外循环下暴露和游离可能会非常困难。

除了避免潜在的体外循环并发症,"有限面积,非体外循环"方法也避免了心脏的广泛剥离和动脉粥样硬化静脉移植物的可能操作。这种方式的不足是,大部分再次手术患者往往需要对多个区域的多支血管进行血运重建。

正中开胸在非体外循环下对心肌多个区域进行血运重建是当前初次冠状动脉旁路移植术的标准手术方式,这种策略同样可以应用于再次手术。但是,由于需要暴露全部心脏,需要对心包内粘连进行大量的游离工作。如果患者存在粥样硬化的静脉桥血管,游离及对静脉桥血管的操作会增加冠状动脉栓塞及心肌梗死的风险。这个问题在冠状动脉旁路移植术早期,还未充分认识粥样硬化栓子栓塞冠状动脉的风险时就时有发生。非体外循环再次手术的另一项不利之处是,需要再次手术的患者冠状动脉病变常发生在远端很远的地方并且是弥漫性病变,这使得心肌内的冠状动脉成为了最佳的吻合部位。这些特点使得非体外循环技术的应用受到了限制。另外,由于主动脉粥样硬化、粘连或先前存在的桥血管近端吻合口使得在主动脉部分阻断受到限制,从而使得静脉或游离的动脉桥血管的近端吻合口吻合变得困难。不过,应用非体外循环技术可以减少

主动脉的损伤,特别是在应用原位动脉桥血管作为其他桥血管的血流来源时。

对于单个病例来说,非体外循环技术的不利因素可能是很重要的,也可能是无足轻重的。除了避免潜在的体外循环并发症,"有限面积,非体外循环"方法也避免了心脏的广泛剥离和动脉粥样硬化静脉移植物的可能操作。

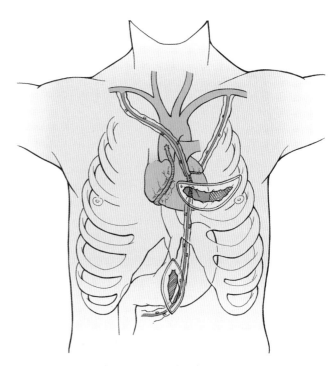

图 24-21　原位胃网膜右动脉在体外循环/非体外循环冠脉移植术均可以吻合到前降支(LAD)远端

再次冠状动脉旁路移植术的结果

早期结果

再次冠状动脉旁路移植术比初次手术的风险更高。一项来自美国胸外科医师学会(Society of Thoracic Surgeons,STS)数据库的研究报道,1991—1993 年再次手术住院死亡率为 6.95%,对所有单纯冠状动脉旁路移植手术的多因素分析显示,"既往手术史"是增加死亡率的危险因素[12]。根据克利夫兰医学中心报告,1967—1991 年首次再次手术患者住院死亡率为 3%~4%,1988—1991 年 1 663 名接受再次手术的患者的住院死亡率为 3.7%[1-3]。最近十年的进展使这一风险持续降低。最近由 Sabik 及其同事的报道显示,2002 年再次 CABG 手术患者住院死亡率已降至 2.5%,且经风险因素校正后发现患者所合并的各项伴发疾病是其危险因素,而不是再次手术本身。

20 世纪 90 年代和 21 世纪初期,其他大型系列报告的,再次手术死亡率从 4.2% 到 11.4% 不等,大多数在 7% 左右[4-9,52]。2013 年,在所有 STS 数据库参与者中,再次手术死亡率为 3.5%,而初次手术死亡率为 1.5%。

所有这些数据均显示,再次手术死亡率比我们预期的初次手术高 2~5 倍。冠状动脉再手术与较高的住院死亡率相关,主要是因为增加了围手术期心肌梗死的风险。在克利夫兰医学中心系列研究中,85% 的近期再手术患者围手术期死亡的原因是心血管疾病,这一数字与近期对初次手术的研究形成了对比,在初次手术中,非心脏性死亡越来越重要[3,15]。此外,再次手术系列报告中,有 67% 病例其住院死亡率与围手术期新发心肌梗死相关。再次手术围术期心肌梗死因素众多,包括远端冠脉的不完全血运重建、静脉桥血管栓塞、ITA 移植物衰败、静脉桥血管粥样硬化栓子脱落造成栓塞、损伤旁路移植物、动脉移植物低灌注、术前心肌梗死及 PTCA 的并发症。

再次胸骨入路仍然有风险。在一项研究中,1 847 名再次手术患者中 7% 发生了不良事件,只有术前放疗及术前曾行手术次数可作为损伤的预测因素。在这 127 名患者中,24 名患者(19%)发生了主要不良结果(卒中、心肌梗死或者死亡),而在没有损伤的患者中这一比例为 6.2%[43]。

对再次手术患者的多组研究显示,高龄、女性和急诊手术是与住院死亡率高度相关的临床变量。急诊手术是一个特别重要的因素。尽管目前对于"急诊手术"尚无统一的标准定义,但已报道的急诊再次手术死亡率为 13%~40%[3,5-8]。1997 年 STS 的数据显示,选择性再手术的风险为 5.2%,限期再手术的风险为 7.4%,紧急再手术的风险为 13.5%,"抢救性"再手术的风险为 40.7%。很明显,与紧急再手术相关的风险有很大的增加,比接受过一次手术的患者增加的更多。

高龄本身并不会显著增加再手术的风险,但与其他变量结合后会增加风险。在一项 739 例 70 岁以上老人再次手术的回顾分析中,我们注意到总体住院死亡率为 7.6%,紧急手术,女性、左心室功能障碍,肌酐浓度大于 1.6mg/dL(约 141.4μmol/L),左主干冠状动脉狭窄是增加风险的特定因素。没有这些特征的患者,住院死亡率仅为 1.5%[53]

特殊的解剖情况,尤其是有通畅的 ITA 血管桥和粥样硬化的静脉桥血管,可增加再次手术的风险,不过通过手术经验的累积,技术方面的问题可以被弥补。我们从未记录过带有通畅 ITA 移植物的患者会有死亡率的增加。但是却注意到 ITA 损伤的风险从早期经验的 8% 降至最近的 3.7%,而这一改善几乎完全与手术经验的增加有关。如果在初次手术时对 ITA 移植物进行了正确的定位,那么通畅的 ITA-前降支或者 ITA-回旋支的动脉移植物不应成为再次手术的障碍。通畅的原位右侧 ITA 移植物穿过中线供应前降支或回旋支的情况比较困难,在使用胸骨正中切口再次手术时需要格外小心。虽然这些情况并不常见,并提供了技术上的困难挑战,但这些患者的风险并没有增加。

过去的研究表明,粥样硬化静脉桥的存在可以增加围手术期风险。Perrault 及其同事的报告中提到存在 1、2 或 3 支静脉桥血管狭窄患者住院死亡率分别为 7%、17% 和 29%,而我们在近期的研究中发现,供应前降支的静脉桥血管存在粥样硬化将增加住院风险[34,29]。然而,在最近的研究中我们发现,静脉桥粥样硬化并没有增加死亡率,虽然多支血管桥狭窄时风险有非显著性升高的趋势[3]。这些患者结果良好,是基于技术的改进、使用逆灌心脏停搏液和外科医生经验增加的综合结果。

虽然动脉移植物在再次手术时可能有优势,但它们的使用可能会延长原本已经复杂的手术,而且动脉移植对围手术期风险的影响一直受到关注。然而,我们专门研究了这个问题,发现若再次手术时应用单支或双支 ITA 移植物并不增加围手术期风险。相反,如果在第一次或第二次手术中均未应用 ITA 移植物似乎是与增加住院死亡率相关的一个因素[3]。在这项研究中血管桥的选择并不是随机的,很有可能仅接受静脉移植物的患者的风险增加与患者因素有关,而与手术策略无关。但可以明确的是,动脉桥血管的应用确实未增加手术风险。除了增加围手术期心肌梗死的发生率外,再手术患者的院内合并症似乎没有增加。伤口并发症是个重要的关注点,包括我们中心在内的很多中心的报告指出,当糖尿病患者在一次手术中同时应用双侧胸廓内动脉血管时,胸部伤口并发症有所增加。但分期使用 ITA,即第一次手术使用一侧乳内动脉,第二次使用另一侧,却并未增加胸部伤口并发症的发生率。

在 2013 年所有的 STS 参与者中,与初次冠状动脉搭桥术相比,再次手术的主要并发症增加(17.3% vs 12.8%),30 天内再次手术的风险增加(5.0% vs 3.6%)。有意思的是,纵隔感染(0.3% vs 0.2%)或永久性脑血管意外(1.2% vs 1.3%)的风险没有额外增加。

还有一点需要指出的是,只有那些可以准确定性或定量判断的变量因素才可以应用在确定危险因素的研究中。例如,从经验和逻辑上讲,升主动脉粥样硬化应该是一个非常重要的危险因素,但在大型研究中很少认定,因为患者不常规进行超声检查以确定升主动脉粥样硬化的存在。

远期结果

与初次手术的患者相比,再次手术的患者处于自身冠状动脉粥样硬化进展的更晚期阶段,再次手术的解剖矫正很难完美。尽管"完全血运重建"的概念差异很大,却很少对于再次手术患者的所有动脉和所有病变节段进行旁路移植。因此再次手术的远期效果不如初次手术也就不足为怪了。

任何旁路手术之后出现心绞痛症状都与时间有关,但是再次手术后心绞痛的发生明显多于初次手术。我们对再次手术患者术后平均72个月的随访结果显示,64%的患者心功能为Ⅰ级(NYHA分级),10%为Ⅲ级或Ⅳ级[2]。Weintraub等也报告了再次手术后随访4年有41%的患者表现出不同程度的心绞痛[6]。

再次手术后患者的远期生存率也不如初次手术。Weintraub等报告的5年生存率为76%,10年生存率为55%,我们院内生存患者的随访结果显示10年生存率为69%(图24-22)[2,6]。在不同的研究中,晚期生存率的预测因素各不相同,但是LV功能障碍,高龄和糖尿病一直与较低的晚期生存率相关。对于2 429例第一次再次手术患者的远期生存率进行多因素分析,降低生存率的各种因素列举在表24-3。再次手术时应用ITA血管对远期生存率的影响很难确定。同其他医学中心一样[54],我们发现单支ITA血管对再次手术患者的远期生存率有积极的影响,但不如初次手术表现的那样明显。Weintraub等未发现ITA血管桥能提高生存率[6]。然而,有明确的证据表明ITA移植的使用至少在一定程度上大大减少了再手术的次数,这可能可以推断出ITA移植对晚期存活率的积极影响。

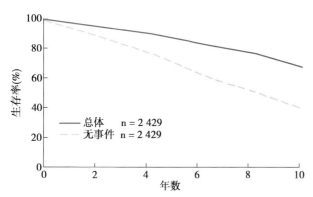

图24-22　1967—1987年2429名再次冠状动脉手术后患者的十年生存率69%,十年无事件生存率41%(Reproduced with permission from Loop FD, Lytle BW, Cosgrove DM, et al:Reoperation for coronary atherosclerosis:changing practice in 2509 consecutive patients,*Ann Surg.* 1990 Sep;212(3):378-385.)

表24-3　再次冠状动脉手术后降低远期生存率的影响因素(1967—1987)

影响因素	P值	相对危险度(RR)
左心室功能	0.000 1	1.9
年龄	0.000 1	1.04
吸烟史	0.000 1	1.6
高血压	0.000 2	1.4
左主干狭窄≥50%	0.000 1	2.0
三支血管病变	0.000 1	1.6
NYHA Ⅲ/Ⅳ级	0.003	1.4
外周血管疾病	0.001	1.5
与初次手术间隔大于60个月	0.006	1.003
初次手术未使用ITA	0.03	1.5

Data from Loop FD, Lytle BW, Cosgrove DM, et al:Reoperation for coronary atherosclerosis:changing practice in 2509 consecutive patients,*Ann Surg.* 1990 Sep;212(3):378-385.

多次冠状动脉旁路移植术

患者接受多次冠状动脉旁路手术的情况同第一次接受再次手术时相同,只不过是次数的增多。很多接受多次旁路移植手术的患者已经距其初次手术超过15年以上,自身冠状动脉病变更加严重和缺少移植血管材料是共同存在的问题。不同机构对患者选择的标准差别较大,但住院死亡率相对于初次手术确实有所升高[10,11]。从1993年起,我们共对392例已经接受过再次手术的患者进行了旁路移植术,总住院死亡率为8%。最近10年,其住院死亡率已经减低到5.8%[14]。院内生存患者随访结果显示术后5年生存率是84%,10年是66%。因此,虽然此类患者住院期间的风险较高,而远期效果相对还能令人满意。年龄是预后的主要因素。近来,年龄低于70岁的患者住院死亡率为1%~2%,而超过70岁的患者住院死亡率则大于10%。而且,70岁以上患者的5年生存率仅有50%。

本章要点

1. 在实施冠脉再次手术前应确认目标正确,方法合理。
2. 避免心脏损伤。
3. 不要使用ITA去替换一个通畅或者狭窄的静脉移植物。
4. 心脏停搏后再解剖分离左心系统。
5. 使用腋动脉作为动脉插管备用选择。

(李琦　译　陈彧　审)

参考文献

1. Lytle BW, Loop FD, Cosgrove DM, et al: Fifteen hundred coronary reoperations: results and determinants of early and late survival. *J Thorac Cardiovasc Surg* 1987; 93:847.
2. Loop FD, Lytle BW, Cosgrove DM, et al: Reoperation for coronary atherosclerosis: changing practice in 2509 consecutive patients. *Ann Surg* 1990; 212:378.
3. Lytle BW, McElroy D, McCarthy PM, et al: The influence of arterial coronary bypass grafts on the mortality of coronary reoperations. *J Thorac Cardiovasc Surg* 1994; 107:675.
4. Salomon NW, Page US, Bigelow JC, et al: Reoperative coronary surgery: comparative analysis of 6591 patients undergoing primary bypass and 508 patients undergoing reoperative coronary artery bypass. *J Thorac Cardiovasc Surg* 1990; 100:250.
5. Grinda JM, Zegdi R, Couetil JP, et al: Coronary reoperations: indications, techniques and operative results. Retrospective study of 240 coronary reoperations. *J Cardiol Surg* 2000; 41:703.
6. Weintraub WS, Jones EL, Craver JM, et al: In-hospital and long-term outcome after reoperative coronary artery bypass graft surgery. *Circulation* 1995; 92:II-50.
7. He GW, Acuff TE, Ryan WH, et al: Determinants of operative mortality in reoperative coronary artery bypass grafting. *J Thorac Cardiovasc Surg* 1995; 110:971.
8. Akins CW, Buckley MJ, Daggett WM, et al: Reoperative coronary grafting: changing patient profiles, operative indications, techniques, and results. *Ann Thorac Surg* 1994; 58:359.
9. Levy JH, Pifarre R, Schaff HV, et al: A multicenter double-blind placebo-controlled trial of aprotinin for reducing blood loss and the requirement for donor-blood transfusion in patients undergoing repeat coronary artery bypass grafting. *Circulation* 1995; 92:2236.
10. Lytle BW, Cosgrove DM, Taylor PC, et al: Multiple coronary reoperations: early and late results. *Circulation* 1989; 80:626.
11. Yau TM, Borger MA, Weisel RD, et al: The changing pattern of reoperative coronary surgery: trends in 1230 consecutive reoperations. *J Thorac Cardiovasc Surg* 2000; 120:156.
12. Edwards FH, Clark RE, Schwartz M: Coronary artery bypass grafting: The Society of Thoracic Surgeons National Database experience. *Ann Thorac Surg* 1994; 57:12.

13. Cosgrove DM, Loop FD, Lytle BW, et al: Predictors of reoperation after myocardial revascularization. *J Thorac Cardiovasc Surg* 1986; 92:811.

14. Sabik JF, Blackstone EH, Houghtaling PL, et al: Is reoperation still a risk factor in coronary artery bypass surgery? *Ann Thorac Surg* 2005; 80:1719.

15. Loop FD, Lytle BW, Cosgrove DM, et al: Influence of the internal mammary artery graft on 10-year survival and other cardiac events. *New Engl J Med* 1986; 314:1.

16. Lytle BW, Blackstone EH, Loop FD, et al: Two internal thoracic artery grafts are better than one. *J Thorac Cardiovasc Surg* 1999; 117:855.

17. Neitzel GF, Barboriak JJ, Pintar K, et al: Atherosclerosis in aortocoronary bypass grafts: morphologic study and risk factor analysis 6 to 12 years after surgery. *Arteriosclerosis* 1986; 6:594.

18. Ratliff NB, Myles JL: Rapidly progressive atherosclerosis in aortocoronary saphenous vein grafts: possible immune-mediated disease. *Arch Pathol Lab Med* 1989; 113:772.

19. Solymoss BC, Leung TK, Pelletier LC, et al: Pathologic changes in coronary artery saphenous vein grafts and related etiologic factors. *Cardiovasc Clin* 1991; 21:45.

20. Bourassa MG, Campeau L, Lesperance J: Changes in grafts and in coronary arteries after coronary bypass surgery. *Cardiovasc Clin* 1991; 21:83.

21. Lytle BW, Loop FD, Cosgrove DM, et al: Long-term (5 to 12 years) serial studies of internal mammary artery and saphenous vein coronary bypass grafts. *J Thorac Cardiovasc Surg* 1985; 89:248.

22. Fitzgibbon GM, Leach AJ, Kafka HP, et al: Coronary bypass graft fate: long-term angiographic study. *J Am Coll Cardiol* 1991; 17:1075.

23. Chesebro JH, Fuster V, Elveback LR, et al: Effect of dipyridamole and aspirin on late vein graft patency after coronary bypass operations. *New Engl J Med* 1984; 310:209.

24. Goldman S, Copeland J, Moritz T, et al: Saphenous vein graft patency 1 year after coronary artery bypass surgery and effects of antiplatelet therapy. *Circulation* 1989; 80:1190.

25. Gavaghan TP, Gebski V, Baron DW: Immediate postoperative aspirin improves vein graft patency early and late after coronary artery bypass graft surgery: a placebo-controlled, randomized study. *Circulation* 1991; 83:1526.

26. Domanski M, Tian X, Fleg J, et al: Pleiotropic effect of lovastatin, with and without cholestyramine, in the post coronary artery bypass graft (Post CABG) trial. *Am J Cardiol* 2008; 102:1023-1027.

27. Flaker GC, Warnica JW, Sacks EM, et al: Pravastatin prevents clinical events in revascularized patients with average cholesterol concentrations: Cholesterol and Recurrent Events (CARE) investigators. *J Am Coll Cardiol* 1999; 34:106.

28. Dion R, Verhelst R, Rousseau M, et al: Sequential mammary grafting: clinical, functional and angiographic assessment 6 months postoperatively in 231 consecutive patients. *J Thorac Cardiovasc Surg* 1989; 98:80.

29. Lytle BW, Loop FD, Taylor PC, et al: Vein graft disease: the clinical impact of stenoses in saphenous vein bypass grafts to coronary arteries. *J Thorac Cardiovasc Surg* 1992; 103:831.

30. Lytle BW, Loop FD, Taylor PC, et al: The effect of coronary reoperation on the survival of patients with stenoses in saphenous vein to coronary bypass grafts. *J Thorac Cardiovasc Surg* 1993; 105:605.

31. Lauer MS, Lytle B, Pashkow F, et al: Prediction of death and myocardial infarction by screening exercise-thallium testing after coronary-artery-bypass grafting. *Lancet* 1998; 351:615.

32. Brener SJ, Ellis SG, Apperson-Hansen C, et al: Comparison of stenting and balloon angioplasty for narrowings in aortocoronary saphenous vein conduits in place for more than five years. *Am J Cardiol* 1997; 79:13.

33. Holmes DR Jr, Topol EJ, Califf RM, et al: A multicenter, randomized trial of coronary angioplasty versus directional atherectomy for patients with saphenous vein bypass graft lesions. *Circulation* 1995; 91:1966.

34. Stankovic GA, Colombo A, Presbitero P, et al: Randomized evaluation of polytetrafluoroethylene-covered stent in saphenous vein grafts: the Randomized Evaluation of Polytetrafluoroethylene Covered Stent in Saphe-

35. Ge L, Iakovou I, Sangiorgi GM, et al: Treatment of saphenous vein graft lesions with drug-eluting stents: immediate and midterm outcome. *J Am Coll Cardiol* 2005; 45:989.

36. Vermeersch P, Agostoni P, Verheye S, et al: Increased late mortality after sirolimus-eluting stents versus bare-metal stents in diseased saphenous vein grafts. Results from the randomized DELAYED RRISC trial. *J Am Coll Cardiol* 2007; 50:261-267.

37. Cole JH, Jones EL, Craver JM, et al: Outcomes of repeat revascularization in diabetic patients with prior coronary surgery. *J Am Coll Cardiol* 2002; 40:1968-1975.

38. Perrault L, Carrier M, Cartier R, et al: Morbidity and mortality of reoperation for coronary artery bypass grafting: significance of atheromatous vein grafts. *Can J Cardiol* 1991; 7:427.

39. Jain U, Sullivan HJ, Pifarre R, et al: Graft atheroembolism as the probable cause of failure to wean from cardiopulmonary bypass. *J Cardiothorac Anesth* 1990; 4:476.

40. Navia D, Cosgrove DM, Lytle BW, et al: Is the internal thoracic artery the conduit of choice to replace a stenotic vein graft? *Ann Thorac Surg* 1994; 57:40.

41. Keon WJ, Heggtveit HA, Leduc J: Perioperative myocardial infarction caused by atheroembolization. *J Thorac Cardiovasc Surg* 1982; 84:849.

42. Blauth CI, Cosgrove DM, Webb BW, et al: Atheroembolism from the ascending aorta: an emerging problem in cardiac surgery. *J Thorac Cardiovasc Surg* 1992; 103:1104.

43. Roselli EE, Pettersson GB, Blackstone EH, et al: Adverse events during reoperative cardiac surgery: frequency, characterization, and rescue. *J Thorac Cardiovasc Surg* 2008; 135:316-323.

44. Sabik JF, Lytle BW, McCarthy PM, et al: Axillary artery: an alternative site of arterial cannulation for patients with extensive aortic and peripheral vascular disease. *J Thorac Cardiovasc Surg* 1995; 109:885.

45. Partington MT, Acar C, Buckberg GD, et al: Studies of retrograde cardioplegia: II. Advantages of antegrade/retrograde cardioplegia to optimize distribution in jeopardized myocardium. *J Thorac Cardiovasc Surg* 1989; 97:613.

46. Menasche P, Kural S, Fauchet M, et al: Retrograde coronary sinus perfusion: a safe alternative for ensuring cardioplegic delivery in aortic valve surgery. *Ann Thorac Surg* 1982; 34:647.

47. Gundry SR, Razzouk AJ, Vigesaa RE, et al: Optimal delivery of cardioplegic solution for "redo" operations. *J Thorac Cardiovasc Surg* 1992; 103:896.

48. Tector AJ, Amundsen S, Schmahl TM, et al: Total revascularization with T grafts. *Ann Thorac Surg* 1994; 57:33.

49. Calafiore AM, DiGiammarco G, Teodori G, Vitolla G: Myocardial revascularization with composite arterial grafts, in Possat GF, Suma H, Alessandria F (eds): *Proceedings of the Workshop on Arterial Conduits for Myocardial Revascularization.* Rome, 1995.

50. Turner FE, Lytle BW, Navia D, et al: Coronary reoperations: results of adding an internal mammary artery graft to a stenotic vein graft. *Ann Thorac Surg* 1994; 58:1353.

51. Suma H, Wanibuchi Y, Terada Y, et al: The right gastroepiploic artery graft: clinical and angiographic midterm results in 200 patients. *J Thorac Cardiovasc Surg* 1993; 105:615.

52. Di Mauro M, Iaco AL, Contini M, et al: Reoperative coronary artery bypass grafting: analysis of early and late outcomes. *Ann Thorac Surg* 2005; 79:81.

53. Yamamuro M, Lytle BW, Sapp SK, et al: Risk factors and outcomes after coronary reoperation in 739 elderly patients. *Ann Thorac Surg* 2000; 69:464.

54. Dougenis D, Brown AH: Long-term results of reoperations for recurrent angina with internal mammary artery versus saphenous vein grafts. *Heart* 1998; 80:9.

55. ElBardissi A, Aranki S, Sheng S, et al: Trends in isolated coronary artery bypass grafting: an analysis of the Society of Thoracic Surgeons Database. *J Thorac Cardiovasc Surg* 2012; 143:273-281.

第 25 章　心肌梗死并发症的外科治疗，室间隔穿孔，心脏破裂及左心室室壁瘤

Donald D. Glower

在多种原因下,急性心肌梗死(简称心梗)可能需要手术干预。最常见的是,患者的冠状动脉狭窄适合冠脉搭桥,以阻止急性心梗的进展或预防随后的心绞痛,及再次梗死或死亡(参见第 19~24 章)。心肌梗死还可以导致难治性充血性心力衰竭和/或循环系统由于左心室和/或右心室休克无法维持循环。这些患者可能受益于心脏替代疗法,包括接受心脏移植(参见第 60 章)、体外膜肺氧合(参见第 18 章)或放置左和/或右心室辅助设备(参见第 62 章)。急性心肌梗死可以有许多其他机械性并发症可能需要手术解决。这些包括急性和慢性缺血性二尖瓣关闭不全甚至乳头肌破裂(参见第 37 章)和功能性三尖瓣关闭不全(参见第 43 章)。三种潜在的灾难性机械并发症也就是本章讨论的为:梗死后室间隔缺损,心脏破裂和左心室室壁瘤。

心梗后室间隔穿孔

1845 年,Latham[1]在尸检中首次描述了心梗后室间隔穿孔,但直到 1923 年,Brunn[2]才首次作出了临床诊断。1934 年 Sager[3]建立了临床诊断标准,着重强调了室间隔穿孔和冠心病的直接联系。

Cooley 于 1956 年首次成功对一名诊断为心梗后室间隔穿孔 9 周的患者实施了间隔缺损手术修复[4]。他使用的手术入路是类似于先天性室间隔缺损手术的右室切口。此后手术死亡率很高,因此该策略只适用于急性心梗 1 个月后的患者[5]。延迟手术的优势是让间隔修复以使穿孔闭合手术更加安全[6]。Heimbecker[6]描述了通过切开左心室梗死区域修复间隔缺损同时切除室壁瘤的术式[7]。通过左心室路径显露心尖及下部间隔比右心室路径更加清晰。左心室路径避免了对右心室造成不必要的严重损伤,同时也可完成左室成形。Daggett 等[8]1977 年首次报道一组 43 例梗死区域切除联合人造补片修补的病例。除了总体结果明显改善外,Daggett 等还能够成功解决了以前非常棘手的后下间隔穿孔问题[9-11]。1995 年,David 报道了一组 44 例用补片隔绝梗死区域的手术,死亡率成功降至 19%,并且 44 例中只有 2 例发生右室功能障碍[12]。如今,随着介入技术的发展,经皮的缺损封堵也在部分特定患者中发挥了作用[13],并且在一些室间隔缺损的患者中应用心室替代疗法也可以用于治疗广泛的心室损害和终末期无法维持器官灌注的情况[14]。

发生率

室间隔穿孔发生在所有急性心肌梗死中的发生率为 1%至 2%,通常在首发症状后 3 至 5 天出现[15]。室间隔穿孔及后续导致的室间隔缺损可能最早出现在心梗数小时内也可能延迟至梗死后 2 周[16,17]。这个时间点与急性心梗坏死发生的最大范围及心肌恢复的最小范围相关。心肌梗死后室间隔缺损常见于男性;因为女性发生透壁心梗的比例较低,但如果女性出现透壁性梗死其发生梗死后室间隔穿孔的概率也将更高。高龄及血管完全闭塞并且没有再通也与梗死后室间隔穿孔的发生相关。早期溶栓或者血管成形进行冠状动脉再灌注治疗能缩短心肌梗死与室间隔穿孔发生的时间,对于部分患者这可能是缺血性梗死再灌注的一种表现。在过去二十年间由于早期再灌注治疗比例升高,无再灌注的大面积心梗减少,室间隔穿孔的发生率有所下降[18]。在 GUSTO Ⅰ 研究中对冠脉完全堵塞的患者进行溶栓治疗[19],发生梗死后室间隔缺损的平均年龄是 72 岁,间隔缺损的患者中 43%为男性,其余患者中 75%为男性,间隔缺损组患者的高血压和糖尿病的发病率更高。间隔缺损患者中有 70%是前壁梗死,29%是下壁梗死,1%出现在其他心脏区域。单支冠状动脉病变在室间隔缺损的患者中占 50%,而 57%的梗死血管是完全闭塞,中位再狭窄率为 100%。67%的患者出现过休克,89%患心力衰竭。30 天死亡率为 74%,1 年死亡率为 76%,如果接受了搭桥手术死亡率将降到 33%。前壁梗死患者的生存率[20/39(51%)]明显更高于下壁梗死[2/22(9%)]。

病理生理

梗死后室间隔缺损一般是由于室间隔心肌的透壁性梗死,继发血流进入分离梗死心肌组织,导致室间隔缺损。梗死后室间隔缺损患者的梗死面积较大,约占左室壁面积的 26%,而其他梗死患者的梗死面积仅占左室壁面积的 15%[15],且多为单支血管病变[20]。急性心梗后室间隔缺损患者右心室梗死发生率更高。室间隔缺损常是大而单一,与前壁梗死的情况相似。另一方面,也可能有多个缺损,通过曲折的隧道穿过室间隔,这更常见的是下壁梗死产生室的间隔缺损。由于梗死后室间隔缺损患者的心肌梗死的范围较大,约有半数存活的室间隔缺损

患者发生室壁瘤,而无室间隔缺损的急性梗死患者发生室壁瘤的比例仅为 12%[22]。大约三分之一的梗死后室间隔缺损患者由于左心室扩张、乳头肌移位和瓣环扩大而出现一定程度的二尖瓣反流[23]。

一旦发生室间隔缺损,随着血液从左室向右室分流,左室和/或右室心衰将不断进展。左向右分流合并右心室和/或左心室收缩力受损可导致低心排血量和心源性休克,随之继发的终末器官灌注不良可在数天至数周内导致患者死亡。在梗死后室间隔缺损患者中,左心室肌肉丢失显著,如果不进行心室替代治疗,有三分之一或更多的患者可能没有足够的剩余存活心肌维持生命[18]。心力衰竭和休克是死亡的主要原因。广泛的右室梗死,同时合并左向右分流,比前壁和下壁梗死更容易导致右室衰竭最终导致休克和死亡。

自然病程

无手术干预,梗死后室间隔缺损的自然病程 24 小时内死亡率近 25%,1 周死亡 50%,2 周死亡 65%,4 周死亡 80%,1 年生存率 5%~20%[24]。那些在最初几天到 2 周内存活下来的患者往往是梗死范围较小分流量较少的患者。有梗死后室间隔缺损的自发性闭合的报道,但相当罕见。

临床表现

典型的梗死后室间隔缺损患者最初多表现为大面积前壁透壁性心肌梗死。大多数在最初的几天内会出现恢复期,此时会出现新发的收缩期杂音,再次出现反复胸痛,血流动力学恶化同时伴随呼吸困难、心动过速、低血压和少尿。

诊断

在临床检查中,90% 的梗死后室间隔缺损患者会在左胸骨下缘听到新发的、响亮的全收缩期杂音,通常伴有明显的震颤。胸部 X 线通常显示进行性肺水肿和心脏扩大。心电图显示对应区域的透壁性梗死,偶尔在破裂前后出现短暂的房室传导部分阻滞。遗憾的是,没有心电图结果能高度预测或诊断室间隔穿孔。

对于透壁心梗后急性充血性心力衰竭合并心肌梗死后几天出现新发收缩期杂音的患者,需要鉴别诊断梗死后室间隔缺损,与伴有或不伴有乳头状肌断裂的急性缺血性二尖瓣反流。虽然超声心动图是区分这两情况的最佳手段,但几个临床表现可以帮助我们判断。间隔穿孔常见于前壁梗死,而乳头状肌断裂常见于下后壁梗死。在超过半数的患者中,间隔穿孔的杂音在左胸骨下缘处最明显,并伴有明显的震颤,而二尖瓣反流的杂音则向左侧腋窝放射。

目前,超声心动图是鉴别诊断梗死后室间隔缺损与急性二尖瓣反流及其他并发症的最终手段[25]。超声心动图还可以提供室间隔缺损的位置和大小以及相关心室壁运动异常的准确的信息,也可以量化评估二尖瓣和/或三尖瓣反流程度及左室和右室大小及收缩力。

在没有超声心动图诊断的情况下,右心导管或放置 Swan-Ganz 导管可以诊断明显的左向右分流(1.4∶1至 8∶1或更多)。右心导管可提供心脏输出量、中心静脉压和肺动脉压,对评估预后有价值,并可优化方案。如果超声心动图诊断准确,术前不需要右心导管检查。

许多梗死后室间隔缺损患者在出现透壁心肌梗死时进行了冠脉造影检查,并且可能已经进行了梗死血管的再灌注治疗。如果在出现梗死后室间隔缺损时没有做这个检查,那么在处理间隔缺损之前是否进行冠脉造影是有争议的。冠脉造影可以发现甚至治疗冠状动脉狭窄。然而,一旦患者梗死时间超过数小时,再灌注梗死血管的获益就会迅速减少。此外,梗死后室间隔缺损患者中单支血管病变的发生率相对较高,且造影容易造成容量负荷加重和造影剂也会带来肾脏毒性风险,这些都提示在室间隔穿孔发生后决定是否行冠状动脉造影需要根据具体情况而定。

手术指征

由于梗死后室间隔缺损的高死亡率,以及由于从左到右分流导致的进行性容量负荷加重,因此对于任何有生存希望的患者,都应积极手术治疗。手术应尽快进行,以尽量减少随后由心衰和低灌注引起的末端器官损害。一些患者在手术中幸存的可能性很低,也可以考虑药物或者经皮封堵治疗。根据患者的情况,手术的时间可能是紧急手术、尽快手术或延迟手术。延迟的主要原因可能是优化患者的血流动力学状态,获得足够的诊断信息,以及在极短的时间内尽可能优化患者的容量负荷。一旦这些目标在不超过 12~24 小时完成,继续延迟手术往往只会导致患者在手术时状态进一步恶化[18]。对于相对较小的分流和/或有其他压倒性手术禁忌的患者是个例外,一旦其他急性情况得到充分纠正,闭合隔缺损的手术可以合理地延迟。在过去,长时间延迟手术只是简单地挑选出那些可能长期存活的患者,这使许多本来有可能获救的患者在这期间死亡。

手术的准备

由于梗死后室间隔缺损迅速危及生命,50%~60% 的患者有严重的充血性心力衰竭或低心排血量,这些患者应在重症监护室治疗[26]。术前管理有三个重要的目标:①维持心排血量和动脉压以获得足够的末端器官灌注;②减少全身血管阻力以减少左向右分流;③维持足够的冠状动脉血流[27]。一旦诊断为梗死后室间隔缺损,外科医生应立即介入。放置主动脉内球囊反搏可以改善冠状动脉血流并通过减少左心室射血阻力来减少左向右分流,是有效的早期干预措施[28]。

心肌梗死后室间隔缺损患者的药物治疗包括正性肌力药物,以改善右心室和/或左心室功能受损时的末端器官灌注。此外,静脉利尿剂通常在早期治疗肺水肿。静脉血管扩张剂如硝普钠、硝化甘油或钙通道阻滞剂有时可能是有帮助,但大多数患者的血压都很低,不能耐受大剂量的扩血管药物。由于这些患者都有明显的心室功能障碍,可能无法通过手术得到改善,因此一些患者可能需要评估心脏机械辅助的必要性。这可能包括体外膜氧合或左右心室辅助装置。一般来说,术前接受机械辅助的患者是那些在评估时不能耐受缺损修补手术,但最终器官功能不全是可逆的患者。术前一段时间的辅助支持可以使梗死组织部分愈合,使受损心肌部分恢复,同时还可以使其他终末器官恢复,但代价是心脏辅助装置存在多种风险[29]。由于部分患者可能存在右向左分流,因此仅使用单独的左心室辅助装置是存在风险的。许多患者可能需要双心室辅助,或最多需要部分左心辅助。

手术技术

概述

梗死后室间隔缺损的修复技术,可根据梗死部位和使用梗死部位切除或是旷置进行分类。梗死区域切除,使用或是不使用补片修补是一种适用于部分室间梗死和部分心尖梗死的技术,但这样可能会缝合掉一部分未来可能恢复的存活心肌。表 25-1A 列出了 Daggett 所述的梗死区域切除的原则[30]。旷置梗死区域可减少心室几何结构的扭曲,但仍需缝合活心肌。表 25-1B 列出了 David 所阐述的梗死区域旷置原则[12]。由于心尖心肌梗死导致的间隔缺损使用切除或是旷置技术都是可以

表 25-1A　切除梗死区域修补梗死后室间隔缺损的原则

经梗死区域路径显露室间隔缺损

1. 彻底修剪梗死区域心肌至正常心肌组织,避免发生心室切口远期破裂。

2. 在充分显露缺损边缘的前提下尽量少修剪右心室组织。

3. 检查左室乳头肌,如果有乳头肌断裂同行行二尖瓣置换。

4. 使用人工材料在无张力的情况下修补室间隔缺损。

5. 缝合补片无张力,从心外膜进针并放置人工材料作为垫片,防止心内膜撕裂。

6. 缝线应垫毡片或聚四氟乙烯(Teflon)条或类似材料的垫片防止缝线切割脆弱的心肌组织。

Data from Heitmiller R, Jacobs ML, Daggett WM: Surgical management of postinfarction ventricular septal rupture, *Ann Thorac Surg*. 1986 Jun; 41 (6): 683-691.

表 25-1B　梗死区域旷置修补梗死后室间隔缺损的原则

经梗死区域路径显露室间隔缺损

1. 不进行梗死区域的切除,除非在修补室缺过程中发现有坏死心肌脱落。

2. 选用牛心包补片,对于前部缺损剪成椭圆形,对于后部缺损剪成三角形,以 Prolene 线沿缺损周边做严密的连续缝合,将缺损与左室分隔开。

3. 心外膜侧按需加用厚实的心包或聚四氟乙烯垫片(具体请参见原论文)。

4. 对于前部缺损,补片应固定于缺损下方正常的室间隔及前侧方正常的心内膜上。如果梗死范围达到心室的底端,则应加用较厚的垫片。

5. 对于后部缺损,补片应固定于二尖瓣环,正常的室间隔及左室后壁,范围直达后乳头肌的边缘并加用垫片。

6. 切口应垫心包或聚四氟乙烯条缝合。

7. 如果可能切口应尽量避免损伤右室壁。

Data from David TE, Dale L, Sun Z: Postinfarction ventricular septal rupture: repair by endocardial patch with infarct exclusion, *J Thorac Cardiovasc Surg*. 1995 Nov; 110(5): 1315-1322.

的。由前外侧壁梗死引起的室间隔缺损通常需要用补片修补室间隔,左心室可以直接缝合。由于下壁梗死引起的室间隔缺损,一般需要用补片修补室间隔,同时左室也要通过补片修补。

术中注意事项

梗死后室间隔缺损的患者处于心源性休克状态,不能耐受血管舒张药物,麻醉诱导过程中需要正性肌力支持。如果尚未出现休克,可以放置主动脉内球囊泵以确保诱导期间的循环稳定。应避免使用肺血管扩张剂和静脉血管扩张剂,以减少左向右分流。放置一根 Swan-Ganz 肺动脉导管以辅助指导术后正性肌力药物的使用。

首选胸骨正中切口。由于缺损和右心连通,应采取上下腔静脉插管并阻断静脉,防止静脉引流进气。梗死后的室间隔缺损修补最好在心脏停搏下完成,注意心肌保护,因为这些患者的心室功能已经受损。

是否同时行冠状动脉旁路移植术取决于手术理念和每个患者不同的冠状动脉解剖结构。一些研究小组认为,同时进行冠状动脉旁路移植术和造影检查会延迟手术,增加不必要的风险,而且不太可能对已经梗死的心肌有益。在接受单独梗死后室间隔缺损修复的患者中,未经治疗的冠状动脉疾病导致的远期、有重大意义的临床不良事件的发生率实际上很低[31]。但另一些人则认为冠状动脉旁路移植术还是可能改善心肌供血,减少晚期心肌缺血。

在脱离体外循环时,应尽可能使用主动脉内球囊反搏泵。需要多种正性肌力药物,静脉注射米力农和吸入一氧化氮可能有一定作用的。对于不能使用标准技术脱离体外循环的患者,可以考虑使用左心室和/或右心室辅助装置(见第 62 章)[14]。在梗死后室间隔缺损患者中,当使用单独的左心室辅助装置时,尤其需要注意可能存在的右向左分流导致的血氧饱和度降低。

术后止血可能是这些危重患者面临的一个棘手问题。常规使用抗纤溶药物如 ε-氨基己酸(Amicar)是有必要的。Seguin 和其他人建议在开始修复室间隔缺损前在缺损周围的室间隔上使用纤维蛋白密封胶[32],修复后在缝线处使用生物胶。考虑到组织的脆弱性以及患者不能耐受术后持续出血或术后心脏压塞,可能需要输注适当的血液制品和凝血因子。

心尖部室间隔穿孔的修复

Daggett 等在 1970 年报道了心尖部穿孔的修补方法[8],清除坏死心肌组织,此时心尖部断面分别为左心室、右心室及室间隔(图 25-1A 和 B)。剩余残端使用 1-0 Tevdek 线将左右室游离壁及室间隔断端缝合在一起,各层组织之间需加用聚四氟乙烯(Teflon)条带作为垫片(图 25-2A 和 B)[8,27]。缝合完毕后外部需以连续缝合再次加固,确保切口不出血。

坏死心肌切除法修补前间隔缺损

由前壁梗死引起的梗死后间隔缺损通常通过与左前降支平行的前壁梗死区线性切口,并采用 Daggett 所述的方法切除梗死及无活性的心肌组织(图 25-3)[27]。Shumacker[33]介绍的方法为以 1-0 Tevdek 线加毡片褥式缝合缺损间隔的前游离缘与右室游离壁(图 25-4A),最后梗死区域的切口以两组聚四氟乙烯条带做垫片,做褥式缝合闭合(图 25-4B~D),外层再以连续缝合加固[27-34]。

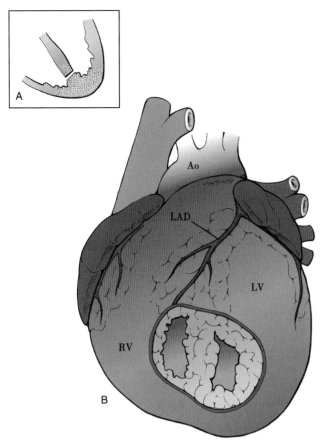

图 25-1　A. 梗死后心尖部室间隔缺损。B. 切断左、右心室心尖暴露的心尖部间隔破裂。Ao,主动脉;LAD,左冠状动脉前降支;LV,左心室;RV,右心室;点状阴影区为梗死心肌[27]

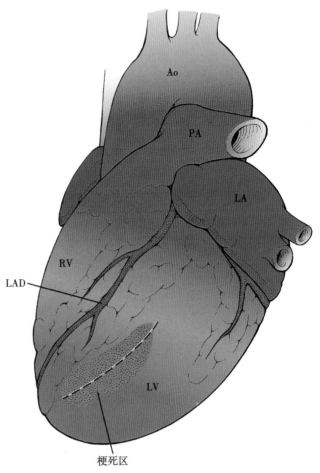

图 25-3　经梗死区域左心室切口暴露前中隔破裂。切口(虚线)平行于左冠状动脉前降支,通过左心室前壁梗死区中心(点状阴影区)。Ao,主动脉;LA,左心房;LV,左心室;PA,肺动脉;RV,右心室[27]

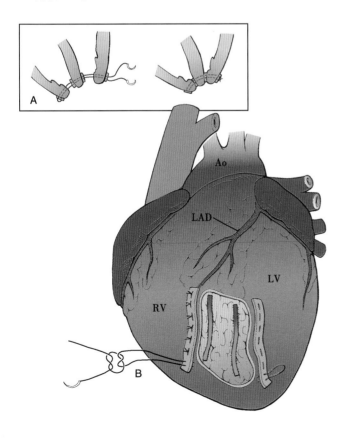

图 25-2　A. 心尖及间隔的坏死心肌组织已清除至正常组织。修复方法是用 1-0 Tevdek 做间断缝合将两侧起支撑作用的特氟隆毡条与左心室、心尖部室间隔和右心室缝合在一起。左右心室内部以及每个心室的心外膜表面衬毛毡条。B. 所有缝线都要先缝合,然后再打结。第二次用连续缝合(未显示)再次闭合切口,以确保彻底止血。Ao,主动脉;LAD,左冠状动脉前降支;LV,左心室;RV,右心室

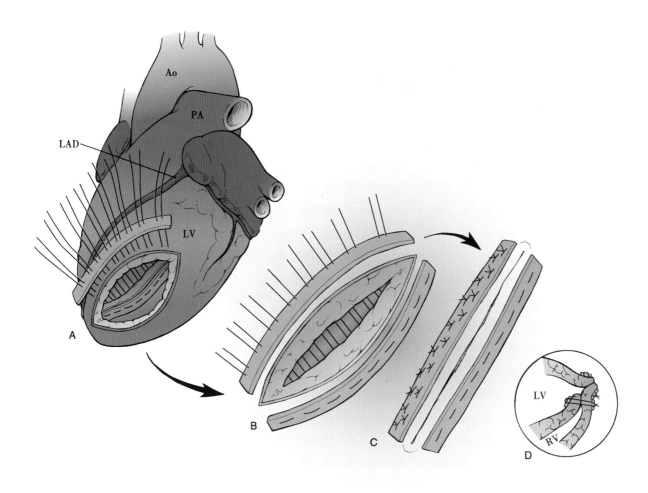

图 25-4   A. 用 1-0 Tevdek 线带垫片衬特氟隆毡条将室间隔的前游离缘至右心室游离壁缝合，修复前中隔穿孔。B~D.然后将左心室切口单独用 1-0 Tevdek 线衬毡条做褥式缝合关闭。再做一层连续缝合（未显示）以确保止血。Ao，主动脉；LAD，左冠状动脉前降支；LV，左心室；PA，肺动脉；RV，右心室（Adapted with permission from Cohn LH（ed）：Modern Techniques in Surgery：Cardiac/Thoracic Surgery. Mt. Kisco，NY：Futura；1983.）

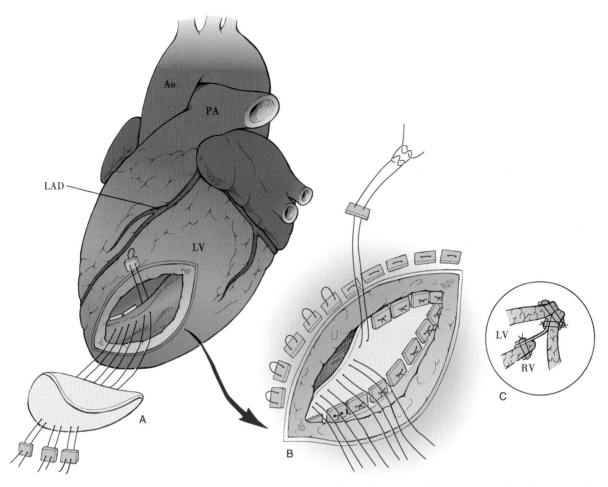

图 25-5　A. 大的前间隔缺损需要涤纶片,从左室侧室间隔进针,带聚四氟乙烯垫片做褥式缝合,下缘缝合在右室游离壁。先间断缝完再将补片放入打结。B 和 C. 补片置于室间隔左心室侧,每一针都要带垫片,避免打结时切割脆弱的心肌组织。Ao,主动脉;LAD,左冠状动脉前降支;LV,左心室;PA,肺动脉;RV,右心室(Adapted with permission from Cohn LH(ed):Modern Techniques in Surgery:Cardiac/Thoracic Surgery. Mt. Kisco,NY:Futura;1983.)

如果室隔缺损并不小,且位于前方,Daggett[27,34] 使用涤纶或牛心包补片闭合缺损,以降低修复时的张力(图 25-5)。在清除坏死的室间隔和左心室心肌后,在缺损的周围做一圈带垫片的褥式缝合(图 25-5A)。沿着缺损的后部,缝线从右向左穿过室间隔。沿着缺损的前缘,缝线从右心室的心外膜进针。所有的缝线都先穿过垫片,然后穿过位于室间隔左侧的补片边缘(图 25-5B)。然后,每条缝线都再穿过垫片后打结。在补片的左心外侧也要穿过垫片(见图 25-5C)来缓冲,以防止打结时切割脆弱的心肌组织。心室切口使用特氟隆毡条或牛心包支撑做间断褥式缝合,最外层再做一层连续缝合[27]。

坏死心肌切除法修补下/后隔缺损

后壁梗死造成的后间隔缺损是最具挑战性的,简单的闭合修补不能恢复正常的几何形态[10,11]。Daggett 在 1974 年率先描述了用梗死心肌切除+补片修补的方法处理后间隔缺损,取得了良好可靠的效果[10]。然而,现在许多外科医生认为对于后下间隔的缺损旷置的方法要优于梗死心肌切除[27]。心脏停搏后左心引流,悬吊心包,显露后降支和梗死累及的两个心室(见图 25-6A)。如 Daggett[27,35] 所述在左心室梗死区做三角形切口,切除部分左室的梗死心肌(见图 25-6B),显露间隔缺损。检查左室乳头肌。如果有必要需经过单独的正常左房切口进行二尖瓣置换,避免损伤脆弱的心肌。在完全清除左室梗死心肌后右室梗死心肌的清除不必过于积极,能完全显露缺损即可。使用这种技术不存在右室延迟破裂的问题。如果后间隔缺损周围间隔已经没有足够的组织进行修补,可以用聚四氟乙烯毡片或者牛心包片作为支撑把右室游离壁缝合在一起(见图 25-6C 和 D)[27,35]。

较大的后间隔缺陷需要补片修补(图 25-7)[27,35]。经室间隔右侧至右室心外膜做带垫片的褥式缝合(图 25-7B)。所有缝线都要穿过补片的边缘,再穿过垫片,最后打结(图 25-7C)。因此,就像关闭大的前间隔缺损一样,补片固定在室间隔的左心室一侧。由于大的缺损边缘的张力较大,几乎不可能直接关闭梗死区域,所以通常需要使用涤纶片修补。褥式缝合穿过梗死区域的边缘(从心内膜到心外膜),然后穿过位于心外膜表面的补片(图 25-7D)。每条缝线都穿一个垫片,全部缝合完后打结(图 25-7E)。修复完成后的横断面图(图 25-8)显示,通过使用适当大小的补片材料,心脏恢复了相对正常的心室几何形状[27]。

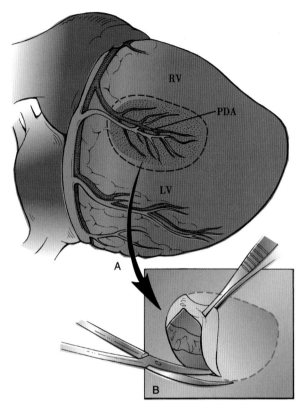

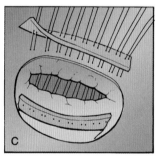

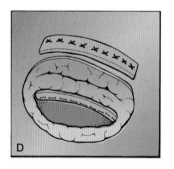

图 25-6　A. 后间隔穿孔伴下壁梗死（点状区）。心尖在右边。手术暴露是通过悬吊将心脏抬起，心尖竖向头侧，后降支如需要搭桥做静脉桥吻合。B. 切除后壁梗死区域暴露后间隔。完全切除左心室梗死心肌对预防迟发性左室破裂是非常重要的。沿着右心室的游离缘逐渐向后切除，使缺损边缘清晰可见。C 和 D. 后间隔穿孔的修补是通过用衬毡条的褥式缝合将间隔与右室游离缘缝合在一起完成的。后间隔穿孔间隔坏死范围不大时可以直接缝闭修补。外科医生可站在患者左侧便于修补。然后将左心室切口单独用 1-0 Tevdek 线衬毡条带做褥式缝合关闭。再做一层连续缝合（未显示）以确保止血。LV，左心室；PDA，后降支；RV，右心室（Adapted with permission from Daggett WM：Surgical technique for early repair of posterior ventricular septum rupture, *J Thorac Cardiovasc Surg.* 1982；Aug；84（2）；306-312.）

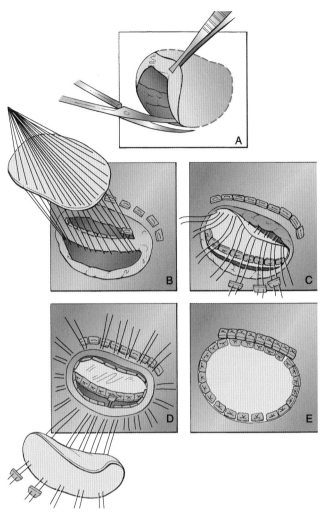

图 25-7　A. 后室间隔坏死面积较大时需要用补片修补后间隔缺损。B. 2-0 Tevdek 线在室间隔缺损边缘做一圈带垫片的褥式缝合,在缺损的右室心内膜侧和心外膜侧都要带毛毡垫片作为支撑。C. 先缝合所有缝线,然后将涤纶补片滑入室间隔左室侧。在补片的左心室侧再加一层垫片,防止打结时切割脆弱的心肌组织。Daggett 等人[27]认为这些操作对于后间隔穿孔的早期修复至关重要。D. 下一步是修补切除坏死心肌组织后左室游离壁缺损。2-0 Tevdek 线在左室缺损边缘周围做褥式缝合。每条缝线在左心室心内膜加特氟隆毛毡垫片。所有缝合线都缝合好后,将圆形涤纶补片滑入左心室的心外膜表面。在每条缝线下(涤纶补片外侧)都放置一个特富龙毛毡垫片,带垫片在补片上打结,防止切断脆弱的心肌。这种加垫片的方法可以减少迟发的左心室破裂。E. 完成修复(Adapted with permission from Daggett WM:Surgical technique for early repair of posterior ventricular septum rupture,*J Thorac Cardiovasc Surg.* 1982;Aug;84(2):306-312.)

梗死区域旷置法修补前间隔及后间隔缺损

Dor 和其他人的工作提出室壁瘤可以直接切除[36],也可以在心内膜侧做补片以旷置梗死心肌,同时保持心室几何形状,从而保留左心室功能。David[7]、Cooley[37]、Ross[38] 等应用心内膜补片旷置梗死区域的技术修复梗死后室间隔缺损,在部分中心取得良好效果,但在部分中心效果不一。Daggett 和其他人认为David[7]所描述的心内膜补片技术适用于部分后间隔缺损患者。对于前中隔穿孔,Daggett 将 David[12,39]的技术描述如下[27]。

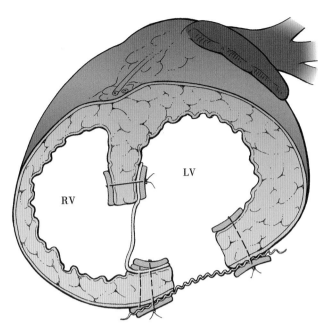

图 25-8　后室间隔缺损修补术用补片修补左室游离壁破裂剖面图。LV,左室;RV,右心室(Adapted with permission from Daggett WM:Surgical technique for early repair of posterior ventricular septum rupture,*J Thorac Cardiovasc Surg.* 1982;Aug;84(2):306-312.)

通过左心室切开术暴露室间隔,切口从近心尖的梗死区域开始,向近端延伸,与前降支平行,但距离前降支约 1~2cm(图25-9A)[27,39]。切口边缘缝牵引线显露梗死区域室间隔。探查明确缺损位置及心肌梗死的范围。将经戊二醛处理的牛心包片剪成比梗死区域大 1~2cm 的椭圆形补片,对多数患者通常为 4cm×6cm 大小。将补片缝合于梗死区域周围正常的心内膜组织上(图 25-9B)。从梗死区域最低点接近室间隔的正常心内膜开始,以 3-0 滑线做连续缝合,用加垫片的间断褥式缝合加固[38,40]。由间隔侧转向左室游离壁沿梗死边缘缝合一周,进针深入肌肉 5~7mm,针距 4~5mm,进针点距补片边缘 5~7mm以覆盖进出针处的心内膜。这种方法可以将缝合处心肌撕裂的风险降到最低。如果梗死区域累及前乳头肌基底部,可将缝线穿出心外膜,在左室心外膜侧加牛心包或毡条。待补片完全固定于心内膜上后,左室心腔就基本和梗死区域分隔开来。用2-0 或 3-0 滑线分两层闭合心室切口(图 25-9C)。尽量不对梗死心肌切除,除非心室切口旁的梗死组织已经撕脱,这时为防止心脏复跳后切口承受不住压力应将这部分梗死心肌切除(图25-9D)。也可用大的心包片或毡片置于心外膜外将左室游离壁做全层缝合(图 25-10)[27]。

对于后间隔缺损的患者,选择后降支旁 1mm 或 2mm 的左室后壁做切口(图 25-11A)[27,39]。切口从左室后壁中部开始,近端指向二尖瓣环,远端向心尖部延伸。要特别注意避免损伤后乳头肌。在心尖部的脂肪组织及切口边缘上缝置牵引线显露左室心腔。在大多数病例中,破裂部位常位于后间隔上半部,同时累及后乳头肌。可将牛心包片剪成三角形,大小约为4cm×7cm。三角形补片的底边缝合于二尖瓣纤维环上,用 3-0滑线从后乳头肌水平开始连续缝合,到中部开始转向室间隔,

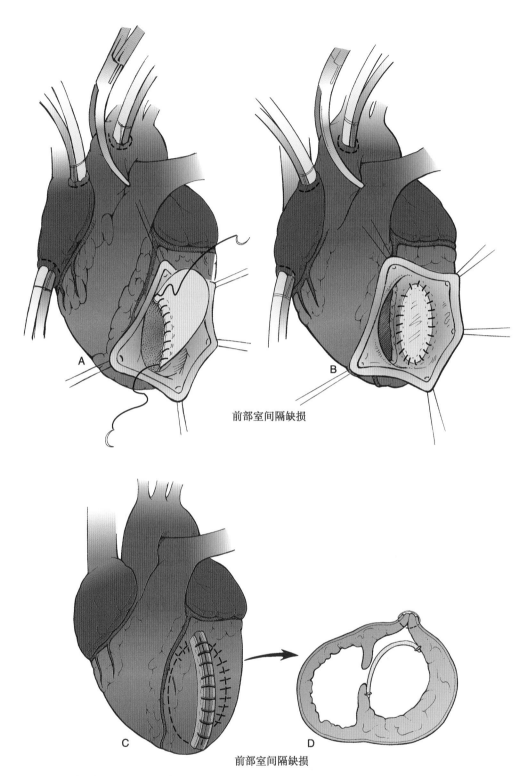

前部室间隔缺损

前部室间隔缺损

图 25-9 应用梗死区分离术修补前部的梗死后室间隔穿孔。A. 在梗死区左心室游离壁做一个标准心室切口,内部使用一个涤纶片或戊二醛处理过的心包成型后,替换或覆盖梗死区域(室间隔破损、间隔梗死或游离壁梗死)。B. 内部的补片用连续的单丝固定于心内膜,同时可用垫片固定,关闭室间隔缺损,可以少量切除心肌。C. 心室切口,已位于左心室高压区外,可用连续缝合关闭。D. 在横截面观,可以看到心内补片固定于 3 个层面上,即间隔破裂上、下缘和心室切口以及心室壁上（Adapted with permission from David TE, Dale L, Sun Z：Postinfarction ventricular septal rupture：repair by endocardial patch with infarct exclusion, *J Thorac Cardiovasc Surg.* 1995；Nov；110(5)：1315-1322.）

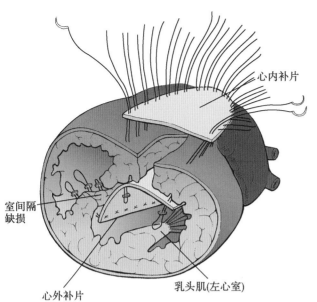

室间隔缺损

心内补片

心外补片

乳头肌(左心室)

图 25-10　应用梗死区域旷置法修补梗死后前间隔穿孔,应用聚四氟乙烯补片或者心包补片从外部修补左室游离壁(Adapted with permission from Cooley DA:Repair of postinfarction ventricular septal defect, *J Card Surg.* 1994;July;9(4):427-429.)

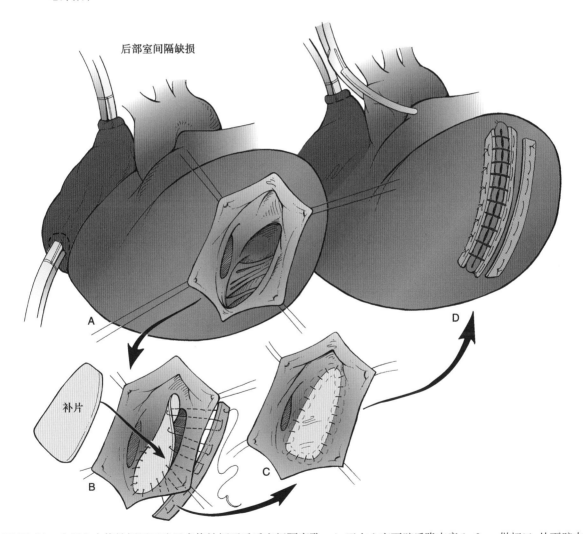

后部室间隔缺损

补片

A

B

C

D

图 25-11　应用心内修补梗死区旷置术修补梗死后后室间隔穿孔。A. 于左心室下壁后降支旁 1~2mm 做切口,从下壁中部开始,近端朝向二尖瓣环,远端延伸至心尖部,避免损伤侧后乳头肌。B. 把牛心包片剪成三角形,三角形底部应用 3-0 线缝合于二尖瓣纤维环,从相当于中后乳头肌水平缝起,向内走向间隔直至健康心肌。C. 应用 3-0 或 4-0 缝线连续缝合,将补片内边缝合于正常室间隔,补片侧边缝合于左心室后壁,部位相对于内后乳头肌的内缘,于左心室后壁常需要全层缝合,并于心外膜垫以毡片。D. 在补片完全缝合于二尖瓣环、间隔心内膜面和心室后壁全层后,带心包条或毡片双层关闭心室切口,梗死右心室壁不予处理(Adapted with permission from David TE,Dale L,Sun Z:Postinfarction ventricular septal rupture:repair by endocardial patch with infarct exclusion,*J Thorac Cardiovasc Surg.* 1995;Nov;110(5):1315-1322.)

缝合于正常心内膜组织上(图 25-11B)。缝合过程中如果发现补片过大应及时修剪。同修补前间隔方法一样,三角形补片中部应用 3-0 或 4-0 滑线连续缝合于正常心内膜上,缝合于室间隔的部分应加用垫片,必要时做补充的加固缝合。补片的侧边应缝合于左室后壁后乳头肌水平。由于左室后壁多为梗死心肌组织,可以如图 25-11B 所示加用心包片或毡条做全层缝合并使用较厚的垫片。当补片完全固定于二尖瓣环、室间隔及左室后壁后(图 25-11C),以牛心包或毡条双层缝合闭合心室切口(图 25-11D)。尽量保留梗死的右心室壁不做处理,如果后乳头肌断裂可考虑行二尖瓣置换术[27]。

Daggett 等人[27]认为应用梗死区域旷置法处理间隔穿孔有以下优点:①避免了切除过多梗死心肌,切除心肌过多不仅会导致术后低心排血量,还可能出现术后间隔再次破裂;②保持了相对正常的左室几何形态,有利于保存左室功能;③避免了让脆弱的心肌组织承受过大的张力,减少了术后出血的发生。

其他技术

许多清除梗死心肌的技术有微小的变异但原理都与上述原则相同[41-43]。Asai[44]描述了一种通过右心室的入路的方法,这种入路可能适用于某些患者,但它有与 Cooley 等人多年前在最初使用的右心室入路时一样的所有问题[4]。

经皮介入闭合技术

经皮封堵梗死后室间隔缺损的方法有多种,包括用封堵先天性房间隔缺损或室间隔缺损的方法来封堵[45-47]。这些装置可以通过体循环静脉系统进入右心室进入间隔缺损,也可以通过动脉系统和左心室进入间隔缺损,或者同时使用两个路径。Calvert[47]报告了 53 例梗死后室间隔缺损经皮封堵术,其中分流完全消失占 23%,部分分流减少占 62%,术后住院时间为 5 天。从理论上讲经皮封堵技术有避免开胸和体外循环的优点。然而,目前的封堵装置仍存在技术问题,既要将装置准确送至缺陷处(穿孔可能在室间隔的任何位置发生),在边界不清、坏死边缘较厚的间隔处能持久稳定的闭合是非常困难的。据报道,由于室间隔组织的持续坏死[48]和装置的移位或栓塞而导致的再发缺损已经出现了 48 例[46]。

在梗死时间超过 2 周以上,经皮闭合封堵的效果可能更好一些,但对于那些能够延迟干预的患者,手术的效果也更好[45,49]。也有报道使用杂交的方式,开胸后建立体外循环不切开心脏使用经皮封堵装置闭合缺损[50]。迄今为止,对于梗死后室间隔缺损经皮导管介入的最佳应用可能是那些手术治疗后复发或残留缺损的患者[47,51]。如果能安全地甚至对边缘不完整的缺损实行经皮封堵,可能对缓解危重症患者有一定帮助,以便后续可接受更确切的外科干预。

术后护理要点

低心排血量在这些双心室功能受损的患者中很常见,可能需要在几天内逐渐脱离正性肌力药物和主动脉内球囊反搏的辅助。静脉滴注米力农和吸入一氧化氮可能对某些患者有益。纠正缺氧、高碳酸血症和酸中毒对维持正常的右心室后负荷很重要(见第 11 和 17 章)。急性肾功能不全和肺水肿也很常见,需要严格的容量管理,术后早期利尿,使用呼气末正压通气(见第 17 章)。这类患者对室性和房性心律失常的耐受性较差,可通过静脉注射胺碘酮来控制。

早期结果

院内死亡率

手术死亡率定义为出院前或手术后 30 天内死亡,一般在 30%~50%[27,40,52-55]。根据麻省总医院 114 例患者的经验,Daggett 报告了 37% 的手术死亡率(图 25-12A),1 年后死亡风险会迅速下降(图 25-12B)[27]。早期死亡的独立危险因素为:高龄、较高的血尿素氮(BUN)、急诊手术、较高的右心房压和术前使用儿茶酚胺药物[27]。后下间隔穿孔的手术死亡率较高[21]。这是由于技术修复比较困难,二尖瓣反流的风险增加,以及右室功能障碍,后者是未来梗死后早期死亡的独立预测因素。由于患者病情危重,往往需要在心肌梗死后很短的时间内进行手术。

Daggett 回顾了麻省总医院的经验得出结论,影响死亡率的因素很多,主要是患者血流动力学不稳定性(急诊手术和使用正性肌力药物)(图 25-13 和图 25-14)[27]。Daggett 还得出结论,一小群高危患者极大地影响了整体死亡率,这可能解释了在不同的医疗机构中患者的选择和转诊模式的巨大差异,这与手术技术无关。

院内并发症

Daggett 等人报道,急性梗死后急性室间隔穿孔手术最常见

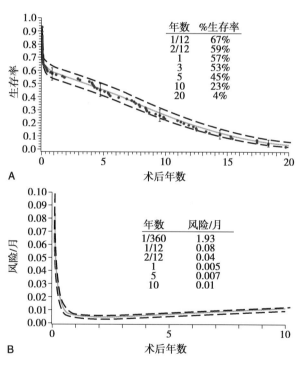

图 25-12　A. 麻省总院报告梗死后室间隔破裂修补术后的生存率(麻省总医院,114 例)。横轴扩展到术后 20 年,圆点表示每一例死亡患者对应横轴从手术到死亡时间,纵轴代表统计生存率(Kaplan Meier 法),纵向虚线代表 70% 的可信区间(±1SD)。实线代表预计的生存率,虚线所限定的范围为预计生存率 70% 的可信区间,该表表示特定时间间隔的非参数性预计值。B. 梗死后间隔破裂修补术后功能损害与死亡关系。横轴扩展以便显示早期死亡危险因素,功能损害分为两期,即早期与快速衰减期,和 6 个月的缓慢上升期,预计值为 70% 可信区间[27]

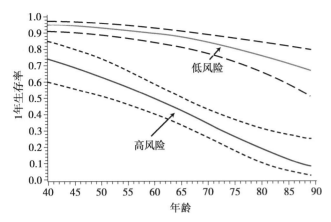

图 25-13　该线形图(多元参数的特定计算值),描述了年龄因素对两个假定患者的影响,两条曲线描述的患者均无左主干病变,血尿素氮 30mg/dL(10.7mmol/L),肌酐 1.5mg/dL(132.6μmol/L),无心肌梗死病史,"低危"曲线用于描述那些非急诊症且未用儿茶酚胺类药物的患者。"高危"曲线用于描述需正性肌力药物支持的急诊患者,纵轴表示经计算得出的一年生存率[27]

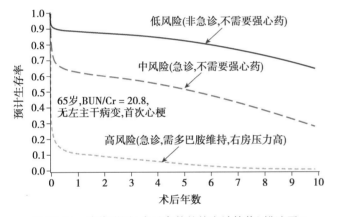

图 25-14　该线形图(多元参数的特定计算值)描述了 3 例假定有室间隔缺损的 65 岁患者的预期生存率,各曲线描述既往无心肌梗死和无左主干病变的患者,平均尿素氮(BUN)和肌酐(Cr)分别为 20mg/dL(7.1mmol/L)和 0.8mg/dL(70.7μmol/L)。"低危"曲线的患者属于非急诊、无心肌收缩问题、右心房压力为 8mmHg 的患者;"中危"曲线的患者属于急诊、无心肌收缩问题、右心房压力为 12mmHg 的患者;"高危"曲线的患者属于急诊,伴有心肌收缩力减弱,右心房压为 20mmHg 的患者,本表中可信区间已去除以使图表更清晰[27]

的死亡原因是术后低心排血量综合征(52%)、再发或缺损残余分流和出血 23%、脓毒血症(17%)、再发心心肌梗死(9%)、脑血管并发症(4%),以及恶性心律失常[27]。

远期结果

生存率

尽管梗死后室间隔缺损修复的早期死亡率很高,但大约 1 年后死亡率稳定在较低水平。5 年的生存率在 40%~60%(图 25-12)[27,40,52-54]。对于存活出院的患者 1、5 和 10 年生存率分别为 91%、70% 和 37%(图 25-15)[27]。多因素分析死亡预测因

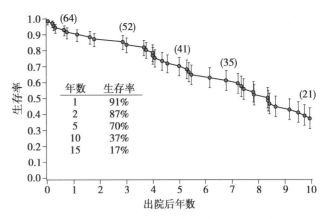

图 25-15　梗死后室间隔缺损修补术后出院患者的生存率(麻省总医院,n = 72 例),横轴表示患者出院后至死亡的时间,此图从另一方面描述了与图 25-12A 相似的结果[27]

子为:高龄、既往心肌梗死、肌酐增高、右房压增高、左主干病变[27]。

症状改善

最终幸存者也可以有良好的心功能状态,Daggett 报告说,75% 的患者可以达到心功能 Ⅰ 级(NYHA 分级),12.5% 可达到 Ⅱ 级[9]。

再发室间隔缺损

超声心动图检查显示,10%~25% 的患者术后出现复发或残留的间隔缺损[56]。大的残留间隔缺损(Qp∶Qs>2.0)应该进行再次修复,而较小的缺损可以药物治疗,有时可能会自行闭合。如果可能的话,经皮入路封堵这些小的残留间隔缺损是首选的方法。开胸手术可以经右心房入路进行修补[57,58]。

急性左室游离壁破裂

定义

左室游离壁破裂与室间隔破裂相似,只是破裂部位不同。急性左心室游离壁破裂是一种危及生命的心肌梗死并发症,需要早期干预。在没有诊断和/或治疗的情况下,在左心室游离壁破裂的最初 2 周急性期存活下来的患者非常罕见,存活者会演变成假性室壁瘤。这些患者梗死处的心肌会和心包粘连,其处理方法更类似于慢性的真性左室室壁瘤(本章后文讨论)。

历史

William Harvey 在 1647 年首次报道了急性心肌梗死后心室游离壁破裂[59]。1765 年,Morgagni 描述了 11 例死亡后发现的心室破裂[60]。巧合的是 Morgagni 本人也死于心梗后心室破裂。1970 年,Emory 大学的 Hatcher 等对 1 例右室游离壁破裂患者成功实施了手术治疗[61]。FitzGibbon[62] 和 Montegut[63] 分别于 1971 年和 1972 年报道了手术成功修补缺血性心脏病引发的左心室破裂。

发病率

左心室游离壁破裂常见于尸检,在急性心肌梗死后早期死

亡的患者中,发生率在 10%~30%[64,65]。在急性心肌梗死后早期死亡的病例中,心室破裂可能是继心源性休克后的第二大死亡原因。梗死后心室游离壁破裂在老年患者、女性和首次心梗患者中更为常见[66]。梗死后左室游离壁破裂的发生率峰值出现在梗死后 5 天左右[67]。然而,溶栓和早期冠状动脉再灌注治疗可能导致心室破裂更多发生在梗死后早期,可见于梗死发生数小时[68]。在最近的一组 1 290 例急性心肌梗死患者中,其中大部分接受了再灌注治疗,左室游离壁破裂的发生率为1.3%[69]。由于前外侧梗死通常比下壁梗死更常见,所以一些研究称前外侧壁是最常见的破裂部位[64]。其他一些研究提示后外侧或下壁梗死比前壁梗死更容易导致游离壁破裂[65]。

病因

急性左心室游离壁破裂最常见的原因是急性心肌梗死,钝性或穿透性创伤是另一个常见的病因。心脏手术,如二尖瓣置换术或经心尖瓣膜置换术,可导致急性左室游离壁破裂[70,71]。然而,术后 2 周或更长的时间后心包炎性粘连,之前心脏手术可能会导致慢性假性室壁瘤,而不是急性游离壁破裂伴心脏压塞。其他原因如心包感染或心脏肿瘤很少导致左心室游离壁破裂。非梗死性急性左室游离壁破裂的治疗与梗死后破裂相似,但基本不合并存在冠状动脉疾病和心肌梗死。

病理生理

梗死后左室游离壁破裂可表现为急性、亚急性或慢性。急性心室游离壁破裂,通常会导致急性心脏压塞,接着是休克、电机械分离,几分钟内死亡。亚急性破裂最初可能是较小的心室壁撕裂,破口会被血凝块和心包粘连大致封闭。慢性左心室游离壁破裂一般定义为左心室假性室壁瘤,其原因是 2 周或更长时间后心包粘连足以阻止游离壁破裂。慢性左室假性室壁瘤的瘤颈一般比较窄,壁内无心肌细胞,易转化为急性破裂。在罕见的情况下,左心室游离壁破裂可同时出现室间隔破裂、右心室破裂或乳头状肌头断裂[72,73]。通过对 290 例左心室假性动脉瘤室壁瘤患者的研究发现相关的危险因素包括年龄、女性、高血压和下外侧壁心肌梗死[74]。在这 290 名患者中,左心室假性室壁瘤最常见的部位是下后壁,而真性左心室室壁瘤则多见于前外侧区域[74]。

左室游离壁破裂的病理生理学机制包括:心肌梗死初期透壁性心肌梗死,然后梗死区心室壁扩大和变薄,直至左室收缩力超过游离壁的弹性强度[22,75]。透壁性心肌梗死与侧支血流不足有关[76]。梗死灶的扩大和变薄是由于肌束间的滑移蛋白与周围基质的撕裂。心室破裂可能与全身性高血压有关,高血压可加快梗死灶变薄和增加室壁压力[77]。冠状动脉早期再灌注治疗可以减少透壁性心肌梗死,可能防止一些梗死转变为心室破裂,但溶栓对左心室破裂的发生率没有任何明确的正性或负性相关[68,78,79]。

自然病程

急性左室游离壁破裂患者通常在胸痛发作后几分钟内死亡[67,80]。在一系列的尸检中,大多数死于左心室游离壁破裂的患者都是急性死亡[81-83]。一项研究显示,亚急性左心室游离壁破裂的中位生存时间为 8 小时[81],而另一项研究表明,69%的

此类患者在症状出现后几分钟内死亡[84]。慢性左心室游离壁破裂或假性室壁瘤的预后较差。极少有假性室壁瘤患者在心肌梗死数年后仍能存活[85],梗死后左室假性室壁瘤明显与早期破裂高度相关[83,86]。

临床表现

急性或亚急性左室游离壁破裂的患者通常表现为反复发作的胸痛,随后由于心脏压塞迅速出现低心排血量、严重的血流动力学不稳定,通常最后伴有心室颤动和/或电机械分离。临床表现为猝死或晕厥,同时伴有低血压、颈静脉扩张、奇脉、心源性休克。亚急性左心室破裂可能与心肌梗死进展或右心室衰竭症状相似[80]。慢性左心室破裂或假性室壁瘤通常表现为充血性心力衰竭症状[72,74]。

诊断

超声心动图是诊断梗死后左心室破裂的主要手段。超声心动图可显示心室壁破裂的确切证据,即心室壁外出现收缩和/或舒张期血流。其他高度提示心室破裂的超声心动图发现包括超过 10mm 的心包积液,心包积液中度强回声影,和心脏压塞的征象,如右房右室在舒张早期的塌陷及呼吸对经瓣膜血流速度的影响增加[81,87]。穿刺抽吸未凝固的血液可能提示左心室破裂,但也会出现假阳性和假阴性结果。心包穿刺抽吸透明液体可以绝对排除心脏破裂[87]。Oliva[64] 回顾了连续 70 例梗死后左心室破裂的病例总结相关的几个因素。其中心包炎的发展、反复呕吐、躁动不安、反复出现或持续性 ST 段抬高以及 48~72 小时后出现的 T 波改变有都有一定的预测价值[65]。

手术指征

由于大多数急性或亚急性左心室游离壁破裂的患者在发病后几分钟至几小时内死亡,因此诊断甚至高度怀疑急性左心室游离壁破裂本身就是紧急手术的一个指征。目前,尚无可靠的急性介入治疗方法来处理这种致死性并发症。慢性左室假性室壁瘤有极大可能出现突发破裂,也应采取手术治疗[73,88-91]。Alapati[92] 报道,在所有心肌梗死中只有不到 0.1%的患者会出现左室假性室壁瘤,但在接受药物治疗的慢性左室假性室壁瘤患者中,有 48%的患者死亡。

术前准备

一旦高度怀疑急性梗死后左心室壁破裂患者需要紧急手术才能生存[84]。一项研究显示在心室破裂后立即进行经皮心包内注射纤维蛋白胶可能会使一些患者有机会接受手术治疗[93,94]。亚急性梗死后左心室破裂同样需要紧急手术,一旦诊断不再延误时间进行冠状动脉造影[68,72]。在准备手术过程中需要进行容量复苏、正性肌力药物支持、主动脉内球囊泵,可能还要进行心包穿刺术缓解心脏压塞。

手术技术

急性及亚急性游离壁破裂

梗死后左室游离壁破裂的患者一般因心脏压塞循环不稳定,并且近期有透壁性心梗。手术室内大部分的准备工作要在患者清醒的时候进行,并给予最低限度的镇静,以避免低血压

甚至在正中胸骨切开术之前,先游离股动脉和股静脉快速建立体外循环。

首选胸骨正中切口,可以通过股动静脉插管快速建立体外循环。打开心包可能会出现严重的快速出血,可能难以用手控制住,需要提前建立体外循环避免血液破坏。仅仅几分钟的脑灌注不足就会导致神经系统的并发症。在特殊的情况下,如无其他体外循环的适应证,如后壁破裂、二尖瓣反流、室间隔破裂或可以搭桥的血管,有报道称在非体外下[80,88]或不阻断的情况下,迅速修补破裂心室可以取得良好效果。一旦进行体外循环,阻断使心脏停搏可以防止左心进气,还可以获得一个静止、无血的术野来处理易碎的组织。

修复急性或亚急性左心室游离壁破裂,外科技术类似于左心室假性室壁瘤的修复,区别是急性或亚急性梗死组织更脆弱,且没有时间形成任何纤维成分。用两条特氟隆毡片条做支撑以跨度较大的水平褥式缝合方法进行标准的线性闭合,但这种方法有时会受到心肌脆性的限制。如果内部先用聚四氟乙烯毡片条做线性闭合,外面用人造补片覆盖连续缝合在正常心肌组织上可获得更好的结果(图 25-16)[27]。一种更激进的方法是先进行梗死组织切除再用褥式缝合或涤纶补片修补闭合缺损[95],但这种技术最好用于特殊的适应证,如合并梗死后室间隔缺损的情况。

也有报道称,使用多种生物胶中的一种,将特氟隆毡片或牛心包片贴附在心室撕裂处,在贴附边缘与周围正常心肌之间用聚丙烯缝线缝合(也可以不缝合)[88]。该技术具有避免体外循环的优点,但已被报道有远期假性室壁瘤形成的风险[96]。

结果

目前文献报道的急性或亚急性左心室游离壁破裂的外科修复都是一些小样本研究。Padró[88]报告了 13 名使用生物胶

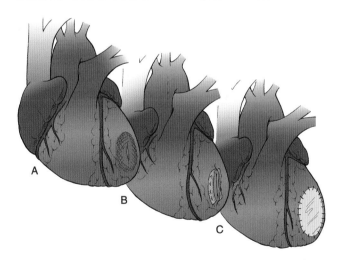

图 25-16　左心室游离壁破裂的修补技术。A. 左心室游离壁破裂。B. 限制性梗死区切除,并用两条毡片水平褥式缝合关闭破口。C. 然后,整个区域用聚四氟乙烯补片以聚丙烯线连续缝合于周围正常心外膜上,或者,应用生物相溶蛋白胶将聚四氟乙烯固定于心室撕裂处及梗死区域(Reproduced with permission from Buxton BF, et al: Ischemic Heart Disease Surgical Management. Philadelphia, Mosby 1999.)

和特氟隆贴剂技术的存活患者,平均随访 26 个月,大多数患者未使用体外循环。其他报道的手术死亡率约为 50%[84,97,98]。

左室室壁瘤

定义

左心室室壁瘤从严格意义上讲,被定义为左心室的异常舒张轮廓区域伴收缩运动不良或反常膨胀(图 25-17)[99,100]。然而,越来越多的学者倾向于把左心室室壁瘤的定义为:任何扩大的,因室壁无运动或运动不良导致左心室射血分数降低的左心室区域[101-103]。由于心室无运动和运动不良在病理生理学和治疗上相同,这一定义已被认为是可以接受的[102,104]。但最近的研究表明心室无运动和运动不良在最佳治疗方案的选择及远期预后上并不相同[105,106]。在手术过程中,左心室室壁瘤也可以被定义为在左心室减容时折叠的区域[101,104,107]。真性左心室室壁瘤包括全层左心室壁的膨胀扩张,而假性左心室室壁瘤实际上是左心室壁破裂,并被周围心包包裹。

历史

左心室室壁瘤很早就在尸体解剖中被描述,但直到 1881 年左心室室壁瘤才被认为是冠心病的结果[108]。1951 年,人们第一次通过造影诊断左心室室壁瘤[108]。1912 年,Weitland 第一次通过室壁瘤结扎的方法治疗先天性左心室室壁瘤。1944 年,Beck[109]描述了通过阔筋膜折叠术治疗左心室室壁瘤的方法。Likoff 和 Bailey[110]于 1955 年成功地在非体外循环下应用特殊的钳子切除左心室室壁瘤。现代治疗开始于 1958 年,Cooley 等[111]成功地在体外循环下实施左心室室壁瘤的线性修补。此后,更多的几何学心室重建技术陆续被 Stoney 等[112]、Daggett 等[113]、Dor 等[36]、Jatene[114]和 Cooley 等[115,116]报道。2009 年发表的随机分组的 STICH 试验结果比较了冠状动脉旁路移植术同时是否进行左室重塑的结果,对修复小室壁瘤或小

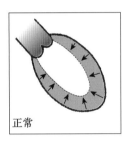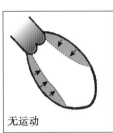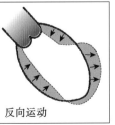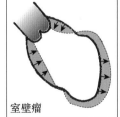

缺血心肌自然病史

心室室壁瘤

正常　　无运动

反向运动　　室壁瘤

舒张——
收缩-----

图 25-17　室壁瘤与左心室其他状态的差别(Reproduced with permission from Grondin P, Kretz JG, Bical O, et al: Natural history of saccular aneurysm of the left ventricle, *J Thorac Cardiovasc Surg.* 1979 Jan;77(1):57-64.)

节段性运动异常的价值提出了一些质疑[105]。

发病率

由于定义的方法不同,心肌梗死患者左心室室壁瘤的发生率为 10% ~ 35%。冠状动脉外科研究(Coronary Artery Surgery Study, CASS)心导管检查发现,7.6% 的左心室室壁瘤有造影的证据[117]。左心室室壁瘤绝对发病率因心肌梗死后溶栓和早期血运重建治疗的增加而下降[118,119]。

病因学

英文文献报道中超过 95% 的真性左心室室壁瘤是冠心病和心肌梗死的结果。真性左心室室壁瘤也可源于创伤[120]、Chagas 病(南美洲锥虫病)[121]或良性淋巴肉芽肿病[122]。先天性左心室室壁瘤非常罕见,常被定义为左心室憩室[123]。

假性左心室室壁瘤通常发生在心肌梗死 5 ~ 10 天后,心室破裂并被包裹,常继发于回旋支闭塞。假性左心室室壁瘤也可能是由于二尖瓣下心室壁破裂,一般是瓣膜置换过程中切除瓣下结构导致的并发症[124]。假性左心室室壁瘤也可继发于感染性心包炎[125],或任何左心室、主动脉瓣或二尖瓣环手术后。假性室壁瘤也可发生在经心尖或经股动脉的经导管主动脉瓣置换术(transcatheter aortic valve replacement, TAVR)后[126]。

病理生理学

真性左心室室壁瘤的发展包括两个基本阶段:早期扩张和晚期重塑。

早期扩张阶段

早期扩张阶段开始于心肌梗死发生时。心室造影证实,50% 的室壁瘤形成于心肌梗死后 48 小时内,其余发生于梗死后 2 周内[127]。

真性左心室室壁瘤一般继发于左前降支或右冠状动脉主干急性闭塞的透壁性心肌梗死之后。

在急性心肌梗死和前降支闭塞的患者中,血管造影提示缺乏冠状动脉侧支与室壁瘤形成有很强的相关性[128],缺乏侧支循环可能是形成运动不良的左心室室壁瘤的必备条件(表 25-2)。至少 88% 的运动不良的室壁瘤是由于前壁梗死,其余源于下壁梗死[108]。后壁梗死导致的局限性运动不良在左心室室壁瘤相对少见[129]。

 表 25-2 促进左心室室壁瘤形成的因素

周围心肌保留了正常收缩力

透壁性心肌梗死

缺乏侧支循环

缺乏再灌注

室壁压力增加

高血压

心室扩张

室壁变薄

实验室研究显示在无侧支循环的透壁性心肌梗死中,心肌细胞在冠状动脉阻塞 19 分钟后开始死亡。运动不良的室壁瘤形成几乎都是源于透壁性心肌梗死,并在几小时内表现出梗死区域显著变薄。数天内,至少 50% 的患者室壁瘤中由于纤维素和血栓沉积于心内膜表面小梁上而使室壁瘤内壁变得光滑。在梗死区域内大多数心肌细胞坏死,但也经常有存活心肌保留下来。少部分患者在梗死的组织发生血管外出血,进一步影响这部分心肌的收缩和舒张功能。炎性细胞在心肌梗死后 2 ~ 3 天开始浸润梗死区,并在 5 ~ 10 天导致心肌细胞的溶解。电子显微镜证实梗死后数天内心肌细胞自身的胶原蛋白网络崩解。在梗死后 5 ~ 10 天,胶原分解和心肌细胞坏死导致心肌张力强度降到最低点,此时最易出现心室壁破裂。当瘤壁被纤维组织代替后,左心室破裂相对少见。

由于大范围梗死区域心肌收缩能力丧失但周围心肌收缩能力尚保存,造成梗死区的收缩期扩张和变薄。根据 Laplace 定律($T = Pr/2h$),在恒定的心室压力(P)下,梗死区弯曲曲线的半径(r)的增大和室壁厚度(h)的减少,两者都导致心肌细胞张力(T)的增加,并使梗死的心室壁进一步被拉长。

相对于正常的心肌,缺血性损伤或梗死的心肌表现出更大的可塑性及延展性,即在恒定的负荷作用一段时间后可以变形或被拉长[130]。因此在梗死区,增加的收缩期和舒张期室壁压力可使梗死的心肌进行性被拉长(被称为梗死扩张)[131]直到恢复期,心肌的可塑性减小。

梗死区内没有明显的冬眠心肌存在的透壁性梗死是进一步发展为真性左心室室壁瘤的必备因素。造影发现室壁瘤,但有冬眠心肌存在的证据(例如没有明显 Q 波或在同位素扫描时存在摄取,如 Tacotsubo 心肌病),经过数天或数周后,大多不表现为严格意义上的真性左心室室壁瘤[132,133]。

由于舒张期扩张或前负荷的增加,以及儿茶酚胺类物质水平的升高,左心室室壁瘤内残余的存活心肌纤维进一步缩短,并最终表现为心肌细胞肥大[134]。这种加剧的缩短和增加的室壁压力,加大了非梗死心肌和整个左心室的氧耗。

左心室室壁瘤增加局部室壁压力的同时,也增加心室氧耗和心室容量负荷。由于每搏排出量的一部分进入室壁瘤,而没有通过主动脉瓣射出,前向的心排出量也进一步降低。外部搏动功(容量×压力)的下降以及心肌氧消耗的增加,使左心室的净机械效率(外部搏动功—心肌氧消耗)减少。

左心室室壁瘤可同时造成收缩期和舒张期心室功能障碍。舒张期功能障碍是由于室壁瘤的扩大和纤维化,室壁僵硬,影响舒张期充盈并增加左心室舒张末压力而引起的。

晚期重塑阶段

室壁瘤的重塑阶段始于梗死发生后 2 ~ 4 周,此时血供丰富的肉芽组织开始形成。梗死 6 ~ 8 周后,这种肉芽组织逐渐被纤维组织代替。随着心肌细胞被纤维组织广泛替代,失去心肌细胞的室壁开始变薄。在较大的梗死内,细小瘢痕中常有附壁血栓出现[135]。

动物实验显示急性心肌梗后,应用硝酸酯类药物治疗 8 周可减少心室负荷,同时减缓预期梗死区的变薄、梗死扩张及未梗死心肌的肥大[136]。然而,梗死后仅 2 周的硝酸酯类药物治疗并不能阻止室壁瘤形成。这项观察强调了梗死后 2 ~ 8 周晚期重塑的重要性。血管紧张素转换酶抑制剂(angiotensin-converting enzyme inhibitor,ACEI)也可减少梗死扩张和继发的室壁瘤进展[137]。尽管动物实验显示 ACEI 类药物可非特异性抑制心肌肥大,但抑制梗死区域周围心肌细胞代偿性肥大到底是有益还是有害尚不清楚。对小鼠静脉注射心房钠尿肽 4 周也可以改善心室功能,延缓心室扩张及纤维化[138]。

缺乏冠状动脉再灌注是左心室室壁瘤形成的必备条件。在人体内梗死血管的再灌注,无论是通过自发的[132]、溶栓[139]或血运重建[140]的方式,都已证明可以降低室壁瘤发生率。由此我们可以推测在心梗发生 2 周内对冠状动脉进行血运重建治疗,通过改善血流延缓成纤维细胞移行入梗死区域内,可以防止室壁瘤形成。这也证明了梗死后心肌的晚期重塑在室壁瘤发展中的作用[141]。

心律失常如室性心动过速可以发生在室壁瘤形成过程中的任何时间,并且所有这些患者都在梗死心肌区域内存在异常的折返路径。这些通路常分布在围绕室壁瘤的边界区域内(第56 章)。

自然病程

一组 40 例患者随诊 5 年的研究结果表明,无症状的运动不良的室壁瘤经药物治疗有良好的预后[100]。在 18 例最初无症状的患者中,6 例发展为心功能Ⅱ级,而 12 例始终无症状,这组患者 10 年生存率达 90%。但有症状患者的 10 年生存率只有 46%(图 25-18)[100]。

尽管早期尸检研究提示药物治疗运动不良的左心室室壁瘤的患者预后相对较差(5 年生存率为 12%),但最近研究报道 5 年生存率为 47%~70%[100,117,142-144]。死亡原因心律失常占44%,心力衰竭 33%,再发心肌梗死占 11%,非心脏原因占22%[100]。相比运动不良的左心室室壁瘤,对无运动的左心室室壁瘤的自然病程讨论的较少。

对于药物治疗的运动不良的左心室室壁瘤,影响其生存率因素包括:年龄、心力衰竭评分、冠状动脉病变的范围、心绞痛的持续时间、既往心肌梗死病史、二尖瓣反流、室性心律失常、室壁瘤大小、残余心室的功能及左心室舒张末压力等[100,144]。心肌梗死后 48 小时内早期形成室壁瘤提示预后不良[127]。

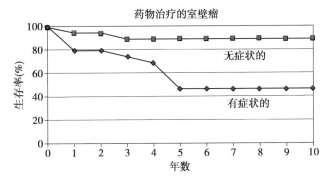

图 25-18　药物治疗对于有症状组(A 组)及无症状组(B 组)左室室壁瘤患者生存率的差别(Data from Grondin P,Kretz JG,Bical O,et al:Natural history of saccular aneurysm of the left ventricle,*J Thorac Cardiovasc Surg*. 1979 Jan;77(1):57-64.)

一般而言,室壁瘤患者血栓栓塞的风险率较低[0.35%/(例·年)][142],所以通常并不推荐长期抗凝治疗。然而在50%心肌梗死后经超声心动图发现附壁血栓的患者中,平均随诊时间 24 个月,19% 出现血栓栓塞[145]。对于这些患者,有必要进行抗凝治疗并且进行严密的超声心动图随诊。心房纤颤和巨大室壁瘤均是血栓栓塞的附加危险因素。

有关左心室假性室壁瘤的自然病程的研究较少。慢性左心室假性室壁瘤的直接破裂并没有人们想象的那么常见[89]。左心室假性室壁瘤的破裂常见于急性期或巨大假性室壁瘤[90]。左心室假性室壁瘤与真性室壁瘤的临床表现相似,表现为左心室的容量负荷的增加或者导致栓塞或心内膜炎。也有报道称,继发于心脏手术后的左心室假性室壁瘤可压迫毗邻结构,比如肺动脉或食管。

临床表现

心绞痛是大多数左心室室壁瘤患者手术后最常见的症状。由于在这些患者中,冠状动脉 3 支病变者占 60% 或更多,所以术后会有心绞痛频繁发作也就不足为奇了[91]。

呼吸困难是室壁瘤患者第二种最常见的症状,常在心室壁梗死达到或超过左室面积的 20% 时出现。呼吸困难的发生可能是收缩功能降低和舒张功能障碍共同作用的结果。

将近 1/3 的患者会出现心房纤颤或室性心律失常,导致心悸、晕厥或猝死,或心绞痛恶化及呼吸困难[91]。血栓栓塞并不常见,但可导致脑卒中、心肌梗死或肢体及内脏缺血。

诊断

心电图常可见前壁导联 Q 波形成,伴有持续前壁 ST 段抬高(图 25-19)。胸部 X 线片可见左心室扩张和肥大(图 25-20),但胸片对室壁瘤诊断通常不具有特异性。

左心室造影是诊断左心室室壁瘤的金标准。确诊表现为大范围的、不连续、运动不良(或无运动)的室壁瘤区域,通常位于前间壁-心尖部。左心室造影亦可偶见附壁血栓的存在。左心室室壁瘤可以通过在右前斜位 30 度左心室造影,用左心室壁运动的中心线分析法进行定量的分析[5]。超过 2 个节段收缩低于正常标准可被定义为室壁瘤(图 25-21)[92,102]。向外运动部分被定义为运动不良,而剩余壁瘤部分被定义为无运动。通过计算 A% 值,能得出室壁瘤占总左心室周长的比值[103]。

二维超声心动图对诊断左心室室壁瘤的敏感性及特异性均较高。超声同时还可以发现附壁血栓和二尖瓣反流,而且超声心动图通过发现心室壁的缺损可以提示假性室壁瘤,有助于真性室壁瘤与假性室壁瘤的鉴别诊断。

磁共振成像(magnetic resonance imaging,MRI)是评价有左心室室壁瘤存在时左心室容积的最可靠的方法(图 25-22)[146,147]。MRI 能够准确地描述左心室室壁瘤,也是发现附壁血栓的可靠手段[146]。目前即使应用 MRI 检查,准确区分真性与假性室壁瘤也是很困难的[148]。门控放射性核素显像能准确地发现左心室室壁瘤,铊显像或正电子发射断层扫描(PET)有助于分辨早期梗死后真性室壁瘤与可逆性功能障碍的冬眠心肌。

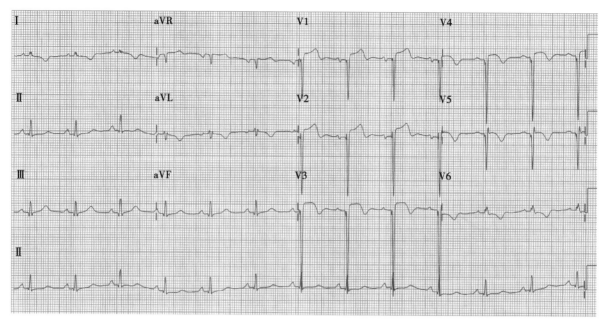

图 25-19　心电图显示一位 72 岁的男性左室室壁瘤患者,ST 段持续性抬高伴有病理性 Q 波形成

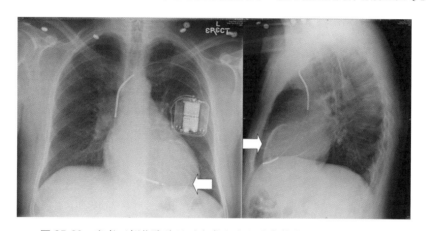

图 25-20　患者正侧位胸片显示患者左室室壁瘤伴有钙化形成(箭头)

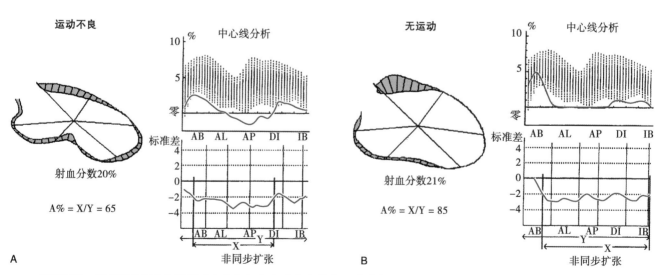

图 25-21　运动不良(A)和无运动(B)左心室室壁瘤术前中心线分析举例。垂直线表示不协调范围。AB,前基底;AL,前侧;AP,心尖;DI,膈面;IB,后基底(Reproduced with permission from Dor V,Sabatier M,DiDonato M:Efficacy of endoventricular patch plasty in large postinfarction akinetic scar and severe left ventricular dysfunction:comparison with a series of large dyskinetic scars,*J Thorac Cardiovasc Surg*. 1998 Jul;116(1):50-59.)

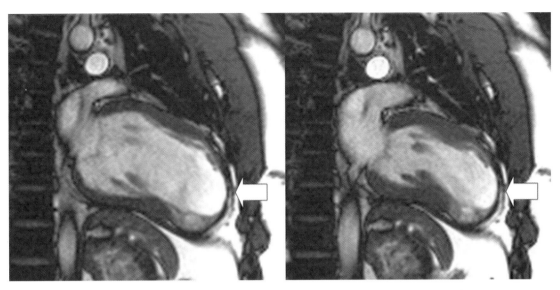

图 25-22　磁共振显示左心室室壁瘤在舒张(左图)及收缩(右图)时的状态

手术指征

由于无症状的左心室室壁瘤有相对较好的预后[100],慢性无症状室壁瘤没有手术治疗指征。对低危险因素的室壁瘤患者,有研究者报道在冠状动脉手术的同时,可一期修补大的,症状轻微的室壁瘤[108,149]。另一方面,对有心绞痛、充血性心力衰竭或特定的室性心律失常患者可积极手术(见第 56 章)(表 25-3)。对于这些有症状的患者手术治疗的效果优于药物治疗。

表 25-3　室壁瘤的相对手术指征

确诊处于扩张状态/巨大的室壁瘤

心绞痛

充血性心力衰竭

心律失常

破裂

假性室壁瘤

先天性室壁瘤

栓塞

运动不良和无运动左心室室壁瘤导致心室显著扩大,左心室收缩容积指数超过 $80mL/m^2$,舒张末容积超过 $120mL/m^2$,手术治疗的意义较大。从技术层面讲,这些容积标准的定义是模糊的也很难准确测量。研究数据显示无论室壁瘤是无运动或是运动不良,对结果都没有影响,所以 Dor 等人认为运动不良不是室壁瘤修补的必要条件[102,103]。尽管如此,目前唯一一个关于室壁瘤的随机对照研究(STICH 研究)提示,室壁瘤相对较小,无运动节段较少(舒张末容积指数 $82mL/m^2$,前壁累积范围 $50\% \sim 56\%$)的患者生存率及症状改善的获益均较大[105]。

手术指征也包括存活的心脏破裂被包裹的患者,无论其是否伴有假性室壁瘤形成。急性或巨大的假性室壁瘤(无论是否有症状)有破裂的趋势,都应行手术治疗[89-91]。同样地,先天性室壁瘤也有破裂的潜在风险,不论有无症状也应行手术修补。

药物治疗栓塞患者有再次发生血栓栓塞也是手术治疗的指征。对无症状的患者,室壁瘤巨大或经证实持续扩张的,是否应进行手术目前尚无定论。

左心室室壁瘤手术的相对禁忌证,包括极端的麻醉风险,除室壁瘤以外的剩余心肌功能受损,静息心脏指数小于 $2.0L/$($min \cdot m^2$),严重的二尖瓣反流,有非透壁性心肌梗死的证据(冬眠心肌),以及分界不清晰的非孤立的变薄的室壁瘤。此类患者依据整体的射血分数会高估整个心脏的实际功能,会对手术指征的判断产生偏差[150]。

血运重建对治疗左心室室壁瘤的作用不确定,对于冠脉解剖适于手术、单支或双支病变、无手术禁忌证或无症状的缺血患者可考虑同期完成。

术前准备

所有确定手术的患者均应行右心和左心导管检查,以及冠状动脉造影和左心室造影。心导管发现 2+或更严重的二尖瓣反流,应该做超声心动图以评价二尖瓣功能并除外瓣膜本身的病变,从而决定是否行二尖瓣成形。MRI 检查有助于进一步评价左室容积,指导术中左室成形的范围[151]。对于明确左心室有血栓的患者,术前最好进行 4~6 周的抗凝治疗,以避免栓塞的风险。

对任何伴有室性心动过速或室颤的患者,术前应行心脏电生理检查。对术前不伴有室性心动过速的患者是否行电生理检查尚有异议,因为手术后室性心律失常发生率较低,而且并不能通过手术中切除心内膜得到改善[108]。电生理检查并不能发现在心肌梗死 6 周内出现的多形性室性心动过速[108]。

手术技术

一般技术

左心室室壁瘤手术(室壁瘤切除术、室壁瘤缝闭术、左室成形术)需要的体外循环和相应的麻醉技术,与冠状动脉旁路移植术基本相同。麻醉诱导气管插管,心电图监护,并留置 Foley 尿管、桡动脉测压、Swan-Ganz 导管等。胸骨正中切口开胸,给予肝素。并取大隐静脉或动脉移植物备用。

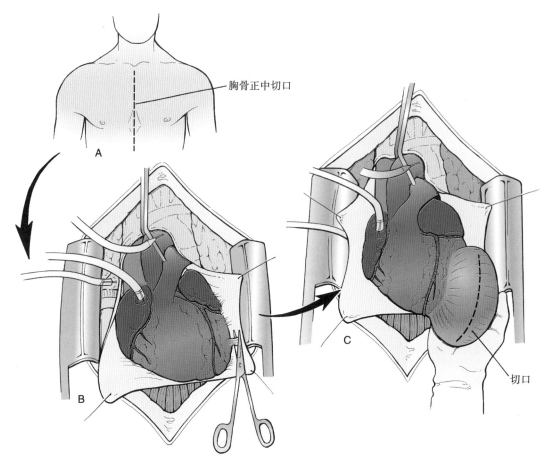

胸骨正中切口

切口

图 25-23　胸骨正中切口显露室壁瘤,升主动脉和右心房插管。经右上肺静脉放置左心引流。分离心包粘连,切开室壁瘤

在升主动脉插管后,体外循环开始。一般在右心房插单根二级插管,如果需要打开右心室,则行上下腔静脉插管。必要时可行心外膜标测。探查确定变薄的左心室壁范围,一般在距前降支 3～4cm 的前壁,沿心室纵轴直线切开(图 25-23)。左心室被打开后(图 25-24),仔细清除所有附壁血栓,如需要可行心内膜标测。在血栓清除后,经右上肺静脉与左心房连接处放置左心引流。确定需要搭桥的靶血管。如果存在心内膜瘢痕,应予以切除,然后重复心内膜标测。术中标测完成前,体温应维持在 37℃,之后降温至 28～32℃。

阻断升主动脉,用冷停搏液顺/逆灌注使心脏停搏。个别病例可以不阻断主动脉,整个手术在低温诱颤状态下完成。左心室室壁瘤修补所采取的技术将在下面介绍。吻合冠状动脉远端,然后开放升主动脉[151]。患者取头低脚高体位(Trendelenburg 位),心脏还血,膨肺,气体经升主动脉和左心室排气管排空。复温,并吻合桥血管近端。当体温达到正常时,如需要可再重复电生理检查。临时起搏导线放置在右心房和右心室,体外循环停止,中和肝素。拆除体外循环管道,常规关胸。

停止体外循环过程经常需要一定量的血管活性药辅助。比较常用的是多巴胺 5μg/(kg·min)、硝酸甘油防止冠状动脉痉挛,硝普钠减轻后负荷。主动脉内球囊反搏(intra-aortic balloon pump,IABP)在心室功能边缘状态时应用。术中经食管超声心动图可评价左心室功能并发现残余心室内的气体。

由于此类患者心室的顺应性较差,血管活性药剂量增加并不能显著增加心排出量,并会导致心律失常和严重的心动过

速。迅速纠正低钾血症与低镁血症有助于减少心律失常的发生。术中和术后的室性心律失常都应积极使用利多卡因。由于心室功能下降,对于静脉补液的耐受性极低,故在关胸前尽量避免快速补液。由于左心室舒张功能有限,每搏排出量几乎

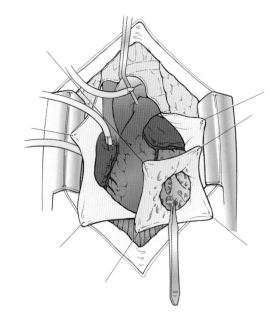

图 25-24　切开室壁瘤,清除血栓,避免损伤乳头肌

是固定的,静息状态下心率维持在 90~115 次/min,通常保持心脏指数接近 2.0L/(min·m²)。

以往的经验表明,手术结束时左室腔的大小和患者的远期预后直接相关。

折叠术

用不切开瘤体的折叠法处理室壁瘤,只适用于无附壁血栓的极小室壁瘤。用两层 0 号单股缝合线穿过室壁瘤两侧衬聚四氟乙烯毡垫片条。要求缝合确切,包括全部室壁瘤组织,并且要求重建相对正常的左心室外形。

线性闭合

在清除所有附壁血栓后,修剪室壁瘤,保留 3cm 边缘瘢痕区便于重建正常的左心室外形(图 25-25)。注意不要切除过多的室壁,以免过度减少心室腔。在闭合室壁前,用 2-0 的缝线环缩室壁瘤颈到适当大小[114]。衬两层 1.5cm 宽的聚四氟乙烯毡片垂直闭合前壁室壁瘤缺损,0 号缝线水平褥式缝合两层,最后用大针 2-0 缝线垂直缝合两层(图 25-26)。对于较少见的后壁室壁瘤也可用相似的方法重建[152]。

圆形补片

圆形补片修补一般适用于下壁或后壁室壁瘤,也可应用在前壁的室壁瘤。切开室壁瘤(图 25-27),清除血栓剪除室壁瘤后(图 25-28),修剪涤纶布补片,要求补片比心室切口直径大 2cm。用带垫片的 0 号单股缝线穿过心室切口和补片做间断水平褥式缝合,垫片置于心室腔外(图 25-29)。缝线打结,间断补针或用 2-0 单股线连续缝合第二层止血。

心室内补片

心室内补片技术适用于前壁室壁瘤,但不太适用于下壁或后壁室壁瘤,后两者可应用圆形补片技术。血栓清除后,用 2-0 聚丙烯缝线连续缝合壁瘤边缘,调整左室容积至适宜大小[4,17,50,55]。可用塑料或球囊模具(Chase Medical,Richardson,Texas)协助确定合适的左室容积,控制左室舒张末容积指数于

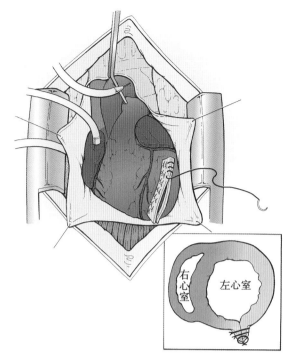

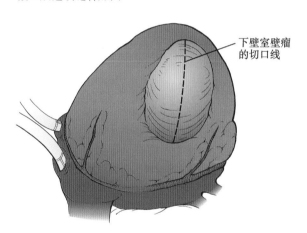

图 25-26　线性修补。两侧加毡片垂直闭合室壁瘤壁。用单股 0 号线间断做 2 层垂直褥式缝合,再用单股 2-0 做 2 层连续缝合加固

图 25-27　圆形补片修补。切开室壁瘤壁。显示下壁室壁瘤

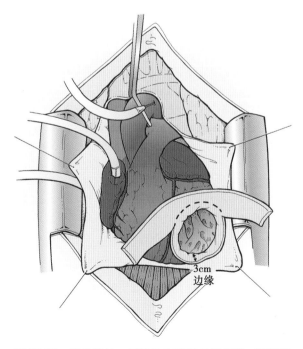

图 25-25　线性修补。纤维性室壁瘤已被切除,保留宽约 3cm 与正常心肌相连的纤维性瘤壁边缘

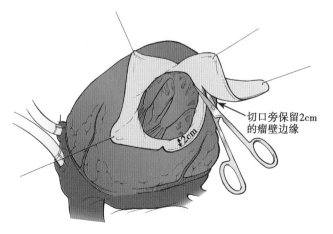

图 25-28　圆形补片修补。室壁瘤已被切除,保留距正常心肌 2cm 的纤维瘤壁边缘

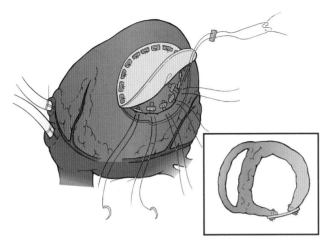

图 25-29 圆形补片修补。涤纶补片闭合室壁瘤壁缺损,用带垫片的 2-0 滑线做间断水平褥式缝合

50~60mL/m²[100,147,153]。假如剩余心室缺损小于3cm,可以直接做线性闭合[114]。更为常见的方法是把补片(牛心包、涤纶织物或多聚四氟乙烯)剪裁至合适大小,固定在室壁瘤边缘,以恢复正常心室大小和几何形状(图 25-30)。围绕补片周围用 3-0 聚丙烯连续缝合,再于 3 或 4 个位置与室壁瘤周围的正常心肌间断缝合加固。补片可能延伸到室间隔上[92,102,150],或室壁瘤区域内的间隔被折叠[114]。再用 3-0 缝线间断补针使补片贴合。注意不要使乳头肌扭曲。修剪瘤壁边缘,用不带垫片的 2-0 单股缝线做双层连续缝合,覆盖补片,关闭瘤壁(图 25-31)。

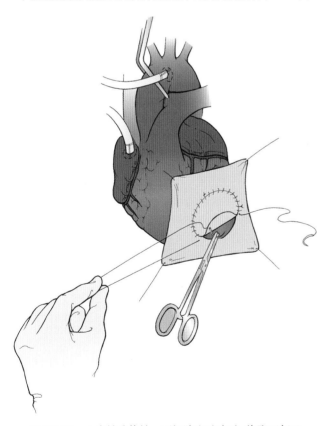

图 25-30 心内补片修补。不切除室壁瘤壁,将聚四氟乙烯毡片在心室缺损边缘固定 3~4 针,然后用 3-0 滑线做连续缝合。再用 3-0 带垫片滑线做间断水平褥式缝合止血

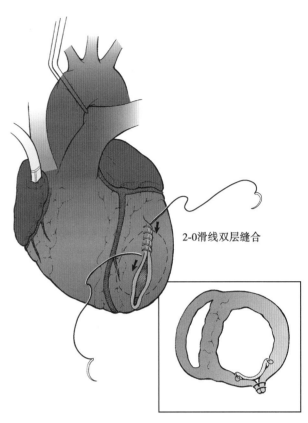

2-0滑线双层缝合

图 25-31 心内补片。切除多余的室壁瘤壁组织,双层聚四氟乙烯毡片为补片闭合室壁瘤。用 2-0 滑线做双层连续缝合

与线性和圆形补片技术比较,心室内补片技术有一定优势。心室内补片保留前降支为旁路移植提供可能,而且没有人工材料暴露在外面,避免严重的心包粘连。此技术可以从心室内修补室间隔,适用于急性梗死的脆弱组织[108,116,153-156]。

其他心室重建技术

除以上介绍的左心室梗死组织切除和/或用垫片材料代替的技术外,另一个选择是改变梗死瘢痕的生物特性。在保留的梗死瘢痕中(无论是否是室壁瘤的一部分)种植肌源细胞或干细胞,他们提供恢复心肌质量和收缩的潜力。这种技术被称为细胞心肌成形,目前仅限于临床实验[157]。动物实验表明,通过应用肌源细胞、干细胞分化的肌细胞、成纤维细胞,或是在桥血管上注射细胞,细胞心肌成形技术能成功改善左心室整体的功能和几何形态[158-160]。细胞心肌成形可通过在冠状动脉血运重建时直接注射细胞,或者在心导管时经冠状动脉或心肌内注射完成。经皮置放类似降落伞的装置到左心室心尖也已取得了一些早期成功,改善了部分患者左心室舒张末期容积和心力衰竭症状[161,162]。

冠脉血运重建

冠状动脉血运重建的方法和常规冠状动脉旁路移植术相同。应用心室内补片法时由于保留了前降支可以考虑做左侧乳内动脉至前降支搭桥。

二尖瓣反流

在术中体外循环开始前应该用经食管超声心动图评价二尖瓣反流的严重程度应。术前左室射血功能下降越严重,同期干预二尖瓣的必要性越大(图 25-32)[163]。也可以在修补室壁

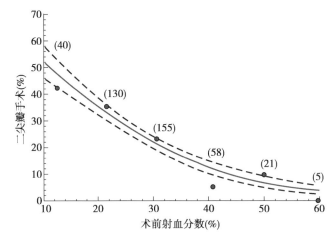

图 25-32　术前射血分数与二尖瓣手术相关性(Reproduced with permission from Athanasuleas CL, Stanley AWHJr, Buckberg GD, et al: Surgical anterior ventricular endocardial restoration [SAVER] in the dilated remodeled ventricle after anterior myocardial infarction, *J Am Coll Cardiol.* 2001 Apr;37(5):1199-1209.)

瘤前从心室面探查二尖瓣情况。经心室二尖瓣修复,可用带垫片聚丙烯缝线缝合在瓣膜两个交界部,以减少瓣环周长[152]。此技术可以达到满意的近期结果,但长期结果尚不明确。通常在完成远端冠状动脉吻合之后和开放主动脉阻断钳之前,通过左心房切口进行二尖瓣修复。如果二尖瓣反流是由于瓣环扩张和瓣叶对合不良(Carpentier ⅢB 型)引起,可以使用小号的、硬质全环进行二尖瓣成形[164]。

心脏移植

对于左室功能严重受损,症状严重的患者又无法进行室壁瘤手术的患者,心脏移植是一个可以考虑的治疗手段。手术的生存率及对症状的改善都和室壁瘤修复手术相近但费用较高[165]。

假性室壁瘤

假性心室壁瘤修补,应根据室壁瘤的部位和大小,采用与真性室壁瘤同样的技术[72,73,80]。圆形补片技术可用于一部分典型的,有狭窄颈部的下壁室壁瘤。通常假性室壁瘤的瘤壁不能直接缝合。二尖瓣置换术后房室分离导致的假性室壁瘤一般需要拆除人工瓣,修复室壁瘤处的二尖瓣环,重新置换二尖瓣[70]。经心尖经导管主动脉瓣置换术后左室心尖的假性室壁瘤,小的可直接修补,大的需要补片修补[166]。

早期结果

院内死亡率

我们统计了 1972—1987 年[118] 3 439 例左心室室壁瘤手术及 2002—2004 年[167] 731 例左室成形手术的并发症,住院死亡率分别为 9.9% 及 9.3%(2%~19%)。近期的多项研究显示不论应用补片修补[108,116,163,168,169]或线性闭合[119,149,169],住院死亡率均可下降至 3%~7%。最常见住院死亡的原因是左心室衰竭,64% 的患者死于这一并发症[149]。

住院死亡的危险因素包括高龄[118,149,163,167,169]、不完全血运重建[149]、心力衰竭分级增加[118,167,169-171]、女性[118,167]、急诊手术[118]、射血分数低于 20%~30%[163,169,170]、同时行二尖瓣置换

表 25-4　室壁瘤修补术院内并发症

低心排血量 22%~39%

室性心律失常 9%~19%

呼吸衰竭 4%~21%

出血 4%~7%

透析依赖的肾衰竭 4%

脑卒中 3%~4%

术[108,118,163,167]、术前心脏指数小于 2.1L/(min·m²)[100,103,167]、平均肺动脉压大于 33mmHg[103]、血肌酐大于 1.8mg/dL(70.7μmol/L)[103]以及未应用乳内动脉等[171]。

院内并发症

最常见的院内并发症如表 25-4 所示,包括低心排血量、室性心律失常和呼吸衰竭[118,119,167-169,172]。低心排血量可能更常见于因围手术期心脏损害需要术中进行标测定位的患者[173]。

左心室功能

最近 20 年大量资料显示,大多数行左心室室壁瘤手术患者,左心室功能能够得到改善。无论是线性修补[104,174-176]还是补片修补[116,163,177-181]均可改善射血分数(图 25-33)。在一项倾向匹配研究中,线性修复和补片修复的结果差别不大[182]。这两种技术都减少左室舒张末和收缩末容积[163,175,178,180]并改善运动反应[116,176](图 25-34)[176]。室壁瘤修补总体上也改善舒张期充盈,左心室舒张期顺应性左心室收缩力和有效动脉弹回性(Ea)[134,179,180,183,184]。但近期研究显示对于部分室壁瘤切除范围较大、左室较小、术前巨大左室运动不良室壁瘤的患者,手术对于左室功能的改善有限,甚至会导致左室舒张顺应性降低[185]。

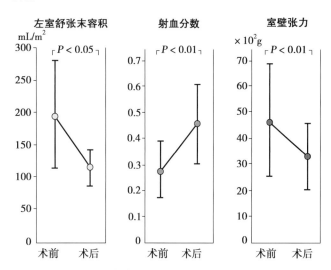

图 25-33　室壁瘤线性切除对左室舒张末容积、射血分数、室壁张力的影响(Reproduced with permission from Kawachi K, Kitamura S, Kawata T, et al: Hemodynamic assessment during exercise after left ventricular aneurysmectomy, *J Thorac Cardiovasc Surg.* 1994 Jan;107(1):178-183.)

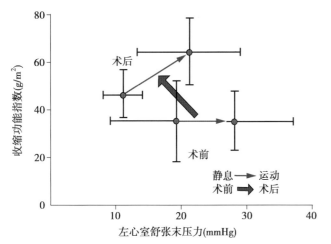

图25-34　心搏出指数和左心室舒张末压力之间的关系。线性室壁瘤切除术前和术后、静息和运动时的情况。每搏作功指数仅在术后运动时增加（Reproduced with permission from Kawachi K,Kitamura S,Kawata T,et al:Hemodynamic assessment during exercise after left ventricular aneurysmectomy,*J Thorac Cardiovasc Surg.* 1994 Jan;107(1):178-183.）

　　目前争论集中在补片技术是否比线性闭合有更好的效果。Stoney等[112,186]着重强调较好的心室几何形态重建能降低左心室室壁瘤舒张末压力。Hutchins和Brawley[187]通过尸检第一次指出,在线性闭合后有些患者的心室容积严重减少并变形,鉴于此,作者认为符合几何形状的修补方法可能能够避免此类问题。尽管没有对这两种方法结果比较的前瞻性研究,但比较有经验的中心都推荐使用补片技术,可以改善症状,增加心排出量,显著增加射血分数[108,116,188]。在其他回顾性比较中,接受线性和补片修补患者术后症状、射血分数、超声心动心室大小以及远期生存率之间无明显差异[175,188-191]。在一个模拟室壁瘤修补的动物模型中,Nicolosi等[83]发现线性和补片修补对左心室收缩和舒张功能的影响没有差别。两组报告称,使用补片修补技术后手术死亡率增加,可能是由于左室减容过度导致[192,193]。同时另一些报道显示,从线性修补改为补片修补后患者的生存率提高[194]。一项Meta分析显示,随着经验的逐渐积累,近期应用补片技术的手术成功率明显升高远期结果也更好[188]。

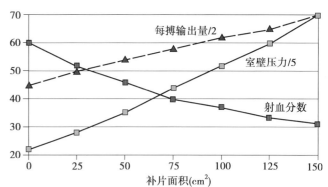

图25-35　计算机预测在心室腔压力100mmHg时,补片大小对每搏输出量、射血分数及室壁压力(后负荷)的影响。预测基于动物模型模拟的室壁瘤修补,忽略后负荷对每搏输出量的影响。在实际中,后负荷增加时心肌收缩力下降,只有当心室容积增加、心肌收缩储备足够克服后负荷时,补片重建才能增加每搏输出量(Data from Nicolosi AC,Weng ZC,Detwiler PW,et al:Simulated left ventricular aneurysm and aneurysm repair in swine,*J Thorac Cardiovasc Surg.* 1990 Nov;100(5):745-755.）

　　对室壁瘤修补术后心室功能的长期改善状况仍没有定论。在动物实验和人类研究中均表现为术后6周至12个月,可以初步改善射血分数,心室容积减少,心室舒张压下降[195,196],但有持续性二尖瓣反流的患者除外。

　　尽管补片和线性修补技术不同,两者都能取得良好的功能结果。导致两种技术结果不理想的原因主要是由于左心室腔容积过度减少、每搏排出量下降和舒张期充盈受损[187]。补片过小将减少每搏排出量,影响舒张期充盈,然而补片过大则会减低射血分数并增加室壁压力(图25-35)[185]。

远期结果

生存率

　　由于患者之间的差异,左心室室壁瘤术后生存率差别很大。最近报道的5年生存率为58%~80%[104,170],10年总生存率34%[170],10年心脏生存率57%[149](图25-36)[105,170]。心脏原因导致的远期死亡占57%[173],大多数心脏死亡原因是新发的心肌梗死。在CASS研究中,患者随机分为药物治疗组和手术治疗组(大多数患者症状轻微),除3支病变患者外,两组之

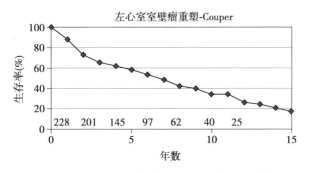

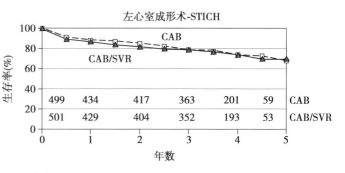

图25-36　303名患者接受左心室室壁瘤重塑手术(LVA)后的生存率状况(左图)。1 000名患者随机分组接受冠状动脉旁路移植术(CAB)及冠状动脉旁路移植术同期行左心室成形术(SVR)后生存率状况比较(右图)(Data from Couper GS,Bunton RW,Birjiniuk V,et al:Relative risks of left ventricular aneurysmectomy in patients with akinetic scars versus true dyskinetic aneurysms,*Circulation.* 1990 Nov;82(5 Suppl):IV248-IV256.）

间的生存率无明显差异[144]。3 支病变的患者接受手术治疗可获得更好的生存率(图 25-37)[144]。

影响远期结果的术前危险因素包括:年龄、心力衰竭分级、射血分数值<35%、胸部 X 线检查显示心脏扩大、左心室舒张末压力>于 20mmHg 和二尖瓣反流[144,149,163,173](图 25-38,图 25-39)。

作为一项前瞻性的随机对照研究,STICH 研究入选了 1 000 名射血分数小于 35%、需要接受左心室成形手术的患者,结果显示左心室成形术较单纯搭桥手术并未提高术后的生存率(图 25-40)[105]。对 STICH 数据的后续分析显示,术后左心室收缩期末容积指数(left ventricular end-systolic volume index,LVESVI) < 70mL/m² 的患者,冠状动脉旁路手术同时行左心室成形术可提高生存率,而 LVESVI>70mL/m² 的患者则相反[196]。STICH 研究总体结果未看到获益的主要原因可能是研究未能入选较大的、经典的无运动室壁瘤患者(经典的室壁瘤 LVESVI 一般降低 48mL/m²,而 STICH 研究中只有 16mL/m²)[105,106]。尽管未经最终证实,目前已有的证据显示,较大的、经典的、无运动、LVESVI<

70mL/m² 的室壁瘤患者与较小的、节段性运动不良的室壁瘤患者相比更能从左心室成形手术中获益[106,197,198]。

症状改善

研究结果显示,术后症状相对于手术前可以得到明确改善[104,105,174](图 25-40)。Elefteriades 等[174] 的研究中应用线性修补,患者术后平均心绞痛分级从 3.5 降至 1.2,平均心力衰竭分级从 3.0 降至 1.7。在随机的 CASS 研究中,左心室室壁瘤手术治疗比药物治疗能更好地改善患者的心衰分级。因心力衰竭再住院的患者,手术治疗组少于药物治疗组[144]。18 个月内 85% 的患者可免于因心衰再次住院治疗,再次住院的高峰在 2~4 个月[163]。Prucz 在较小的、非随机、病例对照研究中发现同期行左室成形相比单纯搭桥可以降低患者再次住院治疗比例[199]。但 STICH 研究发现是相比于单纯冠状动脉旁路移植术同期行左室成形术对患者症状及生活质量的改善没有影响(图 25-24)[105,200]。同时 STICH 研究发现行左心室成形术会显著增加住院费用约 $ 14 500(26%)[200]。

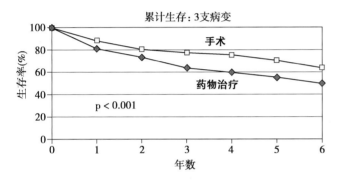

图 25-37 左心室室壁瘤合并冠状动脉 3 支病变患者接受手术及药物治疗后生存率状况比较(Data from Faxon DP,Myers WO,McCabe CH:The influence of surgery on the natural history of angiographically documented left ventricular aneurysm:the Coronary Artery Surgery Study,*Circulation*. 1986 Jul;74(1):110-118.)

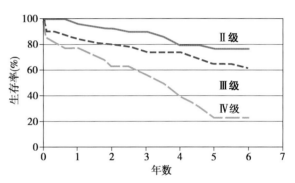

图 25-38 左心室室壁瘤合并冠状动脉三支病变患者接受手术及药物治疗后生存率状况比较(Data from Vauthy JN,Berry DW,Snyder DW,et al:Left ventricular aneurysm repair with myocardial revascularization:an analysis of 246 consecutive patients over 15 years,*Ann Thorac Surg*. 1988 Jul;46(1):29-35.)

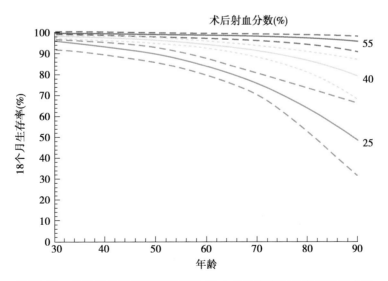

图 25-39 线性图显示室壁瘤重塑后 18 个月生存率与患者年龄及术后心脏射血分数之间的关系(Reproduced with permission from Athanasuleas CL,Stanley AWHJr,Buckberg GD,et al:Surgical anterior ventricular endocardial restoration [SAVER] in the dilated remodeled ventricle after anterior myocardial infarction,*J Am Coll Cardiol*. 2001 Apr;37(5):1199-1209.)

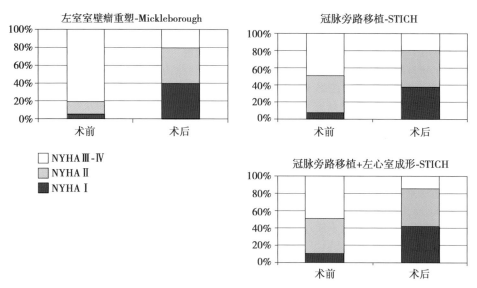

图 25-40　图示随机对照的 STICH 研究对比仅接受单纯冠脉旁路移植术（CABG）与接受冠脉旁路移植术同时行左心室成形术（CABG/SVR）患者术前及术后近期随访心衰症状分级（NYHA 分级）情况（$P=0.7$ CABG vs CABG/SVR）（Data from Jones RH，Velazquez EJ，Michler RE，et al：Coronary bypass surgery with or without surgical ventricular restoration，*N Engl J Med*. 2009 Apr 23；360（17）：1705-1717.）

（徐飞 译　刘苏 审）

参考文献

1. Latham PM: *Lectures on Subjects Connected with Clinical Medicine Comprising Diseases of the Heart*. London, Longman Rees, 1845.
2. Brunn F: Diagnostik der erworbenen ruptur der kammerscheidewand des herzens. *Wien Arch Inn Med* 1923; 6:533.
3. Sager R: Coronary thrombosis: perforation of the infarcted interventricular septum. *Arch Intern Med* 1934; 53:140.
4. Cooley DA, Belmonte BA, Zeis LB, Schnur S: Surgical repair of ruptured interventricular septum following acute myocardial infarction. *Surgery* 1957; 41:930.
5. Payne WS, Hunt JC, Kirklin JW: Surgical repair of ventricular septal defect due to myocardial infarction: report of a case. *JAMA* 1963; 183:603.
6. Heimbecker RO, Lemire G, Chen C: Surgery for massive myocardial infarction. *Circulation* 1968; 11(Suppl 2):37.
7. David H, Hunter JA, Najafi H, et al: Left ventricular approach for the repair of ventricular septal perforation and infarctectomy. *J Thorac Cardiovasc Surg* 1972; 63:14.
8. Daggett WM, Burwell LR, Lawson DW, Austen WG: Resection of acute ventricular aneurysm and ruptured interventricular septum after myocardial infarction. *N Engl J Med* 1970; 283:1507.
9. Daggett WM, Buckley MJ, Akins CW, et al: Improved results of surgical management of postinfarction ventricular septal rupture. *Ann Surg* 1982; 196:269.
10. Daggett WM, Mundth ED, Gold HK, et al: Early repair of ventricular septal defects complicating inferior myocardial infarction. *Circulation* 1974; 50(Suppl 3):112.
11. Daggett WM: Surgical technique for early repair of posterior ventricular septal rupture. *J Thorac Cardiovasc Surg* 1982; 84:306.
12. David TE, Dale L, Sun Z: Postinfarction ventricular septal rupture: repair by endocardial patch with infarct exclusion. *J Thorac Cardiovasc Surg* 1995; 110:1315.
13. Calvert PA, Cockburn J, Wynne D, et al: Percutaneous closure of postinfarction ventricular septal defect: in-hospital outcomes and long-term follow-up of UK experience. *Circulation* 2014; 129:2395.
14. Samuels L, Entwistle J, Holmes E, et al: Mechanical support of the unrepaired postinfarction ventricular septal defect with the Abiomed BVS 5000 ventricular assist device. *J Thorac Cardiovasc Surg* 2003; 126:2100.
15. Hutchins GM: Rupture of the interventricular septum complicating myocardial infarction: pathological analysis of 10 patients with clinically diagnosed perforation. *Am Heart J* 1979; 97:165.
16. Selzer A, Gerbode F, Keith WJ: Clinical, hemodynamic and surgical considerations of rupture of the ventricular septum after myocardial infarction. *Am Heart J* 1969; 78:598.
17. Mann JM, Robert WC: Acquired ventricular septal defect during acute myocardial infarction: analysis of 38 unoperated necropsy patients and comparison with 50 unoperated necropsy patients without rupture. *Am J Cardiol* 1988; 62:8.
18. Morillon-Lutun S, Maucort-Boulch D, Mewton N, et al: Therapeutic management changes and mortality rates over 30 years in ventricular septal rupture complicating acute myocardial infarction. *Am J Cardiol* 2013; 112:1273.
19. Crenshaw BS, Granger CB, Birnbaum Y, et al: Risk factors, angiographic patterns, and outcomes in patients with ventricular septal defect complicating acute myocardial infarction. GUSTO-I Trial Investigators. *Circulation* 2000; 101:27.
20. Yam N, Au TW, Cheng LC: Post-infarction ventricular septal defect: surgical outcomes in the last decade. *Asian Cardiovasc Thorac Ann* 2013; 21:539.
21. Cummings RG, Reimer KA, Califf R, et al: Quantitative analysis of right and left ventricular infarction in the presence of postinfarction ventricular septal defect. *Circulation* 1988; 77:33.
22. Pfeffer MA, Braunwald E: Ventricular remodeling after myocardial infarction: clinical observations and clinical implications. *Circulation* 1990; 81:1161.
23. Miller S, Dinsmore RE, Grenne RE, Daggett WM: Coronary, ventricular, and pulmonary abnormalities associated with rupture of the interventricular septum complicating myocardial infarction. *Am J Radiol* 1978; 131:571.
24. Berger TJ, Blackstone EH, Kirklin JW: Postinfarction ventricular septal defect, in Kirklin JW, Barratt-Boyes BG (eds): *Cardiac Surgery* New York, Churchill Livingstone, 1993; p 403.
25. Smyllie JH, Sutherland GR, Geuskens R, et al: Doppler color flow mapping in the diagnosis of ventricular septal rupture and acute mitral regurgitation after myocardial infarction. *J Am Coll Cardiol* 1990; 15:1455.
26. Gaudiani VA, Miller DC, Oyer PE, et al: Post-infarction ventricular septal defect: an argument for early operation. *Surgery* 1981; 89:48.
27. Agnihotri AK, Madsen JC, Daggett WM Jr: Surgical treatment of complications of acute myocardial infarction: Postinfarction ventricular septal defect and free wall rupture, in Cohn LH (ed.): *Cardiac Surgery in the Adult*, 4th ed. New York, McGraw-Hill, 2012; p 603.
28. Gold HK, Leinbach RC, Sanders CA, et al: Intra-aortic balloon pumping for ventricular septal defect or mitral regurgitation complicating

acute myocardial infarction. *Circulation* 1973; 47:1191.

29. Gregoric ID, Kar B, Mesar T, et al: Perioperative use of TandemHeart percutaneous ventricular assist device in surgical repair of postinfarction ventricular septal defect. *ASAIO J* 2014; 60:529.

30. Heitmiller R, Jacobs ML, Daggett WM: Surgical management of postinfarction ventricular septal rupture. *Ann Thorac Surg* 1986; 41:683.

31. Loisance DP, Lordez JM, Deleuze PH, et al: Acute postinfarction septal rupture: long-term results. *Ann Thorac Surg* 1991; 52:474.

32. Seguin JR, Frapier JM, Colson P, Chaptal PA: Fibrin sealant for early repair of acquired ventricular septal defect. *J Thorac Cardiovasc Surg* 1992; 104:748.

33. Shumacker H: Suggestions concerning operative management of postinfarction ventricular septal defects. *J Thorac Cardiovasc Surg* 1972; 64:452.

34. Guyton SW, Daggett WM: Surgical repair of post-infarction ventricular septal rupture, chap. installment 9, in Cohn LH (ed.): *Modern Techniques in Surgery: Cardiac/Thoracic Surgery* Mt. Kisco, Futura, 1983; p 61.

35. Hill JD, Lary D, Keith WJ, Gerbode F: Acquired ventricular septal defects: evolution of an operation, surgical technique and results. *J Thorac Cardiovasc Surg* 1975; 70:440.

36. Dor V, Saab M, Coste P, et al: Left ventricular aneurysm: a new surgical approach. *Thorac Cardiovasc Surg* 1989; 37:11.

37. Cooley DA: Repair of postinfarction ventricular septal defect. *J Card Surg* 1994; 9:427.

38. Alvarez JM, Brady PW, Ross DE: Technical improvements in the repair of acute postinfarction ventricular septal rupture. *J Card Surg* 1992; 7:198.

39. David TE, Armstrong S: Surgical repair of postinfarction ventricular septal defect by infarct exclusion. *Semin Thorac Cardiovasc Surg* 1998; 10:105.

40. Cooley DA: Postinfarction ventricular septal rupture. *Semin Thorac Cardiovasc Surg* 1998; 10:100.

41. Tashiro T, Todo K, Haruta Y, et al: Extended endocardial repair of postinfarction ventricular septal rupture: new operative technique modification of the Komeda-David operation. *J Card Surg* 1994; 9:97.

42. Usui A, Murase M, Maeda M, et al: Sandwich repair with two sheets of equine pericardial patch for acute posterior post-infarction ventricular septal defect. *Eur J Cardiothorac Surg* 1993; 7:47.

43. Imagawa H, Takano S, Shiozaki T, et al: Two-patch technique for postinfarction inferoposterior ventricular septal defect. *Ann Thorac Surg* 2009; 88:692-694.

44. Asai T, Hosoba S, Suzuki T, et al: Postinfarction ventricular septal defect: right ventricular approach-the extended "sandwich" patch. *Semin Thorac Cardiovasc Surg* 2012; 24:59.

45. Szkutnik M, Bialkowski J, Kusa J, et al: Postinfarction ventricular septal defect closure with Amplatzer occluders. *Eur J Cardiothorac Surg* 2003; 23:323.

46. Thiele H, Kaulfersch C, Daehnert I, et al: Immediate primary transcatheter closure of postinfarction ventricular septal defects. *Eur Heart J* 2009; 30:81-89.

47. Calvert PA, Cockburn J, Wynne D, et al: Percutaneous closure of postinfarction ventricular septal defect: in-hospital outcomes and long-term follow-up of UK experience. *Circulation* 2014; 129:2395.

48. Landzberg MJ, Lock JE: Transcatheter management of ventricular septal rupture after myocardial infarction. *Semin Thorac Cardiovasc Surg* 1998; 10:128.

49. Thiele H, Kaulfersch C, Daehnert I, et al: Immediate primary transcatheter closure of postinfarction ventricular septal defects. *Eur Heart J* 2009; 30(1):81-88.

50. Lee MS, Kozitza R, Mudrick D, et al: Intraoperative device closure of postinfarction ventricular septal defects. *Ann Thorac Surg* 2010; 89:e48.

51. Maree A, Jneid H, Palacios I: Percutaneous closure of a postinfarction ventricular septal defect that recurred after surgical repair. *Eur Heart J* 2006; 27:1626.

52. Jeppsson A, Liden H, Johnson P, et al: Surgical repair of post infarction ventricular septal defects: a national experience. *Eur J Cardiothorac Surg* 2005; 27:216.

53. Deja MA, Szostek J, Widenka K, et al: Post infarction ventricular septal defect—can we do better? *Eur J Cardiothorac Surg* 2000; 18:194.

54. Dalrymple-Hay MJR, Monro JL, Livesey SA, Lamb RK: Postinfarction ventricular septal rupture: the Wessex experience. *Semin Thorac Cardiovasc Surg* 1998; 10:111.

55. Yam N, Au TW, Cheng LC: Post-infarction ventricular septal defect: surgical outcomes in the last decade. *Asian Cardiovasc Thorac Ann* 2013; 21:539.

56. Skillington PD, Davies RH, Luff AJ, et al: Surgical treatment for infarct-related ventricular septal defects. *J Thorac Cardiovasc Surg* 1990; 99:798.

57. Rousou JA, Engelman RM, Breyer RH, et al: Transatrial repair of postinfarction posterior ventricular septal defect. *Ann Thorac Surg* 1987; 43:665.

58. Filgueira JL, Battistessa SA, Estable H, et al: Delayed repair of an acquired posterior septal defect through a right atrial approach. *Ann Thorac Surg* 1986; 42:208.

59. Willius FA, Dry TJ: *A History of the Heart and Circulation*. Philadelphia, WB Saunders, 1948.

60. Morgagni JB: *The Seat and Causes of Disease Investigated by Anatomy*. London, A. Millau & T. Cadell, 1769; p 811.

61. Hatcher CR Jr, Mansour K, Logan WD Jr, et al: Surgical complications of myocardial infarction. *Am Surg* 1970; 36:163.

62. FitzGibbon GM, Hooper GD, Heggtveit HA: Successful surgical treatment of postinfarction external cardiac rupture. *J Thorac Cardiovasc Surg* 1972; 63:622.

63. Montegut FJ Jr: Left ventricular rupture secondary to myocardial infarction. *Ann Thorac Surg* 1972; 14:75.

64. Oliva PB, Hammill SC, Edwards WD: Cardiac rupture, a clinically predictable complication of acute myocardial infarction: report of 70 cases with clinicopathologic correlations. *J Am Coll Cardiol* 1993; 22:720.

65. Hutchins KD, Skurnick J, Lavendar M, et al: Cardiac rupture in acute myocardial infarction: a reassessment. *Am J Forensic Med Pathol* 2002; 23:78.

66. Herlitz J, Samuelsson SO, Richter A, Hjalmarson Å: Prediction of rupture in acute myocardial infarction. *Clin Cardiol* 1988; 11:63.

67. Batts KP, Ackermann DM, Edwards WD: Post-infarction rupture of the left ventricular free wall: clinicopathologic correlates in 100 consecutive autopsy cases. *Hum Pathol* 1990; 21:530.

68. Becker RC, Charlesworth A, Wilcox RG, et al: Cardiac rupture associated with thrombolytic therapy: impact of time to treatment in the Late Assessment of Thrombolytic Efficacy (LATE) study. *J Am Coll Cardiol* 1995; 25:1063.

69. Nozoe M, Sakamoto T, Taguchi E, et al: Clinical manifestation of early phase left ventricular rupture complicating acute myocardial infarction in the primary PCI era. *J Cardiol* 2014; 63:14.

70. Lee ME, Tamboli M, Lee AW: Use of a sandwich technique to repair a left ventricular rupture after mitral valve replacement. *Tex Heart Inst J* 2014; 41:195.

71. Pasic M, Buz S, Drews T, et al: Bleeding from the apex during transapical transcatheter aortic valve implantation: a simple solution by balloon occlusion of the apex. *Interact Cardiovasc Thorac Surg* 2014; 19:306.

72. Komeda M, David TE: Surgical treatment of postinfarction false aneurysm of the left ventricle. *J Thorac Cardiovasc Surg* 1993; 106:1189.

73. Mascarenhas DAN, Benotti JR, Daggett WM, et al: Postinfarction septal aneurysm with delayed formation of left-to-right shunt. *Am Heart J* 1991; 122:226.

74. Frances C, Romero A, Grady D: Left ventricular pseudoaneurysm. *J Am Coll Cardiol* 1998; 32:557.

75. Schuster EH, Bulkley BH: Expansion of transmural myocardial infarction: a pathophysiologic factor in cardiac rupture. *Circulation* 1979; 60:1532.

76. Hutchins GM, Bulkley BH: Infarct expansion versus extension: two different complications of acute myocardial infarction. *Am J Cardiol* 1978; 41:1127.

77. Christensen DJ, Ford M, Reading J, Castle CH: Effects of hypertension in myocardial rupture after acute myocardial infarction. *Chest* 1977; 72:618.

78. Honan MB, Harrell FE, Reimer KA, et al: Cardiac rupture, mortality and timing of thrombolytic therapy: a meta-analysis. *J Am Coll Cardiol* 1990; 16:359.

79. Westaby S, Parry A, Ormerod O, et al: Thrombolysis and postinfarction ventricular septal rupture. *J Thorac Cardiovasc Surg* 1992; 104:1506.

80. David TE: Surgery for postinfarction rupture of the free wall of the ventricle, in David TE (ed.): *Mechanical Complications of Myocardial Infarction*. Austin, TX, RG Landes, 1993; p 142.

81. Pollack H, Diez W, Spiel R, et al: Early diagnosis of subacute free wall rupture complicating acute myocardial infarction. *Eur Heart J* 1993; 14:640.

82. Feneley MP, Chang VP, O'Rourke MF: Myocardial rupture after acute myocardial infarction: ten year review. *Br Heart J* 1983; 49:550.

83. Dellborg M, Held P, Swedberg K, Vedin A: Rupture of the myocardium: occurrence and risk factors. *Br Heart J* 1985; 54:11.

84. Núñez L, de la Llana R, López Sendón J, et al: Diagnosis and treatment

of subacute free wall ventricular rupture after infarction. *Ann Thorac Surg* 1982; 35:525.

85. Harper RW, Sloman G, Westlake G: Successful surgical resection of a chronic false aneurysm of the left ventricle. *Chest* 1975; 67:359.

86. Epstein JI, Hutchins GM: Subepicardial aneurysms: a rare complication of myocardial infarction. *Am J Cardiol* 1983; 75:639.

87. López-Sendón J, González A, López De Sá E, et al: Diagnosis of subacute ventricular wall rupture after acute myocardial infarction: sensitivity and specificity of clinical, hemodynamic and echocardiographic criteria. *J Am Coll Cardiol* 1992; 19:1145.

88. Padró JM, Mesa J, Silvestre J, et al: Subacute cardiac rupture: repair with a sutureless technique. *Ann Thorac Surg* 1993; 55:20.

89. Yeo TC, Malouf JF, Reeder GS, et al: Clinical characteristics and outcome in postinfarction pseudoaneurysm. *Am J Cardiol* 1999; 84:592.

90. Pretre R, Linka A, Jenni R, et al: Surgical treatment of acquired left ventricular pseudoaneurysms. *Ann Thorac Surg* 2000; 70:553.

91. Vlodaver Z, Coe JE, Edwards JE: True and false left ventricular aneurysm: propensity for the latter to rupture. *Circulation* 1975; 51:567.

92. Alapati L, Chitwood WR, Cahill J, et al: Left ventricular pseudoaneurysm: A case report and review of the literature. *World J Clin Cases* 2914; 16:90.

93. Kyo S, Ogiwara M, Miyamoto N, et al: Percutaneous intrapericardial fibrin-glue infusion therapy for rupture of the left ventricle free wall following acute myocardial infarction. *J Am Coll Cardiol* 1996; 27:327A.

94. Willecke F, Bode C, Zirlik A: Successful therapy of ventricular rupture by percutaneous intrapericardial instillation of fibrin glue: a case report. *Case Rep Vasc Med* 2013; Epub 2013 Jun 27.

95. Levett JM, Southgate TJ, Jose AB, et al: Technique for repair of left ventricular free wall rupture. *Ann Thorac Surg* 1988; 46:248.

96. Sasaki K, Fukui T, Tabata M, et al: Early pseudoaneurysm formation after the sutureless technique for left ventricular rupture due to acute myocardial infarction. *Gen Thorac Cardiovasc Surg* 2014; 62:171.

97. Pappas PJ, Cernaianu AC, Baldino WA, et al: Ventricular free-wall rupture after myocardial infarction: treatment and outcome. *Chest* 1991; 4:892.

98. Lachapelle K, deVarennes B, Ergina PL: Sutureless patch technique for postinfarction left ventricular rupture. *Ann Thorac Surg* 2002; 74:96.

99. Rutherford JD, Braunwald E, Cohn PE: Chronic ischemic heart disease, in Braunwald E (ed.): *Heart Disease: A Textbook of Cardiovascular Medicine*. Philadelphia, Saunders, 1988; p 1364.

100. Grondin P, Kretz JG, Bical O, et al: Natural history of saccular aneurysm of the left ventricle. *J Thorac Cardiovasc Surg* 1979; 77:57.

101. Buckberg GD: Defining the relationship between akinesia and dyskinesia and the cause of left ventricular failure after anterior infarction and reversal of remodeling to restoration. *J Thorac Cardiovasc Surg* 1998; 116:47.

102. Dor V, Sabatier M, DiDonato M: Efficacy of endoventricular patch plasty in large postinfarction akinetic scar and severe left ventricular dysfunction: comparison with a series of large dyskinetic scars. *J Thorac Cardiovasc Surg* 1998; 116:50.

103. DiDonato M, Sabatier M, Dor V, et al: Akinetic versus dyskinetic postinfarction scar: relation to surgical outcome in patients undergoing endoventricular circular patch plasty repair. *J Am Coll Cardiol* 1997; 29:1569.

104. Mickleborough LL, Carson S, Ivanov J: Repair of dyskinetic or akinetic left ventricular aneurysm: results obtained with a modified linear closure. *J Thorac Cardiovasc Surg* 2001; 121:675.

105. Jones RH, Velazquez EJ, Michler RE, et al: Coronary bypass surgery with or without surgical ventricular restoration. *N Engl J Med* 2009; 360:1705.

106. DiDonato M, Castelvecchio S, Kukulski T, et al: Surgical ventricular restoration: left ventricular shape influence on cardiac function, clinical status, and survival. *Ann Thorac Surg* 2009; 87:455.

107. Cox JL: Left ventricular aneurysms: pathophysiologic observations and standard resection. *Sem Thorac Cardiovasc Surg* 1997; 9:113.

108. Mills NL, Everson CT, Hockmuth DR: Technical advances in the treatment of left ventricular aneurysm. *Ann Thorac Surg* 1993; 55:792.

109. Beck CS: Operation for aneurysm of the heart. *Ann Surg* 1944; 120:34.

110. Likoff W, Bailey CP: Ventriculoplasty: excision of myocardial aneurysm. *JAMA* 1955; 158:915.

111. Cooley DA, Collins HA, Morris GC, et al: Ventricular aneurysm after myocardial infarction: surgical excision with use of temporary cardiopulmonary bypass. *JAMA* 1958; 167:557.

112. Stoney WS, Alford WC Jr, Burrus GR, et al: Repair of anteroseptal ventricular aneurysm. *Ann Thorac Surg* 1973; 15:394.

113. Daggett WM, Guyton RA, Mundth ED: Surgery for post-myocardial infarct ventricular septal defect. *Ann Surg* 1977; 86:260.

114. Jatene AD: Left ventricular aneurysmectomy: resection of reconstruction. *J Thorac Cardiovasc Surg* 1985; 89:321.

115. Cooley DA: Ventricular endoaneurysmorrhaphy: a simplified repair for extensive postinfarction aneurysm. *J Cardiac Surg* 1989; 4:200.

116. Cooley DA, Frazier OH, Duncan JM, et al: Intracavitary repair of ventricular aneurysm and regional dyskinesia. *Ann Surg* 1992; 215:417.

117. Faxon DP, Ryan TJ, David KB: Prognostic significance of angiographically documented left ventricular aneurysm from the Coronary Artery Surgery Study (CASS). *Am J Cardiol* 1982; 50:157.

118. Cosgrove DM, Lytle BW, Taylor PC, et al: Ventricular aneurysm resection: trends in surgical risk. *Circulation* 1989; 79(Suppl I):97.

119. Coltharp WH, Hoff SJ, Stoney WS, et al: Ventricular aneurysmectomy: a 25-year experience. *Ann Surg* 1994; 219:707.

120. Grieco JG, Montoya A, Sullivan HJ, et al: Ventricular aneurysm due to blunt chest injury. *Ann Thorac Surg* 1989; 47:322.

121. de Oliveira JA: Heart aneurysm in Chagas' disease. *Revista Instit Medic Trop Sao Paulo* 1998; 40:301.

122. Silverman KJ, Hutchins GM, Bulkley BH: Cardiac sarcoid: a clinicopathological study of 84 unselected patients with systemic sarcoidosis. *Circulation* 1978; 58:1204.

123. Davila JC, Enriquez F, Bergoglio S, et al: Congenital aneurysm of the left ventricle. *Ann Thorac Surg* 1965; 1:697.

124. Antunes MJ: Submitral left ventricular aneurysms. *J Thorac Cardiovasc Surg* 1987; 94:241.

125. de Boer HD, Elzenga NJ, de Boer WJ, et al: Pseudoaneurysm of the left ventricle after isolated pericarditis and Staphylococcus aureus septicemia. *Eur J Cardio-Thorac Surg* 1999; 15:97.

126. Morjan M, El-Essawi A, Anssar M, et al: Left ventricular pseudoaneurysm following transfemoral aortic valve implantation. *J Card Surg* 2013; 28:510.

127. Meizlish JL, Berger MJ, Plaukey M, et al: Functional left ventricular aneurysm formation after acute anterior transmural myocardial infarction: incidence, natural history, and prognostic implications. *N Engl J Med* 1984; 311:1001.

128. Forman MB, Collins HW, Kopelman HA, et al: Determinants of left ventricular aneurysm formation after anterior myocardial infarction: a clinical and angiographic study. *J Am Coll Cardiol* 1986; 8:1256.

129. Toker ME, Onk OA, Alsalehi S, et al: Posterobasal left ventricular aneurysms. Surgical treatment and long-term outcomes. *Tex Heart Inst J* 2013; 40:424.

130. Glower DD, Schaper J, Kabas JS, et al: Relation between reversal of diastolic creep and recovery of systolic function after ischemic myocardial injury in conscious dogs. *Circ Res* 1987; 60:850.

131. Eaton LW, Weiss JL, Bulkley BH, et al: Regional cardiac dilation after acute myocardial infarction: recognition by two-dimensional echocardiography. *N Engl J Med* 1979; 300:57.

132. Iwasaki K, Kita T, Taniguichi G, Kusachi S: Improvement of left ventricular aneurysm after myocardial infarction: report of three cases. *Clin Cardiol* 1991; 14:355.

133. Leurent G, Larralde A, Boulmier D, et al: Cardiac MRI studies of transient left ventricular apical ballooning syndrome (Takotsubo cardiomyopathy): a systematic review. *Int J Cardiol* 2009; 135:146.

134. Sakaguchi G, Young RL, Komeda M, et al: Left ventricular aneurysm repair in rats: structural, functional, and molecular consequences. *J Thorac Cardiovasc Surg* 2001; 121:750.

135. Markowitz LJ, Savage EB, Ratcliffe MB, et al: Large animal model of left ventricular aneurysm. *Ann Thorac Surg* 1989; 48:838.

136. Jugdutt BI, Khan MI: Effect of prolonged nitrate therapy on left ventricular modeling after canine acute myocardial infarction. *Circulation* 1994; 89:2297.

137. Nomoto T, Nishina T, Tsuneyoshi H, et al: Effects of two inhibitors of renin-angiotensin system on attenuation of postoperative remodeling after left ventricular aneurysm repair in rats. *J Card Surg* 2003; 18:S61.

138. Tsuneyoshi H, Nishina T, Nomoto T, et al: Atrial natriuretic peptide helps prevent late remodeling after left ventricular aneurysm repair. *Circulation* 2004; 110:II174.

139. Kayden DS, Wackers FJ, Zaret BL: Left ventricular aneurysm formation after thrombolytic therapy for anterior infarction. TIMI phase I and open label 1985–1986. *Circulation* 1987; 76(Suppl IV):97.

140. Chen JS, Hwang CL, Lee DY, et al: Regression of left ventricular aneurysm after delayed percutaneous transluminal coronary angioplasty (PTCA) in patients with acute myocardial infarction. *Int J Cardiol* 1995; 48:39.

141. Bulkley BH, Roberts WC: Steroid therapy during acute myocardial infarction: a cause of delayed healing and of ventricular aneurysm. *Am J Med* 1974; 58:244.

142. Lapeyre AC III, Steele PM, Kazimer FJ, et al: Systemic embolism in chronic left ventricular aneurysm: incidence and the role of anticoagulation. *Am J Cardiol* 1985; 6:534.

143. Benediktsson R, Eyjolfsson O, Thorgeirsson G: Natural history of chronic left ventricular aneurysm: a population based cohort study. *J Clin Epidemiol* 1991; 44:1131.

144. Faxon DP, Myers WO, McCabe CH: The influence of surgery on the natural history of angiographically documented left ventricular aneurysm: the Coronary Artery Surgery Study. *Circulation* 1986; 74:110.

145. Keren A, Goldberg S, Gottlieb S, et al: Natural history of left ventricular thrombi: their appearance and resolution in the posthospitalization period of acute myocardial infarction. *J Am Coll Cardiol* 1990; 15:790.

146. Lloyd SG, Buckberg GD, RESTORE Group: Use of cardiac magnetic resonance imaging in surgical ventricular restoration. *Eur J Cardio-Thorac Surg* 2006; 295:S216.

147. Dor V, Civaia F, Alexandrescu C, et al: The post-myocardial infarction scarred ventricle and congestive heart failure: the preeminence of magnetic resonance imaging for preoperative, intraoperative, and postoperative assessment. *J Thorac Cardiovasc Surg* 2008; 136:1405.

148. Konen E, Merchant N, Gutierrez C, et al: True versus false left ventricular aneurysm: differentiation with MR imaging—initial experience. *Radiology* 2005; 236:65.

149. Baciewicz PA, Weintraub WS, Jones EL, et al: Late follow-up after repair of left ventricular aneurysm and (usually) associated coronary bypass grafting. *Am J Cardiol* 1991; 68:193.

150. Dor V, Saab M, Coste P, Sabatier M, Montiglio F: Endoventricular patch plasties with septal exclusion for repair of ischemic left ventricle: technique, results and indications from a series of 781 cases. *Jap J Thorac Cardiovasc Surg* 1998; 46:389.

151. Akins CW: Resection of left ventricular aneurysm during hypothermic fibrillatory arrest without aortic occlusion. *J Thorac Cardiovasc Surg* 1986; 91:610.

152. Rankin JS, Hickey MSJ, Smith LR, et al: Current management of mitral valve incompetence associated with coronary artery disease. *J Cardiac Surg* 1989; 4:25.

153. Menicanti L, DiDonato M, Castelvecchio V, et al: Functional ischemic mitral regurgitation in anterior ventricular remodeling: results of surgical ventricular restoration with and without mitral repair. *Heart Failure Rev* 2004; 9:317.

154. Garatti A, Castelvecchio S, Bandera F, et al: Surgical ventricular restoration: Is there any difference in outcome between anterior and posterior remodeling? *Ann Thorac Surg* 2014; 98:S3.

155. ten Brinke EA, Klautz RJ, Steendijk P: Balloon sizing in surgical ventricular restoration: what volume are we targeting? *J Thorac Cardiovasc Surg* 2010; 140:240.

156. Cox JL: Surgical management of left ventricular aneurysms: a clarification of the similarities and differences between the Jatene and Dor techniques. *Sem Thorac Cardiovasc Surg* 1997; 9:131.

157. Menasche P, Hagege A, Scorsin M, et al: Autologous skeletal myoblast transplantation for cardiac insufficiency. First clinical case. *Arch Maladies Coeur Vaisseaux* 2001; 94:180.

158. Taylor DA, Atkins BZ, Hungspreugs P, et al: Regenerating functional myocardium: improved performance after skeletal myoblast transplantation. *Nat Med* 1998; 4:929.

159. Matsubayashi K, Fedak PW, Mickle DA, et al: Improved left ventricular aneurysm repair with bioengineered vascular smooth muscle grafts. *Circulation* 2003; 108:II219.

160. Sakakibara Y, Tambara K, Lu F, et al: Combined procedure of surgical repair and cell transplantation for left ventricular aneurysm: an experimental study. *Circulation* 2002; 106:I193.

161. Costa MA, Mazzaferri EL Jr, Sievert H, et al: Percutaneous ventricular restoration using the parachute device in patients with ischemic heart failure: three-year outcomes of the PARACHUTE first-in-human study. *Circ Heart Fail* 2014; 7:752.

162. Wechsler AS, Sadowski J, Kapelak B, et al: Durability of epicardial ventricular restoration without ventriculotomy. *Eur J Cardiothorac Surg* 2013; 44:e189.

163. Athanasuleas CL, Stanley AWH Jr, Buckberg GD, et al: Surgical anterior ventricular endocardial restoration (SAVER) in the dilated remodeled ventricle after anterior myocardial infarction. *J Am Coll Cardiol* 2001; 37:1199.

164. Wellens F, Degreick Y, Deferm H, et al: Surgical treatment of left ventricular aneurysm and ischemic mitral incompetence. *Acta Chir Belg* 1991; 91:44.

165. Williams JA, Weiss ES, Patel ND, et al: Surgical ventricular restoration versus cardiac transplantation: a comparison of cost, outcomes, and survival. *J Card Fail* 14; 547:2008.

166. Noack T, Kiefer P, Mohr FW, et al: Late left ventricular pseudoaneurysm following transfemoral transcatheter aortic valve replacement. *Eur J Cardiothorac Surg* 2014 Oct 14; pii:ezu353. [Epub ahead of print]

167. Hernandez AF, Velazquez EJ, Dullum MKC, et al: Contemporary performance of surgical ventricular restoration procedures: data from the Society of Thoracic Surgeons' national cardiac database. *Am Heart J* 2006; 152:494.

168. Dor V: Left ventricular aneurysms: the endoventricular circular patch plasty. *Sem Thorac Cardiovasc Surg* 1997; 9:123.

169. Komeda M, David TE, Malik A, et al: Operative risks and long-term results of operation for left ventricular aneurysm. *Ann Thorac Surg* 1992; 53:22.

170. Couper GS, Bunton RW, Birjiniuk V, et al: Relative risks of left ventricular aneurysmectomy in patients with akinetic scars versus true dyskinetic aneurysms. *Circulation* 1990; 82(Suppl IV):248.

171. Stahle E, Bergstrom R, Nystrom SO, et al: Surgical treatment of left ventricular aneurysm assessment of risk factors for early and late mortality. *Eur J Cardio-Thorac Surg* 1994; 8:67.

172. Silveira WL, Leite AF, Soares EC, et al: Short-term follow-up of patients after aneurysmectomy of the left ventricle. *Arquivos Bras Cardiol* 2000; 75:401.

173. Vauthy JN, Berry DW, Snyder DW, et al: Left ventricular aneurysm repair with myocardial revascularization: an analysis of 246 consecutive patients over 15 years. *Ann Thorac Surg* 1988; 46:29.

174. Elefteriades JA, Solomon LW, Salazar AM, et al: Linear left ventricular aneurysmectomy: modern imaging studies reveal improved morphology and function. *Ann Thorac Surg* 1993; 56:242.

175. Kesler KA, Fiore AC, Naunheim KS, et al: Anterior wall left ventricular aneurysm repair: a comparison of linear versus circular closure. *J Thorac Cardiovasc Surg* 1992; 103:841.

176. Kawachi K, Kitamura S, Kawata T, et al: Hemodynamic assessment during exercise after left ventricular aneurysmectomy. *J Thorac Cardiovasc Surg* 1994; 107:178.

177. David TE: Surgical treatment of mechanical complications of myocardial infarction, in Spence PA, Chitwood RA (eds): *Cardiac Surgery: State of the Art Reviews,* Vol 5. Philadelphia, Hanley and Belfus, 1991; p 423.

178. DiDonato M, Barletta G, Maioli M, et al: Early hemodynamic results of left ventricular reconstructive surgery for anterior wall left ventricular aneurysm. *Am J Cardiol* 1992; 69:886.

179. Kawata T, Kitamura S, Kawachi K, et al: Systolic and diastolic function after patch reconstruction of left ventricular aneurysms. *Ann Thorac Surg* 1995; 59:403.

180. Tanoue Y, Ando H, Fukamura F, et al: Ventricular energetics in endoventricular circular patch plasty for dyskinetic anterior left ventricular aneurysm. *Ann Thorac Surg* 2003; 75:1205.

181. Coskun KO, Popov AF, Coskun ST, et al: Surgical treatment of left ventricular aneurysm. *Asian Cardiovasc Thorac Ann* 2009; 17:490.

182. Zheng Z, Fan H, Feng W, et al: Surgery of left ventricular aneurysm: a propensity score-matched study of outcomes following different repair techniques. *Interact Cardiovasc Thorac Surg* 2009; 9:431.

183. Schreuder JJ, Castiglioni A, Maisano F, et al: Acute decrease of left ventricular mechanical dyssynchrony and improvement of contractile state and energy efficiency after left ventricular restoration. *J Thorac Cardiovasc Surg* 2005; 129:138.

184. Fantini F, Barletta G, Toso A, et al: Effects of reconstructive surgery for left ventricular anterior aneurysm on ventriculoarterial coupling. *Heart* 1999; 81:171.

185. Nicolosi AC, Weng ZC, Detwiler PW, et al: Simulated left ventricular aneurysm and aneurysm repair in swine. *J Thorac Cardiovasc Surg* 1990; 100:745.

186. Walker WE, Stoney WS, Alford WC, et al: Results of surgical management of acute left ventricular aneurysm. *Circulation* 1978; 62(Suppl II):75.

187. Hutchins GM, Brawley RK: The influence of cardiac geometry on the results of ventricular aneurysm repair. *Am J Pathol* 1980; 99:221.

188. Parolari A, Naliato M, Loardi C, et al: Surgery of left ventricular aneurysm: a meta-analysis of early outcomes following different reconstruction techniques. *Ann Thorac Surg* 2007; 83:2009.

189. Doss M, Martens S, Sayour S, et al: Long term follow up of left ventricular function after repair of left ventricular aneurysm. A comparison of

linear closure versus patch plasty. *Eur J Cardio-Thorac Surg* 2001; 20:783.

190. Antunes PE, Silva R, Ferrao de Oliveira J, Antunes MJ: Left ventricular aneurysms: early and long-term results of two types of repair. *Eur J Cardio-Thorac Surg* 2005; 27:210.

191. Marchenko AV, Cherniavsky AM, Volokitina TL, Alsov SA, Karaskov AM: Left ventricular dimension and shape after postinfarction aneurysm repair. *Eur J Cardio-Thorac Surg* 2005; 27:475.

192. Vicol C, Rupp G, Fischer S, et al: Linear repair versus ventricular reconstruction for treatment of left ventricular aneurysm: a 10-year experience. *J Cardiovasc Surg* 1998; 39:461.

193. Salati M, Paje A, Di Biasi P, et al: Severe diastolic dysfunction after endoventriculoplasty. *J Thorac Cardiovasc Surg* 1995; 109:694.

194. Lundblad R, Abdelnoor M, Svennevig JL: Surgery for left ventricular aneurysm: early and late survival after simple linear repair and endoventricular patch plasty. *J Thorac Cardiovasc Surg* 2004; 128:449.

195. Ratcliffe MB, Wallace AW, Salahieh A, et al: Ventricular volume, chamber stiffness, and function after anteroapical aneurysm plication in the sheep. *J Thorac Cardiovasc Surg* 2000; 119:115.

196. Michler RE, Rouleau JL, Al-Khalidi HR, et al: Insights from the STICH trial: change in left ventricular size after coronary artery bypass grafting with and without surgical ventricular reconstruction. *J Thorac Cardiovasc Surg* 2013; 146:1139.

197. Buckberg GD, Athanasuleas CL, Wechsler AS, et al: The STICH Trial unravelled. *Eur J Heart Fail* 2010; 12:1024.

198. Rouleau JL, Michler RE, Velazquez EJ, et al: The STICH trial: evidence-based conclusions. *Eur J Heart Fail* 2010; 12:1028.

199. Prucz RB, Weiss ES, Patel ND, et al: Coronary artery bypass grafting with or without surgical ventricular restoration: a comparison. *Ann Thorac Surg* 2008; 86:806.

200. Mark DB, Knight JD, Velazquez EJ, et al: Quality of life and economic outcomes with surgical ventricular reconstruction in ischemic heart failure: results from the Surgical Treatment for Ischemic Heart Failure Trial. *Am Heart J* 2009; 157:837.

IV

第四部分 主动脉瓣疾病

第 26 章　主动脉瓣疾病的病理生理

Anna Brzezinski　●　Marijan Koprivanac　●　A. Marc Gillinov
●　Tomislav Mihaljevic

主动脉瓣(aortic valve，AV)是连接左室和主动脉的半月形瓣,位于左室流出道末端,对维持正常心功能至关重要。本章将介绍主动脉瓣的解剖特点和生理特征。

胚胎发育

主动脉瓣的胚胎发育与左室流出道的发育密切相关。在原始心管,血液从原始心室流入心球然后流出主动脉根部。心球的中部心脏圆锥会发育成心室的流出道。心球的远端部分(圆锥动脉干),则发育为主动脉及肺动脉的近心端部分。在胚

胎发育的第五周,心脏圆锥与圆锥动脉干出现位置相对的一对膜样隆起(图26-1),它们逐渐生长并相互融合,最终形成主肺动脉的间隔,随着心球中部及圆锥动脉干的发育,此间隔将分隔左、右室流出道及主、肺动脉。

在圆锥动脉干的分隔将要完成时,心内膜下的三个膜样隆起逐渐发育为主动脉瓣(图26-1)。由动脉干嵴发出的两个膜样隆起发育为主动脉瓣的左瓣及右瓣,背侧的膜样隆起发育为后瓣。三个膜样隆起组织逐渐重新成形并发育为薄壁的瓣叶,至此主动脉瓣发育完成。肺动脉瓣也以类似的方式发育。

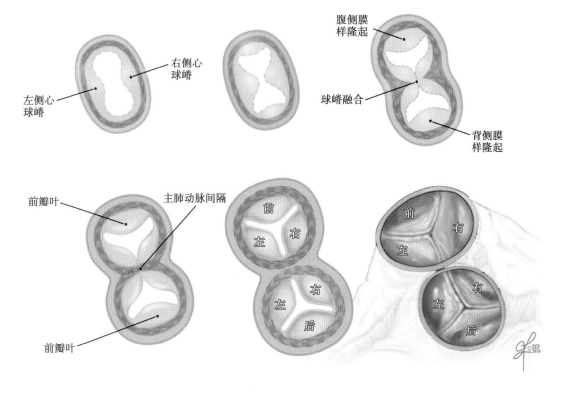

图26-1　左室、右室流出道及主动脉瓣、肺动脉瓣的发育图示。(左上图)心脏横截面显示圆锥动脉干嵴开始发育。(右上图)圆锥动脉干嵴的融合部开始形成主动脉肺动脉间隔,心内膜下膜样隆起开始发育为主动脉、肺动脉瓣叶。(左下图)主-肺动脉间隔分隔左室和右室流出道以及心内膜下膜样结构的进一步发育。(右下图)成人的主动脉瓣及肺动脉瓣(Reproduced with permission from Cleveland Clinic，Cleveland，OH.)

解剖

主动脉瓣位于左室流出道的终末端分隔左室流出道及主动脉。正常的主动脉瓣由三个半月状的瓣叶组成,瓣叶可向升主动脉腔内打开(图26-2)。瓣叶游离缘与瓣叶主动脉附着壁之间的空腔是主动脉窦(Valsalva 窦,也称瓦氏窦)。左、右冠状动脉的开口分别起源于其中的两个瓣窦,因此三个瓣窦分别命名为左冠窦、右冠窦和无冠窦(后窦),而与其相连的瓣叶分别也命名为左冠瓣、右冠瓣和无冠瓣(后瓣)。冠状动脉常开口于窦部的上段,左冠状动脉的开口略高于右冠状动脉的开口。相邻的瓣叶会合于瓣环处并形成交界(图26-3),左冠窦及无冠瓣的交界(左-无交界)位于主动脉-二尖瓣的延续处,其下方即是左纤维三角,它是主动脉根部扩大手术中重要的解剖标记。无冠瓣与左室流出道的后壁相连,这部分的主动脉与右心房壁相邻。右-无交界位于房室束及膜部间隔之上。左-右交界与肺动脉瓣的后交界相邻,且这两个瓣叶的连接部分与右心室漏斗部相连。左冠窦的侧壁是主动脉窦三部分侧壁中唯一未与其他心腔相邻的部分,其直接与心包腔相邻。

主动脉瓣叶交汇的中心是增厚的主动脉半月瓣小结。因为主动脉瓣叶是半月形的,主动脉瓣并没有传统意义上的环形附着的瓣环,而是以半月状附着于中空的类似袖口状的组织之上,连接左室腔及主动脉近心端(图26-4)[1]。"袖口"远端的边界是窦管交界,近端边界是解剖及血流动力学意义上的心室-动脉连接。血流动力学的心室-动脉连接是瓣叶在主动脉上的半月形附着缘,而解剖学心室动脉连接是主动脉近端与膜性和肌性室间隔相接的环形结构。

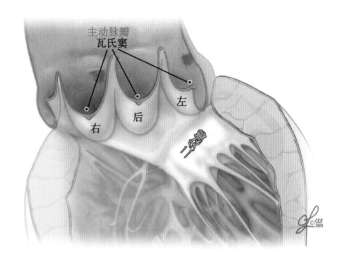

图26-2 主动脉瓣叶及周围组织的解剖关系(Reproduced with permission from Cleveland Clinic, Cleveland, OH.)

主动脉瓣的瓣叶由三层不同密度及成分的组织构成并有内皮覆盖,覆盖的内皮细胞分别与主动脉内壁及心室内壁的内皮细胞相连续(图26-5)[2,3]。在内皮之下,是主动脉内膜及心室内膜的延伸,被称为动脉内膜层和心内膜层。心内膜层下是由致密的胶原纤维构成的纤维质层,此层是主动脉瓣最坚实的一层,对主动脉瓣承受舒张期压力最为重要。中间的一层,又被称为海绵层,是构成瓣叶基底的中心,是由水和黏多糖以及稀疏的纤维和细胞成分的疏松的结缔组织组成。海绵层的半流质特性使主动脉瓣叶富有弹性。

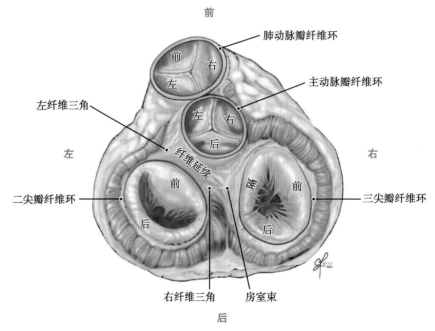

图26-3 主动脉瓣叶及周围组织的解剖关系(Reproduced with permission from Cleveland Clinic, Cleveland, OH.)

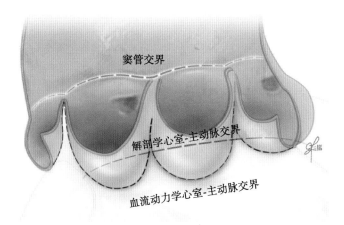

图 26-4 袖口状主动脉瓣图示。远端标记的虚线为窦管交界。近端分别用虚线标记了解剖学和血流动力学的心室-主动脉交界（Reproduced with permission from Cleveland Clinic, Cleveland, OH. ）

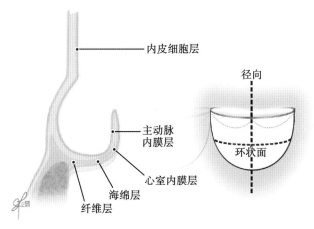

图 26-5 主动脉瓣叶的内皮组织与心内膜相延续的横截面图示。插图描绘的是主动脉瓣叶的径向及圆周轴（Reproduced with permission from Cleveland Clinic, Cleveland, OH. ）

活动机制

随着心动周期中左心室和主动脉间的压差变化，主动脉瓣被动的开放或关闭。心室收缩所致的心室压升高使主动脉瓣开放，随后主动脉压力升高使瓣膜关闭。主动脉瓣的生物学特性使得主动脉瓣在最小的跨瓣压差下即可开放，在最小的血流逆流下完全关闭。

开放

在心动周期中，随着心室和主动脉之间压差的变化加上主动脉根部的顺应性，主动脉根部会相应地扩张或收缩，这种运动在主动脉瓣的开放和关闭中起着重要的作用。在心室舒张末期，血液充盈心室时，主动脉根部会在主动脉瓣开放前 20~40ms 扩张约 12%[4]，这样的扩张使主动脉瓣叶在心室收缩射血前就开始开放。单纯主动脉根部扩张能使主动脉瓣叶开放约 20%[5]。随着左室流出道的压力升高，根部扩张对瓣叶产生

的张力逐渐减轻。随着心室压进一步升高，心室与主动脉间压差微乎其微，这时瓣叶基本上不受任何张力[6]，这时主动脉根部进一步扩张可使瓣叶在射血初期快速开放。正常情况下，主动脉瓣并不会对前向的血流产生阻碍或产生微小的阻碍，因为瓣叶的比重与血液相同[7]。这种机制保证了主动脉瓣在射血时能迅速开放并对血流产生最小的阻碍[8]。

关闭

主动脉瓣的闭合机制是十分精妙的，从达·芬奇时代起就令众多研究者感兴趣[9]。其中一个主要的理论是涡流理论。涡流理论提出在主动脉瓣关闭机制中，主动脉窦膨大结构在其中的关键作用[10]：当左心室射血时，血流会沿着主动脉壁产生小的涡流，在射血末期瓣膜关闭前，这种涡流会充盈主动脉窦并像吹气球一样将瓣叶从主动脉壁推向主动脉中轴，当跨瓣压差消失后，一股微小的反流便使主动脉瓣完全关闭。主动脉瓣完全关闭时瓣叶快速对合，随之产生第二心音。当闭合时，有弹性的小叶伸展和反冲，产生血液的压缩和膨胀。随后的压力变化产生第二心音，这一声音并不是由瓣膜对合产生的[11]。

主动脉瓣狭窄

主动脉瓣狭窄（aortic stenosis, AS）是指主动脉瓣开放不完全，从而使得在收缩期左室射出的血流受到限制。

发病率与病因

主动脉瓣狭窄是发达国家中最常见的成人瓣膜心脏病[12]。研究表明年龄大于 65 周岁的人群中 2% 患有独立的主动脉瓣钙化狭窄，29% 出现不伴狭窄的年龄相关的主动脉瓣硬化[13]。主动脉瓣狭窄在男性和高龄人群中更为普遍[14]。在 65~75 岁、75~85 岁和 85 岁以上的人群中，主动脉瓣狭窄的发生率分别为 1.3%、2.4% 和 4%[15]。主动脉瓣狭窄的常见病因有：退行性病变、主动脉瓣二瓣化畸形和风湿性心脏病。

获得性主动脉瓣狭窄

主动脉瓣狭窄的最常见原因是主动脉瓣的退行性钙化，这种表现在高龄人群中尤为典型。进行性的瓣叶钙化最初沿着瓣叶基底部的弯曲面形成，导致瓣尖的活动度下降。瓣膜特征性的病理改变为瓣叶的主动脉面出现散在点状的钙化灶，有时可深入瓣环组织，也可累及主动脉窦和升主动脉。尽管长期以来认为此种病理改变与常年的机械压力有关，但近来才认识到机械压力使脂质沉积，血管紧张素转化酶活性上调以及巨噬细胞和 T 淋巴细胞浸润，导致增生和炎性改变，类似动脉粥样硬化的发展过程[16-20]。主动脉瓣钙化性狭窄的危险因素与那些易发生动脉粥样硬化的危险因素相似，如血清低密度脂蛋白浓度升高、糖尿病、吸烟和高血压[15]。因此，主动脉瓣狭窄的患者常合并冠状动脉疾病。年龄相关的主动脉瓣硬化患者有着较高的心源性死亡和心肌梗死发生率。

引起主动脉瓣钙化狭窄的其他少见原因还包括骨 Paget 病和终末期肾衰竭[21]，黑尿酸尿症的黄褐病是主动脉瓣狭窄的

罕见病因,还能引起主动脉瓣绿色样变[22]。

二瓣化所致的主动脉瓣狭窄

主动脉瓣二叶瓣钙化是先天性主动脉瓣狭窄最常见的病因。正常人群中主动脉瓣二瓣化畸形的发生率约为 2%。随着瓣膜钙化的进展,在 50~60 岁时出现瓣膜狭窄的临床症状,男性早于女性,单叶瓣患者早于二瓣化患者[23,24]。单叶瓣或二叶主动脉瓣的不正常结构产生紊乱的血流,从而导致瓣叶的纤维化、活动度下降和瓣叶钙化,使主动脉瓣口狭窄[25]。信号和转录调节因子 NOTCH1 的突变导致异常的瓣膜发育和随后的钙沉积,提示了遗传突变、瓣膜形态和随后与二叶主动脉瓣的钙化之间的联系[26-29]。这种基因变异能够使主动脉瓣二瓣化患者的主动脉瓣及主动脉根部微纤维的结构异常导致结构完整性下降,从而引起扩张、动脉瘤和夹层[25,26,30]。

风湿性主动脉瓣狭窄

在西方国家,风湿性主动脉瓣狭窄是成人主动脉瓣狭窄最少见的病因[31,32]。单纯的风湿性主动脉瓣狭窄比较少见,常合并有二尖瓣狭窄[33,34]。风湿性主动脉瓣狭窄以瓣叶组织纤维化增厚,合并一个或多个瓣叶交界融合为特征性病理改变,其进展慢于退行性钙化主动脉瓣狭窄[24,35]。其早期病变特征为水肿、淋巴细胞浸润以及瓣叶的血管增生,晚期病变则以瓣叶增厚、交界融合及瓣缘瘢痕形成为特点。

病理生理

钙化性主动脉瓣狭窄患者的主动脉瓣叶随着时间推移缓慢增厚。早期,当瓣口面积从 $3~4cm^2$ 减少至 $1.5~2cm^2$ 时,仅对血流动力学产生微小的影响[2,24,35]。狭窄进一步加重便会导致左室流出道血流的明显受阻,伴有左室压的升高和射血时间的延长。增高的左室压力加重心室壁的负荷,进一步导致室壁增厚和左心室肥大。左心室肥厚使左室顺应性下降,左室舒张末压力升高而不伴心室增大。这反映了心室舒张功能障碍,心室充盈也越来越依赖心房的收缩[36]。一旦患者出现了房性心律失常,则会迅速出现心室功能失代偿。

尽管主动脉瓣狭窄早期心功能可以代偿,心脏的向心性肥大仍会产生不良的结果。左室肥厚、收缩压升高及射血时间延长均会导致心肌耗氧量增加;左室舒张末压力升高会增加心内膜下冠状动脉的压迫,从而降低冠脉血流储备[37];射血时间延长则减少了心室舒张时间同时减少了心肌灌注时间。肥厚心肌的需氧量增加及冠脉血流储备的减少可导致心内膜下缺血,从而引起心绞痛和左室功能障碍。左心室肥厚同样使心肌更易发生缺血性损害。严重的左心室肥大仅能通过主动脉瓣置换手术治疗得到部分缓解,即使手术成功,这类患者的远期生存率也较正常人有所下降[38]。

在主动脉瓣狭窄病变的晚期,患者左心室功能失代偿,会出现扩张性心肌病和心力衰竭,出现心排血量下降和肺动脉高压。

主动脉瓣狭窄患者的心肌肥厚以胶原Ⅰ、胶原Ⅱ和纤维连接蛋白的表达基因上调为特征,后者与肾素-血管紧张素系统

激活相关[39]。主动脉瓣置换术后肾素-血管紧张素水平有所下降,左室肥厚程度也同步有所缓解[40]。有实验研究表明,在主动脉瓣狭窄患者中左心室肥大和心力衰竭的病情进展与一种心肌的凋亡有关[41,42]。患者一旦出现充血性心力衰竭的症状,1 年生存率约为 60%[43,44]。

血流动力学

主动脉瓣狭窄的严重程度可以通过主动脉瓣口面积(aortic valve orifice area,AVA)、平均跨瓣压差和峰值流速评估。有效的 AVA 是通过左室流出道(left ventricular outflow tract,LVOT)的横截面积(CSA_{LVOT})、通过 LVOT 的流速(VTI_{LVOT})和主动脉瓣血滤速度(VTI_{AV})的连续性方程来计算的,连续性方程是基于 LVOT 和 AV 的心搏量相等的概念[45-49]。连续方程是:

$$AVA = \frac{CSA_{LVOT} \times VTI_{LVOT}}{VTI_{AV}}$$

CSA_{LVOT} 通过使用 LVOT 直径(D_{LVOT})计算而来:

$$CSA_{LVOT} = \pi \left(\frac{D_{LVOT}}{2} \right)^2$$

瓣口面积小于 $1.0cm^2$ 者为重度主动脉瓣狭窄。虽然有效 AVA 小于解剖 AVA,但它仍是一个可靠的临床预后预测指标,通常用于临床决策[47,50]。

Gorlin 公式描述了瓣口面积与瓣口流量和压强下降之间的基本关系,用于使用 Fick 或导管术中采取的热稀释测量来计算解剖 AVA[49,51]。Gorlin 公式通过主动脉瓣从开放到关闭的时间计算如下:

$$AVA = \frac{CO(mL/min)}{44.3 \times 心率(次/min) \times SEP(s) \times \sqrt{平均压差(mmHg)}}$$

CO 可以通过 Fick 法或热稀释法测量,SEP 是主动脉瓣开放到关闭的时间。

Gorlin 公式也可用于从多普勒计算 AVA,但由于它低估了低输出状态下的 AVA,不如连续性方程好[52,53]。

主动脉瓣狭窄患者的跨瓣压差可通过导管在主动脉瓣近心端和左室内同时测压获得。常用峰值到峰值的压差(左室内峰值压力与主动脉内峰值压力的差值)来量化主动脉瓣的跨瓣压差。

目前,超声心动图已取代了有创性主动脉测压,成为评估主动脉瓣狭窄程度的临床标准[47,49]。通过伯努利方程(Bernoulli equation)可以从多普勒超声获得的流速转化为压差,公式如下:

$$跨瓣压差 = \pi \times (主动脉瓣血流速度)^2$$

经食管超声心动图(transesophageal echocardiography,TEE)可以通过平面短轴测量主动脉瓣口面积,是另一种测量主动脉瓣口面积的评估方法[54](图 26-6)。用平面几何方法测量具有复杂的三维立体结构的主动脉瓣开放程度相当困难,所以这种估算方法的前提是假设瓣口的开放完全是在同一个平面完成的。因此,只有流速的多普勒估计不可靠时才推荐使用[47]。

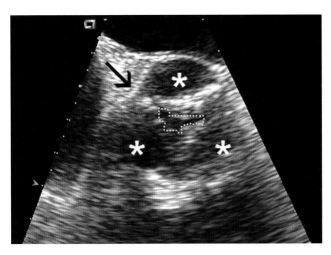

图 26-6　严重的退行性钙化所致的主动脉瓣狭窄经食管超声心动图表现。主动脉根部瓣口水平横截面显示主动脉瓣环（箭头）、主动脉窦（星号）及面积仅有 $0.44cm^2$ 明显缩小的主动脉瓣口（虚线标示）

临床表现

症状

主动脉瓣狭窄的主要症状包括心绞痛、晕厥以及呼吸困难、端坐呼吸、夜间阵发性呼吸困难等慢性心力衰竭（chronic heart failure，CHF）的表现[55]。主动脉瓣狭窄致心绞痛及心衰的机制已被充分了解，但晕厥的发生机制仍需继续探索。通常认为运动导致的射血量增加会被狭窄的瓣口限制，使外周血管阻力降低、血压下降从而导致脑血流低灌注和晕厥[56]。晕厥也可能与运动时左室收缩压升高而血管减压机制障碍相关。除上述主要症状外，此类患者还常有一些轻微症状，如乏力、运动耐量下降和活动后呼吸困难[57]。

主动脉瓣狭窄的另一罕见症状是继发于血管发育不良的胃肠道出血，常见于右半结肠、小肠和胃。主动脉瓣重度狭窄会导致大分子量的 von Willebrand 因子（vWF）多聚体减少、水解蛋白酶片段的增加和血小板的聚集，从而诱发胃肠道出血症状。积极行主动脉瓣置换可以改善上述症状[58]。重度主动脉瓣狭窄的晚期并发症还包括心房纤颤和肺动脉高压。感染性心内膜炎常见于年轻的主动脉瓣狭窄患者，但在瓣叶严重钙化狭窄的高龄人群中并不常见。

重度主动脉瓣狭窄的患者常常有主动脉瓣狭窄的无症状进展期，期间主动脉瓣狭窄患者有着相对较低的并发症发生率和死亡率（图 26-7）[55]。主动脉瓣重度狭窄患者出现症状前，猝死的年发生率约为 1%[59]，然而一旦出现症状，如不采取外科干预，每年的死亡率约为 25%[12]。35% 出现心绞痛的患者的 5 年生存率为 50%；15% 出现晕厥的患者 3 年生存率为 50%；出现充血性心力衰竭的患者平均生存年限仅有 2 年[55]。

体征

患者常在出现症状前因体检发现心脏杂音而诊断主动脉瓣狭窄。主动脉瓣狭窄患者会出现收缩期杂音，在胸骨上段右缘听诊最为响亮。另一体征是此类患者因收缩期射血时间延长而出现第二心音（S_2）延迟。当 S_2 的主动脉成分不可闻及时

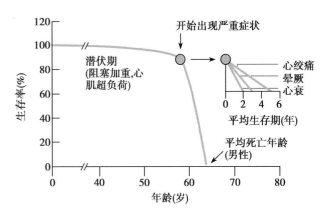

图 26-7　主动脉狭窄患者的自然病程

听诊 S_2 会是单一的声音；当 S_2 的主动脉成分可闻及时，可能会出现 S_2 的反常分裂。

当主动脉瓣狭窄非常严重至心脏失代偿时，有效射血量及收缩期血压均会下降，出现典型的脉搏微弱（细脉）的体征。脉压增大也是主动脉瓣狭窄的特征。主动脉瓣狭窄患者的射血期延长会使动脉压上升延缓而出现迟脉的体征。细脉和迟脉都可以通过触诊发现。

心尖冲动移位是左心室肥厚的证据。这种体征只有在心力衰竭发生时才会出现，因为心衰前的左室肥厚不伴左室扩张，也不会导致心尖冲动移位。相反，不伴心尖冲动移位的患者（不包括那些肌肉发达、肥胖或肺气肿的患者）则可能仅有轻度或中度的主动脉瓣狭窄。严重主动脉瓣狭窄患者其他的体征还包括右心室肥厚右室顺应性下降引起的明显的颈静脉 α 波[60]。

心电图

多数重度主动脉瓣狭窄患者会出现左心室肥厚所致的 QRS 波及 ST-T 间期异常的心电图表现。患者的主动脉瓣跨瓣压差越高，越可能出现收缩期心肌张力过高导致的电生理传导异常。其机制可能为：跨瓣压差高时心肌受到腔内压力过高，对心肌内的传导纤维造成损伤；此时常伴有瓣膜严重钙化，严重的钙化延展到膜部室间隔也会造成传导系统的损害。

X 线

代偿期主动脉瓣狭窄患者的 X 线特征性表现为：不伴有心室腔扩大的左心室向心性肥厚、主动脉瓣狭窄后的主动脉扩张以及主动脉瓣叶钙化。失代偿期时，后前位投影显示心脏扩大和肺淤血。我们必须认识到，血流动力学能够代偿的主动脉瓣狭窄患者，其胸片上表现可能与正常人的胸片无显著差异，在后前位投影下观察，心脏左下界圆隆可能很轻微，主动脉狭窄后扩张可能也是模棱两可的，瓣膜钙化也不易觉察。同样，对于仅有主动脉瓣狭窄的血压正常的患者，一旦胸片出现心脏扩大，可能说明该患者已进入失代偿期。

超声心动图

超声心动图是诊断主动脉瓣狭窄并评估其严重程度的重要工具。超声心动图检查能够获得以下信息：①主动脉瓣狭窄的病因及程度；②合并的其他瓣膜异常；③心腔的大小及心功能情况。

主动脉瓣狭窄患者心室舒张功能的恶化会导致临床症状

加重,也可能增加主动脉瓣置换的远期死亡率[38,61]。因此,量化患者的心室舒张功能减退程度对于评价主动脉瓣狭窄患者病情十分重要。通过测量二尖瓣跨瓣流速和组织多普勒技术测得的二尖瓣环水平的心肌运动速率的比值(E/E')可以估算左室充盈压[62-64]。对于左室功能正常的患者,负荷超声心动图可以明确运动时出现症状是否源于舒张功能障碍[65]。左室功能正常的患者舒张功能障碍引起运动耐量下降有以下机制:①升高的左室舒张压及肺静脉压增加吸气做功而导致呼吸困难;②左心室肥厚的患者在运动时心脏 Frank-Starling 机制受限,导致运动时心排血量减低;③左室舒张压及肺静脉压升高导致心室舒张功能障碍。

当怀疑患者患主动脉瓣狭窄时,行超声心动图检查便可以明确诊断并评价狭窄的严重程度。

症状或体征改变时应及时复查。或定期复查,建议轻度 AS 每 3~5 年复查一次,中度 AS 每 1~2 年复查一次,严重 AS 6 个月或 1 年复查一次,以判断狭窄加重、左室功能障碍、左室肥厚及二尖瓣反流情况。虽然主动脉瓣狭窄被认为是一种持续性进展的病变,但是仍然可以通过超声心动图的血流动力学指标对其进行分级。目前的指南建议根据主动脉瓣面积、平均跨瓣压差和峰值流速这三个指标来进行分级(表 26-1)。

运动试验

传统观念认为,重度主动脉瓣狭窄患者是运动试验的相对禁忌证,对于有症状的主动脉瓣狭窄患者,也不应进行运动试验。最新的研究表明,对无症状主动脉瓣重度狭窄患者行定量的多普勒超声心动图运动试验是安全的,并能够明确哪类患者有更高的风险发展为有症状患者或需行主动脉瓣置换术。一些研究指出,运动负荷试验可以诱发出症状的无症状重度主动脉瓣狭窄患者,出现心源性死亡或进展到需行主动脉瓣置换术的概率更高[49,66,67]。因此,诱发出症状的患者也被认为是有症状的患者。有时也会建议重度主动脉瓣狭窄的患者行多巴酚丁胺负荷超声心动图试验,来评估心脏的收缩功能储备,尤其是针对那些有中重度主动脉瓣狭窄且伴有较低的跨瓣压差和左室功能受限的患者[68,69]。

表 26-1 主动脉瓣狭窄严重程度分级

指标	轻度	中度	重度
主动脉瓣面积(cm²)	>1.5	1.0~1.5	<1.0
主动脉瓣指数(cm²/m²)			<0.6
平均跨瓣压差(mm/Hg)	<25	25~40	>40
峰值流速(m/s)	<3.0	3.0~4.0	>4.0

Data compiled from Bonow RO, Carabello BA, Chatterjee K, de Leon AC Jr, Faxon DP, et al: 2008 focused update incorporated into the ACC/AHA 2006 guidelines for the management of patients with valvular heart disease: a report of the American College of Cardiology/American Heart Association Task Force on Practice Guidelines (Writing Committee to revise the 1998 guidelines for the management of patients with valvular heart disease). Endorsed by the Society of Cardiovascular Anesthesiologists, Society for Cardiovascular Angiography and Interventions, and Society of Thoracic Surgeons. J Am Coll Cardiol 2008;52(13):e1-142.

心导管检查

虽然多普勒超声心动图可以为大多数患者提供足够的解剖和血流动力学信息,但当非侵入性检查不能明确或非侵入性检查与临床结果存在差异难以确定 AS 严重程度时,推荐使用心导管来判断主动脉瓣狭窄的严重程度[49,70]。心导管仍是在评估跨主动脉瓣压差的金标准。右心导管检查也可以通过前文提到的 Gorlin 公式计算主动脉瓣口面积。此外,还可以通过心室造影评估心脏射血分数(ejection fraction, EF),还能提供有关其他瓣膜是否也存在病变的信息。因为主动脉瓣狭窄患者常合并冠状动脉病变,所以常常需要对重度主动脉瓣狭窄的患者在干预前行冠状动脉造影检查。心绞痛、缺血证据、冠心病病史或冠状动脉危险因素可作为行心导管检查的依据,以评估冠状动脉解剖和评估联合应用主动脉瓣置换和心肌血运重建的必要性。冠状动脉 CT 检出的冠心病患者也应进行心导管术,以评估冠脉狭窄程度[49]。

计算机断层扫描

CT 是唯一可直接评估主动脉瓣钙化程度的非侵入性检查方式,虽然 CT 提供了 AV 的最高分辨率的解剖数据,但它不提供血流动力学数据,因此不推荐用于 AS 的诊断。心电图门控的多层 CT 能够量化主动脉瓣的钙化及进展程度[71,72]和通过几何算法估算主动脉瓣口面积[73,74],具有较高的准确性。这种量化钙化的技术也可以应用在主动脉瓣膜硬化的预后评价,也可用于瓣膜置换术后生物瓣的钙化情况评估。在进行瓣膜手术之前,冠心病低到中等发病可能性的患者应该进行冠状动脉 CT 排除严重阻塞性 CAD 的存在[49]。经导管主动脉瓣置换术(transcatheter aortic valve replacement, TAVR)患者在手术前行 CT 检查明确主动脉瓣环、瓣叶长度、瓣环至冠脉开口距离以选择合适的 TAVR 尺寸并在植入后评估 TAVR 瓣膜[71,75]。

磁共振成像

磁共振成像(magnetic resonance imaging, MRI)是用于评估主动脉瓣狭窄的一种无创的影像学方法[76]。与超声心动图类似,MRI 记录的是整个心动周期的影像。心脏 MRI 用一定范围的脉冲序列来评价结构性心脏病。心脏 MRI 常用恒稳态自由进动梯度脉冲序列来提供主动脉瓣叶数目、瓣叶厚度、瓣膜钙化和交界融合的详细影像。该序列对评估主动脉瓣狭窄所致的左室肥厚和左室功能也十分有意义[77]。当超声心动图声窗不理想与导管结果与影像学结果不一致时,MRI 检查便有很大意义[78,79]。MRI 也可以评估左室功能改善、心肌代谢情况、心脏舒张功能以及主动脉瓣置换术后左室肥厚有无改善[80]。

治疗

有症状患者

主动脉瓣狭窄患者药物治疗效果不佳。考虑到主动脉瓣膜狭窄钙化的过程与动脉粥样硬化相似,许多学者都尝试证明降脂药物在减缓主动脉瓣狭窄进展中有效,但是至今前瞻性随机试验并未发现受益[81-84]。在牙科或外科手术后被认为是获得感染性心内膜炎的中度危险条件,建议使用抗生素预防感染性心内膜炎的发生[49,85]。强心、利尿药物是治疗主动脉瓣狭窄所致慢性心力衰竭的传统治疗药物。因为 β 受体阻滞剂会使心脏收缩力下降导致心排血量下降,所以应避免使用。血管扩张药物会导致低血压、晕厥和冠脉灌注减少,也应避免给主动脉瓣狭窄的患者应用。然而,对于伴有失代偿性心衰和严重左室收缩功能障碍的严重 AS 患者,血管扩张剂可改善心功能,可作为主动脉瓣置换术的过渡[49,86]。

主动脉瓣置换术是严重主动脉狭窄有效的治疗,而症状的出现是手术的主要适应证。人工瓣膜大小的选择对远期疗效至关重要。植入小的人工瓣膜后会出现人工瓣膜-患者不匹配,增加跨瓣压差,进而影响左室肥厚和冠状动脉血流储备的好转,导致更差的生存率[38,87-89]。

对于严重主动脉瓣狭窄而外科手术高危的患者,TAVR 是一种可行的选择治疗。在高危人群中,TAVR 显示出优于标准药物治疗的生存率和与外科主动脉瓣置换相似的生存率,但围手术期风险较低[90-92]。它也适用于符合主动脉瓣置换术指征但存在手术禁忌,且预测 TAVR 后生存大于 12 个月的病例[49,93]。长期来看,经皮主动脉球囊扩张是无效的,因为大多数瓣膜往往倾向于再狭窄。目前,在有严重主动脉瓣狭窄症状的患者中,球囊扩张被认为是主动脉瓣置换术或 TAVR 的过渡[49,94-96]。

无症状患者

随着主动脉瓣置换外科技术的不断提高,对疾病严重性的评估也日益完善,部分明确有高危因素的无症状重度主动脉瓣狭窄患者也可能从主动脉瓣置换术中受益。虽然无症状严重主动脉瓣狭窄的风险很低,但如果合并有以下危险因素则需要手术治疗:血流动力学参数恶化(左心室射血分数<50%,主动脉瓣峰值流速≥4m/s,跨瓣压差≥40mmHg),钙化瓣膜收缩期开放减少,其他需要手术的心脏病,运动耐力下降[49]。主动脉瓣峰值流速≥4m/s[57]、峰值流速快速进展合并瓣膜钙化[97]、主动脉瓣口面积较小伴左室肥厚[59]的无症状患者会很快出现症状,从而需要行主动脉瓣置换术。前面提到的运动负荷试验也有助于筛选高危患者。

与接受药物治疗的患者相比,无症状的重症 AS 患者接受主动脉瓣置换术(aortic valve replacement,AVR)治疗生存率有显著提高[98,99]。在接受 AVR 治疗的严重 AS 患者中,左心室肥大(left ventricular hypertrophy,LVH)仅有部分逆转,即使在最初手术成功后,也与长期存活率下降有关。这提示在 LVH 发生前进行干预可能会改善结果。严重主动脉瓣狭窄患者行主动脉瓣置换术后左心室肥厚只是部分减轻,即使在最初手术成功后患者远期生存率仍低于正常人。这表明在左心室肥厚出现前进行干预可能改善预后[38,100-104]。有许多研究正致力于区分不同特征的 AS 并确定哪些可从早期 AVR 获益[105,106]。总之,越来越多的证据表明,AVR 对更广泛的无症状的重度 AS 患者是有益的,但这些结论可能只适用于大量瓣膜手术的中心,不能推广[107,108]。

主动脉瓣反流

主动脉瓣反流(aortic regurgitation,AR)是指心脏舒张时瓣叶关闭不良导致的血液从主动脉反流至左心室。

发病率和病因

主动脉瓣反流有很多病因,可根据瓣膜受损结构部位将其分类。主动脉瓣反流可由主动脉瓣叶原发性疾病和/或主动脉

根部病变导致。

主动脉瓣钙化变性、黏液样变性、感染性心内膜炎、风湿热、主动脉瓣二瓣化和降低食欲的药物如芬氟拉明和苯丁胺,都可以导致瓣膜变形从而导致瓣膜关闭异常[25,109-111]。由主动脉夹层引起的根部扩张、创伤、慢性系统性高血压、梅毒、病毒综合征导致的主动脉根部扩张或其他系统性动脉炎(如巨细胞病和川崎病)、结缔组织病(如马方综合征、Reiter 综合征、埃勒斯-当洛斯综合征、成骨不全和风湿性关节炎)都可以引起瓣膜关闭不全进而导致主动脉瓣反流[112-117]。主动脉瓣反流最常见于钙化或是风湿性心脏病,常与主动脉瓣狭窄同时出现。这些钙化或是风湿性心脏病患者绝大多数有一定程度(通常为轻度)的主动脉瓣反流。但是,目前在单纯因主动脉瓣反流行主动脉瓣置换术的患者中,由主动脉扩张导致的继发主动脉瓣反流比原发性瓣膜病更常见[118]。

病理生理学

主动脉瓣反流的病理生理学变化根据疾病的进展程度不同而改变。

急性主动脉瓣反流

急性主动脉瓣反流常常由主动脉夹层、心内膜炎或外伤引起。从定义上说,急性主动脉瓣反流是上一个主动脉瓣正常工作的心动周期后,突然发生的显著的主动脉瓣功能不全。舒张期血液反流至左室导致左室舒张末容量(left ventricular end-diastolic volume,LVEDV)突然增加,从而减少了有效射血量。因为左室急性扩张能力有限,左室舒张末容量只是增加 20%～30%,这就导致了左室舒张末压(left ventricular end diastolic pressure,LVEDP)的快速增加。而在主动脉瓣狭窄或是慢性系统性高血压患者中,由于其心肌顺应性较小并伴有心肌向心性肥厚,左室舒张末压的增加更为显著。左室舒张末压增加导致左房压和肺静脉压增加,并导致不同程度的肺水肿[119]。慢性主动脉瓣反流患者通常脉压增大,左室舒张末压的快速增加还使得此脉压减小[120]。在急性发病时,两种相互补偿的机制尝试去维持一个有效的心排血量:Frank-Starling 机制导致心肌收缩力增强,心率增加。适当有效的心排血量的维持依赖于这些机制,尤其是心脏收缩功能。

慢性主动脉瓣反流

与急性主动脉回流相反,慢性主动脉瓣反流是一个缓慢、隐蔽的过程,在此过程中有很多代偿机制。舒张期主动脉瓣的反流使得左室舒张末容量、左室舒张末压和心室壁压力增加,心脏收到适应性信号后使心肌细胞长度增加、肌小节增加,导致心肌离心性肥厚。通常左室壁厚度仅会适度增加,因此壁厚和心脏短轴同一平面的半径之比基本接近正常。在收缩功能正常时,心室腔扩大使得总搏出量增加,从而维持有效搏出量(总搏出量-反流量)[121]。总搏出量增加伴随正常或是轻度增加的左室舒张末压使慢性主动脉瓣反流患者的脉压增加。任何降低后负荷或增加心率的生理变化都能增加主动脉瓣反流患者的有效搏出量增加。心率增快本身可以增加有效搏出量,但是它同时减少舒张期充盈时间,这样也减小了反流时间和容量。运动时也是通过周围血管舒张、加快心率这个机制来增加有效搏出量[122]。这也阐明了血管扩张疗法治疗主动脉瓣反流的生理学基础,也解释了为什么我们要避免心动过缓和应用负

性肌力药物。

　　随着主动脉瓣反流病情的进展,这种心肌肥厚的改变慢慢不能完全代偿[123],前负荷储备也逐渐被耗尽[124]。在这以后,任何进一步的后负荷增加都会导致后负荷失调并导致 EF 减低。虽然肥大的心肌可以在很多年内适当的代偿,但最终都将失代偿,进而导致心肌坏死和纤维化。心肌不再能维持增加的工作负荷,由此出现心力衰竭。

　　主动脉瓣反流时冠状动脉灌注减少,心脏需氧量增加,从而导致心肌缺血,并可能导致进一步的左室功能障碍。主动脉舒张压严重减低时,舒张期冠状动脉灌注减小,只能被收缩期冠状动脉血流增加部分代偿。在严重的主动脉瓣反流中,甚至会出现冠脉逆流。合并冠心病只能加剧舒张期冠状动脉灌注压的减低。另一方面,左室心肌肥厚、室壁张力加大以及心室收缩压增加都会使得心肌需氧量增加。心肌灌注减少和心肌耗氧量增加导致的缺血引起细胞坏死和纤维化,逐渐出现收缩功能障碍。

临床表现

症状

　　患者的症状会根据发病的急缓、反流的严重程度、心室和主动脉顺应性不同而变化。急性主动脉瓣反流会使患者出现严重的症状,如不及时治疗会危及生命。而慢性主动脉瓣反流患者往往能够耐受数年而无明显症状。严重的急性主动脉瓣反流的表现往往是灾难性的,常伴突发的循环衰竭。由于心肌需氧量骤增而冠状动脉灌注量减少,患者往往出现缺血性胸痛。

　　慢性代偿性主动脉瓣反流患者在很长一段时间内不出现症状,但其左室会慢慢增大。只有当左室明显肥大失代偿后,才会逐渐出现心功能衰竭的症状如劳力性呼吸困难、端坐呼吸、夜间阵发性呼吸困难。严重主动脉瓣反流患者在情绪波动或劳累时可能会发生心悸、每次心搏都能感到不适(尤其是在心尖部)、心绞痛、夜间心绞痛,或是不典型胸痛综合征,如由于心脏搏动时撞击胸壁产生的胸痛。

体征

　　主动脉瓣反流患者的体检特征随着疾病的发展而变化。慢性主动脉瓣反流患者的很多典型体征都是由于脉压增大导致。这些体征有:水冲脉(Corrigan pulse),与心跳同步的头部摆动(De Musset 征)、毛细血管搏动征(Quincke pulse)、双峰脉,股动脉听诊闻及枪击音(Trauble sign),悬雍垂搏动(Müller sign)。这些体征虽然有趣,但临床上往往未必有用。典型主动脉瓣反流听诊特征是心脏舒张早期叹气样杂音。患者取前倾坐位,深呼气后屏住呼吸时,用听诊器在胸骨左侧缘听得最为清晰。当杂音在胸骨右侧缘听得更清晰时,主动脉瓣反流往往是由主动脉根部病变引起[126]。在做温和的静止运动时(如用力握手),杂音会因为主动脉舒张压增加而增大。重度主动脉瓣反流的患者杂音可出现在全舒张期。第一心音(S_1)通常比较柔和,因为在收缩初期二尖瓣叶彼此靠的较近。第二心音(S_2)通常是单个的,因为主动脉瓣没有适时关闭,又或是左室射血时间延长而肺动脉瓣第二心音被早期杂音掩盖而模糊。其他的临床表现如听诊啰音、第三心音(S_3)出现等,都和慢性心衰相关[125]。前面已经提到急性主动脉瓣反流或许脉压不增大,因此很多典型的慢性主动脉瓣反流体征不在急性主动脉瓣反流患者中出现。相反,慢性心力衰竭的体征占主导。

心电图

　　慢性主动脉瓣反流患者左室体积增加导致心轴左偏,QRS波幅变大。慢性严重的主动脉瓣反流患者波形变平、QRS 波幅变小,则提示,患者心肌失代偿后 EF 值严重减低[127]。在 I、V_1、$V_3 \sim V_6$ 导联出现 Q 波提示舒张期容量超负荷[128]。左室传导障碍在病程后期发生并常伴左室功能障碍。总的来说,心电图并不能准确地反映主动脉瓣反流的严重程度。

X 线

　　虽然所有的心腔和肺动脉都可能有所增大,但是典型胸片表现为“正常”大小的心脏伴有肺水肿。主动脉根部疾病导致的主动脉瓣反流患者可能出现主动脉扩张。当主动脉瓣反流患者的病因是感染性心内膜炎且心内膜炎病变累及三尖瓣时,可能出现肺栓塞的体征。

超声心动图

　　超声心动图在主动脉瓣反流患者的初诊和监测随访中都是最有意义的检查。经胸超声心动图(transthoracic echocardiography,TTE)是最常用的影像学检查。TTE 是一种非侵袭性的检查,可评估主动脉瓣和主动脉结构、是否存在反流、反流的程度和病因以及左室的大小和功能。当患者因特殊习惯行 TTE 无法充分评估病情时,或患者疑有主动脉夹层需评价主动脉瓣及升主动脉时,可使用 TEE(图 26-8)。

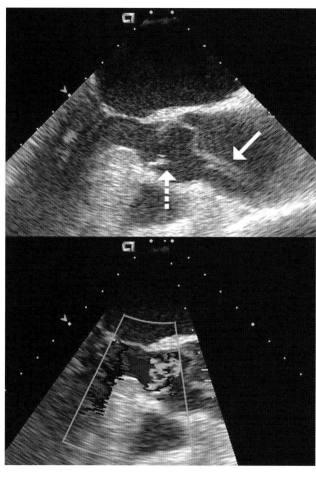

图 26-8　急性主动脉夹层所致的主动脉瓣反流的 TEE 影像。上图显示扩大的瓣环,脱垂的主动脉瓣叶(虚线箭头)和内膜片(实线箭头)。下图为彩色多普勒显示反流

二维(2D)超声心动图联合彩色多普勒血流显像被常规用于评估主动脉瓣反流的严重性[49,129-131]。彩色的血流束通常主要由三个部分组成：①近端血流汇聚区(加速进入瓣口的区域)；②最小喷流断面(血流中最窄流速最快的区域)；③左室腔远端血流。主动脉瓣反流的严重程度是通过定性评估流束和流颈宽度、定量评估反流体积、反流分数和瓣口反流面积来确定的(表26-2)。用反流体积除以持续多普勒波形计算得出的主动脉瓣反流束的时间积分即可得出瓣口反流面积[132]。左心室参数如收缩末期、舒张末期容积和室壁厚度的测量，可评估左室的变化和功能。超声心动图对主动脉瓣反流的其他发现包括二尖瓣提前关闭、舒张期反流所致的二尖瓣前叶颤动和较少见的舒张期二尖瓣后叶颤动[133]。

运动负荷试验

运动负荷试验可为主动脉瓣反流患者，尤其是对那些症状模棱两可或是难以评估的患者提供有用的信息。在对主动脉瓣反流患者的治疗原则中，运动测试中出现症状在手术适应证方面等同于休息中出现症状，两者都应该行主动脉瓣置换术(AVR)。

心导管检查

心导管检查并不常用于评估主动脉瓣反流的严重程度。它主要用于对需要行主动脉瓣成形或置换手术患者的术前冠状动脉评估。可用造影计算的实际射血量减去固定射血量得到反流量。反流量减除以射血容积等于反流分数。左室舒张末压可直接测量，EF可粗略估计。

计算机断层扫描

计算机体层成像(computed tomography,CT)可测量反流瓣口面积来评估主动脉瓣反流的严重程度。但是现有的结果不如超声心动图[134]。多项研究表明CT可用于检测中到重度主动脉瓣反流，但在程度较轻度的主动脉瓣反流患者中并不准确[135-137]。

磁共振成像

随着近年来磁共振成像(MRI)技术的发展，MRI血管造影可以提供一些同TTE和TEE等同的信息。MRI可以提供更高的瓣膜病变辨识率，对反流量和左心室功能做出更好的定量分析。反流体积可通过定量评估来计算，即用测定体积的方法测量心室射血体积与主动脉内血流体积之差即可得到反流体积。

这种方法可重复性更强，在随访研究中应用更多。但是MRI花费昂贵且在很多中心受到技术条件的限制。未来随着技术的发展，MRI费用可能会降低，可行性也会增加，从而使MRI和超声心动图一样成为一种标准的影像学检查方法，甚至取代超声心动图[77,138,139]。

治疗

主动脉瓣反流的外科治疗包括瓣膜修复与置换。由于更长的耐久性，同等的短期效果和更好的长期存活率，以及没有增加人工瓣膜并发症的风险，主动脉瓣成形是外科治疗首选。在可能的情况下，应在进行主动脉瓣置换术之前尝试主动脉瓣成形术[140,141]。患有升主动脉动脉瘤的AR患者可以进行保留瓣膜的主动脉根部置换术，也称为David手术。为了避免长期抗凝和降低中风的风险，我们努力保护天然的瓣膜[142,143]。

慢性主动脉瓣反流合并高血压的药物治疗由钙拮抗剂、血管紧张素转化酶抑制剂/血管紧张素受体阻断剂组成；β受体阻滞剂仅仅适用于患有严重主动脉瓣反流但不适合手术且合并左心室功能衰竭症状者。

急性主动脉瓣反流根据病因不同，可早期行主动脉瓣成形或置换来治疗。因为病程过短，左室无法通过离心性肥大适应，从而出现进行性充血性心力衰竭、心动过速、心排血量快速下降。血管舒张药和正性肌力药可增加射血量并减低左室舒张末压，可以暂时帮助患者坚持到手术。

大多数患者都可以耐受慢性主动脉瓣反流[144-146]。目前对主动脉瓣反流患者的治疗指南基于患者的症状、左心室功能和左室大小。有症状或EF值≤50%的患者应行主动脉瓣成形或置换术[49]。没有症状的患者，即使是重度主动脉瓣反流患者，如果其左室功能代偿正常，也不建议手术治疗。对于左室功能正常的无症状患者，如果其左室舒张末直径达到65mm，或是左室收缩末直径达到50mm，如果手术风险低的话行手术治疗也是合理的[100]。

术后，患者的左室舒张末容量和左室舒张末压显著下降，前负荷也会下降，EF值也会随之减低[147]。如果手术时机选择恰当，患者的左心室大小和功能最终也恢复正常[148-159]。手术后心室收缩功能恢复最佳的指标是左室舒张末直径减少，因为其减少和EF升高相关[148]。主动脉瓣置换术后10~14天，左室舒张末直径减小至原来的80%[148,153,160]。患者术后其他改变包括心肌肥大消退、体积容积比恢复正常、舒张期冠状动脉灌注量增加、收缩期室壁峰值压力降低[148,160,161]。

有些患者即使行手术治疗，其左室扩张和左室功能不全可能还会继续。术前较大的左室收缩末直径和左室舒张末期半径-室壁厚度比值增大提示术后持续性左室扩大[162,163]。这些指标以外，术前较大的左室舒张末直径、长期左室功能障碍、EF和左室缩短分数降低也预示术后持续的左室功能不全[148,152,164-167]。

可以用来预测出现症状、左室功能不全或是死亡的预后因素包括：年龄、左室收缩末容积、左室舒张末容量和运动时的EF值[144,168-172]。但是，目前还没有足够的证据说明运动时EF值是一个可信的因素，因为有太多因素都会影响运动时EF值，如心肌收缩力[173]、容量超负荷的严重程度[144,173-174]以及运动诱导的前负荷和肺血管阻力的变化[175]。

(李汉美　译　刘志刚　审)

表 26-2　主动脉瓣反流严重程度分级

指标	轻度	中度	重度
造影反流级别	1+	2+	3~4+
流束宽度/LVOT 占比(%)	<25% LVOT	25%~65% LVOT	>65% LVOT
流颈宽度(cm)	<0.3	0.3~0.6	>0.6
反流体积(mL/搏)	<30	30~59	≥60
反流分数(%)	<30	30~49	≥50
瓣口反流面积(cm²)	<0.10	0.10~0.29	≥0.30

参考文献

1. Anderson RH, Devine WA, Ho SY, Smith A, McKay R: The myth of the aortic annulus: the anatomy of the subaortic outflow tract. *Ann Thorac Surg* 1991; 52:640-646.
2. Broom ND: The Third George Swanson Christie memorial lecture. Connective tissue function and malfunction: a biomechanical perspective. *Pathology (Phila)* 1988; 20:93-104.
3. Deck JD: Endothelial cell orientation on aortic valve leaflets. *Cardiovasc Res* 1986; 20:760-767.
4. Thubrikar M, Harry R, Nolan SP: Normal aortic valve function in dogs. *Am J Cardiol* 1977; 40:563-568.
5. Gnyaneshwar R, Kumar RK, Balakrishnan KR: Dynamic analysis of the aortic valve using a finite element model. *Ann Thorac Surg* 2002; 73:1122-1129.
6. Deck JD, Thubrikar MJ, Schneider PJ, Nolan SP: Structure, stress, and tissue repair in aortic valve leaflets. *Cardiovasc Res* 1988; 22:7-16.
7. Zimmerman J: The functional and surgical anatomy of the aortic valve. *Isr J Med Sci* 1969; 5:862-866.
8. Mercer JL: The movements of the dog's aortic valve studied by high speed cineangiography. *Br J Radiol* 1973; 46:344-349.
9. Robicsek F: Leonardo da Vinci and the sinuses of Valsalva. *Ann Thorac Surg* 1991; 52:328-335.
10. Bellhouse BJ, Reid KG: Fluid mechanics of the aortic valve. *Br Heart J* 1969; 31:391.
11. Sabbah HN, Stein PD: Investigation of the theory and mechanism of the origin of the second heart sound. *Circ Res* 1976; 39:874-882.
12. Carabello BA, Paulus WJ: Aortic stenosis. *The Lancet* 2009; 373:956-966.
13. Otto CM, Lind BK, Kitzman DW, Gersh BJ, Siscovick DS: Association of aortic-valve sclerosis with cardiovascular mortality and morbidity in the elderly. *N Engl J Med* 1999; 341:142-147.
14. Nkomo VT, Gardin JM, Skelton TN, et al: Burden of valvular heart diseases: a population-based study. *Lancet Lond Engl* 2006; 368:1005-1011.
15. Stewart BF, Siscovick D, Lind BK, et al: Clinical factors associated with calcific aortic valve disease fn1. *J Am Coll Cardiol* 1997; 29:630-634.
16. Ghaisas NK, Foley JB, O'Briain DS, et al: Adhesion molecules in nonrheumatic aortic valve disease: endothelial expression, serum levels and effects of valve replacement. *J Am Coll Cardiol* 2000; 36:2257-2262.
17. O'Brien KD, Shavelle DM, Caulfield MT, et al: Association of angiotensin-converting enzyme with low-density lipoprotein in aortic valvular lesions and in human plasma. *Circulation* 2002; 106:2224-2230.
18. Olsson M, Thyberg J, Nilsson J: Presence of oxidized low density lipoprotein in nonrheumatic stenotic aortic valves. *Arterioscler Thromb Vasc Biol* 1999; 19:1218-1222.
19. Otto CM, Kuusisto J, Reichenbach DD, Gown AM, O'Brien KD: Characterization of the early lesion of 'degenerative' valvular aortic stenosis. Histological and immunohistochemical studies. *Circulation* 1994; 90:844-853.
20. Rajamannan NM, Gersh B, Bonow RO: Calcific aortic stenosis: from bench to the bedside—emerging clinical and cellular concepts. *Heart Br Card Soc* 2003; 89:801-805.
21. Hultgren HN: Osteitis deformans (Paget's disease) and calcific disease of the heart valves. *Am J Cardiol* 1998; 81:1461-1464.
22. Hangaishi M, Taguchi J, Ikari Y, et al: Aortic valve stenosis in alkaptonuria. Images in cardiovascular medicine. *Circulation* 1998; 98:1148-1149.
23. Subramanian R, Olson LJ, Edwards WD: Surgical pathology of pure aortic stenosis: a study of 374 cases. *Mayo Clin Proc* 1984; 59:683-690.
24. Kouchoukos NT, Blackstone EH, Doty DB, Hanley FL, Karp RB: *Kirklin/Barratt-Boyes Cardiac Surgery: Morphology, Diagnostic Criteria, Natural History, Techniques, Results, and Indications.* Churchill Livingstone, 2003.
25. Fedak PWM, Verma S, David TE, et al: Clinical and pathophysiological implications of a bicuspid aortic valve. *Circulation* 2002; 106:900-904.
26. Tadros TM, Klein MD, Shapira OM: Ascending aortic dilatation associated with bicuspid aortic valve pathophysiology, molecular biology, and clinical implications. *Circulation* 2009; 119:880-890.
27. Siu SC, Silversides CK: Bicuspid aortic valve disease. *J Am Coll Cardiol* 2010; 55:2789-2800.
28. Garg V, Muth AN, Ransom JF, et al: Mutations in NOTCH1 cause aortic valve disease. *Nature* 2005; 437:270-274.
29. Mohamed SA, Aherrahrou Z, Liptau H, et al: Novel missense mutations (p.T596M and p.P1797H) in NOTCH1 in patients with bicuspid aortic valve. *Biochem Biophys Res Commun* 2006; 345:1460-1465.
30. Fedak PWM, de Sa MP, Verma S, et al: Vascular matrix remodeling in patients with bicuspid aortic valve malformations: implications for aortic

31. Roberts WC: Anatomically isolated aortic valvular disease. The case against its being of rheumatic etiology. *Am J Med* 1970; 49:151-159.
32. Boudoulas KD, Borer JS, Boudoulas H: Etiology of valvular heart disease in the 21st century. *Cardiology* 2013; 126:139-152.
33. Roberts WC, Ko JM: Frequency by decades of unicuspid, bicuspid, and tricuspid aortic valves in adults having isolated aortic valve replacement for aortic stenosis, with or without associated aortic regurgitation. *Circulation* 2005; 111:920-925.
34. Passik CS, Ackermann DM, Pluth JR, Edwards WD: Temporal changes in the causes of aortic stenosis: a surgical pathologic study of 646 cases. *Mayo Clin Proc* 1987; 62:119-123.
35. Bonow RO, Carabello B, C. de Leon A, et al: Guidelines for the Management of Patients With Valvular Heart Disease Executive Summary A Report of the American College of Cardiology/American Heart Association Task Force on Practice Guidelines (Committee on Management of Patients With Valvular Heart Disease). *Circulation* 1998; 98:1949-1984.
36. Hess OM, Ritter M, Schneider J, et al: Diastolic stiffness and myocardial structure in aortic valve disease before and after valve replacement. *Circulation* 1984; 69:855-865.
37. Marcus ML, Doty DB, Hiratzka LF, Wright CB, Eastham CL: Decreased coronary reserve: a mechanism for angina pectoris in patients with aortic stenosis and normal coronary arteries. *N Engl J Med* 1982; 307:1362-1366.
38. Mihaljevic T, Nowicki ER, Rajeswaran J, et al: Survival after valve replacement for aortic stenosis: implications for decision making. *J Thorac Cardiovasc Surg* 2008; 135:1270-1278; discussion 1278-1279.
39. Fielitz J, Hein S, Mitrovic V, et al: Activation of the cardiac renin-angiotensin system and increased myocardial collagen expression in human aortic valve disease. *J Am Coll Cardiol* 2001; 37:1443-1449.
40. Walther T, Schubert A, Falk V, et al: Left ventricular reverse remodeling after surgical therapy for aortic stenosis: correlation to renin-angiotensin system gene expression. *Circulation* 2002; 106:I-23-26.
41. Yussman MG, Toyokawa T, Odley A, et al: Mitochondrial death protein Nix is induced in cardiac hypertrophy and triggers apoptotic cardiomyopathy. *Nat Med* 2002; 8:725-730.
42. Whelan RS, Kaplinskiy V, Kitsis RN: Cell death in the pathogenesis of heart disease: mechanisms and significance. *Annu Rev Physiol* 2010; 72:19-44.
43. Ho KK, Anderson KM, Kannel WB, Grossman W, Levy D: Survival after the onset of congestive heart failure in Framingham Heart Study subjects. *Circulation* 1993; 88:107-115.
44. Turina J, Hess O, Sepulcri F, Krayenbuehl HP: Spontaneous course of aortic valve disease. *Eur Heart J* 1987; 8:471-483.
45. Zoghbi WA, Farmer KL, Soto JG, Nelson JG, Quinones MA: Accurate noninvasive quantification of stenotic aortic valve area by Doppler echocardiography. *Circulation* 1986; 73:452-459.
46. Oh JK, Taliercio CP, Holmeset DR, et al: Prediction of the severity of aortic stenosis by Doppler aortic valve area determination: prospective Doppler-catheterization correlation in 100 patients. *J Am Coll Cardiol* 1988; 11:1227-1234.
47. Baumgartner H, Hung J, Bermejo J, et al: Echocardiographic assessment of valve stenosis: EAE/ASE recommendations for clinical practice. *Eur Heart J - Cardiovasc Imaging* 2008. doi:10.1093/ejechocard/jen303.
48. Quiñones MA, Otto CM, Stoddard M, Waggoner A, Zoghbi WA: Recommendations for quantification of Doppler echocardiography: a report from the Doppler quantification task force of the nomenclature and standards committee of the American Society of Echocardiography. *J Am Soc Echocardiogr* 2002; 15:167-184.
49. Nishimura RA, Otto CM, Bonowet RO, et al: 2014 AHA/ACC Guideline for the Management of Patients With Valvular Heart Disease: a Report of the American College of Cardiology/American Heart Association Task Force on Practice Guidelines. *J Am Coll Cardiol* 2014; 63:e57-e185.
50. Minners J, Allgeier M, Gohlke-Baerwolf C, et al: Inconsistencies of echocardiographic criteria for the grading of aortic valve stenosis. *Eur Heart J* 2008; 29:1043-1048.
51. Gorlin R, Gorlin SG: Hydraulic formula for calculation of the area of the stenotic mitral valve, other cardiac valves, and central circulatory shunts. I. *Am Heart J* 1951; 41:1-29.
52. Segal J, Lerner DJ, Miller DC, et al: When should doppler-determined valve area be better than the Gorlin formula? Variation in hydraulic constants in low flow states. *J Am Coll Cardiol* 1987; 9:1294-1305.
53. Tardif JC, Rodrigues AG, Hardy JF, et al: Simultaneous determination of aortic valve area by the Gorlin formula and by transesophageal echocardiography under different transvalvular flow conditions. Evidence that

anatomic aortic valve area does not change with variations in flow in aortic stenosis. *J Am Coll Cardiol* 1997; 29:1296-1302.

54. Blumberg FC, Pfeifer M, Holmer SR, et al: Transgastric Doppler echocardiographic assessment of the severity of aortic stenosis using multiplane transesophageal echocardiography. *Am J Cardiol* 1997; 79: 1273-1275.

55. Ross J, Braunwald E: Aortic stenosis. *Circulation* 1968; 38:61-67.

56. Schwartz LS, Goldfischer J, Sprague GJ, Schwartz SP: Syncope and sudden death in aortic stenosis. *Am J Cardiol* 1969; 23:647-658.

57. Otto CM, Burwash IG, Legget ME, et al: Prospective study of asymptomatic valvular aortic stenosis. Clinical, echocardiographic, and exercise predictors of outcome. *Circulation* 1997; 95:2262-2270.

58. Vincentelli A, Susen S, Le Tourneau T, et al: Acquired von Willebrand syndrome in aortic stenosis. *N Engl J Med* 2003; 349:343-349.

59. Pellikka PA, Sarano ME, Nishimura RA, et al: Outcome of 622 adults with asymptomatic, hemodynamically significant aortic stenosis during prolonged follow-up. *Circulation* 2005; 111:3290-3295.

60. Selzer A: Changing aspects of the natural history of valvular aortic stenosis. *N Engl J Med* 1987; 317:91-98.

61. Gjertsson P, Caidahl K, Farasati M, Odén A, Bech-Hanssen O: Preoperative moderate to severe diastolic dysfunction: a novel Doppler echocardiographic long-term prognostic factor in patients with severe aortic stenosis. *J Thorac Cardiovasc Surg* 2005; 129:890-896.

62. Nagueh M, Sherif F, Middleton KJ, Kopelen HA, Zoghbi WA, Quiñones MA: Doppler tissue imaging: a noninvasive technique for evaluation of left ventricular relaxation and estimation of filling pressures. *J Am Coll Cardiol* 1997; 30:1527-1533.

63. Ommen SR, et al: Clinical utility of Doppler echocardiography and tissue Doppler imaging in the estimation of left ventricular filling pressures a comparative simultaneous Doppler-catheterization study. *Circulation* 2000; 102:1788-1794.

64. Maurer MS, Spevack D, Burkhoff D, Kronzon I: Diastolic dysfunction: can it be diagnosed by Doppler echocardiography? *J Am Coll Cardiol* 2004; 44:1543-1549.

65. Agricola E, Oppizzi M, Pisani M, Margonato A: Stress echocardiography in heart failure. *Cardiovasc Ultrasound* 2004; 2:11.

66. Amato MC, Moffa PJ, Werner KE, Ramires JA: Treatment decision in asymptomatic aortic valve stenosis: role of exercise testing. *Heart Br Card Soc* 2001; 86:381-386.

67. Das P, Rimington H, Chambers J: Exercise testing to stratify risk in aortic stenosis. *Eur Heart J* 2005; 26:1309-1313.

68. deFilippi CR, Willett DL, Brickner ME, et al: Usefulness of dobutamine echocardiography in distinguishing severe from nonsevere valvular aortic stenosis in patients with depressed left ventricular function and low transvalvular gradients. *Am J Cardiol* 1995; 75:191-194.

69. Monin J-L, Quéré JP, Monchi M, et al: Low-gradient aortic stenosis: operative risk stratification and predictors for long-term outcome: a multicenter study using dobutamine stress hemodynamics. *Circulation* 2003; 108, 319-324.

70. Nishimura RA, Carabello BA: Hemodynamics in the cardiac catheterization laboratory of the 21st century. *Circulation* 2012; 125:2138-2150.

71. Saikrishnan N, Kumar G, Sawaya FJ, Lerakis S, Yoganathan AP: Accurate assessment of aortic stenosis a review of diagnostic modalities and hemodynamics. *Circulation* 2014; 129:244-253.

72. Melina G, Scott MJ, Cunanan CM, Rubens MB, Yacoub MH: In-vitro verification of the electron beam tomography method for measurement of heart valve calcification. *J Heart Valve Dis* 2002; 11:402-407; discussion 408.

73. Alkadhi H, Wildermuth S, Plass A, et al: Aortic stenosis: comparative evaluation of 16-detector row CT and echocardiography. *Radiology* 2006; 240:47-55.

74. Shah RG, Novaro GM, Blandon RJ, et al: Aortic valve area: meta-analysis of diagnostic performance of multi-detector computed tomography for aortic valve area measurements as compared to transthoracic echocardiography. *Int J Cardiovasc Imaging* 2009; 25:601-609.

75. Delgado V, Ng AC, van de Veire NR, et al: Transcatheter aortic valve implantation: role of multi-detector row computed tomography to evaluate prosthesis positioning and deployment in relation to valve function. *Eur Heart J* 2010; 31:1114-1123.

76. Cawley PJ, Maki JH, Otto CM: Cardiovascular magnetic resonance imaging for valvular heart disease: technique and validation. *Circulation* 2009; 119:468-478.

77. Cranney GB, Lotan CS, Dean L, et al: Left ventricular volume measurement using cardiac axis nuclear magnetic resonance imaging. Validation by calibrated ventricular angiography. *Circulation* 1990; 82:154-163.

78. Caruthers SD, Lin SJ, Brown P, et al: Practical value of cardiac magnetic resonance imaging for clinical quantification of aortic valve stenosis: comparison with echocardiography. *Circulation* 2003; 108:2236-2243.

79. John AS, Dill T, Brandt RR, et al: Magnetic resonance to assess the aortic valve area in aortic stenosis: how does it compare to current diagnostic standards? *J Am Coll Cardiol* 2003; 42:519-526.

80. Beyerbacht HP, Lamb HJ, van Der Laarse A, et al: Aortic valve replacement in patients with aortic valve stenosis improves myocardial metabolism and diastolic function. *Radiology* 2001; 219:637-643.

81. Cowell SJ, Newby DE, Prescott RJ, et al: A randomized trial of intensive lipid-lowering therapy in calcific aortic stenosis. *N Engl J Med* 2005; 352:2389-2397.

82. Rossebø AB, Pedersen TR, Boman K, et al: Intensive lipid lowering with simvastatin and ezetimibe in aortic stenosis. *N Engl J Med* 2008; 359: 1343-1356.

83. Chan KL, Teo K, Dumesnil JG, Ni A, Tam J: Effect of lipid lowering with rosuvastatin on progression of aortic stenosis: results of the aortic stenosis progression observation: Measuring effects of rosuvastatin (Astronomer) trial. *Circulation* 2010; 121:306-314.

84. Moura LM, Ramos SF, Zamorano JL, et al: Rosuvastatin affecting aortic valve endothelium to slow the progression of aortic stenosis. *J Am Coll Cardiol* 2007; 49:554-561.

85. Wilson W, Taubert KA, Gewitz M, et al: Prevention of infective endocarditis: guidelines from the American Heart Association: a guideline from the American Heart Association Rheumatic Fever, Endocarditis, and Kawasaki Disease Committee, Council on Cardiovascular Disease in the Young, and the Council on Clinical Cardiology, Council on Cardiovascular Surgery and Anesthesia, and the Quality of Care and Outcomes Research Interdisciplinary Working Group. *Circulation* 2007; 116:1736-1754.

86. Khot UN, Novaro GM, Popović ZB, et al: Nitroprusside in critically ill patients with left ventricular dysfunction and aortic stenosis. *N Engl J Med* 2003; 348:1756-1763.

87. Gillinov AM, Lytle BW, Hoang V, et al: The atherosclerotic aorta at aortic valve replacement: surgical strategies and results. *J Thorac Cardiovasc Surg* 2000; 120:957-963.

88. Blais C, Dumesnil JG, Baillot R, et al: Impact of valve prosthesis-patient mismatch on short-term mortality after aortic valve replacement. *Circulation* 2003; 108:983-988.

89. Johnston DR, Soltesz EG, Vakil N, et al: Long-term durability of bioprosthetic aortic valves: implications from 12,569 implants. *Ann Thorac Surg* 2015; 99:1239-1247.

90. Kapadia SR, Leon MB, Makkar RR, et al: 5-year outcomes of transcatheter aortic valve replacement compared with standard treatment for patients with inoperable aortic stenosis (PARTNER 1): a randomised controlled trial. *Lancet* 2015. doi:10.1016/S0140-6736(15)60290-2.

91. Mack MJ, Leon MB, Smith CR, et al: 5-year outcomes of transcatheter aortic valve replacement or surgical aortic valve replacement for high surgical risk patients with aortic stenosis (PARTNER 1): a randomised controlled trial. *Lancet* 2015. doi:10.1016/S0140-6736(15)60308-7.

92. Svensson LG, Blackstone EH, Rajeswaran J, et al: Comprehensive analysis of mortality among patients undergoing TAVR: results of the PARTNER trial. *J Am Coll Cardiol* 2014; 64:158-168.

93. Leon MB, Smith CR, Mack M, et al: Transcatheter aortic-valve implantation for aortic stenosis in patients who cannot undergo surgery. *N Engl J Med* 2010; 363:1597-1607.

94. Otto CM, Mickel MC, Kennedy JW, et al: Three-year outcome after balloon aortic valvuloplasty. Insights into prognosis of valvular aortic stenosis. *Circulation* 1994; 89:642-650.

95. Ben-Dor I, Pichard AD, Satler LF, et al: Complications and outcome of balloon aortic valvuloplasty in high-risk or inoperable patients. *JACC Cardiovasc Interv* 2010; 3:1150-1156.

96. Ben-Dor I, Maluenda G, Dvir D, et al: Balloon aortic valvuloplasty for severe aortic stenosis as a bridge to transcatheter/surgical aortic valve replacement. *Catheter Cardiovasc Interv* 2013; 82:632-637.

97. Rosenhek R, Binder T, Porenta G, et al: Predictors of outcome in severe, asymptomatic aortic stenosis. *N Engl J Med* 2000; 343:611-617.

98. Pai RG, Kapoor N, Bansal RC, Varadarajan P: Malignant natural history of asymptomatic severe aortic stenosis: benefit of aortic valve replacement. *Ann Thorac Surg* 2006; 82:2116-2122.

99. Varadarajan P, Kapoor N, Bansal RC, Pai RG: Survival in elderly patients with severe aortic stenosis is dramatically improved by aortic valve replacement: results from a cohort of 277 patients aged > or =80 years. *Eur J Cardio-Thorac Surg Off J Eur Assoc Cardio-Thorac Surg* 2006; 30:722-727.

100. Orsinell DA, Aurigemma GP, Battista S, Krendel S, Gaasch WH: Left ventricular hypertrophy and mortality after aortic valve replacement for

aortic stenosisA high risk subgroup identified by preoperative relation wall thickness. *J Am Coll Cardiol* 1993; 22:1679-1683.

101. Mehta RH, Bruckman D, Das S, et al: Implications of increased left ventricular mass index on in-hospital outcomes in patients undergoing aortic valve surgery. *J Thorac Cardiovasc Surg* 2001; 122:919-928.

102. Fuster RG, Argudo JA, Albarova OG, et al: Left ventricular mass index in aortic valve surgery: a new index for early valve replacement? *Eur J Cardiothorac Surg* 2003; 23:696-702.

103. Duncan AI, Lowe BS, Garcia MJ, et al: Influence of concentric left ventricular remodeling on early mortality after aortic valve replacement. *Ann Thorac Surg* 2008; 85:2030-2039.

104. Cioffi G, Faggiano P, Vizzardi E, et al: Prognostic effect of inappropriately high left ventricular mass in asymptomatic severe aortic stenosis. *Heart Br Card Soc* 2011; 97:301-307.

105. Lancellotti P, Magne J, Donal E, et al: Clinical outcome in asymptomatic severe aortic stenosis: insights from the new proposed aortic stenosis grading classification. *J Am Coll Cardiol* 2012; 59:235-243.

106. Kang D-H, Park SJ, Rim JH, et al: Early surgery versus conventional treatment in asymptomatic very severe aortic stenosis. *Circulation* 2010; 121:1502-1509.

107. Brown ML, Pellikka PA, Schaff HV, et al: The benefits of early valve replacement in asymptomatic patients with severe aortic stenosis. *J Thorac Cardiovasc Surg* 2008; 135:308-315.

108. Birkmeyer JD, Stukel TA, Siewers AE, et al: Surgeon volume and operative mortality in the United States. *N Engl J Med* 2003; 349:2117-2127.

109. Carabello BA: Progress in mitral and aortic regurgitation. *Prog Cardiovasc Dis* 2001; 43:457-475.

110. Maurer G: Aortic regurgitation. *Heart Br Card Soc* 2006; 92:994-1000.

111. Tonnemacher D, Reid C, Kawanishi D, et al: Frequency of myxomatous degeneration of the aortic valve as a cause of isolated aortic regurgitation severe enough to warrant aortic valve replacement. *Am J Cardiol* 1987; 60:1194-1196.

112. Carter JB, Sethi S, Lee GB, Edwards JE: Prolapse of semilunar cusps as causes of aortic insufficiency. *Circulation* 1971; 43:922-932.

113. Emanuel R, Ng RA, Marcomichelakis J, et al: Formes frustes of Marfan's syndrome presenting with severe aortic regurgitation. Clinicogenetic study of 18 families. *Br Heart J* 1977; 39:190-197.

114. Heppner RL, Babitt HI, Bianchine JW, Warbasse JR: Aortic regurgitation and aneurysm of sinus of Valsalva associated with osteogenesis imperfecta. *Am J Cardiol* 1973; 31:654-657.

115. Roberts WC: Aortic dissection: anatomy, consequences, and causes. *Am Heart J* 1981; 101:195-214.

116. Roldan CA: Valvular disease associated with systemic illness. *Cardiol Clin* 1998; 16:531-550.

117. Roldan CA, Chavez J, Wiest PW, Qualls CR, Crawford MH: Aortic root disease and valve disease associated with ankylosing spondylitis. *J Am Coll Cardiol* 1998; 32:1397-1404.

118. Roberts WC, Ko JM, Moore TR, Jones WH: Causes of pure aortic regurgitation in patients having isolated aortic valve replacement at a single US tertiary hospital (1993 to 2005). *Circulation* 2006; 114:422-429.

119. Rahimtoola SH: Recognition and management of acute aortic regurgitation. *Heart Dis Stroke J Prim Care Physicians* 1993; 2:217-221.

120. Reimold SC, Maier SE, Fleischmann KE, et al: Dynamic nature of the aortic regurgitant orifice area during diastole in patients with chronic aortic regurgitation. *Circulation* 1994; 89:2085-2092.

121. Grossman W, Jones D, McLaurin LP: Wall stress and patterns of hypertrophy in the human left ventricle. *J Clin Invest* 1975; 56:56-64.

122. Slørdahl SA, Piene H: Haemodynamic effects of arterial compliance, total peripheral resistance, and glyceryl trinitrate on regurgitant volume in aortic regurgitation. *Cardiovasc Res* 1991; 25:869-874.

123. Gaasch WH: Left ventricular radius to wall thickness ratio. *Am J Cardiol* 1979; 43:1189-1194.

124. Ross J: Afterload mismatch in aortic and mitral valve disease: implications for surgical therapy. *J Am Coll Cardiol* 1985; 5:811-826.

125. DeGowin RL, DeGowin EL, Brown DD, Christensen J: *Degowin & Degowin's Diagnostic Examination*. Mcgraw-Hill, 1994.

126. Otto CM, Bonow RO: *Valvular Heart Disease: A Companion to Braunwald's Heart Disease*. Elsevier Health Sciences, 2009.

127. Scognamiglio R, Fasoli G, Bruni A, Dalla-Volta S: Observations on the capability of the electrocardiogram to detect left ventricular function in chronic severe aortic regurgitation. *Eur Heart J* 1988; 9:54-60.

128. Schamroth L, Schamroth CL, Sareli P, Hummel D: Electrocardiographic differentiation of the causes of left ventricular diastolic overload. *Chest* 1986; 89:95-99.

129. Aurigemma G, Whitfield S, Sweeney A, Fox M, Weiner B: Color Doppler mapping of aortic regurgitation in aortic stenosis: comparison with angiography. *Cardiology* 1992; 81:251-257.

130. Bouchard A, Yock P, Schiller NB, et al: Value of color Doppler estimation of regurgitant volume in patients with chronic aortic insufficiency. *Am Heart J* 1989; 117:1099-1105.

131. Enriquez-Sarano M, Bailey KR, Seward JB, et al: Quantitative Doppler assessment of valvular regurgitation. *Circulation* 1993; 87:841-848.

132. Perry GJ, Helmcke F, Nanda NC, Byard C, Soto B: Evaluation of aortic insufficiency by Doppler color flow mapping. *J Am Coll Cardiol* 1987; 9:952-959.

133. Chia BL: Mitral valve fluttering in aortic insufficiency. *J Clin Ultrasound JCU* 1981; 9:198-200.

134. LaBounty TM, Glasofer S, Devereuxet RB, et al: Comparison of cardiac computed tomographic angiography to transesophageal echocardiography for evaluation of patients with native valvular heart disease. *Am J Cardiol* 2009; 104:1421-1428.

135. Feuchtner GM, Dichtl W, Mülleret S, et al: 64-MDCT for diagnosis of aortic regurgitation in patients referred to CT coronary angiography. *AJR Am J Roentgenol* 2008; 191:W1-7.

136. Feuchtner GM, Dichtl W, Schachneret T, et al: Diagnostic performance of MDCT for detecting aortic valve regurgitation. *AJR Am J Roentgenol* 2006; 186:1676-1681.

137. Jassal DS, Shapiro MD, Neilanet TG, et al: 64-slice multidetector computed tomography (MDCT) for detection of aortic regurgitation and quantification of severity. *Invest Radiol* 2007; 42:507-512.

138. Benjelloun H, Cranney GB, Kirket KA, et al: Interstudy reproducibility of biplane cine nuclear magnetic resonance measurements of left ventricular function. *Am J Cardiol* 1991; 67:1413-1420.

139. Dulce MC, Mostbeck GH, O'Sullivan M, et al: Severity of aortic regurgitation: interstudy reproducibility of measurements with velocity-encoded cine MR imaging. *Radiology* 1992; 185:235-240.

140. Kari FA, Siepe M, Sievers H-H, Beyersdorf F: Repair of the regurgitant bicuspid or tricuspid aortic valve: background, principles, and outcomes. *Circulation* 2013; 128:854-863.

141. De Meester C, Pasquet A, Gerber BL, et al: Valve repair improves the outcome of surgery for chronic severe aortic regurgitation: a propensity score analysis. *J Thorac Cardiovasc Surg* 2014; 148:1913-1920.

142. David TE, Feindel CM: An aortic valve-sparing operation for patients with aortic incompetence and aneurysm of the ascending aorta. *J Thorac Cardiovasc Surg* 1992; 103:617-621; discussion 622.

143. Svensson LG, Cooper M, Batizy LH, Nowicki ER: Simplified David reimplantation with reduction of anular size and creation of artificial sinuses. *Ann Thorac Surg* 2010; 89:1443-1447.

144. Bonow RO, Lakatos E, Maron BJ, Epstein SE: Serial long-term assessment of the natural history of asymptomatic patients with chronic aortic regurgitation and normal left ventricular systolic function. *Circulation* 1991; 84:1625-1635.

145. Ishii K, Hirota Y, Suwa M, et al: Natural history and left ventricular response in chronic aortic regurgitation. *Am J Cardiol* 1996; 78:357-361.

146. Tornos MP, Olona M, Permanyer-Miralda G, et al: Clinical outcome of severe asymptomatic chronic aortic regurgitation: a long-term prospective follow-up study. *Am Heart J* 1995; 130:333-339.

147. Boucher CA, Bingham JB, Osbakken MD, et al: Early changes in left ventricular size and function after correction of left ventricular volume overload. *Am J Cardiol* 1981; 47:991-1004.

148. Bonow RO, Dodd JT, Maron BJ, et al: Long-term serial changes in left ventricular function and reversal of ventricular dilatation after valve replacement for chronic aortic regurgitation. *Circulation* 1988; 78:1108-1120.

149. Bonow RO, Rosing DR, Maronet BJ, et al: Reversal of left ventricular dysfunction after aortic valve replacement for chronic aortic regurgitation: influence of duration of preoperative left ventricular dysfunction. *Circulation* 1984; 70:570-579.

150. Borer JS, Herrold EM, Hochreiteret C, et al: Natural history of left ventricular performance at rest and during exercise after aortic valve replacement for aortic regurgitation. *Circulation* 1991; 84:III133-139.

151. Borer JS, Rosing DR, Kent KM, et al: Left ventricular function at rest and during exercise after aortic valve replacement in patients with aortic regurgitation. *Am J Cardiol* 1979; 44:1297-1305.

152. Carabello BA, Usher BW, Hendrix GH, et al: Predictors of outcome for aortic valve replacement in patients with aortic regurgitation and left ventricular dysfunction: a change in the measuring stick. *J Am Coll Cardiol* 1987; 10:991-997.

153. Carroll JD, Gaasch WH, Zile MR, Levine HJ: Serial changes in left ventricular function after correction of chronic aortic regurgitation. Dependence on early changes in preload and subsequent regression of hypertrophy. *Am J Cardiol* 1983; 51:476-482.

154. Clark DG, McAnulty JH, Rahimtoola SH: Valve replacement in aortic insufficiency with left ventricular dysfunction. *Circulation* 1980; 61:411-421.

155. Fioretti P, Roelandt J, Sclavo M, et al: Postoperative regression of left ventricular dimensions in aortic insufficiency: a long-term echocardiographic study. *J Am Coll Cardiol* 1985; 5:856-861.

156. Gaasch WH, Andrias CW, Levine HJ: Chronic aortic regurgitation: the effect of aortic valve replacement on left ventricular volume, mass and function. *Circulation* 1978; 58:825-836.

157. Schwarz F, Flameng W, Langebartelset F, et al: Impaired left ventricular function in chronic aortic valve disease: survival and function after replacement by Björk-Shiley prosthesis. *Circulation* 1979; 60:48-58.

158. Taniguchi K, Nakano S, Hirose H, et al: Preoperative left ventricular function: minimal requirement for successful late results of valve replacement for aortic regurgitation. *J Am Coll Cardiol* 1987; 10:510-518.

159. Toussaint C, Cribier A, Cazor JL, Soyer R, Letac B: Hemodynamic and angiographic evaluation of aortic regurgitation 8 and 27 months after aortic valve replacement. *Circulation* 1981; 64:456-463.

160. Schuler G, Peterson KL, Johnson AD, et al: Serial noninvasive assessment of left ventricular hypertrophy and function after surgical correction of aortic regurgitation. *Am J Cardiol* 1979; 44:585-594.

161. Fujiwara T, Nogami A, Masaki H, et al: Coronary flow characteristics of left coronary artery in aortic regurgitation before and after aortic valve replacement. *Ann Thorac Surg* 1988; 46:79-84.

162. Gaasch WH, Carroll JD, Levine HJ, Criscitiello MG: Chronic aortic regurgitation: prognostic value of left ventricular end-systolic dimension and end-diastolic radius/thickness ratio. *J Am Coll Cardiol* 1983; 1:775-782.

163. Kumpuris AG, Quinones MA, Waggoner AD, et al: Importance of preoperative hypertrophy, wall stress and end-systolic dimension as echocardiographic predictors of normalization of left ventricular dilatation after valve replacement in chronic aortic insufficiency. *Am J Cardiol* 1982; 49:1091-1100.

164. Bonow RO, Picone AL, McIntosh CL, et al: Survival and functional results after valve replacement for aortic regurgitation from 1976 to 1983: impact of preoperative left ventricular function. *Circulation* 1985; 72:1244-1256.

165. Fioretti P, Roelandt J, Bos RJ, et al: Echocardiography in chronic aortic insufficiency. Is valve replacement too late when left ventricular end-systolic dimension reaches 55 mm? *Circulation* 1983; 67:216-221.

166. Michel PL, Lung B, Abou JS, et al: The effect of left ventricular systolic function on long term survival in mitral and aortic regurgitation. *J Heart Valve Dis* 1995; 4(Suppl 2):S160-168; discussion S168-169.

167. Stone PH, Clark RD, Goldschlager N, Selzer A, Cohn K: Determinants of prognosis of patients with aortic regurgitation who undergo aortic valve replacement. *J Am Coll Cardiol* 1984; 3:1118-1126.

168. Borer JS, Hochreiter C, Herrold EM, et al: Prediction of indications for valve replacement among asymptomatic or minimally symptomatic patients with chronic aortic regurgitation and normal left ventricular performance. *Circulation* 1998; 97:525-534.

169. Scognamiglio R, Rahimtoola SH, Fasoli G, Nistri S, Dalla Volta S: Nifedipine in asymptomatic patients with severe aortic regurgitation and normal left ventricular function. *N Engl J Med* 1994; 331:689-694.

170. Siemienczuk D, Greenberg B, Morris C, et al: Chronic aortic insufficiency: factors associated with progression to aortic valve replacement. *Ann Intern Med* 1989; 110:587-592.

171. Tarasoutchi F, Grinberg M, Spinaet GS, et al: Ten-year clinical laboratory follow-up after application of a symptom-based therapeutic strategy to patients with severe chronic aortic regurgitation of predominant rheumatic etiology. *J Am Coll Cardiol* 2003; 41:1316-1324.

172. Chaliki HP, Mohty D, Avierinos JF, et al: Outcomes after aortic valve replacement in patients with severe aortic regurgitation and markedly reduced left ventricular function. *Circulation* 2002; 106:2687-2693.

173. Shen WF, Roubin GS, Choong CY, et al: Evaluation of relationship between myocardial contractile state and left ventricular function in patients with aortic regurgitation. *Circulation* 1985; 71:31-38.

174. Greenberg B, Massie B, Bristow JD, et al: Long-term vasodilator therapy of chronic aortic insufficiency. A randomized double-blinded, placebo-controlled clinical trial. *Circulation* 1988; 78:92-103.

175. Kawanishi DT, McKay CR, Chandraratna PA, et al: Cardiovascular response to dynamic exercise in patients with chronic symptomatic mild-to-moderate and severe aortic regurgitation. *Circulation* 1986; 73: 62-72.

第27章 主动脉瓣机械瓣置换术

Robert W. Emery • Rochus K. Voeller • Robert J. Emery

早在 1931 年，Paul Dudley White 就曾断言："主动脉瓣狭窄是无法药物根治的"。时至今日，主动脉瓣狭窄的内科治疗依然没有突破性进展[1]。相反，患者可能在同时合并主动脉瓣关闭不全的状况下长期存活，而随着心室的扩张，患者病情呈现进行性的恶化，因此需要尽早手术治疗[2]。体外循环技术的出现使得主动脉瓣疾病的外科治疗成为可能。自此，富有发明创新能力的心血管外科医生们开始发明出各种人工主动脉瓣膜进行瓣膜替代治疗。在随后的 60 年里[3]，能够用于临床的主动脉瓣膜的类型不断增加。目前可用的主动脉瓣替代物包括：机械瓣膜、带支架的生物瓣膜和无支架生物瓣膜、人类同种异体瓣膜移植物（单独的瓣膜移植及包含主动脉根部移植）以及应用自体肺动脉瓣行主动脉瓣膜置换（Ross 手术）。最近，创新型的手术方法，经动脉/心尖主动脉瓣置换术（transarterial/apical aortic valve replacement, TAVR）已在欧洲和北美获得批准，中期结果可接受[4]。同时，新型无缝合生物人工瓣膜的应用结果也正在汇总[5]。本章节主要阐述应用机械瓣进行主动脉瓣膜置换的手术。

历史

1952 年，Hufnagd 将笼球瓣植入胸主动脉来治疗主动脉瓣关闭不全[6]。体外循环技术出现以后，主动脉瓣置换也进行了多种方法的尝试，包括利用聚乙烯醇补片缝合于主动脉瓣环上，作为单个瓣叶的置换或者将其缝合于瓣环上做成二瓣化[7]。但是，即使手术成功了，这些瓣膜也很容易出现钙化，使用寿命很短。不久以后，外科先驱 Starr、Braunwald 及 Hawkin 等开始进行原位主动脉瓣置换。此后 10 多年，第一代人工主动脉瓣膜——笼球瓣成为了治疗主动脉瓣关闭不全的标准人工瓣膜（图 27-1）。很多笼球瓣使用年限长达 40 年之久[8,9]。随后笼球瓣被进行了多方面的改良，包括：球体由硅胶材料改为合金材料；改良笼体的形状；缩小球形封堵器的体积；缝合环及笼的表面加用涂层以及对缝合环本身的改良。然而，无论如何改进，各种类型的笼球瓣都需要高强度的抗凝治疗配合[10]。另外，此类瓣膜的血流动力学受到三个潜在因素的影响，这些因素决定了流出道是否会发生梗阻，包括：缝合环的大小（瓣孔区域的有效面积）；升主动脉壁与笼的距离（尤其是那些主动脉根部细小的患者）；远离组织瓣环的球体本身阻塞流出道。而且，血液的流出模式也会出现异常（图 27-2）。这些问题促进了

下一代主动脉瓣机械瓣膜（倾斜型碟瓣）的研发。诸如 Bjork、Hall、Kaster 以及 Lillehei 等创新者研发了 3 种类型的倾斜型碟瓣，它们成为第二代人工主动脉瓣膜并且在 1968 年到 1980 年间成为最常应用的人工主动脉瓣膜。这些瓣膜更低的高度简化了外科植入的手术过程（图 27-3）。倾斜型碟瓣的问题包括：较小的开口导致的血液淤滞和涡流形成（图 27-2）、瓣叶的黏着和血栓形成，尽管远期预后尚可，但是瓣叶黏着和血栓形成仍导致 Bjork 瓣终止使用[11]。Lillehei-Kaster 人工瓣改进后推出了 Omniscience 瓣。Medtronic Hall 瓣作为第三代倾斜型碟瓣现在已经停止使用了（图 27-4A）。

Kalke 和 Lillehei 发展了第一代的刚性双叶瓣，但是它的临床应用很有限。1977 年 St. Jude Medical（SJM）瓣得以发展并被 Nicoloff 和他的同事进行临床应用（图 27-4C）[3,12,13]。在接下来的几十年里，在美国以及世界上众多其他地区双叶瓣膜的飞速发展和应用几乎替代了其他任何种类的人工主动脉瓣膜。SJM 瓣显示出低主动脉瓣跨瓣压差、反流量非常微小以及低血栓栓塞发生率的特点[12,14]。虽然仍然需要抗凝治疗，但是相对于其他类型的瓣膜，剂量已经显著降低[15]。由于双叶主动脉瓣膜体积非常小以及对瓣膜开口的朝向要求不高，使外科植入的过程更加简化。在 SJM 瓣出现之后，一些其他的第三代双叶瓣膜也纷纷出现，其中包括 Sulzer Carbomedics 瓣（Sorin S. p. A., Milan, Italy）（图 27-4B）、ATS Medical 瓣（Medtronic, Minneapolis, MN）（图 27-4D），以及 On-X 瓣（On-X Life Technologies, Inc. Austen, TX）（图 27-4E）。自从双叶瓣膜开始应用，在

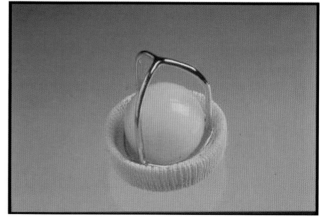

图 27-1 笼球瓣原型模型，早期 Starr-Edwards 模型

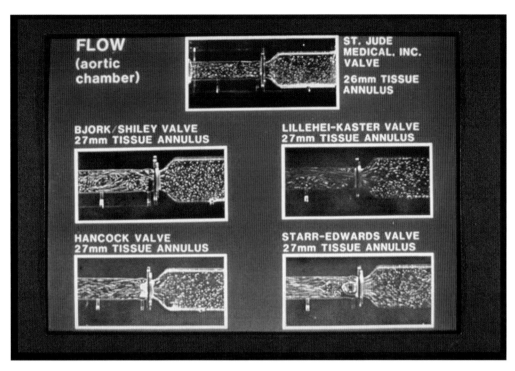

图 27-2 应用 Weiting CBA-77-03 带有高速摄影和树脂微粒搏动模拟机显示人工机械瓣膜血流模式。相对于与其他临床应用的人工瓣膜,仪器显示主动脉双叶机械瓣膜显示的是层流。左下角所示双叶机械瓣和人体瓣膜的血流模式相似。倾斜型碟瓣显示了其半中心血流,瓣口血流的淤滞性和远端涡流的形成。笼球瓣证实了球体上方血流淤滞和围绕球体的涡流形成。从图中注意到球体是阻挡流出道的,正如球笼的近端阻挡流出道的侧壁一样(Reproduced with permission from Emery RW, Nicoloff DM: The St. Jude Medical cardiac valve prosthesis: In vitro studies. *J Thorac Cardiovasc Surg.* 1979 Aug; 78(2): 269-276.)

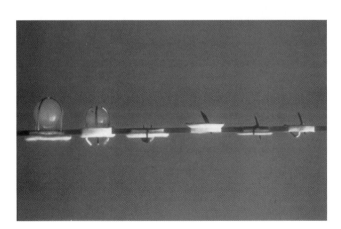

图 27-3 低瓣架结构的机械瓣膜简化了外科手术操作。低瓣架结构特点最显著的是双叶机械瓣,与倾斜型碟瓣的主要开口必须朝向主动脉的大弯侧相比,瓣叶的开口方向通常没有必须的朝向

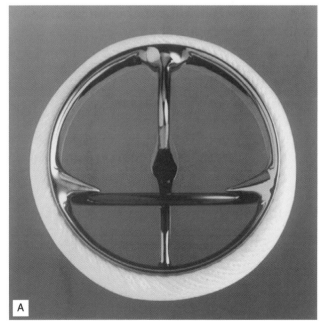

图 27-4A 美敦力 Hall 瓣膜

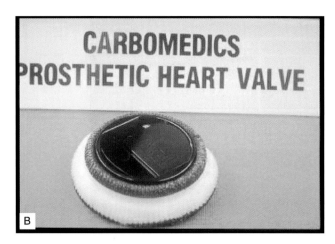

图 27-4B　Carbomedics Top Hat 双叶机械瓣膜

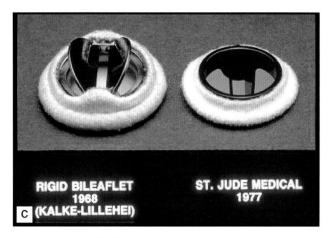

图 27-4C　原创的 Kalke-Lillehei 双叶机械瓣和十年之后出现的 St. Jude Medical 双叶机械瓣

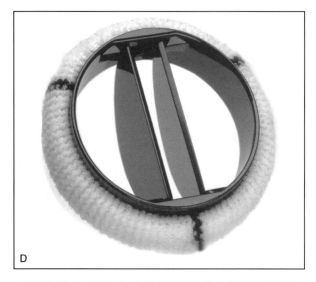

图 27-4D　ATS Medical 双叶机械瓣膜。从图中可以注意到其开放的瓣轴设计,它能保持瓣叶被插入其中

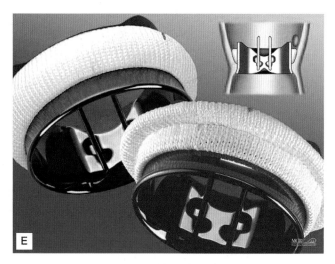

图 27-4E　On-X 双叶机械瓣膜。从图中可以注意到瓣膜流入部分的凸缘是位于左心室流出道内的

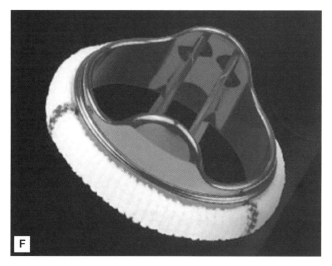

图 27-4F　St. Jude Medical Regent 双叶机械瓣膜

全球有超过 200 万患者置换了该类瓣膜,并有大量相关文献报道。它使外科医师在主动脉瓣置换时更加自信,同时随之而来的抗凝治疗指南的更新使得机械瓣膜置换术后患者抗凝治疗的剂量随着不同时代的人工主动脉瓣膜而逐渐下降[15,16]。

在过去的 25 年间,双叶瓣的设计和结构都得以改进。ATS Medical 瓣将其他双叶瓣原有的"兔耳"状枢轴加以改变,合并成了一个突出且开放的枢轴,从而使瓣膜的活动部分可以受到血流的全方位冲洗,也使瓣膜关闭时更加安静[17,18]。SJM 瓣对缝合环进行改进(SJM HP),从而使得 SJM 瓣与 ATS Medical 的 AP 设计一样,对于任何确定的组织环,都允许一个更大尺寸的瓣膜植入。Sulzer Carbomedics 瓣的缝合环做了改进,以便于人工瓣膜能够在瓣环上方的位置植入,"坐"在瓣环上(其形状近似"草帽"状)。On-X 瓣整合了热解碳技术,使用更纯净、更有弹力的包覆结构,使阀体流出部位突出,模仿了正常的流出模式。

SJM Regent 瓣(图 27-4F)是双叶瓣设计的最新进展。这种瓣膜不仅改变了缝合环,而且重新定义了瓣膜的外部结构,增加了有效开口面积。因此对任意给定直径的瓣环都可以植入较大直径的人工瓣膜。这款人工瓣膜第一次做到了针对任何瓣环直径的机械瓣膜置换都可以使左心室质量恢复[19,20]。Regent 瓣是固定在瓣环之上，只有枢轴凸向瓣环[21]。

尽管采用主动脉瓣位的机械瓣膜在设计和性能上取得了进步，但在过去十年中，它的使用还是有所减少。这是由于主动脉瓣位的生物瓣膜使用寿命提高，并且 TAVR 技术的引入，以及 TAVR 采用瓣中瓣技术特点会降低生物瓣膜毁损率的理论潜力等因素的影响。然而，更重要的是，患者和医生都对长期使用华法林进行持续抗凝有顾虑，而这在使用机械主动脉瓣的患者是必不可少的。

患者的选择

从治疗方法的选择上讲，主动脉瓣的机械瓣膜置换并非适用于所有的患者。一些前瞻性随机临床研究表明机械瓣膜置换者和生物瓣膜置换者的生存率没有区别，甚至不同类型机械瓣膜置换患者的生存率也没有差异[22-27]。但是这些随访年限低于 15 年。相反，在其他非随机研究中对患者进行了更长时间的随访，机械瓣膜置换患者比生物瓣膜置换患者在瓣膜相关事件免除率以及再次手术免除率上都更有优势[11,28]。

最近一些文献报道双叶机械瓣膜置换患者的生存率有所改善，这很可能与抗凝治疗方案的改善和患者随访时间的延长有关[29,30]。重要的是即使在老年患者中，机械瓣膜置换患者的生活质量也与生物瓣膜置换患者相似[30]。

尽管机械瓣膜的有效瓣口面积增加和瓣膜本身的耐久性的优势非常显著，但是抗凝所带来的问题仍旧存在。那些不能坚持长期服药、治疗依从性差或者不能规范服药的患者与那些有危险生活方式和不良生活习惯的患者[31]，都不能很好地进行长期的抗凝治疗。而那些有着更高教育背景、周边医疗条件好、对定期检测抗凝有良好依从性的固定人群以及有低栓塞因素的患者是主动脉瓣机械瓣膜置换的理想对象[32]。

家庭抗凝监测已成为欧洲管理国际标准化比值（international normalized ratios，INR）的重要辅助手段，但不幸的是，在北美较少使用。

无论初次换瓣应用的哪种瓣膜，由于再次换瓣手术存在巨大的危险性，再次手术时都推荐使用机械瓣膜[33,34]。一些研究报道了生物瓣膜衰败后再次手术的死亡率低，但是如果瓣膜衰败突然发生就会导致更大的危险[35]。那些需要再次进行联合手术[33,36]或者之前有过冠脉旁路移植手术史的患者的手术危险性更高。

根据 Akins 和他同事的数据，许多外科医生将年龄超过 70岁作为主动脉瓣生物瓣膜置换的指征[33]。由于机械瓣膜的耐久性，低于 60 岁的患者往往选择机械瓣膜置换[37]。而对于年龄在 60~70 岁之间的患者，选择合适的瓣膜则需要综合考虑多种因素[38,39]。

手术技术

人工机械瓣膜的植入在之前已经描述过并且是容易完成的[14]。但是对于型号大的人工主动脉瓣膜，尤其遇到主动脉

根部较小时，可能难以植入。在这种情况下，"螺旋形主动脉切开术"被用来暴露主动脉根部并显露瓣环。尽管型号较小的人工双叶瓣膜的植入会相对容易一些，但是在主动脉根部细小的时候仍然会遇到困难。如果采用倾斜型碟瓣，有必要将主要流出口的方向与主动脉大弯的方向调整为一致。由于人工双叶瓣膜是最常用到的，所以以主动脉瓣膜置换的手术技术是参照人工双叶机械瓣置换方式进行如下描述：患者仰卧位，胸骨正中切口，良好暴露心包。有报道在股动脉插管的情况下右前外胸壁切口入路也是一个可以替代的方法。对于比较瘦的患者也可以行胸骨部分切开，在第 4 肋间形成胸骨的 T 形切口[40]。

这些技术对于植入型号合适或较小的人工主动脉瓣膜特别合适。术中行主动脉插管，同时行单根心房静脉插管。主动脉根部或直视下灌注停搏液并经右上肺静脉插入左心引流管入左心室，以保证术野无血。主动脉阻断后，在右冠状动脉上方约 1cm，稍稍高于窦管嵴（图 27-5）的位置横行切开主动脉。

切口延伸到整个主动脉圆周的 3/4，保留剩余的 1/4 不切开，此切口能对主动脉瓣膜和瓣环进行良好的显露。沿着瓣环切除主动脉瓣叶，完全剥离钙化灶。将钙化组织剥除干净会使瓣周漏的发生率降到最小，尤其是新一代有较薄缝合环的瓣膜，这样人工瓣膜就能够更好地与组织贴合。用带毡片的 Braided 2-0 缝线进行缝合。从无冠瓣交界处开始间断褥式缝合，进针的方向是从主动脉侧到心室侧（图 27-6）。也可以行单纯间断缝合。植入瓣膜之后，将缝线束平均分为两个部分，分别位于枢轴两侧，使枢轴与左右冠脉开口保持方向一致（图 27-7）。接下来，将每一束缝线分别打结固定到人工瓣膜缝合环上，人工瓣膜就得以固定了（图 27-8）。

首先将枢轴上的缝线打结，接着从左冠窦到右冠窦的中部。最后打结无冠窦缝线，将瓣膜恰当地固定在瓣环上。在主动脉根部较小，瓣膜不能够如上述方法进行良好固定的情况下，如果未固定在瓣环上的区域在无冠窦上方则可以采用主动脉外缝合技术避免瓣周漏。主动脉外缝合是用带毡片缝合针从主动脉外面进针缝到瓣膜缝合环上，然后打结固定。这样加固了人工瓣膜防止了瓣周漏，并且考虑到人工瓣膜瓣叶的结构

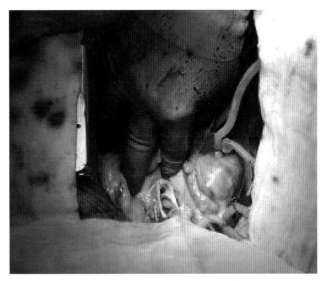

图 27-5　在窦管交界上方横向切开主动脉。病变的主动脉瓣显露良好且便于完整切除

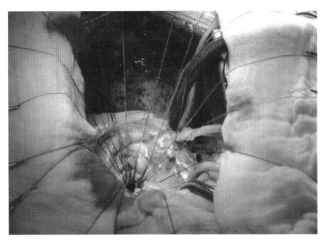

图 27-6 瓣环被多根 2-0 间断缝合的带垫片编织缝线环绕。瓣环显露良好且所有钙化组织均被剥除

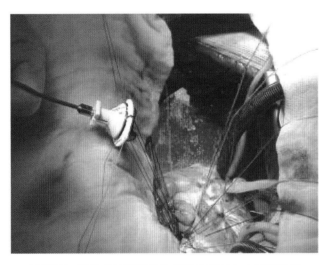

图 27-7 瓣轴的护耳部位的缝线分别与左右冠状动脉开口对齐

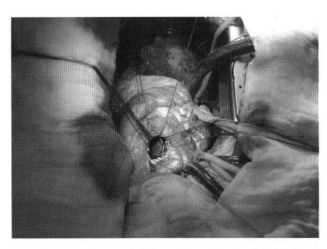

图 27-8 所有的缝线均穿过缝合环并且人工瓣膜已经降至瓣环平面,利用杠杆作用的原理轻压人工瓣膜缝合环,并牵拉缝合线使瓣膜坐落于适当的位置

特点,对瓣叶的开放和关闭不会造成影响。外科医师必须检查瓣叶的活动,同时确保冠状动脉开口没有被阻塞。主动脉切开处必须用双层聚丙烯缝线缝合,先行较深部位的褥式缝合,然后在较浅部位(相比第一层的褥式缝合稍浅的区域)连续缝合。升主动脉开放前,患者行头低脚高位,使心脏注满血液和停搏液,膨肺后开放主动脉阻断钳。心脏复苏、排气后,手术结束,患者被转移到重症监护室。术后第一天如果 8 小时内的胸管引流量低于 125mL 就可以拔除胸管。移除胸管之后,患者开始皮下注射肝素(5 000U,q8h)或者低分子肝素(1mg/kg,bid),同时开始华法林口服抗凝治疗。瓣膜置换手术多数可以在主动脉阻断时间 40 分钟内完成,体外循环时间大概是 1 小时,这就会使机体功能和血液本身的病理改变较少。

如果患者有冠脉旁路移植的指征,手术的顺序就要进行如下调整:首先切除病变瓣膜,完成静脉旁路或游离的动脉旁路远端吻合口缝合,然后替换瓣膜,缝合主动脉切口。完成旁路近端吻合,留下其中一个近端吻合口暂时不完全闭合,用于排气。再完成带蒂移植血管(乳内动脉)远端吻合。通过开放乳内动脉完成血流排气。手术完成。

抗凝疗法

机械瓣膜尤其是现今的瓣膜本身的耐久度以及功能都是毋庸置疑的[28,37,40-44]。抗凝治疗的过程才是关键所在,它决定瓣膜置换成功后的长期疗效。目前应用国际标准化比值(INR)来作为衡量抗凝治疗效果的指标[31,45]。由于 INR 过高带来的风险非常常见,所以抗凝治疗应当在拔除胸管之后缓慢开始[46]。当前对于抗凝规范的统计数据表明"一刀切"的抗凝治疗方案不利于获得较好的长期疗效[15,32,47]。Horstkotte 和他的同事发现,无论 INR 处在高值还是低值[48],并发症总是发生在 INR 值波动的时候,而在稳定时很少发生。

INR 的变化容易引起并发症,当 INR 上升时出血更常发生,而当 INR 下降时血栓栓塞更常发生,以上两种事件是抗凝相关的并发症的两个极端。机械瓣膜的使用并不是血栓栓塞的唯一危险因素[32,46]。表 27-1 列出的血栓栓塞的传统危险因素,这些危险因素使这类患者有发生血栓栓塞的倾向,因而此类患者本身就必须保证更高的 INR 值。相似地,表 27-2 中列出的血栓栓塞的非传统危险因素也使患者有栓塞的倾向[32,46-49]。Butchart 已经注意到患者存在的危险因素越多,发生相关事件的概率越大,需要的目标 INR 值(图 27-9)[19,32]就越高。因此在当下必须将患者的危险因素综合加以考虑并对于每个患者制定个性化的 INR 值[15,16,47]。在我们临床实践中

表 27-1　血栓栓塞的传统因素
房颤
左心室容积增大
局部室壁运动异常
左心室射血分数降低
血液高凝特性
高龄

表 27-2　血栓栓塞的非传统风险因素

癌症

全身性感染

糖尿病

既往栓塞事件

IgA 抵抗肺炎衣原体

嗜酸粒细胞增多症

高血压

Data from Butchart EG, Ionescu A, Payne N, et al: A new scoring system to determine thromboembolic risk after heart valve replacement. *Circulation*. 2003 Sep 9;108 Suppl 1: II68-II74.

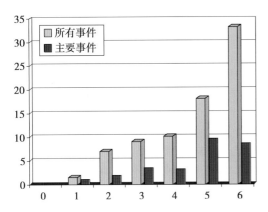

图 27-9　血栓栓塞事件风险因素相关数据（Data from Butchart EG, Ionescu A, Payne N, et al: A new scoring system to determine thromboembolic risk after heart valve replacement, *Circulation*. 2003; 108(Suppl II): II-68.）

推荐的目标 INR 值列在表 27-3 中。这些目标水平比美国心脏病学会/美国心脏协会的数据以及美国胸科医师学会的指南所提供的要更加灵活，但是比欧洲自主-抗凝疗法试验的数据要保守[50-52]。后者所提供的报告十分重要，他们认为只要保持在治疗范围内，即使低水平的 INR 值，也可以使血栓栓塞的发生率很低[50,53]。在家自测的患者比在诊所监测的患者有更多的时间是处于治疗范围内的[50,53]。在机械瓣膜置换后早期即开始自主管理的抗凝治疗可以进一步降低瓣膜相关事件[46]。Puskas 等人在一项经 FDA 批准的前瞻性随机试验中证实了这些数据，研究中家庭 INR 监测的目标 INR 值为 1.5～2.0，并对这些无用药禁忌的患者中添加低剂量阿司匹林[16]。研究结果显示该组患者出血风险显著降低，并且血栓栓塞事件没有显著增加。在美国家庭自测 INR 并没有普及和流行。但是家庭自测 INR 以降低瓣膜相关的血栓栓塞和出血事件肯定是值得期待的。最近通过的决议允许对机械瓣膜置换和房颤患者每周一次的例行 INR 检测进行补偿，但是该补偿有 3 个月的滞后期。在手术后立即获得资助使患者能够进行 INR 自测将是大量减少瓣膜相关事件的一项重要举措。

表 27-3　推荐 INR 目标值

正常射血分数和心室容积，NSR : INR	1.6～2.0，ASA	
任何单一因素 : INR	2.0～2.5，ASA	
多因素或房颤 : INR	2.5～3.5	
单用抗血小板药物 : 尚无定论		

ASA，阿司匹林；INR，国际标准化比值；NSR，窦性心律。

最近的一项持续 25 年的随访报告发现将近 40% 的出血事件发生在手术后第一年。因此在手术后最开始这段时间抗凝剂量容易波动的阶段内增加 INR 的测量频度是很重要的[37]。在术后早期，INR 值偶尔会升高到治疗剂量水平之上并引起严重的出血事件。这是术后 60 天内死亡的一个独立的危险因素[54]。另外，抗凝剂量的变异性也是造成生存率降低的一个最重要的指标[31]。因而推荐的方法是在术后早期皮下注射依诺肝素（100IU/kg，bid）或者肝素（5 000U，q8h）的同时缓慢增加 INR 值直到治疗水平[15,16,37,55,56]。基于新兴基因技术的最新数据表明，通过药物遗传算法，可以获得使用华法林从初始阶段过渡到稳定阶段所需剂量以提高治疗率[47]。

华法林和阿司匹林合用的疗法能够降低任何指定治疗范围内患者的血栓栓塞发生率，并且使出血事件发生的可能性降低，因而在无禁忌证的患者中予以推荐[16,57,58]。

一个旨在指导患者进行自我管理抗凝的课程是整个手术疗程的重要部分。这个课程应指导患者了解酒精和饮食对于抗凝剂使用剂量的影响、对常规剂量的需求、旅行和胃肠道疾病对于抗凝剂剂量的影响。华法林和胰岛素都是公认的高危险性的药品，但是适当的教育以及良好的依从性较好地解决了这一问题，使得它们对生活方式和生活质量的影响降到最小[10,30,59]。值得注意的是不能因 INR 值的重要性而过度监测，只要没有抗凝剂使用相关的特殊风险因素，患者的年龄本身并不是抗凝疗法的危险因素[56,60-62]。机械瓣膜的存在不是长期神经认知功能不全的危险因素[63]。

新一代抗凝血酶制剂有可能使上述讨论的各种抗凝风险降低。这些药物有着更低的栓塞和出血并症的发生率，它的应用对于房颤的治疗显示出良好的前景。虽然这些药物昂贵，需要每天多次服用，并可能引起肝功能不全，但却不需要血液监测和咨询医师就能够保证治疗效果[64]。但是这些药物在机械瓣膜置换后的应用前景目前尚不清楚。

在长期治疗过程中，血小板激活致血栓的作用对于血液滞留区域更广的人工主动脉瓣可能比人工二尖瓣更为显著[13]这也可能是主动脉瓣位机械瓣膜（华法林抗凝）和生物瓣膜（阿司匹林抗凝）在长期的无栓塞事件发生率不存在差异的原因[16,28]。因此人工主动脉瓣膜理论上可以通过新型的抗血小板药物来维持抗凝。Garcia-Renaldi 已经测试了这一理论，他对 178 名患者仅用氯吡格雷抗凝治疗并随访了 7.8 年。结果非常出色，几乎没有出血发生，血栓栓塞事件也被减到最少[65]。重要的是，这个小组发现那些发生血栓栓塞事件的患者要么对这种药物抵抗,要么便是自主或者在医师指导下停用了这种药物。作者强调只要应用抗血小板治疗就必须重视对于抗血小板治疗反应的评估[60,65]。当然,单用抗血小板治疗的疗效有待于高质量前瞻性的随机临床试验来进一步加以证实。

结果

主动脉机械瓣膜置换的结果随着患者人群特点的不同而各异。具有更多血栓栓塞危险因素和抗凝相关性出血危险因素的患者有更高的瓣膜相关事件发生率,这减弱了荟萃分析的意义[66]。由于随着年龄增加而有更多的危险因素,因此老年患者发生瓣膜相关事件,特别是血栓栓塞的危险性更大[32]。瓣膜相关事件的发生率也与研究者的随访强度有关。瓣膜置换后早期较高的出血发生率可能也会由于随访时间的延长而被弱化[67]。患者的高依从性对获得良好的长期治疗结果至关重要。传统和非传统的栓塞危险因素、抗凝相关事件以及瓣膜相关事件都必须加以考虑[32,46]。一些随访期短的临床试验证实不同品牌的机械瓣膜在瓣膜相关事件发生率上没有重大差别[23,25,27,68]。然而,对于如何选择机械瓣膜和采用何种抗凝治疗方案却是存在一个标准的。大多数的瓣膜相关事件都是由于血栓栓塞和抗凝相关性出血(anticoagulation-related hemorrhage,ARH)引起的[26,29,39]。下一部分主要讲述的就是具体的瓣膜相关并发症以及现今公认的发生率。

机械瓣膜和抗凝治疗方案的改进,以及维持和降低目标INR,导致了心脏瓣膜客观性能标准(objective performance criteria,OPC)的更新[69]。机械瓣膜和生物瓣膜事件的现行标准均已降低(表27-4)。机械瓣和生物瓣的栓塞和瓣膜周漏事件相似,但机械瓣出血和血栓形成的OPC较高,尽管很低,但机械瓣寿命更有优势[69]。

⬛ **表 27-4　原始和推荐的新客观评价指标**

不良事件	机械瓣		生物瓣膜	
	推荐的新目标值		推荐的新目标值	
	原 OPC	主动脉	原 OPC	主动脉
血栓栓塞	3.0	1.6	2.5	1.5
瓣膜血栓形成	0.8	0.1	0.2	0.04
各种出血	3.5		1.4	
严重出血	1.5	1.6	0.9	0.6
所有瓣周漏	1.2		1.2	
严重瓣周漏	0.6	0.3	0.6	0.3
心内膜炎	1.2	0.3	1.2	0.5

OPC,客观评价指标。
Adapted with permission from Wu YX, Burchart EG, Borer JS, Yoganathon A, Grunicemeier GL Clinical Evaluation of new Heart Valve Prosthesis: Update of Objective Performance Criteria, *Ann Thorac Surg*. 2014 Nov;98 (5):1865-74.

瓣膜种类

各种瓣膜相关事件的长期免除率如图27-10所示。在随访早期,抗凝相关的出血是机械瓣膜最常见的棘手事件。因此,在瓣膜置换后10年内,机械瓣膜比生物瓣膜的瓣膜相关事件发生率要高[28]。但是在接下来的10~20年内,生物瓣膜的衰败改变了这种对比,使得生物瓣膜比机械瓣膜更常发生瓣膜相关事件。在一系列的主动脉瓣再次手术中,Potter注意到生物瓣膜衰败的年限为7.6年[35]。并且这种衰败比例随着时间增加而增高[28,70]。总的来说瓣膜相关事件免除率更多与患者本身已存在的原发疾病有关而不是机械瓣膜本身[28,32,37,41]。

抗凝相关性出血

抗凝相关性出血(ARH)是最常见的瓣膜相关性事件。抗凝剂服用越多,瓣膜相关性出血发生的概率越大。ARH最常在华法林剂量变化或药物互相作用导致INR值波动时发生[48]。最常发生ARH的部位是胃肠道,其次是中枢神经系统。ARH也是瓣膜相关事件中死亡率最高的并发症[32]。在长期报告中ARH的公认发生率范围为1.0%~2.5%(/例·年)[11,28,37,41-44]。最近的数据显示OPC引起的严重出血并发症是1.6%[69]。这些长期报告弱化了ARH的短期影响,因为ARH在瓣膜置换后早期的危险性要高[32,39,61]。长期报告稀释了短期影响,因为瓣膜置换术后早期ARH风险更高[37,44,67]。采用个体化和家庭监控的抗凝治疗方案,相关事件栓塞和ARH均减少[50]。10年和20年抗凝治疗的无抗凝出血并发症发生率分别为75%~80%和65%~70%。重要的是,一项长期研究指出,在25年随访期内发生的所有ARH中,近40%发生在抗凝治疗的第一年(图27-11),这表明治疗水平的缓慢提高以及早期的密切随访是有必要的,欧洲自我抗凝研究的结果表明,如果在治疗范围内花费更多的时间进行家庭测试,那么较低的INR指标是合适的,随着个体化以及家庭监测的抗凝疗法应用,栓塞和ARH逐渐减少。Puskas等人最近对此进行了验证,表明降低目标INR以及对INR进行家庭监测是十分重要的[16]。而患者死亡更多是由于出血事件而不是血栓栓塞事件[15,37]。

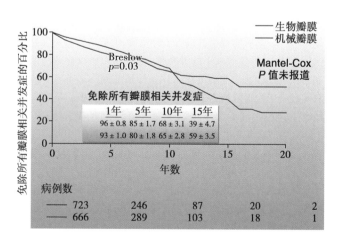

图 27-10　20余年免除所有瓣膜相关并发症。图中显示第一个10年随访结果机械瓣膜相关并发症高于生物瓣膜。两条线的交点在接近10年处,随着随访时间的延长,生物瓣膜的瓣膜相关并发症发生率要高于机械瓣膜

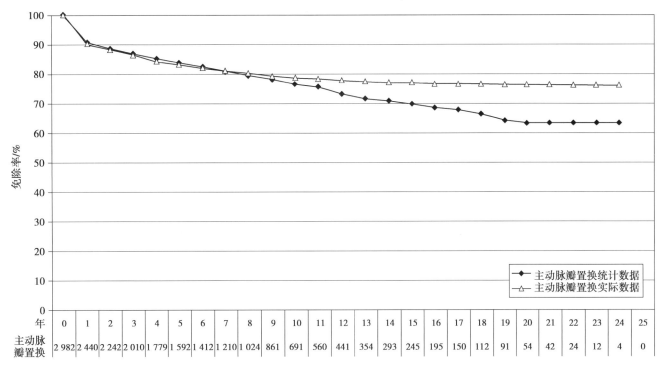

图 27-11　主动脉瓣膜替换后抗凝相关性出血并发症患者卡普兰-迈耶曲线（Kaplan-Meier curve）（Reproduced with permission from Emery RW，Krogh CC，Arom DV，et al：The St. Jude Medical cardiac valve prosthesis：A 25-year experience with single valve replacement，*Ann Thorac Surg*. 2005 Mar；79（3）：776-782. ）

血栓栓塞

血栓栓塞是第二常见的瓣膜相关事件，也是患者必须长期使用抗凝药物的主要原因。Khan 等报道了一大组使用生物瓣膜和机械瓣膜患者的临床疗效，结果显示两种瓣膜有着相同的血栓栓塞发生率（图 27-12），但是机械瓣膜置换者是在行华法林治疗的同时进行统计的[28]。Wu 等在荟萃分析中证实，主动脉机械瓣和生物瓣的栓塞发生率与 Puskas 报道结果相似[16,69]。目前公认的血栓栓塞发生率范围为 0.8% ~ 2.3%（/例·年）[11,28,37,41-44,70-71]。大约一半的血栓栓塞发生在中枢神经系统，40% 是一过性的，10% 发生在外周[37]。患者 10 年和 20

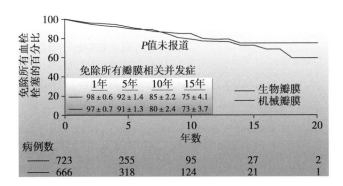

图 27-12　20 年随访患者免除血栓栓塞率。从图中显示机械瓣和生物瓣血栓栓塞发生率没有区别（Reproduced with permission from Khan SS，Trento A，DeRobertis M，et al：Twenty-year comparison of tissue and mechanical valve replacement. *J Thorac Cardiovasc Surg*. 2001 Aug；122（2）：257-269. ）

年的无血栓栓塞事件发生率分别为 80% ~ 85% 和 65% ~ 70%。

血栓栓塞是机械瓣膜置换患者的终身危险因素。随着年龄的增加，血栓栓塞的危险性增加，所以患者必须长期应用抗凝剂维持体内抗凝药物的浓度以保证抗凝效果。当个人的危险因素增加时，可能有必要改变目标 INR 值。

值得注意的是，并非原来认为是栓塞导致的神经系统事件都是栓塞所致。Piper 及其同事报道了一个单中心的前瞻性研究，该研究中对机械瓣膜置换术后患者的神经系统事件进行正规和严密监测的抗凝治疗过程中，超过 75% 的患者出现这些事件的原因是颅内出血而不是栓塞。这就表明抗凝剂的目标剂量可能人为制定得过高了，而并非像我们通常认为的神经系统事件都是栓塞导致的[72]，并支持降低目标 INR 的努力[15,16]。

人工瓣膜血栓形成

人工主动脉瓣处的瓣膜血栓形成是一个非同寻常的事件，它在瓣膜置换中晚期发生，最常见的原因是不当的抗凝治疗或者患者的抗凝治疗依从性差[73,74]，双叶瓣影响瓣膜功能的血栓形成往往发生在枢轴保护套以及瓣膜缝隙处。只有一种双叶瓣的设计不会让血栓凸向瓣叶固定的地方[75]。在倾斜型碟瓣中血栓最常发生在较小的瓣膜开放孔处。患者血栓形成的发生率大约是少于 0.3%（/例·年），20 年无血栓形成率大于 97%[11,28,37,41-44]。血栓在生物瓣膜中很少见，但确实会发生[69]。

人工瓣膜性心内膜炎

由于预防性抗生素的应用，人工瓣膜性心内膜炎在现今时代也是发生率很低的事件。将近60%发生在早期并且与葡萄球菌有关。葡萄球菌引起的人工瓣膜性心内膜炎的死亡率很高。其余的人工瓣膜性心内膜炎发生较晚(>60天)。人工瓣膜性心内膜炎是在任何时间都可能发生的,因此瓣膜置换的患者必须在进行任何侵入性操作时预防性应用抗生素。机械瓣膜置换患者在20~25年不发生心内膜炎的比例可达到97%~98%[37,44]。

机械瓣膜和生物瓣膜的预期发病率相似[69]。机械瓣膜再次替换的主要原因是心内膜炎,而不是瓣膜的退化[35]。

瓣周漏

瓣周漏是一种手术并发症,它最常与手术技术相关,有时候也与感染性心内膜炎相关。可以通过术中对瓣环组织上钙化组织清除干净以及增加缝合密度使人工瓣膜和自体瓣环组织最大限度地紧密贴合来避免瓣周漏。Silzone包被缝合环的应用经验显示瓣周漏发生率升高了,因为金属银浸渍的缝合环不仅能够抑制细菌的生长而且能够抑制人工瓣环缝合环与自体瓣环的愈合,从而使瓣周漏这种并发症的发生率增加一倍[76]。现在Silzone包被的缝合环已经从市场上下架了。右冠瓣及无冠瓣交界的区域附近存在一个解剖上易发生瓣周漏的区域。因为右冠瓣叶近右无交界1/3及无冠瓣叶近右无交界2/3的区域是瓣环组织薄弱区[77]。可接受的瓣周漏发生率大约是低于0.1%(/例·年),而且大部分都是术后早期发生[34,37,69]。

瓣膜衰败

在总计超过50 000例患者年的长期随访研究中并没有观察到或者报告由于磨损造成的主动脉瓣双叶机械瓣膜的瓣膜结构损坏。这表明这些现代人工主动脉瓣膜的结构十分完善[28,37,44]。在一个总计21 742例患者年的研究中,94%患者完成随访,没有一例出现结构衰败[55]。

免除再次手术率

现代机械瓣膜的长期耐久性非常好,25年的瓣膜再次置换率小于2%(图27-13),因此第三次置换人工主动脉瓣膜手术就更罕见了[34]。主动脉双叶瓣的瓣膜下的血管翳形成也非常少见[37,44],导致再次瓣膜置换的最常见的原因有术前及术后的感染性心内膜炎、瓣周漏以及瓣膜血栓形成。

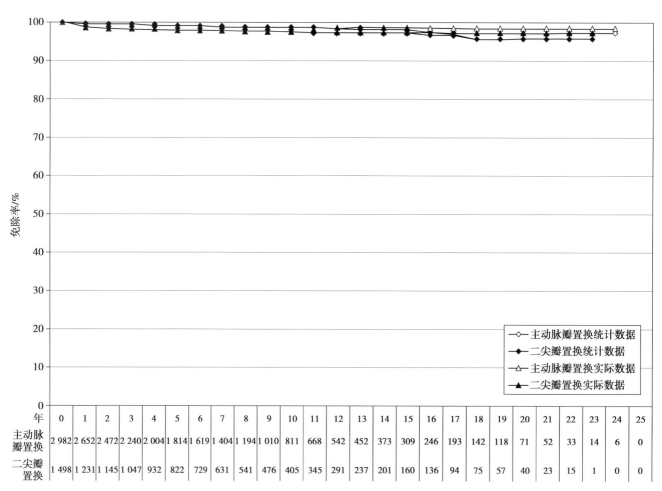

年	0	1	2	3	4	5	6	7	8	9	10	11	12	13	14	15	16	17	18	19	20	21	22	23	24	25
主动脉瓣置换	2 982	2 652	2 472	2 240	2 004	1 814	1 619	1 404	1 194	1 010	811	668	542	452	373	309	246	193	142	118	71	52	33	14	6	0
二尖瓣置换	1 498	1 231	1 145	1 047	932	822	729	631	541	476	405	345	291	237	201	160	136	94	75	57	40	23	15	1	0	0

图27-13 随访超过25年机械瓣膜替换患者的再次手术免除率。图中随访超过21 000名患者年数据显示主动脉瓣置换患者再次手术率低于2%(Reproduced with permission from Emery RW,Krogh CC,Arom DV,et al:The St. Jude Medical cardiac valve prosthesis:A 25-year experience with single valve replacement,*Ann Thorac Surg*. 2005 Mar;79(3):776-782.)

特殊情况

技术考虑

　　尽管植入人工机械瓣膜的技术简单明了,但是会出现特殊情况。由于 St. Jude Medical Regent 瓣膜的瓣架与组织瓣环相比很大,有时候人工瓣膜难以进入主动脉。有时候患者主动脉根部直径最小的地方在窦管交界,这时候测瓣器尽管能够容易地通过主动脉瓣环,但是 Regent 瓣膜想要固定在瓣环上却十分困难甚至是不可能的。在穿过窦管交界的时候,重要的一步是轻微地来回晃动瓣膜,在最狭窄的地方倾斜转圈通过。如果瓣膜的尺寸合适的话,一旦它到达窦管交界下,就能容易地固定在瓣环上。当人工瓣膜经测量能够置入瓣环中,应首先缝合左右冠窦。Regent 瓣膜不容易固定的原因可能是由于它的尺寸较大,但是只要正确筛选还是可以在耐心轻柔的调节下完成固定的。Regent 瓣膜瓣架位于瓣环之上,枢轴保护套位于瓣环之内(图 27-14)。

　　最后缝合无冠窦的中部并将瓣膜的方向调整为瓣叶开口与室间隔平行[78]。由于主动脉瓣环弹性较好,在经过去除钙化组织的瓣环上进行缝合能够更好地固定人工瓣膜。

　　相似的,在使用 On-X 瓣膜时必须确保人工瓣膜的整体金属环完全插入左室流出道并被固定在瓣环上,这个过程需要轻柔的操作和耐心。Walther 等认为准确的筛选瓣膜需要一些经验[24]。

　　如果将过大尺寸的瓣膜植入到较小的主动脉根部,只要瓣膜的最高部分位于无冠窦处,通过倾斜瓣膜后缝合固定就可以使较大的人工瓣膜植入并正常工作且不会出现冠脉阻塞。用带毡片的缝合线从主动脉外向内缝合固定倾斜的人工瓣环可以防止瓣周漏,而且由于人工瓣膜的容受性较好,植入瓣膜仍可以开放和关闭。在我们将近 3 000 例主动脉瓣置换的回顾中,没有一例进行瓣环扩大手术的[55]

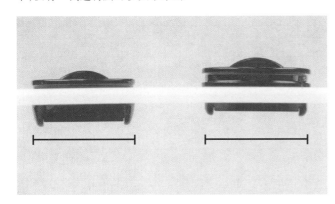

图 27-14　右侧为 St. Jude Medical Regent 瓣膜对比左侧的 St. Jude Medical HP 瓣膜。Regent 瓣膜仅仅枢轴的护耳插入主动脉瓣环内,因此它对任何直径的组织瓣环都能植入一个瓣环直径相对更大的人工瓣膜(Reproduced with permission from Emery RW, Krogh CC, Arom DV, et al:The St. Jude Medical cardiac valve prosthesis:A 25-year experience with single valve replacement,*Ann Thorac Surg.* 2005 Mar;79(3):776-782.)

患者-人工瓣膜不匹配

　　患者-人工瓣膜不匹配(patient-prosthesis mismatch,PPM)这一概念首先由 Rahimtoola 提出,并由 Pibarot 和 Dumesnil 加以推广[79,80]。但是对于其重要性,人们的看法不一。大家更多地将注意力放到解读机械瓣膜和生物瓣膜以及不同类型的机械、生物瓣膜的相关文献上去了,对于患者-人工瓣膜不匹配这一概念的重要性却没有形成一致的观点[81-84]。在一项对置换单个机械瓣膜的患者进行的 25 年随访记录中,根据 Blais 及其同事的标准所确定的严重患者-人工瓣膜不匹配、中等患者人工瓣膜不匹配和轻度患者-人工瓣膜不匹配的患者在总体瓣膜相关性死亡率上没有差别[83]。正如图 27-15、图 27-16 所示,无论对瓣膜有效开口面积采取体外测量法(内部几何瓣膜面积)还是体内测量法(超声测量的瓣膜面积),患者长期生存率的相似性是不变的。这项研究在包括手术死亡率、长期累积死亡率、抗凝相关性出血、血栓栓塞、瓣膜血栓形成、瓣周漏或者充血性心力衰竭的诊断等瓣膜相关性时间发生率没有发现差别。这项研究的随访完成率为 94% 并且延伸超过 13 000 患者·年[85]。因此,对双叶机械瓣膜置换的患者,PPM 可能不是一个主要的问题。这项回顾性研究的局限性在于它没有涉及患者的年龄(即年轻与年老人的比较)、患者活动能力或心室功能。因此,对于植入较小生物瓣膜的患者,患者-人工瓣膜不匹配可能很重要,因为对于那些更年轻、活动更多以及心室功能更差的患者,当瓣膜开始僵硬,主动脉瓣狭窄就成为手术后随访期一个突出因素,影响他们的症状和生存率。但是,如果担心患者-人工瓣膜不匹配,可以对任何指定的人工瓣膜进行有效瓣口面积的计算,并决定是否需要瓣环扩大手术或者更换一个保证更大有效瓣口面积的人工瓣膜[86]。患者-人工瓣膜不匹配现象已经随着新一代的 Rgent 瓣膜的出现而大大减少了,这种瓣膜极少出现患者-人工瓣膜不匹配[20,55]。

无抗凝疗法

　　所有的接受机械瓣膜置换的患者都推荐进行抗凝治疗。对低风险患者的无抗凝疗法所进行的有限实验也只是在几个月系统抗凝疗法之后。据报道,未正规抗凝治疗的患者如果使用抗血小板药物进行替代治疗,会使瓣膜血栓形成的发生率增加,但血栓栓塞的发生率却几乎不增加[73,87,88]。一项研究发现服用华法林的患者与单独使用抗血小板疗法的患者在瓣膜相关事件的发生率上没有重大的差别。但是该研究的随访时间有限[89]。另一项相关的前瞻性研究正在进行,该研究是一个比较患者在接受 3 个月正规抗凝治疗之后分别进行华法林和抗血小板治疗的效果的随机对照试验,但结果尚无定论[90]。高度选择的机械瓣膜置换的患者不服用华法林而单纯行抗血小板治疗能够获得好的疗效值得期待,但目前还没有得到证实[21,91]。

　　在一项关于双叶主动脉瓣置换后的氯吡格雷应用的前瞻性非随机临床试验中,Garcia-Rinaldi 等发现血栓栓塞事件只发生在那些不持续使用氯吡格雷或者对氯吡格雷没有反应的患者[65,90]。尽管可以通过演绎推理得出这一抗凝方法的合理性,但是只有在进行前瞻性的随机试验之后才能够成为推荐的疗法。

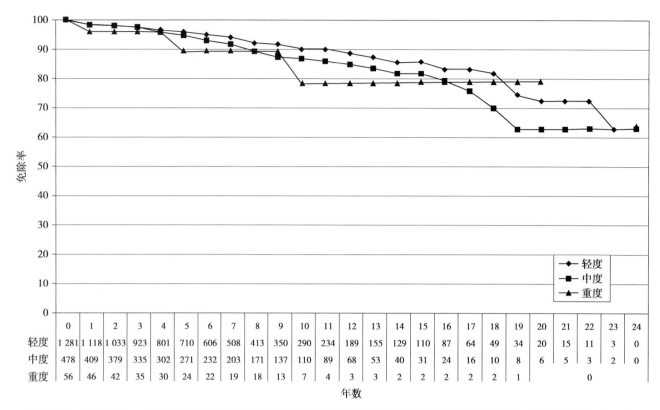

图 27-15 根据 Pibarot 等的标准有轻度、中度、重度患者-瓣膜不匹配的患者发生瓣膜相关远期死亡决定因素的卡普兰-迈耶曲线。双叶瓣膜置换术后的患者,体外决定因素是瓣口几何口径。三条曲线没有差异。图表底部的数值代表患者随访数据

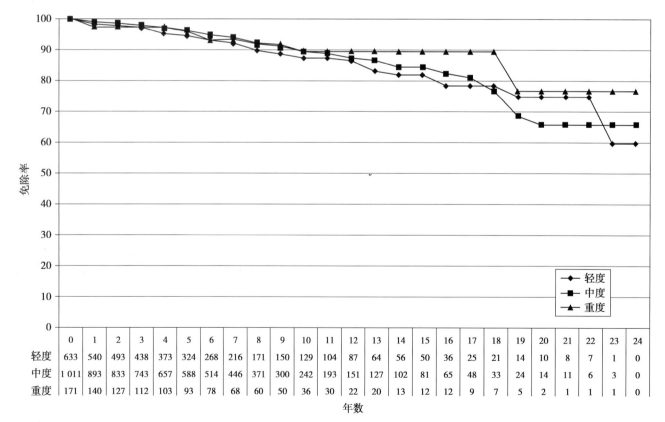

图 27-16 基于 Blais 等的体内标准的有轻度、中度、重度患者-瓣膜不匹配的患者发生瓣膜相关远期死亡决定因素的卡普兰-迈耶曲线。三条曲线没有差异。图表底部的数值代表患者随访数据

当需要对抗凝剂进行减量,比如择期手术的时候,可以在 5 天时间里将患者的 INR 值逐渐调节到正常水平,在手术前 24 小时经静脉注射肝素进行抗凝。术后抗凝恢复可以用抗血小板药、肝素皮下注射以及从术后第一天起口服华法林治疗。遇有出血的患者,虽然也可以迅速降低出血患者的 INR 值,但是却会增加血栓栓塞的危险性。在必要时新鲜冰冻血浆可以用来缓和地逆转 INR 值,但是最好不要使用维生素 K。同时要保证患者密切监测 INR 值。

患者出现抗凝相关出血后,由于发生再次出血的可能性比较高,因而在出血位置被确定并完全治愈之前必须停用抗凝剂两周,在允许的情况下可以单独应用抗血小板药物[88]。对于那些无法重新开始抗凝治疗的患者,必须进行抗血小板治疗,但是必须告知患者的血栓栓塞发生率将会增加到将近 4%(/例·年),双叶瓣膜的瓣膜血栓形成的发生率增加到 2%(/例·年)[73,87,88,92]。

年轻患者的机械瓣膜置换

阻碍年轻患者选择机械瓣膜的一个主要原因是长期的抗凝治疗。但是由于机械瓣膜有较好的耐久度,使它成为年轻患者的理想选择。最重要的是年轻患者(即年龄小于 50 岁)发生瓣膜相关事件的风险较小。他们很少发生血栓栓塞,因而他们的抗凝治疗可以保持在抗凝疗法目标范围的下限附近,从而在不增加血栓栓塞发生率的情况下降低了抗凝相关性出血的发生率。事实上,许多婴儿和儿童已经能够在仅服用阿司匹林的情况下获得了好的长期疗效[93]。尽管在婴儿以上年龄组的患者中并不推荐这种疗法,但仍然可能是一种合理有效的选择。一项最近的研究对 254 例年龄小于 50 岁的患者进行了 20 年的随访,结果显示极低的瓣膜相关事件发生率(表 27-5),总体长期生存率非常优越,接近 88%,其 19 年的免除事件生存率为 92%[94]。

Chiang 等发表了一项倾向性分析文献,对 50~69 岁的纽约州数据库中使用机械瓣和生物瓣的 AVR 患者进行分析[27]。他们发现两组之间脑中风和生存率从术后到截止术后 15 年随访结果没有差别。采用生物瓣的患者再手术率较高,手术死亡

率为 9%。文中没有提到并发症,如术后脑中风或肾功能衰竭。与现有文献相比,该文献报道的死亡率很高[35]。手术和术后期间的经济影响也未提及。再次手术的发生率和时机也可能被低估,因为估计多达三分之一的生物瓣衰败患者有严重的再手术禁忌证,因此没有包括在退化瓣膜置换的统计数据中。因此,再手术死亡率被人为地降低了。机械瓣置换的患者 ARH 发生率明显较高,但与目前推荐的方案相比,已经推荐使用更高的 INR 标准[15,16]。家庭抗凝剂监测方法尚没有被应用。而这两个因素都能够降低 ARH 的发生率。因此,这些数据对于推荐年轻患者置换生物瓣膜并不充分。因此,个人偏好和深入的讨论是必要的。

在年轻患者中植入生物瓣膜的另一个原因是 TAVR 瓣膜植入术的可行性和最近的成功[95,96]。然而,成功的经验是有限的,并且这种推理可能提供错误的希望,因为应用这种方法植入较小的生物瓣膜效果并不好[97,98]。

置换双叶机械瓣之后生存时间最长的患者在手术后已经存活了 30 多年,他在 40 多岁的时候接受的手术并且一直没有并发症。年轻患者的瓣膜相关事件发生率较低,因此引出了关于对于这种个体应提供何种瓣膜的讨论,特别是在有新的强力抗血小板药物辅助的情况下。考虑到再次手术的死亡率会增加,因此瓣膜的耐久性是重要的考虑因素[33-35]。随着抗凝方案的进一步完善,ARH 的发生率将降低,使主动脉瓣位置换机械瓣膜更加安全。

随访

无论使用哪种人工瓣膜,长期的跟踪随访都是一个重要的工作。想要弄清瓣膜的真实耐久度,10 年的随访显然时间不够长。Grunkemeier 对几种生物瓣膜的耐久度进行了回顾性研究,他发现生物瓣在 10 年的耐久性还是很出色的,但是到了 12~18 年的时候瓣膜的耐久性就较差,必须加以更换[70]。Khan 等和 Chiang 等也对这些数据表示赞同[27,28]。瓣膜衰败发生在各种可供选择的生物瓣膜上,包括带支架瓣膜、无支架瓣膜、同种移植物瓣膜以及自体移植物瓣膜的耐久度比现代机械瓣膜都要差。

即使某些机械瓣膜,也缺乏 10 年以上耐久性的数据。因此推荐机械瓣膜时,必须首先确保有临床数据证明这种人工瓣膜能够使用 15 年以上。

总而言之,使用机械瓣膜时只要合理地选择病例就可以保证良好的长期结果、长期生存率以及低瓣膜相关并发症。推荐主动脉机械瓣膜置换的指征列在表 27-6 中。

表 27-5 年轻患者置换 St. Jude 机械瓣的瓣膜相关并发症			
并发症	例数	百分数(/例·年)	死亡例数
心内膜炎	3	0.15	0
瓣周漏	6	0.30	2
血栓栓塞	6	0.30	0
瓣膜栓塞	2	0.10	0
出血	6	0.10	2
瓣膜毁损	0	0	0

Data from Emery RW, Krogh CC, Jones DJ, et al: Five-year follow up of the ATS mechanical heart valve. J He+H220art Valve Dis. 2004 Mar; 13 (2):231-238; Emery RW, Krogh CC, Arom DV, et al: The St. Jude Medical cardiac valve prosthesis: A 25-year experience with single valve replacement, *Ann Thorac Surg.* 2005 Mar; 79(3):776-782.

表 27-6 机械瓣置换注意事项
抗凝剂应用可能性大
需要长期抗凝(任何年龄)
患者需求
再次手术的风险
年龄<60 岁
年龄 60~70 岁患者征求患者意见
再次手术瓣膜替换
医疗条件好(医疗条件是否满足定期随访)

(史艺 译 田海 审)

参考文献

1. Carabello BA: Clinical practice. Aortic stenosis. *N Engl J Med* 2002; 346:677.
2. Tornos P, Sambola A, Permanyer-Miralda G, et al: Long-term outcome of surgically treated aortic regurgitation: influence of guideline adherence toward early surgery. *J Am Coll Cardiol* 2006; 47:1012.
3. Gott VL, Alejo DE, Cameron DE: Mechanical heart valves: 50 years of evolution. *Ann Thorac Surg* 2003; 76:S2230.
4. Pibarot P, Dumesnil JG: Valvular heart disease: changing concepts in disease management. *Circ* 2009; 119:1034.
5. Minh TH, Mazine A, Bouhour I, et al: Expanding the indication for sutureless aortic valve replacement to patients with mitral valve disease. *J Thorac Cardiovasc Surg* 2014; 148:1354.
6. Hufnagel CA, Harvey WP: The surgical correction of aortic regurgitation preliminary report. *Bull Georgetown Univ Med Cent* 1953; 6:60.
7. David TE: Aortic valve repair and aortic valve-sparing operations. *J Thorac Cardiovasc Surg* 2015; 149:9.
8. Shiono M, Sezai Y, Sezai A, et al: Long-term results of the cloth-covered Starr-Edwards ball valve. *Ann Thorac Surg* 2005; 80:204.
9. Gao G, Wu Y, Grunkemeier GL, et al: Forty-year survival with the Starr-Edwards heart valve prosthesis. *J Heart Valve Dis* 2004; 13:91.
10. Ezekowitz MD: Anticoagulation management of valve replacement patients. *J Heart Valve Dis* 2002; 11(Suppl 1):S56.
11. Oxenham H, Bloomfield P, Wheatley DJ, et al: Twenty-year comparison of a Bjork-Shiley mechanical heart valve with porcine bioprostheses. *Heart* 2003; 89:697.
12. Emery RW, Anderson RW, Lindsay WG, et al: Clinical and hemodynamic results with the St. Jude Medical aortic valve prosthesis. *Surg Forum* 1979; 30:235.
13. Emery RW, Nicoloff DM: The St. Jude Medical cardiac valve prosthesis: in vitro studies. *J Thorac Cardiovasc Surg* 1979; 78:269.
14. Nicoloff DM, Emery RW, Arom KV, et al: Clinical and hemodynamic results with the St. Jude Medical cardiac valve prosthesis. *J Thorac Cardiovasc Surg* 1982; 82:674.
15. Emery RW, Emery AM, Raikar GV, Shake JG, et al: Anticoagulation for mechanical heart valves: a role for patient based therapy. *J Thrombosis Thrombolysis* 2008; 25:18.
16. Puskas J, Gerdisch M, Nichols D, et al: Reduced antiocoagulation after mechanical aortic valve replacement: interim results for the prospective randomized on-X valve anticoagulation clinic trial randomized Food and Drug Administration Investicational Device Exemption Trail. *J Thorac Cardiovasc Surg* 2014; 147:1202.
17. Sezai A, Shiono M, Orime Y, et al: Evaluation of valve sound and its effects on ATS prosthetic valves in patients' quality of life. *Ann Thorac Surg* 2000; 69:507.
18. Emery RW, Krogh CC, Jones DJ, et al: Five-year follow up of the ATS mechanical heart valve. *J Heart Valve Dis* 2004; 13:231.
19. Bach DS, Sakwa MP, Goldbach M, et al: Hemodynamics and early clinical performance of the St. Jude Medical Regent mechanical aortic valve. *Ann Thorac Surg* 2002; 74:2003.
20. Gelsomino S, Morocutti G, Da Col P, et al: Preliminary experience with the St. Jude Medical Regent mechanical heart valve in the aortic position: early in vivo hemodynamic results. *Ann Thorac Surg* 2002; 73:1830.
21. Emery RW, Emery AM: Letter to the editor. *J Thorac Cardiovasc Surg* 2006; 131:760.
22. Hammermeister KE, Sethi GK, Henderson WG, et al: A comparison of outcomes in men 11 years after heart valve replacement with a mechanical valve or bioprosthesis. *N Engl J Med* 1993; 328:1289.
23. Autschbach R, Walther T, Falk V: Prospectively randomized comparison of different mechanical aortic valves. *Circulation* 2000; 102:III-1.
24. Walther T, Falk V, Tigges R, et al: Comparison of On-X and SJM HP bileaflet aortic valves. *J Heart Valve Dis* 2000; 9:403.
25. Masters RG, Helou J, Pipe AL, Keon WJ: Comparative clinical outcomes with St. Jude Medical, Medtronic Hall and CarboMedics mechanical heart valves. *J Heart Valve Dis* 2001; 10:403.
26. Chambers J, Roxburgh J, Blauth C, et al: A randomized comparison of the MCRI On-X and CarboMedics Top Hat bileaflet mechanical replacement aortic valves: early postoperative hemodynamic function and clinical events. *J Thorac Cardiovasc Surg* 2005; 130:759.
27. Chiang YP, Chikwa J, Moskowitz AJ, Itagaki S, Adams DH, Egorova NN: Survival and long-term outcomes following bioprothestic vs mechanical aortic valve relacement in patients ages 50-69 years. *JAMA* 2014; 312:323.
28. Khan SS, Trento A, DeRobertis M, et al: Twenty-year comparison of tissue and mechanical valve replacement. *J Thorac Cardiovasc Surg* 2001; 122:257.
29. Brown ML, Schare HV, Lahr BD, et al: Aortic valve replacement in patients aged 50 to 70 years: improved outcome with mechanical versus biologic prosthesis. *J Thorac Cardiovasc Surg* 2008; 135:878.
30. deVincentiis C, Kunkl AB, Trimarchi S, et al: Aortic valve replacement in octogenarians: is biologic valve the unique solution? *Ann Thorac Surg* 2008; 85:1296.
31. Butchart EG, Payne N, Li H, et al: Better anticoagulation control improves survival after valve replacement. *J Thorac Cardiovasc Surg* 2002; 123:715.
32. Butchart EG, Ionescu A, Payne N, et al: A new scoring system to determine thromboembolic risk after heart valve replacement. *Circulation* 2003; 108(Suppl II):II-68.
33. Akins CW, Buckley MJ, Daggett WM, et al: Risk of reoperative valve replacement for failed mitral and aortic bioprostheses. *Ann Thorac Surg* 1998; 65:1545.
34. Emery RW, Arom KV, Krogh CC, et al: Reoperative valve replacement with the St. Jude Medical valve prosthesis: long-term follow up. *J Am Coll Cardiol* 2004; 435:438A.
35. Potter DD, Sundt TM 3rd, Zehr KJ, et al: Operative risk of reoperative aortic valve replacement. *J Thorac Cardiovasc Surg* 2005; 129:94.
36. Harrington JT: My three values. *N Engl J Med* 1993; 328:1345.
37. Emery RW, Krogh CC, Arom DV, et al: The St. Jude Medical cardiac valve prosthesis: a 25-year experience with single valve replacement. *Ann Thorac Surg* 2005; 79:776.
38. Emery RW, Arom KV, Nicoloff DM: Utilization of the St. Jude Medical prosthesis in the aortic position. *Semin Thorac Cardiovasc Surg* 1996; 8:231.
39. Emery RW, Arom KV, Kshettry VR, et al: Decision making in the choice of heart valve for replacement in patients aged 60-70 years: twenty-year follow up of the St. Jude Medical aortic valve prostheses. *J Heart Valve Dis* 2002; 11(Suppl 1):S37.
40. Bakir MD, Casselman FP, Wellens F, et al: Minimally invasive versus standard approach aortic valve replacement: a study in 506 patients. *Ann Thorac Surg* 2006; 81:1599-1604.
41. Lund O, Nielsen SL, Arildsen H, et al: Standard aortic St. Jude valve at 18 years: performance, profile and determinants of outcome. *Ann Thorac Surg* 2000; 69:1459.
42. Aagaard J, Tingleff J, Hansen CN, et al: Twelve years' clinical experience with the CarboMedics prosthetic heart valve. *J Heart Valve Dis* 2001; 10:177.
43. Butchart EG, Li H, Payne N, et al: Twenty years' experience with the Medtronic Hall valve. *J Thorac Cardiovasc Surg* 2001; 121:1090.
44. Ikonomidis JS, Kratz JM, Crumbley AJ, et al: Twenty-year experience with the St. Jude Medical mechanical valve prosthesis. *J Thorac Cardiovasc Surg* 2003; 126:200.
45. Koertke H, Korfer R: International normalized ratio self-management after mechanical heart valve replacement: is an early start advantageous? *Ann Thorac Surg* 2001; 72:44.
46. Montalescot G, Polle V, Collet JP, et al: Low molecular weight heparin after mechanical heart valve replacement. *Circulation* 2000; 101:1083.
47. International Warfarin Pharmacogenetic Consortium: Estimation of the Wargaring Dose with Clinical and Pharmacogenic Date. *N Engl J Med* 2009; 360:753.
48. Horstkotte D, Schulte H, Bircks W, Strauer B: Unexpected findings concerning thromboembolic complications and anticoagulation after complete 10-year follow-up of patients with St. Jude Medical prostheses. *J Heart Valve Dis* 1993; 2:291.
49. Butchart EG, Lewis PA, Bethel JA, Breckenridge IM: Adjusting anticoagulation to prosthesis thrombogenicity and patient risk factors. *Circulation* 1991; 84(Suppl III):III-61.
50. Koertke H, Minami K, Boethig D, et al: INR self-management permits lower anticoagulation levels after mechanical heart valve replacement. *Circulation* 2003; 108(Suppl II):II-75.
51. Bonow RO, Carabello BA, Chatterjee BA, et al: ACC/AHA 2006 guidelines for the management of patients with valvular heart disease. *J Am Coll Cardiol* 2008; 52;e1.
52. Sixth (2000) ACCP guidelines for antithrombotic therapy for prevention and treatment of thrombosis. American College of Chest Physicians. *Chest* 2001; 119(1 Suppl):1S.
53. Horstkotte D, Piper C, Wiener X, et al: Improvement of prognosis by home control in patients with lifelong anticoagulant therapy. *Ann Hematol* 1996; 72(Suppl D):AE3.
54. Koo S, Kucher N, Nguyen PL, et al: The effect of excessive anticoagulation on mortality and morbidity in hospitalized patients with anticoagu-

lant-related major hemorrhage. *Arch Intern Med* 2004; 164:1557.

55. Emery RW, Arom KV, Krogh CC, Joyce LD: Long-term results with the St. Jude Medical aortic valve: a 25-year experience. *J Am Coll Cardiol* 2004; 435:429A.

56. Horstkotte D, Schulte HD, Bircks W, Strauer BE: Lower intensity anticoagulation therapy results in lower complication rates with the St. Jude Medical prosthesis. *J Thorac Cardiovasc Surg* 1994; 107:1136.

57. Turpie A, Gent M, Laupacis A, et al: A comparison of aspirin with placebo in patients treated with warfarin after heart valve replacement. *N Engl J Med* 1993; 329:524.

58. Massel D, Little SH: Risk and benefits of adding antiplatelet therapy to warfarin among patients with prosthetic heart valves: a meta-analysis. *J Am Coll Cardiol* 2001; 37:569.

59. Accola KD, Scott ML, Spector SD, et al: Is the St. Jude Medical mechanical valve an appropriate choice for elderly patients?: a long-term retrospective study measuring quality of life. *J Heart Valve Dis* 2006; 15:57.

60. Arom KV, Emery RW, Nicoloff DM, Petersen RJ: Anticoagulant related complications in elderly patients with St. Jude mechanical valve prostheses. *J Heart Valve Dis* 1996; 5:505.

61. Masters RG, Semelhago LC, Pipe AL, Keon WJ: Are older patients with mechanical heart valves at increased risk? *Ann Thorac Surg* 1999; 68:2169.

62. Davis EA, Greene PS, Cameron DE, et al: Bioprosthetic versus mechanical prostheses for aortic valve replacement in the elderly. *Circulation* 1996; 94(9 Suppl):II121.

63. Zimpfer D, Czerny M, Schuch P, et al: Long-term neurocognitive function after mechanical aortic valve replacement. *Ann Thorac Surg* 2006; 81:29.

64. Lip GY, Hart RG, Conway DS: Antithrombotic therapy for atrial fibrillation. *BMJ* 2002; 325:1022.

65. Garcia-Rinaldi R, Carro-Pagan C, Schaer HV, et al: Initial experience with dual antiplatelet thrombo prophylaxis with clopidogrel and aspirin in patients with mechanical aortic prosthesis. *J Heart Valve Dis* 2009; 18:617.

66. Horstkotte D: Letter to the editor. *Ann Thorac Surg* 1996; 62:1566.

67. Akins CW: Results with mechanical cardiac valvular prostheses. *Ann Thorac Surg* 1995; 60:1836.

68. David TE, Gott VL, Harker LA, et al: Mechanical valves. *Ann Thorac Surg* 1996; 62:1567.

69. Wu YX, Burchart EG, Borer JS, Yoganathon A, Grunicemeier GL: Clinical evaluation of new heart valve prosthesis: update of objective performance Criteria. *Ann Thorac Surg* 2014; 98:1865-1874.

70. Grunkemeier GL, Li HH, Naftel DC, et al: Long-term performance of heart valve prostheses. *Curr Probl Cardiol* 2000; 25:73.

71. Sawant D, Singh AK, Feng WC, et al: St. Jude Medical cardiac valves in small aortic roots: follow-up to sixteen. *J Thorac Cardiovasc Surg* 1997; 113:499.

72. Piper C, Hering D, Langer C, Horstkotte D: Etiology of stroke after mechanical heart valve replacement—results from a ten-year prospective study. *J Heart Valve Dis* 2008; 17:413.

73. Czer LS, Matloff JM, Chaux A, et al: The St. Jude valve: analysis of thromboembolism, warfarin-related hemorrhage, and survival. *Am Heart J* 1987; 114:389.

74. Durrleman N, Pellerin M, Bouchard D, et al: Prosthetic valve thrombosis: twenty-year experience at the Montreal Heart Institute. *J Thorac Cardiovasc Surg* 2004; 127:1388.

75. Van Nooten GJ, Van Belleghem Y, Caes F, et al: Lower-intensity anticoagulation for mechanical heart valves: a new concept with the ATS bileaflet aortic valve. *J Heart Valve Dis* 2003; 12:495.

76. Schaff HV, Carrel TP, Jamieson WRE, et al: Paravalvular leak and other events in silzone-coated mechanical heart valves: a report from AVERT. *Ann Thorac Surg* 2002; 73:785.

77. De Cicco G, Lorusso R, Colli A, et al: Aortic valve periprosthetic leakage, anatomic observations and surgical results. *Ann Thorac Surg* 2005; 79:1480.

78. Baudet EM, Oca CC, Roques XF, et al: A 5$^1\!/_2$ year experience with the St. Jude Medical cardiac valve prosthesis. Early and late results of 737 valve replacements in 671 patients. *J Thorac Cardiovasc Surg* 1985; 90:137.

79. Rahimtoola SH: The problem of valve prosthesis patient mismatch. *Circulation* 1978; 58:20.

80. Pibarot P, Dumesnil JG: Hemodynamic and clinical impact of prosthesis-patient mismatch in the aortic valve position and its prevention. *J Am Coll Cardiol* 2000; 36:1131.

81. Hanayama N, Christakis GT, Mallidi HR, et al: Patient prosthesis mismatch is rare after aortic valve replacement: valve size may be irrelevant. *Ann Thorac Surg* 2002; 73:1822.

82. Blackstone EH, Cosgrove DM, Jamieson WRE, et al: Prosthesis size and long-term survival after aortic valve replacement. *J Thorac Cardiovasc Surg* 2003; 126:783.

83. Blais C, Dumesnil JG, Baillot R, et al: Impact of valve prosthesis patient mismatch on short-term mortality after aortic valve replacement. *Circulation* 2003; 108:983.

84. Moon MR, Pasque MK, Munfakh NA, et al: Prosthesis-patient mismatch after aortic valve replacement: impact of age and body size on late survival. *Ann Thorac Surg* 2006; 81:481.

85. Emery RW, Krogh CC, Arom KV, et al: *Patient-prosthesis Mismatch: Impact on Patient Survival and Valve Related Events: A 25-year Experience with the St. Jude Medical Valve Prosthesis.* Presented at the Society of Thoracic Surgeons at the 41st Annual Meeting, San Antonio, TX. January 2005.

86. Pibarot P, Dumesnil JG: Patient-prosthesis mismatch and the predictive use of indexed effective orifice area: is it relevant? *Cardiac Surg Today* 2003; 1:43.

87. Riberiro PA, Al Zaibag M, Idris M, et al: Antiplatelet drugs and the incidence of thromboembolic complications of the St. Jude Medical aortic prosthesis in patients with rheumatic heart disease. *J Thoracic Cardiovasc Surg* 1986; 91:92.

88. Ananthasubramaniam K, Beattie JN, Rosman HS, et al: How safely and for how long can warfarin therapy be withheld in prosthetic heart valve patients hospitalized with a major hemorrhage? *Chest* 2001; 119:478.

89. Hartz RS, LoCicero J 3rd, Kucich V, et al: Comparative study of warfarin versus antiplatelet therapy in patients with a St. Jude Medical valve in the aortic position. *J Thorac Cardiovasc Surg* 1986; 92:684.

90. Garcia-Rinaldi R: Letter to the editor. *Ann Thorac Surg* 2006; 81:787.

91. Emery RW, Emery AM: Letter to the editor: reply to Garcia-Rinaldi. *Ann Thorac Surg* 2006; 81:788.

92. Cannegieter SC, Rosendaal FR, Briet E: Thromboembolic and bleeding complications in patients with mechanical heart valve prostheses. *Circulation* 1994; 89:635.

93. Cabalka AK, Emery RW, Petersen RJ: Long-term follow-up of the St. Jude Medical prosthesis in pediatric patients. *Ann Thorac Surg* 1995; 60:S618.

94. Emery RW, Erickson CA, Arom KV, et al: Replacement of the aortic valve in patients under 50 years old with the St. Jude Medical prosthesis. *Ann Thorac Surg* 2003; 75:1815.

95. Pechlivanidis K, Onorati F, Petrilli et al: In which patients is transcatheter valve replacement potentially better indicated than surgery for redo-aortic valve disease: long-term results of a 10 year surgical experience. *J Thorac Cardiovasc Surg* 2014; 148:500.

96. Bapat V, Davies W, Attia R, et al: Use of balloon expandable transcatheter valves for valve-in valve implantation in patients with degenerative stentless aortic bioprosthesis: technical condtraindications and results. *J Thorac Cardiovas Surg* 2014; 148:917-924.

97. Azadni AN, Jaussaud N, Matthews PB, et al: Transcatheter aortic valves inadequately relieve stenosis in small degenerated bioprostheses. *Interactive Cardiovasc Thorac Surg* 2010; 11:70.

98. Azadani AN, Jaussaud N, Matthews PB, et al: Aortic valva-in-valve implantation: impact of transcatheter bioprosthesis mismatch. *J Heart Valve Dis* 2009; 18:367-373.

第 28 章 主动脉瓣支架生物瓣置换术

Bobby Yanagawa ● Subodh Verma ● George T. Christakis

本章对支架生物瓣膜的主动脉瓣置换术(aortic valve replacement,AVR)进行概述。在强调循证医学治疗指南,结合观察应用现有支架生物瓣的主动脉瓣手术临床及生理学预后基础上,回顾了主动脉瓣置换术的手术指征。

自然病史和手术指征

主动脉瓣狭窄

自然病史

在发达国家,70 岁以上人群主动脉瓣狭窄(aortic stenosis,

AS)主要原因是由主动脉瓣的退行性钙化,而 70 岁以下人群主动脉瓣狭窄主要原因则是先天性二瓣化畸形。风湿热是第三常见的原因,可见于不同年龄段的患者。主动脉瓣狭窄也与系统性疾病(如骨 Paget 病或终末期肾病等)相关。主动脉瓣钙化的发病机制包括:瓣膜间质细胞变性、炎症、脂质沉积,与动脉粥样斑块的形成机制类似[1]。随着发达国家人口老龄化,主动脉瓣钙化的发生率逐渐增加,Olmstead 的一个人群研究指出:在 55~64 岁人群,主动脉瓣退行性狭窄或病变的发生率为 0.6%,在 65~74 岁人群,发生率上升到 1.4%,而在 75 岁以上人群,发生率高达 4.6%,$P<0.01$(图 28-1)。

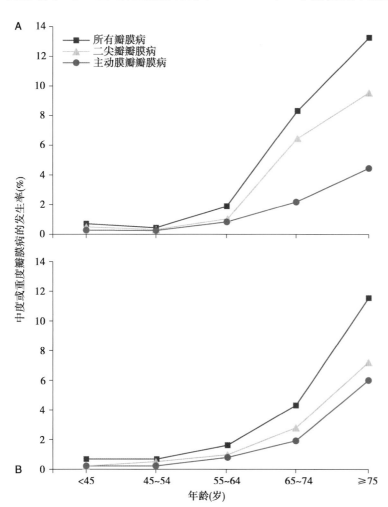

图 28-1 瓣膜性心脏病在不同年龄段的发生率。A. 基于人口学研究(N=11 911)。B. 基于 Olmsted 社区研究

瓣膜退行性钙化的特征性表现为由瓣叶钙化导致的瓣口横截面积进行性减少。正常人的主动脉瓣口面积（aortic valve area，AVA）为 3.0~4.0cm²，伴有轻微压差或没有压差。根据主动脉瓣口面积、平均跨瓣压差和峰值流速，把主动脉瓣狭窄分为轻、中、重度和极重度（见表 28-1）。在心排血量正常情况下，当主动脉瓣口面积小于 1.0cm² 时，跨瓣压差通常大于 50mmHg[2,3]。而主动脉瓣口面积在 0.7~1.0cm² 时，跨瓣压差会快速增加。但是，超声指标和主动脉瓣狭窄程度不一致的情况并不少见。Minners 等[4]研究了 3 483 位主动脉瓣重度狭窄患者的超声心动图指标，25%患者的平均跨瓣压差小于重度狭窄的标准，30%的峰值流速小于重度标准，仅有 40%的患者所有超声指标都符合重度狭窄的标准。所以，超声数据需要仔细评估影像并和前负荷、后负荷等血流动力学指标关联。

主动脉瓣口面积的减少引起血流受阻，使腔内压升高，随后室壁变化和缺血诱导的心肌纤维化，导致代偿性的向心性肥厚以维持正常的心排血量[3]。随着肥厚的进展，心室顺应性进行性减低，而舒张末压不断升高[6]。在这种情况下，心房收缩对维持前负荷至关重要。此时，失去窦性节律出现房颤可能会导致症状的迅速进展。

有症状患者

当主动脉瓣狭窄不断进展最终导致明显的血流动力学改变时，进行性左心室肥厚会使主动脉瓣狭窄患者出现心绞痛、晕厥、呼吸困难或充血性心力衰竭等主要症状。开始出现症状时患者的平均主动脉瓣口面积为 0.6~0.8cm²[5]。自然病史显示，有明显血流动力学改变的主动脉瓣狭窄患者，一旦出现心绞痛症状，预期寿命 4 年；晕厥患者 3 年；而充血性心力衰竭患者仅有 2 年[7]。主动脉瓣狭窄患者出现上述症状是手术干预的绝对指征[8]。对于这类患者，过度拖延手术会导致每年大于 10%猝死率。一旦主动脉瓣狭窄患者出现症状，尤其是室性心律失常或心力衰竭的症状，其平均预期寿命小于 3 年[9]。

无症状患者

对有明显血流动力学改变但无临床症状的主动脉瓣狭窄患者的处理仍存在争议。首先，此类患者应该行运动试验明确他们是否真的没有症状。在运动试验中，大约三分之一的患者会表现症状。当真正的无症状患者考虑行主动脉瓣置换术时，应该将猝死和进展的心室重构的发生风险与所在医疗机构手术死亡率或美国胸外科医师学会（Society of Thoracic Surgeons）手术死亡率相权衡——当前 STS 成人心脏外科数据库（Adult Cardiac Surgery Database，ACSD）中主动脉瓣置换手术死亡率为 3.9%[10]。未手术干预的主动脉瓣狭窄患者，瓣口面积平均每

年减少 0.12cm²，而跨瓣压差平均每年增加 10~15mmHg[11]。总体而言，约 7%的无症状主动脉瓣狭窄的患者在确诊之后 1 年内死亡或者接受主动脉瓣膜手术，而 5 年后，这个比例激增至 38%[12]。这类患者在 1、2、4 年的免于死亡和主动脉瓣置换率分别是 67%、56%和 33%。而对于峰值流速 ≥5m/s 的主动脉瓣极重度狭窄的高危患者，病变进展会更加迅速，1、2、4、6 年的主要不良事件免除率分别是 64%、36%、12%和 3%[13]。

对无症状的严重 AS 的早期行手术干预可能会限制甚至逆转向心性心肌损伤和纤维化。在手术量比较大的医疗中心，单纯 AVR 的手术死亡率显著低于 STS ACSD 中报告的死亡率[10]。此外，失访和从症状出现到手术转诊的时间延迟也值得关注。基于这些原因，早期手术可能是一个合理的策略，特别是对于不太可能避免手术瓣膜置换的年轻患者。

另一方面，不同患者疾病进展的速度也有很大的差异，在出现症状之前可能存在一个长期的或长短不一的潜伏期，而且许多患者几年都没有出现任何跨瓣压差的变化。在无症状的 AS 即使是重度 AS 患者中，猝死也很少见，每年的发生率不到 1%[12]。此外，猝死患者中的大多数会在致死事件发生前的数月内出现症状。值得注意的是，有症状或无症状重度主动脉瓣狭窄患者行主动脉瓣手术后早期和晚期的结果非常相似[14]。所以，对于无症状 AS 患者，应考虑进行密切的临床观察和超声心动图随访。

预测谁最终将需要手术干预或确定能够从早期手术中受益的无症状患者亚群是困难的。如前所述，具有高峰值流速的无症状患者更可能需要进行手术[12]。极重度 AS 患者（AVA ≤ 0.75cm²，峰值流速 ≥4.5m/s 或平均跨瓣压差 ≥50mmHg），与保守治疗相比，早期手术具有较低的中期全因死亡率（2%±1% vs 32%±6%，P<0.001）[15]。严重左心室肥厚（左心室质量指数 ≥180g/m²）和左心房直径增大（≥5.0cm）是长期 AS 的标志，并与 AVR 后生存率降低相关[16]。B 型利钠尿肽（BNP）随心肌壁压力增加而释放，这是公认的心力衰竭的标志。几组研究表明，BNP 是有症状 AS 患者的标志物和 AS 患者预后相关的独立、客观的预测指标[17-19]。尚需进一步的临床研究来确定这些超声心动图测量和生物标志物指导手术干预的时机的临床价值。

低跨瓣压差的主动脉瓣狭窄

有些心功能不良（射血分数<50%）的重度主动脉瓣狭窄患者，其跨瓣压差（<40mmHg）或峰值流速（<4m/s）并不高，被定义为低跨瓣压差的主动脉瓣狭窄（low-gradient aortic stenosis，LGAS）患者。这些患者的左心室功能受损可能是由瓣膜狭窄引起的后负荷不匹配或固有的心肌病变导致的，或者兼而有之，尤其是存在弥漫的冠脉病变引起的慢性缺血的情况下。对这些患者，分别在静息状态和应用正性肌力药物（如多巴酚丁胺负荷超声心动图检查）时测量跨瓣压差和瓣口面积，有助于鉴别心肌病和真正的瓣膜狭窄，从而做出更可靠的诊断。那些具有收缩储备的患者在多巴酚丁胺正性肌力作用下出现瓣压差增加（≥40mmHg）或峰值流速增加（≥4m/s）被认为是真正

⬤ **表 28-1　主动脉瓣狭窄分级**

	轻度	中度	重度
主动脉瓣口面积（cm²）	>1.5	1.5~1.0	<1.0*
主动脉瓣口面积指数（cm²/m²）			<0.6
平均压差（mmHg）	<25	25~40	>40
峰值流速（m/s）	<3.0	3.0~4.0	>4.0

* 主动脉瓣口面积<0.6cm² 为极重度。

的 LGAS。流量增加仅导致跨瓣压差的轻度增加,但瓣膜面积能够随之增大超过 0.2cm²,提示假性严重 LGAS。多巴酚丁胺负荷试验下跨瓣压差和主动脉瓣口面积均未增加,提示无收缩储备功能的假性重度 LGAS。EF≥50% 伴严重舒张功能不全、AVA 指数≤0.6cm² 跨瓣压差<40mmHg,峰值流速<4m/s,每搏输出量指数<30mL/m²,被称为矛盾性 LGAS。后者与明显的左心室同心重塑、中至重度舒张功能障碍、心室长轴张力降低、每搏量减少有关。

LGAS 患者是高危患者,相对于高压差重度 AS 患者,其 5 年生存率较低。一项回顾性研究包含了 1 154 例确诊为重度 AS 患者,其中 LGAS(6.3%)和矛盾性 LGAS(6.3%)的手术死亡率高于正常的严重 AS(1.8%)[20]。然而,与单纯接受药物治疗相比,此类患者接受瓣膜置换术后生存率更高(图 28-2)[21]。Tribouilloy 等[22] 报道手术死亡率较高(22%),但幸存者的 AVR 5 年生存期更佳(65±11% vs 11±7%,P = 0.019)。LGAS 患者应该谨慎选择手术,但可以从手术 AVR 中受益。

药物治疗

降低心脏后负荷的药物治疗可能对主动脉瓣狭窄有益,但尚无已知药物可改变主动脉瓣狭窄的自然病史。高血压会增加心血管事件并影响生存率,因此对高血压进行药物治疗是合理的[23]。对于心力衰竭的 AS 患者,可以考虑用药物降低后负荷,但应谨慎应用,并仔细调整剂量,因为这可能会使全身血管阻力突然下降从而导致心排血量急性减低[24]。在靶向治疗方面,三项随机对照试验(RCT)并未显示他汀类药物的益处,并未抑制或降低 AS 的疾病进展速度[25-27]。作为 AS 关键机制的钙化过程为药物治疗提供了潜在方向,但这些研究仍处于实验阶段[28]。

手术适应证

2014 年,美国心脏病学院(American College of Cardiology,ACC)和美国心脏协会(American Heart Association,AHA)的联

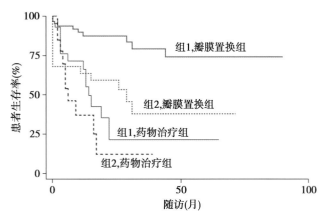

图 28-2　多巴酚丁胺负荷超声心动图检查对伴有低压差主动脉瓣狭窄(组 1)和不伴有低压差的主动脉瓣狭窄(组 2)的收缩储备的患者的 Kaplan-Meier 生存率估算(Reproduced with permission from Monin JL,Quéré JP,Monchi M,et al:Low-gradient aortic stenosis:operative risk stratification and predictors for long-term outcome:a multi-center study using dobutamine stress hemodynamics. *Circulation*. 2003 Jul 22;108(3):319-324.)

合工作组制定了循证医学的瓣膜性心脏病患者治疗共识指南[29]。这些指南涵盖了自 2006AHA/ACC 指南和 2008 年更新指南以来的几个重要总体变化[30,31]:

1. 关于 AS 和主动脉瓣关闭不全(aortic regurgitation,AR),修订后的指南包括根据瓣膜解剖结构、瓣膜血流动力学、血流动力学影响和症状对心脏瓣膜疾病进行了新的分类。共分为四个阶段:(A)风险期;(B)无症状进展期;(C)无症状严重病变期(C1,心室代偿期;C2,心室失代偿期);(D)有症状严重病变期。

2. 有症状的严重 AS 分为高压差型(V_{max}≥4m/s 或跨瓣平均压差≥40mmHg)、LGAS 伴左室射血分数(left ventricular ejection fraction,LVEF)降低型[严重的瓣叶钙化、瓣叶活动度严重降低、有效瓣口面积(effective orifice area,EOA)≤1.0cm² 且 V_{max}<4m/s 或压差<40mmHg 伴 LVEF<50%,或 EOA≤1.0cm²,但在多巴酚丁胺负荷超声心动图检测期间 V_{max}≥4m/s]、矛盾性 LGAS 伴 LVEF 正常型(严重的瓣叶钙化、活动度减弱、EOA≤1.0cm²、V_{max}<4m/s 或压差<40mmHg 伴 LVEF≥50%)。

3. 重点强调心脏团队的临床治疗方法决策,特别是考虑到外科手术和经导管干预措施的可行性。

4. 综合的评估各种方法的风险,其中包括风险评分、体质虚弱程度、主要受累器官功能障碍和操作难度。

5. 指南中对 AS 患者行主动脉瓣置换术的具体建议见(表 28-2 和图 28-3)[29]。总而言之,对有症状的重度 AS 患者和同期行其他心脏手术或伴有左心功能不全(LVD;LVEF<50%)的无症状重度 AS 患者,应行 AVR 手术。在需要同期行其他心脏手术的中度 AS 患者中,行 AVR 是合理的。AVR 适用于其他无症状的极重度 AS 患者(瓣膜面积<0.6cm²,峰值流速≥5m/s)、和运动试验可诱发症状的重度 AS 患者以及真性或矛盾性 LGAS 的患者。进展迅速的无症状重度 AS 患者应考虑在严重心室失代偿或猝死之前进行瓣膜置换。

主动脉瓣反流

急性主动脉瓣反流

急性主动脉瓣反流的原因可能有:①急性主动脉瓣环扩张影响瓣叶的充分对合;②瓣叶本身撕裂。主动脉瓣反流的具体原因包括主动脉夹层、感染性心内膜炎、外伤、继发于室间隔缺损的主动脉瓣叶脱垂、大动脉炎(梅毒、巨细胞病、Takayasu病),或是医源性的,例如主动脉瓣球囊成形术后。

急性主动脉瓣反流相对来讲是心脏难以承受的。大量的反流负荷会导致左心室的舒张末容量突然增加,使搏出量急剧减少,心脏很难代偿。当左室肥厚或顺应性差时,血流动力学失代偿会更加明显。前向搏出量迅速减少的最初代偿性表现是心动过速。容量超负荷导致左室舒张末压快速升高并超过左房压,这导致了二尖瓣的提前关闭[32]。虽然这样可能减轻过高的舒张末压对肺静脉循环的损害,但肺水肿和心源性休克的快速进展难以避免。继发于进行性心源性休克和恶性室性心律失常的死亡是各种病因所致急性主动脉瓣反流的常见结局。所以,对各种原因导致的血流动力学改变明显的急性主动脉瓣反流都应急诊手术治疗。

表 28-2 2014 ACC/AHA 关于主动脉瓣狭窄患者行主动脉瓣置换术的指南

推荐	推荐类别	证据级别
强烈建议有症状或运动测试后出现症状的重度高压差的 AS 患者(D1 期)行 AVR	I	B
强烈建议无症状的重度 AS 患者(C2 期)行 AVR	I	B
建议重度 AS 患者(C 期、D 期)同期行其他心脏手术时行 AVR	I	B
对于无症状的重度 AS 患者(C1 期,主动脉流速≥5.0m/s),行 AVR 是合理的,且手术风险低	IIa	B
对于活动耐量下降或运动后血压下降的无症状 AS 患者(C1 期),行 AVR 是合理的	IIa	B
对于有症状低压差的重度 AS 患者(D2 期),如伴有 LVEF 下降,或低剂量多巴酚丁胺实验中主动脉瓣峰值流速≥4.0m/s(或平均跨瓣压差≥40mm Hg),或瓣口面积≤1.0cm² 者,行 AVR 是合理的	IIa	B
对于血压正常、LVEF≥50% 的有症状低压差的重度 AS 患者(D3 期),如临床、血流动力学及解剖指标均支持瓣膜梗阻极可能引发症状时,行 AVR 是合理的	IIa	C
对于同期行其他心脏手术,中度 AS 的患者(主动脉瓣峰值流速在 3.0~3.9m/s)(B 期),行 AVR 是合理的	IIa	C
对于无症状的重度 AS 患者(C1 期),如疾病进展迅速且外科手术风险低,行 AVR 是合理的	IIb	C

Adapted with permission from Nishimura RA, Otto CM, Bonow RO, et al: 2014 AHA/ACC guideline for the management of patients with valvular heart disease: a report of the American College of Cardiology/American Heart Association Task Force on Practice Guidelines, *J Thorac Cardiovasc Surg*. 2014 Jul;148(1):e1-e132.

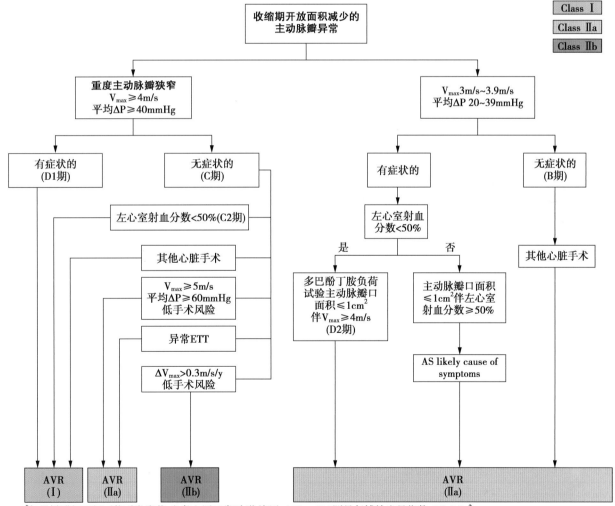

*如果瓣膜梗阻极可能引发症状,患者血压正常时(收缩压<140mmHg)测量每博输出量指数<35mL/m²,主动脉瓣口面积指数≤0.6cm²/m²

图 28-3 AS 患者的主动脉瓣置换手术指征(Reproduced with permission from Nishimura RA, Otto CM, Bonow RO, et al: 2014 AHA/ACC guideline for the management of patients with valvular heart disease: a report of the American College of Cardiology/American Heart Association Task Force on Practice Guidelines, *J Thorac Cardiovasc Surg*. 2014 Jul;148(1):e1-e132.)

表 28-3　主动脉瓣反流分级

	轻度	中度	重度
EROA（cm^2）	>0.1	0.1~0.3	>0.3
反流分数	<30	30~50	>50
反流容积（mL）	<30	30~60	>60
反流束宽度（%LVOT）	<25	25~65	>65
缩流断面（cm）	<0.3	0.3~0.6	>0.6
血管造影等级	1+	2+	3~4+

EROA，有效瓣口面积；LVOT，左室流出道。

慢性主动脉瓣反流

慢性主动脉瓣反流由慢性主动脉根部扩大或瓣叶功能不良所致。慢性主动脉瓣反流的常见原因包括先天性畸形（如二叶化、单叶化、四叶化主动脉瓣）、瓣叶退行性钙化、风湿热、感染性心内膜炎、马方综合征、埃勒斯-当洛斯综合征、黏液样增生、成骨细胞发育不良和强直性脊柱炎。主动脉瓣反流的超声和导管指标见表 28-3。

慢性主动脉瓣反流导致左室持续性容量超负荷。在发病之初，室壁厚度与室腔直径比，射血分数和缩短分数都维持不变[33]。然而，在无症状期这种容量负担最终导致进行性心室腔扩大，而此刻舒张末压并未增高。心室腔扩大伴随着适应性偏心性肥厚，与细胞水平肌节增生和肌细胞延长有关。心室腔的扩大导致持续性的室壁张力增加，进而导致非适应性的心室偏心性肥厚，这样形成了一个恶性循环。心肌间质纤维化是重要的病理学机制，它限制心室的进一步扩张，并升高舒张末压，

最终导致左室收缩功能不全和充血性心力衰竭[34]。自然病史研究显示：每年少于 6% 的主动脉瓣反流患者出现临床症状或左室功能不全的表现[35]。每年不到 4% 的患者进展为左室功能不全但没有症状，患者的猝死率低于 0.2%[36]。无症状患者出现症状、左室功能受损或死亡的独立预测因素包括年龄、左室收缩末直径、左室收缩末直径变化率以及静息射血分数[37]。一旦出现左室功能不全时，每年出现症状的患者比例又增加 25%[38]。

主动脉瓣反流和左室功能不全的患者，做出手术的决定是很有挑战性的，因为此类患者手术和药物治疗的结果均不佳。左室功能较差的患者由于不可逆性的心室重构（包括心肌肥厚和间质纤维化）而导致围手术期和晚期生存期降低[39,40]。血管扩张剂治疗可通过降低后负荷从而减少反流，从而延缓心室功能障碍的进展。目前建议应用于无症状高血压患者中；也可应用于重度 AR，心室扩张和收缩功能尚可的无症状患者；在手术前进行短期血流动力学调整。不建议在重度 AR 和左室功能较差的患者中使用该药物，因为它不能提高手术生存率。但如果认为这些患者无法手术治疗，则可以考虑使用。

手术适应证

美国心血管病联盟/美国心脏协会工作组关于慢性主动脉瓣关闭不全的主动脉置换术的指南摘要列于表 28-4 和图 28-4[29]。因为有症状的主动脉瓣关闭不全患者年死亡率>10%，是手术的绝对适应证[39]。由于诸如心绞痛和呼吸困难等症状仅在发生严重的心室失代偿后才出现，因此建议在疾病出现症状之前进行手术。对无症状患者的手术干预需要在心功能不可逆转并对患者的长期预后产生负面影响之前，即出微妙但可测量的心肌功能变化时。

表 28-4　ACC/AHA 关于慢性重度主动脉瓣反流患者行主动脉瓣置换术的建议

指征	推荐类别	证据级别
有症状的重度主动脉瓣反流患者，无论左室收缩功能是否正常（D 期），建议行 AVR	I	B
无症状的慢性重度主动脉瓣反流患者，左室收缩功能下降者（LVEF<50%）（C2 期），建议行 AVR	I	B
重度主动脉瓣反流患者（C 或 D 期），同期行其他心脏手术者，建议行 AVR	I	C
左室收缩功能正常（LVEF≥50%）的无症状重度主动脉瓣反流患者，如合并重度左室扩大（LVESD>50mm，C2 期），行 AVR 是合理的	IIa	B
中度主动脉瓣反流患者（B 期），同期行其他心脏手术者，行 AVR 是合理的	IIa	C
左室收缩功能正常（LVEF≥50%）的无症状重度主动脉瓣反流患者（C1 期），如伴快速进展的左室扩大（LVEDD>65mm）且外科手术风险低，可考虑行 AVR	IIb	C

Adapted with permission from Nishimura RA，Otto CM，Bonow RO，et al：2014 AHA/ACC guideline for the management of patients with valvular heart disease：a report of the American College of Cardiology/American Heart Association Task Force on Practice Guidelines，*J Thorac Cardiovasc Surg*. 2014 Jul；148（1）：e1-e132.

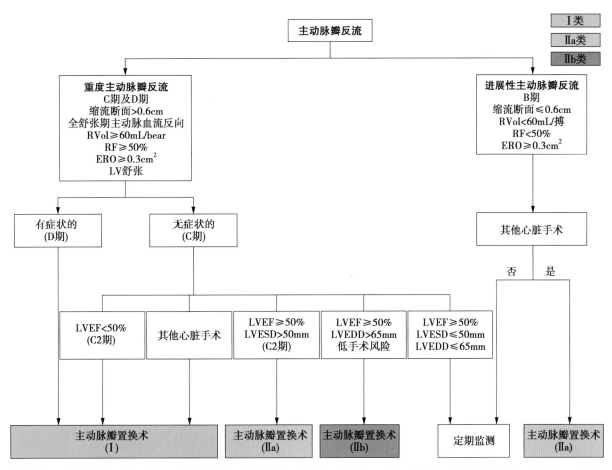

图28-4　主动脉瓣反流患者行主动脉瓣置换术的指证。LVEF,左室射血分数;LVESD,左室收缩末径;LVEDD,左室舒张末径;RF,反流分数;RVol,反流量;ERO,有效反流瓣口(Reproduced with permission from Nishimura RA,Otto CM,Bonow RO,et al:2014 AHA/ACC guideline for the management of patients with valvular heart disease:a report of the American College of Cardiology/American Heart Association Task Force on Practice Guidelines, *J Thorac Cardiovasc Surg*. 2014 Jul;148(1): e1-e132.)

冠状动脉造影和主动脉瓣置换

许多需要置换主动脉瓣的患者合并冠状动脉疾病(coronary artery disease,CAD)。在北美地区,超过1/3的患者在主动脉瓣置换术的同时进行了冠状动脉旁路移植术[10]。缺血性心脏病的典型症状是心绞痛。心绞痛可能是由冠状动脉疾患引起的心肌缺血导致,也可能是由左室壁张力增高引起的心内膜下缺血或心室增大引起的相对性冠状血流减少所致,所以主动脉瓣疾病患者的缺血性心脏病的风险评估是很复杂的。

根据2014ACC/AHA指南,在进行AVR的术前准备时,应对以下几种情况行冠状动脉造影术:存在心绞痛、心肌缺血、左心功能不全或冠心病病史的患者;40岁以上男性;绝经后妇女(Ⅰ类推荐,证据级别C)。冠状动脉CT可在较低的或中等的CAD患病风险的患者中进行(Ⅱa类推荐,证据级别B)[29]。

手术技术

心肌保护和体外循环

实施单纯的主动脉瓣置换术可采用单根双极右房静脉插管和一根插入升主动脉为体循环提供氧合血的动脉插管。可

经右房在冠状静脉窦放置逆行心脏停搏液灌注管。在右上肺静脉放置左心引流插管,也可以进一步放入左室以保证无血的视野及预防主动脉瓣反流引起心室胀大。也可在肺动脉或经主动脉切口直接在左室流出道(left ventricular outflow tract,LVOT)放置一排气管。一旦体外循环开始,仔细将肺动脉从主动脉游离以确保阻断钳充分阻断升主动脉,行主动脉切口时应注意避免伤到肺动脉。因为肺动脉壁没有主动脉壁坚韧,所以操作时要尽量避免肺动脉损伤。

阻断升主动脉之后,经升主动脉灌注单剂量高钾含血停搏液行心肌保护。停搏液灌注后即刻会诱发心脏在舒张期停跳,中到重度的主动脉瓣反流会使停搏液漏入左心室从而影响灌注效果,这种情况下需要通过直接冠脉灌注或者逆行灌注。在切开主动脉之后,心肌保护则通过双冠状动脉口直接插管持续灌注冷的或温的含氧停搏液实现。当左主干很短时,顺行灌注可能会引起前降支或回旋支的超灌。当有严重的冠状动脉疾病时,由于明显的冠状动脉阻塞,顺行停跳液不能灌注至心肌末梢节段。此外,左主干直接灌注能导致冠状动脉内皮损伤,增加潜在的冠脉夹层风险,或加重冠状动脉粥样硬化病变的进展。

主动脉瓣病变心肌保护的另外一个可供选择的方法是逆

行灌注。逆行灌注可采用间断或持续的方式,可单独使用也可以和顺行灌注联合使用。这对主动脉瓣重度反流或伴有严重的冠状动脉疾病患者很有帮助。然而,要保证单独使用逆行灌注方式的右心灌注质量仍需考虑一些问题:如果逆行灌注插管不能放入冠状动脉窦,就需要转为双腔静脉插管就可打开右房并直接将插管放入冠状动脉窦;插管时避免过深,保证放在右冠状静脉在冠状静脉窦的开口之前,以确保充分的右室心肌保护。

对于非优势型右冠状动脉(right coronary artery,RCA)偏小的患者,可能难以实施直接冠脉灌注,对右心室心肌的保护比较困难。将患者体温降到28℃,心脏表面局部使用冰屑和频繁的逆行灌注是可供选择的方法。

主动脉切口、瓣膜切除和清创

一旦主动脉阻断和心脏停搏,就可通过横行或斜行切口切开主动脉。置换带支架生物瓣或机械瓣时,常选用位置较低的主动脉横行切口行主动脉瓣探查。主动脉切口大约在右冠状动脉起始处的上方10~15mm处开始,并向前、后延伸。最初的右冠状动脉上方的横行切口也可以向后方斜行延伸至无冠窦或左、无冠窦交界处(图28-5)。斜行切口经常用在主动脉根部较细的患者身上,这些患者可能需要根部扩大手术。

这时就可以观察到主动脉瓣膜的形态(图28-6)。用剪刀从右冠开口和右-无交界之间开始切除右冠瓣叶(图28-7)。一些医师经常使用Mayo剪或专门的右弯瓣叶剪完成该步骤,须留下1~2mm的瓣叶组织作为人工瓣膜的缝合缘。一般先切除右冠瓣叶,然后切除左冠瓣叶,最后是无冠瓣叶。尽量整块切除瓣叶。通常在流出道放一块湿润的不透X线的纱布以防止组织碎屑掉入左心室,切记在缝合瓣环之前取出纱布。随后用手术刀或咬骨钳彻底清除钙化。清除钙化灶使之成为柔软的组织,以提高人工瓣膜缝合的稳固性并降低瓣周漏和缝瓣线撕脱的概率。

当从主动脉壁清除钙化灶时,要注意预防主动脉穿孔,尤其是左冠瓣和无冠瓣交界处,因为这里是主动脉穿孔的多发部

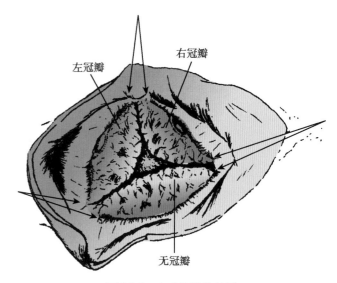

图 28-6　主动脉瓣的显露

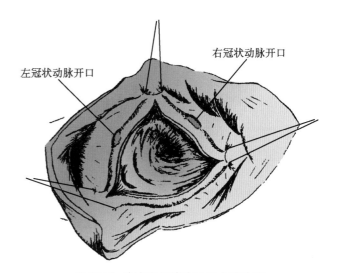

图 28-7　病变组织清除后的主动脉瓣

位。当切除瓣叶时,应注意以下几处解剖位置关系(图28-8):希氏束(传导系统)位于右、无冠瓣交界处膜部间隔的下方,这个区域的切除过深会导致永久的传导阻滞。二尖瓣前叶与左冠瓣直接相连,如果在清除钙化时此处发生损伤,可以用自体心包片进行修补。

当钙化组织完全清除后,应在左室引流停止的时候用盐水充分的冲洗主动脉根部。为避免将碎屑冲入左室,以球囊经左心引流管注入生理盐水顺向沿流出道方向冲洗主动脉瓣,而不是逆向通过瓣膜。冲洗液应由外吸引器吸走,而不能通过心内吸引。

人工瓣膜植入

病变瓣膜被切除后,通过测瓣器测量之后选择合适的机械瓣或生物瓣。用区分颜色的12~16根双头针带垫片的2-0合成编织线将瓣膜间断缝合于瓣环上。垫片可以放在流入/心室侧或流出/主动脉瓣环的主动脉侧(图28-9和图28-10)。若将垫片放在瓣环的心室侧,则可以将人工瓣膜放在瓣环之上,这样可以植入尺寸稍大的人工瓣膜。但在冠脉开口靠近瓣环的病例中,则在人工瓣膜置于瓣环之上只限于在无冠叶范围可

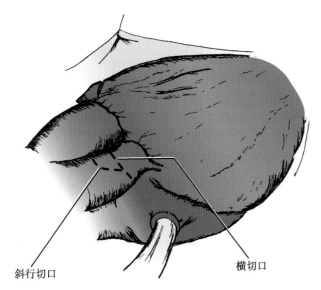

图 28-5　主动脉的显露及切口。单根房管经右心耳置入右房。虚线示横行或斜行主动脉切口

斜行切口　　横切口

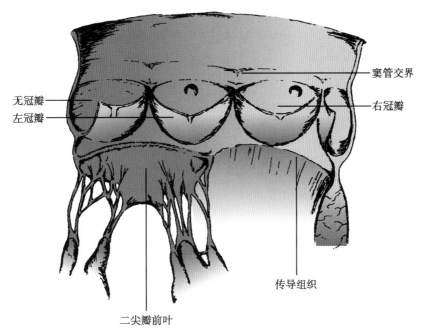

图 28-8　主动脉瓣的解剖位置关系

左边标注：无冠瓣、左冠瓣
二尖瓣前叶
右边标注：窦管交界、右冠瓣
传导组织

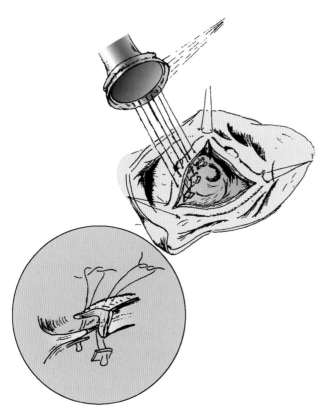

图 28-9　自瓣环下放置带垫片缝线

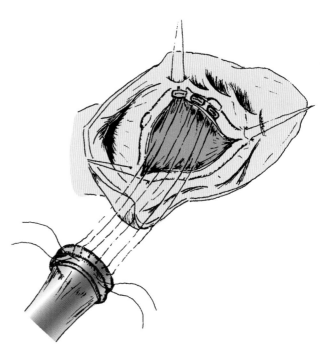

图 28-10　自瓣环上放置带垫片缝线

行。褥式缝合线先缝在三个交界上，提拉缝线以利显露。在缝合右 - 无冠交界时，有的外科大夫选择从主动脉外侧进针以避免损伤传导束（也就是说把垫片留在主动脉外侧）。通常是从无冠瓣开始，以顺时针的方向褥式缝合带垫片的缝合线，可以每次在自体瓣环缝合一针后缝至人工瓣环，也可以完成成自体瓣环上全部的缝合线后再依次对应地缝至人工瓣环。三个象

限的缝合线最好用三把止血钳分开夹持，当人工瓣滑向瓣环时收紧缝合线。然后，将三个象限间的缝合线交替打结。

缝合主动脉切口和排气

主动脉切口用双层 4-0 人造聚丙烯滑线缝合。缝合第一层时应从主动脉切口右后端开始，两层缝合均应确保适度超越切口末端，避免此处漏血。双头针的一端以水平褥式向前缝至

主动脉切口的中点，另一端在缝合线的稍浅处向前连续缝合。使用同样的方法缝合主动脉切口的左侧后，行主动脉排气（见后述），在主动脉切口的中点两根双头针缝线分别打结。

在主动脉置换过程中，空气可能进入左房、左室以及主动脉。必须清除这些空气以避免灾难性的并发症——空气栓塞。在主动脉切口缝合线打结之前，停止经右上肺静脉放置的左心引流、膨肺、短暂部分开放升主动脉阻断钳，使心脏充盈。流入的血液可以将大部分气体从经未完全闭合的主动脉切口排出。然后打结彻底闭合主动脉切口，完全开放阻断钳。随着心电活动开始，利用升主动脉灌注管和左心引流管吸引以排出残存的空气。以一个小的针头（21G）给心尖和左房顶排气。为避免气体进入，拔除左心引流管时必须将心包腔充上盐水。术中可以用经食管超声心动图直观的检验排气的效果以确保左心系统没有空气残留。当通过主动脉引流管吸引时（如灌注针），可用力摇晃或用手小心的挤压心脏有助于将藏在肌小梁的空气排出。一旦排气完成，就可以拔除左心引流管。患者就可以脱离体外循环，常规拔除动静脉插管。如果停机时患者是起搏器依赖，建议植入心房起搏电极以保证房室同步起搏。

同期冠状动脉旁路移植术

当伴发冠心病时，手术技术应加以改良以达到更理想的心肌保护。在主动脉瓣置换前行冠状动脉的远端吻合，这样可以在术中通过桥血管顺行灌注心肌保护液。我们应该用左乳内动脉行前降支的再血管化。这个吻合应该在主动脉切口缝合后进行，以确保心脏停搏期间冠脉循环不接触体外循环，也可以防止在心脏表面操作时对吻合口的损伤。

2014 年 ACC/AHA 指南建议，同期行其他心脏手术患者，发现冠状动脉狭窄≥70%或左主干狭窄≥50%的患者应行冠状动脉再血管化手术（Ⅱa类推荐，C级证据）[29]。再血管化的受益应与其带来的手术死亡率增加的风险相权衡[10]。根据 STS ACSD 数据显示，AVR 同期行 CABG 死亡率由 3.9%增加至 5.9%。在不同年龄段行 AVR 手术患者同期行 CABG 的患者比例如下：51~60 岁，30%；61~70 岁，41%；大于 71 岁：50%[41]。

同期升主动脉置换

在 AVR 时行升主动脉置换的主动脉直径阈值仍有争议。Borger 等[42]回顾了接受 AVR 的二瓣化主动脉瓣患者，报告主动脉直径<4.0cm、4.0~4.4cm 和 4.5~4.9cm 的患者 15 年无主动脉相关并发症的发生率分别为 86%、81%和 43%（图 28-11）。基于这个研究和其他研究的数据，2014 年 ACC/AHA 指南建议行主动脉瓣置换手术患者，如主动脉直径超过 4.5cm 时更换主动脉（Ⅱa类推荐，C级证据）[29]。对于马方综合征或洛伊-迪茨综合征等主动脉病变更可能进展的患者，同期行升主动脉指环的直径标准应降得更低。因为缺乏有效的研究数据，对于三叶瓣主动脉瓣患者行 AVR 同期行升主动脉置换的主动脉直径标准尚无推荐标准，但应该比较明确在 4.5~5.5cm。如何决策，应由外科医生根据手术的附加风险因素，如年龄、合并症，以及总预期寿命决定。

主动脉根部扩大术

对主动脉根部扩大术的详细描述将在后续章节进行。简而言之，要想为主动脉根部细小的患者植入一个较大的瓣膜，前部瓣环或后部瓣环扩大的手术方式都可以选用。对成人患者多选用后部瓣环主动脉根部扩大手术的方式，术后能使瓣环

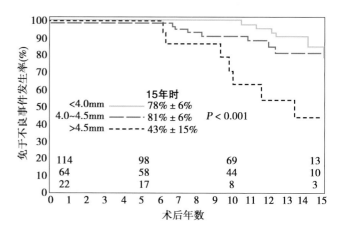

图 28-11　在行主动脉瓣置换时升主动脉直径分别为 4cm、4~4.5cm 以及 4.5~5.9cm 的主动脉瓣二瓣化患者免于远期升主动脉并发症的趋势（Reproduced with permission from Borger MA, et al: Should the ascending aorta be replaced more frequently in patients with bicuspid aortic valve disease? *J Thorac Cardiovasc Surg* 2004; Nov; 128 (5):677-683.）

直径增加 2~4mm。1970 年 Nicks 等首次报道了这一技术，由主动脉切口一直向下延伸通过无冠瓣、主动脉瓣环，直至二尖瓣前瓣行补片扩大[43]。1979 年 Manouguian 和 Seybold-Epting 报告延长主动脉切口通过左冠瓣-无冠瓣交界，直至左纤维三角和二尖瓣前瓣行补片扩大[44]。小儿则常用前部瓣环扩大技术。1975 年 Konno 等报告了这项技术，该技术也被称为主动脉心室成形术。当需要将瓣环扩大超过 4mm 以上时，可以采用该技术[45]。不同于横行主动脉切口，该技术是行升主动脉前壁纵行切开至右冠窦方向，通过右心室前壁切开右室流出道，切开室间隔，从而使主动脉瓣环和左室流出道明显扩大。

再次主动脉瓣手术

再次主动脉瓣置换术的原因包括瓣膜相关的并发症和冠状动脉旁路移植术后主动脉瓣狭窄的进展。瓣膜病变的相关因素包括瓣膜结构退行性变、人工瓣膜感染性心内膜炎、人工瓣膜血栓形成及瓣周漏。再次开胸对于任何二次心脏手术的患者都是极其危险的。在手术前一定要通过侧位胸部 X 线片（chest x-ray，CXR）、计算机体层成像（computed tomography，CT）或磁共振成像（magnetic resonance imaging，MRI）以确定胸骨与心脏距离。劈胸骨之前，应在手术室备血，患者身体贴好体外除颤电极及体外循环机。如果是高风险的再次开胸，可以考虑提前游离好股动静脉或腋动静脉，甚至先通过外周血管建立体外循环。使用摆动锯打开胸骨，用摇摆锯劈开胸骨，尽可能少做分离，当有畅通的桥血管时，在分离时需谨慎。

当心脏灌注停搏后需要锐性分离切除旧的人工瓣膜。仔细从瓣环上清除前次手术的所有缝线和垫片。切除旧人工瓣膜时造成的瓣环损伤可用带垫片的缝合线间断修补或补片（常用牛心包片）修补。切除无支架人工瓣膜可能特别困难。对于感染性心内膜炎并出现根部脓肿时，应彻底清除感染组织，并用心包片行瓣环重建[46]。因为所有的异物材料都有可能被细菌定植，所以当有活动性心内膜炎时，所有的异物材料，包括涤纶主动脉移植物都必须全部清除。

当升主动脉有涤纶移植物时，再次开胸更为危险，因为游

离时不经意的损伤移植物会导致急性大出血。为避免常温下大出血的全身影响,在开胸前患者应建立股动静脉体外循环,并于开胸前将温度降至18~20℃。万一移植物意外破开,应立即局部控制出血,行深低温停循环。当循环停止后即行移植物修补或置换,重新启动体外循环。所有的二次主动脉手术都必须实施严格的心肌保护,因为这些手术通常有很长的缺血时间。通常应用选择性的冠状动脉开口行持续性冷灌注液顺行灌注。当患者有旧大隐静脉桥时,选择逆行灌注有益于确定桥血管是否通畅[47]。越来越多的有过心脏手术史的需要行AVR的高风险患者被转诊至心脏小组,以考虑经导管主动脉瓣置换术(transcatheter aortic valve replacement,TAVR)的可能性。

瓷化主动脉

瓷化主动脉是主动脉粥样硬化的最严重形式。对严重钙化的主动脉的进行操作的主要风险是粥样硬化斑块脱落,从而导致中风,是最常见的临床后遗症[36]。约有1%~2%的病例中发现钙化或瓷化主动脉,可根据术前影像学检查或术中评估进行诊断。如果患者有吸烟、高胆固醇血症、糖尿病、高血压或中风等危险因素的病史,或有影像学检查提示冠状动脉开口处病变、外周血管疾病或颈动脉疾病,应高度怀疑主动脉粥样硬化的可能。术前可提示主动脉钙化的影像学包括CXR、经胸超声心动图、造影检查、CT或MRI。术中评估包括直接触诊,经食管超声心动图检查和主动脉超声检查。其中,主动脉超声是检测主动脉钙化的最灵敏方式,可以检测到较软的,无回声和不可触及的斑块[37]。

术者面临的关键选择包括:①中心(主动脉、腔房)插管还是外周动静脉插管;②主动脉阻断与深低温停循环;③单纯行AVR还是同期行主动脉置换。Gillinov等[48]报道了一组伴严重的主动脉钙化的AS患者,在深低温停循环期间阻断主动脉或通过主动脉切口放置Foley导管对主动脉行球囊阻断,行主动脉内膜切除术和升主动脉置换术。这组患者不同选择插管部位的比例分别为主动脉(34%)、股动脉(34%)、腋动脉(24%)及无名动脉(8%),所有患者均停循环。近年来,TAVR改变了现状,为这种高风险的患者亚组提供了一种替代外科手术行瓣膜置换的方法。实际上,TAVR的患者中约10%~15%是因为瓷化主动脉而选择TAVR的[49]。

术后处理

考虑到心室的病理变化,术后即刻就应该开始考虑相应的特别处理。主动脉瓣严重狭窄导致的肥厚、失去顺应性的左心室,高度依赖充分的前负荷以保证足够的充盈。经静脉补液小心地将充盈压维持在15~18mmHg。在这些病例中,应避免因收缩期二尖瓣前向运动导致的瓣下左室流出道梗阻,经静脉给予β受体阻滞剂通过降低收缩力可能部分缓解流出道梗阻。在极端情况下,可能需要再次手术并行左室流出道心肌切除。

维持窦性心律也是必须的,因为对于无顺应性的心室而言,总计1/3的心排血量来自心房收缩。在术后早期,有大约10%的患者会出现低心排综合征。如果术后需要起搏,房室顺序起搏有益于预防低心排综合征。

主动脉瓣置换术患者有3%~5%会出现完全性心脏传导阻滞,这可能是由于在右无交界下方高风险区缝合或彻底清除组织时损伤传导系统所致。暂时性传导阻滞是由于围手术期水肿导致的,通常在4~6天恢复,这之后如果没有恢复推荐植入永久起搏器。

在主动脉瓣关闭不全患者中见到的严重外周血管扩张,需要使用包括α-肾上腺素能受体激动剂或后叶升压素等血管收缩剂。补足容量以保证扩张的左室有效充盈。

支架主动脉生物瓣置换装置

带支架生物瓣可以由猪主动脉瓣或牛心包制成。在过去的40年里,组织固定方法和化学处理的进步降低了细胞外基质钙质的沉积。所有的异种瓣膜均通过戊二醛处理,它通过使胶原纤维交联而降低组织抗原性。戊二醛还降低酶的降解活性,使细胞失活,从而阻止组织细胞外基质重塑[50]。戊二醛固定猪瓣膜可以在高压(60~80mmHg)、低压(0.1~2mmHg)或零压力(0mmHg)下进行。猪瓣膜在零压环境下固定,可以保存主动脉瓣叶松弛状态下的胶原结构[51]。心包瓣膜常在低压或零压力条件下固定。

当比较不同的生物瓣膜时,必须意识到不同的厂商在标识瓣膜的大小时缺少统一标准。大体而言,标识的大小指的是支架的内径或外径,而不是缝合环的外径或瓣叶的最大开口直径。所以,根据不同厂商的习惯和缝合环的大小,相同的主动脉瓣环可能会适合不同厂商不同大小的瓣膜。

早期生物瓣

第一代生物瓣瓣叶用高压固定并安置于瓣环位置,第二代生物瓣瓣叶在低压或零压下处理,有些第二代生物瓣可以安放在瓣环之上,这样可以选择较大的瓣膜。美敦力的Hancock Ⅱ Ultra是猪瓣(Medtronic,Minneapolis,MN;图28-12),Carpentier-Edwards Permount(Edwards Life Sciences LLC,Irvine,CA;图28-13)是牛心包瓣。尽管现在已经有新一代的生物瓣,一些外科医生还是更喜欢植入Hancock Ⅱ Ultra和Perimount瓣膜,因为这些瓣膜有稳定的性能和良好的长期临床随访结果[52-56]。

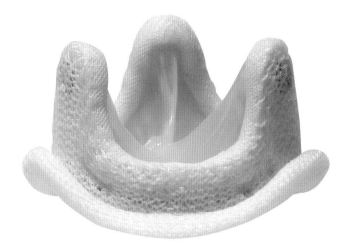

图28-12 美敦力Hancock Ⅱ生物瓣(© Medtronic 2016)

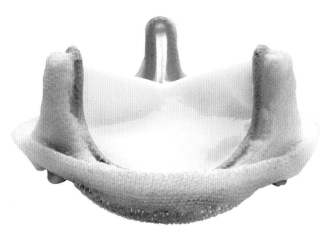

图 28-13 Edwards Lifesciences 公司 Perimount 牛心包主动脉生物瓣（Used with permission from Edwards Lifesciences LLC,Irvine,CA. ）

第三代生物瓣

新一代生物瓣结合零压或低压固定,采用抗矿化处理过程,以减少材料衰败和钙化。支架变得更薄,侧面更低,猪瓣具有较低的支架立柱和底部轮廓,以最大限度地减少伸入主动脉保证冠脉开口血流通畅（Medtronic Mosaic Ultra；图 28-14）。因为支架在左心室占据的空间较小,所以它们特别适合行二尖瓣置换。

第三代牛生物瓣包括 Carpentier-Edwards Magna Ease（Edwards Life Sciences LLC；图 28-15）、Mitroflow（Sorin,图 28-16）和 Trifecta（St. Jude,St. Paul,MN；图 28-17）。Magna Ease 是在 Perimount 心包瓣的演变,具较窄的缝和环和圆齿状设计,更适合放置在瓣环上方。Mitroflow 和 Trifecta 是心包主动脉瓣膜,心包包绕在支架外侧,有更大的瓣膜开口直径和最好的血流动力学特性。

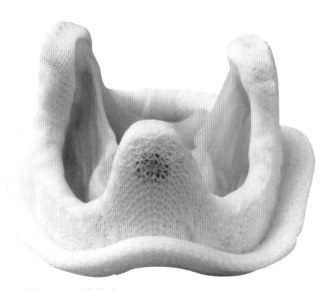

图 28-14 美敦力 Mosaic Ultra 主动脉生物猪瓣（©VMedtronic 2016. ）

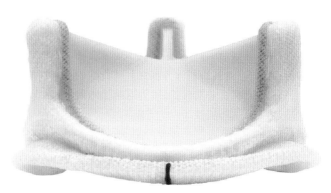

图 28-15 Edwards Lifesciences 公司 Magna Ease 主动脉心包瓣（Used with permission from Edwards Lifesciences LLC,Irvine,CA. ）

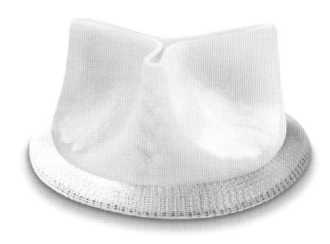

图 28-16 Sorin 公司 Magna Mitroflow 主动脉心包瓣（Courtesy of Sorin Group,Saluggia,Italy. ）

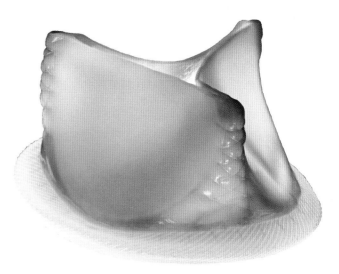

图 28-17 St. Jude Medical 公司的 Trifecta 主动脉心包瓣（Trifecta,Quartet and St. Jude Medical are trademarks of St. Jude Medical,Inc. or its related companies. Reproduced with permission of St. Jude Medical,© 2016. All rights reserved. ）

尽管血流动力学参数存在微小差异，大量对比研究未证实任何一种瓣膜在生存率或左心室重构优于其他瓣膜。Thalji 等[57]对 241 例 AS 患者进行了一项随机对照研究，为这组患者置换尽可能大直径的 St. Jude Epic、Edwards Magna 和 Sorin Mitroflow 主动脉瓣膜。对于置换直径≥23mm 的患者，Magna 在有效瓣口面积指数（Epic、Magna 和 Mitroflow 分别为 0.93 ± 0.28、1.04 ± 0.28 和 $0.96\pm0.26cm^2/m^2$，$P=0.015$）和跨瓣压差（Epic、Magna 和 Mitroflow 分别为 15.2 ± 5.5、12.3 ± 4.3 和 $16.2\pm5.7mmHg$，$P<0.001$）方面，具有较小但存在统计学显著差异的血流动力学优势。但是，近期临床结果和左心室质量回归没有差异。这些第三代瓣膜之间是否会出现有意义的长期临床差异，仍是一个悬而未决的问题。对 Trifecta、Edwards Magna 和 Magna Ease 瓣膜的回顾性比较研究还发现，瓣膜类型不是有效瓣膜面积或跨瓣压差的独立预测因素[58]。但是，对于主动脉根部较小的患者，直径 19mm 的 Trifecta 和 Mitroflow 瓣膜在体内具有出色的血流动力学特性，可以考虑使用[58,59]。Dumesnil 等[60]回顾了一系列带支架生物瓣的血流动力学特性，并总结了不同瓣口面积目前最常用的生物瓣（表 28-5）。

主动脉瓣置换手术的结果

手术死亡率

手术死亡率定义是指术后 30 天内所有原因引起的死亡率或与手术同次住院期间的死亡。1999 年，胸外科协会（STS）回顾了 86 580 例行主动脉瓣置换术的患者数据，发现单纯的主动脉瓣置换死亡率为 4.3%，主动脉瓣置换同期冠状动脉旁路移植术死亡率为 8.0%[61]。在 2009 年，他们再次回顾了 2002—2006 年间 67 292 例主动脉瓣置换术的患者，单纯主动脉瓣置换的总体死亡率为 3.2%，主动脉瓣置换同期行冠状动脉旁路移植术死亡率为 5.6%（表 28-6）[62]。最近，Thourani 等[63]回顾了 2002 年至 2010 年间 STS ACSD 中的 141 905 例 AVR 病例，显示在低危（1.4% vs 1.7%）、中危（5.1% vs 5.5%）和高危（11.8% vs 13.7%）患者组中观察到的死亡率低于 STS 的预期死亡率（PROM,%）（$P<0.000~1$）。他们进一步证明，与先前（2002 年—2006 年）相比，在 STS 预期死亡率显著增加的背景下（$3.05\pm3.73\%$ vs $2.82\pm3.69\%$，$P<0.000~1$），最近一段时期

表 28-5　不同主动脉支架生物瓣的有效孔口面积的平均值

瓣膜类型	直径（mm）						
	19	21	23	25	27	29	参考文献
Mosaic	1.1	1.2	1.4	1.7	1.8	2	Dumesnil et al
Hancock Ⅱ	1.2	1.3	1.5	1.6	1.6		Dumesnil et al
Perimount	1.1	1.3	1.5	1.8	2.1	2.2	Dumesnil et al
Magna*	1.3	1.7	2.1	2.3	-		Dumesnil et al
Biocor（Epic）*	-	1.3	1.6	1.8			Dumesnil et al
Mitroflow*	1.1	1.3	1.5	1.8			Dumesnil et al
Trifecta*	1.1	1.7	1.9	2.7	2.9	2.4	Yadlapati et al
Trifecta*	1.8	2	2.2				Levy et al

*这些数值基于有限数量的患者，因此应谨慎参考。

Adapted with permission from Dumesnil JG, Pibarot P. The problem of severe valve prosthesis-patient mismatch in aortic bioprostheses: near extinction? J Am Soc Echocardiogr. 2014 Jun;27(6):598-600.

手术（2007 年至 2010 年）的总体手术死亡率比早期（2002 to 2006;2.7 vs 2.5%，$P=0.018$）略有增加。这归因于中危（5.4% vs.6.4%，$P=0.002$）和高危组（11.9% vs 14.4%，$P=0.000~4$）患者的死亡率的显著增加。值得注意的是，这些数据既涵盖了大样本量的医疗中心，也包括了小样本量的医疗中心，且均为自愿提供。

长期生存率

有三项主要的长期随机对照研究比较了接受机械瓣和生物瓣置换术患者的生存率[64-67]。爱丁堡心脏研究的 12 年随访结果显示，Bjork-Shiley 机械瓣因免于再次手术率从而改善了总体生存率[64]。20 年随访结果并未发现机械瓣在生存率方面有优势[65]。在退伍军人试验中，随访 15 年的结果显示，与生物瓣相比，行机械瓣置换的 AVR 患者有较低的全因死亡率（分别为 66% 和 79%，$P=0.02$）[66]。在 AVR 时年龄≥65 岁的患者中，生物瓣膜和机械瓣膜的原发性瓣膜衰竭并无差异（9±6 vs 0，$P=0.16$），但是 AVR 术后生物瓣置换组再手术率较高，机械瓣置换组出血并发症发生率较高。这些具有里程碑意义的研究是我们制定指南的基础，临床上不再使用 Bjork-Shiley 单

表 28-6　STS 数据库中行主动脉瓣置换术患者的临床终点及比例（2002—2006）

	死亡	脑血管意外	肾功能衰竭	机械通气时间延长	深部切口感染	再次手术	不良事件	住院时间延长	住院时间缩短
总例数	67 292	67 292	65 828	67 292	67 292	67 292	67 292	67 292	67 292
例数	2 157	1 007	2 774	7 323	197	5 369	11 706	5 308	26 144
%	3.2	1.5	4.1	10.9	0.3	8	17.4	7.9	38.9

Data from O' Brien SM, Shahian DM, Filardo G, et al: The Society of Thoracic Surgeons 2008 cardiac surgery risk models: part 2-isolated valve surgery, Ann Thorac Surg. 2009 Jul;88(1 Suppl):S23-S42.

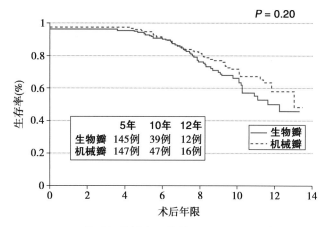

图 28-18 接受机械瓣或生物瓣的 55~70 岁患者的总体生存率(Reproduced with permission from Stassano P, Di Tommaso L, Monaco M, et al: Aortic valve replacement: a prospective randomized evaluation of mechanical versus biological valves in patients ages 55 to 70 years, *J Am Coll Cardiol*. 2009 Nov 10;54(20):1862-1868.)

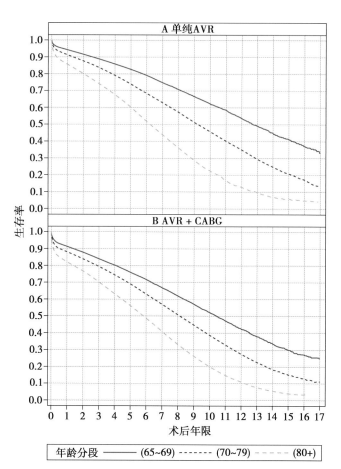

图 28-19 STS 数据库中 1991—2007 年间单纯主动脉瓣置换(A)和主动脉置换合并冠状动脉旁路移植术(B)的高龄患者组的生存率(Reproduced with permission from Brennan JM, Edwards FH, Zhao Y, et al: Developing Evidence to Inform Decisions About Effectiveness-Aortic Valve Replacement(DEcIDE AVR) Research Team. Long-term survival after aortic valve replacement among high-risk elderly patients in the United States: insights from the Society of Thoracic Surgeons Adult Cardiac Surgery Database, 1991 to 2007, *Circulation* 2012 Sep 25; 126 (13): 1621-1629.)

叶碟瓣,与 Hancock 生物瓣等猪瓣相比,第三代心包生物瓣通常更受青睐。但这些早期研究显示的生物瓣结构衰败率偏高,可能是较多地使用了第一代生物瓣的影响,与新一代瓣膜相比更容易出现瓣膜结构衰败。最近的一项研究,将 310 名 55~70 岁的患者随机分配到两组,分别行生物瓣或机械瓣 AVR,结果显示两组死亡率无差异,但 10 年后,生物瓣组有更多的瓣膜结构衰败和再手术率(图 28-18)[67]。值得注意的是,该项研究中并未出现中退伍军人和爱丁堡研究中发现的机械瓣置换组出血事件增多的情况,可能是由于该组患者目标国际标准化比值较低(2~2.5)。

有一些观察早期和当代生物瓣的非随机长期临床随访研究。Brennan 等[10]报告了 1991 年至 2007 年 STS 数据库中接受 AVR 或 AVR 合并 CABG 的 145 911 名大于 65 岁患者的长期结果(图 28-19)。在 65~69 岁、70~79 岁和大于 80 岁时行 AVR 的患者的中位生存年限分别为 13、9 和 6 年(表 28-7)。图 28-20 显示了按 STS 围手术期死亡风险分层的长期生存率。尽管只有 5%的单纯 AVR 患者 STS 围手术期死亡风险评分较高(≥10%),他们的中位生存期仅有 2.5~2.7 年。重要的是,严重的肺部疾病和肾功能衰竭均为中位生存期减少超过 50%的危险因素。左心室功能不全和既往心脏手术史可使中位生存期减少 25%[10]。年龄、合并冠心病、左心功能不全和功能状态差等并存状况对生物修复 AVR 中晚期存活率的影响是叠加的。晚期死亡的其他危险因素包括伴肾脏疾病、女性、伴随心脏或血管手术以及房颤。

瓣膜相关死亡率

美国胸外科医师协会(American Association for Thoracic Surgery, AATS)、美国胸外科医师学会(STS)和欧洲胸心外科协会(European Association for Cardio-Thoracic Surgery, EACTS)联合提出了一项标准方法来分析瓣膜置换和瓣膜修复术的治疗结果。这个标准定义的瓣膜相关死亡率包括以下致死原因:瓣膜结构衰败、非结构性瓣膜功能障碍、瓣膜血栓形成、栓塞、出血、术后瓣膜性心内膜炎、已行瓣膜手术患者再次手术相关的

死亡[68]。接受瓣膜手术的患者猝然发生、原因不明的非预期死亡也属于瓣膜相关死亡率。由于进行性心力衰竭而死亡同时心脏瓣膜功能良好者则不包含在内。Hammermeister 等的研究表明,机械瓣置换者在 15 年内因瓣膜事件的死亡者占机械瓣置换者的 37%,生物瓣置换者则占 41%[64]。术后 15 年非瓣膜相关的心脏死亡机械瓣和生物瓣分别占 17%与 21%。

非致死性瓣膜相关事件

AATS/STS/EACTS 联合委员会关于瓣膜结构性和非结构性衰败、瓣膜血栓、栓塞事件、出血事件、瓣膜性心内膜炎等结果的报道也制定了具体的指南[68]。结构性瓣膜衰败指任何内源性异常导致手术植入瓣膜功能改变,继而出现狭窄或关闭不全的情况(如瓣叶撕裂、缝制线撕脱等)。非结构性障碍指任何植入瓣膜出现异常造成狭窄或关闭不全,而且造成上述情况的原因并非瓣膜本身的因素(如血管翳过度增生、尺寸不合适或瓣周漏)。瓣膜血栓形成指非感染情况下任何影响瓣膜

表 28-7　STS 数据库中 1991—2007 年单纯主动脉瓣置换的高龄患者组的中位生存年限

	单纯 AVR（年）			AVR+CABG（年）		
	65~69 岁	70~79 岁	大于 80 岁	65~69 岁	70~79 岁	大于 80 岁
总体	12.8	9.2	6.2	10.4	8.2	5.9
STS 预测风险						
低	≥10	≥10	7.3	≥10	9.5	7.2
中	5.3	4.7	5	5.6	5.8	5.6
高	2.6	2.5	2.7	2.1	2.4	3.2
肺部疾病						
无	≥10	≥10	6.5	≥10	9	6.3
轻	≥10	8	5.3	9.3	7.3	5.2
中	≥10	6.4	4.4	7.1	5.8	4.3
重	6	4.8	3.6	6.1	4.4	2.7
LVEF（%）						
>30	≥10	≥10	6.3	≥10	8.6	6
≤30	9.1	6.9	4.9	7.7	5.9	5
肾衰竭						
否	≥10	9.9	6.4	≥10	8.7	6.1
是	6	4.8	3.4	5.2	4.8	3.4
是/透析	2.5	2	0.7	1.8	1.2	1.5
既往心脏手术（次）						
0	≥10	≥10	6.4	≥10	8.6	6
≥1	9.3	7.2	5.2	8.2	6.8	4.8

Adapted with permission from Brennan JM，Edwards FH，Zhao Y，et al：Developing Evidence to Inform Decisions About Effectiveness-Aortic Valve Replacement（DEcIDE AVR）Research Team. Long-term survival after aortic valve replacement among high-risk elderly patients in the United States：insights from the Society of Thoracic Surgeons Adult Cardiac Surgery Database，1991 to 2007，*Circulation* 2012 Sep 25；126（13）：1621-1629.

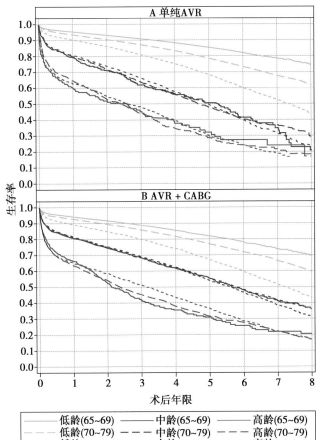

图 28-20　STS 数据库中 1991—2007 年间单纯主动脉瓣置换（A）和主动脉瓣置换合并冠状动脉旁路移植术（B）的高龄患者组根据 STS 预测风险分组的生存率（Reproduced with permission from Brennan JM，Edwards FH，Zhao Y，et al：Developing Evidence to Inform Decisions About Effectiveness-Aortic Valve Replacement（DEcIDE AVR）Research Team. Long-term survival after aortic valve replacement among high-risk elderly patients in the United States：insights from the Society of Thoracic Surgeons Adult Cardiac Surgery Database，1991 to 2007，*Circulation* 2012 Sep 25；126（13）：1621-1629.）

功能的血栓。栓塞指的是术后除外感染性因素即刻发生的栓塞事件，其中脑栓塞事件可分为以下两类：①一过性缺血发作：短暂的完全可逆的神经系统事件；②卒中：神经系统损害持续时间长于 72 小时。出血事件指不管患者的抗凝状况如何，任何导致死亡、住院、永久损害或需要输血治疗的大量内出血或外出血，但不包括脑栓塞之后继发的脑出血。最后术后瓣膜性心内膜炎指任何感染累及已手术后的瓣膜，任何瓣膜结构/非结构性功能障碍、血栓、栓塞事件伴有瓣膜性心内膜炎均可定义于该类。

瓣膜结构衰败

带支架生物瓣

目前有几组关于第一代、第二代和现在的第三代支架生物瓣的大宗长期随访报道（表 28-8）[55,69-78]，由于所随访的患者人群及年代不同，所以没有直接的可比性。对目前可用的第二代带支架生物瓣（包括 Medtronic Hancock Ⅱ 猪瓣和 Carpentier-Edwards 牛心包瓣等）的长期随访显示 12 年内免于瓣膜结构衰败率高于 90%。然而，当随访超过 15 年，免于瓣膜结构衰败率迅速下降。在 Hancock Ⅱ 瓣膜的长期随访中，瓣膜结构衰败引起的再次手术的独立预测因素是年龄[比值比（OR）0.72；95%置信区间（CI）0.58~0.90，P<0.01]和瓣膜-患者不匹配（OR 1.63；95%CI 1.01~2.63；P=0.045）[55]。在大组观察研究，5 年免于再手术约为 95%，10 年为 90%，15 年仅有 70%（表 28-8）[58-77]。值得注意的是，由于大多数研究均采用精算方法而非实际或累积发生率的方法统计瓣膜结构瓣膜衰败，因此文献中可能会低估免于结构瓣膜衰败的发生率[79]。精算统计分析法高估了老年患者结构瓣膜衰变率的原因是，它假设死于其他原因的患者将继续面临结构瓣膜衰败的风险。

年轻的患者倾向于更早的出现结构瓣膜衰败（SVD）[80,81]。在年轻的患者队列（年龄<60 岁）中，术后 10、15 和 20 年免于再次 AVR 的比率分别为 87.4%、62.6% 和 52.2%[56]。Jamieson 等[82] 报道了 Carpenter-Edwards 环上主动脉瓣膜置换术对 230 名小于 60 岁的患者的长期临床随访结果。年龄在 51 至 60 岁之间的患者在术后 18 年免于 SVD 的比例为 51.0%，而 50 岁以下的患者为 31.9%。Forcillo 等[80] 报告了他们 144 例年龄小于 60 岁（平均年龄 51±9 岁）的患者使用 Edwards 心包瓣膜进行 AVR 的 20 年经验。在 10 年和 15 年时，免于 SVD 的比例分别为 84%±4% 和 57%±6%。患者因 SVD 再次接受手术平均时间为 11±5 年，无围手术期死亡。

理想的抗凝治疗

生物瓣置换患者一般不需要长期华法林抗凝治疗，除非患者有血栓栓塞的高危因素或之前发生过人工瓣膜相关性栓塞。带支架生物瓣置换患者血栓发生风险为每年 0.5%~1%。应用无支架异种瓣、同种移植物或自体移植物，则栓塞率可能会更低[83-85]。和无抗血小板治疗相比，阿司匹林显著降低生物瓣置换低危患者的栓塞风险[86,87]。生物瓣置换者接受阿司匹林治疗与机械瓣置换者接受正规的抗凝治疗相比，其血栓栓塞发生率几乎相同，而出血并发症更少。有趣的是，爱丁堡心脏试验的患者术后 15 年随访时，生物瓣 AVR 的患者使用华法林比例为 33%，主要是因为房颤或左心功能衰竭[65]。如果患者在术前发现发生血栓的高危因素，考虑到术后仍需使用华法林抗凝治疗，则应置换机械瓣除非可以纠正该血栓危险因素。

在带支架的生物瓣表面内皮化之前，血栓栓塞的危险是比较高的。在 Mayo 诊所的一项研究显示，在生物瓣 AVR 术后 0~10 天和 10~90 天血栓栓塞风险分别为 41% 和 3.6%[86]。在 STS 数据库中对 25 656 名老年患者的回顾性研究指出，在生物瓣 AVR 后的前 3 个月中分别使用阿司匹林和华法林联合抗凝与单独使用阿司匹林抗凝相比，前者有较低的死亡风险[相对

表 28-8　主动脉瓣位带支架生物瓣结构性衰败的 10~20 年长期随访结果

研究	瓣膜	患者数量	患者年龄（岁）	平均随访时间（月）	免于结构性瓣膜衰败率（%）	免于再次手术率（%）
David 等	Hancock Ⅱ	723	65±12	68±40	94±2（12 年）	89±5（12 年）
Dellgren 等	CE Pericardial	254	71±9	60±31	86±9（12 年）	83±9（12 年）
Poirier 等	CE Pericardial	598	65*	57.7	80±5（14 年）	72±6（14 年）
Corbineau 等	Medtronic Intact	188	72±8	86.4±50.4	44.2±12.9（15 年）	-
Myken 等	Biocor Porcine	1 518	70.8±10.9	72±58.8	-	61.1%±8.5（20 年）
Biglioli 等	CE Pericardial	327	67.2±10.6	71.8±48.8	-	52.9%±9.9（20 年）
Sjogren 等	Mitroflow	152	79.5±3.1	-	82（10 年）	-
Une 等	Hancock Ⅱ	304	49.2±9.0	170.4	25.2±5.0（20 年）	25.4%±4.7（20 年）
McClure 等	CE Pericardial	1 000	74.1±0.29	72.0±43.2	82.3（15 年）	78.3（15 年）
Forcillo 等	CE Pericardial	2 405	71±9	72±118	-	67±4（20 年）
Johnston	CE Pericardial	12 569	71±11	69.6	-	55%（20 年）

CE，Carpentier-Edwards 瓣膜。
* 研究人群年龄大于 65 岁的数据。

危险度（RR）0.80,95%CI 0.66~0.96]和栓塞（RR 0.52,95%CI 0.35~0.76），但发生出血事件的风险较高（RR 2.80,95% CI 2.18~3.60）[87]。该研究表明，对于生物瓣 AVR 患者，根据术后短期的抗凝策略不同，可能有不同的临床结果。有两个小样本量的前瞻性随机对照试验，比较了生物瓣 AVR 术后正规抗凝治疗与单纯抗血小板治疗的结果。在 TRAC 试验中，有 193 位接受了主动脉或二尖瓣生物瓣置换术的患者分别接受了三氟柳（类似于阿司匹林的抗血小板药）或醋硝香豆素（类似于华法林的维生素 K 拮抗剂）抗凝治疗。两组间血栓栓塞并发症发生率没有差异，但正规抗凝治疗组的出血事件发生率更高（10% vs 3.1%,P=0.048）[88]。WoA Epic Pilot 试验将 69 例接受生物瓣 AVR 的低血栓风险患者随机分组，分别口服阿司匹林或华法林抗凝。两组中风（2.9% vs 2.9%,P=0.99）、出血事件发生率（2.9% vs 8.8%,P=0.36）均没有差异[89]。2014 年 ACC/AHA 指南建议在生物瓣置换后前三个月使用华法林抗凝（维持 INR 在 2~3）（Ⅱa 类，证据级别 C），然后单独使用低剂量阿司匹林（Ⅱa 类，证据级别 B）[29]。早期使用抗凝治疗主要是因为生物瓣材料未完全内皮化前有较高的血栓栓塞。

华法林仍然是人工瓣膜患者唯一经批准的口服抗凝剂。尽管非华法林口服抗凝剂（nonwarfarin oral anticoagulants, NOAC）在静脉血栓栓塞和非瓣膜性心房颤动的大样本量研究中显示出比华法林更高的效果[90-92]。RE-ALIGN 2 期剂量验证研究比较了达比加群与华法林在机械性人工瓣膜患者中的结果，达比加群组有更高的卒中率（5% 比 0）和严重出血率（4% 比 2%）[93]。因此，目前将 NOAC 用于人工瓣膜的抗凝治疗是Ⅲ类推荐（会造成伤害；证据级别 B），不应采用[29]。

人工瓣膜血栓形成

主动脉瓣生物瓣置换手术后，人工瓣膜血栓形成较为少见，但具有潜在的致命性后果，其发生率大约每年不到 0.2%,且多发于机械瓣[94]。对某些患者可以选用溶栓治疗，但对于术后早期的患者往往缺乏显著疗效，因为增加了出血风险故很少采用。对于左心系统发生的人工瓣膜血栓形成，如患者有轻度心力衰竭（NYHA Ⅰ 或 Ⅱ 级）或严重心力衰竭但手术风险过大，我们推荐溶栓治疗[29]。溶栓治疗可能会引起脑血栓栓塞或外周血栓栓塞。对于严重心衰（NYHA Ⅲ 或 Ⅳ 极），建议行外科手术，包括再次瓣膜置换和单纯血栓清除，两者死亡率相似，均为 10%~15%。患者血栓清除术后再次血栓形成概率约为 40%，所以我们建议对可能行手术治疗的患者尽可能地选择再次瓣膜置换术。

人工瓣膜心内膜炎

人工瓣膜心内膜炎（prosthetic valve endocarditis,PVE）根据发生时间分为两类：早期人工瓣膜心内膜炎（瓣膜植入术后 60 天以内）和晚期人工瓣膜心内膜炎（瓣膜植入术后 60 天以后发生）。早期人工瓣膜心内膜炎是围手术期人工瓣膜细菌种植的结果，既可以在瓣膜植入过程中发生，也可以术后来自切口或血管内置管的感染。此类感染的常见致病菌为：金黄色葡萄球菌、表皮葡萄球菌、革兰氏阴性细菌和真菌[95-98]。尽管大部分晚期人工瓣膜心内膜炎由非心源性败血症所致，但是小部分第一年内发生的晚期人工瓣膜心内膜炎与围手术期感染了致病力较弱的病原体有关，尤其是表皮葡萄球菌。引起晚期人工瓣膜心内膜炎的病原菌包括链球菌、葡萄球菌属和其他自体瓣膜心内膜炎中常见的病原菌。所有不能解释的发热均应考虑到心内膜炎，并通过连续做血培养、经食管超声和/或经胸超声仔细检查以

明确诊断。经食管超声能提供更为详细的解剖信息，如是否有赘生物、脓肿和瘘管的存在；经胸超声能提供瓣膜前部更好的影像。主动脉位置上发生人工瓣膜心内膜炎风险为 0.6%~0.9% 每患者年[95,96]。5 年人工瓣膜心内膜炎免除率大于 97%[97]。与支架生物瓣相比，机械瓣置换者的人工瓣膜心内膜炎发生率稍高[98]。然而，两者早期的心内膜炎发生率无明显的差别。

人工瓣膜心内膜炎患者预后较差。总计 40% 的人工瓣膜性心内膜炎患者发生侵袭性瓣周感染[96]，早期人工瓣膜心内膜炎死亡率为 30%~80%，晚期人工瓣膜心内膜炎死亡率为 20%~40%[97]。根据 2014 年 ACC/AHA 指南，早期 PVE 的手术指征包括：瓣膜功能障碍和心力衰竭（Ⅰ 类推荐，证据级别 B）；瓣周漏或瘘管部分撕脱；出现新发的传导阻滞、脓肿或穿透性病变（Ⅰ 类推荐，证据级别 B）；适当的抗生素治疗 5~7 天后仍存在持续的菌血症和发烧（Ⅱ 类推荐，证据级别 B）；赘生物（>10mm）以及复发性感染（Ⅰ 类推荐，证据级别 C）和具有持续性赘生物和多发栓塞（Ⅱa 类推荐，证据级别 B）的外科手术[29]。尤其需要注意的是，所有的真菌、大部分毒性强的金黄色葡萄球菌、黏质沙雷菌、假单胞菌感染患者需要手术治疗，因为这些微生物极具侵袭力且抗生素治疗往往无效（Ⅰ 类推荐，证据级别 B）。

瓣周漏和溶血

除非有感染性心内膜炎，当带垫片缝线常规应用时很少发生瓣周漏。手术操作不妥可能导致缝线之间有较大的间隙，使一部分瓣膜不能很好地贴附于瓣环。如果瓣周漏比较严重，引起急性主动脉瓣关闭不全导致心力衰竭或导致严重的溶血，须再次手术治疗（Ⅰ 类推荐，证据级别 B）[29]。再次手术可用几针带垫片的线间断缝合，如缺损较大，则需要取出瓣膜，重新缝合植入。血管翳的增生和瓣体结构衰败可能会影响正常的瓣膜开闭，也可能导致严重的溶血，需要再次手术。轻度溶血可以采取富含铁、叶酸的饮食供给予以保守治疗，并常规检测血红蛋白、血浆结合珠蛋白和乳酸脱氢酶。

血流动力学表现和心室重塑

左心室质量恢复

主动脉瓣疾病引起的压力和容量超负荷引起了左室腔内压升高和代偿性的左室肥厚。严重的主动脉瓣狭窄、向心性肥厚使得在病程晚期前即使心腔扩大也不会出现舒张末期容积增加，避免了室壁厚度与心腔横径比值的失衡。另一方面，严重主动脉瓣关闭不全导致容量超负荷引起左室舒张末容积增加和离心性肥厚，而使得室壁厚度与心腔横径比值不会有很大改变。两种病理状态均导致了左室质量增加，而这对预后有严重的不良影响[99,100]。主动脉瓣置换术的最终目标是缓解左室的压力和容量负荷，从而实现心肌重塑和左心室质量恢复。

尽管左心室质量恢复作为主动脉瓣手术结果的评估手段已被广为接受，但是它对临床的影响尚不清楚。单纯的主动脉瓣狭窄患者行主动脉瓣置换术后，左室质量通常在前 18 个月恢复到正常范围[101,102]。这一过程也可以持续到瓣膜置换术后 5 年[103]。但是也有一些患者左心室质量恢复不良。这种情况与临床预后差相关。患者-人工瓣膜不匹配的情况下，人工瓣膜血流动力学表现较差并导致了左室肥厚恢复不佳和不良

的临床结局。

患者-人工瓣膜不匹配

定义

　　患者-人工瓣膜不匹配（prothesis-patient mismatch，PPM）这一术语已被应用于多种不同的临床情况。下列情况均属"不匹配"范畴：绝对小尺寸的瓣膜（如<21mm）、小尺寸瓣膜配大体表面积患者、植入瓣膜后出现过高的跨瓣压差、活动后跨瓣压差增加或有效瓣口面积指数（indexed effective orifice area，IEOA）偏低，或这些情况的各种组合。Rahimtoola[104]最初将患者-人工瓣膜不匹配定义为人工瓣膜的瓣口面积小于患者正常的瓣口面积[93]，经过人工瓣膜的血流不能满足患者的心排血量，由于人工瓣膜的梗阻，患者的症状没有缓解或进一步加重，出现残留的狭窄从而导致跨瓣压差增加。与自体瓣膜相比，所有的人工瓣膜均有不同程度的狭窄，僵硬的缝合环、生物瓣瓣叶交界处的支架对流出道的阻塞，均可导致残留的跨瓣压差，尽管此时人工瓣膜功能正常。如同我们在主动脉瓣狭窄患者中所观察到的，瓣环纤维化、瓣环钙化和左心室肥厚等病变使瓣环本身收缩，导致只能植入一个较小的人工瓣膜，进一步加重了患者-人工瓣膜不匹配。我们常用有效瓣口面积和几何瓣口面积这两个指标来描述人工瓣膜的大小。

有效瓣口面积

　　患者-人工瓣膜不匹配最常用的定义是有效瓣口面积指数（IEOA）偏低。它是用经超声心动图测定得到的有效瓣口面积（EOA）后，再除以体表面积。有效瓣口面积指数由以下公式计算得出：

$$EOA = (CSA_{LOVT} \times TVI_{LOVT})/TVI_{AO}$$

　　EOA 指的是有效瓣口面积（cm^2）；CSA_{LVOT} 是左心室流出道（LOVT）横断面积（cm^2）；TVI_{LOVT} 是左心室前向血流整体速度时间（cm），可由脉冲多普勒检测获得；TVI_{AO} 是主动脉前向血流整体速度时间，由软件计算跨瓣连续多普勒获得。

　　几种常用的人工生物瓣膜的有效瓣膜面积和平均收缩跨瓣压差数据见表 28-9[105]。

表 28-9　使用 Trifecta、Mitroflow 和 Magna 进行 AVR 的患者出院前超声心动图指标

总体	Trifecta（196 例）	Mitroflow（1 135 例）	Magna（105 例）
术前 LVOT 指数（cm）	1.18±0.1	1.17±0.1	1.17±0.2
术后平均压差（mmHg）	11.4±4.2	16.9±6.7	14.1±5.4
术后 EOA（cm^2）	2.22±0.7	1.85±0.5	2.09±0.5
术后 EOAI（cm^2/m^2）	1.14±0.3	0.96±0.3	1.07±0.3
19mm 瓣	23 例	46 例	5 例
术前 LVOT 指数（cm）	1.21±0.1	1.22±0.1	1.19±0.1
术后平均压差（mmHg）	15.1±5.0	21.3±9.1	21.4±7.7
术后 EOA（cm^2）	1.53±0.3	1.23±0.3	1.26±0.2
术后 EOAI（cm^2/m^2）	0.91±0.2	0.78±0.3	0.76±0.2
21mm 瓣	48 例	336 例	31 例
术前 LVOT 指数（cm）	1.15±0.1	1.19±0.1	1.23±0.2
术后平均压差（mmHg）	12.0±4.1	18.4±6.5	15.9±5.6
术后 EOA（cm^2）	1.84±0.4	1.52±0.4	1.73±0.2
术后 EOAI（cm^2/m^2）	1.02±0.3	0.87±0.2	0.98±0.2
23mm 瓣	62 例	423 例	32 例
术前 LVOT 指数（cm）	1.13±0.1	1.15±0.1	1.13±0.2
术后平均压差（mmHg）	11.2±3.4	17.2±6.2	14.2±4.9
术后 EOA（cm^2）	2.23±0.5	1.83±0.4	2.01±0.3
术后 EOAI（cm^2/m^2）	1.12±0.3	0.94±0.2	1.04±0.2
25mm 瓣	42 例	262 例	29 例
术前 LVOT 指数（cm）	1.21±0.1	1.15±0.1	1.12±0.1
术后平均压差（mmHg）	10.0±3.7	14.2±4.9	11.8±3.6
术后 EOA（cm^2）	2.73±0.5	2.28±0.5	2.47±0.5
术后 EOAI（cm^2/m^2）	1.33±0.3	1.1±0.3	1.17±0.2
27/29/31mm 瓣	18 例	68 例	8 例
术前 LVOT 指数（cm）	1.29±0.2	1.22±0.2	1.31±0.2
术后平均压差（mmHg）	8.1±3.1	13.9±4.8	11.3±5.0
术后 EOA（cm^2）	3.2±0.8	2.48±0.5	2.8±0.5
术后 EOAI（cm^2/m^2）	1.51±0.3	1.18±0.3	1.33±0.3

　　EOA，有效瓣口面积；EOAI，有效瓣口面积指数；LVOT，左室流出道。

　　Data from Ugur M，Suri RM，Daly RC，et al：Comparison of early hemodynamic performance of 3 aortic valve bioprostheses，*J Thorac Cardiovasc Surg*. 2014 Nov；148（5）：1940-1946[105].

EOA 是对跨瓣膜血流最小横截面积的功能性估计,由以下因素而定:①人工瓣膜的几何瓣口面积;②左室流出道和升主动脉的形状和大小;③血压;④心排血量。当升主动脉的直径是 4cm 时,多普勒得出的 EOA 与导管得出的 EOA(由 Gorlin 公式导出)相关性最好,但是患者主动脉直径较小时,EOA 会被低估[106]。不同厂商生产的瓣膜 EOA 差别很大。对于每一位患者,只有当瓣膜植入体内,才能较准确地得到 EOA。在低 IEOA 的临床结果评价研究中,使用的是从既往对照研究中得到 EOA 数据,而不是术后真实测量的 EOA。除此之外,这些 EOA 数据来源于当年不同公司不同型号小样本量的瓣膜数据,而各研究之间差异明显。尽管如此,对于确定的患者和瓣膜,此类参考数据仍有助于预测 PPM 是否存在和严重程度。EOA 与术后压差有关,毫无疑问它们之间有某种数学上的联系。根据伯努利方程,超声心动图的平均和峰值跨瓣压差如下:

$$峰值跨瓣压差(mmHg) = 4 \times (V_{AV_{max}}^2 - V_{LVOTmax}^2)$$
$$平均跨瓣压差(mmHg) = 4 \times (V_{AVmax}^2 - V_{LVOTmean}^2)$$

有些作者认为:IEOA<0.85cm²/m² 时,存在 PPM;IEOA 在 0.65~0.85 时,属于中度 PPM;IEOA < 0.65 时,是重度 PPM[107,108]。这些阈值在 2009 年美国超声心动图学会/欧洲超声心动图协会指南中被采用[109]。Dumesnil 和 Pibarot[109] 重新定义的 PPM 为这样一种状况:由于人工瓣膜的有效瓣膜面积相比患者的体表面积过小,而导致了术后跨瓣压差异常升高。这个定义的理论基础是:当 IEOA 低于这个标准时,跨瓣压差会明显升高,这就增加了左心室做功,阻碍了左心室肥厚的恢复。

几何瓣口面积

瓣膜的几何瓣口面积(geometric orifice area,GOA;指瓣环内几何开口面积)是瓣膜打开时最大的横截面积,在相同厂商的相同型号无明显差别。任何人工瓣膜的 GOA 是取自厂商说明书或测瓣器的静止测量。正如图 28-21 所示,对于任何人工瓣膜,GOA 均比 EOA 大。

临床意义

PPM 的发生率在逐步减低。Pibarot 和 Dumesnil[110] 研究了 1 266 名主动脉瓣置换术患者,发现 38% 的患者存在中度(IEOA<0.85cm²/m²)或重度(IEOA<0.65cm²/m²)的 PPM。而在一个更近期的研究发现中度或重度 PPM 的发生率仅为 15% 和 6%[111]。另一项研究中,植入 Trifecta、Mitroflow 和 Permount

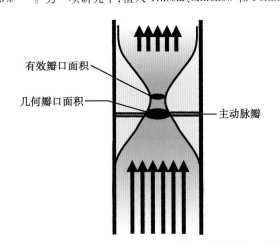

图 28-21 左心室流出道和主动脉瓣的有效瓣口面积和几何瓣口面积示意图

有效瓣口面积
几何瓣口面积
主动脉瓣

Magna 瓣后重度 PPM 发生率分别为 1.3%(2/150)、5.8%(44/758)和 3.2%(3/95)[105]。近期 PPM 的发生率低可能是由于新一代生物瓣的血流动力学性能改善以及外科医生对严重 PPM 不良预后的认识增强,更多地采用了预防策略[60]。

有几项研究证明了严重 PPM 对患者生存率的不利影响,但中度 PPM 是否有影响仍存在争议[112-118]。Ruel 等的研究发现,存在 PPM 和左室功能不全的患者,整体的存活率和左室质量恢复程度比仅有左室功能不全的患者低[115]。一项对 3 343 例机械瓣和生物瓣 AVR 患者的回顾性研究发现,对于左室功能不全(EF<50%)的亚组,严重的 PPM 与较高的 15 年死亡率相关($P=0.049$)[105]。两项荟萃分析均显示,严重的 PPM 会提高患者死亡率,应避免其出现。对共计 27 186 名患者的 34 项研究进行的荟萃分析发现,接受 AVR 的患者中度和中度 PPM 的发生率分别为 34.2% 和 9.8%[118]。任何程度的 PPM 均与全因死亡率增加相关[风险比(HR)1.34,95% CI 1.18~1.51]。此外,中度和重度 PPM 会增加全因死亡率(HR 1.19,95% CI 1.07~1.33 和 HR 1.84,95%CI 1.38~2.45)和与心脏事件相关的死亡率(HR 1.32,95% CI 1.02~1.71 和 HR 6.46,95% CI 2.79~14.97)(图 28-22)。Takagi 等[119] 回顾了 24 项研究,发现任何程度的 PPM 均引起的全因死亡率增加 31%(HR 1.31;95%CI 1.16~1.48;P<0.000 01)。此外,严重的 PPM 可使死亡率增加 27%(HR 1.27;95%CI 1.11~1.46;P=0.000 8),而中度 PPM 与死亡率不相关(HR 0.99;95%CI 0.92~1.07;P=0.78)。正如 Pibarot 等[120] 所描述的,这可以通过以下事实来解释:正常左室对中度 AS 耐受良好,但功能较差的左室却耐受性差。此外,中度 PPM 引起的血流动力学压力增加可能会导致结构性瓣膜衰竭进展从而发展为严重 PPM[121]。

小主动脉根部

许多外科医生对小主动脉根部的患者的预后表示了担忧,这些患者仅能植入直径≤19mm 的瓣膜。然而,一些研究显示这些主动脉瓣尺寸较小的患者在左室质量恢复程度、NYHA 心功能分级、心力衰竭和生存率等方面没有差别[122-124]。DePaulis 等[122] 的研究显示,置换 19mm 和 21mm 的机械瓣患者和置换 23mm 和 25mm 的患者在左室质量恢复程度上没有区别。Kratz 等[123] 也报道了置换小尺寸的瓣膜并不是患者心力衰竭和晚期死亡的危险预测因素。Khan 等[124] 研究了 19~23mm 的 Carpentier-Edwards 牛心包瓣,发现每一个尺寸的瓣膜植入后都会使患者左室质量显著恢复,包括 19mm 的瓣膜。

研究数据总结

目前研究结果表明,应避免严重 PPM 的发生,尤其心室功能不佳的患者人群,但对于重度以下的 PPM 是否有临床意义仍有分歧。避免 PPM 的措施包括行机械瓣或无支架生物瓣置换、行主动脉根部置换或扩大术。在冠状动脉下方植入无支架生物瓣可能是一种备选方案,但需要更好的外科技术和更长的阻断时间。主动脉根的置换或扩大手术需要外科医生有更加丰富的主动脉根部手术经验,即使在经验丰富的中心中,也可能导致较高的死亡率和较大的手术结果变数。当在手术室中面临潜在的 PPM 时,必须谨慎地权衡是否进行更复杂,更高风险的手术操作从而植入更大的瓣膜的利弊。一些研究显示,有效瓣口面积指数较低的患者经运动时的跨瓣压差通常会随着运动而显著升高[125]。尽管接受 AVR 的大多数患者都是老年人,不太可能因这种情况而收到功能限制,但在年轻、活动量较大或合并左室功能障碍的患者中,选择根部扩大手术或植入无

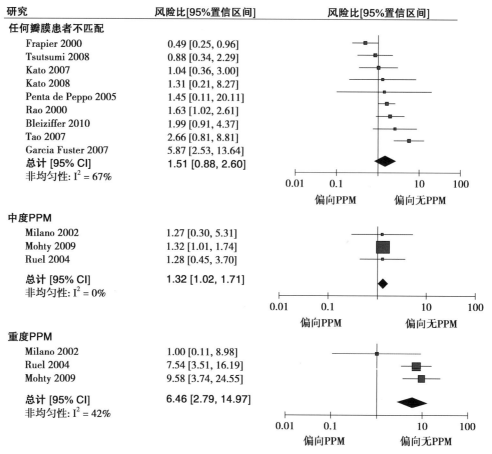

图 28-22　瓣膜-患者不匹配组相对于匹配组增加的危险比风险及预期心脏相关死亡率（Reproduced with permission from Head SJ,Mokhles MM,Osnabrugge RL,et al:The impact of prosthesis-patient mismatch on long-term survival after aortic valve replacement:a systematic review and meta-analysis of 34 observational studies comprising 27 186 patients with 133 141 patient-years,*Eur Heart J* 2012 Jun;33(12):1518-29.）

支架生物瓣可能会有更好结果和更低的跨瓣压差。在罕见的极端 PPM 的情况下（即 IEOA<0.6cm²/m²），在经验丰富的外科医生可选择行主动脉根部扩大术。除上述情形外，考虑到缺乏长期的数据支持以及已经证明的更复杂的操作带来的风险增高，使用常规方法和现代标准的瓣膜行主动脉瓣置换术是更可取的。

人工瓣膜的选择

　　一个理想的主动脉瓣人工瓣膜应具有以下特点:方便植入、来源广泛、耐久性好、无固有的血栓源性、不易发生心内膜炎、无残余的跨瓣压差。目前尚无这样的理想瓣膜问世。当前可用的人工瓣主要有:机械瓣、带支架异种生物瓣、无支架异种生物瓣、同种瓣和自体肺动脉瓣。在这些瓣膜当中，同种瓣和自体肺动脉瓣是最符合生理的人工瓣膜，它们不易发生血栓或心内膜炎，而且有良好的血流动力学特性[126,127]。儿童和年轻的成人会因此获益。这两种瓣膜还能改善活动期感染性心内膜炎患者的预后[128]。除上述优点外，同种瓣和自体肺动脉瓣在植入的外科技巧上有较高的要求。这些瓣膜的深入探讨见后续相关章节。本章我们只集中讨论机械瓣与生物瓣的选择问题。

机械瓣和生物瓣

　　无论医生还是患者,对于机械瓣和生物瓣选择均应该权衡利弊:生物瓣的瓣膜衰败和机械瓣的抗凝需要。2014AHA/ACC 指南中强调了在瓣膜选择问题上患者的意愿[29]。

年龄问题

　　一般来说,手术时年龄在 70 岁以上的患者应使用生物瓣膜,而年龄在 60 岁以下的患者应使用机械瓣,以最大限度地减少因瓣膜结构衰败而于 80 岁高龄再次行 AVR 的风险。60~70 岁之间的患者的瓣膜选择仍有争议。那些有合并症(例如严重的冠心病)的患者,预期寿命可能不会太长,应该接受生物瓣膜置换。话虽这么说,考虑到抗凝的负担以及随后的经导管瓣膜植入术的发展潜力,所有年龄组的患者都在逐步倾向于置换生物瓣。STS ACSD 报告说,在所有年龄段的人群中,使用生物瓣膜替代机械瓣膜的患者比例绝对数量增加了 20%[129]。接受生物瓣 AVR 的患者比例也从 2002—2006 年的 72.6% 增加到 2007—2010 年的 83.8%（*P*<0.000 1）[63]。Chiang 等[130]研究了纽约州(1997—2004 年)2 002 名倾向匹配的年轻患者(50~69 岁),分别行生物瓣和机械瓣 AVR。如预期一样,生物瓣组有更高的 15 年再手术率(12.1% vs 6.9%)和较低的出血事件(6.6% vs 13.0%),但 15 年实际生存率(60.6% vs 62.1%)和中风事件均无差异(7.7% vs 8.6%)。这表明,即使对于 60 岁以下的患者,生物人工瓣膜也能提供不逊于机械瓣的存活率而无抗凝负担。如前所述,在 1970 年代对机械和生物人工主动

脉瓣进行比较的两项随机对照研究和近期的一项随机对照研究表明,在 10~20 年的随访中,两种瓣膜置换患者的生存率相当[54-56]。然而,在机械瓣膜组中,术后 15 年以上无心脏事件生存率更好,因为生物瓣再手术和衰败的风险变得更加普遍。在进入手术室之前,应对瓣膜选择的这些风险和益处与所有患者及其家属进行详细而全面的讨论。

特殊患者的瓣膜选择

当患者本来就需要长期抗凝治疗(如心房颤动、既往血栓栓塞史、高凝状态、严重的左心功能不全、已有机械瓣植入或心内血栓形成)时,无论年龄大小,应该植入机械瓣。可能影响患者决策的其他考虑因素包括测试 CYP2C9 和 VKORC1 基因的遗传变异,这些变异会影响华法林的药物作用,需要建议患者家庭配置 INR 监测的设备。

当患者有相对或绝对的华法林抗凝禁忌时,如育龄期妇女有生育要求,或患者有其他出血疾病,或拒绝接受抗凝治疗时需要植入生物瓣。但是,年轻患者确实存在较高的早期结构性瓣膜衰败的发生率,因此需要对此进行全面评估[131]。此外,有报道称与未怀孕的女性相比,年轻妊娠女性 SVD 的发生率较高(47% vs 14%,P<0.05)而免于再次手术的比例更低(20% vs 64%)[132]。或者,为孕期女性患者植入机械瓣并在妊娠期间使用皮下低分子肝素注射液进行抗凝治疗也是一种选择。当前的 2014 ACC/AHA 指南建议对于孕妇可以每天服用≤5mg 华法林抗凝直至分娩前者(Ⅱa 类推荐,证据级别 B),然后改用普通肝素(unfractionated heparin, UFH;Ⅰ类推荐,证据级别 C)。建议那些每天需服用>5mg 华法林抗凝的患者在孕早期(Ⅱa 类推荐,证据级别 B)和临产前(Ⅰ类推荐,证据级别 C)改用普通肝素或低分子量肝素[29]。

对于需要透析的终末期肾功能不全患者,选择主动脉置换瓣膜的类型是很复杂的。生物瓣衰败较快,可如果行机械瓣置换,这类患者透析相关的出血抗凝并发症发生率似乎也很高。系统性文献综述报告了生物瓣膜与机械瓣膜置换有可接受的手术死亡率和相同的生存率(HR 1.3;95% CI 1.0~1.9,P = 0.09),但生物瓣组瓣膜相关并发症的发生率较低(OR 0.4;95%CI 0.2~0.7,P=0.002),包括出血和血栓栓塞[133]。所以,目前 ACC/AHA 指南不再为这类患者的瓣膜选择推荐建议,最终决定应根据个人情况权衡瓣膜相关风险和预期寿命。

带支架生物瓣与无支架生物瓣

通过 1988 年在多伦多总医院 David 的前期工作,无支架猪瓣在心脏外科获得了普遍的认同和应用[134]。由于这种瓣膜没有阻碍性的支架和支架柱,因此其残余跨瓣压差与同种瓣接近。然而,因为其植入操作较困难,所以需要复杂的手术操作和更长的主动脉阻断时间。Walther 等[135]进行了一项随机对照研究,来对比支架猪瓣和无支架猪瓣置入术后的左室肌肉质量恢复情况。他们发现,无支架瓣膜瓣组中的患者瓣环尺寸一样的情况下,能够置入较大的瓣膜,并且左室心肌质量恢复的程度略高。Borger 等人[136]显示,无支架瓣与带支架瓣相比有较低的跨瓣压差(9mmHg vs 15mmHg)和左室心肌质量指数(100g/m² vs 107g/m²),但生存率无差异。Cheng 等[137]对 17 项随机试验和 14 项非随机研究进行了荟萃分析,比较了带支架和无支架主动脉瓣,研究显示 2~10 年死亡率(OR 0.82,95% CI 0.50~1.33)和瓣膜患者不匹配比例(OR 0.30,95%CI 0.05~1.66)无明显差异,但无支架瓣膜有更好的有效瓣口面积指数和较低的平均跨瓣压差。

并没有很多证据证明无支架生物瓣能够带来巨大的血流动力学改善从而获得更好左室心肌质量恢复和临床结果。基于目前的循证医学证据,大多数小主动脉根部患者不推荐常规使用无支架生物瓣。鉴于此,无支架猪瓣膜对于相对年轻活动量大的小主动脉根部患者更为适用,因为小的带支架生物瓣会带来升高的残余压差从而限制他们的活动量。

经皮瓣膜介入治疗

经皮主动脉瓣球囊成形术

经皮主动脉瓣球囊成形术是主动脉瓣狭窄的外科治疗的另一选择[138]。球囊在瓣膜口水平扩张可以扩开瓣环组织和断开钙化区域,并打开粘连的交界。此项技术对有明确主动脉瓣关闭不全的患者并不适用,因为在手术后将会明显恶化[139,140]。如果患者主动脉瓣钙化严重,球囊成形很难成功,而且可能导致钙化栓子脱落,增加中风的风险[141]。成年患者行该手术的长期随访结果较差,1 年内的再狭窄发生率较高。在 TAVR 前的时代,对于症状明显的主动脉瓣狭窄患者,其血流动力学不稳定难以耐受手术,或者伴有晚期恶性肿瘤等疾病而存在手术禁忌,可能从姑息性球囊成形术中获益[142,143]。目前,可以考虑采用技术来对危重症 AS 患者进行临时治疗,直到可以进行最终手术或 TAVR 为止(AHA/ACC 指南,Ⅱb 级推荐,证据级别 C)[29]。

经导管主动脉瓣置换术(TAVR)

虽然外科主动脉瓣置换术是主动脉瓣狭窄的明确治疗手段,但是总计有 1/3 的患者因高龄、心力衰竭或其他解剖因素不能接受手术[144]。自 2002 年首次在临床应用,TAVR 为特定的患者提供了手术 AVR 的替代方法[145]。目前,两种常用的瓣膜系统是 SAPIEN 3(Edwards Lifesciences)和 CoreValve Evolut R(Medtronic),还有其他一些处于研发和评估的不同阶段各种瓣膜(图 28-23)。每个瓣膜系统包括①瓣膜、②支架或框架、③装载系统和④输送系统。Edwards Lifesciences 公司的 SAPIEN 3 基于 Perimount 设计,在可球囊扩张的支架上带有牛心包瓣膜。而 Medtronic 的 CoreValve Evolut R 和 St. Jude Medical 的 Portico 是在自膨胀式镍支架上装配猪心包瓣膜。

经皮主动脉瓣置换是经动脉逆行或经心尖方式完成。经皮股动脉穿刺逆行途径包括:股动脉进入,主动脉瓣逆行置管,球囊扩张,以及装置递送到位。而经心尖瓣膜置入法包括小的胸部切口,左室心尖直接插管,经超声或透视引导下经导丝置入瓣膜。两种方法均需要快速的心室起搏以确保在放置瓣膜时无心脏射血。其他报道的路径包括通过胸骨正中切口或小切口直接经主动脉植入,以及通过腋动脉、锁骨下动脉或颈动脉的逆行植入。

PARTNER 试验已证明 TAVR 可改善高风险和较高风险、无法手术患者的症状并提高生存率[146-149]。在 PARTNER B 中,对 358 名无法手术的严重 AS 患者,TAVR 与药物治疗相比,在 1 年(43% vs 72%)和 2 年(43% vs 68%)均有较低的死亡率[146-147]。在 PARTNER A 中,将 699 例高风险(手术死亡率>15%,STS 预期死亡风险>10%)重度 AS 患者随机分为 TAVR 组或手术 AVR 组。TAVR 组和手组术的 1 年死亡率(24% vs 27%,NS)和 2 年死亡率(34% vs 35%,NS)没有差异[148-149]。在

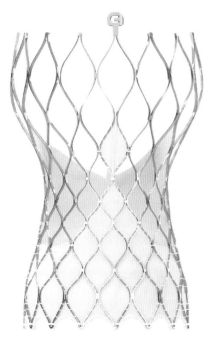
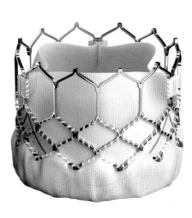

图 28-23 CoreValve Evolut R 瓣（© Medtronic 2016）and SAPIEN 3 瓣（Used with permission from Edwards Lifesciences LLC, Irvine, CA. Edwards, Edwards Lifesciences, Edwards SAPIEN, SAPIEN, SAPIEN XT and SAPIEN 3 are trademarks of Edwards Lifesciences Corporation）

两项研究中，TAVR 组均有较高的卒中和血管并发症发生率。指南强调了在高危患者中，TAVR 和手术选择中多学科心脏小组评估的重要性（ACC/AHA 指南，Ⅰ类推荐，证据级别 C）。心脏小组的组成在各个中心可能会有所不同，但应包括心脏影像、介入心脏病学、心脏麻醉和心脏外科方面的专家。根据 PARTNER B 研究的结果，对于不能手术的 AS 患者和预期寿命大于 1 年的患者，应考虑 TAVR（ACC/AHA 指南，Ⅰ类推荐，证据级别 B）。根据 PARTNER A 研究的结果，在可手术的 AS 高危患者中行 TAVR 是合理的（ACC/AHA 指南，Ⅱa 类推荐，证据级别 B）[148-149]。高危患者定义为 STS 预期手术死亡率>8%，脆弱指数≥2，合并两个以上器官功能不全或手术操作相关的并发症发生。重要的是，即使能缓解 AS，也不应向有严重合并症预期生命有限的患者实施 TAVR（Ⅲ类推荐，证据级别 B）。这是因为在 PARTNER Cohort B 研究中，TAVR 不能使 STS 得分>15% 的患者获益[147]。

一项非随机研究显示，CoreValve Evolut R（Medtronic）与 SAPIEN（Edwards Life Sciences）相比，安全性（8.4%，30 天全因死亡率）和有效性（99.4% 植入）相当[150]。之后，CHOICE 研究将高危患者随机分为两组，使用 SAPIEN XT（Edwards Life Sciences）的患者与 CoreValve（Medtronic）患者相比，30 天心脏相关死亡率无差异（RR 0.97；95%CI 0.29~3.25；P=0.99），但主动脉瓣关闭不全（4.1% vs 18.3%；RR 0.23；95%CI 0.09~0.58；P<0.001）发生率更低，CoreValve 因传导阻滞需要使用永久起搏器（Medtronic，37.6% vs 17.3%，P=0.001）的发生率更高[151]。TAVR 的死亡率和并发症发生率与大样本量的欧洲法国 2 注册研究和德国经导管主动脉瓣膜介入注册研究公布的一致[152,153]。

鉴于 TAVR 在 PARTNER 系列研究中的高风险患者，以及在回顾性研究中低风险患者中取得的良好效果，人们又进行了 PARTNER Ⅱ（http://clinicaltrials.gov/ct2/show/NCT01314313）和 SURTAVI（http://clinicaltrials.gov/show/NCT01586910）这两个随机对照研究，旨在评估将 TAVR 扩大应用到中危重度 AS 患者中的临床结果[154]。

（芮璐 译 杨研 审）

参考文献

1. Selzer A: Changing aspects of the natural history of valvular aortic stenosis. *N Engl J Med* 1987; 317:91.
2. Nkomo VT, Gardin JM, Skelton TN, et al: Burden of valvular heart diseases: a population-based study. *Lancet* 2006; 368:1005.
3. Rahimtoola SH: Valvular heart disease: a perspective. *J Am Coll Cardiol* 1983; 1:199.
4. Minners J, Allgeier M, Gohlke-Baerwolf C, et al: Inconsistencies of echocardiographic criteria for the grading of aortic valve stenosis. *Eur Heart J* 2008; 29:1043-1048.
5. Braunwald E: Valvular heart disease, in Braunwald E (ed): *Braunwald: Heart Disease: A Textbook of Cardiovascular Medicine*, 6th ed. New York, WB Saunders, 2001; p 1643.
6. Hess OM, Ritter M, Schneider J, et al: Diastolic stiffness and myocardial structure in aortic valve disease before and after valve replacement. *Circulation* 1984; 69:855.
7. Horstkotte D, Loogen F: The natural history of aortic valve stenosis. *Eur Heart J* 1988; 9(Suppl E):57.
8. Lund O, Nielsen TT, Emmertsen K, et al: Mortality and worsening of prognostic profile during waiting time for valve replacement in aortic stenosis. *Thorac Cardiovasc Surg* 1996; 44:289.
9. Schwarz F, Baumann P, Manthey J, et al: The effect of aortic valve replacement on survival. *Circulation* 1982; 66:1105.
10. Brennan JM, Edwards FH, Zhao Y, et al: Developing Evidence to Inform Decisions About Effectiveness-Aortic Valve Replacement (DEcIDE AVR) Research Team. Long-term survival after aortic valve replacement among high-risk elderly patients in the United States: insights from the Society of Thoracic Surgeons Adult Cardiac Surgery Database, 1991 to 2007. *Circulation* 2012; 126:1621.
11. Otto CM, Burwash IG, Legget ME, et al: Prospective study of asymptomatic valvular aortic stenosis. Clinical, echocardiographic, and exercise predictors of outcome. *Circulation* 1997; 95:2262.
12. Rosenhek R, Binder T, Porenta G, et al: Predictors of outcome in severe, asymptomatic aortic stenosis. *N Engl J Med* 2000; 343:611.
13. Rosenhek R, Zilberszac R, Schemper M, et al: Natural history of very severe aortic stenosis. *Circulation* 2010; 121:151-156.
14. Brown ML, Pellikka PA, Schaff HV, et al: The benefits of early valve replacement in asymptomatic patients with severe aortic stenosis. *J Thorac Cardiovasc Surg* 2008; 135:308.
15. Kang DH, Park SJ, Rim JH, et al: Early surgery versus conventional treatment in asymptomatic very severe aortic stenosis. *Circulation* 2010; 121:1502-1509.
16. Beach JM, Mihaljevic T, Rajeswaran J, et al: Ventricular hypertrophy and left atrial dilatation persist and are associated with reduced survival

after valve replacement for aortic stenosis. *J Thorac Cardiovasc Surg* 2014;147:362-369.e8.

17. Gerber IL, Stewart RA, Legget ME, et al: Increased plasma natriuretic peptide levels reflect symptom onset in aortic stenosis. *Circulation* 2003; 107:1884-1890.
18. Monin JL, Lancellotti P, Monchi M, et al: Risk score for predicting outcome in patients with asymptomatic aortic stenosis. *Circulation* 2009; 120:69-75.
19. Nessmith MG, Fukuta H, Brucks S, et al: Usefulness of an elevated B-type natriuretic peptide in predicting survival in patients with aortic stenosis treated without surgery. *Am J Cardiol* 2005; 96:1445-1448.
20. Clavel MA, Dumesnil JG, Capoulade R, et al: Outcome of patients with aortic stenosis, small valve area, and low-flow, low-gradient despite preserved left ventricular ejection fraction. *J Am Coll Cardiol* 2012; 60:1259.
21. Eleid MF, Sorajja P, Michelena HI, et al: Flow-gradientpatterns in severe aortic stenosis with preserve dejection fraction: clinical characteristics and predictors of survival. *Circulation* 2013; 128:1781-1789.
22. Tribouilloy C, Lévy F, Rusinaru D, et al: Outcome after aortic valve replacement for low-flow/low-gradient aortic stenosis without contractile reserve on dobutamine stress echocardiography. *J Am Coll Cardiol.* 2009;53:1865-1873.
23. Nadir MA, Wei L, Elder DH, et al: Impact of renin-angiotensin system blockade therapy on outcome in aortic stenosis. *J Am Coll Cardiol* 2011; 58:570-576.
24. Chockalingam A, Venkatesan S, Subramaniam T, et al: Safety and efficacy of angiotensin-converting enzyme inhibitors in symptomatic severe aortic stenosis: Symptomatic Cardiac Obstruction-Pilot Study of Enalapril in Aortic Stenosis (SCOPE-AS). *Am Heart J* 2004; 147:E19.
25. Rossebo AB, Pedersen TR, Boman K, et al: Intensive lipid lowering with simvastatin and ezetimibe in aortic stenosis. *N Engl J Med* 2008; 359:1343-1356.
26. Cowell SJ, Newby DE, Prescott RJ, et al: A randomized trial of intensive lipid-lowering therapy in calcific aortic stenosis. *N Engl J Med* 2005; 352:2389-2397.
27. Chan KL, Teo K, Dumesnil JG, et al: Effect of lipid lowering with rosuvastatin on progression of aortic stenosis: results of the aortic stenosis progression observation: measuring effects of rosuvastatin (ASTRONOMER) trial. *Circulation* 2010; 121:306-314.
28. Yanagawa B, Lovren F, Pan Y, et al: miRNA-141 is a novel regulator of BMP-2-mediated calcification in aortic stenosis. *J Thorac Cardiovasc Surg* 2012; 144:256-262.
29. Nishimura RA, Otto CM, Bonow RO, et al: 2014AHA/ACC Guideline for the Management of Patients with Valvular Heart Disease: a report of the American College of Cardiology/American Heart Association Task Force on Practice Guidelines. *Circulation* 2014; 129:e521-643.
30. American College of Cardiology/American Heart Association: ACC/AHA Guidelines for the Management of Patients with Valvular Heart Disease. A report of the American College of Cardiology/American Heart Association. Task Force on Practice Guidelines (Committee on Management of Patients with Valvular Heart Disease). *J Am Coll Cardiol* 1998; 32:1486.
31. Bonow RO, Carabello BA, Chatterjee K, et al: ACC/AHA 2006 Guidelines for the Management of Patients With Valvular Heart Disease: a report of the American College of Cardiology/American Heart Association Task Force on Practice Guidelines (Writing Committee to Revise the 1998 Guidelines for the Management of Patients with Valvular Heart Disease) developed in collaboration with the Society of Cardiovascular Anesthesiologists endorsed by the Society for Cardiovascular Angiography and Interventions and the Society of Thoracic Surgeons. *J Am Coll Cardiol* 2006; 48:e1.
32. Downes TR, Nomeir AM, Hackshaw BT, et al: Diastolic mitral regurgitation in acute but not chronic aortic regurgitation: implications regarding the mechanism of mitral closure. *Am Heart J* 1989; 117:1106.
33. Grossman W, Jones D, McLaurin LP: Wall stress and patterns of hypertrophy in the human left ventricle. *J Clin Invest* 1975; 56:56.
34. Starling MR, Kirsh MM, Montgomery DG, et al: Mechanisms for left ventricular systolic dysfunction in aortic regurgitation: importance for predicting the functional response to aortic valve replacement. *J Am Coll Cardiol* 1991; 17:887.
35. Bonow RO: Asymptomatic aortic regurgitation: indications for operation. *J Card Surg* 1994; 9(2 Suppl):170.
36. Bonow RO, Rosing DR, McIntosh CL, et al: The natural history of asymptomatic patients with aortic regurgitation and normal left ventricular function. *Circulation* 1983; 68:509.
37. Bonow RO, Lakatos E, Maron BJ, Epstein SE: Serial long-term assessment of the natural history of asymptomatic patients with chronic aortic

38. Tornos MP, Olona M, Permanyer-Miralda G, et al: Clinical outcome of severe asymptomatic chronic aortic regurgitation: a long-term prospective follow-up study. *Am Heart J* 1995; 130:333.
39. Rapaport E: Natural history of aortic and mitral valve disease. *Am J Cardiol* 1975; 35:221.
40. Bonow RO, Nikas D, Elefteriades JA: Valve replacement for regurgitant lesions of the aortic or mitral valve in advanced left ventricular dysfunction. *Cardiol Clin* 1995; 13:73-85.
41. Kvidal P, Bergström R, Hörte LG, et al: Observed and relative survival after aortic valve replacement. *J Am Coll Cardiol* 2000; 35:747-756.
42. Borger MA, David TE: Management of the valve and ascending aorta in adults with bicuspid aortic valve disease. *Semin Thorac Cardiovasc Surg* 2005; 17:143.
43. Nicks R, Cartmill T, Bernstein L: Hypoplasia of the aortic root. The problem of aortic valve replacement. *Thorax* 1970; 25:339.
44. Manouguian S, Seybold-Epting W: Patch enlargement of the aortic valve ring by extending the aortic incision into the anterior mitral leaflet. New operative technique. *J Thorac Cardiovasc Surg* 1979; 78:402.
45. Konno S, Imai Y, Iida Y, et al: A new method for prosthetic valve replacement in congenital aortic stenosis associated with hypoplasia of the aortic valve ring. *J Thorac Cardiovasc Surg* 1975; 70:909.
46. David TE: Surgical management of aortic root abscess. *J Card Surg* 1997; 12(2 Suppl):262.
47. Borger MA, Rao V, Weisel RD, et al: Reoperative coronary bypass surgery: effect of patent grafts and retrograde cardioplegia. *J Thorac Cardiovasc Surg* 2001; 121:83.
48. Gillinov AM, Lytle BW, Hoang V, et al: The atherosclerotic aorta at aortic valve replacement: surgical strategies and results. *J Thorac Cardiovasc Surg* 2000; 120:957.
49. Rodés-Cabau J, Webb JG, Cheung A, et al: Transcatheter aortic valve implantation for the treatment of severe symptomatic aortic stenosis in patients at very high or prohibitive surgical risk: acute and late outcomes of the multicenter Canadian experience. *J Am Coll Cardiol* 2010; 55:1080.
50. Hilbert SL, Ferrans VJ: Porcine aortic valve bioprostheses: morphologic and functional considerations. *J Long Term Eff Med Implants* 1992; 2:99.
51. Flomenbaum MA, Schoen FJ: Effects of fixation back pressure and antimineralization treatment on the morphology of porcine aortic bioprosthetic valves. *J Thorac Cardiovasc Surg* 1993; 105:154.
52. Chan V, Kulik A, Tran A, et al: Long-term clinical and hemodynamic performance of the Hancock II versus the Perimount aortic bioprostheses. *Circulation* 2010; 122:S10.
53. Rizzoli G, Mirone S, Ius P, et al: Fifteen-year results with the Hancock II valve: a multicenter experience. *J Thorac Cardiovasc Surg* 2006; 132:602.
54. Jamieson WR, Germann E, Aupart MR, et al: 15-year comparison of supra-annular porcine and PERIMOUNT aortic bioprostheses. *Asian Cardiovasc Thorac Ann* 2006; 14:200.
55. Une D, Ruel M, David TE. Twenty-year durability of the aortic Hancock II bioprosthesis in young patients: is it durable enough? *Eur J Cardiothorac Surg* 2014; 48:825-830.
56. Valfre C, Ius P, Minniti G, et al: The fate of Hancock II porcine valve recipients 25 years after implant. *Eur J Cardiothorac Surg* 2010; 38:141-146.
57. Thalji NM, Suri RM, Michelena HI, et al: Do differences in early hemodynamic performance of current generation biologic aortic valves predict outcomes 1 year following surgery? *J Thorac Cardiovasc Surg* 2015; 149:163-173.e2.
58. Wendt D, Thielmann M, Plicht B, et al: The new St Jude Trifecta versus Carpentier-Edwards Perimount Magna and Magna Ease aortic bioprosthesis: is there a hemodynamic superiority? *J Thorac Cardiovasc Surg* 2014; 147:1553.
59. Conte J, Weissman N, Dearani JA, et al: A North American, prospective, multicenter assessment of the Mitroflow aortic pericardial prosthesis. *Ann Thorac Surg* 2010; 90:144.
60. Dumesnil JG, Pibarot P: The problem of severe valve prosthesis-patient mismatch in aortic bioprostheses: near extinction? *J Am Soc Echocardiogr* 2014; 27:598-600.
61. Edwards FH, Peterson ED, Coombs LP, et al: Prediction of operative mortality after valve replacement surgery. *J Am Coll Cardiol* 2001; 37:885.
62. O'Brien SM, Shahian DM, Filardo G, et al: The Society of Thoracic Surgeons 2008 cardiac surgery risk models: part 2—isolated valve surgery. *Ann Thorac Surg* 2009; 88:S23.

63. Thourani VH, Suri RM, Gunter RL, et al: Contemporary real-world outcomes of surgical aortic valve replacement in 141,905 low-risk, inter-mediate-risk, and high-risk patients. *Ann Thorac Surg* 2015; 99:55-61.

64. Bloomfield P, Weathley J, Prescott RJ, Miller HC: Twelve-year comparison of a Bjork-Shiley mechanical valve with porcine bioprostheses. *N Engl J Med* 1991; 324:573.

65. Oxenham H, Bloomfield P, Wheatley DJ, et al: Twenty years comparison of a Bjork-Shiley mechanical heart valve with porcine bioprostheses. *Heart* 2003; 89:715.

66. Hammermeister K, Sethi GK, Henderson WG, et al: Outcomes 15 years after valve replacement with a mechanical versus a bioprosthetic valve: final report of the Veterans Affairs randomized trial. *J Am Coll Cardiol* 2000; 36:1152.

67. Stassano P, Di Tommaso L, Monaco M, et al: Aortic valve replacement: a prospective randomized evaluation of mechanical versus biological valves in patients ages 55 to 70 years. *J Am Coll Cardiol* 2009; 54:1862.

68. Akins CW, Miller DC, Turina MI, et al: Councils of the American Association for Thoracic Surgery; Society of Thoracic Surgeons; European Association for Cardio-Thoracic Surgery; Ad Hoc Liaison Committee for Standardizing Definitions of Prosthetic Heart Valve Morbidity. Guidelines for reporting mortality and morbidity after cardiac valve interventions. *J Thorac Cardiovasc Surg* 2008; 135:732.

69. David TE, Armstrong S, Sun Z: The Hancock II bioprosthesis at 12 years. *Ann Thorac Surg* 1998; 66(6 Suppl):S95.

70. Dellgren G, David TE, Raanani E, et al: Late hemodynamic and clinical outcomes of aortic valve replacement with the Carpentier-Edwards Perimount pericardial bioprosthesis. *J Thorac Cardiovasc Surg* 2002; 124:146.

71. Poirer NC, Pelletier LC, Pellerin M, Carrier M: 15-Year experience with the Carpentier-Edwards pericardial bioprosthesis. *Ann Thorac Surg* 1998; 66:S57.

72. Corbineau H, De La TB, Verhoye JP, et al: Carpentier-Edwards supra-annular porcine bioprosthesis in aortic position: 16-year experience. *Ann Thorac Surg* 2001; 71:S228.

73. Mykén PS, Bech-Hansen O: A 20-year experience of 1712 patients with the Biocor porcine bioprosthesis. *J Thorac Cardiovasc Surg* 2009; 137:76.

74. Sjögren J, Gudbjartsson T, Thulin LI: Long-term outcome of the MitroFlow pericardial bioprosthesis in the elderly after aortic valve replacement. *J Heart Valve Dis* 2006; 15:197.

75. Johnston DR, Soltesz EG, Vakil N, et al: Long-term durability of bio-prosthetic aortic valves: implications from 12,569 implants. *Ann Thorac Surg* 2015 [Epub ahead of print].

76. McClure RS, Narayanasamy N, Wiegerinck E, et al: Late outcomes for aortic valve replacement with the Carpentier-Edwards pericardial bioprosthesis: up to 17-year follow-up in 1,000 patients. *Ann Thorac Surg* 2010; 89:1410-1416.

77. Forcillo J, Pellerin M, Perrault LP, et al: Carpentier-Edwards pericardial valve in the aortic position: 25-years experience. *Ann Thorac Surg* 2013; 96:486-493.

78. Biglioli P, Spampinato N, Cannata A, et al: Long-term outcomes of the Carpentier-Edwards pericardial valve prosthesis in the aortic position: effect of patient age. *J Heart Valve Dis* 2004; 13:S49.

79. Grunkemeier GL, Wu Y: Actual versus actuarial event-free percentages. *Ann Thorac Surg* 2001; 72:677.

80. Forcillo J, El Hamamsy I, Stevens LM et al: The perimount valve in the aortic position: twenty-year experience with patients under 60 years old. *Ann Thorac Surg* 2014; 97:1526-1532.

81. Vongpatanasin W, Hillis LD, Lange RA: Prosthetic heart valves. *N Engl J Med* 1996; 335:407.

82. Jamieson WR, Burr LH, Miyagishima RT, et al: Carpentier-Edwards supra-annular aortic porcine bioprosthesis: clinical performance over 20 years. *J Thorac Cardiovasc Surg* 2005; 130:994-1000.

83. O'Brien MF, Stafford EG, Gardner MA, et al: Allograft aortic valve replacement: long-term follow-up. *Ann Thorac Surg* 1995; 60(2 Suppl):S65.

84. Bodnar E, Wain WH, Martelli V, Ross DN: Long term performance of 580 homograft and autograft valves used for aortic valve replacement. *Thorac Cardiovasc Surg* 1979; 27:31.

85. Gross C, Harringer W, Beran H, et al: Aortic valve replacement: is the stentless xenograft an alternative to the homograft? Midterm results. *Ann Thorac Surg* 1999; 68:919.

86. Heras M, Chesebro JH, Fuster V, et al: High risk of thromboemboli early after bioprosthetic cardiac valve replacement. *J Am Coll Cardiol* 1995; 25:1111.

87. Brennan JM, Edwards FH, Zhao Y, et al: Early anticoagulation of bio-prosthetic aortic valves in older patients: results from the Society of Thoracic Surgeons Adult Cardiac Surgery National Database. *J Am Coll Cardiol* 2012; 60:971.

88. Aramendi JI, Mestres CA, Matrinez-Leon J, et al: Triflusal versus oral anticoagulation for primary prevention of thromboembolism after bioprosthetic valve replacement (TRAC): prospective, randomized, co-operative trial. *Eur J Cardiothorac Surg* 2005; 27:854-860.

89. Colli A, Mestres CA, Castella M, et al: Comparing warfarin to aspirin (woa) after aortic valve replacement with the St. Jude Medical Epic™ heart valve bioprosthesis: results of the woa epic pilot trial. *J Heart Valve Dis* 2007; 16:667-671.

90. Connolly SJ, Ezekowitz MD, Yusuf S, et al: Dabigatran versus warfarin in patients with atrial fibrillation. *N Engl J Med* 2009; 361:1139-1151.

91. Patel MR, Mahaffey KW, Garg J, et al: Rivaroxaban versus warfarin in nonvalvular atrial fibrillation. *N Engl J Med* 2011; 365:883-891.

92. EINSTEIN Investigators, Bauersachs R, Berkowitz SD, et al: Oralrivar-oxaban for symptomatic venous thromboembolism. *N Engl J Med* 2010; 363:2499-2510.

93. Eikelboom JW, Connolly SJ, Brueckmann M, et al: Dabigatran versus warfarin in patients with mechanical heart valves. *N Engl J Med* 2013; 369:1206.

94. Lengyel M, Vandor L: The role of thrombolysis in the management of left-sided prosthetic valve thrombosis: a study of 85 cases diagnosed by transesophageal echocardiography. *J Heart Valve Dis* 2001; 10:636.

95. Calderwood SB, Swinski LA, Waternaux CM, et al: Risk factors for the development of prosthetic valve endocarditis. *Circulation* 1985; 72:31.

96. Vongpatanasin W, Hillis LD, Lange RA: Prosthetic heart valves. *N Engl J Med* 1996; 335:407.

97. Blackstone EH, Kirklin JW: Death and other time-related events after valve replacement. *Circulation* 1985; 72:753.

98. Ivert TS, Dismukes WE, Cobbs CG, et al: Prosthetic valve endocarditis. *Circulation* 1984; 69:223.

99. Levy D, Garrison RJ, Savage DD, et al: Prognostic implications of echo-cardiographically determined left ventricular mass in the Framingham Heart Study. *N Engl J Med* 1990; 322:1561.

100. Haider AW, Larson MG, Benjamin EJ, Levy D: Increased left ventricular mass and hypertrophy are associated with increased risk for sudden death. *J Am Coll Cardiol* 1998; 32:1454.

101. Christakis GT, Joyner CD, Morgan CD, et al: Left ventricular mass regression early after aortic valve replacement. *Ann Thorac Surg* 1996; 62:1084.

102. Kuhl HP, Franke A, Puschmann D, et al: Regression of left ventricular mass one year after aortic valve replacement for pure severe aortic stenosis. *Am J Cardiol* 2002; 89:408.

103. Kennedy JW, Doces J, Stewart DK: Left ventricular function before and following aortic valve replacement. *Circulation* 1977; 56:944.

104. Rahimtoola SH: The problem of valve prosthesis-patient mismatch. *Circulation* 1978; 58:20.

105. Ugur M, Suri RM, Daly RC, et al: Comparison of early hemodynamic performance of 3 aortic valve bioprostheses. *J Thorac Cardiovasc Surg* 2014; 148:1940-1946.

106. Garcia D, Dumesnil JG, Durand LG, et al: Discrepancies between catheter and Doppler estimates of valve effective orifice area can be predicted from the pressure recovery phenomenon: practical implications with regard to quantification of aortic stenosis severity. *J Am Coll Cardiol* 2003; 41:435.

107. Yun KL, Jamieson WR, Khonsari S, et al: Prosthesis-patient mismatch: hemodynamic comparison of stented and stentless aortic valves. *Semin Thorac Cardiovasc Surg* 1999; 11(4 Suppl 1):98.

108. Dumesnil JG, Pibarot P: Prosthesis-patient mismatch and clinical outcomes: the evidence continues to accumulate. *J Thorac Cardiovasc Surg* 2006; 131:952.

109. Zoghbi WA, Chambers JB, Dumesnil JG, et al: Recommendations for evaluation of prosthetic valves with echocardiography and Doppler ultrasound: a report From the American Society of Echocardiography's Guidelines and Standards Committee and the Task Force on Prosthetic Valves. *J Am Soc Echocardiogr* 2009; 22:975-1014.

110. Pibarot P, Dumesnil JG: Hemodynamic and clinical impact of prosthesis-patient mismatch in the aortic valve position and its prevention. *J Am Coll Cardiol* 2000; 36:1131.

111. Yadlapati A, Diep J, Barnes MJ, et al: Comprehensive hemodynamic comparison and frequency of patient prosthesis mismatch between the St. Jude Medical Trifecta and Epic bioprosthetic aortic valves. *J Am Soc Echocardiogr* 2014; 27:581-589.

112. Moon MR, Lawton JS, Moazami N et al: POINT: Prosthesis-patient mismatch does not affect survival for patients greater than 70 years of age undergoing bioprosthetic aortic valve replacement. *J Thorac Cardiovasc Surg* 2009; 137:278.

113. Feindel CM: Counterpoint: aortic valve replacement: size does matter. *J Thorac Cardiovasc Surg* 2009; 137:384.

114. Rao V, Jamieson WR, Ivanov J, et al: Prosthesis-patient mismatch affects survival after aortic valve replacement. *Circulation* 2002; 102:III5.

115. Ruel M, Al-Faleh H, Kulik A, et al: Prosthesis-patient mismatch after aortic valve replacement predominantly affects patients with preexisting left ventricular dysfunction: effect on survival, freedom from heart failure, and left ventricular mass regression. *J Thorac Cardiovasc Surg* 2006; 131:1036.

116. Moon MR, Pasque MK, Munfakh NA, et al: Prosthesis-patient mismatch after aortic valve replacement: impact of age and body size on late survival. *Ann Thorac Surg* 2006; 81:481.

117. Jamieson WR, Ye J, Higgins J, et al: Effect of prosthesis-patient mismatch on long-term survival with aortic valve replacement: assessment to 15 years. *Ann Thorac Surg* 2010; 89:51.

118. Head SJ, Mokhles MM, Osnabrugge RL, et al: The impact of prosthesis-patient mismatch on long-term survival after aortic valve replacement: a systematic review and meta-analysis of 34 observational studies comprising 27 186 patients with 133 141 patient-years. *Eur Heart J* 2012; 33:1518.

119. Takagi H, Yamamoto H, Iwata K, et al: A meta-analysis of effects of prosthesis-patient mismatch after aortic valve replacement on late mortality. *Int J Cardiol* 2012; 159:150-154.

120. Pibarot P, Dumesnil JG: Valve prosthesis-patient mismatch, 1978 to 2011: from original concept to compelling evidence. *J Am Coll Cardiol* 2012; 60:1136-1139.

121. Flameng W, Herregods MC, Vercalsteren M, et al: Prosthesis-patient mismatch predicts structural valve degeneration in bioprosthetic heart valves. *Circulation* 2010; 121:2123-2129.

122. De Paulis R, Sommariva L, Colagrande L, et al: Regression of left ventricular hypertrophy after aortic valve replacement for aortic stenosis with different valve substitutes. *J Thorac Cardiovasc Surg* 1998; 116:590.

123. Kratz JM, Sade RM, Crawford FA, Jr., et al: The risk of small St. Jude aortic valve prostheses. *Ann Thorac Surg* 1994; 57:1114.

124. Khan SS, Siegel RJ, DeRobertis MA, et al. Regression of hypertrophy after Carpentier-Edwards pericardial aortic valve replacement. *Ann Thorac Surg.* 2000;69:531-535.

125. Pibarot P, Dumesnil JG: Effect of exercise on bioprosthetic valve hemodynamics. *Am J Cardiol* 1999; 83:1593.

126. Lund O, Chandrasekaran V, Grocott-Mason R, et al: Primary aortic valve replacement with allografts over twenty-five years: valve-related and procedure-related determinants of outcome. *J Thorac Cardiovasc Surg* 1999; 117:77.

127. O'Brien MF, Stafford EG, Gardner MA, et al: Allograft aortic valve replacement: long-term follow-up. *Ann Thorac Surg* 1995; 60:S65.

128. Lupinetti FM, Lemmer JH, Jr.: Comparison of allografts and prosthetic valves when used for emergency aortic valve replacement for active infective endocarditis. *Am J Cardiol* 1991; 68:637.

129. Brennan JM, Edwards FH, Zhao Y, et al: Long-term safety and effectiveness of mechanical versus biologic aortic valve prostheses in older patients: results from the Society of Thoracic Surgeons Adult Cardiac Surgery National Database. *Circulation* 2013; 127:1647.

130. Chiang YP, Chikwe J, Moskowitz AJ, et al: Survival and long-term outcomes following bioprosthetic vs mechanical aortic valve replacement in patients aged 50 to 69 years. *JAMA* 2014; 312:1323-1329.

131. North RA, Sadler L, Stewart AW, et al: Long-term survival and valve-related complications in young women with cardiac valve replacement. *Circulation* 1999; 99:2669.

132. Badduke ER, Jamieson WR, Miyagishima RT, et al: Pregnancy and childbearing in a population with biologic valvular prostheses. *J Thorac Cardiovasc Surg* 1991; 102:179.

133. Chan V, Chen L, Mesana L, et al: Heart valve prosthesis selection in patients with end-stage renal disease requiring dialysis: a systematic review and meta-analysis. *Heart* 2011; 97:2033.

134. David TE, Ropchan GC, Butany JW: Aortic valve replacement with stentless porcine bioprostheses. *J Card Surg* 1988; 3:501.

135. Walther T, Falk V, Langebartels G, et al: Prospectively randomized evaluation of stentless versus conventional biological aortic valves: impact on early regression of left ventricular hypertrophy. *Circulation* 1999; 100:II6.

136. Borger MA, Carson SM, Ivanov J, et al: Stentless aortic valves are hemodynamically superior to stented valves during mid-term follow-up: a large retrospective study. *Ann Thorac Surg* 2005; 80:2180.

137. Cheng D, Pepper J, Martin J, et al: Stentless versus stented bioprosthetic aortic valves: a systematic review and meta-analysis of controlled trials. *Innovations (Phila)* 2009; 4:61.

138. Safian RD, Berman AD, Diver DJ, et al: Balloon aortic valvuloplasty in 170 consecutive patients. *N Engl J Med* 1988; 319:125.

139. Kuntz RE, Tosteson AN, Berman AD, et al: Predictors of event-free survival after balloon aortic valvuloplasty. *N Engl J Med* 1991; 325:17.

140. Percutaneous balloon aortic valvuloplasty. Acute and 30-day follow-up results in 674 patients from the NHLBI Balloon Valvuloplasty Registry. *Circulation* 1991; 84:2383.

141. Bernard Y, Etievent J, Mourand JL, et al: Long-term results of percutaneous aortic valvuloplasty compared with aortic valve replacement in patients more than 75 years old. *J Am Coll Cardiol* 1992; 20:796.

142. Smedira NG, Ports TA, Merrick SH, Rankin JS: Balloon aortic valvuloplasty as a bridge to aortic valve replacement in critically ill patients. *Ann Thorac Surg* 1993; 55:914.

143. Cormier B, Vahanian A: Indications and outcome of valvuloplasty. *Curr Opin Cardiol* 1992; 7:222.

144. Iung B, Cachier A, Baron G, et al: Decision-making in elderly patients with severe aortic stenosis: why are so many denied surgery? *Eur Heart J* 2005; 26:2714.

145. Cribier A, Eltchaninoff H, Bash A, et al: Percutaneous transcatheter implantation of an aortic valve prosthesis for calcific aortic stenosis: first human case description. *Circulation* 2002; 106:3006.

146. Leon MB, Smith CR, Mack M, et al: Transcatheter aortic-valve implantation for aortic stenosis in patients who cannot undergo surgery. *N Engl J Med* 2010; 363:1597.

147. Makkar RR, Fontana GP, Jilaihawi H, et al: Transcatheter aortic-valve replacement for inoperable severe aortic stenosis. *N Engl J Med* 2012; 366:1696.

148. Smith CR, Leon MB, Mack MJ, et al: Transcatheter versus surgical aortic-valve replacement in high-risk patients. *N Engl J Med* 2011; 364:2187.

149. Kodali SK, Williams MR, Smith CR, et al: Two-year outcomes after transcatheter or surgical aortic-valve replacement. *N Engl J Med* 2012; 366:1686.

150. Popma JJ, Adams DH, Reardon MJ, et al: Transcatheter aortic valve replacement using a self-expanding bioprosthesis in patients With severe aortic stenosis at extreme risk for surgery. *J Am Coll Cardiol* 2014; 63:1972.

151. Abdel-Wahab M, Mehilli J, Frerker C, et al: Comparison of balloon-expandable vs self-expandable valves in patients undergoing transcatheter aortic valve replacement: the CHOICE randomized clinical trial. *JAMA* 2014; 311:1503.

152. Zahn R, Gerckens U, Grube E, et al: Transcatheter aortic valve implantation: first results from a multi-centre real-world registry. *Eur Heart J* 2011; 32:198.

153. Van Belle E, Juthier F, Susen S, et al: Postprocedural aortic regurgitation in balloon-expandable and self-expandable transcatheter aortic valve replacement procedures: analysis of predictors and impact on long-term mortality: insights from the FRANCE2 Registry. *Circulation* 2014; 129:1415.

154. Wenaweser P, Stortecky S, Schwander S, et al: Clinical outcomes of patients with estimated low or intermediate surgical risk undergoing transcatheter aortic valve implantation. *Eur Heart J* 2013; 34:1894.

第 29 章　无支架主动脉瓣及根部置换术

Paul Stelzer · Robin Varghese

主动脉瓣或主动脉根部的置换可以使用多种无支架瓣膜。三个主要选择分别为猪主动脉带瓣管道（Medtronic Freestyle, Medtronic Inc. , Minneapolis, MN）以及人类的主动脉瓣同种异体移植和肺动脉瓣自体移植物（Ross 手术）。我们回顾 30 年以来的资料[1]，有趣地发现，一些方面已经发生了变化，但仍有许多方面没有改变。表 29-1 总结了目前置换材料的优点和缺点。

	机械瓣膜	带支架生物瓣膜	无支架生物瓣膜	同种异体瓣膜	自体瓣膜
优点	耐久性长 植入简单 IEOA 良好	植入简单 无需抗凝	IEOA 较支架瓣膜高 可同时行主动脉根部替换	优秀的 IEOA 该类生物材料均适用于心内膜炎	优秀的 IEOA 活体瓣膜可能耐久性更长
缺点	长期抗凝 血栓/出血 噪音	耐久性有限 小尺寸瓣膜 IEOA 不足	耐久性有限 手术技术更复杂 二次手术更困难	操作复杂 来源有限 耐久性有限	手术复杂 双瓣或根部置换时远期预后不佳

表 29-1　主动脉瓣置换术中机械瓣膜与生物瓣膜的比较

IEOA，有效瓣口面积指数。

历史回顾

主动脉瓣置换术（aortic valve replacement, AVR）的首次应用是同种异体主动脉瓣。Gordon Murray 创造了一个动物模型，在主动脉降主动脉上植入同种异体主动脉瓣[2]，这是第一个将这一概念应用于人体演示并具有长达 4 年生物学功能的动物模型[3]。

1962 年，牛津大学的 Duran 和 Gunning 描述了一种原位（冠状动脉下）植入同种异体主动脉瓣的方法[4]。同年，伦敦的 Donald Ross[5] 和奥克兰的 Brian Barratt-Boyes 爵士[6] 成功地将其应用在人类身上。

最初，同种异体主动脉瓣在获取后需要尽快植入心脏[7]。随着消毒和瓣膜保存方法的进步，这种不切实际的方法很快就被取代。早期瓣膜保存方法采用 β-丙内酯[6,8] 或 0.02% 氯己定[9]，后改用环氧乙烷或放射线照射[10]。另有一部分通过"冻干法"保存[6,10]。由于认识到经化学方法处理后的瓣膜破裂发生率很高，Barratt-Boyes 于 1968 年提出了使用抗生素对同种异体瓣膜进行灭菌保存[11]。1975 年，O'Brien 提出的超低温冷冻保存方法成为主流方法，并一直沿用至今[12,13]。自体瓣膜移植的动物实验始于 1961 年，当时斯坦福大学的 Lower 和他的同事将狗自体肺动脉瓣移植到二尖瓣位[14]，随后又将其移植到主动脉瓣位[13]。Donald Ross 则首次将其应用于人体，并于 1967 年报道了使用自体肺动脉瓣替代主动脉瓣或二尖瓣的临床经验[14]。将近 20 年后，最终由 Elkins 和 Stelzer 在美国完成了首例自体瓣膜的移植[15]。该技术后来被称为 Ross 手术，并在 20 世纪 90 年代风靡一时（全世界 240 多名心外科医生向 Ross 手术国际注册组织[16] 报告了他们的经验），但在随后的 10 年中该手术逐渐减少。

猪主动脉根部移植物［Medtronic Freestyle 主动脉根部生物材料（Medtronic Inc. , Minneapolis, MN）］易保存在戊二醛中（图 29-1）。由于同种异体移植物在数量和大小上都受到材料来源的限制，因此，猪主动脉根部移植物的"可现货供应"、多尺寸优势使其成为更灵活的选择。Freestyle 猪主动脉根部移植物采用了零压力固定和 α-氨基油酸（AOA）处理的第三代组织保存技术，旨在减少瓣叶和主动脉壁的钙化。该材料于 1992 年开始进行临床研究，零压力戊二醛固定和 AOA 处理的技术，提高了第三代组织瓣膜材料的耐久性，并于 1998 年批准应用于临床，该管道由一个完整的猪主动脉根部及 3mm 的聚酯纤维缝合缘组成，为手术提供了额外的缝合强度。

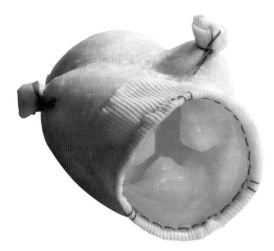

图 29-1　Medtronic Freestyle 主动脉根部生物假体。猪冠状动脉夹角 90°，人类的冠状动脉夹角为 140°~160°

同种异体移植物

同种异体移植物的细胞学和免疫学

人体内正常瓣膜由多种活细胞成分组成，包括内皮细胞、成纤维细胞和平滑肌细胞，并与复杂的细胞外基质交织在一起。体内的调节系统会时刻对瓣膜的细胞和基质成分进行重塑，使其能够保持最佳的结构和功能，但具体调节机制尚不明确。因此，要保持瓣膜的良好结构和功能，就需要维持瓣膜内多种细胞成分的活性。由于放射和化学处理会导致移植物非常早期的衰败，因此很快就被废弃[6,8,10,11,17]。抗生素灭菌和 4℃ 的低温保存也仅能维持几天的细胞活性[18,19]。而经过超低温冷冻保存后的移植物在植入长时间后仍显示出成纤维细胞的活性，所以超低温冷冻保存成为目前的金标准[12]。尽管成纤维细胞的抗原性很低，并且其他细胞类型又无法在冷冻过程中存活下来，但在 60%~80% 的同种异体移植患者中，PRA 抗体以及供体特异性的 HLA-Ⅰ、HLA-Ⅱ 抗体检测呈阳性[20-22]。因此，这种提高细胞活性的潜在优势可能会被机体免疫反应所破坏。动物实验证实了，免疫抑制可以预防同种移植物瓣膜功能的退化[23]，并且在 T 细胞缺陷的大鼠中不会发生瓣膜退化[24]。然而，临床上接受同种异体瓣膜移植手术的患者不宜接受免疫抑制剂的治疗。

组织工程学为我们引入了去细胞化的概念，即裂解细胞并"冲洗"出抗原蛋白，留下惰性基质和完整的结构框架。在羊的动物模型中已证实，去细胞化的瓣膜能长期维持机械功能和结构的完整性。此外，空的基质似乎吸引了循环中的受体干细胞，这些受体干细胞重新填充了框架并分化为能够维持框架的合适细胞系[25]。在人体中植入去细胞化的同种异体瓣膜，初期随访结果显示植入的瓣膜结构良好，受者仅有较低的压差或少量反流，与标准的超低温冷冻处理的瓣膜没有明显差异[26]。该项技术已应用于 Ross 手术中使用的同种异体肺动脉瓣[27,28]。由于早期衰败率高的原因，去细胞化的同种异体主动脉瓣已基本被放弃，但去细胞化的同种异体肺动脉瓣在右心系统使用时与标准处理的同种异体肺动脉瓣表现一样或更

好[29]。受体干细胞的生长在去细胞化的瓣膜中是否可靠需要长期的研究才能确定。去细胞化的异种代瓣管道也已成功用于 Ross 手术中重建右心室流出道（right ventricular outflow tract，RVOT），但效果不理想[30]。

总之，尽管经过数十年的深入研究，免疫反应、保存技术和热缺血时间对最终瓣膜变性的影响尚不清楚。更重要的是，在考虑结构性优势和免疫反应风险之后，保持同种异体移植细胞（尤其是成纤维细胞）活性的净优势尚不明确[31]。

异种猪移植物（Freestyle）与同种主动脉瓣的适应证

无支架带瓣管道（如猪主动脉根部或主动脉同种异体移植物）用于 AVR 具有许多优势，包括：出色的血流动力学指标（跨瓣压差低，促进左心室质量的恢复）[32]，无需全身性抗凝治疗而降低的血栓栓塞风险，较低的人工瓣膜感染风险等。然而，这些代瓣管道的结构容易退化，且与受体的年龄成反比。年龄较大的供体也可能增加其衰败率。此外，在受体尺寸较大的情况下，同种异体移植物的来源是有限的。同种异体移植物最佳的适应证是治疗感染性心内膜炎累及主动脉瓣并处于活动期的患者，尤其是主动脉根部脓肿、瘘管形成或人工瓣膜感染的患者中[33]。在最新的指南中，这是同种异体移植物唯一的 Ⅰ 类适应证[34]。

因为主动脉根部的感染破坏需要进行完整的主动脉根部置换，猪主动脉根部移植物也是心内膜炎累及主动脉瓣的一种选择，与聚酯材料的带瓣管道相比，其具有最少的非生物材料。易于吻合冠状动脉和良好的顺应性，使得同种异体移植物和猪主动脉根部移植物成为主动脉根部感染的最佳选择。而同种异体移植物则更适合这项具有挑战性的任务，因为其附带的二尖瓣前叶可供术者灵活使用，同时还有充足的生物组织可供重建主动脉根部，从而减少持续性感染的风险。并且，同种异体瓣膜植入后早期发生心内膜炎的风险也显著低于其他材料[35]。

主动脉根部较小的老年患者（>60 岁）也是使用无支架猪主动脉根部移植物和同种异体移植物的理想人群。同种异体移植物的血流动力学优势可以更好地缓解流出道梗阻和改善运动耐受性。主动脉根部置换还避免了因主动脉人工材料过大导致的冠状动脉阻塞风险。鉴于其发生血栓栓塞的风险很低，在某些无法使用抗凝药物的年轻患者，需行复杂的主动脉瓣或主动脉根部置换手术时，也可以选用同种异体移植物。然而，最近一项前瞻性随机临床试验数据显示，同种异体移植物的大部分优势，都与无支架猪主动脉根部移植物相当，而后者的钙化速度及瓣膜衰败的发生率更低[36]。

术前评估

术前经胸超声心动图（transthoracic echocardiography，TTE）是评估房室及相关解剖结构的重要诊断工具。超声可准确测量左心室流出道、主动脉瓣环直径，从而准确预测手术所需的猪主动脉根部/同种异体移植物的大小[37-39]。

计算机体层血管成像（computed tomographic angiography，CTA）或心脏磁共振（cardiac magnetic resonance，CMR）成像对于评估患者是否宜行同种异体瓣膜移植也是十分有益的，尤其是对于合并主动脉根部脓肿的患者（图 29-2）。术前行冠状动

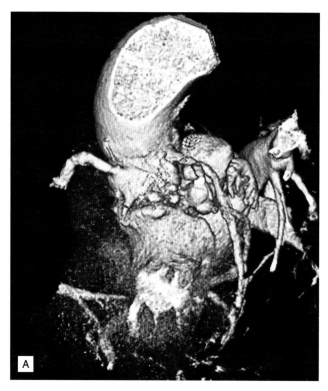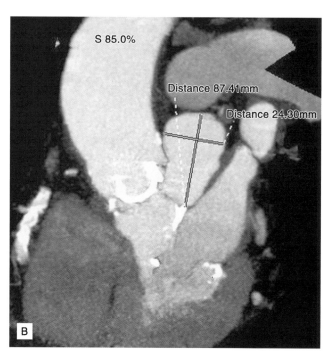

图 29-2　人工主动脉膜心内膜炎时主动脉根部脓肿 CTA。脓肿从左主干附近的瓣膜缝合环下方渗出,并延伸到右肺动脉下方的左心房顶部。A. 三维重建。B. 显示人工瓣膜轮廓的标准 CT

脉造影应严格遵循适应证,在主动脉瓣叶上有活动赘生物的患者行该项检查是有风险的。再次手术患者均应考虑标准的胸部 CT(平扫/增强),以评估冠状动脉桥血管的位置、关键结构与胸骨的距离、升主动脉及弓部钙化或动脉瘤的程度。冠状动脉口周围的严重钙化,可能妨碍"纽扣样"冠状动脉的吻合,甚至影响远端冠状动脉下缝合线的安全。

经食管超声心动图(transesophageal echocardiography,TEE)通常是必要的,它可以明确是否存在根部脓肿,但其主要作用是在术中确认解剖结构并评估瓣膜和心室功能。

手术技术

常规准备

心脏外科手术的常规监测设备包括 TEE 等。抗纤溶聚合物如 ε-氨基己酸也是有益的。标准的胸骨正中切口开胸可使心脏完全暴露,易于插管,并获得最佳的心肌保护。通常使用升主动脉插管和上、下腔静脉插管建立体外循环。

除非需要停循环,否则温度最低降至 32℃ 就已经足够,如果温度要降至 10~15℃ 时需要使用合适的隔热垫并即刻监测室间隔温度。顺行和逆行心肌灌注确保充分的心肌保护,通过主动脉切口观察两个冠状动脉窦部回血确保逆灌充分。

通常在主动脉瓣交界上方(1.5~2cm)横向切开主动脉,切除病变主动脉瓣,并用圆柱形测瓣器测量瓣环内径。同时为了配合冠状动脉开口下的手术操作,应当评估窦管交界处的情况。如果使用猪主动脉根部,则可以确认其大小,然后打开并冲洗移植物。

如果使用同种异体移植物,则需要足够的时间(20 分钟)解冻假体,因此需要在暴露根部并测量大小之前,就应决定使用的同种异体移植物尺寸。因此,在麻醉诱导后,必须在 TEE 上测量主动脉瓣环,以便有足够的时间确保术中能够顺利使用适合大小的移植物。

通常建议适当修剪同种异体移植物,在每个交界的上方留 3~4mm 的组织以方便缝合。即使需要进行主动脉根部置换,也有足够的缝合缘。

猪主动脉根部材料/同种异体移植物置换技术

冠状动脉下植入技术

冠状动脉下植入技术需要在自体瓣环内双层缝合。供体瓣环同自体瓣环按瓣交界和冠状动脉开口位置解剖对齐,供体瓣膜的近心端需要同自体瓣环在冠状动脉窦部最低水平面上行环形缝合,在近室间隔膜部时可轻度向上移行以避免损伤传导束。间断或连续缝合都可以。(图 29-3 和 29-4)。

将移植物瓣膜交界的顶部固定到自体主动脉壁上。然后将左、右冠状窦壁距瓣叶 3~5mm 的位置作扇形切除,无冠状窦也可以切除,但通常完整保留。用 4-0 或 5-0 聚丙烯线从冠状动脉开口对应的移植物瓣缘最低点起针,沿各自对应的扇型游离缘向上连续缝合。在无冠窦的位置上,将修剪后的移植物无冠窦上缘缝合至主动脉切口顶部。再用 4-0 聚丙烯线缝合主动脉切口,并将移植物的无冠窦上缘及自体主动脉壁贯穿缝合固定在一起。升主动脉充分排气后,开放循环。TEE 可以在此时快速评估任何反流。必要时,应通过及时除颤和临时起搏来避免心室膨胀。

由于交界处轻微的错位也会导致反流,因此,冠状动脉下

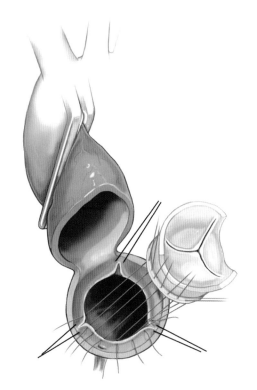

图 29-3　冠状动脉下植入技术。Freestyle 采用解剖学方向,使用间断或连续缝合到窦部最低点的瓣环上。相同的技术可用于冠状动脉下同种异体瓣膜植入

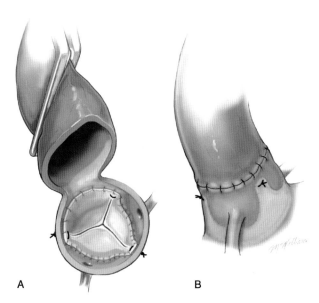

图 29-4　远心端 Freestyle/同种瓣移植物缝合线。A. 冠状动脉下植入物是通过将 Freestyle/同种瓣的主动脉壁与受体主动脉壁用聚丙烯线连续缝合来完成的。无冠窦通常保持完整。B. 主动脉切口以标准方式闭合,并形成 Freestyle/同种瓣的顶部

植入技术与其他带瓣管道植入技术相比要求更高,并且远期结果较差[40-44]。冠状动脉下移植技术适用于主动脉根部小且窦管交界对称的患者,但不适用于根部扩张、不对称或严重病变的患者。

柱状包埋式的主动脉根部置换手术

柱状包埋式的主动脉根部置换改良自冠状动脉下植入技术,其目的是避免移植物瓣膜在患者主动脉根部出现几何形变。近心端缝合与冠状动脉下方法相同,但冠状动脉窦没有作扇形修剪。取而代之的是,在左、右冠窦与患者冠状动脉开口对应的位置上各开一个"纽扣样"小孔,将移植物窦部开孔与患者冠状动脉开口周围的窦壁吻合。冠状动脉吻合满意后,将移植物远端缝合至患者主动脉壁切缘,然后缝合主动脉切口。

Sievers 及其同事[45] 和 Skillington[46] 详细描述了这类手术的技术要点,同时证明了手术的效果,因此对该技术感兴趣的外科医生应该进行系统回顾。

猪主动脉根部/同种异体主动脉根部置换术

主动脉根部置换手术能够应对更多的主动脉瓣根部病变,尤其是小瓣环和被心内膜炎破坏的根部病变。根部置换手术对移植物根部尺寸的要求更灵活,这使得解冻同种移植物也能够不浪费主动脉阻断时间。根据 Northrup 的描述,扩张非常严重的根部需要进行环缩处理[47]。

主动脉瓣交界上方横行切开升主动脉,切除病变瓣膜,清理瓣环,横断主动脉并作"纽扣样"游离冠状动脉开口,为避免损伤冠状动脉开口,在游离冠脉后应尽量避免顺行灌注心脏停搏液。

同种移植物根部结构通常在解剖学上是固定方向的,而猪主动脉根部通常为左冠状动脉开口与患者右冠状动脉开口对应,这样使得两种主动脉根部与患者的主动脉根部都比较容易匹配(猪的两个冠状动脉开口比人类更靠近)。连续或间断缝合均可用于近心端缝合,对于复杂的再次手术或人工瓣膜心内膜炎(PVE)的患者,间断是最好的选择,因为它可以保证每一针的深度及精确度,同时将张力分散在每一针缝线上。可以使用 3-0 或 4-0 的聚丙烯缝合线,联合一条自体(或牛)心包条来加强这种关键的吻合,注意保持缝线的顺序,不要用力牵拉缝线,将所有缝线轻轻拉紧后,将同种异体移植物轻柔的植入心内(图 29-5)。

Freestyle 根部移植物通常采用连续缝合技术进行缝合,予 4-0 聚丙烯线从左-右交界起针,通过左冠瓣环缝向左-无交界,然后缝合无冠瓣环,最后是右冠瓣环,缝合到右-无交界结束。将患者根部和同种移植物/Freestyle 根部的纤维三角和交界处作为解剖对位标志有助于很好地完成缝合。建议在左冠瓣和无冠瓣缝合过程中缝线保持松弛以便完成满意的瓣位对合,然后再逐渐将管道植入。植入管道后,用神经钩小心地拉紧最初松弛的缝线,并打紧线结。该吻合口可使用一条心包或聚四氟乙烯(Teflon)补片,带上 1.5 至 2mm 的组织加强缝合,有助于避免出血,因为该位置的出血很难显露。

同种移植物的冠状动脉开口通常与患者的冠状动脉口位置是一致的,予 5-0 或 6-0 聚丙烯线将"纽扣样"冠状动脉连续缝合于同种移植物上。对于猪主动脉根部,通常先用猪主动脉根部的左冠口与患者的左冠状动脉开口对齐,然后必须确定右冠口位置是否对齐,如无法对齐,可缝扎残端后,在对应位置的窦壁上再重新切开一个口吻合。如果想看起来更为完善,可顺时针旋转管道120°,将猪的左冠口对齐患者的右冠。完成冠

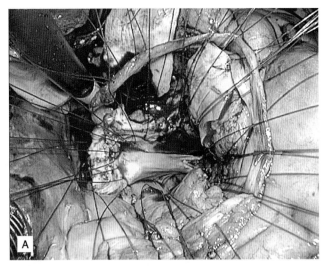

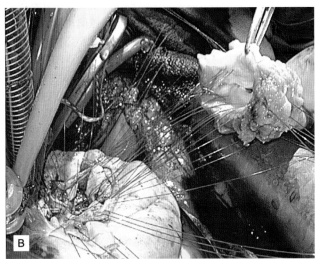

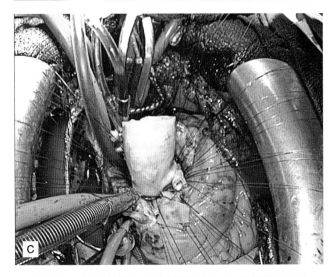

图 29-5　同种异体主动脉根部置换。A. 将间断的 3-0
或 4-0 聚丙烯线带够组织缝出,然后穿过心包带,按顺
序摆好线。B. 缝线从内到外穿过同种瓣。C. 随着缝合
线被小心地收紧维持张力,同种瓣均匀下降,直到每条
缝合线被打紧

状动脉吻合后,即可开始主动脉远端吻合,修剪管道的远端和
自体主动脉,予 4-0 聚丙烯线带心包条或毡片条端-端吻合主动
脉,主动脉根部充分排气后,降低全身流量,开放主动脉阻
断钳。

为减少出血,必须控制动脉血压,避免用力牵拉重建的根
部。必要时可局部使用止血材料或生物胶。除非患者存在凝
血功能障碍、瘦小或低血容量,否则不建议常规输血和使用血
液制品。

术后评估

使用 TEE 可以准确评估心室功能、节段性室壁运动异常和
瓣膜功能。在适当的心脏负荷下,中度至重度主动脉瓣反流
(aortic regurgitation,AR)需再次检查和处理。轻度 AR 通常可
以很好地耐受,因此不需要再做处理。

术后管理

严格控制血压,即使轻度的血压升高,也可能导致主动脉
关键缝合处破裂。由凝血机制障碍导致的出血,应当根据实验
室检查结果针对性地用药处理。

主动脉瓣狭窄(aortic stenosis,AS)会导致左心室肥厚,顺
应性降低,术后应给予充分的容量,同时有血管扩张的患者常
常需要肾上腺素治疗。应积极治疗房性心律失常。合并 AS 和
心脏舒张功能不全的老年患者,尤其是老年女性患者,术后房
颤会明显增加死亡率和并发症的发生率。由于房颤时左心房
泵血功能不足而容量负荷增加,常常会导致肺淤血,需再次气
管插管,并且带管时间将延长,造成心排量减少和肾功能受损。
对于这类患者应尽早使用电复律并给予负荷量的胺碘酮治疗。
术前给予患者负荷量的胺碘酮治疗,可减少心律失常以及由此
引起的并发症[48]。

必要时应安装心房-心室顺序起搏器,以下几种情况需要
安装永久起搏器:心外膜起搏功能不良、术前即有传导阻滞或
术后 1 周基础心律仍无法恢复者。

术中应用经升主动脉表面的超声,在其引导下插管和阻
断,可大大减少患者脑卒中发生的风险。TEE 引导下排气是十
分必要的,在手术野内充入二氧化碳也十分有用。

心肌保护最好的办法是严格控制术中温度,但对手术时间
较长的患者,往往需要正性肌力药物辅助,但对于高动力型心
室舒张功能不全的患者应谨慎使用。左室高动力合并右室舒
张功能不全时处理十分棘手,对于这些患者,可予房-室顺序起
搏器(如果需要安装起搏器)、磷酸二酯酶抑制剂、足够的容量
负荷及 α-受体激动剂治疗。

患者术后有发生肾功能不全的风险,在体外循环过程中足
够的流量和灌注压及术后早期补充足够的容量,可减少肾功能
不全的发生,若患者出现口渴、皮肤干燥,即提示血管内容量不
足。补足容量后,可使用利尿剂将多余液体排出,维持一个相
对平衡的状态。应尽量避免低血压,但升压药对肾血流有直接
的不良影响。

同种移植物植入术后的患者常推荐使用小剂量阿司匹林,
但不是必需的,不需要常规的华法林抗凝治疗,除非合并有其
他需要抗凝治疗的疾病。患者出院前应行心脏超声以检查瓣
膜和心室功能,并排除心包积液。

同种异体根部移植结果

围手术期并发症

在手术时无活动性心内膜炎的患者,当前的手术死亡率为1%～5%[42,49,50]。如果手术由经验丰富的医师完成,其手术死亡率与行无支架猪瓣膜置换术或机械瓣置换术相当。无支架猪瓣膜置换术和同种主动脉根部置换术的主动脉阻断时间都是90分钟左右[51]。最近的一项研究表明,在连续100例同种主动脉瓣置换术中(几乎全部都行主动脉根部置换,且包括13例二次手术),患者住院期间无死亡,术后1年和5年的生存率分别是100%和98%[52]。

然而,合并急性感染性心内膜炎的患者其早期死亡率较高,为8%～16%[42,53-56]。人工瓣膜心内膜炎(prosthetic valve endocarditis,PEV)的概率(17.9%～18.8%)较同种瓣膜置换者高(2.6%～10%)[53,57]。

其他并发症如出血、心脏传导阻滞、卒中、心肌梗死以及切口愈合不良等,其发生率与其他AVR相当。但是早期心内膜炎的发生率在同种瓣膜置换者中最低[35]。

血流动力学和运动耐量

对同种瓣膜置换术后患者早、中期的随访显示,他们的血流动力学在静息和运动状态下都有明显的改善[58,59]。一项入组了31位患者的研究显示,当术后峰值压差和平均跨瓣压差分别增加6.6mmHg和3mmHg时,有效瓣口面积(effective orifice area,EOA)没有显著改变[58]。更重要的是,17～19mm大小的同种瓣膜EOA为1.7cm²,而较大的同种瓣膜几乎接近正常主动脉瓣的开口面积,例如24～27mm的同种瓣膜EOA可高达2.7cm²。

对于标准的冠状动脉下同种瓣膜植入术的患者,术后6个月平均跨瓣压差可下降1～2mmHg。但是对于主动脉根部置换的患者,血流动力学的改善在术后早期就可以完全体现。在一项随机临床试验中,无支架猪主动脉根部置换术后的平均跨瓣压差仅为(6±1)mmHg,同种主动脉瓣膜置换术后平均跨瓣压差为(5±2)mmHg,两组患者术后5年各组仅有1人出现轻度瓣膜反流[51]。因此该研究认为,无支架猪主动脉根部置换和同种主动脉根部置换在术后中期的血流动力学改善基本相同。

远期预后

对18个研究的3 000名患者(37%为主动脉根部置换术,63%为冠状动脉下瓣膜置换术)进行荟萃分析(平均随访12.5年),结果显示,术后患者的远期预后与术者的操作水平密切相关。行主动脉根部置换术的患者需要再次手术的比例较冠状动脉下瓣膜置换术显著降低[60]。当然这一结果带有一定的偏倚,因为与主动脉根部置换后需要再次手术的患者相比,冠状动脉下瓣膜置换术后的患者具备更优越的行再次手术的条件。

Mark O'Brien在澳大利亚布里斯班开展同种主动脉瓣置换术,近30年里,有一大批患者接受了该手术,其中有随访资料的患者占99.3%[50]。随访结果显示,再次手术的比例,在接受主动脉根部置换术的患者中(n＝3,0.85%)显著低于行冠状动脉下主动脉瓣替换术的患者(n＝18,3.3%)。值得注意的是,在352例行主动脉根部置换术的患者中,手术死亡率仅为1.13%。

在年轻的患者中,同种瓣膜的远期功能衰退是一个突出问题。尤其是小于20岁的患者,术后10年因瓣膜衰败而需再次手术的患者高达47%。相反,在60岁以上的患者中,术后15年有高达94%的概率免于再次手术。年龄在21～60岁的患者,术后15年仍有81%～85%的患者不需要再次手术治疗。上述系列研究显示,患者术后即使没有进行常规抗凝治疗,发生血栓的比例也非常低。发生心内膜炎的比例也较低,但仍需注意。

Lund曾粗略的估算过该类手术患者术后10年和20年的生存率分别为67%和35%[44],而Langley和O'Brien对生存率进行了详细的统计研究,结果显示,患者术后10年、20年和25年的生存率分别是81%、58%和19%[49,50]。

瓣膜结构会在术后随着时间的推移发生衰败,其发生比例在术后10年和20年分别是19%～38%和69%～82%[44,49]。免于再次AVR(任何原因)比例在10年和20年分别是86.5%和38.8%[49]。而这个数字与首次手术植入的瓣膜发生结构衰败的比例是非常一致的。现在随着异种瓣膜移植技术的发展,同种瓣膜和异种瓣膜的术后耐久性基本一致。它们都与手术患者的年龄密切相关,年轻患者植入的瓣膜会衰败得更加迅速[61]。

术后10年有93%～98%的患者不会出现心内膜炎[49,50],而在术后20年时无心内膜炎的概率为89%～95%[44,49,50]。术后15年,92%的患者无血栓相关的不良事件,术后20年,该比例为83%[50]。既往曾有个案报道过同种瓣膜移植后发生血栓栓塞的并发症,但该并发症的产生与患者存在狼疮抗心磷脂抗体综合征有关[62]。

在因活动性心内膜炎而需要AVR的患者中,报道结果可能较差,其生存率从5年的58%[53]到10年的91%不等[56],而PVE患者则更低[54]。不过值得注意的是,术后心内膜炎的复发率却较低,术后4年的复发率不到4%[43,53,54,56]。这些结果都显示,在合并活动性心内膜炎的患者中,采用同种主动脉瓣膜单纯行瓣膜置换或主动脉根部置换术都是很好的选择。

无支架猪主动脉根部置换结果

目前很少有比较无支架和支架瓣膜的随机临床试验。绝大多数结果均为单中心的对比无支架瓣膜与支架瓣膜的回顾性研究。我们根据现有的文献,分别列出围手术期的结果、血流动力学和耐久性。

围手术期结果

该手术住院期间或30天内的手术死亡率为1.8%～9.6%[61,62],大多数经验丰富的心脏中心报告的手术死亡率约为3%～5%。许多中心报告的结果因在进行Freestyle猪主动脉根部植入术中同时进行了冠状动脉搭桥或其他瓣膜手术,很难将其与单纯的AVR或使用生物材料的Bentall手术结果进行比较。这些手术死亡的危险因素包括合并瓣膜手术、充血性心力衰竭、年龄和冠状动脉病变[63]。Sherrah及其同事在最近的一次文献回顾中发现,伴神经系统不良事件的平均死亡率为5.2%和5.5%[64]。

血流动力学和耐久性

Freestyle 无支架瓣膜,其优异的血流动力学表现已在多个研究中得到证实[65,66]。Kunadian 及其同事对 919 例患者进行的荟萃分析表明,与带支架瓣膜相比,Freestyle 瓣膜的有效瓣口面积指数(indexed effective orifice area,IEOA)更大而跨瓣压差更小[67]。两者主动脉瓣平均跨瓣压差的差异为 3.57mmHg,有些人可能会认为这很小。尽管这种差异可在 12 个月内消失,但是接受 Freestyle 瓣膜的患者,其左心室质量减小速度更快。值得注意的是,该荟萃分析中的大多数瓣膜是使用冠状动脉下技术植入的,而不是完全根部置换。尽管根部置换的时间更长,操作更加复杂,但事实证明,它产生的跨瓣压差更低[68]。

无支架瓣膜的血流动力学优势在运动中被进一步证实。在一项对 106 位患者的研究中,Khoo 及其同事使用多巴酚丁胺增加心脏负荷后的超声心动图,比较了五种不同的无支架和带支架瓣膜在休息和心脏负荷下的血流动力学表现[69]。他们发现无支架生物瓣的静息跨瓣压差为 9mmHg,在心脏负荷下峰值压差可升至 16mmHg。相反,带支架的猪和牛瓣膜静息状态下压差分别为 15mmHg 和 20mmHg,在心脏负荷下峰值压差可升至 29mmHg 和 30mmHg。值得注意的是,Freestyle 瓣膜的平均植入尺寸为 23mm,带支架的猪瓣膜为 23mm,带支架的牛瓣膜为 21mm。有一些早期数据表明,新一代带支架瓣膜改善了跨瓣压差[70]。

不少大型研究报道了无支架猪瓣膜良好的耐久性。最近,Amabile 及其同事对 500 名接受 Freestyle 瓣膜植入术的患者进行了研究[71]。该研究中有 96% 的病例采用了改良的冠状动脉下技术完成,剩余 4% 为全根部置换。患者的平均年龄为 74.5 岁,10 年生存率为 44%,非瓣膜相关死亡的生存率占 70%。此外,10 年未发生瓣膜结构衰败的概率为 94%,瓣膜衰败的发生率为 3.7%。当作者分析手术年龄小于 65 岁的患者时发现,10 年非瓣膜相关死亡的生存率为 87%。Bach 和 Kon 对使用 Freestyle 瓣膜术后 15 年,平均年龄为 72 岁的患者随访发现,非瓣膜相关死亡的生存率 92.7%[72]。本研究发现与瓣膜相关死亡的具体原因包括血栓栓塞、心内膜炎、抗凝相关出血和瓣膜衰败。Freestyle 瓣膜的研究结果表明,它具有与标准带支架瓣膜相近的耐久性。

无支架瓣再次手术

由于多年后广泛的钙化,同种移植物或 Freestyle 瓣膜置换术后再次手术的风险可能高达 20%[73]。由于冠状动脉下移植技术完整保留了患者自体的主动脉根部,所以,可能更容易进行再次手术,根部置换术后的患者则面临更多的问题。术后 10 年以内,钙化是有限的,理论上可以在去除瓣叶后在无支架瓣的瓣环内再植入一个新的瓣膜[74]。但是,随着管道逐渐变坚硬,以至于只能重新进行根部置换(参见图 29-5)。手术中最危险的部分是游离"纽扣样"冠状动脉,并加以保护,以便再次使用。

通过在第一次手术中的提前预判,可以使再次手术变得相对容易。比如初次手术时,尽量保证冠状动脉纽扣面积够大,是避免再次解剖时损伤冠脉的一种方法。无支架主动脉瓣的瓣根尽可能留短,以最大限度地缩小钙化的范围,并最大限度地保留正常主动脉以提供再次插管和阻断的空间。关闭心包

或使用心包替代物可使再次开胸更安全。术前在 CT 上仔细评估主动脉和纵隔的关系,可以提醒术者是否需要提前外周插管,以便在循环停止时进行紧急开胸。

再次手术时,应尽量在升主动脉远端阻断,以避免阻断钳钳夹到肺动脉,这样可以规避游离主-肺动脉间隙时的风险。尽量完全切除钙化壁,但在每个冠状动脉口周围留一点组织能使重建更容易。重新植入一个无支架瓣膜可以使冠状动脉的吻合更容易,特别是使用同种移植物,就像这个 40 岁的患者,甚至可以再次实施 Ross 手术(如图 29-6 所示)。

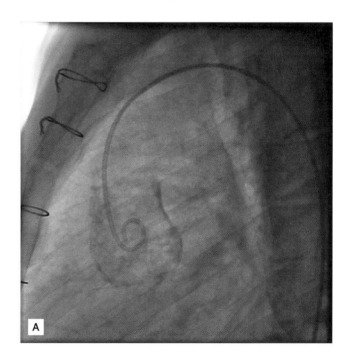

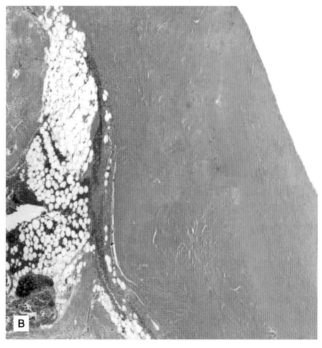

图 29-6 同种主动脉瓣钙化。A. 侧位片:同种主动脉瓣管道 23 年后钙化。B. 同种移植物的显微镜下显示纤维化,主要为无细胞的胶原纤维

对于老年患者来说，一个越来越有吸引力的选择是经导管瓣膜置换术，它应该非常适合于 Milan 报道的无支架根部材料的钙化[75]（图 29-7）。

自体肺动脉瓣移植：Ross 手术

理论依据

自体肺动脉瓣移植术具有不影响血流动力学及抗血栓形成的优点，并且是唯一可供自体移植的瓣膜。肺动脉瓣在纵向及横向能承受和主动脉瓣相同的拉力，且抗拉强度更强[76]。具有生物活性的肺动脉瓣可以适应人体生理情况的改变，这种组织学特性已经被详细地阐述过[77]。肺动脉瓣最初的改变是在其心室面形成富含胶原的组织，这层组织之后会变薄，但依然比正常主动脉瓣稍厚。瓣叶的三层结构：纤维膜、海绵层及心室肌层都含有活细胞，这些细胞富含细胞外基质，从而支持着瓣膜的正常功能。内皮细胞经过转化可以产生平滑肌肌动蛋白，从而使其更接近主动脉瓣的形态。由于可能需要牺牲弹性以抵抗体循环压力，移植后的肺动脉瓣则经历着另外完全不同的变化，弹性蛋白快速裂解、细胞失活及胶原沉积增加。

适应人群

选择 Ross 手术患者的主要原则是，他们的预期寿命必须至少为 20~25 年。换一种说法，尽管组织瓣膜的耐久性在 35 岁以下患者中可能非常有限，那也能为这些年轻患者维持 10~15 年的时间。对生活质量要求较高、有生育需求及抗凝禁忌的患者可以选择行 Ross 手术。许多年轻人希望通过这种手术避免抗凝治疗，甚至能够进行山地自行车和三项全能等极限运动。事实上患者的理想年龄应当小于 50 岁，但特殊情况下可放宽至 65 岁甚至更高一点。

通常认为的禁忌证包括：严重的肺动脉瓣疾病、先天性肺动脉瓣畸形（二瓣化畸形或四瓣化畸形）、马方综合征、其他结缔组织疾病、复杂的冠脉畸形以及可能存在严重的自身免疫性疾病，尤其是与主动脉瓣疾病病因相关的。处于活动期的风湿病是 Ross 手术的相对禁忌，因为急性风湿病可攻击自体移植物并造成其早衰[78]。细菌性心内膜炎并不是 Ross 手术的禁忌证，但最好是在仅累及瓣叶的情况下使用，如果根部受累，也要保证重建根部后没有明显的变形[79]。

合并疾病也是术前需要考虑的一个问题，因为这些情况很可能会影响到患者的预期寿命以及对手术的承受能力，比如左室功能不全、冠脉多支病变及复杂的二尖瓣病变。有人提出，升主动脉扩张和动脉瘤也是手术禁忌证，但这实际上较易处理，也应该尽早处理。主动脉瓣置换手术史或者其他心脏手术史并不是 Ross 手术的禁忌证，但再次手术需要进行影像学检查以保证开胸时的安全。

主动脉瓣二瓣化畸形（bicuspid aortic valves，BAV）是 65 岁以下患者发生严重 AS 或 AR 的最常见病因。一些人认为，由于 BAV 患者常见固有主动脉病变的潜在并发症，故有人认为该人群不应该接受 Ross 手术[80]。由于这是可能从手术中受益的最大患者群，采用 Ross 手术的外科医师一直寻求确保这类患者手术安全和耐受性的方法。关于原发性 AS 的术后效果是

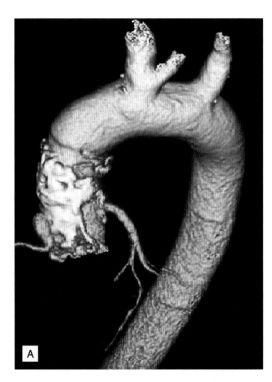

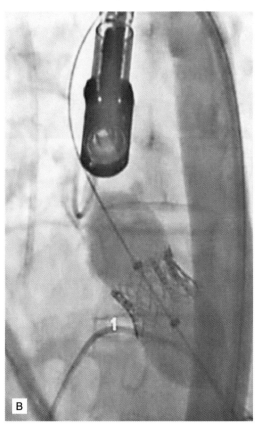

图 29-7 同种移植物钙化根部经皮瓣膜植入术。A. 同种移植物根部重度钙化的 CTA 表现。B. 经皮瓣膜在根部展开（Adapted from Dainese L，Fusari M，Trabattoni P，Biglioli P：Redo in aortic homograft replacement：Transcatheter aortic valve as a valid alternative to surgical replacement. *J Thorac Cardiovasc Surg.* 2010 Jun；139（6）：1656-1657.）

否优于原发性 AR,仍存在争议[81,82]。AS 病变的瓣环更小,有助于抵抗扩张,而 AR 则相反,瓣环的扩张如果不作处理还会继续发展。Tirone David 认为,直径 27~28mm 或 15mm/m^2 是允许 Ross 手术的最大瓣环[83]。

与 AS 相比,AR 也更倾向于主动脉远端扩张。这些问题可以通过技术修复来解决,稍后将详细讨论这些技术。

术前评估

由于大多数拟行 Ross 手术的患者年龄都小于 50 岁,所以

心脏造影并不是必要的检查,CTA 就可以非常好的评估整个升主动脉、主动脉弓及近端冠状动脉。心脏磁共振(CMR)也可以提供非常清晰的主动脉影像,但是无法提供像 CTA 一样的冠状动脉细节。而两者都可以得到高质量的全主动脉影像学结果(图 29-8)。TTE 可以对主动脉瓣、心室功能以及主动脉根部提供较为可靠的评估。大约 1% 的患者在术中被发现肺动脉瓣二瓣化畸形,但是超声、CTA 和 CMR 都无法很准确地对肺动脉瓣形态做出评估。CMR 通过相对合适的参数调整,以及对肺动脉干的精细检查,可以提供一个相对可信的评估(图 29-9)。

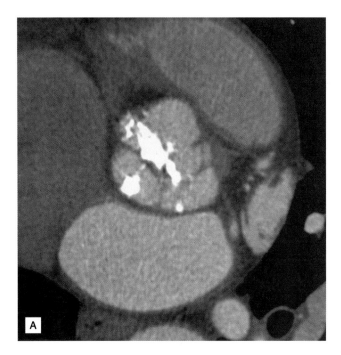

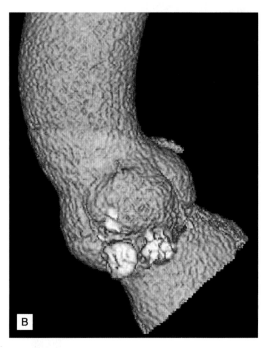

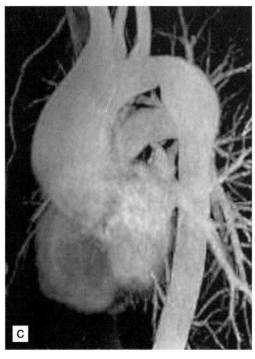

图 29-8　术前主动脉成像。A,B. 主动脉增强 CT 及三维重建。C. 心脏磁共振

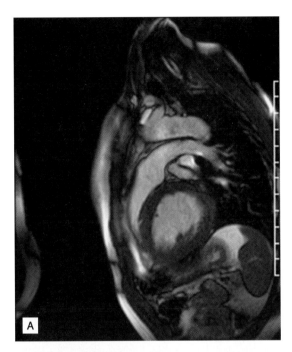

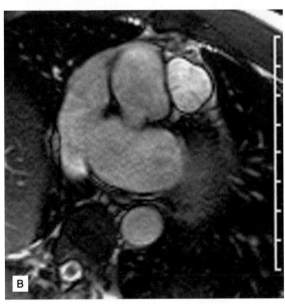

图 29-9　CMR 评价肺动脉瓣。A. 纵向视图。B. 横切面显示三个不同的瓣叶和冠状窦

手术技术

Donald Ross 的 Ross 手术最初是采用与冠脉下主动脉移植物植入相同的技术进行冠状动脉下锯齿状肺动脉移植物植入。改良后的手术通过在瓣环内植入或者行全根部置换手术以尽量保持自体移植物的圆柱形几何结构，有效解决了早期 Ross 手术带来的反流问题。主动脉根部置换是目前最常用的技术。

通常认为胸骨正中切口开胸是最好的入路，主动脉插管位置尽可能高，静脉插管首选上、下腔静脉，因为开放的 RVOT 会是持续的空气来源。使用低温停跳液，先顺行灌注，然后再逆行灌注，并用室间隔温度探针监测心肌冷却效果。由于肺动脉已切开，常用的右上肺静脉引流排气可以省略。

充分游离主动脉周围间隙，将线绳套入主动脉并牵开，然后阻断升主动脉，避免钳夹到肺动脉。阻断主动脉之后，仔细分离主-肺动脉根部间隙，直至根部完全分离。为保证安全，可以在主动脉切开之后再进行游离，这样更容易辨认冠状动脉。最后的几毫米必须非常地轻柔小心，因为对面的肺动脉窦实际上几乎与主动脉根部在左-右冠交界处完全融合。

主动脉切口越高，可选择的术式越多，但是如果预计实施冠状动脉下置换术，将切口垂直扩大至无冠窦以扩大视野，检查主动脉瓣病变及冠状动脉开口的位置，切除狭窄的瓣膜、清除瓣环的钙化并进行测量。扩张的瓣环可在后连合处环缩，然后在该处进行冠脉下置换技术的加固支撑或根部置换手术的包裹。

各种手术方式的相同点是要经 RVOT 得到带瓣肺动脉，但是分离过程有许多受限，比如左冠状动脉与之非常贴近，这些在 Muresian 发表的解剖图中有详细介绍[84]。在肺动脉瓣远端横行切开主肺动脉并向两侧延伸切口，注意避免损伤左冠状动脉。可以在肺动脉远端放一个可弯曲的吸引器吸引。通过最小的切口仔细探查肺动脉瓣是否正常，是否三叶瓣，最后用电刀小心游离主肺动脉与左主干之间的组织，至 RVOT 后部的心肌。左冠状动脉前降支可能非常靠近 RVOT 的背部和左侧，必须加以保护。

通过触诊、缝线定位或用直角钳在肺动脉瓣下方 5~6mm 由内到外穿过右室前壁引导，并用 15 号刀片沿前交界下方切开右室流出道（图 29-10）。仔细地向两侧延长切口直至可以清楚地看到瓣叶，继续向两侧切开，最终保留肺动脉瓣下 3~4mm 的肌肉。之后可以看到一个左、右心室间隔的平面，间隔支通

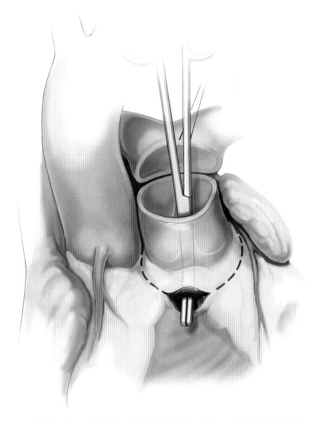

图 29-10　自体肺动脉移植物的获取。直角钳可穿过前交界下方的右室流出道肌肉，以确保安全获取

常位于室间隔的左侧,仅仅游离室间隔右侧能够避免对无法看到的间隔支的损伤。冠状窦后面的静脉小分支可以导致最后的出血,此时少量的逆灌能够帮助检查并止血。

从流入端的切口沿瓣叶的曲线剪下自体肺动脉瓣,并保留瓣下3~4mm的平整的肌肉边缘。用柱状测量器测量流入端口径,避免暴力操作。同时测量RVOT开口,并适当解冻待植入的同种肺动脉带瓣管道。

冠状动脉下植入技术

冠状动脉下植入技术或者柱状包埋术的手术过程和同种主动脉瓣置换术相似,近端和远端缝合如前所述。最主要的是主动脉根部必须与自体移植物在瓣环大小及窦管交界处都互相匹配,因此可能需要修剪根部或者窦管交界处[85]。自体肺动脉瓣的交界顶部必须至少高出原主动脉瓣交界顶部1cm,以维持新瓣膜的足够高度。这种术式的优点是保留了自身的主动脉根部,可以避免自体移植物的扩张和功能不全。但是如果患者自身主动脉扩张,自体移植物也会相应扩张。

主动脉根部替换术

行根部置换术前需要横断主动脉,将冠状动脉开口作"纽扣样"游离并做好保护。无冠窦及左-右冠窦交界处的组织需要保留,以方便之后固定移植物根部(图29-11)。最好的对位方向取决于移植物放入根部的位置,通常将肺动脉游离面的裸露区域置于左冠窦。

剪取一条宽5~7mm,长度比植入物近端周长多出2mm左右的毡片作为缝合时的垫片,缝合时包绕植入物近心端缝合,可使用3-0/4-0聚丙烯线间断缝合,或使用4-0聚丙烯线连续缝合。

使用连续缝合时应在左右交界处起针,先向左冠窦缝合,然后再顺序缝合无冠窦、右冠窦。缝线需要保持松弛以看清楚缝合缘。全部缝合完毕后,使用神经钩将缝线拉紧然后将线结打紧。

然后使用6-0聚丙烯线连续缝合,吻合"纽扣样"冠状动脉开口,一般右冠的"纽扣"吻合位置略高,通常位于移植物的窦管交界水平。有时可能更高,以至于必须将其吻合于远端自体主动脉上。

将多余的肺动脉管壁组织切除,仅保留至瓣交界上方,靠近冠状动脉吻合口上缘水平。将预留的主动脉壁组织包绕移植物,可以适当修剪。如果主动脉壁已扩张或已形成主动脉瘤,则需要使用毡片或者人工血管包裹支撑。

使用4-0聚丙烯线将植入物远端同升主动脉连续缝合,并在上部的缝合缘使用人造或自体组织联合垫片缝合以加固新的窦管交界(见图29-12)。闭合主动脉后,可试行灌注以检测瓣膜的反流情况、冠状动脉通畅程度以及缝合是否出血。

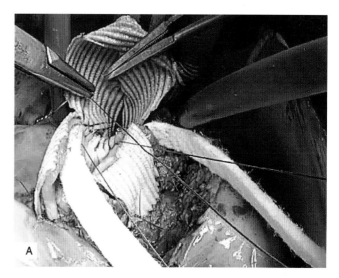

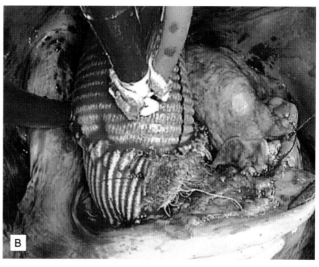

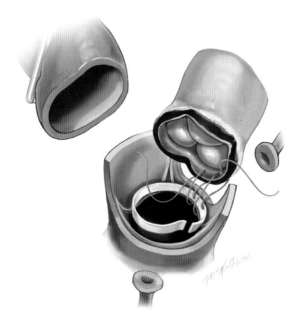

图29-11 自体移植物近端缝合线。连续缝合更为方便,瓣环下方留下足够宽松的组织,便于缝合,调整适合的进针深度及针距,尽量避免撕裂缝合缘的肌肉组织,加上一条毛毡带增加缝合强度。值得注意的是,无冠窦组织和冠状动脉之间的"支柱"组织被保留了下来,以供后面包绕自体移植物根部

图29-12 自体移植壁的织物支撑。A. 自体移植物的动脉壁由人工血管材料片支撑,尤其是当自身主动脉壁质量较差时。整个自体移植物都被自身的主动脉壁和人工血管材料的所包围,并用一条毛毡带加强与远端升主动脉端端吻合。B. Ross 完成了外部结构的支撑,同时也完成了主动脉根部置换术

植入同种肺动脉瓣近心端使用 4-0 聚丙烯线与 RVOT 连续缝合,避免后部缝合过深而损伤间隔支。远心端可以使用 4-0 或 5-0 聚丙烯线连续缝合。

升主动脉充分排气并撤掉阻断钳,并行循环辅助时间要足够。主动脉恢复压力后,缝合点出血的风险很高,因此需要格外注意避免过度牵拉。建议使用氨基己酸及自体血液回收装置。生物胶制品可以应用,但绝对无法替代确切的缝合。

合并主动脉手术

我们已经认识到很多 BAV 的患者有远期升主动脉扩张和形成升主动脉瘤的风险,对于主动脉直径超过 5cm 的患者,均需同期切除病变部位并行升主动脉重建。直径小于 3.5cm 的患者可以不用处理。对于直径在 3.5~5cm 的患者,可以行主动脉折叠成形或横向包裹成形,将升主动脉直径缩至 3.5cm 以下是合理的[86,87]。对于主动脉直径在 4.5~5cm 之间的患者,需要根据具体情况个体化治疗。由于绝大多数的 BAV 患者发生主动脉夹层都是起始于升主动脉,必要时应考虑全升主动脉置换甚至是扩大的次全弓置换[88]。术前准备充分的情况下仅增加少量的手术时间。将主动脉移植物近心端缝合至自体移植物血管根部以完成动脉重建(这一过程通常需要另行加固缝合)。

结果

评估 Ross 手术需要仔细回顾 Donald Ross 早期完成的一系列 Ross 手术数据[89]。1997 年的一份研究分析了 131 名术后患者,随访 9~26 年(平均 20 年)。我们认识到冠脉下缝合技术存在较大的问题,容易导致早期再次手术,而柱状包埋式技术得到肯定。而且早在 1974 年,Ross 就为 20 例患者进行了根部置换术[90]。数据显示,这些患者的 10 年和 20 年生存率分别为 85% 和 61%。10 年和 20 年免再次置换率方面,主动脉瓣位的自体瓣膜为 88% 和 75%,肺动脉瓣位的同种瓣膜为 89% 和 80%。在 53 例晚期死亡患者中,46 例死因和心脏相关。重要的发现是:在 30 例需要再次行主动脉瓣置换术的患者中,仅有 3 例有证据表明发生瓣叶退行性变,并且都是局部病变,并没有累及全部瓣叶。其余的则在术后最长达 24 年的随访中,瓣叶结构功能保持正常。很明显,移植的自体肺动脉瓣能够保持完整的生物活性。在 20 名需要再次置换肺动脉瓣位的同种移植物患者中,19 例出现瓣叶狭窄。共 20 名患者在随访过程中被发现存在血栓栓塞的情况,但是除一人外,其他都有血栓形成的高危因素。

Ross 手术的运动血流动力学表现

多项研究已经显示出了植入的自体肺动脉瓣在血流动力学方面的优异表现。一项对年龄和性别进行了匹配的 Ross 术后患者与正常人的对比研究表明,运动后两组的峰值压差仅有 2~4mmHg 的变化[91]。运动后的 EOA 为 3.5cm² (IEOA 为 1.9cm²/m²)且在两观察组中没有变化。全根部置换手术比冠状动脉下植入技术有更好的血流动力学表现,但这项 IEOA 的差异(1.98±0.57cm²/m² vs 1.64±0.43cm²/m²)更体现在统计学范畴而不是临床表现[92]。该研究指出,相对带支架生物瓣和无支架生物瓣乃至同种主动脉瓣膜,Ross 手术都具备更好的血流动力学优势。

重要的是,Ross 手术包括了 RVOT 重建,后者的血流动力学状态也会影响动耐量。一项研究数据显示,Ross 术后的患者 RVOT 静息时峰值压差为(14±10)mmHg,在运动后上升到(25±22)mmHg,相比之下,仅行同种主动脉瓣置换术而保留原有右室流出道结构的患者,在运动负荷下峰值压差仅由静息状态下的(3±1)mmHg 上升到(5±4)mmHg[93]。即使患者的手术完全达到预期,右室流出道过高的跨瓣压差也会对患者氧合产生轻度影响。

目前结果

在 20 世纪 90 年代,人们对 Ross 手术充满热情,但 2000 年后,由于手术效果不佳,这种热情很快就消失了。这些不佳的结果成为了 Reece 等人的研究核心[94]。该研究回顾了 1994 年至 2010 年 STS 数据库中的数据,在经过倾向性匹配后,其中 Ross 手术死亡率是标准 AVR 的近三倍(2.7% vs 0.9%;P = 0.001)。重要的是,在那段时间内 STS 数据库中可用的数据包括了许多手术量极少的外科医生(220 个心脏中心的 132 个中心报告在该时间段的手术患者不超过 6 例),且不包括在北美手术数量最多的外科医生。他们排除了 66 名在这 14 年中只做过 1 例手术的外科医生。此外,他们注意到 Ross 手术后发生出血(9.4% vs 5.8%)和肾衰竭(2.6% vs 0.8%)比例更高。由于其更高的并发症发生率和死亡率,因此不能单纯认为 Ross 手术是 AVR 手术的代替品。低手术量中心与高手术量中心的结果形成鲜明对比。在英国,Zebele 和他的同事最近对 2000 年到 2011 年之间接受主动脉瓣手术的儿童和青年(年龄在 16~30 岁之间)进行了回顾。结果显示尽管在过去的 4 年中死亡率越来越低,但是 Ross 手术的数量呈下降趋势并在最后 4 年降至零。Ross 术后 1 年生存率为 98.8%,而 AVR 则为 96.6%[95]。他们的结论认为,Ross 手术在所有年轻的患者中都可以非常安全地进行,而且死亡率比其他术式低。他们观察到该技术的使用率下降,但不能仅根据技术复杂性或手术死亡率来解释这一现象。作者自己的经历显示出一种"学习曲线",即在前 30 例手术患者中有 3 例死亡,而在后 178 例手术患者中没有死亡,并且在之后的 300 个手术病例中没有因为出血而再手术的现象[96]。很明显,再次手术具有一定的复杂性,如需要停循环替换升主动脉以及合并二尖瓣成形手术,这种情况下更应该鼓励并推荐经验丰富的外科医生执行 Ross 手术。应该告知每个病人潜在的风险和受益,讨论出一个个性化的方案。因此,美国胸外科医师学会(STS)数据库得出的结论是,Ross 手术不应该在手术量非常小的中心进行,而应该在对于 Ross 等主动脉根部手术具有丰富经验的心脏中心进行。

根据全世界的有效数据证实,尽管缺血和灌注时间更长,但经验丰富的术者能使这种手术在不增加并发症概率的情况下将死亡率降至 1%。这些复杂的操作,通常包括升主动脉的置换或修复[46,96-98]。即使这其中存在学习曲线,但在有经验的术者的训练下,大部分主刀医生的手术死亡率可以最小化。

由于手术死亡率已接近人工瓣膜置换,因此长期结果是决定是否对患者进行 Ross 手术的关键。须将现代生物瓣的瓣膜衰败再手术率和机械瓣术后血栓栓塞及抗凝相关出血的风险与 Ross 的数据一起告知患者并进行比较。

对目前的研究进行回顾性分析得出结论,Ross 患者术后生存率非常满意,甚至接近同龄正常人群的结果[83,89]。同时,数据结果显示 Ross 手术后血栓栓塞、感染性心内膜炎的发生率较低,并且避免了因为抗凝治疗而继发的出血并发症,所以 Ross 手术对于年轻患者而言是一种很有吸引力的选择。其中有些患者肯定需要远期再次的手术治疗,但是这些再次手术的结果也令人非常满意[99,100]。

Elkins 报道了 1986—2002 年 487 例 Ross 手术患者的随访结果[101]。院内死亡 19 例(3.9%)。15 例晚期死亡中没有 1 例出现需要再次手术的情况,其中 7 例死亡与心脏疾病无关。10 年生存率为 92%±2%,16 年生存率为 82%±6%。只有 1 例死于血栓栓塞并发症。第 16 年,无感染性心内膜炎的患者为 95%±6%。38 例需要再次手术的病例中,自体肺动脉瓣比同种肺动脉瓣的要多见。这些患者绝大多数为主动脉瓣二瓣化甚至单瓣畸形,但是它们再手术的比例比三叶瓣患者要低(9/78 例)。在 1996 年之前原发性 AR 患者的预后很差,直到开始常规进行环缩,AR 患者的预后得到了很大改善。AS 组随访 15 年有 82%±6%患者瓣膜功能正常,AR 组的随访结果略低。389 例主动脉根部置换的患者中仅有 21 例需要再次手术,而 79 例主动脉内植入的患者中有 17 例需再次手术治疗,可以看出具体手术方式似乎很重要。随后,德国-荷兰的 Ross 登记注册数据证实自体移植物的支撑是有利的[102]。

Ross 手术后再手术的整体发生率,自体移植,同种异体移植

自体肺动脉瓣功能障碍

自体肺动脉瓣植入后几乎没有发生过狭窄的相关报道,但是随着时间的延长,反流的发生率开始增加,自体肺动脉结构扩张或者自体主动脉的扩张可能是导致瓣膜关闭不全的原因,两种原因也可能同时出现(图 29-13)。1989 年公布的研究显示[103],由于全根部置换手术指征过于宽泛,主动脉瓣移植物植入技术尚不过关,早期因 AS 导致的再次手术多与此相关。而无支撑保护的自体肺动脉瓣作为主动脉根部移植物时更有可能出现主动脉根部瘤或者瓣膜关闭不全。手术开展早期就认识到主动脉瓣环扩张的问题,采用主动脉瓣环成形或者借助心包片或者人造材料包裹根部以加固瓣环。约 10 年后,大家才意识到手术后主动脉窦部和窦管交界水平扩张的问题,而这一风险的发生率很难确定,在过去的几年里,人们对这个问题已经有了很多了解。Brown 通过针对发生中度 AR 风险的 Cox 分析得出,患者术前即合并升主动脉扩张、男性,以及术后体循环高血压都是明显的高危因素[104]。体循环高血压,尤其是术后早期,会导致尚未适应的植入物结构出现急性的扩张病变,并对瓣叶造成损害。荷兰鹿特丹的 Erasmus 在 17 年间完成的 142 例 Ross 手术中,22 例因瓣膜未成形或加固处理而失败,导致成人 Ross 手术方案被放弃[105]。David 在对导致主动脉各个水平扩张的相关危险因素研究中,特别提到主动脉瓣二瓣化的患者,因为这类患者主动脉壁病变的发生率更高[106]。来自德-荷两国 Ross 登记注册处的数据提供了包括 1 642 名平均随访时间超过 7 年的成年患者[102]。113 例患者中进行了 120 次自体移植物的再干预。未经包裹加强的根部置换技术和术前单纯 AR 是再次手术的重要预测因素。BAV 对再手术率无影响。

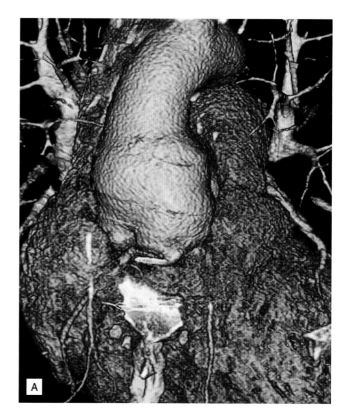

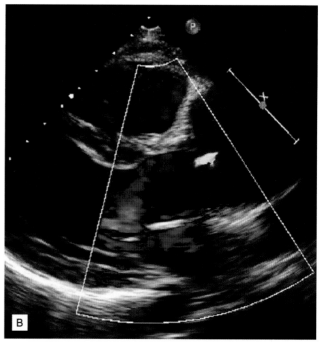

图 29-13　Ross 手术后 10 年根部扩张。A. CTA 所见。B. 超声心动图显示主动脉瓣微量中心性反流

观察得知,根部加强后的再手术率较低,但与冠脉下手术的再手术率无统计学差异。

根部加强技术

为了进一步解决自体移植物的支撑和预防晚期扩张,许多外科医生已经开发了自体移植物的加强技术(除上述技术外)。其中一种较广泛应用的技术是在自体移植物周围完全包裹一层血管移植材料制成的"夹克"[107,108]。"夹克"的大小约比自

体移植物大 4mm 并将自体移植物缝到其近端和远端,提前为冠状动脉"纽扣"留出足够大的开口。然后将自体移植物和"夹克"一起缝合至主动脉瓣环和远端主动脉。在缝合冠状动脉"纽扣"时,有些人主张将"夹克"一起缝合,而有些人则直接将"纽扣"吻合于自体移植物壁上[109,110]。Al Rashidi 及其同事报道了 13 例患者采用这种"夹克"加强方法后 4.5 年的随访结果,与没有"夹克"加强的患者相比,自体移植物的扩张更少,并且没有失败[111]。

其他的许多方法类似于这位作者描述的技术,重点是使用毡片支撑固定瓣环和窦管交界,并防止这些位置的扩张(图 29-12)。在德-荷两国 Ross 登记注册处的数据已证明,这可以减少自体移植的失败[102]。为了防止自体移植物扩张,许多外科医生建议,将扩张的主动脉瓣环和远端主动脉进行部分折叠[112]。

同种肺动脉瓣管道功能障碍

作为 Ross 手术的一部分,单主动脉瓣手术变成了双瓣手术,也使得 RVOT 替代物未来可能出现问题。前辈们清楚地证明了同种移植物优于当时的其他替代物,但是同种移植物在右心系统的优缺点仍然存在争议。虽然超低温冷冻保存的同种肺动脉瓣管道最初的血流动力学良好,但其跨瓣压差在 6~12 个月内持续增加。这种早期的压差增加通常在 2 年后趋于稳定,但有 1%~2% 的患者仍呈进行性增长。这牵涉到免疫系统的反应,但其机制尚不清楚[113]。

同种肺动脉瓣管道的后期成像显示流入端的广泛钙化,提示移植物肌袖有严重的瘢痕反应(图 29-14)。Schmidtke 和他的同事试图通过一种独特的方法将其肌袖尽可能地剪除并用心包替代[114]。这种方法在最初的两年被证明是有效的,但没有长期结果。通过 Carr-White[115] 的磁共振成像流体研究表明,整个同种移植物存在严重的外膜炎症反应及弥漫性增厚,这导致了同种移植物的管道部分受到外部压迫。

同种移植物 10 年的狭窄发生率在 5%~10%。其危险因素包括较年轻的供者年龄、较短的冷冻保存时间和同种移植物的大小[116]。因为小尺寸是最肯定的危险因素,较大的尺寸有助于减少收缩的影响。在法国,一组 338 例患者的回顾性研究显示,全部患者均成功接受同种肺动脉瓣管道的治疗,只有 3 例患者需要对同种移植物再次干预。如此低的发生率被认为是术后早期过度使用抗炎药物导致的[100]。

回顾德-荷两国 Ross 登记注册数据,同种移植物随访结果显示,第一个月的平均压差为 4.7mmHg,14 年后增加到 10mmHg,峰值压差从 8.4mmHg 增加到 18.5mmHg。大部分的增长发生在前两年,然后逐渐稳定,缓慢增长。他们发现较小尺寸的带瓣管道(平均直径为 26±2.15mm)是最重要的危险因素,年轻患者和供体年龄的影响较小[97]。

大多数患者可耐受高达 50mmHg 的峰值压差而无症状,因此其临床意义小于狭窄的发生率。在 Oklahoma 的系列研究中,487 例患者中有 33 例发生同种肺动脉瓣衰败(需再次手术或经皮介入治疗),10 年和 16 年的免移植物衰败存活率分别为 90%±2% 和 82%±4%[101]。经皮导管瓣膜置换手术的发展也为处理此类瓣膜损毁提供了新的选择[117]。

多达 10% 的患者,10 年后可通过超声心动图检查发现中度甚至严重的同种瓣膜反流,但在没有肺动脉高压的情况下,右心室对这种病变的耐受性良好。很可能大多数同种肺动脉

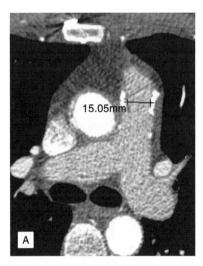

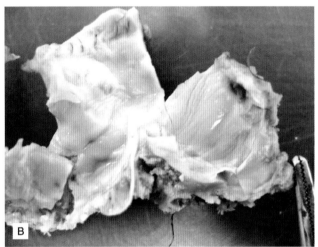

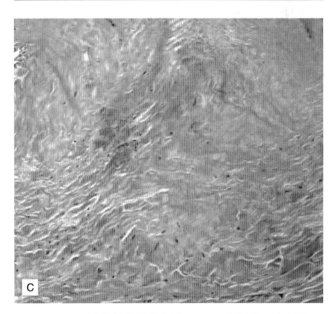

图 29-14 同种肺移植物钙化。Ross 手术后 16 年,同种肺移植物的流入部吻合口明显狭窄和钙化。静息状态下压差 28mmHg,运动后压差升至 75mmHg。A. CT 所见。B. 原移植物的大体标本。C. 镜下无细胞瘢痕

瓣最终会出现反流,但大多数会持续 20～25 年才能达到这个程度。

经过 40 年的使用和研究证实,经过超低温冷冻保存处理的同种肺动脉瓣管道是 Ross 手术中重建 RVOT 的最佳替代品。无支架猪瓣膜很少被使用。从组织工程学的角度看,这一低压区域能够提供非常适合的环境,使体循环干细胞、临近侵入的细胞或术前种植的细胞在去细胞化的同种或者异种肺动脉瓣基质内生长成熟,从而使其保持良好的功能。最初的临床研究都显示出了希望[30,118,119]。德-荷两国 Ross 注册数据的中期结果显示,去细胞化同种移植物在 6 年后的跨瓣压差小于低温保存的移植物[97]。

同种移植物的替代品使用一直令人失望。当没有同种移植物时,无支架的组织瓣膜被证明是一种可接受的替代品,但异种移植物的钙化比同种移植物更严重[120]。在一项包含了73 例患者的研究中,肺动脉瓣位植入无支架猪瓣膜后压差超过 40mmHg 的发生率是植入同种移植物的 10 倍[121]。组织工程的猪肺动脉瓣的短期结果并不理想[122]。

Ross 术后的再次手术

一般认为 Ross 术后再次手术是一项复杂而危险的工作[105]。

重要的是要意识到再次主动脉根部手术并不简单,应该只在有一定手术量和经验丰富的中心进行。再次 Ross 手术肯定属于这一类,并且很可能因为 RVOT 中的同种移植物让手术变得更复杂。Stulak 等人报道了梅奥医学中心(Mayo Clinic)56例患者 Ross 术后需要再次手术的经验,其中 43 例患者第一次手术是在其他医院完成[123]。1 名患者术后死亡(1.8%),6 名患者出现呼吸衰竭,3 名需要体外膜氧合(extracorporeal membrane oxygenation,ECMO)支持。在之后的 8 个月中又有 4 人死亡。这一经验使他们得出结论,当患者第一次选择 Ross 手术时,他们需要被告知未来的再次手术可能会增加风险。

另一方面,来自德-荷两国 Ross 注册数据的大量经验证明,Ross 术后进行再次手术的情况较为理想。在 160 例再次手术中,对自体移植物再手术 82 例,对同种移植物再手术 61 例,同时对两者实施再手术 17 例[124]。在短期和长期随访中,所有患者均存活。2012 年更新的数据显示,224 例再次手术患者中有6 名患者死亡(2.6%)[125]。其中 5 人因心内膜炎进行急诊手术,择期手术无死亡。对于任何主动脉根部移植物的感染,急诊手术都是一个具有挑战性但是正确的选择。对于经验丰富的术者,计划内的再次手术比许多择期根部手术死亡率要低。

带瓣牛颈静脉支架已成为治疗同种肺动脉瓣狭窄的重要工具。球囊扩张的同时,行造影明确左冠状动脉通畅是避免冠状动脉损害的关键[126]。

沙特阿拉伯的 Alsoufi 及其同事回顾了 510 名以年轻风心病为主的 Ross 术后患者,其中有 50 人再次进行了 AVR(除 7例患者失访),平均再次手术时间 3.8 年。由于根部几乎没有扩张,所以只需摘除自体移植物的瓣叶,把带支架生物瓣膜(12例)或机械瓣膜(38 例)以标准方式植入瓣环。再次手术后平均随访 8.4 年,只有 1 名患者需要重新做根部置换手术。这使他们得出结论,再次手术时,对于直径小于 4cm 的主动脉根部,

只替换瓣膜是一个更合理的选择[127]。

Stuttgart 的团队总结了 645 例 Ross 的手术,几乎所有的主动脉根部都予以加强处理。其中 46 例患者中 49 个自体移植物需要再次手术。35 例患者在接受手术平均 11 年后发生了自体移植物扩张,其中 18 例接受了 David 手术。其中只有 1 例需要在 3 年内进一步手术治疗。另一个有趣的发现是,随着时间的推移,自体的肺动脉瓣叶被重塑成典型的主动脉瓣叶,包括Aranti 小结的形成[128]。

来自 Brussels 的一个团队,则更多采取保留瓣膜的主动脉根部手术,他们的 28 例患者中有 26 例采用了这项技术来保护自体移植物。其中 20 例患者首次手术为 Ross 根部置换手术,另 6 例患者采用了包裹技术。新主动脉根部扩张是再次手术的主要原因,对原发性瓣叶脱垂处理后,效果仍不理想[129]。

对夹层和破裂的担心是没有必要的,自体移植物的破裂还从未被报道过。自体移植物的夹层确实发生过,但周围的缝线阻止了夹层累及远端主动脉和冠状动脉开口。自体移植物的壁虽然比自体主动脉壁更薄,但它被第一次手术留下的瘢痕组织所包裹,使其破入心包腔的可能性极低。

如果自体移植物出现瓣膜中度反流合并根部扩张,应根据症状或心室功能不全/扩张等手术指征,给予最佳的手术治疗,而不仅仅是处理窦部扩张。对于远端主动脉扩张至 5.0cm 或更大时,如原发病为 BAV 的患者,应在其扩张至 5.5cm 之前进行手术干预更合理。如果因为其他瓣膜病或冠状动脉病变需要再次手术干预,同样不应该忽略自体移植物的扩张。如果患者第一次手术中没有对根部进行包裹支撑,则根部扩张是主要问题,那么可以考虑采用保留瓣膜根部的置换术或 Bentall 手术。自体移植物组织没有钙化,使冠状动脉"纽扣"更容易吻合,但仍比自体主动脉壁脆弱,且与相邻同种肺动脉瓣管道的粘连使剥离困难。Yacoub 技术[130]适用于第一次手术时用毡片条对瓣环加固的患者,但对于瓣环扩张和/或没有加固瓣环的患者,则需要采用 David 技术。另外,Yacoub 可与瓣环成形术或单独的瓣环加固联合使用,以避免自体移植物和同种移植物之间的广泛游离[131]。就像在瓣叶保留手术中那样,大量瓣叶修补是耐久性降低的标志。

如果瓣叶和窦部都有问题,则应考虑再行完整的根部置换。由于自体移植物的生长性及柔韧性,使用了同种移植物或无支架猪根部材料的再次手术,甚至比传统的 Bentall 术后的再次根部置换更容易。

再次手术的安全始于第一次手术时所做的准备,关闭心包或用心包替代物覆盖心脏表面将使再次开胸更安全。升主动脉插管多数情况下是可行的,但在多次手术后或术前影像学检查提示再次开胸非常危险时,应考虑外周动脉插管。尽量避免过多的游离同种肺动脉移植物与升主动脉之间的间隙对手术安全至关重要。由于冠状动脉"纽扣样"吻合口通常靠近自体肺动脉瓣管道的远心端,再次手术时,主动脉切口应当远离这一吻合口。根据再次手术中的具体情况可选择的替换方案包括:使用机械瓣或带支架的生物瓣,采用无支架生物材料的冠状动脉下植入技术或全根部置换术,同种主动脉瓣管道或带生物瓣/机械瓣管道的 Bentall 手术。除非术前评估 RVOT 有明显异常,否则 RVOT 同种移植物不单独处理。如果 RVOT 梗阻需要再次手术,可以在并行循环,心脏跳动下完成。从正常 RVOT

肌肉向正常肺动脉纵向切开旧的管道。小心切除增厚的近心端瘢痕，尽可能多地切除旧的管道，以植入新的同种移植物。管道后壁和主动脉侧可以保持完整，以避免损伤自体移植物和冠状动脉分支。

总结

与带支架主动脉瓣相比，无支架瓣膜具有独特的优势。它们以良好血流动力学而闻名，尤其是在主动脉瓣环较小的情况下。对于需要更换主动脉根部及主动脉瓣的患者，无支架瓣膜提供了管道，可以通过一个移植物同时解决这两个问题。此外，在主动脉根部置换手术中，无支架瓣膜的管壁组织更适合与冠状动脉"纽扣"作吻合，这在主动脉根部的再次手术中尤为明显。同种移植物和 Freestyle 猪主动脉根部的耐久性已被证明与最好的带支架瓣膜相似。

无支架瓣膜的选择可能将导致更复杂的再次手术，无论是冠状动脉下技术或全根部置换术，因此，患者应该转到经验丰富的心脏中心，在那里可以更安全地进行这些手术，且死亡率和并发症的发生率更低。

对于年龄在 50 岁以下和预期寿命超过 20～25 年的主动脉瓣疾病患者，Ross 手术提供了一种选择。在理想的情况下，Ross 可考虑在 50～65 岁的人群中使用，术后有机会维持正常寿命。在所有治疗主动脉瓣病变的替代品中，只有自体肺动脉瓣移植物才具有真正活体结构的所有生物学优势。它是柔嫩的，需要精确的植入技术才能获得短期及长期的成功。大多数病例需要适当的修剪主动脉或对其进行包裹加强来预防远期的自体移植物扩张和功能障碍。大约有 20% 的患者在 20 年内需要对新的主动脉瓣或肺动脉瓣移植物进行再次手术，但是在此期间他们不需要抗凝治疗，并且活动量及生活方式也不会受到限制。在适当的操作下，这种手术非常安全，对于主动脉瓣病变的年轻患者来说也是一个持久而满意的选择。与动物瓣膜 20 年内几乎 100% 的再手术率和机械瓣膜术后不可避免的血栓栓塞及出血风险相比，Ross 手术是一个非常可行的术式，再加上随机前瞻性研究已证实 Ross 手术的同种移植物优势[132,133]，其带来的长期生存率可能比其他任何主动脉瓣手术都要高。如果不能提供 Ross 手术的选项，将会错过这种生存获益的机会。

（严华 译　师恩祎 审）

参考文献

1. Stelzer P, Elkins RC: Homograft valves and conduits: applications in cardiac surgery. *Curr Probl Surg* 1989; 26(6):381-452.
2. Murray G: Homologous aortic-valve-segment transplants as surgical treatment for aortic and mitral insufficiency. *Angiology* 1956; 7(5):466-471.
3. Murray G: Aortic valve transplants. *Angiology* 1960; 11:99-102.
4. Duran CG, Gunning AJ: A method for placing a total homologous aortic valve in the subcoronary position. *Lancet* 1962; 2(7254):488-489.
5. Ross DN: Homograft replacement of the aortic valve. *Lancet* 1962; 2(7254):487.
6. Barratt-Boyes BG: Homograft Aortic Valve replacement in aortic incompetence and stenosis. *Thorax* 1964; 19:131-150.
7. MD NTK, MD EHB, MD FLH, MD JKK. *Kirklin/Barratt-Boyes Cardiac Surgery: Expert Consult—Online and Print (2 Vol. Set), 4e (Kochoukas, Kirklin/Barratt-Boyes Cardiac Surgery (2 Vol. Set))*. Saunders; 2012.
8. Logrippo GA, Overhulse PR, Szilagyi DE, Hartman FW: Procedure for sterilization of arterial homografts with beta-propiolactone. *Lab Invest* 1955; 4 (3):217-231.
9. Davies H, Lessof MH, Roberts CI, Ross DN: Homograft replacement of the aortic valve: follow-up studies in twelve patients. *Lancet* 1965; 1(7392):926-929.
10. Pacifico AD, Karp RB, Kirklin JW: Homografts for replacement of the aortic valve. *Circulation* 1972; 45(1 Suppl):I36-I43.
11. Barratt-Boyes BG: Long-term follow-up of aortic valvar grafts. *Br Heart J* 1971; 33(Suppl:60-Suppl:65).
12. O'Brien MF, Stafford EG, Gardner MA, Pohlner PG, McGiffin DC: A comparison of aortic valve replacement with viable cryopreserved and fresh allograft valves, with a note on chromosomal studies. *J Thorac Cardiovasc Surg* 1987; 94(6):812-823.
13. Pillsbury RC, Shumway NE: Replacement of the aortic valve with the autologous pulmonic valve. *Surg Forum* 1966; 17:176-177.
14. Ross DN: Replacement of aortic and mitral valves with a pulmonary autograft. *Lancet* 1967; 2(7523):956-958.
15. Stelzer P, Elkins RC: Pulmonary autograft: an American experience. *J Card Surg* 1987; 2(4):429-433.
16. Oury JH, Hiro SP, Maxwell JM, Lamberti JJ, Duran CM: The Ross procedure: current registry results. *Ann Thorac Surg* 1998; 66 (6 Suppl):S162-S165.
17. Smith JC: The pathology of human aortic valve homografts. *Thorax* 1967; 22(2):114-138.
18. Armiger LC: Viability studies of human valves prepared for use as allografts. *Ann Thorac Surg* 1995; 60(2 Suppl):S118-20; discussion S120.
19. O'Brien MF, Stafford G, Gardner M, et al: The viable cryopreserved allograft aortic valve. *J Card Surg* 1987; 2(1 Suppl):153-167.
20. Hoekstra F, Witvliet M, Knoop C, et al: Donor-specific anti-human leukocyte antigen class I antibodies after implantation of cardiac valve allografts. *J Heart Lung Transplant* 1997; 16(5):570-572.
21. Shaddy RE, Hunter DD, Osborn KA, et al: Prospective analysis of HLA immunogenicity of cryopreserved valved allografts used in pediatric heart surgery. *Circulation* 1996; 94(5):1063-1067.
22. Smith JD, Ogino H, Hunt D, Laylor RM, Rose ML, Yacoub MH: Humoral immune response to human aortic valve homografts. *Ann Thorac Surg* 1995; 60(2 Suppl):S127-S130.
23. Green MK, Walsh MD, Dare A, et al: Histologic and immunohistochemical responses after aortic valve allografts in the rat. *Ann Thorac Surg* 1998; 66(6 Suppl):S216-S220.
24. Legare JF, Lee TD, Ross DB: Cryopreservation of rat aortic valves results in increased structural failure. *Circulation* 2000; 102(19 Suppl 3): III75-III78.
25. Baraki H, Tudorache I, Braun M, et al: Orthotopic replacement of the aortic valve with decellularized allograft in a sheep model. *Biomaterials* 2009; 30(31):6240-6246.
26. Zehr KJ, Yagubyan M, Connolly HM, Nelson SM, Schaff HV: Aortic root replacement with a novel decellularized cryopreserved aortic homograft: postoperative immunoreactivity and early results. *J Thorac Cardiovasc Surg* 2005; 130(4):1010-1015.
27. Brown JW, Ruzmetov M, Rodefeld MD, Turrentine MW: Right ventricular outflow tract reconstruction in Ross patients: does the homograft fare better. *Ann Thorac Surg* 2008; 86(5):1607-1612.
28. Elkins RC, Dawson PE, Goldstein S, Walsh SP, Black KS: Decellularized human valve allografts. *Ann Thorac Surg* 2001; 71(5 Suppl):S428-S432.
29. Brown JW, Ruzmetov M, Eltayeb O, Rodefeld MD, Turrentine MW: Performance of SynerGraft decellularized pulmonary homograft in patients undergoing a Ross procedure. *Ann Thorac Surg* 2011; 91(2): 416-422; discussion 422.
30. Konertz W, Dohmen PM, Liu J, et al: Hemodynamic characteristics of the matrix P decellularized xenograft for pulmonary valve replacement during the Ross operation. *J Heart Valve Dis* 2005; 14(1):78-81.
31. Armiger LC: Postimplantation leaflet cellularity of valve allografts: are donor cells beneficial or detrimental. *Ann Thorac Surg* 1998; 66(6 Suppl):S233-S235.
32. Maselli D, Pizio R, Bruno LP, Di Bella I, De Gasperis C: Left ventricular mass reduction after aortic valve replacement: homografts, stentless and stented valves. *Ann Thorac Surg* 1999; 67(4):966-971.
33. Foghsgaard S, Bruun N, Kjaergard H: Outcome of aortic homograft implantation in 24 cases of severe infective endocarditis. *Scand J Infect Dis* 2008; 40(3):216-220.
34. Svensson LG, Adams DH, Bonow RO, et al: Aortic valve and ascending aorta guidelines for management and quality measures. *Ann Thorac Surg* 2013; 95(6 Suppl):S1-66.
35. McGiffin DC, Kirklin JK: The impact of aortic valve homografts on the

treatment of aortic prosthetic valve endocarditis. *Semin Thorac Cardiovasc Surg* 1995; 7(1):25-31.

36. El-Hamamsy I, Clark L, Stevens LM, Sarang Z, Melina G, Takkenberg JJ, Yacoub MH: Late outcomes following freestyle versus homograft aortic root replacement: results from a prospective randomized trial. *J Am Coll Cardiol* 2010; 55(4):368-376.

37. Greaves SC, Reimold SC, Lee RT, Cooke KA, Aranki SF: Preoperative prediction of prosthetic aortic valve annulus diameter by two-dimensional echocardiography. *J Heart Valve Dis* 1995; 4(1):14-17.

38. Moscucci M, Weinert L, Karp RB, Neumann A: Prediction of aortic annulus diameter by two-dimensional echocardiography. Application in the preoperative selection and preparation of homograft aortic valves. *Circulation* 1991; 84(5 Suppl):III76-III80.

39. Weinert L, Karp R, Vignon P, Bales A, Lang RM: Feasibility of aortic diameter measurement by multiplane transesophageal echocardiography for preoperative selection and preparation of homograft aortic valves. *J Thorac Cardiovasc Surg* 1996; 112(4):954-961.

40. Daicoff GR, Botero LM, Quintessenza JA: Allograft replacement of the aortic valve versus the miniroot and valve. *Ann Thorac Surg* 1993; 55(4):855-858; discussion 859.

41. Dearani JA, Orszulak TA, Daly RC, et al: Comparison of techniques for implantation of aortic valve allografts. *Ann Thorac Surg* 1996; 62(4):1069-1075.

42. Lund O, Chandrasekaran V, Grocott-Mason R, et al: Primary aortic valve replacement with allografts over twenty-five years: valve-related and procedure-related determinants of outcome. *J Thorac Cardiovasc Surg* 1999; 117(1):77-90; discussion 90.

43. McGiffin DC, O'Brien MF: A technique for aortic root replacement by an aortic allograft. *Ann Thorac Surg* 1989;47(4):625-627.

44. Rubay JE, Raphael D, Sluysmans T, et al: Aortic valve replacement with allograft/autograft: subcoronary versus intraluminal cylinder or root. *Ann Thorac Surg* 1995; 60(2 Suppl):S78-S82.

45. Sievers HH, Stierle U, Charitos EI, et al: Fourteen years' experience with 501 subcoronary Ross procedures: surgical details and results. *J Thorac Cardiovasc Surg* 2010; 140(4):816-822, 822.e1.

46. Skillington PD, Mokhles MM, Takkenberg JJ, et al: Twenty-year analysis of autologous support of the pulmonary autograft in the Ross procedure. *Ann Thorac Surg* 2013; 96(3):823-829.

47. Northrup WF, Kshettry VR: Implantation technique of aortic homograft root: emphasis on matching the host root to the graft. *Ann Thorac Surg* 1998; 66(1):280-284.

48. Mitchell LB, Exner DV, Wyse DG, et al: Prophylactic oral amiodarone for the prevention of arrhythmias that begin early after revascularization, valve replacement, or repair: PAPABEAR: a randomized controlled trial. *JAMA* 2005; 294(24):3093-3100.

49. Langley SM, McGuirk SP, Chaudhry MA, Livesey SA, Ross JK, Monro JL: Twenty-year follow-up of aortic valve replacement with antibiotic sterilized homografts in 200 patients. *Semin Thorac Cardiovasc Surg* 1999;11(4 Suppl 1):28-34.

50. O'Brien MF, Harrocks S, Stafford EG, et al: The homograft aortic valve: a 29-year, 99.3% follow up of 1,022 valve replacements. *J Heart Valve Dis* 2001; 10(3):334-344; discussion 335.

51. Melina G, De Robertis F, Gaer JA, Amrani M, Khaghani A, Yacoub MH: Mid-term pattern of survival, hemodynamic performance and rate of complications after medtronic freestyle versus homograft full aortic root replacement: results from a prospective randomized trial. *J Heart Valve Dis* 2004; 13(6):972-975; discussion 975.

52. Byrne JG, Karavas AN, Mihaljevic T, Rawn JD, Aranki SF, Cohn LH: Role of the cryopreserved homograft in isolated elective aortic valve replacement. *Am J Cardiol* 2003; 91(5):616-619.

53. Dearani JA, Orszulak TA, Schaff HV, Daly RC, Anderson BJ, Danielson GK: Results of allograft aortic valve replacement for complex endocarditis. *J Thorac Cardiovasc Surg* 1997; 113(2):285-291.

54. Niwaya K, Knott-Craig CJ, Santangelo K, Lane MM, Chandrasekaran K, Elkins RC: Advantage of autograft and homograft valve replacement for complex aortic valve endocarditis. *Ann Thorac Surg* 1999; 67(6):1603-1608.

55. Yacoub MH, El-Hamamsy I, Sievers HH, et al: Under-use of the Ross operation—a lost opportunity. *Lancet* 2014; 384(9943):559-560.

56. Yankah AC, Klose H, Petzina R, Musci M, Siniawski H, Hetzer R: Surgical management of acute aortic root endocarditis with viable homograft: 13-year experience. *Eur J Cardiothorac Surg* 2002; 21(2):260-267.

57. Grinda JM, Mainardi JL, D'Attellis N, et al: Cryopreserved aortic viable homograft for active aortic endocarditis. *Ann Thorac Surg* 2005; 79(3):767-771.

58. Eriksson MJ, Källner G, Rosfors S, Ivert T, Brodin LA: Hemodynamic

59. Hasegawa J, Kitamura S, Taniguchi S, et al: Comparative rest and exercise hemodynamics of allograft and prosthetic valves in the aortic position. *Ann Thorac Surg* 1997; 64(6):1753-1756.

60. Athanasiou T, Jones C, Jin R, Grunkemeier GL, Ross DN: Homograft implantation techniques in the aortic position: to preserve or replace the aortic root. *Ann Thorac Surg* 2006; 81(5):1578-1585.

61. Kappetein AP, Braun J, Baur LH, et al: Outcome and follow-up of aortic valve replacement with the freestyle stentless bioprosthesis. *Ann Thorac Surg* 2001; 71(2):601-607; discussion 607.

62. Mathur AN, Hourtovenko CD, Baigrie RS, Mecci SU, Ravi GD, Garg R: Stentless freestyle aortic valve/root bioprostheses: a northern Ontario community hospital perspective. *Can J Cardiol* 2000; 16(6):747-756.

63. Ennker JA, Ennker IC, Albert AA, Rosendahl UP, Bauer S, Florath I: The Freestyle stentless bioprosthesis in more than 1000 patients: a single-center experience over 10 years. *J Card Surg* 2009; 24(1):41-48.

64. Sherrah AG, Edelman JJ, Thomas SR, et al: The freestyle aortic bioprosthesis: a systematic review. *Heart Lung Circ* 2014; 23(12):1110-1117.

65. Pibarot P, Dumesnil JG, Jobin J, Cartier P, Honos G, Durand LG: Hemodynamic and physical performance during maximal exercise in patients with an aortic bioprosthetic valve: comparison of stentless versus stented bioprostheses. *J Am Coll Cardiol* 1999; 34(5):1609-1617.

66. Hanke T, Charitos EI, Paarmann H, Stierle U, Sievers HH: Haemodynamic performance of a new pericardial aortic bioprosthesis during exercise and recovery: comparison with pulmonary autograft, stentless aortic bioprosthesis and healthy control groups. *Eur J Cardiothorac Surg* 2013; 44(4):e295-e301.

67. Kunadian B, Vijayalakshmi K, Thornley AR, et al: Meta-analysis of valve hemodynamics and left ventricular mass regression for stentless versus stented aortic valves. *Ann Thorac Surg* 2007; 84(1):73-78.

68. Bach DS, Kon ND, Dumesnil JG, Sintek CF, Doty DB: Ten-year outcome after aortic valve replacement with the freestyle stentless bioprosthesis. *Ann Thorac Surg* 2005; 80 (2):480-486; discussion 486.

69. Khoo JP, Davies JE, Ang KL, Galiñanes M, Chin DT: Differences in performance of five types of aortic valve prostheses: haemodynamic assessment by dobutamine stress echocardiography. *Heart* 2013; 99(1):41-47.

70. Tasca G, Redaelli P, Riva B, De Carlini CC, Lobiati E, Gamba A: Hemodynamic comparison between Trifecta and freestyle aortic valve during exercise in patients with small aortic root. *J Card Surg* 2015; 30(5):400-404.

71. Amabile N, Bical OM, Azmoun A, Ramadan R, Nottin R, Deleuze PH: Long-term results of Freestyle stentless bioprosthesis in the aortic position: a single-center prospective cohort of 500 patients. *J Thorac Cardiovasc Surg* 2014; 148(5):1903-1911.

72. Bach DS, Kon ND: Long-term clinical outcomes 15 years after aortic valve replacement with the Freestyle stentless aortic bioprosthesis. *Ann Thorac Surg* 2014; 97(2):544-551.

73. Sadowski J, Kapelak B, Bartus K, et al: Reoperation after fresh homograft replacement: 23 years' experience with 655 patients. *Eur J Cardiothorac Surg* 2003; 23(6):996-1000; discussion 1000.

74. Joudinaud TM, Baron F, Raffoul R, et al: Redo aortic root surgery for failure of an aortic homograft is a major technical challenge. *Eur J Cardiothorac Surg* 2008; 33(6):989-994.

75. Dainese L, Fusari M, Trabattoni P, Biglioli P: Redo in aortic homograft replacement: transcatheter aortic valve as a valid alternative to surgical replacement. *J Thorac Cardiovasc Surg* 2010; 139(6):1656-1657.

76. Gorczynski A, Trenkner M, Anisimowicz L, et al: Biomechanics of the pulmonary autograft valve in the aortic position. *Thorax* 1982; 37(7):535-539.

77. Rabkin-Aikawa E, Aikawa M, Farber M, et al: Clinical pulmonary autograft valves: pathologic evidence of adaptive remodeling in the aortic site. *J Thorac Cardiovasc Surg* 2004; 128 (4):552-561.

78. Pieters FA, Al-Halees Z, Hatle L, Shahid MS, Al-Amri M: Results of the Ross operation in rheumatic versus non-rheumatic aortic valve disease. *J Heart Valve Dis* 2000; 9 (1):38-44.

79. Oswalt JD, Dewan SJ: Aortic infective endocarditis managed by the Ross procedure. *J Heart Valve Dis* 1993; 2(4):380-384.

80. de Sa M, Moshkovitz Y, Butany J, David TE: Histologic abnormalities of the ascending aorta and pulmonary trunk in patients with bicuspid aortic valve disease: clinical relevance to the ross procedure. *J Thorac Cardiovasc Surg* 1999; 118(4):588-594.

81. Elkins RC: The Ross operation: a 12-year experience. *Ann Thorac Surg* 1999; 68(3 Suppl):S14-S18.

82. Stelzer P: Technique and results of the modified Ross procedure in aortic

83. David TE, David C, Woo A, Manlhiot C: The Ross procedure: outcomes at 20 years. *J Thorac Cardiovasc Surg* 2014; 147(1):85-93.

84. Muresian H: The Ross procedure: new insights into the surgical anatomy. *Ann Thorac Surg* 2006; 81(2):495-501.

85. Sievers H, Dahmen G, Graf B, Stierle U, Ziegler A, Schmidtke C: Midterm results of the Ross procedure preserving the patient's aortic root. *Circulation* 2003; 108(Suppl 1):II55-II60.

86. Polvani G, Barili F, Dainese L, et al: Reduction ascending aortoplasty: midterm follow-up and predictors of redilatation. *Ann Thorac Surg* 2006; 82(2):586-591.

87. Bauer M, Pasic M, Schaffarzyk R, et al: Reduction aortoplasty for dilatation of the ascending aorta in patients with bicuspid aortic valve. *Ann Thorac Surg* 2002; 73(3):720-723; discussion 724.

88. Roberts CS, Roberts WC: Dissection of the aorta associated with congenital malformation of the aortic valve. *J Am Coll Cardiol* 1991; 17(3):712-716.

89. Chambers JC, Somerville J, Stone S, Ross DN: Pulmonary autograft procedure for aortic valve disease: long-term results of the pioneer series. *Circulation* 1997; 96 (7):2206-2214.

90. Gerosa G, McKay R, Ross DN: Replacement of the aortic valve or root with a pulmonary autograft in children. *Ann Thorac Surg* 1991; 51(3):424-429.

91. Pibarot P, Dumesnil JG, Briand M, Laforest I, Cartier P: Hemodynamic performance during maximum exercise in adult patients with the ross operation and comparison with normal controls and patients with aortic bioprostheses. *Am J Cardiol* 2000; 86(9):982-988.

92. Böhm JO, Botha CA, Hemmer W, et al: Hemodynamic performance following the Ross operation: comparison of two different techniques. *J Heart Valve Dis* 2004; 13(2):174-180; discussion 180.

93. Wang A, Jaggers J, Ungerleider RM, Lim CS, Ryan T: Exercise echocardiographic comparison of pulmonary autograft and aortic homograft replacements for aortic valve disease in adults. *J Heart Valve Dis* 2003; 12(2):202-208.

94. Reece TB, Welke KF, O'Brien S, Grau-Sepulveda MV, Grover FL, Gammie JS: Rethinking the ross procedure in adults. *Ann Thorac Surg* 2014; 97(1):175-181.

95. Zebele C, Chivasso P, Sedmakov C, et al: The Ross operation in children and young adults: 12-year results and trends from the UK National Database. *World J Pediatr Congenit Heart Surg* 2014; 5(3):406-412.

96. Stelzer P, Itagaki S, Varghese R, Chikwe J: Operative mortality and morbidity after the Ross procedure: a 26-year learning curve. *J Heart Valve Dis* 2013; 22(6):767-775.

97. Sievers HH, Stierle U, Charitos EI, et al: A multicentre evaluation of the autograft procedure for young patients undergoing aortic valve replacement: update on the German Ross Registry. *Eur J Cardiothorac Surg* 2015.

98. da Costa FD, Takkenberg JJ, Fornazari D, et al: Long-term results of the Ross operation: an 18-year single institutional experience. *Eur J Cardiothorac Surg* 2014; 46(3):415-422; discussion 422.

99. Takkenberg JJ, Klieverik LM, Schoof PH, et al: The Ross procedure: a systematic review and meta-analysis. *Circulation* 2009; 119(2):222-228.

100. Juthier F, Vincentelli A, Pinçon C, et al: Reoperation after the Ross procedure: incidence, management, and survival. *Ann Thorac Surg* 2012; 93(2):598-604; discussion 605.

101. Elkins RC, Thompson DM, Lane MM, Elkins CC, Peyton MD: Ross operation: 16-year experience. *J Thorac Cardiovasc Surg* 2008; 136(3):623-630, 630.e1.

102. Charitos EI, Hanke T, Stierle U, et al: Autograft reinforcement to preserve autograft function after the ross procedure: a report from the german-dutch ross registry. *Circulation* 2009; 120(11 Suppl):S146-S154.

103. Stelzer P, Jones DJ, Elkins RC: Aortic root replacement with pulmonary autograft. *Circulation* 1989; 80(5 Pt 2):III209-III213.

104. Brown JW, Ruzmetov M, Rodefeld MD, Mahomed Y, Turrentine MW: Incidence of and risk factors for pulmonary autograft dilation after Ross aortic valve replacement. *Ann Thorac Surg* 2007; 83(5):1781-1787; discussion 1787.

105. Klieverik LM, Takkenberg JJ, Bekkers JA, Roos-Hesselink JW, Witsenburg M, Bogers AJ: The Ross operation: a Trojan horse? *Eur Heart J* 2007; 28(16):1993-2000.

106. David TE, Omran A, Ivanov J, Armstrong S, et al: Dilation of the pulmonary autograft after the Ross procedure. *J Thorac Cardiovasc Surg* 2000; 119(2):210-220.

107. Koul B, Al-Rashidi F, Bhat M, Meurling C: A modified Ross operation to prevent pulmonary autograft dilatation. *Eur J Cardiothorac Surg* 2007; 31(1):127-128.

108. Slater M, Shen I, Welke K, Komanapalli C, Ungerleider R: Modification to the Ross procedure to prevent autograft dilatation. *Semin Thorac Cardiovasc Surg Pediatr Card Surg Annu* 2005; 181-184.

109. Carrel T, Schwerzmann M, Eckstein F, Aymard T, Kadner A: Preliminary results following reinforcement of the pulmonary autograft to prevent dilatation after the Ross procedure. *J Thorac Cardiovasc Surg.* 2008; 136 (2):472-475.

110. Juthier F, Banfi C, Vincentelli A, et al: Modified Ross operation with reinforcement of the pulmonary autograft: Six-year results. *J Thorac Cardiovasc Surg* 2010; 139(6):1420-1423.

111. Al Rashidi F, Bhat M, Höglund P, Meurling C, Roijer A, Koul B: The modified Ross operation using a Dacron prosthetic vascular jacket does prevent pulmonary autograft dilatation at 4.5-year follow-up. *Eur J Cardiothorac Surg* 2010; 37(4):928-933.

112. Skillington PD, Mokhles MM, Takkenberg JJ, et al: The Ross procedure using autologous support of the pulmonary autograft: techniques and late results. *J Thorac Cardiovasc Surg* 2015; 149(2 Suppl):S46-S52.

113. Lang SJ, Giordano MS, Cardon-Cardo C, Summers BD, Staiano-Coico L, Hajjar DP: Biochemical and cellular characterization of cardiac valve tissue after cryopreservation or antibiotic preservation. *J Thorac Cardiovasc Surg* 1994; 108(1):63-67.

114. Schmidtke C, Dahmen G, Graf B, Sievers HH: Pulmonary homograft muscle reduction to reduce the risk of homograft stenosis in the Ross procedure. *J Thorac Cardiovasc Surg* 2007; 133(1):190-195.

115. Carr-White GS, Glennan S, Edwards S, et al: Pulmonary autograft versus aortic homograft for rereplacement of the aortic valve: results from a subset of a prospective randomized trial. *Circulation* 1999; 100(19 Suppl):II103-II106.

116. Raanani E, Yau TM, David TE, Dellgren G, Sonnenberg BD, Omran A: Risk factors for late pulmonary homograft stenosis after the Ross procedure. *Ann Thorac Surg* 2000; 70(6):1953-1957.

117. Boudjemline Y, Khambadkone S, Bonnet D, et al: Images in cardiovascular medicine. Percutaneous replacement of the pulmonary valve in a 12-year-old child. *Circulation* 2004; 110(22):e516.

118. Konuma T, Devaney EJ, Bove EL, et al: Performance of CryoValve SG decellularized pulmonary allografts compared with standard cryopreserved allografts. *Ann Thorac Surg* 2009; 88(3):849-54; discussion 554.

119. Ruzmetov M, Shah JJ, Geiss DM, Fortuna RS: Decellularized versus standard cryopreserved valve allografts for right ventricular outflow tract reconstruction: a single-institution comparison. *J Thorac Cardiovasc Surg* 2012; 143(3):543-549.

120. Hechadi J, Gerber BL, Coche E, et al: Stentless xenografts as an alternative to pulmonary homografts in the Ross operation. *Eur J Cardiothorac Surg* 2013; 44(1):e32-e39.

121. Miskovic A, Monsefi N, Doss M, Özaslan F, Karimian A, Moritz A: Comparison between homografts and Freestyle® bioprosthesis for right ventricular outflow tract replacement in Ross procedures. *Eur J Cardiothorac Surg* 2012; 42(6):927-933.

122. Hiemann NE, Mani M, Huebler M, et al: Complete destruction of a tissue-engineered porcine xenograft in pulmonary valve position after the Ross procedure. *J Thorac Cardiovasc Surg* 2010; 139(4):e67-e68.

123. Stulak JM, Burkhart HM, Sundt TM, et al: Spectrum and outcome of reoperations after the Ross procedure. *Circulation* 2010; 122(12):1153-1158.

124. Sievers HH, Stierle U, Charitos EI, et al: Major adverse cardiac and cerebrovascular events after the Ross procedure: a report from the German-Dutch Ross Registry. *Circulation* 2010; 122(11 Suppl):S216-S223.

125. Charitos EI, Takkenberg JJ, Hanke T, et al: Reoperations on the pulmonary autograft and pulmonary homograft after the Ross procedure: An update on the German Dutch Ross Registry. *J Thorac Cardiovasc Surg* 2012; 144(4):813-821; discussion 821.

126. Stangl K, Stangl V, Laule M: Transfemoral pulmonary valve implantation for severe pulmonary insufficiency after Ross procedure. *J Am Coll Cardiol* 2013; 61(6):e143.

127. Alsoufi B, Ahmed D, Manlhiot C, Al-Halees Z, McCrindle BW, Fadel BM: Fate of the remaining neo-aortic root after autograft valve replacement with a stented prosthesis for the failing ross procedure. *Ann Thorac Surg* 2013; 96(1):59-65; discussion 565.

128. Liebrich M, Weimar T, Tzanavaros I, Roser D, Doll KN, Hemmer WB: The David procedure for salvage of a failing autograft after the Ross operation. *Ann Thorac Surg* 2014; 98(6):2046-2052.

129. de Kerchove L, Boodhwani M, Etienne PY, et al: Preservation of the pulmonary autograft after failure of the Ross procedure. *Eur J Cardiothorac Surg* 2010; 38(3):326-332.

130. Luciani GB, Viscardi F, Pilati M, Prioli AM, Faggian G, Mazzucco A: The Ross-Yacoub procedure for aneurysmal autograft roots: a strategy

to preserve autologous pulmonary valves. *J Thorac Cardiovasc Surg* 2010; 139(3):536-542.

131. Luciani GB, Lucchese G, De Rita F, Puppini G, Faggian G, Mazzucco A: Reparative surgery of the pulmonary autograft: experience with Ross reoperations. *Eur J Cardiothorac Surg* 2012; 41(6):1309-1314; discussion 1314.

132. El-Hamamsy I, Eryigit Z, Stevens LM, et al: Long-term outcomes after auto-graft versus homograft aortic root replacement in adults with aortic valve disease: a randomised controlled trial. *Lancet* 2010; 376(9740):524-531.

133. Aklog L, Carr-White GS, Birks EJ, Yacoub MH: Pulmonary autograft versus aortic homograft for aortic valve replacement: interim results from a prospective randomized trial. *J Heart Valve Dis* 2000; 9(2):176-188; discussion 188.

第 30 章　主动脉瓣修复和保留主动脉瓣手术

Tirone E. David

主动脉瓣功能解剖

主动脉根部是一个复杂的功能和解剖单位,由四部分组成:主动脉-心室结合部(即主动脉瓣环)、主动脉瓣叶、主动脉窦(Valsalva 窦)和窦管交界。主动脉瓣是主动脉根部的组成部分,虽然主动脉瓣交界下方的三角形区域属于左心室流出道,但对维持主动脉瓣膜功能发挥重要作用。

主动脉瓣叶和主动脉瓣窦通过主动脉瓣环与左心室相接。主动脉瓣环的圆周部分约 45% 附着于心室的心肌组织(室间隔),其余的 55% 附着于纤维结构(二尖瓣前瓣和膜部室间隔)(图 30-1)。主动脉瓣环为皇冠状分布,组织学研究显示其为一种纤维结构,由纤维条索附着于肌部室间隔上,并发出纤维束延伸到二尖瓣前瓣及膜部间隔。分隔主动脉根部和二尖瓣前瓣的纤维组织称为瓣膜间纤维体。紧挨膜部间隔正下方的一个重要结构是希氏束。希氏束起源于房室结,后者位于三尖瓣隔瓣的瓣环与冠状窦之间右房组织中。房室结穿过右纤维三角沿着膜部间隔的后缘到达肌部室间隔,希氏束在此分为左束支和右束支,而左、右束支则分别沿室间隔两侧的心内膜下延伸。

主动脉瓣叶呈扇贝状或皇冠状附着于主动脉瓣环上(图 30-1)。主动脉瓣叶为半月形,基底部长度大约是游离缘长度的 1.5 倍(图 30-2)。三个主动脉瓣叶各自对应一个主动脉窦(即 Valsalva 窦),分别为左冠窦、右冠窦和无冠窦。左冠状动脉起源于左冠窦,右冠状动脉起源于右冠窦,左冠状动脉开口比右冠状动脉开口更靠近瓣环。相邻两个瓣叶相交的最高点称为交界,紧邻窦管交界下方。皇冠状的主动脉瓣叶在交界下方形成 3 个三角形结构。无冠瓣相邻的两个瓣间三角为纤维结构,而左冠瓣与右冠瓣之间的瓣间三角为肌性结构(图 30-1)。主动脉瓣在圆柱形结构内向三个水平平面扩展,每个瓣叶的瓣环沿某个水平平面嵌入主动脉根部。窦管交界是主动脉根部的重要组成部分,因为主动脉瓣的交界紧邻其下方。窦管交界直径的改变会影响到主动脉瓣叶的功能。

主动脉根部的几何形状及其解剖结构因人而异,但其组成部分的大小却相互关联,例如,主动脉瓣叶较大,其相对应的主动脉瓣环及窦管交界的直径也会相应增大。主动脉瓣叶为半月瓣(新月形),基底部附着于瓣环,游离缘在交界之间伸展,在心脏舒张期 3 个瓣叶向中心对合。不同个体的主动脉瓣叶大

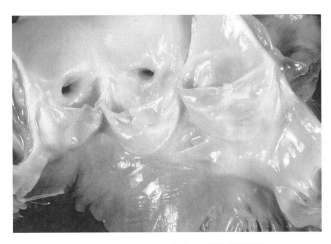

图 30-1　左心室流出道和主动脉根部照片

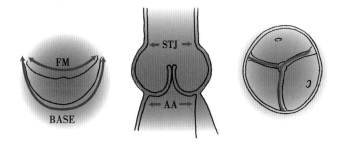

图 30-2　主动脉根部各部分的几何关系。主动脉瓣的基底缘长度是其游离缘长度的 1.5 倍。儿童和年轻人的主动脉瓣环直径比窦管交界直径大 10%~15%,随着年龄增长二者逐渐一致。三个半月形主动脉瓣覆盖的主动脉瓣孔,瓣叶的高度一定比主动脉瓣环半径长

小不同,同一个体的 3 个主动脉瓣叶大小也不完全相同。3 个瓣叶中通常以无冠瓣最大,左冠瓣最小。由于主动脉瓣叶为半月形,并且瓣叶游离缘在交界之间延伸,所以主动脉瓣口的直径一定小于三个瓣叶游离缘的长度。主动脉根部新鲜标本的解剖研究也证明,三个瓣叶游离缘长度的平均值比主动脉瓣口的直径长约 1/3。对于儿童,其主动脉瓣环的直径比窦管交界直径大 15%~20%,但情况会随年龄增长而改变。老年人的主动脉瓣环的直径通常小于窦管交界直径(图 30-2)。

主动脉瓣环、瓣叶和窦管交界在维持瓣膜功能方面起重要作用。主动脉窦与瓣膜功能无关,但它对于减小心脏舒缩期间主动脉瓣叶的机械压力非常重要。

儿童的主动脉根部弹性好并且顺应性强,但随着年龄增长,组织中弹力纤维逐渐被纤维组织取代,主动脉根部的顺应性随之下降。主动脉瓣环的收缩和舒张在心动周期中是非同步的,可能因为其附着的位置既包含收缩性心肌又包括纤维结构(如膜性间隔及纤维体);相比较而言,窦管交界的收缩则更为一致。在左心室等容收缩期及射血期,主动脉根部会呈现一定程度的变形。主动脉瓣环、主动脉瓣叶、主动脉窦及窦管交界的运动亦随年龄而改变,因为在衰老过程中,弹力纤维逐渐被纤维组织所取代。

主动脉瓣病理

解剖学上,正常的主动脉瓣叶会随着人的衰老而出现钙化,并引起主动脉瓣狭窄。这种损伤称为营养不良性钙化、老年性钙化或退行性钙化。组织病理学的改变包括钙化、软骨化和骨化、血管新生、炎症和脂质沉积。

二瓣化主动脉瓣在人群中发生率为 0.5%~1.5%[1]。男性患病率较女性患病率高,其比例约为 4:1。二瓣化主动脉瓣具有相对较高的家族聚集性,呈常染色体显性遗传,外显率较低[2]。目前正在对二瓣化主动脉瓣的遗传学进行广泛的研究,结果证实这种疾病可能是遗传性相关的[2]。大部分二瓣化主动脉瓣患者有 3 个主动脉窦,两个大小不同的瓣叶。大瓣叶往往缺失了一个瓣间交界,取而代之的是一个嵴。这个嵴从瓣叶中部延伸到瓣环,其嵌入主动脉根部的位置比另外两个瓣叶交界的位置低。二瓣化主动脉瓣中,仅有两个主动脉窦并且无嵴者最少见,这类畸形属于“0 型”畸形。最常见的二瓣化主动脉瓣伴有一个嵴,称为“1 型”畸形。而伴有 2 个嵴则称为“2 型”畸形[3]。其中,“1 型”及“2 型”畸形可进一步根据瓣叶融合情况分类,嵴位于左右主动脉瓣叶之间的 L-R 型为最常见的畸形。大多数二瓣化主动脉瓣患者的左冠状动脉回旋支粗大而右冠状动脉细小。二瓣化主动脉瓣可能有正常的功能,但随着年龄增长瓣膜发生钙化和狭窄时将会引起血流动力学异常[4]。二瓣化主动脉瓣引起主动脉瓣功能异常多见于年轻患者,常伴有主动脉瓣环扩张及瓣叶脱垂。

其他的先天性主动脉瓣解剖异常包括单瓣化主动脉瓣和四瓣化主动脉瓣。主动脉瓣下膜部室间隔缺损会造成主动脉瓣关闭不全,其发生机制是主动脉瓣环变形及主动脉右冠瓣脱垂。

多种结缔组织病可以造成主动脉瓣关闭不全,如强直性脊柱炎、成骨不全、类风湿关节炎、Reiter 综合征、狼疮等。此外,降低食欲的药物如苯丙胺和芬氟拉明也可引起主动脉瓣关闭不全。风湿性主动脉瓣疾病在发展中国家仍很普遍,病变造成瓣叶融合、纤维化和挛缩,从而导致主动脉瓣狭窄和/或主动脉瓣关闭不全。

主动脉根部及升主动脉病理

主动脉根部及升主动脉最常见的病变是主动脉中层退行性病变伴动脉瘤形成。退行性病变是包含多种病理诊断和临床疾病的疾病谱。其中病变严重者早年即发生具有临床意义的退行性变,如 Loyes-Dietz 综合征,而病变轻微者直至老年才出现轻度的升主动脉扩张。二瓣化主动脉瓣及单叶主动脉瓣畸形常出现未发育成熟的主动脉中层组织发生退行性病变,同时伴有主动脉扩张。其他病变包括动脉粥样硬化、感染性及非感染性动脉炎。

升主动脉瘤常由动脉中层囊性退行性变(囊性中层坏死)造成。组织学上表现为弹力层中肌细胞坏死或消失,常见囊性结构中充满黏液样物质。尽管这些病理改变更常见于升主动脉,实际上也可见于整个主动脉的其他任何部分。这些病理改变亦令动脉壁变薄,导致主动脉扩张并形成梭形动脉瘤。此病理过程可累及主动脉根部,马方综合征患者的动脉瘤形成通常始自主动脉窦。虽然大部分主动脉根部动脉瘤患者都不符合马方综合征的诊断标准,但动脉瘤的外观及动脉壁的组织学表现均难与马方综合征相鉴别。这些病例可以被归为马方综合征的一种特殊转化形式。

被诊断为主动脉根部动脉瘤的患者的年龄通常介于 20~30 岁。这些患者因窦管结合部或者主动脉瓣环扩张,引起主动脉瓣关闭不全(图 30-3)。

其他患者主动脉根部相对正常但也会发生成升主动脉瘤,这些患者年龄通常介于 50~60 岁。最终,一部分患者形成整个主动脉的广泛性退行性病变伴有胸主动脉及腹主动脉的广泛扩张,被称为“巨型主动脉综合征”。升主动脉瘤可引起窦管结合部扩张,进一步造成主动脉瓣关闭不全(图 30-3)。

马方综合征

马方综合征是一种常染色体显性遗传的结缔组织疾病,在致病基因携带者中,其外显率不尽相同。本病可造成不同程度的心血管、骨骼、眼睛等器官组织畸形。本病人群发病率约为 1/5 000,其发病机制与第 15 号染色体编码原纤维蛋白-1(FBN1)的基因的突变有关。该基因很大(其 mRNA 有约

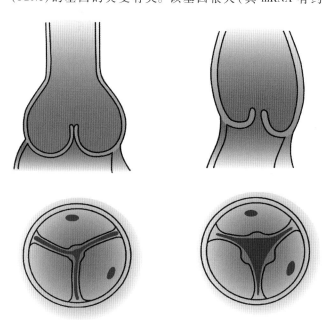

图 30-3 窦管交界扩张导致瓣叶间联合向外移位,使瓣叶不能向中央接合,从而引起主动脉瓣关闭不全

10 000 个核苷酸），要辨认相关的突变基因位点相当困难。目前，已成功在 *FBN1* 上确认了超过 1 000 个突变位点。因为基因型的表达不同，使得致病基因携带者表现型差异很大。

马方综合征的临床特点与原纤维蛋白-1 的缺陷导致的结缔组织功能衰退有关。原纤维蛋白-1 是细胞外基质微原纤维的主要组成部分。然而，这种学说并不能解释为什么本病患者常出现长骨过度增生、骨量减少、肌容积下降、肥胖症以及颅面部畸形[5]。Dietz 等[5,6]在一只患有马方综合征的小鼠身上发现，上述多种病变与转化生长因子 β（TGF-β）的激活水平异常有关。TGF-β 具有较强的激活炎症、纤维化的作用，并能激活特定的基质金属蛋白酶（MMP），尤其是 MMP2 和 MMP9。小鼠中 TGF-β 过度激活导致发育过程中肺泡分隔障碍、二尖瓣黏液性变及主动脉根部扩张。马方综合征患者的表现特点可解释为一系列的基质微原纤维结构异常、由过度表达的 TGF-β 介导的基质内调节异常及细胞-基质异常相互作用所导致。缺乏动脉中层结构的适当支持有造成主动脉夹层的倾向，进行性的弹力层及胶原层破坏伴有动脉中层退化亦容易引起主动脉根部的持续扩张。主动脉中层的弹性下降使主动脉的硬化程度更加严重的同时也使其扩张能力明显下降。

诊断马方综合征需依靠各种临床证据，由于本病临床表现多变，有些病例不易确诊。本病的诊断和治疗需要多层面、多学科的综合考虑。表 30-1[7]总结了诊断马方综合征的改良 Ghent 标准。最常见的心血管特征是主动脉根部瘤和二尖瓣脱垂。这些解剖异常可能导致主动脉破裂、主动脉夹层、主动脉瓣关闭不全和二尖瓣关闭不全[7]。

洛伊-迪茨综合征

目前发现编码 TGF-β 受体 1 和受体 2 的基因突变与一系列异常的临床表现有关。研究发现，病变程度较轻患者的基因突变与马方综合征患者相似，主要表现为胸主动脉瘤和夹层形成；而程度严重患者的临床表现较为复杂，常伴有在童年阶段即出现的主动脉夹层和主动脉破裂[8]。复杂的临床表现包括眶距增宽、悬雍垂裂或腭裂及动脉广泛迂曲，其中后者伴有广泛血管动脉瘤及夹层形成。这种表型被归类为洛伊-迪茨综合征（Loeys-Dietz syndrome）。本病患者在低龄、主动脉直径相对较小时即具有极高主动脉夹层风险。这些患者应进行自头颅至骨盆的血管造影 CT。

埃勒斯-当洛斯综合征

血管相关的埃勒斯-当洛斯综合征（Ehlers-Danlos syndrome）是一种罕见的常染色体显性的累及结缔组织的遗传性疾病。发病机制是 *COL3A1* 基因突变，*COL3A1* 基因编码 Ⅲ 型胶原蛋白。患者出现大动脉及中等大小动脉自发性破裂，不伴动脉夹层。病变位置常见于腹主动脉及其分支、主动脉弓各个分支及各肢体大动脉。大、中动脉破裂是患者死亡的主要原因。在一项 71 名埃勒斯-当洛斯综合征患者的调查当中，28% 患者出现主动脉根部扩张[9]。然而主动脉夹层很少见。生化检测提示 Ⅲ 型胶原蛋白的质或量的异常，或者分子生物学检测发现 *COL3A1* 基因突变者可确诊本病。不同家系中可见不同的基因突变，其对应的分子机制也不尽相同。目前还未明确本病的基因型与表现型的关联。任何出现动脉或内脏破裂或者出现结肠穿孔的年轻患者都应考虑本病。

表 30-1　改良版马方综合征诊断标准（Ghent）

在没有家族史的情况下，马方的诊断被证实为：

1. 主动脉根部扩张（Z≥2）或夹层+晶状体异位

2. 主动脉根部扩张（Z≥2）或夹层+FBN1 突变

3. 主动脉根部扩张（Z≥2）或夹层+全身性表现（≥7 分）

4. 异位核+*FBN1* 突变合并主动脉夹层但没有主动脉根部扩张或主动脉根部夹层剥离

在有马方综合征家族史的情况下：

5. 晶状体异位+家族史

6. 全身表现（≥7 分）+家族史

7. 主动脉根部扩张（20 岁以上 Z≥2 或 20 岁以下 Z≥3）+家族史

马方综合征的评分体系：

- 腕、指征阳性——3 分（腕或拇指各 1 分）

- 鸡胸、漏斗胸畸形——2 分（漏斗胸或胸部不对称畸形——1 分）

- 扁平足畸形——2 分（平原型——1 分）

- 气胸——2 分

- 硬脑膜扩张——2 分

- 髋臼前突——2 分

- 身体上段/下段比率减低，手臂/身高比值增高且无严重脊柱侧凸——1 分

- 脊柱侧凸或胸腰椎后凸——1 分

- 肘关节外展减小——1 分

- 面部特征（3/5）——1 分（多头畸形，眼球内陷，下睑裂、颧骨发育不全、下颌后裂）

- 皮纹——1 分

- 近视>3 屈光度——1 分

- 二尖瓣脱垂（所有类型）——1 分

（总分:20 分;分数≥7 表示全身受累）

其他与遗传综合征相关的主动脉根部动脉瘤

动脉瘤-骨关节炎综合征与病理性 *SMAD-3* 基因相关，临床特征为主动脉根部动脉瘤、主动脉夹层、动脉瘤和夹层破裂、动脉迂曲、二尖瓣脱垂、先天性心脏病和骨关节炎、皮肤松软、足弓扁平、脊柱后凸及复发性疝[10]。主动脉根部动脉瘤也可能与 *TGFβ-2* 突变和纤维蛋白-4 基因突变（*FBLN4*;皮肤松弛综合征）有关[11,12]。

其他病理

家族性胸动脉瘤可与多种基因（*TGFβ1-2*、*ACTA2*、*MLCK*、

SMAD3、TGF2 等)突变相关,而无上述全身综合征。动脉粥样硬化性主动脉瘤在升主动脉罕见,最常位于腹主动脉,胸降主动脉相对较少。动脉粥样硬化经常造成形状不规则的囊性升主动脉瘤,而梭形主动脉瘤则较少见,后者是因动脉中层退化引致。

感染导致的升主动脉瘤较罕见。梅毒感染是升主动脉瘤的常见病因,但亦不多见。螺旋体感染可破坏动脉中层的肌层及弹性纤维,并被纤维组织及其他炎性组织取代。升主动脉是感染性主动脉瘤最常见的部位,常为囊性动脉瘤。升主动脉壁经常发生钙化,梅毒性主动脉炎可造成冠状动脉开口狭窄和主动脉瓣关闭不全。其他细菌感染同样可引起升主动脉瘤。

多种动脉炎可累及升主动脉。巨细胞动脉炎是一种累及中等口径动脉的动脉炎性病变,但亦有 15% 病例可累及主动脉及其分支。目前此病的病因仍不明确。其病变特点是大、中动脉(如颞动脉)中层的肉芽肿性炎症反应。上述炎症反应有时会造成主动脉壁强度下降,导致动脉瘤形成、主动脉瓣环扩张及主动脉瓣关闭不全。

强直性脊柱炎、Reiter 综合征、银屑病关节炎及结节性多动脉炎可引起主动脉瓣环扩张,从而造成主动脉瓣关闭不全。此外,白塞病亦可导致升主动脉瘤。

主动脉瓣疾病的自然病程

主动脉瓣狭窄

无症状的主动脉瓣狭窄患者预后较好[13],很少发生猝死。然而,当出现症状时预后则较差。出现心绞痛或晕厥者平均生存期为 2～3 年,一旦出现充血性心力衰竭,患者平均生存期为 1～2 年[14]。

主动脉瓣关闭不全

有症状的患者预后较差,患者出现心绞痛后生存期不超过 4 年,出现充血性心力衰竭的患者生存期不超过 2 年[15]。

二瓣化主动脉瓣疾病

加拿大多伦多总医院进行了一项关于二瓣化主动脉瓣患者晚期存活的前瞻性随访,其中,对样本量为 642 名成年患者[平均年龄(35±9)岁]进行为期平均(9±5)年的随访,结果显示有 161 名患者出现不良事件(包括有心源性死亡、接受主动脉瓣或升主动脉手术、动脉夹层或者出现充血性心力衰竭)[16]。年龄大于 30 岁和伴有中、重度主动脉瓣狭窄或主动脉瓣关闭不全是不良事件的独立预测指标[16]。Mayo Clinic 对居住在奥姆斯特德市的 212 名二瓣化主动脉瓣患者[平均年龄(32±20)岁]进行随访,这些患者在入选时主动脉瓣功能正常或有轻度功能障碍,随访时间(15±6)年。结果提示这些患者的 20 年生存状态与普通人群相近。此外,主动脉瓣和/或升主动脉手术率为(27±4)%,总体心血管不良事件发生率为(42±5)%[4]。

主动脉根部瘤及升主动脉瘤

主动脉根部瘤及升主动脉瘤可造成主动脉瓣关闭不全、主

动脉夹层或主动脉破裂。动脉瘤横径是预测动脉破裂或动脉夹层发生的最重要预测指标。Coady[17]等对 370 名胸部主动脉瘤患者(其中 201 名患者为升主动脉瘤)进行平均 29.4 个月的随访研究,研究发现横径小于 4cm、4～4.9cm、5～5.9cm 及大于 6cm 的动脉瘤出现严重动脉夹层或动脉破裂概率分别为 8.8%、9.5%、17.8% 及 27.9%。升主动脉瘤发生破裂或夹层的中位数横径为 5.9cm。胸主动脉瘤直径的增长率是呈指数级递增的[17]。在 Coady 的研究中指出,动脉瘤直径的增长速度在小动脉瘤(<4cm)与大动脉瘤(8cm 或以上)之间,即 0.08～0.16cm/年[17]。慢性夹层动脉瘤生长速度远比慢性非夹层动脉瘤快。

主动脉根部瘤直径的增长率可能高于升主动脉瘤,尤其是马方综合征的患者。除非患者具有主动脉夹层家族史,否则主动脉夹层在直径小于 50mm 主动脉根部瘤患者中少有发生。多数马方综合征患者如果不进行手术,会在 40 岁之前死于主动脉根部瘤的并发症,例如:动脉破裂、主动脉夹层或主动脉瓣关闭不全[18]。患有马方综合征的孕妇有两个潜在的问题:其一,其胎儿有遗传该病的风险;其二,胎儿在晚期妊娠、产程或产后一个月内有出现急性主动脉夹层的风险。马方综合征患者的子女有 50% 的风险遗传此病。

患有洛伊-迪茨综合征的患者尽管主动脉根部直径较小,但早期出现主动脉夹层或者动脉破裂的风险很高。所以对于主动脉根部直径超过 4cm 的成年患者,应建议进行手术治疗。

Davies 等人的研究指出:二瓣化主动脉瓣患者的主动脉较三叶主动脉瓣患者宽,前者的升主动脉直径的扩张速度(0.19cm/年)也比后者更高(0.13cm/年)[19]。二瓣化主动脉瓣患者中,伴有主动脉瓣狭窄的患者出现动脉破裂、动脉夹层或死亡的风险更高。

主动脉瓣/主动脉根部疾病的诊断

主动脉瓣狭窄患者可以多年不出现临床症状。本病症状包括有:心绞痛、晕厥及充血性心力衰竭,这些症状通常出现在疾病晚期。主动脉瓣关闭不全患者的临床表现与瓣膜关闭不全进展的速度有关。慢性主动脉瓣关闭不全患者的心脏会缓慢增大,可以多年无明显临床症状。患者可能在运动后出现心悸及头痛等表现。虽然慢性主动脉瓣关闭不全患者也可出现心绞痛,但较主动脉瓣狭窄患者少见。晕厥则更为罕见。充血性心衰症状提示左室功能不全。心脏衰竭常见于急性主动脉瓣关闭不全的患者,表现为极度疲劳、呼吸困难及低血压等。其中低血压是由于每搏输出量降低及左房压上升所致。心脏超声检查可以确诊主动脉瓣功能不全并为明确其发病机制提供证据。放射性核素显像有助于评价左室静息及运动时功能状态,尤其为诊断无症状患者提供宝贵资料。

在主动脉瓣功能正常的情况下,多数主动脉根部动脉瘤患者并无明显症状或者体征。某些患者可能主诉定位不清的胸部疼痛病史。剧烈胸痛被提示动脉夹层迅速扩张或者内膜裂口形成。超声心动图可以诊断本病,并提供主动脉瓣功能相关的信息。胸部 CT 及 MRI 亦能为诊断胸主动脉病变提供有价值的证据。

手术指征

外科医生必须熟悉由美国心脏病学院(ACC)和美国心脏协会(AHA)联合委员会制定的心脏瓣膜病指南[20],以及由胸外科医师学会(STS)制定的主动脉根部和升主动脉瘤指南[21]中的手术指征。

主动脉瓣修复手术的患者选择

大部分接受主动脉瓣修复术的病例有主动脉瓣关闭不全或主动脉根部瘤/升主动脉瘤但主动脉瓣功能正常。经食管超声心动图是检查主动脉根部最好的方法,由此亦可判断主动脉瓣关闭不全的发病机制。术前必须仔细检查主动脉根部的每个构成部分,尤其是主动脉瓣叶。从多个角度评价主动脉瓣叶的数量、厚度、其游离缘的外观和心动周期中每个瓣叶活动情况。主动脉瓣的对合状况应该通过多普勒彩色超声图像加以了解,同时对反流束的方向和大小做多角度记录。此外,关于主动脉瓣环、主动脉窦、窦管交界和升主动脉的形态学特点也需借助彩色多普勒超声检查明确。

主动脉瓣叶状况是主动脉瓣修复术最重要的决定因素。如果瓣叶无明显增厚、活动度好且游离缘光滑,则主动脉瓣膜修复术可行性高,包括二瓣化主动脉瓣修复术。合并主动脉瓣钙化、瘢痕化及纤维化的病例不适合主动脉瓣修复术,除非使用经戊二醛处理的自体或者异种心包,部分切除瓣叶并进行补片加宽主动脉瓣叶。

主动脉根部瘤患者的主动脉瓣叶常为正常的或仅有轻度牵拉变形,更适合行保留主动脉瓣的主动脉根部置换手术。极度扩张的主动脉瓣环和/或过度拉伸窦管交界导致瓣膜过度拉伸、菲薄并在接合区域形成张力性穿孔,不适合行主动脉瓣修复术。

主动脉瓣修复技术

瓣叶穿孔

有时瓣叶穿孔是主动脉瓣关闭不全的唯一原因。主动脉瓣膜穿孔可以是医源性的,也可以是心内膜炎后遗症或乳头状弹性纤维瘤切除所致。修补此类主动脉瓣穿孔只需新鲜的或经戊二醛处理的自体心包补片。新鲜的自体心包也可以用来修补较小的瓣叶穿孔(<5mm),心包补片必须大于缺损面积,因为术后愈合过程中补片会出现收缩。我们通常使用纤细聚丙烯线连续缝合,把心包补片置于瓣叶缺损的主动脉侧。

瓣叶扩大

主动脉瓣叶扩大技术采用经戊二醛处理的牛心包或自体心包材料进行病变主动脉瓣修复,这一技术曾被用于修复风湿性及先天性疾病造成的主动脉瓣功能不全。

瓣叶脱垂

瓣叶脱垂是由于瓣叶游离缘的延长所致,可沿 Arantius 小结折叠缝合瓣叶来修复(图 30-4)。瓣叶缩短的程度取决于其

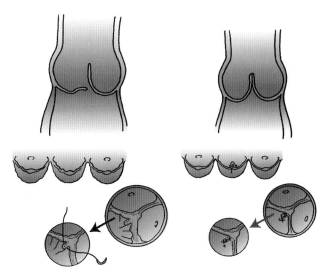

图 30-4　瓣叶脱垂的修复。折叠缝合 Arantius 小结可以缩短游离缘

他瓣叶的自身状况和对合状况。

瓣叶压力性穿孔

窦管交界的扩张使结合部邻近的瓣叶游离缘所承受的机械性压力增加,这可造成瓣叶变薄穿孔甚至从交界撕脱。这种损伤可用 6-0 聚四氟乙烯缝合线沿瓣叶游离缘作双层缝合来修补(图 30-5)。

二瓣化主动脉瓣

最常见的主动脉瓣修复术是对单个瓣叶脱垂的二瓣化主动脉瓣进行修复。尽管二瓣化主动脉瓣的解剖形态各异,但多数患者主动脉瓣的前瓣附着于室间隔,后瓣附着于左心室流出

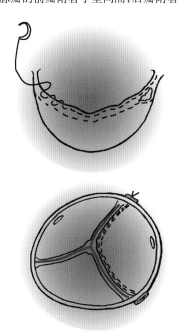

图 30-5　用 6-0 聚四氟乙烯(Teflon)线沿瓣叶游离缘双层缝合以加固游离缘。这种方法常用于修补压力导致的瓣叶穿孔病例

道的纤维部分。前瓣上相当于左冠瓣和右冠瓣交界处有一个峰(1型,L-R),前瓣通常会被拉长并产生脱垂。因此,只要后瓣正常大多可行主动脉瓣修复术,手术也相对容易。手术时将峰切开,用折叠缝合法缩短前瓣的游离缘(图 30-6),使两个瓣叶游离缘的长度相当,并且在同一水平对合。在紧靠两个瓣叶交界的上缘处用牵引线进行悬吊,可判断每个游离缘的长度及其对合情况,并对成形效果进行准确评估。

二瓣化主动脉瓣患者的主动脉瓣环通常存在一定程度扩张,因此对于这些患者采用保留主动脉瓣同期行主动脉成形手术可能比单纯瓣叶成形更加有利。若主动脉瘤样扩张并未累及主动脉窦且瓣环只是中度扩张,可改行缩小主动脉瓣环的瓣环成形术以增加瓣叶对合面积。在行缩小主动脉瓣环的直径并增加瓣叶的对合程度的同时折叠两个交界下的三角,缝合方法采用带聚四氟乙烯垫片的 4-0 丙烯线水平褥式缝合(图 30-7)。缝针先经主动脉瓣环由外而内进入主动脉根部,从两瓣叶交界下 2mm 处进入主动脉窦,然后在低于上一针 4～5mm 水平的交界下三角穿出,缝线穿过聚四氟乙烯垫片在主动脉壁外打结。

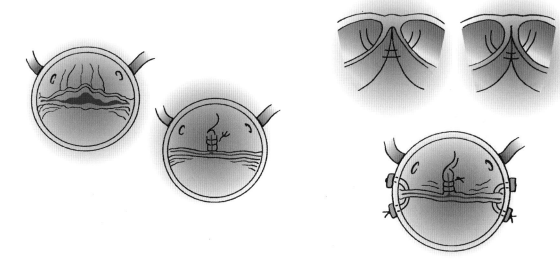

图 30-6　二瓣化主动脉瓣功能不全的修复。常用的方法是把延长的瓣叶缩短,以及缝合缩小交界下三角区域的面积

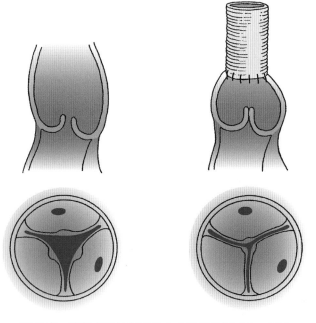

图 30-7　窦管交界扩张引起主动脉瓣关闭不全。用合适口径的 Dacron 人工血管进行矫治,使主动脉恢复合适直径,消除瓣膜关闭不全

保留主动脉瓣的主动脉根部置换手术

保留主动脉瓣的主动脉根部置换手术包括多种手术方法,主要是指在对主动脉根部瘤或者伴主动脉瓣关闭不全的升主动脉瘤手术治疗的同时采用保留主动脉瓣的外科手术技术。

升主动脉瘤伴有主动脉瓣关闭不全

窦管交界扩张使主动脉瓣叶交界向外移位,而影响瓣叶在舒张期的对合(图 30-3)。这些患者经常在 60～90 岁发生主动脉瘤。窦管交界的扩张常不对称,无冠窦对合缘比另外两个瓣叶更易受累。如果瓣窦和瓣环没有扩张,可简单调整窦管交界以恢复主动脉瓣功能。在窦管交界上 5mm 处横断主动脉,将三个瓣叶交界向上提拉使其相互靠近直到瓣叶完全对合。3个瓣叶交界点形成一个假想的三角形,以此三点形成的圆的直径即为重建窦管时的移植血管的直径。由于主动脉瓣叶大小不等,因此该三角形不一定是等边三角形,交界之间的距离视每个瓣叶游离缘的长度而定。移植血管的直径及交界间的间距可以用透明的瓣环测量器来测量,使用方法和测量无支架生物瓣相似。这一特殊的测量器有三个等距离的标记,可以方便地测出包含三个瓣叶交界点在内的瓣环直径,也因此可以确定移植血管的直径和瓣叶交界之间的距离。用 4-0 Prolene 线将 Dacron 人工血管连续缝合于窦管交界水平(图 30-7)。如果调整了窦管交界之后,瓣叶不在同一水平对合,可以通过缩短一个和/或多个瓣叶游离缘(图30-4)的方法进行调整。然后向移植人工血管中加压注入心肌停搏液,观察左室扩张情况来评价瓣膜功能。

如果无冠窦出现扩张或者因主动脉夹层而出现变形,则可以通过在人工血管壁上修剪出一个舌状片来形成一个新的主动脉窦,并如图30-8所示将其直接缝合于主动脉瓣环之上。Dacron形成的新窦的高度应该高出移植血管平面约3或4mm,而宽度应大于与瓣膜交界部预计距离约3mm或4mm,以确保移植物凸起并形成一个新的主动脉窦。

在成年患者中应避免用直径小于24mm的移植血管,因为它会增加左心室后负荷,尤其是移植血管较长时,如同期行主动脉弓部置换的象鼻手术。如果估计窦管交界直径小于24mm应采用较大的移植血管,在主动脉和移植人工血管的吻合部位将人工血管应用折叠缝合的方法重塑窦管交界。

主动脉根部瘤

大部分的主动脉根部瘤患者的主动脉瓣是基本正常的或者仅受到轻度拉伸,此类患者适宜行保留主动脉瓣的手术。保留瓣膜的主动脉根部置换手术主要有两种类型:主动脉根部重建和主动脉瓣再植[22,23]。

主动脉根部重建

主动脉根部阻断之后,横断升主动脉,向下解剖主动脉根部直至主动脉瓣环平面,切除3个主动脉窦,保留附着于主动脉瓣环周围及冠状动脉周围的4~6mm主动脉壁(图30-9):如果主动脉瓣环没有扩张则轻轻地纵行向上提拉3个交界,使3个瓣叶靠近直至瓣叶对合。由3个交界所构成的三角形所对应圆的直径就是用于重建的移植血管的直径。根据笔者的经验,大多数人工血管的直径为24mm、26mm或者28mm。用无支架瓣膜测量器测量人工血管的直径以及交界间的距离很有

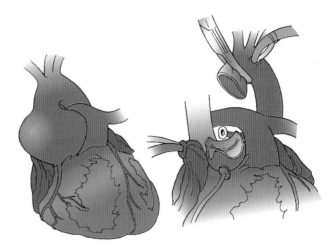

图 30-9 主动脉根部重塑。主动脉窦切除后保留冠脉开口周围4~6mm主动脉壁,补片缝合固定于人工血管移植物上

用,因为它们可能不是等距离的。在人工血管的一端标出交界间的距离。裁剪移植血管,制作3个新的主动脉窦(图30-10)。重建的主动脉窦的高度应该约等于人工血管直径,将3个交界悬吊于人工血管上(图30-11),然后用4-0Prolene线将人工血管连续缝于主动脉瓣环及残留的主动脉壁上。人工血管与主动脉壁吻合后,将冠状动脉移植对应的新主动脉窦上,然后检查3个主动脉瓣叶并评价其对合情况,确保三个瓣叶位于同一水平并远高于主动脉瓣环的最低点。如有1个或多个瓣叶脱垂,应该用前述的方法缩短其游离缘。 如有1个或2个瓣叶出现应

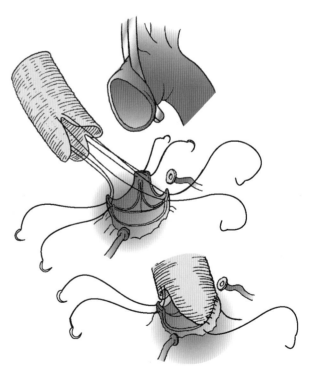

图 30-10 用直径和窦管交界直径相同的人工血管制作三个主动脉窦并缝合固定。三个主动脉瓣交界嵌入对应的人工血管窦中,同时将新建主动脉窦缝合于主动脉瓣环和残余主动脉壁上

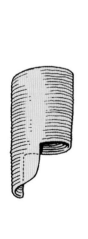

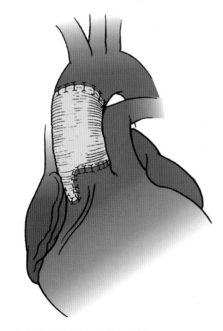

图 30-8 修复窦管交界和替换无冠窦

力性穿孔,则应用良好延展性的聚四氟乙烯(Teflon)缝线加固缝合其游离缘。冠状动脉移植到相应的主动脉窦后,向人工血管内加压灌注心肌停搏液或行超声心动图评价主动脉瓣的关闭及左心室充盈情况。然后吻合人工血管到远端的升主动脉,或根据病变累及范围行全主动脉弓置换(图30-11)。

主动脉根部重构可能不适合与遗传综合征相关的主动脉根部动脉瘤患者,因为有文献证明主动脉环在术后可能扩张。根据笔者经验,沿左心室流出道的纤维部行主动脉瓣环成形术[18],并不能避免马方综合征患者术后主动脉瓣环继续扩张。因此,主动脉瓣再植可能是治疗主动脉瓣环扩张症更好的手术方法,因为可以修正主动脉瓣环并避免其进一步扩张(图30-12)。主动脉瓣环正常的患者则更适行主动脉根部重建术。

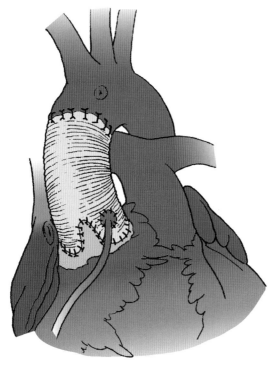

图30-11 主动脉根部重塑。冠状动脉重新移植于各自对应的新建主动脉窦,人工血管远端与主动脉远端缝合

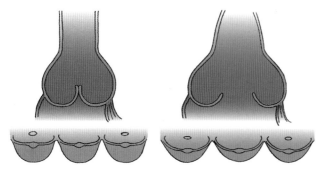

图30-12 主动脉瓣环扩张症。从图中可见无冠窦瓣下三角由于纤维组织扩张而变平

主动脉瓣再植

主动脉瓣再植适用于所有主动脉根部瘤,尤其是对主动脉瓣环扩张症及急性 A 型主动脉夹层。主动脉瓣再植的技术难度比主动脉根部重建术高,因为术中需要对主动脉瓣环、主动脉窦、窦管交界甚至主动脉瓣叶进行重构,这就要求手术医生对主动脉根部的功能解剖有更深的了解。最初的主动脉瓣再植手术是在 Dacron 人工血管内重建主动脉瓣,而并不重建主动脉窦。一些研究提出主动脉窦对正常瓣叶活动及瓣叶耐久性相当重要,因此很多改良术式都需要重建主动脉窦。目前市场上有一种带 Valsalva 窦的人工血管移植物(Vascutek Ltd. Renfrewshire, Scotland)。但是,我们没有应用这种人工血管。因为正常呈半月形的主动脉瓣环在单一水平面上发育形成,而这种人工血管的主动脉窦是球形的,会导致主动脉瓣环变形。这种人工血管仍然被许多外科医生采用,其长期结果尚未可知[24]。

二十多年来,我们所做的主动脉瓣再植手术获得了良好的长期随访结果。手术步骤如下:为重建主动脉根部,先切除 3 个主动脉窦(见图30-9)。在左室流出道的主动脉瓣环最低点用 2-0 或 3-0 带垫片涤纶线从内向外作数针水平褥式缝合。使瓣环的左室肌部与流出道纤维部处在同一平面,在室间隔处则呈扇形(图30-13)。如果纤维部菲薄则应用带 Teflon 垫片缝线缝合。选择直径两倍于瓣叶平均高度的 Dacron 人工血管,在其一端做 3 个等距离的标记。在对应主动脉左右冠瓣三角标记的位置,剪下一个三角形的部分。如果主动脉瓣环比人工血管直径小超过 10mm,则需在对应主动脉瓣环最低点的位置折叠人工血管,以减小其直径。缝线先穿过左室流出道,再从内向外穿过移植血管,缝合时注意调整两者的距离。如果主动脉瓣环没有明显扩张,缝合位置应对称。如果主动脉瓣环显著扩张,应在沿室间隔肌部主动脉瓣环最低点周围靠近无冠瓣叶交界下方的三角形区域行对称缝合,因为此区域是结缔组织病患者主动脉瓣环扩张的好发位置。在人工血管外打结,注意不要形成荷包缝合。先将移植血管剪成 5cm 长并轻轻地向上提拉 3 个瓣叶交界,暂时用带小 Teflon 垫片的 4-0Prolene 线将其固定到人造血管上,不要打结。将 3 个交界全部悬吊在人工血管内,然后再次检查主动脉瓣叶、游离缘水平和它们对合的位置。检查交界下方的三角区域,确保其与人工血管大小相符,即三角的底边应小于术前。然后在主动脉瓣环水平自内向外入针,在残留的动脉壁水平自外向内入针,依次行间断缝合。缝合顺序是从瓣叶交界向主动脉瓣环最低点。在人工血管外打结,将主动脉瓣环固定在人工血管上。最后将冠状动脉移植到对应的新窦上(图30-14)。检查主动脉瓣叶的对合情况,必要时应矫正瓣叶脱垂。应确保瓣叶对合位置远高于主动脉瓣环。在交界水平折叠缝合人工血管以重建主动脉窦(图30-15)。闭合人工血管远端,加压注入停搏液,检查瓣膜的功能。如果心室没有膨胀,说明没有出现少量以上的主动脉瓣反流。也可以在注射停搏液同时行超声心动图评估主动脉瓣的关闭情况。根据主动脉本身的病变情况,选择在远端升主动或者主动脉弓部进行吻合。我们使用的人工血管直径在 26mm 到 34mm 之间,平均直径 31mm。

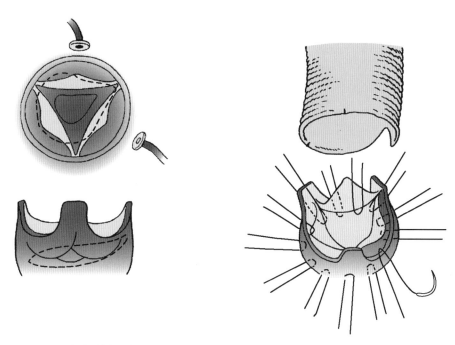

图 30-13　主动脉瓣再植。沿主动脉瓣环下方同一平面进行缝合,此平面沿左室流出道纤维部走行,随后沿着室间隔肌部走行至主动脉瓣环的扇形边缘。缝线自内向外穿过人工血管

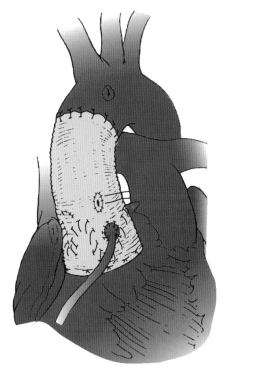

图 30-14　主动脉瓣再植。将瓣膜交界和主动脉瓣环缝入人工血管内部,并重新植入冠状动脉

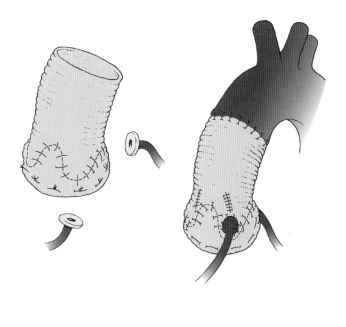

图 30-15　主动脉瓣再植。在窦管交界水平折叠瓣膜交界之间的人工血管,重建主动脉窦

主动脉瓣修复术的预后

　　二瓣化主动脉瓣脱垂导致主动脉关闭不全的主动脉瓣修复术的病例最早是克利夫兰医学中心(Cleveland Clinic)报道的[25]。所报道的94例患者的平均年龄为38岁,84%患者术后7年无需再手术[21]。残余主动脉瓣关闭不全是唯一的再次手术的危险因素[25]。

　　对二瓣化主动脉瓣出现瓣膜功能不全的患者是否应当行主动脉瓣修复术至今仍不确定。功能正常的二瓣化主动脉瓣的耐久性较好,通常在他们的第五、第六或第七个十年生命中需要主动脉瓣置换治疗,同时主动脉瓣狭窄的患者中有很大一部分被发现有二瓣化主动脉瓣。因此,对于年轻的二瓣化主动脉瓣功能不全患者来说,主动脉瓣修复术是合理治疗手段,但不一定是最佳修复方式。对二瓣化主动脉瓣功能不全常合并主动脉扩张,交界部下方折叠缝合的修复方式可能不足以预防术后主动脉扩张和主动脉瓣关闭不全复发。因此,主动脉根部再植手术比单纯的主动脉瓣修复更适合此类二瓣化关闭不全且合并瓣环扩张的患者[26]。

升主动脉瘤合并主动脉瓣关闭不全

　　我们报告了对升主动脉瘤合并中、重度主动脉瓣关闭不全的患者行保留主动脉瓣的根部置换术的经验[27]。103例患者平均年龄为(65±12)岁,男性占53%。60%的患者动脉瘤累及主动脉弓,20%的患者合并巨型主动脉综合征。所有患者调整窦管交界直径的同时均进行了主动脉瓣修复术。此外,36名患者需要进行瓣膜脱垂修复,8名患者需行无冠窦置换。同期手术还包括:62名患者进行了主动脉弓置换;28名患者进行了冠状动脉旁路移植术及7名患者进行了二尖瓣置换或修复术。术后随访(5.8±2.3)年,结果显示:再次手术2例,晚期死亡30例,10年生存率为(54±7)%。远期死亡的独立预测因素有:主动脉弓部动脉瘤、应用象鼻技术行主动脉弓部置换术及巨型主动脉综合征。仅有2例需行主动脉瓣置换术,一例因为感染性心内膜炎,另一例因为重度主动脉瓣关闭不全。术后10年免除主动脉瓣置换率为98%。在随访期间,只有1名患者出现重度主动脉瓣关闭不全,6名患者出现中度主动脉瓣关闭不全。术后10年无中度或重度主动脉瓣关闭不全率为(80±7)%。以上结果说明,对于这部分患者而言,主动脉瓣修复手术是除主动脉瓣置换术外的良好选择。随访结果表明大部分患者在主动脉瓣修复术后病情稳定。广泛的血管病变可能是导致远期存活率不尽如人意的原因。

主动脉根部瘤

　　我们近来报道了371例保留主动脉瓣的根部置换手术的经验[28]。患者平均年龄(47±15)岁,78%为男性,其中35.5%合并马方综合征。此外,12%为A型动脉夹层,9%为二瓣化主动脉瓣。约半数患者术前有中度或重度主动脉瓣关闭不全,75例行主动脉根部重建,226例行主动脉瓣再植。平均随访(8.9

±5.2)年,随访过程中所有患者均接受了超声心动图检查。术中死亡4例,术后死亡35例,18年生存率为76.8%,患者生存率比安大略地区的人群平均生存率低约10%。患者死亡的独立预测因素为:年龄每增加5岁,主动脉夹层,术前主动脉瓣关闭不全,较差的心功能分级和射血分数<40%。18例患者出现中、重度主动脉瓣关闭不全(12例接受再植手术,6例重塑手术)。78%的患者在术后18年内无中重度主动脉瓣关闭不全,并且主动脉瓣再植术后及主动脉根部重建术的疗效相似。10例患者(其中5例再植手术后,5例重塑手术后)因为主动脉瓣的问题需要再次手术,8例是因为主动脉瓣关闭不全,2例因为感染性心内膜炎。1例重新进行瓣叶修复,另外9例行主动脉瓣置换,所有患者再次手术后均存活。随访18年无需主动脉瓣再次手术率为94.8%。这些结果表明保留主动脉瓣的主动脉根部手术取得非常良好的结果,但是也有证据表明在第一个20年的随访过程中主动脉瓣的功能也在逐渐损坏。

　　关于保留主动脉瓣的根部手术术后长期结果还有其他一些报道,其结果与上述报道相似,但随访时间较短[29-31]。在第一个十年的随访中,二瓣化主动脉瓣患者的结果似乎与三叶主动脉瓣患者相似。

　　主动脉根部动脉瘤患者通常在其生命中的第二、第三和第四个十年中接受外科治疗,这些患者常伴有遗传性疾病如马方综合征、洛伊-迪茨综合征、家族性动脉瘤和其他疾病。动脉瘤开始出现在主动脉窦,向近端和远端分别扩张到主动脉环和窦管交界。主动脉瓣再植术对这些患者以及合并瓣膜关闭不全的二瓣化主动脉瓣和主动脉环扩张的患者都是理想的术式,因为它可以通过把主动脉环固定在圆柱形涤纶材料的人工血管中达到限制和重塑主动脉瓣环的目的。再植术的缺点是,它将主动脉瓣叶置于顺应性差的刚性结构中,导致主动脉瓣叶承受的机械剪切力增加。新主动脉窦的建立可以减少机械应力,但能否提高耐用性仍不确定。

　　原发性升主动脉瘤患者会引起继发的主动脉窦扩张,但主动脉环可以仍旧正常。主动脉窦扩张常不是对称的,往往是无冠窦首先出现扩张,然后是右窦和左窦。这些患者的年龄较原发性主动脉根部瘤患者大,往往出现在他们生命的第五、第六和第七个十年中。主动脉根部重建是这些患者的理想选择。

　　保留主动脉瓣手术是主动脉根部瘤合并正常或轻微病变主动脉瓣患者的最理想术式。较之用机械瓣带瓣管道或生物瓣带瓣管道进行根部替换,本手术只要操作得当就能获得良好预后和极低的瓣膜相关并发症。然而,这是一种对术者个人技术要求很高的手术。因此,只有主动脉根部手术经验丰富的外科医生才能完成。大多数失败病例似乎都与技术操作的不满意有关[32]。外科医生必须具备良好的主动脉瓣解剖和病理学知识,并将功能解剖的概念融会贯通,才能重新构建一个符合解剖和功能要求的主动脉根部。

（史艺 译　易蔚 审）

参考文献

1. Movahed MR, Hepner AD, Ahmadi-Kashani M: Echocardiographic prevalence of bicuspid aortic valve in the population. *Heart Lung Circ* 2006; 15:297.
2. Prakash SK, Bossé Y, Muehlschlegel JD, et al: A roadmap to investigate the genetic basis of bicuspid aortic valve and its complications: insights from the International BAV Con (Bicuspid Aortic Valve Consortium). *J Am Coll Cardiol.* 2014; 64:832.
3. Sievers HH, Schmidtke C: A classification system for the bicuspid aortic valve from 304 surgical specimens. *J Thorac Cardiovasc Surg* 2007; 133:1226.
4. Michelena HI, Desjardins V, Avierinos JF, et al: Natural history of asymptomatic patients with normally functioning or minimally dysfunctional bicuspid aortic valve in the community. *Circulation* 2008; 117:2776.
5. Dietz HC, Loeys BL, Carta L, Ramirez F: Recent progress towards a molecular understanding of Marfan syndrome. *Am J Med Genet* 2005; 139C:4.
6. Bee KJ, Wilkes D, Devereux RB, et al: Structural and functional genetic disorders of the great vessels and outflow tracts. *Ann NY Acad Sci* 2006; 1085:256-269.
7. Loeys BL, Dietz HC, Braverman AC, et al: The revised Ghent nosology for the Marfan syndrome. *J Med Genet* 2010; 47:476.
8. Loeys BL, Chen J, Neptune ER, et al: A syndrome of altered cardiovascular, craniofacial, neurocognitive and skeletal development caused by mutations in TGFBR1 or TGFBR2. *Nat Genet* 2005; 37:275.
9. Wenstrup RJ, Meyer RA, Lyle JS, et al: Prevalence of aortic root dilation in the Ehlers-Danlos syndrome. *Genet Med* 2002; 4:112.
10. van der Linde D, van de Laar IM, Bertoli-Avella AM, et al: Aggressive cardiovascular phenotype of aneurysms-osteoarthritis syndrome caused by pathogenic SMAD-s variants. *J Am Coll Cardiol* 2012; 60:397.
11. Boileau C, Guo DC, Hanna N, et al: TGFβ2 mutations cause familial thoracic aortic aneurysms and dissections associated with mild features of Marfan syndrome. *Nat Genet* 2012; 44:916.
12. Renard M, Holm T, Veith R, et al: Altered TGFbeta signaling and cardiovascular manifestations in patients with autosomal recessive cutis laxa type I caused by fibrillin-4 deficiency. *Eur J Hum Genet* 2010; 18:895.
13. Pellika PA, Nishimura RA, Bailey KR, et al: The natural history of adults with asymptomatic hemodynamically significant aortic stenosis. *J Am Coll Cardiol* 1990; 15:1018.
14. Frank S, Johnson A, Ross J Jr: Natural history of valvular aortic stenosis. *Br Heart J* 1997; 35:41.
15. Goldschlager N, Pfeifer J, Cohn K, et al: Natural history of aortic regurgitation: a clinical and hemodynamic study. *Am J Med* 1973; 54:577.
16. Tzemos N, Terrien J, Yip J, et al: Outcomes in adults with bicuspid aortic valves. *JAMA* 2008; 300:1317.
17. Coady MA, Rizzo JA, Hammond GL, et al: Surgical intervention criteria for thoracic aortic aneurysms: a study of growth rates and complications. *Ann Thorac Surg* 1999; 67:1922.
18. Silverman DI, Burton KJ, Gray J: Life expectancy in the Marfan syndrome. *Am J Cardiol* 1995; 75:157.
19. Davies RR, Kaple RK, Mandapati D, et al: Natural history of ascending aortic aneurysms in the setting of an unreplaced bicuspid aortic valve. *Ann Thorac Surg* 2007; 83:1338-1344.
20. Nishimura RA, Otto CM, Bonow RO, et al: 2014 AHA/ACC Guideline for the Management of Patients With Valvular Heart Disease: Executive Summary: A Report of the American College of Cardiology/American Heart Association Task Force on Practice Guidelines. *Circulation.* 2014; 129:2440-2492.
21. Svensson LG, Adams DH, Bonow RO, et al: Aortic valve and ascending aorta guidelines for management and quality measures: executive summary. *Ann Thorac Surg* 2013; 95:1491.
22. David TE: Remodeling of the aortic root and preservation of the native aortic valve. *Op Tech Cardiac Thorac Surg* 1996; 1:44-56.
23. Yacoub M: Valve-conserving operation for aortic root aneurysm or dissection. *Op Tech Cardiac Thorac Surg* 1996; 1:57.
24. Cameron DE, Alejo DE, Patel ND, et al: Aortic root replacement in 372 Marfan patients: evolution of operative repair over 30 years. *Ann Thorac Surg* 2009; 87:1344.
25. Casselman FP, Gillinov AM, Akhrass R, et al: Intermediate-term durability of bicuspid aortic valve repair for prolapsing leaflet. *Eur J Cardiothorac Surg* 1999; 15:302.
26. de Kerchove L, Boodhwani M, Glineur D, et al: Valve sparing-root replacement with the reimplantation technique to increase the durability of bicuspid aortic valve repair. *J Thorac Cardiovasc Surg* 2011; 142:143.
27. David TE, Feindel CM, Armstrong S, Maganti M: Replacement of the ascending aorta with reduction of the diameter of the sinotubular junction to treat aortic insufficiency in patients with ascending aortic aneurysm. *J Thorac Cardiovasc Surg* 2007; 133:414-418.
28. David TE, Feindel CM, David CM, Manlhiot C: A quarter of century experience with aortic valve sparing operations. *J Thorac Cardiovasc Surg* 2015; 148:872.
29. Liebrich M, Kruszynski MK, Roser D, et al: The David procedure in different valve pathologies: a single-center experience in 236 patients. *Ann Thorac Surg* 2013; 95:71.
30. Kvitting JP, Kari FA, Fischbein MP: David valve-sparing aortic root replacement: equivalent mid-term outcome for different valve types with or without connective tissue disorder. *J Thorac Cardiovasc Surg* 2013; 145:117.
31. Aicher D, Langer F, Lausberg H, Bierbach B, Schäfers HJ: Aortic root remodeling: ten-year experience with 274 patients. *J Thorac Cardiovasc Surg* 2007; 134:909.
32. Oka T, Okita Y, Matsumori M, et al: Aortic regurgitation after valve-sparing aortic root replacement: modes of failure. *Ann Thorac Surg* 2011; 92:1639.

第 31 章　主动脉瓣心内膜炎的外科治疗

Gösta B. Pettersson　●　Syed T. Hussain

感染性心内膜炎最常累及的心脏瓣膜是主动脉瓣。幸运的是,关于主动脉瓣感染性心内膜炎的理解与处理取得了显著的进步。感染性心内膜炎的临床表现包括发热、心脏杂音、脾大、栓塞、菌血症或真菌血症。早期诊断极其重要,因为如果感染没有得到抗生素、手术或两者的治疗的话,疾病将进展为包括急性心力衰竭、脑栓塞及死亡等致命性的并发症。感染性心内膜炎特别是主动脉瓣感染性心内膜炎逐渐成为一个"外科疾病"。在过去的十年里,超过一半的患者在急性期接受了手术治疗(早期手术)[1]。

流行病学

在主动脉瓣感染性心内膜炎中,先天性主动脉瓣二叶畸形是最常见的易患因素[2]。其他可以导致感染的主动脉瓣先天性异常有退行性钙化性主动脉瓣狭窄、任何原因导致的主动脉瓣关闭不全和风湿性主动脉瓣膜病变。高致病力的微生物偶尔也可以侵犯正常的主动脉瓣。人工瓣膜置换术后的患者有更高的可能性罹患感染性心内膜炎。

由于疾病的不断变化,很难确定人群中自体主动脉瓣感染性心内膜炎的发病率及流行病学数据[3,4]。在北美地区,感染性心内膜炎发病率估计在 1.7~7.0/10 万(人·年)[5-7]。在接受过主动脉瓣置换手术的患者中,感染性心内膜炎的发生率为 0.2~1.4/100(人·年)[8-10]。术后第 1 年,人工主动脉瓣膜感染性心内膜炎的发病率大约为 1.4%[11]。

随着有创治疗的增多,院内感染性心内膜炎的发生率在不断上升。感染性心内膜炎在血液透析的患者中相对少见,但一旦发生,死亡率很高[12]。牙科手术,特别是拔牙可以导致菌血症。牙周正常人群日常使用牙线也可能发生菌血症,其发生率和瓣膜病患者接受口腔科治疗且使用抗生素预防感染性心内膜炎时发生菌血症的概率相近,提示这种预防性治疗可能是徒劳的[13]。内镜检查也可引起菌血症。使用未经消毒的注射器和针的静脉注射吸毒者的感染性心内膜炎通常发生在结构正常的三尖瓣上(请参考本章后述的"感染性心内膜炎的预防")。

发病机制与病理学

理解感染性心内膜炎的关键是了解病理学进程[6,14,15]。循环微生物吸附并附着于心内膜(瓣膜)损伤的区域,这些损伤区域是血小板、纤维蛋白和血栓的沉着床,从而利于这些微生物的附着和生长。1928 年,Grant 等推测,心脏瓣膜上的血小板-纤维蛋白血栓是细菌黏附的孳生地[16]。1963 年,Angrist 和 Oka 提出了"无菌性血栓性心内膜炎"的概念[17]。他们描述了心脏瓣膜上无菌的赘生物,并且提供试验证据支持了它在心内膜炎发病机制中的作用。随着微生物的繁殖,产生基质物质,并与白细胞和血栓性物质在这一区域蓄积,从而形成了疣状赘生物。赘生物的形成意味着生物凝胶的形成,从而使微生物产生对宿主及抗生素的防护。

感染的微生物产生和释放促进微生物繁殖和生存的毒力因子和酶,用以杀死和分解宿主组织,主要是瓣叶组织。所产生的酶在组织特异性和效率方面具有微生物特异性。当组织解体累及瓣环时,感染侵入血管外区域(侵袭性疾病)。侵袭性疾病的发展阶段包括蜂窝织炎、脓肿、脓腔,最后是假性动脉瘤形成。主动脉根部周围的侵袭性疾病通常比任何其他瓣膜都要深,范围更广,因为它承受着持续的高压。内瘘、穿孔和心脏传导阻滞构成了侵袭的特定后果[14]。主动脉瓣感染性心内膜炎不仅会导致主动脉瓣叶的破坏、瓣周脓肿和心脏瘘管,而且也是循环系统栓塞的赘生物来源[19]。赘生物栓塞引起的脑卒中和脑梗死是常见的,缺血性梗死可转化为出血性梗死。然而,当梗死是出血性的,细菌性动脉瘤的可能性更高[20]。细菌性动脉瘤的破裂可能导致灾难性的脑出血。其他器官如脾脏、肝脏、肾脏和四肢的细菌性动脉瘤、梗死和脓肿也很常见[18]。大的主动脉瓣赘生物,其随瓣叶脱垂入左心室与二尖瓣前叶接触,可引起二尖瓣的继发感染(接吻病变)[14,21]。这种接吻病变很常见,表现为前瓣假性动脉瘤或穿孔(风向袋病变)[14]。

猪瓣膜或心包的生物瓣的感染可累及瓣叶、缝合环或两者均有累及(图 31-1)。同种异体主动脉瓣移植物和自体肺动脉瓣移植物的感染率与自体瓣膜相似:感染始于瓣叶并造成瓣叶破坏,导致主动脉瓣关闭不全,但也可起源于之前的缝合线并延伸至瓣膜周围组织(图 31-2)。机械瓣的感染常位于缝合环(图 31-3)[28]。人工瓣膜置换术后心内膜炎常导致人工瓣膜从瓣环裂开,从而导致心室-主动脉分离。主动脉瓣感染性心内膜炎的传导阻滞是由房室结和房室束的破坏引起的,当感染侵入右心房和科赫三角时就会发生这种情况(图 31-2)。

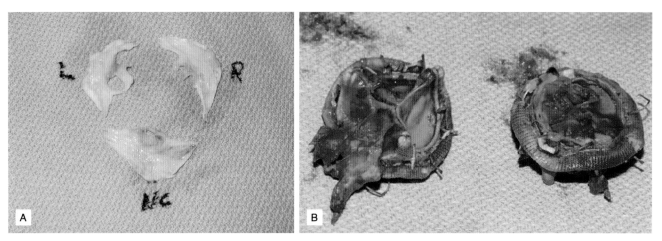

图 31-1　自体瓣膜和人工瓣膜感染性心内膜炎。A. 活动性自体主动脉瓣感染性心内膜炎：切除的主动脉瓣叶，显示赘生物及其解体，排除了瓣膜修复的可能。B. 大赘生物附在术前发生栓塞性卒中患者的主动脉瓣生物瓣膜上（Reproduced with permission from Pettersson GB，Hussain ST，Shrestha NK，et al：Infective endocarditis：an atlas of disease progression for describing，staging，coding，and understanding the pathology，*J Thorac Cardiovasc Surg*. 2014 Apr；147（4）：1142-1149. e2. ）

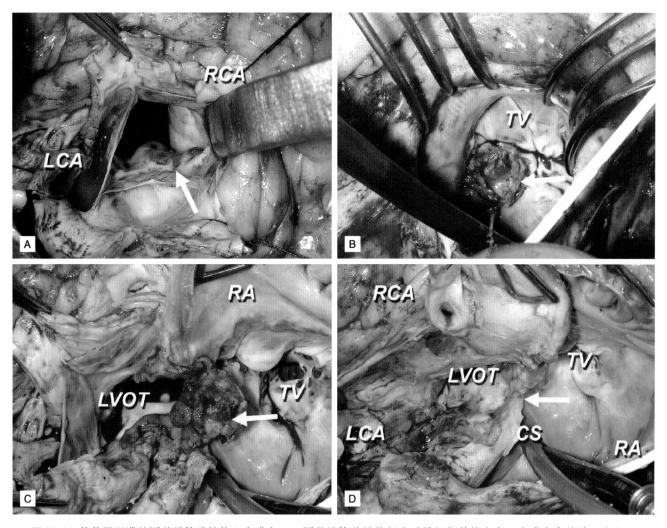

图 31-2　伴传导阻滞的同种异体移植物心内膜炎。A. 同种异体移植物行主动脉根部替换患者心内膜炎合并败血症和心脏传导阻滞。移植物瓣叶不受影响，但在主动脉近端缝合线（箭头）上有赘生物。B. 同一患者：房室结旁的菜花样赘生物（箭头）穿透入右心房。C. 主动脉和右心房（RA）壁打开后向下延伸，显露同一房室结旁的菜花样赘生物（箭头所指）。D. 完全清除同种异体移植物和清创暴露同种异体移植物周围感染程度，它从右冠状动脉（RCA）逆时针方向延伸到膜部间隔和房室结（箭头所指）。根部准备重建。CS，冠状静脉窦；LCA 左冠状动脉；LVOT，左心室流出道；TV，三尖瓣（Reproduced with permission from Pettersson GB，Hussain ST，Shrestha NK，et al：Infective endocarditis：an atlas of disease progression for describing，staging，coding，and understanding the pathology，*J Thorac Cardiovasc Surg*. 2014 Apr；147（4）：1142-1149. e2. ）

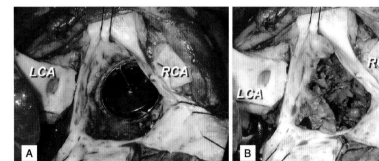
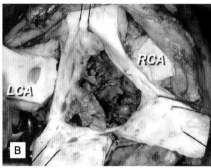
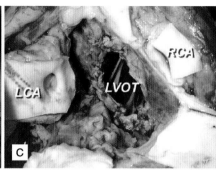

图31-3　机械人工瓣膜心内膜炎。A.感染的机械主动脉瓣人工瓣膜表现为缝合环的环形累及，人工瓣膜两侧有赘生物附着。B.人工瓣膜取出后，瓣膜上下均有赘生物存在，环形侵犯明显。C.虽然主动脉瓣环因房室不连续性而解体，但左心室流出道（LVOT）在清创后仍保存良好。LCA，左冠状动脉；RCA，右冠状动脉（Reproduced with permission from Pettersson GB, Hussain ST, Shrestha NK, et al: Infective endocarditis: an atlas of disease progression for describing, staging, coding, and understanding the pathology, *J Thorac Cardiovasc Surg.* 2014 Apr; 147 (4) : 1142-1149. e2. ）

微生物学

引起主动脉瓣感染性心内膜炎的微生物类型不仅取决于瓣膜是自体或人工，还取决于感染是院内获得性还是社区获得性。自体主动脉瓣心内膜炎最常见的病原微生物是金黄色葡萄球菌和草绿色链球菌[6,22]。金黄色葡萄球菌毒力很强，草绿色链球菌及其他的链球菌毒力较弱，引起感染的病程往往较长。凝固酶阴性葡萄球菌毒力也较弱，但也已经成为社区及院内自体瓣膜感染性心内膜炎的重要病原体[6,23]。

由革兰氏阴性菌引起的感染性心内膜炎并不常见，但此类感染常对抗生素治疗不敏感，更难治疗，因此更易引起并发症。嗜血杆菌属（*Haemophilus*）、放线菌属（*Actinobacillus*）、心杆菌属（*Cardiobacterium*）、艾肯菌属（*Eikenella*）和金氏菌属（*Kinagella*）（HACEK组），是革兰氏阴性杆菌，由于其特有的特征，在生长前需要较长的潜伏期，尽管细菌学诊断方法已有所改进，仍被归为一类。真菌性心内膜炎较罕见，但一旦发生后果极其严重，而且很难治愈。白色念珠菌和烟曲霉菌是常见的病原体。真菌性心内膜炎一般会有大的赘生物，偶尔会有巨大的赘生物（图31-4）。

人工主动脉瓣膜心内膜炎的病原体与自体主动脉瓣不同[24,25]。人工主动脉瓣膜心内膜炎可分为早期和晚期，瓣膜置换术后1年内为早期，1年后为晚期[6]。术后早期的人工主动脉瓣膜心内膜炎可能是瓣膜置入时围手术期菌血症或植入时手术野污染所致[6,11,26,27]。当凝固酶阴性葡萄球菌和HACEK组细菌引起感染时尤其如此，表皮葡萄球菌、金黄色葡萄球菌和粪肠球菌为引起术后早期人工瓣膜感染性心内膜炎的常见微生物[11,27]。术后晚期的人工主动脉瓣膜心内膜炎的病原菌较难确定。尽管在这些患者中，葡萄球菌和链球菌感染常见，但有很多微生物都可以引起术后晚期的人工瓣膜感染性心内膜炎[27]。院内获得的心内膜炎常常是由金黄色葡萄球菌或者其他葡萄球菌引起的。

在少数病例中，无论血培养或手术标本组织培养均无法确定病原微生物[6]，称为"培养阴性的心内膜炎"。在诊断为培养阴性的心内膜炎之前，需尽一切可能排除或确定苛养性细菌感染。瓣膜测序（通用细菌、分枝杆菌或真菌聚合酶链反应）在大多数情况下都能成功地识别病原体[28]。

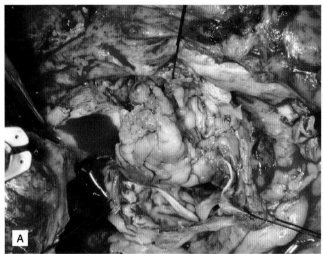
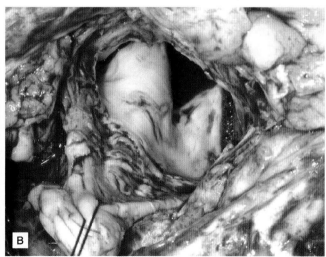

图31-4　真菌心内膜炎。A.真菌性心内膜炎，主动脉瓣上有大块赘生物。B.彻底清创后，未见破坏或侵蚀（Reproduced with permission from Pettersson GB, Hussain ST, Shrestha NK, et al: Infective endocarditis: an atlas of disease progression for describing, staging, coding, and understanding the pathology, *J Thorac Cardiovasc Surg.* 2014 Apr; 147 (4) : 1142-1149. e2. ）

临床表现和诊断

将感染性心内膜炎分为急性和亚急性是有帮助的,因为这两种临床表现有很大的不同。最初在抗生素出现之前,急性、亚急性和慢性感染性心内膜炎的概念也描述了患者死亡所需的时间。亚急性和慢性感染性心内膜炎由毒力较弱的病原体引起,例如草绿色链球菌,且临床病程长、进展慢,在严重的瓣膜毁损或侵袭出现之前,大部分病例仅用抗生素即可治愈。而急性心内膜炎常由毒力较强的微生物引起,如金黄色葡萄球菌,临床过程变化急骤,破坏侵袭迅速,单纯应用抗生素很难治愈。

亚急性心内膜炎患者起病时通常症状轻微,仅有低热和乏力。患者常误以为自己感冒而口服抗生素,症状往往有所缓解。然而,多数患者的症状会在停药数天后复发。在大多数病例中,没有发现心脏以外菌血症的来源。由于本来存在的主动脉瓣病变,几乎所有患者都能听到主动脉瓣杂音。脾大常见。病程较长的患者中可见杵状指(趾)。皮肤和黏膜病变在亚急性心内膜炎出现较晚。瘀点可在身体的任何部位出现;眼底也可能见到小面积出血;甲床出血往往表现为接近远端的线性分布,因而称作甲下线形出血;Osler 结节是指出现在指(趾)垫上急性的、有压痛的、难以触及的小丘状皮损,从这些结节可培养出病原菌。大块赘生物脱落引起的栓塞可导致严重的临床事件,如急性心肌梗死、卒中、脾或肝梗死,其他脏器也可受累。主动脉瓣叶的破坏可导致主动脉关闭不全及心力衰竭。亚急性心内膜炎患者的血常规改变无特异性,白细胞计数中度升高,如超过几周未行治疗,会出现不伴网织红细胞增多的贫血,血培养常可确定病原微生物。

急性感染性心内膜炎的临床过程常为暴发性,患者一般存在导致菌血症的心外病灶。这种类型的心内膜炎可以出现亚急性心内膜炎可能出现的所有症状和体征,但其临床进展更迅猛,患者往往病情更重,并表现出败血症的症状。患者常有早期转移性感染灶。两种特有体征仅在急性感染性心内膜炎患者出现,即 Janeway 损害(位于手掌和足底,直径数毫米,无痛性红蓝色出血性损害)和 Roth 斑(位于视盘附近,出血灶围绕的椭圆形苍白区域)。在无基础主动脉瓣病变的患者中呈急性表现。早期主动脉外感染和由主动脉瓣严重关闭不全引起的心脏失代偿常见。瓣周脓肿也很常见,累及中心纤维体后面,朝向右房底和 Koch 三角(图 31-2),心电图出现 PR 间期延长,数天或数小时后进展为完全性房室传导阻滞。患者血象表现为急性败血症,血培养常易分离出病原体。

瓣膜置换术后急性或亚急性心内膜炎均可能出现。

多普勒超声心动图在感染性心内膜炎的诊断、治疗及随访中常用而且发挥着基础的作用[6,29]。在心内膜炎的诊断方面,经食管超声优于经胸超声,多平面优于单平面。经胸超声的敏感性为 40%~63%,经食管超声为 90%~100%[6]。超声心动图甚至能够检测出小到 1~2mm 的赘生物,但与人工瓣膜相比,超声心动图对自体瓣膜赘生物的检测更可靠。由于机械心脏瓣膜的声学阴影,超声对探查生物瓣赘生物比机械瓣膜更有用。超声心动图对瓣周脓肿和心内瘘管的检测也极为敏感,但是仍会有遗漏。

杜克大学(Duke University)的临床研究者提出了感染性心内膜炎的诊断和排除标准[29],这些标准已经被其他学者认可,其不足之处也不断被其他学者修订[30,31]。表 31-1 为诊断感染性心内膜炎的改良杜克标准(modified Duke criteria)[31]。

 表 31-1　诊断感染性心内膜炎的改良杜克标准

主要标准

- 感染性心内膜炎血培养阳性
  两次血液培养与感染性心内膜炎一致的典型的微生物:草绿色链球菌、牛链球菌、HACEK 组菌群、金黄色葡萄球菌或社区获得性肠球菌(在缺乏原发灶的情况下),或与感染性心内膜炎一致的持续阳性血液培养的微生物,定义如下:
  - 至少间隔 12 小时两组阳性血培养,或
  - 三次血培养全部阳性或四次或多次间隔的血培养中大部分为阳性,第一次取血和最后一次取血至少间隔 1 小时
  - 单次血培养伯纳特立克次体阳性或其 I 期 IgG 抗体滴度>1∶800
- 累及心内膜的证据
  - 超声心动图的结果阳性:经食管超声被推荐用于有人工瓣膜的患者,临床标准至少被评为"可能的心内膜炎",或复杂的心内膜炎,如心内膜炎伴瓣周脓肿;将经胸超声作为以下其他患者的首选检测方法:
  - 心内不稳定的团块,附着于瓣膜或支撑结构上,位于反流束路径上,或位于植入物上且没有其他解剖学解释
  - 脓肿
  - 新发人工瓣膜的部分脱裂
  - 新发瓣膜反流(先前的杂音变化或增强不足以满足此标准)

次要标准

- 易患体质、易患心内膜炎的心脏病变或注射吸毒
- 发热
- 血管病变:主要动脉的栓塞、脓毒性肺梗死、细菌性动脉瘤、颅内出血、结膜出血、Janeway 损害
- 免疫表现:肾小球肾炎、Osler 结节、Roth 斑、类风湿因子
- 病原学证据:血培养阳性但不符合上述的主要标准,或出现符合感染性心内膜炎病原体活动性感染的血清学依据
- 超声心动图存在感染性心内膜炎的表现但不符合主要诊断标准

确诊心内膜炎:符合两个主要标准或一个主要标准+三个次要标准或五个次要标准;
可疑心内膜炎:符合一个主要标准+一个次要标准或三个次要标准。
HACEK 组菌群:嗜血杆菌属、放线菌属、心杆菌属、艾肯菌属和金氏菌属。
Reproduced with permission from Li JS, Sexton DJ, Mick N, et al: Proposed modifications to the Duke criteria for the diagnosis of infective endocarditis, *Clin Infect Dis*. 2000 Apr;30(4):633-638.

治疗

选择合适的抗生素是治疗感染性心内膜炎的关键[6,22,27]。时机很重要，因为破坏是渐进的，而破坏的瓣叶不能愈合或再生。微生物一旦侵袭，仅靠抗生素很难愈合感染。应在获得至少间隔3~6小时且从不同的外周部位采取两个血液培养后迅速开始抗生素的治疗[改良杜克标准有一个主要标准"至少间隔>12小时的两个阳性血液培养；或全部三次或≥4次的绝大部分血液培养阳性（第一次和最后一次采样间隔至少1小时）]，一般根据临床环境和可疑感染源选择抗生素治疗的初始方案。近期接受口腔科治疗的患者应选择对口腔菌群有效的抗生素；对于近期接受尿道及结肠操作的患者应选择对革兰氏阴性菌有效的抗生素。金黄色葡萄球菌或凝固酶阴性的葡萄球菌是静脉注射吸毒者感染性心内膜炎的常见病原体。一旦通过血培养确认致病微生物并得到相应的药敏结果，应立即根据药敏结果调整抗感染治疗方案。

在感染性心内膜炎时，常需要高剂量的抗生素或2~3种有协同作用抗生素联合应用，静脉抗生素治疗6周。仅用抗生素很难根除由毒性微生物引起的感染，因为这些微生物有几种机制可以避开患者的防御系统并抵抗抗生素，其中最重要的机制可能是形成生物凝胶的能力。金黄色葡萄球菌、铜绿假单胞菌、黏质沙雷菌或真菌等微生物毒力较强，经常会迅速破坏患者的自体主动脉瓣，导致主动脉瓣反流和充血性心力衰竭。

开始抗生素治疗48小时应监测血培养的结果以评价疗效。密切观察患者有无充血性心力衰竭、冠状动脉或全身动脉系统栓塞及持续感染的症状体征。在治疗的前两周，需每日监测患者心电图，频繁复查超声心动图，一旦发现主动脉瓣反流量增加、赘生物增大、反复的栓塞、瓣周脓肿、传导阻滞或临床症状对抗生素反应不佳，需立即进行外科手术。最好在患者发展成难治性心衰、心源性休克、中毒性休克、房室传导阻滞、广泛的主动脉根部脓肿或卒中之前进行手术。

当活动赘生物超过10mm时，可能导致诸如脑卒中等严重的并发症，此时应尽早行外科手术[6,7,32-34]。

抗凝治疗对自体瓣或生物瓣心内膜炎赘生物的栓塞预防无效也不推荐，并且还会增加神经系统并发症的风险[6]。

表31-2给出了自体瓣膜和人工瓣膜感染性心内膜炎的手

表31-2　自体瓣膜和人工瓣膜感染性心内膜炎的手术治疗适应证和时机

适应证	手术时机*	推荐类别	证据级别
心衰			
主动脉瓣或二尖瓣感染性心内膜炎或人工瓣膜感染性心内膜炎合并严重急性反流或瓣膜阻塞瘘管，引起难治性肺水肿或心源性休克	急诊	I	B
主动脉瓣或二尖瓣感染性心内膜炎伴严重急性反流或瓣膜梗阻，持续心衰或超声心动图提示血流动力学不佳，难以耐受二尖瓣关闭提前或肺动脉高压	限期	I	B
主动脉瓣或二尖瓣感染性心内膜炎或严重的人工瓣膜撕脱伴严重的反流，无心力衰竭	择期	Ⅱa	B
继发于严重的三尖瓣反流的右心衰，利尿治疗反应差	限期/择期	Ⅱa	C
难以控制的感染			
局部难以控制的感染（脓肿、假性动脉瘤、瘘管、赘生物增大）	限期	I	B
持续发热和阳性血培养>7~10天，与心外原因无关	限期	I	B
由真菌或多耐药微生物引起的感染	限期/择期	I	B
葡萄球菌或革兰氏阴性菌引起的人工瓣膜感染性心内膜炎（多数为早期人工瓣膜感染性心内膜炎）	限期/择期	Ⅱa	C
预防栓塞			
尽管有合适的抗生素治疗，在一次或多次栓塞发作后，主动脉瓣或二尖瓣感染性心内膜炎或人工瓣膜感染性心内膜炎仍有大赘生物（>10mm）	限期	I	B
主动脉瓣或二尖瓣感染性心内膜炎或人工瓣膜感染性心内膜炎伴大赘生物（>10mm）及其他复杂病程（心力衰竭、持续性感染、脓肿）的易感因素	限期	I	C
主动脉瓣、二尖瓣或人工瓣膜感染性心内膜炎，孤立的巨大赘生物（>15mm†）	限期	Ⅰb	C
反复肺栓塞后三尖瓣持续赘生物>20mm	限期/择期	Ⅱa	C

推荐类别为Ⅰ类：证据支持和/或普遍同意某一治疗或操作是有益的、有用的、有效的。
推荐类别为Ⅱ类：对所给予的治疗或操作的有效性有矛盾的证据和/或意见分歧。
推荐类别为Ⅱa类：证据或意见倾向于有用或有效。
推荐类别为Ⅱb类：有用性/有效性少有证据/意见支持。
推荐类别为Ⅲ类：普遍认为所给予的治疗或操作是无效的，在某些情况下可能是有害的。
证据级别为A：数据来源于多个随机临床试验或荟萃分析。
证据级别为B：数据来源于单个随机临床试验或大型非随机研究的数据。
证据级别为C：数据仅来源于专家意见一致或小规模研究，回顾性研究，注册研究。
*急诊手术：24小时内进行手术；限期手术：几天内进行手术；择期手术：在至少1或2周的抗生素治疗后进行手术。
†如果保留自体瓣膜可行，那么可能更倾向于手术。

术时机和适应证的当前指南。对于即使给予足够的抗生素治疗超过 4~5 天,仍有充血性心力衰竭征象、急性瓣膜功能障碍、瓣周脓肿或心脏瘘管形成、反复全身性栓塞和持续脓毒症的患者,应考虑手术治疗。约一半的感染性心内膜炎患者出现严重并发症,迟早需要手术治疗。一般来说,我们的建议是一旦出现手术指征,手术就不应该延迟。术前了解病菌的药敏情况对于确保手术时适当的抗生素覆盖是很重要的,因为一旦患者被一种敏感的抗生素所覆盖,在感染活跃期进行手术的风险就会最小化。

术前建议 40 岁及以上的患者行冠状动脉造影,特别是至少有一种心血管危险因素或有冠状动脉疾病史或有再血管化术史的患者[6],例外情况包括大的主动脉赘生物在导管插入时有脱落可能,或者需要紧急手术而血管造影对制定手术方案并非必要[6,32]。对于肾功能不全的患者,应进行临床判断。高分辨率 CT 可能在诊断年轻患者冠心病时有用,但是对比剂的肾毒性仍然是个问题。所有计划接受感染性心内膜炎手术的患者应在术前 1 天内进行神经学评估和 CT 扫描或脑磁共振成像,以观察任何脑卒中,并确定梗死为缺血性或出血性。缺血性脑卒中比出血性脑卒中更常见,但两者都与死亡率和并发症率的增加有关。出血性病变与细菌性动脉瘤的相关性较高,通常需要在瓣膜手术前进行治疗。如果有出血和高度可疑性动脉瘤,则需要进行血管造影来排除细菌性动脉瘤。对于有严重神经并发症的患者,通常建议延迟心脏手术;在患者表现出神经系统的改善之前,我们不会对无意识的患者或不能遵循简单指令的患者进行手术。缺血性脑卒中患者理想的手术时间应该推迟 1~2 周,出血性脑卒中患者应该推迟 3~4 周[6,7,32]。手术延迟的风险应与患者的血流动力学状况相权衡[33]。

手术治疗

我们通常通过胸骨正中切开术进行主动脉瓣感染性心内膜炎手术;术中必须行食管超声检查。需要外科手术治疗的患者病情重,且常伴有充血性心力衰竭,加之多数患者手术方式复杂,手术时间长,因此术中心肌保护显得极其重要,为此我们通过使用顺行和逆行的心停搏液灌注,并且每 15 到 20 分钟重复一次逆灌来达到这一目的。常规打开右心房,通过冠状静脉窦口荷包缝线直接行冠状静脉窦插管,在心脏停搏之前避免不必要的心脏操作。感染性心内膜炎手术的另一个重要方面是最小化赘生物和脓液对术野、器械、铺巾和手套的残余污染。在重建开始前,应弃置用于清除心内污染区域的器械,此外,更换术野局部的铺巾、吸引器以及外科医生的手套,目的是在手术区域留下尽可能少的微生物。

在右冠状动脉上方 1cm 或以上的位置横向切开主动脉探查主动脉瓣,如果感染局限于自身瓣膜或者人工瓣膜的瓣叶,完全切除瓣叶并植入生物瓣或机械瓣往往可解决问题。对于活动性感染性心内膜炎的患者,无证据表明置换

生物瓣效果优于机械瓣[6,10,32,35]。人工瓣膜的选择取决于患者的年龄、并发症、预期寿命和抗凝治疗的依从性。对于局限性自体瓣膜感染,可以尝试用自体心包修复瓣膜。有出血性卒中病史的患者可避免使用机械瓣膜及其相关抗凝需要。

如果感染累及了瓣叶以外的组织,需要彻底清除所有感染组织和异物(人工瓣膜、垫片和缝合线),然后再进行重建(图 31-5)[14,25,27,36,37]。必须充分了解左心室流出道的病理和解剖,以完成手术时的清创和重建,特别是当患者有人工瓣膜和严重的侵袭性主动脉根部感染性心内膜炎时。要重建主动脉根部时,同种异体主动脉移植通常是我们的首选。使用同种异体移植物不能代替彻底清除感染组织,因为即使是同种异体移植物也不能免于再次感染[37]。在彻底的清创后,左室流出道几乎总是保留,以便直接与同种异体移植物相吻合。与二尖瓣前叶基部相对应的瓣间纤维组织和两侧的两个纤维三角是近端缝合线水平的主要标志。用 Hegar 扩张器测量左室流出道的大小,选择内径比瓣环直径小 2~3mm 的同种异体移植物。移植冠脉的纽扣需要好好游离,吻合时不需要垫片。一般不需要补片,需要的时候优先选择自体心包片。主动脉根部的破坏累及瓣间纤维体或人工二尖瓣并非少见但是处理困难。如果感染侵及主动脉瓣环,有人倾向于在植入人工瓣膜前切除坏死和有炎症的区域,并用补片修补好切除组织后的缺损。有人建议用新鲜的自体心包修补小的缺损(1cm 或 2cm 宽),用戊二醛固定的牛心包修补较大的缺损[37,38]。一些外科医生也使用聚酯纤维来重建主动脉根部[38],在年轻患者中使用自体肺动脉代替同种异体主动脉作为移植物[39,40]。使用无支架生物瓣根部替换术处理复杂的毁损性主动脉瓣感染也有报道[41,42]。标本被分离并送去进行微生物学和病理学检查,同时考虑进行 PCR。

活动性感染性心内膜炎的外科治疗并发症常见,脓毒症患者可能有低血压,可能有严重的凝血障碍,并在长时间的体外循环后出血过多。当广泛的清创和同种异体移植物根部重建完成后,在鱼精蛋白给药之前控制好重要的外科出血。给完鱼精蛋白后压迫创面、避免吸引器吸引,在尝试其余外科止血之前,允许足够的时间(通常 20~30min)使止血块形成。在凝血功能障碍的患者的再次手术中,除了血小板、冷沉淀和新鲜冷冻血浆外,也使用如氨基己酸的抗纤溶药物。主动脉周围蜂窝织炎、坏死组织和脓肿等侵袭性疾病的根治性清创本身可能导致心脏传导阻滞,因此此后需要一个永久起搏器,术中可考虑放置心外膜导线和临时起搏器。术后可能发生多系统器官衰竭。然而,免疫复合物肾小球肾炎引起的肾功能障碍已被观察到可以迅速逆转。神经系统的恶化可能发生在已经存在脑栓塞的患者身上[33]。肺、脾、肝和其他转移性脓肿很少,但偶尔需要手术治疗。大的转移性脓肿可能需要引流,脾脏脓肿有脾脏破裂的风险,应行脾切除术[6,38]。

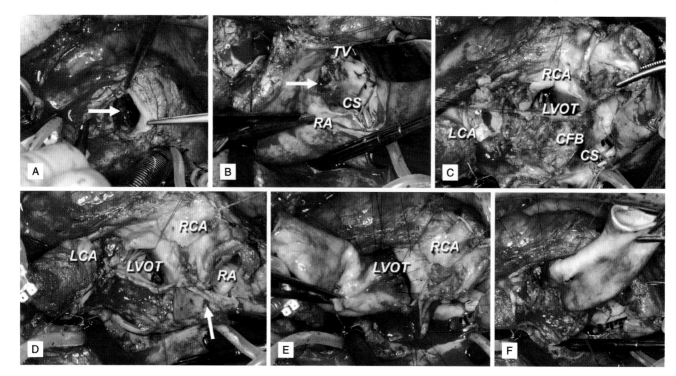

图 31-5　人工瓣膜心内膜炎合并脓毒症和心脏传导阻滞。A. 缝合环上有感染的赘生物的机械瓣膜（箭头）。B. 同一患者，右心房（RA）可见穿孔（箭头所指）。C. 清创后，可见房室结位置破坏。这种感染在长时间内以逆时针方向环绕主动脉，表现为前部假性动脉瘤，后部活动性蜂窝织炎并进入右心房。左心室流出道（LVOT）完整，准备重建。D. 所有感染组织清创完成后，用自体心包重建右心房（箭头）。E. 采用单股缝线连续缝合将主动脉同种移植物与左室流出道缝合。F. 同种异体移植物落座良好，使已清创的感染区域得以与心包沟通并引流。CFB，中心纤维体；CS，冠状静脉窦；LCA，左冠状动脉；RCA，右冠状动脉；TV，三尖瓣（Reproduced with permission from Pettersson GB, Hussain ST, Shrestha NK, et al: Infective endocarditis: an atlas of disease progression for describing, staging, coding, and understanding the pathology, *J Thorac Cardiovasc Surg*. 2014 Apr; 147(4):1142-1149. e2.）

预后

主动脉瓣心内膜炎的预后很大程度上依赖于该病的诊断时间、病程阶段、病原微生物种类和治疗是否及时[7,22,43-46]。手术结果取决于许多变量，包括患者特征、手术时机[7,44-46]、是否急诊手术[47]、病原体的毒性[43,46,48]、受影响的瓣膜是自身的还是人工瓣膜，以及感染是否已扩展到瓣环或以外。到目前为止，人工瓣膜心内膜炎的预后比自体瓣膜心内膜炎的预后差[22,27,48]，院内获得性心内膜炎较社区获得性心内膜炎死亡率高[1]。随着时间的推移，感染性心内膜炎手术的结果有了明显的改善，但住院死亡率仍然很高，结果的差异可能反映了治疗感染性心内膜炎的机构和外科医生经验的差异。

感染局限于主动脉瓣叶的患者手术死亡率很大程度上与手术时患者的临床表现、年龄以及合并症呈正相关，多数报道非侵袭性疾病手术死亡率低于10%[24,27,48]。人工瓣膜心内膜炎的手术死亡率更高，在20%～30%[22,25,49]。类似的，主动脉根部脓肿的手术死亡率更高[27,49]。

ICE-PCS，一个杜克大学临床研究中心维护的国际性的、多中心的感染性心内膜炎确诊患者数据库，近期根据杜克标准报道了明确诊断感染性心内膜炎患者的临床表现、病因及结果[22]。该研究报道了一组中位年龄57.9岁的2 718例患者，自体瓣膜占72%，人工瓣膜占21%，起搏器/植入型心律转复除颤器（implantable cardioverter defibrillator, ICD）相关占比为7%。其中大约有四分之一的患者最近有医疗暴露，二尖瓣感染为41.1%，主动脉瓣感染为37.6%。金黄色葡萄球菌为致病微生物的占31.2%。脑卒中占16.9%，其他脏器栓塞占22.6%，充血性心力衰竭占32.2%，瓣周脓肿占14%。整个队列中接受手术治疗的患者很常见（48.2%），住院总死亡率为17.7%。人工瓣膜感染性心内膜炎、高龄、肺水肿、金黄色葡萄球菌感染、凝固酶阴性葡萄球菌感染、二尖瓣赘生物和瓣周脓肿与住院死亡率增加相关。我们于2014年发表了395例单纯主动脉瓣活动性感染性心内膜炎患者的手术结果（图31-6）[24]，其中163例为自体瓣膜，232例为人工瓣膜。85%的人工瓣膜和44%的自体瓣膜患者有侵袭性疾病，手术总死亡率为7%，人工瓣膜和自体瓣膜心内膜炎的手术生存率相似，侵袭性和非侵袭性心内膜炎的生存率也没有差异。这些优异的结果反映了我们处理主动脉瓣侵袭性感染性心内膜炎能力的提高，因为我们能够无所畏惧地广泛清创主动脉根部，并用同种异体移植物重建它。

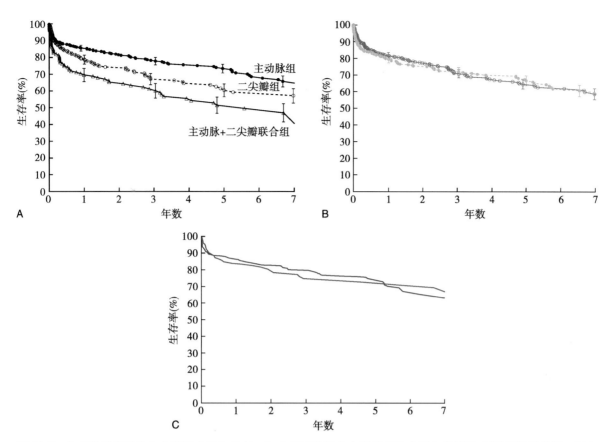

图 31-6　主动脉瓣感染性心内膜炎术后生存率。A. 左侧感染性心内膜炎（IE）术后生存情况，以受累瓣膜分层。每个符号表示死亡，竖条表示 68% 的置信区间，相当于每个图中±1 个标准误。实心圆表示单纯主动脉心内膜炎；空心圆表示单纯二尖瓣心内膜炎；三角表示主动脉瓣和二尖瓣心内膜炎。二尖瓣和联合组的存活率明显低于孤立的主动脉组（P<0.000 1）。B. 自体主动脉瓣（绿色实线）或人工主动脉瓣（虚线橙色线）术后存活率。C. 侵袭性（红色实线）与非侵入性（蓝色实线）主动脉瓣心内膜炎术后存活率（Reproduced with permission from Hussain ST, Shrestha NK, Gordon SM, et al: Residual patient, anatomic, and surgical obstacles in treating active left-sided infective endocarditis, *J Thorac Cardiovasc Surg*. 2014 Sep; 148（3）:981-988. e4.）

感染性心内膜炎的预防

美国心脏协会（American Heart Association）关于感染性心内膜炎的预防指南已在 2008 年更新[50]。在这次更新中，主要的变化包括以下几条：①编写委员会认为，即使预防性抗生素治疗有效率为 100%，只有极少数的感染性心内膜炎病例可以通过牙科手术中的预防抗生素来预防；②仅推荐有基础心脏病变的患者在牙科操作时行预防性治疗，因为这类患者出现感染性心内膜炎不良预后的风险最高；③建议有基础心脏疾病的患者，在进行涉及牙龈组织、牙周疾病或者口腔黏膜穿孔的牙科操作或手术时预防使用抗生素；④不推荐仅针对感染性心内膜炎终生风险升高去预防性使用抗生素；⑤对于行泌尿系或胃肠道操作或手术的患者，不推荐仅为预防感染性心内膜炎给予抗生素。这些改变是为了更明确的界定合理的感染性心内膜炎预防措施，从而提供一个更统一的全球性推荐指南。

这些新的建议关于哪些患者受益，以及谁应该接受抗生素预防感染性心内膜炎有巨大的改变。然而，这仅仅是指南。接诊有器质性心脏瓣膜病患者的医生应当根据患者罹患感染性心内膜炎的风险和预防性抗生素的潜在获益给予建议。关于上述指南中②和③，我们的建议是支持预防，我们向患者强调，拔牙绝对需要预防。对于计划进行瓣膜手术的患者，我们仍然要求术前进行"牙科清理"。

（李汉美 译　马量 审）

参考文献

1. Hoen B, Alla F, Selton-suty C, et al: Changing profile of infective endocarditis: results of 1-year survey in France. *JAMA* 2002; 288:75-81.
2. Lamas CC, Eykyn SJ: Bicuspid aortic valve—a silent danger: analysis of 50 cases of infective endocarditis. *Clin Infect Dis* 2000; 30:336-341.
3. Moreillon P, Que YA: Infective endocarditis. *Lancet* 2004; 363:139-149.
4. Dyson C, Barnes RA, Harrison GA: Infective endocarditis: an epidemiological review of 128 episodes. *J Infect* 1999; 38:87-93.
5. Tleyjeh IM, Steckelber JM, Murad HS, et al: Temporal trends in infective endocarditis: a population-based study in Olmsted County, Minnesota. *JAMA* 2005; 293:3022-3028.
6. Habib G, Hoen B, Tornos P, et al: Guidelines on the prevention, diagnosis, and treatment of infective endocarditis (new version 2009): the Task Force on the Prevention, Diagnosis, and Treatment of Infective Endocarditis of the European Society of Cardiology (ESC). *Eur Heart J* 2009; 30:2369-2413.
7. Thuny F, Habib G: When should we operate on patients with acute infective endocarditis? *Heart* 2010; 96:892-897.
8. Chambers JC, Somerville J, Stone S, et al: Pulmonary autograft procedure for aortic valve disease: long-term results of a pioneer series. *Circulation* 1997; 96:2206-2214.

9. David TE, Ivanov J, Armstrong S, et al: Late results of heart valve replacement with the Hancock II bioprosthesis. *J Thorac Cardiovasc Surg* 2001; 121:268-277.

10. Hammermeister KE, Sethi GK, Henderson WG, et al: Outcomes 15 years after valve replacement with a mechanical versus a bioprosthetic valve: final report of the Veterans Affairs randomized trial. *J Am Coll Cardiol* 2000; 36:1152-1158.

11. Gordon SM, Serkey JM, Longworth DL, et al: Early onset prosthetic valve endocarditis: the Cleveland Clinic experience 1992-1997. *Ann Thorac Surg* 2000; 69:1388-1392.

12. McCarthy JT, Steckelberg JM: Infective endocarditis in patients receiving long-term hemodialysis. *Mayo Clin Proc* 2000; 75:1008-1014.

13. Crasta K, Daly CG, Mitchell D, et al: Bacteremia due to dental flossing. *J Clin Periodontol* 2009; 36:323-332.

14. Pettersson GB, Hussain ST, Shrestha NK, et al: Infective endocarditis: an atlas of disease progression for describing, staging, coding, and understanding the pathology. *J Thorac Cardiovasc Surg* 2014; 147:1142-1149.

15. Freedman LR: The pathogenesis of infective endocarditis. *J Antimicrob Chemother* 1987; 20(Suppl A):1-6.

16. Grant RT, Wood JR Jr, Jones TS: Heart valve irregularities in relation to subacute bacterial endocarditis. *Heart* 1928; 14:247.

17. Angrist AA, Oka M: Pathogenesis of bacterial endocarditis. *JAMA* 1963; 181:249-252.

18. Durack DT, Beeson PB, Petersdorf RG: Experimental bacterial endocarditis. 3. production and progress of the disease in rabbits. *Br J Exp Pathol* 1973; 54:142-151.

19. Mylonakis E, Calderwood SB: Infective endocarditis in adults. *N Engl J Med* 2001; 345:1318-1330.

20. Kanter MC, Hart RG: Neurologic complications of infective endocarditis. *Neurology* 1991; 41:1015-1020.

21. Piper C, Hetzer R, Korfer R, et al: The importance of secondary mitral valve involvement in primary aortic valve endocarditis: the mitral kissing vegetation. *Heart* 2002; 23:79-86.

22. Murdoch DR, Corey GR, Hoen B, et al: Clinical presentation, etiology, and outcome of infective endocarditis in the 21st century: the International Collaboration on Endocarditis–Prospective Cohort Study. *Arch Intern Med* 2009; 169:463-473.

23. Chu VH, Woods CW, Miro JM, et al: Emergence of coagulase-negative staphylococci as a cause of native valve endocarditis. *Clin Infect Dis* 2008; 46:232-242.

24. Hussain ST, Shrestha NK, Gordon SM, et al: Residual patient, anatomic, and surgical obstacles in treating active left-sided infective endocarditis. *J Thorac Cardiovasc Surg* 2014; 148:981-988.

25. David TE: The surgical treatment of patients with prosthetic valve endocarditis. *Semin Thorac Cardiovasc Surg* 1995; 7:47-53.

26. Chu VH, Miro JM, Hoen B, et al: Coagulase-negative staphylococcal prosthetic valve endocarditis—a contemporary update based on the International Collaboration on Endocarditis: prospective cohort study. *Heart* 2009; 95:570-576.

27. David TE, Gavra G, Feindel CM, et al: Surgical treatment of active infective endocarditis: a continued challenge. *J Thorac Cardiovasc Surg* 2007; 133:144-149.

28. Shrestha NK, Ledtke CS, Wang H, et al: Heart valve culture and sequencing to identify the infective endocarditis pathogen in surgically treated patients. *Ann Thorac Surg* 2015; 99:33-37.

29. Durack DT, Lukes AS, Bright DK: New criteria for diagnosis of infective endocarditis: utilization of specific echocardiographic findings. Duke Endocarditis Service. *Am J Cardiol* 1994; 96:200-209.

30. Habib G, Derumeaux G, Avierinos JF, et al: Value and limitations of the Duke criteria for the diagnosis of infective endocarditis. *J Am Coll Cardiol* 1999; 33:2023-2029.

31. Li JS, Sexton DJ, Mick N, et al: Proposed modifications to the Duke Criteria for the diagnosis of infective endocarditis. *Clin Infect Dis* 2000; 30:633-638.

32. Byrne JG, Rezai K, Sanchez JA, et al: Surgical management of endocarditis: The Society of Thoracic Surgeons clinical practice guideline. *Ann Thorac Surg* 2012; 91:2012-2019.

33. Misfeld M, Girrbach F, Etz CD: Surgery for infective endocarditis complicated by cerebral embolism: a consecutive series of 375 patients. *J Thorac Cardiovasc Surg* 2014; 147:1837-1846.

34. Thuny F, Di Salvo G, Belliard O, et al: Risk of embolism and death in infective endocarditis: prognostic value of echocardiography: a prospective multicenter study. *Circulation* 2005; 112:69-75.

35. Moon MR, Miller DC, Moore KA, et al: Treatment of endocarditis with valve replacement: the question of tissue versus mechanical prosthesis. *Ann Thorac Surg* 2001; 71:1164-1171.

36. Klieverik LM, Yacoub MH, Edwards S, et al: Surgical treatment of active native aortic valve endocarditis with allografts and mechanical prostheses. *Ann Thorac Surg* 2009; 88:1814-1821.

37. David TE, Regesta T, Gavra G, et al: Surgical treatment of paravalvular abscess: long-term results. *Eur J Cardiothorac Surg* 2007; 31:43-48.

38. Bedeir K, Reardon M, Ramlawi B: Infective endocarditis: perioperative management and surgical principles. *J Thorac Cardiovasc Surg* 2014; 147:1133-1141.

39. Pettersson G, Tingleff J, Joyce FS: Treatment of aortic valve endocarditis with the Ross procedure. *Eur J Cardiothorac Surg* 1998; 3:678-684.

40. Oswalt JD, Dewan SJ, Mueller MC, et al: Highlights of a ten-year experience with Ross procedure. *Ann Thorac Surg* 2001; 71:S332-335.

41. Heinz A, Dumfarth J, Ruttmann-Ulmer E, et al: Freestyle root replacement for complex destructive aortic valve endocarditis. *J Thorac Cardiovasc Surg* 2014; 147:1265-1270.

42. El-Hamamsy I, Stevens LM, Sarang Z, et al: Late outcomes following freestyle versus homograft aortic root replacement: results from a prospective randomized trial. *J Am Coll Cardiol* 2010; 55:368-376.

43. Miro JM, Anguera I, Cabell CH, et al: *Staphylococcus aureus* native valve endocarditis: report of 566 episodes from the International Collaboration on Endocarditis Merged Database. *Clin Infect Dis* 2005; 41:507-514.

44. Kang DH, Kim YJ, Kim SH, et al: Early surgery versus conventional treatment for infective endocarditis. *N Engl J Med* 2012; 366:2466-2473.

45. Thuny F, Beurtheret S, Mancini J, et al: The timing of surgery influences mortality and morbidity in adults with severe complicated infective endocarditis: a propensity analysis. *Eur Heart J* 2011; 32:2027-2033.

46. Ohara T, Nakatani S, Kokubo S, et al: Clinical predictors of in-hospital death and early surgery for infective endocarditis: results of CArdiac Disease REgistartion (CADRE), a nation-wide survey in Japan. *Int J Cardiol* 2013; 167:2688-2694.

47. Yankah AC, Pasic M, Klose H, et al: Homograft reconstruction of the aortic root for endocarditis with periannular abscess: a 17-year study. *Eur J Cardiothorac Surg* 2005; 28:69-75.

48. Manne MB, Shrestha NK, Lytle BW, et al: Outcomes after surgical treatment of native and prosthetic valve infective endocarditis. *Ann Thorac Surg* 2012; 93:489-494.

49. Leontyev S, Borger MA, Modi P, et al: Redo aortic valve surgery: influence of prosthetic valve endocarditis on outcomes. *J Thorac Cardiovasc Surg* 2011; 142:99-105.

50. Nishimura RA, Carabello BA, Faxon DP, et al: ACC/AHA 2008 guideline update on valvular heart disease: focused update on infective endocarditis. *J Am Coll Cardiol* 2008; 52:676-685.

第 32 章　微创主动脉瓣手术

Prem S. Shekar ● Lawrence S. Lee ● Lawrence H. Cohn

主动脉瓣手术始于 1956 年 Hufnagel 瓣膜被植入降主动脉。随着时间的推移,基于经皮导管主动脉瓣置换术技术的开创,主动脉瓣膜外科发展达到了新的高峰。经皮导管主动脉瓣置换术的出现,使心脏外科医生面临新的挑战,不仅要维持传统经胸瓣膜置换术的疗效和结果,还要尽可能地减少创伤。新技术将会与传统治疗方法进行对照评价,尤其是针对高龄合并多种疾病的患者。新的手术方式可以减轻疼痛,改善呼吸功能,实现早期康复,减少创伤,有望成为一种可靠而有效的术式。

微创主动脉瓣手术要点

再次微创主动脉瓣手术将会在本章的最后详细阐述。我们将首先讨论初次微创主动脉瓣手术已知的优点、重要的原则和实施这种手术必备条件。

微创主动脉瓣手术的优点

1. 切口更加美观;

2. 减轻术后疼痛;

3. 加快术后恢复,缩短住院时间;

4. 保留了部分胸骨完整及肋缘的完整性,术后呼吸功能有改善;

5. 与传统手术相比难易程度及手术时间相近,死亡率没有差异;

6. 能够提供足够的手术操作空间,避免了过多的解剖损伤;

7. 心包下半部分仍然保持完整,方便再次开胸手术。

实施微创主动脉瓣手术必须遵守的原则:

1. 能够实施安全稳定的主动脉阻断操作;

2. 能够充分暴露主动脉瓣,并确保用传统技术完成瓣膜置换;

3. 能够达到与正中开胸手术相同效果的心肌保护;

4. 具备熟练处理主动脉根部、升主动脉及主动脉弓部病变的能力,不必因此转为传统正中开胸手术;

5. 在必要的情况下有能力快速转换为传统正中开胸手术。

微创主动脉瓣手术的安全性和可重复性依赖于:

1. 经验丰富的心血管麻醉医生;

2. 经验丰富的超声科医师对每例患者行经食管超声检查及评估;

3. 必要时能够置入带起搏电极的右心导管,具备经颈静脉将灌注导管置入冠状静脉窦进行灌注的能力;

4. 能够经皮置入动静脉套管建立体外循环;

5. 能在体外循环时进行真空辅助静脉引流;

6. 具备小切口牵开器及其他相关特殊器械;

7. 具有经食管超声监测心肌保护、心脏收缩与充盈情况的能力;

8. 在传统主动脉瓣置换术及微创手术领域有丰富经验的外科医生。

手术路径

无论采用何种术式,目前都还需要借助体外循环使心脏舒张停搏来完成手术。目前至少有 4 种不同的微创入路:

1. 胸骨上段小切口入路;

2. 右胸骨旁切口入路;

3. 右前胸肋间切口入路;

4. 胸骨横切口入路。

胸骨上段小切口

毫无疑问,胸骨上段小切口是最主流的主动脉瓣微创手术入路[1,2]。切口从胸骨柄上缘或略高于胸骨柄上缘,用胸骨锯在胸骨上段由上往下完成 6~8cm 的垂直中线切口至第三或第四肋水平(图 32-1),之后用窄刃摇摆锯做 T 型切口至左侧或右侧的第三或第四肋间隙,注意电锯不要进入太深,以免损伤心包及纵隔。为达到理想的术野暴露,肋间的选择可以通过术前胸片进行参考。我们一般倾向于切开至第四肋间,多数情况下能够得到理想的术野暴露。应确保切口在正中线,且不能超过 T 型切口水平的下缘,否则将会造成三段式的胸骨横断骨折或者沿胸骨下段中线断裂,导致术中、术后的缓慢出血以及关胸困难。没有必要通过小切口事先游离左右乳内动脉;如果十分小心不损伤乳内动脉,它们将会轻轻地回缩。

再使用 Kuros-Baxter 牵开器牵开胸骨,暴露心包(图 32-2)并倒 T 型切口,每边至少缝 3 针心包悬吊线,保留缝针。然后松开牵引器,将心包悬吊线在皮肤上打结固定,心包可以将整个心脏结构都悬吊起来,这样可以更好的暴露术野。之后再次安置牵开器,这时要十分小心,因为此时心脏结构是被吊高的,突然地牵开胸骨可能会影响静脉回流,使心排血量骤降,导

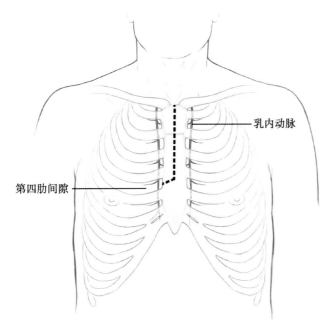

图 32-1 胸骨上段小切口

乳内动脉

第四肋间隙

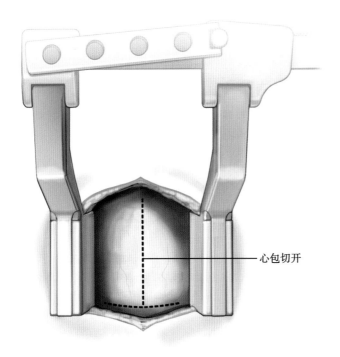

心包切开

图 32-2 心包正中切开

致主动脉瓣狭窄患者出现急性难治性失代偿。

　　我们一般在全身肝素化和常规升主动脉插管操作前,通过超声对主动脉区域进行检查,以除外升主动脉粥样硬化性疾病。如果条件允许,右心房静脉插管可以直接经右心耳插入(图 32-3)。也可经皮行股静脉插管,双侧股静脉都可以。专用的长静脉套管有许多种型号(一般 20~22F),可以通过股静脉穿刺置入。在经食管超声的引导下,将套管置入右心房,其头端插入上腔静脉,之后就可以进行体外循环了,体外循环的中心温度控制在 34~35℃。此时进行真空辅助静脉引流是非常用必要的。

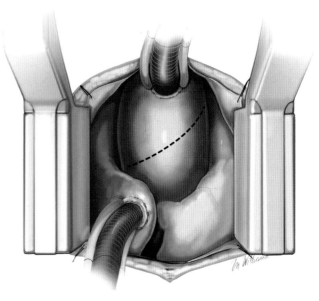

图 32-3 悬吊心包,常规方式插管建立体外循环,图中虚线标记为动脉斜切口

　　可以通过右心耳将逆行灌注导管置入冠状静脉窦。操作过程中可能需要细微的调整以减少灌注导管末端的角度,在经食管超声引导下会更方便完成,也可以由麻醉师在手术开始前经颈静脉置入。我们通常使用经主动脉-左室引流,但是小切口时采取右上肺静脉或左房顶引流也不困难。

　　手术按常规程序进行,阻断升主动脉,并用 1 000mL 8∶1 的冷血停搏液顺行灌注,对可能存在主动脉瓣关闭不全的患者通过经食管超声观察左心室的充盈情况。必要时可以给予更多的停跳液或行逆灌以保证充分的心肌保护。随后可以通过传统的手术操作方式进行主动脉瓣置换术,通常采用主动脉斜行切口(图 32-4)。手术完成前,完成复温,缝合升主动脉切口,并在升主动脉开放前放置升主动脉负压排气针。

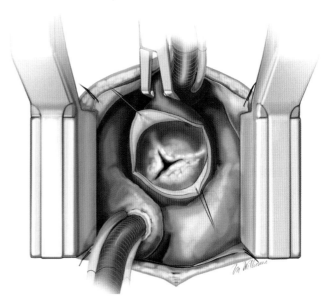

图 32-4 阻断升主动脉后切开动脉,暴露钙化的三叶主动脉瓣

手术完成后心脏一般会恢复自主窦性心律。当出现心室纤颤时,需要使用提前放置的体外除颤电极进行电除颤。通过小切口放入成人除颤电极板是非常困难的,有时能够置入小儿的除颤电极板,因此术前正确的放置体外除颤电极是至关重要的。在除颤时需借助调整体外循环流量来降低心脏负荷,或者使用合适的辅助药物。心脏排气需要经食管超声的指导。由于没办法直接进入心包腔晃动心脏,只能通过心室充盈、调整体位以及外部挤压来排空左室气体,但是只要足够耐心,一般能够排气彻底。当血液开始在肺循环、体循环正常流动,心脏恢复正常射血之后,排气才算最终完成。

在停止体外循环之前必须要放置起搏导线和引流管(图32-5),在体外循环辅助下进行心脏表面操作才能尽可能避免对心脏的损伤。小切口能够暴露足够的心房和心室表面以完成起搏导线的固定,末端穿出的部位通常选择切口侧的乳房下缘,如右侧 T 型切口引至右侧乳房下。引流管切口通常选择在剑突下,使用长柄钳子在胸骨后打两个隧道,其中之一穿透心包固定心包引流管,另一个纵隔引流管则置于胸骨后。置入引流管时要进行充分的观察和触摸定位。心脏充盈后不建议从剑突下放置引流管。如果在撤除体外循环之前没有置入引流管,我们建议打开右侧或者左侧胸腔,并经同侧肋间置入胸腔引流管。完成这些操作之后,鱼精蛋白中和,停止体外循环并撤除管道。

心包不需要缝合,止血的时候有几个重要的地方需要关注:逆灌时冠状静脉窦口附近(如有出血,需要改为胸骨全切开止血)、安装起搏导线的地方和引流管的入口处(如果出血,不一定要转为胸骨全切开,可以通过体外循环排空心脏观察、止血)、左心引流口处、胸骨、心包的切口下缘以及 T 型切口一侧的乳内动脉。闭合胸骨时用 3~4 根水平钢丝以及一个斜行钢丝固定,斜行钢丝一端固定在 T 型切口侧的上一肋间,另一端固定在另一侧完整胸骨 T 型切口水平略低的位置(图32-6)。

经胸骨上段小切口的主动脉瓣微创手术方法最初是由克

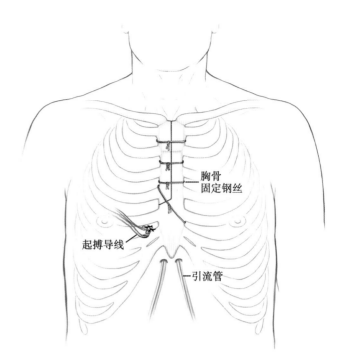

图 32-6　胸骨上段切口术毕关胸

利夫兰医学中心(Cleveland Clinic)的 Cosgrove 和他的同事们首先开展[1]。随后,Cohn 和他的同事们在波士顿的布列根和妇女医院(Brigham and Women's Hospital)也开展了这类手术[2]。在克利夫兰医学中心胸骨上段小切口仍然是单纯主动脉瓣手术的首选方法,Jonston 和 Roselli[3] 报道了他们在 18 年间超过2 300 例微创主动脉瓣手术患者的随访结果。布列根和妇女医院的 Mihaljevic 团队报道了他们进行 1 000 例微创瓣膜手术经验[4],其中 526 例是主动脉瓣手术,他们报道的并发症和死亡率较低,与传统正中开胸手术相当或更好。

近来有许多经胸骨上段小切口微创主动脉瓣手术的相关报道,大部分效果都非常好。Ghanta 等人在一个多中心的队列研究中对微创主动脉瓣置换术与传统手术进行了治疗效果和成本比较[5]。他们发现 93% 的微创主动脉瓣手术是通过胸骨上段小切口进行的,其死亡率和并发症发生率与传统正中开胸手术相当。同时,胸骨上段小切口手术也与呼吸机时间减少、血液制品使用减少、住院时间缩短和降低总住院费用有关。Gilmanov 等人在一项 853 例患者的研究中表明[6],微创主动脉瓣置换手术同传统正中开胸手术相比,其总体并发症较低,很少需要转为正中开胸手术,且远期生存率相当。胸骨上段小切口主动脉瓣置换术已在高危人群中安全进行,包括老年患者[7]和左心室功能障碍患者[8],死亡和并发症发生率与传统正中开胸手术相当[9]。

近年来,免缝合人工主动脉瓣的出现进一步激发了人们对微创主动脉瓣置换手术的兴趣。Dalen 等人报道了 189 例通过胸骨上段小切口成功植入免缝合人工主动脉瓣的病例[10],通过匹配性分析与传统正中开胸手术相比,其在阻断时间、体外循环时间、术后早期结果和 2 年生存率方面没有区别。欧洲一项多中心非随机临床试验也证实[11],通过胸骨上段小切口进行免缝合人工主动脉瓣置换手术是安全且成功的,尽管手术时间比传统正中开胸手术稍长,但 5 年远期随访结果相当。

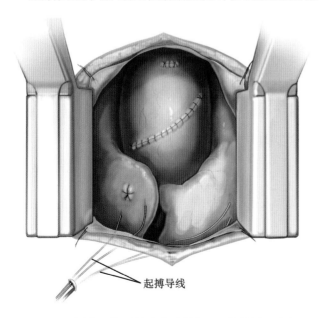

图 32-5　瓣膜置换后缝合主动脉切口,并留置心表起搏导线

右侧胸骨旁切口

最早的主动脉瓣微创手术就是借助这类切口进行的。有一段时间人们特别关注胸骨正中切口的并发症,于是右侧胸骨旁切口成为了当时外科医生最倾向的另一选择。

这种手术方法通过右侧胸骨旁垂直切口进入,去除第二、三、四肋软骨并分离结扎右侧乳内动脉。由于暴露效果和胸骨上段小切口相似,插管、建立体外循环、心肌保护以及瓣膜置换过程也都相同,所以很快被更简单的胸骨上段小切口所取代。而且,这类切口的一个突出问题是容易出现肺疝,不仅影响美观,更会造成生理功能上的缺陷,通常需要二次手术解决。

Cohn[12]和Minale[13]等在1998年就发表了右侧胸骨旁路小切口治疗主动脉瓣的相关结果。结果显示了较低的死亡率和并发症发生率,肯定了这种小切口治疗主动脉瓣病变的有效性,但是由于偶发的肺疝,而后转向了胸骨上段小切口径路手术的研究。

右前胸肋间切口

这是另一种成人微创主动脉瓣置换入路。右前胸肋间切口和胸骨上段切口是目前最常用的微创主动脉瓣手术入路。

切口通常位于胸骨右侧第二肋间隙。基于该切口的最终目的是针对胸骨后的主动脉瓣进行显露和操作,所有难以真正做到胸骨前外侧切口。我们可以想象为什么这种方法对女性患者来说没有吸引力,因为切口将横向穿过右侧乳房上部,导致瘢痕形成,严重影响美观。这种路径的优势在于切口本身可以较好地暴露主动脉右侧,进一步通过适当地悬吊心包就很容易显露术野。建立体外循环可行中心插管,也可经外周动静脉插管,后者更有利于暴露术野。手术剩余部分则与其他微创主动脉瓣置换术大致相同,不同的是会用到专用的主动脉阻断钳。

这种手术的适应证是需要保留胸骨完整性的单纯主动脉瓣置换患者。比如需要依靠拐杖行走的残疾患者,可以避免早期活动时造成的胸骨裂开。再比如胸骨受到严重辐射或损伤的患者。

手术过程中如果暴露不够,可以经胸骨角横断胸骨以达到充分显露术野。由于难度太高,不建议使用此种术式进行再次主动脉瓣手术。

Glauber等人报道了138例经右前肋间小切口行主动脉瓣置换术的结果[14],并与相应的正中开胸组进行了分析比较。结果显示经右前肋间小切口组输血比例更低,而在术后出现心房颤动、呼吸机使用时间、住院时间等围术期并发症方面同正中开胸组相当。Gilmanov等人的研究表明[15],对高龄患者通过右前肋间小切口进行微创主动脉瓣置换术是可行的,其死亡率和并发症发生率是可以接受的。与相应的正中开胸组患者相比,小切口组呼吸机使用时间和住院时间更短,而围手术期并发症和5年生存率无差异。

与胸骨上段小切口类似,最近也有几个团队报道了通过右前肋间切口成功植入免缝合人工主动脉瓣。Vola[16]和Gilmanov[17]的团队分别在71例和515例患者中证实,通过右前肋间切口可以安全可靠的进行免缝合人工主动脉瓣置换术。两组患者都得到的满意的血流动力学结果和较低的围手术期并发症发生率。

经胸骨横切口

通过这种入路行主动脉瓣手术的报道较少。

一般情况下,需要经胸骨柄上缘做一8~10cm长横向切口,延伸向两侧。双侧第二肋软骨都需要切除,双侧乳内动脉则需游离结扎。在胸骨角水平进行胸骨横断,之后横向置入牵开器向头尾两侧牵开,这样就可以有效的暴露术野,方便动脉插管建立体外循环并易于手术操作。不足之处是静脉插管、冠状窦逆行灌注管以及左心引流(主动脉-左室引流除外)可能需要经外周置入。

由于这种术式需要牺牲双侧乳内动脉,所以少有人采用。

Lee[18]的团队、De Amicis[19]团队和Aris[20]团队分别报道了少量病例的胸骨横切口的手术治疗经验及较好的结果。然而,Bridgewater[21]团队的报道则提示了更高的严重并发症发生率(再次出血开胸探查、瓣周漏和较长的住院时间)及更高的死亡率。

Karimov[22]等人报道了一组85例患者通过第二肋间隙V型小切口手术治疗的结果,取得了很好的效果。

微创在再次主动脉瓣手术中的应用

布列根和妇女医院率先为那些曾接受过冠状动脉搭桥术或其他心脏手术的患者实施了微创主动脉瓣置换术,并推广和发布了相关数据及手术经验。

胸外科医师学会(Society of Thoracic Surgeons,STS)数据库的数据显示:曾接受过冠状动脉旁路移植术的患者,如再次行主动脉瓣置换手术,死亡率达到8%~12%。高龄、多种并发症、桥血管(不论是否通畅)是不良预后的主要危险因素。

手术适应证

1. 有一部分患者在初次行冠状动脉旁路移植术时主动脉瓣没有病变,或者病变不严重,随着时间的延长,最终出现了严重的主动脉瓣狭窄——这也引发了对冠心病合并主动脉瓣中度狭窄如何处理的讨论[23];
2. 患者高龄、体弱,同时有多种合并症;
3. 患者需要简单、安全、有效的手术治疗;
4. 病变局限在主动脉根部或升主动脉;
5. 游离过多的心脏结构及桥血管对手术没有实际意义;
6. 能够通过其他心肌保护措施避免阻断左侧乳内动脉。

手术步骤

术前需要行胸部CT及冠脉三维重建以确定冠脉旁路的准确位置及其与胸骨的关系(尤其是左乳内动脉)[24]。必要时行冠脉造影及介入治疗,并置入药物洗脱支架,尽可能保证血运重建。心力衰竭患者应给予药物治疗。

最好在手术开始前进行经食管超声检查,并置入带有房室起搏电极的肺动脉导管。由于无法进行心内除颤,确切的安置体外除颤电极是非常重要的。

需要经外周插管建立体外循环,比如右侧腋动脉和右侧股静脉置管。恰当的动脉插管位置有助于在必要时停止循环并实施脑灌注[25]。采取标准的胸骨上段小切口,切口止于右侧第四肋间(图32-7、图32-8)。使用摇摆锯开胸,外周建立体外循环并转机后使用直梅奥剪（straight Mayo scissors）对胸骨后行进一步的游离（必要时从助手侧完成游离）。当左侧乳内动脉贴近胸骨左缘时，应沿靠近胸骨右缘 1/3～2/3 处锯开胸骨，之后打开右侧胸膜腔。左侧胸骨后只需要游离 5～10mm 的宽度，能够放入 Kuros-Baxter 牵开器即可。建立体外循环后再暴露纵隔的其他结构及主动脉。注意不要伤及无名静脉或者正面的桥血管。不必游离、显露左乳内动脉桥。

当完成了主动脉游离，能够进行阻断的时候，将体温降至25℃。中深低温有助于降低体外循环时的灌注量并减少心肌耗氧，这一点非常重要，因为在手术中左乳内动脉桥将会持续对心脏进行灌注。在超声引导下经右心耳置入逆行冠状静脉窦灌注导管，也可以在术前通过颈静脉导管放入。在主动脉阻断之后，主动脉根部顺行灌注 1 000mL 含血冷停搏液，之后再逆行灌注500mL。同时在体外循环中加入 40mmol 钾，以达到全身高钾状态，从而使左前降支供应区域的心肌停搏并处于持续舒张状态。手术过程中需要多次顺行和逆行灌注，并使血钾维持在 6～7mmol/L，从而保持心肌始终处于舒张状态。需要特别注意的是，对于肾功能不全的患者，体内钾不能及时通过尿液排出，可能导致严重的高血钾，所以需要在体外循环中使用超滤。

主动脉切口的方式取决于先前手术中桥血管近端吻合口的位置。尽管在一些患者中可以做到常规的主动脉斜行切开，但大多数情况下我们需要做一些调整，比如类 S 形切口或者垂直于主动脉的横向切口（图 32-9）。充分暴露、迅速完成主动脉瓣置换是手术成功的关键，争取将主动脉阻断时间控制在 60分钟之内。通常，从左侧乳内动脉桥灌注的血会从左冠开口持续流出，在清理和缝合左冠状动脉区域时，可以减低体外循环流量甚至短暂的停止，以便充分显露。瓣膜置换完成后即可开始复温，之后常规缝合主动脉切口，并在移除主动脉阻断钳之前留置排负压气针。这时大多数情况下心脏可以自动恢复窦性节律，必要时使用体外除颤。排气和撤除体外循环的过程同文所述。

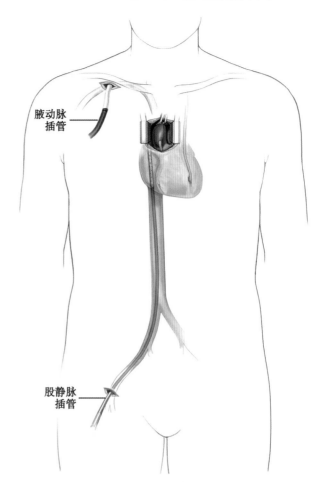

图 32-8　外周插管建立体外循环

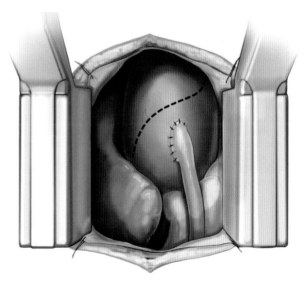

图 32-9　如图作主动脉类 S 形斜切口，将冠脉桥血管近端吻合口隔至切口左侧

术后引流管通常放置在右侧胸腔，不推荐在剑突下留置引流管。少数情况下右侧胸膜腔粘连严重时，也可以放置在右锁骨上窝区域。心房起搏导线的放置相对容易，而心室起搏导线的放置通常很难。常规通过经肺动脉导管置入起搏电极是可以的。关胸步骤与前文所述基本一致，但是对左侧胸骨进行钢丝固定尤其是低位的斜行钢丝固定时一定要特别小心（图 32-10）。

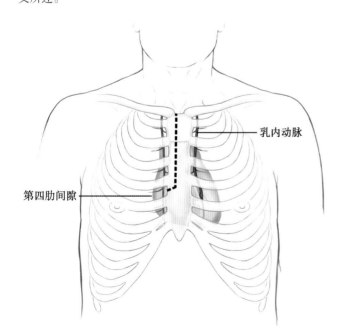

图 32-7　虚线代表胸骨上段切口

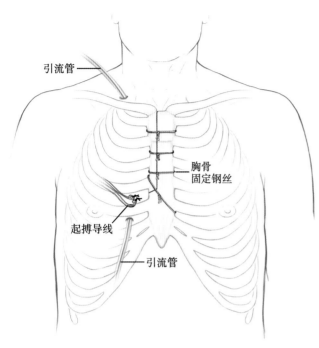

图 32-10　关胸图解，图中可见锁骨上临时引流管

（赵振华 译　沈振亚 审）

参考文献

1. Cosgrove DM 3rd, Sabik JF: Minimally invasive approach for aortic valve operations. *Ann Thorac Surg* 1996; 62(2):596-597.
2. Cohn LH, Adams DH, Couper GS, et al: Minimally invasive cardiac valve surgery improves patient satisfaction while reducing costs of cardiac valve replacement and repair. *Ann Surg* 1997; 226(4):421-426; discussion 427-428.
3. Johnston DR, Roselli EE: Minimally invasive aortic valve surgery: Cleveland Clinic experience. *Ann Cardiothorac Surg* 2015; 4(2):140-147.
4. Mihaljevic T, Cohn LH, Unic D, et al: One thousand minimally invasive valve operations: early and late results. *Ann Surg* 2004; 240(3):529-534; discussion 534.
5. Ghanta RK, Lapar DJ, Kern JA, et al: Minimally invasive aortic valve replacement provides equivalent outcomes at reduced cost compared with conventional aortic valve replacement: A real-world multi-institutional analysis. *J Thorac Cardiovasc Surg* 2015; 149:1060-1065.
6. Gilmanov D, Solinas M, Farnet PA, et al: Minimally invasive aortic valve replacement: 12-year single center experience. *Ann Cardiothorac Surg* 2015; 4(2):160-169.
7. Sharony R, Grossi EA, Saunders PC, et al: Minimally invasive aortic valve surgery in the elderly: a case-control study. *Circulation* 2003; 108(Suppl 1):II43-47.
8. Tabata M, Aranki SF, Fox JA, et al: Minimally invasive aortic valve replacement in left ventricular dysfunction. *Asian Cardiovasc Thorac Ann* 2007; 15(3):225-228.
9. Tabata M, Umakanthan R, Cohn LH, et al: Early and late outcomes of 1000 minimally invasive aortic valve operations. *Eur J Cardiothorac Surg* 2008; 33(4):537-541.
10. Dalen M, Biancari F, Rubino AS, et al: Ministernotomy versus full sternotomy aortic valve replacement with a sutureless bioprosthesis: a multicenter study. *Ann Thorac Surg* 2015; 99:524-531.
11. Shrestha M, Fischlein T, Meuris B, et al: European multicenter experience with the sutureless Perceval valve: clinical and hemodynamic outcomes up to 5 years in over 700 patients. *Eur J Cardiothorac Surg* 2015; Mar 6:1-8.
12. Cohn LH: Minimally invasive aortic valve surgery: technical considerations and results with the parasternal approach. *J Card Surg* 1998; 13(4):302-305.
13. Minale C, Reifschneider HJ, Schmitz E, Uckmann FP: Minimally invasive aortic valve replacement without sternotomy. Experience with the first 50 cases. *Eur J Cardiothorac Surg* 1998; 14(Suppl 1):S126-129.
14. Glauber M, Miceli A, Gilmanov D, et al: Right anterior minithoracotomy versus conventional aortic valve replacement: a propensity score matched study. *J Thorac Cardiovasc Surg* 2013; 145(5):1222-1226.
15. Gilmanov D, Farneti PA, Ferrarini M, et al: Full sternotomy versus right anterior minithoracotomy for isolated aortic valve replacement in octogenarians: a propensity-matched study. *Interact Cardiovasc Thorac Surg* 2015; 20(6):732-741.
16. Vola M, Albertini A, Campisi S, et al: Right anterior minithoracotomy aortic valve replacement with a sutureless bioprosthesis: early outcomes and 1-year follow-up from 2 European centers. *J Thorac Cardiovasc Surg* 2015; 149:1052-1057.
17. Gilmanov D, Miceli A, Ferrarinin M, et al: Aortic valve replacement through right anterior minithoracotomy: can sutureless technology improve clinical outcomes? *Ann Thorac Surg* 2014; 98:1585-1592.
18. Lee JW, Lee SK, Choo SJ, Song H, Song MG: Routine minimally invasive aortic valve procedures. *Cardiovasc Surg* 2000; 8(6):484-490.
19. De Amicis V, Ascione R, Iannelli G, et al: Aortic valve replacement through a minimally invasive approach. *Tex Heart Inst J* 1997; 24(4):353-355.
20. Aris A, Padro JM, Camara ML: Minimally invasive aortic valve replacement. *Rev Esp Cardiol* 1997; 50(11):778-781.
21. Bridgewater B, Steyn RS, Ray S, Hooper T: Minimally invasive aortic valve replacement through a transverse sternotomy: a word of caution. *Heart* 1998; 79(6):605-607.
22. Karimov JH, Santarelli F, Murzi M, Glauber M: A technique of an upper V-type ministernotomy in the second intercostal space. *Interact Cardiovasc Thorac Surg* 2009; 9(6):1021-1022.
23. Filsoufi F, Aklog L, Adams DH, Byrne JG: Management of mild to moderate aortic stenosis at the time of coronary artery bypass grafting. *J Heart Valve Dis* 2002; 11(Suppl 1):S45-49.
24. Gasparovic H, Rybicki FJ, Millstine J, et al: Three dimensional computed tomographic imaging in planning the surgical approach for redo cardiac surgery after coronary revascularization. *Eur J Cardiothorac Surg* 2005; 28(2):244-249.
25. Shekar PS, Ehsan A, Gilfeather MS, Lekowski RW Jr, Couper GS: Arterial pressure monitoring during cardiopulmonary bypass using axillary arterial cannulation. *J Cardiothorac Vasc Anesth* 2005; 19(5):665-666.

第 33 章　经皮治疗主动脉瓣疾病

Stephanie L. Mick ● Lars G. Svensson

经皮主动脉瓣治疗技术可追溯至 20 世纪 80 年代,丹麦研究者 H. R. Aderson 在动物实验中尝试使用球囊扩张支架瓣膜[1],这项技术后被 PVT 公司获得并进一步完善,最终出售给 Edwards 公司。早期工作由 Alain Cribier 完成[2,3],球囊扩张支架瓣膜进一步改进后在美国上市。Cribier 最初采用股静脉穿刺,导丝经房间隔穿刺依次经二尖瓣、左心室达主动脉瓣环。该技术难度大,操作复杂,死亡率较高,同时脑卒中发生率高达 8.1%。同期,Michael Mack、Todd Deway 和 Lars Svensson[4,5]均在动物实验中尝试经心尖植入主动脉瓣。John Webb 及其同事[6,7]也研发经心尖途径主动脉瓣植入技术,并进一步发展为逆行经股动脉途径。后者因 Edwards 公司发明了可通过主动脉弓到达主动脉瓣的弹性导管而变得更加可行。在 Edwards 公司研究球囊扩张支架瓣膜的同时,Medtronic 公司研发出了镍钛合金自膨胀经皮瓣膜系统,CoreValve。在可行性研究之后[5,8],两种瓣膜的安全性和有效性经 PARTNER 研究和美国 CoreValve 关键研究建立起来,并且两种瓣膜目前都通过了美国食品药品监督管理局(FDA)的批准上市,用于常规手术风险极高(存在合并症或者解剖因素)的患者[9-11]。

瓣膜

目前美国仅有两款支架瓣膜被批准可以在临床上使用,且仅用于常规手术风险极高的(存在合并症或者解剖因素)患者。

Edwards 球囊扩张支架瓣膜是将牛心包修剪成三叶瓣膜,并整合到圆柱形的支架当中,其型号包括 23mm、26mm、29mm,适应的瓣环直径为 18~27mm。SAPIEN 瓣膜经历了三代(SAPIEN,SAPIEN XT,SAPIEN3),其区别在于使用的支架材料和结构(图 33-1)以及释放系统的特性和大小(表 33-1)。当前美国市场可以获得的型号是 SAPIEN XT,在欧洲则是 SAPIEN 3。而 SAPIEN 3 几乎可以确认将在几年之内于美国替代 SAPIEN XT。SAPIEN 瓣膜可以通过逆行路径(例如经股动脉、主动脉、颈动脉、腋动脉/锁骨下动脉),或者通过顺行(经心尖)路径释放。Medtronic 的自膨胀瓣膜 CoreValve 采用猪心包修剪成瓣叶,整合在镍钛合金支架上,支架锚定在主动脉瓣环及升主动脉部位。可用的型号是 23mm、26mm、29mm、31mm,适合的瓣环为 18~29mm(图 33-2,表 33-1)。CoreValve 只能通过逆行路径进行释放。

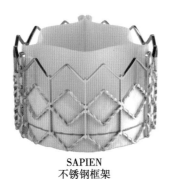
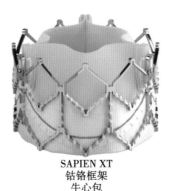
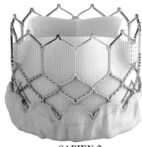

SAPIEN　　　　　SAPIEN XT　　　　　SAPIEN 3
不锈钢框架　　　　钻铬框架　　　　　　钻铬框架
牛心包　　　　　　牛心包　　　　　　　外裙带
　　　　　　　　　　　　　　　　　　　牛心包

图 33-1　三代 Edwards SAPIEN 球囊支架扩张瓣膜(Used with permission from Edwards Lifesciences LLC, Irvine, CA.)

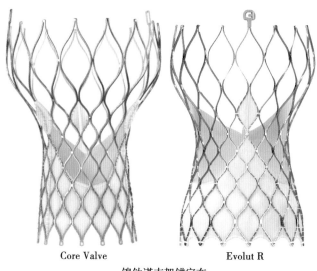

Core Valve   Evolut R

镍钛诺支架锚定在
主动脉环和升主动脉内
猪心包

图 33-2 两代 Medtronic 自膨瓣膜(© Medtronic 2016.)

表 33-1　Edwards SAPIEN 支架扩张瓣膜和 Medtronic 自膨胀 CoreValve 的特性

	SAPIEN	SAPIEN XT	SAPIEN 3	CoreValve EVOLUT	EVOLUT R
支架	不锈钢	钴铬合金	钴铬合金	镍钛合金	镍铁合金
瓣叶	牛心包	牛心包	牛心包	猪心包	猪心包
扩张类型	球囊	球囊	球囊	自膨胀(可经球囊后扩)	最终释放前可重新回缩并再次定位
特点			裙边减少瓣周漏	瓣膜释放前可回收并再次定位	延伸的裙边以减少瓣周漏
顺行路径(心尖)	+	+	+	-	-
逆行路径(股动脉、主动脉)	+	+	+	+	+
FDA 获批	+	+	+	+	+
瓣环直径(mm)	18~25	16~27	18~28	18~29	18~26
瓣膜型号	23,26	20,23,26,29	23,26,29	23,26,29,31	23,26,29
输送鞘管型号	22F(23 瓣膜)24F(26 瓣膜)	16F 可扩张鞘管(20、23 瓣膜)18F 可扩张鞘管(26 瓣膜)20F 可扩张鞘管(29 瓣膜)	14F 可扩张鞘管(23、26 瓣膜)16F 可扩张鞘管(29 瓣膜)	18Fr	相当于 14F 的 Line™ 鞘管

关键研究

　　经皮治疗主动脉瓣膜疾病的里程碑研究包括 PARTNER 研究和 CoreValve 关键研究。PARTNER 是前瞻性对照研究,对比球囊支架扩张主动脉瓣膜(SAPIEN 系列)行经导管主动脉瓣置换术(transcatheter aortic valve replacement,TAVR)与内科药物治疗对于不能进行手术(有严重的合并症、死亡率超过50%、两名外科医生同时认为患者无法进行手术)的患者 IB 组中的疗效,并且也与常规外科换瓣手术高风险(STS 评分>10%)的患者 IA 组进行对比。同样,CoreValve 关键研究也有相似的设计分组,对比使用自膨胀瓣膜行 TAVR 与内科保守治疗以及外科换瓣治疗的效果。

经导管主动脉瓣置换对比内科药物治疗

在 PARTNER IB 研究组,无法进行手术的患者随机分为 SAPIEN TAVR 组和药物治疗组。TAVR 组显示患者 1 年和 2 年的死亡率(1 年为 30.7%,2 年为 43.4%)较内科药物治疗死亡率(1 年为 50.7%,2 年为 68%)(包括球囊扩张瓣膜成形)明显降低。包括死亡或者再次入院的复合事件终点在 TAVR 组同样降低(42.5% 对比 71.6%)。30 天及两年脑卒中的发生率 TAVR 组(30 天为 6.7%,2 年为 13.8%)较保守治疗组(30 天为 1.7%,两年 5.5%)明显升高[10,12]。需要注意的是,TAVR 对于 STS 评分<15% 的患者提高了生存率,但 STS 评分≥15% 的患者行 TAVR 生存率没有明显变化。

运用球囊扩张瓣膜的 TAVR 手术取得的临床结果非常优秀,以至于若再进行运用 CoreValve 自膨胀瓣膜行 TAVR 手术对比药物治疗的随机对照实验,从伦理上就无法通过。故 CoreValve 的临床试验采用前瞻性单组设计对比 TAVR 和药物治疗,实验研究预测的内科治疗患者 12 个月内死亡和脑卒中的发生率为 43%[13]。有近 500 人植入了 CoreValve 瓣膜,在这些患者当中,1 年的全因死亡和脑卒中的发生率在 TAVR 组明显降低到 26%(远低于 43%),这与 PARTNER 实验研究结果一致[13]。

考虑到主动脉瓣重度狭窄的患者若不进行手术治疗预后很差[14-16],因此对于无法常规外科手术的患者,通过 TAVR 使患者获得生存率明显提升并不难理解。但对比 TAVR 和手术风险大的常规主动脉瓣置换,生存率无明显提升。

经导管主动脉瓣置换对比外科手术治疗

PARTNER 研究的结果显示在手术风险高危人群,随机对照对比 SAPIEN TAVR 与常规外科手术死亡率无明显差异(30 天为 3.4% 和 6.5%,$P = 0.07$;1 年为 24.3% 和 26.8%;2 年为 33.9% 和 35%)。

术后 1 年内脑卒中以及一过性缺血的复合终点事件发生率在 TAVR 中更高(30 天为 5.5%TAVR 对比 2.4% 外科,$P = 0.04$;1 年为 8.7%TAVR 对比 4.3% 外科,$P = 0.04$)。在 2 年时,二者的差别处于临界显著范围(11.2% 对比 6.5%,$P = 0.05$)。在术后 30 天,更多的 TAVR 病人主诉症状缓解明显,但在术后 1 年,二者症状改善相似。在术后 30 天,TAVR 出现更多的主要血管并发症(11% 对比 3.2%);外科手术的主要出血事件发生率更高(19.5% 对比 9.3%),以及房颤的发生率也更高(16% 对比 8.6%)。术后 30 天需要安置起搏器的患者在 TAVR 和外科手术两组无差别(3.8% 对比 3.6%)。中度到重度的主动脉瓣周漏在 TAVR 组发生更多,不论是在术后 30 天、1 年还是 2 年,重要的是该并发症会增加术后晚期的死亡率[10,12]。

与 PARTNER 研究相同,美国 CoreValve 高风险研究的结果显示对于外科手术风险高的患者,30 天死亡率 CoreValve TAVR 组与常规外科手术治疗组之间无差别(3.3% 和 4.5%)。然而,与 PARTNER 研究不同的是,CoreValve TAVR 组 1 年死亡率较外科手术组更低(14.2% 对比 19.1%,非劣效性 $P < 0.0001$,优越性 $P = 0.04$)[13,17]。需要注意的是,糖尿病患者在外科手术

组中较 TAVR 组更多(45.4% 对比 34.9%,$P = 0.003$),除此以外还包括其他的影响因素,因此对于 TAVR 是否在生存率上真的优于常规外科手术,需要谨慎对待[18]。

术后 1 年的心脏超声随访检查,CoreValve TAVR 在超声的心功能评估以及生活质量上对比外科的常规手术治疗没有明显的劣势,并且在主要的心血管事件和脑血管事件的发生率上 TAVR 要低。与 PARTNER 不同的是,脑卒中的发生率上 CoreValve 组并不比常规外科治疗组高,在 30 天(4.9%TAVR 对比 6.2% 外科手术)和 1 年(8.8% TAVR 对比 12.6% 外科手术)均如此。大血管并发症,心脏穿孔以及永久起搏器的植入在 CoreValve 组更为常见,而危及生命和/或导致残疾的大出血,急性肾功能损害以及新发的/加重的心房颤动在常规外科手术中更为常见。

在 PARTNER 2A 研究中,对中危患者分组实行 TAVR 及常规外科手术治疗,TAVR 组在脑卒中的发生率与常规外科手术组没有差别,但永久起搏器的植入以及发生瓣周漏更为常见。美国 FDA 在 2016 年 8 月批准 TAVR 可用于中危的患者。目前有将 TAVR 的适应证扩展到低危人群的趋势,但在实施之前,必须要有高质量的随机对照研究提供证据支持,因此目前对比 TAVR 与低危外科主动脉瓣置换的 PARTNER-3 研究正在进行中。

对比现有的瓣膜

目前仅有一项随机对照研究对比球囊扩张瓣膜和自膨式瓣膜。这项研究对比 Medtronic 的 CoreValve 和 Edwards 的 SAPIEN XT(CHOICE),对高危主动脉瓣狭窄患者使用经导管主动脉瓣膜置换,共入选 241 例患者随机分配选择 SAPIEN XT 组或者 CoreValve 组,经股动脉途径实施 TAVR。

该实验的主要终点事件为“植入瓣膜成功”,包括四个组成部分:顺利的血管入路、释放瓣膜并且回收输送系统,装置植入位置正确,瓣膜功能良好、没有中到重度的反流,以及在正确的解剖位置上只植入了一个瓣膜。

结果显示球囊扩张 SAPIENT XT 瓣膜相比于自膨胀瓣膜 CoreValve 术后轻度以上的主动脉瓣反流率更低(4.1% 对比 18.3%,$P < 0.001$),且需要植入多于一个瓣膜的情况也更少(0.8% 对比 5.8%,$P = 0.03$)。

需要永久起搏器植入的情况在球囊扩张支架瓣膜组也更少(17.3% 对比 37.6%,$P = 0.001$)。30 天全因死亡率和脑卒中发生率在两组中没有差别,1 年的数据还在随访中[19]。

经皮瓣膜的植入:路径

可以采用的入路包括经股动脉,经心尖(CoreValve 除外,其只可通过逆行植入),采用部分胸骨 J 型切口或者右胸前侧壁切口的经主动脉[20-22]、经颈动脉[23-25] 以及腋动脉/锁骨下[26,27] 动脉路径。目前需要穿过房间隔[28] 或者行腔静脉-主动脉穿刺[29] 的经股静脉路径已经很少使用。

经股动脉路径(transfemoral,TF)TAVR 是目前大多数医疗机构中患者的首选路径,可以免除气管插管且不需要全身麻醉,仅靠经皮穿刺的操作就可以完成。对于特定的患者,例如

外周血管有严重动脉钙化，经心尖路径（transapical，TA）TAVR就成为更适合的选择，倾向性匹配之后与其预后与TF-TAVR近似[30,31]。尽管存在学习曲线[32]，我们发现TA-TAVR带来的合并症和死亡率依然很小。例如，在我们最近实施TA-TAVR的一组病人中，死亡率为1.2%，肾脏功能不全发生率为4.7%，脑卒中发生率为0，永久起搏器植入率为5.9%[33]。这项技术可以在其他心脏疾患中推广，包括经皮冠状动脉介入（percutaneous coronary intervention，PCI）、经导管的二尖瓣瓣中瓣置入技术[34-36]。

股动脉路径

我们通常在杂交手术间进行所有的操作，团队包括心脏外科医生、心内科介入医生、心脏麻醉医生、超声医生、体外灌注医生、经过导管操作训练的外科洗手护士、巡回护士、介入导管技师以及外科助手。我们认为这样多学科的团队组合在患者出现心脏循环崩溃的情况下的抢救可以最有效且及时[37]。股动脉和动、静脉的管道都是通过经皮穿刺，术毕采用血管闭合装置。一根静脉起搏导线植入右心室，经股动脉穿刺两根导线，一根为猪尾导管用于主动脉造影标记无冠窦的最低点，以确定瓣膜植入的位置，另一根用于鞘管的植入。术中全身肝素化，维持活化凝血时间（activated clotting time，ACT）在250~350s。在植入过程中，先将0.035英寸（约0.89mm）直导丝穿过主动脉瓣至左室，以便将AL1导管穿过主动脉瓣，再换为有弧度的超硬导丝，术中尽可能避免造成左心室穿孔。在透视下，通过导引导丝植入球囊到达主动脉瓣。通过快速心室起搏及呼吸通气控制降低心脏输出，同时扩张球囊挤压钙化的主动脉瓣，与球囊主动脉瓣成形术类似（图33-3A）。

对于SAPIEN XT，原则上需要植入23号瓣膜的患者，动脉直径需大于6mm，植入26号瓣膜需动脉直径达到6.5mm，29号的瓣膜则动脉直径需要7mm，血管迂曲及钙化程度均会对手术造成影响。通常若髂动脉转角大于90°，植入大号鞘管将变得非常困难，除非通过Lunderquist导丝可以轻松将血管拉直。

植入鞘管并将瓣膜固定在球囊上后需确认其正确装载，方向正确，通过硬导丝将瓣膜推进鞘中，再通过可控的导管将瓣膜送至主动脉弓直至主动脉瓣位置。必须要注意的是，植入瓣膜前段的标记处需越过原主动脉瓣，以保证支架瓣膜位置准确，标记处将进一步被推入左室，一旦球囊充气扩张，标记处将不会影响瓣膜扩张。我们认为需通过超声心动图、透视下经猪尾导管于主动脉根部造影以评价支架瓣膜位置的准确性。瓣膜植入的位置在瓣膜铰链处，大概60%~70%位于主动脉，30%~40%位于左心室（图33-4）。所有人员确认支架瓣膜的位置正确后，则让患者屏气，心率起搏至180次/min，球囊充气后收回，关闭起搏器，呼吸恢复（图33-3）。

通常在无冠瓣、左冠瓣交界处存在一定程度的瓣周漏，原因可能在于该区域钙化较重不易延展。通过超声心动图评价瓣膜功能，并且在主动脉造影，确定瓣周漏的情况。随后依次撤出带标记的导丝和鞘管，使用闭合器闭合穿刺点。我们常规进行动脉造影评价介入操作的血管，排除血管损伤（夹层、闭塞、严重的渗血）。

经心尖路径

与之前我们进行TF-TAVR的病例相同，经心尖操作同样在杂交手术间进行，由多学科人员组成的团队共同参与。将患者背部垫高平卧，而非采用传统的左侧开胸体位，传统体位容易影响C臂的移动。所有患者通过CT图像在术前获得理想的瓣膜植入位置，需计算每个窦部瓣叶最低点，要处于同一平面。

患者体位固定后，则按常规暴露腹股沟及左侧胸壁。备右侧股动静脉的目的在于应对必要时需要体外循环插管的情况，以及在TF病例中置入猪尾导管，左侧股静脉用于置入起搏导线。

我们对所有患者均采用全身麻醉，但并未采用双腔气管插管。开胸前，通过CT图像寻找最佳开胸位置。通常经第五肋间进胸，触诊可扪及心尖冲动。一旦准确触及心尖冲动，则切除小部分肋骨以便更好地显露心尖。最初我们并未采用这种方法，而是牵引肋骨。但我们发现部分患者术后疼痛明显，类似于微创搭桥术后的经历。因而我们切除一小段肋骨，以达到更好地暴露及减少疼痛，尤其是在多数患者合并有严重肺部疾病的情况下。在心尖位置切开心包并悬吊后，全身肝素化，ACT维持在250~350s。使用补片在心尖做两个荷包缝合，此外，还需在心尖做一道水平褥式缝合。

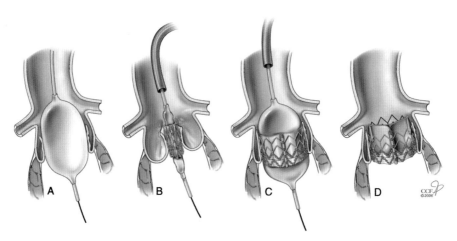

图33-3　经股动脉球囊扩张支架瓣膜介入顺序（Reproduced with permission from the Cleveland Clinic, Cleveland, OH.）

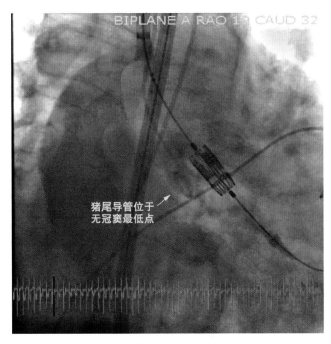

图 33-4　快速心室起搏球囊支架瓣膜置入。注意猪尾导管位于无冠窦最低点,行主动脉造影

进入左心室的位置由超声及术中探查准确确认心尖。这一步操作非常关键,因为心尖可能位于第四至第八肋间的任何位置。将穿刺针经心尖刺入左室,随后将导丝通过针芯送入左心室到达主动脉瓣。12Fr 的鞘置入左室,引导下植入 Berman 导管至左心室、主动脉瓣、主动脉弓直至到达肾动脉水平。还需置入一根硬质导丝到达这一水平,随即 Berman 导管撤出,将12Fr 鞘管换为更大尺寸 TA 鞘管。球囊扩张顺序与经股动脉途径相似,同样需经股静脉途径植入起搏,快速起搏下完成支架植入。将瓣膜安装在鞘管上后,推送到位后回收推送器到鞘管内。瓣膜送至最佳位置后,瓣膜主动脉侧部分占 60%~70% (图 33-5),快速起搏下扩张球囊。在快速起搏停止前将球囊撤回左心室。同时通过经食管超声(transesophageal echocardiogram,TEE)和主动脉造影确定瓣膜位置以及方向正确。 如一

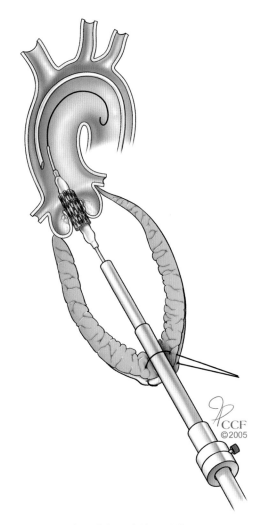

图 33-5　经心尖的荷包缝合线和导线(Reproduced with permission from the Cleveland Clinic,Cleveland,OH.)

切顺利,依次撤出导丝鞘管(在快速起搏下),预留荷包线打结,给予鱼精蛋白中和肝素。

(解衍博 译　郭应强 审)

参考文献

1. Andersen HR, Knudsen LL, Hasenkam JM: Transluminal implantation of artificial heart valves. Description of a new expandable aortic valve and initial results with implantation by catheter technique in closed chest pigs. *Eur Heart J* 1992; 13(5):704-708.
2. Cribier A, Eltchaninoff H, Bash A, et al: Percutaneous transcatheter implantation of an aortic valve prosthesis for calcific aortic stenosis: first human case description. *Circulation* 2002; 106(24):3006-3008.
3. Cribier A, Eltchaninoff H, Tron C, et al: Early experience with percutaneous transcatheter implantation of heart valve prosthesis for the treatment of end-stage inoperable patients with calcific aortic stenosis. *J Am Coll Cardiol* 2004; 43(4):698-703.
4. Dewey TM, Walther T, Doss M, et al: Transapical aortic valve implantation: an animal feasibility study. *Ann Thorac Surg* 2006; 82(1):11-116.
5. Svensson LG, Dewey T, Kapadia S, et al: United States feasibility study of transcatheter insertion of a stented aortic valve by the left ventricular apex. *Ann Thorac Surg* 2008; 86(1):46-54; discussion 54-55.
6. Lichtenstein SV, Cheung A, Ye J, Thompson CR, Carere RG, Pasupati S, Webb JG: Transapical transcatheter aortic valve implantation in humans: initial clinical experience. *Circulation* 2006; 114(6):591-596.
7. Webb JG, Pasupati S, Humphries K, et al: Percutaneous transarterial aortic valve replacement in selected high-risk patients with aortic stenosis.

Circulation 2007; 116(7):755-763.
8. Leon MB, Kodali S, Williams M, et al: Transcatheter aortic valve replacement in patients with critical aortic stenosis: rationale, device descriptions, early clinical experiences, and perspectives. *Semin Thorac Cardiovasc Surg* 2006; 18(2):165-174.
9. Leon MB, Smith CR, Mack M, et al: Transcatheter aortic-valve implantation for aortic stenosis in patients who cannot undergo surgery. *N Engl J Med* 2010; 363(17):1597-1607.
10. Smith CR, Leon MB, Mack MJ, et al: Transcatheter versus surgical aortic-valve replacement in high-risk patients. *N Engl J Med* 2011; 364(23):2187-2198.
11. Adams DH, Popma JJ, Reardon MJ, et al: Transcatheter aortic-valve replacement with a self-expanding prosthesis. *N Engl J Med* 2014; 370(19):1790-1798.
12. Kodali SK, Williams MR, Smith CR, et al: Two-year outcomes after transcatheter or surgical aortic-valve replacement. *N Engl J Med* 2012; 366(18):1686-1695.
13. Popma JJ, Adams DH, Reardon MJ, et al: Transcatheter aortic valve replacement using a self-expanding bioprosthesis in patients with severe aortic stenosis at extreme risk for surgery. *J Am Coll Cardiol* 2014; 63(19):1972-1981.
14. Varadarajan P, Kapoor N, Bansal RC, Pai RG: Clinical profile and natural history of 453 nonsurgically managed patients with severe aortic stenosis. *Ann Thorac Surg* 2006; 82(6):2111-2115.

15. Iung B, Baron G, Butchart EG, et al: A prospective survey of patients with valvular heart disease in Europe: the Euro Heart Survey on Valvular Heart Disease. *Eur Heart J* 2003; 24(13):1231-1243.

16. Bonow RO, Carabello BA, Chatterjee K, et al: 2008 focused update incorporated into the ACC/AHA 2006 guidelines for the management of patients with valvular heart disease: a report of the American College of Cardiology/American Heart Association Task Force on Practice Guidelines (Writing Committee to revise the 1998 guidelines for the management of patients with valvular heart disease). Endorsed by the Society of Cardiovascular Anesthesiologists, Society for Cardiovascular Angiography and Interventions, and Society of Thoracic Surgeons. *J Am Coll Cardiol* 2008; 52(13):e1-142.

17. Adams DH, Popma JJ, Reardon MJ: Transcatheter aortic-valve replacement with a self-expanding prosthesis. *N Engl J Med* 2014; 371(10):967-968.

18. Kaul S: Transcatheter aortic-valve replacement with a self-expanding prosthesis. *N Engl J Med* 2014; 371(10):967.

19. Abdel-Wahab M, Julinda Mehilli, Christian Frerker, et al: Comparison of balloon-expandable vs self-expandable valves in patients undergoing transcatheter aortic valve replacement: the CHOICE randomized clinical trial. *JAMA* 2014; 311(15):1503-1514.

20. Okuyama K, Jilaihawi H, Mirocha J, Nakamura M, Ramzy D, Makkar R, Cheng W: Alternative access for balloon-expandable transcatheter aortic valve replacement: Comparison of the transaortic approach using right anterior thoracotomy to partial J-sternotomy. *J Thorac Cardiovasc Surg* 2014; 149(3):789-797.

21. Lardizabal JA, O'Neill BP, Desai HV, et al: The transaortic approach for transcatheter aortic valve replacement: initial clinical experience in the United States. *J Am Coll Cardiol* 2013; 61(23):2341-2345.

22. Bruschi G, De Marco F, Fratto P, et al: Direct aortic access through right minithoracotomy for implantation of self-expanding aortic bioprosthetic valves. *J Thorac Cardiovasc Surg* 2010; 140(3):715-717.

23. Thourani VH, Gunter RL, Neravetla S, et al: Use of transaortic, transapical, and transcarotid transcatheter aortic valve replacement in inoperable patients. *Ann Thorac Surg* 2013; 96(4):1349-1357.

24. Azmoun A, Amabile N, Ramadan R, et al: Transcatheter aortic valve implantation through carotid artery access under local anaesthesia. *Eur J Cardiothorac Surg* 2014; 46(4):693-698; discussion 698.

25. Rajagopal R, More RS, Roberts DH: Transcatheter aortic valve implantation through a transcarotid approach under local anesthesia. *Catheter Cardiovasc Interv* 2014; 84(6):903-907.

26. Fraccaro C, Napodano M, Tarantini G, et al: Expanding the eligibility for transcatheter aortic valve implantation the trans-subclavian retrograde approach using: the III generation CoreValve revalving system. *JACC Cardiovasc Interv* 2009; 2(9):828-833.

27. Petronio AS, De Carlo M, Bedogni F, et al: Safety and efficacy of the subclavian approach for transcatheter aortic valve implantation with the CoreValve revalving system. *Circ Cardiovasc Interv* 2010; 3(4):359-366.

28. Cohen MG, Singh V, Martinez CA, et al: Transseptal antegrade transcatheter aortic valve replacement for patients with no other access approach—a contemporary experience. *Catheter Cardiovasc Interv* 2013; 82(6):987-993.

29. Greenbaum AB, O'Neill WW, Paone G, Guerrero ME, Wyman JF, Cooper RL, Lederman RJ: Caval-aortic access to allow transcatheter aortic valve replacement in otherwise ineligible patients: initial human experience. *J Am Coll Cardiol* 2014; 63(25 Pt A):2795-2804.

30. D'Onofrio A, Salizzoni S, Agrifoglio M, et al: Medium term outcomes of transapical aortic valve implantation: results from the Italian Registry of Trans-Apical Aortic Valve Implantation. *Ann Thorac Surg* 2013; 96(3):830-835; discussion 836.

31. Johansson M, Nozohoor S, Kimblad PO, Harnek J, Olivecrona GK, Sjögren J: Transapical versus transfemoral aortic valve implantation: a comparison of survival and safety. *Ann Thorac Surg* 2011; 91(1):57-63.

32. Kempfert J, Rastan A, Holzhey D, et al: Transapical aortic valve implantation: analysis of risk factors and learning experience in 299 patients. *Circulation* 2011; 124(11 Suppl):S124-129.

33. Aguirre J, Waskowski R, Poddar K, et al: Transcatheter aortic valve replacement: experience with the transapical approach, alternate access sites, and concomitant cardiac repairs. *J Thorac Cardiovasc Surg* 2014; 148(4):1417-1422.

34. Al Kindi AH, Salhab KF, Roselli EE, et al: Alternative access options for transcatheter aortic valve replacement in patients with no conventional access and chest pathology. *J Thorac Cardiovasc Surg* 2014; 147(2):644-651.

35. Salhab KF, Al Kindi AH, Lane JH, et al: Concomitant percutaneous coronary intervention and transcatheter aortic valve replacement: safe and feasible replacement alternative approaches in high-risk patients with severe aortic stenosis and coronary artery disease. *J Card Surg* 2013; 28(5):481-483.

36. Al Kindi AH, Salhab KF, Kapadia S, et al: Simultaneous transapical transcatheter aortic and mitral valve replacement in a high-risk patient with a previous mitral bioprosthesis. *J Thorac Cardiovasc Surg* 2012; 144(3):e90-91.

37. Roselli EE, Idrees J, Mick S, Kapadia S, Tuzcu M, Svensson LG, Lytle BW: Emergency use of cardiopulmonary bypass in complicated transcatheter aortic valve replacement: importance of a heart team approach. *J Thorac Cardiovasc Surg* 2014; 148(4):1413-1416.

第五部分　二尖瓣疾病

第 34 章 二尖瓣疾病的病理生理

JamesI. Fann ● Neil B. Ingels, Jr. ● D. Craig Miller

34

正常的二尖瓣

解剖

　　二尖瓣瓣环是由不连续的纤维和肌肉组织构成的柔韧交界区,它连接左心房和左心室,并作为锚定二尖瓣前后叶的附着部分[1-3]。瓣环有两个主要的胶原结构:①右纤维三角,它是中心纤维体的一部分,位于膜部室间隔、三尖瓣瓣环和主动脉瓣环的交叉点上;②左纤维三角,它位于左冠瓣下方,靠近主动脉瓣(图 34-1)。二尖瓣前叶位于左冠瓣和无冠瓣尖端的下面,并与主动脉瓣环有直接纤维连续。二尖瓣瓣环的后 1/2 到 2/3 对应的是后瓣叶,主要是肌肉组织,只存在很少或根本没有纤维组织[2]。

　　二尖瓣有两个主要的瓣叶,较大的前瓣叶(或称主动脉侧瓣叶)和较小的后瓣叶(或称壁瓣叶),后者通常包含三个或更多的由胎裂或次级交界分隔开的扇叶[4]。后瓣叶的三个扇贝样结构被称为前外侧(P1)、中间(P2)与后内侧(P3)扇叶[3](图 34-2)。心房面近游离缘的瓣叶部分被称为粗糙区,而其余靠近瓣环的瓣叶被称为光滑区(或称裸区或膜性区域)。对于前叶,粗糙区高度与光滑区高度之比是 0.6,而后叶则为 1.4,因为后扇叶的光滑区只有 2mm[4]。两个瓣叶通过后内侧和前外侧交界而被区分开。

　　瓣叶的组织学结构包括三层:①纤维膜,是坚硬的胶原核,与腱索相连续;②松质海绵层,它在瓣叶的心房侧,并构成瓣叶的边缘(它含有少量胶原纤维但丰富的多糖、弹性蛋白以及结缔组织细胞);③覆盖大部分瓣叶的一种薄的弹性纤维层[2]。在两个瓣叶的心房侧(atrialis),其表面富含弹性蛋白。而心室侧(ventricularis)弹性纤维覆盖更要厚得多,在前叶堆积了大量的弹性蛋白。随着年龄的增长,由于弹性蛋白和胶原蛋白的合成越来越多,弹性纤维层会变得更厚;在患有 Barlow 综合征的年轻患者,类似的改变会更快,同时伴有不断进展的二尖瓣黏液样(退行性或"松软")病变。除了这些结缔组织结构外,二尖瓣瓣叶还含有心肌、平滑肌、有收缩性的瓣膜间质细胞和血管,以及包括肾上腺素能和胆碱能的传入和传出神经[5-10]。瓣叶内的收缩性组织是由神经控制的,与二尖瓣的功能相关[11-14]。前叶心房面在心电图波形紧接 QRS 波之前产生去极化,并产生瓣叶肌肉的收缩(可被 β-受体阻滞剂阻断),同时刺激平滑肌和瓣膜间质细胞的收缩,有助于瓣叶在心室收缩发生前进行接合,并且使瓣叶变得僵硬以应对左心室(left ventricular,LV)压力的升高[6-8,15-23]。

瓣环大小、形状以及动力学

　　在正常人的心脏,二尖瓣瓣环的平均横截面积为 5.0 ~ 11.4cm²(平均 7.6cm²)[24]。后瓣环的长度约占二尖瓣瓣环周长的 2/3。瓣环面积在心动周期中是变化的,并直接受到左房(left atrial,LA)和左室的收缩、大小和压力的影响[25,26]。二尖瓣瓣环面积在心动周期中有 20% ~ 40% 的变化范围。瓣环大小在收缩晚期开始增加,并在等容舒张期和舒张期继续增大;瓣环面积于舒张晚期达到最大[25,27-29]。重要的是,瓣环面积的缩小有 1/2 ~ 2/3 发生在心房收缩期(或收缩前期);这部分瓣环面积的改变在 PR 间期缩短时会减小,而在房颤或室性节律出现时,这种改变便消失了。瓣环面积在收缩早期和中期进一步减至最小(如果 LV 舒张末期容积没有异常升高)[25-27]。

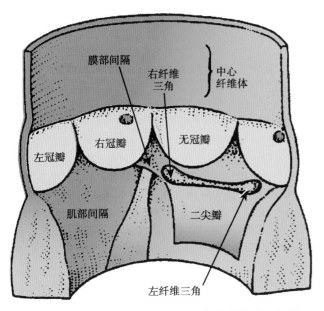

图 34-1　切开室间隔,从病理学的角度来说明二尖瓣和主动脉瓣之间的纤维连续(Reproduced with permission from Wells FC, Shapiro LM: *Mitral Valve Disease*. England: Butterworth-Heinemann; 1996.)

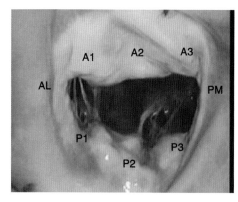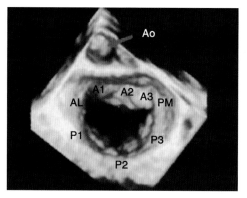

图 34-2　瓣叶的曲率一开始时为变平状态,之后逆转(瓣叶凸向左室),瓣缘仍然彼此贴近[29,39]。图像来自Ⅲb型功能不全患者(见正文)。A1、A2、A3,二尖瓣前瓣扇叶;AL,前外侧;P1、P2、P3,二尖瓣后瓣扇叶;PM,后内侧(Reproduced with permission from O'Gara P,Sugeng L,Lang R,et al:The role of imaging in chronic degenerative mitral regurgitation,*JACC Cardiovasc Imaging.* 2008 Mar;1(2):221-237.)

正常人的二尖瓣瓣环近似椭圆形(或者肾形),在收缩期其离心率比舒张期更大(或者说是更加的不圆)[24-26,30]。在三维空间中,瓣环是马鞍形的(或者更准确地说,一个双曲线抛物面形),而最高点(离左室心尖部最远)位于前叶的中点,这个点在超声心动图的文献中称为纤维膜,而外科医生称之为鞍角,此结构很容易在超声图像上识别,因为它通常和主动脉瓣相连。最低点则位于后内侧和前外侧交界处,而另一个不太突出的高点位于后侧[25,31,32]。在心动周期中,邻近后瓣叶的瓣环区域朝向(收缩期)和远离(舒张期)相对固定的前瓣环而运动[25]。

二尖瓣瓣环在舒张期向上移动至左心房内,而在收缩期时朝向左室心尖部运动;瓣环移位的持续时间、平均速度和程度与左房的充盈和排空的比例相关(还有可能对其有影响)[25,27,28,33]。在舒张末期,瓣环会轻微地移动(在心房收缩时向左房移动 2~4mm)。当存在房颤时,就不会发生这种运动,因此这可能是一种心房源性收缩的特性。在等容收缩期和心室射血期时,瓣环会移动较长的一段距离(向左室心尖部移动 3~16mm)。这一收缩运动有助于后续的左心房充盈,无论是否存在房颤,这种运动都会出现,并且与心室排空的程度相关;因此,它很可能由左心室收缩来驱动[25,28,33,34]。接下来,在等容舒张期,虽然瓣环移动很小,但在之后的舒张早期,则表现为快速地向左心房方向回弹。这种回弹运动增加了 20% 的二尖瓣流入血流速度[28,35],起码有 20% 的左室充盈和排空功能是依靠与瓣环的运动来实现[36]。

瓣叶的动态运动

二尖瓣后叶腱索比前叶腱索细小,因而后叶的运动在收缩期和舒张期均受到腱索限制[4,37]。两个瓣叶在收缩期均凹向左心室[38,39],但瓣叶的形状是复杂的,临近瓣环的那部分前叶在收缩期是凸向左心室的,从而形成一个 S 形[29,31,32]。瓣叶的开放不是由游离缘,而是从瓣叶的中心位置开始的;瓣叶的曲率一开始时为变平状态,之后逆转(瓣叶凸向左室),瓣缘仍然彼此贴近[29,39]。之后瓣叶前缘移向左室(如同一个行进波),瓣叶伸直。瓣中央的瓣叶边缘比靠近交界处的更早开始分离,而后叶开放则延迟约 8~40ms[39,40]。瓣叶开放早期(e 波)是非

常迅速的;一旦达到最大开放,边缘则呈现出一种缓慢的往复运动(像旗子在微风中飘动一样),直到出现一种不是很有力的开放冲动为止,这一过程与 α 波相关。

瓣膜的闭合从瓣环固定点处的瓣叶向心房侧膨起开始。前叶的闭合速率几乎是后叶的两倍,从而确保两瓣叶尖点能同时到达它们的关闭位置(因为在心室收缩时,前叶开放的幅度要比后叶大)[40]。实际上前叶在到达瓣环水平时是一个凸起的形状(凹面朝向心室),但随着关闭活动继续进行和瓣叶向心房方向移动,整个瓣叶都是这种曲度,从瓣根至瓣叶边缘呈现出卷曲样。瓣叶的边缘是瓣叶最后到达瓣环水平的部分。

腱索与乳头肌

左心室内的浅层心肌向心肌方向延伸,至心内形成两组乳头肌,其特征是与心肌纤维呈垂直排列[41,42]。前外侧乳头肌通常只有一个主头,是更主要的结构;后内侧乳头肌有两个或多个次级头,形状相对扁平[4]。由腱索连接至二尖瓣瓣叶,并向瓣环方向延续从而形成一个从乳头肌至二尖瓣瓣环的环形结构。后内侧乳头肌的血供通常来自右冠状动脉(但是有约 10% 的人群来自优势的左回旋支);前外侧乳头肌由左前降支和回旋支共同提供供血供[3,41,43]。

后内侧和前外侧乳头肌发出腱索分布于两个瓣叶[4,44](图 34-3)。根据功能不同,一般将腱索分为三组[41,45]。第一组腱索起源于乳头肌顶端,逐渐分支附着于瓣叶边缘,这些初级腱索防止二尖瓣瓣叶在收缩期向心房脱垂。第二组腱索(包括两个或多个粗且分支较少的"支柱"腱索)起源于同样的位置,数量较少,但较粗[4,45],附着在瓣叶心室面的粗糙部与透明部的交界处,该交界是瓣叶上的一条细嵴,并与瓣叶对合线平行。第二组腱索起到对瓣的锚定作用,对前叶尤为关键,它们对维持良好的心室收缩功能很重要。第二组腱索也可由发出第一组腱索的大腱索分支形成。第三组腱索也称为三级或基部腱索,直接起源于心室壁肌小梁,附着于靠近瓣环的后瓣叶,可通过其扇形外观来辨认[45]。另外,瓣膜交界区有特定形态的交界区腱索或裂隙腱索附着。总的来说,人类有大约 25 根(范围为 15~32 根)起源于乳头肌的腱索主干,平均分布于前后瓣。另一方面,附着于瓣叶的小腱索超过 100 根[45]。

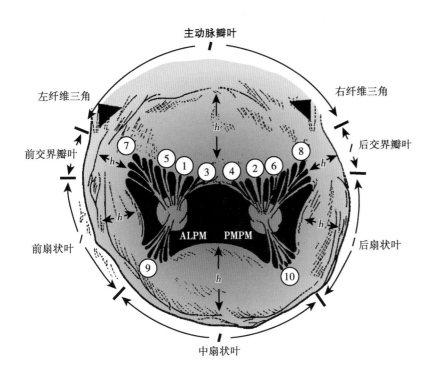

图 34-3　二尖瓣和瓣下装置。ALPM，前外侧乳头状肌；h，瓣叶高度；1，瓣叶附着长度；PMPM，后内侧乳头肌；1 = 前主腱索；2 = 后主腱索；3 = 前正中旁腱索；4 = 后正中旁腱索；5 = 前交界旁腱索；6 = 后交界旁腱索；7 = 前交界腱索；8 = 后交界腱索；9 = 前裂缝腱索；10 = 后裂缝腱索（Reproduced with permission from Sakai T, Okita Y, Ueda Y, et al: Distance between mitral annulus and papillary muscles: anatomic study in normal human hearts, *J Thorac Cardiovasc Surg.* 1999 Oct; 118(4): 636-641.）

　　在舒张期，乳头肌形成流入道。在收缩期变成流出道，由于乳头肌收缩变厚，流出道逐渐消失，从而通过容积变化来增加左心室射血[42]。在舒张期，乳头肌占左心室容积的 5% ~ 8%，而收缩期则占 15% ~ 30%[42,46]。前外侧和后内侧乳头肌由交感和副交感神经（迷走神经）共同支配，能同步收缩[47,48]。与相邻心内膜同步兴奋时，乳头肌的张力明显滞后于左心室压力，并随着左心室容积而改变长度[49-51]（图 34-4）。因此，在等容收缩末期，只有极少的乳头肌张力和/或收缩力可用来与左室收缩压对抗，从而将闭合的瓣叶保持在适当的位置。这导致人们认为瓣膜闭合后瓣叶实际上是自立的，这反过来又引申出了以下假设[51]：①腱索与乳头状尖端相锚定，具有精确的长度，从而维持与二尖瓣环相对固定的几何关系，在瓣膜关闭时

引导瓣叶形成精确的几何形状和位置。在此时如果妥善维持初始几何状态（比如精确设置复杂的瓣叶曲率，则左室腔中所有的叶缘将大致彼此的精确定位），则所产生的瓣叶装置可成为一个接近刚性的物体，其几何性质实际上与整个收缩期血流量和压力无关。②随后，乳头肌的受力通过次级腱索来传递，特别是在左室收缩中晚期，这约占总收缩总力的 10%，这项理论最初可能是 Lillehei 等人发现[52]，但后来也得到了其他基础研究的多次证实，即在二尖瓣置换术中通过保留腱索可以改善患者的临床结果。③心室舒张过程中和舒张后乳头肌的持续受力和缩短对瓣膜的开放起积极作用。④始终处于牵拉的二尖瓣前叶支撑腱索有助避免瓣叶阻挡流出道（即二尖瓣的收缩期前移运动），并使瓣叶在整个舒张期的运动趋向闭合[53]。

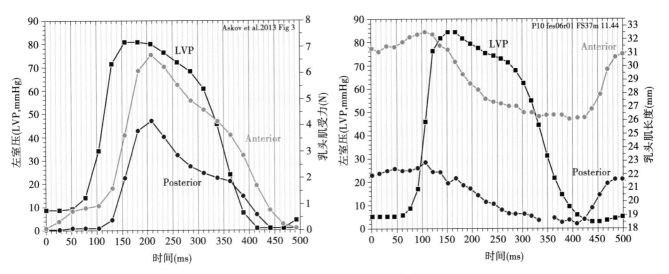

图 34-4　（左图）前、后乳头肌受力与左室压的关系。（右图）前、后乳头肌长度与左室压的关系（Reproduced with permission from Ingels NB, Jr. and Karlsson M. *Mitral valve mechanics.* Linkoping Sweden: Linkoping Press; 2015.）

二尖瓣狭窄

病因学

二尖瓣狭窄最常见的病因为风湿性心脏病[54-62]。非风湿性改变的二尖瓣狭窄或左心室流入道狭窄包括老年人重度二尖瓣瓣环和/或瓣叶钙化、先天性二尖瓣畸形、恶性类癌综合征、肿瘤、左心房血栓、心内膜炎赘生物、某些遗传代谢性疾病以及之前接受过二尖瓣交界切开或人工瓣膜植入术[55-59,63,64]。只有50%~60%患者有明确的风湿热病史,女性比男性更易患病,女性与男性患者比例为2∶1至3∶1,一般在20岁之前患病,10~30年后才出现临床症状。

全球每年约有两千万风湿热病例,每年282 000例新发风心病以及233 000例死亡个案为社会带来了沉重负担[60-62,65]。在美国、西欧以及其他发达国家,二尖瓣狭窄的发病率已显著下降。急性风湿热的病因是A群溶血性链球菌,但其引起瓣膜炎性病变的特异性免疫学和炎症反应的机制尚不清楚[61,62,65-68]。链球菌抗原与人体组织存在交叉反应,称为分子模拟,可能激活免疫反应。与病菌的毒性相关的成分包括透明质酸荚膜和抗原性链球菌M蛋白和多肽[61,65-67]。链球菌抗原和心脏组织蛋白具有相似性,再加上产生高浓度的炎症细胞因子和低浓度的白细胞介素(interleukin,IL)-4,导致自身免疫反应心脏组织损伤[61,66,67]。在急性风湿热和风湿性心脏病患者中,M蛋白可以与心肌肌球蛋白发生交叉反应,从而导致T细胞介导的心肌组织和瓣膜损伤[61]。

除累及心脏瓣膜外,风湿性心脏病可致全心炎,心内膜、心肌和心外膜都有不同程度的受累[54,58,61](图34-5)。在风湿性瓣膜炎中,二尖瓣的受累是最为常见的(单纯二尖瓣狭窄占40%),其次是主动脉瓣和二尖瓣的双瓣膜病变,单纯主动脉瓣病变最少见。二尖瓣病变的病理解剖特征包括交界融合、瓣叶纤维化伴僵硬、挛缩以及腱索融合和短缩[59](图34-6)。长期的血液湍流会加重瓣叶僵硬和纤维化。腱索的融合和短缩可引起瓣膜反流。有时严重缩短的腱索使瓣叶显得与乳头肌融合在一起。钙化的程度各异,钙化常见于男性、老年患者和跨瓣压差较大的患者,并且更严重[54]。在有些病例中,风湿性心肌炎可导致左室扩大和进行性心力衰竭。

对于老年人或透析患者,二尖瓣瓣环钙化可进展为二尖瓣硬化并最终演变为狭窄[59,64]。前叶可变厚并固定,二尖瓣后叶的钙化可引起左室流入道梗阻。钙化斑向心室和瓣叶扩展使瓣口面积进一步缩小,导致二尖瓣狭窄[59,64]。典型的表现是左心室容积减小,室壁肥厚和顺应性消失。

血流动力学

二尖瓣狭窄患者在心脏舒张的早、中和晚期都存在左心房和左心室的跨瓣压差,并随着二尖瓣狭窄的加重而增大,舒张晚期跨瓣压差更为明显[55,69,70]。严重二尖瓣狭窄的患者,其静息状态下左心房平均压为15~20mmHg,跨瓣压差平均为10~15mmHg[69,70]。运动时左房压和跨瓣压差会明显升高。

评价二尖瓣狭窄的另一种生理指标为(推断的)瓣口横截面积,由平均跨瓣压差和心排血量计算而得。跨瓣压差是经瓣口血流的流速平方的函数,即血流流速增加到2倍,跨瓣压差增加到4倍。经二尖瓣血流量由心排血量和心率决定。当心率增快时,舒张期左心室充盈时间缩短,平均跨瓣压差和左心房压上升[71]。正常心排血量时,跨瓣压差可能较高。相反,当心排量降低时,跨瓣压可不大。

正常窦性心律的患者左心房可有效收缩,其左心房压力低于房颤患者[72,73]。窦性心律能促使血液通过狭窄的瓣膜,从而有助于维持前向心排血量。出现房颤后,心排血量可以下降20%甚至更多;房颤合并快速心室率,可导致急性呼吸困难、肺水肿[72]。

心室的适应性重构

单纯二尖瓣狭窄和左心室流入受限的患者,其左室舒张末期容积正常或缩小,而舒张末期压力会降低[55,74,75]。充盈峰值速率和每搏输出量下降。因而心排血量的降低是由于流入受阻导致心室充盈不足,而不是左室泵功能衰竭[76]。患者在运动时,左室射血分数可能会轻度升高;然而,由于心率增快使心室充盈时间缩短,左心室充盈量下降,导致左心室舒张末容积(或左室前负荷)减小。因此,每搏输出量和心排血量无明显增加,(甚至降低)[75]。

大约25%~50%患有严重二尖瓣狭窄的患者会因其他相关病变(如二尖瓣反流、主动脉瓣病变、缺血性心脏病、风湿性心肌炎或全心炎以及心肌纤维化)而导致左心室收缩功能障碍,或者由于僵硬的二尖瓣本身限制,使得前负荷下降,而反过来又加重后负荷[54,59,70,75]。对于这些患者,收缩末和舒张末容积可能比正常的要大。舒张功能障碍和心室顺应性异常有时会很明显[59]。同样,对于这些患者,由于肺动脉压升高使得右心室后负荷增大而导致右心收缩功能减退[55,77]。

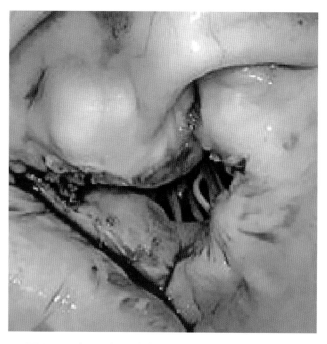

图34-5　由风湿性心脏病引起的二尖瓣狭窄的术中照片。二尖瓣瓣叶活动明显受限。箭头所指为融合的前外侧交界(Used with permission from David H. Adams, MD.)

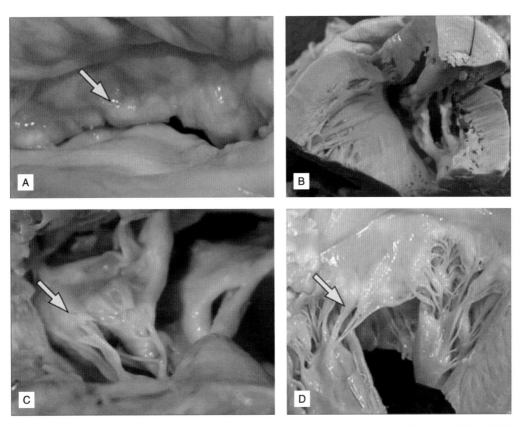

图 34-6　二尖瓣狭窄中二尖瓣的病理改变。从心房（A）和心室（B）方向看二尖瓣瓣叶的增厚和硬结样变；在交界处出现钙化，并且交界融合，使得二尖瓣的外形像鱼嘴一样。瓣下装置变厚、融合和短缩（B，C）；对比正常的二尖瓣瓣叶（D）（Reproduced with permission from Chandrashekhar Y，Westaby S，Narula J：Mitral stenosis，*Lancet*. 2009 Oct 10；374（9697）：1271-1283. ）

心房的适应性重构

正常窦性心律的二尖瓣狭窄的患者，左心房压力曲线特征性表现为左心房平均压升高，并出现一个明显抬高的 α 波，随后压力逐渐下降[73]。由于存在瓣膜狭窄，左心房协调性收缩对维持跨瓣血流有重要作用[73]。左心房压力升高逐渐造成左心房肥厚扩大、房颤以及血栓形成[54,75,76]。左心房扩大和纤维化程度与瓣膜狭窄的严重程度无关，部分原因是潜在的风湿性炎症过程累及心房和狭窄的持续时间不同[75]。心房肌纤维的组织破坏引发心电传导速率的异常，而心肌各部不应期出现差异。由于自律性增强和折返的存在所诱发房性期前收缩，会最终导致房颤的发生，超过一半以上的单纯二尖瓣狭窄或二尖瓣狭窄伴反流的患者会合并房颤[78]。对于风湿性心脏病患者，其发生房颤的主要决定因素是年龄与左房直径[78]。

肺部改变

对于轻度和中度二尖瓣狭窄的患者，肺血管阻力无升高，静息状态下的肺动脉压力可能仍正常，只有在劳累或心率增快时会使其升高[69]。严重慢性二尖瓣狭窄合并肺血管阻力升高时，静息状态下的肺动脉压力会升高，活动时可以接近体循环压力。当肺动脉收缩压超过 60mmHg 后，右心室排空的阻抗显著增大，导致右室舒张末压和右房压升高。

左心房压升高使肺血管收缩，致肺血管阻力进一步升高[54,77]。当平均左心房压超过胶体渗透压 30mmHg 时，就会发生液体向肺间质渗出，导致肺顺应性下降。肺高压的形成是升高的左房压、肺静脉高压、肺小动脉收缩以及肺动脉血管阻力改变的被动传递的结果。肺血管床的早期改变可认为是一种保护性机制，肺血管阻力的升高使肺毛细血管避免承受过高的压力。然而随着肺动脉压力进行性升高，最终导致右心功能衰竭、三尖瓣功能不全，偶尔也伴肺动脉瓣反流[55,77,60]。

临床评估

由于二尖瓣狭窄是逐渐进展的，患者在很长时间内可没有临床症状[55,60,69,79,80]。随着病情的进展，患者最终出现与肺淤血和低心排血量相关的典型二尖瓣狭窄症状，例如劳累后呼吸困难、端坐呼吸、阵发性夜间呼吸困难和乏力。随着瓣膜狭窄的加重（瓣口面积在 1～2cm² 之间），患者在轻微运动后即有呼吸困难症状。相应地，在正常心率下，跨二尖瓣的平均压差通常在 5～10mmHg 之间[80]。平均压差取决于跨瓣血流和舒张期充盈时长，并会随着心率的变化而变化。当瓣口面积减小至 1cm² 左右时，症状更加明显。随着肺高压和右心衰竭的形成，可出现三尖瓣反流、肝大、外周水肿和腹水等体征。

左心房压升高和肺血容量增多可引起支气管静脉(或黏膜下曲张静脉)破裂而发生咯血[59,77,79]。随后由于肺血管阻力升高,咯血发生率降低。咯血也可由肺梗死引起,后者是慢性心衰的晚期并发症。急性肺水肿出现粉红色泡沫样痰是由肺泡毛细血管破裂造成的。

体循环血栓栓塞,有时是二尖瓣狭窄的首发症状,发生率约20%。约25%的患者可反复发生栓塞[79,81]。二尖瓣狭窄或二尖瓣狭窄合并反流的患者,其血栓栓塞的发生率高于单纯二尖瓣反流的患者。所有重要的临床栓塞事件中至少40%与脑栓塞有关,大约15%累及内脏血管,还有15%累及下肢[79,82]。冠状动脉栓塞可导致心绞痛、心律失常或者心肌梗死,肾动脉栓塞可引起高血压[79]。增加血栓栓塞风险的因素有低心排、左房扩大、房颤、左房血栓、不伴有三尖瓣或主动脉瓣反流,以及超声心动检查出心房内因血流减缓而出现的"烟雾"影像。具有上述危险因素的患者需进行抗凝治疗[79,81,82]。如果窦性心律的患者发生了体循环栓塞,应该要考虑感染性心内膜炎的可能性,这种情况尤其多见于那些较轻而非严重二尖瓣狭窄病变者。

慢性二尖瓣狭窄的患者由于长期的低心排、充血性心力衰竭和消化吸收障碍,常有消瘦、虚弱(心源性恶病质)的表现[79]。心脏大小一般都正常,胸部触诊时可触及正常的心尖冲动。可触及心尖区舒张期震颤。合并有肺高压的患者在胸骨左缘可触及右室抬举性搏动。听诊发现包括收缩前期杂音、第一心音增强、开瓣音和心尖处舒张期隆隆样杂音[59,79,83,84]。收缩前期杂音是由于二尖瓣前叶关闭而产生的,几乎所有患者都存在这种杂音,而在窦性心律患者中比在房颤患者中出现得更早[84]。在二尖瓣狭窄的病例中,第一心音增强表明瓣叶的柔软度好,在疾病的晚期,当瓣叶明显变厚或钙化后,这一现象消失。当肺动脉压力升高时,第二心音增强[85]。随着肺高压的进展,由于肺动脉瓣的顺应性减小,正常的第二心音分裂期缩短。其他的肺高压体征还有三尖瓣和/或肺动脉反流的杂音以及右室产生的第四心音。舒张早期二尖瓣开瓣音是由于柔软性尚好的瓣叶在开放时突然收紧造成的,其在心尖部位听诊效果最好,当瓣叶变得僵硬或活动受限时该杂音消失[79,83]。轻度的二尖瓣狭窄,其舒张期杂音往往比较柔和而短促,长时间的或全舒张期的杂音提示严重的二尖瓣狭窄。杂音的强度并不一定与狭窄的严重程度相平行;事实上,对于瓣叶严重狭窄、钙化或低心排的患者,可无舒张期杂音[84]。

二尖瓣狭窄的患者胸片上出现的最早改变是左房增大。其表现为侧位片可见左心房向后凸出,后前位可见右心缘双房影,以及左主支气管抬高[69]。整体的心影大小正常。扩张的肺动脉和扩大的左心房使主动脉和左心室之间正常的凹陷影消失,左心缘变得平直。在肺野中,肺淤血表现为上肺野肺动脉和肺静脉扩张以及胸腔积液。如果二尖瓣狭窄严重,肺淋巴管充盈扩张,在下肺野可见一明显的不透明水平线(Kerley B线)。

心电图无法准确反映二尖瓣狭窄的严重程度,多数患者心电图都正常。对于严重的二尖瓣狭窄和窦性心律的患者,左房扩大是最早的心电图改变(Ⅱ导联P波有宽的切迹,V1导联出现双相P波)[59,69,86]。房性心律失常常见于二尖瓣狭窄程度严重的患者。合并肺高压时,可出现右心室肥厚表现,心电图表现为电轴右偏、V1导联出现高尖R波和继发性ST-T段改变;但心电图并不是判断右心室肥厚或肺高压的敏感方法[86]。

超声心动图检查已经成为评估二尖瓣病理改变和病理生理学的首要方法,风湿性二尖瓣狭窄的特征性变化如舒张期瓣叶偏移减低(Carpentier Ⅲa型瓣叶运动,见下文)、瓣膜与瓣下结构的增厚或钙化等,在胸骨旁长轴切面可以获得最佳显示(图34-7A)。M型超声可发现瓣叶增厚、活动度下降以及舒张期前后瓣叶的同向运动。在短轴切面可以直接测量二尖瓣瓣口面积,但这种测量方法的临床价值有限。多普勒超声可以准确测量二尖瓣跨瓣压差的峰值和平均值,其测定值与心导管测定值相当接近[87]。压力减半时间(舒张期压差下降至50%所需的时间)用于估计二尖瓣面积,压力减半时间越长,瓣口面积减小得越多[60,87]。使用压力减半时间的测定法,二尖瓣面积等于220(经验值)除以压力减半时间。使用压力减半时间计算二尖瓣面积的方法已经不常用了。使用多普勒超声测定静息时和骑自行车或仰卧起坐时二尖瓣的平均压差要比评估二尖瓣面积更有临床价值。运动状态下右室压力的同步升高也有临床意义(通过探测三尖瓣反流信号而得到的持续波或脉冲波多普勒图像来评估)。二尖瓣分离指数是指通过胸骨旁或心尖处四腔心切面所测定的舒张期二尖瓣瓣叶顶端的最大分离度,该指数与直接检测或通过压力减半时间推算所得出的二尖瓣面积有很好的一致性,并可以区分二尖瓣狭窄是否有明显的血流动力学意义[90]。经食管超声心动图(TEE)对二尖瓣狭窄的评估能提供更多的信息;尽管很少用到这种方法,但它比经胸的方法能更好地观察到瓣膜细微的病理改变,例如瓣膜活动度和厚度、瓣下结构受累程度,以及瓣叶或交界处的钙化程度[59,60,87,88]。

三维超声检查便于从三维空间来观察心腔内结构,可以使用实时三维经胸超声心动图(transthoracic echocardiography,TTE)和经食管超声心动图(transesophageal echocardiography,TEE)来评估心脏瓣膜和先天性心脏病的情况[60,89,91](图34-7B~D)。三维超声加上彩色血流的多普勒超声能更好地观察反流病变的情况,并能提高对这类病变的定量评估。使用三维超声心动测量左室容积与心室造影和磁共振成像(magnetic resonance imaging,MRI)所得到的测定值高度一致。心脏MRI技术一直在改进,但它对瓣膜形态和活动度的描绘不如超声心动图[92]。多源CT可以成为一种能够同时评估心脏结构和功能的技术。有关门控多源CT的试验显示,其对瓣叶铰链结构、瓣膜交界以及二尖瓣瓣环都能很好地显像[93]。

单纯二尖瓣狭窄无需采用心导管检查来明确诊断。但是,它能提供有关冠状动脉状况的信息[123]。合并冠状动脉病变时需进行心导管检查。历史上,左心室造影曾被用于评估二尖瓣病变程度、左心室收缩力以及计算射血分数,但它的作用已被超声心动图所取代。左心导管检查可以测定左心室舒张末压;右心导管检查可以用于测量心脏指数和判断肺高压程度。对于药物治疗包括有指征时吸入NO后严重肺高压的可逆性变化,很少使用心脏导管检查来评估。

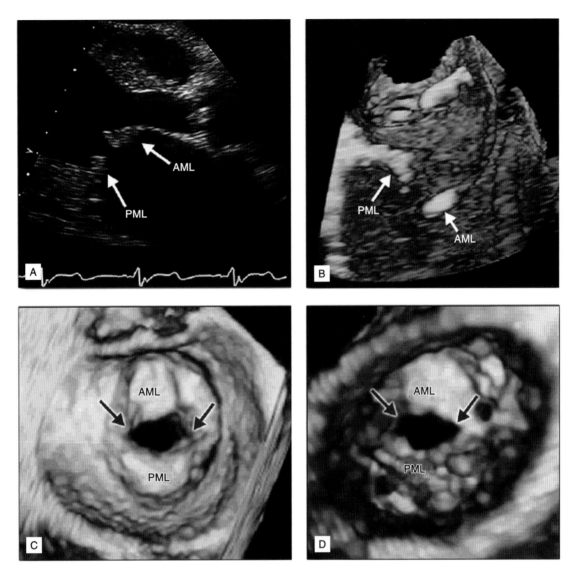

图 34-7　(A)由风湿性心脏病引起的严重二尖瓣狭窄的患者的超声心动图(长轴)切面。增厚狭窄的瓣膜将扩张的左房(右侧)、左室(左侧)分隔开。(B)经食管三维超声成像显示风湿性二尖瓣病变的典型形态学特征为二尖瓣后叶活动受限和前叶隆起。三维经食管超声图像[左心房面(C)和左心室面(D)]显示双侧瓣叶交界出现融合(红色箭头)。AML,二尖瓣前叶;PML,二尖瓣后叶(Reproduced with permission from Wunderlich NC,Beigel R,Siegel RJ:Management of mitral stenosis using 2D and 3D echo-Doppler imaging,*JACC Cardiovasc Imaging*. 2013 Nov;6(11):1191-1205.)

手术效果

　　左心室收缩功能指标被用于判断除二尖瓣狭窄外其他瓣膜病变的自然病程和手术预后,然而对于二尖瓣狭窄的患者,目前还缺乏左室功能与疗效之间关系的相关数据。当然,最好的指标是临床受累的程度。没有接受治疗的二尖瓣狭窄的患者,一旦出现严重的症状,其预后很差[59]。经皮球囊扩张瓣膜成形术对于解剖结构良好的二尖瓣狭窄患者是一种主要的治疗方式(图 34-8)[59,60,80]。一般来说,选择合适的风湿性二尖瓣狭窄的患者来使用这项技术能够立刻增加一倍的二尖瓣面积并充分地降低压差。如果能使瓣的面积超过 1.5cm² 而没有明显反流的话,大约 90% 的患者都能改善其临床症状[94]。外

科治疗(例如:直视下二尖瓣交界切开术或二尖瓣置换术)可明显改善二尖瓣患者心脏功能并获得长期生存,术后 10 年生存率为 67%~90%[86,95-97]。

　　尽管合并有严重肺高压和右心衰竭的患者手术风险较高,但随着术后肺血管压力的下降,这些患者的临床症状常常能够改善[55,98]。如果二尖瓣瓣下结构没有出现过度的瘢痕化,使用腱索保留技术的二尖瓣置换术可用于治疗风湿性二尖瓣病变的患者,尤其适合于那些狭窄合并反流病变的患者;这样会减少左室收缩末期和舒张末期容积并保留左室收缩泵的作用[99,100]。当疾病进展到很后期时,所有的结构都严重的钙化和瘢痕化,这经常见于老年病例中,这时就不得不采用另一种方法,即在进行二尖瓣置换时将瓣和整个瓣下结构都切除。

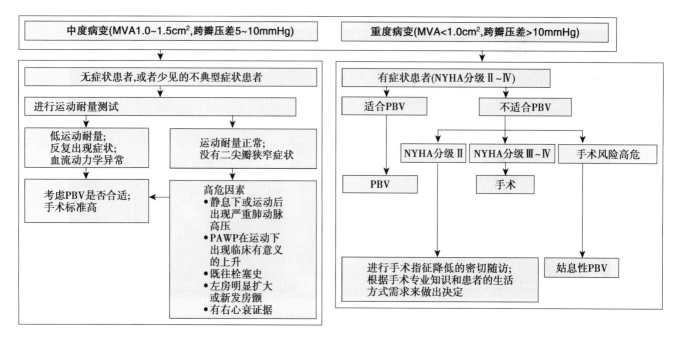

图 34-8　二尖瓣狭窄的治疗策略。MVA,二尖瓣口面积;NYHA,纽约心脏病学会心功能分级;PAWP,肺动脉楔压;PBV,经皮球囊扩张瓣膜成形术。严重的二尖瓣狭窄很少是无症状的,而对于这些患者,我们建议使用本流程图评估中度病变患者(Reproduced with permission from Chandrashekhar Y,Westaby S,Narula J:Mitral stenosis,*Lancet*. 2009 Oct 10;374(9697):1271-1283.)

总结

　　风湿性心脏病是二尖瓣狭窄最常见病因。严重二尖瓣狭窄不断加重可导致跨瓣压差进行性升高。二尖瓣的跨瓣血流取决于心排血量和心率。心率快使舒张期跨瓣充盈时间缩短,降低前向心排血量,从而引发症状。当瓣膜只有轻中度狭窄时,肺血管阻力可能没有升高。静息状态下肺动脉压保持正常,仅在劳累或心率增快时肺动脉压力才升高。而伴有重度二尖瓣狭窄的患者,其肺血管阻力升高,静息时肺动脉压即已升高。二尖瓣狭窄的典型临床症状与肺静脉淤血或低心排有关,心脏超声心动图仍是评价二尖瓣病理改变最佳的方法。经皮介入治疗或手术治疗能改善二尖瓣狭窄患者的心脏功能和远期生存率。

二尖瓣反流

病因

　　二尖瓣正常的关闭功能有赖于二尖瓣瓣环、瓣叶、腱索、乳头肌、左心房以及左心室之间相互的协同作用,这就是我们所称的"瓣膜-心室复合体"[41,101-104]。正常形态的左心室和解剖结构正常的乳头肌与腱索可以保证心脏收缩时瓣叶对合完全而防止脱垂。这一瓣膜-心室复合体中的任何一部分出现功能异常都可引起二尖瓣反流。

　　二尖瓣反流的重要病因包括:黏液样退行性变("原发性"二尖瓣反流)、缺血性心脏病引起的缺血性二尖瓣反流(ischemic mitral regurgitation,IMR)、扩张性心肌病[通常被称为功能性二尖瓣反流(functional mitral regurgitation,FMR)]、黏液性退行性变、风湿性瓣膜病、二尖瓣瓣环钙化、感染性心内膜炎、先

天性畸形、心内膜纤维化、心肌炎以及胶原性血管异常[54,57,58,105-108]。IMR 被看作是 FMR 的一种特殊亚型,目前称为"继发性"二尖瓣反流。急性二尖瓣反流也可能是由快速发展的心肌病所致心室功能不全导致的,例如 Takorsubo 心肌病,它的二尖瓣反流是由左室流出道梗阻和心尖球囊样改变所引起的二尖瓣前向运动而导致的[109]。

　　通常以下 4 种不同类型的二尖瓣结构异常均可导致二尖瓣反流:因纤维化和钙化引起瓣叶蜷缩、瓣环扩张、腱索异常(包括断裂、延长或缩短)以及左室功能不全或不伴乳头肌受累[41,110-116]。Carpentier 根据瓣叶的活动情况将二尖瓣反流分为三种主要的病理解剖类型:瓣叶活动正常(Ⅰ型)、瓣叶脱垂或活动过度(Ⅱ型)、瓣叶活动受限(Ⅲ型)[110,111]。Ⅲ型又可根据瓣叶活动受限发生在收缩期或舒张期分为 a、b 亚型,在舒张期为Ⅲa 型,见于风湿性病变,在收缩期为Ⅲb 型,常见于 IMR(图 34-9)。瓣叶活动正常的二尖瓣反流为瓣环扩张所致,多继发于左心室扩张,如患者伴有扩张性心肌病或缺血性心肌病。瓣叶活动正常的也包括因感染性心内膜炎引起的瓣叶穿孔。二尖瓣脱垂最常见的原因为腱索延长和/或断裂导致的二尖瓣瓣叶松弛,但偶尔也可见于冠心病引起的乳头肌延长或断裂。瓣叶活动受限所致的二尖瓣反流常见于风湿性瓣膜病(Ⅲa 型和Ⅲb 型)、缺血性心脏病(IMR 伴Ⅲb 型由于心尖牵拉所致的收缩期瓣叶活动受限)和扩张性心肌病(Ⅲb 型)[111,112]。

黏液性退行性变

　　二尖瓣的黏液性退行性变也被称为"松软二尖瓣"或"二尖瓣脱垂"。在美国,它是需行手术评估的二尖瓣反流的最常见病因[41,108,117-120]。二尖瓣脱垂的病因既有获得性的(在老年患者中缺少弹性纤维),也有先天性或遗传性的,过多的松软、薄弱的弹力纤维结缔组织构成瓣叶和腱索(年轻患者中的

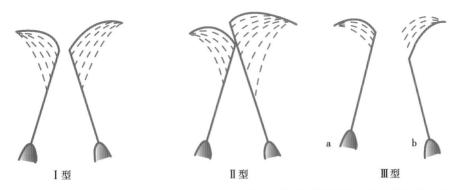

图 34-9　Carpentier 根据二尖瓣反流中瓣叶和腱索的活动情况而进行的功能分型。Ⅰ型,瓣叶活动正常。Ⅱ型,二尖瓣反流由瓣叶脱垂或过度活动所导致。Ⅲ型(瓣叶活动受限)可被分为舒张期受限(a)和收缩期受限(b)两个亚型。Ⅲb 型常见于缺血性二尖瓣反流的患者。瓣叶在心动周期中的轨迹由虚线代表(Modified with permission from Carpentier A:Cardiac valve surgery—the "French correction," *J Thorac Cardiovasc Surg.* 1983 Sep;86(3):323-337.)

Barlow 瓣)[54,80,108,121,122](图 34-10)。常合并有结缔组织疾病,例如马方综合征、埃勒斯-当洛斯综合征、洛伊-迪茨综合征、成骨不全、弹性假黄瘤和动脉瘤-骨关节炎综合征。二尖瓣脱垂的年轻患者可以是散发,也可以是常染色体显性和 X 连锁的家族遗传性的[108,123,124]。尽管染色体 16、11 和 13 上三个不同的位点与二尖瓣脱垂有关,但是还没有发现特异性的致病基因[108,123,124]。而 X 染色体上一个位点的分离会导致一种少见类型的二尖瓣脱垂,称为 X 连锁的黏液性二尖瓣发育不良[108,124]。转化生长因子-β 的上调和胞浆细丝蛋白的突变似乎在二尖瓣脱垂的发病机制中起着关键作用[108]。由于瓣膜功能障碍是一种病变,二尖瓣黏液瘤样变被认为是原发性二尖瓣反流[80,125]。

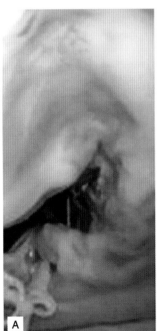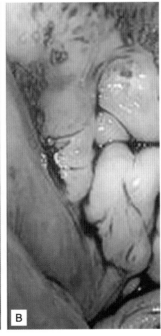

图 34-10　术中照片显示弹性纤维缺乏(A)及 Barlow 病变(B)(Used with permission from David H. Adams, MD.)

超声心动图检查发现正常女性人群中有 5%~6% 存在不同程度的二尖瓣脱垂[121,126]。当瓣膜反流出现杂音时,其患心内膜炎的风险会增加。尽管二尖瓣脱垂常见于女性,但二尖瓣脱垂导致的严重二尖瓣反流多见于男性。25%~40% 有症状的二尖瓣脱垂患者可以轻微的心力衰竭症状为主诉,常表现为体力下降、劳累。Barlow 综合征最早由 John Barlow 严格定义,包括后瓣叶的脱垂和胸痛,以及偶发的心悸、晕厥和呼吸困难。对于年轻患者,最初的临床症状是收缩中期喀喇音,此后这种杂音将发展为收缩晚期杂音之后出现的杂音[121]。

后一种情况通常见于患有 Barlow 样瓣膜病变的年轻患者,大量过多的瓣叶组织和明显的瓣环扩张伴随着两个瓣叶的广泛翻腾运动。由于许多患者在发生重度二尖瓣反流之前,多年来就有出现与二尖瓣脱垂综合征一致的症状,在某些患者中,β-肾上腺素受体多态性可能在症状的发病机制中起作用[127]。

病理学上,脱垂二尖瓣瓣叶的心房面常出现局部增厚,而心室面瓣叶的改变包括:腱索间区域的结缔组织原发性增厚,以及纤维向邻近的腱索和心室的心内膜方向增生[54,108,121,122]。组织学上,出现弹性纤维和胶原的分裂和瓦解,以及酸性黏多糖在瓣叶中积聚。黏液性退行性变常累及瓣环,导致瓣环增厚和扩张。所有这些改变在年轻的 Barlow 瓣的患者中最为显著,但对于缺少弹性纤维的老年患者,这种改变就不明显。在老年患者中,没有受累的后瓣叶扇叶和前瓣叶是正常而菲薄的[80]。重要的是要意识到,这两种不同的二尖瓣脱垂类型即使病理学家也很难进行区分。在临床上需将二者区别开来,因为对这两种不同的病变所采取的修复技术是不同的。主要的肉眼下和病理学的差异是退行性改变的程度。很多中心像梅奥医学中心(Mayo Clinic),患者多为老年,常合并有冠状动脉疾病以及弹力纤维缺失(他们进行外科瓣膜修复手术中的 78% 人群大于60 岁和/或需要同时接受冠状动脉旁路移植手术)。对于这些患者,其瓣膜的病理改变有限,采取简单的修复技术,例如在后瓣叶的中间扇叶上行小的 McGoon 三角切除,是合适的选择,而且效果不错[128]。相反,其他一些中心的患者多有 Barlow 瓣或是严重的黏液性二尖瓣的年轻患者,这种情况下就需要更细致的修复以及不同的技术。

只有 5%~10% 的二尖瓣脱垂的患者会进展为重度二尖瓣

反流,患者在多年来都没有什么症状[121]。二尖瓣脱垂所致二尖瓣反流的机制包括瓣环扩张伴第一级腱索的断裂或延长(58%)、瓣环扩张不伴腱索断裂(19%),以及腱索断裂而无瓣环扩张(19%)[122]。腱索的断裂,可能是与缺少胶原、乳头肌下方的纤维化或功能障碍或细菌性心内膜炎有关。当之前没有任何心脏病症状的患者出现急剧进展的二尖瓣反流时,或者已知的二尖瓣患者其症状突然加重时,往往是因为出现了腱索断裂[41,54,56,57,106,108,129]。在因单纯二尖瓣反流手术切除的标本中,14%~23%为二尖瓣腱索断裂,其中73%~93%存在退行变或松软的二尖瓣[56,57,106]。对应中间扇叶的后瓣腱索的断裂最为常见,前瓣腱索断裂其次,然后是前后瓣叶腱索都断裂[56,57,106]。

功能性和缺血性二尖瓣反流

功能性二尖瓣反流(FMR)由左心室功能不全和扩张同时伴或不伴瓣环扩张而引起的瓣叶对合不全所致(例如扩张性心脏病或缺血性心脏病),并被称为继发性二尖瓣关闭不全[80,113-116,125]。严重慢性左室容量超负荷所引起的左心室收缩功能不全和心室扩张也可能伴有二尖瓣反流。最常见的病因是非缺血性心肌病,但它的病因并不清楚或者是原发性的。第二常见的病因是晚期瓣膜性疾病。由扩张性心肌病所引起的心衰患者中,有40%会有FMR[116]。

IMR是FMR中的一种,随着人口年龄的不断增长和更多的急性心肌梗死的患者存活下来,这种疾病也越来越常见。在急性心肌梗死的患者中,前壁心梗的患者IMR发生率约15%,而下壁心梗IMR的发生率升至40%[56,57,130]。一般来说,二尖瓣反流的严重程度与收缩功能缺损或失调的左室壁面积大小有关。IMR的病理生理改变包括:全部或局部左室功能或形态的改变,二尖瓣瓣环形态的变化,瓣叶的异常活动和对合不良,乳头肌间距的增加以及乳头肌解剖结构的异常,这导致心尖对瓣叶的牵拉,从而出现收缩期瓣叶活动受限(Ⅲb型)[110,113,114,130-139]。在IMR中,由于组成瓣膜-心室复合体的结构相互依赖,其中任何结构出现异常,例如左室收缩功能和形态、瓣环活动和形态以及乳头肌和腱索的关系等出现了异常,都可导致二尖瓣反流。

左室收缩功能和形态　尽管下壁心肌梗死时左室的扩张和功能障碍不如前壁受累时那么显著,但是下壁梗死的患者其二尖瓣反流的发生率和严重程度都比较高[56,57,130,132,134]。随着时间的延长,由于左室扩张以及缺血性事件后其形态发生改变(心梗后重构),IMR的程度不断进展[115,134,140]。形态的改变与心室重构有关,例如后内侧乳头肌在外侧轴上发生移位,可导致瓣叶受牵拉,这是因为前瓣环中点到后内侧乳头肌的距离增大而且瓣环直径也扩大了[115,135,136,140]。在心室水平,相比于没有IMR的心肌梗死,伴有IMR的心肌梗死其反常运动会更加明显[141]。这些异常可能与左室扩张得更多有关,而这可能会减少产生反常运动时纤维短缩作用。左室扭转和重构发生的改变可能是慢性IMR中"心室病变"的一部分,这增加了心肌耗氧量,对心脏效能产生负面影响,引起舒张早期充盈障碍[141]。另外,对于亚急性IMR(少于7周),合并轻度二尖瓣反流与合并严重二尖瓣反流的相比,其左室舒张末期容积的增加是相同的,但它的舒张末期和收缩早期重构张力都没发生变化,包括收缩期环周方向、纵向和径向的张力。这些发现对左心功能不

全的细胞内(心肌细胞)机制提出了挑战[142]。事实上,心外膜下剪切力的不同提示纤维间相互作用的改变可能有重要意义,而机械性损害可能发生于细胞骨架内的纤维和微管结构之间的细胞外基质内,使得左室壁增厚的同时伴有心肌细胞的缩短[142]。

瓣环形态　在IMR中,可能存在瓣环面积增大、瓣环伸长(同时累及瓣环的前后部分)、隔前瓣环距离(也称为前后轴,它与瓣叶对合线垂直)增大、后内侧乳头肌外侧移位以及后瓣叶受心尖部的牵拉而使其关闭活动受限,所有以上这些都与瓣叶对合不良有关[132,133,135,136](图34-11)。隔前瓣环的扩张和左室收缩功能的减弱决定了收缩期二尖瓣的面积,可以提示IMR的严重程度[132]。下壁心肌梗死后左室的扩张和瓣环的增大,使得二尖瓣关闭时需要瓣叶覆盖更多的面积,超过了正常的瓣膜储备能力,当瓣叶受到心尖部牵拉时导致瓣叶关闭受限,这种情况会更严重。另外,正常瓣环为马鞍形,并在收缩期变得明显。这种现象的消失,提示了维持马鞍样外形与瓣膜功能之

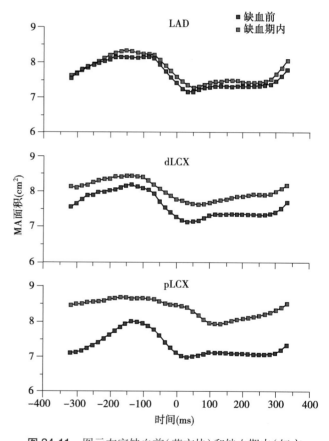

图34-11　图示左室缺血前(蓝方块)和缺血期内(红方块)的平均二尖瓣瓣环面积(cm²),该模型为球囊封堵左前降支(顶部)、第二钝缘支远端(中部)和第二钝缘支近端(底部)造成左室缺血。图中显示了以舒张末期(t=0)为中心的650ms时间间隔。dLCx,第二钝缘动脉远端;pLCx,第二钝缘支近端;LAD,左前降支;MA,二尖瓣环;pLCx,第二钝缘支近端(Reproduced with permission from Timek TA, Lai DT, Tibayan F, et al: Ischemia in three left ventricular regions: Insights into the pathogenesis of acute ischemic mitral regurgitation, *J Thorac Cardiovasc Surg*. 2003 Mar;125(3):559-569.)

间的联系[132,143,144]。此外,对于 IMR 的患者,前后瓣环周长和瓣环瓣口面积(可达 9.1cm²,而正常为 5.7cm²)都会增加,同时三角区(前瓣环)的瓣环距离也会增加,而瓣环的活动受到限制[136]。

瓣叶活动和形态 实验中发现,由左旋支动脉闭塞引起的急性 IMR 会导致收缩早期的瓣叶关闭延迟(称为"瓣叶徘徊"),还会引起全射血期内瓣叶的三个对合位置上边缘分离度增加,这三个位置分别是靠近前交界处、瓣中央以及近后交界处[131,133]。另外,后瓣叶的中央扇叶向外侧移位,显示出扇叶间的对合不良,而这由于隔前瓣环扩张的机械性因素导致的,并可在特定情况下导致 IMR[139]。临床上,慢性 IMR 中,后瓣叶会受到心尖部收缩的牵拉,从而阻碍瓣的完全关闭。由于前叶的"假性脱垂",这种瓣叶限制导致向后向的偏心 MR 反流束。慢性 IMR 也同样会合并后瓣叶向后侧移位以及两瓣叶向外侧移位。当对每一个瓣叶边缘的位置进行单独分析时,我们发现,在发生下壁心梗后,前瓣叶并不向心尖侧移位,但是当病变时间较长并有进一步重构时,就会发生心尖部对此瓣叶的牵拉[135]。使用超声心动来测量瓣叶牵拉高度的一个可靠的方法就是测量乳头肌顶点到前瓣环鞍角的距离;左室舒张末期容积和牵拉高度呈弱相关性[145]。最近人群观察性研究结果显示,在一些 IMR/FMR 的患者中,瓣口面积的增大使得瓣叶通过代偿性的生长或延伸以及增厚来减少二尖瓣反流量。然而在另一些研究中,并没有发现瓣叶会增大,也不会在增大的瓣中进行正常的对合,这会导致更多的反流[146]。

在过去,FMR 患者的瓣叶形态被认为是正常的,但进一步的分析显示瓣叶的生化指标有改变,当心脏大小改变后细胞外基质也发生变化[147,148]。对在移植中所获得的受体心脏进行分析发现,相比于尸检对照的瓣叶,这种二尖瓣瓣叶中 DNA 增加了 78%,黏多糖增加了 59%,胶原增加了 15%,但水分减少了 7%[147,148]。从衰竭的心脏上,以放射状和环形方向切下二尖瓣前叶,结果发现其中 50%~61% 变得更硬而没有黏性[148]。实验发现,心动过速诱导的心肌病,心脏明显异质化重构,伴有二尖瓣瓣叶胶原的增加和弹性纤维的下降,以及成肌纤维的表达[149]。因此,心衰的病例中,二尖瓣瓣叶的内在结构属性已经发生了改变,这说明持续扩张和纤维化的组织不能伸展得足够长来覆盖住瓣口,而就这些患者而言,二尖瓣反流就不是单纯功能性的了[147,148]。

乳头肌和腱索的关系 在整个心动周期中,正常心脏的乳头肌-瓣环距离在左室长轴方向保持相对的恒定[114]。但是,在急性缺血期,这一距离发生了变化,反映出乳头肌的位置相对于二尖瓣瓣环发生了改变。这可引起收缩期心尖部对瓣叶的牵拉[110,114,135,149,150]。在回旋支动脉近端闭塞引起 IMR 的羊模型中,乳头肌间距离和左室舒张末期容积均增加。二尖瓣瓣环面积也增加了。而在全射血期和收缩末期,乳头肌顶端朝远离隔侧瓣环的方向移位[135,149]。后内侧乳头肌顶端移位的原因可能是,缺血的乳头肌不能在收缩期内缩短而一直保持延长的状态,以及乳头肌对应的左室壁由于缺血而出现运动障碍。由在绵羊中,即使出现后侧乳头肌向心尖部和后侧移位,也不会出现严重的 IMR,所以在此基础上如果后内侧乳头肌发生了向外侧的移位,就会成为发展为 IMR 的主要原因[135]。在后外侧壁缺血的情况下,从乳头肌尖端到中隔瓣环的距离增大是影响二尖瓣反流面积和容积的重要决定因素[130,135]。没有发生缺血的前外侧乳头肌也会对瓣叶受到心尖部的牵拉起到一定作用,因为这一乳头肌在收缩末期时相对于基线是向心尖部移位了。在有二尖瓣反流的羊中,后内侧乳头肌的牵拽距离、乳头肌厚度以及乳头肌角度都没有改变,而前外侧乳头肌厚度和乳头肌角度减少了,同时射血分数也降低了[149]。换句话说,如果只是单独某一个乳头肌的收缩期短缩功能减低了,是不会导致二尖瓣反流的。因此,之前认为乳头肌功能障碍导致 IMR 的说法是不准确的。事实上相反,乳头肌的功能障碍能减少二尖瓣反流,这是因为基底部下的缺血可减少对瓣叶的牵拉,从而改善瓣叶的对合[151]。乳头肌下方的左室壁进一步受损之后才会发生瓣膜功能障碍。最终,在由实验模拟的左室后壁缺血而导致的急性 IMR 中,由于腱索和瓣叶受到二尖瓣中没有发生缺血的交界部分的牵拽,而降低了腱索的张力和缺血的交界区的相对脱垂程度[137]。根据缺血性心脏病患者的心脏 MRI 来看,乳头肌间距侧向缩短的丧失会束缚了瓣叶的边缘,并妨碍它们在收缩期的闭合,最终导致二尖瓣反流[150]。因此,同时伴有收缩期瓣环扩张和形状改变以及后内侧(也可能是前外侧)乳头肌的位置和运动发生变化时,才导致急性下壁或前外侧壁缺血期间瓣叶对合不完全以及 IMR 的发生。

乳头肌的缺血与断裂 在缺血性心肌病的患者中,乳头肌功能障碍被认为会导致二尖瓣反流,尽管它在 IMR 中的作用还存有疑问[41,43,56,57,114,135,149,151]。乳头肌对缺血很敏感,急性缺血时后乳头肌(63% 的病例仅由后降支供血)比前乳头肌(71% 的病例由左前降支和回旋支共同供血)更易受损[41,43]。因此在下壁心肌梗死后,由心梗导致的乳头肌功能障碍更多见于后内侧乳头肌。尽管复杂的心梗可并发乳头肌坏死,但很少发生乳头肌断裂。如果乳头肌完全断裂,患者常因重度二尖瓣反流和左心室泵功能衰竭而死亡。只有乳头肌一个或两个分支断裂,二尖瓣反流相对较轻,患者才可能存活足够长的时间被送到手术室中。乳头肌断裂常见于心肌梗死后 2~7 天,如不急诊手术,约 50%~70% 患者在 24 小时内死亡[152,153]。

风湿性疾病

尽管在美国风湿热已明显减少,但在它发展中国家仍是二尖瓣反流的常见病因[41,56-58.105-107,154]。风湿热为何一部分引起瓣膜狭窄而另一部分则出现反流,其原因至今还不清楚。单纯二尖瓣反流与狭窄的病理解剖改变不同。在慢性风湿性二尖瓣反流中,瓣叶呈弥漫性纤维增厚,伴少许钙化沉积,交界多无融合改变。腱索常无特别明显的增粗或融合[56-58]。可伴腱索缩短、乳头肌纤维浸润性改变以及瓣环后内侧部分的不对称性扩大。风湿热首次发作期间(平均为 9 岁),患者可能发展为急性二尖瓣反流,这更多的是与瓣环扩张和二尖瓣前叶或后叶的脱垂有关[58,154]。有前瓣叶脱垂的患者可通过药物治疗来改善症状,而后瓣叶脱垂的患者药物治疗效果不尽如人意,常需要早期手术修复[154]。

二尖瓣瓣环钙化

二尖瓣瓣环钙化是一种多发生于老年人的退行性疾病,好发年龄为 60 岁以上,女性比男性多见[41,64]。二尖瓣瓣环钙化的病变机制尚不明确,可能是应力作用的结果;与高血压、肥厚性心肌病和主动脉狭窄等疾病相关,偶尔也与晚期 Barlow 病有关。其他一些诱发因素包括慢性肾衰竭和糖尿病。约 50% 严重二尖瓣瓣环钙化的患者同时存在主动脉瓣钙化。

二尖瓣瓣环钙化大体形态各式各样,小到局部斑块,大到瓣环和瓣叶上2cm厚的硬性条状斑块[64]。钙化通常最早发生于后瓣环的中间部分,随着疾病的进展,瓣叶上移变形,腱索随之拉长,在整个后瓣环周围出现硬的弧形条状钙化,外形可以是马蹄形,或者围绕整个二尖瓣瓣口形成整圆形的钙化斑。钙化沉积可侵及左室心肌和传导系统,引起房室和/或室内传导阻滞,瓣环钙化可引起二尖瓣瓣叶的移位和固定(从而妨碍它们在收缩期正常对合),或降低瓣环收缩前期环状收缩运动[64]。随着二尖瓣反流程度的不断加重,左室容量超负荷可诱发心脏衰竭。另外,如果瓣环的钙化斑非常多或者易碎,就可能出现体循环栓塞。

血流动力学

急性二尖瓣反流与慢性二尖瓣反流的病理生理存在明显差异。急性二尖瓣反流可由自发性腱索断裂、心肌缺血或梗死、感染性心内膜炎和胸部外伤导致[41,129,152,153]。急性二尖瓣关闭不全的临床表现主要受左心房和肺血管系统顺应性的影响。对于大小正常而顺应性相对较低的左心房,急性二尖瓣反流可引起左房压升高,很快导致肺水肿。慢性二尖瓣反流的患者不会出现这种情况,长时间的代偿增加了左房和肺静脉床的顺应性,使得很多年内都不会出现肺淤血的症状。

在二尖瓣反流的病例中,由于二尖瓣瓣口与左室流出道平行,导致左室排空阻力减小[41,70,155]。二尖瓣反流量取决于左房室收缩期压力差的平方根、反流的持续时间和有效反流口径(effective regurgitant orifice,ERO)[41,145,156,157]。有效反流口径在超声心动上的测定方法是,使用二维彩色多普勒成像测量流颈(反流束最窄处的宽度)的横截面积和近端等速面的面积(proximal isovelocity surface area,PISA),或者使用持续多普勒来测量反流容积与反流时间-速率积分的比值[145,158]。血液反流至左房使左房压升高而减少前向心排血量。左房压甚至在舒张末期仍然升高(一过性5~10mmHg的跨瓣压差),这代表功能性压差使得舒张期左室充盈速率增加。

如果二尖瓣瓣环没有硬化病变,各种诊断性或治疗性手段都能改变ERO的大小。心脏负荷的变化(升高的前后负荷)和收缩力的下降可引起左室扩张和ERO扩大[159]。当通过药物治疗使得左室变小时(如地高辛、利尿药,以及最重要的血管扩张药物),ERO和反流量均减少[160,161]。应用正性肌力药物如多巴胺进行负荷心脏超声心动检查时,FMR和IMR的患者ERO减小,二尖瓣反流减轻,这是因为左室收缩增强引起收缩期开始时(舒张末期)和全收缩期内左室腔的减小[162]。

心室的适应

二尖瓣反流引起的前负荷增加会提高左室射血,这是因为穿过二尖瓣的反向血流使心室前负荷增加而后负荷正常或下降。根据心脏能量学,二尖瓣反流的患者,左心室阻抗减小,使更多的收缩能量用于心肌纤维缩短,而心肌张力增加的耗能相对较少[41,155]。而由于心肌纤维缩短所需的心肌氧耗比张力(或压力)增加和心率等其他因素要少,因此二尖瓣反流的心肌耗氧量只轻度升高[155]。由于左室壁收缩期应力(左室后负荷)相对较低,其耗费于张力的能量也少,使心室能够通过增加

左室舒张末期容积来维持足够的前向输出量。后负荷降低的同时,前负荷(左心室舒张末期容积或左心室舒张末期室壁应力)的增加使慢性二尖瓣反流在出现严重临床症状前有较长的代偿期[41,163,164]。心室前负荷增加的基本反应是每搏排出量和每搏做功增加,但其有效的前向每搏输出量可能正常或低于正常。左心室前负荷增大最终引起左室的扩张和形状的改变,由于左室舒张末期室壁应力慢性升高,导致肌小节串联样增加,使其形状重构后接近于球型[163,164]。这个过程与长期过高的压力负荷(收缩期室壁应力升高)引起的左室肥厚相反,它会导致肌小节呈平行增加。慢性二尖瓣反流可致左室质量增加,然而,心室肥厚的程度与心腔扩大的程度相关,这使得左室质量与舒张末期容积的比率仍保持在正常范围内(与左室压力负荷过多的患者的情况不同)[165-167]。长期左室容量负荷过重会伴有肌纤维细胞长度的增加和肌纤维容量的减少,而这会导致心肌收缩障碍[164,165]。最基本的改变是同时存在肌纤维的丢失和心室泵功能进行性减退时心肌无明显肥厚性代偿。这是由于肌细胞本身的缺陷,但细胞外基质的改变也起到了一定的作用[142,168]。相反,在急性二尖瓣反流中,左室质量与舒张末期容积的比率是降低的,因为心室腔迅速扩大,而左心室壁很快变薄;其左室舒张末期容积的扩大表现为长度——张力曲线上肌小节长度的增加[164]。

随着二尖瓣反流的缓慢进展,在最初的代偿期后,左室收缩力开始出现进行性减退。[166-169]但是由于收缩期阻抗小,即使收缩力严重减退,那些反映左室收缩功能的射血期指数,例如射血分数(ejection fraction,EF)、每搏输出量和纤维周长短缩百分比(fractional circumferential fiber shortening,%FSc),仍可能是正常的[168,170,171]。EF低于55%~60%或%FSc低于28%的严重二尖瓣反流患者,说明其心肌功能障碍非常严重。各项常用的反映左心室射血功能的指标,如EF、%FSc、心排血量、每搏输出量、每搏做功等,都因左心室前后负荷的改变而受影响。

由于在二尖瓣反流中,左室负荷出现了异常,反映左室收缩力与负荷无关的指标[例如收缩末期压力-容积关系(end-systolic pressure-volume relationship,ESPVR)推导而得出的收缩末期弹性回缩率],或算上前负荷再充盈搏功(preload recruitable stroke work,PRSW;也称为线性化Frank-Starling关系)是评估左室收缩功能和力学特性的首选指标[166-169,172,173]。在慢性二尖瓣反流的病例中出现心脏的肥厚和扩张,在这种情况下收缩末期回缩率的评价效用就变得很有限,因为左室腔的形状和大小都改变了。在这些情况下,就有必要使用收缩末期压力—容积关系指标。使用收缩末期回缩率或压力-容积数据时还有一个问题,即二尖瓣反流的患者其收缩末期和射血末期时间概念并不一致。射血末期的定义为左室容积最小的时候,而收缩末期是指左室回缩弹性达到最大值的瞬间。由于收缩末期与最小心室容积在时间上有间隔,射血末期压力-容积关系与使用等时法得出的最大回缩率并无相关性[172]。收缩末期直径或左室收缩末期容积(left ventricle end-systolic volume,LVESV)并不取决于左室负荷情况,而更多的是取决于射血分数,因此EF是评价左室收缩功能一个很好的指标。LVESV的变化与后负荷线性相关,与收缩状态相关[169,174-176]。LVESV越大,左室收缩功能越差。根据心室腔的形态、室壁厚度和后负荷(例如,收缩末期室壁应力)以及体型来修正LVESV[左室收

缩末期容积指数（left ventricle end-systolic volume index,LVES-VI）]可作为评估左室收缩功能很好的指标,而且它不受负荷状况及患者身材的影响[174,175]。因此,术前的 LVESV 或 LVESVI 比射血分数、舒张末期容积或舒张末期压力能更好地预测术后左室收缩功能和心源性死亡[176]。

在二尖瓣反流的试验模型中,根据反映左室收缩与负荷无关的指数,标准化的收缩期压力-容积和收缩期应力-容积关系在出现二尖瓣反流 3 个月后开始下降[166]。PRSW（每搏做功-左室舒张末期容积关系）和前负荷压力-容量面积（每搏做功与左心室压力-容积面积关系）也下降。与此同时,在相匹配的左室舒张末期容积中,从压力-容积面积到外在压力-容积面积的能量转化率也降低了。而且随病情进展,左心室-动脉耦合关系日益变得不协调。因而,心室负荷和血管总负荷（包括前向血流量和反流量）不匹配[166]。虽然主动脉总体的有效弹性（包括左心房和体循环）下降了,但是左心室收缩末期弹性下降得更多。因而左心室收缩力减弱了,同时整个左心室的动力和效率也降低,使左心室与动脉血管床之间的耦合关系出现不匹配[166]。另外,从急性演变为慢性二尖瓣反流（3 个月）的过程伴随着最大扭转变形从 6.3° 下降到 4.7°,而舒张早期左室回复度从 3.8° 下降到 −1.5°[177]。因为扭转是左心室平衡心肌纤维跨壁张力和氧需的一种机制,在慢性二尖瓣反流中,心室扭转的减弱在左心室功能不可逆进行性受损中发挥重要作用[177]。左心室因二尖瓣反流引起前向心排血量减少而扩张。心室的扩张使心内膜的长度和心外膜的半径趋于相等而引起扭转减弱。在羊的单纯二尖瓣反流模型中,对三维空间内跨壁心肌变形的分析中发现,跨壁张力的改变反映了 12 周时左室功能发生早期变化（这可能在出现整个左室功能障碍之前检测到）,但是 B 型钠尿肽或 PRSW 没有发生变化[178]。心肌纤维跨壁张力差与氧供需间不平衡的增加,导致了前向心排血量的进一步降低,引起左室进一步扩张,从而形成恶性循环。

在二尖瓣反流和心室扩张的演变过程中,由于总体每搏输出量增加使得舒张期流入到心室的血流也增加[179-182]。急性二尖瓣反流通过增加舒张早期的充盈率和减少心室腔僵硬性从而增加了左室舒张功能。尽管其他一些因素,如在等容舒张期的舒张回复力和左室舒张（产生左室吸力）也会对左室充盈产生影响,但舒张早期通过二尖瓣的血流主要是由左房-左室压力差来决定[179]。在舒张中晚期,急性二尖瓣反流患者的左室腔僵硬性下降（左室舒张期压力大小或压力-容积关系移动到了右边）使得左室平均压和左室舒张末期压力（以及张力）维持在正常范围内。在射血分数正常的慢性二尖瓣反流患者中,左室腔僵硬性同样很低,与急性二尖瓣反流时的情形相似。而在左室收缩功能降低的病例中,心室腔僵硬性通常是正常的[181]。总的来说,慢性二尖瓣反流导致左室收缩期收缩功能的减低,但使得舒张早期功能提高（证据是舒张早期充盈率增加而心室腔僵硬性下降）[182,183]。下降的心室腔僵硬性可能是由于心室形态改变（更加趋向球形或偏心性减小的外形）的结果;这种外形的改变会引起瓣环大小的改变以及乳头肌的移位[181,184]。尽管由于形态的改变,左室腔僵硬性下降了,但是左室心肌反而可能变得僵硬,这是心肌细胞肥厚和间质纤维化的结果[181,182]。

心房的适应

血液反流至左心房导致心房进行性扩大,左心房扩大的程度与二尖瓣反流的严重程度无直接相关性[74,155]。另外,二尖瓣反流中左心房 v 波的大小与左心房容积也无相关性。与二尖瓣狭窄的患者相比,二尖瓣反流病史长的患者,其左心房容积可能较大,但由于心房内无淤血,很少形成血栓和发生体循环栓塞[74,77]。二尖瓣反流患者的房颤发生率比二尖瓣狭窄患者要低[77]。

如果发生二尖瓣反流,那么左心房顺应性是决定血流动力学状态的重要因素[41,128,155,185]。由腱索断裂、乳头肌梗死或瓣叶穿孔所引起的突然出现的二尖瓣反流,其左心房顺应性正常或下降。左心房没有扩大,但其平均左房压和 v 波升高。左心房心肌逐渐肥厚,肺血管阻力增加。当二尖瓣反流转变为慢性并逐渐加重时,左心房顺应性随之升高,房壁纤维化,左房压仍然正常或仅有轻度升高[185]。肺动脉压和肺血管阻力一般保持在正常范围或仅略有升高。

肺部改变

因慢性二尖瓣反流合并左心房代偿性扩大和左心房压轻度升高,肺血管阻力往往没有显著增高。而急性二尖瓣反流的患者,左心房顺应性正常或轻度下降,左心房压急剧升高,早期可致肺血管阻力增加,并偶尔导致急性右心功能衰竭的发生[41,129]。慢性二尖瓣反流与二尖瓣狭窄不同,左心房压升高并不常见,因此很少发生急性肺水肿。然而对于 IMR 和心衰的患者,IMR 中急性肺水肿及血流动力学突然改变,会造成肺血管压力的升高[186]。活动诱发的 ERO、三尖瓣反流压差（估测肺动脉收缩压力）以及左室射血分数的改变都各自与肺水肿的进展相关[186]。从慢性二尖瓣反流的患者肺实质功能和呼吸力学的角度来看,肺活量（vital capacity,VC）、肺总容量（total lung capacity,TLC）、用力呼气量（forced expiratory volume,FEV）和 50% 肺活量时的最大呼气流速均有所下降[186];这些患者对乙酰甲胆碱激发也可能有阳性反应,由于长时间的肺淤血引起迷走神经张力增高,可导致支气管高反应性。

临床评价

轻中度二尖瓣反流的患者由于左心室对负荷升高的适应而长期无临床症状,并保持正常的前向心排血量。随着病程的逐渐进展,患者体力活动后逐渐出现心排血量下降和/或肺充血相关的症状,如体力下降、易疲劳、心悸、劳力性呼吸困难等。如在疾病的晚期出现右心衰竭,会发生肝功能减退、外周水肿和腹水,并伴有病情的快速恶化[187,188]。相反的,急性二尖瓣反流常伴有明显的突发性肺淤血和肺水肿。冠状动脉疾病的患者可表现为心肌缺血或梗死,并伴有二尖瓣反流。临床上急性乳头肌断裂的患者与梗死后室间隔穿孔的患者具有相似的表现[188,189]。

查体可发现心尖冲动增强并向下移位。心尖部的搏动强度反映左心室扩大的程度。在慢性二尖瓣反流的患者中,第一心音通常消失,第二心音可能呈单一性,或稍有分裂,也可为正常分裂或因左心室射血阻力的下降而导致的分裂明显,以第二心音明显分裂最为常见,这与左心室收缩期缩短和主动脉瓣提前关闭有关[108,190]。由于快速充盈期跨二尖瓣的舒张期流量增加而可能导致第三心音出现奔马律。心尖部可闻及收缩期二尖瓣杂音，可以是中度粗糙的吹风样，或者是柔和的，并向腋窝和肩胛下角、左或右胸骨旁放射，少数向颈部和脊柱传导[190]。对于 FMR 或 IMR 的患者，收缩早期的杂音增强。后瓣叶一级腱索发生断裂时，二尖瓣反流束直接向上并冲击靠近主动脉根部的房间隔，这样产生的杂音可在胸骨右缘处闻及，并向颈部传导[190,191]。如果前瓣叶一级腱索发生断裂，反流束的方向靠外侧，而冲向左心房后壁，杂音可能向背部传导。尽管收缩期杂音的强度与二尖瓣反流的严重程度没有相关性，但闻及全收缩期杂音表明反流量较大。对于患有 Barlow 样瓣膜病变的年轻患者而言，在疾病的早期，其特点是能听到收缩中期的喀喇音，而后出现收缩晚期的杂音；由于瓣环和左室扩张，随着时间的推移，杂音可变为全收缩期，而收缩中期的喀喇音可消失。

长期二尖瓣中-重度反流的患者，其胸部 X 线片常表现为心脏增大，提示左心室和左心房扩大[123]。急性二尖瓣反流常常不合并心影的增大。与二尖瓣狭窄相比，二尖瓣反流胸部 X 线片肺淤血的改变相对不明显，但急性二尖瓣反流或慢性二尖瓣反流合并左心室衰竭时可有肺间质水肿表现。

心电图的改变没有特别的意义，取决于二尖瓣反流的病因、严重程度和病程长短[86,190]。疾病自然病程的晚期常出现房颤，并常导致症状的突然恶化。对于慢性二尖瓣反流的病例，左心室容量负荷过多可导致左心房和左心室扩张，并最终导致左室肥厚。有一半病例有左心室肥厚或扩大的心电图表现，15%因肺血管阻力升高而有右心室肥厚表现，5%有左右心室同时肥厚的表现[86]。动态心电图或事件监测可发现室性心律失常，这尤其见于左心室收缩功能障碍的患者。急性二尖瓣反流患者，左心房和/或心室扩张可能不明显，心电图常正常或仅有非特异性的表现，包括窦性心动过速或 ST-T 改变[86]。当有急性下壁心肌梗死或心肌缺血而导致急性二尖瓣反流时，常在下壁导联中发现心肌缺血或梗死的表现，还常见 I 度房室传导阻滞。

大多数二尖瓣脱垂病例，尤其是无症状患者，静息时心电图正常[86,126]。而有症状者，下壁导联中，可发现各种 ST-T 改变，包括 T 波倒置，有时出现 ST 段压低[121,126]。也可以发现 QTc 延长。动态心电图可见各种心律失常，包括房性期前收缩、室上性心动过速、房室传导阻滞、心动过缓和室性期前收缩[126]。14%以上病例存在房性心律失常，30%存在室性心律失常[86,126]。

经胸超声心动图（TTE）是瓣膜性心脏病的主要诊断方法。对于慢性二尖瓣反流的患者，TTE 可用于随访左房和左室扩张的进展程度以及二尖瓣反流量和瓣叶形态的改变[3,41,89,108,192,193]。超声心动图可以明确瓣叶和腱索形态与功能，包括瓣膜黏液性退行性变是否合并瓣叶脱垂、收缩期瓣叶活动受限（在 IMR 中）或舒张期开放活动受限（在风湿性瓣膜病中）、由于瓣环扩张或风湿性瓣膜炎（瓣下结构融合）导致的对合不良以及心内膜炎导致的瓣叶破坏[3,41,87,89,158,193]（图 34-12）。使用二维彩色多普勒超声心动图评估二尖瓣反流的程度，可以观察到反流束紊乱的反向流动，以及它的起源、范围、方向和流速[87,158,193]。腱索断裂和延长引起瓣叶漂移，其特征是瓣叶顶部过度活动超过瓣叶对合区而突入左心房。可以发现心肌梗死后的乳头肌断裂和瓣环扩大（图 34-13）。对于 IMR

或 FMR 患者，使用超声心动图可以对收缩期心尖部对瓣叶牵拉、遮盖面积和高度以及瓣叶开放角度进行量化，包括缺血性心肌病和原发性扩张性心肌病的病理解剖区别[145,156,158,194]（图 34-14）。当反流束部分或全部由瓣环扩大所引起时，通常在隔-外侧平面上可以测量前后瓣叶的对合高度。

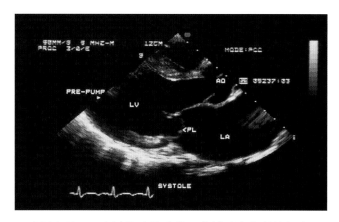

图 34-12 二尖瓣松弛导致的二尖瓣反流患者的超声心动图（长轴）。瓣叶在收缩期翻转到了左房内

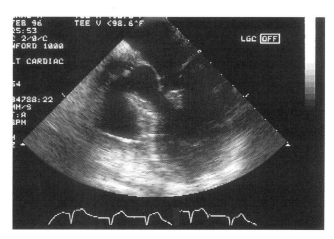

图 34-13 乳头肌断裂导致的二尖瓣反流患者的超声心动图（双腔心截面）

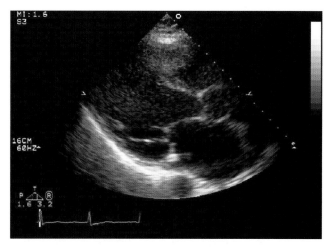

图 34-14 缺血性二尖瓣反流和收缩期心尖部瓣叶牵拽患者的超声心动图

在二尖瓣反流中,使用二维彩色多普勒超声心动图可以评估 ERO 和反流量[145,157,158]。梅奥诊所一项纳入二尖瓣反流患者的研究指出,ERO 是重要的临床结果预测指标,并逐渐成为无症状二尖瓣脱垂患者行二尖瓣修复术手术时机的指标[157]。然而,使用 ERO 和反流量来对二尖瓣反流程度进行精确量化,还需要一定的时间,而且可能不适合所有的机构。通过计算二尖瓣和主动脉瓣的每搏输出量可以评估血流动力学或对二尖瓣反流的严重程度进行半量化评估,而反流量就等于上述两种每搏输出量的差值。心脏 MRI 是一种精确的方法,可以通过比较左右心的血流量来测量反流量和反流分数[92,195,196]。

反流束出现的时间可以帮助临床医生分辨出造成二尖瓣反流的病因,推断有关左室容积负荷过多导致血流动力学整体负担加重的信息,以及预测二尖瓣修复术的成功率和维持手术效果的时间[145,156-158,194]。IMR 主要是收缩早期的反流,FMR 的反流出现在收缩早期和中期(可以是双期),而脱垂与收缩晚期的反流相关。尽管使用脉冲波和持续波多普勒超声来探测二尖瓣反流时间已经有很多年了,但由于 M 型彩色多普勒超声心动的再次兴起使得对于二尖瓣反流时间的判断被更多的人所认可,这种方法比二维彩色多普勒超声心动有更高的时间分辨率(取样频率)。心外科医生应认真学习 M 型彩色多普勒成像技术,因为反流束出现的时间能提供有关二尖瓣反流病因的信息。

TTE 通常足够获取诊断所需的信息,但是由于患者的体型或严重的肺气肿而不能获得高质量的 TTE 图像时,经食管超声心动(TEE)可以获得更优质的图像,而且它能发现额外的解剖或病理生理信息,包括瓣膜病理解剖的详细情况以及反流束的病因、起源、方向、时间和严重程度[3,41,108,121,158,192,193,197]。TEE 能够检测出小的二尖瓣赘生物、断裂的腱索、瓣叶穿孔或裂隙、钙化以及其他炎性改变,并适用于瓣环或瓣叶发生钙化的患者。对于之前行主动脉瓣置换术后出现二尖瓣反流的病例,适合使用 TEE,因为 TTE 检查时会有伪影。尽管术中 TEE 是二尖瓣修复术必不可少的检查手段,但是它有很多局限性。因全身麻醉导致血管的无负荷效应(血管扩张),使其会低估二尖瓣反流的严重程度[198,199]。对于二尖瓣反流量多少的判断应基于患者清醒时的 TTE 检查结果,因为此时患者有正常的动态血压。这一概念对于 IMR 患者同样重要,在术前对二尖瓣反流的程度进行全面评估以决定是否在行冠状动脉旁路移植术的同期行二尖瓣手术。对于因麻醉效应导致二尖瓣反流程度被低估的患者,有必要采用术中 TEE 激发试验,以帮助决定手术方式。方法是给予血管收缩药物,同时伴或不伴液体输入。试验通过增加前后负荷模拟患者在正常清醒或运动状态下的血流动力学情况[198,199]。前后负荷增加的方法是,在建立体外循环经主动脉插管后,通过血泵快速的补充容量使肺毛细血管楔压达到 15~18mmHg。如果没有出现严重的二尖瓣反流,那么经静脉注射去氧肾上腺素使动脉收缩压上至升至 130~150mmHg 以增加后负荷。如果两次试验结果均为阴性,或虽然诱导出二尖瓣反流,但反流与新的局部左心室壁收缩活动异常有关(也就是说,反流是由存活心肌的急性缺血所导致的),那么无需探

查二尖瓣,因为如果下壁心肌存活的话,单纯冠状动脉血运重建就足够了。如试验证实二尖瓣存在中至重度反流,则需要探查二尖瓣,在冠状动脉血运重建的同时常常需行二尖瓣修复术。

实时三维超声心动图有助于先天性和后天性瓣膜病的可视化诊断[3,108,121,194,200,201](图 34-15)。对于二尖瓣反流的患者,这种方法能够很好地描述反流血流的动力学机制。在三维图像上加入彩色血流多普勒可以提高诊断,并能提高对反流性瓣膜病变的量化分析[3,121]。另外,三维超声心动可对 IMR 患者的二尖瓣瓣叶和瓣环的异常形态和二尖瓣瓣叶顶部的最高位置进行细致观察,并能对二尖瓣顶部和瓣环畸形进行定量检查[3,121,194,201]。实时三维彩色多普勒超声心动图可以直接测量流颈面积[3,200]。然而,使用彩色多普勒超声心动图无法直接对病变处的二尖瓣反流血流进行定量检查,因为高速血流产生图像干扰。可以使用去干扰的彩色多普勒检查流颈处的血流,并能检查二尖瓣反流的严重程度。现有的系统很容易应用这种新技术,以此来测定反流血流容积和反流分数[3,200]。

心导管检查和冠状动脉造影很少用于二尖瓣反流的患者,对于二尖瓣脱垂或 IMR 的老年患者,在二尖瓣修复术以前行造影来明确冠状动脉的解剖情况,也应比较谨慎[41,85,163]。其他一些技术,如计算二尖瓣反流分数(根据造影测定的整个左心室每搏输出量与按 Fick 法测定的有效前向每搏输出量之间的差值来得出反流量)。也有局限性。通过测定静息时和运动时(仰卧位蹬自行车)肺动脉压力和心排血量,右心导管检查偶尔也可用于鉴别表现为左室扩张和轻度二尖瓣反流的原发性心肌病患者(这些患者不太可能从二尖瓣手术中获益),以及对一些没有症状的严重二尖瓣反流患者,可用来检查他们是否发展为运动状态下的肺动脉高压。

心脏磁共振检查可以用于心血管系统检查,包括了解心脏的结构和功能[92,108,150,195,196,202]。特殊的 MRI 技术,如相位对比流速测量、平面测量或实时彩色血流 MRI 可以对二尖瓣反流进行定性诊断和定量测定。能明确是否存在二尖瓣反流,并能评估左心室容积和二尖瓣反流分数,以及获得有关二尖瓣和冠状动脉解剖的信息。MRI 可以直接测定二尖瓣反流的严重程度。MRI 通过测量解剖二尖瓣反流病变的面积来量化二尖瓣反流的程度,与心导管检查和超声心动图有很好的一致性[196]。MRI 的禁忌证,例如起搏器或植入型除颤器、异常肥胖以及幽闭恐惧症等,限制了心脏 MRI 的广泛应用。多源 CT 作为一种新的成像技术,可以全面的评估心脏结构和功能,包括冠状动脉解剖,这种技术可以对瓣膜瓣叶、交界以及二尖瓣瓣环进行很好的观察[93]。它的局限性包括图像的噪点、在成像期间需要规则而缓慢的心律、需要时间进行后期的数据分析,以及放射性。

术后左心室功能与手术结果

概述

成功的二尖瓣修复术或置换术通常可以实现临床症状的改善、前向每搏输出量的增加而总体每搏输出量下降、左室舒

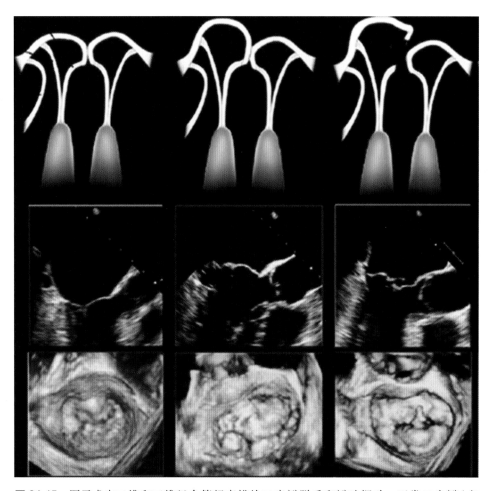

图 34-15　图示术中二维和三维经食管超声描绘二尖瓣脱垂和瓣叶摆动。正常二尖瓣（左图）、二尖瓣脱垂（P1,中图）和摆动的二尖瓣（P2,右图）的示意图（上排），以及相应的二维以及三维经食管超声图像,观察的方法为:食管中央长轴二维经食管超声成像（中排）,以及从左房方向观察到的实时三维经食管超声立体图像（下排）（Reproduced with permission from O'Gara P,Sugeng L,Lang R,et al:The role of imaging in chronic degenerative mitral regurgitation,*JACC Cardiovasc Imaging*.2008 Mar;1(2):221-237.）

张末期容积变小以及左室肥厚的改善[80,97,119,203-207]。对二尖瓣反流的矫正可保持左室的收缩功能,特别适合术前射血分数正常的患者（心室只有轻度扩张）,以及没有冠状动脉疾病的患者。另一方面,术前左室功能障碍的患者,术后左室收缩功能不一定改善。LVESVI>30mL/m² 者术后左室功能减低[176,234]。因此,慢性二尖瓣反流的患者在 LVESVI 超过 40~50mL/m² 之前或当左室收缩末期直径达到了 4cm 时就应考虑行二尖瓣手术,这与 2014 年美国心脏病学院/美国心脏协会（ACC/AHA）的指南相一致[80,176]（图 34-16）。增加手术风险的重要因素包括老龄、较高的 NYHA 功能分级、合并冠状动脉疾病、左室舒张末期压力升高、左室舒张末期容积指数升高、左室收缩末期应力指数下降、静息时射血分数减低、短缩指数减低、心脏指数减少、毛细血管楔压或右室舒张末期压力升高、同期行其他手术以及之前有心脏手术病史[176,208-212]。

对于慢性二尖瓣反流行二尖瓣置换术后射血分数的下降,以往认为这是由于血流在收缩早期进入左心房的低阻通道被关闭以及外科切除了瓣下结构所导致的左室后负荷增加所导致。使用球形数学模型研究左心室舒张末期直径、收缩期室壁

应力和射血分数之间关系,结果证实术后收缩期室壁应力的变化与心室腔大小的改变直接相关,同时发现二尖瓣置换术保留腱索的技术可以使术后左心室后负荷降低[213]。虽然非缺血性二尖瓣反流术后运动表现显示,患者的症状得到改善,但术后 7 个月时的心肺运动负荷试验结果与术前相比并无好转,而异常激活的神经体液调节仍然存在,这可能反映左心室收缩功能没有完全恢复[214]。考虑到长期临床结果,能够提示术后心功能恶化的危险因素包括:左室舒张末期直径增加、左室收缩末期直径增加、LVESV 升高、短缩分数减低、左室 ESS 指数下降、左房体积增大、收缩末期左室壁厚度与心室腔直径的比值下降,以及合并有冠状动脉疾病[176,211,215-217]。

原发性二尖瓣反流

Mayo Clinic 集中研究了无症状患者的原发性二尖瓣反流程度。1991—2000 年,有 456 名超声诊断为轻度全收缩期二尖瓣反流的无症状的患者被纳入一项回顾性研究中[151]。在入选时,基线射血分数为 70%,左室收缩末期直径为（3.4±6）cm,左室舒张末期直径为（5.6±8）cm,LVESVI 为（33±130）mL/m²,反流量为（66±40）mL/搏。由负责的内科医生来决定治疗方式,

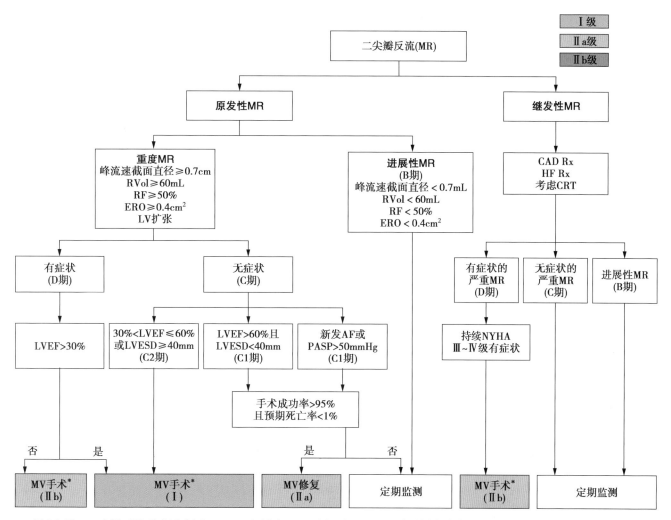

图 34-16　二尖瓣反流手术适应证。AF,心房颤动;CAD,冠心病;CRT,心脏再同步治疗;ERO,有效反流口;HF,心力衰竭;LV,左心室;LVEF,左心室射血分数;LVESD,左心室收缩末期内径;MR,二尖瓣反流;MV,二尖瓣;MVR,二尖瓣置换术;NY-HA,纽约心脏协会;PASP,肺动脉收缩压;RF,反流分数;RVol,反流容积;Rx,治疗。* 若条件允许,二尖瓣修补术优于二尖瓣置换术(Reproduced with permission from Nishimura RA,Otto CM,Bonow RO,et al:2014 AHA/ACC guideline for the management of patients with valvular heart disease:a report of the American College of Cardiology/American Heart Association Task Force on Practice Guidelines,*J Thorac Cardiovasc Surg*. 2014 Jul;148(1):e1-e132.)

包括何时进行外科干预。在 5 年时,54% 的患者在接受平均(1.2±2)年的药物治疗之后行手术治疗,当时他们都出现了症状或者超声心动的检查结果不佳(基于 1998 年 ACC/AHA 指南)。在 230 名接受二尖瓣手术的患者中,91% 行瓣膜修复术,手术死亡率低于 1%。根据反流的程度对患者进行分层分析,分别根据反流量<3 060mL/搏、30~5 960mL/搏、≥60mL/搏,以及 ERO<20mm²、20~39mm²、≥40mm² 来定义轻度、中度和重度反流。对于接受药物治疗的患者,与美国人口普查寿命图表比较,中度反流(ERO 为 20~39mm²,66% 对 84%)和重度反流(ERO≥40mm²,58% 对 78%)的患者 5 年生存率要明显低于一般人群[157]。接受药物治疗的患者,其死亡的独立危险因素有老龄、糖尿病以及较大的 ERO。即使校正了年龄、性别、糖尿病、房颤以及射血分数等因素,ERO 仍然是生存率的预测指标。ERO 同样适用于预测心源性死亡和所有心脏事件。对于 ERO ≥40mm² 的患者,其 5 年的心源性死亡率为 36%,相比之下 ERO 在 20~39mm² 为 20%,而 ERO<20mm² 者仅为 3%。二

尖瓣手术是较低的死亡率、心源性死亡率以及心脏事件的独立决定因素,尤其对于 ERO 较高的患者[157]。这一重要的研究,它关注反流严重程度的和预后关系,而不是心室的反应,这就促使大家重新思考由脱垂引起的无症状二尖瓣反流患者的治疗方式。所有 ERO≥40mm² 的患者(除了老年人),虽然只有症状才能决定手术时机,但建议应该考虑早期行外科修复手术。ERO 在 20~39mm² 的患者,应该定期做超声心动图密切监测。对于 ERO 较小(<20mm²)的患者,接受药物治疗的患者不用过多的随访,药物治疗时心源性并发症的发生率很低。尽管这一研究提供了有价值的信息,但是未来有必要进行更大型的前瞻性试验来证实这一结果。然而,这些患者大部分为老年人,其瓣叶脱垂是由弹性纤维退行性变所致,与 Barlow 瓣的年轻患者不同。因此,这些建议不能直接安全地推广到患有 Barlow 二尖瓣病变或其他类型的二尖瓣反流的年轻患者。

在药物治疗下,涉及连枷样瓣叶病变的二尖瓣反流患者与较高的年死亡率(6.3%)相关。[120,218,219] 在这些患者中,二尖瓣

修复在大多数有经验的中心的患者上都是可行的,并提供良好的早期和晚期功能结果[80,119,219-221]。因为在该类患者中,与瓣膜置换相比,二尖瓣修复的并发症较少,手术死亡风险也较低,如果病理解剖被判断为有利于瓣膜置换,则应该在更早的疾病自然病史中考虑手术[80,111,119,120,215,218-220,222]。

2014 年 AHA/ACC 瓣膜指南为二尖瓣反流患者的临床决策引入了几个新概念[80]。对二尖瓣反流患者的评估目前包括以下临床阶段:①有二尖瓣反流风险,②进行性二尖瓣反流,③无症状的严重二尖瓣反流,④有症状的严重二尖瓣反流[80](表 34-1)。对于原发性二尖瓣反流患者(固有瓣叶病变)的反流程度以进行性反流(或 B 期)为定量标准,即反流宽度<0.7cm,反流量<60mL,反流分数<50% 以及 ERO<0.4cm²。重度反流标准包括反流宽度>0.7cm,反流量>60mL,反流分数>50%,ERO>0.4cm²。根据 2014 年 ACC/AHA 治疗指南,当

LVEF 为 30%~60% 或 LVESD>40mm(Ⅰ类证据)则所有慢性原发性而无症状的严重二尖瓣反流患者都应考虑手术;无症状患者若 LVEF>60% 且 LVESD<40mm 而经患者所在二尖瓣外科中心评估修复的可能性达 90% 且预计死亡率低于 1%,那么也考虑提前手术(Ⅱa 类证据)[80](图 34-16)。在 LVEF>63%、LVESD<39mm 的健康患者中,早期二尖瓣修复也可能导致术后长期左心室功能的保存[80,223]。AHA/ACC 2014 瓣膜指南针对慢性继发性二尖瓣反流(FMR 或 IMR)治疗也已经做出了修改(见下文)。

因为很多慢性二尖瓣反流的患者没有任何症状,因此,心肺运动试验被用于评估无症状的原发性二尖瓣反流患者[224,225]。一项纳入无症状重度二尖瓣反流患者的研究指出:当患者反流量为 68mL/搏且 ERO 为 35mm²,那么当中 19% 患者的功能储备会出现明显下降(定义为:84%或小于预期值)[224]。若将外来因素造成的患者功能储备降低的情况排除,则 14% 是

表 34-1　原发性二尖瓣反流的分期

分级	定义	瓣膜解剖结构	瓣膜血流动力学*	血流动力学结果	症状
A	MR 风险期	• 轻度二尖瓣脱垂而瓣叶对合正常 • 轻度瓣叶增厚及活动受限	• 无 MR 束或多普勒下少量的中心性反流面积<20% LA • 微小的反流宽度<0.3cm	无	无
B	MR 进展期	• 重度二尖瓣脱垂伴瓣叶对合正常 • 风湿性瓣膜改变合并瓣叶活动受限与中心对合不良 • 既往 IE 病变	• MR 中心流束达 20% 至 40% LA 或收缩晚期偏心 MR 流束 • 反流宽度<0.7cm • 反流容积<60mL • 反流分数<50% • ERO<0.40cm² • 造影分级 1~2+	• 轻度 LA 扩大 • 无 LV 扩大 • 肺动脉压力正常	无
C	无症状重度 MR	• 严重二尖瓣脱垂伴对合不良或连枷样变 • 风湿性瓣膜改变与瓣叶活动受限及中心对合不良 • 既往 IE 病变 • 放射性心脏病引起的瓣叶增厚	• MR 中心流束达 40%LA 或全收缩偏心 MR 流束 • 反流宽度>0.7cm • 反流容积>60mL • 反流分数>50% • ERO>0.40cm² • 造影分级 3~4+	• 中度或重度 LA 扩大 • LV 扩大 • 静息或活动下可及肺高压 • C1:LVEF>60% 及 LVESD<40mm • C2:LVEF≤60% 及 LVESD≥40mm	无
D	有症状重度 MR	• 严重二尖瓣脱垂伴对合不良或连枷样变 • 风湿性瓣膜改变与瓣叶活动受限及中心对合不良 • 既往 IE 病变 • 放射性心脏病引起的瓣叶增厚	• MR 中心流束达 40%LA 或全收缩偏心 MR 流束 • 反流宽度>0.7cm • 反流容积>60mL • 反流分数>50% • ERO>0.40cm² • 造影分级 3~4+	• 中度或重度 LA 扩大 • LV 扩大 • 出现肺高压	• 运动耐力下降 • 劳力性呼吸困难

ERO,有效反流口径;IE,感染性心内膜炎;LA,左心房;LV,左心室;LVEF,左心室射血分数;LVESD,左心室收缩末期内径;MR,二尖瓣反流。

*采用了多种瓣膜血流动力学标准评估 MR 的严重程度,但并不是每种分类的所有标准都适用于每个患者。MR 严重程度取决于数据质量和这些参数与其他临床证据的综合评估,可分为轻度、中度或重度。

Reproduced with permission from Nishimura RA,Otto CM,Bonow RO,et al:2014 AHA/ACC guideline for the management of patients with valvular heart disease:a report of the American College of Cardiology/American Heart Association Task Force on Practice Guidelines,*J Thorac Cardiovasc Surg.* 2014 Jul;148(1):e1-e132.

有功能储备减低的。功能储备减低的决定因素有,左室舒张功能减低、前向每搏容积减少以及房颤。ERO 对功能储备没有明显的影响[224]。因此,预测功能储备的降低的是慢性二尖瓣反流,而不是反流量的多少。我们根据 2 年的随访研究,并对年龄、ERO、性别和射血分数进行校正,结果显示 66% 的患者发生了不良事件或需要接受二尖瓣手术(相比之下,功能储备正常的只有 29%)[224]。与之前的研究一样,在先后接受二尖瓣手术以及运动负荷超声心动图的原发性二尖瓣反流患者中,较低的代谢当量与较差的长期预后相关[225]。在那些运动能力较佳的患者中,将二尖瓣手术推迟一年以上并不会对患者预后产生不利影响[225]。因此,有实质性二尖瓣反流的无症状患者应定期接受心肺运动试验,以检查是否存在亚临床的功能储备减退,对于那些运动耐量受损的患者,应考虑行修复手术。

即使对慢性二尖瓣反流患者施行了二尖瓣修复或者置换手术,部分患者由于心衰的症状而仍存在活动受限,其术后远期的结果也不理想。单纯二尖瓣反流手术后存活患者,其在 5 年、10 年和 14 年的充血性心衰发生率分别为 23%、33% 和 37%[226]。瓣膜修复手术并不能降低充血性心衰发生率。然而,使用充血性心衰和死亡作为共同的终点事件,发现相比于瓣膜置换术,瓣膜修复术在生存率上有优势。一旦出现充血性心衰,患者的生存率急剧下降,5 年生存率只有 44%。充血性心衰的病因包括左室功能障碍和瓣膜病变,前者出现 2/3 的患

者中,而后者出现在其余的 1/3 中。术后心衰的预测因素有,术前较低的射血分数、冠状动脉疾病以及较高的 NYHA 功能分级[226]。重要的是,术前心功能Ⅲ/Ⅳ级是术后中期和长期生存率下降的独立危险因素,而独立于其他所有基线指标[227]。

继发性二尖瓣反流

为了心肌梗死后患者进行风险分层,对继发性二尖瓣反流(例如 IMR)做定量分析以及分期是非常重要的[80,156,228-230](表 34-2)。梅奥医学中心的一份报告指出,接受药物治疗的患者,如果其在心肌梗死后晚期出现了 IMR,其 5 年死亡率远高于没有出现 IMR 的患者(62% 比 39%)[156]。IMR 合并左室收缩功能障碍的患者,其中期生存率与 ERO 和反流量负相关。ERO<20mm^2 的患者 5 年生存率为 47%,而 ERO≥20mm^2 者为 29%。反流量≥30mL/搏者 5 年生存率为 35%,而反流量<30mL/搏者为 44%。ERO<20mm^2 的 IMR 患者,其心源性死亡的相对风险比为 1.56,而 ERO>20mm^2 者为 2.38。当前 ERO 阈值的一半被应用于原发性二尖瓣反流患者,因此对于该阈值应用于继发 IMR 患者需要引起注意[156,157]在患有心梗的人群中同时患有 IMR 的患者出现充血性心力衰竭的发生率也较高[229]。在 5 年时,如果没有 IMR,充血性心衰的发生率为 18%,相比之下有 IMR 时其发生率为 53%。如果 ERO<20mm^2,充血性心衰的发生率为 46%,相比之下如 ERO≥20mm^2,其发生率为 68%[229]。

表 34-2 继发性二尖瓣反流的分期

分期	定义	瓣膜解剖结构	瓣膜血流动力学*	相关心脏表现	症状
A	MR 风险期	• 冠心病或心肌病患者瓣膜、腱索、瓣环正常	• 无 MR 反流或多普勒中心反流束<20% 左房面积 • 微小的反流宽度<0.3cm	• 左室大小正常或轻度扩大合并固定(梗死)或可诱发(缺血)的局部室壁运动异常 • 原发性心肌疾病合并左室扩张和收缩功能障碍	• 可能出现冠状动脉缺血或心衰的症状,而且对血管重建和适当的药物治疗有效
B	MR 进展期	• 局部室壁运动异常合并轻度二尖瓣叶牵拉 • 二尖瓣环扩大合并轻度瓣膜中心对合不良	• ERO<0.20cm^2† • 反流量<30mL • 反流分数<50%	• 局部室壁运动异常合并左室收缩功能减低 • 由于原发性心肌病变出现左室扩张和收缩功能障碍	• 可能出现冠状动脉缺血或心衰的症状,对血管重建和适当的药物治疗有效
C	无症状的重度 MR	• 局部室壁运动异常和/或左室扩张合并严重二尖瓣叶牵拉 • 二尖瓣环扩大合并严重瓣膜中心对合不良	• ERO≥0.20cm^2† • 反流量≥30mL • 反流分数≥50%	• 局部室壁运动异常合并左室收缩功能减低 • 由于原发性心肌疾病出现左室扩张和收缩功能障碍	• 可能出现冠状动脉缺血或心衰的症状,对血管重建和适当的药物治疗有效
D	有症状的重度 MR	• 局部室壁运动异常和/或左室扩张合并严重二尖瓣叶牵拉 • 二尖瓣环扩大合并严重瓣膜中心对合不良	• ERO≥0.20cm^2† • 反流量≥30mL • 反流分数≥50%	• 局部室壁运动异常合并左室收缩功能减低 • 由于原发性心肌疾病出现左室扩张和收缩功能障碍	• 即便进行血管重建和最佳的药物治疗但由于持续的 MR 而出现心衰症状 • 运动耐量下降 • 劳力性呼吸困难

ERO,有效反流口径。

* 采用了多种瓣膜血流动力学标准评估 MR 的严重程度,但并不是每种分类的所有标准都适用于每个患者。MR 严重程度取决于数据质量和这些参数与其他临床证据的综合评估,可分为轻度、中度或重度。

† 二维经胸超声心动图针对继发性 MR 患者检测时,对近端等速表面区域的测量因为新月形的近端会聚效应而会导致低估了真实的 ERO。

Reproduced with permission from Nishimura RA,Otto CM,Bonow RO,et al:2014 AHA/ACC guideline for the management of patients with valvular heart disease:a report of the American College of Cardiology/American Heart Association Task Force on Practice Guidelines,*J Thorac Cardiovasc Surg*. 2014 Jul;148(1):e1-e132.

对于 IMR 患者,二尖瓣修复术或置换术的手术风险(4%~30%),明显高于非缺血性慢性二尖瓣反流的患者,表明之前的心肌梗死和缺血都对患者造成负性作用[205,206,231-237]。单纯性冠状动脉血运重建,对于中度至重度 IMR 的患者而言,其术后会有明显的二尖瓣反流和心衰症状[113,238-240]。73%的患者 IMR 术后立即消失或仅为轻度,而 6% 为重复。另一方面,到 6 周时,仅有 40% 的患者没有或只有轻度的二尖瓣反流,而 22% 有严重的二尖瓣反流[239](图 34-17)。由于仅用旁路移植手术术并不能完全改善中度的 IMR 病变,因此在这些患者中同期瓣膜修复术是否可行存在争议,因为它有可能降低心源性并发症发生率,并可能提高长期存活率[113,228,238]。相反,有学者已经证明,对于中度 IMR 的患者而言,单纯冠状动脉手术和冠状动脉血运重建同期行二尖瓣瓣环成形术获得了相似的远期结果(1年生存率分别为82%及92%,5年生存率为40%及75%,10年

生存率为 37% 及 47%[232-234,241-243](图 34-18)。远期死亡率的预测因素有老龄、既往心肌梗死、不稳定心绞痛、慢性肾衰竭、房颤、非乳内动脉桥、β 受体阻滞剂应用不足、射血分数较低、左房体积较小、全左室壁活动异常、严重的外侧壁活动异常、侧壁导联中 ST 端抬高、较高的电压总和、二尖瓣瓣叶活动受限以及桥血管偏少[232,234,241]。从部分学者经验来看,同时进行二尖瓣修复术和冠状动脉血运重建不是远期生存率的预测指标。为此,在心胸外科网络试验平台最近的一份报告中,301 名中度 IMR 患者被随机分为单纯冠状动脉旁路移植术组或联合冠状动脉旁路移植及瓣膜修复组,患者术后一年死亡率分别为7.3%和6.7%[244]。虽然联合组患者中度或重度二尖瓣反流的发生率低于单独冠脉搭桥组(分别为 11% 和 31%),但联合组有更长的体外循环时间、更长的住院时间和更多的神经系统并发症。值得留意的是,额外行二尖瓣修补术患者的一年随访结

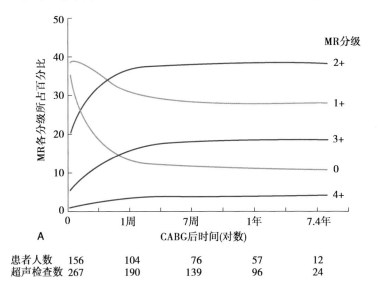

| 患者人数 | 156 | 104 | 76 | 57 | 12 |
| 超声检查数 | 267 | 190 | 139 | 96 | 24 |

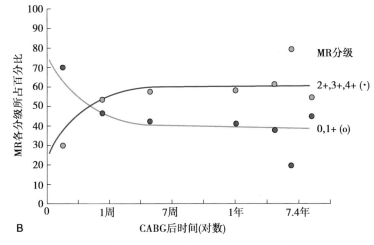

图 34-17　单纯冠状动脉再血管化后的二尖瓣反流的病程。横轴为冠状动脉旁路移植术后时间(对数)。1+为轻度反流,2+为中度,3+为中重度,4+为重度。A. 二尖瓣反流的全部分级。B. 二尖瓣反流 0 或 1+与 2+、3+或 4+相比较。图中的标记(红色圆和绿色圆)代表二尖瓣反流分级的超声心动的原始数值。CABG,冠状动脉旁路移植术;MR,二尖瓣反流(Reproduced with permission from Lam BK, Gillinov AM, Blackstone EH, et al: Importance of moderate ischemic mitral regurgitation, *Ann Thorac Surg*. 2005 Feb;79(2):462-470.)

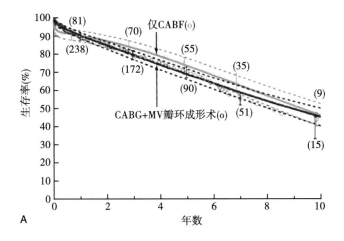

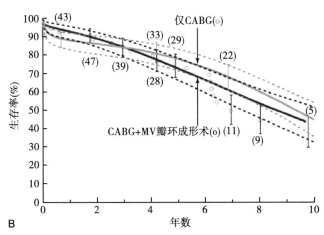

图 34-18　只行冠状动脉旁路移植术(CAGB)或同时行二尖瓣(MV)瓣环成形术来治疗缺血性二尖瓣反流的生存率。竖线代表 68% 置信区间。括号内的数字为存活但仍有风险的患者数。实线为 68% 置信区间内的参数估计。A. 非校正生存率,基于单纯 CABG 后 37 例死亡而 CABG+MV 瓣环成形术后 92 例死亡。B. 与生活习惯匹配的生存率,基于单纯 CABG 后 19 例死亡,而 CABG+MV 瓣环成形术后 19 例死亡(Reproduced with permission from Mihaljevic T, Lam BK, Rajeswaran J, et al: Impact of mitral valve annuloplasty combined with revascularization in patients with functional ischemic mitral regurgitation, *J Am Coll Cardiol*. 2007 Jun 5; 49 (22): 2191-2201.)

果并没有出现更大程度的左室反向重构(用 LVESI 测量)[244]。

　　为了在术前说明患者可从单独冠状动脉旁路移植术获益,布拉格研究组评估了 135 名缺血性心脏病合并中度 IMR 患者,他们只接受了单纯冠状动脉旁路移植术,其中 42% 的患者术后没有或只有轻度二尖瓣反流,47% 的患者症状没有改善[245]。在手术前,症状改善组的心肌存活度和乳头肌间的同步性明显优于未改善组。因此,对于中度 IMR 患者要单靠冠状动脉旁路移植术就改善症状的话,其前提是要有存活的心肌,同时没有乳头肌间不同步的现象[245]。在对缺血性二尖瓣反流的患者进行试验性心脏 MRI 研究中发现,后乳头肌区域的过度瘢痕化和严重的室壁运动异常与冠状动脉旁路移植术和二尖瓣瓣环成形手术后二尖瓣反流的复发有关[246]。常规进行瘢痕化评估可以鉴别出一些患者,这些患者单靠瓣环成形术不足以消除二尖

瓣反流。因此,尽管有研究者报道,高风险的患者,在行冠状动脉搭桥手术的同时加做瓣环成形术不会增加早期的死亡率,但其远期生存率和功能状态获益还没有被证实,而且由于潜在的缺血性心肌病使得这一方法受到限制[233-234,247]。

　　就 IMR 患者的最佳瓣膜手术类型而言,临床状况和左室功能状态可能比进行瓣膜修复还是置换手术更能决定患者的预后[231,248-252]。根据布列根和妇女医院(Brigham and Women's Hospital)的经验,对于 IMR 和瓣环扩张或Ⅲb型收缩期瓣叶活动受限(非腱索或乳头肌断裂)的患者,接受瓣膜修复术和冠状动脉血运重建手术比接受瓣膜置换术和冠状动脉血运重建手术的远期预后要差[231]。当然,IMR 的病理生理或病因是长期生存率的主要决定因素,而手术方式相对次要。根据克利夫兰医学中心的经验,当重度 IMR 患者接受二尖瓣手术时,对于 70%~85% 的病例运用小号成形环进行瓣环成形术,术后可出现较少的 IMR[249]。根据一项倾向性评分分析,他们发现,低风险组的 IMR 患者瓣膜修复术的生存率(5 年时 58%)要高于二尖瓣置换术(5 年时 36%)。然而对于高风险组,二者的远期生存率都比较差,但瓣膜置换术的生存率稍高[250]。在魁北克 Laval 大学,他们研究了 370 名接受二尖瓣修复术或二尖瓣置换术的 IMR 患者[251]。修复组的手术死亡率(10%)低于置换组(17%),但 6 年生存率分析发现两者结果相近,分别为 73% 和 67%(图 40-22)。瓣膜手术的方式不是不良预后的危险因素。在一项意大利关于缺血性二尖瓣反流治疗的研究中,使用倾向分数匹配分析来评估慢性 IMR 患者而合并左室功能不全(射血分数<40%)患者的手术结果,接受二尖瓣修复术患者的 8 年存活率为 82%,而接受二尖瓣置换术患者的 8 年存活率为 80%[237]。此外,两组患者的左室功能在术后均没有改善,但二尖瓣修复术是患者进行瓣膜相关再次手术的有力预测因素。心胸外科试验网络平台最近的多中心随机试验纳入了 251 名重度 IMR 患者进行了了研究发现:无论是使用硬质或半硬质成形环行瓣膜成形术还是进行二尖瓣置换术,患者在左室反向重构或术后 12 个月存活率方面均没有差别[252]。成形术组术后 6 个月复发或残余中度或重度 IMR 的比率为 32.6%,而 MVR 组仅为 2.3%[252]。在该研究早期随访期间,瓣膜置换术提供了更持久的二尖瓣反流纠正效果,但临床结局则没有差异[252]。这些报告强调严重 IMR 患者保守的预后,以及患者术前临床状况和左心室功能状态(而不是手术类型本身)对预后的影响。虽然对于部分患有严重 IMR 的患者来说,二尖瓣修复术可能仍然是他们的首选,但目前大多数外科医生认为,对于病情最严重的患者以及那些具有特定超声特征(如严重的双瓣叶牵拉)的患者而言,完全保留腱索的二尖瓣置换术反而是更可取的。保留腱索的 MVR 手术疗效是更可被预测并更可靠。

　　对比慢性的原发性以及继发性二尖瓣反流患者,进行瓣膜修补或者置换的决策并不取决于二尖瓣反流的病因(退行性或缺血性),而更应该关注患者的临床状态[235,236,253]。来自梅奥医学中心的研究指出:老龄、射血分数≤35%、三支病变、二尖瓣置换以及出院时有残余的二尖瓣反流是患者死亡的危险因素。二尖瓣反流的病因(缺血性或退行性)不是远期生存率、Ⅲ或Ⅳ级充血性心衰或反流复发的预测因素[235]。从克利夫兰医学中心的经验来看,对于同时接受二尖瓣修复术和冠状动脉血运重建的冠状动脉疾病患者,分析他们二尖瓣反流的病因(退行性或

缺血性)时发现,合并有 IMR 的患者其冠状动脉的病变程度更严重,心室功能更差,并发疾病更多,术前症状也更明显[253]。未校正的 5 年生存分析显示,IMR 和退行性二尖瓣反流患者的生存率分别为 64% 和 82%。配对研究得到两者的 5 年生存率同样很差(分别为 66% 和 65%)。从杜克大学的数据库资料看,患者接受二尖瓣修复手术而无论是否合并冠状动脉旁路移植术,IMR 组的 30 天死亡率为 4.3%,而非缺血组为 1.3%;IMR 的 5 年生存率为 56%,而非缺血性二尖瓣反流为 84%[236]。二尖瓣反流的病因(缺血性或者退行性)并不是瓣膜修复及冠脉旁路移植术后患者生存率的预测因素,重要的是,患者的长期生存率是受患者高龄以及术前合并症情况所影响的[236](图 34-19)。

二尖瓣修复术治疗 IMR 患者的远期效果不理想,患者术后存在残余二尖瓣反流和/或二尖瓣反流的复发可能是对这一结果比较令人信服的解释[254-259]。二尖瓣瓣环成形术后二尖瓣反流的持续存在,主要是由于后叶受到心尖部的牵拽更加明显而前叶的牵拽没有改善以及对合长度没有增加;患者术前更大的 LVED 指数可能对复发二尖瓣反流有预测作用[256-258]。在克利夫兰医学中心有关瓣环成形治疗 IMR 的报告中(95%同时行冠状动脉旁路移植术),0 或 1+二尖瓣反流的患者比例从术前的 71% 下降至术后的 41%,但是在修复术后 6 个月内,3+或 4+残余或复发的 IMR 的比例从 13% 增加至 28%[254](图 34-20)。无论是采用半环或整环,其发展为严重二尖瓣反流所需的时间是相似的(前半年内为 25%),但采用戊二醛处理的异种心包环进行瓣环修复手术患者的结果要明显差得多(66%)[254]。

也有其他学者指出采用小号、硬质而完整的成形环可能会改善 FMR 或者 IMR 患者的免于复发二尖瓣反流的发生

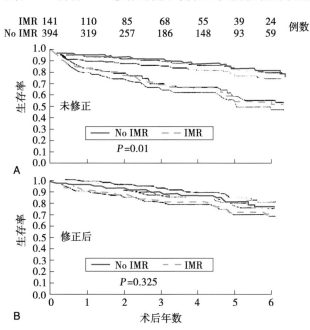

| IMR | 141 | 110 | 85 | 68 | 55 | 39 | 24 | 例数 |
| No IMR | 394 | 319 | 257 | 186 | 148 | 93 | 59 | |

图 34-19　比较二尖瓣修复术治疗缺血性二尖瓣反流和非缺血性二尖瓣反流的生存率。A. 没有对患者的基本特点进行修正之前的生存曲线。B. 修正之后的曲线。IMR,缺血性二尖瓣反流;NMR,非缺血性二尖瓣反流(Reproduced with permission from Glower DD, Tuttle RH, Shaw LK, et al: Patient survival characteristics after routine mitral valve repair for ischemic mitral regurgitation, *J Thorac Cardiovasc Surg*. 2005 Apr;129(4):860-868.)

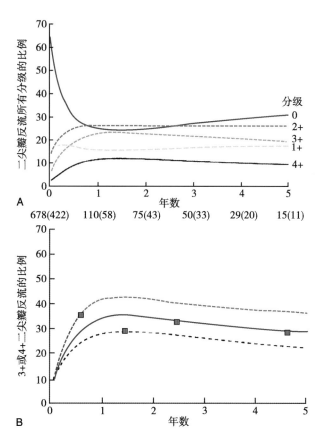

| | | | | | |
| 678(422) | 110(58) | 75(43) | 50(33) | 29(20) | 15(11) |

图 34-20　外科瓣环成形术后二尖瓣反流(MR)的总体病程进展。A. 二尖瓣反流的所有分级。每一反流分级的曲线代表其平均时间分布,而每一时间点上他们的总和为 100%。横轴下方的数字代表在不同时间点做的超声心动图数量,而括号内为患者数。B. 3+或 4+反流的分布。虚线为平均分布的 68% 置信区间(Reproduced with permission from McGee EC, Gillinov AM, Blackstone EH, et al: Recurrent mitral regurgitation after annuloplasty for functional ischemic mitral regurgitation, *J Thorac Cardiovasc Surg*. 2004 Dec;128(6):916-924.)

率[260]。在蒙特利尔心脏研究所,接受二尖瓣修复手术治疗 IMR 患者的术后死亡率为 12.3%,5 年生存率为 68%[261]。在平均随访 28 个月时,37% 出现了中度二尖瓣反流复发,20% 为重度反流。仅有年龄以及不明显的术前后叶牵拽是二尖瓣反流复发的预测因素。来自心胸外科试验网络平台针对重度 IMR 的试验数据显示:在二尖瓣修复术后 6 个月,中度反流复发率为 26%,重度反流复发率为 4%[257]。基底下部室壁瘤/矛盾运动的存在与复发性反流密切相关,并且比单独测量瓣叶牵拽或左室重构参数更具预测意义,因为它结合了前两者的测量元素[257]。来自 Leiden 的经验指出:在合并 FMR 和心力衰竭的患者中使用限制性半硬质的小口径二尖瓣成形换(成形环平均大小为 26mm)可达至令人满意的效果,在平均 2.6 年的随访中,复发性二尖瓣反流(2~4 级)率仅为 19%[259]。

根据他们使用超声心动图量化二尖瓣和左心室几何参数的方法,远端前瓣叶和后瓣叶牵拽是二尖瓣反流复发的独立预测因子[259](图 34-21)。这一研究结果提示瓣膜修复技术仍需要选择合适的患者,而部分患者采用保留腱索的二尖瓣置换术可能获益更大[254,257,259,261,262]。

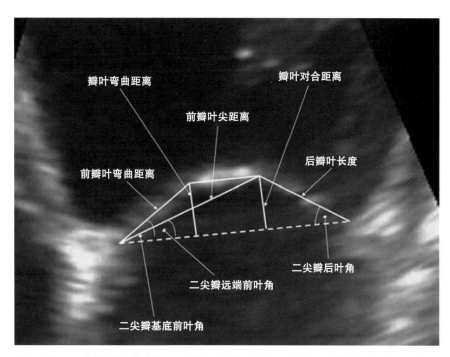

图 34-21　二尖瓣基底前叶角、二尖瓣远端前叶角和二尖瓣后叶角的定量方法。在心脏收缩中期心尖四腔切面的二尖瓣超声心动图上进行测量。二尖瓣前叶基角定义为瓣环平面与前叶基底部之间的夹角。二尖瓣远端前叶角定义为瓣环与前叶尖端距离（对应于二尖瓣环内侧部分至瓣叶对合点的距离）之间的夹角。二尖瓣后叶角定义为瓣环与后叶之间的夹角（Reproduced with permission from Ciarka A，Braun J，Delgado V，et al；Predictors of mitral regurgitation recurrence in patients with heart failure undergoing mitral valve annuloplasty，*Am J Cardiol*. 2010 Aug 1；106（3）：395-401.）

　　总结而言，因为二尖瓣反流只是整体病变的一个组成部分，所以需要对继发性二尖瓣反流或 IMR 患者进行适当的处理是困难的，因为恢复瓣膜功能可能并不会逆转潜在的病理生理变化或改善患者预后[80,125]。例如，不同于原发性二尖瓣反流患者，在继发性患者中，不良结果往往与患者二尖瓣反流的程度偏轻以及经计算得出的 ERO 较小相关[80]。然而，由于瓣口反流形状呈新月形，透过二维超声心动图所得出的血流会聚法可能会低估了 ERO。重要的是，2014 年 ACC/AHA 瓣膜病指南将严重继发性二尖瓣反流的定义从 ERO>0.4cm² 修订为>0.2cm² 而反流量从>60mL 修订为>30mL[80,125]。然而，新指南也受到来自临床的挑战，因为二维和三维超声心动图可能会产生不同的 ERO 和反流容积的结果，而继发性二尖瓣反流的性质可能存在波动的，这取决于药物治疗（心脏负荷情况）以及在血运重建或心脏再同步治疗的效果[125]。在治疗决策方面，针对 2014 年 AHA/ACC 指南的不足，一组经验丰富的超声科和心脏外科医生在同年发表了反驳：该指南过度关注继发性二尖瓣反流患者的 ERO，他们认为基于临床判断的综合评估才是最好的，这种评估方法结合了多个超声多普勒参数，而并不只依赖任何单一参数[125]。该方法将不考虑质量较差的数据（例如，PISA 低估 ERO），而改为纳入多个超声心动图变量，重新定义"严重"二尖瓣反流标准（ERO>0.2cm² 和反流量>30mL），该标准取决于 LV 大小和 LV—LA 压力差，并设立指定的量化方法（二维、PISA、平面测量、容积测量）[125]。

二尖瓣瓣下结构与左室收缩功能

　　在 1964 年，二尖瓣瓣下结构的概念（或瓣膜-心室复合体）由 Lillehei 等人最早提出，它包括腱索和乳头肌，对维持术后左心室正常几何形状和泵功能非常重要[101-104,166,167.263-267]。从实验以及临床数据分析，二尖瓣置换术中如切除全部腱索，左心室功能显著下降，主要表现为局部或整体的弹性降低、收缩不协调以及乳头肌附着部位的运动障碍。相反，二尖瓣置换术中保留全部或部分腱索，术后左心室收缩功能得以维持[101-103,183,267]。二尖瓣置换术如切除腱索，会导致静息与运动状态下左室射血分数的下降，部分原因是由于左室收缩末期应力（end-systolic stress，ESS）增加[266]。二尖瓣成形术不会对静息和运动状态下反映左室功能的射血指数产生不良影响，这主要是因为 ESS 显著下降以及维持一个近似椭圆形的心室腔。切除全部腱索的二尖瓣置换术，不会引起术后左心室舒张末期容积的改变，而 LVESV 和 ESS 增加，射血分数降低[265]。另一方面，行保留腱索的二尖瓣置换术的患者，其左室舒张末期容积和 LVESV 相对缩小、ESS 下降，而射血分数无明显变化。这些结果表明，在保留腱索的二尖瓣置换术后，心室腔体积缩小、收缩期后负荷降低并且心室收缩功能得以保留，在这些因素的共同作用下，正常的射血功能得以维持。相反，在接受了切除腱索的二尖瓣置换术的患者中，由于术后左心室腔体积增大、收缩期后负荷升高且左心室收缩功能可能减低，从而导致其射血功能下降[265]。

切除腱索的二尖瓣置换术后左心室功能丧失，其原因可能是局部左心室壁应力不均衡，而与局部收缩功能的减弱无关[268]。在实验模型中进行切除腱索的二尖瓣置换术，术后发现等容收缩期内心室壁呈外向移位，而乳头肌附着的左室部分发生横向剪切变形[268]。射血期间左心室基底部的周向和径向张力保持不变，而左心室心尖部的张力增大。切除腱索会增加乳头肌附着位置的局部心肌负荷，导致局部收缩功能不均衡，可能是左心室整体收缩功能低下和舒张减慢的机制。二尖瓣置换术切除前叶腱索不仅导致左心室局部功能的减低，还导致右室局部功能的减弱[269]，然而，在二尖瓣修复术的术前和术后分别行放射性核素血管造影，显示左室射血分数没有改变，而右室射血分数得到改善。在切除腱索的二尖瓣置换术后，前外侧乳头肌附着的区域，左心室局部收缩功能减低，而右心室心尖部室间隔区域的收缩功能也减低[269]。

对于慢性 IMR 患者，外科手术切除梗死的心室壁所对应的二级腱索（通常起源于后内侧乳头肌）以消除瓣叶牵拉，是常被医生推荐的方法[270-272]。据推测，如果消除了心尖部收缩对瓣叶的牵拉作用，那么在一级腱索或边缘腱索完整的情况下，正常多余的二尖瓣瓣叶面积可以产生更好地对合作用，防止瓣叶脱垂。临床上，多伦多研究组分析了切断腱索的二尖瓣修复术（43 例）和传统的二尖瓣修复术（49 例）治疗缺血性二尖瓣反流的病例，并比较了两组的结果[271]。两组患者修复手术前后顶部高度的下降是相近的，但是切断腱索组其顶部面积下降得更多。通过测量二尖瓣前叶与左室后壁间距离缩短的程度，发现切断腱索组的前叶活动度更高。另外，行传统二尖瓣修复术的患者，其 2 年随访期间，二尖瓣反流的复发率更高[271]。切断腱索不会对术后左心室的射血分数产生负性影响（EF 值相对升高 10%，而对照组为 11%）。研究者认为切断腱索改善了缺血性二尖瓣反流患者的瓣叶活动度，并降低了二尖瓣反流的复发率，而没有明显降低左心室的功能[271]。然而，众所周知，切除腱索，尤其是二级腱索或"支柱"腱索，会降低左室收缩功能[273,274]。在羊模型上切除二级腱索，会引起腱索附着部分附近区域的左心室收缩功能障碍，而且这样做既不能防止也不减少急性 IMR 的严重程度、隔外侧瓣环的扩张、瓣叶顶部面积或瓣叶顶部容积[273]。切断二尖瓣前叶的二级腱索会改变左心室腔的长轴和瓣下形态，引起左室外侧舒张末期跨壁心肌结构的重构，影响收缩期跨壁的左心室壁力学特性（因此减少心内膜下的"微扭转"）以及室壁的增厚，改变收缩期时间动力学而使射血期延长，并导致左室整体的收缩功能下降（收缩末期弹性和 PRSW 下降）[274]。由于腱索对左室结构和功能的重要性，所以在采用切断二级腱索来治疗 IMR 患者的手术方式时，要特别谨慎，因为这会对已然受损的左心室收缩功能造成进一步的打击[273,274]。

总结

二尖瓣的正常功能取决于二尖瓣瓣环和瓣叶、腱索、左心房和左心室之间的相互作用。这一瓣膜心室复合体中的任何一个或多个结构出现功能障碍就会导致二尖瓣反流。引起二尖瓣反流的重要病因包括：缺血性心脏病合并 IMR，扩张性心肌病导致 FMR，黏液样退行性变，由于纤维弹性不足（老年人）或 Barlow 综合征（年轻人）所引起的瓣叶脱垂（原发性二尖瓣反流），缺血性心脏病并 IMR（继发性二尖瓣反流），扩张型心肌病导致 FMR（继发性二尖瓣反流）、风湿性瓣膜病变，二尖瓣瓣环钙化，以及感染性心内膜炎。二尖瓣复合体的四种结构改变均会导致瓣膜反流：由于纤维化和钙化导致的瓣叶回缩、瓣环扩张、腱索异常以及伴或不伴乳头肌受累的左室收缩功能障碍。在 IMR 中，左室整体和局部功能和形态的改变、二尖瓣瓣环形态的改变、异常的瓣叶活动（Carpentier Ⅲ b 型）、瓣叶对合不良、乳头肌间距增大以及乳头肌向外侧移位和位置异常，所有这些都会导致心尖部对瓣叶的牵拉和二尖瓣关闭不全。

二尖瓣反流引起左心室排空阻力下降，这是因为二尖瓣口与左室流出道平行。左室阻力下降，使得更多的收缩能量被耗费于心肌纤维的短缩上，而不是增加张力。在最初的代偿期后，慢性二尖瓣反流和慢性左室容量超负荷，使得左室收缩功能开始进行性下降。由于收缩期阻力降低，收缩功能的临床指数可以是正常的（如射血分数），尽管此时左室收缩功能已然降低了。相比射血分数，LVESV 较少受前负荷的影响，能够很好地衡量左室储备功能。术前的 LVESV 是预测术后结果的良好指标。外科二尖瓣修复术（或当判断修复手术不能维持很长时间时，行保留全部腱索的二尖瓣置换术）治疗慢性二尖瓣反流，可以保留左室收缩功能，尤其适合于术前射血分数正常而心室只有轻度扩张的患者以及没有明显冠状动脉病变的患者。对于术前左室收缩功能减低的患者，行瓣环成形术可能不会明显改善左室收缩功能，但如果行二尖瓣置换术时切除了瓣下结构和腱索的话，其功能就肯定不会得到改善。

IMR 一般会比非缺血性慢性二尖瓣反流合并更高的手术风险。对于缺血性心肌病和轻度二尖瓣反流的患者，如果大部分心室肌是存活的，那么单纯行冠状动脉旁路移植术治疗就足够了。其他学者认为对于中度 IMR，单靠冠状动脉血运重建是不够的，很多患者遗留有明显的二尖瓣反流、心衰症状以及预后不良。由于中度 IMR 不能单纯靠冠状动脉血运重建来解决，所以应考虑加做瓣膜修复手术，因为这样会减少并发症并且会提高远期生存率。二尖瓣手术和冠状动脉旁路移植术后的生存率更多的是由冠状动脉病变和左室功能障碍的程度来决定的，而不是由二尖瓣反流的病因所决定的。

因为二尖瓣反流只是整体病变的一个组成部分，所以要对 IMR 患者进行适当的处理是很困难的，不良结果往往与患者二尖瓣反流的程度偏轻相关（较原发性二尖瓣反流患者 ERO 阈值较小）。2014 年 ACC/AHA 瓣膜病指南受到了来自临床的挑战，因为二维和三维超声心动图可能会产生不同的 ERO 和反流容积的结果，而继发性二尖瓣反流的性质可能存在波动的，这取决于心脏负荷情况以及在血运重建或心脏再同步治疗的效果。为了对这些患者的治疗，又提出了一种基于临床判断的综合评估方法，这种评估方法结合了多个超声多普勒参数，而并不只依赖任何单一参数。

（姜睿 译 程兆云 审）

参考文献

1. van Gils FA: The fibrous skeleton in the human heart: embryological and pathogenetic considerations. *Virchows Arch A Pathol Anat Histol* 1981; 393:61.
2. Anderson RH, Wilcox BR: The anatomy of the mitral valve, in Wells FC, Shapiro LM (eds): *Mitral Valve Disease*. Oxford, England, Butterworth-Heinemann, 1996; p 4.
3. O'Gara P, Sugeng L, Lang R, et al: The role of imaging in chronic degenerative mitral regurgitation. *J Am Coll Cardiol Img* 2008; 1:221.
4. Ranganathan N, Lam JH, Wigle ED, et al: Morphology of the human mitral valve: II. The valve leaflets. *Circulation* 1970; 41:459.
5. Wit AL, Fenoglio J Jr, Hordof AJ, Reemtsma K: Ultrastructure and transmembrane potentials of cardiac muscle in the human anterior mitral valve leaflet. *Circulation* 1979; 59:1284.
6. Marron K, Yacoub MH, Polak JM, et al: Innervation of human atrioventricular and arterial valves. *Circulation* 1996; 94:368.
7. Ahmed A, Johansson O, Folan-Curran J: Distribution of PGP 9.5, TH, NPY, SP and CGRP immunoreactive nerves in the rat and guinea pig atrioventricular valves and chordae tendinae. *J Anat* 1997; 191:547.
8. Filip DA, Radu A, Simionescu M: Interstitial cells of the heart valves possess characteristics similar to smooth muscle cells. *Circ Res* 1986; 59:310.
9. De Biasi S, Vitellaro-Zuccarello L, Blum I: Histochemical and ultrastructural study on the innervation of human and porcine atrioventricular valves. *Anat Embryol (Berl)* 1984; 169:159.
10. Swanson JC, Davis LR, Arata K, et al: Characterization of mitral valve anterior leaflet perfusion patterns. *J Heart Valve Dis* 2009; 18:488-495.
11. Williams TH, Folan JC, Jew JY, et al: Variations in atrioventricular valve innervation in four species of mammals. *Am J Anat* 1990; 187:193.
12. Jew JY, Fink CA, Williams TH: Tyrosine hydroxylase-and nitric oxide synthase–immunoreactive nerve fibers in mitral valve of young adult and aged Fischer 344 rats. *J Auton Nerv Syst* 1996; 58:35.
13. Mulholland DL, Gotlieb AI: Cell biology of valvular interstitial cells. *Can J Cardiol* 1996; 12:231.
14. Smith RB: Intrinsic innervation of the atrioventricular and semi-lunar valves in various mammals. *J Anat* 1971; 108:115.
15. Erlanger J: A note on the contractility of the musculature of the auriculoventricular valves. *Am J Physiol* 1916; 40:150.
16. Cooper T, Sonnenblick EH, Priola DV, et al: An intrinsic neuromuscular basis for mitral valve motion, in Brewer LA (ed): *Prosthetic Heart Valves*. Springfield, IL, Charles C Thomas, 1969; Chap 2.
17. Anderson RH: The disposition and innervation of atrioventricular ring specialized tissue in rats and rabbits. *J Anat* 1972; 113:197.
18. Kawano H, Kawai S, Shirai T, et al: Morphological study on vagal innervation in human atrioventricular valves using histochemical method. *Jpn Circ J* 1993; 57:753.
19. Timek TA, Lai DTM, Dagum P, et al: Ablation of mitral annular and leaflet muscle: effects on annular and leaflet dynamics. *Am J Physiol Heart Circ Physiol* 2003; 285:H1668-H1674.
20. Wit AL, Fenoglio J Jr, Wagner BM, Bassett AL: Electrophysiological properties of cardiac muscle in the anterior mitral valve leaflet and the adjacent atrium in the dog: possible implications for the genesis of atrial dysrhythmias. *Circ Res* 1973; 32:731.
21. Rozanski GJ: Electrophysiological properties of automatic fibers in rabbit atrioventricular valves. *Am J Physiol* 1987; 253:H720.
22. Krishnamurthy G, Itoh A, Swanson JC, et al: Regional stiffening of the mitral valve anterior leaflet in the beating ovine heart. *J Biomechanics* 2009; 42:2697.
23. Itoh A, Krishnamurthy G, Swanson JC, et al: Active stiffening of mitral valve leaflets in the beating heart. *Am J Physiol Heart Circ Physiol* 2009; 296:H1766-H1773.
24. Police C, Piton M, Filly K, et al: Mitral and aortic valve orifice area in normal subjects and in patients with congestive cardiomyopathy: determination by two-dimensional echocardiography. *Am J Cardiol* 1982; 49:1191.
25. Tsakiris AG, Von Bernuth G, Rastelli GC, et al: Size and motion of the mitral valve annulus in anesthetized intact dogs. *J Appl Physiol* 1971; 30:611.
26. Tsakiris AG, Strum RE, Wood EH: Experimental studies on the mechanisms of closure of cardiac valves with use of roentgen videodensitometry. *Am J Cardiol* 1973; 32:136.
27. Davis PKB, Kinmonth JB: The movements of the annulus of the mitral valve. *J Cardiovasc Surg* 1963; 4:427.
28. Keren G, Sonnenblick EH, LeJemtel TH: Mitral annulus motion: relation to pulmonary venous and transmitral flows in normal subjects and in patients with dilated cardiomyopathy. *Circulation* 1988; 78:621.
29. Karlsson MO, Glasson JR, Bolger AF, et al: Mitral valve opening in the ovine heart. *Am J Physiol* 1998; 274:H552.
30. Roberts WC, Perloff JK: Mitral valvular disease: a clinicopathologic survey of the conditions causing the mitral valve to function abnormally. *Ann Intern Med* 1972; 77:939.
31. Levine RA, Triulzi MO, Harrigan P, Weyman AE: The relationship of mitral annular shape to the diagnosis of mitral valve prolapse. *Circulation* 1987; 75:756.
32. Levine RA, Handschumacher MD, Sanfilippo AJ, et al: Three-dimensional echocardiographic reconstruction of the mitral valve, with implications for the diagnosis of mitral valve prolapse. *Circulation* 1989; 80:589.
33. Tsakiris AG, Gordon DA, Padiyar R, et al: The role of displacement of the mitral annulus in left atrial filling and emptying in the intact dog. *Can J Physiol Pharmacol* 1978; 56:447.
34. Rushmer RF: Initial phase of ventricular systole: asynchronous contraction. *Am J Physiol* 1956; 184:188.
35. Toumanidis ST, Sideris DA, Papamichael CM, et al: The role of mitral annulus motion in left ventricular function. *Acta Cardiol* 1992; 47:331.
36. Carlhall C, Kindberg K, Wigstrom L, et al: Contribution of mitral annular dynamics to LV diastolic filling with alteration in preload and inotropic state. *Am J Physio Heart Circ Physiol* 2007; 293:H1473-H1479.
37. Rushmer R, Finlayson B, Nash A: Movements of the mitral valve. *Circ Res* 1956; 4:337.
38. Chiechi MA, Lees M, Thompson R: Functional anatomy of the normal mitral valve. *J Thorac Cardiovasc Surg* 1956; 32:378.
39. Pohost GM, Dinsmore RE, Rubenstein JJ, et al: The echocardiogram of the anterior leaflet of the mitral valve: correlation with hemodynamic and cineroentgenographic studies in dogs. *Circulation* 1975; 51:88.
40. Tsakiris AG, Gordon DA, Mathieu Y, et al: Motion of both mitral valve leaflets: a cineroentgenographic study in intact dogs. *J Appl Physiol* 1975; 39:359.
41. Fenster MS, Feldman MD: Mitral regurgitation: an overview. *Curr Probl Cardiol* 1995; 20:193.
42. Armour JA, Randall WC: Structural basis for cardiac function. *Am J Physiol* 1970; 218:1517.
43. Voci P, Bilotta F, Caretta Q, et al: Papillary muscle perfusion pattern: a hypothesis for ischemic papillary muscle dysfunction. *Circulation* 1995; 91:1714.
44. Sakai T, Okita Y, Ueda Y, et al: Distance between mitral annulus and papillary muscles: anatomic study in normal human hearts. *J Thorac Cardiovasc Surg* 1999; 118:636.
45. Lam JHC, Ranganathan N, Wigle ED, et al: Morphology of the human mitral valve: I. Chordae tendineae: a new classification. *Circulation* 1970; 41:449.
46. Ross J Jr, Sonnenblick EH, Covell JW, et al: The architecture of the heart in systole and diastole. *Circ Res* 1967; 21:409.
47. Armour JA, Randall WC: Electrical and mechanical activity of papillary muscle. *Am J Physiol* 1978; 218:1710.
48. Cronin R, Armour JA, Randall WC: Function of the in-situ papillary muscle in the canine left ventricle. *Circ Res* 1969; 25:67.
49. Askov JB, Honge JL, Jensen MO, Nygaard H, Hasenkam JM, Nielsen SL: Significance of force transfer in mitral valve-left ventricular interaction: in vivo assessment. *J Thorac Cardiovasc Surg* 2013; 145(6):1635-1641, 1641 e1631.
50. Cronin R, Armour JA, Randall WC: Function of the in-situ papillary muscle in the canine left ventricle. *Circ Res* 1969; 25(1):67-75.
51. Ingels NB Jr, Karlsson M: *Mitral Valve Mechanics*, Linkoping Press, 2015.
52. Lillehei CW, Levy MJ, Bonnabeau RC Jr: Mitral valve replacement with preservation of papillary muscles and chordae tendineae. *J Thorac Cardiovasc Surg.* 1964; 47:532-543.
53. Salisbury PF, Cross CE, Rieben PA: Chorda tendinea tension. *Am J Physiol* 1963; 205:385-392.
54. Roberts WC: Morphologic aspects of cardiac valve dysfunction. *Am Heart J* 1992; 123:1610.
55. Carabello BA: Timing of surgery in mitral and aortic stenosis. *Cardiol Clin* 1991; 9:229.
56. Waller BF, Howard J, Fess S: Pathology of mitral valve stenosis and pure mitral regurgitation, part I. *Clin Cardiol* 1994; 17:330.
57. Waller BF, Howard J, Fess S: Pathology of mitral valve stenosis and pure mitral regurgitation, part II. *Clin Cardiol* 1994; 17:395.

58. Essop MR, Nkomo VT: Rheumatic and nonrheumatic valvular heart disease: epidemiology, management, and prevention in Africa. *Circulation* 2005; 112:3584.

59. Chandrashekhar Y, Westaby S, Narula J: Mitral stenosis. *Lancet* 2009; 374:1271-1283.

60. Wunderlich NC, Beigel R, Siegel RJ: Management of mitral stenosis using 2D and 3D echo-Doppler imaging. *JACC Cardiol Img* 2013; 6: 1191-1205.

61. Seckeler MD, Hoke TR: The worldwide epidemiology of acute rheumatic fever and rheumatic heart disease. *Clin Epidemiol* 2011; 3: 67-84.

62. Carapetis JR, Steer AC, Mulholland EK, Weber M: The global burden of group A streptococcal disease. *Lancet Infect Dis* 2005; 5:685-694.

63. Khalil KG, Shapiro I, Kilman JW: Congenital mitral stenosis. *J Thorac Cardiovasc Surg* 1975; 70:40.

64. Korn D, DeSanctis RW, Sell S: Massive calcification of the mitral annulus. *N Engl J Med* 1962; 267:900.

65. Burge DJ, DeHoratious RJ: Acute rheumatic fever. *Cardiovasc Clin* 1993; 23:3.

66. Fae KC, Oshiro SE, Toubert A, et al: How an autoimmune reaction triggered by molecular mimicry between streptococcal M protein and cardiac tissue proteins leads to heart lesions in rheumatic heart disease. *J Autoimmun* 2005; 24:101.

67. Guilherme L, Cury P, Demarchi LM, et al: Rheumatic heart disease: proinflammatory cytokines play a role in the progression and maintenance of valvular lesions. *Am J Pathol* 2004; 165:1583.

68. Davutoglu V, Celik A, Aksoy M: Contribution of selected serum inflammatory mediators to the progression of chronic rheumatic valve disease, subsequent valve calcification and NYHA functional class. *J Heart Valve Dis* 2005; 14:151.

69. Hygenholtz PG, Ryan TJ, Stein SW, et al: The spectrum of pure mitral stenosis. *Am J Cardiol* 1962; 10:773.

70. Schofield PM: Invasive investigation of the mitral valve, in Wells FC, Shapiro LM (eds): *Mitral Valve Disease*. Oxford, England, Butterworth-Heinemann, 1996; p 84.

71. Braunwald E, Turi ZG: Pathophysiology of mitral valve disease, in Wells FC, Shapiro LM (eds): *Mitral Valve Disease*. Oxford, England, Butterworth-Heinemann, 1996; p 28.

72. Thompson ME, Shaver JA, Leon DF: Effect of tachycardia on atrial transport in mitral stenosis. *Am Heart J* 1977; 94:297.

73. Stott DK, Marpole DGF, Bristow JD, et al: The role of left atrial transport in aortic and mitral stenosis. *Circulation* 1970; 41:1031.

74. Kennedy JW, Yarnall SR, Murray JA, et al: Quantitative angiocardiography: relationships of left atrial and ventricular pressure and volume in mitral valve disease. *Circulation* 1970; 41:817.

75. Choi BW, Bacharach SL, Barcour DJ, et al: Left ventricular systolic dysfunction: diastolic filling characteristics and exercise cardiac reserve in mitral stenosis. *Am J Cardiol* 1995; 75:526.

76. Bolen JL, Lopes MG, Harrison DC, et al: Analysis of left ventricular function in response to afterload changes in patients with mitral stenosis. *Circulation* 1975; 52:894.

77. Schwartz R, Myerson RM, Lawrence LT, et al: Mitral stenosis, massive pulmonary hemorrhage, and emergency valve replacement. *N Engl J Med* 1966; 275:755.

78. Diker E, Aydogdu S, Ozdemir M, et al: Prevalence and predictors of atrial fibrillation in rheumatic valvular heart disease. *Am J Cardiol* 1996; 77:96.

79. Wood P: An appreciation of mitral stenosis. *BMJ* 1954; 1:1051.

80. Nishimura RA, Otto CM, Bonow RO, et al: 2014 AHA/ACC Guideline for the management of patients with valvular heart disease. *J Thorac Cardiovasc Surg* 2014; 148:e1-e132.

81. Chiang CW, Lo SK, Kuo CT, et al: Noninvasive predictors of systemic embolism in mitral stenosis. *Chest* 1994; 106:396.

82. Daley R, Mattingly TW, Holt CL, et al: Systemic arterial embolism in rheumatic heart disease. *Am Heart J* 1951; 42:566.

83. Kalmanson D, Veyrat C, Bernier A, et al: Opening snap and isovolumic relaxation period in relation to mitral valve flow in patients with mitral stenosis. *Br Heart J* 1976; 38:135.

84. Toutouzas P, Koidakis A, Velimezis A, et al: Mechanism of diastolic rumble and presystolic murmur in mitral stenosis. *Br Heart J* 1974; 36:1096.

85. Perloff JK: Auscultatory and phonocardiographic manifestations of pulmonary hypertension. *Prog Cardiovasc Dis* 1967; 9:303.

86. Goldstein MA, Michelson EL, Dreifus LS: The electrocardiogram in valvular heart disease. *Cardiovasc Clin* 1993; 23:55.

87. Kotler MN, Jacobs LE, Podolsky LA, et al: Echo-Doppler in valvular heart disease. *Cardiovasc Clin* 1993; 23:77.

88. Stoddard MF, Prince CR, Ammash NM, et al: Two-dimensional transesophageal echocardiographic of mitral valve area in adults with mitral stenosis. *Am Heart J* 1994; 127:1348.

89. Hung J, Lang R, Flachskampf F, et al: 3D echocardiography: a review of the current status and future directions. *J Am Soc Echocardiogr* 2007; 20: 213-233.

90. Seow SC, Koh LP, Yeo TC: Hemodynamic significance of mitral stenosis: use of a simple, novel index by two-dimensional echocardiography. *J Am Soc Echocardiogr* 2006; 19:102.

91. Fabricius AM, Walther T, Falk V, et al: Three-dimensional echocardiography for planning of mitral valve surgery: current applicability? *Ann Thorac Surg* 2004; 78:575.

92. Han Y, Peters DC, Salton CJ, et al: Cardiovascular magnetic resonance: characterization of mitral valve prolapse. *J Am Coll Cardiol Img* 2008; 1:294-303.

93. Alkadhi H, Bettex D, Wildermuth S, et al: Dynamic cine imaging of the mitral valve with 16-MDCT: a feasibility study. *AJR* 2005; 185:636.

94. Iung B, Nicoud-Houel A, Fondard O, et al: Temporal trends in percutaneous mitral commissurotomy over a 15-year period. *Eur Heart J* 2004; 25:701-707.

95. Cohn LH, Allred EN, Cohn LA, et al: Long-term results of open mitral valve reconstruction for mitral stenosis. *Am J Cardiol* 1985; 55:731.

96. Detter C, Fischlein T, Feldmeier C, et al: Mitral commissurotomy, a technique outdated? Long-term follow-up over a period of 35 years. *Ann Thorac Surg* 1999; 68:2112.

97. Glower DD, Landolfo KP, Davis RD, et al: Comparison of open mitral commissurotomy with mitral valve replacement with or without chordal preservation in patients with mitral stenosis. *Circulation* 1998; 98:II-120.

98. Zener JC, Hancock EW, Shumway NE, et al: Regression of extreme pulmonary hypertension after mitral valve surgery. *Am J Cardiol* 1972; 30:820.

99. Chowdhury UK, Kumar AS, Mittal AB, et al: Mitral valve replacement with and without chordal preservation in a rheumatic population: serial echocardiographic assessment of left ventricular size and function. *Ann Thorac Surg* 2005; 79:1926.

100. Sugita T, Matsumoto M, Nishizawa J, et al: Long-term outcome after mitral valve replacement with preservation of continuity between the mitral annulus and the papillary muscle in patients with mitral stenosis. *J Heart Valve Dis* 2004; 13:931.

101. Hansen DE, Sarris GE, Niczyporuk MA, et al: Physiologic role of the mitral apparatus in left ventricular regional mechanics, contraction synergy, and global systolic performance. *J Thorac Cardiovasc Surg* 1989; 97:521.

102. Sarris GE, Cahill PD, Hansen DE, et al: Restoration of left ventricular systolic performance after reattachment of the mitral chordae tendineae. *J Thorac Cardiovasc Surg* 1988; 95:969.

103. Yun KL, Fann JI, Rayhill SC, et al: Importance of the mitral subvalvular apparatus for left ventricular segmental systolic mechanics. *Circulation* 1990; 82:IV-89.

104. Yun KL, Niczyporuk MA, Sarris GE, et al: Importance of mitral subvalvular apparatus in terms of cardiac energetics and systolic mechanics in the ejecting canine heart. *J Clin Invest* 1991; 87:247.

105. Hanson TP, Edwards BS, Edwards JE: Pathology of surgically excised mitral valves: one hundred consecutive cases. *Arch Pathol Lab Med* 1985; 109:823.

106. Olson LJ, Subramanian R, Ackermann DM, et al: Surgical pathology of the mitral valve: a study of 812 cases spanning 21 years. *Mayo Clin Proc* 1987; 62:22.

107. Waller BF, Morrow AG, Maron BJ, et al: Etiology of clinically isolated, severe, chronic, pure, mitral regurgitation: analysis of 97 patients over 30 years of age having mitral valve replacement. *Am Heart J* 1982; 104:188.

108. Delling FN, Vasan RS: Epidemiology and pathophysiology of mitral valve prolapse. *Circulation* 2014; 129:2158-2170.

109. Brunetti ND, Ieva R, Rossi G, et al: Ventricular outflow tract obstruction, systolic anterior motion and acute mitral regurgitation in Tako-Tsubo syndrome. *Int J Cardiol* 2008; 127:e152-e157.

110. Carpentier A: Cardiac valve surgery: the French correction. *J Thorac Cardiovasc Surg* 1983; 86:323.

111. Carpentier A, Chauvaud S, Fabiani J, et al: Reconstructive surgery of mitral valve incompetence: ten-year appraisal. *J Thorac Cardiovasc Surg* 1980; 79:338.

112. Wells FC: Conservation and surgical repair of the mitral valve, in Wells FC, Shapiro LM (eds): *Mitral Valve Disease*. Oxford, England, Butterworth-Heinemann, 1996; p 114.

113. Miller DC: Ischemic mitral regurgitation redux: to repair or to replace? *J Thorac Cardiovasc Surg* 2001; 122:1059.

114. Dagum P, Timek TA, Green GR, et al: Coordinate-free analysis of mitral valve dynamics in normal and ischemic hearts. *Circulation* 2000; 102:III-62.

115. Otsuji Y, Handschumacher MD, Liel-Cohen N, et al: Mechanism of ischemic mitral regurgitation with segmental left ventricular dysfunction: three-dimensional echocardiographic studies in models of acute and chronic progressive regurgitation. *J Am Coll Cardiol* 2001; 37:641.

116. Ngaage DL, Schaff HV: Mitral valve surgery in non-ischemic cardiomyopathy. *J Cardiovasc Surg* 2004; 45:477.

117. Olsen LJ, Subramanian R, Ackerman DM, et al: Surgical pathology of the mitral valve: a study of 712 cases spanning 21 years. *Mayo Clin Proc* 1987; 62:22.

118. Hayek E, Gring CN, Griffin BP: Mitral valve prolapse. *Lancet* 2005; 365:507.

119. David TE, Ivanov J, Armstrong S, et al: Late outcomes of mitral valve repair for floppy valves: implications for asymptomatic patients. *J Thorac Cardiovasc Surg* 2003; 125:1143.

120. Ling LH, Enriquez-Sarano M, Seward JB, et al: Early surgery in patients with mitral regurgitation due to flail leaflets. *Circulation* 1997; 96:1819.

121. Barlow JB, Pocock WA: Mitral valve prolapse, the specific billowing mitral leaflet syndrome, or an insignificant non-ejection systolic click. *Am Heart J* 1979; 97:277.

122. Roberts WC, McIntosh CL, Wallace RB: Mechanisms of severe mitral regurgitation in mitral valve prolapse determined from analysis of operatively excised valves. *Am Heart J* 1987; 113:1316.

123. Nesta F, Leyne M, Yosefy C, et al: New locus for autosomal dominant mitral valve prolapse on chromosome 13: clinical insights from genetic studies. *Circulation* 2005; 112:2022.

124. Grau JB, Pirelli L, Yu PJ, et al: The genetics of mitral valve prolapse. *Clin Genet* 2007; 72:288.

125. Grayburn PA, Carabello B, Hung J, et al: Defining "severe" secondary mitral regurgitation. *J Am Coll Cardiol* 2014; 64:2792-2801.

126. Procacci PM, Savran SV, Schreiter SL, et al: Prevalence of clinical mitral-valve prolapse in 1169 young women. *N Engl J Med* 1976; 294:1086.

127. Theofilogiannakos EK, Boudoulas KD, Gawronski BE, et al: Floppy mitral valve/mitral valve prolapse syndrome: Beta-adrenergic receptor polymorphism may contribute to the pathogenesis of symptoms. *J Cardiol* 2015; 65:434-8.

128. Enriquez-Sarano M, Schaff HV, Frye RL: Mitral regurgitation: what causes the leakage is fundamental to the outcome of valve repair. *Circulation* 2003; 108:253.

129. Roberts WC, Braunwald E, Morrow AG: Acute severe mitral regurgitation secondary to ruptured chordae tendineae. *Circulation* 1966; 33:58.

130. Kumanohoso T, Otsuji Y, Yoshifuku S, et al: Mechanism of higher incidence of ischemic mitral regurgitation in patients with inferior myocardial infarction: quantitative analysis of left ventricular and mitral valve geometry in 103 patients with prior myocardial infarction. *J Thorac Cardiovasc Surg* 2003; 125:135.

131. Glasson J, Komeda M, Daughters GT, et al: Early systolic mitral leaflet "loitering" during acute ischemic mitral regurgitation. *J Thorac Cardiovasc Surg* 1998; 116:193.

132. Srichai MB, Grimm RA, Stillman AE, et al: Ischemic mitral regurgitation: Impact of the left ventricle and mitral valve in patients with left ventricular systolic dysfunction. *Ann Thorac Surg* 2005; 80:170.

133. Timek TA, Lai DT, Tibayan F, et al: Ischemia in three left ventricular regions: insights into the pathogenesis of acute ischemic mitral regurgitation. *J Thorac Cardiovasc Surg* 2003; 125:559.

134. Enomoto Y, Gorman JH III, Moainie SL, et al: Surgical treatment of ischemic mitral regurgitation might not influence ventricular remodeling. *J Thorac Cardiovasc Surg* 2005; 129:504.

135. Tibayan FA, Rodriguez F, Zasio MK, et al: Geometric distortions of the mitral valvular-ventricular complex in chronic ischemic mitral regurgitation. *Circulation* 2003; 108:II-116.

136. Ahmad RM, Gillinov AM, McCarthy PM, et al: Annular geometry and motion in human ischemic mitral regurgitation: novel assessment with three-dimensional echocardiography and computer reconstruction. *Ann Thorac Surg* 2004; 78:2063.

137. Nielsen SL, Hansen SB, Nielsen KO, et al: Imbalanced chordal force distribution causes acute ischemic mitral regurgitation: mechanistic insights from chordae tendineae force measurements in pigs. *J Thorac Cardiovasc Surg* 2005; 129:525.

138. Levine RA: Dynamic mitral regurgitation: more than meets the eye. *N Engl J Med* 2004; 351:16.

139. Lai DT, Tibayan FA, Myrmel T, et al: Mechanistic insights into posterior mitral leaflet interscallop malcoaptation during acute ischemic mitral regurgitation. *Circulation* 2002; 106:I-40.

140. Liel-Cohen N, Guerrero JL, Otsuji Y, et al: Design of a new surgical approach for ventricular remodeling to relieve ischemic mitral regurgitation. *Circulation* 2000; 101:2756.

141. Tibayan FA, Rodriguez F, Langer F, et al: Alterations in left ventricular torsion and diastolic recoil after myocardial infarction with and without chronic ischemic mitral regurgitation. *Circulation* 2004; 110:II-109.

142. Nguyen TC, Cheng A, Langer F, et al: Altered myocardial shear strains are associated with chronic mitral regurgitation. *Ann Thorac Surg* 2007; 83:47.

143. Gorman JH III, Jackson BM, Enomoto Y, et al: The effect of regional ischemia on mitral valve annular saddle shape. *Ann Thorac Surg* 2004; 77:544.

144. Watanabe N, Ogasawara Y, Yamaura Y, et al: Mitral annulus flat-tens in ischemic mitral regurgitation: geometric differences between inferior and anterior myocardial infarction. *Circulation* 2005; 112:I-458.

145. Yiu SF, Enriquez-Sarano M, Tribouilloy C, et al: Determinants of the degree of functional mitral regurgitation in patients with systolic left ventricular dysfunction. *Circulation* 2000; 102:1400.

146. Chaput M, Handschumacher MD, Guerrero JL, et al: Mitral leaflet adaptation to ventricular remodeling: prospective changes in a model of ischemic mitral regurgitation. *Circulation* 2009; 120(Suppl 1): S-99-S-103.

147. Grande-Allen KJ, Borowski AG, Troughton RW, et al: Apparently normal mitral valves in patients with heart failure demonstrate biochemical and structural derangements. *J Am Coll Cardiol* 2005; 45:54.

148. Grande-Allen KJ, Barber JE, Klatka KM, et al: Mitral valve stiffening in end-stage heart failure: evidence of an organic contribution to functional mitral regurgitation. *J Thorac Cardiovasc Surg* 2005; 130:783.

149. Matsunaga A, Tahta SA, Duran CMG: Failure of reduction annuloplasty for functional ischemic mitral regurgitation. *J Heart Valve Dis* 2004; 13:390.

150. Kalra K, Wang Q, McIver BV, et al: Temporal changes in interpapillary muscle dynamics as an active indicator of mitral valve and left ventricular interaction in ischemic mitral regurgitation. *J Am Coll Cardiol* 2014; 64: 1867-1879.

151. Messas E, Guerrero JL, Handschumacher MD, et al: Paradoxic decrease in ischemic mitral regurgitation with papillary muscle dysfunction. *Circulation* 2001; 104:1952.

152. Kishon Y, Oh JK, Schaff HV, et al: Mitral valve operation in postinfarction rupture of a papillary muscle: immediate results and long-term follow-up in 22 patients. *Mayo Clin Proc* 1992; 67:1023.

153. LeFeuvre C, Metzger JP, Lachurie ML, et al: Treatment of severe mitral regurgitation caused by ischemic papillary muscle dysfunction: indications for coronary angioplasty. *Am Heart J* 1992; 123:860.

154. Kamblock J, N'Guyen L, Pagis B, et al: Acute severe mitral regurgitation during first attacks of rheumatic fever: clinical spectrum, mechanisms and prognostic factors. *J Heart Valve Dis* 2005; 14:440.

155. Braunwald E: Mitral regurgitation: physiologic, clinical and surgical considerations. *N Engl J Med* 1969; 281:425.

156. Grigioni F, Enriquez-Sarano M, Zehr KJ, et al: Ischemic mitral regurgitation: long-term outcome and prognostic implications with quantitative Doppler assessment. *Circulation* 2001; 103:1759.

157. Enriquez-Sarano M, Avierinos JF, Messika-Zeitoun D, et al: Quantitative determinants of the outcome of asymptomatic mitral regurgitation. *N Engl J Med* 2005; 352:875.

158. Zoghbi WA, Enriquez-Sarano M, Foster E, et al: Recommendations for evaluation of the severity of native valve regurgitation with two-dimensional and Doppler echocardiography. *J Am Soc Echocardiogr* 2003; 16:777.

159. Yoran C, Yellin EL, Becker RM, et al: Dynamic aspects of acute mitral regurgitation: effects of ventricular volume, pressure and contractility on the effective regurgitant orifice area. *Circulation* 1979; 60:170.

160. Keren G, Laniado S, Sonnenblick EH, et al: Dynamics of functional mitral regurgitation during dobutamine therapy in patients with severe congestive heart failure: a Doppler echocardiographic study. *Am Heart J* 1989; 118:748.

161. Keren G, Katz S, Strom J, et al: Dynamic mitral regurgitation: an important determinant of the hemodynamic response to load alterations and inotropic therapy in severe heart failure. *Circulation* 1989; 80:306.

162. Abe Y, Imai T, Ohue K, et al: Relation between reduction in ischaemic mitral regurgitation and improvement in regional left ventricular contractility during low dose dobutamine stress echocardiography. *Heart* 2005; 91:1092.

163. Grossman W: Profiles in valvular heart disease, in Baim DS, Grossman

W (eds): *Cardiac Catheterization, Angiography and Intervention,* 5th ed. Baltimore, Williams & Wilkins, 1996; p 735.

164. Ross J Jr: Adaptations of the left ventricle to chronic volume overload. *Circ Res* 1974; 34-35:II-64.

165. Spinale FG, Ishihra K, Zile M, et al: Structural basis for changes in left ventricular function and geometry because of chronic mitral regurgitation and after correction of volume overload. *J Thorac Cardiovasc Surg* 1993; 106:1147.

166. Yun KL, Rayhill SC, Niczyporuk MA, et al: Left ventricular mechanics and energetics in the dilated canine heart: acute versus chronic mitral regurgitation. *J Thorac Cardiovasc Surg* 1992; 104:26.

167. Yun KL, Rayhill SC, Niczyporuk MA, et al: Mitral valve replacement in dilated canine hearts with chronic mitral regurgitation. *Circulation* 1991; 84:III-112.

168. Urabe Y, Mann DL, Kent RL, et al: Cellular and ventricular contractile dysfunction in experimental canine mitral regurgitation. *Circ Res* 1992; 70:131.

169. Carabello BA, Crawford FA Jr: Valvular heart disease. *N Engl J Med* 1997; 337:32.

170. Starling MR, Kirsh MM, Montgomery DG, et al: Impaired left ventricular contractile function in patients with long-term mitral regurgitation and normal ejection fraction. *J Am Coll Cardiol* 1993; 22:239.

171. Nakano K, Swindle MM, Spinale F, et al: Depressed contractile function due to canine mitral regurgitation improves after correction of the volume overload. *J Clin Invest* 1991; 87:2077.

172. Brickner ME, Starling MR: Dissociation of end systole from end ejection in patients with long-term mitral regurgitation. *Circulation* 1990; 81:1277.

173. Glower DD, Spratt JA, Snow ND, et al: Linearity of the Frank-Starling relationship in the intact heart: the concept of preload recruitable stroke work. *Circulation* 1985; 71:994.

174. Carabello BA, Nolan SP, McGuire LB: Assessment of preoperative left ventricular function in patients with mitral regurgitation: value of the end-systolic wall stress–end-systolic volume ratio. *Circulation* 1981; 64:1212.

175. Carabello BA, Williams H, Gash AK, et al: Hemodynamic predictors of outcome in patients undergoing valve replacement. *Circulation* 1986; 74:1309.

176. Borow KM, Green LH, Mann T, et al: End-systolic volume as a predictor of postoperative left ventricular performance in volume overload from valvular regurgitation. *Am J Med* 1980; 68:655.

177. Tibayan FA, Yun KL, Fann JI, et al: Torsion dynamics in the evolution from acute to chronic mitral regurgitation. *J Heart Valve Dis* 2002; 11:39.

178. Carlhall CJ, Nguyen TC, Itoh A, et al: Alterations in transmural myocardial strain: an early marker of left ventricular dysfunction in mitral regurgitation? *Circulation* 2008; 118(Suppl 1):S-256.

179. Yellin EL, Nikolic S, Frater RWM: Left ventricular filling dynamics and diastolic function. *Prog Cardiovasc Dis* 1990; 32:333.

180. Zile MR, Tomita M, Nakano K, et al: Effects of left ventricular volume overload produced by mitral regurgitation on diastolic function. *Am J Physiol* 1991; 261:H471.

181. Corin WJ, Murakami T, Monrad ES, et al: Left ventricular passive diastolic properties in chronic mitral regurgitation. *Circulation* 1991; 83:797.

182. Zile MR, Tomita M, Ishihara K, et al: Changes in diastolic function during development and correction of chronic left ventricular volume overload produced by mitral regurgitation. *Circulation* 1993; 87:1378.

183. Corin WJ, Sutsch G, Murakami T, et al: Left ventricular function in chronic mitral regurgitation: preoperative and postoperative comparison. *J Am Coll Cardiol* 1995; 25:113.

184. Sabbah HN, Kono T, Rosman H, et al: Left ventricular shape: a factor in the etiology of functional mitral regurgitation in heart failure. *Am Heart J* 1992; 123:961.

185. Braunwald E, Awe WC: The syndrome of severe mitral regurgitation with normal left atrial pressure. *Circulation* 1963; 27:29.

186. Pierard LA, Lancellotti P: The role of ischemic mitral regurgitation in the pathogenesis of acute pulmonary edema. *N Engl J Med* 2004; 351:1627.

187. Borer JS, Hochreiter C, Rosen S: Right ventricular function in severe non-ischemic mitral insufficiency. *Eur Heart J* 1991; 12:22.

188. Gray RJ, Helfant RH: Timing of surgery in valvular heart disease. *Cardiovasc Clin* 1993; 23:209.

189. Harrison MR, MacPhail B, Gurley JC, et al: Usefulness of color Doppler flow imaging to distinguish ventricular septal defect from acute mitral regurgitation complicating acute myocardial infarction. *Am J Cardiol* 1989; 64:697.

190. Perloff JK, Harvey WP: Auscultatory and phonocardiographic manifestations of pure mitral regurgitation. *Prog Cardiovasc Dis* 1962; 5:172.

191. Antman EM, Angoff GH, Sloss LJ: Demonstration of the mechanism by which mitral regurgitation mimics aortic stenosis. *Am J Cardiol* 1978; 42:1044.

192. Karalis DG, Ross JJ, Brown BM, et al: Transesophageal echocardiography in valvular heart disease. *Cardiovasc Clin* 1993; 23:105.

193. Smith MD, Cassidy JM, Gurley JC, et al: Echo Doppler evaluation of patients with acute mitral regurgitation: superiority of transesophageal echocardiography with color flow imaging. *Am Heart J* 1995; 129:967.

194. Kwan J, Shiota T, Agler DA, et al: Geometric differences of the mitral apparatus between ischemic and dilated cardiomyopathy with significant mitral regurgitation: real-time three-dimensional echocardiography study. *Circulation* 2003; 107:1135.

195. Kozerke S, Schwitter J, Pedersen EM, et al: Aortic and mitral regurgitation: quantification using moving slice velocity mapping. *J Magn Reson Imag* 2001; 14:106.

196. Buchner S, Debl K, Poschenrieder F, et al: Cardiovascular magnetic resonance for direct assessment of anatomic regurgitant orifice in mitral regurgitation. *Circ Cardiovasc Imaging.* 2008; 1:148.

197. Pieper EPG, Hellemans IM, Hamer HPM, et al: Additional value of biplane transesophageal echocardiography in assessing the genesis of mitral regurgitation and the feasibility of valve repair. *Am J Cardiol* 1995; 75:489.

198. Grewal KS, Malkowsi MJ, Piracha AR, et al: Effect of general anesthesia on the severity of mitral regurgitation by transesophageal echocardiography. *Am J Cardiol* 2000; 85:199.

199. Byrne JG, Aklog L, Adams DH: Assessment and management of functional or ischemic mitral regurgitation. *Lancet* 2000; 355:1743.

200. Plicht B, Kahlert P, Goldwasser R, et al: Direct quantification of mitral regurgitant flow volume by real-time three-dimensional echocardiography using dealiasing of color Doppler flow at the vena contracta. *J Am Soc Echocardiogr* 2008; 21:1337.

201. Ryan L P, Salgo IS, Gorman RC, Gorman JH III: The emerging role of three-dimensional echocardiography in mitral valve repair. *Semin Thorac Cardiovasc Surg* 2006; 18:126-134.

202. Hundley WG, Li HF, Willard JE, et al: Magnetic resonance imaging assessment of the severity of mitral regurgitation. *Circulation* 1995; 92:1151.

203. Suri RM, Schaff HV, Dearani JA, et al: Survival advantage and improved durability of mitral repair for leaflet prolapse subsets in the current era. *Ann Thorac Surg* 2006; 82:819.

204. DeBonis M, Lapenna E, Verzini A, et al: Recurrence of mitral regurgitation parallels the absence of left ventricular reverse remodeling after mitral repair in advanced dilated cardiomyopathy. *Ann Thorac Surg* 2008; 85:932.

205. Braun J, Bax JJ, Versteegh MIM, et al: Preoperative left ventricular dimensions predict reverse remodeling following restrictive mitral annuloplasty in ischemic mitral regurgitation. *Eur J Cardiothorac Surg* 2005; 27:847.

206. Bax JJ, Braun J, Somer ST, et al: Restrictive annuloplasty and coronary revascularization in ischemic mitral regurgitation results in reverse left ventricular remodeling. *Circulation* 2004; 110:II-103.

207. Onorati F, Santarpino G, Marturano D, et al: Successful surgical treatment of chronic ischemic mitral regurgitation achieves left ventricular reverse remodeling but does not affect right ventricular function. *J Thorac Cardiovasc Surg* 2009; 138:341.

208. Starling MR: Effects of valve surgery on left ventricular contractile function in patients with long-term mitral regurgitation. *Circulation* 1995; 92:811.

209. Wisenbaugh T, Skudicky D, Sarelli P: Prediction of outcome after valve replacement for rheumatic mitral regurgitation in the era of chordal preservation. *Circulation* 1994; 89:191.

210. Crawford MH, Souchek J, Oprian CA, et al: Determinants of survival and left ventricular performance after mitral valve replacement. *Circulation* 1990; 81:1173.

211. Levine HJ: Is valve surgery indicated in patients with severe mitral regurgitation even if they are asymptomatic? *Cardiovasc Clin* 1990; 21:161.

212. Davis EA, Gardner TJ, Gillinov AM, et al: Valvular disease in the elderly: influence on surgical results. *Ann Thorac Surg* 1993; 55:333.

213. Goldfine H, Aurigemma GP, Zile MR, et al: Left ventricular length-force-shortening relations before and after surgical correction of chronic mitral regurgitation. *J Am Coll Cardiol* 1998; 31:180.

214. LeTourneau T, deGroote P, Millaire A, et al: Effect of mitral valve surgery on exercise capacity, ventricular ejection fraction and neurohumoral

activation in patients with severe mitral regurgitation. *J Am Coll Cardiol* 2000; 36:2263.

215. Salomon NW, Stinson EB, Griepp RB, et al: Patient-related risk factors as predictors of results following isolated mitral valve replacement. *Ann Thorac Surg* 1977; 24:520.

216. Michel PL, Iung B, Blanchard B, et al: Long-term results of mitral valve repair for non-ischemic mitral regurgitation. *Eur Heart J* 1991; 12:39.

217. Reed D, Abbott R, Smucker M, et al: Prediction of outcome after mitral valve replacement in patients with symptomatic chronic mitral regurgitation: the importance of left atrial size. *Circulation* 1991; 84:23.

218. Ling LH, Enriquez-Sarano M, Seward JB, et al: Clinical outcome of mitral regurgitation due to flail leaflet. *N Engl J Med* 1996; 335:1417.

219. Kang DH, Park SJ, Sun BJ, et al: Early surgery versus conventional treatment for asymptomatic severe mitral regurgitation. *J Am Coll Cardiol* 2014; 63:2398-2407.

220. Cohn LH, Couper GS, Aranki SF, et al: Long-term results of mitral valve reconstruction for regurgitation of the myxomatous mitral valve. *J Thorac Cardiovasc Surg* 1994; 107:143.

221. Deloche A, Jebara V, Relland J, et al: Valve repair with Carpentier techniques: the second decade. *J Thorac Cardiovasc Surg* 1990; 99:990.

222. Gaur P, Kaneko T, McGurk S, Rawn JD, Maloney A, Cohn LH: Mitral valve repair versus replacement in the elderly: short-term and long-term outcomes. *J Thorac Cardiovasc Surg* 2014; 148:1400-1406.

223. Kitai T, Okada Y, Shomura Y, et al: Timing of valve repair for severe degenerative mitral regurgitation and long-term left ventricular function. *J Thorac Cardiovasc Surg* 2014; 148:1978-1982.

224. Messika-Zeitoun D, Johnson BD, Nkomo V, et al: Cardiopulmonary exercise testing determination of functional capacity in mitral regurgitation physiologic and outcome implications. *J Am Coll Cardiol* 2006; 47:2521.

225. Naji P, Griffin BP, Barr T, et al: Importance of exercise capacity in predicting outcomes and determining optimal timing of surgery in significant primary mitral regurgitation. *J Am Heart Assoc* 2014; 3: e001010.

226. Enriquez-Sarano M, Schaff HV, Orszulak TA, et al: Congestive heart failure after surgical correction of mitral regurgitation. *Circulation* 1995; 92:2496.

227. Tribouilloy CM, Enriquez-Sarano M, Schaff HV, et al: Impact of preoperative symptoms on survival after surgical correction of organic mitral regurgitation. *Circulation* 1999; 99:400.

228. Bursi F, Enriquez-Sarano M, Nkomo VT, et al: Heart failure and death after myocardial infarction in the community. *Circulation* 2005; 111:295.

229. Grigioni F, Detaint D, Avierinos JF, et al: Contribution of ischemic mitral regurgitation to congestive heart failure after myocardial infarction. *J Am Coll Cardiol* 2005; 45:260.

230. Dujardin KS, Enriquez-Sarano M, Bailey KR, et al: Grading of mitral regurgitation by quantitative Doppler echocardiography: calibration by left ventricular angiography in routine clinical practice. *Circulation* 1997; 96:3409.

231. Cohn LH, Rizzo RJ, Adams DH, et al: The effect of pathophysiology on the surgical treatment of ischemic mitral regurgitation: operative and late risks of repair versus replacement. *Eur J Cardiothorac Surg* 1995; 9:568.

232. Diodato MD, Moon MR, Pasque MK, et al: Repair of ischemic mitral regurgitation does not increase mortality or improve long-term survival in patients undergoing coronary artery revascularization: a propensity analysis. *Ann Thorac Surg* 2004; 78:794.

233. Kim YH, Czer LSC, Soukiasian HJ, et al: Ischemic mitral regurgitation: revascularization alone versus revascularization and mitral valve repair. *Ann Thorac Surg* 2005; 79:1895.

234. Wong DR, Agnihotri AK, Hung JW, et al: Long-term survival after surgical revascularization for moderate ischemic mitral regurgitation. *Ann Thorac Surg* 2005; 80:570.

235. Dahlberg PS, Orszulak TA, Mullany CJ, et al: Late outcome of mitral valve surgery for patients with coronary artery disease. *Ann Thorac Surg* 2003; 76:1539.

236. Glower DD, Tuttle RH, Shaw LK, et al: Patient survival characteristics after routine mitral valve repair in ischemic mitral regurgitation. *J Thorac Cardiovasc Surg* 2005; 129:860.

237. Lorusso R, Gelsomino S, Vizzardi E, et al: Mitral valve repair or replacement for ischemic mitral regurgitation? The Italian study on the treatment of ischemic mitral regurgitation (ISTIMIR). *J Thorac Cardiovasc Surg* 2013; 145:128-139.

238. Aklog L, Filshoufi F, Flores KQ, et al: Does coronary artery bypass grafting alone correct moderate ischemic mitral regurgitation? *Circulation* 2001; 104:I-68.

239. Lam BK, Gillinov AM, Blackstone EH, et al: Importance of moderate ischemic mitral regurgitation. *Ann Thorac Surg* 2005; 79:462.

240. Grossi EA, Crooke GA, DiGiorgi PL, et al: Impact of moderate functional mitral insufficiency in patients undergoing surgical revascularization. *Circulation* 2006; 114(Suppl I):I-573.

241. Mihaljevic T, Lam BK, Rajeswaran J, et al: Impact of mitral valve annuloplasty combined with revascularization in patients with functional ischemic mitral regurgitation. *J Am Coll Cardiol* 2007; 49:2191.

242. Tolis GA Jr, Korkolis DP, Kopf GS, et al: Revascularization alone (without mitral valve repair) suffices in patients with advanced ischemic cardiomyopathy and mild-to-moderate mitral regurgitation. *Ann Thorac Surg* 2003; 74:1476.

243. Harris KM, Sundt TM III, Aeppli D, et al: Can late survival of patients with moderate ischemic mitral regurgitation be impacted by intervention on the valve? *Ann Thorac Surg* 2002; 74:1468.

244. Smith PK, Puskas JD, Ascheim DD, et al: Surgical treatment of moderate ischemic mitral regurgitation. *N Engl J Med* 2014; 371: 2178-2188.

245. Penicka M, Linkova H, Lang O, et al: Predictors of improvement of unrepaired moderate mitral regurgitation in patients undergoing elective isolated coronary artery bypass graft surgery. *Circulation* 2009; 120:1474.

246. Flynn M, Curtin R, Nowicki ER, et al: Regional wall motion abnormalities and scarring in severe functional ischemic mitral regurgitation: a pilot cardiovascular magnetic resonance imaging study. *J Thorac Cardiovasc Surg* 2009; 137:1063.

247. Trichon BH, Glower DD, Shaw LK, et al: Survival after coronary revascularization, with and without mitral valve surgery, in patients with ischemic mitral regurgitation. *Circulation* 2003; 108:II-103.

248. Grossi EA, Goldberg JD, LaPietra A, et al: Ischemic mitral valve reconstruction and replacement: comparison of long-term survival and complications. *J Thorac Cardiovasc Surg* 2001; 122:1107.

249. Gillinov AM: Is ischemic mitral regurgitation an indication for surgical repair or replacement? *Heart Fail Rev* 2006; 11:231-239.

250. Gillinov AM, Wieryp PN, Blackstone EH, et al: Is repair preferable to replacement for ischemic mitral regurgitation? *J Thorac Cardiovasc Surg* 2001; 122:1125.

251. Magne J, Girerd N, Senechal M, et al: Mitral repair versus replacement for ischemic mitral regurgitation: comparison of short-term and long-term survival. *Circulation* 2009; 120(Suppl 1):S-104-S-111.

252. Acker MA, Parides MK, Perrault LP, et al: Mitral valve repair versus replacement for severe ischemic mitral regurgitation. *N Engl J Med* 2014; 370:23-32.

253. Gillinov AM, Blackstone EH, Rajeswaran J, et al: Ischemic versus degenerative mitral regurgitation: does etiology affect survival? *Ann Thorac Surg* 2005; 80:811.

254. McGee EC, Gillinov AM, Blackstone EH, et al: Recurrent mitral regurgitation after annuloplasty for functional ischemic mitral regurgitation. *J Thorac Cardiovasc Surg* 2004; 128:916.

255. Tahta SA, Oury JH, Maxwell JM, et al: Outcome after mitral valve repair for functional ischemic mitral regurgitation. *J Heart Valve Dis* 2002; 11:11.

256. Zhu F, Otsuji Y, Yotsumoto G, et al: Mechanism of persistent ischemic mitral regurgitation after annuloplasty. *Circulation* 2005; 112:I-396.

257. Kron IL, Hung J, Overbey JR, et al: Predicting recurrent MR after mitral valve repair for severe ischemic mitral regurgitation. *J Thorac Cardiovasc Surg* 2015; 149(3):752-761.

258. Lee LS, Kwon MH, Cevasco M, et al: Postoperative recurrence of mitral regurgitation after annuloplasty for functional mitral regurgitation. *Ann Thorac Surg* 2012; 94:1211-1217.

259. Ciarka A, Braun J, Delgado V, et al: Predictors of mitral regurgitation recurrence in patients with heart failure undergoing mitral valve annuloplasty. *Am J Cardiol* 2010; 106:395-401.

260. Kwon MH, Lee LS, Cevasco M, et al: Recurrence of mitral regurgitation after partial versus complete mitral valve ring annuloplasty for functional mitral regurgitation. *J Thorac Cardiovasc Surg* 2013; 146:616-622.

261. Serri K, Bouchard D, Demers P, et al: Is a good perioperative echocardiographic result predictive of durability in ischemic mitral valve repair? *J Thorac Cardiovasc Surg* 2006; 131:565.

262. Gazoni LM, Kern JA, Swenson BR, et al: A change in perspective: results for ischemic mitral valve repair are similar to mitral valve repair for degenerative disease. *Ann Thorac Surg* 2007; 84:750.

263. Lillehei CW, Levy MJ, Bonnabeau RC: Mitral valve replacement with preservation of papillary muscles and chordae tendineae. *J Thorac Cardiovasc Surg* 1964; 47:532.

264. David TE, Burns RJ, Bacchus CM, et al: Mitral valve replacement for

mitral regurgitation with and without preservation of chordae tendineae. *J Thorac Cardiovasc Surg* 1984; 88:718.

265. Rozich JD, Carabello BA, Usher BW, et al: Mitral valve replacement with and without chordal preservation in chronic mitral regurgitation. *Circulation* 1992; 86:1718.

266. Tischler MD, Cooper KA, Rowen M, et al: Mitral valve replacement versus mitral valve repair: a Doppler and quantitative stress echocardiographic study. *Circulation* 1994; 89:132.

267. Pitarys CJ, Forman MB, Panayiotou H, et al: Long-term effects of excision of the mitral apparatus on global and regional ventricular function in humans. *J Am Coll Cardiol* 1990; 15:557.

268. Takayama Y, Holmes JW, LeGrice I, et al: Enhanced regional deformation at the anterior papillary muscle insertion site after chordal transection. *Circulation* 1996; 93:585.

269. Le Tourneau T, Grandmougin D, Foucher C, et al: Anterior chordal transection impairs not only regional left ventricular function but also regional right ventricular function in mitral regurgitation. *Circulation* 2001; 104:I-41.

270. Messas E, Pouzet B, Touchot B, et al: Efficacy of chordal cutting to relieve chronic persistent ischemic mitral regurgitation. *Circulation* 2003; 108:II-111.

271. Borger MA, Murphy PM, et al: Initial results of the chordal-cutting operation for ischemic mitral regurgitation. *J Thorac Cardiovasc Surg* 2007; 133:1483.

272. Szymanski C, Bel A, Cohen I, et al: Comprehensive annular and subvalvular repair of chronic ischemic mitral regurgitation improves long-term results with the least ventricular remodeling. *Circulation* 2012; 126:2720-2727.

273. Nielsen SL, Timek TA, Green GR, et al: Influence of anterior mitral leaflet second-order chordae tendineae on left ventricular systolic function. *Circulation* 2003; 103:486.

274. Rodriguez F, Langer F, Harrington KB, et al: Importance of mitral valve second-order chordae for left ventricular geometry, wall thickening mechanics, and global systolic function. *Circulation* 2004; 110:II-115.

第 35 章　二尖瓣修复

Dan Loberman　•　Paul A. Pirundini
John G. Byrne　•　Lawrence H. Cohn

我们有理由认为二尖瓣修复术给心脏外科带来了曙光。在 1923 年 5 月 20 日，Elliot Carr Cutler 医生（图 35-1）在麻省波士顿的 Peter Bent Brighham 医院进行了世界首例成功的二尖瓣修复手术[1]。Cutler 医生用神经外科腱切割刀经心室进行了瓣叶交界切开术来救治一名重症的 12 岁女孩。他对手术器械的选择很可能受到了当时的主任医生 Harvey Cushing 的影响。二尖瓣修复术的出现开启了心脏外科的新纪元[2]。在 Cutler 收治这名重症患者之前，他在哈佛医学院外科研究实验室针对二尖瓣修复做了认真的研究。由于使用器械切除部分病变二尖瓣可引起严重程度的二尖瓣反流并导致了数例患者死亡，Cutler 最终摒弃了这种手术方式[3]。与 Cutler 同时代的英格兰人 Henry Souttar，在 1925 年成功地施行了经心房手指瓣膜交界分离术，但之后便无进一步的介绍[4]。Scouttar 之后有关二尖瓣修复术只有很少研究，直到 Dwight Harken，时任 Peter Bent

Brigham 医院心胸外科主任，发表了有关瓣膜成形术治疗二尖瓣狭窄患者的一系列有开创性的论文[5]。来自费城的 Charles Bailey 医生也同期发表了另一大组类似患者的系列报道[6]。

早些年，人们主要关注由风湿性心脏病引起的二尖瓣狭窄，这种疾病在当时十分常见。20 世纪 50 年代开始外科治疗脱垂引起的二尖瓣反流[7-9]，但效果有限。随后的几十年里，Alain Carpentier、Dwight McGoon、Carlos Duran 等外科领袖相继提出了远见卓识的手术理念，他们关于二尖瓣重建的理念开始站稳脚跟，并陆续报道了令人满意的手术结果。如同其他开创性的想法一样，他们的理念同样遇到了很多阻力，但随着这些方法所取得的良好远期结果得到证实，这些阻力都逐渐消失了。二尖瓣反流的修复可能会对功能减弱的左心室（left ventricle，LV）造成进一步打击的理念一直阻碍着瓣膜修复术的推广，这种想法认为修复二尖瓣消除了反流的二尖瓣作为一种低阻力"减压"阀的作用，但这种想法在后来几十年里被证明是错误的。现在获得广泛肯定的观点是，修复术能改善乳头肌与瓣环的相互作用进而提高左心室整体的功能[17]。由于有这些作用的原因，在技术允许的情况下，无论是什么原因导致的二尖瓣病理改变，现在都可以选择二尖瓣修复术来治疗，而在一定程度上来讲，对于所有临床二尖瓣反流的病例，都首选二尖瓣修复术来治疗。

二尖瓣的解剖

具有两个瓣叶的二尖瓣是人体心脏中最为复杂的结构之一；它的复杂程度在于它有多层面的解剖结构。有这样一句外科格言：结构决定功能，而这尤其适用于二尖瓣的情况。由于每一部分的解剖结构都与功能密切相关，所以会有很多途径导致反流的发生。如果瓣膜结构的一部分出现了问题，就会引起反流。二尖瓣复合体是由 5 种不同的结构组成的：瓣环、两个瓣叶（前叶和后叶）、腱索、乳头肌以及左心室（图 35-2A）。

瓣环作为心脏纤维骨架结构的一部分，是心肌结缔组织区域，二尖瓣瓣叶与其相连，位于左心房和左心室的交界区。它的周围是一些非常重要结构：外侧的冠状动脉回旋支，内侧的冠状静脉窦，上方的主动脉根部，以及内上方的房室结，心脏外科医生在手术时一定要避开这些结构以保证手术安全。在黏液性病变中，后瓣环常扩张[18]。之前一直认为前瓣环不会扩张，但是近期数据显示它也会有轻度扩张[19]。对外科医生来

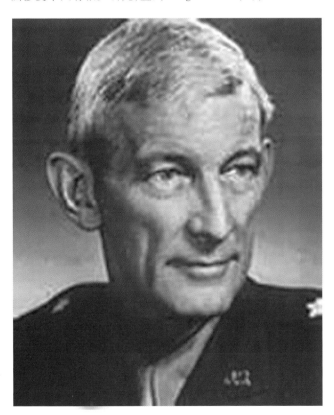

图 35-1　Elliot Carr Cutler 医生

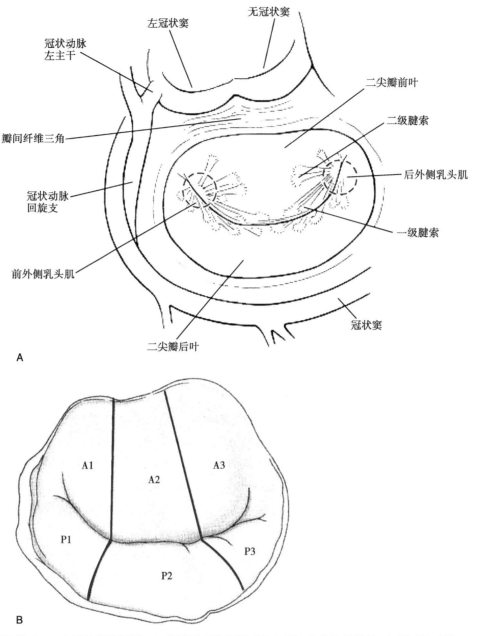

图 35-2　二尖瓣的外科解剖。A. 描述了心脏外科医生必须记住的关键结构,包括冠状动脉回旋支,冠状静脉窦,房室结以及主动脉根部。注意左右纤维三角在交界的上方。B. 显示过去使用的一种传统命名法来描述前后叶的病理解剖部位

说最重要的是右侧和左侧纤维三角。它们紧邻前瓣环并与主动脉瓣幕帘相连续,在术中应辨认清楚。纤维三角是心脏最基本的骨架结构,在行瓣环成形术时可作为锚定点。

二尖瓣前叶(anterior mitral valve,AML)与主动脉瓣的左冠瓣和无冠瓣有纤维连续,并位于左室流出道(left ventricular outflow tract,LVOT)的正下方。正常情况下,前瓣环约占周长的1/3,其余的为后瓣环[20]。二尖瓣后叶(posterior mitral valve,PML)为新月形,在退行性病变中更易受累。为制定手术方案和分析,前叶和后叶分别被分为三个部分,对应每个瓣叶的三个扇叶位置(前叶为A1、A2、A3,后叶为P1、P2、P3;1代表最左边或外侧的扇叶,2为中间扇叶,而3为最右侧或内侧扇叶;图35-2B)。

二尖瓣有两组乳头肌,分别为前外侧乳头肌和后内侧乳头

肌。每个乳头肌与瓣叶都有腱索相连,这些腱索是琴弦样的纤维结缔组织。初级腱索是连接瓣叶边缘的腱索。次级腱索是连接瓣叶下表面(心室面)的腱索。三级腱索(只有后叶有三级腱索)是直接从心室壁而不是乳头肌发出的连接至瓣叶下表面的腱索。每个乳头肌向两个瓣叶都发出腱索,并分别对应二尖瓣前外侧和后内侧交界。前外侧乳头肌同时接受左前降支和回旋支动脉的供血;后内侧乳头肌通常只接受后降支或回旋支动脉的一个分支供血。由于后内侧乳头肌为单一冠状动脉供血,所以它比前外侧乳头肌更易出现梗死和断裂。

通过收缩期对瓣叶边缘的牵拉,左心室与乳头肌协同运动,从而维持瓣叶的对合和瓣膜关闭的有效性。如果任何原因导致左室扩大,瓣叶中央对合就会出现对合不良,从而产生反

流。这种瓣膜的瓣叶正常但瓣环扩大的反流,称为功能性二尖瓣反流。

黏液性二尖瓣疾病

病因和病理生理

黏液性病变的潜在病因是瓣叶、腱索和瓣环缺乏弹力纤维结缔组织[21]。黏液性病变导致瓣膜组织和腱索的延长及冗余。每一个解剖结构的冗长都会引起特定方式的二尖瓣反流。瓣环扩张(图 35-3)导致前后瓣叶间正常对合线的消失,而产生反流。如果最早出现的是后瓣环扩张,那么两瓣叶的中间部分就会出现分离,在心室收缩期时会有血液从此漏过。瓣叶冗长导致舒张期多余的瓣叶移至左心房内。如果程度足够严重,这种移动就会影响对合线,而引起二尖瓣反流(mitral regurgitation,MR)。腱索的延长同样会导致瓣叶组织在舒张期移至心房内,从而造成对合不良。断裂或连枷摆动的瓣叶常是由于收缩应力造成脆弱腱索破裂结果,而导致严重的反流。

二尖瓣反流意味着左心室出现单纯的容量超负荷[22]。在黏液性病变中,二尖瓣反流的慢性代偿期一般各不相同[23]。持续过多的容量负荷导致心室衰竭,心室衰竭本身意味着心室扩张,而这会导致更严重的二尖瓣反流,持续出现这种恶性循环。因此,二尖瓣反流持续加重并启动恶性循环[17]。由左心室衰竭导致的二尖瓣反流最初是因为心室扩张而引起的,成功的修复手术将会使左心室容量降低[24]。心室扩张时"拉"或"拽"瓣叶使其开放,而妨碍了对合。但对于二尖瓣退行性改变的疾病,在疾病早期,并不是左心室本身导致了二尖瓣反流的发生。

Carpentier[10]提出了二尖瓣分型方案和所有瓣膜类型修复术的外科原则(图 35-4)。在美国,黏液性病变是大多数二尖瓣反流患者的病理原因[25]。目前,二尖瓣脱垂(作为退行性病变的一种类型)在一般人群中发生率约为 5%[26],而这些患者中 10% 会表现为严重的二尖瓣反流并需手术干预[27]。不管是哪种病理途径导致了反流,超过 95% 的退行性疾病病例都可被成功修复。

诊断检查与手术适应证

患者的表现因其二尖瓣反流程度以及病变持续时间长短而可能千差万别。患者可有明显的症状或者完全没有症状。症状可以表现为不同形式。心衰症状继发于肺静脉高压以及液体潴留,这包括气促、活动能力下降、液体超负荷以及疾病晚期出现的心衰;而栓塞后遗症和心律失常构成了第二类症状,包括房颤和中风风险的增加[28];此外,反流使瓣膜易患感染性心内膜炎[29]。异常的血流动力学产生病理性的剪切力和湍流,从而使瓣膜易于感染。

二尖瓣反流的评估

从超声心动可获得二尖瓣反流的程度、伴随的病理生理改变、心室腔的体积以及左心室功能的变化等相关信息。经胸超声心动通常是首选的检查方式,而当经胸超声心动无法获得高

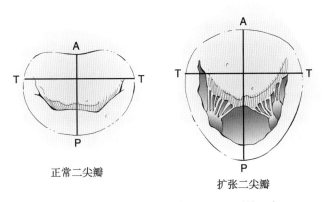

正常二尖瓣

扩张二尖瓣

图 35-3 瓣环扩张。A,前;P,后;T,纤维三角

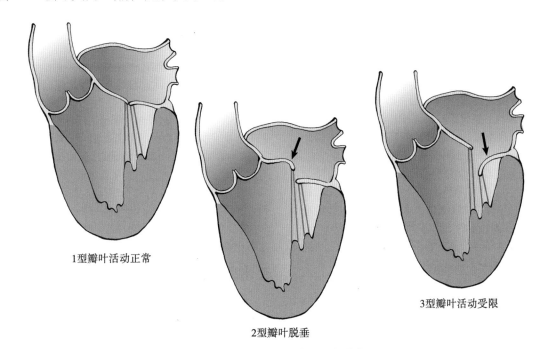

1型瓣叶活动正常

2型瓣叶脱垂

3型瓣叶活动受限

图 35-4 Carpentier 经典的二尖瓣分型

质量的图像时,就需要经食管超声心动(transesophageal echo-cardiography,TEE)检查。二尖瓣反流可被分为从轻度至重度的不同级别,严重时可出现收缩期逆向肺静脉的血流[30]。用于评估反流程度的方法常包括反流量、反流分数,以及有效反流口面积[30]。有关二尖瓣反流的超声心动分析(例如连枷的瓣叶、断裂的腱索,以及前叶或后叶的脱垂)对于制定手术计划是极其重要的。通过术前超声可获得其他重要信息包括左心房大小、心室功能、心室扩张、主动脉瓣功能以及三尖瓣功能。左心房很大意味着是慢性二尖瓣反流。小的左心房和高动力性的左心室则提示急性二尖瓣反流。心室功能是评估能否手术治疗的重要部分;左心室射血分数低于正常值的60%时,提示存在一定程度的继发于容量超负荷的心肌失代偿。对于严重的二尖瓣反流,即使术前射血分数正常,射血分数在术后也常常出现下降。从这一现象可以推论出,正常的术前射血分数不一定意味着心室功能正常。

手术时机

一旦患者出现肺动脉高压、左心室功能不全/左房扩张或出现相应症状,则MR的治疗预后将会变差。因此,仔细的监测可能有助在这不利的结果出现之前,发现进行瓣膜手术的合适时机[30a]。在这些触发因素达到之前进行早期二尖瓣修复是治疗重度慢性原发性MR的一个具吸引力的替代策略。早期二尖瓣修复术避免了强化监护的必要,也降低了患者出现失访或因为延误就诊而导致晚期左心室功能障碍的可能性。这一策略需要专家进行临床评估和心脏影像技术来评估MR患者的严重程度和临床意义。

准确的手术适应证是什么?总的来说,由于外科技术的改善,使得手术适应证在不断扩大。美国心脏协会2014年瓣膜病指南指出"对于左室功能良好[左室射血分数(Left Ventricular Ejection Fractions,LVEF)>60%,左心室收缩末期内径(left ventricular end systolic diameter,LVESD)<40mm]而无症状的慢性重度原发性MR(C1期)患者,若这些患者在卓越的心脏瓣膜中心进行二尖瓣修复术,成功和持久的修复手术可能性大于95%且预期死亡率低于1%,则进行二尖瓣修复手术是合理的治疗方案。"在过去可能不会考虑进行手术的有些患者,而现在则于疾病的早期就常规的进行修复手术。在过去几年中,随着修复术成功率有了显著提高,而二尖瓣修复术的适应证也相应得到了扩展。更好的心肌保护和体外循环技术、微创切口、修复手术率的提高以及更好的重症监护支持,所有这些因素都与适应证放宽有关[31]。由于这些因素,最大的改变就是二尖瓣修复术适应证的全面拓宽,以及手术门槛的下降[32],即便在老年人群也是如此[33]。对于无症状的二尖瓣反流患者,修复手术作为一种合理的治疗策略逐渐被大家所认可[34]。与置换术相反,对黏液性二尖瓣反流的治疗,应优先考虑行修复术,这一观点现在也被大家所认可。基于长期的实验室和临床经验总结出这样一条结论:修复术能够获得更好的生存率,心室功能可以得到更进一步的保留(通过保留腱索和乳头肌),晚期血栓栓塞并发症下降[35-42]。

所有中度至重度二尖瓣反流以及心室功能中度下降(LVEF<60%)的患者,都可行瓣膜修复术,心室已呈现失代偿的表现;在这种情况下,即使此时二尖瓣反流不是很严重,应尽快行修复术,因为左心室功能开始不断恶化,严重的失代偿在数月内就可以出现。

严重心肌病合并严重二尖瓣反流患者的处理标准尚未明确,这也是心脏外科中最具争议性的问题之一。黏液性病变一般不会出现这种情况,而缺血性或特发性心肌病则不然,因为这些反流是功能性的。而在长期的黏液性疾病中,也可出现左室功能障碍。

对于中度二尖瓣反流和心室功能尚可的患者而言,应仔细判断该采取何种方式治疗。试想这样一种情况,结构正常但有中度功能性反流的二尖瓣,同时合并有严重主动脉瓣狭窄。该患者将接受主动脉瓣置换术,那二尖瓣是否应该修复呢?可能不需要,因为这里的中度二尖瓣反流是由于患者主动脉瓣狭窄和容量超负荷所引起的,在对主动脉瓣狭窄进行矫治以及减负荷治疗之后可纠正或消除结构正常的瓣膜所发生的二尖瓣反流[39,40]。然而如果是同样的情况,但是瓣膜结构异常,比如P2脱垂或黏液性改变的二尖瓣瓣环明显扩张,那么二尖瓣修复术是需要做的,因为主动脉瓣置换术不能纠正其结构的异常,瓣环成形对于纠正后瓣环扩张是必需的。对于患有继发于黏液性病变(而不是缺血性)的二尖瓣反流且将接受冠状动脉旁路移植术的患者,应该如何处理呢?这种患者可能应该同期行瓣膜修复术,因为在这种病例中旁路移植术不会改善二尖瓣反流的病理生理。对于中度至重度、继发于黏液性病变的单纯二尖瓣反流和心功能处于正常边界的情况,应该如何处理?即使没有心衰的症状,对这类患者应有选择的施行修复术。一旦左心室功能从正常的60%~70%左室射血分数开始减低,其下降速度会比预想的要快,而且需要进行干预。大家逐渐认为,中度缺血性以及退行性二尖瓣反流在接受手术后能获得长期生存[41,42]。

总的来说,不管患者年龄多大,在二尖瓣修复手术对患者术前的心功能状态有一定要求。如果在术前就有心衰的症状,那么应在术前进行适当的利尿。如果手术涉及冠状动脉旁路移植术,那么就要行移植血管检查。在任何瓣膜手术之前,要对所有患者进行牙部清洗。如果存在神经系统症状或患者有脑血管疾病的既往病史,那么术前对颈部血管进行无创检查可明确颈动脉狭窄的情况。所有大于40岁的患者都应行冠状动脉造影。而不合并冠状动脉疾病的二尖瓣反流患者都适合微创瓣膜修复[43-45]。

无论是哪种情况,是否行手术治疗以及是否需要修复二尖瓣都应在术前而不是在术中来决定。一旦患者处于麻醉状态下,负荷情况就不是生理性的,而二尖瓣反流就会不可避免地被低估。过去一些"可导致二尖瓣反流"的操作,如使用增加后负荷的血管活性药物,其并不能反映真实的生理情况,但在外科治疗方案制定过程中可以使用这些方法,在一些情况下是有帮助的。目前对二尖瓣反流的治疗提倡更早干预,这无疑有赖于各中心很高比例的瓣膜修复术[46,47]。

手术理念

很明确,现在不仅在一些特殊的外科中心,几乎所有的心脏外科,依据提高的成功的二尖瓣修复率,有严重二尖瓣关闭不全的退行性二尖瓣病变的患者,需要行修复手术而不是瓣膜置换术[48]。

随着越来越多的训练有素的外科医生掌握了各种二尖瓣修复技术并能安全地实施手术,可修复和实际修复二尖瓣病变的比例正在提高。最近的美国胸外科医师学会(STS)数据库资料表明,该比例现在可能高达 75%[49]。

从 20 世纪 80 年代开始,我们研发了一种被认为是简单可重复的方法,用于修复大多数患者的二尖瓣退行性病变。二尖瓣修复术不应是一种很难解释、施行或学习的手术形式。相反,它应该和其他方法一样可被简单化、被传播以及被成功重复。基于这一点,我们开始使用简单化的和直接操作方法可以使复杂的二个瓣叶的脱垂恢复正常瓣膜功能,我们发现这一方法不但有效而且获得了很好的长期生存率。以下列出的是我们对此的一些观点以及技术要领:

1. 完全显露瓣膜,游离 Sondergaard 沟以及上下腔静脉的心包附着部分,松开左侧心包的牵引线;

2. 注入盐水评估瓣膜,并结合经食管超声结果证实术中的发现;

3. 首先施行基本的、易行的瓣叶修复方法(例如对后叶进行矩形切除);

4. 根据前叶(不是纤维三角或交界)的高度来选择合适大小的成形环进行植入;

5. 检查修复效果;

6. 如有需要,可施行其他修补方法,比如裂缺的闭合。

通过以上这些操作,我们估计对所有退行性变的瓣膜约 95% 可以进行修复。

心脏麻醉医生共同参与十分重要,以便能够利用经食管超声这一重要的工具来进行修复术前和术后评估。在我们临床工作中,标准的 TEE 检查(无论是二维还是三维)现在被用于每一个接受二尖瓣修复术的患者。除了记录修复术的有效性,TEE 对于防止和评估可能的或持续存在的二尖瓣收缩期前向运动(systolic anterior motion,SAM)是非常重要。

手术显露

由于二尖瓣是这样一个复杂的解剖结构,而纠正瓣膜反流所涉及的操作从简单到非常复杂各不相同,所以充分的显露对每一台手术都是绝对必要的。如果采用微创技术,这就变得更重要了。二尖瓣的显露比主动脉瓣或三尖瓣的显露更具挑战性。这是为什么呢?从外科医生的角度来说,二尖瓣距离主刀医生的距离比其他任何瓣膜都要远。此外,该瓣膜在其自然位置是朝向上方和/或朝向主刀的左肩,形成一个倾斜角,使得主刀不能从正面看到瓣膜。

对于标准的瓣膜修复术来说,第一个关键点就是完整并彻底建立一个 Sondergaard 平面,即将右房与左房切开并翻向房间隔,正如图 35-5 中所描绘,这是 20 世纪 50 年代由丹麦外科医生 Sondergaard 首先提出的[50]。这样能显露房间隔,当时是为了能在非体外循环下治疗房间隔缺损。在 1990 年,我们强调了这一特定技术在二尖瓣手术显露上的重要性[51]。不管是现在还是以前的手术方式,分离出这样一个平面都不是特别困难。充分显露这一平面对获得二尖瓣的充分暴露来说是非常重要的。无论是首次手术,还是再次手术的患者,通过使用这一技术进行钝性和锐性剥离,我们通常不需要任何其他的切口就可进行二尖瓣修复或置换术。这切口使得外科医生更加接近二尖瓣。一旦将右房与左房分开,就可于左房上做一长切口,而避免切开房间隔。

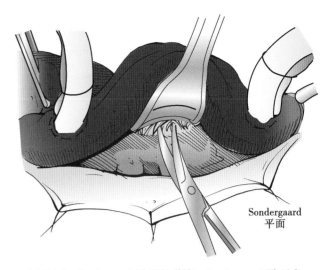

图 35-5 Sondergaard 平面的分离。Sondergaard 平面应从右上肺静脉至少分离出 2~4cm 以便充分暴露二尖瓣

第二个方面,对于暴露来说,就是尽可能使瓣膜能朝向主刀医生。可以松开左侧心包牵引线。操纵手术台使其头侧抬高,并向左侧旋转。如果有必要,打开左侧心包,使心尖移向外侧进入到左侧胸膜腔内。左侧纤维三角的暴露对缝合位置特别具有挑战性。使用海绵棒将中间外侧左室壁的局部心外膜向内侧移位可使得这一操作变得容易(图 35-6)。

体外循环

使用 22F 经皮股静脉导管,在 TEE 引导下、经右股静脉将其放入到右心房内。如需要,可将插管向前送入至上腔静脉。由于插管具有多个孔,且有弹性,从而可以引流下腔静脉,有时只需要这一根插管就可同时满足上腔和下腔静脉引流需要。如果同期施行搭桥手术,就需要完整劈开胸骨,然后经心房行双静脉插管。放置在上腔静脉内的静脉插管应在右房/上腔静脉连接处以上,而另一根插管经右心房最下部放入到下腔静脉开口处。动脉插管直接插在远端的升主动脉中。

一旦开始体外循环,全身温度可降至 34℃,阻断升主动脉,然后用冷血停搏液将心脏灌停。对于单纯二尖瓣修复术,在阻断后应该使用逆向还是正向灌注停搏方法仍存在一些争论。如果同期行冠状动脉疾病,心肌保护应该使用正向加逆向灌注方法,因为冠状动脉旁路移植术合并二尖瓣手术是心脏外科中最具风险的一种手术类型[36]。

心脏停搏后,在上肺静脉以上邻近房间隔处下方打开左心房,放置撑开器(图 35-7)。患者取头高位,并向左侧倾斜。将金属线加固的吸引管放置左下肺静脉(在此体位这是左心房最低的位置)以引流侧支血流。注入二氧化碳可以减少心腔内进入空气。

另一种方法是通过右心房的经房间隔入路[52]或房间隔上端入路[53]。经房间隔入路是完全可以接受的切口,它能让心脏外科医生通过卵圆窝切口(图 35-8)并向上延至上腔静脉内来接近二尖瓣。可以利用牵引线和其他类型的牵引装置来很好的暴露二尖瓣,特别是在微创病例中。这一入路对之前已接受过二尖瓣手术或需同时处理三尖瓣的患者,也同样适合。

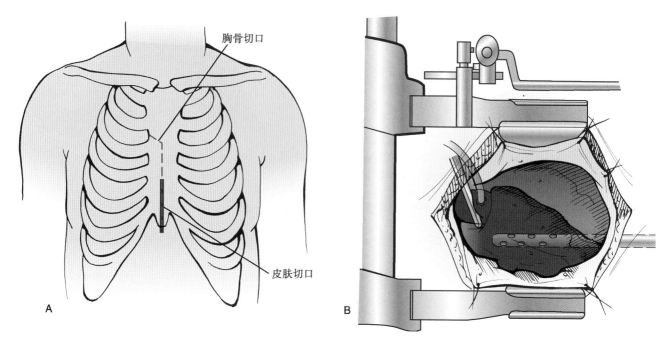

图 35-6　微创二尖瓣修复术。A. 行一个 6~8cm 的皮肤切口，下半胸骨劈开，并穿过右侧第二肋间隙。B. 经皮静脉插管并负压吸引辅助。采用标准方法进行主动脉插管、阻断和心脏灌停

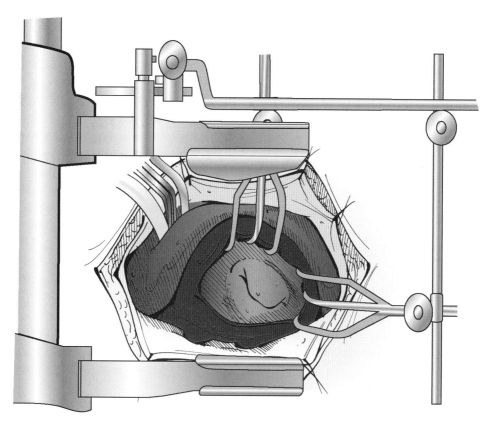

图 35-7　微创手术暴露。在放置牵开器之后，患者为头高位，手术床向左侧倾斜。显露非常清楚

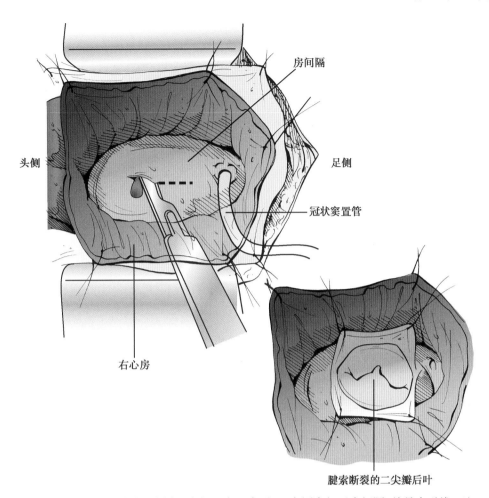

头侧

右心房

房间隔

足侧

冠状窦置管

腱索断裂的二尖瓣后叶

图 35-8 经房间隔暴露二尖瓣。在切开右心房后，经卵圆窝切开房间隔，并吊牵引线。这一切口对显露二尖瓣也很好，可作为 Sondergaard 平面的替代方法

瓣膜探查

一旦获得显露并放置好自动牵开器，就可以开始探查瓣膜。瓣膜的探查需要几分钟，利用神经钩、镊子以及向心室内注入盐水以明确和证实术中 TEE 已经诊断的病理改变。瓣膜探查可发现断裂的腱索或者简单地由腱索延长所引起的瓣膜脱垂以及瓣膜一个或多个部分的脱垂。尽管常常被描述为"双叶脱垂"的一部分，但前叶的腱索往往是正常长度的，并可能没有特异性的瓣叶或瓣下结构的病变。还可发现交界的脱垂，而钙化结节也可能存在，这增加了二尖瓣修复术的难度，需要将其切除。在瓣膜的一个或多个部分上可见愈合的心内膜赘生物。对于存在长期病变的病例，尤其是 Barlow 综合征，瓣环几乎总会出现扭曲、扩张或变形。

修复术的策略和概述

在对瓣膜进行探查后，根据对病变的探查结果就可以决定详细的修复策略。总的来说，二尖瓣的退行性改变使二尖瓣后叶变得巨大，伴或不伴有连枷摆叶，而瓣环在功能上就前叶而言过小了。对于退行性疾病，后叶常发生病变，而前叶通常没有。

修复术的第一原则就是减少或消除增大的后叶部分，并恢复异常增大的后叶的整体高度。这样做能重建其与前叶正常的对合线，更重要的是能阻止前叶收缩期前向运动（SAM）。如果后叶的高度太高，它将把前叶推入 LVOT 而引起 SAM。总的来说，对于平均身材的患者，在完成修复术后，后叶的高度不应该大于 1~1.5cm。将后叶正常的部分做标记，以指导切除多余的部分。最后，重建的后叶应呈现出"笑脸"状。一旦行后叶切除，就必须保证前叶可与修复后的后叶在正确的平面上对合，这可通过注入盐水来检测。修复后应该使得收缩期对合线位于瓣环水平。具体的降低后叶和前叶高度的方法将在后文阐述。

近年来，新概念"保留而不是切除"变得流行起来。用聚四氟乙烯（PTFE）缝合形成新腱索，从而将连枷摆动的瓣叶部分拉回以形成一条对合线，而并不是去切除相同的病变的瓣叶部分。多余的瓣叶组织被拉回到左心室中以形成新的而持久的对合线。这种方法在微创操作中具有尤其价值，能够避免实施更复杂的切除和麻烦的修复技术。无论外科医生是否遵从选择"保留还是切除"原则，在所有的修复过程中，成形环或成形带都是强制需要的。不使用瓣环的修复手术会显著增加中到重度二尖瓣反流的复发风险。

具有重构作用的瓣环成形环对于所有患者都是必须的。这是 Carpentier[18] 和 Duran[54] 提出的二尖瓣修复的基本概念。他们两个在二尖瓣反流手术历史的早期都发明了二尖瓣成形环，并都主张恢复扭曲变形的瓣环是二尖瓣修复术的关键。

在多年反流的影响下,瓣环常发生变形,而在黏液性病变中,它是松软扩大的。最好的方法来理解黏液性病变中瓣环的松软和扩大就是从功能上来说它对于前叶太小了。

瓣环出现扩张时不能提供相对稳定的支持,以使前叶完全充分伸展开,这样前叶就不能在正确地对合线和对合面上与后叶对合了。相反,松软的瓣环会发生弯曲,使有效半径减小,因为瓣叶不能正常伸展,从而导致前叶看起来像"脱垂"。事实上,病变仅限于瓣环。这就是为什么我们认为使用大号的成形环对于退行性病变很重要。成形环恢复了相对坚硬、宽敞的瓣环,使得前叶能够伸展以及在正确地对合面和对合线对合,而没有"脱垂"。瓣环的结构正常对于前叶的正常生理功能是必须的。因此,我们的治疗流程是在后叶修复后放入成形环,然后再对前叶或复杂的瓣叶病变进行重新评估。我们认为,瓣环的病变常常被错误的当作前叶病变的表现,而如果按我们前述的流程去做的话,就会避免很多不必要的操作。

通过运用以上两个概括性的原则,我们认为应用外科相关手段来纠正瓣膜正常生理功能是适当而且必要的。减少后叶的高度以防止SAM,并保证正确的对合面。使用重塑环可强化瓣环使得两瓣叶能在正确的对合线上对合。如上所述,根据我

们在布列根和妇女医院的经验以及其他人的经验[55],大多数所谓的双叶脱垂,可通过充分的后叶切除以及应用大号成形环来纠正,而无需对前叶行进一步干预。

有充分的证据支持应用成形环的必要性,其可获得长期的修复效果。在一篇早期有关二尖瓣修复术的论文中,我们对未使用成形环的修复组和在瓣膜修复的同时置入成形环的另一修复组进行了比较[56]。在手术时,所有的瓣膜都关闭良好,但是随访几年后,无成形环组出现二尖瓣反流的比例是成形环组的5倍。最近的研究支持使用成形环行瓣环成形术的重要性[57]。因此,成形环对于二尖瓣修复术后能长期维持其生理功能是非常关键的。

特定的外科修复技术

后叶的矩形切除

黏液性退行性病瓣膜中最常见的二尖瓣病变(大约80%)是从后叶中间部分发出的腱索出现断裂和延长(图35-9A)。图35-9B展示了一种方法,是对瓣叶病变部分进行有限切除。

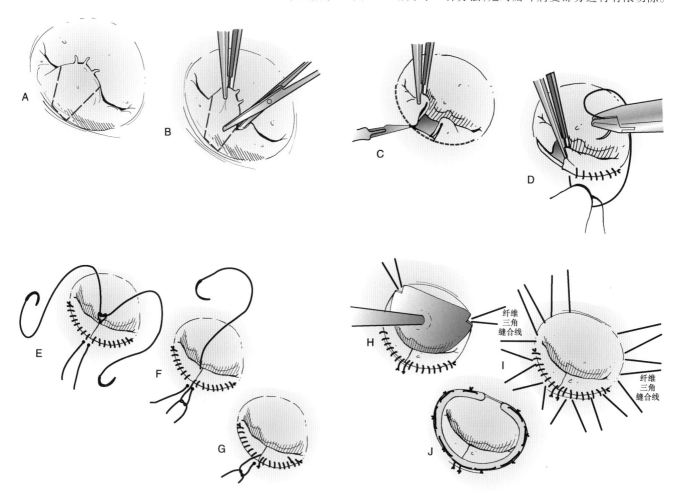

图35-9 对P2区伴连枷摆动部分和断裂腱索的修复。A. 显示经典的连枷的P2部分瓣叶。B. 切除该连枷部分。C和D. 显示经典的滑行瓣膜成形和前移技术,将剩余的瓣叶从靠近切除的P2部分的地方瓣环上分离下来。然后将其重新缝合固定在瓣环上,从而消除切除瓣叶所留下的缺口。同时,降低后叶的高度。E、F和G. 显示经典的滑行瓣膜成形术的完成。H、I和J. 瓣环成形术中缝线的位置以及成形环的置入。通过测量前叶的大小,来确定成形环的型号

为了填补因去除病变部分而产生的缺口,要将剩余的瓣叶向中间靠拢(图 35-9C 和 D),而使用单丝缝线将瓣膜的切除缘连续缝合连接在一起(图 35-9E、F 和 G),然后置入成形环(图 35-9H、I 和 J)。这是最常遇到的一种病理生理改变以及最常用的手术方法。有趣的是,最近由 Perier[58] 和 Lawire[59] 所报道的结果显示,使用人工聚四氟乙烯(PTFE)腱索以保留后叶而不是将其切除的方法取得了很好的效果,但该技术传统上只用于前叶的修复。

对于只做过少量的二尖瓣修复术的心脏外科医生来说,将后叶从瓣环上切下多少有些令人畏惧。我们自己的经验是,对于 P2 区没有腱索断裂的脱垂瓣叶,可以通过几根缝线将脱垂瓣叶的边缘拽到瓣环连接处的下面,就可以很容易的纠正脱垂,从而降低了高度,保留了所有腱索,然后完成切除所需的操作的效果[61]。这被称为"折叠式的瓣膜成形术"。

如果需要切除一段连枷摆动的瓣叶,那么就应该使用由 Carpentier 所推广的瓣叶前移技术[60]。在这种技术中,剩余的两部分要向彼此靠近以闭合切除区域的缺口。这包括将每个剩余部分的瓣叶从瓣环上分离下一小段。在所有传统的技术当中,于只做过少数几台瓣膜修复术的外科医生来说,会对这一技术有一些顾虑,因为它必须将后叶从瓣环上切下来,然后再将瓣叶吻合到瓣环上。

我们通过一种简化的技术来行有限范围的 PML 的切除,通过可以更容易地进行瓣叶前移,节约了时间的同时仍可以取得相同的结果,我们把它命名为"瓣叶折叠前移"技术。在这一技术中,对于增大冗长而被切除的瓣叶,其每个边剩余 P2 部分都很大,且有腱索支持,我们用连续聚丙烯线缝合可以很容易地将其折叠以填补后叶有限切除后所留下的裂口,而无需另外的切口(图 35-10)。折叠前移技术与传统的瓣叶前移技术的目的是相同的。由切除小面积的连枷摆动瓣叶所留下的小裂口可以被消除,而后叶的高度也可降低。我们已经发现折叠前移技术,对于后叶任何位置的小部分切除都特别有效,而没有必要将后叶从瓣环上切下来。

前面已经阐述了,患有真正的 Barlow 综合征时可出现很多种临床情况,几乎整个后叶都出现延长和增高。其实,整个后叶都延长了。对于这些特别的病理情况,必须使用经典的技术。切除病变区域两边的全部后瓣叶,包括 P1 和 P3,都必须从瓣环上切下来,然后进行认真而细致的瓣膜前移,从每个交界开始,用 4-0 聚丙烯线连续缝合(见图 35-9C 和 D)。降低瓣

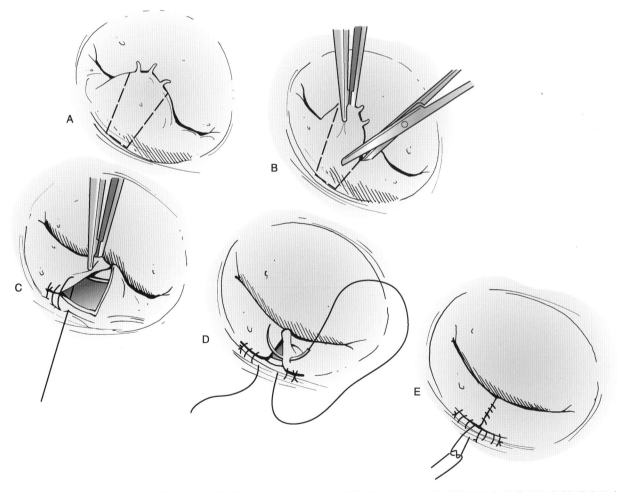

图 35-10　A～E. 折叠瓣叶前移技术。对脱垂并连枷摆动的 P2 部分进行此处理,折叠前移技术与经典的滑行瓣膜成形具有相同的目的,但手术技术更加简便。在切除连枷摆动的 P2 部分后(B);裂口的两边切缘要缝到瓣环上,就像他们被"折叠"了一样。每侧缝合的距离为裂口每一边原高度的一半。将顶端的两部分的另一半缝合在一起(E);结果是,瓣叶缺口消除了,而瓣叶高度也降低了

叶高度以避免产生 SAM 征，并为前叶提供一个良好的对合点。由于这些瓣叶中有的高度可能达到 3~4cm，如果瓣叶高度不能明显降低，那么发生 SAM 征的可能性很高。在行瓣叶前移时，如果瓣叶个别区域有局灶性增大的话，将 PML 节段性区域重叠在一起也是有效的。这样做简化了外科技术，减少了手术时间，并能获得同样的结果，这需要多次间断缝合。

交界脱垂

这是病理性二尖瓣脱垂中最简单的类型，前外侧和后内侧交界处的腱索出现断裂或延长，外科医生很容易确定修复策略。许多医生仍然建议切除这一区域，但是，交界成形术是迄今为止最简单、直接且有效的处理这一问题的方法。通过用聚丙烯线褥式缝合 1~3 针来消除脱垂区域（图 35-11），从而消除此处的反流。在 A1 和 P1 或 A3 和 P3 处进行这种缝合操作不会对二尖瓣的整个横截面积造成明显影响，所以使用这种技术时不必担心会引起二尖瓣狭窄。一些其他报道[62,63]也记录了这种技术治疗交界脱垂长期有效。

前叶脱垂

虽然少见，但真正的前叶脱垂会让外科医生很担心，因为这种病变修复的远期效果比后叶病变要差很多[64]。必须对前叶下方腱索的高度进行评估，腱索可能明显延长或断裂，而使得 AML 出现连枷摆动。这一问题可以采用各种不同的技术来解决，这些技术的长期随访结果是比较有希望的。有四种基本技术来修复真性的前叶脱垂。它们是：①通过植入技术减少腱索的高度；②人工 PTFE 腱索；③将后叶腱索转移至前叶；以及④缘对缘技术。

前叶切除术

现在已经明确，对于前叶本身的处理要特别小心，而保留 AML 组织是很重要的。可以进行切除术，但只能对有腱索断裂的一小块区域进行三角形切除，以减少增大的前叶面积[81]。对于合并有特发性肥厚性主动脉下狭窄的二尖瓣前叶脱垂，该技术可作为减少 AML 高度的一种替代技术，有人就提倡对瓣环周围的前叶部分进行纵向切除并重建瓣叶也能降低其高度并取得了一些成功[82,83]。

植入乳头肌内的腱索短缩技术

这种腱索缩短技术是 Carpentier[10]最早发明的腱索短缩技术之一，内容包括：将乳头肌切开，将多余的前叶腱索埋入到乳头肌内，然后穿过腱索将乳头肌缝合起来，从而限制住腱索并使其缩短（图 35-12）。这是一个简单的技术，但已经失去了大家的青睐，因为 Cosgrove 和其同事[65]的报告已经证明，使用这种技术会增加腱索断裂的可能。他们推断对乳头状的缝合可

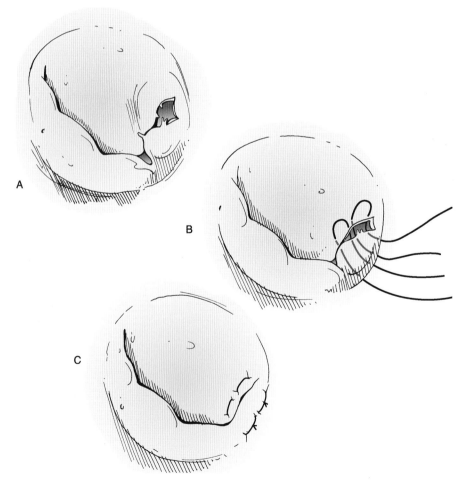

图 35-11　交界成形。在交界断裂处进行单纯水平褥式缝合可消除反流，即使有腱索断裂，也不需要行进一步的瓣叶切除

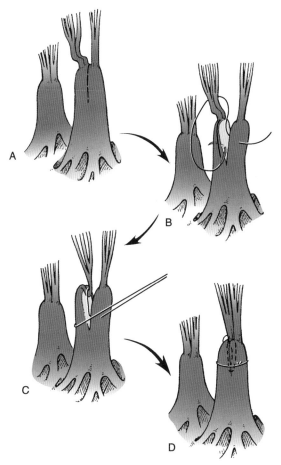

图 35-12　缩短前叶腱索。切开乳头肌,然后将多余的腱索折叠后埋入其内,用带垫片的缝线将腱索结扎固定

能会伤及埋在里面的腱索是其原因。这种类型的其他技术包括乳头肌的移位固定[66]和腱索折叠,以及游离缘(AML)的重新塑型[67]。

腱索转移

治疗真正的前叶脱垂的第三种技术是将后叶的腱索转移至前叶。它最早由 Carpentier[10] 提出,后被 Cleveland 临床中心[65]的 Duran 以及同事[72]所推广。图 35-13 说明了这一手术步骤。将前叶连枷摆动的腱索切除,然后将其邻近的后叶部分切下来,转移至前叶以填补切除前叶后所留下的裂口。文献报道该技术的长期效果良好,但当只有单一瓣叶存在病变时,这样做会使两瓣叶都受累[73]。

缘对缘技术

在缘对缘修复技术中,将前叶与后叶在对合线处缝在一起,形成双孔二尖瓣[74]。这项技术已十分流行,甚至经皮介入技术都在尝试模仿这种外科操作[75]。它由 Alfieri 及其同事提出[76]。他们的理论是:对于 Barlow 综合征或真正冗长的前叶,将前叶和后叶的中间部分并置对合在一起,可防止前叶抬高至后叶水平以上,从而消除二尖瓣反流。这项技术极大地简化了真正双叶脱垂的修复术,并作为治疗 AML 病变的标准治疗方式被一些临床中心所采纳。尤其适合那些修复术后有很大概率出现 SAM 的患者。但当前叶腱索断裂或前叶腱索明显延长时,要小心翼翼地放置缝合单针。

图 35-14 说明了这一技术,使用编织聚酯缝线,在缝合前叶和后叶的对合点做"8"字缝合。我们使用这种强度更大的缝线,是因为很多报道都显示使用聚丙烯缝线常常会发生断裂。对于此项手术技术,我们强烈认为它仅适用于黏液性病变,能避免像缺血性 MR 那样产生二尖瓣狭窄[77]。为了确保由缘对缘技术创建的每个孔都足够大,需要测量每个孔的直径,并确认它的直径至少为 2cm。如果孔的直径小于 2cm,就要放弃该技术。对于有可能出现二尖瓣收缩期前向运动的患者,这种技术是一种非常有用的辅助手段[78,79]。事实上,该技术目前最好的应用可能是目前防止 SAM 的发生。在我们的一组小宗病例

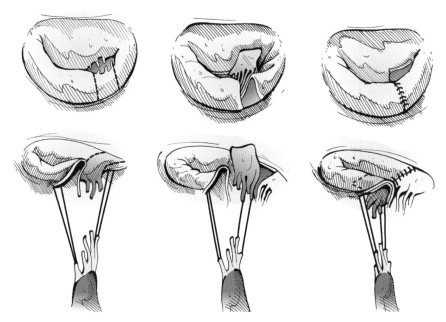

图 35-13　腱索转移。对于有单一连枷摆动的前叶部分,第一步是切除前叶脱垂的部分。然后将其临近的后叶部分切下来,并转移以填补前叶切除后所留下的裂口

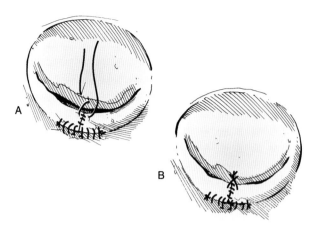

图35-14 缘对缘技术。该技术是使用编织聚酯缝线将 A2 和 P2 在对合点"8"字缝合在一起

中,有 20 名可能出现 SAM 的患者,所有人都接受该技术的治疗,而术后都没有出现 SAM。术后 8 年随访显示所有患者的二尖瓣功能都保持正常,而没有二尖瓣狭窄发生[78]。

根据 Alfieri 等人的研究结果,这项手术操作的中期结果令人满意,与其他所有常用的修复技术相比没有明显差别[76,80]。但这还缺乏长期前瞻性的随机对照研究来对经典的修复技术和该项技术进行比较

人工腱索

二尖瓣瓣下复合器是一种复杂的结构,它将完整的二尖瓣

功能与左心室功能的支持契合在一起。二尖瓣置换术自然会消除了这种重要而精细的连接。在二尖瓣修复术中使用人工腱索,遵从"保留而不是切除"二尖瓣瓣叶组织的同时,有可能恢复二尖瓣解剖和功能。在使用人工检索去进行瓣叶修复的目的是消除所有反流束,而同时保留两个瓣叶以及保持二尖瓣环的对称性。人工腱索用于二尖瓣修复术可以追溯到 20 世纪 60 年代,在这项技术的发展过程中,许多材料曾被用作人工腱索,包括丝质和尼龙。直到今日,几乎所有外科医生使用发泡聚四氟乙烯(ePTFE)作为人工腱索。该技术最初由 Fracter 和 Zussa[68,69] 提出,并在过去的几年中逐渐流行起来[64,70],是目前治疗 AML 病变最流行的治疗方案。Lawrie[59] 最近也报道将 PTFE 新腱索用于前叶和后叶修复手术中,取得非常好的结果。Duran 发明了一种方法,以便能更加精确的测量这些新腱索结构的正确高度[70]。该技术(图 35-15)包括一系列技术步骤去建立成功的瓣叶修复路径:

1. 附着于乳头肌上;
2. 附着于瓣叶;
3. 调整人工腱索长度;
4. 在成形环植入前(或后)打紧 PTEF 腱索。

我们通常使用带垫片褥式缝合至延长或断裂的腱索所附着的乳头肌之上,然后将双头针 PTFE 缝线从需要被拉低的瓣叶边缘处穿出。该技术的关键部分就是确定瓣叶需要降低的程度,也就是缝线打紧的程度,这是通过探知两瓣叶在收缩期最佳的位置来决定。在此位置上,前叶和后叶应该是并列对合的,因此收缩期瓣叶的高度,就是人工腱索应调整的高度水平。

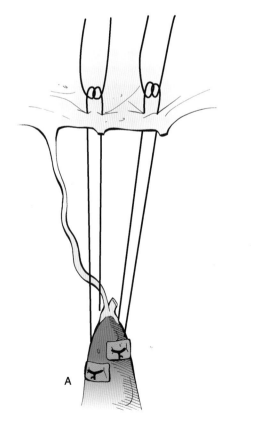

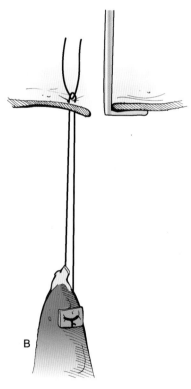

图35-15 人工 PTFE 腱索用于前叶。A. 带垫片的 PTFE 缝线穿过乳头肌,并从前叶游离缘穿出。B. 借助拉紧的后叶,来决定人工腱索的正确长度

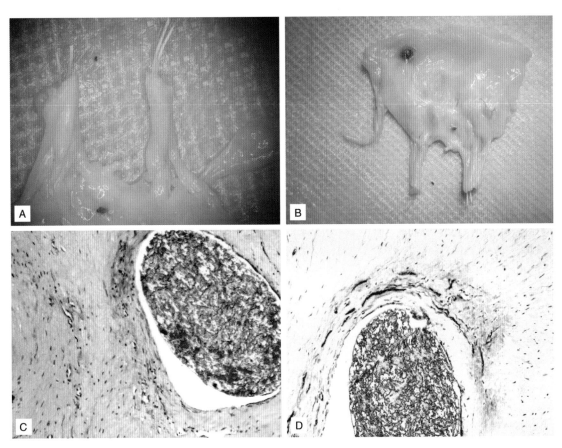

图 35-16　A 和 B. 切除的二尖瓣前叶在新索植入 3 年后的大体解剖。C. 新腱索横切面的 H&E 染色。D. 相同横截面的吉姆萨(Giemsa)染色

我们将后叶拉起来作为指示标记,同时小心地将人工腱索打紧(图 35-15B)。其他人工腱索技术包括描述了使用多个环(loop)(David 技术)、使用卡尺测量的固定长度环技术(von Oppell 及 Mohr)、不使用卡尺测量的固定长度的环技术(Mandegar)。Tam 描述了一种改良的环状技术的方案,这种方法只涉及一次通过乳头肌。

不管采用何种方法,最后的结果都应该是在左心收缩时前叶可与后叶在相同平面进行对合。一些外科医生提倡采用人工腱索技术修复瓣叶脱垂,而不提倡进行瓣叶切除技术[61]。

植入人工腱索的长期组织学结果表明,ePTFE 腱索会被纤维组织覆盖,正如 Bortolotti 等人所描述一样[93],这也与我们自己的经验相符(图 35-16)。

特殊问题和注意事项

瓣环钙化

瓣环钙化,特别是后瓣环钙化,是二尖瓣修复术中比较复杂的一种情况。钙化使修复变得更加困难,因为它更难进行缝针,且瓣周漏的风险也增加了。然而严重的瓣环钙化,并不一定就无法进行有效的二尖瓣修复。部分或全部去除钙化带是安全的。Carpentier 提出了一种彻底清除整个钙化带的方法,其本质上就是将左心室与左心房部分分离[84]。部分或选择性的进行钙化灶清除,也可能是非常有效而且更安全的[85]。对

于很多患者,可进行瓣叶钙化灶的部分去除,而不需要对其进行彻底清除就可将瓣叶向前移动。去除钙化灶的多少应只要够进行缝合以及恢复了瓣叶和瓣环的弹性即可。显然,腱索或瓣叶大部分出现了钙化,其预后很差,长期免于瓣膜修复率低,而广泛钙化的瓣膜通常提示瓣膜置换术。

二尖瓣收缩期前向运动

正如上文所述,持续存在前叶收缩期前向运动是影响修复术后的一个不良原因。在这种情况下,前叶阻碍了 LVOT。显然,冗长的瓣叶组织以及小号的成形环是一个危险因素。修复术后,如果瓣叶对合线向前移位,那么前叶会移位至 LVOT 内,并导致 LVOT 梗阻[86,87]。其原因通常是后叶高度降低得不够,使其将前叶推入 LVOT。SAM 在双叶脱垂或前叶极度增大的患者中特别常见。因此应该仔细地降低 PML 的高度。而在黏液性瓣膜病中,应使用大一号而不是小一号的成形环。正如前面所提示的,如果前叶附着在相对较小的瓣环上,那么前叶就不能充分伸展,反而会显得其在正确的对合平面上有多余的组织,从而容易诱发 SAM[78]。

一些研究者已经着眼于研究发现超声心动图中收缩期前向运动可能的危险因素。收缩期前向运动高危因素相关的超声心动表现包括,二尖瓣对合点靠近室间隔,以及前后瓣叶不对称。如果后叶相对于前叶来讲比较大的话,就可能出现 SAM。如果 P2 的中间部分大于 A2 的中间部分,那么 SAM 也同样可能出现。临床医生需要在术前收集这方面的信息,并在

手术室中确定最后修复策略时将这些数据都考虑在内[78,79]。

如果 SAM 发生的可能性很高,我们的做法是在降低后叶高度后使用 Alfieri 缘对缘技术来降低这种风险[78]。在 SAM 出现概率较高的情况下,通过单针缝线修正瓣叶对合线,从而降低了 SAM 出现的可能性。在这种情况下,另一个可考虑的策略是植入 PTFE 腱索以降低 PML 高度。并进一步降低出现 SAM 的潜在风险。在我们自己的经验中,该组患者的修复效果可以长期得以维持。

如果认为修复较为理想,但 TEE 发现了 SAM,可在体外循环后增加液体容量充盈左心室,这样约90%的患者其收缩期前向活动能够减轻。在极少数情况下,如果尚未充分减少后叶组织高度,那么就要切除更多的后叶或增大成形环的尺寸。我们认为,如果在使用了很多试图减少 SAM 的技术后,其仍然存在的话,如上面所提到的,我们最常使用的替代方法就是缘对缘技术[78]。

成形环重塑瓣环

在二尖瓣修复术中使用瓣环成形来重塑瓣环形态对获得完整而持久的修复效果是非常重要的。重塑的概念由 Carpentier[18] 和 Duran[54] 提出,即扭曲的二尖瓣瓣环需要恢复其支撑结构。关于应使用何种类型的环来进行重塑存在争论:硬环还是软环? 完全的还是部分的? 我们的观点是,对于黏液性退行性瓣膜改变,使用哪种类型的环并不是最重要的,只要能保证使用相对大号的瓣环以及确保将环缝合到前瓣叶纤维三角区域即可。研究表明,弹性软环引起 SAM 的可能性较小,考虑到 SAM,部分环会更安全[88],由于这都没有经过前瞻性随机对照研究的验证,这些意见将继续存在。虽然我们首选 Cosgrove 环用于治疗二尖瓣脱垂,但基于2 000例二尖瓣修复术的经验

使我们相信,现有的证据还不能说明任何特定的成形环具有明显优势,而且植入环的类型比起正确的实施手术方式和选择适合型号的成形环来说,并不是很重要。

成形环植入技术要点:应避免回旋支动脉损伤、房室分离或成行环的脱开。就目前所应用的成形环植入时,需要进行褥式缝合,平行于瓣环,并缝在后叶与瓣环的交界处。应避免径向进出针,因为这样会产生径向的张力,造成对回旋支动脉的一定程度的牵拉。进针要深,针扎到瓣环上,然后进入左心室腔,再从心房面穿出。最为重要的是进针平面要与瓣环平面相垂直。这样做缝合时就不会扎到回旋支动脉或造成其扭曲。针距要宽,这样可避免缝线的数目过多。根据瓣环的大小,一个部分型二尖瓣成形环大约需要 9~15 针。除非瓣环结构特别薄弱,缝线一般不用带垫片。瓣环的完整性主要依赖于其病理情况。缝线要穿过成形环的编织材料部分。在缝线打结的过程中,中央的固定架要保留,以维持环的形态,这样能防止软环或半硬性环在打结时出现卷曲变形。

在过去的几十年里,已经有 40 多个针对 MR 治疗且不同形状和硬度的二尖瓣成形环成功上市,尽管成形环的类型对临床结果的影响尚不清楚。除非有新的证据出现,否则外科医生可以根据他们的判断来选择成形环,为满足特定的患者的病变需求而量身定制。

测定尺寸是放入成形环最重要的一个步骤。我们认为选择稍微大点型号的成形环对于黏液性退行性变疾病来说是合适的。这可以解决退行性变的瓣环功能尺寸太小的问题。一般有两种方法来测尺寸。在主动脉纤维三角处缝牵引线(图 35-17)以便测量纤维三角间距离。许多测瓣器在环上都有缺口以便于使用这种方法测量。除非是风湿性疾病,否则我们不依赖于这种测量方法。对于黏液性疾病,前叶的高度,即瓣叶

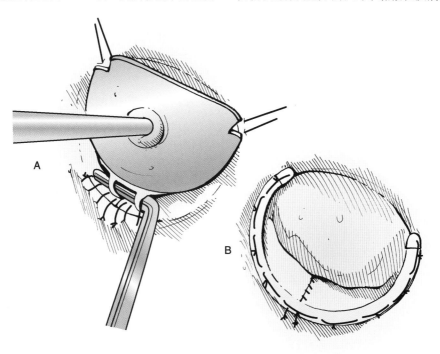

图 35-17 成形环瓣环成形术中尺寸测定及植入。对于退行性疾病,成形环应稍微大一号。尺寸的测定要与前叶的高度相匹配,而不是纤维三角或交界间的距离。一般需要 9~11 针褥式缝合

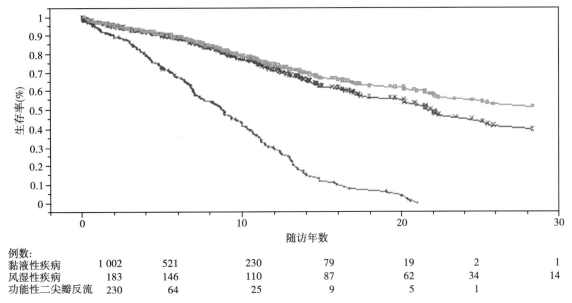

例数:						
黏液性疾病	1 002	521	230	79	19	2	1
风湿性疾病	183	146	110	87	62	34	14
功能性二尖瓣反流	230	64	25	9	5	1	

图 35-18　二尖瓣反流的病因决定患者的寿命（Reproduced with permission from DiBardino DJ, ElBardissi AW, Mc-Clure RS, et al: Four decades of experience with mitral valve repair: analysis of differential indications, technical evolution, and long-term outcome, *J Thorac Cardiovasc Surg*. 2010 Jan; 139(1): 76-83.）

充分伸展时从瓣环到瓣叶最高点的距离，是测定尺寸最重要的标准，这一概念最初由 Carpentier 提出[10]。瓣叶高度是非常重要的指标，必须仔细测量，即使存在很少的多余组织，都会在收缩期导致 SAM。事实上，使用纤维三角进行尺寸测定，会使成形环偏小，并导致收缩期前向运动或成形环脱开，这是由于成形环大小与瓣环大小严重的不匹配造成的。在我们的一系列再次修复病例中，增加成形环尺寸或将环放在交界处以下是最常用的解决方法[89]。使用测瓣器评估前叶的大小是最关键的操作。超声心动图上前叶的长度与具体内大小有很好的相关性，而对于每一病例都应通过标准的超声心动图技术计算前叶的大小。根据我们的经验，根据前叶大小来选择相匹配的成形环是最有效的，而且很少导致收缩期前向运动[78]。

结果

长期的研究表明，约有超过 90% 的二尖瓣修复病例 10 年后仍保持良好功能[42,53,56,64,90]。血栓栓塞的发病率也非常低；也不需要长期抗凝治疗，有心房纤颤的患者除外。最近，我们回顾了我们个人超过 40 年的二尖瓣手术经验（L. H. C.）[91]，肯定了普遍认为的 MR 的病因与二尖瓣修复耐久性之间的关系。反流的病因是修复术的有效年限和免于再次手术的主要决定因素。虽然风湿性疾病进行修复后最终要再次手术，但黏液性疾病修复术后远期免于 MR 复发和再次手术的比率都令人满意（图 35-18）。

（姜睿　译　王欣　审）

参考文献

1. Brunton L, Edin MD: Preliminary note on the possibility of treating mitral stenosis by surgical methods. *Lancet* 1902; 1:352.
2. Cutler EC, Levine SA: Cardiotomy and valvulotomy for mitral stenosis: experimental observations and clinical notes concerning an operated case with recovery. *Boston Med Surg J* 1923; 188:1023.
3. Cutler EC, Beck CS: The present status of surgical procedures in chronic valvular disease of the heart: final report of all surgical cases. *Arch Surg* 1929; 18:403.
4. Souttar HS: Surgical treatment of mitral stenosis. *BMJ* 1925; 2:603.
5. Harken DE, Ellis LB, Ware PF, et al: The surgical treatment of mitral stenosis. I. Valvuloplasty. *N Engl J Med* 1948; 239:801.
6. Bailey CP: The surgical treatment of mitral stenosis (mitral commissurotomy). *Dis Chest* 1949; 15:377.
7. Davila JC, Glover RP: Circumferential suture of the mitral valve for the correction of regurgitation. *Am J Cardiol* 1958; 2:267.
8. Nichols HT: Mitral insufficiency: treatment by polar cross fusion of the mitral annulus fibrosis. *J Thorac Cardiovasc Surg* 1957; 33:102.
9. Kay EB, Mendelsohn D, Zimmerman HA: Evaluation of the surgical correction of mitral regurgitation. *Circulation* 1961; 23:813.
10. Carpentier A: Cardiac valve surgery: the "French correction." *J Thorac Cardiovasc Surg* 1983; 86:323.
11. McGoon DC: Repair of mitral insufficiency due to ruptured chordae tendineae. *J Thorac Cardiovasc Surg* 1960; 39:357.
12. Duran CG, Pomar JL, Revuelta JM, et al: Conservative operation for mitral insufficiency. Critical analysis supported by postoperative hemodynamic studies of 72 patients. *J Thorac Cardiovasc Surg* 1980; 79:326.
13. Orszulak TA, Schaff HV, Danielson GK, et al: Mitral regurgitation due to ruptured chordae tendinae. Early and late results of mitral valve repair. *J Thorac Cardiovasc Surg* 1985; 89:491.
14. Cohn LH, Couper GS, Kinchla NM, et al: Decreased operative risk of surgical treatment of mitral regurgitation with or without coronary artery disease. *J Am Coll Cardiol* 1990; 16:1575.
15. Cosgrove DM, Chavez AM, Lytle BW, et al: Results of mitral valve reconstruction. *Circulation* 1986; 74:I82.
16. Kirklin JW: Replacement of the mitral valve for mitral incompetence. *Surgery* 1972; 72:827.
17. Sarris GE, Cahill PD, Hansen DE, et al: Restoration of left ventricular systolic performance after reattachment of the mitral chordae tendineae: the importance of valvular-ventricular interaction. *J Thorac Cardiovasc Surg* 1988; 95:969.
18. Carpentier A, Deloche A, Dauptain J, et al: A new reconstructive operation for correction of mitral and tricuspid insufficiency. *J Thorac Cardiovasc Surg* 1971; 61:1.
19. McCarthy PM: Does the intertrigonal distance dilate? Never say never. *J Thorac Cardiovasc Surg* 2002; 124:1078.
20. Du Plessis LA, Marchano P: The anatomy of the mitral valve and its associated structures. *Thorax* 1964; 19:221.
21. Roberts WC: Morphologic aspects of cardiac valve dysfunction. *Am Heart J* 1992; 123:1610.
22. Wisenbaugh T, Spann JF, Carabello BA: Differences in myocardial performance and load between patients with similar amounts of chronic

aortic versus chronic mitral regurgitation. *J Am Coll Cardiol* 1984; 3:916.

23. Carabello BA: Indications for mitral valve surgery. *J Cardiovasc Surg* 2004; 45:407.

24. Shyu KG, Chin JJ, Lin FY, et al: Regression of left ventricular mass after mitral valve repair of pure mitral regurgitation. *Ann Thorac Surg* 1994; 58:1670.

25. Deloche A, Jebara VA, Relland FYM, et al: Valve repair with Carpentier techniques: the second decade. *J Thorac Cardiovasc Surg* 1990; 99:990.

26. Freed LA, Levy D, Levine RA, et al: Prevalence and clinical outcome of mitral-valve prolapse. *N Engl J Med* 1999; 341:1.

27. Mills P, Rose J, Hollingsworth J, et al: Long-term prognosis of mitral-valve prolapse. *N Engl J Med* 1977; 297:13.

28. Marks AR, Choong CY, Sanfilippo AJ, et al: Identification of high-risk and low-risk subgroups of patients with mitral valve prolapse. *N Engl J Med* 1989; 320:1031.

29. Danchin N, Voiriot P, Briancon S, et al: Mitral valve prolapse as a risk factor for infective endocarditis. *Lancet* 1989; 1:743.

30. Enriquez-Sarano M, Dujardin KS, Tribouilloy CM, et al: Determinants of pulmonary venous flow reversal in mitral regurgitation and its usefulness in determining the severity of regurgitation. *Am J Cardiol* 1999; 83:535.

30a. AHA/ACC guidelines for management of valvular heart disease. *J Ame College Cardiol* 2014; 63(22).

31. Chen FY, Cohn LH: Valvular surgery in cardiomyopathy. In Baughman KL, Baumgartner WA (eds): *Treatment of Advanced Heart Disease*. New York, Taylor & Francis, 2006.

32. Stewart WJ: Choosing the "golden moment" for mitral valve repair. *J Am Coll Cardiol* 1994; 24:1544.

33. Gogbashian A, Sepic J, Soltesz EG, et al: Operative and long-term survival of elderly is significantly improved by mitral valve repair. *Am Heart J* 2006; 151:1325.

34. Kang DH, Kim JH, Rim JH, et al: Comparison of early surgery versus conventional treatment in asymptomatic severe mitral regurgitation. *Circulation* 2009; 119:797.

35. Cosgrove DM, Stewart WJ: Mitral valvuloplasty. *Curr Probl Cardiol* 1989; 14:359.

36. Sand ME, Naftel DC, Blackstone EH, et al: A comparison of repair and replacement for mitral valve incompetence. *J Thorac Cardiovasc Surg* 1987; 94:208.

37. Lawrie GM: Mitral valve repair vs. replacement: current recommendations and long-term results. *Cardiol Clin* 1998; 16:437.

38. Gillinov AM, Cosgrove DM, Blackston EH, et al: Durability of mitral valve repair for degenerative disease. *J Thorac Cardiovasc Surg* 1998; 116:734.

39. Vanden Eynden F, Bouchard D, El-Hamamsy I, Butnaru A, et al: Effect of aortic valve replacement for aortic stenosis on severity of mitral regurgitation. *Ann Thorac Surg* 2007; 83:1279.

40. Wan CK, Suri RM, Li Z, et al: Management of moderate functional mitral regurgitation at the time of aortic valve replacement: is concomitant valve repair necessary? *J Thorac Cardiovasc Surg* 2009; 137:635.

41. Enriquez-Sarano M, Avierinos JF, Messika-Zeitoun D, et al: Quantitative determinants of the outcome of asymptomatic mitral regurgitation. *N Engl J Med* 2005; 352:875.

42. Ling LH, Enriquez-Sarano M, Seward JB, et al: Clinical outcome of mitral regurgitation due to flail leaflet. *N Engl J Med* 1996; 335:1417.

43. Greelish JP, Cohn LH, Leacche M, et al: Minimally invasive mitral valve repair suggests earlier operations for mitral valve disease. *J Thorac Cardiovasc Surg* 2003; 126:365.

44. McClure RS, Cohn LH, Wiegerinck E, et al: Early and late outcomes in minimally invasive mitral valve repair: an eleven-year experience in 707. *J Thorac Cardiovasc Surg* 2009; 137:70.

45. Mihaljevic T, Cohn LH, Unic D, et al: One thousand minimally invasive valve operations: early and late results. *Ann Surg* 2004; 240:529.

46. Spencer FC, Galloway AC, Grossi EA, et al: Recent developments and evolving techniques of mitral valve reconstruction. *Ann Thorac Surg* 1998; 65:307.

47. Mohty D, Orszulak TA, Schaff HV, et al: Very long-term survival and durability of mitral valve repair for mitral valve prolapse. *Circulation* 2001; 104(Suppl I):I-1.

48. Savage EB, Ferguson TB Jr, DiSesa VJ: Use of mitral valve repair: analysis of contemporary United States experience reported to the Society of Thoracic Surgeons National Cardiac Database. *Ann Thorac Surg* 2003; 75:820.

49. Gammie JS, Sheng S, Griffith BP, et al: Trends in mitral valve surgery in the United States: results from the Society of Thoracic Surgeons Adult Cardiac Surgery Database. *Ann Thorac Surg* 2009; 87:1431.

50. Sondergaard T, Gotzsche M, Ottosen P, et al: Surgical closure of interatrial septal defects by circumclusion. *Acta Chir Scand* 1955; 109:188.

51. Larbalestier RI, Chard RB, Cohn LH: Optimal approach to the mitral valve: dissection of the interatrial groove. *Ann Thorac Surg* 1992; 54:1186.

52. Cohn LH: Mitral valve repair. *Op Techniques Thorac Cardiovasc Surg* 1998; 3:109.

53. Khonsari S, Sintek CF: Transatrial approach revisited. *Ann Thorac Surg* 1990; 50:1002.

54. Duran CG, Ubago JLM: Clinical and hemodynamic performance of a totally flexible prosthetic ring for atrioventricular valve reconstruction. *Ann Thorac Surg* 1976; 22:458.

55. Gillinov AM, Cosgrove DM 3rd, Wahi S, et al: Is anterior leaflet repair always necessary in repair of bileaflet mitral valve prolapse? *Ann Thorac Surg* 1999; 68:820.

56. Cohn LH, Couper GS, Aranki SF, et al: Long-term results of mitral valve reconstruction for regurgitation of the myxomatous mitral valve. *J Thorac Cardiovasc Surg* 1994; 107:143.

57. Gillinov AM, Tantiwongkosri K, Blackstone EH, et al: Is prosthetic annuloplasty necessary for durable mitral valve repair? *Ann Thorac Surg* 2009; 88:76.

58. Perier P: A new paradigm for the repair of posterior leaflet prolapse: respect rather than resect. *Op Techniques Thorac Cardiovasc Surg* 2005; 10:180.

59. Lawrie GM, Earle EA, Earle NR: Feasibility and intermediate term outcome of repair of prolapsing anterior mitral leaflets with artificial chordal replacement in 152 patients. *Ann Thorac Surg* 2006; 81:849.

60. Perier P, Clausnizer B, Mistraz K: Carpentier "sliding leaflet" technique for repair of the mitral valve: Early results. *Ann Thorac Surg* 1994; 57:383.

61. Tabata M, Ghanta RK, Shekar PS, Cohn LH: Early and midterm outcomes of folding valvuloplasty without leaflet resection for myxomatous mitral valve disease. *Ann Thorac Surg* 2008; 86:1288.

62. Gillinov AM, Shortt KG, Cosgrove DM 3rd: Commissural closure for repair of mitral commissural prolapse. *Ann Thorac Surg* 2005; 80:1135.

63. Aubert S, Barreda T, Acar C, et al: Mitral valve repair for commissural prolapse: surgical techniques and long term results. *Eur J Cardiothorac Surg* 2005; 28:443.

64. David TE, Ivanov J, Armstrong S, et al: A comparison of outcomes of mitral valve repair for degenerative disease with posterior, anterior, and bileaflet prolapse. *J Thorac Cardiovasc Surg* 2005; 130:1242.

65. Smedira NG, Selman R, Cosgrove DM, et al: Repair of anterior leaflet prolapse: chordal transfer is superior to chordal shortening. *J Thorac Cardiovasc Surg* 1996; 112:287.

66. Dreyfus GD, Bahrami T, Alayle N, et al: Repair of anterior leaflet prolapse by papillary muscle repositioning: a new surgical option. *Ann Thorac Surg* 2001; 71:1464.

67. Pino F, Moneta A, Villa E, et al: Chordal plication and free edge remodeling for mitral anterior leaflet prolapse repair: 8-year follow-up. *Ann Thorac Surg* 2001; 72:1515.

68. Frater RW, Vetter HO, Zussa C, et al: Chordal replacement in mitral valve repair. *Circulation* 1990; 82(5 Suppl):IV125.

69. Zussa C, Polesel E, Da Col U, et al: Seven-year experience with chordal replacement with expanded polytetrafluoroethylene in floppy mitral valve. *J Thorac Cardiovasc Surg* 1991; 108:37.

70. Duran CM, Pekar F: Techniques for ensuring the correct length of new chords. *J Heart Valve Dis* 2003; 12:156.

71. Falk V, Seeburger J, Czesla M, et al: How does the use of polytetrafluoroethylene neochordae for posterior mitral valve prolapse (loop technique) compare with leaflet resection? A prospective randomized trial. *J Thorac Cardiovasc Surg* 2008; 136:1205.

72. Duran CM: Surgical techniques for the repair of anterior mitral leaflet prolapse. *J Card Surg* 1999; 14:471.

73. Uva MS, Grare P, Jebara V, et al: Transposition of chordae in mitral valve repair: mid-term results. *Circulation* 1993; 88:35.

74. Maisano F, Torracca L, Oppizzi M, et al: The edge-to-edge technique: a simplified method to correct mitral insufficiency. *Eur J Cardiothorac Surg* 1998; 13:240.

75. Condado JA, Acquatella H, Rodriguez L, et al: Percutaneous edge-to-edge mitral valve repair: 2-year follow-up in the first human case. *Catheter Cardiovasc Intervent* 2006; 67:323.

76. Alfieri O, Maisano F, De Bonis M, et al: The double-orifice technique in mitral valve repair: a simple solution for complex problems. *J Thorac*

Cardiovasc Surg 2001; 122:674.

77. Bhudia SK, McCarthy PM, Smedira NG: Edge-to-edge (Alfieri) mitral repair: results in diverse clinical settings. *Ann Thorac Surg* 2004; 77:1598.

78. Brinster DR, Unic D, D'Ambra MN, et al: Mid term results of the edge to edge technique for complex mitral repair. *Ann Thorac Surg* 2006; 81:1612.

79. Maslow AD, Regan MM, Haering JM, et al: Echocardiographic predictors of left ventricular outflow tract obstruction and systolic anterior motion of the mitral valve after mitral valve reconstruction for myxomatous valve disease. *J Am Coll Cardiol* 1999; 34:2096.

80. De Bonis M, Lorusso R, Lapenna E, et al: Similar long-term results of mitral valve repair for anterior compared with posterior leaflet prolapse. *J Thorac Cardiovasc Surg* 2006; 131:364.

81. Suri RM, Orszulak TA: Triangular resection for repair of mitral regurgitation due to degenerative disease. *Op Techniques Thorac Cardiovasc Surg* 2005; 10:194.

82. Duran CMG: Surgical techniques for the repair of anterior mitral leaflet prolapse. *J Card Surg* 1999; 14:471.

83. Chauvaud S, Jebara V, Chachques JC, et al: Valve extension with glutaraldehyde-preserved autologous pericardium. Results in mitral valve repair. *J Thorac Cardiovasc Surg* 1991; 102:171.

84. el Asmar B, Acker M, Couetil JP, et al: Mitral valve repair in the extensively calcified mitral valve annulus. *Ann Thorac Surg* 1991; 52:66.

85. Bichell DP, Adams DH, Aranki SF, et al: Repair of mitral regurgitation from myxomatous degeneration in the patient with a severely calcified posterior annulus. *J Card Surg* 1995; 10(4 Pt 1):281.

86. Lee KS, Stewart WJ, Lever HM, et al: Mechanism of outflow tract obstruction causing failed valve repair: anterior displacement of leaflet coaptation. *Circulation* 1993; 88(5 Pt 2):II24.

87. Mihaileanu S, Marino JP, Chauvaud S, et al: Left ventricular outflow obstruction after mitral repair (Carpentier's technique): proposed mechanism of disease. *Circulation* 1988; 78(3 Pt 2):78.

88. Gillinov AM, Cosgrove DM, Shiota T, et al: Cosgrove-Edwards annuloplasty system: midterm results. *Ann Thorac Surg* 2000; 69:717.

89. Shekar PS, Couper GS, Cohn LH: Mitral valve re-repair. *J Heart Valve Dis* 2005; 14:583.

90. Braunberger E, Deloche A, Berrebi A: Very long-term results (more than 20 years) of valve repair with Carpentier's techniques in nonrheumatic mitral valve insufficiency. *Circulation* 2001; 104:I-8.

91. Dibardino DJ, Elbardissi AW, McClure RS, et al: Four decades of experience with mitral valve repair: analysis of differential indications, technical evolution, and long-term outcome. *J Thoracic Cardiovasc Surg* 2010; 139:76.

92. Bitar FF, Hayek P, Obeid M: Rheumatic fever in children: a 15-year experience in a developing country. *Pediatr Cardiol* 2000; 21:119.

93. Bortolotti U, Milano AD, Frater RW: Mitral valve repair with artificial chordae: a review of its history, technical details, long term results, and pathology. *Ann Thoracic Surg* 2012; 93:684-691.

第 36 章　风湿性二尖瓣疾病的修复

Javier G. Castillo ● David H. Adams

在从最初的风湿热痊愈后,大约 60%~65% 的患者会继续进展为心脏瓣膜疾病[风湿性心脏病(rheumatic heart disease,RHD)],并可能伴有并发症如心房颤动(简称房颤)、心内膜炎和心力衰竭[1]。风湿性心脏病是发展中国家的主要非传染性疾病之一,2005 年全球患病人数高达 1 960 万例,每年新发病例 28.2 万例[2]。

在西方国家,基于当时经济和社会政治的变化,由美国心脏协会和世界心脏联合会领导社会各界采取的针对该疾病的预防措施为 20 世纪 80 年代消除风湿热做出了很大贡献(目前在美国的患病率为 0.05/1 000)。许多 RHD 患者的发病率和死亡率已被证明可通过包括长效青霉素、口服抗凝剂和外科干预措施在内的二级预防措施进行有效干预[3]。然而,预防的成本会持续地给低收入和中等收入国家以及某些高收入国家的部分人群带来负担(由于外来移民造成的人口结构变化)[4]。在这方面,预估每年高达 468 164 名患者死于 RHD 或其临床并发症。有趣的是,最近的超声心动图数据显示,如果我们把亚临床风湿性心脏病也计算在内,那么该疾病的真实患病率明显高于目前的全球测量数据[5]。

RHD 毫无争议的是全球 25 岁以下人群中最常见的心血管疾病,在发展中国家,发病峰值为 25 至 35 岁之间(女性居多)(图 36-1)[6]。相反,工业化国家的 RHD 患者要么年龄偏大(大多在 50 岁以上),要么是年轻的外来移民。在这种情况下,50% 的患者二尖瓣受到影响,结果就是二尖瓣反流、二尖瓣狭窄,或两者皆有[7]。年轻患者以二尖瓣反流为主,但是随着年龄和组织钙化的进展,二尖瓣狭窄的患者也会增多。反流性二尖瓣水肿伴纤维化增厚、瓣环扩张和前叶假性脱垂很常见,而狭窄的二尖瓣瓣叶僵硬、失活、瓣叶受限严重,出现瓣下结构和交界融合,同时瓣环钙化也很常见(图 36-2)[8]。临床评估和二维超声心动图是最重要的检测和评估二尖瓣狭窄的手段,特别是对于无症状的患者[9]。

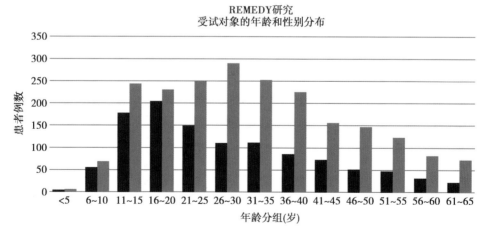

图 36-1　3 339 名儿童和成人风湿性心脏病患者的年龄和性别分布

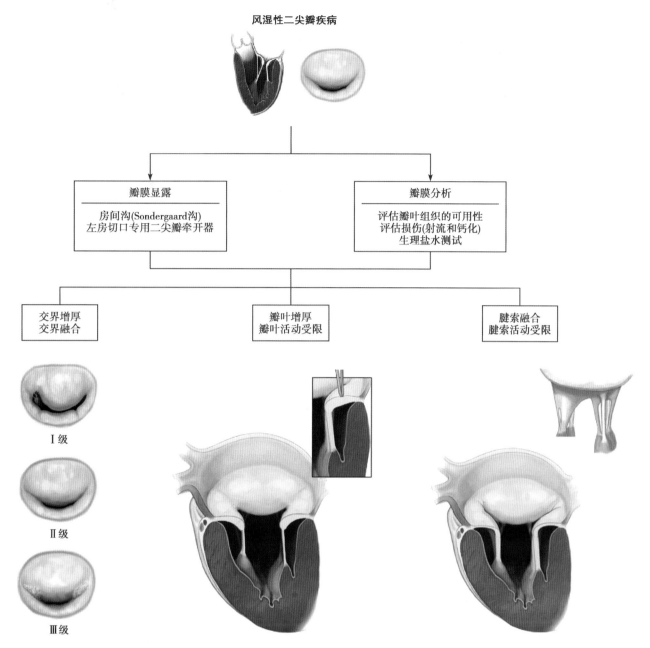

图 36-2　风湿性二尖瓣病变的分析。瓣膜显露和分析被认为是修复的一部分，因为它们对获得最佳手术结果有影响。最常见的病变是：交界增厚和融合，瓣叶受限和挛缩，腱索融合和短缩

病理生理

　　风湿性心脏病，尤其是风湿性二尖瓣疾病（rheumatic mitral valve disease，RMVD）的主要临床后果是二尖瓣狭窄[10]。这种情况其结果会导致二尖瓣跨瓣压差增加，并且由于中度至重度的交界融合而使测量更加困难。从血流动力学的角度来看，跨瓣膜血流和心率被认为在 RMVD 患者的围手术期处理中起着重要的作用[11]。平均跨二尖瓣压差与心排血量（心房收缩的重要性）或心率加快有关并可呈进行性增加。

　　逐渐增加的跨二尖瓣压差会引起左心房增大，并导致慢性左心房压力升高。这反过来更会诱发房颤，导致瓣环扩张和血栓形成。理论上来说肺动脉压力的升高会导致肺动脉高压、进而导致右心室肥厚、右心室扩大，加重三尖瓣反流，最终导致右心室功能衰竭（术前已知的手术风险）。这对于理解为什么接受二尖瓣修复术的患者通常要同期行三尖瓣修复术和迷宫手术很重要[12]。最后，重要的是要强调术前心律控制和中枢性血管扩张剂的使用以及手术前的药物优化。

手术注意事项

　　虽然二尖瓣狭窄是最早的外科干预的二尖瓣疾病（1923年 Elliot Carr Cutler 用自制的瓣膜手术设备开创性地完成了一台完全闭式经心室的二尖瓣交界切开术），如今大部分的二尖

瓣狭窄患者都接受经皮球囊扩张术,除非瓣膜病变不适合行扩张术(有高危的栓塞事件风险),同时合并反流,再或先前球囊瓣膜成形术失败了[13]。当需要手术治疗时,相比于二尖瓣置换术二尖瓣修复术总是首选,因为其围手术期死亡率较低[14-15],并且更大程度地保存左心室功能[16],血栓栓塞并发症较低[17],心内膜炎的风险也较低(尤其适用于社会经济条件不佳的患者),而且远期耐久性也好[18]。这对年轻患者尤其重要。然而,尽管对于瓣膜脱垂或孤立性瓣环扩张的患者修复率接近100%,但对于 RMVD 患者,只有50%~75%的患者成功(随年龄、瓣叶功能蜕变程度和钙化程度因人而异)[19-20]。这种差异是由于 RHD 患者瓣膜病变范围广泛且复杂,因此需要更加复杂的手术技术,但缺点是不能保证耐久性。此外,在决定修复还是替换时,风湿疾病本身的进展过程,即在保证成功修复的基础之上,瓣下结构的病变程度也要考虑在内。在这种情况下,区分病因来自发展中国家(组织学显示风湿处于活跃期)还是工业化国家至关重要。

从技术角度严格来看,最近有几个改变了关于 RMVD 患者二尖瓣修复的观点。第一是采用新式的聚四氟乙烯腱索成形术来替换病变的腱索或加固瓣叶,这能显著提升手术效果[21]。实际上,新式腱索成形术已经取代了许多最初由 Carpentier 描述和推广应用的瓣下成型技术,如腱索缩短、腱索转移或乳头肌复位[22]。此外,虽然瓣叶扩大并不是一项新技术[23],但最近中应用的经戊二醛处理的心包补片则避免了自体心包易收缩、增厚和钙化的缺点,这会增加耐久性[24]。

Ⅰ型功能障碍

两种机制可能导致 RHD 患者出现Ⅰ型功能障碍[25]。第一种是由风湿性全心炎导致的左室迅速扩张和序贯的二尖瓣瓣环扩张(早期)导致急性炎症反应(心肌炎)进而影响左室收缩功能。第二种机制是环状扩张导致的慢性房颤。房颤(在 RHD 患者中很常见)破坏心房收缩,从而增加左房内压力。这进而导致左房扩张和单纯二尖瓣环扩张。

Ⅱ型功能障碍

导致Ⅱ型功能障碍的最常见的病变是前叶的真性脱垂和假性脱垂[25]。在前叶真性脱垂的情况下,收缩期瓣叶反常地脱入左房,导致二尖瓣反流。RMVD 患者真正引起前叶脱垂的原因包括腱索或乳头肌的延长或断裂(继发于急性炎症反应),或继发于细菌性心内膜炎引起的二次断裂(对于严重的潜在的退行性二尖瓣疾病的患者这无疑更促成和加剧了一个功能丧失的风湿性瓣膜的出现)。

在前叶假性脱垂的机制里,相对于真正的前叶脱垂,前叶在收缩期不脱入左房(仅由于次级腱索向后外侧移位和扭曲扩张导致 A2 区轻微脱垂)。这种病变的患者常出现反常的功能障碍,这是后叶(限制性运动)Ⅲb 型功能障碍和随之而来的前叶假性脱垂(也称为Ⅱa/Ⅲp 型)的结合型。在这种病例里,二尖瓣反流是继发于前叶和后叶不能良好对合,这使得前叶完全展开(没法与后叶对合)而不能跨越瓣环的对合平面。

Ⅲ型功能障碍

Ⅲ型是 RMVD 患者中最常见的一型[25]。在风湿性瓣膜受累的早期阶段,轻度的瓣叶纤维化(初期的对称双叶瓣的活动受限)可能导致轻度二尖瓣反流和非常细微的血流动力学改变。此外,这个阶段的二尖瓣反流常因一定程度的瓣环扩张而加重。当炎症过程引起更明显的纤维化反应时,两个瓣叶均表现出更大程度的运动受限,并对血流动力学产生重要影响。这种情况肯定会阻碍收缩期瓣叶的对合,从而导致严重的二尖瓣反流。然而,在这种情况下,两个瓣叶进一步纤维化增厚以及交界和瓣下结构的融合也会阻碍瓣叶在舒张期开放,从而导致二尖瓣狭窄。当舒张期交界的融合和风湿进一步加重时,单纯二尖瓣狭窄就成为主要表现了。

二尖瓣修复技术

不论二尖瓣疾病的病因学如何,使用瓣膜成型环或瓣膜成型带都是目前所有二尖瓣修复的标准术式(显然儿童患者是个例外,需要可生物降解的或者自体心包的成型环或成型带)[26]。除了极少数情况下单纯的二尖瓣狭窄(保留了心室功能和轻度心房扩大,因此没有继发瓣环畸形),RMVD 患者瓣环大多存在扩张并且一般术式是按照前叶面积或者两个纤维三角之间的距离来选择放置一个人工环(两个尺寸之间的任何不确定因素都会促使外科医生选择更大尺寸的环)。瓣环成形术已被证明可明显减少 RMVD 患者中二尖瓣和三尖瓣反流(以及之后的二次手术)的发生率。在单纯二尖瓣狭窄伴明显瓣环扩张的情况下,瓣环成形术通过提供两个瓣叶间更好的对合,有助于防止交界反流(当存在重度瓣环扩张时,交界切开可能导致瓣膜反流)。

交界切开术

交界纤维化和融合导致二尖瓣狭窄是目前为止 RMVD 患者最常见的病变。根据交界融合的严重程度,可以分为三类:Ⅰ度为交界部分融合腱索不受累;Ⅱ度为交界完全融合,保留前叶和后叶形态,保留瓣叶前后轮廓;Ⅲ度为交界完全融合,前后叶轮廓不清,伴有大量钙化。

交界融合采用交界切开术(图 36-3)。用神经拉钩牵拉前叶有助于识别前叶和后叶的交界。随后,使用11号刀片,在距纤维环约5mm 处(融合的瓣叶组织尽可能保留)切开,并向二尖瓣口延伸。切至离二尖瓣口约5mm 处,用神经钩识别和分离腱索。切口被向下延伸到乳头状肌的近端(切口两侧都可见腱索),从而形成一个融合孔(通过开窗部分劈开乳头肌)。在重度融合的病例里(可能需要扩大的交界切开术和瓣叶清理),同时伴有瓣环扩张,或者急性细菌性心内膜炎(造成更多的交界破坏和瓣环扩张),这时交界悬吊和重建就派上用场了(交界区域的"魔术般的缝合",以及用 4-0 聚丙烯缝线做交界区域成形)。

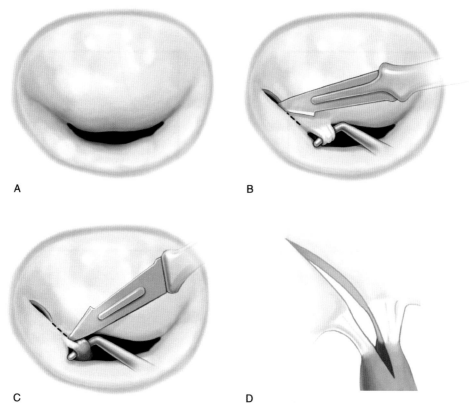

图 36-3　交界切开术。交界融合(A)用神经拉钩有助于识别交界线和前后叶分界(B),使用 11 号刀片,从距瓣环 5mm 处行切口向下延伸至乳头肌近端(C),切口两侧腱索保留,显示交界下结构(D)

瓣叶悬吊(瓣下处理技术)

　　瓣叶成型和二次悬吊是通过瓣下处理技术实现的,具体是指腱索切断和腱索开窗。在严重的瓣下组织过度纤维化和融合的病例中,乳头肌劈开以及边缘腱索切除和随后的腱索替换(人工腱索成形术)被认为是有效的修复方法(图 36-5)。

　　识别二级腱索是增加瓣叶活动度而又不导致瓣叶脱垂的关键。要切除的二级腱索应用神经拉钩识别并分离。附着在乳头肌上的部分通常先被切开(更易显露),然后轻轻牵拉显露出与瓣叶附着的部分。在严重的情况下(很少能修复),只要每隔 4mm 有一个边缘腱索支持瓣叶,其余的二级腱索也可以切除。如果这个推理实践不可行,就需要用聚四氟乙烯人造腱索代替病变的腱索(人工腱索成形术)(在复杂病例中已使用人造腱索取代了经典的腱索转移或腱索替换)。融合的瓣下二级腱索可以不切除但可以开窗。开窗术切口通常向下延长从而使对应的乳头肌显露。

　　要在 RMVD 病例里找到完全没有病变的腱索可能真的是一项挑战,因此传统的技术如腱索转移、腱索替换或后叶折叠都被摒弃掉了。另一种选择是聚四氟乙烯人工腱索成形术(或者有变化的 loop 人工腱索成形术,以及 loop in loop 的人工腱索技术),该技术已越来越多地应用于二尖瓣修复领域。用 CV-5 双头聚四氟乙烯缝线穿越并绕过乳头肌纤维尖端形成环状缝合从而固定腱索。接下来,人工腱索的两端穿越瓣叶边缘(每针之间大约有 3mm 的距离),并打两个滑结(图 36-4)。在检验

成型效果后(重塑后行注水试验以评估对合平面和腱索高度),至少打 6 个结以保证无误。

用戊二醛处理的自体心包补片行瓣叶加宽

　　虽然在 20 世纪 60 年代采用了自体心包补片行瓣叶加宽术[23],但直到 20 世纪 80 年代末,由于采用了戊二醛固定技术,才获得了可观的临床效果。简单地说,一块自体心包(约 5cm× 5cm)从粘连中剥离下来,手术台上充分展开(用血管钳固定),浸泡在 0.625% 稀释的戊二醛溶液中 10 分钟。随后,用生理盐水冲洗 10~15 分钟(一些作者建议 5 分钟)[27]。固定可防止心包补片收缩(稳定胶原纤维),降低组织抗原性,使酶降解速度和细胞活力最小化(避免钙化和纤维化)。

　　瓣叶加宽最常见的是后叶加宽(取决于病变的类型和程度),目的是使Ⅲa 型功能障碍患者和严重的瓣叶挛缩患者(当瓣下处理技术无法实现成型时)增加瓣叶表面积,或是由于严重钙化当切除病变部分后前后叶无法对合。在进行瓣叶加宽之前,先用镊子探查评估前叶的柔韧性;如果瓣叶不能正常对合那么纤维化可能阻碍修复技术(图 36-2)。这项技术要缝牵引线以便尽可能多地展开瓣叶(图 36-6)。然后,在距瓣缘约 5mm 处平行切开一个横向切口(切口的范围取决于瓣叶的挛缩程度)。所有二级腱索都要切除以便显露和悬吊瓣叶。最后,在切口处将裁剪的半月形的自体心包补片以 2mm 的针距缝合加固。补片的高度应达到能重建一个 15~20mm 后叶的程度。然后用 4-0 聚丙烯缝线连续缝合进行修补。应用交叉缝

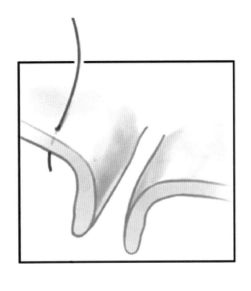
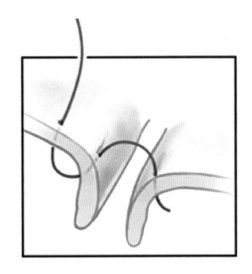
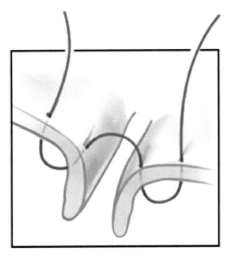
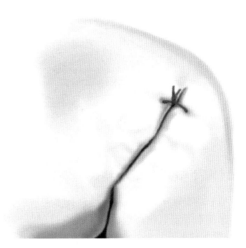

图 36-4 Carpentier 交界切开术 "魔术般的缝合"（上图）。用 CV-5 双头聚四氟乙烯缝线进行交界悬吊（下图）

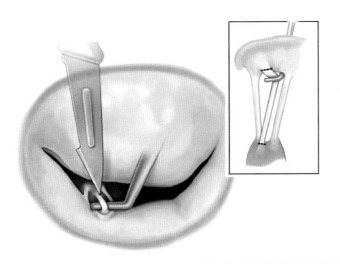
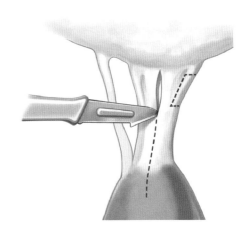

图 36-5 瓣下技术包括切除次级腱索（上）和腱索开窗（下）

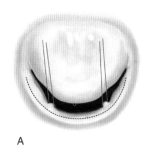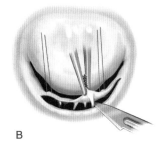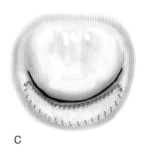

图 36-6　用戊二醛处理的自体心包行后叶加宽。放置牵引线之后,距离瓣环根部 5mm 平行于瓣环做横向切口(A)。二级腱索切除以充分游离瓣叶(B)。将一个半月形的自体心包片以 2mm 的针距缝合至缺损处(C),选择一个稍大的人工环(大一个尺寸)或传统的瓣环以保证后叶充分展开

合技术是为了防止缝合不均匀产生偏心现象。选择一个稍大的成型环(尺寸偏大)是为了充分包绕后叶防止狭窄。

心包补片加宽前叶与后叶补片相似,唯一的区别是,根据瓣叶形态,瓣叶切口可能是横向的,也可能是纵向的(罕见)。成型后瓣叶开放效果将指导我们如何裁剪补片的大小和形状。

去钙化技术

在 RMVD 患者进行二尖瓣修复之前,主要的目标是确保(尽可能多地)瓣叶的灵活性和柔韧性。这是通过一个多步骤流程实现的,该方法应该针对每个患者进行个体化制定策略。第一步是检查对合缘和瓣下结构。随后,如果瓣叶柔软度不够,可以采用去钙化技术,包括瓣叶表面病变去除、瓣叶削薄或瓣叶(尖端)去薄化。后者应始终在瓣叶内操作以便行瓣叶加宽(瓣叶过薄可能导致继发性瓣叶畸形和穿孔)。钙化区域可从瓣叶和瓣环连接处剔除,以便瓣叶的开放。此外,可以剥离瓣叶心房面积聚的增厚的纤维组织。最后,如果所有这些技术都不能弥补瓣叶的收缩和瘢痕,则可以行瓣叶加宽。

结果

传统上,二尖瓣置换术一直被认为是 RMVD 患者的主要手术方式,特别是我们观察到许多二尖瓣脱垂的患者(二尖瓣病变修复率接近 100%)很不幸地最终仍然要接受二尖瓣置换术的时候[28]。然而,近年来重建技术的发展使得二尖瓣修复的范围不断扩大,这对二尖瓣修复的结果产生了潜在的影响,而与疾病的病因无关[29]。最近关于风湿性二尖瓣修复的系列报道称,在过去十年中,二尖瓣修复率从 42% 增加到 69%(同一手术组)[30]。与以前的有经验的中心一系列报道修复率约为 25% 相比这是一个很大的进步[31]。然而,对这些文献的解释需要十分谨慎。如果对每一个大系列的研究人群进行分析,就会发现,修复率较低的人群中二尖瓣狭窄者(修复后耐久性差且更为复杂的病变)和老年患者(更有可能出现瓣下纤维化和钙化病变)的比例更大(表 36-1)[32]。

众所周知,对于 RMVD 的修复(尤其是在单纯二尖瓣狭窄或伴发二尖瓣狭窄的情况下)观点不可能是一致的[33]。无论地理位置和随访的时间长短,二尖瓣修复患者的再手术率(经过生存矫正)较高,主要原因是纤维化(特别是融合)和瓣下结构钙化以及疾病进展[34]。其他学者报道了年龄和急性期的二尖瓣反流是修复失败的主要因素[35]。RMVD 患者二尖瓣修复的失败率估计为每年 2%~5%(二尖瓣退行性疾病患者为每年 1%~2%)[30,36]。

表 36-1　成人风湿性二尖瓣疾病患者的修复结果

作者(参考文献)	年份	总数	年龄	I	II	III	IIa/IIIp	MS	RR	死亡率	生存率	耐久性
Duran 等[33]	1994	537	32±14	NA	NA	NA	NA	NA	57%	1%	90±1%	81±1%(R)
Yau 等[31]	2000	573	54±14	NA	NA	NA	NA	85%	25%	0.7%	88±1%	72±1%(R)
Choudhary 等[36]	2001	818	23±11	6%	5%	88%	1%	无	NA	4.0%	93±1%	52±3%(E)
Chavaud 等[34]	2001	951	25±18	7%	33%	36%	24%	无	NA	2.0%	89±2%	82±2%(R)
Kumar 等[35]	2006	898	22±10	NA	NA	NA	NA	54%	NA	3.6%	92±1%	81±5%(R)
Kim 等[32]	2010	540	49±11	NA	NA	NA	NA	69%	23%	1.1%	86±5%	97±2%(R)
Yakub 等[29]	2013	627	32±19	NA	NA	NA	NA	13%	69%	2.4%	83±4%	72±5%(E)

生存和耐久性估计长达 10 年。
没有 RR(修复率)表示数据来源于特定患者人群(仅包括二尖瓣修复)。
死亡率为二尖瓣修复的死亡率;MS,二尖瓣狭窄(包括任何程度的 MS,包括合并 MS 和 MR);RR,修复率;R,再次手术(免于再次手术);E,超声心动图;免于(超过中度 MR)。

　　很少有资料比较二尖瓣修复术后与二尖瓣置换术后的结果(尤其是晚期结果),特别是在成年人群中缺少相关数据。在此背景下,Shuhaiber 等人对二尖瓣疾病(包括 RMVD)手术矫治后的临床结果进行了系统的荟萃分析,结果显示,除了急性期 RMVD 患者外,二尖瓣修复患者的手术死亡率更低(比值比 2.98,95% 置信区间 1.45~6.15)[37]。一项来自胸外科医师学会数据库的结果显示,抛开功能障碍,单独二尖瓣置换术后的死亡率高达 6%,而单纯二尖瓣修复术患者的死亡率仅为 1.6%[15]。来自多伦多的 Yau 和其同事进行的一项经典研究中,在接受瓣膜替换手术的患者中风险调整后的手术死亡率也更低(5.1% 比 0.7%)[31]。总的来说,在有经验的中心的大系列研究中,接受风湿性二尖瓣修复术的患者手术死亡率为 0.7%~4.0%。

(雷白 译　张海波 审)

参考文献

1. Carapetis JR, Currie BJ, Mathews JD: Cumulative incidence of rheumatic fever in an endemic region: a guide to the susceptibility of the population? *Epidemiol Infect* 2000; 124(2):239-244.
2. Carapetis JR, Steer AC, Mulholland EK, Weber M: The global burden of group A streptococcal diseases. *Lancet Infect Dis* 2005; 5(11):685-694.
3. Gordis L: The virtual disappearance of rheumatic fever in the United States: lessons in the rise and fall of disease. T. Duckett Jones memorial lecture. *Circulation* 1985; 72(6):1155-1162.
4. Kaplan EL: T. Duckett Jones Memorial Lecture. Global assessment of rheumatic fever and rheumatic heart disease at the close of the century. Influences and dynamics of populations and pathogens: a failure to realize prevention? *Circulation* 1993; 88(4 Pt 1):1964-1972.
5. Roberts K, Maguire G, Brown A, et al: Echocardiographic screening for rheumatic heart disease in high and low risk Australian children. *Circulation* 2014; 129(19):1953-1961.
6. Zuhlke L, Engel ME, Karthikeyan G, et al: Characteristics, complications, and gaps in evidence-based interventions in rheumatic heart disease: the Global Rheumatic Heart Disease Registry (the REMEDY study). *Eur Heart J* 2015; 36(18):1115-22a.
7. Kassebaum NJ, Bertozzi-Villa A, Coggeshall MS, et al: Global, regional, and national levels and causes of maternal mortality during 1990-2013: a systematic analysis for the Global Burden of Disease Study 2013. *Lancet* 2014; 384(9947):980-1004.
8. Antunes MJ: Repair of rheumatic mitral valve regurgitation: how far can we go? *Eur J Cardiothorac Surg* 2013; 44(4):689-691.
9. Jain S, Mankad SV: Echocardiographic assessment of mitral stenosis: echocardiographic features of rheumatic mitral stenosis. *Cardiol Clin* 2013; 31(2):177-191.
10. Bouleti C, Iung B, Himbert D, et al: Relationship between valve calcification and long-term results of percutaneous mitral commissurotomy for rheumatic mitral stenosis. *Circ Cardiovasc Interv* 2014; 7(3):381-389.
11. Remenyi B, Wilson N, Steer A, et al: World Heart Federation criteria for echocardiographic diagnosis of rheumatic heart disease–an evidence-based guideline. *Nat Rev Cardiol* 2012; 9(5):297-309.
12. Kim GS, Lee CH, Kim JB, et al: Echocardiographic evaluation of mitral durability following valve repair in rheumatic mitral valve disease: impact of Maze procedure. *J Thorac Cardiovasc Surg* 2014; 147(1):247-253.
13. Cohn LH: The first successful surgical treatment of mitral stenosis: the 70th anniversary of Elliot Cutler's mitral commissurotomy. *Ann Thorac Surg* 1993; 56(5):1187-1190.
14. Nishimura RA, Otto CM, Bonow RO, et al: 2014 AHA/ACC guideline for the management of patients with valvular heart disease: a report of the American College of Cardiology/American Heart Association Task Force on Practice Guidelines. *Circulation* 10 2014; 129(23):e521-643.
15. Vahanian A, Alfieri O, Andreotti F, et al: Guidelines on the management of valvular heart disease (version 2012). *Eur Heart J* 2012; 33(19):2451-2496.
16. Tribouilloy C, Rusinaru D, Grigioni F, et al: Long-term mortality associated with left ventricular dysfunction in mitral regurgitation due to flail leaflets: a multicenter analysis. *Circ Cardiovasc Imaging* 2014; 7(2):363-370.
17. Russo A, Grigioni F, Avierinos JF, et al: Thromboembolic complications after surgical correction of mitral regurgitation incidence, predictors, and clinical implications. *J Am Coll Cardiol* 25 2008; 51(12):1203-1211.
18. David TE, Ivanov J, Armstrong S, Christie D, Rakowski H: A comparison of outcomes of mitral valve repair for degenerative disease with posterior, anterior, and bileaflet prolapse. *J Thorac Cardiovasc Surg* 2005; 130(5):1242-1249.
19. Castillo JG, Anyanwu AC, El-Eshmawi A, Adams DH: All anterior and bileaflet mitral valve prolapses are repairable in the modern era of reconstructive surgery. *Eur J Cardiothorac Surg* 2014; 45(1):139-145; discussion 145.
20. Castillo JG, Anyanwu AC, Fuster V, Adams DH: A near 100% repair rate for mitral valve prolapse is achievable in a reference center: implications for future guidelines. *J Thorac Cardiovasc Surg* 2012; 144(2):308-312.
21. David TE, Armstrong S, Ivanov J: Chordal replacement with polytetrafluoroethylene sutures for mitral valve repair: a 25-year experience. *J Thorac Cardiovasc Surg* 2013; 145(6):1563-1569.
22. Zussa C, Frater RW, Polesel E, Galloni M, Valfre C: Artificial mitral valve chordae: experimental and clinical experience. *Ann Thorac Surg* 1990; 50(3):367-373.
23. Frater RW, Berghuis J, Brown AL Jr, Ellis FH Jr: The experimental and clinical use of autogenous pericardium for the replacement and extension of mitral and tricuspid value cusps and chordae. *J Cardiovasc Surg (Torino)* 1965; 6(3):214-228.
24. Vincentelli A, Zegdi R, Prat A, et al: Mechanical modifications to human pericardium after a brief immersion in 0.625% glutaraldehyde. *J Heart Valve Dis* 1998; 7(1):24-29.
25. Carpentier A: Cardiac valve surgery—the "French correction". *J Thorac Cardiovasc Surg* 1983; 86(3):323-337.
26. Carpentier AF, Lessana A, Relland JY, et al: The "physio-ring": an advanced concept in mitral valve annuloplasty. *Ann Thorac Surg* 1995; 60(5):1177-1185; discussion 1185-1186.
27. Dillon J, Yakub MA, Nordin MN, Pau KK, Krishna Moorthy PS: Leaflet extension in rheumatic mitral valve reconstruction. *Eur J Cardiothorac Surg* 2013; 44(4):682-689.
28. Gammie JS, Sheng S, Griffith BP, et al: Trends in mitral valve surgery in the United States: results from the Society of Thoracic Surgeons Adult Cardiac Surgery Database. *Ann Thorac Surg* 2009; 87(5):1431-1437; discussion 1437-1439.
29. Dillon J, Yakub MA, Kong PK, Ramli MF, Jaffar N, Gaffar IF: Comparative long-term results of mitral valve repair in adults with chronic rheumatic disease and degenerative disease: is repair for "burnt-out" rheumatic disease still inferior to repair for degenerative disease in the current era? *J Thorac Cardiovasc Surg* 2015; 149(3):771-777.
30. Yakub MA, Dillon J, Krishna Moorthy PS, Pau KK, Nordin MN: Is rheumatic aetiology a predictor of poor outcome in the current era of mitral valve repair? Contemporary long-term results of mitral valve repair in rheumatic heart disease. *Eur J Cardiothorac Surg* 2013; 44(4):673-681.
31. Yau TM, El-Ghoneimi YA, Armstrong S, Ivanov J, David TE: Mitral valve repair and replacement for rheumatic disease. *J Thorac Cardiovasc Surg* 2000; 119(1):53-60.
32. Kim JB, Kim HJ, Moon DH, et al: Long-term outcomes after surgery for rheumatic mitral valve disease: valve repair versus mechanical valve replacement. *Eur J Cardiothorac Surg* 2010; 37(5):1039-1046.
33. Duran CM, Gometza B, Saad E: Valve repair in rheumatic mitral disease: an unsolved problem. *J Card Surg* 1994; 9(2 Suppl):282-285.
34. Chauvaud S, Fuzellier JF, Berrebi A, Deloche A, Fabiani JN, Carpentier A: Long-term (29 years) results of reconstructive surgery in rheumatic mitral valve insufficiency. *Circulation* 2001; 104(12 Suppl 1):I12-15.
35. Kumar AS, Talwar S, Saxena A, Singh R, Velayoudam D: Results of mitral valve repair in rheumatic mitral regurgitation. *Interact Cardiovasc Thorac Surg* 2006; 5(4):356-361.
36. Choudhary SK, Talwar S, Dubey B, Chopra A, Saxena A, Kumar AS: Mitral valve repair in a predominantly rheumatic population. Long-term results. *Tex Heart Inst J* 2001; 28(1):8-15.
37. Shuhaiber J, Anderson RJ: Meta-analysis of clinical outcomes following surgical mitral valve repair or replacement. *Eur J Cardiothorac Surg* 2007; 31(2):267-275.

第 37 章 功能性二尖瓣反流的外科治疗

Matthew A. Romano • Steven F. Bolling

37

功能性二尖瓣反流(functional mitral regurgitation,FMR)是缺血性或扩张型心肌病的并发症,是由包括心室隆起、下基底部迁移、心尖移位、瓣环扩张、后叶受限等左心室(left ventricular,LV)的几何形变所引起的,可伴或不伴有区域性左心室壁功能障碍。二尖瓣反流(mitral regurgitation,MR)导致了左室容量过负荷、几何形变的加剧和进行性 MR 的恶性循环。FMR 并发充血性心力衰竭提示生存预后不良。FMR 可通过二尖瓣手术治疗,且手术死亡率较低。然而,确切的 MR 手术方式(修复或置换)适用于何种患者以及能获得何种获益仍存争议。

充血性心力衰竭是全世界人口发病率和死亡率的首要原因之一。随着人口老龄化,终末期心力衰竭患者的数量将持续上升。仅在美国,就有近 700 万心力衰竭的患者。2012 年,心力衰竭的"治疗"花费了美国超过 500 亿美元。这个总数包括医疗服务、药物和生产力的损失。然而,在每年新增确诊的 70 万充血性心力衰竭(congestive heart failure,CHF)患者中,由于年龄、合并症和供体来源的限制,只有不到 3 000 人接受了移植。而目前能够接受机械辅助装置治疗的患者就更少了。出现功能性或继发性二尖瓣反流是心肌病患者最常见(高达 50% 的患者)和最严重的问题之一。功能性二尖瓣反流是一种非器质性二尖瓣疾病,并可能作为终末前期或终末期事件影响到几乎所有的心力衰竭患者[1]。FMR 不是由瓣膜本身的病变引起的,而是由左心室的重构、扩张和功能障碍所引起的包括乳头肌移位和瓣环扩张在内的二尖瓣心室复合体的几何重构所导致的。二尖瓣(mitral valve,MV)出现瓣叶栓系影响前后瓣叶对合,导致对称或不对称反流[2,3]。左心室的进行性扩张最初可引起FMR,而 FMR 的出现可反过来进一步加重心室扩张及 FMR 的程度。FMR 与患者生活质量低下和长期生存率降低都具有相关性。二尖瓣手术虽然不能解决潜在的心室病理问题,但有希望通过二尖瓣功能的恢复中断心室功能障碍的恶性循环。

背景

有充分证据表明,即使是少量的 FMR 对 CHF 患者也是有害的。Grigioni 等人[4]的研究表明,当 FMR 反流量大于 30mL 时,5 年生存率低于 35%,反流量为 1~29mL 时,5 年生存率为 44%,而无 MR 的 CHF 患者 5 年生存率为 61%。Bursi 等人[5]也研究了 FMR 对 CHF 患者的影响。作者根据 FMR 的严重程度,对 469 例 CHF 患者进行了死亡率的随访。无或 1+FMR 患者的 5 年生存率为 83%,2+患者为 64%,3+患者为 58%,4+患

者为 46%(P<0.000 1)。倾向性匹配分析结果显示,FMR 与主要不良心脑血管事件(Major Adverse Cardiac and Cerebrovascular Events,MACCE)之间存在很强的独立相关性。进一步研究[6]表明,在 303 例心肌梗死后患者中,194 例(64%)存在缺血性MR,且缺血性 MR 是长期死亡率的显著独立预测因子(95% 置信区间(CI)相对危险度(RR)= 1.88,P = 0.003)[1]。此外,在杜克心血管数据库(Duke Cardiovascular Databank)的一项研究中[7],2 057 例左室射血分数<40% 的心力衰竭(简称心衰)患者中,有30% 存在 3~4+FMR,3~4+FMR 是 5 年死亡率的独立预测因子(95% CI 调整危险比 = 1.23)。最后,梅奥医学中心(Mayo Clinic)[8]研究了心衰门诊中 FMR 对进展期收缩性 CHF 患者的预后影响。在 558 例 NYHA Ⅲ-Ⅳ患者中,中度以上 MR 患者的 5 年生存率只有 27%。这些研究表明,FMR 不仅是 CHF 进展的标志,而且也是 CHF 死亡的独立决定因素。许多其他研究也支持FMR 对 CHF 患者不利的观点,这些研究表明 MR 的严重程度影响患者的生活质量和生存率。此外,缺血性 FMR 的严重程度与因心力衰竭住院治疗之间也存在很强的相关性。尽管 FMR 的存在预示着左心室功能障碍和心力衰竭患者预后不良,但不幸的是,尚无"证据"支持通过纠正 FMR 能够改善预后。

在过去,因为很少有人认识到左室功能依赖于二尖瓣装置中瓣环和乳头肌之间完整的连接,FMR 的传统手术方法是不保留瓣膜的二尖瓣置换。因此,低射血分数(ejection fraction,EF)的患者接受了不保留瓣下装置的 MV 置换手术,死亡率高得令人望而却步。人们把高死亡率归咎于 FMR 的"溢出"效应这一错误的概念。这一错误的观点认为二尖瓣关闭不全为衰竭的心室缓解了收缩期射血的压力,而通过二尖瓣置换术去除这一影响是导致围手术期心室功能恶化的原因。因此,在心力衰竭和 FMR 患者中不鼓励行 MV 置换。

功能性二尖瓣反流的解剖

对 MV 解剖结构的深刻理解是 FMR 手术治疗的基础。MV装置由瓣环、瓣叶、腱索、乳头肌以及整个左心室组成。这些结构形成一个"闭合圆柱体",乳头肌组织直接排列在瓣叶下。最重要的是,保持腱索、瓣环和瓣下结构的完整对维持二尖瓣几何关系、心室扭转机制和收缩力至关重要。心力衰竭中 MR 的主要原因不是瓣膜本身的改变,更重要的是左室发生的病理改变。左室形变的程度反映了 MR 的程度。当心室衰竭时,左室的逐渐扩张导致乳头肌向外迁移,改变了闭合圆柱结构,从而

657

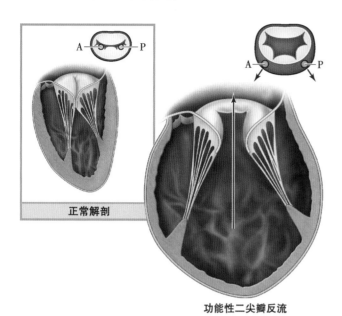

图 37-1 功能性二尖瓣反流的左室几何形变。A，前乳头肌；P，后乳头肌

失去对合区域（图 37-1）。

无论何种心肌病病因，进行性 FMR 和整体心室重塑的最终发展结果是相似的。缺血性 FMR 的主要病变是由缺血性损伤相关心室重构所致的瓣叶和腱索牵拉导致的几何形态改变。乳头肌的后外侧和心尖部迁移与可测量的瓣叶和腱索的牵拉距离相关，导致了心尖部的隆起、瓣叶游离缘受限和瓣叶对合不良。前叶次级腱索牵拉距离的变化可导致前叶呈"海鸥样"变形。虽然双侧乳头肌都可能移位，但通常以后乳头肌为主，从而导致"P3"区瓣叶和相连腱索牵拉长度的改变[9,10]。这见于与后降支分布相关的后壁梗死，二尖瓣反流束通常是偏心性且沿着受限的 P3 区瓣叶向后分布（图 37-2）。相反，前降支梗

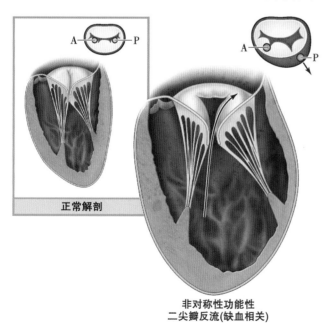

图 37-2 后壁梗死引起的缺血相关左室改变所致非对称性功能性二尖瓣反流。A，前乳头肌；P，后乳头肌

死会导致涉及两组乳头肌的整体重塑，出现更为广泛的瓣叶和相连腱索长度的改变，继之表现为大量的二尖瓣中心性反流。通常来说，二尖瓣环的扩张和左室重塑变形与 MR 相关、相伴，但它们并非是缺血性二尖瓣反流的主要原因。

缺血性二尖瓣反流的瓣环扩张程度远小于退行性二尖瓣反流，这是二尖瓣瓣环成形术通过"缩小"瓣环能很好地解决缺血性 MV 反流中瓣叶腱索牵拉变形的原因之一。相反，对比非对称性的缺血性 FMR，扩张型心肌病相关 FMR 往往有更对称的形变和更加严重的瓣环扩张[11,12]。考虑到几何形变和患者合并症情况方面的差异，扩张性 FMR 和缺血性 FMR 患者应该通过不同方式进行诊治。

功能性二尖瓣反流的治疗

尽管存在潜在的病理问题，FMR 患者的治疗目标是改善症状和生活质量、减少因心力衰竭住院治疗以及期望提高生存率。FMR 治疗中最有效的是那些针对潜在左室功能障碍的治疗，也就是治疗心衰最为重要的指南导向药物治疗（guideline-directed medical therapy，GDMT）[1,13-15]。如果满足适应证（宽 QRS>150ms），也应该在适当的时候考虑使用心脏再同步化治疗（使用或不使用除颤器）[16,17]。最后，冠状动脉血运重建应该在缺血并有存活心肌的患者中进行。虽然所有的 FMR 患者都应该接受 GDMT 来处理 CAD、左室功能障碍和心力衰竭，但不幸的是，CHF 和继发性 FMR 的发病率和死亡率仍然很高。最近的一项研究表明，在 404 名接受 GDMT 治疗的 FMR 患者中，中度 MR 和重度 MR 患者的 4 年心因性死亡率分别为 43% 和 45%，作为对比，轻度 MR 患者仅为 6%（P = 0.003）[13]。此外，中、重度 FMR 也被证实是缺血性左室功能障碍患者新发心衰的独立高危因素（RR = 3.2，P = 0.000 1）。左室容量过负荷会导致左室扩张并继发 MR，而 MR 会进一步加重左室容量过负荷，从而进一步加剧左室扩张和 MR，形成恶性循环，而 MV 修复或置换手术有可能能够中断这一恶性循环。

功能性二尖瓣反流的手术

目前的 AHA/ACC 瓣膜指南（2014）和 ESC/EACTS 指南[18,19]都有单独的针对功能性或继发性缺血性二尖瓣反流（FMR）的指南。如前所述，这些指南指出，对于 FMR，应主要采用冠状动脉旁路移植术或经皮介入方法治疗缺血问题。另外，所有的 FMR 患者都应该采用 GDMT 治疗，如果 QRS 波宽大于 150ms 可考虑 CRT。如果患者仍有严重二尖瓣反流伴临床症状或已达 D 期疾病，可以考虑将"MV 手术"作为 Ⅱb 类适应证。而从外科医生的角度来看，虽然推荐应该考虑通过手术纠正 FMR，但如何才能成功纠正 FMR 仍不清楚。目前最常用的方法是放置一个小尺寸或限制性的瓣环成形，以缩减二尖瓣瓣环的大小和增加瓣叶对合。但不幸的是，缺血性 FMR 在限制性 MV 瓣环成形术后可能持续存在或复发。不难理解，术后患者 FMR 的持续或复发与心室扩张的持续、CHF 症状的升级和长期生存率的可能降低相关。

二尖瓣瓣环成形术可以改善 CHF 患者的症状。已经证实二尖瓣修复术是可行的且死亡率低。几位作者的研究显示，

CHF 患者行二尖瓣修复治疗 MR 术后 30 天的死亡率低至 1%～5%。最近,Geidel 研究报道了 FMR 和进展期心肌病患者行限制性瓣环成形术后的长期结果,30 天死亡率为 3%,12 个月生存率为 91%且显著性 MR 的术后复发率很低。同样,来自德国的数据显示,移植候选者的手术死亡率为 7%,而 MV 修复与移植后的存活率无差异,这表明高危 MV 手术可能为伴药物难治性心力衰竭和 FMR 的心肌病患者提供一个中期的替代治疗方案[20-22]。对于 MV 修复治疗 FMR 最令人信服的安全性和有效性资料或许来自 Acorn 试验(CorCap 心脏支持装置,一项前瞻随机多中心试验)中的单纯二尖瓣手术组数据。Acorn 试验显示,30 天存活率为 98%,再次手术率为 2%,24 个月存活率为 85%,生活质量、运动耐量和 NYHA 心功能分级均有显著改善。此外,在 MV 手术组中,左室容积、质量和形态的改善持续了 5年,且显著 MR 的复发率很低[23]。

但是,MV 修复手术治疗 FMR 的"致命弱点"是持续、残余或复发的 MR[24-27]。我们了解到 FMR 的三角间距离不稳定,不仅是后叶附着处,在前叶部分也会发生扩张。这个三角间区域是会扩张的。虽然曾经被认为是一个评估成形环大小的"可测量"的标准,但现在从 Hueb 的一篇里程碑式的论文中得知,情况并非如此[28]。因此,以前 FMR 的测量成形环的方法是错误的,选择"小尺寸"瓣环现已成为这些功能性 MR 患者的标准治疗。这可能部分解释了功能性 MR 患者在使用过大的"经典尺寸"瓣环或使用部分环或软环时手术失败和二尖瓣反流复发的原因。

然而,尽管使用小尺寸瓣环,FMR 患者的复发率仍存在显著差异。缺乏生存获益的部分原因可能是缺乏持久性的修复。McGee 和 Gillinov[24] 研究显示 FMR 患者二尖瓣修复术后没有生存获益,他们同时注意到显著性 MR 的 1 年复发率为 30%～40%。其他学者的研究显示 FMR 的复发率更高,可高达80%[29]。由此引出了对识别影响 MR 复发的手术相关危险因素的尝试,并通过改进手术技术以实现效果更加持久的修复效果[30]。因为残余和复发的 MR 可能掩盖或消除任何可能的生存获益,必须永久性地解决 FMR,才能观察二尖瓣修复术后患者的生存获益。

复发性二尖瓣反流的预测因素

许多复发性 FMR 的机制已被阐明,其中包括瓣环水平和瓣下结构。复发性 FMR 的主要预测因素包括左心室大于65mm、在瓣环平面下的瓣叶对合高度大于 1cm、MV 装置的成角,所有这些也都提示左室的形变程度。对于后叶角度>45°(高后外侧受限)的缺血性 MR 患者行限制性瓣环成形术,术前超声可准确预测 MR 的持续时间和 3 年的生存率。也有研究表明,前叶瓣尖与瓣环平面的夹角是 MR 复发的预测指标。前叶角度大于 25°～40°是 MR 复发的预测因子。许多研究还显示左室功能或 MR 程度是复发性 MR 的决定因素,而另一些研究则指出左室球形度和腱索牵拉程度也都是预测因素[31-33]。

左室舒张末期直径(left ventricular end diastolic dimension,LVEDD)>65mm 可能是复发性 MR 最重要的左室预测指标之一。对于术前 LVEDD≤65mm 的患者,限制性二尖瓣瓣成形术加血运重建对缺血性二尖瓣反流和心力衰竭的患者有生存

获益;然而,当 LVEDD 超过 65mm 时,结果较差,应考虑其他治疗 CHF 的方法。也许,复发性 FMR 最重要的机械性预测指标是前-后或间隔-侧壁二尖瓣瓣环直径的增加。瓣叶对合乃至二尖瓣功能均取决于 MV 瓣环的直径,因此瓣环直径是 FMR 最显著的决定性因素。MV 被认为大约有所需的两倍的对合面积。这种冗余允许左室容量的变化,这解释了为什么当LVEDD 接近 65mm 时肯定会发生 FMR。此外,这或许也可以解释为什么 FMR 有时候转瞬即逝。研究表明,减少心脏充盈,降低体循环阻力,都可以使动态的功能性二尖瓣反流减少。这是由于左室容积变小,瓣环扩张程度降低,导致二尖瓣口面积减小,反流减少[34]。

二尖瓣瓣环的大小与瓣叶对合之间的这种复杂关系可以解释为什么小尺寸的"瓣膜"修复可能有助于解决"心室"问题。三维磁共振成像和超声研究显示二尖瓣瓣环变的平坦以及瓣环前后直径显著增加。这种与 CHF 相关的变化不仅在动物模型中得到了证实,而且在人身上也得到了证实。Kongsae-repong 等人[35] 发现二尖瓣修复术后复发性 FMR 最强预测因素是成型后二尖瓣前后直径过大,即瓣环"过大"。最后,Spoor证明,与硬质全环相比,由于软环最大程度上保持了二尖瓣环的前后直径,使用软环后二尖瓣反流的复发率增加了 5 倍。目前已经有了许多可用的 FMR 特异的硬性完全环,这些成形环能够稳定的降低 AP 直径[10]。

有趣的是,使用小尺寸硬质全环后心脏基底部的急性重塑也可能在 FMR 心脏中发挥有益的作用。这些疾病特异性的成形环可能使左室的椭圆体形态重建,这可以从球形度指数和左室容积的急性降低中得到证实。在 CHF 患者中,左室几何形态的恢复至关重要。这一点已在"恢复-MV"试验中得到证明。试验中,对于有缺血性 FMR 并接受冠状动脉旁路移植术(coronary artery bypass graft,CABG)的患者,使用直接左室重塑装置(Coapsys)的效果好于使用小尺寸二尖瓣成形环的效果,即使前者有稍多的残余 MR。这项研究指出了 MR 和左室的不同效果[36]。总之,伴有失败预测因素的患者不应考虑为 FMR 修复手术的合适人选,而应该考虑其他方案。不幸的是,心室疾病的进展对这些患者可能预示着最坏的结果。这不是通过二尖瓣修复所能弥补的。我们必须意识到,从根本上来说,FMR 是一种心室疾病。

功能性二尖瓣反流的手术适应证

FMR 的手术适应证选择比原发性退行性 MR 更为谨慎,这是因为手术结果与潜在的左室重建有关。继发性 FMR 可以通过 MV 手术进行急性的纠正,然而,尚未明确证实通过减少或消除 FMR 能够改变自然病程或提高生存率[37,38]。此外,目前没有证据证明外科手术对不管是缺血性还是非缺血性心肌病导致的继发性 MR,手术效果会有什么差别。重度缺血性二尖瓣反流的 MV 手术(无论有无冠状动脉旁路移植术)术后 1 年死亡率高达 17%。因此,在 FMR 和心力衰竭患者中,MV 修复手术的益处尚不清楚。Wu 等人虽然没有研究复发性二尖瓣反流的影响,但在接受 MV 修复手术的 FMR 患者中没有发现生存获益。在缺血性心肌病患者中,几项非随机研究表明,与单纯 CABG 术相比,CABG 同期行 MV 修复手术并不会改变缺血

性 FMR 患者的长期功能状态或生存率[16-19]。Trichon 发现在缺血性心肌病患者中,CABG 加 MV 修复仅与药物治疗相比有生存优势,而与单独 CABG 相比没有差异[6]。相反地,更多的其他非随机研究表明,与单纯的药物治疗或 CABG 相比,MV 修复加 CABG 确实能提高缺血性心肌病患者的生存率[37-39]。

中度功能性二尖瓣反流

首个针对中度 FMR 的随机前瞻性试验是由 Fattouch 等人发表的[40]。这项研究描述了 102 例中度慢性缺血性 MR(二尖瓣反流平均 2+级、LVEF 为 43%)和左心室中度扩张(平均 LVEDD 为 59mm)的患者,随机分为 CABG 加 MV 修复组(n=48)和单纯 CABG 组(n=54)。MV 修复组在术后及随访期的二尖瓣反流分级、NYHA 分级、左心室重建上都有改善。该试验缺乏足够效能进行死亡率分析,而院内和 5 年生存率在组间没有统计学差异。有趣的是,这些患者术后 1 年的运动超声显示,二尖瓣修复组有更好的血流动力学反应和更低的 MR 发生率。

Deja 在《循环》杂志上发表的 STICH 试验中 FMR 伴 EF<35%患者二尖瓣手术组的结果进一步佐证了这一发现。这篇纳入 1 212 例患者的报道显示,CABG 同期增加 MV 修复手术对这些高危患者不仅有生活质量的改善,还有生存率的提高[37]。最后,Chan 报告了一项随机、前瞻性试验,即 RIME 试验。该试验比较单纯 CABG 和 CABG 同期行 MV 修复手术的生存率。在 1 年随访期,增加 MV 修复的 FMR 患者左室收缩期末容积指数(LV end-systolic volume index,LVESVI)、脑钠肽(brain natu-retic protein,BNP)和 MR 分级较低,而球形度和运动表现较好[40]。相反,在最近的一项由 NIH 资助、由心胸外科临床试验协作组(CTSnet)实施的多中心随机对照试验(RCT)显示,尽管 CABG 同期行 MV 修复手术相比单纯 CABG 能更加有效地降低或消除中度缺血性 MR,但在术后 1 年的 LVESVI 或主要心脑血管不良事件发生率上无差异[41]。更长时间的随访可以揭示在 MR 残余或复发率上的差异能否在如死亡和因心力衰竭再

住院中这样的临床终点中表现出来。值得注意的是,在这些二尖瓣修复治疗中度缺血性 FMR 的随机试验中,未发现因使用小尺寸瓣环而增加手术死亡率[42]。考虑到 MR 的纠正对中度 MR 和中度左室功能障碍的患者改善作用,很容易假设在更长时间的随访中能观察到临床获益。

重度功能性二尖瓣反流

很少有针对重度 FMR 手术的随机试验。非随机试验的证据包括 Vassileva 等人[43]的回顾性单中心荟萃分析,结果支持二尖瓣修复。相反,Lorusso 等人的研究表明,接受 MV 置换相比接受 MV 修复的重度 FMR 患者在短期或长期死亡率方面没有差异。

在一项更深入的研究中[44],CTSnet 在 2009 年至 2011 年期间纳入了 251 名患有严重缺血性 MR 和冠心病的患者,并将他们随机分配到接受小尺寸瓣环 MV 修复组(126 名患者)和保留腱索瓣膜置换组(125 名患者)。主要终点是 12 个月通过 LVESVI 测量的左室逆向重构。12 个月时,LVESVI 在修复组为 54mL/m²,在置换组为 60mL/m²。LVESVI 组无显著性差异。修复组的 1 年死亡率为 14.3%,而置换组为 17.6%。然而,12 个月时,修复组的中度或重度 MR 复发率明显高于置换组(32.6%比 2.3%)。12 个月的 MACCE 发生率、功能状态或生活质量没有显著差异。在这项倾向性匹配的研究中,MV 修复是需要瓣膜再次手术的最强预测因子,存活患者的 MR 复发率 1 年为 32.6%,2 年为 46%(图 37-3)[7]。然而,有趣的是,在对无 FMR 复发患者的亚组分析中[45],接受 MV 修复患者 LV 逆向重构明显好于接受 MV 置换患者。二尖瓣修复无 MR 复发也远好于那些"差"的修复(例如严重 MR 复发)(图 37-4)。这可能意味着没有严重复发的"好"的 FMR 修复比置换更好。然而,严重 FMR 的高复发率是问题所在。选择修复还是置换仍然存在争议,MV 修复在短期和中期可能与更低的并发症率和死亡率有关,但与更高的中度或重度 FMR 复发率有关,而在生存期和 CHF 状态方面二者相同。

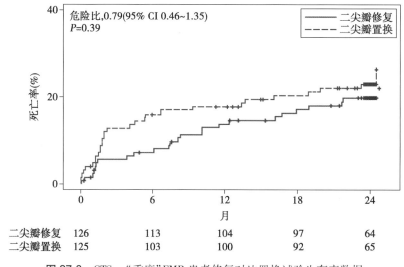

图 37-3 CTSnet"重度"FMR 患者修复对比置换试验生存率数据

	修复	
	复发	无复发
LVESVI(mL/m²)	62.6 ± 26.9	42.7 ± 26.4

图 37-4　CTSnet "重度" FMR 试验逆向重塑结果: "坏"（严重二尖瓣反流复发）对比 "好"（无二尖瓣反流复发）

最后，对于非缺血性心肌病患者中 MV 修复作用的研究较少。Bolling 等人描述了一系列无冠心病的心肌病患者在 MV 修复后的良好生存率[20,21]。另一份报告显示，特发性扩张型心肌病患者在接受 MV 修复治疗后二尖瓣反流和心力衰竭症状有显著改善，且长期生存率良好[46]。DeBonis 等人发现，在接受 MV 修复的较小的一组非缺血性 FMR 患者中，3.5 年时生存率为 81% 且具有良好的 MR 和心力衰竭症状的免除率。尽管有这些良好的结果，但在非缺血性 FMR 患者中，很少有数据将手术与药物治疗进行比较。

功能性二尖瓣反流的超声定义

在分析 FMR 手术报道时必须记住，指南中对中度 FMR 和重度 FMR 的界定存在差异。所有的指南一致认为，EROA ≥ 0.4cm²、RgV ≥ 60mL、RgF ≥ 50% 构成重度原发性 MR。然而，近期 ACC/AHA 瓣膜性心脏病指南中提出了重度 FMR 的新定义，即 EROA > 0.2cm²。这一较低的阈值说明了 FMR 的实际 EROA 可能比 PISA 计算的低，并且心肌病中 "中度" 或以上的 FMR 与不良预后相关。然而，对于 EROA 为 0.2cm² 的 FMR 患者应该如何处理尚不清楚，也没有令人信服的数据显示在较低的阈值下纠正 "重度" FMR 可改善 FMR 患者的预后。因此，这项新建议仍然存在争议[48]。

功能性二尖瓣反流的二尖瓣手术技术

对于 FMR 手术，应特别注意心肌保护和心肺灌注。当显露 MV 时，可以注意到 MV 看起来是 "正常的"。AP 直径和瓣口面积的减小是对心室疾病的过度矫正和过度补偿。这种 "小尺寸" 二尖瓣成形环的概念最初由 Bolling 在 1995 年提出，现已成为 FMR 修复的标准技术方法。相比退行性 MR 的修补手术，当缩小二尖瓣瓣环时，建议使用更多的瓣环缝线来分散瓣环的张力负荷。这些缝线可以缝合得非常紧密，甚至可以对角缝合。有些人提倡使用带垫片的缝线，或者在成形环打结固定后再在后方使用几个或一整排垫片进行加固。

就 FMR 成形环的大小而言，正常二尖瓣瓣环的大小大致与患者的拇指和食指对合成的圆圈相当。必须从这开始 "缩小尺寸"。有些人主张双重缩小，即比手术时测量的尺寸小两号，一个 "小号" 的 26mm 或 28mm 成形环可以适用于绝大多数患者。对于 FMR 患者的瓣环缩减，虽然最初有对收缩期前叶前向运动（SAM）和/或二尖瓣狭窄的担忧，但在长期的 FMR 随访中，这些并没有导致明显的临床后遗症。但必须指出的是，一些研究者报告了小尺寸成形环与诱发（多巴酚丁胺）试验阳性

的 "功能性" 二尖瓣狭窄有关[49]。

使用何种 FMR 成形环是一个重要的技术问题[50]。正如 Hueb 在一篇具有里程碑意义的论文中所指出的，在两个二尖瓣三角之间的二尖瓣前瓣环的纤维部分与后瓣环肌肉部分成比例地扩张。Magne 报道 FMR 患者使用大尺寸软环和/或部分成形带术后 6 个月的失败率高达 80%。Silberman 等人[51] 报道 FMR 患者残余或复发二尖瓣反流的预测因子中，其中最大的两个多因素预测因子是左室的大小和成形环的类型。事实上，成形环的类型是比左室大小更好的预测因子。该研究表明，小的硬质全环对 FMR 是最好的。对于特定的 FMR 疾病，大的部分或不完全环很可能不能维持修复的持久性，也不是受欢迎的技术。目前，有许多 FMR 特定的小尺寸硬性完全环能够使 AP 直径不成比例的缩减。虽然这些成形环之间没有显示出临床结果的差异，但它们可能最适合 FMR 的修复[51]。

有一些 FMR 患者应该在临床上谨慎对待。Silverman 的结果显示，FMR 患者的心室越大，预后越差。来自 Dion 的一项研究也表明，LVEDD > 65mm 的患者比那些发病时左室较小的患者预后差得多。可能有一些心室已经 "病得太重"，二尖瓣修复对这些患者已经没有好处了。此外，RV 功能不良和 PA 压力过高的患者应仔细评估，且也许应避免手术。

在脱离体外循环时，术中经食道超声心动图应确认无二尖瓣反流。而且不仅要求无二尖瓣反流，还要保证测量的二尖瓣对合高度至少有 8～10mm。如果情况不是这样，那么当患者清醒并去掉全麻的减负作用后，其二尖瓣反流的复发率肯定要高得多。

还有其他一些疗法已被用于辅助 FMR 修复。在 FMR 扩张的 MV 中，P1/P2 以及 P2/P3 之间常存在很深的裂隙，应予以闭合。Borger 提倡对前叶和后叶的次级腱索进行松解，以获得更长的对合区域。虽然这种方法在技术上是成功的，但没有长期的随访，也不知道破坏任一腱索对左室功能的影响。

FMR 是一种心室疾病，外科医生试图在使用小尺寸二尖瓣成形环的基础上增加辅助性和创造性的 "心室" 治疗，从而把手术治疗引导向心室本身。Kron 提倡使用 "环和线"，即在后乳头肌上放置一根 Goretex 牵拉缝线，并将其向上拉向瓣环平面。Hvass 已经展示了如何使用双成形环，即在瓣环水平放置一个标准成形环，然后在乳头肌周围编织缝合第二个 Gortex 环，以重建正常的闭合圆柱。许多作者都报道过移动乳头肌，或者甚至是把乳头肌缝合在一起。这些手术都没有做长期的随访。有些外科医生主张用心包来扩大前叶或后叶，以增加对合区域的长度。虽然这些方法增加了手术的技术难度，但因改变了潜在的根本问题而更具有吸引力。已被使用的其他类型的心室治疗包括：ACORN 约束套、Coapsys 心室系索、心室后下壁后面的硅材料提升垫片等。这些治疗方法都没有长期的随访[52-54]。

功能性二尖瓣反流的二尖瓣置换

哪种 FMR 瓣膜应该主要进行置换仍然存在争议。《新英格兰医学杂志》近期的文章丰富了我们的决策知识库。可能最重要的一篇是 Lancellotti 的总结文章[9]。在这篇报告中，FMR 修复失败的预测因素包括轻度瓣环扩张、对合深度超过 1cm、

后叶反角、左室重构大于 65mm 或舒张期末容积指数大于 100mm。Kron 在 Acker(《新英格兰医学杂志》)之后发表的文章中也表明,即便采用小尺寸修复,后基底部运动障碍或无运动与 MR 的高复发率相关。

虽然哪些 FMR 患者需要瓣膜置换仍存在争议,但在 FMR 的 MV 置换手术技术方面已达成共识。MV 置换应该保留全部瓣叶。Yun 在一项随机试验中比较了部分和完全腱索保留的 MV 置换,结果显示,与单纯保留后叶相比,全部瓣叶保留对左心室容积和功能的影响更好。应该放弃不保留瓣叶的二尖瓣置换术。对 FMR 进行全瓣叶保留的 MV 置换的手术方法有很多,包括前叶翻转,即在前叶上做一个 C 形切口并将整个瓣膜复合体向后移动。在恰当测瓣后,在后瓣环、后叶瓣缘和"翻转"的前叶上缝置带垫片缝线,将腱索复合体和瓣叶都置于 MV 人工瓣膜的后方(图 37-5)。第二种方法是去除前叶中心部分,然后将前叶的剩余部分旋转到左后两侧,从而达到全瓣叶保留。FMR 的测瓣应该特别谨慎,不要测得"过大"。现代的二尖瓣人工瓣膜不必过度担心狭窄和过大冗长的瓣叶进一步损害本已较差的左室动力学。Acker 发现,在严重 FMR 患者中,全瓣叶保留的置换手术死亡率为 4.2%,仅略高于 FMR 二尖瓣修复的 1.6% 的手术死亡率。

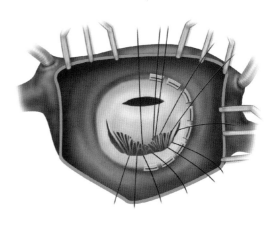

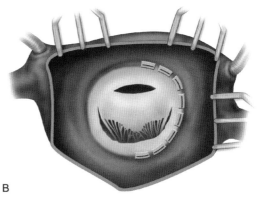

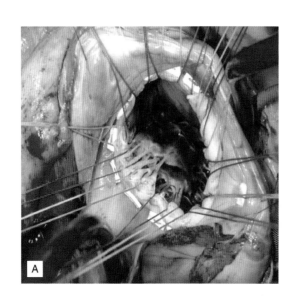

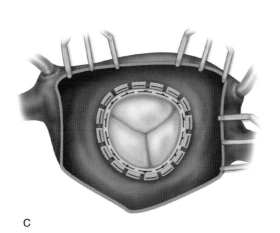

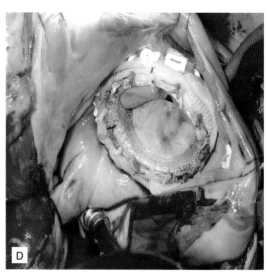

图 37-5　保留瓣叶二尖瓣置换技术:前叶"翻转"

功能性二尖瓣反流的经皮介入治疗

从理论上讲,经皮二尖瓣治疗相对于外科二尖瓣置换手术具有更高的安全性,可能适合高危 FMR 患者的治疗。Taramasso 对 91 例接受手术的 FMR 患者与 52 例接受 MitraClip 的 FMR 患者进行了非随机化的比较。所有患者均为重度 FMR,经 GDMT 治疗后仍有症状,均诊断为缺血性或特发性扩张性心肌病。手术矫治与 MitraClip 治疗的决策是基于 logistic 回归分析 EuroSCORE 评分和衰弱状态。手术患者随访 18 个月,MitraClip 患者随访 8 个月。手术组内同期行 CABG 占 35%,三尖瓣修复占 25%,房颤消融占 26%。MitraClip 组年龄较大,logistic EuroScore 评分高 2 倍,左室较大(LVEDD 为 70mm 对比 66mm),TR 分级较高。手术组院内死亡率为 6.6%,术后住院时间为 11 天。无患者出院前 MR 分级≥3+,1 年 MR≥3+免除率 94%,生存率 89%。MitraClip 组一年 MR≥3+免除率为 79%,生存率为 88%。在 1 年随访期,89% 的手术患者为 NYHA Ⅰ/Ⅱ级(22% 为 NYHA Ⅰ级)。在 MitraClip 组中,1 年随访期 84% 的患者为 NYHA Ⅰ/Ⅱ级(48% 为 NYHA Ⅰ级)[55]。此外,Franzen[56] 报道了 50 例 FMR 患者的 6 个月随访,其 LVEF≤25%、MR≥3+、NYHA 功能分级为 Ⅲ 或 Ⅳ。在 mitralclip 手术后,92% 患者的 MR≤2+,30 天和 6 个月的死亡率分别为 6% 和 19%。6 个月时功能分级有改善,但仅有轻度的左室重塑改善。最后,Aurricchio[57] 描述了 51 例使用 Mitralclip 治疗的 FMR 分级≥2+的有症状且对 CRT 无反应的患者。他们报道了两例操作死亡,30 天死亡率为 4.2%,12 个月死亡率为 18%。这些 MitraClip 的报道很有意思,因为很少有关于高危 FMR 患者的 MitraClip 报道。虽然这些都不是随机化研究,但目前在美国进行的 COAPT 试验(MitraClip 治疗 FMR 对比 GDMT)正在研究 MitraClip 治疗 FMR 的安全性和有效性,并与 GDMT 做对比。主要有效性终点是 24 个月内因心力衰竭再次住院。虽然该试验不具备分析死亡率的效能,但也对死亡率这一终点进行了检验。这一试验将是 FMR 中最大的研究之一,预计也将定型未来的外科和经导管 FMR 治疗的试验。最后,包括瓣环成形和全二尖瓣置换在内的新的经皮 FMR 治疗装置也即将问世。

总结

总而言之,FMR 是一种心室疾病,而不是瓣膜疾病。FMR 导致了左室容积超负荷和进行性 FMR 的恶性循环。CHF 并发 FMR 提示生存预后不良。二尖瓣手术可用于 FMR 治疗,且手术死亡率低[58]。然而,我们必须根据具体的患者因素来决定是否有必要对 CHF 患者进行干预以纠正 FMR。这是因为与单纯的 GDMT 或血运重建治疗相比,手术纠正尚没有明确的生存影响。如果进行手术,建议采取应用小尺寸硬质全环的修复术和保留瓣叶的置换术。虽然二尖瓣的“良好”修复可能改善左室重建,但具有瓣环成形术后 FMR 复发高危风险的患者应接受 MV 置换手术。更加复杂的二尖瓣手术和经皮治疗装置已经展现出良好前景,但目前仍处于研究阶段。然而我们明确知道的是,FMR 对 CHF 患者是有害的,消除 FMR 应该是治疗这类复杂病变的目标。

（胡展 译　王水云 审）

参考文献

1. Yancy CW, Jessup M, Bozkurt B, et al: 2013 ACCF/AHA guideline for the management of heart failure: a report of the American College of Cardiology Foundation/American Heart Association Task Force on Practice Guidelines. *JACC* 2013; 62:e147-239.
2. Nagasaki M, Nichimura S, Ohtaki E, et al: The echocardiographic determinants of functional mitral regurgitation differ in ischemic and non-ischemic cardiomyopathy. *Internat J of Cardiol* 2009; 108(2):171-76.
3. Dagum P, Timek TA, Green GR, et al: Coordinate-free analysis of mitral valve dynamics in normal and ischemic hearts. *Circulation* 2002; 102:III62-69.
4. Grigioni F, Enriquez-Sarano M, Zehr KJ, Bailey KR, Tajik AJ: Ischemic mitral regurgitation: long-term outcome and prognostic implications with quantitative Doppler assessment. Circulation 2001; 103:1759-1764.
5. Bursi F, Barbieri A, Grigioni F, et al: Prognostic implications of functional mitral regurgitation according to the severity of the underlying chronic heart failure: a long-term outcome study. *Eur J Heart Failure* 2010; 12(4) 382-388.
6. Trichon BH, Felker GM, Shaw LK, Cabell CH, O'Connor CM: Relation of frequency and severity of mitral regurgitation to survival among patients with left ventricular systolic dysfunction and heart failure. *AJC* 2003; 91:538-543.
7. DUKE.
8. Enriquez-Sarano M, Nkomo V, Mohty D, Avierinos JF, Chalili H: Mitral regurgitation: predictors of outcome and natural history. *Adv Cardiol* 2002; 39:133-143.
9. Lancellotti P, Moura L, Pierard LA, et al: European association of echocardiography recommendations for the assessment of valvular regurgitation. Part 2: mitral and tricuspid regurgitation (native valve disease). *Eur J Echocardiogr*. 2010; 11:307-332.
10. Thavendiranathan P, Liu S, Datta S, et al: Quantification of chronic functional mitral regurgitation by automated 3-dimensional peak and integrated proximal isovelocity surface area and stroke volume techniques using real-time 3-dimensional volume color Doppler echocardiography: in vitro and clinical validation. *Circ Cardiovasc Imaging* 2013; 6:125-133.
11. Watanabe N, Ogasawara Y, Yamaura Y, et al: Geometric differences of the mitral valve tenting between anterior and inferior myocardial infarction with significant ischemic mitral regurgitation: quantitation by novel software system with transthoracic real-time three-dimensional echocardiography. *J Am Soc Echocardiogr* 2006; 19:71-75.
12. Kwan J, Shiota T, Agler DA, et al: Real-time three-dimensional echocardiography s. Geometric differences of the mitral apparatus between ischemic and dilated cardiomyopathy with significant mitral regurgitation: real-time three-dimensional echocardiography study. *Circulation* 2003; 107:1135-1140.
13. Agricola E, Ielasi A, Oppizzi M, et al: Long-term prognosis of medically treated patients with functional mitral regurgitation and left ventricular dysfunction. *EJHF* 2009; 11:581-587.
14. Capomolla S, Febo O, Gnemmi M, et al: Beta-blockade therapy in chronic heart failure: diastolic function and mitral regurgittition improvement by carvedilol. *AHJ* 2000; 139:596-608.
15. Comin-Colet J, Sanchez-Corral MA, Manito N, et al: Effect of carvedilol therapy on functional mitral regurgitation, ventricular remodeling, and contractility in patients with heart failure due to left ventricular systolic dysfunction. *Transplant Proc* 2002; 34:177-178.
16. Cleland JG, Daubert JC, Erdmann E, et al: The effect of cardiac resynchronization on morbidity and mortality in heart failure. *New Engl J Med*. 2005; 352:1539-1549.
17. van Bommel RJ, Marsan NA, Delgado V, et al: Cardiac resynchronization therapy as a therapeutic option in patients with moderate-severe functional mitral regurgitation and high operative risk. *Circulation* 2011; 124:912-919.
18. Nishimura RA, Otto CM, Bonow RO, et al: 2014 AHA/ACC guideline for the management of patients with valvular heart disease: a report of the American College of Cardiology/American Heart Association Task Force on Practice Guidelines. *J Am Coll Cardiol* 2014; 63: e57-185.
19. Vahanian A, Alfieri O, Andreotti F, et al: ESC Committee for Practice Guidelines (CPG): Joint Task Force on the Management of Valvular Heart Disease of the European Society of Cardiology (ESC) and the European Association for Cardio-Thoracic Surgery (EACTS). Guidelines on the management of valvular heart disease (version 2012). *Eur J Cardiothorac Surg* 2012; 42(4):S1-44.

20. Bolling SF, Deeb GM, Brunsting LA, Bach DS: Early outcome of mitral valve reconstruction in patients with end-stage cardiomyopathy. *J Thorac Cardiovasc Surg* 1995; 4:676-683.

21. Bach DS, Bolling SF: Early improvement in congestive heart failure after correction of secondary mitral regurgitation in end-stage cardiomyopathy. *Am Heart J* 1995; 129:1165-1170.

22. Di Salvo TG, Acker MA, Dec GW, Byrne JG: Mitral valve surgery in advanced heart failure. *J Am Coll Cardiol* 2010; 5(4):271-282.

23. Acker MA, Jessup M, Bolling SF, et al: Mitral valve repair in heart failure: five-year follow-up from the mitral valve replacement stratum of the Acorn randomized trial. *J Thorac Cardiovasc Surg* 2011; 142(3), 569-574.

24. McGee EC Jr, Gillinov AM, Blackstone EH, et al: Recurrent mitral regurgitation after annuloplasty for functional ischemic mitral regurgitation. *J Thorac Cardiovasc Surg* 2004; 128(6):916-924.

25. Shiota M, Gillinov AM, Takasaki K, Fukuda S, Shiota T: Recurrent mitral regurgitation late after annuloplasty for ischemic mitral regurgitation. *Echocardiography* 2011; 28:161-166.

26. Crabtree TD, Bailey MS, Moon MR, et al: Recurrent mitral regurgitation and risk factors for early and late mortality after mitral valve repair for functional ischemic mitral regurgitation. *Ann Thorac Surg* 2008; 85:1537-1543.

27. De Bonis M, Bolling SF: Mitral valve surgery: wait and see vs. early operation. *Eur Heart J* 2013; 34(1):13-19a.

28. DeBonis M, Lapenna E, Verzini A, et al: Recurrence of mitral regurgitation parallels the absence of left ventricular reverse remodeling after mitral repair in advanced dilated cardiomyopathy. *Ann Thorac Surg* 2008; 85(3):932-939.

29. Hueb AC, Jatene FB, Moreira LF, Pomerantzeff PM, Kallás E, de Oliveira SA: Ventricular remodeling and mitral valve modifications in dilated cardiomyopathy: new insights from anatomic study. *J Thorac Cardiovasc Surg* 2002; 124:1216-1224.

30. Hung J, Papakostas L, Tahta SA: Mechanism of recurrent ischemic mitral regurgitation after annuloplasty: continued LV remodeling as a moving target. *ACC Curr J Rev* 2005; 14(2):83-84.

31. Gelsomino S, van Garasse L, Lucà F, et al: Impart of preoperative anterior leaflet tethering on the recurrence of ischemic mitral regurgitation and the lack of left ventricular reverse remodeling after restrictive annuloplasty *J Am Soc Echocardiogr* 2011; 23(12):1265-1275.

32. Jeno T, Sakata R, Iguro Y, Yamamoto H, Ueno T, Matsumoto K: Preoperative advanced left ventricular remodeling predisposes to recurrence of ischemic mitral regurgitation with less reverse remodeling. *J Heart Valve Dis* 2008; 17(1):36-41.

33. DiGiammarco G, Liberi R, Giancane M, et al: Recurrence of functional mitral regurgitation in patients with dilated cardiomyopathy undergoing mitral valve repair: how to predict it. *Interact Cardiovasc Thorac Surg* 2007; 6:340-44.

34. Ciarka A, Braun J, Delgado V, et al: Predictors of mitral regurgitation recurrence in patients with heart failure undergoing mitral valve annuloplasty. *Am J Cardiol* 2010; 106:395-401.

35. Kongsaerepong V, Shiota M, Gillinov AM, et al: Echocardiographic predictors of successful versus unsuccessful mitral valve repair in ischemic mitral regurgitation. *Am J Cardiol* 2006; 98(4):504-508.

36. Spoor MT, Geltz A, Bolling SF: Flexible versus nonflexible mitral valve rings for congestive heart failure: differential durability of repair. *Circulation* 2006; 114(1 Suppl):I67-71.

37. Grossi EA, Goldberg JD, LaPietra A, et al: Ischemic mitral valve reconstruction and replacement: comparison of long term survival and complications. *J Thorac Cardiovasc Surg* 2001; 122:1107-1124.

38. Deja MA, Grayburn PA, Sun B, et al: Influence of mitral regurgitation repair on survival in the surgical treatment for ischemic heart failure trial. *Circulation* 2012; 125(21): 2639-2648.

39. Milano CA, Daneshmand MA, Rankin JS, et al: Survival prognosis and surgical management of ischemic mitral regurgitation. *Ann Thorac Surg* 2008; 86:735-744.

40. Fattouch K, Sampognaro R, Speziale G, et al: The impact of moderate ischemic mitral reguritation after isolated coronary artery bypass grafting. *Ann Thorac Surg* 2010; 90(4):1187-1194.

41. Chan KM, Punjabi PP, Flather M, et al: RIME Investigators: Coronary artery bypass with or without mitral annuloplasty in moderate functional ischemic mitral regurgitiation. *Circulation* 2012; 126:2502-2510.

42. Smith PK, Puskas JD, Ascheim DD, et al: Cardiothoracic Surgical Trials Network Investigators: surgical treatment of moderate ischemic mitral regurgitation. *N Engl J Med* 2014; 371(23):2178-2188.

43. Vassileva CM, Boley T, Markwell S, Hazelrigg S: Meta-analysis of short-term and long-term survival following repair versus replacement for ischemic mitral regurgitation. *Eur J Cardiothorac Surg* 2011; 39:295-303.

44. Lorusso R, Gelsomino S, Vizzardi E, et al: Mitral valve repair or replacement for ischemic mitral regurgitation? The Italian Study on the Treatment of Ischemic Mitral Regurgitation (ISTIMIR). *J Thorac Cardiovasc Surg* 2014; 145:128-139.

45. Acker MA, Parides MK, Perrault LP, et al: CTSN: Mitral valve repair versus replacement for severe ischemic mitral regurgitation. *N Engl J Med* 2014; 370(1):23-32.

46. Kron IL, Hung J, Overby JR, et al: for the CTSN investigators: Predicting recurrent mitral regurgitation after mitral valve repair for severe ischemic mitral regurgitation. *J Thorac Cardiovasc Surg* 2014; 149(3):752–761.

47. DeBonis M, Lapenna E, Verzini A, et al: Recurrence of mitral regurgitation parallels the absence of left ventricular reverse remodeling after mitral valve repair in advanced dilated cardiomyopathy. *Ann Thorac Surg* 2008; 85:932-939.

48. Grayburn PA, Carabello B, Hung J, et al: Defining "Severe" secondary mitral regurgitation: emphasizing an integrated approach. *JACC* 2014; 64:2792-2801.

49. Magne J, Sénéchal M, Mathieu P, Dumesnil JG, Dagenais F, Pibarot P: Restrictive annuloplasty for ischemic mitral regurgitation may induce functional mutral stenosis. *J Am Coll Cardiol* 2008; 51(17):1692-1701.

50. Bothe W, Swanson JC, Ingels NB, Miller DC: How much septal-lateral mitral annular reduction do you get with new ischemic/functional mitral regurgitation annuloplasty rings? Original Research Article. *J Thorac Cardiovasc Surg* 2010; 140(1):117-121.e3.

51. Silberman S, Klutstein MW, Sabag T, et al: Repair of ischemic mitral regurgitation: comparison between flexible and rigid annuloplasty rings. *Ann Thorac Surg* 2011; 87(6):1721-1727.

52. Borger MA, Murphy PM, Alam A, et al: Initial results of the chordal-cutting operation for ischemic mitral regurgitation. *J Thorac Cardiovasc Surg* 2007; 133:1483-1492.

53. Szymanski C, Bel A, Cohen I, et al: Comprehensive annular and subvalvular repair of chronic ischemic mitral regurgitation improves long-term results with the least ventricular remodeling. *Circulation* 2012; 126:2720-2727.

54. Bouma W, van der Horst ICC, Wijdh-den-Hamer IJ, et al: Chronic ischemic mitral regurgitation. Current treatment results and new mechanism-based surgical approaches. *Eur J Cardiothorac Surg* 2010; 37:170-185.

55. Taramasso M, Maisano F, Latib A, et al: Clinical outcomes of MitraClip for the treatment of functional mitral regurgitation. *EuroIntervention* 2014; 10(6):746-752.

56. Franzen O, van der Heyden J, Baldus S, et al: MitraClip(R) therapy in patients with end-stage systolic heart failure. *Eur J Heart Fail* 2011; 13:569-576.

57. Auricchio A, Schillinger W, Meyer S, et al: Correction of mitral regurgitation in nonresponders to cardiac resynchronization therapy by MitraClip improves symptoms and promotes reverse remodeling. *J Am Coll Cardiol* 2011; 58:2183-2189.

58. Wu AH, Aaronson KD, Bolling SF, Pagani FD, Welch K, Koelling TM: Impact of mitral valve annuloplasty on mortality risk in patients with mitral regurgitation and left ventricular systolic dysfunction. *J Am Coll Cardiol* 2005; 45(3):381-387.

第 38 章　二尖瓣心内膜炎的外科治疗

Gösta B. Pettersson　•　Syed T. Hussain

二尖瓣感染性心内膜炎是心脏瓣膜病的重要并发症之一，若不进行治疗，同其他部位的心内膜炎一样，其后果通常是致命性的。在外科临床中，二尖瓣位的心内膜炎通常比主动脉瓣位的少见，而且更多的是自体二尖瓣叶组织的感染。近年来虽然导致二尖瓣功能障碍的原因已有所变化，但感染性心内膜炎的总体发病率在过去三十年有逐步上升的趋势[1-6]。在 20 世纪 80 年代，风湿性心脏瓣膜病是感染心内膜炎常见的易感因素，但目前在发达国家已很少见[6,7]。现代医学的发展，感染性心内膜炎的易感因素也发生了改变[1-7]，目前易感因素主要为：退行性心脏瓣膜病、人工瓣膜置换术后、血管内人工材料和装置的应用、血液透析、院内感染、静脉药物滥用，以及免疫抑制剂的临床应用等。瓣膜修复术与瓣膜置换术相比，瓣膜修复术的患者有较低的心内膜炎的风险（第 31 章有更多关于感染性心内膜炎的病因学讨论）。

高效的抗菌药物的应用已经改善了心内膜炎患者早远期结果，然而，心内膜炎仍有较高的发病率、死亡率和并发症发生率，感染性心内膜炎往往需要外科手术才能来彻底治愈[1-13]。目前外科治疗的经验积累与技术进步大大提高了这种具有挑战性手术的成功率。

病理学

自体二尖瓣心内膜炎

自体瓣膜心内膜炎（native valve endocarditis，NVE）源于心脏心内膜的损伤，内膜损伤造成纤维蛋白和血小板的沉积，继而吸附细菌[6,14]。心内膜损伤可能继发于风湿性瓣膜炎或其他瓣叶疾病，或瓣叶瓣环钙化。虽然赘生物可出现在瓣叶或腱索上的任何位置，但自体二尖瓣膜损毁和感染侵蚀的位置通常是在二尖瓣瓣叶心房面的基底部。当累及部位在瓣叶下方，并且暴露于高的心室压下，瓣环或瓣膜下组织被侵蚀，则更可能导致房室组织分离。房室沟脂肪组织被累及后，形成脓肿，一旦这种严重的脓肿形成，临床上很难彻底清除坏死组织和感染

灶（图 38-1）[15]。所幸的是，二尖瓣瓣环的侵蚀经常朝向心房侧，因此往往都很浅。总的来说，主动脉瓣心内膜炎的侵蚀更深和更为常见[16]。

主动脉瓣心内膜炎，可以累及二尖瓣组织，其结果往往出现纤维三角和二尖瓣前瓣与主动脉瓣之间的瓣膜间纤维连续的损毁[17]。感染的主动脉瓣可将感染播散到二尖瓣前叶或二尖瓣瓣下装置，结果导致双瓣膜心内膜炎，这种机制可能是大的赘生物对瓣叶的冲击或直接感染二尖瓣瓣叶，或主动脉瓣反流喷射造成感染[18]。

人工二尖瓣心内膜炎

随着接受人工瓣膜置换的患者不断增加，人工二尖瓣心内膜炎（prosthetic valve endocarditis，PVE）的发病率也处于上升趋势。在 PVE 中，主动脉瓣位的感染者比二尖瓣更多见[16]。其原因是，目前临床中二尖瓣病变以修复为主，二尖瓣修复术发生心内膜炎风险较低。

在术后第 1 年内确定的 PVE 称作早期心内膜炎，而在术后 1 年后出现的称为晚期心内膜炎[6,19]。在瓣膜植入术后 5 周时，早期心内膜炎的风险最大，之后风险逐步下降[20]。早期总体发病率约为 1%[21]。一旦经过早期阶段，晚期 PVE 发病率则为 0.5%～1%/年[21-23]。人工瓣膜的类型（生物瓣或机械瓣）并不影响 PVE 的发病风险。

早期 PVE 常由于术中感染引起，导致 PVE 的常见细菌侵入途径为牙科手术、血管内导管和皮肤感染[6,24]。晚期 PVE 常由于院内感染，尤其是发生于有其他合并症的患者，这些人往往需要频繁住院，应用医疗设备（如血液透析）或免疫抑制剂（器官移植）。

早期 PVE 经常会影响人工瓣的缝合环或人工瓣和瓣环的接触面（形成血栓的位置）。缝合环受累首先是局限性的，但最终会扩展到全周。缝合处的组织被酶降解导致人工瓣裂开和瓣周漏。感染和侵蚀逐渐发展导致组织坏死、脓肿形成和假性动脉瘤。二尖瓣 PVE 可能向前扩散到纤维三角，或向后扩散可导致房室分离。

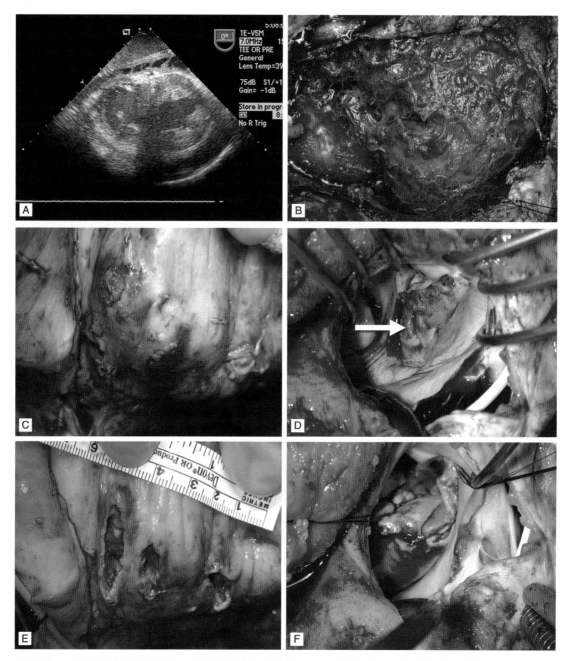

图 38-1　一例非常晚期的侵袭性二尖瓣感染性心内膜炎。A. 经食管超声显示环状心包积液,且后方有纤维条索。B. 严重的出血性心包炎。患者出现败血症,对充分的抗生素治疗无反应。C. 剥除心脏周围的纤维组织后,可见明显的多发的坏死点,提示沿着房室沟的脓肿形成。D. 后叶 P3 区基底部赘生物形成。E. 清除感染组织后,可见房室沟的多个脓肿,而且和左房及心包相通。F. 从左房面用自体心包关闭瓣环缺损和交通口。房室沟区域可以引流到心包腔(Reproduced with permission from Pettersson GB, Hussain ST, Shrestha NK, et al: Infective endocarditis: an atlas of disease progression for describing, staging, coding, and understanding the pathology, *J Thorac Cardiovasc Surg* 2014 Apr; 147(4): 1142-1149. e2.)

微生物学

　　导致自体瓣膜心内膜炎最常见的细菌是草绿色链球菌、金黄色葡萄球菌或表皮葡萄球菌和肠球菌。不同的致病菌与以下因素有关:自体瓣膜还是人工瓣、病理阶段(侵蚀性还是非侵蚀性)、感染来源、年龄、患者的合并疾病状态[2,3,24-26]。金黄色葡萄球菌占所有感染的 25%～30%,而且在主要的危险分层中

(包括静脉注射毒品和有心内装置的人群),它也是最常见的致病菌[4,6,25]。在我们的研究中,金黄色葡萄球菌在 NVE 组中是主要的病原菌(27.6%),在 PVE 组是第仅次于凝固酶阴性葡萄球菌(24.1%)的病原菌(22.1%)[8]。在主要致病菌中,葡萄球菌最容易引起侵袭性心内膜炎(49%),链球菌导致侵袭性感染的可能性最小(11%)[16](第 31 章有更多感染性心内膜炎的微生物学细节讨论)。

诊断

临床表现

由于感染性心内膜炎多种多样的性质和不断演变的流行病学特征,感染性心内膜炎不同的类型和不断进展的流行病学特征使其诊断具有一定的挑战性难度[6]。随着致病微生物、原有心脏基础疾病、合并疾病及并发症的不同,其临床表现多种多样。二尖瓣心内膜炎可以能表现为快速进展的急性感染,或者表现为亚急性或性,或者慢性感染。高达 90% 的患者会出现发热,伴有寒战、食欲下降、消瘦[6]。其他表现包括出现新的杂音(85%)或原有杂音改变。栓塞可能造成瘀斑、Roth 斑、Osler 结节、Janeway 病变损伤。20%~40% 的患者会出现神经系统事件,多继发于赘生物来源的栓子,而真菌性脑动脉瘤比较少见[6]。NVE 和 PVE 均可出现脾大。对怀疑心内膜炎的患者进行更加积极的排除诊断,是患者能获得早诊治的关键。

实验室检查提示白细胞计数升高,贫血,血尿。在细菌性心内膜炎患者中,来自不同部位血标本,其血培养结果通常为阳性。3 次培养中有 2 次及以上为阳性是感染性心内膜炎的重要依据之一。尽管诊断技术大大提高,但是对某些难培养的微生物和真菌的血培养则需 3 周以上才会有阳性结果。当怀疑心内膜炎时,理想情况下,应在抗生素使用前做 3 次或更多的血培养,其中至少 2 次应立即从不同的外周血管部位采血,几小时后再次进行血培养。除非出现败血症,最好在进行足够多的血培养之前暂缓抗生素使用。导致血培养为阴性(10%)的感染性心内膜炎的原因,可能是患者在抽血培养之前已经接受抗生素治疗,也可能是感染是由困难培养微生物导致的[3]。对

于由难培养病原菌引起的病例,血清学检测、瓣膜或血液聚合酶链反应(polymerase chain reaction,PCR)检测可在 60% 的病例中鉴别出病原体[3,6]。

超声心动图和影像检查

目前对感染性心内膜炎的诊断金标准是来自于经食管超声心动图(transesophageal echocardiography,TEE)的检查结果。TEE 检查的特异度接近 90%,敏感度为 90%~100%[6]。另一方面,经胸超声心动图(transthoracic echocardiography,TTE)更依赖于检查者的经验,而且图像可能受周围结构所影响。对于心内膜炎的诊断,TTE 敏感度只有 50%,特异度有 90%[6]。一旦怀疑心内膜炎,必须马上进行超声心动图检查[6]。TTE 是首选,但常常 TTE 和 TEE 都需要做[6]。对于心内膜炎患者,心脏超声常表现为赘生物、人工瓣膜的瓣周漏、心脏内瘘、脓肿形成。超声心动图检查可以非常好地评价心脏功能,但是用来评估感染的严重和侵袭程度并不可靠。超声结果阴性并不能完全排除心内膜炎的诊断。对于高度疑诊的患者,可以通过磁共振成像(magnetic resonance imaging,MRI)来协助诊断。对于大多数心内膜炎的患者,MRI 可以证实瓣环组织的连续性异常。

如感染播散,心内膜炎患者常合并腹部症状,此时行 CT 检查可以排除脾脓肿或肝脓肿。内脏栓子性感染是葡萄球菌引起的典型症状,大脑是最重要也最常发生栓塞的部位[3,6]。神经系统的异常需要进行脑部 CT 或 MRI 检查、眼底检查,偶尔需要脑脊液检查。如果需要手术治疗,无论有无症状,都需要进行脑部 CT 或 MRI 检查。所有 40 岁以上患者,术前都应该进行冠状动脉造影检查,尤其那些有冠心病史、冠状动脉再血管化手术史,或者怀疑冠状动脉栓塞的患者。合并肾功能不全的患者,必须进行必要的相关临床评估。

 表 38-1　自体心内膜炎和人工瓣膜心内膜炎的 Duke 诊断标准

主要标准

感染性心内膜炎血培养阳性

- 两次分开的血培养有感染性心内膜炎的典型病原微生物:草绿色链球菌、牛链球菌、HACEK 菌属或社区获得性金黄色葡萄球菌或肠球菌而无原发病灶,或
- 与感染性心内膜炎相一致的病原微生物血培养持续阳性,包括:

间隔时间>12 小时血培养≥2 次,或

3 次全部或 4 次血培养中的大多数(首次与最后一次血培养时间间隔≥1 小时)

心内膜受累的证据

- 感染性心内膜炎超声心动图阳性表现
- 在瓣膜或支持结构上或反流束流经路径或植入材料上发现摆动的心内团块而解剖上没有合理解释,或脓肿,或新发现的人工心脏瓣膜部分裂开,或新出现的瓣膜反流(原有杂音增强或改变不足为据)

次要标准

- 易感因素:易感心脏疾病或静脉注射毒品者
- 发热:体温≥38℃(100.4℉)
- 血管征象:主要动脉栓塞,感染性肺梗死,真菌性动脉瘤,颅内出血,结膜出血,Janeway 病变
- 免疫学征象:肾小球肾炎,Osler 结节,Roth 斑,类风湿因子
- 微生物征象:血培养阳性但达不到上述主要标准,或者无与感染性心内膜炎一致的急性病原微生物感染的血清学证据
- 超声心动图表现:有感染性心内膜炎的表现,但未达到主要标准
- 新发心力衰竭
- 新发传导阻滞

HACEK 菌群:嗜血杆菌属、伴放线放线杆菌、人心杆菌、侵蚀艾肯菌、金格杆菌。

诊断标准和局限性

Duke(以及改良 Duke)诊断标准以超声心动图结果为基础,结合临床表现、微生物学和病理学结果,为感染性心内膜炎诊断的提供了高的敏感性和特异性(总体接近 80%)(表 38-1)[27]。第 31 章有更多 Duke 标准的细节讨论。这个诊断标准有利于感染性心内膜炎的分类,但对于血培养阴性,或者感染累及人工瓣膜或起搏器电极时,Duke 诊断标准不能取代感染性心内膜炎的临床诊断。

手术指征

外科手术在自体二尖瓣心内膜炎的治疗中扮演着关键角色。NVE 和 PVE 外科手术的适应证见表 38-2。

充血性心力衰竭是外科手术的最常见适应证。尽早应用外科手段治疗感染性心内膜炎,可以有效地避免其严重并发症的发生。

大多数 PVE 患者需要手术治疗[6.28]。指征包括心力衰竭、新发传导阻滞(二尖瓣位比主动脉瓣位少见得多)、进行性败血症、瓣周漏、复发的体循环栓塞、感染复发、真菌感染。所有早期的 PVE 患者都应该考虑进行手术治疗,因为大部分都是有葡萄球菌和其他侵袭性微生物引起的[6,19]。

感染性心内膜炎有大的活动性赘生物,但是没有血流动力学改变和其他手术指征,是否需要手术预防栓塞目前仍有争论[6]。栓塞的风险在抗生素治疗头 2 周最高,与赘生物的大小和活动度相关。为预防栓塞是否早期手术干预取决于赘生物的大小和活动度、有无栓塞史、致病微生物的种类、抗生素治疗的时间长短。

真菌性 PVE 并不常见,但其表现为较大的赘生物,比其他病原体引起的 PVE 难治得多。术后在足量的完全静脉用药后,经常推荐终生口服抗真菌药物治疗[6]。

⬤ 表 38-2 NVE 和 PVE 的外科手术指征

1. 严重二尖瓣反流,无论是否合并充血性心力衰竭

2. 合理的抗生素治疗仍无法控制的脓毒血症

3. 致病微生物对抗生素耐药

4. 由真菌、金黄色葡萄球菌或革兰氏阴性菌导致的心内膜炎

5. 存在二尖瓣环脓肿、感染扩展到瓣叶间纤维或形成心内瘘

6. 疾病过程中发生新的传导阻滞

7. 直径大于 1cm 的赘生物形成,尤其是赘生物活动度较大和位于前瓣叶,易于脱落导致栓塞并发症

8. 合理抗生素治疗后仍反复发生栓塞

手术时机

许多 NVE 和大多数 PVE 患者需要外科手术,对外科医生来说,决定合适的手术时机仍是一个挑战[3,6,24,29-32]。我们坚信,大多数患者一旦出现手术适应证就应该尽快手术。但是更为重要的是,在进行手术时知道病原微生物的敏感抗生素,才能对患者进行有效的药物治疗。对于 NVE,局部感染控制不佳,需要尽早进行手术。对于大多数 PVE,容易出现心力衰竭、人工瓣膜功能障碍、脓肿等并发症,也需要尽早手术。金黄色葡萄球菌导致的 PVE 患者感染有快速扩散和侵袭的风险,真菌和其他耐药微生物导致的 PVE 也是如此[6]。但是如果已经发生了脑部并发症,通常建议推迟外科手术[6,32,33]。在进行瓣膜手术之前,感染性心内膜炎患者都应该仔细进行神经系统评估,所有患者都应该做脑部的 CT 或 MRI 检查。标准推荐是对于非出血性卒中,手术在 1~2 周之后,出血性卒中后,3~4 周后,以减少心脏手术过程中发生进一步颅内出血的危险[6,32]。PVE 患者中发生颅内出血的死亡率高达 28%~69%。造影检查可以除外细菌性脑动脉瘤。在肝素治疗和体外循环过程中,非出血性栓塞性卒中继发脑出血的风险比较低。手术后神经系统症状恶化的风险是和时间相关的,离初始神经系统事件的间隔越长,风险越低。卒中症状加重的风险必须和外科手术的指征还有在等待期新发栓塞的风险一起衡量。如果脑 CT 或 MRI 检查排除了脑出血,而且脑损伤不严重(如昏迷),手术的神经系统风险相对较低(3%~6%),而且很大可能以后神经系统可以完全恢复[6]。

手术技术

一般原则

感染性心内膜炎的手术应遵循以下基本原则:上文讨论的最佳手术时机的选择,良好的瓣膜显露,病灶的彻底清除,恰当地选择心脏重建、瓣膜修复或置换术式,以及术后足量有效的抗生素治疗。对伴有房室沟破坏和脓肿形成的二尖瓣感染性心内膜炎的患者,要彻底清除感染和坏死组织以及异体材料更为困难(图 38-1)。而主动脉根部的感染更容易敞开和清除。此外,在房室沟受侵袭和房室分离后进行重建,需要隔离感染区域,使感染物不至于引流至心腔内。

自体二尖瓣心内膜感染

对于所有病例,应在开始手术前行术中 TEE 检查,仔细评估瓣膜情况。对 NVE 患者,我们的方法是如果可行,就尝试行瓣膜修复。当有足够的残留正常组织来进行重建,二尖瓣修复是可以完成的[12,34-43]。对有经验的外科医生来说,修复成功率可以达到 80%。如果修复在技术上不可行[41],就需要进行二尖瓣置换,瓣膜的选择主要根据患者的年龄、预期寿命、合并疾病、抗凝治疗的依从性来决定[7,32]。尽管应用同种异体二尖瓣

移植可以治疗二尖瓣感染性心内膜炎,但目前报道数据较少,临床经验少,仍是试验性的[44]。

手术最好采用全胸骨正中切口,升主动脉插管和上、下腔静脉插管建立体外循环。在心脏停搏之前最好不要进行过多的心脏操作。心肌保护可采用顺行和逆行灌注心脏停搏液的方法。我们的心肌保护方法常采用切开右房,直视下将逆灌管插入冠状静脉窦,荷包线固定逆灌管,进行逆行灌注停跳液。

二尖瓣手术入路一般是通过房间沟左房切口或右房房间隔切口,我们临床中也常用这两种手术入路。如果左心房很小,切口可从房间隔切口延伸至左房顶。切开升主动脉可以从左心房、主动脉瓣口显露二尖瓣,有助于对许多病例病灶的彻底清除,充分显露缝合位点,避免不必要的主动脉瓣损伤。一旦二尖瓣显露满意,即要评估是否存在瓣周脓肿、心内瘘口,以及瓣间纤维体和心室是否受累。彻底切除坏死组织,而对于严重感染的组织均应切除,而不必考虑是否可能影响修复术。保留未累及的瓣叶、腱索、乳头肌以支持后瓣环结构。切除的标本分开同时送检病理和微生物学检查,必要时进行PCR 检查。

二尖瓣前瓣叶修复

继发于主动脉瓣心内膜炎的二尖瓣前叶病变,可用自体心包片修复[45],用聚丙烯缝合线将自体心包连续缝合在前叶的健康瓣叶组织上(图 38-2)。当主动脉瓣和二尖瓣前叶遭受更大范围的破坏时,可以用带二尖瓣前叶组织的同种异体无支架主动脉带瓣管道来进行修补。带有主动脉瓣-二尖瓣幕的这种同种异体管道可以重建自身二尖瓣前叶基底部[17]。

前叶游离缘的局限感染可用楔形切除,前叶腱索断裂可以将前瓣叶的次级腱索或后叶腱索转移至游离缘,人工腱索也可用来替代断裂的腱索。

后瓣叶修复

在感染发展过程中,后瓣叶中间段(P2 区)受累比较常见。可行楔形或矩形切除。再对剩余两段用滑行瓣膜成形术(sliding 技术)进行修复,闭合瓣叶缺失部位(图 38-3)。后瓣环广泛

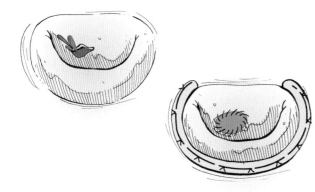

图 38-2　自体心包补片修补前瓣叶穿孔,然后行瓣环修复术

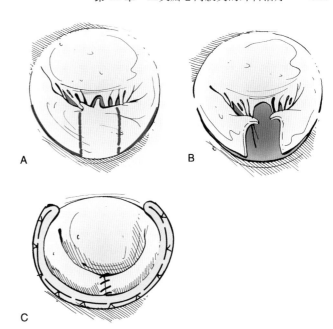

图 38-3　后瓣叶赘生物形成伴腱索断裂,后瓣叶矩形切除及滑行瓣膜成形术的应用。A,B. 延瓣环部分切开后瓣叶,切除一部分瓣叶组织。C. 残留后瓣叶缝合到后瓣环上,把握进针深度,有效减少后瓣叶高度。后瓣叶边缘在中心位置重新缝合到一起,然后行瓣环修复术,完成瓣膜修复

损毁时应去除全部坏死组织,并用自体心包重建瓣环。偶尔当支持后瓣叶的腱索完好,瓣环和后瓣叶可用同一心包片完成重建。补片要够大,缝线要没有张力。整个补片用 4-0 或 5-0 聚丙烯滑线连续缝合。如果需要换瓣,植入机械瓣或者生物瓣,人工瓣膜缝在补片上[15]。

在 NVE 患者中,要想获得持久的修复效果,成形环是必需的,而且再感染的风险低[39,40]。用成形环获得良好而持久的修复比因瓣环成形而带来的低风险再感染更为重要。

人工瓣膜心内膜炎

PVE 的手术都是再次手术,手术径路首选胸骨前正中切口。术前胸部 CT 检查有助于避免再次开胸时发生不良事件。另一个手术入路是经第 4 肋间的右胸前外侧切口,这个入路特别适合于有多次胸骨前正中切口史,胸骨后附近有桥血管,有纵隔放疗和/或纵隔炎的病史的患者[46,47]。但右胸前外侧切口显露有限,有时无法进行主动脉阻断,增加了中风的风险。对这些再次手术患者,我们只用经胸骨前正中切口。

心肌保护

通过升主动脉和上下腔静脉插管建立体外循环,用顺行或逆灌注含血停搏液来进行心肌保护。我们优选开放直视冠状静脉窦插管进行逆灌心脏停搏液。

二尖瓣的显露

我们通常采用经右房房间隔切口显露二尖瓣。如果左房大,而且粘连不重,也可以用标准的左房切口。游离上腔静脉,将左房切口在主动脉根部下方向左心耳延伸,可以扩大显露,

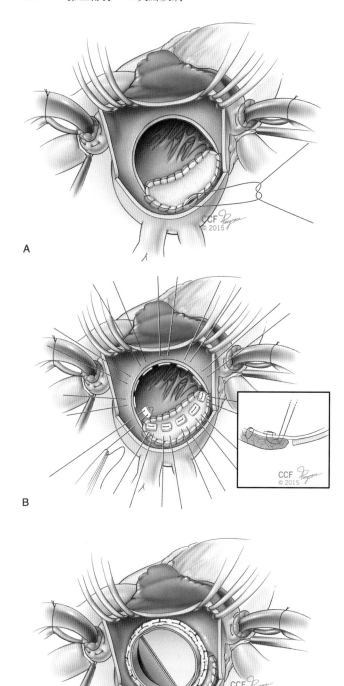

A

B

C

图 38-4 二尖瓣瓣环的重建。A. 人工瓣膜心内膜炎合并后瓣周脓肿，拆除人工瓣膜后，清除脓肿。一片足够大的心包补片缝合到心室和心房上，以旷置脓肿腔，重建瓣环。B. 在心室面放置带垫片瓣膜缝合线。C. 新的人工瓣固定在心包片和瓣环上

这使得即使左房比较小的时候，也可以较好地显露左心房。将心脏左侧从胸壁上游离下来，可以改善二尖瓣显露，否则有时候显露会很困难。另外，主动脉瓣人工瓣植入后，可导致二尖

瓣显露更为困难。

二尖瓣环重建

　　二尖瓣显露后，彻底清除感染的人工瓣，瓣环周围的缝合线和垫片。二尖瓣 PVE 可能产生左房、左室和人工瓣膜的分离，在这种情况下，手术包括瓣环的彻底清创，随后用自体或戊二醛固定过的牛心包重建瓣环（David 法）[15,48]。这种方法可用一半环形心包进行瓣环成形，一侧缝合到左室内壁，另一侧缝合到左房面。脓腔需彻底清除并消毒，然后把缝合固定心包片，覆盖脓腔。新的人工瓣膜缝合到心包片上（图 38-4）。心包片应该足够大，以减小缝线的张力。我们认为这个补片不是真正的重建，而是瓣环下部位的加固。以这样的方式植入人工瓣膜，可以防止左室面形成假性动脉瘤。大多数进行瓣环重建的情况下，我们用生物瓣，因为其缝合环更大更软，术后不需要抗凝。

　　Carpentier 和其同事提出了另一种瓣环重建技术[49]，该技术首先缝闭房室分离，用大针带垫片瓣膜缝线穿过该区域，垫片放在左室面。我们观察到使用这种技术后有假性室壁瘤形成。但对相对浅和窄的房室分离的患者，它仍是有用的。

纤维三角和瓣间纤维的重建

　　PVE 侵及瓣膜间纤维连续或纤维三角区时，必须进行二尖瓣和主动脉瓣的置换。这种情况通常发生在同时累及二尖瓣和主动脉瓣的 PVE 患者中，但很少出现于单纯的二尖瓣感染性心内膜炎中。此时需要重建瓣膜间纤维，以及二尖瓣和主动脉瓣置换（图 38-5），在这种情况下，可以用自体或牛心包重建纤维三角[17,49-52]。要保证良好的显露，可以采取房间隔切口延伸至左房顶，或是通过游离上腔静脉，将左房切口从右上肺静脉前方延伸至左房顶手术入路。这种手术入路可以将主动脉瓣、二尖瓣以及纤维三角区域的彻底清创。然后人工瓣膜按平常的方法缝合到二尖瓣瓣环的后部，中部和两侧，而二尖瓣环的上部用心包修补重建，用以支撑和替换瓣膜间纤维膜。这块补片固定到二尖瓣瓣环和人工瓣缝合环上，要足够宽，以确保接回到被保留的二尖瓣瓣上。补片以三明治方式缝合在垫片和心室面瓣膜之间。当二尖瓣缝合完成，将人工主动脉瓣缝合至主动脉瓣环。在后侧，心包用于修补瓣环和瓣间纤维的缺失，封闭（主动脉根部）侧角。主动脉瓣也缝合到这块补片上[17]。另外一个选择是在相应的解剖位置和方向上行同种异体主动脉根部移植，将同种带瓣管道的二尖瓣/瓣间纤维延续直接缝合到人工二尖瓣上[17]。

术后抗生素治疗

　　为彻底治愈感染，对于活动性感染性心内膜炎患者，不管接受何种二尖瓣手术，术后均应接受 6 周的抗生素治疗。对于真菌性心内膜炎，静脉药物治疗结束后，需接受终生口服抗真菌药物治疗。

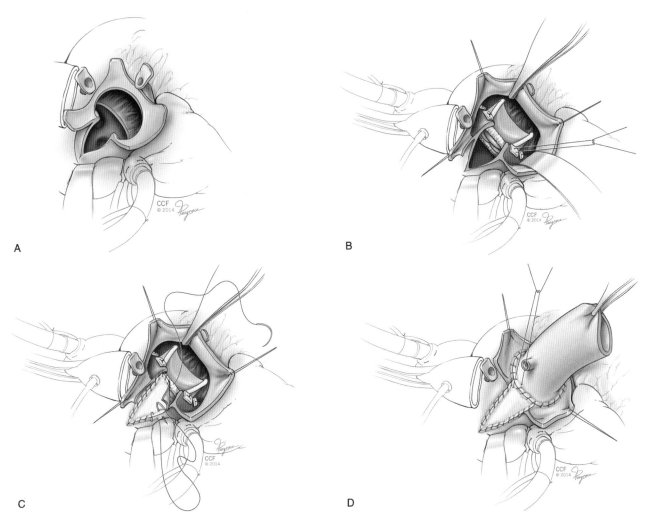

图 38-5　纤维三角的重建。A. 感染累及二尖瓣和主动脉瓣。拆除主动脉瓣和二尖瓣的人工瓣膜后,中断的瓣间纤维连续将主动脉瓣口和二尖瓣口变成一个大的单一左室开口。注意二尖瓣环和主动脉瓣环平面成直角。B. 二尖瓣人工瓣置入二尖瓣位置后,2/3 的缝合环缝合固定于后瓣叶上,其余缝合环缺少可缝合的瓣环组织,该缺损指向前对着主动脉。C. 应用三角形自体心包片重建瓣间纤维连续,并关闭左房顶。补片基底部缝合到二尖瓣人工瓣的前三分之一处。D. 植入主动脉同种异体带瓣管道。同种瓣二尖瓣基底部缝合到人工瓣膜和心包片上。特别注意中心纤维体和左纤维三角的成角处,以确保此处完全闭合,并且要无张力缝合,避免局部组织的撕裂和血液的渗漏

结果

自体二尖瓣感染心内膜炎

　　总体来看,二尖瓣位感染性心内膜炎手术结果差于主动脉瓣位(图 38-6)[15]。这是因为二尖瓣心内膜炎的患者状态更差,而且其侵袭性感染在手术中更难处理。现有的研究报道,二尖瓣修复优于瓣膜置换,瓣膜修复有良好的无事件生存率、更低的院内死亡率和较高的远期生存率(图 38-7)[35-43]。在我们克利夫兰医学中心,一组 146 例外科手术治疗的 NVE 系列研究中,与瓣膜置换术相比,二尖瓣修复的患者有较低的死亡率(P=0.008)和较高的远期生存率(P=0.05)[43]。二尖瓣修复有较好的无感染生存率,其再感染率小于 1%/年[43]。二尖瓣修复获得如此好的效果,有几个重要的原因:①疾病还没有进展;②在感染区域使用了更少的人工材料;③瓣膜修复术可

以更好地并保留了左室的功能;④重症患者少。接受换瓣手术的,多是感染进展迅速、破坏严重的患者。人工瓣膜的选择,无论生物瓣还是机械瓣,差别并不大,生存率和免于再感染率结果相似[32,53,54]。

人工二尖瓣心内膜炎

　　尽管抗生素的治疗方案已大大改善,但对于 PVE,单独药物治疗仍效果不佳,尤其是对瓣环受累或瓣膜术后早期心内膜炎的患者。PVE 与 NVE 相比有高得多的手术死亡率[10,48,53]。随着对这种疾病认识的提高,更好的围术期管理以及药物和外科技术的应用,二尖瓣位 PVE 的治疗结果正在接近 NVE(图 38-6)[14]。侵袭性二尖瓣感染比侵袭性主动脉瓣感染和感染仅局限于瓣叶的结果更差,对 PVE 和 NVE 患者都是如此(图 38-6)[14]。原因和二尖瓣固有的解剖关系有关,当感染侵入房室沟,降低了彻底清创、灭菌和感染部位引流的可能。此外,二尖瓣位缺少像主动脉瓣的同种瓣这样好的可

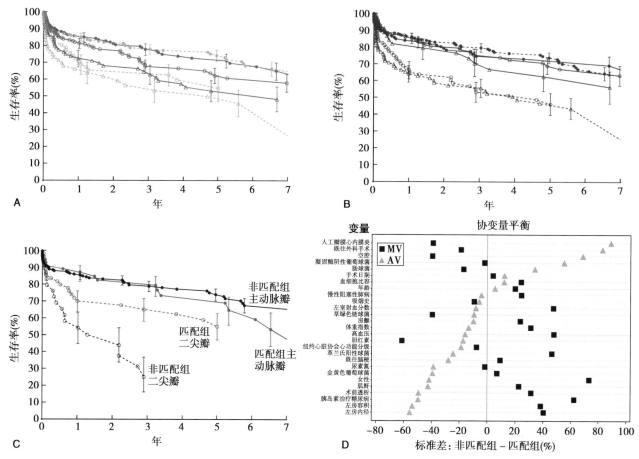

图 38-6　左侧感染性心内膜炎（IE）外科术后生存分析。每个记号代表一个死亡事件，竖条表示 68% 置信区间，等于 ±1 标准误。实心圆点，单纯主动脉瓣心内膜炎；空心圆点，单纯二尖瓣心内膜炎；三角形，主动脉瓣和二尖瓣心内膜炎。A. 按自体瓣心内膜炎（绿色实线）对比人工瓣膜心内膜炎（桔色虚线）分层分析。B. 按对应瓣位的侵袭性（红色虚线）对比非侵袭性心内膜炎（蓝色实线）分层分析。C. 倾向匹配组对比非匹配组的单独主动脉瓣心内膜炎和二尖瓣心内膜炎。D. 倾向匹配组对比非匹配组的单独侵袭性二尖瓣心内膜炎和主动脉瓣心内膜炎之间的标准化差异

选择的移植物，这种同种瓣膜易于植入，其抵抗感染特性尤其适用于感染性心内膜炎患者。同种二尖瓣植入比较复杂，目前仍在实验阶段[55]。

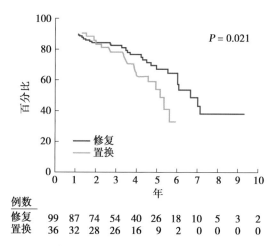

图 38-7　接受二尖瓣修复或置换患者无并发症生存分析

（闫鹏 译　张超纪 审）

参考文献

1. Cabell CH, Abrutyn E, Fowler VG, et al: Use of surgery in patients with native valve infective endocarditis: results from the international collaboration on endocarditis merged database. *Am Heart H* 2005; 150:1092-1098.

2. Murdroch DR, Corey GR, Hoen B, et al: Clinical presentation, etiology, and outcomes of infective endocarditis in the 21st century: the international collaboration on endocarditis-prospective study. *Arch Intern Med* 2009; 169:463-473.

3. Hoen B, Duval X: Clinical practice. Infective endocarditis. *N Engl J Med* 2013; 368:1425-1433.

4. Bashore TM, Cabell C, Fowler V Jr: Update on infective endocarditis. *Curr Probl Cardiol* 2006; 31:274-352.

5. Galve-Acebal J, Rodriguez-Bano J, Martinez-Marcos FJ, et al: Prognostic factors in left-sided endocarditis: results from the Andalusian multicenter cohort. *BMC Infect Dis* 2010; 10:17.

6. Habib G, Hoen B, Tornos P, et al: Guidelines on the prevention, diagnosis, and treatment of infective endocarditis (new version 2009). The task force on the prevention, diagnosis, and treatment of infective endocarditis of the European society of cardiology (ESC). *Eur Heart J* 2009; 30:2369-2413.

7. Bouza E, Menasalvas A, Munoz P, et al: Infective endocarditis—A prospective study at the end of the twentieth century: new predisposing conditions, new etiologic agents, and still a high mortality. *Medicine (Baltimore)* 2001; 80:298.

8. Manne MB, Shrestha NK, Lytle BW, et al: Outcomesafter surgical treatment of native and prosthetic valve infective endocarditis. *Ann Thorac*

Surg 2012; 93:489-493.

9. Sabik JF, Lytle BW, Blackstone EH, et al: Aortic root replacement with cryopreserved allograft for prosthetic valve endocarditis. *Ann Thorac Surg* 2002; 74:650-659.

10. David TE, Gavra G, Feindel CM, et al: Surgical treatment of active endocarditis: a continued challenge. *J Thorac Cardiovasc Surg* 2007; 133:144-149.

11. David TE, Regesta T, Gavra G, et al: Surgical treatment of paravalvular abscess: long-term results. *Eur J Cardiothorac Surg* 2007; 31:43-48.

12. Sheikh AM, Elhenawy AM, Maganti M, et al: Outcomes for surgical intervention for isolated active mitral valve endocarditis. *J Thorac Cardiovasc Surg* 2009; 137:110-116.

13. Lytle BW, Sabik JF, Blackstone EH, et al: Reoperative cryopreserved root and ascending aorta replacement for acute aortic prosthetic valve endocarditis. *Ann Thorac Surg* 2002; 74:S1754-sa757; discussion S1792-s1799.

14. Pettersson GB, Hussain ST, Shrestha NK, et al: Infective endocarditis: an atlas of disease progression for describing, staging, coding, and understanding the pathology. *J Thorac Cardiovasc Surg* 2014; 147:1142-1149.e2.

15. David TE, Feindel CM, Armstrong S, et al: Reconstruction of the mitral annulus. A ten-year experience. *J Thorac Cardiovasc Surg* 1995; 110:1323-1332.

16. Hussain ST, Nabin NK, Gordon SM, et al: Residual patient, anatomic, and surgical obstacles in treating active left-sided infective endocarditis. *J Thorac Cardiovasc Surg* 2014; 148:981-988.

17. Pettersson GB, Hussain ST, Ramankutty RM, et al: Reconstruction of fibrous skeleton: technique, pitfalls, and results. *Multimed Man Cardiothorac Surg* Jun 18, 2014. pii: mmu004. doi: 10.1093/mmcts/mmu004. Print 2014.

18. Piper C, Hetzer R, Korfer R, et al: The importance of secondary mitral valve involvement in primary aortic valve endocarditis: the mitral kissing vegetation. *Heart* 2002; 23:79-86.

19. Gordon SM, Serkey JM, Longworth DL, et al: Early onset prosthetic valve endocarditis: the Cleveland Clinic experience 1992-1997. *Ann Thorac Surg* 2000; 69:1388-1392.

20. Agnihotri AK, McGiffin DC, Galbraith AJ, et al: The prevalence of infective endocarditis after aortic valve replacement. *J Thorac Cardiovasc Surg* 1995; 110:1708-1720.

21. Grover FL, Cohen DJ, Oprian C, et al: Determinants of the occurrence of and survival from prosthetic valve endocarditis. Experience of the Veterans Affairs Cooperative Study on Valvular Heart Disease. *J Thorac Cardiovasc Surg* 1994; 108:207-214.

22. Hammermeister KE, Sethi GK, Henderson WG, et al: A comparison of outcomes in men 11 years after heart-valve replacement with a mechanical valve or bioprosthesis. Veterans Affairs Cooperative Study on Valvular Heart Disease. *N Engl J Med* 1993; 328:1289-1296.

23. Fang G, Keys TF, Gentry LO, et al: Prosthetic valve endocarditis resulting from nosocomial bacteremia. A prospective, multicenter study. *Ann Intern Med* 1993; 119:560-567.

24. Thuny F, Grisoli D, Collart F, et al: Management of infective endocarditis: challenges and perspectives. *Lancet* 2012; 379:965-975.

25. Selton-Suty C, Celaed M, Le Moing V, et al: Preeminence of *Staphylococcus aureus* in infective endocarditis: a 1-year population-based survey. *Clin Infect Dis* 2012; 54:1230-1239.

26. Tleyjeh IM, Abdel-Latif A, Rabhi H, et al: A systematic review of population-based studies of infective endocarditis. *Chest* 2007; 132:1025-1035.

27. Li JS, Sexton DJ, Mick N, et al: Proposed modifications to the Duke criteria for the diagnosis of infective endocarditis. *Clin Infect Dis* 2000; 30:633-638.

28. Olaison L, Pettersson G: Current best practices and guidelines: indications for surgical intervention in infective endocarditis. *Infect Dis Clin North Am* 2002; 16:453.

29. Kang DH, Kim YJ, Kim SH, et al: Early surgery versus conventional treatment for infective endocarditis. *N Engl J Med* 2012; 366:2466-2473.

30. Thuny F, Beurtheret S, Mancini J, et al: The timing of surgery influences mortality and morbidity in adults with severe complicated infective endocarditis: a propensity analysis. *Eur Heart J* 2011; 32:2027-2033.

31. Ohara T, Nakatani S, Kokubo Y, et al: Clinical predictors of in-hospital death and early surgery for infective endocarditis: results of CArdiac Disease REgistration (CADRE), a nation-wide survey in Japan. *Int J Cardiol* 2013; 167:2688-2694.

32. Byrne JG, Rezai K, Sanchez JA, et al: Surgical management of endocarditis: The Society of Thoracic Surgeons clinical practice guideline. *Ann Thorac Surg* 2012; 91:2012-2019.

33. Misfeld M, Girrbach F, Etz CD: Surgery for infective endocarditis complicated by cerebral embolism: a consecutive series of 375 patients. *J Thorac Cardiovasc Surg* 2014; 147:1837-1846.

34. Dreyfus G, Serraf A, Jebara VA, et al: Valve repair in acute endocarditis. *Ann Thorac Surg* 1990; 49:706-711; discussion 712-713.

35. de Kerchove L, Vanoverschelde JL, Poncelet A, et al: Reconstructive surgery in active mitral valve endocarditis: feasibility, safety and durability. *Eur J Cardiothorac Surg* 2007; 31:592-599.

36. Shimikawa T, Kasegawa H, Matsuyama S, et al: Long-term outcomes of mitral valve repair for infective endocarditis. *Ann Thorac Surg* 2009; 88:733-739.

37. Doukas G, Oc M, Alexiou C, et al: Mitral valve repair for active culture positive infective endocarditis. *Heart* 2006; 92:361-363.

38. Feringa HH, Shaw LJ, Poldermans D, et al: Mitral valve repair and replacement in endocarditis: a systematic review of literature. *Ann Thorac Surg* 2007; 83:564-570.

39. Ruttmann E, Legit C, Poelzl G, et al: Mitral valve repair provides improved outcome over replacement in active infective endocarditis. *J Thorac Cardiovasc Surg* 2005; 130:765-771.

40. Zegdi R, Debieche M, Latremouille C, et al: Long-term results of mitral valve repair in active endocarditis. *Circulation* 2005; 111:2532-2536.

41. Feringa HH, Bax JJ, Klein P, et al: Outcome after mitral valve repair for acute and healed infective endocarditis. *Eur J Cardiothorac Surg* 2006; 29:367-373.

42. Iung B, Rousseau-Paziaud J, Cormier B, et al: Contemporary results of mitral valve repair for infective endocarditis. *J Am Coll Cardiol* 2004; 43:386-392.

43. Muehrcke DD, Cosgrove DM 3rd, Lytle BW, et al: Is there an advantage to repairing infected mitral valves? *Ann Thorac Surg* 1997; 63:1718-1724.

44. Kabbani S, Jamil H, Nabhani F, et al: Analysis of 92 mitral pulmonary autograft replacement (Ross II) operations. *J Thorac Cardiovasc Surg* 2007; 134:902-908.

45. Gillinov AM, Diaz R, Blackstone EH, et al: Double valve endocarditis. *Ann Thorac Surg* 2001; 71:1874-1879.

46. Byrne JG, Karavas AN, Adams DH, et al: The preferred approach for mitral valve surgery after CABG: right thoracotomy, hypothermia and avoidance of LIMA-LAD graft. *J Heart Valve Dis* 2001; 10:584-590.

47. Adams DH, Filsoufi F, Byrne JG, et al: Mitral valve repair in redo cardiac surgery. *J Card Surg* 2002; 17:40-45.

48. David TE: The surgical treatment of patients with prosthetic valve endocarditis. *Semin Thorac Cardiovasc Surg* 1995; 7:47-53.

49. Carpentier AF, Pellerin M, Fuzellier JF, et al: Extensive calcification of the mitral valve annulus: pathology and surgical management. *J Thorac Cardiovasc Surg* 1996; 111:718.

50. De Olivera NC, David TE, Armstrong TE, et al: Aortic and mitral valve replacement with reconstruction of intervalvular fibrosa: an analysis of clinical outcomes. *J Thorac Cardiovasc Surg* 2005; 129:286-290.

51. Kim SW, Park PW, Kim SW, et al: Long-term results of aortomitral fibrous body reconstruction with double-valve replacement. *Ann Thorac Surg* 2013; 95:635-641.

52. Davierwala PM, Binner C, Subramanian S, et al: Double valve replacement and reconstruction of the intervalvular fibrous body in patients with active infective endocarditis. *Eur J Cardiothorac Surg* 2014; 45:146-152.

53. Moon MR, Miller DC, Moore KA, et al: Treatment of endocarditis with valve replacement: the question of tissue versus mechanical prosthesis. *Ann Thorac Surg* 2001; 71:1164-1171.

54. Kaiser SP, Melby SJ, Zierer A, et al: Long-term outcomes in valve replacement surgery for infective endocarditis. *Ann Thorac Surg* 2007; 83:30-35.

55. Navia JL, Al-Ruzzeh S, Gordon SM, et al: The incorporated aortomitral homograft: a new surgical option for double valve endocarditis. *J Thorac Cardiovasc Surg* 2010; 139:1077-1081.

第 39 章　成人先天性二尖瓣疾病的修复

David P. Bichell ● Bret Mettler

　　单纯的、非再次手术的成人二尖瓣先天性疾病非常罕见[1,2]。相较而言,合并其他心脏畸形的二尖瓣病变更为常见。房间隔缺损在成人中是第三常见的先天性心脏畸形,发病率约为1/5 700。这其中,有10%是原发孔型房缺,而几乎所有的原发孔型房缺都合并了二尖瓣叶裂[3]。其他的先天性二尖瓣病变,比如拱廊型或降落伞型二尖瓣在成人中非常罕见,尽管未经手术能够存活到成人的患者病变程度可能较轻,但仍有可能是需要手术修复的。

　　与单纯非再次手术的成人先天性二尖瓣病变患者相比,因二尖瓣畸形需要再次手术治疗的先天性心脏病成人患者越来越多。在美国,每年约有8 960例曾在婴儿或儿童时期行先天性心脏病矫治手术的患者进入成年;目前,全美共计有超过100万名先天性心脏病的成年患者[4]。房室隔缺损(atrioventricular septal defect,AVSD)的发病率为每万名新生儿中5.3例[5]。二尖瓣关闭不全是AVSD患者再次手术治疗最主要的原因。在婴儿期行解剖学矫治的部分或完全型AVSD患者,术后15年免除二尖瓣反流(mitral regurgitation,MR)再手术率为81%~83%。因此,随着在婴儿时期成功行矫治手术的先心病病例持续增长,需要再次行二尖瓣手术的成年患者数量也在稳步增长[6]。

病理生理学

正常二尖瓣

　　理解正常的二尖瓣器是成功修复先天性二尖瓣畸形的关键。不同的先天性二尖瓣患者的病变差异很大,因此需要针对每位患者制定个体化的方案。制定个体化手术策略,需要系统地分析瓣环、瓣叶以及瓣下支持结构。

瓣环

　　正常的二尖瓣附着在一个动态变化的马鞍形纤维环上。马鞍形纤维环的高耸部分位于前瓣环,低凹部分位于瓣叶交界——这样的结构能够使得瓣叶在心动周期承受最小的压力(图39-1)[7]。在整个心动周期,瓣环都是在动态变化的:整个瓣环从顶部到基底部都会出现位移,瓣环"折叠"会改变瓣环平面与马鞍形的程度,并且收缩期瓣环的周径相较舒张期收缩了23%~40%[8]。

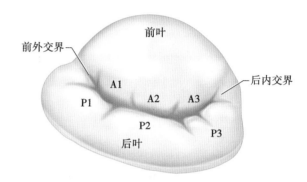

图 39-1　二尖瓣的解剖。瓣环呈现出马鞍形,瓣叶交界处为两个低点。前叶和后叶及其瓣下支持结构都以前叶和后叶的三个节段定位描述

瓣叶

　　二尖瓣前叶,即主动脉侧瓣叶,占有约1/3的瓣环周径,但其比后叶更宽阔,其固定处与主动脉瓣瓣环相延续。二尖瓣后叶,即室壁侧瓣叶,占有2/3的瓣环周径,其瓣叶宽度较前叶更窄[8]。两个瓣叶分别被分为三个区域,被命名为:A1、P1、A2、P2、A3和P3,这种描述性命名在修复过程中对瓣叶进行系统性探查时具有一定的作用。

瓣下结构

　　所有的瓣叶腱索都是从锚定在左室游离壁的前外侧和后内侧乳头肌放射状发出,与前外侧和后内侧的瓣叶交界相对应。腱索附着于瓣叶游离缘(称为一级腱索或边缘腱索)、附着于瓣叶中部的腱索(称为二级腱索或粗糙部腱索)附着于近铰链处/瓣环的腱索(称为三级腱索或基部腱索)[8]。两组乳头肌的分开对于瓣叶正常开启非常重要,两组乳头肌融合或过于靠近都会导致功能性瓣膜狭窄。

　　因二尖瓣先天性发育不良导致的复杂生理变化很难对其进行明确的标准分类,多种情况会导致狭窄和关闭不全,并以多种组合方式出现。我们重新对二尖瓣畸形进行解剖学描述:①以引起狭窄为主的病变;②以狭窄和关闭不全共同为表现的病变;③以引起关闭不全为主的病变。

先天性二尖瓣狭窄

　　Ruckman和Van Praagh根据尸检所见将原发型先天性二

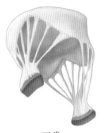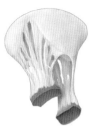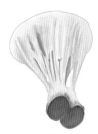

正常　　　　　经典型　　　　降落伞型

图 39-2　不同先天性二尖瓣狭窄病变中乳头肌和腱索的形态。左图为正常二尖瓣，两组乳头肌位置恰当，腱索自两组乳头肌发出至相应的瓣叶及瓣叶交界。在舒张期瓣叶可以充分打开，血流进入左室不受限。中图为经典型二尖瓣狭窄，具有正常大小的瓣环，两组乳头肌排列位置过于接近，因腱索间隙过小及瓣叶活动受限致使血流流入梗阻。右图为降落伞型畸形，只有一组乳头肌，腱索间隙更加紧密并且瓣叶被牵拉，造成血流流入梗阻

尖瓣狭窄分成了四个亚型，分别为：①经典型；②发育不良型；③瓣上环型；④降落伞型（图 39-2）[9]。接下来我们将描述这些类别，包括更多与瓣上型相关的瓣上型病变和除降落伞型二尖瓣之外的其他一些瓣下型病变。

经典型

经典型的先天性二尖瓣狭窄，其左室大小和二尖瓣瓣环都是正常的，梗阻在于瓣膜结构本身。腱索间隙间填充着纤维组织，瓣叶增厚，腱索短缩，虽然是两组乳头肌，但乳头肌间距减小[9]。在一些病例中，腱索结构接近缺失，乳头肌直接牢牢嵌在瓣叶上，致使瓣叶活动度严重下降，给手术修复造成困难。

发育不良型

发育不良型二尖瓣狭窄常常与其他的左心畸形伴随发生，包括左室发育不良、主动脉瓣狭窄、主动脉弓发育不良或主动脉缩窄。这一类型患者的二尖瓣瓣环以及瓣膜其他多个结构

都相对比较小。一般而言，发育不良型二尖瓣狭窄所引起的生理变化在婴儿时期要么致死要么需要外科进行姑息性手术，所以在成人中这类型患者并不常见[9]。

瓣环上型和其他瓣上病变

成人患者的二尖瓣瓣上血流梗阻表现为多种形式，梗阻部位远离瓣膜水平（例如三房心）、瓣膜相邻水平（二尖瓣瓣上环）或瓣膜水平（二尖瓣瓣环内）（图 39-3）。

三房心与真正的二尖瓣狭窄在胚胎学上并不相同，但表现基本类似，在成人中也会遇到这样的病例，因此也被包括在内。三房心患者的左心房被一膜性结构分为两个部分：上面部分腔室包含肺静脉汇入，而下面部分腔室无肺静脉汇入但包含左心耳在内。这一膜性结构存在一个孔隙，是肺静脉血流进入下面部分腔室进而通过二尖瓣的入口。三房心可表现为轻到重度的二尖瓣血流受限，其程度受到膜孔径大小及可能存在的至左心室其他流入道情况的影响（图 39-3）[10,11]。

真正的二尖瓣**瓣上环**是一层位于二尖瓣环心房侧的纤维结构，这一结构与二尖瓣瓣叶具有不同程度的黏附关系。纤维结构造成的血流受限与其上的孔径大小相关，还与瓣叶黏附时瓣叶活动受限程度相关。

二尖瓣**瓣内环**是一层与瓣叶密切相连的纤薄纤维膜，其存在能够限制瓣叶的活动。瓣内环常常合并其他瓣下病变（图39-3）[12]。

永存左侧上腔静脉，人群患病率约为 0.3%～0.5%，横穿左心房至二尖瓣瓣上区域。可以导致二尖瓣瓣上狭窄，但非常少见[13,14]。

降落伞型二尖瓣及其他瓣下病变

二尖瓣瓣下梗阻有多种不同的类型，理解不同类型的区别对于制定手术修复策略非常重要。

在成人中，真正的"降落伞型二尖瓣"非常罕见，在过去的50 年里，仅仅只有 9 例成人孤立型降落伞二尖瓣被报道[1]。在胚胎发育过程中，乳头肌不能正常分隔为两组会导致降落伞型二尖瓣，这种病变只有一组乳头肌，而所有的腱索均由其发

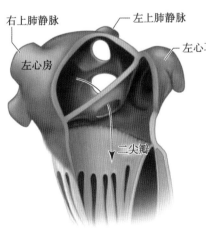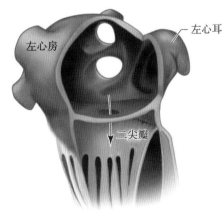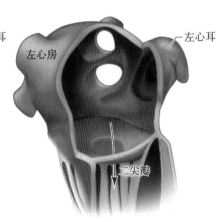

右上肺静脉　　　左上肺静脉　　　　　左心耳　　　　　　　　　　　左心耳

左心房　　　　　　　　　　　左心房　　　　　　　　　　　左心房

二尖瓣　　　　　　　　　　二尖瓣　　　　　　　　　　　二尖瓣

三房心　　　　　　　　　　瓣上环　　　　　　　　　　　瓣内环

图 39-3　先天性瓣上型二尖瓣狭窄。左图：三房心是指左心房被一膜性结构分隔为两个腔室。上面部分腔室包含肺静脉汇入，下面部分腔室包含左心耳在内。中图："瓣上环"是一层膜性结构，限制了自肺静脉来源的二尖瓣流入血流，其紧邻二尖瓣，有时同瓣叶融合。右图："瓣内环"是一层限制二尖瓣血流的膜性结构，与瓣叶是一个整体

出[1,15]。变厚且短的腱索拴系于单一的乳头肌,造成腱索间隙紧密变窄、瓣叶活动受限,从而导致瓣环及瓣下的二尖瓣血流受阻[1]。这种二尖瓣狭窄会伴有二尖瓣关闭不全,可能是由于单个乳头肌缺血性功能障碍导致的[1]。合并其他左心病变的降落伞型二尖瓣更为常见。Shone 综合征是一组左心系统多发畸形病变,包括降落伞型二尖瓣畸形、二尖瓣瓣上环、主动脉瓣下狭窄和主动脉缩窄。这一综合征是 John Shone 在 1963 年最早报道的,其原始描述来源于包括一名成人在内的 8 例尸检患者资料。Shone 指出,左心系统畸形随降落伞型二尖瓣病变出现的趋势,以及疾病的严重程度决定了这一病变很少在成年人中发现[15,16]。这些伴随出现的病理改变往往需要在儿童时期进行姑息或矫正干预,因此成人中极少会有孤立的降落伞型二尖瓣病变[17]。"降落伞样非对称型二尖瓣"是一种相似但不同的疾病,这种疾病的乳头肌有两组,但前外侧乳头肌发育不良,形态短小并且对二尖瓣血流限制类似于真正降落伞型二尖瓣[12,17]。

二尖瓣狭窄合并关闭不全

限制瓣叶运动的二尖瓣发育不良造成的同一病理改变导致二尖瓣狭窄和关闭不全同时出现。尽管降落伞型二尖瓣多以狭窄病变为主,但由于其限制二尖瓣前叶活动,也会引起关闭不全。因此其修复过程会包括前叶延长。

二尖瓣拱廊

胚胎发育过程中二尖瓣腱索的伸长异常会造成拱廊型二尖瓣。在严重的病例中,乳头肌和瓣叶之间甚至没有明确的腱索结构,乳头肌直接固定于瓣叶的游离缘。所谓"拱廊"是指一组发育不良的腱索组织,连续地延续于二尖瓣瓣叶边缘,使其在乳头肌之间形成一个弧形的结构(图 39-4)。这类病变中乳头肌可能不好辨认或者多组,被限制的腱索间隙以及二尖瓣瓣叶活动度会造成关闭不全和狭窄,且往往同时出现[2,12,18]。

吊床型二尖瓣

所谓"吊床"二尖瓣,是用以描述二尖瓣后叶外观呈现出的凹面形扭曲,这种病变是由于无关乳头肌和次级腱索拉拽后叶顶部而造成的后叶活动受限所导致的[19]。

拱廊型和吊床型二尖瓣往往都表现为二尖瓣狭窄合并关闭不全,常常合并二尖瓣后叶的活动受限,这需要将后叶扩大作为修补的一部分。

二尖瓣狭窄的手术干预指征

成人先天性二尖瓣狭窄的外科干预指征与获得性疾病相一致,其具体内容在 2014 版 AHA/ACC 指南中有详细阐述。简而言之,对于有症状的严重二尖瓣狭窄(瓣口面积≤1.5cm²)的患者,如果判断瓣膜形态适合于球囊缓解,建议行经皮球囊瓣膜扩张术。外科干预的指征包括:症状严重(NYHA 心功能分级Ⅲ/Ⅳ级)的重度二尖瓣狭窄(≤1.5cm²)患者;合并其他心

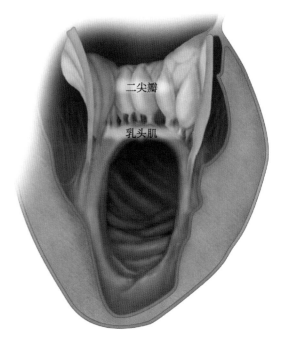

图 39-4 二尖瓣拱廊的特征是以腱索结构发育不良,乳头肌不易辨认或多组乳头肌,通常与瓣叶边缘融合,从而形成乳头肌之间的僵硬连接桥

脏手术的中度(1.6~2.0cm²)到重度(≤1.5cm²)二尖瓣狭窄的患者。目前,尚无对无症状患者进行外科干预的指征。手术时还需要考虑,对于接受抗凝治疗的房颤患者仍有栓塞事件发生,应予左心耳切除[20]。

先天性二尖瓣狭窄的修复技术

二尖瓣狭窄或关闭不全成功修复的基础在于解除瓣叶活动限制,使其能够活动自如,以使舒张期心室充盈时无血流梗阻,以及有足够的瓣叶面积以使瓣叶在收缩期有较大的对合面。

二尖瓣瓣上狭窄的修复

瓣上二尖瓣血流受阻的修复包括三房心纤维膜或二尖瓣上环的完全切除。真性的二尖瓣瓣上环或瓣内环可以紧密附着于瓣叶上,必须小心进行纤维弹性膜的完整切除。仔细地钝性分离可以在瓣叶和纤维膜之间找到一个层次。除了纤维膜切除外,术中还须对其他相关的二尖瓣畸形进行仔细探查评估。

二尖瓣瓣环狭窄的修复

瓣环发育不良需要瓣环的扩大,而相邻的重要结构很大程度上限制了采用二尖瓣瓣环扩大的选择。邻近的主动脉瓣限制了二尖瓣瓣环在纤维三角间的向前扩大;希氏束限制了二尖瓣瓣环向主动脉的右侧扩大,而冠脉回旋支则位于瓣环后方和左缘。过多的瓣环切除会妨碍瓣膜修复,从而不得不在扩大的瓣环或者瓣环上位置行瓣膜置换(图 39-5)。

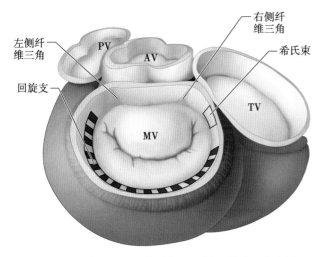

图 39-5　二尖瓣瓣环的外科标志及瓣环扩大的解剖限制。位于左右纤维三角之间的二尖瓣瓣环组织是与主动脉瓣瓣环共享的。右纤维三角的右侧与希氏束相邻。与二尖瓣瓣环的后侧及左缘相邻的是回旋支冠脉

二尖瓣瓣下狭窄修复

　　先天性二尖瓣狭窄被分为具有降落伞型二尖瓣特征的经典型、降落伞二尖瓣、吊床型二尖瓣和拱廊型二尖瓣。这些类型原则上都可以定义为瓣环下病变,具有正常、甚至扩大的瓣环。降落伞型、降落伞样、拱廊型和吊床型二尖瓣之间的相似之处提示了他们是一组连续而非区别很大的病变[21]。我们将描述适用于全部这些病变的系统性手术方法,同时针对不同病变指出其需要特别注意之处。此种方法旨在有序地从各个水平解除瓣膜相关结构的限制。首先,以与瓣上环切除相似的方式,从二尖瓣环的心房侧开始,向瓣膜游离缘方向,仔细将附着于瓣叶上的纤维弹性膜切下。交界切开缓解瓣口梗阻。对于真正降落伞型二尖瓣,瓣叶就像一个单的漏斗形状结构,而瓣叶交界假设是位于由乳头肌尖端发散指向两个纤维三角而形成的“特定”的位置[22]。通过腱索削薄和腱索开窗使腱索间空间增大。融合或过分紧邻的乳头肌需要被劈开。在真正降落伞型二尖瓣中,单一的乳头肌需要积极且完全的劈开,甚至需要削薄以使其在舒张期能够提供充分的空间(图 39-6)。特别注意的是,对于吊床型二尖瓣,后叶活动受限可以通过将瓣叶从瓣环上分离下来而缓解,同时也可以暴露瓣下病变。这样,便可分离任何次级腱索或乳头肌的附着,还可以从心室游离壁分离融合的乳头肌而解除瓣叶的牵拉(图 39-7)[19]。如果缩短的腱索直接插入心室游离壁而没有明确的乳头肌,则可以从真正的心室游离壁上劈开类似乳头肌的结构[22]。充分游离瓣叶使其获得理想活动度后,评估二尖瓣前叶和后叶的高度,并根据需要进行瓣叶补片扩大,以获得完全的瓣叶活动度。对于修复后的瓣膜,可以采用人工腱索来支撑脱垂的或无支持结构的瓣叶部分[19]。

　　术中可以通过向心室内注入生理盐水来测试瓣膜功能。术中超声心动图是确保任何瓣膜修复完整性的必要辅助手段。

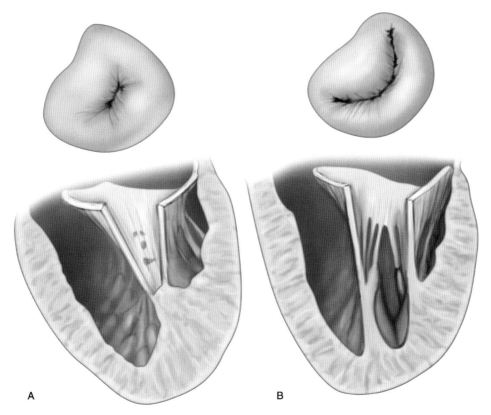

图 39-6　降落伞型二尖瓣的正面观(上排图)及截面图(下排图)。A. 交界区发育不良,腱索融合,瓣叶拴系于一组乳头肌。B. 瓣膜成形术后。手术包括交界区瓣叶分离、腱索开窗及单组乳头肌劈开

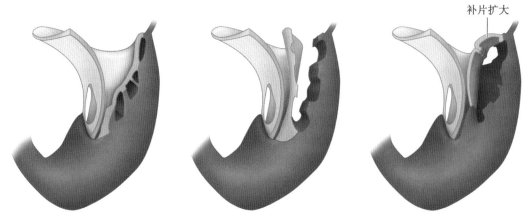

补片扩大

图 39-7　吊床型二尖瓣畸形的修复。凹陷且拴系的后叶（左图）被松解、向前展平且附属肌组织被切除（中图）。行补片扩大（右图）以进一步增加瓣叶活动度使其能够和前叶相对合

先天性二尖瓣关闭不全

Levy 和 Edwards 将先天性二尖瓣关闭不全分为了四类：①瓣叶裂（前叶或后叶）；②前叶组织缺损；③双孔二尖瓣；④二尖瓣腱索异常[23]。我们将围绕着这几个主要分类展开对原发性先天性二尖瓣病变的描述，并进一步扩大范围阐述二尖瓣病变的再次手术。

瓣叶裂

二尖瓣叶裂可以孤立地发生，但更为常见的是合并原发孔型房间隔缺损，部分或全部房室间隔缺损。裂隙一般位于二尖瓣前叶的中央，像一个倒"V"型，使得瓣叶分为两部分，分别被拉向相应的乳头肌。正常的二尖瓣前叶的中央部分有来自两组乳头肌的腱索支撑，宽敞的前叶面积与后叶形成稳定的对合区域。而有叶裂的瓣叶没有足够多的前叶组织，前叶中部与后叶对合区没有足够的腱索结构支撑，因此形成中心性反流，对修复的完整性是一个挑战（图 39-8）[24]。

双孔二尖瓣畸形

双孔二尖瓣畸形是指一个瓣环内有两个完整的开口，这与双二尖瓣不同。双二尖瓣是指有两个独立且完整的瓣环和瓣膜。在双孔二尖瓣中，较小的开口一般位于后内侧，两个开口之

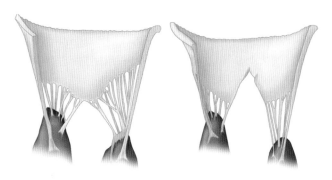

图 39-8　正常二尖瓣（左图）、二尖瓣瓣叶裂（右图）的瓣叶及腱索的排布。当存在瓣叶裂时，瓣叶组织及腱索支撑可能不足以使中央区域有足够的对合

间的桥接组织可以是完整的，也可以不完整[12]。这类疾病可以表现出狭窄，但双孔二尖瓣最主要的病生理表现是关闭不全。双孔二尖瓣畸形经常合并其他的心脏畸形，其中最典型的是合并房室间隔缺损的一些类型，或者合并左心梗阻性病变[12]。

二尖瓣的 Ebstein 畸形

这种极为罕见的病变以二尖瓣反流为主要特征，其二尖瓣后叶变平紧贴室壁，并且瓣环向心尖部移位[12]。

二尖瓣关闭不全的手术干预指征

先天性二尖瓣关闭不全的手术干预指征与获得性疾病相一致，在 2014 版 AHA/ACC 指南中有概述[20]。简而言之，对于具有症状的慢性重度二尖瓣反流且左室射血分数（left ventricular ejection fraction，LVEF）>30%的，或没有症状的慢性重度二尖瓣反流且左室功能不全[LVEF 在 30%~60%或左室收缩末容积（left ventricular end-systolic dimension，LVESD）≥40mm]的患者推荐外科手术干预。如果判断有较高概率修复成功，或有新发的房颤，或存在肺动脉高压（肺动脉压力>50mmHg），或合并其他心脏疾病需要手术，对于无症状的慢性重度二尖瓣反流且左室功能正常（LVEF>60%，LVESD>40mm）的患者，也应推荐外科手术修复[20]。

二尖瓣关闭不全的修复技术

对于孤立的瓣叶裂，在前叶面积足够大的情况下可以直接将其闭合（图 39-9）。如果合并了双孔二尖瓣畸形，直接闭合瓣叶裂会造成二尖瓣狭窄，在这种情况下如果出现了关闭不全，瓣膜置换是唯一的选择[12]。在修复二尖瓣瓣叶裂时，很重要的是研究二尖瓣瓣叶形态，以解决瓣叶面积不够的问题。在这些病例中，仅仅做瓣叶裂闭合是不够的，瓣叶的扩大和瓣叶裂的闭合应该同时予以考虑。最简单的瓣叶扩大方法是对位于中央的前后对合区域的倒"V"形叶裂进行填补。利用戊二醛固定的楔形心包补片可以直接扩大此缺损区。为了防止扩大的中央部分脱垂，可以考虑使用腱索转移或者腱索重建技术（图 39-9）[25]。

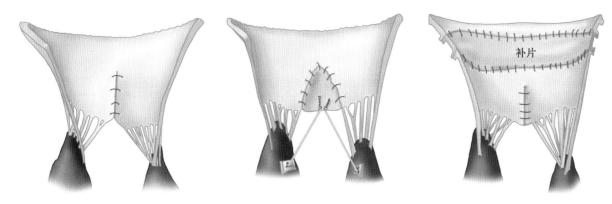

图 39-9　二尖瓣瓣叶裂的修复策略。单纯直接缝合（左图）可能导致瓣叶受限以及减少瓣叶对合面积。在瓣叶中央区行补片扩大会缺少腱索支持，可能需要人工腱索植入（中图）。瓣叶裂缝合、瓣叶从邻近瓣环处切下并行补片扩大（右图）可以改善瓣叶的活动度并且增加与后叶的对合面积

在更复杂的病例中，比较常见的如再次手术的病例，导致表面积不足的瓣叶发育不良可能会延伸到瓣叶中央部分以外的区域，从而导致无法采用直接闭合或瓣叶中央的扩大来进行有效的修复。较大面积的瓣叶缺失和瓣叶发育不良可能需要将瓣叶沿瓣环切下来，并以补片进行扩大修复以获得足够的瓣叶高度和活动度以达到瓣叶对合的效果（图 39-9）[26]。

用于改善对合的其他手术技术包括后瓣叶的矩形切除和后瓣环环缩[27]。后叶矩形切除和后瓣环环缩成形术以及腱索缩短、延长和置换技术已在此前的章节详细叙述。

（刘汉凝　译　　杨克明　审）

参考文献

1. Hakim FA, Kendall CB, Alharthi M, et al: Parachute mitral valve in adults-a systematic overview. *Echocardiography* 2010; 275:581-586.
2. Hakim FA, Krishnaswamy C, Mookadam F: Mitral arcade in adults—a systematic overview. *Echocardiography* 2013; 303:354-359.
3. Seldon WA, Rubenstein C, Fraser AA: The incidence of atrial septal defect in adults. *Br Heart J* 1962; 24:557-560.
4. Warnes CA, Williams RG, Bashore TM, et al: ACC/AHA 2008 Guidelines for the Management of Adults With Congenital Heart Disease: A Report of the American College of Cardiology/American Heart Association Task Force on Practice Guidelines (Writing Committee to Develop Guidelines on the Management of Adults With Congenital Heart Disease) Developed in Collaboration With the American Society of Echocardiography, Heart Rhythm Society, International Society for Adult Congenital Heart Disease, Society for Cardiovascular Angiography and Interventions, and Society of Thoracic Surgeons. *J Am Coll Cardiol* 2008; 5223:e143-e263.
5. Christensen N, Andersen H, Garne E, et al: Atrioventricular septal defects among infants in Europe: a population-based study of prevalence, associated anomalies, and survival. *Cardiol Young* 2012; 2304:560-567.
6. Hoohenkerk GJF, Bruggemans EF, Koolbergen DR, et al: Long-term results of reoperation for left atrioventricular valve regurgitation after correction of atrioventricular septal defects. *Ann Thorac Surg* 2012; 933:849-55.
7. Salgo IS, Gorman JH, Gorman RC, et al: Effect of annular shape on leaflet curvature in reducing mitral leaflet stress. *Circulation* 2002; 1066:711-717.
8. Muresian H: The clinical anatomy of the mitral valve. Tubbs RS, Anderson RH, Loukas M, eds. *Clin Anat* 2009; 221:85-98.
9. Ruckman RN, van Praagh R: Anatomic types of congenital mitral stenosis: report of 49 autopsy cases with consideration of diagnosis and surgical implications. *Am J Cardiol* 1978; 424:592-601.
10. Slight RD, Nzewi OC, Buell R, et al: Cor-Triatriatum sinister presenting in the adult as mitral stenosis: an analysis of factors which may be relevant in late presentation. *Heart, Lung & Circulation* 2005; 141:8-12.
11. Saxena P, Burkhart HM, Schaff HV, et al: Surgical repair of cor triatria-

tum sinister: the Mayo Clinic 50-year experience. *Ann Thorac Surg* 2014; 975:1659-1663.
12. Séguéla PE, Houyel L, Acar P: Congenital malformations of the mitral valve. *Archives of Cardiovascular Diseases* 2011; 104:465-479.
13. Bjerregaard P, Laursen HB: Persistent left superior vena cava. Incidence, associated congenital heart defects and frontal P-wave axis in a pediatric population with congenital heart disease. *Acta Paediatr* 1980; 69:105-108.
14. Agnoleti G, Annecchino F, Preda L, et al: Persistence of the left superior caval vein: can it potentiate obstructive lesions of the left ventricle? *Cardiol Young* 1999; 93:285-290.
15. Shone JD, Sellers RD, Anderson RC, et al: The developmental complex of "parachute mitral valve," supravalvular ring of left atrium, subaortic stenosis, and coarctation of aorta. *Am J Cardiol* 1963; 116:714-725.
16. Davachi F, Moller JH, Edwards JE: Diseases of the Mitral Valve in Infancy: An Anatomic Analysis of 55 Cases. *Circulation* 1971; 434:565-579.
17. Oosthoek PW, Wenink AC, Wisse LJ, et al: Development of the papillary muscles of the mitral valve: morphogenetic background of parachute-like asymmetric mitral valves and other mitral valve anomalies. *J Thorac Cardiovasc Surg* 1998; 1161:36-46.
18. Layman TE, Edwards JE: Anomalous mitral arcade: a type of congenital mitral insufficiency. *Circulation* 1967; 352:389-395.
19. del Nido PJ, Baird C: Congenital mitral valve stenosis: anatomic variants and surgical reconstruction. *Semin Thorac Cardiovasc Surg* 2012; 15:69-74.
20. Nishimura RA, Otto CM, Bonow RO, et al: 2014 AHA/ACC guideline for the management of patients with valvular heart disease: executive summary: a report of the American College of Cardiology/American Heart Association Task Force on Practice Guidelines. *J Am Coll Cardiol* 2014; 6322:2438-2488.
21. Remenyi B, Gentles TL: Congenital mitral valve lesions: correlation between morphology and imaging. *Ann Pediatr Cardiol* 2012;51:3-12.
22. Delmo Walter EM, Hetzer R: Mitral valve repair in children. In Hetzer R., Rankin JS, and Yankah CA: *Mitral Valve Repair*. Heidelberg, Steinkopff, 2011:41-56.
23. Levy MJ, Edwards JE: Anatomy of mitral insufficiency. *Prog Cardiovasc Dis* 1962; 52:119-144.
24. Kanani M, Elliott M, Cook A, et al: Late incompetence of the left atrioventricular valve after repair of atrioventricular septal defects: the morphologic perspective. *J Thorac Cardiovasc Surg* 2006; 1323:640-643.
25. Artrip JH, Rumball EM, Finucane K: Repair of left atrioventricular valve cleft defects with patch augmentation. *Ann Thorac Surg* 2012; 936:2081-2083.
26. Poirier NC, Williams WG, van Arsdell GS, et al: A novel repair for patients with atrioventricular septal defect requiring reoperation for left atrioventricular valve regurgitation. *Eur J Cardiothorac Surg* 2000; 18:54-61.
27. Padala M, Vasilyev NV, Owen JW Jr, et al: Cleft closure and undersizing annuloplasty improve mitral repair in atrioventricular canal defects. *J Thorac Cardiovasc Surg* 2008; 1365:1243-1249.

第 40 章　微创及机器人辅助二尖瓣和三尖瓣手术

W. Randolph Chitwood, Jr ● Barbara Robinson ● L. Wiley Nifong

微创二尖瓣手术（minimally invasive mitral valve surgery, MIS）是指一系列旨在减轻手术创伤并改善临床结果的技术和特定手术操作技法的统称。在过去的 20 年中，可视化和仪器设备的增强以及改良的灌注和主动脉阻断技术推动了 MIS 的发展。Cohn 和 Cosgrove（1996）首次通过对体外循环技术的改进从而使安全、有效、微创的主动脉瓣和二尖瓣手术成为可行[1-3]。同时，使用主动脉内气囊阻断方法的创新性的 Port-Access 技术也已被证明是有效的[4,5]。自此之后，视频辅助和机器人手术得以发展并被一些外科团队有效地应用。

尽管今天已被接受，但起初出于安全性方面的风险和可能导致不佳结果的顾虑，许多外科医生对通过小切口进行复杂的瓣膜手术操作报以很谨慎的态度[6,7]，后来，全球许多机构报道了 MIS 与传统手术相媲美的出色结果。这些结果表明了 MIS 明确的临床优势，包括减少失血和输血以及减少术后护理和减轻疼痛。总的来说，这些优势最终体现为可以缩短住院时间，更快恢复正常活动，减少使用康复资源和节省整体医疗成本。这些优点中的每一个都是 MIS 操作持续不断发展壮大的驱动力。

今天，通过小切口换瓣或成形已经成为了标准化的操作。胸骨和侧开胸手术入路的替代，新的主动脉阻断技术，改良的体外循环管路和插管，长柄的腔镜手术器械，以及前三代的手术机器人系统，上述因素相结合，共同奠定了当前的微创和机器人二尖瓣手术的基础，并使其在全球许多中心获得认可。大中心的报道以及一些荟萃分析已证实了 MIS 二尖瓣手术对大多数患者是安全有效的[8-14]。

尽管整体的二尖瓣修复比例在美国已从 2000 年的 51% 增加到 2010 年的 62%，但采用微创技术进行修复的数量则滞后，其比例不足 30%[15-17]。相较而言，2015 年在德国进行的超过 5 000 例的二尖瓣修复中，有近 50% 是采用的微创技术[18]。在我中心，在对退行性二尖瓣疾病患者进行筛选后，采用 MIS 和机器人手术进行二尖瓣修复的比例接近 100%。

随着对于退行性二尖瓣疾病自然病史的深入了解，更多的无症状患者现在也得以接受修复手术。2014 年美国心脏病学院/美国心脏协会（ACC/AHA）和/或 2012 年欧洲心脏病学会/欧洲心胸外科协会（ESC/EACTS）心脏瓣膜指南建议这类患者仅适合在心脏团队进行修复手术比例达到 95%，死亡率小于 1%，且手术量多的中心就诊[19,20]。现在，这些相同的"高标准"也已经成为微创修复的目标。为此，那些有志踏上微创修复这趟旅程的外科医生应该具有丰富的正中开胸二尖瓣修复

的经验。同时还要有大量的患者、统一的心脏团队以及来自手术室和医院管理部门的全力支持[16]。

希望本章对那些正在计划或目前已经在从事微创二尖瓣和三尖瓣手术的医生，可以作为教科书并提供有意义的指导。如今，大多数外科医生都认可了胸骨部分锯开来进行主动脉瓣手术。大多数的微创二尖瓣和三尖瓣修复可通过小切口右侧开胸或更微创的腔镜途径来完成。因此，本章仅涉及通过右胸腔径路，采用直视、视频辅助（内镜）和机器人辅助的 MIS 二尖瓣/三尖瓣操作。

二尖瓣修复手术的发展

第一例手术

T. Lauder Brunton 首先提出二尖瓣狭窄可以进行手术治疗[21]。1923 年 5 月，Elliott Cultler 对一名 11 岁女孩用肌腱切断刀进行了二尖瓣切开术。此后，患者生存了 4.5 年。之后由该医生进行手术的 6 位患者均死亡了，后来他放弃了这种术式[22]。1925 年 5 月 Henry Souttar 爵士成功地为一位患者进行了二尖瓣手指交接分离术，他的患者康复得很顺利，但他从未再让其他患者接受这一术式[23]。尽管进行了上述早期修复尝试，但二尖瓣手术实际上仍然处于休眠状态。直到 1948—1949 年，Charles Horace Smithy、Bailey Dwight Harken 和 Russell Brock 各自独立地使交界切开技术重新焕发生机[24-27]。Lillehei 和 McGoon 在退行性变修复方面取得早期成功[28,29]。其他外科医生们提出了多种瓣环成形术[30,31]。虽然这些技术当中有些是非常成功的，但是二尖瓣假体置换技术的进展使得这些修复技术发展前景黯然失色[32,33]。

传统修复手术的成功

二尖瓣修复的概念在 Carpentier 和 Duran 手中得以复兴和发展[34,35]。Carpentier 的题为《法国式矫正》（The French Correction，1983）的里程碑式的发言使外科医生意识到，大多数关闭不全的退行性瓣膜病可以进行修复，并且其益处超过了瓣膜替换手术[36]。通过胸骨锯开路径来进行的二尖瓣修复手术已被证明可以得到出色的结果。随后的许多临床系列研究证实了这些益处，并使"修复"成为欧洲和美国的治疗目标，尽管这一理念被接纳的过程十分缓慢[37-40]。通过胸骨锯开进行的二尖瓣修

复手术的完善奠定了微创技术成为下一波进步浪潮的基础。

微创二尖瓣手术

MIS 二尖瓣手术的构想是在"Heart-port 时代"随着球囊主动脉阻断装置、长柄手术器械和经打孔路径到达心脏技术的发展而出现的[4,5]。这些创新极大地促进了 MIS 的发展,并鼓励外科医生进一步扩大发展更加微创的手术。Cohn 和 Cosgrove 等人报道了改良的胸骨小切口在二尖瓣置换和修复术中安全有效[1-3]。随后,患者序列经过倾向性匹配后,也证实了微创小切口的修复结果与传统胸骨锯开手术结果无明显差异[12]。

使用视频辅助或内镜视野在心脏内部进行操作的概念并不新鲜。1923 年 11 月,Duff Allen 和 Evarts Graham 计划使用心脏镜对一名 31 岁妇女进行可视化的交界切开术,但未成功[41]。Harken 在 1943 年尝试了心腔内腔镜技术[42]。1958 年,Sakakibara 预测可以通过内镜辅助视野来进行瓣膜手术[43,44]。Kaneko(1995) 在胸骨正中切口中,以视频辅助来协助二尖瓣修复和交接切开[45]。

1996 年 2 月,Carpentier 通过右侧小切口开胸完成视频辅助微创二尖瓣修复术[46]。我们的小组在两个月后进行了视频辅助微创二尖瓣置换术[47-49]。Mohr、Reichenspurner、Vanermen、Hargrove 和 Chitwood 结果良好的二尖瓣修复手术的大组系列研究的发表,将视频指导的微创二尖瓣手术的影响进一步扩大[8-10,14]。

机器人辅助二尖瓣手术

1998 年,Carpentier 使用达·芬奇(daVinci) 机器人样机完成了首次机器人二尖瓣修复术[50]。一周后,Mohr 用该系统成功完成了 7 次机器人辅助的二尖瓣修复[51]。这些操作证明了单独使用机器人远距离呈现可以安全地进行二尖瓣修复。2000 年,Grossi 使用宙斯(Zeus) 机器人进行了二尖瓣瓣叶修复[52]。1999 年,我们小组在美国购买了第一套商用达·芬奇手术系统(Intuitive Surgical, Inc., Sunnyvale, CA),然后在我们机器人实验室中开发了其他仪器和修复技术。在 2002 年 5 月,根据美国食品药品监督管理局(FDA) 安全性和有效性临床试验,我们使用达·芬奇系统进行了包括瓣叶切除和成形带瓣环成形术的首次全机器人二尖瓣修复[53]。经过两次临床试验,该设备于 2002 年获得 FDA 批准用于心腔内手术[54]。我们的 300 例开创性的患者证实了机器人辅助二尖瓣修复的安全性和有效性[55]。

专用的机器人二尖瓣修复诊疗流程及其结果与通过胸骨完全锯开、部分锯开、胸腔小切口或腔镜入路的结果相近[56-60]。设备、仪器和维护成本是一大挑战;然而,梅奥医学中心和克利夫兰医学中心的外科医生已证明了优化的机器人诊疗路径可以使其在费用上在与其他手术方式持平[61,62]。

适应与发展

在以前书中的章节中,我们比较了外科医生在微创瓣膜手术技能方面的进展,类似于"跋涉于珠穆朗玛峰"。尽管今天这种类比可能不那么恰当,但它确实表明了在这是一条可以在外科这个悬崖峭壁上的任何地方进行驻扎的道路,这条道路又具有可以稳步推进的优势。从常规的基于胸骨正中锯开手术或所谓"大本营"开始,外科医生可以通过经验和方法上的不断适应,逐步向更加微创发展。在这种模式下,先掌握了复杂技术的入门级别,然后再通过小切口、直视方法(第 1 级)进步到更复杂的视频辅助/指导阶段(第 2 级或第 3 级),最后达到完全机器人辅助操作(第 4 级)。随着技术的进步和经验逐步积累,大多数成熟的二尖瓣修复外科医师都可以在此艰苦跋涉中抵达"舒适区"。

本章节所展示的患者的选择、术前筛查、患者手术体位、手术设置、灌注和手术管理,基本上对于我们所有的 MIS 和机器人辅助操作都是相同的。这种标准化应有助于外科医生在 MIS 手术过程中更快地进步。直视和视频辅助 MIS 操作之间的主要区别在于胸部切口的大小。在机器人辅助操作中,主要的差别在于机器臂的放置、设备和遥控操作的方法。二尖瓣和三尖瓣的手术技术在所有的微创方式中均已标准化。

患者选择

表 40-1 显示了我们认为的理想的二尖瓣手术。今天,我们已经能够实现其中的大多数因素,但是部分因素仍有待实现。显然,为了患者安全和最佳的并最持久的修复效果,无不管采用什么技术都"落子无悔"。所有选择接受患者微创二尖瓣手术的患者应具有相同入选指征,2014 年 ACC/AHA 和/或 2012 年 ESC/EACTS 指南已经将上述指征进行了描述[19,20]。在我们机构,我们认为所有患有退行性或功能性二尖瓣关闭不全的患者均适合视频或机器人 MIS。对于最近 ACC/AHA 指南中推荐类别为 IIa 类的无症状患者我们也给予入选[19]。合并症严重且需要多支冠状动脉血运重建,主动脉瓣置换或具有明显扩张的升主动脉仍需通过胸骨正中切口进行手术。在选择这些患者时手术风险,年龄,身体衰弱程度和二尖瓣病变的复杂性都应有所考虑。所有患者应了解包括传统方法正中开胸在内的替代手术方案,患者同时应该明白存在需要中转为正中开胸的可能,虽然发生概率较低。

表 40-1　理想的二尖瓣修复

- 免肋骨撑开小切口
- 主动脉顺行心肺灌注
- 高清三维术野放大
- 符合人体工程学的心脏内器械
- 触觉反馈
- 灵巧的假体连接装置
- 最少的
  - 心肺灌注时间
  - 心脏阻断时间
  - 血制品的应用
  - 机械通气时间
  - 重症监护需求
  - 伤口疼痛
  - 住院时间
- 高质量的修复
  - 高于 95% 的瓣膜修复
  - 再手术率(<2%)
  - 死亡率(<1%)
  - 无 SAM 或残余反流

表 40-2　微创和机器人二尖瓣手术禁忌证

绝对禁忌证	相对禁忌证
既往右侧开胸	既往胸骨锯开
严重肺功能不全	中度肺功能障碍
心肌梗死或缺血<30 天	无症状冠状动脉
冠状动脉疾病——需要进行冠状动脉手术	冠状动脉疾病——需要 PCI
严重的广泛血管病变	局限的外周血管病变
有症状的脑血管疾病或脑卒中<30 天	无症状脑血管疾病
右心功能不全	左心功能不全(LVEF<50%)
肺动脉高压(固定>60mmHg)	肺动脉高压(可变>50mmHg)
重度主动脉瓣狭窄或关闭不全	轻至中度主动脉瓣狭窄或关闭不全
严重的二尖瓣环钙化	中度环状钙化
严重肝功能异常	胸部畸形(鸡胸或脊柱侧弯)
重大出血性疾病	
主动脉根明显扩张	

PCI,经皮导管介入;LVEF,左心室射血分数。

　　表 40-2 列出了机器人和 MIS 二尖瓣手术的绝对和相对禁忌证。一些相对的禁忌证可以通过选择替代的灌注和心肌保护(例如腋动脉插管和低温心室颤动)方法来处理。对于单支冠状动脉疾病,可通过术前冠状动脉支架置入来打消需要进行二尖瓣/三尖瓣 MIS 修复的顾虑。

术前筛查

　　任何 MIS 或机器人辅助二尖瓣手术的候选患者均应仔细筛查周围血管和冠状动脉疾病以及肺部疾病。大多数患者都需进行计算机体层血管造影和/或冠状动脉造影检查。对于可疑合并主-髂动脉、颈动脉和主动脉疾病的患者应进行断层扫描和/或超声筛查。对于合并严重主动脉粥样硬化或升主动脉扩张者避免周围动脉灌注和主动脉球囊阻断。对大量吸烟和患有肺部阻塞性疾病的患者应进行肺功能检查。要进行详细的经胸超声心动图检查,用以明确瓣膜的病理改变、心室功能,以及肺动脉高压是否存在。如果存在肺动脉高压,则可以进行右心导管检查。对于患有复杂疾病的患者,我们会进行术前三维经食道超声心动图(transesophageal echocardiogram,TEE)。

修复规划:三维 TEE 分析

　　我们总是制定术中"蓝图"来对二尖瓣和三尖瓣修复进行规划(表 40-3)。患者麻醉后,每个射流(反流束)的方向都通过二维和三维 TEE 来展现。然后确定瓣叶每个节段运动受限或脱垂的活动性和脱垂程度,测量瓣叶节段(P1～P3,A1～A3)。接下来,确定主动脉瓣环与二尖瓣环之间的成角。最后,测量瓣环直径,流出道间隔厚度和瓣叶对合点到室间隔的距离。操作计划包括如何避免前瓣收缩期前向运动(systolic anterior motion,SAM)。因此,我们特别注意 A2 的长度和 P1～P3 的高度(瓣环到对合缘的距离)。表 40-4 显示了导致术后 SAM 的解剖、术中以及血流动力学的各种因素。可以避免这种并发症的预防性结构修复措施包括:①置入足够大的环/带,②降低后叶高度至不超过 15mm,以及③实现最佳的瓣叶对合面(8～10mm)。A2 的长度指导我们对瓣环成形术带型号的选择。最后,根据这些测量结果构建三维瓣膜模型(图 40-1A～C)。在瓣膜重建期间,此模型以及其他影像学学习可以使用 Tile Pro 软件在 daVinci 操作控制台(Intuitive Surgical,Inc.,Sunnyval,CA)实现。为确定是否需要同期三尖瓣修复,我们进行反流量的定量并测量瓣环尺寸。现在,我们对所有的瓣环扩张大于 4cm 的患者均行三尖瓣成形术,即使反流程度仅为中度关闭不全。

 表 40-3　经食道超声心动图:"蓝图规划"

- 瓣膜关闭不全程度
- 各个反流束的方向
- A2 及 P1、P2 和 P3 的长度(mm)
- 瓣环直径和几何形态——二尖瓣和三尖瓣
- 明确后叶的叶裂和相互依赖性
- 二尖瓣环和主动脉瓣环之间的平面夹角
- 瓣叶节段脱垂或限制的程度(mm)
- "间隔嵴"厚度(mm)
- 主动脉流出道尺寸(mm)——对合点到间隔距离
- 重建二尖瓣形态模型

 表 40-4　瓣叶收缩期前向运动的易发因素:解剖、手术方面和功能性因素

- P1-P3 小叶长度>2cm(瓣环到游离缘)
- A2 小叶长度>3cm
- 主动脉-二尖瓣平面夹角<120°
- 狭窄的主动脉流出道
- "间隔嵴"肥厚
- 瓣环成形置入物型号过小
- 正性肌力药物支持
- 左心室充盈不足

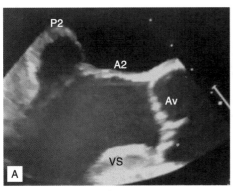
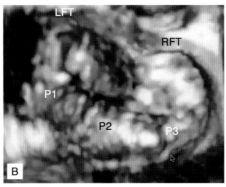
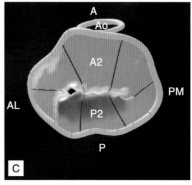

图 40-1　术前经食道超声研究。A. 脱垂 P2 节段的长轴二维视图;A2,前叶;Av,主动脉瓣;VS,室间隔。B. 脱垂 P2 节段三维视图;P1 和 P2,其他后叶节段;LFT,左纤维三角;RFT,右纤维三角。C. 三维模拟图,显示了脱垂的 P2 节段;A2,前叶;AL,前外侧;PM,后内侧;Ao,主动脉瓣;A,前部;P,后部

手术操作

如前所述,在手术的组织和处理方面,小切口开胸和通过打孔进入的(MIS)技术——视频辅助、直视手术及机器人辅助二尖瓣修复(robot-assisted mitral valve repairs,RMVP)和置换非常相似。在《机器人心脏手术图谱》一书中有关于细节麻醉管理、仪器设置,以及在一些著名的中心如何执行上述操作和其他操作的具体细节[63]。此外,《体外循环和机械辅助:原理和实践》一书可提供我们在上述手术操作中行体外循环的(cardiopulmonary bypass,CPB)方法的详细信息[64]。主动脉内阻断球囊的使用需要特别关注,我们会在这里进行详细说明。

患者体位

在背部正中位置放入治疗巾卷,使右胸抬高成 30°,这样可以在尽量减少肋骨牵开的同时更好地扩大肋间隙。右臂应被"牵拉"固定于腋后线下方。一些外科医生更喜欢采用不同形式的稳定装置将右臂弯曲放置在头侧。此时,将 Zoll 除颤电极片顺心脏走行前后放置。为监测 CPB 期间下肢灌注是否充足,我们在大腿上放置 Invos System(Somanetics,Inc. Troy,MI)的氧饱和度监测贴片。备皮和铺单时需将右胸、胸骨和两个腹股沟充分显露。为了方便主动脉阻断钳的放置,右胸部应消毒至腋后线。

麻醉管理

尽管某些外科医生不愿放弃右肺的通气,我们相信单侧通气可以安全地进行并且便于在手术结束时检查出血情况。过去,我们先进行单肺通气,在建立 CPB 之前,使用长柄器械打开心包。但是,现在我们在单肺通气前先开始进行 CPB,避免在肝素化时进行上述操作。隔离右肺的方法是使用双腔气管插管或使用右支气管内阻闭球囊。在我们所有的微创心脏外科手术中,我们密切监测心脏血流动力学和功能,以及腿部和脑部灌注。前额放置贴片用于监测双光谱指数(BIS,Covidien,Inc.,Boulder,CO),该指数提供了脑灌注和麻醉深度的指数。

左桡脉置管以监测全身血压。如果计划使用主动脉内球囊阻断(钳夹),则应连续测量双上肢脉压。这样做是为了确保球囊内没有无意间阻闭无名动脉。此后,经右颈内静脉置管用以进行药物输注,并放置血流导向的 Swan-Ganz 肺动脉导管(Edwards Life-

sciences,Irvine,CA)。使用"双棒"技术,在超声心动图引导下插入一个薄壁(15F 或 17F)Bio-Medicus(Medtronic,Inc. St. Paul. MN)右颈内静脉引流套管(图 40-2)。一些外科医生使用单个股静脉回流插管,该插管通过右心房进入上腔静脉。但是,为了确保在所有这些手术过程中术野干净,我们发现双重插管更为可靠。最后,放置三维经食道超声探头,具体细节见前述。

工作切口

如今,大多数的微创和机器人二尖瓣/三尖瓣手术都是通过右侧第四肋间小切口进行。当前的可视化选择包括通过切口直视,二维腔镜或三维机器人查看。然而,新的 Aesculap 3D Einstein Vision 系统(E Braun,Inc. Tuttlingen,Germany)已可与达·芬奇机器人三维可视化系统相媲美[65]。工作切口的大小通常取决于外科医生选择的可视化和手术方式。

对于直视和二维内镜 MIS,在第四肋间近腋前线行 4~5cm 的小切口。我们建议刚开始 MIS 二尖瓣手术的外科医生切口可以稍大。对于机器人操作,可在相同的区域采用更小的工作切口(2~3cm)。肋骨牵开器虽受欢迎,我们现在更喜欢使用有弹性的 Alexis 软组织伤口保护装置(Applied Medical,

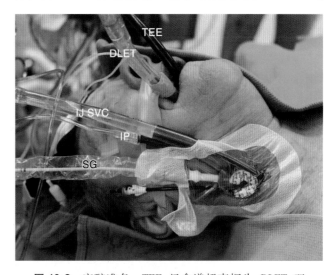

图 40-2　麻醉准备。TEE,经食道超声探头;DLET,双腔气管插管;IJ SVC,颈内静脉至上腔静脉的静脉引流管;IP,颈内静脉注药口;SG,颈内静脉的 Swan Ganz 肺动脉导管

Inc. Rancho Santa Margarita,CA）。过去,我们使用 Perivue 软组织牵开器(Edwards Lifesciences,Inc.,Irvine,CA)进行无肋骨撑开手术。我们发现,这可以最大限度地减少术后疼痛,并为直视、视频辅助或机器人微创二尖瓣/三尖瓣手术提供良好的工作切口暴露。一些机器人手术外科医生发现,可以使用真正的孔洞切口(1~2cm),而不会影响手术操作或安全性[57-60]。

插管和心肺灌注

所有灌注插管均在超声心动图指导下使用 Seldinger 导丝技术放置。通过 2cm 的腹股沟斜切口,4-0 聚丙烯椭圆形(纵向)的荷包线缝合线置于在腹股沟韧带附近的两个股血管外膜。右股动脉用 17Fr 或 19Fr Bio-Medicus(Medtronic,Inc.,Minneapolis,MN)插管。对于下腔静脉引流,可使用 22Fr(一阶梯)或 23Fr/25Fr(二阶梯)RAP 股静脉插管(LivaNova,Inc.,Arvada,CO)进入右心房(图 40-3)。在肥胖的患者中,我们通过大腿皮下组织穿刺套管。这样可使同轴扩张器和插管以 30°~45°的角度更安全地进入血管。我们的所有操作均采用真空辅助静脉引流。目前,我们使用经过改良的 Sorin S5® 人工心肺机,改良包括应用静脉储血带与 V 型袋(Circulary Technology,Inc.,Oyster Bay,NY)并配备用磁悬浮的 Revolution 离心泵吸引器(LivaNova USA,Inc.,Arvada,CO)(图 40-4)。图 40-5 说明了我们目前用于 MIS 和机器人心脏手术的灌注回路。

心脏排气

在微创瓣膜操作中,心脏内细微空气的排除尤其重要。由于心尖无法升高,因此在操作和排气方面存在困难。同样,在右前外侧小切口开胸术中,空气倾向于沿着背侧室间隔和右肺静脉残留。此外,该体位将右冠状动脉口处于最易进气的状态。持续注入二氧化碳对减少心内空气残留特别有帮助,并应该在打开心腔之前开始进行。二氧化碳在血液中的溶解度比空气要高得多,并且可以非常有效地替代空气。我们连续向胸腔注入二氧化碳(4~5L/min),并在主动脉阻断钳开放之前,用力膨肺以便将所有深入肺静脉内的气体排空。关闭心房切口松开主动脉阻断

钳之后,进行主动脉根部吸引排气。外科医生可以在复跳早期压迫右冠状动脉开口以减少右冠进气。在体外循环撤除之前,持续的经食道超声心动图监测对于确保充分排气至关重要。

替代性动脉插管技术

股-髂动脉和/或主动脉粥样硬化可能会妨碍安全的逆行灌注。要直接插管升主动脉,重要的是在无名动脉起源附近预置两针同心带垫片荷包缝线。我们用 Biomedicus(Medtronic,Inc.,Minneapolis,MN)导丝引导直接插管或通过 10mm trocar 套管穿过胸壁的 23Fr Straight Shot 装置(Edwards Lifesciences,Irvine,CA)插管。如果直接插管升主动脉不可行,我们使用右腋动脉进行顺行灌注。动脉通过锁骨下切口暴露。用 5-0 聚丙烯缝合线将一根 8mm 的 GelSoft 编织人工血管(Vascutek,Terumo,Ann Arbor,MI))端-侧缝合到腋动脉上。此后,使用适当尺寸的动脉插管或 3/8 英寸(约 9.5mm)的泵管连接器将人工血管连接到灌注旁路。Terumo 还制造了可直接与灌注管路密封连接的聚四氟乙稀(PTFE)人工血管(图 40-6A 和 B)。另外,腋动脉可以直接插管。但是,在插管就位时应监测远端手臂的灌注情况。

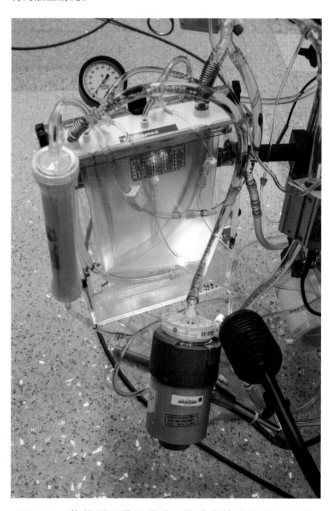

图 40-4　体外循环灌注管路。静脉袋储液器或 V 型袋(Circulatory Technology,Inc.,Oyster Bay,NY)连接到磁力驱动器上,该驱动器推动 Revolution 离心泵吸引器(LivaNova USA,Inc.,Arvada,CO)

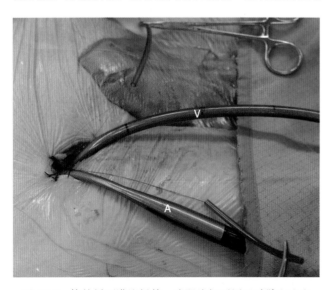

图 40-3　体外循环灌注插管。腹股沟切开用于动脉(A)和静脉(V)原位插管,以进行心肺灌注(详见正文)

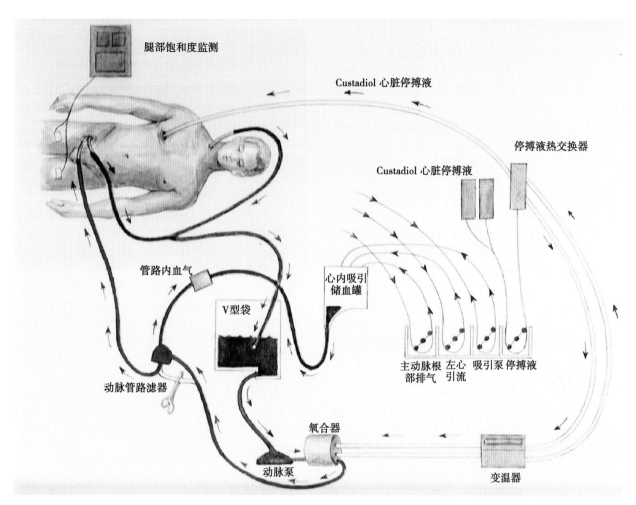

图 40-5　用于微创二尖瓣手术的体外循环灌注回路。我们的回路采用图 40-4 中所示的静脉袋储液器。通过腹股沟小切口插入股动脉和静脉插管。颈内静脉插管增加了向 V 型袋储液器的回流。用冷 Custodiol 顺行性心脏停搏液通过升主动脉插管进行灌注（Reproduced with permission from Gravlee GP，Davis RF，Hammon J，et al：*Cardiopulmonary Bypass and Mechanical Support：Principles and Practice*，4th ed. Philadelphia：Wolter Kluwer；2015.）

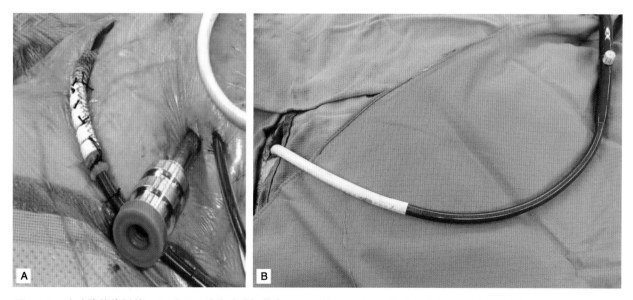

图 40-6　腋动脉替代插管。显示了两种腋动脉插管方法。A. 将一根 8mm 的 GelSoft 编织人工血管（Vascutek，Terumo，Ann Arbor，MI）缝到右腋动脉上；将大小相似的动脉灌注管插入人工血管，并紧密固定于适当位置。B. 直接连接于动脉灌注回路的 Terumo PTFE 人工血管

主动脉阻断

在主动脉阻断中,我们使用 Scanlan 主动脉阻断钳(Scanlan International,Inc. St. Paul,MN),它已被证明是安全、可靠、经济且易于使用的(图 40-7A 和 B)。但是,一些外科医生使用 IntraClude 气囊(Edwards Lifesciences,Irvine,CA)进行主动脉阻断(图 40-8)。使用该技术比使用阻断钳具有更陡峭的学习曲线。气球的位置必须准确,并在升主动脉中保持稳定。这有可能导致无名的动脉闭塞或心室内移位。因此,在整个手术过程中,至关重要的是以超声监测球囊的位置。此外,通过专用的股动脉插管置入可能使肢体灌注受限。在这种情况下,应通过另一条股动脉重新插入球囊导管。尽管存在这些问题,该方法仍可提供有效的主动脉阻断,并同时提供顺行性心脏停搏和排气的途径。

当使用经胸主动脉阻断钳时,后臂应在直接或视频观察下穿过横窦(图 40-9A 和 B)。阻断钳的轴应在心包连接处附近的上腔静脉前方通过。阻断钳前臂(带齿)部分应横穿主动脉,直至到达主肺动脉。必须注意不要伤害右或主肺动脉、左心耳、冠状动脉左主干或主动脉。我们更喜欢将阻断钳的尖端指向主动脉弓侧。

心肌保护

如前所述,我们一直在微创和机器人辅助二尖瓣手术中使用经胸主动脉阻断的方法。对于顺行性心脏停搏,将一根较长的心脏停搏-排气插管(Medtronic,Inc.,St Paul,MN)通过胸壁

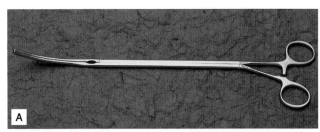

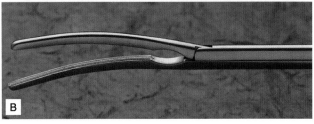

图 40-7 经胸主动脉阻断钳。对于微创二尖瓣手术,应将胸主动脉阻断钳(Scanlan International,Inc.,St. Paul,MN)自第三肋间放置。A. 经胸主动脉钳。B. 具有 DeBakey 型齿的钳尖(Used with permission from Scanlan International Inc.,St. Paul,MN.)

trocar 套管或工作切口置入,在升主动脉荷包缝线内插入,固定。我们更喜欢在 Rindfleisch 脂肪褶附近的右冠状动脉起源远侧放置有垫片的菱形 4-0 PTFE 荷包线缝合线(图 40-10)。该导管应在机器人、内镜或直视下插入。

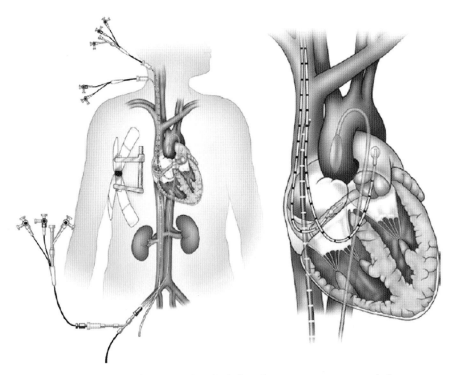

图 40-8 主动脉内球囊阻断。股动脉和静脉灌注管已置入。IntraClude 球囊(Edwards Lifesciences,Irvine,CA)已通过股动脉灌注管并经超声引导逆行至升主动脉。放置了肺动脉引流管。通过右颈内静脉行冠状窦逆行插管灌注心脏停搏液(Reproduced with permission from Chitwood WR:Atlas of Robotic Cardiac Surgery. London:Springer-Verlag;2014.)

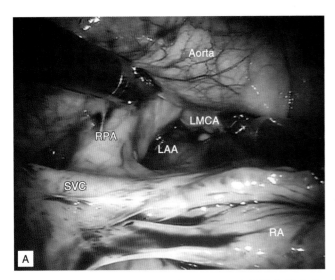
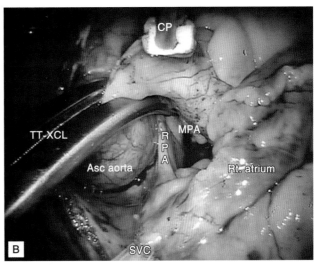

图 40-9　经胸主动脉阻断钳放置。A. 显示的横窦具有以下结构：RPA，右肺动脉；LAA，左心耳；LMCA，左主冠状动脉；SVC，上腔静脉；还显示了主动脉（Aorta）和右心房（RA）。阻断钳放置的正确轨迹为，从第三肋间隙进入，穿过心包 SVC 交界处，其尖端位于 LAA 之上而 RPA 之下。B. 经胸主动脉阻断钳（TT-XCL）放置后显示横窦。阻断钳尖端穿过升主动脉（Asc aorta）指向头侧。右肺动脉（RPA）和主肺动脉（MPA），以及上腔静脉（SVC）和右心房（Rt. atrium）得以显示。CP，心脏停搏液灌注插管

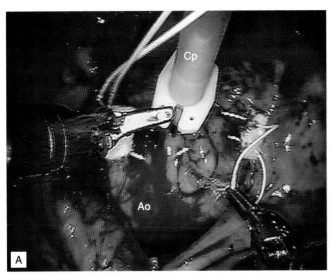
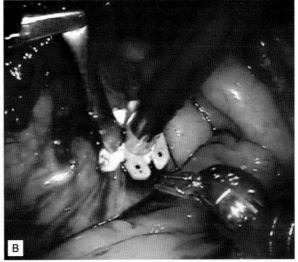

图 40-10　心脏停搏液/排气管置入。A. 心脏停搏液/排气导管（Cp）已通过 4-0 带垫片的 PTFE "荷包线" 缝线插入升主动脉（Ao）中，该缝合线恰好位于右冠状动脉起点远端的脂肪褶中。B. 心脏停搏导管（红色）已用 Rummel 套管（蓝色）固定在升主动脉上（Reproduced with permission from Grover FL, Mack MJ: *Master Techniques in Surgery: Cardiac Surgery*. Philadelphia: Lippincott Williams & Wilkins; 2016. ）

我们现在使用 Custodiol-Bretschneider 的 HTK 心肌保护液（Franz Köhler Chemie Bensheim GMBH，德国）进行心脏停搏，因为它可以提供更长的心肌保护时间，而无需频繁地再次灌注。我们先在 4 ~ 6℃ 下进行大剂量灌注（20 ~ 25mL/kg），然后在 1 小时后给予一半剂量。为了最大限度地保护心肌，我们将顺行性心脏停搏与全身降温至 28℃ 相结合。如果应用含血心脏停搏液，应每隔 15 ~ 30 分钟重复给药。多次停搏液灌注需要放松心房牵开器并重新放置，可能会将空气带入主动脉根部。对于以前曾进行过胸骨锯开手术的患者，我们将其全身降温至 26℃，并使用定制的 Swan-Ganz 导管快速起搏来诱发心室纤颤。

对于轻度主动脉瓣关闭不全的患者，需要额外的心内吸引，在难以缝合时则需要结合短暂降低灌注流量。

心脏显露

建立 CPB 后，使用长轴内镜或机器人设备在膈神经前方 3cm 处纵向打开心包。沿着心包下（背）缘以适当间隔缝两到三针的心包牵引缝线（图 40-11A 和 B）。然后，我们将针头回过来穿过事先已经打结成环线尾部。使用钩针器械，将单根缝合线从胸壁横向撤出，以暴露心脏。注意不要拉伸或直接损伤膈神经。前（腹）心包边缘由两针牵引线通过工作切口进行牵拉。

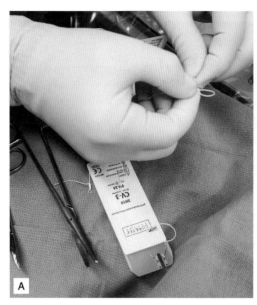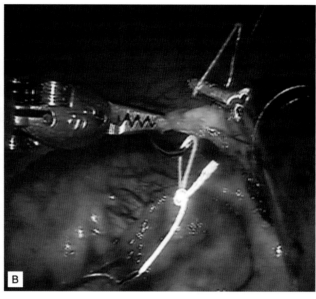

图 40-11   环形缝合:心包牵引/心房切口闭合。A. 手工绑制一个小的 PTFE 环。这些 3-0 PTFE 环用于关闭左心房。缝线穿过心房切口组织后,针穿过环,并收紧缝线。这就避免了体外打结的需要。B. 对于心包牵引缝合线,按 A 所示绑扎 2-0 编织缝合线环。在环线缝合心包边缘固定后,使用"钩针"工具将缝合线穿过胸壁

术中管理:二维视频辅助微创二尖瓣手术

图 40-12 显示了我们用于二维视频辅助 MIS 二尖瓣手术床的安排。完成心脏停搏后,我们将 5mm 高清二维内镜(Karl Storz GmbH & Co. KG, Tuttlingen, Germany)通过第三肋间隙的 trocar 套管进入,并将其连接到支架上。经胸骨内侧第四间隙的将经胸心房牵开器的臂(Arical Lift System, Atricure, Inc., Cincinnati, OH)穿过胸壁(图 40-13)。然后将牵开器的臂连接到合适尺寸的将要置于左心房内的拉钩。尽量最少地解剖出房间沟后,在右上和下肺静脉的内侧做左房壁切口。为了牵开房间隔并露出二尖瓣,牵开器臂被固定在台式支架上。该装置还用于帮助三尖瓣修复。

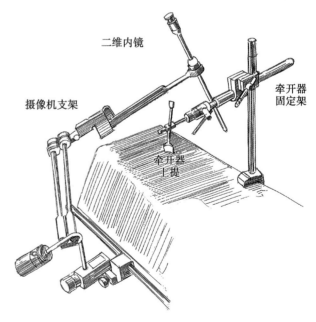

图 40-12   视频辅助微创二尖瓣手术:手术设置。通过插入第三肋间隙中的 trocar 套管放置 5mm Storz 视频摄像机(二维摄像机),然后将其安装到台式固定架上。可见穿过第三或第四间隙的胸主动脉阻断钳。可见无肋骨撑开的软组织牵开器。可见 CO_2 吹入和左心房吸引导管(Reproduced with permission from Grover FL, Mack MJ: *Master Techniques in Surgery:Cardiac Surgery*. Philadelphia:Lippincott Williams & Wilkins;2016.)

图 40-13   视频辅助微创二尖瓣手术:内镜和牵开器。图中显示了一个台式摄像机支架和一个二维内镜。对于二尖瓣手术,将心房拉钩穿过胸壁并插入心房切口中(Atrial Lift System, Atricure, Inc. , Cincinnati, OH)。此后,它由固定的牵开器固定架支撑(Reproduced with permission from Chitwood WR:*Atlas of Robotic Cardiac Surgery*. London:Springer-Verlag;2014.)

长柄器械用于内镜和直视 MIS,上述器械可提供人体工程学旋转功能,但缺乏全关节运动的优势(图 40-14)。专用的打结器和缝合剪线器(Scanlan International,Inc.,St. Paul,MN)极大地方便了 MIS 二尖瓣手术(图 40-15)。持针器具有很强的抓力,因为与传统的缝合方法相比,许多定位角度都可以增加扭矩。为便于缝线的放置,我们经常将 Gabby-Frater 缝线引导器(Teleflex Medical,Research,Triangle,NC),放置在工作切口周围。

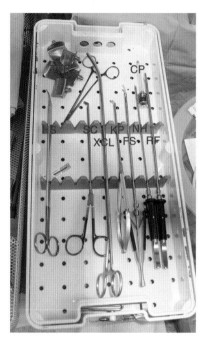

图 40-14 视频辅助微创二尖瓣手术:器械。用于视频辅助或直视二尖瓣手术的器械托盘:TTR,经胸提升牵拉叶片;HS,大剪刀;SC,缝合剪线器;XCL,经胸主动脉阻断钳;KP,打结器;FS,精细剪刀;NH,持针器;RF,Resano 镊子;CP,摄像机端口

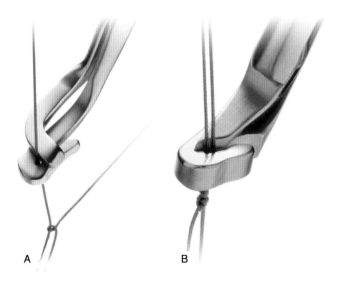

图 40-15 打结器和剪线器。A. 微创打结器。B. 微创剪线器(Scanlan International,Inc.,St. Paul,MN)(Used with permission from Scanlan International Inc.,St. Paul,MN.)

术中管理:三维机器人辅助外科手术

心脏团队机器人计划的制定

我们最近在美国胸外科医师学会/美国胸外科协会(STS/AATS)联合新技术委员会上发表了一项共识声明,题为"建立和维持成功的机器人辅助成人心脏手术计划:为外科医生和流程制定提供的路径"[66]。该声明强调,有组织的心脏团队对于发展和维持成功的心脏机器人手术方案非常必要。此外,我们题为"使用机器人技术进行二尖瓣修复:安全、有效和耐久"的编者按中,也为流程制定提供了更多有用的信息和指导[67]。

在开始机器人辅助的二尖瓣和三尖瓣手术之前,外科医生应能够完成二尖瓣修复并可熟练应用其他微创方法[16]。心脏内科医生应全程参与和支持流程的制定,并积极参与瓣膜病的联合会诊。这种合作有利于使心内科医生和外科医生就哪些患者适合进行机器人辅助手术达成一致。麻醉师、外科医生、手术台上助手、器械擦拭人员、巡回护士和灌注师作为一个整体进行培训和共同工作很重要。

在经验丰富的机器人瓣膜手术中心进行各步骤培训对于成功的开始全套手术流程非常重要,并且可以大大缩短学习曲线。我们建议即使是熟练的二尖瓣外科医生在转为机器人手术时也应在经验丰富的医生指导下进行首次手术。有许多经验丰富的中心可以提供机器人二尖瓣手术的培训。我们的机器人培训中心一直是二尖瓣机器人外科手术培训的中流砥柱。迄今为止,我们已经开设了 634 个各专业的机器人外科课程。其中有 160 个培训了普通的心脏外科手术团队,另外还有 104 个专门用于机器人二尖瓣修复。

达·芬奇手术系统

达·芬奇(daVinci)外科手术系统(Intuitive Surgical,Inc.,Sunnyvale,CA)以出色的可视化效果和增强的人体工程学功能提供了术野,从而使外科医生可以通过孔洞样切口进行复杂的手术。通过较小的工作孔洞放置的长臂手持器械具有支点作用,会使器械的方向与外科医生的手的方向相反。该因素,再加上人类与生俱来的震颤,可能会限制外科医生获得准确的缝合位置和瓣膜叶重建。达·芬奇系统实现的准确性源于在操作平面上仪器尖端运动的广泛自由度。外科医生始终具有与操作面板仪器相同的控制功能,就好像直接是由医生的双手激活它们一样。

目前,该设备是 FDA 批准的唯一可进行心脏内外科手术的机器人系统。我们使用了三代系统,包括达·芬奇 SI HD(高清)双控制台设备,该设备于 2009 年首次实现商业化(图 40-16)。当前的达·芬奇 XI 系统(2014 年)(图 40-17)具有激光瞄准系统,可促进锚钉和设备对接。此外,三维可视化已得到改进,并且该设备具有机器人组织缝合器功能。

所有达·芬奇系统都由操作控制台,电子视觉装置和手术器械架组成。对于二尖瓣/三尖瓣手术,器械架应沿患者左侧放置(图 40-18)。手术机械臂与通过特定肋间隙进入右侧胸腔的 trocar 套管相对接(图 40-19)。然后,将两个操作臂,三维摄

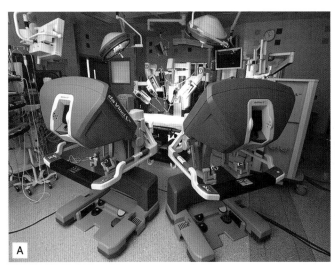
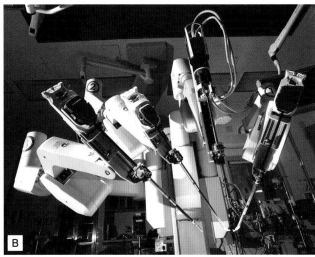

图 40-16 达·芬奇 SI 手术系统。A.达·芬奇 SI 双操作控制台(前景),以及手术器械架(背景)。B.达·芬奇手术器械架,展示了两个机械臂,一个牵开器臂和三维高清摄像机

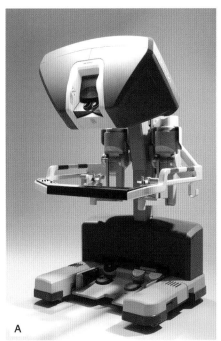
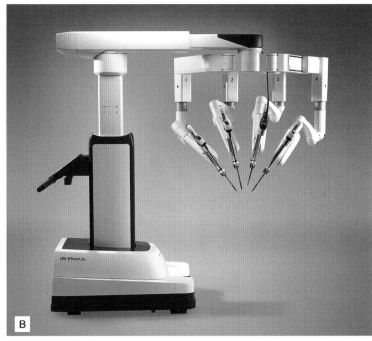

图 40-17 达·芬奇 SI 手术系统。外科医生控制台(A)和手术器械架(B)(Used with permission from Intuitive Surgical Inc. ,Sunnyvale CA.)

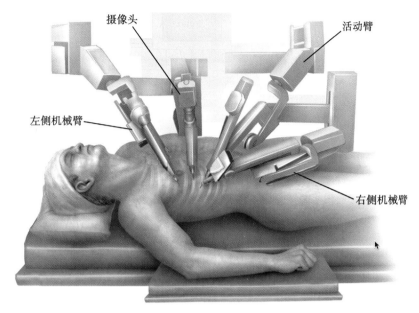

摄像头

活动臂

左侧机械臂

右侧机械臂

图 40-18　机器人辅助的二尖瓣手术：患者和器械的位置。将患者 30° 抬高或右肩膀下方的放置治疗巾卷,右臂固定到胸部后面。手术器械架应位于手术台的左侧。活动器臂在患者的上方与预先放置的 trocar 套管对接（Reproduced with permission from Chitwood Jr WR. Idiopathic Hypertrophic Subaortic Septal Obstruction：Robotic Trans-atrial Resection,Oper Tech Thorac Cardiovasc Surg 2012；Winter 17(4)：251-260.）

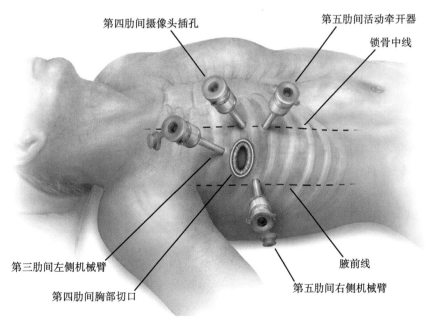

第四肋间摄像头插孔

第五肋间活动牵开器

锁骨中线

第三肋间左侧机械臂

第四肋间胸部切口

腋前线

第五肋间右侧机械臂

图 40-19　机器人辅助二尖瓣手术：trocar 套管放置。trocar 套管已放置在指定的肋间隙中（Reproduced with permission from Chitwood Jr WR. Idiopathic Hypertrophic Subaortic Septal Obstruction：Robotic Trans-atrial Resection,Oper Tech Thorac Cardiovasc Surg 2012；Winter 17(4)：251-260.）

像头和动态牵开器通过这些预先放置的 trocar 套管插入。器械末端执行器可以准确地转换外科医生的手和手指的动作。为通过最佳人体工程学定向来显露术野，手的位置需要频繁调整，抓持设置使上述位置调整可以实现。

达·芬奇 SI 和达·芬奇 XI 均具有双控制台功能，可在复杂案例中实现外科医生协作并促进训练。机器人 EndoWrist 装置（Intuitive Surgical，Inc.，Sunnyvale，CA）具有人体工程学上的七个自由度，并且可以实现惯用和非惯用手的无震颤的灵巧操作。这种震颤过滤技术会使外科医生逐渐认为自己的双手是同样灵活的。

机器人辅助手术的模拟训练

由于以下原因，机器人二尖瓣修复似乎是理想的模拟操作：①心脏切口单一；②在有限的操作环境中集中器械；③三维数字二尖瓣图像；④超声建模绘图；⑤末端执行器移动自由度；⑥一个处于停搏状态的心脏。但是，目前尚无法模拟实际的二尖瓣修复手术。想一想未来，那时外科学习者可以在模拟环境中模拟由经验丰富的外科医生进行的二尖瓣实际修复时精确的手部动作和器械相互作用。整个数字图书馆可以按特定病理分类。此外，通过图像融合病理学，可以将特定绘制的"蓝图"传输到模拟手术区域。

当前的机器人模拟器已经发展到可以帮助外科医生学习机器人辅助手术的程度。图 40-20A 显示了当前的 Mimic dV-Trainer 以及助手的模拟器控制台 Xperience Team Trainer（XTT）。外科医生的模拟器控制台实际上涵盖了达·芬奇 SI 和 XI 系统的远程操纵功能。助手训练器（Xperience Team Trainer）允许手术台旁外科医生与操作台外科医生在术中互动。通过开发定制特定手术任务这样的不同培训模板，可训练主控人和助手的动作同步。如图 40-20B 所示，Mimic dV-trainer 现在具有称为 Maestro AR 的增强现实功能，该功能允许受训人的器械操作跟随或重复实际记录的手术操作。图 40-21 显示了达·芬奇"背包"模拟器，它直接连接到当前的达·芬奇 SI 或 XI 控制台，并与机器人软件集成在一起。控制台外科医生使用达·芬奇手动控件执行特定的培训任务。达·芬奇背包系统和 Mimic dV-Trainer 记录任务指标，并生成技能报告，说明执行准确性、速度和人体工程学动作。随着外科医生获得越来越多的模拟经验，它会迭代地提供更困难的外科任务。

trocar 套管放置的部位

trocar 套管放置（见图 40-19 和图 40-22）的位置如下：①左机械臂：第三肋间（正好在腋前线前方）；②右机械臂：第五肋间（腋中线前）；③动态牵开器臂：第五肋间（锁骨中线）。在手术器械架锚定于手术台旁后，将 30° 内镜摄像头以"仰头"方式，通过胸部手术切口或通过放置于锁骨中线-腋前线第四肋间的 trocar 置入。摄像头 trocar 的位置应位于手术切口的正前方并于手术切口在同一肋间隙中。用于二尖瓣和三尖瓣手术的机器人器械包括：Resano（8mm）Endowrist 镊子，该镊子通过左侧 trocar 置入；Endowrist 弯剪和持针器（缝合-切断和大号针）通过右侧 trocar 置入（图 40-23A ～ D）。最后，在开始体外循环之前，将双叶片活动牵开器放置在胸腔内（图 40-24）。

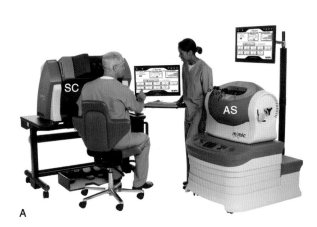
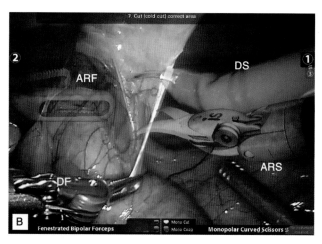

图 40-20 机器人模拟：Mimic dV-Trainer。A. 此图显示了 Mimic dV-Trainer 系统的外科医生控制台（SC）和助手训练器（Xperience Team Trainer）（AS）。在执行特定于程序的模拟练习后，将生成技能指标报告。B. 增强现实（Maestro AR 功能），允许外科医生使用控制台训练器中的（虚拟）器械跟随或重复实际记录的手术操作。ARF，增强现实镊子；DF，达·芬奇镊子；DS，达·芬奇剪刀；ARS，增强现实剪刀（Used with permission from Mimic Technologies，Inc.，Seattle，Washington.）

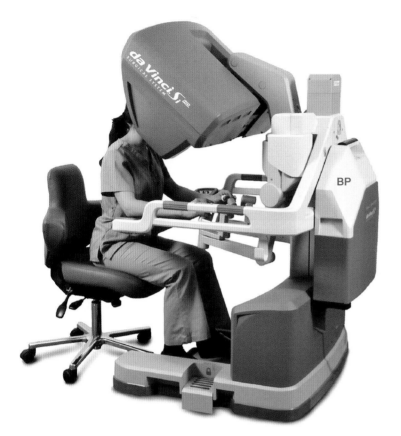

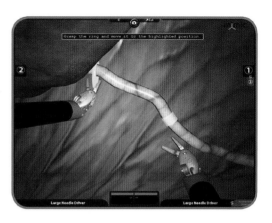

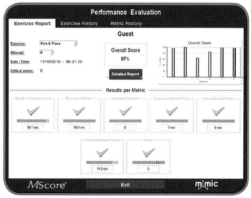

图 40-21　机器人模拟：达·芬奇技能模拟器。"背包"（BP）技能模拟器直接连接到达·芬奇 SI 或 XI 外科医生控制台。各种外科手术模拟任务挑战外科医生，并在之后生成报告。随着技能的提高，将提供更困难的任务（Used with permission from Intuitive Surgical Inc.，Sunnyvale CA.）

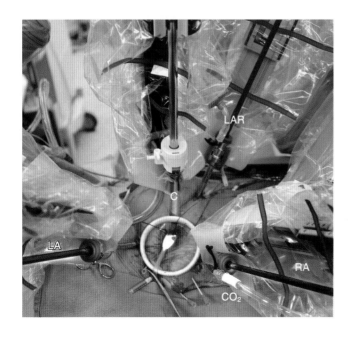

图 40-22　机器人辅助的二尖瓣手术：器械置入。LAR，活动左心房牵开器；C，三维高清摄像头；LA，左机械臂；RA，右机械臂；CO_2，右机械臂 trocar 二氧化碳注入口

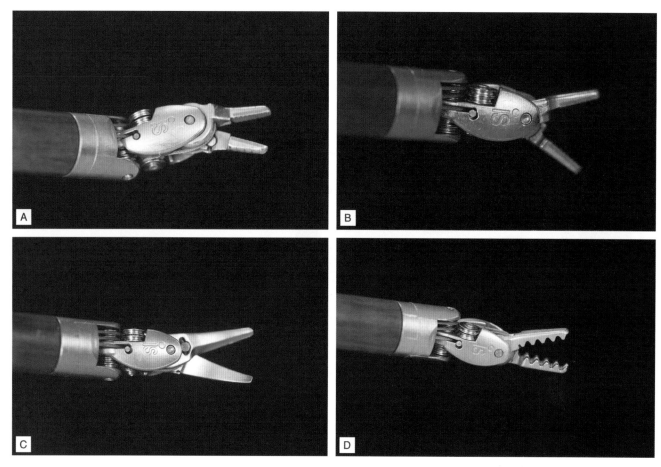

图 40-23 机器人辅助的二尖瓣手术：末端执行器器械。A. 缝合-切割持针器。B. 大针持针器。C. 弯剪。D. Resano 镊子

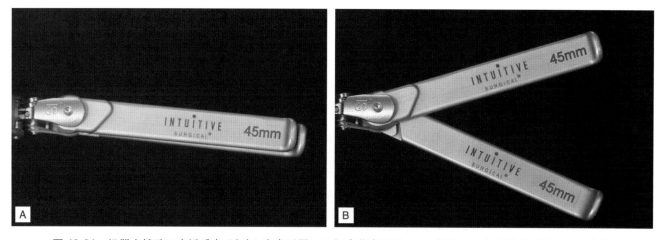

图 40-24 机器人辅助二尖瓣手术：活动心房牵开器。A. 闭合状态下经 trocar 插入。B. 打开状态下用于心房牵拉

MIS 和机器人辅助的二尖瓣/三尖瓣修复技术

在达·芬奇系统的器械在手术台上经过"trocar 锚定"后，开始 CPB，打开心包并向两侧牵引。我们使用机器人器械缝主动脉荷包缝合和放置主动脉灌注管。要建立结构合理的修复，我们通常会遵循 Carpentier 规定的操作理念和技术[31]。但是，对这些方法的修改和简化仍然是我们对机器人辅助和视频二尖瓣手术的修复策略的主要内容[63]。表 40-5 显示了我们用于 RMVP 和 MIS 视频辅助二尖瓣修复的"技术工具箱"。

表 40-5　微创和机械人二尖瓣修复"技术工具箱"

后叶小节段脱垂	后叶大节段脱垂	前叶脱垂	双叶脱垂(Barlow)	交界脱垂
三角形切除	梯形切除	三角形切除	前叶——PTFE 腱索 后叶——多个三角形切除	交界闭合 Alfieri 缝合或"魔术"缝合
PTFE 腱索	PTFE 腱索	PTFE 腱索 (大节段)	前叶——PTFE 腱索 后叶——多个折叠成形	PTFE 腱索
自体腱索转移	"理发样"游离缘切除 +自体腱索转移 或 PTFE 腱索	针对多腱索的乳 头肌折叠成形	前叶——PTFE 腱索 后叶——瓣叶滑行成形	后叶——瓣叶滑行成形+PTFE 腱索
瓣叶折叠成形	瓣叶折叠成形	复合技术	复合技术	乳头肌折叠成形(延长或多个乳 头肌:后叶和前叶的腱索)
叶间裂闭合	叶间裂闭合	—	—	—

PTFE,聚四氟乙稀。"魔术"缝合,即单针交界缘对缘缝合。

二尖瓣后叶修复

我们所有的瓣叶修复都是基于术前如表 40-3 所示的超声心动图测量,表 40-5 中列出了修复所用的技术。退行性二尖瓣重度关闭不中,80%的病理与后叶缺陷有关。因此,一个简单的三角切除通常会纠正孤立的节段脱垂(图 40-25A 和 B)[68]。我们建议首先使用此方法来矫治腱索断裂或中间单独脱垂的节段。保留下来的瓣叶高度超过 2cm 的,可以使用折叠成形或额外的三角形切除来降低高度(图 40-26A ~ D)[69]。如果 P1 节段很小同时 P2 节段非常大,应用"理发样"切除技术(图 40-27)或置入数根 PTFE 人工腱索的方法可以有效[70-72]。对于多个节段脱垂、瓣叶长度大于 2cm 情况,

可以采用多次折叠成形术来找到最佳的瓣叶对合线。最终节段高度调整应在瓣环成形带植入后再确定。作为三角形切除或折叠成形术的替代,多个 PTFE 人工腱索置入也是一个选择(图 40-28A ~ D)。采用人工腱索或"莱比锡回环"(Leipzig-loop)方法进行原位腱索移植,已被广泛采用。在严重脱垂的 Barlow 病的瓣膜,瓣叶节段非常长且有大量多余组织的情况下,我们仍采用经典的节段中部(P2)矩形切除术,并采用后叶滑动成形术(图 40-29A ~ D 和 40-30A ~ D)。然而,对中度病变的 Barlow 瓣膜可以使用多个三角形切除、折叠成形术和/或多个新腱索来修复。我们所有的二尖瓣瓣叶修复都用跨越两个纤维三角的 Cosgrove 瓣环成形带来支持(Edwards Life-sciences, Inc., Irvine, CA)。

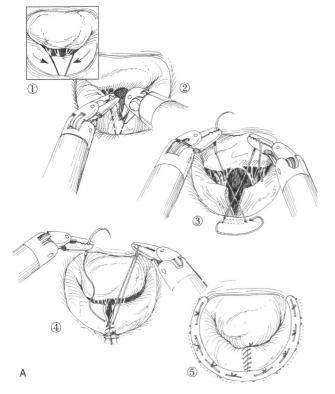

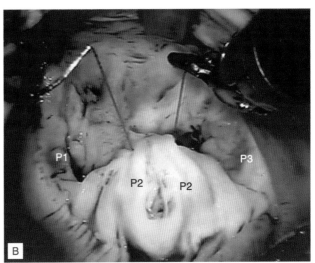

图 40-25　二尖瓣修复技术:后叶三角/梯形切除。A.①梯形后叶 P2 切除术;②三角形瓣叶切除术;③和④连续缝合闭合;⑤使用瓣环成形带完成修复。B.嵌入图:在三角切除后,将 P2 剩余节段进行头对头间断缝合

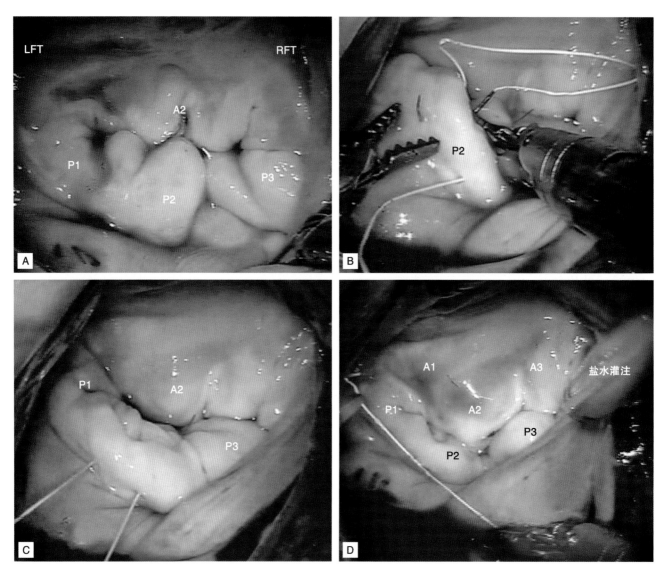

图 40-26 二尖瓣修复技术:后叶折叠成形术。A. 脱垂延长了的后叶 P2 节段;LFT,左纤维三角;RFT,右纤维三角。B. PT-FE 缝线在瓣膜环处穿过瓣叶,从 P2 尖端朝瓣环"褥式"缝合回来。C. 两条缝合线均被收紧,以与前瓣(A2)形成平坦的对合面。D. 在盐水压力测试期间,调整将 PTFE 缝线打结,形成一个能关闭良好的瓣膜

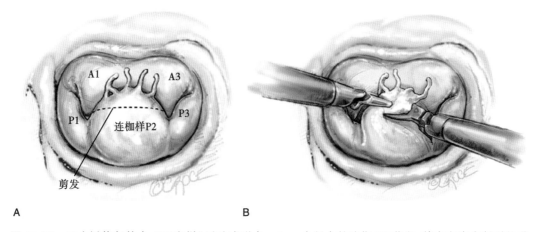

图 40-27 二尖瓣修复技术:"理发样"后叶成形术。A. 一个很大的连枷 P2 节段,其中有许多断裂的腱索。发育小的 P1 和 P2 区段无法使用切除策略。B. 水平切除 P2 尖端,以匹配相邻的 P1 和 P2 段的长度。残留的正常的 P2 腱索被保留下来

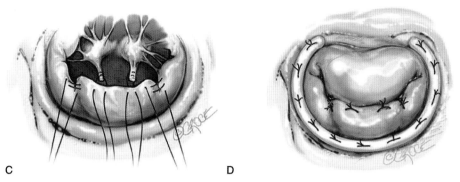

图 40-27(续)　C.缝闭 P1-P2 和 P2-P3 裂隙。然后,将保留的腱索沿着 P2 的切除边缘重新连接。另一种技术是使用 PTFE 人工腱索重新悬吊 P2。D. 上瓣环成形带完成修复(Reproduced with permission from Chitwood WR: Haircut mitral valve repair:posterior leaflet-plasty,*Ann Cardiothorac Surg* 2015 Jul;4(4):387-392.)

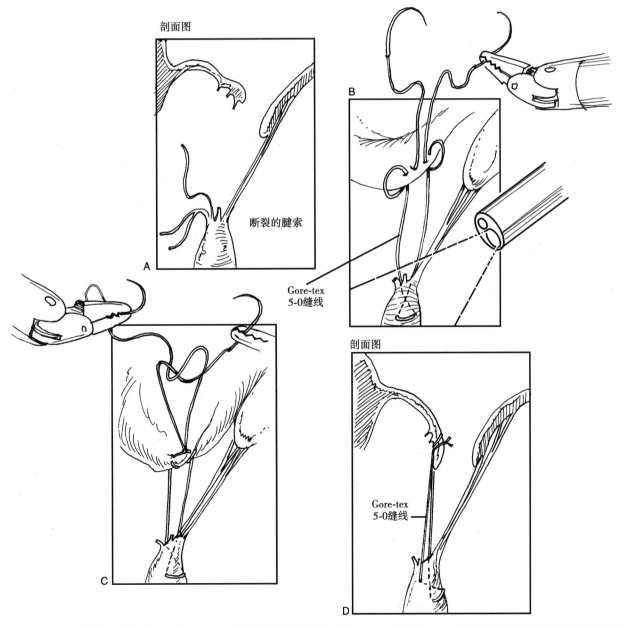

图 40-28　二尖瓣修复技术:腱索置换。A.多根腱索断裂导致连枷样前叶。B. 5-0 Gore-tex PTFE 缝线穿过相应的乳头肌的纤维头部,使用腱索修复时采用的"交叉缝合"方法(W. L. Gore & Associates,Inc.,Flagstaff,AZ)。该缝合方法无需垫片,并可防止肌肉缺血。然后将每针缝线穿过连枷瓣叶边缘两次,形成环形线圈状。C. 在盐水压力测试期间,调整这些环形线以提供最佳的接合表面,然后打结。我们建议在成形环放置后进行最终的缝线调整和打结。D. 瓣叶脱垂已降低至理想的对合水平

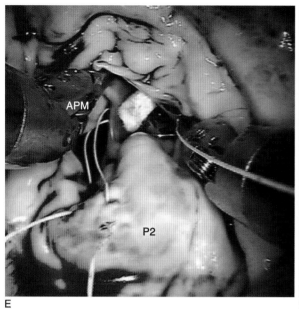
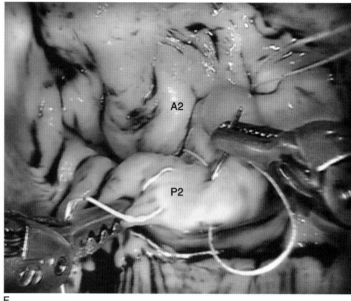

E

F

图 40-28(续)

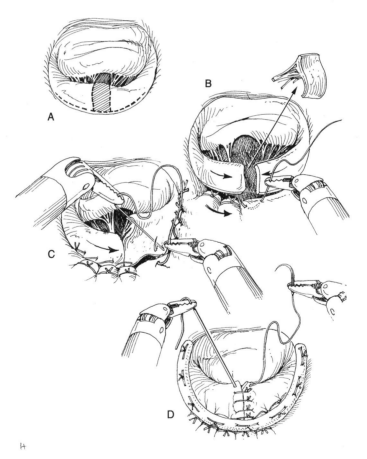

图 40-29　二尖瓣修复技术:后叶滑动成形术。A. 在整体上脱垂冗余的后叶上,已进行了大的四边形切除。此后,在切除的每一侧都做了一个放射状的瓣环周围瓣叶的切口。B. 沿径向切口放置许多褥式缝线以对称地减小瓣环长度。C. 用聚丙烯或 PTFE 缝合线在中央向内侧推进或"滑动"残余的内侧和外侧后叶组织。D. 然后使用连续或间断缝合技术将每个新靠近的小叶节段间的缺损闭合。最后,瓣环成形假体植入

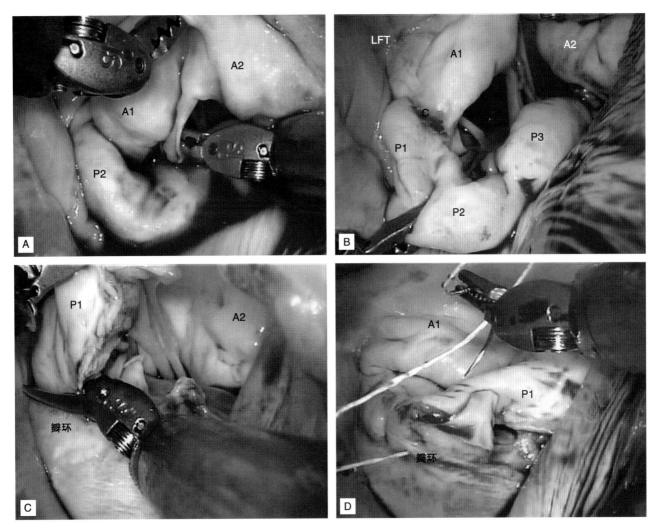

图40-30 二尖瓣修复技术：后叶滑动成形术。A 和 B. 整个后叶都有多余的萎缩组织。LFT，左纤维三角骨；C，前连合。C. 已进行了大的 P2 四边形切除。放射状的瓣环周围瓣叶切口已将 P1 松解到前连合附近。D. PTFE 缝线沿环中央"推进/滑动"残留的 P1 组织以与相对的 P3 节段相连（Reproduced with permission from Chitwood WR：*Atlas of Robotic Cardiac Surgery*. London：Springer-Verlag；2014. ）

前叶修复

对于孤立的均匀前瓣脱垂小于 2~3mm，我们首先放置瓣环成形带，然后进行盐水测试。通常，这可以纠正轻微的脱垂。当存在明显的前叶脱垂时，如果脱垂范围局限，可以通过局部三角形切除，次级腱索转移或 PTFE 新腱索置换或这些技术的组合来解决。对于范围较大的前叶脱垂，多根人工腱索置入是有效的，从后叶的"翻转"腱索转移（图 40-31A~E）也是有效的。如果 A2 脱垂的程度较均匀，则可以使保留自体腱索的前叶条提升的方法（图 40-32A~D）。对于老年患者，尤其是患有严重合并症的患者，我们可能会进行（"Alfieri"）缘对缘瓣叶中间修复，同时进行瓣环成形术。我们仅在减少手术时间很重要或有大量残留 SAM 的机会时才使用这种修复方法。当较大的前叶脱垂段与缘于乳头肌延长的多个腱索相关时，可以通过乳头肌缩短（折叠）（图 40-33A~D）或插入多个 PTFE 腱索来完成矫正。每次单独修复操作完成后，我们都会进行盐水测试。

交接区修复

在大多数情况下，可以通过以下方法纠正交接区脱垂：①用 Carpentier 的"魔术"方法（Lembert 缘对缘缝合）或 Alfieri 8 字缝合；②交界区置入 PTFE 腱索；③乳头肌折叠。后者可以缩短延长的乳头肌，该乳头肌具有"看似"多余的腱索，并附着于前叶和后叶的边缘。这样可以应该对称地将脱垂的交接区恢复到正常解剖位置。

瓣环成形术方法

退行性二尖瓣病变的大多数患者都存在瓣环扩张。我们在所有修复过程中均加用瓣环成形术，以恢复瓣环的天然几何形状，减小瓣环尺寸，加强修复并防止进一步扩张。减小前后环形直径可增加瓣叶对合面。如前所述，瓣环成形带的大小选择由我们的术中超声心动图按照表40-3的指导算出。为了保持一致性和易于植入，我们在大多数机器人和微创二尖瓣修复中使用了 Edwards Cosgrove 瓣环成形带系统（Edwards

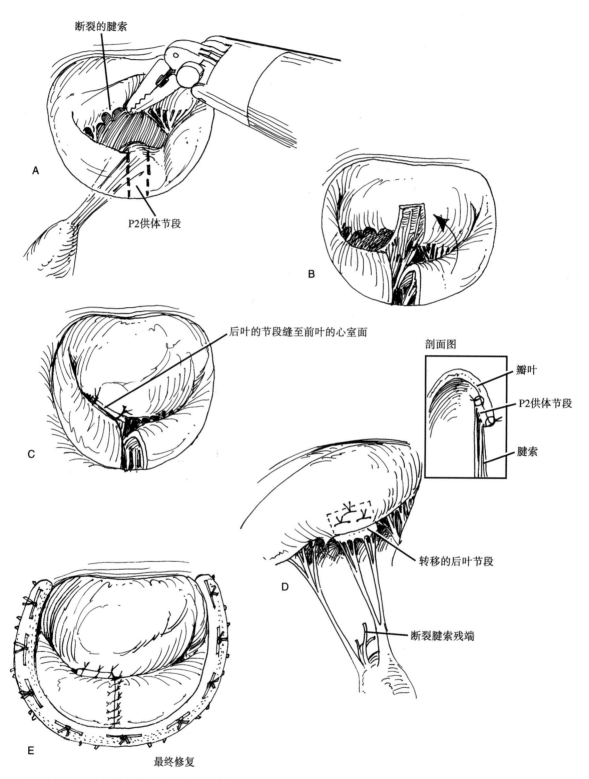

图 40-31 二尖瓣修复技术:自体腱索转移。A. A2 区部分局限性脱垂。一块小的供腱索瓣叶组织:需被切除的部分后叶已被选定。B. 在保护固有腱索的同时切除并移位所选区域。该段"翻转"到 A2 的脱垂区域。C 和 D. 然后将瓣叶供体节段在 A2 附近缝合;嵌入图:在这种情况下,它连接到 A2 的后部粗糙区域。E. 缝合残留的 P2 区缺损,并置入瓣环成形假体

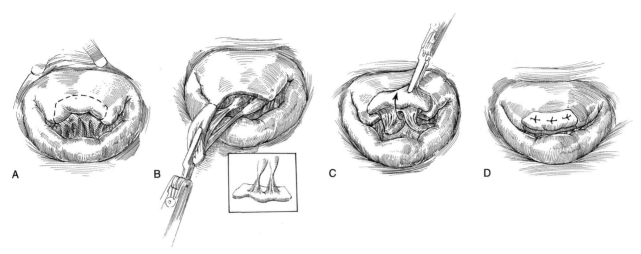

图 40-32　二尖瓣修复技术：前叶/腱索提升。A. 整个 A2 脱垂程度均一。B. 沿对合缘水平横切 A2 瓣叶，形成一个腱索保留的瓣叶条，请注意不要破坏任何腱索。C. 这个腱索保留的瓣叶条沿着 A2 的前表面上提使脱垂减少至可与 P2 形成良好对合的水平。D. 使用褥式缝合缝合线，将瓣叶条与 A2 相连，并置入瓣环成形假体

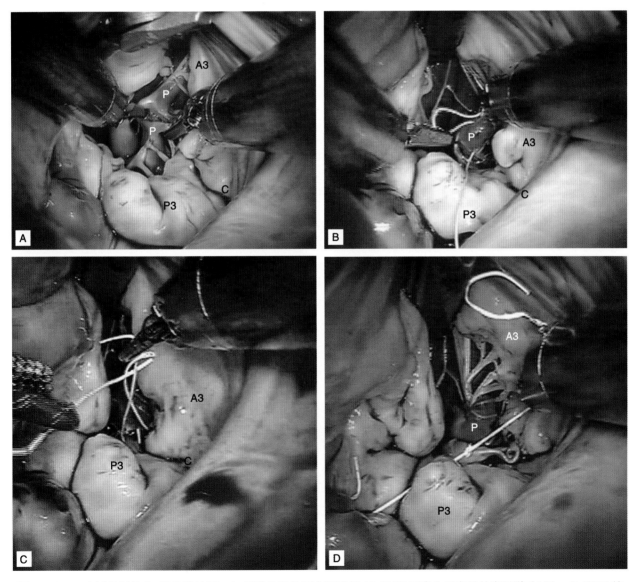

图 40-33　二尖瓣修复技术：乳头肌缩短。A. 后乳头肌的冗余腱索使 A3 和 P3 可产生后交界的广泛脱垂（C）。B. PTFE 缝线已穿过后乳头肌的纤维尖端，然后穿过基底。在打结和测试瓣膜盐水之前，应收紧缝线以减少肌肉长度。C 和 D. 此后，将缝线乳头肌基部打结

Lifesciences,Irvine,Calif)。通常,"三角到三角"的后瓣环成形带可提供最佳的对合,同时保留来"鞍形"的收缩结构。

我们首先将缝线穿过右纤维三角,然后沿顺时针方向继续。以前,为了确保收紧瓣环成形带,我们使用的 2-0 Ticron(Covidien,Mansfield,MA)或 2-0 Cardioflon(Peters Surgical,Paris France)缝线进行间断缝合打结。克利夫兰医学中心的团队在使用连续瓣环成形带缝合技术方面取得了巨大的成功[73]。我们现在更喜欢使用深部环形编织缝线(2-0 Cardioflon,Peters, Inc. Paris France)进行成形带多点固定,它们由 Cor-Knot(LSI Solutions,Inc.,Victor,NY.)钛夹固定(图 40-34A～C)。在两个缝线末端都穿过束带之后,将它们穿过施钉器中的线环。然后,通过缝合器和钛垫片将带缝线的线环抽出。在瓣环成形带上施加反向牵引力后,该设备会同时卷曲垫片并切断缝合

线。Cor-Knot 设备在加快手术时间和提供非常牢固的成型带固定方面都非常有效。

三尖瓣修复

通常,我们在跳动的心脏上进行三尖瓣修复。为实现双腔静脉引流,我们用两圈套带(Potts)将上腔静脉进行阻断,然后将下腔静脉插管抽出至肝脏下方。或者,可以如针对上腔静脉所述的方法阻断下腔静脉。右房切开后,三尖瓣通过固定的拉钩或动态机器人牵开器得以显露。在前瓣环 2 点钟的位置,放置 2-0 编织缝合线,然后在体外穿过 Tri-Ad 半刚性三尖瓣瓣环成形带(Medtronic,Inc. St. Paul,MN)。然后将成形带放低至瓣环处,并用 Cor-Knot 钛金属夹固定。然后,我们从第一个针脚开始继续间断缝合,沿着前瓣环顺时针方向旋转,然后逆时针

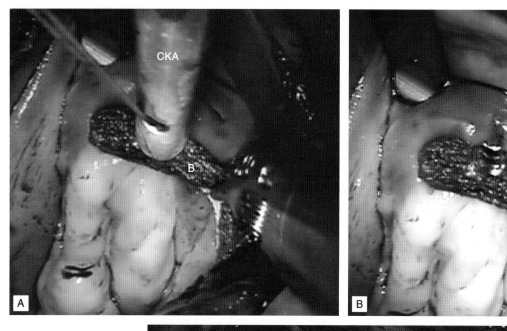
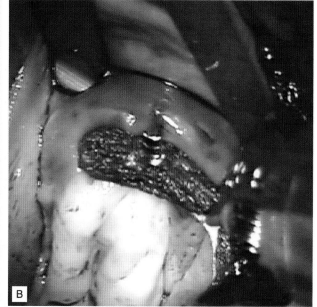
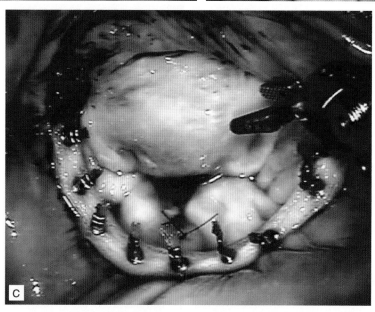

图 40-34　二尖瓣修复技术:Cor-Knot 瓣环成形带锚定。A. 加载 Cor-Knot 施钉器(CKA)后,通过环线将先前放置的瓣环成形带(B)的缝线撤回。当缝线撤出时,缝合线穿过钛"垫片",然后将其压紧并将缝合线一起切断。B. 接近瓣环以显示钛垫片。C. 使用多点固定 Cor-Knot 垫片完成的瓣环成形带置入

方向旋转。

机器人辅助二尖瓣置换

尽管在机器人二尖瓣置换手术中组织切除和缝合方法相似,但手术方式有所不同[74]。在某些风湿性瓣膜中,使用机器人技术可能难以切除瓣叶和腱索。当前的关节样器械没有足够的力量来切割非常厚或钙化的组织。在这种情况下,我们做一个较大的 5~6cm 的工作切口,并使用加长的手动器械切除厚的瓣叶和腱索。然后,我们使用达·芬奇系统在瓣下放置所有带垫片缝线和人工腱索。通过切除前叶中间部分并保持自体腱索完整,或通过切除它们以增加人工瓣膜尺寸并用 PTFE 新腱索代替它们,来实现保留腱索的瓣膜替换。我们试图通过使缝合线穿过瓣叶边缘并返回穿过瓣环来保留全部的后瓣腱索。对于风湿性改变的瓣膜或瓣环严重钙化的患者,我们可能会选择二维腔镜或直视法进行置换。

为了安全地放置缝合线,我们围绕工作切口放置导线器,并顺次放置缝线。将测瓣器通过工作切口置入,然后选择合适的人工瓣膜。此后,在体外将缝针穿过人工瓣膜缝合环。在将瓣膜定位在瓣环中并确认就位之后,使用 Cor-Knot 技术固定缝合线。在关闭左心房之前,放置一个心室引流管用以排气。当前,对于所有腔镜和机器人二尖瓣手术,我们使用末端已打成环的 4-0 PTFE 缝合线关闭左心房(见图 40-11A)。该技术提供了一种安全的闭合方式并节省了操作时间。

并发症和预防

接受任何微创性二尖瓣/三尖瓣手术的患者面临着与传统基于胸骨锯开的手术相同的并发症风险。然而,MIS 和机器人操作所使用的灌注和通气方法还存在其他固有的并发症。在 1 000 多次机器人心脏手术中,我们从未遇到过与达·芬奇系统或机器人器械直接相关的并发症。我们对系统故障的备份计划一直是转换为直视,视频或胸骨锯开术的方法。

可能的主要并发症及预防技巧如下:

- 逆行心肺灌注　技术总是会引起动脉粥样硬化性脑卒中,腔静脉损伤,股动脉并发症和逆行主动脉夹层的风险。术前进行仔细的血管筛查可以最大限度地减少这些问题。所有插管均应在超声心动图指引下使用 Seldinger 技术插入。血管内阻断球囊不宜用于活动性动脉粥样硬化或弥散性主动脉疾病的患者。
- 逆行灌注期间的腿部缺血　是可以避免。我们在双腿上放置氧饱和度监测电极片。如果插管侧腿的氧饱和度显著降低,我们会从 CPB 动脉插管上引出一个分流管到股动脉远端。
- 膈神经损伤　可由过度的心包拉伸、烧灼的热损伤、冷冻消融和/或直接的器械损伤导致。这是肺功能受损患者的主要问题。通过在器械插入和烧灼使用过程中看到神经的位置,可以避免受伤。通过使心包切口距神经腹侧至少 3cm,可以避免过度拉伸。

- 单侧肺水肿　是严重的并发症。较短的灌注时间、全身性降温、避免气压伤、限制血液制品输注以及肺部放气时间最短化可以降低这种风险。我们还认为,在进行体外循环时,低水平的正压和频繁的肺泡复张是有益的[75,76]。
- 经胸阻断损伤　当阻断钳后部在通过右肺动脉、冠状动脉左主干和左心耳附近时,可能会发生经胸阻断损伤。阻断钳施用过程途径的可视化将这些并发症的机会降到最低。阻断时应减少泵的动脉流量。在我们的任何机器人辅助或视频 MIS 二尖瓣手术中,我们都没有与阻断钳钳夹相关的主动脉夹层。
- 右心室功能障碍　可以被减至最轻。从体外循环撤机前要进行细心的心脏排气是必不可少的。胸部向右倾斜 30°,可将右侧冠状动脉口置于排除残留在左心室和/或灌注心脏停搏液过程中自主动脉进入的气栓理想位置。
- 左心功能不全　是一个严重的问题,可以通过选择射血分数不少于 40%~50% 的患者来避免或最小化。如果使用含血停搏液,则必须间隔 15~20min 再灌注。必须将全身温度降至(28℃)和精心排气,以最大限度地保护心肌。心室胀满是一个严重的问题,可以通过在瓣膜修复或置换后留置心室引流来预防。

临床结果

非机器人微创二尖瓣手术

许多较早的观察和/或倾向匹配的研究表明,直视和视频辅助的 MIS 二尖瓣手术是安全的,其临床结果类似于通过胸骨锯开术进行的手术。本文引用的四项最新研究均报告超过 1 000 例 MIS 二尖瓣手术[77-80]。几乎所有 6 179 例患者均通过右侧小切口开胸手术,约 75% 接受了股动脉逆行 CPB 灌注。在这些患者中,手术死亡率为 0.75%,卒中率为 1.2%(平均)。Mohr 等报道了这些研究中最大的一组,进行了 2 829 次 MIS 二尖瓣修复[78]。他们在 5 年和 10 年免于再次手术的比例分别为 97% 和 93%。5 年和 10 年的长期生存率分别为 87% 和 74%。

国际微创心脏外科学会最近的一项荟萃分析显示,与传统的(C)胸骨锯开术相比,MIS 二尖瓣手术的术后心房颤动(简称房颤)、胸腔引流、输血和感染更少[13]。在修复质量或免于再次手术方面没有差异。而且,手术死亡率无统计学差异(1.5%C vs. 1.2%MIS)。其他好处包括减少了重症监护时间和住院时间,以及更快地恢复正常活动。尽管有明显更长的灌注和主动脉阻断时间,但这些优势仍然存在。另一方面,他们在 MIS 组中发现了更多的脑卒中(1.2%C vs. 2.0%MIS)、主动脉夹层(0.0%C vs. 0.2%MIS)和神经损伤(0%C 对 3.0%MIS)。相反,Modi、Cao 和 Sundermann 的荟萃分析显示出与传统胸骨锯开术手术相似的益处和临床结果,包括脑卒中和手术死亡率[81-83]。

推测 MIS 增加脑卒中风险应归因于逆行 CPB 灌注[84-86]。大多数将因 MIS 脑卒中原因病因归因于逆行灌注的研究同时也包括大量接受了主动脉球囊阻断的患者。逆行球囊导管穿过主动脉似乎有脑动脉粥样硬化栓塞的风险,特别是在未经筛查的患者中。这混淆了任何正在考虑逆行灌注与脑卒中之间绝对关系的研究。此外，这些系列研究没有报道血管筛查策略，并且限于 MIS 二尖瓣手术的早期。Grossi 发现，如果不包括筛查出来的高危血管患者，则顺行灌注和逆行灌注之间的围手术期卒中无差异[86]。Atluri 和 Hargrove 确定，在筛查的 CPB 逆行灌注患者中，腔内球囊阻断和主动脉阻断均具有相似的神经系统事件[87]。此外，Modi 和 Chitwood（荟萃分析）显示，当对主动脉和周围血管疾病筛查后，逆行灌注是安全的[88]。

机器人辅助二尖瓣手术

我们的早期研究系列（2000—2010 年）报告了 540 例 RM-VP，其中 454 例患者接受了单独的二尖瓣手术，其中 86 例伴有房颤消融[56]。在单独修复队列中，主动脉阻断和 CPB 平均时间分别为 116 分钟和 153 分钟，手术死亡率为 0.2%。在接受术前房颤治疗的患者中，有 96.5% 在 351 天（15~946 天）无房颤。在患者随访期间，有 2.9% 的患者因修复失败而需要重新手术。这项研究包括 FDA 的原始临床试验，并且是美国机器人二尖瓣修复的创始性的病例。

总体而言，我们在机构中执行了 1 000 多次 RMVP 操作。我们的外科医生（Chitwood 医生）的 944 RMVP 经验（2000—2014 年）包括较早的研究系列。对于这些操作，接连使用了原始的达·芬奇、达·芬奇 S 和达·芬奇 SI 设备。Trento 的研究和我们的小组一样，在每次设备迭代中都显示出了改善的结果[58]。这些患者中，有 675 例仅接受 RMVP，321 例同时进行了迷宫手术（M-RMVP），38 例曾接受过胸骨锯开术的再次手术患者（Re-RMVP）。在整个系列中，住院死亡率为 1.4%；但是对于孤立的 RMVP，其住院死亡率为 0.15%。在整个系列中，有 2.5% 的因修复失败而再次手术，而单独的 RMVP 为 1.7%。对于这些队列中的每一个，平均 CPB 时间分别为 148 分钟、187 分钟和 176 分钟。对于 RMVP 和 M-RMVP 组，平均主动脉阻断时间分别为 108 分钟和 128 分钟。再次 RMVP 手术在低温心室颤动下进行（平均 113 分钟）。在 RMVP 患者中，主要并发症包括心肌梗死（0.9%）和脑卒中（0.9%）。2.7% 的患者因出血行再次开胸探查。残余膈神经麻痹有两次发生。28% 的患者输入了红细胞和 38% 患者输入了血液制品。在 RMVP 患者中，有 56.9% 在 4 天内出院，而 75.0% 在 5

天内出院。离开手术室时，有 97.1% 的患者没有二尖瓣反流或二尖瓣微量反流。表 40-6 显示了完整的修复后食道超声心动图数据。其他大型 RMVP 系列报道也显示了相似的临床结果[57-60]。

未来

正如歌手 Bob Dylan 在 1964 年所说的那样，"时代正在改变"，实际上，时代正在改变……而且很快[89,90]。长期临床数据确定了二尖瓣修复是"金标准"。心脏病学指南现在建议，无症状的患者应在出现房颤、心室功能不全、瓣环扩大和/或瓣膜病变进展之前更早接受手术治疗。超声心动图成像每年都在继续发展，并提供了更好的手术指导。现在，对于经验丰富的医生，微创和机器人产生的修复结果与胸骨锯开术的结果相似。尽管在美国，微创二尖瓣手术落后于欧洲中心，但我们年轻的外科医生知道，未来更青睐微创手术。最后，互联网和社交媒体为患者提供了比过去更多的临床选择和权利。他们对于自己的医疗保健更知情并要求参与其中。总之，这些事实对于那些嘲笑二尖瓣技术发展的外科医生像是一柄"达摩克利斯之剑"。

Mitra-Clip（Abbott Vascular，Santa Clara，CA）的出现和应用，以及第一期 Everest Trial 试验证明，在高危患者中，二尖瓣关闭不全可以缓解到症状减轻的程度。即使还残留一些反流，但患者病情得以缓解。这就为减轻不合并瓣环扩张的瓣叶脱垂的患者在非体外行 NeoChord 腱索置换提供了舞台。目前已出现经导管瓣环成形用假体以减少瓣环扩张。关于缺血性二尖瓣关闭不全的治疗的故事尚未结束，但我们确实知道经导管瓣膜置换可能比修复更令患者安心。迄今为止，"单独"三尖瓣关闭不全较少受到关注。对该病的自然病程有了更好的了解，经导管修复的措施正在发展。

那把外科医生置于何处？我们处于令人羡慕的既能手术修复二尖瓣同时还可采用经导管治疗的位置。基于已被验证了的可长期维持的结果，年轻患者的手术修复将持续数年。可以肯定的是，如果我们可以提供基于完善的工程技术的最微创的完全修复，我们将占上风。希望本章提出的原则可以构成未来的二尖瓣治疗入门之路。

表 40-6　机器人辅助二尖瓣修复：944 例术后经食道超声心动图研究

残余二尖瓣关闭不全	全部患者 944 例（%）	RMVP 675 例（%）	C-RMVP 231 例（%）	Re-RMVP 38 例（%）
无	81.8	82.4	80.1	60
微量	15.3	15.1	16.0	36.8
轻度	2.8	2.4	3.9	2.6
中度	0.7	0.0	0.9	0.0
重度	0.1	0.0	0.0	0.0

C-RMVP，机器人辅助二尖瓣修复和房颤冷冻消融 MAZE 手术。Re-RMVP，已进行胸骨锯开术患者的机器人再次手术；RMVP，机器人辅助二尖瓣修复。

Used with permission from Edwards Lifesciences，Invine，CA.

（孔博 译　郭惠明 审）

参考文献

1. Navia JL, Cosgrove DM 3rd. Minimally invasive mitral valve operations. *Ann Thorac Surg* 1996;62:1542-1544.
2. Aklog L, Adams DH, Couper GS, Gobezie R, Sears S, Cohn LH. Techniques and results of direct-access minimally invasive mitral valve surgery: a paradigm for the future. *J Thorac Cardiovasc Surg* 1998;116:705-715.
3. Mihaljevic T, Cohn LH, Unic D, et al. One thousand minimally invasive valve operations: early and late results. *Ann Surg* 2004;240:529-534.
4. Pompili MF, Stevens JH, Burdon TA, et al. Port-access mitral valve replacement in dogs. *J Thorac Cardiovasc Surg* 1996;112:1268-1274.
5. Fann JI, Pompili MF, Burdon TA, et al. Minimally invasive mitral valve surgery. *Semin Thorac Cardiovasc Surg* 1997;9:320-330.
6. Baldwin JC. Editorial (con) reminimally invasive port-access mitral valve surgery. *J Thorac Cardiovasc Surg* 1998;115:563-564.
7. Cooley DA. Antagonist's view of minimally invasive heart valve surgery. *J Card Surg* 2000;15:3-5.
8. Mohr FW, Onnasch JF, Falk V, et al. The evolution of minimally invasive valve surgery–2 year experience. *Eur J Cardiothorac Surg* 1999;15:233-238.
9. Reichenspurner H, Boehm D, Reichart B. Minimally invasive mitral valve surgery using three-dimensional video and robotic assistance. *Semin Thorac Cardiovasc Surg* 1999;11235-11243.
10. Vanermen H, Farhat F, Wellens F, et al. Minimally invasive video-assisted mitral valve surgery: from Port-Access towards a totally endoscopic procedure. *J Card Surg* 2000;15:51-60.
11. McClure RS, Cohn LH, Wiegerinck E, et al. Early and late outcomes in minimally invasive mitral valve repair: an eleven-year experience in 707 patients. *J Thorac Cardiovasc Surg* 2009;137:70-75.
12. Svensson LG, Atik FA, Cosgrove DM, et al. Minimally invasive versus conventional mitral valve surgery: a propensity-matched comparison. *J Thorac Cardiovasc Surg* 2010;139:926-932.
13. Cheng DCH, Martin J, Lal A, et al. Minimally invasive versus conventional open mitral valve surgery: a meta-analysis and systematic review. *Innovations* 2011;6:84-103.
14. Modi P, Rodriguez E, Hargrove WC 3rd, Hassan A, Szeto WY, Chitwood WR, Jr. Minimally invasive video-assisted mitral valve surgery: a 12-year, 2-center experience in 1178 patients. *J Thorac Cardiovasc Surg* 2009;137:1481-1487.
15. Gammie JS, Sheng S, Griffith BP, et al. Trends in mitral valve surgery in the United States: results from the Society of Thoracic Surgeons Adult Cardiac Surgery Database. *Ann Thorac Surg* 2009;87:1431-1437.
16. Bolling SF, Li S, O'Brien SM, Brennan JM, Prager RL, Gammie JS. Predictors of mitral valve repair: clinical and surgeon factors. *Ann Thorac Surg* 2010;90:1904-1912.
17. Chatterjee S, Rankin JS, Gammie JS, et al. Isolated mitral valve surgery risk in 77,836 patients from the Society of Thoracic Surgeons database. *Ann Thorac Surg* 2013;96:1587-1594.
18. German Society for Thoracic and Cardiovascular Surgery—Annual Database Registry, 2015.
19. Joint Task Force on the Management of Valvular Heart Disease of the European Society of Cardiology (ESC); European Association for Cardio-Thoracic Surgery (EACTS), Vahanian A, et al. Guidelines on the management of valvular heart disease (version 2012). *Eur Heart J* 2012;33:2451-2496.
20. Nishimura RA, Otto CM, Bonow RO, et al. 2014 AHA/ ACC guideline for the management of patients with valvular heart disease: executive summary: a report of the American College of Cardiology/American Heart Association Task Force on Practice Guidelines. *J Am Coll Cardiol* 2014;63:2438-2488 and Circulation 2014;129:2440-2492.
21. Brunton TL. Preliminary note on the possibility of treating mitral stenosis by surgical methods. *Lancet* 1902;1:352.
22. Cutler EC, Levine SA. Cardiotomy and valvulotomy for mitral stenosis. *Boston Med Surg J* 1923;188:1023-1027.
23. Souttar HS. The surgical treatment of mitral stenosis. *Brit Med J* 1925;2:603-606.
24. Harken DE, Ellis LB, Ware PF, Norman LR. The surgical treatment of mitral stenosis. I. Valvuloplasty. *NEJM* 1948:239;801-809.
25. Bailey CP. The surgical treatment of mitral stenosis (mitral commissurotomy). *Dis Chest* 1949:15: 377-393.
26. HG, Boone JA, Stallworth JM. Surgical treatment of constrictive valvular disease of the heart. *Surg Gynecol Obstetr* 1950;90:175-192.
27. Baker C, Brock RC, Campbell M. Valvulotomy for mitral stenosis: report of six successful cases. *Br Med J*, 1950;1:1283–1293.
28. Lillehei CW, Gott VL, Dewall RA, et al. Surgical correction of pure

29. McGoon DC. Repair of mitral insufficiency due to ruptured chordae tendinae. *J Thorac Cardiovasc Surg* 1960;39:357-359.
30. Dávila JC. The birth of intra-cardiac surgery: a semi-centennial tribute. *Ann Thorac Surg* 1998;65:1809-1820.
31. Carpentier A, Adams DH, Filsoufi F. *Carpentier's Reconstructive valve Surgery: From Valve Analysis to Valve Reconstruction.* 2010; Saunders (Elsevier), New York.
32. Starr A, Edwards ML. Mitral replacement: clinical experience with ball valve prosthesis. *Ann Surg* 1961;154:726-740.
33. Harken DE, Soroff HS, Taylor WJ, Lefemine AA, Gupta Sk, Lunzer S. Partial and complete prosthesis in aortic insufficiency. *J Thorac Cardiovasc Surg* 1960;40:744-762.
34. Carpentier A, Deloche A, Dauptain J, et al. A new reconstructive operation for correction of mitral and tricuspid insufficiency. *J Thorac Cardiovasc Surg* 1971;61:1-13.
35. Duran CG, Pomar JL, Revuelta JM, et al. Conservative operation for mitral insufficiency: critical analysis supported by postoperative hemodynamic studies of 72 patients. *J Thorac Cardiovasc Surg* 1980;79:326-337.
36. Carpentier A. Cardiac valve surgery—the "French correction." *J Thorac Cardiovasc Surg* 1983;86:323-337.
37. David TE, Ivanov J, Armstrong S, Christie D, Rakowski H. A comparison of outcomes of mitral valve repair for degenerative disease with posterior, anterior, and bileaflet prolapse. *J Thorac Cardiovasc Surg* 2005;130:1242-1249.
38. Braunberger E, Deloche A, Berrebi A, et al. Very long-term results (more than 20 years) of valve repair with Carpentier's techniques in nonrheumatic mitral valve insufficiency. *Circulation* 2001;104(12 Suppl 1):I8-11.
39. Gillinov AM, Cosgrove DM, Blackstone EH, et al. Durability of mitral repair for degenerative disease. *J Thorac Cardiovasc Surg* 1998;116:734-743.
40. Cohn LH, Couper GS, Aranki SF, et al. Long-term results of mitral valve reconstruction for regurgitation of the myxomatous mitral valve. *J Thorac Cardiovasc Surg* 1994;107:143-150.
41. Ellis FH. *Surgery for Acquired Mitral Valve Disease.* Philadelphia: WB Saunders, p. 9, 1967.
42. Harken DE, Glidden EM. Experiments in intracardiac surgery. II. Intracardiac Visualization. *J Thorac Surg* 1943;12:566-572.
43. Sakakibara H, Ichikawa T, Hattori J. An intraoperative method for observation of cardiac septal defect using a cardioscope. *Operation* 1956;10:285-290.
44. Sakakibara H, Ichikawa T, Hattori J, et al. Direct visual operation for aortic stenosis: cardioscopic studies. *J Int Coll Surg* 1958;29:548-562.
45. Kaneko Y, Kohno T, Ohtsuka T, et al. Video-assisted observation in mitral valve surgery. *J Thorac Cardiovasc Surg* 1996;111:279-280.
46. Carpentier A, Loulmet D, Carpentier A, et al. Open heart operation under video surgery and minithoracotomy. First case (mitral valvuloplasty) operated with success. *C R Acad Sci III* 1996;319:219-223.
47. Chitwood WR, Jr, Wixon CL, Elbeery JR, et al. Video-assisted minimally invasive mitral valve surgery. *J Thorac Cardiovasc Surg* 1997;114:773-780.
48. Chitwood WR, Jr, Wixon CL, Elbeery JR, Moran JF, Chapman WHH. Video-assisted minimally invasive mitral valve surgery. *J Thorac Cardiovasc Surg* 1997;114:773-782.
49. Felger JE, Chitwood WR, Jr, Nifong LW, et al. Evolution of mitral valve surgery: toward a totally endoscopic approach. *Ann Thorac Surg* 2001;72:1203-1208.
50. Carpentier A, Loulmet D, Aupècle B, et al. Computer assisted open heart surgery. First case operated on with success. *C R Acad Sci III* 1998;321:437-442.
51. Autschbach R, Onnasch JF, Falk V, et al. The Leipzig experience with robotic valve surgery. *J Card Surg* 2000;15:82-87.
52. LaPietra A, Grossi EA, Derivaux CC, et al. Robotic-assisted instruments enhance minimally invasive mitral valve surgery. *Ann Thorac Surg* 2000;70:835-838.
53. Chitwood WR, Jr, Nifong LW, Elbeery JE, et al. Robotic mitral valve repair: trapezoidal resection and prosthetic annuloplasty with the da Vinci surgical system. *J Thorac Cardiovasc Surg* 2000;120:1171-1172.
54. Nifong LW, Chitwood WR, Pappas PS, et al. Robotic mitral valve surgery: a United States multicenter trial. *J Thorac Cardiovasc Surg* 2005;129:1395-1404.
55. Chitwood WR, Jr, Rodriguez E, Chu MW, et al. Robotic mitral valve repairs in 300 patients: a single-center experience. *J Thorac Cardiovasc Surg* 2008;136:436-441.
56. Nifong LW, Rodriguez E, Chitwood WR, Jr. 540 consecutive robotic

mitral valve repairs including concomitant atrial fibrillation cryoablation. *Ann Thorac Surg* 2012;94:38-42.

57. Suri RM, Burkhart HM, Rehfeldt KH, et al. Robotic mitral valve repair for all categories of leaflet prolapse: improving patient appeal and advancing standard of care. *Mayo Clin Proc* 2011;86:838-844.

58. Ramzy D, Trento A, Cheng W, et al. Three hundred robotic-assisted mitral valve repairs: the Cedars-Sinai experience. *J Thorac Cardiovasc Surg* 2014;147:228-235.

59. Murphy DA, Moss E, Binongo J, et al. The expanding role of endoscopic robotics in mitral valve surgery: 1,257 consecutive procedures. *Ann Thorac Surg* 2015;100:1675-1681.

60. Gillinov MA, Mihaljevic T, Javadikasgari H, et al. Safety and effectiveness of robotically assisted mitral valve surgery: analysis of 1000 consecutive cases. *J Amer Coll Card*. In press. 2016.

61. Mihaljevic T, Koprivanac M, Kelava M, et al. Value of robotically assisted surgery for mitral valve disease. *JAMA Surg* 2014;149:679-686.

62. Suri RM, Thompson JE, Burkhart HM, et al. Improving affordability through innovation in the surgical treatment of mitral valve disease. *Mayo Clin Proc* 2013;88:1075-1084.

63. Chitwood WR, Jr. *Atlas of Robotic Cardiac Surgery*. New York: Springer, 2014.

64. Kypson AP, Sanderson DA, Nifong LW, et al. Cardiopulmonary bypass and myocardial protection for minimally invasive cardiac surgery. In: Gravlee GP, Davis RF, Hammon JW, et al. editors. *Cardiopulmonary Bypass and Mechanical Support: Principles & Practice*. Philadelphia: Wolters Kluwer, 2016.

65. Marie-Elisabeth S, Laufer G, Wisser W. The Endoscopic Aesculap Einstein Vision 3D System: can it compete with the daVinci System? (abstract). *AATS Mitral Valve Conclave*, 2015.

66. Rodriguez E, Nifong LW, Bonatti J, et al. Pathway for surgeons and programs to establish and maintain a successful robot-assisted adult cardiac surgery program. *Ann Thorac Surg* 2016;102:340-344.

67. Suri RM, Dearani JA, Mihaljevic T, et al. Mitral valve repair using robotic technology: safe, effective, and durable. *J Thorac Cardiovasc Surg* 2016;151:1450-1454.

68. Gazoni LM, Fedoruk LM, Kern JA, et al. A simplified approach to degenerative disease: triangular resections of the mitral valve. *Ann Thorac Surg* 2007;83:1658.

69. Cevasco M, Myers PO, Elbardissi AW, Cohn LH. Foldoplasty: a new and simplified technique for mitral valve repair that produces excellent medium-term outcomes. *Ann Thorac Surg* 2011 Nov;92(5):1634-1637.

70. Chu MW, Gersch KA, Rodriguez E, Nifong LW, Chitwood WR, Jr. Robotic "haircut" mitral valve repair: posterior leaflet-plasty. *Ann Thorac Surg* 2008;85:1460-1462.

71. David TE, Armstrong S, Ivanov J. Chordal replacement with polytetrafluoroethylene sutures for mitral valve repair: a 25-year experience. *J Thorac Cardiovasc Surg*. 2013;145:1563-1569.

72. Mihaljevic T, Pattakos G, Gillinov AM, Bajwa G, Planinc M, Williams SJ, Blackstone EH. Robotic posterior mitral leaflet repair: neochordal versus resectional techniques. *Ann Thoracic Surg* 2013;95:787-794.

73. Mihaljevic T, Jarrett CM, Gillinov AM, Blackstone EH. A novel running annuloplasty suture technique for robotically assisted mitral valve repair. *J Thorac Cardiovasc Surg* 2010;139:1343-1344.

74. Gao C, Yang M, Xiao C, et al. Robotically assisted mitral valve replacement. *J Thorac Cardiovasc Surg* 2012;143:S64-S67.

75. Keyl C, Staier K, Pingpoh C, et al. Unilateral pulmonary oedema after minimally invasive cardiac surgery via right anterolateral minithoracotomy. *Eur J Cardiothorac Surg* 2015;47(6):1097-1102.

76. Moss E, Binongo JN, Halkos MF, Murphy DA. Prevention of unilateral pulmonary edema complicating robotic mitral valve surgery. *Anna Thorac Surg* (in press), 2016.

77. Goldstone AB, Atluri P, Sezto W, et al. Minimally invasive approach provides at least equivalent results for surgical correction of mitral regurgitation: a propensity-matched comparison. *J Thorac Cardiovasc Surg* 2013;145:748-756.

78. Davierwala PM, Seeburger J, Pfannmueller B, et al. Minimally invasive mitral valve surgery: "The Leipzig experience." *Ann Cardiothorac Surg* 2013;2:744-750.

79. Glauber M, Miceli A, Canarutto D, et al. Early and long-term outcomes of minimally invasive mitral valve surgery through right minithoracotomy: a 10-year experience in 1604 patients. *J Cardiothorac Surg* 2015;10:181.

80. Downs EA, Johnston LE, LaPar DJ, et al. Minimally invasive mitral valve surgery provides excellent outcomes without increased cost: a multi-institutional analysis. *Ann Thorac Surg* 2016;102:14-21.

81. Modi P, Hassan A, Chitwood WR, Jr. Minimally invasive mitral valve surgery: a systematic review and meta-analysis. *Eur J Cardiothorac Surg* 2008;34:943-952.

82. Cao C, Gupta S, Chandrakumar D, et al. A meta-analysis of minimally invasive versus conventional mitral valve repair for patients with degenerative mitral disease. *Ann Cardiothorac Surg* 2013;2:693-703.

83. Sündermann SH, Sromicki J, et al. Mitral valve surgery: right lateral minithoracotomy or sternotomy? A systematic review and meta-analysis. *J Thorac Cardiovasc Surg* 2014;148:1989-1995.

84. Gammie JS, Zhao Y, Peterson ED, et al. Less-invasive mitral valve operations: trends and outcomes from the Society of Thoracic Surgeons Adult Cardiac Surgery Database. *Ann Thorac Surg* 2010;9:1401-1408.

85. Bedeir K, Reardon M, Ramchandani M, Singh K, Ramlawi B. Elevated stroke risk associated with femoral cannulation during mitral valve surgery. *Semin Thorac Cardiovasc Surg* 2015;27:97-103.

86. Grossi EA, Loulmet DF, Schwartz CF, et al. Evolution of operative techniques and perfusion strategies for minimally invasive mitral valve repair. *J Thorac Cardiovasc Surg* 2012;143:S68-S70.

87. Atluri P, Goldstone AB, Fox J, Szeto WY, Hargrove WC. Port access cardiac operations can be safely performed with either endoaortic balloon or Chitwood clamp. *Ann Thorac Surg* 2014;98:1579-1583.

88. Modi p, Chitwood WR, Jr, retrograde femoral arterial perfusion and stroke risk during minimally invasive mitral valve surgery: is there cause for concern? *Ann Cardiothorac Surg* 2013;2:1-5.

89. Badhwar V, Thourani VH, Ailawadi G, Mack M. Transcatheter mitral valve therapy: the event horizon. *J Thorac Cardiovasc Surg* 2016;152:330-335.

90. Chitwood WR. Commentary: Ode to the mitral valve: "The times are a changin." *J Thorac Cardiovasc Surg* 2016;152:336.

第 41 章　经皮导管二尖瓣修复

Mani Arsalan ● J. Michael DiMaio ● Michael Mack

二尖瓣修复(mitral valve repair,MVR)仍然是重度二尖瓣关闭不全患者的标准治疗方法。MVR 通常是通过开放式手术入路(胸骨正中切口)或通过微创手术(右外侧小切口)技术完成。近年来,大家对于经皮导管技术的开发产生了浓厚的兴趣,特别是对于高危患者[1-4]。

尽管经导管主动脉瓣置换(transcatheter aortic valve replacement,TAVR)取得了很快的进展,但经皮导管技术治疗二尖瓣反流(mitral regurgitation,MR)的进展仍相对滞后[5]。经导管主动脉瓣狭窄的治疗成功归功于几个原因:瓣膜的病理生理改变相对单一,主动脉瓣的解剖位置允许在瓣环水平精确植入带瓣支架,以及基于传统成像技术成功研发的输送系统。但是在经皮二尖瓣修复领域,由于众多原因,进步并没有那样迅速。这些原因包括:MR 的病理生理改变复杂并且病因多样,在成像、输送以及在不影响周围心脏结构的前提下安全锚定瓣膜等方面面临的挑战。上述障碍使得经导管治疗二尖瓣的临床应用晚于预期。为了了解这种治疗的潜力,首先了解 MR 各种机制的病理生理就具有指导意义。

二尖瓣反流的病理生理

二尖瓣结构复杂,由两个瓣叶,一个不同程度上连续和完整的纤维环以及连接于左室壁的腱索和乳头肌所组成的瓣下结构构成。二尖瓣反流的病因可以分为两大类别:原发性也称为退行性的或器质性的,以及继发性或功能性二尖瓣反流(MR)。

原发性 MR(Carpentier Ⅱ型)是由瓣叶退行性变导致的,包括从瓣叶纤维弹性缺乏到称为 Barlow 综合征的结缔组织过多所致的二尖瓣脱垂。尽管原发性 MR 起初是单独的瓣叶问题,但当大多数患者接受治疗时也出现了继发性的瓣环扩张。

但是,大部分患者是继发性 MR(Carpentier Ⅲb 型),这类患者瓣膜解剖正常,但因牵引和心室扩大导致瓣膜受到牵拉[6]。继发性 MR 不是原发性瓣叶病理改变,而是由心室扩张引发的一系列事件的结果。心室扩张导致左室心尖部乳头肌和侧壁乳头肌之间距离增大,二尖瓣瓣叶受到牵拉。瓣叶牵拉导致在收缩期时继发于解剖正常的瓣叶对合不良而出现中心性反流[7]。其病因与预后均不同于瓣叶本身病变所致的 MR。尽管瓣环扩张也在这种病变中出现,但这是继发的现象。继发

性 MR 的外科修复原则是通过采用缩小瓣环尺寸的瓣环成形术来矫正瓣环扩张的成分来恢复瓣叶的对合。至今,纠正继发性 MR 是否具有潜在的病理影响或是否对长期生存有影响仍然未知[8-11]。

当前经导管途径治疗二尖瓣关闭不全的方法

经皮或经导管治疗二尖瓣关闭不全有许多装置与方法(表41-1)[12]。这些方法绝大部分都是从已被证实有效的外科手术技术发展而来的。这样的例子包括缘对缘技术、人工腱索植入、瓣环重塑等。然而,将上述技术应用于经导管治疗的挑战和关键在于输送装置和成像技术。与开放式手术可将多种技术结合应用相反,经导管途径尚未成功结合不同的技术,因此,复杂的病理改变很难纠正。

尽管许多不同的策略和设备已经得到开发,迄今为止只有三个获得了欧洲认证(CE 标志)。它们是 MitraClip(Abbott Vascular,Irvine,CA)、NeoChord DS 1000(NeoChord,Inc.,Louis Park,MN.)和 Carillon Mitral Contour System(Cardiac Dimensions,Inc.,Kirkland,WA)。MitraClip 也已得到美国食品药品监督管理局(FDA)批准,可在美国进行商业销售,但仅适用于手术修复高风险的原发性 MR 患者。其他设备尚处于研发的各个阶段。

表 41-1　经导管修复二尖瓣反流

退行性变
　缘对缘修复
　人工腱索置入
功能性
　缘对缘修复
　冠状窦瓣环成形
　直接瓣环成形
　间接瓣环成形
　心外瓣环成形
　二尖瓣"分隔器"
　二尖瓣置换

一些设备如 MitraClip 已被用于治疗原发性和继发性 MR。但是大多数装置仅设计为治疗一种病因,由于外科手术的对于原发性 MR 已经可以修复得非常出色以及继发型 MR 有更大的临床需求,大多数研发重点放在了继发性 MR。我们先来回顾用于处理原发性二尖瓣疾病的步骤和装置。

原发性二尖瓣反流

经皮缘对缘修复

MitraClip 系统是唯一已经得到广泛临床应用的设备,目前全球已植入超过 19 000 个。MitraClip 模仿 Alfieri 手术缘对缘修复技术(图 41-1)[13]。该装置于 2008 年获得 CE 认证,2013 年获得 FDA 认证。但是,FDA 批准 MitraClip 仅用于高手术风险的原发性 MR 患者,而不适用于继发性 MR 患者。

MitraClip 系统设计为在不停搏状态下血管内重建反流的二尖瓣的装置。该装置包含一个二尖瓣夹(MitraClip)和一个可以将夹子放置在二尖瓣瓣叶游离缘上的可操纵引导导管。这个夹子将二尖瓣两叶永久夹在一起形成双孔二尖瓣(图41-2)。该操作过程在导管室或杂交手术室内进行,患者全身麻醉,超声指引下经股静脉经房间隔穿刺完成。三维和 X-plane 双切面超声心动图的加入提高了可视化,可实现更精确的 MitraClip 定位,从而使手术操作更为便捷(图 41-3)。

对于术后抗血小板治疗的类型或持续时间制造商没有严格的建议,现已经提出了几种抗凝方案。Everest Ⅰ 和 Ⅱ 试验中,给予阿司匹林 325mg/d,持续 6 个月到 1 年,同时氯吡格雷 75mg/d,持续 1 个月[14-16]。在欧洲,给予阿司匹林 100mg/d,持续 3 个月,同时氯吡格雷 75mg/d,无负荷剂量持续 4 周的方案应用得更为广泛[14,17]。

应用 MitraClip 减少二尖瓣反流最主要的优势在于使患者免于开胸手术、体外循环和心脏停搏。而潜在风险包括心导管并发症及房间隔穿刺并发症。这一技术主要的担忧是与通常完全矫正二尖瓣反流的外科手术相比,其不完全矫正的疗效存在不确定性。这种担心是基于以下认识:没有同期行瓣环成形术的缘对缘修复,如果术后残余二尖瓣反流大于 1+,重度反流的复发率较高[18]。对于部分减轻二尖瓣关闭不全是否能逆转

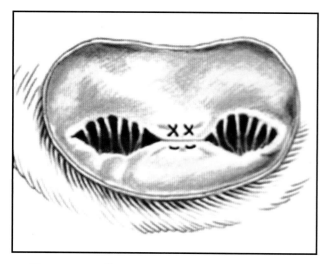

图 41-1 通过将二尖瓣瓣叶游离缘连接产生双孔瓣膜,从而外科矫正二尖瓣反流

心室重构,更重要的,是否得到临床获益,目前仍存在争议[9,11]。另一个担忧是如果需要进行后续必要的外科瓣膜修复手术,MitraClip 可能影响手术操作的问题[19-21]。

最近有一种趋势是在一次手术过程中植入多个夹子来实现瓣叶更好的对合,并因此改善临床结果[22]。值得注意的是,很少有 MitraClip 修复后出现需要干预的二尖瓣狭窄的报道[23,24],即使在同一患者植入多枚夹子,二尖瓣狭窄也很少发生。

MitraClip 已经进行了重要的临床试验。在最早进行的临床可行性试验(Evertest Ⅰ:Endovascular Valve Edge-to-Edge REpair STudy)中,共有 55 例患者入选,结果体现了该装置的安全性和有效性。关键性的 Everest Ⅱ 试验是一项多中心随机对照试验,用于评估在 279 名相对低风险的中度或重度 MR 患者中,使用 MitraClip 二尖瓣修复器械与开放式 MV 手术相比的益处和风险。该实验是基于非劣效性假设进行的符合方案分析。尽管输血指标是外科组中复合安全终点的主要组成部分,但即使消除了输血指标,该器械仍达到安全性的非劣效性假设标准。主要有效终点为在 12 个月内无死亡,免于二尖瓣外科手术或再次手术以及无 MR 大于 2+ 的复合结果。该试验也达到临床成功的非劣效性假设,预设非劣效性检验界值在 12 个月时为 31%。器械组的临床成功率为 72.4%,而对照组为 87.8%,绝对观测差值为 15.4%。但是,最有可能由于该器械的早期学习曲线,仅 77% 的患者获得即刻手术成功(出院时 MR ≤ 2+),而 21% 的患者后来需要进行开放 MV 手术。最终,Everest Ⅱ 试验表明,与传统外科手术相比,MitraClip 更安全,特别是在减少术后输血频率方面,但减少二尖瓣反流的效果不及传统外科手术[25]。

EVEREST Ⅱ High-Risk Registry 和 REALISM Continued Access Study High-Risk Arm 研究调查了 351 例 3~4+MR 高危患者的 MitraClip 治疗的结果。86% 出院时 MR 降低至 ≤2+[26]。尽管二尖瓣置换术的 STS 预测手术死亡风险均值为 11.3% ± 7.7%,但 Kaplan-Meier 曲线的 12 个月生存率为 77.2%。在此期间,尽管有 16.4% 的患者在 12 个月内 MR>2+,但免于 MV 手术的比例为 97.8%。但是,由于这些患者的手术风险较高,可能会夸大这一结果。

自从 MitraClip 在欧洲获得批准以来,一些注册研究已证明其成功率高且短期结果良好。经导管二尖瓣介入术(transcatheter mitral valve interventions,TRAMI)研究登记的 1 064 名患者(71% 的继发性 MR)表明,该手术可以高成功率(95% 的装置置入成功率)进行,在高危患者队列中无手术相关死亡(中位数 STS 死亡得分 10;LVEF < 50% 的患者占 69%)[27]。在 ACCESS-EU 注册研究中,14 个机构的 567 名患者植入了 MitraClip[28]。logistic 回归 EuroSCORE 均值为 23%,77% 是继发性 MR。40% 的患者使用了多个夹子。在没有任何手术操作相关死亡的情况下,91% 的患者的 MR 降至 ≤2+。在 1 年的随访中,NYHA 分级和 6 分钟步行距离都得到了改善。欧洲 Sentinal Pilot Registry 研究中的继发性 MR 患者比率(628 例中的 71%)相似,证实了这些结果,同时保持了较高的手术成功率(95.4%)和较低的死亡率(院内死亡率 2.9%)。尽管继发性 MR 组因心力衰竭再次住院治疗更为常见(25.8% vs 12.0%,P = 0.009),但在术后 1 年仅 6% 的患者出现了严重 MR 复发[29]。

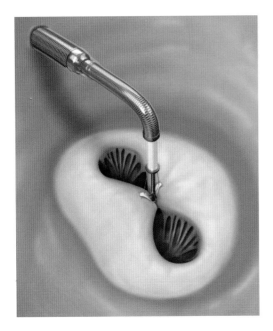
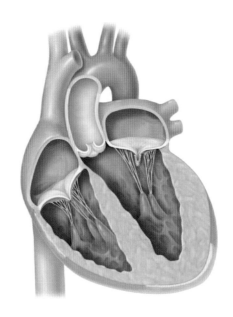
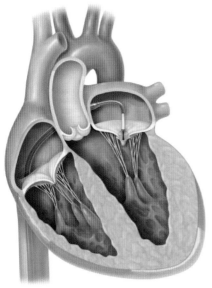
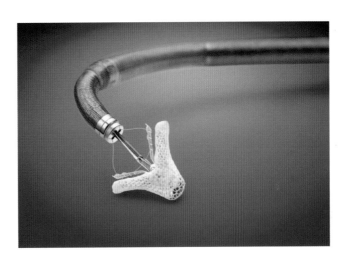
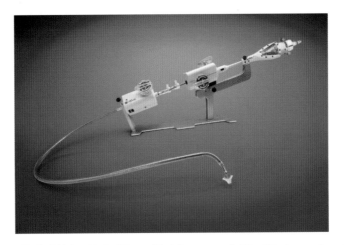

图 41-2　Evalve MitraClip 输送系统(© 2013 Abbott. All rights reserved. MitraClip is a trademark of the Abbott Group of Companies.)

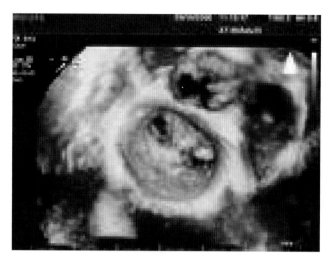

图 41-3 三维超声展示 Mitraclip 的位置(© 2013 Abbott. All rights reserved. MitraClip is a trademark of the Abbott Group of Companies.)

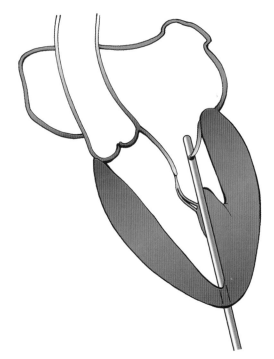

图 41-4 在超声心动图引导下从左心室心尖放置人工腱索

这些临床试验的令人鼓舞的结果在很大程度上影响了当前的指南。2012 年欧洲心脏病学会/欧洲心胸外科协会(ESC/EACTS)瓣膜和心力衰竭指南提供了 Ⅱb 类(证据级别 C)建议,可在患有严重原发性和继发性 MR 的有症状患者中考虑使用 MitraClip[30]。患者需要通过"心脏团队"判断无法进行外科手术或手术风险高,并且预期寿命应大于 1 年。如果有指征,继发性 MR 患者还需要接受最佳药物治疗和心脏再同步治疗。

尽管 MitraClip 已在继发性 MR 中获得 CE 认证批准,并且在欧洲的大型疾病注册研究中均取得了良好的效果,但 FDA 批准 MitraClip 仅用于治疗具有高手术风险的原发性 MR 患者。因此,在 2014 美国心脏病学院/美国心脏协会(ACC/AHA)瓣膜指南中,建议将 MitraClip 以 Ⅱb 类(证据级别 B)推荐用于有 MV 手术禁忌的有症状的重度原发性 MR 患者[31]。

MitraClip 在原发性和继发性 MR 治疗中未来的作用尚不清楚[32]。特别强调的是,高危的继发性 MR 患者可能从 MitraClip 治疗中受益。正在进行的三项大型随机试验(COAPT、RESHAPE-HF 和 Mitra-Fr)比较了 MitraClip 加上指南指导的药物治疗(guideline-directed medical therapy,GDMT)与仅 GDMT 在继发性 MR 中的作用,这可能进一步阐明了 MitraClip 的最佳作用。这些试验的结果应在 2017 年公布。但是,即使在最健康的患者亚组——原发性 MR,无瓣环钙化和最佳初始药物治疗 MR——中,如果不进行瓣环成形术,9 年后免于 MR 复发的只有 60%[33]。这对于年龄较大或高风险的患者可能是可以接受的,但不适用于适合手术的患者。

人工腱索瓣叶修复

NeoChord DS1000 装置允许在不停搏状态下植入人工腱索,以修复二尖瓣瓣叶脱垂或连枷状瓣叶。该手术的途径是左胸小切口,通过该切口将荷包缝线放置在跳动的心尖。输送系统包含可探测组织的红外传感器,该系统支持对脱垂瓣叶游离缘进行最佳抓捕。通过三维超声的间接可视化,缝合线穿过抓捕的瓣叶游离缘。然后将缝合线的两端穿过心尖并绑在心外

膜表面(图 41-4)。直接在经食管超声心动图指导下进行调整,可以确定适当的腱索长度。可以根据超声中看到的彩色喷束适当地延长或缩短腱索。

NeoChord DS1000 的当前经验仅限于 100 多名患者。Transapical Artificial Chordae Tendinae 可行性试验显示,在 30 例患者中有 26 例(86.7%)获得了即时的手术成功,即时手术成功定义为 MR 从 ≥3+ 总体降低到了 ≤2+。有 4 例患者(13.3%)转为传统 MV 修复[34]。在 30 天的随访中,只有 17 例维持 MR≤2+水平,4 例复发性 MR 的患者在 30 天随访期内进行了外科 MV 修复。手术经验可改善结果:前 15 名患者中有 5 名(33.3%)在 30 天时 MR 持续降低至 ≤2+,而后 14 名患者中有 12 名(85.7%)。此外,植入两个或三个腱索可提升 MR 降低的效果,这在外科腱索环技术中已得到类似证明。需要更大的研究来证明这种技术的有效性和持久性。值得注意的是,目前有一种使用该设备进行缘对缘修复的技术可能正在研发中。

继发性二尖瓣反流

瓣环重塑技术

尽管继发性 MR 患者的整个二尖瓣环扩张,但最大程度的扩张是在后环,最大维度的增加是在间隔-侧壁(或前后)直径[8,35]。因此,继发性 MR 最常见的手术治疗方法是通过小号的、完整的硬质成形环来减少扩张瓣环的间隔侧直径。外科修复的核心要素包括在心脏纤维三角区的中央纤维骨骼上锚定一个完全性的成形环,因为在远离二尖瓣环的心房壁或在瓣叶组织上放置成形环减少瓣环直径的效果要差一些。类似的,外科领域已经很好的证实部分性的后瓣环成形在减少瓣环直径和治疗二尖瓣反流中的作用要差一些[36-38]。间隔-侧壁直径只

需减少 5~8mm 就能重塑二尖瓣瓣叶对合并改善 MR。经导管治疗继发性 MR 就是基于上述理念通过减少间隔-侧壁直径来重塑瓣环的。实现这一目标绝不缺乏天才的构想（表 45-1）。有些装置利用冠状静脉窦与二尖瓣后瓣环的解剖关系；有些装置采用直接折叠后瓣环的方法；有些装置依靠牵拉左室或左房壁来降低间隔侧直径。

冠状窦瓣环成形术

冠状静脉窦紧邻二尖瓣瓣环后壁的这一解剖特点是重塑二尖瓣的很吸引人的切入点（图 41-5）[39-43]。其通过经静脉途径易于实现，因此在早期受到追捧。然而，冠状静脉窦与二尖瓣瓣环解剖关系的变异使得难以使瓣环尺寸的减小一致。尽管大多数冠状静脉窦与二尖瓣后瓣环紧密相邻，但它通常位于左心房的游离壁上，高于二尖瓣环，因此依赖于左心房游离壁上的牵引力进行环形重塑[44,45]。冠状窦与二尖瓣环之间的最小距离通常在窦入口。Miselli 对 61 例人体心脏的冠状窦解剖结构的研究表明，在后外侧交界处，冠状窦与二尖瓣环的分离最大[46]。在此队列中，冠状窦下边界与 P2 和 P3 区的平均距离为 9.7mm。重要的是，在重度 MR 的患者中，冠状窦与二尖瓣环之间的距离通常比没有严重反流的患者要大得多。另外，要密切关注冠状动脉回旋支或其分支处于冠状窦与二尖瓣环之间的患者。据报道，在多达 80% 的患者中，左旋支动脉或主要分支在冠状窦和二尖瓣环之间走行（图 41-6）[46]。由于所有这些问题，Carillon Mitral Contour System 是目前唯一保留的采用冠状窦途径的装置。该装置长度固定，通过颈内静脉途径放置，在展开的锚定点之间折叠冠状窦。它的近端锚在冠状窦口附近释放，其远端在前联合附近，位于冠状窦深处展开。如果 MR 改善不满意，可以重新放置设备。

在 AMADEUS 可行性研究中，该设备已成功植入 48 名入组患者中的 30 名（62.5%）[47]。在这些患者中，二尖瓣环直径明显缩小，导致 MR 降低了至少 1 级，随访 2 年心功能分级得到改善。在 TITAN 试验中，该试验研究了第二代器械，其中 53 例患者中有 36 例成功植入了器械（67%）[48]。在两项研究中，

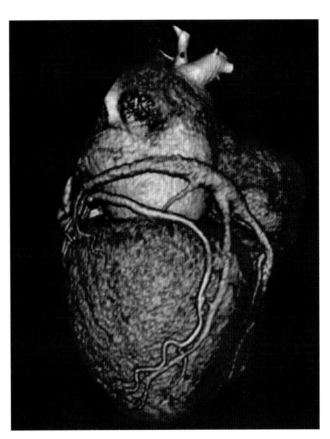

图 41-6　CT 重建显示冠状窦和二尖瓣环的位置关系。注意位于其间的回旋支动脉（Reproduced with permission from Choure AJ, Garcia MJ, Hesse B, et al: In vivo analysis of the anatomical relationship of coronary sinus to mitral annulus and left circumflex coronary artery using cardiac multidetector computed tomography: implications for percutaneous coronary sinus mitral annuloplasty, *J Am Coll Cardiol.* 2006 Nov 21;48（10）:1938-1945.）

大量患者（AMADEUS 研究中为 17%，TITAN 试验中为 15%）由于与左旋支动脉的意外走行而无法接受该装置治疗。在其余未成功干预的患者中，Carillon 装置没有将 MR 降低至少一级，因此装置被回收。两项研究的主要不良事件发生率从 13% 降至 1.9%，但由于成功率低，左室重塑逆转受限和缺乏对照组，初步的 Carillon Mitral Contour System 试验结果仍然存在争议[49]。

直接二尖瓣环重塑

有许多旨在通过直接折叠来重塑二尖瓣环的装置。Mitralign 系统（MittalignInc., Tewksbury, MA）由聚酯垫片，缝线和不锈钢锁组成。后瓣环的折叠缝合线通过主动脉瓣逆行通过放置二尖瓣环心室侧。放置两根缝合线以折叠 P1-P2 和 P2-P3（图 41-7）[50]。61 名患者参加了于 2014 年完成的旨在获得 CE 标志认证的 EU 研究。其中 45 例患者（73.8%）在 30 天随访时 MR、生活质量和 NYHA 分级均得到改善[51]。现在可用更大尺寸的置入装置将收缩距离增加 50%，这可能会带来更有力的环径缩小和更好的临床结果，但 CE 认证批准尚在审核中。

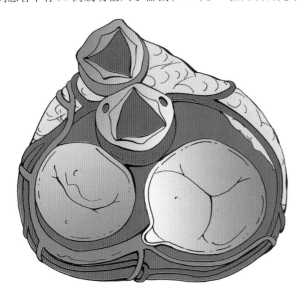

图 41-5　经冠状窦放置装置行二尖瓣后瓣环折叠

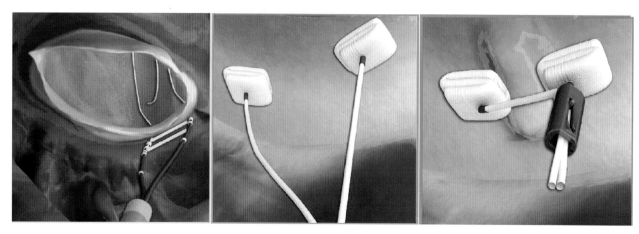

图 41-7 经皮经心室途径折叠二尖瓣后瓣环(© 2015 Mitralign. All rights reserved.)

另一种设备 Valtech Cardioband(Valtech, Inc. , Tel Aviv, Israel)将具有锚定螺丝的张力带通过经房间隔途径放置在二尖瓣环中[52]。然后,在超声心动图引导下调节张力带,直到反流随着瓣叶对合的恢复而消失。一项多中心研究的早期结果纳入 29 位有症状的中度至重度继发性 MR 患者,成功植入率 100%,93%患者术后即刻 MR 降低,并可维持超过 6 个月(91% MR≤2+)[53]。在 6 个月的随访中,11 例患者 6 分钟步行试验和 NYHA 分级均得到改善(37. 9%),但改善没有达到统计学意义。Valtech Cardioband 仍在等待 CE 标志的批准。

经导管二尖瓣置换

对于继发性 MR 的经皮治疗,目前最引人瞩目的概念可能是经导管二尖瓣置换(transcatheter mitral valve replacement, TMVR)。继发性 MR 的外科瓣环成形术的缺点之一是一年后约 1/3 的患者再次出现反流。即使外科手术或是经皮治疗在术后早期可能完全纠正反流,但随着心室疾病的进展导致其进一步继续扩张,引起乳头肌和二尖瓣瓣叶游离缘的牵拉,导致一些患者再次出现二尖瓣反流。实际上,据报道 MVR 后 12 个月的复发率高于 MV 置换(32. 6% vs 2. 3%)[54]。因为左室扩张不应影响植入的人工瓣膜,即使在术后进一步发生心室扩张,置换而非修复二尖瓣在理论上可以预防二尖瓣反流的复发。

在 TAVR 的快速发展之后,本可以期待 TMVR 的迅速应用。然而,TMVR 的发展因 MV 的复杂结构所延迟,该结构由左心室流出道、心室心肌、乳头肌、腱索和自体 MV 瓣叶组成。由于 MV 比 AV 具有更复杂的结构,因此与相对简单的 TAVR 技术相比,TMVR 必须考虑许多不同的因素。最重要的是,与主动脉瓣狭窄中的主动脉瓣环不同,二尖瓣环在 MR 中未钙化,因此植入瓣膜没有良好的锚固区。但是,生物 MV 瓣膜或完整的成形环的实心环结构可能是将 TAVR 瓣膜置于二尖瓣位置的理想锚固区。因此,近年来,在全球许多中心,高风险患者瓣中瓣(VinV)和环中瓣(VinR)手术已成为常规。瓣中瓣和环中瓣均可通过经心尖或经股动脉途径安全地进行[55-59]。但是,如果不事先进行外科 MV 或成形环植入,则很难固定 TM-VR。

目前已经开发出了几种可进行 TMVR 的装置,其中一些最近已经启动了同情使用和早期可行性的人体试验,还有一些尚未开始试验。这些设备包括 CardiAQ 装置(CardiAQ Valve Technologies, Inc. , Winchester, MA)、Tiara 装置(Neovasc, Inc. , Richmond, BC, Canada)、Tendyne 装置(Tendyne Medical, Inc. , Roseville, MN)和 Fortis 经心尖装置(Edwards Lifesciences, Irvine, CA)。

CardiAQ 是一种基于自膨胀支架的牛心包生物瓣膜。该装置在没有径向力的情况下可自锚定,并可抓捕自体的 MV 瓣叶(图 41-8A)。在 2012 年,这是第一个通过经股/经间隔途径植入人体的 TMVR 装置。重新设计后,第二代 CardiAQ 装置于 2014 年经心尖途径植入 3 例患者。预计 2015 年初开始将在 10 个机构纳入 100 名患者进行 CE 认证实验[60]。

Tiara 装置是一种基于镍钛合金的自膨胀牛心包生物瓣膜(图 41-8B)。可以通过 32Fr 无鞘系统经心尖植入。该设备捕获自体的二尖瓣叶,并具有完整的心房裙边,以最大限度地减少瓣周漏。瓣膜的 D 形设计有助于防止左室流出梗阻。在首次人体试验(first-in-man, FIM)中成功植入 3 例后,TIARA-I 可行性研究于 2014 年底开始。[61,62]

Tendyne 装置是一种经心尖的、自膨胀的、以镍钛合金为基础的猪心包生物瓣膜,其心室束缚固定系统将瓣膜锚定到左室心尖(图 41-8C)。它是完全可回收和可再定位的,并且有多种尺寸。在三位患者经过同情使用方案成功治疗后,该装置于 2014 年 11 月植入了早期可行性研究的第一位患者。该患者很快康复,并于术后 5 天出院[63]。

Fortis 经心尖器械由织物覆盖的镍钛合金支架和三个抗钙化处理的牛心包瓣叶组成。目前只有 29mm 尺寸的瓣膜可用,适用于自体瓣环直径(A2-P2)在 30~44mm 的患者。瓣膜固定由捕获二尖瓣叶的两个板(paddles)进行。心房裙边设计旨在防止瓣周漏。因为在整个过程中都会保持正常的血液流动,快速起搏不是必需的。Fortis 装置报道的全部 7 次植入均导致 MR≤1+级。其中一名患者因后板未能抓捕二尖瓣后叶而导致瓣膜部分移位而死亡。2014 年 8 月临床可行性研究开始招募患者[64,65]。

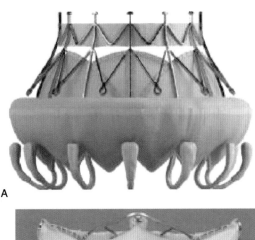

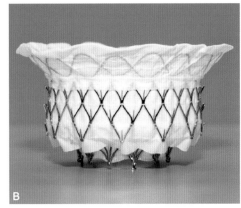

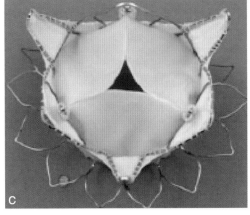

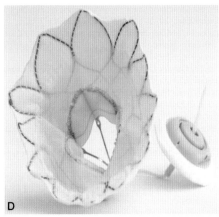

图 41-8　临床试验中的经导管二尖瓣置换装置（A. Used with permission from Tiara, Neovasc Inc, Richmond, BC, Canada. B. Used with permission from Tendyne Medical, Inc. , Roseville, MN. C. Used with permission from Intrepid, Medtronic Inc, Minneapolis, MN. D. Used with permission from Edwards Lifesciences LLC, Irvine, CA. ）

结论

对于经皮治疗二尖瓣反流有许多独特并吸引人的观念。尽管在经导管治疗主动脉狭窄方面进步显著，但二尖瓣关闭不全治疗的进展却慢得多。主要原因有：瓣膜解剖结构复杂，病理改变多样，需要复杂的输送系统，早期临床应用成功率低以及外科治疗方面已很完善。另外，合适的试验设计也很困难，其临床获益尤其难以证明。但是，临床的需求是相当大的，并且由于许多独特的观念正在早期研究中，在不久的将来有望取得重大进展。MV 将成为未来几年心脏治疗设备创新的最吸引人的方向之一。

（孔博　译　潘湘斌　审）

参考文献

1. Feldman T: Percutaneous mitral valve repair. *J Interventional Cardiol* 2007; 20:488-494.
2. Carabello BA: The current therapy for mitral regurgitation. *J Am Coll Cardiol* 2008; 52:319-326.
3. Mack M: Fool me once, shame on you; fool me twice, shame on me! A perspective on the emerging world of percutaneous heart valve therapy. *J Thorac Cardiovasc Surg* 2008; 136:816-819.
4. Masson JB, Webb JG: Percutaneous treatment of mitral regurgitation. *Circulat Cardiovasc Interven* 2009; 2:140-146.
5. Mack MJ: Percutaneous treatment of mitral regurgitation: so near, yet so far! *J Thorac Cardiovasc Surg* 2008; 135:237-239.
6. Carpentier A: Cardiac valve surgery—the "French correction". *J Thorac Cardiovasc Surg* 1983; 86:323-337.
7. Bach DS, Bolling SF: Improvement following correction of secondary mitral regurgitation in end-stage cardiomyopathy with mitral annuloplasty. *Am J Cardiol* 1996; 78:966-969.
8. Wu AH, Aaronson KD, Bolling SF, Pagani FD, Welch K, Koelling TM: Impact of mitral valve annuloplasty on mortality risk in patients with mitral regurgitation and left ventricular systolic dysfunction. *J Am Coll Cardiol* 2005; 45:381-387.
9. Silberman S, Oren A, Klutstein MW, et al: Does mitral valve intervention have an impact on late survival in ischemic cardiomyopathy? *Israel Med Assoc J* 2006; 8:17-20.
10. Calafiore AM, Iaco AL, Gallina S, Al-Amri H, Penco M, Di Mauro M: Surgical treatment of functional mitral regurgitation. *Inter J Cardiol* 2013; 166:559-571.
11. Milano CA, Daneshmand MA, Rankin JS, et al: Survival prognosis and surgical management of ischemic mitral regurgitation. *Ann Thorac Surg* 2008; 86:735-744.
12. Fedak PW, McCarthy PM, Bonow RO: Evolving concepts and technologies in mitral valve repair. *Circulation* 2008; 117:963-974.
13. Maisano F, Torracca L, Oppizzi M, et al: The edge-to-edge technique: a simplified method to correct mitral insufficiency. *Eur J Cardiothorac Surg* 1998; 13:240-245; discussion 245-246.
14. Alsidawi S, Effat M: Peri-procedural management of anti-platelets and anticoagulation in patients undergoing Mitraclip procedure. *J Thromb Thrombolys* 2014; 38:416-419.
15. Feldman T, Wasserman HS, Herrmann HC, et al: Percutaneous mitral valve repair using the edge-to-edge technique: six-month results of the Everest Phase I Clinical Trial. *J Am Coll Cardiol* 2005; 46:2134-2140.
16. Mauri L, Garg P, Massaro JM, et al: The Everest II Trial: design and rationale for a randomized study of the Evalve Mitraclip system compared with mitral valve surgery for mitral regurgitation. *Am Heart J* 2010; 160:23-29.
17. Franzen O, Baldus S, Rudolph V, et al: Acute outcomes of Mitraclip therapy for mitral regurgitation in high-surgical-risk patients: emphasis on adverse valve morphology and severe left ventricular dysfunction. *Eur*

Heart J 2010; 31:1373-1381.

18. De Bonis M, Lapenna E, Maisano F, et al: Long-term results (≤18 years) of the edge-to-edge mitral valve repair without annuloplasty in degenerative mitral regurgitation: implications for the percutaneous approach. *Circulation* 2014; 130:S19-24.

19. Dang NC, Aboodi MS, Sakaguchi T, et al: Surgical revision after percutaneous mitral valve repair with a clip: initial multicenter experience. *Ann Thorac Surg* 2005; 80:2338-2342.

20. Geidel S, Schmoeckel M: Impact of failed mitral clipping on subsequent mitral valve operations. *Ann Thorac Surg* 2014; 97:56-63.

21. Alozie A, Westphal B, Kische S, et al: Surgical revision after percutaneous mitral valve repair by edge-to-edge device: when the strategy fails in the highest risk surgical population. *Eur J Cardiothorac Surg* 2014; 46:55-60.

22. Paranskaya L, D'Ancona G, Bozdag-Turan I, et al: Percutaneous mitral valve repair with the Mitraclip system: perioperative and 1-year follow-up results using standard or multiple clipping strategy. *Catheter Cardiovasc Int* 2013; 81:1224-1231.

23. Singh K, Raphael J, Colquhoun D: A rare case of mitral stenosis after Mitraclip placement: transesophageal echocardiography findings and examination. *Anesth Analg* 2013; 117:777-779; discussion 779.

24. Cockburn J, Fragkou P, Hildick-Smith D: Development of mitral stenosis after single Mitraclip insertion for severe mitral regurgitation. *Catheter Cardiovasc Int* 2014; 83:297-302.

25. Feldman T, Foster E, Glower DD, et al: Percutaneous repair or surgery for mitral regurgitation. *N Engl J Med* 2011; 364:1395-1406.

26. Glower DD, Kar S, Trento A, et al: Percutaneous mitral valve repair for mitral regurgitation in high-risk patients: results of the Everest II Study. *J Am Coll Cardiol* 2014; 64:172-181.

27. Schillinger W, Hunlich M, Baldus S, et al: Acute outcomes after Mitraclip therapy in highly aged patients: results from the German Transcatheter Mitral Valve Interventions (TRAMI) Registry. *EuroIntervention* 2013; 9:84-90.

28. Maisano F, Franzen O, Baldus S, et al: Percutaneous mitral valve interventions in the real world: early and 1-year results from the ACCESS-EU, a prospective, multicenter, nonrandomized post-approval study of the Mitraclip therapy in Europe. *J Am Coll Cardiol* 2013; 62:1052-1061.

29. Nickenig G, Estevez-Loureiro R, Franzen O, et al: Transcatheter Valve Treatment Sentinel Registry Investigators of the ERPotESoC. Percutaneous mitral valve edge-to-edge repair: in-hospital results and 1-year follow-up of 628 patients of the 2011-2012 Pilot European Sentinel Registry. *J Am Coll Cardiol* 2014; 64:875-884.

30. Vahanian A, Alfieri O, Andreotti F, et al: Joint Task Force on the Management of Valvular Heart Disease of the European Society of C, European Association for Cardio-Thoracic S. Guidelines on the management of valvular heart disease (version 2012): the joint task force on the management of valvular heart disease of the European Society of Cardiology (ESC) and the European Association For Cardio-Thoracic Surgery (EACTS). *Eur J Cardiothorac Surg* 2012; 42:S1-44.

31. Nishimura RA, Otto CM, Bonow RO, et al: American College of Cardiology/American Heart Association Task Force on Practice Guidelines. 2014 AHA/ACC Guideline for the management of patients with valvular heart disease: a report of the American College of Cardiology/American Heart Association Task Force on Practice Guidelines. *J Am Coll Cardiol* 2014; 63:e57-185.

32. Vahanian A, Iung B: 'Edge to edge' percutaneous mitral valve repair in mitral regurgitation: it can be done but should it be done? *Eur Heart J* 2010; 31:1301-1304.

33. De Bonis M, Lapenna E, Pozzoli A, et al: Edge-to-edge surgical mitral valve repair in the era of Mitraclip: what if the annuloplasty ring is missed? *Curr Opin Cardiol* 2015.

34. Seeburger J, Rinaldi M, Nielsen SL, et al: Off-pump transapical implantation of artificial neo-chordae to correct mitral regurgitation: the tact trial (Transapical Artificial Chordae Tendinae) proof of concept. *J Am Coll Cardiol* 2014; 63:914-919.

35. Acker MA, Bolling S, Shemin R, et al: Mitral valve surgery in heart failure: insights from the acorn clinical trial. *J Thorac Cardiovasc Surg* 2006; 132:568-577, e561-564.

36. Nguyen TC, Cheng A, Tibayan FA, et al: Septal-lateral annnular cinching perturbs basal left ventricular transmural strains. *Eur J Cardiothorac Surg* 2007; 31:423-429.

37. Mihaljevic T, Lam BK, Rajeswaran J, et al: Impact of mitral valve annuloplasty combined with revascularization in patients with functional ischemic mitral regurgitation. *J Am Coll Cardiol* 2007; 49:2191-2201.

38. Ruiz CE, Kronzon I. The wishful thinking of indirect mitral annuloplasty: will it ever become a reality? *Circ Cardiovasc Interv* 2009; 2:271-272.

39. Sorajja P, Nishimura RA, Thompson J, et al: A novel method of percutaneous mitral valve repair for ischemic mitral regurgitation. *JACC Cardiovasc Interv* 2008; 1:663-672.

40. Tops LF, Kapadia SR, Tuzcu EM, et al: Percutaneous valve procedures: an update. *Curr Prob Cardiol* 2008; 33:417-457.

41. Sack S, Kahlert P, Bilodeau L, et al: Percutaneous transvenous mitral annuloplasty: initial human experience with a novel coronary sinus implant device. *Circulation Cardiovasc Interv* 2009; 2:277-284.

42. Webb JG, Harnek J, Munt BI, et al: Percutaneous transvenous mitral annuloplasty: initial human experience with device implantation in the coronary sinus. *Circulation* 2006; 113:851-855.

43. Piazza N, Bonan R: Transcatheter mitral valve repair for functional mitral regurgitation: coronary sinus approach. *J Interv Cardiol* 2007; 20:495-508.

44. Tops LF, Van de Veire NR, Schuijf JD, et al: Noninvasive evaluation of coronary sinus anatomy and its relation to the mitral valve annulus: implications for percutaneous mitral annuloplasty. *Circulation* 2007; 115:1426-1432.

45. Lansac E, Di Centa I, Al Attar N, et al: Percutaneous mitral annuloplasty through the coronary sinus: an anatomic point of view. *J Thorac Cardiovasc Surg* 2008; 135:376-381.

46. Maselli D, Guarracino F, Chiaramonti F, et al: Percutaneous mitral annuloplasty: an anatomic study of human coronary sinus and its relation with mitral valve annulus and coronary arteries. *Circulation* 2006; 114:377-380.

47. Schofer J, Siminiak T, Haude M, et al: Percutaneous mitral annuloplasty for functional mitral regurgitation: results of the carillon mitral annuloplasty device European Union Study. *Circulation* 2009; 120:326-333.

48. Siminiak T, Wu JC, Haude M, et al: Treatment of functional mitral regurgitation by percutaneous annuloplasty: results of the titan trial. *Eur J Heart Fail* 2012; 14:931-938.

49. Bach DS: Functional mitral regurgitation and transcatheter mitral annuloplasty: the carillon mitral annuloplasty device European Union Study in perspective. *Circulation* 2009; 120:272-274.

50. Siminiak T, Dankowski R, Baszko A, et al: Percutaneous direct mitral annuloplasty using the Mitralign Bident system: description of the method and a case report. *Kardiol Pol* 2013; 71:1287-1292.

51. Abizaid A. Mitralign CE Mark Study: 30-day outcome. *TCT* 2014.

52. Maisano F, La Canna G, Latib A, et al: First-in-man transseptal implantation of a "surgical-like" mitral valve annuloplasty device for functional mitral regurgitation. *JACC Cardiovasc Interv* 2014; 7:1326-1328.

53. Maisano F: Antegrade transvenous approach with the cardioband (valtech). *TCT* 2014.

54. Acker MA, Parides MK, Perrault LP, et al: Mitral-valve repair versus replacement for severe ischemic mitral regurgitation. *N Engl J Med* 2014; 370:23-32.

55. Cheung A, Webb JG, Barbanti M, et al: 5-year experience with transcatheter transapical mitral valve-in-valve implantation for bioprosthetic valve dysfunction. *J Am Coll Cardiol* 2013; 61:1759-1766.

56. Seiffert M, Conradi L, Baldus S, et al: Transcatheter mitral valve-in-valve implantation in patients with degenerated bioprostheses. *JACC Cardiovasc Interv* 2012; 5:341-349.

57. Webb JG, Wood DA, Ye J, et al: Transcatheter valve-in-valve implantation for failed bioprosthetic heart valves. *Circulation* 2010; 121:1848-1857.

58. Wilbring M, Alexiou K, Tugtekin SM, et al: Transapical transcatheter valve-in-valve implantation for deteriorated mitral valve bioprostheses. *Ann Thorac Surg* 2013; 95:111-117.

59. Descoutures F, Himbert D, Maisano F, et al: Transcatheter valve-in-ring implantation after failure of surgical mitral repair. *Eur J Cardiothorac Surg* 2013; 44:e8-15.

60. Sondergaard L: Cardiaq: design, clinical results, and next steps. *TCT* 2014.

61. Cheung A, Webb J, Verheye S, et al: Short-term results of transapical transcatheter mitral valve implantation for mitral regurgitation. *J Am Coll Cardiol* 2014; 64:1814-1819.

62. Cheung A: Neovasc tiara: design, clinical results and next steps. *TCT* 2014.

63. Grayburn PA: Tendyne transapical mitral valve replacement acute first-in human clinical results. *TCT* 2014.

64. Bapat V: Edwards Fortis: design, clinical results, and next steps. *TCT* 2014.

65. Bapat V, Buellesfeld L, Peterson MD, et al: Transcatheter mitral valve implantation (TMVI) using the Edwards Fortis device. *EuroIntervention* 2014; 10(Suppl U):U120-128.

第 42 章　二尖瓣置换

Tsuyoshi Kaneko ● Maroun Yammine
Dan Loberman ● Sary Aranki

42

本章主要讨论二尖瓣机械瓣和生物瓣置换术的手术适应证、手术技术和近远期随访结果。本章所讨论的瓣膜都是目前(2015 年)经 FDA 批准使用的。图 42-1 列出了之前和现在 FDA 批准的人工二尖瓣机械瓣装置,包括 Starr-Edwards 球笼瓣膜(现已不用)、Omnicarbon 侧倾碟瓣、美敦力

Hall 侧倾碟瓣、St. Jude 机械二叶瓣、Carbomedics 二叶瓣、ATS 二叶瓣和 On-X 的二叶瓣。FDA 批准的人工生物瓣膜如图 42-2 所示,包括 Hancock Ⅱ 猪瓣膜、Carpentier-Edwards 猪瓣膜、Carpentier-Edwards 心包瓣膜、Mosaic 猪瓣膜、Biocor 猪瓣膜。

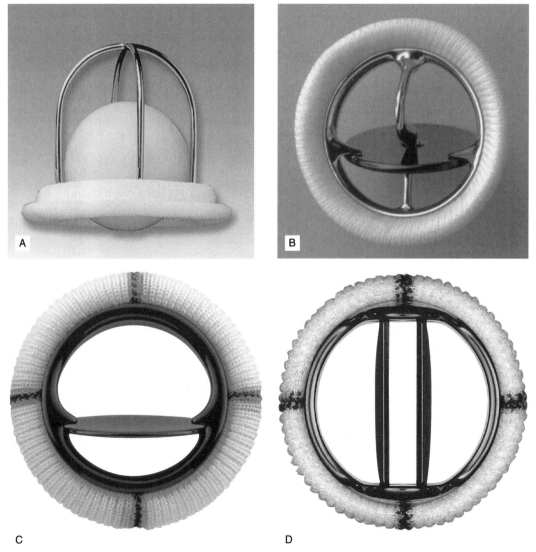

图 42-1　FDA 批准的机械二尖瓣瓣膜。A. Starr-Edwards 球笼瓣。B. 美敦力 Hall 侧倾碟瓣。C. Omnicarbon 侧倾碟瓣。D. St. Jude 机械二叶瓣

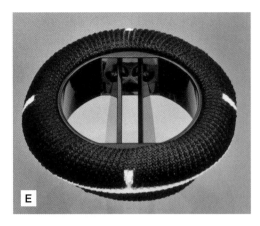

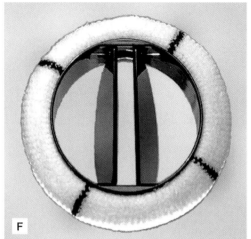

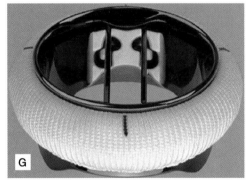

图 42-1(续)   E. Carbomedics 二叶瓣。F. ATS 二叶瓣。G. On-X 二叶瓣

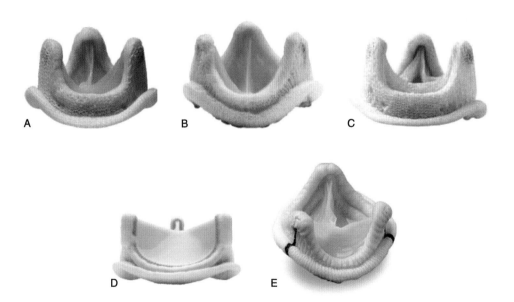

图 42-2   FDA 批准的生物二尖瓣瓣膜。A. Hancock II 猪异种瓣膜。B. Carpentier-Edwards 猪异种瓣膜。C. Mosaic 猪异种瓣膜。D. Carpentier-Edwards 牛心包异种瓣膜。E. St. Jude Biocor 猪瓣膜

　　各公司的人工瓣膜在持续不断的更新换代中,但是理想的人工瓣仍没有研制出来。这种理想的人工瓣膜应该具有机械瓣膜的耐久性和自体生物组织瓣膜良好的血流动力学性能。因此,理想的瓣膜置换装置应该不需要终身抗凝,且没有血栓栓塞或瓣膜血栓形成的风险。为了实现这一目标,需要超越现有设计的重大突破。

二尖瓣置换术的适应证

　　二尖瓣置换术的适应证是不断变化更新的。由于越来越多使用修复技术,特别是对于二尖瓣关闭不全的患者,行二尖瓣置换术还是成形术主要依靠外科医生的经验。目前二尖瓣

置换的指征是：大多数外科医生无法修复或者成形后远期结果不佳的二尖瓣疾病。现在讨论手术适应证主要根据以下两点：①病理生理阶段；②所需瓣膜的类型（例如：机械瓣或生物瓣）。

二尖瓣狭窄

二尖瓣狭窄（MS）几乎都由风湿热引起的，尽管只有50%的患者有确切的临床病史。由于有效预防了风湿热，最近几十年二尖瓣狭窄发生率在美国已经显著下降，但在一些发展中国家，二尖瓣狭窄仍然很常见。2/3的风湿性二尖瓣狭窄的患者为女性。

合并风湿性瓣膜炎的病理改变主要表现为瓣叶交界大部分融合、腱索的短缩和融合，以及纤维化导致瓣叶增厚最终造成瓣叶僵硬、挛缩和钙化。接近25%的患者为单纯二尖瓣狭窄，但是另有40%的患者二尖瓣狭窄合并二尖瓣关闭不全[1]。

二尖瓣狭窄常常是在风湿热急性发病10年或20年后发展而来，起初没有症状或者慢性起病，直到狭窄变得更为严重。活动耐量的下降通常为首发症状，继之呼吸困难并可进展为肺水肿。新发心房颤动（简称房颤）伴随血栓栓塞、咯血以及肺动脉高压是二尖瓣狭窄患者的其他常见症状。

除了超声心动图，有症状的二尖瓣狭窄患者的诊断检查，应该包括全面的心导管检查，对所有大于40岁的患者都应行冠状动脉造影检查。对大多数有症状的年轻患者，超声心动图评估二尖瓣就足够了，除非有胸痛症状或冠心病病史。经典的超声心动图检查可以通过测量瓣膜的压差和面积明确二尖瓣狭窄程度，但是对于一些复杂病例，心导管检查直接测量可能更有帮助。

最近出版的2014年美国心脏病学院/美国心脏协会（ACC/AHA）指南对二尖瓣狭窄提出了新的分期系统。重度二尖瓣狭窄的标准已经由二尖瓣开口面积小于等于1.0cm²改为1.5cm²,（正常的自然二尖瓣面积在4~6cm²），和/或舒张压下降一半时间大于150ms。有症状重度二尖瓣狭窄归为D期，无症状的重度狭窄归为C期。最后，二尖瓣口面积小于1.0cm²或舒张压下降一半时间大于220ms被定义为"极重度二尖瓣狭窄"。

目前，对于二尖瓣狭窄首选治疗是经皮球囊瓣膜成形术，具有特定的解剖特性（表42-1）的患者做这种瓣膜成形术成功率更高[2]。Wilkins评分考虑了瓣膜厚度、钙化、瓣叶活动度瓣下结构的增厚，可以用来预测这个手术的成功率。每一条都可评1~4分，总得分≤8分，预测做球囊瓣膜成形术的成功率较高。如果得分>8分，推荐行二尖瓣置换术[3]。因此，在2014年ACC/AHA指南中的推荐为：二尖瓣外科手术的Ⅰ类推荐：症状严重的（纽约心功能分级Ⅲ/Ⅳ级）重度狭窄二尖瓣患者（D期），没有手术高危因素，且不适合行球囊瓣膜成形术，或者之前球囊成形术失败，或者严重狭窄患者要行其他心脏外科手术。Ⅱa类推荐：症状严重的（纽约心功能分级Ⅲ/Ⅳ级）重度狭窄二尖瓣患者（D期），有其他手术适应证。Ⅱb类推荐：中度狭窄（瓣口面积1.6~2.0cm²）患者要行其他心脏外科手术，重度狭窄（C或D期）患者在进行足量的抗凝治疗后仍有反复的栓塞事件发生。我们必须指出，继发于二尖瓣狭窄的肺动脉压力持续上升程度，仍然是二尖瓣外科医生的关注点。40多年的研究已经发现，二尖瓣狭窄患者进行二尖瓣置换后，大多数患者肺动脉压力在几小时内立即下降，而另外一些患者，在术后几周到几月内逐渐下降[4-6]。

表42-1　对二尖瓣狭窄处理的推荐总结

推荐	推荐类别	证据级别
有症状，严重MS（MVA≤1.5cm²,D期），二尖瓣叶条件良好，病理改变不重，无禁忌证，推荐PMBC	Ⅰ	A
症状严重（NYHA分级Ⅲ/Ⅳ）合并重度MS（MVA≤1.5cm²,D期），外科手术风险不高，不适合PMBC或者之前失败者，推荐二尖瓣外科手术	Ⅰ	B
重度MS（MVA≤1.5cm²,C或D期）进行其他心脏外科手术，同期行二尖瓣外科手术	Ⅰ	C
无症状重度MS（MVA≤1.0cm²,C期），瓣膜条件良好，无禁忌证，PMBC是合理的	Ⅱa	C
症状严重（NYHA分级Ⅲ/Ⅳ）的重度MS（MVA≤1.5cm²,D期），只要有其他手术指征，二尖瓣外科手术就是合理的	Ⅱa	C
无症状重度MS（MVA≤1.5cm²,C期），瓣膜形态学良好，合并新发房颤，无禁忌证，可以考虑行PMBC	Ⅱb	C
MVA≤1.5cm²时，有症状，活动时有提示明显MS的血流动力学证据，可以考虑行PMBC	Ⅱb	C
症状严重（NYHA分级Ⅲ/Ⅳ）合并重度MS（MVA≤1.5cm²,D期），不适合或者外科手术风险高，即使瓣叶解剖条件较差，可以考虑PMBC	Ⅱb	C
中度MS（MVA≤1.6~2.0cm²）进行其他心脏外科手术，可以考虑同期行二尖瓣外科手术	Ⅱb	C
重度MS（MVA≤1.5cm²,C或D期），即使接受了足够的抗凝治疗后，仍有复发的栓塞事件，可以考虑二尖瓣外科手术加左心耳切除	Ⅱb	C

MS,二尖瓣狭窄；MVA,二尖瓣开口面积；NYHA,纽约心脏协会；PMBC,经皮二尖瓣球囊成形术。

历史上,随着第二次世界大战后闭式交界切开术的成功开展和20世纪60年代早期Starr-Edwards瓣膜的发展,促进了风湿性心脏瓣膜病外科手术数量迅猛增长。20世纪90年代,球囊扩张治疗纤维性二尖瓣狭窄普遍推广[6-8]。直视下二尖瓣交界切开和瓣膜成形术给二尖瓣狭窄患者带来了另一种治疗选择[9-10],但是有一些研究显示二尖瓣机械瓣换术有更好的远期效果[11]。许多慢性二尖瓣狭窄的患者瓣叶已经显出了严重的变性,包括:所有腱索显著增厚和短缩,瓣下空间减少,乳头肌粘连以及瓣环和瓣叶钙化,需要瓣膜替换手术。对于严重病变的瓣膜行激进的去钙化和冒进的重建手术总体上没有获得良好的远期效果。然而,一些外科医生仍然提倡对这部分患者积极行修复手术[12]。

二尖瓣关闭不全

二尖瓣关闭不全的病因很多,对二尖瓣关闭不全的患者是否手术的指征也要比二尖瓣狭窄的患者复杂得多。但是合并急性缺血或心内膜炎的二尖瓣反流患者例外,因为这部分患者手术指征非常明确。二尖瓣关闭不全的病理机制与诸多代谢、功能和解剖异常相关[1]。可归类为二尖瓣退行性变(如二尖瓣脱垂、腱索断裂或拉长)、风湿、感染和缺血导致的二尖瓣病变。最近的ACC/AHA指南将二尖瓣关闭不全分为原发性二尖瓣关闭不全和继发性二尖瓣关闭不全,并根据患者的症状和疾病严重程度再进行分级[2]。

对原发性二尖瓣关闭不全,推荐的外科处理手段是进行二尖瓣修复术,我们将在本书其他章节进行描述。对于有症状的严重二尖瓣关闭不全同时左室射血分数(left ventricular ejection fraction,LVEF)30%以上,或者无症状的严重二尖瓣关闭不全伴有LVEF下降(30%~60%)的患者,进行二尖瓣外科手术是Ⅰ类推荐。需要强调的是,对于二尖瓣关闭不全患者,下降的射血分数不能很好地反映左室功能,在不可逆的左心衰患者中,射血分数由于存在通过瓣膜的反流往往可以保持不变[13,14]。心排血量低于<40%通常提示严重的左心功能不全,进行外科手术的效果不如正常心室功能患者理想[15,16]。近来,测量左室收缩末期容积和直径对于评估左室状态和决定手术最佳时机被认为是更加可靠的无创检查指标[17,18]。因此,对于无症状二尖瓣关闭不全患者,左室舒张末径>40mm也被认为是Ⅰ类指征。

对于黏液退行性二尖瓣脱垂导致的原发性二尖瓣关闭不全患者,特别是对于脱垂广泛而且修复成功率高的局部病变,修复成形手术指征明确[19-23]。而风湿性二尖瓣反流患者,如果出现全瓣叶组织的钙化沉积以及腱索和乳头肌的短缩,修复成功的可能性很小,二尖瓣置换通常是最慎重的手术选择[24]。但是,也有报道这部分患者行外科重建手术结果良好[25]。心内膜炎患者,由于瓣叶组织和瓣下结构的破坏以及瓣环脓肿形成,往往可能需要行瓣膜置换术。尽管瓣膜修复和避免使用人工材料符合感染状态的要求,但由于瓣膜结构破坏程度可能会使修复无法进行。因此,在对感染组织进行认真清理以及对瓣环重建之后,再进行二尖瓣置换术[26-28]。

对继发性二尖瓣关闭不全,严重的继发性二尖瓣关闭不全进行其他心脏外科手术时,同期进行二尖瓣手术是Ⅱa类推荐,有症状的严重二尖瓣关闭不全进行二尖瓣手术是Ⅱb类推荐。最近的随机对照研究对严重缺血性二尖瓣关闭不全患者进行换瓣和修复手术进行了比较,显示死亡率和左室重构无明显差异[29]。然而二尖瓣修复组有33%复发中度或重度二尖瓣关闭不全,而换瓣组只有2%。其他不利于的二尖瓣修复手术效果的特殊发现有:瘢痕化短缩的乳头肌致使瓣叶活动受限,急性坏死的乳头肌,腱索断裂合并瓣叶组织广泛钙化[30-32]。

瓣膜类型的选择

机械瓣置换术适应证

对于年轻患者、合并慢性房颤需要长期服用抗凝药的患者,以及任何想避免再次手术的患者,瓣膜置换手术应该选用机械瓣膜。St. Jude双叶瓣是目前最常用的人工二尖瓣膜,因为它有很好的血流动力学特点,并且易于植入。最近大家很关注On-X机械瓣膜,因为其抗凝要求低,但结果仍需临床试验证实[33]。选择哪种瓣膜取决于外科医生的喜好,偶尔也取决于瓣环的状态以及既往是否多次手术应用。最新的2014 ACC/AHA指南已经将65岁换机械瓣为Ⅰ类推荐改为"医患双方按照患者意愿和再手术风险共同做出决定"。60岁以下换机械瓣,60~70岁可以选择机械瓣或者生物瓣为Ⅱa类推荐。

我们曾经对65岁以下进行二尖瓣置换的患者进行了倾向性匹配分析,结果显示,生物瓣组的再手术率更高,机械瓣组的生存率更高(11年 vs 13年,$P=0.004$,图42-3)。因此,对这些患者,我们推荐使用机械瓣[34]。

生物瓣置换术的适应证

任何年龄组的具有窦性心律患者,为了避免抗凝可以选择生物瓣。最新的2014 ACC/AHA指南对任何年龄的有抗凝禁忌,或者不能正确进行抗凝管理,或者不愿意服用抗凝药物的患者,生物瓣是Ⅰ类推荐。生物瓣更适合65岁以上窦性心律的患者,因为它们在老年人体内衰败的更慢[35]。此外,某些60多岁患者因为合并其他疾病,预期寿命比人工生物瓣膜寿命短[36,37]。特别是因为合并缺血性二尖瓣反流和冠心病需要同时行二尖瓣置换和冠脉搭桥手术的患者相对于没有合并冠心病的患者远期生存率明显下降[38-43]。这部分患者再手术风险很低,最好避免抗凝治疗。

对于各种生物瓣膜,20年随访结果已经明确瓣膜的结构性衰败(structural valve degeneration,SVD)是这类瓣膜主要的并发症[44-49]。猪二尖瓣生物瓣膜耐久性明显低于主动脉生物瓣膜,而后者的耐久性与年龄成正比[45]。对于儿童和年轻人来说生物瓣可在数月或数年内衰败,而对于70~80岁的患者数年才逐渐衰败[44,50]。实际上,年龄小于60岁的二尖瓣生物瓣植入患者最终都要再次更换,在儿童和小于35~40岁的成人患者瓣膜衰败的速度更快,因此,对于这些年龄组不推荐使用生物瓣[51]。但是,猪二尖瓣生物瓣膜对于年轻人仍有适应证,想要怀孕的妇女可以使用生物瓣以避免华法林的抗凝作用和妊娠期的胎儿损害[52-55]。

在最近的十年中,诸多来自欧洲中心的文献报道,二尖瓣置换术中应用无支架低温冷冻同种瓣[56-59]和无支架异种

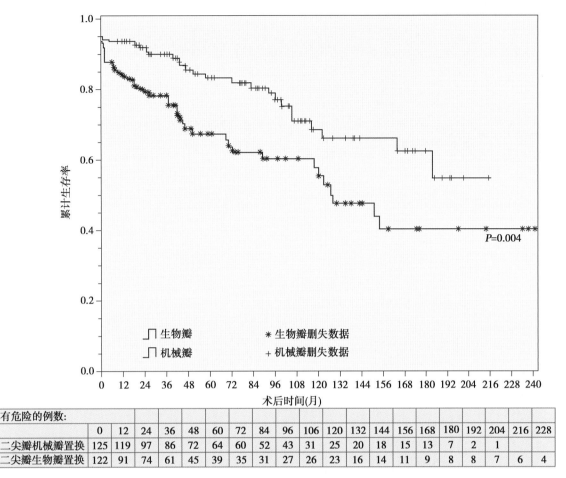

图 42-3　65 岁以下二尖瓣置换患者,生物瓣与机械瓣的比较

有危险的例数:																			
	0	12	24	36	48	60	72	84	96	106	120	132	144	156	168	180	192	204	216	228
二尖瓣机械瓣置换	125	119	97	86	72	64	60	52	43	31	25	20	18	15	13	7	2	1		
二尖瓣生物瓣置换	122	91	74	61	45	39	35	31	27	26	23	16	14	11	9	8	8	7	6	4

瓣[60-63],特别是心内膜炎患者。这种生物瓣膜移植时,将供体的乳头肌重新缝合在受体的乳头肌上,瓣环全周缝合。已经证明这项技术是安全的和可重复的,但是瓣膜寿命仍不持久,因此不能用于年轻患者[60]。还有报告建议这种瓣膜可以适用于心内膜炎患者,取代有支架的人工瓣膜置换。自体肺动脉瓣也被用来进行二尖瓣置换(ROSS Ⅱ手术),但是病例数很少,随访时间也相对较短[64-66]。

二尖瓣手术的趋势

二尖瓣外科手术自诞生之后一直在不断改进。来自美国胸外科协会成人心外科数据库(STS ACSD)的心脏外科手术数据证实,越来越多的外科医生首选二尖瓣修复手术而不是二尖瓣置换手术已呈发展趋势。Gammie 等人使用 STS ACSD 数据评估了 2000—2007 年美国的二尖瓣手术[67]。期间共完成 210 529台二尖瓣手术。其中共有 58 370 位患者是首次行二尖瓣手术。在 7 年的研究时间中,二尖瓣修复手术增加了 50%,而二尖瓣置换术中生物瓣的使用增加了 100%,同时机械瓣的使用下降了。

Gammie 和同事还发现手术方式更趋向于尊重患者的选择。相比较于行二尖瓣成形手术的患者,接受二尖瓣置换术者倾向于老龄、女性患者、并多半患有其他并发症(例如糖尿病、高血压、慢性肺病和卒中),同时合并三尖瓣病变、二尖瓣狭窄且无症状的患者更少。在生存率方面,二尖瓣修复手术的总风险调整死亡率要低于二尖瓣置换手术[比值比(OR)0.52,95%置信区间(CI)0.45~0.59,P<0.000 1)。瓣膜类型的选择和生存率的关系没有列出,感觉是因为患者因素也影响最初手术方式的决定,这就导致结果比较混乱。

二尖瓣装置的血流动力学

机械瓣

经过 50 年来的努力,机械和生物心脏瓣膜设计不断改进,成为替换病态二尖瓣的理想装置。良好的心脏瓣膜,对前向血流造成最小的阻力,瓣叶关闭时只产生微量的逆向反流。设计必须使紊乱停滞的血流在体内生理状态下最小化。瓣膜必须终身耐用,材料必须是生物材料构成的,无抗原性、无毒、无免疫原性,不可降解且无致癌性。瓣膜也必须有较低的血栓栓塞的发生率。

血流通过的阻力取决于:瓣口的直径,人工瓣叶的尺寸、外形和质量,开放的角度,以及不同瓣径的人工瓣膜其瓣叶或碟片与瓣环平面的方向。二尖瓣瓣口面积与总瓣环面积的比值越大,舒张期通过二尖瓣位瓣膜的跨瓣血流的阻力越小。宽的开放角度能够改善有效瓣口面积,从而降低舒张期压差。表 42-2列出了所有 FDA 批准的人工二尖瓣瓣膜最常用尺寸的血流动力学参数[68-71]。在体内情况下,用有创检查(心导管检查)和无创检查(超声心动检查)评估静息状态下的结果汇总在表中。

表 42-2　二尖瓣人工瓣的血流动力学

瓣膜	参考文献	有效开口面积（cm²）									
		导管指标					多普勒超声心动图指标				
		25mm	27mm	29mm	31mm	33mm	25mm	27mm	29mm	31mm	33mm
Starr-Edwards	Pyle（1978）		1.4	1.4	1.9			8.0	10.0	5.0	
	Sala（1982）							7.9	6.7	5.0	
	Horskotte（1987）		1.8					6.3			
Omniscience/Omnicarbon	Mikhail（1989）							6.1		5.4	
	Messner-Pellenc（1993）		1.9	2.2	2.0	2.0	4.3	3.6	3.5	2.0	
	Fehsk（1994）						6	6	5	6	4
	di Summa（2002）	1.7	1.9	1.6	1.9		9	4.1	5.1	5.6	
Medtronic Hall	Hall（1985）							3.0	2.7	2.0	
	Fiore（1998）						4.0	4.3	3.1	2.9	2.7
St. Jude	Chaux（1981）			2.1	2.8	3.1			1.9	1.8	1.6
	Horskotte（1987）			3.1					2.3		
	Fiore（1998）						3.0	3.3	3.8	1.5	2.5
	Hasegawa（2000）	2.6	2.5	2.4							
Carbomedics	Johnston（1992）			3.3					3.8		
	Chambers（1993）		2.1	2.1	1.8			3.9	3.3	3.3	
	Carbomedics（1993）		2.9	3.0	3.0			3.9	4.6	4.6	
	Carrier（2006）						5.3	4.9	4.6	4.4	4.9
ATS	Westaby（1996）		3	2	2	2					
	Shiono（1996）						5	6	4.5		
	Hasegawa（2000）	2.3	2.6	2.7							
	Emery（2001）						7.8	5	6	4	3
Hancock Ⅱ	Johnson（1975）		1.0	2.5	1.8			12.0	5.0	5.0	
	Ubago（1982）		1.3	1.0	1.0			7.0	7.6	7.4	
	Khuri（1988）		1.5	2.0	1.8			7.0	7.0	7.0	
Carpentier-Edwards 猪瓣膜	Chaitman（1979）		1.7	2.2	2.8			7.0	6.7	5.0	
	Levine（1981）			3.0	3.2				2.0	2.6	
	Pelletier（1982）		1.7	2.4	2.5			6.5	7.4	5.3	
Carpentier-Edwards 牛心包瓣	Aupart（1997）	2.6	2.7	2.6	3.1		4.1	3.0	3.0	3.0	3.1
Mosaic	Thomson（2001）			1.7(所有尺寸)							
	Eichinger（2002）	2.6	1.5	1.8	2.1		4.6	3.8	4.4	2.7	
		1.1	0.9	1.0	0.9		4.2	5.8	4.8	4.0	
	Fradet（2004）										
Biocor	Rizzoli（2005）			3.1	3.3	3.6			6.7	6.2	5.4
正常				4.6					0		
严重狭窄				>1.0					>12		
术后要求				>1.5					>10		

跨二尖瓣装置的血液湍流是由前向或反向血流受阻造成的。通过调整瓣叶的设计和角度以保证通过瓣口的中央血流,尽量减少瓣架和瓣轴进入血流区域,可以将这种阻碍降到最低(图 42-4)。溶血是由红细胞破坏产生的,这种破坏是由湍流的空化和剪切效应、高速血流、反流以及瓣膜关闭时的机械破坏造成的[72]。瓣周血流的淤滞和湍流增加了血小板的聚集,导致凝血蛋白的激活和血栓形成。

动力性反流是所有人工瓣膜的特点,包括关闭过程中产生的关闭容积加上瓣叶关闭状态下通过瓣膜渗漏的反流量。关闭容积与有效瓣口面积和瓣叶关闭时间存在函数关系。渗漏反流是人工瓣膜本身固有的,它取决于瓣膜保持关闭的时间[73]。少量反流容积有益于减少血流淤积和血小板聚集,减轻瓣膜血栓和相关血栓栓塞的发生。

球笼机械瓣

Starr-Edwards　于 1965 年问世,Starr-Edwards 6120 是唯一通过 FDA 认证的球笼型人工二尖瓣瓣膜,但是产品于 2007

年退市(图 42-1A)。球笼内的瓣叶是由灌注了钡的硅橡胶球组成,球笼由钨铬钴合金制成并且凸入左室。这种瓣膜有一大的聚四氟乙烯或聚丙烯材料制成的缝合环,比具有相似瓣环尺寸的其他人工瓣膜产生相对较小的有效瓣口面积和较大的舒张压力阶差。相比较于其他的机械瓣膜,球笼型瓣膜的设计本身不会有渗漏反流,与其他机械瓣相反,反流的存在提示可能存在病理改变。中央球形的瓣叶设计造成了前向血流侧偏,导致了湍流和空化效应的发生,增加了溶血和血栓栓塞等并发症的发生(图 42-4A)[74-76]。

单叶机械瓣

Medtronic Hall　斜碟瓣较球笼型二尖瓣瓣膜有更好的血流动力学特点(图 42-4B),但是随着新的瓣膜设计和技术的发展,它们已经被市场淘汰。Medtronic Hall 中央轴碟型瓣膜在1977—2009 年间使用,在早期 Hall-Kaster 瓣膜的基础上进行了工程设计改进[77](图 42-1B)。70 度的打开角度产生了不到左室每搏量 5% 的反流,对于前向血流没有显著影响。碟型瓣叶在关闭末期可以滑出底座,产生一个间隙允许血流通过,使血液在接触瓣叶表面产生血流淤滞作用最小化[78]。大的开放角度和薄片型瓣叶,以及更薄的缝合环使得各个尺寸的瓣膜具有更好的血流动力学指标,并且兼备相对更大的有效瓣口面积和更低的平均舒张期压差。

Omniscience-Omnicarbon　Omniscience 的斜碟瓣膜于1978 年问世,它是由 Lillehei-Kaster 轴碟型瓣膜经过设计更新演变而来的第二代产品[79]。比起上一代产品,它具有更大的瓣口/瓣环比,达到 80° 的更大的开放角度,更好的血流动力学。特殊的碟片设计减小了反流容积、湍流以及产生血流停滞和剪切力的区域。但是,有报道术后开放角度在 44.8°[69] ~ 75.9°[80],这使得临床研究对其血流动力学产生了巨大的争议。造成如此大变化的可能因素包括瓣尺寸,植入时瓣膜方向和抗凝状态[80,81]。新一代的 Omniscience 瓣膜是全碳 Omnicarbon 单叶瓣膜,2001 年在美国批准使用,但在欧洲 1984 年就已经进入临床应用了(图 42-1C),底座材料由热解碳代替了钛。这种改变的好处是血栓栓塞、瓣膜血栓形成以及再手术的发生率较前一代产品都显著下降[82]。但是在 2005 年,公司停止生产后 Omnicarbon 瓣就停用了。

目前在美国唯一还在使用的瓣膜设计是双叶瓣,许多制造商都生产。

双叶机械瓣

St. Jude 机械瓣　设计独特的 St. Jude 双叶瓣于 1977 年问世,是当前世界范围应用最广的人工瓣膜(图 42-1D)。两个独立的热解碳半碟片装置固定在热解碳瓣架内,整个瓣架附着在涤纶缝合环上。瓣架有两个枢轴保护装置伸入左房。双叶瓣的设计产生了三个不同的通过瓣口血流区,它要比球笼型瓣膜和单叶斜碟型瓣膜提供更加均一,中心性和薄片状血流。这种血流改善使得它比另两种人工瓣在任何瓣环直径和心排血量情况下[84],产生更少的湍流,并降低了舒张期跨二尖瓣的压差[73,83](图 42-4C)。相对较小尺寸的瓣膜也具有良好的血流动力学,使得它特别适合用在儿童中[84]。85° 的中心开放角度,30° ~ 35° 的闭合角度,很薄的缝合环,可以为各种尺寸大小的瓣膜提供更大的有效瓣口面积,但代价是反流容积增大,尤其是在低心率情况下。在体内不同步的瓣叶关闭也会增加反

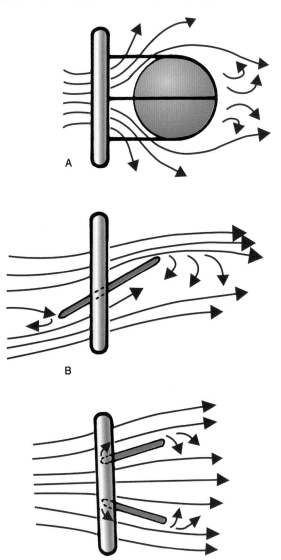

图 42-4　不同机械瓣设计的流体特性。A. 球笼瓣。B. 斜碟瓣。C. 双叶瓣

流容积[85]。这种设计使的在小尺寸人工瓣的任何一个可旋转平面都有极好的血流动力学功能[86]。虽然瓣叶平面是反解剖的,两个瓣叶之间的裂隙与自然瓣叶开放时血流轴的方向相垂直,这可以降低后方左室壁对瓣叶的碰撞[87]。新一代产品模型加上了可转动的缝合袖状设计。

Carbomedics 瓣　FDA 于 1986 年批准使用 Carbomedics 双叶瓣(图 42-1E)。这种扁平瓣由热解碳构成,没有枢轴保护装置、支撑杆和瓣口周围突起等,可以降低通过瓣膜时对血流的阻挡和湍流[73]。它有一个可转动的缝合袖口的设计,Opti-Form 系列具有一个更宽大且富有弹性的缝合袖,对于瓣膜条件不同的患者可以更容易的进行瓣环上,瓣环内和瓣环下的缝合操作。采用双叶设计,瓣膜开放角度高达 78°,提供了相对大的有效瓣口面积,跨瓣舒张压差,仅略大于 St. Jude 双叶瓣。由于狭窄的闭合角度和较大的渗漏容积,Carbomedics 瓣膜不能降低双叶瓣设计本身造成的反流容积。尽管总体来说这一瓣膜有好的血流动力学功能,但是在二尖瓣的位置,25mm 的 Carbomedics 瓣膜具有相对较高的跨瓣舒张压差和较大的反流能量的损失,尤其是在高流速状态下。血流动力学研究建议应该避免在小开口面积的二尖瓣患者中使用 Carbomedics 瓣膜[73]。

Advancing the Standard(ATS)瓣　ATS Open Pivot® 双叶人工机械瓣膜从 2000 年开始在美国临床中使用。与 Carbomedics 瓣膜相似,它是一个扁平双叶瓣结构,由热解碳的瓣架和含有石墨成分的热解碳瓣叶组成(图 42-1F)。枢轴区固定在整个瓣环上,瓣叶绞合在碳结构瓣环的轴凸保护装置上。这一设计使得整个瓣膜的高度最小化,瓣口面积更大,在瓣环内没有空腔,在理论上降低了血流淤滞或可能发生的漩涡,也可以减少令一些患者烦恼的瓣膜噪音[87]。瓣叶的最大打开角度提高到了 85°,缝合环由固定在硬质钛环上的双丝绒聚合酯构成,便于外科医生在缝合过程中和缝合后可以旋转瓣口。

On-X 人工瓣　于 2002 年由 FDA 批准使用。双叶瓣的设计与 St. Jude、Carbomedics、ATS 的人工瓣膜相似,血流动力学表现也类似,例如具有相对大的瓣口直径和较大的开瓣角度(90°)(图 42-1G)。不同于其他人工机械瓣膜由硅合金热解碳组成,On-X 瓣膜则由纯热解碳构成,这材料比硅合金热解碳材料更加强韧,并使瓣口处的血流体力学特性更加高效,例如增加瓣口长度和喇叭口形可以降低跨瓣压差。早期的临床结果满意,该瓣几乎不会造成溶血,术后血清乳酸脱氢酶的水平都在正常范围[88,89]。

机械瓣的抗凝

主动脉瓣和二尖瓣机械瓣换瓣术后,华法林仍是主流的抗凝药物[89]。需要抗凝已经成为人们不愿意使用这种瓣膜的主要因素,因为术后生活方式随这种治疗而发生了改变。实际上,这也是造成最近发现年轻患者转向使用生物瓣的主要原因,尽管和机械瓣相比,生物瓣的使用寿命更短[90,91]。鉴于在华法林治疗期间,除了需要频繁监测凝血指标,还需要时间进行肝素-华法林过渡,人们正在努力找到替代品。新的口服抗凝药(达比加群、依杜沙班、利伐沙班)是理想的华法林替代品,它们的半衰期更短,不需要持续监测凝血指标[90]。这些药物经 FDA 批准用于治疗非瓣膜性房颤,预防深静脉血栓/肺动脉栓塞,但不能用于机械瓣抗凝。2012 年开始的 RE-ALIGN 研究

2 期试验中,达比加群是唯一在机械瓣换瓣患者中与华法林进行比较的药物[92]。不幸的是,因为达比加群组的中风、心肌梗死、主要出血事件明显增加,这个试验被提前终止。这个研究之后,FDA 宣布达比加群在此类患者中禁忌使用。对于机械瓣换瓣患者,没有其他新型口服抗凝药和华法林的随机对照研究,华法林对这类人群仍是口服抗凝药的王者。

生物瓣

猪瓣膜

猪的二尖瓣生物瓣是模仿体内主动脉瓣的血流动力学特点而设计的。Hancock Ⅰ 型二尖瓣生物瓣在 1970 年问世。这种生物瓣有 3 个被戊二醛固定的猪主动脉瓣叶安装到聚丙烯支架上,支架外附着有涤纶包裹的硅缝合环。该设计使血流为中心层流形式通过瓣膜,这样有助于降低舒张压差,同时使湍流最小化[83]。然而,支架会阻碍前向血流并导致跨瓣的舒张压差相应增大。支架和大的缝合环使有效瓣口面积小于同型号的机械瓣(表 42-2)。

Hancock Ⅱ 型生物瓣(图 42-2A)是 Hancock Ⅰ 型生物瓣的升级版。其支架是由一个带有扇形缝合环的聚甲醛树脂制成的,这样减小了支架高度。瓣叶在低压戊二醛中固定,然后在高压中长时间保存。为减轻钙化,瓣叶要经过十二烷基硫酸钠处理。

Carpentier-Edwards 猪瓣膜采用柔性支架来降低使瓣叶变形的压力同时又保持整体结构(图 42-2B)。Carpentier-Edwards 瓣的有效瓣口面积/总瓣环面积比相对小,但是运动实验表明当跨瓣血流增加时瓣口的有效面积会显著增加,而舒张压差只会小幅增加[70,71,93]。对于小左心室的患者要避免使用猪瓣膜进行二尖瓣置换,因为过大的瓣脚有可能造成心室破裂或流出道梗阻[94]。

Mosaic 猪瓣膜是使用 Hancock Ⅱ 支架的第三代生物瓣(图 42-2C)。它于 2000 年在美国问世,它使用聚甲醛树脂支架、扇形缝合环,同时减小支架高度。瓣膜组织是在戊二醛无压状态下固定的,使用 α-十八烯酸处理防止钙化。

在 2005 年,FDA 批准应用 Biocor 猪瓣膜(St. Jude Medical)(图 42-2E);然而,这种瓣膜已经在欧洲使用和观察了近 20 年。它属于第三代生物瓣,瓣膜组织在非常低压(<1mmHg)的戊二醛中进行预处理,这样可以降低瓣膜僵硬度,组织老化的倾向更低。这种瓣膜的新一代产品即 St. Jude Medical Epic 瓣,和其前一代基本相同,除了采用 Linx AC 乙醇为基础的脱钙处理。

心包瓣

早期研究提示名为 Jonescu-Shile 瓣的心包瓣由于瓣叶撕裂导致耐久性差。这使得瓣膜设计进行了重大改进,包括将心包完全固定在支架内来降低瓣叶的磨损增加耐久性。Carpentier-Edwards 心包瓣使用牛心包作为材料来制作三个瓣叶的瓣膜,将其切开、连接、缝合固定到柔性 Elgiloy 线圈上以减少张力(图 42-2D)。组织在无额外压力的戊二醛中保存,瓣叶使用祛钙剂 XenoLogiX 来处理。与 Carpentier-Edwards 猪瓣膜相比,该支架的高度减小了。Carpentier-Edwards 心包瓣膜的长期耐久性好,与三代猪瓣膜相比,瓣膜相关的并发症相似(本章节的后续讨论)。

就血流动力学而言,心包瓣膜为血流问题提供了最好的解决方法。这种设计使瓣膜血流面积使用最大化,因此也使血流阻力最小。图 42-5A 显示心包瓣膜打开时锥状外形和圆形的瓣口对血流的干扰最小,相较猪瓣膜不规则的锥状外形开口,对中心血流无阻碍(图 42-5B)。

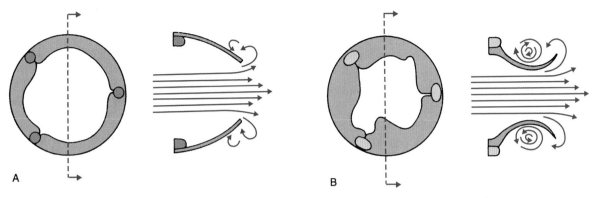

图 42-5　生物二尖瓣瓣膜血流模型。A. 心包人工生物瓣膜。B. 猪人工瓣膜

长期随访中,不论使用猪瓣膜还是心包瓣膜的患者都会出现结构性瓣膜退化,可以是二尖瓣狭窄或关闭不全或二者共同导致。随访研究中对同一患者比较术后早期和术后 5 年的血流动力学,研究表明其平均舒张压差逐步增高和有效瓣环面积逐步减小。在一些患者中这些改变严重以至于在术后 4~5 年需要再次手术治疗,而且在术后 10 年时出现植入瓣膜损毁平均达 30%。之后病变就会加快,到术后 15 年生物瓣组织没有损坏的实际概率范围为 35%~71%[44,46,48,49,68](表 42-3)。这些患者大多在出现临床症状或体征之前就已经有瓣膜损毁的血流动力学证据。生物瓣具有不易形成血栓的优势,但是必须与耐久性差和继发血流动力学恶化及再次手术的风险相权衡。

表 42-3　二尖瓣生物瓣置换后(精算的)免于瓣膜结构退变率

瓣膜	参考文献	5 年	10 年	15 年	20 年
Hancock Standard	Cohn(1989)	98%	75%	45%	
	Burdon(1992)	98%	80%	44%	
	Bortolotti(1995)	94%	73%	35%	
	Khan(1998)				65%
Hancock Ⅱ	Legarra(1999)		65%		33%(18 年)
	David(2001)	100%	86%	66%	
	Rizzoli(2003)	99%	86%	60%	
	Masters(2004)		98%(8 年)		
Carpentier-Edwards 猪瓣膜	Perier(1989)	89%	65%		
	Sarris(1993)	97%	60%		
	Jamieson(1995)	98%	72%	49%	
	Van Doorn(1995)	97%	71%		
	Corbineau(2001)	98%	83%	48%	
Carpentier-Edwards 牛心包瓣	Pelletier(1995)	100%	79%(8 年)		
	Takahara(1995)		84%(9 年)		
	Aupart(1997)	100%	76%		
	Marchand(1998)	98%	85%(11 年)		
	Neville(1998)	100%	78%(12 年)		
	Poirer(1998)	100%	81%		
	Bourguignon(2014)		84%	55%	24%
Mosaic	Jasinski(2000)	100%(2 年)			
	Thomson(2001)	100%(4 年)			
	Eichinger(2002)	100%			
	Fradet(2004)	100%(7 年)			
	Jamieson(2005)	98%(6 年)			
Biocor	Myken(2000)		100%(8 年)	92%	
	Rizzoli(2005)				

手术技术

术前准备及麻醉准备

继发于二尖瓣狭窄的充血性心力衰竭(congestive heart failure,CHF)通常可加强利尿和术前限盐治疗。如果患者有快速房颤,可以使用地高辛、β受体阻滞剂和钙通道拮抗剂来降低心室率。二尖瓣急性反流的患者常发生心源性休克,这类患者可以用正性肌力药和血管舒张剂降低体循环后负荷来稳定术前情况。这种情况下也可以使用主动脉内球囊反搏。对于有症状的慢性二尖瓣反流的充血性心力衰竭患者,可以使用利尿剂和口服血管舒张剂来治疗。血管舒张剂会降低外周血管阻力,进而增加前向心脏血流,左房的反流容积随之减小。

二尖瓣置换术常用的麻醉方法通常包括静脉麻醉剂和吸入药物联合应用。二尖瓣置换患者的心功能下降和血流动力学异常程度差别很大,决定着最终的麻醉方案[94]。

所有的患者术前预防性经静脉应用抗生素。术中监测应该包括动脉压和静脉压监测、尿量监测,以及在体外循环前置入肺动脉导管用以监测肺动脉压力和心排量。经食管超声也在整个手术过程中是非常重要的。最后不能不提的是,术后需要放置临时心室起搏导线,许多手术中也放置临时心房起搏导

线,对各种房性心律失常进行可能的起搏和诊断。

二尖瓣置换术的体外循环

将两个直角静脉插管分别置入上腔静脉和下腔静脉建立体外循环。我们将一个小号(22F)塑料或金属上腔静脉插管直接置入位于窦房结上方的上腔静脉内,下腔静脉管插入右心房下方的下腔静脉入口处。这种插管方法使腔静脉插管位于手术视野之外,并且获得上、下腔良好引流。主动脉插管位于升主动脉远端。流量控制在大约 1.5L/(min·m²),保持中度低温,并运用真空辅助吸引装置。心肌保护包括顺行和逆行灌注血心肌保护液和深低温心肌保护[95]。逆行灌注心肌保护液适用于所有的瓣膜手术,能保护缺血的左心室,并且可消除升主动脉内的气泡。心肌灌注首次使用负荷剂量顺行灌注,其后每隔 20min 逆行灌注心肌保护液可增强心肌保护作用。这种方法能够安全有效灌注心肌,因为在瓣膜置换术中,当牵拉心房时,顺行灌注的心肌保护液容易通过扭曲变形的主动脉瓣流入左心室。

二尖瓣的显露

精细而复杂的二尖瓣修补术和置换术需要更好的显露二尖瓣。初次手术,胸骨正中切口,采用 Sondergaard 平面,靠近房间隔的左心房切口能较好地显露二尖瓣[96,97](图 42-6)。该切

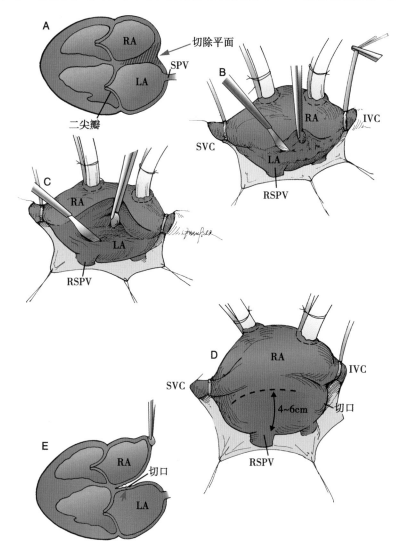

图 42-6   二尖瓣的显露。A. Sondergaard 平面的位置。B、C. 内部平面。D. 左心房切口的位置。E. 切面观。IVC:下腔静脉;LA:左房;RA:右房;RSPV:右上肺静脉;SVC:上腔静脉

口已广泛应用,其他切口偶尔使用,如从上面经左心房顶的切口[98,99],被 Guiraudon 和同事[100]推广的所谓双心房切口,离断上腔静脉[101,102],以及更少使用但有时为了更佳显露使用的经右心房-房间隔切口[103]。一些研究认为经右房切口与术后交界性及非窦性心律失常的高发生率有关[104],但尚未被其他研究证实[78]。

心内技术

手术要求在不损害相邻组织结构和心肌,心内组织不影响瓣膜功能的前提下,运用可靠的缝合技术保证人工瓣膜安全地固定在瓣环上。植入过程中尽量减少对二尖瓣周围解剖结构的损害。图 42-7 显示二尖瓣周围的心脏至关重要的结构组织,包括在房室沟内的回旋支冠状动脉、左心耳、主动脉瓣与二尖瓣前幕相延续的部分以及房室结。

大量的实验室和临床证据表明保留乳头肌-附着在瓣环上的腱索对保持左心室的功能很重要。对于伴有腱索和乳头肌粘连、纤维化的二尖瓣狭窄的患者,保留那些结构可能对左心室影响很小,但保留后瓣膜确能防止房室沟破裂。有纤维化情况下,用人工 Gore-Tex 腱索将乳头肌重新连接到二尖瓣环上,这样可以改善术后早期和晚期心脏排出量[21]。但对二尖瓣反流的患者,尽可能多地保留乳头肌及瓣环的相互连接非常重要。如图 42-8 所示有许多技术可实现此目的。前瓣可以部分切除缝至后瓣(图 42-8A)或者前瓣部分切除后用聚丙烯线连续缝合将剩余部分"收拢"到前瓣环(图 42-8B)[105,106]。

实验和临床证据显示保护心室圆锥形状对维持正常的心排血量很重要[107-110],相反切除乳头肌使其更贴近球状对于左心室功能有害。而且,在二尖瓣置换术中,保留后瓣和腱索能显著降低左室穿孔和房室连接分离的发生率[10,111,112]。

根据置入瓣膜的类型不同,缝合的技术会有许多变化。生物瓣膜的置入多从心室至心房进行缝合(无外翻和瓣下)。这已被证明是在二尖瓣环最牢固的缝合技术,被用于这种瓣膜缝合(图 42-9A)。

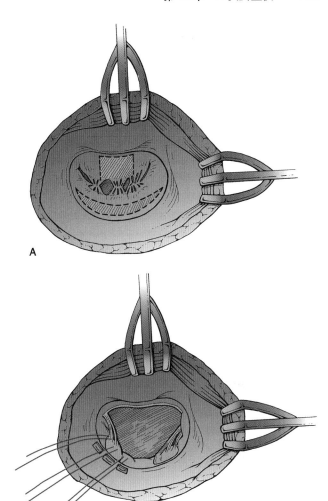

图 42-8　保留瓣环-乳头肌连续的技术。A. 后瓣叶切除一椭圆部分,前瓣叶中部切开一部分,将前瓣叶的片状组织后翻至后瓣叶及瓣环的尾部边缘,将腱索连接的前后瓣剩余部分及瓣环缝合在人造瓣环上。B. 前瓣叶部分被切除,剩余部分用固定人工瓣的缝线将其折叠缝合到瓣环上

为保证双叶瓣膜或侧倾碟瓣膜的全部功能,应该采用外翻缝合(从自体瓣环心房到心室面到人工瓣缝合环)(图 42-9B)。这种技术能使人工瓣膜位于流出道的中心,并使任何组织对人工瓣膜瓣叶的阻挡最小。如果要保留腱索-瓣环附着,这一点显得特别重要。目前使用的双叶瓣膜和侧倾碟瓣膜缝合环较薄,尤其应该使用带聚四氟乙烯垫片缝合。在植入生物瓣膜时,可用牙科反光镜来确保缝线没有缠绕生物瓣膜瓣脚。在植入二尖瓣手术中,部分外科医生提倡使用聚丙烯缝线连续缝合[113,114]。这种技术能使缝线面整洁,只有最少的线结,但当感染发生时,有易造成瓣膜分离的危险[115]。

关闭左心房切口前,通过缝合或夹闭来闭合左心耳,这对有慢性心房颤动、左心房扩大、左心房血栓史的患者可防止血栓的形成[116]。用聚丙烯缝线连续缝合心房切口,确保心内膜面对合整齐。如必要,可以通过缝合线在左心房插一测压管。

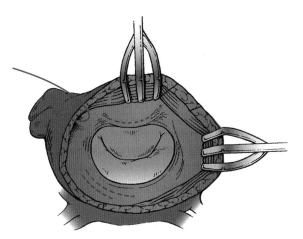

图 42-7　二尖瓣环周围的重要缝合位置(Used with permission from David Bichell.)

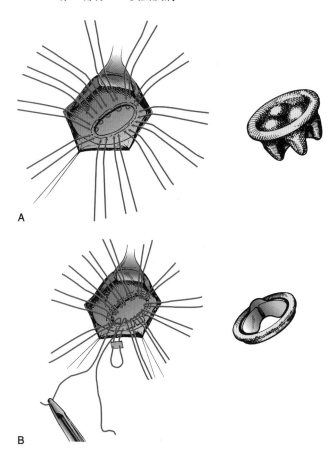

A

B

图 42-9　二尖瓣人工瓣植入的缝合技术。A. 非外翻（瓣下）缝合经心室到心房，主要用于生物瓣或 Starr-Edwards 瓣。B. 外翻（瓣上）缝合经心房到心室，主要用于双叶瓣或碟瓣

同期手术

二尖瓣置换术最常合并的手术是冠状动脉旁路移植术，一般应该先做远端吻合。这可以在硬质人工瓣换好后减少心脏的搬动，避免换瓣后抬起心脏，会导致心肌和房室沟破裂，同时还可以通过移植旁路灌注心肌保护液。

三尖瓣修补术或置换术通常在二尖瓣置换术后实施。对这些病例，二尖瓣手术径路常是经右心房-房间隔切口。二尖瓣置换术完成后，缝闭房间隔，开放主动脉，再行三尖瓣手术[117]。

当需行主动脉瓣和二尖瓣置换术时，多数外科医生在行二尖瓣置换术前将主动脉瓣切除。当主动脉瓣人工瓣植入后，二尖瓣环尤其是前瓣环的显露尤其困难。在切除二尖瓣前瓣尖部时应注意避免损害主动脉瓣环和瓣间区域。二尖瓣植入完成后再缝合主动脉瓣。

体外循环的撤除

每个瓣膜手术特别是二尖瓣手术，我们常规做经食管超声，它能提供很好的图像。如果经食管超声使用有禁忌（如食管的疾病），可以直接用心外膜超声。超声检查能提供瓣膜和左心室功能情况，心内的可能残留物，包括左心房血栓、心内

气体。

手术结束前仔细排气十分必要，可以应用一些特殊的方法。下一步进行复温，接着阻断部分静脉回流，逐渐增加心脏容量。同时要仔细监测肺动脉压力，可以使用血管活性药物，如氨力农、多巴酚丁胺，特别是在右心室负荷过大的时候。

术后管理

术后管理主要目的是恢复正常的心脏排出量、呼吸功能、控制体温、保持电解质平衡，保持充足的肾血流量，以及预防出血。当患者出现低心排血量时，在保证足够容量负荷的前提下给予多种药物治疗。左心房测压管，尤其是肺动脉测压管有助于在术后头几小时内维持患者容量负荷和心肌功能的良好平衡。

在 ICU 内，对于严重肺动脉高压的患者，应用利尿剂来更积极地减少肺组织间液。绝大多数肺动脉高压的患者，在术后48 小时内可拔除插管。许多长期患有严重二尖瓣疾病的患者尽管术前进行营养支持治疗，但在手术时恶病质，分解代谢亢进。这些患者呼吸肌无力，通常都需要进行更长时间的通气支持治疗。对于严重肺动脉高压和心源性恶病质的患者，需要长期气管插管，必要时行气管切开以减少死腔通气量，便于吸痰及尽快脱机。

术后的房性心律失常是如此常见以至于如果没有倒显得不正常。心律失常包括室上性心动过速、心房颤动、交界性心律失常甚至心内传导阻滞。这些心律失常可用药物、起搏器或二者联合治疗。如果快速心房颤动药物治疗无效，引起血流动力学变化，应紧急电复律以改善心排量。对于室上性心动过速需要药物治疗，但是如果在治疗中出现严重的心动过缓，则很可能需要紧急经静脉预防性的植入起搏器。

所有二尖瓣置换术后的患者，不论是机械瓣还是生物瓣膜，术后常规服用抗凝药。术后头 6 周，房性及其他类型的心律失常的发生率很高，即便是基础心律是窦性的，由于心律的波动很大，决定了这类患者术后必须使用抗凝药。除考虑心律之外，左心房切口和可能发生的左心耳血流淤滞，都使给所有的患者以华法林充分抗凝是合理的。有些外科医生主张术后立即经静脉给予肝素抗凝直到华法林达到治疗剂量[118,119]。也可使用低分子肝素[120,121]。

二尖瓣置换术后的抗凝治疗国际标准化比值（international normalized ratio，INR）理论上要在 2.5～3.5，这还要取决于瓣膜的类型、心律以及有无上文提及的术中血栓栓塞危险因素[116,119,120]。对于窦性心律的生物瓣膜置换术后的患者，抗凝可保持在低水平。机械瓣膜置换的患者则需要终身抗凝。生物瓣膜置换后的患者需要在 6～12 周评价有无心律失常。如果主要表现为窦性心律，则可停用华法林，改为每日服用一片阿司匹林长期服用。如果患者持续心房颤动或心律波动，则继续华法林抗凝。华法林常在术后第 2 天开始使用。加用阿司匹林 80～150mg/d，可减少血栓栓塞的危险性[122,123]，可能在所有瓣膜置换者中都可使用[124]。

结果

早期结果

自从二尖瓣手术开展以来,二尖瓣置换术合并或不合并冠状动脉旁路移植术的院内死亡率显著下降。多数研究表明,目前(2006年)大多数研究报告择期首次二尖瓣置换术同时行或不行冠状动脉旁路移植术的手术风险是5%~9%(范围3.3%~13.1%)[68]。术后30天内死亡率与心力衰竭、多器官功能衰竭、出血、慢性疾病所致呼吸衰竭、体质虚弱、糖尿病、感染、卒中以及少数情况下与手术技术有关[20,40]。死亡率还同术前的心功能分级、年龄和合并冠脉疾病相关[125]。

近年来已发表的有关二尖瓣外科的结果已经改善[126],原因可能是保留了乳头肌,从而有效预防心室破裂的发生[111,112],以及保持了左心室正常的几何形状,这有助于维持术后早期的心排量[107,108,127]。20~25年前二尖瓣手术同期行冠状动脉旁路移植术的手术死亡率大约为10%~20%[39,128]。在采用血液停跳液及其逆行灌注方法改善心肌保护后,这种死亡风险已经下降[95,129]。一些研究显示二尖瓣置换术合并冠状动脉旁路移植术的危险性并不比使用成形环的单纯二尖瓣修复或单纯的二尖瓣置换术大[107,130]。但另外一些研究表明,合并冠状动脉旁路移植可显著增加致残率和死亡率[43,131]。美国胸外科医师学会数据库提供的数字显示再手术和急诊手术都会增加手术死亡率[132](图42-10)。

远期效果

心功能改善

超过90%的二尖瓣置换术后患者心功能分级至少可达到Ⅱ级。少数患者保持在Ⅲ级或Ⅳ级,这与术前的左心室功能或合并其他疾病有关。

存活率

二尖瓣置换术后远期死亡原因主要是慢性心功能不全,血栓栓塞,脑卒中,心内膜炎,抗凝相关性出血以及冠脉疾病。左心功能不全的程度和患者的年龄,特别是同时合并有心肌和冠脉疾病时也和远期死亡率有关。二尖瓣置换术后10年生存率为通常为50%~60%(范围是42%~81%)[68](表42-4)。生物瓣膜和机械瓣膜置换术后患者长期生存率似乎相当[133-135]。与严重主动脉关闭不全和主动脉狭窄的患者不同,二尖瓣置换术患者很少因为心律失常而猝死;但是有些患者却可因慢性心房颤动而死于血栓栓塞所致的脑卒中。事实上超过50%的二尖瓣置换术的患者有慢性心房颤动,尽管抗凝治疗,发生血栓栓塞性脑卒中和抗凝方案改变后发生机械瓣血栓形成的可能性仍然明显增加。另外,旧款机械瓣膜患者因抗凝强度要求较高,可出现抗凝相关的严重出血[136]。

在接受生物瓣膜置换的患者,其死亡率的一个重要决定因素就是继发于瓣膜结构损毁的再手术[48,49,68](表42-5)。再次二尖瓣置换术患者,其死亡率在最近15年内已下降至10%以下,甚至多次二尖瓣置换术的也是如此[129]。在布列根和妇女医院,1990—1995年再次二尖瓣手术的手术死亡率小于6%[129]。降低的死亡率与以下因素相关:心肌保护的改善、更早的择期再手术以及良好的灌注技术,包括在切开和游离心脏期间更多采用股-股转流以保护右心室[107,129,137-139]。

晚期并发症

二尖瓣置换术患者晚期主要并发症是生物瓣膜的结构退变和机械瓣膜的血栓栓塞及抗凝相关的出血并发症。两种瓣膜均可发生瓣周漏和感染。

血栓栓塞 血栓栓塞可能是生物瓣膜和机械瓣膜置换术后的最常见的并发症,但机械瓣膜置换术后更常见。其中慢性心房颤动和之前已讨论过的心房局部因增加了二尖瓣人工瓣患者发生血栓栓塞的危险。最近的许多研究总结了各种瓣膜血栓栓塞的潜在可能性(表42-6),发现瓣膜的血流动力学越好,发生血栓栓塞的可能性就越小。目前应用的双叶瓣膜和侧倾碟瓣膜的血栓栓塞率与生物瓣膜相似,大约是1.5%~2.0%/患者年。在那些左心房较小、心律呈窦性和心排血量正常的二尖瓣置换术后患者中血栓栓塞发生率更低。那些左心房大、慢性心房颤动和合并房内血栓形成的患者,血栓栓塞发生率则高得多[116,140]。机械瓣膜血栓形成曾经是侧倾碟瓣膜的可怕并发症[141,142],现在已经很少见,除非停用抗凝剂。瓣膜血栓形成如果没有心源性休克,可以使用溶栓药物,可如果出现循环障碍则需要手术治疗[143,144]。

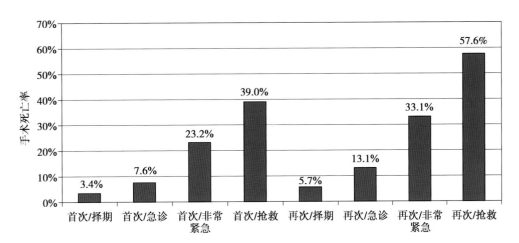

图42-10 择期、限期、急诊、非常紧急或抢救性手术情况下,首次和再次二尖瓣置换术的死亡率
(Data from Society of Thoracic Surgeons.)

表 42-4　二尖瓣置换术后精算的生存率

瓣膜		精算的生存率				
	参考文献	5 年	10 年	15 年	20 年	30 年
Starr-Edwards	Teply（1981）	78%	56%			
	Sala（1982）	78%	72%			
	Miller（1983）	71%	47%			
	Godje（1997）	85%	75%	56%	37%	23%
	Murday（2003）		57%（8 年）			
	Gao（2004）		51%		23%	8%
Omniscience/Omnicarbon	Damle（1987）	91%（4 年）				
	Peter（1993）	77%（4 年）				
	Otaki（1993）	82%（6 年）				
	Misawa（1993）	94%（3 年）				
	Thevenet（1995）		88%（9 年）			
	Iguro（1999）	88%				
	Torregrosa（1999）		81%			
	di Summa（2002）		61%			
Medtronic Hall	Vallejo（1990）	79%				
	Masters（1995）	70%	67%			
	Fiore（1998）	70%	58%			
	Butchart（2001）		58%	36%		
	Masters（2001）	75%	63%			
St. Jude	DiSesa（1989）	65%（4 年）				
	Kratz（1993）	80%	63%			
	Aoyagi（1994）	88%	81%			
	Fiore（1998）	65%	53%			
	Camilleri（2001）	89%（4 年）				
	Remadi（2001）	88%	76%	61%		
	Masters（2001）	75%	52%			
	Lim（2003）	72%				
	Murday（2003）		44%（8 年）			
Carbomedics	Bortolotti（1991）	90%	86%		39%	
	Rabelo（1991）	75%（4 年）				
	De Luca（1993）	93%（3 年）				
	Copeland（1995）	81%				
	Nistal（1996）	83%				
	Yamauchi（1996）	92%				
	Masters（2001）	76%				
	Santini（2002）	86%				

表 42-4　二尖瓣置换术后精算的生存率（续）

瓣膜	参考文献	精算的生存率				
		5 年	10 年	15 年	20 年	30 年
	Lim(2002)	72%				
	Soga(2002)	88%				
	Ikonamidis(2003)		61%			
	Tominaga(2005)	95%	94%			
	Kang(2005)		89%			
	Carrier(2006)	76%	59%	40%		
	Wu(2006)	74%	54%			
	Nishida(2012)		70%		40%	
On-X	Williams(2006)	87%(4 年)				
Hancock 标准瓣	Cohn(1989)	82%	60%			
	Burdon(1992)	74%	55%			
	Sarris(1993)	79%	58%			
	Khan(1998)		50%	29%	14%	
Hancock Ⅱ	Legarra(1999)		65%		33%(18 年)	
	Rizzoli(2003)	72%	49%	37%		
	Masters(2004)		57%(8 年)			
	Borger(2006)		50%		6%	
Carpentier-Edwards 标准瓣	Akins(1990)	53%	45%			
	Louagie(1992)	61%	46%			
	Bernal(1995)	89%	80%			
	Pelletier(1995)	83%	62%(8 年)			
	van Doorn(1995)	75%	53%			
	Murakami(1996)		75%			
	Marchand(1998)		53%(11 年)			
Carpentier-Edwards 牛心包瓣	Takahara(1995)		59%(9 年)			
	Aupart(1997)	78%	71%			
	Marchand(1998)		53%(11 年)			
	Neville(1998)		54%(12 年)			
	Porier(1998)	84%	58%			
	Bourgignon(2014)	79%	58%	35%	17%	
Mosaic	Jasinski(2000)	100%(3 年)				
	Thomson(2001)	79%(4 年)				
	Fradet(2004)	83(7 年)				
	Jamieson(2005)	74%(6 年)				
Biocor	Myken(2000)		55%	25%		
	Rizzoli(2005)	55%	51%			

表 42-5 免于再手术率

瓣膜	精算的免于再手术率			
	参考文献	5 年	10 年	15 年
Hancock	Cohn(1989)	96%	79%	41%
	Perier(1989)	88%	59%	
	Bernal(1991)	92%	69%	25%
	Sarris(1993)	93%	69%	
	Khan(1998)		44%	
Hancock Ⅱ	Legarra(1999)		77%	37%(18 年)
	David(2001)	98%	85%	69%
	Rizzoli(2003)	97%	88%	70%
	Borger(2006)		88%	44(20 年)
Carpentier-Edwards 标准瓣	Perier(1989)	91%	64%	
	Jamieson(1991)	94%	64%	39%
	Sarris(1993)	91%	57%(8 年)	
	Van Doorn(1995)	95%	69%	
	Glower(1998)	94%	65%	30%
Carpentier-Edwards 牛心包瓣	Pelletier(1995)	98%	67%(8 年)	
	Murakami(1996)	100%	77%	
	Aupart(1997)		90%	
	Marchand(1998)		83%(11 年)	
	Neville(1998)		76%(12 年)	
	Poirer(1998)	99%	76%	
	Bourguignon(2014)		81%	58%
Mosaic	Jasinski(2000)	100%(3 年)		
	Eichinger(2002)	95%		
	Fradet(2004)	97%(7 年)		
Biocor	Myken(1995)			79%
	Rizzoli(2005)	95%	91%	

表 42-6 血栓栓塞和抗凝相关出血发生率

瓣膜	参考文献	血栓栓塞发生率(%/患者年)	抗凝相关出血发生率(%/患者年)
Starr-Edwards	Miller(1983)	5.7	3.7
	Akins(1987)	3.9	2.4
	Agathos(1993)	6.6	2.2
	Godje(1997)	1.3	0.6
Omniscience/Omnicarbon	Cortina(1986)		2.7
	Damle(1987)	2.5	
	Akalin(1992)	1.0	2.7
	Peter(1993)	1.7	0.9
	Otaki(1993)	0.7	0.0
	Misawa(1993)	1.8	0.0
	Ohta(1995)	1.1	0.8
	Thevenet(1995)	0.9	1.1
	Iguro(1999)	1.0	0.6
	Torregrosa(1999)	0.6	0.8
	di Summa(2002)	0.4	0.2
Medtronic Hall	Antunes(1988)	4.2	1.5
	Beaudet(1988)	2.1	3.2
	Akins(1991)	1.8	3.2
	Butchar(2001)	4.0	1.4
St. Jude	Czer(1990)	1.9	2.1
	Kratz(1993)	2.9	2.2
	Jegaden(1994)	1.5	0.9
	Aoyagi(1994)	1.1	0.3
	Nistal(1996)	3.7	2.8
	Camilleri(2001)	1.9	1.5
	Khan(2001)	3.0	1.9
	Ramadi(2001)	0.7	0.9
	Emery(2005)	2.8	2.7
Carbomedics	De Luca(1993)	0.8	0.0
	Copeland(1995)	0.6	1.5
	Nistal(1996)	0.9	2.8
	Yamauchi(1996)	1.6	1.5
	Jamieson(2000)	4.6	2.7
	Soga(2002)	0.8	1.3
	Santini(2002)	2.2	

表 42-6   血栓栓塞和抗凝相关出血发生率（续）

瓣膜	参考文献	血栓栓塞发生率（%/患者年）	抗凝相关出血发生率（%/患者年）
	Tominaga（2005）	1.8	0.9
	Carrier（2006）	0.7	0.7
	Wu（2006）	0.5	0.4
ATS	Shiono（1996）		0.0
	Westaby（1996）	0.0	
	Emery（2004）	3.0	2.3
	Stefanitis（2005）	0.5	0.0
On-X	Laczkovics（2001）	1.8	0.0
	Moidl（2002）	1.7	1.4
	McNicholas（2006）	1.6	3.1
	Williams（2006）	1.5	1.0
Hancock 标准瓣	Cohn（1989）	2.4	0.4
	Perier（1989）	1.1	1.0
	Bortolotti（1995）	1.4	0.7
Hancock Ⅱ	Rizzoli（2003）	1.7	1.1
	Borger（2006）		
Carpentier-Edwards	Perier（1989）	0.8	1.0
猪瓣膜	Akins（1990）	1.4	1.2
	Jamieson（1987）	2.4	0.7
	van Doorn（1995）	1.9	
	Glower（1998）	1.7	0.7
Carpentier-Edwards	Pelletier（1995）	1.5	0.3
牛心包瓣	Murakami（1996）	0.6	0.0
	Aupart（1997）	0.7	1.2
	Marchand（1998）	1.2	1.0
	Neville（1998）	0.6	1.1
	Poirer（1998）	1.7	0.3
	Bourguignon（2014）	0.7	0.8
Mosaic	Fradet（2001）	1.4	1.1
	Thomson（2001）	0.2	0.9
	Eichinger（2002）	0.8	2.0
Biocor	Myken（2000）	2.1	1.1
	Rizzoli（2005）	2.0	1.1

抗凝药物相关出血　抗凝药物导致的出血最常见于胃肠道、泌尿系和中枢神经系统,出血的发生率常常和 INR 成正比。伴随二尖瓣人工瓣膜的血流动力学的改善,抗凝相关出血的发生率也显著下降。新型瓣膜不需要旧款瓣膜那样的抗凝强度。使用改良的双叶瓣膜或侧倾碟瓣膜的患者,其 INR 只要求在 2.5~3.5。因此,抗凝导致出血的发生率在新型的血流动力学已明显改善的瓣膜中显著下降[145]。表 42-6 列出了各种生物瓣膜和机械瓣膜的抗凝剂致出血的发生率。

瓣膜结构的退变

瓣膜结构的退变(structural valve degeneration,SVD)是生物瓣膜置换术后一个重要的并发症。目前使用的猪瓣膜(Han-cock 或 Carpentier-Edwards)结构衰败的概率在术后 8 年开始增加,并在术后 15 年超过 60%[46,48]。即使生物瓣膜术后衰败率在 70 岁以上老人明显低于年轻患者,但其有限的耐久性仍是影响生物瓣膜远期结果的主要缺陷(表 42-7)。瓣膜的结构衰败可表现为:瓣叶撕裂造成二尖瓣反流,瓣叶钙化导致二尖瓣狭窄,或二者兼有。如果新出现充血性心力衰竭症状伴新发杂音,应尽快对瓣膜进行无创检查,若发现瓣膜功能不全,则应考虑择期行二次瓣膜置换术。生物瓣膜再次手术患者中,至少 2/3 是因为瓣膜结构损毁而再次手术[137,138]。表 42-3 显示了最常用的生物瓣膜在 5 年、10 年、15 年时结构衰败的概率。鉴于目前的质量控制,双叶机械瓣膜结构衰败率几乎为零。

表 42-7　精算的按年龄免于瓣膜结构退变率

瓣膜	参考文献	年龄	5 年	10 年	15 年
Hancock	Cohn(1989)	≤40		68%	
		41~69		84%	
		≥70		84%	
Hancock Ⅱ	David(2001)	<65			76%
		≥65			89%
	Rizzoli(2003)	<65			82%
		≥65			92%
	Borger(2006)	<65			27%(20 年)
		≥65			59%(20 年)
Carpentier-Edwards 标准瓣	Akins(1990)	≤40		7%	
		41~50		82%	
		51~60		65%	
		61~70		79%	
		≤70		98%	
	Jamieson(1995)	≤35	79%	51%	
		36~40	99%	68%	48%
		51~64	98%	72%	42%
		65~69	98%	74%	64%
		≥70	100%	9%	90%
	Corbineau(2001)	≤35			0%(14 年)
		36~50			22%(14 年)
		51~60			34%(14 年)
		61~65			50%(14 年)
		66~70			93%(14 年)
		≥70			96%(14 年)

表 42-7 精算的按年龄免于瓣膜结构退变率(续)

瓣膜	参考文献	年龄	免于瓣膜结构退变		
			5 年	10 年	15 年
Carpentier-Edwards 牛心包瓣	Aupart(1997)	<60	47%		
		≥60	100%		
	Pelletier(1995)	≤59	100%	64%(8 年)	
		60~69	100%	91%(8 年)	
		≥70	100%	100%(8 年)	
	Marchand(1998)	≤60		78%(11 年)	
		61~70		89%(11 年)	
		>70		100%(11 年)	
	Neville(1998)	<60		70%	
		≥60		100%	
	Poirer(1998)	<60	100%	78%	
		60~69	100%	78%	
		≥70	100%	100%	
	Bourguignon(2014)	<65			47%
		≥65			63%
Biocor	Myken(2000)	<50			71%
		51~60			90%
		>61			100%

人工瓣心内膜炎

二尖瓣置换术后心内膜炎比主动脉瓣膜置换术后心内膜炎少见[146]。但一旦发生可表现为严重的脓血症、严重的侵蚀性感染、脓肿形成和脓毒栓子。在二尖瓣术前采用较好的抗生素预防,对需要进行口腔或其他外科操作的患者也加强预防了之后,心内膜炎的发生率已经随之降低。

术后最初 6 个月内,心内膜炎的发生率较高,此后下降到一个比较低但稳定的水平[1]。表 42-8 显示了机械瓣和生物瓣置换术后免于这种并发症的可能性。除了在术后初期数月内机械瓣有更高的感染风险外,其后生物瓣膜和机械瓣膜的心内膜炎的发生率基本是相似的[147]。

二尖瓣瓣周心内膜炎的诊断主要根据症状、新杂音出现、感染性栓塞,以及超声心动图显示大赘生物。血培养表现多为阳性,但小部分患者可呈阴性。超声心动图可显示人工瓣膜摆动并有赘生物形成。最常见的致病菌仍是链球菌和葡萄球菌,后者的感染常是医院获得性的。抗生素治疗效果取决于病原菌的敏感性,但是应尽早开始经静脉给予大剂量的抗生素。经验显示许多毒力较低的病原体感染(如链球菌)所致的生物瓣膜心内膜炎病例可被"治愈"。但是,对一些严重的二尖瓣感染,尤其是由金色葡萄球菌所致的感染,单纯抗生素不太可能

彻底灭菌。这些感染有可能侵袭至心脏外层,通常要进行限期乃至急诊手术。

二尖瓣人工瓣心内膜炎的手术指征是:持续的脓血症、病原体阳性、充血性心力衰竭、瓣周漏、大的赘生物或体循环感染性栓塞[27,28,148]。麻醉、监测、心肌保护液灌注、左心房切口以及瓣膜的显露方面,手术技术与二尖瓣的其他手术操作相似。手术成功的关键是完整切除人工瓣、彻底切除所有感染的组织。手术技术的描述见第 38 章"二尖瓣心内膜炎的外科治疗"。术后治疗包括静脉应用敏感抗生素至少持续 6 周。院内死亡率主要与以下因素相关:持续性脓血症、多器官衰竭、局部感染清除不彻底,以及由此引起的瓣周漏复发[149,150]。感染的复发取决于病原微生物的类型和感染灶是否清除彻底。感染复发是单一最重要的远期并发症。

二尖瓣环钙化

二尖瓣环钙化通常随着年龄增长[151,152]和二尖瓣结构应力增加而进展[153,154]。基于常规心脏超声心动图图像,Framingham 研究组报告了在受调查人群中二尖瓣钙化发生率为 2.8%[155]。钙沉积被发现主要沿着后瓣环,但也可能延伸到整个瓣环、瓣间纤维体、乳头肌和左室[154,156]。尽管很少直接累及瓣叶[151],但疾病进展可能影响瓣叶对合,限制瓣叶运动,妨

表 42-8 人工瓣心内膜炎

瓣膜	参考文献	人工瓣心内膜炎发生率(%/患者年)	5 年免于人工瓣心内膜炎
Starr-Edwards	Miller(1983)	0.5	97%
	Akins(1987)	0.4	95%
	Agathos(1993)	0.6	
	Godje(1997)		99%(10 年)
Omniscience/Omnicarbon	Carrier(1987)	0.8	98%
	Damle(1987)	0.8	98%
	Peter(1993)	0.0	100%
	Otaki(1993)	1.5	
	Misawa(1993)	0.0	100%(3 年)
	Ohta(1995)	0.5	
	Thenevet(1995)	0.2	
	Torregrosa(1999)	0.2	99%(10 年)
	di Summa(2002)	0.0	100%(10 年)
Medtronic Hall	Keenan(1990)	0.5	98%
	Akins(1991)	0.1	100%
	Fiore(1998)		94%(10 年)
	Masters(1995)	0.1	
	Butchart(2001)	0.4	94%(10 年)
	Masters(2001)	0.6	
St. Jude	Antunes(1988)	0.5	97%
	Kratz(1993)	0.4	
	Aoyagi(1994)	0.1	100%
	Fiore(1998)		100%(10 年)
	Camilleri(2001)	0.8	
	Masters(2001)	0.4	
	Khan(2001)	0.3	
	Ikonamidis(2003)		98%(10 年)
	Emery(2005)	0.3	
Carbomedics	De Luca(1993)	0.0	100%
	Copeland(1995)	0.3	96%
	Nistal(1996)	0.0	100%
	Yamauchi(1996)	0.0	100%
	Jamieson(2000)	0.4	
	Masters(2001)	0.6	
	Santini(2002)		100%
	Soga(2002)	0.0	100%
	Tominaga(2005)	0.3	97%(10 年)

表 42-8 人工瓣心内膜炎（续）

瓣膜	参考文献	人工瓣心内膜炎发生率（%/患者年）	5 年免于人工瓣心内膜炎
	Carrier（2006）	0.3	97%（15 年）
	Wu（2006）	0.4	98%（10 年）
ATS	Emery（2004）	0.4	
	Stefanitis（2005）	0.0	100%
On-X	Laczkovics（2001）	0.5	
	Moidl（2002）	0.7	99%（2 年）
	Williams（2006）		95%（4 年）
	McNicholas（2006）	0.0	100%
Hancock standard	Cohn（1989）		93%
	Bernal（1991）	0.3	
	Sarris（1993）		93%
	Bortolotti（1995）	0.3	
Hancock Ⅱ	Legarra（1999）		97%（15 年）
	David（2001）		91%（15 年）
	Rizzoli（2003）	0.4	96%（15 年）
	Masters（2004）		99%（8 年）
	Borger（2006）		85%（20 年）
Carpentier-Edwards	Pelletier（1989）	0.4	
猪瓣膜	Akins（1990）	1.0	
	Louagie（1992）	0.0	100%
	Sarris（1993）		91%
	van Doorn（1995）		97% 92%（10 年）
	Glower（1998）	0.3	97% 96%（10 年）
Carpentier-Edwards	Pelletier（1995）	0.3%	93%（10 年）
牛心包瓣	Murakami（1996）	0.86	94%（10 年）
	Aupart（1997）	0.4%	97%（10 年）
	Marchand（1998）	0.1%	
	Neville（1998）	0.6%	94%（12 年）
	Poirer（1998）	0.3%	95%（10 年）
	Bourguignon（2014）		95%（20 年）
Mosaic	Jasinski（2000）		100%（3 年）
	Fradet（2004）	0.8	98%（7 年）
	Thomson（2001）	0.8	
	Eichinger（2002）	0.8	94%
Biocor	Myken（2000）	0.7	93%（15 年）
	Rizzolil（2005）		94%（8 年）

碍房室环的收缩[156]。严重二尖瓣环钙化本身并不是外科手术的指征，但是对于行二尖瓣手术的患者来说，由于增加了发生严重并发症（棘手的出血、房室传导阻滞、心室破裂）[156]，意味着有高手术危险因素。对外科医生来说，二尖瓣置换手术中面临的主要挑战是确保固定人工瓣的缝线有足够强度。缝到沉积的钙化组织肯定会导致瓣周漏或瓣撕脱，彻底清除它们后有必要进行瓣环重建，但这会使手术更为复杂。

这种情况下必须保证好的外科显露，入路应该用胸骨正中全切口。术前和术中超声心动图标定钙化位置，依据外科医生的习惯决定二尖瓣手术的最佳路径，必须确保瓣叶、瓣环的最佳视野，如果有必要甚至是左室的视野之前描述的路径包括标准左切口[157]，经房间隔切口[158]，以及如果同时需要行主动脉瓣置换选择经主动脉根部和左房顶切口[156]。因为病变局限在瓣环，充分的去钙化对于确保满意的瓣膜置换就足够了。在瓣环钙化特别严重的病例，可能需要补片重建瓣环。诸多研究证明瓣环重建技术的远期获益优秀，只要外科医生具备足够操作经验，适用适时，则强烈推荐这个技术[159-161]。尽管技术上要求较高，这种技术保证缝合非常牢固，也提供了植入更大瓣膜的瓣环扩大的方法。1994 年 Nataf 和同事描述了另外一种将二尖瓣人工瓣放在左房内的方法[162]。这个手术的好处是减少钙化清除，但代价是瓣在更高的位置植入，将左室压转入左房，有使瓣膜脱的危险。Hussain 和同事之后描述了一种结合了上述两种技术的更有前景的新技术。需要从两个纤维三角后方，在瓣环和人工瓣缝合环之间，加用环状垫条进行三明治缝合[158]。使用此技术只需要清除少量的瓣环钙化就足以植入合适型号的人工瓣。缝线可以穿过钙化沉积部位或其周围，然后用连续缝将垫条固定在左房，以确保足够的密闭。作者认为垫条技术提供更好的瓣环支持，又将心室破裂和瓣周漏的风险降到最低[158]。

无法阻断的升主动脉

心脏外科患者中经常发现程度不同的升主动脉钙化。对于大部分患者，仍然能够找到安全的插管和阻断部位，手术可以在充分的脑、体循环和冠脉灌注下进行。瓷化主动脉是主动脉钙化病变里最极端类型，无法使用传统的阻断技术，否则会有很高的栓塞和死亡风险[163-166]。它占所有心脏外科患者的 2% ~ 5%，随着人口老龄化，临床上遇到的病例也越来越多[167-169]。

术前瓷化主动脉影像筛查并非常规检查，一旦术中无意发现，不得不对整体手术方法进行改变。当前在如何处理二尖瓣上没有统一可用的经验[170-172]。在寻找最好的手术方法及最初决定是否能够阻断升主动脉时，必须保证脑和冠脉灌注，同时将栓塞风险降到最低。我们所采用的对这些患者进行二尖瓣置换的大概方法列于图 42-11。没有严重的主动脉瓣反流情况下，优先选用在中低温、心室颤动（简称室颤）、不阻断下进行单纯的二尖瓣置换[173]。这使得在最少的主动脉操作时就能获得良好的瓣膜显露和冠脉灌注[173]。重要的一点是保持高灌注压来维持主动脉瓣关闭，防止气栓。对于有主动脉瓣关闭不全的患者，提出了许多方法：包括主动脉内球囊阻断[174,175]、低温低流量室颤[176] 或者深低温停循环下置换钙化的升主动脉[170]。

曾有报道对瓷化主动脉的患者用主动脉内球囊阻断，但是 Zingone 和同事放弃了这个技术，因为他们发布的结果令人失望，使用该装置有着比预想高很多的意外事件发生率，从无表现的栓子到死亡[175]。主要缺陷是不完全阻断频繁发生和试图过度充气时发生球囊局部突出[175]。介入医生应该注意，当寻求经外周血管植入球囊时，必须仔细评估，因为瓷化主动脉的患者中髂股动脉或降主动脉的弥漫钙化非常常见。

对合并少量主动脉瓣关闭不全的患者，大多数建议使用低温低流量体外循环，但主动脉反流血液仍会妨碍心脏操作，不能获得良好的二尖瓣显露[174,176]。通常同时应用前面的技术，确保手术野不会充满血液，以免影响修复/置换手术的实际操作和专注。

实际上，深低温停循环下行升主动脉置换成为受推崇的技术，尤其对于没有太多合并症的患者。1992 年[168] 它首先被用在瓷化主动脉行主动脉瓣置换手术上，随着经验的增加，外科医生将其推广到了二尖瓣手术中。尽管这是一种更激进、创伤更大的方法，但多个研究已经显示结果安全有效[170-172]。它不是没有风险，因此必须要仔细权衡这个手术的获益，尤其在老年患者、有严重合并症的患者、需要多个瓣膜手术或同期行冠状动脉搭桥的患者。考虑插管策略和脑灌注的特殊关系，动脉插管应该直接插在主动脉附近（升主动脉、头臂干、腋动脉），静脉插管直接插在右房或股静脉。脑灌注可通过正向或逆向血流进入大脑，或者都不采用，而监测脑氧指标[172,176]。

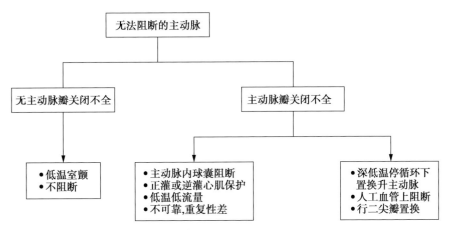

图 42-11　无法阻断的主动脉患者行二尖瓣置换术的方法

患者-人工瓣不匹配

患者-人工瓣不匹配并不是新概念,Rahimtoola 于 1978 年在主动脉瓣置换术中第一次描述了这种关系[177]。从他提出这个概念后,患者-人工瓣不匹配对主动脉瓣置换术后的左室重塑、左室功能、早期和远期生存率的不良影响被详细记录下来。成人二尖瓣患者-人工瓣不匹配(mitral valve patient prosthesis mismatch,MVPPM)的概念也是由 Rahimtoola 于 1981 年的一个病例汇报中提出的[178]。大部分 MVPPM 是在有关儿童二尖瓣手术中被描述的,儿童身体的不断增长和与之相对的人工瓣尺寸固定导致了将近 30% 的患者需要再次手术。最近,在二尖瓣位发生患者-人工瓣不匹配的可能性正越来越引起成人心脏外科医生的兴趣。同时,MVPPM 已经通过体外脉动血流分析表明,当瓣口几何面积指数小于 $1.3 \sim 1.5 cm^2/m^2$ 可能导致患者术后跨环压高。相似的临床研究提示通过连续方程算出的有效瓣口面积指数(indexed geometric orifice area,IEOA)小于 $1.3 \sim 1.5 cm^2/m^2$ 会增加 MVPPM 的风险。使用这个标准,Lam 和他的同事在最近的一个包括 884 名患者的序列研究中测算出有将近 32% 是潜在 MVPPM。在这组人群中,IEOA 在 $1.0 \sim 1.25 cm^2/m^2$ 具有高 MVPPM 风险的患者较 IEOA 大于 $1.25 cm^2/m^2$ 患者术后发展为充血性心力衰竭的风险显著增高。虽然其和充血性心力衰竭和肺动脉高压被注意到有微弱的相关性,但尚未发现 MVPPM 与术后发生肺动脉高压有直接相关性。

Jamieson 和同事最近评估了 MVPPM 潜在的影响和长期生存[179]。与之前的报道相反,该项包含将近 2 500 名患者的研究反驳了 MVPPM 与死亡率有关系的观点。总体死亡率的预测因素包括:年龄、纽约心功能分级 Ⅲ 级或 Ⅳ 级,冠脉疾病、心室功能异常、人工瓣类型、体重指数和之前存在的肺动脉高压。

当然一定比例的患者-人工瓣不匹配本身可能就是二尖瓣置换术的一个结果。外科医生应该注意 MVPPM 的潜在风险,特别是因患者瓣环尺寸小不得不植入小型人工瓣可能会导致高跨环压。因此,事先了解每个人工瓣的特定 IEOA 也许会帮助外科医生来选择一个合适的瓣膜来尽量减少 MVPPM。不幸的是,不像主动脉置换可以通过主动脉根部扩大来植入更大号人工瓣,二尖瓣的位置不能如此简单地纠正。因此,对于二尖瓣面积特别小的患者,出现一定程度的患者-人工瓣不匹配是无法避免的。这个现象仍然是临床研究的热点。

二尖瓣人工瓣瓣周漏

二尖瓣置换术后瓣周漏发生率为 7%~17%,在大多数病例中是轻微的临床并发症[134,180]。据估计这些患者只有 1%~5% 会导致严重的临床后果(心衰、心内膜炎、溶血),需要再干预来改善预后[181,182]。当人工瓣缝合环和自体瓣环之间不能完全密封就会产生这种漏,其相关的危险因素包括手术技术相关(缝合技术和人工瓣的形状和大小)、瓣环钙化、感染[183]。早期的瓣周漏发生多和技术因素相关,而远期漏则与感染进展或缝线穿过钙化部位导致的缝合撕脱有关[183]。任何瓣膜手术后的患者如果出现新的杂音或者贫血症状或者心衰都应该怀疑发生了瓣周漏,需要行超声心动图检查以明确有无收缩期喷射入左房的血流。

一旦发生此并发症,应该评估是否需要手术或介入治疗来消除瓣周漏。直到几年前,唯一可用的治疗方法是再次开胸直接再缝合或补片修补漏或再次换瓣[184-186]。外科再手术的主要缺点是高手术失败率(12%~35%)和高死亡率(4%~13%)[187,188]。由于潜在的病变过程仍然存在,加之局部组织脆弱,使得外科医生不愿意二次手术,尤其是在患者合并多种疾病情况下[189]。然而,最近对于高风险的瓣周漏患者提出了一种可以替代手术的经皮解决方法。

经皮瓣周漏修复是一种基于导管技术,用封堵装置来覆盖或封闭瓣周漏区域。这种技术并非没有危险,需要高级的基于导管基闭合装置植入的熟练经验。到达二尖瓣的路径可以经房间隔、经主动脉,和/或经心尖,决定主要取决于漏的部位、血管入路、是否有机械瓣、是否有瓣周钙化、瓣口的大小和形状[183,190]。这个技术的理想目标是确保尽可能地关闭漏,同时对瓣叶的影响最小,难点在于是否能够在影像下充分可视化瓣周漏、估计其空间特点、找到最适合漏类型的封堵装置[183,190,191]。可在术中用造影、经食管超声、三维超声、三维和四维 CT 造影,以确保更好地评估装置的几何形状和血流动力学特性[183]。如果没有为瓣周漏封堵设计的专用装置,通常用于房间隔缺损、室间隔缺损、动脉导管封堵的 Amplatz 封堵器系列,可以作为超审批范围使用。像 Amplatz 血管封堵塞(美国最常用的是 AVP Ⅱ 和 AVP Ⅲ)这种双碟装置更为适合,因为其栓塞风险更低,更适合通常遇到的瓣周漏的几何形态[183,192]。某些特定情况下,多个小装置用来闭合单一缺损。多个病例序列研究已经报了这种技术的远期获益,也包括了主动脉瓣周漏。这些研究报告了尚可接受的植入成功率(63% 和 91%),而且在手术高危组患者中近、中期效果满意[191,193,194]。但是这类人群本身具有高危因素,因此远期死亡率仍然很高。

经导管治疗

经导管瓣膜置换已经刷新了主动脉瓣置换的治疗策略。在美国,当前这种技术已被批准用于高危或手术禁忌的主动脉瓣狭窄患者。经导管二尖瓣置换术(transcatheter mitral valve replacement,TMVR)已经可通过瓣中瓣的技术完成[195]。这种技术用之前的生物瓣支架作为经导管瓣膜的锚定区,但 FDA 仍未批准。一系列研究报告了很好的结果,术后跨瓣压差明显改善。这种技术通常经心尖径路做,但也有其他路径的报道,如经股静脉/穿房间隔途径和经颈静脉途径[196]。

自体瓣膜行 TMVR 仍有许多困难。目前,自体二尖瓣环硬度不够,无法固定经导管瓣膜。还有,各种不同的病因、复杂的解剖结构、难以测量瓣膜的大小、瓣周漏导致的左房压增高、左室流出道梗阻的风险,而且二尖瓣修复的优秀结果也是 TMVR 需要面临的困境。但是,技术将持续进步,不久的将来,我们也许会看到解决了上述所有问题的新的经导管人工瓣。

(闫鹏 译 顾松 审)

参考文献

1. Zipes DP, Braunwald E: *A Textbook of Cardiovascular Medicine.* Philadelphia: Saunders; 2004.
2. Nishimura RA, Otto CM, Bonow RO, et al: 2014 AHA/ACC Guideline for the Management of Patients With Valvular Heart Disease: a report of the American College of Cardiology/American Heart Association Task Force on Practice Guidelines. *Circulation* 2014; 129(23):e521-e643.
3. Wilkins GT, Weyman AE, Abascal VM, Block PC, Palacios IF: Percutaneous balloon dilatation of the mitral valve: an analysis of echocardiographic variables related to outcome and the mechanism of dilatation. *Br Heart J* 1988; 60(4):299-308.
4. Vincens JJ, Temizer D, Post JR, Edmunds LH, Jr, Herrmann HC: Long-term outcome of cardiac surgery in patients with mitral stenosis and severe pulmonary hypertension. *Circulation* 1995; 92(9 Suppl):Ii137-Ii142.
5. Li M, Dumesnil JG, Mathieu P, Pibarot P: Impact of valve prosthesis-patient mismatch on pulmonary arterial pressure after mitral valve replacement. *J Am Coll Cardiol* 2005; 45(7):1034-1040.
6. Palacios IF, Tuzcu ME, Weyman AE, Newell JB, Block PC: Clinical follow-up of patients undergoing percutaneous mitral balloon valvotomy. *Circulation* 1995; 91(3):671-676.
7. Reyes VP, Raju BS, Wynne J, et al: Percutaneous balloon valvuloplasty compared with open surgical commissurotomy for mitral stenosis. *N Engl J Med* 1994; 331(15):961-967.
8. Complications and mortality of percutaneous balloon mitral commissurotomy: a report from the National Heart, Lung, and Blood Institute Balloon Valvuloplasty Registry. *Circulation* 1992; 85(6):2014-2024.
9. Cohn LH, Allred EN, Cohn LA, Disesa VJ, Shemin RJ, Collins JJ, Jr: Long-term results of open mitral valve reconstruction for mitral stenosis. *Am J Cardiol* 1985; 55(6):731-734.
10. Glower DD, Landolfo KP, Davis RD, et al: Comparison of open mitral commissurotomy with mitral valve replacement with or without chordal preservation in patients with mitral stenosis. *Circulation* 1998; 98(19 Suppl):Ii120-123.
11. El Asmar B, Acker M, Couetil JP, et al: Mitral valve repair in the extensively calcified mitral valve annulus. *Ann Thorac Surg* 1991; 52(1):66-69.
12. Enriquez-Sarano M, Tajik AJ, Schaff HV, Orszulak TA, Bailey KR, Frye RL: Echocardiographic prediction of survival after surgical correction of organic mitral regurgitation. *Circulation* 1994; 90(2):830-837.
13. Enriquez-Sarano M, Tajik AJ, Schaff HV, et al: Echocardiographic prediction of left ventricular function after correction of mitral regurgitation: results and clinical implications. *J Am Coll Cardiol* 1994; 24(6):1536-1543.
14. Timmis SB, Kirsh MM, Montgomery DG, Starling MR: Evaluation of left ventricular ejection fraction as a measure of pump performance in patients with chronic mitral regurgitation. *Catheter Cardiovasc Interv* 2000; 49(3):290-296.
15. Kontos GJ, Jr, Schaff HV, Gersh BJ, Bove AA: Left ventricular function in subacute and chronic mitral regurgitation. Effect on function early postoperatively. *J Thorac Cardiovasc Surg* 1989; 98(2):163-169.
16. Nakano S, Sakai K, Taniguchi K, et al: Relation of impaired left ventricular function in mitral regurgitation to left ventricular contractile state after mitral valve replacement. *Am J Cardiol* 1994; 73(1):70-74.
17. Matsumura T, Ohtaki E, Tanaka K, et al: Echocardiographic prediction of left ventricular dysfunction after mitral valve repair for mitral regurgitation as an indicator to decide the optimal timing of repair. *J Am Coll Cardiol* 2003; 42(3):458-463.
18. Wisenbaugh T, Skudicky D, Sareli P: Prediction of outcome after valve replacement for rheumatic mitral regurgitation in the era of chordal preservation. *Circulation* 1994; 89(1):191-197.
19. Braunberger E, Deloche A, Berrebi A, et al: Very long-term results (more than 20 years) of valve repair with carpentier's techniques in nonrheumatic mitral valve insufficiency. *Circulation* 2001; 104(12 Suppl 1):I8-I11.
20. Cohn LH, Allred EN, Cohn LA, et al: Early and late risk of mitral valve replacement. A 12 year concomitant comparison of the porcine bioprosthetic and prosthetic disc mitral valves. *J Thorac Cardiovasc Surg* 1985; 90(6):872-881.
21. Cohn LH, Couper GS, Aranki SF, Rizzo RJ, Adams DH, Collins JJ, Jr: The long-term results of mitral valve reconstruction for the "floppy" valve. *J Card Surg* 1994; 9(2 Suppl):278-281.
22. Cosgrove DM, Chavez AM, Lytle BW, et al: Results of mitral valve reconstruction. *Circulation* 1986; 74(3 Pt 2):I82-I87.
23. Greelish JP, Cohn LH, Leacche M, et al: Minimally invasive mitral valve repair suggests earlier operations for mitral valve disease. *J Thorac Cardiovasc Surg* 2003; 126(2):365-371; discussion 371-373.
24. El Asmar B, Perier P, Couetil JP, Carpentier A: Failures in reconstructive mitral valve surgery. *J Med Liban* 1991; 39(1):7-11.
25. Chauvaud S, Fuzellier JF, Berrebi A, Deloche A, Fabiani JN, Carpentier A: Long-term (29 years) results of reconstructive surgery in rheumatic mitral valve insufficiency. *Circulation* 2001; 104(12 Suppl 1):I12-I15.
26. Alexiou C, Langley SM, Stafford H, Haw MP, Livesey SA, Monro JL: Surgical treatment of infective mitral valve endocarditis: predictors of early and late outcome. *J Heart Valve Dis* 2000; 9(3):327-334.
27. Aranki SF, Adams DH, Rizzo RJ, et al: Determinants of early mortality and late survival in mitral valve endocarditis. *Circulation* 1995; 92(9 Suppl):Ii143-Ii149.
28. Mihaljevic T, Paul S, Leacche M, et al: Tailored surgical therapy for acute native mitral valve endocarditis. *J Heart Valve Dis* 2004; 13(2):210-216.
29. Acker MA, Parides MK, Perrault LP, et al: Mitral-valve repair versus replacement for severe ischemic mitral regurgitation. *N Engl J Med* 2014; 370(1):23-32.
30. Byrne JG, Aranki SF, Cohn LH: Repair versus replacement of mitral valve for treating severe ischemic mitral regurgitation. *Coron Artery Dis* 2000; 11(1):31-33.
31. Cohn LH, Rizzo RJ, Adams DH, et al: The effect of pathophysiology on the surgical treatment of ischemic mitral regurgitation: operative and late risks of repair versus replacement. *Eur J Cardiothorac Surg* 1995; 9(10):568-574.
32. Grossi EA, Goldberg JD, LaPietra A, et al: Ischemic mitral valve reconstruction and replacement: comparison of long-term survival and complications. *J Thorac Cardiovasc Surg* 2001; 122(6):1107-1124.
33. Williams MA, van Riet S: The On-X heart valve: mid-term results in a poorly anticoagulated population. *J Heart Valve Dis* 2006; 15(1):80-86.
34. Kaneko T, Aranki S, Javed Q, et al: Mechanical versus bioprosthetic mitral valve replacement in patients <65 years old. *J Thorac Cardiovasc Surg* 2014; 147(1):117-126.
35. Jamieson WR, von Lipinski O, Miyagishima RT, et al: Performance of bioprostheses and mechanical prostheses assessed by composites of valve-related complications to 15 years after mitral valve replacement. *J Thorac Cardiovasc Surg* 2005; 129(6):1301-1308.
36. Grunkemeier GL, Jamieson WR, Miller DC, Starr A: Actuarial versus actual risk of porcine structural valve deterioration. *J Thorac Cardiovasc Surg* 1994; 108(4):709-718.
37. Peterseim DS, Cen YY, Cheruvu S, et al: Long-term outcome after biologic versus mechanical aortic valve replacement in 841 patients. *J Thorac Cardiovasc Surg* 1999; 117(5):890-897.
38. Angell WW, Pupello DF, Bessone LN, et al: Influence of coronary artery disease on structural deterioration of porcine bioprostheses. *Ann Thorac Surg* 1995; 60(2 Suppl):S276-281.
39. DiSesa VJ, Cohn LH, Collins JJ, Jr, Koster JK, Jr, Van Devanter S: Determinants of operative survival following combined mitral valve replacement and coronary revascularization. *Ann Thorac Surg* 1982; 34(5):482-489.
40. Edwards FH, Peterson ED, Coombs LP, et al: Prediction of operative mortality after valve replacement surgery. *J Am Coll Cardiol* 2001; 37(3):885-892.
41. Jones EL, Weintraub WS, Craver JM, Guyton RA, Shen Y: Interaction of age and coronary disease after valve replacement: implications for valve selection. *Ann Thorac Surg* 1994; 58(2):378-384; discussion 375-384.
42. Schoen FJ, Collins JJ, Jr, Cohn LH: Long-term failure rate and morphologic correlations in porcine bioprosthetic heart valves. *Am J Cardiol* 1983; 51(6):957-964.
43. Thourani VH, Weintraub WS, Craver JM, et al: Influence of concomitant CABG and urgent/emergent status on mitral valve replacement surgery. *Ann Thorac Surg* 2000; 70(3):778-783; discussion 774-783.
44. Burdon TA, Miller DC, Oyer PE, et al: Durability of porcine valves at fifteen years in a representative North American patient population. *J Thorac Cardiovasc Surg* 1992; 103(2):238-251; discussion 232-251.
45. Cohn LH, Collins JJ, Jr, Rizzo RJ, Adams DH, Couper GS, Aranki SF: Twenty-year follow-up of the Hancock modified orifice porcine aortic valve. *Ann Thorac Surg* 1998; 66(6 Suppl):S30-S34.
46. Corbineau H, Du Haut Cilly FB, Langanay T, Verhoye JP, Leguerrier A: Structural durability in Carpentier Edwards Standard bioprosthesis in the mitral position: a 20-year experience. *J Heart Valve Dis* 2001; 10(4):443-448.
47. Jamieson WR, Burr LH, Munro AI, Miyagishima RT: Carpentier-Edwards standard porcine bioprosthesis: a 21-year experience. *Ann*

Thorac Surg 1998; 66(6 Suppl):S40-S43.

48. Khan SS, Chaux A, Blanche C, et al: A 20-year experience with the Hancock porcine xenograft in the elderly. *Ann Thorac Surg* 1998; 66(6 Suppl):S35-S39.

49. van Doorn CA, Stoodley KD, Saunders NR, Nair RU, Davies GA, Watson DA: Mitral valve replacement with the Carpentier-Edwards standard bioprosthesis: performance into the second decade. *Eur J Cardiothorac Surg* 1995; 9(5):253-258.

50. Pupello DF, Bessone LN, Hiro SP, et al: Bioprosthetic valve longevity in the elderly: an 18-year longitudinal study. *Ann Thorac Surg* 1995; 60(2 Suppl):S270-S274; discussion S275.

51. Jamieson WR, Tyers GF, Janusz MT, et al: Age as a determinant for selection of porcine bioprostheses for cardiac valve replacement: experience with Carpentier-Edwards standard bioprosthesis. *Can J Cardiol* 1991; 7(4):181-188.

52. Badduke BR, Jamieson WR, Miyagishima RT, et al: Pregnancy and childbearing in a population with biologic valvular prostheses. *J Thorac Cardiovasc Surg* 1991; 102(2):179-186.

53. Jamieson WR, Miller DC, Akins CW, et al: Pregnancy and bioprostheses: influence on structural valve deterioration. *Ann Thorac Surg* 1995; 60(2 Suppl):S282-286; discussion S287.

54. Mihaljevic T, Paul S, Leacche M, Rawn JD, Cohn LH, Byrne JG: Valve replacement in women of childbearing age: influences on mother, fetus and neonate. *J Heart Valve Dis* 2005; 14(2):151-157.

55. Sareli P, England MJ, Berk MR, et al: Maternal and fetal sequelae of anticoagulation during pregnancy in patients with mechanical heart valve prostheses. *Am J Cardiol* 1989; 63(20):1462-1465.

56. Ali M, Iung B, Lansac E, Bruneval P, Acar C: Homograft replacement of the mitral valve: eight-year results. *J Thorac Cardiovasc Surg* 2004; 128(4):529-534.

57. Deac RF, Simionescu D, Deac D: New evolution in mitral physiology and surgery: mitral stentless pericardial valve. *Ann Thorac Surg* 1995; 60(2 Suppl):S433-438.

58. Gulbins H, Kreuzer E, Uhlig A, Reichart B: Mitral valve surgery utilizing homografts: early results. *J Heart Valve Dis* 2000; 9(2):222-229.

59. Kumar AS, Choudhary SK, Mathur A, Saxena A, Roy R, Chopra P: Homograft mitral valve replacement: five years' results. *J Thorac Cardiovasc Surg* 2000; 120(3):450-458.

60. Chauvaud S, Waldmann T, d'Attellis N, et al: Homograft replacement of the mitral valve in young recipients: mid-term results. *Eur J Cardiothorac Surg* 2003; 23(4):560-566.

61. Hofmann B, Cichon R, Knaut M, et al: Early experience with a quadrileaflet stentless mitral valve. *Ann Thorac Surg* 2001; 71(5 Suppl): S323-326.

62. Lehmann S, Walther T, Kempfert J, et al: Stentless mitral valve implantation in comparison to conventional mitral valve repair or replacement at five years. *Thorac Cardiovasc Surg* 2006; 54(1):10-14.

63. Vrandecic MO, Fantini FA, Gontijo BF, et al: Surgical technique of implanting the stentless porcine mitral valve. *Ann Thorac Surg* 1995; 60(2 Suppl):S439-S442.

64. Athanasiou T, Cherian A, Ross D: The Ross II procedure: pulmonary autograft in the mitral position. *Ann Thorac Surg* 2004; 78(4):1489-1495.

65. Brown JW, Ruzmetov M, Turrentine MW, Rodefeld MD: Mitral valve replacement with the pulmonary autograft: Ross II procedure with Kabanni modification. *Semin Thorac Cardiovasc Surg Pediatr Card Surg Annu* 2004; 7:107-114.

66. Kabbani SS, Jamil H, Hammoud A, et al: The mitral pulmonary autograft: assessment at midterm. *Ann Thorac Surg* 2004; 78(1):60-65; discussion 65-66.

67. Gammie JS, Sheng S, Griffith BP, et al: Trends in mitral valve surgery in the United States: results from the Society of Thoracic Surgeons Adult Cardiac Surgery Database. *Ann Thorac Surg* 2009; 87(5):1431-1437; discussion 1437-1439.

68. Cohn LH: *Cardiac Surgery in the Adult.* New York: McGraw Hill; 2008.

69. Cordoba M AP, Martinez P, et al: *Invasive Assessment of Mitral Valve Prostheses.* New York, Futura, 1987; p 369.

70. Khuri SF, Folland ED, Sethi GK, et al: Six month postoperative hemodynamics of the Hancock heterograft and the Bjork-Shiley prosthesis: results of a Veterans Administration cooperative prospective randomized trial. *J Am Coll Cardiol* 1988; 12(1):8-18.

71. Pelletier C CB, Bonan R, Dyrda I: *Hemodynamic Evaluation of the Carpentier-Edwards Standard and Improved Annulus Bioprostheses.* New York: Yorke Medical Books; 1982.

72. Horskotte D, Loogen F, Birckson B: *Is the Late Outcome of Heart Valve Replacement Influenced by the Hemodynamics of the Heart Valve Substitute?.* New York: Springer-Verlag; 1986:55.

73. Butterfield M, Fisher J, Davies GA, Spyt TJ: Comparative study of the hydrodynamic function of the CarboMedics valve. *Ann Thorac Surg* 1991; 52(4):815-820.

74. Agathos EA, Starr A: Mitral valve replacement. *Curr Probl Surg* 1993; 30(6):481-592.

75. Miller DC, Oyer PE, Stinson EB, et al: Ten to fifteen year reassessment of the performance characteristics of the Starr-Edwards Model 6120 mitral valve prosthesis. *J Thorac Cardiovasc Surg* 1983; 85(1):1-20.

76. Murday AJ, Hochstitzky A, Mansfield J, et al: A prospective controlled trial of St. Jude versus Starr Edwards aortic and mitral valve prostheses. *Ann Thorac Surg* 2003; 76(1):66-73; discussion 64-73.

77. Hall KV: The Medtronic-Hall valve: a design in 1977 to improve the results of valve replacement. *Eur J Cardiothorac Surg* 1992; 6 Suppl 1:S64-67.

78. Mihaljevic T, Cohn LH, Unic D, Aranki SF, Couper GS, Byrne JG: One thousand minimally invasive valve operations: early and late results. *Ann Surg* 2004; 240(3):529-534; discussion 534.

79. Grunkemeier GL, Starr A, Rahimtoola SH: Prosthetic heart valve performance: long-term follow-up. *Curr Probl Cardiol* 1992; 17(6):329-406.

80. Akalin H, Corapcioglu ET, Ozyurda U, et al: Clinical evaluation of the Omniscience cardiac valve prosthesis. Follow-up of up to 6 years. *J Thorac Cardiovasc Surg* 1992; 103(2):259-266.

81. DeWall R, Pelletier LC, Panebianco A, et al: Five-year clinical experience with the Omniscience cardiac valve. *Ann Thorac Surg* 1984; 38(3):275-280.

82. Wata N, Abe T, Yamada O, et al: Comparative analysis of Omniscience and Omnicarbon prosthesis after aortic valve replacement. *Jpn J Artif Organs* 1989; 18:773.

83. Emery RW, Nicoloff DM: St. Jude Medical cardiac valve prosthesis: in vitro studies. *J Thorac Cardiovasc Surg* 1979; 78(2):269-276.

84. Nair CK, Mohiuddin SM, Hilleman DE, et al: Ten-year results with the St. Jude Medical prosthesis. *Am J Cardiol* 1990; 65(3):217-225.

85. Champsaur G, Gressier M, Niret J, et al: *When Are Hemodynamics Important for the Selection of a Prosthetic Heart Valve?* New York: Springer-Verlag; 1986.

86. D'Alessandro, Narducci C, Pucci A, et al: *The Use of Mechanical Valves in the Treatment of Valvular Heart Disease.* New York: Springer-Verlag; 1986.

87. Laub GW, Muralidharan S, Pollock SB, Adkins MS, McGrath LB: The experimental relationship between leaflet clearance and orientation of the St. Jude Medical valve in the mitral position. *J Thorac Cardiovasc Surg* 1992; 103(4):638-641.

88. Birnbaum D, Laczkovics A, Heidt M, et al: Examination of hemolytic potential with the On-X(R) prosthetic heart valve. *J Heart Valve Dis* 2000; 9(1):142-145.

89. McNicholas KW, Ivey TD, Metras J, et al: North American multicenter experience with the On-X prosthetic heart valve. *J Heart Valve Dis* 2006; 15(1):73-78; discussion 79.

90. Kaneko T, Yammine M, Aranki SF: New oral anticoagulants-what the cardiothoracic surgeon needs to know. *J Thorac Cardiovasc Surg* 2014.

91. Brown JM, O'Brien SM, Wu C, Sikora JA, Griffith BP, Gammie JS: Isolated aortic valve replacement in North America comprising 108,687 patients in 10 years: changes in risks, valve types, and outcomes in the Society of Thoracic Surgeons National Database. *J Thorac Cardiovasc Surg* 2009; 137(1):82-90.

92. Eikelboom JW, Connolly SJ, Brueckmann M, et al: Dabigatran versus warfarin in patients with mechanical heart valves. *N Engl J Med* 2013; 369(13):1206-1214.

93. Galluci V, Valfre C, Mazzucco A, et al: *Heart Valve Replacement with the Hancock Bioprosthesis: A 5- to 11-Year Follow-up.* New York: Yorke Medical Books; 1982.

94. D'Attellis N, Nicolas-Robin A, Delayance S, Carpentier A, Baron JF: Early extubation after mitral valve surgery: a target-controlled infusion of propofol and low-dose sufentanil. *J Cardiothorac Vasc Anesth* 1997; 11(4):467-473.

95. Buckberg GD: Development of blood cardioplegia and retrograde techniques: the experimenter/observer complex. *J Card Surg* 1998; 13(3):163-170.

96. Larbalestier RI, Chard RB, Cohn LH: Optimal approach to the mitral valve: dissection of the interatrial groove. *Ann Thorac Surg* 1992; 54(6):1186-1188.

97. Sondergaard T, Gotzsche H, Ottosen P, Schultz J: Surgical closure of interatrial septal defects by circumclusion. *Acta Chir Scand* 1955; 109(3-4):188-196.

98. Hirt SW, Frimpong-Boateng K, Borst HG: The superior approach

to the mitral valve—is it worthwhile? *Eur J Cardiothorac Surg* 1988; 2(5):372-376.

99. Utley JR, Leyland SA, Nguyenduy T: Comparison of outcomes with three atrial incisions for mitral valve operations. Right lateral, superior septal, and transseptal. *J Thorac Cardiovasc Surg* 1995; 109(3):582-587.

100. Barner HB: Combined superior and right lateral left atriotomy with division of the superior vena cava for exposure of the mitral valve. *Ann Thorac Surg* 1985; 40(4):365-367.

101. Kon ND, Tucker WY, Mills SA, Lavender SW, Cordell AR: Mitral valve operation via an extended transseptal approach. *Ann Thorac Surg* 1993; 55(6):1413-1416; discussion 1416-1417.

102. Selle JG: Temporary division of the superior vena cava for exceptional mitral valve exposure. *J Thorac Cardiovasc Surg* 1984; 88(2):302-304.

103. Kumar N, Saad E, Prabhakar G, De Vol E, Duran CM: Extended transseptal versus conventional left atriotomy: early postoperative study. *Ann Thorac Surg* 1995; 60(2):426-430.

104. Cosgrove DM, 3rd, Sabik JF, Navia JL: Minimally invasive valve operations. *Ann Thorac Surg* 1998; 65(6):1535-1538; discussion 1538-1539.

105. David TE, Armstrong S, Sun Z: Left ventricular function after mitral valve surgery. *J Heart Valve Dis* 1995; 4 Suppl 2:S175-180.

106. Lillehei CW, Levy MJ, Bonnabeau RC, Jr: Mitral Valve Replacement With Preservation of Papillary Muscles and Chordae Tendineae. *J Thorac Cardiovasc Surg* 1964; 47:532-543.

107. Cohn LH, Couper GS, Kinchla NM, Collins JJ, Jr: Decreased operative risk of surgical treatment of mitral regurgitation with or without coronary artery disease. *J Am Coll Cardiol* 1990; 16(7):1575-1578.

108. Horskotte D, Schulte HD, Bircks W, Strauer BE: The effect of chordal preservation on late outcome after mitral valve replacement: a randomized study. *J Heart Valve Dis* 1993; 2(2):150-158.

109. Okita Y, Miki S, Ueda Y, et al: Mid-term results of mitral valve replacement combined with chordae tendineae replacement in patients with mitral stenosis. *J Heart Valve Dis* 1997; 6(1):37-42.

110. Sugita T, Matsumoto M, Nishizawa J, et al: Long-term outcome after mitral valve replacement with preservation of continuity between the mitral annulus and the papillary muscle in patients with mitral stenosis. *J Heart Valve Dis* 2004; 13(6):931-936.

111. Karlson KJ, Ashraf MM, Berger RL: Rupture of left ventricle following mitral valve replacement. *Ann Thorac Surg* 1988; 46(5):590-597.

112. Spencer FC, Galloway AC, Colvin SB: A clinical evaluation of the hypothesis that rupture of the left ventricle following mitral valve replacement can be prevented by preservation of the chordae of the mural leaflet. *Ann Surg* 1985; 202(6):673-680.

113. Antunes MJ: Technique of implantation of the Medtronic-Hall valve and other modern tilting-disc prostheses. *J Card Surg* 1990; 5(2):86-92.

114. Cooley DA: Simplified techniques of valve replacement. *J Card Surg* 1992; 7(4):357-362.

115. Dhasmana JP, Blackstone EH, Kirklin JW, Kouchoukos NT: Factors associated with periprosthetic leakage following primary mitral valve replacement: with special consideration of the suture technique. *Ann Thorac Surg* 1983; 35(2):170-178.

116. DiSesa VJ, Tam S, Cohn LH: Ligation of the left atrial appendage using an automatic surgical stapler. *Ann Thorac Surg* 1988; 46(6):652-653.

117. Cohn LH: Tricuspid regurgitation secondary to mitral valve disease: when and how to repair. *J Card Surg* 1994; 9(2 Suppl):237-241.

118. Heras M, Chesebro JH, Fuster V, et al: High risk of thromboemboli early after bioprosthetic cardiac valve replacement. *J Am Coll Cardiol* 1995; 25(5):1111-1119.

119. Jegaden O, Eker A, Delahaye F, et al: Thromboembolic risk and late survival after mitral valve replacement with the St. Jude Medical valve. *Ann Thorac Surg* 1994; 58(6):1721-1728; discussion 1727-1728.

120. Ezekowitz MD: Anticoagulation management of valve replacement patients. *J Heart Valve Dis* 2002; 11 Suppl 1:S56-60.

121. Meurin P, Tabet JY, Weber H, Renaud N, Ben Driss A: Low-molecular-weight heparin as a bridging anticoagulant early after mechanical heart valve replacement. *Circulation* 2006; 113(4):564-569.

122. Laffort P, Roudaut R, Roques X, et al: Early and long-term (one-year) effects of the association of aspirin and oral anticoagulant on thrombi and morbidity after replacement of the mitral valve with the St. Jude medical prosthesis: a clinical and transesophageal echocardiographic study. *J Am Coll Cardiol* 2000; 35(3):739-746.

123. Yamak B, Iscan Z, Mavitas B, et al: Low-dose oral anticoagulation and antiplatelet therapy with St. Jude Medical heart valve prosthesis. *J Heart Valve Dis* 1999; 8(6):665-673.

124. Braunwald E: *Valvular Heart Diseases*. Philadelphia: Saunders; 2001.

125. Remadi JP, Bizouarn P, Baron O, et al: Mitral valve replacement with the St. Jude Medical prosthesis: a 15-year follow-up. *Ann Thorac Surg* 1998; 66(3):762-767.

126. Birkmeyer NJ, Marrin CA, Morton JR, et al: Decreasing mortality for aortic and mitral valve surgery in Northern New England. Northern New England Cardiovascular Disease Study Group. *Ann Thorac Surg* 2000; 70(2):432-437.

127. Okita Y, Miki S, Ueda Y, Tahata T, Sakai T: Left ventricular function after mitral valve replacement with or without chordal preservation. *J Heart Valve Dis* 1995; 4 Suppl 2:S181-192; discussion S183-192.

128. Arom KV, Nicoloff DM, Kersten TE, Northrup WF, 3rd, Lindsay WG: Six years of experience with the St. Jude Medical valvular prosthesis. *Circulation* 1985; 72(3 Pt 2):Ii153-Ii158.

129. Cohn LH, Aranki SF, Rizzo RJ, et al: Decrease in operative risk of reoperative valve surgery. *Ann Thorac Surg* 1993; 56(1):15-20; discussion 20-21.

130. Oury JH, Cleveland JC, Duran CG, Angell WW: Ischemic mitral valve disease: classification and systemic approach to management. *J Card Surg* 1994; 9(2 Suppl):262-273.

131. Thourani VH, Weintraub WS, Guyton RA, et al: Outcomes and long-term survival for patients undergoing mitral valve repair versus replacement: effect of age and concomitant coronary artery bypass grafting. *Circulation* 2003; 108(3):298-304.

132. STS: Society of Thoracic Surgeons: *Data Analysis of the Society of Thoracic Surgeons National Cardiac Surgery Database: The Fifth Year—January 1996*. Minneapolis: Summit Medical Systems, 1996.

133. Grossi EA, Galloway AC, Miller JS, et al: Valve repair versus replacement for mitral insufficiency: when is a mechanical valve still indicated? *J Thorac Cardiovasc Surg* 1998; 115(2):389-394; discussion 386-394.

134. Hammermeister K, Sethi GK, Henderson WG, Grover FL, Oprian C, Rahimtoola SH: Outcomes 15 years after valve replacement with a mechanical versus a bioprosthetic valve: final report of the Veterans Affairs randomized trial. *J Am Coll Cardiol* 2000; 36(4):1152-1158.

135. Sidhu P, O'Kane H, Ali N, et al: Mechanical or bioprosthetic valves in the elderly: a 20-year comparison. *Ann Thorac Surg* 2001; 71(5 Suppl):S257-260.

136. Starr A: The Starr-Edwards valve. *J Am Coll Cardiol* 1985; 6(4):899-903.

137. Cohn LH, Peigh PS, Sell J, DiSesa VJ: Right thoracotomy, femorofemoral bypass, and deep hypothermia for re-replacement of the mitral valve. *Ann Thorac Surg* 1989; 48(1):69-71.

138. Perier P, Swanson J, Takriti A, et al: *Decreasing Operative Risk in Isolated Valve Re-replacement*. New York: Yorke Medical Books; 1986.

139. Wideman FE, Blackstone EH, Kirklin JW, Karp RB, Kouchoukos NT, Pacifico AD: Hospital mortality of re-replacement of the aortic valve. Incremental risk factors. *J Thorac Cardiovasc Surg* 1981; 82(5):692-698.

140. Cohn LH, Sanders JH, Collins JJ, Jr: Actuarial comparison of Hancock porcine and prosthetic disc valves for isolated mitral valve replacement. *Circulation* 1976; 54(6 Suppl):Iii60-63.

141. Edmunds L: Thrombotic complications with the Omniscience valve. *J Thorac Cardiovasc Surg* 1989; 98:300.

142. Levantino M, Tartarini G, Barzaghi C, Grana M, Bortolotti U: Survival despite almost complete occlusion by chronic thrombosis of a Bjork-Shiley mitral prosthesis. *J Heart Valve Dis* 1995; 4(1):103-105.

143. Manteiga R, Carlos Souto J, Altes A, et al: Short-course thrombolysis as the first line of therapy for cardiac valve thrombosis. *J Thorac Cardiovasc Surg* 1998; 115(4):780-784.

144. Silber H, Khan SS, Matloff JM, Chaux A, DeRobertis M, Gray R: The St. Jude valve. Thrombolysis as the first line of therapy for cardiac valve thrombosis. *Circulation* 1993; 87(1):30-37.

145. Hering D, Piper C, Bergemann R, et al: Thromboembolic and bleeding complications following St. Jude Medical valve replacement: results of the German Experience With Low-Intensity Anticoagulation Study. *Chest* 2005; 127(1):53-59.

146. Baumgartner WA, Miller DC, Reitz BA, et al: Surgical treatment of prosthetic valve endocarditis. *Ann Thorac Surg* 1983; 35(1):87-104.

147. Calderwood SB, Swinski LA, Waternaux CM, Karchmer AW, Buckley MJ: Risk factors for the development of prosthetic valve endocarditis. *Circulation* 1985; 72(1):31-37.

148. Verheul HA, van den Brink RB, van Vreeland T, Moulijn AC, Duren DR, Dunning AJ: Effects of changes in management of active infective endocarditis on outcome in a 25-year period. *Am J Cardiol* 1993; 72(9):682-687.

149. Edwards MB, Ratnatunga CP, Dore CJ, Taylor KM: Thirty-day mortality and long-term survival following surgery for prosthetic endocarditis:

a study from the UK heart valve registry. *Eur J Cardiothorac Surg* 1998; 14(2):156-164.

150. Jault F, Gandjbakhch I, Rama A, et al: Active native valve endocarditis: determinants of operative death and late mortality. *Ann Thorac Surg* 1997; 63(6):1737-1741.

151. Cammack PL, Edie RN, Edmunds LH, Jr: Bar calcification of the mitral anulus. A risk factor in mitral valve operations. *J Thorac Cardiovasc Surg* 1987; 94(3):399-404.

152. D'Cruz IA, Cohen HC, Prabhu R, Bisla V, Glick G: Clinical manifestations of mitral annulus calcification, with emphasis on its echocardiographic features. *Am Heart J* 1977; 94(3):367-377.

153. Nair CK, Sudhakaran C, Aronow WS, Thomson W, Woodruff MP, Sketch MH: Clinical characteristics of patients younger than 60 years with mitral anular calcium: comparison with age- and sex-matched control subjects. *Am J Cardiol* 1984; 54(10):1286-1287.

154. Carpentier AF, Pellerin M, Fuzellier JF, Relland JY: Extensive calcification of the mitral valve anulus: pathology and surgical management. *J Thorac Cardiovasc Surg* Vol 111. United States 1996:718-729; discussion 729-730.

155. Savage DD, Garrison RJ, Castelli WP, et al: Prevalence of submitral (anular) calcium and its correlates in a general population-based sample (the Framingham Study). *Am J Cardiol* United States 1983; 51: 1375-1378.

156. Feindel CM, Tufail Z, David TE, Ivanov J, Armstrong S: Mitral valve surgery in patients with extensive calcification of the mitral annulus. *J Thorac Cardiovasc Surg* United States 2003; 126:777-782.

157. Di Stefano S, Lopez J, Florez S, Rey J, Arevalo A, San Roman A: Building a new annulus: a technique for mitral valve replacement in heavily calcified annulus. *Ann Thorac Surg* Netherlands 2009; 87:1625-1627.

158. Hussain ST, Idrees J, Brozzi NA, Blackstone EH, Pettersson GB: Use of annulus washer after debridement: a new mitral valve replacement technique for patients with severe mitral annular calcification. *J Thorac Cardiovasc Surg* 2013; 145(6):1672-1674.

159. David TE, Feindel CM, Armstrong S, Sun Z: Reconstruction of the mitral anulus. A ten-year experience. *J Thorac Cardiovasc Surg* Vol 110. United States 1995:1323-1332.

160. Grossi EA, Galloway AC, Steinberg BM, et al: Severe calcification does not affect long-term outcome of mitral valve repair. *Ann Thorac Surg* Vol 58. United States 1994:685-687; discussion 688.

161. Ruvolo G, Speziale G, Voci P, Marino B: "Patch-glue" annular reconstruction for mitral valve replacement in severely calcified mitral annulus. *Ann Thorac Surg* Vol 63. United States 1997:570-571.

162. Nataf P, Pavie A, Jault F, Bors V, Cabrol C, Gandjbakhch I: Intraatrial insertion of a mitral prosthesis in a destroyed or calcified mitral annulus. *Ann Thorac Surg* 1994; 58(1):163-167.

163. Djaiani G, Fedorko L, Borger M, et al: Mild to moderate atheromatous disease of the thoracic aorta and new ischemic brain lesions after conventional coronary artery bypass graft surgery. *Stroke* United States 2004; 35:e356-e358.

164. Zingone B, Rauber E, Gatti G, et al: The impact of epiaortic ultrasonographic scanning on the risk of perioperative stroke. *Eur J Cardiothorac Surg* Germany 2006; 29:720-728.

165. Stern A, Tunick PA, Culliford AT, et al: Protruding aortic arch atheromas: risk of stroke during heart surgery with and without aortic arch endarterectomy. *Am Heart J* United States 1999; 138:746-752.

166. Bucerius J, Gummert JF, Borger MA, et al: Stroke after cardiac surgery: a risk factor analysis of 16,184 consecutive adult patients. *Ann Thorac Surg* 2003; 75(2):472-478.

167. Mills NL, Everson CT: Atherosclerosis of the ascending aorta and coronary artery bypass. Pathology, clinical correlates, and operative management. *J Thorac Cardiovasc Surg* 1991; 102(4):546-553.

168. Wareing TH, Davila-Roman VG, Barzilai B, Murphy SF, Kouchoukos NT: Management of the severely atherosclerotic ascending aorta during cardiac operations. A strategy for detection and treatment. *J Thorac Cardiovasc Surg* 1992; 103(3):453-462.

169. Aranki SF, Nathan M, Shekar P, Couper G, Rizzo R, Cohn LH: Hypothermic circulatory arrest enables aortic valve replacement in patients with unclampable aorta. *Ann Thorac Surg* Netherlands 2005; 80:1679-1686; discussion 1677-1686.

170. Girardi LN, Krieger KH, Mack CA, Isom OW: No-clamp technique for valve repair or replacement in patients with a porcelain aorta. *Ann Thorac Surg* Netherlands 2005; 80:1688-1692.

171. Zingone B, Rauber E, Gatti G, et al: Diagnosis and management of severe atherosclerosis of the ascending aorta and aortic arch during cardiac surgery: focus on aortic replacement. *Eur J Cardiothorac Surg* Germany 2007; 31:990-997.

172. Zingone B, Gatti G, Spina A, et al: Current role and outcomes of ascending aortic replacement for severe nonaneurysmal aortic atherosclerosis.

Ann Thorac Surg Netherlands 2010 The Society of Thoracic Surgeons. Published by Elsevier Inc., 2010; 89:429-434.

173. Calleja F, Martinez JL, Gonzales De Vega N: Mitral valve surgery through right thoracotomy. *J Cardiovasc Surg (Torino)* 1996; 37(6 Suppl 1):49-52.

174. Greelish JP, Soltesz EG, Byrne JG: Valve surgery in octogenarians with a "porcelain" aorta and aortic insufficiency. *J Card Surg* 2002; 17(4):285-288.

175. Zingone B, Gatti G, Rauber E, Pappalardo A, Benussi B, Dreas L: Surgical management of the atherosclerotic ascending aorta: is endoaortic balloon occlusion safe? *Ann Thorac Surg* Netherlands 2006; 82:1709-1714.

176. Kasahara H, Shin H, Mori M: Cerebral perfusion using the tissue oxygenation index in mitral valve repair in a patient with porcelain aorta and aortic regurgitation. *Ann Thorac Cardiovasc Surg* Japan 2007; 13:413-416.

177. Rahimtoola SH: The problem of valve prosthesis-patient mismatch. *Circulation* 1978; 58(1):20-24.

178. Rahimtoola SH, Murphy E: Valve prosthesis—patient mismatch. A long-term sequela. *Br Heart J* 1981; 45(3):331-335.

179. Jamieson WR, Germann E, Ye J, et al: Effect of prosthesis-patient mismatch on long-term survival with mitral valve replacement: assessment to 15 years. *Ann Thorac Surg* 2009; 87(4):1135-1141; discussion 1142.

180. Ionescu A, Fraser AG, Butchart EG: Prevalence and clinical significance of incidental paraprosthetic valvar regurgitation: a prospective study using transoesophageal echocardiography. *Heart* 2003; 89(11):1316-1321.

181. Rallidis LS, Moyssakis IE, Ikonomidis I, Nihoyannopoulos P: Natural history of early aortic paraprosthetic regurgitation: a five-year follow-up. *Am Heart J* Vol 138. United States 1999:351-357.

182. Pate GE, Al Zubaidi A, Chandavimol M, Thompson CR, Munt BI, Webb JG: Percutaneous closure of prosthetic paravalvular leaks: case series and review. *Catheter Cardiovasc Interv* 2006; 68(4):528-533.

183. Kliger C, Eiros R, Isasti G, et al: Review of surgical prosthetic paravalvular leaks: diagnosis and catheter-based closure. *Eur Heart J* England 2013; 34:638-649.

184. Al Halees Z: An additional maneuver to repair mitral paravalvular leak. *Eur J Cardiothorac Surg* Germany: 2010 European Association for Cardio-Thoracic Surgery. Published by Elsevier B.V., 2011; 39:410-411.

185. Mangi AA, Torchiana DF: A technique for repair of mitral paravalvular leak. *J Thorac Cardiovasc Surg* United States 2004; 128:771-772.

186. Moneta A, Villa E, Donatelli F: An alternative technique for noninfective paraprosthetic leakage repair. *Eur J Cardiothorac Surg* England 2003; 23:1074-1075.

187. Echevarria JR, Bernal JM, Rabasa JM, Morales D, Revilla Y, Revuelta JM: Reoperation for bioprosthetic valve dysfunction. A decade of clinical experience. *Eur J Cardiothorac Surg* 1991; 5(10):523-526; discussion 527.

188. Potter DD, Sundt TM, 3rd, Zehr KJ, et al: Risk of repeat mitral valve replacement for failed mitral valve prostheses. *Ann Thorac Surg* United States 2004; 78:67-72; discussion 72.

189. Akins CW, Bitondo JM, Hilgenberg AD, Vlahakes GJ, Madsen JC, MacGillivray TE: Early and late results of the surgical correction of cardiac prosthetic paravalvular leaks. *J Heart Valve Dis* 2005; 14(6):792-799; discussion 800-799.

190. Kim MS, Casserly IP, Garcia JA, Klein AJ, Salcedo EE, Carroll JD: Percutaneous transcatheter closure of prosthetic mitral paravalvular leaks: are we there yet? *JACC Cardiovasc Interv* United States 2009; 2:81-90.

191. Sorajja P, Cabalka AK, Hagler DJ, Rihal CS: Percutaneous repair of paravalvular prosthetic regurgitation: acute and 30-day outcomes in 115 patients. *Circ Cardiovasc Interv* United States 2011; 4:314-321.

192. Noble S, Jolicoeur EM, Basmadjian A, et al: Percutaneous paravalvular leak reduction: procedural and long-term clinical outcomes. *Can J Cardiol* 2013; 29(11):1422-1428.

193. Sorajja P, Cabalka AK, Hagler DJ, Rihal CS: Long-term follow-up of percutaneous repair of paravalvular prosthetic regurgitation. *J Am Coll Cardiol* United States: A 2011 American College of Cardiology Foundation. Published by Elsevier Inc., 2011; 58:2218-2224.

194. Ruiz CE, Jelnin V, Kronzon I, et al: Clinical outcomes in patients undergoing percutaneous closure of periprosthetic paravalvular leaks. *J Am Coll Cardiol* United States: A 2011 American College of Cardiology Foundation. Published by Elsevier Inc., 2011; 58:2210-2217.

195. Cheung A, Webb JG, Barbanti M, et al: 5-year experience with transcatheter transapical mitral valve-in-valve implantation for bioprosthetic valve dysfunction. *J Am Coll Cardiol* 2013; 61(17):1759-1766.

196. Kaneko T, Swain JD, Loberman D, Welt FG, Davidson MJ, Eisenhauer AC: Transjugular approach in valve-in-valve transcatheter mitral valve replacement: direct route to the valve. *Ann Thorac Surg* 2014; 97(6):e161-e163.

VI

第六部分　其他心脏瓣膜疾病

第43章 三尖瓣疾病

Richard J. Shemin ● Peyman Benharash

三尖瓣由三个瓣叶(前瓣、后瓣和隔瓣)、腱索、2组独立的乳头肌、纤维三尖瓣瓣环、右房和右室心肌构成(图43-1A)。瓣膜的功能靠所有这些组件的协作。前叶最大,隔叶最小。隔叶在三尖瓣瓣环内由室间隔上方直接发出。由于小的三尖瓣隔瓣位置固定,而且相对不参与三尖瓣环的扩张,因此,三尖瓣环大小的测量就是根据隔瓣的大小来确定的[1,2]。后叶通常有多个小分叶。三尖瓣前乳头肌为前叶和后叶提供腱索。后乳头肌为后叶和隔叶提供腱索。隔叶通过腱索与室间隔相连。另外还有一些附属腱索与右心室游离壁和调节束

相连。

右心室功能障碍以及扩张导致腱索拉紧使瓣叶改变了正常位置[2]。此外,右室游离壁的扩张导致三尖瓣瓣环扩大[主要是前/后(壁侧)瓣环扩张],导致瓣叶对合不良,进而出现严重的功能性三尖瓣反流(functional tricuspid regurgitation, fTR)[3](图43-1B)。

与相对对称的"马鞍形"二尖瓣瓣环结构不同,三尖瓣瓣环是一个复杂的三维结构。三尖瓣瓣环是动态的,可随着负荷的情况变化而改变。在心动周期中,心房收缩时,其瓣环周长减少约20%,(瓣环面积减少约30%)。这种特殊的形状特征,给目前市面上的人工瓣膜成形环的设计和应用提供了指导。目前,除了Edwards公司生产的MC3人工瓣膜成形环系列之外,大部分商用的人工瓣膜成形环或成形带均设计成了平面结构。

Fukuda等[4]对健康的和疾病状态下的三尖瓣瓣环的形状和运动情况进行了三维实时超声心动图研究。发现健康人的三尖瓣瓣环遵循非平面的、椭圆形运动轨迹,其后、隔交界部分最"低"(朝向右室心尖部位),其前、隔交界部分最"高"(图43-2)。与健康人椭圆形形态结构不同,功能性三尖瓣反流的患者,其三尖瓣瓣环更趋于平面,其扩张主要是向隔-后侧方向发展。形状更类似圆形[5]。

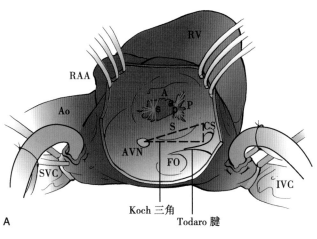

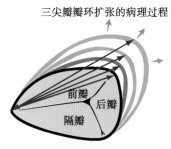

三尖瓣瓣环扩张的病理过程

图43-1 A.三尖瓣复合体外科整体观。三尖瓣有3个瓣叶:前(A)、后(P)和隔(S)瓣。有两组主要乳头肌:前(a)和后(p)乳头肌。隔瓣乳头肌(s)未发育,腱索直接从室间隔发出。临近结构包括房室结(AVN)冠状窦口(CS)和Todaro腱、Koch三角。Ao,主动脉;FO,卵圆孔;IVC,下腔静脉;RAA,右心耳;RV,右心室;SVC,上腔静脉。B.三尖瓣环渐进性扩张的方向

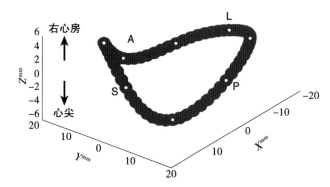

图43-2 三维超声显示的健康人三尖瓣环的三维形态。注意瓣环不是平面的,并且理想的成形环的应模仿这一形状。A,前面;L,侧面;P,后面;S,间隔

临床表现

临床上三尖瓣反流(tricuspid regurgitation,TR)最常见的是继发于左心瓣膜病变(最多见于二尖瓣病变)。当肺动脉高压进展时,导致右心室扩张,三尖瓣瓣环继而扩张。瓣环的扩张主要沿着三尖瓣的前瓣叶和后瓣叶的附着部位延长。由于隔瓣附着于纤维三角之间,因此瓣环扩张不明显。随着右心室腔和瓣环的进一步扩张,三尖瓣的腱索和乳头肌在功能上表现为相对缩短,引起瓣叶牵拉,使瓣叶对合不良导致瓣膜关闭不全[6-9]。

艾森门格综合征和原发性肺动脉高压可以引起同样的病理生理变化,使右心室进行性扩张、三尖瓣瓣环扩张、三尖瓣关闭不全。右心室心肌梗死可以导致乳头肌断裂或者严重的室壁运动异常,使正常的瓣叶失去牵引作用而导致瓣叶关闭不全。马方综合征和其他的黏液变性类疾病,可以影响二尖瓣和三尖瓣,导致瓣叶脱垂、腱索延长或腱索断裂,造成瓣膜关闭不全。

胸壁的钝性或穿透性损伤也可导致三尖瓣的结构破坏。扩张型心肌病晚期,双心室功能衰竭和肺动脉高压可产生三尖瓣反流[10-13]。感染性心内膜炎能损坏瓣叶组织,多见于吸毒合并链球菌感染者[14-16]。

类癌综合征可导致瓣叶的心内膜面、心室腔、大血管的内膜以及冠状窦的局灶性或广泛性纤维组织沉积。白色的纤维类癌斑块如果沉积在三尖瓣瓣叶的心室面,就可使瓣叶与心室壁粘连,从而使瓣口对合不良[17-19]。风湿性三尖瓣病变总是与风湿性二尖瓣病变相伴发,三尖瓣组织变形,可导致三尖瓣狭窄以及三尖瓣关闭不全[20](表43-1)。

起搏器或除颤器的导线从右心房进入右心室时,有可能直接影响瓣叶的闭合,这也是三尖瓣关闭不全的一个特殊原因。尽管该病因仅在个案报道和小规模研究中有所涉及,但实际情况很可能比我们所了解的更加严重。Kim 等最近报道,对 248 例接受起搏器或除颤器置入的患者,在置入前后分别行超声心动图检查,发现24.2%的患者出现了导线植入后 TR 加重 1 级或更多,而且置入除颤器的患者,比置入起搏器患者的 TR 情况更严重[21,22]。

目前的指南并没有推荐存在 TR 的患者取出导线,因为导线取出的风险也很高,并且如果导线与三尖瓣附属结构相连,

表 43-1 三尖瓣反流的原因

原发性原因(25%)
风湿性
黏液性
Ebstein 畸形
心内膜心肌纤维化
心内膜炎
类癌综合征
创伤(钝性胸壁伤、撕裂伤)
逆行性损伤(起搏器/除颤器导线、右室活检)

继发性原因(75%)
左心疾病(左室功能障碍或重大疾病)导致肺动脉高压
任何原因的肺动脉高压(慢性肺部疾病、肺动脉栓塞、左向右分流)
任何原因的右室功能障碍(心肌疾病、右室缺血/梗死)

导线拔除同样存在三尖瓣损伤的风险[23]。

另有研究显示,三尖瓣成功修复 5 年后,42% 置入起搏器的患者有重度 TR,这几乎是没有置入起搏器患者的 2 倍[24]。这一结果提示,在三尖瓣手术时,不用心内膜导线而改用心外膜起搏导线,可能减少瓣膜修复晚期失败的发生。

三尖瓣反流

三尖瓣反流的患者,因心排血量减低而出现乏力症状。常出现心房颤动,可见颈静脉怒张,尤其在吸气时,由于静脉回流的增加而使颈静脉怒张表现更明显。伴右心衰竭时,可导致腹水、充血性肝脾肿大、搏动性肝脏、胸、腹腔积液,以及周围组织水肿。晚期表现则是因恶病质、发绀和黄疸等引起的耗竭状态。在未引起充分重视的患者中,还可能出现心源性肝硬化。

在临床工作中,常规用超声心动图检查来评估三尖瓣反流的程度。该检查通常采用彩色多普勒的方法来标测 TR 的方向和大小。此外,通过对瓣膜的持续波形记录和肝静脉波形记录方法,也可以用来评估三尖瓣反流[25]。

对三尖瓣反流程度的评估必须结合临床,因为功能性三尖瓣反流的严重性,会受到多因素如容量负荷(前负荷)和后负荷所影响。相比于左心室,右心室的形状是比较复杂的,其横断面为新月形,纵侧面是三角形[26]。对于右心室功能,可以通过超声四腔心,测量出右心室舒张末期与收缩末期面积,计算出右心室的面积变化比值来确定[27]。尽管超声心动图检查方法,可以测量出右心室的数据,但是,磁共振成像检查方法在评估右心室收缩和舒张期容积方面,正显现出其优势[28]。最近,在超声心动图检查中,测得的三尖瓣瓣环峰值收缩期偏移,或瓣环向心尖运动幅度这个指标,已被证实是对右心室功能测量的敏感指标[29]。超声的其他发现,如房间隔向左偏移,以及房间隔的矛盾运动,都与右心室舒张期负荷过重一致。脉冲多普勒检查的彩色血流图,有助于区别收缩期右心室向右心房的逆向血流,以及血流向下腔静脉和肝静脉的逆流。超声波造影检查有较高价值,通过迅速给患者注射一剂生理盐水,由此产生的微泡可由超声波检出,以此发现在三尖瓣口血流的往返流动,以及血流向下腔静脉和肝静脉的逆流。超声检查能够寻查可能存在的房间隔缺损或卵圆孔未闭。超声还可清楚地发现心内膜炎造成的损害以及瓣膜上的赘生物;常见的特征是瓣膜损坏、肺动脉的菌栓栓塞。类癌综合征患者可见三尖瓣叶增厚,以及在整个心动周期可见瓣叶始终固定于一个半开放位置[29-34]。

三尖瓣狭窄

三尖瓣狭窄最常见的是风湿性病变。单纯的三尖瓣狭窄极为罕见,因其常伴有不同程度的三尖瓣反流[35-37]。三尖瓣病变常合并二尖瓣病变,偶尔会伴有主动脉瓣病变。目前,在第三世界国家,风湿性二尖瓣和三尖瓣病变仍较常见。其病理改变与二尖瓣狭窄相似,都可见融合和短缩的腱索,以及增厚的瓣叶。疾病晚期可见瓣膜的游离缘融合和瓣叶钙化。此病多见于年轻女性。

右心房与右心室的舒张期压差可明显上升,平均可达 2~5mmHg。随着右心房压的上升,静脉淤血导致颈静脉怒张、腹水、胸腔积液、下肢水肿。右心房壁增厚,右心房扩张。

临床表现与心排血量的减少相一致,症状表现为疲倦及不适感。如果肝脏明显肿大,腹部右上象限可触及质软的伴有收缩前期搏动性的肝脏。腹水使腹围增加。有明显的四肢或全身水肿。严重的三尖瓣狭窄患者,因为到左心系统的血流有明

显减少,可能会掩盖或减轻二尖瓣狭窄患者的肺淤血现象,患者低心排表现明显。

超声心动图检查可揭示以舒张期为主的诊断特征:瓣叶增厚、活动度减弱,通过瓣口的血流减少。多普勒检查则见通过三尖瓣的前向血流时相延长。

功能性三尖瓣反流

继发性三尖瓣反流也叫功能性三尖瓣反流(fTR),fTR 可以随着时间延长而加重,导致严重的症状,双心室衰竭和死亡[24]。Nath 等对 5 223 例退伍军人患者进行的大型回顾性超声心动图分析提示:独立于下列相关因素:如根据超声估测的肺动脉收缩压、左室射血分数、下腔静脉内径、右室大小和功能。中和重度 TR 生存率均较没有 TR 的结果要差[38]。

任何原因导致的肺动脉高压均与三尖瓣反流相关。然而,不是所有肺动脉高压的患者均会变为严重的三尖瓣反流。因此,继发性 TR 的机制是多因素的。

Mutlak 等[39]研究 2 139 例具有轻度(<50mmHg)、中度(50~69mmHg)或重度(≥70mmHg)肺动脉收缩压(PASP)升高的患者。他们的分析中发现,增加的 PASP 与更大程度的 TR 独立相关(每增加 10mmHg 的比值比 2.26)。然而,有许多重度PASP 的患者,仅有轻度的 TR(在 PASP 为 50~69mmHg 的患者

中轻度 TR 占 65.4%,在 PASP≥70mmHg 的患者中轻度 TR 占45.6%)。其他因素,如房颤、起搏导线、右心扩大也都与 TR 的严重程度密切相关。作者们得出结论认为,合并肺动脉高压的患者 TR 的原因,仅部分与三尖瓣跨瓣压差增加有关。在合并肺动脉高压时,如果进行三尖瓣环外科成形手术,能否改变右室扩张的自然病程,以及 TR 是否会复发?目前还均缺乏证据。

功能性三尖瓣关闭不全是进行性的,因此,仅用外科手术治疗左心系统瓣膜病变,并不能充分解决或预防三尖瓣关闭不全。当肺动脉高压持续存在时更是如此。

手术显露

三尖瓣瓣环成形术可在行二尖瓣和/或主动脉瓣手术时同期进行。可以通过全部胸骨或胸骨下段切口入路,或者在施行微创二尖瓣手术时,行右前外侧切口路径进行。使右心房显露的基本方法是双腔静脉插管并套管,插管可常规经右心房置入,微创手术可通过股静脉置入,上腔静脉插管可以经颈内静脉入路。

左心系统瓣膜的修复或置换术(二尖瓣和/或主动脉瓣),可用含血心脏停搏液经顺行和/或逆行灌注,全身中度低温,以及心脏局部用冰盐水降温的方法进行。二尖瓣可经房间隔后的左心房切口,或经右房-房间隔切口进行显露(图 43-3)。当

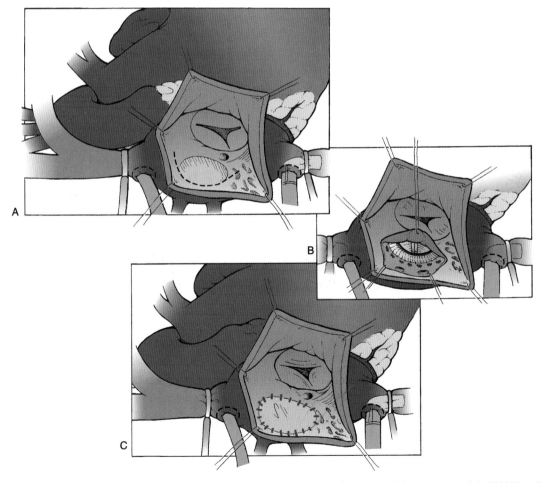

图 43-3　A. 上、下腔静脉插管,行右心房斜行切口,右心房壁上缝牵引线帮助暴露。如要经房间隔暴露二尖瓣,则在卵圆窝处切开,切口向上沿房间隔切开。如有必要可将切口向主动脉后方的左心房顶部延伸切开。B. 在房间隔切口两侧缝牵引线牵拉,这样可以不用拉钩以免损伤房室结。二尖瓣人工瓣按照与解剖相反的方向植入。C. 用 4-0 的 Prolene 线直接缝合房间隔切口或者用心包补片连续缝合

行主动脉瓣置换,或二尖瓣、三尖瓣同期手术,或再次手术时,经房间隔切口尤其适用。

完成二尖瓣手术,以及心脏排气、开放升主动脉之后,可以在复温和心脏再灌注期间进行三尖瓣的手术操作。使用心脏不停跳技术,即将腔静脉引流管阻断带收紧,经右房切口显露三尖瓣。该方法可以立即评估并纠正因缝线错位可能对心脏传导系统产生的不利影响。

因扩张的右心室粘连或靠近胸骨,为防止再次开胸手术时因损伤右心房或右心室,需快速插管建立体外循环造成困难。因此,再次手术时,首先仔细显露股动脉和静脉是非常明智的。有人建议在胸骨锯开术之前,先建立好股动-静脉旁路循环,以对右心房和右心室减压,再进行更安全的胸骨开胸术。

对于再次手术的患者,经右前外侧小切口进行三尖瓣手术,有防止严重粘连和胸骨开胸误伤右心室的优点。在超声引导下,经股静脉和颈内静脉插管到右房外侧,腔静脉引流管尖端套阻断带以保证静脉回流。冠状静脉窦的回血通过在冠状窦口的吸引器来控制。

如果要同时进行二尖瓣手术,则可通过简单的右心房-房间隔切口径路显露。如有心房颤动存在,则可在进行手术的同时加用迷宫(Maze)手术。

瓣环成形技术

对于因三尖瓣瓣环扩张,但是瓣叶和腱索结构正常的技术方法包括:三尖瓣后瓣瓣环部位的折叠(二瓣叶化);对前瓣和后瓣瓣环部位的部分荷包缝合来缩小瓣环(DeVega 技术);以及放入硬性的或有弹性的成形环或成形带来缩小瓣环,而使瓣叶对合良好(图 43-4)。术前和术中进行超声心动图检查,对于外科医生了解瓣膜的功能和结构是很有价值的[30-34]。

肺动脉高压的程度、右心室扩张情况及右心室收缩功能状况和右心房的大小,都是决定手术必须考虑的因素。在右心房做一个荷包缝合,用手指插入右心房探查三尖瓣,然后将手指退回右心房 2~3cm 以感觉三尖瓣口反流时血液的喷射力的古典方法现已很少使用。术中用食管超声心动图检查了解三尖

瓣反流程度,在手术完成后,再用该检查确定三尖瓣修复是否满意,然后离开手术室。

经典的外科教科书认为,当右心房轻度增大和 1+ 到 2+ 的三尖瓣反流,一般在左心瓣膜术后,TR 就会恢复正常。近期的文献报道却发现,在有效处理左侧瓣膜病变后,TR 的转归是不同的。

关于功能性三尖瓣反流(fTR)的病理过程需要理解的是,三尖瓣瓣环既是三尖瓣叶的一部分,也是右室心肌的一部分。如果出现三尖瓣叶关闭不全,那么三尖瓣瓣环和右心室则一定都是扩大的。如果瓣环和右心室没有扩大,出现 TR 的可能性是很小的。

相对于右室游离壁而言,三尖瓣瓣环的扩张,主要是向前和向后方向扩张(图 43-1B)。除了三尖瓣瓣环扩张以外,TR 的程度还直接与 3 个重要因素相关:即前负荷、后负荷和右室功能。由于在不同条件下这些因素可以干扰 TR 严重程度的观察,因此,准确评估 TR 是很困难的。所以,尽管有明显的三尖瓣瓣环扩张,但是超声心动图检查却发现 TR 并不明显。

对于这些重要的基本概念理解后,可以发现我们目前对于继发性 TR 的处理原则,即评估 TR 的严重程度和只单纯注重治疗原发病(即二尖瓣疾病),是有不妥之处的。治疗二尖瓣疾病仅降低了后负荷,并没有纠正扩张的三尖瓣瓣、右室前负荷或右心室功能。一旦三尖瓣瓣环已经扩张,其大小不能自发的恢复到正常,事实上,还有可能进一步扩张。这就解释了为什么一些患者在进行了第一次二尖瓣手术几年之后,又因为三尖瓣反流而进行第二次手术。在这种情况下,由于心功能差和右室扩张而导致的再次开胸困难,使再手术风险很高。

在功能性 TR 中,三尖瓣瓣环扩张是主要发病机制。Drey-fus 和同事们推断,在预测远期预后方面,三尖瓣的瓣环大小,可能是比三尖瓣反流程度更加可靠。更进一步讲,要想成功治疗功能性(继发性)三尖瓣反流,就必须矫治其病理改变,即除了二尖瓣手术外,即使仅是轻度三尖瓣反流,也要必须纠治扩大的三尖瓣瓣环。

因为三尖瓣瓣环的扩张是可以客观测量的,而 TR 则可随

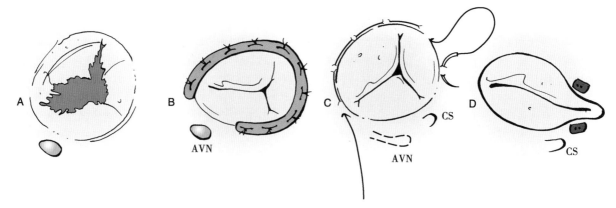

图 43-4 瓣环扩张时功能性三尖瓣反流(TR)的主流修复技术。A. 瓣环扩张伴瓣叶形态异常,瓣叶对合不良,产生 TR。B. 硬质或弹性成形环或成形带可用于恢复更正常的瓣环尺寸和形态(卵圆形),因而可以减轻或消除 TR。开口的环保留了房室结(AVN),降低了房室传导阻滞发生。C. Devega 瓣环成形折叠部分瓣环降低瓣环周长和直径。D. 通过从前后交界到后隔交界沿后瓣环的褶式缝合来实现二瓣化缝合。CS,冠状窦

着前负荷、后负荷和右心室功能而发生改变。因此,继发性三尖瓣瓣环扩张可伴或不伴 TR。所以,在过去 12 年的时间里,Dreyfus 等始终坚持,只要存在继发性三尖瓣瓣环扩张的患者就行三尖瓣修复(tricuspid valve repair,TVR),而不是根据 TR 的严重程度来决定。

Dreyfus 和同事们对超过 300 例患者进行了前瞻性对照研究,他们以单纯三尖瓣瓣环扩张而不是 TR 为基础进行三尖瓣成形,看该方法是否具有潜在的益处[40]。不管三尖瓣反流为几级,只要三尖瓣环直径大于正常的 2 倍(≥70mm),均进行瓣膜成形。第 1 组患者(163 例,52.4%)仅接受二尖瓣修复手术。第 2 组患者(148 例,47.6%)接受二尖瓣修复加三尖瓣成形。在第 1 组中 48%的患者三尖瓣反流程度增加超过 2 个等级,而在第 2 组,只有 2%的患者增加超过 2 个等级(P<0.001)。

作者们得出结论认为,无论术前三尖瓣反流程度如何,以三尖瓣环扩张为基础重塑瓣环成形术,可以改善其功能状态。即使在没有明显 TR 的情况下,也可能出现三尖瓣瓣环的扩张。三尖瓣环扩张是一个进行性疾病,随着时间的延长,可导致严重的 TR[40]。

更积极地应用三尖瓣成形技术,可以帮助改善术后早期过程,并防止残余 TR 或 TR 的进展。功能性二尖瓣关闭不全与 TR 并存的情况正在逐渐增多。Marsunaga 和 Duran 分析了一组成功进行了再血管化和二尖瓣修复的缺血性二尖瓣反流患者。他们的结论是,功能性 TR 通常与功能性缺血性二尖瓣反流相关。进行了二尖瓣修复后,近 50%的患者有残余 TR,反流又随时间延长而增加。应视三尖瓣瓣环的大小而不是 TR 程度如何,作为决定是否进行三尖瓣瓣环成形的客观标准[41]。

应予特别注意卵圆孔是否开放,开放的卵圆孔应将之彻底缝闭,以降低右向左分流,使动脉氧饱和度降低以及发生矛盾性栓塞的危险。

三尖瓣的外科修复

纠正功能性三尖瓣反流(仅有瓣环扩张,瓣叶及腱索正常)的主要方法,如同处理二尖瓣成形一样,是用硬质或有弹性的瓣环成形带(开口的或闭合的),来减少瓣环大小,使瓣叶对合。另外一种较少应用的技术是后瓣环二瓣化。这一技术方法是,应用带垫片褥式缝线,沿三尖瓣后瓣环从三尖瓣前后交界到后隔交界。这一方法的基础是 Deloche 等[42]的前期研究,他们研究显示,在功能性三尖瓣反流中,其后瓣环是扩张的,单纯的三尖瓣后瓣环成形,在一些选择的病例中是有效的。其他成形方法包括,Castedo 等[43,44]描述的缘对缘修复(Alfieri 技术),以及部分荷包缝合来减少三尖瓣前、后瓣环方法(DeVega 技术;图 43-4)。采用 DeVega 和弹性成形带方法显示出比硬质成形环方法更低的 TR 复发概率[24,45-47]。

在没有同期行三尖瓣成形的情况下,二尖瓣术后 TR 的发生情况,在一定程度上取决于 MR 的形成机制。Matsuyama 等[48]报道了 174 例患者中,非缺血性二尖瓣病变(即退行性变)的患者,在术后为期 8 年的随访中,仅 16%出现了 3~4+程度的 TR。相反,在因功能缺血性二尖瓣反流的患者,二尖瓣术后 TR 的情况更为多见。Matsuoaga 等[49]在另一项研究中,报告了 70 例因功能缺血性二尖瓣 MR 行二尖瓣手术。术前中度

以上的 TR 占 30%(21/70)。术后,随着时间的延长,中度以上 TR 的发生比例也随之增加,从术后随访 1 年以内的 25%、1~3 年的 53%,增加到 3 年以上的 74%。

即使二尖瓣手术非常成功,术后残余严重的三尖瓣反流会造成术后预后不佳。King 等[50]研究了二尖瓣术后需要再次行三尖瓣手术的患者。他们的早期和晚期死亡率均高。因此,该文的作者们鼓励在进行二尖瓣手术时,可同期无差别行三尖瓣成形的策略。外科治疗的结果显示,三尖瓣的成功修复(同期合并其他瓣膜病手术时),可显著减少再发 TR,改善生存率和较少并发症。据此,他们中心 50%~67%的患者在行二尖瓣手术时,同期行三尖瓣修复或置换(尽管在某些中心这一数字达到 80%)[45,51,52]。

特殊技术

二瓣化

在上、下腔静脉阻断后,将右心房斜行切开。在选择瓣环成型技术前,先对三尖瓣的所有结构进行显露和评估。对于轻度瓣环扩大,用带垫片褥线,从后瓣的中部褥式缝合至后、隔瓣的交界处,进行折叠处理。操作时常常需要第二个褥式缝合来进一步缩小瓣环。要确保瓣叶对合良好,还要保证有足够的瓣口血流。也可放入一个成形环来对缩小的瓣环进行进一步的支撑(图 43-5)。

DeVega 技术

DeVega 技术也可用于轻度-中度的瓣环扩大[53]。用 2-0 的 Prolene 线或涤纶线在三尖瓣的瓣环和右心室游离壁的结合部位缝合,缝针从前、隔瓣交界开始连续缝合,缝向后、隔瓣交界处,缝线的第二针穿过一个垫片靠近第一针,并与第一针平行,同样按顺时针方向缝合,在后-隔瓣交界处穿过第二个垫片,然后将两线打结,产生环缩效果,减少前后瓣环长度,使瓣叶充分对合和瓣口血流通过(图 43-6)。

判断三尖瓣瓣环缩程度的方法指南有所改变。从能顺利插入瓣口 2.5~3 指宽的方法,到使用专为三尖瓣而设计的瓣环成形测瓣器。用三尖瓣成形测量器测量纤维三角间的距离,以此为模板,则可在打 DeVega 缝合线结时来获得合适的瓣环缩小程度。DeVega 和缝线折叠技术,适用于进行轻度的瓣环缩小和那些瓣环结构完整并非绝对必要的情况,以保证远期成功率(即有望随着时间会恢复的功能性三尖瓣关闭不全)。在这些情况下瓣环成形在术后早期可提供一个关闭良好的三尖瓣,而心脏则可在左心瓣膜狭窄术后进行重塑[54-56]。

成形环和成形带

需要持久和广泛三尖瓣瓣环缩小,则最好用硬性的成形环(如 Carpentier-Ewards 和 MC3),弹性成形环(如 Duran)或弹性带(Cosgrove 成形系统和 Medtronic Tri-Ad Adams 瓣环成形环)来完成。三尖瓣隔瓣瓣叶基底部的长度(三角区距离),决定了选择成形环或成形带大小的标准。这些器具可避免将缝线缝到房室结的部位(Koch 三角顶部),以防止术后的传导障碍。用带垫片的缝线沿瓣环褥式缝合,在瓣叶处缝针较宽,而在相应成形环或成形带部位上的缝针稍窄,主要在后叶瓣环部位折叠。结果是使三尖瓣口主要由前瓣和隔瓣组织来完成。过度的瓣环缩小,可因三尖瓣瓣环的组织薄弱、张力大而导致成形环撕脱(图 43-7)[57,58]。

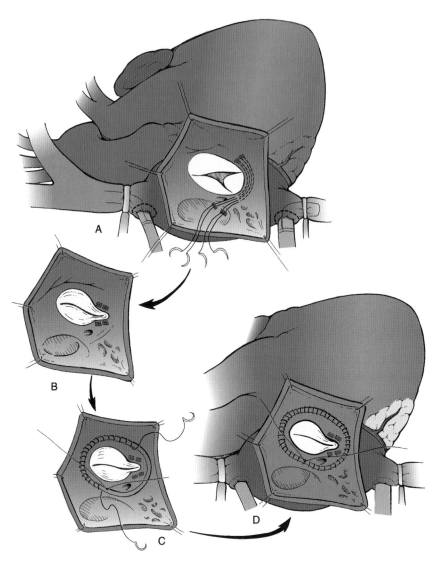

图 43-5　A. 沿后瓣叶的瓣环折叠使三尖瓣两瓣叶化。用 2-0 带垫片的 Ethibond 线给予两针同心圆式缝合。B. 将缝线打结,有效地使三尖瓣成为两叶的房室瓣。注入右心室生理盐水检查三尖瓣关闭情况。C. 为了维持二瓣叶化的成形效果,可选择性植入一个有弹性的成形环。在植入成形环前先测量三角间的距离确定环的大小。可选用 4-0Prolene 连续缝成形环,小心不要损伤房室结。D. 另一种方法是可将成形环放在冠状静脉窦上方

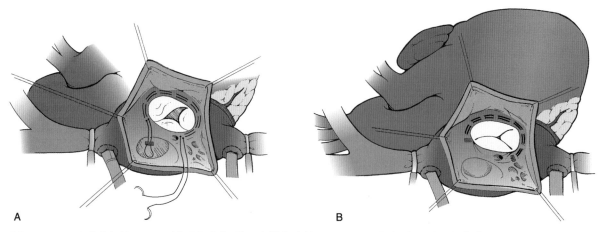

图 43-6　A. 显示改良的 DeVega 瓣环成形术,缝一个带垫片的 2-0 Prolene 缝线,小心防止损伤房室结区。B. 将缝线打结完成瓣环成形术。右心室注生理盐水检查瓣膜关闭情况

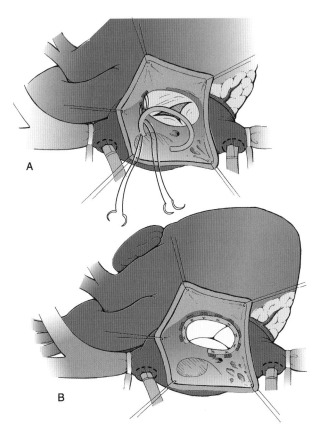

图 43-7　A. 显示 Carpentier-Edwards 瓣环成形术。用测瓣器测量三角间距离定瓣环的大小。用 2-0 Ethibond 缝线间断,带垫片缝合于心房和瓣环交界处,将所有缝线缝好后再下环。B. 将成形环放到位,打线结

McCarthy 和同事近期报道了对 790 例患者的三尖瓣成形耐久性和修复失败相关风险因素的研究[59],在三尖瓣成形术后 1 周,TR 程度为 3+或 4+的患者占 14%。用 Carpentier-Edwards 成形环的反流严重程度随时间变化不大,仍能保持稳定(P = 0.7),用 Cosgrove-Edward 成形带增长的缓慢,用 DeVega (P = 0.002)和 Peri-Guard(P = 0.000 9)方法,则反流程度增加的则更快。反流加重的危险因素包括:术前三尖瓣反流严重、左心室功能差、永久起搏器置入、未用人工瓣环成形的其他术式。右室收缩压、人工瓣环大小、术前纽约心脏协会(NYHA)功能分级和同期手术不是危险因素。三尖瓣再手术并不多见(8 年再手术率 3%),再手术住院死亡率 37%。作者结论认为,三尖瓣成形并不能永久消除功能性反流,随着时间推移,采用 Peri-Guard 和 DeVega 方法成形之后,其反流程度可能显著增加。因此,这两种成型技术应该被弃用。而且经三尖瓣置入起搏导线,应被用心外膜放置起搏导线所代替。

术中评估修复效果

三尖瓣环成形术后的评判,需要用生理盐水注入右心室后观察三尖瓣的闭合情况。该检查最好在心脏跳动状态下进行,将肺动脉阻断以使右心室的容量产生足够的室内压,使三尖瓣紧紧关闭。如果效果不满意,则应选用更小的人工瓣环或改为用人工瓣环的成形方法成形。最后,还应在完全停止体外循环后,有适当的容量和后负荷状况下,用经食管的超声心动图检查进行评估。

三尖瓣置换术

安全的置换三尖瓣的方法是用带垫片的褥式缝合技术,对机械瓣用外翻缝合法,对生物瓣可用瓣环上或瓣环内的外翻缝合法。将三尖瓣隔瓣和后瓣保留并保留瓣下结构,有助于避免损伤传导系统(图 43-8)。如果有三尖瓣前叶阻塞右室流出道的顾虑,则将瓣叶的中间切除,但仍要保留附着处腱索。

用同种瓣替换三尖瓣比较复杂。同种瓣是异体二尖瓣及装置[60-62]。通过测量三角区的距离确定选择同种瓣的大小。固定乳头肌可在右心室腔内,也可以通过右心室壁进行固定,这需要有一定的经验来测量腱索的适当长度。瓣环可用滑线连续缝合。需要用人工成形环行瓣环成形,来防止瓣环的扩张并保证瓣叶关闭良好。

在缝合时应特别注意防止损伤传导系统。在心脏跳动下缝合和打结可以对是否影响心律做出即刻的检验。与二尖瓣替换术相似,应尽量保留瓣叶及腱索,或者必要时用 Gore-Tex 缝线做人工腱索以维持瓣环与乳头肌连接的完整性。

一项近期文献报道,在心内膜炎患者中应用无支架猪瓣,瓣脚锚定于右室室间隔,前壁和后壁。瓣的方向至关重要[63],一定要将两个瓣脚跨越右室流出道。应该选择低缝合缘的二尖瓣生物瓣。

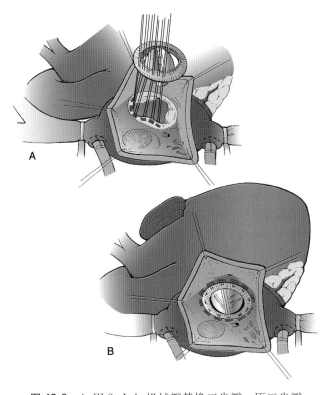

图 43-8　A. 用 St. Jude 机械瓣替换三尖瓣。原三尖瓣不切除,用 2-0 Ethibond 缝线带垫片缝过瓣环和瓣叶的边缘。B. 把人工瓣膜放到位,缝线打结。检查瓣下结构以保证人工瓣叶与组织结构无碰撞。如果有必要可将瓣的方向旋转以避免碰撞组织结构

Carpentier 二尖瓣修复技术也可用于三尖瓣。对于外伤性三尖瓣损伤,偶尔也有感染性心内膜炎愈合后的损伤或者瓣叶穿孔,以及罕见的黏液样变性的瓣叶病变,可以进行修复。用心包片修补穿孔的瓣叶,对前瓣(局限性)的部分切除或对后瓣(广泛性)的部分切除,腱索转移,Gore-Tex 人工腱索,Alfieri 缝合,以及放置人工成形环成形,均是标准的成形技术,可使瓣叶关闭良好而避免行瓣膜置换术[64-66]。

心内膜炎

在严重感染期,如果肺动脉压和肺血管阻力不高,则可切除整个三尖瓣[66-68]。使血液顺畅地从右心流向肺部。在感染控制后,可以在数月或数年后再行二期手术,进行三尖瓣置换术。

对因静脉注射吸毒成瘾造成的三尖瓣心内膜炎患者,最好是在成功戒毒后再进行二期瓣膜置换。手术后远期效果和感染的复发,直接与其再吸毒有关。不太严重的心内膜炎患者,可一期进行人工瓣膜替换术,或局部瓣叶切除与修复[69,70],同种组织常用于三尖瓣的部分或全部修复,以及置换,但在可应用性和技术难度方面受到限制,随访结果也有限。无支架的主动脉猪瓣是一个新的选择[63,64]。

人工瓣膜的选择

人工瓣的选择与心脏其他部位瓣膜替换手术的选择相似。应该考虑患者的年龄、抗凝情况、是否育龄妇女以及其他社会问题。以前文献报道的三尖瓣用机械瓣膜替换的结果较差,其主要原因是因为人工机械瓣上血栓形成,这些报道大多数都是在使用球笼瓣和倾斜式蝶瓣的年代[71]。近年用 St. Jude 双叶机械瓣替换三尖瓣的报道结果令人鼓舞,使得外科医生对没有抗凝禁忌的年轻患者,可以推荐使用机械瓣来替换三尖瓣[72-78]。

这一策略可以避免过去那种并非不常见的状况,即患者的左心系统用机械瓣,而右心系统却用生物瓣。不论是用猪瓣还是牛心包组织做的生物瓣,在三尖瓣的使用中功能均良好[79-82]。资料显示,在三尖瓣位置的生物瓣,比在二尖瓣位置的生物瓣的持久性更长,结构性衰败所致的功能异常更少[83]。

表 43-2 总结了多家文献资料,这些报道比较了放于三尖瓣位的机械瓣和生物瓣使用情况,或是单独使用生物瓣的随访资料。不论是猪瓣还是牛心包瓣做的生物瓣,因其瓣的衰败而再行替换术都很少。1984 年 Cohen 等报告了同时替换的 6 枚在二尖瓣及三尖瓣位的生物瓣,再取出后的研究结果,显示在三尖瓣位置的生物瓣发生退行性变情况比在二尖瓣者少见而且局限,但是在三尖瓣位的生物瓣,其血栓形成和翳状物形成(可理解为是机化的血栓物质)更常见[83]。

Nakano 文献综述了 Carpentier-Edwards 牛心包瓣的使用情况,在 9 年中 100% 没有结构的退行性变,但非结构性功能障碍占 72.8%[81],这种非结构性功能异常是在瓣叶的心室面有翳状物形成。这些发现常是亚临床的 5 年的超声检查随访发现,这些解剖变化的发生率为 35%。

Guerra 报告称,同期置换的猪瓣生物瓣也有类似的变化[84]。三尖瓣位置的猪瓣较二尖瓣位置的猪瓣,其结构退行性变及钙化少,该报告描述,在三尖瓣位置的猪瓣瓣叶的心室面,有翳状物形成,这些翳状物影响瓣叶的柔韧性和功能。

Nakano 2001 年的报告显示,三尖瓣部位的生物瓣,18 年免除再手术者占 63%[80],免除结构退行性变占 96%,而非结构性功能异常占 77%。存活的 58 例患者中,12 例需要再次手术,替换已植入的生物瓣。这 12 例中,6 例的主要再手术指征是三尖瓣功能异常,7 名患者在瓣叶的心室面有翳状物形成(图 43-9)。这种以退行性变和以亚临床上较高的瓣叶上翳状物形成的发生率,最终导致再次手术的问题,应是大家所关注的。

三尖瓣部位的生物瓣术后,需要用超声检查密切随访。三尖瓣位置的生物瓣替换术后抗凝治疗,有可能减少翳状物形成的发生率。有文献报道,将此种翳状物形成划入非结构性退行性变之中。因此,心外科医生应在将来,多多关注这种潜在的严重临床问题的有关报道。

在三尖瓣的位置容易植入大号的生物瓣或机械瓣。瓣膜内径大于 27mm 的人工瓣在临床上都没有明显的压差,因此,三尖瓣替换术后,很少有血流动力学问题。资料显示,现在使用的双叶机械瓣结果良好。比较生物瓣与机械瓣的系列资料也证实,在随访期间其效果是一致的。在双叶机械瓣上形成的血栓,可用溶栓法成功治疗。

Filsoufi 一篇近期综述和三尖瓣位应用生物瓣或机械瓣的荟萃分析得出的结论是,生物瓣较机械瓣没有更多的生存获益[85-87](图 43-10)。一些二尖瓣疾病合并 TR 的患者,在接受二尖瓣手术时,三尖瓣不需要同期外科处理。怎样区分这些患者,目前仍无指南。经验提示,术前仔细观察患者的情况是很重要的。药物控制后无三尖瓣反流,术中经食管超声(transesophageal echocardiogram,TEE)未发现三尖瓣反流,肺血管阻力升高的很少,右房没有扩大,均可帮助术者有信心进行二尖瓣置换,而不用行三尖瓣成形或置换。如果未行三尖瓣修复,那么在脱离体外循环机后,用 TEE 再次评估三尖瓣是十分必要的。在麻醉状态下的负荷条件与清醒条件下是不同的。因此,术后用 TEE 评估残余 TR 可能会产生误导。

如果术后发现三尖瓣反流持续,右心房压力高于左心房压力,心室收缩良好但充盈不足,则应行三尖瓣环成形术。有分流的卵圆孔未闭应及时发现并予缝闭。从血流动力学上来讲,当右心房压高于左心房压时,卵圆孔则会开放,导致右向左分流使体循环血氧饱和度下降。

因为右冠状动脉气栓而造成的一过性的右心室功能障碍,常需要再次转体外循环,重复排气步骤,提升血压,用经食管超声可探测到心脏腔内的残余气体,在右冠状动脉的心肌分布区探测到带光点的超声特征,则可证实所怀疑的原因是气栓所致。治疗措施包括,用体外循环辅助 10~15 分钟后再停机,使用正性肌力药物治疗右心室功能异常,提升血压,再次评估三尖瓣的反流状况及心功能状况。

基于人工生物瓣膜具有不生成血栓或无需抗凝的安全性特定。因为经皮瓣中瓣治疗结构衰败的生物瓣效果良好,因此对于年轻患者也可开始考虑使用生物瓣。在选择生物瓣的尺寸时,一定要确保将来可能进行的经皮瓣中瓣置换是可行的。

表 43-2　三尖瓣位置的生物瓣瓣膜和机械瓣膜报告

参考文献	序列年代	样本量	手术死亡率 生物瓣(B)	手术死亡率 机械瓣(M)	手术死亡率 总计(A)	死亡 B	死亡 M	死亡 A	结构衰败 B	结构衰败 M	结构衰败 A	非结构衰败 B	非结构衰败 M	非结构衰败 A	三尖瓣再手术 B	三尖瓣再手术 M	三尖瓣再手术 A
Nakano[74]	1979—1992	39		8%			55% (14年)		100%			72%	100% (14年)			100% (14年)	
Nakano[79]	1978—1995	98	15%			77% (5年), 69% (10年), 和18年			98% (5年), 96% (18年)			99% (5年), 82% (10年), 77% (18年*)		97% (5年), 76% (10年), 63% (18年)			
Ratnatunga[77]	1966—1997	425		16%	17%	71% (1年), 62% (5年), 48% (10年)	74% (1年), 58% (5年), 34% (10年)	72% (1年), 60% (5年), 43% (10年)					99% (1年), 98% (10年)			98%, 97%	
Glower[70]	1972—1993	129			27% (14%初次手术)	56% (5年), 48% (10年), 31% (14年)								96% (5年), 93% (10年), 49% (14年)			
Ohata[81]	1984—1998	88	7%			88% (5年), 81% (10年)			100% (14年)			†		14年			

表 43-2 三尖瓣位置的生物瓣和机械瓣膜报告（续）

参考文献	序列年代	样本量	手术死亡率		实际免于									
			生物瓣(B)	机械瓣(M)	死亡				结构衰败			非结构衰败			三尖瓣再手术		
					总计(A)	B	M	A	B	M	A	B	M	A	B	M	A
Van Noot-on[69]	1967—1987	146			16%	69% 14年		74% 5年 23% 10年									
Singh[72]	1981—1984	14		8%			50% 10年										
Munro[75]	1975—1992	94	15%	14%	14%				97%	100% 5,7,10年						97%	87%
Kaplan[70]	1980—2000	122			25%	55% 20年	68% 20年	65% 20年	90% 20年	97%‡ 20年							
Scull年[71]	1975—1993	60			27%	50% 15年	50% 15年										

* 在 35% 的生存者中有厚纤维环。18 年免于非结构性瓣膜功能障碍 = 24%。
† 在再手术病例中发现了厚纤维增生。
‡ 20 年免于衰败，心内膜炎、渗漏和血栓栓塞发生率 93%。
y 表示年份

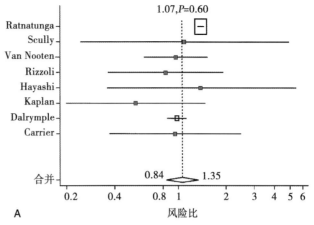

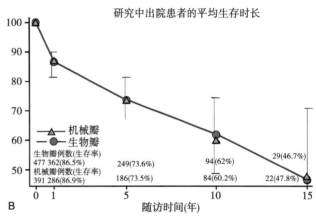

图 43-10　三尖瓣置换生物瓣与机械瓣对比的荟萃分析。A. 生存风险。B. 出院患者生存曲线

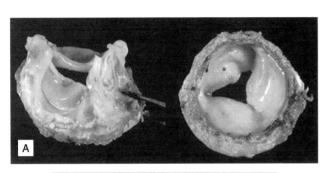

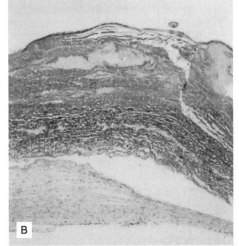

图 43-9　A. 一枚 Carpentier-Edwards 牛心包瓣植入 8 年后可见有纤维翳状物形成。B. 心包瓣膜的光学显微结构。瓣叶的基底部有翳状物,它是心室面的一种致密的纤维组织

结论

临床经验表明,行二尖瓣替换术的患者中,有约 20% 的患者需要行三尖瓣环成形术,但需行三尖瓣替换术者不足 2%。传统上,外科医生的临床经验和判断指导着三尖瓣手术的方式,并最终导致出现各个临床报道的差异。评估是持久性的还是进行性三尖瓣反流的危险因素,有助于指导判断的准确性。近期的研究提示外科医生凭经验判断是有缺陷的。上文回顾了关于扩张的三尖瓣环、成功的左心手术后 TR 的进展,以及不可预见的肺动脉高压的转归情况。如果不能改善 TR,可对晚期患病率、死亡率,以及残余或 TR 进展皆有负面的影响。因此,目前推荐积极应用可塑的人工成形环或带进行三尖瓣环成形。

以往研究认为,行二尖瓣替换术同期需行三尖瓣环成形术的患者,其病情比只需行二尖瓣替换术者严重,这点可通过手术死亡率较高(约 12% vs 约 3%),以及虽然瓣膜功能良好,但远期死亡的危险性进行性升高(5 年存活率 70% vs 80%)证实。但是,这些患者却获得很好的心功能结果(Ⅰ~Ⅱ级)。人们不知道如果这些患者没有同期进行三尖瓣环成形术,他们的存活率和心功能状况如何,但有人推测肯定会更差。目前,术中增加一个三尖瓣成形手术操作,在围手术期仅有很小的副作用,但可使患者远期受益。

像三尖瓣二瓣化以及 DeVega 成形术这样的简单的瓣环成形术,只适用于轻到中度的功能性三尖瓣反流,且在二尖瓣手术后能成功地解决肺动脉高压的问题,则其效果和持久性良好。大量的应用 Duran、Carpentier-Edwards 或 MC3 成形环或成形带的经验表明,术后 6 年,85% 的患者没有出现中到重度三尖瓣反流,需要再次行三尖瓣手术很少。二尖瓣病变和持续性肺动脉高压未能彻底解决,导致右心室扩张和功能异常,是预测术后远期结果差的主要因素。

2014 美国心脏病学院/美国心脏协会(ACC/AHA)三尖瓣疾病/反流外科处理指南(表 43-3)[88] 是依据患者的临床状态和三尖瓣异常的原因来制定的。该指南指出,外科干预 TR 的时机,以及外科技术方法仍有争议。目前,对于重度 TR,三尖瓣手术应在做二尖瓣手术时同期进行,因为完成二尖瓣手术后 TR 未必缓解。对于因与瓣环扩张相关的 TR,应予以修复,预防三尖瓣瓣环扩张加重,或产生严重的 TR[89-96]。

表 43-3　2014 ACC/AHA 三尖瓣疾病/反流外科处理指南

Ⅰ类

二尖瓣疾病需要二尖瓣手术，合并重度 TR 时，三尖瓣修复有获益（证据等级：B）

Ⅱa类

1. 出现症状的原发性重度 TR，三尖瓣置换或成形是合理的（证据等级：C）

2. 继发三尖瓣瓣叶疾病/异常合并重度 TR 但无法成形或修复时，三尖瓣置换是合理的（证据等级：C）

Ⅱb类

二尖瓣手术合并肺动脉高压或三尖瓣瓣环扩张时，对重度以下的 TR 可考虑行三尖瓣成形（证据等级：C）

Ⅲ类

1. 正常二尖瓣，肺动脉收缩压小于 60mmHg 无症状的 TR 患者不应进行三尖瓣置换或瓣环成形（证据等级：C）

2. 轻度原发性 TR 不适合行三尖瓣置换或瓣环成形（证据等级：C）

TR，三尖瓣关闭不全。

　　近年来，行三尖瓣和二尖瓣置换术的患者手术死亡率为 5%～10%，10 年存活率为 55%（图 43-10A、B）。严重的右心功能衰竭或心律失常导致晚期死亡。心内膜炎需行瓣膜置换术的患者是一个特殊的群体，与败血症、再次感染，以及吸毒有关的并发症，都是增加死亡风险的危险因素。

　　在行二尖瓣和三尖瓣手术时，由于传导系统损伤导致的完全性房室传导阻滞，可以在术后立即发生，这种并发症可以通过前述的、术中在心脏跳动下行三尖瓣手术而减少。行二尖瓣和三尖瓣双瓣置换术的患者，术后 10 年后房室传导阻滞的发生率仍高达 25%。但对行二尖瓣替换术和三尖瓣瓣环成形术的患者，房室传导阻滞却极少发生。原因可能是两个硬的人工瓣环，随时间的延长会对房室结造成不断的损伤，使其功能异常。

　　三尖瓣疾病的外科治疗，需要临床和术中的正确判断，这对外科医生来说，无疑是一个挑战。按照目前本章提出的基本原则去做，应该可以达到预期的临床结果。资料支持用双叶机械瓣替换三尖瓣是安全的。人们关心的是选用生物瓣后，其心室面生物瓣的瓣膜上翳状物的形成问题，这点应在以后的临床资料报道中予以密切关注。

　　许多外科医生更喜欢用人工生物瓣膜。最近，随着采用经皮瓣中瓣再次置换来解决衰败的有支架生物瓣问题这一策略的发展，使得选择生物瓣的安全性得以增加。重要的是要知道人工生物瓣膜的内径，以确保患者将来仍有选择瓣中瓣技术的可能。

（孔博　译　潘世伟　审）

参考文献

1. Yiwu L, Yingchun C, Jianqun Z, Bin Y, Ping B: Exact quantitative selective annuloplasty of the tricuspid valve. *J Thorac Cardiovasc Surg* 2001; 122: 611-614.

2. Cohn LH: Tricuspid regurgitation secondary to mitral valve disease: when and how to repair. *J Card Surg* 199; 9:237-241.

3. Ewy G: Tricuspid valve disease, in Alpert JS, Dalen JE, Rahimtoola SH (eds): *Valvular Heart Disease*, 3rd ed. Philadelphia, Lippincott Williams & Wilkins, 2000; pp 377-392.

4. Fukuda S, Saracino G, Matsumura Y, et al: Three-dimensional geometry of the tricuspid annulus in healthy subjects and in patients with functional tricuspid regurgitation: a real-time, 3-dimensional echocardiographic study. *Circulation* 2006; 114(Suppl):I-492-I-498.

5. Ton-Nu TT, Levine RA, Handschumacher MD, et al: Geometric determinants of functional tricuspid regurgitation: Insights from 2-dimensional echocardiography. *Circulation* 2006; 114(2):143-149.

6. Cohen ST, Sell JE, McIntosh CL, et al: Tricuspid regurgitation in patients with acquired, chronic, pure mitral regurgitation: I. Prevalence, diagnosis, and comparison of preoperative clinical and hemodynamic features in patients with and without tricuspid regurgitation. *J Thorac Cardiovasc Surg* 1987; 94:481.

7. Cohen SR, Sell JE, McIntosh CL, et al: Tricuspid regurgitation in patients with acquired, chronic, pure mitral regurgitation: II. Nonoperative management, tricuspid valve annuloplasty, and tricuspid valve replacement. *J Thorac Cardiovasc Surg* 1987; 94:488.

8. Tei C, Pilgrim JP, Shah PM, et al: The tricuspid valve annulus: study of size and motion in normal subjects and in patients with tricuspid regurgitation. *Circulation* 1982; 66:665.

9. Ubago JL, Figueroa A, Ochotco A, et al: Analysis of the amount of tricuspid valve annular dilation required to produce functional tricuspid regurgitation. *Am J Cardiol* 1983; 52:155.

10. Come PC, Riley MF: Tricuspid annular dilatation and failure of tricuspid leaflet coaptation in tricuspid regurgitation. *Am J Cardiol* 1985; 55:599.

11. Waller BF, Moriarty AT, Able JN, et al: Etiology of pure tricuspid regurgitation based on annular circumference and leaflet area: analysis of 45 necropsy patients with clinical and morphologic evidence of pure tricuspid regurgitation. *J Am Coll Cardiol* 1986; 7:1063.

12. Miller MJ, McKay RG, Ferguson JJ, et al: Right atrial pressure-volume relationships in tricuspid regurgitation. *Circulation* 1986; 73:799.

13. Morrison DA, Ovit T, Hammermeister KE, et al: Functional tricuspid regurgitation and right ventricular dysfunction in pulmonary hypertension. *Am J Cardiol* 1988; 62:108.

14. Atbulu A, Holmes RJ, Asfaw I: Surgical treatment of intractable right-sided infective endocarditis in drug addicts: 25 years' experience. *J Heart Valve Dis* 1993; 2:129.

15. Bayer AS, Blomquist IK, Bello E, et al: Tricuspid valve endocarditis due to *Staphylococcus aureus*. *Chest* 1988; 93:247.

16. Tanaka M, Abe T, Hosokawa ST, et al: Tricuspid valve *Candida* endocarditis cured by valve-sparing debridement. *Ann Thorac Surg* 1989; 48:857.

17. Robiolio PA, Rigolin VH, Harrison JK, et al: Predictors of outcome of tricuspid valve replacement in carcinoid heart disease. *Am J Cardiol* 1995; 75:485.

18. Ohri SK, Schofield JB, Hodgson H, et al: Carcinoid heart disease: early failure of an allograft valve replacement. *Ann Thorac Surg* 1994; 58:1161.

19. Lundin I, Norheim I, Landelius J, et al: Carcinoid heart disease: relationship of circulating vasoactive substances to ultrasound-detectable cardiac abnormalities. *Circulation* 1988; 77:264.

20. Fujii S, Funaki K, Denzunn N: Isolated rheumatic tricuspid regurgitation and stenosis. *Clin Cardiol* 1966; 9:353.

21. Kim JB, Spevack DM, Tunick PA, et al: The effect of transvenous pacemaker and implantable cardioverter defibrillator lead placement on tricuspid valve function: an observational study. *J Am Soc Echocardiogr* 2008; 21:284-287.

22. Taira K, Suzuki A, Fujino A, et al: Tricuspid valve stenosis related to subvalvular adhesion of pacemaker lead: a case report. *J Cardiol* 2006; 47:301-306.

23. Love CJ, Wilkoff BL, Byrd CL, et al: Recommendations for extraction of chronically implanted transvenous pacing and defibrillator leads: indications, facilities, training: North American Society of Pacing and Electrophysiology Lead Extraction Conference Faculty. *Pacing Clin Electrophysiol* 2000; 23:544-551.

24. McCarthy PM, Bhudia SK, Rajeswaran J, et al: Tricuspid valve repair:

durability and risk factors for failure. *J Thorac Cardiovasc Surg* 2004; 127: 674-685.

25. Zoghbi WA, Enriquez-Sarano M, Foster E, et al: Recommendations for evaluation of the severity of native valvular regurgitation with two-dimensional and Doppler echocardiography. *J Am Soc Echocardiogr* 2003; 16:777-802.

26. Lorenz CH, Walker ES, Morgan VL, Klein SS, Graham TP Jr: Normal human right and left ventricular mass, systolic function, and gender differences by cine magnetic resonance imaging. *J Cardiovasc Magn Reson* 1999; 1:7-21.

27. Zornoff LA, Skali H, Pfeffer MA, et al: Right ventricular dysfunction and risk of heart failure and mortality after myocardial infarction. *J Am Coll Cardiol* 2002; 39:1450-1455.

28. Nesser HJ, Tkalec W, Patel AR, et al: Quantitation of right ventricular volumes and ejection fraction by three-dimensional echocardiography in patients: comparison with magnetic resonance imaging and radionuclide ventriculography. *Echocardiography* 2006; 23:666-680.

29. Rudski LG, Lai WW, Afilalo J, et al: Guidelines for the echocardiographic assessment of the right heart in adults: a report from the American Society of Echocardiography endorsed by the European Association of Echocardiography, a registered branch of the European Society of Cardiology, and the Canadian Society of Echocardiography. *J Am Soc Echocardiogr* 2010; 23:685-713.

30. Child JS: Improved guides to tricuspid valve repair: two-dimensional echocardiographic analysis of tricuspid annulus function and color flow imaging of severity of tricuspid regurgitation. *J Am Coll Cardiol* 1989; 14:1275.

31. Wong M, Matsumura M, Kutsuzawa S, et al: The value of Doppler echocardiography in the treatment of tricuspid regurgitation in patients with mitral valve replacement. *J Thorac Cardiovasc Surg* 1990; 99:1003.

32. Czer LSC, Maurer G, Bolger A, et al: Tricuspid valve repair, operative and follow-up evaluation by Doppler color flow mapping. *J Thorac Cardiovasc Surg* 1989; 98:101.

33. DeSimone R, Lange R, Saggau W, et al: Intraoperative transesophageal echocardiography for the evaluation of mutual, aortic and tricuspid valve repair. *Eur J Cardiothorac Surg* 1992; 6:665.

34. Maurer G, Siegel RJ, Czer LSC: The use of color-flow mapping for intraoperative assessment of valve repair. *Circulation* 1991; 84:I-250.

35. Gibson R, Wood P: The diagnosis of tricuspid stenosis. *Br Heart J* 1955; 17:552.

36. Keefe JF, Wolk MJ, Levine HJ: Isolated tricuspid valvular stenosis. *Am J Cardiol* 1970; 25(2):252-257.

37. Roberts WC, Sullivan MF: Combined mitral valve stenosis and tricuspid valve stenosis: morphologic observations after mitral and tricuspid valve replacements or mitral replacement and tricuspid valve commissurotomy. *Am J Cardiol* 1986; 58:850.

38. Nath J, Foster E, Heidenreich PA: Impact of tricuspid regurgitation on long-term survival. *J Am Coll Cardiol* 2004; 43:405-409.

39. Mutlak D, Aronson D, Lessick J, et al: Functional tricuspid regurgitation in patients with pulmonary hypertension: is pulmonary artery pressure the only determinant of regurgitation severity? *Chest* 2009; 135:115-121.

40. Dreyfus GD, Corbi PJ, Chan KMJ, Toufan Bahrami T: Secondary tricus-pid regurgitation or dilatation: which should be the criterion for surgical repair? *Ann Thorac Surg* 2005; 79:127.

41. Matsunaga A, Duran CM: Progression of tricuspid regurgitation after repaired functional ischemic mitral regurgitation. *Circulation* 2005; 112:I-453.

42. Deloche A, Guerinon J, Fabiani JN, et al: Anatomical study of rheumatic tricuspid valve diseases: application to the various valvuloplasties [in French]. *Ann Chir Thorac Cardiovasc* 1973; 12:343-349.

43. Castedo E, Canas A, Cabo RA, Burgos R, Ugarte J: Edge-to-edge tricuspid repair for redeveloped valve incompetence after DeVega's annuloplasty. *Ann Thorac Surg* 2003; 75:605-606.

44. Castedo E, Monguio E, Cabo RA, Ugarte J: Edge-to-edge technique for correction of tricuspid valve regurgitation due to complex lesions. *Eur J Cardiothorac Surg* 2005; 27:933-934.

45. Tang GH, David TE, Singh SK, et al: Tricuspid valve repair with an annuloplasty ring results in improved long-term outcomes. *Circulation* 2006; 114(Suppl):I-577-I-581.

46. DeVega NG: La anuloplastia selective, reguable y permanente. *Rev Esp Cardiol* 1972; 25:6-9.

47. Ghanta RK, Chen R, Narayanasamy N, et al: Suture bicuspidization of the tricuspid valve versus ring annuloplasty for repair of functional tricuspid regurgitation: midterm results of 237 consecutive patients. *J Thorac Cardiovasc Surg* 2007; 133:117-126.

48. Matsuyama K, Matsumoto M, Sugita T, et al: Predictors of residual tri-

cuspid regurgitation after mitral valve surgery. *Ann Thorac Surg* 2003; 75:1826-1828.

49. Matsunaga A, Duran CM: Progression of tricuspid regurgitation after repaired functional ischemic mitral regurgitation. *Circulation* 2005; 112(Suppl):I-453-I-457.

50. King RM, Schaff HV, Danielson GK, et al: Surgery for tricuspid regurgitation late after mitral valve replacement. *Circulation* 1984; 70(Suppl): I-193-I-197.

51. Singh SK, Tang GH, Maganti MD, et al: Midterm outcomes of tricuspid valve repair versus replacement for organic tricuspid disease. *Ann Thorac Surg* 2006; 82:1735-1741.

52. Silver MD, Lam JH, Ranganathan N, Wigle ED: Morphology of the human tricuspid valve. *Circulation* 1971; 43:333-348.

53. Cohn L: Tricuspid regurgitation secondary to mitral valve disease: when and how to repair. *J Card Surg* 1994; 9(Suppl):237.

54. Duran CM, Kumar N, Prabhakar G, et al: Vanishing DeVega annuloplasty for functional tricuspid regurgitation. *J Thorac Cardiovasc Surg* 1993; 106:609.

55. Chidambaram M, Abdulali SA, Baliga BG, et al: Long-term results of DeVega tricuspid annuloplasty. *Ann Thorac Surg* 1987; 43:185.

56. Carpentier A, Deloche A, Dauptain J, et al: A new reconstructive operation for correction of mitral and tricuspid insufficiency. *J Thorac Cardiovasc Surg* 1971; 61:1.

57. Brugger JJ, Egloff L, Rothlin M, et al: Tricuspid annuloplasty: results and complications. *Thorac Cardiovasc Surg* 1982; 30:284.

58. Gatti G, Maffei G, Lusa A, et al: Tricuspid valve repair with Cosgrove-Edwards annuloplasty system: early clinical and echocardiographic results. *Ann Thorac Surg* 2001; 72:764.

59. McCarthy PM, Bhudia SK, Rajeswaran J, et al: Tricuspid valve repair: durability and risk factors for failure. *J Thorac Cardiovasc Surg* 2004; 127:67.

60. Pomar JI, Mestres CA, Pate JC, et al: Management of persistent tricuspid endocarditis with transplantation of cryopreserved mitral homografts. *J Thorac Cardiovasc Surg* 1994; 107:1460.

61. Hvass U, Baron F, Fourchy D, et al: Mitral homografts for total tricuspid valve replacement: comparison of two techniques. *J Thorac Cardiovasc Surg* 2001; 3:592.

62. Katz NM, Pallas RS: Traumatic rupture of the tricuspid valve: repair by chordal replacements and annuloplasty. *J Thorac Cardiovasc Surg* 1986; 91:310.

63. Cardarelli MG, Gammie JS, Brown JM, et al: A novel approach to tricuspid valve replacement: the upside down stentless aortic bioprosthesis. *Ann Thorac Surg* 2005; 80:507.

64. Sutlic Z, Schmid C, Borst HG: Repair of flail anterior leaflets of tricuspid and mitral valves by cusp remodeling. *Ann Thorac Cardiovasc Surg* 1990; 50:927.

65. Doty JR, Cameron DE, Elmaci T, et al: Penetrating trauma to the tricuspid valve and ventricular septum: delayed repair. *Ann Thorac Surg* 1999; 67:252.

66. Arbulu A, Asfaw I: Tricuspid valvulectomy without prosthetic replacement. *J Thorac Cardiovasc Surg* 1981; 82:684.

67. Arbulu A, Thoms NW, Wilson RI: Valvulectomy without prosthetic replacement: a lifesaving operation for tricuspid Pseudomonas endocarditis. *J Cardiovasc Surg (Torino)* 1972; 74:103.

67a. Walther T, Falk V, Schneider J, et al: Stentless tricuspid valve replacement. *Ann Thorac Surg* 1999; 68:1858.

68. Arbulu A, Holmes RJ, Asfaw I: Tricuspid valvulectomy without replacement: twenty years' experience. *J Thorac Cardiovasc Surg* 1991; 102:917.

69. Turley K: Surgery of right-sided endocarditis: valve preservation versus replacement. *J Card Surg* 1989; 4:317.

70. Van Nooten G, Caes F, Tacymans Y, et al: Tricuspid valve replacement: postoperative and long-term results. *J Thorac Cardiovasc Surg* 1995; 110:672.

71. Kaplan M, Kut MS, Demirtas MM, et al: Prosthetic replacement of tricuspid valve: bioprosthetic or mechanical. *Ann Thorac Surg* 2002; 73:467.

72. Scully HE, Armstrong CS: Tricuspid valve replacement: fifteen years of experience with mechanical prostheses and bioprostheses. *J Thorac Cardiovasc Surg* 1995; 109:1035.

73. Singh AK, Feng WC, Sanofsky SJ: Long-term results of St. Jude Medical valve in the tricuspid position. *Ann Thorac Surg* 1992; 54:538.

74. Kaplan M, Kut MS, Demirtas MM, et al: Prosthetic replacement of tricuspid valve: bioprosthetic or mechanical. *Ann Thorac Surg* 2002; 73:467.

75. Nakano K, Koyanagi H, Hashimoto A, et al: Tricuspid valve replacement with the bileaflet St. Jude Medical valve prosthesis. *J Thorac Cardiovasc*

Surg 1994; 108:888.

76. Munro AI, Jamieson WRE, Tyers FO, et al: Tricuspid valve replacement: porcine bioprostheses and mechanical prostheses. *Ann Thorac Surg* 1995; 59:S470.

77. Ohata T, Kigawa I, Tohda E, et al: Comparison of durability of bioprostheses in tricuspid and mitral positions. *Ann Thorac Surg* 2001; 71:S240.

78. Ratnatunga C, Edwards M-B, Dore C, et al: Tricuspid valve replacement: UK heart valve registry midterm results comparing mechanical and biological prostheses. *Ann Thorac Surg* 1998; 66:1940.

79. Glower DD, White WD, Smith LR, et al: In-hospital and long-term outcome after porcine tricuspid valve replacement. *J Thorac Cardiovasc Surg* 1995; 109:877.

80. Nakano K, Ishibashi-Ueda H, Kobayashi J, et al: Tricuspid valve replacement with bioprostheses: long-term results and causes of valve dysfunction. *Ann Thorac Surg* 2001; 71:105.

81. Nakano K, Eishi K, Kosakai Y, et al: Ten-year experience with the Carpentier-Edwards pericardial xenograft in the tricuspid position. *J Thorac Cardiovasc Surg* 1996; 111:605.

82. Ohata T, Kigawa I, Yamashita Y, et al: Surgical strategy for severe tricuspid valve regurgitation complicated by advanced mitral valve disease: long-term outcome of tricuspid valve supra-annular implantation in eighty-eight cases. *J Thorac Cardiovasc Surg* 2000; 120:280.

83. Cohen SR, Silver MA, McIntosh CL, Roberts WC: Comparison of late (62 to 104 months) degenerative changes in simultaneously implanted and explanted porcine (Hancock) bioprosthesis in the tricuspid and mitral positions in six patients. *Am J Cardiol* 1984; 53:1599.

84. Guerra F, Bortolotti U, Thiene G, et al: Long-term performance of the Hancock porcine bioprosthesis in the tricuspid position: a review of 45 patients with 14 visit follow-up. *J Thorac Cardiovasc Surg* 1990; 99:838.

85. Filsoufi F, Anyanwu AC, Salzberg SP, et al: Long-term outcomes of tricus-pid valve replacement in the current era. *Ann Thorac Surg* 2005; 80:845.

86. Solomon NAG, Lim CH, Nand P, Graham KJ: Tricuspid valve replacement: bioprosthetic or mechanical valve? *Asian Cardiovasc Thorac Ann* 2004; 12:143.

87. Rizzoli G, Vendramin I, Nesseris G, et al: Biological or mechanical prostheses in tricuspid position? A meta-analysis of intrainstitutional results. *Ann Thorac Surg* 2004; 77:1607.

88. Nishimura RA, Otto CM, Bonow RO, et al: ACC/AHA 2014 guidelines for the management of patients with valvular heart disease: a report of the American College of Cardiology/American Heart Association Task Force on Practice Guidelines. *J Thorac Cardiovasc Surg* 2014; 148(1):e1-e132.

89. Aoyagi S, Tanaka K, Hara H, et al: Modified De Vega's annuloplasty for functional tricuspid regurgitation: early and late results. *The Kurume Med J* 1992; 39:23-32.

90. Fukuda S, Song JM, Gillinov AM, et al: Tricuspid valve tethering predicts residual tricuspid regurgitation after tricuspid annuloplasty. *Circulation* 2005; 111:975-979.

91. Holper K, Haehnel JC, Augustin N, Sebening F: Surgery for tricuspid insufficiency: long-term follow-up after De Vega annuloplasty. *Thorac Cardiovasc Surg* 1993; 41:1-8.

92. Minale C, Lambertz H, Nikol S, Gerich N, Messmer BJ: Selective annuloplasty of the tricuspid valve: two-year experience. *J Thorac Cardiovasc Surg* 1990; 99:846-851.

93. Paulis RD, Bobbio M, Ottino G, DeVega N: The De Vega tricuspid annuloplasty: perioperative mortality and long term follow-up. *J Cardiovasc Surg (Torino)* 1990; 31:512-517.

94. Peltola T, Lepojarvi M, Ikaheimo M, Karkola P: De Vega's annuloplasty for tricuspid regurgitation. *Ann Chir Gynaecol* 1996; 85:40-43.

95. Kirklin JW, Barratt-Boyes BG (eds): *Cardiac Surgery*, vol. 1, 2nd ed. New York, Churchill-Livingstone, 1992; p 598.

96. Rogers JH, Bolling SF: The tricuspid valve: current perspective and evolving management of tricuspid regurgitation. *Circulation* 2009; 119:2718-2725.

第 44 章　联合瓣膜疾病

Hartzell V. Schaff ● Rakesh M. Suri

风湿性心脏病、退行性瓣膜病、感染性心内膜炎以及其他多种因素均可导致心脏联合瓣膜病变发生,此时往往需要外科手术对多个瓣膜进行矫正。进一步来说,心脏多瓣膜病通常会以瓣膜功能障碍为首要表现,而其实这也是本病发展过程中的一大直接表现;其次,瓣膜功能障碍也能因心脏扩大和/或肺动脉高压而继发产生。瓣膜功能障碍的潜在致病因素以及置换或修复原发病变瓣膜后对继发受累瓣膜功能的预期效果,均会影响外科手术方式的决策。此外,不同联合瓣膜病变组合对左、右心室几何构型及功能所产生的影响不同于单瓣膜病变。本章将就心脏多瓣膜病的病理生理学、外科技术以及其他常见

病因处理进行系统阐述。

即使是在心脏瓣膜病手术治疗的发展早期,对多病灶进行修复也是相当必要的(表 44-1)。1960 年,学界首次报道了在一次手术中进行了三瓣膜置换术,而到 1992 年,则又出现了一次手术同时置换四瓣膜的报道[1]。

临床实践经验表明,仅有几种常见的联合瓣膜病需要施行矫正手术。如表 44-2 所示,在所有心脏瓣膜手术中,约占 15%的手术是针对多瓣膜病而进行的。其中有 80%针对主动脉瓣和二尖瓣,二尖瓣和三尖瓣置换术(伴或不伴主动脉瓣置换术)占 20%。临床上,主动脉瓣和三尖瓣联合病变相当罕见。

表 44-1 多瓣膜病手术简史

手术事件	年份	手术机构
先二尖瓣、后三尖瓣分期交联部切开术	1952	Doctor's Hospital, Philadelphia, PA[164]
二尖瓣、三尖瓣同期交联部切开术	1953	Cleveland, OH[156]
体外循环下同期二尖瓣交联部切开术和主动脉瓣成形术	1956	University of Minnesota, Minneapolis, MN[157]
二尖瓣和主动脉瓣同期置换术	1961	St. Francis General Hospital, Pittsburgh, PA[121]
三瓣膜同期置换术	1963	University of Oregon, Portland, OR
四瓣膜同期置换术	1992	Mayo Clinic, Rochester, MN[165]

Data from Acker M, Hargrove WC, Stephenson LW: Multiple valve replacement, *Cardiol Clin* 1985;3:425-430.

表 44-2 各机构历年心脏多瓣膜置换术的数量

	亚拉巴马大学	梅奥医学中心	得克萨斯心脏病中心	俄勒冈大学	所有瓣膜手术所占百分比(共 11 026 例手术)	多瓣膜手术所占百分比(共 1 662 例手术)
年份	1967—1976	1963—1972	1962—1974	1960—1980		
所有瓣膜手术的总数	2 555	2 166	4 170	2 135		
多瓣膜手术的总数	383(15%)	437(20%)	541(13%)	301(14%)	15(1 662)	100
M-A	298(11.6%)	320(14.7%)	459(11%)	253(11.8%)	12(1 330)	80
M-A-T	40(1.6%)	55(2.5%)	55(2.5%)	48(2.2%)	2(198)	12
M-T	41(1.6%)	58(2.5%)	26(0.6%)	–	1.5(125)	8
A-T	4(0.1%)	4(0.2%)	1(0.02%)	–	0.1(9)	5

M,二尖瓣;A,主动脉瓣;T,三尖瓣。

Data from Acker M, Hargrove WC, Stephenson LW: Multiple valve replacement, *Cardiol Clin* 1985;3:425-430.

多瓣膜病的病理生理学

　　瓣膜反流可由瓣膜病变直接导致,抑或由其他瓣膜病变所导致的心室形态改变继发引起;这种继发性或功能性反流往往可以影响到房室瓣的功能。对某些患者而言,随着修复或置换原发病变瓣膜,相应的继发性瓣膜反流也可能会因此而获得改善;而在另一些患者,即便矫正原发病灶,瓣膜功能也不会得以改善。相反,继发性瓣膜病可能会继续进展。因此,假如出现这种情况,则应当考虑进行同期外科手术。

原发性主动脉瓣膜病变伴继发性二尖瓣反流

　　孤立的主动脉瓣膜病可以引发继发性二尖瓣反流,在极其罕见的情况下,其还能导致三尖瓣反流的发生。严重主动脉瓣狭窄伴或不伴左心室扩张往往可以造成一定程度的二尖瓣反流。在一项病例研究中,研究人员发现,有67%的严重主动脉瓣狭窄患者均伴有二尖瓣反流[2]。

　　当二尖瓣结构正常时,缓解左心室流出道阻塞之后,二尖瓣反流现象也会获得相应的改善[4],例如,在置换主动脉瓣之后,轻度二尖瓣反流则有可能几乎完全消失。心室压降低和心室重构均有助于改善二尖瓣的反流现象[5]。假如二尖瓣反流非常严重,那么在置换主动脉瓣之后,则依然可能会残留一定程度的顽固性反流,这时候就可以考虑施行二尖瓣瓣成形术来进行修复[3]。与之相反,当伴有主动脉瓣狭窄,且出现因二尖瓣结构异常而造成的二尖瓣反流时,那么就需要施行二尖瓣修复术或置换术。最近的一项报告宣称,中度二尖瓣反流对施行主动脉瓣置换术老年患者的生存率有着负面影响,因而建议对二尖瓣病变明确者应当进行同期矫正手术[6]。

　　在计划手术治疗时,重要的是明确各种瓣膜病的形态和病理生理学进展程度。对于疑似多瓣膜病患者,则有必要在术前和术中进行超声心动图检查。一般情况下,经胸超声心动图检查能够明确造成二尖瓣和三尖瓣反流的病因。继发性瓣膜反流时,二尖瓣瓣叶为薄弱并活动自如,不会出现瓣叶脱垂;风湿性二尖瓣(和三尖瓣)反流会出现瓣叶增厚和腱索挛缩,因为这些结构发生纤维化而导致瓣叶活动能力受限。瓣叶脱垂伴或不伴腱索断裂亦有可能导致房室瓣反流的出现。

　　经食管超声心动图检查可以从心脏后方获得心脏的影像,因而避免了前方肋骨、肺和皮下组织对图像的干扰。使用高频(5MHz)探头获得的影像比常规经胸2.25~3.5MHz探头的影像有着更好的分辨率[7]。因此,经食管超声心动图检查能够提供最好的二尖瓣和三尖瓣影像,同时其还能在术前进行。所有接受瓣膜修复术或置换术的患者均应当进行术中经食管多普勒超声心动图检查;此外,对于评估左心室流出道梗阻缓解对二尖瓣反流的影响,使用该项检查则尤为重要[8]。在某些情况下,术前左心室造影术可能有助于量化左房室的瓣膜反流。在明确三尖瓣功能障碍程度时,右心室心血管造影术可能亦有帮助,但目前临床上,已很少开展该项检查[9]。

继发于其他瓣膜病的三尖瓣反流

　　继发性三尖瓣反流通常是由风湿性二尖瓣狭窄所引发的,但是其确切病因却依然不甚明朗[10,11]。一些学者认为,继发性三尖瓣反流是肺动脉高压和右心室扩张导致的[12]。在严重三尖瓣反流(tricuspid regurgitation,TR)患者中,与二尖瓣一样,重度三尖瓣反流患者的三尖瓣瓣环扩张表现为非对称性。三尖瓣瓣环扩张多见于右心室游离壁的对侧,而三尖瓣隔叶附近的瓣环则几乎不扩张[13,14]。肺动脉高压伴右心室继发性扩大和三尖瓣瓣环扩大可能是造成继发性三尖瓣反流的重要因素,但不是唯一机制。例如,虽然先天性心脏病——如法洛四联症——可以导致右心室收缩压升高,但是患者却鲜有出现严重三尖瓣反流的情况。与此类似,室间隔缺损的患儿也很少出现严重的三尖瓣反流现象,但是往往却因不同程度的肺动脉高压而存在着右心室扩大。

　　此外,临床实践表明,继发三尖瓣反流的发生可能与其他机制有关。因风湿性二尖瓣狭窄而接受二尖瓣置换术的患者在首次手术后的数年内,可出现自发性三尖瓣反流,但很多患者的肺动脉压却仅有轻度升高[15,16]。关于此,最近的证据则指向了风湿性瓣膜病中的进行性免疫反应,在成功施行经皮或开胸二尖瓣置换术的多年之后,正是这一免疫反应导致了严重的三尖瓣反流[17]。

　　可以将继发性二尖瓣和三尖瓣反流分为轻度、中度和重度,这对于指导后续医疗行为非常实用[14]。通常情况下,轻度三尖瓣反流患者并不会出现右心衰的临床体征和症状。此外,对于超声心动图检查明确的轻度三尖瓣反流,在患者术中全麻之后,反流程度可能减少。在大多数情况下,轻度继发性三尖瓣反流并不需要外科手术的干预。

　　对于超声心动图检查证明存在严重反流但无症状或症状药物可控的患者,可以将其划分为“中度三尖瓣反流”。一般来说,此类患者可以施行瓣膜DeVega缝合成形术或半环式瓣环成形术[18]。而对于严重继发性三尖瓣反流伴临床右心衰证据(例如,肝搏动、颈静脉怒张和外周水肿伴或不伴腹水)的患者,则通常施行同期全环瓣环成形术或三尖瓣置换术[19]。

　　肺动脉高压的程度可能会影响继发性三尖瓣反流的手术治疗。Kaul及其同事[20]根据肺动脉高压的程度对86例因风湿性二尖瓣瓣膜病所致功能性三尖瓣反流的患者进行了分组。第一组患者具有严重的肺动脉高压(平均肺动脉压为78mmHg),第二组患者肺动脉压中度升高(平均肺动脉压为41mmHg)。术前,肺动脉压中度升高者的右心衰和右心室扩张体征更为明显,在二尖瓣手术(不进行三尖瓣手术)之后,此类患者中有很多依然还存在着三尖瓣反流的现象;二尖瓣手术之后,所有严重肺动脉高压者的三尖瓣反流现象均获得了改善,而其中又有28%的患者的三尖瓣反流完全消失。

　　目前指导继发性功能性TR治疗的文献难以解释和推广,原因在于患者的病因和手术方式都存在明显的异质性据报道,在风湿病二尖瓣置换术后30年的随访期内,严重迟发型三尖瓣反流的发生率可接近68%[21];而缺血性二尖瓣反流修复术后的3年随访期内,这一风险则可以高达74%[22]。在上述病例研究中,三尖瓣反流进展的最常见风险因素包括:高龄、女性、风湿病史、房颤、未行迷宫术等[21-24]。因此,大多数医生同意以下观点,即在进行风湿性二尖瓣病变外科手术时,应当对中重度三尖瓣反流施行矫正手术,这有助于防止三尖瓣反流相关症状的进展[25]。但是,尚不太清楚这种干预措施是否会改善患者的长期生存率[24]。此外目前有证据表明,对接受二尖瓣成形的患者,其三尖瓣瓣环扩张(≥70mm)时施行重构性三尖瓣瓣环成形术,与仅进行三尖瓣修复术的患者相比,可显著降低其后可发生的因三尖瓣反流所致的功能恶化[26]。

而且,仅仅依赖三尖瓣瓣环是否扩张而决定是否手术——这曾为 Dreyfus 及其同事[26]所推荐——目前也受到了质疑[27]。

与之相反,在发达国家,尽管二尖瓣脱垂是二尖瓣反流最为常见的原因,但是依然有一些报告认为,二尖瓣成功获得修复后依然会引发一定程度的功能性三尖瓣反流。最近的研究表明,在风湿性或缺血性二尖瓣病变的瓣叶脱垂被积极修复之后,中度或较轻程度的三尖瓣反流其实并不会快速进展[28,29]。根据单发二尖瓣修复术或二尖瓣置换术治疗退行性二尖瓣病变合并中度及中度以下功能性三尖瓣反流(TR)治疗结果来看,梅奥医学中心的数据支持:"对于二尖瓣脱垂行二尖瓣修复或置换后三尖瓣反流继续进展的风险低"这一理念,学者们建议:在左房扩大或肺动脉高压发生之前及时地行二尖瓣手术,有望降低远期随访中三尖瓣反流进展的风险。目前,上述情况同期需要行三尖瓣修复术的手术指征包括:①中重度或重度三尖瓣反流;②中度或重度三尖瓣反流且有右心衰竭的症状;③中度三尖瓣反流合并下述情况之一:原发性三尖瓣疾病,三尖瓣结构性异常(包括人工起搏器导线对三尖瓣瓣叶的干扰),右心房和右心室扩张,严重的肺动脉高压,心房颤动[19]。

孤立性三尖瓣反流对远期预后结果影响的研究证实:即使在多因素校正后,轻中度单发三尖瓣反流患者的生存率与轻微反流患者的生存率并未存在差异(P=0.34)[30]。(总之,无症状的、与退行性二尖瓣疾病相关的低于中度的功能性三尖瓣反流不太可能继续进展或影响二尖瓣成功修复术后的生存率。)

多瓣膜置换术瓣膜的选择

当多瓣膜置换术局限于左心室内时,就抗凝和预期寿命而言,应该选择同类型的瓣膜。如果同时置换一个机械瓣和一个生物瓣,有研究表明,血栓栓塞、瓣膜相关并发症或晚期死亡的风险也并不会因此而降低[31,32]。此外,据报道,与置换一枚机械瓣和一枚生物瓣的患者相比,左心室置换双机械瓣膜患者的二次手术率要略低一些[31]。

对于三尖瓣置换术,单独或联合其他瓣膜手术一起进行时,生物瓣膜可使瓣膜血栓的风险降至最低[33,34]。另外,在选择人工三尖瓣时,很少会考虑到血流动力学的因素;机械瓣膜的血流动力学效率要高于生物瓣膜,但是在房室瓣置换术时,极少会考虑到这层因素,而以三尖瓣置换术时尤其——在这种情况下,成人的瓣膜直径通常可以达到33mm或更大。体外研究表明,对于房室瓣大于25mm的情况而言,只能获得极小的血流动力学改善[35]。

手术方法

主动脉瓣和二尖瓣置换术

插管

在升主动脉远端,无名动脉起始处近心包反折处插入主动脉插管(图44-1A)。使用二阶梯插管于右心房处置入静脉插管,这可用以简化静脉置管操作。对于需作右心房或右心室切口的手术,可予以保留上腔静脉和下腔静脉插管(图44-2A)。术中通常需要进行自体血回输的准备,诸如抑肽酶或 ε-氨基己酸(Amicar)之类的抗纤溶剂可能有助于手术——特别是二次手术(这种情况下心包粘连可能会加重出血)[36]。

心脏停搏液

假如主动脉瓣关闭良好,那么在阻断主动脉时,就需要向位于阻断钳近端主动脉内的灌注插管中注入低温(4~8℃)含血心脏停搏液,这样可以用来保护心肌。达到心脏舒张期停搏,且整个心脏均匀降温的心脏停搏液需求量取决于心脏的大小和主动脉瓣反流的程度。一般情况下,由于心脏多瓣膜病往往伴有心肌肥厚,故初始心脏停搏液的需求量往往要高于冠状动脉血管重建术时的需求量。对于无心脏扩大的患者,我们可以以约10mL/kg的需求量来注入心脏停搏液,而对于心肌肥厚程度显著的患者,这一数值则可以调整为15mL/kg。在主动脉阻断期间,每隔20分钟就应当直接向冠状动脉开口内注入400mL的心脏停搏液。在置管和灌注期间,我们可以使用定制设计的软头冠状动脉灌注导管,这样有助于使冠状动脉开口发生创伤的可能性降至最低[37]。

假如主动脉瓣反流程度达到中度或重度,那么就应该直接向冠状动脉开口内注入心脏停搏液。主动脉插管吸空心脏,暂时降低体外循环流量,以最大限度增加静脉引流促进心脏排空,然后主动脉切开灌注停搏液。某些外科医生倾向于逆灌心脏停搏液[38],而假如使用该方法,那么由于此时通过冠状静脉系统的血流不含营养,且由于冠状静脉系统解剖结构各异,故此时可能需要更大量的心脏停搏液[39,40]。

手术过程

灌注心脏停搏液后,行延长至无冠窦的主动脉斜切口,以此来对主动脉瓣进行检查(见图44-1B)。由瓣叶穿孔或先天性二叶瓣脱垂导致的主动脉瓣反流通常可以进行修复[41],但是否决定进行主动脉修复,则应当斟酌是否需要行人工二尖瓣置换。例如,尽管主动脉瓣修复术在技术上看似可行,但是对于需要二尖瓣置换的患者而言,使用人工瓣膜置换病变瓣膜并长期服用华法林抗凝才可能是最好的一种治疗策略。

瓣膜严重钙化,无论是二叶瓣还是三叶瓣,均必须进行置换术[42]。因此,需要切除瓣叶并仔细剥离钙化的主动脉瓣瓣环。随后,需要测量主动脉瓣环;临床经验显示,接下来的置换二尖瓣可造成主动脉瓣瓣环缩短,因为缩短了二尖瓣前叶的附着区。因此,常规上,我们会准备(但不会打开无菌包装)2枚主动脉瓣人工瓣膜:其中之一对应于测量尺寸,另一则会略微再小一些。最终选取哪一块人工主动脉瓣需在二尖瓣置换术或修复术之后再行确定。

尽管术中主动脉瓣是首先暴露于视野之下的,但是往往在二尖瓣修复术或二尖瓣人工瓣膜置之后再会对其进行置换。在缝合主动脉瓣环与二尖瓣前叶根部连接处时,就会向上拉动二尖瓣前叶,使其朝向左心室流出道区域方向,因而当通过左心房切口观察到该区域时,此处可被遮蔽而不可见。

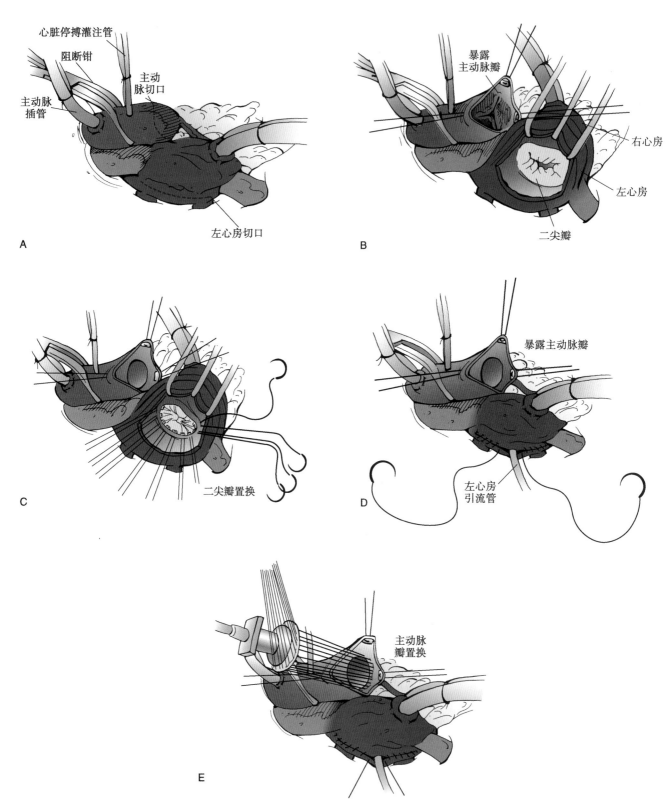

图 44-1   主动脉瓣和二尖瓣置换术。图示依次为插管(A)及显露各个瓣膜(B)。C~E. 显示二尖瓣、主动脉瓣置换术置换二尖瓣及主动脉瓣的顺序

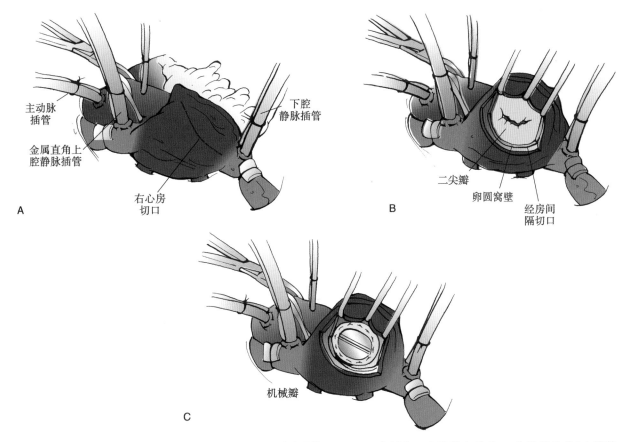

图 44-2 二尖瓣和三尖瓣联合手术。A.插管。B.经房间隔切口。C.二尖瓣和三尖瓣联合手术,二尖瓣置换术(上腔静脉 Snare 套索未显示在图中)

假如主动脉瓣环较小,则可以先使用心包补片来扩大[43]。这一技术可以使瓣环直径扩大 2~4mm 或更多,因此,仅在极少情况下,才有必要采取更为激进的手术方式[44-46]。另一种可尽可能置入较大主动脉瓣人工瓣膜的方式是保留二尖瓣修复术或置换术时所缝的缝线,而在置入主动脉瓣人工瓣膜之后,才会再对二尖瓣人工瓣膜进行固定操作。这样一来则可消除使人工主动脉瓣尺寸减小的可能,但同时却并不会妨碍在二尖瓣环环上进行的缝合操作。

切除主动脉瓣之后,需重新放置右心房导管,通过位于房间沟后方的切口使二尖瓣得以显露(见图 44-1B)。注意探查有无左心房血栓,探查二尖瓣。当主动脉瓣存在风湿性病变时,通常二尖瓣总会一定程度地受到影响。如果必须要进行主动脉瓣置换术,那么外科医生对于置换二尖瓣就应更积极一些,其原因在于风湿性病变导致的瘢痕和纤维化极易进展,且风湿性二尖瓣修复术(使用二尖瓣交联部切开术修复狭窄,或使用瓣叶修复术和瓣环成形术处置反流)较退行性疾病修复术耐久性更差[47-49]。与之相反,当由于二叶瓣畸形钙化或老年性钙化而必须要进行主动脉瓣置换术时,对于因退行性病变所致的二尖瓣反流进行修复可能会获得不错的长期预后结果。二尖瓣修复术相关内容请参见第 41 章。

二尖瓣置换术首先需要切除二尖瓣前叶,尽可能保留部分二尖瓣后叶及其腱索附属物,以保持左心室乳头肌-瓣环的连续性[50-52]。某些外科医生可能还会特殊保留二尖瓣前叶及其腱索附属物,他们认为这样对心室功能可能来进一步受

益[53]。使用 2-0 号编织聚酯缝线以间断褥式带垫片缝合的方式植入二尖瓣人工瓣膜,垫片可置于瓣环的心房或心室侧(见图 44-1C)。在缝合瓣膜之后,应当检测对机械瓣膜的瓣叶自由活动度。

当术前合并房颤时,我们可以先从左心房内缝合左心耳口或从外部结扎左心耳。随后再切除二尖瓣前叶。聚丙烯缝线连续缝合的方式分别从两端缝合左心房切口。从部分缝合的左心房切口处插入左心引流管,在进行主动脉瓣置换术的同时,保持引流位置不变(见图 44-1D)。

主动脉瓣充分显露后,使用 2-0 号聚酯缝线以间断褥式缝合带垫片的方式在相应位置上缝合人工主动脉瓣,并且通常可以使用双层 4-0 号聚丙烯缝线来缝合主动脉切口。常规排空心脏内的剩余空气,然后开始主动脉根部吸引,随后移除主动脉阻断钳。从左心房内移除排气管路,确保左心房切口缝合严密。

在主动脉瓣环扩张的患者中,有时候可以观察到二尖瓣,可以通过扩张后的主动脉瓣环来进行二尖瓣置换术[54]。

主动脉瓣置换术和二尖瓣修复术

术中经食管超声心动图检查有助于评估二尖瓣反流的程度,同时更为重要的是,该项检查还有助于鉴定瓣膜反流的原因。当二尖瓣反流仅为中度且叶瓣形态正常时,在缓解严重主动脉狭窄之后,我们往往可以发现二尖瓣功能也获得了相应的改善。在除此之外的其他情况之下,均应当对二尖瓣进行直视

检查,以此来明确是否需要进行二尖瓣修复术或置换术。

上文已对胸骨切开、插管和主动脉瓣功能评估进行了描述。当不存在三尖瓣病变适应证且无其他右心房手术计划时,可以通过单根二级导管来获取静脉回心血流(图44-3A)。采用何种特定的二尖瓣修复技术则取决于术中所见[55]。通常情况下,可以先进行楔形切除术(切除病变部位)并随后使用4-0号聚丙烯缝线进行连续缝合来修复二尖瓣后叶局限性脱垂伴或不伴腱索断裂的情况[56],对于二尖瓣前叶腱索断裂可以4-0或5-0号聚四氟乙烯(PTFE)缝线连接乳头肌及脱垂瓣叶的游离缘,来重建腱索[57]。

几乎所有的瓣叶修复术都需要借助后瓣环成形术进行强化。使用2-0号组织聚酯缝线以间断褥式缝合的方式沿着后瓣环进行缝合操作,并在左、右纤维三角处终止(见图44-3A)。随后均匀缝合于6.0~6.5cm长的弹性C形成形环上;这一标准长度可以通过使用63mm长的后瓣环弹性成形带来实现[49,58]。瓣膜成形术后,向心室内注入生理盐水或血液来检测二尖瓣功能,随后闭合心房切口并使人工主动脉瓣缝合到位。

二尖瓣置换术和三尖瓣置换术或修复术

大多数情况下,三尖瓣反流可以因瓣环扩大而引发[59]。三尖瓣反流的严重程度可以在心肺转流术之前由经食管超声心动图检查来明确,或者也可以在静脉置管之前通过直接检测右心房压力来明确。在全麻下,血容量和心排血量的改变可导致反流量大幅度波动,而在大多数情况下,心肺转流术前期的三尖瓣反流严重程度都会有所减轻。

患者临床症状的严重程度一定与超声心动图检查和三尖瓣术中评估的结果相对应。在二尖瓣置换或修复术之后,肝脏增大伴肝搏动、外周水肿和颈静脉怒张的患者则更可能需要接受三尖瓣成形术。无右心衰的患者通常没有严重的三尖瓣反流,而在左心室病灶得以矫正之后,不予直接修复或置换三尖瓣,其功能也可能会得以改善。

二尖瓣置换术时,决定是否需要就功能性三尖瓣反流进行三尖瓣修复术或置换术是极其重要的,其原因正是在于若此后再进行二次手术,则手术风险相当之高。我们早期的临床经验表明,就三尖瓣反流进行后续二次手术的患者而言,术后早期的死亡率可达25%。此外,在二尖瓣风湿性病变进行置换术的患者中,后续三尖瓣反流进一步发展的患者比例可介于10%~15%[60]。因此,在初次手术之时,就是否进行瓣膜成形术或人工瓣膜置换术,我们采取的是一种较为自由的策略[61]。

手术过程

对于三尖瓣手术,可以选择插入Swan-Ganz导管。假如使用了Swan-Ganz导管,那么在检查和评估三尖瓣期间,均应从右心腔内撤出该导管。我们倾向于直接在下腔静脉和上腔静脉中置管[62]。在心肺流转开始并注入心脏停搏液之后,应当在静脉导管周围套带扎住腔静脉,随后作一右心房切口,暴露房间隔和三尖瓣(见图44-2A),最后决定进行三尖瓣修复术还是置换术,并明确需要使用何种人工瓣膜。

当另外需要处置三尖瓣时,我们可以通过房间隔切口——该切口横跨在卵圆窝上方,并可以向上延伸——来显露出二尖瓣(见图44-2B)。拉钩时,应当谨慎,避免撕裂位于冠状窦和Koch三角后方的房间隔。另外一种选择则是,也可以在房间沟后方施行标准左心房切开术来显露二尖瓣。

二尖瓣修复术或置换术之后(见图44-2C),闭合房间隔和左心房切口,随后修复或置换三尖瓣。对于三尖瓣修复,我们可以借助DeVega法或瓣膜成形环来进行成形[12,18,63,64]。上述两种技术均基于以下观察结果而进行的——也即如上文所述的,相比三尖瓣瓣环的隔叶部分,三尖瓣瓣环的前、后叶瓣部分更加易于扩张。当可以使用成形环时,我们更倾向于使用诸如Cosgrove-Edwards的软环[65]或Duran C形环(见图44-3B)。使用C形环有助于避免缝线缝合于有希氏束走行附近的瓣环内,从而降低了传导束受损的风险。关于DeVega手术和人工瓣膜成形术在避免三尖瓣反流复发上孰优孰劣,研究结果充满了争议[66-68]。

微创手术

虽然本书在其他章节内也对微创手术进行了探讨,我们仍然推荐该手术作为左、右心脏瓣膜病的首次和二次治疗的手术

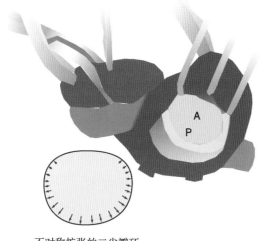

不对称扩张的二尖瓣环

A

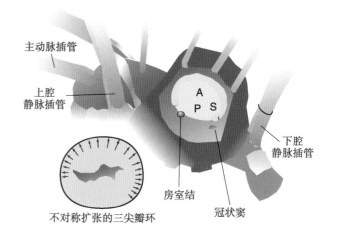

主动脉插管
上腔静脉插管
下腔静脉插管
房室结
冠状窦
不对称扩张的三尖瓣环

B

图44-3　A.二尖瓣修复术。B.C形成形环修复三尖瓣(上腔静脉和下腔静脉套管未显示在图中)

方式。就此,根据瓣膜病的特点和患者的解剖结构,也已产生了多种插管和心脏停搏液灌注技术[69a,b]。

三尖瓣置换术和肺动脉瓣置换术治疗类癌性心脏病

若二尖瓣和主动脉瓣并无病变[59,70],那么通常在不需要阻断主动脉和心脏停搏的情况下,就可以进行三尖瓣和肺动脉瓣置换术。重要的是,假如有卵圆孔未闭,则应予以关闭之,这样可以消除空气进入左心房的风险。又假如房间隔上有缺口,那么可以简短的阻断主动脉后缝闭房缺。过去,我们对于类癌性心脏病患者的治疗策略就是置换三尖瓣,并切除病变的肺动脉瓣。

后续经验表明,假如肺动脉瓣保有活动能力,右心室功能也就能得以更好地保留,因此,现在我们更倾向于进行肺动脉瓣置换术而不再是瓣膜切除术[71]。在一般情况下,三尖瓣置换术是必须的,而且通常只需切除前叶。最近一项针对我院200例类癌心脏病患者的回顾性研究表明,目前该项手术的预后已获得了一定的改善,且有证据表明,瓣膜置换术确实是存活期延长的独立相关因素[72]。

类癌心脏病可导致瓣叶纤维化和萎缩,因此可以向残余的隔叶和前叶内缝入固定缝线(使用 2-0 编织聚酯缝线以间断褥式缝合的方式进行操作,并在后部辅以脱脂棉强化结构)。我们倾向于将脱脂棉安置在瓣环的心室侧。假如暴露困难,那么在后叶和隔叶进行缝合操作时,可以花一点时间阻断主动脉和灌注心脏停搏液,随后再开放主动脉,使心脏回复跳动节律。缝合剩余缝线,借助心电图来确保所有缝线是否

安置到位。假如出现了房室阻滞现象,那么应当移除缝合在穿透希氏束区域的缝线,并在更为浅表的部位上重新进行缝合。

在右心室流出道上作一横穿瓣环的纵向切口,随后通过此切口进行肺动脉瓣置换术。我们倾向于使用 3-0 号聚丙烯缝线以连续缝合的方式植入人工瓣膜,使缝合环锚定在自体瓣膜约 2/3 的瓣环上,随后向前锚定至心包补片上,后者通常可用于扩大瓣环并有助于闭合肺动脉和右心室。

三瓣膜置换术

手术准备工作与上文所述类似。通常情况下,左侧瓣膜病变应当早于三尖瓣手术完成。需要再次说明的是,假如存在主动脉瓣反流,那么就应当首先进行主动脉切开,并予以灌注心脏停搏液;同时,套扎腔静脉并打开右心房。在切除主动脉瓣并测量瓣环之后,再切开房间隔并进行二尖瓣修复或置换。随后,植入人工主动脉瓣,在关闭主动脉切口和房间隔切口后,即可进行三尖瓣成形术或人工瓣膜置换术,此时可在心脏复跳后进行[73]。

累及多瓣膜的风湿性心脏病

如表 44-3 所示,风湿性瓣膜炎是多瓣膜病的常见致病因素。尸检研究显示,几乎所有的风湿性心脏病患者均有一定程度上的二尖瓣受累,但是未必具有临床证据[74]。表 44-4 中显示的是两项风湿性心脏病患者尸检研究中出现多瓣膜受累患者的百分比。

表 44-3 多瓣膜病手术报告,显示了风湿性心脏病的高发病率

研究名称	患者数量	风湿性心脏病患者数量百分比(例)
二尖瓣和主动脉瓣联合置换术[150]	86	100(86)
二尖瓣和主动脉瓣联合置换术[129]	92	100(92)
二尖瓣和主动脉瓣联合置换术并三尖瓣修复术[62]	109	98(107)
三瓣膜置换术[152]	48	100(48)
二尖瓣和主动脉瓣联合置换术[101]	54	85(46)
多瓣膜手术[134]	50	86(43)
三瓣膜置换术[33]	91	100(91)
二尖瓣和主动脉瓣联合置换术[133]	65	80(52)
二尖瓣置换术和三尖瓣手术[15]	32	81(26)
二尖瓣和主动脉瓣联合置换术[160]	166	64(106)
二尖瓣和主动脉瓣手术[80]	124	100(124)
多瓣膜手术[166]	102	100(102)
二尖瓣和主动脉瓣联合置换术[167]	33	82(27)
二尖瓣和主动脉瓣反流[168]	39	67(26)
二尖瓣和主动脉瓣狭窄[88]	32	100(32)
二尖瓣和主动脉瓣狭窄[86]	141	100(141)

表 44-4 尸体研究的结果(1910—1937),显示了 996 例风湿性心脏病患者中的多瓣膜受累情况

尸检瓣膜病灶	Clawson[169]	Cooke 和 White[170]	占 996 例受研究患者的百分比
所有瓣膜联合病变	321	147	47
M-A	221	100	32
M-A-T	52	35	9
M-T	31	7	4
M-A-T-P	14	5	2
A-T	2	0	0.2
A-M-P	1	0	0.1

A,主动脉瓣;M,二尖瓣;T,三尖瓣;P,肺动脉瓣。
Modified with permission from Acker M,Hargrove WC,Stephenson LW:Multiple valve replacement,*Cardiol Clin* 1985;3:425-430.

在所调查的尸检对象中,有 47% 的受累瓣膜不止一处。二尖瓣和主动脉病变是最为常见的联合病变,在尸检对象中的发生率为 34%;第二常见的联合病变是二尖瓣、主动脉瓣和三尖瓣病变(9%)。最近的一项研究表明,所有 4 种瓣膜都可能在风湿病中受累[75]。

对风湿性心脏病患儿的长期随访表明,约有 50% 的患儿表现出了多瓣膜受累[76,77]。在一项针对接受二尖瓣切开术治疗风湿性二尖瓣狭窄患者的研究中(表 44-5),临床证据显示,有 13% 的患者伴有其他瓣膜狭窄或反流。这些患者中的大多数伴有相关的风湿性主动脉瓣病变[78]。

风湿性心脏病可导致瓣膜狭窄、反流或联合病变。表 44-6 列出了来自 4 项多瓣膜病研究的 290 例患者中特定瓣膜病变的百分比。混合病灶导致的瓣膜狭窄和反流最常见于主动脉瓣和二尖瓣。

表 44-5 临床证据表明存在多瓣膜病的接受了瓣膜切开术的风湿性二尖瓣狭窄患者

手术时观察到的瓣膜病变	数量	1 000 例风湿性二尖瓣狭窄患者中的百分比
所有瓣膜联合病变	127	12.7
M-A	121	12.1
M-T	6	0.6

A,主动脉瓣;M,二尖瓣;T,三尖瓣。不包括三尖瓣反流患者。
Modified with permission from Ellis LB,Harken DE,Black H:A clinical study of 1000 consecutive cases of mitral stenosis two to nine years after mitral valvuloplasty,*Circulation*. 1959 Jun;19(6):803-820.

表 44-6 因风湿性瓣膜病而接受多瓣膜手术患者的血流动力学分类

	二尖瓣和主动脉瓣联合手术[78]	三瓣膜置换术[160]	二尖瓣和主动脉瓣联合置换术[171]	三瓣膜置换术[31]	合计
研究人数	124	48	27	91	290
MS	53%(66)	19%(9)	30%(8)	22%(20)	35.5%(103/290)
MR	47%(58)	10%(5)	52%(14)	12%(11)	30.3%(88/290)
MS/MR	—	71%(34)	19%(5)	66%(169)	34.1%(99/790)
AS	53%(66)	10%(5)	44%(12)	10%(9)	31.7%(92/290)
AR	47%(58)	35%(17)	41%(11)	33%(30)	40%(116/290)
AS/AR	—	54%(26)	15%(4)	57%(52)	28.3%(82/290)

AR,主动脉瓣反流;AS,主动脉瓣狭窄;MR,二尖瓣反流;MS,二尖瓣狭窄。

风湿性二尖瓣狭窄伴风湿性主动脉瓣反流

约有 10% 的风湿性二尖瓣狭窄患者会合并风湿性主动脉瓣反流[79,80]。表 44-7 中展示了二尖瓣狭窄伴主动脉瓣反流患者的临床和实验室特征。

病理生理学

在二尖瓣狭窄伴主动脉瓣反流患者中,因为心排量降低,导致主动脉瓣反流的周围血管征不那么典型(例如水冲脉、摆头征、明显毛细血管搏动等)。二尖瓣狭窄的一个特点就是左心室充盈不足,而主动脉瓣反流引起的左室过度充盈可以抵消这一特点[81]。此外,作为二尖瓣狭窄另一特点的肺动脉高压则往往可以伴随发生。

手术指征

轻度以上的风湿性二尖瓣狭窄伴风湿性主动脉瓣反流的患者通常需要置换两个瓣膜主动脉瓣修复术可以使用诸如戊二醛处理牛或自体心包膜瓣叶延长技术[82]或 Trussler 技术[83]之类的方式进行。尽管瓣叶延长技术的早期结果非常好,但是术后不可避免会出现瓣叶纤维化进展,从而使很多患者在之后必须接受人工瓣膜置换术[84]。

术前经胸或术中经食管超声心动图检查有助于评估因二尖瓣狭窄接受手术治疗患者的主动脉瓣功能。手术时,心室充盈程度和灌注心脏停搏液后的动脉根部扩张程度都有助于明确主动脉瓣反流的严重程度。如上文所述,假如有必要进行二尖瓣置换术,且当存在因风湿性瓣膜炎而导致的主动脉瓣中度或中度以上反流时,那么就应当慎重考虑是否需要对主动脉瓣进行置换。

假如在阻断主动脉之前发生了室颤,那么应当非常慎重,小心避免心室扩张。假如室颤进一步发展,那么可以插入左心室引流套管并手工按压心脏来避免心脏出现扩张。另外,即便是轻度或中度的主动脉瓣反流,也会导致一部分停搏液反流至左心室,这使得灌注停搏液这一过程变得更复杂。

风湿性二尖瓣狭窄伴风湿性主动脉瓣狭窄

病理生理学

单发二尖瓣狭窄通常不会损害心室功能,但与此相反,二尖瓣狭窄合并主动脉瓣狭窄往往可导致心室肥厚和舒张功能异常。主动脉瓣狭窄时的压力负荷可造成心室向心性肥厚,且心室腔会出现缩小并顺应性降低[80]。二尖瓣狭窄可使心室维持心排血量的能力降低(与单发主动脉瓣狭窄相反,此种情况下心排血量常可保持不变)[85,86]。心排血量下降可使主动脉瓣狭窄的体征和症状变得不明显,且可能会使主动脉瓣狭窄的诊断变得更为困难[87]。其他血流动力学指标则与单发二尖瓣狭窄时接近,例如,左房压、肺动脉压升高[86,88]。

手术适应证

尽管进行瓣膜切开术有时可以有效地治疗二尖瓣狭窄,但是对于风湿性主动脉瓣狭窄,却极少适用交联部切开术。因此,对于由风湿性心脏病所致主动脉瓣合并二尖瓣狭窄的患者,假如其可以接受长期抗凝治疗,那么我们就倾向于使用机械瓣膜来进行人工瓣膜置换术。假如主动脉瓣狭窄仅为轻度,并在二尖瓣置换术时决定不予置换主动脉瓣,那么就应当让患者认真随访,其原因在于有超过 50% 的患者最终会在术后 15 年内发展为中重度病变[89]。主动脉瓣狭窄合并二尖瓣狭窄可能会使外科医生面对独特的难题。第一,左心室向心性肥厚可能会使位于前方的二尖瓣口发生向前移位,因而传统心房切开术可能不足以使二尖瓣显露充分。因而对于二尖瓣显露困难的患者,可以采用其他一些措施并选择不同的手术切口[87,90-94]。此外,缩窄的左心室腔可能对支架生物瓣膜结构造成损伤。在主动脉瓣合并二尖瓣狭窄且左心室腔较小的患者中,处于二尖瓣位置上的高瓣脚人工瓣膜也有可能会导致左心室流出道梗阻。

风湿性二尖瓣反流伴风湿性主动脉瓣反流

病理生理学

二尖瓣反流合并主动脉瓣反流可导致左心室严重的容量超负荷。射血阻力的降低可以使心室进一步排空、心室壁张力降低和心肌缩短速度升高[95]。慢性容量超负荷可以导致每搏输出量升高并使左心室容量进一步扩大。因此与正常心脏相比,只需较少的心肌纤维缩短就能获得更大的每搏输出量[80]。左心室扩张可导致容量负荷升高,而对此产生应答的患者可能要比压力负荷升高所致左心室肥厚的患者更耐受外科手术矫正[80]。主动脉瓣反流患者的每搏输出量会有增加,这样才能维持足够的心排血量。但是当合并二尖瓣反流时,部分增加的搏出量可反流入左心房和肺静脉。鉴于此,当主动脉瓣反流严重时,合并的二尖瓣反流可显著降低系统心排血量,并进而导致严重肺淤血的发生[96]。

手术适应证

如上文所述,风湿病所致主动脉瓣病变通常需要进行主动脉瓣置换术。当二尖瓣也因风湿病而出现病变时,我们就可以在主动脉瓣手术的同时进行二尖瓣置换术。假如考虑二尖瓣可能存在着病变或反流程度十分严重时,那么在切除主动脉瓣之后就应该对二尖瓣进行探查。

影响多瓣膜的心瓣膜黏液样变性和瓣膜脱垂病变

在北美,黏液样变性是需手术矫正二尖瓣反流的最常见病因,而主动脉瓣黏液变性伴瓣环扩张或许是主动脉反流的最常见病因[97-99]。大多数单发二尖瓣或主动脉瓣脱垂与已知的结缔组织疾病无关。但是通常情况下,二尖瓣合并主动脉瓣脱垂

表 44-7　合并二尖瓣狭窄和主动脉反流患者的特征	
二尖瓣狭窄和主动脉反流	Terzaki[80]
患者数量	26
呼吸困难	100%(26)
具有 LVH 的心电图证据	62%(16)
具有 LVH 的放射影像证据	54%(14)
心绞痛	23%(6)
主动脉舒张压>70mmHg	46%(12)
LVEDP 升高	38%(10)

LVEDP,左心室舒张末期压;LVH,左心室肥厚。

却多见于结缔组织疾病（如马方综合征、埃勒斯-当洛斯综合征、先天成骨不全以及其他一些病征）的患者[96]。

马方综合征患者的主动脉瓣反流是由于主动脉窦和主动脉瓣瓣环进行性增大即主动脉瓣瓣环扩张而造成的[100,101]。马方综合征患者二尖瓣反流的主要病因是二尖瓣瓣环扩张、瓣叶松弛或脱垂以及二尖瓣瓣环钙化[101]。马方综合征的病理性改变是囊性中央坏死——一种以弹性纤维变性和罕见囊肿为特点的病变[101]。微纤维蛋白合成和细胞分泌的改变是很多马方综合征患者具有典型表型特征的原因[102]。另一些马方综合征患者可以出现心血管黏液瘤病灶和主动脉瓣瓣环扩张，但同时却没有其他马方综合征的临床表现。

二维超声心动图检查研究显示，二尖瓣脱垂患者出现主动脉瓣脱垂的发生率介于3%至24%之间[103,104]（表44-8）。在一项尸检研究中，伴发主动脉瘤（最常见于主动脉瓣反流）马方综合征患者的二尖瓣反流发生率为54%（7/13）[101]。约有17%的患者在接受主动脉瓣黏液样变性手术时需要对二尖瓣反流进行手术矫正（表44-9）。

尽管可导致多瓣膜受累的黏液样变性通常多见于二尖瓣伴主动脉瓣反流，但是就某些案例而言，所有4处瓣膜其实均可受累[105]。尚不清楚单发二尖瓣脱垂的潜在病理因素和马方综合征以及其他多瓣膜松弛综合征的心血管病理是否一致[106,107]。

诊断、体征和症状

本节在风湿性瓣膜病中回顾了主动脉瓣和二尖瓣反流的体征和症状。除了完整评估主动脉瓣和二尖瓣以及近端主动脉以外，就马方综合征患者而言，尚应就降主动脉进行评估，以便明确有无动脉瘤或慢性夹层等情况。

手术适应证

假如未出现主动脉瓣瓣环扩张，黏液瘤样变性导致的二尖瓣和主动脉瓣反流均适用于对两处瓣膜进行修复。首先检查主动脉瓣，根据瓣尖的形态决定是否进行修复或人工瓣膜置换。假如瓣叶依然形态良好，且脱垂部分极小或脱垂局限于一侧瓣尖，那么就可以通过连合部缩窄和瓣尖再悬吊的方式来对其进行修复。通常情况下，主动脉瓣反流往往位于正中，只需简单地通过连合部折叠，就能够使瓣环缩小，从而使瓣膜重新恢复工作能力。一般来说，从患者生存率和瓣膜相关并发症上来看，二尖瓣和主动脉同时修复的预后尚好，但是仍有35%的患者在首次手术之后的10年内会需要接受二次手术；而对于主动脉瓣反流最为严重的患者而言，其后续二次手术的风险则会有所升高[108]。假如瓣尖损伤较大，或假如多处瓣尖有严重脱垂的现象，那么则应当进行瓣膜置换术。

在大多数情况下，马方综合征合并主动脉瓣反流的患者往往需要联合置换主动脉瓣和升主动脉[109]。通过将主动脉瓣移植至人工主动脉管道或重构的主动脉窦后，中度的主动脉瓣反流得以修复[110]。在行主动脉瓣及升主动脉置换的同时，外科医生也应当对二尖瓣反流应用修复技术进行矫正[111]。Gillinov及其同事报道说，瓣膜成形术适用于约80%的二尖瓣反流伴马方综合征的患者，而术后5年内，有88%的患者不会出现明显的二尖瓣关闭不全[112]。

黏液样变性二尖瓣反流伴三尖瓣反流

黏液样变性亦可累及三尖瓣，而变性疾病导致的二尖瓣反流伴三尖瓣反流却并不少见。在一项研究中，有54%的二尖瓣脱垂患者也并发了三尖瓣脱垂，但是，上述患者中的大多数却并没有出现显著的反流现象[96]。由于三尖瓣反流通常与风湿性二尖瓣病变有关，因此，术前和术后进行超声心动图检查对于评估黏液瘤性二尖瓣反流患者的三尖瓣病变非常重要。与风湿病相反，黏液样变性导致的二尖瓣和三尖瓣反流几乎均适合行瓣膜修复。

表 44-8　二尖瓣脱垂患者经超声心动图检查确诊为主动脉瓣脱垂的发生率

	Ogawa[104]	Rippe[103]	Mardelli[171]	合计
MVP 患者的数量	50	400	75	525
主动脉瓣脱垂数	24%（12）	3%（11）	20%（15）	7%（38/525）
主动脉瓣反流数	16%（8）	1%（4）	—	3%（12/450）
主动脉瓣和二尖瓣置换数	2%（1）	—	—	2%（1/50）

MVP，二尖瓣脱垂。括号内数字为患者例数。

表 44-9　因黏液样变性、脱垂或根部扩张进行主动脉瓣修复术和置换术患者的二尖瓣手术频次

	David[172]	Gott[173]	Shigenobu[97]	Agozzino[100]	Bellitti[99]	合计
所有主动脉瓣手术	18	270	13	69	25	395
接受合并二尖瓣手术的病例数	3（17%）	36（13%）	5（38%）	16（23%）	3（12%）	73（16%）

老年性钙化性主动脉瓣病变伴多瓣膜受累

风湿性主动脉瓣狭窄常合并二尖瓣病变,但老年性钙化性主动脉瓣狭窄通常多为孤立性病变。尽管二尖瓣病变和老年性钙化性主动脉瓣狭窄联合发病并不常见,但是老年性钙化性主动脉瓣狭窄确实是主动脉瓣狭窄的一种常见病因[98]。老年性钙化性主动脉瓣病变的发生率在过去的 20 年之内始终有着稳步地增加。因此,尽管与钙化性主动脉瓣狭窄相关的二尖瓣病变要比与主动脉瓣风湿性病变相关的二尖瓣病变的少见,但是随着钙化性主动脉瓣狭窄的发生率不断升高,患者同时出现两种瓣膜病变的可能性也将越来越高。

多瓣膜受累伴钙化性主动脉瓣狭窄的特征

钙化性主动脉瓣狭窄伴感染性心内膜炎累及二尖瓣

主动脉瓣狭窄通常为感染性心内膜炎发生的部位。在有关心内膜炎的章节中我们也已讨论过以下事实,二尖瓣可能会被感染性心内膜炎的常见脓肿、疣状扩展或喷射病灶所累及,而感染则可能会导致二尖瓣膜瘤形成、穿孔和/或腱索断裂[113]。通常情况下,可进行主动脉瓣置换术对这些患者进行治疗,同时在手术时还应对二尖瓣功能进行评估。有时候,假如残余组织比较强健且无损伤迹象,那么就可以选择先切除二尖瓣疣状赘生物,并随后再对穿孔部位进行修补。

钙化性主动脉瓣狭窄伴功能性二尖瓣病变

老年性主动脉瓣钙化可能会导致主动脉瓣狭窄和反流并存[98],而反流引发的容量负荷(增加)则可能会导致左心室扩张,并进而造成正常二尖瓣出现继发性反流[98]。关于继发于主动脉瓣病变的二尖瓣反流的讨论请参见多瓣膜病病理生理学章节。

钙化性主动脉瓣狭窄伴二尖瓣钙化

退行性钙化是一种与年龄相关的进程,通常会影响到主动脉瓣和二尖瓣。一项针对 75 岁以上患者的研究表明,有 1/3 的患者伴发有退行性主动脉瓣或二尖瓣钙化[96]。约有 25% ~ 50%的钙化性主动脉瓣狭窄患者伴发有二尖瓣瓣环钙化。一般而言,与主动脉瓣狭窄但不伴二尖瓣瓣环钙化的患者相比,二尖瓣瓣环钙化相关患者的年龄均较大、且常伴有更为严重的主动脉瓣狭窄,并多为女性[114]。Mills 对 17 例因与严重瓣环钙化相关的瓣膜病而接受二尖瓣置换术的患者进行了观察。他发现,在这些患者中,有 4 例患者同时也联合进行了主动脉瓣置换术[115]。二尖瓣瓣环钙化可能也会出现在风湿病或黏液样变性疾病中[116]。这些患者的传导阻滞[117]、左室流出道狭窄、冠状动脉疾病[118]和卒中[119]的发生率可能也均会有所升高。通过切除瓣环钙化物和心包重建瓣环,能有助于二尖瓣修复术和置换术的进行[120]。表 44-10 按纽约心脏病协会分级比较了因感染性心内膜炎及其他原因接受多瓣膜手术的患者。

表 44-10　因感染性心内膜炎和因其他原因接受多瓣膜手术患者之间的早期预后对比

	Ⅱ级	Ⅲ级	Ⅳ级
因感染性心内膜炎接受多瓣膜手术	20%(15)	33%(3)	20%(5)
因其他原因接受多瓣膜手术	16%(25)	12%(25)	36%(25)

百分比为手术死亡率,括号内数字为患者例数。

影响多瓣膜的类癌心脏病

约 50%的类癌瘤患者中可见心脏瓣膜病。与其他部位出现类癌瘤的患者相比,小肠原发性类癌瘤的患者更容易出现类癌心脏病[1]。在大多数情况下,三尖瓣和肺动脉瓣多会受累。我们可以为类癌心脏病所致右心衰症状严重,但全身类癌症状可被奥曲肽和/或肝血供阻断术控制的患者施行瓣膜手术[121]。在原发瘤完全获得控制后,考虑需完整切除肝内转移灶的患者也可以施行类癌心脏病根治手术和瓣膜置换术。最近一项针对我院 200 例类癌心脏病患者的研究显示,在过去数十年间,本病的生存率有了一定的改善。多变量分析表明,瓣膜置换术与死亡风险降低有关(相对危险度 0.48)[70]。

诊断、体征和症状

颈静脉怒张伴 v 波(三尖瓣反流所致)和 a 波(三尖瓣狭窄所致)是明显的诊断依据。右心室扩大可导致心包位置提升。大多数患者有来自三尖瓣和肺动脉瓣的杂音[121]。患者通常可因右心衰、肝转移病灶,或两者兼具而出现腹水和肝大。因此,这些体征并不一定意味着严重的三尖瓣反流。

类癌心脏病患者进行超声心动图检查常常可靠发现存在低电压(85%)、右束支传导阻滞(42%)和右心房扩大(35%)[1,121];而胸部 X 线则可以特征性地显示出心脏扩大(69%)、胸腔积液(58%)和胸膜增厚(35%)[121]。

超声心动图检查

类癌心脏病的超声心动图检查表现包括:三尖瓣叶增厚和运动能力减弱、肺动脉瓣瓣尖可能增厚并伴萎缩。肺动脉瓣连合部融合可导致瓣环纤维化变硬,因而可能导致整个肺动脉口狭窄。肺动脉瓣反流和肺动脉瓣狭窄可能会同时出现[122]。

有创性检查

除非出现缺血症状或具有心梗史(提示存在冠状动脉疾病),否则无需施行心脏导管检查。

病理生理学

斑块沉积在瓣膜和心房的心内膜上可导致类癌心脏病,这种情况多见于右心。但是,当存在肺内类癌或心内分流时,斑块就可以在二尖瓣和主动脉瓣上形成。当瓣膜暴露在类癌瘤分泌的诸如血清素和缓激肽之类的循环内物质之后,即可受到损害。肺和肝能够灭活上述物质;表 44-11 概述了类癌瘤位置

表 44-11　静脉引流、肝内转移灶以及类癌斑块位置和原发类癌瘤位置关系的对比

类癌瘤的位置	静脉引流	肝内转移灶	斑块位置
肠道	门静脉	是	右侧
卵巢	全身	否	右侧
支气管	肺部	否	左侧

和心内病灶位置之间的关系[123]。通常情况下,斑块会沉积在心瓣膜的下游侧,可导致瓣叶黏附至下方的结构上并导致相应的功能性反流。另外,类癌斑块沉积还可能会使瓣环活动受限并可进而导致狭窄[1]。

类癌心脏病的主要功能性病变是三尖瓣反流;此时,该瓣膜可固定于半开放状态,进而即可导致一定程度的三尖瓣狭窄。纤维化和斑块沉积也可影响到肺动脉瓣,继而导致混合性瓣膜狭窄和反流并加重三尖瓣反流的程度[1]。

手术适应证

手术时机

手术的首要适应证是充血性心衰症状加重并伴瓣膜病的客观证据[124]。这里,我们应再次指出,某些右心衰体征,如外周血肿、腹水和肝大,可能是由原发疾病所造成的。手术的另一适应证则是不伴无症状的进行性右心室扩大。在一项小样本的类癌患者研究中,研究人员发现,右心室大小和功能与手术或晚期死亡率并无关联[121]。目前,我们可以进行运动试验来客观评估心功能,并为心脏手术的时机选择提供指导。假如衰弱的首要原因是右心衰,那么合理的治疗方法就是进行瓣膜置换术,尽管其预后可能差强人意[125]。

三尖瓣手术

三尖瓣通常需要采取置换术,我们早先的临床经验表明,由于类癌斑块可能会在生物瓣膜上形成,故多采用机械瓣膜。但是,对这些患者和先前报告过的患者进行回顾后,我们发现,机械瓣膜和组织瓣膜在患者生存期上差别不大。对于肝功能异常和将接受后续肝切除术或肝动脉栓塞术的患者,因为可以避免长期使用双香豆素类抗凝药,适合选择使用生物瓣膜。

肺动脉瓣手术方式的选择

正如前文所述,当肺动脉瓣受累时,我们建议进行瓣膜置换术而不是瓣膜切除术。

术中或术后早期对类癌综合征进行治疗非常之重要,目前使用长效奥曲肽有助于大大简化这一步骤;当有证据表明皮肤潮红和血管舒张时,也可在术中经静脉输注短效奥曲肽[126]。术前也可以使用类固醇和抗组胺剂来预防肿瘤释放介质引起的不良反应[126,127]。一般情况下,我们在诱导麻醉前可以静脉注射 500μg 奥曲肽,并继而在体外循环开始和结束之时追加所需剂量。术后,继续给予奥曲肽,根据皮肤潮红和血管舒张的严重程度来调节用药剂量。抑肽酶是一种缓激肽释放酶的抑制剂,在麻醉期间,本品可能有助于减轻类癌瘤释放物质的影响,并能减少术中和术后出血[126]。

多瓣膜病的罕见病因

表 44-12 列出了需要外科手术矫正的多瓣膜心脏病的某些罕见病因。

表 44-12　需要外科手术矫正的多瓣膜心脏病的某些罕见病因

病因	需置换或修复的瓣膜
二甲麦角新碱/麦角胺中毒[96]	主动脉瓣和二尖瓣
芬氟拉明-芬特明[175]	左心和右心瓣膜
麦角衍生的多巴胺激动剂[176]	左心和右心瓣膜
3,4-亚甲基二氧甲基安非他明(摇头丸)[177]	二尖瓣和三尖瓣
放射性损伤[174,178]	二尖瓣和三尖瓣
Q 热心内膜炎[179]	主动脉瓣和二尖瓣
无汗性外胚层发育不全[180]	主动脉瓣和二尖瓣
马-拉二氏症(黏多糖病Ⅵ型)[181]	主动脉瓣和二尖瓣
沃纳综合征(成人早老综合征)[182]	主动脉瓣和二尖瓣
钝挫伤[183]	二尖瓣和三尖瓣
淋巴瘤[184]	主动脉瓣和二尖瓣
复发性多软骨炎[185]	主动脉瓣和二尖瓣
系统性红斑狼疮[186]	二尖瓣和三尖瓣
继发性甲状旁腺机能亢进症[187]	主动脉瓣和二尖瓣
荨麻疹性血管炎综合征伴 Jaccoud 手畸形[188]	主动脉瓣和二尖瓣

多瓣膜手术的结果

远期和近期死亡率

随着心肌保护措施的精细化,多瓣膜手术后的生存率也逐渐获得了改善。例如,常温缺血性心脏停搏技术下所进行的多瓣膜手术死亡率约为 40%[128],而使用心脏停搏液则能使手术风险降低 3/4[80,128,129]。最近的一些报告显示[130],手术死亡率(30 天死亡率或住院死亡率)应介于 6%~17%(表 44-13,A 部分),5 年精确生存率则介于 60%~88%(表 44-13,B 部分),而 10 年精确生存率则介于 43%~81%(表 44-13,C 部分)。多瓣膜手术之后,并发症和死亡明确的风险因素包括 NYHA 分级升高[131-133]、高龄[131-135]、同期或既往行心肌血管重建[134]、射血分数[131]、冠状动脉疾病[131,132]、主动脉瓣狭窄[136]、肺动脉压升高[134]、三尖瓣反流[136]以及糖尿病[134]。

表 44-13　多瓣膜手术后的并发症率和死亡率小结

	DVR	MVR	AVR	*P* 值	瓣膜类型	参考文献
A. 手术死亡率(百分率)	5.6				可变的 *	Teoh et al[132]
	5.9	4.3	2	—	SJM	Horstkotte et al[144]
	6.3	5.2	3.1	—	SJM	Smith et al[189]
	6.5				SJM	Armenti et al[129]
	7.2	4.7	3.9	—	SJM	Aoyagi et al[165]
	8.0	—	—	—	SJM	Emery et al[190]
	8.2	4.3	2.4	—	SJM	Ibrahim et al[191]
	10				Hancock II	David et al[192]
	10.5				C-E	Jamieson et al[193]
	10.8	11.3	7.8	—	Sorin Disc	Milano et al[194]
	10.8				可变的 *	Galloway et al[130]
	11.6	7.5	5.1	—	C-E	Bernal et al[139]
	15.5	—	—	—	可变的	Leavitt et al[195]
	17.5				可变的 *	Mattila et al[134]
B. 5 年实际生存率(百分率)	88	88	91	N.S.	SJM	Aoyagi et al[165]
	86	86	94	MVR 或 DVR< AVR,*P*<0.05	<SJM	Smith et al[189]
	78				可变的 *	Galloway et al[130]
	75				C-E	Bernal et al[139]
	73				Hancock II	David et al[192]
	70				C-E	Jamieson et al[193]
	62				MIPB	Lemieux et al[196]
	61	65	75	DVR<MVR 或 AVR,*P*<0.01	SJM	Khan et al[128]
	60				SJM	Armenti et al[129]
	—	—	—	DVR<AVR 或 MVR,*P*<0.006	B-S	Alvarez et al[136]
C. 10 年实际生存率(百分率)	81	80	81	N.S.	SJM	Aoyagi et al[165]
	72	78	85	—	SJM	Horstkotte et al[144]
	60	59	71	N.S.	SJM	Ibrahim et al[191]
	55	63	65	—	B-S	Orszulak et al[197]

表 44-13 多瓣膜手术后的并发症率和死亡率小结(续)

	DVR	MVR	AVR	P值	瓣膜类型	参考文献
D. 血栓栓塞事件(%/患者年)	0.3	0.3	0.6	—	SJM	Smith et al[189]
	0.79	1.6	1.3	—	SJM	Nakano et al[198]
	1.3	1.1	1.0	N.S.	SJM	Aoyagi et al[165]
	2.1				可变的*	Mattila et al[134]
	2.1	1.2	1.3	N.S.	Sorin Disc	Milano et al[194]
	4.5				可变的*	Mullanyeta[162]
	4.6				SJM	Armenti et al[129]
	4.6	4.3	2.1	—	B-S	Orszulak et al[197]
	5.0	4.4	2.4	—	SJM	Ibrahim et al[191]
	6.6	5.1	3.7	—	SJM	Horstkotte et al[144]
E. 10年免于血栓栓塞事件(%)	89	92	91	—	C-E pericardial	Pelletier et al[199]
	89	89	94	N.S.	SJM	Aoyagi et al[165]
	89	83	—	—	C-E	van Doorn et al[200]
	86	88	80	—	Hancock Ⅱ	David et al[192]
	77	79	87	—	B-S	Orszulak et al[197]
	ξ	ξ	ξ	N.S.	B-S	Alvarez et al[136]
F. 抗凝-相关性出血并发症 (%/患者年)	0.1	0.2	0.1	—	SJM	Nakano et al[198]
	0.5	0.3	0.4	—	SJM	Aoyagi et al[165]
	0.9	0.9	0.9	N.S.	Sorin Disc	Milano et al[194]
	1.2				SJM	Armenti et al[129]
	1.2	0.7	0.2	—	SJM†	Horstkotte et al[144]
	4.5	2.1	1.2	—	SJM‡	Horstkotte et al[144]
	ξ	ξ	ξ	DVR>AVR 或 MVR,P<0.05	B-S	Alvarez et al[136]
G. 心内膜炎(%/患者年)	0.2	0.06	0.21	—	St. Jude	Nakanoet al[198]
	0.3	0.03	0.4	—	St. Jude	Aoyagi et al[165]
	2.1				可变的*	Mattila et al[134]
	2.5				SJM	Armenti et al[129]
	ξ	ξ	ξ	DVR>AVR 或 MVR,P<0.05	B-S	Alvarez et al[136]
H. 8、10、15年生物瓣免于结 构毁损率(百分率)	77	79	87	—	C-E pericardial	Pelletier et al[199]
	59.6	70.8		—	C-E	van Doorn et al[200]
	44	33	62	P<0.03	C-E	Bernal et al[145]
	38	58	80	DVR<MVR, AVR,P<0.05	MP	Pomar et al[141]

* 包括一些联合进行三尖瓣手术的患者。
† INR 变化范围 1.75~2.75。
‡ INR 4~6。
ξ 另以图示结果。
可行时,上述数据中则会纳入一些与单一主动脉瓣和二尖瓣手术对比的案例。假如所报道的是多瓣膜手术和单瓣膜手术结果之间的统计分析,那么则需列入 P 值。假如某系列仅限于单一瓣膜手术,那么则会特别指明。
AVR,单一主动脉瓣置换术;B-S,Bjork-Shiley;C-E,Carpentier-Edwards;DVR,多瓣膜置换术;MIPB,美敦力完整猪生物瓣膜;MP,Mitroflow 心包式生物瓣膜;MVR,单一二尖瓣置换术;N.S.,统计学无显著差异;SJM,St. Jude 瓣膜。

当然,手术死亡率也可以受到所选患者的基线情况的影响[133],而相关研究之间的对比则价值有限[133]。多瓣膜手术后死亡的原因包括低心排血量[133,136-139]、心梗[134]、手术技术失败[139]、多器官功能衰竭[34]、心室破裂[101,134,137]以及人工瓣膜机械性梗阻[101,138]。多瓣膜置换术相比单瓣膜置换术的远期生存率并没有一致性结果。一些研究表明,多瓣膜置换术后患者的生存率更差[132],而另一些则认为两者之间的生存率并无显著差异[34,125,128,135-140]。上述结果之间的差异可以通过以下原因来获得解释,即很多报告中的大多数死亡事件均是继发于冠状动脉疾病进展和非心脏病因素而发生的,其与瓣膜相关因素并无关系[129,131]。冠状动脉疾病以及合并冠状动脉手术可使多瓣膜手术的死亡率明显升高[134,141,142]。

多瓣膜手术后早期死亡的部分原因可能在今天已不那么常见了,这应归功于手术方式的改变。一项尸检研究对1963—1985年间双瓣膜置换术后早期死亡的患者进行了调查,结果发现,在约50%的患者中,有充分证据表明存在着机械性因素的人工瓣膜功能异常,而另有15%的患者则曾发生过心室破裂[101]。此外,上述患者中的大多数均使用的是 Starr-Edwards球笼型人工瓣膜。目前使用的低剖面倾斜圆盘式人工瓣膜极少出现机械性故障,而此种人工瓣膜造成的瓣膜相关早期死亡情况也非常罕见[34,132,133,143]。在人工瓣膜置换术期间,当今的主流的手术方式则会保留二尖瓣后叶和腱索附属物,这可能有助于降低心室破裂发生的概率[144]。

血栓栓塞

表44-13(D 部分)中列出了多瓣膜置换术后的血栓栓塞率,在双瓣膜置换术后,其发生率介于1%~7%/患者年。术后10年,无血栓栓塞事件的发生率则介于77%~89%(表44-13,E部分)。尽管表44-13(D 部分)中的数据与其他来源数据[145]相比,在单瓣膜和双瓣膜置换术之间并未见显著差异,但是另外一些报告则认为机械瓣膜[146]和生物瓣膜[147]均会导致二尖瓣部位血栓栓塞的风险升高。在使用生物人工二尖瓣进行多瓣膜置换术的患者中,上述这一风险在术后早期(术后90 天)就存在[147]。

抗凝治疗相关性出血

和单瓣膜手术一样,多瓣膜置换术后与抗凝治疗相关的出血率也取决于目标国际标准化比值(international normalization ratio,INR)的调控[148]。据报道,每位多瓣膜手术后患者的出血风险为0.1%~4.5%/年(见表44-13,F 部分)。Alvarez 曾报道过,多瓣膜置换术后的抗凝治疗相关出血率要显著高于单瓣膜置换术后[136]。

人工瓣膜感染性心内膜炎

多瓣膜手术后的感染性心内膜炎率介于0.2%~2.5%/年(表44-13,G 部分)。与单瓣膜手术相比,Alvarez 曾报道说,双瓣膜置换术后的人工瓣膜感染率要比单纯主动脉瓣置换术(P<0.05)或二尖瓣置换术(P<0.001)后更为常见[136]。

瓣膜的性能

生物瓣膜的结构性损伤率与瓣膜的位置有关;组织瓣膜处于二尖瓣位置时比处于主动脉瓣位置时更早出现毁损。当多瓣膜置换术时包括了二尖瓣时,则损伤率与单纯二尖瓣置换术接近[149]甚至更高[145](表44-13,H 部分)。

生物瓣膜与机械瓣膜的比较

在双瓣或更多瓣膜置换术的患者中,生物瓣膜与机械瓣膜的血栓栓塞率相接近[28,148],但是就避免二次手术的情况来看,则优势更倾向于使用多机械瓣膜者[31,150,151]可以预计,具有双生物瓣膜者出现抗凝治疗相关性出血的风险要更少一些[150,152],但是在早期和晚期死亡率方面,那么两种瓣膜并未见明显差异[31,150,152]。

三尖瓣手术伴其他瓣膜手术的结果

二尖瓣和三尖瓣手术的结果

据报道,二尖瓣置换术和三尖瓣修复或置换术的术后死亡率约为12%~15%[153],有65%~75%的患者可存活至术后5年[134,153]。

在二尖瓣置换术时存在较轻程度三尖瓣反流的患者预后较好;假如不进行三尖瓣修复术或置换术,则三尖瓣反流患者的5年生存率可达80%~84%,而10年生存率则为62%~77%[154]。

三尖瓣手术

STS ACSD 研究中接受三尖瓣手术的8 021 名患者的中位年龄为67 岁;其中60%为女性;4 488(56%)名患者 NYHA 心功能分级为Ⅲ到Ⅳ级;平均射血分数为50%。二尖瓣修复术所占的比例逐年升高(13%逐渐升至41%)。三尖瓣修复术也所占比例也逐年升高(86%逐渐升至96%)。术后早期死亡率从17%降至9%。重要的是,施行二尖瓣和三尖瓣修复术较瓣膜置换术能够降低术后死亡率。[155]

双瓣膜置换术

在北美,二尖瓣同期三尖瓣双瓣膜置换的死亡率为16.8%(1 130 例)。接受二尖瓣修复同期三尖瓣置换的患者(216 例)死亡率为10.2%。同期二尖瓣和三尖瓣修复术的手术死亡率为8.0%(8 262 例)。手术死亡率的独立预测因素为年龄,需要透析的肾衰,急诊手术,二次或多次手术,较晚手术治疗以及瓣膜修复[155a]。有学者提出,对接受双瓣手术的患者扩大二尖瓣及三尖瓣手术修复的适应证很有必要。双瓣置换患者的血栓栓塞的发生率为5%/年[62]。

其他结果

双瓣膜再次置换术的手术死亡率约在10%~20%[132,156]。与接受单瓣膜手术的患者相比,接受瓣膜联合手术患者的术后心室性心律失常的发生率要更高一些[157]。溶血可能更常见于多瓣膜病或多瓣膜置换之后[158,159]。

多瓣膜手术之后瓣周漏的发生率约为4%/患者年。与单瓣膜手术相比,其更常见于多瓣膜手术之后[138,140]。

当多瓣膜手术同期行心肌血管重建术时,并发症率和死亡率常介于12%~24%[141,160]。该类患者的早期死亡原因与阻断时间延长、术后需较大量升压药支持以及大量失血有关[165]。

有报道可经右胸切口行三瓣膜手术。[161,162] 其优势包括快速的恢复正常活动,机械通气时间缩短,以及减少失血。但这种技术还需要进一步学习之后方能在一般心脏外科手术当中普及[163]。

(李方 译 魏来 审)

参考文献

1. Knott-Craig CJ, Schaff HV, Mullany CJ, et al: Carcinoid disease of the heart: surgical management of 10 patients. *J Thorac Cardiovasc Surg* 1992; 104:475.

2. Schulman DS, Remetz MS, Elefteriades J, et al: Mild mitral insufficiency is a marker of impaired left ventricular performance in aortic stenosis. *J Am Coll Cardiol* 1989; 13:796.

3. Thourani VH, Suri RM, Rankin JS, et al: Does mitral valve repair offer an advantage over replacement in patients undergoing aortic valve replacement? *Ann Thorac Surg* 2014; 98(2):598-603.

4. Christenson JT, Jordan B, Bloch A, et al: Should a regurgitant mitral valve be replaced simultaneously with a stenotic aortic valve? *Texas Heart Inst J* 2000; 27:350.

5. Harris KM, Malenka DJ, Haney MF, et al: Improvement in mitral regurgitation after aortic valve replacement. *Am J Cardiol* 1997; 80:741.

6. Barreiro CJ, Patel ND, Fitton TP, et al: Aortic valve replacement and concomitant mitral valve regurgitation in the elderly: impact on survival and functional outcome. *Circulation* 2005; 112:I-443.

7. Freeman WK, Seward JB, Khandheria BK, et al: *Transesophageal Echocardiography*. Boston, Little Brown, 1994.

8. Nowrangi SK, Connolly HM, Freeman WK, et al: Impact of intra-operative transesophageal echocardiography among patients undergoing aortic valve replacement for aortic stenosis. *J Am Soc Echocardiogr* 2001; 14:863.

9. McGrath L, Gonzalez-Lavin L, Bailey B, et al: Tricuspid valve operations in 530 patients: twenty-five-year assessment of early and late phase events. *J Thorac Cardiovasc Surg* 1990; 99:124.

10. Farid L, Dayem MK, Guindy R, et al: The importance of tricuspid valve structure and function in the surgical treatment of rheumatic mitral and aortic disease. *Eur Heart J* 1992; 13:366.

11. Pellegrini A, Colombo T, Donatelli F, et al: Evaluation and treatment of secondary tricuspid insufficiency. *Eur J Cardiothorac Surg* 1992; 6:288.

12. Carpentier A, Deloche A, Hannia G, et al: Surgical management of acquired tricuspid valve disease. *J Thorac Cardiovasc Surg* 1974; 67:53.

13. Wilson WR, Danielson GK, Giuliani ER, et al: Cardiac valve replacement in congestive heart failure due to infective endocarditis. *Mayo Clin Proc* 1979; 54:223.

14. Cohn LH: Tricuspid regurgitation secondary to mitral valve disease: when and how to repair. *J Cardiol Surg* 1994; 9:237.

15. King RM, Schaff HV, Danielson GK, et al: Surgery for tricuspid regurgitation, late after mitral valve replacement. *Circulation* 1984; 70:193.

16. Izumi C, Iga K, Konishi T: Progression of isolated tricuspid regurgitation late after mitral valve surgery for rheumatic mitral valve disease. *J Heart Valve Dis* 2002; 11:353.

17. Henein MY, O'Sullivan CA, Li W, et al: Evidence for rheumatic valve disease in patients with severe tricuspid regurgitation long after mitral valve surgery: the role of 3D echo reconstruction. *J Heart Valve Dis* 2003; 12(5):566-572.

18. DeVega NG: La anuloplastia selectiva reguable y permanente. *Rev Esp Cardiol* 1972; 25:6.

19. Shinn SH, Schaff HV: Evidence-based surgical management of acquired tricuspid valve disease. *Nat Rev Cardiol* 2013; 10(4):190-203.

20. Kaul TK, Ramsdale DR, Mercer JL: Functional tricuspid regurgitation following replacement of the mitral valve. *Int J Cardiol* 1991; 33:305.

21. Porter A, Shapira Y, Wurzel M, et al: Tricuspid regurgitation late after mitral valve replacement: clinical and echocardiographic evaluation. *J Heart Valve Dis* 1999; 8(1):57-62.

22. Matsunaga A, Duran CM: Progression of tricuspid regurgitation after repaired functional ischemic mitral regurgitation. *Circulation* 2005; 112 (9 Suppl):I453-457.

23. Kim HK, Kim YJ, Kim KI, et al: Impact of the maze operation combined with left-sided valve surgery on the change in tricuspid regurgitation over time. *Circulation* 2005; 112 (9 Suppl):I14-19.

24. Je HG, Song H, Jung SH, et al: Impact of the maze operation on the progression of mild functional tricuspid regurgitation. *J Thorac Cardiovasc Surg* 2008; 136(5):1187-1192.

25. Kwak JJ, Kim YG, Kim MK, et al: Development of tricuspid regurgitation late after left-sided valve surgery: a single-center experience with long-term echocardiographic examinations. *Am Heart J* 2008; 155(4):732-737.

26. Dreyfus GD, Corbi PJ, Chan KM, Bahrami T: Secondary tricuspid regurgitation or dilatation: which should be the criterion for surgical repair? *Ann Thorac Surg* 2005; 79:127.

27. Chan V, Burwash IG, Lam BK, et al: Clinical and echocardiographic impact of functional tricuspid regurgitation repair at the time of mitral valve replacement. *Ann Thorac Surg* 2009; 88(4):1209-1215.

28. Rajbanshi BG, Suri RM, Nkomo VT et al: Influence of mitral valve repair versus replacement on the development of late functional tricuspid regurgitation. *J Thorac Cardiovasc Surg* 2014; 148(5):1957-1962.

29. Topilsky Y, Nkomo VT, Vatury O, et al: Clinical outcome of isolated tricuspid regurgitation. *JACC Cardiovasc Imaging* 2014; 7(12):1185-1194.

30. Calafiore AM, Gallina S, Iaco AL, et al: Mitral valve surgery for functional mitral regurgitation: should moderate-or-more tricuspid regurgitation be treated? A propensity score analysis. *Ann Thorac Surg* 2009; 87(3):698-703.

31. Bortolotti U, Milano A, Testolin L, et al: Influence of type of prosthesis on late results after combined mitral-aortic valve replacement. *Ann Thorac Surg* 1991; 52:84.

32. Brown PJ, Roberts CS, McIntosh CL, et al: Relation between choice of prostheses and late outcome in double-valve replacement. *Ann Thorac Surg* 1993; 55:631.

33. Gersh BJ, Schaff HV, Vatterott PJ, et al: Results of triple valve replacement in 91 patients: perioperative mortality and long-term follow-up. *Circulation* 1985; 72:130.

34. Kawano H, Oda T, Fukunaga S, et al: Tricuspid valve replacement with the St Jude Medical valve: 19 years of experience. *Eur J Cardiothorac Surg* 2000; 18:565.

35. Struber M, Campbell A, Richard G, et al: Hydrodynamic performance of carbomedics valves in double valve replacement. *J Heart Valve Dis* 1994; 3:667.

36. Levi M, Cromheecke ME, de Jonge E, et al: Pharmacological strategies to decrease excessive blood loss in cardiac surgery: a meta-analysis of clinically relevant endpoints. *Lancet* 1999; 354:1940.

37. Tyner JJ, Hunter JA, Najafi H: Postperfusion coronary stenosis. *Ann Thorac Surg* 1987; 44:418.

38. Talwalkar NG, Lawrie GM, Earle N: Can retrograde cardioplegia alone provide adequate protection for cardiac valve surgery? *Chest* 1999; 115:1359.

39. Villanueva FS, Spotnitz WD, Glasheen WP, et al: New insights into the physiology of retrograde cardioplegia delivery. *Am J Physiol* 1995; 268:H1555.

40. Ruengsakulrach P, Buxton BF: Anatomic and hemodynamic considerations influencing the efficiency of retrograde cardioplegia. *Ann Thorac Surg* 2001; 71:1389.

41. Fraser CD, Jr, Wang N, Mee RB, et al: Repair of insufficient bicuspid aortic valves. *Ann Thorac Surg* 1994; 58:386.

42. Cosgrove DM, Ratliff NB, Schaff HV, Eards WD: Aortic valve decalcification: history repeated with a new result. *Ann Thorac Surg* 1994; 49:689.

43. Piehler JM, Danielson GK, Pluth JR, et al: Enlargement of the aortic root or annulus with autogenous pericardial patch during aortic valve replacement: long-term follow-up. *J Thorac Cardiovasc Surg* 1983; 86:350.

44. Ross DB, Trusler GA, Coles JG, et al: Successful reconstruction of aorto-left atrial fistula following aortic valve replacement and root enlargement by the Manouguian procedure. *J Cardiol Surg* 1994; 9:392.

45. de Vivie ER, Borowski A, Mehlhorn U: Reduction of the left-ventricular outflow-tract obstruction by aortoventriculoplasty: long-term results of 96 patients. *Thorac Cardiovasc Surg* 1993; 41:216.

46. Manouguian S: [A new method for patch enlargement of hypoplastic aortic annulus: an experimental study (author's translation).] *Thoraxchir Vaskulare Chir* 1976; 24:418.

47. Skoularigis J, Sinovich V, Joubert G, Sareli P: Evaluation of the long-term results of mitral valve repair in 254 young patients with rheumatic mitral regurgitation. *Circulation* 1994; 90:II-167.

48. Enriquez-Sarano M, Tajik AJ, Schaff HV, et al: Echocardiographic prediction of survival after surgical correction of organic mitral regurgitation. *Circulation* 1994; 90:830.

49. Enriquez-Sarano M, Schaff HV, Orszulak TA, et al: Valve repair improves the outcome of surgery for mitral regurgitation: a multivariate analysis. *Circulation* 1995; 91:1022.

50. Liao K, Wu JJ, Frater RW: Comparative evaluation of left ventricular performance after mitral valve repair or valve replacement with or without chordal preservation. *J Heart Valve Dis* 1993; 2:159.

51. David TE: Papillary muscle-annular continuity: is it important? *J Cardiol Surg* 1994; 9:252.

52. Suzuki N, Takanashi Y, Tokuhiro K, et al: Mitral valve replacement with and without chordal preservation in patients with chronic mitral regurgitation: mechanisms for differences. *Circulation* 1992; 86:1718.

53. Wasir H, Choudhary SK, Airan B, et al: Mitral valve replacement with chordal preservation in a rheumatic population. *J Heart Valve Dis* 2001; 10:84.

54. Crawford ES, Coselli JS: Marfan's syndrome: combined composite valve graft replacement of the aortic root and transaortic mitral valve replacement. *Ann Thorac Surg* 1988; 45:296.

55. Seccombe JF, Schaff HV: Mitral valve repair: current techniques and indications, in Franco L, Verrier ED (eds): *Advanced Therapy in Cardiac Surgery*. Hanover, PA, Sheridan Press, 1999; p 220.

56. Suri R, Orszulak T: Triangular resection for repair of mitral regurgitation due to degenerative disease. *Op Tech Thorac Cardiovasc Surg* 2005; 10:194.

57. Phillips MR, Daly RC, Schaff HV, et al: Repair of anterior leaflet mitral valve prolapse: chordal replacement versus chordal shortening. *Ann Thorac Surg* 2000; 69:25.

58. Odell JA, Schaff HV, Orszulak TA: Early results of a simplified method of mitral valve annuloplasty. *Circulation* 1995; 92:150.

59. Acar C, Perier P, Fontaliran F, et al: Anatomical study of the tricuspid valve and its variations. *Surg Radiol Anat* 1990; 12:229.

60. Izumi C, Iga K, Konishi T: Progression of isolated tricuspid regurgitation late after mitral valve surgery for rheumatic mitral valve disease. *J Heart Valve Dis* 2002; 11:353.

61. King RM, Schaff HV, Danielson GK, et al: Surgical treatment of tricuspid insufficiency late after mitral valve replacement. *Circulation* 1983; 68:III.

62. Mullany CJ, Gersh BJ, Orszulak TA, et al: Repair of tricuspid valve insufficiency in patients undergoing double (aortic and mitral) valve replacement: perioperative mortality and long-term (1 to 20 years) follow-up in 109 patients. *J Thorac Cardiovasc Surg* 1987; 94:740.

63. Duran CG, Ubago JL: Clinical and hemodynamic performance of a totally flexible prosthetic ring for atrioventricular valve reconstruction. *Ann Thorac Surg* 1976; 22:458.

64. Kay JH, Maselli-Capagna G, Tsuji HK: Surgical treatment of tricuspid insufficiency. *Ann Surg* 1965; 162:53.

65. McCarthy JF, Cosgrove DM: Tricuspid valve repair with the Cosgrove-Edwards annuloplasty system. *Ann Thorac Surg* 1997; 64:267.

66. McCarthy PM, Bhudia SK, Rajeswaran J, et al: Tricuspid valve repair: durability and risk factors for failure. *J Thorac Cardiovasc Surg* 2004; 127(3):674-685.

67. Morishita A, Kitamura M, Noji S, et al: Long-term results after De Vega's tricuspid annuloplasty. *J Cardiovasc Surg* (Torino) 2002; 43(6):773-777.

68. Tang GH, David TE, Singh SK, et al: Tricuspid valve repair with an annuloplasty ring results in improved long-term outcomes. *Circulation* 2006; 114 (1 Suppl):I577-581.

69a. Karimov JH, Bevilacqua S, Solinas M, Glauber M: Triple heart valve surgery through a right antero-lateral minithoracotomy. *Int Cardiovasc Thorac Surg* 2009; 9(2):360-362.

69b. Meyer SR, Szeto WY, Augoustides JG, et al: Reoperative mitral valve surgery by the port access minithoracotomy approach is safe and effective. *Ann Thorac Surg* 2009; 87(5):1426-1430.

70. Connolly HM, Schaff HV, Mullany CJ, et al: Surgical management of left-sided carcinoid heart disease. *Circulation* 2001; 104:I-36.

71. Connolly HM, Schaff HV, Larson RA, et al: Carcinoid heart disease: impact of pulmonary valve replacement on right ventricular function and remodeling. *Circulation* 2001; 104:II-685.

72. Moller JE, Pellikka PA, Bernheim AM, et al: Prognosis of carcinoid heart disease: analysis of 200 cases over two decades. *Circulation* 2005; 112:3320.

73. Kirklin J, Barratt-Boyes B: Combined aortic and mitral valve disease with and without tricuspid valve disease, in Kirklin J W, Barratt-Boyes B (eds): *Cardiac Surgery*. New York, Wiley, 1993; p 431.

74. Roberts WC, Virmani R: Aschoff bodies at necropsy in valvular heart disease. *Circulation* 1978; 57:803.

75. Jai Shankar K, Jaiswal PK, Cherian KM: Rheumatic involvement of all four cardiac valves. *Heart* 2005; 91:e50.

76. Bland EF, Jones TD: Rheumatic fever and rheumatic heart disease: a 20-year report on 1000 patients followed since childhood. *Circulation* 1951; 4:836.

77. Wilson MG, Lubschez R: Longevity in rheumatic fever. *JAMA* 1948; 121:1.

78. Ellis LB, Harken DE, Black H: A clinical study of 1000 consecutive cases of mitral stenosis two to nine years after mitral valvuloplasty. *Circulation* 1959; 19:803.

79. Kern MJ, Aguirre F, Donohue T, et al: Interpretation of cardiac pathophysiology from pressure waveform analysis: multivalvular regurgitant lesions. *Cathet Cardiovasc Diagn* 1993; 28:167.

80. Terzaki AK, Cokkinos DV, Leachman RD, et al: Combined mitral and aortic valve disease. *Am J Cardiol* 1970; 25:588.

81. Gash AK, Carabello BA, Kent RL, et al: Left ventricular performance in patients with coexistent mitral stenosis and aortic insufficiency. *J Am Coll Cardiol* 1984; 67:148.

82. Grinda JM, Latremouille C, Berrebi AJ, et al: Aortic cusp extension valvuloplasty for rheumatic aortic valve disease: midterm results. *Ann Thorac Surg* 2002; 74:438.

83. Liuzzo JP, Shin YT, Lucariello R, et al: Triple valve repair for rheumatic heart disease. *J Cardiol Surg* 2005; 20:358.

84. Prabhakar G, Kumar N, Gometza B, et al: Triple-valve operation in the young rheumatic patient. *Ann Thorac Surg* 1993; 55:1492.

85. Katznelson G, Jreissaty RM, Levinson GE, et al: Combined aortic and mitral stenosis: a clinical and physiological study. *Am J Med* 1960; 29:242.

86. Uricchio JF, Sinha KP, Bentivoglio L, et al: A study of combined mitral and aortic stenosis. *Ann Intern Med* 1959; 51:668.

87. Kumar N, Saad E, Prabhakar G, et al: Extended transseptal versus conventional left atriotomy: early postoperative study. *Ann Thorac Surg* 1995; 60:426.

88. Honey M: Clinical and haemodynamic observations on combined mitral and aortic stenoses. *Br Heart J* 1961; 23:545.

89. Choudhary SK, Talwar S, Juneja R, et al: Fate of mild aortic valve disease after mitral valve intervention. *J Thorac Cardiovasc Surg* 2001; 122:583.

90. Larbalestier RI, Chard RB, Cohn LH: Optimal approach to the mitral valve: dissection of the interatrial groove. *Ann Thorac Surg* 1992; 54:1186.

91. Barner HB: Combined superior and right lateral left atriotomy with division of the superior vena cava for exposure of the mitral valve. *Ann Thorac Surg* 1992; 54:594.

92. Smith CR: Septal-superior exposure of the mitral valve: the transplant approach. *J Thorac Cardiovasc Surg* 1992; 103:623.

93. Couetil JP, Ramsheyi A, Tolan MJ, et al: Biatrial inferior transseptal approach to the mitral valve. *Ann Thorac Surg* 1995; 60:1432.

94. Brawley RK: Improved exposure of the mitral valve in patients with a small left atrium. *Ann Thorac Surg* 1980; 29:179.

95. Urschel CW, Covell JW, Sonnenblick EH, et al: Myocardial mechanics in aortic and mitral valvular regurgitation: the concept of instantaneous impedance as a determinant of the performance of the intact heart. *J Clin Invest* 1968; 47:867.

96. Boucher C: Multivalvular heart disease, in Eagle K, Haber E, DeSanctis R, et al (eds): *The Practice of Cardiology*, 2nd ed. Boston, Little, Brown, 1989; p 765.

97. Shigenobu M, Senoo Y, Teramoto S: Results of surgery for aortic regurgitation due to aortic valve prolapse. *Acta Med Okayama* 1988; 42:343.

98. Dare AJ, Veinot JP, Edwards WD, et al: New observations on the etiology of aortic valve disease: a surgical pathologic study of 236 cases from 1990. *Hum Pathol* 1993; 24:1330.

99. Bellitti R, Caruso A, Festa M, et al: Prolapse of the floppy aortic valve as a cause of aortic regurgitation: a clinicomorphologic study. *Int J Cardiol* 1985; 9:399.

100. Agozzino L, de Vivo F, Falco A, et al: Non-inflammatory aortic root disease and floppy aortic valve as cause of isolated regurgitation: a clinicomorphologic study. *Int J Cardiol* 1994; 45:129.

101. Roberts WC, Sullivan MF: Clinical and necropsy observations early after simultaneous replacement of the mitral and aortic valves. *Am J Cardiol* 1986; 58:1067.

102. Milewicz DM, Pyeritz RE, Crawford ES, et al: Marfan syndrome: defective synthesis, secretion, and extracellular matrix formation of fibrillin by cultured dermal fibroblasts. *J Clin Invest* 1992; 89:79.

103. Rippe LM, Angoff G, Sloss LJ: Multiple floppy valves: an echocardiographic syndrome. *Am J Med* 1979; 66:817.

104. Ogawa S, Hayashi J, Sasaki H, et al: Evaluation of combined valvular prolapse syndrome by two-dimensional echocardiography. *Circulation* 1982; 65:174.

105. Tomaru T, Uchida Y, Mohri N, et al: Postinflammatory mitral and aortic valve prolapse: a clinical and pathological study. *Circulation* 1987; 76:68.

106. Gillinov AM, Blackstone EH, White J, et al: Durability of combined

aortic and mitral valve repair. *Ann Thorac Surg* 2001; 72:20.

107. Gott VL, Cameron DE, Alejo DE, et al: Aortic root replacement in 271 Marfan patients: a 24-year experience. *Ann Thorac Surg* 2002; 73:438.

108. David TE: Aortic valve-sparing operations for aortic root aneurysm. *Semin Thorac Cardiovasc Surg* 2001; 13:291.

109. Bozbuga N, Erentug V, Kirali K, et al: Surgical management of mitral regurgitation in patients with Marfan syndrome. *J Heart Valve Dis* 2003; 12:717.

110. Gillinov AM, Hulyalkar A, Cameron DE, et al: Mitral valve operation in patients with the Marfan syndrome. *J Thorac Cardiovasc Surg* 1994; 107:724.

111. Fernicola DJ, Roberts WC: Pure mitral regurgitation associated with a malfunctioning congenitally bicuspid aortic valve necessitating combined mitral and aortic valve replacement. *Am J Cardiol* 1994; 74:619.

112. Mills NL, McIntosh CL, Mills LJ: Techniques for management of the calcified mitral annulus. *J Cardiol Surg* 1986; 1:347.

113. Utley JR, Mills J, Hutchinson JC, et al: Valve replacement for bacterial and fungal endocarditis: a comparative study. *Circulation* 1973; 3:42.

114. Lakier JB, Copans H, Rosman HS, et al: Idiopathic degeneration of the aortic valve: a common cause of isolated aortic regurgitation. *J Am Coll Cardiol* 1985; 5:347.

115. Nair CK, Aronow WS, Sketch MH, et al: Clinical and echocardiography characteristics of patients with mitral annular calcification: comparison with age- and sex-matched control subjects. *Am J Cardiol* 1983; 51:992.

116. Kim HK, Park SJ, Suh JW, et al: Association between cardiac valvular calcification and coronary artery disease in a low-risk population. *Coronary Artery Dis* 2004; 15:1.

117. Kizer JR, Wiebers DO, Whisnant JP, et al: Mitral annular calcification, aortic valve sclerosis, and incident stroke in adults free of clinical cardiovascular disease: The Strong Heart Study. *Stroke* 2005; 36:2533.

118. Feindel CM, Tufail Z, David TE, et al: Mitral valve surgery in patients with extensive calcification of the mitral annulus. *J Thorac Cardiovasc Surg* 2003; 126:777.

119. Buchbinder NA, Roberts WC: Left-sided valvular active infective endocarditis: a study of forty-five necropsy patients. *Am J Med* 1972; 53:20.

120. Mathew J, Addai T, Anand A, et al: Clinical features, site of involvement, bacteriologic findings, and outcome of infective endocarditis in intravenous drug users. *Arch Intern Med* 1995; 155:1641.

121. Propst JW, Siegel LC, Stover EP: Anesthetic considerations for valve replacement surgery in a patient with carcinoid syndrome. *J Cardiothorac Vasc Anesth* 1994; 8:209.

122. Neustein SM, Cohen E, Reich D, et al: Transoesophageal echocardiography and the intraoperative diagnosis of left atrial invasion by carcinoid tumour. *Can J Anaesth* 1993; 40:664.

123. Cartwright RS, Giacobine JW, Ratan RS, et al: Combined aortic and mitral valve replacement. *J Thorac Cardiovasc Surg* 1963; 45:35.

124. Connolly HM: Carcinoid heart disease: medical and surgical considerations. *Cancer Control* 2001; 8:454.

125. Stephenson LW, Edie RN, Harken AH, et al: Combined aortic and mitral valve replacement: changes in practice and prognosis. *Circulation* 1984; 69:640.

126. Sakamoto Y, Hashimoto K, Okuyama H, et al: Long-term results of triple-valve procedure. *Asian Cardiovasc Thorac Ann* 2006; 14:47.

127. LaSalle CW, Csicsko JF, Mirro MJ: Double cardiac valve replacement: a community hospital experience. *Ind Med* 1993; 86:422.

128. Khan S, Chaux A, Matloff J, et al: The St Jude medical valve: experience with 1000 cases. *J Thorac Cardiovasc Surg* 1994; 108:1010.

129. Armenti F, Stephenson LW, Edmunds LH, Jr.: Simultaneous implantation of St Jude Medical aortic and mitral prostheses. *J Thorac Cardiovasc Surg* 1987; 94:733.

130. Galloway A, Grossi E, Bauman F, et al: Multiple valve operation for advanced valvular heart disease: results and risk factors in 513 patients. *J Am Coll Cardiol* 1992; 19:725.

131. Fiore AC, Swartz MT, Sharp TG, et al: Double-valve replacement with Medtronic-Hall or St Jude valve. *Ann Thorac Surg* 1995; 59:1113.

132. Teoh KH, Christakis GT, Weisel RD, et al: The determinants of mortality and morbidity after multiple-valve operations. *Ann Thorac Surg* 1987; 43:353.

133. Donahoo JS, Lechman MJ, MacVaugh H 3rd: Combined aortic and mitral valve replacement: a 6-year experience. *Cardiol Clin* 1985; 3:417.

134. Mattila S, Harjula A, Kupari M, et al: Combined multiple-valve procedures: factors influencing the early and late results. *Scand J Thorac Cardiovasc Surg* 1985; 19:33.

135. He G, Acuff T, Ryan W, et al: Aortic valve replacement: determinants of

136. Alvarez L, Escudero C, Figuera D, et al: The Bjork-Shiley valve prosthesis: analysis of long-term evolution. *J Thorac Cardiovasc Surg* 1992; 104:1249.

137. Jegaden O, Eker A, Delahaye F, et al: Thromboembolic risk and late survival after mitral valve replacement with the St Jude medical valve. *Ann Thorac Surg* 1994; 58:1721.

138. Copeland J 3rd: An international experience with the Carbo-Medics prosthetic heart valve. *J Heart Valve Dis* 1995; 4:56.

139. Bernal JM, Rabasa JM, Cagigas JC, et al: Valve-related complications with the Hancock I porcine bioprosthesis: a twelve- to fourteen-year follow-up study. *J Thorac Cardiovasc Surg* 1991; 101:871.

140. Loisance DY, Mazzucotelli JP, Bertrand PC, et al: Mitroflow pericardial valve: long-term durability (see comments). *Ann Thorac Surg* 1993; 56:131.

141. Pomar JL, Jamieson WR, Pelletier LC, et al: Mitroflow pericardial bioprosthesis: clinical performance to ten years. *Ann Thorac Surg* 1995; 60:S305.

142. Cannegieter SC, Rosendaal FR, Briet E: Thromboembolic and bleeding complications in patients with mechanical heart valve prostheses (review). *Circulation* 1994; 89:635.

143. Heras M, Chesebro JH, Fuster V, et al: High risk of thromboembolism early after bioprosthetic cardiac valve replacement. *J Am Coll Cardiol* 1995; 25:1111.

144. Horstkotte D, Schulte HD, Bircks W, et al: Lower intensity anticoagulation therapy results in lower complication rates with the St Jude medical prosthesis. *J Thorac Cardiovasc Surg* 1994; 107:1136.

145. Bernal JM, Rabasa JM, Lopez R, et al: Durability of the Carpentier-Edwards porcine bioprosthesis: role of age and valve position. *Ann Thorac Surg* 1995; 60:S248.

146. Brown PJ, Roberts CS, McIntosh CL, et al: Late results after triple-valve replacement with various substitute valves. *Ann Thorac Surg* 1993; 55:502.

147. Hamamoto M, Bando K, Kobayashi J, et al: Durability and outcome of aortic valve replacement with mitral valve repair versus double valve replacement. *Ann Thorac Surg* 2003; 75:28.

148. Munro AI, Jamieson WR, Burr LH, et al: Comparison of porcine bioprostheses and mechanical prostheses in multiple valve replacement operations. *Ann Thorac Surg* 1995; 60:S459.

149. Pellegrini A, Colombo T, Donatelli F, et al: Evaluation and treatment of secondary tricuspid insufficiency. *Eur J Cardiothorac Surg* 1992; 6:288.

150. Kaul TK, Ramsdale DR, Mercer JL: Functional tricuspid regurgitation following replacement of the mitral valve. *Int J Cardiol* 1991; 33:305.

151. Kara M, Langlet MF, Blin D, et al: Triple valve procedures: an analysis of early and late results. *Thorac Cardiovasc Surg* 1986; 34:17.

152. Macmanus Q, Grunkemeier G, Starr A: Late results of triple valve replacement: a 14-year review. *Ann Thorac Surg* 1978; 25:402.

153. Cohn L, Aranki S, Rizzo R, et al: Decrease in operative risk of reoperative valve surgery. *Ann Thorac Surg* 1993; 56:15.

154. Konishi Y, Matsuda K, Nishiwaki N, et al: Ventricular arrhythmias late after aortic and/or mitral valve replacement. *Jpn Circ J* 1985; 49:576.

155. Suri RM, Thourani VH, Englum BR, et al: The expanding role of mitral valve repair in triple valve operations: contemporary North American outcomes in 8021 patients. *Ann Thorac Surg* 2014; 97(5):1513-1519; discussion 1519.

155a. Rankin JS, Thourani VH, Suri RM, et al: Associations between valve repair and reduced operative mortality in 21,056 mitral/tricuspid double valve procedures. *Eur J Cardiothorac Surg* 2013 Sep;44(3):472-476.

156. Page RD, Jeffrey RR, Fabri BM, et al: Combined multiple valve procedures and myocardial revascularisation. *Thorac Cardiovasc Surg* 1990; 38:308.

157. Trace HD, Bailey CP, Wendkos MH: Tricuspid valve commissurotomy with one-year follow-up. *Am Heart J* 1954; 47:613.

158. Brofman BL: Right auriculoventricular pressure gradient with special reference to tricuspid stenosis. *J Lab Clin Med* 1953; 42:789.

159. Lillehei CW, Gott VL, DeWall RA, et al: The surgical treatment of stenotic and regurgitant lesions of the mitral and aortic valves by direct utilization of a pump oxygenator. *J Thorac Surg* 1958; 35:154.

160. Aberg B: Surgical treatment of combined aortic and mitral valvular disease. *Scand J Thorac Cardiovasc Surg* 1980; 25:1.

161. Elmahdy HM, Nascimento FO, Santana O, Lamelas JJ: Outcomes of minimally invasive triple valve surgery performed via a right anterior thoracotomy approach. *Heart Valve Dis* 2013; 22(5):735-739.

162. Lio A, Murzi M, Solinas M, Glauber MJ: Minimally invasive triple valve surgery through a right minithoracotomy. *Thorac Cardiovasc Surg*

2014; 148(5):2424-2427. (doi:10.1016/j.jtcvs.2014.06.094. No abstract available.)

163. Rankin JS, Thourani VH, Suri RM et al: Associations between valve repair and reduced operative mortality in 21,056 mitral/tricuspid double valve procedures. *Eur J Cardiothorac Surg* 2013; 44(3):472-476; discussion 476-477.

164. Skoularigis J, Essop M, Skudicky D, et al: Valvular heart disease: frequency and severity of intravascular hemolysis after left-sided cardiac valve replacement with Medtronic Hall and St Jude medical prostheses, and influence of prosthetic type, position, size and number. *Am J Cardiol* 1993; 71:587.

165. Aoyagi S, Oryoji A, Nishi Y, et al: Long-term results of valve replacement with the St Jude Medical valve. *J Thorac Cardiovasc Surg* 1994; 108:1021.

166. West PN, Ferguson TB, Clark RE, et al: Multiple valve replacement: changing status. *Ann Thorac Surg* 1978; 26:32.

167. Lemole GM, Cuasay R: Improved technique of double valve replacement. *J Thorac Cardiovasc Surg* 1976; 71:759.

168. Shine KI, DeSanctis RW, Sanders CA, et al: Combined aortic and mitral incompetence: clinical features and surgical. *Am Heart J* 1968; 76:728.

169. Clawson BJ: Rheumatic heart disease: an analysis of 796 cases. *Am Heart J* 1940; 20:454.

170. Cooke WT, White PD: Tricuspid stenosis with particular reference to diagnosis and prognosis. *Br Heart J* 1941; 3:141.

171. Mardelli TJ, Morganroth J, Naito M, et al: Cross-sectional echocardiographic identification of aortic valve prolapse (abstract). *Circulation* 1979; 60:II-204.

172. David TE: Aortic valve repair in patients with Marfan syndrome and ascending aorta aneurysms due to degenerative disease. *J Cardiol Surg* 1994; 9:182.

173. Gott VL, Gillinov AM, Pyeritz RE, et al: Aortic root replacement: risk factor analysis of a seventeen-year experience with 270 patients. *J Thorac Cardiovasc Surg* 1995; 109:536.

174. Schoen FJ, Berger BM, Guerina NG: Cardiac effects of noncardiac neoplasms (review). *Cardiol Clin* 1984; 2:657.

175. Connolly HM, Crary JL, McGoon MD, et al: Left and right heart valves: valvular heart disease associated with fenfluramine-phentermine. *New Engl J Med* 1997; 337:581-588.

176. Pritchett AM, Morrison JF, Edwards WD, et al: Left and right heart valves: valvular heart disease in patients taking pergolide. *Mayo Clin Proc* 2002; 77:1280-1286.

177. Droogmans S, Cosyns B, D'Haenen H, et al: Mitral and tricuspid: possible association between 3,4-methylenedioxymethamphetamine abuse and valvular heart disease. *Am J Cardiol* 2007; 100:1442-1525.

178. Raviprasad GS, Salem BI, Gowda S, et al: Radiation-induced mitral and tricuspid regurgitation with severe ostial coronary artery disease: a case report with successful surgical treatment [review]. *Cathet Cardiovasc Diagn* 1995; 35:146.

179. Blanche C, Freimark D, Valenza M, et al: Heart transplantation for Q fever endocarditis. *Ann Thorac Surg* 1994; 58:1768.

180. Rozycka CB, Hryniewiecki T, Solik TA, et al: Mitral and aortic valve replacement in a patient with ectodermal anhydrotic dysplasia: a case report. *J Heart Valve Dis* 1994; 3:224.

181. Tan C, Schaff H, Miller F, et al: Clinical investigation: valvular heart disease in four patients with Maroteaux-Lamy syndrome. *Circulation* 1992; 85:188.

182. Carrel T, Pasic M, Tkebuchava T, et al: Aortic homograft and mitral valve repair in a patient with Werner's syndrome. *Ann Thorac Surg* 1994; 57:1319.

183. Pellegrini RV, Copeland CE, DiMarco RF, et al: Blunt rupture of both atrioventricular valves. *Ann Thorac Surg* 1986; 42:471.

184. Gabarre J, Gessain A, Raphael M, et al: Adult T-cell leukemia/lymphoma revealed by a surgically cured cardiac valve lymphomatous involvement in an Iranian woman: clinical, immunopathological and viromolecular studies. *Leukemia* 1993; 7:1904.

185. Lang LL, Hvass U, Paillole C, et al: Cardiac valve replacement in relapsing polychondritis: a review. *J Heart Valve Dis* 1995; 4:227.

186. Ames DE, Asherson RA, Coltart JD, et al: Systemic lupus erythematosus complicated by tricuspid stenosis and regurgitation: successful treatment by valve transplantation. *Ann Rheum Dis* 1992; 51:120.

187. Fujise K, Amerling R, Sherman W: Rapid progression of mitral and aortic stenosis in a patient with secondary hyperparathyroidism. *Br Heart J* 1993; 70:282.

188. Palazzo E, Bourgeois P, Meyer O, et al: Hypocomplementemic urticarial vasculitis syndrome, Jaccoud's syndrome, valvulopathy: a new syndromic combination. *J Rheumatol* 1993; 20:1236.

189. Smith JA, Westlake GW, Mullerworth MH, et al: Excellent long-term results of cardiac valve replacement with the St Jude Medical valve prosthesis. *Circulation* 1993; 88:II-49.

190. Emery RW, Emery AM, Krogh C, et al: The St. Jude Medical cardiac valve prosthesis: long-term follow up of patients having double valve replacement. *J Heart Valve Dis* 2007; 16(6):634-640.

191. Ibrahim M, O'Kane H, Cleland J, et al: The St Jude Medical prosthesis: a thirteen-year experience. *J Thorac Cardiovasc Surg* 1994; 108:221.

192. David TE, Armstrong S, Sun Z: The Hancock II bioprosthesis at ten years. *Ann Thorac Surg* 1995; 60:S229.

193. Jamieson WR, Burr LH, Tyers GF, et al: Carpentier-Edwards supraannular porcine bioprosthesis: clinical performance to twelve years. *Ann Thorac Surg* 1995; 60:S235.

194. Milano A, Bortolotti U, Mazzucco A, et al: Heart valve replacement with the Sorin tilting-disk prosthesis: a 10-year experience. *J Thorac Cardiovasc Surg* 1992; 103:267.

195. Leavitt BJ, Baribeau YR, DiScipio AW, Northern New England Cardiovascular Disease Study Group, et al: Outcomes of patients undergoing concomitant aortic and mitral valve surgery in northern New England. *Circulation* 2009; 120 (11 Suppl):S155-162.

196. Lemieux MD, Jamieson WR, Landymore RW, et al: Medtronic intact porcine bioprosthesis: clinical performance to seven years. *Ann Thorac Surg* 1995; 60:S258.

197. Orszulak TA, Schaff HV, DeSmet JM, et al: Late results of valve replacement with the Bjork-Shiley valve (1973 to 1982) (see comments). *J Thorac Cardiovasc Surg* 1993; 105:302.

198. Nakano K, Koyanagi H, Hashimoto A, et al: Twelve years' experience with the St Jude Medical valve prosthesis. *Ann Thorac Surg* 1994; 57:697.

199. Pelletier LC, Carrier M, Leclerc Y, et al: The Carpentier-Edwards pericardial bioprosthesis: clinical experience with 600 patients. *Ann Thorac Surg* 1995; 60:S297.

200. van Doorn C, Stoodley K, Saunders N, et al: Mitral valve replacement with the Carpentier-Edwards standard bioprosthesis: performance into the second decade. *Eur J Cardiothoracic Surg* 1995; 9:253.

第 45 章　瓣膜疾病合并缺血性心脏病

Kevin D. Accola · Clay M. Burnett

近年来,临床上在心脏瓣膜病联合冠状动脉疾病(coronary artery disease,CAD)的手术技术取得长足的发展。冠状动脉阻塞的介入治疗适应征通过杂交技术(经皮靶向介入治疗同期予以单支冠状动脉旁路移植手术)已扩展到冠状动脉多支病变的治疗,并且还在继续改变外科手术患者的数量和性质[1]。同样,随着瓣膜修复成形技术的发展,以及主动脉瓣和二尖瓣的全瓣膜置换和保留瓣膜的成形修复水平的提高,结构性瓣膜性心脏病的外科治疗适应征也在不断扩大[2]。最近,生物瓣膜制造工艺在减轻钙化、组织加工和血流动力学上的优越性方面的不断进步提高了人工瓣膜的耐久性,从而拓宽了年轻患者和老年患者瓣膜置换的选择空间[3]。通过大量的研究,经导管瓣膜置换术(transcatheter valve replacement,TAVR)的实用性、安全性以及有效性在短期内均得到肯定。TAVR 手术在早期应用阶段取得空前的成功,从而促进这一里程碑式的创新手术随即在世界各地的医疗机构中得以普及[4]。TAVR 最重要的意义在于其为高风险的患者,如老年患者或合并多种危重症的患者,提供了全新的临床选择。

在为瓣膜病联合 CAD 患者制定治疗策略时,外科医生必须对于病情做出全方面的考虑。时至今日,单纯主动脉瓣或二尖瓣病变联合近端冠状动脉病变的患者已不常见。临床实践中,复杂的急性瓣膜/心室病变合并弥漫性冠状动脉病变的患者更为多见。外科手术术前经介入治疗增多,表明在外科评估前患者已经接受更为激进的药物治疗以及多次的冠状动脉扩张尝试。由此所致的结果是患者经外科评估常被定性为高龄合并多种复杂并发症、重度弥漫性病变、持续性心律失常以及进展性心室功能衰竭。因此可以预见,该类高龄重症患者在当前行手术治疗后,(相较未经之前的治疗时)术后并发症和死亡率要高得多。现如今,外科医生在诊疗上通常面临进退两难的困境,这就需要制订更为灵活、系统和细致的治疗方法。事实上,目前外科治疗决策多为多学科心脏团队基于海量循证数据针对复杂医疗形势而最终确定的[5]。

瓣膜性心脏病及与之相关的 CAD 在病理生理上有着复杂的相互作用及关系。心脏瓣膜病的进展对于心室功能具有明确影响。来自 CAD 的负面效应形成协同作用也进一步影响的心室结构形态和生理功能。尤为明显的是,心肌梗死导致心脏收缩力减弱,之后梗死的心肌通过代偿机制进行组织重塑,并由此造成局部心室壁运动异常进而诱发心室形态重构。缺血

损伤后心肌收缩力丧失及心肌重构最终导致心室扩张,除对于心室功能造成影响外,同时也会对二尖瓣的活动功能造成影响。瓣膜及瓣下结构的重要几何关系被破坏导致出现功能性瓣膜病变。心脏瓣膜病患者合并冠状动脉阻塞时可以表现为无症状,但是,为避免合并冠脉病变所致的累积病理生理影响,无论患者是否出现缺血症状,都应该予以常规外科介入干预处置。

在大多数情况下,外科医生会试图在手术中对于瓣膜病变和 CAD 进行同步处理。然而,瓣膜病变和 CAD 联合同步手术方案 CAD 会延长手术时间并潜在增加手术难度。相应地,手术风险也会随之增加,因此,制定目的明确且针对性更强手术策略是极为迫切的需求。回顾历史,相对于单纯瓣膜病变手术,CAD 和瓣膜病变联合手术增加了早期和晚期死亡率(图 45-1)。这类联合手术的复杂性更加强调术前全面评估心肌功能的重要性,同时还需要提升对于因瓣膜手术所致前、后负荷变化从而对心室功能所产生影响的认知意识。因此,对于瓣膜病联合缺血性心脏病的成人患者,在诊疗初始阶段对于基础左心室功能的评估尤为关键。应当详细采集左心室衰竭临床症状和体征的证据。在完善病史采集、体格检查和常规实验室检查的基础上,术前必查超声心动图。在大多数医院标准的流程中,术中经食管超声心动图(transesophageal echocardiography,TEE)被用于评估瓣膜病变程度并与术前相关影像进行对比,有助于精准制定瓣膜病变完整手术方案。体外循环停机后,由外科医生、麻醉医生和超声影像组医生于术中 TEE 对于瓣膜修复成形的效果进行全面细致评估。如有必要,则体外循环再次转机,对于瓣膜进行重新修复;体外循环后的 TEE 对瓣膜病变手术效果评估至关重要,手术团队的所有成员必须一致认可瓣膜修复成形效果已到达最佳水平,手术方可顺利完成。

术前对于瓣膜病变所致的心力衰竭和冠状动脉缺血所致的心肌功能障碍进行鉴别很重要。对于前后负荷变化引起的心室大小和功能变化,心肌存活评估则有助于明确检测心室受累及程度,同时,对于瓣膜持续进展中的病理学变化,心肌存活评估也具有积极的检测意义,尤其是针对二尖瓣的变化。在心导管术中,除冠状动脉造影外,通过对于左室舒张末压和肺动脉压的测量还可以获取有关左室和右室功能的信息,并对瓣膜功能和冠状动脉解剖无创性评估进行补充。若条件允许,正电子发射体层成像(positron emission tomography,PET)和其他放

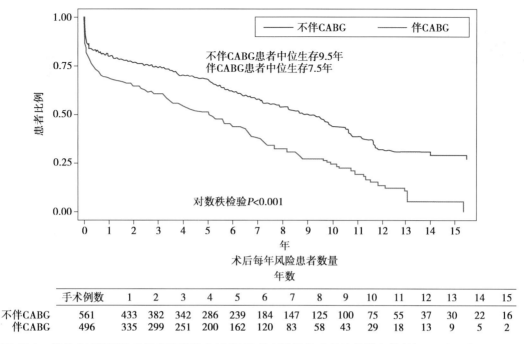

年数	手术例数	1	2	3	4	5	6	7	8	9	10	11	12	13	14	15
不伴CABG	561	433	382	342	286	239	184	147	125	100	75	55	37	30	22	16
伴CABG	496	335	299	251	200	162	120	83	58	43	29	18	13	9	5	2

图 45-1　伴有或不伴冠状动脉旁路移植术(CABG)的双瓣置换患者的长期生存率(Reproduced with permission from Leavitt BJ,Baribeau YR,DiScipio AW,et al:Outcomes of patients undergoing concomitant aortic and mitral valve surgery in northern new England,*Circulation*. 2009 Sep 15;120(11 Suppl):S155-S162.)

射性同位素成像研究有助于确定潜在可逆性缺血心肌的存活率[6]。在瓣膜病变和 CAD 联合手术之前,病情评估非常重要,这对于明确手术风险并制定合理的手术范围和方式意义重大。

有关瓣膜病理学的评估要点已经在前述单纯瓣膜病的章节中予以详细阐述。值得注意的是,并非所有拟行瓣膜手术的瓣膜病变患者均需要行冠状动脉造影。然而,鉴于西方人群中 CAD 的高发病率,对于 40 周岁以上的患者以及存在疑似症状或高度风险因素的年轻患者,应常规行冠状动脉造影检查。及至近期,冠状动脉计算机体层血管造影技术已被充分应用于低风险冠脉阻塞性病变患者的筛查中 CAD[7]。

由于心脏瓣膜病变和 CAD 病理生理改变类型复杂多样,因此本章中遴选部分常见心脏瓣膜和冠状动脉系统的联合病变,具体包括:①主动脉瓣狭窄(aortic stenosis, AS)合并 CAD(CAD),涵盖主动脉瓣中度狭窄的治疗策略;②主动脉瓣反流合并 CAD;③二尖瓣反流合并 CAD;④二尖瓣狭窄合并 CAD;⑤AS、二尖瓣反流合并 CAD;⑥主动脉瓣反流、二尖瓣反流合并 CAD。由于患者可能出现心脏瓣膜狭窄合并关闭不全的联合病变,为了避免讨论过于复杂,并且通常情况下是单一病变占据主导作用,因此,在下文的讨论中,将对上述提到的病变类型分别予以详细阐述。每组病变类型中,将就临床表现、病理生理影响、矫治手术管理模式、近期和期预后逐一进行探讨。当今的临床实践中,杂交技术的发展不断进步和完善,外科医生对于杂交手术技术要点也必须熟悉掌握,如分期冠状动脉支架置入术和经皮主动脉瓣置换术(aortic valve replacement, AVR)联合手术在瓣膜性病变合并 CAD 治疗中的管理和应用[8]。由于这些创新技术在特殊患者中作为合理的推荐方案被高效广泛接受,因此,本章对于部分常用杂交手术方式适时予以简要回顾总结[9-12]。

AS 合并 CAD

AS 是成年人群中最常见的心脏瓣膜病变之一,随着人口的老龄化,其发病率将继续增加。在 60~80 岁年龄段的患者中,AS 最常见的病因为退行性钙化改变[13-15]且患者通常合并 CAD[16]。通常情况下,本组联合病变类型的治疗效果较好,原因在于外科手术对缓解主动脉瓣狭窄及解除冠状动脉阻塞的效应显著、起效快且术后改善效应维持时间相对较长。

临床表现

AS 患者发病初期由于左心室的代偿机制可无症状表现,随着瓣膜狭窄病情进展以及左心室功能失代偿,最终患者表现出心绞痛、充血性心力衰竭、晕厥等症状或数种上述症状并存。当瓣膜狭窄患者合并明显的冠状动脉阻塞时,往往会有明显的心绞痛症状。然而,在冠状动脉没有明确阻塞的情况下,由于在心脏收缩期经重度狭窄瓣膜的冠状动脉血流量不足,患者也会出现心绞痛症状。对于 AS 合并典型 CAD 的患者,心肌缺血或充血性心力衰竭的症状通常表现更为直观。而晕厥、先兆晕厥、短暂性脑缺血或直立性低血压等神经系统症状则不易被发现,往往需要对短暂性神经系统症状进行仔细问诊方可确定。由于 AS 的杂音常见传导至颈部并对颈动脉狭窄所产生的杂音产生干扰,因此,当疑似颈动脉阻塞的症状出现时,应通过颈动脉超声和多普勒扫描予以诊断评估。

本病特征性的体格检查要点包括:主动脉瓣听诊区可闻及典型收缩中晚期渐强的杂音,通常放射传导右侧颈部。病程晚期可见充血性心力衰竭症状,肺部听诊可及啰音或外周肢端水肿。受左心室肥厚影响,心电图显示左室高电压及 QRS 波增高。如果患者存在近期或既往心肌梗死病史,则心电图可能观察到典型心肌梗死的变化特点。超声心动图通常可见主动脉瓣瓣叶钙化僵硬,主动脉瓣口挛缩,继发性导致左心室代偿性肥厚。对于关系到主动脉瓣钙化灶是否累及延伸至主动脉窦和/或左室流出道的证据需要予以仔细评估。经多普勒超声检查,跨瓣血流速率明显增加、流出道面积估测数值降低以及湍流形成均证实流出道面积减少。经心导管检测跨主动脉瓣压差具有一定的临床意义,但是目前在多数医院中,M 型超声心动图和多普勒成像分析技术因比较准确已经逐渐取代导管检查评估,但需要注意的是心导管检查可以确定跨主动脉瓣的梯度,并且通常是有帮助的。

AS、CAD 和心室功能不全患者的术前评估过程复杂。心室功能不全的患者跨主动脉瓣压差通常相对较低,因此,对于重度 AS 患者瓣膜钙化面积的评估缺乏准确度。在左心室衰竭引起心排血量不足的患者中,经左室流出道的压于预期水平,超声心动图形态学观察中,瓣膜僵硬粘连以及瓣叶重度钙化是 AS 血流动力学层面确诊的重要依据。积极的观点认为,即使存在跨瓣压差低,只要超声提示存在明显的 AS 且左心室收缩期室内压力超过 120mmHg,则瓣膜置换手术的死亡率处于合理可接受范围且临床预后整体良好[17]。然而,与此形成鲜明对比的是,如果左心室收缩时室腔内压力低,左心室收缩功能不良,室壁纤薄,跨瓣压差低,则通常提示手术风险高,并且由于心室储备功能不足,手术获益可能非常有限。另一方面,对于收缩功能不良但室壁正常或增厚的心室,如果存在大量可逆性缺血心肌且合并重度 AS,通常术后收缩功能恢复可能性相对较大。AS 除了心室功能外,其他评估手术风险并对手术具有指导性意义的重要因素还包括:患者年龄、机体功能状态(如"衰弱指数"),既往心脏手术史以及其他影响器官功能的合并症,尤其强调肾功能和肺功能的影响。

病理生理学

AS 可造成左心室收缩期排空受阻,这也是 AS 所有症状和体征产生的原因。多数 AS 患者因瓣口阻塞导致左心室扩大和室壁增厚。AS 病程初期,由于代偿机制的作用,心室收缩功能尚好,射血分数尚能维持正常水平;在病程晚期,由于重度后负荷阻力持续存在,心室功能逐渐衰竭伴心室扩大。病程进展至心力衰竭(简称心衰)阶段时,通过 Starling 曲线可见心室收缩功能全面下降,如图 45-2。在病程的任何阶段,合并严重的冠脉阻塞时,均可观察到特异性的局部室壁反常运动,且在狭窄的主动脉瓣影响下反常运动会进一步加重。单纯的三支血管病变 CAD 即可导致全心室功能不全,经血运重建手术后呈可逆性恢复,其不受任何瓣膜置换手术的影响。

在主动脉瓣严重狭窄但心室功能尚好的患者中,瓣膜置换手术能够即刻减少左心室后负荷。由于大多数 AS 患者心室扩大和心室壁增厚,因此在术中主动脉阻断以及随后的心脏灌注停搏期间,心内膜下缺血难以避免。尽管血运重建手术不会降低左心室的收缩功能,实际上,还能够长期改善收缩功能。但是,手术中不可避免会导致部分心肌出现顿抑,表现即为临时性左心室功能收缩功能全面或局部降低[18-21]。而这对于术前心室功能不全的患者,这无疑具有更为重要的病理生理学意义。术后也有可能出现舒张功能不全,进而导致左心室顺应性

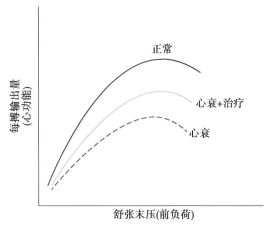

图 45-2 心力衰竭的 Starling 曲线

降低,其中最为极端的表现形式为所谓的"石头心"[22]。这种情况曾经给试图进行主动脉瓣置换术的手术先驱们造成了很大的困扰。令人欣慰的是,在现代心肌保护技术中,通过灵活应用顺行灌注和逆行灌注技术联合,日益丰富且符合机体生理学特点的停搏液,能够最大限度地保护心肌细胞的完整性和组织的功能性,由此成功避免这一严重并发症的发生。

患者术后通常症状可能出现显著的改观。左心室流出道梗阻的解除可迅速增加心排量并改善重要脏器的灌注流量。此外,通常随时间进展可观察到左心室重塑和心肌肥厚缓解[21]。同步改善心肌缺血可以改善心内膜下灌注不足,并激活之前冬眠状态的心肌细胞。术后最佳预后结局为心室肥厚缓解、舒张功能改善、经心肌冠脉灌注水平均衡、左室流出道梗阻解除以及最终恢复正常的心室功能。

中度 AS 与 CAD

目前普遍认为,冠状动脉血运重建手术同期行 AVR 手术对于出现症状的重度 AS 患者具有积极的临床意义,但对于 CAD 合并轻中度 AS 的患者而言,如何制定最佳的治疗手段依然存有争议。早期的争论集中于远期二次手术的预期风险,尤其是在高龄患者群体,考虑到首次手术中患者因过程复杂所承担的风险因素,以及对终生使用的人工瓣膜维持运行状态的考量,二次手术干预需求可能并不需要考虑。由于接受心脏手术的高龄患者 10 年生存率相对较低,因此,并未将瓣膜耐久性作为首次 AVR/冠状动脉旁路移植术(coronary artery bypass graft, CABG)联合同期手术中限制手术成功的主要原因。最初的观点倾向于对中度主动脉瓣狭窄患者行 AVR/CABG 联合同期手术治疗,原因在于二次手术的风险被认为更大。然而,STS 数据库清楚地显示早期阶段 AVR/CABG 联合同期手术死亡率几乎达到单独 CABG 手术的两倍(分别为 6%~7% 和 2%~3%)[23],这使我们不得不质疑最初被普遍接受的瓣置换联合 CABG 手术在主要死亡率并发症风险方面通常更安全的观点。此外,随二次手术经验不断充实丰富,近年来越来越多的研究表明,CABG 后再行 AVR 的手术风险明显低于 AVR/CABG 联合同步手术,并且手术预后与联合同步手术相比并无显著差异 AVR[24]。实际上,目前认为,行 CABG 术后,经胸骨正中切口需要再次行 AVR 手术发生率低(6%~7%),而争论的焦点已经从对于二次手术诸多风险因素的考量转移至首次单

纯 CAD 手术后对于 AS 病程进展的预测[25-27]。虽然目前尚无预测瓣膜病程进展的明确方法，但外科专家在制定手术策略和确定干预时机方面则极为慎重，即使在不合并严重影响血流动力学疾病的情况下，对于 AS 病程进展速率展开评估可能有助于为瓣膜置换术提供支持[28]。例如，瓣膜重度钙化以及患者合并进展期系统性动脉粥样硬化疾病或肾功能衰竭，则瓣膜病程进展速率更快[25]。研究还表明，确诊时的年龄和瓣膜压差也是需要重点考虑的因素[27]。以超声心动图的观察结果为基础，Verhoye 等[29]研究发现，基于常规生存寿命估计且远期 AS 症状存在加重可能性，，如果年轻患者（<70 岁）且主动脉瓣峰值压差>25~30mmHg，则建议采用 CABG 联合 AVR 手术。对于高龄患者（>80 岁）中，同期行瓣膜置换手术的死亡率相对升高，因此，只有当其峰值压差超过 50mmHg 时才考虑会同期行 AVR 术，原因在于 AS 病程进展之前，生存寿命通常与其他因素相关[25]。此外，研究还发现，CABG 术后 5 年内极少需要再行二次 AVR 手术[26]。因此，从生存期层面分析，除非瓣膜病变出现症状或是合并严重的血流动力学异常改变，对于 80~85 岁的患者行冠状动脉血运重建术再予以同期行 AVR 手术，则手术获益极为有限[25,26]。对于特定的极高危群体，跨学科团队可以考虑采用"杂交"方法，采用经皮冠状动脉支架介入术解决治疗主要冠状动脉阻塞，然后采用经皮 AVR（TAVR）解决瓣膜问题[30-32]。

尽管当前的趋势倾向于中度 AS 病变合并 CAD 患者仅行 CABG 手术，但也有证据表明，对于部分中度 AS 合并 CAD 患者，也倾向于 CABG 同期行瓣膜置换术[33-36]。有研究发现[33]，接受瓣膜置换术的中度 AS 患者术后 1 年及 8 年生存率均达满意水平（压差 > 30mmHg 或 < 40mmHg，瓣膜面积为 1.0 ~ 1.5cm^2）。联合同步瓣膜置换术患者术后 1 年生存率为 90%，而单纯 CABG 患者术后 1 年生存率为 85%；同样，术后 8 年生存率也具有统计学差异（55% vs 39%），联合同步手术生存率显著升高（P<0.001）。虽然数据可能存在部分偏差，因为在实际工作中一般对相对轻症患者予以行联合同期 AVR/CABG 手术，而病程长、病情重的患者，往往被认为不能耐受更为复杂的手术，仅行单纯 CABG 手术，但是研究结果仍然可信，因为在临床实践中上述患者接受不同手术的策略仍然是普遍存在的。因此，对这两种策略的支持都是合理且符合预期的，当面对中度 AS 合并重度 CAD 时，根据不同的临床条件，可采取适当灵活的治疗决策[25-29]。

综上所述，对于中度 AS 合并 CAD 患者，在行冠脉血运重建术时是否联合同步 AVR 手术缓解 AS 病情，尚缺乏具有绝对临床可信意义的数据，最为合理的方式即为以外科医生和医疗机构的实践经验为参考，谨慎地针对患者特点进行细致的个体化治疗策略。必须充分考量可能影响患者治疗效果的并发症和风险/获益评估，包括对预期康复潜力的准确估测（尤其针对高龄、体质虚弱的患者）。结合初期和近期的数据回顾、实践经验中制定的策略以及现有掌握的相关数据可以做出总结，灵活、个体化的治疗方案是确保患者最佳预后的有力保障。

手术治疗

主动脉瓣和冠状动脉手术的监测设备包括心导管及相关检测仪器，这已经成为主流心外科手术的监测标准配置。动脉导管通常置于桡动脉，用以监测血压和血气。肺动脉导管监测肺动脉压。热稀释导管测定心排血量并装备光学传感器以持续评估静脉混合血氧饱和度。尽管肺动脉导管的顶端为球囊结构，但是由于其仍然存在导致肺动脉破裂的危险性，所以，在围手术期基本不会测定肺动脉楔压。连续静脉混合血氧饱和度监测能够提供关键重要的信息。近，动脉血流或中心静脉监测装置联合 TEE 检查持续评估心排血量并监测容量管理能够提供满意监测效果。由此，常规但侵入性操作更强的肺动脉导管使用率明显降低。

建立体外循环是手术标准步骤，其方法与单纯 CABG 相类似。一般来说，单根主动脉插管常规置于升主动脉远端，双节房腔管经右心耳插入，腔管顶端朝向下腔静脉。在体外循环建立完毕之后，患者的体温常规降至 32~34℃，经右上肺静脉置入左心引流管。排空心脏，暂减主泵流量时阻断升主动脉。之后，含钾混血冷停搏液或晶体冷停搏液（4℃）灌注以致心脏停搏。为确保良好的手术术野，建议在取主动脉低位切口，如果主动脉窦部或根部扩大，则应直接切向无冠窦。在瓣膜切除后，根据每个外科医生习惯进行瓣膜植入手术。当冠状动脉开口较低时，根据需要采用不同的缝合技术以防止冠脉开口受压。缝闭主动脉前，再次细致检查瓣膜和冠状动脉口有无碎屑和栓塞性碎片，然后关闭主动脉。术后冲洗是常规操作，TEE 协助检查病变瓣膜完全切除并于术中即对植入人工瓣膜功能予以检测。

顺行性和逆行性灌注联合应用，灌注效果最为理想。心脏停搏液的初始剂量（15mL/kg）通常分为两部分，其中三分之二的通过顺行灌注，三分之一通过逆行灌注首次灌注之后，在心脏停搏过程中，每 20 分钟通过逆行导管灌注 200~300mL 的心脏停搏液。逆行灌注极为方便，即使在主动脉根部开放后仍然可以继续操作且不影响手术野的暴露以及术中流量的调节。对于左室极度肥厚的患者，仅依靠逆行灌注对于右室和室间隔下壁的保护效应可能是不充分的，经左右冠的直灌头直接向冠状动脉开口行顺行性灌注可能具有积极意义。

从历史角度看，主动脉瓣疾病合并 CAD 历来被认为会显著影响生存寿命[37]。对于高龄、预期生存寿命较短的患者，尤其是合并 CAD 时，生物瓣膜仍是首选[38]。最近，随着具有减轻钙化处理的新生物瓣膜技术的出现，以及已证实的结构寿命延长，生物瓣膜的使用有增加的趋势[39,40]。以此为契机，广大年轻患者在权衡终生抗凝、瓣膜设计进步以及耐久性的改善后，大多都选择接受生物瓣膜而非机械瓣膜。

结果

主动脉瓣置换术和 CABG 的早期住院死亡率介于约 2% ~ 10% 之间。在之前的研究中，我们发现到当患者术前有严重的心力衰竭及心室功能受损的症状，高龄以及或其他许多合并症时，死亡率往往较高[26,35,36,41-48]，但最近的研究表明，由于现代术后的监护及管理，单纯 AVR 与那些有 AVR 及 CABG 同期手术的患者有着极为相似的结果和死亡风险。手术最常见死亡原因为低心排综合征、心肌梗死和心律失常。导致住院患者死亡数量增加的危险因素包括患者年龄、心功能分级、弥漫性 CAD 以及术前心室功能不全。大量远期生存率研究表明，术后 5 年生存率为 60%~80%，术后 8 年生存率为 50%~75%（图 45-3）[33,42-47]。

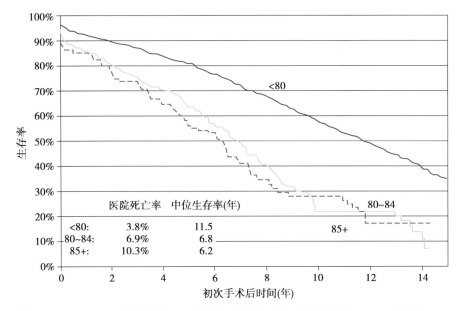

图45-3　AVR+CABG同期手术患者按年龄分布的生存率趋势图(Reproduced with permission from Likosky DS, Sorensen MJ, Dacey LJ. et al. Long-term survival of the very elderly undergoing aortic valve surgery, *Circulation* 2009 Sep 15;120(11 Suppl):S127-S133.)

通过多变量分析研究可见,导致远期生存率降低的危险因素主要包括,高龄、心脏扩大以及术前加重恶化的临床症状。在瓣膜置换术中,使用机械瓣膜与生物瓣膜相比,两者远期生存率相似,但前者长期无事件生存率偏低[39]。尽管如此,广大高龄患者术后AS症状的改善预后仍然明显,即便是同期联合冠状动脉重建术的二次瓣膜手术,预后也相对乐观[47]。如前文所述,在瓣膜-冠状动脉联合手术时,选择类型合适的瓣膜复杂慎重但意义重大。就每种瓣膜的优缺点进行公开讨论始终是术前评估和制定手术策略时重中之重的环节。在特定条件下,有必要考虑替代方案,如对于无法手术或风险极大的患者,可考虑冠脉支架介入术联合经皮瓣膜置换术[5,8,49]。

主动脉瓣反流与CAD

尽管瓣膜僵硬时,主动脉瓣反流(aortic regurgitation, AR)可能与AS之间存在关联性,但是单纯重度主动脉瓣反流在高龄群体中发病率偏低。与AS合并CAD联合病变相比,主动脉瓣反流合并重度CAD患者数量较少。在大多数接受主动脉瓣置换术和CABG的患者中,包括了一部分相对较少(10%~25%)的主动脉瓣关闭不全的患者[36,42-44]。尽管主动脉瓣反流伴CAD患者的手术疗法与上文所述类似,但是主动脉瓣关闭不全其实却有着迥异的病理生理学特点,对患者的围手术期处置有着一定的影响。此外,主动脉瓣关闭不全在术中管理和心肌保护策略上较AS有细微差别,主要原因在于心室功能在术前即已处于失代偿状态。

临床表现

通常来说,主动脉瓣反流合并CAD的患者通常存在以下三种情况。第一,主动脉瓣反流可能无症状,只是在评估冠状动脉疾病的症状时被偶然检查发现;第二,患者可能无症状,但是常规体检时闻及主动脉瓣关闭不全性杂音,进一步评估心脏功能并检查发现冠状动脉疾病;第三,患者可能会出现心脏瓣膜病相对晚期的充血性心力衰竭症状,这可能是由于左心室容量超负荷失代偿,以及因冠心病导致心肌缺血造成心室损伤,或由两者共同造成。主动脉瓣关闭不全还继发于升主动脉扩张,扩张范围多累及冠状窦,尤其多见于主动脉瓣二瓣化畸形的患者。因此,患者表现的临床症状和体征差异性极大,从无症状和基本正常的生理学状态到典型的缺血性综合征再至严重的充血性心力衰竭。因此,体征也取决于病变性质,总体而言,所有明确主动脉瓣关闭不全患者均可闻及舒张早期响亮吹风样杂音,至病程晚期则有充血性心力衰竭进展期表现,包括肺啰音、外周水肿,并伴典型舒张期杂音等。

主动脉瓣关闭不全合并CAD患者的术前评估方式与前述AS合并缺血性心脏疾病并无差异。在评估主动脉瓣反流水平时,超声心动图尤为重要,因为体格检查中往往很难闻及特征性的心脏杂音。此外,超声心动图还能提供与心室收缩功能和心室大小的相关数据信息。由于多数主动脉瓣反流患者在出现左室明显扩张前通常无症状,因此,对于左室功能和大小变化需要进行细致评估。在未能发现明显症状的情况下,上述功能和大小的变化具有关键的临床意义并对外科手术干预提供积极的指导意见。因为一旦出现上述变化,那么就有可能构成在无症状情况下进行手术干预的适应证。

病理生理学

主动脉瓣反流增加左心室的前负荷并导致左心室扩张。扩张呈渐进性发展,但急性主动脉瓣关闭不全的患者则通常会由于左心室舒张末期压力急速升高及前向心脏净输出量急剧减少而表现出极为严重的症状。CAD 导致左室功能不全也可促进左心室的扩张。单纯瓣膜置换术一定程度上能够缓解前负荷，但是却不能即刻改善左心室的收缩能力。对比于单纯的长病程主动脉瓣关闭不全患者，AR 合并重度 CAD 患者中缺血冬眠心肌经血管重建干预后，可更迅速地改善心室收缩力[48,50]。

在本书主动脉瓣疾病疾病部分，对于主动脉瓣反流手术的适应证已经进行了深入详细的阐述。通常合并 CAD 时，能够对于因局部心室壁缺血所致的反常运动与因重度主动脉瓣反流所致的心室重度扩张进行鉴别。然而，当主动脉瓣反流出现症状且合并三支冠状动脉弥漫性病变时，鉴别左心室功能不全的主要原因系心肌缺血还是与急性瓣膜病变相关是比较困难的。此类患者进行术前评估和风险分级时，鉴别心室功能影响原因极为重要，应尽可能区分系瓣膜病变反流还是 CAD 心肌缺血。这是因为 CAD 引起的局部心室壁反常运动极有可能在心肌血运重建完成后即刻改善，而相比之下，长期 AR 所致的全心室重度扩张，其术后短期改善效应有限。针对复杂病例，心肌存活率评估（铊心肌显像检测或 PET 扫描）可能会有助于评估拟手术患者的状态。合并 CAD 时，主动脉瓣手术时机的选择与单纯瓣膜病变不同，由于受心肌缺血影响，病程早期即常规行瓣膜置换手术。

手术治疗

本病的手术方式与前述 AS 合并 CAD 的手术方式相类似。但由于存在明确的主动脉瓣关闭不全，瓣膜关闭不全会导致大量停搏液漏入左室，因而无法通过主动脉根部顺行性灌注心脏停搏液停搏心脏。一般来说，在这种情况下，多使用经冠状静脉窦逆行灌注心脏停搏液的方法。然而，由于冠状静脉解剖结构存在差异导致逆行性灌注对右心室心肌的保护效果不佳，故建议持直灌头顺行性间断灌注。技术层面操作细节与前述 AS 手术操作基本相同。

关于撤除体外循环的考虑则一定程度上有别于主动脉瓣狭窄手术。主动脉瓣反流患者极有可能存在心室扩张无法耐受后负荷增加。TEE 已被证实在脱离体外循环机时调整心脏前负荷和后负荷期是非常必要的。在因主动脉瓣关闭不全所致心室容量超负荷的患者中，米力农及多巴酚丁胺等血管活性药的作用具有重要的意义，因为这些药物不仅具有正性肌力作用，还能减轻心室的负荷。在某些情况下，使用主动脉内球囊对于心脏储备功能处于临界水平的患者具有积极的意义。极少情况下会使用装备心室辅助装置的机械辅助循环设备。对于年轻无并发症的患者，该类设备的应用通常持保留态度，因为此类患者的心室功能预计能于短期内得以快速改善。

结果

早期研究中，主动脉瓣反流合并 CAD 术后预期住院死亡率低于 10%[36,42,48]。住院患者死亡率增加的风险因素与前述

相似，其中最具临床意义的因素分别为高龄、心室功能不全以及合并弥漫性 CAD。术后远期生存率与 AS 合并 CAD 术后结果相似（图 45-3）[48]。尽管主观感受主动脉瓣关闭不全合并 CAD 患者术后预后不如 AS 合并 CAD 患者满意，但是主动脉瓣关闭不全并未作为术后早期或远期死亡率的独立危险因素[48]。如预期所示，心室射血分数恢复对于改善远期死亡率具有积极的影响。尽管对于瓣膜病变合并 CAD 患者，解除容量超负荷和冠状动脉血管重建能够在一定程度改善心脏功能，但在慢性主动脉瓣反流病程中出现心室扩张和功能不全时，病理改变通常不可逆转。总体而言，相较于 AS 晚期病程的术后疗效，主动脉瓣反流晚期病程患者术后少见心室射血分数改善以及心室功能恢复。正是基于该观察结果，因此建议针对主动脉瓣反流病例，在心室形态和功能未发生不可逆之前即行瓣膜置换手术。然而，尽管在这种情况下心室功能恢复失败可能会影响远期生存，但即使是晚期主动脉瓣关闭不全的患者也应该接受瓣膜置换术。

二尖瓣反流合并 CAD

在成人心脏外科学领域，二尖瓣反流合并 CAD 患者的合理管控仍然是当前最具挑战性和争议性的热点话题[51]。该类患者病情复杂且手术治疗的处于高风险水平[52-57]。这主要取决于左心室和二尖瓣瓣膜之间复杂的相互作用机制。正常的二尖瓣功能依赖于健康心室肌的支持，以维持瓣膜在适当的位置关闭。与此类似，正常的心室功能也依赖于二尖瓣的关闭情况。由 CAD 引起的瓣膜功能异常源于心肌缺血对二尖瓣瓣膜造成影响，导致包括乳头肌在内的瓣膜下结构完整性遭到破坏。缺血区域的心肌重构最终导致心室扩张随之影响至二尖瓣瓣环结构[58]。因此，当 CAD 合并二尖瓣病变时，两种同时出现的病理生理学机制产生独特放大效应，进而造成患者管控难度增加且制定外科干预措施更为困难。

对于心室功能尚能代偿患者，联合病变的病理生理学和治疗管理策略与单纯二尖瓣反流或 CAD 并无显著差异。急性起病为轻度或中度二尖瓣关闭不全，并伴有严重 CAD 引起的整体心室功能障碍的患者经单纯行冠状动脉血管重建手术进行治疗，临床安全性可靠[59]。如果需要在冠状动脉血运重建术中同时行二尖瓣瓣环成形术，则手术难度增加且时间延长[60,61]。因此，如前所述，精心设计的手术方案，特别注意心肌的保护是很重要的。然而，在二尖瓣关闭不全合并 CAD 且心室功能异常的患者中发现了更有意义的现象，即之前发作的心肌梗死被控制后，该类患者通常还会出现心肌缺血的复发，最终导致局部室壁反常运动并导致二尖瓣关闭不全[62]。

临床表现

本病患者的临床表现差异巨大，从无症状到濒死样心源性休克均有可能出现。二尖瓣关闭不全的程度可以从轻度关闭不全合并因局部缺血所致部分节段性室壁运动异常，至重度关

闭不全合并因乳头肌急性缺血断裂所致全左室衰竭。急性起病患者常与心肌梗死相关,并表现为突发的二尖瓣关闭不全。这些患者在出现充血性心力衰竭症状时病情极度恶化,常表现为严重的心源性休克。对于该类患者的管理困难且具有挑战性。对于重度二尖瓣关闭不全和心源性休克时,应立即采用主动脉内球囊反搏支持心脏功能,能够有效地降低急性损伤左心室的后负荷。

体格检查的阳性表现与病情的实质发展之间存在明显相关性,可表现为轻度二尖瓣关闭不全、重度充血性心力衰竭甚至心源性休克的一系列症状。由于心电图有可能掌握急性或慢性缺血性心脏病的证据,因此,所有患者均应行心电图检查。TEE术中应用具有极为重要的临床意义,因为TEE对于评估二尖瓣叶功能、左室几何形态及收缩能力、心室壁厚度以及相应的局部室壁反常运动具有至关重要的价值。同时,对于其他瓣膜的状态,尤其是三尖瓣,TEE也可以进行快速评估,从而确定其是否也需要手术干预。此类患者也需要行心导管检查,原因同上述主动脉瓣病变患者。

病理生理学

完全充分掌握理解功能性二尖瓣关闭不全的病理生理学特点对于制订手术方案的重要性不言而喻。局限性乳头肌和邻近心室壁运动异常可引起动态变化,从而导致特定二尖瓣区域的关闭不全。CAD导致全心室功能不全持续进展,从而导致心室扩大并进一步造成二尖瓣瓣环扩张和进行性二尖瓣关闭不全。缺血导致的二尖瓣反流束在超声心动图超声心动图上一般是中心性反流或偏向左房后壁。二尖瓣反流可增加左心室的前负荷并减少其后负荷进而影响心排血量降低。缺血性损伤可导致心室扩张且并降低其收缩能力,同时增加左心室的充盈压力。上述病理机制协同联合作用致使心功能失代偿,长期慢性进展并发肺动脉高压且继发性三尖瓣反流。此阶段,心排血量量水平可能非常低,急性二尖瓣关闭不全的患者尤为明显。二尖瓣关闭不全的发生可能与CAD有关,但是通常情况下CAD多是二尖瓣关闭不全的致病因。缺血性二尖瓣关闭不全的病理生理学变化是瓣叶回缩、瓣环扩张、瓣下结构几何形态移位也可能是以上数种变化共存。瓣膜修复术或瓣膜置换术均能对二尖瓣关闭不全进行矫正,经矫正后,可导致左心室后负荷即时升高。心室将不再面对低阻力的左心房,同时还必须克服收缩期的全身后负荷。此外,即使心肌缺血被逆转,但冬眠心肌的复苏也尚需要耗费一定的时间。上述因素联合左心室后负荷骤然升高,可导致二尖瓣反流合并CAD的治疗困难和治疗风险升高。如果存在肺动脉高压,其可能继发右室功能衰竭且不会在二尖瓣成形术或置换术后即刻降低,故还可能会引发继发性右室功能衰竭的出现,此外,CAD对于右心室的功能也可能造成影响。

通常情况下,联合手术的适应征是中重度二尖瓣关闭不全合并出现症状的CAD且观察到局部室壁反常运动。正如之前所提到的,急性起病的患者可能病症十分紧急但却可以从临时措施中受益[63]。此时心室功能紊乱本身却并不能成为手术的

禁忌证,尤其是存在可逆性缺血原因时,手术应更为积极。然而,重度二尖瓣关闭不全合并重度不可逆心肌病变的患者则不应再行手术治疗,因为心室可能无法耐受后负荷的增加,故预后可能无法令人满意。严重的弥漫性冠状动脉疾病,如果不能完成完全的血运重建,也是一个重要的高手术风险指标。因此,借助铊或PET进行心肌活性评估和缺血可逆性证明就会显得相当重要。长期的二尖瓣关闭不全通常会引起左心房扩大,患者通常会伴发房颤。这一情况多可导致心排量降低,术中同步行射频消融术控制心律失常可使治疗效果更佳。

手术治疗

二尖瓣关闭不全合并CAD患者的术前评估决策仍存在广泛争议[64,65]。关键点主要集中在对于受累及二尖瓣是否必需采取干预措施,因为中度二尖瓣关闭不全如果不予以处理,则患者预后可能会欠满意。但是,二尖瓣反流合并可逆性心肌缺血所致局部心室功能失代偿急性CAD患者经单纯血运重建术,二尖瓣的反流即可得到改善[66]。不过,多数情况下,可以观察到二尖瓣残余反流可能仍然存在。因此,鉴别器质性和功能性二尖瓣关闭不全以及急性二尖瓣关闭不全是由缺血引起的,而不是由先前的缺血及随后的壁运动异常引起的慢性二尖瓣病变就变得尤为重要。在这样的前提下,尽管全麻时的血管舒张效应以及后续的后负荷水平降低会导致瓣膜关闭不全的可视反流程度降低,但是术中TEE仍然是评估二尖瓣功能的重要手段[65]。术前无充血性心力衰竭、左房大小正常、手术时肺动脉压正常以及麻醉后经食管超声心动图明确为轻到中度二尖瓣关闭不全的患者可能根本就不需要进行二尖瓣手术[66,67]。在插管或存在缺血性病变时,与麻醉状态相比,上述患者中有很多会出现更严重的二尖瓣反流,且肺动脉压也会进一步升高。此外,尽管二尖瓣修复术可以改善二尖瓣反流量,但在大量研究中,其晚期死亡率并不比单纯的血管重建术更有优势[67]。对于反流程度较轻的二尖瓣关闭不全患者,完全的心肌血运重建可能就足够了(图45-4)。尽管对在血运重建时同期行二尖瓣修复的预后缺乏共识,但最近的几项研究表明,由于现代手术的质量优势,对于中度二尖瓣关闭不全合并冠心病患者,有必要采取更积极的方法进行瓣膜修复[51,63-65,67,68]。对于大多数冠心病继发的心室扩大和瓣环扩张的患者,如果确定为功能性二尖瓣关闭不全,可单独采用二尖瓣成形环形成形

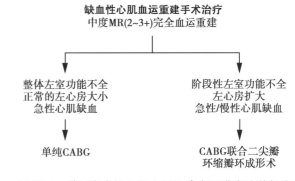

图45-4 单纯完全性心肌血运重建术可满意改善轻度二尖瓣关闭不全

术[69]。瓣叶运动受限是由于缺血导致心室形态改变及由此引起的乳头状肌移位的常见并发症[70]。对于钙化、后叶广泛纤维化或后叶运动严重受限的患者,二尖瓣置换术是必要的。总结历史经验,当二尖瓣成形技术层面可行时,二尖瓣成形术联合 CABG 手术效果要优于二尖瓣置换术。手术麻醉方式与之前所述类似,但必须意识到麻醉过程对此类患者的影响普遍广泛。如前所述,术中 TEE 对患者术前和术后的瓣膜和心室功能评估尤为重要。体外循环的建立方式同之前所述。用于暴露二尖瓣的最常见切口位于右肺静脉前方的左心房壁上。预先游离房间沟(Waterston's groove),有助于暴露该切口。其他暴露二尖瓣的方法以及他们的要点已经在别处详细描述。

上文提到,由心肌梗死引发的乳头肌断裂通常需要瓣膜置换。一些外科医生曾报告过乳头肌再植的效果,但这种策略对这些患者来说风险过大,因为术者必保证手术快速且有效。在这组危重患者中,患者不能耐受对二尖瓣的多次修复尝试。重新植入梗死断裂的乳头肌不一定能恢复二尖瓣功能,而且还可能会导致早发性或迟发性瓣膜功能异常。

与主动脉瓣合并冠状动脉手术类似,先吻合远端吻合口。心房被打开之后,对于选定的心房颤动(简称房颤)患者,可以谨慎采取心律失常消融术。如第54章所述,可以使用高频或冷冻消融探头在左、右心房内对房颤进行治疗。左心耳应当予以缝合,随后进行瓣膜成形术或置换术,继而在进行胸廓内动脉吻合。近端移植血管吻合也可以在主动脉开放后适时完成。

体外循环停机指征同主动脉瓣关闭不全合并 CAD 联合手术。需要再次强调的是,针对此类患者,建议联用药物如多巴酚丁胺和米力农降低后负荷。术后主动脉球囊反搏的使用评估限制要求相对较少。在这些患者中,特别是紧急情况下,他们的心室血流动力学严重受损,患者在术后数小时至数天内相当脆弱。

右心室功能及术中对于右心室心肌的保护必须予以足够重视。对于右心室功能衰竭必须做好相应的预期准备方案并能够准确诊断和合理管理。当出现整体血压和心排血量水平下降并伴肺动脉压、肺毛细血管楔压以及静脉压升高时,则提示右心室功能衰竭。

结果

相较于其他常见的获得性心脏病类型的患者,该类患者的住院死亡率偏高。早期死亡率,低风险患者为3%,而病情最危重患者则为60%[64,65,67,68,71,72]。高死亡率见于急性缺血性二尖瓣病变和重度心室功能不全需急诊手术的患者。导致早期死亡率增加的风险因素包括年龄、心功能分级、心室功能、肺动脉压升高以及心源性休克。远期生存率,术后5年为55%~85%,术后10年为30%~45%(图45-5)[52-57,66,72-74]。

总体而言,虽然行单纯环成形术部分患者术后仍可存在二尖瓣关闭不全再次发作的可能性,但是术后存活患者的症状可见明显缓解[66]。尽管心室形态异常或区域性心室功能紊乱可能参与了其中,但其风险因素依然尚不明确。晚期死亡的重要风险因素包括术前心功能分级、术后残留左心室功能障碍以及弥漫性心肌缺血。

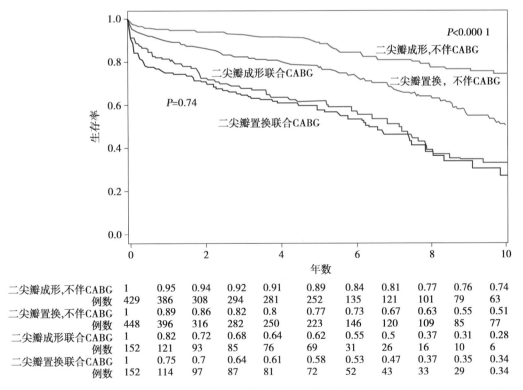

图 45-5 伴或不伴 CABG 二尖瓣成形术与置换术生存率对比(Reproduced with permission from Thourani VH1, Weintraub WS, Guyton RA, et al: Outcomes and long-term survival for patients undergoing mitral valve repair versus replacement: effect of age and concomitant coronary artery bypass grafting, *Circulation*. 2003 Jul 22;108(3):298-304.)

二尖瓣狭窄合并 CAD

二尖瓣狭窄合并 CAD 患者通常左心室功能良好且由于二尖瓣狭窄不会导致左心室受到异常血流动力学负荷影响,因此,该类患者的治疗管理相对较为简单。CAD 可能会导致左心室功能紊乱,但较为少见,除非是那些虚弱并弥漫性性心肌缺血的患者。二尖瓣狭窄患者需要普遍关注的情况是术后右心室功能不全,原因系重度狭窄多继发肺动脉高压,其潜在诱发右心室功能衰竭和三尖瓣关闭不全。

临床表现

如前所述,二尖瓣狭窄病变通常在合并 CAD 联合病变中占据主导作用,因此,主要表现为典型的瓣膜病变症状。所以尽管患者左心功能正常,也可能会有呼吸短促、端坐呼吸以及劳累等表现。由于二尖瓣狭窄导致左心房扩大,因此房颤是二尖瓣狭窄的常见体征。二尖瓣狭窄合并 CAD 患者中,少见心绞痛频繁发作。经心电图检查可见右心室劳损和肥厚。经 TEE 证实存在二尖瓣狭窄,多见小左室但收缩功能尚可。右心室可见扩张和肥厚。进一步心导管检查确认存在跨二尖瓣压差即可明确诊断。侵入性导管检查可获取其他重要数据信息,包括肺动脉压和中心静脉压。肺动脉高压测定水平是评价二尖瓣狭窄病情和病程的关键性指标,而外科医生还可以通过肺动脉高压的评估对于患者术后出现右心室功能衰竭的可能性进行预判。中心静脉压升高潜在提示右心室功能已处于失代偿的状态。所有出现心绞痛症状的患者均需要行冠状动脉造影检查,此外,如前所述,年龄大于 40 周岁拟行二尖瓣手术的患者,也需要行冠脉造影检查。

病理生理学

与其他描述讨论疾病不同的是,二尖瓣狭窄合并 CAD 对心脏不会产生明显的协同病理效应。CAD 通常对于左心室功能影响更明显,在病程进展至晚期之前,二尖瓣狭窄甚至对患者左心室功能具有保护性作用。由于二尖瓣长期狭窄导致跨肺动脉压差升高,因此,右心室功能更易被累及影响。然而,即使右心室压力过高,成人 CAD 患者中对于右心室功能的潜在影响效应也相对有限。弥漫性 CAD 合并重度缺血性心肌病患者主要由于整体缺血性心室功能不全,其手术风险也会相应增加。

毫无疑问,通常情况下,手术适应证取决于二尖瓣狭窄的严重程度。对于二尖瓣狭窄所致严重心力衰竭和低心排量的患者,当估算其瓣膜面积小于 $1cm^2$ 时,那么就应该为其施行二尖瓣手术,如果合并重度 CAD,则联合行相应旁路移植术。罕见情况下,患者可有严重 CAD,且偶然情况下明确存在有轻度二尖瓣狭窄。对于该类患者,假如技术上可行,则可以进行 CABG 和二尖瓣连合部切开术进行治疗。当前,另一可选的方式则是施行经皮血管重建伴支架植入术和球囊二尖瓣扩张术。

不过,符合后种替代治疗方式的患者数量相对偏少,因此,目前为止,此种经导管杂交手术的治疗效果尚无明确的数据支持。建立跨学科团队,以患者为本,制定个体化的治疗方案是面对复杂多变的临床实际情况最为理想的管控模式[5]。

手术治疗

监测、建立体外循环以及手术常规程序基本同二尖瓣反流合并 CAD 联合手术。经食管超声心动图对于评估二尖瓣连合部切开术(或更为宽泛意义上的二尖瓣修复术)的可行性和瓣膜成形术的预后十分有用。对于大多数二尖瓣狭窄患者而言,均需要进行瓣膜置换术,其原因在于瓣叶和瓣下结构的不可逆性钙化及纤维化损伤。由于老年患者占多数,即使大多数患者是由于左心房扩大而发生慢性房颤,也常使用生物人工瓣膜。虽然术后也需要长期抗凝治疗,但在伴有其他合并症的患者及有严重的慢性抗凝风险的患者中,生物瓣膜的使用可以减少患者的抗凝治疗的风险。术中需要特别关注右心室功能的储备和保护。在临床实践中,要求心脏停搏液的初始和后续灌注应采用顺行性和逆行性相结合方式,原因在于逆行性灌注将心脏停搏液分布于更为广泛的区域,即右心室、近心端室间隔下部和左心室下部。

TEE 是术后检测左、右心室功能的重要辅助设备。在撤除体外循环时,左、右心室功能衰竭之间的早期差异,可以借助这一监测手段呈现。假如需要使用血管活性药物,那么选择用药时需部分基于以下考虑,即肺动脉高压和右心室功能衰竭可能是临床表现症状的重要组成部分。可以使用诸如异丙肾上腺素、多巴酚丁胺以及特别如米力农(后者通常与去甲肾上腺素或其他儿茶酚胺类药物联用,以抵消磷酸二酯酶抑制所产生的明显的外周血管舒张作用)之类的药物,它们对右心室收缩能力和肺内血管阻力具有双重受益作用。正性肌力药合理应用且液体管控慎重多能有助于心排血量的满意恢复。由于是以右心室功能不全为病理基础,且主动脉内球囊反搏对右心室功能几乎无直接作用,故对于此类患者,一般不进行此操作。急性肺功能衰竭时,若上述调控措施疗效不满意,可尝试临时性右心室辅助装置或体外膜氧合予以支持。一旦术后急性衰竭症状得以控制,肺动脉压力就会显著降低,之后右室功能恢复,临时性辅助设备即可撤除。

结果

二尖瓣狭窄合并 CAD 联合术后的早期死亡率约为 8%[44-46],与低风险二尖瓣反流合并 CAD 患者的术后结果相比并无显著差异。术后第 7 年时的期生存率预期约为 50%,在一系列研究中发现,其与缺血性二尖瓣关闭不全的患者相比并无显著差异[54-56]。有意思的是,已有至少一项研究表明,二尖瓣黏液样变性伴 CAD 患者的长期生存率(65%)要显著好于风湿性或缺血性二尖瓣疾病伴 CAD 的患者[52]。正如之前所提到过的,当术前左心室功能不佳且存在室性心律失常时,风湿性瓣膜病变可以成为晚期死亡的一个风险因素。另一有趣的地方是,假如上述患者使用生物瓣膜而不使用抗凝剂,那么其生存率和无事件生存率均可有改善。这些数据支持了以下假设,即由于老龄患者和伴 CAD 患者的预期寿命可能要比置换瓣膜的预计使用期限短,故此类人群可能更适合使用生物瓣膜进行二尖瓣置换术[37]。

AS 伴二尖瓣反流合并 CAD

AS 伴二尖瓣反流合并 CAD 的患者通常以 AS 症状为主要表现。需要着重强调的是,在 AS 症状改善且左心室收缩压降低之后,功能性二尖瓣反流症状可能会得以改善。若二尖瓣非器质性病变,则可能不需手术干预[75]。

临床表现

本类患者的临床表现多同 AS 合并 CAD 患者,但是由于涉及联合瓣膜病变,因而症状可能出现得更早。可为心绞痛、充血性心力衰竭以及晕厥单独表现,或同时表现。以二尖瓣关闭不全为主的症状表现相对不常见。超声心动图对于联合病变的检查极为重要。TEE 常用于仔细评估二尖瓣(形态和功能),这对于明确器质性二尖瓣疾病的病变程度非常必要,因为在主动脉瓣置换术和左心室流出道梗阻解除之后,预计二尖瓣关闭不全可能会有所改善[75]。明确二尖瓣有无解剖异常非常重要,因为假如存在解剖异常,那么进行单一主动脉瓣手术可能并不能改善病情[73,76]。当然,由于心导管术可用于明确其他病变,故依然还是有进行的必要。

病理生理学

AS 导致左心室后负荷增加并由此造成二尖瓣反流量增加。由于瓣膜联合病变患者于病程早期即出现症状,故相比二尖瓣关闭不全合并 CAD 患者,该类患者的左心室功能保留状态相对更为理想。同理,二尖瓣可能并无结构性病变。由于症状出现较早,故通常情况下,肺动脉高压和继发性右心室功能衰竭以及三尖瓣功能不全不会成为主要表现。由于流出道梗阻解除有助于左心室立即恢复,故本病患者通常预后较好。

联合病变的手术适应证同 AS 合并 CAD。当确诊重度 AS 时,需要进行瓣膜置换术;若合并重度 CAD,则如前述有序行 CABG 术。当可能存在中重度二尖瓣关闭不全和/或发现瓣膜解剖结构可修复时,首选考虑行二尖瓣成形术。心室功能不全终末期伴心室扩张和心肌浅薄是手术的主要禁忌证。

手术治疗

麻醉和建立体外循环同前述的二尖瓣联合冠状动脉手术。术中 TEE 常规重点检查评估体外转机前和停机后的二尖瓣结构和功能。AVR 术时瓣膜的选择原则同前文所述。多数情况下,优先考虑生物瓣膜,尤其是当二尖瓣需要行成形手术时,首选主动脉生物瓣膜。

对于近乎全部二尖瓣异常解剖和重度关闭不全的患者,均考虑行二尖瓣成形手术。若二尖瓣关闭不全系瓣环扩张造成的且反流束呈中心性和对称性,则行二尖瓣瓣环成形术。更为复杂病变可能需要扩大成形修复范围甚至行二尖瓣置换术。当确定二尖瓣不予手术干预时,则需要在 AVR 联合 CABG 术后经 TEE 评估二尖瓣功能不全状态。若还存在二尖瓣中重度反流,则需要行瓣膜成形或置换术。从技术层面分析,主动脉瓣置换术后再行二尖瓣手术难度更大,这是因为植入的主动脉瓣膜影响二尖瓣位置的暴露。因此,在体外循环转机前,应当充分评估二尖瓣形态和功能,在麻醉诱导前进行评估则更有利。

同其他手术程序所述,首先吻合远端移植血管(图 45-6)。在旁路血管移植完成后,切开主动脉经主动脉瓣瓣环完整切除主动脉瓣。但是,由于二尖瓣成形或置换术中的缝合线在后续处理主动脉瓣环时可能发生断裂,因此,主动脉瓣置换需要在二尖瓣手术完成后方可进行。切除主动脉瓣之后,切开心房行二尖瓣手术。缝合心房时,经二尖瓣置入左心室引流管,之后置换主动脉瓣并缝合主动脉。最后吻合乳内动脉。近心端移植血管的吻合可以在主动脉阻断下进行。在可预见的未来时期内,联合病变的高危患者可能行以导管介入技术为基础的冠状动脉血管重建术、AVR 以及二尖瓣成形术[77,78]。

如前所述,该类患者的心室功能得以保存,体外循环停机相对简单容易。正性肌力药物和主动脉球囊反搏按需使用。

结果

早期住院死亡率为 12% ~ 16%[78,81]。早期死亡的预测因素包括重度二尖瓣反流、射血分数水平低下伴重度心力衰竭以及重度三支血管病变。术后 72 个月远期生存率约为 60%。远期死亡的预测因素包括进展性心力衰竭和二尖瓣关闭不全加重。

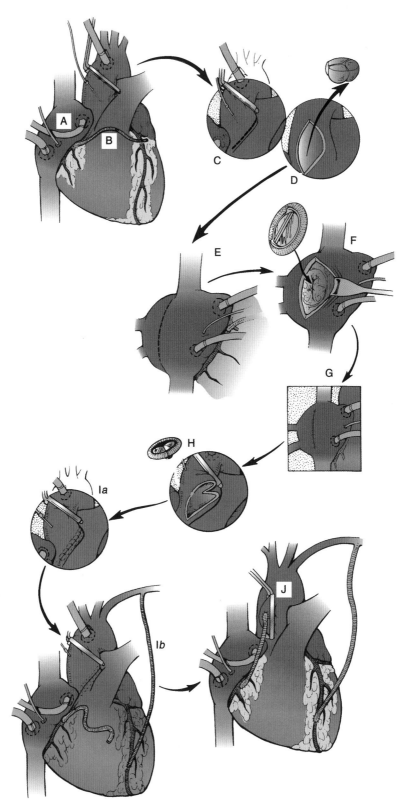

图45-6 联合主动脉瓣和二尖瓣置换术,并冠状动脉旁路移植术的手术步骤。A. 置管并阻断夹主动脉,顺行性和逆行性灌注心脏停搏液。B. 吻合移植血管远端。C. 作标准主动脉斜向切口。D. 切除主动脉瓣暂不置换。E. 游离房间沟后,作标准左心房切开术。F. 选择人工瓣膜或瓣环行二尖瓣置换或成形术。G. 缝合左心房切口。H. 选择人工瓣膜行 AVR 术。Ia 和 Ib. 缝合主动脉切口,使用胸廓内动脉作远端吻合。J. 吻合移植血管近端。在上述案例中,主动脉上使用的是侧壁钳

主动脉瓣反流伴二尖瓣反流合并 CAD

相对而言,主动脉瓣和二尖瓣同时关闭不全合并 CAD 的患者少见。通常情况下,该类患者多存在风湿性心脏病病史,且很早就会产生心脏瓣膜病的症状。在同时伴有严重 CAD 的患者中,主动脉瓣反流病变可能处于支配地位。二尖瓣病变可继发于主动脉病变所致左心室扩张和/或冠状动脉梗阻所致的心肌缺血。二尖瓣形态学可无病理改变。由于瓣膜和冠状动脉病理改变之间相互影响作用,导致左心室前后负荷均产生变化,因此,左心室收缩功能的评估具有难度。此外,可逆性缺血病灶可干扰对于心室功能和储备能力的准确评估。因此,对于患者进行心肌存活性评估往往相当重要。

临床表现

多数心脏联合病变的患者表现为充血性心力衰竭。主动脉瓣和二尖瓣重度关闭不全患者中,心绞痛不常见作为首发症状。查体可闻及典型主动脉瓣和二尖瓣关闭不全杂音且患者可见表现其他慢性充血性心力衰竭体征,包括啰音和外周水肿。若病程中合并出现心肌梗死特征性生理病理学特点和临床表现,则经心电图和超声心动图检查可以发现相应的证据。经超声心动图检查可见,当梗死发作时,局部室壁反常运动,同时还会有联合瓣膜病变和/或弥漫性 CAD 所致整体心室扩张和功能不全。心导管检查可用以明确冠状动脉的解剖结构并协助评估瓣膜关闭不全和心室功能不全的严重程度。就该类病变而言,对于左心室功能进行真实准确的评估存在难度。由于心室射入压力相对偏低的肺静脉循环,故二尖瓣关闭不全患者射血分数的直观测定结果数值过大。缺血性所致心肌功能不全,主动脉瓣和二尖瓣关闭不全所致前负荷容量增加以及被错误估算的射血分数使得术前对于左心室功能进行准确评估极难完成。铊心肌显像和 PET 扫描有助评估具有存活潜能但尚处于功能不全状态的心肌面积。TEE 的检查为金标准,尤其重视左心室的容积和双瓣膜的解剖结构。

病理生理学

左心室进行性扩张可导致左心室功能衰竭并出现症状和体征。风湿病患者伴双瓣病变的,发生缺血性瓣膜病的数量可能很少。在更为常见的主动脉瓣反流和严重缺血患者中,二尖瓣反流更可能系继发于两种病理改变而产生,此时或许应当进行瓣膜修复术。矫治主动脉瓣反流可降低前负荷,但矫治二尖瓣关闭不全则增加后负荷。在这样的情况下,慢性心室扩张缺乏足够的储备能力维持所必需的心排血量水平。术后前负荷需要维持相对偏高的水平,而后负荷则需要降低。血运重建术之后任何收缩功能的恢复都可以使心排量进一步获得改善。因此,假如心室收缩性得以保留或改善,那么心排量也会相应提高。然而,由于存在多种不可控变量妨碍术前对心室功能的评估,因此预计术后改善程度会有一定难度。

这一考虑极为重要,因为假如发生上述情况,那么经手术治疗之后,严重和不可逆性缺血性心肌病变和心室功能衰竭不会获得改善。因此重要的是术前应当就心肌活性和是否为可逆性缺血进行评估。另一重要之处是评估是否存在二尖瓣器

质性病变。在此类患者中,未进行二尖瓣手术的患者或大多数进行瓣膜成形术的患者预后较好。

手术治疗

手术技术的细节与上文所述类似。由于存在主动脉瓣关闭不全,故必须逆行性灌注心脏停搏液,并配合冠脉直灌头来顺行性灌注。基于上述原因,对于这些患者采取完善的心肌保护措施非常重要。手术时,可以使用经食管超声心动图来评估二尖瓣的功能。对于特定的患者,残留 1+ 至 2+ 二尖瓣反流尚且可以接受,这是因为当主动脉瓣反流矫治后,心室容积预期缩小,从而在心室重构的进程中,二尖瓣反流会得以进一步改善。同理,经心肌血管重建术,也可以使心室和二尖瓣功能获得显著改善。

由于术前存在心脏容量重度超负荷的情况,故在体外循环停机时减轻后负荷是极为迫切关键的。此时,予以降低心室后负荷的药物尤为有效,包括血管扩张药和正性肌力药(如米力农)。对于围术期危重症患者,主动脉球囊反搏是必要且有效的。

结果

该类患者的早期住院死亡率可能相对偏高,若合并重度心肌功能衰竭,则总死亡率超过前文所述双瓣联合冠状动脉手术的死亡率[23,79]。该类患者中,决定性风险因素与前文所述类似。在系列研究中,住院死亡和远期迟发事件的预测因素包括重度二尖瓣反流、低射血分数、极重度充血性心力衰竭以及重度三支血管 CAD 病变[80]。

（李方　译　张成鑫　审）

参考文献

1. Byrne JG, Leacche M, Vaughan DE, Zhao DX: Hybrid cardiovascular procedures. *JACC Cardiovasc Interv* 2008; 1:459.
2. Badiu C, Voss B, Dorfmeister M, et al: Valve-sparing root replacement: where are the limits? *Tex Heart Inst J* 2011; 38(6):661-662.
3. Chang H, Kim S, Kim K-H, et al: Combined anti-calcification treatment of bovine pericardium with amino compounds and solvents. *Interact Cardiovasc Thorac Surg* 2011; 12(6):903-907.
4. Guyton R: The Placement of Aortic (PARTNER) trial. The surgeon's perspective: celebration and concern. *Circulation* 2012; 125:3237-3239.
5. Holmes DR, Rich JB, Zoghbi WA, et al: The heart team of cardiovascular care. *J Am Coll Cardiol* 2013; 61(9):903-907.
6. Beanlands R, Ruddy T, PARR Investigators : the degree of recovery of left ventricular function. *J Am Coll Cardiol* 2002; 40(10):1735-1743.
7. Giustino G, Chieffo A, Spagnolo P, et al: TCT 296 routine screening of coronary artery disease with computed tomography coronary angiography in place of invasive coronary angiography in patients undergoing transcatheter aortic valve implantation. *J Am Coll Cardiol* 2014:64(11.5):doi:10.1016/j.jacc.2014.07.341.
8. Guy TS, Brzezinski M, Stechert MM, Tseng E: Robotic mammary artery harvest and anastomotic device allows minimally invasive mitral valve repair and coronary bypass. *J Card Surg* 2009; 24:170.
9. Piazza N, Serruys PW, de Jaegere P: Feasibility of complex coronary intervention in combination with percutaneous aortic valve implantation in patients with aortic stenosis using percutaneous left ventricular assist device (TandemHeart). *Catheter Cardiovasc Interv* 2009; 73:161.
10. Peels JO, Jessurun GA, Boonstra PW, et al: Hybrid approach for complex coronary artery and valve disease: a clinical follow-up study. *Neth Heart J* 2007; 15:327.
11. Harris KM, Pastorius CA, Duval S, et al: Practice variation among cardiovascular physicians in management of patients with mitral regurgitation. *Am J Cardiol* 2009; 103:255.

12. Lu JC, Shaw M, Grayson AD, et al: Do beating heart techniques applied to combined valve and graft operations reduce myocardial damage? *Interact Cardiovasc Thorac Surg* 2008; 7:111.

13. Davis EA, Gardner TJ, Gillinov AM, et al: Valvular disease in the elderly: influence on surgical results. *Ann Thorac Surg* 1993; 55:333.

14. Freeman WK, Schaff HV, O'Brien PC, et al: Cardiac surgery in the octogenarian: perioperative outcome and clinical follow-up. *J Am Coll Cardiol* 1991; 18:29.

15. Boning A, Burger S, Fraaund S, et al: Should the aortic valve be replaced in patients with mild aortic stenosis admitted for coronary surgery? *Thorac Cardiovasc Surg* 2008; 56:467.

16. Shahle E, Bergstrom R, Nystrom SO, Hansson HE: Early results of aortic valve replacement with or without concomitant coronary artery bypass grafting. *Scand J Thorac Cardiovasc Surg* 1991; 25:29.

17. Dumesnil J, Pibarot P, Carabello, B: Paradoxical low flow and/or low gradient severe aortic stenosis despite preserved left ventricular ejection fraction; implications for diagnosis and treatment. *Eur Heart J* 2010; 31:281-289.

18. Ren JF, Panidis IP, Kotler MN, et al: Effect of coronary bypass surgery and valve replacement on left ventricular function: assessment by intraoperative two-dimensional echocardiography. *Am Heart J* 1985; 103:281.

19. Braunwald E, Kloner RA: The stunned myocardium: prolonged postischemic ventricular dysfunction. *Circulation* 1982; 66:1146.

20. Braunwald E: The stunned myocardium: newer insights into mechanisms and clinical applications. *J Thorac Cardiovasc Surg* 1990; 100:310.

21. Marban E: Myocardial stunning and hibernation: the physiology behind the colloquialisms. *Circulation* 1991; 83:681.

22. Cooley PA, Reul GJ, Wakash DC: Ischemic myocardial contracture ("stone heart"). A complication of cardiac surgery. *Isrj Med Sci* 1975; 11(2-3):203-210.

23. The Society of Thoracic surgeons. Adult cardiac surgery database, executive summary, 10 years STS report. http://www.sts.org/sites/default/files/documents/pdf/ndb2010/1stHHarvestExecutiveSummary%5B1%5D.

24. La Par D, Yang Z, Stakenborg G, et al: Outcomes of reoperation: aortic valve replacement after previous sternotomy. *J Thorac Cardiovas Surg* 2010; 139(2):263-272.

25. Smith WT IV, Ferguson T, Ryan T, et al: Should coronary artery bypass graft surgery patients with mild or moderate aortic stenosis undergo concomitant aortic valve replacement? A decision analysis approach to the surgical dilemma. *J Am Coll Cardiol* 2004; 44(6):1241-1247.

26. Sareyyupoglu B, Sundt TM, Schaff HV, et al: Management of mild aortic stenosis at the time of coronary artery pass surgery: should the valve be replaced? *Ann Thorac Surg* 2009; 88(4):1224-1231.

27. Nassimiha D, Aronow WS, Ahn C, et al: Rate of progression of valvular aortic stenosis in patients > or = 60 years of age. *Am J Cardiol* 2001; 87:807-809.

28. Carabello B: Controversies in cardiovascular medicine: aortic valve replacement should be operated on before symptom onset. *Circulation* 2012; 126:112-117.

29. Verhoye JP, Merliclo F, Sami IM, et al: Aortic valve replacement for aortic stenosis after previous coronary artery bypass grafting: could early reoperation be prevented? *J Heart Valve Dis* 2006; 15:474-478.

30. Alcalai R. Viola N, Mosseri M, et al: The value of percutaneous coronary intervention in aortic valve stenosis in coronary artery disease. *Am J Med* 2007; 120(2):155.

31. Peels J, Boonstrel PW, Ebels T, et al: Hybrid approach for complex coronary artery and valve disease: a clinical follow up study. *Neth Heart J* 2007; 15(10):327-328.

32. Brinster DR, Byrne M, Rogers CD: Effectiveness of same day percutaneous coronary intervention followed by minimally invasive aortic valve replacement for aortic stenosis and moderate coronary artery disease ("hybrid approach"). *Am J Cardiol* 2006; 98:1501-1503.

33. Pereira JJ, Balaban K, Lauer MS, et al: Aortic valve replacement in patients with mild or moderate aortic stenosis and coronary bypass surgery. *Am J Med* 2005; 118:735.

34. Gillinov AM, Garcia MJ: When is concomitant aortic valve replacement indicated in patients with mild to moderate stenosis undergoing coronary revascularization? *Curr Cardiol Rep* 2005; 7:101.

35. Lytle BW, Cosgrove DM, Gill CC, et al: Aortic valve replacement combined with myocardial revascularization. Late results and determinants of risk for 471 in-hospital survivors. *J Thorac Cardiovasc Surg* 1988; 95(3):402-414.

36. Morris JJ, Schaff HV, Mullany CJ, et al: Determinants of survival and recovery of left ventricular function after aortic valve replacement. *Ann Thorac Surg* 1993; 56:22.

37. Jones EL, Weintraub WS, Craver JM, et al: Interaction of age and coronary disease after valve replacement: implications for valve selection. *Ann Thorac Surg* 1994; 58:378.

38. Shinn SH, Oh S-S, et al: Short and long-term results of triple valve surgery: a single center experience. *J Korean Med Sci* 2009; 24(5):818-823.

39. Accola KD, Scott ML, Spector SD, Is the St. Jude Medical mechanical valve an appropriate choice for elderly patients?: A long-term retrospective study measuring quality of life. *J Heart Valve Dis* 2006; 15(1):57.

40. Accola KD, Scott ML, Palmer GJ, et al: Surgical management of aortic valve disease in the elderly: a retrospective comparative study of valve choice using propensity score analysis. *J Heart Valve Dis* 2008; 17(4):355-364.

41. Dagenais F, Mathieu P, Doyle D, et al: Moderate aortic stenosis in coronary artery bypass grafting patients more than 70 years of age: to replace or not to replace? *Ann Thorac Surg* 2010; 90(5):1495-1499.

42. Kay PH, Nunley D, Grunkemeier GL, et al: Ten-year survival following aortic valve bypass as a risk factor: a multivariate analysis of coronary replacement. *J Cardiovasc Surg* 1986; 27:494.

43. Mullany CJ, Elveback LR, Frye FL, et al: Coronary artery disease and its management: influence on survival in patients undergoing aortic valve replacement. *J Am Coll Cardiol* 1987; 10:66.

44. Kirklin JK, Nartel DC, Blackstone EH, et al: Risk factors for mortality after primary combined valvular and coronary artery surgery. *Circulation* 1989; 79(Suppl I):I-I180.

45. Karp RB, Mills N, Edmunds LH Jr: Coronary artery bypass grafting in the presence of valvular disease. *Circulation* 1989; 79(Suppl I):I-I182.

46. Tsai TP, Matloff JM, Chaux A, et al: Combined valve and coronary artery bypass procedures in septuagenarians and octogenarians: results in 120 patients. *Ann Thorac Surg* 1986; 42:681.

47. Bridgewater B, Kinsman R, Walton P, et al: The 4th European association for cardiothoracic surgery adult cardiac surgery data base report. *Interact Cardiovasc Thorac Surg* 2011; 12:4-5.

48. Gunay R, Sensozy Kayacioglu I, et al: Is the aortic valve pathology type different for early and late mortality in concomitant aortic valve replacement and coronary artery bypass surgery? *Interact Cardiovasc Thorac Surg* 2009; 9(4):634.

49. Pedersen WR, Klaassen PJ, Pedersen CW, et al: Comparison of outcomes in high-risk patients > 70 years of age with aortic valvuloplasty and percutaneous coronary intervention versus aortic valvuloplasty alone. *Am J Cardiol* 2008; 101:1309.

50. Maganti M, Rao V, Armstrong S, et al: Redo valvular surgery in elderly patients. *Ann Thorac Surg* 2009; 87:521.

51. Lam BK, Gillinov AM, Blackstone EH, et al: Importance of moderate ischemic mitral regurgitation. *Ann Thorac Surg* 2005; 79:462.

52. Andrade IG, Cartier R, Panisi P, et al: Factors influencing early and late survival in patients with combined mitral valve replacement and myocardial revascularization and in those with isolated replacement. *Ann Thorac Surg* 1987; 44:607.

53. Lytle BW, Cosgrove DM, Gill CC, et al: Mitral valve replacement combined with myocardial revascularization: early and late results for 300 patients, 1970 to 1983. *Circulation* 1985; 71:1179.

54. Ashraf SS, Shaukat N, Odom N, et al: Early and late results following combined coronary bypass surgery and mitral valve replacement. *Eur J Cardiothorac Surg* 1994; 8:57.

55. Szecsi J, Herrijgers P, Sergeant P, et al: Mitral valve surgery combined with coronary bypass grafting: multivariate analysis of factors predicting early and late results. *J Heart Valve Dis* 1994; 3:236.

56. Crabtree TD, Bailey MS, Moon MR, et al: Recurrent mitral regurgitation and risk factors for early and late mortality after mitral valve repair for functional ischemic mitral regurgitation. *Ann Thorac Surg* 2008; 85:1537.

57. Sheikh KH, Bengtson JR, Rankin JS, et al: Intraoperative transesophageal Doppler color flow imaging used to guide patient selection and operative treatment of ischemic mitral regurgitation. *Circulation* 1991; 84:594.

58. Bax JJ, Braun J, Somer ST, et al: Restrictive annuloplasty and coronary revascularization in ischemic mitral regurgitation results in reverse left ventricular remodeling. *Circulation* 2004; 110:II103.

59. Cohn LH, Kowalker W, Bhatia S, et al: Comparative morbidity of mitral valve repair versus replacement for mitral regurgitation with and without coronary artery disease. *Ann Thorac Surg* 1988; 45:284.

60. Geidel S, Lass M, Osstermeyer J: Restrictive mitral valve annuloplasty for chronic ischemic mitral regurgitation: a 5-year clinical experience with the physio ring. *Heart Surg Forum* 2008; 11:E225.

61. Akins CW, Buckley MJ, Daggett WM, et al: Myocardial revascularization with combined aortic and mitral valve replacements. *J Thorac Car-*

diovasc Surg 1985; 90:272.

62. Gelsomino S, Lorusso R, De Cicco G, et al: Five-year echocardiographic results of combined undersized mitral ring annuloplasty and coronary artery bypass grafting for chronic ischemic mitral regurgitation. *Eur Heart J* 2008; 29:231.

63. Ho PC, Nguyen ME: Multivessel coronary drug-eluting stenting alone in patients with significant ischemic mitral regurgitation: a 4-year follow up. *J Invasive Cardiol* 2008; 20:41.

64. Dion R: Ischemic mitral regurgitation: when and how should it be corrected? *J Heart Valves* 1993; 2:536.

65. Aklog L, Filsoufi F, Flores KQ, et al: Does coronary artery bypass grafting alone correct moderate ischemic mitral regurgitation? *Circulation* 2001; 75:I-I68.

66. Milano CA, Daneshmand MA, Rankin JS, et al: Survival prognosis and surgical management of ischemic mitral regurgitation. *Ann Thorac Surg* 2008; 86:735.

67. Benedetto U, Roscitano MG, Fiorani B, et al: Does combined mitral valve surgery improve survival when compared to revascularization along in patients with ischemic mitral regurgitation? A meta-analysis on 2479 patients. *J. Cardiovasc Med* 2009; 10(2):109-114.

68. Filsoufi F, Aklog L, Byrne JG, et al: Current results of combined coronary artery bypass grafting and mitral annuloplasty in patients with moderate ischemic mitral regurgitation. *J Heart Valve Dis* 2004; 13:747.

69. Accola KD, Scott ML, Thompson PA, et al: Midterm outcomes using the physio ring in mitral valve reconstruction: experience in 492 patients. *Ann Thorac Surg* April 2005; 79:1276-1283.

70. Cox JL, Buckberg GD: Ventricular shape and function in health and disease. *Semin Thorac Cardiovasc Surg* 2001; 13:298.

71. Diodato MD, Moon MR, Pasque MK, et al: Repair of ischemic mitral regurgitation does not increase mortality or improve long-term survival in patients undergoing coronary artery revascularization: a propensity analysis. *Ann Thorac Surg* 2004; 78:794.

72. Kay PH, Nunley DL, Grunkemeier GL, et al: Late results of combined mitral valve replacement and coronary bypass surgery. *J Am Coll Cardiol* 1985; 5:29.

73. Chiappini B, Minuti U, Gregorini R, et al: Early and long-term outcome of mitral valve repair with a Cosgrove band combined with coronary revascularization in patients with ischemic cardiomyopathy and moderate-severe mitral regurgitation. *J Heart Valve Dis* 2008; 17:396.

74. Sirivella S, Gielchinsky I: Results of coronary bypass and valve operations for valve regurgitation. *Asian Cardiovasc Thorac Ann* 2007; 5:396.

75. Wan CK, Suri RM, Li Z, Orszulak TA, et al: Management of moderate functional mitral regurgitation at the time of aortic valve replacement: is concomitant mitral valve repair necessary? *J Thorac Cardiovasc Surg* 2009; 137:635.

76. Cohn LH, Couper GS, Kinchla NM, Collins JJ Jr: Decreased operative risk of surgical treatment of mitral regurgitation with or without coronary artery disease. *J Am Coll Cardiol* 1990; 16:1575.

77. Masson JB, Webb JG: Percutaneous mitral annuloplasty. *Coron Artery Dis* 2009; 20:183.

78. Davidson MJ, Cohn LG: Surgeons' perspective on percutaneous valve repair. *Coron Artery Dis* 2009; 20:192.

79. Johnson WD, Kayser KL, Pedraza PM, Brenowitz JB: Combined valve replacement and coronary bypass surgery: results in 127 operations stratified by surgical risk factors. *Chest* 1986; 90:338.

80. Flameng WJ, Herijgers P, Szecsi J, et al: Determinants of early and late results of combined valve operations and coronary artery bypass grafting. *Ann Thorac Surg* 1996; 61(2):621-628.

第46章 再次瓣膜手术

Julius I. Ejiofor ● John G. Byrne ● Marzia Leacche

接受心脏瓣膜再次手术的患者数量与日俱增,并且随着人口的老龄化这一数字将持续增加[1]。这些再次手术主要涉及生物瓣置换术后结构性衰败及非瓣膜心脏手术后自身瓣膜病变的进展。事实上,生物瓣的结构性衰败应该被理解为生物瓣自然进程的一部分,在植入手术前医生应和患者充分沟通,达成共识[2]。从技术上而言,再次手术要比初次手术难度大得多,原因包括:再次手术时心脏周围组织粘连相关风险、心脏病变较初次手术加重、合并症出现概率增加(如肺动脉高压)。也许更重要的原因是,进行再次手术的患者通常心脏功能严重受损,以至于无法耐受并发症或者没有任何功能储备[3]。因此,相对于初次瓣膜手术,再次瓣膜手术死亡率比较高,尤其是经过多次置换手术的患者[4]。然而,随着手术方法和围手术期监护的进步,目前手术效果有了显著改善[5-9]。

过去的几年中,通过改进心肌保护方法,以及合理使用深低温停循环等灌注策略,再次手术的风险及术后并发症发生率已降低[10]。此外,使用外周插管建立体外循环已经成为再次手术的一种相对标准方法[11-13]。在再次劈开胸骨之前尽早行体外循环可防止再手术劈开胸骨过程中对右心室及冠状动脉旁路移植术后桥血管的损伤。

成功置换衰败的心脏瓣膜,通常能使症状缓解和血流动力学改善。但是,这种状态改善的维持依赖于人工瓣膜功能的持久性。就这一点而言,瓣膜设计的改进能够延缓但不能完全免除生物瓣膜功能衰败[14-16]。因此,在选择植入的瓣膜类型时,生物瓣衰败后再次手术置换的风险仍然是需要考虑的重要因素[17]。

机械瓣膜与生物瓣膜

对于患者个体而言,如何选择最适合的瓣膜仍然备受争议。这个选择应该与每个患者的年龄、预期寿命、生活方式、瓣膜尺寸以及心脏和非心脏合并症相适应[18]。一些研究比较了主动脉瓣生物瓣和机械瓣的所有瓣膜相关并发症的远期结果,结果接近一致[19-22]。然而,最近的研究已经证实,置换机械瓣后与抗凝有关的出血必须与预期寿命和生物瓣再更换的风险相权衡[23-25]。已知生物瓣膜的结构会随着时间的延长而衰败,15年内免于再次手术率为80%[20]。因此,生物瓣的结构性衰败是瓣膜病患者中最常见的再次手术指征[19,26]。

尽管如此,近年来随着生物瓣膜耐用性的改善,以及无支架瓣膜和同种瓣膜的使用,导致外科医生将生物瓣膜植入越来越年轻的年龄组[18,27-30]。此外,许多患者无法接受使用机械瓣膜时的抗凝相关出血风险,也推动了生物瓣的使用:每名患者发生重大事件的比例为0.5%/年,小事件比例为2%~4%/年[31]。此外,瓣中瓣(VinV)治疗新理念的出现为患者提供了未来生物瓣膜再次替换的新方法。

机械瓣膜通常在年轻患者中使用,因为其经久耐用。然而,这些瓣膜中抗凝相关的出血,以及血栓事件(thromboembolic events,TE)带来的风险绝非小事,相关不良事件的发生取决于瓣膜设计、结构材料以及与病患的相互作用[31]。在一项长达12年的Bjork-Shiley机械瓣膜与猪瓣膜的比较研究中,Bloomfield和他的同事记录的机械瓣膜引起严重出血并发症比例分别为18.6%和7.1%[32]。此外,虽然心内膜炎、撕裂、瓣周漏和血管翳形成与生物瓣和机械瓣均相关,但是急性瓣膜血栓仅发生在机械瓣[33-34]。在考虑机械瓣耐用性的同时,其相关风险也不容忽视,因此必须权衡生物瓣膜功能衰败的预期概率,以及再次手术的可能性。

再次瓣膜手术的危险因素

在对心脏瓣膜病患者再次手术进行评估时,某些因素会增加风险。例如,Husebye及其同事在回顾20年来进行的心脏瓣膜病再次手术的经验时发现,一些特定问题会带来更高的风险[17](表46-1)。再次手术和第三次手术的总体死亡率分别为7%和14%。在主动脉瓣位置首次进行再次手术的死亡率(530例)为5.9%,而在二尖瓣位置的手术死亡率为19.6%。在主动脉位置进行的手术中,纽约心脏协会(NYHA)Ⅰ级的患者手术死亡率为2.4%、NYHAⅡ级的患者为1.6%、NYHAⅢ级的患者为6.3%、NYHAⅣ级的患者为20.8%,这强调了早期就诊的意义。从手术的紧迫性上考虑,择期二尖瓣再次手术的死亡率为1.4%;限期手术死亡率为8%;急诊手术死亡率为37.5%。根据上述发现,作者建议首次检出瓣膜功能不全时,即在心功能显著衰弱前进行再次手术[17]。Jones及其同事们在回顾其在1969—1998年间671例患者实施首次心脏瓣膜病后再次手术的经验时,得到了类似结论[6]。他们第一次再次瓣膜手术的整体死亡率为8.6%,与Lytle[35](10.9%)、Cohn[4](10.1%)、Akins[36](7.3%)、Pansini[2](9.6%)以及Tyers[37](11.0%)的结果接近。在Jones及其同事们进行的研究中,在新瓣膜位置

表 46-1　心脏瓣膜病再次手术的危险因素

高龄

射血分数降低、充血性心脏衰竭，或者严重的术前心功能分
级（NYHA）

限期手术或术前不稳定状态

术前休克

同期进行冠状动脉旁路移植术或先前行旁路移植术

人工瓣膜性心内膜炎

瓣周漏、瓣膜性血栓形成、人工瓣膜功能障碍

肾功能不全

慢性阻塞性肺病

再次手术死亡率为 3%；因人工瓣膜衰败或瓣周漏再次手术死亡率为 10.6%；在出现心内膜炎或瓣膜血栓形成时再次手术死亡率最高（29.4%）。和无需同期行冠状动脉旁路移植手术的死亡率（8.2%）相比，同期行冠状动脉旁路移植手术死亡率更高（15.4%）。在需要进行心脏瓣膜再次置换手术的 336 例患者中，重新更换机械瓣的手术死亡率为 26.1%，而重新更换生物瓣的手术死亡率为 8.6%。作者通过多因素分析认为，增加再次瓣膜置换手术死亡率的主要因素为再次手术距首次手术的时间、患者年龄、适应证、是否同期进行冠状动脉旁路移植术，以及所更换的是机械瓣而非生物瓣[6]。

再次瓣膜手术的术前影像

与第一次手术相比，再次心脏手术的并发症概率和死亡率更高[38-40]，一部分原因与再次手术入路的风险有关。外科再次手术中的主要技术问题是对重要结构（如主动脉、右心室和冠状动脉旁路移植）造成致命伤害的风险。降低再次开胸风险的关键是仔细计划手术入路。首先要知道右心室、主动脉以及之前手术移植物（桥血管）与胸骨后壁的距离及确切位置。术前冠状动脉造影和胸透通常不能提供关于这些重要结构与胸骨的精确解剖关系的信息。

回顾性心电图门控多排计算机体层成像（multidetector computed tomography，MDCT）已成为评估心脏位置与胸骨关系以及移植物位置和通畅性的一种选择方式[41-43]。使用心电图门控 MDCT 能够对外科医生感兴趣的结构，包括胸骨、纵隔结构、旁路移植以及它们之间的关系进行仔细评估[44-46]。在我们的机构，所有接受再次心脏手术的患者前都要进行术前心脏 CT 扫描评估。对于之前接受过心脏瓣膜（无冠状动脉旁路移植）手术不需要评估旁路移植物的患者，做 CT 平扫就够了。2010 年，美国心脏病学院（ACC）认为心脏 CT 的应用是对这项技术的合理使用[45,47]。

术前 CT 扫描将导致 20% 的再次心脏手术患者手术入路的改变[41,44]。例如，如果 CT 显示右心室扩张贴附在胸骨后部，在尝试劈开胸骨前应先行建立体外循环可能是更明智的。在高危重患者中，MDCT 能够有效地指导预防性操作，旨在降低再次手术时的风险[48]。有证据表明，术前 MDCT 可降低再次心脏手术相关的风险[49]、缩短灌注和主动脉阻断时间、缩短 ICU 住院时间、减少围术期心肌梗死的发生率[50]。

再次主动脉瓣手术

首次主动脉瓣置换术以往通常使用机械瓣。在过去，对于首次单纯主动脉瓣病变使用生物瓣仅有在如下情况才被普遍接受：①存在抗凝禁忌证；②不能充分监测凝血酶原等抗凝指标；③患者的寿命有限或者寿命更取决于非瓣膜相关的问题[18,26]。然而，近年来在主动脉瓣置换术中使用生物瓣已变得逐渐普遍[24,51]。

如前所述，再次手术技术要求很高，同时很多患者处于很差的功能状态，这就进一步增加了手术死亡率，在某些报道中，死亡率高达 19%[32,52,53]。一般情况下，最好在病情恶化至 NYHA Ⅲ 级、Ⅳ 级前，并在产生不利于手术的合并症前，制订最好的手术计划进行再次手术，以确保良好的手术结果[9]。近年来，遵循这些指导，选择性地再次更换功能障碍的主动脉瓣生物瓣可以得到与初次手术相近的结果[18,23,54]。例如，近期梅奥医学中心回顾其完成的 162 例再次主动脉瓣置换术（aortic valve replacement，AVR）的经验。再次 AVR 手术的早期死亡率与 AVR 初次手术没有显著性差异[55]。鉴于近期心脏瓣膜再次手术死亡率的降低，一种相对更保险的方法，无症状的轻中度主动脉瓣狭窄患者在进行冠状动脉旁路移植术（coronary artery bypass graft，CABG）的时候进行"预防性"主动脉瓣置换，可能更为合适[56]。

对需要进行再次手术的患者评估时，冠状动脉疾病和肺动脉高压已经被视为独立的危险因素[18]。因此，一旦瓣膜功能开始下降（即植入后 6~10 年），则需要对具有这些危险因素的患者密切监控[16]。在主动脉瓣患者的临床管理中，进行瓣膜监测和评估再次手术时机时，主要需参考以下因素：首次术前的心内膜炎病史、围手术期感染并发症、首次手术后的冠状动脉疾病、肺动脉压增加以及左心室功能持续下降[18]。由于生物主动脉瓣衰败的临床表现可能被误导，因此再次瓣膜置换的合适时机最为关键。需要行急诊再次手术是最严重的危险因素，而且术后早期死亡率高达 25%~44%[57] 更支持了这一观点。

冠状动脉旁路移植术后再次主动脉瓣置换术

对于先前有左胸廓内动脉（left internal thoracic artery，LITA）到左前降支（left anterior descending，LAD）旁路移植的患者，再次瓣膜手术对于外科医生来说是一个挑战，因为要特别考虑到心肌保护和避免桥血管的损伤。与二尖瓣手术或冠状动脉搭桥术不同，主动脉瓣手术要求在阻断主动脉情况下进行，除非使用低温停循环技术。因此，左胸廓内动脉旁路移植的患者行再次主动脉瓣手术时，对心肌保护提出了独特的挑战。

文献报道 LITA 损伤的发生率为 5%~9%[58-61]，围术期心肌梗死率 40%[59]、死亡率 50%[62-64]。在如此高的并发症和死亡率的情况下，术前制订最合适和最安全的手术入路是必要的。

这是最近有争议的一个领域。最传统的手术方法包括:再次劈开胸骨,剥离 LITA 移植物,用一个小的阻断钳(哈巴狗钳)阻断未闭塞的 LITA,然后阻断主动脉。这种方法的优点是体外循环时间短,最大限度地均匀保护心肌,不会造成心脏停搏失败,但在解剖过程中有 LITA 损伤的风险。为了降低 LITA 损伤的风险,采用了"不游离"的外科技术,通过深低温使心脏停搏而不需要阻断桥血管(即 LITA)[58,65-67]。在这种方法中,LITA 是不需要解剖游离的,心肌保护通过中到深度低温心脏停搏来实现。这样做的优点是尽量减少(但不能消除)移植物的损伤,其主要缺点是,因为停搏液会从没有夹闭的 LITA 流出,可能导致心肌保护不良/不均匀。这个方法另一个缺点是,LITA 的持续血流会造成术野暴露不清。其他较少使用和研究的方法包括在通过阻断锁骨下动脉或血管腔内阻断控制 LITA 血流[68,69]。

值得一提的是,处理 LITA 的另一种策略是在发生深低温停循环时,不阻断 LITA 或主动脉。这种技术有时也适用于主动脉壁条件较差的病患中[70]。

所有这些问题重申了术前仔细评估和制定手术计划的重要性,以确定每个患者得到最佳手术治疗。低温心脏停搏的"不游离"技术是有未闭塞 LITA 移植物的患者再次行主动脉瓣手术的首选方法。多项研究证明了这种方法的安全性,并且没有增加围手术期死亡率的风险[58,65-67]。

方法和技术

传统再次开胸

经过几十年不断发展,心脏外科手术各种切口已经普及。开胸手术广泛应用于纵隔内组织结构的暴露。胸骨正中切口为标准做法。然而,再次手术中,重复切开胸骨具有一定手术风险。在行再次切开胸骨之前,必须仔细评估前纵隔结构(例如右心室和主动脉)与胸骨后的关系[71]。正如上面所提到的,术前可以选择加强或平扫 CT 扫描进行评估[41,43,46]。

在胸骨再次切开前,应做好显露股动静脉以及紧急股动静脉体外循环的准备。对有右心室移植物或左乳内动脉(LIMA)移植的病例,外科医生应该考虑再次开胸前建立体外循环。在手术时,应将之前手术的钢丝仔细剪开,但可保留在原位作为胸骨后保障。可以使用摇摆锯锯开胸骨前骨板。在打开胸骨后骨板时可将一个 ARMY-NAVY 牵开器置于胸骨下方撑开胸骨。多数学者建议使用复合剪和侧壁牵引器切开胸骨后缘[62,71,72]。随后,应自双侧胸膜下间隙,小心地分离其他纵隔结构。心包分离可由心膈角处开始缓慢向头侧及旁侧的表面直至右心。在放置牵开器撑前,在头侧充分游离辨别无名静脉,以免其受到伤害。随后在进一步游离上腔静脉时应注意右膈神经避免损伤。右心耳区域粘连较重,游离时应谨慎操作。此外,操作时务必谨慎避免将主动脉"去外膜化"。主-肺动脉间隔是另一个潜在易损伤区。

在释放周围粘连的张力之前,不应尝试修补小的心室或心房撕裂。最好能够在体外循环下修复大血管损伤或严重的右心室损伤[71]。二次开胸活动性出血通常是由于心脏或大血管粘连胸骨后而引起的。为避免这一情况出现,建议第一次手术时使用心包及其他纵隔组织以使其分隔开,但这仍然存在争论[62]。再次手术的患者,再次开胸出血发生率为 2% ~

6%[73-75]。一份包括 522 例再次进行心脏瓣膜手术的病患报告表明,有 23 例(4%)出现了与开胸直接相关的并发症[17]。其中,5 例患者右心房损伤、7 例患者右心室撕裂、9 例患者主动脉损伤及 2 例患者损伤了先前的冠状动脉桥血管。在这 23 例患者的并发症中,有 19 例发生在第一次再次手术中。在所有上述病例中,2 例死亡与再次开胸有关。1 例死亡因损伤先前冠状动脉桥血管;另 1 例死亡由于主动脉损伤及随后产生的大出血[17]。值得注意的是,初次冠状动脉旁路移植术中使用右乳内动脉(right internal mammary artery,RIMA)作为桥血管的患者,再次开胸特别具有挑战性,因为其经常越过中线,所以解剖该血管时务必格外小心。

Macanus 及其同事回顾了其 100 例再次正中开胸的经验[74]。81 例为第一次再次手术,其余则是多次手术。所有患者之前均经历瓣膜手术,并由于进展性风湿性瓣膜病或与人工瓣膜相关的并发症而需再次手术。出现的并发症包括 8 例术中出血、2 例术后出血、4 例积液,以及伤口愈合不良、感染、血肿各 1 例。其中有 1 例因再次开胸大出血死亡[74]。当再次开胸发生大出血时,应立即停止尝试开胸,并把胸骨推向中线使其靠近。立即肝素化,进行股动静脉插管转机。对再次开胸造成的失血,应经心内吸引器引入泵中。一旦建立体外循环,考虑到需要停循环的可能应立即开始中心降温。体温降低后流量可在一分钟内短暂降低,完成剩下的胸骨锯开,随后可直接修复损伤[62]。由于预见到这种情况的可能性,我们通常在开始再次开胸前充分显露出外周插管位置。在容易造成右心室或冠脉旁路移植血管桥损伤的病例中,或有乳内动脉进行左前降支动脉移植的病例中,在再次开胸前应建立体外循环并减少心脏负荷。安全锯开胸骨后,患者可在脱离体外循环的情况下,进一步游离粘连,并避免延长转机时间。

微创再次主动脉瓣置换术

由于存在广泛纵隔和心包粘连,再次手术具有一定挑战性。大的切口可以增加手术暴露,但同时也会增加心脏损伤的风险和冠状动脉旁路移植血管桥损伤的风险,由此导致更多出血,相关的输血也会增加[76-79]。相反,较小的切口以及有限的胸骨切开可减少心包粘连松解,这样可以减少以上的不良事件的发生。保留胸骨下段不切开能维持下段胸壁的完整性,从而增强胸骨的稳固性并促进早期拔管[80,81]。作为新的技术,微创瓣膜手术逐渐被接受和认可,并已逐步开发相关设备[80]。再次手术有相关移植物损伤的风险,而微创手术可能更利于再次手术[82,83]。我们在再次主动脉瓣置换术中的手术方法见图 46-1[80]。在我们的一系列病例中,所有患者在胸骨上段切开之前,外周插管位置已经充分暴露或已经插管建立体外循环。为预防患者出现心室颤动(简称室颤),必须在患者身上放置好体外除颤器。患者均需行经食管超声心动图(transesophageal echocardiography,TEE)。根据 CT 及 TEE 来评估主动脉瓣的位置,根据这个位置,在第三或第四肋骨以上行胸骨部分切开术,然后向右侧 T 形劈开胸骨[84]。以摇摆锯锯开胸骨前骨板,然后在直视下用梅奥剪刀剪开胸骨后骨板。在左乳内动脉-前降支冠状动脉旁路移植或者其他桥血管位于心表面的冠状动脉旁路移植患者中,再次部分切开胸骨前要建立体外循环。纵隔游离仅需显露主动脉阻断部位及主动脉瓣操作的手术视野即可。右心房只有在需要插管的情况下才进行游离。虽然胸内插管

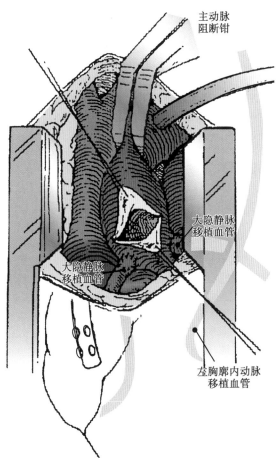

图 46-1　再次主动脉瓣置换手术中的胸骨上段部分切开，根据 TEE 标记主动脉瓣位置，沿前次切开暴露第三或第四肋间隙。在游离升主动脉后，特别注意冠状动脉旁路移植血管及其近端吻合的位置，进行插管。在本图中，选择了升主动脉和无名静脉插管。然而，通常情况下由于胸廓内空间限制还需选择其他插管部位。阻断升主动脉，以常规方式进行主动脉瓣重新置换

是首选，但我们经常使用经外周血管插管以避免胸内术野的杂乱。如有必要，在 TEE 引导下，通过经颈静脉至冠状窦导管或右心房来逆行灌注停搏液。大部分患者需要真空负压辅助静脉引流。一旦开始体外循环，所有患者全身降温到 20 ~ 25℃。有左乳内动脉-前降支搭桥的患者需常规降温至 20℃ 以更好地进行心肌保护，并且也避免了为防止心脏停搏液由前降支-左乳内动脉通路流失而需游离并夹闭左乳内动脉而带来的风险。若左乳内动脉-前降支到冠状动脉开口的血流较多而影响术野时，可暂时减少流量来使手术野清晰。通常用一个婴儿插管经主动脉环置于左室引流用于排空心脏。然后再根据患者的情况来实施主动脉瓣手术。在关闭主动脉切口时，可通过膨胀双肺并降低体外循环的流量来排除心内的空气。术中使用二氧化碳于术野充溢（以利于排气）。同时也可以通过左右摇摆患者帮助排气，同时保持升主动脉排气口开放直到脱离体外循环。在患者心脏未胀满及移除主动脉阻断钳之前，在患者右心室前表面放置临时心外膜起搏导线。以两个 32 号直角胸腔引流管经右侧胸腔（乳房下）放置引流，一个朝内侧倾斜进入纵隔，一个朝后侧进入胸膜腔内。然后常规停机、拔管、关胸。

随着实施微创再次主动脉瓣置换术经验的积累，我们逐渐改善了技术，其已成为常规胸骨再次全切开的一种替代方法[80]。上段胸骨再次部分切开技术细节见表 46-2。遵循这些指南，我们还没有任何一例患者在实施部分上段胸骨切开时失败并需转胸骨再次全切开。CT 和/或食管超声在定位主动脉瓣水平和明确主动脉与胸骨后壁的粘连程度时能发挥重要的作用[84]。此外，经肋间隙，向侧面两边延伸切开胸骨，有助于胸骨术后闭合。我们尽可能少地去游离主动脉附近纵隔及心包，因为我们认为这是减少出血和降低术后输血的关键[80,82,85,86]。右心室经常与胸骨粘连，微创切口主动脉瓣手术不需要游离右心室。此外，这种"不接触"技术还可以减少冠状动脉桥血管的损伤[87]。

动脉插管和静脉插管位置可因术者的个人选择和胸廓内有无充足空间而异。相对于常规插管部位，可选择腋动脉、无名静脉和经皮股静脉[13,88]。无名静脉及经皮股静脉插管与经食管超声引导下放置逆行灌注管的应用，可减少右心房粘连的游离。目前，我们认为这是处理单纯主动脉瓣再次手术非常合适的方法[80]。

表 46-2　再次手术，使用胸骨上段部分再次切开成功完成主动脉瓣置换术的 12 个技术细节

1. 进行部分胸骨上段再次切开之前，常规暴露外周插管位置

2. 在手术前，放置 Zoll 除颤电极片（Zoll，Inc.，Burlington，MA）

3. 术中使用经食管超声检查瓣膜功能并监测排气

4. 对于有左乳内动脉-前降支移植血管的患者，需要在进行胸骨上段部分切开之前完成外周插管和体外循环

5. 仅游离升主动脉处纵隔组织，暴露阻断位置及主动脉切口位置即可，若需右心房插管，则游离右心房表面

6. 使用外周插管，以利于充分暴露胸内术野

7. 体外循环中使用真空辅助

8. 经颈静脉逆行置入导管逆行灌注停搏液

9. 所有患者需降温至 25℃ 心肌保护；如果患者有左乳内动脉-前降支旁路移植血管则需降温至 20℃，不要分离和钳夹桥血管

10. 若由于左乳内动脉-前降支旁路移植血管致左冠状动脉开口血流较多无法充分暴露术野，可暂时降低体外循环流量以充分暴露术野

11. 经主动脉瓣环置一根婴儿插管排空心脏

12. 主动脉阻断钳开放前，在右心室游离壁上放置临时起搏导线

Reproduced with permission from Byrne JG，Karavas AN，Adams DH，et al：Partial upper re-sternotomy for aortic valve replacement or re-replacement after previous cardiac surgery，*Eur J Cardiothorac Surg*. 2000 Sep；18（3）：282-286.

同种移植/根部/同种异体移植后的再次主动脉瓣置换术

因有效避免血栓形成、抗感染、并具有良好的血流动力学性能，行同种和自体移植主动脉瓣置换术的病例越来越多[27]。虽然当前生物瓣膜的耐用性的改善已经减缓这一趋势，但是由于自体移植以及同种异体移植（较小程度上）所具有的持久耐用性以及自体移植材料的潜在生长能力，这种手术仍广泛用于年轻患者中[30,89]。因此，许多患者在其同种或自体移植瓣膜结构衰败后，需要重新置换主动脉瓣[90]。预计40岁以下接受同种移植物主动脉瓣手术的患者有三分之一需要在12年内重新行换瓣手术。这主要是由于瓣膜的钙化和结构衰败导致。因此，对于术后期望寿命超过15年的年轻患者群体，同种移植或自体移植瓣膜的耐用性问题至关重要[89]。

因为上述手术的普及和可行性，我们预期同种移植或自体移植的患者接受二次瓣膜手术者将会增加。此外，业界对初次进行同种移植主动脉瓣置换术的最佳手术方法还有不同观点，因为冠状动脉下移植技术会引起主动脉瓣关闭不全的概率增加。更重要的是，由于自体移植物的钙化及瘤样扩张，自体组织移植可能对再次手术造成影响。尽管存在这些挑战，Sundt等人[29,91,92]已经证实了同种移植全主动脉根部置换术后主动脉瓣再次更换的可行性。在我们纳入研究的18例患者中，全根部、部分根部、单纯瓣膜置换（冠状动脉下技术）的患者全都可重新更换瓣膜[27]。

然而，如何更好的进行再次手术以及如何选择再次移植的瓣膜仍在争论之中。目前，Hasnet及其同事报道的144例同种主动脉瓣置换术后患者进行二次手术时医院死亡率仅为3.5%[90]。虽然Kumar及其同事对主动脉瓣再次手术进行多因素分析后，发现先前的同种移植并不会显著的增大风险[93]，然而由于严重的瓣膜钙化总是发生，这些患者在进行主动脉瓣再次手术的技术方面仍具有挑战性。考虑到这一点，以及考虑减少不必要的二次手术根部操作，作者和其他学者[94]认为，使用更为简单的方式对先前完成同种移植的患者进行主动脉瓣再次手术可能是最优选择。应用机械瓣再次置换是我们经常用的办法，但不常见的情况下，如当患者有心内膜炎、主动脉根部病变等表现，或有机械瓣置换禁忌证的年幼患者时，我们通常会保留同种移植物并植入带支架生物瓣膜，并进行根部手术。

在同种瓣中置换瓣膜的方法包括切除衰败或感染的同种主动脉瓣瓣叶，并在同种主动脉瓣内放置一个新的瓣膜，不需要重建根部[95]。手术是通过正中胸骨切开术进行的，在劈开胸骨前先经股静脉和股动脉或右腋动脉建立体外循环插管。心脏被解剖游离出来，开始体外循环，患者心室颤动并阻断主动脉；开始顺行（偶尔逆行）灌注心脏停搏液[95]。在同种移植物根部与升主动脉之间切开主动脉。若钙化较重，行纵行或S形主动脉切开术。切除钙化的同种瓣瓣叶，可以在主动脉近端行动脉内膜切除术来清除瓣膜的钙化。动脉内膜切除术从瓣环开始并向上，以确保瓣膜置换可以在较软的主动脉上缝合[95]。然后调整人工瓣膜（生物瓣膜或机械瓣膜）大小，并以带垫片的2.0 Ethibond（Ethicon，Somerville，NJ）缝线通过间断、不翻转的方法缝合。人工瓣膜落座，缝线打结并剪断。然后用3-0 Prolene（Ethicon）缝线连续缝合关闭主动脉切口。移除阻断钳，心脏除颤至正常窦性心律[95]。

虽然同种瓣再次置换手术仍在进行，但已十分少见，住院死亡率在各中心差异很大，介于2.5%到50%之间[29,91,92]。例如，David及其同事近期回顾了对165例先前接受心脏手术的患者行主动脉根部再次手术的经验，其中，28例先前进行过主动脉根部手术。此165例再次手术患者中手术死亡12例（7%），术后远期死亡20例（12%）[96]。瓣膜尺寸、瓣膜选择、手术技巧、患者因素以及外科医生的经验等可能是引起结果巨大差异的原因。

主动脉瓣旁路手术

主动脉瓣旁路手术（aortic valve bypass，AVB），也被称为心尖主动脉旁路管道手术，是对高风险"无法进行再次手术"的主动脉瓣狭窄患者的一种替代选择。它已经被应用于左心室功能低下[97]、主动脉易破损[98]、严重的人工瓣膜不匹配[99]、过多并发症和有功能旁路血管易受损的患者[100]中，这些患者采用传统再次主动脉瓣置换术往往风险很大。AVB手术通过外科手术放置带瓣管道把血液从左室心尖分流至降主动脉（图46-2）。由于此手术于左侧胸腔内完成，其有效避免了主动脉阻断、心脏停搏、使用体外循环的可能[101]，自身瓣膜切除和损伤移植物的风险等。人工瓣膜不匹配较少发生，因为瓣膜有效开口面积指数（indexed effective orifice area，IEOA）是自身主动脉瓣和管道内瓣膜的总和。

主动脉瓣旁路手术禁忌证包括中度的主动脉瓣关闭不全。相对禁忌证还包括降主动脉的严重病变或明显二尖瓣反

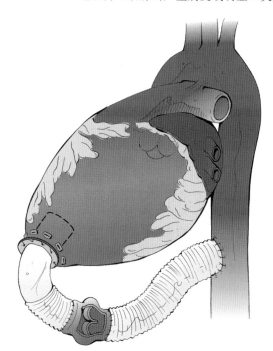

图46-2 心尖主动脉管道。主动脉瓣旁路手术经左侧开胸进行，从而避免了一些困难的再手术病例再次锯开胸骨（Reproduced with permission from permission from Gammie JS，Krowsoski LS，Brown JM，et al：Aortic valve bypass surgery：midterm clinical outcomes in a high-risk aortic stenosis population，*Circulation* 2008 Sep 30；118（14）：1460-1466.）

流。然而 Gammie 等人的研究表明二尖瓣反流的程度在植入管道后会减轻,因此中度二尖瓣反流患者依然可以考虑此方法。

手术使用一个带硅胶缝合环的左室心间连接器和一个心脏瓣膜(通常是一个无支架的猪瓣膜,上面缝有冠状动脉)缝在涤纶移植物上[102,103]。如果使用体外循环机,可以用涤纶管道中的 8mm 宽分支管道连接于体外循环机进行泵血。手术时患者采用右侧卧位,使用双腔气管插管。术中应用食管超声来排除心尖气栓和明确降主动脉钙化以及确定管道的合适位置。如果需使用体外循环,则采取腹股沟动静脉插管。第五、六肋间隙开胸暴露心尖和降主动脉。带有左室心尖连接器的带瓣管道使连接器朝向心尖。在全身肝素化后,用阻断钳部分阻断胸降主动脉就可以进行远心端吻合。去除阻断钳并止血。无支架瓣膜可以阻止血液从连接器流出。切开心包并悬吊,在左室心尖旁 1~2cm 的地方做一个标记:在标记附近用 2-0 带垫片单丝缝合线进行接近全层深度的间断缝合。然后将这些缝线穿过心尖连接器的缝合环。体外循环可于此时转流。患者选择头低脚高位,以 200 次/min 的频率起搏心室以减少心室射血。于标记的心尖区域切开左心室,置入 14Fr 的 Foley 导尿管,拉紧导尿管,用一把去核刀(打孔器)去除心尖心肌。选择心尖连接器直径 85% 大小的去核刀(打孔器)可以确保大小合适及更好地止血。移除导尿管后,心尖连接器便连接左心室了。将缝合线绑紧。连接器排气,关闭胸腔。这时来自左心室血流完整从自身瓣膜和管道中流出,除部分血流逆行,主要血流流向动脉远端。有研究表明,近三分之一的血流经过自身的瓣膜,有三分之二的流经管道[100]。本方法已经证实非常有效,有研究显示其能将平均主动脉瓣跨瓣压差从 43mm 降至 10mm[100]。心尖主动脉管道非常耐用,有些患者术后存活已经超过 25 年。

经导管主动脉瓣置换

PARTNER 试验是第一项评估经导管主动脉瓣置换(transcatheter AVR,TAVR)在高危患者(B 组)和“不能手术”的重度 AS 患者中的安全性和有效性的前瞻性随机对照研究。研究表明,在这个“不能手术”的患者组,TAVR 比药物治疗的效果更好,而在高危患者(A 组)中效果不劣于外科主动脉瓣置换(surgical AVR,SAVR)[104,105]。在 2010 年 PARTNER 试验的成功结果公布后不久,美国食品和药物管理局(FDA)批准了 TAVR。这开创了美国的 TAVR 时代。

如今,已有两种 TAVR 瓣膜在美国获得临床应用许可:Medtronic SAPIEN XT(Edwards Lifesciences,Inc.,Irvine,CA)和 Medtronic CoreValve(Medtronic,Inc.,Minneapolis,MN)。Edwards SAPIEN XT 使用了一个可由球囊扩张的不锈钢合金管状框架,该框架内置由牛心包制成的瓣叶,而 Medtronic CoreValve 采用自膨胀镍钛合金(镍钛合金在低温下具有可塑性,在体温下坚硬)框架[106]。这两种装置可以通过经皮(经股动脉或锁骨下动脉/腋窝)、直接经心尖或直接经主动脉的途径植入。更多关于经皮 AVR 的信息见第 33 章。

经导管主动脉瓣中瓣植入术

TAVR 在严重先天性主动脉瓣狭窄患者中的广泛成功使其应用超出了先天性主动脉瓣疾病。这最初是由于几例在外科生物瓣膜衰败后经导管置入超出说明书范围的瓣中瓣(Vin-V)的报道[107-110]。Wenaweser 等在 2007 年[111]第一次报道后得到了广泛的应用。瓣中瓣手术包括在已经植入的生物瓣膜内经皮植入瓣膜(图 46-3),对于主动脉生物瓣退化的高危患者,这是一种替代开放手术的方法。

瓣中瓣植入技术相对较新,但其技术和经验正呈指数级增

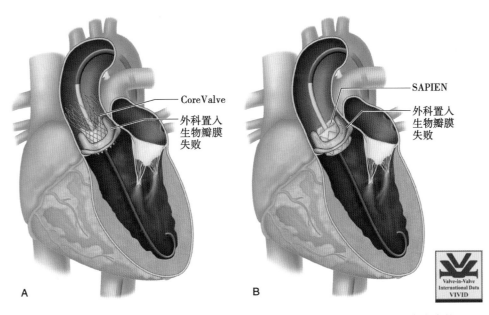

图 46-3　经导管主动脉瓣中瓣植入术在外科生物瓣膜衰败术中的应用。图示可自膨胀的 CoreValve 装置(A)和随球囊扩张膨胀的 SAPIEN 装置(B)(Reproduced with permission from Dvir,D. In Aortic Valve-in-Valve:Insights from the Global Registry on stented vs. stentless bioprostheses,Transcatheter Cardiovascular Therapeutics(TCT),Washington D. C. 2014.)

长。瓣中瓣国际数据(the Valve-in-Valve International Data,
VIVID)注册中心成立于 2010 年,旨在收集全球 55 个中心的瓣
中瓣数据。他们最近发表了 459 例接受瓣中瓣植入的高危患
者的结果,这是迄今为止最大的病例组[112]。他们报告了 7.6%
的 30 天手术死亡率,1.7% 的中风率,以及 83.2% 的 1 年生存
率。存活 1 年者中,92.3% 功能状态良好(NYHA Ⅰ/Ⅱ级)。

尽管瓣中瓣植入的这些初步结果令人充满期待,但它确实
带来了一系列明显的技术挑战,早期结果遭遇了特殊的安全问
题。这些安全问题包括装置错位、冠状动脉口阻塞和术后跨瓣
压差升高[113]。VIVID 报告的装置错位率高达 15.3%;术后高
跨瓣压差(平均压≥20mmHg)的发生率为 28.4%[113]。

另一个不确定的领域是瓣中瓣植入的长期耐久性。目前
还没有关于这种相对较新的手术的长期数据,大多数研究只报
道了 1 年生存率[112-114]。

传统的开放式再次主动脉瓣置换术仍然被认为是瓣膜衰
败患者的标准治疗方法。尽管瓣中瓣作为高危、不能手术的患
者的替代疗法很有吸引力,但长期的随访数据对于确定瓣中瓣
植入对于衰败生物瓣膜的真正作用是必要的。

再次二尖瓣手术

二尖瓣充分持续暴露是二尖瓣手术的关键[115]。历史上,
有多种外科方法可以暴露二尖瓣,包括胸骨正中切口、右胸切
口、左胸切口和横断胸骨切口[116]。胸骨正中切口和右胸切开
口将在下面详细讨论。对其他方法的简要描述也是必要的。

在右胸切口行不通的情况下(例如,曾行乳房摘除术/放疗
或是胸膜固定术),左胸切口近几年已用于二尖瓣手术。在第
四肋间隙做一切口,常规方法进入左侧胸膜腔[116]。手术可在
心脏颤动停搏或心脏不停搏下进行。值得注意的是,应用此种
入路行二尖瓣置换的二尖瓣方向是相反的,二尖瓣后瓣环将出
现在前面[117]。Thompson 和他的同事最近报道了通过心脏不
停搏左胸切口路径再次二尖瓣外科手术的经验。在用该方法
的 125 例患者中,86% 在心功能分级上是三级或四级,28% 之前
已经做过至少两次开胸手术。30 天死亡率是 6.4%,并发症比
例很低[118]。该方法很难进入其他心腔,并且视野暴露困难,所
以此方法不常用。从左边(开胸)的方法很少使用,其多作为无
法进行正中开胸或右胸切口的备用方法。双侧前胸廓切口(即
横向胸骨切开术)通过第四肋间隙横断胸骨在上文中已经提
到[117,119]。现今很少使用,在胸骨横向做切口需要将双侧的乳
内动脉结扎。

无论实际应用哪种路径,一旦建立了体外循环,心脏暴露
后有几个入路可以用来探查二尖瓣。标准的左心房切口入路
是先对房间沟(即 Sondergaard 沟)进行钝性分离,充分的钝性
分离可以将右心房轻度压缩至前侧(图 46-4)。然后暴露右上
肺静脉与左心房连接处,在右上肺静脉进入左房处与房间沟的
中点打开左心房。为了能够充分暴露二尖瓣,可将切口向上及
向下延伸。要注意避免误伤左心房后壁,当缝闭左房时也要避
免误伤右肺静脉后壁。近年来,右房-房间隔切口被广泛应用,
尤其是在再次瓣膜手术当中。切开右心房后,从卵圆窝切开房
间隔并向上延伸几厘米(图 46-5、46-6)。这种方法在二次手术
中尤其有用,因为它尽可能地缩小了切口大小。作为二尖瓣手

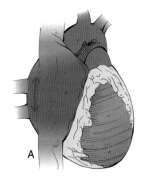
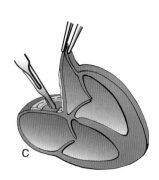
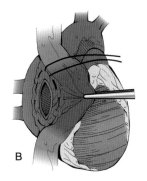

图 46-4　Sondergaard 沟(房间沟)途径。左心房向右侧
增大,更有利于右侧开胸暴露左房。房间沟向下分离约
1cm 到左心房壁。在未切开的部分使用荷包缝合,防止
牵拉时心房壁撕裂。矢状面显示二尖瓣位置及与左心
房解剖位置关系(Reproduced with permission from De
DH, Pessella AT: Closed mitral commissurotomy utilizing
right thoracotomy approach, *Asian Cardiovasc Thorac Ann*
2000;June;8(2):192-194.)

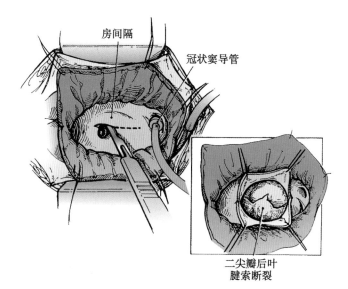

图 46-5　经卵圆窝的心房切口。切开右心房之后,经
卵圆窝切开房间隔。在右心房和房间隔上以 2-0 线悬
吊房间隔牵开左心房,暴露二尖瓣(Reproduced with per-
mission from with permission from Byrne JG, Mitchell ME,
Adams DH, et al: Minimally invasive direct access mitral
valve surgery, *Semin Thorac Cardiovasc Surg*. 1999 Jul;11
(3):212-222.)

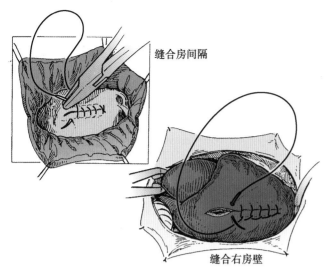

缝合房间隔

缝合右房壁

图 46-6　缝合切口。在经房间隔切口二尖瓣手术中，闭合房间隔用 4-0 聚丙烯缝线，在主动脉阻断钳移除前要保持开放，排气后再缝闭。在移除阻断钳之前用液体充盈左心室以便充分排出心室内气体。一旦移除阻断钳，左心系统的气体可通过房间隔或是左心房充分排出，之后缝线打结。然后用 4-0 聚丙烯缝线将右心房双层缝合。TEE 在监测清除心脏内气体中起着非常重要的作用。考虑到微创技术显露心脏结构受限，TEE 非常有必要（Reproduced with permission from with permission from Byrne JG, Mitchell ME, Adams DH, et al：Minimally invasive direct access mitral valve surgery, *Semin Thorac Cardiovasc Surg*. 1999 Jul；11（3）：212-222. ）

术方法，有上述的双心房切开术，以及此前已经详细描述的左心室切开术和主动脉切开术[15,76,115,116,120,121]，每种方法都有不同的优缺点。

方法和技术

再次胸骨切开术

再次胸骨正中切开仍是目前再次二尖瓣手术常用方法。在大部分病例中，这种方法可以充分暴露术野。尤其是合并其他病变需要同时手术时。不过，我们都知道二次正中开胸有风险，包括之前移植物损伤和血栓、胸骨不愈合、出血过多和意外的心脏损伤[122]。在瓣膜心脏病的患者中尤其容易发生这些并发症，因为其往往有心房扩张导致心脏扩大、心房变薄，粘连于胸骨后。再次人工瓣膜手术的患者并发症中有 4% 直接与开胸相关，这些并发症可以直接导致患者在术中死亡[17,35]。对那些此前有过乳内动脉移植的患者二次开胸是极其危险的。搭桥后左乳动脉桥损伤死亡率接近 50%[62,84]。除此之外，若损伤大隐静脉移植血管可以导致自身冠状动脉循环血栓，可以导致并发症甚至致死[122,123]。由于与前方组织粘连较重，主动脉瓣膜置换术后患者在暴露二尖瓣的时候可能会有困难，此类患者选择前外侧胸廓切口将有利于二尖瓣的暴露。通常，在再次外科手术中，再次开胸是手术中最危险的部分[124]。这时候，我们一般会采用避免二次正中胸骨切开的方法，例如右胸切口。

右侧开胸术

右胸前外侧切口是最早使用于二尖瓣手术的一种方法，它

已经成为再次开胸二尖瓣手术的一种安全替代方法[10,62,125,126]（图 46-5）。该方法在不需要游离太多心包情况下可以非常好地暴露瓣膜（二尖瓣和三尖瓣）。我们最近使用该方法的经验是[124,127-131]，手术患者采取仰卧位，右胸稍稍垫起，我们常规准备好右腹股沟区域，以备股动静脉插管。术前放置食管超声和 Swan-Ganz 漂浮导管进行常规心外科手术监护。右胸前外侧切口通常约 5cm，经第四、五肋间隙进入胸腔[131]。以电刀将右肺与胸壁及心包之间组织游离。膈神经前切开心包。经股动脉插管，如果 TEE 评估降主动脉或主动脉弓的动脉粥样硬化等级低于Ⅲ级，则外周血管插管主要通过股动脉进行。然而，如果动脉粥样硬化大于Ⅲ级，则动脉插管通过右腋动脉完成。经股静脉插入静脉管，并将插管尖端置于上腔静脉与右心房之间。在需要处理三尖瓣手术的病例中，股静脉插管在下腔静脉进入右心房处，再使用一个上腔静脉插管。全身肝素化后，开始体外循环负压辅助引流。患者体温降至 28℃，大多数患者会出现自发室颤。如果降温未引起自发室颤，则用起搏 Swan-Ganz 导管快速诱发室颤。可通过排空心室（即维持平流，非搏动性动脉血流）以避免心室射血。如果无主动脉瓣关闭不全，往往不需要使用动脉阻断钳。如果存在主动脉瓣反流的话，则需要暂时在合适温度下降低体外循环流量以免造成脑损伤[131]。此时经左房切口（Sondergaard 沟）（图 46-4）或经右心房-房间隔切口可以充分暴露二尖瓣（图 49-6）。在瓣膜操作结束后开始复温（图 46-7）。二氧化碳（CO_2）可以在整个手术过程中不断地注入胸腔以置换心内空气，从而减少排气时间。除此之外，将引流管（左室引流）穿过二尖瓣进入左心室进行灌血，可以置换出剩余的空气。左房引流管被用来吸引血液以充分暴露术野。在这些步骤完成后，置患者于头高脚低位，在食管超声的辅助下确保心内气体排空。当核心温度达到 37℃时，停止体外循环。常规关胸，手术结束后，患者恢复仰卧位。自从我们于 1989 年首次报道之后，右前胸小切口、股动静脉插管结合深低温技术的使用越来越多[132]。相比于再次开胸，此方法可降低左乳内动脉以及心脏结构损伤的风险，减少输血，使得该方法适用于很多复杂二尖瓣再次手术。不需要主动脉阻断，深低温

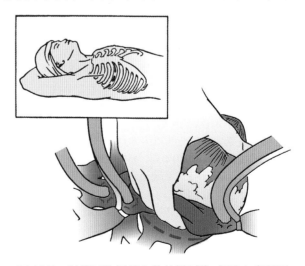

图 46-7　经第四肋间行右前外侧开胸、标准左房切开术（Reproduced with permission from with permission from Balasundaram SG, Duran C：Surgical approaches to the mitral valve, *J Card Surg*. 1990 Sep；5（3）：163-169. ）

（约20℃）和股动静脉插管灌注可以给予心肌充分的保护[133]。比起再次胸骨正中切口，右胸切口可以降低体外循环时间、失血、血制品的使用量和左乳内动脉损伤概率[35,118,120,129,133-136]。

在使用右胸切口前必须考虑几点。需要同时行冠状动脉旁路移植术的患者一般用正中开胸，尽管右冠状动脉旁路移植术也可以通过右侧胸腔切口完成。同样，侧开胸路径行主动脉瓣膜替换比较困难，一般需要正中开胸。严重的主动脉瓣反流会使得体外循环难以进行有效的灌注，因为在切开左心房后，血液会通过心脏切口吸引返回到体外循环中。只有阻断升主动脉，全身器官才能得到有效灌注。而且，主动脉瓣反流的患者，血液经主动脉瓣反流到术野会使得暴露二尖瓣也会比较困难。主动脉瓣关闭不全会在心室颤动时造成左心胀满及心肌牵拉损伤，没有主动脉瓣关闭不全的患者有时也会如此。因此，主动脉瓣轻度关闭不全以上的患者不能使用右胸切口，并且需要主动脉阻断或应用球囊阻断主动脉血流以及心脏停搏及主动脉根部排气。患右侧胸腔疾病患者，尤其是在手术右半胸瘢痕粘连一直是右胸切口相对禁忌证，尽管我们对两位有过右侧开胸手术史的患者实施再次手术时并没有遇到大的挑战[137]。

我们对90例二尖瓣患者行二次手术的经验表明，在无主动脉横向夹闭的情况下，微创右胸切开术治疗二尖瓣二次手术取得了很好的效果[136]。在这组患者中，手术死亡率为2%，要低于美国胸外科医师学会（STS）预测的7%。3例患者术后出现急性肾功能衰竭，1例患者需要血液透析。1例（1%）患者术后中风，无1例术后心肌梗死[136]。这一研究证实了微创右侧开胸术在降低再次二尖瓣手术的手术死亡率方面是安全和有效的[136]。

微创/孔道右侧路径技术

另外一种进行二尖瓣再手术的方法是微创手术或是孔道（port access）技术。

一些学者已经注意到，有时候经右胸切口到二尖瓣的距离会受到制约。Chitwood及其同事最近报道了在语音激活的机器人摄像机AESOP辅助下进行的微创开胸术[138]。Vleissus和Bolling也报道了22例微创右胸切口的房室瓣手术[139]。手术包括二尖瓣成形术（12例），二尖瓣置换术（5例），再次二尖瓣置换术（4例），瓣周漏修复（3例），三尖瓣成形术（5例），房间隔缺损修补术（7例）。平均体外循环时间为109分钟，心脏停搏平均时间为62分钟。手术死亡率为0，没有患者出现伤口并发症。随访表明，所有再次手术的患者都认为这种手术恢复要比之前的开胸手术快，且疼痛更少[139]。Burfeind和他的同事最近总结了杜克大学进行孔道手术情况[140]。60例患者经右前侧胸廓孔道技术，切口为6cm。45%的患者用内阻断技术进行了心脏停搏，而另外55%的患者在心室颤动情况下完成了手术。股动静脉插管用于所有的患者中。对比行再次正中开胸和右前胸切口患者，使用孔道技术患者降低死亡率的同时减少了输血需求，但体外循环时间明显延长。尽管其他组中也得到了相似的结果，我们应该留意孔道技术的潜在风险，即阻断器（EndoClamp）移位问题[141-144]。

再次二尖瓣手术的其他方法

再次二尖瓣手术很少出现瓣膜手术常见并发症，除了瓣周

漏。机械瓣、生物瓣瓣周漏的发生率是0~1.5%/患者年。需要注意的是，因不同缝合技术或瓣环的特性不一样，置换机械瓣比生物瓣出现人工瓣周漏的概率要稍大些。术后瓣周漏的反流可导致溶血、心内膜撕脱和心内膜炎。

在对出现瓣周漏患者评价时，对瓣膜功能的评估很重要。如果瓣膜功能无明显异常，直接对漏口修复可以避免瓣膜置换带来的危险。尽管可以试着用脱脂棉线对小漏洞进行修复，但因周围组织纤维化和漏口大小的影响，可能需要用牛或自体心包作为垫片。如果瓣膜周围出现明显的裂隙或瓣膜功能不全，则有必要行再次瓣膜置换。由于瓣环只是部分完整，常常钙化，没有合适的缝合部位，此时再次置换瓣膜出现复发性瓣周漏的概率较大。在这种情况下，可以制作牛心包裙并缝到瓣膜的缝合环上加以固定。然后缝线以一种经典的方式穿过缝合环，再将瓣膜固定于瓣环上。也可以用连续缝合把牛心包裙缝到左心房（图46-8）。

再次二尖瓣手术的另一个风险是出现房室传导阻滞。在拆除原来的瓣膜缝合环时必须小心，因为瓣环常常"嵌入"心肌，可能会无意中清除过多的瓣环组织。若二尖瓣后叶瓣环撕脱，则必须在将缝线穿过瓣环前用心包补片（自体的或牛的）进行修补[145]。当瓣环组织不够而又要确保缝环牢靠时，一定注意缝合的深度不能过深。因为左旋支受损会导致严重并发症甚至死亡（图46-9）。如果拆除原瓣膜缝合环可能导致严重的瓣环撕脱，可将原缝合环留在原处，将其作为"新瓣环"（neo-annulus）进行缝合。

在首次进行二尖瓣替换手术时保留瓣下结构是有益的[146]。这既可以提高收缩功能，也可以避免后瓣环撕脱。David和他的同事发现保留瓣下结构对二次手术的患者也非常重要[147]。在513例再次二尖瓣置换术中，103位（21%）患者保留了二尖瓣后瓣瓣下结构，31名（6%）患者保留了前瓣和后瓣

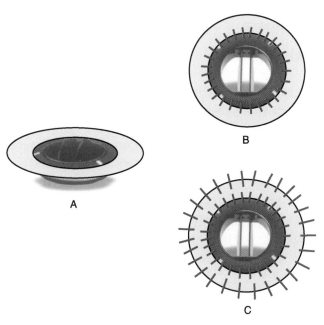

图46-8 心包裙。牛心包可以裁剪成"裙"状（A）然后缝合固定到人工二尖瓣的缝合环上（B）。标准的环瓣膜缝线穿过缝合环，瓣膜落座，裙边以连续缝合技术缝合至左房壁（C）（图中所示为Carbomedics机械瓣）

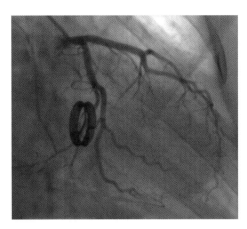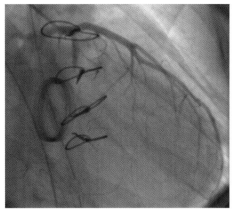

图 46-9　左回旋支动脉损伤。术前(左图)与术后(右图)的血管造影显示瓣环缝线过深导致了左旋支闭塞

瓣下结构。在 135 名(26%)再次二尖瓣替换手术的患者中使用了 Gore-Tex 线人工腱索结构。在二次手术患者中,保留瓣下结构(本身组织和/或 Gore-Tex 线人工腱索)围手术期死亡率为 3.6%,而没有保留瓣下结构的围手术期死亡率为 13.3%(P< 0.001)。因此在再次二尖瓣手术患者中应尽量保留瓣下结构。

再次三尖瓣手术

需要再次手术的三尖瓣手术多发生在高危患者。Filsoufi 及其同事[148]最近进行了一系列三尖瓣替换手术,其中 72% (58 例)是再次手术。本组手术总死亡率是 22%(18 例)。造成死亡的危险因素有急诊手术,年龄超过 50 岁,瓣膜结构功能异常,肺动脉高压等。在 60 名存活者中,26 名(43%)患者术后随访期内死亡。作者的结论是,需要 TVR 的患者有很高的风险,经常处于末期功能状态。在进行这类手术前应该充分地考虑手术风险(表 46-3)。

表 46-3　再次瓣膜手术操作上的注意事项

心功能状态(NYHA 分级)下降前考虑再次手术。术前 CT
　扫描评估右心室与胸骨粘连程度
考虑替代方法(尤其是存在明确的旁路移植物时)
　二尖瓣再次置换手术中的右侧开胸术
　主动脉瓣再次置换手术中的微创胸骨切口
为手术安全,选择周围血管插管,如股动静脉、腋动脉
如果有左乳内动脉-前降支移植,要确定桥血管位置
　仔细游离左乳内动脉桥血管并夹闭,或者用低温忽略其回血
选择植入瓣膜种类,如先前同种移植术后进行机械瓣置换
使用旁路移植物的"无接触"技术
采用保守的心肌保护策略
　顺行和逆行灌注
　全身降温
　温灌诱导/最后剂量("热冲击")
如在低温停搏下手术,应确保无主动脉瓣反流,因为主动脉
　瓣反流会导致左心室扩张,反流的血液会干扰术野
放置体外除颤电极
考虑使用抗纤维蛋白溶解药,如氨基己酸

三尖瓣心内膜炎最常见的原因是在持续菌血症期间细菌植入三尖瓣瓣叶[149]。经抗感染治疗无法有效控制心内膜炎,因三尖瓣关闭不全引发心脏衰竭、多发肺血栓是三尖瓣心内膜炎手术治疗的适应证。Arbulu 及其同事[149]首次提出了三尖瓣切除术(不包括后来的替换物)。从传染病的观点上看,此术式在完全清除感染灶及避免人工材料替换上有明显的优势。尽管术后早期患者可耐受,但大多数患者会在术后因无三尖瓣而导致迟发右心衰[149-151]。在对 55 名因顽固的右心内膜炎接受三尖瓣切除术(无移植物)的患者为期 20 年的跟踪调查中发现,2 名(4%)患者由于右心衰在术后死亡,6 名(11%)患者因右心衰在术后 2 天到 13 年间行三尖瓣置换术。在这 6 例患者中,4 名(66%)患者死亡。因严重肝淤血和术后需置换三尖瓣,一些医生无法接受三尖瓣切除的手术方式(仅切除而不进行替换)。另外一种治疗选择是在三尖瓣切除术后 3~9 个月后再进行三尖瓣置换[152]。

要点

1. 再次瓣膜手术通常包括生物瓣膜结构性衰败,或者是非瓣膜手术后自身瓣膜疾病进展。

2. 生物瓣膜会随时间发生结构性衰败,15 年免于再次手术率为 80%。

3. 再次瓣膜手术的主要风险因素包括:老年、射血分数降低、充血性心脏衰竭、急诊手术、术前休克、同期行冠状动脉旁路移植术、既往行旁路移植术、人工瓣膜心膜炎、瓣周漏修补术、瓣膜血栓形成、植入瓣膜反流、瓣膜功能障碍、肾功能不全、慢性阻塞性肺疾病和肺动脉高压。

4. 心电图门控 MDCT 扫描是再次瓣膜手术术前评估重要结构的首选方式。

5. 既往行 LITA 搭桥的冠状动脉搭桥术后再次瓣膜手术面临独特的挑战,必须在术前计划阶段就决定如何处理旁路移植血管。

6. 同种移植后或主动脉根部置换后再次行主动脉瓣置换术会比较困难,若无禁忌,尽量置换机械瓣膜来简化手术。如非必需,应避免再次行主动脉根部手术。

7. 对于主动脉瓣再次置换极度困难患者,主动脉瓣旁路

手术是一种可选的替代方法。

8. 目前 TAVR 是高危患者进行再次瓣膜置换的手术技术，而瓣中瓣植入是经皮瓣膜植入的下一个前沿方法。

9. 右侧开胸入路对二尖瓣和三尖瓣的再手术提供了极好的暴露，几乎不需要解剖分离，同时也避免了对先前的旁路移植血管的损伤。在中重度主动脉瓣关闭不全及需同期行冠状动脉旁路移植术时不能使用此方法，因为需阻断主动脉以及心脏停搏。

10. 通常情况下，如果瓣膜功能正常，瓣周漏应该采用心包补片进行修补，而不是行瓣膜置换。

11. 因不同程度的肺动脉高压及右心衰竭，三尖瓣再次手术存在高风险，因此，手术要慎重考虑。

（李方 译 张浩 审）

参考文献

1. Fremes SEM, Goldman BSM, Ivanov JR, Weisel RDM, David TEM, Salerno TM: Valvular surgery in the elderly. *Circulation* 1989; 80(3):I-77-90.
2. Pansini S, Ottino G, Forsennati PG, et al: Reoperations on heart valve prostheses: an analysis of operative risks and late results. *Ann Thorac Surg* 1990; 50(4):590-596.
3. Kirsch M, Nakashima K, Kubota S, Houel R, Hillion ML, Loisance D: The risk of reoperative heart valve procedures in Octogenarian patients. *J Heart Valve Dis* 2004; 13(6):991-996.
4. Cohn LH, Aranki SF, Rizzo RJ, et al: Decrease in operative risk of reoperative valve surgery. *Ann Thorac Surg* 1993; 56(1):15-20.
5. Weerasinghe A, Edwards MB, Taylor KM: First redo heart valve replacement: a 10-year analysis. *Circulation* 1999; 99(5):655-658.
6. Jones JM, O'Kane H, Gladstone DJ, et al: Repeat heart valve surgery: risk factors for operative mortality. *J Thorac Cardiovasc Surg* 2001; 122(5):913-918.
7. Cohn LH: Evolution of redo cardiac surgery: review of personal experience. *J Cardiac Surg* 2004; 19(4):320-324.
8. Wauthy P, Goldstein JP, Demanet H, Deuvaert FE: Redo valve surgery nowadays: what have we learned? *Acta Chir Belg* 2003; 103(5):475-480.
9. O'Brien MF, Harrocks S, Clarke A, Garlick B, Barnett AG: Experiences with redo aortic valve surgery. *J Cardiac Surg* 2002; 17(1):35-39.
10. Cohn LH, Peigh PS, Sell J, DiSesa VJ: Right thoracotomy, femorofemoral bypass, and deep hypothermia for re-replacement of the mitral valve. *Ann Thorac Surg* 1989; 48(1):69-71.
11. Jones RE, Fitzgerald D, Cohn LH: Reoperative cardiac surgery using a new femoral venous right atrial cannula. *J Cardiac Surg* 1990; 5(3):170-173.
12. Aranki SF, Adams DH, Rizzo RJ, et al: Femoral veno-arterial extracorporeal life support with minimal or no heparin. *Ann Thorac Surg* 1993; 56(1):149-155.
13. Bichell DP, Balaguer JM, Aranki SF, et al: Axilloaxillary cardiopulmonary bypass: a practical alternative to femorofemoral bypass. *Ann Thorac Surg* 1997; 64(3):702-705.
14. Cohn LH, Koster JK Jr, VandeVanter S, Collins JJ Jr: The in-hospital risk of rereplacement of dysfunctional mitral and aortic valves. *Circulation* 1982; 66(2 Pt 2):I153-156.
15. Antunes MJ, Sanches MF, Fernandes LE: Antibiotic prophylaxis and prosthetic valve endocarditis. *J Heart Valve Dis* 1992; 1(2):201-205.
16. Turina J, Hess OM, Turina M, Krayenbuehl HP: Cardiac bioprostheses in the 1990s. *Circulation* 1993; 88(2):775-781.
17. Husebye DG, Pluth JR, Piehler JM, et al: Reoperation on prosthetic heart valves. An analysis of risk factors in 552 patients. *J Thorac Cardiovasc Surg* 1983; 86(4):543-552.
18. Vogt PR, Brunner-LaRocca H, Sidler P, et al: Reoperative surgery for degenerated aortic bioprostheses: predictors for emergency surgery and reoperative mortality. *Eur J Cardiothorac Surg* 2000; 17(2):134-139.
19. Cohn LH, Couper GS, Aranki SF, Kinchla NM, Collins JJ Jr: The long-term follow-up of the Hancock Modified Orifice porcine bioprosthetic valve. *J Cardiac Surg* 1991; 6(4 Suppl):557-561.
20. Starr A, Grunkemeier GL: The expected lifetime of porcine valves. *Ann Thorac Surg* 1989; 48(3):317-318.
21. Myken PS, Caidahl K, Larsson P, Larsson S, Wallentin I, Berggren HE: Mechanical versus biological valve prosthesis: a ten-year comparison regarding function and quality of life. *Ann Thorac Surg* 1995; 60(2 Suppl):S447-452.
22. Milano A, Guglielmi C, De Carlo M, et al: Valve-related complications in elderly patients with biological and mechanical aortic valves. *Ann Thorac Surg* 1998; 66(6 Suppl):S82-87.
23. Barwinsky J, Cohen M, Bhattacharya S, Kim S, Teskey J: Bjork-Shiley cardiac valves long term results: winnipeg experience. *Can J Cardiol* 1988; 4(7):366-371.
24. Birkmeyer NJ, Marrin CA, Morton JR, et al: Decreasing mortality for aortic and mitral valve surgery in Northern New England. Northern New England Cardiovascular Disease Study Group. *Ann Thorac Surg* 2000; 70(2):432-437.
25. Peterseim DS, Cen YY, Cheruvu S, et al: Long-term outcome after biologic versus mechanical aortic valve replacement in 841 patients. *J Thorac Cardiovasc Surg* 1999; 117(5):890-897.
26. Borkon AM, Soule LM, Baughman KL, et al: Aortic valve selection in the elderly patient. *Ann Thorac Surg* 1988; 46(3):270-277.
27. Byrne JG, Karavas AN, Aklog L, et al: Aortic valve reoperation after homograft or autograft replacement. *J Heart Valve Dis* 2001; 10(4):451-457.
28. Kouchoukos NT: Aortic allografts and pulmonary autografts for replacement of the aortic valve and aortic root. *Ann Thorac Surg* 1999; 67(6):1846-1848; discussion 1853.
29. Albertucci M, Wong K, Petrou M, et al: The use of unstented homograft valves for aortic valve reoperations. Review of a twenty-three-year experience. *J Thorac Cardiovasc Surg* 1994; 107(1):152-161.
30. O'Brien MF, McGiffin DC, Stafford EG, et al: Allograft aortic valve replacement: long-term comparative clinical analysis of the viable cryopreserved and antibiotic 4 degrees C stored valves. *J Cardiac Surg* 1991; 6(4 Suppl):534-543.
31. Edmunds LH Jr: Thrombotic and bleeding complications of prosthetic heart valves. *Ann Thorac Surg* 1987; 44(4):430-445.
32. Bloomfield P, Wheatley DJ, Prescott RJ, Miller HC: Twelve-year comparison of a Bjork-Shiley mechanical heart valve with porcine bioprostheses. *N Engl J Med* 1991; 324(9):573-579.
33. Deviri E, Sareli P, Wisenbaugh T, Cronje SL: Obstruction of mechanical heart valve prostheses: clinical aspects and surgical management. *J Am Coll Cardiol* 1991; 17(3):646-650.
34. Rizzoli G, Guglielmi C, Toscano G, et al: Reoperations for acute prosthetic thrombosis and pannus: an assessment of rates, relationship and risk. *Eur J Cardiothorac Surg* 1999; 16(1):74-80.
35. Lytle BW, Cosgrove DM, Taylor PC, et al: Reoperations for valve surgery: perioperative mortality and determinants of risk for 1,000 patients, 1958-1984. *Ann Thorac Surg* 1986; 42(6):632-643.
36. Akins CW, Buckley MJ, Daggett WM, et al: Risk of reoperative valve replacement for failed mitral and aortic bioprostheses. *Ann Thorac Surg* 1998; 65(6):1545-1551.
37. Tyers GF, Jamieson WR, Munro AI, et al: Reoperation in biological and mechanical valve populations: fate of the reoperative patient. *Ann Thorac Surg* 1995; 60(2 Suppl):S464-468; discussion S468-469.
38. Salomon NW, Page US, Bigelow JC, Krause AH, Okies JE, Metzdorff MT: Reoperative coronary surgery. Comparative analysis of 6591 patients undergoing primary bypass and 508 patients undergoing reoperative coronary artery bypass. *J Thorac Cardiovasc Surg* 1990; 100(2):250-259; discussion 259-260.
39. Weintraub WS, Jones EL, Craver JM, Grosswald R, Guyton RA: In-hospital and long-term outcome after reoperative coronary artery bypass graft surgery. *Circulation* 1995; 92(9 Suppl):Ii50-57.
40. Yau TM, Borger MA, Weisel RD, Ivanov J: The changing pattern of reoperative coronary surgery: trends in 1230 consecutive reoperations. *J Thorac Cardiovasc Surg* 2000; 120(1):156-163.
41. Aviram G, Sharony R, Kramer A, et al: Modification of surgical planning based on cardiac multidetector computed tomography in reoperative heart surgery. *Ann Thorac Surg* 2005; 79(2):589-595.
42. Dobell AR, Jain AK: Catastrophic hemorrhage during redo sternotomy. *Ann Thorac Surg* 1984; 37(4):273-278.
43. Gilkeson RC, Markowitz AH, Ciancibello L: Multisection CT evaluation of the reoperative cardiac surgery patient. *Radiographics: a review publication of the Radiological Society of North America, Inc* 2003; 23 Spec No:S3-17.
44. Gasparovic H, Rybicki FJ, Millstine J, et al: Three dimensional computed tomographic imaging in planning the surgical approach for redo cardiac surgery after coronary revascularization. *Eur J Cardiothorac Surg.* 2005; 28(2):244-249.
45. Maluenda G, Goldstein M, Weissman G, Weigold WG, Desai M, Taylor A: The role of cardiac CT prior to reoperative cardiac surgery. *Curr Cardiovasc Imaging Rep* 2013; 6(3):221-227.

46. Schlosser T, Konorza T, Hunold P, Kuhl H, Schmermund A, Barkhausen J: Noninvasive visualization of coronary artery bypass grafts using 16-detector row computed tomography. *J Am Coll Cardiol* 2004; 44(6):1224-1229.

47. Taylor AJ, Cerqueira M, Hodgson JM, et al: ACCF/SCCT/ACR/AHA/ASE/ASNC/NASCI/SCAI/SCMR 2010 Appropriate use criteria for cardiac computed tomography. A Report of the American College of Cardiology Foundation Appropriate Use Criteria Task Force, the Society of Cardiovascular Computed Tomography, the American College of Radiology, the American Heart Association, the American Society of Echocardiography, the American Society of Nuclear Cardiology, the North American Society for Cardiovascular Imaging, the Society for Cardiovascular Angiography and Interventions, and the Society for Cardiovascular Magnetic Resonance. *J Cardiovasc Comput Tomogr* 2010; 4(6):407:e401-433.

48. Kamdar AR, Meadows TA, Roselli EE, et al: Multidetector computed tomographic angiography in planning of reoperative cardiothoracic surgery. *Ann Thorac Surg* 2008; 85(4):1239-1245.

49. Khan NU, Yonan N: Does preoperative computed tomography reduce the risks associated with re-do cardiac surgery? *Interact Cardiovasc Thorac Surg* 2009; 9(1):119-123.

50. Maluenda G, Goldstein MA, Lemesle G, et al: Perioperative outcomes in reoperative cardiac surgery guided by cardiac multidetector computed tomographic angiography. *Am Heart J* 2010; 159(2):301-306.

51. Birkmeyer NJ, Birkmeyer JD, Tosteson AN, Grunkemeier GL, Marrin CA, O'Connor GT: Prosthetic valve type for patients undergoing aortic valve replacement: a decision analysis. *Ann Thorac Surg* 2000; 70(6):1946-1952.

52. Cohn LH, Collins JJ, DiSesa VJ, et al: Fifteen-year experience with 1678 Hancock porcine bioprosthetic heart valve replacements. *Ann Surg* 1989; 210(4):435-442.

53. Jamieson WR, Munro AI, Miyagishima RT, Allen P, Burr LH, Tyers GF: Carpentier-Edwards standard porcine bioprosthesis: clinical performance to seventeen years. *Ann Thorac Surg* 1995; 60(4):999-1006.

54. Gaudiani VA, Grunkemeier GL, Castro LJ, Fisher AL, Wu Y: The risks and benefits of reoperative aortic valve replacement. *Heart Surg Forum* 2004; 7(2):E170-173.

55. Potter DD, Sundt TM, Zehr KJ, et al: Operative risk of reoperative aortic valve replacement. *J Thorac Cardiovasc Surg* 2005; 129(1):94-103.

56. Phillips BJ, Karavas AN, Aranki SF, et al: Management of mild aortic stenosis during coronary artery bypass surgery: an update, 1992-2001. *J Card Surg* 2003; 18(6):507-511.

57. Bortolotti U, Guerra F, Magni A, et al: Emergency reoperation for primary tissue failure of porcine bioprostheses. *Am J Cardiol* 1987; 60(10):920-921.

58. Byrne JG, Karavas AN, Filsoufi F, et al: Aortic valve surgery after previous coronary artery bypass grafting with functioning internal mammary artery grafts. *Ann Thorac Surg* 2002; 73(3):779-784.

59. Gillinov AM, Casselman FP, Lytle BW, et al: Injury to a patent left internal thoracic artery graft at coronary reoperation. *Ann Thorac Surg* 1999; 67(2):382-386.

60. Odell JA, Mullany CJ, Schaff HV, Orszulak TA, Daly RC, Morris JJ: Aortic valve replacement after previous coronary artery bypass grafting. *Ann Thorac Surg* 1996; 62(5):1424-1430.

61. Vohra HA, Pousios D, Whistance RN, et al: Aortic valve replacement in patients with previous coronary artery bypass grafting: 10-year experience. *Eur J Cardiothorac Surg* 2012; 41(3):e1-6.

62. Dobell AR, Jain AK: Catastrophic hemorrhage during redo sternotomy. *Ann Thorac Surg* 1984; 37(4):273-278.

63. Ivert TS, Ekestrom S, Peterffy A, Welti R: Coronary artery reoperations. Early and late results in 101 patients. *Scand J Thorac Cardiovasc Surg* 1988; 22(2):111-118.

64. Lytle BW, McElroy D, McCarthy P, et al: Influence of arterial coronary bypass grafts on the mortality in coronary reoperations. *J Thorac Cardiovasc Surg* 1994; 107(3):675-682; discussion 682-683.

65. Kaneko T, Nauta F, Borstlap W, McGurk S, Rawn JD, Cohn LH: The "no-dissection" technique is safe for reoperative aortic valve replacement with a patent left internal thoracic artery graft. *J Thorac Cardiovasc Surg* 2012; 144(5):1036-1040.

66. Park CB, Suri RM, Burkhart HM, et al: What is the optimal myocardial preservation strategy at re-operation for aortic valve replacement in the presence of a patent internal thoracic artery? *Eur J Cardiothorac Surg* 2011; 39(6):861-865.

67. Smith RL, Ellman PI, Thompson PW, et al: Do you need to clamp a patent left internal thoracic artery-left anterior descending graft in reoperative cardiac surgery? *Ann Thorac Surg* 2009; 87(3):742-747.

68. Fuzellier JF, Metz D, Poncet A, Saade YA: Endovascular control of patent internal thoracic artery graft in aortic valve surgery. *Ann Thorac Surg* 2005; 79(2):e17-18.

69. Kuralay E, Cingoz F, Gunay C, et al: Supraclavicular control of patent internal thoracic artery graft flow during aortic valve replacement. *Ann Thorac Surg* 2003; 75(5):1422-1428; discussion 1428.

70. Shanmugam G: Aortic valve replacement following previous coronary surgery. *Eur J Cardiothorac Surg* 2005; 28(5):731-735.

71. Ban T, Soga Y: [Re-sternotomy]. *Nihon Geka Gakkai Zasshi*. 1998; 99(2):63-67.

72. Elami A, Laks H, Merin G: Technique for reoperative median sternotomy in the presence of a patent left internal mammary artery graft. *J Card Surg* 1994; 9(2):123-127.

73. English TA, Milstein BB: Repeat open intracardiac operation. Analysis of fifty operations. *J Thorac Cardiovasc Surg* 1978; 76(1):56-60.

74. Macmanus Q, Okies JE, Phillips SJ, Starr A: Surgical considerations in patients undergoing repeat median sternotomy. *J Thorac Cardiovasc Surg* 1975; 69(1):138-143.

75. Wideman FE, Blackstone EH, Kirklin JW, Karp RB, Kouchoukos NT, Pacifico AD: Hospital mortality of re-replacement of the aortic valve. Incremental risk factors. *J Thorac Cardiovasc Surg* 1981; 82(5):692-698.

76. Aklog L, Adams DH, Couper GS, Gobezie R, Sears S, Cohn LH: Techniques and results of direct-access minimally invasive mitral valve surgery: a paradigm for the future. *J Thorac Cardiovasc Surg* 1998; 116(5):705-715.

77. Cosgrove DM, 3rd, Sabik JF: Minimally invasive approach for aortic valve operations. *Ann Thorac Surg* 1996; 62(2):596-597.

78. Cosgrove DM, Sabik JF, Navia JL: Minimally invasive valve operations. *Ann Thorac Surg* 1998; 65(6):1535-1538.

79. Hearn CJ, Kraenzler EJ, Wallace LK, Starr NJ, Sabik JF, Cosgrove DM: Minimally invasive aortic valve surgery: anesthetic considerations. *Anesth Analg* 1996;83(6):1342-1344.

80. Byrne JG, Karavas AN, Adams DH, et al: Partial upper re-sternotomy for aortic valve replacement or re-replacement after previous cardiac surgery. *Eur J Cardiothorac Surg* 2000; 18(3):282-286.

81. Machler HE, Bergmann P, Anelli-Monti M, et al: Minimally invasive versus conventional aortic valve operations: a prospective study in 120 patients. *Ann Thorac Surg* 1999; 67(4):1001-1005.

82. Byrne JG, Aranki SF, Couper GS, Adams DH, Allred EN, Cohn LH: Reoperative aortic valve replacement: partial upper hemisternotomy versus conventional full sternotomy. *J Thorac Cardiovasc Surg* 1999; 118(6):991-997.

83. Tam RK, Garlick RB, Almeida AA: Minimally invasive redo aortic valve replacement. *J Thorac Cardiovasc Surg* 1997; 114(4):682-683.

84. Gundry SR, Shattuck OH, Razzouk AJ, del Rio MJ, Sardari FF, Bailey LL: Facile minimally invasive cardiac surgery via ministernotomy. *Ann Thorac Surg* 1998; 65(4):1100-1104.

85. Byrne JG, Karavas AN, Cohn LH, Adams DH: Minimal access aortic root, valve, and complex ascending aortic surgery. *Curr Cardiol Rep* 2000;2(6):549-557.

86. Luciani GB, Casali G, Santini F, Mazzucco A: Aortic root replacement in adolescents and young adults: composite graft versus homograft or autograft. *Ann Thorac Surg* 1998;66(6 Suppl):S189-S193.

87. Byrne JG, Aranki SF, Cohn LH: Aortic valve operations under deep hypothermic circulatory arrest for the porcelain aorta: "no-touch" technique. *Ann Thorac Surg* 1998;65(5):1313-1315.

88. Zlotnick AY, Gilfeather MS, Adams DH, Cohn LH, Couper GS: Innominate vein cannulation for venous drainage in minimally invasive aortic valve replacement. *Ann Thorac Surg* 1999; 67(3):864-865.

89. McGiffin DC, Galbraith AJ, O'Brien MF, McLachlan GJ, Naftel DC, Adams P, et al: An analysis of valve re-replacement after aortic valve replacement with biologic devices. *J Thorac Cardiovasc Surg* 1997;113(2):311-318.

90. Hasnat K, Birks EJ, Liddicoat J, et al: Patient outcome and valve performance following a second aortic valve homograft replacement. *Circulation* 1999; 100(19 Suppl):Ii42-47.

91. Sundt TM, 3rd, Rasmi N, Wong K, Radley-Smith R, Khaghani A, Yacoub MH: Reoperative aortic valve operation after homograft root replacement: surgical options and results. *Ann Thorac Surg* 1995;60 (2 Suppl):S95-S99; discussion S100.

92. Yacoub M, Rasmi NR, Sundt TM, et al: Fourteen-year experience with homovital homografts for aortic valve replacement. *J Thorac Cardiovasc Surg* 1995; 110(1):186-193.

93. Kumar P, Athanasiou T, Ali A, et al: Re-do aortic valve replacement: does a previous homograft influence the operative outcome? *J Heart Valve Dis* 2004; 13(6):904-912.

94. Sadowski J, Kapelak B, Bartus K, et al: Reoperation after fresh homograft replacement: 23 years' experience with 655 patients. *Eur J Cardiothorac Surg* 2003; 23(6):996-1000.

95. Khalpey Z, Borstlap W, Myers PO, et al: The valve-in-valve operation for aortic homograft dysfunction: a better option. *Ann Thorac Surg* Vol 94. Netherlands: 2012 The Society of Thoracic Surgeons. Published by Elsevier Inc; 2012:731-735; discussion 735-736.

96. David TE, Feindel CM, Ivanov J, Armstrong S: Aortic root replacement in patients with previous heart surgery. *J Card Surg* 2004;19(4):325-328.

97. Matsushita T, Kawase T, Tsuda E, Kawazoe K: Apicoaortic conduit for the dilated phase of hypertrophic obstructive cardiomyopathy as an alternative to heart transplantation. *Interact Cardiovasc Thorac Surg* 2009;8(2):232-234.

98. Hirota M, Oi M, Omoto T, Tedoriya T: Apico-aortic conduit for aortic stenosis with a porcelain aorta; technical modification for apical outflow. *Interact Cardiovasc Thorac Surg* 2009;9(4):703-705.

99. Chahine JH, El-Rassi I, Jebara V: Apico-aortic valved conduit as an alternative for aortic valve re-replacement in severe prosthesis-patient mismatch. *Interact Cardiovasc Thorac Surg* 2009;9(4):680-682.

100. Gammie JS, Krowsoski LS, Brown JM, et al: Aortic valve bypass surgery: midterm clinical outcomes in a high-risk aortic stenosis population. *Circulation* 2008; 118(14):1460-1466.

101. Vassiliades TA Jr: Off-pump apicoaortic conduit insertion for high-risk patients with aortic stenosis. *Eur J Cardiothorac Surg* 2003; 23(2):156-158.

102. CTSNet.org. Left ventricular apico-aortic conduit. http://www.ctsnet.org/sections/clinicalresources/videos/vg2008_luckraz_left_ventric.html., 2008.

103. CTSNet.org. Aortic Valve Bypass Surgery: Beating Heart Therapy for Aortic Stenosis. STSA Surgical Motion Picture 2008 Annual Meeting. 2008.

104. Leon MB, Smith CR, Mack M, et al: Transcatheter aortic-valve implantation for aortic stenosis in patients who cannot undergo surgery. *N Engl J Med* 2010; 363(17):1597-1607.

105. Makkar RR, Fontana GP, Jilaihawi H, et al: Transcatheter aortic-valve replacement for inoperable severe aortic stenosis. *N Engl J Med* 2012; 366(18):1696-1704.

106. Horne A Jr, Reineck EA, Hasan RK, Resar JR, Chacko M: Transcatheter aortic valve replacement: historical perspectives, current evidence, and future directions. *Am Heart J* 2014; 168(4):414-423.

107. Gotzmann M, Mugge A, Bojara W: Transcatheter aortic valve implantation for treatment of patients with degenerated aortic bioprostheses—valve-in-valve technique. *Catheterization Cardiovasc Interventions: Official J Soc Cardiac Angiogr Interventions.* 2010; 76(7):1000-1006.

108. Kempfert J, Van Linden A, Linke A, et al: Transapical off-pump valve-in-valve implantation in patients with degenerated aortic xenografts. *Ann Thorac Surg* 2010; 89(6):1934-1941.

109. Khawaja MZ, Haworth P, Ghuran A, et al: Transcatheter aortic valve implantation for stenosed and regurgitant aortic valve bioprostheses CoreValve for failed bioprosthetic aortic valve replacements. *J Am Coll Cardiol* 2010; 55(2):97-101.

110. Rodes-Cabau J, Dumont E, Doyle D, Lemieux J: Transcatheter valve-in-valve implantation for the treatment of stentless aortic valve dysfunction. *J Thorac Cardiovasc Surg* 2010; 140(1):246-248.

111. Wenaweser P, Buellesfeld L, Gerckens U, Grube E: Percutaneous aortic valve replacement for severe aortic regurgitation in degenerated bioprosthesis: the first valve in valve procedure using the Corevalve Revalving system. *Catheterization Cardiovasc Interventions: Official J Soc Cardiac Angiography Interventions.* 2007; 70(5):760-764.

112. Dvir D, Webb JG, Bleiziffer S, et al: Transcatheter aortic valve implantation in failed bioprosthetic surgical valves. *JAMA* 2014; 312(2):162-170.

113. Dvir D, Webb J, Brecker S, et al: Transcatheter aortic valve replacement for degenerative bioprosthetic surgical valves: results from the global valve-in-valve registry. *Circulation* 2012; 126(19):2335-2344.

114. Bapat V, Asrress KN: Transcatheter valve-in-valve implantation for failing prosthetic valves. *EuroIntervention: J EuroPCR in Collaboration with the Working Group on Interventional Cardiology of the European Society of Cardiology.* 2014; 10(8):900-902.

115. McCarthy JF, Cosgrove DM: Optimizing mitral valve exposure with conventional left atriotomy. *Ann Thorac Surg* 1998; 65(4):1161-1162.

116. Balasundaram SG, Duran C: Surgical approaches to the mitral valve. *J Card Surg* 1990;5(3):163-169.

117. Saunders PC, Pintucci G, Bizekis CS, et al: Vein graft arterialization causes differential activation of mitogen-activated protein kinases.

118. Thompson MJ, Behranwala A, Campanella C, Walker WS, Cameron EWJ: Immediate and long-term results of mitral prosthetic replacement using a right thoracotomy beating heart technique. *Eur J Cardiothorac Surg* 2003; 24(1):47-51.

119. Brawley RK: Improved exposure of the mitral valve in patients with a small left atrium. *Ann Thorac Surg* 1980; 29(2):179-181.

120. Bonchek LI: Mitral valve reoperation. *Ann Thorac Surg* 1991; 51(1):160-160.

121. Praeger PI, Pooley RW, Moggio RA, Somberg ED, Sarabu MR, Reed GE: Simplified method for reoperation on the mitral valve. *Ann Thorac Surg* 1989; 48(6):835-837.

122. Keon WJ, Heggtveit HA, Leduc J: Perioperative myocardial infarction caused by atheroembolism. *J Thorac Cardiovasc Surg* 1982; 84(6):849-855.

123. Grondin CM, Pomar JL, Hebert Y, et al: Reoperation in patients with patent atherosclerotic coronary vein grafts. A different approach to a different disease. *J Thorac Cardiovasc Surg* 1984; 87(3):379-385.

124. Byrne JG, Aranki SF, Adams DH, Rizzo RJ, Couper GS, Cohn LH: Mitral valve surgery after previous CABG with functioning IMA grafts. *Ann Thorac Surg* 1999; 68(6):2243-2247.

125. Londe S, Sugg WL: The challenge of reoperation in cardiac surgery. *Ann Thorac Surg* 1974; 17(2):157-162.

126. Tribble CG, Killinger WA, Harman PK, Crosby IK, Nolan SP, Kron IL: Anterolateral thoracotomy as an alternative to repeat median sternotomy for replacement of the mitral valve. *Ann Thorac Surg* 1987; 43(4):380-382.

127. Adams DH, Filsoufi F, Byrne JG, Karavas AN, Aklog L: Mitral valve repair in redo cardiac surgery. *J Card Surg* 2002; 17(1):40-45.

128. Byrne JG, Hsin MK, Adams DH, et al: Minimally invasive direct access heart valve surgery. *J Card Surg* 2000; 15(1):21-34.

129. Byrne JG, Karavas AN, Adams DH, et al: The preferred approach for mitral valve surgery after CABG: right thoracotomy, hypothermia and avoidance of LIMA-LAD graft. *J Heart Valve Dis* 2001; 10(5):584-590.

130. Byrne JG, Mitchell ME, Adams DH, Couper GS, Aranki SF, Cohn LH: Minimally invasive direct access mitral valve surgery. *Semin Thorac Cardiovasc Surg* 1999; 11(3):212-222.

131. Umakanthan R, Leacche M, Petracek MR, et al: Safety of minimally invasive mitral valve surgery without aortic cross-clamp. *Ann Thorac Surg* Netherlands 2008; 85:1544-1549; discussion 1549-1550.

132. Cohn LH, Peigh PS, Sell J, DiSesa VJ: Right thoracotomy, femorofemoral bypass, and deep hypothermia for re-replacement of the mitral valve. *Ann Thorac Surg* 1989;48(1):69-71.

133. Holman WL, Goldberg SP, Early LJ, et al: Right thoracotomy for mitral reoperation: analysis of technique and outcome. *Ann Thorac Surg* 2000; 70(6):1970-1973.

134. Berreklouw E, Alfieri O: Revival of right thoracotomy to approach atrio-ventricular valves in reoperations. *Thorac Cardiovasc Surg* 1984; 32(5):331-333.

135. Braxton JH, Higgins RS, Schwann TA, et al: Reoperative mitral valve surgery via right thoracotomy: decreased blood loss and improved hemodynamics. *J Heart Valve Dis* 1996; 5(2):169-173.

136. Umakanthan R, Petracek MR, Leacche M, et al: Minimally invasive right lateral thoracotomy without aortic cross-clamping: an attractive alternative to repeat sternotomy for reoperative mitral valve surgery. *J Heart Valve Dis* 2010; 19(2):236-243.

137. Steimle CN, Bolling SF: Outcome of reoperative valve surgery via right thoracotomy. *Circulation* 1996;94(9 Suppl):Ii126-Ii128.

138. Bolotin G, Kypson AP, Reade CC, et al: Should a video-assisted mini-thoracotomy be the approach of choice for reoperative mitral valve surgery? *J Heart Valve Dis* 2004; 13(2):155-158.

139. Vleissis AA, Bolling SF: Mini-reoperative mitral valve surgery. *J Card Surg* 1998; 13(6):468-470.

140. Burfeind WR, Glower DD, Davis RD, Landolfo KP, Lowe JE, Wolfe WG: Mitral surgery after prior cardiac operation: port-access versus sternotomy or thoracotomy. *Ann Thorac Surg* 2002;74(4):S1323-S1325.

141. Greco E, Barriuso C, Castro MA, Fita G, Pomar JL: Port-access cardiac surgery: from a learning process to the standard. *Heart Surg Forum* 2002; 5(2):145-149.

142. Onnasch JF, Schneider F, Falk V, Walther T, Gummert J, Mohr FW: Minimally invasive approach for redo mitral valve surgery: a true benefit for the patient. *J Card Surg* 2002; 17(1):14-19.

143. Schneider F, Falk V, Walther T, Mohr FW: Control of endoaortic clamp position during port-access mitral valve operations using transcranial Doppler echography. *Ann Thorac Surg* 1998; 65(5):1481-1482.

J Thorac Cardiovasc Surg 2004; 127(5):1276-1284.

144. Trehan N, Mishra YK, Mathew SG, Sharma KK, Shrivastava S, Mehta Y: Redo mitral valve surgery using the port-access system. *Asian Cardiovasc Thorac Ann* 2002; 10(3):215-218.

145. Yoshikai M, Ito T, Murayama J, Kamohara K: Mitral annular reconstruction. *Asian Cardiovasc Thorac Ann* 2002; 10(4):344-345.

146. Hansen DE, Cahill PD, DeCampli WM, et al: Valvular-ventricular interaction: importance of the mitral apparatus in canine left ventricular systolic performance. *Circulation* 1986; 73(6):1310-1320.

147. Borger MA, Yau TM, Rao V, Scully HE, David TE: Reoperative mitral valve replacement: importance of preservation of the subvalvular apparatus. *Ann Thorac Surg* 2002; 74(5):1482-1487.

148. Filsoufi F, Anyanwu AC, Salzberg SP, Frankel T, Cohn LH, Adams DH: Long-term outcomes of tricuspid valve replacement in the current era. *Ann Thorac Surg* 2005; 80(3):845-850.

149. Arbulu A, Holmes RJ, Asfaw I: Surgical treatment of intractable right-sided infective endocarditis in drug addicts: 25 years experience. *J Heart Valve Dis* 1993; 2(2):129-137.

150. Khonsari S, Sintek C: *Cardiac Surgery: Safeguards and Pitfalls in Operative Technique*, 4 ed. Philadelphia, Lippincott Williams & Williams, 2008.

151. Yee ES, Ullyot DJ: Reparative approach for right-sided endocarditis. Operative considerations and results of valvuloplasty. *J Thorac Cardiovasc Surg* 1988; 96(1):133-140.

152. Greelish JP, Cohn LH, Leacche M, et al: Minimally invasive mitral valve repair suggests earlier operations for mitral valve disease. *J Thorac Cardiovasc Surg* 2003; 126(2):365-371.

第七部分　大血管疾病

第 47 章 　主动脉夹层

Ravi K. Ghanta ● Carlos M. Mery ● Irving L. Kron

胸主动脉夹层的发生是由于主动脉内膜撕裂,导致血流通过内膜破口由主动脉腔(真腔)进入主动脉壁中层(假腔)。而在主动脉壁中层平面形成的夹层将主动脉内膜和外膜分开。急性主动脉夹层常在短时间内导致致命性并发症的发生。能够度过急性期而存活的患者会继续发展为具有多种临床表现的慢性主动脉夹层。本章将回顾主动脉夹层的病因及发病机制,分析目前的诊断方法,并详细介绍当前的外科治疗方法。为了使内外科医生对这种棘手的疾病有一个全面的了解,我们还将介绍这些患者的随访及后续治疗的资料。

历史

Sennertus 被认为是最早描述夹层发病过程的学者,但早在 17~18 世纪就有关于这一疾病的较为详细描述。在当时,Maunoir 已将其命名为主动脉"夹层"。学者 Laennec 提出慢性主动脉夹层有发展为动脉瘤的倾向。在 20 世纪之前,主动脉夹层的诊断通常来源于尸检。1935 年 Gurin 第一次尝试应用主动脉内膜开窗术治疗合并脏器供血障碍综合征的患者[1]。1949 年,Abbott 和 Paulin 使用玻璃纸(赛璐玢)包裹主动脉,在理论上可防止动脉破裂,推进了外科治疗方法的前进。此后的时间里,还有其他很多外科治疗的尝试,其中多数都未能够在临床上取得突破,但某些外科治疗的概念至今仍在使用[2]。随着体外循环技术的问世,DeBakey 等学者彻底改变了主动脉夹层的自然史,他们使用类似于当代的外科技术成功地进行了主动脉夹层的一期修复[3]。此外,Wheat 等研究人员做了大量工作阐明了主动脉夹层患者的生理学变化,并以此为依据,制定了药物治疗模式作为外科治疗的补充[4]。但是对于某些类型的急性胸主动脉夹层患者,采用外科手术还是药物治疗还存在一些争议。

分型

主动脉夹层的分型主要依据夹层累及的部位和范围。然

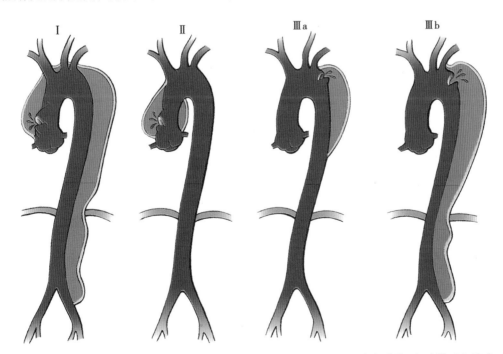

图 47-1 　主动脉夹层分型。Debakey Ⅰ型与 Stanford A 型夹层累及升主动脉,主动脉弓与降主动脉;Debakey Ⅱ型夹层只累及升主动脉,这部分类型包括在 Stanford A 型的分型中;Debakey Ⅲ型夹层与 Stanford B 型夹层是指夹层始发于降主动脉或胸腹主动脉(无论其主动脉弓部的累及情况)。进一步根据是否累及腹主动脉可以将其分为 a 和 b 亚型

后可根据夹层发生的时间细分为不同的亚型,通常急性夹层指夹层发生于 2 周内的患者。慢性夹层指夹层发生 2 个月以上的患者,最近提出的亚急性夹层的概念,指病程介于 2 周到 2 个月的患者。

临床上常用的分型方法有 2 种:DeBakey 分型和 Stanford 分型(图 47-1)。DeBakey 分型主要依据夹层累及的部位和范围[5]。这种分型的优点是将四种不同病变形式的主动脉夹层区分开。与之不同的是,Daily 等提出的 Stanford 分型是一种功能分型[6]。所有累及升主动脉的夹层都归类于 A 型,无论初始破口的位置及夹层远端累及的范围如何。支持 Stanford 分型的观点认为,主动脉夹层患者的临床表现主要取决于是否累及升主动脉。反对的观点认为,由于患者总体的异质性,简单的临床分类难免带有局限性。同样是 A 型的患者,如夹层远端累及的范围不同,其差别可能会很大。鉴于 Stanford 分型简洁、实用的特点,且被学界广泛接受,我们在本章论述中全部使用 Stanford 分型。

发病率

主动脉夹层是主动脉疾病导致死亡最常见的疾病。在美国,其发病率较腹主动脉瘤破裂的发病率高约 3 倍[7]。据估计,主动脉夹层全世界的发病率是 0.5~2.95/(100 000 人·年);美国的发病率是 0.2~0.8/(100 000 人·年),估计每年约有 2 000 例新病例[8]。但这些数据仅仅是估计值。有一组尸检报告显示只有 15% 的病例有生前诊断,说明许多因主动脉夹层的突发死亡并未在生前诊断[9]。临床上,主动脉 A 型夹层的发病率相对更高一些(表 47-1)。

表 47-1　急性主动脉 A 型或 B 型胸主动脉夹层的临床特点

	A 型	B 型
比例	60%~75%	25%~40%
性别(男:女)	(1.7~2.6):1	(2.3~3):1
年龄	50~56	60~70
高血压	++	+++
结缔组织病	++	+
疼痛		
胸骨后	+++	+,-
后背	+,-	+++
昏厥	++	+,-
脑血管事件	+	-
心衰	+	-
主动脉瓣反流	++	+,-
心梗	+	-
心包积液	+++	+,-
胸腔积液	+,-	+,-
腹痛	+,-	+,-
无脉征	上肢与下肢	下肢

病因及发病机制

目前有几种假说都试图解释内膜撕裂(原发破口)使主动脉血流通过破口流入主动脉壁中层,并在血流间形成一分裂层的机制。最初的观点认为,由于主动脉中层存在生化异常,正常机械压力作用于动脉壁就会造成内膜撕裂,称之为中层囊性坏死或退行性变。关于主动脉中层的异常与内膜撕裂之间的关系并没有得到足够的科学证据支持。事实上,仅有少数急性主动脉夹层的患者发现有中层退行性变,而且大多数是儿童[10]。因此,近来这种理论的支持者越来越少。

另外,有资料提示主动脉夹层与主动脉壁内血肿存在联系。这种理论的支持者提出,动脉中层的滋养血管出血会形成一壁内血肿,导致舒张期局部区域内膜张力增高,这些部位会出现内膜撕裂。事实上,10%~20% 的急性主动脉夹层的患者存在血管壁内血肿,提示这可能是夹层的起因[11]。穿通性动脉粥样硬化性溃疡曾被认为是某些病例内膜撕裂的原因,因此,许多中心将升主动脉穿通性溃疡按照夹层的处理方式来治疗[12]。虽然这确实在某些患者中出现,但所有主动脉夹层均起因于穿通性溃疡这一机制的支持者逐渐减少。胸主动脉粥样硬化导致穿透性溃疡发生的模式以及主动脉夹层发生的概率也不支持这一理论。

主动脉夹层没有确定的单一的病因,目前的研究确定了以下几种可损伤动脉壁导致夹层的危险因子(表 47-2)。其中包

表 47-2　A 型与 B 型胸主动脉夹层的危险因素

高血压

结缔组织病

埃勒斯-当洛斯综合征

马方综合征

特纳综合征

主动脉囊性中层病变

大动脉炎

医源性

动脉粥样硬化

胸主动脉瘤

主动脉瓣二瓣化畸形

外伤

药物

主动脉缩窄

血容量增加(妊娠)

先天性主动脉瓣狭窄

多囊肾

嗜铬细胞瘤

希恩综合征

库欣综合征

括直接作用于动脉壁的机械压力(如高血压、高容量、动脉血流紊乱),以及影响动脉壁结构的因素(如结缔组织异常、直接化学性破坏)。高血压是与夹层发病关系最密切的机械因素,超过75%的主动脉夹层病例合并有高血压[8]。尽管增高的张力对动脉壁的作用是直接的,但是高血压引起夹层的确切机制尚不清楚。同样,高血容量、高心排出量和异常的激素环境肯定会增加妊娠期夹层的发病率,但其机制也不清楚。动脉粥样硬化本身并不是主动脉夹层的危险因子,除了同时存在动脉瘤或动脉粥样硬化性溃疡。动脉内膜医源性损伤也会导致夹层。介入导管手术、体外循环时主动脉根部和股动脉插管、置主动脉阻断钳、在主动脉上的外科操作(主动脉瓣置换术和冠状动脉旁路移植术)、主动脉内球囊反搏等均有报道可引起夹层。外伤性主动脉横断很少形成广泛的夹层,而是形成另外一种不同形式的主动脉夹层。其部位多局限在主动脉峡部,除了具有引起破裂的风险外,还会因内膜和中层环状撕脱造成主动脉狭窄,即假性主动脉缩窄(图47-2)。

一旦在主动脉中层形成分裂层,由动脉内膜及部分中层组成的内膜片将漂浮于管腔,原发破口通常超过动脉周径的50%。原发破口累及动脉全周呈套筒样剥脱的情况较少见,如果出现,往往意味着预后较差。A型夹层的原发破口通常位于升主动脉的右前方,其延展路径在某种程度上是有某种规律的,通常螺旋式通过主动脉弓,进入降主动脉和腹主动脉的左后侧方。主动脉夹层也可逆行进展,累及冠状动脉开口,这种情况约占全部夹层的11%[11]。急性夹层80%的死因是心肌缺血和夹层破入心包腔。通常远端的假腔通过夹层片上一个或多个破口与真腔交通。约4%~12%病例的假腔远端为盲端,这种情况下假腔内的血液会形成血栓。假腔也可能穿透外膜引起破裂死亡。不管假腔和真腔有无交通,动脉分支的灌注都可能被夹层所累及,引起内脏器官缺血(图47-3)。如果上述急性期的并发病变能够避免,由部分中层和外膜所组成的薄弱的外层动脉壁将随时间而扩张,最终形成动脉瘤。这种远期并发症是大多数各型慢性夹层需要手术的原因。

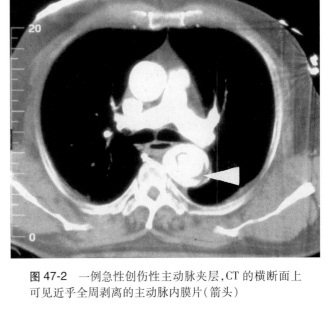

图 47-2 一例急性创伤性主动脉夹层,CT 的横断面上可见近乎全周剥离的主动脉内膜片(箭头)

主动脉壁的张力强度主要由外膜提供,极少部分来自主动脉中层。主动脉中层由环形排列的平滑肌和嵌插在其中的结缔组织蛋白构成,结缔组织蛋白包括平滑肌周围基质中的胶原蛋白、弹力蛋白及原纤蛋白。中层结构异常与主动脉夹层有关,如马方综合征和埃勒斯-当洛斯(Ehlers-Danlos)综合征等结缔组织病。马方综合征是常染色体显性遗传病,是由于位于15号染色体长臂的原纤蛋白-1 基因(FBN1)发生点突变,导致中层构成异常。该病在新生儿中发病率大约为1/5 000[13]。但是,这种疾病并不是完全基因表达型,25%可能是散发性的,其中未见原纤蛋白结构异常。Ⅳ型埃勒斯-当洛斯综合征是由Ⅲ型胶原纤维 proα1(Ⅲ)链合成缺陷导致的结缔组织病,发病率为1/5 000[14]。值得注意的是,在一些家族聚集性主动脉夹层患者中并未查到生化或遗传学异常[7]。

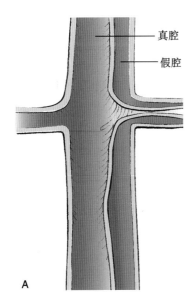

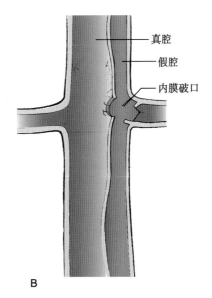

图 47-3 主动脉夹层示意图。A. 内膜片完整时真腔受压导致分支动脉灌注不良。B. 内膜片有破口时有时可以恢复分支动脉的灌注

临床表现

症状和体征

急性主动脉夹层患者约有 40%于发病时即刻死亡。发病后能够存活下来的患者一般通过药物治疗能够使病情稳定。对这部分患者来说,后续的干预治疗可改变主动脉夹层的自然病程。临床结果最终取决于夹层的类型、发病时间、患者相关的因素及提供治疗的单位的医疗质量和医生的诊疗经验。

对于病情平稳的患者,如果怀疑患有主动脉夹层,最初的评估包括详细的病史及查体,应着重发现那些能帮助明确诊断的症状及体征。约 30%诊断为急性主动脉夹层的患者最初被误诊为其他疾病,因此需要医生对与本病相关临床表现高度警惕。大多数主动脉夹层患者有剧烈的、不能缓解的胸痛,此类疼痛的患者必须要考虑有主动脉夹层的可能性。这种疼痛通常是患者以往没有经历过的,常会引发焦虑。升主动脉夹层的疼痛通常位于胸骨中部,降主动脉夹层的疼痛多位于肩胛间区(表 47-1)。疼痛最剧烈的部位随着夹层正向或逆向扩展发生改变,这种"迁移性疼痛"应该会引起临床的高度警惕。疼痛的性质常描述为"撕裂样"或"撕脱样"。发病时,疼痛程度极强而且持续。不伴发疼痛的主动脉夹层也有报道,这类情况通常发生在有动脉瘤的患者。这种情况下,新发夹层的疼痛与原有的动脉瘤的慢性疼痛不易区分。部分患者还会出现与脑、四肢及内脏灌注不良相关的症状和体征。在最初的不典型疼痛症状后,这些缺血引发的临床表现可能会混淆对主动脉夹层的诊断。

既往史中如原发性高血压、主动脉瘤、家族性结缔组织疾病等危险因素有助于确立诊断。违禁药物的使用也逐渐成为有助于早期诊断的重要易患因素。主动脉夹层引起的胸痛的鉴别诊断有心肌缺血、主动脉瘤、急性主动脉瓣反流、心包炎、肺栓塞、骨骼肌系统疼痛。相关的病例需要考虑到主动脉夹层的可能性,因为不同的治疗方法(如急性心肌梗死的溶栓治疗)将影响到急性主动脉夹层患者的生存率。

急性主动脉夹层患者表现出病态面容,心动过速常伴随着血压增高,系由基础血压过高以及因疼痛及焦虑引起儿茶酚胺水平增高所致。低血压和心动过速常出现在主动脉破裂、心脏压塞、急性主动脉瓣反流,以及因累及冠状动脉开口引起的急性心肌缺血。少数的急性主动脉夹层患者有外周血管征异常,不同的外周血管征能帮助判断主动脉夹层的类型。上肢动脉搏动消失提示夹层累及升主动脉,下肢动脉搏动消失提示夹层累及降主动脉。随着主动脉夹层剥离范围的进展或血流通过继发破口由假腔进入真腔,外周血管征的表现也会改变。心脏听诊有舒张期杂音提示伴有急性期主动脉瓣反流,第三心音出现提示左心室容量超负荷。检查发现颈静脉怒张和奇脉提示心脏压塞。对任何不稳定的患者应注意识别这些征象,确立正确的诊断及治疗方案。单侧呼吸音消失,通常为左侧,提示主动脉渗出或主动脉破裂引起的血胸。另外胸腔积液也可能是由于主动脉夹层相关的胸膜炎症所引起。在治疗前,这些病变需要进一步的评估。

全面的中枢和外周神经系统检查非常关键,因为有 40%的急性 A 型夹层会有神经系统的异常。累及头臂血管影响脑灌注会出现短暂的晕厥或脑卒中。晕厥也可能是夹层破入心包所引起,通常提示预后不佳。脑血流灌注的恢复对脑卒中并不能起到有效治疗作用,反而可能会引起出血和脑死亡,即便如此,此类患者仍具备手术指征。令人欣慰的是急性 A 型夹层合并脑卒中的发生率小于 5%。肋间动脉和腰动脉灌注不良会引起脊髓缺血和截瘫。缺血引起的外周神经功能障碍与脊髓灌注不良引起的临床表现相似,在工作中应仔细鉴别,因为这些患者通常恢复外周神经的血流灌注后症状会得到改善。急性主动脉夹层还会因局部压迫引起上腔静脉综合征、声带麻痹、呕血、Horner 综合征、咯血、气道受压等表现。

从冠状动脉开口到主动脉的各个分叉血管均可能发生灌注不良,而且因受累分支血管灌注不良引起的症状可能成为某些夹层患者的主要临床表现。尽管绝大多数尸检结果没有发现患者内脏灌注不良的证据,但是在临床工作中,主动脉夹层患者合并至少一个器官低灌注的情况并不少见(表 47-3)[15]。大多数病例中,主动脉分支血管阻塞的机制是由于假腔对真腔的压迫。分支血管的内膜开口有时也会从完全脱离主动脉真腔,由假腔不同程度地为相应器官进行血流灌注。

慢性主动脉夹层通常无明显临床症状。绝大多数患者有主动脉瘤病变基础,这类疾病通常是在度过一段无症状的急性期后偶然被发现。其中部分慢性主动脉夹层患者需要手术治疗,通常手术治疗的原因是由于夹层累及的主动脉节段出现瘤样扩张。慢性主动脉夹层的症状主要包括间断性胸部钝痛,严重者可出现因巨大动脉瘤或快速扩张的动脉瘤压迫胸廓引起剧烈的骨痛。慢性主动脉 A 型夹层合并主动脉瓣反流的患者可出现乏力、呼吸困难、胸痛等典型的充血性心力衰竭的症状。少数情况下,慢性主动脉夹层因为重要的肋间动脉血流受阻或主动脉远端假腔血栓化导致下肢无力或截瘫。通常慢性夹层的患者较少出现器官灌注不良的表现,可能是由于慢性主动脉夹层真假腔之间的交通良好。

诊断学

常规的诊断检查包括血液检查、胸部 X 线、心电图等,但这些检查不足以对急性主动脉夹层确诊。心电图大部分无缺血性改变,仅 20%的急性 A 型夹层患者有心电图缺血性改变。大约 1/3 冠状动脉开口受累的主动脉夹层患者会出现心电图非

表 47-3 急性主动脉 A 型与 B 型夹层脏器灌注不良的常见部位

血管系统	发生率(%)
肾	23~75
四肢	25~60
肠	10~20
冠脉	5~11
脑	3~13
脊髓	2~9

特异性复极化异常。对于合并长期高血压的患者,心电图可以提示左心室肥厚。60%~90%的急性主动脉夹层患者会有胸部 X 线片(简称胸片)异常(图 47-4)。虽然大多数主动脉夹层患者胸片表现可能有一处或几处异常,但是完全正常的胸片表现并不能排除主动脉夹层诊断。血液标本化验包括血常规、电解质、肌酐、心肌酶谱、血型等筛查项目。一般这些血液检查在初期检查中变化并不显著。通常主动脉夹层患者仅有轻度的白细胞增高。由于部分血流被分割于假腔或因为溶血,患者可出现贫血。患者合并脏器灌注不良的情况下,肝功能、肌酐、肌红蛋白、乳酸等的水平会出现异常。

影像学检查

　　影像学检查对于明确急性主动脉夹层解剖学特点是必须的,这与临床诊断是否已明确或病情危急程度并无关系。影像学检查要求快速完成并且要最大限度地减轻患者痛苦。目前用于急性主动脉夹层的诊断方法中有两种影像学检查方法符合上述要求:即计算机体层成像(computed tomography,CT)和超声。磁共振成像(magnetic resonance imaging,MRI)和主动脉造影、血管内超声也可以用于急性主动脉夹层的诊断,但因为种种原因只可作为二线诊断方式。针对具体的临床情况选择最合适的检查方式前,应当考虑每种影像学检查方法有不同的优点、缺点和可靠性(表 47-4)。每种检查可提供独特的信息,包括原发破口及继发破口的位置、假腔内有无血流或血栓、主动脉瓣的情况、有无心肌缺血及其性质、头臂血管和动脉分支受累的情况。能够为手术计划和后继治疗提供特殊针对性数据的影像检查方式才是最适合于患者的。在最近的一篇综述中,正确诊断急性主动脉夹层平均需 1.8 项影像学检查[9]。

　　随着螺旋 CT 的广泛应用,其已经成为诊断急性主动脉夹层最常用的检查。由于这项检查需要静脉注射造影剂,导致其可能在某些临床情况下应用受限,但螺旋 CT 可以为大多数医生提供所熟悉的图像资料,并且有很高的敏感性和特异性。这项检查可以快速完成,符合急性夹层的早期处理的要求。胸腔

表 47-4　主动脉夹层各种影像学诊断方法的敏感性与特异性

方法	敏感度(%)	特异度(%)
血管造影	80~90	88~93
CT	90~100	90~100
血管内超声超声	94~100	97~100
经胸超声	60~80	80~96
经食管超声	90~99	85~98
磁共振	98~100	98~100

和心包腔等结构也能被清楚地显示。当显示为动脉相时,还可以评价动脉分支血管:评价头臂动脉受累情况的准确度可达到96%。主动脉夹层诊断的确定必须要具备由于主动脉内膜片分隔开而形成的真假腔(图 47-5)。主动脉影像的三维重建不但为诊断提供信息还可为手术方案的制订提供信息。

　　经食管超声心动图(transesophageal echocardiography,TEE)是目前第二位常用的用于诊断急性主动脉夹层的检查。这种检查不需要静脉造影剂或放射线即可提供主动脉的动态图像以指导诊断(图 47-6),因此被广泛应用。TEE 要求操作者有丰富的经验,以保证检查安全和获得需要的图像。TEE 检查在手术室全身麻醉下操作是最安全的,也可在局部麻醉及轻度镇静并且有监护的状态下进行。在检查时让患者处于舒适状态十分重要,因为曾有报道称在超声检查困难的情况下发生了夹层破裂。此外需要完整地检查主动脉全程,以排除急性夹层的诊断。TEE 检查的绝对禁忌证包括食管静脉曲张、狭窄、肿瘤等疾病。胃内充盈或餐后是相对禁忌证。对于绝大多数患者而言这样的检查被视为安全。急性主动脉夹层的诊断标准包括看到一个将主动脉分隔成两个不同的腔的回声层面,且可以重复观察到,能与主动脉周围的心脏结构相鉴别。真腔会在收缩

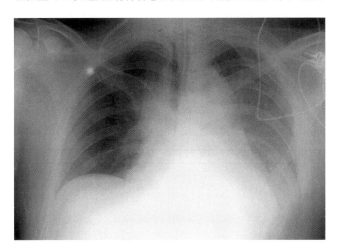

图 47-4　特征性的主动脉 A 型夹层胸部平片:纵隔增宽,器官右侧移位,主动脉结消失,主动脉肺动脉窗模糊,左侧胸腔积液

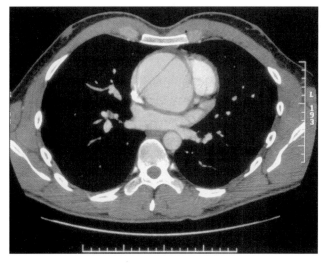

图 47-5　主动脉夹层的 CT 影像显示主动脉 A 型夹层患者升主动脉中段的内膜片

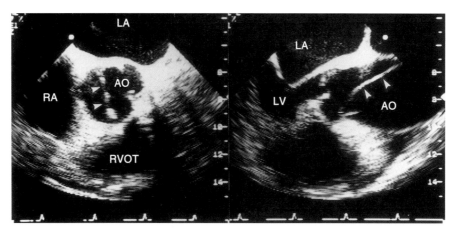

图 47-6　食管超声显示主动脉 A 型夹层内膜片:短轴(左图)与长轴(右图)

期扩张和舒张期受压。通过辨认剥离片远端的破口和借助彩色多普勒观察假腔内的血流,可以发现真假腔的交通。血流消失提示假腔内血栓形成。TEE 还可以提供主动脉瓣和心包腔的高质量的图像。可以直接观察到冠状动脉开口。通过评定左心室节段性的运动状态可以间接判断有无心肌缺血。彩色多普勒可以准确定量评估主动脉瓣反流,可以用于评定合并的瓣膜异常。心包及胸腔也能观察到,所以可以确定有无积液。

经胸超声心动图(transthoracic echocardiography,TTE)能够提供升主动脉及主动脉弓的图像,有助于诊断,但不如经食管超声心动图敏感。因此,虽然经胸超声心动图的图像对诊断很有价值,但不足以确诊。并且患者相关因素如体型、肺气肿及机械通气等也会限制经胸超声心动图对检查部位的评估。如果经胸超声心动图检查评估不佳,还要补充完成经食管超声心动图。因后者能提供整个主动脉更为详细的信息。

主动脉造影最早于 1939 年用于诊断急性主动脉夹层,至今仍被认为是诊断的金标准。主动脉造影是有创检查,需用造影剂使主动脉在多个二维的投影上显影,但是造影剂常有肾毒性。确定主动脉夹层的诊断需要观察到:内膜片、主动脉双腔改变或者由于假腔内血流而受压的真腔(图 47-7)。夹层的间接征象包括分支血管的异常、假腔充盈时内膜轮廓的异常。主动脉造影还可以评价主动脉瓣的反流情况,A 型夹层时也只有这种方法可以进行冠状动脉造影。但一般不推荐冠状动脉造影检查,因为只有 10%~20% 的急性 A 型夹层累及冠状动脉开口,而且在手术时很容易评估。有 25% 的急性主动脉夹层的患者同时患有冠状动脉粥样硬化,即使对于这些患者也应该先修复夹层。在 B 型夹层出现肠系膜缺血或少尿时,或 A 型夹层出现器官灌注障碍时,主动脉造影时还可以借助导管进行介入治疗。主动脉造影会出现假阴性,常发生在当其中一个管腔中血栓形成或真假腔的对比剂的透光度相等时。造影诊断壁内血肿也比较困难,因为没有内膜破口,但是穿透性溃疡则容易被发现。观察这些特殊类型的夹层用 CT 或 MRI 诊断最好(图 47-8、图 47-9)。主动脉造影需要一个熟练的团队完成,这限制了其在急诊状况时的使用。在不同诊疗中心,团队准备时间差异很大,致使主动脉造影的应用比其他可以立即使用的检查方法少。主动脉造影需要经动脉插管,引起的疼痛可能会造成夹层破裂或扩展。

经血管内超声(intravenous ultrasound,IVUS)是一种在导管

基础上的成像手段,它可以提供主动脉夹层患者的动脉壁和内膜片的动态图像。它特别有助于描绘夹层的近端和远端范围,对于主动脉造影难于区分的真腔和假腔的情况也可帮助辨别。高分辨率的图像可以区分正常的三层结构的动脉壁及与假腔相邻的不正常的薄壁。因为动脉壁可以成像,使得主动脉壁内血肿和穿透性溃疡也可以被发现。目前作为一个独立的影像检查方法,它比较耗时,并且要求操作人员技术熟练。正如主动脉造影一样,通常不适用于急性夹层的初始检查。对于初始的影像检查为阴性而临床又高度怀疑夹层的患者,经血管内超声结合动脉造影检查将最有帮助。

磁共振成像(MRI)和新型对比-增强磁共振血管成像(magnetic resonance angiography,MRA)可以提供更优良的图像确诊动脉夹层(图 47-10)。和 CT 检查相比,MRI/MRA 同样可

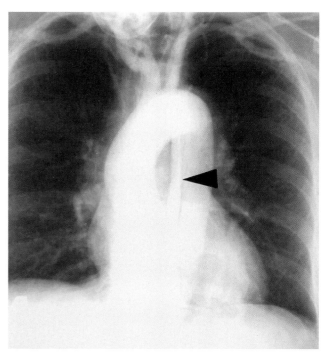

图 47-7　急性主动脉 B 型夹层的造影显示真假腔内不同的造影剂分布,图中可见内膜片(箭头)将真假腔分隔开

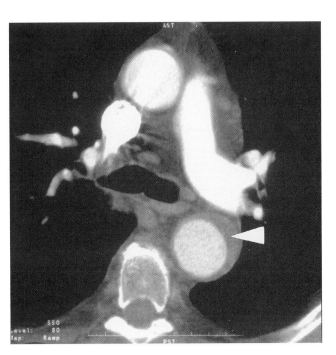

图 47-8　降主动脉壁间血肿（箭头）的 CT 影像

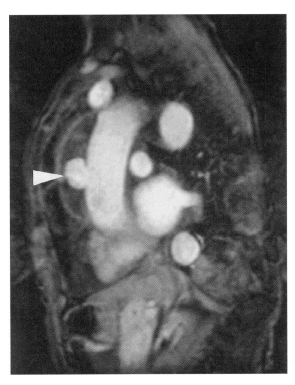

图 47-9　增强 MRI 矢状位像显示升主动脉穿通性溃疡（箭头）

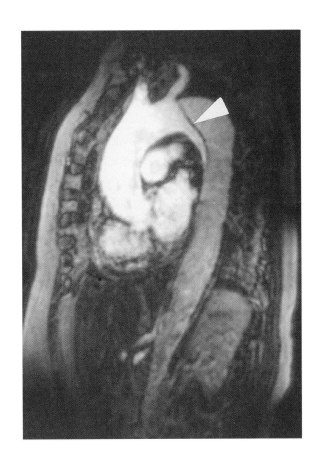

图 47-10　增强 MRI 矢状位像显示慢性主动脉 B 型夹层，主动脉内膜片（箭头）清晰可见，假腔累及胸腹主动脉全程

以提供详细的解剖结构图像,并且不需要放射线。特别对于孕妇来说,MRI 更加适用。夹层表现为内膜片将动脉腔分隔为两个或更多的通道(图 47-11)。与 CT 相似,MRI 能够提供全部

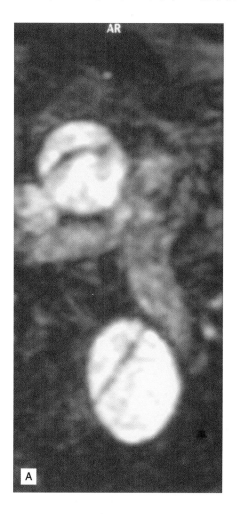

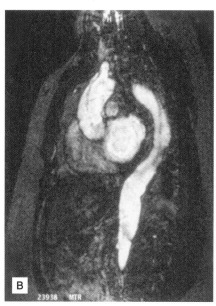

图 47-11　增强 MRI 横断面像。A. 与矢状位像。B. 显示主动脉 A 型夹层

动脉、心包腔、胸腔和详细图像。动态图像还可以用于评价左心室功能、主动脉瓣膜状态、主动脉分支血管及假腔内的血流。然而,磁共振成像并未被广泛应用,并且对于体内存在金属体的情况禁忌应用。MRI 的另一缺点是高达 64% 的检查有伪像,这尤其需要放射学的专家来读片,上述这些原因使磁共振成像不常应用于急性夹层诊断。

诊断策略

评估疑是急性主动脉夹层的患者,首先要从临床角度判断主动脉夹层的可能性以及评价患者的血流动力学稳定性。对于高度怀疑主动脉夹层的患者,如血流动力学不稳定,应立即准备手术。药物治疗应当在考虑此诊断后就开始应用。对于此类患者,我们会在基本监护的基础上进行气管插管、机械通气。然后进行食管超声检查。如果 TEE 检查没有发现急性主动脉夹层,血流动力学状态不稳定的患者应建立保护性气道和有创监测,以便考虑其他诊断并继续复苏抢救。对 TEE 检查阴性但仍然高度怀疑急性夹层的患者,应行 CT 动脉造影(CT arteriography,CTA)(包括经血管超声)。

对于临床表现及血流动力学状况稳定的患者,可以进行更详细的病史询问及物理检查,并可根据特殊的表现选择合适的影像检查。在美国弗吉尼亚大学,所有怀疑有夹层的病情稳定的患者都用 CTA 进行评估,因为这项检查具有灵活性,为制订手术方案提供了有价值的解剖信息。如果夹层是通过其他检查确诊,如 TTE,我们一般术前需要完善胸、腹、盆腔 CTA 以确定患者病情平稳。CTA 可提供详细解剖信息,对手术方式的制订和术后管理很有价值,特别是在腹部灌注不良的情况下。

慢性主动脉夹层的影像学检查主要用于检查病情进展,但是对于有相应的临床症状的患者以及准备进行手术时,影像学检查也是必须的。主动脉夹层的常规性随访可以选择 CT 或 MRI。如果患者肾功能正常,对造影剂不过敏,我们一般选择 CT 检查,因为在急性期主动脉夹层通常是用 CT 进行诊断的,而且 CT 检查较好的分辨率,患者依从性,以及低花费的特点都使其适宜进行疾病的复查。MRI 应用于有肾功能不全的患者的复查以及进行手术前的解剖学判断。对于合并有主动脉瓣反流的慢性主动脉夹层患者,复查时进行 TTE 检查是必要的。它可以提供升主动脉的横断面图像,但生成与既往检查相比有用的图像高度依赖于医师的技能。因此,我们使用超声心动图来随访主动脉关闭不全的患者,同时也获得 CT 图像来评估升主动脉直径。主动脉造影主要用于计划手术的患者。年龄大于 50 岁的患者和有冠状动脉疾病危险因素的患者,手术前需要常规进行冠状动脉造影检查。冠状动脉造影的同时可以进行主动脉造影。当无创造影技术不足时,主动脉造影对确定主动脉分支血管的起源尤其有用,可用于手术计划的制订。(图 47-12)。

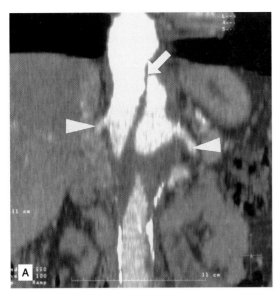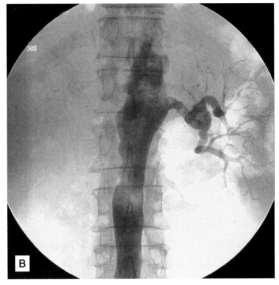

图 47-12　增强 MRI 的冠状位像(A)显示慢性 B 型夹层患者的左右侧肾动脉开口(箭头)被内膜片分隔于真假腔。动脉造影(B)显示左右侧肾动脉分别由真假腔单独供血。上述检查为辅助性,对于决定手术方法有参考价值

急性主动脉 A 型夹层的治疗

自然病程

急性主动脉 A 型夹层的致死率是非常高的。大约 50% 的急性 A 型夹层的患者在发病 48 小时内死亡[16]。传统观念认为,急性 A 型夹层在自然病程下有每小时 1% 的死亡率。然而新的资料显示,某些高风险组应用药物治疗有了不同的预后。有一项研究,28% 的急性夹层患者因为各种原因接受药物治疗,其住院死亡率为 58%[8]。如此高的死亡率提示,存活的急性 A 型夹层的患者应尽快地诊断并尽早治疗。

初期内科处理

急性主动脉 A 型夹层的高死亡率要求对高度可疑的患者在确诊前即应开始治疗。发病急性期,在明确诊断的同时应识别出需要立即进行处理的危险因素进行治疗。根据患者血流动力学稳定程度决定病情评估的地点及是否需行复苏治疗。血流动力学相对稳定的患者可以进行较为详细的诊断和对应处理,而血流动力学不稳定的危重的患者此过程应当在手术室完成。对因失血性休克或心脏压塞而造成的低血压患者,应将患者在复苏与抢救的同时转运进入手术室。对于清醒患者,尽量避免在手术室以外的地方做经食管超声检查或中心静脉置管,患者在这些操作过程中感到的不适会引起血压升高进而可能会使主动脉破裂或夹层进展。然而和主动脉夹层有潜在破裂风险一样,麻醉诱导对于这些患者也是有风险的,这个过程可使夹层患者的负荷加重,进而引起心包积血、低血压。因此在手术室应准备好紧急心包切开减压的器械和/或体外循环机。

对于血流动力学稳定的患者,要检测双上肢与双下肢的血压。夹层可双向扩展,但是向近端的扩展会迅速影响血流动力

学的稳定性。通常急性主动脉夹层患者控制性降压的目的有两部分[4]。首先收缩压下降可以降低动脉壁的张力,减少破裂的可能性;另外减少动脉血压上升的速率可以减少动脉壁的剪切力,降低夹层进展的可能性,被称为抗冲击治疗。为达到上述目的,可用药物将收缩压控制在 90~110mmHg,心率低于 60 次/min。

控制疼痛可以减少儿茶酚胺的释放与降低夹层破裂的机会。药物治疗首先应当使用麻醉镇痛剂。控制血管冲击力常用的药物有 β 受体拮抗剂和外周血管扩张剂。应当首先应用 β 受体拮抗剂如艾司洛尔,因为其减慢心率的效应会受到血管扩张剂降低血压效应的抵消,而且血管扩张剂会增加每搏输出量和主动脉剪应力。一般应用短效 β 受体拮抗剂控制心率至 60 次/min 以下。使用 β 受体拮抗剂后,可使用硝普钠等血管扩张剂以进一步控制血压。硝普钠是一种直接的动脉扩张剂,起效快,持续时间短,这使得它成为一种理想的快速控制血压的药物。当硝普钠单独使用时,主动脉收缩压上升的速率会增大,加用艾司洛尔可降低心肌的收缩力和减慢心率。避免使用负荷量的艾司洛尔和硝普钠,以免引起低血压。在亚急性期,还可选用其他的 β 受体拮抗剂如:普萘洛尔、美托洛尔以及混合性 α、β 受体拮抗剂拉贝洛尔。另外对那些对 β₁ 受体拮抗剂有禁忌证的患者,可以用尼卡地平等钙通道拮抗剂,也可达到控制血压且不影响心脏功能。

手术指征

急性 A 型夹层的手术目的是恢复真腔血流并且防止主动脉夹层出现灾难性事件,如:主动脉破入心包或胸膜腔,撕裂并堵塞冠状动脉开口,累及主动脉瓣导致主动脉瓣关闭不全。除了高危患者之外,只要累及升主动脉,就有手术的指征(表 47-5)。如何判断高危患者及高危因素是一个临床难点。比如,患者的年龄通常不被认为是手术的绝对禁忌证。然而大于 80 岁的急性 A 型夹层患者的手术治疗效果较差。患者就诊时的神

表 47-5 急慢性主动脉 A 型与 B 型夹层的手术指征

夹层类型	指征
急性	
A 型	确诊即有指征
B 型	内科药物治疗无效(持续疼痛,持续高血压)
	主动脉直径进行性扩张
	主动脉夹层剥离范围扩展
	急性主动脉破裂或先兆破裂
	脏器灌注不良
慢性	急性主动脉破裂或先兆破裂
	主动脉夹层引发症状(心衰,心绞痛,主动脉瓣反流,卒中,疼痛)
	脏器灌注不良
	主动脉瘤样扩张直径 ≥ 5.5cm(A 型),≥ 6.5cm(B 型)
	主动脉直径扩张速度>1cm/年

经系统状况也会影响手术治疗的决定。尽管多数人认为反应迟钝和昏睡状态的患者很少能从手术中获益,但是就诊时有卒中或偏瘫等并发症的患者不是手术治疗的禁忌证。此外,我们应该认识到主动脉夹层手术修复术很少能够改善神经系统症状,甚至有可能导致症状进一步加重。远段广泛受累或假腔内已形成血栓的患者仍应该手术治疗,如未接受治疗仍可能发生致死性的并发症。同样的,亚急性 A 型夹层的患者(即发病 2 周后的患者)也需要手术治疗。Scholl 等研究表明,这些患者没有发生夹层早期的并发症,可以安全地行择期手术,而不需急症手术[17]。

急性 A 型主动脉夹层外科手术治疗中重点关注的事项包括:主动脉修复的范围,体外循环的建立,体温的管理,脑保护,心肌保护,主动脉瓣反流的处理,以及术中、术后终末器官的灌注。关于体外循环的建立、脑保护及体温的管理等技术问题在以下将进一步讨论。任何手术中一个重要的关注点就是识别和纠正终末器官灌注不良。如果患者出现腹部疼痛、压痛及乳酸酸中毒,在升主动脉修复前或修复后需行介入腔内治疗,如开窗或肠系膜动脉支架置入术。

麻醉和监护

主动脉夹层手术的麻醉是以麻醉镇痛药为基础,辅助以吸入药物维持。经胸骨正中切口的手术应用单腔气管插管,左侧开胸虽然没有规定一定要使用双腔气管插管,但使用双腔气管插管还是会有帮助。监测途径包括经中心静脉留置的肺动脉导管和根据不同手术方式留置的一根或多根动脉血压监测通路。必须为所有可能出现的情况做准备,最重要的是为可能出现的低体温停循环做准备。动脉血压监测的通路应根据夹层的解剖位置和术中插管的方法进行调整。单侧或双侧桡动脉和至少一侧股动脉测压是必须的,以确保全身的血供。如果术中计划应用右侧腋动脉或无名动脉进行顺行性脑灌注,经右侧

动脉通路置管测压对于监测脑灌注是很有帮助的。所有患者都应留置经食管超声的探头。通过留置在膀胱的 Foley 导尿管和食管的鼻咽探头监测体温。备皮应包括腋窝及股动脉区,以便提供所有可能的插管途径。

神经功能监测是可行的,但即使是对于择期手术的病例,其应用仍然是有争议的。颅脑和脊髓监护的支持者认为这些监测手段可以在神经细胞发生不可逆损伤之前发现早期损伤[18]。而反对者认为,该监测技术处于学习曲线阶段,而且在监护仪发现缺血性神经改变时,损伤已经产生了。最佳的监测方法取决于夹层的位置和血流控制的相关细节。升主动脉和主动脉弓范围内的操作会影响颅脑的灌注。在这种情况下,目前采用经颅多普勒(transcranial Doppler,TCD)和近红外光谱(near-infrared spectroscopy,NIRS)进行监测。术中 TCD 可用于观察插管异位和记录逆向灌注的调整情况[19]。而反对者认为由于脑血流基线流速较缓,颞骨较厚,所以难以实现 TCD 的术中应用。持续非创伤性 NIRS 可以用于监测术中脑组织氧供,作为血供的标志物。尽管 NIRS 在主动脉夹层中的应用价值仍不清楚,但是支持者根据颈动脉内膜剥脱和冠脉搭桥手术的研究结果外推其在夹层手术中的作用。NIRS 可以用于监测术中局部氧供的变化,这在手术体温正常期至关重要[18]。躯体感觉诱发电位(somatosensory evoked potentials,SSEP)的作用也有争论,可能用于发现外周神经至脑神经任何位置的神经损伤。这项监测甚至可以先于脑电图发现低体温停循环时的脑缺血[20]。SSEP 也可发现脊髓缺血,并确认需要再植的血管。几家中心的回顾性研究显示,应用 SSEP 后,术中和术后患者截瘫率降低[21]。神经功能监测作为一种新生的技术,对于有经验的操作者可能有效。

止血

由于夹层患者主动脉壁组织脆弱以及出血或低体温导致凝血功能障碍,主动脉夹层手术常会有大量的出血。严格的血液保护是手术中很重要的一方面,应至少准备一个血液回收装置。一旦手术开始,就应将备好的红细胞、血小板、新鲜冰冻血浆取至手术室。患者手术前状态引起的凝血功能障碍、体外循环、深低温停循环都会造成大量的出血。可应用抗纤溶药物辅助止血。患者常需要输入新鲜冰冻血浆、血小板甚至冷沉淀物。当全身性凝血紊乱矫正后,纤维蛋白胶和止血材料如可吸收止血纱布也有用。

体外循环

主动脉 A 型夹层的插管要考虑到夹层的解剖与手术的范围。最为重要的是确保灌注血流进入真腔以保证良好的终末器官灌注。特殊情况下,患者需要多处插管以满足全身充足的血供。插管部位的选择需要考虑到手术者的经验以及夹层的解剖特点。

静脉插管通常使用二级静脉管道,经右心房插管。如在停循环时进行脑逆行灌注,需要行双腔静脉插管。对于合并主动脉瓣关闭不全的患者,需要留置左心引流管,经右上肺静脉可以很方便地放置,偶尔也经左室心尖部放置。心脏停搏液可以经冠状静脉窦置管逆行灌注,也可经没有发生夹层的冠状动脉口直接灌注。

动脉插管需要更加详细周密的考虑。右侧腋动脉、股动脉和升主动脉插管是最常用的通路。应根据手术的目的、患者特

殊的解剖关系以及可能出现器官灌注不良的证据等综合考虑,选择最合适的动脉插管位置。

　　在过去,股动脉是 A 型主动脉夹层常用的动脉插管部位。关于哪一侧股动脉最适合插管还有争议。但是只要灌注能进入真腔,选择哪一侧最好不是重点。来自弗吉尼亚大学的报道表明,在超声心动图引导下在夹层累及的升主动脉上插管也是安全的[22]。这一操作需要行降主动脉超声检查以证实真腔的位置。然后应用 Seldinger 血管穿刺技术,经皮穿刺将插管放置到合适的位置。应避免在明确有血肿的位置插管。插管后必须用超声检查证实足够的灌注血流进入真腔。经心尖部插管可作为紧急情况下的预案,插管经主动脉瓣进入真腔,但也需要检查证实真腔灌注。无论是通过夹层部位升主动脉插管还是通过心尖部插管,大多数患者在夹层修复后均可改为通过人工血管插管。

　　近年来,许多中心在行夹层修复术时更多选择右侧腋动脉插管,并将右侧腋动脉作为插管的首选位置[23]。在选择性脑灌注时,右侧腋动脉可直接将灌注血流送入右侧颈动脉。该技术可直接在腋动脉上插管,也可缝合一根人工血管进行插管。但是腋动脉直接插管可能会引起更多的并发症,包括形成夹层、臂丛神经损伤以及上肢缺血。对于夹层累及腋动脉、右侧颈总动脉或无名动脉的患者,腋动脉插管不是最佳的选择。

　　无论插管部位如何选择,手术医生都必须要保证全身各器官的良好灌注。如果发现有器官灌注欠佳或者降温过程异常的现象,要及时追加动脉插管。要常规进行检查来确保颈动脉与降主动脉灌注的效果,避免脏器灌注障碍发生。

脑保护

　　主动脉 A 型夹层手术涉及弓部修复时会打乱头臂血管的血流,在停循环期影响脑部的血供。这期间的脑保护措施对于神经系统的转归很重要。脑保护主要通过深低温辅助以多种形式的脑保护方法。单纯低体温是最早应用于主动脉弓部手术的脑保护方法,对于短时间的手术操作,目前仍是有效的方法之一。降温的终点有两种方法可以选择:目标温度或脑电图电波静止。

　　文献中报道的目标温度各有不同,约 14~32℃。随着温度的降低,脑缺血耐受能力提高。但是应当注意,低于 14℃时,会出现非缺血性脑损伤,因此应当避免。大多数研究表明深低温时可以提供 20 分钟的安全脑缺血时限。随着停循环时间的延长,脑并发症的概率也会随之增加[24]。支持直接深低温停循环的人认为,在选择的患者中,较长时间的停循环可以安全使用,而不会有显著的不良认知结果,但深低温停循环的时间应当尽可能短[25]。

　　在深低温停循环的情况下,可以低温的程度来估计代谢的状态,但是测量鼻咽和鼓室的温度并不能精确的评估脑的温度,并且温度也不能直接反应神经系统的活动度。正因为这个原因,一些小组用脑电图描记的脑电静止来决定合适的温度和灌注。通过降温使患者脑电静止,维持 5 分钟后,可以开始停循环过程,通常这时的温度在 15~22℃。宾夕法尼亚大学的经验是通过 45 分钟的降温过程可以使 90% 的患者出现脑电静默,而术后的卒中发生率小于 5%[26]。在没有脑电监测的情况下,降温 45 分钟是多数患者获得脑保护的理想时间。降温过程中的脑电监测在理论上是可行的,但是对于主动脉夹层患者,这种方法在实际应用中并不容易完成。我们一般降温 45 分钟使目标温度达 18~21℃。

　　另一种脑保护的技术是在停循环期间持续性脑灌注,特别适用于停循环时间超过 20 分钟的手术。随着脑灌注技术的应用,一些团队在夹层修复手术中将目标温度设定为中度低温(24~28℃)[27]。脑血流灌注可以顺行也可以逆行。逆行性脑灌注技术依赖于静脉插管。如果为双腔静脉插管,在上腔静脉近端置一条止血带,通过上腔静脉管逆向的血流灌注非常简单和有效。二级静脉插管时,需要缝一个荷包,通过荷包在上腔静脉内留置一根逆行的"冠状静脉窦"导管。逆行脑灌注的好处是可以清除头臂血管内动脉粥样硬化斑块物质及气体。灌流速度以保持上腔静脉压在 15~25mmHg 最理想。

　　选择性顺行脑灌注近年来开始流行,特别是在手术中弓部需要广泛处理的时候。术中应用阻断钳阻断无名动脉根部,右侧腋动脉或无名动脉插管,通过右侧颈动脉进行脑灌注。这个过程在主动脉弓切开后即可实施,将无名动脉和左颈总动脉分别环绕血管止血带,并分别置入逆行冠状静脉窦导管。将左锁骨下动脉阻断后,在理想的停循环温度,逐渐增加流量以达到灌注压在 50~70mmHg。这些插管在头臂血管与人工血管吻合快完成后拔出,这时可以恢复体外循环。

　　通过体外循环降温的过程中,保持灌流液温度与患者体温的最大温差小于 10℃ 最为理想。用冰帽包裹头部以保持脑的低温。为了确保最大的脑保护,维持目标温度 5 分钟后再启动停循环。与前者类似,在目标低温下恢复全身血供 5 分钟后再启动复温过程。复温太早会加剧神经系统损伤。同样复温过程中灌流液温度与患者体温温差不要超过 10℃,全身复温到至少 37℃。因为复温停止和脱离体外循环后,中心体温会有轻度的下降。

　　有学者认为辅助用药可以降低代谢率并减少损伤。很多医生选用甲泼尼龙,而降温过程中巴比妥也很少应用。甲泼尼龙应早期应用,以便于激素作用于细胞核。也有人在停跳期间使用利多卡因和镁剂以稳定神经细胞膜电位。应用呋塞米和甘露醇加强利尿和促进停循环后自由基的清除。但是所有这些技术的结果还没有被完全证实。

手术技术

　　通过胸骨正中切口可以显露升主动脉及近端主动脉弓,该切口可以向锁骨上、颈部及向下延长以显露头臂血管或降主动脉。当夹层累及远端主动脉弓时,辨别和保护好左迷走神经及其喉返神经分支和左膈神经。如果 A 型夹层累及弓部(30%)或不清楚是否累及弓部,最好采用远端开放吻合技术置换升主动脉。远端开放吻合技术需要钳夹中段升主动脉,通过顺行和/或逆行灌注心脏停搏液使心脏停搏。然后切开阻断钳近端发生夹层的升主动脉。这时可以评估并手术修复主动脉瓣,并继续全身降温。如果夹层没有累及到主动脉根部,在窦管交界远端 5~10mm 处横断主动脉。如果夹层累及窦管交界,用一条或两条 Teflon 毡片夹住剥离的动脉壁,以 3-0 或 4-0 Prolene 线将其重新缝合在一起,重建近端主动脉。Safi 等比较间断带垫片的水平褥式缝合法与三明治毡片法[28]。根据他们的经验,前一种技术更加稳固并减少以后发生主动脉狭窄的可能性。宾夕法尼亚大学已经将毛毡作为一种新介质来进行主动脉重建,为将人工血管缝合到原本脆弱的主动脉组织上提供了一个稳定的平台[26,29]。

　　当温度降到 18~20℃ 时，可以中断灌注，开始短时间的停循环。无论应用顺行性还是逆行性脑灌注，此时开始选择性脑灌注。移开主动脉阻断钳，检查主动脉弓的内膜，然后根据情况做相应的修复(图 47-13)。如果内膜是完整的，可以直接行远端吻合口吻合。并在人工血管上插管、排气、上阻断钳、恢复体外循环、全身复温。如果主动脉弓的内膜已累及，可以行半弓重建(图 47-14)。我们发现只有很少情况下急性夹层需要切除全部主动脉弓。如果需要做复杂的主动脉根部手术，用一根人工血管修复主动脉根部，另一根人工血管行远端主动脉吻合，然后将两根人工血管测量、剪切、吻合，这样可以保证替换的主动脉有合适的长度和角度。

　　如果升主动脉不能上阻断钳，患者可以降温至 18~21℃，然后停循环。这种情况下应先修补远端主动脉。然后在人工血管上插管，近端上阻断钳，恢复体外循环全身复温。与逆行灌注相比，在人工血管上插管顺行全身灌注和复温，对神经系统的保护更好，所以应尽可能采用此法。在复温的过程中可以进行近端升主动脉的修复。由于没有上阻断钳，全身降温时左心必须充分引流，以防出现心室颤动导致心室扩张和引起不可逆的心肌损害。

　　当夹层局限在升主动脉或头臂血管近端的主动脉弓时，可以选择远段开放的技术。通过远端主动脉弓或右锁骨下动脉插管顺行动脉灌注，传统的经股动脉插管逆行灌注也能取得较为满意的结果。主动脉阻断钳紧贴无名动脉近端呈切线方向进行阻断。切除升主动脉连同部分主动脉弓的下壁。如果需要，主动脉阻断钳近端剥离的动脉壁可以先修补，再用合适口径、斜面的人工血管置换升主动脉。然后再行近端的重建和吻合。整个手术过程不需要深低温停循环。

　　单独的主动脉弓夹层少见，分类属于 A 型夹层。需要在内膜破裂的地方切除主动脉弓并予以置换。头臂血管的外科处理方法取决于相邻部位的内膜的完整性。如果完整，可将三支头臂血管以 Carrel 补片的形式重新移植到人工血管上(图 47-15)。如果夹层累及到分支血管，各分支需要分别修剪并移植到置换主动脉弓的人工血管上(图 47-16)。

　　主动脉根部夹层通常不侵犯冠状动脉开口的内膜。因此在主动脉窦管交界处置换升主动脉足以修复主动脉根部夹层，并且不影响冠状动脉的血流。如果冠状动脉开口处内膜微小剥离，需要用 5-0 或 6-0 的 Prolene 线修补。如果冠状动脉开口部位发生全周剥离，则需要行主动脉根部置换术，术中应该将冠状动脉开口部位的主动脉壁像纽扣状切下，用 5-0 的 Prolene 线、胶或两者合用修补夹层。然后将冠状动脉纽扣重新移植到人工血管上，或移植到另外一根 8mm 人工血管的两端作为 Cabrol 修补的一部分(图 47-17)。冠状动脉旁路移植术只用于冠状动脉开口无法修补时，并作为最后的选择。

　　75% 的急性 A 型夹层患者合并有主动脉瓣关闭不全。幸运的是，这些患者中 85% 都能成功保留自体的瓣膜。大多数患者主动脉瓣关闭不全的机制是缺少瓣叶交界处的支持。在窦管交界处用带垫片的 4-0 Prolene 线重新复位固定瓣叶交界(图 47-18)。然后用 3-0 Prolene 线及一条或两条 Teflon 毡片修补剥离的主动脉根部；缝合修复窦管交界前在剥离的动脉壁之间使用生物胶，可以加固修复和重构 Valsalva 窦。保留主动脉瓣的手术需要在术中做经食管超声检查以评价术后的瓣膜情况。少于中量的主动脉瓣的反流可以接受。除了交界悬吊法，还有保留主动脉瓣的主动脉根部置换法治疗急性 A 型夹层，但只有早期经验，患者数量也不多。有关该技术的详细介绍在慢性 A 型夹层的手术治疗一节。

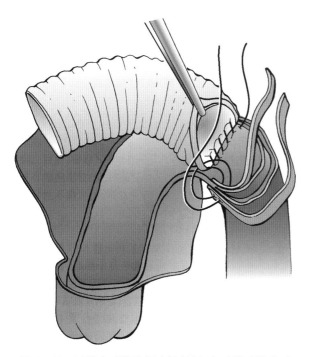

图 47-13　远端主动脉的假腔被封闭，主动脉壁缝合时内外衬垫毡片

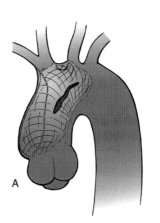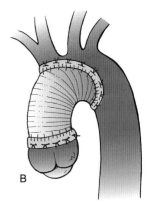

图 47-14　A. 主动脉 A 型夹层累及近端主动脉弓。B. 升主动脉与受累及的主动脉弓进行置换，远端主动脉切口衬垫毡条后进行缝合

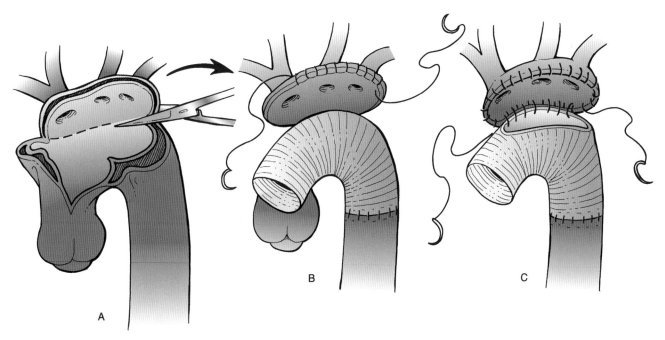

图 47-15　头臂血管的开口如果未受累及可以将其共同吻合在人工血管上。A.头臂血管开口被共同剪下。B.夹层累及的边缘用毡片衬垫后连续缝合。C.人工血管上相应位置剪出缺口,再将头臂血管开口原位吻合

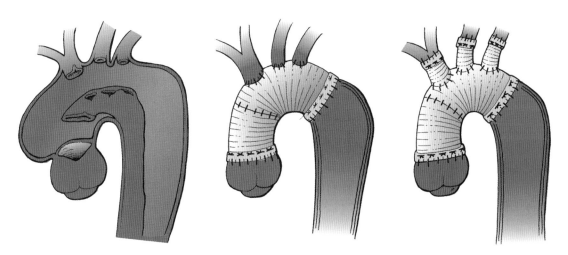

图 47-16　头臂血管开口分别自夹层假腔内膜片上剪下(左图、中图),如果头臂血管已经受夹层累及,可以使用带有分支的人工血管进行吻合连接(右图)

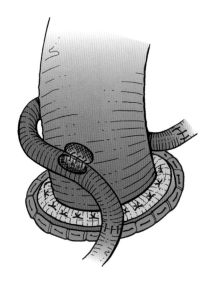

图 47-17　采用 Cabrol 方法吻合冠脉开口。一段长度约60mm 的人工血管的两端与冠脉开口端-端吻合,再将该人工血管与升主动脉人工血管进行侧-侧吻合

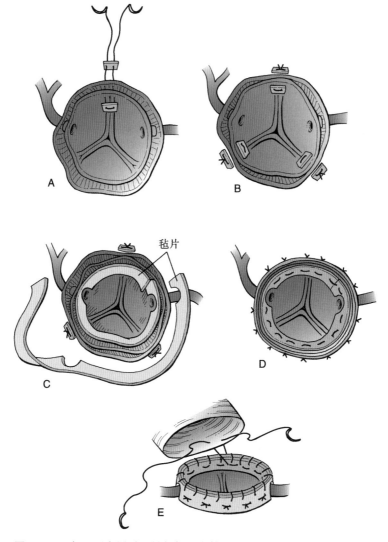

图 47-18 在 A 型夹层时悬吊与保留自体主动脉瓣。A. 用带垫片缝线将剥离的夹层对合。B. 将主动脉瓣交界重新悬吊。C. 宽度约 8~10mm 的毡片条衬垫于吻合口全周的内外侧,同时要避免压迫冠脉开口。D. 毡条的中间为主动脉壁,用水平褥式缝合加固。E. 用人工血管重建升主动脉

如果主动脉瓣不能保留,就需要用带瓣管道或同种血管替换升主动脉及瓣膜。以 2-0 Tycron 缝线水平褥式缝合法将带瓣管道缝合至瓣环上(图 47-19)。再将原先切下并修补过的冠状动脉纽扣用 5-0 的 Prolene 线连续缝合移植于人工血管上(图 47-20)。先移植左冠状动脉纽扣,然后钳夹人工血管并保持一定的张力以确定右冠状动脉纽扣合适的位置和角度。类似的,同种血管也以 2-0 Tycron 缝线水平褥式缝合法移植。但冠状动脉纽扣以下主动脉根部边缘需再用 4-0 Prolene 线连续缝合以防出血。这对年轻女性或有抗凝禁忌证的患者是一个很好的解决方法。Ross 手术(自体肺动脉移植)不适合结缔组织有异常的患者,也不建议用于急性夹层患者。

现在一些医学中心已经应用胸主动脉腔内支架技术进一步修复降主动脉,以减少内脏器官灌注不良,降低远段血管瘤样退变或动脉破裂的风险,降低远段主动脉再手术率[30,31]。这种复合修复技术通常被称作"硬象鼻支架技术",需要在低温停循环的情况下完成。将一根导丝选入真腔,在中下段主动脉

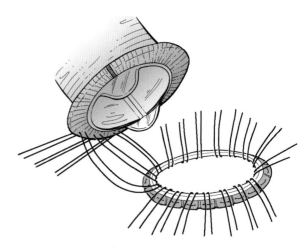

图 47-19 用 2-0 带垫片缝线沿主动脉瓣环外翻缝合将带有 St. Jude 瓣的人工血管缝合于主动脉瓣环上

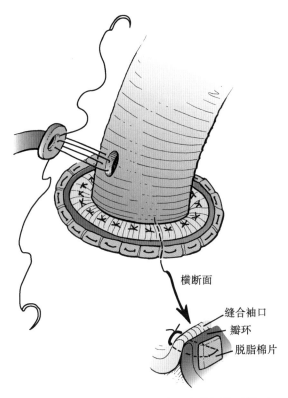

图 47-20　用 5-0 Prolene 线连续缝合使冠状动脉开口以纽扣法吻合于人工血管上

处定位。将一个覆膜支架沿导丝的引导定位于左侧锁骨下动脉远段，然后释放支架。腹膜支架的近端部分直接缝合到主动脉壁上。具有杂交手术室的医疗机构可以在透视检查的引导下释放覆膜支架。也可以行血管造影，并在血管造影下行血管内开窗或周围血管支架置入来纠正远段脏器灌注不良。目前这些技术仍在进展中，还没有被广泛应用。

术后处理

　　使用有创的血流动力学监测维持血压在 90～110mmHg，以确保充分的终末器官灌注。术后早期应用麻醉药和镇静/催眠药达到充分的肌肉松弛和镇静以控制血压。但是可以让患者从全身麻醉状态短暂地苏醒，以便进行粗略的神经系统检查。之后患者再镇静一段时间，保证连续的血流动力学平稳并有利于止血。如患者出现凝血功能障碍要积极地治疗，根据需要使用血制品或抗纤溶物质，并注意患者保温。检查血细胞比容、血小板计数、凝血功能和血清电解质等，并行相应的处理。心电图、胸部 X 线检查可用以判断有无异常，并作为今后比较的基准。患者术后要进行全面的体格检查，包括完整的外周血管检查。尽管已充分地修复夹层，假腔的灌注可能仍然存在，所以仍有可能发生灌注障碍综合征。如果术后怀疑有腹部灌注障碍综合征，应该进行超声检查，如果可能还应行动脉造影检查。考虑到误诊导致的严重后果，所以临床有高度怀疑就要进一步检查。如果可疑肠道缺血应尽早进行剖腹探查。到次日清晨，如果患者血流动力学平稳，没有大量的出血，神经系统检查正常，就可以逐渐脱机拔管。此后按常规处理。

远期处理

　　急性夹层手术成功，就意味着终生的药物治疗和持续的密切随访的开始。据估计，A 型夹层患者置换升主动脉后，只有不到 10% 的患者可完全消除远端假腔的血流。其结果是，夹层修补后的自然病程包括慢性远端夹层的扩张和破裂。这是 De-Bakey 在 1982 年报告的系列病例中近 30% 的患者晚期死亡的原因，目前也是外科手术后晚期死亡的重要原因[32]。通常用包括 β 受体阻断剂在内的多种降压药物以维持收缩压低于 120mmHg。一些资料指出，将血压控制在一个较低的水平，可以减慢动脉瘤扩张的速度，从而改变慢性夹层的自然病程。冠状动脉以上的主动脉重建后，主动脉瓣的远期耐久性相当好，10 年免于主动脉瓣置换的患者达到 80%～90%。然而自体瓣膜仍可能发生进行性关闭不全，有些患者需要经胸超声心动图随访。

　　慢性夹层的患者需要影像检查随访，以监测动脉的直径。螺旋 CTA 和 MRI 均是可以选择的影像检查。对于有肾功能不全和只需检查腹主动脉的患者，MRI 和超声很有用。超声心动图对检查升主动脉很有帮助，并可以提供主动脉瓣的信息。能认识到各种影像检查分辨率的限制以及比较不同影像检查结果的可靠程度是很重要的。通常测量应在同一解剖层面，选择测量重复性好的解剖结构（如窦管交界、无名动脉或左锁骨下动脉、膈肌裂孔）进行。不管假腔有没有灌注，测量主动脉直径时一定要将其包括在内。在影像结果比较时，螺旋 CT 和 MRI 扫描的三维重建可减少因主动脉偏心率所带来的误差，有利于这部分患者的随访。目前的建议是在出院前取得一个基础影像资料，第一年的检查间隔为 6 个月。如果一年时主动脉的直径没有变化，就每年复查一次。6 个月内动脉扩张超过 0.5cm，并且三维重建图像提示偏心率增大，这些均是高危因素。如果仍没有手术指征，检查间隔将应减至 3 个月。

结果

　　急性主动脉夹层的手术死亡率已较 1965 年 DeBakey 最初报告的 40% 有所下降。ICU 和基础护理水平的提高、影像诊断的进步提高了夹层的早期诊断率，人工血管材料止血性能的进步、更有效的止血药物以及体外循环安全性能的提高，均改善了手术死亡率。在近 20 年，许多中心报告的急性 A 型夹层的手术死亡率大约为 10%～30%。急性夹层的早期死亡率与出现严重低血压和休克的患者数目相关。大多数病例的死亡原因是脑卒中、心肌缺血/心衰、主动脉破裂、脏器灌注不良。

　　国际急性主动脉夹层注册登记（The International Registry of Acute Aortic Dissections，IRAD）最近报道了 18 家大型中心共 526 位急性主动脉夹层患者的结果[33]。这些患者的手术包括升主动脉置换（92%）、主动脉根部置换（32%）、主动脉半弓置换（23%）、全弓置换（12%）、降主动脉置换（4%）。总院内死亡率为 25%，血流动力学不稳定患者死亡率 31%、稳定患者死亡率 17%。死因包括主动脉破裂（33%）、神经系统并发症（14%）、脏器缺血（12%）、心脏压塞（3%）以及未明原因（42%）。

　　年龄并不是 A 型主动脉夹层的手术禁忌证。然而，随着年龄增长，手术死亡率增加。回顾性研究显示，45～75 岁患者手术死亡率为 20%～30%，而 80 岁以上患者死亡率高达 50%[34]。

　　最近 10 年公布的结果。急性 A 型夹层手术后远期生存率，5 年为 71%～89%，10 年为 54%～66%[35-37]。术后存活的 A 型主动脉夹层患者 1 年生存率为 96%，3 年为 91%[38]。

急性主动脉 B 型夹层的治疗

主动脉 B 型夹层约占主动脉夹层的比例为 40%[8]。与 A 型夹层相比,显示出相对良性的病程。

大多数主动脉 B 型夹层可以在药物治疗的情况下度过急性期与亚急性期。大约 20%~30% 的合并有并发症的主动脉 B 型夹层需要进行急诊手术(外科或腔内)干预。并发症包括急性主动脉破裂、主动脉扩张、血流动力学不稳定、药物治疗不能控制的持续性疼痛、药物治疗不能控制的高血压与器官灌注不良综合征[8,39]。急性 B 型夹层的致死原因最主要的是主动脉破裂与器官灌注不良。

药物治疗的相对成功使得急性主动脉 B 型夹层的手术治疗适应证局限于有并发症或夹层进展的情况下(表 47-5)。非复杂性 B 型主动脉夹层的药物治疗可获得较好的短期预后,住院存活率约为 90%[39],1 年生存率 85%,5 年生存率 71%[40]。

与此不同的是,有合并症的主动脉 B 型夹层手术治疗后 30 天住院生存率约 30%[8]。最近的报道显示,腔内支架的方法治疗主动脉 B 型夹层可以降低死亡率和并发症率。腔内支架用于急性主动脉 B 型夹层的治疗始于 1999 年 Dake[41] 以及 Nienaber[42] 分别进行的研究报道。随着腔内技术在复杂性 B 型主动脉夹层治疗中的广泛应用,结果有了明显改善,目前腔内支架技术治疗主动脉 B 型夹层的死亡率约为 5% 左右[43]。

药物治疗

以往急性主动脉 B 型夹层的手术死亡率大于 50%,而进行药物治疗的患者的死亡率为 30% 甚至更少。因此,药物治疗对于此类患者曾起到过重要的作用。药物治疗的目标与方法与主动脉 A 型夹层一致,即降低血压控制心率以减少主动脉的剪切力与假腔的扩张。

药物治疗需要气道与静脉通路的开放。对于怀疑有主动脉 B 型夹层的患者需要收住重症监护病房进行治疗。镇痛药物如吗啡对于减少儿茶酚胺释放是十分重要的。治疗起始选择 β-受体阻滞剂,如艾司洛尔或普萘洛尔[9]。在保证肾脏、腹腔脏器和脑灌注的前提下控制血压 100~120mmHg,心率小于 60 次/min 可以减少主动脉扩张、逆剥夹层与主动脉破裂等继发性不良事件的发生[44]。

外周血管扩张剂硝普钠可以在应用 β 受体阻滞剂后血压控制仍然不理想的情况下使用。单独应用外周血管扩张剂可增加心室射血力量及主动脉剪切力,所以需要和 β 受体拮抗剂合用。钙离子拮抗剂也可以控制血压,尤其对于不能耐受 β 受体拮抗剂的患者。但是钙离子拮抗剂在主动脉夹层治疗中的研究相对较少。患者如果没有心脏压塞或心衰的证据时,适当的液体治疗对血压正常或偏低的主动脉夹层患者是有益的。

如果患者的病情稳定下来,可以将药物改为口服。患者可以出院后继续治疗并且通过出院后 3 个月与之后每 6 个月一次的 CT 复查来监测病情变化。

手术指征

无论是腔内技术还是外科手术,治疗急性 B 型夹层的目的是防止出现威胁生命的并发症[9,45]。对于急性 B 型夹层,手术仅适用于夹层不断进展的患者。手术指征有:药物治疗后仍有疼痛,主动脉夹层进展,药物不能控制的高血压,先兆主动脉破裂或确诊主动脉破裂,主动脉直径快速扩张,以及肢体、肾脏或内脏器官灌注不良综合征(表 47-5)。

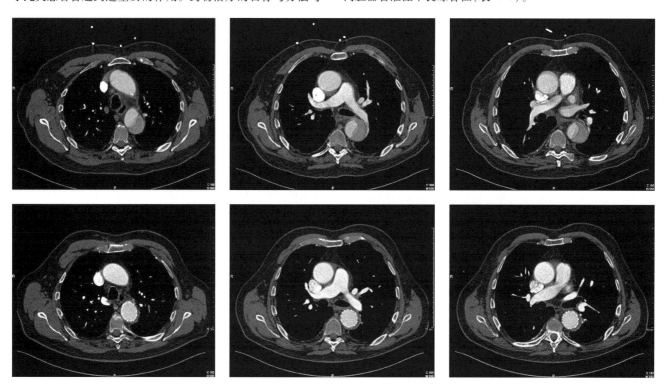

图 47-21 腔内覆膜支架治疗一名 77 岁急性主动脉 B 型夹层的患者。就诊时的 CT 影像显示主动脉夹层内膜片累及降主动脉(上排图);覆膜支架治疗后一年 CT 影像显示假腔闭合主动脉重塑(下排图)(Used with permission from John Kern.)

腔内治疗

总论

由于开放手术治疗主动脉 B 型夹层的效果欠佳,腔内支架治疗已经成为主动脉 B 型夹层的一线方法。腔内治疗的方法包括,主动脉内覆膜支架的植入,介入内膜开窗和/或主动脉分支血管植入裸支架改善器官灌注。由于技术的简便性与疗效的改善,腔内支架植入术已经成为主动脉夹层治疗的首选方式。

腔内支架治疗的目标是恢复主动脉真腔血流与远端主动脉分支的灌注。通常需要覆盖原发破口,尤其是当破口位于降主动脉近段时。假腔的隔绝可以改善预后。腔内治疗一般需要覆盖整个胸降主动脉,因为可能存在多个内膜破口。腔内支架治疗的最佳效果包括覆盖原发破口,主动脉内膜片贴服于主动脉壁,隔绝进入假腔的血流,假腔内血栓形成,主动脉分支的灌注得到恢复(图 47-21)。

另一项治疗主动脉夹层血管分支灌注不良的技术是分支血管的经皮开窗术治疗,可采用支架。这种方法在真假腔之间创建通道,使二者都有血液流通。经皮开窗术采用充气球囊或开窗刀穿破内膜片进行开窗。随后在受影响的分支血管附近真腔内置入无覆膜支架,以缓解管腔堵塞(由夹层内膜片脱垂入分支血管所致)[46]。如果也存在静态堵塞(夹层延伸进入分支血管),则直接在分支血管内置入支架(图 47-22)。与腔内支架置入的方法相比,经皮开窗主要的局限性是不能诱使假腔内的血栓形成。假腔血栓被证明可以促进主动脉重塑,降低远期主动脉扩张和破裂的风险[47]。

在腔内支架置入闭合夹层破口后仍未能改善远端脏器灌注不良时,经皮开窗及支架置入术可以用作辅助疗法。另外一种改善支架术后脏器灌注不良的技术是 PETTICOAT[48]。这项技术在既往的支架内置入金属裸支架以进行局部支撑,同时扩大真腔。

术前准备

主动脉夹层的腔内治疗前需要进行谨慎的术前准备。应

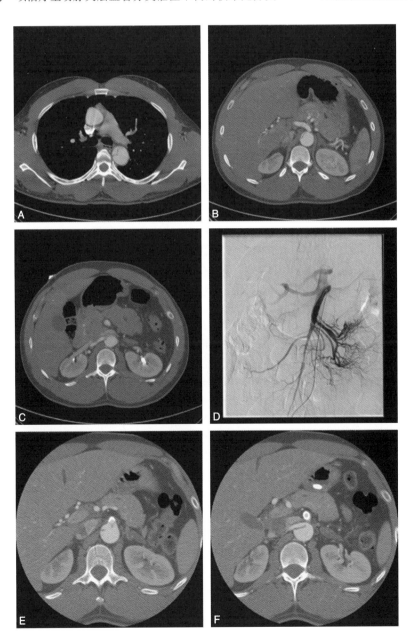

图 47-22 应用介入内膜开窗与主动脉与肠系膜上动脉支架植入治疗主动脉 B 型夹层引起的腹腔脏器缺血。A. 近段主动脉真腔几乎完全受压。B. 腹腔干动脉受压。C. 肠系膜上动脉中的内膜片与受压的真腔提示血运障碍。D. 造影显示血管内膜片已经进入肠系膜上动脉。E,F. 介入内膜开窗术,主动脉内支架与肠系膜上动脉支架术后一个月的随访影像显示内膜开窗处及肠系膜上动脉均通畅(Reproduced with permission from from Patel HJ, Williams DM, Meerkov M,et al:Long-term results of percutaneous management of malperfusion in acute type B aortic dissection:implications for thoracic aortic endovascular repair,*J Thorac Cardiovasc Surg.* 2009 Aug; 138 (2):300-308.)

通过影像学手段仔细研究主动脉的解剖结构和实际夹层范围。

主动脉夹层腔内修复的术前影像学检查可选用 CTA 或 MRA。矢状面和冠状面的三维重建可用于评估主动脉的细微解剖结构。术前影像学检查可为外科医生选择器械尺寸，决定血管支架近远端位置，评估股血管和髂血管提供依据。

左锁骨下动脉在特殊情况下可以封闭且不需要再血管化。但是在同侧胸廓内动脉拟用于冠脉搭桥手术、大脑后循环供血不足、左侧椎动脉优势型及右侧椎动脉狭窄或闭塞的患者不能进行无再血管化的锁骨下动脉封闭[49]。对于主动脉大范围支架覆盖或既往行主动脉手术的患者也应考虑左侧锁骨下动脉再血管化，否则会有脊髓缺血的风险。通常采用左侧颈总动脉至锁骨下动脉搭桥完成闭塞锁骨下动脉的再血管化，少数病例进行左锁骨下动脉转位的方法。可能有左锁骨下动脉阻断的患者术前都应进行头颅和颈部 CTA 检查以评估大脑循环状态。我们的经验是，该类手术中 50% 的患者左锁骨下动脉被覆盖，但 25% 的患者因大脑循环或上肢缺血需要再血管化[50]。

主动脉腔内治疗的重要条件是输送器械的血管入路合适、充足。术前应通过 CTA 或 MRA 评估双侧髂股动脉，应特别注意血管粗细，以及是否存在屈曲和钙化等影响器械安全输送的因素。血管的最小直径应是与鞘管的外径一致。目前的输送器械要求血管直径达到 6~8mm（相当于约 20Fr 的传送装置）。如果股动脉口径足够大，没有屈曲和钙化，则完全经皮途径是可行的，可使用自动经皮缝合装置来封闭穿刺点。或者可手术开放股动脉。如果股动脉的口径不足以通过装置，则需要暴露腹膜后髂动脉并置入 10mm 口径的管路以便外科医生输入治疗装置。

最近报道主动脉腔内支架治疗有 0~3.4% 的截瘫风险[39,51]。术前腰椎管内插管进行脑脊液（cerebrospinal fluid, CSF）引流可以降低永久截瘫的风险。在我们中心，外科医生根据主动脉治疗的位置和范围及既往主动脉手术史，决定是否进行腰椎插管[49]。如果没有术后截瘫的证据，应在 48~72 小时后拆除腰椎插管。

手术技术

管腔内支架置入可以在血管造影室或配备影像学设备的手术室进行。在我们中心，该治疗由一组心血管外科医生和介入影像学医生组成的团队在血管造影室进行。通常需要全身麻醉，有时会因患者存在禁忌或特殊的临床状态而使用局部或硬膜外麻醉。术中需要进行监护，尤其是对右前臂桡动脉的监护。如上所述，术前由外科医生决定是否腰椎置管行脑脊液引流。还需要进行抗生素的预防性用药。

大多数病例需要采用双侧髂股动脉通路进行操作。选取较粗、较少钙化和屈曲的动脉作为器械入路。另外一侧经皮置入 5Fr 猪尾导管用于诊断对比剂注射。如果仅有一侧髂股动脉可用，则通过肱动脉置管进行造影剂注射并据此判断。

如果血管有明显的钙化或外科医生使用经皮血管闭合装置操作不便，可外科解剖显露股动脉并控制血管。依据我们的经验，20% 的患者股动脉口径不足以通过治疗装置。针对这些患者，需经腰部侧切口暴露腹膜下的髂动脉。经髂动脉置入 10mm 口径的手术导管作为操作者器械入路。

猪尾导管经皮置入并推进到主动脉弓。随后用主动脉造影或 IVUS 确定导管在真腔中，明确主动脉夹层解剖，定位内膜破口，并为手术规划路径。这一步是重中之重。许多中心仅采用 IVUS 进行确认。根据这些影像结果决定放置支架的位置。为了确保近心端足够的支架覆盖和封闭夹层破口，有时需要覆盖左锁骨下动脉。通常在左前斜位（45°~75° 透视角）摄影可以最佳观察支架近心端的位置。

随后在髂动脉置入超硬导丝，并推进至主动脉弓。然后对患者进行肝素化，使活化凝血时间（activated clotting time, ACT）≥200s。在影像监视下将合适的鞘管置入腹主动脉。随后将支架推送到选定的释放位置。放置鞘管和支架进入主动脉是该操作中最危险的步骤。在释放支架前，应控制血压和心率，以免心脏承受过度的压力负荷，同时避免释放过程中支架的移位。支架释放以后，采用血管造影或 IVUS 确定支架处于最佳位置。尽管可能需要球囊扩张以促使支架完全开放和贴附主动脉壁，但是由于病变主动脉壁十分薄弱以及扩张支架的压力较大，所以该操作仍有风险。

在手术操作结束后，明确支架位置正确，无内漏，确认分支血管灌注不足得到缓解十分重要。为此，采用诊断性猪尾导管进行血管造影。如果仍有灌注不足的证据，则需要考虑经皮开窗或另放置金属裸支架扩张真腔等辅助措施。分支血管支架也可用于缓解静态堵塞。在一例主动脉夹层破裂的患者中，血管腔内支架需要覆盖内膜破口和破裂口两处。而且对于伴有严重血胸的夹层患者，应在抽取胸腔积血之前首先治疗夹层破裂，否则可能会打破主动脉破裂后的保护机制。

外科手术治疗

总论

开放手术治疗主动脉 B 型夹层需在全身麻醉下进行。采用双腔气管插管以便于行肺隔离，这项操作对于显露胸主动脉是非常重要的。建立中心静脉通路，右侧桡动脉和股动脉测压，在一些特殊患者术前行肺动脉置管。应用 Foley 导尿管温度探头和/或放置一根食管探头进行中心体温监测。预防性使用抗生素。

脊髓缺血导致的截瘫是急性夹层修复过程中的一种并发症，这种并发症部分是可以预防、甚至是可逆的。急性主动脉 B 型夹层修复术后脊髓缺血发生率是 19%~36%[52,53]。然而慢性夹层修复术中各种预防脊髓缺血的措施在急性夹层中是不适用的。药物制剂如类固醇类药物、自由基清除剂、血管扩张药以及腺苷均被认为可以辅助预防脊髓缺血，但目前尚缺乏临床应用证据。根据 Safi 等提出的措施，目前我们应用左心房到股动脉转流技术、关键肋间动脉再植及选择性脑脊液引流等方法[54]。

手术技术

患者采用右侧卧位。骨盆向后倾斜以方便显露双侧股动脉。第四肋间后外侧胸部切口足以显露主动脉，后方断开第五和第六肋骨以广泛的显露胸腔。在有内脏灌注障碍时，需要胸腹联合切口以便显露胸腹主动脉，可以经腹膜或腹膜后入路。左侧膈肌应小心地放射状切开，并将切开的两侧邻近的部分用金属夹标记，以便于手术后将膈肌重新缝合。

急性主动脉 B 型夹层的理想手术方式是根据需要尽可能少地置换降主动脉。置换范围很少超过近端 1/3，大多数病例的原发破口可包含其中。这样的策略能保留更多的肋间动脉，利于脊髓的灌注[52]。但是这种观点是有争议的，有一些团队提倡行全胸主动脉置换。当假腔内有血流时，如果主动脉置换范围不足，残留夹层的动脉有晚期扩张形成动脉瘤的危险。既要切除所有累及的动脉，又要减少脊髓灌注障碍，这样理想的方案目前还没有。

当胸主动脉显露后，继续分离左锁骨下动脉和左颈总动脉间的纵隔组织。在分离时，重点要仔细辨别并保护好左迷走神经及喉返神经。左锁骨下动脉套带并上 Rommell 止血带。最终整个主动脉弓远端必须游离充分，以便能在左锁骨下动脉和左颈总动脉间放置一个主动脉阻断钳。下一步将近端降主动脉全周充分游离，并将这一段之间的肋间动脉分离切断。

在急性主动脉夹层修复中，以前流行的"阻断和缝合"技术已被部分左心转流广泛替代。为了建立左心转流，需分离左下肺静脉并在其后方用 4-0 Prolene 线缝一个荷包以便于插管用。手术中动脉插管的位置包括胸主动脉远段或股动脉，以利于近端胸降主动脉或延伸至腹部端的游离。在插管过程中确保远段灌注进入真腔是非常重要的。下一步静脉给予 100U/kg 肝素后，将 14Fr 插管置入左下肺静脉，动脉插管可以置入远端正常的降主动脉或经皮置入股动脉。然后以 1~2L/min 的流量开始转流。

控制左锁骨下动脉，靠近锁骨下动脉近端上主动脉阻断钳，远端在胸降主动脉中段上一阻断钳。监测右桡动脉血压，维持近端主动脉收缩压在 100~140mmHg，平均股动脉压大于 60mmHg[53]。然后纵向切开主动脉，缝扎出血的肋间动脉。在左锁骨下动脉起始部远端横断主动脉，行近端吻合。使用 3-0 Prolene 线缝合，可以在外部加用 Teflon 毡片加强。

移植血管包裹技术是另一种手术方式。采用这种技术时，近端主动脉的后壁并不完全横断。近端吻合口一部分就缝在完整的主动脉后壁上，我们不建议使用这种技术，因为术者并不确定是否吻合了主动脉壁的全层。

选择移植血管的大小要依据远端动脉的直径，近端可以修剪成斜面以与近端动脉相配。这个吻合口可以包括左锁骨下动脉的起始部以治疗夹层累及的血管。如果左锁骨下动脉近端的内膜破裂，可以单独用 6~8mm 涤纶血管吻合。一旦近端吻合口完成，可以将阻断钳移位到人工血管上，以检查吻合口情况。远端吻合口完成后，可以撤除阻断钳，终止部分左心转流。拔除股动脉插管，14Fr 以下经皮股动脉插管可以直接拔除而不需修补血管，当使用 15Fr 以上的插管时，需要直视下修复股动脉切口。

在手术前或手术中出现胸主动脉破裂是灾难性的事件，常导致手术死亡。需要立即行股动静脉插管开始体外循环，最终深低温停循环。经股静脉辅助性静脉引流通常很充分，也可以经肺动脉直接右心室置管。当心脏开始心室纤颤时，可以经左下肺静脉置左心房引流管，也可经心尖部直接置入左心室引流管。当鼻咽温度达到 15℃ 时，夹闭引流管并停止体外循环，头低位，在停循环期间打开主动脉进行

修补。应夹闭远端动脉以减少出血。一旦近端吻合口完成，将近端的阻断钳移到人工血管上，并在人工血管上插管，恢复体外循环。

腹腔内脏器或下肢的灌注障碍可能在就诊时就已经很明显，或者在夹层修复术后出现。夹层近端修复是一标准的治疗方法，这种治疗方法可有效治疗灌注障碍综合征。如果外科修复术后灌注障碍仍存在，需要直视或经皮在内膜片上开窗。按照规定，使用球囊或开窗刀行经皮开窗，以在真假腔间建立交通。外科手术开窗要经腹正中切口或左侧腹部切口显露肾动脉以下的主动脉（图 47-23）。偶尔由于夹层的内膜在分支血管开口以远，需要腹主动脉分支血管内开窗。如果夹层的内膜片不能完全切除，必须修复远端血管壁全层。当靠近细小的血管时，需要考虑血管补片成形以防狭窄。当灌注无法恢复时，可以行旁路搭桥手术。

手术修补后出现的末端主动脉闭塞或下肢灌注障碍，最好用经皮开窗术治疗。当经皮开窗术没有恢复血供时，可以选择手术开窗。如果手术开窗也不成功，在单侧灌注障碍时，最好的方法是股-股搭桥。如果双下肢灌注障碍，需要腋-股搭桥和股-股搭桥。

结果

药物治疗仍然是非复杂性急性 B 型主动脉夹层治疗的主

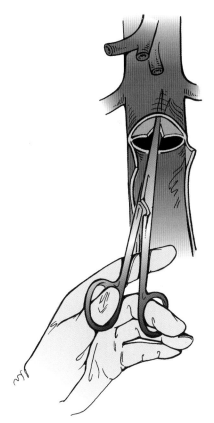

图 47-23　因为内脏缺血行腹主动脉内膜开窗术。主动脉横行切口，最好在未夹层的位置切口。近端动脉内膜片被剪开并部分切除以降低假腔内压力。夹层剥离的主动脉壁用垫片或医用胶使其重新贴合，主动脉切口直接缝合即可

要方式。早期药物治疗对于 68%~85% 的患者都是有效的,可以使急性 B 型主动脉夹层的 30 天生存率控制在 89%~93%[39,55]。药物治疗的远期疗效欠佳。在 IRAD 的报告中,189 例 B 型主动脉夹层患者药物治疗的 3 年生存率仅 78%[38]。随访死亡的预测因素包括:女性,有动脉瘤病史,有粥样硬化病史,住院期间肾功能不全,胸腔积液,住院期间出现低血压或休克。另外一组药物治疗的患者中 5 年生存率为 87%,其中 25% 的患者需要由药物治疗中转手术干预[56]。类似的,Umana 等报道了一组 122 例 36 岁以上急性 B 型主动脉夹层接受药物治疗后结果,1 年生存率 85%,5 年生存率 71%,5 年再手术率 14%[40]。

这些结果使得部分医生开始考虑了为了预防远期主动脉相关并发症,对于非复杂性 B 型主动脉夹层进行手术治疗。因为,腔内支架治疗后约 75% 的患者可以出现假腔血栓化[43],而假腔开放与远期主动脉相关并发症和死亡率是相关的[57]。

最近 Xu 等报道了一组 63 名 B 型主动脉夹层(59 名非复杂性)患者接受腔内支架治疗的结果[58]。作者将非复杂性患者的手术时间推迟至发病后 2 周,以等待血栓机化并增加内膜片的稳定性。围手术期死亡率仅 3%,包括:脑卒中患者 1 人,肾功能损伤 2 人,逆行主动脉夹层 2 人。没有截瘫发生。1 年后 98% 的患者假腔完全血栓化,4 年生存率近 90%。

非复杂性 B 型主动脉夹层应行介入治疗还是药物保守治疗,两项欧洲随机临床试验解答了这个问题。第一项研究(IN-STEAD)的结论已公布[59]。该试验纳入了 140 名亚急性或慢性(>14 天但<1 年)的 B 型主动脉夹层患者,仅接受腔内支架治疗或仅行药物治疗。2 年后两组的生存率分别为 96% 和 89%,并没有显著的统计学差异。两组复合终点事件的发生率也没有显著差异,包括主动脉相关死亡和再次干预。腔内支架置入的患者主动脉假腔完全血栓化率更高(91%,而药物治疗组仅为 19%)。主动脉扩张直径超过 6cm 更多见于药物治疗组患者,其中有 16% 的患者最终转为介入治疗,4% 的患者转为手术治疗。所有转换治疗方法的患者都没有终点事件的发生或死亡。因此,这项研究支持这对于非复杂性 B 型夹层患者采用药物治疗,出现合并症或有其他指征的患者应接受介入治疗。但是近期一项有关 INSTEAD 试验具有里程碑意义的分析结果表明接受腔内支架治疗的患者 5 年主动脉相关死亡率低于药物治疗组患者(6.9% vs 19.3%)[60]。第二项试验,AD-SORB(非复杂性急性 B 型主动脉夹层)对比了非复杂性急性(<14 天)B 型主动脉夹层随机分配到药物治疗组和介入治疗组的预后[61]。在 61 例随机分配的患者中,腔内支架治疗后真腔大小增加,假腔缩小,主动脉直径降低[62]。早中期结果表明腔内支架治疗是安全的,潜在的促进非复杂性夹层患者主动脉壁重塑。目前药物治疗仍是非复杂性 B 型主动脉夹层的标准治疗方案,但是腔内支架治疗的指征在逐步改进。仍需要远期的数据来证实非复杂性 B 型主动脉夹层干预的时机和疗效。

大约 20% 的复杂性 B 型主动脉夹层患者需要积极干预。过去外科手术是这类患者唯一的治疗手段;但随着腔内技术的发展,这类患者已经更倾向于这种微创的技术。

过去主动脉夹层的手术治疗效果欠佳。尽管手术致死致残率仍很高,但是随着近几十年来外科技术的提高,结果已明显改善,从 20 世纪 60 年代的 50% 降至目前的 13%[63]。一项研究纳入了 76 名急性复杂型主动脉 B 型夹层的患者,所有人都经急诊手术治疗,其中 22% 的患者有主动脉破裂,作者报道院内死亡率达 22%,脑卒中风险为 7%,肾损伤风险为 20%[64]。IRAD 队列研究的结果与之类似,82 名手术治疗的急性 B 型主动脉夹层的患者院内死亡率 29%,脑卒中风险 9%,截瘫率 5%,急性肾损伤 8%[65]。

由于急性 B 型主动脉夹层手术治疗预后不佳,腔内治疗技术在这类患者中的应用逐渐增加。表 47-6 总结了急性 B 型主动脉夹层腔内治疗的近况[39,41,42,46,50,51,58,66-74]。

近期一项 Meta 分析总结了 1999—2004 年共 39 项研究,包含 609 例因主动脉夹层接受腔内修复治疗的患者的预后信息,结果表明手术的成功率达 98%,1% 的患者急诊转外科手术治疗。患者院内并发症发生率为 14%,包括 3% 的患者出现神经并发症,逆行夹层 2%,围手术期死亡率 5%。2 年存活率 89%,随访中主动脉破裂发生率 2%。

大多数腔内治疗的研究都采用了血管内支架,而非经皮开窗治疗。在一项最大的 B 型主动脉夹层开窗治疗的研究中,Patel 等报告了密歇根大学在 1997—2008 年的治疗经验[46]。在这期间,69 名经血管造影诊断灌注不良的 B 型夹层患者接受了内膜片的开窗治疗或分支血管支架置入。总技术成功率(恢复血流)为 96%,早期死亡率为 17%。并发症包括脑卒中(4%)、急性肾损伤需透析治疗(14%),2 名患者发生持续脊髓缺血并表现为截瘫。然而,随访中全因死亡率高达 36%,主动脉破裂风险达 7%,可能与这种治疗方法留存了假腔有关。

尽管多个独立的研究报道了不同方法治疗急性 B 型主动脉夹层的结果,但是目前尚无随机对照试验来证实这个问题。IRAD 发表的最近的回顾性研究报道,对比了不同治疗方案对 571 名复杂或非复杂性 B 型主动脉夹层患者(1996—2005 年)的治疗效果。这些患者中,390 人(68%)行药物治疗,125 人因并发症而行手术治疗,59 人(10%)行开放手术治疗,66 人(11%)行腔内支架置入或开窗治疗(图 47-24)。手术患者院内死亡率明显较高为 34%,腔内治疗的患者死亡率 11%。手术患者院内并发症发生率 40%,腔内治疗的患者院内并发症发生率 21%。在校正了其他危险因素后,结果差异仍显著。有意思的是,药物治疗和管腔内治疗的患者院内死亡率类似且优于手术患者。药物治疗患者死亡率低很显然与患者不存在并发症有关。然而,数据显示腔内治疗可能改善复杂性 B 型主动脉夹层的预后,使之与药物治疗的非复杂性夹层患者持平。但是由于部分结果可能存在选择偏倚,所以对待这些结论应慎重。

表 47-6　主动脉 B 型夹层介入治疗的报道

研究	N	夹层类型	方法	成功率(%)	围手术期死亡率(%)	并发症率(%)	永久截瘫(%)	内漏(%)	平均随访(月)	长期存活率(%)	假腔血栓化(%)
Bockler 2009[51]	54	急性和慢性	支架	93	11	19	0		32	66	60%完全，13%部分
Dake 1999[41]	19	急性	支架	100	16	21	0	15	13	79	79%完全，21%部分
Dialetto 2005[74]	28	急性	支架	100	11		0		18	86	
Duebener 2004[73]	10	急性	支架	90	20	50	10		25	80	
Fattori 2008[39]	66	急性	65%支架，35%开窗	94%支架50%开窗	10.6	20.8	3.4				22%完全，78%部分
Hutschala 2002[72]	9	急性	支架	100	0	11	0		3		
Khoynezhad 2009[71]	28	急性	支架	90	11		0	28	36	78	88%完全，12%部分
Kische 2009[70]	171	急性和慢性	支架	98	5	17	1.7	29	22	81	
Nathanson 2005[69]	40	急性和慢性	支架	95	2.5	38	2.5	2.5	20	85	79
Nienaber 1999[42]	12	慢性	支架	100	0	0	0		12	100	100
Nienaber 2002[68]	127	急性	支架	100	1.6	3	0.8		28	97	
Palma 2002[67]	70	急性	支架	93	5.7	31.4	0		29	91	
Patel 2009[46]	69	急性	开窗和/或分支支架	96	17.4	21.7	2.9*		42	64	—
Piton 2008[66]	13	急性	支架	100	15	31	7.7*		13	66	
Siefert 2008[50]	34	急性和慢性	支架	100	0	11.7	0	38		86	
Xu 2006[58]	63	急性和慢性	支架	95	3.2	19	0		12	90	98

* 患者术前表现为截瘫

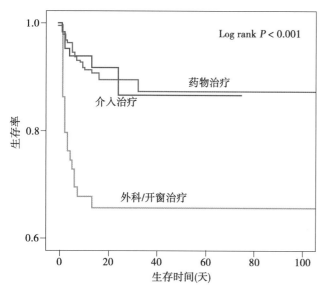

图 47-24　主动脉 B 型夹层分别用药物治疗、介入治疗和手术治疗后的生存曲线（IRAD 研究）（Reproduced with permission from Fattori R, Tsai TT, Myrmel T, et al: Complicated acute type B dissection: is surgery still the best option? A report from the International Registry of Acute Aortic Dissection, *JACC Cardiovasc Interv.* 2008 Aug; 1 (4):395-402.）

慢性主动脉夹层的治疗

慢性 A 型主动脉夹层发生于没有立即手术治疗的急性夹层患者。相反，慢性 B 型夹层可以发生于药物成功治疗后的急性夹层患者以及 A 型夹层术后仍残留胸降主动脉夹层的患者。

有主动脉夹层病史的患者，特别是有残留夹层的患者，需要进行严密的临床随访。对于肾功能正常和无造影剂过敏的患者，我们会在随访中用 CTA 进行检查。CTA 检查可以获得更清晰的影像，是一种经济高效的检查方法，常用于急性 A 型主动脉夹层的初始检查。这使其成为纵向对比研究最理想的检查方法。MRA 可以应用于合并有肾功能不全的主动脉夹层患者的临床随访，此外 MRA 还可以为手术方案提供精确的解剖结构。

许多持续真假腔有交通的夹层患者将会发展成动脉瘤样扩张。这些病变与动脉粥样硬化性动脉瘤一样有破裂风险。慢性主动脉夹层的扩张率为 0.9~7.2mm/年[75-77]。尽管有合适的药物治疗和密切的随访，还会有大约 20%~40% 的患者会在随访过程中出现主动脉扩张[75,78]。有结缔组织疾病的患者，这个数字可能会更高。在一项有 50 例患者为期 40 个月的研究中，18% 出现致死性破裂，另外 20% 因为有症状或动脉瘤扩张而行手术修补，从而强调精心随访护理的必要[75]。慢性 B 型主动脉夹层破裂的危险因子有高龄、慢性阻塞性肺病和高血压。长期 β 受体拮抗剂治疗减缓了动脉扩张的速度，以及夹层相关的住院率和手术率[78]。

主动脉假腔血流是主动脉扩张的潜在危险因素，与高主动脉相关并发症及死亡发生率存在关联。在对 101 例药物治疗的主动脉 B 型夹层患者的随访研究中发现，预测主动脉扩张最重要的危险因素是主动脉直径大于 4cm 或者存在假腔血流。

手术指征

慢性 A 型和 B 型夹层的手术指征列于表 47-5。慢性 A 型夹层很少有症状，除了少部分因动脉瘤扩张引起疼痛或主动脉瓣反流引起心衰而就诊。慢性 B 型夹层也可能因为间断胸背痛或少数因为灌注障碍综合征而就诊。尽管这些发现都是干预指征，最普遍的手术指征还是主动脉瘤样扩张、快速进展或主动脉破裂。主动脉夹层干预的直径标准是有争议的，但是一般应用的标准与普通胸主动脉瘤相似。基于这些标准，A 型夹层干预的直径标准为 5.5cm，B 型夹层干预的直径标准为 6.5cm。如果是有主动脉疾病家族史或结缔组织疾病体征的患者，干预的直径标准可适度降低[80]。类似的，主动脉直径扩张速度每年>1cm 也是手术干预的指征。

最近日本的一项回顾性研究表明，主动脉直径达到或超过 4cm 并有假腔伴行的患者中，主动脉相关并发症发生率更高（6 个月并发症发生率达到 50%）[79,81]。基于这些结果，建议应根据患者手术风险决定是否进行早期手术修复。目前该问题仍存在争议，需要进一步研究以给出明确推荐。

慢性主动脉 A 型夹层的手术技术

慢性 A 型夹层，伴或不伴动脉瘤样扩张，可以采用与急性夹层相似的手术技术。具体手术方式决定于主动脉根部特定的病理解剖结构、主动脉瓣的情况、夹层远端的范围和头臂血管累及的情况。慢性夹层与急性夹层相比，解剖病理可有很大的差别。这些差别强调需要适当的手术技术处理每一个具体的病例。总的来说，与急性夹层一样，用人工血管置换升主动脉全部病变节段。但处理主动脉瓣以及远端吻合口的手术技术并不相同。

大多数急性 A 型夹层的主动脉瓣可以通过简单的交界悬吊法修复，但是慢性夹层患者主动脉瓣置换的比例高得多。瓣膜结构形态的改变使得保留主动脉瓣复杂化，如瓣叶冗长、主动脉瓣环扩张等导致多达 50% 的瓣膜不能修复。术前主动脉瓣反流越重，预示保留瓣膜的可能性越小。当不能通过简单的交界悬吊法保留主动脉瓣时，有三种可选的方法治疗主动脉瓣关闭不全：人工带瓣管道置换，主动脉瓣置换加单独升主动脉置换，保留主动脉瓣的主动脉根部置换。人工带瓣管道置换技术已经在急性 A 型夹层一节描述。当主动脉根部正常和主动脉瓣有器质性病变，并有修补升主动脉手术指征时，可以分别置换主动脉瓣和升主动脉。要注意，这种手术不适用于有结缔组织疾病的患者——这种情况需要置换主动脉根部。

当主动脉根部受累时，有几种方法可以保留主动脉瓣。一种方法是将一个合适大小的人工血管间断水平褥式缝合至左心室流出道，再将瓣交界重新移植到人工血管上[82]。另一种更精致但更费时的方法需要切除 Valsalva 窦，只保留环绕瓣叶边缘 5mm 的动脉壁组织[83]。然后将人工血管裁剪成扇形状以悬吊瓣交界和重建主动脉根部。David 等提倡用 Teflon 毡片加固主动脉瓣瓣环作为重建技术，以防止远期瓣环扩大和主动脉瓣关闭不全复发[84]。这些手术的中期结果显示，5 年免于再手术率为 97%~99%，主动脉夹层组的 5 年生存率为 84%。Cochran 和 Kunzelman 设计了一种相似的技术重建 Valsalva 窦，他们认为 Valsalva 窦比过去认识的更重要,它可以提高瓣膜的远期耐久性[85]。有关慢性夹层患者还缺少这样的资料。这些技术也适用于马方综合征患者和先天性主动脉瓣二瓣化的患者。

对于慢性 A 型夹层远端动脉的治疗还存在争议。一些人主张通过修补远端动脉消除假腔的血流,另一些人主张通过切除远端的内膜片保持真假腔的血流。那些通过修补慢性夹层以达到只灌注真腔的病例中,超过 50% 的病例仍有血流经过远端破口灌注假腔。从理论上考虑,这种技术会影响那些完全从假腔发出的重要分支的灌注。我们在弗吉尼亚大学的做法是尽可能切除远端慢性夹层的内膜片以消除这种顾虑。所以远端吻合口缝在动脉壁的外层,这保持了大部分结构的完整性。慢性 A 型夹层发生头臂血管的灌注障碍,通过切除主动脉弓夹层的内膜片来治疗。偶尔,慢性夹层内膜片扩展到更远的分支血管,可表现为短暂的缺血发作或脑卒中。在这种情况下,常需要切除分支血管的夹层内膜片或在重新移植前先修补分支血管。

慢性 A 型夹层偶尔也可以发展成广泛的动脉瘤样扩张,从升主动脉经主动脉弓到达降主动脉。这种范围广泛的疾病过去通过分期手术治疗。先经正中切口置换升主动脉及主动脉弓,所谓象鼻手术的二期在 6 周后进行,经左胸切口用第二根人工血管置换降主动脉。这种技术最初由 Borst 等提出,现在已经被广泛使用并取得了好的结果[86]。在某些病例,左锁骨下动脉远端的主动脉直径太大,不能使用二期修复的技术。Kouchoukos 等最近描述一种经双侧前胸切口一期修补的技术,先在短暂的停循环下修补主动脉弓。在随后的升主动脉和降主动脉置换时,经右锁骨下动脉和股动脉插管应用体外循环提供近端和远端的灌注。这一组小规模病例的住院死亡率为 6.2%,没有神经系统并发症[87]。这些病例的术后和长期处理与急性修复相同,但重点是监测灌注不良的证据。

慢性 B 型主动脉夹层的手术技术

腔内治疗

腔内治疗近期开始应用于慢性 B 型主动脉夹层[42,50,51,58,69,70](表 47-6)。慢性 B 型夹层腔内治疗的目的是封闭夹层破口,使假腔内血栓化,促进主动脉重塑,防止主动脉远期瘤样扩张,防止主动脉破裂与器官灌注不良。

慢性 B 型夹层腔内治疗的一般注意事项、术前评估和手术技术与前述急性 B 型夹层腔内治疗近似。虽然经皮开窗可用于灌注不良的病例,但假腔持续存在是开窗术必然存在的一个后果,而多数慢性 B 型主动脉夹层需要处理由于假腔存在而引发的主动脉瘤样扩张和主动脉扩张。因此大多数慢性夹层的腔内治疗方法是支架治疗。由于脊髓灌注不良风险高,慢性夹层腔内修复时行腰椎穿刺引流可有效保护脊髓。

术前 CTA 与 MRA 检查对于了解解剖特点、计划手术方式都十分重要。在慢性主动脉夹层中会发现有较多的真假腔之间交通。封闭这些交通对于降低假腔压力是十分重要的。腔内治疗后严密监测与影像学随诊是十分重要的。

外科治疗

慢性主动脉夹层的手术目的是置换所有有破裂风险的夹层动脉段和防止发生灌注障碍综合征。手术的实施包括手术入路、监护项目、麻醉技术、体外循环,这与急性夹层的描述相似。重点在于脑和脊髓的保护技术。

据报道,主动脉夹层引起的胸腹主动脉瘤手术后脊髓瘫痪的发生率高达 25%[88]。在过去的十年中,为了减少这一风险,人们提倡采用机械和药物干预。仅用部分左心转流置换 T_9 以上水平的胸主动脉可降低截瘫发生率 5%~8%[89]。我们通常使用腰椎引流管治疗 T_9 以下的动脉瘤[54]。重新移植 T_9~L_1 的肋间动脉和腰动脉是一个重要的辅助方法[90]。当重新移植时,将主动脉阻断钳依次向远端移动至灌注分支血管。在我们中心,联合远端灌注、脑脊液引流、重新移植大的肋间动脉和腰动脉的方法,显著降低了截瘫的发生率。其他的脊髓保护技术包括监测感觉和动作的诱发电位、局部硬膜外降温,以及使用各种保护细胞的药物。

置换胸降主动脉的技术与所描述的治疗急性 B 型夹层的技术完全相同。为了置换所有有破裂风险或有症状的夹层动脉,慢性 B 型夹层的切除范围常更广泛。通常这些手术可以经左胸切口,但对于范围更广的动脉瘤或有内脏灌注障碍的病例,需要胸腹联合切口或分期修补的方法。近端吻合口最好吻合在没有夹层的正常动脉上,偶尔累及远端主动脉弓时,需要改变手术方案。

正如前面所提,我们倾向于联合应用部分左心转流和脑脊液引流来保护脊髓。插管的部位为左上肺静脉和左股动脉或胸降主动脉。根据动脉瘤的位置和范围,先游离远端主动脉弓。左颈总动脉和左锁骨下动脉之间的部分全周游离,并将左锁骨下动脉单独控制。然后开始部分左心转流。理想的阻断钳置于左颈总动脉和左锁骨下动脉之间以及累及的动脉段的远端。如果全部的胸降主动脉均有夹层,将阻断钳置于胸降主动脉中段先完成近端吻合口。切开主动脉,缝合小的肋间动脉。近端吻合口尽可能缝在正常的动脉,用 3-0 Prolene 线连续缝合,如果组织脆弱可用 4-0 Prolene 线。阻断钳向远端移动到人工血管上以检查吻合口并止血。切除远端动脉管腔内数厘米的剥离的内膜片,远端吻合口就缝在慢性夹层的动脉外膜。在范围更广的胸腹动脉疾病,当 T_7~L_2 的肋间动脉和腹腔内脏血管重新移植后,将阻断钳逐渐移向远端(图 47-25)。然后停止转流,完成手术。

当在正常部位不能安全或充分地完成近端吻合时,可能需要体外循环联合深低温停循环。

结果

慢性 A 型主动脉夹层的手术死亡率为 4%~17%[90,91],术后脑卒中发生率为 4%,早期神经系统的并发症的发生率为 9%[28]。手术中保留自体主动脉瓣膜的患者需要规律的随访。最好每年检查一次经胸超声心动图。早期的报道指出,近 20% 的患者因为主动脉瓣反流的进展而需要再次手术。然而 David 等人的最新资料显示,保留主动脉瓣手术后五年,主动脉根部动脉瘤患者中有 90%±4% 未发生中重度主动脉瓣反流,升主动脉瘤患者中这一比例达 98%±2%[84]。

报道称慢性 B 型主动脉夹层的外科手术后围手术期死亡率低至 10%,永久截瘫发生率为 9%[28]。平均死亡率相似。慢性 A 型和 B 型夹层术后长期生存率在 1、5、10、15 年相似,分别为 78%、60%、45%、27%[92]。慢性 A 型夹层修补术后脑卒中发生率为 4%,早期神经系统的并发症的发生率为 9%。大约 1/3 的死亡与心脏疾病有关,至少 15% 的死亡与主动脉夹层的并发症或扩张有关。

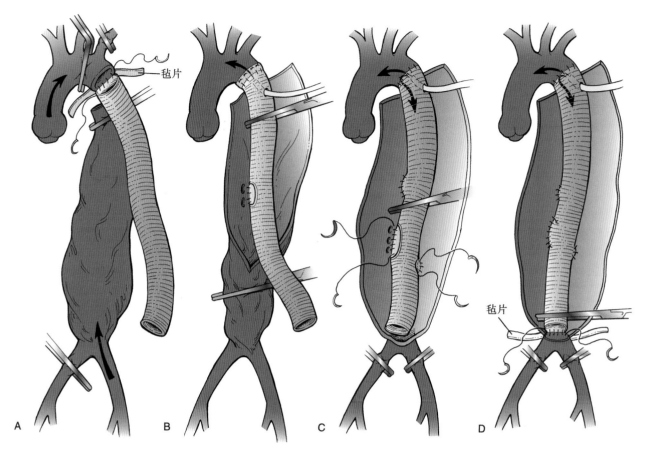

图 47-25　胸腹主动脉置换术。A. 左侧股动脉插管灌注下肢及腹腔脏器, 此时心脏仍在搏动, 在左锁骨下动脉处阻断主动脉弓, 切除降主动脉近端的夹层。B. 阻断钳移至稍远部位, 在人工血管上插入第二根灌注管, 灌注上半身与心脏。降主动脉纵向剪开, 上六对肋间动脉可以缝闭, 较低位的肋间动脉应当吻合到人工血管上。C. 阻断钳继续移至更低位置。远端阻断钳移至髂总动脉, 将包含腹腔干动脉、肠系膜上动脉和右肾动脉开口的血管片吻合到人工血管上, 左肾动脉单独吻合到人工血管上。D. 阻断钳移至腹腔血管开口以远处, 将人工血管与腹主动脉分叉进行吻合

近年来, 腔内治疗已被用于治疗慢性 B 型主动脉夹层。表 47-6 中提到的结果与腔内治疗急性夹层的结果相似。虽然这些研究的结果看起来具有良好的前景, 但在阐明腔内修复技术治疗慢性 B 夹层的建议或适应证之前, 还需要进一步研究。

结论

过去 50 年来, 急慢性主动脉夹层的治疗已经有了很大的改善。随着药物、腔内和外科技术的改进, 主动脉夹层的治疗将继续发展。但是目前, 外科手术仍是急性 A 型主动脉夹层的标准治疗方式。对于非复杂性慢性 B 型夹层应继续选择合适的药物治疗, 并严密监测, 直到进一步的研究证实预防性腔内修复是否能在这类患者治疗中发挥作用。在过去几年中, 急性复杂性 B 型主动脉夹层的治疗有了进一步的改善, 除了外科手术, 腔内治疗也是一种选择。虽然腔内治疗的远期效果仍不明确, 但该技术是有不错的前景的。主动脉夹层患者将会受益于创新性的基础和临床研究成果, 这些成果包括脊髓和脑保护、体外循环的策略、人工血管技术的提高、保留主动脉瓣的技术等。目前仍然面临的最大临床挑战是血流动力学不稳定的主动脉夹层的治疗, 这些成果将有助于我们在该领域取得进展。

（裴华伟 译　孙晓刚 审）

参考文献

1. Gurin D: Dissecting aneurysms of the aorta: diagnosis and operative relief of acute arterial obstruction due to this cause. *NY State J Med* 1935; 35:1.
2. Abbott OA: Clinical experiences with the application of polythene cellophane upon the aneurysms of the thoracic vessels. *J Thorac Surg* 1949; 18:435-461.
3. DeBakey ME, Cooley DA, Creech JO: Surgical considerations of dissecting aneurysm of the aorta. *Ann Surg* 1955; 14:24.
4. Wheat MW Jr, Palmer RF, Bartley TD, Seelman RC: Treatment of dissecting aneurysms of the aorta without surgery. *J Thorac Cardiovasc Surg* 1965; 50:364-373.
5. Beall AC Jr, Lewis JM, Weibel J, Crawford ES, DeBakey ME: Angiographic evaluation of the vascular surgery patient. *Surg Clin North Am* 1966; 46:843-862.
6. Daily PO, Trueblood HW, Stinson EB, et al: Management of acute aortic dissections. *Ann Thorac Surg* 1970; 10:237-247.
7. Coady MA, Rizzo JA, Goldstein LJ, Elefteriades JA: Natural history, pathogenesis, and etiology of thoracic aortic aneurysms and dissections. *Cardiol Clin* 1999; 17:615-635; vii.
8. Hagan PG, Nienaber CA, Isselbacher EM, et al: The International Registry of Acute Aortic Dissection (IRAD): new insights into an old disease. *JAMA* 2000; 283:897-903.
9. Erbel R, Alfonso F, Boileau C, et al: Diagnosis and management of aortic dissection. *Eur Heart J* 2001; 22:1642-1681.
10. Larson EW, Edwards WD: Risk factors for aortic dissection: a necropsy study of 161 cases. *Am J Cardiol* 1984; 53:849-855.
11. Coady MA, Rizzo JA, Elefteriades JA: Pathologic variants of thoracic aortic dissections. Penetrating atherosclerotic ulcers and intramural

hematomas. *Cardiol Clin* 1999; 17:637-657.

12. Sundt TM: Intramural hematoma and penetrating atherosclerotic ulcer of the aorta. *Ann Thorac Surg* 2007; 83:S835-841; discussion S846-850.

13. Robinson PN, Booms P: The molecular pathogenesis of the Marfan syndrome. *Cell Mol Life Sci* 2001; 58:1698-1707.

14. Callewaert B, Malfait F, Loeys B, De Paepe A: Ehlers-Danlos syndromes and Marfan syndrome. *Best Pract Res Clin Rheumatol* 2008; 22:165-189.

15. Cambria RP, Brewster DC, Gertler J, et al: Vascular complications associated with spontaneous aortic dissection. *J Vasc Surg* 1988; 7:199-209.

16. Anagnostopoulos CE, Prabhakar MJ, Kittle CF: Aortic dissections and dissecting aneurysms. *Am J Cardiol* 1972; 30:263-273.

17. Scholl FG, Coady MA, Davies R, et al: Interval or permanent nonoperative management of acute type A aortic dissection. *Arch Surg* 1999; 134:402-405; discussion 405-406.

18. Kohl BA, McGarvey ML: Anesthesia and neurocerebral monitoring for aortic dissection. *Semin Thorac Cardiovasc Surg* 2005; 17:236-246.

19. Estrera AL, Garami Z, Miller CC 3rd, et al: Cerebral monitoring with transcranial Doppler ultrasonography improves neurologic outcome during repairs of acute type A aortic dissection. *J Thorac Cardiovasc Surg* 2005; 129:277-285.

20. Stecker MM, Cheung AT, Pochettino A, et al: Deep hypothermic circulatory arrest: II. Changes in electroencephalogram and evoked potentials during rewarming. *Ann Thorac Surg* 2001; 71:22-28.

21. Schepens M, Dossche K, Morshuis W, et al: Introduction of adjuncts and their influence on changing results in 402 consecutive thoracoabdominal aortic aneurysm repairs. *Eur J Cardiothorac Surg* 2004; 25:701-707.

22. Reece TB, Tribble CG, Smith RL, et al: Central cannulation is safe in acute aortic dissection repair. *J Thorac Cardiovasc Surg* 2007; 133:428-434.

23. Etz CD, Plestis KA, Kari FA, et al: Axillary cannulation significantly improves survival and neurologic outcome after atherosclerotic aneurysm repair of the aortic root and ascending aorta. *Ann Thorac Surg* 2008; 86:441-446; discussion 446-447.

24. Ergin MA, Griepp EB, Lansman SL, et al: Hypothermic circulatory arrest and other methods of cerebral protection during operations on the thoracic aorta. *J Card Surg* 1994; 9:525-537.

25. Gega A, Rizzo JA, Johnson MH, et al: Straight deep hypothermic arrest: experience in 394 patients supports its effectiveness as a sole means of brain preservation. *Ann Thorac Surg* 2007; 84:759-766; discussion 766-757.

26. Bavaria JE, Pochettino A, Brinster DR, et al: New paradigms and improved results for the surgical treatment of acute type A dissection. *Ann Surg* 2001; 234:336-342; discussion 342-333.

27. Comas GM, Leshnower BG, Halkos ME, et al: Acute type a dissection: impact of antegrade cerebral perfusion under moderate hypothermia. *Ann Thorac Surg* 2013; 96(6):2135-2141.

28. Safi HJ, Miller CC 3rd, Reardon MJ, et al: Operation for acute and chronic aortic dissection: recent outcome with regard to neurologic deficit and early death. *Ann Thorac Surg* 1998; 66:402-411.

29. Rylski B, Bavaria JE, Milewski RK, et al: Long-term results of neomedia sinus valsalva repair in 489 patients with type a aortic dissection. *Ann Thorac Surg* 2014; 98(2):582-588; discussion 588-589.

30. Roselli EE, Rafael A, Soltesz EG, Canale L, Lytle BW: Simplified frozen elephant trunk repair for acute debakey type I dissection. *J Thorac Cardiovasc Surg* 2013; 145(3 Suppl):S197-201.

31. Preventza O, Cervera R, Cooley DA, et al: Acute type I aortic dissection: traditional versus hybrid repair with antegrade stent delivery to the descending thoracic aorta. *J Thorac Cardiovasc Surg* 2014; 148(1):119-125.

32. DeBakey ME, McCollum CH, Crawford ES, et al: Dissection and dissecting aneurysms of the aorta: twenty-year follow-up of five hundred twenty-seven patients treated surgically. *Surgery* 1982; 92:1118-1134.

33. Trimarchi S, Nienaber CA, Rampoldi V, et al: Contemporary results of surgery in acute type A aortic dissection: The International Registry of Acute Aortic Dissection experience. *J Thorac Cardiovasc Surg* 2005; 129:112-122.

34. Piccardo A, Regesta T, Zannis K, et al: Outcomes after surgical treatment for type A acute aortic dissection in octogenarians: a multicenter study. *Ann Thorac Surg* 2009; 88:491-497.

35. Driever R, Botsios S, Schmitz E, et al: Long-term effectiveness of operative procedures for Stanford type a aortic dissections. *J Card Surg* 2004; 19:240-245.

36. Ehrlich MP, Ergin MA, McCullough JN, et al: Results of immediate surgical treatment of all acute type A dissections. *Circulation* 2000; 102:III248-III252.

37. Kallenbach K, Oelze T, Salcher R, et al: Evolving strategies for treatment of acute aortic dissection type A. *Circulation* 2004; 110:II243-249.

38. Tsai TT, Evangelista A, Nienaber CA, et al: Long-term survival in patients presenting with type A acute aortic dissection: insights from the International Registry of Acute Aortic Dissection (IRAD). *Circulation* 2006; 114:I350-I356.

39. Fattori R, Tsai TT, Myrmel T, et al: Complicated acute type B dissection: is surgery still the best option? A report from the International Registry of Acute Aortic Dissection. *JACC Cardiovasc Interv* 2008; 1:395-402.

40. Umana JP, Lai DT, Mitchell RS, et al: Is medical therapy still the optimal treatment strategy for patients with acute type B aortic dissections? *J Thorac Cardiovasc Surg* 2002; 124:896-910.

41. Dake MD, Kato N, Mitchell RS, et al: Endovascular stent-graft placement for the treatment of acute aortic dissection. *N Engl J Med* 1999; 340:1546-1552.

42. Nienaber CA, Fattori R, Lund G, et al: Nonsurgical reconstruction of thoracic aortic dissection by stent-graft placement. *N Engl J Med* 1999; 340:1539-1545.

43. Eggebrecht H, Nienaber CA, Neuhauser M, et al: Endovascular stent-graft placement in aortic dissection: a meta-analysis. *Eur Heart J* 2006; 27:489-498.

44. Kodama K, Nishigami K, Sakamoto T, et al: Tight heart rate control reduces secondary adverse events in patients with type B acute aortic dissection. *Circulation* 2008; 118:S167-170.

45. Tsai TT, Nienaber CA, Eagle KA: Acute aortic syndromes. *Circulation* 2005; 112:3802-3813.

46. Patel HJ, Williams DM, Meerkov M, et al: Long-term results of percutaneous management of malperfusion in acute type B aortic dissection: implications for thoracic aortic endovascular repair. *J Thorac Cardiovasc Surg* 2009; 138:300-308.

47. Rodriguez JA, Olsen DM, Lucas L, et al: Aortic remodeling after endografting of thoracoabdominal aortic dissection. *J Vasc Surg* 2008; 47:1188-1194.

48. Nienaber CA, Kische S, Zeller T, et al: Provisional extension to induce complete attachment after stent-graft placement in type B aortic dissection: the PETTICOAT concept. *J Endovasc Ther* 2006; 13:738-746.

49. Adams JD, Garcia LM, Kern JA: Endovascular repair of the thoracic aorta. *Surg Clin North Am* 2009; 89:895-912, ix.

50. Siefert SA, Ailawadi G, Thompson RB, et al: Is limited stent grafting a viable treatment option in type B aortic dissections? 55th Annual Meeting, Southern Thoracic Surgical Association. Austin, TX; 174.

51. Bockler D, Hyhlik-Durr A, Hakimi M, Weber TF, Geisbusch P: Type B aortic dissections: treating the many to benefit the few? *J Endovasc Ther* 2009; 16(Suppl 1):I80-90.

52. Coselli JS, LeMaire SA, de Figueiredo LP, Kirby RP: Paraplegia after thoracoabdominal aortic aneurysm repair: is dissection a risk factor? *Ann Thorac Surg* 1997; 63:28-35; discussion 35-26.

53. Cunningham JN Jr, Laschinger JC, Spencer FC: Monitoring of somatosensory evoked potentials during surgical procedures on the thoracoabdominal aorta. IV. Clinical observations and results. *J Thorac Cardiovasc Surg* 1987; 94:275-285.

54. Safi HJ, Hess KR, Randel M, et al: Cerebrospinal fluid drainage and distal aortic perfusion: reducing neurologic complications in repair of thoracoabdominal aortic aneurysm types I and II. *J Vasc Surg* 1996; 23:223-228; discussion 229.

55. Estrera AL, Miller CC, Goodrick J, et al: Update on outcomes of acute type B aortic dissection. *Ann Thorac Surg* 2007; 83:S842-845; discussion S846-850.

56. Schor JS, Yerlioglu ME, Galla JD, et al: Selective management of acute type B aortic dissection: long-term follow-up. *Ann Thorac Surg* 1996; 61:1339-1341.

57. Bernard Y, Zimmermann H, Chocron S, et al: False lumen patency as a predictor of late outcome in aortic dissection. *Am J Cardiol* 2001; 87:1378-1382.

58. Xu SD, Huang FJ, Yang JF, et al: Endovascular repair of acute type B aortic dissection: early and mid-term results. *J Vasc Surg* 2006; 43:1090-1095.

59. Nienaber CA, Rousseau H, Eggebrecht H, et al: Randomized comparison of strategies for type B aortic dissection: the INvestigation of STEnt Grafts in Aortic Dissection (INSTEAD) trial. *Circulation* 2009; 120:2519-2528.

60. Nienaber CA, Kische S, Rousseau H, et al: Endovascular repair of type b aortic dissection: long-term results of the randomized investigation of stent grafts in aortic dissection trial. *Circ Cardiovasc Interv* 2013; 6(4):407-416.

61. Tang DG, Dake MD: TEVAR for acute uncomplicated aortic dissection: immediate repair versus medical therapy. *Semin Vasc Surg* 2009;

22:145-151.

62. Brunkwall J, Kasprzak P, Verhoeven E, et al: Endovascular repair of acute uncomplicated aortic type B dissection promotes aortic remodelling: 1 year results of the adsorb trial. *Eur J Vasc Endovasc Surg* 2014; 48(3):285-291.

63. Miller DC, Mitchell RS, Oyer PE, et al: Independent determinants of operative mortality for patients with aortic dissections. *Circulation* 1984; 70:I153-I164.

64. Bozinovski J, Coselli JS: Outcomes and survival in surgical treatment of descending thoracic aorta with acute dissection. *Ann Thorac Surg* 2008; 85:965-970; discussion 970-961.

65. Trimarchi S, Nienaber CA, Rampoldi V, et al: Role and results of surgery in acute type B aortic dissection: insights from the International Registry of Acute Aortic Dissection (IRAD). *Circulation* 2006; 114:I357-I364.

66. Pitton MB, Herber S, Schmiedt W, et al: Long-term follow-up after endo-vascular treatment of acute aortic emergencies. *Cardiovasc Intervent Radiol* 2008; 31:23-35.

67. Palma JH, de Souza JA, Rodrigues Alves CM, et al: Self-expandable aortic stent-grafts for treatment of descending aortic dissections. *Ann Thorac Surg* 2002; 73:1138-1141; discussion 1141-1132.

68. Nienaber CA, Ince H, Petzsch M, et al: Endovascular treatment of thoracic aortic dissection and its variants. *Acta Chir Belg* 2002; 102:292-298.

69. Nathanson DR, Rodriguez-Lopez JA, Ramaiah VG, et al: Endoluminal stent-graft stabilization for thoracic aortic dissection. *J Endovasc Ther* 2005; 12:354-359.

70. Kische S, Ehrlich MP, Nienaber CA, et al: Endovascular treatment of acute and chronic aortic dissection: midterm results from the Talent Thoracic Retrospective Registry. *J Thorac Cardiovasc Surg* 2009; 138:115-124.

71. Khoynezhad A, Donayre CE, Omari BO, et al: Midterm results of endovascular treatment of complicated acute type B aortic dissection. *J Thorac Cardiovasc Surg* 2009; 138:625-631.

72. Hutschala D, Fleck T, Czerny M, et al: Endoluminal stent-graft placement in patients with acute aortic dissection type B. *Eur J Cardiothorac Surg* 2002; 21:964-969.

73. Duebener LF, Lorenzen P, Richardt G, et al: Emergency endovascular stent-grafting for life-threatening acute type B aortic dissections. *Ann Thorac Surg* 2004; 78:1261-1266; discussion 1266-1267.

74. Dialetto G, Covino FE, Scognamiglio G, et al: Treatment of type B aortic dissection: endoluminal repair or conventional medical therapy? *Eur J Cardiothorac Surg* 2005; 27:826-830.

75. Juvonen T, Ergin MA, Galla JD, et al: Risk factors for rupture of chronic type B dissections. *J Thorac Cardiovasc Surg* 1999; 117:776-786.

76. Sueyoshi E, Sakamoto I, Hayashi K, Yamaguchi T, Imada T: Growth rate of aortic diameter in patients with type B aortic dissection during the chronic phase. *Circulation* 2004; 110:II256-II261.

77. Hata M, Shiono M, Inoue T, et al: Optimal treatment of type B acute aortic dissection: long-term medical follow-up results. *Ann Thorac Surg* 2003; 75:1781-1784.

78. Genoni M, Paul M, Jenni R, et al: Chronic beta-blocker therapy improves outcome and reduces treatment costs in chronic type B aortic dissection. *Eur J Cardiothorac Surg* 2001; 19:606-610.

79. Marui A, Mochizuki T, Mitsui N, et al: Toward the best treatment for uncomplicated patients with type B acute aortic dissection: a consideration for sound surgical indication. *Circulation* 1999; 100:II275-II280.

80. Coady MA, Rizzo JA, Hammond GL, et al: What is the appropriate size criterion for resection of thoracic aortic aneurysms? *J Thorac Cardiovasc Surg* 1997; 113:476-491; discussion 489-491.

81. Kato M, Bai H, Sato K, et al: Determining surgical indications for acute type B dissection based on enlargement of aortic diameter during the chronic phase. *Circulation* 1995; 92:II107-II112.

82. David TE, Feindel CM: An aortic valve-sparing operation for patients with aortic incompetence and aneurysm of the ascending aorta. *J Thorac Cardiovasc Surg* 1992; 103:617-621; discussion 622.

83. Yacoub MH, Gehle P, Chandrasekaran V, et al: Late results of a valve-preserving operation in patients with aneurysms of the ascending aorta and root. *J Thorac Cardiovasc Surg* 1998; 115:1080-1090.

84. David TE, Armstrong S, Ivanov J, et al: Results of aortic valve-sparing operations. *J Thorac Cardiovasc Surg* 2001; 122:39-46.

85. Cochran RP, Kunzelman KS: Methods of pseudosinus creation in an aortic valve-sparing operation for aneurysmal disease. *J Card Surg* 2000; 15:428-433.

86. Borst HG, Walterbusch G, Schaps D: Extensive aortic replacement using "elephant trunk" prosthesis. *Thorac Cardiovasc Surg* 1983; 31:37-40.

87. Kouchoukos NT, Masetti P, Rokkas CK, Murphy SF, Blackstone EH: Safety and efficacy of hypothermic cardiopulmonary bypass and circulatory arrest for operations on the descending thoracic and thoracoabdominal aorta. *Ann Thorac Surg* 2001; 72:699-707; discussion 707-698.

88. Panneton JM, Hollier LH: Dissecting descending thoracic and thoracoabdominal aortic aneurysms: Part II. *Ann Vasc Surg* 1995; 9:596-605.

89. Coselli JS, LeMaire SA: Left heart bypass reduces paraplegia rates after thoracoabdominal aortic aneurysm repair. *Ann Thorac Surg* 1999; 67:1931-1934; discussion 1953-1958.

90. Safi HJ, Miller CC 3rd, Carr C, et al: Importance of intercostal artery reattachment during thoracoabdominal aortic aneurysm repair. *J Vasc Surg* 1998; 27:58-66; discussion 66-68.

91. Sabik JF, Lytle BW, Blackstone EH, et al: Long-term effectiveness of operations for ascending aortic dissections. *J Thorac Cardiovasc Surg* 2000; 119:946-962.

92. Fann JI, Smith JA, Miller DC, et al: Surgical management of aortic dissection during a 30-year period. *Circulation* 1995; 92:II113-II121.

第 48 章　升主动脉及主动脉弓部瘤

Chase R. Brown • Joseph E. Bavaria • Nimesh D. Desai

公元 2 世纪,古希腊的医生 Galen 最先描述了浅表性的动脉瘤,他从决斗死亡的角斗士尸体隆起的肘前窝静脉处发现假性动脉瘤[1]。同期,Antyllus 尝试鉴别真性和假性动脉瘤;并且他是历史上第一位通过结扎动脉瘤的近端、远端后切开动脉瘤壁,切除瘤体来治疗该疾病的外科医生[2]。

1542 年,法国医生 Jean Francois Fernal 曾如此描述动脉瘤:"常发生在胸部、脾脏周围或肠系膜附近的,可触及的剧烈搏动性肿物[3]。"1543 年 AndeasVersalius 报道了一例胸主动脉瘤。16 世纪末,Ambroise Paré 报道了一例胸主动脉瘤破裂死亡的病例。而且两人均推测梅毒可能是主动脉瘤的病因[1]。

1760 年 Morgagni 首次报道了主动脉夹层。1773 年,Alexander Monro 首次提出主动脉壁的三层结构,并且指出,动脉壁的破坏是形成动脉瘤真假腔的原因[1]。

19 世纪,John Hunter 阐述了一些安全的、可重复的结扎外周动脉的方法,推进了外周血管结扎治疗动脉瘤的发展[4]。有的学者则采用在瘤内插入通电导线或用玻璃纸等刺激性材料包绕动脉瘤等方法来刺激动脉瘤内血栓形成[5-8]。

1888 年,Rudolph Matas 采用了一种与众不同的方法,他称之为"动脉瘤内修补术"。他从动脉瘤囊袋内缝合以消除动脉破口,这种方法可以在一些因瘤体较大而难以从动脉瘤外结扎的

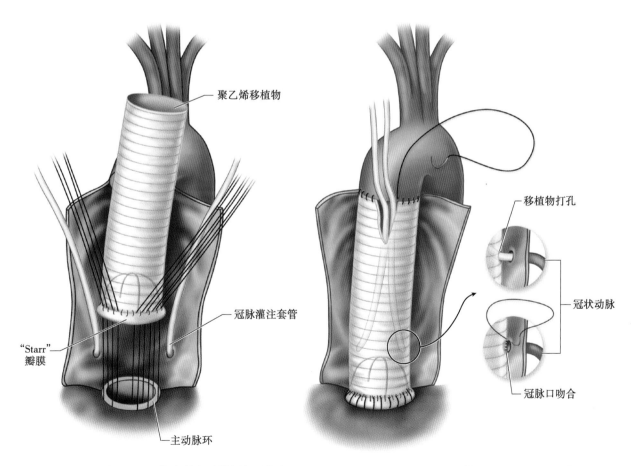

图 48-1　Bentall 和 De Bono 提出的主动脉根部置换(Reproduced with permission from Bentall H, De Bono A: A technique for complete replacement of the ascending aorta, *Thorax* 1968 Jul;23(4):338-339.)

病例中应用[9]。基于有些动脉瘤中保持动脉连续性的重要意义,他随后改良了动脉瘤内修复技术,将病变的动脉瘤壁节段切除,缝合剩下的血管壁进行血管重建,以恢复血流[10]。然而,能采用这种方法治疗的动脉瘤非常有限。外科治疗大动脉瘤的广泛开展仍有赖于优良的人造血管和成熟的植入技术的发展。

1952 年,Cooley 和 DeBakey 第一次报道了降主动脉修复手术。该手术是在非体外循环下横向切除动脉瘤并缝合血管[11]。1956 年,他们应用一段同种异体血管在体外循环下完成了升主动脉置换[12]。DeBakey 在休斯敦一家百货商店发现了涤纶编织材料,此后涤纶材料被广泛用于主动脉置换手术[13]。血管材料的发展包括浸润白蛋白、胶原蛋白或明胶的涤纶血管,这些材料极大地减少了人造血管的渗血[14]。

1964 年,Wheat 等人在升主动脉瘤的治疗中切除了升主动脉和主动脉根部,仅保留冠状动脉周围少许组织,然后植入主动脉机械瓣和一段人造血管,并且在人造血管的近端构型以使冠状动脉维持原位[15]。1963 年,Bentall 和 De Bono 用带瓣的人造血管在一例马方综合征患者极薄的主动脉壁上完成了第一例主动脉根部和升主动脉替换[16]。早期的技术还包括在一段人造血管上手工缝合了一个 13 号的 Staar 机械瓣(图 48-1),同期还实施了一种包绕型技术,能使冠状动脉及其周围组织保持完整并维持原位并与人造血管相应位置的孔道相吻合。考虑到有些患者存在冠状动脉异位,1981 年,Cabrol 和他的同事在主动脉根部替换术后应用了一段直径为 8~10mm 的人造血管帮助恢复冠脉血流[17]。后来吻合技术进展到由 Kouchoukos 和 Karp 提出的冠状动脉和人造血管端侧吻合,这种吻合技术与上诉包绕型技术相比,反而可减少假性动脉瘤的形成[18]。

解剖结构

主动脉根部是左室流出道的延伸,为主动脉瓣提供支撑并且连接降主动脉。结构上包括主动脉瓣环、Valsalva 窦、主动脉环和下联合三角(纤维三角)以及窦管交界(图 48-2)[19]。主动脉瓣依附在主动脉的等高线处,连接三个半月形的皇冠样结构,而不是圆形或椭圆形。瓣环组织本身、主动脉和二尖瓣之间的反折处以及室间隔膜部均特征性地含有 50%~60% 的纤维组织,而主动脉根部的其余部分则为肌性组织。主动脉根部通过细密胶原组织投射并锚定于心室肌上[20]。主动脉瓣与主动脉环交界处被称作交界点,其最高点与窦管交界相关联,窦管交界呈嵴状,是升主动脉的起点。在年轻的患者中,窦管交界的直径比主动脉直径小 15%~20%[21]。随着年龄的增长,窦管交界的直径逐渐增大。当窦管交界的直径大于主动脉直径的 10% 以上时,主动脉瓣就会因为瓣交界的移位导致关闭不全。

主动脉在窦管交界和主动脉环的移行部位扩张形成 Valsalva 窦。在 CT 的横截面影像上,三个 Valsalva 窦的形状像苜蓿叶而不是圆形(图 48-3)[22]。Valsalva 窦的扩张叫 Valsalva 窦瘤。每个窦根据相应的毗邻冠状动脉被命名为左冠窦、右冠窦和无冠窦。

无冠窦像横窦一样和左、右关系密切。左冠窦与左房临近,右冠窦靠近右房和右室。在右冠窦、无冠窦之间的下联合三角(瓣下纤维三角)与膜性间隔内的传导束以及三尖瓣膈瓣关系密切。左冠窦、无冠窦交界处的下联合三角与二尖瓣前叶

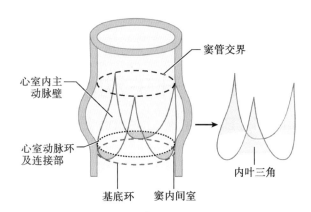

图 48-2 主动脉根部解剖(Reproduced with permission from Sutton JP 3rd, Ho SY, Anderson RH. The forgotten interleaflet triangles: a review of the surgical anatomy of the aortic valve, *Ann Thorac Surg* 1995 Feb;59(2):419-427.)

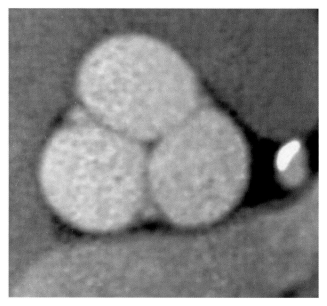

图 48-3 CT 显示主动脉根部的解剖结构,注意"苜蓿叶"形状

毗邻。升主动脉起始于窦管交界,于无名动脉发出处终止。

病理生理学

升主动脉包含了较多的弹性纤维组织,可以在动脉的收缩期扩张并储存动能,在舒张期通过弹性回缩维持血流。升主动脉由典型的三层结构组成,光滑的内层由单层内皮细胞附着于基底上;中层包括弹性蛋白层、胶原、平滑肌细胞和细胞外基质;外层包括滋养血管和神经[23]。主动脉的弹性蛋白含量从近端到远端逐渐减少,腹主动脉的中层弹性蛋白含量只有升主动脉的 50%[24]。升主动脉瘤的形成原因主要是弹性介质变性,而在胸降主动脉和腹主动脉主要是动脉粥样硬化[25]。

升主动脉瘤的成因是多种生物学和机械因素的改变所致。主动脉壁自我平衡机制的打破包括:弹性和胶原蛋白,蛋白聚糖及蛋白酶和它们的抑制剂,炎症介质等。这些因素均可引起主动脉发生病理性改变,最终因扩张造成破裂或夹层。中层细

胞外基质的破裂是由基质降解酶分解造成的,包括基质金属蛋白酶和组织蛋白酶家族[26-30]。基质金属蛋白酶是一类可以降解几乎所有类型细胞外基质的蛋白酶家族,是维持动脉内细胞外稳态以及整体性的必需物质[26-28]。动脉瘤的形成过程伴随弹性纤维断裂,平滑肌细胞失去功能并最终发生弹性蛋白和平滑肌组织囊状黏液样变性(图 48-4)[31]。这个过程被称为中层囊性变,亦称囊性坏死,但该名称大多数情况下已被弃用因为实际上并无组织坏死。随着年龄的增加,主动脉的轻度退行性变伴缓慢进展的升主动脉扩张是常见的。吸烟可能加速血管变性的过程[32]。

　　主动脉壁特征的机械性改变,如横截面对称性、顺应性和应力-应变关系的改变,可能早于扩张改变出现。YoungLaplace 描述了主动脉直径和管壁张力之间的关系,其中在相似压力下,主动脉管壁直径的增加会导致管壁应力的增加(张力=压力×半径)。主动脉壁顺应性的改变,广义上是指血管的体积随着压力的改变而改变,导致在收缩期间施加在主动脉壁上的应力增加,并进一步加剧导致动脉瘤形成[33]。动脉壁上受到的机械力和生物学改变导致的动脉瘤形成(机械转导)之间的关联尚不明确。

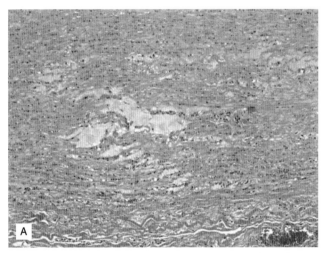

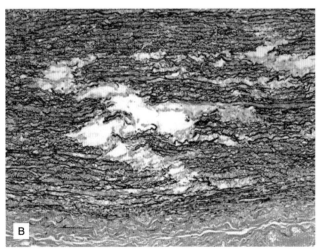

图 48-4　主动脉中层组织囊性变。A. 占主动脉全层厚度 25%范围的糖胺聚糖汇集(平滑肌细胞黏液样变性)。B. 弹性纤维断裂

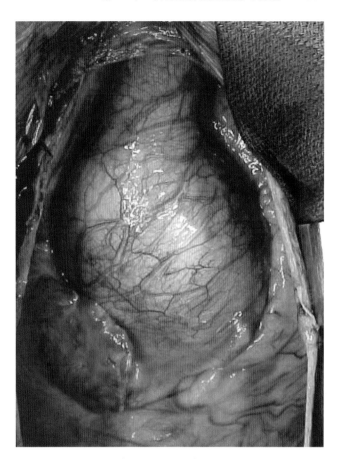

图 48-5　马方综合征患者主动脉根部大面积扩张。注意其主动脉瓣环严重扩张,相比之下主动脉弓近端病变相对较轻

　　在退行性变导致的主动脉瘤的病例中,升主动脉的扩张往往是不对称的,这是由于该区域的动脉瘤左下方紧邻肺动脉[34],导致升主动脉瘤的扩张方向多向右和向上(图 48-5)。升主动脉的不对称性相对延长,使心脏沿着横向被推移,这也会导致主动脉瓣环朝着倾斜的方向发生显著改变。动脉瘤性的增宽通常会累及主动脉窦管交界水平,而无冠窦则影响较小[35]。窦管交界的扩张还会引起严重的主动脉瓣中心性反流,人造血管置换窦管交界即可解决这类病例的主动脉瓣功能问题。在这类病例中左冠窦和无冠窦往往不受累。无冠瓣游离缘可能因无冠窦的不对称性扩张发生代偿性的延长。

特殊病因

马方综合征

　　马方综合征是一种常染色体显性遗传疾病。发生率约为 1/10 000~1/3 000,其中有 25%为散发病例[36]。典型的病例是编码主动脉壁原纤蛋白-1 的 FBM1 基因突变,导致弹性纤维错位排列、中层变性、动脉瘤形成[37,38]。最近,收到原纤蛋白-1 分子和 TGF-β 前体结合蛋白的同源性研究启发,研究者推测,TGF-β 前体蛋白分子序列的改变使得细胞外基质中的 TGF-β 活性增加,从而抑制平滑肌细胞和细胞外基质形成[39]。约 80%的马方综合征患者进展为主动脉根部瘤,约半数伴有二尖

瓣反流[40]。因为马方综合征是个系统性疾病,所以该类患者还有多器官表现。即便现在基因学诊断才是确诊依据,传统的诊断多数仍采用 Ghent 标准[41]。解剖表现上,马方综合征表现为严重的主动脉根部,主动脉窦和主动脉环扩张(图48-5)。

最近的研究发现血管紧张素转化酶抑制剂(angiotensin-converting enzyme inhibitor,ACEI)类药物可能通过血管紧张素-2受体拮抗途径抑制 TGF-β 活性从而延长马方综合征患者主动脉内平滑肌细胞预期寿命[42]。临床上常使用氯沙坦(血管紧张素2受体拮抗剂)在早期病例中预防并延缓主动脉扩张和动脉瘤形成,这在动物实验中已被证实是有效的[43]。在一个纳入18例小儿患者的小型临床研究中发现,氯沙坦也可以减慢主动脉扩张速度[44]。

洛伊-迪茨综合征

洛伊-迪茨综合征(Loeys-Dietz syndrome)是一种近期发现的常染色体显性遗传病[45]。与马方综合征患者的纤维蛋白-1缺乏不同,洛伊-迪茨综合征是 TGF-β 受体1和2的突变导致的。临床表现为腭裂、悬雍垂裂、脊柱侧弯、眼距过宽、胸廓畸形、生长发育异常以及先天性心脏病,包括动脉导管未闭、房间隔缺损等[45]。患者在表型上可能会同时具有洛伊-迪茨综合征和马方综合征的特征[46],从组织学上看,此病与血管中层胶原增生、细微但弥漫的弹性纤维碎裂和细胞外基质沉淀有关[47]。由于洛伊-迪茨综合征的主动脉临床进展较马方综合征快,因此,患者在年幼或者主动脉相对较小时就可能需要接受预防性的主动脉根部置换治疗。

埃勒斯-当洛斯综合征

埃勒斯-当洛斯综合征(Ehlers-Danlos syndrome)可能是由自然突变或常染色体显性遗传导致的,是一种Ⅲ型胶原合成障碍导致的遗传性结缔组织病,有多种亚型。Ⅳ型埃勒斯-当洛斯综合征可能有危及生命的心血管临床表现。自发性动脉破裂通常出现在肠系膜动脉和颈动脉,也有报道发生于降主动脉和主动脉弓,是最常见的致死原因[48]。这部分患者血管壁组织极薄且脆。升主动脉受累多继发于头臂动脉病变的逆剥。

家族性胸主动脉瘤和夹层

约20%的胸主动脉瘤患者的直系亲属也患有主动脉瘤[49]。这些家族成员通常表现出强烈的胸主动脉瘤形成倾向,却没有任何明确的结缔组织疾病,如马方综合征或洛伊-迪茨综合征。ACTA2、SMAD3、TGFBR1、TGFBR2、TGFB2 和 MYH11 基因突变被归类为家族性胸主动脉瘤或夹层(familial thoracic aortic aneurysms and dissections,FTAAD)的特质,发现 ACTA2、SMAD3、TGFBR1、TGFB2 和 MYH11 突变易使患者以常染色体显性表达的方式罹患胸主动脉瘤或夹层。这些突变导致动脉瘤出现不完全外显、不同的表型或不同的发病年龄[49-55]。对于患者,有多名一、二级患病亲属和疑似 FTAAD 者,均可行基因检测。新的证据表明,与马方综合征和洛伊-迪茨综合征相似,即使主动脉的直径不足5cm,这些患者发生早期破裂或夹层的风险仍然会增加。基因检测有机会对这些患者进行危险分层,并确定哪些患者有最大的破裂风险。

感染性和炎症性病因

感染和系统性炎症反应偶尔会引起升主动脉受累,进而形成动脉瘤。然而,即使在术前进行高质量的影像学检查甚至是行术中病理学检查,也难以区分可能的病因。

感染所致的升主动脉瘤非常罕见,细菌性升主动脉瘤多见于左心系统的心内膜炎。最常见的病原体包括金黄色葡萄球菌、表皮葡萄球菌、沙门菌和链球菌(检出率依次递减)[56]。在动脉粥样硬化引起的动脉瘤病例中,如果升主动脉腔内有血栓,一过性菌血症可能会导致血栓感染导致细菌性动脉瘤[57]。

梅毒是由梅毒螺旋体引起的,在抗生素应用前是导致升主动脉瘤的主要原因,占所有心血管死亡的5%~10%[58]。典型的梅毒主动脉炎累及胸主动脉,特别容易累及升主动脉,可能是由于其丰富的血管和淋巴供应。病理过程涉及主动脉滋养血管的多灶性淋巴浆细胞浸润,导致中层弹性纤维变性。血管内膜形成皱纹、成脊,形成被描述为"树皮"(tree bark)的斑块[59]。冠状动脉开口周围的炎症可能导致近端闭塞。炎症过程可以是零星分布的,也可能弥漫性地累及大段主动脉。一旦确诊,用抗生素治疗梅毒并不能逆转血管病变。

其他的一些系统性动脉炎也可能导致升主动脉瘤。Takayasu 大动脉炎表现为滋养血管炎症,中层坏死,也可能导致类似梅毒性动脉炎的内膜改变。该病好发于15~30岁的年轻女性,常累及主动脉弓的三大分支[60]。梅毒性动脉炎会引起进展较快的主动脉瘤,相比之下,Takayasu 大动脉炎发生动脉瘤的概率仅为15%[61]。巨细胞病毒动脉炎是一种多发于老年人的系统性动脉炎,好发于颞动脉。该病亦是女性多见,常伴有风湿性多肌痛症。巨细胞动脉炎是一种淋巴细胞、浆细胞、组织细胞浸润所致的炎性过程,其临床表现多样[62]。可能引起动脉炎的其他罕见原因包括:Behçet 病,类风湿性关节炎,结节病,强直性脊柱炎,系统性红斑狼疮,Wegener 肉芽肿等。

主动脉瓣二瓣化畸形

主动脉瓣二瓣化畸形是一种复合的家族遗传性疾病,男女比例为3:1[63],也可伴发 Turner 综合征。大约有9%的主动脉瓣二瓣化畸形患者的直系亲属存在同类畸形[64]。超过半数的二瓣化畸形患者合并主动脉缩窄[65]。数个基因缺陷与主动脉瓣二瓣化畸形的形成相关,但目前尚未发现特异性单一基因与之相关。主动脉瓣二瓣化畸形常伴发主动脉扩张,但目前原因未明。早期认为可能和(主动脉瓣)狭窄后扩张有关,但是有些二瓣化畸形患者虽然没有任何主动脉瓣狭窄表现,仍然能在 Valsava 窦近端和降主动脉探及血流扰动[66]。最近的研究表明,从胚胎学上看,主动脉瓣和升主动脉都源自神经嵴细胞,这可能就揭示了主动脉瓣二瓣化畸形的发生与随后的主动脉瘤存在共同机制[67]。主动脉瓣二瓣化畸形患者的主动脉表现为弹力层碎裂、原纤蛋白功能缺陷、基底层破坏、基质金属蛋白酶表达增多和平滑肌细胞凋亡[67-72]。

Fazel 等人通过簇状分析得出结论,四种不同的主动脉扩张类型:单纯主动脉根部(13%),单纯升主动脉(10%),升主动脉和相邻的主动脉弓(28%)以及主动脉根部、升主动脉和相邻的主动脉弓(45%)(图48-6)[73]。研究提示年轻的主动脉瓣二瓣化畸形合并升主动脉扩张的病例应当积极地处理主动脉根

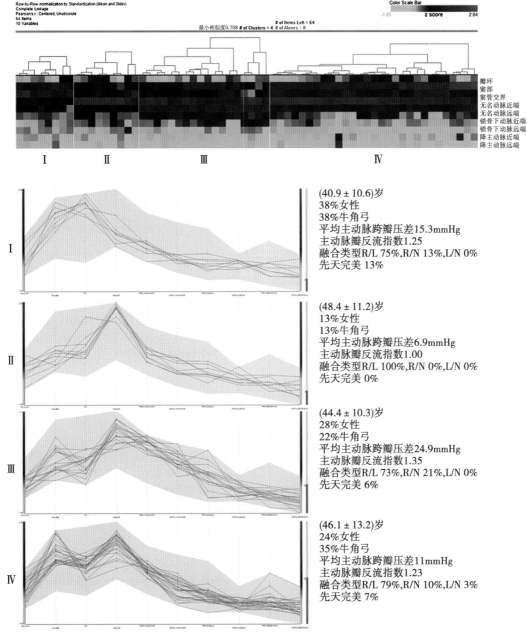

图 48-6 对主动脉二瓣化畸形患者的主动脉病理类型使用分层聚类方法。上方的方图表为"热图",其中每列代表一例患者,每行代表主动脉直径,右上角的图标是根据患者自身计算出的 Z 值进行的连续彩色编码。Ⅰ组的患者主要累及主动脉根部(8 例)。Ⅱ组的患者主要累及升主动脉的管状部分(9 例)。Ⅲ组的患者主要累及升主动脉和主动脉弓横部的管状部分(18 例)。Ⅳ组的患者广泛累及胸主动脉,扩张从主动脉根部至主动脉弓横部(29 例)。下方的四幅图描述的也是这四个组,显示了每例患者整个胸主动脉的直径。每个组的临床数据都汇总在图表右侧(Reproduced with permission from Fazel SS, Mallidi HR, Lee RS, et al:The aortopathy of bicuspid aortic valve disease has distinctive patterns and usually involves the transverse aortic arch, *J Thorac Cardiovasc Surg*. 2008 Apr;135(4):901-907.)

部、升主动脉和近端主动脉弓。他们建议较年轻的二瓣化畸形患者接受激进的半弓切除术,切除范围自主动脉弓小弯侧,直到锁骨下动脉分支处,目的是尽可能切除病变主动脉。然而,由于动脉瘤罕有涉及主动脉弓远端,所以很少需要包括头臂支再植入术在内的全弓置换。

孤立性 Valsava 窦瘤

孤立性 Valsava 窦瘤较罕见,其发生原因包括:受累窦部主

动脉中层和主动脉瓣环之间的先天连续性缺失,或者是更罕见的获得性疾病如内膜炎、梅毒、肺结核、局灶性夹层和医源性因素[74]。该病男性多见,且可合并主动脉下狭窄、室间隔缺损和主动脉瓣关闭不全。超过 90% 的患者的病变累及右冠窦(图 48-7)[75,76],其次为无冠窦,累及左冠窦者非常罕见。患者平时是无症状的,除非窦瘤破裂进而引起心内分流。右冠窦瘤常破入右室造成血流动力学的改变类似室间隔缺损,无冠窦瘤常破入右房,而左冠窦瘤常破入肺动脉或左室。未破的左冠窦瘤偶

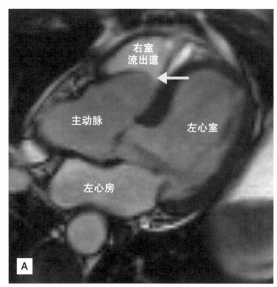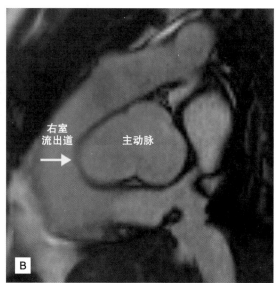

图 48-7　磁共振成像。A. 三腔心平面。B. 主动脉瓣平面,显示右侧的 Valsava 窦瘤突入右室流出道。来自主动脉瓣反流形成的喷射性湍流也与此病变有关。Ao,主动脉;LA,左心房;LV,左心室;RVOT,右室流出道 (Reproduced with permission from Brandt J,Jögi P,Lührs C. Sinus of Valsalva aneurysm obstructing coronary arterial flow;case report and collective review of the literature. *Eur Heart J.* 1985 Dec;6(12):1069-73.)

尔会挡住冠脉左主干引起相关症状[76]。

临床表现

症状

大多数升主动脉瘤患者在诊断时都没有症状,常常通过胸部 X 线、超声心动图检查得到意外发现。前胸痛是最常见的症状。急性胸痛可能提示瘤体即将或已经破裂,慢性胸痛可能与胸骨压迫有关。偶尔还会有上腔静脉梗阻或气道受压的体征。左侧喉返神经受牵拉损伤引起的声音嘶哑提示瘤体已经累及主动脉弓远端或胸降主动脉近端。更少见的是升主动脉或主动脉根部瘤体破入右房或上腔静脉导致高心排的心力衰竭,或者破入肺内引起咯血。与之不同的是 75% 的升主动脉夹层患者有严重的"撕裂样"疼痛[77]。

体格检查

体格检查常无典型体征。如果出现相对性的主动脉瓣关闭不全(主动脉窦管或主动脉根部扩张引起),可发现脉压增宽或者舒张期杂音。如果扩张仅局限在升主动脉,即使瘤体很大也可能无明显体征。应该对患者进行彻底的血管检查以发现有无合并外周血管疾病、颈动脉疾病或者腹主动脉瘤。在动脉粥样硬化引起的升主动脉瘤患者中约 10% ~ 20% 合并腹主动脉瘤[78]。

辅助检查

心电图

如果存在明显的主动脉瓣反流,心电图可表现为左室肥大

或劳损。有动脉粥样硬化的患者,可合并冠心病或既往心肌受损的改变。

胸部平片

许多无症状的升主动脉瘤是通过胸部平片首次发现的。扩大的升主动脉引起右上纵隔增宽(图 48-8A)。在侧位片上,胸骨后间隙变小(图 48-8B)。局限在主动脉根部的动脉瘤可能因心脏轮廓的遮挡,造成胸片表现不典型[79]。

超声心动图

经食管超声心动图(transesophageal echocardiography,TEE) 可方便而精确地诊断和区分升主动脉瘤、主动脉夹层和壁内血肿(图 48-9)[80-82]。TEE 是一种有创性的影像学检查,并且有较小的概率引起食管穿孔、呼吸道阻塞或者血流动力学不稳定。由于支气管分支内气体的影响,即便是现在已经应用了多平面探头,仍有超过 40% 患者的升主动脉远端显示不清[83]。检查结果虽然依赖于操作者(的个人经验),但它仍不失为一种较好地显示主动脉根部的瓣环、主动脉窦、窦管交界和升主动脉大小的检查技术。由于 CT 经常会因为运动伪影而产生误差,因此 TEE 是唯一可以较好地显示主动脉根部近端的影像学方法。经胸超声心动图参考意义不大,但可以分辨主动脉瓣反流程度。

计算机体层成像

计算机体层成像(computed tomography,CT) 增强扫描是最广泛应用的非侵入性主动脉影像学检查手段。CT 扫描可以迅速提供升主动脉内径、病变程度和病变位置影像(图 48-10)。CT 扫描可以检测钙化区域,先进的扫描仪可以准确识别夹层和附壁血栓[84]。现代的 CT 扫描采用多探头采集数据,可以在一次屏气中完成整个主动脉扫描,而且每层扫描间距可以小到

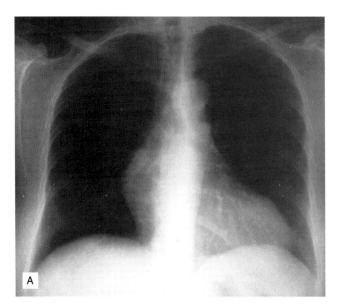
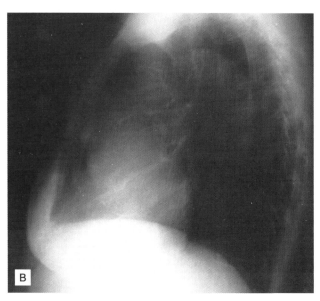

图 48-8　升主动脉瘤患者后前位及侧位胸片。后前位影像（A）提示右纵隔增宽；侧位影像（B）提示胸骨后的正常间隙消失（Reproduced with permission from Downing SW, Kouchokos NT: Ascending aortic aneurysm, in Edmunds LH Jr（ed）: *Cardiac Surgery in the Adult*. New York, McGraw-Hill, 1997; p 1163.）

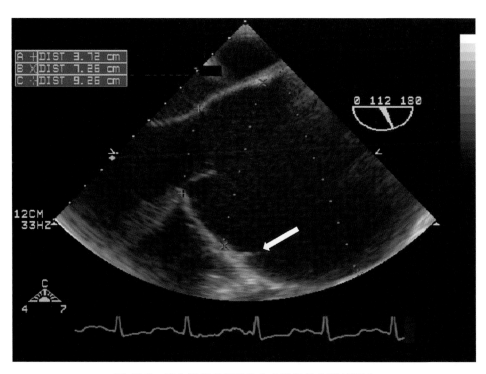

图 48-9　经食管超声提示升主动脉瘤并夹层（箭头）

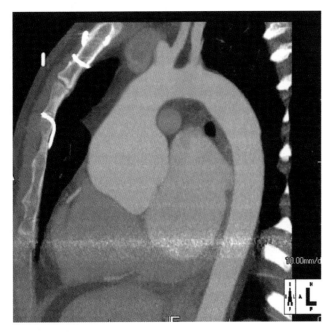

图 48-10 CT 增强扫描显示马方综合征患者扩张的主动脉根部

0.5mm。三维重建对准确测定主动脉的平面直径、确定主动脉疾病的远近段范围及其与主动脉弓的关系很有帮助,这对外科医生确定手术方案很有意义(图 48-11)。理想状态下,胸腹主

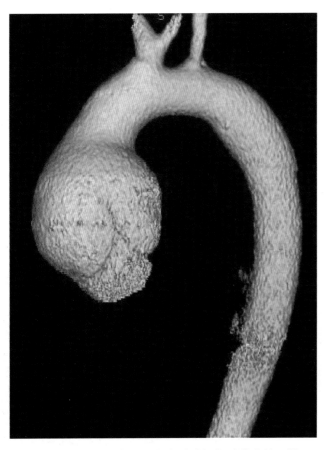

图 48-11 马方综合征患者主动脉根部动脉瘤的三维重建影像

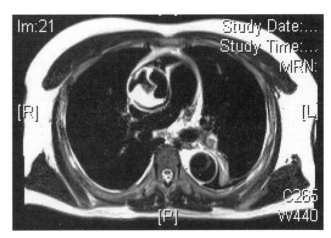

图 48-12 磁共振血管造影(无对比剂)显示急性 A 型夹层

动脉各分支均应检查有无动脉瘤存在。基于心电图的门控扫描可消除运动伪差,并提供主动脉根部最近端的影像,甚至可以提供冠状动脉的资料[85]。CT 的主要缺点是需要对比剂以提高分辨率。这对严重肾功能不全和有对比剂过敏史的患者是禁忌。CT 平扫虽然可以明确主动脉内径,但无法分辨主动脉夹层内膜片等急性病理改变。

磁共振成像(MRI)

磁共振成像(magnetic resonance imaging,MRI)可以在不用含碘对比剂及不需要暴露射线的情况下提供升主动脉的轴向和三维影像资料。使用钆增强磁共振血管造影可以更精确地测量主动脉及其主要分支,其图像与传统血管造影相当(图 48-12)[86]。MRI 扫描仪器相对不适合那些连接呼吸机或血流动力学监测设备的患者。目前,MRI 与 CT 相比,尚有费用昂贵、不容易操作和耗时较长的缺点。

自然病史

择期行主动脉置换术已经作为动脉瘤的预防性治疗手段用以防止主动脉夹层或破裂等致死性急症发生。最近的国际急性主动脉夹层注册登记(IRAD)系统的研究表明,即使是在一些有经验的中心已经相对降低死亡率的基础上,急性 A 型主动脉夹层的手术死亡率仍高达 26%[87]。Bickersaff 等人研究了72 例明确诊断但未进行外科干预的升主动脉瘤患者的自然病程[88]。随访 5 年后发现,74%患者发生主动脉夹层或破裂(图48-13)。其中 94%死亡。5 年生存率仅为 13%,而没有主动脉瘤的对照组为 75%。

传统意义上,选择升主动脉置换的一个最重要指标是主动脉最大径。Caody 等人的主动脉自然病程研究发现,主动脉直径 3.5~3.9cm 的患者在 3~4 年内不大可能发生破裂;在此基础上,直径每增加 1cm,破裂风险则相应增加(图 48-14)[89]。而主动脉直径大于 5cm 的患者在一年内存在较高的破裂或夹层风险。应用 Logestic 回归模型统计发现,6.0~6.9cm 直径的主动脉发生破裂或夹层风险是直径 4.0~4.9cm 患者的 4.3 倍。直径 4cm 以下的主动脉每年主动脉内径增加 0.1cm,随着瘤体

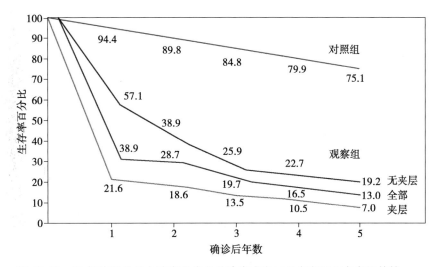

图 48-13　72 例接受非手术治疗的胸主动脉瘤或夹层患者实际生存率的估算

逐渐增大,其增长速率也越来越大,最快可达每年增长 0.4cm[90,91]。未控制的高血压,吸烟和结缔组织病会加快主动脉的扩张速度[90]。马方综合征的患者在较小的主动脉直径时就会有较高的夹层或破裂发生率。升主动脉最大径不足 5~6cm 时就发生主动脉夹层的患者非常常见(图 48-15)[92]。不幸的是马方综合征患者的平均死亡年龄为 32 岁,约 60%~80% 死于主动脉根部事件[93]。其中有早期破裂或夹层的家族史的患者,在主动脉直径较小时更易发生主动脉事件[94]。

　　值得注意的是,虽然破裂风险和主动脉直径相关,但是仍有一些患者在升主动脉直径小于 5.5cm 时发生夹层。在 IRAD 注册研究中,入选的 591 例病例中,有 59% 的急性 A 型主动脉患者,发病时升主动脉最大径小于 5.5cm,有 40% 的患者甚至小于 5.0cm(图 48-16)[95]。随着人们对动脉瘤形成生物学机制的了解逐渐加深,主动脉内细微的张力特征或顺应性改变有望通过血清生物学标记物或者敏感的影像技术得以发现,为准确识别高破裂风险的患者提供参考依据。

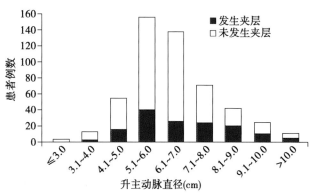

图 48-15　524 例马方综合征患者升主动脉直径和夹层发生率

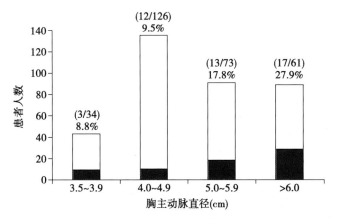

图 48-14　不同大小的胸主动脉瘤、急性夹层或破裂的发病率,柱状体的高度对应患者总数,蓝色表示出现夹层或破裂患者所占比例(Reproduced with permission from Coady MA,Rizzo JA,Hammond GL,et al:What is the appropriate size criterion for resection of thoracic aortic aneurysms? *J Thorac Cardiovasc Surg* 1997;113:476.)

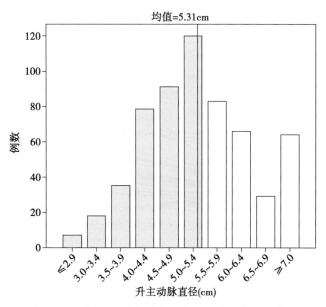

图 48-16　急性 A 型夹层发生率和主动脉直径的分布图(Reproduced with permission from Pape LA,Tsai TT,Isselbacher EM,et al:Aortic diameter>or = 5.5cm is not a good predictor of type A aortic dissection:observations from the International Registry of Acute Aortic Dissection (IRAD),*Circulation*. 2007 Sep 4;116(10):1120-1127.)

主动脉近端动脉瘤的治疗

治疗原则是通过降低主动脉壁压力和预防有害的退行性生化改变以限制主动脉瘤扩张。总的来说，主动脉瘤患者要避免从事例如举重等高强度的体育运动，以避免短期快速的主动脉压升高带来的对主动脉壁的冲击。此类患者的负重应小于自身体重的 1/2 甚至 1/3。此外，类似篮球等有突然加速或减速的运动也应避免，因为这会带给主动脉壁额外的压力。

减慢心率是胸主动脉瘤的主要治疗策略。β 受体阻滞剂以良好的负性心率和负性肌力作用成为首选药物[96]。β 受体阻滞剂的首要治疗目标是降低总体主动脉血压和动脉血压的压力/时间变化斜率（dP/dT），从而降低主动脉收缩期的压力进而减少主动脉中层损伤。关于 β 受体阻滞剂的合理化应用，Wheat 等人在离体的塑料模型上做了一些研究，发现减小脉压对人造内膜有保护作用，而平均动脉压和血流速率的改变则影

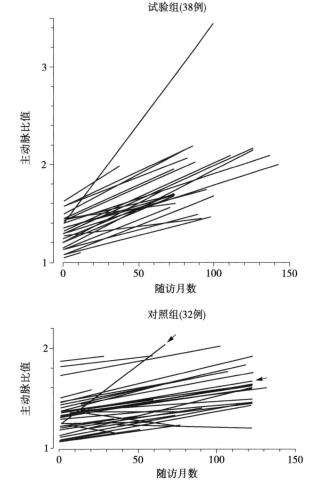

试验组（38例）

对照组（32例）

图 48-17　应用普萘洛尔及对照组的主动脉比值的变化。主动脉比值是指患者主动脉直径与相同体表面积和年龄的正常人主动脉直径的比值。横坐标表示随访时间。对照组有一例在随访 100 个月时的主动脉比值大于 3.4。两例试验组患者未应用试验药物（Reproduced with permission from Palmer RF and Wheat MW Jr: Treatment of dissecting aneurysms of the aorta, *Ann Thorac Surg* 1967 Jul; 4(1): 38-52.）

响不大[97]。这项实验随后在火鸡上进行，火鸡是唯一一种易感夹层的动物。实验发现硝酸甘油和普萘洛尔联合应用可以减少破裂发生。而单纯应用硝普钠降血压无效。这可能与实际增加了的 dP/dT，引起反应性的交感兴奋，造成心排量增加（心率加快和心肌收缩增强所致）有关[98]。Shores 等人进行了一项里程碑式的实验，超过 10 年的随访数据证实，随机分入 β 受体阻滞剂治疗组的年轻马方综合征患者，主动脉扩张发生率较对照组显著降低（图 48-17）。研究还发现，死亡、充血性心力衰竭、主动脉夹层、严重（主动脉瓣）反流以及手术根部手术等复合终点事件的发生率也显著低于对照组[99]。推而广之，升主动脉瘤患者可以广泛应用 β 受体阻滞剂。

手术适应证

非择期手术适应证

新发的主动脉夹层、破裂或壁内血肿应当急诊手术。在升主动脉瘤直径 4.5～5.0cm 并有急性胸痛症状的患者，可能提示破裂临界状态，也应当急诊手术。主动脉根部扩张所致的急性充血性心力衰竭、动脉瘤的急性扩张或慢性主动脉夹层所致的窦管交界消失患者也应该尽快手术。即使术前 1～2 天的积极利尿、调整心功能等治疗可使患者一般状况改善，但仍应当手术治疗。

择期手术适应证

虽然单纯根据血管内径决定手术有局限性，但是否手术仍主要取决于主动脉最大径和扩张速度。除特殊的结缔组织病或其他特殊病因导致的主动脉瘤患者以外，瘤体最大直径超过 5.5cm 应建议手术[100]。除此以外每年内径增长超过 1cm 也应强烈建议尽快手术而不管动脉瘤直径是多少[101]。也有部分学者推荐对于个体患者用体表面积校正后的主动脉内径决定是否手术[102]。

主动脉比是用测量的患者主动脉内径除以同年龄同体表面积的预测值算出。采用这个指标，对于那些没有结缔组织病或其他特殊病因的无症状主动脉瘤患者的手术指征为大于 1.5[103]。这就使 40 岁以下体表面积 2m² 左右的患者在主动脉内径 4.8～5.0cm 时即推荐手术[104]。因为随着年龄的增长主动脉内径会增粗，所以 40 岁以上的患者的手术时血管内径较 40 岁以前更大。

特殊病例的选择

马方综合征的患者因为破裂或夹层风险高，所以在升主动脉直径 4.5cm 以上或者主动脉比 1.3～1.4 就应手术[103,104]。洛伊-迪茨综合征患者发生破裂的阈值（主动脉直径）比马方综合征者小，所以应该在直径 4.2cm 时选择性修复升主动脉[105]。在二叶主动脉瓣的患者中，仍有争议。2013 年美国胸外科医师学会（STS）的临床实践指南建议（将手术指征定为）5.0cm（如果有主动脉夹层家族史则为 4.5cm），而美国心脏病学院/美国心脏协会（ACC/AHA）瓣膜指南建议 5.5cm（若合并主动脉夹层家族史或发生主动脉快速生长大于 0.5cm/年，则为 5.0cm）[106,107]。在结缔组织疾病、二瓣化主动脉瓣或慢性夹层

的情况下,大于 0.5cm/年的生长速度应该需要修复。由于主动脉壁的固有弱点,对于慢性主动脉夹层患者,因主动脉壁仅剩中层和外膜支撑,厚度只有原来的 1/3,破裂风险大,所以在直径 4.5cm 以上或者主动脉比 1.3~1.4 时应手术治疗[103,108]。假性动脉瘤多发于外科手术缝线部位,组织脆弱破裂风险高,一经发现尽早手术。

为避免年轻患者终生抗凝治疗,外科医生偏爱采取主动脉瓣成形手术,早期手术可预防瓣膜病变的进展并获得较好的成形成功率。Prenger 等人随访了主动脉瓣置换的一组升主动脉瘤病例,发现主动脉内径大于 5cm 的患者夹层发生率为 27%,而主动脉内径正常的患者发生率为 0.6%[109]。总体上来讲,合并其他心脏手术的患者如果主动脉直径 5cm 以上或者主动脉比 1.5 以上应同期行升主动脉置换[103,109]。

术前准备

约 1/3 的胸主动脉瘤患者合并慢性阻塞性肺病[110],对于肺功能较差的患者应复查呼吸功能或血气分析(吸空气条件下)。对于择期手术,术前戒烟、应用抗生素治疗支气管炎和物理治疗很有意义[106]。患者的肾功能应正常以保证内环境稳定,如果发现肾功能不正常应彻底检查。由于不明位置的严重颈动脉疾病进行升主动脉手术时卒中发生率较高,所以 65 岁以上的患者应有颈动脉双期影像检查资料[111]。合并外周血管疾病、弥漫性冠状动脉疾病、颈动脉杂音或可疑脑缺血病史的年轻患者也应检查颈动脉。建议常规行胸、腹主动脉的 CT 或 MRI 检查。所有患者均应行冠状动脉造影以明确有无冠状动脉粥样硬化,狭窄超过 50%~60% 者应行旁路移植手术。此外冠脉造影可帮助区分冠脉起源异常和心肌桥,这在根部置换手术中很有意义[112]。

手术策略

监护和麻醉

所有患者均应该建立中心静脉通路和肺动脉导管。常选用桡动脉监测动脉血压,但具体动脉监测部位应于术前同麻醉团队共同讨论决定。体温通过鼻咽温和膀胱温监测[113]。双侧近红外光谱(near infrared spectroscopy, NIRS)监测被用于体外循环时监测脑组织氧饱和度,常通过增加脑循环灌注压和血细胞比容来应对术中脑组织氧饱和度的骤降。对需要暂时停循环的病例,为确定大脑停循环期间是否处于脑电静息状态,脑电图监测是必须的。

TEE 对于判断主动脉瓣关闭不全程度和观察主动脉窦部及窦管交界的解剖结构很有意义(CTA 检查往往难以评估)。TEE 在体外循环停机前的血流动力学评估方面也发挥重要作用。

麻醉处理包括应用芬太尼 25~50μg/kg;咪达唑仑 0.1~0.2mg/kg;异氟烷 0.5%~1.5%;泮库溴铵 0.1~0.2mg/kg,呼气末 CO_2 浓度的监测;氨基己酸初始剂量为 5g 静脉推注,维持剂量为 1g/h,患者转入 ICU 后 2h 内停药;对于需要暂停循环的病例,辅助用药包括甲泼尼龙 1g、硫酸镁 1g、利多卡因 2.5mg/kg

以及甘露醇 12.5g[114]。

心肌保护

通常情况下于主动脉根部顺行灌注 1L 含血冷停搏液(4℃)。左心引流管用于预防心室扩张。对于严重主动脉关闭不全的病例,应切开主动脉并行冠状动脉口插管直接灌停搏液。通过心前壁将温度探针插入室间隔,维持心肌温度 6~8℃。手术过程中应尽可能地至少每 20 分钟逆行灌注停搏液一次。在循环停止前和结束时使心肌停搏是非常重要的。

循环监测

主动脉插管策略应当个体化。现今的心外科医生应该熟练掌握不同插管技术。根据经验主动脉直径 7cm 以下均可直接插管。采用传统的插管技术或者是 Seldinger 穿刺法用于薄壁主动脉插管是可行的。对于止于无名动脉近端的动脉瘤患者,主动脉横弓处插管可以很容易地完成。对于需要顺行性脑灌注的患者,采用升主动脉插管直接灌注或右腋动脉灌注均可。

近年来,右侧腋动脉插管逐渐增多,可用 8~10mm 的 Dacron 人造血管与腋动脉行端-侧吻合,因为这种细而脆的血管直接置管可能会引起破裂出血。在有些病例可用股动脉插管,但是 TEE 和 CT 证实胸降主动脉粥样硬化的患者应避免采用该技术。除非同时进行二尖瓣或三尖瓣手术,否则应使用标准的两阶段静脉插管。

深低温停循环与脑保护

20 世纪 60 年代,深低温停循环(deep hypothermic circulatory arrest, DHCA)首次在心脏手术中使用[115]。在 20 世纪 70 年代,在复杂先天性心脏病手术中成功使用 DHCA 后,人们对深低温再次产生了兴趣[116]。后来,Greipp 和 Stinson 第一次报告了主动脉弓部动脉瘤手术期间使用深低温的病例,并证实了它在脑保护中有效[117]。随着对 DHCA 的兴趣持续增长,研究人员利用狗模型证实了深度脑低温如何显著降低大脑代谢[118-120]。随着人们对 DHCA 的生理学知识的增加,它促进了顺行性脑灌注 antegrade cerebral perfusion, ACP)和逆行性脑灌注(retrograde cerebral perfusion, RCP)等新技术的发展,并在更复杂的主动脉瘤修复中使用。

近端主动脉瘤修复过程中导致缺血性脑损伤的基本机制有两种。虽然脑卒中是主动脉瘤修复术后最常见的并发症之一,但其风险与 DHCA 的持续时间无关[121]。相反,脑卒中的风险与主动脉弓和头臂血管中的斑块、血栓和动脉硬化程度有关[122,123]。第二种脑损伤是暂时性神经功能障碍(temporary neurological dysfunction, TND),其特征是思维混乱、激动、迟钝,甚至发生一过性的帕金森综合征。研究表明,TND 是 DHCA 期间脑保护不足的结果。在 200 名接受 DHCA 的成年人中,19% 的患者有 TND 的临床症状,这与患者年龄及 DHCA 的持续时间显著相关(无 TND 的患者为 33min,有 TND 的患者为 47min)[122]。此外,在高龄患者中,DHCA 持续时间超过 25min 是长期神经认知损害的独立危险因素,特别在精细运动和记忆测试中表现较差[124]。推测这可能是由于海马结构对代谢的需求很高,因此对低灌注非常敏感,最终造成术后记忆功能损害和认知功能障碍[125]。成人 DHCA 术后的临床研究表明,尽管 TND 确实会发生,但 15℃条件下的安全停循环时间可达 30 分钟,而 10℃时为 40 分钟,之后则会出现脑缺氧改变[126]。

深低温停循环期间的降温和复温

Cheung 等人的数据显示,只有 60% 的研究对象在 DHCA(核心体温降至 18℃或降温持续 30min)时达到脑电活动静默状态[127]。在脑电监测不可用的情况下,更安全的技术是降温至少持续 50min,此时 100% 的患者将处于脑电活动静默状态[128]。为保证均匀降温,动脉泵入温度和静脉回流温度之间的梯度应保持在 2~3℃以下。在降温过程中,还分别监测了与颅内温度和核心体温相关的鼻咽温度和膀胱温度,以指导停循环手术的开始。

在复温期间,监测膀胱、鼻咽和全身灌注温度,灌注温度保持在鼻咽温度之上不超过 10℃的梯度,这可以确保 DHCA 后脑血管收缩间歇期间的需氧量不会超过供氧量[129-131]。避免高灌流温度很重要,不应超过 37℃。膀胱温度从 32℃升高到 34℃代表核心体温,将明显滞后于鼻咽温度。监测膀胱温度有助于确保均匀复温,最大限度减少体外循环后反跳性低体温。

脑保护技术:历史回顾

在 20 世纪 80 年代,越来越多的证据表明,由于复杂的近端主动脉瘤扩大修复手术需要较长的主动脉阻断和(深低温)停循环时间,单独使用 DHCA 既不有效也不安全。这就需要开发新的技术。DeBakey 在 1957 年首次报道,在他早期的主动脉弓部动脉瘤修复过程中,使用了选择性 ACP,这包括多个循环泵及双侧锁骨下动脉和颈动脉插管。然而,这种 ACP 技术很难同时均匀地灌注脑血管床[65],并且可导致高死亡率,很快就被放弃了。后来人们认识到,与单独使用 DHCA 相比,DHCA 联合使用 ACP 可以改善预后[132,133]。在 1986 年,Kazui 等人第一次描述了选择性 ACP 方法[134]。1990—1999 年的结果显示,220 名在全弓置换术中同时采用 ACP 和 DHCA 技术的患者,住院死亡率为 12.7%,永久性脑卒中发生率为 3.3%,(预后)较单纯应用 DHCA 的患者显著改善。在随后的 2003 年,Di Eusanio 展示了 ACP 和 DHCA 在进一步降低中风和 TND 风险方面的有效性。在一项多中心试验中,580 名患者接受了部分和全弓置换术,永久性卒中和 TND 的风险分别为 3.8% 和 5.6%,总死亡率为 8.7%[135]。这些结果如此令人满意,可能是因为引入和了顺行性和逆行性脑保护技术。

顺行性脑灌注

顺行性脑灌注(ACP)是很多医疗机构的常规使用方法,在循环停止时间超过 35~45 分钟的病例中,其效果要比 RCP 好。具体方法包括 Kazui 发明的头端球囊(balloon-tip)管行脑血管直接插管,或者右腋动脉插管[136]。在进行弓部血管直接插管过程中,应用头端球囊管置管插管是明智的。因为它能独立监测动脉压以防止脑灌注压过高。右桡动脉压监测也是有益的。流量一般控制在 10mL/(kg·min),平均灌注压为 40~70mmHg,灌注温度应与中心温度相同。通过主动脉弓三个分支同时灌注,而不是仅仅通过左颈总动脉和无名动脉,能获得最佳的脑保护。

右腋动脉插管是通过 8mm 或 10mm 的涤纶管与右腋动脉端侧吻合实现的(图 48-18A、B),手术结束时涤纶管被结扎。考虑到右腋动脉的脆性,很少有外科医生选择直接插管。同脑动脉直接灌注法相同,流量也一般控制在 10mL/(kg·min),平均灌注压为 40~70mmHg。无名动脉则于起始处被套扎或夹闭。这种灌注方法虽然快速有效,但只能提供单侧脑灌注,这样对侧脑组织可能发生缺血。为了维持合适的脑灌注压和减少动脉窃血现象(arterial-arterial stealing),左颈总和左锁骨下动脉也常被关闭[137]。

逆行性脑灌注

逆行性脑灌注(RCP)技术是通过静脉循环向大脑提供逆行灌注的另一种脑灌技术。虽然 RCP 的营养流动方式是值得怀疑的,但它确实可为脑循环提供降温和良好的换气。进行

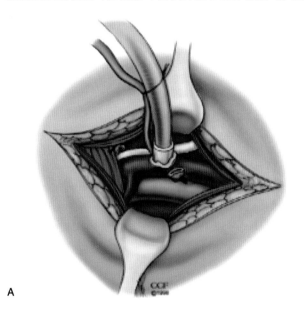

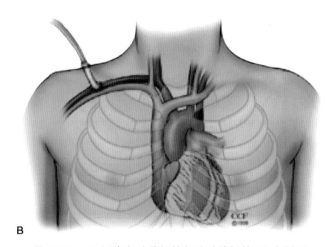

图 48-18 A. 用直角动脉插管行腋动脉插管(注意周围的静脉)。B. 采用腹接法将人造血管与腋动脉连接。人造血管内插入一条直动脉插管(Reprinted with permission,Cleveland Clinic Center for Medical Art & Photography © 2016. All rights reserved.)

RCP 时,一根 24Fr 钢丝加强的套管被放置于上腔静脉内,朝向头侧的奇静脉,并用腔静脉带固定,采取约 10° 的 Trendelenberg 卧位[127],将氧合血行逆行性脑灌注,并维持右侧颈内静脉压力于 25mmHg,流量 200~300mL/min。停循环后尽量减少向灌注泵内放血,以利于稍后的管路排气。RCP 可以起始于与动脉的 Y 型连接,也可起始于停搏液灌注系统,并通过高压阀将 Y 型接头与上腔静脉和右心房插管连接。深低温过程中逆行脑灌注可以因多种外科操作而暂时中止。灌注液的温度维持在 12~18℃。主动脉弓吻合后,灌注液的填充可以去除主动脉和人造血管内的空气。主动脉弓排气后,阻断升主动脉人造血管,开始常规的体外循环和顺行性脑灌注,即顺行性人造血管灌注,以便完成最后的手术操作及复温。我们的经验是,随时准备通过直接灌注管进行顺行性灌注是必要的,无论是通过预先做好的 8mm 或 10mm 旁路还是通过荷包缝合的方法于升主动脉人造血管内直接置管均可。

升主动脉瘤治疗决策

　　升主动脉或弓部动脉瘤的术式选择应建立在详细了解患者解剖和病理生理学个体化差异的基础上。具体的选择包括:是否置换主动脉瓣、主动脉窦部、升主动脉和主动脉弓。这些术式的任意组合应用,在理论上都是可能的。系统性的评价首先应明确患者有没有结缔组织病的可能。由于远期再次手术的可能性很大,因此诸如马方综合征、埃勒斯-当洛斯综合征和洛伊-迪茨综合征、主动脉瓣二瓣化畸形患者或有明确的主动脉夹层或破裂家族史的患者手术时应尽量积极,术中行主动脉窦、升主动脉和近端弓部置换[138]。此类患者近端主动脉重建可采用根部替换(带瓣管道)或保留主动脉瓣的根部人造血管置入术[139]。

　　其次,要明确主动脉瓣的病理生理。中到重度的主动脉瓣狭窄无论是否合并主动脉瓣关闭不全都应行主动脉瓣置换。而单纯的主动脉瓣关闭不全的处理就相对复杂。单纯窦管交界的扩张导致的主动脉瓣关闭不全,特别是继发于老年人动脉粥样硬化的动脉瘤,可以用一段人造血管行升主动脉置换并吻合于窦管交界处(图 48-19)。此类患者在选择血管时要认真考虑主动脉瓣环的大小,其周长应与主动脉瓣环保持 10% 以内的误差以保证主动脉瓣叶的良好接合[140]。窦部的处理也应严谨。如果窦壁很薄或呈典型的瘤样扩张,应手术置换。正常状态下,主动脉瓣环直径为 23~24mm,而窦管交界为 24~25mm 时,主动脉 Valsalva 窦部的直径大概为 30~32mm[141]。如果存在瘤样窦部和主动脉环扩张(即单纯的主动脉扩张),而主动脉瓣叶质量正常,可以先行保留主动脉瓣的升主动脉置换(图 48-20)。此过程的技术细节已在上一章中讨论。如果主动脉瓣环或窦部扩张合并难以成形的异常瓣叶,应一期行(包括主动脉瓣在内的)根部替换。材料可以选择预置的带机械瓣管道,手工缝制机械瓣(或猪生物瓣)的人造血管。选择上要综合考虑各种因素:年轻患者的生物假体结构衰败风险、机械瓣终生抗凝相关并发症问题、生物瓣毁损后再次根部置换的手术难度问题、年轻患者中日益增加的无法服用华法林问题。新兴的经导管主动脉瓣生物瓣植入术,因为可延长根部生物假体的使用年限且不需要反复开胸,扩展了生物瓣在年轻患者中的应用[142]。肺动脉瓣自体移植在升主动脉瘤中应用有限,因为升主动脉扩

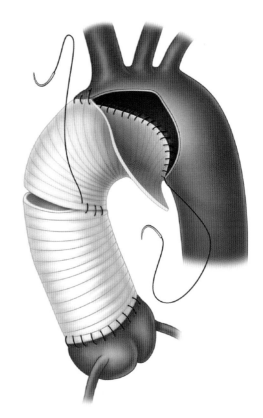

图 48-19 升主动脉和半弓置换

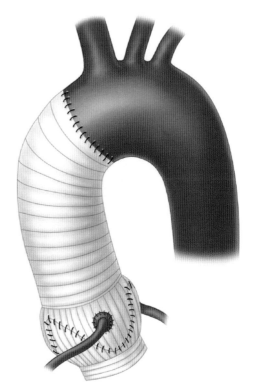

图 48-20 应用人造涤纶血管预成形主动脉 Valsalva 窦部,行保留主动脉瓣的主动脉根部置换

张患者年龄一般较大,在肺动脉瓣自体移植中获益较少。而年轻的升主动脉瘤患者多合并主动脉瓣二瓣化畸形或者结缔组

织病,自体移植瓣损毁更早。二瓣化畸形患者的自体移植瓣根部动脉壁已被证实可出现显著的组织学紊乱,包括中层囊性坏死、弹性纤维断裂和平滑肌细胞迁移[143]。

对于单纯无冠窦扩张,而左右冠窦正常的退行性主动脉瘤患者,可切除无冠窦,用升主动脉人造血管呈"舌状"重建窦部,并吻合于原瓣环之上,即所谓"Yacoub"式单纯无冠窦重建术[144]。由于残余的两个窦的组织薄弱,此术式可带来术后扩张或缝线断裂风险(可能需二次手术)。也可以按照 David 和 Feindel 的描述进行单纯的无冠状窦再植术[145]。除非手术风险过高,否则优先对此类患者进行全根置换或再植,而不是单纯置换窦部。

在因瓣叶病变需要进行主动脉瓣替换的病例,若窦部正常且合并升主动脉瘤,可采用改良 Wheat 手术,即主动脉瓣置换和窦管交界以上的升主动脉置换,保留正常窦部(图 48-21)[15]。此法尤其适用于年龄较大,合并轻度窦部扩张,而全主动脉根部置换的围术期风险较大,且无近端主动脉再次手术风险的患者。

远端的选择包括全弓置换、半弓置换、开放吻合和钳制吻合技术。动脉瘤累及近端主动脉弓比较常见,积极行半弓替换可取得良好效果。切除升主动脉至大弯侧的无名动脉处和左锁骨下动脉根部对应的小弯侧,可有效避免残余弓部发生扩张(图 48-21)。虽然钳制吻合技术行远端吻合可适用于单纯的根部病变,如复杂性主动脉内膜炎的修复手术,但是对于动脉瘤患者,应尽量切除阻断钳部分的主动脉行开放性吻合手术。

带或不带象鼻的全弓置换适用于累及胸降主动脉的全主动脉弓扩张或巨型主动脉综合征(mega-aorta syndrome)患者。

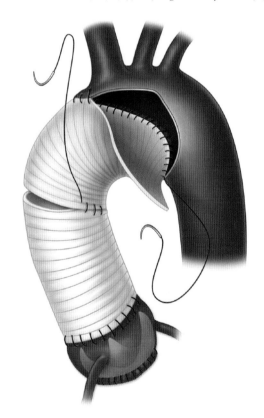

图 48-21　保留主动脉窦部的升主动脉和主动脉瓣置换术

决定弓部手术范围的关键是确定近端开放手术是否能完全祛除病变,或者远期是否需要再次处理弓远端/降主动脉。如果预期对主动脉弓远端进行开放式处理,象鼻吻合技术可避免在第二阶段进行停循环。如果预计需要行胸主动脉腔内修复术(thoracic endovascular aortic repair, TEVAR),可通过长 3～4cm 的涤纶人造血管使脑血管向前方位移,从而为 TEVAR 提供锚定区,此法比象鼻吻合技术更简单,并且避免了为 TEVAR 置入自由漂浮象鼻的困难操作。这些方法以及去分支和杂交技术将在本章后面介绍。

升主动脉置换:特殊的手术技巧

主动脉阻断、心脏停搏后(详见前述),升主动脉在阻断钳下方 1cm 处被横断,切除范围上达窦管交界处。用低电流电刀仔细地将需切除的主动脉从附着的肺动脉上分离。用测量装置测量窦管交界处的血管内径。为确保主动脉瓣叶对合良好,人造血管的管径误差应在 10% 以内。仔细探查主动脉瓣,确保为三叶瓣结构,无钙化或其他瓣叶病变。如果需要同期行主动脉瓣置换,可在此时用传统技术完成。选用 4-0prolene 线将合适管径的人造血管用连续缝合法吻合于窦管交界处。如果主动脉壁菲薄可缝入 Teflon 毡片加固外壁。在急性主动脉夹层病例的手术中,可用带垫片缝线于吻合口上方提吊主动脉瓣,夹层内常常垫入 Teflon 毡片以加固缝线的附着点。

复合材料根部置换

主动脉根部置换包括完全切除升主动脉直至自体主动脉瓣环,纽扣状游离冠状动脉开口,植入带瓣涤纶人造血管。主动脉阻断后,灌注停搏液,升主动脉自窦管交界水平横断,将主动脉窦从肺动脉、右室处游离,冠脉游离方法同前。除非是二次手术,各冠状窦不需要过分游离。

切除自身主动脉瓣叶,测量主动脉瓣环以选择合适型号的人造血管。可以选择预制的带主动脉瓣的涤纶直血管,也可以选择人造缝合主动脉窦的带瓣涤纶血管。如果植入生物瓣,可以将生物瓣支架用 3-0 或 4-0prolene 线连续缝合在相应的直式或带主动脉窦的人造血管上。如果是有瓣窦的 Dacron 人造血管,缝合缘应当在瓣窦下方 3～4mm 处。缝瓣的时候要保证缝线全部穿过瓣环和人造血管以便于止血。

缝合带瓣管道时,既可以采用外翻缝合,将垫片置于瓣环上即"环内瓣";也可将垫片置于瓣环心室面,即"环上瓣"。"外翻技术"通常用于止血时且要求瓣窦支撑良好。而"环上瓣"技术要求窦部活动度较小,在某些情况下使用可能具有优势,且可以植入相对较大的带瓣管道。选择机械瓣的时候"环内瓣"缝法可能较好,因为它很少产生血管翳,瓣下结构少,这对维持机械瓣的正常功能有重要意义。要注意无论哪种缝合方式都要避免因瓣环(尤其是左冠窦和无冠窦附近)"吃线"过多从而缩短二尖瓣前叶的结构。2-0 聚酯纤维编织线连续缝合(缝针应大于主动脉瓣置换用针)植入主动脉瓣也有报道。

下瓣后,用 5-0 prolene 线将冠状动脉吻合至人造血管的相应位置(如图 48-22)。吻合完成并充分排气后,将灌注管插入人造血管近端内,灌注停搏液,阻断人造血管远端,预增压以检查有无漏血。

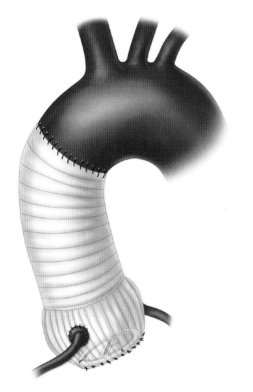

图 48-22　用带瓣(机械瓣)管道行主动脉根部置换

植入无支架生物瓣、同种异体瓣、自体肺动脉瓣和保留主动脉瓣根部替换术等手术过程按前面章节所述操作。

冠状动脉的处理

纽扣状游离冠状动脉开口是主动脉根部手术中最需要技术和耐心的工作。左主干位于主动脉后方,需要从肺动脉附着处完全游离。有时候从自体主动脉内操作也是很有帮助的,要注意用低能量电刀沿解剖界限轻柔切割,以避免损伤。大体来说冠脉开口的游离部分需要 1~2cm 的自由度。游离右冠开口时要注意避免不小心进入右室。游离完成后,要经冠脉开口灌注停搏液,以检验有没有小的分支损伤,并进行修补。

吻合左冠脉开口时,有几点要注意:①左主干要吻合在相应冠状窦的赤道面水平或稍下方。②右冠容易被充盈的右室推向头侧而发生扭曲,所以要吻合在窦部赤道面或稍上方。如果选择的是直血管,有的外科医生是在移植血管端端吻合完成后或心脏复跳后再选择合适的右冠脉吻合点。③停机后,如果有新发的显著室壁运动异常,应首先排除冠脉损伤或扭曲。以我们的经验,应当迅速行心脏冠脉旁路移植术,而不是去再次尝试吻合脆弱的冠脉开口。如果是右心的问题,左乳内动脉到右冠状动脉的旁路移植一般可以解决问题。

在复杂性心内膜炎、夹层、严重钙化或者再次手术中,冠状动脉开口可能严重受损或因游离度受限无法直接吻合在人造血管上。此时可以采用 Cabrol 冠脉吻合技术,应用 8~10mm 人造血管按图 48-23 所示恢复冠状动脉供血。此外大隐静脉也是可选的移植物,通常 3~5cm 长,远端吻合在人造血管较高的位置,摆成 S 形,避免复跳后扭曲。如果是右冠的问题,可以选择到右冠主干的旁路。

远端吻合技术

闭合或开放吻合技术均可应用于远端重建。在主动脉瘤病例中,由于远端开放吻合技术可以完全消除病变主动脉和脆弱的主动脉阻断部位,因此被常规使用。按前面已经描述了深低温停循环技术停体外循环。采用 4-0 prolene 线将带斜面的涤纶血管连续缝合于远端。应用镶嵌(on-lay)吻合方式将人造血管以内陷方式缝入远端主动脉内。这样在主动脉加压时移植材料可被压向自体主动脉壁从而避免针眼渗血。在主动脉极其脆弱的病例中可以在两层中加入 Teflon 毡片,但仍要按照端-端吻合的方法将人造血管缝入自体血管内。

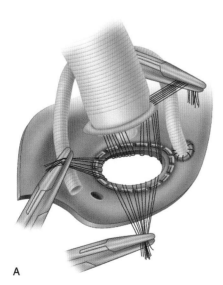

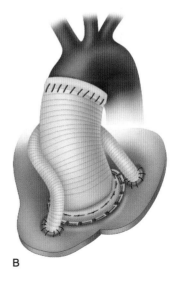

图 48-23　冠状动脉再植的经典 Cabrol 技术。A. 8~10mm 涤纶管移植物与左右冠状动脉口周围的主动脉组织端-端吻合。B. 在冠状动脉移植物的中间部分和主动脉移植物的适当位置开一个口,并形成吻合口。改良 Cabrol 技术包括形成单独的冠状动脉纽扣,允许将小口径涤纶移植物缝合到冠状动脉开口周围的主动脉组织的全层(Reproduced with permission from Edmunds LH: *Cardiac Surgery in the Adult*. New York: McGraw-Hill; 1997.)

经血管路径的升主动脉瘤治疗

随着高顺应性和小体积支架的进展,胸主动脉支架也可以应用于那些开胸手术风险较高的升主动脉瘤患者。置入升主动脉的支架要求:有高顺应性和弹性,长度合适,没有裸露金属,以及有长的输送系统(多数经股动脉入路的 TEVAR 输送系统的长度无法达到近端升主动脉)。入路可选择腋动脉、颈动脉,或者是从心尖输送。由于从窦管交界(或冠脉开口)到无名动脉发出点仅有 10cm 长度,短于大多数胸主动脉支架,因此,升主动脉支架的长度要求比胸降主动脉更严格。经心尖顺行入路技术因其在支架和鞘管之间的距离优势,使得支架在释放过程中位移能够最小化,这可见于经心尖的主动脉瓣介入治疗。据报道,升主动脉支架已被应用于单纯的升主动脉瘤且有(开胸)手术禁忌的患者(图 48-24)[146-147]。

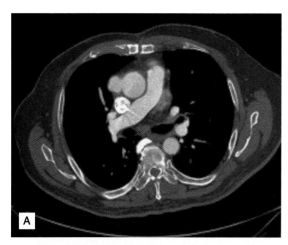

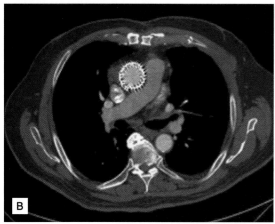

图 48-24　升主动脉覆膜支架置入术用于心脏手术后的假性动脉瘤的治疗。术前 CT 血管造影(A)显示先前冠状动脉旁路移植处的升主动脉内有一个囊状假性动脉瘤。术后 CT 血管造影(B)显示假性动脉瘤消失且没有内漏的证据(Reproduced with permission from Szeto WY, Moser WG, Desai ND, et al: Transapical deployment of endovascular thoracic aortic stent graft for an ascending aortic pseudoaneurysm, *Ann Thorac Surg* 2010; 89(2):616-618.)

主动脉弓置换术:特殊的手术技巧

关于如何更好地修复主动脉弓动脉瘤,各中心有不同的手术方法。最初的报道出现于 20 世纪 60 年代,第一个主动脉弓动脉瘤修复是通过使用"岛状技术"并将主动脉上的血管吻合到主动脉移植血管上来完成的。直到 21 世纪,人们才开发出减少脑缺血和体外循环持续时间的新方法。2000 年,Kazui 等人开发了一种完整的分支人造血管,该移植物包含三个固定的分支用于吻合主动脉弓三大血管,另有一个动脉插管分支用于体外循环灌注[134]。在 2002 年,Speilvogel 等人描述了将分支血管从弓部分离通过三叉形移植物缝合到主动脉移植物上的技术[148]。此项技术可缩短 DHCA 的持续时间,改善脑保护,且不像"岛状技术"那样需要吻合远端主动脉,因此可改善患者预后。最近,随着血管内装置技术的进步,联合去分支技术和支架修复技术的杂交手术已变成现实。杂交新技术进一步减少了体外循环和 DHCA 时间。

开放吻合技术

分支重建技术(Kazui 技术)

带分支主动脉弓人造血管有 3 个大血管分支和一个额外的侧支用于全身灌注[134]。这项技术(图 48-25)在全身降温至深低温停循环后开始。切开主动脉弓,头臂血管在其起始处远侧横断,选择性 ACP 导管插入无名和左侧颈总动脉,同时夹住左侧锁骨下动脉(图 48-25B)。首先将移植物血管远端吻合至降主动脉(图 48-25C)。完成后,通过移植物的侧支开始顺行灌注全身(图 48-25D),接下来,将左锁骨下动脉吻合至人造血管并恢复灌注(图 48-25E)。然后完成近端吻合(图 48-25F)。最后,进行左颈动脉和无名动脉与分支移植物的吻合(图 48-25G、H)。主动脉排气后开放阻断钳,随后结扎侧支血管。

由于主动脉中的血栓和动脉粥样硬化更多地发生在头臂血管的起始处,因此动脉的这些操作增加了主动脉弓修复后脑卒中的风险。这项技术的一个好处是,横断头臂血管先于主动脉弓切除,从而防止栓塞并降低脑卒中风险。取决于动脉瘤的累及范围,此类型手术可通过一到两个步骤完成。对于伴发胸降主动脉瘤样病变的患者,可以在弓部置换过程中完成象鼻支架置入,简化了技术难度,既可以通过血管腔内入路,也可以通过左侧胸部小切口实现。然而,这项技术的一个局限性是人造血管的分支(负责脑部灌注)长度较短且相对位置固定,这减少了根据患者的精确解剖来定制移植物的选择。

去分支技术

市场上有几种类型的去分支人造血管可用于修复主动脉弓动脉瘤。最早使用的人造血管呈双 Y 形或三叉形,可以在手术中与主动脉人造血管吻合(图 48-26)。然而,目前可用的其他移植物已经将分支预先吻合到主动脉移植物上。虽然风格不同,但提出的广义分支概念是相似的。

在去分支入路中,主动脉阻断在无名动脉近端,体外循环通过腋动脉插管灌注。当患者降温至身体核心低温时,开放近

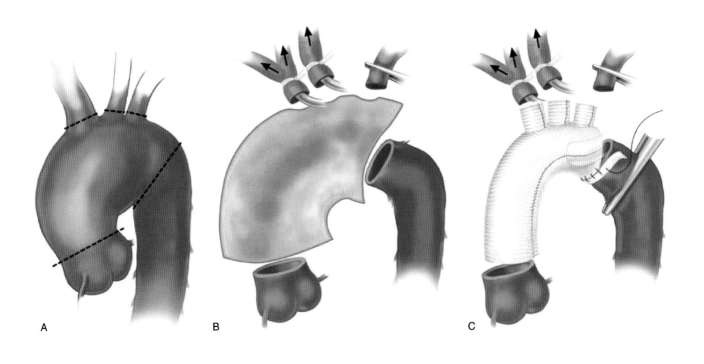

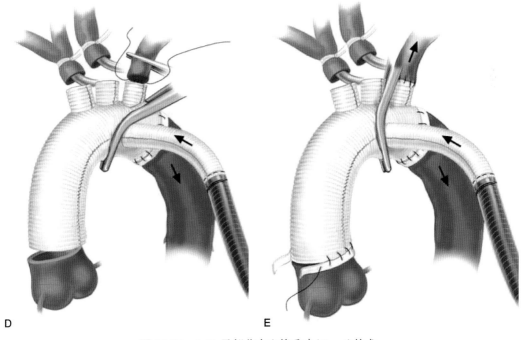

图 48-25 A-H. 弓部分支血管重建（Kazui）技术

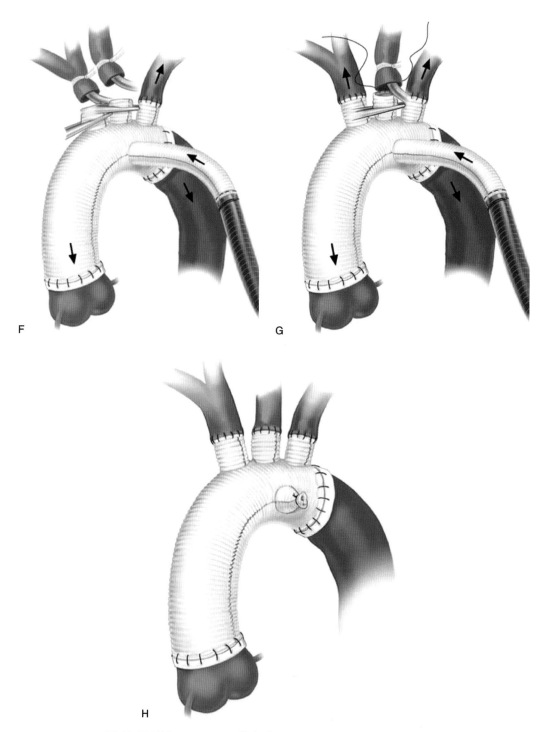

图 48-25(续) F-H. Kazui 技术采用四分叉人造血管进行全弓置换

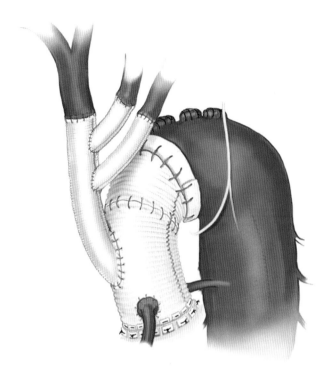

图 48-26　三分支人造血管用于无名动脉、左颈动脉和左锁骨下动脉的去分支手术

端升主动脉,并将人造血管(带或不带分支)与窦管交界吻合。如果存在主动脉瓣和/或根部病变,可以在患者降温期间完成

手术修复。

一旦达到合适低温,就通过腋动脉插管启动 ACP。然后将注意力转向远端的主动脉弓,将人造血管的主体与正常、未被动脉瘤累及的主动脉弓部远端吻合。此时,远端开放后体外循环重新启动,灌注方式既可选择经人造血管的侧支血管(即第四分叉),也可直接在人造血管主体内放置动脉灌注管。ACP 通过腋窝插管继续进行,选择性灌注导管可用于双侧 ACP,直到左锁骨下动脉、左颈动脉和无名动脉分别与人造血管三大分支吻合完毕。去分支步骤完成后,近端主动脉排气,患者可逐渐脱机并撤出灌注管。

当左锁骨下动脉因主动脉瘤挤压发生侧向移位时,左锁骨下动脉-颈动脉(left subclavian to carotid artery, LSCA)旁路可在去分支术前 2~4 天完成。在 LSCA 旁路建立后,只需要对无名动脉和左颈动脉进行去支化手术(图 48-27)。

象鼻支架技术

象鼻(elephant trunk)置入是治疗左锁骨下动脉远端有广泛病理改变的主动脉弓部动脉瘤的一部分手术操作。象鼻于 20 世纪 80 年代由 Borst 等人首次使用,其好处是它提供了一个更简易的操作途径,通过开放或腔内修复治疗远端主动脉瘤和夹层[149]。采用象鼻技术明显简化了开放式修复手术,切口更小,(主动脉)阻断时间更短。此外,它还在病变的远端主动脉内形成一个近端锚定区,以放置血管内支架。

图 48-28A~J 显示了采用三叉式人造血管和象鼻技术的全弓置换。与前述相同,右腋窝插管建立体外循环(图 48-28B),

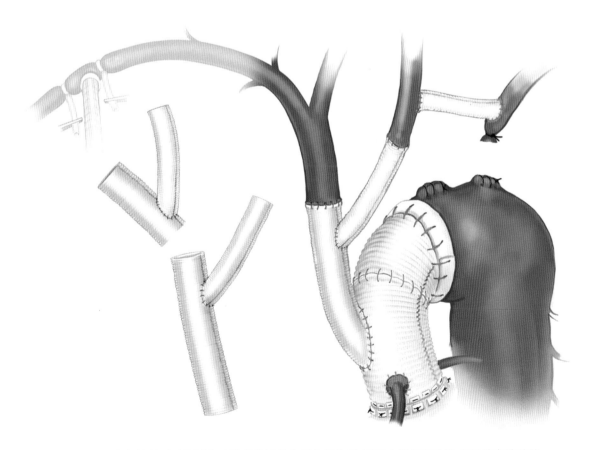

图 48-27　当左锁骨下动脉因主动脉瘤挤压发生侧向移位时,可行左锁骨下动脉-颈动脉旁路移植

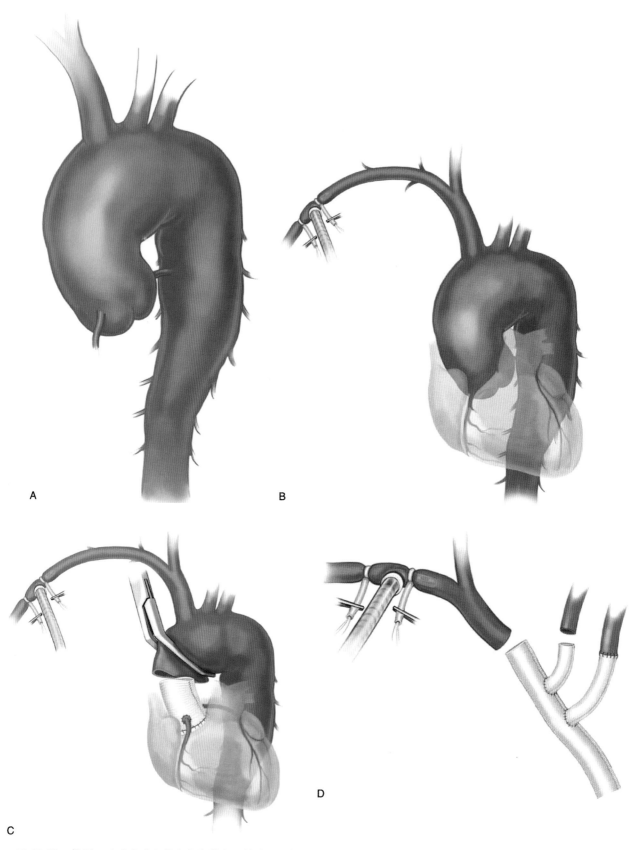

图 48-28 使用三叉式人造血管和象鼻技术置换发生粥样硬化的主动脉弓。A. 升主动脉和主动脉弓部动脉瘤。B. 右腋动脉插管。C. 根部近心端重建术。D. 三分叉血管吻合至无名动脉、左颈动脉和左锁骨下动脉

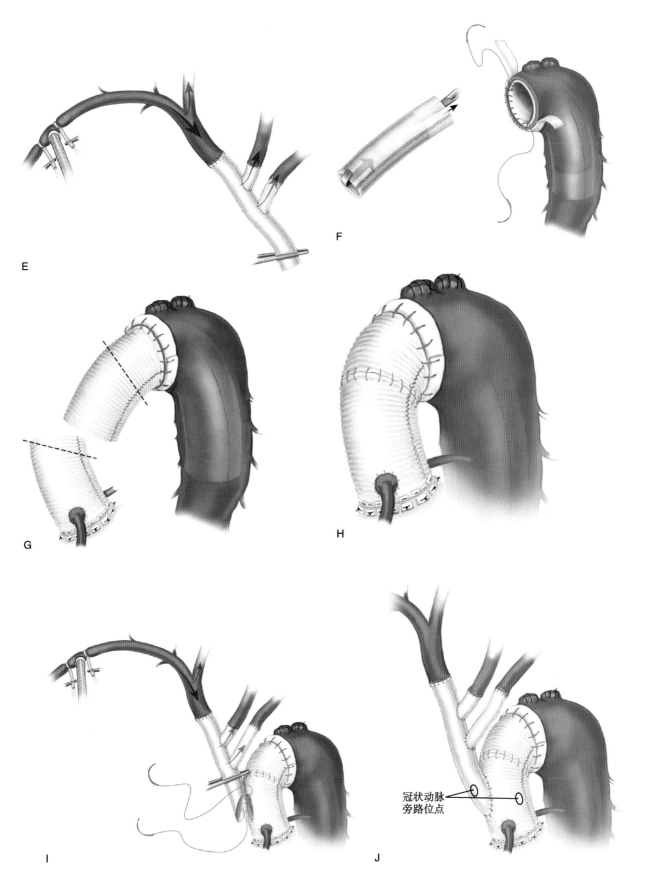

图 48-28（续）　E. 右腋动脉顺行脑灌注。F. 将象鼻人造血管的近端部分内陷入远端,并与远端主动脉吻合。G-H. 经斜面改造后的人造血管之间的吻合。I. 三叉式人造血管与升主动脉人造血管吻合术。J. 完成主动脉弓修复

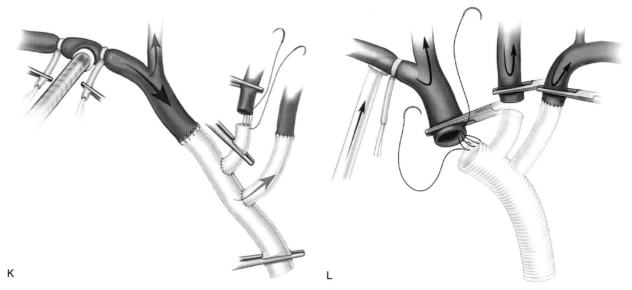

K   L

图 48-28(续) K-L. 头臂重建的交替顺序,以最大限度地减少 DHCA 时间

并将主动脉阻断在无名动脉近心端水平(图 48-28C)。DHCA 开始后,无名动脉、左颈总动脉和左锁骨下动脉分别与人造血管的三大分支吻合。ACP 从右腋动脉开始,恢复脑和上肢的灌注(图 48-28D、E)。然后进行远端主动脉操作。注意保护左喉返神经,因此要在毗邻神经的相应主动脉处保留一合适大小的牵引带。研究表明,象鼻技术降低了主动脉弓和降主动脉动脉瘤扩大修复手术中喉神经的损伤风险[149,150]。接下来,象鼻移植物的近端自行凹陷,人造血管的中段用 Teflon 毡片加固与主动脉远端的吻合口(图 48-28F),然后缝合左颈动脉和左锁骨下动脉的起始部。然后将吻合口的近端从象鼻中拉出,并可与窦状交界处吻合,或如图 48-28G、H 所示,即主动脉根部修补术中人造血管的远端吻合。如果需要在人造血管之间进行吻合,有必要把每个人造血管末端改成斜面以保持适当的弯曲度(图 48-28G)。接下来,三叉式人造血管分支保持阻断状态,并与主动脉

人造血管的近端吻合(图 48-28E)。一旦钳子从三分支上移走,心肌及全身灌注随即恢复(图 48-28J)。患者在一期修复完成后,可择期接受二期手术,(手术方式)既可选择血管腔内支架植入,也可经左胸入路行开放修复。虽然象鼻技术为二期修复手术提供了更为便捷的条件,但诸如人造血管扭曲、脊髓缺血、外周血栓栓塞和内脏灌注不良等并发症仍不可完全避免[151-153]。

"Arch First"技术

Kouchoukos 和 Rokkas 将"arch first"(弓部优先)技术描述为治疗主动脉弓和近端降主动脉瘤疾病的另一种方法[154]。这种单期修复术通过双侧前胸切开进行,极好地显露了主动脉弓和降主动脉。这种方法的一个重要缺陷是它需要牺牲两条乳内动脉。图 48-29A~G 说明了"arch first"技术。首先,在第四肋间隙行双侧开胸,横行胸骨切开,暴露心脏和弓部。体外循

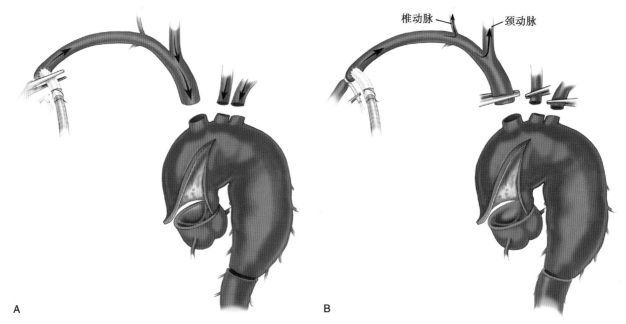

A   B

椎动脉   颈动脉

图 48-29 A,B."弓部优先"技术首次通过双侧开胸修复主动脉弓和胸降主动脉近端动脉瘤

环是通过右腋动脉插管开始的。当病人降温时,要非常注意在暴露大血管期间保护喉神经和膈神经。DHCA 开始后,横断并阻断无名动脉、左颈动脉和左锁骨下动脉,然后近端和远端主动脉均被切断(图 48-29B)。远端主动脉可以被阻断,下半身灌注可以通过股动脉建立。如 Kazui 技术所述,使用四分支人造血管,大血管从左锁骨下动脉开始吻合,随后为左颈总动脉,最后吻合无名动脉。在这些吻合完成后,可以冲洗头臂动脉以去除栓子。然后同时阻断人造血管主体的近心端和远心端,以重建大脑和上半身的灌注。接下来,停止来自股动脉的全身灌注,并完成远端吻合。然后通过分支(即第四分叉)灌注以恢复全身循环。最后,进行主动脉近端吻合以完成修复。Kouchoukos 等人报道了 46 个"弓部优先"病例,住院期间死亡率为 6.5%。虽然没有永久性神经系统事件的报道,但有 13% 的患者出现了短暂性神经功能障碍的临床体征[154]。

杂交技术

在过去的十年里,弓部杂交手术已成为治疗主动脉弓部动脉瘤的一种新选择,该技术联合去分支开放手术和顺行血管腔内支架置入术,其好处是显著减少主动脉阻断时间和脑缺血的时间,并且有利于手术并发症较多的老年患者[155]。该方法的三个关键概念是:①切断脑血管的分支;②重建升主动脉,为血管腔内支架提供锚定区(0 区);③从 0 区向远端正常的主动脉顺行植入血管腔内支架,以彻底隔绝弓部动脉瘤。

要掌握这些概念,理解锚定区的分区方法是至关重要的。胸主动脉锚定区可分为五个解剖区域(图 48-30)。

0 区:升主动脉到无名动脉;

1 区:无名动脉和左颈动脉之间;

2 区:左颈动脉和左锁骨下动脉之间;

3 区:超出左锁骨下动脉,沿着主动脉弓远端的弯曲部分;

4 区:起于 T_4 水平的弓部远端垂直段。

基于这些区域,我们先前提出了用于杂交修复主动脉弓的病变分类系统[156]。如图 48-31 所示,1 型杂交技术适用于近端主动脉(0 区)未累及且远端的 2/3 区锚定区足够的患者。2 型适用于需要重建 0 区锚定区,但在 2/3 区锚定区足够的患者。3 型杂交技术适用于需要重建远端锚定区(0 区),但膈肌水平以下近心端锚定区足够的巨大主动脉患者。

在 1 型杂交技术中,去分支手术可为脑部血管建立旁路循环,随后四分叉人造血管与升主动脉行端-侧吻合。这通常可以在侧壁钳辅助下完成,故无需体外循环。去分支手术完毕后,在射线透视引导下,通过多分支人造血管的单独侧支顺行置入血管腔内支架,其远端锚定区位于自体升主动脉(0 区)。

2 型杂交技术适用于升主动脉病变导致近端(0 区)锚定区不足的患者。因此,这种修复手术包括升主动脉替换和脑血管去分支化,这样血管腔内支架才能完全隔绝弓部动脉瘤。多分叉人造血管被用来替代升主动脉和重建脑部血管旁路。如果需要半弓吻合,可能需要深低温停循环技术。人造血管吻合完毕,(腔内)支架血管通过多分支人造血管的单独侧支顺行置入血管腔内支架,其远端锚定于人造血管内(相当于 0 区位置)。

3 型杂交技术适用于从近端到远端主动脉均累及的弥漫

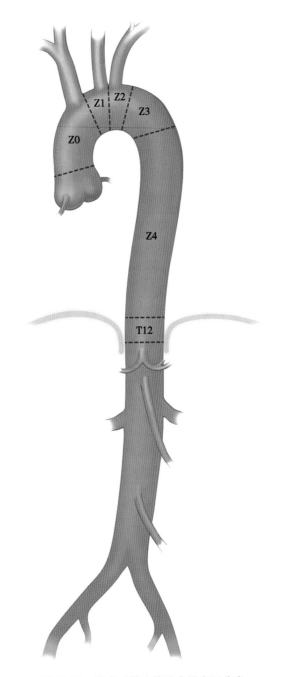

图 48-30 胸主动脉血管腔内锚定区分类

性瘤样病变患者,即巨型主动脉病。这需要替换升主动脉,并按照前面所述进行弓部去分支化(同 2 型杂交技术),人造血管的远端吻合虽然是在动脉瘤体上完成,但随后的腔内血管支架植入仍可把病变血管隔绝在外。血管腔内支架可通过多分支人造血管的单独侧支顺行置入,其近端锚定区则位于远端主动脉内。

图 48-32 所示为 1 型杂交修复术用于降主动脉瘤(2/3 区)的治疗。对于此例手术,近端和远端锚定区足以在弓部大血管去分支化后彻底隔绝动脉瘤。要完成这一修复,需要体外循环,并在主动脉上放置侧壁钳。最好使用体外循环,这样侧壁钳就不会直接置于搏动的升主动脉上。三叉式人造血管的主干与主动脉吻合后,阻断并切断左锁骨下动脉,锁边缝合近心

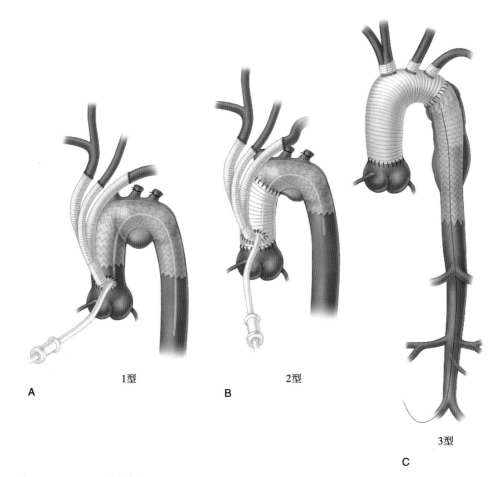

图48-31　基于主动脉瘤位置的弓部杂交修复术的分类。A.1型杂交技术适用于近端主动脉（0区）未累及且远端的2/3区锚定区足够的患者。B.2型适用于需要重建0区锚定区，但在2/3区锚定区足够的患者。C.3型杂交技术适用于需要重建远端锚定区（0区），但膈肌水平以下近心端锚定区足够的巨大主动脉患者

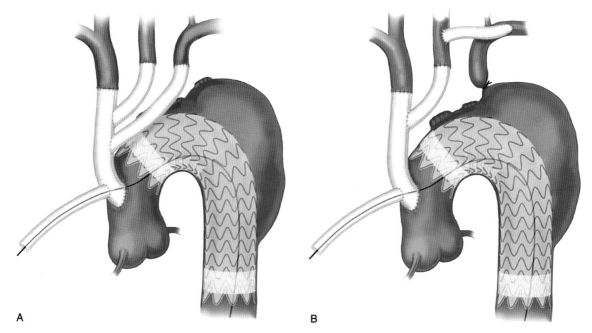

图48-32　A.1型杂交弓部修复术在主动脉近端使用侧壁钳以吻合三叉式人造血管的主体，随后应用三叉式人造血管的分支行主动脉弓去分支化。然后通过侧支血管顺行置入血管腔内支架。B.左锁骨下动脉至左颈总动脉搭桥术，用于左锁骨下动脉解剖困难的病例

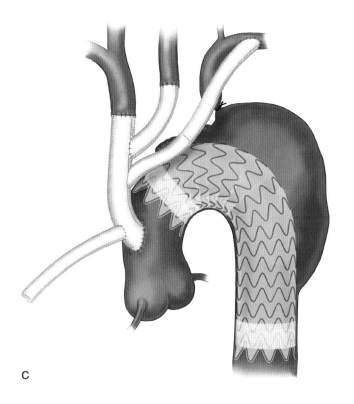

图 48-32（续） C. 经胸壁隧道通过第一或第二肋间隙在术中实施左腋动脉-人造血管-左锁骨下动脉解剖外旁路移植术，用于左锁骨下动脉解剖困难的病例

C

端残端，然后将（左锁骨下）动脉与三叉式人造血管的其中一支吻合，恢复左锁骨下动脉的灌注。以类似的方式，左颈总动脉和无名动脉与三叉式人造血管的其余分支吻合（图 48-32A）。血管腔内支架可以通过侧支顺行置入，以隔绝动脉瘤。如果术前影像显示左锁骨下动脉解剖困难，一种解决方法是首先进行左锁骨下动脉至左颈总动脉搭桥术（图 48-32B），也可以经胸壁隧道通过第一或第二肋间隙（图 48-32C）在术中实施左腋动脉-人造血管-左锁骨下动脉解剖外旁路移植术（图 48-32C）。

虽然杂交技术更简便，主动脉阻断时间和 DHCA 时间更短，但仍有几种并发症，常见的包括栓塞性脑卒中、1 型内漏和支架移位。在对 1 886 例杂交修复手术的系统回顾显示，围术

期总死亡率为 10.8%，卒中发生率为 7%，脊髓缺血为 7%[157]。与开放性手术相比，内漏是杂交手术所特有的，在一些报道中其发生率高达 15%。

主动脉弓全腔内修复技术

主动脉弓动脉瘤的全腔内修复仍处于初级阶段。已经开展的几种技术，包括定制开窗血管内支架技术、烟囱/潜管技术和原位双分支血管内支架开窗技术[158,159]。虽然已有大量的个案或小样本量病例报告，但仍没有大型研究来证明长期疗效。

图 48-33A-C 显示了主动脉弓部动脉瘤的血管内入路，并

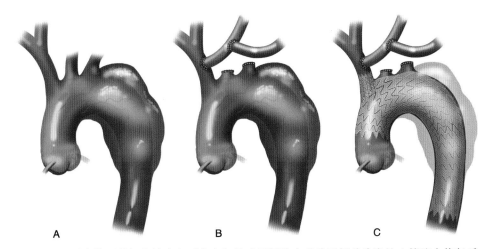

A　　　　　　B　　　　　　C

图 48-33 联合使用单烟囱技术和开窗支架技术以隔绝主动脉弓部动脉瘤的血管腔内修复手术。A. 1 型弓部杂交手术。B. 左锁骨下动脉至左颈总动脉移位术和左颈总动脉至无名动脉移位术。C. 从股动脉逆行置入血管内支架，并从右腋动脉或右颈总动脉顺行置入无名动脉血管内支架

展示了单烟囱技术。这种分期修复手术,首先要完成左锁骨下动脉到左颈总动脉的连接,接着完成左颈总动脉到无名动脉的连接(图48-33B)。虽然可能由于解剖变异而无法行转位手术,但可行左锁骨下动脉-左颈总动脉的搭桥术和左颈总动脉-无名动脉的搭桥术来解决此类问题。几天后,行股动脉入路的逆行血管腔内血管支架置入术,近端锚定于0/1区,同期行无名动脉开窗。随后经右侧腋动脉或右颈总动脉,逆行置入血管内支架到无名动脉开窗处。这种方法的优点是不需要体外循环和DHCA。虽然研究已经证明了完全血管腔内修复主动脉弓的可行性,但脑卒中、1型内漏、需要二次干预和早期中转为开放修复的比例却很高[158-160]。患者选择至关重要,这些方法适用于风险太高,不能进行常规开放式修复手术的患者。

其他注意事项

同期二尖瓣手术

主动脉瘤患者常常并发二尖瓣疾病,尤其是马方综合征患者发生率可高达30%[161]。二尖瓣中到重度反流的病例,在主动脉置换同时应行二尖瓣修复手术。Gillinov等人随访了一批行二尖瓣修复手术且合并马方综合征的病例,其中有许多患者同期行了主动脉根部置换[162]。据统计,有88%的患者在5年内不再发生明显的二尖瓣反流。另一个建议主动脉根部置换同时应行二尖瓣处理的原因是:主动脉瓣置换术后的再次行二尖瓣手术的操作技术难度会加大。此外要注意主动脉根部置换时要避免两个瓣膜之间的缝线缩短二尖瓣前叶。

主动脉包裹和限制性主动脉成形术

主动脉包裹技术和限制性主动脉成形术较少用于升主动脉瘤的治疗。主要适应证有:①患者需更换主动脉瓣,被认为行主动脉根部替换术或单纯升主动脉替换术风险较高;②患者虽有升主动脉扩张但动脉直径未达到预防性替换手术指征。限制性主动脉成形术包含切除部分病变主动脉以恢复主动脉内径到正常范围,可以采用主动脉部分阻断,完全阻断或深低温停循环开放吻合技术,具体方法取决于需成形的主动脉长度[163-165]。切除的范围为沿着主动脉长轴直至窦管交界(真性主动脉限制成形术)或采用已较少使用的折叠技术。也可在吻合后在主动脉外包裹限制性材料以加固主动脉。此技术应关注的问题是,主动脉壁在收缩期承受的压力和径向力可能导致缝线处裂开或破裂。

主动脉包裹可以单独应用,也可与限制性主动脉成形术相结合。包裹材料包括玻璃纸、涤纶片/网、聚四氟乙烯(PTFE)等。Neri等人随访了两例主动脉瓣置换术+主动脉成形+包裹术后因假性动脉瘤需再次手术的患者[166],发现这两例患者升主动脉未包裹部分正常,包裹部分动脉壁严重萎缩,同样现象在以往报道的腹主动脉瘤行包裹术(未做成形术)后也出现过。Cohen等报道了102例应用包裹技术的患者,中位随访时间4.7年,没有主要主动脉事件发生,整个随访周期患者主动脉扩张均值为2.6mm[167]。

再次手术注意事项

升主动脉和主动脉根部术后的再次手术非常具有挑战性,但现今在有经验的中心越来越常见。近几十年来,组织学瓣膜、生物猪瓣膜、复合心包根部替换以及自体瓣膜在年轻患者中的应用逐年增加,使得越来越多的患者需要再次手术(行根部替换治疗)。此外在那些早期只行主动脉瓣替换的二瓣化畸形患者,现在可能需要再次行主动脉根部替换。再次手术指征包括:主动脉瓣关闭不全,残余胸主动脉的动脉瘤持续扩张或发生夹层,假性动脉瘤,人造瓣膜功能不全,感染或血栓形成,生物瓣退行性变。

手术入路通常是再次正中开胸,即使是累及降主动脉近端的复杂弓部手术,正中开胸也可以很好显露[168]。在巨大升主动脉瘤患者中,主动脉可能被推挤到胸骨后,开胸时破裂风险大,所以有必要先行暴露右侧腋动脉或股动脉以便随时插管建立体外循环。如果开胸时出现大出血,可以先用力合拢胸骨,全身肝素化,经外周动脉插管建立体外循环,并迅速降温至深低温,积极吸引术野出血,在低流量状态下完成再次开胸。如果瘤体过大,开胸时不可避免破裂,应优先选择在开胸前先行建立体外循环并降温。对中-重度主动脉瓣关闭不全患者,有室颤风险,必须使用左心引流。可从左前胸小切口入路经心尖置入左心引流管,引空左室。

在再次手术的病例,由于旧人造血管与肺动脉紧密粘连,可造成主动脉夹层处阻断困难,风险巨大(破裂出血)。特别是原先植入带猪瓣管道或者曾行(人造血管主体的)左侧搭桥的患者,出血风险更大。如果误入肺动脉,经常需要心包片修补。

二次手术冠状动脉的游离变得困难,可以应用Cabrol技术、人造血管替代或旁路血管移植完成冠状动脉吻合。前次手术的冠状动脉旁路血管要重新吻合,也可能需要用大隐静脉重新搭桥。直接给予心脏停搏液下行旁路移植是首选,但当有弥漫性静脉移植物病变时应避免使用[169]。

在二次手术置换毁损生物瓣时,由于瓣膜的衰败特性极易造成瓣叶开裂,因此倾向于在原生物瓣环处行单纯的主动脉瓣置换[170]。如果要将主动脉瓣植入损毁根部,所有的主动脉瓣植入缝线必须穿过患者自身的主动脉根部组织,而不仅仅是原来的生物根部组织。

围术期并发症

出血

与编织人造血管相比,浸透胶原或者明胶的涤纶人造血管相对不易渗血,可以减少升主动脉术后失血。仔细而专注的精确缝合是避免缝针的扭力造成术毕针孔渗血的关键。再植冠脉时应避免血管张力,一旦张力过高可采用改良的Cabrol法或移植物替换法。移植物包埋法现已基本不用,因为其存在出血和假性动脉瘤形成的风险。应用长条形的Teflon薄毡片从吻合口外侧加固缝线缘,垫片在缝线收紧后可陷入缝线缘内。除此之外,也可在缝合人造血管之前,于自体主动脉的内壁、外壁或内外壁用聚丙烯线先行连续缝合(长条形毡片)。

对于难治性凝血障碍，吻合口用小段涤纶片或 Teflon 毡片包裹可以减少缝线张力和针孔出血（图 48-34）。随着血液保护技术如自体血液回收装置、自体血回输、自体血小板回输和胸管引流回输的发展，以及氨基己酸、氨甲环酸等抗纤维蛋白溶解药物的应用等，很多患者可以避免异体输血。随着抗纤溶药物抑肽酶的退市（被认为可致患者肾功能障碍甚至死亡），出血似乎变得更加普遍。对于难治性出血最后还可以用重组人活化凝血因子Ⅶ，在没有别的处理办法时可能取得良好效果，但要注意它可能会引起血管内纤溶[171]。

对于术后活动性大出血，应尽早开胸探查以利于快速输血和创面填塞止血。术后因出血需要开胸探查的发生率约为 2.4%～11.1%[172,173]。

卒中

近端主动脉手术后神经系统损害仍然是引起术后并发症和致死的主要原因。升主动脉和主动脉弓的粥样斑块碎片或血栓所致的栓塞会引起局灶性神经系统损伤。弥漫性神经系统损伤可能是由于空气微栓、细胞碎片、降温不足或不均匀以及停循环时间过长所致。停循环超过 40 分钟，卒中发生率明显增加[174]。深低温本身也可能引起神经系统损伤，这和停循环无关[175]。

应用主动脉表面的超声检查或其他一些影像检查评估主动脉粥样硬化斑块或血栓，不但可减少栓塞所致卒中[176]，还可以指导我们选择合适的位置行主动脉阻断和插管。在主动脉远端吻合完毕后即通过人造血管开始顺行灌注，而不是继续采用股动脉逆行灌注，这样可避免来源于远端主动脉组织碎片的栓塞。深低温停循环时辅助大脑逆行灌注目前尚有争议，有些中心报道这可以使停循环的安全期延长。实验室的研究表明大脑逆行灌注的主要优点在于可以冲刷大脑血管中的栓塞物质，并可能均匀降低颅内温度，而不是运送营养物质，在这方面

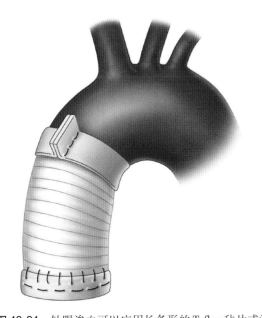

图 48-34　针眼渗血可以应用长条形的 Teflon 毡片或涤纶片环状包裹吻合口以止血（Reproduced with permission from Edmunds LH：*Cardiac Surgery in the Adult*. New York：McGraw-Hill；1997.）

顺行灌注更有优势。在升主动脉手术中，那些伴有严重颈动脉阻塞性疾病的患者卒中风险较高，年龄大于 65 岁、伴有周围血管疾病或者有相关疾病史的患者，术前应仔细评估（如颈动脉检查）[177]。

新发卒中者要尽快请神经科医师会诊并完善大脑影像学检查以完善术前评估。新发栓塞性事件，在排除入内出血后，要尽早溶栓和维持高血压。

呼吸功能不全

已知体外循环可以影响呼吸功能，有证据表明会引起肺泡-动脉血氧梯度、肺血管阻力、肺顺应性改变以及肺内分流。通常这些变化都是亚临床的。但据报道，体外循环后有 0.5%～1.7% 的患者出现成人呼吸窘迫综合征（adult respiratory distress syndrome，ARDS）样表现[178-180]。具体原因还要进一步研究和探讨。有一个普遍接受的观点是血液成分接触体外循环管路表面异物可激活炎性细胞和补体级联反应，引起肺损伤[181]。体外循环时间、急诊手术和患者的一般情况可能与呼吸功能不全的发生和严重程度有关，但这不具预测性。

治疗上主要是呼吸支持，早期发现和治疗继发性呼吸道感染。有 8%～10% 的患者需要延长呼吸机辅助时间。预防措施包括术前呼吸功能锻炼，减少体外循环时间，合理应用血制品，使用带肝素涂层的体外循环管路和白细胞滤器[182]。

心肌功能障碍

复杂主动脉术后出现一过性的心肌功能不全的患者，有 18%～25% 需要正性肌力药物支持，且辅助时间不小于 6 小时[183,184]。术中应当认真做好心肌保护，间断用冷停搏液顺行或逆行灌注。这在合并主动脉瓣关闭不全致严重左室扩张或合并主动脉瓣狭窄致左室壁肥厚的病例中尤为重要。在复跳的关键时期，维持较高的灌注压有利于让心肌得到良好的灌注。对严重的左室舒张功能障碍或者心室肥厚的病例，在撤除体外循环过程中应用米力农或前列环素吸入剂可降低右心后负荷，这对于维持足够的左室充盈是至关重要的。据报道，术后心肌梗死的发生率高达 2.5%，多与冠脉移植的技术因素有关[185]。

围手术期死亡率

据现代的多数外科中心报道，应用脑保护和心肌保护以及先进的置换技术来治疗升主动脉疾病的院内死亡率为 1.7%～17.1%[185-189]。然而由于患者的异质性，很难对结果进行比较。有些研究没有纳入主动脉夹层患者。急诊手术、再次手术和主动脉弓置换的比例大不相同。最常见的术后早期死亡原因是心衰、卒中、出血和呼吸功能不全[185,186]。

主动脉夹层或破裂的急诊手术，术后早期死亡率很高。择期手术的死亡风险因素包括：高 NYHA 分级、高龄、体外循环时间延长、主动脉夹层、既往心脏手术史、同期行冠脉重建术[188,189]。

远期并发症

远期死亡率

已报道的实际生存率和早期死亡率一样差异较大，这可能

与患者因素相关。1 年生存率为 81%~95%。5 年生存率为 73%~92%,8~10 年生存率为 60%~73%,12~14 年的生存率为 48%~67%[190-193]。远期死亡率的预测因素包括高 NYHA 分级,需要重建主动脉弓,马方综合征和病变远端范围[194-197]。最常见的远期死亡原因是心源性(因素),但也有一组报道提示远端主动脉病变占远期死亡的 32%[198]。

再次手术

　　由于假性动脉瘤形成、瓣膜血栓形成或者移植物感染、自身瓣膜或残余主动脉节段病变的进展,或者生物瓣衰败等情况的出现,可能需要再次手术。据报道升主动脉再次手术死亡率为 4%~22%[199,200]。约 86%~90% 的患者 9~10 年内无需再次手术(图 48-35)[201,202]。晚期再次手术的预测因素包括马方综合征、柱状包埋技术,以及慢性主动脉夹层[203]。对以前有过主动脉手术史的患者进行密切随访以减少急诊再次手术的发生。在第一次手术时合理切除所有病变的主动脉组织将改善预后。在一项研究中发现,高达 60% 的再次主动脉手术患者因第一次修复不彻底而需要再次手术[204]。远端钳夹吻合时没有切除足够的动脉瘤样病灶、没有采取全根部替换来彻底消除根部病变都可能造成手术失败。先前常用的包埋(inclusion-type)吻合技术,早期再次手术发生率更高,原因与假性动脉瘤形成有关(图 48-36)[205]。

　　马方综合征患者更容易需要再次手术(图 48-37)[206]。Gott 等回顾 1968—1996 年中 10 个外科中心对 675 例马方综合征患者进行主动脉根部置换术的结果[207],发现术后 30 天死亡率为 3.3%,但择期手术只有 1.5%。急诊手术的 30 天死亡率接近 12%。1 年实际生存率为 93%,5 年实际生存率为 84%,10 年为 75%,20 年为 59%。残余胸主动脉相关的并发症以及心律失常是主要死因。最常见的晚期并发症是血栓栓塞。初次手术时 NYHA 心功能分级高是晚期死亡的唯一预测因子。

人造血管感染

　　胸主动脉术后人造血管感染发生率据报道可高达 0.9%~

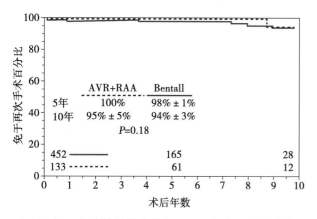

图 48-35　主动脉根部替换(Bentall)患者和升主动脉置换(RAA)加主动脉瓣置换(AVR)患者的长期随访(是否免于再次手术)结果(Reproduced with permission from Sioris T, David TE, Ivanov J, et al: Clinical outcomes after separate and composite replacement of the aortic valve and ascending aorta, *J Thorac Cardiovasc Surg* 2004 Aug;128(2):260-5.)

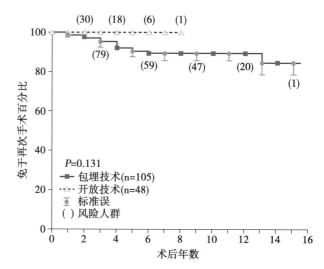

图 48-36　接受不同手术(包埋技术和开放吻合技术)患者的长期随访(是否免于因主动脉或冠脉开口缝线处假性动脉瘤而再次手术)结果(Reproduced with permission from Sioris T, David TE, Ivanov J, et al: Clinical outcomes after separate and composite replacement of the aortic valve and ascending aorta, *J Thorac Cardiovasc Surg* 2004 Aug;128(2):260-5.)

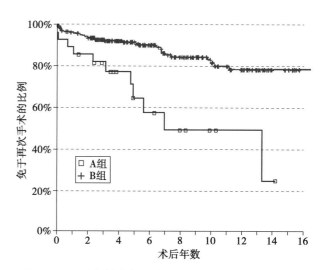

图 48-37　马方综合征患者(A 组)和原纤维蛋白正常患者(B 组)免于再次手术的比例(K-M 生存分析)(Reproduced with permission from Detter C, Mair H, Klein HG, et al: Long-term prognosis of surgically-treated aortic aneurysms and dissections in patients with and without Marfan syndrome, *Eur J Cardiothorac Surg* 1998; Apr; 13 (4): 416-423.)

6%,且死亡率极高(25%~75%)[208-210]。大部分人造血管感染发生于术后第一个月,往往与切口感染相关。而瓣膜相关性心内膜炎或留置导管、全身感染所致的菌血症可于术后数年发生。主要感染的病原有金黄色葡萄球菌、表皮葡萄球菌和假单胞菌[211]。升主动脉人造血管可能特别容易感染,因为它最接近切口并且表面较少有自体组织覆盖。所以术中应采用心包周围脂肪垫充分覆盖升主动脉人造血管,这样有利于把人造血管与胸骨隔开以避免感染。

大多数患者有感染症状,如发热和白细胞计数升高。CT或者 MRI 可能发现人造血管周围有液体或者气体积累,这可能与假性动脉瘤、瘘管形成、吻合口瘘、溶血或栓塞有关。心肌核素显像可能有帮助,但它对区分术后感染与术后正常的炎症反应特异性不高[212]。TEE 能很好地显示瓣膜赘生物或瓣膜脓肿。

对于病情相对稳定的患者,静脉应用抗生素一般能控制败血症,应注意在术前做清洁血培养。严重的高危病例且不能再次手术者,终生应用抗生素是可以接受的。Hargrove 和 Edmunds 描述的外科治疗方法包括:清除所有受感染的人造材料、积极清创周围组织、局部冲洗、全身应用抗生素、替换感染的人造血管、用自身组织包裹新的人造血管并消除死腔[213]。同种异体主动脉可能更耐受重复感染。理想的填充组织是带血管蒂的大网膜,可经膈肌拉出,包裹于主动脉人造血管外,使其与胸骨隔离以抵抗重复感染。合并胸骨感染者,应充分清创,持续负压吸引,二期行皮瓣移植[214]。对于严重感染患者,用抗生素行开放式持续冲洗数日有助于消除感染。静脉抗生素最少应用 6 周,此后应继续口服抗生素。

(王维 译　陈良万 审)

参考文献

1. Elkin DC: Aneurysms following surgical procedures. *Ann Surg* 1948; 127:769-779.
2. Bergqvist D: Historical aspects on aneurysmal disease. *Scand J Surg* 2008; 97(2):90-99.
3. Hajdu SI: A note from history: the first pathology book and its author. *Ann Clin Lab Sci* 2004 Spring; 34(2):226-227.
4. Cooper A: *Lectures on the Principles and Practice of Surgery*, 2nd ed. London, FC Westley, 1830; p 110.
5. Moore C: On a new method of procuring the consolidation of fibrin in certain incurable aneurysms. *Med Chir Trans* (London) 1864; 47:129.
6. Matas R: Surgery of the vascular system, in Matas R (ed): *Surgery, Its Principles and Practice*, Vol. 5. Philadelphia, WB Saunders, 1914.
7. Harrison P, Chandy J: A subclavian aneurysm cured by cellophane fibrosis. *Ann Surg* 1943; 118:478.
8. Poppe J, De Oliviera H: Treatment of syphilitic aneurysms by cellophane wrapping. *J Thorac Surg* 1946; 15:186.
9. Matas R: An operation for the radical cure of aneurism based upon arteriorrhaphy. *Ann Surg* 1903; 37:161.
10. Matas R: Endo-aneurismorrhaphy. *Surg Gynecol Obstet* 1920; 30:456.
11. Cooley DA, De Bakey ME: Surgical considerations of intrathoracic aneurysms of the aorta and great vessels. *Ann Surg* 1952; 135:660.
12. Cooley DA, DeBakey ME: Resection of the entire ascending aorta in fusiform aneurysm using cardiac bypass. *JAMA* 1956; 162:1158.
13. Westaby S, Cecil B: Surgery of the thoracic aorta, in Westaby S (ed): *Landmarks in Cardiac Surgery*. Oxford, Isis Medical Media, 1997; p 223.
14. Kadoba K, Schoen FJ, Jonas RA: Experimental comparison of albumin-sealed and gelatin-sealed knitted Dacron conduits. Porosity control, handling, sealant resorption, and healing. *J Thorac Cardiovasc Surg* 1992; 103(6):1059-1067.
15. Wheat MWJ, Wilson JR, Bartley TD: Successful replacement of the entire ascending aorta and aortic valve. *JAMA* 1964; 188:717.
16. Bentall H, De Bono A: A technique for complete replacement of the ascending aorta. *Thorax* 1968; 23:338.
17. Cabrol C, Pavie A, Gandjbakhch I, et al: Complete replacement of the ascending aorta with reimplantation of the coronary arteries: new surgical approach. *J Thorac Cardiovasc Surg* 1981; 81:309.
18. Kouchoukos NT, Karp RB: Resection of ascending aortic aneurysm and replacement of aortic valve. *J Thorac Cardiovasc Surg* 1981; 81(1):142-143.
19. Sutton JP 3rd, Ho SY, Anderson RH: The forgotten interleaflet triangles: a review of the surgical anatomy of the aortic valve. *Ann Thorac Surg* 1995; 59(2):419-427.
20. Hokken RB, Bartelings MM, Bogers AJ, Gittenberger-de Groot AC: Morphology of the pulmonary and aortic roots with regard to the pulmonary autograft procedure. *J Thorac Cardiovasc Surg* 1997; 113(3):453-461.
21. Maselli D, Montalto A, Santise G, Minardi G, Manzara C, Musumeci F: A normogram to anticipate dimension of neo-sinuses of valsalva in valve-sparing aortic operations. *Eur J Cardiothorac Surg* 2005; 27(5):831-835.
22. Otani K, Takeuchi M, Kaku K, et al: Assessment of the aortic root using real-time 3D transesophageal echocardiography. *Circ J* 2010; 74(12):2649-2657.
23. Nejjar I, Pieraggi MT, Thiers JC, Bouissou H: Age-related changes in the elastic tissue of the human thoracic aorta. *Atherosclerosis* 1990; 80(3):199-208.
24. Greenwald SE. Ageing of the conduit arteries. *J Pathol* 2007; 211(2):157-172.
25. Halloran BG, Davis VA, McManus BM, Lynch TG, Baxter BT: Localization of aortic disease is associated with intrinsic differences in aortic structure. *J Surg Res* 1995; 59(1):17-22.
26. Wilson WR, Anderton M, Choke EC, Dawson J, Loftus IM, Thompson MM: Elevated plasma MMP1 and MMP9 are associated with abdominal aortic aneurysm rupture. *Eur J Vasc Endovasc Surg* 2008; 35(5):580-584.
27. Geng L, Wang W, Chen Y, et al: Elevation of ADAM10, ADAM17, MMP-2 and MMP-9 expression with media degeneration features $CaCl_2$-induced thoracic aortic aneurysm in a rat model. *Exp Mol Pathol* 2010; 89(1):72-81.
28. Sheth RA, Maricevich M, Mahmood U: In vivo optical molecular imaging of matrix metalloproteinase activity in abdominal aortic aneurysms correlates with treatment effects on growth rate. *Atherosclerosis* 2010; 212(1):181-187.
29. Jones JA, Ruddy JM, Bouges S, et al: Alterations in membrane type-1 matrix metalloproteinase abundance after the induction of thoracic aortic aneurysm in a murine model. *Am J Physiol Heart Circ Physiol* 2010; 299(1):H114-124.
30. Liu J, Sukhova GK, Yang JT, et al: Cathepsin L expression and regulation in human abdominal aortic aneurysm, atherosclerosis, and vascular cells. *Atherosclerosis* 2006; 184(2):302-311.
31. Homme JL, Aubry MC, Edwards WD, et al: Surgical pathology of the ascending aorta: a clinicopathologic study of 513 cases. *Am J Surg Pathol* 2006; 30(9):1159-1168.
32. Cohen JR, Sarfati I, Wise L: The effect of cigarette smoking on rabbit aortic elastase activity. *J Vasc Surg* 1989; 9(4):580-582.
33. Okamoto RJ, Xu H, Kouchoukos NT, Moon MR, Sundt TM 3rd: The influence of mechanical properties on wall stress and distensibility of the dilated ascending aorta. *J Thorac Cardiovasc Surg* 2003; 126(3):842-850.
34. Grande KJ, Cochran RP, Reinhall PG, Kunzelman KS: Stress variations in the human aortic root and valve: the role of anatomic asymmetry. *Ann Biomed Eng* 1998; 26:534-545.
35. Agozzino L, Ferraraccio F, Esposito S, et al: Medial degeneration does not involve uniformly the whole ascending aorta: morphological, biochemical and clinical correlations. *Eur J Cardiothorac Surg* 2002; 21:675-682.
36. Judge DP, Dietz HC: Marfan's syndrome. *Lancet* 2005; 366:1965-1976.
37. Hollister DW, Godfrey M, Sakai LY, Pyeritz RE: Immunohistologic abnormalities of the microfibrillar-fiber system in the Marfan syndrome. *N Engl J Med* 1990; 323(3):152-159.
38. Dietz HC, Cutting GR, Pyeritz RE, et al: Marfan syndrome caused by a recurrent de novo missense mutation in the fibrillin gene. *Nature* 1991; 352(6333):337-339.
39. Mizuguchi T, Collod-Beroud G, Akiyama T, et al: Heterozygous TGFBR2 mutations in Marfan syndrome. *Nat Genet* 2004; 36(8):855-860.
40. Marsalese DL, Moodie DS, Vacante M, et al: Marfan's syndrome: natural history and long-term follow-up of cardiovascular involvement. *J Am Coll Cardiol* 1989; 14:422.
41. Keane MG, Pyeritz RE: Medical management of Marfan syndrome. *Circulation* 2008; 117(21):2802-2813.
42. Nagashima H, Sakomura Y, Aoka Y, et al: Angiotensin II type 2 receptor mediates vascular smooth muscle cell apoptosis in cystic medial degeneration associated with Marfan's syndrome. *Circulation* 2001;104(12 Suppl 1):I282-I287.
43. Habashi JP, Judge DP, Holm TM, et al: Losartan, an AT1 antagonist, prevents aortic aneurysm in a mouse model of Marfan syndrome. *Science* 2006; 312(5770):117-121.
44. Brooke BS, Habashi JP, Judge DP, Patel N, Loeys B, Dietz HC 3rd: Angiotensin II blockade and aortic-root dilation in Marfan's syndrome. *N Engl J Med* 2008; 358(26):2787-2795.
45. Loeys BL, Chen J, Neptune ER, et al: A syndrome of altered cardiovascular, craniofacial, neurocognitive and skeletal development caused by

mutations in TGFBR1 or TGFBR2. *Nat Genet* 2005; 37(3):275-281.

46. Van Hemelrijk C, Renard M, Loeys B: The Loeys-Dietz syndrome: an update for the clinician. *Curr Opin Cardiol* 2010; 25(6):546-551.

47. Maleszewski JJ, Miller DV, Lu J, Dietz HC, Halushka MK: Histopathologic findings in ascending aortas from individuals with Loeys-Dietz syndrome (LDS). *Am J Surg Pathol* 2009; 33(2):194-201.

48. Shields LB, Rolf CM, Davis GJ, Hunsaker JC 3rd: Sudden and unexpected death in three cases of Ehlers-Danlos syndrome type IV. *J Forensic Sci* 2010; 55(6):1641-1645.

49. Guo DL, Papke CL, Tran-Fadulu V, et al: Mutations in smooth muscle alpha-actin (ACTA2) cause coronary artery disease, stroke, and Moyamoya disease, along with thoracic aortic disease. *Am J Hum Genet* 2009; 84(5):617-627.

50. van de Laar IM, Oldenburg RA, Pals G, et al: Mutations in SMAD3 cause a syndromic form of aortic aneurysms and dissections with early-onset osteoarthritis. *Nat Genet* 2011; 43(2):121-126.

51. Milewicz DM, Carlson AA, Regalado ES: Genetic testing in aortic aneurysm disease: PRO. *Cardiol Clin* 2010; 28(2):191-197.

52. Kontusaari S, Tromp G, Kuivaniemi H, Romanic AM, Prockop DJ: A mutation in the gene for type III procollagen (COL3A1) in a family with aortic aneurysms. *J Clin Invest* 1990; 86(5):1465-1473.

53. Keramati AR, Sadeghpour A, Farahani MM, Chandok G, Mani A: The non-syndromic familial thoracic aortic aneurysms and dissections maps to 15q21 locus. *BMC Med Genet* 2010; 11:143.

54. Wang L, Guo DC, Cao J, et al: Mutations in myosin light chain kinase cause familial aortic dissections. *Am J Hum Genet* 2010; 87(5):701-707.

55. Pannu H, Fadulu VT, Chang J, et al: Mutations in transforming growth factor-beta receptor type II cause familial thoracic aortic aneurysms and dissections. *Circulation* 2005; 112(4):513-520.

56. Lee JH, Burner KD, Fealey ME, et al: Prosthetic valve endocarditis: clinicopathological correlates in 122 surgical specimens from 116 patients (1985-2004). *Cardiovasc Pathol* 2011; 20(1):26-35.

57. Feigl D, Feigl A, Edwards JE: Mycotic aneurysms of the aortic root: a pathologic study of 20 cases. *Chest* 1986; 90:553.

58. Tavora F, Burke A: Review of isolated ascending aortitis: differential diagnosis, including syphilitic, Takayasu's and giant cell aortitis. *Pathology* 2006; 38(4):302-308.

59. Kuniyoshi Y, Koja K, Miyagi K, et al: A ruptured syphilitic descending thoracic aortic aneurysm. The characteristic findings on computed tomography for the etiological diagnosis of aneurysm. *Ann Thorac Cardiovasc Surg* 1998; 4(2):99-102.

60. Tavora F, Burke A: Review of isolated ascending aortitis: differential diagnosis, including syphilitic, Takayasu's and giant cell aortitis. *Pathology* 2006; 38(4):302-308.

61. Matsumura K, Hirano T, Takeda K, et al: Incidence of aneurysms in Takayasu's arteritis. *Angiology* 1991; 42(4):308-315.

62. Austen WB, Blennerhasset JB: Giant cell aortitis causing an aneurysm of the ascending aorta and aortic regurgitation. *N Engl J Med* 1964; 272:80.

63. Warnes CA: Sex differences in congenital heart disease: should a woman be more like a man? *Circulation* 2008; 118(1):3-5.

64. Huntington K, Hunter AG, Chan KL: A prospective study to assess the frequency of familial clustering of congenital bicuspid aortic valve. *J Am Coll Cardiol* 1997; 30(7):1809-1812.

65. Lewin MB, Otto CM: The bicuspid aortic valve: adverse outcomes from infancy to old age. *Circulation* 2005; 111(7):832-834.

66. Guntheroth WG, Spiers PS: Does aortic root dilatation with bicuspid aortic valves occur as a primary tissue abnormality or as a relatively benign poststenotic phenomenon? *Am J Cardiol* 2005; 95(6):820.

67. Jain R, Engleka KA, Rentschler SL, et al: Cardiac neural crest orchestrates remodeling and functional maturation of mouse semilunar valves. *J Clin Invest* 2010 Dec 13; pii: 44244. doi: 10.1172/JCI44244.

68. Nataatmadja M, West M, West J, et al: Abnormal extracellular matrix protein transport associated with increased apoptosis of vascular smooth muscle cells in Marfan syndrome and bicuspid aortic valve thoracic aortic aneurysm. *Circulation* 2003; 108(Suppl 1):II329-334.

69. LeMaire SA, Wang X, Wilks JA, et al: Matrix metalloproteinases in ascending aortic aneurysms: bicuspid versus trileaflet aortic valves. *J Surg Res* 2005; 123(1):40-48.

70. Fedak PW, de Sa MP, Verma S, et al: Vascular matrix remodeling in patients with bicuspid aortic valve malformations: implications for aortic dilatation. *J Thorac Cardiovasc Surg* 2003; 126(3):797-806.

71. Matthias Bechtel JF, Noack F, Sayk F, et al: Histopathological grading of ascending aortic aneurysm: comparison of patients with bicuspid versus tricuspid aortic valve. *J Heart Valve Dis* 2003; 12(1):54-59; discussion 59-61.

72. Bonderman D, Gharehbaghi-Schnell E, Wollenek G, Maurer G,

Baumgartner H, Lang IM: Mechanisms underlying aortic dilatation in congenital aortic valve malformation. *Circulation* 1999; 99(16):2138-2143.

73. Fazel SS, Mallidi HR, Lee RS, et al: The aortopathy of bicuspid aortic valve disease has distinctive patterns and usually involves the transverse aortic arch. *J Thorac Cardiovasc Surg* 2008; 135(4):901-907.

74. Feldman DN, Roman MJ: Aneurysms of the sinuses of Valsalva. *Cardiology* 2006; 106(2):73-81.

75. Goldberg N, Krasnow N: Sinus of Valsalva aneurysms. *Clin Cardiol* 1990; 13(12):831-836.

76. Brandt J, Jögi P, Lμhrs C: Sinus of Valsalva aneurysm obstructing coronary arterial flow: case report and collective review of the literature. *Eur Heart J* 1985; 6(12):1069-1073.

77. Collins JS, Evangelista A, Nienaber CA, et al: International Registry of Acute Aortic Dissection (IRAD). Differences in clinical presentation, management, and outcomes of acute type A aortic dissection in patients with and without previous cardiac surgery. *Circulation* 2004; 110(11 Suppl 1):II237-242.

78. Crawford ES, Svensson LG, Coselli JS, et al: Surgical treatment of aneurysm and/or dissection of the ascending aorta, transverse aortic arch, and ascending aorta and transverse aortic arch: factors influencing survival in 717 patients. *J Thorac Cardiovasc Surg* 1989; 98:659.

79. Guthaner DF: The plain chest film in assessing aneurysms and dissecting hematomas of the thoracic aorta, in Taveras JN, Ferrucci JT (eds): *Radiology: Diagnosis-Imaging-Intervention*. Philadelphia, JB Lippincott, 1994.

80. Wiet SP, Pearce WH, McCarthy WJ, Joob AW, Yao JS, McPherson DD: Utility of transesophageal echocardiography in the diagnosis of disease of the thoracic aorta. *J Vasc Surg* 1994; 20(4):613-620.

81. Penco M, Paparoni S, Dagianti A, et al: Usefulness of transesophageal echocardiography in the assessment of aortic dissection. *Am J Cardiol* 2000; 86(4A):53G-56G.

82. Bossone E, Evangelista A, Isselbacher E, et al: International Registry of Acute Aortic Dissection Investigators: Prognostic role of transesophageal echocardiography in acute type A aortic dissection. *Am Heart J* 2007; 153(6):1013-1020.

83. Konstadt SN, Reich DL, Quintana C, Levy M: The ascending aorta: how much does transesophageal echocardiography see? *Anesth Analg* 1994; 78:240.

84. Chung JH, Ghoshhajra BB, Rojas CA, Dave BR, Abbara S: CT angiography of the thoracic aorta. *Radiol Clin North Am* 2010; 48(2):249-264, vii.

85. Chartrand-Lefebvre C, Cadrin-Chênevert A, Bordeleau E, et al: Coronary computed tomography angiography: overview of technical aspects, current concepts, and perspectives. *Can Assoc Radiol J* 2007; 58(2):92-108.

86. Bonnichsen CR, Sundt Iii TM, Anavekar NS, et al: Aneurysms of the ascending aorta and arch: the role of imaging in diagnosis and surgical management. *Expert Rev Cardiovasc Ther* 2011; 9(1):45-61.

87. Hagan PG, Nienaber CA, Isselbacher EM, et al: The International Registry of Acute Aortic Dissection (IRAD): new insights into an old disease. *JAMA* 2000; 283(7):897-903.

88. Bickerstaff LK, Pairolero PC, Hollier LH, et al: Thoracic aortic aneurysms: a population-based study. *Surgery* 1982; 92(6):1103-1108.

89. Coady MA, Rizzo JA, Hammond GL, et al: What is the appropriate size criterion for resection of thoracic aortic aneurysms? *J Thorac Cardiovasc Surg* 1997; 113:476.

90. Masuda Y, Takanashi K, Takasu J, et al: Expansion rate of thoracic aortic aneurysms and influencing factors. *Chest* 1992; 102:461.

91. Hirose Y, Hamada S, Takamiya M, et al: Aortic aneurysms: growth rates measured with CT. *Radiology* 1992; 185:249.

92. Gott VL, Greene PS, Alejo DE, et al: Replacement of the aortic root in patients with Marfan's syndrome. *N Engl J Med* 1999; 340:1307.

93. Murdoch JL, Walker BA, Halpern BL, Kuzma JW, McKusick VA: Life expectancy and causes of death in the Marfan syndrome. *N Engl J Med* 1972; 286(15):804-808.

94. Marsalese DL, Moodie DS, Vacante M, et al: Marfan's syndrome: natural history and long-term follow-up of cardiovascular involvement. *J Am Coll Cardiol* 1989; 14:422.

95. Pape LA, Tsai TT, Isselbacher EM, et al: International Registry of Acute Aortic Dissection (IRAD) Investigators: Aortic diameter > or = 5.5 cm is not a good predictor of type A aortic dissection: observations from the International Registry of Acute Aortic Dissection (IRAD). *Circulation* 2007; 116(10):1120-1127.

96. Palmer RF, Wheat Jr MW: Treatment of dissecting aneurysms of the aorta. *Ann Thorac Surg* 1967; 4:38-52.

97. Wheat Jr M, Palmer RF, Barley TD, et al: Treatment of dissecting aneurysms of the aorta without surgery. *J Thorac Cardiovasc Surg* 1965; 50:364-373.

98. Simpson CF, Boucek RJ: The B-aminopropionitrile fed turkey: a model for detecting potential drug action on arterial tissue, *Cardiovasc Res* 1983; 17(1):26-32.

99. Shores J, Berger KR, Murphy EA, et al: Progression of aortic dilatation and the benefit of long-term beta-adrenergic blockade in Marfan's syndrome. *N Engl J Med* 1994; 330(19):1335-1341.

100. Patel HJ, Deeb GM: Ascending and arch aorta: pathology, natural history and treatment. *Circulation* 2008; 118:188-195.

101. Dapunt OE, Galla JD, Sadeghi AM, et al: The natural history of thoracic aortic aneurysms. *J Thorac Cardiovasc Surg* 1994; 107(5):1323-1332.

102. Davies RR, Gallo A, Coady MA, et al: Novel measurement of relative aortic size predicts rupture of thoracic aortic aneurysms. *Ann Thorac Surg* 2006; 81(1):169-177. Erratum in: *Ann Thorac Surg* 2007 Dec; 84(6):2139.

103. Ergin MA, Spielvogel D, Apaydin A, et al: Surgical treatment of the dilated ascending aorta: when and how? *Ann Thorac Surg* 1999; 67:1834.

104. Baumgartner WA, Cameron DE, Redmond JM, et al: Operative management of Marfan syndrome: the Johns Hopkins experience. *Ann Thorac Surg* 1999; 67:1859.

105. Hiratzka LF, Bakris GL, Beckman JA, Bersin RM, Carr VF, Casey Jr DE: American College of Cardiology Foundation/American Heart Association Task Force on Practice Guidelines, American Association for Thoracic Surgery, American College of Radiology, American Stroke Association, Society of Cardiovascular Anesthesiologists, Society for Cardiovascular Angiography and Interventions, Society of Interventional Radiology, Society of Thoracic Surgeons, Society for Vascular Medicine, et al: 2010 ACCF/AHA/AATS/ACR/ASA/SCA/SCAI/SIR/STS/SVM guidelines for the diagnosis and management of patients with Thoracic Aortic Disease: a report of the American College of Cardiology Foundation/American Heart Association Task Force on Practice Guidelines, American Association for Thoracic Surgery, American College of Radiology, American Stroke Association, Society of Cardiovascular Anesthesiologists, Society for Cardiovascular Angiography and Interventions, Society of Interventional Radiology, Society of Thoracic Surgeons, and Society for Vascular Medicine. *Circulation* 2010; 121(13):266-369.

106. Nishimura RA, Otto CM, Bonow RO, et al: 2014 AHA/ACC guideline for the management of patients with valvular heart disease: a report of the American College of Cardiology/American Heart Association Task Force on Practice Guidelines. *J Thorac Cardiovasc Surg* 2014; 148(1):1-132.

107. Svensson LG, Adams DH, Bonow RO, et al: Aortic valve and ascending aorta guideline for management and quality measures: executive summary. *Ann Thorac Surg* 2013; 95(4):1491-1505.

108. Borger MA, Preston M, Ivanov J, et al: Should the ascending aorta be replaced more frequently in patients with bicuspid aortic valve disease? *J Thorac Cardiovasc Surg* 2004; 128(5):677-683.

109. Prenger K, Pieters F, Cheriex E: Aortic dissection after aortic valve replacement: incidence and consequences for strategy. *J Card Surg* 1994; 9(5):495-498; discussion 498-499.

110. Crawford ES, Svensson LG, Coselli JS, Safi HJ, Hess KR: Surgical treatment of aneurysm and/or dissection of the ascending aorta, transverse aortic arch, and ascending aorta and transverse aortic arch: factors influencing survival in 717 patients. *J Thorac Cardiovasc Surg* 1989; 98:659.

111. Berens ES, Kouchoukos NT, Murphy SF, et al: Preoperative carotid artery screening in elderly patients undergoing cardiac surgery. *J Vasc Surg* 1992; 15:313.

112. O'Blenes SB, Feindel CM: Aortic root replacement with anomalous origin of the coronary arteries. *Ann Thorac Surg* 2002; 73(2):647-649.

113. Murkin JM: NIRS: a standard of care for CPB vs. an evolving standard for selective cerebral perfusion? *J Extra Corpor Technol* 2009; 41(1):P11-114.

114. Appoo JJ, Augoustides JG, Pochettino A, et al: Improving Clinical Outcomes through Clinical Research Investigators: Perioperative outcome in adults undergoing elective deep hypothermic circulatory arrest with retrograde cerebral perfusion in proximal aortic arch repair: evaluation of protocol-based care. *J Cardiothorac Vasc Anesth* 2006; 20(1):3-7.

115. Borst HG, Schaudig A, Rudolph W: Arteriovenous fistula of the aortic arch: repair during deep hypothermia and circulatory arrest. *J Thorac Cardiovasc Surg* 1964; 48:443-447.

116. Barratt-Boyes BG, Simpson M, Neutze JM: Intracardiac surgery in neonates and infants using deep hypothermia with surface cooling and limited cardiopulmonary bypass. *Circulation* 1971; 43:I25-30.

117. Griepp RB, Stinson EB, Hollingsworth JF, Buehler D: Prosthetic replacement of the aortic arch. *J Thorac Cardiovasc Surg* 1975; 70:1051-1063.

118. Michenfelder JD, Theye RA: Hypothermia: effect on canine brain and whole-body metabolism. *Anesthesiology* 1968; 29:1107-1112.

119. Michenfelder JD, Milde JH: The relationship among canine brain temperature, metabolism, and function during hypothermia. *Anesthesiology* 1991; 75:130-136.[PubMed: 2064037]

120. Mault JR, Ohtake S, Klingensmith ME, et al: Cerebral metabolism and circulatory arrest: effects of duration and strategies for protection. *Ann Thorac Surg* 1993; 55:57-63; discussion 4.

121. Svensson L, Crawford E, Hess K, et al: Deep hypothermia with circulatory arrest. Determinants of stroke and early mortality in 656 patients. *J Thorac Cardiovasc Surg* 1993; 106:19-28.

122. Ergin MA, Galla JD, Lansman SL, et al: Hypothermic circulatory arrest in operations on the thoracic aorta. Determinants of operative mortality and neurologic outcome. *J Thorac Cardiovasc Surg* 1994; 107:788-799.

123. Hagl C, Ergin MA, Galla JD, et al: Neurologic outcome after ascending aorta-aortic arch operations: effect of brain protection technique in high-risk patients. *J Thorac Cardiovasc Surg* 2001; 121:1107-1121.

124. Reich DL, Uysal S, Sliwinski M, et al: Neuropsychologic outcome after deep hypothermic circulatory arrest in adults. *J Thorac Cardiovasc Surg* 1999; 117:156-163.

125. Ergin MA, Uysal S, Reich DL, et al: Temporary neurological dysfunction after deep hypothermic circulatory arrest: a clinical marker of long-term functional deficit. *Ann Thorac Surg* 1999; 67:1887-1890; discussion 91-94.

126. McCullough JN, Zhang N, Reich DL, et al: Cerebral metabolic suppression during hypothermic circulatory arrest in humans. *Ann Thorac Surg* 1999; 67:1895-1899; discussion 919-921.

127. Cheung AT, Bavaria JE, Pochettino A, Weiss SJ, Barclay DK, Stecker MM: Oxygen delivery during retrograde cerebral perfusion in humans. *Anesth Analg* 1999; 88(1):8-15.

128. Stecker MM, Cheung AT, Pochettino A, Kent GP, Patterson T, Weiss SJ, Bavaria JE: Deep hypothermic circulatory arrest: I. Effects of cooling on electroencephalogram and evoked potentials. *Ann Thorac Surg* 2001; 71(1):14-21.

129. Mezrow CK, Midulla PS, Sadeghi AM, et al: Quantitative electroencephalography: a method to assess cerebral injury after hypothermic circulatory arrest. *J Thorac Cardiovasc Surg* 1995; 109:925-934.

130. Midulla PS, Gandsas A, Sadeghi AM, et al: Comparison of retrograde cerebral perfusion to antegrade cerebral perfusion and hypothermic circulatory arrest in a chronic porcine model. *J Cardiac Surg* 1994; 9:560-574; discussion 75.

131. Mezrow CK, Gandsas A, Sadeghi AM, et al: Metabolic correlates of neurologic and behavioral injury after prolonged hypothermic circulatory arrest. *J Thorac Cardiovasc Surg* 1995; 109:959-975.[PubMed: 7739258].

132. Frist W, Baldwin JC, Starnes VA, et al: A reconsideration of cerebral perfusion in aortic arch replacement. *Ann Thorac Surg* 1986; 42: 273-281.

133. Bachet J, Guilmet D, Goudot B, et al: Cold cerebroplegia. A new technique of cerebral protection during operations on the transverse aortic arch. *J Thorac Cardiovasc Surg* 1991; 102:85-93; discussion 4.

134. Kazui T, Washiyama N, Muhammad BA, et al: Total arch replacement using aortic arch branched grafts with the aid of antegrade selective cerebral perfusion. *Ann Thorac Surg* 2000; 70:3-8; discussion 9.

135. Di Eusanio M, Schepens MA, Morshuis WJ, et al: Brain protection using antegrade selective cerebral perfusion: a multicenter study. *Ann Thorac Surg* 2003; 76:1181-1189.

136. Sabik JF, Nemeh H, Lytle BW, et al: Cannulation of the axillary artery with a side graft reduces morbidity. *Ann Thorac Surg* 2004; 77:1315.

137. Kazui T: Which is more appropriate as a cerebral protection method-unilateral or bilateral perfusion? *Eur J Cardiothorac Surg* 2006; 29(6):1039-1040.

138. Donaldson RM, Ross DN: Composite graft replacement for the treatment of aneurysms of the ascending aorta associated with aortic valvular disease. *Circulation* 1982; 66(2 Pt 2):I116-121.

139. Volguina IV, Miller DC, LeMaire SA, et al: Aortic Valve Operative Outcomes in Marfan Patients study group: Valve-sparing and valve-replacing techniques for aortic root replacement in patients with Marfan syndrome: analysis of early outcome. *J Thorac Cardiovasc Surg* 2009; 137(5):1124-1132.

140. David TE, Feindel CM, Armstrong S, Maganti M: Replacement of the ascending aorta with reduction of the diameter of the sinotubular junction to treat aortic insufficiency in patients with ascending aortic aneurysm. *J Thorac Cardiovasc Surg* 2007; 133(2):414-418.

141. Burman ED, Keegan J, Kilner PJ: Aortic root measurement by cardiovascular magnetic resonance: specification of planes and lines of measurement and corresponding normal values. *Circ Cardiovasc Imaging*

2008; 1(2):104-113.

142. Kapetanakis EI, Maccarthy P, Monaghan M, Wendler O: Trans-apical aortic valve implantation in a patient with stentless valve degeneration. *Eur J Cardiothorac Surg* 2010; 39:1051-1053.

143. de Sa M, Moshkovitz Y, Butany J, David TE: Histologic abnormalities of the ascending aorta and pulmonary trunk in patients with bicuspid aortic valve disease: clinical relevance to the ross procedure. *J Thorac Cardiovasc Surg* 1999; 118(4):588-594.

144. Westaby S, Saito S, Anastasiadis K, Moorjani N, Jin XY: Aortic root remodeling in atheromatous aneurysms: the role of selected sinus repair. *Eur J Cardiothorac Surg* 2002; 21(3):459-464.

145. David TE, Feindel CM: An aortic valve-sparing operation for patients with aortic incompetence and aneurysm of the ascending aorta. *J Thorac Cardiovasc Surg* 1992; 103(4):617-621.

146. Szeto WY, Moser WG, Desai ND, et al: Transapical deployment of endovascular thoracic aortic stent graft for an ascending aortic pseudoaneurysm. *Ann Thorac Surg* 2010; 89(2):616-618.

147. Roselli EE, Idrees J, Greenberg RK, Johnston DR, Lytle BW: Endovascular stent grafting for ascending aorta repair in high-risk patients. *J Thorac Cardiovasc Surg* 2015; 149(1):144-151.

148. Spielvogel D, Strauch JT, Minanov OP, Lansman SL, Griepp RB: Aortic arch replacement using trifurcated graft and selective cerebral antegrade perfusion. *Ann Thorac Surg* 2002; 74(5):1810-1814.

149. Borst HG, Walterbusch G, Schaps D: Extensive aortic replacement using "elephant trunk" prosthesis. *Thorac Cardiovasc Surg* 1983; 31:37-40.

150. Kuki S, Taniguchi K, Masai T, Endo S: A novel modification of elephant trunk technique using a single four-branched arch graft for extensive thoracic aortic aneurysm. *Eur J Cardiothorac Surg* 2000; 18:246-248.

151. Ius F, Hagl C, Haverich A, Pichlmaier M: Elephant trunk procedure 27 years after Borst: what remains and what is new? *Eur J Cardiothorac Surg* 2011; 40(1):1-11.

152. Toda K, Taniguchi K, Masai T, Takahashi T, Kuki S, Sawa Y: Arch aneurysm repair with long elephant trunk: a 10-year experience in 111 patients. *Ann Thorac Surg* 2009; 88:16-22.

153. Etz C, Plestis KA, Kari FA, et al: Staged repair of thoracic and thoracoabdominal aortic aneurysms using the elephant trunk technique: a consecutive series of 215 first stage and 120 complete repairs. *Eur J Cardiothorac Surg* 2008; 34:605-615.

154. Kouchoukos NT, Mauney MC, Masetti P, Castner CF: Single-stage repair of extensive thoracic aortic aneurysms: experience with the arch-first technique and bilateral anterior thoracotomy. *J Thorac Cardiovasc Surg* 2004; 128:669-676.

155. Milewski RK, Szeto WY, Pochettino A, et al: Have hybrid procedures replaced open aortic arch reconstruction in high-risk patients? A comparative study of elective open arch debranching with endovascular stent graft placement and conventional elective open total and distal aortic arch reconstruction. *J Thorac Cardiovasc Surg* 2010; 140:590-597.

156. Szeto WY, Bavaria JE, Bowen FW, et al: The hybrid total arch repair: brachiocephalic bypass and concomitant endovascular aortic arch stent graft placement. *J Card Surg* 2007; 22:97-102; discussion 103-104.

157. Cao P, De Rango P, Czerny M, et al: Systematic review of clinical outcomes in hybrid procedures for aortic arch dissections and other arch diseases. *J Thorac Cardiovasc Surg* 2012; 144:1286-1300.

158. Moulakakis KG, Mylonas SN, Dalainas I, et al: The chimney-graft technique for preserving supra-aortic branches: a review. *Ann Cardiothorac Surg* 2013; 2:339-346.

159. Haulon S, Greenberg RK, Spear R, et al: Global experience with an inner branched arch endograft. *J Thorac Cardiovasc Surg* 2014; 148(4):1709-1716.

160. O'Callaghan A, Mastracci TM, Greenberg RK, Eagleton MJ, Bena J, Kuramochi Y. Outcomes for supra-aortic branch vessel stenting in the treatment of thoracic aortic disease. *J Vasc Surg* 2014; 60:914-920.

161. Byers PH: Disorders of collagen biosynthesis and structure, in Schriver CR, Beaudet AL, Sly WS, Valle D (eds): *The Metabolic Basis of Inherited Diseases.* New York, McGraw-Hill, 1995; p 4029.

162. Gillinov AM, Hulyalkar A, Cameron DE, et al: Mitral valve operation in patients with the Marfan syndrome. *J Thorac Cardiovasc Surg* 1994; 107:724.

163. Gill M, Dunning J: Is reduction aortoplasty (with or without external wrap) an acceptable alternative to replacement of the dilated ascending aorta? *Interact Cardiovasc Thorac Surg* 2009; 9(4):693-697.

164. Bauer M, Pasic M, Schaffarzyk R, et al: Reduction aortoplasty for dilatation of the ascending aorta in patients with bicuspid aortic valve. *Ann Thorac Surg* 2002; 73:720-724.

165. Barnett M, Fiore A, Vaca K, Milligan T, Barner H: Tailoring aortoplasty

for repair of fusiform ascending aortic aneurysm. *Ann Thorac Surg* 1995; 59:497-501.

166. Neri E, Massetti M, Tanganelli P, et al: Is it only a mechanical matter? Histologic modifications of the aorta underlying external banding. *J Thorac Cardiovasc Surg* 1999; 118(6):1116.

167. Cohen O, Odim J, De la Zerda D, et al: Long-term experience of girdling the ascending aorta with Dacron mesh as definitive treatment for aneurysmal dilation. *Ann Thorac Surg* 2007; 83(2):S780-784.

168. Ohata T, Sakakibara T, Takano H, Ishizaka T: Total arch replacement for thoracic aortic aneurysm via median sternotomy with or without left anterolateral thoracotomy. *Ann Thorac Surg* 2003; 75:1792-1796.

169. Borger MA, Rao V, Weisel RD, et al: Reoperative coronary bypass surgery: effect of patent grafts and retrograde cardioplegia. *J Thorac Cardiovasc Surg* 2001; 121(1):83-90.

170. Thiene G, Valente M: Achilles' heel of stentless porcine valves. *Cardiovasc Pathol* 2007; 16(5):257.

171. Zangrillo A, Mizzi A, Biondi-Zoccai G, et al: Recombinant activated factor VII in cardiac surgery: a meta-analysis. *J Cardiothorac Vasc Anesth* 2009; 23(1):34-40.

172. Jault F, Nataf P, Rama A, et al: Chronic disease of the ascending aorta: surgical treatment and long-term results. *J Thorac Cardiovasc Surg* 1994; 108:747.

173. Lewis CT, Cooley DA, Murphy MC, et al: Surgical repair of aortic root aneurysms in 280 patients. *Ann Thorac Surg* 1992; 53:38.

174. Milewski RK, Pacini D, Moser GW, et al: Retrograde and antegrade cerebral perfusion: results in short elective arch reconstructive times. *Ann Thorac Surg* 2010; 89(5):1448-1457.

175. Svensson LG: Brain protection. *J Card Surg* 1997; 12:326.

176. Royse AG, Royse CF: Epiaortic ultrasound assessment of the aorta in cardiac surgery. *Best Pract Res Clin Anaesthesiol* 2009; 23(3):335-341.

177. Kouchoukos NT: Adjuncts to reduce the incidence of embolic brain injury during operations on the aortic arch. *Ann Thorac Surg* 1994; 57:243.

178. Asimakopoulos G, Smith PL, Ratnatunga CP, Taylor KM: Lung injury and acute respiratory distress syndrome after cardiopulmonary bypass. *Ann Thorac Surg* 1999; 68:1107.

179. Milot J, Perron J, Lacasse Y, Létourneau L, Cartier PC, Maltais F: Incidence and predictors of ARDS after cardiac surgery. *Chest* 2001; 119(3):884-888.

180. Kaul TK, Fields BL, Riggins LS, Wyatt DA, Jones CR, Nagle D: Adult respiratory distress syndrome following cardiopulmonary bypass: incidence, prophylaxis and management. J Cardiovasc Surg (Torino). 1998; 39(6):777-781.

181. Nieman G, Searles B, Carney D, et al: Systemic inflammation induced by cardiopulmonary bypass: a review of pathogenesis and treatment. *J Extra Corpor Technol* 1999; 31(4):202-210.

182. Redmond JM, Gillinov AM, Stuart RS, et al: Heparin-coated bypass circuits reduce pulmonary injury. *Ann Thorac Surg* 1993; 56:474.

183. Kouchoukos NT, Wareing TH, Murphy SF, Perrillo JB: Sixteen-year experience with aortic root replacement: results of 172 operations. *Ann Surg* 1991; 214:308.

184. Schachner T, Vertacnik K, Nagiller J, Laufer G, Bonatti J: Factors associated with mortality and long time survival in patients undergoing modified Bentall operations. *J Cardiovasc Surg (Torino)* 2005; 46(5):449-455.

185. Okita Y, Ando M, Minatoya K, et al: Early and long-term results of surgery for aneurysms of the thoracic aorta in septuagenarians and octogenarians. *Eur J Cardiothorac Surg* 1999; 16:317.

186. Fleck TM, Koinig H, Czerny M, et al: Impact of surgical era on outcomes of patients undergoing elective atherosclerotic ascending aneurysm operations. *Eur J Cardiothorac Surg* 2004; 26:342.

187. Gott VL, Gillinov AM, Pyeritz RE, et al: Aortic root replacement: risk factor analysis of a seventeen-year experience with 270 patients. *J Thorac Cardiovasc Surg* 1995; 109:536.

188. Cohn LH, Rizzo RJ, Adams DH, et al: Reduced mortality and morbidity for ascending aortic aneurysm resection regardless of cause. *Ann Thorac Surg* 1996; 62:463.

189. Mingke D, Dresler C, Stone CD, Borst HG: Composite graft replacement of the aortic root in 335 patients with aneurysm or dissection. *Thorac Cardiovasc Surg* 1998; 46:12.

190. Estrera AL, Miller CC 3rd, Huynh TT, et al: Replacement of the ascending and transverse aortic arch: determinants of long-term survival. *Ann Thorac Surg* 2002; 74:1058.

191. Ergin MA, Spielvogel D, Apaydin A, et al: Surgical treatment of the dilated ascending aorta: when and how? *Ann Thorac Surg* 1999; 67:1834.

192. Gott VL, Gillinov AM, Pyeritz RE, et al: Aortic root replacement: risk factor analysis of a seventeen-year experience with 270 patients. *J Thorac*

Cardiovasc Surg 1995; 109:536.

193. Taniguchi K, Nakano S, Matsuda H, et al: Long-term survival and complications after composite graft replacement for ascending aortic aneurysm associated with aortic regurgitation. *Circulation* 1991; 84:III3.

194. Lewis CT, Cooley DA, Murphy MC, et al: Surgical repair of aortic root aneurysms in 280 patients. *Ann Thorac Surg* 1992; 53:38.

195. Raudkivi PJ, Williams JD, Monro JL, Ross JK: Surgical treatment of the ascending aorta: fourteen years' experience with 83 patients. *J Thorac Cardiovasc Surg* 1989; 98:675.

196. Jault F, Nataf P, Rama A, et al: Chronic disease of the ascending aorta: surgical treatment and long-term results. *J Thorac Cardiovasc Surg* 1994; 108:747.

197. Bhan A, Choudhary SK, Saikia M, et al: Surgical experience with dissecting and nondissecting aneurysms of the ascending aorta. *Indian Heart J* 2001; 53:319.

198. Crawford ES, Svensson LG, Coselli JS, et al: Surgical treatment of aneurysm and/or dissection of the ascending aorta, transverse aortic arch, and ascending aorta and transverse aortic arch: factors influencing survival in 717 patients. *J Thorac Cardiovasc Surg* 1989; 98:659.

199. Silva J, Maroto LC, Carnero M, et al: Ascending aorta and aortic root reoperations: are outcomes worse than first time surgery? *Ann Thorac Surg* 2010; 90(2):555-560.

200. Szeto WY, Bavaria JE, Bowen FW, et al: Reoperative aortic root replacement in patients with previous aortic surgery. *Ann Thorac Surg* 2007; 84(5):1592-1598; discussion 1598-1599.

201. Detter C, Mair H, Klein HG, et al: Long-term prognosis of surgically-treated aortic aneurysms and dissections in patients with and without Marfan syndrome. *Eur J Cardiothorac Surg* 1998; 13:416.

202. Sioris T, David TE, Ivanov J, Armstrong S, Feindel CM: Clinical outcomes after separate and composite replacement of the aortic valve and ascending aorta. *J Thorac Cardiovasc Surg* 2004; 128(2):260-265.

203. Ng SK, O'Brien MF, Harrocks S, McLachlan GJ: Influence of patient age and implantation technique on the probability of re-replacement of the homograft aortic valve. *J Heart Valve Dis* 2002; 11(2):217-223.

204. Luciani GB, Casali G, Faggian G, Mazzucco A: Predicting outcome after reoperative procedures on the aortic root and ascending aorta. *Eur J Cardiothorac Surg* 2000; 17:602.

205. Kouchoukos NT, Wareing TH, Murphy SF, Perrillo JB: Sixteen-year experience with aortic root replacement: results of 172 operations. *Ann Surg* 1991; 214:308.

206. Svensson LG, Blackstone EH, Feng J, et al: Are Marfan syndrome and marfanoid patients distinguishable on long-term follow-up? *Ann Thorac Surg* 2007; 83(3):1067-1074.

207. Gott VL, Greene PS, Alejo DE, et al: Replacement of the aortic root in patients with Marfan's syndrome. *N Engl J Med* 1999; 340:1307.

208. Lytle BW, Sabik JF, Blackstone EH, Svensson LG, Pettersson GB, Cosgrove DM 3rd: Reoperative cryopreserved root and ascending aorta replacement for acute aortic prosthetic valve endocarditis. *Ann Thorac Surg* 2002; 74(5):S1754-1757; S1792-9.

209. Coselli JS, Crawford ES, Williams TW Jr, et al: Treatment of postoperative infection of ascending aorta and transverse aortic arch, including use of viable omentum and muscle flaps. *Ann Thorac Surg* 1990; 50:868.

210. Nakajima N, Masuda M, Ichinose M, Ando M: A new method for the treatment of graft infection in the thoracic aorta: in situ preservation. *Ann Thorac Surg* 1999; 67:1994.

211. Coselli JS, Koksoy C, LeMaire SA: Management of thoracic aortic graft infections. *Ann Thorac Surg* 1999; 67:1990.

212. Keown PP, Miller DC, Jamieson SW, et al: Diagnosis of arterial prosthetic graft infection by indium-111 oxine white blood cell scans. *Circulation* 1982; 66:I130.

213. Hargrove WC 3rd, Edmunds LH Jr: Management of infected thoracic aortic prosthetic grafts. *Ann Thorac Surg* 1984; 37:72.

214. Ninomiya M, Makuuchi H, Naruse Y, Kobayashi T, Sato T: Surgical management of ascending aortic graft infection. No-sedation-technique for open mediastinal irrigation. *Jpn J Thorac Cardiovasc Surg* 2000; 48(10):666-669.

第 49 章　降主动脉和胸腹主动脉瘤

Joseph S. Coselli　•　Kim de la Cruz　•　Ourania Preventza
•　Scott A. LeMaire

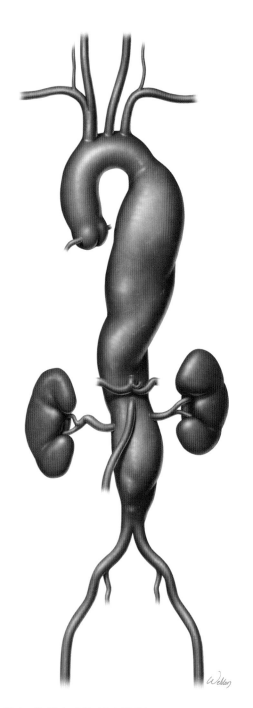

图 49-1　胸腹主动脉瘤示意图（Printed with permission from Baylor College of Medicine.）

与近端升主动脉及主动脉弓动脉瘤不同,左锁骨下动脉以远主动脉瘤的治疗极具挑战性。远端主动脉包括降主动脉胸段和腹段,胸段从左锁骨下动脉延伸至胸腔内的膈肌水平,腹段从膈肌延伸至髂动脉分叉水平。膈肌为胸主动脉和腹主动脉的分界。

局限在胸腔内(左锁骨下动脉以远)的主动脉瘤称为胸降主动脉瘤(descending thoracic aortic aneurysm,DTAA)。横跨膈肌,胸段和腹段均有不同程度累及的主动脉瘤称为胸腹主动脉瘤(thoracoabdominal aortic aneurysm,TAAA)(图 49-1)。这些部位的动脉瘤病变较广泛并可累及多支或全部的主动脉分支血管。近 10 年来,由于胸主动脉腔内修复术(thoracic endovascular aortic repair,TEVAR)的出现及其在 DTAA 修复中的主导地位,远端主动脉瘤的治疗已经发生了巨大的变化。尽管开放手术仍然是 TAAA 的金标准,但 TEVAR 现在已经选择性地用于 DTAA 的治疗。现代重症监护及外科持续改进的器官保护手段使外科修复的效果明显比过去几十年更好,但 DTAA 和 TAAA 的手术治疗仍然是心血管外科医生面临的严峻挑战。

发病机制

DTAA 和 TAAA 的病因随着年代变迁而改变。20 世纪早期,三期梅毒是胸主动脉瘤最常见的病因,而现在其他病因更为常见。DTAA 和 TAAA 明确的病因包括血管中层变性、动脉粥样硬化、主动脉夹层、结缔组织病、主动脉炎(如 Takayasu 动脉炎)、主动脉缩窄、感染及外伤。随着我们对遗传学认识的加深以及更先进的基因检测手段的出现,病因分类趋于涵盖更多的分子水平研究结果。可能是受到动脉瘤筛查技术提高以及人口老龄化因素的影响,胸主动脉瘤的发病率和患病率确实均在持续升高[1]。

目前最常见的降主动脉和胸腹主动脉瘤的类型为动脉粥样硬化性动脉瘤。遗憾的是,虽然动脉粥样硬化性动脉瘤这一术语描述出了病因,但是它不能准确地描述动脉瘤演变的机制。虽然动脉粥样硬化和主动脉瘤具有共同的危险因素,并且常常共存,但胸主动脉瘤的始动因素是与年龄相关的血管中层变性,以弹性蛋白和胶原蛋白的改变降低了主动脉的完整性和强度为特点。继发的主动脉扩张和动脉瘤形成为内膜动脉粥样硬化和主动脉壁的进一步变性提供了肥沃的土壤。老龄化主动脉常见的组织学改变包括弹性蛋白断裂、胶原蛋白沉积增加导致的纤维化和中层变性[2]。与大多数动脉瘤进程一样,中层变性通常导致动脉弥漫性梭形扩张。在部分病例中,中层变性引起了沿降主动脉的分段囊状动脉瘤形成,但是囊状动脉瘤在主动脉感染中更常见(见下文)。此外,囊状动脉瘤可能与胸腹主动脉瘤广泛存在的梭形动脉瘤重叠或共存。

主动脉夹层和主动脉瘤的危险因素有很大程度的重合,但是一旦夹层发生,夹层本身将成为继发扩张和动脉瘤形成的独立危险因素。主动脉夹层 DeBakey 分型中的两种亚型累及远端主动脉:Ⅰ型,主动脉的全程出现夹层;Ⅲ型,夹层仅限于远端主动脉而近端主动脉不受累。主动脉夹层发生在内膜与外膜的剥离层,血液在主动脉真腔及一个或多个沿主动脉分布的假腔中流动。这一过程削弱了主动脉外壁,使其容易出现动脉瘤进行性扩张(图 49-2)。

在 DeBakey Ⅰ型夹层的幸存者中,假腔中压力的持续存在与随后远端动脉瘤的形成、需要干预及死亡率的增加密切相关[3]。为了使假腔血栓化从而降低远端动脉瘤形成的风险,腔内修复策略已经被广泛应用在急性(发病后 2 周内)[4]和慢性[5]夹层中以消除假腔。这种策略的效果取决于多种因素,包括主动脉夹层范围,假腔的下游部分(没有被腔内支架消除的部分)继续承受压力,血液可能逆行灌注上游部分。

穿透性主动脉溃疡和主动脉壁内血肿是主动脉夹层的两种不典型类型,可发生在胸降主动脉和腹主动脉。穿透性溃疡源于动脉粥样硬化斑块破裂,可穿透主动脉壁导致典型的夹层或破裂。主动脉壁间血肿是血液在主动脉壁内积聚而无内膜破裂,壁间血肿的进展可导致典型的夹层。

基因突变或缺失可导致主动脉壁细胞外基质成分出现缺陷,从而导致主动脉瘤和夹层。存在基因异常患者的主动脉瘤病变有可能是某综合征的一部分表现,可伴发一些主动脉外症状,或可能是孤立发生的家族性胸主动脉瘤及夹层的一部分。在一项国家遗传性胸主动脉瘤注册登记研究中,马方综合征是主动脉瘤最常见的遗传性病因(36%)[6]。马方综合征是一种由原纤维蛋白原-1(FBN1)基因突变导致的结缔组织病变,原纤维蛋白的改变导致转化生长因子 β(TGF-β)信号通路畸变及

其他的一些通路异常,导致主动脉细胞外基质中大量黏多糖沉积和弹性纤维断裂。马方综合征患者的主动脉更容易发生夹层,是进一步导致这类患者出现 DTAA 和 TAAA 的最常见原因[7,8]。在 DTAA 和 TAAA 治疗过程中很少遇到的综合征包括血管性埃勒斯-当洛斯综合征、动脉瘤-骨关节炎综合征和洛伊-迪茨综合征。与马方综合征一样,洛伊-迪茨综合征(Loeys-Dietz syndrome)是一种常染色体显性遗传病,与 TGF-β 信号通路改变相关。洛伊-迪茨综合征于 2005 年首次被描述为一种特别严重的主动脉疾病,其特征是血管扭曲以及比马方综合征更小主动脉直径时的破裂倾向。最近,已经发现了四种类型的洛伊-迪茨综合征,每一种都与特定的基因突变相关:转化生长因子(transforming growth factor,TGF)-β 受体Ⅰ(TGFBR1)、TGF-β 受体Ⅱ(TGFBR2)、果蝇成形素同源物 3(SMAD3)和转化生长因子 β2 配体(TGFB2)[9]。

慢性非特异性动脉炎和系统性自身免疫性疾病,如大动脉炎、巨细胞动脉炎、类风湿性动脉炎,都可导致主动脉中层的破坏和进行性动脉瘤形成。虽然大动脉炎通常会导致与严重内膜增厚相关的阻塞性病变,但其引发的中层破坏同样能够导致动脉瘤样扩张。

累及胸降主动脉上段的动脉瘤可见于先天性主动脉缩窄的患者。动脉瘤可并发于缩窄矫治术前或任何形式的矫治术后,包括腔内修复[10,11]。与外科补片术后的动脉瘤相比,球囊扩张血管成形术后的动脉瘤更常见,这可能与扩张时导致弹性纤维断裂相关[11]。

感染能够在主动脉壁的局部区域产生一种囊性"真菌性"动脉瘤,这由感染病变破坏了动脉壁结构导致。不明原因的是,这种真菌性动脉瘤易出现在主动脉横弓部的小弯侧或腹主动脉上段近内脏血管分支开口处。在这些病例中,只有一小部分累及主动脉的全周,因此局部血管壁的薄弱导致憩室样或囊性外突。常见的致病菌包括金黄色葡萄球菌、表皮葡萄球菌、沙门菌、链球菌[12]以及可能出现多于一种的病原菌。虽然不常见,但当怀疑远端真菌性动脉瘤时,就有必要进行紧急评估,真菌性囊状动脉瘤往往不可预测,并且增长迅速,这比中层变性导致的梭形动脉瘤更容易出现破裂[13]。

以上提及的疾病所导致的动脉瘤均由主动脉壁进行性变性和扩张引起。相反的,胸主动脉假性动脉瘤是由主动脉壁连续性缺失导致的慢性渗漏而形成。这样的渗漏最开始被周围组织包绕,机化血栓的聚集和纤维包裹形成了假性动脉瘤壁。假性动脉瘤可发生于主动脉开放手术后、腔内修复术后、侵袭性影像学检查或源于主动脉壁的原发性缺陷。其他导致假性动脉瘤的常见原因包括未治疗的钝性损伤或穿透伤。慢性外伤性假性动脉瘤通常发生在钝性主动脉损伤后的近端降主动脉,这些损伤的处理将在随后的章节中详细介绍。

自然病程

未经治疗的胸主动脉瘤和胸腹主动脉瘤,随时间延续可进展为夹层、破裂或两者皆有。最初为正常主动脉直径粗细的夹层主动脉将逐渐扩张并进展为动脉瘤。虽然这些动脉瘤的病因和基因学各异,但是在它们形成、发展的机制和病理生理学上有共同之处。了解这些过程将有助于外科医生确定手术干预的时机和方案。

动脉瘤是指动脉在某一特定部位永久性扩张至其正常直

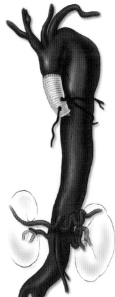
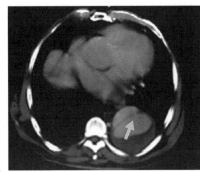

图 49-2　慢性主动脉夹层患者因假腔扩张引起的胸腹主动脉瘤示意图和 CT 图像

径的至少 1.5 倍[14]。然而正常主动脉直径可能更难界定,因为它随着患者的年龄、性别和体型而变化。即使在调整了年龄和体表面积之后,女性的平均主动脉直径也明显小于男性,男性的平均主动脉直径比女性要大 2~3mm。在以社区为基础的弗雷明汉心脏研究中,对 3 431 名至少 35 岁的成年人进行了计算机断层扫描研究,通过年龄、性别及体表面积分析后发现:在胸降主动脉水平,男性的平均主动脉直径为 25.8mm,女性为 23.1mm;在肾下腹主动脉水平,男性为 19.3mm,女性为 16.7mm;在腹主动脉末段水平,男性为 18.7mm,女性为 16.0mm[15]。在这项研究中,主动脉扩张与男性、高龄和体表面积增加密切相关。对于年龄大于 65 岁且大体表面积(≥2.1)的男性来说,胸降主动脉的平均直径增长了 4.5~30.3mm;对于年龄大于 65 岁且大体表面积(≥1.9)的女性来说,增长了 4.0~27.1mm。值得注意的是,在预测主动脉直径大小方面,体表面积要优于身高和体重,尤其是 50 岁以下的患者[16]。

随着时间推移,胸降主动脉的扩张速度略高于升主动脉,平均 1~4mm/年[17]。这种扩张速度不是恒定的,而是随着主动脉直径的增加而增加。在一个小动脉瘤中发生夹层可以导致扩张速度的明显加快,同样,慢性夹层比非夹层的主动脉扩张速度更快。Laplace 定律描述了压力、血管直径以及血管壁张力的相互关系。随着管腔直径的增加,血管壁张力也增加,这种正反馈不断促进扩张的进展。不幸的是,随着扩张的进展,血管壁张力最终会变得太大而超过主动脉壁所能承受的最大张力。主动脉内膜和中层之间就会发生撕裂,导致沿主动脉长轴向下发生夹层,或者撕裂贯穿主动脉壁全层,导致限制性或开放性破裂。上述事件发生时的主动脉直径由以下几个因素决定:是否存在结缔组织病、是否存在严重的高血压和患者的体型。Elefteriades 及其同事[18]的一项大样本研究显示,动脉瘤直径超过 6cm 主动脉并发症发生率明显增加,14%合并破裂、夹层和死亡的风险。一项基于人群的研究表明,5 年内直径 4~5.9cm 的动脉瘤破裂风险为 16%,而直径超过 6cm 的风险为 31%,增长了近一倍[19]。

临床表现与诊断

DTAA 和 TAAA 的患者在诊断时常常是无症状的。例如 Panneton 和 Hollier[20] 报道了退行性 TAAA 的患者中约 43%是无症状的。这些无症状的 DTAA 和 TAAA 的患者常常是在检查其他不相关疾病时通过影像学检查被诊断的。例如,计算机断层扫描可以提示主动脉扩张,胸片可以显示降主动脉影增宽,可通过扩张的动脉瘤壁边缘的钙化影勾勒出大体的降主动脉轮廓(图 49-3)。上腹部动脉瘤的钙化在标准平片中也可以看到。

尽管 DTAA 和 TAAA 患者可长时间无症状,但在破裂前绝大部分患者可表现出各种不同的症状。退行性 TAAA 患者中约 57%表现出症状,9%的患者发生破裂[20]。最常见的症状是肩胛骨间的后背痛。当在主动脉裂孔处动脉瘤较大时,由于临近结构受压导致后背中部和上腹部疼痛。压迫或侵袭邻近器官所致的其他潜在的症状和体征包括:喘鸣、哮鸣、咳嗽、咯血、吞咽困难、胃肠道梗阻或出血。声音嘶哑是由于远端主动脉弓扩张牵拉迷走神经而引起喉返神经麻痹所致。胸腰部椎体受

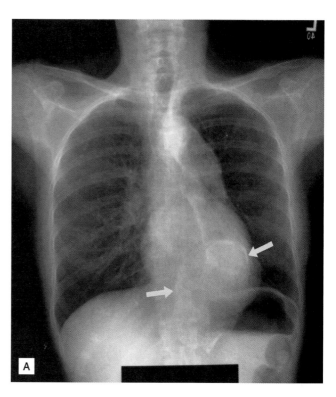

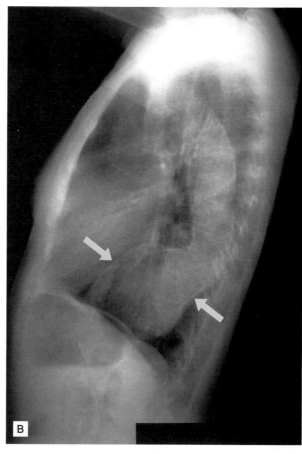

图 49-3 后前位(A)和侧位(B)胸片所示胸腹主动脉瘤钙化管壁(箭头)

侵袭(图49-4)可导致背痛、脊柱稳定性降低和脊髓受压所致神经功能障碍;真菌性动脉瘤尤其容易破坏椎体。另外,包括截瘫、下肢轻瘫或两者皆有的神经症状可由肋间动脉和腰动脉栓塞引起。这种情况最常见于急性主动脉夹层,可由中层变性的梭形动脉瘤原发或并发引起。和其他位置的动脉瘤相似,胸主动脉瘤可发生由血凝块或动脉粥样硬化斑块脱落引起的远端栓塞,可以导致腹腔脏器、肾脏或下肢分支血管的逐渐闭塞和突然栓塞。

影像学技术对于诊断以及决定手术方案的细节至关重要。计算机体层成像(computed tomography,CT)和磁共振血管成像(magnetic resonance angiography,MRA)可以给临床医师提供完善的影像,而避免了血管造影手术相关的潜在风险和花费。CT

扫描应用广泛,可以使胸腹主动脉全程、主要分支血管及全部的相邻脏器显像。通过电脑程序可以将CT数据进行矢状面、冠状面、斜面以及三维的影像重建。增强CT扫描(图49-2、49-4、49-5)可提供的信息包括主动脉管腔、管腔内血栓、是否存在主动脉夹层、主动脉壁间血肿、纵隔或后腹膜血肿、主动脉破裂及炎性动脉瘤相关的主动脉周围纤维化包裹[21]。CT血管造影多层面的三维重建对于计划血管腔内修复非常有用。CT的优点包括经济、较MRA快捷及目前CT普及更广。同时CT也可用于植入具有金属磁性的假体及其他器材的患者,此类患者行MRA可造成损伤。MRA的主要优点在于避免患者暴露于电离辐射,也可发现主动脉壁内的病变,包括壁内血肿。曾经认为钆作为显影剂的MRA对于肾功能不全的患者比CT显影

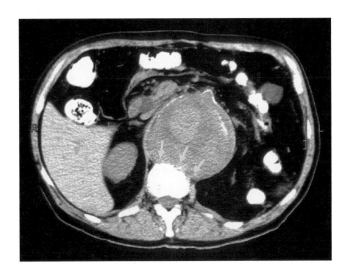

图49-4 一例巨大胸腹主动脉瘤CT图像,瘤体侵蚀邻近椎体

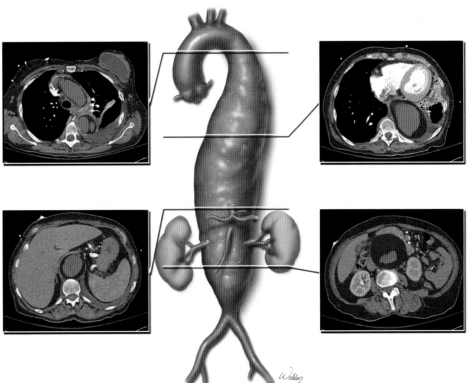

图49-5 一例退行性Ⅱ型胸腹主动脉瘤伴广泛腔内血栓患者示意图及CT增强图像

剂更安全。然而,最近有文献报道认为钆作为显影剂的应用与肾功能不全的患者肾源性系统性纤维化(nephrogenic systemic fibrosis,NSF)相关,一种类似硬皮病的纤维化进程,不仅影响皮肤还可影响内脏[22]。目前建议避免肾功能严重衰竭的患者(肾小球滤过率<30mL/min)或者依赖透析的患者使用此类造影剂[23]。

无创影像学检查的不断改进降低了导管介入主动脉造影在评估胸主动脉瘤中所起的作用。然而,导管介入主动脉造影在无创检查不可行时仍是有效的检查,例如当人工移植物或较大的钙化干扰检查区域显像时。正位、后位、斜位、侧位多体位造影提供了分支血管的更详尽细节信息。主动脉造影的风险包括为了使动脉瘤获得充分显影而使用的大量造影剂从而造成的肾毒性,也包括腔内导管操作导致栓子脱落造成栓塞的风险。而且血管造影低估了存在腔内分层血栓的动脉瘤的大小。尽管如此,动脉造影对于疑似肾脏、腹腔脏器缺血、髂动脉闭塞病变、马蹄形肾以及外周动脉瘤的患者还是很有用的。

恰当治疗方式的选择

已知患有主动脉疾病的患者(主动脉夹层病史、主动脉手术史及主动脉直径异常的患者)都应该定期接受影像学检查来监测远端主动脉瘤的进展。对于这些有主动脉病史患者及其他偶然发现的患者,一旦发现动脉瘤累及胸降或胸腹主动脉,精确判定动脉瘤的累及范围及病变程度对于明确诊断、选择适当的治疗方式及在有手术指征时计划适合的手术方案是至关重要的。

手术适应证

无症状的患者是否需手术治疗主要取决于动脉瘤的直径。为了预防致死性破裂,目前的指南推荐对于慢性夹层直径超过5.5cm或退行性动脉瘤直径超过6cm的患者选择择期手术。有结缔组织异常的患者,如马方综合征及相关综合征,手术适应证的标准应降低。尽管指南只对近端主动脉的快速扩张进行了定义,扩张速率超过0.5cm/年应当手术治疗,这个标准对于远端主动脉同样适用[24]。非手术治疗——包括严格的血压控制、戒烟和至少每年一次影像学监测——适用于无症状且动脉瘤较小患者。而有症状的患者,即使没有达到需手术治疗直径阈值,也具有较高的破裂风险,应迅速行适当的评估和急诊动脉瘤手术治疗。已有动脉瘤患者出现新发的疼痛症状应尤为注意,常提示动脉瘤明显扩张、渗漏或即将破裂。慢性主动脉夹层导致的灌注不良综合征也是TAAA行手术治疗的适应证。退行性DTAA和TAAA发生急性夹层尤其容易出现破裂,因此需要紧急手术治疗。

腔内修复注意事项

自2005年美国食品和药品监督管理局(FDA)批准TEVAR装置治疗DTAA以来,TEVAR的治疗适应证已经扩大,TEVAR装置目前被批准用于治疗所有的解剖条件适合的胸降主动脉病变,包括急慢性主动脉夹层、穿透性主动脉溃疡及钝性创伤。相反,定制的开窗或分支支架用于TAAA腔内修复在美国仍然在进行临床试验[25]。血管腔内修复在以后章节有详细叙述,

我们诊治的所有患者均评估血管腔内修复的可行性,并选择最适合患者的个体化手术方案。合适的解剖条件对成功进行腔内修复至关重要。锚定区长度不足、成角过大、广泛的腔内血栓、近端锚定区夹层及严重钙化将不能保证近端支架的安全固定,这类患者要排除使用腔内修复技术。决定选择开放式手术还是腔内修复的两个重要因素是患者的机体功能储备及血管病变的解剖[26]。据报道开放式手术修复具有很好的疗效和良好的长期耐久性,可对解剖结构复杂的动脉瘤行开放手术治疗。然而此类患者须考虑术中和术后康复过程中的机体功能储备。

结合开放手术和腔内修复的杂交技术被选择性的应用于治疗DTAA和TAAA。治疗DTAA的一种常见的杂交方式是通过转位左锁骨下动脉来扩大锚定区,这样支架就可以覆盖左锁骨下动脉的开口;这种治疗方式已经在大量患者中应用,并被证明很少增加手术风险且可以预防中风[27]。此外,传统开放"象鼻"手术——全主动脉弓置换后在胸降主动脉内留下一小段血管移植物——可以在术中或二期联合TEVAR技术(见下节)。"象鼻"杂交技术将腔内移植物的近端锚定在人工血管上,但是这种技术没有得到广泛应用。相比之下,应用几种现成的杂交装置的"冰冻象鼻"手术(同期完成)现在在欧洲普遍开展,特别是是对DeBakey Ⅰ型主动脉夹层的治疗。这种方法的最终目的是加强血栓化避免远期的主动脉并发症[28]。在美国,这种技术的实现有多种方法,包括近端半弓置换后在胸降主动脉内顺行放置腔内移植物[29]。

杂交技术治疗TAAA,首先进行开放手术下内脏血管旁路移植来保证器官灌注,然后将支架移植物覆盖整个动脉瘤,包括内脏和其他分支血管的开口。最近出现的另外一种杂交技术治疗TAAA,首先是在开放手术下使用多分支人工血管置换含内脏分支血管的主动脉部分(就像Ⅲ或Ⅳ型胸腹主动脉瘤的治疗一样),然后应用支架移植物治疗胸降主动脉瘤的近端部分,支架的远端锚定在多分支人工血管的近端[30]。尽管杂交技术治疗TAAA比开放手术治疗TAAA的创伤略小,但并没有显著降低并发症率及死亡率,并且为了获得最佳结果,必须充分考虑患者的适应证[31]。

另外一种未被FDA批准的治疗TAAA的技术是平行支架技术(也叫做"烟囱"、"三明治"或"潜望镜"技术),使用大直径的腔内移植物覆盖动脉瘤,小直径的支架与主体移植物平行放置,并将其放入分支血管中来保证灌注。在选择性的有合并症的患者中,平行支架技术仍然是一种选择,但是由于已发表的文章仅包含了少量的患者[25],因此很难判断这种方法的有效性。对于多层裸支架技术也面临着同样的问题,这种技术目前在美国之外的地区应用,并且只有近期的数据支持[32]。

腔内修复被广泛用于治疗胸降主动脉瘤,根据美国现行指南,如果技术可行,应该强烈推荐在退行性动脉瘤中应用[24]。此外,对140例非复杂慢性主动脉夹层患者进行的最佳药物治疗与TEVAR联合最佳药物治疗的随机对照研究(INSTEAD-XL试验),其最近的5年研究结果表明TEVAR可显著改善远期主动脉特异事件的生存率,并且延缓疾病进展[5]。总的来说,数据表明胸降主动脉腔内修复与开放手术相比有较低的早期并发症率和死亡率[33,34],并且TEVAR的效果很少受到是否在高手术量中心还是低手术量中心接收治疗的影响[35],即使在动

脉瘤破裂的病例中也是如此[36]。但是,腔内修复早期在生存率方面的获益可能在术后几年内丧失,因为开放手术与腔内修复患者的5年生存率相似[37],腔内修复组可能更差[38,39]。另外与DTAA开放手术治疗相比,TEVAR术后再干预率似乎更高[39-41]。有趣的是,新的证据表明,不同的主动脉发病机制(退行性动脉瘤、慢性夹层、急性夹层)与TEVAR术后不同的失败模式相关[42,43]。

由于近几年主动脉腔内修复变得越来越普遍,其适应证也在不断扩大,这些腔内支架也更多地面临再次开放手术治疗。腔内修复术后再干预可能来源于以下几个方面:动脉瘤继续进展到不适合再次腔内修复的主动脉区域,持续内漏导致的动脉瘤进行性扩张,腔内移植物感染及移位。在某些情况下,腔内移植物不能像传统的涤纶移植物那样嵌入动脉瘤血栓或主动脉内膜内部。移除腔内移植物而进行开放人工血管置换能够取得较好的效果[44-46]。在没有感染的情况下,保留腔内移植物的全部或一部分也是可行的。虽然我们成功地采用了对腔内覆膜支架近端进行原位阻断的方式来进行远端的开放手术置换,但是对于那些覆膜支架覆盖在主动脉弓部的患者,可能无法放置阻断钳进行阻断,这种情况下需要深低温停循环。将覆膜支架与涤纶人工血管缝合在一起而不出血是可能的,特别是在缝合缘周围有主动脉组织存在的情况下。值得注意的是,美国现行的指南不支持对结缔组织疾病患者进行腔内修复治疗[24]。但是,选择性用于开放手术的桥接或者治疗开放手术的远期并发症可能是一种可以考虑的策略[47,48]。

术前评估

对于每个患者,须将上述探讨的手术适应证与手术操作带来的风险相权衡[49,50]。TAAA的Crawford分型(图49-6)根据主动脉的受累范围进行了标准化分型。根据这个分型,可以进行恰当的危险分层,选择特定的治疗方式,确定不同分型间的神经系统并发症以及与TAAA修复相关的其他并发症发生率和死亡率。Ⅰ型TAAA手术治疗需要置换大部分或者全部的胸降主动脉及腹主动脉上段。Ⅱ型需要置换大部分或者全部的胸主动脉并一直延伸至肾下腹主动脉。Ⅲ型需要置换下半段或更少的胸降主动脉以及各段腹主动脉。Ⅳ型需要置换大部分或全部腹主动脉。一般来说,小范围的远端主动脉修复(DTAA,Ⅲ型及Ⅳ型TAAA)往往手术风险比大范围的远端主动脉修复(Ⅰ型及Ⅱ型TAAA)要低。即使在小范围主动脉修复的患者中,若患者有特殊合并症,如严重的动脉粥样硬化,手术风险也会增加。

达到手术修复标准的DTAA及TAAA最常见于65~70岁的老年患者。年轻患者往往合并结缔组织病或者慢性主动脉夹层。另外,不同手术修复范围的患者之间也存在很大差异。就我们的TAAA治疗经验而言[51],约10%的TAAA患者合并结缔组织疾病,然而在Ⅱ型TAAA中这一比例升至17%,在Ⅳ型TAAA中这一比例降至5%。慢性主动脉夹层占所有患者的近三分之一,这一比例在Ⅰ型及Ⅱ型TAAA中升高(分别为39%和44%),而在Ⅲ型及Ⅳ型中降低(分别为19%和11%)。此外,虽然大约四分之一的TAAA患者有既往远端主动脉修复手术史,但是在Ⅲ型和Ⅳ型中这一比例明显升高(42%和36%)——这说明Ⅲ型及Ⅳ型TAAA修复术后继续扩张的特性,因为大多数第一次手术为腹主动脉修复手术。

充分的术前机体功能储备评估是评估手术风险的关键。许多患者有明显的合并症:慢性肺阻塞性疾病、冠状动脉疾病、高血压、脑血管疾病和外周血管疾病,这些合并症在TAAA修复手术中都比较常见。慢性血清肌酐水平升高(> 265.2μmol/L)在TAAA修复手术中相对少见,据我们的经验,会影响约3%的患

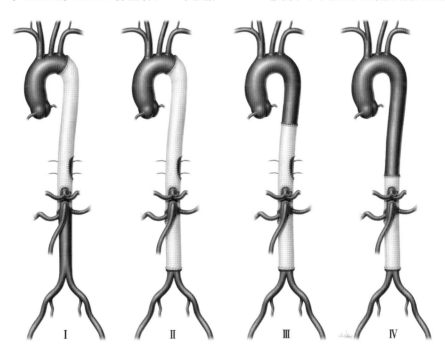

图49-6　胸腹主动脉瘤修复术的Crawford分型(Printed with permission from Baylor College of Medicine.)

者[51]。除非需要急诊手术,否则所有患者均需要进行彻底的术前评估,重点是心脏、肺脏及肾脏功能的评估。

心脏状态

心肌收缩功能受损和冠脉储备能力减低在接受主动脉重建的老年患者中比较常见。患者需一定的心功能储备来耐受胸主动脉的阻断。鉴于术前普遍存在心脏病变及阻断主动脉所造成的生理学负荷,心脏并发症成为术后主要死因并不为奇。文献报道心脏疾病在 TAAA 术后早期死亡病因中占49%,在晚期死亡病因中占34%,由此证明了术前对心脏仔细评估的重要性[20,52]。

几种影像学技术用于术前筛查心脏疾病。经胸超声心动图无创且能满意的评估瓣膜及双心室功能。双嘧达莫-铊心肌扫描可明确可逆性心肌缺血的部位,这种方法在老年人群中比运动平板试验更实用,因为老年人的运动能力经常受限于合并的下肢周围血管疾病。无创检查存在可逆性缺血证据的患者,以及有明显心绞痛病史或射血分数低于30%的患者,应行心导管检查及冠脉造影。无症状动脉瘤合并严重冠脉阻塞病变的患者(例如明显的左干支、左前降支近端或三支冠脉狭窄)应该在动脉瘤手术之前进行心肌血运重建。在合适的患者中,术前可先行经皮腔内血管成形术。如果左锁骨下动脉近端需要阻断,用左乳内动脉行冠脉旁路移植的患者有必要行左颈总动脉到锁骨下动脉的旁路移植手术以防阻断主动脉时出现心肌缺血[53]。

肾脏状态

术前肾功能不全是 TAAA 修复病程中早期死亡的主要危险因素[49,54]。Svensson 等[45]对 Crawford 在 1960—1991 年的 1 509 例 TAAA 手术病例行多变量分析,肾功能不全作为其中预测变量之一进行了研究。术前未接受长期透析治疗的严重肾功能不全的患者,术后早期往往需要暂时性的透析治疗,并且术后并发症风险明显增加。

尽管患者不会因肾功能状态被认为不适合手术,但仔细的肾功能评估有助于评估围手术期风险及调整相应治疗的策略。术前通过测定血清电解质、血液尿素氮及肌酐来评估肾功能。肾脏的形态及灌注可通过主动脉检查的影像学来评估。继发于严重的肾动脉近端阻塞病变而引起的肾功能不良的患者,可在术中通过肾动脉内膜剥脱、直视下支架置入或旁路移植行血运重建,以期肾功能稳定或有所改善[52]。

CT 扫描或主动脉造影后由于血管造影剂的肾毒性,手术应推迟(如病情允许)24 小时或更长。这对于之前就存在肾脏功能障碍的患者尤为重要。降低造影剂引起的肾功能障碍风险的治疗包括围手术期应用乙酰半胱氨酸及静脉内水化。如造影剂给药后发生肾功能不全或进一步恶化,手术将延期,直到肾功能恢复正常范围或处于稳定状态。

肺脏状态

肺部并发症是行 DTAA 和 TAAA 修复术后最常见并发症。大部分患者通过动脉血气分析及肺活量测定进行呼吸功能的筛查。第 1 秒用力呼气容积(FEV$_1$)大于 1.0 及二氧化碳分压(PCO$_2$)小于 45mmHg 的患者均可行手术治疗。某些呼吸功能处于临界状态的患者常可通过戒烟、支气管炎的按疗程治疗、

减肥及术前进行 1~3 个月的锻炼而改善。但是,有症状的动脉瘤合并呼吸功能不良的患者不应延期手术。这类患者保护左侧的喉返神经、膈神经及膈肌的功能尤为重要。

开放手术治疗

麻醉策略

DTAA 和 TAAA 手术中外科医师、麻醉师及灌注师的协作至关重要。麻醉团队必须对以下情况进行充分预判与准备:主动脉阻断及开放时的血流动力学管理、血容量的控制、抗凝和止血以及实时恰当的呼吸道管理。Swan-Ganz 导管常规用于血流动力学监测。无论左锁骨下动脉的血流是否会被主动脉阻断所影响,动脉监测管都应该置于右侧桡动脉。建立大口径的中央静脉通道对于还血容量非常有必要。在大量失血期间,如开放主动脉时,我们通过血液回收机(cell saver)快速回输经过过滤但是未洗涤的全血。通过小心清除血痂及细致的外科止血,常常可以做到不输血或血液制品。然而,当阻断钳开放后出现凝血功能障碍时,有必要迅速开展包括新鲜冰冻血浆、血小板、冷沉淀物在内的成分血置换。通过双腔气管插管实现单肺通气有利于术野显露,虽然这在 IV 型 TAAA 手术中并不重要。在抗凝状态下尽量少触碰肺脏以防止肺组织的血肿及挫伤。控制左肺不通气可减少肺脏的牵拉伤、改善术野显露及减少心脏受压的风险。当运动诱发电位用于脊髓监测时,必须注意避免肌肉麻痹。常规应用碳酸氢钠溶液预防主动脉阻断期间产生的酸中毒,阻断前可给甘露醇增加肾脏灌注。通过 Swan-Ganz 导管及经食管心脏超声严密监测阻断钳近端血压、后负荷及心脏情况,必要时持续监测。

器官保护的外科辅助手段

器官缺血是导致 DTAA 和 TAAA 手术治疗出现并发症的主要原因。目前我们采用基于手术范围的多模式方法(表 49-1),试图做到最大程度的术中器官保护(图 49-7)[55]。下面讨论几条重要策略的基本原理和细节。

表 49-1	当前胸降主动脉瘤及胸腹主动脉瘤手术治疗中的脊髓和内脏保护策略

所有类型

- 适度肝素化(1mg/kg)
- 浅低温(鼻咽温,32~34℃)
- 积极的肋间动脉血运重建,特别是 T$_8$ 至 L$_1$ 水平
- 条件允许时应用 4℃溶液灌注肾动脉
- 条件允许时分节段阻断主动脉

I 型及 II 型胸腹主动脉瘤手术

- 脑脊液引流
- 近端吻合时应用左心转流
- 肋间动脉及内脏血管吻合时对腹腔干及肠系膜上动脉进行选择性灌注

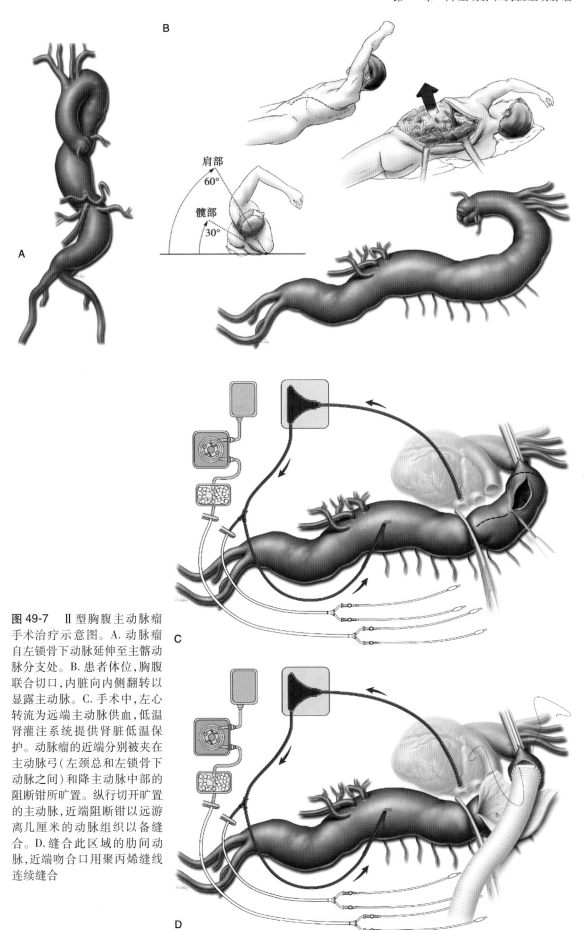

图 49-7 Ⅱ 型胸腹主动脉瘤手术治疗示意图。A. 动脉瘤自左锁骨下动脉延伸至主髂动脉分支处。B. 患者体位，胸腹联合切口，内脏向内侧翻转以显露主动脉。C. 手术中，左心转流为远端主动脉供血，低温肾灌注系统提供肾脏低温保护。动脉瘤的近端分别被夹在主动脉弓（左颈总和左锁骨下动脉之间）和降主动脉中部的阻断钳所旷置。纵行切开旷置的主动脉，近端阻断钳以远游离几厘米的动脉组织以备缝合。D. 缝合此区域的肋间动脉，近端吻合口用聚丙烯缝线连续缝合

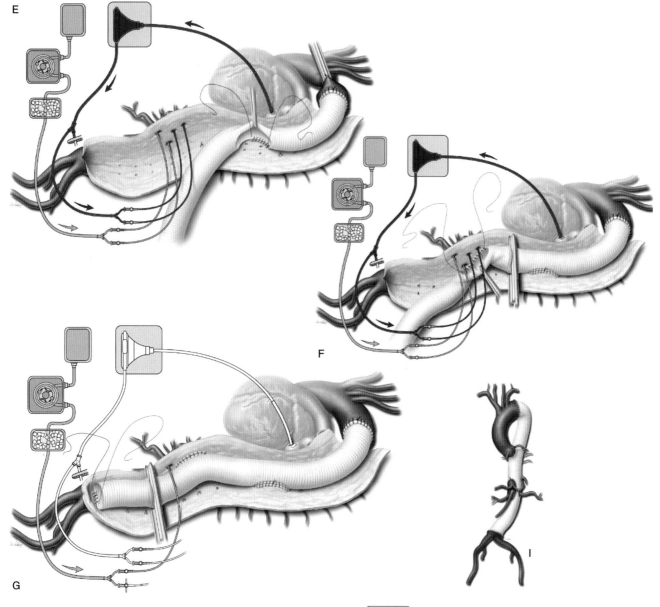

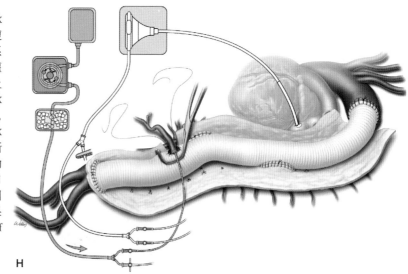

图 49-7(续) E. 停止左心转流,将剩下的动脉瘤部分纵行切开。分别将球囊灌注导管插入腹腔干、肠系膜上动脉及肾动脉,通过左心转流系统向腹腔干及肠系膜上动脉进行选择性内脏灌注,而肾动脉间断灌注冷晶体液。人工血管上开口,并与低位肋间动脉吻合。F. 移动主动脉阻断钳至肋间动脉远端恢复肋间动脉的灌注,人工血管侧面开口,并与腹腔干、肠系膜上动脉及右肾动脉做岛状吻合。G. 移动主动脉阻断钳以恢复内脏动脉及右肾动脉的灌注。在主动脉分叉水平,应用聚丙烯缝线进行远端吻合口的连续缝合。H. 吻合游离的左肾动脉。I. 图示完整的 Ⅱ 型胸腹主动脉瘤手术修复后效果(Printed with permission from Baylor College of Medicine)

肝素

肝素化的潜在作用包括维持微循环及预防血栓形成。另外,肝素通过阻断凝血瀑布效应,有助于减少弥散性血管内凝血的发生。在主动脉阻断或者左心转流开始之前通过静脉给予肝素(1mg/kg)。小剂量肝素给药之后,活化凝血时间(activated clotting time,ACT)一般能够达到220~270s。

低温

低温降低了组织的代谢需求,在缺血时有保护作用。普遍认为低温对脊髓具有保护作用。在 DTAA 和 TAAA 手术修复时,我们常规自然降温至浅低温状态。患者的体温可降至鼻烟温 32~33℃。主动脉修复完成后,可应用温盐水冲洗胸腔和腹腔的方法完成复温。

全体外循环辅助下的深低温停循环是一种器官保护的手术策略。Kouchoukos 及其同事[56-58]报道在胸主动脉及胸腹主动脉手术时,应用深低温停循环可以安全有效地预防瘫痪及肾脏、心脏和内脏器官衰竭。尽管有这些保护效果,许多临床医生尽量避免应用此技术,主要是因为相关的凝血障碍、呼吸功能障碍及大量体液丢失的风险。当动脉瘤解剖困难、不能安全的阻断近端时,我们才会选择性的使用深低温停循环技术。

左心转流

脊髓及腹腔脏器的血供中断与缺血并发症的发生显著相关。相反,术中全程或部分时间保持脊髓及腹腔脏器的血供可以减少脏器缺血时间并预防相关的并发症。Borst 等[59]发现在 DTAA 和 TAAA 手术时应用左心转流(left heart bypass,LHB)供应远端灌注可有效减轻主动脉阻断过程中近端循环的负荷并保持远端重要脏器充足的血液灌注,从而降低早期死亡率及预防肾衰竭。而且,保证远端灌注与积极的低位肋间动脉血运重建相结合可降低脊髓损伤的风险。

主动脉近端吻合时常规应用LHB,在左心房与胸降主动脉远端(通常在腹腔干开口近端几厘米的地方)或股动脉(通常是左侧)之间建立了临时性的旁路,LHB 通过闭合回路的离心泵实现(图 49-7C)。通过下肺静脉开口处置入左心房插管(图 49-7C)。我们最初使用 LHB 时,只有当患者合并股动脉或髂动脉闭塞性病变时,胸降主动脉远端(通常在膈肌水平)插管方案才会替代股动脉插管。但是,由于此项技术很少出现并发症并且不需要游离显露股动脉,主动脉远端插管现在已经变成我们的首选方案了。仔细评估 CT 或 MR 影像有助于选择主动脉直接插管的合适位点。因插管有可能导致远端的栓塞,血管腔内血栓形成的部位(图 49-4)应避免插管。调整转流量以维持正常的近端静脉压力。通常流量为 1 500~2 500mL/min。LHB 可轻松快速地调整近端动脉压及心脏前负荷,因而减少了药物干预的需要。因 LHB 可有效减轻左心室的负荷,对心功能储备欠佳的患者有利。

脊髓保护

截瘫仍然是远端主动脉开放手术与腔内修复的一种标志性并发症。历史上,Ⅱ型胸腹主动脉瘤行主动脉置换发生脊髓损伤(截瘫或下肢轻瘫)的概率达30%[54]。虽然脊髓缺血后截瘫的发生机制尚不完全清楚,但通常与近端主动脉阻断导致的远端主动脉血流中断以及肋间动脉和腰动脉破坏密切相关,其他的因素包括锁骨下动脉和下腹部动脉为脊髓供血的重要性(因患者而异)、再灌注损伤以及栓塞事件[60,61]。随着现代手术技术和脊髓保护策略的进步,目前各主动脉中心的截瘫发生率在 1%~5%[44,56,62,63]。由于联合应用多种脊髓保护辅助手段并且不断有新的技术出现[64],很难明确某项单一技术对改善疗效的作用。

脑脊液引流 20 世纪 60 年代早期,人们就通过动物模型验证了脑脊液引流(cerebrospinal fluid,CSF)在主动脉手术中的脊髓保护作用机制[65]。CSF 的理论依据是主动脉阻断时通过减低椎管内压力来加强脊髓的灌注。目前 CSF 应用广泛,并且美国的指南中明确推荐:对于截瘫高危的患者,无论是开放手术还是腔内修复,都应该使用 CSF(Ⅰ类推荐,B 级证据)[24]。我们一组 145 例Ⅰ型和Ⅱ型 TAAA 手术病例,随机分为接受CSF组和无CSF两组。术后截瘫或下肢轻瘫在对照组中发生了 9 例(13%)而在 CSF 组中仅 2 例(2.6%)(P=0.03)[66]。尽管临床经验显示 CSF 是安全的[67],但明确的风险有颅内出血、脊髓周围血肿、脑膜炎及脊髓性头痛[68]。

由于 Crawford Ⅰ型及Ⅱ型 TAAA 手术治疗截瘫发生风险高,在这类患者中我们常规采用 CSF。而在 DTAA 或者Ⅲ型、Ⅳ型 TAAA 的手术治疗,我们根据个体危险因素选择性地应用CSF。例如,对于脊髓供血侧支被破坏及预期阻断时间长的二次主动脉手术治疗,我们会使用 CSF。麻醉诱导后,于第二或第三腰椎间隙行鞘膜内置管,术后在重症监护病房留置 1~2天。导管可监测脑脊液压力又可行治疗性引流。脑脊液既可以自然靠重力引流,必要时也可以闭式负压吸引,以维持术中脑脊液压力 8~10mmHg,术后早期维持在 10~12mmHg。一旦患者清醒且神经系统检查确认双腿可活动,脑脊液压力允许升至 15~18mmHg。为预防颅内出血,应避免引流超过 25mL/h。

左心转流对脊髓的保护 左心转流(LHB)可以使较大范围主动脉置换手术患者获得最大受益。我们自己连续 1 250 例Ⅰ型、Ⅱ型 TAAA 手术病例的回顾性研究表明,使用 LHB(666例)仅在行Ⅱ型 TAAA 手术的病例中降低了脊髓损伤的发生率[69]。在行Ⅰ型 TAAA 手术的病例中,截瘫的发病率在 LHB组及非 LHB 组相似,即使 LHB 组的阻断时间明显延长。这说明 LHB 通过提供脊髓保护给外科医生提供了更长的吻合时间。对 387 例近端吻合时使用(46 例)或不使用(341 例)LHB的 DTAA 手术治疗病例进行倾向性评分分析,发现 LHB 对术后截瘫和下肢轻瘫发生率没有影响[70]。Ⅰ型和Ⅱ型 TAAA 外科手术的患者术后截瘫或下肢轻瘫的发生风险更高,因此我们在这些患者在近端吻合时常规使用 LHB 为远端主动脉提供灌注。

人工血管分段阻断与肋间动脉重建 由于脊髓血供较弱,我们采用积极肋间动脉重建策略。动脉内膜粥样硬化,尤其是中层退行性变的梭形动脉瘤,使许多肋间动脉及腰动脉闭塞,并且使其解剖结构更复杂。人工血管上做一个或多个开口,选择性地将 T_8~L_1 节段尚通畅的肋间动脉修剪成岛状,与人工血管开口吻合(图 49-7E)。重建回血较少或没有回血的大的分支动脉尤为重要。当所有的肋间动脉均不通时,可通过主动脉壁内膜剥脱及清除钙化的内膜病变来确定适合重建的动脉开口位置。少数岛状吻合困难的情况下,可考虑使用小口径的人工血管来重建肋间动脉。肋间动脉重建后,近端阻断钳常移至重建血管远端恢复肋间动脉灌注。分段阻断恢复了近端分支血管的灌注,减少了脊髓缺血的时间。然而这种获益需要与控制潜在出血所增加的时间权衡利弊,阻断钳移至重建的肋间动脉远端后可出现近端动脉吻合口、肋间动脉岛状吻合口以及肋间动脉和腰动脉侧支等部位的出血。此外,应考虑清除血栓,因为这些血栓可以栓塞分支动脉并造成脊髓局部的缺血。在Ⅱ型 TAAA 手术治疗中,肋间动脉的重建最有意义。最近,我们发现在这些患者中重建肋间动脉可以将发生永久性截瘫的风险降低 54%[51]。

脊髓监测 躯体感觉诱发电位(somatosensory evoked potential,SSEP)、运动诱发电位(motor evoked potential,MEP)和近红外光谱(near-infrared spectroscopy,NIRS)等监测手段已经被用于术中脊髓功能的评估。MEP 监测包括运动皮层或运动神经元的电刺激及四肢外周肌肉反射运动幅度评估。2003 年 FDA 批准了在 TAAA 手术治疗中应用 MEP 监测对脊髓运动功能进行实时的评估。由于脊髓前角运动功能较后角对缺血和梗死更为敏感,因此 MEP 变化是脊髓缺血的较敏感指标,并可预测神经系统并发症。相比之下,SSEP 监测较不敏感,这是因为后角的感觉通路对损伤较为耐受,有时出现缺血但功能尚正常。不论是 MEP 还是 SSEP,不可逆的消失高度预示即刻发生的神经功能障碍[60]。NIRS 在远端主动脉修复中应用的有效性尚不清楚,但是它具有良好的敏感性且反应时间短[60,71]。重要的是,在手术中监测 MEP 应避免使用肌松剂,这增加了麻醉管理的复杂性。虽然过去我们曾在Ⅱ型 TAAA 和部分 TAAA 手术时使用 MEP 监测,但我们现在不再使用,其中一部分原因是存在假阳性结果的风险。但是在神经学专家手中,这仍然是一种有价值的方法[72]。

局部脊髓低温 实现局部脊髓低温可直接向硬膜外或鞘膜内间隙灌注冷灌注液,也可通过向旷置的胸主动脉内灌注冷灌注液实现(期望灌注液可通过肋间动脉进入脊髓)。Cambria 及同事[73]报道的一组 337 例 TAAA 手术病例显示,自 1993 年引入硬膜外降温后,Ⅰ型、Ⅱ型及Ⅲ型 TAAA 手术脊髓缺血并发症从 19.8% 降至 10.6%。Inoue 等[74]使用含有冷盐水的硬膜外导管在野兔模型中证明的降低硬膜外温度的有效性;在临床试验中,37 例远端主动脉修复手术应用这一技术,术后未出现任何脊髓损伤[75]。一种类似的技术,将冷灌注液灌入旷置的主动脉内,已经进行了动物实验并且确实能够降低脊髓温度,因此通过此方法可以有效地降低缺血性脊髓损伤的程度[76]。

侧支循环概念 侧支循环的概念与存在主要肋间及腰动脉(例如前根髓动脉,即 Adamkiewicz 动脉)的概念相反,这意味着选择性重建肋间动脉很大程度上是不必要的[77]。侧支循环很容易在脊髓缺血损伤后发生重构来为脊髓提供足够的灌注[78]。这一概念的发展促进了腔内脊髓预处理技术的出现,应用弹簧圈选择性栓塞肋间动脉来促进侧支循环的重构,这样能够更好地耐受接下来的远端主动脉开放手术[79]。远端主动脉分期手术方案也随之发展,两次手术间隔促进脊髓侧支循环重构。猪模型显示,如果两次手术间隔 7 天,对于预防大范围主动脉置换后的截瘫有效[80]。然而分期手术在远端主动脉开放手术中很难实现,这与目前的远端主动脉夹层处理策略不同——只有扩张的部分才接受手术切除,因此当 DTAA 或者Ⅰ型 TAAA 手术修复后远期可能还需要进行Ⅲ型或Ⅳ型修复[62]。

脊髓损伤后的补救措施 术后管理对于脊髓的保护仍然

至关重要。细致地维持适当的血压、前负荷及心脏收缩状态以保持充足的脊髓灌注。在无术后出血情况下,血压应与术前基础水平保持相近。主动脉术后数小时到数天可发生迟发性截瘫[81]。术后早期逆转截瘫和下肢轻瘫的策略包括:提高血压,放置 CSF 引流(如果没有的话),降低脑脊液压力,使用强心剂、甘露醇或激素,纠正贫血及预防高热。早期截瘫是有可能康复的,但如果通过这些治疗后脊髓功能没有迅速恢复,则康复的可能性较低。

肾脏保护

肾功能衰竭是 DTAA 和 TAAA 术后重要的并发症并且是死亡事件的预测因子[82]。虽然在近端吻合时,通过依靠 LHB 的远端主动脉灌注能够为肾脏提供血流,但如果能够提供连续性的肾脏保护仍然是有价值的。我们 TAAA 修复手术时的肾脏保护策略来源于我们的两个随机对照临床试验[83,84]。远端吻合时,一旦肾脏血管显露清楚就直接向肾动脉灌注冷晶体液(4℃)(图 49-7E)。我们目前的技术是每个肾脏先用冷晶体注 200~300mL 的负荷量,然后每 10~15 分钟每个肾脏间断灌注 100~150mL,一直持续到肾动脉血流恢复。调整灌注液的量和频率,以避免液体负荷过重和体温过低(目标体温为 32℃)。我们报道的第一个随机对照试验是一组 LHB 辅助下行 Crawford Ⅱ型 TAAA 手术治疗的患者,他们被随机分为两组,一组接受冷乳酸林格液(LR 液)灌注进行肾脏降温,另外一组接受 LHB 回路中的等温血液灌注。多因素分析表明冷晶体液灌注是预防急性肾功能不全的独立保护因素[84]。我们报道的第二个随机对照研究是比较冷血与冷晶体灌注在 Crawford Ⅱ型或Ⅲ型 TAAA 手术患者中的肾保护作用。虽然在肾功能衰竭和早期死亡方面我们没有发现统计学差异,但冷晶体组截瘫发生率有减少的趋势[83]。在一项对 455 例行 TAAA 修复手术患者的回顾性研究中,Wynn 及同事[85]用类似的方法证明了中度低温联合低温(4℃)肾脏灌注的有效性。在不同的心脏中心,灌注液的种类差别很大,一些心脏中心已经从使用乳酸林格液转为使用组氨酸-色氨酸-酮戊二酸液(HTK 液)[86]。目前美国的主动脉指南建议使用低温肾灌注(Ⅱb 类推荐,B 级证据)[24]。而有些中心仍然继续使用 LHB 回路中的等温血液进行选择性肾脏灌注。

内脏保护

同样道理,在 TAAA 手术的前半程通过依靠 LHB 的远端主动脉灌注为肠系膜分支提供血流。一旦内脏分支血管开口被暴露,就可以将独立的球囊灌注导管放置在腹腔干及肠系膜上动脉的开口内进行选择性灌注。这些球囊导管通过 Y 形管与 LHB 回路中的动脉灌注管连接(图 49-7C)。当行肋间动脉及腹腔动脉分支重建时,该系统为腹腔脏器提供氧合血(图 49-7E-F)。通过这种方式,减轻肝脏缺血可降低术后凝血紊乱发生的风险,减轻肠道缺血可降低细菌移位的风险。

手术技巧

切口及主动脉显露

局限于胸降主动脉的动脉瘤可选择胸部后外侧切口(图 49-8A)。在多数病例中可通过左侧第六肋间入胸;如果动脉瘤显著累及胸降主动脉上段,则通过第五肋间入胸显露远端主动脉弓更佳。沿着肋缘切开而不切开膈肌可增加对远端胸降主

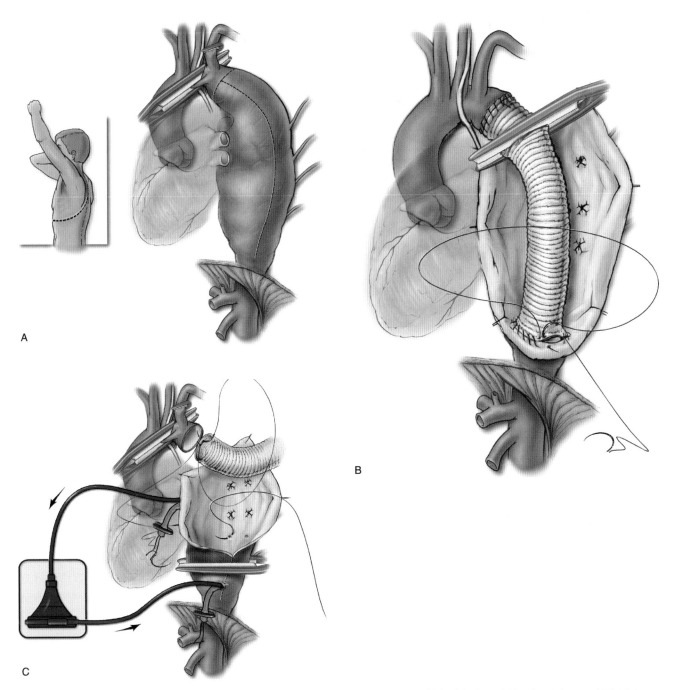

图 49-8 胸降主动脉手术修复技术示意图。A. 在阻断-缝合技术中,手术经后外侧胸部切口实施(嵌入图)。阻断位置为主动脉弓(左颈总和左锁骨下动脉间)和左锁骨下动脉(使用牛头阻断钳)。主动脉纵向切开,并在近端阻断钳以远数厘米处将其全周离断。B. 近端吻合完成后,移动主动脉阻断钳至人工血管上,恢复左锁骨下动脉灌注,将剩余动脉瘤纵向切开。远端开放吻合完成修复。C. 作为阻断-缝合技术的一种替代方法,左心转流可以在修复过程中为远端主动脉提供灌注

动脉的显露。

胸腹联合切口自胸部左后方(肩胛骨和脊柱之间)开始,穿过肋缘,斜行至脐部。长度及范围根据动脉瘤的解剖而各异。穿过肋缘时,切口有轻微的弧度以降低肌肉骨骼组织瓣尖组织坏死的风险(图 49-9A)。在豆袋上固定患者,采用改良的右侧卧位,肩部与水平成 60°~80° 夹角,而髋部旋转与水平成 30°~40° 夹角。在 Ⅰ、Ⅱ 型 TAAA 手术中,需显露胸腔上部左侧锁骨下动脉及远端动脉弓,标准入路为经第六肋间。必要时可在后方离断上一肋或下一肋以分别获得更好的近端或远端显露。

对于 Ⅲ 型 TAAA 手术,经第七或第八肋间入胸可获满意的显露。Ⅳ 型 TAAA 可选择经第九或第十肋间的直斜切口(图 49-9B)。在脐部水平终止远端切口可获得主动脉分叉处的显露。如果髂动脉瘤需要修复,可将切口延伸至耻骨。

胸腹联合暴露时,部分或全部环状切开膈肌以保护膈神经并尽量保留膈肌。膈肌脚在主动脉裂孔处离断,在左后外侧的胸壁上保留 3~4cm 膈肌组织缘以利于术毕时缝合膈肌。膈肌下方左结肠旁进入腹膜后,腹腔内旋以暴露主动脉。解剖游离平面在腰大肌的前方,左肾、左结肠、脾和左输尿管向前、向右

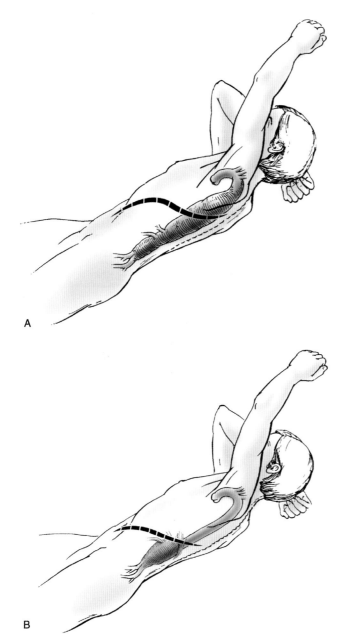

图 49-9 胸腹主动脉瘤修复术的典型切口示意图。A. 曲线形切口用于Ⅰ、Ⅱ及Ⅲ型胸腹主动脉瘤修复术。B. 直的斜形切口用于Ⅳ型胸腹主动脉瘤修复

在左锁骨下动脉与左颈总动脉之间放置阻断钳并用另外一把牛头钳单独阻断左锁骨下动脉;在象鼻手术后留置的人工血管行主动脉近端阻断;或无法安全阻断主动脉近端时在深低温停循环下开放吻合。方案取决于动脉瘤的解剖。我们尽可能在左锁骨下动脉以远行主动脉阻断,虽然也有人常规使用停循环方案[56]。

在适合钳夹阻断的动脉瘤中,离断动脉导管韧带可增加远端主动脉弓的活动度。需要注意辨认、保护迷走神经及喉返神经。可以在迷走神经发出喉返神经以后将其离断,这样可以为喉返神经提供更大的活动度,避免损伤。保护喉返神经对于慢性阻塞性肺病及肺功能较差的患者尤为重要。如果动脉瘤累及左锁骨下动脉,应该在左锁骨下动脉近端阻断主动脉,充分游离左锁骨下动脉以使其能够被牛头阻断钳阻断。

肝素给药后,在胸降主动脉近端或左颈总动脉与左锁骨下动脉之间的横弓部远端完成主动脉近端阻断(图 49-7B 及 49-8A)。使用 LHB 时,阻断主动脉前初始流量为 500mL/min。近端阻断后,LHB 流量增加至 2L/min 并于 T₄ 与 T₇ 之间行主动脉远端阻断(图 49-7C)。切开主动脉后,缝闭开放的肋间动脉开口(图 49-8C)。慢性主动脉夹层患者真假腔之间的分隔应全部切除。在近端阻断钳以远 2~3cm 处横断主动脉,并将主动脉与食管游离开以避免主动脉全层缝合时损伤食管。大多数患者使用 22mm 或 24mm 明胶浸入的编织涤纶人工血管。近端吻合用聚丙烯缝线连续缝合(图 49-7D)。大多数吻合用 3-0 聚丙烯缝线完成;然而对于急性主动脉夹层或马方综合征等主动脉组织脆弱的患者常用 4-0 聚丙烯缝线。一般不使用毛毡条进行加固,但对于特定部位的间断褥式加固,可使用带毛毡垫片的聚丙烯缝线。这些手术中应避免使用外科黏合剂。

深低温停循环下的开放吻合 对于主动脉弓远端巨大动脉瘤、破裂动脉瘤或二次手术的患者,安全的解剖游离与近端阻断几乎是不可能的,可选择的替代策略是体外循环下的深低温停循环。根据患者特殊的解剖条件,动脉插管可以插在在远端主动脉或股动脉。静脉引流通常应用一根长的多级静脉插管在食管超声的引导下经左侧股静脉导入右心房。经左肺静脉置入向右成角的带侧孔左心导管完成左心房及左心室减压,以防止心脏过胀。体外循环开始后就进行降温至脑电活动停止,然后停止体外循环并切开动脉瘤。体外循环中单独一个动脉分支球囊插管经左颈总动脉行直接顺行脑灌注,然后开始近端吻合口的开放吻合。吻合完成后,将体外动脉管道 Y 形分支与人工血管的一个分支相连,人工血管远端排气后阻断,恢复上半身血供,行其余部分的主动脉手术。

象鼻手术 对于累及升主动脉、主动脉弓、胸降动脉或胸腹主动脉的广泛动脉瘤的患者,分期手术是首选方法(图 49-10A)。当 DTAA 或 TAAA 没有明显症状且动脉瘤直径没有明显大于升主动脉时,则首选近端主动脉手术。可在第一次手术中对瓣膜病变和冠状动脉闭塞病变进行治疗。

对于无名动脉、左颈总动脉及左锁骨下动脉的重建,我们目前倾向于用三分支人工血管分别行端端吻合(图 49-10B)。第一次手术中并不一定行左锁骨下动脉的搭桥重建,左锁骨下动脉开口可保留在主动脉原位。以带裙边象鼻的人工血管置换主动脉,便于动脉瘤的远端主动脉吻合,因为裙边可以适应

牵拉。腹主动脉段可采用腹膜内入路;打开腹膜可以在主动脉重建完成后直接探查腹部脏器及其血供。全腹膜外入路适用于多次腹部手术或广泛粘连、腹膜炎或两者皆有的病例。

找到左肾动脉,一般不需移动。从侧面显露腹主动脉以避免损伤肠系膜血管及腹腔脏器。通常左肾静脉一根较大的腰部分支在主动脉后方走行。必要时此分支可结扎并离断。偶尔可见迷走的左侧肾静脉位于主动脉后方需保留。如果为了显露切断了主动脉后方肾静脉或其分支,当左肾表现出充血膨胀时,可将肾静脉与下腔静脉直接吻合或用人工血管连接重建。

近端吻合

对于 DTAA 和Ⅰ型、Ⅱ型 TAAA 的手术治疗,控制主动脉近端的选项包括以下几种:在左锁骨下动脉以远放置阻断钳;

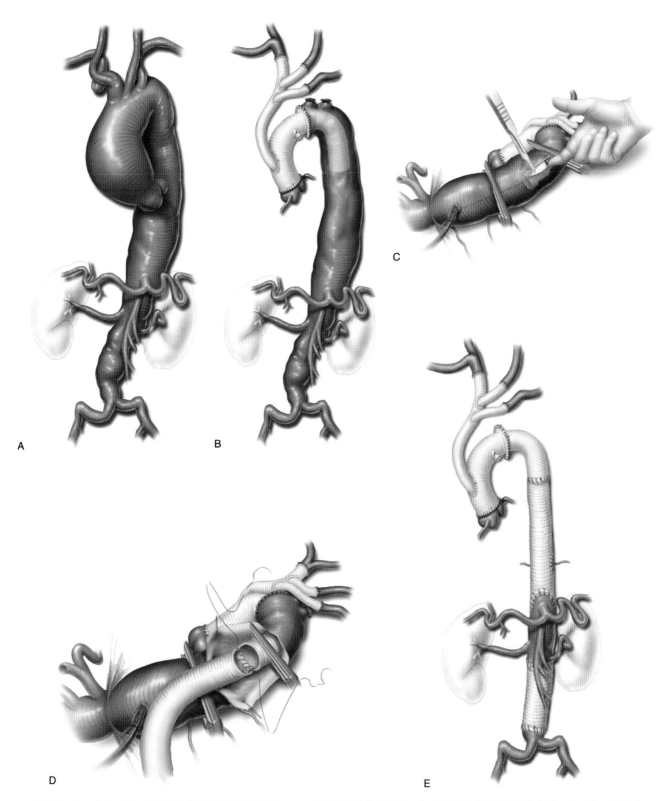

图 49-10　全主动脉瘤两期象鼻手术修复示意图。A. 动脉瘤累及升主动脉、主动脉弓和整段胸腹主动脉。B. 第一期手术包括升主动脉和全主动脉弓人工血管置换。一段人工血管（象鼻）悬浮在胸降主动脉瘤中。C. 第二期手术中找到象鼻人工血管（D）并进行近端吻合。E. 完整修复包括肋间动脉和内脏动脉岛状血管片再植（Figures B-D reproduced with permission from Baylor College of Medicine. Figure E reproduced with permission from LeMaire SA, Price MD, Parenti JL, et al: Early outcomes after aortic arch replacement by using the Y-graft technique, *Ann Thorac Surg*. 2011 Mar;91（3）:700-707. ）

人工血管与自体主动脉之间的任何大小差异。于主动脉瓣上水平行升主动脉近端吻合,可于无名动脉水平的主动脉弓处行象鼻裙边的远端吻合,以利于止血。二期手术时远端象鼻人工血管与降主动脉吻合使得远端主动脉吻合不困难(图 49-10D)。即使左锁骨下动脉以远动脉瘤扩张明显,降主动脉中有象鼻人工血管也可安全阻断。如果在动脉弓血管重建时没有行左锁骨下动脉搭桥,可于二期手术时经左胸用降主动脉人工血管的侧分支行左锁骨下动脉血运重建。二期手术开始前,

可以应用超声探头识别象鼻支架的远端位置。

反向象鼻手术　相反的,对于累及升主动脉、主动脉弓、胸降动脉或胸腹主动脉的广泛动脉瘤的患者,如果 DTAA 或 TAAA 发生破裂、出现症状(如背痛)或扩张明显大于升主动脉(图 49-11A),应该先行 DTAA 或 TAAA 的手术治疗,二期手术再行升主动脉及主动脉弓置换。在反向象鼻手术中(图 49-11B),第一次手术时将主动脉人工血管近端的一部分倒置入管腔中,便于二期升主动脉和主动脉弓横段手术吻合[87]。

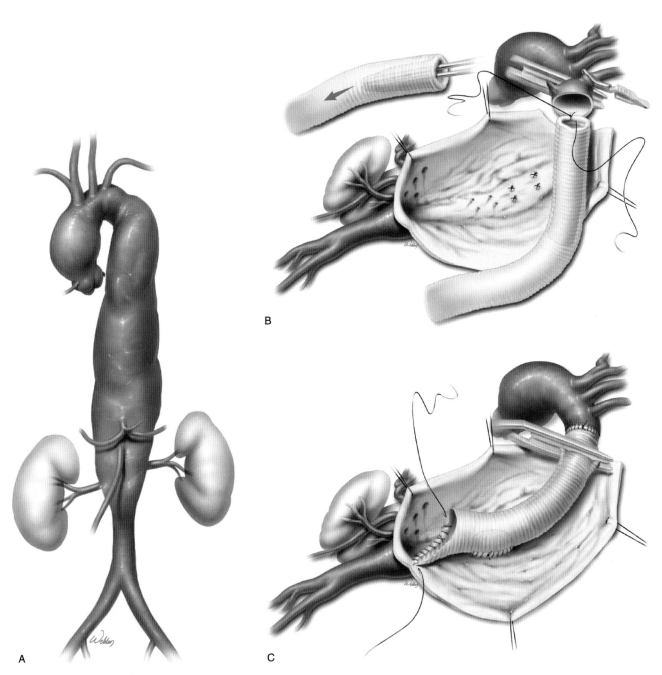

图 49-11　全主动脉瘤两期反向象鼻手术修复示意图。A. 动脉瘤累及升主动脉、主动脉弓和整段胸腹主动脉。B. 第一期手术包括胸腹主动脉人工血管置换。人工血管近端内折一部分,用折叠缘进行近端吻合。C.肋间动脉重建完成后,将人工血管远端修剪成斜面,并在内脏血管后方进行吻合

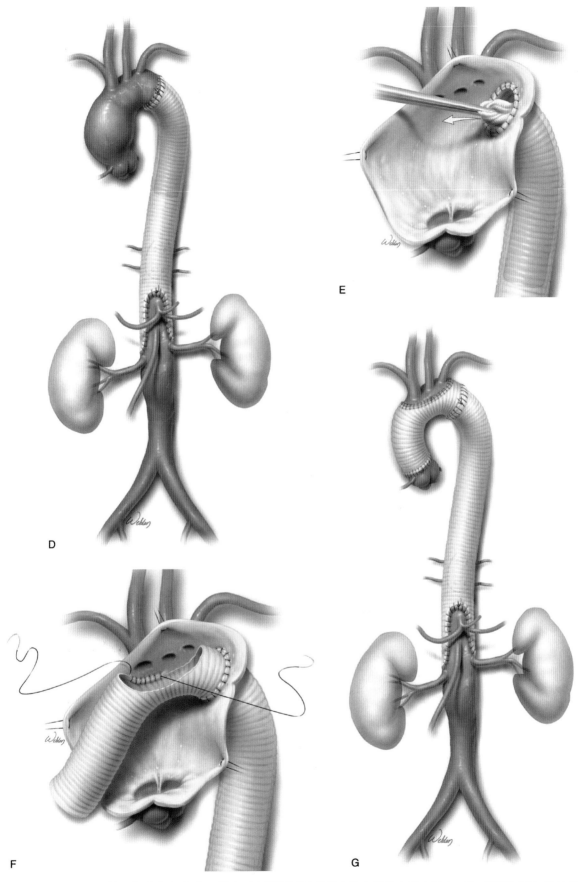

图 49-11（续）　D.第一期手术完成后，一段人工血管（象鼻）悬浮在胸主动脉人工血管内。E.二期手术时，通过主动脉弓切口找到并拽出象鼻人工血管（F）用于主动脉弓和升主动脉置换。G.修复完成后的样子

肋间动脉岛状吻合及 DTAA 手术的完成

完成近端吻合后,停 LHB 并移除远端主动脉阻断钳。余段动脉瘤沿长轴切开至远端(图 49-7E)。切开主动脉后的出血经血液回收装置回收,经过快速输血系统以全血快速回输体内。当动脉瘤腔内存在血栓时,可以用手清除。如主动脉在左锁骨下动脉近端阻断,则主动脉阻断钳下移至人工血管上且开放左锁骨下动脉阻断钳,恢复左椎动脉及脊髓侧支动脉的血供。对于累及膈或超越过膈的动脉瘤修复手术,选择通畅的低位肋间动脉与人工血管侧开口相吻合。如主动脉组织较脆,可应用单独的 8mm 人工血管与选择的肋间动脉行端端吻合。在DTAA 手术中,远端吻合口行开放吻合(图 49-8B)。对于慢性夹层所致的动脉瘤,远端真假腔之间的隔膜须开窗以确保真假腔均有血液灌注。

内脏分支血管吻合

TAAA 的患者在完成胸降主动脉置换后,余段动脉瘤沿长轴方向切开(图 49-7E)。切口沿左肾动脉开口的后方一直延伸至动脉瘤的远端。当存在动脉夹层隔膜时应予以切除。确认内脏分支及肾脏血管的开口。通过球囊导管给肾动脉间断灌注冷灌注液。使用 LHB 的患者,腹腔干及肠系膜上动脉也插入球囊导管,通过 LHB 回路进行选择性腹腔脏器灌注。接下来行腹腔干动脉、肠系膜上动脉及肾动脉重建。在 Ⅰ 型TAAA 手术中,腹腔脏器动脉分支开口常与人工血管主体的末端斜行吻合(图 49-11C),但在 Ⅱ 型和 Ⅲ 型 TAAA 手术中,腹腔脏器动脉分支开口与人工血管上一个或多个卵圆形侧开口相吻合(图 49-7F)。通常,左肾动脉的开口偏向一侧,最好单独与人工血管的一个开口相吻合(图 49-7H)。基因异常的患者如马方综合征或洛伊-迪茨综合征,动脉瘤常累及用于内脏血管重建的岛状血管片,用多分支人工血管将每一个内脏血管进行单独重建,这样既减少了自体主动脉组织残存又降低了动脉瘤复发的风险。多分支人工血管同样适用于动脉瘤明显扩张致腹腔干、肠系膜上动脉及肾动脉开口移位明显的患者(图 49-12)。至少 25% 的患者存在腹腔动脉分支狭窄,必要时行内膜剥脱术(如病变解剖适合)、支架置入或人工血管搭桥术[54,88]。

远端主动脉和髂动脉吻合

若 TAAA 累及肾动脉以下,远端吻合应做在主动脉分叉处

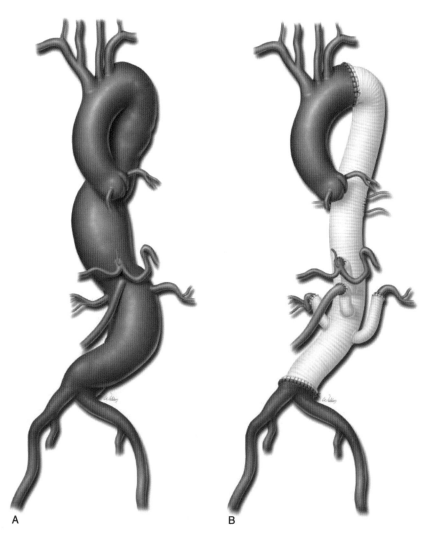

图 49-12 A. 一例合并腹腔干、肠系膜上动脉及双侧肾动脉广泛移位的胸腹主动脉瘤。B. 应用多分支人工血管置换主动脉,这有助于每一根内脏动脉的分别重建
(Printed with permission from Baylor College of Medicine.)

（图 49-7H）。合并髂动脉瘤的患者，在主体直人工血管末端连接两分叉人工血管，根据病变累及程度范围，分叉人工血管远端开口可吻合于髂总动脉、髂外动脉或股总动脉。两分叉人工血管的右支经腹膜后穿入右侧髂动脉附近的盆腔。左侧后腹膜入路显露左侧髂动脉更为直接。应仔细保留双侧髂内动脉中至少一支。根据动脉狭窄或钙化的范围，可以对一侧或双侧髂动脉进行内膜剥脱或者直视下置入支架。

切口闭合

所有阻断均开放后，输入鱼精蛋白中和肝素。通过外科加固缝合各吻合口及输入血制品（必要时）来完成止血。评估肾脏、腹腔脏器及外周的血运。为明确肾功能是否正常，可静脉输入蓝染料并测量经尿液排出的时间。肠道、脾及肝脏均进行评估以确保充足灌注。检查脾脏是否有囊状损伤，如存在脾脏血肿，切除脾脏以避免术后出血及低血压。原动脉瘤壁较松弛地包裹于人工血管周围。切口关闭前置入两个后胸部引流管及一个闭式的腹膜后引流管。用聚丙烯缝线连续缝合膈肌，而膈肌主动脉裂孔很少重建。

术后早期监护

术后血压管理至关重要，必须在高血压（可能导致出血）和低血压（可能导致截瘫/下肢轻瘫）之间保持平衡。由于主动脉吻合口在术后早期非常脆弱，即使短暂的高血压也可能破坏缝线并且导致严重的出血或假性动脉瘤形成。在大多数情况下，我们使用硝普钠、静脉用 β 受体阻滞剂及钙通道阻滞剂来保持平均动脉压在 80~90mmHg。对于主动脉壁组织极脆的患者，如马方综合征，我们的目标血压为 70~80mmHg。

结局

自 1986 年以来，我们行 DTAA 及 TAAA 开放手术 4 040 例。院内及术后 30 天死亡率为 7.1%（286 例）。通常与死亡风险增加相关的并发症包括截瘫、肾功能衰竭、呼吸功能衰竭、心源性突发事件及出血。我们患者中截瘫及下肢轻瘫发生率为 4.8%（195 例），单纯下肢轻瘫的发生率为 2.7%（111 例）。肾功能衰竭需要透析的比率为 5.7%（231 例）。需要再次进手术二次开胸止血的比例为 3.5%（n = 142）。体现我们当前器官保护策略的最新数据（2006—2009 年）列于表 49-2，主要是根据动脉瘤分类列出的主要术后并发症及手术风险相关数据。

远端主动脉修复术后的肺部并发症非常常见，影响了超过三分之一的手术患者，并且主动脉置换范围广的手术（Ⅰ 型和 Ⅲ 型 TAAA）中的发生率明显高于置换范围小的手术（Ⅳ 型 TAAA）。值得注意的是，声带麻痹可导致呼吸系统并发症；术后声音嘶哑的患者应怀疑声带麻痹并尽快明确诊断。此并发症可直接通过声带手术有效治愈（如 Ⅰ 型甲状软骨成形术）或注射聚四氟乙烯治疗。一般来说，年轻患者（≤50 岁）的术后并发症比老年患者少得多。但是年龄大于 80 岁的老年患者行 Ⅱ 型 TAAA 手术治疗应该引起注意，因为这些患者预后极差[89]。

动脉瘤范围	患者数量	30 天死亡	截瘫*	卒中*	肾功能衰竭*
DTAA	51	2(4%)	2(4%)	1(2%)	1(2%)
Ⅰ 型 TAAA	161	5(3%)	3(2%)	4(3%)	8(5%)
Ⅱ 型 TAAA	226	16(7%)	11(5%)	4(2%)	22(10%)
Ⅲ 型 TAAA	118	4(3%)	10(8%)	0	16(14%)
Ⅳ 型 TAAA	149	5(3%)	4(3%)	3(2%)	8(5%)
总	705	32(5%)	30(4%)	12(2%)	55(8%)

表 49-2　Baylor 医学院 2009—2015 年 705 例胸降主动脉瘤或胸腹主动脉瘤开放手术治疗结果

DTAA，胸降主动脉瘤；TAAA，胸腹主动脉瘤。
* 出院时持续存在或早期死亡时存在。

其他主动脉疾病的监测

做过 DTAA 或 TAAA 手术的病例仍然存在其他主动脉节段或岛状移植片处再发动脉瘤可能，特别是那些仍然存在远端主动脉夹层的患者。吻合口缝线处主动脉组织的进行性减弱可导致假性动脉瘤形成，这种远期并发症在高血压控制不佳或者结缔组织病患者中更常见。如果出现相应的症状（如任何缺血并发症或突然出现疼痛），应该让患者意识到他们应寻求紧急治疗。为了在危及生命的严重并发症发生前对新发的主动脉疾病进行监测，我们建议所有患者每年进行胸腹部的 CT 或磁共振检查。这种终生监测对于基因异常的患者尤为重要的[8]。尤其当有选择地进行二次主动脉手术时，可有令人惊讶的低并发症概率和死亡风险[90]。

致谢

作者感谢 Joseph Huh 博士对第 4 版中本章节做出的重要的基础性贡献，本章在原有章节的基础上进行了更新。感谢 Scott A. Weldon 和 Carol P. Larson 提供的医学插图。感谢 Stephen N. Palmer、Susan Y. Green、Eric K. Rachilin 和 D'Arcy Wainwright 提供的宝贵的编辑支持。

（孙境 译　钱向阳 审）

参考文献

1. Olsson C, Thelin S, Stahle E, et al: Thoracic aortic aneurysm and dissection: increasing prevalence and improved outcomes reported in a nationwide population-based study of more than 14,000 cases from 1987 to 2002. *Circulation* 2006; 114(24):2611-2618.

2. Kohn JC, Lampi MC, Reinhart-King CA: Age-related vascular stiffening: causes and consequences. *Front Genet* 2015; 6:112.

3. Fattouch K, Sampognaro R, Navarra E, et al: Long-term results after repair of type a acute aortic dissection according to false lumen patency.

Ann Thorac Surg 2009; 88(4):1244-1250.

4. Moulakakis KG, Mylonas SN, Dalainas I, et al: Management of complicated and uncomplicated acute type B dissection. A systematic review and meta-analysis. *Ann Cardiothorac Surg* 2014; 3(3):234-246.

5. Nienaber CA, Kische S, Rousseau H, et al: Endovascular repair of type B aortic dissection: long-term results of the randomized investigation of stent grafts in aortic dissection trial. *Circ Cardiovasc Interv* 2013; 6(4):407-416.

6. Song HK, Bavaria JE, Kindem MW, et al: Surgical treatment of patients enrolled in the national registry of genetically triggered thoracic aortic conditions. *Ann Thorac Surg* 2009; 88(3):781-787; discussion 787-788.

7. Song HK, Kindem M, Bavaria JE, et al: Long-term implications of emergency versus elective proximal aortic surgery in patients with Marfan syndrome in the Genetically Triggered Thoracic Aortic Aneurysms and Cardiovascular Conditions Consortium Registry. *J Thorac Cardiovasc Surg* 2012; 143(2):282-286.

8. LeMaire SA, Carter SA, Volguina IV, et al: Spectrum of aortic operations in 300 patients with confirmed or suspected Marfan syndrome. *Ann Thorac Surg* 2006; 81(6):2063-2078; discussion 2078.

9. MacCarrick G, Black JH, 3rd, Bowdin S, et al: Loeys-Dietz syndrome: a primer for diagnosis and management. *Genet Med* 2014; 16(8):576-587.

10. Preventza O, Livesay JJ, Cooley DA, et al: Coarctation-associated aneurysms: a localized disease or diffuse aortopathy. *Ann Thorac Surg* 2013; 95(6):1961-1967; discussion 1967.

11. Hu ZP, Wang ZW, Dai XF, et al: Outcomes of surgical versus balloon angioplasty treatment for native coarctation of the aorta: a meta-analysis. *Ann Vasc Surg* 2014; 28(2):394-403.

12. Brown SL, Busuttil RW, Baker JD, et al: Bacteriologic and surgical determinants of survival in patients with mycotic aneurysms. *J Vasc Surg* 1984; 1(4):541-547.

13. Jaffer U, Gibbs R: Mycotic thoracoabdominal aneurysms. *Ann Cardiothorac Surg* 2012; 1(3):417-425.

14. Johnston KW, Rutherford RB, Tilson MD, et al: Suggested standards for reporting on arterial aneurysms. Subcommittee on Reporting Standards for Arterial Aneurysms, Ad Hoc Committee on Reporting Standards, Society for Vascular Surgery and North American Chapter, International Society for Cardiovascular Surgery. *J Vasc Surg* 1991; 13(3):452-458.

15. Rogers IS, Massaro JM, Truong QA, et al: Distribution, determinants, and normal reference values of thoracic and abdominal aortic diameters by computed tomography (from the Framingham Heart Study). *Am J Cardiol* 2013; 111(10):1510-1516.

16. Pearce WH, Slaughter MS, LeMaire S, et al: Aortic diameter as a function of age, gender, and body surface area. *Surgery* 1993; 114(4):691-697.

17. Coady MA, Rizzo JA, Hammond GL, et al: Surgical intervention criteria for thoracic aortic aneurysms: a study of growth rates and complications. *Ann Thorac Surg* 1999; 67(6):1922-1926; discussion 1928-1953.

18. Elefteriades JA: Natural history of thoracic aortic aneurysms: indications for surgery, and surgical versus nonsurgical risks. *Ann Thorac Surg* 2002; 74(5):S1877-S1880; discussion S1878-1892.

19. Clouse WD, Hallett JW, Jr, Schaff HV, et al: Improved prognosis of thoracic aortic aneurysms: a population-based study. *J Am Med Assoc* 1998; 280(22):1926-1929.

20. Panneton JM, Hollier LH: Nondissecting thoracoabdominal aortic aneurysms: part I. *Ann Vasc Surg* 1995; 9(5):503-514.

21. Weinbaum FI, Dubner S, Turner JW, et al: The accuracy of computed tomography in the diagnosis of retroperitoneal blood in the presence of abdominal aortic aneurysm. *J Vasc Surg* 1987; 6(1):11-16.

22. Jalandhara N, Arora R, Batuman V: Nephrogenic systemic fibrosis and gadolinium-containing radiological contrast agents: an update. *Clin Pharmacol Ther* 2011; 89(6):920-923.

23. Thomsen HS: How to avoid nephrogenic systemic fibrosis: current guidelines in Europe and the United States. *Radiol Clin North Am* 2009; 47(5):871-875, vii.

24. Hiratzka LF, Bakris GL, Beckman JA, et al: 2010 ACCF/AHA/AATS/ACR/ASA/SCA/SCAI/SIR/STS/SVM guidelines for the diagnosis and management of patients with thoracic aortic disease: a report of the American College of Cardiology Foundation/American Heart Association Task Force on Practice Guidelines, American Association for Thoracic Surgery, American College of Radiology, American Stroke Association, Society of Cardiovascular Anesthesiologists, Society for Cardiovascular Angiography and Interventions, Society of Interventional Radiology, Society of Thoracic Surgeons, and Society for Vascular Medicine. *Circulation* 2010; 121(13):e266-369.

25. Orr N, Minion D, Bobadilla JL: Thoracoabdominal aortic aneurysm repair: current endovascular perspectives. *Vasc Health Risk Manag* 2014;

10:493-505.

26. Greenberg RK, Clair D, Srivastava S, et al: Should patients with challenging anatomy be offered endovascular aneurysm repair? *J Vasc Surg* 2003; 38(5):990-996.

27. Patterson BO, Holt PJ, Nienaber C, et al: Management of the left subclavian artery and neurologic complications after thoracic endovascular aortic repair. *J Vasc Surg* 2014; 60(6):1491-1497 e1491.

28. Shrestha M, Bachet J, Bavaria J, et al: Current status and recommendations for use of the frozen elephant trunk technique: a position paper by the Vascular Domain of EACTS. *Eur J Cardiothorac Surg* 2015; 47(5):759-769.

29. Preventza O, Cervera R, Cooley DA, et al: Acute type I aortic dissection: traditional versus hybrid repair with antegrade stent delivery to the descending thoracic aorta. *J Thorac Cardiovasc Surg* 2014; 148(1):119-125.

30. Ghanta RK, Kern JA: Staged hybrid repair for extent II thoracoabdominal aortic aneurysms and dissections. *Oper Tech Thorac Cardiovasc Surg* 2014; 19(2):238-251.

31. Moulakakis KG, Mylonas SN, Antonopoulos CN, et al: Combined open and endovascular treatment of thoracoabdominal aortic pathologies: a systematic review and meta-analysis. *Ann Cardiothorac Surg* 2012; 1(3):267-276.

32. Sultan S, Sultan M, Hynes N: Early mid-term results of the first 103 cases of multilayer flow modulator stent done under indication for use in the management of thoracoabdominal aortic pathology from the independent global MFM registry. *J Cardiovasc Surg (Torino)* 2014; 55(1):21-32.

33. Hughes K, Guerrier J, Obirieze A, et al: Open versus endovascular repair of thoracic aortic aneurysms: a Nationwide Inpatient Sample study. *Vasc Endovascular Surg* 2014; 48(5-6):383-387.

34. Gopaldas RR, Huh J, Dao TK, et al: Superior nationwide outcomes of endovascular versus open repair for isolated descending thoracic aortic aneurysm in 11,669 patients. *J Thorac Cardiovasc Surg* 2010; 140(5):1001-1010.

35. Patel VI, Mukhopadhyay S, Ergul E, et al: Impact of hospital volume and type on outcomes of open and endovascular repair of descending thoracic aneurysms in the United States Medicare population. *J Vasc Surg* 2013; 58(2):346-354.

36. Gopaldas RR, Dao TK, LeMaire SA, et al: Endovascular versus open repair of ruptured descending thoracic aortic aneurysms: a nationwide risk-adjusted study of 923 patients. *J Thorac Cardiovasc Surg* 2011; 142(5):1010-1018.

37. Conrad MF, Ergul EA, Patel VI, et al: Management of diseases of the descending thoracic aorta in the endovascular era: a Medicare population study. *Ann Surg* 2010; 252(4):603-610.

38. Goodney PP, Travis L, Lucas FL, et al: Survival after open versus endovascular thoracic aortic aneurysm repair in an observational study of the Medicare population. *Circulation* 2011; 124(24):2661-2669.

39. von Allmen RS, Anjum A, Powell JT: Outcomes after endovascular or open repair for degenerative descending thoracic aortic aneurysm using linked hospital data. *Br J Surg* 2014; 101(10):1244-1251.

40. Gillen JR, Schaheen BW, Yount KW, et al: Cost analysis of endovascular versus open repair in the treatment of thoracic aortic aneurysms. *J Vasc Surg* 2015; 61(3):596-603.

41. van Bogerijen GH, Patel HJ, Williams DM, et al: Propensity adjusted analysis of open and endovascular thoracic aortic repair for chronic type B dissection: a twenty-year evaluation. *Ann Thorac Surg* 2015; 99(4):1260-1266.

42. Patterson B, Holt P, Nienaber C, et al: Aortic pathology determines mid-term outcome after endovascular repair of the thoracic aorta: report from the Medtronic Thoracic Endovascular Registry (MOTHER) database. *Circulation* 2013; 127(1):24-32.

43. Scali ST, Beck AW, Butler K, et al: Pathology-specific secondary aortic interventions after thoracic endovascular aortic repair. *J Vasc Surg* 2014; 59(3):599-607.

44. LeMaire SA, Price MD, Green SY, et al: Results of open thoracoabdominal aortic aneurysm repair. *Ann Cardiothorac Surg* 2012; 1(3):286-292.

45. Roselli EE, Abdel-Halim M, Johnston DR, et al: Open aortic repair after prior thoracic endovascular aortic repair. *Ann Thorac Surg* 2014; 97(3):750-756.

46. Canaud L, Alric P, Gandet T, et al: Open surgical secondary procedures after thoracic endovascular aortic repair. *Eur J Vasc Endovasc Surg* 2013; 46(6):667-674.

47. Schwill S, LeMaire SA, Green SY, et al: Endovascular repair of thoracic aortic pseudoaneurysms and patch aneurysms. *J Vasc Surg* 2010; 52(5):1034-1037.

48. Preventza O, Mohammed S, Cheong BY, et al: Endovascular therapy in patients with genetically triggered thoracic aortic disease: applications and short- and mid-term outcomes. *Eur J Cardiothorac Surg* 2014; 46(2):248-253.

49. Coselli JS, LeMaire SA, Miller CC, III, et al: Mortality and paraplegia after thoracoabdominal aortic aneurysm repair: a risk factor analysis. *Ann Thorac Surg* 2000; 69(2):409-414.

50. LeMaire SA, Miller CC, III, Conklin LD, et al: A new predictive model for adverse outcomes after elective thoracoabdominal aortic aneurysm repair. *Ann Thorac Surg* 2001; 71(4):1233-1238.

51. Coselli JS, LeMaire SA, Preventza O, et al: Outcomes of 3309 Thoracoabdominal Aortic Aneurysm Repairs. *J Thorac Cardiovasc Surg* 2016; 151(5):1323-1338.

52. Svensson LG, Crawford ES, Hess KR, et al: Thoracoabdominal aortic aneurysms associated with celiac, superior mesenteric, and renal artery occlusive disease: methods and analysis of results in 271 patients. *J Vasc Surg* 1992; 16(3):378-389; discussion 389-390.

53. Jones MM, Akay M, Murariu D, et al: Safe aortic arch clamping in patients with patent internal thoracic artery grafts. *Ann Thorac Surg* 2010; 89(4):e31-32.

54. Svensson LG, Crawford ES, Hess KR, et al: Experience with 1509 patients undergoing thoracoabdominal aortic operations. *J Vasc Surg* 1993; 17(2):357-368; discussion 368-370.

55. MacArthur RG, Carter SA, Coselli JS, et al: Organ protection during thoracoabdominal aortic surgery: rationale for a multimodality approach. *Semin Cardiothorac Vasc Anesth* 2005; 9(2):143-149.

56. Kouchoukos NT, Kulik A, Castner CF: Outcomes after thoracoabdominal aortic aneurysm repair using hypothermic circulatory arrest. *J Thorac Cardiovasc Surg* 2013; 145(3 Suppl):S139-141.

57. Kouchoukos NT, Kulik A, Castner CF: Open thoracoabdominal aortic repair for chronic type B dissection. *J Thorac Cardiovasc Surg* 2015; 149(2 Suppl):S125-129.

58. Kouchoukos NT, Scharff JR, Castner CF: Repair of primary or complicated aortic coarctation in the adult with cardiopulmonary bypass and hypothermic circulatory arrest. *J Thorac Cardiovasc Surg* 2014; 149(2 Suppl):S83-5.

59. Borst HG, Frank G, Schaps D: Treatment of extensive aortic aneurysms by a new multiple-stage approach. *J Thorac Cardiovasc Surg* 1988; 95(1):11-13.

60. Etz CD, Weigang E, Hartert M, et al: Contemporary spinal cord protection during thoracic and thoracoabdominal aortic surgery and endovascular aortic repair: a position paper of the vascular domain of the European Association for Cardio-Thoracic Surgery. *Eur J Cardiothorac Surg* 2015; 47(6):943-957.

61. Tanaka H, Minatoya K, Matsuda H, et al: Embolism is emerging as a major cause of spinal cord injury after descending and thoracoabdominal aortic repair with a contemporary approach: magnetic resonance findings of spinal cord injury. *Interact Cardiovasc Thorac Surg* 2014; 19(2):205-210.

62. Coselli JS, Green SY, Zarda S, et al: Outcomes of open distal aortic aneurysm repair in patients with chronic DeBakey type I dissection. *J Thorac Cardiovasc Surg* 2014; 148(6):2986-2993 e2981-2982.

63. Pujara AC, Roselli EE, Hernandez AV, et al: Open repair of chronic distal aortic dissection in the endovascular era: implications for disease management. *J Thorac Cardiovasc Surg* 2012; 144(4):866-873.

64. Von Aspern K, Luehr M, Mohr FW, et al: Spinal cord protection in open- and endovascular thoracoabdominal aortic aneurysm repair: critical review of current concepts and future perspectives. *J Cardiovasc Surg (Torino)* 2015; 56(5):745-749.

65. Miyamoto K, Ueno A, Wada T, et al: A new and simple method of preventing spinal cord damage following temporary occlusion of the thoracic aorta by draining the cerebrospinal fluid. *J Cardiovasc Surg (Torino)* 1960; 1:188-197.

66. Coselli JS, LeMaire SA, Köksoy C, et al: Cerebrospinal fluid drainage reduces paraplegia after thoracoabdominal aortic aneurysm repair: results of a randomized clinical trial. *J Vasc Surg* 2002; 35(4):631-639.

67. Estrera AL, Sheinbaum R, Miller CC, et al: Cerebrospinal fluid drainage during thoracic aortic repair: safety and current management. *Ann Thorac Surg* 2009; 88(1):9-15.

68. Youngblood SC, Tolpin DA, LeMaire SA, et al: Complications of cerebrospinal fluid drainage after thoracic aortic surgery: a review of 504 patients over 5 years. *J Thorac Cardiovasc Surg* 2013; 146(1):166-171.

69. Coselli JS: The use of left heart bypass in the repair of thoracoabdominal aortic aneurysms: current techniques and results. *Semin Thorac Cardiovasc Surg* 2003; 15(4):326-332.

70. Coselli JS, LeMaire SA, Conklin LD, et al: Left heart bypass during descending thoracic aortic aneurysm repair does not reduce the incidence of paraplegia. *Ann Thorac Surg* 2004; 77(4):1298-1303; discussion 1303.

71. Etz CD, von Aspern K, Gudehus S, et al: Near-infrared spectroscopy monitoring of the collateral network prior to, during, and after thoracoabdominal aortic repair: a pilot study. *Eur J Vasc Endovasc Surg* 2013; 46(6):651-656.

72. Jacobs MJ, Mess W, Mochtar B, et al: The value of motor evoked potentials in reducing paraplegia during thoracoabdominal aneurysm repair. *J Vasc Surg* 2006; 43(2):239-246.

73. Cambria RP, Clouse WD, Davison JK, et al: Thoracoabdominal aneurysm repair: results with 337 operations performed over a 15-year interval. *Ann Surg* 2002; 236(4):471-479.

74. Inoue S, Mori A, Shimizu H, et al: Combined use of an epidural cooling catheter and systemic moderate hypothermia enhances spinal cord protection against ischemic injury in rabbits. *J Thorac Cardiovasc Surg* 2013; 146(3):696-701.

75. Shimizu H, Mori A, Yoshitake A, et al: Thoracic and thoracoabdominal aortic repair under regional spinal cord hypothermia. *Eur J Cardiothorac Surg* 2014; 46(1):40-43.

76. Tetik O, Islamoglu F, Yagdi T, et al: An intraaortic solution trial to prevent spinal cord injury in a rabbit model. *Eur J Vasc Endovasc Surg* 2001; 22(2):175-179.

77. Etz CD, Halstead JC, Spielvogel D, et al: Thoracic and thoracoabdominal aneurysm repair: is reimplantation of spinal cord arteries a waste of time? *Ann Thorac Surg* 2006; 82(5):1670-1677.

78. Griepp RB, Griepp EB: Spinal cord protection in surgical and endovascular repair of thoracoabdominal aortic disease. *J Thorac Cardiovasc Surg* 2015; 149(2 Suppl):S86-90.

79. Etz CD, Debus ES, Mohr FW, et al: First-in-man endovascular preconditioning of the paraspinal collateral network by segmental artery coil embolization to prevent ischemic spinal cord injury. *J Thorac Cardiovasc Surg* 2015; 149(4):1074-1079.

80. Bischoff MS, Scheumann J, Brenner RM, et al: Staged approach prevents spinal cord injury in hybrid surgical-endovascular thoracoabdominal aortic aneurysm repair: an experimental model. *Ann Thorac Surg* 2011; 92(1):138-146; discussion 146.

81. Wong DR, Coselli JS, Amerman K, et al: Delayed spinal cord deficits after thoracoabdominal aortic aneurysm repair. *Ann Thorac Surg* 2007; 83(4):1345-1355; discussion 1355.

82. Schepens MA, Kelder JC, Morshuis WJ, et al: Long-term follow-up after thoracoabdominal aortic aneurysm repair. *Ann Thorac Surg* 2007; 83(2):S851-855; discussion S852-890.

83. LeMaire SA, Jones MM, Conklin LD, et al: Randomized comparison of cold blood and cold crystalloid renal perfusion for renal protection during thoracoabdominal aortic aneurysm repair. *J Vasc Surg* 2009; 49(1):11-19; discussion 19.

84. Köksoy C, LeMaire SA, Curling PE, et al: Renal perfusion during thoracoabdominal aortic operations: cold crystalloid is superior to normothermic blood. *Ann Thorac Surg* 2002; 73(3):730-738.

85. Wynn MM, Acher C, Marks E, et al: Postoperative renal failure in thoracoabdominal aortic aneurysm repair with simple cross-clamp technique and 4 degrees C renal perfusion. *J Vasc Surg* 2015; 61(3):611-622.

86. Tshomba Y, Kahlberg A, Melissano G, et al: Comparison of renal perfusion solutions during thoracoabdominal aortic aneurysm repair. *J Vasc Surg* 2014; 59(3):623-633.

87. Coselli JS, LeMaire SA, Carter SA, et al: The reversed elephant trunk technique used for treatment of complex aneurysms of the entire thoracic aorta. *Ann Thorac Surg* 2005; 80(6):2166-2172; discussion 2172.

88. LeMaire SA, Jamison AL, Carter SA, et al: Deployment of balloon expandable stents during open repair of thoracoabdominal aortic aneurysms: a new strategy for managing renal and mesenteric artery lesions. *Eur J Cardiothorac Surg* 2004; 26(3):599-607.

89. Aftab M, Songdechakraiwut T, Green SY, et al: Contemporary outcomes of open thoracoabdominal aortic aneurysm repair in octogenarians. *J Thorac Cardiovasc Surg* 2014; 149(2 Suppl):S134-41.

90. Coselli JS, Poli de Figueiredo LF, LeMaire SA: Impact of previous thoracic aneurysm repair on thoracoabdominal aortic aneurysm management. *Ann Thorac Surg* 1997; 64(3):639-650.

第 50 章 胸主动脉疾病的腔内治疗

Susan D. Moffatt-Bruce • R. Scott Mitchell

胸主动脉疾病的治疗面临诸多挑战。一般来讲,胸主动脉疾病患者多为老年人,常有多种合并症。此外,胸降主动脉的解剖位置较深,决定了开放手术需要很大的手术切口,创伤大,术后并发症较多。

20 世纪 50 年代,Swan、Lam、DeBakey 和 Etheredge 成功实施了主动脉病变段切除加人工血管置换的手术方式[1-3],标志着现代外科治疗胸主动脉疾病的开始。其后,DeBakey 和 Cooley 首次报道在体外循环下实施升主动脉瘤切除术获得成功[4]。在接下来的三十年中,体外循环和人工血管替换成为了胸主动脉疾病外科治疗的基石。随着对胸主动脉疾病病理生理和自然病程理解的不断加深,以及诊断水平、外科技术和围手术期护理不断改进,胸主动脉疾病的治疗结局不断改善[5,6]。为了减少手术创伤和术后并发症[7,8],主动脉腔内修复技术应运而生。腔内技术最初是为高风险腹主动脉瘤患者设计的,随后迅速应用于胸主动脉。胸主动脉覆膜支架最初用于修复动脉粥样硬化性胸主动脉瘤[9,11],目前已广泛应用到各类胸主动脉疾病,包括主动脉瘤、急慢性主动脉夹层、主动脉壁间血肿、穿通性溃疡和胸主动脉外伤[12-19]。腔内修复治疗胸主动脉瘤的效果稳步提升,已有数据显示其长期耐久性也令人鼓舞,但仍须密切关注包括费效比在内的长期随访结果[20-22]。

历史

覆膜支架腔内修复技术最初用于治疗腹主动脉瘤[23],由 Prodi 首先报道,他创新性地使用球囊扩张式支架结合人工血管隔绝了主动脉瘤瘤腔。与此同时,斯坦福大学医学中心介入放射专家和心脏外科专家通力协作,最终成功制造了胸主动脉覆膜支架。

其设计方法为,将自膨胀 Gianturco Z 支架(Cook Co.,Bloomington,IN)收紧后,外覆编织涤纶血管(Meadox-Boston Scientific,Natick,MA;图 50-1),再整体压缩纳入 28F 输送鞘管。1992 年,在获得美国伦理审查委员会(Institutional Review Board,IRB)批准以后,这一世界首创的胸主动脉覆膜支架产品首先应用于降主动脉病变。随后,一项针对缺乏外科手术条件的胸主动脉瘤高危患者的临床研究获得批准[24]。研究者采用个性化定制的上述覆膜支架产品为 13 名患者实施了腔内治疗,所有患者手术过程顺利,其中 12 名(12/13)患者动脉瘤腔实现了完全血栓化。随访 1 年,无死亡、截瘫、脑卒中、远端血

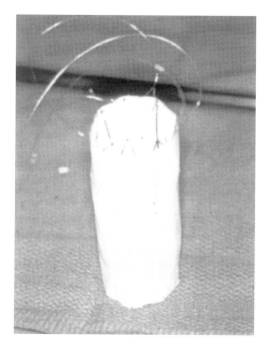

图 50-1 第一代覆膜支架由 Z 支架外覆编织涤纶血管构成

管栓塞事件发生[24],初步证实了腔内修复手术的安全性。

有了前述研究初步证实腔内修复技术的可行性,IRB 批准了另一项针对 103 名胸主动脉瘤患者进行腔内治疗的研究。本组 103 名患者中,60%不适合外科开放手术治疗[25]。全体患者接受了腔内治疗,并且均使用了上述自制的第一代覆膜支架。术后 83%的患者实现动脉瘤完全血栓化。30 天死亡率为 9%,死亡主要与脑血管意外、心肌梗死相关。围手术期并发症主要包括截瘫 3 例、脑血管事件 7 例、呼吸功能不全 12 例。1 年生存率为 81%,2 年生存率为 73%。考虑到本组患者自身的高危因素,第一代覆膜支架的试验结果令人满意。但是死亡率和并发症发生率仍然较高,需要长期随访以彻底明确胸主动脉瘤腔内治疗的疗效。随后在 2004 年,本组接受第一代覆膜支架治疗的 103 名患者中期随访结果发布[26]。总体生存率令人沮丧,1 年、5 年、8 年生存率分别为 82%、49%、27%。其中有外科手术条件的患者 1 年、5 年生存率分别为 93%、78%,无外科手术条件(外科高危或禁忌)的患者 1 年、5 年生存率分别为 74%、31%。11 名患者在接受腔内治疗后仍发生了远期动脉瘤

888

破裂,提示了腔内治疗术后终身随访的必要性。

Dake 和同事将上述腔内技术扩展到急性复杂型 B 型主动脉夹层的治疗,并于 1999 年在新英格兰医学杂志(*New England Journal of Medicine*)上报道了有关研究结果[27]。他们仍然使用了前述的第一代自制覆膜支架,所有患者均成功封闭夹层近端破口,打开真腔,隔绝假腔,使远端的组织器官灌注不良得到改善。本组 79%的患者胸主动脉段假腔完全血栓化。早期死亡率为 16%,死亡病例经分析很大程度上归因于转诊太迟。平均随访 13 个月,临床结果令人乐观。

技术进展

由于商业化进程缓慢,上述自制覆膜支架系统又使用了近十年。该自制覆膜支架系统有 10cm、15cm、20cm 三种长度,直径从 23mm 到 36mm 不等。病变近端和远端最少需要 2cm 正常主动脉作为支架锚定区,并且要求支架直径要比锚定区直径大 10%~15%。覆膜支架被装进 28Fr 输送鞘管,一般通过股动脉切口送至降主动脉病变处。除了髂股血管细小的因素外,其他如早期自制第一代覆膜支架不能顺利输送或安全锚定的解剖学制约因素还包括:主动脉弓远端过度扭曲、膈肌附近主动脉严重 S 形弯曲,以及大量附壁血栓等。

覆膜支架腔内修复技术的出现需要一个新的术语“内漏”来描述一类不良事件。内漏是指血液通过覆膜支架周围或直接穿过覆膜出现血液渗漏,使拟被隔绝的瘤腔内仍存在血流带来的压力。Ⅰ 型内漏发生在覆膜支架近端或远端锚定区,意味着这一位置没有被完全封闭。Ⅱ 型内漏指主动脉病变段存在分支血管与被隔绝的瘤腔相互交通,常发生于肋间动脉向被隔绝的瘤腔内返血。Ⅲ 型内漏发生在支架中部,常常由于支架与支架重叠部分分离或支架本身渗漏而形成。Ⅳ 型内漏特点是被隔绝的瘤腔不断增大,但又不存在明确的瘤体动脉分支,也被称为“内张力(endotention)”。

2005 年和 2006 年,商业化生产的覆膜支架上市。最早被批准的是 Gore Excluder TAG System(W. L. Gore, Sunnyvale, CA;图 50-2),紧接着获得批准的是 Medtronic Talent graft(Medtronic, Sunrise, FL)和 Cook Zenith(Cook Co. Bloomington, IN)。这些第 2 代和第 3 代覆膜支架纠正了许多早期“自制”支架的缺陷,输送系统直径越来越小且更加灵活,金属支架提供了很高的径向支撑强度和延展性,并能抵抗外力导致的压缩和扭曲。目前

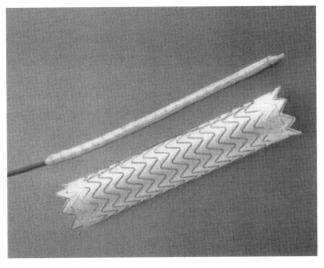

图 50-2　第 2 代商业化胸主动脉覆膜支架。由 W. L. Gore 制造的 Gore Excluder TAG System,由镍钛合金支架外覆薄壁聚四氟乙烯(PTFE)膜构成

大部分支架使用镍钛合金制造,覆膜则使用聚四氟乙烯(PTFE)或涤纶制造。

早期临床结果

2005 年 1 月,Gore Excluder TAG 胸主动脉覆膜支架 Ⅱ 期临床试验结果发布[28]。这项多中心前瞻性非随机临床试验在 17 个中心开展,比较了 140 名接受 Gore Excluder TAG 胸主动脉覆膜支架腔内治疗和 90 名接受外科开放手术治疗的胸降主动脉瘤患者的临床结果。该研究严格定义了入选和排除标准,尽可能保证两组数据的可比性,分别在术后 1 个月、6 个月、12 个月和 24 个月进行 CT 检查。腔内治疗组患者的手术失血、肾衰竭、截瘫和死亡率均显著低于外科开放手术治疗组(图 50-3),有趣的是两组的卒中发生率亦大致相同。腔内治疗组 ICU 停留时间、总住院时间、恢复正常活动时间比外科开放手术治疗组缩短 50%。尽管腔内治疗组患者与动脉瘤相关死亡率在术后 2 年时保持了优势地位(3%比 10%),但令人关注的是,两组全因死亡率在术后 2 年是相似的,最近的腹主动脉瘤覆膜支架腔内治疗随机临床试验也有相似结果。

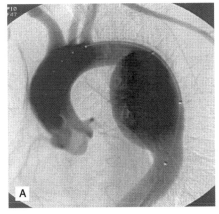
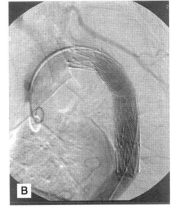

图 50-3　A. 造影显示胸降主动脉瘤适合覆膜支架治疗。B. 造影显示覆膜支架成功隔绝了胸主动脉瘤腔

胸主动脉瘤

约 50% 的胸主动脉瘤位于降主动脉,多起自左锁骨下动脉远端,常常伴有动脉粥样硬化[29]。Clouse 等使用美国 Olmsted 郡数据库分析了动脉瘤的自然病史,证实了动脉瘤体大小与破裂相关,胸主动脉瘤 5 年总体破裂危险为 30%[30]。西奈山 (Mount Sinai) 大学团队研究发现动脉瘤破裂的危险因素包括年龄增长、慢性阻塞性肺疾病、主动脉瘤最大直径和出现疼痛症状[31]。耶鲁大学团队已经证实降主动脉瘤或胸腹主动脉瘤发生破裂和夹层时直径中位数为 7.2cm[6]。耶鲁大学团队还报道了直径<5.0cm、5.0~5.9cm、≥6.0cm 的主动脉瘤破裂或夹层的平均发生率分别为每年 2%、3%、6.9%[32]。开胸血管置换手术是治疗胸主动脉瘤的传统主流手段,一些有经验的医院报道的手术死亡率为 5%~10%[33,34],截瘫发生率为 3%~8%,切除范围大、急诊手术、肾功能不全者截瘫风险增加。术中持续保持良好的远端灌注和脑脊液引流具有积极意义[35-38]。但是,随着有着多种合并症的老龄人口不断增加,腔内修复变得越来越有吸引力,尤其是对于有合适解剖结构的患者而言。

腔内治疗技术领域进展也非常迅速。较小且更灵活的输送系统已确保覆膜支架可用于大多数患者。为获取令人满意的近端锚定区,左锁骨下动脉开口可以被覆盖,并发症较少。仅对于胸主动脉须广泛覆盖、右椎动脉细小、左锁骨下动脉和胃下动脉的灌注同时受损,以及存在既往腹主动脉瘤手术史的患者,才必须接受术前左锁骨下至颈动脉的转位手术。被认为

有截瘫高风险的患者应在术前接受脑脊液引流,并尽力避免出现低血压过程。即便对于肥胖患者,经皮穿刺也可实施本手术操作。此外,与腹主动脉瘤类似,覆膜支架腔内修复术对胸主动脉瘤破裂的急救治疗迅速有效。

胸主动脉夹层

腔内修复技术最重要的应用或许当属胸主动脉夹层。急性复杂型 B 型主动脉夹层指已破裂或即将破裂、主动脉直径迅速扩张或合并灌注不良综合征的急性 B 型主动脉夹层,腔内技术问世之前,均依靠外科开放手术修复,死亡率高。腔内修复技术可覆盖夹层近端原发破口,使血流回归至塌陷的真腔,从而消除远端脏器动力性灌注不足。还可同时借助介入手段,针对静力型灌注不足进行治疗,如通过在被内膜片阻塞的分支血管开口植入裸支架,对挽救急性灌注不良濒临坏死的器官非常有效[39-42]。

对于急性非复杂型 B 型主动脉夹层,学界越来越倾向于在急性和亚急性期预防性植入覆膜支架移植物,以促进主动脉病变段的重塑。由于假腔逐步出现瘤样扩张,传统认为有效的最佳药物治疗带来的获益可能在远期随访中消失。如果覆膜支架腔内修复术能够在低并发症率和低死亡率的基础上实施,那么早期植入覆膜支架将十分具有前景,它可以促进主动脉重构,从而避免远期出现夹层动脉瘤及其带来的各类并发症和风险。如能实现个体化设计覆膜支架移植物,理想情况下,可考虑近端采用覆膜支架,远端采用裸支架,在亚急性期实施腔内修复术,有望实现胸主动脉全程良性重构(图 50-4)[27]。如可

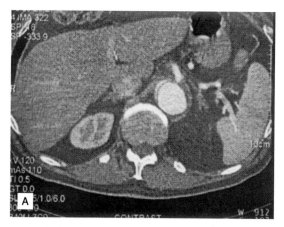
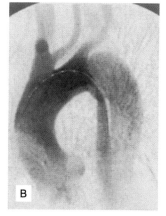
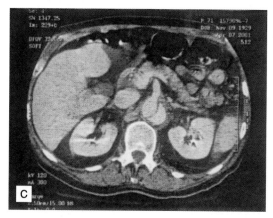
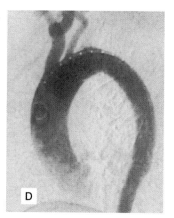

图 50-4   A. 经静脉主动脉增强 CT 显示主动脉夹层,真腔严重受压。B. 胸主动脉造影显示 B 型夹层,累及胸降主动脉。C. 腹部 CT 扫描。D. 覆膜支架植入胸降主动脉真腔后造影

确定导致远期动脉瘤样扩张风险增加的遗传性危险因素,那就有希望针对最可能受益于预防性干预措施的患者来实施手术。

慢性主动脉夹层治疗更为棘手。通常情况下,此类患者年龄更大,动脉瘤样改变的直径更大,真假腔之间有多个沟通,病变复杂。外科开放手术修复有着极高的并发症发生率和死亡率。不幸的是,由于主动脉夹层经常累及至腹部,并且真腔和假腔之间有多个破口,因此完全隔绝假腔血流十分困难。尽管慢性主动脉夹层动脉瘤样扩张部位往往只累及降主动脉近段,术中即便将腹腔干动脉以上的整个胸主动脉段覆盖,是否足以诱使假腔良好血栓化仍是未知的。Hughes 和 Duke 主动脉团队最近报道了一组覆膜支架完全覆盖左锁骨下动脉到腹腔干的全程胸主动脉的病例,具有较低并发症发病率,结果理想[43]。在没有理想的多分支支架移植物的情况下,即使借助于潜望镜技术、烟囱技术以及封堵器,完全隔绝远端假腔也是非常困难的。未来该领域的技术进步应着眼于研发更多器材和工具来解决这些棘手的患者。Roselli 和克利夫兰医学中心团队报告了一组极具挑战性的慢性主动脉夹层患者的外科和腔内治疗经验,分析两种治疗手段优缺点,强调了权衡破裂死亡和积极干预各自的风险[44]。

主动脉穿通性溃疡和壁内血肿

主动脉壁内血肿作为特殊类型的主动脉夹层,受到了越来越多的关注[45]。该病的病理生理机制尚不十分明确。虽然根据定义,真正的壁内血肿是滋养血管出血进入血管中层所致,

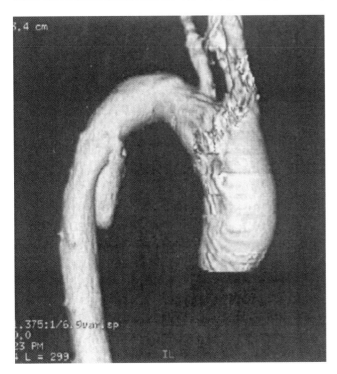

图 50-5　三维 CT 显示胸降主动脉巨大穿通性溃疡,此类患者特别适合胸主动脉覆膜支架腔内修复

但是许多学者认为所有病例均存在内膜破口。

如果没有任何内膜破坏的证据,理论上就没有覆膜支架修复的指征。然而,壁内血肿常伴随胸降主动脉穿通性溃疡,或本身就是穿通性溃疡所致[42]。因此使用覆膜支架覆盖穿通性溃疡可以限制壁内血肿的发展并治愈该疾病[46-48]。但不幸的是,即便在成功植入第一代或第二代覆膜支架的情况下,主动脉逆剥夹层、新溃疡形成和内漏仍在相当比例的患者身上发生,所以必须强调这是一种弥漫而严重的主动脉疾病[49-52]。

斯坦福大学团队报道了治疗胸降主动脉穿通性溃疡的中期随访结果,平均随访 51 个月[19](图 50-5)。该团队使用第 1 代和第 2 代商业化覆膜支架治疗了 26 名患者,其中 14 名患者有保守治疗指征。手术成功率为 92%,1 年、3 年和 5 年存活率分别为 85%、76% 和 70%,围手术期死亡率为 12%。主动脉直径持续增加和女性是治疗失败最主要的危险因素。这些危险因素体现了认真按照解剖学标准和临床因素筛选患者的重要性。另外,长期随访过程中定期 CT 检查非常必要,有利于发现远期并发症。

胸主动脉外伤

继发于非穿通性外伤的主动脉损伤是一种致命性损害,80%~90% 患者在外伤发生 1 小时内死亡[53]。急诊主动脉损伤段人工血管置换手术已经成为标准治疗方法,但这些患者常伴有其他主要器官损伤,包括闭合性颅脑损伤、肺挫伤、心肌挫伤和其他实质器官损伤,这些因素带来的手术高风险,可能会限制外科开放手术的应用。此时覆膜支架腔内修复术成为了外科开放手术的有力补充。早期,对于年轻患者较细的主动脉来说,当时的覆膜支架口径都过大。幸运的是,目前口径较小的覆膜支架以及锥形覆膜支架现在已经进入临床,极大地方便了这些创伤的微创修复[54-58]。

钝性主动脉损伤在 SVS 分类系统里做了详细分级。Ⅰ 级损伤仅涉及主动脉内膜裂伤,无其他影像学改变。Ⅱ 级损伤包括主动脉内膜裂伤和轻度壁内血肿,无明显管腔形态变化或外径扩大。Ⅲ 级指壁内血肿,足以引起主动脉直径增大和管腔受压,以及经典的假性动脉瘤。Ⅳ 级指主动脉破裂或者即将破裂。对于 Ⅰ 级和 Ⅱ 级损伤,大多数学者建议不需要紧急手术处理,可在 24~48 小时内重复影像学检查,根据动态变化情况再定。当解剖特点适宜,对于 Ⅲ 级和 Ⅳ 级损伤,覆膜支架腔内修复成为首选治疗手段,建议将覆膜支架的长度限制为完整覆盖受伤区域所需的长度。若覆膜支架长度超过 15cm,截瘫风险可能增加。对于有进展趋势的 Ⅱ 级损伤和 Ⅲ 级损伤,如果患者一般情况稳定,必要时可以考虑延迟修复,以使其他脏器的严重损伤首先得到妥善处理。如果遭受较广泛的 Ⅲ 级损伤,并且合并闭合性颅脑损伤,后者治疗中需要升高血压,则应尽早修复主动脉损伤以为后续治疗创造条件,降低风险(图 50-6)。也有观点认为,既然闭合性颅脑损伤的患者治疗过程需要升高血压,因此(不考虑主动脉损伤等级)均可考虑尽早植入覆膜支架修复主动脉损伤。除此之外,

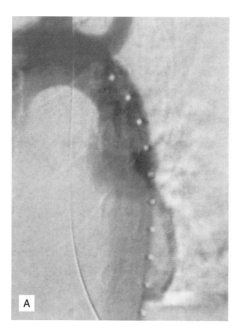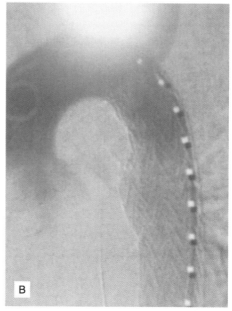

图 50-6　A. 胸主动脉造影显示一名外伤患者胸降主动脉破裂包裹。B. 胸主动脉造影显示
主动脉破裂部位被覆膜支架修复

对于稳定的Ⅲ级或缓慢进展的Ⅱ级损伤,延迟的覆膜支架植入可能是最有效的方法,为全身多发损伤的及时诊治提供宝贵的时间窗。目前几乎没有数据来证明这些覆膜支架5年以上的耐久性,定期密切随访可为必要时安全及时地进行再干预提供保障。

未来展望

尽管腔内修复治疗手段具有诸多优势,但覆膜支架治疗胸主动脉病变仍处在发展阶段[20,59]。较新的覆膜支架技术在美国普及相对缓慢,尤其是与在中国和日本相比。单分支覆膜支架可以拓展锚定区,对更多的主动脉弓远端病变进行修复,而多分支和开窗的覆膜支架则使得胸腹主动脉瘤的腔内修复成为可能。如今,很多新型支架器材和介入技术在研发之中,这些都将极大地方便未来主动脉疾病的治疗。针对特定疾病的腔内移植物及各式组合也可能会出现,从而进一步提升腔内修复术的水准。

最后,对患者的长期随访至关重要。早期的手术成功并非疗效持久的保证,我们已经见过即使完全血栓化的主动脉瘤腔都可能出现迟发型Ⅰ型内漏。因此,定期随访的影像学检查可以及时发现问题,及时再干预,但是明显会带来医疗费用的增加。

由于胸主动脉病的复杂性和患者群体老龄化,外科医生面临巨大的挑战。目前的文献支持对有良好适应证的患者使用腔内技术进行治疗,但更长期的随访和更多的临床研究将有助于进一步明确腔内治疗的角色。

（罗明尧　肖雨桐 译　舒畅 审）

参考文献

1. Swan H, Maaske C, Johnson M, Grover R: Arterial homografts II. Resection of thoracic aortic aneurysm using a stored human arterial transplant. *Arch Surg* 1950; 61:732.
2. Lam CR, Aram HH: Resection of a descending thoracic aorta for aneurysm: a report of the use of a homograft in a case and an experimental study. *Ann Surg* 1951; 134:743.
3. DeBakey ME, Cooley DA: Successful resection of aneurysm of thoracic aorta and replacement by graft. *J Am Med Assoc* 1953; 152:673.
4. Cooley DA, DeBakey ME: Resection of entire ascending aorta in fusiform aneurysm using cardiac bypass. *J Am Med Assoc* 1956; 162:1158.
5. Coady MA, Rizzo JA, Goldstein LJ, Elefteriades JA: Natural history, pathogenesis, and etiology of thoracic aortic aneurysms and dissections. *Cardiol Clin North Am* 1999; 17:615.
6. Coady MA, Rizzo JA, Elefteriades JA: Developing surgical intervention criteria for thoracic aortic aneurysm. *Cardiol Clin North Am* 1999; 17:827.
7. Gillum RF: Epidemiology of aortic aneurysm in the United States. *J Clin Epidemiol* 1995; 48:1289.
8. Hagan PG, Nienaber CA, Isselbacher EM, et al: The International Registry of Acute Aortic Dissection. New insights into an old disease. *J Am Med Assoc* 2000; 283:897.
9. Volodos NL, Karpovich IP, Troyan VI, et al: Clinical experience of the use of self-fixing synthetic prosthesis for remote endoprosthetics of the thoracic and the abdominal aorta and iliac arteries through the femoral artery and as intraoperative endoprosthesis for aorta reconstruction. *VASA* 1991; 33(Suppl):93.
10. Ruiz CE, Zhang HP, Douglas JT, et al: A novel method for treatment of abdominal aortic aneurysms using percutaneous implantation of a newly designed endovascular device. *Circulation* 1995; 91:2470.
11. Chuter TAM: Stent-graft design: the good, the bad and the ugly. *Cardiovasc Surg* 2002; 10:7.
12. Umana JP, Mitchell RS: Endovascular treatment of aortic dissections and thoracic aortic aneurysms. *Semin Vasc Surg* 2000; 13:290.
13. Nienaber CA, Fattori R, Lund G, et al: Nonsurgical reconstruction of thoracic aortic dissection by stent-graft placement. *New Engl J Med* 1999; 340:1539.
14. Mitchell RS: Endovascular solution for diseases of the thoracic aorta. *Cardiol Clin North Am* 1999; 17:815.
15. Tokui T, Shimono T, Kato N, et al: Less invasive therapy using endovascular stent graft repair and video-assisted thoracoscopic surgery for ruptured acute aortic dissection. *Jpn Thorac Cardiovasc Surg* 2000; 48:603.

16. Buffolo E, da Fonseca JHP, de Souza JAM, Alves CMR: Revolutionary treatment and aneurysms and dissections of descending aorta: the endovascular approach. *Ann Thorac Surg* 2002; 74:S1815.

17. Kato N, Dake MD, Miller DC, et al: Traumatic thoracic aortic aneurysm: treatment with endovascular stent-grafts. *Radiology* 1997; 205:657.

18. Kasirajan K, Marek J, Langsfeld M: Endovascular management of acute traumatic thoracic aneurysm. *J Trauma* 2002; 52:357.

19. Demers P, Miller C, Mitchell RS, et al: Stent-graft repair of penetrating atherosclerotic ulcers in the descending thoracic aorta: mid-term results. *Ann Thorac Surg* 2004; 77:81.

20. Gleason TG: Thoracic aortic stent grafting: is it ready for prime time? *J Thorac Cardiovasc Surg* 2006; 131:16.

21. Nienaber CA, Erbel R, Ince H: Nihil nocere on the rocky road to endovascular stent-graft treatment. *J Thorac Cardiovasc Surg* 2004; 127:620.

22. Mitchell RS, Dake MD, Semba CP, et al: Endovascular stent-graft repair of thoracic aortic aneurysms. *J Thorac Cardiovasc Surg* 1996; 111:1054.

23. Parodi JC, Palmaz, JC, Barone HD: Transfemoral intraluminal graft implantation for abdominal aortic aneurysms. *Ann Vasc Surg* 1991; 5:491.

24. Dake MD, Miller DC, Semba CP, et al: Transluminal placement of endovascular stent-grafts for the treatment of descending thoracic aortic aneurysms. *New Engl J Med* 1994; 331:1729.

25. Mitchell RS, Miller DC, Dake MD, et al: Thoracic aortic aneurysm repair with an endovascular stent graft: the "first generation". *Ann Thorac Surg* 1999; 67:1971.

26. Demers P, Miller DC, Mitchell RS, et al: Midterm results of endovascular repair of descending thoracic aortic aneurysms with first-generation stent grafts. *J Thorac Cardiovasc Surg* 2004; 127:664.

27. Dake MD, Kato N, Mitchell RS, et al: Endovascular stent-graft placement for the treatment of acute aortic dissection. *New Engl J Med* 1999; 340:1546.

28. Makaroun MS, Dillavou ED, Kee ST, et al: Endovascular treatment of thoracic aortic aneurysms: results of the phase II multicenter trial of the GORE TAG thoracic endoprosthesis. *J Vasc Surg* 2005; 41:1.

29. Pressler V, McNamara JJ: Thoracic aortic aneurysm. *J Thorac Cardiovasc Surg* 1980; 79:489.

30. Clouse WD, Hallett JW, Schaff HV, et al: Improved prognosis of thoracic aortic aneurysms: a population-based study. *J Am Med Assoc* 1998; 280:1926.

31. Jovoenen T, Ergin MA, Galla JD, et al: Prospective study of the natural history of thoracic aortic aneurysms. *Ann Thorac Surg* 1999; 63:551.

32. Davies RR, Goldstein LJ, Coady MA, et al: Yearly rupture or dissection rates for thoracic aortic aneurysms: simple prediction based on size. *Ann Thorac Surg* 2002; 73:17.

33. Svensson LG, Crawford ES, Hess KR, et al: Variables predictive of outcome in 832 patients undergoing repairs of the descending thoracic aorta. *Chest* 1993; 104:1248.

34. Kouchoukos NT, Masetti P, Rokkas CK, et al: Safety and efficacy of hypothermic cardiopulmonary bypass and circulatory arrest for operations on the descending thoracic and thoracoabdominal aorta. *Ann Thorac Surg* 2001; 72:699.

35. Estrera AL, Rubenstein FS, Miller CC, et al: Descending thoracic aortic aneurysm: surgical approach and treatment using the adjuncts cerebrovascular fluid drainage and distal aortic perfusion. *Ann Thorac Surg* 2001; 72:482.

36. Gharagozloo F, Neville RF, Cox JL: Spinal cord protection during surgical procedures on the descending thoracic and thoracoabdominal aorta: a critical overview. *Semin Thorac Cardiovasc Surg* 1998; 10:25.

37. Griepp RB, Ergin MA, Galla JD, et al: Minimizing spinal cord injury during repair of descending thoracic and thoracoabdominal aneurysms: the Mount Sinai approach. *Semin Thorac Cardiovasc Surg* 1998; 10:57.

38. Rokkas CK, Kouchoukos NT: Profound hypothermia for spinal cord protection in operations on the descending thoracic and thoracoabdominal aorta. *Semin Thorac Cardiovasc Surg* 1998; 10:57.

39. Elefteriades JA, Lovoulos CJ, Coady MA, et al: Management of descending aortic dissection. *Ann Thorac Surg* 1999;67; 67:2002.

40. Fann JI, Sarris GE, Mitchell RS, et al: Treatment of patients with aortic dissection presenting with peripheral vascular complications. *Ann Surg* 1990; 212:705.

41. Umana JP, Lai DT, Mitchell RS, et al: Is medical therapy still the optimal treatment strategy for patients with acute type B aortic dissections? *J Thorac Cardiovasc Surg* 2002; 124:896.

42. Nienaber CA, Zannetti S, Barbieri B, et al: INvestigation of STEnt in patients with type B Aortic Dissection: design of the INSTEAD trial—A prospective multicenter, European randomized trial. *Am Heart J* 2005; 149:592.

43. Hughes CC, Ganapathi AM, Englum BR, et al: Thoracic endovascular aortic repair for chronic DeBakey IIIB aortic dissection. *Ann Thorac Surg* 2014; 98:2092.

44. Roselli EE: TEVAR versus open surgery for type-B chronic dissection. *J Thorac Cardiovasc Surg* 2014; 11:028.

45. Coady MA, Rizzo JA, Elefteriades JA: Pathologic variants of thoracic aortic dissections: penetrating artherosclerotic ulcers and intramural hematomas. *Cardiol Clin North Am* 1999; 17:637.

46. Nienaber CA, Richartz BM, Rehders T, et al: Aortic intramural hematoma: natural history and predictive factors for complications. *Heart* 2004; 90:372.

47. Song JK, Kim HS, Kang DH, et al: Different clinical features of aortic intramural hematoma versus dissection involving the ascending aorta. *J Am Coll Cardiol* 2001; 37:1604.

48. Ganaha F, Miller DC, Sugimoto K, et al: Prognosis of aortic intramural hematoma with and without penetrating atherosclerotic ulcer: a clinical and radiological analysis. *Circulation* 2002; 106:342.

49. Sailer J, Peloschek P, Rand T, et al: Endovascular treatment of aortic type B dissection and penetrating ulcer using commercially available stent-grafts. *Am J Roentgenol* 2001; 177:1365.

50. Kos X, Bouchard L, Otal P, et al: Stent-graft treatment of penetrating thoracic aortic ulcers. *J Endovasc Ther* 2002; 9:SII25.

51. Brittenden J, McBride K, McInnes G, et al: The use of endovascular stents in the treatment of penetrating ulcers of the thoracic aorta. *J Vasc Surg* 1999; 30:946.

52. Murgo S, Dussaussois L, Golzarian J, et al: Penetrating atherosclerotic ulcer of the descending thoracic aorta: treatment by endovascular stent-graft. *Cardiovasc Intervent Radiol* 1998; 21:454.

53. Parmley LF, Mattingly TW, Manion WC, et al: Nonpenetrating traumatic injury to the aorta. *Circulation* 1958; 17:1086.

54. Razzouk AJ, Gundry SR, Wang N, et al: Repair of traumatic aortic rupture: a 25-year experience. *Arch Surg* 2000; 135:913.

55. Tatou E, Steinmetz E, Jazayeri S, et al: Surgical outcome of traumatic rupture of the thoracic aorta. *Ann Thorac Surg* 2000; 69-70.

56. Iannelli G, Piscione F, Tommaso LD, et al: Thoracic aortic emergencies: impact of endovascular surgery. *Ann Thorac Surg* 2004; 77:591.

57. Rousseau H, Dambrin C, Marcheix B, et al: Acute traumatic aortic rupture: a comparison of surgical and stent-graft repair. *J Thorac Cardiovasc Surg* 2005; 129:1050.

58. Doss M, Wood JP, Balzer J, et al: Emergency endovascular interventions for acute thoracic aortic rupture: four-year follow-up. *J Thorac Cardiovasc Surg* 2005; 129:645.

59. Mitchell RS: Stent grafts for the thoracic aorta: a new paradigm? *Ann Thorac Surg* 2002; 74:S1818.

第51章　大血管创伤

Tom P. Theruvath　•　Claudio J. Schonholz　•　John S. Ikonomidis

主动脉与胸腔大血管创伤可以继发于钝性伤或穿通性外伤,治疗包括控制即刻的出血,以预防远端灌注不良或假性动脉瘤形成和破裂。钝性主动脉损伤是钝性外伤后最常见的胸部血管损伤,在美国是非穿通性外伤的第二大死因。每年大约有 7 500~8 000 例这类事件发生[1]。钝性胸主动脉损伤(blunt thoracic aortic injury,BTAI)导致的死亡,75%~90%发生在事故现场,特别是除了主动脉横断伤外伴有其他四处以上严重创伤的患者更易导致现场死亡[2]。目前数据表明大约4%的患者在从现场转运途中死亡,另有19%的患者在到达医院后启动外伤评估和检查的过程中死亡[3]。2011 年发表的一篇荟萃分析表明,未行手术治疗的患者院内死亡率高达46%,行腔内治疗的院内死亡率为9%,行外科开放手术的院内死亡率为19%[4]。最常见的主动脉横断伤部位是主动脉峡部,其次是无名动脉基底部,再次是左锁骨下动脉基底部与左颈总动脉基底部。中心静脉很少发生钝性损伤,但是可以继发于穿通性创伤[5]。传统的经验认为,开胸手术是治疗主动脉创伤的有效方法。自从2005 年第一例胸主动脉腔内支架在美国被允许应用于临床以来,钝性主动脉损伤超适应证使用腔内支架治疗在各大创伤中心快速发展。随着胸主动脉腔内修复术(thoracic endovascular aortic repair)逐步替代外科手术成为治疗钝性胸主动脉损伤的首选治疗方法,死亡率和并发症发生率明显减低,包括手术相关的截瘫发生率也明显减低[6]。这一章描述了胸主动脉和头臂血管的创伤性损伤。在此将阐述发病机制,临床表现及治疗策略。重点将描述腔内治疗技术,目前该技术已经成为钝性主动脉和头臂血管损伤最常用的治疗方法。本章被分成升主动脉,主动脉弓和降主动脉区域,对于特定区域,分别讲述开放手术和腔内手术方法。

总论

胸主动脉区域划分

为了便于胸主动脉解剖区域划分系统在国际上交流和临床中的应用,2001 年在东京举行的第一届胸主动脉腔内支架国际峰会上提出了"覆膜腔内支架锚定解剖区域图"[7]。我们建议,该锚定区域图不仅用于划分腹膜支架近端释放位置,也可用于确定外科开放手术修复范围。在 2002 年,该锚定区域图被扩充,包含了覆膜支架远端释放的位置。从此,使用图 51-1

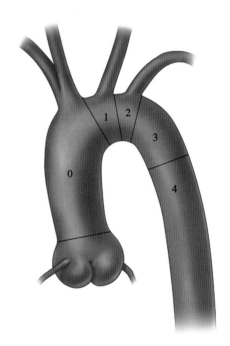

图 51-1　胸主动脉区域划分

作为标准解剖定义图来用于评价手术结果成为共识[8]。作为更加个性化的标记,我们将主动脉根部作为"双 0"位置。

临床表现

对于抵达急诊中心的大动脉损伤的患者应按照标准高级创伤生命支持(advanced trauma life support,ATLS)协议进行评估。遭受钝性创伤的患者通常血流动力学相对稳定,因此针对胸腔内大血管损伤的怀疑必须基于创伤的机制和系列的相关症状。除机动车或摩托车高速撞击外,挤压伤和摔伤也有足够的力量造成胸内大血管的破裂[9-12]。在患者病情初始评估过程中通常有一些明显的线索提示主动脉破损。相比于主动脉弓部血管钝性伤,胸降主动脉外伤后破裂的患者到急诊时血流动力学通常是稳定的。虽然患者可出现呼吸困难或后背痛等不适主诉,上下肢出现异常血压差,但是只有不足50%的患者可出现明显主动脉破裂的症状和体征。完全脱套样损伤可导致主动脉中层套叠进入降主动脉,从而导致"假缩窄",随后出现不同程度的远端灌注不良(图 51-2)。

常见的相关主诉包括颈部和胸部的疼痛,体格检查可能发

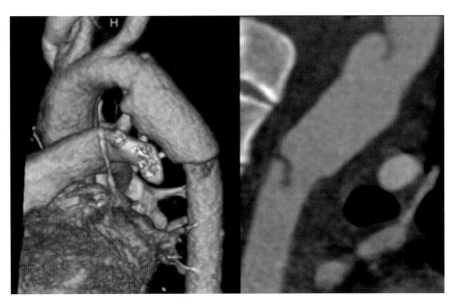

图 51-2　由主动脉的全周横断和漂浮的主动脉壁伸缩至远端主动脉引起的主动脉假性缩窄。主动脉近端和远端之间的血流仅由周围的外膜支撑

现安全带跨越胸部颈部紧勒所致的瘀斑[13,14]。提示大血管破裂的体征包括：锁骨上肿胀和瘀斑，同侧上肢脉搏消失，颈部血肿伴有或不伴有气管偏移，急性 Horner 综合征，以及急性上腔静脉样综合征[11,14-16]。在一个生命体征稳定的患者，在锁骨中线和颈部 I 区之间有穿刺伤或枪伤的证据，应怀疑大血管贯穿伤[17]。在多达 30% 的患者可闻及心前区杂音，提示动静脉瘘（arteriovenous fistula，AVF）形成[18]。锁骨下动脉远端贯穿伤可能表现为搏动性出血[19]。胸部或颈部穿透伤的患者在到达急诊中心时，血流动力学不稳定的征象更常见，如心包填塞，处于濒死状态的患者应行急诊开胸探查。低血压患者可不需影像学诊断，直接手术治疗。低血压患者的死亡率比血压稳定的患者高出近三倍[18,19]。因此对患者进行有序且有效率的术前评估可避免不必要的死亡。

创伤性主动脉损伤的分类

　　根据钝性胸主动脉损伤的严重程度进行分类的方案已经被学界广泛接受，如图 51-3 所示[20]。I 级表现为内膜的撕裂或内膜片，II 级显示证实有壁内血肿但主动脉外部轮廓无明显改变，III 级证实有假性动脉瘤，扩展范围超出主动脉正常轮廓，IV 级为主动脉壁全层损伤并伴有血液外渗。血管外科学会指南推荐 II ~ IV 级钝性胸主动脉损伤采用 TEVAR 治疗，I 级损伤通常可自愈。

初始评估

　　对于一个多发伤的患者无论是否可疑主动脉破损均应按照标准 ATLS 方案进行评估。在开始调查特殊部位损伤之前，必须完成初始和继发病史的调查、常规 X 线片检查和稳定血流动力学。诊断钝性外伤性主动脉损伤的第一步是识别高危患者。机动车碰撞、从高处坠落、爆炸和挤压伤都有造成主动脉横断所需的冲击力和减速力；因此，这些患者应进行影像学检查，以排除这种潜在的致命伤害[21-24]。颅内占位性病变和腹腔

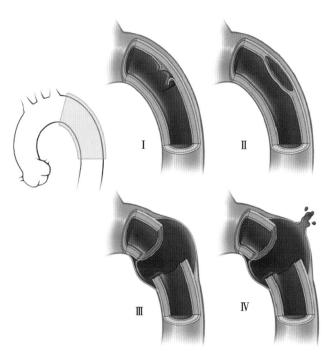

图 51-3　钝性胸主动脉损伤（BTAI）的分类。BTAI 不同等级：I 级，内膜的撕裂或漂浮；II 级，壁内血肿；III 级，假性动脉瘤；IV 级，破裂

内出血的手术治疗优先于无出血的主动脉损伤。有出血征象的血流动力学不稳定的患者应直接到手术室控制出血，经食管超声可用于评估主动脉损伤。95% 的主动脉破损患者都有相关的损伤。美国创伤外科协会（American Association for the Surgery of Trauma，AAST）的一项试验统计了来自美国和加拿大约 50 个创伤中心的数据[25]，证明了目前现场急救医疗复苏技术的进步，为更多的患者提供了能够到达医院并接受进一步治疗的机会。在这些患者的初始评估中，通常有明显的线索提示主动脉破损（表 51-1）。

表 51-1 主动脉破损的证据

病史

　机动车碰撞时速>50km/h

　机动车碰撞上固定的障碍物

　没有系安全带

　从机动车上摔出

　方向盘受损

　摩托车撞伤或飞机失事

　行人被机动车撞伤

　高于 3m 的摔伤

　挤压伤或塌陷伤

　意识丧失

体征

　失血性休克(收缩压<90mmHg)

　胸骨、第一肋骨、锁骨、肩胛骨或多肋骨骨折

　胸前有方向盘印记

　心脏杂音

　声音嘶哑

　呼吸困难

　背痛

　血胸

　四肢血压失衡

　截瘫

胸部 X 线检查

　　在大多数的创伤患者中,仰卧位胸片是最初评估的一部分,而严重增宽的纵隔、血胸和到达医院时短暂的血流动力学不稳定是早期 BTAI 住院死亡的先兆[26]。在评估钝性创伤患者时,常规获得前后位(正位)胸片,并应检查与主动脉破裂相关的 15 个征象之一(表 51-2)[27]。最常见的表现包括:纵隔增宽超过总胸廓宽度的 25%,主动脉结消失,肺尖胸膜帽征,胸骨、肩胛骨、锁骨或第一肋骨骨折(图 51-4)。但是这些征象均未显示出有效排除主动脉损伤的高度敏感性或特异性,并且高达 40% 的主动脉破裂患者的胸部 X 线检查结果是正常的[22,23],[28-32]。然而,当发现异常时,它们可以帮助医生确定哪些患者需要积极的影像学检查来排除主动脉损伤。

计算机体层成像

　　在标准的血流动力学稳定的钝性创伤患者中,应进行头部和腹盆部计算机体层成像(computed tomography,CT)来识别闭合性头部或腹腔内损伤。如果胸部 X 线检查异常或有与主动脉损伤相符的创伤机制,此时应通过静脉注射造影剂,对胸部进行螺旋 CT 扫描。自 20 世纪 90 年代初引入以来,由于 CT

的实用、速度快和易于阅片,它已经成为大多数医疗机构检测外伤性主动脉破裂的首选筛查工具。此外,多层螺旋 CT 或螺旋 CT 的敏感度和阴性预测值接近 100%[22,23],[32-35]。正常主动脉表现为均匀强化,而充盈缺损、造影剂外渗、内膜片、主动脉周围血肿、假性动脉瘤和附壁血栓可能提示存在主动脉损伤(图 51-5)[34]。此外,增强 CT 成像可以鉴别出最小的主动脉损伤,如最小或没有纵隔改变的小漂浮内膜片,这些损伤可以通过抗主动脉搏动治疗安全地处理[23,34,36]。

表 51-2 与钝性主动脉破损相关的胸部 X 线表现

纵隔增宽(>8.0cm)

纵隔-胸廓宽带比>0.25

气管向右移位

主动脉轮廓模糊

主动脉结不规则或消失

左肺尖胸膜帽征

左主支气管受压

主肺动脉窗不透光

鼻胃管右偏

脊柱旁线增宽

第一肋骨骨折

其他肋骨骨折

锁骨骨折

肺挫伤

胸椎骨折

　　Data from Cook AD, Klein JS, Rogers FB, et al: Chest radiographs of limited utility in the diagnosis of blunt traumatic aortic laceration, *J Trauma*. 2001 May;50(5):843-847.

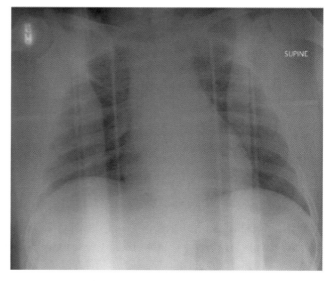

图 51-4 一名 18 岁遭遇车祸男性的胸片显示纵隔增宽

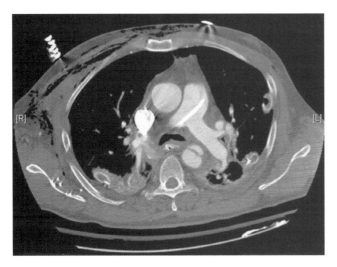

图 51-5　一名 30 岁男性在高速汽车碰撞后胸部螺旋 CT 扫描显示近段降主动脉内膜片和主动脉周围血肿

经食管超声心动图

经食管超声心动图（transesophageal echocardiography，TEE）由于其对整个降主动脉及部分升主动脉弓的成像能力和便携性，已成为心胸外科的重要工具。在探查需要手术的不稳定钝性损伤患者中，TEE 可用于评估降主动脉破裂的证据，如挂壁的漂浮内膜片或因有附壁血栓而增厚的血管壁。多平面 TEE 探头允许沿单旋转轴以不同角度获取横断面图像。常用的 5MHz 或 7MHz 探头可以精确地分辨 1~2mm 的结构。异常血管壁内多普勒成像显示湍流血流，提示钝性主动脉破损可能，而时间分辨成像可以评估解剖结构的运动，从而强化了对该病生理学改变的诊断效能。慢性动脉粥样硬化性疾病可使 TEE 图像的获取和阅读复杂化；因此，观察多种相关的损伤征象，如周围有纵隔血肿的附壁漂浮内膜片，是比较可靠的。潜在限制 TEE 作为一种广泛应用的主动脉损伤筛查工具的一个缺点是，其操作人员依赖性，使其敏感度低至 63%[37]。然而，一项前瞻性主动脉钝性损伤的影像学诊断技术报道，TEE 的敏感度和特异度分别为 93% 和 100%，而螺旋 CT 为 73% 和 100%[35]。胸腔镜也被用来评估创伤性血胸，然而有经验的医师术中 TEE 对主动脉横断的诊断有极高的敏感性和特异性[38,39]。TEE 比螺旋 CT 更有创，但总体相关风险较低。禁忌证包括同时存在的颈椎、口咽、食管或颌面结构的损伤[35]。

磁共振血管成像

磁共振血管成像（magnetic resonance angiography，MRA）能很好地显示血管结构，尤其是胸主动脉，而且在包括主动脉夹层及动脉瘤等复杂的主动脉疾病的诊断及随访中也占有重要地位[40-42]。获得影像时间的局限性限制了其在急性创伤患者中的应用，但其可以有效监测创伤性胸部损伤患者治疗后的情况。

主动脉造影

当螺旋 CT 或 TEE 不能准确识别或充分描述主动脉损伤时，主动脉造影可能是有用的。主动脉造影在无创精确的影像学技术问世前已经用于诊断钝性胸部损伤，目前仍被认为是金标准。对于有经验的检查者来说，其灵敏度和特异度均接近于 100%[43]。动脉内数字减影是最常用的，因为它可以快速生成图像（图 51-6）。在过去，静脉数字减影也有所应用。在静脉内

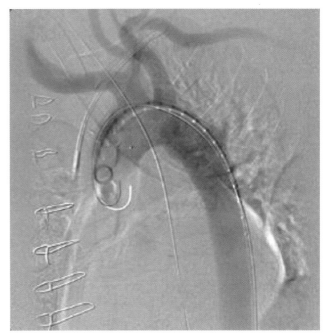

图 51-6　数字减影血管造影显示急性创伤性主动脉峡部破裂

注射造影剂后，可得到主动脉弓和降主动脉的延迟显像，虽然这种技术缩短了操作时间，但因为诊断主动脉破损的准确性低于 70% 而被淘汰[40]。随着螺旋 CT 的应用和速度，血管造影现在很少用于诊断，但仍常规用于血管内支架置入术。这种手术需要强大的介入专家团队，且需要较长时间；因此，伴有其他危及生命或肢体的创伤患者在进行此手术前应先稳定生命体征。在诊断性主动脉造影术中，曾有高达 10% 的出血和死亡的报告，但随着腔内治疗熟练程度的改善，这一发生率已显著降低[40,44,45]。事实上，直接由主动脉造影术引起的并发症发生率很低，但患者可能会出现造影剂反应、造影剂相关性肾病、腹股沟血肿或股动脉假性动脉瘤。假阳性通常被认为是动脉粥样硬化或导管憩室。

手术修复与期待（保守）疗法

一致公认地，血流动力学不稳定的钝性创伤患者应绕过诊断性影像学检查并立即被送往手术室接受治疗。在腹腔或胸腔探查术中，TEE 可用于主动脉破裂倾向的诊断[35]。此时，不应行外科主动脉修复术，立即转入重症监护病房行进一步复苏治疗才可使这组患者获益。一旦血流动力学稳定，β 受体阻滞剂作为抗搏动治疗药物应被使用，以减小主动脉壁压力。血流动力学稳定的钝性主动脉损伤患者，没有合并需要干预的严重创伤，需立即行修复手术。非致死性损伤的治疗应推迟到主动脉修复术后。因此，在严格挑选的有严重损伤或合并症的患者中，延迟治疗被证明是安全和有效的[46-57]。对于胸腔、腹腔内或腹膜后出血者，或颅内出血引起占位效应者应该接受积极的抗搏动疗法，以在处理这些损伤时将主动脉破裂的风险降到最低[55]。抗搏动治疗的目标是维持收缩压小于 120mmHg 和/或平均动脉压小于 80mmHg[23]。在外科修复合并的其他损伤时，应用 TEE 监测主动脉损伤，并且在延迟性治疗期内，应常规行 CT 检查。虽然 30%~50% 的患者在等待主动脉修复术的过程

中死亡,但大部分的死亡与主动脉损伤无关[49,50,55]。AAST研究排除了濒死或证实为无法控制的主动脉破裂的患者,合并相关损伤,未能立即行主动脉修复患者的死亡率为55%[25]。因此,在某些钝性主动脉损伤考虑手术效果不佳的患者中,证据支持延迟性手术或非手术治疗。即使在仔细挑选的BTAI患者中,慎重的非手术治疗也被证明是多发伤患者的合理选择[58]。β受体阻滞剂抗搏动治疗应用于直接到手术室进行主动脉修复的患者,以及那些选择延迟修复的患者,以降低血压,从而减少主动脉壁张力[23,24,59]。通过积极的β受体阻断降低了住院主动脉破裂发生率,并且没有对相关损伤的结果产生不利影响[23]。

升主动脉

创伤机制

胸降主动脉横断是胸部钝性撞击后最常见的血管损伤,而升主动脉和主动脉弓也会因受损出现夹层或假性动脉瘤的形成。钝性冲击力经胸腔传入,引起升主动脉的扭曲和血管壁的破损,并产生对心脏的剪切效应[60]。此外,横膈处的主动脉突然闭塞会造成"水锤效应",血流突然折返对升主动脉和主动脉弓造成了强烈的冲击[61]。

手术修复

升主动脉的假性动脉瘤需要在体外循环的支持下进行修复。胸骨切开前行股动脉-股静脉或腋动脉-股静脉插管,并开始体外循环,可以为升主动脉减压,以降低开胸时假性动脉瘤的破裂风险[16]。进入心包腔之后,如果条件允许,应小心游离假性动脉瘤,以使其远端与近端的主动脉有良好的阻断部位。根据损伤的性质和程度,可以对动脉瘤进行一期修复、补片成形,或主动脉人工血管置换。如果出现主动脉瓣关闭不全,可能需要行人工瓣膜置换术[62]。有时需要行深低温停循环,特别是当近端和远端阻断部位显露不佳或假性动脉瘤延伸至近端主动脉弓时。这种手术可以切除假性动脉瘤,并用人工补片缝合修复主动脉缺损[60]。与胸降主动脉损伤一样,血流动力学稳定的合并高危出血倾向的患者,尤其是颅内病变患者,可能需要考虑手术治疗的延迟[60]。延迟治疗的选择取决于升主动脉损伤的性质。例如,它必须是一个独立不连续的病变,没有证据表明周围受累或损害邻近结构。为确保观察期的安全,需保持平均动脉压低于80mmHg,脑灌注压高于50mmHg,常使用短效β-受体阻滞剂静脉给药来维持[63]。保守治疗必须通过胸腔的连续CT扫描来定期评估主动脉病变,如果发现假性动脉瘤增大,手术干预的阈值要降低[63]。

腔内治疗

多项研究已经报道了TEVAR在治疗降主动脉病变中的安全性和有效性,但是TEVAR在治疗升主动脉病变中的作用还不是很清楚。特别是升主动脉TEVAR(ascending TEVAR,A-TEVAR)在创伤性病变中的作用尚未得到评估和报道。只有少数研究描述了这种方法的结果[64-66]。已报告的经验表明,升主动脉的血管内修复在慢性主动脉瘤或急性主动脉夹层中是技术上可行的,并且可以在早期获得良好的结果。目前市面上

还没有专门设计用于治疗升主动脉的血管内装置。与降主动脉的TEVAR相比,升主动脉的血管内治疗面临更复杂的病理、血流动力学特征和解剖学方面的挑战。就此而论,主动脉瓣和冠状动脉位于升主动脉的近端,使得在近端锚定区获得支架良好贴合和固定特别具有挑战性。到目前为止,唯一的干预是开放的外科手术,如前一节所述,通过正中胸骨切开术和体外循环的方法。

主动脉弓分支血管

损伤机制

推测无名动脉钝性破裂的机制为,纵隔受到脊柱和胸骨的前后挤压,心脏被挤压至左后方,增加了主动脉弓的弯曲度,从而增加了其所有分支动脉的牵拉力[67]。头部旋转时颈椎过伸会增加右侧颈动脉的张力,并将这种张力传送到无名动脉,从而导致无名动脉破裂[67]。左颈动脉受到快速减速的拉伸损伤,导致内膜撕裂,并随后形成动脉夹层[11]。颈动脉损伤的其他机制包括颈部过度屈曲造成的下颌骨和颈椎之间挤压所致的损伤,颅底骨折造成的动脉横断伤以及绞窄性损伤[11]。锁骨下动脉钝性损伤更常见于动脉的中远三分之一处,理论上认为是由于向下的力量使第一肋骨骨折,前斜角肌作为支点,从而使锁骨下动脉被夹在第一肋骨和锁骨之间[9]。由于安全带肩带的限制,肩部的突然减速也被认为会导致锁骨下动脉的剪切损伤[9]。

手术修复

无名动脉

无名动脉是继钝性创伤后胸内血管损伤的第二常见部位。在一篇对117例钝性无名动脉破裂报告的回顾分析中,83%发生在近端血管,3%发生在中部,9%发生在远端,其余损伤涉及多个节段[10]。最常见的病理改变是内膜和中膜的破损和假性动脉瘤的形成(图51-7)[10]。虽然在一些病例中,可能对破裂的无名动脉进行一期修复,但是传统方法是采用全胸骨或上半胸骨切口,并视手术需要沿右侧胸锁乳突肌前缘延长切口,采用从主动脉弓到健康远端血管的主动脉-无名动脉人工血管旁路移植术进行修复[17,68]。穿透性无名动脉损伤的手术修复也是以同样的方式进行的[17]。手术应将无名动脉的全长游离起来以实现远端控制,打开心包以实现主动脉弓水平的近端控制[69]。全身肝素化后,在主动脉弓处上侧壁钳行部分阻断,用聚丙烯缝线行近端血管与人工血管桥的端-侧吻合[69]。根据损伤的位置和程度,可仅对无名动脉远心端和人工血管桥进行端-端吻合,或用Y形血管桥分别行右侧颈动脉和右锁骨下动脉的重建[10]。应充分暴露无名动脉的起始端并用不可吸收缝线带垫片缝合[69]。通常健康的患者都能够耐受短暂的无名动脉阻断,因为对侧颈动脉和椎动脉可以提供充足的侧枝血流[69]。对于神经系统异常或怀疑对侧颈动脉损伤的患者,应采用脑保护、体外循环、脑电图监测、深低温停循环或颈动脉分流术(残端压<50mmHg)等措施[68,69]。有研究称主动脉-无名动脉人工血管桥10年远期通畅率高于96%[70]。

颈动脉

钝性颈动脉损伤的治疗必须以预防脑缺血为目的,应权衡

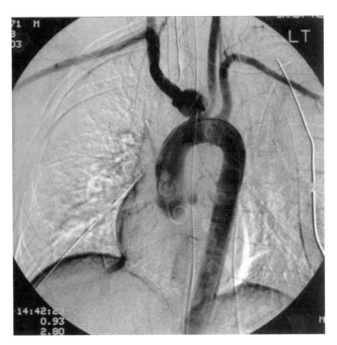

图 51-7　动脉造影显示无名动脉近端破裂并且在破裂部位形成假性动脉瘤（Reproduced with permission of Symbas JD，Halkos ME，Symbas PN：Rupture of the innominate artery from blunt trauma：current options for management，*J Card Surg* 2005 Sep-Oct；20（5）：455-459.）

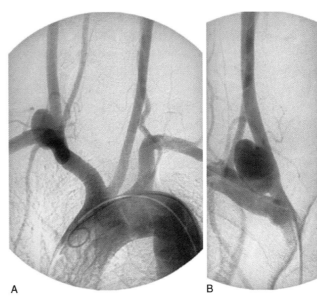

图 51-8　数字减影血管造影显示右颈总动脉起始部一个宽颈假性动脉瘤。A. 左前斜位主动脉弓注射造影剂。B. 右前斜位无名动脉注射造影剂（Reproduced with permission from Simionato F，Righi C，Melissano G，et al：Stent-graft treatment of a common carotid artery pseudoaneurysm，*J Endovasc Ther*. 2000 Apr；7（2）：136-140.）

手术治疗与观察并使用抗凝药物的相对风险[71]。微小的内膜片可以贴复，但是较大的内膜片则会导致血栓形成，因此需要抗凝治疗预防血栓栓塞[72]。动脉夹层后可能会造成管腔狭窄，使患者面临血栓形成的风险，而双侧颈动脉夹层的患者如双侧血栓形成会导致较高的致死率和并发症发生率，因此抗凝治疗是极其重要的[73]。当因假性动脉瘤形成需要手术治疗时（图 51-8），外科医生可以绕过该病变，但也可以重建或结扎动脉[11]。胸内段颈动脉损伤的开放手术修复需要经胸骨正中切口进行，并在必要时沿同侧胸锁乳突肌前缘进行延长，以充分暴露[18]。当解剖出病变段的近心与远心端后，动脉修复可通过一期修复或取自体大隐静脉或人工血管进行修复[18]。

锁骨下动脉

锁骨下动脉的钝性或穿透伤后，由于无法通过压迫达到充分止血的目的，死亡率达 5%~30%[74,75]。同时，由于锁骨下动脉与气管，食管，锁骨下静脉及臂丛神经的解剖关系临近，使得 40% 的锁骨下动脉损伤合并有并发症[74]。手术显露锁骨下动脉可以经胸骨正中切口、胸骨上段切口、锁骨上切口、锁骨下切口、胸腔切口或根据创伤的情况采用组合切口[76]。左侧锁骨下动脉的病变通常经左胸前外侧切口，可同时做锁骨下或锁骨上反切口，也有部分医生采用胸骨正中切口修复锁骨下动脉近端的病变[9,76]。右侧的病变通常采用胸骨正中切口并向锁骨上延伸[9]。如果锁骨下动脉长段损伤，也可以考虑切除部分锁骨以取得良好的显露，尽管这种手术有相当高的术后并发症发病率[19,76]。一旦解剖出锁骨下动脉的近远端，并控制后，就可以切除受损动脉段，用大隐静脉或人工血管进行修复[9]。在仅需要很小的动脉清创术的情况下，通常可以进行一期缝合[77]。

对于不能耐受广泛手术修复的危重患者，行锁骨下动脉结扎术也是可行的，有报告称这种方式引起患肢的短期并发症发病率很低[19,76,77]。当计划手术修复锁骨下动脉时，应考虑邻近结构如锁骨下静脉和臂丛的伴随损伤。

腔内治疗

动脉造影被认为是诊断和描述胸腔内血管损伤的金标准，随着血管内支架技术和外科医生手术技术的不断进步，动脉造影可能成为血流动力学稳定患者的首选治疗方法。目前文献中有充斥着较少例数的病例研究和个案报告证明了这种方法的可行性，其短期并发症发病率和死亡率很低，但远期结果数据极少。与其他微创技术相似，腔内技术治疗创伤性胸内血管损伤可使患者避免胸骨切开术或胸腔切开术以及相关的疼痛、恢复时间长和感染风险[78,79]。在国家创伤数据库中对腔内修复和开放手术的分析显示，在治疗损伤严重程度重、合并相关损伤和高龄患者时，腔内修复治疗在生存率上具有优势[80]。因病变解剖结构问题，限制了腔内技术在血流动力学稳定的大血管损伤患者中的广泛应用。关于损伤入路方面，血管损伤与主动脉弓的关系很少成为问题，因为目前越来越多地采用肱动脉和颈动脉入路，无论是否伴有股动脉入路[79]。然而，需要重点考虑的问题是相邻的健康血管段能否提供足够的锚定区和保留分支血管的可能性[81]。因此，需要对每一个单独的病变进行精确的评估，以确保适当使用这项技术。常见的腔内治疗方式如裸金属支架或覆膜支架和弹簧栓塞已被用于血管创伤的治疗。在 2 000 年以前，覆膜支架还没有商业化；因此，在那个时间段内发表的病例报告描述了使用自制的设备，其中外科医生将自体组织、膨胀聚四氟乙烯（ePTFE）或聚酯纤维固定到裸金属支架上,然后重新包装该设备,以便在血管内释放封堵动静脉瘘或假性动脉瘤[82]。目前有许多被批准用于冠状动脉或外周血管介入治疗的自膨式和球囊扩张的覆膜支架已成功地应用于主动脉弓部血管。特别是 Wallstent 血管内支架(Boston Scientifc,Natick,MA)、Gore Viabahn 血管内支架(W. L. Gore & Associates,Flagstaff,AZ),以及 Jostent 冠脉及外周血管支架(Abbott Vascular,Redwood City,CA)[83]。

无名动脉

病情稳定的无名动脉钝性或穿透伤的患者已经从覆膜支架的介入治疗中获益,目前还没有相关并发症的报道[13,78],[84-86]。在治疗无名动脉假性动脉瘤的过程中需要考虑的一个技术问题是覆膜支架的远端是否会堵塞颈动脉。这种情况是可以通过重新调整导丝来避免的,而将锁骨下动脉的开口覆盖,这种情况通常是无症状的,因为上肢肩部周围有大量的侧支循环[78,87]。或者,如果支架必须跨过右侧颈总动脉的开口,那么在支架植入前应先行锁骨下动脉-颈动脉旁路移植术[78]。腔内修复的随访方法尚未确定,但目前建议一年两次采用双侧颈动脉多普勒超声和CT扫描检查。支架置入术后抗血小板治疗的用药时间仍不确定,然而大多数患者出院后都每日口服阿司匹林,可加用硫酸氢氯吡格雷(波立维)[13,88,89]。

颈动脉

胸内颈动脉的创伤是罕见的,但是有成功应用覆膜支架治疗假性动脉瘤的病例报告[90-96]。在评估病变是否适合使用腔内介入治疗时,应考虑血栓栓塞风险,许多医生主张延迟颈动脉损伤后支架置入术,以尽量减少动脉内操作和潜在的血栓栓塞风险[97]。对于伴有颅内或实质器官损伤的创伤患者,抗血小板治疗的安全性很难保证,但是研究表明保持部分凝血酶原时间在 40~50s 之间可以有效地为颈动脉损伤后支架植入提供条件,并且不会明显增加出血风险[73]。然而,在支架植入过程中全身肝素化是至关重要的,并且应在随后至少 2 周内使用波立维进行抗血小板治疗,随后转为终生服用阿司匹林治疗[91]。虽然应监测患者的神经功能变化,作为支架狭窄或闭塞的表征,但使用多普勒超声可发现亚临床的管腔狭窄[97]。

锁骨下动脉

锁骨下动脉的腔内修复在文献中已经做了较好的阐述,因为与锁骨下动脉开放手术相比,在并发症发生率上有明显获益[83,87,94],[98-104]。覆膜支架能够有效地治疗锁骨下动脉的假性动脉瘤、撕裂伤、动静脉瘘和横断伤,并且由于避免了创伤部位的游离操作,理论上可减少臂丛损伤的发生[81,101,105]。锁骨下动脉介入治疗的特别之处在于需要考虑到血管分支的存在,这些血管分支会被覆膜支架覆盖,有产生内漏的可能来源。如果对侧椎动脉通畅并可见顺行血流,这些分支血管应应用弹簧圈进行栓塞[81]。如果椎动脉不能安全地进行闭塞,则在支架植入之前应先进行椎动脉-颈动脉转位术[104]。另外,锁骨下动脉的覆膜支架修复可能会覆盖住胸廓内动脉,如果该动脉已被用作冠状动脉旁路移植术的带蒂血管材料,会使患者面临严重心肌缺血的危险。术后抗血小板治疗需包含 1~3 个月的硫酸氢氯吡格雷,随后终生服用阿司匹林治疗[104]。在整个生命周期

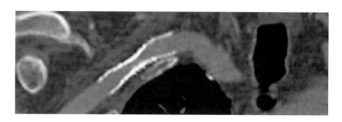

图 51-9 球囊扩张支架植入后 8 个月显示在锁骨与第一肋间有受压的迹象(Reproduced with permission from Schoder M,Cejna M,Holzenbein T,et al:Elective and emergent endovascular treatment of subclavian artery aneurysms and injuries,*J Endovasc Ther.* 2003 Feb;10(1):58-65.)

中,年轻的创伤患者锁骨下动脉内的支架在锁骨和第一肋的反复挤压下有断裂的风险(图 51-9)。因此,这类患者需要终生连续影像学检查随访[43]。支架内狭窄和断裂通常都是没有症状的,可进行球囊扩张和再次支架植入治疗,以再次避免开放手术[81,102]。

胸降主动脉

损伤机制

创伤性主动脉破损通常发生在机动车驾驶员、乘客或被机动车撞到的行人身上[25,106,107]。40%的机动车事故涉及酒精或其他物质的滥用[107]。从机动车上抛出的患者发生创伤性主动脉损伤的可能性加倍,而使用安全带可以将这种风险降低到四分之一[107]。总的来说,安全带在预防钝性主动脉损伤方面比气囊更有效,而且有研究将升主动脉和降主动脉破裂归因于气囊的应用[108-110]。从相当高的高度跌落、承受挤压伤和飞机事故也会导致主动脉破裂[22,25,106,111]。主动脉横断的发病机制仍有争议,目前对这些机制还没有全面的认识。"鞭击"(Whiplash)理论认为,由于纵隔内组织的不同减速,牵引力、扭转力、剪切力和破裂力相互作用,从而造成足够的压力使主动脉在峡部发生破裂[107],[112-116]。动脉韧带、左主支气管和成对的肋间动脉限制了主动脉的移动。研究表明主动脉纵向移位可能导致峡部撕裂[114]。此外,基于量化胸腔挤压力的基础上提出了"骨性挤压"机制[117,118]。基于这个机制,前胸壁骨性结构(胸骨柄、第一肋骨、锁骨头)向后和向下旋转,可能影响脊柱,挤压主动脉峡部和胸降主动脉近端[118]。理论上认为,挤压会导致主动脉的剪切,并且一些临床数据确实支持了骨性挤压机制[119]。总的来说,钝性创伤事件在胸降主动脉破裂患者中所产生的力的方向和大小的具有多样性,不能用单一的病因学机制来解释。创伤性胸降主动脉破裂最常见于主动脉峡部,尸检结果显示,54%发生于峡部,8%在升主动脉,2%发生在弓部,11%在远端降主动脉[120]。在那些幸存的人中,峡部周围的外周组织似乎提供了防止自发破裂的保护作用,并为患者转移到医院提供了时间;因此,外科病例系列报道84%~97%的主动脉破裂发生在峡部[25,121-125]。主动脉壁外膜保证了动脉壁的强度,尽管主动脉横断更常见于峡部,但是并没有证据表明该处

的动脉壁外膜缺失[126]。此外,横断位置周围的主动脉壁结构并没有发现任何的缺损,动脉粥样硬化也并没有参与损伤的发生[106,107,120]。主动脉钝性创伤导致的横断涉及动脉壁所有三层结构,边缘可能被分离数厘米[106,120]。有时会有非环形或部分动脉壁破损的报道,特别是在动脉壁后方,在这种情况下可能发生主动脉壁内血肿和局部血管夹层[106,120,127]。

手术策略

传统方法中,钝性胸主动脉损伤需进行开胸人工血管替换术,这种方法安全、有效、耐用,因此将其作为与新修复策略比较的标准。开胸修复手术死亡率大约为20%,并发症发生率可高达14%,这很大程度上是由于脊髓缺血造成的[128]。腔内支架植入术(EVSG)或 TEVAR 治疗创伤性主动脉破裂的普及程度在当今时代得到了极大的提高,因为手术时间、并发症发生率和死亡率有望降低[129,130]。一项有关应用 Valiant Captivia 支架系统行主动脉腔内修复术治疗钝性胸主动脉损伤的前瞻性、非随机、多中心试验报道了50例钝性胸主动脉损伤(BTAI)患者的治疗情况,这些患者在2010年4月至2012年1月入组。1年全因死亡率为12%。没有需要转外科手术的患者。无设备相关不良事件发生。该研究显示 TEVAR 在 BTAI 治疗中具有良好的早期中期结果。作者得出结论:TEVAR 仍是首选的治疗方式;但是在这个患者群体中支架的寿命还没有明确定论[129]。因此,这种方法在多发创伤患者中特别适用,并且一些机构系列报道了良好的短期结果[131-139]。对于一个年轻、其他方面健康、胸主动脉直径正常的患者,在进行 TEVAR 治疗创伤性主动脉破裂时,必须考虑许多解剖学情况。在设计用于治疗动脉瘤疾病的市售支架时,锚定区可能与预期不一致;因此,支架的成功置入依赖于外科医生的智慧,并且这些支架修复后的长期耐用性仍不明确[129]。TEVAR 技术仍在不断发展,并未得到广泛应用;因此,外科医生治疗胸主动脉破损还是需要传统的开胸修复技术。

开胸修复

开胸修复钝性主动脉创伤的主要争议在脊髓保护。一些人认为应用"钳夹-缝补"技术是安全、有效的,然而,大多数外科医生通过各种形式下半身灌注技术来减少脊髓和内脏器官缺血,成功降低了10%的截瘫率[25,121,123-125,140,141]。

脊髓动脉血供

脊髓的血液供应依赖于三条纵向动脉,位于前正中位置的脊髓前动脉为脊髓提供75%的血液供应,而成对的脊髓后动脉位于神经根附近。部分肋间和腰椎动脉起源于主动脉的后部,供应一系列不成对的根状动脉,这些根状动脉随后流入脊髓前动脉。椎动脉也提供神经根分支血管来供应脊髓前动脉,因此,除了阻断主动脉峡部产生的脊髓缺血风险以及相关截瘫率,阻断左锁骨下动脉近端会损害进入左侧椎动脉的血流,进一步威胁到整个脊髓的血供。脊髓后动脉由更小的神经根动脉供血,这些神经根动脉发自主动脉的每一脊髓节段。最大、最重要的神经根动脉(或称 Adamkiewicz 动脉)通常起源于 T_{10} 水平,从第一腰椎节段进入脊髓,这条血管对将近25%的患者的脊髓灌注至关重要。

主动脉阻断

一些研究团队报道了仅使用"钳夹-缝补"技术的低截瘫发生率;然而,这些结果没有得到广泛引证,且同时需要钳夹阻断时间小于30分钟[124]。因为简单,这项技术常被非心胸外科医生用于修复钝性主动脉损伤。主动脉管壁的脆弱,主动脉周围血肿导致的解剖扭曲,以及缺损延伸至左锁骨下动脉,对该技术都形成严重的障碍,这种情况下,文献报道平均阻断时间为41分钟[125]。当应用体外循环下半身灌注技术与低钳夹阻断时间结合后,截瘫率大幅度降低甚至接近于0(表51-3和56-4,图51-10)[25,140-142]。

辅助灌注技术

择期修复胸及胸腹主动脉瘤可采用多项技术使脊髓缺血最小化,但在创伤环境中,通常不具备监测体感诱发电位、提供腰椎脑脊液引流或实现硬膜外降温等所需的术前准备[141,143-145]。深低温停循环技术已成功应用于累及主动脉弓的损伤,但在部分旁路系统中不适用[146,147]。任何治疗组所使用的系统应该是固定的;但是,熟悉不同下半身灌注系统是很重要的,因为不同的情况可能需要不同的方案。动脉监测上下肢血压需要达到60~70mmHg的目标灌注压[148]。全身性肝素

表 51-3　手术后截瘫的发生率与手术方法的关系:荟萃分析

手术方法	患者数量	截瘫百分比	阻断时间/min
无分流	443	19.2	31.8
被动分流	424	11.1	46.8
体外循环*	490	2.4	47.8
部分旁路+	71	1.4	39.5

* 体外循环,有氧合装置及肝素的体外循环。
+未肝素化的部分旁路,部分左心或股静脉至动脉。
Data from von Oppell UO, Dunne TT, De Groot KM, et al: Spinal cord protection in the absence of collateral circulation: meta-analysis of mortality and paraplegia, *J Card Surg*. 1994 Nov;9(6):685-691.

表 51-4　手术后截瘫的发生率

手术方法	患者数量	截瘫百分比
旁路分流	134	4.5*
Gott 分流	4	0
完全旁路	22	4.5
部分旁路	39	7.7
离心泵	69	2.9+
直接阻断+缝合	73	16.4*+

* $P<0.004$ 旁路分流与直接阻断+缝合。
+$P<0.01$ 离心泵与直接阻断+缝合。
Data from Fabian TC, Richardson JD, Croce MA, et al. Prospective study of blunt aortic injury: Multicenter Trial of the American Association for the Surgery of Trauma, *J Trauma*. 1997 Mar;42(3):374-380.

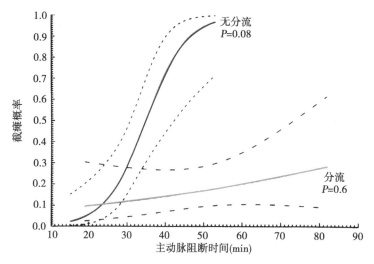

图 51-10　主动脉峡部创伤性损伤后,在有或无下半身灌注的情况下主动脉阻断时间与截瘫概率的关系 (Reproduced with permission from Katz NM,Blackstone EH,Kirklin JW,et al:Incremental risk factors for spinal cord injury following operation for acute traumatic aortic transection,J Thorac Cardiovasc Surg. 1981 May;81(5):669-674.)

化对创伤患者,尤其是严重的肺损伤或颅内损伤患者有很大的出血风险。应用肝素化管道的离心泵及部分左心分流或肝素化被动分流都是无需全身肝素化的选择方案[148,149]。另外,有中心已经报道了全身肝素化下安全应用部分左心分流[150,151]。对于部分左心转流,血泵是通过小型一阶或二阶插管经左下肺静脉向左心房置管(图 51-11)。在其与左心房汇合处行肺静脉置管较左心耳置管并发症发生率更低[152]。动脉置管可通过远端降主动脉或股动脉进行。远端主动脉插管具有方便快捷的优点。部分左心转流有几个目的:①在主动脉阻断时去除左心负荷,控制近端高血压;②维持下半身灌注;③可以进行快速补

液;④控制(降低)血管内容量。下半身平均动脉压应维持在 60~70mmHg,这种情况下灌注流量通常在 2~3L/min。心脏自身在上半身产生的平均动脉压在 70~80mmHg,发生室性心律失常仍然是一个很高的风险。采用储存罐和/或细胞回收装置回收血液,热转换器维持核心温度在 35℃以上。如果没有应用全身肝素化,热转换器和氧合装置应从通路中去除以减少血液接触面积及血栓风险。

在完全或部分体外循环中,带多个侧孔的长静脉导管可通过导丝引导经左侧股静脉置入右心房。另一种方法是,在下腔静脉右心房交界处直接行右心房置管,其通过左侧开胸并在膈神经下方行低位心包单纯、横行切开完成。右心房股动脉转流也可用于左心转流,无论有无氧合装置。据报道,在非氧合循环中,动脉氧分压为 40mmHg,当血红蛋白维持在 100g/L 时,这一水平对下半身组织氧合是充足的[153]。在主动脉弓损伤的患者中,完全的体外循环更好[154,155]。在进入胸腔之前,可通过右股静脉到动脉旁路建立部分或完全转流,这种技术在合并右肺挫伤氧合受抑制时尤其有利。如果主动脉弓横断离无名动脉或左侧颈总动脉很近,在深低温停循环(deep hypothermic circulatory arrest,DHCA)条件下,前路经胸骨切开术或胸壁胸骨切开术可为全弓置换术提供更好的显露[154,155]。创伤患者应用 DHCA 会造成很大的出血风险;因此,主动脉损伤需要应用这种技术时,可能适合先行抗搏动疗法和延迟修复,直到其他伴随损伤得到处理。另外,主动脉瓣关闭不全必须排除。当 DHCA 用于左胸时,左室应通过左心房吸引减压。一种被动式(Gott)分流术,将肝素化的聚乙烯管的近端和远端分别置于升主动脉或弓和降主动脉或股动脉。过去曾使用过心室插管;然而,由于室性心律失常发生率高,分流量减少,截瘫发生率高,因此被放弃[156,157]。这种管道的血流流动需通过压力梯度,无法控制血流是 Gott 分流主要的缺点[157]。而且,这个方法不能像部分体外循环那样,提供左心室负荷及去负荷,血压控制只能依靠药物。

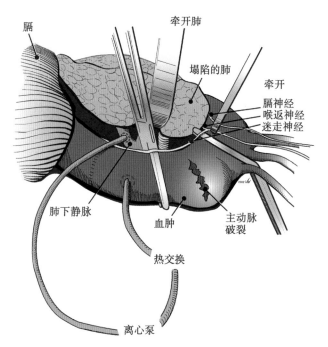

图 51-11　主动脉峡部创伤性损伤手术中进行部分左心转流术的示意图

手术技术

患者右侧卧位，暴露左侧腹股沟准备动静脉通路。如果修复过程中需要闭塞左锁骨下动脉，可选择经右侧桡动脉测压，以避免丢失动脉压力追踪。应用肺动脉导管是很好的选择。需要右肺选择性通气。标准经第四肋间后外侧开胸手术，无论是否行第五肋骨切除都可以较好地暴露主动脉峡部和降主动脉近端。切口应足够长，以方便在下肺静脉水平以下游离降主动脉，并在左颈总动脉和左锁骨下动脉之间游离主动脉弓。在有左胸廓切开史的患者中，相关瘢痕对患者既有好处也有坏处。肺与纵隔之间的粘连可帮助控制破裂，使其不易出血。在主动脉近端和远端血流控制建立之前，应避免峡部附近的剥离或撕裂。根据患者的病情稳定性，在主动脉暴露前，可以经左腹股沟区通路来建立下半身灌注。如果考虑胸腔内插管，除远端胸降主动脉或左股总静脉插管外，还应考虑在左下肺静脉-左心房交界处切开和插管。应避免过度压迫或牵拉肺，特别是在解剖主动脉弓时，因为左肺动脉在这个位置很容易受损坏。

首先应进行远端阻断，一般是在血肿远端的降主动脉周围通过器械或徒手进行钝性分离。必须注意过程中不要撕扯到肋间动脉的分支。然后游离锁骨下动脉。当膈神经或迷走神经经过主动脉弓时，要特别小心，以免损伤它们，因为主动脉弓会因血肿而导致界限模糊。这些神经应该和覆盖在主动脉上的胸膜进行游离，并通过在迷走神经侧面的胸膜留置缝线使其向中间固定牵拉。神经套线也应避免，因为牵拉这些神经也可能导致轻瘫。胸膜反折显露了左颈总动脉与左锁骨下动脉之间的主动脉弓，这正是大多数患者需要进行主动脉近端阻断的位点。继续向下，迷走神经及其分支左喉返神经在内侧也反折游离开来。这指示了动脉韧带的位置，可对其进行锐性分离，但通常并不需这一步骤。以锐性及徒手交替，仔细轻柔地解剖左颈总动脉和左锁骨下动脉之间的部分，并以弹力绳环绕主动脉弓。在远端主动脉阻断，主动脉周围的血肿非常有助于分离。为了避免血肿的游离破坏，在左锁骨下或韧带的远端不应进行游离。一旦全身血压稳定，近端主动脉及左锁骨下动脉被阻断（必要时），下半身灌注就应开始启动。借助现代影像技术，可以将主动脉撕裂的位置精确预测至毫米，以避免近端夹闭至撕裂部分。最后夹闭远端主动脉。与离左锁骨下动脉开口较远的损伤相比，离左锁骨下动脉开口较近（小于 1cm）的创伤性主动脉破裂预示着更高的死亡风险和更大的手术难度[154]。通过旁路循环来稳定上、下半身的血压，使上半身的平均动脉压保持在 70~80mmHg，下半身的平均动脉压保持在 60~70mmHg，灌注流量为 2~3L/min。之后处理主动脉周围的血肿，先确定横断的主动脉边缘。通常主动脉是被完全离断的，边缘被分离 2~4cm[106,120]。只有很少一部分是部分横断。一些研究者主张在此处行一期修复[156,158]。然而，我们主张在所有病例中，在撕裂的边缘清创术后替换一个短的人工血管[151,159,160]。胶原覆盖的聚酯人工血管或明胶浸渍人工血管最常用。管腔内使用人工材料已在多数研究组中被弃用[161]。首先用聚丙烯缝线进行人工血管与近端的连续吻合，之后进行远端吻合。每个口缝合时要包含足够的外膜组织。如果近端吻合是在深低温停循环（DHCA）下进行，则应在近端吻合完成后立即恢复体外循环和主动脉弓部再灌注，以达到最佳的神经脑保护。这需要在近端吻合口以远（带分支的人工血管对再次插管很有帮助）插管，然后在远端吻合的同时通过双动脉插管血流灌注，可同时向主动脉弓和下半身供血。左锁骨下动脉可根据情况直接与近端人工血管吻合或单独应用分支血管吻合。

如果发现破口在主动脉近端阻断钳上方，可以尝试在近端进行解剖游离，并在不影响左颈总动脉的情况下放置第二把阻断钳。如果不可行，除了远端动脉置管外，最好的方法是进行主动脉弓插管，通过双动脉通路进行全身体外循环，并在短时间的深低温停循环下进行近端吻合。我们将温度降低至 20℃，并进行辅助大脑保护，包括将头部放入冰中及 15mg/kg 硫喷妥钠静脉给药。如果由于降温引起的心室颤动而导致左室膨胀，则必须准备左心室心尖部引流。这种情况下连续的 TEE 影像学检测是非常有用的。

如果主动脉已经破裂并出血进入半侧胸腔，则迅速在左颈动脉和锁骨下动脉之间进行主动脉近端游离，并迅速应用阻断钳阻断。然后在损伤部位以下钳夹降主动脉，切开血肿。不需要尝试进行下半身灌注，但必须在阻断期间维持足够的平均动脉压。必须尽快修复主动脉以减少阻断时间。取下阻断钳后根据情况加针修复缝合。主动脉连续性重建后，完成止血工作。

有时，主动脉撕裂延伸至左锁骨下动脉口。在这种情况下，近端阻断钳可能会导致左颈总动脉部分或完全阻断。将左锁骨下动脉完全与主动脉分离，先完成近端吻合，再将阻断钳移向远端人工血管上。完成远端主动脉吻合后，应用人工血管将左锁骨下动脉重新连接到主动脉人工血管上。左锁骨下动脉与人工血管在远端为端端吻合，近端为端侧吻合。

腔内覆膜支架/胸主动脉腔内修复术

腔内技术治疗腹主动脉瘤始于 1991 年，随后应用于退行性胸主动脉瘤。在钝性主动脉损伤的创伤患者中，这项技术最初应用于被认为是开放修复风险极高的患者，如头部创伤、腹部内脏损伤或严重肺部挫伤的患者[53,54,137,162]。腔内支架（endovascular stent grafting，EVSG）技术的安全性和有效性已得到证实，被许多团队作为首选的治疗方法[53,131,132,134-139,162-170]。腔内支架技术理论上的优势避免了开胸、单肺通气、体外循环、主动脉阻断以及脊髓缺血，这些都会降低围手术期死亡和并发症发生率[6,129,132,134,135,137-139,162,171-175]。

对于稳定型主动脉损伤（Ⅱ级或Ⅲ级）患者，干预时机通常根据相关非主动脉损伤的严重程度决定。通过适当的抗搏动治疗，将 BTAI 延迟至危及生命的非主动脉损伤得到治疗是一种安全且有益的方法[47,176]。随着 BTAI 的治疗方法从开放主动脉修复转为 TEVAR，主动脉修复的最佳时机也在不断演变。TEVAR 具有微创性，可以使稳定患者更早地进行主动脉修复，对不稳定患者进行紧急治疗，同时更容易处理主动脉和非主动脉损伤。对于没有其他严重损伤的患者，倾向于在入院后 24 小时内治疗 Ⅱ 级或 Ⅲ 级损伤，以避免进展到破裂（Ⅳ 级），并且避免过于激进的抗搏动治疗对某些患者群体具有潜在的副作用。

在判断钝性主动脉横断患者是否适合 TEVAR 时,必须要考虑几个解剖因素。近端锚定区至少留有 1.5cm 被认为是实现可靠封闭的必要条件,如果覆盖左锁骨下动脉,则应该关注左臂缺血情况;但是,这种情况目前还没有出现[136,165]。在罕见的有症状性左臂缺血的患者中,可选择行颈动脉至锁骨下动脉搭桥手术[165]。得克萨斯州最近的一项研究表明,在外伤性主动脉损伤患者行 TEVAR 手术中,左锁骨下动脉覆盖与未覆盖在身体健康评分上没有统计学上的显著差异,因此此左锁骨下动脉覆盖似乎是安全的,不会损害正常活动[166]。左锁骨下动脉的起点也是判断近端降主动脉成角部位的标志,早期 TEVAR 手术中使用的管壁支架常在这个位置发生扭曲[177,178]。新型可弯曲的支架解决了这一问题。另外,支架的直径应超过释放位置主动脉直径的 10%~20%[133,136]。所选支架的大小决定了置入的路径。早期手术中设计使用的支架是在腹主动脉支基础上延伸袖套,这些装置的输送系统有 65cm 长,需要髂动脉和远端主动脉入路[133,138]。文献中经常报道的包括 Gore Excluder(W. L. Gore and Associates, Flagstaff, AZ)、AneuRx(Medtronic, Santa Rosa, CA)和 Zenich(Cook, Inc., Indianapolis, IN)。这些套袖支架的直径在 18~28mm,长度在 3.3~3.75cm,需要置入多个袖套支架已达到足够的覆盖[79]。目前市场胸主动脉支架被设计用于治疗动脉瘤疾病。而外伤性主动脉横断患者的主动脉直径通常为正常主动脉直径。Gore TAG(W. L. Gore and Associates, Flagstaff, AZ)适合 23~37mm 大小的血管,Talent Valiant(Medtronic, Santa Rosa, CA)适合 20~42mm 大小的血管,不适用于大多数钝性主动脉横断患者[177]。理想的创伤性主动脉损伤的修复装置直径应在 16~40mm,有 5cm、10cm 和 15cm 的长度,可适应 90° 弯曲而不会变形。另外,传送系统应该是远端柔韧,长度约 80~90cm[79]。Canaud 和他的同事近期进行了一项研究,比较了四种市售胸主动脉装置与主动脉弓角度增加和尺寸过大的适应情况。所有第二代设备的表现都比它们各自的第一代好得多。Valiant 和 C-TAG 的表现都很好,管壁完全贴合,主动脉弓角度分别达到 140° 和 120°[179]。

因创伤性主动脉破损拟接受 TEVAR 治疗的患者需进入可以进行透视的杂交手术间、导管室或普通手术间,患者取仰卧位。常规经气道全身麻醉。很少一部分会转为开放手术,但也出现因为植入后支架出现移位改为开放手术者;因此,手术团队必须做好能够快速转换手术方式的准备[180]。逆行的主动脉通路是通过经皮或切开股动脉或髂动脉来完成的,这取决于选择的支架类型。在透视引导下,将有弹性的软 J 导丝置入主动脉,随后置入标记导管。主动脉造影应在左前斜位上进行,以清晰地显示主动脉弓。虽然主动脉损伤的情况和装置的测量需通过术前 CTA,但术中的主动脉造影对判断解剖是否适合行 TEVAR 以及选择合适的装置至关重要。此外,支架覆盖的长度由术中影像决定。无论是否全身肝素化都可成功植入支架(图 51-12)[181]。在判断支架长度和直径方面,血管内超声可能是一个有用的辅助手段[182,183]。主动脉损伤位于近端者,可能需要覆盖左锁骨下动脉,覆盖后,需要将其栓塞并行搭桥或

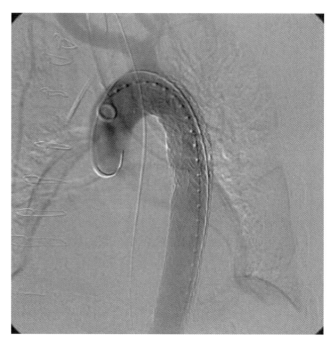

图 51-12　钝性主动脉创伤行腔内覆膜支架修复术中覆盖了左锁骨下动脉

转位至左颈总动脉,以保证近端支架的密闭,同时避免左臂及椎基底动脉系统缺血[138,184-186]。

无论需要置入一个还是多个支架,文献报道的假性动脉瘤封堵成功率在 90%~100%[136-138,187]。减少手术时间、减轻生理紊乱和低体温、降低输血率、减少重症监护时间和总体住院时间作为一系列指标,直接用于创伤性主动脉损伤患者中腔内修复和开胸手术的比较[137,138,180]。与手术相关的截瘫和死亡率也显著下降至接近于 0[137,138,180]。长期监测建议每年进行 CTA 检查,评估有无内漏、支架移位或延迟性假性动脉瘤形成。随着影像技术的不断提高,最佳随访策略也在不断改进。长期经验也会增长。一般来说,术后 1 个月、3 个月和 12 个月行 CTA 检查。个体化的随访策略通常是根据患者的自身情况决定。在最初的随访中,如果没有内漏形成或支架变形或移位,后期通常每 3~5 年进行一次影像学复查。

展望

随着新一代器械的发展,手术结果得到改善,与腔内支架相关的并发症也明显减少,TEVAR 已经成为大多数胸主动脉损伤患者的首选治疗方法。未来的设备迭代应该包括更短、更小和更精确的释放机制。同一支架能再次释放的前景将使其成为一个更加适用的技术。TEVAR 在创伤性损伤患者中的应用仍在不断发展,在大多数中心,TEVAR 已取代开放手术修复成为 BTAI 的主要治疗手段。自从血管外科临床指南的发布[4],许多问题已经解决。随着本章的编写,以及新一代设备的改进,与 TEVAR 治疗胸主动脉损伤相关的其他问题也在不断改进。不久的将来,对主动脉及其大血管分支的急性损伤的大多数治疗将由 TEVAR 手术来治疗,开放外科技术将成为历史的篇章。

（裴华伟 译　刘盛 审）

参考文献

1. Smith RS, Chang FC: Traumatic rupture of the aorta: still a lethal injury. *Am J Surg* 1986; 152:660-663.
2. Teixeira PG, Inaba K, Barmparas G, et al: Blunt thoracic aortic injuries: an autopsy study. *J Trauma* 2011; 70:197-202.
3. Arthurs ZM, Starnes BW, Sohn VY, Singh N, Martin MJ, Andersen CA: Functional and survival outcomes in traumatic blunt thoracic aortic injuries: an analysis of the National Trauma Databank. *J Vasc Surg* 2009; 49:988-994.
4. Lee WA, Matsumura JS, Mitchell RS, et al: Endovascular repair of traumatic thoracic aortic injury: clinical practice guidelines of the Society for Vascular Surgery. *J Vasc Surg* 2011; 53:187-192.
5. Ruddy JM, Ikonomidis JS: Trauma to the great vessels, in Cohn LH, (ed.): *Cardiac Surgery In The Adukt.* The McGraw-Hill Companies, Inc., 2012.
6. Azizzadeh A, Charlton-Ouw KM, Chen Z, et al: An outcome analysis of endovascular versus open repair of blunt traumatic aortic injuries. *J Vasc Surg* 2013; 57:108-114; discussion 15.
7. Mitchell RS, Ishimaru S, Ehrlich MP, et al: First International Summit on Thoracic Aortic Endografting: roundtable on thoracic aortic dissection as an indication for endografting. *J Endovasc Ther* 2002; 9(Suppl 2):II98-105.
8. Ishimaru S: Endografting of the aortic arch. *J Endovasc Ther* 2004; 11(Suppl 2):II62-71.
9. Cox CS Jr, Allen GS, Fischer RP, et al: Blunt versus penetrating subclavian artery injury: presentation, injury pattern, and outcome. *J Trauma* 1999; 46:445-449.
10. Hirose H, Moore E: Delayed presentation and rupture of a posttraumatic innominate artery aneurysm: case report and review of the literature. *J Trauma* 1997; 42:1187-1195.
11. Kraus RR, Bergstein JM, DeBord JR: Diagnosis, treatment, and outcome of blunt carotid arterial injuries. *Am J Surg* 1999; 178:190-193.
12. Symbas PJ, Horsley WS, Symbas PN: Rupture of the ascending aorta caused by blunt trauma. *Ann Thorac Surg* 1998; 66:113-117.
13. Miles EJ, Blake A, Thompson W, Jones WG, Dunn EL: Endovascular repair of acute innominate artery injury due to blunt trauma. *Am Surg* 2003; 69:155-159.
14. Stover S, Holtzman RB, Lottenberg L, Bass TL: Blunt innominate artery injury. *Am Surg* 2001; 67:757-759.
15. Pretre R, Chilcott M, Murith N, Panos A: Blunt injury to the supra-aortic arteries. *Br J Surg* 1997; 84:603-609.
16. Pretre R, LaHarpe R, Cheretakis A, et al: Blunt injury to the ascending aorta: three patterns of presentation. *Surgery* 1996; 119:603-610.
17. Fulton JO, De Groot MK, von Oppell UO: Stab wounds of the innominate artery. *Ann Thorac Surg* 1996; 61:851-853.
18. Buchan K, Robbs JV: Surgical management of penetrating mediastinal arterial trauma. *Eur J Cardiothorac Surg* 1995; 9:90-94.
19. Lin PH, Koffron AJ, Guske PJ, et al: Penetrating injuries of the subclavian artery. *Am J Surg* 2003; 185:580-584.
20. Azizzadeh A, Keyhani K, Miller CC 3rd, Coogan SM, Safi HJ, Estrera AL: Blunt traumatic aortic injury: initial experience with endovascular repair. *J Vasc Surg* 2009; 49:1403-1408.
21. Williams JS, Graff JA, Uku JM, Steinig JP: Aortic injury in vehicular trauma. *Ann Thorac Surg* 1994; 57:726-730.
22. Demetriades D, Gomez H, Velmahos GC, et al: Routine helical computed tomographic evaluation of the mediastinum in high-risk blunt trauma patients. *Arch Surg* 1998; 133:1084-1088.
23. Fabian TC, Davis KA, Gavant ML, et al: Prospective study of blunt aortic injury: helical CT is diagnostic and antihypertensive therapy reduces rupture. *Ann Surg* 1998; 227:666-676; see also discussion pp. 76-77.
24. Nagy K, Fabian T, Rodman G, Fulda G, Rodriguez A, Mirvis S: Guidelines for the diagnosis and management of blunt aortic injury: an EAST Practice Management Guidelines Work Group. *J Trauma* 2000; 48:1128-1143.
25. Fabian TC, Richardson JD, Croce MA, et al: Prospective study of blunt aortic injury: Multicenter Trial of the American Association for the Surgery of Trauma. *J Trauma* 1997; 42:374-380; see also discussion pp. 80-83.
26. Simon BJ, Leslie C: Factors predicting early in-hospital death in blunt thoracic aortic injury. *J Trauma* 2001; 51:906-910; discussion 11.
27. Cook AD, Klein JS, Rogers FB, Osler TM, Shackford SR: Chest radiographs of limited utility in the diagnosis of blunt aortic laceration. *J Trauma* 2001; 50:843-847.
28. Gavant ML, Menke PG, Fabian T, Flick PA, Graney MJ, Gold RE: Blunt traumatic aortic rupture: detection with helical CT of the chest. *Radiology* 1995; 197:125-133.
29. Gundry SR, Burney RE, Mackenzie JR, et al: Assessment of mediastinal widening associated with traumatic rupture of the aorta. *J Trauma* 1983; 23:293-299.
30. Kram HB, Appel PL, Wohlmuth DA, Shoemaker WC: Diagnosis of traumatic thoracic aortic rupture: a 10-year retrospective analysis. *Ann Thorac Surg* 1989; 47:282-286.
31. Mattox KL: Fact and fiction about management of aortic transection. *Ann Thorac Surg* 1989; 48:1-2.
32. Parker MS, Matheson TL, Rao AV, et al: Making the transition: the role of helical CT in the evaluation of potentially acute thoracic aortic injuries. *AJR Am J Roentgenol* 2001; 176:1267-1272.
33. Dyer DS, Moore EE, Ilke DN, et al: Thoracic aortic injury: how predictive is mechanism and is chest computed tomography a reliable screening tool? A prospective study of 1,561 patients. *J Trauma* 2000; 48:673-682; see also discussion pp. 82-83.
34. Gavant ML: Helical CT grading of traumatic aortic injuries. Impact on clinical guidelines for medical and surgical management. *Radiol Clin North Am* 1999; 37:553-574, vi.
35. Vignon P, Boncoeur MP, Francois B, Rambaud G, Maubon A, Gastinne H: Comparison of multiplane transesophageal echocardiography and contrast-enhanced helical CT in the diagnosis of blunt traumatic cardiovascular injuries. *Anesthesiology* 2001; 94:615-622; discussion 5A.
36. Malhotra AK, Fabian TC, Croce MA, Weiman DS, Gavant ML, Pate JW: Minimal aortic injury: a lesion associated with advancing diagnostic techniques. *J Trauma* 2001; 51:1042-1048.
37. Saletta S, Lederman E, Fein S, Singh A, Kuehler DH, Fortune JB: Transesophageal echocardiography for the initial evaluation of the widened mediastinum in trauma patients. *J Trauma* 1995; 39:137-141; see also discussion pp. 41-42.
38. Feliciano DV, Rozycki GS: Advances in the diagnosis and treatment of thoracic trauma. *Surg Clin North Am* 1999; 79:1417-1429.
39. Graeber GM, Jones DR: The role of thoracoscopy in thoracic trauma. *Ann Thorac Surg* 1993; 56:646-648.
40. Eddy AC, Nance DR, Goldman MA, et al: Rapid diagnosis of thoracic aortic transection using intravenous digital subtraction angiography. *Am J Surg* 1990; 159:500-503.
41. Nienaber CA, von Kodolitsch Y, Brockhoff CJ, Koschyk DH, Spielmann RP: Comparison of conventional and transesophageal echocardiography with magnetic resonance imaging for anatomical mapping of thoracic aortic dissection. A dual noninvasive imaging study with anatomical and/or angiographic validation. *Int J Card Imaging* 1994; 10:1-14.
42. Nienaber CA, von Kodolitsch Y, Nicolas V, et al: The diagnosis of thoracic aortic dissection by noninvasive imaging procedures. *New Engl J Med* 1993; 328:1-9.
43. Sturm JT, Hankins DG, Young G: Thoracic aortography following blunt chest trauma. *Am J Emerg Med* 1990; 8:92-96.
44. Kram HB, Wohlmuth DA, Appel PL, Shoemaker WC: Clinical and radiographic indications for aortography in blunt chest trauma. *J Vasc Surg* 1987; 6:168-176.
45. LaBerge JM, Jeffrey RB: Aortic lacerations: fatal complications of thoracic aortography. *Radiology* 1987; 165:367-369.
46. Cook J, Salerno C, Krishnadasan B, Nicholls S, Meissner M, Karmy-Jones R: The effect of changing presentation and management on the outcome of blunt rupture of the thoracic aorta. *J Thorac Cardiovasc Surg* 2006; 131:594-600.
47. Di Eusanio M, Folesani G, Berretta P, et al: Delayed management of blunt traumatic aortic injury: open surgical versus endovascular repair. *Ann Thorac Surg* 2013; 95:1591-1597.
48. Hirose H, Gill IS, Malangoni MA: Nonoperative management of traumatic aortic injury. *J Trauma* 2006; 60:597-601.
49. Holmes JH, Bloch RD, Hall RA, Carter YM, Karmy-Jones RC: Natural history of traumatic rupture of the thoracic aorta managed nonoperatively: a longitudinal analysis. *Ann Thorac Surg* 2002; 73:1149-1154.
50. Kwon CC, Gill IS, Fallon WF, et al: Delayed operative intervention in the management of traumatic descending thoracic aortic rupture. *Ann Thorac Surg* 2002; 74:S1888-1891; see also discussion pp. S92-98.
51. Langanay T, Verhoye JP, Corbineau H, et al: Surgical treatment of acute traumatic rupture of the thoracic aorta a timing reappraisal? *Eur J Cardiothorac Surg* 2002; 21:282-287.
52. Pacini D, Angeli E, Fattori R, et al: Traumatic rupture of the thoracic aorta: ten years of delayed management. *J Thorac Cardiovasc Surg* 2005; 129:880-884.

53. Reed AB, Thompson JK, Crafton CJ, Delvecchio C, Giglia JS: Timing of endovascular repair of blunt traumatic thoracic aortic transections. *J Vasc Surg* 2006; 43:684-688.

54. Rousseau H, Dambrin C, Marcheix B, et al: Acute traumatic aortic rupture: a comparison of surgical and stent-graft repair. *J Thorac Cardiovasc Surg* 2005; 129:1050-1055.

55. Symbas PN, Sherman AJ, Silver JM, Symbas JD, Lackey JJ: Traumatic rupture of the aorta: immediate or delayed repair? *Ann Surg* 2002; 235:796-802.

56. Wahl WL, Michaels AJ, Wang SC, Dries DJ, Taheri PA: Blunt thoracic aortic injury: delayed or early repair? *J Trauma* 1999; 47:254-259; see also discussion pp. 9-60.

57. Hemmila MR, Arbabi S, Rowe SA, et al: Delayed repair for blunt thoracic aortic injury: is it really equivalent to early repair? *J Trauma* 2004; 56:13-23.

58. Caffarelli AD, Mallidi HR, Maggio PM, Spain DA, Miller DC, Mitchell RS: Early outcomes of deliberate nonoperative management for blunt thoracic aortic injury in trauma. *J Thorac Cardiovasc Surg* 2010; 140:598-605.

59. Williams MJ, Low CJ, Wilkins GT, Stewart RA: Randomised comparison of the effects of nicardipine and esmolol on coronary artery wall stress: implications for the risk of plaque rupture. *Heart* 2000; 84:377-382.

60. Carter YM, Karmy-Jones R, Aldea GS: Delayed surgical management of a traumatic aortic arch injury. *Ann Thorac Surg* 2002; 73:294-296.

61. Brinkman WT, Szeto WY, Bavaria JE: Overview of great vessel trauma. *Thorac Surg Clin* 2007; 17:95-108.

62. Pretre R, Faidutti B: Surgical management of aortic valve injury after nonpenetrating trauma. *Ann Thorac Surg* 1993; 56:1426-1431.

63. Maggisano R, Nathens A, Alexandrova NA, et al: Traumatic rupture of the thoracic aorta: should one always operate immediately? *Ann Vasc Surg* 1995; 9:44-52.

64. Preventza O, Henry MJ, Cheong BY, Coselli JS: Endovascular repair of the ascending aorta: when and how to implement the current technology. *Ann Thorac Surg* 2014; 97:1555-1560.

65. Roselli EE, Idrees J, Greenberg RK, Johnston DR, Lytle BW: Endovascular stent grafting for ascending aorta repair in high-risk patients. *J Thorac Cardiovasc Surg* 2015;149(1):144-151.

66. Vallabhajosyula P, Gottret JP, Bavaria JE, Desai ND, Szeto WY: Endovascular repair of the ascending aorta in patients at high risk for open repair. *J Thorac Cardiovasc Surg* 2014.

67. Graham JM, Feliciano DV, Mattox KL, Beall AC Jr: Innominate vascular injury. *J Trauma* 1982; 22:647-655.

68. Symbas JD, Halkos ME, Symbas PN: Rupture of the innominate artery from blunt trauma: current options for management. *J Card Surg* 2005; 20:455-459.

69. Hirose H, Gill IS: Blunt injury of proximal innominate artery. *Ann Thorac Cardiovasc Surg* 2004; 10:130-132.

70. Kieffer E, Sabatier J, Koskas F, Bahnini A: Atherosclerotic innominate artery occlusive disease: early and long-term results of surgical reconstruction. *J Vasc Surg* 1995; 21:326-336; see also discussion pp. 36-37.

71. Sanzone AG, Torres H, Doundoulakis SH: Blunt trauma to the carotid arteries. *Am J Emerg Med* 1995; 13:327-330.

72. Sawchuk AP, Eldrup-Jorgensen J, Tober C, et al: The natural history of intimal flaps in a canine model. *Arch Surg* 1990; 125:1614-1616.

73. Fabian TC, Patton JH Jr, Croce MA, Minard G, Kudsk KA, Pritchard FE: Blunt carotid injury. Importance of early diagnosis and anticoagulant therapy. *Ann Surg* 1996; 223:513-522; see also discussion pp. 22-25.

74. Aboujoud MS, Obeid FN, Horst HM, Sorensen VJ, Fath JJ, Chung SK: Arterial injuries of the thoracic outlet: a ten-year experience. *Am Surg* 1993; 59:590-595.

75. Aksoy M, Tunca F, Yanar H, Guloglu R, Ertekin C, Kurtoglu M: Traumatic injuries to the subclavian and axillary arteries: a 13-year review. *Surg Today* 2005; 35:561-565.

76. McKinley AG, Carrim AT, Robbs JV: Management of proximal axillary and subclavian artery injuries. *Br J Surg* 2000; 87:79-85.

77. Graham JM, Mattox KL, Feliciano DV, DeBakey ME: Vascular injuries of the axilla. *Ann Surg* 1982; 195:232-238.

78. du Toit DF, Odendaal W, Lambrechts A, Warren BL: Surgical and endovascular management of penetrating innominate artery injuries. *Eur J Vasc Endovasc Surg* 2008; 36:56-62.

79. Hoffer EK: Endovascular intervention in thoracic arterial trauma. *Injury* 2008; 39:1257-1274.

80. Reuben BC, Whitten MG, Sarfati M, Kraiss LW: Increasing use of endovascular therapy in acute arterial injuries: analysis of the National Trauma Data Bank. *J Vasc Surg* 2007; 46:1222-1226.

81. du Toit DF, Strauss DC, Blaszczyk M, de Villiers R, Warren BL: Endo-vascular treatment of penetrating thoracic outlet arterial injuries. *Eur J Vasc Endovasc Surg* 2000; 19:489-495.

82. Becker GJ, Benenati JF, Zemel G, et al: Percutaneous placement of a balloon-expandable intraluminal graft for life-threatening subclavian arterial hemorrhage. *J Vasc Interv Radiol* 1991; 2:225-229.

83. Schonholz CJ, Uflacker R, De Gregorio MA, Parodi JC: Stent-graft treatment of trauma to the supra-aortic arteries. A review. *J Cardiovasc Surg (Torino)* 2007; 48:537-549.

84. Blattman SB, Landis GS, Knight M, Panetta TF, Sclafani SJ, Burack JH: Combined endovascular and open repair of a penetrating innominate artery and tracheal injury. *Ann Thorac Surg* 2002; 74:237-239.

85. Chandler TA, Fishwick G, Bell PR: Endovascular repair of a traumatic innominate artery aneurysm. *Eur J Vasc Endovasc Surg* 1999; 18:80-82.

86. Gifford SM, Deel JT, Dent DL, Seenu Reddy V, Rasmussen TE: Endovascular repair of innominate artery injury secondary to air rifle pellet: a case report and review of the literature. *Vasc Endovascular Surg* 2009; 43:301-305.

87. Arthurs ZM, Sohn VY, Starnes BW: Vascular trauma: endovascular management and techniques. *Surg Clin North Am* 2007; 87:1179-1192, x-xi.

88. Huang CL, Kao HL: Endovascular management of post-traumatic innominate artery transection with pseudo-aneurysm formation. *Catheter Cardiovasc Interv* 2008; 72:569-572.

89. Axisa BM, Loftus IM, Fishwick G, Spyt T, Bell PR: Endovascular repair of an innominate artery false aneurysm following blunt trauma. *J Endovasc Ther* 2000; 7:245-250.

90. Saket RR, Razavi MK, Sze DY, Frisoli JK, Kee ST, Dake MD: Stent-graft treatment of extracranial carotid and vertebral arterial lesions. *J Vasc Interv Radiol* 2004; 15:1151-1156.

91. Simionato F, Righi C, Melissano G, Rolli A, Chiesa R, Scotti G: Stent-graft treatment of a common carotid artery pseudoaneurysm. *J Endovasc Ther* 2000; 7:136-140.

92. Uflacker R, Schonholz C, Hannegan C, Selby JB: Carotid artery angioplasty and stenting: interventional radiology point of view. *J S C Med Assoc* 2006; 102:117-121.

93. Schonholz C, Krajcer Z, Carlos Parodi J, et al: Stent-graft treatment of pseudoaneurysms and arteriovenous fistulae in the carotid artery. *Vascular* 2006; 14:123-129.

94. du Toit DF, Leith JG, Strauss DC, Blaszczyk M, Odendaal Jde V, Warren BL: Endovascular management of traumatic cervicothoracic arteriovenous fistula. *Br J Surg* 2003; 90:1516-1521.

95. Archondakis E, Pero G, Valvassori L, Boccardi E, Scialfa G: Angiographic follow-up of traumatic carotid cavernous fistulas treated with endovascular stent graft placement. *AJNR Am J Neuroradiol* 2007; 28:342-347.

96. Saatci I, Cekirge HS, Ozturk MH, et al: Treatment of internal carotid artery aneurysms with a covered stent: experience in 24 patients with mid-term follow-up results. *AJNR Am J Neuroradiol* 2004; 25:1742-1749.

97. Hershberger RC, Aulivola B, Murphy M, Luchette FA: Endovascular grafts for treatment of traumatic injury to the aortic arch and great vessels. *J Trauma* 2009; 67:660-671.

98. Hilfiker PR, Razavi MK, Kee ST, Sze DY, Semba CP, Dake MD: Stent-graft therapy for subclavian artery aneurysms and fistulas: single-center mid-term results. *J Vasc Interv Radiol* 2000; 11:578-584.

99. Marin ML, Veith FJ, Cynamon J, et al: Initial experience with transluminally placed endovascular grafts for the treatment of complex vascular lesions. *Ann Surg* 1995; 222:449-465; see also discussion pp. 65-69.

100. Marin ML, Veith FJ, Panetta TF, et al: Transluminally placed endovascular stented graft repair for arterial trauma. *J Vasc Surg* 1994; 20:466-472; see also discussion pp. 72-73.

101. Parodi JC, Schonholz C, Ferreira LM, Bergan J: Endovascular stent-graft treatment of traumatic arterial lesions. *Ann Vasc Surg* 1999; 13:121-129.

102. Patel AV, Marin ML, Veith FJ, Kerr A, Sanchez LA: Endovascular graft repair of penetrating subclavian artery injuries. *J Endovasc Surg* 1996; 3:382-388.

103. Sanchez LA, Veith FJ, Ohki T, et al: Early experience with the Corvita endoluminal graft for treatment of arterial injuries. *Ann Vasc Surg* 1999; 13:151-157.

104. Schoder M, Cejna M, Holzenbein T, et al: Elective and emergent endovascular treatment of subclavian artery aneurysms and injuries. *J Endovasc Ther* 2003; 10:58-65.

105. White R, Krajcer Z, Johnson M, Williams D, Bacharach M, O'Malley E: Results of a multicenter trial for the treatment of traumatic vascular injury with a covered stent. *J Trauma* 2006; 60:1189-1195; see also discussion pp. 95-96.

106. Parmley LF, Mattingly TW, Manion WC, Jahnke EJ Jr: Nonpenetrating

traumatic injury of the aorta. *Circulation* 1958; 17:1086-1101.

107. Greendyke RM: Traumatic rupture of aorta; special reference to automobile accidents. *JAMA* 1966; 195:527-530.

108. Brasel KJ, Quickel R, Yoganandan N, Weigelt JA: Seat belts are more effective than airbags in reducing thoracic aortic injury in frontal motor vehicle crashes. *J Trauma* 2002; 53:309-312; see also discussion p. 13.

109. deGuzman BJ, Morgan AS, Pharr WF: Aortic transection following air-bag deployment. *New Engl J Med* 1997; 337:573-574.

110. Dunn JA, Williams MG: Occult ascending aortic rupture in the presence of an air bag. *Ann Thorac Surg* 1996; 62:577-578.

111. Pezzella AT: Blunt traumatic injury of the thoracic aorta following commercial airline crashes. *Tex Heart Inst J* 1996; 23:65-67.

112. Gotzen L, Flory PJ, Otte D: Biomechanics of aortic rupture at classical location in traffic accidents. *Thorac Cardiovasc Surg* 1980; 28:64-68.

113. Marsh CL, Moore RC: Deceleration trauma. *Am J Surg* 1957; 93:623-631.

114. Sevitt S: The mechanisms of traumatic rupture of the thoracic aorta. *Br J Surg* 1977; 64:166-173.

115. Stapp JP: Human tolerance to deceleration. *Am J Surg* 1957; 93:734-740.

116. Lundevall J: Traumatic rupture of the aorta, with special reference to road accidents. *Acta Pathol Microbiol Scand* 1964; 62:29-33.

117. Cohen AM, Crass JR, Thomas HA, Fisher RG, Jacobs DG: CT evidence for the "osseous pinch" mechanism of traumatic aortic injury. *AJR Am J Roentgenol* 1992; 159:271-274.

118. Crass JR, Cohen AM, Motta AO, Tomashefski JF Jr, Wiesen EJ: A proposed new mechanism of traumatic aortic rupture: the osseous pinch. *Radiology* 1990; 176:645-649.

119. Javadpour H, O'Toole JJ, McEniff JN, Luke DA, Young VK: Traumatic aortic transection: evidence for the osseous pinch mechanism. *Ann Thorac Surg* 2002; 73:951-953.

120. Feczko JD, Lynch L, Pless JE, Clark MA, McClain J, Hawley DA: An autopsy case review of 142 nonpenetrating (blunt) injuries of the aorta. *J Trauma* 1992; 33:846-849.

121. Cowley RA, Turney SZ, Hankins JR, Rodriguez A, Attar S, Shankar BS: Rupture of thoracic aorta caused by blunt trauma. A fifteen-year experience. *J Thorac Cardiovasc Surg* 1990; 100:652-660; see also discussion pp. 60-61.

122. Kieny R, Charpentier A: Traumatic lesions of the thoracic aorta. A report of 73 cases. *J Cardiovasc Surg (Torino)* 1991; 32:613-619.

123. Razzouk AJ, Gundry SR, Wang N, del Rio MJ, Varnell D, Bailey LL: Repair of traumatic aortic rupture: a 25-year experience. *Arch Surg* 2000; 135:913-918; see also discussion p. 9.

124. Sweeney MS, Young DJ, Frazier OH, Adams PR, Kapusta MO, Macris MP: Traumatic aortic transections: eight-year experience with the "clamp-sew" technique. *Ann Thorac Surg* 1997; 64:384-387; see also discussion pp. 7-9.

125. von Oppell UO, Dunne TT, De Groot MK, Zilla P: Traumatic aortic rupture: twenty-year metaanalysis of mortality and risk of paraplegia. *Ann Thorac Surg* 1994; 58:585-593.

126. Butcher HR Jr: The elastic properties of human aortic intima, media and adventitia: the initial effect of thromboendarterectomy. *Ann Surg* 1960; 151:480-489.

127. Katz S, Mullin R, Berger RL: Traumatic transection associated with retrograde dissection and rupture of the aorta: recognition and management. *Ann Thorac Surg* 1974; 17:273-276.

128. Carter Y, Meissner M, Bulger E, et al: Anatomical considerations in the surgical management of blunt thoracic aortic injury. *J Vasc Surg* 2001; 34:628-633.

129. Khoynezhad A, Donayre CE, Azizzadeh A, White R: One-year results of thoracic endovascular aortic repair for blunt thoracic aortic injury (RESCUE trial). *J Thorac Cardiovasc Surg* 2014.

130. Yamane BH, Tefera G, Hoch JR, Turnipseed WD, Acher CW: Blunt thoracic aortic injury: open or stent graft repair? *Surgery* 2008; 144:575-580; see also discussion pp. 80-82.

131. Faneyte IF, Goslings JC, van Lienden KP, Idu MM: Penetrated descending thoracic aorta after blunt chest trauma: successful endovascular repair. *J Trauma* 2009; 66:E36-38.

132. Karmy-Jones R, Ferrigno L, Teso D, Long WB 3rd, Shackford S: Endovascular repair compared with operative repair of traumatic rupture of the thoracic aorta: a nonsystematic review and a plea for trauma-specific reporting guidelines. *J Trauma* 2011; 71:1059-1072.

133. Karmy-Jones R, Hoffer E, Meissner MH, Nicholls S, Mattos M: Endovascular stent grafts and aortic rupture: a case series. *J Trauma* 2003; 55:805-810.

134. Klima DA, Hanna EM, Christmas AB, et al: Endovascular graft repair for blunt traumatic disruption of the thoracic aorta: experience at a non-

university hospital. *Am Surg* 2013; 79:594-600.

135. Nor Elina NS, Naresh G, Hanif H, Zainal AA: Thoracic Endovascular Aortic Repair (TEVAR) in traumatic high-velocity blunt injury to thoracic aorta. *Med J Malaysia* 2013; 68:239-244.

136. Orford VP, Atkinson NR, Thomson K, et al: Blunt traumatic aortic transection: the endovascular experience. *Ann Thorac Surg* 2003; 75:106-111; see also discussion pp. 11-12.

137. Ott MC, Stewart TC, Lawlor DK, Gray DK, Forbes TL: Management of blunt thoracic aortic injuries: endovascular stents versus open repair. *J Trauma* 2004; 56:565-570.

138. Peterson BG, Matsumura JS, Morasch MD, West MA, Eskandari MK: Percutaneous endovascular repair of blunt thoracic aortic transection. *J Trauma* 2005; 59:1062-1065.

139. Powers WF 4th, Kane PN, Kotwall CA, Clancy TV, Hope WW: Endovascular repair of traumatic thoracic aortic injuries at a level II trauma center. *Am Surg* 2013; 79:E91-92.

140. Crestanello JA, Zehr KJ, Mullany CJ, et al: The effect of adjuvant perfusion techniques on the incidence of paraplegia after repair of traumatic thoracic aortic transections. *Mayo Clinic Proc* 2006; 81:625-630.

141. von Oppell UO, Dunne TT, De Groot KM, Zilla P: Spinal cord protection in the absence of collateral circulation: meta-analysis of mortality and paraplegia. *J Card Surg* 1994; 9:685-691.

142. Katz NM, Blackstone EH, Kirklin JW, Karp RB: Incremental risk factors for spinal cord injury following operation for acute traumatic aortic transection. *J Thorac Cardiovasc Surg* 1981; 81:669-674.

143. Black JH, Davison JK, Cambria RP: Regional hypothermia with epidural cooling for prevention of spinal cord ischemic complications after thoracoabdominal aortic surgery. *Semin Thorac Cardiovasc Surg* 2003; 15:345-352.

144. Laschinger JC, Cunningham JN Jr, Nathan IM, Krieger K, Isom OW, Spencer FC: Intraoperative identification of vessels critical to spinal cord blood supply—use of somatosensory evoked potentials. *Curr Surg* 1984; 41:107-109.

145. McCullough JL, Hollier LH, Nugent M: Paraplegia after thoracic aortic occlusion: influence of cerebrospinal fluid drainage. Experimental and early clinical results. *J Vasc Surg* 1988; 7:153-160.

146. Kouchoukos NT, Masetti P, Rokkas CK, Murphy SF, Blackstone EH: Safety and efficacy of hypothermic cardiopulmonary bypass and circulatory arrest for operations on the descending thoracic and thoracoabdominal aorta. *Ann Thorac Surg* 2001; 72:699-707; see also discussion p. 8.

147. Peltz M, Douglass DS, Meyer DM, et al: Hypothermic circulatory arrest for repair of injuries of the thoracic aorta and great vessels. *Interact Cardiovasc Thorac Surg* 2006; 5:560-565.

148. Szwerc MF, Benckart DH, Lin JC, et al: Recent clinical experience with left heart bypass using a centrifugal pump for repair of traumatic aortic transection. *Ann Surg* 1999; 230:484-490; see also discussion pp. 90-92.

149. Hess PJ, Howe HR Jr, Robicsek F, et al: Traumatic tears of the thoracic aorta: improved results using the Bio-Medicus pump. *Ann Thorac Surg* 1989; 48:6-9.

150. Fullerton DA: Simplified technique for left heart bypass to repair aortic transection. *Ann Thorac Surg* 1993; 56:579-580.

151. Merrill WH, Lee RB, Hammon JW Jr, Frist WH, Stewart JR, Bender HW Jr: Surgical treatment of acute traumatic tear of the thoracic aorta. *Ann Surg* 1988; 207:699-706.

152. Karmy-Jones R, Carter Y, Meissner M, Mulligan MS: Choice of venous cannulation for bypass during repair of traumatic rupture of the aorta. *Ann Thorac Surg* 2001; 71:39-41; see also discussion p. 2.

153. Turney SZ: Blunt trauma of the thoracic aorta and its branches. *Semin Thorac Cardiovasc Surg* 1992; 4:209-216.

154. Carter YM, Karmy-Jones RC, Oxorn DC, Aldea GS: Traumatic disruption of the aortic arch. *Eur J Cardiothorac Surg* 2001; 20:1231.

155. Leshnower BG, Litt HI, Gleason TG: Anterior approach to traumatic mid aortic arch transection. *Ann Thorac Surg* 2006; 81:343-345.

156. Schmidt CA, Wood MN, Razzouk AJ, Killeen JD, Gan KA: Primary repair of traumatic aortic rupture: a preferred approach. *J Trauma* 1992; 32:588-592.

157. Verdant A, Page A, Cossette R, Dontigny L, Page P, Baillot R: Surgery of the descending thoracic aorta: spinal cord protection with the Gott shunt. *Ann Thorac Surg* 1988; 46:147-154.

158. McBride LR, Tidik S, Stothert JC, et al: Primary repair of traumatic aortic disruption. *Ann Thorac Surg* 1987; 43:65-67.

159. Hilgenberg AD, Logan DL, Akins CW, et al: Blunt injuries of the thoracic aorta. *Ann Thorac Surg* 1992; 53:233-238; see also discussion pp. 8-9.

160. Wallenhaupt SL, Hudspeth AS, Mills SA, Tucker WY, Dobbins JE,

Cordell AR: Current treatment of traumatic aortic disruptions. *Am Surg* 1989; 55:316-320.

161. Ablaza SG, Ghosh SC, Grana VP: Use of a ringed intraluminal graft in the surgical treatment of dissecting aneurysms of the thoracic aorta. A new technique. *J Thorac Cardiovasc Surg* 1978; 76:390-396.

162. Dunham MB, Zygun D, Petrasek P, Kortbeek JB, Karmy-Jones R, Moore RD: Endovascular stent grafts for acute blunt aortic injury. *J Trauma* 2004; 56:1173-1178.

163. Czermak BV, Waldenberger P, Perkmann R, et al: Placement of endovascular stent-grafts for emergency treatment of acute disease of the descending thoracic aorta. *AJR Am J Roentgenol* 2002; 179:337-345.

164. Lachat M, Pfammatter T, Witzke H, et al: Acute traumatic aortic rupture: early stent-graft repair. *Eur J Cardiothorac Surg* 2002; 21:959-963.

165. Mattison R, Hamilton IN Jr, Ciraulo DL, Richart CM: Stent-graft repair of acute traumatic thoracic aortic transection with intentional occlusion of the left subclavian artery: case report. *J Trauma* 2001; 51:326-328.

166. McBride CL, Dubose JJ, Miller CC 3rd, et al: Intentional left subclavian artery coverage during thoracic endovascular aortic repair for traumatic aortic injury. *J Vasc Surg* 2015; 61:73-79 e1.

167. Murphy EH, Dimaio JM, Dean W, Jessen ME, Arko FR: Endovascular repair of acute traumatic thoracic aortic transection with laser-assisted in-situ fenestration of a stent-graft covering the left subclavian artery. *J Endovasc Ther* 2009; 16:457-463.

168. Patterson BO, Holt PJ, Nienaber C, Fairman RM, Heijmen RH, Thompson MM: Management of the left subclavian artery and neurologic complications after thoracic endovascular aortic repair. *J Vasc Surg* 2014; 60:1491-1498 e1.

169. Si Y, Fu W, Liu Z, et al: Coverage of the left subclavian artery without revascularization during thoracic endovascular repair is feasible: a prospective study. *Ann Vasc Surg* 2014; 28:850-859.

170. Singh MJ, Rohrer MJ, Ghaleb M, Kim D: Endoluminal stent-graft repair of a thoracic aortic transection in a trauma patient with multiple injuries: case report. *J Trauma* 2001; 51:376-381.

171. Khoynezhad A, Azizzadeh A, Donayre CE, Matsumoto A, Velazquez O, White R: Results of a multicenter, prospective trial of thoracic endovascular aortic repair for blunt thoracic aortic injury (RESCUE trial). *J Vasc Surg* 2013; 57:899-905 e1.

172. Adams JD, Kern JA: Blunt thoracic aortic injury: Current issues and endovascular treatment paradigms. *Endovascular Today* 2014; September 2014:38-42.

173. Asaid R, Boyce G, Atkinson N: Endovascular repair of acute traumatic aortic injury: experience of a level-1 trauma center. *Ann Vasc Surg* 2014; 28:1391-1395.

174. Canaud L, Marty-Ane C, Ziza V, Branchereau P, Alric P: Minimum 10-year follow-up of endovascular repair for acute traumatic transection of the thoracic aorta. *J Thorac Cardiovasc Surg* 2014.

175. Echeverria AB, Branco BC, Goshima KR, Hughes JD, Mills JL Sr: Outcomes of endovascular management of acute thoracic aortic emergencies in an academic level 1 trauma center. *Am J Surg* 2014; 208:974-980.

176. Demetriades D, Velmahos GC, Scalea TM, et al: Blunt traumatic thoracic aortic injuries: early or delayed repair—results of an American Association for the Surgery of Trauma prospective study. *J Trauma* 2009; 66:967-973.

177. Borsa JJ, Hoffer EK, Karmy-Jones R, et al: Angiographic description of blunt traumatic injuries to the thoracic aorta with specific relevance to endograft repair. *J Endovasc Ther* 2002; 9(Suppl 2):II84-91.

178. Kato N, Dake MD, Miller DC, et al: Traumatic thoracic aortic aneurysm: treatment with endovascular stent-grafts. *Radiology* 1997; 205:657-662.

179. Canaud L, Cathala P, Joyeux F, Marty-Ane C, Alric P: Improvement in conformability of the latest generation of thoracic stent grafts. *J Vasc Surg* 2013; 57:1084-1089.

180. Andrassy J, Weidenhagen R, Meimarakis G, Lauterjung L, Jauch KW, Kopp R: Stent versus open surgery for acute and chronic traumatic injury of the thoracic aorta: a single-center experience. *J Trauma* 2006; 60:765-771; see also discussion pp. 71-72.

181. Bent CL, Matson MB, Sobeh M, et al: Endovascular management of acute blunt traumatic thoracic aortic injury: a single center experience. *J Vasc Surg* 2007; 46:920-927.

182. Greenberg R: Treatment of aortic dissections with endovascular stent grafts. *Semin Vasc Surg* 2002; 15:122-127.

183. Herold U, Piotrowski J, Baumgart D, Eggebrecht H, Erbel R, Jakob H: Endoluminal stent graft repair for acute and chronic type B aortic dissection and atherosclerotic aneurysm of the thoracic aorta: an interdisciplinary task. *Eur J Cardiothorac Surg* 2002; 22:891-897.

184. Czerny M, Zimpfer D, Fleck T, et al: Initial results after combined repair of aortic arch aneurysms by sequential transposition of the supra-aortic branches and consecutive endovascular stent-graft placement. *Ann Thorac Surg* 2004; 78:1256-1260.

185. Gorich J, Asquan Y, Seifarth H, et al: Initial experience with intentional stent-graft coverage of the subclavian artery during endovascular thoracic aortic repairs. *J Endovasc Ther* 2002; 9(Suppl 2):II39-43.

186. Rehders TC, Petzsch M, Ince H, et al: Intentional occlusion of the left subclavian artery during stent-graft implantation in the thoracic aorta: risk and relevance. *J Endovasc Ther* 2004; 11:659-666.

187. Marcheix B, Dambrin C, Bolduc JP, et al: Endovascular repair of traumatic rupture of the aortic isthmus: midterm results. *J Thorac Cardiovasc Surg* 2006; 132:1037-1041.

第52章　肺动脉栓塞和肺动脉内膜切除术

Stuart W. Jamieson • Michael M. Madani

美国每年至少新增 630 000 名有症状的肺栓塞（pulmonary embolism，PE）患者，数量大约是急性心肌梗死的一半，脑血管事件的 3 倍[1]。急性肺栓塞是美国第三位常见死因（排在心脏病和癌症之后）。但大约 75% 尸检证实为肺栓塞的患者并没有被临床发现[2]，70%~80% 主要死因为肺栓塞的患者死前从未被诊断过肺栓塞[3,4]，所以其发病数量有可能被低估。在所有发生肺栓塞的住院患者中，12%~21% 患者在院内死亡，24%~39% 患者在 12 个月内死亡[5-7]。因此，大约 36%~60% 患者首次发病后存活超过 12 个月，并可能在以后的生活中出现各种不同的症状。

每年大约 250 万美国人发生深静脉血栓（deep vein thrombosis，DVT），而有超过 90% 的临床上发现的肺动脉栓子和下肢深静脉血栓相关。但是，在同时患有深静脉血栓和肺栓塞的患者中，有 2/3 没有深静脉血栓的症状[8-10]。

在大多数情况下，深静脉血栓和肺栓塞采用药物治疗。心脏外科医生极少参与到急性肺栓塞的治疗中，除非是大块血栓导致危及生命的急性右心衰竭和低心排，并能存活的住院患者。另一方面，慢性肺血栓栓塞性疾病患者最主要的治疗方法仍是外科肺动脉血栓内膜切除术（又称内膜剥脱术）[11]。对于这类患者，药物仅是一种姑息治疗方法，而肺移植手术则是一种浪费医疗资源、且效果差于内膜切除术的治疗方法。

深静脉血栓

深静脉血栓主要发生在下肢或骨盆的静脉，常见于住院患者，但院外非卧床的患者也可能发生[12,13]。浅静脉也可能受到累及，但是浅静脉血栓通常不会扩展到隐股点以外，因此极少导致肺栓塞[9,14,15]。上肢静脉血栓几乎总是与创伤、留置导管或其他病理状态有关，它不是肺栓塞的常见病因，但可以是致命的。肺动脉栓子除了来源于下肢和骨盆深静脉系统，通常还认为可来源于右心房、右心室或腹膜后及肝系统[12,13]。

发病机制

1856 年 Rudolf Virchow 发现深静脉血栓和肺栓塞之间有关联，提出深静脉血栓与静脉淤血、静脉壁损伤和血液高凝状态有关。这三个深静脉血栓病因因素在今天看来仍是有意义的，并且被越来越多的证据支持。

到目前为止，制动是住院患者静脉淤血最重要的原因。在制动患者足部静脉注射造影剂后，造影剂需要多达一个小时才能从比目鱼肌中的静脉瓣中被清除[16]。静脉淤血还可能由静脉近端机械性梗阻、低心排、静脉扩张和血液黏度增加造成[17]。某些盆腔肿瘤、巨大的腹股沟淋巴结肿大、妊娠子宫、既往腔静脉或髂静脉病史和心源性中心静脉压升高也可以加重静脉淤血。

静脉壁损伤在深静脉血栓中的作用还不太清楚，因为深静脉血栓经常在没有机械性损伤时发生。最近的研究表明，手术过程中远离术野的静脉可能会发生隐性静脉壁损伤（subtle vein wall injuries）[18,19]。在动物髋关节置换实验中，已经发现了远离术野的小静脉与较大静脉连接处内皮细胞撕裂（图 52-1）。

三种罕见的家族性抗凝血酶、蛋白 C 和蛋白 S 缺乏症均与静脉血栓有关。抗凝血酶是一种天然的血浆蛋白酶，可以在凝血酶形成后抑制凝血酶，形成之前效果较弱，与肝素结合后，活性增加 1 000 倍。蛋白 C 是一种强效的 V 因子和血小板相关性

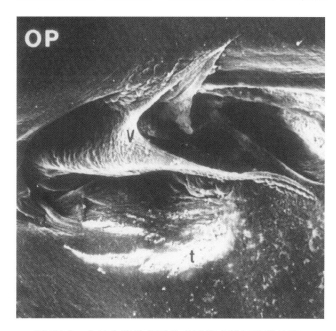

图 52-1　犬的全髋关节置换术后伴有明显静脉扩张，此图为犬颈静脉扫描电镜图。可见静脉瓣（v）附近内皮细胞撕裂（t）

Ⅶ因子抑制剂,并且需要蛋白 S 作为辅助因子发挥抗血栓作用。蛋白 C 和蛋白 S 都是维生素 K 依赖性酶原,可被凝血酶激活,内皮细胞产生的血栓调节蛋白可以加强其活性[20,21]。

研究发现,有一种更加常见的由 V 因子基因突变(factor V Leiden)引起的凝血功能紊乱。该突变能阻止蛋白 C 对 V 因子的降解。大约 6% ~ 7% 的瑞典和北美男性研究对象有此表现[22-24]。纯合和杂合突变都与静脉血栓和肺栓塞明确有关,但与动脉血栓无关[24,25]。

狼疮抗凝物是一种获得性 IgG 或 IgM 抗体,能对抗凝血酶原酶。它能增加静脉血栓的可能性,但其作用机制还不清楚[25]。这种疾病可能与狼疮样综合征、免疫抑制或者摄入某些特殊药物例如普鲁卡因等有关。

深静脉血栓危险因素

表 52-1 列出了发生深静脉血栓和肺栓塞的主要危险因素。重要危险因素包括既往血栓栓塞病史、高龄、制动超过 1 周、髋关节或膝关节手术、近期手术、多发外伤和癌症。既往有静脉血栓栓塞病史的患者住院期间再次发生血栓栓塞的危险比没有此病史的患者高近 8 倍[9,26-29]。多达 10% 首次发生深静脉血栓或肺栓塞的患者和 20% 复发深静脉血栓和肺栓塞的患者会在 6 个月内再次发生血栓栓塞[30]。

深静脉血栓和肺栓塞发生率随年龄呈指数增加(图 52-2)。男性风险高于女性。任何原因造成的制动和长时间卧床是其主要危险因素。虽然通常存在其他危险因素,但对于卧床超过一周的患者,其尸检证实静脉血栓栓塞的发生率从 15% 增加至 80%[30,31]。

癌症术后的患者静脉血栓栓塞发生率增加 3 倍[9]。特别令心脏外科和内科医生关注的是,有研究显示近 50% 心肌再血管化后的患者会在住院期间发生无临床症状的深静脉血栓[32]。

一项随访研究[33]发现冠状动脉旁路移植术后院内肺栓塞发生率为 3.2%,此类肺栓塞患者院内死亡率为 18.7%。有意思的是瓣膜手术与肺栓塞的发生无关。Gillinov 等进行的一项回顾性研究分析了 5 694 名心脏开放手术后的患者,发现 60 天内肺栓塞发生率为 0.56%,其中经通气/灌注显像(V/Q)扫描发现 20 例,血管造影发现 4 例,尸检发现 8 例。但是,肺栓塞患者死亡率高达 34%[34]。

表 52-1   静脉血栓主要危险因素

静脉血栓病史	45 岁以上
髋关节或膝关节手术	卧床 7 天或以上
近期大型手术	癌症
充血性心衰	下肢瘫痪
骨盆、髋关节或腿骨折	多发外伤
大剂量雌激素治疗	

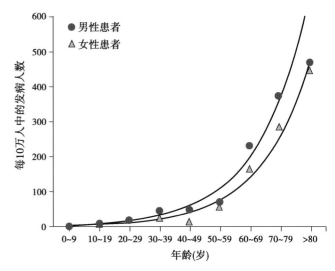

图 52-2   按年龄分层的美国每年静脉血栓栓塞的发生率。男性静脉血栓栓塞发生率显著高于女性。两条曲线均呈指数变化

诊断

大约三分之二的深静脉血栓患者没有临床症状[9];因此,只有依靠高度的临床警惕性和客观的诊断性试验来做出诊断。静脉造影依然是发现小腿静脉血栓最可靠的方法,但这种有创检查不适合应用于系列研究,而且造影剂如果残留在深静脉系统内可能会促使血栓形成[10]。

最常用的并可以在床旁完成的无创检查是超声与彩色血流多普勒成像相结合的方法,也被称为"双重扫描(duplex scanning)"。这种方法不能直接探测到新鲜血栓,但是可以通过血流形态和血管在特定区域不能压缩来推断血栓的存在[10]。在有症状的患者中,熟练的检查者使用超声多普勒扫描发现腘静脉、股深静脉和股浅静脉的血栓有很高的准确性。与静脉造影相比,敏感度也达到 89% ~ 100%。磁共振是一种可以得到全部静脉系统图像的无创检查,包括上肢静脉和纵隔[35]。与磁共振成像(magnetic resonance imaging,MRI)相比,超声多普勒扫描对于盆腔静脉血栓敏感度为 70%,特异度接近 100%[36]。阻抗容积描计法使用小腿电极和大腿袖带阻断静脉,评估腿部容积的变化。对于有症状的患者十分有用,但对于没有症状或小腿血栓的患者来说敏感性和特异性相对较低[36]。注射碘-125(^{125}I)标记的纤维蛋白原,然后进行腿部扫描是发现小腿血栓的敏感方法,但不能发现髂、股静脉血栓。这两种检查结合起来提高了检查的敏感性和特异性,但在大多数医院中,超声多普勒扫描、静脉造影和磁共振已经取代了这两项检查。

预防

深静脉血栓发病率高与肺栓塞密切相关。深静脉血栓发病危险因素的确定为预防该病提供了基础和理论依据,建议对合并 2 个或以上主要危险因素的患者进行预防,例如 40 岁以上和大型手术后[9]。无创的措施,比如弹力袜,应该用于大多数不能走动的住院患者。间歇性充气加压泵更加昂贵且不方便,但却有效。普通外科手术后患者使用以上方法,深静脉血栓发生率可降低至对照组的约 40%[9]。每天一次小剂量皮下注射肝素或低分子肝素,深静脉血栓发生率可分别降低至对照组的约 35% 和 18%[9,31,37]。皮下注射肝素或低分子肝素降低肺栓塞发生率的效果和上述相似[31,37]。

局限性小腿深静脉血栓导致肺栓塞的风险比较小,这些患者是否有必要进行抗凝治疗仍有争议[15]。院内诊断为不合并肺栓塞的深静脉血栓患者,在未来 12 个月内被临床诊断为肺栓塞的可能性为 1.7%[5]。一旦发生肺栓塞,复发的可能性为 8%[5]。为预防复发,深静脉血栓患者无论是否合并肺栓塞,均建议进行 6 个月华法林抗凝治疗[38]。

肺栓塞

病理学和发病机制

腿部血栓唯一稳定附着点是血栓起始点,常是静脉窦或静脉瓣袋[26]。虽然血栓组成不同,但是相比更稳定地附着在血管壁上的陈旧血栓,新鲜血栓更有松动的可能性。

脱落的静脉血栓随血流穿过右心进入肺循环。在尸检中发现,25%~67% 的栓子阻塞 2 条或以上(次大面积)肺叶动脉[39],但这个比例随着检查深入的程度而变化。基于血管造影的临床实验得到了相似的结果,其比例为 30%~64%[40]。肺动脉栓子主要栓于下肺叶[12],右肺略多于左肺。这可能是因为肺的这些区域血流相对较多。栓子进入肺动脉不久后,其表面即附着一层血小板和纤维蛋白[12]。

大块或大量血栓会造成患者血流动力学极度不稳定,这一临床表现不能完全用一个或多个肺动脉被栓塞的机械性因素来简单解释。体液因子特别是 5-羟色胺、二磷酸腺苷(adenosine diphosphate,ADP)、血小板衍生生长因子(platelet-derived growth factor,PDGF)、血栓外附着血小板产生的血栓素、血小板活化因子(platelet-activating factor,PAF)和中性粒细胞释放的白三烯也都参与其中[41,42]。缺氧和栓子远端局部组织缺血会抑制内皮细胞舒张因子(endothelium-derived relaxing factor,EDRF)产生,促进活化的白细胞释放超氧阴离子。这些因素结合到一起使肺血管进一步收缩[41]。

自然病程

未经治疗的肺栓塞患者死亡率高达 18%~33%,但如果及时诊断和治疗,死亡率可降低到大约 8%[7,43,44]。75%~90% 因肺栓塞死亡的患者在开始发病后几个小时内死亡[45]。有些患者心肺功能储备和右心功能良好,在开始发病后几个小时内存活下来,那么随后的数天数周内血栓将发生自溶[46]。平均来说,血块到 7 天时会消失大约 20%,完全溶解可能需要 14 天[44,46,47]。在很多患者中,小栓子的溶解需要 30 天,大栓子的溶解需要 60 天[48]。随着纤溶系统溶解血块,肺动脉树横截面积会逐渐增大,肺血管阻力及右心后负荷逐渐降低。对于绝大多数患者来说,肺血栓会持续溶解,因此急诊干预治疗,特别是外科血栓清除术是没有必要的。

一小部分急性肺栓塞患者血块不会溶解,进一步发展成慢性肺血管血栓栓塞,但具体的比例却不确定。血块不能溶解的原因尚不清楚。患者在出现肺动脉高压之前通常没有症状,呼吸困难、运动量受限或右心功能衰竭,大多数症状继发于肺动脉高压。没有症状的患者可能存在一个或多个肺叶或肺段动脉部分或完全慢性血栓性栓塞。有症状的患者一般超过 40% 肺血管被机化或新鲜的血栓栓塞,但是有些肺血管栓塞轻的患者也可能发生肺动脉高压。

临床表现

急性肺栓塞通常突然发生。症状和体征取决于阻塞的范围、体液反应的程度和栓塞前患者的心肺储备能力[49]。症状和体征变化很大,解剖证实的肺栓塞患者中只有 16%~38% 生前被确诊[39]。

根据血流动力学、动脉血气、肺扫描或肺血管造影评估的阻塞血管数量,可以将急性肺栓塞分为小栓塞、大块或次大面积栓塞、或大面积栓塞[40,49,50]。多数肺栓塞为小栓塞。这些患者表现为突发无法解释的焦虑、呼吸急促或呼吸困难、胸膜性胸痛、咳嗽,偶有咯血症状[39,45,50]。查体可以发现心动过速、啰音、低热,有时存在胸膜摩擦音。心音和血压常正常;有时肺动脉第二心音亢进。值得注意的是只有不到三分之一的患者有下肢深静脉血栓证据[39]。非吸氧状态下动脉血气显示 PaO_2 65~80mmHg,$PaCO_2$ 正常,在 35mmHg 左右[45]。肺血管造影显示不到 30% 的肺血管床栓塞。

次大面积肺栓塞可以出现呼吸困难、呼吸急促、胸部钝痛和一定程度的血流动力学不稳定,表现为心动过速、轻度至中度低血压和中心静脉压升高[45,50]。一些患者表现为晕厥而不是呼吸困难和胸痛。相比大面积肺栓塞,次大面积肺栓塞(至少两个肺叶动脉栓塞)血流动力学稳定、心排血量良好[40]。非吸氧状态下动脉血气显示中等程度低氧(50mmHg < PaO_2 < 65mmHg)、轻度低碳酸血症($PaCO_2$ < 30mmHg)[50]。心脏超声显示右室扩张。肺血管造影显示 30%~50% 肺血管栓塞。

大面积肺栓塞真正危及生命,会造成血流动力学不稳定[40]。一般超过 50% 的肺血管栓塞,但也可能是更少面积的肺血管栓塞,特别是有心肺病史的患者。应该根据临床表现而不是解剖标准做出诊断。患者会出现急性呼吸困难、呼吸急促、心动过速和发汗;有时患者会昏迷。低血压和心排血量低[<1.8L/(m²·min)]同时存在,也可能发生心脏骤停。颈静脉怒张,中心静脉压升高,体表可触及右室搏动。非吸氧状态下动脉血气显示严重低氧(PaO_2 < 50mmHg)、轻度低碳酸血症($PaCO_2$ < 30mmHg),有时出现酸中毒[40,45,50]。尿量减少、外周脉搏减弱、组织灌注变差。

诊断

临床诊断急性次大面积和大面积肺栓塞后,进一步行血管造影显示其出错率可达到 70%~80%[49,51]。即使是在术后的和有其他深静脉血栓高危因素的患者中,次大面积和大面积肺栓塞与心肌梗死、主动脉夹层、感染性休克和其他危重疾病进行鉴别时仍存在困难和不确定性。

患者胸片可能正常,但常显示肺实质浸润、肺不张和胸腔积液。局部血管稀疏和楔形高密度影提示存在肺栓塞。通常,肺栓塞时心电图显示非特异性 T 波和 ST 段改变。少数大面积肺栓塞患者(26%)心电图有肺心病的表现,电轴右偏或右束支传导阻滞[49]。如果心脏超声显示右心扩张,则进一步增加了次大面积或大面积肺栓塞的可能性。Swan-Ganz 导管通常显示肺动脉血氧饱和度下降（PaO$_2$<25mmHg），但因为低心排和肺心病（右心功能储备不足不能产生肺动脉高压），肺动脉压力常不超过40mmHg。

通气/灌注显像（V/Q）扫描会提供确诊的证据，但有时也不可靠，因为肺炎、肺不张、肺栓塞病史和其他情况可能会造成通气和灌注不匹配的假阳性结果。一般而言，阴性肺通气/灌注显像结果可以明确排除临床有意义的肺栓塞诊断。肺通气/灌注显像结果一般描述为高度、中度、低度肺栓塞可能，以强调这项检查特异性低但敏感性高（图52-3）。肺血管造影为诊断提供最为明确的证据，但患者循环衰竭时可能没有时间进行这项检查，如果药物和辅助设备仍不能维持患者循环那么就不应该进行肺血管造影检查[52,53]。

MRI和CT血管造影是一种更好的诊断肺栓塞的无创检查方法，并可以提供关于肺血管床内血流的信息[54]。只是这些方法昂贵、有些耗时，而不能广泛应用。此外，它们也不适合循环不稳定的患者。经胸和经食管超声结合彩色多普勒超声心动图可以提供右室或主肺动脉是否有大块栓子栓塞的可靠信息。超过80%临床有意义的肺栓塞患者使用经胸超声心动图（transthoracic echocardiography，TTE）可发现右室容量或收缩功能存在异常，或者急性三尖瓣反流（图52-4）[55]。在一些患者中，经食管超声心动图（transesophageal echocardiography，TEE）可以发现主肺动脉内不正常血流。

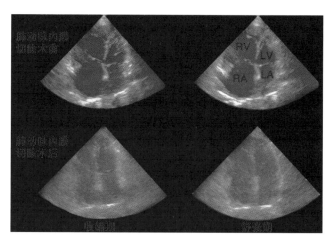

图52-4 肺动脉血栓内膜切除术前（上图）和肺动脉血栓内膜切除术后（下图）的超声心动图表现。注意术前室间隔在收缩期向左侧移位，左心房和左心室相对较小。而术后，室间隔已经正常，右心房室不再明显扩张。LA，左心房；LV，左心室；RA，右心房；RV，右心室

急性次大面积肺栓塞的治疗

在本章中，大块或次大面积肺栓塞是指急性起病导致低氧和轻度低血压（收缩压>90mmHg），但没有导致心脏骤停或持续性低心排和心源性休克的肺栓塞。按照定义，有足够的时间为这些患者明确诊断，尝试药物治疗，也可以尝试使用导管将血栓吸引出来。

当患者突然出现循环衰竭的时候首先要做的是建立呼吸支持和稳定循环。第一步需要气管插管和机械通气。接着使用药物，主要是升压药和血管活性药物，来稳定患者循环。如果患者循环能够稳定，在没有禁忌证的情况下，静脉开始注射肝素，初始负荷剂量为70U/kg，然后18~20U/（kg·h）维持。肝素阻止新血栓的形成和播散，但是不能溶解已经存在的血栓。在大多数情况下患者自身的纤溶系统经过数天或数周时间可以溶解新鲜血栓。

额外使用溶栓治疗即链激酶、尿激酶或重组组织型纤溶酶原激活剂（rt-PA）增加了溶解新鲜血栓的概率，建议在循环稳定和没有禁忌证的患者中使用。相比治疗中单独使用肝素，这些药物增加了溶解新鲜血栓的概率[56]，但在5天或之后，残留血栓数量上两者差别很小[57-60]。在死亡率或肺栓塞复发率上也没有统计学差别，但最近的经验显示，因为溶栓治疗可更快地降低右室后负荷和改善心功能，而有可能得到更好的治疗效果[56]。此外，没有数据表明溶栓治疗可以降低疾病发展成慢性肺血栓栓塞和肺动脉高压的概率。相比单独肝素治疗，使用溶栓药物时发生出血并发症的风险更高。尽管采取了预防措施，仍有大约20%患者发生出血并发症[56,61,62]。

局麻下经股静脉（首选）或颈静脉穿刺，置入导管取出血栓也是可行的[50,63-66]。成功取出血块后可以显著降低患者肺动脉压力61%~84%[64,66]。

急性大面积肺栓塞的治疗

如果数分钟内循环不能稳定在安全水平或大面积肺栓塞后发生心脏骤停，最重要的就是争分夺秒进行抢救。11%的致

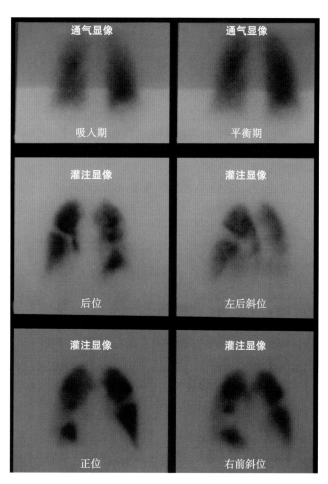

图52-3 慢性血栓栓塞性疾病患者放射性核素灌注扫描正后位图。注意其中的大面积穿凿样缺损

命性肺栓塞患者在第 1 个小时内死亡,43% ~ 80% 患者在第 2 个小时内死亡,85% 患者 6 小时内死亡[67]。治疗方式很大程度上取决于环境、相关抢救设备和人员是否及时到位。使用药物稳定循环维持生命的治疗可能会抢占抢救性手术的先机,也可能使手术无需进行。治疗大面积肺栓塞的机会相对很少,缓解的因素、缺乏药物或手术治疗的标准使得大面积肺栓塞的治疗方法仍未确定。

当手术不能立即开展、患者没有手术适应证或不能明确诊断时,经外周血管插管应用急诊体外生命支持系统是一种有吸引力的选择[68,69]。在准备充分的中心,手术室外即可以迅速建立急诊体外生命支持系统。急诊体外生命支持系统可以对急性肺心病、低氧进行代偿,支持循环,直到部分血块溶解、肺血管阻力下降和肺血流恢复充足。

急诊肺血栓栓子切除术

急诊肺血栓栓子切除术适用于循环不稳定危及生命的患者,但是因为肺栓塞经常被错误诊断,所以在诊断不明确时不应进行手术[47,58,65,70]。如果没有被明确诊断的患者已经被送至手术室,进一步行经食管超声和彩色多普勒显像可以明确诊断。经食管超声显示右室增大、右室收缩功能差和三尖瓣反流,这些表现与大面积肺栓塞和急性肺心病密切相关[71]。另一个急诊肺血栓栓子切除术的指征是,超声发现血流动力学不稳定患者的右房或右室内嵌入大血块[72-74]。

手术采用胸骨正中切口,使用体外循环。利用电除颤或低温心脏停搏液使心脏停搏。主肺动脉切开 1 ~ 2cm,切口向下延至肺动脉瓣,向上延至左肺动脉近端。使用镊子和吸引器清除左肺动脉内血块及主动脉后右肺动脉内血块。为更好显露右肺动脉远端,也可以游离和切开主动脉和上腔静脉间右肺动脉。如果有经消毒的儿科支气管镜,外科医生可以使用它定位及取出第 3 级和第 4 级肺动脉内的血栓。也可以打开胸膜进入胸腔,轻轻按压双肺,将血块挤压到更大的肺血管中并吸出。Greenfild 建议关胸前在下腔静脉放置滤器[10,66,75,76]。欧洲医生普遍于肺动脉血栓切除术结束时部分夹闭心包内腔静脉[74],这样可以防止大血块进入肺循环。但这种操作可以使 60% 以上患者出现静脉压升高和下半身血流淤滞[72,74,75]。

建议大多数肺栓塞患者抗凝 6 个月,建议存在抗凝禁忌证和复发性肺栓塞或需要进行肺动脉内膜切除术的患者安装下腔静脉滤器。圆锥形 Greenfield 滤器是目前应用最为广泛的。终生使用滤器的患者中,栓塞复发率 5%,滤器通畅率 97%[77]。

体外生命支持

因为大多数大块肺栓塞会及时溶解,所以使用仅外周血管插管的体外生命支持(extracorporeal life support, ECLS)来稳定循环可以为治疗提供一个折中方案。一支装备齐全训练有素的人员组成的队伍可以在 15 ~ 30 分钟内,于手术室外安置这种体外生命支持设备[68,69]。

因为血块溶解迅速,在发病 1 ~ 2 天后应该不再需要体外生命支持。一旦肺血管阻力下降满意,就可以撤除体外生命支持。因为患者后续需要肝素或长期抗凝治疗,所以撤除过程应该在手术室中进行,并外科缝合股动静脉。

结果

急诊肺血栓栓子清除术死亡率为 40% ~ 92%[66,72-75,78],差异较大。如果肺动脉切开术中使用体外循环,则效果最好[73]。最终的结果很大程度上取决于患者术前状态和循环状态。如果发生心脏骤停并且在没有体外生命支持的情况下必须持续心外按压,这种情况的死亡率为 45% ~ 75%。未发生心脏骤停情况下死亡率为 8% ~ 36%[72-74]。如果在心肺复苏期间建立体外生命支持,那么生存率为 43% ~ 56%[70,72]。复发性栓塞不常见[75,79],大约 80% 幸存患者可维持正常肺动脉压力和运动耐量。这些患者术后行血管造影显示正常或小于 10% 的血管阻塞。仅有一小部分患者会有 40% ~ 50% 肺血管阻塞,他们的运动耐量和肺功能显著减低[79]。

慢性血栓栓塞性肺动脉高压

发病率

相比急性肺栓塞,慢性肺栓塞导致肺动脉高压发病率的确定更困难。25 年前,据估计仅美国每年就有超过 50 万例有症状的急性肺栓塞的幸存患者[11,76,80]。从那时起,患病人数不断增加,当然其中许多病例没有症状。慢性血栓性肺栓塞发生率取决于未溶解的急性血栓的比例。一项研究估计,只有 0.5% 的临床确诊的急性肺栓塞患者会发展成慢性血栓栓塞性疾病[76]。如果这个比例是正确的,并且只计算有症状的急性肺栓塞患者,那么每年在美国大约 2 500 名患者会进展为慢性血栓栓塞性肺动脉高压。但是,因为大多数被诊断为慢性血栓栓塞性肺动脉高压的患者没有急性栓塞病史,所以真实的发病率可能会高得多——我们估计的发病率是之前所述的 5 ~ 10 倍。

不管真实的发病率和情况如何,急性栓塞和由此引起的慢性血栓栓塞性疾病的发生率都比一般认为的要高很多,而且诊断不足的情况严重。1963 年 Houk 等[81] 回顾了文献报道的 240 例主要肺动脉慢性血栓栓塞病例,发现只有 6 例患者在生前被正确诊断。通过死亡率和尸检中随机血栓栓塞的发生率可以推测,目前在美国有超过 10 万患者存在可以被手术治疗缓解的肺动脉高压。

病理学和发病机制

尽管大部分慢性肺血栓栓塞疾病患者没有意识到之前发生过血栓栓塞,也否认既往深静脉血栓病史,但是绝大部分患者未溶解的肺动脉栓子来自急性肺栓塞。为什么有些患者存在未溶解的血栓尚不能确定,但一定有多种因素在其中单独或联合发挥作用。

简单地说,急性血栓的大小可以超过血栓溶解机制的能力。主要动脉分支的完全闭塞会阻止纤溶物质接近血栓,使其不能完全溶解血栓。重复形成的栓子也可能不能溶解。有些栓子由不能被普通机制溶解的物质构成(完全机化的纤维栓子、脂肪或肿瘤)。患者本身纤溶机制不正常或某些患者自身存在易栓倾向或高凝状态。另外还有一些特殊的情况,长期留置的中心静脉导管和起搏器电极有时与肺动脉栓子有关。更少见的原因中包括肿瘤栓子;从胃、乳腺、肾恶性肿瘤上脱落的肿瘤碎片已经被证实可以引起慢性肺动脉阻塞。右房黏液瘤也可以碎裂,导致栓塞。

当血块楔入肺动脉,以下两个过程中的一个将会发生[82]:

1. 机化血栓进一步形成管状,纤维分隔(束状或网状)将管状结构隔开,产生许多由内皮细胞覆盖的通道。

2. 完全纤维机化且没有形成管状结构的纤维蛋白块,可能进一步形成致密纤维结缔组织块,完全组闭塞动脉管腔。

按前面所描述和讨论的内容,除了栓塞的物质,少数患者表现为自身存在易栓倾向或高凝状态。这种不正常状态可能导致肺血管床内形成自发性血栓、促进栓塞或造成栓子的近端产生新的血栓。但是,无论血管内残留血栓的诱发因素是什么,肺血管高压的最终形成原因是复杂的。随着时间推移,肺血流重新分布导致正常血管床内的血流和压力不断增加,进一步造成与艾森门格综合征类似的前毛细血管病变。

除了肺血流重新分布导致血流动力学异常外,其他因素也可能参与其中。例如,一侧肺切除术后,右心血流会100%流向单肺,但即使随访11年,也只会造成肺动脉压力轻度增高[83]。但是,我们经常会发现,即使被血栓阻塞的血管床小于50%,血栓栓塞疾病患者也会出现肺动脉高压。这表明,交感神经链接、激素水平变化或两者一起,会作用于发病时未受累的肺血管床,引起肺动脉高压。这个过程在阻塞发生时即可在同侧或对侧肺开始。

无论是何种原因,正常血管床的改变引起的进展性肺动脉高压会带来严重后果。因为这个过程会导致无法进行手术治疗。因此,根据我们在治疗血栓性肺动脉高压上积累的经验,我们越来越倾向于早期手术以避免上述改变的发生。

临床表现

慢性血栓栓塞是一种常被忽略的肺动脉高压的原因,但它是可以治疗的。慢性血栓栓塞没有特殊的症状和体征。与其他原因导致的肺动脉高压一样,慢性血栓栓塞性肺动脉高压最常见的症状是劳力型呼吸困难。这种呼吸困难的特点是与临床检查中发现的任何异常情况都不相称。

大约50%严重肺动脉高压患者会有非特异性胸痛或胸闷症状。所有肺动脉高压患者都可能有咯血症状,可能由于血管内压力增高引起血管不正常扩张导致。外周水肿、早饱和右上腹胀满或不适可能由右心衰竭(肺心病)造成。一些慢性血栓栓塞性肺动脉高压患者会在一次相对小的急性肺栓塞后出现急性右心衰竭的症状。

无论潜在的病理生理基础是什么,肺动脉高压的体征都是一样的。最初颈静脉搏动出现特征性的巨大A波。随着右心功能衰竭,V波成为优势波形。通常在左下胸骨旁可触及右室搏动。第2肋间可闻及肺动脉瓣关闭音。偶尔处于进展期的患者会出现低氧和轻度发绀。杵状指并不常见。

常出现第二心音分裂并随呼吸变化,P2亢进。肺动脉瓣听诊区可以听到尖锐的喷射性咔嗒音。随着右心功能衰竭,可出现右房奔马律,和三尖瓣关闭不全。因为肺动脉高压时三尖瓣存在很大的跨瓣压差,所以杂音高调且不随呼吸而改变。这些查体结果与三尖瓣本身疾病引起的结果截然不同。肺动脉瓣关闭不全的杂音也可能出现。

肺功能检查结果显示肺容量和肺通气变化不大,通常患者呼吸功能正常或轻度限制性呼吸功能障碍。肺弥散功能(一氧化碳弥散量)常减低,并且可能是肺功能检查中唯一异常的项目。肺动脉压力升高,高于体循环压力的情况也并不少见。静息心排血量低于正常范围,肺动脉氧饱和度降低。大部分患者低氧;非吸氧状态下氧分压50~83mmHg,平均65mmHg[84]。CO_2分压轻度下降并出现代偿性碳酸氢根减低。无效腔通气量增加。肺通气/灌注显像扫描显示中度不匹配,肺内灌注显像不均匀,但与肺阻塞程度相关性差[85]。

诊断

为了达到精确诊断慢性肺血栓栓塞症的目的,建议所有不能解释病因的肺动脉高压患者均进行标准化评估。包括以下检查:胸片可以显示肺叶、段或局部动脉血管明显中断或肺血减少,这些征象提示血管阻塞。主肺动脉扩张,右室也可能扩张且不伴有左房或左室扩张(图52-5)。除了以上经典的胸片表现,许多患者即使存在重度肺动脉高压,胸片也相对正常。心电图提示右室肥大(电轴右偏、V_1导联优势R波)。进行肺功能检查以除外阻塞性或限制性肺实质病变导致的肺动脉高压。

肺通气/灌注显像扫描对于明确未溶栓的肺血栓栓塞诊断是必要的。完全正常的结果可以除外急性或慢性血栓栓塞。大部分肺动脉高压患者肺扫描显示相对正常或弥漫性灌注不均匀[84,85-87]。当扫描显示亚段或更大的灌注缺损时,即便与通气缺损相匹配,也需要行肺血管造影来确定或排除血栓栓塞性疾病。

目前,肺血管造影仍是诊断慢性血栓栓塞性肺动脉高压(chronic thromboembolic pulmonary hypertension,CTEPH)的金标

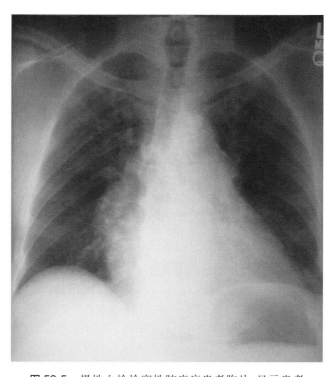

图52-5 慢性血栓栓塞性肺疾病患者胸片,显示患者肺动脉高压。注意增大的右心房、室,左右肺动脉大小不一致,肺野中存在一些低灌注区域

准。造影时,已经机化的血栓栓塞病变不会表现为急性肺栓塞时的血管内充盈缺损,所以对于慢性血栓性疾病,恰当解读肺血管造影片需要一定经验。机化栓子显示为少见的网状或束状充盈缺损改变,血管被血栓完全栓塞时表现类似于先天性肺血管缺失[87](图 52-6)。机化血栓再通后,再通管腔边缘呈圆齿状或锯齿状。因为近端血管同时存在血管壁增厚和血管扩张,造影上血管直径可相对正常。远端血管则表现为肺动脉高压具有的迅速变细和截断征象(图 52-6)。

当肺动脉高压的病因可能是慢性血栓栓塞时,就应该进行肺血管造影检查。我们中心已经为数千肺动脉高压患者行血管造影,并且无死亡病例。

除了肺血管造影,年龄超过 40 岁的患者有必要进行冠状动脉造影和其他心脏检查。如果发现有意义的心脏疾病,在肺动脉血栓内膜切除术同时可以进行其他心脏手术。

药物治疗

长期抗凝治疗是药物治疗的核心。主要用于阻止再次发生栓塞,但也可以用于限制肺血管床内血流较慢区域产生血栓。常规使用下腔静脉滤器预防肺栓塞复发。如果使用下腔静脉滤器和抗凝治疗后仍复发栓塞,即刻溶栓治疗是有益的,但溶栓药物不能改变疾病慢性进程。

使用利尿剂和血管扩张剂治疗右室衰竭,虽然症状可以有所改善,但效果通常是短暂的,因为心脏衰竭是由机械性梗阻造成的,梗阻解除前心衰不会改善。同样,药物治疗不能改善预后[88,89],仅起到支持作用。由于存在支气管循环,肺栓塞很少造成组织坏死。因此外科动脉内膜切除术可使远端肺组织重新进行气体交换。

另外唯一可选择的术式是移植。但是,我们认为肺移植不适用于这种疾病,因为患者在等候供体时的死亡率和致残率、手术风险更高、存活率更低(有经验的中心肺移植一年存活率大约为 80%,而肺动脉内膜切除术一年存活率超过 95%)。此外,肺动脉内膜切除术疗效持续时间长久,且不存在持续排异反应和服用免疫抑制剂造成的风险。

自然病史

慢性血栓栓塞性肺动脉高压的自然预后不佳,几乎所有患者均死于右心衰竭的进展[11]。因为起病隐匿,通常当患者出现呼吸困难和/或出现右心衰竭早期症状时才能被诊断,此时疾病已经相对进入晚期,肺动脉压力已经较高(平均大于 40mmHg)。在 Riedel 的研究中的 13 名患者,有 9 名患者死亡,平均发生在被诊断为右心衰竭后 28 个月[11]。其中 7 名患者产生新鲜血栓导致肺栓塞复发,均被血管造影中出现新的充盈缺损或尸检证实。患者被确诊时肺动脉高压的严重程度与患者生存期呈负相关[11]。

肺动脉血栓内膜切除术

尽管之前曾有人进行尝试,是 Allison[90] 首次成功使用体表降温法,经胸骨进行了肺"动脉血栓内膜切除术",但只清除了新鲜血栓。从那时起,外科治疗慢性肺动脉血栓栓塞时有报道[91-94],但大多数肺动脉内膜切除术的报道来自加州大学圣地亚哥分校(UCSD)医学中心。1970 年,Braunwald 开始在 UCSD 开展这项手术,至今已经完成超过 3 500 例。在下文中将介绍这项手术方法,该方法使用深低温停循环技术作为标准程序,现已被各大中心采用。

适应证

当血栓栓塞性肺动脉高压被确诊后,是否行手术取决于患者症状的严重程度和患者一般情况。根据肺动脉内膜切除术的早期经验,Moser 等[92] 列出了进行血栓内膜切除术的三个主

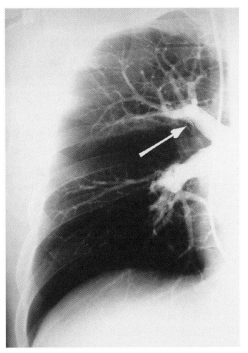
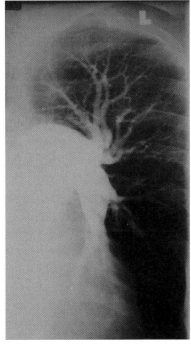

图 52-6　左右肺动脉造影显示肺动脉扩张,血管狭窄后扩张,许多外周区域充盈缺损,
分支突然截断。箭头所指充盈缺损显示网状或束状改变

要原因:血流动力学、肺泡通气和预防。血流动力学的目的是阻止或改善肺动脉高压造成的右室损害。肺泡通气的目的是,无论肺动脉高压的严重程度,消除有大量通气而没有血液灌注的生理无效腔,从而改善呼吸功能。预防的目的是阻止右室功能进一步恶化或栓塞的逆向进展,防止进一步的心肺功能恶化或死亡[92]。我们随后的经验又增加了一条预防目的:防止剩余的正常肺血管发生继发改变。

大多数进行手术的患者心功能Ⅲ级或Ⅳ级(NYHA 分级)。我们的患者年龄范围在 3~85 岁之间。典型的手术适应证是患者静息时肺血管阻力(pulmonary vascular resistance,PVR)显著升高、不合并与右心衰竭无关的其他严重疾病,血管造影显示的慢性栓子的表现与测得的 PVR 水平大致吻合。当然,也有例外情况。

虽然大部分患者 PVR 水平在 800dynes/(s·cm⁵) 以内,肺动脉压力低于体循环压力,但随着右室肥厚进展,也有可能造成肺动脉压力高于体循环压力。因此,不少患者(在我们的实践中大约占 20%)PVR 水平超过 1 000dynes/(s·cm⁵),肺动脉压力高于体循环压力。无论患者 PVR 水平、肺动脉压力、右室衰竭程度达到何种水平,都有可能进行手术。

我们越来越关注发生在剩余正常(未受血栓影响)肺血管床的改变,由于其他血管区域受阻,正常(未受血栓影响)肺血管床的压力和血流将会增加。因此,随着经验和手术安全性的增加,我们倾向于对有症状的患者一旦经血管造影证实存在血栓栓塞性疾病就可以进行手术。极少部分患者虽然轻微运动时即出现 PVR 水平升高,但静息时 PVR 水平正常。这种情况通常发生在一侧肺动脉完全闭塞的年轻患者,因为无效腔通气量增加,还会发生难以耐受的劳力型呼吸困难。在这种情况下进行手术,不仅是要使肺组织得到再灌注,而且是要重新建立一个更正常的通气-灌注关系(从而降低静息和运动时对每分通气量的需求),也可以保持对侧肺循环的健全,防止长期暴露于肺动脉高压下动脉血管发生慢性改变。

如果之前没有植入下腔静脉滤器,在术前几天常规植入。

手术

原则　手术有几条指导原则。我们的患者绝大多数是双侧病变,因此必须双侧同时进行内膜切除术。因为肺动脉高压是主要病理生理改变,所以病变一定是同时累及双侧肺血管。因此,要处理双侧肺动脉,唯一合理的手术入路是经胸骨正中切口。历史上,有许多进行单侧手术的报道,偶尔在一些没有经验的中心仍经胸廓切口进行手术。但是,单侧手术入路忽略了以下因素:对侧的病变;当阻断肺动脉时患者可能出现血流动力学不稳定;因为持续存在支气管血管血流,所以并不能获得一个清晰的术野;患者有可能需要再次进行对侧手术。另外,慢性血栓性肺高压导致的侧支循环不仅来自支气管血管也来自膈、肋间和胸膜血管。因此经胸廓切口在胸腔内游离肺部会引起大量出血。胸骨正中切口,除提供双侧肺动脉手术路径外,还避免进入胸腔,随时可以建立体外循环。

体外循环是手术中保持患者血流动力学稳定并将体温降至允许停循环所必需的。术野必须无血、清晰,才能明确找出内膜切除面,沿着切除面深入至亚段肺动脉。因为这些患者支气管血管侧支丰富,所以必须周期性停循环以保证术野清晰。虽然,仍有在非停循环下进行手术的零星报道,但必须强调的

是,在非停循环下,内膜切除术可以完成,可无法达到彻底完全。我们通常在非停循环下开始手术,在停循环前可以完成不同程度的游离,但完成手术是不可能的。停循环时间控制在 20 分钟,每次停循环间恢复血流灌注。根据经验,一侧内膜切除术可以在一个停循环周期内完成。

一个真正的内膜切除术必须达到血管中层。必须明白,清除可见血栓并不是这项手术的主要任务。其实,大多数患者并没有游离血栓,而且患者初步的检查结果可能显示肺血管床正常。从有关这项手术的早期文献我们可以看到,在当时经常只进行血栓清除术而不进行内膜切除术,但这样的患者肺动脉压力并没有改善,常导致死亡。

准备和麻醉注意事项　许多术前准备与其他开放心脏手术一样。麻醉诱导时的常规检测项目包括体表心电图、经皮氧饱和度、桡动脉和肺动脉压力。诱导完成后,除桡动脉置管外,还需放置股动脉导管。因为在低温停循环时会发生外周血管收缩,放置股动脉导管可以在复温和体外循环中断期间提供更准确的测量结果。通常在术后 ICU 两者数值吻合时可以拔除。

监测脑电图以保证在停循环前脑活动消失。使用冰帽包裹头部,在体外循环开始后脑部降温。监测食管、鼓膜、导尿管、直肠和血液温度(血温通过 Swan-Ganz 管测量)。如果麻醉诱导后患者状态稳定,留取 500mL 自体全血备用,并使用晶体液补充血容量。

手术技术　经正中切开胸骨后,纵向切开心包并悬吊于切口边缘。通常可见右心扩张、右房张力增高和不同程度的三尖瓣反流。右室常严重肥厚,当阻塞极严重时,随着心脏操作,患者的状态可能变得不稳定。

使用肝素抗凝(400U/kg,静脉注射),使活化凝血时间(ACT)延长至 400s 以上。使用上下腔静脉插管和高位升主动脉插管建立体外循环。上下腔静脉插管必须插入足够深,以便在需要时打开右房。在主肺动脉中线距肺动脉瓣 1cm 处放置临时肺动脉引流管。在体外循环开始后,头部冰帽和降温毯同时开始工作。血液通过氧合器降温。在降温期间,动脉血温度与膀胱或直肠温度间保持 10℃温度差[93]。通常降温需要 45~60 分钟。因为此类患者通常存在大量支气管动脉,当发生室颤时,经右上肺静脉置入左房引流管以防止左心张力过高。

主刀医生在手术开始时最方便的操作位置是患者左侧。在降温期间,可以进行初步游离,使右肺动脉与升主动脉完全游离松解。上腔静脉也需完全游离出来。右肺动脉手术入路应该位于上腔静脉内侧而不是外侧。肺动脉游离应在心包内进行,不应进入双侧胸腔。然后切开右肺动脉,切口从升主动脉下方至上腔静脉下方,在右肺动脉刚发出肺中叶动脉的位置进入肺下叶动脉(图 52-7)。切口位于动脉血管中央,延长至肺下叶动脉而不是肺中叶动脉。

如果存在任何附着不牢固的血栓当时就可以清除,以获得良好的手术视野。但是,最重要的是需要认识到以下几方面:首先,只进行血栓清除而不进行内膜切除几乎没有疗效;其次,在术中直接观察,大多数慢性血栓栓塞性肺动脉高压患者的血管床通常没有明显的栓子。因此,如果没有经验或仅粗略一瞥,即使严重慢性血栓栓塞性肺动脉高压患者的肺血管床也看似正常。

如果支气管侧支循环回血不多,上述游离切开过程中就可

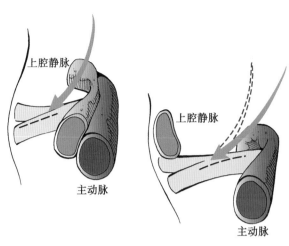

图 52-7　建议右侧切口,此切口位于上腔静脉内侧和主动脉之间,使右侧肺动脉术野清晰。注意,上腔静脉外侧切口会使术野局限,应该避免使用

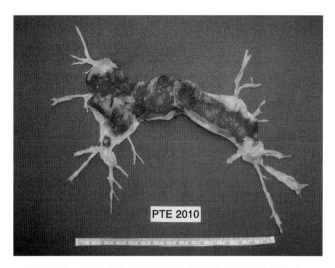

图 52-8　从患者体内取出的标本显示主肺动脉及左右肺动脉内存在新鲜和陈旧性血栓。注意,简单的清除肺动脉切开后所见的大块血栓并不能起到治疗作用,内膜切除的范围包括所有远端肺段分支才有治疗意义

以发现内膜切除面。虽然在停循环前就可以开始少量剥离内膜,但在没有良好术野的情况下就继续进行下去是不明智的,因为顺着正确的内膜切除面进行是手术的关键。

与血栓相关的肺动脉阻塞性疾病大概可以分为 4 类,我们使用如下分类[87,94]:Ⅰ型(约占血栓栓塞性肺动脉高压患者的15%;图 52-8),血管内存在较大的血栓,在切开的肺动脉内容易看到。所有中心性的血栓在内膜切除前必须全部清除。Ⅱ型(约占我们患者的 55%,图 52-9),不存在较大的血栓。在这些患者中只能发现增厚的内膜,偶尔存在网状纤维。主肺动脉、肺叶动脉或肺段动脉中的内膜都应切除。Ⅲ型(约占我们患者的 30%;图 52-10),最具挑战性的外科情况,病变发生在非常远端,并局限于肺段或亚段动脉。手术初始不能看到阻塞的血管。必须在每一个肺段或亚段动脉进行极其仔细地内膜切除。推测Ⅲ型病变主要与留置导管(比如起搏器导线)或房室分流时反复产生的血栓有关。这型病变也可表现为"burnt-out"病,即多年前发生血栓阻塞,之后大部分区域的血栓溶解,但固有的血管病变导致了肺动脉高压。Ⅳ型(图 52-11)不是主要的血栓栓塞性肺动脉高压的类型,不能手术治疗。虽然血栓可能继发于血液停滞,但这类患者自身存在小血管病变。小血管病变可能与血栓栓塞性事件("原发性"肺动脉高压)无关,或受血栓栓塞性肺高压的影响,这种肺高压是由未受血栓累及血管内的血流和压力增加所引起的,情况类似于艾森门格综合征。我们相信还应该受到来自对侧或同侧病变肺组织的交感神经的影响。

当患者温度达到 20℃,主动脉阻断,给予单剂量的冷心脏停搏液(1L)。使用心脏降温"背心"可以给心肌提供额外的保护。所有操作在一个主动脉阻断周期内完成,不需要再次给予心脏停搏液。

改良型小脑牵开器(modified cerebellar retractor)放置于主动脉和上腔静脉之间。当血液遮挡血管床,影响手术视野清晰度的时候,可以使用硫喷妥钠(0.5~1g)直到脑电图变成直线。然后开始停循环,将血放出患者体外,关闭所有监测管道以防止空气吸入。勒紧环绕上下腔静脉管道的套管。如果经验足够,每侧手术很少超过 20 分钟。虽然在其他手术中,建议在停

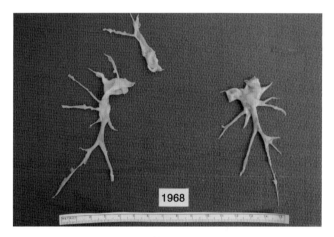

图 52-9　从Ⅱ型病变患者体内取出的标本。双侧肺动脉均存在慢性血栓栓塞。注意标本每个分支远端上的"尾巴"。全部清除所有的远端"尾巴"才能彻底治疗肺动脉高压

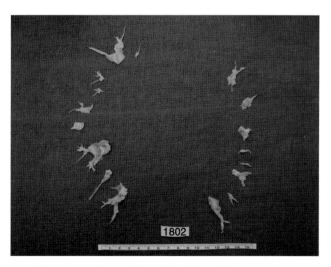

图 52-10　从Ⅲ型病变患者体内取出的标本。注意病变位于远端,切除平面位于肺段动脉水平

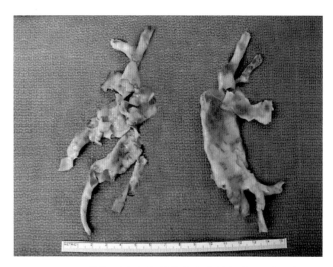

图 52-11　从Ⅳ型病变患者体内取出的标本,注意此标本缺少远端"尾巴"。所有"尾巴"结构被"裤管"结构取代。尽管看上去切除的标本很多,但手术不能使患者临床获益,术后血流动力学不能得到改善。患者存在原发性肺动脉高压

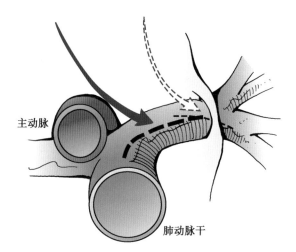

图 52-12　左侧切口。左侧肺动脉切口开始于主肺动脉中央,肺动脉引流管插管处。此切口比远端切口(虚线箭头所指)提供更清晰术野。必须小心以免损伤膈神经

循环期间全程使用逆行脑灌注,但在这种手术中是没有帮助的,因为这并不能提供一个完全无血的术野,有经验的医师可以在比较短的停循环时间内完成手术,所以逆行脑灌注不是必要的。

看到的任何松动的血栓碎屑都应该取出。然后使用显微切割刀于血管后壁开始建立内膜切除面,因为由于任何原因造成的血管损伤在此处都容易修补,或可以不进行处理。在正确的切除平面进行游离很关键,因为如果平面太深,肺动脉可能穿孔,造成致命后果;如果平面不够深,则不能清除足够的慢性血栓栓塞物。切除平面只能在动脉病变区域发现,这就常需要在肺动脉很远端开始游离。

理想的切除层以珍珠白平面为标志,很容易剥离,不应该残存黄色斑块。如果游离得太深,浅红色或浅粉色表示已经到达动脉外膜。应该立即寻找更表浅的平面。

剥离平面被正确的建立后,在动脉切口附近需保留动脉全层,以方便随后的动脉缝合。使用外翻技术(eversion technique)进行内膜切除术,此时使用的是一种特殊制作的剥离器械(Jamieson aspirator, Fehling Corp.)。因为血管部分外翻,并对肺亚段动脉分支进行操作,如果这里发生穿孔,那么过后将变得完全不可及和不可见,这就是为什么必须使用停循环来提供一个完全无血的术野。查看每一个肺亚段动脉,松解每一条栓塞物直到其末端出现类似"尾巴"的结构,并且在其更远端不再存在栓塞,这是非常重要的。

一旦右侧内膜切除完成,重新开始循环,使用 6-0 滑线连续缝闭动脉。吻合口是否能严密止血与开始分离内膜时肺动脉切口附近是否保留全层动脉壁有关。

此时术者移至患者右侧。退出肺动脉引流管,切口从主肺动脉引流管插管处或其临近位置开始,延至心包反折,进入左肺下叶动脉,但应避免进入左侧胸腔。额外的切口不能增加血管内术野显露,还可能损伤左侧膈神经,并使之后缝合肺动脉更加困难(图 52-12)。可能常会在心包反折处遇到一条

淋巴管("Jamieson's lymphatic"),最好在它随肺动脉被切开前夹闭它。

左侧的手术在各方面与右侧几乎一样。再次停循环时,重新开始体外循环时间最少已到 10 分钟,在这段时间内静脉氧饱和度超过 90%。这次停循环时间仍限制在 20 分钟。

内膜切除术完成后,恢复体外循环并开始复温。给予甲泼尼龙(500mg,静脉内注射)和甘露醇(12.5g,静脉内注射),复温期间灌注温度和身体温度仍保持 10℃温差,最高灌注温度为37℃。如果体循环血管阻力很高,给予硝普钠促进血管扩张和复温。复温时间根据患者体重不同有所变化,大约需要 90~120 分钟。

当左肺动脉缝闭后,重新插入肺动脉引流管。切开右房并检查。关闭所有心房内异常通道。虽然这些患者均存在三尖瓣反流且情况常很严重,但是除非三尖瓣自身存在结构损坏,否则不需进行三尖瓣成形。右室几天内会发生重构,三尖瓣功能将恢复。如果需要进行其他心脏手术,例如冠脉、二尖瓣或主动脉瓣手术,可以在复温期间进行。一旦所有心脏手术结束,停止心肌降温。拔除左房引流管,闭合引流口。心脏排气,开放升主动脉。

当患者复温完成后,停止体外循环。常规给予肾脏剂量多巴胺。根据需要给予其他正性肌力药和血管扩张剂以维持循环稳定。通常患者心排血量较高,体循环血管阻力较低。放置临时起搏器导线。

不管体外循环持续多长时间,止血一般不困难,通常不需要血液制品。常规关闭切口。随后的几个小时尿量增多,也是之前低体温造成的。

术后护理

一丝不苟的术后管理是手术成功的必要条件。所有患者在手术日当晚维持机械通气,持续利尿使患者体重在 24 小时内达到术前水平。虽然很多术后护理与其他开放心脏手术相同,但仍有一些重要的区别。

术后早期通常需要更高的每分通气量,以代偿由于长时间

停循环、低温和体外循环造成的暂时性代谢性酸中毒。因此，潮气量比心脏术后常规建议量高，以获得更好的气体交换。最大吸气压最好控制在 30cmH$_2$O 以下。术后第一天尽量拔除气管插管。

利尿　患者术后有相当多的液体正平衡。低温停循环后早期，患者出现不明原因的自发性多尿，可能部分与肺血管阻力降低造成的心排血量增加和右室功能改善有关。但这种利尿作用还应该通过利尿剂进一步加强，目标是术后 24 小时内使患者液体平衡达到术前水平。因为心排血量增加，可以接受一定程度的低血压。尽量减少补液，患者的血细胞比容保持在 30% 以上，以增加携氧能力和降低发生肺再灌注现象的可能性。

心律失常　大约 10% 患者会发生房性心律失常，这个比例并不比其他非瓣膜心脏手术患者高。可以采用心房下段、卵圆窝正上方的小切口来闭合小房缺或卵圆孔未闭，远离心房传导系统或它自身血供。这种切口的位置和大小有助于降低心律失常的发生率。

输血　尽管需要维持足够的血细胞比容水平，但通过术中采用仔细的血液保护技术，只有少数患者需要输血。

下腔静脉滤器和抗凝　通常术前放置 Greenfield 滤器，使肺动脉内膜切除术后复发肺血栓的可能性降到最低。但是，如果做不到，也可以在术中放置。如果在术中放置滤器，应当在肾静脉对应的脊柱水平放置不透射线的标记，以使滤器正确定位。使用间歇性充气加压泵和术后当晚即开始皮下注射肝素可以预防术后静脉血栓，一旦纵隔引流管和起搏导线拔除就开始华法林抗凝治疗。国际标准化比值的目标是 2.5~3。

并发症

除了心胸外科手术常规并发症（心律失常、肺不张、伤口感染、肺炎、纵隔出血等）以外，这项手术也有特有的并发症。包括持续性肺动脉高压、肺再灌注反应和与深低温相关的神经系统病变。

持续性肺动脉高压　肺血管阻力下降会使肺动脉压力立即而持续地向正常水平恢复，而且心排血量显著增加。有一些患者，肺血管不能立即达到正常状态，但在随后的几天，因为小血管的舒张和术中因素如肺水肿的消失，会发生肺动脉压力明显降低。这样的患者往往肺动脉的脉压增大。舒张压低说明肺动脉流空效应好，同时肺动脉血管持续缺乏弹性导致收缩压高。

还有一些患者肺动脉压力缓解不明显。如果手术是按上述方法实施，使用停循环，保证已经清除所有远端病变，那这就是 IV 型病变。我们为有些存在严重肺动脉高压，但又不是明确的栓塞性疾病的患者进行了手术治疗。尽管为这些患者进行内膜切除手术风险巨大，但因为移植是唯一的其他治疗方法，而这些患者不太可能存活至得到供体。在我们最近的 1 000 名患者中，围手术期主要直接死因是肺动脉高压没有得到有效缓解。这是一个临床诊断的问题而不是手术技术的问题。使用药物（例如硝普钠、前列环素或吸入一氧化氮）控制术后仍存在的高肺血管阻力的尝试通常是无效的。因为如果手术做得足够彻底，那就没有进一步的解决办法，所以当这些患者病情恶化时，就不适合使用机械循环支持或体外膜肺氧合。

"再灌注反应"　不同程度的局限性肺水肿或"再灌注反应"是发生在许多患者身上的一种特有的并发症。再灌注反应或再灌注损伤是指肺动脉内膜切除术后 72 小时内发现胸片透光度减低。这个宽泛的定义可包含很多其他病因，例如液体超负荷和感染。

真正的再灌注损伤可直接对临床过程产生不利影响，现在大约 10% 的患者会发生此种情况。最急剧的发病情况是在术后不久（几小时内）即发生并伴有严重血氧不饱和。可以从气管插管中吸出水肿样渗出液、有时伴有淡血性液体[95]。气管内插管出现全血往往表明血气屏障在术中出现机械损伤，通常源于技术失误。我们也观察到一些患者，他们的手术在技术上是成功的，但发生明显呼吸道出血，原因是肺梗死后形成的空洞区域的再灌注损伤。如果可能，应该使用支气管镜找出出血区域，并使用球囊闭塞受影响的肺叶直到凝血。

如果在局部区域进行了完全的肺动脉内膜切除术，但仍有大量肺血管床受 IV 型病变的影响，术后仍会有持续肺动脉高压，而这是再灌注性肺水肿的一个常见原因。在这种情况下，所有的肺动脉血流都流向内膜切除后的区域。然而，再灌注损伤现象常发生在一些手术技术看上去无瑕疵，并且肺动脉高压应该已经完全缓解的患者身上。在这些病例中，再灌注反应可能是一种反应性充血，是由长时间无血流的肺段血管床再血管化后产生的。其他可能的原因包括围手术期肺局部缺血和血管内皮细胞裸露区域的高渗性肺损伤。幸运的是，过去十年的大量经验使我们可以更加彻底和迅速地清除内膜组织，目前我们的患者这种并发症的发生率已经降低了很多。

"再灌注反应"的治疗　早期的治疗措施是使用利尿剂、维持血细胞比容在一定水平和早期使用呼气末正压通气来减缓肺水肿的进展。一旦出现毛细血管渗出，治疗都将成为支持性的，因为如果能保持血流动力学和氧合满意，再灌注性肺水肿将最终好转。细致的呼吸和液体平衡管理是必要的。保持血细胞比容在高水平（32%~36%），加强利尿，甚至进行超滤。患者通气状态可能有明显的体位敏感性，在氧饱和度达到 90% 的情况下，尽量调低吸入气氧浓度（FiO$_2$），仔细调节呼吸末正压，将容量控制调整为压力控制反比通气，允许适度的高碳酸血症[95]。不鼓励使用糖皮质激素，因为通常它们无效还会引起感染。偶尔吸入浓度为 20~40ppm 的一氧化氮可以帮助改善气体交换。有时我们使用体外灌注支持（体外膜肺氧合）直到 7~10 天后通气变得满意。但是，这种支持设备只能用于那些出现严重再灌注反应，同时能够从血流动力学改善上获益的患者。如果患者的血流动力学没有得到改善的证据或希望，那么就不应该使用体外支持设备，因为它不可能改善不可逆的肺动脉高压，此种情况下使用支持设备，死亡率接近 100%。

谵妄　早期（1990 年前）肺动脉内膜切除术后谵妄发生率比较高。一项包含了 28 名肺动脉内膜切除术患者的研究显示，其中 77% 患者曾出现这种并发症[96,97]。谵妄的发生与停循环时间累积超过 55 分钟相关，当停循环时间显著降低后谵妄的发生率降至 11%[96-98]。随着我们经验不断增长，手术速度越来越快，目前术后谵妄的发生率并不比常规开放心脏手术高。

结果

自 1970 年以来，在加州大学圣地亚哥分校（UCSD）医学中心进行了超过 3 500 例肺动脉内膜切除术。1990 年以后，手术改良成了本章前面所描述的过程,而大多数手术是在这一年之后完成的。我们这组患者平均年龄 54 岁,范围 3~85 岁,男性稍占多数。近三分之一病例中,至少同时实施了另外一项心脏手术。最常见的是闭合卵圆孔或房间隔缺损(26%)或者冠状动脉旁路移植术(8%)[87]。

血流动力学结果　患者的肺动脉压力和阻力可降至正常水平,同时可改善肺血流和心排血量,通常这些变化会在术后立即产生并持续下去[98,99],可以看作是永久性的改变。手术前,超过 95% 患者心功能Ⅲ级或Ⅳ级(NYHA 分级),术后 1 年,95% 患者心功能保持在 I 级或 II 级(NYHA 分级)[99,100]。另外,超声研究已经证实,随着慢性压力超负荷的去除,右室几何形态迅速恢复正常。扩大的右心房和右心室回缩。因为右心室重构后三尖瓣几何形态恢复,其功能会在几天内恢复正常,所以三尖瓣成形术已经不再是手术的一部分。

手术并发症　在加州大学圣地亚哥分校(UCSD)病例中,严重的再灌注损伤是最常见的单发并发症,10% 的患者出现此种情况。这其中,有些患者没有存活,其他患者需要长时间的机械呼吸支持。少数患者仅能依靠体外支持和血二氧化碳去除进行抢救。停循环引起的神经系统并发症已经极罕见,原因可能是现在的停循环时间更短,围手术期的谵妄和卒中也并不比常规开放心脏手术多。术后早期,2.5% 患者因出血而进行二次开胸,少于一半的患者需要在术中或术后输血。尽管手术时间长,但伤口感染相对少见,只有 1.8% 患者出现胸骨伤口并发症,包括胸骨裂开或纵隔炎。

死亡　在我们的实践中,本组患者手术时间跨度超过 35 年,总死亡率(30 天内或因医疗原因延长的住院期间)大约为 6%。1989 年时死亡率为 9.4%,1990 年后的 3 000 多名手术患者的死亡率低于 5%。最近 5 年,死亡率已低于 2%。随着经验和患者数量的不断增长,我们继续接收一些之前认为不适合进行手术治疗(Ⅳ病变)的患者。我们知道有些患者的肺动脉高压不能完全由血管造影发现的阻塞性疾病来解释,但我们认为他们能从手术中获益。虽然手术风险很高,我们也会接收这些患者。主要的死因是对由非血栓栓塞性疾病造成的肺动脉高压患者行手术治疗(50%),以及再灌注肺水肿导致的长时间的、不可逆性的呼吸窘迫综合征(25%)。

后期随访

加州大学圣地亚哥分校(UCSD)对在 1970—1995 年间进行肺动脉内膜切除术后存活的患者进行了一项调查,正式的评价了手术的远期效果[100]。对 420 名术后存活 1 年以上的患者进行问卷调查,308 名患者给予了反馈。问卷内容包括存活、功能状态、生活质量和后期治疗的情况。肺动脉内膜切除术后 6 年以上存活率是 75%。相比术前 95% 患者心功能Ⅲ级或Ⅳ级(NYHA 分级),术后 93% 患者心功能 I 级或 II 级(NYHA 分级)。对于工作年龄的人群,62% 术前不工作的患者能重新开始工作。肺动脉内膜切除术后患者仅在数项生活质量评分上比正常人稍低,但明显高于内膜切除术前的患者。仅有 10% 患者需要吸氧,当被问及"你感觉手术后生活质量如何"时,77% 患者回答改善很大,20% 回答有改善。这些数据证实肺动脉内膜切除术可以显著改善患者的生存率、功能和生活质量,且只需要很低限度的后期的健康护理[100]。

（章良　徐晋　译　魏以桢　审）

参考文献

1. Dalen JE, Alpert JS: Natural history of pulmonary embolism. *Prog Cardiovasc Dis* 1975; 17:259-270.
2. Landefeld CS, Chren MM, Myers A, et al: Diagnostic yield of the autopsy in a university hospital and a community hospital. *N Engl J Med* 1988; 318:1249.
3. Goldhaber SZ, Hennekens CH, Evens DA, et al: Factors associated with correct antemortem diagnosis of major pulmonary embolism. *Am J Med* 1982; 73:822-826.
4. Rubinstein I, Murray D, Hoffstein V: Fatal pulmonary emboli in hospitalized patients: an autopsy study. *Arch Intern Med* 1988; 148:1425-1426.
5. Kniffin WD Jr, Baron JA, Barrett J, et al: The epidemiology of diagnosed pulmonary embolism and deep venous thrombosis in the elderly. *Arch Intern Med* 1994; 154:861.
6. Martin M: PHLECO. A multicenter study of the fate of 1647 hospital patients treated conservatively without fibrinolysis and surgery. *Clin Invest* 1993; 71:471.
7. Carson JL, Kelley MA, Duff A, et al: The clinical course of pulmonary embolism. *N Engl J Med* 1992; 326:1240.
8. Clagett GP, Anderson FA Jr, Levine MN, et al: Prevention of venous thromboembolism. *Chest* 1992; 102:391S.
9. Anderson FA Jr, Wheeler HB: Venous thromboembolism; risk factors and prophylaxis, in Tapson VF, Fulkkerson WJ, Saltzman HA (eds): *Clinics in Chest Medicine, Venous Thromboembolism*, vol 16. Philadelphia, Saunders, 1995; p 235.
10. Greenfield LJ: Venous thrombosis and pulmonary thromboembolism, in Schwartz SI (ed): *Principals of Surgery*, 6th ed. New York, McGraw-Hill, 1994; p 989.
11. Riedel M, Stanek V, Widimsky J, Prerovsky I: Long term follow up of patients with pulmonary embolism: late prognosis and evolution of hemodynamic and respiratory data. *Chest* 1982; 81:151.
12. Sevitt S: The structure and growth of valve pocket thrombi in femoral veins. *J Clin Pathol* 1974; 27:517.
13. Philbrick JT, Becker DM: Calf deep vein thrombosis: a wolf in sheep's clothing? *Arch Intern Med* 1988; 148:2131.
14. Godleski JJ: Pathology of deep vein thrombosis and pulmonary embolism, in Goldhaber SZ (ed): *Pulmonary Embolism and Deep Venous Thrombosis*. Philadelphia, Saunders, 1985; p 11.
15. Moser KM: Venous thromboembolism. *Am Rev Resp Dis* 1990; 141:235.
16. Kakkar VV, Flan C, Howe CT, Clark MB: Natural history of postoperative deep vein thrombosis. *Lancet* 1969; 2:230.
17. Salzmen EW, Hirsch J: The epidemiology, pathogenesis, and natural history of venous thrombosis, in Colman RW, Hirsch J, Marder VJ, Salzman EW (eds): *Hemostasis and Thrombosis: Basic Principals and Clinical Practice*, 3rd ed. Philadelphia, Lippincott, 1994; p 1275.
18. Stewart GJ, Lackman JW, Alburger PD, et al: Intraoperative venous dilation and subsequent development of deep vein thrombosis in patients undergoing total hip or knee replacement. *Ultrasound Med Biol* 1990; 16:133.
19. Comerota AJ, Stewart GJ, Alburger PD, et al: Operative venodilation, a previously unsuspected factor in the cause of postoperative deep vein thrombosis. *Surgery* 1989; 106:301.
20. Comerota AJ, Stewart GJ: Operative venous dilation and its relationship to postoperative deep vein thrombosis, in Goldhaber SZ (ed): *Prevention of Venous Thromboembolism*. New York, Marcel Dekker, 1993; p 25.
21. Weiss HJ, Turitto VT, Baumgartner HR, et al: Evidence for the presence of tissue factor activity on subendothelium. *Blood* 1989; 73:968.
22. Bertina RM, Koeleman BPC, Koster T, et al: Mutation in blood coagulation factor V associated with resistance to activated protein C. *Nature* 1994; 369:64.
23. Svensson PJ, Dahlback B: Resistance to activated protein C as a basis for venous thrombosis. *N Engl J Med* 1994; 330:517.
24. Ridker PM, Hennekens CH, Lindpaintner K, et al: Mutation in the gene coding for coagulation factor V and the risk of myocardial infarction, stroke, and venous thrombosis in apparently healthy men. *N Engl J Med* 1995; 332:912.
25. Feinstein DI: Immune coagulation disorders, in Colman RW, Hirsch J, Marder VJ, Salzman EW (eds): *Hemostasis and Thrombosis: Basic Principal and Clinical Practice*, 3rd ed. Philadelphia, Lippincott, 1994; p 881.
26. Robertson BR, Pandolfi M, Nilsson IM: "Fibrinolytic capacity" in healthy volunteers at different ages as studied by standardized venous occlusion of arms and legs. *Acta Med Scand* 1972; 191:199.
27. Prins MH, Hirsh J: A critical review of the evidence supporting a relationship between impaired fibrinolysis and venous thromboembolism. *Arch Intern Med* 1991; 151:1721.

28. Wheeler HB, Anderson FA Jr, Cardullo PA, et al: Suspected deep vein thrombosis: management by impedance plethysmography. *Arch Surg* 1982; 117:1206.

29. Samama MM, Simonneau G, Wainstein JP, et al: SISIUS Study: epidemiology of risk factors of deep vein thrombosis (DVT) of the lower limbs in community practice (abstract). *Thromb Haemost* 1993; 69:763.

30. Hull R, Hirsh J, Jay R: Different intensities of anticoagulation in the long term treatment of proximal vein thrombosis. *N Engl J Med* 1982; 307:1676.

31. Collins R, Scrimgeor A, Yusuf S, et al: Reduction in fatal pulmonary embolism and venous thrombosis by perioperative administration of subcutaneous heparin. Overview of results and randomized trials in general, orthopedic, and urologic surgery. *N Engl J Med* 1988; 318:1162.

32. Reis SE, Polak JF, Hirsch DR, et al: Frequency of deep vein thrombosis in asymptomatic patients with coronary artery bypass grafts. *Am Heart J* 1991; 122:478.

33. Josa M, Siouffi SY, Silverman AB, et al: Pulmonary embolism after cardiac surgery. *J Am Coll Cardiol* 1993; 21:990.

34. Gillinov AM, Davis EA, Alberg AJ, et al: Pulmonary embolism in the cardiac surgical patient. *Ann Thorac Surg* 1992; 53:988.

35. Evans AJ, Sostman HC, Knelson M, et al: Detection of deep vein thrombosis: a prospective comparison of MR imaging with contrast venography. *Am J Roentgenol* 1993; 161:131.

36. Burk B, Sostman D, Carroll BA, Witty LA: The diagnostic approach to deep vein thrombosis, in *Venous Thromboembolism, Clinics in Chest Medicine*, vol 16. Philadelphia, Saunders, 1995; pp 253-268.

37. Hirsh J, Levine MN: Low molecular weight heparin. *Blood* 1992; 72:1.

38. Shulman S, Rhedin A-S, Lindmarker P, et al: A comparison of six weeks with six months of oral anticoagulant therapy after a first episode of venous thromboembolism. *N Engl J Med* 1995; 332:1661.

39. Goldhaber SZ: Strategies for diagnosis, in Goldhaber SZ (ed): *Pulmonary Embolism and Deep Vein Thrombosis*. Philadelphia. Saunders, 1985; p 79.

40. Hoaglang PM: Massive pulmonary embolism, in Goldhaber SZ (ed): *Pulmonary Embolism and Deep Vein Thrombosis*. Philadelphia, Saunders, 1985; p 179.

41. Malik AB, Johnson B: Role of humoral mediators in the pulmonary vascular response to pulmonary embolism, in Weir EK, Reeves JT (eds): *Pulmonary Vascular Physiology and Pathophysiology*. New York, Marcel Dekker, 1989; p 445.

42. Huval WV, Mathieson MA, Stemp LI, et al: Therapeutic benefits of 5-hydroxytryptamine inhibition following pulmonary embolism. *Ann Surg* 1983; 197:223.

43. Barritt DW, Jordan SC: Anticoagulant drugs in treatment of pulmonary embolism: Controlled Trial. *Lancet* 1960; 1:1309.

44. The urokinase pulmonary embolism trial. A national cooperative study. *Circulation* 1973; 47(Suppl II):1.

45. Bell WR, Simon TR: Current status of pulmonary thromboembolic disease: pathophysiology, diagnosis, prevention, and treatment. *Am Heart J* 1982; 103:239.

46. Dalen JE, Banas JS Jr, Brooks HL, et al: Resolution rate of pulmonary embolism in man. *N Engl J Med* 1969; 280:1194.

47. Tow DE, Wagner HN: Recovery of pulmonary arterial blood flow in patients with pulmonary embolism. *N Engl J Med* 1967; 276:1053.

48. Dalen JE, Alpert JS: Natural history of pulmonary embolism. *Prog Cardiovasc Dis* 1975; 17:259.

49. Palevsky HI: The problems of the clinical and laboratory diagnosis of pulmonary embolism. *Sem Nucl Med* 1991; 21:276.

50. Greenfield LJ, Proctor MC, Williams DM, Wakefield TW: Long term experience with transvenous catheter pulmonary embolectomy. *J Vasc Surg* 1993; 18:450.

51. Goodall RJR, Greenfield LJ: Clinical correlations in the diagnosis of pulmonary embolism. *Ann Surg* 1980; 191:219.

52. McCracken S, Bettmen S: Current status of ionic and nonionic intravascular contrast media. *Postgrad Radiol* 1983; 3:345.

53. Novelline RA, Baltarowich OH, Athanasoulis CA, et al: The clinical course of patients with suspect pulmonary embolism and a negative pulmonary arteriogram. *Radiology* 1978; 126:561.

54. Schiebler M, Holland G, Hatabu H, et al: Suspected pulmonary embolism: prospective evaluation with pulmonary MR angiography. *Radiology* 1993; 189:125.

55. Come PC: Echocardiographic evaluation of pulmonary embolism and its response to therapeutic interventions. *Chest* 1992; 101:1515.

56. Goldhaber SZ: Thrombolytic therapy in venous thromboembolism. Clinical trials and current indications, in Tapson VF, Fulkerson WJ, Saltzman HA (eds): *Clinics in Chest Medicine, Venous Thromboembolism*,

vol 16. Philadelphia, Saunders, 1995; p 307.

57. Marder VJ, Sherry S: Thrombolytic therapy: current status. *N Engl J Med* 1988; 318:1585.

58. Goldhaber SZ, Haire WD, Feldstein ML, et al: Alteplase versus heparin in acute PE; randomized trial assessing right ventricular function and pulmonary perfusion. *Lancet* 1993; 341:507.

59. Tibbutt DA, Davies JA, Anderson JA, et al: Comparison by controlled clinical trial of streptokinase and heparin in treatment of life-threatening PE. *BMJ* 1974; 1:343.

60. Ly B, Arnesen H, Eie H, Hol R: A controlled clinical trial of streptokinase and heparin in the treatment of major PE. *Acta Med Scand* 1978; 203:465.

61. Levine MN: Thrombolytic therapy for venous embolism. Complications and contraindications, in Tapson VF, Fulkerson WJ, Saltzman HA (eds): *Clinics in Chest Medicine, Venous Thromboembolism*, vol 16. Philadelphia, Saunders, 1995; p 321.

62. Levine M, Hirsh J, Weitz J, et al: A randomized trial of a single bolus dosage regimen of recombinant tissue plasminogen activator in patients with acute PE. *Chest* 1990; 98:1473.

63. Gray JJ, Miller GAH, Paneth M: Pulmonary embolectomy: its place in the management of pulmonary embolism. *Lancet* 1988; 25:1441.

64. Timist J-F, Reynaud P, Meyers G, Sors H: Pulmonary embolectomy by catheter device in massive pulmonary embolism. *Chest* 1991; 100:655.

65. Tapson VF, Witty LA: Massive pulmonary embolism, in Tapson VF, Fulkerson WJ, Saltzman HA (eds): *Clinics in Chest Medicine, Venous Thromboembolism*, vol 16. Philadelphia, Saunders, 1995; p 329.

66. Mattox KL, Feldtman RW, Beall AC, De Bakey ME: Pulmonary embolectomy for acute massive pulmonary embolism. *Ann Surg* 1982; 195:726.

67. Boulafendis D, Bastounis E, Panayiotopoulos YP, Papalambros EL: Pulmonary embolectomy: answered and unanswered questions. *Int J Angiol* 1991; 10:187.

68. Kasper W, Meinterz MD, Henkel B, et al: Echocardiographic findings in patients with proved pulmonary embolism. *Am Heart J* 1986; 112:1284.

69. Stewart JR, Greenfield LS: Transvenous vena cava filtration and pulmonary embolectomy. *Surg Clin No Am* 1982; 62:411.

70. Schmid C, Zietlow S, Wagner TOF, et al: Fulminant pulmonary embolism: symptoms, diagnostics, operative technique and results. *Ann Thorac Surg* 1991; 52:1102.

71. Greenfield LJ, Zocco J, Wilk JD, et al: Clinical experience with the Kim-Ray Greenfield vena cava filter. *Ann Surg* 1977; 185:692.

72. Anderson HL III, Delius RE, Sinard JM, et al: Early experience with adult extracorporeal membrane oxygenation in the modern era. *Ann Thorac Surg* 1992; 53:553.

73. Wenger R, Bavaria JB, Ratcliff MB, Edmunds LH Jr: Flow dynamics of peripheral venous catheters during extracorporeal membrane oxygenator (ECMO) with a centrifuge pump. *J Thorac Cardiovasc Surg* 1988; 96:478.

74. Gray HH, Morgan JM, Miller GAH: Pulmonary embolectomy for acute massive pulmonary embolism: an analysis of 71 cases. *Br Heart J* 1988; 60:196.

75. Del Campo C: Pulmonary embolectomy: a review. *Can J Surg* 1985; 28:111.

76. Gulba DC, Schmid C, Borst H-G, et al: Medical compared with surgical treatment for massive pulmonary embolism. *Lancet* 1994; 343:576.

77. Clark DB: Pulmonary embolectomy has a well-defined and valuable place. *Br J Hosp Med* 1989; 41:468.

78. Soyer R, Brunet M, Redonnet JY, et al: Follow-up of surgically treated patients with massive pulmonary embolism, with reference to 12 operated patients. *Thorac Cardiovasc Surg* 1982; 30:103.

79. Benotti JR, Ockene IS, Alpert JS, Dalen JE: The clinical profile of unresolved pulmonary embolism. *Chest* 1983; 84:669-678.

80. Moser KM, Auger WF, Fedullo PF: Chronic major-vessel thromboembolic pulmonary hypertension. *Circulation* 1990; 81:1735-1743.

81. Houk VN, Hufnnagel CA, McClenathan JE, Moser KM: Chronic thrombosis obstruction of major pulmonary arteries: report of a case successfully treated by thromboendarterectomy and review of the literature. *Am J Med* 1963; 35:269-282.

82. Dibble JH: Organization and canalization in arterial thrombosis. *J Pathol Bacteriol* 1958; 75:1-4.

83. Cournad A, Rilev RL, Himmelstein A, Austrian R: Pulmonary circulation in the alveolar ventilation perfusion relationship after pneumonectomy. *J Thorac Surg* 1950; 19:80-116.

84. Kapitan KS, Buchbinder M, Wagner PD, Moser KM: Mechanisms of hypoxemia in chronic pulmonary hypertension. *Am Rev Respir Dis* 1989; 139:1149.

85. Moser KM, Daily PO, Peterson K, et al: Thromboendarterectomy for chronic, major vessel thromboembolic pulmonary hypertension: immediate and long term results in 42 patients. *Ann Int Med* 1987;

107:560.

86. Moser KM: Pulmonary vascular obstruction due to embolism and thrombosis, in Moser KM (ed): *Pulmonary Vascular Disease* New York, Marcel Dekker, 1979; p 341.

87. Jamieson SW, Kapalanski DP: Pulmonary endarterectomy. *Curr Probl Surg* 2000; 37(3):165-252.

88. Dantzker DR, Bower JS: Partial reversibility of chronic pulmonary hypertension caused by pulmonary thromboembolic disease. *Am Rev Respir Dis* 1981; 124:129-131.

89. Dash H, Ballentine N, Zelis R: Vasodilators ineffective in secondary pulmonary hypertension. *N Engl J Med* 1980; 303:1062-1063.

90. Allison PR, Dunnill MS, Marshall R: Pulmonary embolism. *Thorax* 1960; 15:273.

91. Simonneau G, Azarian R, Bernot F, et al: Surgical management of unresolved pulmonary embolism: a personal series of 72 patients [abstract]. *Chest* 1995; 107:52S.

92. Moser KM, Houk VN, Jones RC, Hufnagel CC: Chronic, massive thrombotic obstruction of the pulmonary arteries: analysis of four operated cases. *Circulation* 1965; 32:377-385.

93. Winkler MH, Rohrer CH, Ratty SC, et al: Perfusion techniques of profound hypothermia and circulatory arrest for pulmonary thromboendarterectomy. *J Extra Technol* 1990; 22:57-60.

94. Jamieson SW: Pulmonary thromboendarterectomy, in Franco KL, Putnam JB (eds): *Advanced Therapy in Thoracic Surgery.* Hamilton, Ontario, BC Decker, 1998; pp 310-318.

95. Levinson RM, Shure D, Moser KM: Reperfusion pulmonary edema after pulmonary artery thromboendarterectomy. *Am Rev Respir Dis* 1986; 134:1241-1245.

96. Wragg RE, Dimsdale JE, Moser KM, Daily PO, et al: Operative predictors of delirium after pulmonary thromboendarterectomy. A model for postcardiotomy syndrome? *J Thorac Cardiovasc Surg* 1988; 96:524-529.

97. Jamieson SW, Auger WR, Fedullo PF, et al: Experience and results of 150 pulmonary thromboendarterectomy operations over a 29 month period. *J Thorac Cardiovasc Surg* 1993; 106:116-127.

98. Moser KM, Auger WR, Fedullo PF, Jamieson SW: Chronic thromboembolic pulmonary hypertension: clinical picture and surgical treatment. *Eur Respir J* 1992; 5:334-342.

99. Fedullo PF, Auger WR, Channick RN, Moser KM, Jamieson SW: Surgical management of pulmonary embolism, in Morpurgo M (ed): *Pulmonary Embolism.* New York, Marcel Dekker, 1994; p 223-240.

100. Archibald CJ, Auger WR, Fedullo PF, et al: Long-term outcome after pulmonary thromboendarterectomy. *Am J Respir Crit Care Med* 1999; 160:523-528.

第八部分　心律不齐的外科处理

第 53 章　房性和室性心律失常的介入治疗

Jason S. Chinitz ● Robert E. Eckart ● Laurence M. Epstein

在过去的 30 年里,心律失常的介入治疗迅速发展并取得了重大进步。尽管以往心律失常仅局限于药物治疗,但外科手术转化为以导管为基础的微创方式使心律失常的处理有了新的典范。对心律失常的诊断与治疗策略进行深入透彻的了解,对于外科医师更好地治疗心律失常而言具有十分重要的意义。

通过电极记录心内信号并随后刺激心脏组织使消融的概念成为可能。1967 年,Durrer 教授及其同事描述了使用旁路导管在房室折返性心动过速(atrioventricular re-entrant tachycardia,AVRT)患者中可重复地开始和终止心动过速[1]。1969 年,他首次应用静脉电极导管方法重复记录到希氏束电位[2]。随着心内信号定位技术的不断发展,人们对各种快速心律失常进行了研究。

人们发现心脏组织的一些关键区域对快速心律失常发生和维持至关重要,通过消融这些关键区域可以治愈这些快速心律失常。应用标测导管如果能定位心律失常的病灶,则利于通过外科切除治疗心律失常。1968 年,第一次有报道显示外科手术方法能成功地消除房室附加旁路[3],这开启了非药物治疗快速心律失常技术的时代。

消融途径

外科消融

在 20 世纪 70 年代,各种快速心律失常的病灶和折返环已能通过外科技术成功进行标测和消融。1973 年,有研究报道切除心房局部病灶可治愈房性心动过速[4]。随着对房室结内折返性心动过速折返环的认识,外科手术可以成功地切断折返环而避免引起房室传导阻滞[5]。虽然外科消融术确可治疗多种快速心律失常,但由于外科手术需要开胸和打开心脏增加了患者的死亡率,可能限制了术式的广泛应用。由于大多数室上性心动过速(supraventricular tachycardias,SVT)并不危及生命,考虑到外科手术的相对风险,因此该手术的风险限制了其常规应用。因此,手术消融仅限于药物治疗难以治愈的症状严重的患者。

导管消融

为减少外科手术消融相关的并发症发生率,人们寻求一种使用经静脉导管将能量直接输送到心脏组织的方法。1981 年

Scheinmat 等人报道了首例经导管消融术成功消融狗的希氏束[6]。同一研究小组完成了人类首例非开胸经导管直流电消融手术,该患者为心房颤动,药物治疗无效在全麻下将导管送到希氏束区域,使用外部直流电除颤器,将其中一个除颤电极板与心内导管相连,另一个除颤电极片作为体表电极,发放除颤电流,从而有效损伤希氏束,形成完全性房室传导阻滞从而控制心率[7]。

这种非开胸的经导管消融术很快被应用于各种房室结相关室上性心动过速的治疗[8]。随着导管消融手术经验的不断积累、专用消融导管的开发应用,消融能量可以精准释放用于治疗消融房室附加旁路、房性心动过速、房室结折返性心动过速和室性心动过速等。

尽管直流电消融技术促进了导管消融的发展,但它存在以下局限性:由于能量输送无法滴定,可能导致消融结果不确定、并可产生不同程度的并发症,可能对周围心肌组织产生大范围的损害[6,7,9]。另外,由于直流能量是从心内电极传送到皮肤部位,所以需要全麻才能实施手术。

射频能量作为消融能量源的引入,标志着导管技术治疗心律失常的新纪元来临。外科医生已经应用射频能量在外科手术中切割和烧灼止血已有几十年之久,具有长期的安全性和有效性。1987 年首次报道了在动物试验中应用射频能量治疗心律失常[10]。心内射频能量通过电阻加热在导管尖端产生可控的损伤[11,12]。尽管射频仍然是导管消融的主要能源,但目前如微波、激光、高强度聚焦超声和冷冻等作为替代能源可提高患者的安全性和预后[13]。

射频消融的生物物理学

射频消融术以射频为能量来源,在心内膜表面的导管顶端和体表电极片形成的电回路间释放正弦高频交流电形成损伤,频率在 350~700kHz 范围。射频消融损伤实质上是热损伤。当射频能量通过消融导管远端电极装置时,导管头端产能阻力性电热效应(resistive heating),深层心肌组织通过传导散热而被动加热损伤,产生凝固性坏死和边界清楚的病灶。组织温度在 50~58℃之间方可实现不可逆的损伤,而组织病灶面积与组织内温度、消融电极的大小、导管与组织间的接触力、射频能量发放的时间成正比[14]。如果心内膜下组织的温度超过 100℃,组织内可能因高温形成蒸汽,在组织内迅速扩张和形成空腔,并

发出可听见的"噗"声。就像直流电放电一样,这种"气爆"会造成不可预知的损伤(例如,对周围正常的心脏传导系统产生损伤)以及局部组织的破裂。当代射频消融导管电极内置热敏电阻或热电偶感受器,对组织进行温度控制,根据导管头端温度自动调节功率输出,以在电极尖端组织界面达到合适的温度。

心内膜消融损伤深度有限,一些位于心内膜下心肌内和心外膜病灶和心律失常折返环通过心内膜消融难以形成透壁、完全的损伤。增加消融损伤的范围和深度而不增加电极上凝固物形成的一个重要方法是增加导管电极头端与组织的接触面积[15,16]。头端较大的导管存在的局限性在于,因其头端面积较大,可能影响消融能量的发放,头端的平均温度很难达到,影响了消融的效率。

采用导管内循环或者外循环的盐水冲洗消融导管有助于防止组织接触面加热产生的血凝块。这种导管有助于防止局部阻抗升高过快,从而有助于更多的消融能量传递到组织深部[17,18]。盐水冲洗导管分为导管内部盐水循环冲洗的方式和经导管头端测控开放循环冲洗2种方式。目前盐水冲洗导管也主要使用射频作为能量方式,但盐水冲洗导管较之于普通射频导管能达到更深的消融深度和更大的消融面积[19]。冷冻心外膜射频消融针已获美国食品和药品监督管理局(FDA)批准,并将致力于将已有的基于导管技术的心律失常应用于基于外科心外膜消融方法,主要用于合并其他疾病的心脏外科手术同期进行的心律失常消融[20,21]。

由于射频消融造成损伤的不可逆性,目前也有一些替代能源相继被开发,可以在形成永久性消融损伤之前发放暂时性可恢复的消融损伤,观察一下消融疗效。冷冻消融使用冷冻能量,采用专用的冷冻消融导管使心脏组织的逐渐冷却,以形成局部消融损伤。这种低温射频消融已成为外科实施线性消融的首选方法。这种技术使用氩气或加压的氧化氮以流过导管的顶端。气体气化膨胀导管头端温度会降至-90℃。与射频相比,冷冻导管的主要优势在于它既可以造成短暂一过性的损伤也可以产生永久性的损伤;在最初的冷却阶段("冷冻标测"),不仅可以评估冷冻消融对病变组织的影响(如前间隔旁路、房室结双径路的慢径),还可以评估消融对邻近结构如周围正常传导组织的影响[22]。如果冷冻标测阶段产生了理想的结果,那么再进一步降温进入真正的"冷冻治疗"阶段。由于这种冷冻消融导管可提供可逆性损伤评估且导管性能稳定,对于那些房室结毗邻部位的病变以及顾虑起搏器植入的年轻患者中成为首选,冷冻消融是最优先考虑的[23]。

射频的第二个潜在缺点是可能造成心脏毗邻组织损伤。例如,接受房颤消融的患者越来越多,其消融手术基础在于消除或隔离房颤的诱因,最常见来自肺静脉(pulmonary veins,PV)。在导管消融肺静脉隔离(pulmonary vein isolation,PVI)手术中,在左心房后壁消融可能对周围结构带来损伤的风险,可能导致风险很高的并发症,如PV狭窄、心房食管瘘和膈神经麻痹[24,25]。由于食管与左心房后壁毗邻,易于在房颤消融中受损。尽管房颤消融心房食管瘘的发生率不高(约为0.04%)[26],但仍需高度警惕。在一组开胸行左房后壁PV线性消融的患者中心房食管瘘的发生率高达1.3%[27]。为预防上述并发症,目前一些中心进行房颤消融应用监测食管温度的方法来避免心房食管瘘,通过可控式食管温度探头持续监测食

管温度。

电生理检查方案

电生理检查

快速心律失常的诊断性定位策略包括在心脏内一些特定的关键解剖区域放置电极导管,以获得来自不同心脏腔室和希氏束的心内电信号记录。通常双侧股静脉穿刺技术留置静脉导管。在X线透视引导下将4~6F的电极导管送入右心房和右心室,并跨三尖瓣环(tricuspid valve,TV)至右心室间隔面记录希氏束电图。为了记录左心房和左心室的电位,可将电极导管置入冠状静脉窦(coronary sinus,CS)内,冠状窦位于二尖瓣环的后侧并引流心脏的静脉血回右心房(图53-1)。

抗凝和电生理检查

因有时需要直接记录左心的电位,导管的放置可在右心房内经房间隔途径完成,也可由股动脉主动脉瓣逆行途径进入左室。但在左心内放置导管和鞘管时,心内导管和消融部位有血栓形成,继而导致发生中风和血栓栓塞的风险。动物模型已证实,射频消融后多达50%的动物中立即出现明显的附壁血栓[10,28]。除了消融部位有附壁血栓风险外,越来越多的证据表明射频消融后存在系统性性血栓形成趋势[29,30]。因此,在左心消融过程中,应持续进行静脉肝素抗凝治疗,以降低血栓栓塞风险。在房颤消融过程中,大部分手术是在左心房内进行的,因此术中应持续给予静脉肝素,维持活化凝血时间(activated clotting time,ACT)300~400s[31]。准备接受消融术的患者,特别是房颤,均需接受一段时间的抗凝治疗。根据既往经验华法林抗凝是在手术前进行的,在围手术期停用华法林,改用肝素桥接。这一策略现在被认为增加围术期出血风险,因此,目前在

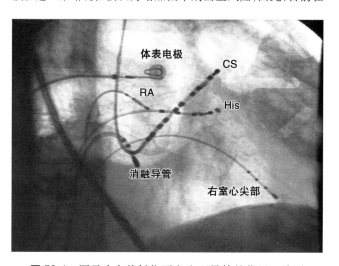

图53-1　图示为右前斜位下电生理导管的位置。从下腔静脉3根固定弯的电极导管送入右心,其中2根4极的4Fr电极导管放置于右心耳(RA)区和右心室心尖部;1根6极的5F导管跨过三尖瓣记录希氏束电图(His)。非可控6F电极导管经右颈内静脉送入冠状静脉窦(CS)记录左侧心房和心室电图。7F消融导管置于低位右房

房颤消融围术期采用不间断华法林抗凝治疗。如果出现与手术相关的出血并发症,如心脏压塞,可用鱼精蛋白、新鲜冰冻血浆和/或凝血酶原复合物(prothrombin complex concentrate, PCC)逆转抗凝作用。围术期不间断应用华法林目前已积累较多经验,证据也表明不间断非使用维生素 K 口服抗凝药,包括直接凝血酶抑制剂或 X a 因子抑制剂抗凝时也可以安全地进行消融,虽然临床经验有限,但它们的拮抗剂也在陆续研发上市[31]。

电极导管放置到位后即可开始进行电生理检查,包括进行程序电刺激诱发,有时需采用阿托品或异丙肾上腺素激活自主神经系统来诱发心律失常,并指导诊断[32]。确定消融靶点后,将消融导管放置于靶点并发放消融能量。

在手术结束时,拔除所有的导管和鞘并对穿刺部位压迫止血。若患者术中接受了肝素化处理,可在 ACT<200~250s 时或给予鱼精蛋白中和肝素逆转抗凝作用再拔除鞘管。患者需卧床 4 个小时以上。如前所述,为避免血栓事件,患者出院后仍建议口服给予阿司匹林,噻吩吡啶、低分子肝素、华法林治疗或依据消融的类型和范围结合风险选择适当的抗栓治疗。

电生理检查相关的并发症

对行导管消融的每一位患者来说,衡量手术的风险与效益是很重要的。多数快速心律失常虽可产生各种症状,但血流动力学通常稳定,并不危及生命,因此,为患者进行导管消融术前应清楚知晓手术可能出现的并发症风险。常见并发症可分为穿刺相关、导管操作和消融相关的并发症。

穿刺相关的并发症包括疼痛、麻醉和镇静剂的副作用、血栓性静脉炎、局部出血、血肿、动静脉瘘、假性动脉瘤等,也可能导致动脉损伤或夹层。部分患者亦可发生全身性栓塞和肺栓塞,严重者可导致短暂性脑缺血发作或卒中。我们认为,进行复杂的消融时可通过全身抗凝和外循环式盐水灌注导管来降低附壁血栓形成,减少围术期栓塞事件的发生。当然,强化抗凝治疗也会增加穿刺相关并发症的风险[33,34]。

心内导管相关的并发症有可能危及生命。这些并发症包括心脏或冠状静脉窦穿孔,导致心包积血、心脏压塞,还可能造成冠状动脉损伤。程序性电刺激可诱发血流动力学不稳定的快速心律失常,如室性心动过速或心室颤动。导管操作不当所致的机械损伤可能引起瓣膜或左右束支的一过性、甚至永久性损伤。

射频消融还可能导致局部心肌毗邻组织和结构的损伤。消融误伤心脏传导系统可导致完全性房室传导阻滞并需要植入起搏器。导管操作或消融时可发生心脏或血管穿孔;小穿孔通常可以通过经皮心包穿刺和拮抗抗凝止血,若这些措施如不能有效止血,则需要紧急开胸引流或者修补治疗。若消融损伤冠状动脉可导致心肌梗死、心力衰竭或心源性休克。消融位置过于靠近心包的左右膈神经可导致膈神经麻痹。左心房内肺静脉隔离,若消融点过深可导致静脉狭窄和肺动脉高压。左心房后壁的消融,例如心房颤动消融时的常规操作可能导致食管损伤,包括食管溃疡和致命性的心房食管瘘[35]。考虑到这些风险,开展消融手术的中心必须有紧急处理这些并发症准备和能力。所有进行电生理检查的操作人员都应熟练掌握心包穿刺技术;心脏穿孔风险较高的消融手术,只能在有能力进行外科手术处理严重并发症的医疗中心进行[36]。

1996 年发表的一项针对接受消融手术的 3 966 例患者为期 8 年的前瞻性研究显示,总体并发症的发生率为 3.1%,电生理检查的并发症为 11%。并发症多发生于老年人和伴有全身性疾病的患者[37]。最近的一项针对不同年龄范围的患者进行的消融治疗的评估发现,手术并发症的发生率为 1.3%,发生率在 70 岁以下的患者与七旬或八旬老人之间无显著差异[38]。其他研究也显示电生理检查的相关的死亡率极低。

电生理诊断技术

人们开发了各种技术来阐明快速心律失常的起源和机制。其中包括窦性心律下或者快速心律失常发作时进行的程序性起搏。诊断性研究通常包括特定起搏间期的程序性电刺激,以诱发或终止快速心律失常,并评估其对起搏刺激的反应[39]。

激动顺序标测用于确定心动过速的起源点。在心动过速时将标测导管放置在心腔内的不同位置,以确定最早激动点,最早激动点应领先于心腔内其他任何部位,或领先于体表最早的 P 波和 QRS 波的起始部。在局灶性心动过速中,最早激动点即为心动过速的起源点[40,41]。这种技术在定位局灶性房性心动过速、稳定室速和旁路时最有价值。

拖带标测用于定位折返环路,常与激动顺序标测联合使用确定消融靶点。在拖带标测是在心动过速发作时,以略快于心动过速的频率在心腔内不同部位起搏,使得激动可以打入折返环,并且重整心动过速。若起搏部位位于折返环路上,那么在起搏通道上最后一个起搏的刺激信号到恢复的自身信号的时间间期(即"起搏后间期")应该等于自身心动过速的周长。这是由于是折返环路上起搏,激动行走一周的时间应该和自身心动过速相同所致。自折返环外较远部位起搏所产生的起搏后间期会长于自身心动过速的周长。这是由于起搏点在折返环环外,起搏后间期是自身心动过速周长和激动自起搏点至折返环来回时间之和。因此分析起搏后间期和自身心动过速周长的差值,有助于确定起搏点是否位于折返环路上,从而指导消融。这一策略适用于心房扑动、折返性房性心动过速和瘢痕性室性心动过速的标测[42]。

起搏标测是用于定位心动过速起源点的另一种方法,尤其适用于室速或心室期前收缩的标测[43]。这种方法通过在窦性心律期间在心脏内各个位置进行起搏,并将起搏的 QRS 形态与心动过速时 QRS 形态进行比较,评估 QRS 形态的差异,直至找到起搏和自身 QRS 波形态完全一致的区域。在心动过速起源点或出口处由于心腔内的激动传导形式类似,起搏很可能产生与心动过速时完全相同的 QRS 波形态[44]。

标测也可以根据解剖标志进行。例如,无论是否有电解剖定位系统的帮助,均可通过透视来定位房室结折返性心动过速的房室结慢径路,指导消融。典型性右心房扑动的维持需要下腔静脉-三尖瓣峡部(CTI)电传导得以维持,因此,只需根据解剖标志,在三尖瓣环和下腔静脉(inferior vena cava,IVC)之间消融阻滞即可完成消融[45]。

在临床上心律失常的标测中,通常需要将上述的各种标测技术联合应用以便确定靶点、指导消融。

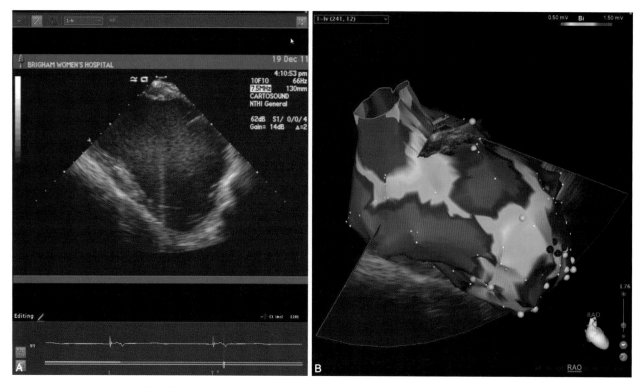

图 53-2 使用 CARTO 标测系统可实时地将心腔内超声(A)整合到左心室三维电解剖图中。B. 右前斜位时的叠加在相应的超声心动图像上的左心室的电压图

高级标测技术

消融的成功有赖于精确定位心律失常灶的局部病灶以及折返环的关键峡部。高级标测技术作为常规标测技术的有力补充,有助于提高导管消融的有效性和安全性。以下介绍的高级三维标测系统有助于提高心律失常标测的速度和精度,并减少放射曝光的需要。

CARTO 电解剖标测系统(Biosense-Webster, Diamond Bar, CA)采用磁场和发射电流在三维空间中定位导管。其原理是,将定位电极片置于患者胸部和背部,形成强度衰减的球体形式的超低强度磁场,导管在磁场内移动时,通过导管头端内置的磁场传感器来测量相对磁强度,从而推算出导管与每个电极片之间的距离,借此对导管的时空位置进行实时定位。在激动顺序标测中,导管头端电极记录每个点局部腔内电图和激动时间,并结合导管的相对解剖位置,将激动时间早晚和相对解剖位置均以不同颜色重建在心脏的三维模型上。在心动过速时获取多个激动标测点,重建心律失常传导顺序。电压标测图也可同时重建,并能描绘出心腔内的瘢痕和病变心肌区域[46]。

另一个常用的非透视的三维标测系统是 EnSite 系统(En-Site NavX 和 EnSite Velocity, St. Jude Medical, St. Jude Medical, MN),它通过患者身体表面的几个特定部位的体表电极贴片组成电场。为了构建心腔的三维模型,系统可发放电流并在各个体表电极片间形成电场,这个电场信号可被位于心腔内的导管所感知;随着导管在心腔内移动,导管所记录到的包括导管位置、激动早晚和局部电图振幅等均可被传递到计算机系统,从而重建心脏的三维模型。心脏电活动,包括激动顺序图和电压图,均可投射在三维模型上。EnSite Velocity 系统除可实时显示普通标测导管的位置,并可提供多达 128 根电极导管的可视化和导航[47]。

心内超声导管可实时观察心内的超声结构,有效提高消融的安全性和有效性。血管内超声(intravascular ultrasound, IVUS)(9mhz Ultra ICE, Boston-Scientific, Natick, MA)也可置于心房内,能直观显示房间隔、并提高房间隔穿刺的安全性。心腔内超声(intracardiac echocardiography, ICE)将 IVUS 的原理扩展到电生理领域[48]。新一代的 ICE 操纵性更强,并增加了多普勒功能(Acuson, AcuNav, Mountain View, CA)。除可指导房间隔穿刺,ICE 还可定位肺静脉开口和乳头肌等解剖部位[49]。ICE 还有助于标测和消融导管的放置和贴靠。此外,ICE 还能与电解剖标测系统进行整合,有助于实时重建心脏解剖结构(CartoSound, Biosense-Webster, Diamond Bar, CA)(图 53-2)。

临床应用

应用上述技术可指导各种快速心律失常,包括局灶性或折返性房性和室性心律失常的标测和消融。

房室结折返性心动过速

房室结折返性心动过速(atrioventricular nodal reentrant tachycardia, AVNRT)是最常见的室上性心律失常类型。此类患者中以 40 多岁女性居多[50,51]。对有症状且不想长期口服药物治疗的患者,射频消融术已成为一线治疗方法[52]。

AVNRT 发生机制与房室结组织内两条径路形成的折返有关,根据它们的电传导特性不同分为慢径和快径。慢径和快径的解剖位置可以多变,但通常位于右心房间隔的 Koch 三角内。

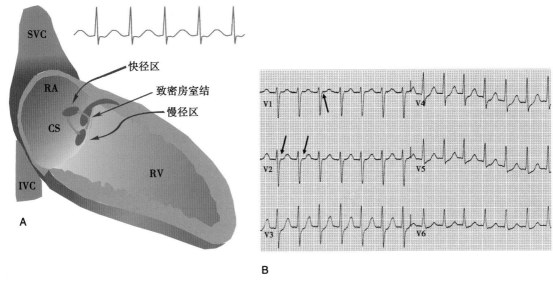

图 53-3　A. 典型房室结折返性心动过速（AVNRT）。体表心电图显示窄 QRS 波心动过速，未见明显 P 波。折返环（蓝色箭头）包括位于后方的慢径路作为前传支，位于前方的快径路区为逆传支。慢径路的靶点位于冠状静脉窦（CS）和三尖瓣环（TVA）之间。B. AVNRT 胸前导联的体表心电图。逆行 P 波在一些导联中几乎无法辨别。在 V₁ 导联中，逆行 P 波落于 QRS 波终末部形成一个伪 r′波（箭头）。逆行 P 波在 V₂ 和 V₃ 导联 QRS 波终末部也可见但在侧壁导联上无法辨识。IVC，下腔静脉；RA，右心房；RV，右心室；SVC，上腔静脉

Koch 三角由冠状静脉窦口、三尖瓣环和 Todaro 腱索组成。Koch 三角的顶端是室间隔膜部，希氏束由此穿过中央纤维小体进入右房。三角的前三分之一为致密房室结和快径，后下部分靠近冠状窦口是慢径所在（图 53-3）[53]。

在典型的 AVNRT 中，从心房到心室的前向传导经由房室结慢径路，而心室到心房通过房室结快径路逆传。由于快径路逆传速率快，心房和心室几乎同时除极，因此，心动过速的心电图特征是 P 波淹没于 QRS 波中或落在 QRS 波终末部[54]。AVNRT 常由房性期前收缩（atrial premature complex，APC）诱发。快径的不应期长于慢径。在适当的条件下，过早发生的房性期前收缩落在了快径的不应期，激动沿着慢径前向传导导致明显的 PR 延长（"跳跃"现象）。激动到了慢径和快径下部共同的连接点，由于快径仍无前向的激动，因此冲动可沿着快径逆传回心房，产生了一次到心房的折返。若此时慢径已从上次激动的不应期恢复，心动过速可以继续折返[55]。不足 10% 的情况下，激动可呈相反方向折返环。在不典型 AVNRT 中，激动沿着快径路从心房前传心室，室房激动沿慢径逆传，因此这种心动过速的心电图特点表现为，在下壁导联可见倒置 P 波，RP 间期较长，提示心室向心房逆传速率较慢[56]。还有一种少见型 AVNRT 如慢慢型 AVNRT，激动分别沿着 2 条解剖和功能特点不同的慢径路前传和逆传。偶可见房室结通路形成向左侧房室沟延伸，可形成偏心性的逆传心房激动图[55]。

慢径消融治疗 AVNRT 的成功率高，复发率在 2%～7% 之间。慢径消融引起完全性房室传导阻滞并发症的发生率低于 1%（范围 0～3%）[57]。北美起搏与电生理学会（NASPE）对 4 249 例接受慢径消融治疗的患者进行的调查研究显示，导管消融成功率高于 96%，并发症发生率低于 1%[58,59]。

房室折返性心动过速

房室旁路可以顺向型、逆向型或两者合并存在。在窦性心律中，房室旁路前向传导患者存在心室预激。

房室折返性心动过速（atrioventricular reentrant tachycardia，AVRT）约占全部室上性心动过速的 30%。房室折返性心动过速由房室结和房室旁路参与。这些旁路是从胚胎发育遗留下来的传导组织，跨过没有电活动的二尖瓣和三尖瓣环，形成一个独立绕过房室结的径路，在心房和心室间传导。部分心室提前预激的预激综合征伴有症状的心律失常可表现为 AVRT。最常见的旁路是连接心房和心室之间的旁路，其他旁路可以连接心房和房室结，或者心房连接于希氏束-浦肯野系统。旁路可以顺向型、逆向型或两者合并存在。在窦性心律时，旁路常前向激动部分心室产生体表心电图的预激图形，这时，心室激动是旁路前传和房室结前传激动的"融合波"。预激的程度取决于经房室结的传导速度和窦性激动到达旁路插入点的时间。预激综合征在心电图上表现为 PR 间期缩短和 QRS 波起始段粗钝的 δ 波。这种粗钝的 δ 波是由于通过激动沿着旁路插入点下传心室的"心肌对心肌"传导较慢造成的。体表心电图上未见 δ 波并不能排除旁路的存在。可能是由于"潜在的旁路"尽管可以顺向性下传心室，但其传导速度慢于正常传导系统，因此在体表心电图上无法显示 δ 波。这在年轻患者中常见，可能与房室结传导功能极佳以及远离窦房结的左侧游离壁房室旁路有关。此外，多达 30% 的旁路传导只有逆向传导（"隐匿性旁路"）[60]。

"预激综合征"一词是体表心电图心室预激与心悸症状的结合。然而，它经常被用来指旁路合并室上性心动过速的患者。典型的预激患者表现为心率过快而出现心悸症状。这种心动过速可能是 AVRT 所致，也可能是由任何其他室上性心动过速（包括房颤）经旁路快速下传心室所致。相关症状可能较轻如心悸和呼吸急促，也可较重如晕厥和猝死[61,62]。猝死是一种非常罕见的由旁路所致的合并症，房颤时合并房室旁路快速前传可使心室极度快速激动而引发心室颤动。

旁路的导管消融适应证包括:有症状的 AVRT 或有快速房性心律失常伴旁路前传,药物治疗失败或不愿接受药物治疗的患者[62]。消融的相对指征包括无症状的"高风险"旁路患者,这些患者以房颤为初发表现早期出现时因旁路能够快速传导而存在一定的猝死风险。同样,高危职业的患者,有猝死家族史,或因自身状况而精神错乱的患者也是消融治疗的适应证[63]。

在典型的或顺向型的 AVRT 中,电活动从心房至心室经房室结前传,经旁路逆传回心房形成折返。在这种情况,心动过速时的 P 波紧跟在前面 QRS 波之后,导致"短 RP"心动过速,但在心电图上的 RP 段往往比 AVNRT 更长(图 53-4)。逆向传导的 AVRT 较罕见,经旁路前传、房室结逆传,或者更常见的是另一条旁路。这导致心室偏心性除极,产生宽 QRS 波心动过速伴有逆行 P 波,很容易被误诊为室房 1:1 传导的室性心动过速。

一种少见的 AVRT 类型可通过缓慢传导或具有递减传导特性的旁路传导。由于房室结前传和旁路逆传均很缓慢,因此心动过速可以很稳定,呈无休止发作。这种心动过速被错误地命名为"无休止发作的交界性心动过速"(permanent form of reciprocating junctional tachycardia,PJRT)。这种心动过速频率往往相对较慢(100~140 次/min),有时会被误认为窦性心动过速。体表心电图表现为"长 RP"型心动过速,短 PR 间期,下壁导联 P 波为负向。需要注意,这种无休止发作的快速心律失常由于心率持续较快,可能导致心动过速心肌病。这些旁路多位于后间隔区域,大多数情况下导管消融成功后患者的心脏射血分数可恢复正常[64]。

还有一些少见的旁路,通过缓慢传导的旁路前向传导至特定的传导系统产生宽 QRS 的预激性心动过速。被称为 Mahiem 途径,多采用缓慢前传的旁路从心房连接到束支(房-束旁路)或从房室结连接到束支(结-束旁路)。

1998 年 NASPE 前瞻性导管消融注册研究报道了 654 例患者,成功率为 94%[59]。间隔和右侧游离壁旁路的成功率较低(84%~88%)[65-67],死亡率低于 1%,非致命并发症的发生率约为 4%[59]。原因是位于正常传导系统附近与心外膜位置的旁路消融难度较大。由于靠近致密房室结或房室束附近,前间隔和中间隔旁路的消融有较高发生完全性房室传导阻滞的风险。在这些情况下,替代性消融能量(例如冷冻消融)成为更安全的替代方法,因为它在形成不可逆的损伤之前,可经可逆性的冷冻标测观察消融效果生效果[22,68,69]。但绝大多数的旁路还是可以通过射频能量安全消融。

房性心动过速

房性心动过速(简称房速)的发作和维持机制完全依赖于心房组织。异位性房性心动过速、窦房结折返性心动过速、不适当窦性心动过速、心房扑动和心房颤动都归于此类。多源性房速是由于多个自律性或触发病灶引发,不适合导管消融[70]。

局灶性房速是一种较少见的室上性心动过速,约占电生理检查中所有室上性心动过速的 10%[63]。这些房速更常合并于结构性心脏病出现。消融指征包括药物治疗失败或不能耐受。房速持续存在有时会导致心动过速心肌病。这种情况下,尽管由于心功能不全可能增加远期猝死风险而需要使用除颤器,但

通过控制心率或转复窦性心律有可能逆转这种心功能障碍[71-73]。

局灶性房速的体表心电图特征包括 P 波形态或电轴异常,P 波与其后的 QRS 波群间期多正常(长 RP 间期心动过速)。房速的标测和消融可能比其他室上速难度较大,因为它们可能起源于右心房或左心房的任何地方,甚至可起源于房间隔和静脉/动脉结构。不过,房速有一定的好发部位,包括界嵴、心耳、冠状静脉窦口、瓣环和肺静脉开口[74]。局灶性房速可通过定位房速的最早激动点采用导管消融根除。但房速的消融成功率低于其他的室上性心动过速;房速的起源点范围可能较大,要求在房速发作时或持续诱发时进行激动顺序才能确定最早激动点以指导消融。局灶性房速消融的成功率平均为 86%,复发率为 8%。消融的并发症包括心脏穿孔、膈神经损伤、房室传导阻滞和窦房结功能障碍,在有经验的中心,上述并发症总体发生率为 1%~2%[63]。

窦房结折返性心动过速很少见,而导管消融的经验非常有限但有可能是有效的治疗方法。这种心动过速是发生于窦房结及其周围组织间的折返。P 波形态与窦性 P 波相同,但心动过速可表现为突发突止,这一点与窦性心律不同[75]。

不适当的窦性心动过速目前定义尚不完全明确。它似乎是由自主神经功能障碍[可能是体位性心动过速综合征(postural orthostatic tachycardic syndrome,POTS)的一部分]和其他内分泌和精神因素共同作用的结果。虽然导管消融已被用作"最后的手段",但由于窦房结组织的可变性和弥漫性分布特点等因素导致的消融治疗无效,因此导管消融仍具有挑战性[76]。导管消融可能继发窦房结功能障碍和持续性的交界性逸搏心律,需要植入起搏器。而且,部分患者即使通过窦房结改良降低了静息心率,术后仍可出现心动过速症状。因此,对于此类心动过速,不应采用导管消融治疗,而应采用包括心血管、内分泌、精神心理评估和药物治疗在内的综合治疗方法[77]。

心房扑动

心房扑动属于广义的房性心动过速的一种,是一种心房内的大折返环。各种先天的或外科手术可能导致心房内电活动传导阻滞,从而形成心房内折返环。"典型的"或"峡部依赖性"心房扑动的折返环局限于右心房内,折返的形成依赖于在下腔静脉和三尖瓣环之间的峡部慢传导区,称为三尖瓣环峡部。心房扑动的折返环包括了前方的三尖瓣环,后方的上腔静脉、界嵴、下腔静脉、欧氏嵴和冠状静脉窦(图 53-5)[78]。

在最常见的峡部依赖的典型心房扑动,在额状面上,折返环横穿右心房,呈逆时针方向形成折返。由于右心房解剖结构从心底部延伸向心尖部,典型的心房扑动的激动波主要沿房间隔向上传导;因此,在 Ⅱ、Ⅲ 和 AVF 导联,P 波(扑动波)为负向并呈锯齿状。V₁ 导联的扑动波通常是直立的,在 V₆ 导联是倒置的。顺钟向折返的心房扑动与逆钟向心房扑动的折返环路相同,但激动传导方向相反,心电图表现也相反,在下壁的导联中扑动波是直立的,V₁ 导联 P 波是倒置的,而 V₆ 导联 P 波是直立的。符合这种体表心电图表现的房性心动过速提示可能为折返机制,但需要通过心内电生理检查查明确[79]。

典型心房扑动的导管消融主要是进行三尖瓣环峡部的消融,方法是阻断下腔静脉和三尖瓣环之间的传导。三尖瓣环峡

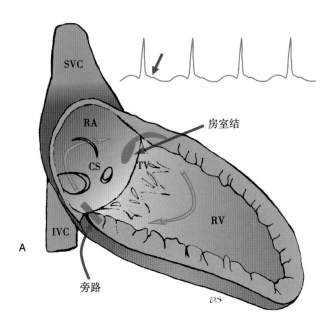

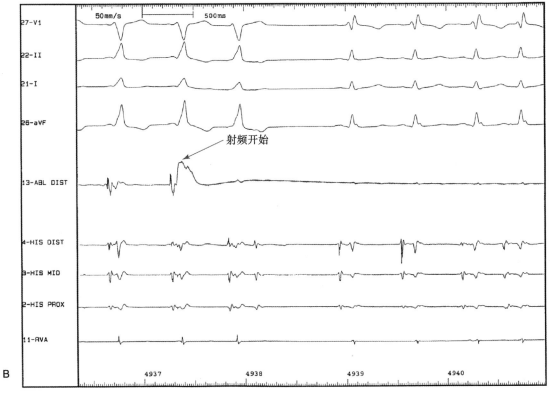

图 53-4　A. 房室折返性心动过速（AVRT）。这是一例由房室结和附加旁路（AP）组成的大折返环，旁路位于右侧游离壁。在顺向型 AVRT，激动经房室结前传和 AP 逆传。由于激动需要从希氏束-浦肯野系统传导至心室肌再到旁路所在的位置，因此心电图上 QRS 波后常可见到逆行 P 波（箭头）。逆向性 AVRT 的折返方向与顺向型 AVRT 相反，因此体表心电图上 P 波靠近 QRS 波之前。CS，冠状静脉窦；IVC，下腔静脉；RA，右心房；RV，右心室；SVC，上腔静脉；TV，三尖瓣。B. AVRT 腔内电图，消融于偏心性的旁路逆传 A 波处终止了心动过速。图中纸速是 50mm/s，依次显示 4 条体表心电图（V1、Ⅱ、Ⅰ 和 aVF 导联）和腔内电图：消融导管（ABL），希氏束（His）远端、中部和近端，以及右心室心尖部（RVA）。图中前三个心动周期显示经旁路的偏心性传导：PR 间期缩短及 δ 波。在标测到的最短 AV 间期处放电，两个心动周期后房室传导和 PR 间期恢复正常，δ 波消失

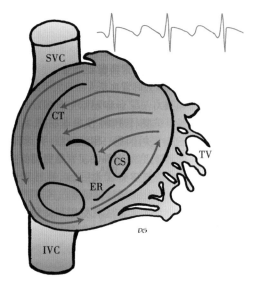

图 53-5 图示典型的逆钟向折返的右心房扑动。体表心电图可见下壁导联上高幅倒置的 P 波。Ⅲ 导联示"锯齿"样扑动波伴 2:1 房室传导。折返环局限于右心房内，由三尖瓣环和右心房内的传导屏障组成，包括：上腔静脉(SVC)、界嵴(CT)、欧氏嵴(ER)和冠状静脉窦(CS)。下腔静脉(IVC)和三尖瓣环(TV)间的峡部是首选的消融靶点

部依赖性心房扑动的长期成功率约为 87%～95%[80]。由于消融成功率较高，并发症发生率较低，消融已成为治疗反复发作的典型心房扑动的一线疗法。此外，尽管心房扑动的消融成功率高，而在术后长期的随访中，多达一半的患者可展为心房颤动，因此即便消融成功，也必须仔细监测心律失常是否复发再决定是否停止抗凝治疗[81,82]。

尽管上述右心房峡部依赖性是最常见的心房扑动类型，但在右心房和左心房中也存在多种其他类型折返环，称为"非典型心房扑动"。多见于有基础心脏病或曾接受过心房消融或心脏手术的患者[79,83-85]。这些非典型心房扑动也常规可考虑进行标测和消融。但消融成功率略低于峡部依赖性心房扑动。

既往心脏手术的切口瘢痕可形成折返性房性心律失常的基础[86-88]。最常见的外科术后房速类型是右心房游离壁切口相关的非典型房扑。激动顺序标测可见激动围绕切口相关的瘢痕形成折返。从瘢痕末端至上腔静脉或更经常至下腔静脉的线性消融多可终止房速(图 53-6)[89]。

房性心律失常也常见于既往心房消融术后尤其是在持续性房颤患者接受了广泛的左房消融治疗后，或外科迷宫术后(见下文)。这些心动过速的机制包括大折返，微折返或局灶起源。常见的大折返机制包括典型的右房扑动或围绕二尖瓣环或左心房顶部的非典型扑动。大折返的形成可能与先前消融未能形成连续透壁的损伤有关，也有可能是由于激动沿着替代路径形成折返，诸如冠状静脉窦周围的肌束[90]。

这些心动过速常常无休止发作的，心悸症状非常明显，药物控制疗效欠佳。因此，需要再次进行导管消融来恢复窦性心律。由于首次消融术后早期局部有炎症水肿至病灶修复愈合的过程，因此对于这些复发心律失常的消融应在首次消融术后 2～3 个月进行。在电生理检查术中，通常需联合应用激动顺序标测和拖带标测确定折返环[91]。消融策略是阻断折返环的慢

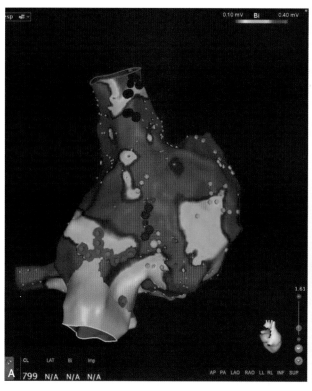
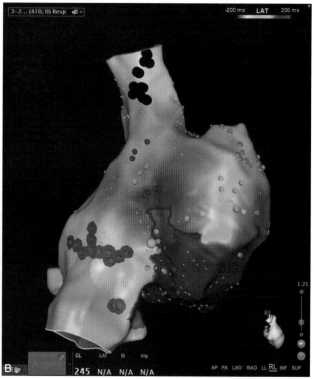

图 53-6 图示为 1 例二尖瓣术后非典型心房扑动患者右心房电解剖图。A. 电压图，图中显示低电压区(非紫色区域)，瘢痕区(灰色圆点)代表异常或瘢痕心肌组织，可能与心房游离壁切口部位有关。B. 心动过速时的激动顺序图，显示激动沿着右心房区形成大折返环。在瘢痕区中间有电活动慢传导区(A 图中的红点)消融终止了心动过速

传导区,通过连接电解剖屏障,诸如二尖瓣环和已电学隔离的肺静脉腔之间行线性消融以阻断折返[92]。

心房颤动

心房颤动(简称房颤)是最常见的心律失常,影响超过 800 万美国人。由于心跳不规律和/或快速的心室率以及房室失同步,房颤通常有明显的不适症状。患者也可以完全无症状,如果房颤的持续时间较长,仍有发生卒中、心力衰竭和扩张型心肌病的风险[73,93]。药物治疗的主要目标是通过系统抗凝预防高危人群的血栓栓塞风险。然而,用于控制房颤相关症状的药物疗效有限且具有致心律失常和其他全身毒性的风险,在大型临床试验中并未显示药物治疗降低卒中或死亡率的益处[94-97]。房颤导管消融在维持窦性心律方面疗效一直优于抗心律失常药物,并可避免长期服用药物相关的副作用。因此,消融在恢复窦性心律和控制房颤相关症状中发挥日益重要的作用,尤其在至少一种抗心律失常药物尝试失败或不能耐受之后。若患有房颤合并心动过速心肌病,当药物治疗不足以持续控制心率或需要以恢复窦性心律为目标时,通常也考虑消融[31]。

最初的迷宫手术是在 1987 年开展的,并进行了几次改进,以使术式更容易进行,Cox Ⅲ型迷宫手术显示了良好的长期成功率,手术死亡率为 2%~3%[98,99]。这一手术原理是:基于房颤由心房内的多个折返环组成,在心房内不同结构之间进行切割和缝合,形成传导阻滞线,以阻断折返环,使房颤无法维持[100]。它被称为"迷宫"(MAZE),除了建立传导阻滞线外,还试图避免心房被电隔离,从而促进窦性心律中心房恢复收缩功能。因此,来自窦房结的电活动在穿过一个"迷宫"后到达房室结。由于需要开胸手术、死亡率、发病率和费用问题,以及术后窦房结功能障碍需要起搏器植入和新发心房心律失常,使得这种手术的临床应用受到限制。随着迷宫手术经验的不断积累,目前手术方式已向微创和导管方式转化。

由于延长了手术时间,并发症发生率高和疗效欠佳,人们曾尝试以导管方式复制迷宫术式消除左房病灶的初步探索成功率极其有限[101]。随着对房颤机制的理解的发展和深入,尝试阻断心房颤动折返环传导策略已经转变为消融房颤触发病灶的方法。1998 年,Haissaguerre 等人首次描述了由肺静脉触发的房颤。导管消融治疗房颤消融逐渐进入临床电生理的前沿。一组在接受左房导管方式进行迷宫手术的一系列患者中,发现源自肺静脉肌束的快速电活动触发了房颤,部分患者消融这些快速触发灶即可终止房颤[102]。目前,导管消融肺静脉触发灶手术已成为症状性房颤患者的一种治疗选择,并已成为主流术式。

早期的肺静脉隔离(PVI)方法是标测和定位肺静脉肌束部位,并进行肺静脉的节段性隔离[103]。此后,这一术式进展为经验性的环绕同侧肺静脉前庭的大环隔离术(图 53-7)[104,105]。在阵发性房颤患者,肺静脉前庭隔离通常就已足够。对于持续性房颤患者,通常需要对心房基质进一步干预消融才能恢复窦性心律[106]。

由于房颤的发病率高,并随着房颤消融技术的成熟和成功率的不断提高,房颤导管消融已成为最常见的电生理治疗手段之一。而对肺静脉隔离术以外最佳消融术式的探索仍在不断发展,特别是对持续性房颤患者。尽管在大多数阵发性房颤是由肺静脉触发灶驱动,但随着房颤持续时间延长或在心房病变更重的患者中,房颤的维持机制更多与心房基质有关。已经发现,永久性房颤患者约 65% 合并心房瘢痕或心房结构改变。这种致病基质可能表现为电学异常,表现电传导阻滞区和心房复杂碎裂电位(complex fractionated atrial electrograms,CFAE),可作为导管消融的靶点[106]。

无论是附加的心房基质的消融,包括 CFAE 消融,还是其他类似于迷宫手术线路的线性消融线(类似),是否能提高消融成功率仍有待研究。在随机临床试验中,在肺静脉前庭隔离术基础上加行 CFAE 消融并未降低心律失常的复发率[107,108]。在一项比较 PVI+线性消融和单纯 PVI 的研究中,加行线性消融确实提高了窦性心律的维持率,这一疗效在持续房颤患者中更为显著[109]。如前所述,加行消融线可能增加术后新发的房性心动过速,这种心动过速有可能引起更快的心室率,症状甚至可能比原来的房颤症状更加明显。尽管 PVI 对大多数阵发性房颤就已足够,但对持续性心律失常多需要更大范围消融来终止房颤防止其复发。在所有患者中,由于肺静脉前庭消融可能破坏了更多的心房基质,其效果优于单纯的肺静脉口节段隔离。最近的一项系统评价和荟萃分析发现,相对于肺静脉节段

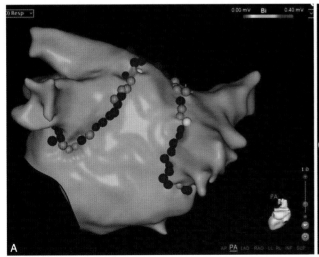
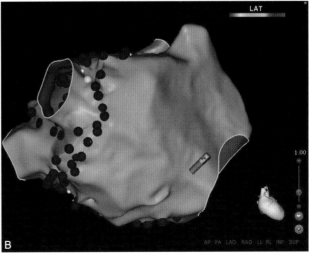

图 53-7 电解剖标测图显示为同侧环肺静脉前庭大环消融的病灶(红色点和粉色点)。A. 前后位。B. 右前斜位

隔离,肺静脉前庭大环隔离术后心律失常复发率显著降低[比值比(OR)0.42,P<0.000 01],这其中,肺静脉前庭大环消融组术后左房房性心动过速发生率有增加的趋势,[110]但房颤复发率更低(OR 0.33)。另一方面,肺静脉节段隔离组增加了肺静脉狭窄的风险,而在前庭的大环形消融在很大程度上避免了这种风险。

由于房颤消融的认识不断深化、技术范围和经验不断积累,而且由于不同中心房颤术后随访和监测方法并不一致,因此房颤消融术的有效性和长期结果仍需要积累更多的数据。此外,结果还取决于患者的情况,尤其是房颤类型(持续性房颤患者预后相对较差)、合并症和左心房大小。目前已有充分证据表明,与抗心律失常药物相比,消融可改善窦性心律的维持率。一项关于阵发性房颤患者的随机多中心的研究中,入选患者至少对一种抗心律失常药物治疗无效,比较导管消融与抗心律失常药物的疗效,结果发现,随访 9 个月,消融组患者66%的患者无房颤复发,而药物治疗的患者中仅 16%的患者无复发(HR 0.30,P<0.001),并且在消融组患者症状评分和生活质量得到更明显的改善[111]。另一项荟萃分析比较了阵发性房颤患者的消融与药物治疗的关系,发现在治疗 1 年时,与药物治疗相比,消融治疗使患者免于房颤复发提高了 16 倍[OR 15.78;95%置信区间(CI)10.07~24.73],其因心血管疾病住院率下降了(OR 0.15;95%CI 0.10~0.23)[112]。

房颤消融后的一年随访方面,尤其是在高度选择性的阵发性房颤患者,结果还是不错的;A4 试验结果显示,术后 11 年,抗心律失常药物治疗组和导管消融组无房颤复发率分别为23%和89%[113]。一项大型全球性调查研究评估了房颤导管消融治疗的结局,2003—2006 年全球共开展了 20 000 例消融,平均随访 18 个月,发现中位数为 70%的患者未使用抗心律失常药物时亦无症状,而另外 10%的患者在服用以往无效的抗心律失常药物的情况下无症状。阵发性房颤的成功率(75%未服用抗心律失常药物)明显高于持续性或长程持续性房颤(63%~65%未服用抗心律失常药物)[26]。30%的患者由于术后反复发作房颤或新发房性心动过速,需要进行再次消融[26]。再次手术时标测提示肺静脉电传导恢复,提示消融难以完全透壁。此外,由于有些房颤复发可为无症状和偶发性,因此实际的房颤复发率可能被低估。

由于房颤与各种患病人群死亡率增加相关,因此消融可能增加死亡率,尽管这尚未得到证实。CABANA 试验等是评估房颤消融在死亡率、卒中风险和心力衰竭等的长期成功率和预后的试验[31]。

然而,房颤消融尽管令人鼓舞,但不可忽视,极个别患者可能出现罕见但严重的并发症风险。在一项全球范围内开展的对房颤消融的调查研究中,手术主要并发症发生率为 4.5%,包括心脏压塞、肺静脉狭窄、膈肌麻痹、血栓栓塞、心房食管瘘、气胸或血胸、血管并发症、瓣膜损伤和充血性心力衰竭;手术过程相关死亡占 0.15%[26]。而抗心律失常药物治疗的主要不良反应(包括危及生命的心律失常和致残的药物不耐受)的发生率均高于与消融相关的并发症[111,114]。

人们越来越认识到与射频消融相关的风险,这引起人们对PVI 替代方法的兴趣,目的是促进形成持久性的消融损伤,并避免对心脏结构的损伤。球囊技术通过使用能量输送球囊,将其置于肺静脉口部进行环形消融。最值得注意的是,冷冻球囊(Arctic Frost, Medtronic CryoCath, Montreal, Quebec, Canada)利用球囊尖端导管中的低温冷冻技术已成功地用于治疗阵发性房颤[115]。尽管冷冻球囊操作相对简单,并一定程度上能替代点对点射频消融技术,而且发生心脏穿孔率的发生率较低,但是随着冷冻球囊使用经验的增加,已有各种并发症被报道,其中心房食管瘘和膈神经麻痹的发生率较高[116]。对于心内膜高强度聚焦超声球囊(ProRhythm, Ronkonkoma, NY)由于能够不直接接触组织却可产生透壁的线性消融损伤,早期吸引了一定的关注,但后来发现其治疗房颤成功率低,发病率和死亡率均较高[117,118]。激光球囊消融术(CardioFocus, Marlborough, MA)也显示出令人鼓舞的初步结果[119]。

在老年患者或有严重合并症的患者中,如无法进行标准治疗或有禁忌证时,可采用房室结消融和永久性起搏器植入以实现永久性的心率控制,而不需再用药物控制心率。这种"消融加起搏"策略非常有效,且操作相对简单,已被证明可改善症状严重患者的生活质量,并且当药物治疗出现低血压或难以耐受的副作用时,可改善心脏症状并降低医疗保健费用利用率[120]。此外,若患者既往使用大剂量的室率控制和节律控制药物,采用这种房室结消融和起搏器植入后症状多可立即改善。但是这一治疗策略也可能给许多患者带来其他问题,包括要求患者长期抗凝,还可产生起搏器依赖以及长期房室不同步。此外,对于部分患者对心房舒张作用较为依赖,如心脏舒张功能障碍者,这种策略可能无法改善症状。该策略的另一个局限性在于右心室起搏会促进室间非同步性,并可能导致左室功能恶化。PAVE 试验发现,房室结消融后双心室起搏与右心室起搏相比,在 6 个月时可以获得更好的改善(6 分钟步行试验的结果高于基线状态,31% vs.24%)和左室功能(左室射血分数也较基线改善,46% vs.41%)[121]。这种心室再同步起搏的获益在心脏收缩功能不全患者中更为明显。在一项回顾性研究中,比较了肺静脉前庭隔离消融与房室结消融加起搏器植入治疗的患者,房室结消融加起搏器植入组手术时间更短,并发症发生率更低,尽管心衰发生率更高和原本就存在的无症状房颤比率更高[122]。

还有一种更复杂的技术,即房室结改良术,试图减少房室结的激动,从而减慢心室率且无须植入起搏器[123]。但由于该手术存在完全性房室传导阻滞的风险,而且消融后心室率有再次升高的趋势,所以该手术尚未得到广泛应用。

室性心动过速

导管消融在室性心动过速(简称室速)的治疗和预防中也具有重要作用。超过 90%的危及生命的室性心律失常起源于结构异常的心肌,最常见于缺血性心脏病。在这些情况下,心肌瘢痕区域内常会有残存的受损的心肌组织,易于形成室速的折返环。这些折返环多可进行标测并作为消融靶点。非缺血性心肌病患者的室速多为心肌纤维化瘢痕相关的折返环,但这些瘢痕组织多散在分布,位于心外膜或心肌中部,大大增加了心内膜消融的难度。通过外科手术方法进行心内膜病变部位切除和消融积累了一定的经验,也促进了此类室速导管消融的发展。在结构改变较为严重的患者,常会出现多个室速折返环。因此,即使在成功进行室速消融后,依然需要植入埋藏式心脏除颤器（implantable cardiac defibrillators，ICD）防止猝死。然而，室速消融是减少心律失常负荷和 ICD 电击治疗的重要辅助。根据 2006 年美国心脏病学院/美国心脏协会/欧洲心脏病学会（ACC/AHA/ESC）发布的室性心律失常管理指南，对于药物治疗无效而反复 ICD 放电的持续性室速患者，室速消融是 Ⅰ 类适应证[124]。

室速的消融可在室速发作时进行，使用激动顺序标测和拖带标测技术定位折返环的关键峡部，也可通过窦性心律时识别心律失常基质。基质标测技术，心内电极用于识别心肌基质异常的区域，这些区域多为瘢痕区域内的慢传导区，是室速的关键通路。使用电解剖标测系统可确定瘢痕心肌，在该系统中可记录心内不同位置的电位振幅，并重建心脏三维结构，在彩色编码的三维图上电位振幅较低的区域为瘢痕区域。窦性心律时起搏标测，将起搏产生的 QRS 波形态与室速形态相匹配，可识别室速出口或峡部；起搏还可以识别保护通道（如室速折返环的峡部），表现为起搏时出现传导延迟，通常是折返环形成的峡部。消融靶点多为瘢痕区内形成折返环的关键峡部（图 53-8）[125]。

在有经验的中心，当无法通过心内膜消融根除室速基质时，可进行心外膜标测和消融，常经剑突下穿刺进入心包，但在

有心脏手术史尤其有冠状动脉搭桥手术史的患者中不可行[126]。非缺血性心肌病、致心律失常性右室心肌病以及心内膜消融术失败的患者往往需要心外膜消融。

在大规模临床试验中，结构性心脏病室速患者虽很有可能消融成功，但是术后复发并不少见。即刻手术成功通常被定义为消融后所有室速均不能诱发，而部分短期成功仅被定义为临床室速消融成功。多中心的 Thermocool 室性心动过速消融研究评估了 231 例反复发作的单形性室速消融情况，术前 69% 的患者室速血流动力学耐受性差，每例患者发生室速中位数为 3 次；消融后 49% 患者所有诱发的室速均消融成功，6 个月随访时 53% 的患者无室速发作[127]。此外，消融成功取决于潜在的心肌基质和患者人群特点。最近的一项关于室速消融的前瞻性研究中，77% 的缺血性心肌病患者和 67% 的非缺血性心肌病患者消融获得即刻成功；但缺血性室速患者 1 年无室速率为 57%，非缺血性心肌病室速患者 1 年无室速率为 40.5%[128]。需要指出，尽管有些患者未能完全消除室速，但术后室速复发率和 ICD 放电发生率明显降低，即使未完全消除室速的患者生活质量也获得显著改善。在 Thermocool 室速消融研究中，随访超过 6 个月的患者中，室速发作次数从术前的中位数 11.5 次减少为术后后的中位数 0 次，2/3 患者的室速发作频率降低了

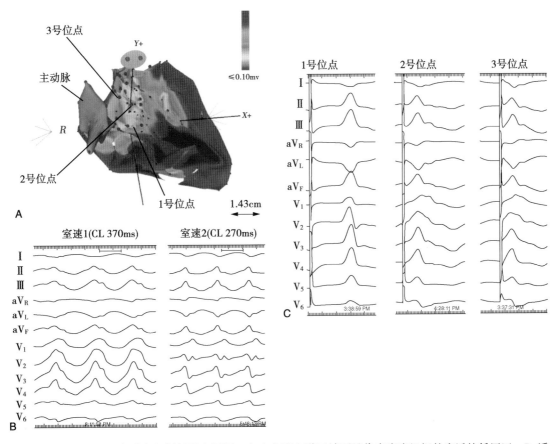

图 53-8　A. 左心室心内膜电解剖标测电压图。左心室流出道区域可见代表瘢痕组织的广泛的低压区。B. 诱发出 2 种形态的室速。C. 瘢痕内不同位点的起搏标测图。在 2 号和 3 号位点起搏得到第 1 种室速匹配度高的起搏标测图。1 号位点起搏刺激信号与起搏 QRS 波之间的间期较长，表明起搏点位于缓慢传导区。在这一片缓慢传导区的一射频放电损伤（A 图中的红点）消除了这两种形态的室速（Reproduced with permission from Soejima K1，Stevenson WG，Sapp JL，et al：Endocardial and epicardial radiofrequency ablation of ventricular tachycardia associated with dilated cardiomyopathy：the importance of low-voltage scars，*J Am Coll Cardiol*. 2004 May 19；43（10）：1834-1842.）

≥75%[127]。室速消融的并发症包括卒中、心脏压塞、瓣膜损伤、心力衰竭、房室传导阻滞、血管并发症和死亡。据报道,手术相关的死亡率高达 3%,最常见的是消融失败后进行性室性心律失常和心脏骤停所致。在 Thermacool 室速研究中,231 名患者中有 4 人死于消融术中。非致命并发症的发生率约为 7%[127,129-131]。

束支折返性室速是另一种类型的可见于扩张型心肌病和希氏束-浦肯野系统疾病患者中的室速。在束支折返性室速的机制是位于传导系统内的大折返性心动过速,最常表现为激动沿着右束支前传,左束支逆传,导致左束支阻滞型宽 QRS 波心动过速。患者通常表现为心慌、晕厥或猝死。治疗包括消融右束支以阻断折返环路。消融成功后从长远来看虽有助于预防束支折返性室速的复发,但考虑到由于这些患者普遍存在广泛的心室结构异常,可能出现其他类型的室速,因此即使成功消融后仍建议植入 ICD。除了消融手术常规的风险外,在特殊传导系统内的消融还可能导致与消融相关的心脏传导系统阻滞[132,133]。

其他可能导致持续性单形性室速的心脏疾病包括右心室发育不良[134]、浸润性疾病如心脏结节病[135,136]、肥厚性心肌病[137]。有心外科手术史的患者可发生切口相关的室速,常见于先天性心脏畸形外科术后的患者,如法洛四联症[138] 或瓣膜矫正手术后[139]。

在无结构性心脏病的患者中出现的室速称为特发性室速,占三级转诊中心的所有室速的 10%。对这些患者中而言,消融很可能根治室速,即便未植入 ICD,消融后的长期预后也很好。患者可能无症状或出现心慌,头晕或晕厥。患者可能会出现频繁的室性期前收缩(室早),非持续性室速,甚至持续性室速。在室早频发时(24 小时内期前收缩次数>20 000 次)可能会导致心动过速肌病,就需要积极消融治疗。特发性流出道心律失常的心电图通常表现为 QRS 波为左束支阻滞型和电轴下偏。尽管典型的特发性室早和室速好发于右心室流出道,但也可能起源于心脏底部区域,包括主动脉瓣窦或二尖瓣环。这些特发性室早或室速好发于女性,多于 30 岁至 50 岁之间起病[140]。可能对 β 受体阻滞剂或其他药物如氟卡尼(如果没有潜在心肌病)有效,但它们肯定是可以消融的。失败的最大原因之一是在消融时无室早/室速发作。

其他特发性室速可能是局灶性的或涉及微折返机制,通常由浦肯野系统的分支参与。分支性室速通常起源于左后分支,心电图表现为右束支阻滞形态,电轴上偏。这些室速多发于男性,对维拉帕米敏感。特发性室速的消融成功率为 70%~90%,复发率为 15%。并发症发生率与其他消融手术一致[27,141]。

价-效比

目前已有一些研究比较导管消融与药物治疗和外科消融之间的价效比。导管消融比外科消融花费少;与药物治疗相比,导管消融治疗减少了进一步医疗护理和急诊就诊的需要。来自美国、加拿大、英国和澳大利亚的研究显示导管消融与药物治疗相比可降低医疗花费同时提高患者的生活质量[142-146]。

由于房颤是最常见的持续性心律失常,并且明显增加了与住院和药物费用相关的大量医疗保健费用,因此导管消融治疗房颤的价效比受到了特别关注。房颤消融与大量的前期支出

相关,但对于维持窦性心律更有效,因此可减少随后的心脏复律和住院费用。最初的消融费用估计约为 15 000 美元,消融后每年的随访费用为 200~1 300 美元,而抗心律失常药物治疗的患者每年约需花费 4 000 美元;大约 5 年的随访后,这两种策略的总成本似乎趋于一致[147]。另一项分析表明,消融心律控制策略的成本效益在年轻患者和中度及以上卒中风险的患者中价效比最佳[148]。在英国进行的一项研究表明,与单纯药物治疗相比,联合抗心律失常药物治疗可节省消融治疗费用,这在很大程度上是由于医疗保健使用率的下降,而不是药物本身的成本下降[149]。到目前为止,基本上所有房颤消融的价效分析都计算出增量价效比接近每质量调整生命年 5 万美元,这在美国通常被认为是可以接受的[147]。但是,在明确消融的死亡率和发病率的长期结果之前,消融的价效比计算将仍然不可靠。此外,这一治疗方法的价值将随着治疗方法本身的发展而不断发展。开发一种更可靠的成功的消融方法,只需要一次尝试将大大提高价效比。

未来方向

导管消融是一个相对年轻的领域,在过去的三十年中取得了巨大的进步。使用微创方法专注于提高导管消融的安全性和有效性的技术发展已经引领了心律失常治疗领域的革命。标测系统正在迅速发展,以提供更准确的心内三维结构重建和电激动顺序标测。将 ICE、MRI 和 CT 的图像、透视和血管造影图像序列整合到电解剖图中,可以支持对复杂心脏解剖结构的理解,使心内导管的活动轨迹可视化,同时减少术者的放射曝光[150]。非接触式标测系统也正在开发中,以快速重建心脏电活动和激动传导顺序,而无需烦琐的逐点采集[151]。对于房颤患者,肺静脉触发灶以外其他靶点的消融技术也非常受关注。心房维持基质标测的方法如转子已被开发出来,采用了心内导管重建房颤三维电活动传导方式;前期研究表明,在肺静脉触发子隔离的基础上针对转子的基质消融策略有助于改善患者房颤长期成功率[152]。发展中的新技术致力于更有效和安全地提供持久的消融灶。美国最近批准了压力感测导管,这可能会改变整个行业。标测和消融过程中心腔内接触力的实时反馈提高了消融能量的传导、病变形成和手术安全性。使用压力导管消融房颤的多中心经验表明,该技术有望改善导管消融房颤的成功率和安全性[153]。将细致的阻抗监测集成到电解剖标测系统中,为局部加热和损伤形成提供更多的反馈[154]。新技术也注重于提高消融深度的新方法。室性心动过速的消融有时因为消融热量无法传递到心肌深层的致心律失常基质,如室间隔,而受到限制。一种新型的头端带有探针的消融导管,能够采用可伸缩探针进行标测和消融,目前正在进行临床试验,有望改善传统心内膜消融无法触及的深部心肌内基质的消融[155]。远程导航系统已被开发,并将其用于各种心律失常的导管消融。虽然这些工具并不能完全取代人手的价值,但确实减少了术者的放射曝光和手术时间[156-160]。Niobe 系统(Stereotaxis,Inc.，St. Louis，MO)就是远程磁导航系统,利用外置的 2 个磁头形成可磁场,可指导磁感应导管(Magnetic GentleTouch Catheters,Stereotaxis)在磁场内的活动和引用。该系统可通过一台小型电动机进行完全远程控制,可应用机器人导管控制系

统的操纵杆和触摸屏在屏蔽室中完成[161]。另一个机器人导管系统 Sensei(Hansen Medical,Mountain View,CA)在控制室进行导管操作使用机械导向外护套操作导管,传统导管通过外护套插入[162]。远程导航房颤消融的临床结果尚未显示优于手动操作,常需要转为手动消融。此外,设备的成本大大降低了治疗方式的价效比。

由于左心耳是非瓣膜性房颤患者血栓的最重要来源,目前已开发出经皮左心耳封堵装置,以降低房颤患者的卒中风险并防止全身性抗凝导致的高出血风险[163]。Watchman 左心耳封堵装置即将获得 FDA 批准。在对房颤患者进行栓塞保护的 Watchman 左心耳附件系统(PROTECT AF)试验中,就包括卒中、心血管事件与不明原因的死亡的复合终点或全身性栓塞的发生作为研究终点,研究发现,平均随访 18 个月经皮植入左心房 Watchman 装置降低复合终点的疗效优于口服华法林[164]。进一步延长随访时间,装置相关的多数并发症主要发生在术后早期,可随操作者经验的增加而减少。其他左心耳封堵的方法如心外膜缝合结扎也被使用。套索装置通过剑突下心外膜通路递送,并且已经在各种中心成功使用。

在过去的 40 年里,心内记录、程序性刺激和导管消融技术得到了发展。介入电生理学虽然发展迅速,但尚处于起步阶段。技术的巨大进步和对心律失常机制的理解促进了护理的改善。在许多情况下,这种方法可以治愈以前顽固的心律失常。类似的进步使这些微创手术得以安全可靠地完成。随着对房颤和室速等复杂心律失常机制的深入了解,介入治疗的水平也将进一步提高。导管设计、能量传输和成像技术的未来创新将继续推动电生理学领域的发展。

（杨立猛 译　郑黎晖 审）

参考文献

1. Durrer D, Schoo L, Schuilenburg RM, et al: The role of premature beats in the initiation and the termination of supraventricular tachycardia in the Wolff-Parkinson-White syndrome. *Circulation* 1967; 36(5):644-662.
2. Scherlag BJ, Lau SH, Helfant RH, et al: Catheter technique for recording His bundle activity in man. *Circulation* 1969; 39(1):13-18.
3. Cobb FR, Blumenschein SD, Sealy WC, et al: Successful surgical interruption of the bundle of Kent in a patient with Wolff-Parkinson-White syndrome. *Circulation* 1968; 38(6):1018-1029.
4. Coumel P, Aigueperse J, Perrault MA, et al: [Detection and attempted surgical exeresis of a left auricular ectopic focus with refractory tachycardia. Favorable outcome]. *Annales de cardiologie et d'angeiologie* 1973; 22(3):189-199.
5. Pritchett EL, Anderson RW, Benditt DG, et al: Reentry within the atrioventricular node: surgical cure with preservation of atrioventricular conduction. *Circulation* 1979; 60(2):440-446.
6. Gonzalez R, Scheinman M, Margaretten W, et al: Closed-chest electrode-catheter technique for His bundle ablation in dogs. *Am J Physiol* 1981; 241(2):H283-287.
7. Scheinman MM, Morady F, Hess DS, et al: Catheter-induced ablation of the atrioventricular junction to control refractory supraventricular arrhythmias. *JAMA* 1982; 248(7):851-855.
8. Gallagher JJ, Svenson RH, Kasell JH, et al: Catheter technique for closed-chest ablation of the atrioventricular conduction system. *N Engl J Med* 1982; 306(4):194-200.
9. Weber H, Schmitz L, Dische R, et al: Percutaneous intracardiac direct-current shocks in dogs: arrhythmogenic potential and pathological changes. *Eur Heart J* 1986; 7(6):528-537.
10. Huang SK, Bharati S, Graham AR, et al: Closed chest catheter desiccation of the atrioventricular junction using radiofrequency energy—a new method of catheter ablation. *J Am Coll Cardiol* 1987; 9(2):349-358.
11. Haines D: Biophysics of ablation: application to technology. *J Cardiovasc Electrophysiol* 2004; 15(10 Suppl):S2-S11.
12. Nath S, DiMarco JP, Haines DE: Basic aspects of radiofrequency catheter ablation. *J Cardiovasc Electrophysiol* 1994; 5(10):863-876.
13. Comas GM, Imren Y, Williams MR: An overview of energy sources in clinical use for the ablation of atrial fibrillation. *Semin Thorac Cardiovasc Surg* 2007; 19(1):16-24.
14. Nath S, DiMarco JP, Mounsey JP, et al: Correlation of temperature and pathophysiological effect during radiofrequency catheter ablation of the AV junction. *Circulation* 1995; 92(5):1188-1192.
15. Langberg JJ, Gallagher M, Strickberger SA, et al: Temperature-guided radiofrequency catheter ablation with very large distal electrodes. *Circulation* 1993; 88(1):245-249.
16. Otomo K, Yamanashi WS, Tondo C, et al: Why a large tip electrode makes a deeper radiofrequency lesion: effects of increase in electrode cooling and electrode-tissue interface area. *J Cardiovasc Electrophysiol* 1998; 9(1):47-54.
17. Demazumder D, Mirotznik MS, Schwartzman D: Biophysics of radiofrequency ablation using an irrigated electrode. *J Interv Card Electrophysiol* 2001; 5(4):377-389.
18. Everett THt, Lee KW, Wilson EE, et al: Safety profiles and lesion size of different radiofrequency ablation technologies: a comparison of large tip, open and closed irrigation catheters. *J Cardiovasc Electrophysiol* 2009; 20(3):325-335.
19. Dorwarth U, Fiek M, Remp T, et al; Radiofrequency catheter ablation: different cooled and noncooled electrode systems induce specific lesion geometries and adverse effects profiles. *Pacing Clin Electrophysiol: PACE* 2003; 26(7 Pt 1):1438-1445.
20. Hamner CE, Potter DD Jr, Cho KR, et al: Irrigated radiofrequency ablation with transmurality feedback reliably produces Cox maze lesions in vivo. *Ann Thorac Surg* 2005; 80(6):2263-2270.
21. Wood MA, Ellenbogen AL, Pathak V, et al: Efficacy of a cooled bipolar epicardial radiofrequency ablation probe for creating transmural myocardial lesions. *J Thorac Cardiovasc Surg* 2010; 139(2):453-458.
22. Friedman PL, Dubuc M, Green MS, et al: Catheter cryoablation of supraventricular tachycardia: results of the multicenter prospective "frosty" trial. *Heart Rhythm* 2004; 1(2):129-138.
23. Skanes AC, Dubuc M, Klein GJ, et al: Cryothermal ablation of the slow pathway for the elimination of atrioventricular nodal reentrant tachycardia. *Circulation* 2000; 102(23):2856-2860.
24. Saad EB, Marrouche NF, Saad CP, et al: Pulmonary vein stenosis after catheter ablation of atrial fibrillation: emergence of a new clinical syndrome. *Ann Intern Med* 2003; 138(8):634-638.
25. Gillinov AM, Pettersson G, Rice TW: Esophageal injury during radiofrequency ablation for atrial fibrillation. *J Thorac Cardiovasc Surg* 2001; 122(6):1239-1240.
26. Cappato R, Calkins H, Chen SA, et al: Updated worldwide survey on the methods, efficacy, and safety of catheter ablation for human atrial fibrillation. *Circ Arrhythm Electrophysiol* 2010; 3(1):32-38.
27. Mohr FW, Fabricius AM, Falk V, et al: Curative treatment of atrial fibrillation with intraoperative radiofrequency ablation: short-term and mid-term results. *J Thorac Cardiovasc Surg* 2002; 123(5):919-927.
28. Goli VD, Prasad R, Hamilton K, et al: Transesophageal echocardiographic evaluation for mural thrombus following radiofrequency catheter ablation of accessory pathways. *Pacing Clin Electrophysiol: PACE* 1991; 14(11 Pt 2):1992-1997.
29. Chiang CE, Chen SA, Wu TJ, et al: Incidence, significance, and pharmacological responses of catheter-induced mechanical trauma in patients receiving radiofrequency ablation for supraventricular tachycardia. *Circulation* 1994; 90(4):1847-1854.
30. Wang TL, Lin JL, Hwang JJ, et al: The evolution of platelet aggregability in patients undergoing catheter ablation for supraventricular tachycardia with radiofrequency energy: the role of antiplatelet therapy. *Pacing Clin Electrophysiol: PACE* 1995; 18(11):1980-1990.
31. Calkins H, Brugada J, Packer DL, et al: 2012 HRS/EHRA/ECAS expert consensus statement on catheter and surgical ablation of atrial fibrillation: recommendations for patient selection, procedural techniques, patient management and follow-up, definitions, endpoints, and research trial design: a report of the Heart Rhythm Society (HRS) Task Force on Catheter and Surgical Ablation of Atrial Fibrillation. Developed in partnership with the European Heart Rhythm Association (EHRA), a registered branch of the European Society of Cardiology (ESC) and the European Cardiac Arrhythmia Society (ECAS); and in collaboration with the American College of Cardiology (ACC), American Heart Association (AHA), the Asia Pacific Heart Rhythm Society (APHRS), and the Society of Thoracic Surgeons (STS). Endorsed by the governing bodies of the American College of Cardiology Foundation, the American Heart Association, the European Cardiac Arrhythmia Society, the European Heart Rhythm Association, the Society of Thoracic Surgeons, the

Asia Pacific Heart Rhythm Society, and the Heart Rhythm Society. *Heart Rhythm* 2012; 9(4):632-696 e21.

32. Lister JW, Stein E, Kosowsky BD, et al: Atrioventricular conduction in man. Effect of rate, exercise, isoproterenol and atropine on the P-R interval. *Am J Cardiol* 1965; 16(4):516-523.

33. Hussein AA, Martin DO, Saliba W, et al: Radiofrequency ablation of atrial fibrillation under therapeutic international normalized ratio: a safe and efficacious periprocedural anticoagulation strategy. *Heart Rhythm* 2009; 6(10):1425-1429.

34. Oral H, Chugh A, Ozaydin M, et al: Risk of thromboembolic events after percutaneous left atrial radiofrequency ablation of atrial fibrillation. *Circulation* 2006; 114(8):759-765.

35. Singh SM, d'Avila A, Singh SK, et al: Clinical outcomes after repair of left atrial esophageal fistulas occurring after atrial fibrillation ablation procedures. *Heart Rhythm* 2013; 10(11):1591-1597.

36. Belhassen B: A 1 per 1,000 mortality rate after catheter ablation of atrial fibrillation: an acceptable risk? *J Am Coll Cardiol* 2009; 53(19):1804-1806.

37. Chen SA, Chiang CE, Tai CT, et al: Complications of diagnostic electrophysiologic studies and radiofrequency catheter ablation in patients with tachyarrhythmias: an eight-year survey of 3,966 consecutive procedures in a tertiary referral center. *Am J Cardiol* 1996; 77(1):41-46.

38. Pedrinazzi C, Durin O, Agricola P, et al: Efficacy and safety of radiofrequency catheter ablation in the elderly. *J Interv Card Electrophysiol* 2007; 19(3):179-185.

39. Stevenson WG, Sager PT, Friedman PL: Entrainment techniques for mapping atrial and ventricular tachycardias. *J Cardiovasc Electrophysiol* 1995; 6(3):201-216.

40. Wellens HJ: Twenty-five years of insights into the mechanisms of supraventricular arrhythmias. *J Cardiovasc Electrophysiol* 2003; 14(9):1020-1025.

41. Wellens HJ, Brugada P: Mechanisms of supraventricular tachycardia. *Am J Cardiol* 1988; 62(6):10D-15D.

42. Deo R, Berger R: The clinical utility of entrainment pacing. *J Cardiovasc Electrophysiol* 2009; 20(4):466-470.

43. Joshi S, Wilber DJ: Ablation of idiopathic right ventricular outflow tract tachycardia: current perspectives. *J Cardiovasc Electrophysiol* 2005; 16 Suppl 1:S52-8.

44. Brunckhorst CB, Delacretaz E, Soejima K, et al: Identification of the ventricular tachycardia isthmus after infarction by pace mapping. *Circulation* 2004; 110(6):652-659.

45. Saoudi N, Ricard P, Rinaldi JP, et al: Methods to determine bidirectional block of the cavotricuspid isthmus in radiofrequency ablation of typical atrial flutter. *J Cardiovasc Electrophysiol* 2005; 16(7):801-803.

46. Gepstein L, Hayam G, Ben-Haim SA: A novel method for nonfluoroscopic catheter-based electroanatomical mapping of the heart. In vitro and in vivo accuracy results. *Circulation* 1997; 95(6):1611-1622.

47. Eitel C, Hindricks G, Dagres N, et al: EnSite Velocity cardiac mapping system: a new platform for 3D mapping of cardiac arrhythmias. *Expert Rev Med Devices* 2010; 7(2):185-192.

48. Bruce CJ, Friedman PA: Intracardiac echocardiography. *Eur J Echocardiogr: the journal of the Working Group on Echocardiography of the European Society of Cardiology* 2001; 2(4):234-244.

49. Beldner S, Gerstenfeld EP, Lin D, et al: Ablation of atrial fibrillation: localizing triggers, mapping systems and ablation techniques. *Minerva Cardioangiol* 2004; 52(2):95-109.

50. Akhtar M, Jazayeri MR, Sra J, et al: Atrioventricular nodal. Clinical, electrophysiological, and therapeutic considerations. *Circulation* 1993; 88(1):282-295.

51. Jazayeri MR, Hempe SL, Sra JS, et al: Selective transcatheter ablation of the fast and slow pathways using radiofrequency energy in patients with atrioventricular nodal reentrant tachycardia. *Circulation* 1992; 85(4):1318-1328.

52. Zipes DP, DiMarco JP, Gilette PC, et al: Guidelines for clinical intracardiac electrophysiological and catheter ablation procedures. A report of the American College of Cardiology/American Heart Association Task Force on Practice Guidelines (Committee on Clinical Intracardiac Electrophysiologic and Catheter Ablation Procedures), developed in collaboration with the North American Society of Pacing and Electrophysiology. *J Am Coll Cardiol* 1995; 26(2):555-573.

53. McGuire MA, Johnson DC, Robotin M, et al: Dimensions of the triangle of Koch in humans. *Am J Cardiol* 1992; 70(7):829-830.

54. Kalbfleisch SJ, el-Atassi R, Calkins H, et al: Differentiation of paroxysmal narrow QRS complex tachycardias using the 12-lead electrocardiogram. *J Am Coll Cardiol* 1993; 21(1):85-89.

55. Heidbuchel H, Jackman WM: Characterization of subforms of AV nodal reentrant tachycardia. *Europace: European pacing, arrhythmias, and cardiac electrophysiology : journal of the working groups on cardiac pacing, arrhythmias, and cardiac cellular electrophysiology of the European Society of Cardiology* 2004; 6(4):316-329.

56. Michaud GF, Tada H, Chough S, et al: Differentiation of atypical atrioventricular node re-entrant tachycardia from orthodromic reciprocating tachycardia using a septal accessory pathway by the response to ventricular pacing. *J Am Coll Cardiol* 2001; 38(4):1163-1167.

57. Kalbfleisch SJ, Strickberger SA, Williamson B, et al: Randomized comparison of anatomic and electrogram mapping approaches to ablation of the slow pathway of atrioventricular node reentrant tachycardia. *J Am Coll Cardiol* 1994 23(3):716-723.

58. Scheinman MM: North American Society of Pacing and Electrophysiology (NASPE) survey on radiofrequency catheter ablation: implications for clinicians, third party insurers, and government regulatory agencies. *Pacing Clin Electrophysiol: PACE* 1992; 15(12):2228-2231.

59. Scheinman MM, Huang S: The 1998 NASPE prospective catheter ablation registry. *Pacing Clin Electrophysiol: PACE* 2000; 23(6):1020-1028.

60. Obel OA, Camm AJ: Accessory pathway reciprocating tachycardia. *Eur Heart J* 1998; 19 Suppl E:E13-24, E50-1.

61. Prystowsky EN, Fananapazir L, Packer DL, et al: Wolff-Parkinson-White syndrome and sudden cardiac death. *Cardiology* 1987; 74 Suppl 2:67-71.

62. Santinelli V, Radinovic A, Manguso F, et al Asymptomatic ventricular preexcitation: a long-term prospective follow-up study of 293 adult patients. *Circ Arrhythm Electrophysiol* 2009; 2(2):102-107.

63. Blomstrom-Lundqvist C, Scheinman MM, Aliot EM, et al: ACC/AHA/ESC guidelines for the management of patients with supraventricular arrhythmias-executive summary: a report of the American College of Cardiology/American Heart Association Task Force on Practice Guidelines and the European Society of Cardiology Committee for Practice Guidelines (Writing Committee to Develop Guidelines for the Management of Patients with Supraventricular Arrhythmias). *Circulation* 2003; 108(15):1871-1909.

64. Kang KT, Potts JE, Radbill AE, et al: Permanent junctional reciprocating tachycardia in children: a multicenter experience. *Heart Rhythm* 2014; 11(8):1426-1432.

65. Dagres N, Clague JR, Kottkamp H, et al: Radiofrequency catheter ablation of accessory pathways. Outcome and use of antiarrhythmic drugs during follow-up. *Eur Heart J* 1999; 20(24):1826-1832.

66. Jackman WM, Wang XZ, Friday KJ, et al: Catheter ablation of accessory atrioventricular pathways (Wolff-Parkinson-White syndrome) by radiofrequency current. *N Engl J Med* 1991; 324(23):1605-1611.

67. Lesh MD, Van Hare GF, Schamp DJ, et al: Curative percutaneous catheter ablation using radiofrequency energy for accessory pathways in all locations: results in 100 consecutive patients. *J Am Coll Cardiol* 1992; 19(6):1303-1309.

68. Kardos A, Paprika D, Shalganov T, et al: Ice mapping during tachycardia in close proximity to the AV node is safe and offers advantages for transcatheter ablation procedures. *Acta Cardiol* 2007; 62(6):587-591.

69. Miyazaki A, Blaufox AD, Fairbrother DL, et al: Prolongation of the fast pathway effective refractory period during cryoablation in children: a marker of slow pathway modification. *Heart Rhythm* 2005; 2(11):1179-1185.

70. Tucker KJ, Law J, Rodriques MJ: Treatment of refractory recurrent multifocal atrial tachycardia with atrioventricular junction ablation and permanent pacing. *J Invasive Cardiol* 1995; 7(7):207-212.

71. Chiladakis JA, Vassilikos VP, Maounis TN, et al: Successful radiofrequency catheter ablation of automatic atrial tachycardia with regression of the cardiomyopathy picture. *Pacing Clin Electrophysiol: PACE* 1997; 20(4 Pt 1):953-959.

72. Corey WA, Markel ML, Hoit BD, et al: Regression of a dilated cardiomyopathy after radiofrequency ablation of incessant supraventricular tachycardia. *Am Heart J* 1993; 126(6):1469-1473.

73. Khasnis A, Jongnarangsin K, Abela G, et al: Tachycardia-induced cardiomyopathy: a review of literature. *Pacing Clin Electrophysiol: PACE* 2005; 28(7):710-721.

74. Callans DJ, Schwartzman D, Gottlieb CD, et al: Insights into the electrophysiology of atrial arrhythmias gained by the catheter ablation experience: "learning while burning, Part II". *J Cardiovasc Electrophysiol* 1995; 6(3):229-243.

75. Yusuf S, Camm AJ: The sinus tachycardias. *Nat Clin Pract Cardiovasc Med* 2005; 2(1):44-52.

76. Koplan BA, Parkash R, Couper G, et al: Combined epicardial-endocardial approach to ablation of inappropriate sinus tachycardia. *J Cardiovasc Electrophysiol* 2004; 15(2):237-240.

77. Brady PA, Low PA, Shen WK: Inappropriate sinus tachycardia, postural

orthostatic tachycardia syndrome, and overlapping syndromes. *Pacing Clin Electrophysiol: PACE* 2005; 28(10):1112-1121.

78. Cabrera JA, Sanchez-Quintana D, Farre J, et al: The inferior right atrial isthmus: further architectural insights for current and coming ablation technologies. *J Cardiovasc Electrophysiol* 2005; 16(4):402-408.

79. Weinberg KM, Denes P, Kadish AH, et al: Development and validation of diagnostic criteria for atrial flutter on the surface electrocardiogram. *Ann Noninvasive Electrocardiol* 2008; 13(2):145-154.

80. Hsieh MH, Tai CT, Chiang CE, et al: Recurrent atrial flutter and atrial fibrillation after catheter ablation of the cavotricuspid isthmus: a very long-term follow-up of 333 patients. *J Interv Card Electrophysiol* 2002; 7(3):225-231.

81. Perez FJ, Schubert CM, Parvez B, et al: Long-term outcomes after catheter ablation of cavo-tricuspid isthmus dependent atrial flutter: a meta-analysis. *Circ Arrhythm Electrophysiol* 2009; 2(4):393-401.

82. Chinitz JS, Gerstenfeld EP, Marchlinski FE, et al: Atrial fibrillation is common after ablation of isolated atrial flutter during long-term follow-up. *Heart Rhythm* 2007; 4(8):1029-1033.

83. Matsuo S, Wright M, Knecht S, et al: Peri-mitral atrial flutter in patients with atrial fibrillation ablation. *Heart Rhythm* 2010; 7(1):2-8.

84. Onorati F, Esposito A, Messina G, et al: Right isthmus ablation reduces supraventricular arrhythmias after surgery for chronic atrial fibrillation. *Ann Thorac Surg* 2008; 85(1):39-48.

85. Horlitz M, Schley P, Shin DI, et al: Atrial tachycardias following circumferential pulmonary vein ablation: observations during catheter ablation. *Clinl Res Cardiol* 2008; 97(2):124-130.

86. Lukac P, Hjortdal VE, Pedersen AK, et al: Atrial incision affects the incidence of atrial tachycardia after mitral valve surgery. *Ann Thorac Surg* 2006; 81(2):509-513.

87. Lukac P, Pedersen AK, Mortensen PT, et al: Ablation of atrial tachycardia after surgery for congenital and acquired heart disease using an electro-anatomic mapping system: which circuits to expect in which substrate? *Heart Rhythm* 2005; 2(1):64-72.

88. Reithmann C, Hoffmann E, Dorwarth U, et al: Electroanatomical mapping for visualization of atrial activation in patients with incisional atrial tachycardias. *Eur Heart J* 2001; 22(3):237-246.

89. Nakagawa H, Shah N, Matsudaira K, et al: Characterization of reentrant circuit in macroreentrant right atrial tachycardia after surgical repair of congenital heart disease: isolated channels between scars allow "focal" ablation. *Circulation* 2001; 103(5):699-709.

90. Ellenbogen KA, Hawthorne HR, Belz MK, et al: Late occurrence of incessant atrial tachycardia following the maze procedure. *Pacing Clin Electrophysiol: PACE* 1995; 18(2):367-369.

91. Weerasooriya R, Jais P, Wright M, et al: Catheter ablation of atrial tachycardia following atrial fibrillation ablation. *J Cardiovasc Electrophysiol* 2009; 20(7):833-838.

92. Kalman JM, Olgin JE, Saxon LA, et al: Electrocardiographic and electrophysiologic characterization of atypical atrial flutter in man: use of activation and entrainment mapping and implications for catheter ablation. *J Cardiovasc Electrophysiol* 1997; 8(2):121-144.

93. Anguera I, Brugada J, Roba M, et al: Outcomes after radiofrequency catheter ablation of atrial tachycardia. *Am J Cardiol* 2001; 87(7):886-890.

94. Corley SD, Epstein AE, DiMarco JP, et al: Relationships between sinus rhythm, treatment, and survival in the Atrial Fibrillation Follow-Up Investigation of Rhythm Management (AFFIRM) Study. *Circulation* 2004; 109(12):1509-1513.

95. Kaufman ES, Zimmermann PA, Wang T, et al: Risk of proarrhythmic events in the Atrial Fibrillation Follow-up Investigation of Rhythm Management (AFFIRM) study: a multivariate analysis. *J Am Coll Cardiol* 2004; 44(6):1276-1282.

96. Steinberg JS, Sadaniantz A, Kron J, et al: Analysis of cause-specific mortality in the Atrial Fibrillation Follow-up Investigation of Rhythm Management (AFFIRM) study. *Circulation* 2004; 109(16):1973-1980.

97. Hohnloser SH, Crijns HJ, van Eickels M, et al: Effect of dronedarone on cardiovascular events in atrial fibrillation. *N Engl J Med* 2009; 360(7):668-678.

98. Cox JL, Ad N, Palazzo T, et al: Current status of the Maze procedure for the treatment of atrial fibrillation. *Semin Thorac Cardiovasc Surg* 2000; 12(1):15-19.

99. Damiano RK, Gaynor SL, Bailey M, et al: The long-term outcome of patients with coronary disease and atrial fibrillation undergoing the Cox maze procedure. *J Thorac Cardiovasc Surg* 2003; 126(6):2016-2021.

100. Oral, H: Mechanisms of atrial fibrillation: lessons from studies in patients. *Prog Cardiovasc Dis* 2005; 48(1):29-40.

101. Zhou L, Keane D, Reed G, et al: Thromboembolic complications of cardiac radiofrequency catheter ablation: a review of the reported incidence,

pathogenesis and current research directions. *J Cardiovasc Electrophysiol* 1999; 10(4):611-620.

102. Haissaguerre M, Jais P, Shah DC, et al: Spontaneous initiation of atrial fibrillation by ectopic beats originating in the pulmonary veins. *N Engl J Med* 1998; 339(10):659-666.

103. Oral H, Knight BP, Tada H, et al: Pulmonary vein isolation for paroxysmal and persistent atrial fibrillation. *Circulation* 2002; 105(9):1077-1081.

104. Pappone C, Oreto G, Rosanio S, et al: Atrial electroanatomic remodeling after circumferential radiofrequency pulmonary vein ablation: efficacy of an anatomic approach in a large cohort of patients with atrial fibrillation. *Circulation* 2001; 104(21):2539-2544.

105. Oral H, Chugh A, Good E, et al: Randomized comparison of encircling and nonencircling left atrial ablation for chronic atrial fibrillation. *Heart Rhythm* 2005; 2(11):1165-1172.

106. Elayi CS, Verma A, Di Biase L, et al: Ablation for longstanding permanent atrial fibrillation: results from a randomized study comparing three different strategies. *Heart Rhythm* 2008; 5(12):1658-1664.

107. Khaykin Y, Skanes A, Champagne J, et al: A randomized controlled trial of the efficacy and safety of electroanatomic circumferential pulmonary vein ablation supplemented by ablation of complex fractionated atrial electrograms versus potential-guided pulmonary vein antrum isolation guided by intracardiac ultrasound. *Circ Arrhythm Electrophysiol* 2009; 2(5):481-487.

108. Deisenhofer I, Estner H, Reents T, et al: Does electrogram guided substrate ablation add to the success of pulmonary vein isolation in patients with paroxysmal atrial fibrillation? A prospective, randomized study. *J Cardiovasc Electrophysiol* 2009; 20(5):514-521.

109. Gaita F, Caponi D, Scaglione M, et al: Long-term clinical results of 2 different ablation strategies in patients with paroxysmal and persistent atrial fibrillation. *Circ Arrhythm Electrophysiol* 2008; 1(4):269-275.

110. Proietti R, Santangeli P, Di Biase L, et al: Comparative effectiveness of wide antral versus ostial pulmonary vein isolation: a systematic review and meta-analysis. *Circ Arrhythm Electrophysiol* 2014; 7(1):39-45.

111. Wilber DJ, Pappone C, Neuzil P, et al: Comparison of antiarrhythmic drug therapy and radiofrequency catheter ablation in patients with paroxysmal atrial fibrillation: a randomized controlled trial. *JAMA* 2010; 303(4):333-340.

112. Piccini JP, Lopes RD, Kong MH, et al: Pulmonary vein isolation for the maintenance of sinus rhythm in patients with atrial fibrillation: a meta-analysis of randomized, controlled trials. *Circ Arrhythm Electrophysiol* 2009; 2(6):626-633.

113. Jais P, Cauchemez B, Macle L, et al: Catheter ablation versus antiarrhythmic drugs for atrial fibrillation: the A4 study. *Circulation* 2008; 118(24):2498-2505.

114. Pappone C, Augello G, Sala S, et al: A randomized trial of circumferential pulmonary vein ablation versus antiarrhythmic drug therapy in paroxysmal atrial fibrillation: the APAF Study. *J Am Coll Cardiol* 2006; 48(11):2340-2347.

115. Neumann T, Vogt J, Schumacher B, et al: Circumferential pulmonary vein isolation with the cryoballoon technique results from a prospective 3-center study. *J Am Coll Cardiol* 2008; 52(4):273-278.

116. Bhat T, Baydoun H, Asti D, et al: Major complications of cryoballoon catheter ablation for atrial fibrillation and their management. *Expert Rev Cardiovasc Ther* 2014; 12(9):1111-1118.

117. Metzner A, Chun KR, Neven K, et al: Long-term clinical outcome following pulmonary vein isolation with high-intensity focused ultrasound balloon catheters in patients with paroxysmal atrial fibrillation. *Europace: European pacing, arrhythmias, and cardiac electrophysiology: journal of the working groups on cardiac pacing, arrhythmias, and cardiac cellular electrophysiology of the European Society of Cardiology* 2010; 12(2):188-193.

118. Schmidt B, Chun KR, Metzner A, et al: Pulmonary vein isolation with high-intensity focused ultrasound: results from the HIFU 12F study. *Europace: European pacing, arrhythmias, and cardiac electrophysiology: journal of the working groups on cardiac pacing, arrhythmias, and cardiac cellular electrophysiology of the European Society of Cardiology* 2009; 11(10):1281-1288.

119. Reddy VY, Neuzil P, Themistoclakis S, et al: Visually-guided balloon catheter ablation of atrial fibrillation: experimental feasibility and first-in-human multicenter clinical outcome. *Circulation* 2009; 120(1):12-20.

120. Nattel S, Khairy P, Roy D, et al: New approaches to atrial fibrillation management: a critical review of a rapidly evolving field. *Drugs* 2002; 62(16):2377-2397.

121. Doshi RN, Daoud EG, Fellows C, et al: Left ventricular-based cardiac stimulation post AV nodal ablation evaluation (the PAVE study). *J Cardiovasc Electrophysiol* 2005; 16(11):1160-1165.

122. Hsieh MH, Tai CT, Lee SH, et al: Catheter ablation of atrial fibrillation

versus atrioventricular junction ablation plus pacing therapy for elderly patients with medically refractory paroxysmal atrial fibrillation. *J Cardiovasc Electrophysiol* 2005; 16(5):457-461.

123. Williamson BD, Hummel J, Neibauer M, et al: Radiofrequency catheter modification of atrioventricular conduction to control the ventricular rate during atrial fibrillation. *N Engl J Med* 1994; 331(14):910-917.

124. Zipes DP, Camm AJ, Borggrefe M, et al: ACC/AHA/ESC 2006 Guidelines for Management of Patients with Ventricular Arrhythmias and the Prevention of Sudden Cardiac Death: a report of the American College of Cardiology/American Heart Association Task Force and the European Society of Cardiology Committee for Practice Guidelines (writing committee to develop Guidelines for Management of Patients With Ventricular Arrhythmias and the Prevention of Sudden Cardiac Death): developed in collaboration with the European Heart Rhythm Association and the Heart Rhythm Society. *Circulation* 2006; 114(10):e385-484.

125. Tedrow U, Stevenson WG: Sinus rhythm targeting of channels for ablation of postinfarction ventricular tachycardia. *Circ Arrhythm Electrophysiol* 2014; 7(1):7-9.

126. Wissner E, Stevenson WG, Kuck KH: Catheter ablation of ventricular tachycardia in ischaemic and non-ischaemic cardiomyopathy: where are we today? A clinical review. *Eur Heart J* 2012; 33(12):1440-1450.

127. Stevenson WG, Wilber DJ, Natale A, et al: Irrigated radiofrequency catheter ablation guided by electroanatomic mapping for recurrent ventricular tachycardia after myocardial infarction: the multicenter thermocool ventricular tachycardia ablation trial. *Circulation* 2008; 118(25):2773-2782.

128. Dinov B, Fiedler L, Schonbauer R, et al: Outcomes in catheter ablation of ventricular tachycardia in dilated nonischemic cardiomyopathy compared with ischemic cardiomyopathy: results from the Prospective Heart Centre of Leipzig VT (HELP-VT) Study. *Circulation* 2014; 129(7):728-736.

129. Gonska BD, Cao K, Schaumann A, et al: Catheter ablation of ventricular tachycardia in 136 patients with coronary artery disease: results and long-term follow-up. *J Am Coll Cardiol* 1994; 24(6):1506-1514.

130. Morady F, Harvey M, Kalbfleisch SJ, et al: Radiofrequency catheter ablation of ventricular tachycardia in patients with coronary artery disease. *Circulation* 1993; 87(2):363-372.

131. Stevenson WG, Khan H, Sager P, et al: Identification of reentry circuit sites during catheter mapping and radiofrequency ablation of ventricular tachycardia late after myocardial infarction. *Circulation* 1993; 88(4 Pt 1): 1647-1670.

132. Blanck Z, Dhala A, Deshpande S, et al: Bundle branch reentrant ventricular tachycardia: cumulative experience in 48 patients. *J Cardiovasc Electrophysiol* 1993; 4(3):253-262.

133. Mehdirad AA, Keim S, Rist K, et al: Long-term clinical outcome of right bundle branch radiofrequency catheter ablation for treatment of bundle branch reentrant ventricular tachycardia. *Pacing Clin Electrophysiol: PACE* 1995; 18(12 Pt 1):2135-2143.

134. Marcus FI, Fontaine G: Arrhythmogenic right ventricular dysplasia/cardiomyopathy: a review. *Pacing Clin Electrophysiol: PACE* 1995; 18(6): 1298-1314.

135. Aizer A, Stern EH, Gomes JA, et al: Usefulness of programmed ventricular stimulation in predicting future arrhythmic events in patients with cardiac sarcoidosis. *Am J Cardiol* 2005; 96(2):276-282.

136. Koplan BA, Soejima K, Baughman K, et al: Refractory ventricular tachycardia secondary to cardiac sarcoid: electrophysiologic characteristics, mapping, and ablation. *Heart Rhythm* 2006; 3(8):924-929.

137. Fujita T, et al: Increased extent of myocardial fibrosis in genotyped hypertrophic cardiomyopathy with ventricular tachyarrhythmias. *J Cardiol* 2014.

138. Khairy P, Stevenson WG: Catheter ablation in tetralogy of Fallot. *Heart Rhythm* 2009; 6(7):1069-1074.

139. Eckart RE, Hruczkowski TW, Tedrow UB, et al: Sustained ventricular tachycardia associated with corrective valve surgery. *Circulation* 2007; 116(18):2005-2011.

140. John R, Tedrow UB, Koplan BA, et al: Ventricular arrhythmias and sudden cardiac death. *Lancet* 2012; 380(9852):1520-1529.

141. Rodriguez LM, Smeets JL, Timmermans C, et al: Predictors for successful ablation of right- and left-sided idiopathic ventricular tachycardia. *Am J Cardiol* 1997; 79(3):309-314.

142. Khaykin Y, Wang X, Natale A, et al: Cost comparison of ablation versus antiarrhythmic drugs as first-line therapy for atrial fibrillation: an economic evaluation of the RAAFT pilot study. *J Cardiovasc Electrophysiol* 2009; 20(1):7-12.

143. McKenna C, Palmer S, Rodgers M, et al: Cost-effectiveness of radiofrequency catheter ablation for the treatment of atrial fibrillation in the United Kingdom. *Heart* 2009; 95(7):542-549.

144. Cheng CH, Sanders GD, Hlatky MA, et al: Cost-effectiveness of radiofrequency ablation for supraventricular tachycardia. *Ann Intern Med* 2000; 133(11):864-876.

145. Marshall DA, O'Brien BJ, Nichol G: Review of economic evaluations of radiofrequency catheter ablation for cardiac arrhythmias. *Can J Cardiol* 2003; 19(11):1285-1304.

146. Weerasooriya HR, Murdock CJ, Harris AH, et al: The cost-effectiveness of treatment of supraventricular arrhythmias related to an accessory atrioventricular pathway: comparison of catheter ablation, surgical division and medical treatment. *Aust N Z J Med* 1994; 24(2):161-167.

147. Martin-Doyle W, Reynolds MR: Is AF ablation cost effective? *J Atrial Fibrillation* 2010; 2(1):727-739.

148. Chan PS, Vijan S, Morady F, et al: Cost-effectiveness of radiofrequency catheter ablation for atrial fibrillation. *J Am Coll Cardiol* 2006; 47(12):2513-2520.

149. Rodgers M, McKenna C, Palmer S, et al: Curative catheter ablation in atrial fibrillation and typical atrial flutter: systematic review and economic evaluation. *Health Technol Assess* 2008; 12(34):iii-iv, xi-xiii, 1-198.

150. Russo MS, et al: First report of image integration of cine-angiography with 3D electro-anatomical mapping of the right ventricle in postoperative Tetralogy of Fallot. *Int J Cardiovasc Imaging* 2014.

151. Schilling RJ, Peters NS, Davies DW: Feasibility of a noncontact catheter for endocardial mapping of human ventricular tachycardia. *Circulation* 1999; 99(19):2543-2552.

152. Narayan SM, Baykaner T, Clopton P, et al: Ablation of rotor and focal sources reduces late recurrence of atrial fibrillation compared with trigger ablation alone: extended follow-up of the CONFIRM trial (Conventional Ablation for Atrial Fibrillation With or Without Focal Impulse and Rotor Modulation). *J Am Coll Cardiol* 2014; 63(17):1761-1768.

153. Natale A, Reddy VY, Monir G, et al: Paroxysmal AF catheter ablation with a contact force sensing catheter: results of the prospective, multicenter SMART-AF trial. *J Am Coll Cardiol* 2014; 64(7):647-656.

154. Anter E, Tschabrunn CM, Contreras-Valdes FM, et al: Radiofrequency ablation annotation algorithm reduces the incidence of linear gaps and reconnection after pulmonary vein isolation. *Heart Rhythm* 2014; 11(5):783-790.

155. Sapp JL, Beeckler C, Pike R, et al: Initial human feasibility of infusion needle catheter ablation for refractory ventricular tachycardia. *Circulation* 2013; 128(21):2289-2295.

156. Pappone C, Vicedomini G, Manguso F, et al: Robotic magnetic navigation for atrial fibrillation ablation. *J Am Coll Cardiol* 2006; 47(7):1390-1400.

157. Di Biase L, Fahmy TS, Patel D, et al: Remote magnetic navigation: human experience in pulmonary vein ablation. *J Am Coll Cardiol* 2007; 50(9):868-874.

158. Schmidt B, Tilz RR, Neven K, et al: Remote robotic navigation and electroanatomical mapping for ablation of atrial fibrillation: considerations for navigation and impact on procedural outcome. *Circ Arrhythm Electrophysiol* 2009; 2(2):120-128.

159. Saliba W, Reddy VY, Wazni O, et al: Atrial fibrillation ablation using a robotic catheter remote control system: initial human experience and long-term follow-up results. *J Am Coll Cardiol* 2008; 51(25): 2407-2411.

160. Di Biase L, Wang Y, Horton R, et al: Ablation of atrial fibrillation utilizing robotic catheter navigation in comparison to manual navigation and ablation: single-center experience. *J Cardiovasc Electrophysiol* 2009; 20(12):1328-1335.

161. Bradfield J, Tung R, Mandapati R, et al: Catheter ablation utilizing remote magnetic navigation: a review of applications and outcomes. *Pacing Clin Electrophysiol: PACE* 2012; 35(8):1021-1034.

162. Thomas D, Scholz EP, Schweizer PA, et al: Initial experience with robotic navigation for catheter ablation of paroxysmal and persistent atrial fibrillation. *J Electrocardiol* 2012; 45(2):95-101.

163. Holmes DR, Reddy VY, Turi ZG, et al: Percutaneous closure of the left atrial appendage versus warfarin therapy for prevention of stroke in patients with atrial fibrillation: a randomised non-inferiority trial. *Lancet* 2009; 374(9689):534-542.

164. Reddy VY, Holmes D, Doshi SK, et al: Safety of percutaneous left atrial appendage closure: results from the Watchman Left Atrial Appendage System for Embolic Protection in Patients with AF (PROTECT AF) clinical trial and the Continued Access Registry. *Circulation* 2011; 123(4):417-424.

第 54 章 心房颤动的外科治疗

Matthew C. Henn • Spencer J. Melby • Ralph J. Damiano, Jr.

心房颤动（简称房颤）依旧是世界上最为常见的心律失常[1]。它主要会引起：①心悸导致患者不适与焦虑；②房室不同步会影响心脏血流动力学，引起不同程度的心室功能障碍；③左房内血流瘀滞，会增加血栓栓塞或卒中的风险[2-11]。从而导致死亡率和并发症发生率的显著增加。

房颤的药物治疗具有很多局限性，包括很多抗心律失常药物效果有限，以及药物所带来的副作用。因此，从 20 世纪 80 年代开始，基于导管和外科治疗的房颤非药物疗法开始兴起。最初的治疗目的在于控制心率，尚未关注房颤引起的血流动力学障碍和血栓栓塞问题。经历了早期探索阶段，在 1987 年开始采用的迷宫手术成为外科疗法发展的顶峰，并在随后的数十年间，一直被视为房颤外科治疗的金标准。

本章接下来的主要内容包括：房颤外科治疗的历史沿革，以及当今外科消融治疗房颤的现状，包括近来采用的微创外科技术。

历史沿革

左房隔离术

1980 年，美国杜克大学 James Cox 报告了第一种专门针对消除房颤的外科术式，左房隔离术。这种术式将房颤局限在左心房，从而维护了心脏其余部位的窦性（图 54-1）[12]。左房隔离术能够重新恢复正常心律，而无须安装永久起搏器。左房隔离后，右房与右室收缩节律得以同步，从而恢复了右心的正常输出，有效地改善了血流动力学。

然而，尽管左房隔离术能够将房颤局限于左心房，其也仅纠正了房颤三个不良结局中的两个方面：不规则心律和心脏血流动力学障碍。由于左心房通常仍处于房颤状态，左房隔离术难以消除血栓栓塞风险。该术式仅在一例患者中进行了尝试，始终未被临床所广泛接受。

房室结-希氏束的导管消融

1982 年，Scheinman 和同事发明了希氏束的导管电灼疗法，这一方法能够对心房施行电隔离从而控制房颤和其他难治性室上性心律失常导致的心脏异常节律[13]。不过，希氏束消融后患者需要植入永久心室起搏器来维持正常心室率。

这一方法的缺陷在于，它只消除了异常心律，左右心房的

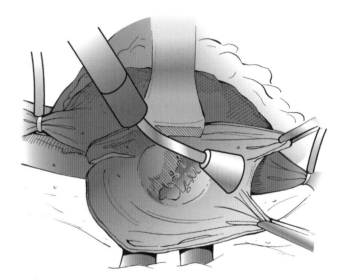

图 54-1 标准的左房切开术。图中可见切口位于二尖瓣环 10 点和 2 点方向。可见上下腔静脉及阻断带，下方可见肺静脉开口。二尖瓣瓣环处的消融线采用冷冻消融完成（Adapted with permission from Williams JM, Ungerleider RM, Lofland GK, Cox JL: Left atrial isolation: new technique for the treatment of supraventricular arrhythmias, *J Thorac Cardiovasc Surg.* 1980 Sep; 80 (3): 373-380.）

颤动未能消除，血栓栓塞的风险依旧存在。心脏房室收缩仍然不同步，血流动力学异常仍然存在。此外，患者将终生依赖起搏器。尽管如此，房室结消融依旧是难治性房颤的一种常用治疗方式。

走廊手术

1985 年，Guiraudon 和同事发明了走廊手术用于房颤治疗[14]。其原理是在连接窦房结和房室结的房间隔隔离出一段带状区域，让窦房结得以调控左右心室。这种手术能够有效消除房颤的异常心律，但因为心房被房间隔的"走廊"所隔离，左右心房依旧维持颤动或发展出自身非同步节律。除此以外，基于心房被从心室隔离，房室传导也造成了非同步。由于不能避免房颤造成的血流动力学障碍和栓塞问题，走廊手术最终被摒弃。

心房横断术

1985 年，James Cox 和同事首次报道了根治房颤的手术尝

试,而不是如同以往一样简单将房颤隔离或局限在心房[15]。Cox 的团队利用狗的动物模型发现围绕左右心房并延伸至间隔部的单一长切口能够消除房颤。在动物模型中,心房横断术能够有效消除房颤或房扑[16]。尽管这种术式在临床并非非常有效而且很快被弃用,却为 Cox 迷宫手术的发展奠定了基础。

Cox 迷宫手术

1987 年,在经历过广泛的动物实验之后,Cox 发明的迷宫手术开始被应用于临床[16-18]。这一术式能够阻断可能引起房颤的所有大型折返回路,从而防止了房扑或房颤的发生(图 54-2)。与早先的术式不同,迷宫手术能够很好地维持房室同步和窦律,从而间接降低了栓塞和卒中的风险[19]。手术需要创立一组穿过左心房和右心房的切口,同时能够确保窦房结冲动依旧能够在两个心房内传导,激活绝大多数心房肌,让大部分患者或实验动物的心房传导功能得以维系[20]。

由于临床治疗的不彻底和术后起搏器植入的高发,Cox 对第一代迷宫手术进行了改进,产生了 Cox Ⅱ型迷宫手术。但由于这种手术极难操作,很快被 Cox Ⅲ型迷宫手术所取代(图 54-3)[21,22]。

Cox Ⅲ型迷宫手术通常被称作"切缝"迷宫手术,已成为外科治疗房颤的金标准。通过对行 Cox Ⅲ型迷宫手术患者的长期研究,97%的患者在随访中没有出现房颤复发[23]。这一优异的结果相继被不同的研究者所证实[24-26]。

尽管 Cox Ⅲ型迷宫手术在根治房颤方面切实有效,但手术技术操作困难同时需要较长主动脉阻断时间。该术式目前临床应用较有限,只有为数不多的心脏外科医生仍在开展。

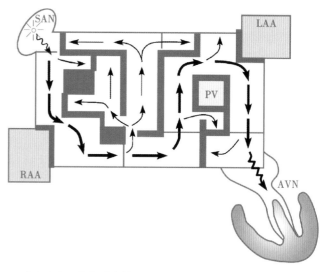

图 54-2 迷宫手术是通过在心房上进行多次切割来阻断房颤的发生。AVN,房室结;LAA,左心耳;PV,肺静脉;RAA,右心耳;SAN,窦房结(Reproduced with permission from Cox JL, Schuessler RB, D' Agostino HJ Jr, et al: The surgical treatment of atrial fibrillation. Ⅲ. Development of a definitive surgical procedure, *J Thorac Cardiovasc Surg*. 1991 Apr;101(4):569-583.)

近 15 年来,房颤外科治疗领域产生了革命性的变化,各式消融设备层出不穷,消融线路取代了心房手术切口,让房颤消融更为简便易行。这些消融技术极大扩展了房颤外科手术开展的范畴,被越来越广泛地采用[27]。随着消融技术的发展,手术的死亡率、并发症率逐步降低,很多手术也可以通过微创的方式完成。

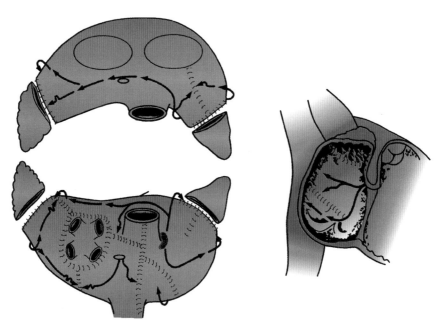

图 54-3 传统"切缝"式 Cox Ⅲ型迷宫手术线路(Reproduced with permission from Cox JL, Schuessler RB, D' Agostino HJ Jr, et al: The surgical treatment of atrial fibrillation. Ⅲ. Development of a definitive surgical procedure, *J Thorac Cardiovasc Surg*. 1991 Apr;101(4):569-583.)

外科消融技术

外科消融技术的发展经历了明显的变革，从操作复杂而费时，以致很少有医生愿意开展，一直到手术更为易行、简化和微创。至今，几种消融技术并存，各有利弊。

一种消融技术要能成功取代外科切缝式手术，都需要满足以下几项准则。首先，要能在消融线两侧产生可靠的双向传导阻滞。这也是切缝式手术治疗房颤的原理，包括阻断大型或微型折返回路和隔离原位激发灶。众多研究发现这要求消融需要达到透壁损伤，因为消融线上的狭小缝隙依旧能够传导窦性心律或房颤冲动[28-30]。其次，消融设备必须安全。剂量-反应曲线必须要精确设定，用以防止过度消融或消融不充分，避免对周围重要心脏结构造成潜在损伤，比如冠状窦、冠状动脉和瓣膜结构。第三，消融设备应该要让房颤手术简化和省时。这要求设备要消融快，易操作，具有足够的长度和灵活性。本章下面一节将简要介绍目前临床常用的两种消融技术：冷冻消融和射频（radiofrequency，RF）消融。

冷冻消融

冷冻消融技术的特点在于它是通过制冷而不是加热来破坏心肌组织。其优势在于保护了心肌纤维骨架和胶原结构，因此也是目前最安全的能量来源之一。冷冻消融设备的电极端与消融部位的心肌组织接触，制冷剂被泵入电极端后，由液相变为气相并从心肌组织带走热量。细胞内外形成的冰晶破坏了细胞膜导致细胞死亡，在接下来的过程中，细胞凋亡也在消融损伤的进一步扩展中发挥作用。消融的面积取决于探针的温度，以及组织的热传导性和温度[31]。

在目前的心脏手术中有两种商业化的冷冻消融能量来源。较早的一种由 AtriCure（Cincinnati，OH）生产，以一氧化氮为能量来源。最近，Medtronic（Minneapolis，MN）发明了以氩为能量源的设备。在 1 个大气压下，一氧化氮能够将组织制冷到 -89.5℃，而氩能制冷到最低 -185.7℃。一氧化氮技术的有效性和安全性已得到公认，并认为对除冠状动脉之外的其他结构效果良好[32,33]。一些实验室及临床研究也报道了冷冻消融后内膜增生及冠脉狭窄[33-35]。目前冷冻消融的缺陷在于，消融需要的时间相对长（1~3 分钟）。另外，由于会造成整体循环血容量降温，该技术难以在跳动的心脏上开展[36]。如果在心脏跳动时开展心外膜消融，导致血液遇冷被冰冻，则可能会有潜在的血栓栓塞风险。

射频消融

射频消融技术在电生理实验室的应用已有多年历史，它同时也是最早被应用到手术室的能量来源之一[37]。射频消融电极有单极和双极两种，同时又分为干式电极和湿式电极。对于单电极，能量在电极顶端与中位电极间传导，一般病人要贴上负极板。对于双电极，交流电在两个靠近的电极间传导。消融的范围取决于电极与组织接触的面积，接触面温度，电流和电压以及消融持续的时间。消融的深度则受到焦痂、心外膜脂肪、心肌、心腔内血流及组织厚度的影响。

至今已出现了多种单极射频消融装置，包括干式、冲洗式以及具有抽吸功能的电极。尽管在心脏停搏的动物实验中，消融足够长的时间，干式单极射频可以形成透壁灶，但在应用到人体时，这种电极的表现有些不尽如人意。二尖瓣手术中进行 2 分钟的心内膜消融，透壁性消融灶大约只占 20%[38]。在心外膜消融中，这一比例甚至更低。动物实验均表明，单极射频消融不能在非停跳心脏上形成透壁性消融灶[39,40]。而在患者中，透壁性消融灶的比例约为 10%[41]。单极射频消融的这一缺陷可能由循环血流的降温作用所引起。这也因此推动了冲洗技术和抽吸技术的发展。尽管这些技术让消融穿透的深度得以改善，但目前所有的单电极都还无法在非停跳心脏上形成稳定的透壁消融灶。

双极射频消融钳的出现正是为了解决这一问题。在双极射频消融中，电极被嵌入钳口内保证能量释放的精准，同时将电极与循环血流相隔离，缩短了消融时长，还减少了合并损伤。动物和人体实验都表明，双极消融能够在短时间内于不停跳心脏上形成透壁性消融灶[43-45]。目前有两家公司（AtriCure，West Chester，OH；Medtronic，Minneapolis，MN）生产双极射频消融设备。

与单极消融相比，双极射频消融的优势还在于它的安全性。单极消融可能带来相关并发症，包括冠状动脉损伤、脑血管意外、食管穿孔引起的心房食管瘘等[46-49]。双极消融技术则完全避免了这些并发症的发生，尽管临床使用广泛，但没有报道由此技术导致的损伤。Cobra Fusion™ 系统（AtriCure，West Chester，OH）是整合了单极和双极射频消融的新型抽吸辅助消融设备。前期的试验结果显示，在非停跳心脏上通过心外膜该设备也能实现稳定的透壁消融[50]。

此外还有利用微波、激光及聚焦超声等类型的消融设备应用于临床，但由于各技术存在的局限限制了其广泛应用，甚至某些已退出市场[42,51-55]。

总体来看，过去十年间消融技术进展迅速，促进了外科消融的更广泛应用。随着新型设备和技术应运而生，有必要进一步探究这些技术对心房血流动力学、功能和电生理方面的影响。

外科技术

目前外科治疗房颤的手术方式主要有三种：Cox 迷宫手术，单纯左房消融，肺静脉隔离术。接下来将分别介绍几种术式。

Cox Ⅳ型迷宫手术

传统的"切缝"式 Cox Ⅲ型迷宫手术如今已经很少使用。大多数心脏中心都采用不同能量来源的消融来取代外科切缝。在我们医院，双极射频消融和冷冻消融已能成功代替大部分 Cox Ⅲ型迷宫手术所采用的外科切口操作。这种沿袭了 Cox Ⅲ型迷宫手术线路的消融辅助方式，被称为 Cox Ⅳ型迷宫手术（图 54-4）[56]。从目前的结果来看，这种改良手术不仅能够保证与 Cox Ⅲ型迷宫手术获得同样高的成功率，还能显著缩短手术时间[57,58]。

Cox Ⅳ型迷宫手术需要应用中心或股动静脉插管的体外循环。手术切口方面，既可以采用胸骨正中切口，也可以采用

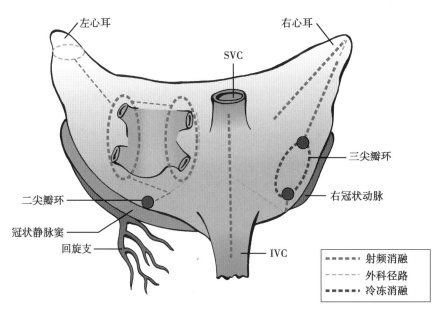

图 54-4　Cox Ⅳ型迷宫手术消融示意图。IVC，下腔静脉；SVC，上腔静脉（Reproduced with permission from Cox JL，Schuessler RB，D'Agostino HJ Jr，et al：The surgical treatment of atrial fibrillation. Ⅲ. Development of a definitive surgical procedure，*J Thorac Cardiovasc Surg.* 1991 Apr；101（4）：569-583. ）

更微创的右侧胸壁小切口（4～5cm）。左右肺静脉均需彻底游离。如果患者此时房颤，则需给予胺碘酮控制心律并采用电复律。经每侧的肺静脉测量起搏阈值。采用双极射频消融设备对围绕左右肺静脉的心房组织进行消融，从而实现肺静脉的隔离。消融后需要确认每侧肺静脉传出阻滞以证实电隔离。

右心房消融通常在心脏不停跳情况下进行，且大多是通过双极射频钳来完成（图 54-5）。考虑到钳夹在心内膜三尖瓣环区域操作的难度，这一区域的消融主要是通过单极消融设备（冷冻消融或射频消融）来完成。

其余的左侧消融线路通常在心脏停跳下完成（图 54-6）。首先切除左心耳，通过左心耳断端至左肺静脉的其中一支进行消融。然后做标准的左房切口，向下延伸至左下肺静脉周围，向上延伸至左房顶。通过双极射频钳向左上肺静脉和下肺静脉做连线，最后向下消融至二尖瓣环。我们的经验认为，与只

做一条双侧肺静脉间连接线相比，通过两条左右肺静脉的连接线将左心房后壁完全隔离的方式，术后 6 个月和 12 个月的免于治疗房颤复发率明显更低[59]。通常还会采用单极冷冻消融连接到二尖瓣环，以此完成左房峡部线路。

左心房消融

过去十年中，还出现了一些新的治疗房颤的外科技术。从目前的治疗结果来看，手术成功率不尽相同。不同的消融技术所形成消融灶也有所不同，但所有的操作基本上都融入了 Cox 迷宫手术左房消融的一部分[55,60-67]。治疗的结果也受到技术、消融线路和患者人群等因素的影响。从技术角度来看无论采

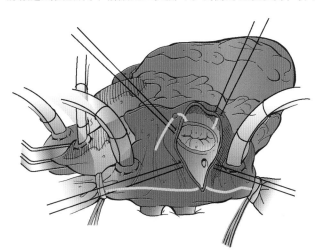

图 54-5　右心房消融示意图。白线所示为双极射频消融，三尖瓣环处的消融由冷冻消融完成

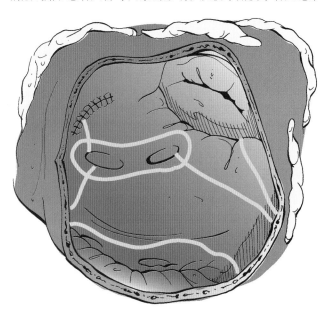

图 54-6　左心房消融示意图。白线所示为双极射频消融，二尖瓣环处的消融以冷冻消融完成

用哪种方法,基本操作都包括肺静脉隔离。而其余左房 Cox 迷宫手术线路的重要性也基本获得共识。而 Gillinov 等发表的一系列研究认为对于持续性房颤的患者,如果不行左房峡部的消融,患者术后房颤复发的风险将会显著增高[68]。为此,必须对冠状窦和心内膜进行消融。此外,我们的临床结果也表明,隔离整个左房后壁十分重要,而单纯隔离肺静脉是不够的[59]。

肺静脉隔离

肺静脉隔离是一项富有吸引力的治疗方法,因为这一操作不需要使用体外循环,可以通过微创技术,比如胸腔镜或小切口完成手术。在其他的心脏手术(如冠脉搭桥或瓣膜手术)过程中也能够简单快速地实施肺静脉隔离。早期 Hassaiguerre 的研究发现,对大多数病例而言,阵发性房颤起源于肺静脉,这一理论已得到业界公认[69]。然而也应注意到,超过 30% 的发病灶可能来自肺静脉以外的区域[70]。为了提高成功率,有些学者增加了自主神经丛(ganglionated plexus)的消融[71-73]。

肺静脉可以分别隔离,也可以采取"盒状"隔离(图 54-7)。目前孤立性房颤手术最常采用的是胸腔镜技术,以期尽量减少创伤和患者疼痛。在我们中心,肺静脉隔离主要依靠双极射频钳完成,同时也会应用单极射频消融、冷冻消融和高强度聚焦超声[53,74,75]。越来越多的证据显示,对整个左房后壁进行"盒状"隔离是最有效的手术方式[59,76]。

首先对患者进行双腔气管内插管,行食管超声检查患者左心耳内是否附着血栓。如果有血栓形成,则可能放弃手术或转为开胸手术,以降低左房血栓脱落造成栓塞的风险。患者体表贴除颤电极板,取右侧垫高 45°~60° 体位,右臂抬高过头顶暴露腋窝。

胸腔镜镜头孔位于第六肋间,在腔镜视野下,根据术者偏好和患者解剖特点可在腋中线第三或第四肋间做一小切口作为主操作孔,操作过程中应避免损伤右侧膈神经。沿膈神经前方平行于膈神经心包,暴露从上肺静脉到横膈的心脏视野。通过这一切口,游离右上和右下肺静脉,为特制镜剥离器留出足够的操作空间,这包括游离右上肺动脉和右上肺静脉间的间隙并由此进入斜窦。第二个腔镜孔位于镜头孔的外侧或内侧均可,通过该孔放入剥离器和引导鞘,进入右上肺静脉与右肺动脉之间的空隙。剥离器移出胸腔后,引导鞘可引导置入双极射频钳。此时,通过电复律使患者恢复窦性心律以获得起搏阈值。作为 Cox IV 迷宫手术中的重要步骤,需要在隔离前通过肺静脉记录下起搏阈值。一些外科医生也利用这个显露的机会检测

或消融自主神经丛,然而目前的研究证据尚不能支持这一操作,在我们中心通常也不常规开展。

引导鞘与双极射频消融钳的下颚相连,消融钳进入胸腔后,夹住肺静脉周围的左心房组织进行消融。通过起搏确认传出阻滞后,移除胸腔内器械,缝合关闭各腔镜孔位。

左侧胸腔的操作与右侧相同。患者体位调整至左侧向上抬高 45~60°,左臂伸过头顶暴露腋窝。胸腔镜镜头孔位于第六肋间,比右侧对应孔位稍向后方,在腔镜视野下,操作孔位于腋中线第三或第四肋间,避开左侧膈神经,从膈神经后方切开心包,切断马绍尔韧带。第二孔位同样位于第六肋间,经孔放入剥离器,径直到达肺静脉处。通过引导鞘将射频消融钳置入左肺静脉周围进行消融。同样,通过起搏再次确认传导阻滞。

最后切除左心耳。传统的切除是利用切割吻合器通过腔镜自左心耳基底部切除。由于容易引起撕裂和出血,操作时需格外谨慎[77]。针对这一问题,目前已有钳夹器械可供选择,在我们中心由于有效性和安全性优于切割吻合器而被广泛使用[78,79]。左肺静脉消融和左心耳切除后,可缝合关闭左侧心包。

手术结果

Cox 迷宫手术

Cox III 型迷宫手术具有优异的远期结果。华盛顿大学的研究结果显示,198 例连续入选的患者平均随访 5.4 年,无房颤复发的比例为 97%。行单纯 Cox 迷宫手术和迷宫手术同期合并其他手术的患者之间房颤治愈率没有显著性差异[23]。全球范围内采用"切缝"式手术的其他研究也得到了类似结果[24,26,80]。

我们中心接受 IV 型迷宫手术的患者同样具有很好的治疗效果。我们中心开展的一项单中心前瞻性研究显示,91% 患者术后 6 个月随访无房颤复发[43,58]。Cox IV 型迷宫手术能够显著缩短阻断时间,Cox III 型迷宫手术平均需要 (93±34) 分钟,Cox IV 型迷宫手术为 (47±26) 分钟 (P<0.001)。合并其他同期手术的患者中,Cox III 型迷宫手术平均需要 (122±37) 分钟,Cox IV 型迷宫手术为 (92±37) 分钟 (P<0.005)[45]。我中心开展的倾向性评分匹配分析研究显示,Cox III 型与 IV 型迷宫手术患者术后 3 个月、6 个月、12 个月的房颤复发率没有显著性[58]。另一项新近发表的前瞻性研究报道,在连续入选的 100 例行 Cox IV 型迷宫手术的患者中,术后 6 个月、12 个月和 24 个月无房颤复发的比例分别为 93%、90% 和 90%[81]。最近我们还报告了 20 年开展 Cox III 型和 Cox IV 型迷宫手术的单中心经验,术后平均随访 3.6 年时,无房颤发生率达 93%,无房颤且免于抗心律失常药物的比例为 82%,术后 10 年 85% 的患者没有出现有症状的房颤[82]。

对于阵发性房颤和长程持续性房颤患者,Cox IV 型迷宫手术具有同样的治疗效果。术后 6 个月,阵发性房颤组与持续性房颤组的无房颤复发比例分别为 91% 和 88% (P=0.53)。术后免于抗心律失常药物的房颤治疗成功率在两组患者中也近似[83]。研究的患者为 2002 年 1 月到 2014 年 9 月在我院连续入选的行 Cox IV 型迷宫手术患者,共 532 例,所有患者都有心电图

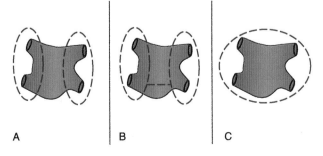

图 54-7 肺静脉隔离示意图。A. 肺静脉分别隔离。B. 肺静脉分别隔离,外加连接线。C. 整个左房后侧盒式隔离

或动态心电图等检查。术后 12 个月无房颤复发的比例为 92%，其中 82% 的患者未服用抗心律失常药物；术后 5 年时，无房颤复发的比例为 77%，其中 64% 的患者免于服用抗心律失常药物。

Cox 迷宫手术在减少脑卒中发生方面同样功效卓著。由于房颤的存在，Cox 迷宫手术术前神经系统事件发生的概率很高。一项我们中心的报告显示，在 389 例计划行 Cox 迷宫手术的患者中，57 例（14%）发生过神经系统事件。此外，这组患者在远期随访（平均 6.6±5.0 年）中，仅有 6 例发生了神经系统并发症。Cox 迷宫手术后远期脑卒中的发生率为每年 0.2%，这可能与大部分患者术后终止抗凝治疗有关[84]。

如今，Cox 迷宫手术被越来越广泛地作为同期心脏手术开展[27]。我们及其他中心的既往研究均显示同期行迷宫手术在维持窦性心律的同时并未增加手术并发症，包括冠脉搭桥、二尖瓣及三尖瓣手术[85-91]。在合并房颤的患者行其他心脏手术时，均应考虑行外科消融，对绝大多数患者推荐行双房消融的 Cox IV 型迷宫手术。Ad 医生和同事最新的研究证实，在主动脉瓣置换或冠状动脉旁路移植术同期行 Cox 迷宫手术并未增加手术死亡率和并发症发生率[92]。

为进一步降低手术并发症，近年兴起了经右侧胸壁小切口的微创 Cox IV 型迷宫手术[93,94]。无论是单纯还是合并其他心脏手术，这一术式都能够有效恢复窦律，并将并发症、死亡率、术后重症监护时间、住院时间等指标维持在较低水平，显著低于胸骨切开的手术方式[95]。

左心房消融

由于大部分阵发性房颤可能起源于肺静脉周围以及左心房后侧，国际上一些心脏中心推荐左房消融来治疗房颤。左房消融通常包括肺静脉隔离以及肺静脉隔离线到二尖瓣环的消融线，以及左心耳的切除。避免进行右心房消融的益处在于这能够降低术后起搏器植入的发生率[96]。在这一过程中所采用的消融技术不同，手术成功率也各有差异[48,60-67]。

在外科领域，目前还没有针对双房消融与左房消融疗效对比的随机对照临床试验，因此很难断定传统右房 Cox 迷宫手术的确切疗效。Barnett 和 Ad 医生开展的荟萃分析显示，与单纯左心房消融相比，双房消融的远期避免房颤复发的比例更高（双房消融 87%，单纯左房消融 73%；P = 0.05）[97]。这与房颤患者术中标测的分布结果相吻合，各中心观察到起自右心房的房颤占所有病例的 10%~30%[97-100]。

在 Cox 迷宫手术左心房消融中，很难精确分辨每次消融的明确效果，但肺静脉隔离的作用业已明确。如前所述，Gillinov 在回顾性研究中明确了左房峡部消融的重要性[68]。并且，如果省略通向二尖瓣环的消融线可能造成远期左房心房扑动（简称房扑）的发生。Gaita 和同事在一项随机对照研究中对比了单纯肺静脉隔离和两种其他消融线但都包括左房峡部消融的有效性。通过术后 2 年随访，两组患者维持窦律的比例分别为 20% 和 57%（P<0.006）[65]。

此外，在我们的回顾性研究中，隔离整个左房后壁能够显著改善术后 6 个月患者的免除药物治疗房颤的发生率（54% 对比 79%；P = 0.011）[59]。因此，我们倡导 Cox 迷宫手术中应尽量全面地完成左心房消融线路，以此获得更高的手术成功率。

肺静脉隔离

由于患者条件参差不齐以及消融能量选择多样，单纯肺静脉隔离的效果差异显著。Wolf 和同事最早报道了电视胸腔镜辅助下双侧肺静脉隔离及左心耳切除的疗效，患者术后 3 个月随访，无房颤复发的比例为 91%[101]。但这项研究规模很小且随访时间有限。Edgerton 等选择 57 例行肺静脉隔离和自主神经丛消融的阵发性房颤患者，术后 6 个月随访，82% 的患者没有房颤复发，其中 74% 的患者未使用抗心律失常药物[102]。

之后的研究也肯定了肺静脉隔离治疗阵发性房颤的效果。McClelland 报道的 21 例阵发性房颤患者，行肺静脉隔离和自主神经丛消融术后 1 年，88% 的患者无再发房颤，同时未使用抗心律失常药物[72]。一项更大规模入选了 45 例包括阵发性和持续性房颤患者的单中心研究显示，肺静脉隔离及自主神经丛消融术后 1 年成功率为 65%[103]。另一项多中心的研究入选了更多样化的患者人群，其中包括长程持续性房颤患者，术后 87% 的患者转复窦律，但对于长程持续房颤的患者，转复成功率只有 71%[104]。新近发表的 FAST 研究是一项多中心随机对照临床试验，对比了 63 例线性导管消融行肺静脉隔离和 61 例双极射频消融行肺静脉隔离及自主神经丛消融的患者，两组患者多为阵发性房颤。术后 1 年，通过 7 天 24 小时动态心电图评估且在未服用抗心律失常药物的情况下，外科消融组无房颤复发的比例为 66%，导管消融组的比例为 37%（P = 0.002）[105]。

对于顽固性持续房颤的患者，治疗效果往往不佳。在 Edgerton 等的研究中，只有 35% 的患者术后 6 个月随访中没有房颤复发，且无需服用抗心律失常药物[106]。肺静脉隔离联合神经丛消融的远期结果也不甚理想。一项入选了 139 例患者的研究通过 5 年随访发现，对于阵发性房颤、持续性房颤和长程持续性房颤术后 5 年无房颤复发和免于抗心律失常药物使用的比例分别为 52%、28% 和 29%[107]。如果合并有同期手术，肺静脉隔离的成功率也很低。在 23 例行肺静脉隔离合并二尖瓣手术或冠状动脉旁路移植术的患者中，术后随访（57±37）个月，无房颤复发的患者只有 50%[108]。对于合并二尖瓣手术的患者，在 Tada 的研究中入选了 66 例，无房颤复发且无需使用抗心律失常药物的患者仅占 17%[109]。对于合并主动脉瓣置换和肺静脉隔离的患者，在我们中心术后 2 年无房颤复发且无需使用抗心律失常药物的比例也仅为 50%[110]。

房颤外科消融的指征

房颤外科手术的指征来自近年业内取得的共识[111]。包括以下几点：①有症状的房颤患者，检查明确房颤诊断，计划行其他心脏手术；②无症状的房颤患者，计划行其他心脏手术，可选择性在专业房颤外科治疗中心同期心脏手术过程中进行消融治疗；③对于持续孤立性房颤且有症状的患者，患者倾向于外科治疗、导管消融治疗失败或不适宜接受导管消融。

对于药物治疗效果欠佳且有症状的房颤患者转为外科手术以替代导管消融的情况，目前还存在争议。在此情况下，临床决策取决于心脏中心开展内外科消融的经验、相关的治疗结果、个体接受治疗的风险，以及患者的个人意愿。开展外科房颤治疗的中心应当成立由电生理专家和外科医生共同组成的心脏团队,来确保入选适宜的患者。

还有一些尚未取得共识的外科房颤治疗的相对征。第一,持续性房颤的患者,具有较高的卒中风险(CHADS 评分≥2),但不能耐受长期抗凝治疗。在房颤患者华法林治疗临床试验入选筛查过程中,考虑到可能面临的出血发并发症高发风险,有三分之一的患者被视为不适宜接受长期抗凝治疗[112-114]。在一项研究中,接受抗凝治疗的房颤患者每年颅内出血的发生率为 0.9%,所有严重出血事件的发生率为每年 2.3%[114]。而 Cox 迷宫手术后未接受抗凝治疗的患者卒中的发生率很低,即便在高危患者中也是如此。我们中心开展的 450 例患者中,平均随访(6.9±5.1)年,仅有 5 例患者发生卒中。在 CHADS 评分高于或低于 2 分的两组患者中,卒中的发生率没有显著性差异[115]。对于 Cox 迷宫手术后卒中发生率低的现象,其他研究也有所报道[19,116,117]。卒中风险的降低应该还是归功于较高的手术成功率,以及左心耳的切除。

对于抗凝治疗达标还发生过脑血管意外的慢性房颤患者,出于再次出现神经系统事件风险较高的考虑,也应考虑接受房颤外科治疗同时切除左心耳。

杂交房颤消融

尽管近来技术的进步已让 Cox 迷宫手术更易实施、切口更微创、成功率更高,但手术仍然需要借助体外循环的支持。一些中心已陆续开展胸腔镜辅助的负压吸引心外膜射频消融或冷冻消融。然而,这些消融手段还难以实现与双极消融相同程度的透壁性[118]。这一现状催生了经导管心内膜消融联合外科心外膜消融的"杂交"房颤消融手术。

尽管目前各中心开展杂房颤消融的线路和方式不尽相同,但早期结果令人振奋[119,120]。一项连续性入选了 78 例胸腔镜杂交房颤消融患者的研究发现,术后 24 个月随访时 74% 的患者在不服用抗心律失常药物情况下没有房颤复发,也不需要再行消融治疗[121]。另一组采用相似消融线路的队列连续性纳入了 101 例杂交房颤消融患者,术后 1 年无房颤复发的比例可达 66%[122]。尽管如此,随着该术式的临床证据不断增多,也出现了针对手术安全性方面的顾虑,诸如有研究报道了手术转正中开胸和术后出血再次手术的风险[123]。

尽管新一代的微创手术和杂交技术尚未成为标准化治疗手段,这些技术同样充满前景,同时也需要更多临床研究来明确其疗效。

房颤外科治疗展望

最理想的房颤外科治疗方法应当是既能微创又不需要体外循环。手术要能很好地维护心房生理功能,最大限度地避免并发症的发生,同时还要实现较高的成功率。为实现这一目标,我们需要更好地了解患者房颤发生的机制,制定个体化治疗策略。基于对外科消融对心房电生理产生的影响及机制的更好理解,手术策略可能会相应的调整。

目前已知房颤的发生具有多种可能的机制,多点标测也正体现出房颤发生机制的复杂性[98,100,101,124,125]。心外膜激动顺序标测被认为是房颤标测的传统金标准,但由于这种方式有创

且耗时,目前在临床开展有限[18]。心电图成像(electrocardiographic imaging,ECGI)是一种新型无创技术,对于意识清楚的患者,它能够有效描摹出心房激动顺序,明确其形成机制[126]。心电图成像通过电极在体表操作,以计算机体层扫描获取解剖信息,间接计算心脏表面电位,能很好地反映出窦律、房扑和室性心律失常[127-130]。这项技术已在不同的患者人群中进行了验证,包括心衰行双心室同步化治疗、心脏移植[131]、各型房颤[132]或接受心脏手术的患者[133]。一项针对心电图成像的研究入选了 26 例患者,尽管非阵发性房颤的复杂程度有很大差异,房颤病史时间越长,房颤病情的复杂性(包括房颤波的数量、病灶部位和转子活动)也会越高。

我们能够利用心电图成像这种无创方式获取的信息判断患者的激动顺序和频率分布。通过这些信息,结合患者心房形态、传导速度和有效不应期,为患者制定理想的个体化消融路径。既往研究显示房颤的发生有赖于一定的体积,因此我们可以通过计算特定患者的这一关键区域面积,并根据相关结果来进行消融。面积的计算有赖于 CT 检查获得的解剖信息以及激动信号,同时能够发现激动灶,之后再在电生理导管室或手术室对激动灶进行隔离或消融。

尽管房颤的发生机制尚未明了,通过消融终止心房颤动是治疗的一贯目标。对于左房较大或长程持续性房颤的患者,Cox 迷宫Ⅲ型或Ⅳ型手术不能确保心律转复[116,135,136]。我们中心开展的一项以狗为动物模型的实验显示,房颤的发生率与心房组织面积、宽度、重量以及有效不应期与组织传导速度均呈正相关[134]。无创的核磁共振显像和心电图成像能够获取以上信息,从而指导外科医生根据患者自身心律失常的病情和心房解剖及电生理特点制定相应手术策略。

最后,目前上市的消融设备的局限性阻碍了外科治疗成为真正微创的技术。由于心内循环血流的降温效应,在不停跳心脏上实施可靠的透壁性消融依旧存在困难。未来消融设备的发展方向将着力解决这一问题。此外,外科医生联合电生理医生共同开展杂交房颤消融可避免使用体外循环,也能够有效解决上述问题,并已经显现出良好成效。

总之,消融技术的发展极大改变了房颤的外科治疗现状。消融技术取代"切缝"术式,让大多数医师能够开展这项原本很复杂的手术。更重要的是,新型消融技术的出现让微创外科手术治疗房颤成为可能,进一步促进了手术技术的简化,包括在不停跳心脏上实施手术。尽管如此,外科医生应该认识到 Cox 迷宫手术可以通过微创胸壁切口完成,这既不增加手术并发症还能保证良好的疗效[95]。外科医生应积极尝试新术式并潜心总结手术结果,将其在同行评议杂志上发表。进行房颤手术的外科医生必须密切遵循最新的临床指南,以更好地开展患者随访,评判治疗效果的优劣[111]。随着对房颤发生机制的不断了解和术前精确诊断技术的不断提高,个体化治疗策略和消融方式的趋势将日益凸显,房颤外科手术治疗将更为有效和普及。

(张恒 译　高歌 审)

参考文献

1. Andrade J, Khairy P, Dobrev D, Nattel S: The clinical profile and pathophysiology of atrial fibrillation: relationships among clinical features, epidemiology, and mechanisms. *Circ Res* 2014; 114:1453-1468.
2. Wolf PA, Benjamin EJ, Belanger AJ, Kannel WB, Levy D, D'Agostino

RB: Secular trends in the prevalence of atrial fibrillation: The Framingham Study. *Am Heart J* 1996; 131:790-795.

3. Wolf PA, Abbott RD, Kannel WB: Atrial fibrillation as an independent risk factor for stroke: the Framingham Study. *Stroke; J Cerebral Circ* 1991; 22:983-988.

4. Wolf PA, Abbott RD, Kannel WB: Atrial fibrillation: a major contributor to stroke in the elderly. The Framingham Study. *Arch Intern Med* 1987; 147:1561-1564.

5. Steger C, Pratter A, Martinek-Bregel M, et al: Stroke patients with atrial fibrillation have a worse prognosis than patients without: data from the Austrian Stroke registry. *Eur Heart J* 2004; 25:1734-1740.

6. Sherman DG, Kim SG, Boop BS, National Heart, Lung and Blood Institute AFFIRM Investigators et al: Occurrence and characteristics of stroke events in the Atrial Fibrillation Follow-up Investigation of Sinus Rhythm Management (AFFIRM) study. *Arch Intern Med* 2005; 165:1185-1191.

7. Hart RG, Halperin JL, Pearce LA, and Stroke Prevention in Atrial Fibrillation I et al: Lessons from the Stroke Prevention in Atrial Fibrillation trials. *Ann Intern Med* 2003; 138:831-838.

8. Glader EL, Stegmayr B, Norrving B, et al: Large variations in the use of oral anticoagulants in stroke patients with atrial fibrillation: a Swedish national perspective. *J Intern Med* 2004; 255:22-32.

9. Cairns JA: Stroke prevention in atrial fibrillation trial. *Circulation* 1991; 84:933-935.

10. Benjamin EJ, Levy D, Vaziri SM, D'Agostino RB, Belanger AJ, Wolf PA: Independent risk factors for atrial fibrillation in a population-based cohort. The Framingham Heart Study. *JAMA* 1994; 271:840-844.

11. Laupacis A, Boysen G, Connolly S, et al: Risk factors for stroke and efficacy of antithrombotic therapy in atrial fibrillation. Analysis of pooled data from five randomized controlled trials. *Arch Intern Med* 1994; 154:1449-1457.

12. Williams JM, Ungerleider RM, Lofland GK, Cox JL: Left atrial isolation: new technique for the treatment of supraventricular arrhythmias. *J Thorac Cardiovasc Surg* 1980; 80:373-380.

13. Scheinman MM, Morady F, Hess DS, Gonzalez R: Catheter-induced ablation of the atrioventricular junction to control refractory supraventricular arrhythmias. *JAMA* 1982; 248:851-855.

14. Guiraudon G, Campbell CS, Jones DL: Combined sinoatrial node atrioventricular node isolation: a surgical alternative to His bundle ablation in patients with atrial fibrillation. *Circulation* 1985; 72.

15. Smith PK, Holman WL, Cox JL: Surgical treatment of supraventricular tachyarrhythmias. *Surg Clin North Am* 1985; 65:553-570.

16. Cox JL, Schuessler RB, D'Agostino HJ, Jr, et al: The surgical treatment of atrial fibrillation. III. Development of a definitive surgical procedure. *J Thorac Cardiovasc Surg* 1991; 101:569-583.

17. Cox JL: The surgical treatment of atrial fibrillation. IV. Surgical technique. *J Thorac Cardiovasc Surg* 1991; 101:584-592.

18. Cox JL, Canavan TE, Schuessler RB, et al: The surgical treatment of atrial fibrillation. II. Intraoperative electrophysiologic mapping and description of the electrophysiologic basis of atrial flutter and atrial fibrillation. *J Thorac Cardiovasc Surg* 1991; 101:406-426.

19. Cox JL, Ad N, Palazzo T: Impact of the maze procedure on the stroke rate in patients with atrial fibrillation. *J Thorac Cardiovasc Surg* 1999; 118:833-840.

20. Feinberg MS, Waggoner AD, Kater KM, Cox JL, Lindsay BD, Perez JE: Restoration of atrial function after the maze procedure for patients with atrial fibrillation. Assessment by Doppler echocardiography. *Circulation* 1994; 90:II285-II292.

21. Cox JL, Boineau JP, Schuessler RB, Jaquiss RD, Lappas DG: Modification of the maze procedure for atrial flutter and atrial fibrillation. I. Rationale and surgical results. *J Thorac Cardiovasc Surg* 1995; 110:473-484.

22. Cox JL: The minimally invasive Maze-III procedure. *Op Techn Thorac Cardiovasc Surg* 2000; 5.

23. Prasad SM, Maniar HS, Camillo CJ, et al: The Cox Maze III procedure for atrial fibrillation: long-term efficacy in patients undergoing lone versus concomitant procedures. *J Thorac Cardiovasc Surg* 2003; 126:1822-1828.

24. McCarthy PM, Gillinov AM, Castle L, Chung M, Cosgrove D, 3rd: The Cox-Maze procedure: the Cleveland Clinic experience. *Semin Thorac Cardiovasc Surg* 2000; 12:25-29.

25. Raanani E, Albage A, David TE, Yau TM, Armstrong S: The efficacy of the Cox/Maze procedure combined with mitral valve surgery: a matched control study. *Eur J Cardiothorac Surg* 2001; 19:438-442.

26. Schaff HV, Dearani JA, Daly RC, Orszulak TA, Danielson GK: Cox-Maze procedure for atrial fibrillation: Mayo Clinic experience. *Semin Thorac Cardiovasc Surg* 2000; 12:30-37.

27. Gammie JS, Haddad M, Milford-Beland S, et al: Atrial fibrillation correction surgery: lessons from the Society of Thoracic Surgeons National

Cardiac Database. *Ann Thorac Surg* 2008; 85:909-914.

28. Inoue H, Zipes DP: Conduction over an isthmus of atrial myocardium in vivo: a possible model of Wolff-Parkinson-White syndrome. *Circulation* 1987; 76:637-647.

29. Ishii Y, Nitta T, Sakamoto S, Tanaka S, Asano G: Incisional atrial reentrant tachycardia: experimental study on the conduction property through the isthmus. *J Thorac Cardiovasc Surg* 2003; 126:254-262.

30. Melby SJ, Lee AM, Zierer A, et al: Atrial fibrillation propagates through gaps in ablation lines: implications for ablative treatment of atrial fibrillation. *Heart Rhythm* 2008; 5:1296-1301.

31. Melby SJ, Lee AM, Damiano RJ Jr.: *Advances in surgical ablation devices for atrial fibrillation*. Boston: Blackwell Futura; 2005.

32. Gage AM, Montes M, Gage AA: Freezing the canine thoracic aorta in situ. *J Surg Res* 1979; 27:331-340.

33. Holman WL, Ikeshita M, Ungerleider RM, Smith PK, Ideker RE, Cox JL: Cryosurgery for cardiac arrhythmias: acute and chronic effects on coronary arteries. *Am J Cardiol* 1983; 51:149-155.

34. Watanabe H, Hayashi J, Aizawa Y: Myocardial infarction after cryoablation surgery for Wolff-Parkinson-White syndrome. *Jpn J Thorac Cardiovasc Surg: Official Publication of the Japanese Association for Thoracic Surgery—Nihon Kyobu Geka Gakkai zasshi* 2002; 50:210-212.

35. Manasse E, Colombo P, Roncalli M, Gallotti R: Myocardial acute and chronic histological modifications induced by cryoablation. *Eur J Cardiothorac Surg* 2000; 17:339-340.

36. Aupperle H, Doll N, Walther T, et al: Ablation of atrial fibrillation and esophageal injury: effects of energy source and ablation technique. *J Thorac Cardiovasc Surg* 2005; 130:1549-1554.

37. Viola N, Williams MR, Oz MC, Ad N: The technology in use for the surgical ablation of atrial fibrillation. *Semin Thorac Cardiovasc Surg* 2002; 14:198-205.

38. Santiago T, Melo JQ, Gouveia RH, Martins AP: Intra-atrial temperatures in radiofrequency endocardial ablation: histologic evaluation of lesions. *Ann Thorac Surg* 2003; 75:1495-1501.

39. Thomas SP, Guy DJ, Boyd AC, Eipper VE, Ross DL, Chard RB: Comparison of epicardial and endocardial linear ablation using handheld probes. *Ann Thorac Surg* 2003; 75:543-548.

40. Hoenicke EM, Strange RG, Patel H, et al: Initial experience with epicardial radiofrequency ablation catheter in an ovine model: moving towards an endoscopic Maze procedure. *Surg Forum* 2000; 51:79-82.

41. Santiago T, Melo J, Gouveia RH, et al: Epicardial radiofrequency applications: in vitro and in vivo studies on human atrial myocardium. *Eur J Cardiothorac Surg* 2003; 24:481-486; discussion 486.

42. Melby SJ, Zierer A, Kaiser SP, Schuessler RB, Damiano RJ, Jr: Epicardial microwave ablation on the beating heart for atrial fibrillation: the dependency of lesion depth on cardiac output. *J Thorac Cardiovasc Surg* 2006; 132:355-360.

43. Gaynor SL, Diodato MD, Prasad SM, et al: A prospective, single-center clinical trial of a modified Cox maze procedure with bipolar radiofrequency ablation. *J Thorac Cardiovasc Surg* 2004; 128:535-542.

44. Prasad SM, Maniar HS, Diodato MD, Schuessler RB, Damiano RJ, Jr: Physiological consequences of bipolar radiofrequency energy on the atria and pulmonary veins: a chronic animal study. *Ann Thorac Surg* 2003; 76:836-841; discussion 841-842.

45. Prasad SM, Maniar HS, Schuessler RB, Damiano RJ, Jr: Chronic transmural atrial ablation by using bipolar radiofrequency energy on the beating heart. *J Thorac Cardiovasc Surg* 2002; 124:708-713.

46. Demaria RG, Page P, Leung TK, et al: Surgical radiofrequency ablation induces coronary endothelial dysfunction in porcine coronary arteries. *Eur J Cardiothorac Surg* 2003; 23:277-282.

47. Gillinov AM, Pettersson G, Rice TW: Esophageal injury during radiofrequency ablation for atrial fibrillation. *J Thorac Cardiovasc Surg* 2001; 122:1239-1240.

48. Kottkamp H, Hindricks G, Autschbach R, et al: Specific linear left atrial lesions in atrial fibrillation: intraoperative radiofrequency ablation using minimally invasive surgical techniques. *J Am Coll Cardiol* 2002; 40:475-480.

49. Laczkovics A, Khargi K, Deneke T: Esophageal perforation during left atrial radiofrequency ablation. *J Thorac Cardiovasc Surg* 2003; 126:2119-2120; author reply 2120.

50. Saint LL, Lawrance CP, Okada S, et al: Performance of a novel bipolar/monopolar radiofrequency ablation device on the beating heart in an acute porcine model. *Innovations* 2013; 8:276-283.

51. Groh MA, Binns OA, Burton HG, 3rd, Champsaur GL, Ely SW, Johnson AM: Epicardial ultrasonic ablation of atrial fibrillation during concomitant cardiac surgery is a valid option in patients with ischemic heart disease. *Circulation* 2008; 118:S78-S82.

52. Klinkenberg TJ, Ahmed S, Ten Hagen A, et al: Feasibility and outcome of epicardial pulmonary vein isolation for lone atrial fibrillation using minimal invasive surgery and high intensity focused ultrasound. *Europace: Eur Pacing, Arrhythmias, Cardiac Electrophysiol: Journal of the Working Groups on Cardiac Pacing, Arrhythmias, and Cardiac Cellular Electrophysiology of the European Society of Cardiology* 2009; 11:1624-1631.

53. Mitnovetski S, Almeida AA, Goldstein J, Pick AW, Smith JA: Epicardial high-intensity focused ultrasound cardiac ablation for surgical treatment of atrial fibrillation. *Heart, Lung Circ* 2009; 18:28-31.

54. Nakagawa H, Antz M, Wong T, et al: Initial experience using a forward directed, high-intensity focused ultrasound balloon catheter for pulmonary vein antrum isolation in patients with atrial fibrillation. *J Cardiovasc Electrophysiol* 2007; 18:136-144.

55. Ninet J, Roques X, Seitelberger R, et al: Surgical ablation of atrial fibrillation with off-pump, epicardial, high-intensity focused ultrasound: results of a multicenter trial. *J Thorac Cardiovasc Surg* 2005; 130:803-809.

56. Damiano Jr RJ GS: Atrial fibrillation ablation during mitral valve surgery using the AtriCure device. *Op Techn Thorac Cardiovasc Surg* 2004; 9:24-33.

57. Mokadam NA, McCarthy PM, Gillinov AM, et al: A prospective multicenter trial of bipolar radiofrequency ablation for atrial fibrillation: early results. *Ann Thorac Surg* 2004; 78:1665-1670.

58. Lall SC, Melby SJ, Voeller RK, et al: The effect of ablation technology on surgical outcomes after the Cox-maze procedure: a propensity analysis. *J Thorac Cardiovasc Surg* 2007; 133:389-396.

59. Voeller RK, Bailey MS, Zierer A, et al: Isolating the entire posterior left atrium improves surgical outcomes after the Cox maze procedure. *J Thorac Cardiovasc Surg* 2008; 135:870-877.

60. Sie HT, Beukema WP, Misier AR, et al: Radiofrequency modified maze in patients with atrial fibrillation undergoing concomitant cardiac surgery. *J Thorac Cardiovasc Surg* 2001; 122:249-256.

61. Schuetz A, Schulze CJ, Sarvanakis KK, et al: Surgical treatment of permanent atrial fibrillation using microwave energy ablation: a prospective randomized clinical trial. *Eur J Cardiothorac Surg* 2003; 24:475-480; discussion 480.

62. Kondo N, Takahashi K, Minakawa M, Daitoku K: Left atrial maze procedure: a useful addition to other corrective operations. *Ann Thorac Surg* 2003; 75:1490-1494.

63. Knaut M, Spitzer SG, Karolyi L, et al: Intraoperative microwave ablation for curative treatment of atrial fibrillation in open heart surgery—the MICRO-STAF and MICRO-PASS pilot trial. MICROwave Application in Surgical treatment of Atrial Fibrillation. MICROwave Application for the Treatment of Atrial Fibrillation in Bypass-Surgery. *Thorac Cardiovasc Surgeon* 1999; 47 Suppl 3:379-384.

64. Imai K, Sueda T, Orihashi K, Watari M, Matsuura Y: Clinical analysis of results of a simple left atrial procedure for chronic atrial fibrillation. *Ann Thorac Surg* 2001; 71:577-581.

65. Gaita F, Riccardi R, Caponi D, et al: Linear cryoablation of the left atrium versus pulmonary vein cryoisolation in patients with permanent atrial fibrillation and valvular heart disease: correlation of electroanatomic mapping and long-term clinical results. *Circulation* 2005; 111:136-142.

66. Fasol R, Meinhart J, Binder T: A modified and simplified radiofrequency ablation in patients with mitral valve disease. *J Thorac Cardiovasc Surg* 2005; 129:215-217.

67. Benussi S, Nascimbene S, Agricola E, et al: Surgical ablation of atrial fibrillation using the epicardial radiofrequency approach: mid-term results and risk analysis. *Ann Thorac Surg* 2002; 74:1050-1056; discussion 1057.

68. Gillinov AM, McCarthy PM, Blackstone EH, et al: Surgical ablation of atrial fibrillation with bipolar radiofrequency as the primary modality. *J Thorac Cardiovasc Surg* 2005; 129:1322-1329.

69. Haissaguerre M, Jais P, Shah DC, et al: Spontaneous initiation of atrial fibrillation by ectopic beats originating in the pulmonary veins. *New Engl J Med* 1998; 339:659-666.

70. Lee SH, Tai CT, Hsieh MH, et al: Predictors of non-pulmonary vein ectopic beats initiating paroxysmal atrial fibrillation: implication for catheter ablation. *J Am Coll Cardiol* 2005; 46:1054-1059.

71. Doll N, Pritzwald-Stegmann P, Czesla M, et al: Ablation of ganglionic plexi during combined surgery for atrial fibrillation. *Ann Thorac Surg* 2008; 86:1659-1663.

72. McClelland JH, Duke D, Reddy R: Preliminary results of a limited thoracotomy: new approach to treat atrial fibrillation. *J Cardiovasc Electrophysiol* 2007; 18:1289-1295.

73. Mehall JR, Kohut RM, Jr, Schneeberger EW, Taketani T, Merrill WH, Wolf RK: Intraoperative epicardial electrophysiologic mapping and isola-

tion of autonomic ganglionic plexi. *Ann Thorac Surg* 2007; 83:538-541.

74. Geuzebroek GS, Ballaux PK, van Hemel NM, Kelder JC, Defauw JJ: Medium-term outcome of different surgical methods to cure atrial fibrillation: is less worse? *Interact Cardiovasc Thorac Surg* 2008; 7:201-216.

75. Reyes G, Benedicto A, Bustamante J, et al: Restoration of atrial contractility after surgical cryoablation: clinical, electrical and mechanical results. *Interact Cardiovasc Thorac Surg* 2009; 9:609-612.

76. Bisleri G, Rosati F, Bontempi L, Curnis A, Muneretto C: Hybrid approach for the treatment of long-standing persistent atrial fibrillation: electrophysiological findings and clinical results. *Eur J Cardiothorac Surg* 2013; 44:919-923.

77. Healey JS, Crystal E, Lamy A, et al: Left Atrial Appendage Occlusion Study (LAAOS): results of a randomized controlled pilot study of left atrial appendage occlusion during coronary bypass surgery in patients at risk for stroke. *Am Heart J* 2005; 150:288-293.

78. Salzberg SP, Gillinov AM, Anyanwu A, Castillo J, Filsoufi F, Adams DH: Surgical left atrial appendage occlusion: evaluation of a novel device with magnetic resonance imaging. *Eur J Cardiothorac Surg* 2008; 34:766-770.

79. Salzberg SP, Plass A, Emmert MY, et al: Left atrial appendage clip occlusion: early clinical results. *J Thorac Cardiovasc Surg* 2010; 139:1269-1274.

80. Arcidi JM, Jr, Doty DB, Millar RC: The Maze procedure: the LDS Hospital experience. *Semin Thorac Cardiovasc Surg* 2000; 12:38-43.

81. Weimar T, Bailey MS, Watanabe Y, et al: The Cox-maze IV procedure for lone atrial fibrillation: a single center experience in 100 consecutive patients. *J Intervent Cardiac Electrophysiol* 2011; 31:47-54.

82. Weimar T, Schena S, Bailey MS, et al: The cox-maze procedure for lone atrial fibrillation: a single-center experience over 2 decades. *Circ Arrhythm Electrophysiol* 2012; 5:8-14.

83. Aziz A, Bailey M, Patel A, et al: The type of atrial fibrillation does not influence late outcome following the Cox-Maze IV procedure. *Heart Rhythm* 2008; 5:S318.

84. Pet M, Robertson JO, Bailey M, et al: The impact of CHADS2 score on late stroke after the Cox maze procedure. *J Thorac Cardiovasc Surg* 2013; 146:85-89.

85. Stulak JM, Sundt TM, 3rd, Dearani JA, Daly RC, Orsulak TA, Schaff HV: Ten-year experience with the Cox-maze procedure for atrial fibrillation: how do we define success? *Ann Thorac Surg* 2007; 83:1319-1324.

86. Saint LL, Damiano RJ, Jr, Cuculich PS, et al: Incremental risk of the Cox-maze IV procedure for patients with atrial fibrillation undergoing mitral valve surgery. *J Thorac Cardiovasc Surg* 2013; 146:1072-1077.

87. Saint LL, Bailey MS, Prasad S, et al: Cox-Maze IV results for patients with lone atrial fibrillation versus concomitant mitral disease. *Ann Thorac Surg* 2012; 93:789-794; discussion 794-795.

88. Lawrance CP, Henn MC, Miller JR, Sinn LA, Schuessler RB, Damiano RJ, Jr: Comparison of the stand-alone Cox-Maze IV procedure to the concomitant Cox-Maze IV and mitral valve procedure for atrial fibrillation. *Ann Cardiothorac Surg* 2014; 3:55-61.

89. Damiano RJ, Jr, Gaynor SL, Bailey M, et al: The long-term outcome of patients with coronary disease and atrial fibrillation undergoing the Cox maze procedure. *J Thorac Cardiovasc Surg* 2003; 126:2016-2021.

90. Ad N, Holmes SD, Massimiano PS, Pritchard G, Stone LE, Henry L: The effect of the Cox-maze procedure for atrial fibrillation concomitant to mitral and tricuspid valve surgery. *J Thorac Cardiovasc Surg* 2013; 146:1426-1434; discussion 1434-1435.

91. Abreu Filho CA, Lisboa LA, Dallan LA, et al: Effectiveness of the maze procedure using cooled-tip radiofrequency ablation in patients with permanent atrial fibrillation and rheumatic mitral valve disease. *Circulation* 2005; 112:I20-I25.

92. Ad N, Henry L, Hunt S, Holmes SD: Do we increase the operative risk by adding the Cox Maze III procedure to aortic valve replacement and coronary artery bypass surgery? *J Thorac Cardiovasc Surg* 2012; 143:936-944.

93. Saint LL, Lawrance CP, Leidenfrost JE, Robertson JO, Damiano RJ, Jr: How I do it: minimally invasive Cox-Maze IV procedure. *Ann Cardiothorac Surg* 2014; 3:117-119.

94. Lee AM, Clark K, Bailey MS, Aziz A, Schuessler RB, Damiano RJ, Jr: A minimally invasive cox-maze procedure: operative technique and results. *Innovations* 2010; 5:281-286.

95. Lawrance CP, Henn MC, Miller JR, et al: A minimally invasive Cox maze IV procedure is as effective as sternotomy while decreasing major morbidity and hospital stay. *J Thorac Cardiovasc Surg* 2014; 148:955-961; discussion 962-962.

96. Phan K, Xie A, Tsai YC, Kumar N, La Meir M, Yan TD: Biatrial ablation vs. left atrial concomitant surgical ablation for treatment of atrial fibrillation: a meta-analysis. *Europace: Eur Pacing, Arrhythm Cardiac Elec-*

trophysiol: Journal of the Working Groups on Cardiac Pacing, Arrhythmias, and Cardiac Cellular Electrophysiology of the European Society of Cardiology 2015; 17:38-47.

97. Barnett SD, Ad N: Surgical ablation as treatment for the elimination of atrial fibrillation: a meta-analysis. *J Thorac Cardiovasc Surg* 2006; 131:1029-1035.

98. Nitta T, Ishii Y, Miyagi Y, Ohmori H, Sakamoto S, Tanaka S: Concurrent multiple left atrial focal activations with fibrillatory conduction and right atrial focal or reentrant activation as the mechanism in atrial fibrillation. *J Thorac Cardiovasc Surg* 2004; 127:770-778.

99. Sahadevan J, Ryu K, Peltz L, et al: Epicardial mapping of chronic atrial fibrillation in patients: preliminary observations. *Circulation* 2004; 110:3293-3299.

100. Schuessler RB, Kay MW, Melby SJ, Branham BH, Boineau JP, Damiano RJ, Jr: Spatial and temporal stability of the dominant frequency of activation in human atrial fibrillation. *J Electrocardiol* 2006; 39:S7-S12.

101. Wolf RK, Schneeberger EW, Osterday R, et al: Video-assisted bilateral pulmonary vein isolation and left atrial appendage exclusion for atrial fibrillation. *J Thorac Cardiovasc Surg* 2005; 130:797-802.

102. Edgerton JR, Jackman WM, Mack MJ: Minimally invasive pulmonary vein isolation and partial autonomic denervation for surgical treatment of atrial fibrillation. *J Intervent Cardiac Electrophysiol: Int J Arrhythm Pacing* 2007; 20:89-93.

103. Han FT, Kasirajan V, Kowalski M, et al: Results of a minimally invasive surgical pulmonary vein isolation and ganglionic plexi ablation for atrial fibrillation: single-center experience with 12-month follow-up. *Circ Arrhythm Electrophysiol* 2009; 2:370-377.

104. Beyer E, Lee R, Lam BK: Point: Minimally invasive bipolar radiofrequency ablation of lone atrial fibrillation: early multicenter results. *J Thorac Cardiovasc Surg* 2009; 137:521-526.

105. Boersma LV, Castella M, van Boven W, et al: Atrial fibrillation catheter ablation versus surgical ablation treatment (FAST): a 2-center randomized clinical trial. *Circulation* 2012; 125:23-30.

106. Edgerton JR, Edgerton ZJ, Weaver T, et al: Minimally invasive pulmonary vein isolation and partial autonomic denervation for surgical treatment of atrial fibrillation. *Ann Thorac Surg* 2008; 86:35-38; discussion 39.

107. Zheng S, Li Y, Han J, et al: Long-term results of a minimally invasive surgical pulmonary vein isolation and ganglionic plexi ablation for atrial fibrillation. *PLoS One* 2013; 8:e79755.

108. Melby SJ, Zierer A, Bailey MS, et al: A new era in the surgical treatment of atrial fibrillation: the impact of ablation technology and lesion set on procedural efficacy. *Ann Surg* 2006; 244:583-592.

109. Tada H, Ito S, Naito S, et al: Long-term results of cryoablation with a new cryoprobe to eliminate chronic atrial fibrillation associated with mitral valve disease. *Pacing Clin Electrophysiol: PACE* 2005; 28 Suppl 1:S73-S77.

110. Henn MC, Lawrance CP, Sinn LA, et al: The effectiveness of surgical ablation in patients with atrial fibrillation and aortic valve disease. *Ann Thorac Surg* 2015.

111. Calkins H, Kuck KH, Cappato R, et al: Heart Rhythm Society Task Force on C and Surgical Ablation of Atrial F. 2012 HRS/EHRA/ECAS expert consensus statement on catheter and surgical ablation of atrial fibrillation: recommendations for patient selection, procedural techniques, patient management and follow-up, definitions, endpoints, and research trial design: a report of the Heart Rhythm Society (HRS) Task Force on Catheter and Surgical Ablation of Atrial Fibrillation. Developed in partnership with the European Heart Rhythm Association (EHRA), a registered branch of the European Society of Cardiology (ESC) and the European Cardiac Arrhythmia Society (ECAS); and in collaboration with the American College of Cardiology (ACC), American Heart Association (AHA), the Asia Pacific Heart Rhythm Society (APHRS), and the Society of Thoracic Surgeons (STS). Endorsed by the governing bodies of the American College of Cardiology Foundation, the American Heart Association, the European Cardiac Arrhythmia Society, the European Heart Rhythm Association, the Society of Thoracic Surgeons, the Asia Pacific Heart Rhythm Society, and the Heart Rhythm Society. *Heart Rhythm* 2012; 9:632-696 e21.

112. Stroke Prevention in Atrial Fibrillation Study. Final results. *Circulation* 1991; 84:527-539.

113. Rosand J, Eckman MH, Knudsen KA, Singer DE, Greenberg SM: The effect of warfarin and intensity of anticoagulation on outcome of intra-cerebral hemorrhage. *Arch Intern Med* 2004; 164:880-884.

114. Schaer GN, Koechli OR, Schuessler B, Haller U: Usefulness of ultrasound contrast medium in perineal sonography for visualization of bladder neck funneling—first observations. *Urology* 1996; 47:452-453.

115. Pet MA Damiano JR, Jr, Bailey MS, et al: Late stroke following the Cox-Maze procedure for atrial fibrillation: the impact of CHADS2 score on long-term outcomes. *Heart Rhythm* 2009; 6:S14.

116. Gillinov AM, Sirak J, Blackstone EH, et al: The Cox maze procedure in mitral valve disease: predictors of recurrent atrial fibrillation. *J Thorac Cardiovasc Surg* 2005; 130:1653-1660.

117. Ad N, Cox JL: The Maze procedure for the treatment of atrial fibrillation: a minimally invasive approach. *J Cardiac Surg* 2004; 19:196-200.

118. Schuessler RB, Lee AM, Melby SJ, et al: Animal studies of epicardial atrial ablation. *Heart Rhythm* 2009; 6:S41-S45.

119. Pison L, La Meir M, van Opstal J, et al: Hybrid thoracoscopic surgical and transvenous catheter ablation of atrial fibrillation. *J Am Coll Cardiol* 2012; 60:54-61.

120. Mahapatra S, LaPar DJ, Kamath S, et al: Initial experience of sequential surgical epicardial-catheter endocardial ablation for persistent and long-standing persistent atrial fibrillation with long-term follow-up. *Ann Thorac Surg* 2011; 91:1890-1898.

121. Pison L, Gelsomino S, Luca F, et al: Effectiveness and safety of simultaneous hybrid thoracoscopic and endocardial catheter ablation of lone atrial fibrillation. *Ann Cardiothorac Surg* 2014; 3:38-44.

122. Gehi AK, Mounsey JP, Pursell I, et al: Hybrid epicardial-endocardial ablation using a pericardioscopic technique for the treatment of atrial fibrillation. *Heart Rhythm* 2013; 10:22-28.

123. Je HG, Shuman DJ, Ad N: A systematic review of minimally invasive surgical treatment for atrial fibrillation: a comparison of the Cox-Maze procedure, beating-heart epicardial ablation, and the hybrid procedure on safety and efficacy dagger. *Eur J Cardiothorac Surg* 2015.

124. Berenfeld O, Mandapati R, Dixit S, et al: Spatially distributed dominant excitation frequencies reveal hidden organization in atrial fibrillation in the Langendorff-perfused sheep heart. *J Cardiovasc Electrophysiol* 2000; 11:869-879.

125. Nattel S, Shiroshita-Takeshita A, Brundel BJ, Rivard L: Mechanisms of atrial fibrillation: lessons from animal models. *Progr Cardiovasc Dis* 2005; 48:9-28.

126. Ramanathan C, Ghanem RN, Jia P, Ryu K, Rudy Y: Noninvasive electrocardiographic imaging for cardiac electrophysiology and arrhythmia. *Nat Med* 2004; 10:422-428.

127. Wang Y, Schuessler RB, Damiano RJ, Woodard PK, Rudy Y: Noninvasive electrocardiographic imaging (ECGI) of scar-related atypical atrial flutter. *Heart Rhythm* 2007; 4:1565-1567.

128. Damiano RJ, Jr, Schuessler RB, Voeller RK: Surgical treatment of atrial fibrillation: a look into the future. *Semin Thorac Cardiovasc Surg* 2007; 19:39-45.

129. Ghanem RN, Jia P, Ramanathan C, Ryu K, Markowitz A, Rudy Y: Noninvasive electrocardiographic imaging (ECGI): comparison to intraoperative mapping in patients. *Heart Rhythm* 2005; 2:339-354.

130. Intini A, Goldstein RN, Jia P, et al: Electrocardiographic imaging (ECGI), a novel diagnostic modality used for mapping of focal left ventricular tachycardia in a young athlete. *Heart Rhythm* 2005; 2:1250-1252.

131. Desouza KA, Joseph SM, Cuculich PS, Ewald GA, Rudy Y: Noninvasive mapping of ventricular activation in patients with transplanted hearts. *J Electrocardiol* 2013; 46:698-701.

132. Cuculich PS, Wang Y, Lindsay BD, et al: Noninvasive characterization of epicardial activation in humans with diverse atrial fibrillation patterns. *Circulation* 2010; 122:1364-1372.

133. Ghosh S, Rhee EK, Avari JN, Woodard PK, Rudy Y: Cardiac memory in patients with Wolff-Parkinson-White syndrome: noninvasive imaging of activation and repolarization before and after catheter ablation. *Circulation* 2008; 118:907-915.

134. Byrd GD, Prasad SM, Ripplinger CM, et al: Importance of geometry and refractory period in sustaining atrial fibrillation: testing the critical mass hypothesis. *Circulation* 2005; 112:I7-I13.

135. Kosakai Y: Treatment of atrial fibrillation using the Maze procedure: the Japanese experience. *Semin Thorac Cardiovasc Surg* 2000; 12:44-52.

136. Gaynor SL, Schuessler RB, Bailey MS, et al: Surgical treatment of atrial fibrillation: predictors of late recurrence. *J Thorac Cardiovasc Surg* 2005; 129:104-111.

第55章 外科途径植入起搏器和自动除颤器

Henry M. Spotnitz • Michelle D. Spotnitz

很多综述讨论过起搏器和除颤技术[1-8]。起搏器的有效性和效益性已被广为接受,不过对于植入型心律转复除颤器(implantable cardioverter defibrillator,ICD)[7]和老年患者的双心室起搏技术[5]的应用范围仍需要进一步探讨。起搏器和ICD技术现在已经可以被用于所有年龄患者。心力衰竭(简称心衰)患者的起搏治疗和对致死性心律失常的ICD预防性应用是目前研究的前沿领域。目前电生理专家在该领域占据主导地位,胸外科医生和心内科医师对其关注度下降。但是,胸外科医生必须掌握此类器械的外科植入技术,以便在复杂、疑难病例的处理中更好地担任外科医生或者会诊医生的角色。本章将重点介绍起搏器和ICD植入和管理的实践知识。

永久起搏器和ICD包括电极[2]和发生器两个部分。发生器又包括电池、遥控天线和集成电路。ICD还有储备能量用以高通量电击的电容器。电池通常是碘化锂,目前可充电电池和核电池已经开始使用。集成电路包含可程控的微处理器、振荡器、放大器和感知电路[2]。集成电路使用互补金属氧化物半导体(complementary metal-oxide-semiconductor,CMOS)技术,CMOS可以被电离辐射破坏。现在的起搏器和ICD可检测并报告内部构件的状态、外部连接情况、程序设置状态、最近的工作情况和可感知的心律失常。遗憾的是,不同的起搏器仅能被各自厂家的程控仪控制[4]。可兼容核磁共振成像(magnetic resonance imaging,MRI)检查的起搏系统、无线的ICD和起搏器已经面世,无线程控技术已经可用于远程随访。

心动过缓的起搏器治疗

历史

早期的心脏手术常并发致死性的心脏传导阻滞。使用Zoll经皮电极经胸起搏是最早的解决方案。后来,1959年报道了经皮心内膜起搏[6],1960年报道了使用心外电极的"永久"起搏[7]。后来生物工程学技术的进步极大地改善了患者的生活质量。现存的问题包括电极的耐用性、感染、装置体积、程控兼容性、电池寿命、周期性的电池更换和费用。心脏再同步化治疗(cardiac resynchronization therapy,CRT)的发展使冠状窦电极植入成为一项重要的技术。

手术相关心脏传导阻滞的解剖基础

心脏手术时传导系统容易受损。完全性心脏传导阻滞可见于:主动脉手术,二尖瓣或三尖瓣手术,间隔修补的缝合术,以及因特发性肥厚性心肌病行主动脉瓣下狭窄的心肌切除术。上述损伤部位如图55-1所示。传导系统的梗死、感染、心肌保护不足,或者吸引器导致的损伤都可能导致手术相关心脏传导阻滞。

国际通用起搏器代码

如表55-1所示,一套三字母的代码描述了起搏器的主要功能[10]。第一个字母表示起搏的心腔,第二个表示感知的心腔,第三个表示起搏与感知功能的程序算法。固定频率的心室起搏和心房起搏分别是VOO和AOO。同心腔按需起搏器分别是VVI和AAI。VDD起搏器仅起搏心室,但同时感知心房和心室。DVI表示起搏心房和心室,但仅感知心室。DDD是目前最灵活的设计。三个字母后面附加的R表示具有心率反应性。具有双心室起搏或心脏再同步化治疗功能的起搏器被称作CRT-P。双心室起搏-除颤器被称作CRT-D。

细胞电生理

心腔和传导系统的自律性来自细胞膜的自动除极和复极。静息状态下的心肌细胞外膜阳性,内膜阴性。当起搏器的阴性末端(负极)同心脏连接,阳性末端(正极)接地时,单极起搏阈值最低。心电图波幅不受极性的影响[2]。

表 55-1 国际通用起搏器代码

Ⅰ起搏腔室	Ⅱ感知腔室	Ⅲ起搏流程
A	A	T
V	V	I
D	D	D
O	O	O
S	S	–

A,心房;D,双模式(触发和抑制);I,抑制;O,无;S,单腔;V,心室。

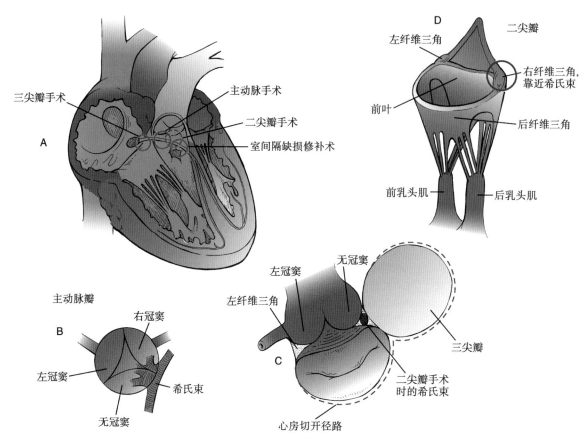

图 55-1　医源性心脏传导阻滞的解剖。A. 希氏束和心内缝线,圆圈标示损伤部位。B. 希氏束位于室间隔内,正好在主动脉瓣右无交界下方。C,D. 二尖瓣手术时,希氏束位于室间隔后联合部和右纤维三角的前内侧

心律失常

起搏器植入的适应证

起搏器植入指南定期更新(表 55-2)。2008 年,美国心脏病学院/美国心脏病协会/北美起搏和电生理协会(American College of Cardiology/American Heart Association/North American Society for Pacing and Electrophysiology,ACC/AHA/NASPE)组成起搏和电生理学组修订了关于起搏器和 ICD 植入的建议,并于 2013 年进一步更新[11]。所有参与心律控制装置植入的医生都应当熟悉这些指南。此类文件是(美国的)医保支付的依据,也是重要的医疗法律文件。

指南将适应证分为推荐(Ⅰ类)、有争议(Ⅱ类)和不推荐(Ⅲ类)三类。大型随机对照临床试验产生的证据级别为 A,一般试验或注册研究可产生 B 级证据,专家共识被认为是 C 级证据。严重的窦性心动过缓和有症状的二度、三度传导阻滞是起搏器植入的适应证。如果 Holter 或其他方法证实出现的症状和窦性心动过缓有关,也应当植入起搏器。对于必须长期药物治疗的室上性心律失常、室性心动过速(ventricular tachycardia,VT)、高血压或心绞痛患者,如果存在心率低于 40 次/min 的心动过缓,可以安装起搏器。虽然临床研究可能会发现起搏器应用的新指征,但美国食品和药品监督管理局(food and drug administration,FDA)、保险商和管理部门对此类适应证的审批常常需要很长的时间。电生理学(electrophysiology,EP)研究对确定适应证有帮助[3,11]。

房室传导阻滞

一度房室传导阻滞是指 P-R 间期大于 200ms。心房率较低的一度房室传导阻滞可能在当心房率增快时发展成文氏传导阻滞(Wenckebach)。二度房室传导阻滞是房、室节律的不完全分离,导致 P-R 间期的逐渐延长,最终心跳脱失(文氏阻滞,莫氏Ⅰ型,通常是房室结阻滞)或不伴有 P-R 间期延长的心跳脱失(莫氏Ⅱ型,通常为希氏束-浦肯野系统的阻滞)[3]。三度房室传导阻滞是完全的房、室节律分离,心房率常常高于心室率。左右束支阻滞以及左前分支、左后分支传导阻滞是通过心电图识别的心脏传导系统部分阻滞。房室传导阻滞的病因包括缺血性损伤、特发性纤维化、心肌病、医源性损伤、房室结消融、莱姆病、细菌性心内膜炎、系统性红斑狼疮相关的心脏病变和其他自身免疫性疾病。

窦房结功能障碍

窦房结功能障碍作为一种内在疾病,可因治疗其他疾病所用药物而加重。起搏在治疗中的角色取决于症状。窦房结功能障碍的病因包括冠心病、心肌病和神经反射系统异常。

神经反射问题包括颈动脉窦敏感性增强、血管迷走性晕厥、排尿和吞咽性晕厥。人们已经意识到心脏抑制(心脏停搏>3s)和血管性减压(心率足够但血压明显下降)均可引起反射性晕厥。血管减压性晕厥主要依靠药物治疗。倾斜试验可提供客观数据[3,12,13]。是否需要安装起搏器取决于症状和心脏

可接受,有症状的慢性患者

　房室传导阻滞

　　完全性（三度）

　　不完全性（二度）

　　　莫氏Ⅰ型

　　　莫氏Ⅱ型

　　不完全的 2∶1 或 3∶1 传导阻滞

　窦房结功能不良（有症状）

　　窦性心动过缓、窦房传导阻滞、窦性停搏

　　快-慢综合征

有争议

　有症状者

　　双束支/三束支室内传导阻滞

　　高敏性颈动脉窦综合征

　无症状患者

　　三度房室传导阻滞

　　莫氏Ⅱ型

　　心肌梗死后伴莫氏Ⅱ型

　　先天性房室传导阻滞

　　窦性心动过缓<40 次/min 需要长期药物治疗者

　　室性心动过速超速起搏

不应植入

　不明原因的晕厥

　无症状患者

　　窦性心动过缓、窦房阻滞、窦性停搏

　　束支阻滞

　　莫氏Ⅰ型

Data from Epstein AE, DiMarco JP, Ellenbogen KA, et al: ACC/AHA/HRS 2008 Guidelines for Device-Based Therapy of Cardiac Rhythm Abnormalities: a report of the American College of Cardiology/American Heart Association Task Force on Practice Guidelines（Writing Committee to Revise the ACC/AHA/NASPE 2002 Guideline Update for Implantation of Cardiac Pacemakers and Antiarrhythmia Devices）: developed in collaboration with the American Association for Thoracic Surgery and Society of Thoracic Surgeons, Circulation. 2008 May 27; 117(21): e350-e408.

停搏的持续时间。大于 3s 的心脏停搏建议安装起搏器。考虑到房室同步可以提高每搏输出量、减轻症状,双腔起搏（DDD 或 VDD）较适合此类患者。

永久起搏器的特点

双腔起搏和房室同步

　　与非同步状态相比,正常的房室顺序搏动可使心脏每搏输出量提高 5%~15%[8,14]。左室肥厚、舒张顺应性下降、心力衰竭时保证房室同步尤为重要[8,14]。与正常的起搏顺序相比,右室心尖部异位起搏点的除极在心室肌的传导更慢,将打乱正常的传导顺序[8,14]。

　　目前的实践经验强调激动顺序对临床结果的影响。同心尖起搏相比,右室流出道起搏可能提高心排血量,这可能就是激动顺序的影响[15]。对于特发性肥厚性主动脉瓣下狭窄患

者,DDD 起搏改变了原有的起搏顺序,可以降低一些患者的心室-主动脉压差[16,17]。对于晚期心肌病并伴有室内传导异常的患者,接受双心室（右心室心尖部和冠状窦）起搏可恢复间隔部和游离壁的同步收缩,亦称心脏再同步化治疗（cardiac resynchronization therapy, CRT）,可改善左心室功能[5,18]。单点的左心室心外膜起搏可能起到类似的作用[18]。对于术后心脏传导阻滞并安装临时起搏器的患者,双心室起搏优于右室起搏[18],可能对心脏术后左室功能障碍有一定效果。临床试验发现,对于心脏传导阻滞,双心室起搏优于传统起搏[8]。

双腔起搏方案

　　DDD 起搏器程控包括下限心率、上限心率和房室延搁。当自主心房率处于上限和下限之间时,起搏器追踪心房,保证右心房和右心室之间 1∶1 的应答。如果心房率低于下限心率,起搏器将以下限心率起搏心房;如果心房率高于上限心率,起搏器将以上限心率起搏心室,房室将不同步,类似文氏阻滞的效果。如果患者出现房颤,起搏器模式将调为以下限心率起搏的 VVI 或者 VVI(R)。

　　设置的房室延搁定义为心房除极和心室除极之间的时间间隔。计时开始于心房电活动或起搏刺激信号出现,结束于房室延搁时间结束。如果在此期间没有探测到心室除极的信号,起搏器将起搏心室。心房延搁（atrial latency）指不断变化的心房起搏至 P 波出现的时间,房室延搁需要不断变化来调整心房感知与起搏[4]。

按需型心率应答

　　高代谢状态时,心脏通过增强心室肌收缩、增加静脉回流、提高心率来增加心排血量。对于房室传导阻滞但窦房结节律正常的患者,双腔起搏器保证了房室同步和正常的心率应答机制[8]。然而,窦房结功能障碍（运动时心房率不增加）或者单心室（VVI）起搏器需要其他机制来提高心率。三字母起搏器编码后面的 R 就表示起搏器具有按需心率应答功能。如果感受器感受到了代谢需求升高,起搏器的下限心率就会根据程序设定的范围相应提高。身体震动和呼吸频率[8,19,20]常用来评估代谢需求。此外,体温、静脉氧浓度、QT 间期、右心室收缩压和右心室心排血量也是常用的指标。上述指标都可导致心率的异常提高,比如坐在颠簸的汽车上时。喜好安静生活的患者接受按需性心率应答起搏器将不会受益;冠心病患者可能由于增加的心率而导致心绞痛、心肌梗死等严重后果。

起搏方法的选择

　　除了慢性房颤患者,双腔起搏器已是标准的治疗方法。相比于心室起搏,心房起搏将更好的保证窦性心律。对于阵发性心房颤动,以前无法使用 DDD 起搏器,现在模式转换功能解决了该问题。有报道称心脏抑制型神经反射性晕厥患者受益于双腔起搏。双腔起搏可能不适合高龄患者,除非患者合并有起搏器综合征、高血压或充血性心力衰竭。VVI 或 VVIR 起搏器适合心动过缓伴有慢性心房颤动的患者。AAIR 起搏器适合接受心脏同种移植且伴有窦性停搏或窦性心动过缓的患者。有症状的心力衰竭患者建议使用带有冠状窦心内膜电极的双心室起搏器[25]。

起搏器技术

心外膜电极和心内膜电极

　　总的来讲,心外膜电极在电学特性上差于心内膜电极,而

且更容易出现导体断裂[2]。激素洗脱和小接触面积电极优化了心外膜电极。心脏二次手术的患者安装心外膜电极将更加困难,主要原因是心外膜纤维化会提高起搏阈值。感染的心外膜电极必须通过开胸手术摘除。心外膜电极较适于先天性间隔缺损、单心室、三尖瓣机械瓣植入术或静脉血栓/堵塞的患者[21]。在开胸手术中,通过心房荷包缝线切口插入心内膜电极是一个实用的方法[22]。由于冠状窦电极植入有 5%~10% 的失败率,所以通过小切口来放置左心室心外膜电极的方法愈加重要[22]。心脏开放手术同期安装 DDD 起搏器的方法如图 55-2 所示。螺旋主动固定电极通过心房微小切口进入心腔,并通过轴向旋转调整到适合的位置。三尖瓣成型环植入或置换术时,可将电极穿过(瓣环与假体之间的)缝线以保护成型环或人工瓣膜。

单极和双极

双极电极包括两根绝缘导线。在单极电极系统,患者身体是地线作为阳极;仅一根导线向心脏导入负极。双极电极降低了电学噪音(过度感知),较少引起膈肌或胸腔起搏。但因为工程学的复杂性,这种优势会被抵消。以前双极电极的绝缘层或导线容易出故障,可能影响感知和/或起搏功能(如图 55-3)。现在双极电极进步明显,在尺寸和使用上同单极电极类似(图 55-4 和 55-5)[2]。一些采用新技术的起搏器和 ICD 电极存在技术缺陷,因此电极取出技术显得尤为重要[6]。

电极固定

我们首选心内膜固定电极,尤其是肌小梁极少的心腔。一个细小的螺旋将电极固定好(图 55-5G)。在固定螺旋上包被可溶解涂层进而提高静脉通过性。可回缩螺旋(Bisping 电极)设计是另一种方法,旋转电极顶端的轴可以伸缩电极。固定电极时,顺时针方向旋转可通过力度反馈判断固定是否牢固、安全。电极阻抗是判断电极是否已经充分伸展、固定的重要依据。

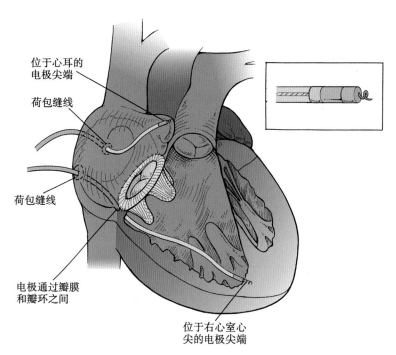

图 55-2 心脏外科手术时经心外径路行心内膜起搏。心房荷包缝线切口做心房入口;用手触摸引导电极送入并固定螺旋。小图显示的是心内膜螺旋固定电极的尖端。该方法也适用于冠状窦电极的植入

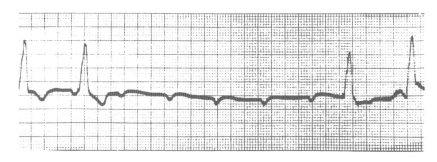

图 55-3 三度房室传导阻滞、低逸搏心率、双极 VVI 电极起搏器和阵发性眩晕患者的心电遥测记录。当程控为完全 VOO 模式时,长间歇消失。患者更换电极后出院。这说明感知过度可能是致命的。这种老式起搏器不能遥测心电图以证实诊断

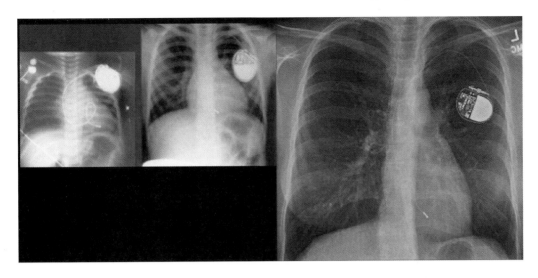

图 55-4　胸片显示患者从 1 岁（左图）、5 岁（中图）到 14 岁（右图）时主动固定电极心内环状结构的变化

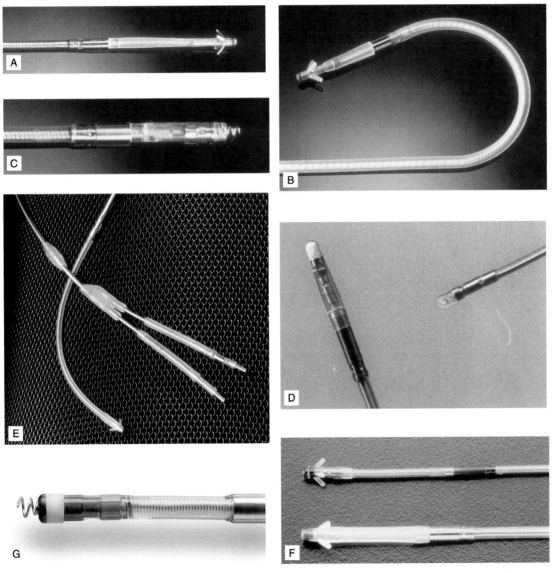

图 55-5　A. 含激素洗脱尖端的双极锚状心室起搏电极。B. 同（A）类似的 J 型新房起搏电极。C. 尖端带可回缩螺旋的双极心室起搏电极。D. 尖端带固定螺旋的双极（左）和单极（右）心室起搏电极，在尖端覆盖着可溶解于血液中的涂层，减少静脉损伤的发生。这类电极可用于心房和心室。作者常用该类单极电极进行心房和心室起搏。E. 用于 VDD 起搏的单根电极。F. 随着技术进展，双极电极直径明显减小。G. 固定螺旋双极 7Fr 电极，尖端带有激素洗脱的白色涂层（A，B，and C：Reproduced with permission of Medtronic，Inc.；D-G：Image provided courtesy of Boston Scientific. © 2016 Boston Scientific Corporation or its affiliates. All rights reserved.）

锚状电极用微型锚状结构将电极镶嵌在心肌小梁之间(图55-5A)。与螺旋电极相比,锚状电极需要较大的鞘管,在光滑壁或严重扩张的心腔里时并不安全。尽管如此,很多医生倾向使用此类电极[2]。

临时起搏

经胸起搏、临时心内膜起搏和变时性药物(如阿托品、异丙肾上腺素、多巴酚丁胺)可治疗急性心动过缓。目前的临时心内膜电极已经很少会引起右心室穿孔,但出现拔出临时起搏器导线后血压急剧下降时仍然需要警惕。

心脏手术后心动过缓常用临时心房、心室心外膜导线起搏来治疗。存在一些问题,如右心房或右心室阈值的异常进展、右心房感知丢失等。心房感知不良、心房起搏器和患者自主心律互相竞争可诱发心房颤动或心房扑动。如果心房感知不良,调快心房起搏率,使其明显快于自主心律可减少竞争。变化极性或局部麻醉下经皮植入地线,可改善起搏阈值。起搏器电压或电流输出值应设置为至少两倍于阈值,并每天监测。对病情较重的患者,心室感知不良将导致起搏电流落在心室易损期,引起室性心动过速或室颤。

心排血量和起搏心率

心脏手术后血流动力学受损的患者,最优化的起搏心率和房室延搁时间可以弥补瓣膜反流或固定的心排血量损失,改善血流动力学状况。如果体循环阻力恒定不变,平均动脉压反映了心排血量。起搏频率和房室延搁时间的调整应在20秒内完成,以减少反射作用。持续产生最高平均动脉压的参数也会产生最高的心排血量。

起搏器植入

手术室要求和麻醉

目前,大多数起搏器和ICD手术在电生理(electrophysiology,EP)实验室完成[31]。无论是在手术室还是EP室,合适、有效的设备都是必须的。感染控制至关重要[23];空气质量必须达到手术室的标准。当发生心绞痛、一过性脑缺血、认知功能障碍、利多卡因毒性反应、痴呆、心肌缺血、心力衰竭、焦虑、室性心动过速等情况时,麻醉医生应当在场。如果患者的母语不是当地语言,设置一位翻译员在场会提供有效协助。万古霉素反应[红人综合征(red man syndrome)]、起搏诱发的室颤、空气栓塞、阿-斯综合征都是罕见的紧急情况,若术前准备充分的话问题就更容易解决。术中死亡常由出血、心脏压塞、室颤、心力衰竭、心肌梗死等导致。

监测

起搏器植入时,通过心电图来监测R波是不够的,因为可能无法区别未夺获的起搏伪像。对于心脏停搏的患者,阈下刺激可以使监测器发出常规的哔哔声。用氧饱和度监测更为适合,因为仅当有血流通过时才发出信号声。每搏血氧仪不应当同血压袖带放在同一侧肢体。当监护不可信时,请麻醉医生或护士通过触摸颈、面或桡动脉搏动可以在患者出现症状前发现心脏停搏。

经静脉植入技术

需要考虑选择哪一侧植入,以及静脉切开还是经皮穿刺。通过头静脉、锁骨下静脉、颈外静脉和颈内静脉植入都是可行

的[6]。解剖关系的重视[24]可以减少锁骨下静脉挤压的发生率(图55-6)。深静脉穿刺与不可完全避免的血/气胸、严重静脉损伤有关,但发生率很低。经静脉注射造影剂可以确认目标静脉的位置和通畅性。静脉超声可以进一步降低损伤的发生率。

对于上腔静脉综合征或锁骨下/无名静脉堵塞或血栓的患者(如慢性透析、纵隔气管造口术、多个起搏器电极),经静脉植入术比较困难。可能可以经下方的静脉或肝静脉植入[6],但需要考虑出血、静脉血栓和肺栓塞的可能性。右侧胸骨旁纵隔切开术暴露右心房,小鞘管的经皮穿刺技术和心房荷包缝合可用于难度较大的病例(图55-7)[22]。起搏器电极拔出时的路径可能可以用于电极的再植入[6]。

抗生素的预防性使用

人工假体植入符合抗生素预防应用的指征[6,23]。我们曾使用1g头孢唑啉的静脉注射,目前的推荐剂量是用2g。我们还用1L温生理盐水加1g头孢唑啉冲洗手术区域。对装有人

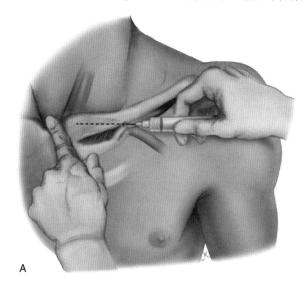

A

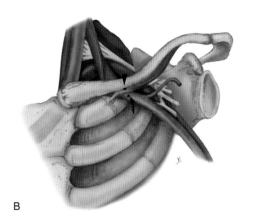

B

图55-6 锁骨下静脉穿刺的标记。此法潜在的并发症包括锁骨下挤压综合征(Reproduced with permission from Magney JE, Flynn DM, Parsons JA, et al: Anatomical mechanisms explaining damage to pacemaker leads, defibrillator leads, and failure of central venous catheters adjacent to the sternoclavicular joint, Pacing Clin Electrophysiol. 1993 Mar;16(3 Pt 1):445-457.)

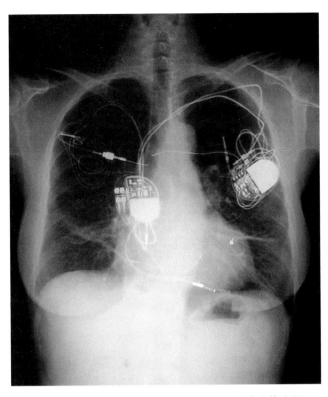

图 55-7　逸搏心率很慢、双侧静脉闭塞和严重传出阻滞患者的胸片。经右侧胸骨旁纵隔切开术从右心耳植入一个新的起搏器。设置旧起搏器至备用模式，计划在以后摘除

工瓣膜或对青霉素/头孢唑啉过敏的患者使用万古霉素（500~1 000mg）或庆大霉素（1mg/kg）。剂量需根据肾功能情况调整。

起搏系统分析仪

起搏阈值和心电振幅可用起搏系统分析仪测量。目前大多数分析仪可检测心电图特性和转换速率，还具备心电图遥测功能。分析仪需要定期维护和检查，包括电池。起搏器和分析仪参数间出现任何差异都需要注意并重新检查相关功能。

需要熟练掌握相关技术才能操作分析仪并记录数据。现在也可将分析仪放入一个无菌袋中，由外科医生操作。生产厂家代表现在越来越多地出现在手术室，他们可以熟练操作分析仪。

连接线

连接分析仪和电极的电线就是患者的生命线。即使质控很好，连接线裂开或反向连接仍可能在术中出现。在将连接线和分析仪相连时也有可能犯错。因此，建议对连接线及其环路完整性进行常规检查。连接线递到术区后就开始以 5V 的输出起搏，接头短暂接触到皮下组织，要注意使永久起搏器的抑制最小化。分析仪感应到的电阻应升高到 300~1 000Ω。如果阻抗高于 5 000Ω，说明环路不通。当分析仪-连接电路有故障时，必须把问题解决才能继续手术。还应当检查分析仪的连接线，因为无意中的颠倒极性可使测得的起搏阈值异常增高。甚至带有极性连接的一次性电极在交到台上时极性仍是颠倒的。

术中透视

透视对经静脉植入起搏器是必须的，手术室人员应当熟悉相关设备。经验丰富的团队可以避免影像定位、重启、计时器、踏板和锁机等各种问题。透视仪可能在关键时刻突然失灵。如果没有备用设备，应考虑心内膜"盲"插、心外膜电极植入或者推迟手术。尽管影像效果略差，低剂量或脉冲式影像的使用可避免透视仪过热。应常规监测和记录放射暴露和造影时间。

外科操作

常规手术我们优先选择左侧操作。将透视仪探头小心放置在患者右侧，可以看到心尖部、右心房及胸三角沟。右臂放在托手板上，向右侧伸展。从输液架上悬吊布巾，右侧输液架置于托手板的尾端。小心暴露左锁骨，注意为患者提供足够的光线和空气。皮肤消毒后，根据胸三角沟和锁骨铺巾找到必要的体表标志。可以用 0.5mg 的咪达唑仑和/或 25μg 的芬太尼镇静。切开部位和起搏器囊袋区要用 1% 的利多卡因局部麻醉，实现区域阻滞。在锁骨下 4cm 处切开一个 5~6cm 的水平切口，外侧切缘正好延伸到胸三角沟。这样，起搏器发生装置可被放在远离胸三角沟和腋窝的部位，避免左臂和肩部的活动对起搏器的干扰。也可直接在胸三角沟上切口，暴露头静脉，这种方法尤其适用于肥胖或静脉闭锁的高龄患者。

经静脉入路

当暴露胸三角沟后，在胸大肌和三角肌的边缘再追加注射局麻药。沿着胸肌侧缘分离达胸三角沟，以暴露头静脉或其他的静脉分支。找不到静脉可能是因为切口太偏头侧或尾部，或者外侧切开不够。如果需要，切口可深达胸大肌后方的脂肪层。如果静脉太细不能通过电极，可通过末端弯曲的导引钢丝送入一根 7Fr 的鞘管。对于迂曲的静脉，通过手工塑形使导丝通过迂曲处是一个重要的方法。也可以使用亲水导丝。图 55-8 描述的方法可用于扩张静脉。可通过导丝插入一根 18 号的造影导管，纵向切开静脉以充分暴露。可重复这一步直到能够将 7Fr 的鞘管植入静脉。如果 7Fr 鞘管无法正常前进，可将鞘管往回拉以暴露切开的静脉，之后可进一步切开静脉供鞘管前进。如计划安装双腔起搏器，在鞘管被拔出前，应再放一根导丝于血管内。以上步骤有利于术中操作静脉的便利性[25,26]。做一个肌肉荷包缝合通常足以止血和固定电极[27]。在此阶段，如果有较好的无菌环境，超声定位将对操作有帮助。如果导丝无法通过，可经 18 号造影导管注射含碘造影剂，静脉造影定位可降低穿刺过程中的血胸、气胸风险。

右心室电极植入

从左侧进入，距导引钢丝远端 10cm 处的小螺旋可引导电极到达三尖瓣、右室和肺动脉。将导丝继续向前送到心影之外的肺动脉内，可以证实其不在冠状窦内。使用主动固定螺旋电极时，在顺时针方向旋入心肌之前，导引钢丝应撤去 3~5cm，这样可以减少心尖部穿孔的风险。顺时针旋转电极过程中可感受到逐步增加的反向扭力，这是电极头进入健康心肌并固定牢靠的标志。固定电极时，我们将电极轴心连续顺时针方向转动 3 圈，然后释放旋转器。如果需要，可重复上述过程，直到确定电极稳固，电极稳固时可感受到第一圈 360 度旋转后明显的反向扭力。无论什么情况旋转都不要超过 3 圈。用旋转电极时存在心肌穿孔的可能。在固定时要进行造影，注意观察固定过程中电极有无异常解剖移动，即电极沿着心尖的边缘朝向头端的移动。如果这种情况发生，要拔出电极再次植入。同时，需要做心脏超声检查，并监测患者是否出现心脏压塞。

当电极尖端被固定后，撤出导丝并测试阈值。此时要求患

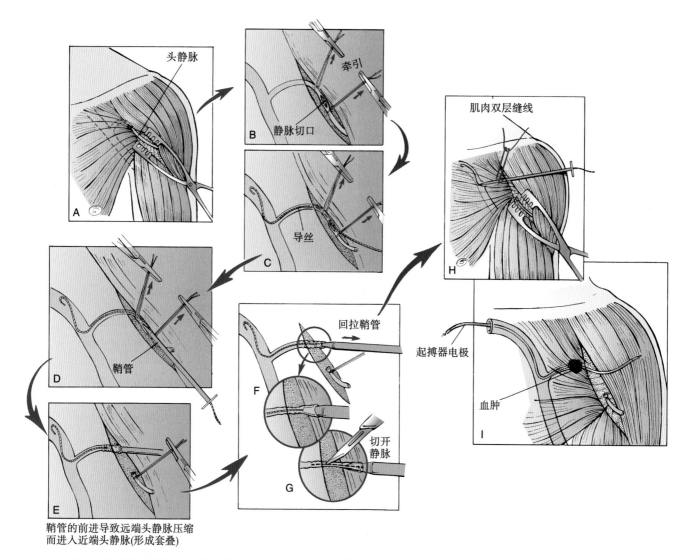

图 55-8　A. 头静脉切开法, 小静脉可通过导丝但不能通过鞘管进入中心静脉。B. 因鞘管嵌顿和静脉套叠产生阻力; 可利用这个套叠来帮忙切开静脉。送入一根导丝后(C); 经导丝送入一个 18 号造影导管, 并纵向扩张静脉(未显示)。这样可使鞘管尖端进入静脉(D); 如果不切开静脉, 鞘管将无法前进(E)。轻轻回撤鞘管拉回暴露静脉(F); 然后, 用 11 号刀片纵向切开此静脉段(G); 如必要, 可以重复步骤(D)到(G), 直到鞘管可以通过。在鞘管径路周围将软组织荷包缝合以止血(H、I)[70]

者深呼吸、咳嗽以确认电极固定。心室起搏阈值应小于 0.7V, R 波波幅应大于 5mV, 不同电极的阻抗可介于 400~1 000Ω。输出 10V 时也不应出现膈肌起搏。

如果过度通气、咳嗽的时候电极脱落了, 或者阈值不够, 电极就需要重新定位。对于主动固定电极, 可逆时针方向旋转松开直到它呈现自由漂浮的状态。主动固定电极几乎可以安置于右心室心影边缘的任何部位(图 55-9), 包括右心室流出道(图 55-10)[28]。在一些疑难病例, 我们曾反复放置 15 次。右心室心影的中央不是理想的位置, 因为电极容易缠绕在腱索上(图 55-9)。

冠状窦电极植入

MIRACLE 研究和后续的一些研究结果证实, 对于扩张性心肌病患者, 经冠状窦(coronary sinus, CS)植入左心室起搏器可以有效改善心力衰竭症状、降低死亡率[5]。电生理学家熟悉在电生理标测时的冠状窦入路; 易操控的标测导管和双平面造影是重要的工具。尽管如此, CS 电极植入仍有 5%~10% 的失败率[5,29]。冠状窦口常位于靠近三尖瓣根部的后壁(图 55-11)。心衰患者的冠状窦定位很难, 主要是因为心脏扩大, 冠状窦成角变形。经食管超声和静脉造影可能有帮助。准备接受 CRT 治疗的患者易发生室性心律失常, 需要时刻准备以快速除颤。尽管左心室心内膜和心外膜电极植入技术不断进步, 但即使经验丰富的操作者也可能需要用几个小时来放置冠状窦电极。"over-the-wire"跨线电极技术目前来看最为成功。

我们首选经头静脉放置冠状窦电极, 如必要, 再穿刺锁骨下静脉放置右心房和右心室电极。CS 电极植入包括将一个成角的导管送入 CS, 随后进行 CS 静脉造影, 再通过鞘管将电极植入 CS 的侧支。然后, 在保证电极不被移动的情况下, 撤除 CS 鞘管。没有可使用的主动固定电极。多种成角的 CS 鞘管、可操控探头和电极设计可供选择, 这也体现了该技术的难度[2,5]。不要低估心衰患者 CS 电极植入的难度; 特殊的训练很

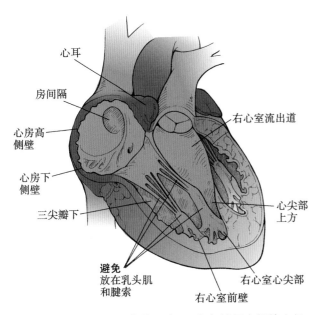

图 55-9　可用于经静脉心房、心室起搏固定螺旋电极的部位。应避开右心室中央；旋入此位置会使电极嵌顿在腱索上

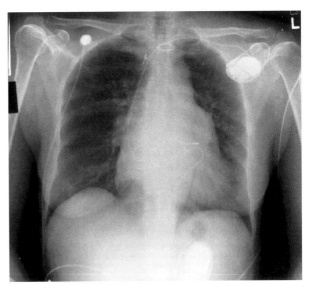

图 55-10　患者为埃布斯坦综合征，三尖瓣置换术后发生完全性房室传导阻滞。胸片显示螺旋电极在右室流出道

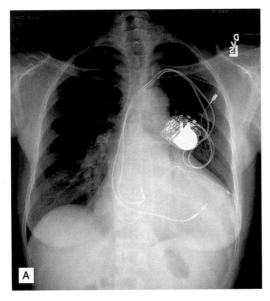

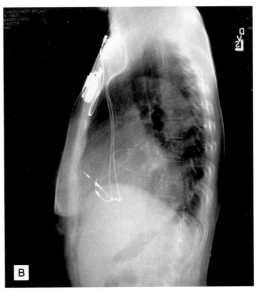

图 55-11　A. 双室、CRT-P 起搏器以及在右心房、右心室和冠状窦侧支（左室）的心内膜电极。由于加用左室电极，患者不再依赖多巴胺。B. 患者的胸部侧位片，显示冠状窦的后方

有必要。目前多电极的 CS 电极投入使用，它可通过高输出的测试起搏来预防膈神经起搏并发症的发生。

电极长度调整

　　如果电极长度"太短"，深呼吸时横膈的牵拉会导致电极脱位；电极长度"太长"，咳嗽时可能导致电极形成一个环状，使电极实际上过短，也可导致电极脱位。在透视时让患者深呼吸可以帮助调整电极长度，让患者用力咳嗽可以测试电极植入是否牢固。如果镇静过度，就无法用此方法判断。尽量浅镇静，这也有助于尽早发现起搏器综合征。

心房电极植入

　　双腔起搏器植入时，心房电极是最后放置的。从左侧进入

时，J 型或 S 型导丝最适于找到心耳。S 型导丝还有助于将主动固定电极送到接近右心房和下腔静脉交界处的右侧边缘（图 55-12）。此处 P 波振幅常较其他部位好。心房起搏的阈值应当低于 2V。当完全性传导阻滞发生时，从体表心电图很难证实心房夺获。如果心房机械功能足够，可以 150 次/min 的心率起搏心房，透视下明显可见电极尖端快速摆动。此时电极的摆动可以用来测定心房起搏阈值。上述技术仅可以在快速心房率不传导至心室时使用。需要注意，在完全性心脏传导阻滞且使用临时 VVI 起搏器的患者，这种起搏方式可能会抑制临时起搏器的功能，导致停搏。

　　心电图 P 波描记是双腔起搏的最大弱点。如果心房感知

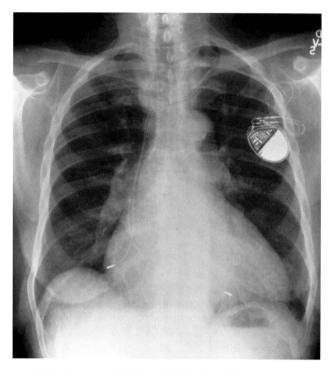

图 55-12 DDD 起搏器,心房电极位于右房下侧壁。对于外科手术后心耳闭塞的患者尤为有用,此位置需要使用主动固定电极。当其他位置 P 波振幅不好时,也可以选择这个位置。如果输出电压为 10V 时有膈神经刺激表现,需要重新放置电极

不好,DDD 起搏器不能正常工作。P 波振幅最好高于 2mV,它可能在呼吸时不断变化。P 波振幅的最小值(注意不是最大值)决定了感知是否足够。相对于窦性心律,心房颤动时的 P 波振幅更低。

单极电极的 P 波振幅测量容易被混淆。来自心房电极的干扰或心室除极的远场电感应可能发生,导致起搏器分析仪从心房测得的信号不是 P 波,而是 QRS 波的一部分。同步测量并显示心房、心室心电图和体表心电图可以解决这个问题。

心房、心室心电图的起搏遥测数据可以提供很有价值的电生理资料。比如,不能起搏或测不到心房心电图可能表示有低振幅的心房颤动或室上性心动过速;这种情况,体表心电图可能无法发现,但在遥测数据中可以发现。遥测心电图可以确定 DDD 起搏是否合适(图 55-13)。

发生器位置

对于初次安装的起搏器,我们采用水密性的三层皮肤缝合法;更换起搏器时,缝三层。皮肤缝合时可以使用组织胶。外表美观很重要,为保证伤口愈合顺利需要很好的缝合技巧。胸壁曾受过伤,或者接受过乳腺癌手术/放疗可能会导致难以克服的技术问题。双极电极起搏器更易于植入胸肌后方或腹直肌鞘内。小型起搏器易于放置,但电池寿命降低。创新的植入部位包括腋下、乳房后、胸腔内、腹腔、腹膜外,但目前的起搏器设计很少适用于放入这些部位。撤除临时心内起搏导线时要在造影下小心观察,避免新的永久起搏电极移位。

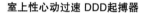
室上性心动过速 DDD起搏器

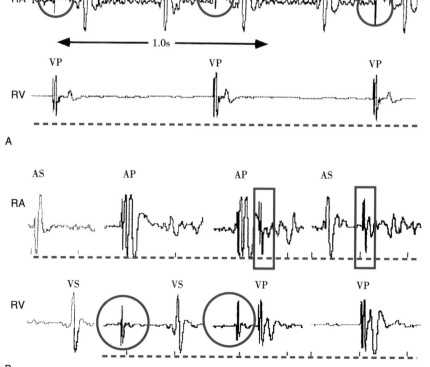

图 55-13 室上性心动过速(SVT)时,DDD 起搏器的右心房(RA)和右心室(RV)心电图。规律的心房除极(AS)频率 160 次/min。起搏器起搏心室(VP)频率为 80 次/min,因为 P 波交替落在心室后心房不应期内,所以未探测到。圆圈标记的是 RV 起搏信号远场感知电位出现在 RA 电极上,术前未发现 SVT。得到这份记录后,经起搏器超速心房起搏将 SVT 转复成正常窦性心律,起搏功能恢复正常。AP,起搏器起搏心房;VS,心室除极

起搏器植入后的住院时间

门诊手术

对于逸搏心率足够并植入主动固定电极的患者,可以在起搏器植入手术当天出院。脱离监护并从镇静状态恢复后,患者可以下床走动,并进行一定范围的肩部活动。胸片复查可以确认电极的位置,并排除血胸、气胸或心影增大。

起搏器依赖的患者

技术失误、躁狂患者的挣扎或其他原因可能导致起搏器脱位,有一小部分起搏器脱位是无法避免的[6,30]。对于起搏器失灵可能导致死亡或伤残的患者,应该住院观察并用遥测监护一个晚上。不过,我们医院的门诊患者电极脱位的发生率并不比住院患者多。漂浮导管的撤除或置入、心内膜心肌活检或者心脏导管检查都可能导致起搏器电极移位,此类操作前需要有备用起搏方案。

起搏器发生器的更换

计划

起搏器更换的并发症包括感染、电极损坏、接头损坏和新旧发生器转换时出现的心脏停搏。初次安装时为起搏器非依赖性,在更换时可能已发展为起搏器完全依赖性。门诊手术目前很常见。基于实际工作考虑,除非考虑更换电极,我们不常规停用华法林[31]。对于电极植入已经超过 10 年的患者,发生器更换前需要仔细评价起搏器失效的可能;如果怀疑电极失效,应当进行 Holter 监测。起搏阈值增高可能表明电极即将失效。更换发生器时有更换电极的可能,这一点需要在术前同患者讨论。

起搏保护

在发生器更换时,可以植入保护性的经静脉临时起搏导线,但这个很少是必须的。新发生器的输出必须高于已放置电极的阈值。如果原起搏器是固定输出为 5.4V 的老式起搏器,这就可能是个问题了。这种老式起搏器不能进行术前阈值测试,而且 5.4V 对于目前的一些发生器来讲太高了。对于新起搏器,标准方法是用起搏器分析仪测试起搏阈值并在连接之前设定在合适的输出值。在断开原发生器前,要确保分析仪、连接线和各连接部分完好无损,手术室人员应非常清楚导线的走行。有些人将分析仪放入无菌袋,置于术野。对于大多数发生器,顶部接上通用扳手可保证与心室电极连接的连续性,因此在断开原发生器前就可以建立起搏阈值。原发生器应放在触手可及的地方备用,以防新发生器、分析仪或接头出现问题。新发生器必须设定为单极或双极,同内置电极一致。

电极型号

用于永久起搏的电极型号是 VS-1 或者 IS-1,直径都是 3.5mm。尽管接头的直径相同,VS-1 和 IS-1 的接线顺序也不一定相同。应提前评价是否需要适配器来适配新发生器和原有电极。老款的 5mm 或者 6mm 电极越来越少见了,它们需要特殊的适配器或发生器。

术后护理

伤口护理

指导患者保持伤口干燥,直到术后 7~10 天来门诊复查。

术后复查时任何的伤口流出物都应做培养,并立即开始预防性抗生素应用,直到获得培养报告。由于术后血肿罕见,我们常规不留置引流管,仅密切观察,除非有感染,出现或即将出现自发渗出。

抗生素的预防性使用

美国心脏病学院/美国心脏协会(ACC/AHA)指南不推荐在牙科手术或其他侵入性治疗前常规进行抗生素的预防性使用。我们建议起搏器植入后预防性应用抗生素 3 个月,使电极有充分的时间长入内膜。

测试和随访

办公室/门诊随访和电话随访

需要进行定期的随访来确认起搏器感知、起搏功能,并评价电池剩余电量。目前常规要求每 1~3 个月监测 1 次,电话随访、远程无线遥测、诊室随访都是可行的[4]。电话随访可以减少老年患者的交通问题,但刚接受手术的患者可能会遇到麻烦。为了减轻患者的交通负担和医疗资源占用,经电话监测可提供 24 小时的紧急监测服务,为焦虑或残疾的患者提供有效帮助。目前有些起搏器和 ICD 可以进行远程管理。

起搏器程序控制

经过培训、经验丰富的工作人员可以完成起搏器程序控制。厂家可以提供有价值的帮助和程序升级。目前还有一些用于起搏器/ICD 远程监测和程控的技术处于研发阶段。

DDD 起搏器程控可以调节心房和心室的心电图感知和起搏的振幅/波宽。下限心率、上限心率、房室延搁和心房心室感知的不应期都可以调整。心率应答、单极/双极起搏形式和其他一些设定都可无创地调整。

我们最开始将起搏器刺激振幅调到比标称值高 50%。术后第 7~10 天回访时再次测试起搏阈值,如果起搏阈值低了,就将振幅和波宽下调到原始水平。对于激素洗脱电极,使用高的初始输出没有太大的意义。关于起搏器程控的细节,其他文章已有介绍[4,6,8]。现在很多起搏器可以自行调节阈值,但这在单极电极上工作不良。

通过监测或仪器检查发现的大多数问题都可以通过程序控制来解决。通过实时心电图或储存的资料可以发现引起症状的原因。程序控制能调整感知的敏感性和起搏输出,还能调整起搏模式和频率来治疗药物改变引起的新发房颤(图 55-14A)或窦房结功能不全(图 55-14B)。但有些问题需要接受二次手术,如电极脱落或断裂(图 55-15)、绝缘体老化(图 55-3)、极低的感知振幅和传出阻滞(图 55-16)[30]。

起搏器程序设定前应打印出最初设置的参数,这在改变设定之后将是弥足珍贵的参考材料[63,64]。遥测数据可以反映时间相关心率变化、心脏搏动的感知和起搏比例、心电图质量、电极阻抗和电池电压。

当患者出现症状、遥测数据异常时,或在 1 年常规随访时都应精确调整起搏振幅和波宽。对于波宽阈值或波幅,我们应至少提供 100% 的安全范围。各种参数调整要综合考虑患者感受和电池寿命。有些起搏器可以设定为夜间心率降低,减少睡眠时不必要的起搏。对于一度房室传导阻滞的患者,非常长的房室延搁可以避免心室起搏。为了将房室延搁延长到 300ms,将上限心率调低至 105 次/min 以下是必须的。现在的起搏器

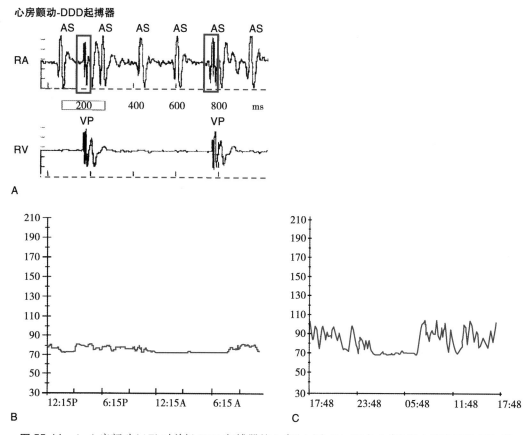

图 55-14　A. 心房颤动(AF)时单极 DDD 起搏器的心房(上图,RA,即右心房)和心室(下图,RV,即右心室)电图。AF 表现为快速的心房除极(AS)。起搏器上限心率和心室后心房不应期决定了起搏器起搏心室(VP)的频率。B、C 是 DDD 起搏器记忆芯片记录的 24 小时平均心率。B. 阵发性房颤患者接受胺碘酮治疗时存在窦房结功能不良。C. 开启心率反应功能后的心率变化。患者反映运动耐受性改善

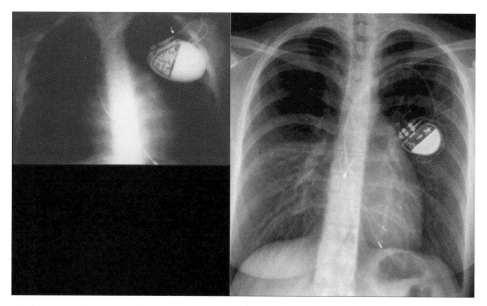

图 55-15　X 线发现 3 岁完全房室传导阻滞患儿的单极电极断裂。后来该患者成功置换电极,在患者 18 岁时仍然工作良好

心室(电极)传出阻滞

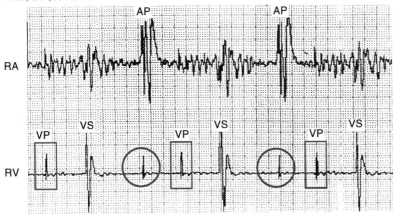

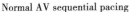

Normal AV sequential pacing

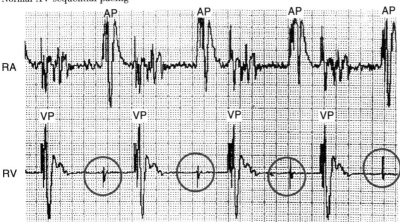

图 55-16　右心房(RA)和右心室(RV)单极心电图显示 RV 传出阻滞(上图)。此患者因窦性停搏和记录到的一度房室传导阻滞需要心房起搏(AP)和心室起搏(VP)。将 RV 起搏振幅从 3.5V(上图)调到 5.4V 恢复 RV 夺获(下图)。心室夺获增加了有效心率,因为上图里较晚发生的心室收缩心电图(VS)被起搏器感知并被用于开始一个新的心动周期。圆圈表示 RA 起搏信号在 RV 电极的远场感知

有很多方法来预防一度房室传导阻滞患者的过度起搏,包括 AAI 和 DDD 两种模式的自动切换。

起搏器植入的并发症

死亡率

死亡是起搏器植入的罕见并发症[30,33]。电极脱位、静脉或心脏穿孔、空气栓塞、室性心动过速或室颤可能导致死亡[30]。作者在 1984 年 1 月至 1993 年 4 月间完成了 650 例起搏器植入,仅一例在围术期死亡。该患者患有先天性心脏病,因全麻导致心力衰竭,最终死亡。

并发症发生率

在最近的一个队列中,起搏器植入早期并发症发生率为 6.7%,4.9% 需要再手术[30]。对于年龄大于 65 岁的老年患者,相应的数据分别是 6.1% 和 4.4%。电极脱位、气胸和心脏穿孔是最常见的并发症。远期并发症发生率为 7.2%[30]。作者完成 480 例手术中二次手术发生率为 4.0%(表 55-3)。

电极脱位

早期设计的心内膜电极脱位发生率高于 10%[32]。用锚状和主动固定电极后,发生率降至大约 2%[6,30,32,33]。在我们的综述中,心房和心室电极脱位的发生率为 1.5%(表 55-3)。相关的技术问题已如前述。我们发现主动固定电极可用于特殊解剖位置,且并不增加电极脱位发生率(表 55-4)。

表 55-3	1984—1993 年哥伦比亚长老会医学中心起搏器植入术的结果*
手术死亡比例	1/616(与全身麻醉有关)
平均随访时间	884±675(SD)天(480 位患者,679 个电极)
并发症发生率	19 例再次手术(4.0%,共 480 位患者)
	4 例感染(0.8%)
	7 例电极脱位(1.5%)
	4 例传出阻滞(0.8%)
	4 例感知不足(0.8%)
	5 例疑似右心室穿孔
	2 例电极废弃(腱索嵌顿)
	41 例因功能不良而程控
	0 例血胸
	0 例气胸
	1 例中转开胸术(新生儿)
发生器更换的情况(40 例,平均为植入 75±31 个月后)	
起搏阈值	1.3±0.5V
	3.0±1.3mA
R 波振幅	8.9±4.3mV
长期 DDD 起搏	89%(随访 1109±34 天)
DDD 起搏失败的原因	8.4%心房颤动
	2.4%电极功能不良

SD,标准差。
* 479-01 和 435-02 单极、主动固定电极。
Used with permission from Spotnitz HM,Mason DP,Carter YM:Unpublished observations.

表 55-4 1984—1993 年哥伦比亚长老会医学中心起搏器植入术中特殊位置电极的稳定性*

位置	数量	脱位
冠状窦（至左心室）	2	0
心房导管	1	0
移植心脏的右心房	20	0
右心房侧壁	27	1
右心室流出道——单根	22	0
右心室流出道——双根（ICD 植入术）	11(×2)	0
婴儿——环状电极（<1 岁）	7	0
儿童——环状电极	42	2
总数	132	3(2.3%)

* 479-01 和 435-02 型号的单极、主动固定电极。
ICD，植入型心律转复除颤器。
Used with permission from Spotnitz HM, Mason DP, Carter YM; Unpublished observations.

心肌梗死

起搏器植入常作为不宜手术治疗的冠心病心绞痛患者的辅助治疗。然而，心率仅仅升高 10 次/min 或合并其他外科植入物都可能导致患者出现心绞痛、心肌梗死，甚至死亡。

血气胸

心脏、肺、动脉或静脉系统的损伤会引起血气胸和心包填塞。经皮穿刺技术（Seldinger 技术）失误可能导致这些损伤。对于年龄大于 65 岁的患者，气胸与锁骨下穿刺相关[33]。在我们 1 000 多例接受头静脉切开的起搏器植入术中没有出现血气胸。相反，最近一个连续入选 1 088 例锁骨下穿刺起搏器植入术的回顾性研究显示，血气胸发生率为 1.8%[33]。

起搏器综合征

房室不同步导致反射作用，或心房收缩对抗关闭的房室瓣，引起相应的症状。这一系列症状称为起搏器综合征[46]。这些症状表现不一，严重者可能拒绝接受起搏器磁性检测。从 VVI 转换成双腔起搏后，症状会立即缓解。

电极嵌顿

起搏器电极缠绕在三尖瓣下的腱索上可能导致牢固的嵌顿。解决方法包括继续加大外力、电极拔出[6,35-37]或开胸手术。我们最开始的 1 000 例主动固定电极植入术中，出现过 3 次电极牢固缠绕在腱索的现象。这些电极最终被覆盖、舍弃，以免增加手术风险。舍弃电极不会有不良的后果。我们现在尽量避免在右心室解剖中心放置电极。随后的手术没有再出现电极嵌顿的问题，估计 Bisping 电极可以避免该问题。

感染/溃烂

起搏器感染可表现为明显的脓毒血症、伴有赘生物或炎症的发热、起搏器囊袋流脓积液的出现，还可能表现为无痛性发生器溃烂或蜂窝织炎。抗生素虽然能暂时控制感染症状，但数周或数月后问题会再次出现[6,38,39]。细菌培养阴性时，可将起搏器移到临近、洁净的位置，不过这常常无效。临床上，治疗顽固的器械感染几乎都是要移除所有的装置[46-48]，再在新的位置安装新的装置，最好在摘除和安装之间有一段无装置的间隔时间[2,38,39]。术者丰富的经验可以降低起搏器植入早期溃烂、感染、血肿和电极脱位的发生率[6]。

起搏器功能异常

电极的机械故障、电极脱位、连接错误都可能导致起搏器功能异常。术后远期发生的电极故障常见原因是电极-心肌界面的瘢痕化，因组织坏死或药物作用改变了心肌的特性，或者最初选择的位置不好。过度感知常见于绝缘层老化，或在双极电极中两个导体间的短路。

发生器功能异常

电器元件失效很罕见。在我们中心，过去 10 年仅发生 3 例需要进行紧急装置更换的起搏器/ICD 发生器损坏。新起搏器和电极设计仍可能存在缺陷，也许很多年后才表现出来[2]。

感知不足

感知不足是指不能感知心房或心室的电活动，结果就是本来应当感知到心跳后被抑制的心房或心室起搏异常地出现。在双腔起搏器中，感知不足可能造成无法在 P 波后及时起搏心室。感知不足通常可以用提高感知器敏感性来解决，但这又可能导致感知过度。遥测心电图可评估重新设置的幅度[2,4]（图 55-17 和图 55-18）。

感知过度

不合理的起搏器抑制或触发可能源于肌肉电位（肌肉活性）的感知。这常出现于单极系统，可以通过降低起搏器敏感性来解决。起搏器囊袋内的外部绝缘层老化也可能导致感知过度（图 55-3）。

干扰和远场感知

心房起搏信号后紧接一个心室电极的电信号可能是提前的心室除极（图 55-17）或心房除极的远场感知（图 55-13）。许多起搏器处理这种无法明晰的情况时常在短房室延搁（100ms）后起搏心室，该模式被称为"安全起搏"[20]。

双腔起搏器的复杂性包括了空白期和不应期的存在，这常用于抵消干扰，或防止房室逆向传导所致的起搏器介导的心动过速（见下文）。双极系统可减少干扰。

传出阻滞

传出阻滞是由于电极尖端的组织水肿或瘢痕形成所导致的起搏阈值增高。起搏阈值在起搏器植入后 7~14 天内升高，在 6 周时稳定。这种现象与电极尖端的炎症有关，激素洗脱电极可改善此问题[2]。传出阻滞可以通过提高振幅或波宽来解决，但这将缩短电池寿命。在单极系统，输出太高可能造成胸壁/横膈起搏。

电极断裂

胸片可以显示电极绝缘层或导线断裂。电极阻抗低于 300Ω 提示绝缘层断裂，阻抗高于 1 000Ω 提示导线的问题、螺旋松开或接触不良。对于 Bisping 电极，阻抗增高还提示固定螺旋未完全伸展。当患者过度换气、咳嗽、弯腰或摆动上臂时，遥测心电图出现电干扰提示电极断裂即将发生。与身体活动相关的过度感知通常提示电极需要更换或维修。

再手术时，断裂的电极可以覆盖废用或者拔出（图 55-19 和 55-20）。过去由于设计误差、双极结构、特殊的聚氨基甲酸乙酯绝缘层、心外膜植入等问题出现过电极断裂[1]。导致电极断裂的技术问题包括无锚定袖的电极打结、扭结、电极成角、剧烈运动或锁骨下挤压[6,24]。

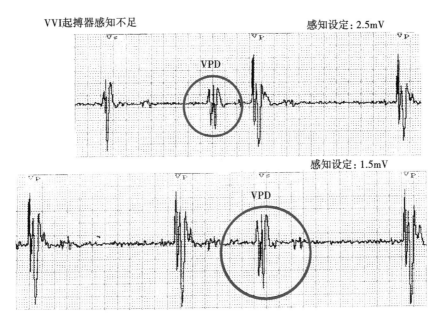

图 55-17　上图显示 VVI 起搏器遥测心电图,提示室性期前收缩(VPD)感知不足。下图显示程控效果:将敏感度从 2.5mV 下调到 1.5mV,心电图振幅增加,感知正常

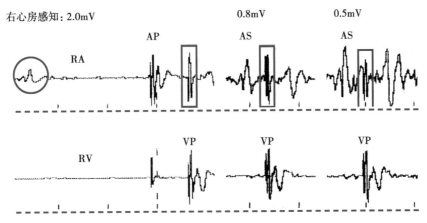

图 55-18　DDD 起搏器心房感知不足矫正过程中右心房(RA)和右心室(RV)的遥测心电图。将心房电极感知敏感度从 2.0mV 下调到 0.8mV(中)、0.5mV(右)后,RA 心电图的振幅增加。在 2.0mV 时 P 波(圆圈)未被感知,使心房被不必要地起搏(AP)。增加敏感度后感知恢复正常,心房感知振幅增加。AS,心房除极;VP,心室起搏。矩形表示出现在 RA 电极上心室起搏信号的远场感知

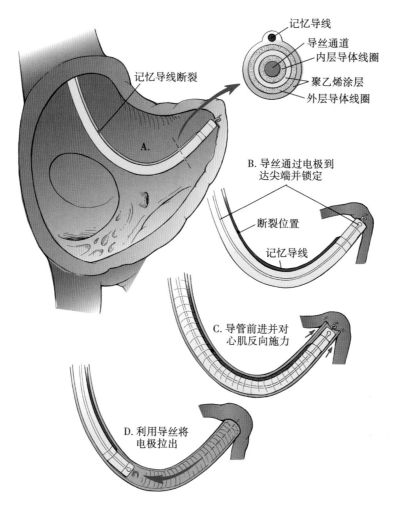

图 55-19 Byrd 法,用 Cook 导管拔出电极。图示成功拔出记忆导线断裂的 Telectronics Accufix J 型电极

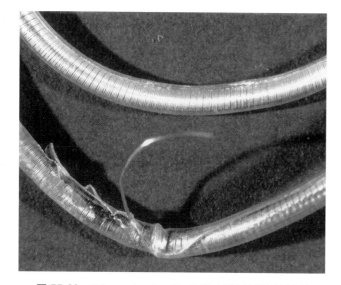

图 55-20 Telectronics Accufix 心房 J 型记忆导丝断裂被拔出。上图示断裂区肉眼下外观良好;下图示经皮撤出后记忆导丝凸出。凸出的导丝像别针一样

锁骨下挤压

电极嵌顿在肋锁韧带内、锁骨和第一肋骨之间可能导致锁骨下挤压。在身体活动时承受的压力引起早期的电极失效。这与经锁骨下静脉穿刺植入有关,改用头静脉切开法可以避免此问题。前文已经介绍了一些可以减少这种问题发生的方法(图 55-6)[6,24]。

起搏器介导的心动过速

DDD 起搏器可引起一种折返性心律失常——起搏器介导的心动过速,这涉及最初由室性期前收缩触发,经房室结逆行传导的激动。如果起搏器感知到了这个逆行的心房除极,并起搏心室,就会形成一个折返环,该折返环以起搏器的上限心率无限持续。要解决这个问题,需要取消上限心率限制,调整心室后心房不应期(postventricular atrial refractory period,PVARP),使起搏器忽略 QRS 波后 300~350ms 的心房除极。现在的一些起搏器通过定期中断持续的快速起搏来破坏心电折返环。起搏器遥测心电图可发现起搏器介导的心动过速[4]。

技术革新和特殊问题

电极修复

电极修复可以延长电极数年的使用寿命。大多数的修复

操作都在起搏器囊袋内或附近。导线、绝缘层的破裂或老化可能是由于正常的磨损或运动较多的生活方式。我们见过由于过度的仰卧起坐（腹部绝缘层老化）、手球（绝缘层/导体磨损）、劈柴（导体损坏）所致的电极失效[2]。

电极修复工具包括硅胶胶水、硅管，还可进行单极头端的更换。单极电极和双极电极修复方法不同。单极电极有一个被绝缘层包裹的导体，此时绝缘层破裂可以用硅胶和硅管覆盖。导体断裂可以通过在还具有功能的电极导体上拼接一段新的电极片段[41]。双极电极包括两个导体和两个层次的绝缘层，一层绝缘层用于阻断两个导体间的短路，另一层用于预防导体和外部的短路，以避免电流外漏、发生器和导体的接触。典型的设计见图 55-19、55-20 和 55-26D。外部绝缘层的修复类似于单极电极。然而，内部绝缘层损坏后，需要将起搏器转为单极模式，然后拼接一个新的电极头端。导体断裂也可以通过这种方式修复。先暴露大约 10mm 需要留存的导体，剪掉损坏的导体部分，注意多剪掉 5~10mm 导体以避免短路。新的导体片段利用内部固定螺钉、硅胶、打结固定上去。我们中心现在这种修复越来越多，但目前仍不推荐起搏器依赖的患者接受电极修复。

如果可以接触到断裂点，单极或双极心外膜电极也可以修复。单极电极的修复类似上述的心内膜电极。双极电极一般是由两个单极电极通过 Y 形同轴片段做成的。最简单的修复就是将单极电极工作良好的部分同新的电极片段连接。难度最大的就是靠近心脏电极处的断裂，常为金属疲劳点。如果损坏的导体不是电极尖端，可以通过将发生器改为单极模式来恢复功能。如果阴极断裂，大多数发生器就不能通过设置来使用阳极了，起搏功能丧失。不过，我们可以通过暴露电极，拼接一个导体片在阳极上，连接这个电极到发生器，然后遮盖阴极来恢复功能[41]。

如果在起搏器囊袋内暴露电极，电刀输出要设置得尽量低，避免外部电极绝缘层的融化。如果电刀接触了裸露的导体，心肌损伤可能导致传出阻滞，电极失效。将电刀能量传递到心肌还会诱发室颤。所以，当靠近成角、易摩擦位置时，推荐进行锐性分离实现导体的充分暴露。

电极拔除

电极拔除术的适应证包括慢性感染或威胁生命的机械损伤[6,35-37]。有些人建议应当拔除所有功能不良的电极，但目前少有客观数据支持这个观点。以前，经静脉电极拔除是需要应用外部牵引或开胸/心脏手术且阻断血流建立体外循环的，现在技术已经进步。长期植入后的电极会通过周围组织的纤维化长入右室心肌、腔静脉、无名静脉或锁骨下静脉内。

电极拔除技术是由 Byrd 发明的[35]。一根锁定导丝通过电极中心送达尖端解螺旋的位置，使牵拉力可作用于尖端。同电极匹配的可伸缩聚四氟乙烯、塑料、金属护套沿着电极前进并使其可活动。当长的塑料护套到达电极尖端时，用锁紧的导丝向外牵拉电极头端，用护套施加反向作用力（图 55-19）。此技术的成功率大于 90%，有 3% 的严重并发症和死亡发生率。还可以通过特殊的传导套管将激光或射频能量送入，消融附着部位[6,39]。详细的技术已有文献描述[6]。拔除植入超过 10 年的电极通常比较困难且费时。电极植入时间越长，完整拔出的可能性越低（图 55-21A）[37]。

Accufix 电极

Teletronics 公司的 Accufix 电极是一种双极、Bisping 型心房螺旋固定电极，一种不寻常的断裂常出现在这种电极中。靠近电极片的"J"形结构将电极引向心耳。具有记忆功能的弧形导丝焊接到靠近尖端的中性环状电极上，然后用聚氨基甲酸乙酯绝缘物和电极体包裹在一起，维持"J"形。这种记忆导丝断裂或被挤出（图 55-19 和 55-20），刺穿心房或动脉壁，引起心脏压塞，最终导致死亡。超过 45 000 个这样的电极已经被植入患者体内，很多已经通过手术取出。由于取出过程发生了一些并发症甚至死亡，生产商建议保守地治疗。Sprint Fidelis 系列的 ICD 电极也具有断裂倾向，最近，生产商同样推荐保守治疗[6]。

心房颤动和模式转换

窦房结功能不全可出现窦性心动过缓和阵发性心房颤动。早期的 DDD 起搏器感知到房颤时，会以上限心率起搏。正因为如此，早期心房颤动被认为是 DDD 起搏器的禁忌证。目前认为，心房起搏可以降低阵发性房颤的频率，起搏模式转换功能使得既往发生过阵发性房颤的患者也可以安装 DDD 起搏器。如果心房起搏超过了设定的上限心率，模式转换被触发，起搏器将被转换到 VVIR 模式，直到心房率回到生理水平范围。为了实现模式转化，对于发生低振幅房颤的患者，双极电极和高敏感性是必须的。老年房颤患者同年轻人相比，可能较少需要药物和介入治疗[8]。

数据库支持

付费、手术记录、设备追踪、程控和随访都产生数据。因设备功能异常急诊就诊时，数据应该可以立即实时查询。各种商品化和自制的软件可以满足这种需求。这种软件系统需要具备安全、可循迹、全时工作、多用户无线进入等重要特点。

普通外科手术和起搏器

对起搏器依赖的患者进行普通外科手术逐渐成为一个重要的问题[42]，特别是需要单极电刀的手术。以下问题必须考虑：①通过起搏器 ID 卡、监测服务记录、医疗记录和胸片表现来确定起搏器类型和厂家[43,44]；②同阻抗感知装置相关的磁性模式和其他任何的特性；③可以成程控起搏器；④设定的参数、极性、电池寿命和电极特性；⑤起搏器依赖的程度；⑥起搏器失灵后的经胸起搏器备用方案或变时心律失常药物；⑦术中起搏器应设置到 VOO、DOO 或 VVT 模式，关闭心率响应功能，预防电磁干扰导致的起搏器抑制或起搏器加速[44]；⑧需要有一位可以处理术中起搏器问题的内科医生；⑨术后恢复起搏器的设置、阈值和功能。关于起搏器依赖，如果术前心电图显示 100% 起搏，就需要重新程控起搏器，来评价逸搏心率高低和出现频率。麻醉中可能由于交感兴奋性消失，导致起搏器的依赖程度相应增高。美国心脏节律学会（the Heart Rhythm Society）针对这类患者的围术期管理发布了指南。

电刀

由于可能出现电磁干扰和起搏器损坏，生产厂家都建议不要对起搏器患者使用电刀。如果必须使用电刀，单极电刀可能引起电磁干扰，而双极则不然。因为单极起搏器也比双极起搏器更易受到电磁干扰。电磁干扰的效果包括：①起搏器将电磁干扰认作快速的心率而过度感知，导致起搏器抑制，电磁干扰结束后又恢复正常；②起搏器设定改变；③阻抗感知起搏器加速到上限心率；④回到"备用模式"或"磁性模式"；⑤起搏功能

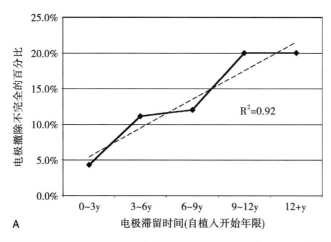

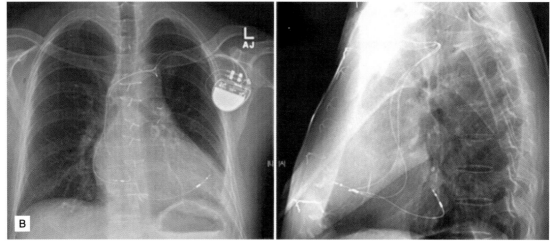

图 55-21　A. 电极植入时间同不完全电极拔出发生率间的关系。发生率从植入电极 12~25 年的 23% 下降到植入电极 0~3 年的 6%。留存的片段主要是被附近的组织包裹的电极,结果就是电极被剪断,这常发生在无名静脉水平。临床并未观察到这种电极片滞留的并发症[37]。B. 这是一位 31 岁的患者,患有窦房结功能障碍和三度房室传导阻滞,该患者既往接受过房间隔缺损和室间隔缺损修补术、迷宫手术和两次肺动脉瓣、三尖瓣置换术,最近接受了三尖瓣机械瓣置换术。心室起搏是依靠心内电极置于心后静脉实现的,避免了开胸手术(Reproduced with permission from Spotnitz HM, Wang DY: Middle and posterior cardiac veins: an underused option for ventricular pacing, *J Thorac Cardiovasc Surg*. 2012 May; 143(5): 1223-1225.)

永久丧失,还好这种情况少见[43]。

关闭感知功能,增加起搏心率,使其高于估计的术中固有心率,可以减轻电磁干扰。然而,如果出现和自主心跳竞争的现象,有诱发房颤或室性心动过速的风险。正因为如此,手术后应尽快将起搏器调回合适的感知模式。

磁性模式

将一块永久性磁铁放在起搏器上会使磁性转换开关关闭,开启"磁性模式"。有些起搏器的磁性模式是 VOO,取消所有感知。还有些起搏器会转换为 VOO 并持续几次心搏,随后回到原始设定状态。磁铁还可能触发阈值边缘测量,即在可预知的模式下降低波宽,测试边缘阈值是否足够。

激素洗脱电极

在电极上包埋一个可以连续释放几个月的地塞米松药丸可以限制纤维化。与传统的电极[2]相比,这种方法改善了早期起搏阈值,在心外膜电极上优势尤为明显。

合并先天性心脏病的成人

先天性心脏病患者可能存在一个永存左上腔静脉连接冠状窦。虽然此时左侧还能被使用,但最好还是选择右侧锁骨下入路[27]。术前超声多普勒或血管造影可以确定腔静脉和冠状窦的解剖。永存左上腔常导致锁骨下静脉解剖异常,使锁骨下穿刺风险增加,此时推荐头静脉切开。如果起搏器植入前没发现内脏转位或矫正型转位,手术时会引起混淆。

在 Mustard 术或腔-肺吻合术后,矫正大动脉位置后需要在内壁很光滑的"右心室"安装起搏电极时,主动固定电极心房起搏的优势明显[27]。在一些 Fontan 术后的患者,冠状窦电极可以提供心室起搏(图 55-21)。对植入三尖瓣机械瓣的患者,经冠状窦或心中静脉起搏可能有效(图 55-21B)。

婴儿和儿童的心脏起搏

对儿童安装经静脉起搏电极时,心内部分需要留一个环形结构供成长所需(图 55-4 和 55-15)。单极、主动固定电极更适合这种情况[27],其他方法也有报道[22]。我们推荐头静脉切开,必要时使用放大镜。一根可弯曲的导丝先被送入,随后用一个 7Fr 的鞘管将电极送入。纵向切开头静脉有助于将鞘管送入(图 55-8)。对于很小的婴儿,可能可以选择位于胸廓入口的颈外静脉入路。从股静脉植入造影导管可以导引锁骨下穿刺入路。胸廓切开术是第三选择[22]。由于远期电极寿命有限,小于 6 个月的婴儿的经静脉电极植入不是首选。

痴呆症

痴呆症使得局麻下手术相当复杂。镇静剂可能加重痴呆病情,并使窦性心动过缓恶化。躁狂患者的手臂需要保护,防止患者摸索手术切口。术后患者神志不清和挣扎可能导致起搏器电极脱位。心内环状结构可能降低脱位的风险。请家属在床旁陪伴会降低患者警惕性。应当预料到这类问题发生的可能并设法避免。

心律失常消融术

心律失常消融术是电生理室里最多见的介入治疗,每年手术量数十万例。消融手术可能导致必须接受永久起搏器植入术的房室传导阻滞或者窦性心动过缓。房室结附近的消融尤其危险。一般来说,临时起搏常用于永久起搏器植入前的心率保驾。如果心室逸搏节律不好,需要进行术后一整晚的监护,并提高起搏器的初始输出。或者,在预料到高度阻滞可能发生时,可以先植入起搏器并待痊愈后再接受消融手术。

心脏移植受体

心脏移植后的患者最常见的起搏器植入指征是窦性心动过缓、窦性停搏,此时需要安装 AAIR 起搏器[45]。大多数患者两年后就不需要起搏了[45]。体表心电图常常造成干扰,两个 P 波分别来源于供体和受体,受体心房和供体心室间存在房室分离。可以以 150 次/min 的频率起搏心房,如果观察到 1∶1 的心室应答,则心室电极不是必须的。这类患者心耳的位置更靠近中线(图 55-22)。

ICD 接受者

早期的 ICD 可能与起搏器互相干扰,导致 ICD 异常放电或无法感知室颤。尽管在同一患者植入起搏器和 ICD 已有报道[46],但随着整合 DDD 起搏功能的 ICD 出现,现在这类技术不再需要了。

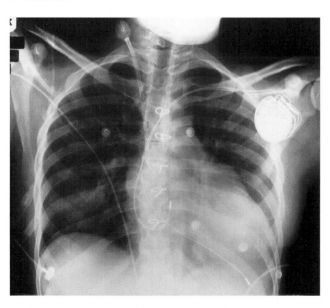

图 55-22 这是一位心脏移植患者安装 DDDR 起搏系统的胸片,可见心耳电极的位置靠近中线,这是这类患者的特点

长 QT 综合征

长 QT 综合征是与遗传相关的复极异常,同猝死相关。推荐的治疗包括星状神经节切除术和/或肾上腺素能阻滞剂[47]。在重症病例,室性起搏的阈值可能太高,心房起搏更好。ICD 技术现在常用,在婴儿中植入 ICD 的方法已有报道。

特发性肥厚型主动脉瓣下狭窄

特发性肥厚型主动脉瓣下狭窄(idiopathic hypertrophic subaortic stenosis,IHSS)可引起左心室流出道严重梗阻,导致心绞痛/晕厥。右室起搏,并设定短的房室延搁,提前激动右心室,可能降低一些患者的流出道压差[16,17](图 55-23)。对于此类患者,ICD 治疗越来越常见。

永久性双室起搏

终末期心肌病和心力衰竭患者的病情进行性加重,最终导致心脏移植、心室辅助装置植入手术或死亡。心脏再同步化治疗(CRT)是一种治疗心功能Ⅲ到Ⅳ级患者,也可能包括Ⅱ级心衰的比较经济的方法。已有临床试验证实,在 EF 值小于 36%、QRS 波宽大于 120ms 的扩张性心肌病患者,CRT 可以改善患者主观感受和客观的病情[5,18,29,34]。最近的一些试验提示 CRT 可降低死亡率[5,34]。一些患者可以获得显著的临床改善(图 55-11),但接近 40% 的患者病情无变化。由于进入冠状窦困难,5%~10% 的患者左心室电极植入失败。这类患者常转到外科接受心外膜电极植入。美国每年有超过 10 万人接受 CRT,按比例可有 5 000 人转到外科接受心外膜电极植入。微创[48]、机器人[49]左心室电极植入技术已有进步。如果有更好的左心室心外膜电极植入技术,转到外科的患者数量将增加。

临时性双室起搏

对于心脏术后心排血量低的患者,临时性双心室起搏逐渐受到重视,因为它可能提高心排血量,降低心肌耗氧量。初步研究结果[50,51]提示这种方式前景广阔。现在推荐在伴有二度或三度房室传导阻滞、心排血量较低的心脏术后患者术后安装临时双心室起搏器[18]。

房性和室性心动过速

超速起搏可能对室性快速性心律失常、预激综合征、心房扑动有效。心房颤动的可植入除颤器仍在开发阶段。室性心律失常时使用的抗心动过速心室起搏技术已经同 ICD 技术整合。消融手术可用于许多室上性和室性心动过速的治疗。

环境问题

电磁干扰

电刀、移动电话、磁共振成像、微波、透热疗法、电焊、强力雷达、无线电广播传送装置、商场的防盗探测仪均可引起电磁干扰[43]。任何有缺陷、可能产生电火花的电器、发动机、电动剃须刀、割草机、电灯都有可能引起问题。对于起搏器依赖患者或 ICD 植入术后患者,电磁干扰后果更加严重。起搏器非依赖型患者遭受短暂的电磁干扰不会出现严重的症状,但起搏器依赖型患者可能在 5~15s 内意识丧失。双极起搏系统提供了针对电磁干扰的额外保护。移动电话应当保持同起搏发生器几英寸的距离,最好在对侧使用。ICD 电路有绝缘层避免电磁干扰诱发的错误放电。手术中使用单极电刀时,ICD 的除颤环路需要暂时关闭。可耐受核磁共振的起搏器和除颤器已投入使用,但需要特殊的程序设置。

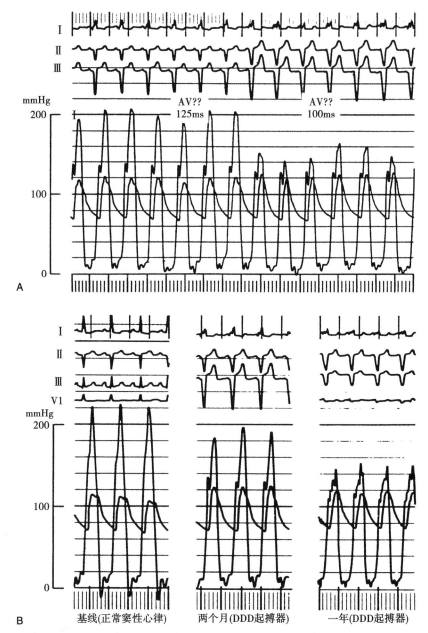

图 55-23 A. DDD 起搏,将 AV 延迟从 125ms(左)缩短到 100ms(右)对特发性肥厚型主动脉瓣下狭窄患者左室流出道压差的影响。B. 时间和 DDD 起搏对特发性肥厚型主动脉瓣下狭窄患者左室流出道压差的影响(Reproduced with permission from Fananapazir L,Epstein ND,Curiel RV,et al:Long-term results of dual-chamber(DDD) pacing in obstructive hypertrophic cardiomyopathy. Evidence for progressive symptomatic and hemodynamic improvement and reduction of left ventricular hypertrophy,*Circulation* 1994 Dec;90(6):2731-2742.)

机械干扰

结石碎石术、外伤、牙科设备甚至颠簸的道路都有可能影响起搏器。曾有车祸导致起搏器损坏、起搏器伤口开裂的报道。震动可导致心率应答型起搏器的心率异常增快。不鼓励逸搏心率较慢的患者参加可导致减速损伤的对抗性运动,如篮球、手球、高山滑雪、冲浪、潜水、登山和体操。参加这些活动的患者应该意识到创伤可导致电极脱位,使起搏器突然失灵。

放射性

放射治疗可能损坏起搏器的集成电路[2]。如果放疗区域

内的起搏器不能获得足够的屏蔽,那就有必要取出更换或者移到远离放射场的位置。

生活质量

起搏器接受者的生活质量一般都没有太大的问题。比较好的随访模式包含经电话遥测、术前咨询、术后 10 天随访、1 年的随访来调整输出量,以及之后每年的随访直到功能出现问题或探测到电量即将用完。有些患者可能由于体型问题、不明确的症状、自认为寿命是被人工延长等原因而郁郁寡欢。对于终末期患者,继续起搏疗法或更换发生器是否有价值是个有争议的话题[4]。

植入式心脏除颤器

背景

美国每年有超过 40 万例死亡被归类为猝死,且可能由心律失常引起[7]。在 20 世纪 60 年代后期,Michelle Mirowski 提出了可植入除颤器的概念。克服理论、工程学和费用障碍后,在 20 世纪 80 年代早期,他设计设备的临床试验取得成功[52]。现在的植入式心脏除颤器(implantable cardioverter defibrillator, ICD)在技术上进步明显,花费也相应提高。ICD 在预防猝死方面的有效性已被充分证明。随着时间的推移,临床试验和实践经验均体现出 ICD 在生存获益方面明显优于其他治疗,包括如抗心律失常药物、心内膜下心肌切除术[7]。ICD 植入术后猝死发生率都是最低的(每年 1%~2%)[53,54]。ICD 和电极的总花费超过 3 万美元,而且随着与 CRT 的整合,价格还进一步上涨了。以一级预防为目的的 ICD 预防性植入术正在增多,尽管存在不舒适和生活方式相关的问题。

包括 AVID、MUSST、MADIT Ⅰ 和 Ⅱ、SCD-HeFT 和 COM-PANION 在内的临床试验都证实了 ICD 治疗的优势[7,4,55-58]。CABG Patch 研究[57][将冠状动脉旁路移植术(coronary artery bypass grafting,CABG)与 CABG+ICD 进行比较]和 DINAMIT 研究(探究心肌梗死后早期 ICD 植入)的结果没有证实 ICD 的益处。目前的临床试验集中于 ICD、CRT-D 的预防性使用和费用效益比。目前积累的一些证据支持对冠心病或扩张性心肌病患者预防性使用 CRT-D[7,58]。CRT-D 预防性使用到底应当扮演怎样的角色仍然处于探索阶段。美国心脏节律学会要求外科医生必须经过协会的认证才能安装 ICD。现在有一个国家注册登记正在跟踪接受预防性装置植入的患者,相关信息可以在 http://www.accncdr.com/webncdr/ICD 上找到。ICD 可用于预防性植入后,符合条件的患者数量扩大了 2~3 倍。

ICD 电池的寿命长于 5 年,现在设备的可程控性很好,体积和重量同 20 世纪 70 年代的起搏器类似。电极系统也从过去需要开胸手术的心外膜电极片发展到心内膜系统[7,54,59,60]。双向电击和"热壳"("hot can")技术[7]降低了除颤阈值。胸部埋置是目前标准的方法,有些深达胸大肌。腹部植入可用于一些特殊病例(图 55-24、55-25)。心电图可以被下载,用于指导抗心律失常模式设定、预防不当放电、发现过度感知。一些厂家的设备可以进行 ICD 远程监测。VVI、DDD、双心室和抗心律失常起搏功能已经同 ICD 整合。技术的快速进步促使 FDA 快速批准这些新技术。1995 年美国卫生保健财政管理局(Health Care Finance Administration)禁止 Medicare 对 ICD 开发进行经费支持后,ICD 的开发转移到了海外。

生理学

与缺血性心肌病有关的室性心动过速常是一种折返性心律失常,药物、导管消融或外科手术可以通过改变折返环的时间和电生理特性来纠正。心肌梗死产生的瘢痕区和慢传导是折返形成原因。其他室性心动过速和室颤同急性心肌缺血、心室壁张力增高和心肌细胞病理损伤导致的自主心律紊乱有关。一些 Ⅰ 类抗心律失常药已被证实会增加心肌梗死后死亡率,这可能是由于致心律失常作用。

适应证

在无急性心肌梗死的情况下,根据 EP 实验室电生理检查证实的不适合药物或手术治疗的室性心动过速和室颤患者可以接受作为二级预防的 ICD 植入。然而,许多心脏停搏的患者,接受电生理检查时不能诱发出室性心动过速;还有些有晕厥和先兆晕厥史的患者可被诱导出室速,但又没有心律失常既往史。许多抗心律失常药物有负性变力和致心律失常作用。一些临床试验推翻了一系列药物治疗效果的电生理学研究结果[7]。

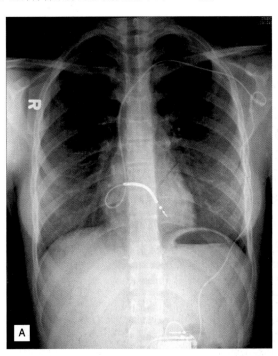
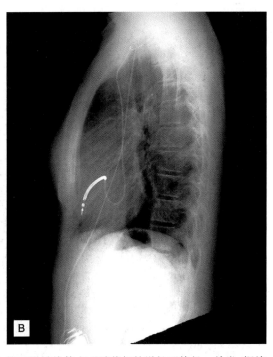

图 55-24　A. 长 QT 综合征的 13 岁女孩植入 ICD。心内的环形导线使之可随着年龄增长而伸长。单卷、螺旋电极有助于心内环状结构的形成。发生器埋植于腹直肌后。B. 侧位片

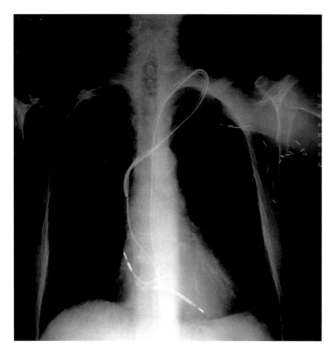

图 55-25　一位患有室性心动过速、曾接受双侧乳房切除术患者的 ICD/DDD 起搏器植入。路径为经颈外静脉进入静脉。主动固定电极垂直穿过中线,这是胸壁上唯一有足够皮下组织的位置。发生器埋植于腹部皮下。患者对美容效果满意

在 1996 年中,基于提前终止的 MADIT 试验[55],美国食品药品管理局批准了一个预防性植入 ICD 的适应证:在有非持续性室性心动过速和既往心肌梗死史的患者,如果电生理检查可诱导出室性心动过速,则存在 ICD 植入指征。MADIT II 研究支持在所有既往发生过心肌梗死且左室射血分数低于 30% 的患者中植入 ICD。一级预防的指征包括 LVEF≤35%、纽约心功能分级 II 到 III 级且心梗发病后≥40 天的缺血性心肌病患者。LVEF≤30%、纽约心功能分级 I 级且心梗后≥40 天的患者,以及 LVEF≤35%、纽约心功能分级 II 到 III 级的非缺血性心肌病患者均符合指征。

装置构成

ICD 通常包括一个双极电极,其中一个用于心室起搏/心率感知,另一个用于传递除颤电流(图 55-26)。这些结构被放入一个电极体中,用以植入心内膜[7]。还有些设计中,一个单极心室起搏电极和一个"活性壳"(active can)组合来释放除颤电流。ICD 根据心率和波形来确认需要治疗的恶性心律失常。接近 30% 的 ICD 电击是错误的,常发生于窦性心动过速或其他室上性快速心律失常。双极心房电极可以帮助分辨室上性心律失常和室性心动过速。对于除颤阈值(defibrillation thresholds,DFT)较高的患者,可加用皮下电极。大多数植入物放置在锁骨的外侧端,长电极可用于腹部植入。主动固定电极是首选。

ICD 还包括高能电池和电容器,使输出电压达到 600~800 V,能量 35~40J。使用双相电击可以降低除颤阈值。ICD 还具有集成电路和遥测天线,以支持多种程控诊断、治疗功能。

外科手术

患者准备

大多数 ICD 接受者接受任何外科手术时手术风险和死亡率

都较高,术前应当给予缺血、心衰和全身性疾病最优化治疗。自 1983 年开始,我们的 ICD 植入死亡率都很低,缺血比严重的心肌病更易导致患者死亡。压力检查阳性的缺血患者需要接受冠脉搭桥、冠脉成形、主动脉内球囊反搏,或应当延期除颤阈值的检测。

手术方法

心外膜电极[59,60]现在很少使用。自从 CABG Patch 研究证实 ICD 植入者感染的风险比对照组高以后,已不再鼓励使用心外膜法[57]。和心包内电极相比,心包外 ICD 膜片电极较少引起纤维化反应,较少损害舒张功能和旁路移植血管[61,62]。双向波形、改良的电极、高输出"热壳"发生器和皮下电极技术使心内膜电极法获得成功[7]。

生产厂家代表的参与[1]

由于目前设备的复杂性,而且备用部件、电极、导管数量大,使得 ICD 植入时厂家代表的到场合法化。这增加了厂家代表对 ICD 种类选择和授权监管方面的影响。CRS 规定由电生理医生监督 DFT 的测量。

操作

对于心内电极 ICD 植入,我们首选局部麻醉、镇静和单极电刀。在 DFT 测量时使用侵入性、桡动脉血压监测。定位、铺巾都与起搏器植入术相似,黏合式除颤贴片放置在右胸和左肩胛下面。不要直接将黏合式除颤贴片放在左侧腋下可能放置 ICD 皮下膜片或阵列的位置,这可能导致需要体外除颤时,电弧严重损坏装置。我们常规静脉给予万古霉素和庆大霉素或氨曲南预防感染。

我们首选在胸三角沟上经一个 6cm 的切口行头静脉切开。如果静脉太小,可以用导丝送入一根 9F 的鞘管,头静脉切开扩大可能有用(图 55-8)。如果需要放置多电极系统,导丝可留在原位置。鞘管扭结时 ICD 电极通过的难度增大,中心静脉压升高会导致出血,鞘管拔出才可止血。拔出管芯前,将鞘管沿锁骨下静脉走行可减少上述问题发生。

电极送入心室可能触发室性心动过速或室颤。如果事先连接好外部除颤器并预充电,有专业的手术室护士或电生理专家来操作的话,这个问题将容易处理。应当用轻柔的手法将电极尽可能送到心尖部。心房和心室 ICD 电极都推荐使用主动固定电极。测量 DFT 时,应当使用透视或阻抗监测来判断是否存在电极脱位,尤其是需要外部除颤时。静脉给予去甲肾上腺素可以维持血压。对于全麻患者,可以使用经食管超声在 DFT 测量时监测左室功能。漂浮导管监测意义不大,移除时会使 ICD 电极移位。

如果需要进行 CRT,我们首先通过头静脉切开植入左心室电极,随后通过锁骨下静脉穿刺植入右心房和右心室电极。易操作的电生理导管、造影剂注入来探测冠状窦血流、经食管超声心动图和其他一些技术都可以帮助冠状窦定位[5]。现在标准的发生器放置位置是在左锁骨下区域,放在皮下或胸大肌下囊袋里。

腹部左上象限或者腹直肌鞘后层(图 55-24)现在很少选择,因为需要在全身麻醉或者镇静联合局部麻醉下通过隧道将很长的电极线从锁骨下切口引到腹部。隧道器必须在前面通过肋骨。在肩部位置将电极弯曲成环状固定,避免腹部的牵拉使电极脱位(图 55-24 和 55-25)。当心内膜冠状窦电极植入失败时,可能需要小切口开胸来放置 CRT 心外膜电极(图 55-27)。

除颤阈值

测定 DFT 以前是标准步骤,但目前对其必要性争议增多,

---

[1] 本节内容为美国市场的情况。

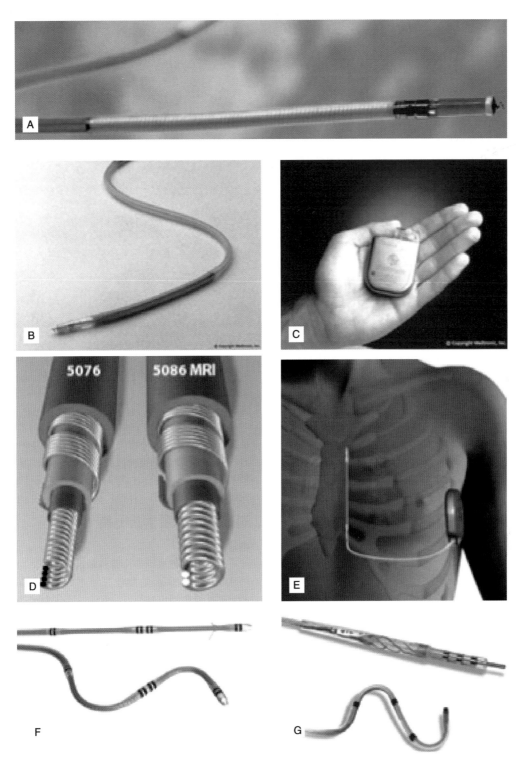

图 55-26　A. 9F 的 ICD 电极,内含 Gore-Tex 材料包裹的放电线圈。B. 7F 的 ICD 电极,尖端为可伸缩螺旋。C. ICD/起搏器。D. 早期设计的可接受 MRI 起搏器电极。E. 无线 ICD。F,G. 用于冠状窦起搏的"over the wire"多电极导线(A,E：Image provided courtesy of Boston Scientific. © 2016 Boston Scientific Corporation or its affiliates. All rights reserved. B,C,D,F：Reproduced with permission of Medtronic,Inc.；G：Trifecta,Quartet and St. Jude Medical are trademarks of St. Jude Medical,Inc. or its related companies. Reproduced with permission of St. Jude Medical,© 2016. All rights reserved.)

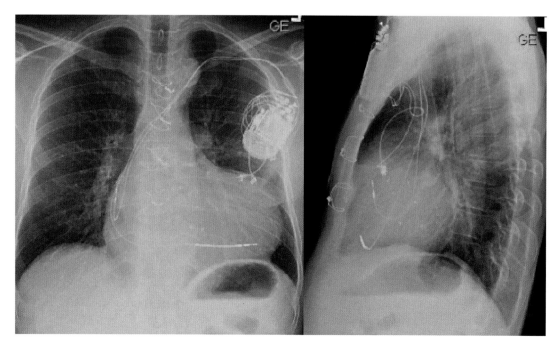

图 55-27　一位 45 岁的男性,为治疗充血性心力衰竭,在尝试两次经心内植入左室电极失败后,经心外膜植入左室电极。因细菌性心内膜炎接受主动脉瓣和二尖瓣置换术后患有完全性传导阻滞和心肌病,需要放置起搏-ICD 装置

尤其是对于 ICD 用于一级预防时,应当在电生理专家协助下完成[5]。易损性测试是一种选择。随着技术进步,电除颤的成功率增高,DFT 测定的重要性也就下降了。DFT 测定是 ICD 植入中最危险的一个步骤,常需要用 ICD 激发和反转室颤两次,来确定一个 10J 的安全范围、确保正确的室颤感知。可使用皮肤电极除颤片作为备用除颤器。如果用最佳的心内电极,DFT 仍然太高,可以用腋下皮下膜片或阵列电极将除颤电流引导到左心室后外侧。高输出发生器或反转除颤极性也可能有用。测量 DFT 可能抑制心脏功能,出现低心排血量的状态[5,46]。ICD 植入的死亡率为 1%。并发症包括心肌梗死、心力衰竭、感染、电极脱位、静脉闭塞、心脏压塞、血气胸和囊袋内血肿。

顽固性心室颤动

对外部除颤抵抗的顽固性室颤病因多是医源性血气胸、心肌缺血、电机械分离或 ICD 电击位置不佳。少数顽固性室颤找不到解决方案的话,可能需要开胸心脏按压或者建立体外循环。

术后护理

对于二级预防性质的 ICD 植入,有些是手术当天出院,也有利用心电遥测观察一晚后出院的情况,因而 DFC 测量存在争议。起搏和感知性能可以反映出院前电极的稳定状态。在有些情况下,DFT 会在术后再次测量。对于新安装的 ICD,需要准备好 ICD 磁铁,用于抑制因心室电极脱位或室上性心律失常导致的 ICD 不当放电。作为一级预防的 ICD 植入者可能在手术当天出院。基于以往的经验,我们在患者出院后继续给予 5 天环丙沙星达到完全性预防。常规在植入后 7~14 天回院复查。

外科随访

在术后诊室随访时,电极位置、患者症状、电生理检查预约和外科手术伤口都要涉及。如果有引流液,伤口需要接受细菌培养和治疗。对于持续性无菌引流液,给予环丙沙星或复方磺胺甲噁唑(复方新诺明)10 天,并要求患者保持伤口干燥直至完全愈合。难治性感染的患者需要住院并移除 ICD。

装置的随访

需要每隔 1~3 个月对患者进行门诊 ICD 电生理评价,包括电容补充、电池寿命确认、起搏阈值测量并下载心电记录。需要根据数据分析充电周期内心律失常终止的原因,并相应的调整程控设置。对报告有 ICD 放电的患者,遥测资料可以确认正常的功能性放电,发现不适当的放电,证实有无电噪音或感知过度,这时提示需要检查和调整电极。有些 ICD 现在可实现无线远程监控。

远期随访和发生器更换

电池耗竭

目前 ICD 的电池寿命普遍超过 60 个月。发生器更换手术的并发症包括感染、心肌梗死和死亡。心力衰竭和/或冠心病的进展使发生器更换的风险升高。发生器更换需要局麻,测量 DFT 时需要全麻。如果风险太高,DFT 测量可以延期。除非更换电极,患者一般可以在手术当天出院。

电极功能异常

随着植入时间的延长,电极失效的发生率提高。随访 10 年,大约 50% 的患者需要调整电极[63],原因包括电极断裂[64]、DFT 过高、过度感知、感知不足和传出阻滞。绝缘层破坏可导致过度感知,一个新的经静脉心率感知电极植入可以解决该问题,推荐使用主动固定电极。囊袋内可见的绝缘层损坏可以使用硅胶、管道和打结修补。

膜片电极可因导线断裂或纤维化导致的扭曲而失灵。对于心内膜电极,心脏增大使左心室向左移位,远离右心室电极,使 DFT 升高。植入皮下膜片电极或改用高输出值发生器可以解决 DFT 过高的问题(图 55-28)。

其他问题

向心脏移植的过渡

对于等待心脏移植的患者,CRT-D 治疗可以减轻症状,预防室速室颤的发生,现在越来越普遍。花费是重要的问题。

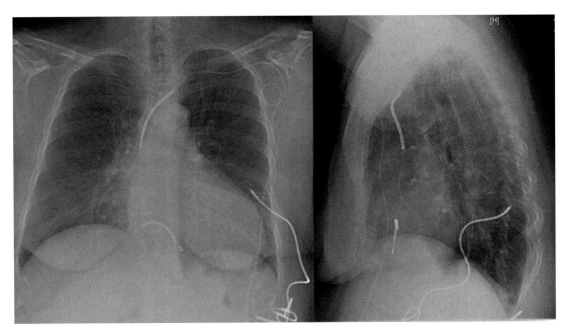

图 55-28　由于 ICD 除颤失效而在后外侧放置电极。患者是一位 62 岁的女性，既往曾发作室间隔前壁心肌梗死。刚开始 ICD 功能正常，但随着心衰进展，左室增大，ICD 的能量需求提高了

生活质量

问题包括反复除颤导致的不适、痛苦，以及频繁门诊随访不方便，这些问题对于老年患者来说尤为明显。ICD 发生器的体积和重量虽然降低不少，但同起搏器发生器相比还是很大。许多患者因为被植入的 ICD 挽救了性命而高兴，但另一些患者却感到痛苦[40,65,66]。许多 ICD 患者不遵从医嘱去开车[67,68]，好在目前报道的 ICD 患者的交通事故率较低。

费用-效益比

ICD 治疗费用高昂，但不用 ICD，治疗室速和室颤同样花费很大[69]。降低 ICD 发生器和电极的花费将提高 ICD 预防性使用的吸引力。

新技术

不需要心内电极的 ICD 和起搏器产品已经上市或正在临床试验。这些设备的功能有限，但对适合的患者很有价值。

（饶辰飞 译　林柏松 审）

参考文献

1. Ellenbogen KA, Kaszala K: *Cardiac Pacing and ICDs*, 6th ed. Chichester, West Sussex, John Wiley and Sons, 2014.
2. Kalahasty G, Kapa S, Cooper JM: Components of a pacing and ICD system: basic concepts of pacing, 6th ed. Chichester, West Sussex, John Wiley and Sons, 2014; pp 1-33.
3. John RM: Indications for permanent and temporary cardiac pacing, 6th ed. Chichester, West Sussex, John Wiley and Sons, 2014; pp 34-81.
4. Doppalapudi H, Blitzer ML, Shoenfeld MH: Follow-up of the patient with a CIED, 6th ed. Chichester, West Sussex, John Wiley and Sons, 2014; 453-503.
5. Cha YM: Cardiac resynchronization therapy, 6th ed. Chichester, West Sussex, John Wiley and Sons, 2014; 374-412.
6. Marine JE, Brinker JA: Techniques of pacemaker implantation and removal, 6th ed. Chichester, West Sussex, John Wiley and Sons, 2014; pp 150-210.
7. Gold MR, Swerdlow C: The implantable cardioverter-defibrillator, 6th ed. Chichester, West Sussex, John Wiley and Sons, 2014; pp 323-373.
8. Stambler BS, Varma N: Hemodynamics of cardiac pacing and pacing mode selection, 6th ed. Chichester, West Sussex, John Wiley and Sons, 2014; 82-133.
9. Furman S, Schwedel JB: An intracardiac pacemaker for Stokes-Adams seizures. *N Engl J Med* 1959; 261:943-948.
10. Bernstein AD, Camm AJ, Fletcher R, et al: The NASPE/BPEG generic pacemaker code for antibradyarrhythmia and adaptive rate pacing and antitachyarrhythmia devices. *Pacing Clin Electrophysiol* 1987;10(4 Pt 1): 794-799.
11. Epstein AE, DiMarco JP, Ellenbogen KA, et al: 2012 ACCF/AHA/HRS focused update incorporated into the ACCF/AHA/HRS 2008 Guidelines for Device-Based Therapy of Cardiac Rhythm Abnormalities: a report of the American College of Cardiology Foundation/American Heart Association Task Force on Practice Guidelines and the Heart Rhythm Society. *Circulation* 2013; 127(3):e283-e352.
12. Nelson SD, Kou WH, De Buitleir M, et al: Value of programmed ventricular stimulation in presumed carotid sinus syndrome. *Am J Cardiol* 1987; 60(13):1073-1077.
13. Sra JS, Jazayeri MR, Avitall B, et al: Comparison of cardiac pacing with drug therapy in the treatment of neurocardiogenic (vasovagal) syncope with bradycardia or asystole. *N Engl J Med* 1993; 328(15):1085-1090.
14. Prech M, Grygier M, Mitkowski P, et al: Effect of restoration of AV synchrony on stroke volume, exercise capacity, and quality-of-life: can we predict the beneficial effect of a pacemaker upgrade? *Pacing Clin Electrophysiol* 2001; 24(3):302-307.
15. Karpawich PP, Mital S: Comparative left ventricular function following atrial, septal, and apical single chamber heart pacing in the young. *Pacing Clin Electrophysiol* 1997; 20(8 Pt 1):1983-1988.
16. Fananapazir L, Epstein ND, Curiel RV, et al: Long-term results of dual-chamber (DDD) pacing in obstructive hypertrophic cardiomyopathy. Evidence for progressive symptomatic and hemodynamic improvement and reduction of left ventricular hypertrophy. *Circulation* 1994; 90(6):2731-2742.
17. Gadler F, Linde C, Daubert C, et al: Significant improvement of quality of life following atrioventricular synchronous pacing in patients with hypertrophic obstructive cardiomyopathy. Data from 1 year of follow-up. PIC study group. Pacing In Cardiomyopathy. *Eur Heart J* 1999; 20(14):1044-1050.
18. Berberian G, Quinn TA, Kanter JP, et al: Optimized biventricular pacing in atrioventricular block after cardiac surgery. *Ann Thorac Surg* 2005; 80(3):870-875.
19. Lau CP, Butrous GS, Ward DE, et al: Comparison of exercise performance of six rate-adaptive right ventricular cardiac pacemakers. *Am J Cardiol* 1989; 63(12):833-838.
20. Kay GN, Bubien RS, Epstein AE, et al: Rate-modulated cardiac pacing based on transthoracic impedance measurements of minute ventilation: correlation with exercise gas exchange. *J Am Coll Cardiol* 1989; 14(5):1283-1289.
21. Cohen MI, Vetter VL, Wernovsky G, et al: Epicardial pacemaker implantation and follow-up in patients with a single ventricle after the Fontan

operation. *J Thorac Cardiovasc Surg* 2001; 121(4):804-811.

22. Byrd CL, Schwartz SJ: Transatrial implantation of transvenous pacing leads as an alternative to implantation of epicardial leads. *Pacing Clin Electrophysiol* 1990; 13(12 Pt 2):1856-1859.

23. Da Costa A, Kirkorian G, Cucherat M, et al: Antibiotic prophylaxis for permanent pacemaker implantation: a meta-analysis. *Circulation* 1998; 97(18):1796-1801.

24. Magney JE, Flynn DM, Parsons JA, et al: Anatomical mechanisms explaining damage to pacemaker leads, defibrillator leads, and failure of central venous catheters adjacent to the sternoclavicular joint. *Pacing Clin Electrophysiol.* 1993; 16(3 Pt 1):445-457.

25. Ong LS, Barold S, Lederman M, et al: Cephalic vein guide wire technique for implantation of permanent pacemakers. *Am Heart J* 1987; 114(4 Pt 1): 753-756.

26. Belott PH: A variation on the introducer technique for unlimited access to the subclavian vein. *Pacing Clin Electrophysiol* 1981; 4(1):43-48.

27. Spotnitz HM: Transvenous pacing in infants and children with congenital heart disease. *Ann Thorac Surg* 1990; 49(3):495-496.

28. Barin ES, Jones SM, Ward DE, et al: The right ventricular outflow tract as an alternative permanent pacing site: long-term follow-up. *Pacing Clin Electrophysiol* 1991; 14(1):3-6.

29. Leclercq C, Cazeau S, Ritter P, et al: A pilot experience with permanent biventricular pacing to treat advanced heart failure. *Am Heart J* 2000; 140(6):862-870.

30. Kiviniemi MS, Pirnes MA, Eranen HJ, et al: Complications related to permanent pacemaker therapy. *Pacing Clin Electrophysiol* 1999; 22(5):711-720.

31. Goldstein DJ, Losquadro W, Spotnitz HM: Outpatient pacemaker procedures in orally anticoagulated patients. *Pacing Clin Electrophysiol* 1998; 21(9):1730-1734.

32. Brewster GM, Evans AL: Displacement of pacemaker leads—a 10-year survey. *Br Heart J* 1979; 42(3):266-270.

33. Link MS, Estes NA 3rd, Griffin JJ, et al: Complications of dual chamber pacemaker implantation in the elderly. Pacemaker Selection in the Elderly (PASE) Investigators. *J Interv Card Electrophysiol* 1998; 2(2):175-179.

34. Cleland JG, Daubert JC, Erdmann E, et al: The effect of cardiac resynchronization on morbidity and mortality in heart failure. *N Engl J Med.* 2005; 352(15):1539-1549.

35. Wilkoff BL, Love CJ, Byrd CL, et al: Transvenous lead extraction: Heart Rhythm Society expert consensus on facilities, training, indications, and patient management: this document was endorsed by the American Heart Association (AHA). *Heart Rhythm* 2009; 6(7):1085-1104.

36. Epstein LM, Byrd CL, Wilkoff BL, et al: Initial experience with larger laser sheaths for the removal of transvenous pacemaker and implantable defibrillator leads. *Circulation* 1999; 100(5):516-525.

37. Rusanov A, Spotnitz HM: A 15-year experience with permanent pacemaker and defibrillator lead and patch extractions. *Ann Thorac Surg* 2010; 89(1):44-50.

38. Margey R, McCann H, Blake G, et al: Contemporary management of and outcomes from cardiac device related infections. *Europace* 2010; 12(1):64-70.

39. Molina JE: Undertreatment and overtreatment of patients with infected antiarrhythmic implantable devices. *Ann Thorac Surg* 1997; 63(2):504-509.

40. May CD, Smith PR, Murdock CL, et al: The impact of implantable cardioverter defibrillator on quality-of-life. *Pacing Clin Electrophysiol* 1995; 18(7):1411-1418.

41. Rusanov A, Spotnitz HM: Salvage of a failing bifurcated bipolar epicardial lead with conductor fracture. *Ann Thorac Surg* 2010; 90(2):649-651.

42. The Cardiac Arrhythmia Suppression Trial (CAST) Investigators. Preliminary report: effect of encainide and flecainide on mortality in a randomized trial of arrhythmia suppression after myocardial infarction. *N Engl J Med* 1989; 321(6):406-412.

43. Madigan JD, Choudhri AF, Chen J, et al: Surgical management of the patient with an implanted cardiac device: implications of electromagnetic interference. *Ann Surg* 1999; 230:(5):639-647.

44. Bourke ME: The patient with a pacemaker or related device. *Can J Anaesth* 1996; 43(5 Pt 2):R24-R41.

45. Raghavan C, Maloney JD, Nitta J, et al: Long-term follow-up of heart transplant recipients requiring permanent pacemakers. *J Heart Lung Transplant* 1995; 14:(6 Pt 1):1081-1089.

46. Spotnitz HM, Ott GY, Bigger JT Jr, et al: Methods of implantable cardioverter-defibrillator-pacemaker insertion to avoid interactions. *Ann Thorac Surg* 1992; 53(2):253-257.

47. Zareba W, Moss AJ: Long QT syndrome in children. *J Electrocardiol* 2001; 34 Suppl:167-171.

48. Doll N, Opfermann UT, Rastan AJ, et al: Facilitated minimally invasive left ventricular epicardial lead placement. *Ann Thorac Surg* 2005; 79(3):1023-1025.

49. DeRose JJ, Ashton RC, Belsley S, et al: Robotically assisted left ventricular epicardial lead implantation for biventricular pacing. *JACC* 2003; 41:(8):1414-1419.

50. Wang DY, Richmond ME, Quinn TA, et al: Optimized temporary biventricular pacing acutely improves intraoperative cardiac output after weaning from cardiopulmonary bypass: a substudy of a randomized clinical trial. *J Thorac Cardiovasc Surg* 2011; 141(4):1002-1008.

51. Spotnitz HM, Cabreriza SE, Wang DY, et al: Primary endpoints of the biventricular pacing after cardiac surgery trial. *Ann Thorac Surg* 2013; 96:808-815.

52. Mirowski M, Reid PR, Mower MM, et al: Termination of malignant ventricular arrhythmia with an implantable automatic defibrillator in human beings. *N Engl J Med* 1980; 303(6):322-324.

53. Zipes DP, Roberts D: Results of the international study of the implantable pacemaker cardioverter-defibrillator. A comparison of epicardial and endocardial lead systems. *Circulation* 1995; 92:(1):59-65.

54. Shahian DM, Williamson WA, Svensson LG, et al: Transvenous versus transthoracic cardioverter-defibrillator implantation. *J Thorac Cardiovasc Surg* 1995; 109(6):1066-1074.

55. Prystowsky EN, Nisam S: Prophylactic implantable cardioverter defibrillator trials: MUSTT, MADIT, and beyond. Multicenter Unsustained Tachycardia Trial. Multicenter Automatic Defibrillator Implantation Trial. *Am J Cardiol* 2000; 86(11):1214-1215, A5.

56. Bardy GH, Lee KL, Mark DB, et al for the Sudden Cardiac Death in Heart Failure Trial (SCD-HeFT) Investigators: Amiodarone or an implantable cardioverter-defibrillator for congestive heart failure. *N Engl J Med* 2005; 352(3):225-237.

57. Bigger JT for the Coronary Artery Bypass Graft (CABG) Patch Trial Investigators: Prophylactic use of implanted cardiac defibrillators in patients at high risk for ventricular arrhythmias after coronary-artery bypass graft surgery. *N Engl J Med* 1997; 337(22):1569-1575.

58. Epstein AE: Update on primary prevention implantable cardioverter-defibrillator therapy. *Curr Cardiol Rep* 2009; 11(5):335-342.

59. Spotnitz HM: Surgical approaches to ICD insertion. In: Spotnitz HM. *Research Frontiers in Implantable Defibrillator Surgery.* Austin, TX: RG Landes: 1992; 23-34.

60. Watkins L Jr, Taylor E Jr: Surgical aspects of automatic implantable cardioverter-defibrillator implantation. *Pacing Clin Electrophysiol* 1991; 14(5 Pt 2):953-960.

61. Auteri JS, Jeevanandam V, Bielefeld MR, et al: Effects of location of AICD patch electrodes on the left ventricular diastolic pressure-volume curve in pigs. *Ann Thorac Surg* 1991; 52(5):1052-1057.

62. Barrington WW, Deligonul U, Easley AR, et al: Defibrillator patch electrode constriction: an underrecognized entity. *Ann Thorac Surg* 1995; 60(4):1112-1115.

63. Mattke S, Muller D, Markewitz A, et al: Failures of epicardial and transvenous leads for implantable cardioverter defibrillators. *Am Heart J.* 1995; 130(5):1040-1044.

64. Roelke M, O'Nunain, Osswald S, et al: Subclavian crush syndrome complicating transvenous cardioverter defibrillator systems. *Pacing Clin Electrophysiol* 1995; 18(5 Pt 1):973-979.

65. Ahmad M, Bloomstein L, Roelke M, et al: Patients' attitudes toward implanted defibrillator shocks. *Pacing Clin Electrophysiol* 2000; 23(6):934-938.

66. Kohn CS, Petrucci RJ, Baessler C, et al: The effect of psychological intervention on patients' long-term adjustment to the ICD: a prospective study. *Pacing Clin Electrophysiol* 2000; 23(4 Pt 1):450-456.

67. Vijgen J, Botto G, Camm J, et al: Consensus statement of the European Heart Rhythm Association: updated recommendations for driving by patients with implantable cardioverter defibrillators. *Europace* 2009; 11(8):1097-1107.

68. Lampert R: Managing with pacemakers and implantable cardioverter defibrillators. *Circulation* 2013; 128(14):1576-1585.

69. Thijssen J, van den Akker, van Marle ME, et al: Cost-effectiveness of primary prevention implantable cardioverter defibrillator treatment: data from a large clinical registry. *Pacing Clin Electrophysiol* 2014; 37(1):25-34.

70. Spotnitz HM: *Technique of Pediatric Pacemaker Insertion.* [Quicktime]. 1992.

第九部分　其他心脏手术

第56章　成人先天性心脏病的外科治疗

Redmond P. Burke

成人先天性心脏病(简称先心病)患者的人数现已超过患有此类疾病的儿童患者。他们组成了一个数量持续增长的存活病例人群,其对心脏疾病的综合治疗需求也不断增加。在过去二十多年里,成人先天性心脏病患者的复杂性范围已从简单病变(包括主动脉缩窄、动脉导管未闭、间隔缺损以及法洛四联症)的晚期初次修复发展到了复杂多期姑息手术存活者的第 n次再次手术。为明确阐述成人先天性心脏病的合理医疗资源配置,全世界已作出了巨大的努力,但仍有众多先心病患者成年后受困于治疗连续性的缺乏[1]。本章将介绍当前成人先心病外科的几项重要治疗策略。

减少累积治疗创伤

成人先心病的最佳治疗场所尚未可知,公平地讲,没有任何两个团队是相同的。有关综合性协调诊治策略的需求已有很好的阐述,它除应涵盖从胎儿期到成年期先心病患者的终生治疗外,亦应包括即将分娩的先心病孕妇保健[2]。胎儿诊断为先心病的孕妇可能会被要求接受侵入性宫内手术,以缓解胎儿的心脏病变,这样就新增了一批成年患者,需面对先天性心脏病治疗的创伤[3]。

我们先心病团队的理念是减少每一位患者的终生累积治疗创伤。为此,对所有送抵我们中心拟行外科或介入治疗的成年患者均进行联合病例讨论,与会人员包括成人、小儿介入心脏病医师和外科医师、心脏重症监护专职医师、心脏麻醉师、心脏影像学专家以及心脏护理、药剂和社工团队。我们首选有效且创伤最小的治疗方式,治疗失败者则

逐步选用下一级创伤最小的治疗方式。例如,继发孔型房间隔缺损首选介入封堵,如果失败,随即选择微创外科手术修补。

信息系统

成人复杂先天性心脏病患者通常有较为冗长的病史,并以多种媒体格式存放,这暴露了当前纸质和电子病历(electronic medical record,EMR)系统的不足。事实证明,医疗团队增加EMR 的使用,以及患者和家人不断采用个人健康档案(personal health records,PHR),有助于改善一些慢性病患者的预后[4]。但是,心脏病患儿及家人通常对其心脏病变和成年后的预后不甚了解。PHR 可用于增进患者的理解,并提供后续治疗和诊断研究的路线图。此外,这些信息系统也可以链接国内外注册登记系统,旨在评估各个成人先心病诊治中心的临床结果和水平[5]。

基于网络的医院 EMR 系统的出现使我们的心脏团队能够追踪患者的整个生命周期,并根据需求检索患者的关键信息。我们还使患者能够访问 EMR 中特定的内容。我们在术中采集每项先心病病变修复前后的内窥镜图像[6],并将这些图像存储于 EMR 系统中。我们还采集并存储每位住院患者的日常图片。这些图像用于发病率和死亡率讨论会上的回顾分析,并关联其他临床信息和成像技术。再次手术前,我们可以调阅这些图片以重新熟悉患者的解剖结构[7]。本章节使用的手术图片均从此在线图像数据库中提取(图 56-1)。

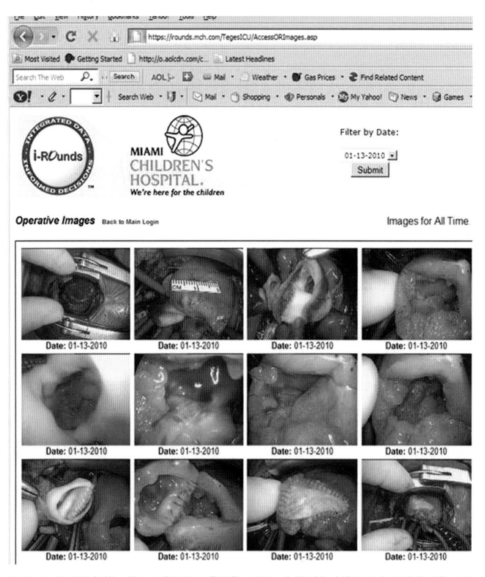

图 56-1　这是我们第一份电子病历的屏幕图像,显示一位共同主动脉干患者的手术图像。这些图像均在手术室采集,随即上传至基于网络的 EMR 系统中,可按手术名称、诊断或患者姓名检索

常见成人先天性心脏病手术

再次胸骨切开术

　　成人先心病手术通常是再次手术,然而,获得性心脏病再次手术中的一些标准方法可能并不足以应对成人先心病所面临的挑战。成人先心病患者反复开胸损伤的危险因素不同于获得性心脏病患者,后者通常注重保护通畅的冠状动脉旁路移植桥血管[8]。成人先心病患者由于早年经历过多次介入导管术,造成股动脉狭窄或闭塞,其股动脉插管通常较为困难。因此,我们很少采用择期或急诊外周动脉插管。成人先心病再次手术的关键危险因素包括胸骨后方的心室-肺动脉外管道,尤其当管壁钙化、管道内有多个支架或管壁明确嵌入胸骨时。当外管道在血管造影侧位相不随心动周期移动时,应考虑其可能与胸骨融合。当患者合并肺动脉高压、右室扩大、既往胸骨感染、右室或左室流出道瘤样扩张、漏斗胸或主动脉-肺动脉分流

时,开胸的风险加大,需预先游离血管通路并预置荷包线。合并多个危险因素的患者可在游离胸骨前建立体外循环以给右室减压。

　　我们切除原先切口瘢痕,并去除胸骨钢丝。切除剑突后,电刀游离胸骨下缘。随后用摇摆锯劈开胸骨浅表部分,再用耙钩提高胸骨两侧以显露胸骨后瘢痕组织,待松解一小段瘢痕组织后,用摇摆锯锯开该段胸骨,如此反复向胸骨上方推进,直至整个胸骨完全分开。

　　开胸时万一遭遇心脏或大血管破裂,当时如无已显露好的血管通路可供插管转机,我们通常的做法是松开胸骨牵开器,随即向上偏右方延长颈部切口,显露无名动脉、颈内静脉或无名动脉上段后,置荷包缝线并插管转机。在无法获得胸骨上方静脉通路的患者中,我们游离膈肌上方处的下腔静脉,该方法被称为"简易主动脉插管"[9]。随后患者以头低脚高位切开胸骨。即使证据尚不明确,我们仍在术中持续向每例患者的术野输注二氧化碳以降低气体栓塞风险[10]。

　　为减少术后组织粘连形成,降低再次开胸风险,术中我们

常用盐水湿纱布覆盖心脏表面以防止其变干。我们在完成先心病修补后,偶尔放置防粘连材料以减少胸骨后粘连。在一些中心,关胸前常规将聚四氟乙烯材料置于胸骨后[11]。然而,材料外周包囊的形成也可能会掩盖自体组织界面,反而使后续的手术游离更加困难。由猪空肠提取制作的生物可吸收膜[12]和细胞外基质膜片[13]也已获准用作心包替代物。

房间隔缺损

经导管介入封堵房间隔缺损技术的出现已明显改变了成人先心病外科手术病例的平均复杂程度。在配备高效导管介入团队的中心,卵圆孔未闭和大多数继发孔型房间隔缺损均可采用介入封堵治疗,仅极少数病例需外科修补。静脉窦型和原发孔型房间隔缺损、过渡型和完全型心内膜垫缺损、共同心房以及缺少上下边缘的继发孔型房间隔缺损推荐外科修补,我们采用上下腔静脉插管建立体外循环,在心脏停搏下修补这些缺损。

迄今已有多种手术切口入路用以改善心脏直视手术术后的切口美容效果和减少手术创伤。这些入路包括胸骨上段和下段切口、经剑突切口,胸前侧切口及乳房下切口。尽管胸骨正中切口会留有可见的瘢痕,但该切口对成人先心病患者而言可能创伤最小,它可避免外周插管带来的血管损伤以及侧开胸导致的肋间肌和血管神经损伤,并降低开胸术后疼痛综合征的风险。通过胸骨正中切口可直接控制主动脉,以便安全有效地进行插管、拔管、排气和灌注心脏停搏液等操作,并将主动脉夹层风险降至最低。此外,胸骨正中切口也可确保直接快速地进入纵隔术野,使外科医生能够应对术中意外发现的解剖变异,这种情况在成人先心病患者中并不罕见。

我们对房间隔缺损的静脉插管策略是双管插管,即经右心耳向上置上腔静脉插管、向下经腔静脉连接处置下腔静脉插管。那些在过去通常直接闭合的小缺损现在已很少采用外科方法修补,我们发现外科修补时最好采用补片材料修补缺损,经戊二醛处理的心包片比较理想。注意要将心包片的光滑面朝向左心房,术中我们使用精细的聚丙烯滑线连续缝合以使缝合缘免于张力牵拉(图 56-2A)。

对于静脉窦型缺损,我们通常在无名静脉处置直角上腔插管,以显露汇入上腔静脉的部分肺静脉异位引流开口。心房切口可以靠侧方切开,以避开窦房结区域,并向上延伸至异常肺静脉汇入口最高处的上方。为避免上腔静脉狭窄,可用自体心包片关闭心房切口(图 56-2B)。

对于原发孔型房间隔缺损患者,我们在接近瓣裂接触缘的部位常规采用聚丙烯缝线连续缝合修补二尖瓣瓣裂。即使患者瓣膜功能良好,也应修补瓣裂,因为已有迟发性瓣裂部位反流病例出现。对于存在二尖瓣狭窄风险的患者,尤其在左心室只有一组乳头肌的情况下,可保留瓣裂开放以避免二尖瓣狭窄。上述修复方法的手术效果通常较为满意,甚至在高龄患者中亦是如此[14]。

三尖瓣下移畸形(Ebstein 综合征)

大龄患者三尖瓣下移畸形的外科手术风险小,且远期结果良好。手术包括三尖瓣修补或置换以及同期其他畸形的矫治,如房间隔缺损修补、心律失常外科手术(迷宫手术)以及冠状动

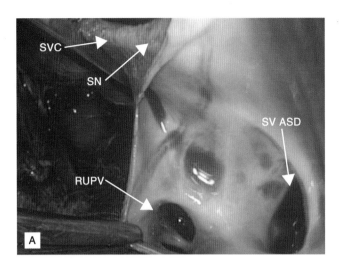

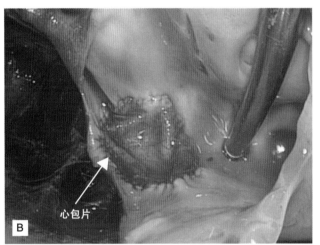

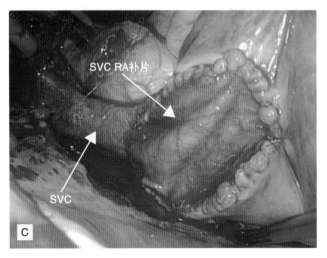

图 56-2　A. 窦静脉缺损术中图像,显示肺静脉开口、上腔静脉(SVC)和间隔缺损(SV ASD)。B,C. 两个补片修补的术中图像,内补片将肺静脉开口隔入左心房,外补片防止上腔静脉入右心房(RA)处的开口梗阻

脉旁路移植术[15]。针对这类患者的外科修复技术正在不断改进。我们认为三尖瓣前叶发育良好且无拴系存在会提高成功修复的概率,现已在成人患者中采用 Cone 技术[16]。此项技术需在右心室附着处游离三尖瓣前叶和后叶,并将前叶游离缘顺

时针旋转后缝合至隔叶交界,形成锥形瓣膜,其远端固定于右室心尖部,近端固定于三尖瓣环。应尽可能地将隔叶并入锥体壁,并闭合房间隔缺损。此项手术技术临床结果良好,死亡率低,三尖瓣反流显著减少,且患者心功能分级明显提高。

方坦(Fontan)矫治术

如今,成人发绀型先心病的主要死因是心律失常和心衰[17]。方坦矫治术后患者可能表现为心律失常、体循环心室衰竭相关并发症、蛋白丢失性肠病、体静脉通路梗阻、半月瓣及房室瓣功能障碍。确保腔肺血管通路顺畅是早期评估必须关注的。先前各种建立方坦循环的外科技术均有其各自特有的并发症。心内板障和心房肺动脉连接术后表现为右心房极度增大,导致血流停滞、右肺静脉受压及心律失常。

方坦矫治术包括拆除原先的静脉连接,改用心外管道重建腔肺连接。由于外管道方坦矫治术将体静脉隔至心外,心房水平的任何导管介入操作,尤其是电生理干预必须在方坦矫治术前完成。因此,我们应与电生理团队共同制定方坦矫治术计划,常将方坦矫治术与心律失常外科手术[18]、房室瓣功能障碍的处理一并进行。此类患者瓣膜修复一般较为复杂,通常需换瓣以取得良好的血流动力学结果[19]。手术结果取决于患者的解剖结构、右心室功能和肺血管阻力[20]。

在行外管道方坦矫治术时,我们采用双腔静脉插管,并尽可能保持心脏常温不停搏。在腔静脉心房连接部钳夹并横断下腔静脉,近心端以4-0聚丙烯线连续缝合。术中我们采用带加固环的膨胀聚四氟乙烯管道(直径19~23mm),修剪时保留足够长度以免压迫右肺静脉。上腔静脉与右肺动脉的连接处以6-0聚丙烯线连续缝合。支架植入杂交手术用于处理主动脉后方的肺动脉狭窄,由介入导管组在外科手术室实施。

对于复杂心脏畸形患者,方坦矫治术最好要有电生理医师团队参与,以确保折返通路的有效阻断或消融,因为其处理方法与获得性心脏病以及心内解剖结构正常的患者存在差异。多种迷宫手术可用于处理心房折返通路。由于成人先心病患者的传导系变异存在不可预知性,往往需要置入起搏器。众多中心提倡对方坦矫治术后患者使用个体化的起搏器治疗。然而,Tsao等根据1994—2008年120例方坦矫治术的经验(起初以灵活的方法应对每例患者的预期起搏需求),目前推荐常规植入带有双极类固醇洗脱心外膜导线的抗心动过速双腔起搏器[21]。

右室流出道重建

新生儿期或婴儿期成功行法洛四联症、右室双出口、肺动脉闭锁、共同动脉干矫治术和动脉调转术的患者,将会因肺动脉瓣关闭不全和/或狭窄所致的右心室功能不全、活动耐量下降、心律失常及猝死陆续回院就诊。因此,右室流出道重建术变得日益普遍[22]。自Bonhoeffer在2000年开展首例经皮肺动脉瓣置换术以来[23],越来越多的临床试验已证实该技术的安全性和有效性,术后1个月内患者NYHA心功能分级明显改善[24]。合并肺动脉瓣病变的成人先心病患者原先为避免再次手术创伤而多年随访,此项微创治疗技术可促进对这类患者的研究。在先前手术置入的右室流出道同种带瓣管道部位经导管植入肺动脉瓣的经验正在不断积累,资料显示同种带瓣管道

很少并发感染,而支架断裂作为良性并发症则较为常见(32%)。经皮介入瓣膜在右室流出道的中位最大瞬时跨瓣压差为23mmHg[25]。如有外科保驾,发生同种瓣破裂时即可紧急转机行外科修补,手术结果良好[26]。成人先心病肺动脉瓣置换的手术指征在不断完善,合理的手术指征和时机有待进一步明确。超声心动图、磁共振成像、心导管可在术前用于明确合并畸形,尤其是卵圆孔未闭、冠脉解剖形态以及右心室大小和功能。

对于不宜行经导管肺动脉瓣植入的患者,我们的常规做法是胸骨正中切开、双腔静脉插管、中低温体外循环下外科修复。如果术前诱发试验(Valsalva发泡试验)结果阴性,手术可在并行循环下完成,但我们更倾向于在阻断升主动脉下实施手术。我们用止血带阻断肺动脉分支并经右房吸引右心,可获得清晰的术野。如果右心室留有原手术切口或补片,则可作为再次手术入路,且切口可延伸至足以探查右室心腔和切除梗阻性肌束。肺动脉瓣置换可选的材料包括同种肺动脉瓣、同种主动脉瓣、牛颈静脉、生物瓣和机械瓣。

同种瓣型号的选择要基于合适的大小和长度,以匹配患者的解剖结构以及特定体重下正常肺动脉瓣环大小的超声估值。移植管道需修剪成合适的长度以避免牵拉(过短)和打折(过长)。我们使用6-0单股聚丙烯线连续缝合肺动脉远端吻合口,随后修剪同种瓣近心端心肌使之与右室切口相匹配。近心端吻合口可采用较大的针线连续缝合,需注意避开冠状动脉左主干和前降支。当上述冠脉结构因心外膜瘢痕而显露困难时,我们使用术中造影成像技术在右心室表面显示冠状动脉[27]。右室流出道前部切口可用自体或牛心包补片修补(图56-3)。

牛颈静脉带瓣管道的修剪和植入方法与同种瓣相似,行远端连续缝合。管道近心端斜面修剪,可免用单独风帽补片。与同种肺动脉瓣匹配组相比,牛颈静脉管道植入10年后的衰败、失功以及取出率明显较少(图56-4)[28]。

对于右心室解剖形态正常的患者,生物瓣膜和机械瓣膜按正常肺动脉瓣大小植入右室流出道,而对于共同动脉干和肺动脉闭锁术后患者,则通常需植入在更远部位,以避免胸骨压迫。当植入刚性瓣环时,必须考虑到冠脉左主干受压可能。我们采用带垫片间断水平褥式缝合以及聚丙烯线连续缝合技术完成

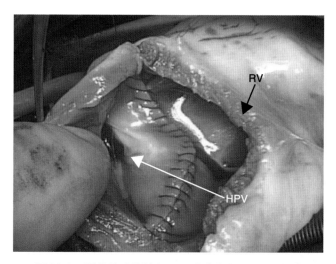

图56-3 同种肺动脉瓣(HPV)重建右室(RV)流出道

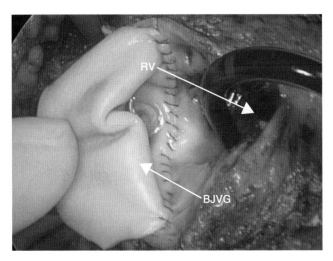

图 56-4　牛颈静脉移植物(BJVG)重建右室(RV)流出道

上述植入手术。两者都要求术者在缝合时使瓣膜的方向平行于主肺动脉,避免瓣口往上朝向胸骨。术者还必须确保瓣架不会阻挡肺动脉分支。当植入瓣膜结构难以涵盖患者右室流出道时,可使用一块补片修补主肺动脉和圆锥(图56-5)。

所有肺动脉瓣置换材料均各有优缺点[29]。同种瓣和牛颈静脉的长度足可连接右心室和肺动脉分支间的长段距离,其远端吻合口亦可适当成形以解除主肺动脉及其近端分支的狭窄。此外,它们的管状形态便于日后瓣膜狭窄或关闭不全时行经导管肺动脉带瓣支架植入。我们设法裁剪管道使之符合经导管肺动脉带瓣支架植入的要求。这些不断演化的需求正融入当前肺动脉瓣置换术外管道选择的决策过程当中。由于其瓣环可提供带瓣支架所需的锚定区域,当前应用的生物瓣亦适合后续肺动脉瓣支架植入。我们已不再使用机械瓣,因其无法行后续肺动脉瓣支架植入。右室流出道重建术目前并发症少且死亡率低,管道选用范围亦进一步扩大。

左室流出道重建

成人先心病患者中单纯的左室流出道梗阻较获得性左心病变患者少见。由于成人先心病患者左室流出道狭窄往往在

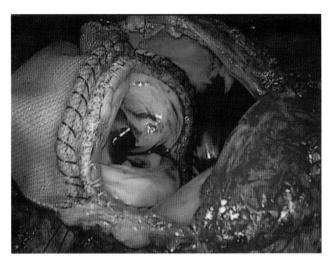

图 56-5　人工生物瓣重建右室流出道,使用连续缝合技术和一块衬贴的补片

多个水平出现,所以必须对狭窄处的上下游进行评价。Shone综合征患者一生中通常需要多次外科手术及介入治疗以缓解狭窄,而这些干预措施顶多只是姑息性的。成人先心病治疗团队应积极地一期施行 Ross 手术、Ross-Konno 手术和 Konno 手术,并处理每项姑息治疗措施后的再手术问题。Ross 手术通常用于治疗复杂左室流出道梗阻的患儿,可同期矫治瓣膜和瓣上病变,使患者免于抗凝治疗,且能维持瓣膜一定程度的生长潜能。这类患者在成年期可能需要再次手术以置换衰败的新主动脉瓣以及狭窄或关闭不全的肺动脉瓣。Ross 手术术后的右室流出道重建随访资料显示,4%的患者在术后 10 年因右心室功能受损需更换外管道。管道内径小于 14mm 是同种管道失功的独立预测因素[30]。

主动脉瓣位自体肺动脉瓣反流的再手术免除率差异较大(87%~96%)[30,31]。经皮主动脉瓣和肺动脉瓣置换术的出现,使得自体瓣和同种瓣的再次干预无需外科手术。因此,该技术将会增加 Ross 手术的临床应用。Ross 手术术后新的主动脉根部动脉瘤扩张与其所采用根部处理技术有关,术后 7 年有多达11%的患者可观察到此病变。其再次手术的效果往往较理想,但如果能够在新的主动脉瓣失功前更早地诊断,可更成功地对自体移植物进行修复[32]。

Konno 主动脉心室成形术用于矫治伴有瓣上、瓣膜及瓣下水平梗阻的复杂左室流出道梗阻,也可用于成人的一期手术或瓣膜失功、瓣环过小的再次手术。Ross-Konno 手术移植自体肺动脉瓣合并室间隔补片或圆锥扩大,其新的主动脉瓣可随着患者发育而生长,因而已成为患儿的良好选项。在一项针对 1980年至 2004 年期间手术的 53 例患者(平均年龄 19 岁)的回顾性研究中,Suri 等报道总体死亡危险因素包括 NYHA 分级(危险比 2.22,$P=0.04$)。主动脉瓣 5 年、10 年累计再手术率分别为19%和39%,15 例患者在术后 3.8 年(中位数)再次手术,其中6 例发现有肺动脉瓣反流,3 例进行了肺动脉瓣置换(6%)[33]。

Ross 手术、Ross-Konno 手术和 Konno 手术术后的再次手术尤其具挑战性。特别是当右室流出道重建时使用了大补片遮盖升主动脉前壁的情况下尤为如此。必须重新打开右心室才能显露主动脉根部。考虑到这类患者再次手术概率高,关胸时推荐使用防粘连膜。

心律失常外科

对于先心病患者来说,保持传导系统功能良好是减少终身累积损伤的一个重要方面。尽管在术中已努力减少传导组织损伤,成人先心病患者仍有罹患各种传导阻滞以及房性或室性心律失常的风险。因解剖通路变异以及静脉狭窄或闭塞,在成人先心病患者中植入起搏器和除颤器、拔除导线或更换电池常变得比较复杂。单心室患者由于到心内膜的静脉通路受限或根本没有,往往需放置心外膜电极。导线移除的常见适应证包括囊袋感染、电极故障、皮肤损伤、心内膜炎/败血症、腔静脉血栓形成以及与电极相关的疼痛。电极的移除技术在不断改进,外科医生和电生理医生可通力合作进而更安全地完成操作。可以使用一些带有刀片或激光的导管移除电极。对于可能的心脏穿孔事件,外科医生的协助十分必要。手术结果通常较满意,即使在 80 多岁的老年患者中亦是如此[34],脓毒血症是起搏器移除术后死亡的主要预测因素[35]。

室上性和室性心律失常是成人先心病患者发病和死亡的主要原因。对房颤或房扑患者行心脏直视手术时,可实施右侧迷宫手术,预期术后再次心律失常免除率达93%,且心功能分级改善[36]。

心律失常外科微创手术,例如迷你型迷宫(mini-Maze)手术,已越来越多地用于治疗获得性心脏病和心律失常患者[37]。但由于解剖关系的不同和再手术后大量瘢痕组织形成,使小切口下显露困难,这一术式在一些特定的成人先心病患者中很难施行。对成人先心病患者的室上性心律失常来说,Cox迷宫手术的操作通常较复杂,可改为在术中施行冲洗式单极射频消融(irrigated radiofrequency ablation,IRA),其在择期心脏外科手术患者中结果良好。预防性心律失常手术已被考虑应用于行手术修补的成人先心病高危人群,这些治疗策略正在不断发展中[38]。

杂交手术

我们将杂交手术定义为在一次手术中外科和介入相关人员及技术的整合。杂交手术可以在导管室、手术室或更理想的专用杂交手术间里进行。我们根据哪一项技术(介入或外科手术)在杂交手术中更为重要来选择手术场所。经皮瓣膜置换和血管内支架置入的出现凸显了成人先心病患者需要一体化治疗的事实。对于需要介入、外科及电生理综合治疗的患者,我们试图将这些治疗方案整合为一台杂交手术,以减少因建立血管通路而造成的外科创伤。对存在外周血管狭窄或闭塞病变的患者,或需要置入较大装置的儿童患者,外科医生也可以同时为介入医生提供中心血管入路并引导鞘管置放。我们常规在手术室里采用直视下、心脏内镜和血管造影来置放主动脉和肺动脉支架(图56-6)。

择期或紧急体外循环支持系统应在杂交手术室、介入导管室及心脏重症监护室中待命(图56-7)。

在实施支架、装置及瓣膜植入时,外科医师与介入医师之间的实时沟通或许能进一步改善患者的手术结果。由于有外科医师的参与,肺动脉支架可以被放置地更有利于后续的手术治疗。例如,肺动脉支架可被置于更靠近心端部位,以避免再次手术时损伤远处的肺动脉分支。此外,主动脉弓支架也可能被置于更合理的部位,以备再次手术需切开该支架(不能随

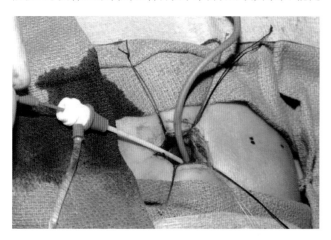

图56-6　杂交手术,外科操作行胸骨下段部分切口并放置经心鞘管,随之行介入导管操作

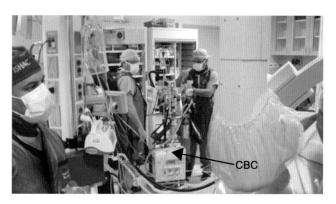

图56-7　体外循环装置(CBC),以备紧急或择期杂交及复杂介入手术之需

患者发育达到成人型号)时,减少外科医师沿主动脉弓往远处游离的距离。新近的临床经验表明,这种类型的手术计划和团队合作对经导管主动脉瓣置换术大有裨益[39]。

主动脉缩窄

大多数新发及复发的成人主动脉缩窄可采用经皮球囊扩张或支架进行处理[40]。我们同时为操作过程中可能出现的介入装置移位、切割和破裂提供外科支持,有时需要建立血管通路。对于不宜进行经皮介入治疗的成人主动脉缩窄或弓部梗阻,则以外科手术方法处理。左位主动脉弓患者采用左侧开胸入路,灌注师则在旁待命,以备行左心耳至降主动脉的体外转流。术中采用三种常规技术,即切除缩窄段后端端吻合、组织补片或人工补片扩大,以及合成材料管道植入。成年患者主动脉不易游离牵拉,要达到无张力缝合可能需要植入管道。我们使用皮下局麻药输注导管和丁哌卡因(布比卡因)来控制术后疼痛。我们预计长期高血压患者会出现血压不稳定。术后高血压比较常见,可用硝普钠降压。目前手术死亡率很低,随访中75%的患者可以不服用药物而保持血压正常[41]。

介入装置的管理

心外科医生将越来越频繁地碰到一些成人先心病患者,其体内植入了主动脉和肺动脉血管内支架、房间隔[42]和室间隔封堵器以及经导管支架瓣膜。目前血管支架正有效地应用于新生儿及婴儿患者,需考虑到患儿随着发育会超过支架可达到的最大型号[43]。对于患者因自身发育超过主动脉弓和肺动脉分支支架尺寸的再手术问题,我们正不断积累经验,这比与间隔缺损封堵器有关的再次手术更为常见。在支架置入后早期3个月以内的再次手术中,使用剪刀剪除增生细胞层,就可能完全移除支架。3个月后,血管壁的内向增生通常足够明显,以至于将支架嵌入到血管壁内,使其移除变得困难且具有创伤性。

当患者血管大小已超过支架设计的最大尺寸而需再次手术时,手术方案需考虑到支架纵向切口的最佳部位,以期支架能像热狗面包一样被分离开来,从而获得足够的空间来进行补片修补。这需要纵向切开支架的每一处连接直至支架末端,以避免血管壁上留有完整的金属环(图56-8)。

支架末端通常靠近血管分叉处,因此,当血管切口向远处

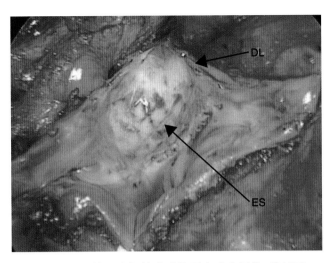

图 56-8　已植入支架的肺动脉再次手术图像,需切开支架(ES)的前壁和最远端的增生细胞层(DL)

延伸时应避免细小分支的螺旋样撕裂,后者可能会造成分支闭塞。补片可采用自体或牛心包、聚四氟乙烯材料、同种肺动脉或主动脉以及细胞外基质移植物。如果血管重建后没能达到成人管腔内径要求或被周围组织压迫,那么经补片扩大的支架可作为之后成人尺寸支架置入的安全部位。我们在患者血流动力学符合要求时采用杂交技术置入支架,或更晚些,在上述补片与支架缝合处愈合后施行,以减少缝线断裂出血的风险。

在一些既往房间隔切开造口术患者中,当过隔血流变得受限时,房间隔支架可被偶尔用来扩大房间切口以获取非限制性的过隔血流[44]。在后期再手术时,这些支架通常被房间隔组织紧密包绕,甚至延伸入肺静脉开口。如有必要,尽可能地使用剪刀分离并修剪裸露的金属结构,剥离出包埋部分,并剜出向内生长的瘢痕组织。探查心房有无透壁裂口,后者可用聚丙烯线缝合修补。

外科医生治疗成人先心病可改善疗效

美国心脏协会(AHA)和美国心脏病学院(ACC)已经发布了成人先心病的管理指南[45]。Patel 和 Kogon 在对 72 个成人先心病外科中心的回顾性研究中报道,年平均手术量 2 800 例,每个团队手术量为 0～230 例不等(中位数 28 例)。每个团队平均有 2 名外科医生,每位术者平均每年完成 20 例手术[46]。虽然每位术者和团队的手术结果各有差异,但与主攻成人获得性心脏病的术者相比(死亡率 4.84%,P<0.000 1),主攻小儿先心病的外科医生治疗成人先心病的手术疗效(死亡率 1.87%)更佳[47]。先心病患者存活时间较久。心律失常依然是发绀型先心病患者死亡的首要原因。目前,心肌梗死是成人非发绀型先心病的主要发病因素,这与获得性心脏病的远期生存率及其日益增强的影响相符。随着治疗团队经验的累积以及外科、介入、电生理、麻醉、护理和重症监护团队的整合,成人先心病的治疗结果将进一步改进,且终生累计创伤更小。

(王德 译　孙图成 审)

参考文献

1. Toyoda T, Tateno S, Kawasoe Y, et al: Nationwide survey of care facilities for adults with congenital heart disease in Japan. *Circ J* 2009; 73(6):1147-1150.
2. Dearani JA, Connolly HM, Martinez R, Fontanet H, Webb GD: Caring for adults with congenital cardiac disease: successes and challenges for 2007 and beyond. *Cardiol Young* 2007; 17 Suppl 2:87-96.
3. Donofrio MT, Moon-Grady AJ, Hornberger LK, et al: Diagnosis and treatment of fetal cardiac disease: a scientific statement from the American Heart Association. *Circulation* 2014; 129(21):2183-2242.
4. Winkelman WJ, Leonard KJ, Rossos PG: Patient-perceived usefulness of online electronic medical records: employing grounded theory in the development of information and communication technologies for use by patients living with chronic illness. *J Am Med Inform Assoc* 2005; 12(3):306-314.
5. Gibson PH, Burns JE, Walker H, Cross S, Leslie SJ: Keeping track of congenital heart disease-is it time for a national registry? *Int J Cardiol* 2010; 145(2):331-332.
6. Jacobs JP, Elliott MJ, Anderson RH, et al: Creating a database with cardioscopy and intra-operative imaging. *Cardiol Young* 2005; 15 Suppl 1: 184-189.
7. Burke RP, White JA: Internet rounds: a congenital heart surgeon's Web log. *Semin Thorac Cardiovasc Surg* 2004; 16(3):283-292.
8. Luciani N, Anselmi A, De GR, Martinelli L, Perisano M, Possati G: Extracorporeal circulation by peripheral cannulation before redo sternotomy: indications and results. *J Thorac Cardiovasc Surg* 2008; 136(3):572-577.
9. Knott-Craig CJ, Goldberg SP, Kirklin JK: Surgical strategy to prevent cardiac injury during reoperation in infants. *J Cardiothorac Surg* 2008; 3:10.
10. Giordano S, Biancari F: Does the use of carbon dioxide field flooding during heart valve surgery prevent postoperative cerebrovascular complications? *Interact Cardiovasc Thorac Surg* 2009; 9(2):323-326.
11. Jacobs JP, Iyer RS, Weston JS, et al: Expanded PTFE membrane to prevent cardiac injury during resternotomy for congenital heart disease. *Ann Thorac Surg* 1996; 62(6):1778-1782.
12. Okuyama N, Wang CY, Rose EA, et al: Reduction of retrosternal and pericardial adhesions with rapidly resorbable polymer films. *Ann Thorac Surg* 1999; 68(3):913-918.
13. Keane TJ, Badylak SF: The host response to allogeneic and xenogeneic biological scaffold materials. *J Tissue Eng Regen Med* 2014.
14. Horvath KA, Burke RP, Collins JJ Jr, Cohn LH: Surgical treatment of adult atrial septal defect: early and long-term results. *J Am Coll Cardiol* 1992; 20(5):1156-1159.
15. Dearani JA, Mavroudis C, Quintessenza J, et al: Surgical advances in the treatment of adults with congenital heart disease. *Curr Opin Pediatr* 2009; 21(5):565-572.
16. da Silva JP, Baumgratz JF, da Fonseca L, et al: The cone reconstruction of the tricuspid valve in Ebstein's anomaly. The operation: early and mid-term results. *J Thorac Cardiovasc Surg* 2007; 133(1):215-223.
17. Pillutla P, Shetty KD, Foster E: Mortality associated with adult congenital heart disease: trends in the US population from 1979 to 2005. *Am Heart J* 2009; 158(5):874-879.
18. Jang WS, Kim WH, Choi K, et al: The mid-term surgical results of Fontan conversion with antiarrhythmia surgery. *Eur J Cardiothorac Surg* 2014; 45(5):922-927.
19. Mavroudis C, Stewart RD, Backer CL, Deal BJ, Young L, Franklin WH: Atrioventricular valve procedures with repeat Fontan operations: influence of valve pathology, ventricular function, and arrhythmias on outcome. *Ann Thorac Surg* 2005; 80(1):29-36.
20. Mavroudis C, Deal BJ, Backer CL, et al: J. Maxwell Chamberlain Memorial Paper for congenital heart surgery. 111 Fontan conversions with arrhythmia surgery: surgical lessons and outcomes. *Ann Thorac Surg* 2007; 84(5):1457-1465.
21. Tsao S, Deal BJ, Backer CL, Ward K, Franklin WH, Mavroudis C: Device management of arrhythmias after Fontan conversion. *J Thorac Cardiovasc Surg* 2009; 138(4):937-940.
22. Gatzoulis MA, Balaji S, Webber SA, et al: Risk factors for arrhythmia and sudden cardiac death late after repair of tetralogy of Fallot: a multicentre study. *Lancet* 2000; 356(9234):975-981.
23. Lurz P, Gaudin R, Taylor AM, Bonhoeffer P: Percutaneous pulmonary valve implantation. *Semin Thorac Cardiovasc Surg Pediatr Card Surg Annu* 2009; 112-117.
24. Lurz P, Riede FT, Taylor AM, et al: Impact of percutaneous pulmonary valve implantation for right ventricular outflow tract dysfunction on

exercise recovery kinetics. *Int J Cardiol* 2014; 177(1):276-280.

25. Meadows JJ, Moore PM, Berman DP, et al: Use and performance of the Melody Transcatheter Pulmonary Valve in native and postsurgical, nonconduit right ventricular outflow tracts. *Circ Cardiovasc Interv* 2014; 7(3):374-380.

26. Kostolny M, Tsang V, Nordmeyer J, et al: Rescue surgery following percutaneous pulmonary valve implantation. *Eur J Cardiothorac Surg* 2008; 33(4):607-612.

27. Vogt PR, Bauer EP, Graves K: Novadaq Spy Intraoperative Imaging System-current status. *Thorac Cardiovasc Surg* 2003; 51(1):49-51.

28. Brown JW, Ruzmetov M, Rodefeld MD, Eltayeb O, Yurdakok O, Turrentine MW: Contegra versus pulmonary homografts for right ventricular outflow tract reconstruction: a ten-year single-institution comparison. *World J Pediatr Congenit Heart Surg* 2011; 2(4):541-549.

29. Vricella LA, Kanani M, Cook AC, Cameron DE, Tsang VT: Problems with the right ventricular outflow tract: a review of morphologic features and current therapeutic options. *Cardiol Young* 2004; 14(5):533-549.

30. Brown JW, Ruzmetov M, Fukui T, Rodefeld MD, Mahomed Y, Turrentine MW: Fate of the autograft and homograft following Ross aortic valve replacement: reoperative frequency, outcome, and management. *J Heart Valve Dis* 2006; 15(2):253-259.

31. Klieverik LM, Takkenberg JJ, Bekkers JA, Roos-Hesselink JW, Witsenburg M, Bogers AJ: The Ross operation: a Trojan horse? *Eur Heart J* 2007; 28(16):1993-2000.

32. Luciani GB, Viscardi F, Pilati M, Prioli AM, Faggian G, Mazzucco A: The Ross-Yacoub procedure for aneurysmal autograft roots: a strategy to preserve autologous pulmonary valves. *J Thorac Cardiovasc Surg* 2010; 139(3):536-542.

33. Suri RM, Dearani JA, Schaff HV, Danielson GK, Puga FJ: Long-term results of the Konno procedure for complex left ventricular outflow tract obstruction. *J Thorac Cardiovasc Surg* 2006; 132(5):1064-1071.

34. Williams SE, Arujuna A, Whitaker J, et al: Percutaneous extraction of cardiac implantable electronic devices (CIEDs) in octogenarians. *Pacing Clin Electrophysiol* 2012; 35(7):841-849.

35. Hamid S, Arujuna A, Ginks M, et al: Pacemaker and defibrillator lead extraction: predictors of mortality during follow-up. *Pacing Clin Electrophysiol* 2010; 33(2):209-216.

36. Stulak JM, Dearani JA, Puga FJ, Zehr KJ, Schaff HV, Danielson GK: Right-sided Maze procedure for atrial tachyarrhythmias in congenital heart disease. *Ann Thorac Surg* 2006; 81(5):1780-1784.

37. Saltman AE, Gillinov AM: Surgical approaches for atrial fibrillation. *Cardiol Clin* 2009; 27(1):179-188, x.

38. Mavroudis C, Stulak JM, Ad N, et al: Prophylactic atrial arrhythmia surgical procedures with congenital heart operations: review and recommendations. *Ann Thorac Surg* 2015; 99(1):352-359.

39. Berlin DB, Davidson MJ, Schoen FJ: The power of disruptive technological innovation: transcatheter aortic valve implantation. *J Biomed Mater Res B Appl Biomater* 2014.

40. Noble S, Ibrahim R: Percutaneous interventions in adults with congenital heart disease: expanding indications and opportunities. *Curr Cardiol Rep* 2009; 11(4):306-313.

41. Jatene MB, Abuchaim DC, Oliveira JL Jr, et al: Outcomes of aortic coarctation surgical treatment in adults. *Rev Bras Cir Cardiovasc* 2009; 24(3):346-353.

42. Mellert F, Preusse CJ, Haushofer M, et al: Surgical management of complications caused by transcatheter ASD closure. *Thorac Cardiovasc Surg* 2001; 49(6):338-342.

43. Stanfill R, Nykanen DG, Osorio S, Whalen R, Burke RP, Zahn EM: Stent implantation is effective treatment of vascular stenosis in young infants with congenital heart disease: acute implantation and long-term follow-up results. *Catheter Cardiovasc Interv* 2008; 71(6):831-841.

44. Pedra CA, Neves JR, Pedra SR, et al: New transcatheter techniques for creation or enlargement of atrial septal defects in infants with complex congenital heart disease. *Catheter Cardiovasc Interv* 2007; 70(5):731-739.

45. Warnes CA, Williams RG, Bashore TM, et al: ACC/AHA 2008 guidelines for the management of adults with congenital heart disease: a report of the American College of Cardiology/American Heart Association Task Force on Practice Guidelines (Writing Committee to Develop Guidelines on the Management of Adults with Congenital Heart Disease). Developed in Collaboration with the American Society of Echocardiography, Heart Rhythm Society, International Society for Adult Congenital Heart Disease, Society for Cardiovascular Angiography and Interventions, and Society of Thoracic Surgeons. *J Am Coll Cardiol* 2008; 52(23):e143-e263.

46. Patel MS, Kogon BE: Care of the adult congenital heart disease patient in the United States: a summary of the current system. *Pediatr Cardiol* 2010; 31(4):511-514.

47. Karamlou T, Diggs BS, Person T, Ungerleider RM, Welke KF: National practice patterns for management of adult congenital heart disease: operation by pediatric heart surgeons decreases in-hospital death. *Circulation* 2008; 118(23):2345-2352.

第 57 章　心包疾病

Eric N. Feins ● Jennifer D. Walker

心包就像蚕茧一样,包裹着心脏及连接心脏大血管的一部分。在心脏手术中若想显露心脏,只需将沿长轴切开心包,并沿膈肌水平横向切开心包,手术便可顺利进行。对于心脏外科手术而言,心脏包裹心脏并随着心脏的充盈跳动而改变是非常重要的。无顺应性心包和心脏之间狭小的心包腔里短时间内充盈血液或液体时,会导致心脏受压和心脏压塞。当炎症和瘢痕使心包挛缩并紧密粘连于心脏表面时,会导致缩窄性心包炎。本章节主要谈论心包的解剖和功能,并描述导致心脏压塞和心包缩窄的常见原因。本章节还将讨论心脏压塞和心包缩窄的诊断和治疗,心脏术后出现早发、迟发心脏压塞的处理,以及心脏手术术中心包(是否)缝合的处理原则。

解剖和功能

心包有两个主要功能,一是将心脏固定在纵隔,二是防止心脏突发容量负荷过重引起的心脏胀满。心包反折上至无名静脉下方的升主动脉和窦房结上方数厘米的上腔静脉,包裹着上下肺静脉,并环绕着下腔静脉,这样外科医生就可以在心包内阻断下腔静脉血流。心包反折还位于房室沟下方,左房肺静脉开口附近(图 57-1)。心包的血供由与膈神经伴行的乳内动脉的分支动脉和直接源于主动脉的滋养血管共同提供。心包由发自食管丛的迷走神经和走行于其内的膈神经支配。

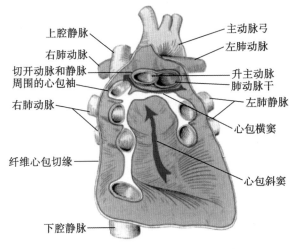

上腔静脉　　　　　　　　　主动脉弓
右肺动脉　　　　　　　　　左肺动脉
切开动脉和静脉　　　　　　升主动脉
周围的心包袖　　　　　　　肺动脉干
右肺动脉　　　　　　　　　左肺静脉
　　　　　　　　　　　　　心包横窦
纤维心包切缘
　　　　　　　　　　　　　心包斜窦
下腔静脉

图 57-1　心包的附着、心包反折和窦

心包是两层紧密相连的圆锥形纤维性囊袋。心包分为 2 层,内层(浆膜层)由透明的单层间皮细胞构成。浆膜层心包、心外膜和纤维性心包腔组成连续的囊袋状组织。心包斜窦位于静脉汇合处,心包横窦位于动脉(主动脉和肺动脉)和静脉反折(左房顶和上腔静脉)。心包腔的间隙可以适度扩张以承受有限的心包积液的容量负荷。正常的心包腔大致可容纳 10~20mL 的积液容量。脏层心包细胞含有丰富的微绒毛,绒毛宽 1μm,长约 3μm,可进行水和离子的交换[1]。脏层心包的淋巴引流到气管和支气管纵隔淋巴结,壁层心包的淋巴则引流到前、后纵隔淋巴结。

壁层心包(纤维心包)由散在排列平行致密的纤维束的弹力蛋白构成,因此壁层心包顺应性很低。由于心包比心肌坚韧,所以它可以均衡两个心室的顺应性,最大限度地维持左右心室舒张期的压力[2]。心包的这种作用,可以表现为吸气时体循环压力降低。随者呼吸变化,心包腔内的压力与胸膜腔内的压力相接近。吸气时胸腔内负压增大,促进右室回心血量增加,室间隔向左移位以适应右室容量的增加。由于心包的限制,左室的充盈不能相应的增加,所以吸气时,左室射血分数就会起轻度降低,进而引起体循环动脉压力的降低。当心包内压力增加时(急性心包压迫或循环负荷过重),这种现象就会更加明显,导致奇脉的发生[3]。

先天性心包畸形

多数的先天性心包畸形是无症状的,通过心脏外科手术或与心脏不相关的检查偶然发现[4,5]。先天性心包畸形发生比例低,约三分之一伴有心脏、骨骼、肺脏的发育异常[6]。心包的部分缺损是常见的发育不良,70%发生于左侧,是由于左总静脉的过早萎缩所致,单纯右侧心包缺失或心包全部缺失发生比例分别是 17%和 13%。右侧的 Cuvier 管参与形成上腔静脉,并参与右侧胸膜以及右侧心包的闭合[7],因此右侧心包缺失可导致死亡。磁共振成像、CT 和超声心动图对于评价心包缺如畸形是很重要的。磁共振可以在不应用造影剂的情况下,很好的显示心包的缺如情况,CT 和超声心动图可以很好地评估心包的厚度和缺失的部位及程度[4]。虽然完全心包缺损临床意义不大,但一侧的缺损往往存在着潜在的问题,它增大了心脏的活动度,可使心脏移至胸膜腔里,造成左心耳或左室的嵌顿。可以通过心包切除术或心包补片修补缺损的心包[6],上述两种术式效果明显。

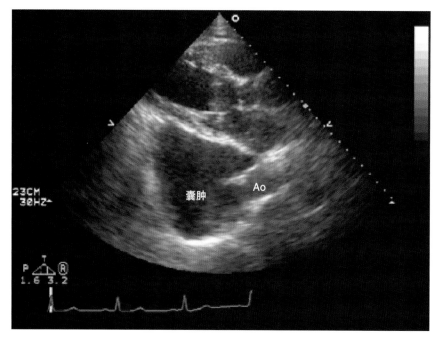

图 57-2   经食管超声心动提示心包囊肿

心包囊肿是一种常见的中纵隔肿物的心包疾病,发生率仅次于淋巴瘤[8],75%的心包囊肿患者无临床症状。心包囊肿70%位于右肋膈角,22%位于左肋膈角[5]。囊肿多不与心包腔相通,典型的表现为单腔、光滑、直径小于3cm(图 57-2)。症状多为压迫和毗邻组织的炎症引起的胸痛、气短、咳嗽,以及心律不齐。心包囊肿亦可是继发感染所致[9]。临床多用增强 CT 检查作为该病的诊断和随访[10,11],以及对无症状患者的观察。经皮穿刺吸引术后 3 年的复发率为 30%。在穿刺抽吸术后硬化剂的使用,可减少囊肿复发[12]。心包囊肿手术切除的指征包括囊肿直径过大、有临床症状、患者过于担心以及怀疑恶性肿瘤[8]。胸腔镜辅助下心包切除术已被广泛应用,前纵隔的心包囊肿多可应用微创的胸骨下纵隔镜的手术方式解决。开胸手术是一种可以广泛接受的技术。外科手术是唯一可以根治心包囊肿的方式[12]。

心脏压塞的病理

心脏压塞多数由心包、心包腔、心脏的正常解剖和生理位置的改变所致。由于心包无顺应性,以及心包腔液体的不可压缩性,心脏须代偿地适应由心包内压力急剧增加所致的压迫。心包腔内液体急剧增加,会导致心包内的压力迅速地非线性增加(图 57-3),并导致心脏压塞[13]。心脏压塞的解剖学基础还包括心包腔内组织空间被填占(囊肿或过多的心包积液等)和心包缩窄。

心脏压塞

虽然出血是最常见的病因,但是各种类型的心包疾病所导致的心包渗出液、血凝块、脓液、气体以及它们的混合物,都可以引起心脏压塞。当心包腔内的液体超过心包所能承受的负荷时,心包腔内压力也会迅速增加。此时,心包腔的液体容积如果继续增加,就只能压缩减少心腔内的液体容积。由于右心系统充盈压低,所以被压塞受限表现得更为明显。(图 57-4)随

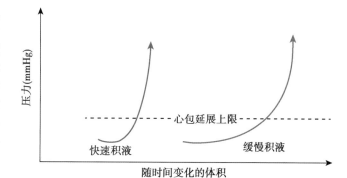

图 57-3   显示心包腔压力和容积的关系。正常心包腔可以容纳较少的液体,承受有限的压力增高。快速积液时,如果液体继续增加超过心包延展上限,心包内压力呈非线性的快速增加;缓慢积液时,液体增加达到心包延展上限时的体积更大,如继续增加液体也会造成心包内压力呈非线性的快速增加

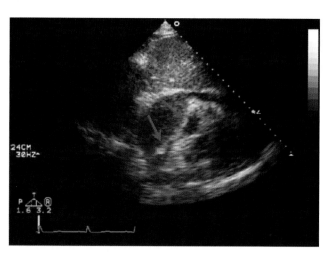

图 57-4   经食管超声提示右心房受压、心脏压塞

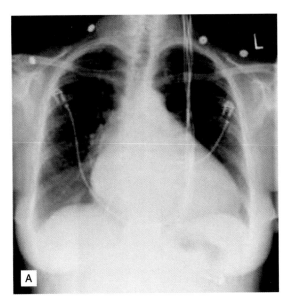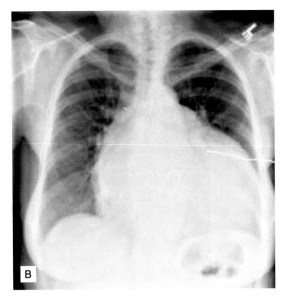

图 57-5 胸片显示慢性心包积液。A. 出院时。B. 出院三周后

后出现的改变是舒张功能降低、心排血量的降低、中心静脉压力增高[14]。临床表现为低血压、颈静脉怒张、心音低钝,即 Beck 三联征。

为了维持心排血量,心腔的充盈就需要更高的压力,这部分压力可以由血管收缩引起腔静脉和肺静脉压的升高而获得[15]。其他代偿机制还包括心动过速、慢性心包腔扩张及血容量的增加[16],但后两种机制对于急性心脏压塞而言意义不大。在心脏压塞的病理过程中,当心包压力较低时,右心系统的充盈可以通过腔静脉回心血量的增加而显著改善,而很少受到吸气的影响。右心室的充盈的增加,可影响左心室的充盈舒张。反之,当呼气时,左心室的充盈增加,心排血量增加。这种心室间的相互影响的现象就是奇脉的病理基础[13]。

心脏压塞的临床表现不一,取决于患者血流动力学的损伤程度及机体储备的恢复能力。即便是 100mL 的心包腔积液量(心脏穿透损伤),积液短期急剧增加并超过了心包的代偿,也会导致严重的心脏压塞。另一方面,风湿性关节炎所造成的慢性炎症损伤时心包腔可以代偿到容纳 1L 的心包积液。急性心脏压塞在影像学上心包腔的轮廓正常,慢性心脏压塞在胸片(图 57-5),CT 检查(图 57-6)以及超声心动检查(图 57-7)则有明显的改变。当心包腔内积液量所造成的压力不高时,往往不会造成明显的症状,一旦患者出现低血容量,特别是应用利尿剂,血容量丢失、脱水时,上述症状才会出现。此时中心静脉压正常或轻度增加,会给疾病的诊断带来困难[17]。

心包缩窄

很多种疾病都可以导致心包瘢痕的形成,这也是缩窄性心包炎的病理过程。心包压迫的病理过程多伴有心脏充盈功能受损,表现为腔静脉压力回流受阻和低心排。和心脏压塞相比,心包缩窄开始阶段,临床症状隐匿,几个月或几年后才开始有临床表现[18]。主要临床表现为劳累、活动耐量降低伴有呼吸困难、端坐呼吸、四肢水肿、肝淤血所致腹水。心包缩窄的初始病因随时代而变迁,感染性疾病(肺结核)逐渐降低;医源性损伤(纵隔放射治疗和心脏外科手术)逐渐增加[19]。

缩窄性心包炎的病理生理改变主要是致使心脏充盈受限。心脏压塞主要限制的是心脏舒张早期的充盈,心包缩窄在心脏舒张早期充盈并不受限。当心室充盈晚期,心室的完全舒张受限于缩窄、无顺应性的心包。因此心室舒张期的前 25%~30%,心室可以有效充盈 70%~80%,之后心室内压力便急剧增加[20]。当心室游离壁充盈遇到缩窄的心包时,游离壁便受限不动了,此时可以活动的室间隔也会因为左右心室压力差而迅速移位,上述情况在超声心动图上表现为"室间隔反弹"。超声心动还会发现心包增厚、腔静脉容量增多、心腔内容积减少。吸气会加剧室间隔左移,还会出现左、右心室代偿性血液再分布现象,表现为奇脉的超声表现。

现在,螺旋 CT 检查(图 57-8)以及磁共振成像(magnetic resonance imaging,MRI)(图 57-9)多用于评价心包的增厚、钙化情况,并评估有无心包积液。动态 CT 和 MRI 可以比超声心动显示更多的细节[21]。特别提出的是虽然缩窄性心包炎多表现为心包增厚,但该疾病仍然有一部分患者的心包厚度是正常

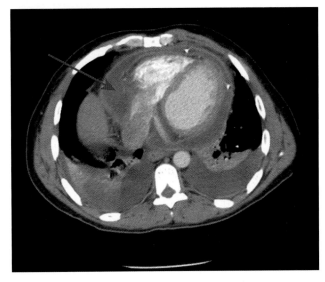

图 57-6 CT 提示大量的心包积液、双侧胸腔积液

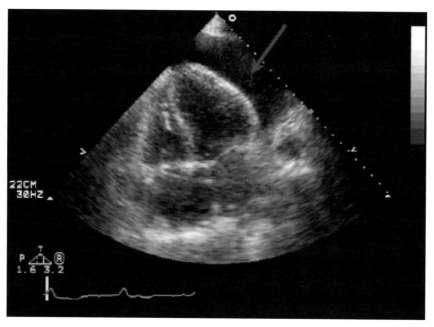

图 57-7 经食管超声提示大量心包积液

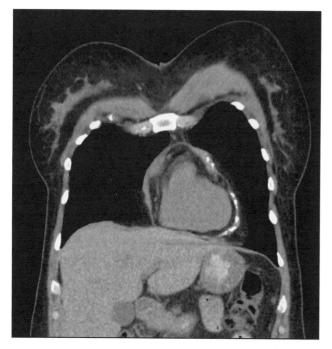

图 57-8 CT 提示心包增厚钙化

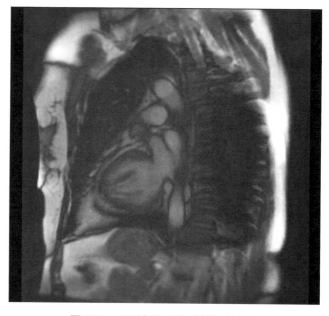

图 57-9 MRI 提示心包增厚和心包炎

的,另外一部分心包厚度增厚的疾病也并非缩窄性心包炎[22]。

在超声和轴成像技术的发展的时代之前,缩窄性心包炎的诊断是通过心导管技术来实现的。心室充盈压力突然增高,心室压力曲线表现为"谷底和高原"或"方根"征(图 57-10)。同样,右心房压力曲线描记为一个深的"y"形下降波,对应"方根"征的最低点。正常情况下,吸气时右房压降低 3~7mmHg。当缩窄性心包炎时,增高的压力阻止了吸气引起的中心静脉加速回流,即吸气时出现颈静脉怒张,此为 Kussmaul 征。

心导管检查还可以帮助鉴别诊断缩窄性心包炎和限制性心肌病[23,24],后者多表现为心室心肌的顺应性低,并伴有影响

心脏充盈的舒张功能障碍。引起限制性心肌病的原因多为浸润性或纤维素样变性的疾病(淀粉样变性、肉瘤样变性、放射性治疗后、良性肿物)。虽然限制性心肌病和缩窄性心包炎临床症状有很多相同之处,但是两者必须诊断明确,因为限制性心肌病为一种非手术治疗疾病(表 57-1)。虽然两种疾病的心室收缩功能均正常或大致正常,但是肺淤血和肝淤血多出现于限制性心肌病。心包厚度大于 2mm 的临床证据并不是鉴别限制性心肌病和缩窄性心包炎的依据,因为在放射性治疗后的缩窄性心包炎也有相同的临床表现,导致两者的鉴别诊断更为困难。淀粉样变性或浸润性变性引起的限制型心肌病,超声多提示心肌内点状回声。心肌的心内膜活检多可以明确支持限制性心肌病的诊断,但其检查的阴性结果仍然不能排除限制性心肌病。

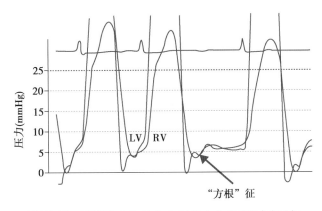

图 57-10　缩窄性心包炎右心室压力会出现"方根"征（Modified with permission from Spodick DH: *The Pericardium: A Comprehensive Textbook*. New York: Marcel Dekker; 1997.）

表 57-1　缩窄性心包炎和限制性心肌病的区别

区别	缩窄性 心包炎	限制性 心肌病
体格检查		
奇脉	有或无	无
心包冲击（高频）	有	无
第三心音（低频）	无	有
血流动力学		
"y"形波	有	有或无
左、右心室充盈压力的均衡	有	左＞右
右心室舒张末压力/收缩压力 比值	＞1/3	＜1/3
肺动脉高压	较少	常见
"方根"征	有	有或无
超声心动图		
呼吸对左、右心室压力、流量 的影响	增加	正常
室间隔反弹	有	无
心房扩大	有或无	双房
心室肥厚	无	通常有
心包增厚	增厚	正常

为了更好地鉴别缩窄性心包炎和限制型心肌病，Hurrell 和他的同事通过心导管测量左心室压力曲线、肺毛细血管嵌压压力曲线，以明确呼吸运动对舒张快速充盈期的影响[25]。这样可以解释缩窄性心包炎患者胸腔内压力、心腔内压力分离的现象。呼吸过程中出现 5mmHg 的压力梯度变化，对于缩窄性心包炎的诊断，具有 93% 的敏感性和 81% 的特异性。另外，心室依赖性的升高程度，还可以通过比较呼吸过程中左、右心室收缩期各自的压力的增高程度来判断。吸气时，左、右心室的收缩压是同步升高的，但是在缩窄性心包炎的患者会出现吸气时，左右心室收缩期压力升高的不协调现象，这个变化在缩窄性心包炎的诊断，具有 100% 的敏感性和 95% 的特异性。

获得性心包畸形

感染性疾病（病毒、细菌、真菌）、代谢性疾病（尿毒症、药物导致）、自身免疫疾病（关节炎、甲状腺疾病）、放射性治疗后、肿瘤、创伤、心肌梗死后（Dressler 综合征 10%～15%）、心包切开术后（5%～30%）、特发性因素，以上因素均可以导致心包疾病（表 57-2）（图 57-11）。上述病因导致的心包疾病的临床表现大致相同，胸痛（钝痛、压迫感，紧缩感）和胸闷，还会出现相关的全身症状（乏力、精神紧张）、发热（偶发寒战）、咳嗽、吞咽困难等其他症状。疼痛可能由胸膜受累引起，多在吸气、咳嗽、卧位时加重。出现上述不适后，多可采取坐起来前倾休息获得缓解。急性心包疾病亦可慢性迁延，主要体征为心包渗出引起的心包摩擦音，与体位有关，听诊声音低沉[26]。

心电图、胸片、超声心动对于心包炎的诊断至关重要。心电图可以表现为正常心电图或非特意性 ST 段改变，也可表现为无 ST 段压低、病理 Q 波和弓背向下的 ST 抬高的心电图（图 57-12），PR 段压低，肌钙蛋白升高，心肌酶正常。室性心律失常和心脏传导系统的异常并不是心包炎的常见表现，若出现上述"心律传导异常"表现则提示患有潜在的心脏疾病需进一步检查。超声心动可以诊断心包纤维化的增厚程度以及是否伴有少量心包积液。

虽然最近的临床研究支持秋水仙碱药物用于治疗缩窄性心包炎，但非甾体抗炎药的使用仍是主流。最近一项大型多中

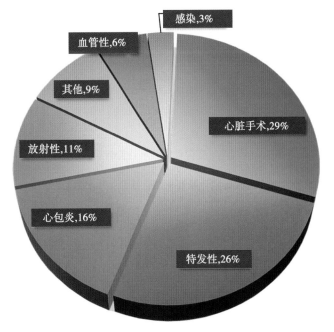

图 57-11　缩窄性心包炎的病因和发生概率

表 57-2　急性心包炎的获得性因素

感染性因素
细菌
　结核杆菌(分枝杆菌)
　化脓菌(链球菌,肺炎球菌)
病毒性
　柯萨奇病毒
　流行性感冒病毒
　艾滋病病毒
　甲、乙、丙型肝炎病毒
　其他
真菌
寄生虫
其他
　立克次体
　螺旋体
　支原体
　感染性单核细胞增多症
　钩端螺旋体
　李斯特菌
　性病性淋巴肉芽肿
　鹦鹉热
自身免疫/脉管炎
风湿性关节炎
风湿热
系统性红斑狼疮
药物性红斑狼疮
硬皮病
Sjögren 综合征
Whipple 病
混合型结缔组织病
Reiter 综合征
强直性脊柱炎
炎症性肠病
　溃疡性结肠炎
　克罗恩病
血清病
韦氏肉芽肿病
巨细胞性动脉炎
多发性肌炎
Behçet 综合征
家族性地中海热
Panmesenchymal 综合征
结节性多发性动脉炎
Churg-Strauss 综合征(变应性肉芽肿性血管炎)
血细胞减少症/血小板减少性紫癜
血补体过少的尿毒症性脉管炎综合征
白细胞分裂性脉管炎
其他
代谢性异常
肾衰竭
　急、慢性肾衰所致尿毒症
　透析性心包炎
黏液性水肿
　胆固醇性心包炎
　痛风
坏血病

临近组织的病变
心肌梗死/心脏手术
　急性心肌梗死
　心脏急性梗死后综合征
　心包切开综合征
　室壁瘤
主动脉夹层
胸膜和肺疾病
　肺炎
　肺栓塞
　胸膜炎
肺部恶性肿瘤
肿瘤
原发性
　间皮瘤
　肉瘤
　纤维瘤
继发性
　转移:癌扩散,肉瘤扩散
　直接扩散:支气管肺癌、食管癌扩散
　血源性:淋巴瘤、白血病
外伤
穿透伤
　胸壁刀刺或枪伤
　诊断性或治疗性导管插入术
　起搏器植入术
放射性心包炎
不明的原因和发病机制
心包脂肪坏疽
Loffler 综合征
地中海贫血
药物反应
　普鲁卡因胺
　肼屈嗪
　其他
胰腺炎
不明的原因和发病机制
结节病
脂肪栓塞
心包腔胆汁瘘
Wissler 综合征
PIE 综合征(嗜酸性细胞增多性肺浸润)
Stevens-Johnson 综合征(重症多形性红斑)
戈谢病
膈疝
房间隔缺损
巨细胞性大动脉炎
Takayasu 综合征
巨淋巴细胞增生
法布里病
川崎病
恶性萎缩性丘疹病(Degos 病)
X 型组织细胞增多病
屈曲指-胸膜炎-心包炎综合征
农民肺
特发性疾病

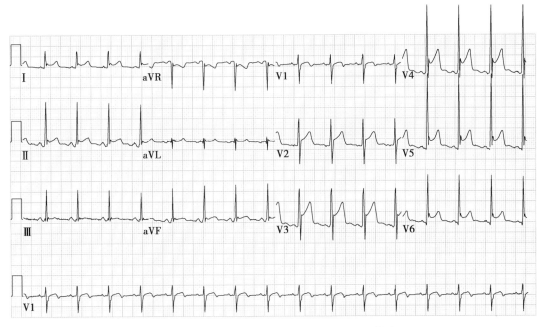

图 57-12　心电图提示心包炎特异性的 ST 段抬高

心随机对照研究（ICAP）试验显示：首次诊断缩窄性心包炎患者随机分成两组进行药物治疗，分别为非甾体抗炎药联合使用秋水仙碱组和非甾体抗炎药联合安慰剂组，结果显示非甾体抗炎药联合使用秋水仙碱组可有效地减少缩窄性心包炎的复发[27]。其他关注于心包炎的复发的临床试验（CORP 和 CORP-2）同样证实了应用秋水仙碱药物是有显著意义的[28,29]。慢性心包积液以及缩窄性心包炎的主要病因有：结核、恶性肿瘤、放射性治疗、风湿性关节炎、外科手术和急性心包炎迁延不愈所致[26]。对于慢性、复发、药物治疗无效的心包炎需要外科手术干预，行心包切除术[30]。

感染型心包炎

病毒性心包炎

病毒性心包炎是感染性心包炎的主要表现形式，其病因有免疫复合物的沉积、病毒的直接袭击，或两者同时参与发病。此病诊断困难，多为特发性疾病，两周内临床症状消失，多可以治愈，很少需要手术治疗干预。

细菌性心包炎

由于抗生素的进步发展，细菌性心包炎现已经很少发病了。其感染途径多为心脏（感染性心内膜炎）、肺部（肺炎、肺脓肿），膈下（肝脓肿、脾脓肿）毗邻脏器的直接蔓延，或伤口（创伤、医源性外科操作）致心包腔感染，亦有菌血症、免疫力降低时发生的血源性传播。

最常见的致病菌为：流感嗜血杆菌、脑膜炎球菌、肺炎双球菌、葡萄球菌、链球菌[31]，但革兰氏阴性杆菌、沙门菌、条件致病菌的感染必须排除。无论是哪种感染途径，急性化脓性心包炎均会威胁生命的。中毒的临床表现主要是高热，并有急性发病的临床表现。当急性化脓性心包炎出现心脏压塞、败血症时，需要心包开窗、心包切除、治疗原发疾病（去除异物、引流脓肿）等外科手术干预（图 57-13）。在成人，心包积气、积脓通常由空腔脏器和心包之间的瘘管的感染传播所致，

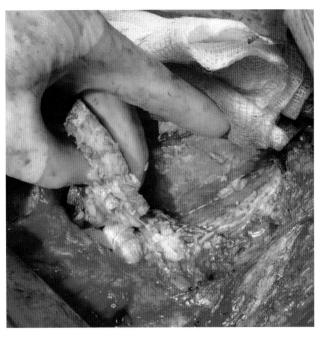

图 57-13　因化脓性心包炎行心包切除术的术中照片，心包增厚明显

也可能是缘于毗邻的脏器的细菌、外科手术或外伤时带入的细菌、纵隔炎、感染型心内膜炎、膈下脓肿。当出现心包挛缩所致心包压迫时，则需行心包切除术，手术时机合适，远期预后好[31]。

结核性心包炎

虽然发达国家结核病的发病率已经显著下降，但是在非洲、亚洲、拉丁美洲，该病的发病率仍然持续增高，占全球活动性结核病的 95%。结核病发病率的增加也反映着人类免疫缺陷病毒 HIV 感染的增加[32]。结核分枝杆菌侵入心包腔后的免疫系统会导致迟发的超敏反应，伴有淋巴细胞渗出和结核性肉

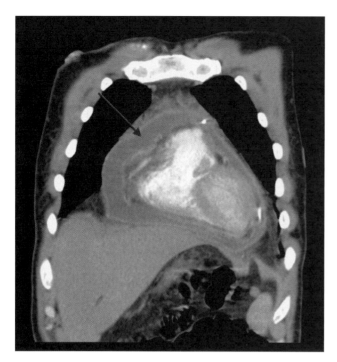

图 57-14 CT 提示慢性心包炎心包增厚钙化、结核性心包炎导致的大量心包积液

芽肿的形成。补体结合抗体激活了抗肌纤维膜抗体介导的细胞溶解,会导致渗出性结核性心包炎[32]。该病的确诊需要心包活检或心包积液检验出结核分枝杆菌。

该病的病理过程包括 4 部分:

1. 纤维蛋白渗出,伴大量多核分叶白细胞的渗出,大量的结核分枝杆菌;

2. 浆液性或血性渗出,伴大量淋巴细胞和泡沫细胞渗出

（图 57-14）;

3. 渗出液的吸收伴干酪样肉芽肿的形成,以及纤维素渗出引起的心包增厚、胶原沉积和纤维化;

4. 数年后,大量心包钙化致缩窄性心包瘢痕形成（图 57-15A、B）。

结核性心包炎的临床表现多样,多隐匿性表现为发热、夜汗、疲劳和体重减轻。儿童和免疫力低下的患者常爆发性起病,表现为心包缩窄和压塞的病理生理学特征。即使是及时使用了抗生素,结核性心包炎患者中也会有 30%～60% 转化为不同程度的缩窄性心包炎。心脏超声是有效的诊断心包积液和亚急性结核性缩窄性心包炎的工具。标准抗结核治疗应该及早使用,类固醇药物的使用仍存在争议,特别是在合并有艾滋病感染的人群中。应根据个体化的病生特点和对治疗不同的反应,采用即刻或阶段安排的心包切除方案来预防缩窄性心包炎的发生。如果发现心包钙化,则提示应尽早手术治疗。

真菌性心包炎

真菌性心包炎并不常见,主要发生于免疫力低下、衰弱、艾滋病、严重烧伤、婴幼儿、服用类固醇药物的患者,主要致病菌有:诺卡菌、曲霉菌、念珠菌、球孢子菌。念珠菌和曲霉菌的临床表现多很隐匿,引起心包压迫和心包缩窄后才被发现。组织胞浆菌等真菌的感染者多为健康的、年轻的、免疫正常的人群,多为区域性发生,临床表现为 2 周内自愈的心包炎。同样,球孢子菌的感染者多为患有肺炎、骨髓炎、脑膜炎、淋巴结肿大的健康人群,多自愈或应用抗真菌药物以治愈疾病。在处于急性期时,不适合外科手术干预。

代谢性心包炎

众所周知,心包炎也多继发于肾衰竭、某些特定药物的药

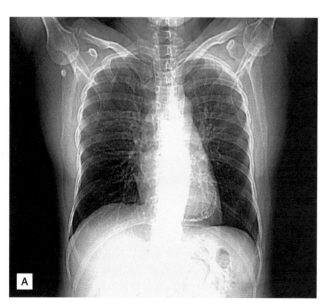

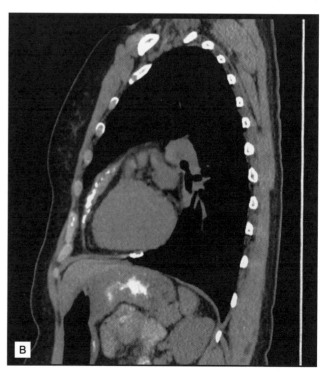

图 57-15 A.结核病患者围绕左心室心尖部心包钙化。B.CT 提示结核病患者慢性心包增厚、钙化

物反应、自身免疫性疾病（风湿性关节炎）和甲状腺功能减低。

尿毒症性心包炎

尿毒症性心包炎最早由 Bright 在 1836 年发现[34]。虽然大家意识到氮的滞留（血尿素氮的水平大于 21.4mmol/L）是尿毒症性心包炎所必须的，但发病的始动因素仍未明确。慢性肾功能不全的患者出现疼痛、发热和心包摩擦音[35]。心包积液的性质可以是渗出性，也可以是漏出性，通常是血性的。虽然心脏压塞的发生随着透析的广泛应用而减少，尿毒症性心包炎仍会发生[36]。起始治疗通常为非甾体抗炎药和积极的透析治疗，当出现血流动力学的不稳定（心包压迫）时，心包穿刺引流就很重要了，当出现难治性的心包积液（经积极的透析后心包积液超过 2 周），是否心包引流尚存在争议[37]。透析治疗期间的肝素抗凝需要密切监测，抗凝不当会导致心脏压塞和出血性心包炎[38]。透析患者也可因心衰、容量负荷过多、低钾血症时而导致心包渗出。长时间的透析治疗也会出现非尿毒症性心包炎[39]。总之，在透析期间，心包积液仍会导致低压力性的心脏压塞事件的发生，其发生机制前面已经讲述过了[17]。

药物性心包炎

心包炎也可以是药物诱导的高过敏反应或狼疮样综合征[40]。药物性心包炎的诱因可以是普鲁卡因胺、肼屈嗪、异烟肼、二甲基麦角新碱、色甘酸、青霉素、依米丁等，米诺地尔也可导致心包渗出[41]。临床表现以及治疗指南和其他心包炎是一致的——停止服用该类药物。

风湿性关节炎相关性心包炎

心包炎在风湿性关节炎患者中比较常见，过半的风湿性关节炎的患者患有心包渗出，在尸检中大多数风湿性关节炎患者伴有心包粘连[42]。该现象在风湿性关节炎的进展期更为常见，并认为高滴度的风湿因子预示心包疾病较重。在炎症反应的过程中，免疫复合物沉积于心包是引起心包积液的起始因素[43]。该病常以不同的临床表现，与病毒性及药物性心包炎同时发生，故其诊断相对困难。有症状的风湿性关节炎的心包炎需要早期引流，因为这些患者的药物治疗通常是一个长期过程并且预后不可估计。对于慢性风湿性关节炎导致缩窄性心包炎的患者，可行心包切除术[44]。

甲状腺功能减退

严重的甲状腺功能减低的患者中约 25%～35% 会产生大量、清澈、高蛋白、高胆固醇、高比重的心包积液[45]。心包积液可先于甲状腺功能减低的其他症状出现。心包积液产生是缓慢的，所以心脏压塞很少发生。但是急性出血、高胆固醇心包炎，可造成心包积液急性加重引起心脏压塞[46]。

放射性心包炎

在美国，放射治疗是引起缩窄性心包炎最常见的病因。这种情况最先发生在 1960—1970 年确诊霍奇金淋巴瘤的患者，他们经过 10～15 年的大剂量的放射性治疗，最后发展为心脏和心包疾病。放射性治疗后会导致放射剂量相关的急性心包炎、全心炎、快速进展的冠状动脉粥样硬化性心脏病[47]。患者多合并缩窄性心包炎、限制性心肌病、心脏瓣膜病和冠脉开口病变的冠状动脉粥样硬化性心脏病[48]。出现症状后需行心包引流，并通过积液检查明确病因（包括恶性、放射性的渗出）。放射治疗多年后出现的缩窄性心包炎，心包切除术是最佳的治疗方案[49]。

肿瘤性心包炎

从邻近脏器转移、浸润而来的继发肿瘤，占心包肿瘤的 95% 以上，原发的心包肿瘤很少发生，心包积液也是远处肿瘤所致[50]。在男性患者中，累及心包的继发肿瘤（包括转移和局部扩散）为肺癌（31.7%）、食管癌（28.7%）、淋巴瘤（11.9%）。在女性患者中，则为肺癌（35.9%）、淋巴瘤（17.0%）、乳腺癌（7.5%）。原发性心包肿瘤很罕见。心包良性肿瘤常发生于婴幼儿。间皮瘤、肉瘤、血管肉瘤等恶性肿瘤多发生于 30～40 岁的成年人[51]。

无论原发性心包肿瘤还是继发性心包肿瘤，临床表现多为隐匿的，并可能伴有大量的心包积液。恶性肿瘤引起心包积液多为血性渗出并导致心脏压塞，偶尔会导致心包缩窄，形成机制为肿瘤细胞侵及周围组织、心包粘连或两者同时发生。对于大多数的患者而言，外科手术诊治该病和缓解症状都是有限的。反复发作大量的心包积液会导致心脏压塞，通常需要外科穿刺引流。对心包积液进行病理分析，以明确是否存在肿瘤细胞以及其他造成心包积液的病因，以指导治疗[52]。心包穿刺引流的失败率很高，剑突下穿刺引流、经皮球囊心包切开术的疗效都是暂时的[53]。广泛的心包切开术对于反复发作的恶性心包缩窄患者而言是必需的，但是如果没有附加的化疗、放疗等辅助治疗，疗效依然欠佳。对于恶性、有症状的心包积液患者而言，尚无明确有效的治疗方案。最近有一个单纯接受化疗、心包穿刺联合化疗、心包开窗术联合化疗的对比研究，结果显示心包开窗联合化疗的效果优于前两种治疗方案[54]。心包开窗术有着比单纯心包穿刺引流术更低的复发率，我们也注意到持续的经皮心包穿刺引流术可以降低手术后引流不畅所致的复发[55]。当肿瘤细胞侵犯心包时，患者的预期寿命一般不超过 4 个月[56]。外科医生需要针对肿瘤侵及心包的情况，做出诊断并制定出针对个体的治疗方案。

外伤性心包疾病

穿透伤

刀、子弹、针以及心内医疗器械是引起心包、心脏穿透损伤的最常见病因。穿刺导致的心脏压塞通常比枪弹伤要更常见。前胸的损伤通常伤及右心室。心包内出血引起的心脏压塞有一定的止血作用，所以心脏压塞的患者的生存率要高于无法控制的心脏穿透损伤出血的患者。该病的诊断主要根据临床表现以及超声的辅助检查[57]。对于生命体征稳定的心脏压塞患者可以在手术室实施开胸探查术。麻醉诱导可能出现容量依赖性的循环的不平稳，麻醉的时机非常重要。因此，在麻醉诱导之前，需要对患者进行合理的术前准备、预处理，以便在迅速地开胸和打开心包时保持血流动力学的平稳。

钝器伤

钝器导致的心包损伤很少单独发生,多合并挤压(包括心肺复苏等)、爆炸和减速导致的心脏挫伤乃至心脏破裂,还可能出现心包破裂所致的心脏疝出或移位。那些心包破裂、心脏疝出的患者多有高能量冲击、减速的外伤史,并出现损伤相关的低血压的状态。血容量持续降低可能会导致快速的失代偿,因为在心脏压塞的状况下心脏充盈受损。因此,疾病早期进行补充体液的复苏疗效满意。胸片可以显示心脏的移位情况、心包内游离气体以及腹腔内的脏器疝入心包腔的情况。如果心脏疝入胸膜腔,患者可以采用向对侧卧位的方式以减轻心脏的疝入。一旦明确诊断就应及时行开胸术,以修复损伤[58]。

急性心肌梗死后心包炎和 Dressler 综合征

多半的急性透壁心肌梗死的患者会发生心肌梗死后心包炎,但多数是隐匿无症状的。急性心肌梗死后心包炎事件正逐渐减少,这归功于近十多年来介入再血管化技术的发展。胸痛是该病的主要临床表现,但需鉴别心肌缺血所引起的疼痛和胸膜疼痛。急性心肌梗死后心包炎所引起的疼痛多为发病早期的 24~72 小时。Dressler 综合征(心肌梗死后综合征)是一种胸膜心包的炎症,多认为是心肌梗死后数周至数月的自身免疫反应。症状体征多为心包摩擦音和心包渗出,很少发生心脏压塞。Dressler 综合征也会出现胸膜摩擦音和胸腔渗出。心肌梗死后心包炎的心电图的表现很容易被心肌梗死表现所掩盖。急性心肌梗死后心包炎的治疗需要阿司匹林等非甾体抗炎药物[59,60]。甾体化合物和秋水仙碱多用于反复发作的有症状的患者,对于反复发作的心包炎而言,糖皮质激素药物的应用是有必要的[61]。

心脏手术和心包炎

心肌梗死后心包炎

合并急性冠脉综合征的心肌梗死后心包炎,外科医生需对此全面评估。忽视该病并误诊为心梗后心绞痛,会导致不必要的早期急诊外科手术。过多的纤维粘连和凝胶样渗出液,会让心脏表面的冠状动脉显示不清,若此时行开胸手术,心包内粘连会影响外科医生的操作。

心脏术后心包渗出和心包切开综合征

1%~6% 的患者心脏术后出现心包渗出,这一现象并不少见。从少量渗出的无临床症状、轻微临床症状,到大量心包渗出的呼吸困难、不适、胸痛、晕厥前症状、晕厥等多种临床表现。增加心包渗出的危险因素有体表面积的增加、肺动脉栓塞、免疫抑制、心脏手术的种类(心脏移植、主动脉瘤手术)、体外循环手术时间的增加、急诊手术和肾功能衰竭。对于术后晚期心包少量渗出、不需要心包引流的患者,可采用包括非甾体抗炎药在内的药物保守治疗,也有学者认为非甾体抗炎药的治疗效果甚微[62]。对于术后晚期(大于 7 天)有症状的大量心包积液考虑心包穿刺引流术,并留置穿刺引流管 1~3 天。对于术后早期(小于 7 天)大量心包积液的考虑开胸行心包引流术[63]。一部分患者除了有心包积液外,还表现为术后 Dressler 综合征,尽管

这是一个良性病变,有时区分心肌梗死后心包炎和手术后心肌缺血既是重要的,也是有困难的。可以通过临床症状、血流动力学的平稳程度以及心电图的临床改变进行上述疾病的鉴别诊断[64]。超声心动和冠脉造影检查也会被应用于那些诊断不清的患者。

一些预防术后心包渗出、心包切开综合征的研究显示,吲哚美辛可以有效减少主动脉手术后的心包积液。但吲哚美辛的使用需要权衡药物的副作用,可否常规应用于围手术期需要进一步的研究证实[65]。心脏手术术后应用秋水仙碱可以减少心包渗出、心包切开综合征的发生,可以考虑术后常规使用[66]。心脏手术术前应用秋水仙碱可以降低心包切开综合征的发生率,用药期间会出现胃肠道反应的副作用,以及停用药物后的心包切开综合征复发,这些是秋水仙碱的局限性[67]。

术后心脏压塞

由于高度的警惕性和严密血流动力学的监测,患者术后早期心脏压塞很少发生。术后心脏压塞本质是心包积液聚集于心脏周围,使心脏不能代偿的工作,而出现心功能不全。术后心腔内血凝块形成并压于心脏表面,特别是在右心表面时,会引起严重的循环不平稳[68]。对于外科医生而言,要更加注意那些已经出院回家的患者发生迟发性心脏压塞的可能,患者往往会先就诊于其他专科的医生。这是一种潜在的致命的并发症,约 0.5%~6% 的心外科手术患者会发生此病,这些患者几乎都是需要抗凝的患者。心脏压塞多为年轻的心脏瓣膜病患者于术后 3 周左右发生,检验结果提示凝血酶原时间延长。这类患者通常症状严重,逐渐降低的活动耐受力、呼吸困难、少尿、无尿、低血压。任何一个需要抗凝的患者术后出现无法解释的活动耐力减低,需要警惕迟发心脏压塞的可能并行超声心动检查明确。迟发心脏压塞的患者行心包穿刺术后效果明显,继而顺利恢复日常抗凝治疗[69]。

心包缝合

由于心脏在心脏手术后会粘连于胸骨后,所以再次心脏手术的开胸风险会更高。心脏手术缝合心包可以在心脏和胸骨之间有效地形成保护层,来降低二次开胸的风险。如果不缝合心包,那么任何一种放置于心脏和胸骨之间的防粘连材料,都不能有效降低二次开胸手术时的风险,同样不能有效减少二次开胸时心脏的损伤。缝合心包的负面影响,是会造成冠状动脉旁路移植术术后桥血管的扭曲,和心脏对桥血管的压迫引起血流动力学的不平衡。Rao 与同事做了一项研究,其目的在于明确缝合心包对术后血流动力学的负面影响[70]。在这个颇有创意的研究中,采用放射线下显影的物质对连续缝合的心包的边缘进行标记,并把标记物的末端留置体外。术后胸片拍摄以获取心包影像,并测定基线点的血流动力学指标。随后取出标记物,复查胸片并进行血流动力学的测定,进行比较。结果显示术后早期 8 小时内,心包缝合会引起短暂的、中度的血流动力学的影响(表 57-3)。虽然这个研究和其他的研究反应缝合心包会造成术后短暂血流动力学负面的影响,但并没有造成更严重的后果[71]。因此,是否缝合心包要根据患者的实际情况,权衡患者的收益和风险。

表 57-3 冠状动脉旁路移植术后患者心包缝合对结构和血流动力学的影响

测量项目	打开心包	缝合心包	P 值
胸骨后空隙/cm,1 周后	13±5	20±7	0.000 3
胸骨后空隙/cm,3 个月后	7±3	14±7	0.000 1
CI/[L/(min·m²)],术后 1h	3.1±0.8	2.3±0.6	0.003
CI/[L/(min·m²)],术后 4h	3.1±0.9	2.7±0.7	0.156
CI/[L/(min·m²)],术后 8h	3.0±0.8	2.8±0.5	0.402
LVSWI/[g/(m·m²)],术后 1h	72±18	52±13	0.002
LVSWI/[g/(m·m²)],术后 4h	68±17	54±8	0.016
LVSWI/[g/(m·m²)],术后 8h	62±22	52±10	0.087

CI,心脏指数;LVSWI,左室做功指数。

心包成像

心包成像的方法众多,包括超声心动图、CT 和 MRI。针对不同的心包疾病,每种方法学有着各自的优点和缺点。经胸超声心动图(TTE)有着简单、性价比高、无创的优点,提供心脏功能、血流动力学指标数据和图像,因此作为怀疑心包疾病的首要检查方法。如出现如下的情况,可考虑 CT 和 MRI 的检查[72]。

1. 急性或者反复发作的心包炎:①TTE 尚不能确诊;②NSAID 药物治疗无效;③不典型表现;④考虑缩窄性心包炎;⑤胸前损伤;⑥心梗相关、肿瘤、感染或者胰腺炎。

2. 心包渗出:①亚急性心脏压塞需要引流;②怀疑血性心包、血凝块、恶性肿瘤、炎症;③术后心包内局限性压塞(也应考虑 TEE)。

3. 缩窄性心包炎:①TTE 尚不能确诊;②需要评估心包厚度和相关组织。

4. 心包肿物:①全面评估肿物性质;②评估转移瘤;③评估心包憩室和心包囊肿。

5. 先天性心包缺如时,评估心包的形态。

外科手术

纵隔二次开胸探查术

心脏手术术后约 3%~5% 的患者会合并纵隔出血,二次手术和瓣膜手术的患者出血风险会升至 2 倍[73]。心脏手术术后,留置前、后纵隔引流管,但心脏压塞的发生仍难以避免。术后早期心脏压塞最常见的表现是胸腔引流管的引流量减少、心率增快、脉压减小、右心中心静脉压增高、尿量减少、酸中毒、应用血管收缩或升压药物的剂量增加以及心脏指数降低。超声心动在术后早期不能有效的观察心包腔以及心包腔血栓的形成,故不能作为术后常规检查。一个不显著的超声表现提示可能有心脏压塞:吸气会增加右心室舒张末内径、相应的减少左心室舒张末内径、增加血流跨三尖瓣早期峰值流速、降低血流

跨二尖瓣流速[74,75]。纵隔引流管的放置非常必要,可以减少术后出血所引起的心脏压塞导致的循环波动,同时纠正凝血功能障碍、低体温状态、酸中毒、低血容量也非常必要[76]。极特殊的情况下,即便在手术室细致操作,在重症监护室仍有进行心包减压的可能。有临床研究显示:心脏术后重症监护室开胸探查术的围手术期患者生存率是 85%,约 2% 的患者出现胸骨感染[77]。

开胸探查术关键点是迅速去除心脏压塞症状,去除心包腔内的血液以及控制出血。二次开胸手术术后,血流动力学会得到明显的改善。二次开胸手术时需要系统、全面检查每一个缝合口;发现明确出血点后,还需要全面地检查纵隔,确认无明确的出血点。通常采用自上而下的顺序检查出血情况,以避免忽视细小隐晦的出血点。也可用温盐水浸泡和纱布填塞的方法进行有效的止血。

心包穿刺术

心包穿刺术通常是在荧光、超声或 CT 引导下进行操作[67],并以动脉穿刺和右心的深静脉穿刺用来监测血流动力学变化。先用 1% 的利多卡因注射左剑突下的皮下和深部软组织,再用 25mL 注射器固定在三通转换头上,然后再接上 18 号脊髓穿刺针,这个针头连接于心电图 V 导联的电极上面。在心电图和影像的引导下,穿刺针头从剑突下左侧刺入皮肤并让针尖沿左肩部方向进针。当针尖碰到心外膜时,心电图的 V 导联会出现 ST 段抬高的表现。此时,针尖稍退回,直到抬高的 ST 段回落,穿刺针头便在心包腔里了。顺着针头置入导丝,撤除穿刺针头,沿着导丝置入导管。在我们的研究中心,我们选用的是猪尾状的末端及侧面有多个侧孔的引流导管。心包内压力的测定是通过一个连接传感器的心包内的导管完成的,同时达到引流心包积液的目的。引流后,压塞症状会迅速、显著地缓解。临床症状消失、血流动力学平稳后,保持心包引流管通畅。如果引流出血性物质,取 5mL 的血液于海绵上,如血液凝固,提示导管误入心腔或血管或损伤了心外膜组织。因为存在心包腔的血液是去纤维化的,即便存在很短的时间,仍然是不凝固的。每 8 小时引流一次心包腔,并用肝素冲洗管道,通常 24~72 小时撤除引流管。该操作的并发症主要是气胸,需复查胸片。

心包开窗术

切除部分心包(心包开窗)的主要目的是将心包积液引流到胸腔、腹腔,避免积液聚集引起心脏压迫。这个操作可以在

胸腔镜下、侧前肋间切口以及剑突下切口这三个途径,每种方法都有着它自己的优缺点,各方法的结果大致相同[78,79]。全身麻醉状况下,多数心脏压塞的患者很难耐受手术,可采用半卧位,局部麻醉下剑突下入路的方式。当心包切开后,心包腔内

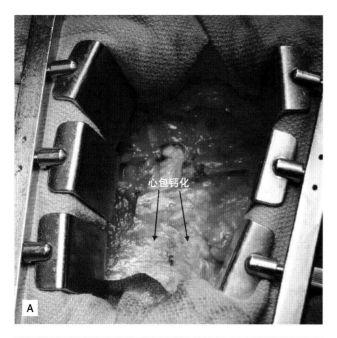

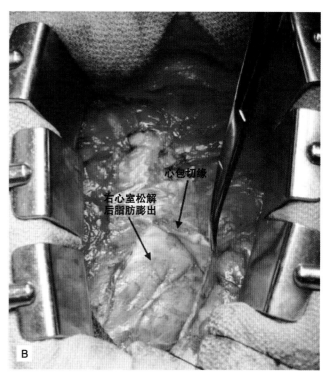

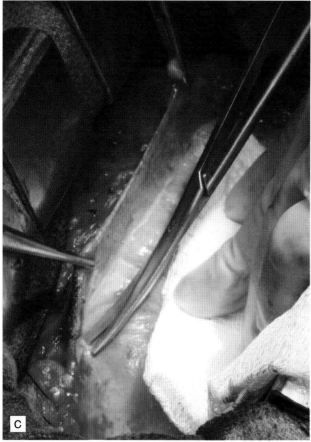

图 57-16　A.结核病患者心包增厚钙化导致严重的心包缩窄的术中照片。B.结核性缩窄性心包炎患者行缩窄性心包切除术,右心室游离壁松解后沿着切除的增厚心包边缘膨出的术中照片。C.冠状动脉旁路移植术中发现心包粘连,分离左心室和肺动脉的术中照片

高压的液体便引流出来了。心包切除的范围是可以避免心包积液再发的程度就可以了[80]。同时应想到很少发生的心脏疝出的可能。当选用胸廓或者胸腔镜入路时,应当格外小心膈神经避免损伤。同样,采用经剑突下途径时,也应该更多的切除膈面的心包组织。

和心包穿刺引流术相比,心包开窗术有着更低的心包积液复发率和并发症发生率。近期的研究表明心包穿刺引流术的并发症较低,这和经皮穿刺引流技术的经验积累有关[81]。出现心脏压塞时,经皮穿刺引流术和心包开窗术的选择,获益和风险孰轻孰重,需仔细权衡。

心包切除术

心包切除术是慢性缩窄性心包炎的治疗手段(图 57-16)。因为心包粘连和钙化会侵入心肌组织,心包切除手术技术具有一定的挑战性。大多数心脏中心,心包切除术采用正中胸骨劈开,在体外循环并行辅助下完成[33]。手术方式是存在差异的,有学者是在体外循环下操作的;而有的学者为了避免凝血因子的消耗,紧急情况下才使用体外循环的方式。有的外科医生在心脏充盈的情况下对抗牵引心包的方式分离心包。有的外科医生采用左前胸切口的术式,该术式由 Edward Churchill 在美国首次应用于心包切除术[82]。心包切除术的主要目的是:游离心室和心包间的粘连组织。如果没有完善的手术预案的话,会导致术野出血较多,可以应用血液回吸收并回输体内保证手术安全。在分离粘连组织时,心脏表面的冠状动脉很容易损伤,所以在分离有冠状动脉分布的组织时要格外小心。切除术的最终目的是分离膈神经间的心脏前面的心外膜,分离心脏后面包绕腔静脉和肺静脉周围的心包组织。彻底切除后,使压力容量关联恢复正常状态,但是彻底切除不适合所有的患者,特别是放射后的患者,术中保留在腔静脉、心房表面的致密粘连

是一种较为安全的方法。

手术的转归取决于疾病的病因和疾病的严重程度,有报道称死亡率高达 10%~20%,亦有报道死亡率为 5%~6%,这取决于心衰的严重程度、右心房的压力以及伴随疾病[83-85]。虽然患者可通过手术减少并改善症状,但术后患者的远期生存率并未明显改善,特别是放射治疗后缩窄性心包炎合并限制性心肌病的患者(图 57-17)[86]。

Waffle 技术

一部分缩窄性心包炎的患者,心外膜增厚、钙化,传统的心包切除术并不能改善心功能。正是由于心脏仍然被增厚的心外膜包裹,心脏的舒张功能改善的非常有限。如心包切除术中血流动力学没有改善,就可以采用 Waffle 技术。该技术沿心室表面心外膜,切出纵横交错的切口,形成大小约 1cm² 的岛状的心外膜瘢痕组织,以减轻心室的受限并改善心室的舒张充盈(图 57-18)。虽然基于该技术的文献支持有限,但是效果是显

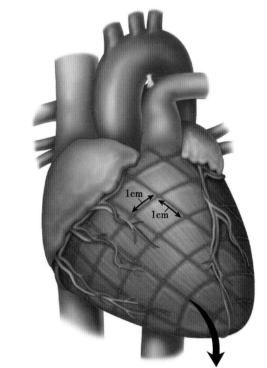

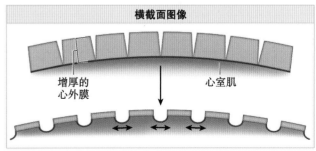

图 57-18 Waffle 技术用于将心室表面心外膜组织切成小的岛状的心外膜瘢痕组织,心表的大的冠脉血管得到保护,心外膜组织得到一定延展,心脏舒张功能得以改善(Reproduced with permission from Shiraishi M,Yamaguchi A,Muramatsu K,et al. Validation of waffle procedure for constrictive pericarditis with epicardial thickening, *Gen Thorac Cardiovasc Surg*. 2015 Jan;63(1):30-37.)

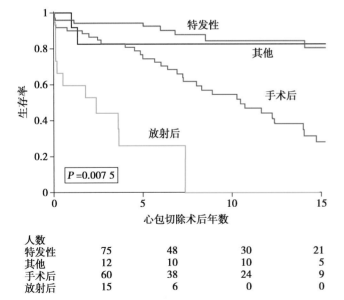

人数				
特发性	75	48	30	21
其他	12	10	10	5
手术后	60	38	24	9
放射后	15	6	0	0

图 57-17 Kaplan-Meier 曲线显示各病因导致的缩窄性心包炎患者,行心包切除术后生存率的统计学差异(log-rank 检验,$P = 0.0075$)(Reproduced with permission from Bertog S, Thambidorai S,Parakh K,et al:Constrictive pericarditis:etiology and cause-specific survival after pericardiectomy, *J Am Coll Cardiol*. 2004 Apr 21;43(8):1445-1452.)

著的[87,88]。

要点

- 心脏压塞多源于心包腔内压力增高,影响心脏的充盈,引起中心静脉压力增高、心排出量减少,继而发展成休克,延误治疗会危及生命。
- 心包腔的容积是有限的,急性心包积液可能导致心脏压塞。
- 缩窄性心包炎,以及心包炎症的转归,特征性表现为:"y"形波,"方根"征,室间隔反弹,随呼吸左、右心室代偿性血液再分布现象,心包切除术是最好的解决方式。
- 限制性心肌病是一种心脏舒张功能受限的心脏衰竭疾病,不同于缩窄性心包炎,表现为肺动脉高压、双房增大、心室肥厚,多保守治疗。
- 心包疾病的患者通过超声心动图、CT、MRI 等辅助诊断或通过介入导管监测血流动力学并引流心包积液以确诊。
- 急性心包炎症多是自愈的,并对单纯非甾体抗炎药,或非甾体抗炎药联合秋水仙碱的药物治疗有效。
- 继发性心包炎多可以通过治疗原发病而改善心包疾病。
- 心脏手术后的出血和心脏压塞仅有不到 5% 的患者需要再次开胸手术治疗。如果必要可以在重症监护室紧急处理,同时注重纠正凝血障碍、血容量减少、体温降低和酸中毒。
- 心包切除术患者有多种合并症,其近、远期生存率不高。

致谢

作者向 Mark S. Adams 表示衷心的感谢,感谢他为本章提供的图片、超声心动图以及其他照片。

(刘文超 译 刘立明 审)

参考文献

1. Spodick DH: The normal and diseased pericardium: current concepts of pericardial physiology, diseases and treatment. *J Am Coll Cardiol* 1983; 1:240.
2. Hammond HK, White FC, Bhargava V, et al: Heart size and maximal cardiac output are limited by the pericardium. *Am J Physiol* 1992; 263:H1675.
3. Santamore WP, Dell'Italia LJ: Ventricular interdependence: significant left ventricular contributions to right ventricular systolic function. *Prog Cardiovasc Dis* 1990; 40:298.
4. Barcin C, Olcay A, Kocaoglu M, Atac K, Kursaklioglu H: Asymptomatic congenital pericardial defect: an aspect of diagnostic modalities and treatment. Case Report. *Anadolu Kardiyol Derg* 2006; 6(4):387.
5. Spodick DH: Congenital abnormalities of the pericardium, in Spodick DH (ed): *The Pericardium: A Comprehensive Textbook*. New York, Marcel Dekker, 1997; p 65.
6. Risher WH, Rees AD, Ochsner JL, et al: Thoracoscopic resection of pericardium for symptomatic congenital pericardial defect. *Ann Thorac Surg* 1993; 56:1390.
7. Drury NE, DeSilva RJ, Hall RMO, Large SR: Congenital defects of the pericardium. *Ann Thorac Surg* 2007; 83:1552-1553.
8. Kraev A, Komanapalli B, Schipper PH, Sukumar MS: Pericardial cyst. *CTSNet* 2006; 16:1-4.
9. Barva GL, Magliani L, Bertoli D, et al: Complicated pericardial cyst: atypical anatomy and clinical course. *Clin Cardiol* 1998; 21:862.
10. Lau CL, Davis RD: The mediastinum, in *Sabiston's Textbook of Surgery*, 17th ed. Philadelphia, Elsevier, 2004; pp 1738-1739, 1758.
11. Patel J, Park C, Michaels J, Rosen S, Kort S: Pericardial cyst: case reports and a literature review. *Echocardiography* 2004; 21:269-272.
12. Weder W, Klotz HP, Segesser LV, et al: Thoracoscopic resection of a pericardial cyst. *J Thorac Cardiovasc Surg* 1994; 107:313.
13. Little WC, Freeman GL: Pericardial disease. *Circulation* 2006; 113:1622.
14. Spodick DH: Acute cardiac tamponade. *N Engl J Med* 2003; 349:684.
15. Spodick DH: Pathophysiology of cardiac tamponade. *Chest* 1998; 113:1372.
16. Reddy PS, Curtiss EI, Uretsky BF: Spectrum of hemodynamic changes in cardiac tamponade. *Am J Cardiol* 1990; 66:1487.
17. Sagrista-Sauleda J, Angel J, Sambola A, et al: Low-pressure cardiac tamponade: clinical and hemodynamic profile. *Circulation* 2006; 114:945.
18. Maisch B, Seferovic PM, Ristic AD, et al: Guidelines on the diagnosis and management of pericardial diseases executive summary: the task force on the diagnosis and management of pericardial diseases of the European society of cardiology. *Eur Heart J* 2004; 25:587.
19. Ling LH, Oh JK, Schaff HV, et al: Constrictive pericarditis in the modern era: evolving clinical spectrum and impact on outcome after pericardiectomy. *Circulation* 1999; 100:1380.
20. Myers RBH, Spodick DH: Constrictive pericarditis: clinical and pathophysiologic characteristics. *Am Heart J* 1999; 138:219.
21. Godwin C, Kesavan S, Flamm SD, Sivananthan MU: Role of MRI in clinical cardiology. *Lancet* 2004; 363:2162.
22. Talreja DR, Edwards WD, Danielson GK, et al: Constrictive pericarditis in 26 patients with histologically normal pericardial thickness. *Circulation* 2003; 108:1852.
23. Troughton RW, Asher CR, Klein AL: Pericarditis. *Lancet* 2004; 363:717.
24. Chinnaiyan KM, Leff CB, Marsalese DL: Constrictive pericarditis versus restrictive cardiomyopathy: challenges in diagnosis and management. *Cardiol Rev* 2004; 12:314.
25. Hurrell DG, Nishimura RA, Higano ST, et al: Value of dynamic respiratory changes in left and right ventricular pressures for the diagnosis of constrictive pericarditis. *Circulation* 1996; 93:2007.
26. *Pericarditis: Cardiovascular Disorders*. Merck Manual Professional. 2010; 1-9.
27. Imazio M, Brucato A, Ferrua S, et al: A randomized trial of colchicine for acute pericarditis. *N Engl J Med* 2013; 369:1522-1528.
28. Imazio M, Brucato A, Cemin R, et al: Colchicine for recurrent pericarditis (CORP): a randomized trial. *Ann Intern Med* 2011; 155:409-414.
29. Imazio M, Belli R, Brucato A, et al: Efficacy and safety of colchicine for treatment of multiple recurrences of pericarditis (CORP-2): a multicenter, double-blind, placebo-controlled, randomized trial. *Lancet* 2014; 383:2232-2237.
30. Khandaker MH, Schaff HV, Greason KL, et al: Pericardiectomy vs medical management in patients with relapsing pericarditis. *Mayo Clin Proc* 2012; 87:1062-1070.
31. Koster N, Narmi A, Anand K: Bacterial pericarditis. *Am J Med* 2009; 122-5:e1-e2.
32. Mayosi BM, Burgess LJ, Doubell AF: Tuberculous pericarditis. *Circulation* 2005; 112:3608.
33. Tirilomis T, Univerdoben S, von der Emde J: Pericardiectomy for chronic constrictive pericarditis: risks and outcome. *Eur J Thorac Cardiovasc Surg* 1994; 8:487.
34. Bright R: Tabular view of the morbid appearance in 100 cases connected with albuminous urine: with observations. *Guys Hosp Rep* 1836; 1:380.
35. Alpert MA, Ravenscraft MD: Pericardial involvement in end-stage renal disease. *Am J Med Sci* 2003; 325:228.
36. Banerjee A, Davenport A: Changing patterns of pericardial disease in patients with end-stage renal disease. *Hemodial Int* 2006; 10:249.
37. Leehey DJ, Daugirdas JT, Ing TS: Early drainage of pericardial effusions in patients with dialysis pericarditis. *Arch Intern Med* 1983; 143:1673.
38. Zakynthinos E, Theodorakopoulou M, Daniil, Z, et al: Hemorrhagic cardiac tamponade in critically ill patients with acute renal failure. *Heart Lung* 2004; 33:55.
39. Rutsky EA: Treatment of uremic pericarditis and pericardial effusion. *Am J Kidney Dis* 1987; 10:2.
40. Rheuban KS: Pericarditis. *Curr Treat Options Cardiovasc Med* 2005; 7:419.
41. Oates JA, Wilkinson GR: Principles of drug therapy, in Isselbacher KJ, Braunwald E, Wilson JD, et al (eds): *Harrison's Principles of Internal Medicine*. New York, McGraw-Hill, 1994; p 409.
42. Turesson C, Lacobsson L, Bergstrom U: Extra-articular rheumatoid arthritis: prevalence and mortality. *Rheumatology* 1999; 38:668.
43. Gulati S, Kumar L: Cardiac tamponade as an initial manifestation of systemic lupus erythematosus in early childhood. *Ann Rheum Dis* 1992; 51:179.
44. Harle P, Salzberger B, Gluck T, et al: Fatal outcome of constrictive pericarditis in rheumatoid arthritis. *Rheumatol Int* 2003; 23:312.
45. Kabadi UM, Kumar SP: Pericardial effusion in primary hypothyroidism. *Am Heart J* 1990; 120:1393.
46. Gupta R, Munyak J, Haydock T, et al: Hypothyroidism presenting as acute cardiac tamponade with viral pericarditis. *Am J Emerg Med* 1999;

17:176.
47. Stewart JR, Fajardo LF: Radiation induced heart disease: an update. *Prog Cardiovasc Dis* 1984; 27:173.
48. Lee PJ, Malli R: Cardiovascular effects of radiation therapy: practical approach to radiation induced heart disease. *Cardiol Rev* 2005; 13:80.
49. Bertog SC, Thambidorai SK, Parakh K, et al: Constrictive pericarditis: etiology and cause-specific survival after pericardiectomy. *J Am Coll Cardiol* 2004; 43:1445.
50. Spodick DH: Neoplastic pericardial disease, in Spodick DH (ed): *The Pericardium: A Comprehensive Textbook.* New York, Marcel Dekker, 1997; p 301.
51. Warren MH: Malignancies involving the pericardium. *Semin Thorac Cardiovasc Surg* 2000; 12:119.
52. Gornik HL, Gerhard-Herman M, Beckman JA: Abnormal cytology predicts poor prognosis in cancer patients with pericardial effusion. *J Clin Oncol* 2005; 23:5211.
53. Wang HJ, Hsu KL, Chiang FT, et al: Technical and prognostic outcomes of double-balloon pericardiotomy for large malignancy-related pericardial effusions. *Chest* 2002; 122:893.
54. Celik S, Lestuzzi C, Cervesato E, et al: Systemic chemotherapy in combination with pericardial window has better outcomes in malignant pericardial effusions. *J Thorac Cardiovasc Surg* 2014; 148:2288-2293.
55. Patel N, Rafique AM, Eshaghian S, et al: Retrospective comparison of outcomes, diagnostic value, and complications of percutaneous prolonged drainage versus surgical pericardiotomy of pericardial effusion associated with malignancy. *Am J Cardiol* 2013; 112:1235-1239.
56. Hazelrigg SR, Mack MJ, Landreneau RJ, et al: Thoracoscopic pericardiectomy for effusive pericardial disease. *Ann Thorac Surg* 1993; 56:792.
57. Bahner D, Blaivas M, Cohen HL, et al: AIUM Practice guideline for the performance of the Focused Assessment with Sonography for Trauma (FAST) Examination. *J Ultrasound Med* 2008; 27:313.
58. Schultz JM, Trunkey DD: Blunt cardiac injury. *Crit Care Clin* 2004; 20:57.
59. Tenenbaum A, Koren-Morag N, Spodick DH, et al: The efficacy of colchicine in the treatment of recurrent pericarditis related to postcardiac injury (postpericardiotomy and postinfarcted) syndrome: a multicenter analysis. *Heart Drug* 2004; 4:141.
60. Imazio M, Bobbio M, Cecchi E, et al: Colchicine in addition to conventional therapy for acute pericarditis: results of the COlchicine for acute PEricarditis (COPE) Trial. *Circulation* 2005; 112:2012.
61. Imazio M, Brucato A, Cumetti D, et al: Corticosteroids for recurrent pericarditis—high versus low doses: a nonrandomized observation. *Circulation* 2008; 118:667.
62. Meurin P, Tabet JY, Thabut G, et al: Nonsteroidal anti-inflammatory drug treatment for postoperative pericardial effusion: a multicenter randomized, double-blind trial. *Ann Intern Med* 2010; 152(3):137-143.
63. Ashikhmina EA, Schaff HV, Sinak LJ, et al: Pericardial effusion after cardiac surgery: risk factors, patient profiles, and contemporary management. *Ann Thorac Surg* 2010; 89:112-118.
64. Lange RA, Hillis D: Acute pericarditis. *N Engl J Med* 2004; 351:2195.
65. Inan MB, Yazicioglu L, Eryilmaz S, et al: Effects of prophylactic indomethacin treatment on postoperative pericardial effusion after aortic surgery. *J Thorac Cardiovasc Surg* 2011; 141:578-582.
66. Imazio M, Trinchero R, Brucato A, et al: COPPS Investigators. Colchicine for the prevention of the post-pericardiotomy syndrome (COPPS): a multicenter, randomized, double-blind, placebo-controlled trial. *Eur Heart J* 2010; 31(22):2749-2754.
67. Imazio M, Brucato An, Ferrazzi P, et al: Colchicine for prevention of post-pericardiotomy syndrome and postoperative atrial fibrillation: The COPPS-2 randomized clinical trial. *JAMA* 2014; 312(10):1016-1023.
68. Ionescu A: Localized pericardial tamponade: difficult echocardiographic diagnosis of a rare complication after cardiac surgery. *J Am Soc Echocar-*

diogr 2005; 14:220.
69. Mangi AA, Palacios IF, Torchiana DF: Catheter pericardiocentesis for delayed tamponade after cardiac valve operation. *Ann Thorac Surg* 2002; 73:1479.
70. Rao W, Komeda M, Weisel RD, et al: Should the pericardium be closed routinely after heart operations? *Ann Thorac Surg* 1999; 67:484.
71. Bittar MN, Barnard JB, Khasati N, et al: Should the pericardium be closed in patients undergoing cardiac surgery? *Interact Cardiovasc Thorac Surg* 2005; 4:151.
72. Klein AK, Abbara S, Agler DA, et al: American Society of Echocardiography clinical recommendations for multimodality cardiovascular imaging of patients with pericardial disease: endorsed by the Society for Cardiovascular Magnetic Resonance and Society of Cardiovascular Computed Tomography. *J Am Soc Echocardiogr* 2013; 26:965-1012.
73. Moulton MJ, Creswell LL, Mackey ME, et al: Reexploration for bleeding is a risk factor for adverse outcomes after cardiac operations. *J Thorac Cardiol Surg* 1996; 111:1037.
74. Gonzalez MS, Basnight MA, Appleton CP: Experimental cardiac tamponade: hemodynamic and Doppler echocardiographic reexamination of right and left heart ejection dynamics to the phase of respiration. *J Am Coll Cardiol* 1991; 18:243.
75. Appleton C, Hatle LK, Popp RL: Cardiac tamponade and pericardial effusion: respiratory variation in transvalvular flow velocities during experimental cardiac tamponade. *J Am Coll Cardiol* 1988; 11:1020.
76. Makar M, Taylor J, Zhao M, et al: Perioperative coagulopathy, bleeding, and hemostasis during cardiac surgery: a comprehensive review. *ICU Director* 2010; 1:17.
77. Fiser SM, Tribble CG, Kern JA, et al: Cardiac reoperation in the intensive care unit. *Ann Thorac Surg* 2001; 71:1888.
78. O'Brien PK, Kucharczuk JC, Marshall MB, et al: Comparative study of subxiphoid versus video-thoracoscopic pericardial "window." *Ann Thorac Surg* 2005; 80:2013.
79. Liberman M, Labos C, Sampalis JS, et al: Ten-year surgical experience with nontraumatic pericardial effusions: a comparison between the subxiphoid and transthoracic approaches to pericardial window. *Arch Surg* 2005; 140:191.
80. Georghiou GP, Stamler A, Sharoni E, et al: Video-assisted thoracoscopic pericardial window for diagnosis and management of pericardial effusions. *Ann Thorac Surg* 2005; 80:607.
81. Saltzman AJ, Paz YE, Rene AG, et al: Comparison of surgical pericardial drainage with percutaneous catheter drainage for pericardial effusion. *J Invasive Cardiol* 2012; 24(11):590-593.
82. Churchill ED: Decortication of the heart for adhesive pericarditis. *Arch Surg* 1929; 19:1447.
83. Seifert FC, Miller DC, Oesterle SN, et al: Surgical treatment of constrictive pericarditis: analysis of outcome and diagnostic error. *Circulation* 1985; 72 (3 Pt 2):II264.
84. Schwefer M, Aschenbach R, Hidemann J, et al: Constrictive pericarditis, still a diagnostic challenge: comprehensive review of clinical management. *Eur J Cardiothorac Surg* 2009; 36:502.
85. Ha JW, Oh JK, Schaff HV, et al: Impact of left ventricular function on immediate and long-term outcomes after pericardiectomy in constrictive pericarditis. *J Thorac Cardiovasc Surg* 2008; 136:1136.
86. Bertog S, Thambidorai S, Parakh K, et al: Constrictive pericarditis: etiology and cause-specific survival after pericardiectomy. *J Am Coll Cardiol* 2004; 43:1445.
87. Shiraishi M, Yamaguchi A, Muramatsu K, et al: Validation of waffle procedure for constrictive pericarditis with epicardial thickening. *Gen Thorac Cardiovasc Surg* 2015; 63:30-37.
88. Yamamoto N, Ohara K, Nie M, et al: For what type of constrictive pericarditis is the waffle procedure effective? *Asian Cardiovasc Thorac Ann* 2011; 19(2):115-118.

第 58 章　心脏肿瘤

Basel Ramlawi ● Michael J. Reardon

心脏肿瘤分为两类:①原发心脏肿瘤,起源于心脏;②继发心脏肿瘤,源于其他部位的转移。原发心脏肿瘤进一步分为良性和恶性两类。10%~20%的患者死于转移到心脏或心包的播散性肿瘤[1,2]。对于这些患者,外科手术切除几乎是不可能的、并且也不建议进行外科手术。对于这类患者的干预仅限于心包积液引流和/或诊断性活检。

原发心脏肿瘤在尸检中的发病率为 0.17%~0.19%[3-5]。75%的原发心脏肿瘤是良性,25%是恶性[2,6]。50%的良性肿瘤是黏液瘤,75%的恶性肿瘤是肉瘤[2,6]。每 500 例心脏外科手术中会有 1 例原发心脏肿瘤。除了黏液瘤,大多数外科医生很少会遇到其他原发心脏肿瘤。本章节旨在总结心脏肿瘤患者评估和治疗的有用信息,为进一步的研究提供参考。

历史背景

第一例原发心脏肿瘤由 Realdo Colombo 于 1559 年首次描述[7]。在 1809 年爱丁堡的 Alden Allen Burns 报道了一例心脏肿瘤,由于心房肿瘤引起了瓣膜梗阻[8]。King 于 1845 年报道了一组 6 例心房肿瘤,就是目前认知的黏液瘤[9]。在 1931 年,Yates 报道了 9 例原发性心脏肿瘤,并建立了类似目前应用的分类系统[10]。第一例死前诊断的心脏肿瘤在 1934 年,Barnes 用心电图和转移淋巴结活检诊断了心脏肉瘤[11]。在 1936 年,Beck 成功切除了一个伸入右室的畸胎瘤[12];在 1951 年,Mauer 切除了一个左室脂肪瘤[13]。两个事件对心脏肿瘤的治疗产生了深远的影响:1953 年 John Gibbon 发明了体外循环(cardiopulmonary bypass,CPB),使外科手术可以安全地进入心腔;心脏超声的应用,可以安全、无创地诊断心内肿物。1959 年,第一次通过心脏超声诊断了心内肿瘤[14]。Goldberg 在 1952 年由心血管造影诊断了一例心内黏液瘤,但手术切除黏液瘤没有成功[9]。Bhanson 在 1952 年应用腔静脉血流阻断的方法,切除了一例很大的右房黏液瘤,但患者于术后 24 天死亡[15]。1954 年 Crafoord 在瑞典,首次应用 CPB 成功切除左房黏液瘤[16],1959 年 Kay 在洛杉矶首次切除左室黏液瘤[17]。到 1964 年,共 60 例心房黏液瘤被成功切除,切除成功率的提高归功于 CPB 的应用提高了手术的安全性,以及使用心脏超声检查进行诊断。目前,心脏黏液瘤进行常规手术的死亡率很低[6,18-21]。然而原发恶性心脏肿瘤的治疗仍然是个挑战。

分类

病理分型见表 58-1。附壁血栓被列为假性肿瘤,虽然不是真正的心脏肿瘤,但它的临床和病理表现类似于黏液瘤。大多数附壁血栓与瓣膜疾病、心肌梗死、心脏功能不全和房颤相关[22]。附壁血栓在高凝状态综合征,特别是在抗磷脂综合征中,也可发生[23]。随着长期中心静脉置管的广泛应用,有时会出现难以定性右房肿块,直到切除后才证实是附壁血栓。

表 58-1　心脏肿瘤的病理分类

假性肿瘤
　附壁血栓
异位组织和异位组织肿瘤
　房室结区域的肿瘤
　畸胎瘤
　异位甲状腺
间叶组织肿瘤
　心脏内膜组织的错构瘤
　乳头状弹性纤维瘤
心肌错构瘤
　横纹肌瘤
　组织细胞瘤样心肌病(浦肯野细胞错构瘤)
脂肪新生物和肿瘤
　脂肪瘤样增生,动脉内隔膜
　脂肪瘤
　脂肪肉瘤
纤维组织和成肌纤维细胞组织的新生物和肿瘤
　纤维瘤
　炎性假瘤(炎性成肌纤维细胞肿瘤)
　肉瘤(恶性纤维组织细胞瘤,纤维肉瘤,平滑肌肉瘤)
血管瘤和新生物
　血管瘤
　上皮样血管内皮瘤
　血管肉瘤
组织发生不确定的新生物
　黏液瘤
神经组织的新生物
　粒细胞肿瘤
　神经鞘瘤/神经纤维瘤
副神经节瘤
恶性神经鞘瘤/神经纤维肉瘤(极罕见)
恶性淋巴瘤
恶性间皮瘤
转移到心脏的肿瘤

异位组织和异位组织肿瘤,包括在房室结区域,由多个良性囊肿组成的房室结囊性肿瘤,可导致房室传导阻滞或猝死。大多在尸检时才能确诊,但也有活检诊断房室结肿瘤的报道[24]。心脏的生殖细胞肿瘤,通常是发生在心包腔的畸胎瘤,在婴儿和儿童期,也可发生卵黄囊肿瘤[25]。异位甲状腺组织可发生在心肌中,称为"心脏异位甲状腺",可导致右室流出道梗阻,但大多没有症状。

其他的心脏肿瘤起源于心脏的间质、脂肪、纤维、神经或血管细胞,而黏液瘤是由不确定的组织起源的。其他病理分类包括原发心脏淋巴瘤、间皮瘤和转移至心脏的肿瘤,这些是本章要讲述的主要内容。

原发良性肿瘤

黏液瘤

黏液瘤占成人良性心脏肿瘤的 50%,儿童占 15%。婴幼儿的发生率极低(表 58-2、58-3)。绝大多数黏液瘤是散发的,女性更为常见[4,21]。多发生于 30~60 岁,94% 为单发[26]。大约 75% 位于左房[27],10%~20% 位于右房。其余部分平均的发生于两个心室[2]。散发性黏液瘤的脱氧核糖核酸(DNA)基因型 80% 是正常的[28]。散发性黏液瘤不合并其他病变,切除后复发率低[4,27]。

表 58-2　成人良性心脏肿瘤

肿瘤	例数	百分比
黏液瘤	118	49
脂肪瘤	45	19
乳头状弹性纤维瘤	42	17
血管瘤	11	5
房室结间皮瘤	9	4
纤维瘤	5	2
畸胎瘤	3	1
粒细胞瘤	3	1
神经纤维瘤	2	<1
淋巴管瘤	2	<1
横纹肌瘤	1	<1
总计	241	100

表 58-3　儿童心脏良性肿瘤

肿瘤	0~1 岁		1~15 岁	
	数量	百分比	数量	百分比
横纹肌瘤	28	62	35	45.0
畸胎瘤	9	21	11	14.0
纤维瘤	6	13	12	15.5
血管瘤	1	2	4	5.0
房室结间皮瘤	1	2	3	4.0
黏液瘤	—	—	12	15.5
神经纤维瘤	—	—	1	1.0
合计	45	100	78	100

大约 5% 的心脏黏液瘤,是常染色体显性遗传病,具有家族性发病特征[29-31]。这些患者和 20% 的散发性心脏黏液瘤均有异常的基因变异[28]。与"典型"的散发黏液瘤不同,家族性的患者更年轻,男女发病率类似,多发性肿瘤更常见(22%),可来源于心房或心室[32-36]。家族性黏液瘤和散发性黏液瘤有相同的组织学特征,但切除后的复发率较高(21%~67%)[27,37]。大约 20% 的家族性黏液瘤合并其他病变,如肾上腺皮质结节性增生、睾丸支持细胞肿瘤、垂体瘤、多发性黏液样乳房纤维腺瘤、皮肌瘤以及面部或唇部色素斑[26,37]。家族性黏液瘤中有这些合并症的患者,常被描述为复杂黏液瘤[28]。家族性常染色体 X 连锁综合征的遗传特征是原发性色素性结节样肾上腺皮质疾病伴有皮质醇增多症、皮肤色素痣和心脏黏液瘤,并被称为 Carney 复合征[26,37]。

病理

双房和多发性黏液瘤在家族性黏液瘤中更常见。双房黏液瘤可能是房间隔内肿瘤向两侧生长所致[38]。心房黏液瘤通常起源于房间隔的卵圆窝边缘组织,也可起源于心房内的任何部位,包括心耳[4]。黏液瘤也可起自于心脏瓣膜、肺动脉(PA)和静脉,以及腔静脉[30,31]。右房黏液瘤与左房黏液瘤相比,有较更宽大的基底附着部,且更易钙化[34],因此在胸片中能够观察到。心室黏液瘤好发于女性和儿童,可以是多发的[2,39]。典型的右室黏液瘤起自游离壁,而左室黏液瘤常起自后乳头肌的近端。

大体形态上,大约三分之二的黏液瘤是圆形或卵圆形,外表光滑或分叶(图 58-1)[21]。大多数是息肉状的、致密的、有蒂的、可活动的、且不容易自发性碎裂[2,4]。活动度依赖于蒂的长度、附着面积的大小,以及黏液瘤含胶原的多少[4]。多数蒂是短的、广基的,没有蒂的黏液瘤比较少见[2,40]。绒毛状或乳头状黏液瘤少见,呈易碎的胶冻状,大约三分之一发生破碎并形成栓塞[21,41]。黏液瘤呈白色、黄色或棕色,经常覆盖血栓[2]。切面中可以看到局部出血,囊性变或坏死。平均直径大小约 5cm,也有 15cm 或更大的报道[4]。黏液瘤生长很快,但生长的

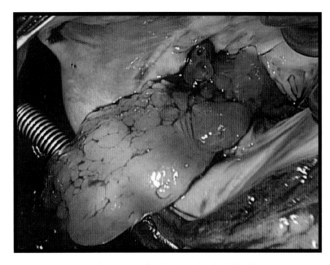

图 58-1　巨大的左心房黏液瘤,切除前外科医生的视角所见

速率变化很大,偶尔可自发停止生长[4]。重量一般在 8~175g,平均为 50~60g[5]。

　　组织学上,黏液瘤由多边形细胞构成,在酸性黏多糖基质中可见毛细血管[4]。细胞呈单个或小簇状的遍布在基质中,有丝分裂极少见[42,43]。基质中偶尔也含有平滑肌细胞、网状红细胞、胶原纤维、弹力纤维和少量血细胞。也可见囊性变、出血灶和髓质外造血灶[37,41]。10%有钙化沉积,转移性骨质沉积,有时也有腺样结构[37,41]。肿瘤的基底有一个大的动脉和静脉,它们与心内膜相连,但延伸深度超过心内膜组织的并不常见[37]。我们中心有一例行冠状动脉造影时显示瘤体有一个大的滋养血管,最初怀疑是血管肉瘤,但组织学证实是良性黏液瘤。黏液瘤倾向于向心腔内生长,而不是向周围的心肌生长。黏液瘤起源于心内膜,来自心内膜下多能间质细胞[44-46]。这可解释偶尔出现在黏液瘤中的造血组织和骨组织。有趣的是,黏液瘤可以在心脏外伤后发生,包括房间隔缺损修补术后和经皮房间隔穿刺二尖瓣球囊扩张术后。

临床表现

　　经典黏液瘤的临床表现是:心内梗阻造成的充血性心力衰竭(67%),栓塞症状(29%),发热或发热引发的全身症状(19%),体重下降或疲乏(17%);免疫学表现包括肌痛、虚弱和关节痛(5%)[21]。心律失常和感染发生较少。

　　全身症状　几乎所有黏液瘤患者都有全身症状。可伴有白细胞升高、红细胞和血沉升高、溶血性贫血、血小板减少症和 C 反应蛋白升高。免疫电泳可发现免疫球蛋白 IgG 水平异常升高[47]。最近的研究发现黏液瘤患者 IL-6 水平升高,与下列状况有一定相关性,包括淋巴结病、肿瘤转移、心室肥厚和全身症状的发展[39,48,49]。其他不常见的症状包括雷诺现象、关节痛、肌肉疼痛、红色斑丘疹和杵状指/趾[4,50]。

　　这些主诉和症状的病因,可能与栓塞引起继发的肌痛、关节痛,以及免疫反应亢进相关[51]。循环中的肿瘤抗原-抗体复合物和补体激活可能也起一定作用[43]。这些症状在外科切除肿瘤后会消失[52]。

　　梗阻　心内血流梗阻是急性症状的最常见原因。症状与肿瘤大小以及所在心腔有关。左房黏液瘤的症状类似于二尖瓣疾病。患者会产生体位性呼吸困难,因左房压和肺静脉压增高引起类似心衰的临床表现。临床上,常有怀疑二尖瓣狭窄去做心脏超声检查,而诊断为黏液瘤的病例。一些患者发生晕厥,与二尖瓣口的暂时堵塞有关[34,53]。右房黏液瘤可引起静脉压升高的右心衰临床表现,包括肝大、腹水、和水肿,并可部分阻挡三尖瓣口导致三尖瓣狭窄[34,53]。如果卵圆孔持续存在,右向左分流可产生中心性发绀和阵发性栓塞[54]。大的心室黏液瘤的表现类似于心室流出道梗阻。左室黏液瘤可产生类似主动脉瓣下或主动脉瓣狭窄的表现[54,55],而右室黏液瘤可产生类似于右室流出道或肺动脉瓣梗阻的表现。

　　栓塞　体循环栓塞是黏液瘤第二常见的临床表现,发生在 30%~40%的患者[2,4,34]。大多数黏液瘤位于左心系统,大约 50%的栓塞事件的发生是由于颅内或颅外血管梗阻,影响了中枢神经系统。由栓塞导致的神经系统障碍可以是暂时的,但通常是永久的[56]。中枢神经系统的后遗症包括颅内动脉瘤、癫痫、偏瘫和脑坏死[57-59]。一些患者视网膜动脉栓塞可导致失明[60]。

　　黏液瘤引起的栓塞也可堵塞髂动脉和股动脉[61-62]。栓塞还可累及腹腔内脏动脉、肾动脉和冠状动脉[63]。手术切除的栓塞物,其组织学检查可提供确切的肿瘤诊断[34]。切除原发心脏黏液瘤后,肾切除的标本中,肾动脉内仍显示存在有较大黏液瘤的栓子。右侧的黏液瘤栓塞主要阻塞肺动脉并引起肺动脉高压甚至导致急性栓塞死亡[4,54]。

　　感染　黏液瘤感染是比较少见的并发症,可以引起感染性心内膜炎的临床表现[64,65]。感染可增加体循环栓塞的机会[4],感染的黏液瘤是急诊切除的手术指征。

诊断

　　临床检查　心脏黏液瘤的大小、位置和活动度不同,可产生相应的临床表现。左房黏液瘤听诊,可有类似于二尖瓣疾病的杂音。"肿瘤扑落音"是由于肿瘤和心内膜接触产生的,紧随二尖瓣开瓣音后,容易和第三心音混淆[66]。左房黏液瘤,引起左室充盈部分梗阻而导致肺血管压力增高,导致源于肺动脉因素的第二心音增强[67]。

　　右房黏液瘤可有类似左房黏液瘤的听诊表现,在胸骨右下缘听诊效果优于在心尖部。另外,右房高压在颈静脉搏动图检查时会产生大的 a 波,严重时会出现类似上腔静脉综合征的表现。

　　胸片和心电图　胸片表现包括全心扩大、单个心腔的扩大和肺静脉瘀血。更具特异性而罕见的表现是在心影中发现有钙化灶,常发生在右侧心腔的黏液瘤[4](见图 58-3)。

　　心电图表现　心电图通常没有特异的异常表现,心腔扩大、心脏肥大、束支传导阻滞和电轴偏移均会出现[68]。少于 20%的患者会有心房颤动[39]。心电图异常有时会提示进一步检查,进而明确了黏液瘤的诊断,大多数心电图检查对确立诊断没有帮助。

　　心脏超声　心脏超声的横切面对黏液瘤的诊断和评价是最有用处的。二维心脏超声对黏液瘤的敏感度是 100%,在很大程度上已经替代了心血管造影[69]。40 岁以上的黏液瘤患者,行冠状动脉造影以排除冠心病。经食管超声(transesophageal echocardiography,TEE)可提供肿瘤的大小、位置、活动度和附着部位等信息[70]。

经食管超声可以检测到小至 1~3mm 的肿瘤[71]。在手术室,术前大多需进行食管超声检查(图 58-2)。经食管超声比经胸超声能更好地观察左房后壁、房间隔和右房,来排除可能存在的双心房多发肿瘤。另外,术后 TEE 可确保在离开手术室前是正常的超声表现。

计算机体层成像和磁共振检查　虽然计算机体层成像(computed tomography,CT)可以发现黏液瘤[69,72],但在确认有无心肌浸润和周边肿瘤累及等方面更具优势[68],因此在恶性肿瘤的诊断中更有价值。同样,磁共振成像(magnetic resonance imaging,MRI)也可明确肿瘤的大小、形态和表面特征[68-72]。MRI 对评估肿瘤在心内和心包的范围、继发恶性肿瘤的浸润,以及心室肿瘤的性质(偶尔会明确黏液瘤诊断),都非常有意义。CT 和 MRI 可以检测 0.5~1.0cm 大小的肿瘤,并且可以提供肿瘤成分的信息[4]。对于心房黏液瘤,如果超声检查可以明确诊断,CT 和 MRI 都不必使用。但是经过超声检查,肿瘤的诊断或性质仍难以确定、右房黏液瘤突入一支或两支腔静脉或三尖瓣口时,需要做 CT 或 MRI 检查。

外科处理

对于心脏黏液瘤,外科切除是唯一有效的治疗方法。在等待手术的过程中,8% 死于血流梗阻或心外栓塞,所以不应延迟手术[73]。通常采用胸骨正中切口,升主动脉、上下腔静脉插管。由于黏液瘤的易碎性和栓塞的可能,在开始 CPB 之前,应减少心脏操作。如果术前脑梗死不伴有出血,手术应在栓塞 7 天后进行,以防止栓塞进一步发生,并使梗死脑组织有修复时间以便进行 CPB。对于左房黏液瘤,腔静脉插管通过右房壁进行,下腔静脉插管位置在靠近下腔静脉-右房连接处的外侧。如果需要切开右房,通常要阻断腔静脉。如果左房需大范围的显露或预计是恶性的左房肿瘤,可直接行上腔静脉插管,这样可以切断上腔静脉以获得更好的显露。术中 CPB 自然降温,除非需要低流量灌注,否则没有必要全身降温。现代心脏停搏技术,为外科操作提供了一个安静的手术野,避免了主动脉阻断后的心肌缺血性损伤。首先开始 CPB,然后阻断主动脉,再进行心脏手术操作。

充分显露左房黏液瘤可借鉴二尖瓣手术的显露原则。外科医生希望心脏右侧向上旋转,左侧向下旋转。因此,右侧牵引线缝在心包较低处,在放置胸壁牵开器之前不要缝左侧牵引线。这种旋转既可以很好地显露右侧,又可以更好地显露左房(图 58-3)。对于左心房肿瘤,上腔静脉游离要充分,下腔静脉-右心房连接处的游离也要充分,这可以增加活动度,有利于左房的显露。左房黏液瘤可以通过右肺静脉前方的左房前壁的切口路径(图 58-4),切口可以延伸至上下腔静脉后方以便于更好的显露(图 58-5)。显露和切除附着于房间隔的大肿瘤,可以在右房做平行于第一个切口的辅助切口来帮助显露和切除。这种双房切口易于切除附着于卵圆孔处的肿瘤,完成全厚度的 R0(边界阴性)切除,易于在需要时利用补片修补房间隔(图 58-6)。

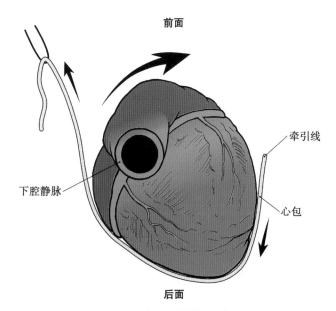

图 58-3　应用心包牵引线旋转心脏便于左房显露

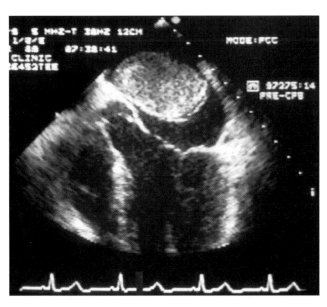

图 58-2　食管超声显示巨大的左房黏液瘤与二尖瓣无关系

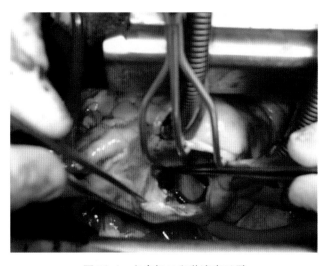

图 58-4　左房切口和黏液瘤显露

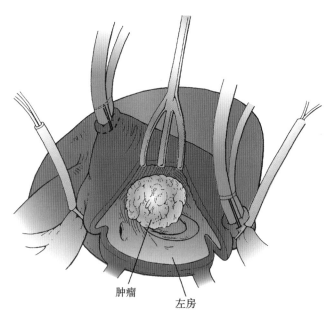

图 58-5　房间沟后方的左房切口显露左房肿瘤

肿瘤　　　　左房

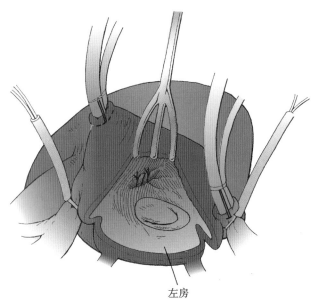

图 58-6　切除黏液瘤后修补左房壁

右房黏液瘤会遇到静脉插管的问题,术中超声会提供帮助。可以在上下腔静脉可以直接插管。当瘤蒂位于很低或很高的位置时,阻碍经右房插管,可经颈静脉和股静脉插管进行上半身或下半身的静脉引流。通常从上腔静脉距右房足够远处进行插管来保证肿瘤的顺利切除,偶尔需要股静脉插管引流。如果瘤体很大、上下腔静脉开口受累,可采用颈静脉和股静脉插管建立 CPB 和深低温。主动脉阻断后,心脏顺行灌注停搏液。如果需要广泛地切开右房,进行肿瘤切除和心房重建,需要一个清晰的手术野,可采用短暂的停循环方法。切除大的或位于重要部位的右房黏液瘤,常需要精心的术前准备、术中的 TEE,以及特殊的体外循环灌注技术,来确保肿瘤的彻底切除、右房结构的保护,以及右房的重建。由于黏液瘤极少扩展至心内膜深层,因此传导结构周围组织无需深切。右房黏液瘤患者应仔细探查三尖瓣、右房、左房和左室,以除外多发肿

瘤。理想的切除范围包括完整地切除肿瘤,以及肿瘤附着处的心腔壁或房间隔(图 58-7)。我们的策略是尽可能地全层切除。然而,因解剖结构需要,术中部分厚度切除瘤体附着部位时,并没有明显增加复发率[74,75]。

心室黏液瘤通常经过房室瓣显露[76]或通过切开房室瓣前叶显露和切除肿瘤,切除后重建房室瓣。心室流出道的小肿瘤可以经流出道的瓣膜切除[76]。如果需要,肿瘤可通过心室切口切除,这种入路不常用,而且是最后的选择。不必全层切除心室壁,因为部分厚度切除也未见复发的报道。与右房黏液瘤类似,因其有多发肿瘤的高发率,心室黏液瘤要求探查其他心腔。

为防止切除肿瘤时使其破碎,每一步都要小心谨慎。肿瘤切除后,这个区域应充分冲洗、吸引,并检查是否有脱落的碎片。少数黏液瘤在切除术后多年有远处转移,可能与围手术期潜在的播散相关[77]。术中可以使用心外吸引器,在肿瘤暴露阶段建议严格使用心外吸引器。大多数黏液瘤具有低度恶性潜能,且转移罕见,因此作者认为应保留血液而不是丢弃血液,大多黏液瘤的远处种植与术前栓塞有关。

微创手术　微创技术在心脏外科的应用逐渐增多,同样应用于肿瘤切除。目前经验十分有限,而且局限在良性肿瘤。方法包括右胸骨旁或部分胸骨正中切口,应用标准的心脏停搏技术[78]。右腋下切口联合应用股动静脉转流,不阻断升主动脉和心室颤动方式[79],以及辅助右腋下小切口进行顺行灌注和升主动脉球囊阻断[80]。胸腔镜技术用于辅助观察和心室弹力纤维瘤切除[81,82](图 58-8)。可以通过胸腔镜技术切除黏液瘤[83],目前在选择性的、数量有限的病例中结果良好,但要将其作为标准的方法来推荐,尚需要更多的经验和长期的随访。

位于右房、左房或房室瓣,解剖位置适合的黏液瘤和弹力纤维瘤,微创心脏手术(minimally invasive cardiac surgical, MICS)是可行的。经右侧胸腔入路(非胸骨切口)可进入心房,通过二尖瓣或三尖瓣进入心室。瘤通过 MICS,经主动脉瓣和左室流出道(left ventricular outflow tract, LOVT)途径切除弹力纤维是可行的。

MICS 入路,通常采用右外侧第三或第四肋间小切口(5~8cm)来显露右房和左房来。显露主动脉瓣和 LOVT 是通过第

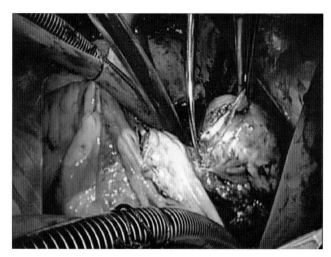

图 58-7　切除前的巨大的左房黏液瘤

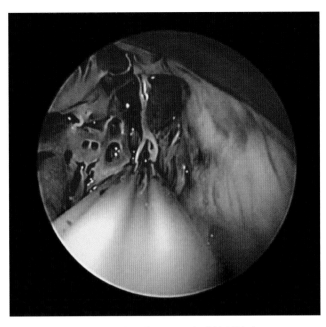

图 58-8 胸腔镜所见左房弹性纤维瘤

三肋间胸骨上段小切口切至肋间,或者第三肋骨从胸骨断开的前胸切口来实现的。

胸骨小切口的手术入路如下:患者仰卧位,双臂位于两侧,充分暴露股动脉和腋动脉区域。选择右外侧入路,患者仰卧,肩垫垂直放置以抬高右半胸,暴露外侧肋骨以及腋动脉和股动脉区域。

安全和完善的体外循环,是取得最佳临床结果的必要条件。完整的肿瘤切除、充分的静脉引流、确切的主动脉阻断、彻底的排气是手术成功的关键。对于左侧肿瘤,可通过股动脉(经皮或切开)插管和多级静脉引流,安全实施体外循环。对于需要打开右侧房室的患者,可以通过右胸小切口植入上腔静脉插管并阻断。充分的静脉引流对于术中探查和右心室心肌保护至关重要。动脉插管可以通过股动脉、直接插入升主动脉或经腋动脉进行。

MICS 手术的心肌保护,类似于 MICS 的瓣膜手术,在升主动脉顺行灌注停搏液。逆行停搏液灌注经右心房直接插入冠状静脉窦(coronary sinus, CS)进行。也可以在手术前,通过颈部入路直接插入经皮 CS 导管。主动脉阻断可以用 Chitwood 阻断钳,通过腋下小切口植入阻断钳来实现。如果不需要切开主动脉,也可用血管腔内球囊主动脉阻断方式。左心引流可以通过右上肺静脉直接插管到左房/左室,或经皮通过肺动脉引流。

详细了解术前的影像学资料(最好包括 MRI)、明确肿瘤的解剖和累及范围,在制订 MICS 手术计划时是非常必要的。如果操作得当,MICS 肿瘤切除是一个可行和安全的选择。患者可以减少输血、缩短住院时间、减少止痛药物应用,从 MICS 手术中获益。

结果

心房黏液瘤的手术死亡率低于 5%[21]。手术死亡率与高龄、残疾及合并症有关。心室黏液瘤切除有更高的风险(大约10%)。在过去 15 年多的时间内,我们共进行了 85 例黏液瘤手术,没有手术和住院死亡。

非家族性散发的黏液瘤术后的复发率大约是 1%~4%[4,74,75]。许多大的系列报道肿瘤没有复发[74,83-86]。20%的散发黏液瘤和 DNA 异常的患者复发率在 12%~40%[4]。家族性复合征性黏液瘤的复发率最高,所有患者都有 DNA 突变,突变率估计为 22%[4]。总体来说,年轻的患者复发率较高。术后复发的平均间隔大约是 4 年,最短的为 6 个月[75]。绝大多数黏液瘤复发在心脏,在相同或不同的心腔,可以是多发的[19,34,87]。肿瘤切除后,在心外的复发可能为栓塞物的生长和局部浸润[19,87,88]。肿瘤的生物学特点,由基因表达决定,而不是组织学,这可能是唯一可靠的预测复发的因素。所有黏液瘤患者的 DNA 检测结果,可作为预测复发的最好的标志物[89]。

被诊断为"恶性"的黏液瘤,常后续被确诊为肉瘤伴黏液样变性[90]。黏液瘤碎片可以栓塞在脑、动脉、软组织和骨,并在这些部位生长[56,88,91-97]。如果是转移的黏液瘤,有症状的可考虑手术切除[56,91]。

黏液瘤切除术后,何种患者需长期的心脏超声复查,目前没有统一的标准。应该对以下患者进行严密的随诊观察:多发的肿瘤,肿瘤在心脏内的位置不常见,没有完全切除的肿瘤,DNA 基因型异常的黏液瘤,病理检查有恶性特征的黏液瘤。

其他良性肿瘤

如表 58-2 所示,黏液瘤构成良性心脏肿瘤的 41%,另外三种肿瘤(脂肪瘤、乳头状弹性纤维瘤和横纹肌瘤)比例类似,以及其他少见类型构成剩余部分。

脂肪瘤

脂肪瘤有完整包膜,由成熟的脂肪细胞构成,可以生长在心包、心内膜下、心外膜下、和房间隔内[2]。脂肪瘤可以发生在任何年龄,没有性别差异。脂肪瘤生长缓慢,在产生阻塞或心律失常的症状前可以长得相当大。许多人没有症状,偶尔在常规胸片检查、心脏超声、在手术或尸检时发现[98,99]。心外膜下及腔壁的脂肪瘤可以压迫心脏,并产生心包积液。心内膜下的肿瘤可以产生心腔梗阻。右房和左室是最常见的发生位置。位于心肌内或间隔的脂肪瘤,可以引起心律失常或传导异常。大的、有严重症状的脂肪瘤应手术切除。小的、无症状的可在心脏手术中意外发现,如果切除不增加原手术的危险性,也应该手术切除。这种肿瘤一般不会复发。

房间隔脂肪瘤样增生

位于房间隔内、无包膜的脂肪细胞增生称为脂肪瘤样增生(lipomatous hypertrophy)[2]。这种异常比心脏脂肪瘤更常见,经常出现在老龄、肥胖或女性患者中。也有在心脏影像学检查中意外发现[84]。临床表现为各种心律失常和传导异常[85,100]。通过心脏超声区分这种增生和心脏肿瘤很困难[101]。脂肪在 MRI 中可以通过典型的 T1 和 T2 信号强度来确定诊断[102,103]。心律失常和心脏传导阻滞被认为是手术切除的指征,但缺乏切除后的长期获益的数据[104]。

心脏瓣膜的乳头状弹性纤维瘤

乳头状弹性纤维瘤是特征性源于心脏瓣膜或临近心内膜的肿瘤[105]。大体标本呈叶状突起的海葵样外观(图 58-9)。房室瓣和半月瓣受累概率相同。可以引起血流梗阻,特别是冠

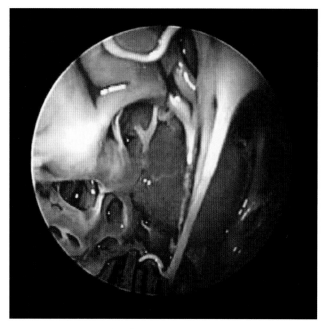

图 58-9 胸腔镜所见左房原位弹性纤维瘤

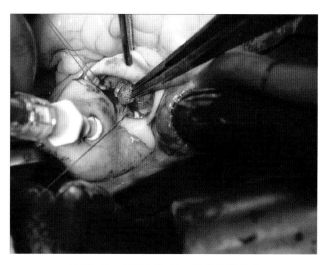

图 58-10 外科切除乳头状弹性纤维瘤

状动脉开口的血流梗阻,可以引起脑栓塞及卒中[106-115]。在严重的事件发生之前通常没有症状。一旦诊断明确,就应手术切除。在技术可行的情况下,切除肿瘤后,应进行瓣膜成形而不是换瓣手术(图58-10)。在肿瘤中发现巨细胞病毒,提示病毒有导致肿瘤和慢性病毒性心内膜炎的可能性[111]。

横纹肌瘤

横纹肌瘤是在儿童中最常发生的心脏肿瘤。可发生在出生后几天的患儿。一般认为横纹肌瘤是心肌错构瘤而不是真正意义上的肿瘤[116]。横纹肌瘤是散发的,它与结节性硬化症密切相关。结节性硬化症是一种遗传性疾病,特征性的表现为不同器官的错构瘤、癫痫、智力缺陷和皮脂腺腺瘤。50%的结节性硬化症合并横纹肌瘤,50%以上的横纹肌瘤已经或者将会进展为结节性硬化症[117]。90%以上的横纹肌瘤是多发的,在两个心室的发生概率大致相等[118]。心房受累的不到30%。病理学上,这种肿瘤是坚硬的、灰色的、结节状的,并倾向于突入

心室腔。显微镜下可见肿瘤肌细胞是正常的两倍大小,富含糖原,细胞核深染,可见嗜酸性染色的胞质颗粒[2,119]。电镜下可以看到细胞内散在的肌原纤维束[118]。

临床表现类似瓣膜或瓣下狭窄,可有心律失常,尤其是室性心动过速,以及猝死的表现[119]。心房肿瘤可以引起房性心律失常[119]。经超声检查可以明确诊断。一个罕见病例,表现为室性心律失常但没有发现心肌内肿瘤,最终通过电生理检查确定了横纹肌瘤的存在和位置[119]。

1岁以内、没有结节性硬化症的患者,推荐尽早手术治疗[86]。在婴儿早期,肿瘤通常较容易切除,有些可以剜除[86]。有症状的肿瘤经常是多发的和广泛的,尤其是在结节性硬化症的患者,这些患儿很不幸,长期结果很差,外科手术不能提供任何益处。

纤维瘤

纤维瘤是第二常见的心脏良性肿瘤,83%以上发生在儿童。这类肿瘤是单发的,仅发生于心室和室间隔,性别无差异。总共有不到100例的报道,大多小于2岁。这种肿瘤不伴有其他疾病,也不是遗传病。纤维瘤是没有包膜的、坚硬的、结节状的灰白色肿瘤,可以长得很大。肿瘤是由细长的成纤维细胞构成的宽的螺旋带,并与胶原纤维和弹力纤维旋转在一起。肿瘤内可有钙质沉积或骨质,偶尔在X线检查时发现(图58-11、58-12)。

纤维瘤的症状源于腔内梗阻、受影响的收缩功能或心律失常。根据大小和位置,高达25%的患者可影响瓣膜功能、阻碍血流路径,或由于传导紊乱造成猝死[114]。胸片显示心影内有钙化可以提示诊断,需要由心脏超声来证实诊断。

对于一些患者,外科手术能成功切除,尤其是肿瘤局限、没有影响到重要结构时能彻底切除[86,120-122]。成功的完整切除是治愈性的治疗[120,121]。然而,并不是总能够完整切除肿瘤,部分切除仍只是姑息手术[86,121],但有些患者可存活很多年。大多数患者是青少年或成年人[86,120,121]。婴儿的手术死亡率很高。广泛心脏纤维瘤的儿童患者,可行心脏移植治疗[122,123]。

房室结间皮瘤

房室结间皮瘤,也被命名为多囊肿瘤(polycystic tumor)、浦肯野肿瘤(Purkinje tumor),或传导束肿瘤(conduction tumor)。它是相对较小、多囊的肿瘤,起自房室结的近端,可以向上延伸

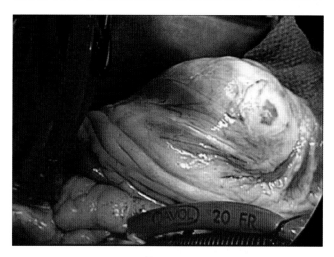

图 58-11 心外所见的左心室纤维瘤

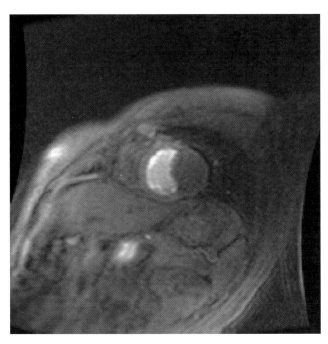

图 58-12　左室纤维瘤 MRI 表现

至室间隔或向下延伸至希氏束[2]。间皮瘤与心脏阻滞、心室纤颤[124]和猝死有关。心脏起搏治疗不能阻止而来的心室颤动。有进行外科手术切除的报道[24]。

嗜铬细胞瘤

心脏嗜铬细胞瘤起源于交感神经系统的嗜铬细胞,可以产生大量的儿茶酚胺,特别是去甲肾上腺素。大约 90% 的嗜铬细胞瘤位于肾上腺,不到 2% 的发生在胸部。在 1991 年之前,仅报道过 32 例心脏嗜铬细胞瘤[125]。肿瘤主要发生在年轻人和中年人,男女发病率均等。大约 60% 发生在左房顶,其余的发生在房间隔或心脏的前壁。肿瘤由巢状的嗜铬细胞构成,呈红棕色、分叶状,质地柔软。

患者经常有难以控制的高血压或尿中儿茶酚胺水平增高。肿瘤的定位可以采用碘-131-间位碘代苄胍(MIBG)闪烁扫描[126],以及 CT 或 MRI 检查[126]。心导管检查可以在不同的心腔取样,必要时可行冠状动脉造影[125]。肿瘤定位后,应用 CPB 和心脏停搏技术切除肿瘤。患者需要在麻醉前给予 α 和 β 受体阻滞剂,术中和术后早期严密监测。大多数肿瘤的血管极其丰富,可能会发生难以控制的出血[127]。有时需要切除心房和/或心室壁或一段主要的冠状动脉[135]。对于巨大的左房嗜铬细胞瘤,有移除心脏后再切除肿瘤的报道[128]。心脏移植可以用于治愈无法完全切除的肿瘤[121-123]。

副神经节瘤

副神经节瘤是内分泌肿瘤,可以分泌儿茶酚胺。它的表现跟嗜铬细胞瘤类似。当在胸腔内发现时,它们最常位于后纵隔。副神经节瘤典型的表现是不典型的胸痛[129,130]。在超声心动图上,它们是较大的、血管丰富的肿瘤[131]。在心导管检查中,它们可能紧邻冠状动脉(图 58-13)[132]。回顾研究我们中心在 2004 年 3 月至 2020 年 10 月期间的病例,7 例男性心脏副神经节瘤的患者进行了手术切除。5 例起自左房顶,2 例起自主动脉根部。住院死亡率 14%。完整的外科切除仍然是主要的治疗方案,而且是可以治愈的,但会有术中大出血的风险,通

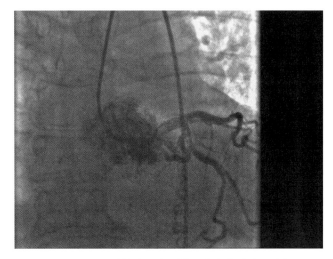

图 58-13　心导管检查中副神经节瘤的肿瘤血流征

常需要使用 CPB 和复杂的手术技术,包括使用心脏的自体移植技术[131](图 58-14)。

血管瘤

心脏血管瘤是很罕见的肿瘤(24 例临床报道),涉及所有年龄,可以生长在心脏的任何部位[133,134]。血管瘤由毛细血管或海绵状血管通道组成。患者通常有呼吸困难、偶发性心律失常或右心衰的表现[135]。此肿瘤诊断困难,可以通过超声或心导管检查,发现心腔内有充盈缺损来确立诊断[127]。在 CT 和 MRI 轴向切面的 T2 加权像,MRI 显示为高信号团块(图 58-15)。冠状动脉造影可以显示典型的肿瘤血流征和肿瘤血液供应图。在切除过程中,要谨慎仔细地结扎滋养血管,以防止手术后残余的动-静脉瘘或心腔内交通。部分切除可长期获益[133]。肿瘤自发消失的情况罕见[136]。

畸胎瘤

心脏畸胎瘤是发生在婴幼儿和儿童的罕见肿瘤[137]。大约

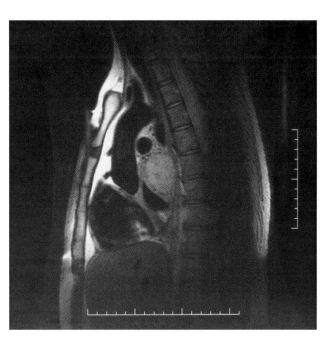

图 58-14　左房副神经节瘤需要自体移植的 MRI

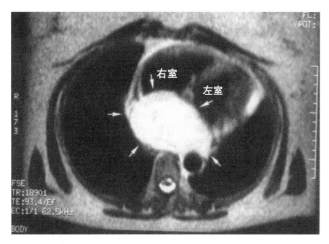

图 58-15　磁共振轴向 T2 加权像显示左房血管瘤的高密度团块（Reproduced with permission from Lo JJ,Ramsay CN,Allen JW,et al:Left atrial cardiac hemangioma associated with shortness of breath and palpitations,*Ann Thorac Surg* 2002 Mar;73(3):979-981.）

80% 为良性肿瘤[138]。在患者出现症状后,需要进行心脏或纵隔检查时,可以通过超声检查发现肿瘤。对于此型肿瘤还没有外科手术切除的经验,但手术切除是可能的。

卡斯尔曼肿瘤

　　卡斯尔曼病是一种知之甚少的淋巴组织增生性疾病。这一疾病首先由卡斯尔曼(Castleman)和同事在 1956 年发现[139]。典型表现是纵隔内单发的病变。最常见的组织学类型是透明血管型,大约占 90% 并且表现为良性特征。具有侵袭性的亚型是浆细胞型和混合细胞型,这些类型更具有恶性行为特征[140]。患者有局部或多发病灶伴淋巴结受累,典型的位于纵隔。典型的肿瘤为边界清楚的包块。已有关于卡斯尔曼肿瘤伴心肌和冠状动脉受累侵袭,或发展为冠状动脉假性动脉瘤的报道[141]。在肿瘤侵袭更严重的病例,心脏辅助装置可以作为恢复的桥梁[141](图 58-16、58-17)。CT 影像显示不典型或者呈靶样增强,相对应于不同程度的变性、坏死和纤维化。锝-99m 替曲膦和碘-123-β-甲基碘苯基十五烷酸(BMIPP)造影可以辅助诊断。在 BMIPP 图像上,这些肿瘤与周围正常心肌相比,摄取率降

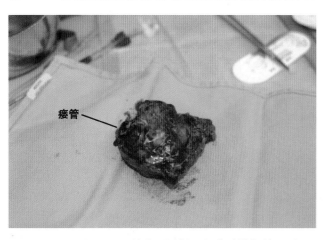

图 58-16　Castleman 肿瘤通过插入冠状动脉探针显示瘘管部位

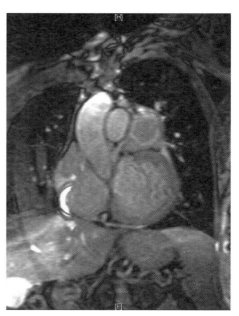

图 58-17　Castleman 肿瘤的 MRI

低[142]。一般认为,完全外科切除可以治愈此型肿瘤[143]。

原发性恶性肿瘤

　　原发性恶性肿瘤非常少见,结合两大研究所,得克萨斯心脏研究所和休斯敦的 M.D. 安德森肿瘤中心的经验,1964—1989 共 25 年的外科手术病例中,仅有 21 例外科治疗的病例[144]。1990—2006 年得克萨斯医学中心、卫理公会 DeBakey 心血管中心、M.D. 安德森肿瘤中心,共报道一系列 27 例患者[144]。大约 25% 的原发性心脏肿瘤是恶性的,这些恶性肿瘤中,75% 是肉瘤。McAllister 的心脏肿瘤调查发现,最常见的是血管肉瘤(31%)、横纹肌肉瘤(21%)、恶性间皮瘤(15%),以及纤维肉瘤(11%)[2](表 58-4)。

表 58-4　成人原发性恶性心脏肿瘤

肿瘤	例数	百分比
血管肉瘤	39	33
横纹肌肉瘤	24	21
间皮瘤	19	16
纤维肉瘤	13	11
淋巴瘤	7	6
骨肉瘤	5	4
胸腺瘤	4	3
神经源性肉瘤	3	2
平滑肌肉瘤	1	<1
脂肪肉瘤	1	<1
滑膜肉瘤	1	<1
总计	117	100

Reproduced with permission from McAllister HA Jr, Fenoglio JJ Jr: Tumors of the cardiovascular system, in *Atlas of Tumor Pathology*. Washington, DC, Armed Forces Institute of Pathology;1978,fas. 15.

对于心脏肉瘤的分类,我们提出了按解剖部位分类,而不是按组织学分类。组织学分类不如解剖学分类,对治疗和预后产生更大的影响[144,145]。修改后的分类方法将原发性心脏肉瘤分为右心肉瘤、左心肉瘤、肺动脉肉瘤,这个分类将在后面的讨论中应用。

右心肉瘤有早期转移的倾向,表现为巨大的肿块(图 58-18),并有特征性浸润的特点[145]。右心肉瘤通常占据右房的大部分,常向心腔外生长,通常不会发生心力衰竭,除非发展至最后阶段。肿瘤的这种表现,可以有机会使用新型辅助性化疗药物,使肿瘤缩小,在浸润生长的边缘无法生长,增加完全切除后镜下边缘阴性的机会。

与右心肉瘤相比,左心肉瘤更坚硬、浸润轻、转移较晚[146]。左心肉瘤绝大多数位于左房,常生长入房壁。血流快速减少,可以导致致命的心力衰竭(简称心衰)。新型辅助化疗药物极少用于左心肉瘤。大多数的左心房肉瘤,最初诊断为黏液瘤,若切缘阳性可能快速复发,而需要再次手术切除。

原发性恶性心脏肿瘤是散发的,没有遗传相关性。虽然在任何年龄都可发病,但通常发生于 40 岁以上的成年人。患者通常表现出心力衰竭的症状、胸膜痛、身体不适、厌食和体重降低[137,147]。最常见的症状是呼吸困难[148](表 58-5)。有些发展为难治性心律失常、昏厥、心包积液和心脏压塞[148]。胸部 X 线可以发现异常,甚至可以发现肿块,但是通常依靠心脏超声明确诊断[147,149]。右房病变与左房病变相比,恶性的概率更大,右侧常为血管肉瘤,而左侧常为黏液瘤,如果左侧是恶性,通常为恶性纤维组织细胞瘤(malignant fibrous histiocytoma,MFH)。如果怀疑恶性,胸部 CT 或 MRI 检查可提供如下信息:组织学特征、详细的解剖、肿瘤分期,以及切除的可行性。目前使用的正电子发射体层成像(positron-emission tomography,PET)在评估这种病中的应用还存在争议。对于 40 岁以上心内肿瘤,以及所有巨大右房肿瘤的患者,我们一般都进行心血

管造影检查,可以提示恶性,以及通过肿瘤血流征了解冠状动脉受累情况。这些都不是病理学证据,在黏液瘤中也可以看到大的滋养血管和肿瘤血流征的表现。

原发恶性肿瘤在发现时可能已经长得很大,并且已经严重累及心脏,不能进行外科切除了。部分患者可以考虑心脏移植,这将在后文进行讨论。姑息性治疗可以尝试应用放射治疗,虽然可以减轻症状和延长寿命,但是效果有限。不管肿瘤是原发性的还是继发性的,切除的决定基于肿瘤的大小、位置,以及没有转移播散。在我们中心,大多数原发恶性心脏肿瘤,最初被认为是良性肿瘤而选择手术切除时,才发现是无法完全切除的恶性肿瘤。如果怀疑或确诊为恶性,解剖位置上可以切除,并且没有转移,可以考虑切除。如果可以完全切除,可以更好地缓解症状,甚至可以使生存时间倍增[150]。手术切除后,推荐应用辅助性化疗,认为这可以改善存活率[138,150]。是否可以完全切除取决于肿瘤的位置、心肌和/或纤维骨架的受累的程度,以及组织学特点。

血管肉瘤

血管肉瘤男性的发病率是女性的 2~3 倍,更倾向于发生于右侧心脏。80%起源于右心房[148,151,152]。这种肿瘤一般比较巨大并且会浸润侵入邻近的结构,包括大的静脉、三尖瓣、右室游离壁、室间隔和右冠状动脉[151](图 58-19),阻塞和右心衰并

症状	例数	百分比
呼吸困难	13/21	61.9
胸痛	6/21	28
充血性心力衰竭	6/21	28
心悸	5/321	24
发热	3/21	14
肌痛	2/21	10

表 58-5 原发性心脏恶性肿瘤的症状

Data from Murphy MC, Sweeney MS, Putnam JB Jr, et al: Surgical treatment of cardiac tumors: a 25-year experience, *Ann Thorac Surg* 1990 Apr;49(4):612-617.

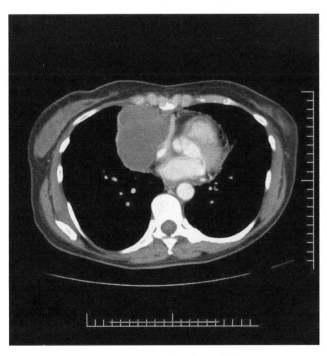

图 58-18 右心房肿瘤 CT 扫描

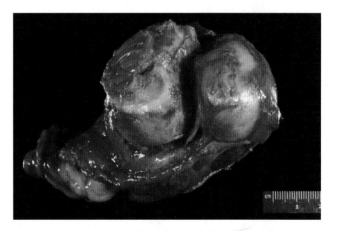

图 58-19 右心房肿瘤的大体病理标本照片

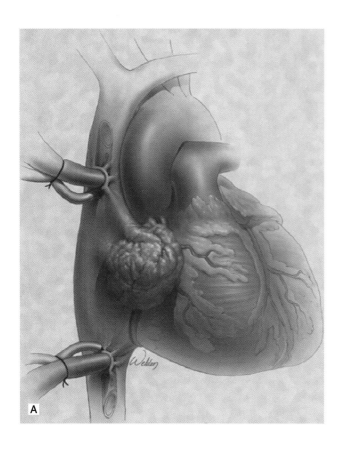
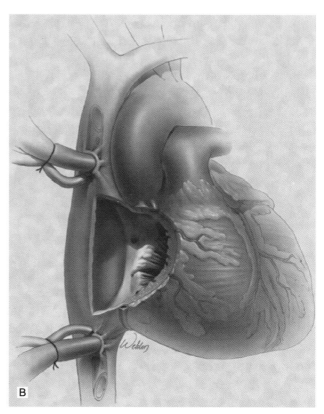
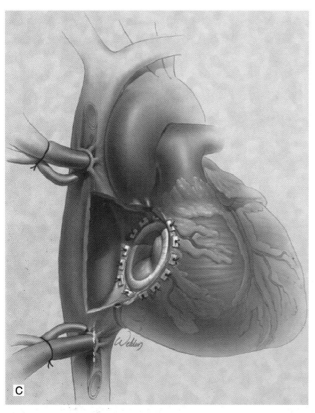
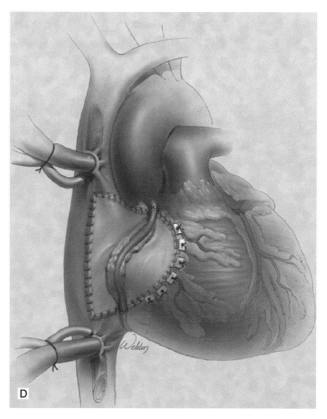

图 58-20 A. 右心房血管肉瘤累及右冠状动脉和三尖瓣。B. 切除肿瘤和受累的右冠状动脉和三尖瓣。C. 三尖瓣置换。D. 使用牛心包进行彻底修复

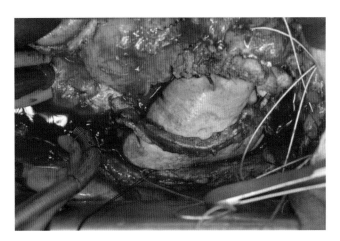

图 58-21　右房血管肉瘤（最后进行右冠状动脉旁路移植，旁路血管位于牛心包上）

不常见。切除标本的病理检查，可见典型的间质变上皮细胞，伴网状的血管通道。不幸的是，大多数这种肿瘤在发现时已经有转移了，通常转移至是肺脏、肝脏和脑[148]。未行手术切除，尽管进行放化疗，90%的患者会在 9~12 个月内死亡[22,148]。我们仔细地选择了一些病例：患者没有转移证据，进行了完全的外科手术切除，随后化疗（图 58-20），手术包括切除右心房、右冠状搭桥，以及三尖瓣的置换或者修复（图 58-21），在这一小组患者中，没有院内死亡，大多数死于远处转移，而不是死于局部的肿瘤复发[153]。

恶性纤维组织细胞瘤

恶性纤维组织细胞瘤（MFH）是成人最常见的软组织肉瘤。近年来，倾向于将其作为一类特殊的原发性心脏恶性肿瘤。它特征性的病理表现是纺锤形细胞席纹样排列、类似组织细胞的多边形细胞，以及恶性的巨细胞混合在一起。细胞起源于成纤维细胞或成组织细胞[149,154]。通常发生在左房，经常类似黏液瘤。每一个到我们中心就诊的左房恶性纤维组织细胞瘤，都被认为是黏液瘤而不完全切除的病史。早期转移的倾向不如血管肉瘤明显。肿瘤不完全切除后，尽管进行了化疗，但仍可出现快速复发。这些患者通常在发生转移前，死于心脏局部的病变。如果能够进行完全切除（尤其是认识到肿瘤的恶性本质，并在初次手术时能完全切除）和充分的化疗，可能可以改善这种疾病的生存率。

横纹肌肉瘤

横纹肌肉瘤不是由横纹肌瘤进展而来，没有性别差异。60%的患者为多发性的，可来自任何一个心室。肿瘤经常侵犯心脏瓣膜，或者因为心腔内巨大肿块而影响瓣膜功能。显微镜下，肿瘤细胞显示为多形核的、蜘蛛样纤细的、流式嗜酸性胞浆的细胞，通常为肌肉样排列。

肿瘤有浸润性，并且可以侵及心包。外科手术可切除小的肿瘤，但是有局部或远处转移、对放疗或化疗反应不良的患者，大多数存活时间有限，往往少于 12 个月[120,137,138,150,155]。

其他肉瘤和间叶细胞起源的肿瘤

McAllister 和 Fenoglio 发现，起源于心脏或心包而不是起源

于胸膜的恶性间皮瘤，是第三位常见的恶性心脏肿瘤，纤维肉瘤位于第四位[2]。然而从发现这种肿瘤至今的二十年，临床医生极少遇到这类肿瘤。发病率的明显下降，可能与原发性恶性肿瘤组织学分类标准的变化有关[5,133,138,148-150,155,156]。

这种肿瘤的组织学表现模棱两可，确诊比较困难。这种肿瘤可能类似其他肉瘤，或者被认为是纤维组织细胞瘤。这种肿瘤的行为表现更重要，与其他心脏肉瘤一样，在没有转移的情况下切除小的肿瘤是可行的，但是缺少这方面的证据[22,148,150,155]。在考虑手术切除局限性心脏或心包间皮瘤前，应排除更广泛的胸部受累情况。可以考虑 PET 扫描，任何可疑的胸膜增厚或积液，都需要影像学结合组织学来仔细评价。

源于心脏的肌肉瘤、脂肪肉瘤、骨肉瘤、黏液样软骨肉瘤、浆细胞瘤和癌肉瘤都有报道[156-159]。但当确定诊断时，通常只能进行姑息治疗了，偶尔可以进行手术切除。不管是否治疗，这种患者很少能活超过一年。

右心肉瘤

右心肉瘤不做手术预后很差，外科手术切除是唯一能够提高生存率的治疗方式。由于肿瘤的严重浸润和转移的高发率，使得完全的外科切除变得复杂。作者目前的治疗策略是，先使用右心导管进行活检，在组织学明确肉瘤的诊断后，首先应用新型辅助化疗治疗。偶尔，可得出淋巴瘤或者其他肿瘤的诊断。制订基于正确病理诊断的多学科综合治疗方案是非常必要的。经过 4~6 个疗程的化疗后（每个疗程后通过影像学检查评估肿瘤的反应），评估是否能进行外科手术切除。这种处理方式，目前可提高33%的镜下完全切除率。最初诊断右心肉瘤是通过经胸超声心动图，一般不会漏诊这种巨大的肿瘤。左房的大肿瘤通常是良性的黏液瘤，而大部分右房的大肿块多为恶性肿瘤（图 58-22）。大多数到我们中心的右心肉瘤，都没有尝试进行外科手术切除，不像左心肿瘤被认为是良性黏液瘤而进行外科手术切除。右心肉瘤手术失败主要是由于切除不完全，通常是因为外科医生由于右冠状动脉受累而犹豫不决，未能进行完全切除。

大多数的右心肉瘤是血管肉瘤[2]（图 58-23）。可以发生在

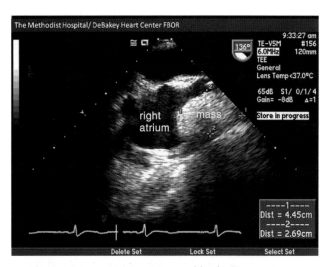

图 58-22　经食管超声显示右心房肿块（4.45cm×2.69cm）

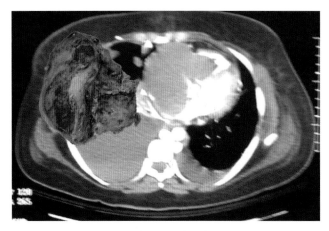

图 58-23　CT 显示右房肿块；病理标本放置方向与 CT 图像一致

右心房（图 58-24）或右心室，但常见的是生长在右房。它们侵占了右房壁，并且经常生长入心腔和邻近组织。右心肉瘤有浸润性生长的倾向，在显微镜下"手指状"的肿瘤突起可以生长超出大体病变所见的界限。心包弥漫性受累、右室受累或者累及大的血管或静脉，通常无法手术切除。在合理的风险范围内，可采用如下手术方法：包括三尖瓣、右冠状动脉以及高达 30% 的右心室肌的切除、替换或重建，以达到完全切除的目的。因此，所有的患者术前都要进行冠状动脉造影。未进行外科切除的患者，12 个月的生存率大约为 10%[160]。镜下切缘阴性的患者，可以延长存活时间[150]，仍应继续标准化的治疗。有些患者虽然切除很彻底，但是仍然有局部复发，死亡的首要原因是远处转移。完全切除后，进行辅助化疗可以延长生存时间[150,160]。

对很局限的转移性肿瘤对化疗反应不佳或者在治疗时有新发转移的患者，不考虑手术治疗。有广泛转移者，不考虑手术治疗，除非有严重症状而行姑息手术。手术恢复后，每一个患者都要请肿瘤科会诊指导手术恢复后的继续化疗。

基于肿瘤的解剖范围和需要切除的边界，需要个体化地仔细规划 CPB 静脉插管的位置。高位的上腔静脉插管可以引流上半身，在膈水平行下腔静脉插管常能满足下部切除的显露，

偶尔需股静脉插管来显露右心更低的位置。由于主动脉离肿瘤较远，因此，常规行主动脉插管。右房可以完全切除，然后用牛心包重建。如果切除范围涉及上腔静脉或下腔静脉，可将牛心包卷成管道状，用自动血管闭合器沿长轴闭合形成管道，用来重建腔静脉（图 58-25）。右房与主动脉根部结合部是一个非常危险的区域，过分激进的切除会损伤心脏的纤维骨架结构，修复尤其困难。切除不完全，可能使残余的肿瘤快速生长而迅速复发，因此，要尽可能完全切除。如怀疑右冠状动脉受累，在手术开始时要游离右侧乳内动脉备用。右心室壁可以部分切除，应用牛心包重建，或同期行三尖瓣替换手术。右心肉瘤切除所涉及的步骤和之后的重建见图 58-26。

左心肉瘤

左心恶性肿瘤，外科手术切除是最有效的治疗方法。延迟手术可导致心脏血流梗阻或栓塞而死亡，在等待手术的过程中，大约 8% 的患者可发生这种情况。左心肉瘤的临床表现，与解剖位置和肿瘤的范围有关，而不是组织学的影响。大多数左心肉瘤发生在左房，与作者的经验一致，即 22/24（92%）发生在左房，2/24（8%）发生在左室。大多数左房肿块都会被外科医生认为是良性黏液瘤。到我们中心就诊的左房肉瘤患者，都有被认为是黏液瘤而手术，之后证实是心脏肉瘤的经历。每一例都出现了在左房肿瘤切除部位的快速复发，可能与切除不完全的肉瘤再生长有关。心腔内的左室肿瘤非常少见，极少会被误诊为单纯的黏液瘤。由于心腔内血流梗阻而导致心衰的情况最为常见，并可引起相关的症状。局部浸润导致的传导阻滞、心律失常、心包积液、远处栓塞、发热、体重下降、不适等都可见到。男性常在 40 岁发病[149]。经胸超声是最常用的初诊检查。对于所有左心肿瘤的患者，特别推荐经食管超声心动图（TEE）检查，因为可以增加左心结构的分辨率。明确或者怀疑肉瘤的患者，需进行心脏 MRI 和 PET/CT 检查。

一旦确诊，原发性心脏肉瘤的预后很差。治疗后，12 个月的生存率为 10%[160]。大多数相关文献都是尸检、个案报道或少数病例的报道。手术死亡率通常超过 20%，生存时间通常在 12 个月左右[161-163]。许多发表的原发性心脏肉瘤的文章中，通

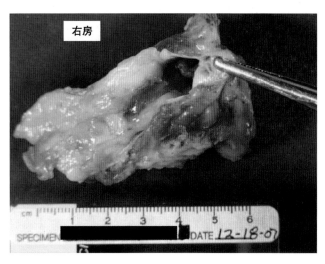

图 58-24　右房肉瘤

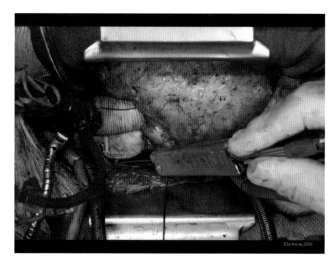

图 58-25　应用牛心包重建上腔静脉（对折心包，沿长轴应用内镜切割闭合器构建牛心包管道）

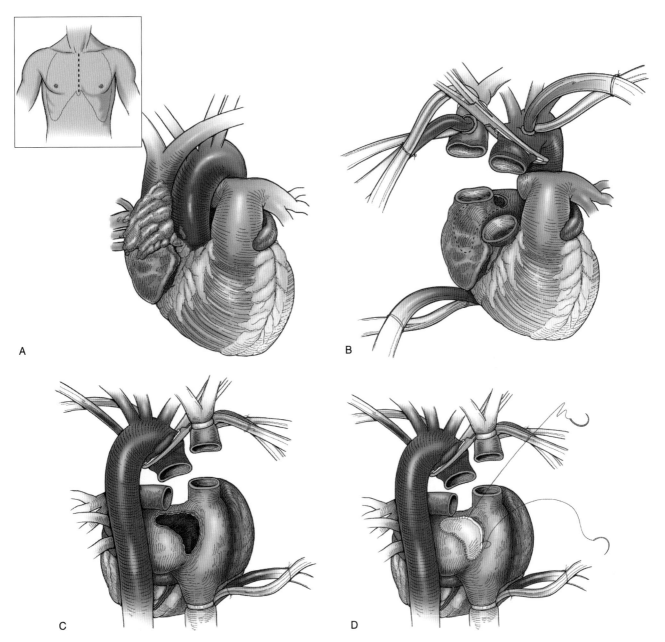

图 58-26　A. 右房肉瘤手术经胸骨正中切口入路。B. 横断主动脉、右肺动脉,左房顶与肺静脉连接、上腔静脉,旋转心脏的右上四分之一象限,以便完全显露和彻底切除。C. 心脏的后面观,显示右心肉瘤累及左房顶,完整切除后的状态。D. 左房顶的重建

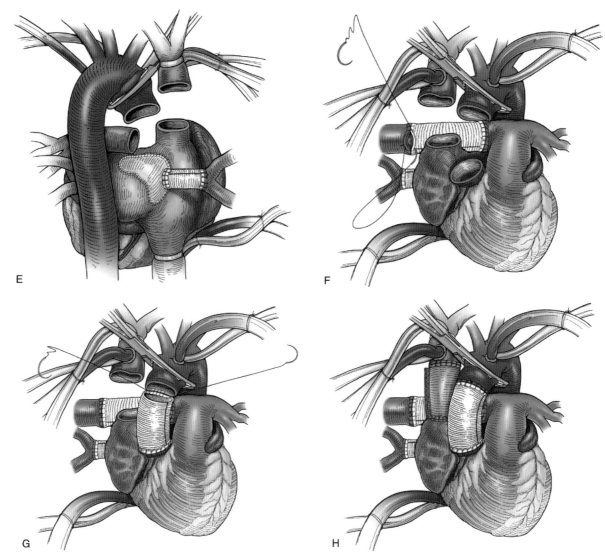

图 58-26（续） E. 使用人工血管重建肺静脉。F. 前面观,重建右肺动脉。G. 使用人工血管、连续缝合重建主动脉。H. 彻底切除右心肉瘤,完全重建后的状态(注意,上腔静脉管道的构建是应用牛心包折叠和自动切割闭合器闭合完成的)

常没有考虑解剖位置的因素。梅奥医学中心报道了 32 余年中的 34 例患者,平均生存时间是 12 个月[164]。得克萨斯心脏研究所和 M. D. 安德森肿瘤中心联合报道了 26 年中的 21 例患者,2 年的存活率为 14%[157]。本章作者报道过一组病例,联合应用多种治疗手段,在 16 年中 27 例患者的平均存活时间为 23.5 个月,一年生存率为 80.9%,两年为 61.9%[147]。后续研究提示组织学类型不影响生存率,以及治疗方法的选择[165]。临床表现和外科治疗方式主要取决于解剖位置。目前,这些肿瘤可根据位置进行分类,例如肺动脉肉瘤、右心肉瘤、左心肉瘤[166]。

　　文献报道的局部复发和二次再手术的高发生率[167],提示左房和左室因解剖结构的原因,难以充分暴露。由于左心邻近重要的结构,使得完全切除和重建非常复杂。通常由于外科医生无法充分看清这些重要结构,导致了不充分的切除和重建,使得肿瘤再次快速复发。通常左心房肿瘤由房间沟入路。房间沟入路对于良性肿瘤的暴露是充分的,但对于恶性肿瘤,通常需要更大、更广泛的切除范围。完全的心脏切除和原位心脏

移植,虽然这一治疗方式可行,但是需要供体来源和术后应用免疫抑制剂,两者在肿瘤患者中都有潜在的问题。有报道显示,治疗心脏肿瘤行原位心脏移植的平均存活时间是 12 个月[168]。左心室肿瘤可以经主动脉瓣入路、二尖瓣入路,或者通过左心室切开入路。经主动脉瓣入路对良性肿瘤非常好[82],但是在恶性肿瘤通常不够,因为该入路太小,而要切除的肿瘤范围较大。通过切开正常的心室入路是可行的,但是效果不理想。作者的团队采用将心脏切除,在体外彻底切除肿瘤后,再进行心脏重建和再植入心脏(心脏自体移植),这种方法可以彻底切除肿瘤和心脏精确重建。

自体心脏移植

　　自体心脏移植技术是在 1985 年,由 Cooley 在治疗一例左房巨大的嗜铬细胞瘤的病例时,引入心脏肿瘤的外科治疗领域中的[128]。虽然这个病例并不成功,但它使本文的作者(M. J. R.)了解了该术式,并成功应用于心脏肿瘤的外科治疗。作者的团队在 1998 年第一次成功地完成了心脏肉瘤的自体心脏移植手术[154],也报道了这一技术用于左房和左室肉瘤[169]。与

M. D. 安德森肿瘤中心密切合作，卫理公会医院目前已经完成了 34 例自体心脏移植。34 例中，26 例是原发性心脏肉瘤，1 例是转移至左室心腔的单发恶性黑色素瘤，7 例是良性病例。良性肿瘤组没有手术死亡，2 年生存率是 100%。所有患者的 30 天、1 年、2 年的手术生存率分别是 85%、59%、44%。对于原发恶性肿瘤，1 年和 2 年的生存率是 46% 和 28%。原发恶性肿瘤中，19 例采用单独的自体心脏移植手术，另 7 例采用自体心脏移植手术联合肺切除术。单独自体心脏移植手术和自体心脏移植联合肺切除术的手术死亡率（和存活时间中位数）分别是 43%（55 天）和 11%（378 天）。对于原发的肉瘤，手术切缘在显微镜下的阳性或阴性结果不影响生存率。何时采用自体心脏移植，可参考心脏肿瘤的诊治流程（图 58-37）。

　　自体心脏移植与标准的原位心脏移植相比，有几点基本的区别[170]。在原位心脏移植中，除非是多米诺式，否则切除心脏的损伤不会有任何不良后果。自体心脏移植，心脏切除时可保留较宽的组织边缘于心脏，用于心脏植入时修剪，而不至于损伤像冠状窦这样的重要结构。同样，供体心脏的切取通常也保留较多的组织缘于心脏，便于植入时修剪，而不采用原位心脏移植手术时切除受体病变心脏的方式。自体心脏移植在切取心脏时，不能对心脏造成难以修复、难以置换的损伤，或对心脏功能产生致命影响。另外，即便是心脏单纯的切除和再植入，可用于成形的组织减少，使再植入过程比原位心脏移植更具有挑战性。计划切除心脏时，插管的位置也要充分考虑。主动脉可以在较远的横弓处插管。静脉插管的位置，上腔静脉直接插管，下腔静脉在右房与下腔静脉交界处下方的下腔静脉插管。这需要更多的显露和游离上下腔静脉。开始 CPB 后，进一步游离上下腔静脉，直到其完全游离并套带备阻断。插管后，广泛游离房间沟及升主动脉和肺动脉的周围。这样可以准确地切除心脏和再植入。升主动脉阻断后，顺行灌注含血高钾冷停搏液（10mL/kg）使心脏停搏。开始灌注停搏液时切开左房，植入左心引流管用于心脏减压。停搏液灌注心脏静止后，切开左房以明确病理改变及是否适合自体心脏移植。首先，在上腔静脉与右房接口处上方切断上腔静脉。随后下腔静脉切断是在右房和下腔静脉接合处附近。横断时，切断的组织边缘会很大程度上向静脉插管侧回缩，因此，要保留很宽的边缘，否则再植入时下腔静脉的吻合会异常困难。升主动脉横断在窦管交界上方大约 1cm 处；肺动脉横断在分叉的近端。离断左房时，需切在肺静脉与左房结合部位的心房侧，在左侧，左房切开部位在肺静脉与二尖瓣之间的中点，以及肺静脉与左心耳之间的中点。完整切取心脏，放入有冰屑的盆中（图 58-27）。检查左房后方，任何肿瘤都要彻底切除（图 58-28）。用牛心包进行重建，肺静脉可以单独与重建用牛心包上的创建开口吻合，如果病理条件允许，可以作为一个袖口用于吻合。前部的左房可以完全切除，可以切除二尖瓣，只留二尖瓣环。

　　应用牛心包重建，首先在牛心包片上切一个与二尖瓣环大小匹配的开口。二尖瓣置换应用带垫片的 2-0 非吸收性聚酯缝线，将垫片放置于瓣环左室侧开始缝合瓣环，然后缝合牛心包，再缝合人工瓣膜的瓣环。缝线打结后，新建的房壁也缝合固定于人工瓣和自然瓣环之间。前部和后部牛心包的四角，可裁剪成四角飞镖状，再将飞镖两缘缝合在一起，构建成碗状形态，然后将前后部牛心包缝合在一起构建左房。再植入过程与

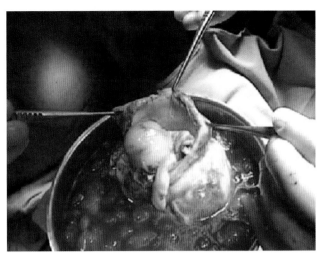

图 58-27　切除的心脏显示左房前壁的大肉瘤

标准的原位心脏移植相同，先由左房吻合开始，之后是右房与下腔静脉连接，再后是右房与上腔静脉吻合。如果任何吻合口存在过大的张力，中间可以植入一段 Gore-Tex 管道、Dacron 管道，或者心包制成的管道，作为桥梁来完成修复（图 58-29）。采用标准的方式，应用 Prolene 缝线吻合肺动脉和主动脉，温血高钾停搏液顺序灌注，放开主动脉阻断钳。左室肿瘤的操作与之相似，偶尔需要切除二尖瓣切除或部分切除室间隔（图 58-30）。应用牛心包重建室间隔，应用生物瓣替换二尖瓣。虽然这些患者较年轻，通常也会选用生物瓣以避免抗凝。生物瓣的使用时限问题很少被关注，因为存活时间是以年计而不是以十年计。

　　因为生存率很低，除了自体心脏移植外，如果同期需要肺切除时，应考虑是外科手术的禁忌证。这通常可以通过术前 MRI 来评估，发现流经肺静脉的血流梗阻。

淋巴瘤

　　虽然很罕见，但淋巴瘤可以起源于心脏[171]。大多数的这类肿瘤对放疗、化疗都敏感，极少进行外科手术[153]。即使不能完全切除，不完全切除也可以缓解急性血流阻塞，术后给予放疗和化疗，部分患者可以延长存活时间。

肺动脉肉瘤

　　大多数的肺动脉肉瘤起病隐匿。最常见的症状是气短和继发于右心衰的外周水肿[172]。初始的评估和切除术后的复发监测，可以选择 CT 或 MRI（图 58-31～58-33）。

　　肺动脉肉瘤是很罕见的肿瘤，经常与急性或慢性肺栓塞（PE）混淆。这种混淆不仅导致诊断的延迟，而且使肿瘤按照动脉内膜血栓切除术切除，而不是彻底地切除。肿瘤通常在长到相当大时，才被发现（图 58-34）。肺动脉肉瘤可以表现为咳嗽、呼吸困难、咯血、和胸痛等，类似肺栓塞的症状。全身症状常表现为发热、贫血和体重降低，体重下降往往提示恶性肿瘤而不是肺栓塞，而且肿块不会因为抗凝而变小。这类肿瘤倾向起源于主肺动脉的背侧，在紧邻肺动脉瓣上方的位置[173]。肿瘤形成来源于心内膜或内膜下[165]残余心肌中的多潜能间充质细胞[174]。肿瘤倾向于沿动脉向远端生长，极少有穿透动脉壁生长的，而只是使动脉膨胀（图 58-35）。这种特性对制订外科

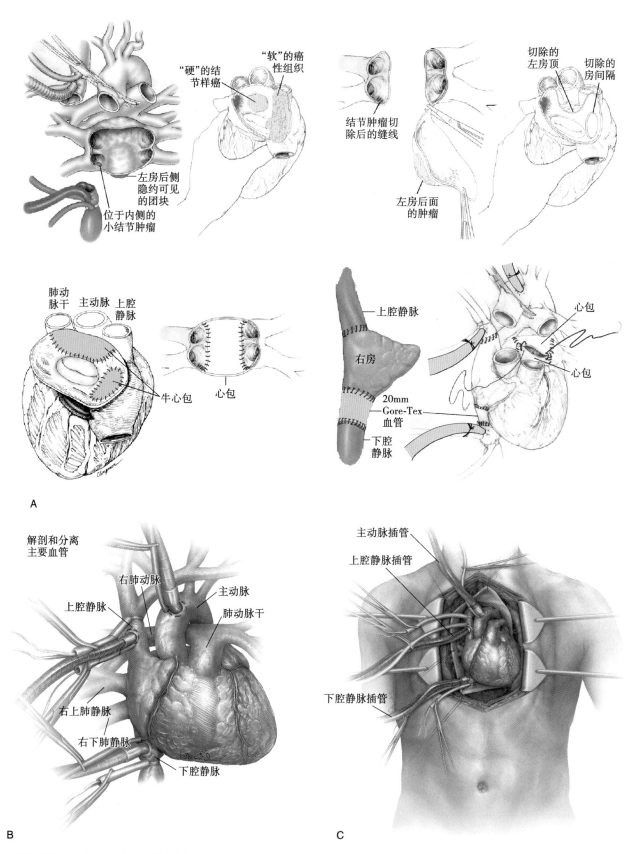

图 58-28　A. 切除心脏,显露累及广泛的左心房肉瘤。B. 选择最佳插管策略,以利于心脏的切除和再植入(注意,从上腔静脉插管而不是右房)。C. 正中开胸和插管示意图

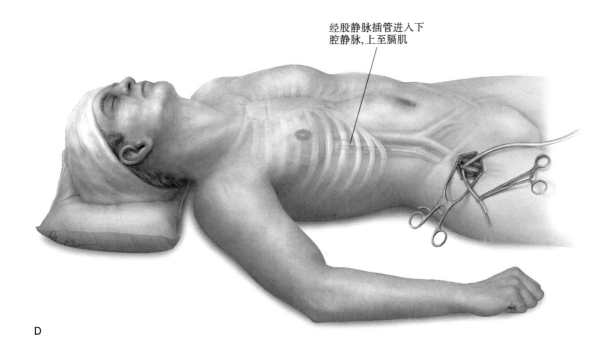

D

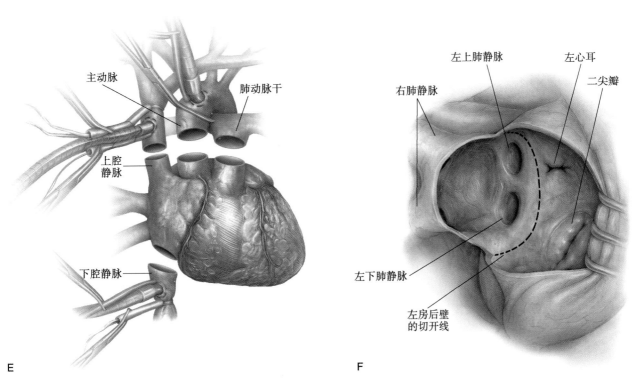

E

F

图 58-28（续）　D. 右侧股静脉插管，更易于下腔静脉重建，在静脉横断和其后重新时，可减少因下腔插管所占据的空间。E. 手术开始，需要横断主动脉、肺动脉和腔静脉。F. 切除心脏的最后步骤，是在肺静脉前方的左心房切开并切除心脏

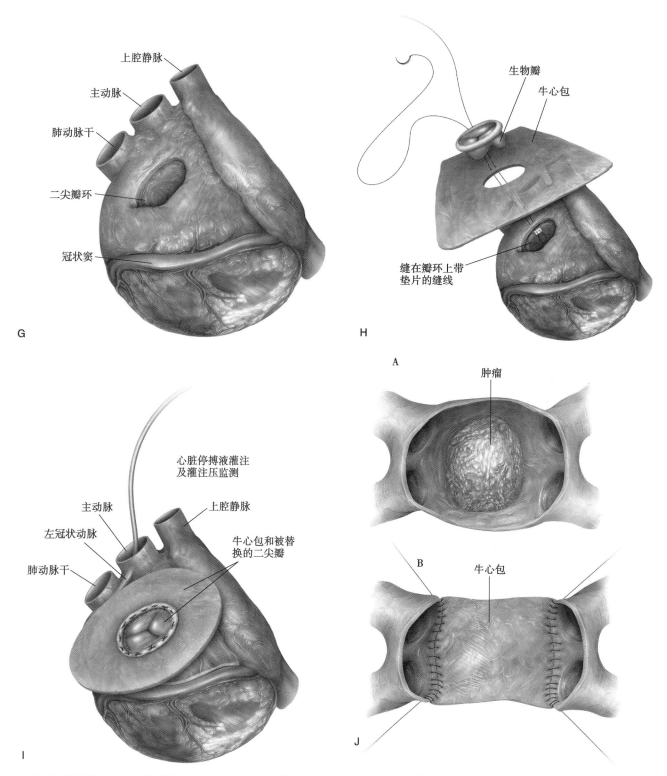

图 58-28(续) G.由不常见的角度,清晰地观察切除的心脏。H.应用牛心包构建左房的前部,应用带垫片的缝线依次缝合瓣环、牛心包和新植入的人工瓣膜。I.缝线打结后,左房前部重建结束。J.彻底切除巨大的左房后壁肿块易于完成,之后再植入心脏重建

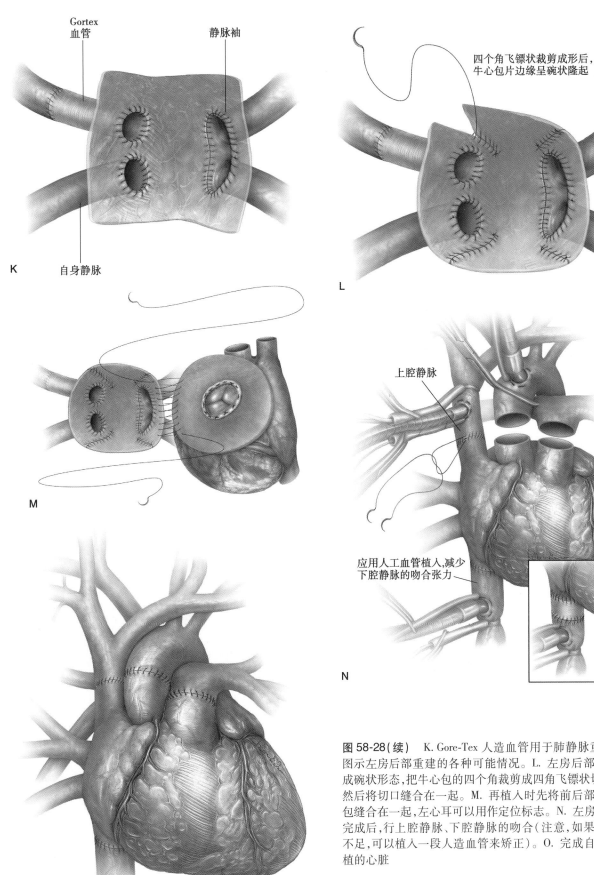

Gortex 血管

静脉袖

自身静脉

K

四个角飞镖状裁剪成形后，牛心包片边缘呈碗状隆起

L

M

上腔静脉

应用人工血管植入，减少下腔静脉的吻合张力

N

O

图 58-28（续）　K. Gore-Tex 人造血管用于肺静脉重建，图示左房后部重建的各种可能情况。L. 左房后部塑形成碗状形态，把牛心包的四个角裁剪成四角飞镖状切口，然后将切口缝合在一起。M. 再植入时先将前后部牛心包缝合在一起，左心耳可以用作定位标志。N. 左房重建完成后，行上腔静脉、下腔静脉的吻合（注意，如果长度不足，可以植入一段人造血管来矫正）。O. 完成自体移植的心脏

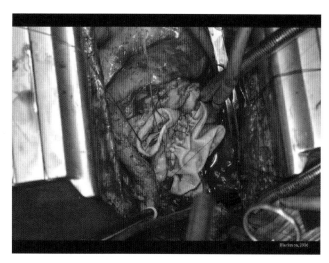

图 58-29 使用心包进行心脏重建

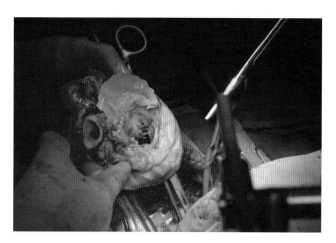

图 58-30 使用牛心包对切除的心脏进行左房前部的重建

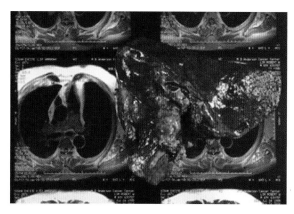

图 58-31 CT 所见的肺动脉肉瘤和彻底切除后的病理标本(包括肺切除)

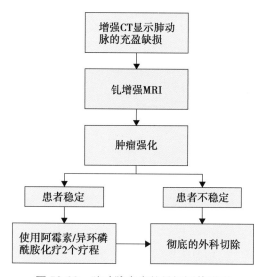

图 58-32 肺动脉肉瘤的最初评估流程

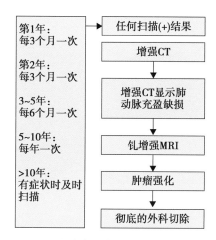

图 58-33 肺动脉肉瘤术后复发的评估流程

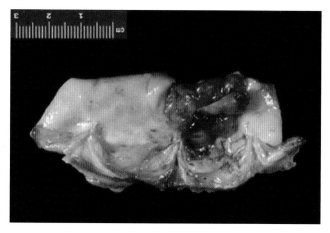

图 58-34 肺动脉血管肉瘤标本显示肿瘤累及肺动脉瓣

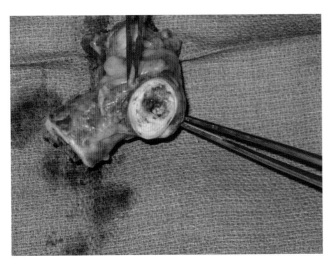

图58-35　肺动脉肉瘤显示肿瘤沿肺动脉内壁延伸,没有向肺动脉壁外生长

手术计划非常重要。肿瘤向远处延伸可以到达肺实质,导致肺栓塞、梗死或者转移[175],虽然仅在有限的病例中见到。生存率的不同是以组织学类型为基础的,但这和我们对心脏肉瘤的总体经验不一致[172]。外科手术切除是治疗肺动脉肉瘤的主要方法,并且是唯一可以提高生存率的方法。目前已有分期系统进一步区分这类患者,以便指导外科手术治疗(表58-6)。

手术通常需要切除一部分肺动脉根部和肺动脉分支,应用同种肺动脉管道或人工血管替换。需要时可进行肺切除,以便完整地切除肿瘤。右侧主肺动脉的暴露,有时需要横断主动脉,可能还需要横断上腔静脉,CPB时双静脉插管,上腔静脉直接插管,经右房插下腔静脉管。升主动脉在常规位置插管。上下腔静脉游离后套阻断带控制血液回流入右房。使用含血高钾冷停搏液进行心肺停搏。幸运的是,这类肿瘤很少穿透肺动脉壁,可以进行充分游离。我们的经验中,肺动脉干总会被累及,30%的肺动脉瓣会同时受累[172]。经中间入路,肺动脉干可以在分出第一个分支处切断。在一侧肺动脉相对未受累及,而另外一侧肺动脉受累严重甚至累及肺脏的病例中,可进行肺切除术。在这类病例中,肺静脉和主支气管在CPB开始前进行游离和离断,避免肝素化后的出血。游离肺动脉干和左右肺动脉后,开始CPB,切除受累的肺动脉干。在这种病例中,受累肺血流减少,手术后可以改善血流动力学状态,尤其是改善对侧肺的血流状态。左右肺动脉切断、肺切除、主肺动脉切除后,通过主肺动脉干可评估肺动脉瓣受累情况。如果肺动脉瓣受累,整个肺动脉干必须切除,使用同种肺动脉替换。切除整个肺动脉干和使用同种管道重建,游离和重建的技术与Ross手术的

表58-6　原发性肺动脉肉瘤的分期系统	
Ⅰ期	肿瘤局限在主肺动脉
Ⅱ期	肿瘤累及一侧肺脏和主肺动脉
Ⅲ期	双肺受累
Ⅳ期	胸腔外转移

操作类似[175]。如果切除右侧/或左侧肺动脉干后,修复组织不够用,同种血管的分支可以充分地弥补这个不足。当肿瘤延伸太远时,可以用Gore-Tex人造血管来连接远端的右肺动脉切端和远端的左肺动脉切端,然后再植入同种肺动脉,与Gore-Tex人造血管端侧吻合。尽管手术切除范围很广泛,但脱离CPB并不困难。外科手术可以缓解术前出现的严重的肺动脉阻塞症状。

作者成功为10例肺动脉肉瘤患者进行了肿瘤切除,3例同期行肺切除术。没有院内和30天死亡,所有患者都出院回家。存活时间最长的患者,在没有其他疾病的情况下,已经存活超了过100个月。绝大多数病例都使用了辅助化疗,即使切缘阴性的患者也应用。彻底的手术切除是安全的,并且与小范围切除或者姑息切除相比,前者可以延长生存时间。手术切除后进行化疗也可以延长生存时间。我们建议在全国范围内建立这类罕见肿瘤的登记系统,可以对这类患者进行更好的、长期结果的分析。

心脏移植

恶性心脏肿瘤在发现前可能已经长得很大。而且,心肌广泛受累或者影响到心脏的纤维三角,不可能完全切除。因为完全切除比不完全切除有更好的结果,所以认为原位心脏移植是一种治疗选择。原位心脏移植治疗心脏肿瘤的报道包括肉瘤[175-178]、嗜铬细胞瘤[171]、淋巴瘤[172]、纤维瘤[134]和黏液瘤。然而,虽然进行了移植,但一些患者死于复发和转移,因而长期结果仍不确定[171,172,174]。截止到2000年,共报道了28例患者因原发性心脏肿瘤进行了原位心脏移植,其中21例是恶性肿瘤[174]。这些原发性心脏恶性肿瘤的患者平均生存时间是12个月。尽管有些病例在技术上可行,但由于供体器官稀少、大量的非癌症患者在等待移植,使得心脏肿瘤患者的心脏移植有一定的障碍。而且,在诊断时肿瘤的体积已经巨大,通常需要尽快干预来控制进行性的充血性心力衰竭。最后,免疫抑制剂的作用对残存恶性肿瘤的影响还不清楚。因此,对于大多数的病例,原位心脏移植仅用于治疗无法切除的良性肿瘤,如心脏纤维瘤。

继发性转移肿瘤

大约10%的转移性肿瘤最终可到达心脏或心包,而且,几乎所有已知的恶性肿瘤都可以[2,7]。继发肿瘤是原发肿瘤的20～40倍[4,175]。多达50%的白血病患者发展到心脏受累。其他常累及心脏的癌症包括乳腺癌、肺癌、淋巴瘤、恶性黑色素瘤和各种肉瘤[2,176,177]。转移可以累及心包、心外膜、心肌和心内膜,并且受累及的频率也大致按上述顺序[2,7](表58-7)。

最常见的播散方式是血行播散,尤其是恶性黑色素瘤、肉瘤和支气管肺癌,并最终通过冠状动脉血行播散至心脏。还可以通过淋巴管转移至心脏。直接浸润可来自邻近的肺脏、乳腺、食管和胸腺肿瘤,以及膈下的腔静脉。心包受累最常见的是胸部癌症的直接浸润;心脏是血行播散和/或逆行性淋巴转移的靶器官[5]。心脏转移极少是单发的,几乎所有都是多发的,显微镜下可见多发癌巢和散在的肿瘤细胞结节[2,7](图58-36)。心脏转移肿瘤仅在大约10%的患者出现较重的临床症

肿瘤	总计/个	心脏/%	心包/%
白血病	420	53.9	22.4
恶性黑色素瘤	59	34.0	23.7
肺癌	402	10.2	15.7
肉瘤	207	9.2	9.2
乳腺癌	289	8.3	11.8
食管癌	65	7.7	7.7
卵巢癌	115	5.7	7.0
肾癌	95	5.3	0.0
胃癌	3.8	3.6	3.2
前列腺癌	186	2.7	1.0
结肠癌	214	0.9	2.8
淋巴瘤	75	—	14.6

表 58-7　转移的心脏肿瘤

Data from Kapoor AS: *Cancer and the Heart*. New York: Springer-Verlag Publishers; 1986.

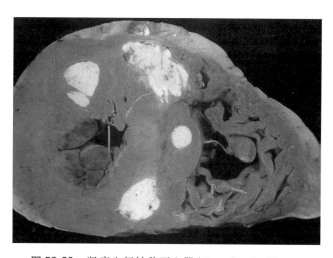

图 58-36　肾癌血行转移至心肌（Reproduced with permission from Hurst JW et al: *Atlas of the Heart*. New York: McGraw-Hill; 1988. ）

状[178,179]。最常见的临床症状是心包积液或心包填塞。偶尔会发展为难治性心律失常或充血性心衰。胸片和心电图没有特异性改变，但是心脏超声在诊断心包积液、不规则的心包增厚，或心腔内肿块干扰血流动力学流等方面，非常有价值。

外科手术仅限于缓解复发的心包积液，或者偶尔的心脏压塞。在大多数情况下，这类患者有广泛的转移性，存活时间有限。外科治疗旨在于缓解症状，使患者最大限度地较少不适，并缩短住院时间。最常用的是经剑突下心包切开术，可在局麻下完成，并且能确切的缓解症状，复发率大约在 3%，死亡率极低[177]。或者通过胸腔镜在左侧胸腔做一个大的心包开窗，但只在特殊情况下推荐这种方法[180]。这种方法仅对患者造成极小的不适就能完成手术，但需要全身麻醉和单侧肺通气，对于由于大量心包积液而引起血流动力学恶化的患者，对这种方法耐受较差。

膈下肿瘤延展至右房

腹部和盆腔肿瘤，偶尔可向头侧生长经下腔静脉到达右房。膈下肿瘤常见的是肾癌，虽然肝脏、肾上腺、子宫肿瘤偶尔也有示这种特性。大约有 10% 的肾癌侵入下腔静脉，其中接近 40% 到达右房[181]。放化、化疗对缓解肿瘤引起的血流梗阻没有效果。如果肾脏能完整切除，包括瘤栓的尾部，5 年生存率可以达到 75%[96,182]。

肾肿瘤伴右房延展，应常规在腹部游离后确定肾脏肿瘤是否能切除。最初，我们采用胸部正中切口，通常使用 CPB，并应用深低温停循环技术。现在我们改变了方法，我们与肝移植外科医生密切合作，他们对肝后下腔静脉有丰富的处理经验。我们发现可以经腹部切口，显露下腔静脉到右房。结扎肿瘤供血动脉后，肿瘤尾部通常会缩小到膈肌下，几乎在所有的情况下，肿瘤可以不用 CPB 而切除。偶尔会使用肝移植所用的静脉-静脉转流技术，阻断下腔静脉回流，但并不常用。对于这种方法仍无法解决的更复杂的肿瘤，需要胸骨正中切口，在体外循环、深低温停循环下，从心腔到下腔静脉切除肿瘤。肿瘤彻底切除后，恢复灌注。虽然这种方法显露充分，但是 CPB 和深低温后的凝血异常也很明显。

肾脏切除伴延展至右房的肿瘤切除，5 年生存率为 75%[182,183]。其他膈下肿瘤右房延展都可以成功切除，包括肝癌和肾上腺癌，以及妇科肿瘤[184-188]。

以分子和生物为基础的心脏肿瘤诊断和治疗

新治疗方法的研究及进展，正如这个章节所讨论的，是一件令人振奋的事情。有关这方面的工作，在全球的实验室里，发展成了一门"新的生物学"，这得益于人类基因组计划和随后的蛋白质组学的发展所带来的知识更新[146]。对于从事心脏肿瘤医疗工作的胸外科医生来说，有责任在一定程度上了解这些进展，这类患者存活率的明显提高并不是因为外科技术的进步。

有趣的是，许多肉瘤可重复出现染色体易位，导致新的嵌合基因形成，可编码各种融合蛋白。许多这类蛋白可以引起细胞表型的恶性改变，可以抵抗凋亡，并且可以不受约束地生长[181]。尽管和心脏受累无关，但尤文肉瘤中融合蛋白 EWS-FL11 和 EWS-ERG 引起了人们的关注。当全长的反义寡核酸被用于靶向这些蛋白的 mRNA，使得蛋白表达下调，凋亡敏感性增加到了 8 倍[189]。这些融合蛋白在一些横纹肌肉瘤中可以见到，最常见的是 PAX3-FKHR。这种致癌蛋白结合两个强转录激活因子的组件，可以增加下游抗凋亡蛋白 BCL-XL 的生成。针对这种致癌蛋白 mRNA 的反义寡核苷酸，可导致横纹肌肉瘤细胞的凋亡[190,191]。类似的染色体易位和融合蛋白可见于纤维肉瘤。这种易位 [t(12;15)(p13q25)] 使 12 号和 15 号染色体的基因连接，从而使一个转录因子和酪氨酸激酶受体结合。产生的融合蛋白——酪氨酸激酶蛋白有致癌的潜能[192]。

可重复出现的染色体易位、融合蛋白,以及在下游的效果,以上这些恶性肿瘤的行为在血管肉瘤未见描述,但正在被学者们积极地研究[188]。在过去,针对治疗产品的传送性和稳定性问题,反义治疗常被质疑。然而,生物化学方法的进展,增加了这些分子的稳定性;最近两项反义治疗实体肿瘤的试验显示了积极的结果[193]。用其他方式传递反义治疗到肿瘤细胞的方法也有进展,包括病毒载体传递。最后,除了反义治疗方法外,许多抑制融合蛋白的小分子,可能也有作用。

血管肉瘤的治疗,要把对抗血管再生作为重要的作用靶点。干扰素-α 具有较弱的抗血管再生的作用,这被认为是该药物对这种肿瘤起效的作用机制[194]。有多种抗血管再生的药物目前正在进行 I 期和 II 期的临床试验评估,包括许多在我们中心治疗的非心脏血管肉瘤病例。我们已经发现几种可以使疾病稳定的方案,但是还没有确切的资料发表。当然,在血管源性的肿瘤中使用这些药物,在理论上是很具有吸引力的。

病毒载体介导的基因治疗,已经在多种肉瘤的前临床阶段进行了评估。这类治疗存在许多的潜在的靶点。虽然 p53 通常不会变异或缺失,但在很多肉瘤包括血管肉瘤中,mdm-2 经常过表达。这个基因是致癌基因,并且可以直接导致细胞转化。重要的是,mdm-2 过表达时,它们结合并抑制 p53 的活性——即使 p53 表达正常。mdm-2 过表达也与血管内皮生长因子(vascular endothelial growth factor,VEGF)产生过多和血管再生有关[194]。腺病毒载体 p53 转导的前临床研究证实,可以延缓重症联合免疫缺陷(severe combined immunodeficiency,SCID)小鼠肉瘤的生长,使得肿瘤衰退和 VEGF 表达减少[195]。针对许多其他的靶点,包括使用腺病毒显性阴性 Iκ-βα 结构的前药物介导的基因治疗来抑制核因子-κB(NF-κB)的表达,或使用阿霉素前药和腺病毒转导的肉瘤细胞代谢酶来抑制 NF-κB 的表达,都显示有效[184]。不幸的是,针对这种肿瘤,应用病毒介导的基因治疗模式,总体上同样面临着靶点的问题、转基因表达的耐久性问题、免疫应答问题。

关于分子诊断,大多数恶性肿瘤的发生没有可以重复的家族模式。然而,家族性的心脏黏液瘤、横纹肌瘤和纤维瘤表现出了可重复的遗传学异常,从而推动了遗传检测的发展,用于进行个体风险的检测。家族性黏液瘤综合征或者 Carney 复合征,都与 17q24 上的 PRKAR1α 基因突变有关,该基因编码

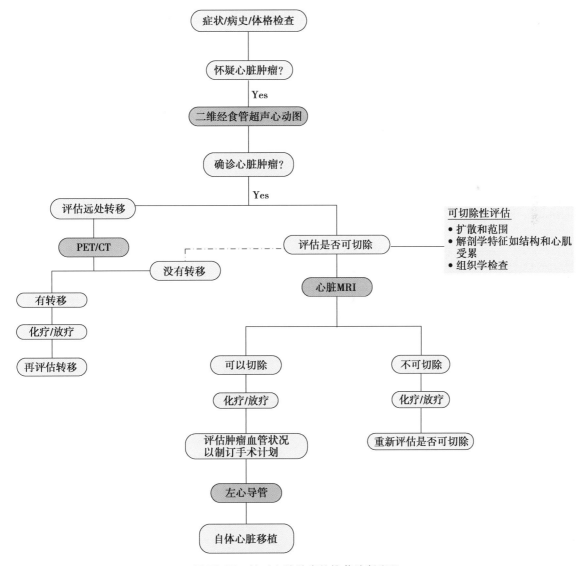

图 58-37　针对心脏肿瘤的推荐诊断流程

cAMP-依赖的蛋白激酶 A（PKA）的 R1α 调节亚单位[195]。虽然不能广泛应用，但目前利用基因诊断这种综合征在技术上是可行的[196]。在结节硬化症和心脏横纹肌瘤的患者中，*TSC-1* 和 *TSC-2* 基因存在可重复的突变；在 Gorlin 综合征和心脏纤维瘤的患者中，*PTC* 基因突变已经被人们所注意[197-200]。希望不久的将来，可以预测发生心脏肿瘤的高风险患者，做到早期发现、密切随诊，提高外科手术率和综合治疗率。

要点

- 建议完全切除和彻底切除来防止心脏肿瘤的复发。
- 所有的心脏良性肿瘤使用当前的外科技术都能治愈。
- 多种模式治疗，多学科参与治疗计划应该成为心脏肿瘤治疗的一部分（图 58-37）。
- 心脏肉瘤与其按组织学分类不如按解剖位置分类，解剖位置分类提示了肉瘤的表现、治疗和预后。
- 右心肉瘤倾向于生长得更巨大，浸润性，早期转移，但是通常对放化疗敏感。
- 左心肉瘤倾向于是实体性的，浸润性小，转移晚。
- 肺动脉肉瘤通常表现为血流阻塞、右心衰，以及倾向于纵向在肺动脉内向远端生长。
- 位于左房前部的心脏肿瘤，必要时可进行自体心脏移植，以便完全切除肿瘤，再进行心脏重建和再植入[201]。
- 自体心脏移植合并同期肺切除，有让人无法接受的、高达 50% 的死亡率[202]。

（尹朝华 译　郭宏伟 审）

参考文献

1. Smith C: Tumors of the heart. *Arch Pathol Lab Med* 1986; 110:371.
2. McAllister HA, Fenoglio JJ Jr: Tumors of the cardiovascular system, in *Atlas of Tumor Pathology*, Series 2. Washington, DC, Armed Forces Institute of Pathology, 1978.
3. Straus R, Merliss R: Primary tumors of the heart. *Arch Pathol* 1945; 39:74.
4. Reynen K: Cardiac myxomas. *New Engl J Med* 1995; 333:1610.
5. Wold LE, Lie JT: Cardiac myxomas: a clinicopathologic profile. *Am J Pathol* 1980; 101:219.
6. Silverman NA: Primary cardiac tumors. *Ann Surg* 1980; 91:127.
7. Columbus MR: *De Re Anatomica*, Liber XV. Venice, N Bevilacque, 1559; p 269.
8. Burns A: *Observations of Some of the Most Frequent and Important Diseases of the Heart*. London, James Muirhead, 1809.
9. Goldberg HP, Glenn F, Dotter CT, et al: Myxoma of the left atrium: Diagnosis made during life with operative and postmortem findings. *Circulation* 1952; 6:762.
10. Yates WM: Tumors of the heart and pericardium: pathology, symptomatology, and report of nine cases. *Arch Intern Med* 1931; 48:267.
11. Barnes AR, Beaver DC, Snell AMP: Primary sarcoma of the heart: report of a case with electrocardiographic and pathological studies. *Am Heart J* 1934; 9:480.
12. Beck CS: An intrapericardial teratoma and tumor of the heart: both removed operatively. *Ann Surg* 1942; 116:161.
13. Mauer ER: Successful removal of tumor of the heart. *J Thorac Surg* 1952; 3:479.
14. Effert S, Domanig E: Diagnosis of intra-auricular tumors and large thrombi with the aid of ultrasonic echography. *Dtsch Med Wochesch* 1959; 84:6.
15. Bahnson HT, Newman EV: Diagnosis and surgical removal of intracavitary myxoma of the right atrium. *Bull Johns Hopkins Hosp* 1953; 93:150.
16. Crafoord C: Panel discussion of late results of mitral commissurotomy, in Lam CR (ed): *Henry Ford Hospital International Symposium on Cardio-*

17. Kay JH, Anderson RM, Meihaus J, et al: Surgical removal of an intracavity left ventricular myxoma. *Circulation* 1959; 20:881.
18. Attar S, Lee L, Singleton R, et al: Cardiac myxoma. *Ann Thorac Surg* 1980; 29:397.
19. St. John Sutton MG, Mercier LA, Giuliani ER, et al: Atrial myxomas: a review of clinical experience in 40 patients. *Mayo Clin Proc* 1980; 55:371.
20. Dein JR, Frist WH, Stinson EB, et al: Primary cardiac neoplasms: early and late results of surgical treatment in 42 patients. *J Thorac Cardiovasc Surg* 1987; 93:502.
21. Pinede L, Duhaut P, Loire R: Clinical presentation of left atrial cardiac myxoma: a series of 112 consecutive cases. *Medicine* 2001; 80:159.
22. Waller R, Grider L, Rohr T, et al: Intracardiac thrombi: frequency, location, etiology and, complications: a morphologic review, part I. *Clin Cardiol* 1995; 18:477.
23. Gertner E, Leatherman J: Intracardiac mural thrombus mimicking atrial myxoma in the antiphospholipid syndrome. *J Rheumatol* 1992; 19:1293.
24. Balasundaram S, Halees SA, Duran C: Mesothelioma of the atrioventricular node: first successful follow-up after excision. *Eur Heart J* 1992; 13:718.
25. Ali SZ, Susin M, Kahn E, Hajdu SI: Intracardiac teratoma in a child simulating an atrioventricular nodal tumor. *Pediatr Pathol* 1994; 14:913.
26. Carney JA: Differences between nonfamilial and familial cardiac myxoma. *Am J Surg Pathol* 1985; 64:53.
27. McCarthy PM, Schaff HV, Winkler HZ, et al: Deoxyribonucleic acid ploidy pattern of cardiac myxomas. *J Thorac Cardiovasc Surg* 1989; 98:1083.
28. Gelder HM, O'Brian DJ, Styles ED, et al: Familial cardiac myxoma. *Ann Thorac Surg* 1992; 53:419.
29. Kuroda H, Nitta K, Ashida Y, et al: Right atrial myxoma originating from the tricuspid valve. *J Thorac Cardiovasc Surg* 1995; 109:1249.
30. Bortolotti U, Faggian G, Mazzucco A, et al: Right atrial myxoma originating from the inferior vena cava. *Ann Thorac Surg* 1990; 49:1000.
31. King YL, Dickens P, Chan ACL: Tumors of the heart. *Arch Pathol Lab Med* 1993; 117:1027.
32. St. John Sutton MG, Mercier LA, Guiliana ER, et al: Atrial myxomas: a review of clinical experience in 40 patients. *Mayo Clin Proc* 1980; 55:371.
33. Burke AP, Virmani R: Cardiac myxoma: a clinicopathologic study. *Am J Clin Pathol* 1993; 100:671.
34. Peters MN, Hall RJ, Cooley DA, et al: The clinical syndrome of atrial myxoma. *J Am Med Assoc* 1974; 230:695.
35. Carney JA, Hruska LS, Beauchamp GD, et al: Dominant inheritance of the complex of myxomas, spotty pigmentation, and endocrine overactivity. *Mayo Clin Proc* 1986; 61:165.
36. Imperio J, Summels D, Krasnow N, et al: The distribution patterns of biatrial myxoma. *Ann Thorac Surg* 1980; 29:469.
37. McAllister HA: Primary tumors of the heart and pericardium. *Pathol Annu* 1979; 14:325.
38. Jones DR, Hill RC, Abbott AE Jr, et al: Unusual location of an atrial myxoma complicated by a secundum atrial septal defect. *Ann Thorac Surg* 1993; 55:1252.
39. Kuroki S, Naitoh K, Katoh O, et al: Increased interleukin-6 activity in cardiac myxoma with mediastinal lymphadenopathy. *Intern Med* 1992; 31:1207.
40. Reddy DJ, Rao` TS, Venkaiah KR, et al: Congenital myxoma of the heart. *Indian J Pediatr* 1956; 23:210.
41. Prichard RW: Tumors of the heart: review of the subject and report of one hundred and fifty cases. *Arch Pathol* 1951; 51:98.
42. Merkow LP, Kooros MA, Macgovern G, et al: Ultrastructure of a cardiac myxoma. *Arch Pathol* 1969; 88:390.
43. Lie JT: The identity and histogenesis of cardiac myxomas: a controversy put to rest. *Arch Pathol Lab Med* 1989; 113:724.
44. Ferrans VJ, Roberts WC: Structural features of cardiac myxomas: histology, histochemistry, and electron microscopy. *Hum Pathol* 1973; 4:111.
45. Krikler DM, Rode J, Davies MJ, et al: Atrial myxoma: a tumor in search of its origins. *Br Heart J* 1992; 67:89.
46. Glasser SP, Bedynek JL, Hall RJ, et al: Left atrial myxoma: report of a case including hemodynamic, surgical, and histologic characteristics. *Am J Med* 1971; 50:113.
47. Saji T, Yanagawa E, Matsuura H, et al: Increased serum interleukin-6 in cardiac myxoma. *Am Heart J* 1991; 122:579.
48. Senguin JR, Beigbeder JY, Hvass U, et al: Interleukin-6 production

vascular Surgery. Philadelphia, Saunders, 1955; p 202.

by cardiac myxoma may explain constitutional symptoms. *J Thorac Cardiovasc Surg* 1992; 103:599.

49. Buchanan RC, Cairns JA, Krag G, et al: Left atrial myxoma mimicking vasculitis: echocardiographic diagnosis. *Can Med Assoc J* 1979; 120:1540.

50. Currey HLF, Matthew JA, Robinson J: Right atrial myxoma mimicking a rheumatic disorder. *Br Med J* 1967; 1:547.

51. Byrd WE, Matthew OP, Hunt RE: Left atrial myxoma presenting as a systemic vasculitis. *Arthritis Rheum* 1980; 23:240.

52. Hattler BG, Fuchs JCA, Coson R, et al: Atrial myxomas: an evaluation of clinical and laboratory manifestations. *Ann Thorac Surg* 1970; 10:65.

53. Bulkley BH, Hutchins GM: Atrial myxomas: a fifty-year review. *Am Heart J* 1979; 97:639.

54. Panidas IP, Kotler MN, Mintz GS, et al: Clinical and echocardiographic features of right atrial masses. *Am Heart J* 1984; 107:745.

55. Meller J, Teichholz LE, Pichard AD, et al: Left ventricular myxoma: echocardiographic diagnosis and review of the literature. *Am J Med* 1977; 63:81.

56. Desousa AL, Muller J, Campbell RL, et al: Atrial myxoma: a review of the neurological complications, metastases, and recurrences. *J Neurol Neurosurg Psychiatr* 1978; 41:1119.

57. Suzuki T, Nagai R, Yamazaki T, et al: Rapid growth of intracranial aneurysms secondary to cardiac myxoma. *Neurology* 1994; 44:570.

58. Chen HJ, Liou CW, Chen L: Metastatic atrial myxoma presenting as intracranial aneurysm with hemorrhage: case report. *Surg Neurol* 1993; 40:61.

59. Browne WT, Wijdicks EF, Parisi JE, et al: Fulminant brain necrosis from atrial myxoma showers. *Stroke* 1993; 24:1090.

60. Lewis JM: Multiple retinal occlusions from a left atrial myxoma. *Am J Ophthalmol* 1994; 117:674.

61. Eriksen UH, Baandrup U, Jensen BS: Total disruptions of left atrial myxoma causing cerebral attack and a saddle embolus in the iliac bifurcation. *Int J Cardiol* 1992; 35:127.

62. Carter AB, Lowe K, Hill I: Cardiac myxomata and aortic saddle embolism. *Br Heart J* 1960; 22:502.

63. Hashimoto H, Tikahashi H, Fukiward Y, et al: Acute myocardial infarction due to coronary embolization from left atrial myxoma. *Jpn Circ J* 1993; 57:1016.

64. Rajpal RS, Leibsohn JA, Leikweg WG, et al: Infected left atrial myxoma with bacteremia simulating infective endocarditis. *Arch Intern Med* 1979; 139:1176.

65. Whitman MS, Rovito MA, Klions D, et al: Infected atrial myxoma: case report and review. *Clin Infect Dis* 1994; 18:657.

66. Martinez-Lopez JI: Sounds of the heart in diastole. *Am J Cardiol* 1974; 34:594.

67. Harvey WP: Clinical aspects of heart tumors. *Am J Cardiol* 1968; 21:328.

68. Case records of the Massachusetts General Hospital, weekly clinicopathological exercises: Case 14-1978. *New Engl J Med* 1978; 298:834.

69. Mundinger A, Gruber HP, Dinkel E, et al: Imaging cardiac mass lesions. *Radiol Med* 1992; 10:153.

70. Ensberding R, Erbel DR, Kaspar W, et al: Diagnosis of heart tumors by transesophageal echocardiography. *Eur Heart J* 1993; 14:1223.

71. Samdarshi TE, Mahan EF 3d, Nanda NC, et al: Transesophageal echocardiographic diagnosis of multicentric left ventricular myxomas mimicking a left atrial tumor. *J Thorac Cardiovasc Surg* 1992; 103:471.

72. Bleiweis MS, Georgiou D, Brungage BH: Detection of intracardiac masses by ultrafast computed tomography. *Am J Cardiac Imag* 1994; 8:63.

73. Symbas PN, Hatcher CR Jr, Gravanis MB: Myxoma of the heart: clinical and experimental observations. *Ann Surg* 1976; 183:470.

74. McCarthy PM, Piehler JM, Schaff HV, et al: The significance of multiple, recurrent, and "complex" cardiac myxoma. *J Thorac Cardiovasc Surg* 1986; 91:389.

75. Dato GMA, Benedictus M, Dato AA, et al: Long-term follow-up of cardiac myxomas (7–31 years). *J Cardiovasc Surg* 1993; 34:141.

76. Bertolotti U, Mazzucco A, Valfre C, et al: Right ventricular myxoma: review of the literature and report of two patients. *Ann Thorac Surg* 1983; 33:277.

77. Attum AA, Johnson GS, Masri Z, et al: Malignant clinical behavior of cardiac myxomas and "myxoid imitators." *Ann Thorac Surg* 1987; 44:217.

78. Ravikumar E, Pawar N, Gnanamuthu R, et al: Minimal access approach for surgical management of cardiac tumors. *Ann Thorac Surg* 2000; 70:1077.

79. Ko PJ, Chang CH, Lin PJ, et al: Video-assisted minimal access in excision of left atrial myxoma. *Ann Thorac Surg* 1998; 66:1301.

80. Gulbins H, Reichenspurner H, Wintersperger BJ: Minimally invasive extirpation of a left-ventricular myxoma. *Thorac Cardiovasc Surg* 1999; 47:129.

81. Espada R, Talwalker NG, Wilcox G, et al: Visualization of ventricular fibroelastoma with a video-assisted thoracoscope. *Ann Thorac Surg* 1997; 63:221.

82. Walkes JC, Bavare C, Blackmon S, Reardon MJ: Transaortic resection of an apical left ventricular fibroelastoma facilitated by a thoracoscope. *J Thorac Cardiovasc* 2007; 134(3):793-794.

83. Greco E, Maestros CA, Cartanea R, Pomar JL: Video-assisted cardioscopy for removal of primary left ventricular myxoma. *Eur J Cardiothorac Surg* 1999; 16:667.

84. Reyes CV, Jablokow VR: Lipomatous hypertrophy of the atrial septum: a report of 38 cases and review of the literature. *Am J Clin Pathol* 1979; 72:785.

85. McAllister HA: Primary tumors and cysts of the heart and pericardium, in Harvey WP (ed): *Current Problems in Cardiology*. Chicago, Year Book Medical, 1979.

86. Reece IJ, Cooley DA, Frazier OH, et al: Cardiac tumors: clinical spectrum and prognosis of lesions other than classic benign myxoma in 20 patients. *J Thorac Cardiovasc Surg* 1984; 88:439.

87. Markel ML, Armstrong WF, Waller BF, et al: Left atrial myxoma with multicentric recurrence and evidence of metastases. *Am Heart J* 1986; 111:409.

88. Castells E, Ferran KV, Toledo MCO, et al: Cardiac myxomas: surgical treatment, long-term results and recurrence. *J Cardiovasc Surg* 1993; 34:49.

89. Seidman JD, Berman JJ, Hitchcock CL, et al: DNA analysis of cardiac myxomas: flow cytometry and image analysis. *Hum Pathol* 1991; 22:494.

90. Attum AA, Ogden LL, Lansing AM: Atrial myxoma: benign and malignant. *J Ky Med Assoc* 1984; 82:319.

91. Seo S, Warner TFCS, Colyer RA, et al: Metastasizing atrial myxoma. *Am J Surg Pathol* 1980; 4:391.

92. Hirsch BE, Sehkar L, Kamerer DB: Metastatic atrial myxoma to the temporal bone: case report. *Am J Otol* 1991; 12:207.

93. Kotani K, Matsuzawa Y, Funahashi T, et al: Left atrial myxoma metastasizing to the aorta, with intraluminal growth causing renovascular hypertension. *Cardiology* 1991; 78:72.

94. Diflo T, Cantelmo NL, Haudenschild DD, Watkins MT: Atrial myxoma with remote metastasis: case report and review of the literature. *Surgery* 1992; 111:352.

95. Hannah H, Eisemann G, Hiszvzynskyj R, et al: Invasive atrial myxoma: documentation of malignant potential of cardiac myxomas. *Am Heart J* 1982; 104:881.

96. Rankin LI, Desousa AL: Metastatic atrial myxoma presenting as intracranial mass. *Chest* 1978; 74:451.

97. Burton C, Johnston J: Multiple cerebral aneurysm and cardiac myxoma. *New Engl J Med* 1970; 282:35.

98. Harjola PR, Ala-Kulju K, Ketonen P: Epicardial lipoma. *Scand J Thorac Cardiovasc Surg* 1985; 19:181.

99. Arciniegas E, Hakimi M, Farooki ZQ, et al: Primary cardiac tumors in children. *J Thorac Cardiovasc Surg* 1980; 79:582.

100. Isner J, Swan CS II, Mikus JP, et al: Lipomatous hypertrophy of the interatrial septum: in vivo diagnosis. *Circulation* 1982; 66:470.

101. Simons M, Cabin HS, Jaffe CC: Lipomatous hypertrophy of the atrial septum: diagnosis by combined echocardiography and computerized tomography. *Am J Cardiol* 1984; 54:465.

102. Basu S, Folliguet T, Anselmo M, et al: Lipomatous hypertrophy of the interatrial septum. *Cardiovasc Surg* 1994; 2:229.

103. Zeebregts CJAM, Hensens AG, Timmermans J, et al: Lipomatous hypertrophy of the interatrial septum: indication for surgery? *Eur J Cardiothorac Surg* 1997; 11:785.

104. Vander Salm TJ: Unusual primary tumors of the heart. *Semin Thorac Cardiovasc Surg* 2000; 2:89.

105. Edwards FH, Hale D, Cohen A, et al: Primary cardiac valve tumors. *Ann Thorac Surg* 1991; 52:1127.

106. Israel DH, Sherman W, Ambrose JA, et al: Dynamic coronary ostial occlusion due to papillary fibroelastoma leading to myocardial ischemia and infarction. *Am J Cardiol* 1991; 67:104.

107. Grote J, Mugge A, Schfers HJ: Multiplane transesophageal echocardiography detection of a papillary fibroelastoma of the aortic valve causing myocardial infarction. *Eur Heart J* 1995; 16:426.

108. Gallas MT, Reardon MJ, Reardon PR, et al: Papillary fibroelastoma: a right atrial presentation. *Tex Heart Inst J* 1993; 20:293.

109. Grinda JM, Couetil JP, Chauvaud S, et al: Cardiac valve papillary fibroelastoma: Surgical excision for revealed or potential embolization. *J Thorac Cardiovasc Surg* 1999; 117:106.

110. Shing M, Rubenson DS: Embolic stroke and cardiac papillary fibroelastoma. *Clin Cardiol* 2001; 24:346.

111. Grandmougin D, Fayad G, Moukassa D, et al: Cardiac valve papillary fibroelastomas: clinical, histological and immunohistochemical studies and a physiopathogenic hypothesis. *J Heart Valve Dis* 2000; 9:832.

112. Mazzucco A, Bortolotti U, Thiene G, et al: Left ventricular papillary fibroelastoma with coronary embolization. *Eur J Cardiothorac Surg* 1989; 3:471.

113. Topol EJ, Biern RO, Reitz BA: Cardiac papillary fibroelastoma and stroke: Echocardiographic diagnosis and guide to excision. *Am J Med* 1986; 80:129.

114. Mann J, Parker DJ: Papillary fibroelastoma of the mitral valve: a rare cause of transient neurologic deficits. *Br Heart J* 1994; 71:6.

115. Ragni T, Grande AM, Cappuccio G, et al: Embolizing fibroelastoma of the aortic valve. *Cardiovasc Surg* 1994; 2:639.

116. Nicks R: Hamartoma of the right ventricle. *J Thorac Cardiovasc Surg* 1967; 47:762.

117. Bass JL, Breningstall GN, Swaiman DF: Echocardiographic incidence of cardiac rhabdomyoma in tuberous sclerosis. *Am J Cardiol* 1985; 55:1379.

118. Fenoglio JJ, McAllister HA, Ferrans VJ: Cardiac rhabdomyoma: a clinicopathologic and electron microscopic study. *Am J Cardiol* 1976; 38:241.

119. Garson A, Smith RT, Moak JP, et al: Incessant ventricular tachycardia in infants: Myocardial hamartomas and surgical cure. *J Am Coll Cardiol* 1987; 10:619.

120. Burke AP, Rosado-de-Christenson M, Templeton PA, et al: Cardiac fibroma: clinicopathologic correlates and surgical treatment. *J Thorac Cardiovasc Surg* 1994; 108:862.

121. Yamaguchi M, Hosokawa Y, Ohashi H, et al: Cardiac fibroma: long-term fate after excision. *J Thorac Cardiovasc Surg* 1992; 103:140.

122. Jamieson SA, Gaudiani VA, Reitz BA, et al: Operative treatment of an unresectable tumor on the left ventricle. *J Thorac Cardiovasc Surg* 1981; 81:797.

123. Valente M, Cocco P, Thiene G, et al: Cardiac fibroma and heart transplantation. *J Thorac Cardiovasc Surg* 1993; 106:1208.

124. Nishida K, Kaijima G, Nagayama T: Mesothelioma of the atrioventricular node. *Br Heart J* 1985; 53:468.

125. Jebara VA, Uva MS, Farge A, et al: Cardiac pheochromocytomas. *Ann Thorac Surg* 1991; 53:356.

126. Orringer MB, Sisson JC, Glazer G, et al: Surgical treatment of cardiac pheochromocytomas. *J Thorac Cardiovasc Surg* 1985; 89:753.

127. Cooley DA, Reardon MJ, Frazier OH, et al: Human cardiac explantation and autotransplantation: application in a patient with a large cardiac pheochromocytoma. *J Tex Heart Inst* 1985; 2:171.

128. Mirza M: Angina-like pain and normal coronary arteries: uncovering cardiac syndromes that mimic CAD. *Postgrad Med* 2005; 117:41.

129. Pac-Ferrer J, Uribe-Etxebarria N, Rumbero JC, Castellanos E: Mediastinal paraganglioma irrigated by coronary vessels in a patient with an atypical chest pain. *Eur J Cardiothorac Surg* 2003; 24:662.

130. Turley AJ, Hunter S, Stewart MJ: A cardiac paraganglioma presenting with atypical chest pain. *Eur J Cardiothorac Surg* 2005; 28:352.

131. Can KM, Pontefract D, Andrews R, Naik SK: Paraganglioma of the left atrium. *J Thorac Cardiovasc Surg* 2001; 122:1032.

132. Bizard C, Latremouille C, Jebara VA, et al: Cardiac hemangiomas. *Ann Thorac Surg* 1993; 56:390.

133. Grenadier E, Margulis T, Plauth WH, et al: Huge cavernous hemangioma of the heart: a completely evaluated case report and review of the literature. *Am Heart J* 1989; 117:479.

134. Soberman MS, Plauth WH, Winn KJ, et al: Hemangioma of the right ventricle causing outflow tract obstruction. *J Thorac Cardiovasc Surg* 1988; 96:307.

135. Weir I, Mills P, Lewis T: A case of left atrial hemangioma: echocardiographic, surgical, and morphologic features. *Br Heart J* 1987; 58:665.

136. Palmer TC, Tresch DD, Bonchek LI: Spontaneous resolution of a large cavernous hemangioma of the heart. *Am J Cardiol* 1986; 58:184.

137. Thomas CR, Johnson GW, Stoddard MF, et al: Primary malignant cardiac tumors: update 1992. *Med Pediatr Oncol* 1992; 20:519.

138. Poole GV, Meredith JW, Breyer RH, et al: Surgical implications in malignant cardiac disease. *Ann Thorac Surg* 1983; 36:484.

139. Castleman B, Iverson P, Menendez VP: Localized mediastinal lymph node hyperplasia resembling thymoma. *Cancer* 1956; 9:822.

140. Keller AR, Hochholzer L, Castleman B: Hyaline-vascular and plasma-cell types of giant lymph node hyperplasia of the mediastinum and other locations. *Cancer* 1972; 670.

141. Malaisrie SC, Loebe M, Walkes JC, Reardon MJ: Coronary pseudoaneurysm: an unreported complication of Castleman's disease. *Ann Thorac Surg* 2006; 82(1):318-320.

142. Ko SF, Wan WL, Ng SH, et al: Imaging features of atypical thoracic Castleman's disease. *Clin Imaging* 2004; 28:280.

143. Samuels LE: Castleman's disease: surgical implications. *Surg Rounds* 1997; 20:449.

144. Murphy MC, Sweeney MS, Putnam JB Jr, et al: Surgical treatment of cardiac tumors: a 25-year experience. *Ann Thorac Surg* 1990; 49:612.

145. Bakaeen F, Jaroszewski DE, Rice DC, et al: Outcomes after surgical resection of cardiac sarcoma in the multimodality treatment era. *J Cardiovasc Surg*, 2009; 137:1454-1460.

146. Blackmon SH, Patel A, Reardon MJ: Management of primary cardiac sarcomas. *Expert Rev Cardiovasc Ther.* 2008; 6(9):1217-1222.

147. Bear PA, Moodie DS: Malignant primary cardiac tumors: the Cleveland Clinic experience, 1956–1986. *Chest* 1987; 92:860.

148. Burke AP, Cowan D, Virmani R: Primary sarcomas of the heart. *Cancer* 1922; 69:387.

149. Putnam JB, Sweeney MS, Colon R, et al: Primary cardiac sarcomas. *Ann Thorac Surg* 1991; 51:906.

150. Rettmar K, Stierle U, Sheikhzadeh A, et al: Primary angiosarcoma of the heart: report of a case and review of the literature. *Jpn Heart J* 1993; 34:667.

151. Hermann MA, Shankerman RA, Edwards WD, et al: Primary cardiac angiosarcoma: a clinicopathologic study of six cases. *J Thorac Cardiovasc Surg* 1992; 102:655.

152. Wiske PS, Gillam LD, Blyden G, et al: Intracardiac tumor regression documented by two-dimensional echocardiography. *Am J Cardiol* 1986; 58:186.

153. Reardon MJ, DeFelice CA, Sheinbaum R, et al: Cardiac autotransplant for surgical treatment of a malignant neoplasm. *Ann Thorac Surg* 1999; 67:1793.

154. Miralles A, Bracamonte MD, Soncul H, et al: Cardiac tumors: clinical experience and surgical results in 74 patients. *Ann Thorac Surg* 1991; 52:886.

155. Winer HE, Kronzon I, Fox A, et al: Primary chondromyxosarcoma: clinical and echocardiographic manifestations: a case report. *J Thorac Cardiovasc Surg* 1977; 74:567.

156. Torsveit JF, Bennett WA, Hinchcliffe WA, et al: Primary plasmacytoma of the atrium: report of a case with successful surgical management. *J Thorac Cardiovasc Surg* 1977; 74:563.

157. Nzayinambabo K, Noel H, Brobet C: Primary cardiac liposarcoma simulating a left atrial myxoma. *J Thorac Cardiovasc Surg* 1985; 40:402.

158. Burke AP, Virmani R: Osteosarcomas of the heart. *Am J Surg Pathol* 1991; 15:289.

159. Neragi-Miandoab S, Kim J, Vlahakes GJ: Malignant tumours of the heart: a review of tumour type, diagnosis and therapy. *Clin Oncol (R Coll Radiol)* 2007; 19:748-756.

160. Centofani P, Di Rosa E, Deorsola L, et al: Primary cardiac tumors: early and late results of surgical treatment in 91 patients. *Ann Thorac Surg* 1999; 68:1236-1241.

161. Zhang PJ, Brooks, JS, Goldblum JR, et al: Primary cardiac sarcomas: a clinicopathologic analysis of a series with follow-up information in 17 patients and emphasis on long-term survival. *Human Pathology* 2008; 39:1385-1395.

162. Bossert Torsten B, Gummert JF, Battellini, et al: Surgical experience with 77 primary cardiac tumors. *Interact Cardiovasc Thorac Surg* 2005; 4:311-315.

163. Simpson L, Kumar SK, Okuno SH, et al: Malignant primary cardiac tumors: review of a single institution experience. *Cancer* 2008; 112(11):2440-2446.

164. Kim CH, Dancer JY, Coffey D, et al: Clinicopathologic study of 24 patients with primary cardiac sarcomas: a 10-year single institution experience. *Hum Pathol* 2008; 39:933-938.

165. Blackmon SH, Patel AR, Bruckner BA, et al: Cardiac Autotransplantation for malignant or complex primary left heart tumors. *Tex Heart Inst J* 2008; 35(3):296-300.

166. Gabelman C, Al-Sadir J, Lamberti J, et al: Surgical treatment of recurrent primary malignant tumor of the left atrium. *J Thorac Cardiovasc Surg* 1979; 77(6):914-921.

167. Gowdamarajan A, Michler RE: Therapy for primary cardiac tumors: is there a role for heart transplantation? *Curr Opin Cardiol* 2000; 15:121.

168. Reardon MJ, Walkes JC, DeFelice CA, Wojciechowski Z: Cardiac autotransplant for surgical resection of a primary malignant left ventricular

tumor. *Tex Heart Inst J* 2006; 33(4):495-497.

169. Conklin LD, Reardon MJ: Autotransplantation of the heart for primary cardiac malignancy: development and surgical technique. *Tex Heart Inst J* 2002; 29(2):105-108.

170. Takagi M, Kugimiya T, Fuii T, et al: Extensive surgery for primary malignant lymphoma of the heart. *J Cardiovasc Surg* 1992; 33:570.

171. Blackmon SH, Rice DR, Correa AM, et al: Management of primary main pulmonary artery sarcomas. *Ann Thorac Surg* 2009; 87(3):977-984.

172. Baker PB, Goodwin RA: Pulmonary artery sarcomas: a review and report of a case. *Arch Pathol Lab Med* 1985; 109:35-39.

173. Schmookler BM, Marsh HB, Roberts WC: Primary sarcoma of the pulmonary trunk and/or right or left main pulmonary artery: a rare cause of obstruction to right ventricular outflow: report on two patients and analysis of 35 previously described patients. *Am J Med* 1977; 63:263-272.

174. Conklin LD, Reardon MJ: The technical aspects of the Ross procedure. *Tex Heart Inst J* 2001; 28(3):186-189.

175. Golstein DJ, Oz MC, Rose EA, et al: Experience with heart transplantation for cardiac tumors. *J Heart Lung Transplant* 1995; 14:382.

176. Baay P, Karwande SV, Kushner JP, et al: Successful treatment of a cardiac angiosarcoma with combined modality therapy. *J Heart Lung Transplant* 1994; 13:923.

177. Crespo MG, Pulpon LA, Pradas G, et al: Heart transplantation for cardiac angiosarcoma: should its indication be questioned? *J Heart Lung Transplant* 1993; 12:527.

178. Jeevanandam V, Oz MC, Shapiro B, et al: Surgical management of cardiac pheochromocytoma: resection versus transplantation. *Ann Surg* 1995; 221:415.

179. Yuh DD, Kubo SH, Francis GS, et al: Primary cardiac lymphoma treated with orthotopic heart transplantation: a case report. *J Heart Lung Transplant* 1994; 13:538.

180. Goldstein DJ, Oz MC, Michler RE: Radical excisional therapy and total cardiac transplantation for recurrent atrial myxoma. *Ann Thorac Surg* 1995; 60:1105.

181. Pillai R, Blauth C, Peckham M, et al: Intracardiac metastasis from malignant teratoma of the testis. *J Thorac Cardiovasc Surg* 1986; 92:118.

182. Aburto J, Bruckner BA, Blackmon SH, Beyer EA, Reardon MJ: Renal cell carcinoma, metastatic to the left ventricle. *Texas Heart Inst J* 2009; 36(1):48-49

183. Hallahan ED, Vogelzang NJ, Borow KM, et al: Cardiac metastasis from soft-tissue sarcomas. *J Clin Oncol* 1986; 4:1662.

184. Press OW, Livingston R: Management of malignant pericardial effusion and tamponade. *J Am Med Assoc* 1987; 257:1008.

185. Hanfling SM: Metastatic cancer to the heart: review of the literature and report of 127 cases. *Circulation* 1960; 2:474.

186. Weinberg BA, Conces DJ Jr, Waller BF: Cardiac manifestation of noncardiac tumors: I. Direct effects. *Clin Cardiol* 1989; 12:289.

187. Caccavale RJ, Newman J, Sisler GE, Lewis RH: Pericardial disease, in Kaiser LR, Daniel TM (eds): *Thorascopic Surgery*. Boston, Little, Brown, 1993; p 177.

188. Prager RL, Dean R, Turner B: Surgical approach to intracardial renal cell carcinoma. *Ann Thorac Surg* 1982; 33:74.

189. Vaislic CD, Puel P, Grondin P, et al: Cancer of the kidney invading the vena cava and heart: results after 11 years of treatment. *J Thorac Cardiovasc Surg* 1986; 91:604.

190. Shahian DM, Libertino JA, Sinman LN, et al: Resection of cavoatrial renal cell carcinoma employing total circulatory arrest. *Arch Surg* 1990; 125:727.

191. Theman TE: Resection of atriocaval adrenal carcinoma (letter). *Ann Thorac Surg* 1990; 49:170.

192. Cooper MM, Guillem J, Dalton J, et al: Recurrent intravenous leiomyomatosis with cardiac extension. *Ann Thorac Surg* 1992; 53:139.

193. Phillips MR, Bower TC, Orszulak TA, et al: Intracardiac extension of an intracaval sarcoma of endometrial origin. *Ann Thorac Surg* 1995; 59:742.

194. Tomescu O, Barr F: Chromosomal translocations in sarcomas: prospects for therapy. *Trends Mol Med* 2001; 7:554.

195. Graadt van Roggen JF, Bovee JVMG, et al: Diagnostic and prognostic implications of the unfolding molecular biology of bone and soft tissue tumors. *J Clin Pathol* 1999; 52:481.

196. Waters JS, Webb A, Cunningham D, et al: Phase I clinical and pharmacokinetic study of BCL-2 antisense oligonucleotide therapy in patients with non-Hodgkin's lymphoma. *J Clin Oncol* 2000; 18:1812.

197. Casey M, Vaughan CJ, He J, et al: Mutations in the protein kinase R1α regulatory subunit cause familial cardiac myxomas and Carney complex. *J Clin Invest* 2000; 106:R31.

198. Goldstein MM, Casey M, Carney JA, et al: Molecular genetic diagnosis of the familial myxoma syndrome (Carney complex). *Am J Med Genet* 1999; 86:62.

199. Van Siegenhorst M, de Hoogt R, Hermans C, et al: Identification of the tuberous sclerosis gene *TSC1* on chromosome 9q34. *Science* 1997; 277:805.

200. The European Chromosome 16 Tuberous Sclerosis Consortium: Identification and characterization of the tuberous sclerosis gene on chromosome 16. *Cell* 1993; 75:1305.

201. Ramlawi B, Al-Jabbari O, Blau LN, et al: Autotransplantation for the resection of complex left heart tumors. *Ann Thorac Surg* 2014; 98(3):863-868.

202. Ramlawi B, David EA, Kim MP, et al: Contemporary surgical management of cardiac paragangliomas. *Ann Thorac Surg* 2012; 93(6): 1972-1976.

X

第十部分　移植与循环支持

第 59 章　心肺移植免疫学

Bartley P. Griffitb ● Agnes Azimzadeh

40 多年来,心肺移植已经取得了显著成绩,1 年存活率可达 90% 以上,平均生存时间分别为 13 年和 7.9 年[1]。心肺移植良好的远期疗效不仅需要外科医生良好的手术技术,更需要一个精通移植免疫治疗与管理的团队。心肺移植的疗效得益于免疫排斥治疗方案的进展,无论是传统还是新进的治疗策略,均需要融合技术之外的知识。本章的目的是将必要概念转变成易理解的短文加以介绍。随着对心肺移植免疫排斥反应的深入研究,同种异体反应的核心特征也得以展示,具体包括:①组织相容性;②同种反应性 T 细胞的激活;③T 细胞介导的排斥反应(T-cell-mediated rejection,TMR);④抗体介导的排斥反应(antibody-mediated rejection,AMR);⑤免疫抑制治疗;⑥排斥反应的监测;⑦免疫监测;以及⑧新兴的免疫调节剂。

主要组织相容性复合体

主要组织相容性复合体(major histocompatibility complex,MHC)分子是一类不同个体间变异明显的家族蛋白(遗传多态性),是感染和移植时机体免疫系统区分自己和非己过程中的分子基础。人类 MHC 分子被称为人类白细胞抗原(human leukocyte antigens,HLA),因为它们在白细胞中高水平表达,且最先在外周血淋巴细胞中被检测到。HLA 是一种异源二聚体糖蛋白,在人体内几乎所有细胞的表面都有表达。如果被器官接受者识别,这些蛋白质会引发排斥反应。这个过程叫做同种识别。

供体细胞上的 MHC 分子或从移植物表面脱落的 MHC 片段,能够被受体免疫系统所识别。在细胞表面表达的完整的 MHC 分子在移植过程中有两个重要功能。外源蛋白片段包括 MHC 分子片段出现在 HLA 的结合凹槽中,也可被有高亲和力的 T 细胞受体(T-cell receptors,TCR)识别(间接供体抗原提呈)。此外,受体 T 细胞也可直接识别供体 HLA 作为"外来抗原"(直接供体抗原提呈)。

这些抗原的编码基因位于 6 号染色体的短臂上,该区域有400 多万个碱基对,编码三个区域的 200 多个基因:Ⅰ类、Ⅱ类和Ⅲ类(图 59-1)。HLA 基因有着人类基因组中最具多态性的编码序列,目前已知超过 5 000 种类型。

经典的Ⅰ类 HLA 蛋白/抗原有 HLA-A、HLA-B 和最近发现的 HLA-C。α-轻链在 MHC 中编码,而 β-链则编码在 15 号染色体上的 β-2-微球蛋白。折叠时 α-重链包括肽结合域,负责将多肽抗原提呈给 T 细胞。Ⅰ类抗原在几乎所有细胞上都有表达。Ⅰ类抗原(图 59-2)在炎症包括缺血再灌注后的内皮细胞、实质细胞中表达上调。

经典的Ⅱ类 HLA 蛋白/抗原包括 HLA-DR、HLA-DRw、HLA-DQ 和最近发现的 HLA-DP。这些蛋白包括 1 个 α 重链和 1 个 β 轻链,都在 MHC 编码。折叠时,分别携带部分肽结合域的 α 重链和 β 轻链相聚集(图 59-2)。Ⅱ类抗原主要在 B 淋巴细胞表达,激活 T 细胞、单核/巨噬细胞以及树突状细胞。其他细胞种类如内皮细胞可能在激活后表达Ⅱ类抗原。

每个人在人类每个 HLA 位点上都有两个不同的 HLA 基因(HLA-A、-B、-D,等)。HLA 抗原在细胞表面共同表达,因此每个细胞在每个 HLA 位点上都有 2 个不同的 HLA 蛋白。HLA 单倍体型(一条染色体上的 A、B、D 基因序列)常常作为一个群体以孟德尔遗传的方式从父母传给子代。因此相同父母的 2 个子代有 50% 的概率遗传 1 个相同的单倍体型,25% 概率遗传 2 个相同的单倍体型,25% 概率无相同单倍体型。此外,由于 MHC 上这些基因存在距离,所以有基因重组的可能。子代中重组在 HLA-A、HLA-C 和 HLA-B、HLA-DR 之间发生率为 1%~2%,在 HLA-DP 和 HLA-DQ 之间发生率为 30%。重组解释了大部分完整父母单倍体型遗传给子代的例外情况。HLA 单倍体型在不同种族人群中发生率也存在差异(白人、西班牙裔、黑人、亚裔、以及美洲印第安人)。

器官移植早期阶段发生超急性排斥反应是由于受体体内预存 IgM 同种反应性抗体。最常见的是 ABO 血型 IgM 抗体。尽管异种器官移植的研究取得了很大进展,然而要真正走向临床仍然存在许多障碍,特别是免疫排斥反应。由于血型检测的临床应用,同种异体移植排斥反应导致器官损伤的问题能够得到解决。有趣的是,血型不匹配的新生儿器官移植可以获得成功是因为其对血型抗原还未形成 IgM 抗体[2]。肠道细菌表面碳水化合物抗原的出现促使针对血型抗原的抗体在出生后 6~18 个月不断增加。超急性排斥反应是由直接抗供体 HLA 抗原的 IgG 抗体所引起,这些抗体多是之前输血(尤其是输注多个供体的血小板,因为 HLA 负荷高)/怀孕/移植的结果。在 1969 年由 Patel 和 Terasaki 首次使用的交叉配型技术被广泛应用后,基于 HLA 抗体的超急性排斥反应已很少见[3],而监测 HLA 抗体技术的改进几乎消除了超急性排斥反应。与早年认识所不同的是,1970 年 Terasaki 发现 HLA 不匹配的肾移植受者与匹配的肾移植受者的疗效相似[4]。Starzl 率先对供受体之

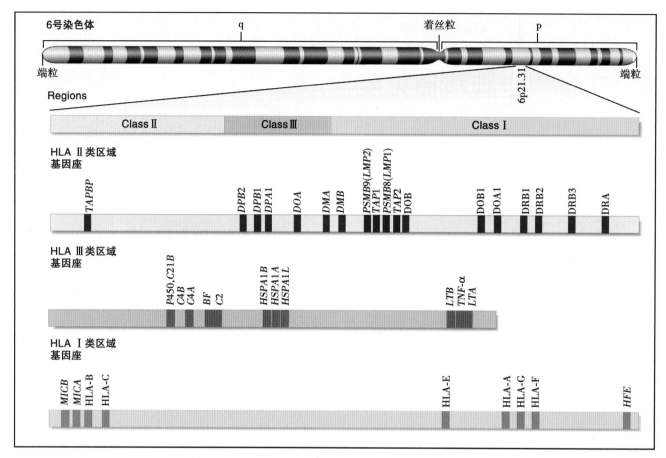

图 59-1 主要组织相容性复合体分为 3 类：Ⅰ类、Ⅱ类和Ⅲ类

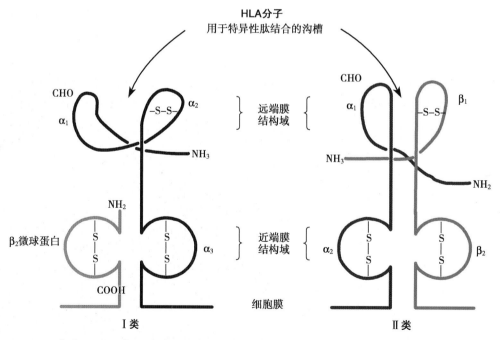

图 59-2 构成 HLA Ⅰ类、Ⅱ类分子的多肽链之间存在二硫键，Ⅰ类分子的 α_1 和 α_2 远端结构域和 Ⅱ类分子的 α_1 和 β_1 远端结构域构成了同种异体抗原的结合位点（Adapted with permission from Haber E：*Scientific American：Introduction To Molecular Cardiology*. Philadelphia；Elsevier Health Sciences；1995. ）

间 HLA 不匹配进行肝脏移植。随后,除骨髓外,供受体之间 HLA 不匹配在肾脏移植、心脏移植和肺移植中均得到应用[5]。虽然 HLA 不匹配似乎不太影响移植效果,但那些移植时带有预先形成的抗 HLA 抗体(先前怀孕或输血)或因 HLA 不匹配而产生抗体的受者有更多的排斥反应。这导致心肺移植患者的生存率较低[6-10]。一些证据表明,移植后清除这些供者特异性抗体(donor-specific antibodies, DSA)可以改善肾脏和肺的功能[11,12]。

获得性免疫反应:T 淋巴细胞

心肺移植治疗的成功取决于针对移植物表面供体 HLA 抗原获得性免疫反应的控制。T 细胞首先与外周淋巴组织供体抗原结合启动适应性反应,随后聚集在抗原表达的供体器官。同种异体反应性 T 淋巴细胞由供体(直接)和/或宿主(间接)抗原提呈细胞(antigen-presenting cells, APC)上呈递的同种异体抗原启动(图 59-3)反应。T 细胞是移植器官病理反应中的主要免疫因子。它们参与细胞毒性和细胞因子介导的炎症反应。而 B 细胞、抗体和巨噬细胞通过多种效应途径引起移植物的损伤。同种异体移植物的缺血/再灌注损伤可触发固有免疫,从而放大 T 细胞同种异体反应。固有免疫的分子调节剂最近已成为一个不断扩大的研究领域。包括细胞因子、趋化因子、补体,以及最近的 Toll 样受体(toll-like receptors, TLR)和炎症体。在强调 APC 的同时,B 细胞和自然杀伤(natural killer, NK)细胞同样会对宿主排斥同种移植物产生决定性的影响[13]。

T 淋巴细胞的激活

只有当 T 细胞表面的 TCR 与结合在 APC 表面 HLA 分子沟槽中的外来肽相匹配时,T 细胞才能被触发增殖和分化[14]。

"专职"APC 与其他 HLA 表达细胞不同之处在于其能表达有效刺激 APC 和激活反应性 T 细胞的共刺激分子。"专职"APC 包括树突状细胞、B 细胞和巨噬细胞。供体 APC 可提呈 HLA 抗原复合体,多见于移植后的心肺(直接提呈);或被受体 APC 提呈(间接提呈)(图 59-4)。HLA 多肽抗原是 T 细胞特异性 TCR 受体的关键。在胸腺中,T 细胞学会使它们的 TCR 能够识别代表内源肽的自身 HLA 复合物(阳性选择)。那些识别具有高亲和力的自体肽的细胞被清除(阴性选择),以降低他们引起自身免疫的风险,而不能结合自身蛋白 HLA 的 T 细胞将会被淘汰。阳性选择仅仅是为了使那些对自身蛋白 HLA 有亲和力的 T 细胞可存活,但不能导致细胞增殖。胸腺中产生的 T 细胞能对各种外来(细菌、病毒、移植)的蛋白质产生反应。T 细胞对同种异体抗原的反应是由于 TCR 与自身和外源 HLA 分子的交叉反应。受体和供体树突状细胞被认为是激活初始 T 细胞最有效的 APC 类型。

抗原呈递给同种反应性 T 细胞的途径(第一信号)

移植到心脏或者肺的供体 APC 加工并将其呈现在表面 HLA I 类复合物的凹槽中(图 59-5A)。CD8+ T 细胞表面有 HLA I 类 TCR 分子(锁),可与供体 APC(钥匙)提呈的 MHC I 类蛋白复合物结合。这条途径是 T 细胞与同种异体抗原反应的主要途径,也是肽提呈的主要途径,参与大多数早期发生的急性细胞介导的细胞毒性[15]。

随后同种异体排斥反应主要由 CD4+ T 细胞介导,因为它能识别受体 APC 表达的 II 类表面分子呈递的供体特异性 HLA 多肽。这些受体 APC 逐步替代供体 APC。受体 APC 迁移至移植物吞噬细胞间隙和供体移植物脱落的 HLA 蛋白

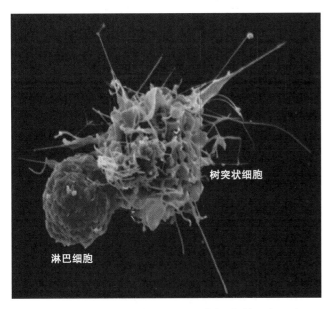

图 59-3 树突状细胞典型的细胞膜变形,并且与 T 细胞紧密结合(Used with permission from Institute of Cellular Therapies, Noida, UP 201303, India. www. dendriticcell-research. com.)

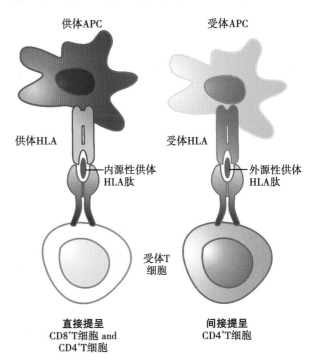

图 59-4 当 T 细胞的 TCR 与 HLA 分子加工和提呈的供体肽结合时,T 细胞被刺激增殖。HLA 分子由供体或宿主的抗原提呈细胞(APC)表达

抗原节点(图59-5B)。当移植物因缺血(保存)、炎症(细菌和病毒感染)以及排斥反应而受压时,就会诱发脱落。供体蛋白进行内体蛋白水解,所得肽与Ⅱ类HLA分子结合。供体HLAⅡ类分子肽复合体运输至受体APC表面并被间接提呈(钥匙)至CD4⁺T细胞的TCR复合物(锁)。这些T细胞随即通过间接路径而被激活。由于CD4⁺T细胞为供者特异性B细胞提供帮助,后期的同种反应往往与同种抗体的出现有关[16]。

除了直接和间接途径外,第三种抗原提呈途径是将供体细胞膜成分,包括供体多肽-MHC复合物,转移到受体APC。转移可以通过细胞与细胞的直接接触发生,也可以通过供体细胞释放非常小的颗粒(外泌体)发生,而供体细胞与受体APC细胞膜融合。这一过程被称为抗原提呈途径的半直接途径(受体APC完成),呈递相同的强交叉反应供体MHC/肽来启动直接提呈[17]。最后,有助于区分这些途径在引发与免疫过程中的作用[18]。

活化的树突状细胞也提供完整T细胞反应所需的共刺激分子给初始T细胞。巨噬细胞提呈抗原至分化的CD4⁺细胞,从而激活巨噬细胞以促进细胞介导的免疫反应。B细胞还通过向辅助T细胞呈递抗原来发挥APC功能,然后激活的B细胞通过产生抗体起到体液免疫反应效应分子的作用(图59-6)[19]。

T细胞共刺激途径:第二信号

T细胞激活中除了TCR与供体或受体的APC表达的供体肽/MHC复合物结合(第一信号),其他表面分子也参与其中。那些增加TCR信号(CD4⁺和CD8⁺T细胞分别表达CD4和CD8分子)表达的受体叫做共受体,因为它们与TCR结合到同一HLA分子。另一组T细胞激活表面分子被叫做共刺激受体(第二信号)(图59-7)。阻断共刺激途径可能是延长器官移植生存率的治疗方法,甚至可以达到免疫耐受状态。T细胞上的共刺激受体或配体识别APC上各自的配体或受体或器官组织本身。最重要的共刺激受体和配体是组成性表达CD28的T细胞共刺激受体和APC配体B7-1(CD80)和B7-2(CD86),这条途径在初始(无记忆)T细胞激活上是尤其重要的。这些共刺激受体配体携带抗凋亡信号并触发细胞因子和生长因子的表达,包括IL-2,后者能促进对同种异体抗原特异的CD4或CD8细胞的增殖。如果阻断CD28,T细胞可能会变得无功能或凋

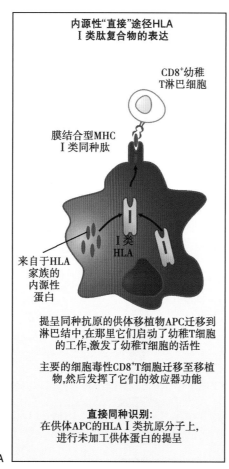

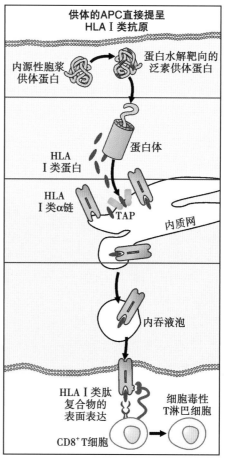

图59-5A 供体的抗原提呈细胞使供体的抗原直接表达HLA Ⅰ类抗原。供体来源的APC(移植物中的树突状细胞)泛素化内源性胞质(供体)蛋白质,并将其运输通过蛋白酶体进行消化。小分子蛋白则在抗原加工相关转运蛋白(TAP)的介导下进入粗面型内质网,在内质网中小分子蛋白和HLA Ⅰ类分子的α链结合。HLA蛋白复合体定位在抗原提呈细胞的表面,CD8⁺T细胞表面特定的分子结构(锁)可以与HLA蛋白复合体(钥匙)结合,从而激活CD8⁺T细胞

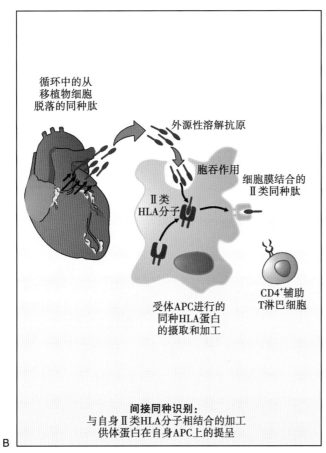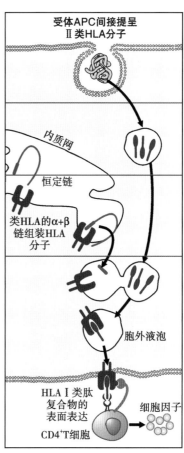

图 59-5B　由受体 APC 介导的 HLA Ⅱ类供体抗原间接递呈。从移植物（心脏或肺）中脱落的细胞外蛋白抗原通过内吞作用被带入宿主 APC 中，而后被蛋白水解并转运到高尔基体。在高尔基体中，它替换聚合 HLA Ⅱ类分子 α 和 β 链的恒定链。分解后的蛋白分子与 HLA 分子特异性结合，而后转移到特异性结合 CD4+T 细胞的 APC 表面。供体特异性 TCR 与 CD4+T 细胞与之结合后便被特异性激活、增值并参与移植物排斥反应

B 细胞的激活——抗体的产生

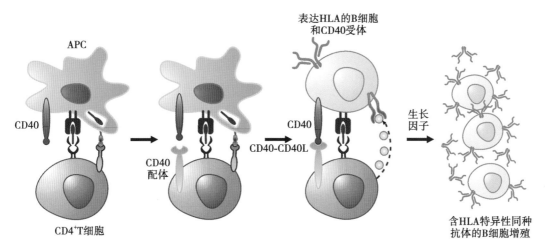

图 59-6　CD4+T 淋巴细胞由 APC 肽-HLA 复合物上的供体肽蛋白特异性激活，而后反作用于刺激 B 淋巴细胞表达 HLA Ⅱ类分子和 CD40。B 细胞可通过生发中心的增殖形成和特异性同种抗体的产生而对生长因子做出应答

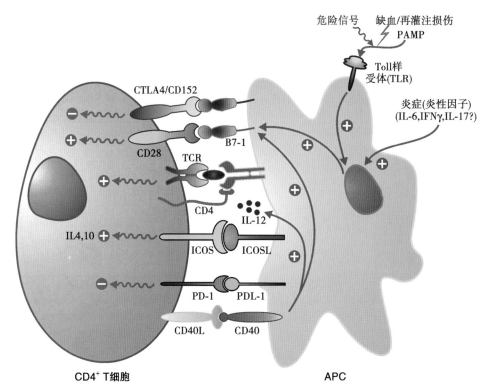

图 59-7　调节 T 细胞(CD4+和 CD8+)活化的过程涉及 TCR/CD4 或 CD8 与外源蛋白-HLA 分子的结合以及共刺激途径的几个共刺激因子的结合。组成性表达的 CD28 共受体在与其配体 B7-1 结合时驱动幼稚 T 细胞的增殖。诱导型 CTLA-4(CD154)共调节因子与其配体(APC的 B7-2 分子)结合后逆向调节这一过程。其他 CD28 家族共受体包括可信号导向促炎因子 IL-4 和 IL-10 效应反应的诱导型 ICOS 及对 T 细胞有逆向调节作用的 PD-1。T 细胞和 APC 之间的相互激活以及固有受体(PAMP-Toll 受体)刺激 B7 的表达都会使 APC 功能加强。上述过程可以诱导 T 细胞产生 CD40 的配体(CD154)。APC 胞膜上的 CD40 促使更多的 B7 表达和 IL-12 的产生

亡。第二个可诱导的 B7 分子的共刺激受体已经被识别并命名为 CTLA-4(CD152)。与同源结构 CD28 不同,CTLA-4 表达于活化 T 细胞表面,是抑制增殖的负性调节因子。相同的 B7 分子可通过组成性 CD28 促进初始增殖信号,也可通过后来诱导的 CTLA-4 抑制信号传递给 T 细胞。用 CTLA-4 免疫球蛋白样分子抑制 CD80 和 CD86 在灵长类动物实验以及多个临床试验中已被证实有效[20],并于 2011 年被美国食品和药品监督管理局(FDA)批准用于预防成人肾移植患者的急性排斥反应。可诱导的共刺激分子(inducible co-stimulator,ICOS)和程序性死亡-1 分子(PD-1)是近年来发现的 T 细胞 CD28 家族分子之一。当 ICOS 与活化 APC 表面配体 ICOS-L 结合,其可通过 IL-4 和 IL-10 的产生而刺激 T 细胞效应器反应。PD-1 是共刺激分子 PD 配体(PD-L1 和 PD-L2)的共受体,与 CTLA-4 一样,抑制 T 细胞反应[21]。

共刺激分子的第二大家族属于肿瘤坏死因子 TNF 超家族[22]。APC 表面共刺激受体 CD40 和 T 细胞表面 CD40 配体(CD154)结合是其基本途径。通过相互激活,T 细胞上的 CD154 使 APC 变得"更好",并被认为是"许可"更多的 APC 参与 T 细胞激活过程。CD154 还可以与 CD8+T 细胞表达的 CD40 相互作用,从而提供 CD4+T 细胞对 CD8+细胞的直接帮助作用[23]。另外,移植相关免疫受机体固有免疫的影响,主要针对那些微生物作出反应(包括细菌、病毒和真菌)。这些物质(通

常是核酸)被称为病原体相关分子模式(PAMP)。PAMP 可结合 APC 表面的 PAWP 受体即 Toll 样受体(TLR),该过程有增加 APC 反应的效应,部分通过增加共刺激分子和促炎细胞因子的表达,从而增强第二信号。

最近发现了更多的共刺激分子,替代的治疗方法正在实验模型中进行评估[24,25]。除了促进 T 细胞的充分激活外,更关键的是,共刺激信号还参与了 T 细胞和 B 细胞之间的相互作用,在 T 细胞的帮助下,B 细胞在记忆 B 细胞和产生抗体的浆细胞中被完全激活和分化。

移植物排斥反应的机制

细胞介导的排斥反应

早期细胞介导的排斥反应(CMR)始于携带 TCR 分子的 CD8+细胞的活化,这些 TCR 分子与供体 APC 上的供体特异性多肽 HLA-Ⅰ复合物相匹配并结合。在 CD4+ T 细胞的辅助之前,它们变成了细胞毒性淋巴细胞(cytolytic lymphocytes,CTL)并直接黏附和杀伤移植物内皮细胞和实质细胞。携带相同的供体多肽-HLA-Ⅰ类复合物,由 APC 呈递给它们,这就是直接效应途径(不同于供体 APC 直接呈递 HLA),由 CD8 细胞直接杀死同种靶细胞。移植后早期(最初几个月)发生急性细胞介

导的排斥反应是由此效应引起的。在钙离子存在的情况下,蛋白穿孔素聚合到带有 I 类抗原的靶细胞上,导致细胞膜形成 16~20nm 的孔径引起 CTL 释放颗粒物(包括颗粒酶 B 和其他细胞毒性分子),这些颗粒物直接进入靶细胞,引起细胞凋亡。通过淋巴细胞 Fas 配体和靶细胞 APO-1/Fas 受体相互作用可刺激靶细胞凋亡(程序性细胞死亡)。第二信使被激发,激活内切酶和蛋白酶引起 DNA 裂解并导致携带 I 类分子供体靶细胞的溶解(图 59-8)。

不同于 CD8+T 细胞,CD4+T 细胞采取间接途径(不同于受体 APC 间接提呈 HLA 抗原)。通过分泌不同的细胞因子驱动炎症和移植物失活(图 59-9)。IL-2 增加 CD4+T 细胞上自身受体的表达并促进 CD4+ 细胞的进一步增殖和分化。活化的 CD4+T 细胞分泌其他淋巴因子(包括 IFN-γ),后者与 IL-2 一同刺激 CD8+ CTL 去结合表达供体 MHC 蛋白分子的移植物细胞。

CD4+T 细胞包括很多种,主要有 4 个类型:Th1、Th2、Th17 和调节性 T 细胞(Treg)。Th1 细胞是细胞介导排斥反应的主要调节因子,其产生 IFN-γ 和促进巨噬细胞分泌 IL-12。Th2 细胞产生 IL-4、IL-5 和 IL-13 和促进体液反应。Th17 产生 IL-17,后者是最近发现参与炎症反应的细胞因子。在免疫反应被部分抑制的情况下,Treg 具有抑制免疫反应的能力。

广泛的同种异体反应

在严重排斥反应中,B 细胞在接受 CD4+ 细胞的帮助时加入同种异体反应(图 59-6)。CD4+T 细胞被 APC 激活后表达 CD40L(CD154)。表达 CD40 的配体 B 细胞和 MHC II 类受体与辅助性 CD4+T 细胞结合并不断增殖。B 细胞通过有效地向辅助 CD4+T 细胞提供 APC 功能和通过制备抗体参与同种异体排斥反应。这些抗体:①识别和破坏供体内皮细胞;②参与抗

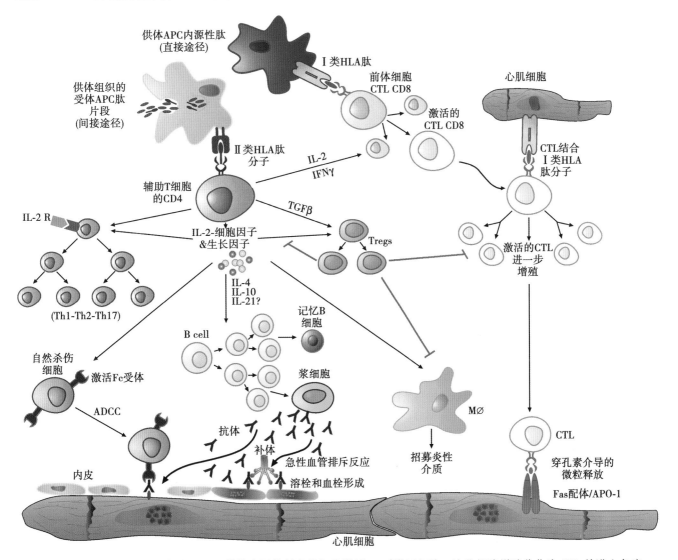

图 59-8　移植排斥反应的复杂过程。供体来源的树突状细胞激活 CD8+ 淋巴细胞。这些细胞增殖分化为 CTL 并进入免疫排斥反应过程。CTL 识别并黏附于移植物细胞上的 HLA I 类供体多肽分子。他们通过细胞介导的细胞毒性作用(注射蛋白水解颗粒,形成穿孔素诱导的膜孔,诱导细胞凋亡)直接杀死移植物细胞。CD4+T 细胞被宿主 APC 激活(吞噬从同种移植物脱落的供体蛋白)。受体 APC 将供体蛋白加工成表面结合的 HLA II 类多肽分子。CD4 细胞增殖并分泌生长因子和促炎因子,并在排斥反应过程中遵循间接途径。这种间接旁分泌功能刺激 CTL 增殖,吸引炎症样巨噬细胞的细胞调节因子,并刺激 B-细胞启动中枢体液免疫过程

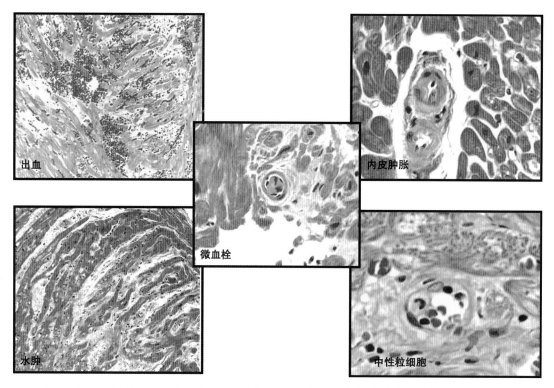

图 59-9   组织学证据显示 AMR 相关的内皮细胞肿胀、炎症和血栓形成,并伴有间质水肿和出血(HE 染色)
(Used with permission from SA Webber.)

体依赖的细胞毒性(antibody-dependent cytotoxicity, ADCC);③刺激活化的内皮细胞的增殖和迁移[26]。在前者中,内皮细胞抗原/抗体复合物激活"经典"补体途径,导致 C3 和 C5 裂解,刺激炎症(C5a)反应并形成攻膜复合物(MAC),MAC 由 C5b 与 C6~C9(C5b-9)络合而成。MAC 通过诱导细胞膜上形成小孔引起血管内皮细胞死亡。当内皮细胞被补体激活或杀死时,这反过来会导致微血管血栓和炎症反应。ADCC 描述了包被供体细胞的抗供体 IgG 抗体与 NK 淋巴细胞(NK 细胞)的 FcγRⅢ 受体结合的过程。在排斥反应期间,同种异体移植物中也存在天然免疫系统的细胞,如 NK 细胞。它们可能与同种异体抗原发生反应,因为它们结构性地表达针对自身 HLAI 类分子的抑制受体,或者它们可能通过其 Fcγ 受体与同种抗体结合的靶(供体)细胞结合。NK 细胞不仅可以通过将蛋白水解酶注射到其胞浆中直接杀死靶细胞,而且还可以通过产生促炎细胞因子如干扰素 γ 来调节免疫(图 59-8)。

记忆 T 细胞

随着限制初始 T 淋巴细胞活化的免疫抑制得到改善,供体反应性记忆细胞被认为对同种异体移植物具有风险,这种风险过去一直被低估。这组供体反应性细胞具有"效应记忆"表型。这种表型对共同刺激/抑制通道会产生一种迅速而强烈的反应,但缺乏敏感性。记忆细胞被认为是来自异源免疫。当微生物抗原与供体 HLA 复合物抗原相似时,就会发生这种情况。暴露于 EB 病毒、单纯疱疹病毒和巨细胞病毒(cytomegalovirus, CMV)的一些 CD4+ 和 CD8+ 细胞可以识别同种异体 HLA 分子。用兔 ATG 或阿仑单抗(抗 CD52 抗体)进行淋巴清除治疗后,记忆 T 细胞数量按比例增加。目前还不清楚这些记忆细胞是否

更能抵抗耗竭,或者它们是否代表着重新繁殖过程中自幼稚 T 细胞而来的转化。记忆 CD4+ 细胞为同种异体反应提供帮助。它们提供生长因子和促炎因子,这些因子影响 CD8+T 细胞和 B 细胞抗体的产生。它们可以使远离同种移植物的结节组织产生促炎反应。记忆 CD4+ 细胞诱导 CD8+ 细胞,CD8+ 细胞通过内皮渗透同种移植物。记忆 CD8+ 细胞增殖并诱导巨噬细胞、中性粒细胞和额外激活的 T 效应细胞进入供体器官[27]。到目前为止,研究人员一直在尝试用记忆 T 细胞作为治疗的靶点,而 LFA-1 是为此目的正在研究中的一个靶点。记忆性 T 细胞具有很强的异质性,且具有多种功能。

抗体介导的排斥反应

抗体介导的排斥反应(AMR)可被定义为一种急性移植物排斥反应,其典型特征是抗移植物抗体作为效应因子介导的组织损伤。国际心肺移植协会工作组制定了心脏 AMR 的具体标准[28,29],包括受者 DSA 的临床证据、心内膜心肌活检补体染色(特别是 C4d 和 C3d)的免疫病理学证据,以及内皮细胞和巨噬细胞的活化(后者用 CD68 染色进行评估)。在肺中也发现了类似的 AMR 特征,尽管共识较少(图 59-9 和图 59-10)[30]。

虽然 T 细胞帮助介导和/或影响 AMR,但是在 DSA 中 B 细胞/浆细胞的产生是 AMR 的重要病理生理机制[31,32],因此 AMR 不应被认为是 T 细胞非依赖性抗体反应。DSA 可能是"预先形成的",也就是说,在移植前就已经存在的(参见关于交叉配型和反应性抗体百分比的部分),或者在移植后重新产生的。已有研究表明,在 AMR[33] 的病理证据和抗心肌球蛋白免疫反应的产生之前,DSA 已暂时被识别[34]。

对 HLA Ⅰ 类或 Ⅱ 类抗体的预先致敏易导致 AMR[35]。那

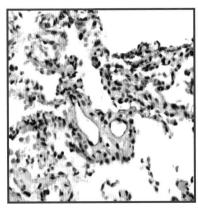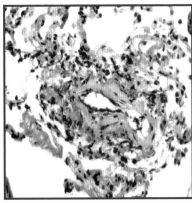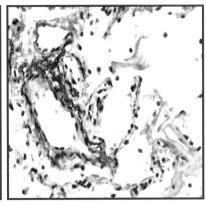

毛细血管或小动脉的内皮下线状,连续性的C4d沉积物　　　　　　　　　　　小动脉的间质层和弹性层

图 59-10　循环 HLA 抗体阳性的受者移植肺上特异性 C4d 连续沉积在毛细血管和小动脉内皮下(左图)。在 HLA-抗体(+)的患者的支气管活检中,有 31% 的标本发现了特异性 C4d[Ionescu D. N. ,*Transplant Immunology* 15(2005)63-68](中图)。相反,间质和弹力层可见非特异性染色(右图)(Used with permission from K. R. McCurry, M. D.)

些产生预敏抗体的受者,特别是产生供者特异性的抗体,更易发生 AMR[36]。除了抗 HLA 抗体外,非 HLA 抗体,包括针对自身抗原的抗体(如心肌肌球蛋白、波形蛋白和内皮细胞)不太容易引起 AMR[37-39]。此外,心脏 AMR 发生在移植后早期(几周到几个月)[40]。传统上,心脏 AMR 的组织学诊断包括以下几方面的证据:移植物内皮细胞肿胀并激活巨噬细胞,同时确认免疫球蛋白(IgG 或 IgM)的免疫荧光或免疫过氧化物酶染色。虽然缺乏免疫荧光似乎有理由排除 AMR,但毛细血管肿胀(63%)、巨噬细胞在血管粘连(30%)[41]和补体(C3d 和 C4d)则不能排除 AMR。C4d 染色的非 AMR 原因包括器官再灌注损伤、免疫抑制、单克隆抗体治疗和病毒感染[42]。染色的分布(弥漫性与局限性)和强度没有找到标准化的分级标准。

由于在无症状患者中缺乏普遍的筛查,心肺移植后 AMR 的发生率尚不确定。对于心脏移植的患者,不合并急性细胞排斥反应的有症状的单纯 AMR 的发病率为 10%~15%,然而在合并急性细胞排斥反应的患者中高达 40%[43]。心脏 AMR 的临床症状在超声表现上与心衰患者相同。以射血分数下降超过 25% 和左室重量增加,可以区分 AMR 和 CMR[44]。R 波电压传导的降低,包括束支传导阻滞,是心电图异常的相关表现。

脱敏治疗

一旦从固相测定(solid-phase assay,SPA)中确定了不可接受的抗原,它们就可以进入器官共享联合网络(UNOS)网站(www. unos. org/resources/frm_CPRA_calculator. ASP)。此网站将提供计算的群体反应性抗体百分比(calculated percent reactive antibody,cPRA)。如果任何可接受的供体百分比<50%,则应当考虑进行脱敏疗法。但目前并没有一个公认的理想方案。大剂量静脉注射免疫球蛋白(IVIG)(2g/kg 持续 2 天,每 2~4 周一次)、血浆置换(连续 5 天 1.5 倍容量)、单克隆抗 CD20B 细胞治疗(利妥昔单抗 1g,静脉注射,每周一次,连续注射 4 次),并且过去常常联合环磷酰胺[1mg/(kg·d)]使用。

在加州大学洛杉矶分校,血浆置换、静脉注射免疫球蛋白联合利妥昔单抗可将循环抗体水平从 70.5% 降低到 30.2%。补体依赖的细胞毒性(complement dependent cytotoxicity,CDC)试验阴性的心脏移植患者与对照组及未治疗的患者 5 年生存

率无差异(分别为 81.1%、75.7% 和 71.4%)。值得注意的是,此类患者无移植心脏冠状动脉移植物血管病变的比例分别为74.3%、72.7% 和 76.2%[45]。

目前普遍认为有循环 HLA 抗体而等待心脏移植的患者应每 3 个月检查一次,而进行脱敏的患者治疗后每 2 周检查一次。有心室辅助装置植入史、输血或感染史的患者也应密切监测。移植后,每隔一定的时间应对供体特异性抗体进行监测,或怀疑发生体液排斥反应时也应进行检测。在脱敏患者和对抗体反应高危患者中,供体特异滴度应在术后 1~2 周内每天测量 1 次,之后也应经常测量。这些高危患者应用胸腺球蛋白和静脉免疫球蛋白,血浆置换和/或利妥昔单抗。最好的控制细胞和抗体介导的排斥反应的维持免疫抑制的方案包括应用他克莫司、吗替麦考酚酯和泼尼松[46]。

最近的研究已经证明了多管齐下治疗 DSA 和 AMR 的有效性。这种方法的各种成分可能会抑制 DSA 的产生,耗尽已经产生的 DSA,或者调节体内 DSA 的功能。糖皮质激素诱导 B(和 T)细胞凋亡[47],而抗增殖药物减少骨髓中 B 细胞和 T 细胞的生成。抗 CD20 单克隆抗体(mAb)药物利妥昔单抗消耗体循环和次级淋巴器官中的 B 细胞;大多数机构治疗 AMR 的方案都包括使用利妥昔单抗[48]。类似地,抗 CD52 单克隆抗体阿仑单抗同时耗尽 T 和 B 细胞,也被用于治疗 AMR[49]。尽管抗 T 细胞共刺激药物比如贝拉西普(CTLA4-Ig)的临床前研究显示它对实体器官 AMR 有效[50],临床上关于它对于抑制胸腔器官 AMR 的证据很少。

上述疗法已被证明可以降低 DSA,改善 AMR。然而,没有一种方法表现出可以持续的消耗或损害浆细胞,来源于分化的效应 B 细胞的浆细胞是产生抗体(从而产生 DSA)的主体。最近的研究利用蛋白酶体抑制剂硼替佐米(Bortezomib)治疗DSA/AMR[51],取得了初步疗效。血浆置换可降低循环中的一般抗体和 DSA 水平,也是大多数机构治疗 AMR 方案的一部分[52]。外源性免疫球蛋白可能会与 DSA 竞争 Fc 受体结合位点,从而减弱调理作用[53]。此外,一定量的免疫球蛋白可能具有抗 DSA 独特型特异性,从而抑制 DSA(和 B 细胞/浆细胞的来源)的活性。最后,关于 DSA 功能的调节,新的补体抑制药物如抗 C5 单克隆抗体艾库组单抗(eculizumab),在肾脏 AMR

中显示出良好效果,另外有一个病例报告介绍了该药物在超急性肺移植排斥反应的使用[54]。

冠状动脉移植物病变与慢性同种心脏移植功能障碍/排斥反应

虽然心脏移植仍然是治疗终末期心脏病的金标准方案,但就患者的生存结果、活动耐量和心功能而言,其持久性主要受到慢性同种心脏移植物功能障碍的影响。移植心脏的慢性功能障碍肯定与获得性冠状动脉病变有关,并被认为极可能是因为获得性冠状动脉病变所引起[55]。

冠状动脉移植物血管病变(coronary allograft vasculopathy,CAV)和由此导致的缺血性同种心脏移植物功能障碍是心脏移植患者 1 年后同种移植物衰败和患者死亡的主要原因[28]。CAV 以冠状动脉管壁增厚伴渐进性管腔狭窄为特点,且通常都是弥漫性的,不仅心外膜大血管受累,同时也累及流出/流入的小血管[56]。

与肺移植中的慢性肺移植功能障碍(lung allograft dysfunction,CLAD)相似,同种移植物特异性的获得性免疫和固有免疫刺激及反应(见下文的 CLAD 部分)会导致局部血管炎症和同种心脏移植物的损伤。T 细胞和 B 细胞反应都与 CAV 的发病有关[57]。内皮细胞不仅可能作为专门的抗原提呈细胞发挥作用,同时在炎症反应中还可诱导表达 MHC Ⅱ类抗原[58]。因此,就直接的同种抗原识别而言,不仅抗供体的 HLA Ⅰ类特异性 T 细胞在介导 CAV 中起重要作用,而且抗供体 HLA Ⅱ类特异性 T 细胞也同样重要。此外,针对供体 MHC 的抗体和其他内皮抗原对 CAV 的进展也很重要[59-61]。

近年来,CAV 与动脉粥样硬化性冠状动脉疾病(CAD)之间的相似性给予了 CAV 的发病机制一些提示。具体地说,固有免疫系统介导的血管壁炎症和损伤在两种情况下都存在,结果是中层增生,甚至脂质沉积。TLR 介导的炎症信号已经在动物模型中被证明促进了 CAV[62]。与此相一致,临床前数据表明抗增殖剂可以减弱 CAV。西罗莫司和相关的哺乳动物西罗莫司靶点(mTOR)抑制剂是大部分药物洗脱支架使用的药物,无论是作为系统疗法[63],还是用于经皮冠状动脉介入治疗中,其在预防和治疗 CAV 方面显示出良好的效果[64]。此外,他汀类 HMG-CoA 还原酶抑制剂和其他调节脂质代谢的药物在临床前实验研究中显示了出一些希望[65]。

慢性同种肺移植功能障碍与慢性排斥反应

肺移植受者长期存活率相对较低,这主要是由于同种肺移植功能障碍(CLAD)。CLAD 的发生是由于小气道的纤维性闭塞,这被称为闭塞性毛细支气管炎。另一个原因是最近刚刚发现的限制性同种移植物综合征[66]。

同种异体特异性和非同种异体特异性损伤性刺激均能触发免疫反应,介导同种异体移植物损伤。历史上,同种异体特异性刺激和由此产生的同种异体特异性免疫反应一直是免疫学研究的主要焦点,因此被大众所理解。

非同种异体特异性损伤也可能触发同种异体特异性或非同种异体特异性免疫反应。感染和吸入胃内容物可明显诱导肺损伤,在单侧肺移植模型中,一些关于胃酸诱导的同种肺移植损伤的实验研究表明,同种移植物受到的损伤与胃酸的刺激

不成比例且具有特异性,提示存在针对全身性炎症刺激所引起的免疫反应的同种特异性成分。在 T 细胞介导的免疫方面,可能是通过增加供体 MHC 或 MHC 片段暴露,增强 TCR 参与(第一信号)或炎症诱导的增加供体或受体的抗原提呈细胞上共刺激分子的表达和/或活性增强(第二信号)。最后,非同种异体损伤刺激,如缺血/再灌注损伤、感染和反流性误吸[67],诱导固有(非适应性)免疫系统的激活。缺血/再灌注损伤与随后的 CLAD 发展有关,而后两种机制导致的肺损伤并不局限于同种异体移植物。

免疫耐受

通常,所有的 T 细胞均在胸腺中发育成熟,并且在 T 细胞发育的过程中,有自身反应性的这部分 T 细胞被清除(中枢免疫耐受)。移植特异性 HLA 抗原的耐受机制不发生在胸腺,而是发生在外周(外周耐受),包括同种异体反应性 T 细胞的凋亡(清除)、诱导功能性无应答(免疫无能或豁免),以及通过供体抗原特异性或非供体抗原特异性机制对同种免疫的主动调节(调节)。在没有共刺激因子的情况下,CD4+ 细胞暴露于 MHC 抗原可以诱导部分的免疫无能状态[68],尽管它影响的是初始应答,而不是记忆应答。目前的主要研究重点是更好地了解 CD4+T 细胞的一个分支,称为调节性 T 细胞(Treg),其功能是抑制免疫反应和维持对"自我"的耐受[69,70]。天然的 Treg 在胸腺中发育,对自身抗原产生反应,在自身免疫中起重要作用。此外,一旦抗原在外周暴露,CD4+T 细胞可以被诱导转化为具有调节表型的一类亚型(iTreg),最近被重新命名为外周调节 T 细胞(pTreg)[71]。TGF-β、IL-2 和 B7/CTLA-4 等共刺激因子的存在是 nTreg 的产生和存活所必需的。这些分子如何诱导初始 T 细胞在各种临床相关情况下分化为效应型、记忆型或调节型表型的机制仍有待进一步研究。大多数 Treg 表达 IL-2 受体 α链(CD25)和转录因子 Foxp3。一般认为是 nTreg 而不是 pTreg 表达转录因子 Helios[70]。Foxp3 是一个对 Treg 抑制功能很重要的叉头蛋白家族转录因子,同时也在人的活化的 T 细胞中被发现,因此对识别人类 Treg 没有特异性。其他标记也用于识别 Treg 标志物,比如 CD127(IL-7Rα)和 CD45RA。最后,对自发免疫耐受性肾移植患者的分析表明,这种自发免疫耐受与一组与 CD20 mRNA 的上调有关的 B 细胞基因相关[72]。

啮齿动物模型的耐受方案的临床转化取得了有限的成功。在严格控制的大型动物模型中,无免疫抑制状态几乎无法实现的。如何管理已有的记忆细胞(这些细胞没有被共刺激的阻断所抑制)似乎是主要的障碍之一。最后,多余的效应细胞机制、细胞因子和共刺激信号途径组成的单一甚至双重途径使得临床上难以建立免疫耐受。有一种方案诱导了有限数量的免疫耐受的患者,使用的是同种移植物的混合同种异体嵌合体(受体细胞和供体细胞共存)的肾脏。然而,非人类灵长动物模型的研究中发现,即使高度诱导耐受的方案也不能诱导移植心脏的免疫耐受[73]。心脏和肺移植物与肾脏相比,更不容易被诱导免疫耐受,换言之,其免疫源性更强[74]。

HLA 抗体分析

血清试验

抗体筛查的血清淋巴细胞毒性实验是指将患者血清(未

知)与已知 HLA 分型的细胞系混合,并加入补体(CDC 分析)进行混合。如果患者血清存在与细胞 HLA 分子反应的抗体,那么在补体激活下会导致细胞死亡。这个方法局限于识别抗体,并且受特异性和准确性的影响。有时,与抗体反应的抗原特异性不确定,原因在于患者血清中其他蛋白的出现或抗体类型(IgG 或 IgM,一些同型抗体不与补体混合)和滴度(低或高)是不确定的。以下几项改进措施可以改善这个问题:①对患者血清采取热或化学治疗来灭活 IgM 抗体,然后识别对结果更重要的 IgG 抗体;②孵化患者血清后重复冲洗靶细胞以清除非特异性反应物;③反应中添加抗人球蛋白(antihuman globulin,AHG),提高低滴度 IgG 抗体的识别(CDC-AHG 方法)。此外还有一些其他的改善方案。

抗体筛选技术包括一组已知 HLA 分型细胞,其中每个细胞代表一组血清识别的抗原靶点。该检测产生"群体反应性抗体(panel reactive antibody,PRA)"滴度,滴度为可能被患者血清杀灭的供体池百分比。这个分析的结果被命名为计算的群体反应性抗体百分比(%cPRA)。基于 UNOS 型供体,%cPRA 能更好地标示 UNOS 死亡供体器官与患者相容的可能性。这个对照细胞系可由任何数量的细胞组成,但至少需要 30 个仔细筛选的患者的细胞来覆盖最常见的 HLA 抗原靶点。除了%cPRA,抗原靶点的特异性还可通过个体细胞反应性来识别。患者致敏的 HLA 抗原越不同,%cPRA 数值越高,患者越不易获得相容的供体。大型注册报告表明,应用传统的匹配标准,%cPRA 超过 10% 和 25% 与低生存率是相关的。

尽管应用改进方案,血清抗体监测和识别方法在识别低水平 HLA 抗体上并不可靠,而且区分Ⅱ类抗体的能力也较低。

固相流式细胞分析

随着 20 世纪 90 年代聚合酶链反应(polymerase chain reaction,PCR)技术的发展,人类白细胞抗原(HLA)的抗原蛋白检测已成为可能。固相测定(SPA)随后被开发出来,在这种 SPA中,无论是底孔还是现在的有孔珠子,特定的重组 HLA 蛋白抗原可以结合到平板的"固体"表面。

"微珠"的固相流式细胞仪分析技术的发展体现了最初的固相酶联免疫吸附分析抗体筛选和鉴定技术的重大改进。最重要的是使用荧光染料作为信号分子,使用流式细胞仪检测抗原-抗体反应。荧光染料的光比比色染料的敏感度高几倍。抗体-抗原反应的检测是用涂有 HLA 分子的微珠进行的。每个HLA 分子特异的微珠都是通过微珠中加入的两种荧光染料颜色的独特混合物来识别的。而第二抗人抗体连接到信号分子,在这种情况下,就可以连接到另一种颜色的荧光染料。患者血清中抗体效价越高,可与微珠结合的抗原反应的抗体越多,荧光第二抗体的结合越强烈。当用流式细胞仪分析时,信号染料与微珠复合物结合得越多,从珠子产生的荧光发射就越多。然后对每种珠子类型的荧光发射信号进行平均,并将归一化值报告为微珠的"平均荧光强度(mean fluorescence intensity,MFI)"。对于大多数实验室来说,MFI 值≥1 000 被认为是存在HLA 抗体的阳性反应,该临界值是阴性对照血清 MFI 值的两倍。

SPA 现在可以用来将心肺移植候选者分为无 HLA 抗体、无供体特异性的 HLA 抗体或具有供体特异性的 HLA 抗体(DSA)。

HLA 抗原来源于重组细胞系,它的获取不是简单地捕获而是直接与微珠结合。这使得研究人员不仅可以制造涂有模仿细胞的单个个体的抗原的微珠("多抗原珠"),而且可以制造涂有单一 HLA 抗原的微珠("单抗原珠")。这些单抗原可以进一步描述为该抗原的确切 HLA 等位基因。由于个体对抗原等位基因编码的氨基酸表型变得敏感,基于微珠的抗体分析开拓了描述患者血清中抗体特征的新视野,这个过程被称为"表位作图"。结合患者和潜在供者的等位基因水平分型,抗体表位图可以更好地预测高度致敏患者的移植结果。流式细胞仪可以是从细胞或微珠获取数据的较大仪器,也可以是仅从微珠获取数据的小型流式细胞仪,例如 Luminex 仪器(图 59-11)。

血清抗体测试和供体交叉配型的结果一起作为评估受体和供体相容性的最终指标。复合 MFI ≥4 000 预示交叉配型结果阳性。复合 MFI 值是由总的 MFI 值和每一个供体靶抗原(Ⅰ类或Ⅱ类)的单抗原抗体分析计算得出的。这是概测法,因为这些靶抗原的细胞表达是不同的。对于单抗原 MFI ≥4 000者,多数中心在 UNOS 中将其视为无法识别的抗原,因为这些单抗原自己也可能导致与供体的阳性交叉反应。基于这些MFI 值,基于一个虚拟的或电子的交叉配型来预测实际细胞交叉配型,尤其是高 MFI 值时是可靠的。

HLA 交叉配型

虚拟交叉配型

敏感患者与外地供体交叉配型的需要产生了虚拟交叉配型(virtual crossmatch,VXM)[75,76]。VXM 是器官获取组织确定的捐赠者 HLA 基因型与结合致敏候选受体抗体的微珠所代表的基因家族之间的配比。如果基因家族在供者和微珠间共享,则 VXM 为阳性。例如,Luminex 单抗原微珠具有针对 A1、A11和 B7 的抗体的受体将与含 A11、A25、B55 和 B57 型的供体不相容[77]。SPA 确定的抗 A1 抗体对应于供体 A1 型。虽然目前还没有方法确定抗体的功能特性,但最近估计与细胞毒交叉配型相比,血型不合的 VXM 的阳性预测值接近 80%。UNOS 已将 HLA 分子数据分型标准化,包括 HLA A、B、C、DRB1 和DQB1。大多数中心基于 VXM 血型不合而拒绝外地供者,并坚持在可能的情况下对致敏患者进行 CDC-AHG 交叉配型。

非 HLA 抗体

心肺器官移植中非 HLA 抗体可以引起器官损伤已得到共识[78,79]。约 16%HLA 抗体阴性的心脏移植患者在术后 30 天内发生主要移植物衰败从而宣布移植失败[80]。SPA 不能识别非 HLA 抗体,但流式细胞技术可识别 MICA/B。供体内皮抗原抗体是临床重要的非 HLA 抗体中最大的一类抗体,往往不被重视,它们包括内皮抗体、自身抗体和针对 MHC Ⅰ类分子 A 链(MICA)和 B 链(MICB)的抗体。内皮抗原靶点可能存在、组成性表达或由于内皮激活诱导为自身抗原。MICA 和 MICB 是在上皮细胞上表达的多态抗原,在内皮细胞上的表达程度尚不清楚。MICA 抗体可发生于超过 20% 的患者中,与生存率较低有关,但不增加排斥反应发生率[80]。

保守蛋白(非多形的蛋白)的自身抗体常常在胸腔器官移植患者的血液中发现,与慢性排斥反应相关。波形纤维蛋白(一种在血管壁和活化的淋巴细胞中发现的细胞内骨架蛋白)、心脏肌球蛋白和 V 型胶原(主要在肺表达)是自身抗体反应的

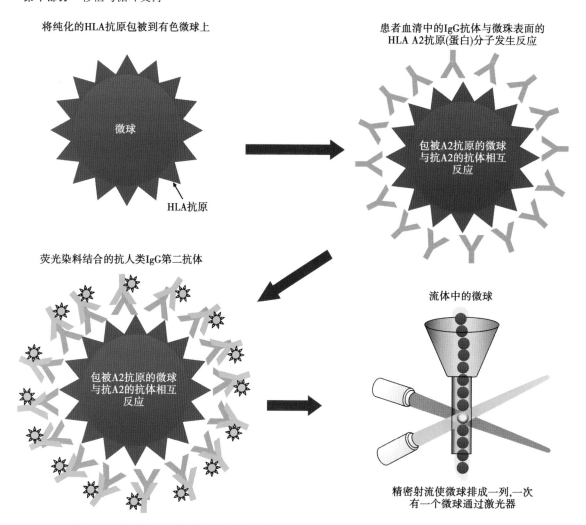

将纯化的HLA抗原包被到有色微球上

微球

HLA抗原

患者血清中的IgG抗体与微珠表面的
HLA A2抗原(蛋白)分子发生反应

包被A2抗原的微球
与抗A2的抗体相互
反应

荧光染料结合的抗人类IgG第二抗体

包被A2抗原的微球
与抗A2的抗体相互
反应

流体中的微球

精密射流使微球排成一列,一次
有一个微球通过激光器

图59-11　基于固相微珠的 HLA 抗体测定增加了检测的敏感性和特异性。重组细胞株获得的 HLA 单抗原结合于染色的微粒。微粒与受试者或者受者的血清进行作用反应,导致循环中抗体和特定的 HLA 抗原进行特异性结合。HLA 微粒-血清抗体和经荧光染色的抗人 IgG 抗体结合。微粒复合体通过流式细胞仪并测量了复合发光染料的平均荧光强度(Adapted with permission from Luminex Corporation, Austin, TX.)

抗原。移植后抗波形纤维蛋白抗体比抗 HLA 抗体形成要早,高达 30% 的心脏受体对暴露于受损和活化细胞表面的抗原有反应[81]。抗波形蛋白反应组织损伤,也可以激活血小板和中性粒细胞[82]。一些患者术前存在抗心脏抗体是因为原发性心脏疾病。目前,很难知道其确切的功能。总之,IgM 非 HLA 抗体是具有细胞毒性的,并可与包括自身的所有白细胞反应。其抗原特异性不确定,但可以明确与临床相关。

基因表达谱分析:XDx alloMap

一种基于 DNA 微阵列的实时 PCR 衍生的心脏排斥反应生物签名已经由 AlloMap 分子表达测试的制造商 XDx 开发出来。循环中白细胞的基因表达谱(gene expression profiling, GEP)测量了 11 个与 ACR 相关的信息基因,并用 PCR 技术对它们的表达进行了评分[83]。发现了几条参与调节效应细胞激活、调节运输和形态、血小板激活以及皮质类固醇敏感性的途径。这些基因包括:T 细胞激活和迁移的 *PDCD1* 和 *ITGA4*, *ILIR2* 类固醇反应基因,IL-2 的诱饵,以及 microRNA 基因家族的 *WDR40A* 和 *CMIR*。外周血样本被分配一个数值较高的分数,与缺乏免疫静止的进行性风险相关。这一方法最近在低风险排斥心脏受

者移植后 6 个月至 5 年的多中心试验中被随机对照监测与心内膜心肌活检相对比[84]。评估排除了有明显排斥史、CAV 或同种异体移植物功能障碍的受者。结果显示,14. 5% 的患者与 15. 3% 的心内膜心肌活检监测的患者相比,达到了复合终点,即血流动力学受损的同种移植物丧失/排斥、其他原因导致的移植物功能障碍、死亡或再次移植。入选患者的低排斥风险解释了早期高风险受体的问题[85]。其他报告发现,调节 T 细胞稳态和皮质类固醇敏感性的基因图谱可以从中重度排斥反应中区分轻度排斥反应,并且在组织学上可检测到的排斥反应之前就很明显[86,87]。目前,通过 AlloMap 进行 GEP 的结果表明,应尽量避免对低风险受体进行心内膜心肌活检的监测[28,85]。

免疫系统的功能活性

一个长期设想的基于免疫抑制纯净状态的定量评估的选择性治疗已经在临床上取得了一些成功。目前已发明了一种从外周血(Cylex, ImmuKnow, Columbia, MD)检测激活的淋巴细胞的细胞内三磷酸腺苷(ATP)浓度的技术。ImmuKnow 通过量化 ATP 活性[88]来测量 T 细胞对植物血凝素的反应,它是一种 T 细胞有丝分裂原。总体而言,很多研究表明,ATP 水平<

200µg/L 与感染风险增加相关[89]。在一项对 296 名接受心脏移植的患者进行的研究中,时间跨度从移植后 2 周到 10 年,39 名患者发生感染的 ATP 平均水平为(187±126)µg/L,而稳定状态为(280±126)µg/L。8 名患者的排斥评分平均为 328µg/L,与基线无差异。然而,AMR 评分为 491 分的 8 例中有 3 例为 280µg/L[89]。这种检测方法开启了个性化免疫抑制领域,这可能有助于平衡感染和排斥的风险。

免疫抑制

心肺移植的发展一直紧随肾移植和免疫抑制剂试验的进展(图 59-12)。早期该领域的成功归功于大剂量的泼尼松和抗代谢药硫唑嘌呤的应用,但患者的生存率远低于目前的心脏移植 10 年以上生存率和肺移植 5 年以上生存率的标准。这种早期的治疗方案与移植后感染和急性排斥反应的快速进展有关。早些时候,根据类固醇诱导的库欣综合征的外貌、脊柱和髋骨骨折、白内障以及持续性高血糖很容易找出这类患者。而且,为了达到足够剂量的硫唑嘌呤而经常出现骨髓抑制的现象。在 20 世纪 80 年代早期,患者的情况发生了变化,随着 Starzl 和 Calne 引入钙调磷酸酶抑制剂环孢素,患者的情况发生了变化,心肺移植的获益大幅增加。而目前的方法正试图通过针对免疫激活第二信号途径的靶点来更有选择性地抑制同种异体反应。

糖皮质激素

泼尼松是主要的口服糖皮质激素的主要抗炎药物,其机制是通过阻滞细胞内核因子(NF)-κB 途径来发挥作用[90]。泼尼松具有减少 Th1 促炎因子分泌,提升 Th2 型抑制分泌蛋白组和 IL-10 水平的作用[90-92]。糖皮质激素通过降低树突状抗原提呈细胞(APC)的功能、减少 CD+ 细胞数量来影响适应性免疫,并且在大剂量使用时可以产生抗 HLA 抗体[93,94]。

每个移植医都应该意识到糖皮质激素的使用会增加感染相关风险,以细菌性感染为主,同时也增加了病毒和原虫感染的风险。糖皮质激素通过影响中性粒细胞的黏附和运输、吞噬和促炎介质的表达来降低固有免疫[95]。单核细胞具有分泌生长因子和吞噬细胞的能力,其对伤口愈合至关重要[96,97]。糖皮质激素可以通过减少单核细胞的数量以及进入伤口部位的形式而影响伤口愈合。此外,糖皮质激素可以限制纤维细胞增生,进一步阻碍了伤口的愈合[98]。

嘌呤类似物:硫唑嘌呤和吗替麦考酚酯

实体器官移植的早期发展依赖于嘌呤类似物 6-巯基嘌呤(6-MP)以及毒性更低的药物硫唑嘌呤(依木兰)。其代谢产物是 6-硫代鸟嘌呤核苷酸(6-TGN),它能够与细胞的 DNA 和 RNA 结合,对细胞周期所需的内源性嘌呤起拮抗作用。

吗替麦考酚酯(mycophenolate mofetil,MMF)及其活性代谢物霉酚酸通过抑制肌苷单磷酸脱氢酶(IMPHD)的活性来阻止肌苷向鸟苷核苷酸转化。MMF 是一种更具选择性的抗代谢药物,因为淋巴细胞依赖 IMPHD 进行转化,而其他细胞则有替代途径。MMF 主要作用于除骨髓和肺以外的其他器官。但 MMF 以 T 淋巴细胞和 B 淋巴细胞为靶点增加了感染的风险,特别是来自 CMV 的风险[99-102]。MMF 显著的不良反应是各种胃肠道症状,这些症状可能会严重到需要停用 MMF 而改用硫唑嘌呤。

钙调磷酸酶抑制剂:环孢素 A 和 FK506

钙调磷酸酶抑制剂(calcineurin inhibitors,CNI)可阻断源于活化 TCR 的关键细胞内信号通路。通常,钙调磷酸酶与钙调

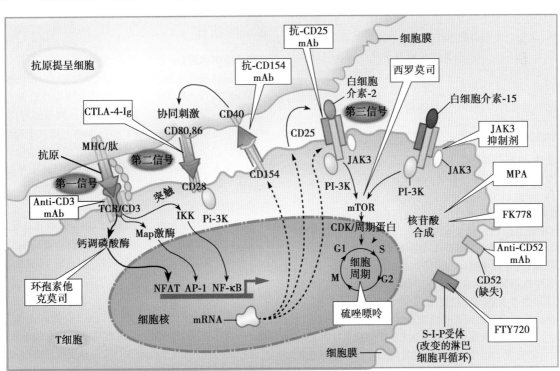

图 59-12　"三信号"活化 T 细胞激活模型中的个体免疫抑制药物及其作用靶点(Reproduced with permission from Halloran PF:Immunosuppressive drugs for kidney transplantation,*N Engl J Med.* 2004 Dec 23;351(26):2715-2729.)

蛋白结合,使活化 T 细胞的核因子(nuclear factor of the activated T-cells,NFAT)去磷酸化[103]。之后 NFAT 可以移位到细胞核,并作为转录因子参与众多重要的免疫基因,如 IL-2、-4、-5 及 TNFα 和 IFNγ 的编码。CNI 通过减少 T 细胞的帮助作用间接影响 B 细胞。环孢素(cyclosporine,CsA)是第一个引入使用的 CNI,紧随其后的是他克莫司(TAC)(FK506)。两者都能影响 NFAT,但结合不同的免疫亲和蛋白。CsA 结合亲环素,TAC 结合 FK 结合蛋白(FK-BP)。

CNI 可导致急性和慢性肾损伤。它们通过影响水通道蛋白基因表达和蛋白合成来降低肾小管和肾小球的功能[104]。此外,它们还与肾系膜细胞和肾纤维化的上调有关[105,106]。CNI 也能导致糖尿病的发生:它们能减少胰岛素的产生和释放,并促进胰岛 β 细胞的凋亡[107,108]。CNI 还与严重的神经系统并发症有关,包括震颤、癫痫和昏迷,其神经系统的副作用可能是基于多种已知的神经相互作用导致的[109]。其他特异性的并发症还包括高脂血症、胆汁淤积和恶性肿瘤,特别是皮肤癌和非霍奇金淋巴瘤[110]。

增殖信号抑制剂

mTOR 抑制剂:西罗莫司、维罗莫司

mTOR 为增殖信号抑制剂,可以抑制丝氨酸/苏氨酸蛋白激酶,而丝氨酸/苏氨酸蛋白激酶是调控细胞激活、增殖和血管内皮生长因子生成多重途径的必要组成部分[111,112]。需要维持高代谢水平的免疫细胞的存活依赖于 mTOR 的激活。同时,研究表明 mTOR 还可以增加促炎细胞因子的产生,增强获得性免疫记忆。mTOR 抑制剂(mTORi)复杂且可能相互矛盾的功能使这类药物富有研究价值。西罗莫司(雷帕霉素)和维罗莫司是目前临床上在使用的两种 mTORi 抑制剂。但值得注意的是,mTORi 延缓伤口愈合的特性限制了其在围手术期的使用,因为 mTORi 可能会影响心脏移植的胸骨中线切开术后及肺移植后支气管的愈合[113,114]。与其他免疫抑制剂不同,mTORi 减少移植相关的肿瘤发生率,可能是因为它们全面抑制了血管生成和细胞增殖。此外,这些药物也可在肾毒性、癌症、神经系统并发症和抵抗性排斥反应中作为低剂量 CNI 的替代或补充。

单克隆抗体

抗 IL-2R 抗体:巴利昔单抗

巴利昔单抗(舒莱)是一种针对 IL-2α 链(抗-CD25)的人-鼠嵌合抗体,可抑制 T 细胞的反应性增殖。这种药物可以使 CD25+T 细胞减少达 6 周之久[115]。它还可能影响 Treg 的免疫抑制效应,表现为药物使用后 CD4+/CD25+/Foxp3+ 细胞(抑制性 Treg)减少,同时 CD4+/CD25-/Foxp3+ 细胞数量增加[115]。

抗 CD20 抗体:利妥昔单抗

利妥昔单抗可通过补体介导的细胞毒性和抗体依赖的细胞毒性清除成熟 B 细胞,同时也有潜在促 B 细胞凋亡作用。该药已用于治疗抗体介导的同种移植物排斥反应,但其作用十分有限,因为它不作用于浆细胞或不表达 CD20 的成熟抗体分泌细胞。然而,灵长类动物移植模型研究发现利妥昔单抗的优先抗 B 细胞效应预防了 CAV 发生[116],该效应目前仍在临床评估阶段(CTOT-11)。

硼替佐米:万柯

硼替佐米可结合浆细胞中 26S 蛋白酶体的催化位点,抑制促凋亡因子的降解[117]。近期硼替佐米已被批准用于治疗多发性骨髓瘤,并成为心脏移植后的持续性 AMR 治疗的常规用药。患者使用硼替佐米出现的并发症包括周围神经病变、骨髓抑制和高发病率的水痘带状疱疹病毒感染。目前硼替佐米已经可以联合血浆置换,应用于减少对利妥昔单抗和血浆置换等抗体清除方案耐药的心脏移植患者的 cPRA 的发生[118]。

抗 CD52 抗体:阿仑单抗

阿仑单抗(坎帕斯)具有抗 CD52(T/B 淋巴细胞、巨噬细胞、单核细胞和 NK 细胞)细胞活性[119],且其抑制作用可持续 12 个月以上。研究表明坎帕斯可以减少急性排斥反应的发生,但可能会增加癌症发生的相关风险[68]。同时由于其强效持久的细胞抑制效应,导致使用坎帕斯的患者存在较难应对的感染风险。

CTLA4-Ig:贝拉西普

贝拉西普(Nulojix)是原型免疫球蛋白融合蛋白。该重组蛋白模拟 T 细胞共刺激受体 CTLA-4 结构[120]与 B7 配体结合,干扰 CD28-B7 共刺激通路的第二信号。它是目前唯一用于移植的生物制剂,针对同种免疫共刺激途径。在没有协同刺激信号的情况下,单独的第一信号 TCR 活化会限制 T 细胞反应,并诱导 T 细胞无能[121]。具有高亲和力药物构型的贝拉西普成功地进入临床移植领域,并于 2011 年被批准用于急性肾排斥反应[120]。目前,对基于贝拉西普的免疫抑制疗法(对比环孢菌素)在肾移植受者中的疗效评估已进入三期临床研究阶段(BENEFIT)。然而,研究发现虽然使用贝拉西普可以改善肾功能、血压和血脂状况,但急性排斥反应反而更常见(20% 对比 7%),组织学表现也更差[122],针对此现象有研究者认为可归因于记忆 T 细胞较少受到共刺激通路阻断的影响。

多克隆抗体

抗胸腺细胞球蛋白

抗胸腺细胞球蛋白(ATG)是从兔(RATG 或胸腺球蛋白)或马(eATG 或 ATGAM)中提取的多克隆免疫球蛋白(IgG)混合物。这些以 IgG 为主的制剂从经过人胸腺细胞免疫后的动物血清中提取而成,可识别 T 淋巴细胞上的多个靶点,并通过补体裂解、ADCC 和凋亡等多种途径实现细胞清除[123]。除了清除 T 细胞之外,ATG 还可增加 Treg 水平,减少并损害 NK 细胞功能,并减少 B 细胞[124]。更广泛的影响是 ATG 干扰 DC 细胞对抗原的摄取。

RATG 有效减少排斥反应的作用使其获得广泛应用[125]。但同时因其广泛的免疫抑制作用,导致使用 RATG 可能会增加患者出现移植后淋巴增殖性疾病和 CMV 感染风险[126,127]。

静脉注射免疫球蛋白

静脉注射免疫球蛋白(IVIG)由混合的人来源 IgG 制成。尽管一直以来 IVIG 在供应、成本和批量生产的不稳定性等多方面存在问题,但因其明确的对抗自身免疫及多种炎症反应的作用,IVIG 已被应用于治疗 AMR。其作用机制为通过抗独特型抗体的补体结合功能来阻断靶细胞和分子的补体介导效应[128]。这种 IgG 的 Fab 介导抗原结合效应似乎与 Fc 依赖的免疫调节作用有关[129]。

致谢

感谢得克萨斯大学外科学系 Keshava Rajagopal 博士和马里兰巴尔的摩大学红十字 HLA 实验室主任 Debra KuKuruga 博士为本章节做出的重要贡献。

（杨滔 译 吴锡阶 审）

参考文献

1. Yusen RD, Edwards LB, Kucheryavaya AY, et al: The registry of the International Society for Heart and Lung Transplantation: thirty-first adult lung and heart-lung transplant report—2014; focus theme: retransplantation. *J Heart Lung Transplant* 2014; 33(10):1009-1024.

2. West LJ: ABO-incompatible hearts for infant transplantation. *Curr Opin Organ Transplant* 2011; 16(5):548-554.

3. Patel R, Terasaki PI: Significance of the positive crossmatch test in kidney transplantation. *New Engl J Med* 1969; 280(14):735-739.

4. Mickey MR, Kreisler M, Albert ED, et al: Analysis of HL-A incompatibility in human renal transplants. *Tissue Antigens* 1971; 1(2):57-67.

5. Starzl TE: The Puzzle People: Memoirs of a Transplant Surgeon. *University of Pittsburgh Press* 2003.

6. Angaswamy N, Saini D, Ramachandran S, et al: Development of antibodies to human leukocyte antigen precedes development of antibodies to major histocompatibility class I-related chain A and are significantly associated with development of chronic rejection after human lung transplantation. *Hum Immunol* 2010; 71(6):560-565.

7. Kaczmarek I, Deutsch MA, Kauke T, et al: Donor-specific HLA alloantibodies: long-term impact on cardiac allograft vasculopathy and mortality after heart transplant. *Exp Clin Transplant* 2008; 6(3):229-235.

8. Morales-Buenrostro LE, Castro R, Terasaki PI: A single human leukocyte antigen-antibody test after heart or lung transplantation is predictive of survival. *Transplantation* 2008; 85(3):478-481.

9. Paantjens AW, van de Graaf EA, Kwakkel-van Erp JM, et al: The induction of IgM and IgG antibodies against HLA or MICA after lung transplantation. *Pulm Med* 2011; 2011:432169.

10. Smith JD, Banner NR, Hamour IM, et al: De novo donor HLA-specific antibodies after heart transplantation are an independent predictor of poor patient survival. *Am J Transplant* 2011; 11(2):312-319.

11. Hachem RR, Yusen RD, Meyers BF, et al: Anti-human leukocyte antigen antibodies and preemptive antibody-directed therapy after lung transplantation. *J Heart Lung Transplant* 2010; 29(9):973-980.

12. Tinckam KJ, Keshavjee S, Chaparro C, et al: Survival in sensitized lung transplant recipients with perioperative desensitization. *Am J Transplant* 2015; 15(2):417-426.

13. Bromberg JS, Heeger PS, Li XC: Evolving paradigms that determine the fate of an allograft. *Am J Transplant* 2010; 10(5):1143-1148.

14. Zinkernagel RM, Doherty PC: The discovery of MHC restriction. *Immunol Today* 1997; 18(1):14-17.

15. Auchincloss H Jr, Sultan H: Antigen processing and presentation in transplantation. *Curr Opin Immunol* 1996; 8(5):681-687.

16. Benichou G, Thomson AW: Direct versus indirect allorecognition pathways: on the right track. *Am J Transplant* 2009; 9(4):655-656.

17. Afzali B, Lombardi G, Lechler RI: Pathways of major histocompatibility complex allorecognition. *Curr Opin Organ Transplant* 2008; 13(4):438-444.

18. Heeger PS: T-cell allorecognition and transplant rejection: a summary and update. *Am J Transplant* 2003; 3(5):525-533.

19. Sanchez-Fueyo A, Strom TB: Immunologic basis of graft rejection and tolerance following transplantation of liver or other solid organs. *Gastroenterology* 2011; 140(1):51-64.

20. Vincenti F, Blancho G, Durrbach A, et al: Five-year safety and efficacy of belatacept in renal transplantation. *J Am Soc Nephrol* 2010; 21(9):1587-1596.

21. Paterson AM, Vanguri VK, Sharpe AH: SnapShot: B7/CD28 costimulation. *Cell* 2009; 137(5):974-974 e1.

22. Croft M: The role of TNF superfamily members in T-cell function and diseases. *Nat Rev Immunol* 2009; 9(4):271-285.

23. Ashton-Rickardt PG: A license to remember. *Nat Immunol* 2004; 5(11):1097-1098.

24. Chen L, Flies DB: Molecular mechanisms of T cell co-stimulation and co-inhibition. *Nat Rev Immunol* 2013; 13(4):227-242.

25. Poirier N, Azimzadeh AM, Zhang T, et al: Inducing CTLA-4-dependent immune regulation by selective CD28 blockade promotes regulatory T cells in organ transplantation. *Sci Transl Med* 2010; 2(17):17ra10.

26. Zhang X, Rozengurt E, Reed EF: HLA class I molecules partner with integrin beta4 to stimulate endothelial cell proliferation and migration. *Sci Signal* 2010; 3(149):ra85.

27. Schenk AD, Nozaki T, Rabant M, et al: Donor-reactive CD8 memory T cells infiltrate cardiac allografts within 24-h posttransplant in naive recipients. *Am J Transplant* 2008; 8(8):1652-1661.

28. Mehra MR, Crespo-Leiro MG, Dipchand A, et al: International Society for Heart and Lung Transplantation Working Formulation of a standardized nomenclature for cardiac allograft vasculopathy-2010. *J Heart Lung Transplant* 2010; 29(7):717-727.

29. Berry GJ, Burke MM, Andersen C, et al: The 2013 International Society for Heart and Lung Transplantation Working Formulation for the standardization of nomenclature in the pathologic diagnosis of antibody-mediated rejection in heart transplantation. *J Heart Lung Transplant* 2013; 32(12):1147-1162.

30. McManigle W, Pavlisko EN, Martinu T: Acute cellular and antibody-mediated allograft rejection. *Semin Respir Crit Care Med* 2013; 34(3):320-335.

31. Gokmen MR, Lombardi G, Lechler RI: The importance of the indirect pathway of allorecognition in clinical transplantation. *Curr Opin Immunol* 2008; 20(5):568-574.

32. Singh N, Pirsch J, Samaniego M: Antibody-mediated rejection: treatment alternatives and outcomes. *Transplant Rev (Orlando)* 2009; 23(1):34-46.

33. Nath DS, Angaswamy N, Basha H, et al: Donor-specific antibodies to human leukocyte antigens are associated with and precede antibodies to major histocompatibility complex class I-related chain A in antibody-mediated rejection and cardiac allograft vasculopathy after human cardiac transplantation. *Hum Immunol* 2010; 71(12):1191-1196.

34. Nath DS, Ilias BH, Tiriveedhi V, et al: Characterization of immune responses to cardiac self-antigens myosin and vimentin in human cardiac allograft recipients with antibody-mediated rejection and cardiac allograft vasculopathy. *J Heart Lung Transplant* 2010; 29(11):1277-1285.

35. Nwakanma LU, Williams JA, Weiss ES, et al: Influence of pretransplant panel-reactive antibody on outcomes in 8,160 heart transplant recipients in recent era. *Ann Thorac Surg* 2007; 84(5):1556-1562; discussion 1562-1563.

36. McKenna RM, Takemoto SK, Terasaki PI: Anti-HLA antibodies after solid organ transplantation. *Transplantation* 2000; 69(3):319-326.

37. Fredrich R, Toyoda M, Czer LS, et al: The clinical significance of antibodies to human vascular endothelial cells after cardiac transplantation. *Transplantation* 1999; 67(3):385-391.

38. Jurcevic S, Ainsworth ME, Pomerance A, et al: Antivimentin antibodies are an independent predictor of transplant-associated coronary artery disease after cardiac transplantation. *Transplantation* 2001; 71(7):886-892.

39. Narayan S, Tsai EW, Zhang Q, et al: Acute rejection associated with donor-specific anti-MICA antibody in a highly sensitized pediatric renal transplant recipient. *Pediatr Transplant* 2011.

40. Hammond ME, Stehlik J, Snow G, et al: Utility of histologic parameters in screening for antibody-mediated rejection of the cardiac allograft: a study of 3,170 biopsies. *J Heart Lung Transplant* 2005; 24(12):2015-2021.

41. Hammond M, Renlund D: Cardiac allograft vascular (microvascular rejection. *Curr Opin Organ Transplant* 2002; 7:233-239.

42. Kfoury AG, Hammond ME: Controversies in defining cardiac antibody-mediated rejection: need for updated criteria. *J Heart Lung Transplant* 2010; 29(4):389-394.

43. Almuti K, Haythe J, Dwyer E, et al: The changing pattern of humoral rejection in cardiac transplant recipients. *Transplantation* 2007; 84(4):498-503.

44. Gill EA, Borrego C, Bray BE, et al: Left ventricular mass increases during cardiac allograft vascular rejection. *J Am Coll Cardiol* 1995; 25(4):922-926.

45. Kobashigawa J, Mehra M, West L, et al: Report from a consensus conference on the sensitized patient awaiting heart transplantation. *J Heart Lung Transplant* 2009; 28(3):213-225.

46. Kobashigawa JA, Miller LW, Russell SD, et al: Tacrolimus with mycophenolate mofetil (MMF) or sirolimus vs. cyclosporine with MMF in cardiac transplant patients: 1-year report. *Am J Transplant* 2006; 6(6):1377-1386.

47. McConkey DJ, Aguilar-Santelises M, Hartzell P, et al: Induction of DNA fragmentation in chronic B-lymphocytic leukemia cells. *J Immunol* 1991; 146(3):1072-1076.

48. Sadaka B, Alloway RR, Woodle ES: Management of antibody-mediated rejection in transplantation. *Surg Clin North Am* 2013; 93(6):1451-1466.

49. Kwun J, Oh BC, Gibby AC, et al: Patterns of de novo allo B cells and antibody formation in chronic cardiac allograft rejection after alemtuzumab treatment. *Am J Transplant* 2012; 12(10):2641-2651.

50. Kim EJ, Kwun J, Gibby AC, et al: Costimulation blockade alters germinal center responses and prevents antibody-mediated rejection. *Am J Transplant* 2014; 14(1):59-69.

51. Morrow WR, Frazier EA, Mahle WT, et al: Rapid reduction in donor-specific anti-human leukocyte antigen antibodies and reversal of antibody-mediated rejection with bortezomib in pediatric heart transplant patients. *Transplantation* 2012; 93(3):319-324.

52. Glanville AR: Antibody-mediated rejection in lung transplantation: myth or reality? *J Heart Lung Transplant* 2010; 29(4):395-400.

53. Jordan SC, Toyoda M, Kahwaji J, Vo AA: Clinical aspects of intravenous immunoglobulin use in solid organ transplant recipients. *Am J Transplant* 2011; 11(2):196-202.

54. Dawson KL, Parulekar A, Seethamraju H: Treatment of hyperacute antibody-mediated lung allograft rejection with eculizumab. *J Heart Lung Transplant* 2012; 31(12):1325-1326.

55. Colvin-Adams M, Agnihotri A: Cardiac allograft vasculopathy: current knowledge and future direction. *Clin Transplant* 2011; 25(2):175-184.

56. Hofmann NP, Voss A, Dickhaus H, et al: Long-term outcome after heart transplantation predicted by quantitative myocardial blush grade in coronary angiography. *Am J Transplant* 2013; 13(6):1491-1502.

57. Yamada A, Laufer TM, Gerth AJ, et al: Further analysis of the T-cell subsets and pathways of murine cardiac allograft rejection. *Am J Transplant* 2003; 3(1):23-27.

58. Steinhoff G, Wonigeit K, Schafers HJ, et al: Sequential analysis of monomorphic and polymorphic major histocompatibility complex antigen expression in human heart allograft biopsy specimens. *J Heart Transplant* 1989; 8(5):360-370.

59. Zhang Q, Cecka JM, Gjertson DW, et al: HLA and MICA: targets of antibody-mediated rejection in heart transplantation. *Transplantation* 2011; 91(10):1153-1158.

60. Terasaki PI, Ozawa M, Castro R: Four-year follow-up of a prospective trial of HLA and MICA antibodies on kidney graft survival. *Am J Transplant* 2007; 7(2):408-415.

61. Derhaag JG, Duijvestijn AM, Damoiseaux JG, et al: Effects of antibody reactivity to major histocompatibility complex (MHC) and non-MHC alloantigens on graft endothelial cells in heart allograft rejection. *Transplantation* 2000; 69(9):1899-1906.

62. Methe H, Zimmer E, Grimm C, et al: Evidence for a role of toll-like receptor 4 in development of chronic allograft rejection after cardiac transplantation. *Transplantation* 2004; 78(9):1324-1331.

63. Topilsky Y, Hasin T, Raichlin E, et al: Sirolimus as primary immunosuppression attenuates allograft vasculopathy with improved late survival and decreased cardiac events after cardiac transplantation. *Circulation* 2012; 125(5):708-720.

64. Azarbal B, Arbit B, Ramaraj R, et al: Clinical and angiographic outcomes with everolimus eluting stents for the treatment of cardiac allograft vasculopathy. *J Interv Cardiol* 2014; 27(1):73-79.

65. Stein W, Schrepfer S, Itoh S, et al: Prevention of transplant coronary artery disease by prenylation inhibitors. *J Heart Lung Transplant* 2011; 30(7):761-769.

66. Verleden SE, Ruttens D, Vandermeulen E, et al: Restrictive chronic lung allograft dysfunction: Where are we now? *J Heart Lung Transplant* 2014.

67. Hartwig MG, Anderson DJ, Onaitis MW, et al: Fundoplication after lung transplantation prevents the allograft dysfunction associated with reflux. *Ann Thorac Surg* 2011; 92(2):462-468; discussion; 468-469.

68. Tan P, Anasetti C, Hansen JA, et al: Induction of alloantigen-specific hyporesponsiveness in human T lymphocytes by blocking interaction of CD28 with its natural ligand B7/BB1. *J Exp Med* 1993; 177(1):165-173.

69. Valujskikh A, Baldwin WM III, Fairchild, RL: Recent progress and new perspectives in studying T cell responses to allografts. *Am J Transplant* 2010; 10(5):1117-1125.

70. Shevach EM, Thornton AM: tTregs, pTregs, and iTregs: similarities and differences. *Immunol Rev* 2014; 259(1):88-102.

71. Abbas AK, Benoist C, Bluestone JA, et al: Regulatory T cells: recommendations to simplify the nomenclature. *Nat Immunol* 2013; 14(4):307-308.

72. Chesneau M, Pallier A, Braza F, et al: Unique B cell differentiation profile in tolerant kidney transplant patients. *Am J Transplant* 2014; 14(1):144-155.

73. Kawai T, Cosimi A, Spitzer T, et al: HLA-mismatched renal transplantation without maintenance immunosuppression. *N Engl J Med* 2008; 358(4):353-361.

74. Aoyama AN, CY, Millington, TM, Boskovic S, et al: Comparison of lung and kidney allografts in induction of tolerance by a mixed-chimerism approach in cynomolgus monkeys. *Transplant Proc* 2009; 41(1):429-430.

75. Bingaman AW, Murphey CL, Palma-Vargas J, Wright F: A virtual crossmatch protocol significantly increases access of highly sensitized patients to deceased donor kidney transplantation. *Transplantation* 2008; 86(12):1864-1868.

76. Stehlik J, Islam N, Hurst D, et al: Utility of virtual crossmatch in sensitized patients awaiting heart transplantation. *J Heart Lung Transplant* 2009; 28(11):1129-1134.

77. Pajaro OE, George JF: On solid-phase antibody assays. *J Heart Lung Transplant* 2010; 29(11):1207-1209.

78. Danskine A, Smith J, Stanford R: Correlation of anti-vimentin antibodies with acute and chronic rejection following cardiac transplantation. *Hum Immunol* 2002; 63(Suppl):S30-S31.

79. Suarez-Alvarez B, Lopez-Vazquez A, Gonzalez MZ, et al: The relationship of anti-MICA antibodies and MICA expression with heart allograft rejection. *Am J Transplant* 2007; 7(7):1842-1848.

80. Smith JD, Hamour IM, Banner NR, et al: C4d fixing, luminex binding antibodies - a new tool for prediction of graft failure after heart transplantation. *Am J Transplant* 2007; 7(12):2809-2815.

81. Mahesh B, Leong HS, McCormack A, et al: Autoantibodies to vimentin cause accelerated rejection of cardiac allografts. *Am J Pathol* 2007; 170(4):1415-1427.

82. Azimzadeh AM, Pfeiffer S, Wu GS, et al: Humoral immunity to vimentin is associated with cardiac allograft injury in nonhuman primates. *Am J Transplant* 2005; 5(10):2349-2359.

83. Starling RC, Pham M, Valantine H, et al: Molecular testing in the management of cardiac transplant recipients: initial clinical experience. *J Heart Lung Transplant* 2006; 25(12):1389-1395.

84. Pham MX: Teuteberg JJ, Kfoury AG, et al: Gene-expression profiling for rejection surveillance after cardiac transplantation. *New Engl J Med* 2010; 362(20):1890-1900.

85. Mehra MR, Parameshwar J: Gene expression profiling and cardiac allograft rejection monitoring: is IMAGE just a mirage? *J Heart Lung Transplant* 2010; 29(6):599-602.

86. Mehra MR, Kobashigawa JA, Deng MC, et al: Transcriptional signals of T-cell and corticosteroid-sensitive genes are associated with future acute cellular rejection in cardiac allografts. *J Heart Lung Transplant* 2007; 26(12):1255-1263.

87. Mehra MR, Kobashigawa JA, Deng MC, et al: Clinical implications and longitudinal alteration of peripheral blood transcriptional signals indicative of future cardiac allograft rejection. *J Heart Lung Transplant* 2008; 27(3):297-301.

88. Kowalski R, Post D, Schneider MC, et al: Immune cell function testing: an adjunct to therapeutic drug monitoring in transplant patient management. *Clin Transplant* 2003; 17(2):77-88.

89. Kobashigawa JA, Kiyosaki KK, Patel JK, et al: Benefit of immune monitoring in heart transplant patients using ATP production in activated lymphocytes. *J Heart Lung Transplant* 2010; 29(5):504-508.

90. Rhen T, Cidlowski JA: Antiinflammatory action of glucocorticoids—new mechanisms for old drugs. *New Engl J Med* 2005; 353(16):1711-1723.

91. Almawi WY, Melemedjian OK, Rieder MJ: An alternate mechanism of glucocorticoid anti-proliferative effect: promotion of a Th2 cytokine-secreting profile. *Clin Transplant* 1999; 13(5):365-374.

92. Mittal SK, Sharma RK, Gupta A, Naik S: Increased interleukin-10 production without expansion of CD4+CD25+ T-regulatory cells in early stable renal transplant patients on calcineurin inhibitors. *Transplantation* 2009; 88(3):435-441.

93. Poetker DM, Reh DD: A comprehensive review of the adverse effects of systemic corticosteroids. *Otolaryngol Clin North Am* 2010; 43(4):753-768.

94. Taylor AL, Watson CJ, Bradley JA: Immunosuppressive agents in solid organ transplantation: Mechanisms of action and therapeutic efficacy. *Crit Rev Oncol Hematol* 2005; 56(1):23-46.

95. Segal BH, Sneller MC: Infectious complications of immunosuppressive therapy in patients with rheumatic diseases. *Rheum Dis Clin North Am* 1997; 23(2):219-237.

96. Atkinson JB, Kosi M, Srikanth MS, et al: Growth hormone reverses impaired wound healing in protein-malnourished rats treated with corticosteroids. *J Pediatr Surg* 1992; 27(8):1026-1028.

97. Nguyen H, Lim, J, Dresner ML, Nixon B: Effect of local corticosteroids

on early inflammatory function in surgical wound of rats. *J Foot Ankle Surg* 1998; 37(4):313-318.

98. Lenco W, McKnight M, Macdonald AS: Effects of cortisone acetate, methylprednisolone and medroxyprogesterone on wound contracture and epithelization in rabbits. *Ann Surg* 1975; 181(1):67-73.

99. Laurent AF, Dumont S, Poindron P, Muller CD: Mycophenolic acid suppresses protein N-linked glycosylation in human monocytes and their adhesion to endothelial cells and to some substrates. *Exp Hematol* 1996; 24(1):59-67.

100. Moreso F, Seron D, Morales JM, et al: Incidence of leukopenia and cytomegalovirus disease in kidney transplants treated with mycophenolate mofetil combined with low cyclosporine and steroid doses. *Clin Transplant* 1998; 12(3):198-205.

101. Sollinger HW: Mycophenolate mofetil for the prevention of acute rejection in primary cadaveric renal allograft recipients. U.S. Renal Transplant Mycophenolate Mofetil Study Group. *Transplantation* 1995; 60(3):225-232.

102. Wang K, Zhang H, Li Y, et al: Safety of mycophenolate mofetil versus azathioprine in renal transplantation: a systematic review. *Transplant Proc* 2004; 36(7):2068-2070.

103. Shaw KT, Ho AM, Raghavan A, et al: Immunosuppressive drugs prevent a rapid dephosphorylation of transcription factor NFAT1 in stimulated immune cells. *Proc Natl Acad Sci U S A* 1995; 92(24):11205-11209.

104. Rinschen MM, Klokkers J, Pavenstadt H, et al: Different effects of CsA and FK506 on aquaporin-2 abundance in rat primary cultured collecting duct cells. *Pflugers Arch* 2011; 462(4):611-622.

105. Akool el S, Gauer S, Osman B, et al: Cyclosporin A and tacrolimus induce renal Erk1/2 pathway via ROS-induced and metalloproteinase-dependent EGF-receptor signaling. *Biochem Pharmacol* 2012; 83(2):286-295.

106. Lamoureux F, Mestre E, Essig M, et al: Quantitative proteomic analysis of cyclosporine-induced toxicity in a human kidney cell line and comparison with tacrolimus. *J Proteomics* 2011; 75(2):677-694.

107. Lawrence MC, Bhatt HS, Easom RA: NFAT regulates insulin gene promoter activity in response to synergistic pathways induced by glucose and glucagon-like peptide-1. *Diabetes* 2002; 51(3):691-698.

108. Ozbay LA, Smidt K, Mortensen DM, et al: Cyclosporin and tacrolimus impair insulin secretion and transcriptional regulation in INS-1E beta-cells. *Br J Pharmacol* 2011; 162(1):136-146.

109. Kasiske BL, Snyder JJ, Gilbertson DT, Wang C: Cancer after kidney transplantation in the United States. *Am J Transplant* 2004; 4(6):905-913.

110. Dandel M, Lehmkuhl HB, Knosalla C, Hetzer R: Impact of different long-term maintenance immunosuppressive therapy strategies on patients' outcome after heart transplantation. *Transpl Immunol* 2010; 23(3):93-103.

111. Powell JD, Delgoffe GM: The mammalian target of rapamycin: linking T cell differentiation, function, and metabolism. *Immunity* 2010; 33(3):301-311.

112. Wullschleger S, Loewith R, Hall MN: TOR signaling in growth and metabolism. *Cell* 2006; 124(3):471-484.

113. Azzola A, Havryk A, Chhajed P, et al: Everolimus and mycophenolate mofetil are potent inhibitors of fibroblast proliferation after lung transplantation. *Transplantation* 2004; 77(2):275-280.

114. Kuppahally S, Al-Khaldi A, Weisshaar D, et al: Wound healing complications with de novo sirolimus versus mycophenolate mofetil-based regimen in cardiac transplant recipients. *Am J Transplant* 2006; 6(5 Pt 1): 986-992.

115. Vondran FW, Timrott K, Tross J, et al: Impact of Basiliximab on regulatory T-cells early after kidney transplantation: down-regulation of CD25 by receptor modulation. *Transpl Int* 2010; 23(5):514-523.

116. Kelishadi SS, Azimzadeh AM, Zhang T, et al: Preemptive CD20+ B cell depletion attenuates cardiac allograft vasculopathy in cyclosporine-treated monkeys. *J Clin Invest* 2010; 120(4):1275-1284.

117. Bonvini P, Zorzi E, Basso G, Rosolen A: Bortezomib-mediated 26S proteasome inhibition causes cell-cycle arrest and induces apoptosis in CD-30+ anaplastic large cell lymphoma. *Leukemia* 2007; 21(4):838-842.

118. Patel J, Everly M, Chang D, et al: Reduction of alloantibodies via proteasome inhibition in cardiac transplantation. *J Heart Lung Transplant* 2011; 30(12):1320-1326.

119. Reiff A, Shaham B, Weinberg KI, et al: Anti-CD52 antibody-mediated immune ablation with autologous immune recovery for the treatment of refractory juvenile polymyositis. *J Clin Immunol* 2011; 31(4):615-622.

120. Larsen CP, Pearson, TC, Adams AB, et al: Rational development of LEA29Y (belatacept), a high-affinity variant of CTLA4-Ig with potent immunosuppressive properties. *Am J Transplant* 2005; 5(3):443-453.

121. Matzinger P: Friendly and dangerous signals: is the tissue in control? *Nat Immunol* 2007; 8(1):11-13.

122. Durrbach A, Pestana JM, Pearson T, et al: A phase III study of belatacept versus cyclosporine in kidney transplants from extended criteria donors (BENEFIT-EXT study). *Am J Transplant* 2010; 10(3):547-557.

123. Mohty M: Mechanisms of action of antithymocyte globulin: T-cell depletion and beyond. *Leukemia* 2007; 21(7):1387-1394.

124. Lopez M, Clarkson MR, Albin M, et al: A novel mechanism of action for anti-thymocyte globulin: induction of CD4+CD25+Foxp3+ regulatory T cells. *J Am Soc Nephrol* 2006; 17(10):2844-2853.

125. Hardinger KL, Rhee S, Buchanan P, et al: A prospective, randomized, double-blinded comparison of thymoglobulin versus Atgam for induction immunosuppressive therapy: 10-year results. *Transplantation* 2008; 86(7):947-952.

126. Brennan DC, Schnitzler MA: Long-term results of rabbit antithymocyte globulin and basiliximab induction. *N Engl J Med* 2008; 359(16):1736-1738.

127. Kirk AD, Cherikh WS, Ring M, et al: Dissociation of depletional induction and posttransplant lymphoproliferative disease in kidney recipients treated with alemtuzumab. *Am J Transplant* 2007; 7(11):2619-2625.

128. Kotlan B, Stroncek DF, Marincola FM: Intravenous immunoglobulin-based immunotherapy: an arsenal of possibilities for patients and science. *Immunotherapy* 2009; 1(6):995-1015.

129. Samuelsson A, Towers TL, Ravetch JV: Anti-inflammatory activity of IVIG mediated through the inhibitory Fc receptor. *Science* 2001; 291(5503):484-486.

60

第 60 章　心脏移植

Richard J. Shemin • Mario Deng

心衰患者的数量一直处于增长之中。终末期心衰发病率的居高不下会导致患者反复住院、生活质量降低及相关死亡率增加。心脏移植是这类患者的有效治疗手段。免疫抑制、排斥反应以及感染领域的巨大进展已使心脏移植从实验研究转变为世界范围内的常规治疗手段。

心脏移植的诞生可以追溯到 1905 年,善于创新的法国外科医生 Alexis Carrel 与 Charles Guthrie 在犬身上进行了首例异位心脏移植。1930 年代,梅奥医学中心的 Frank Mann 对异位心脏移植进行了更加深入的研究。在早期的实验动物模型中,人们倾向于选择颈部作为植入位置,以便监测移植的器官,且易于连接大血管,而且受体自身的心脏可作为移植器官的心脏辅助装置。Mann 还提出了心脏移植排斥反应的概念,供体和受体之间的生物不相容性表现为排斥心肌的白细胞浸润。1946 年,苏联的 Vladimir Demikhov 在腹股沟部位尝试失败后,首次在胸腔内成功地植入异位心脏移植物。之后,他证明心-肺移植和单纯肺移植在技术上也是可行的。

随着中低温、体外循环及心房袖套式吻合技术的应用,1960 年斯坦福大学的 Norman Shumway 和 Richard Lower 在犬模型上完成了原位心脏移植(图 60-1)。

1964 年 James Hardy 在密西西比大学使用黑猩猩的心脏完成了首例人类的异种心脏移植。尽管 Shumway 的手术技术令人满意,但灵长类动物的心脏无法维持受人体的循环负荷,患者于术后几小时死亡。

尽管大家对于人类心脏移植获得成功仍然持怀疑态度,但是在 1967 年 12 月 3 日,南非的 Christiaan Barnard 完成了首例人同种心脏移植,震惊了世界。接下来的几年,糟糕的早期临床结果给心脏移植宣判了死刑,只有最具奉献精神的心脏中心继续在该领域进行实验和临床工作。在 70 年代末,斯坦福大学的 Shumway 及同事的开拓性努力,最终重新铺平了心脏移植的道路。

1973 年 Philip Caves 推出了经静脉心内膜心肌活检,为监测同种心脏移植排斥反应提供了可靠的手段。1981 年免疫抑制剂环孢素的出现,显著增加了患者的存活率,标志着心脏移植成功时代的开始。

现在,心脏移植已然成为终末期心力衰竭患者的治疗选择。在美国,心脏移植的数量(大约 2 400 例/年)自 2002 年开始保持着缓慢增长,然而供体来源仍然十分有限(来源于器官共享联合网络 2012 年 9 月的数据)。

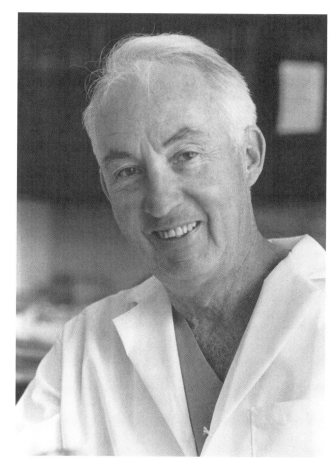

图 60-1　Norman Shumway

心脏移植受体

受体选择

评价潜在心脏移植候选人的筛选工作由一个多学科委员会负责执行,以确保有限的供体器官被公平、客观、合理地分配给那些可获得长期获益的患者。启动心脏移植程序后,建立患者与社会支持系统以及整个移植团队的长期关系是非常重要的。

表 60-1 中列出了心脏移植的适应证和潜在禁忌证[1]。不同移植中心的纳入和排除标准有所不同[1-4]。遴选过程的基本

表 60-1　心脏移植的受体选择

适应证

I . 收缩性心力衰竭（射血分数<35%）
 A. 确定的病因
  1. 缺血性心脏病
  2. 扩张型心肌病
  3. 瓣膜性心脏病
  4. 高血压性心脏病
  5. 其他
 B. 有争议的病因
  1. 人类免疫缺陷病毒感染
  2. 心脏肉瘤
II . 顽固性心绞痛患者
 A. 最大耐受量药物治疗无效
 B. 不适合做直接心肌血运重建或经皮血运重建或经心肌血运重建手术
 C. 心肌血运重建手术不成功
III . 顽固性心律失常
 A. 起搏器和心脏除颤器不可控的心律失常
  1. 单独电生理或联合药物治疗没有改善的心律失常
  2. 不适合射频消融治疗
IV . 肥厚性心肌病
 A. 各种干预后仍有心功能IV级症状
  1. 室间隔穿隔支动脉注射酒精
  2. 心肌及肌瘤切除术
  3. 二尖瓣置换术
  4. 最大限度药物治疗
  5. 起搏器治疗
V . 重度肺动脉高压的先天性心脏病（此肺动脉高压不是并发症）
VI . 心脏肿瘤
 A. 仅局限于心肌
 B. 没有远处转移证据
VII . 限制性心肌病
 A. 各种干预后仍有心功能IV级症状
 B. 淀粉样变（如果相关治疗可行的话，如化疗/自体干细胞移植）

绝对禁忌证

I . 年龄>65~75 岁（各移植中心不一致）
II . 药物干预无效的固定肺高压
 A. 肺血管阻力>4~6Wood 单位
 B. 跨肺压差>12~18mm/Hg
III . 移植后影响生存率的全身性疾病
 A. 皮肤癌以外的恶性肿瘤（无瘤生存时间<2~5 年）
 B. 人类免疫缺陷病毒/艾滋病（疾控中心定义 CD4 细胞计数<200 个/cm³）
 C. 出现多系统损害并处于活动期的系统性红斑狼疮或结节病
 D. 移植心脏出现任何有高度可能性复发的系统性疾患
 E. 不可逆的器官功能不全（比如肾脏、肝脏或者肺）

潜在相对禁忌证

I . 近期恶性肿瘤病史
II . 慢性阻塞性肺病
III . 近期没有解决的肺梗死和肺栓塞
IV . 终末期靶器官损害（神经、肾、视网膜病变）的糖尿病
V . 外周血管或脑血管病变
VI . 活动性消化系统溃疡
VII . 目前或最近患有憩室炎
VIII . 限制患者生存或康复的其他系统性疾患
IX . 严重肥胖或恶病质
X . 严重骨质疏松
XI . 酒精、尼古丁或药物滥用
XII . 有不依从史或干扰远期依从性的精神类疾患
XIII . 缺乏精神心理支持

目标是要找出相对健康、药物治疗及其他外科治疗无效，并具有潜在恢复正常积极的生活能力和保证心脏移植后服从严格治疗方案的终末期心脏病患者。

终末期心力衰竭的病因

终末期心力衰竭的病因及病情是否可逆对于移植人选至关重要。总体来说，从 1982 年至 2012 年，成人心脏移植适应证主要是缺血性心力衰竭和非缺血性心肌病（接近 90%）、瓣膜病（2%~3%）、成人先天性心脏病（2%）、再次移植（2%）及其他病因[5]。

随着个体化药物治疗、高风险的血运重建技术以及新型抗心律失常药物、植入性除颤器及双心室起搏器的日益普及，对于不可逆性心力衰竭的看法正在改变。其他的外科方式如心室辅助装置（ventricular assist devices，VAD）及心室成形术（surgical ventricular restoration，SVR）逐渐增多[6,7]。更重要的是那些非心肌缺血或瓣膜病的心肌病患者的预后可能有差别，应慎重判断这些亚组患者的预后，在强化药物治疗和/或机械辅助支持治疗后应观察一段时间再考虑心脏移植[4]。

潜在心脏移植受体的评估

受体评估极具复杂性，需要一个团队来完成。初步评估包括了全面的病史和体格检查来帮助决定病因及禁忌证。表 60-2 列出了心脏移植的评估检查[3]。应完成常规血液及生化检查和器官移植相关检查。

心脏本身的评估，除了常规 12 导联心电图、动态心电图、超声心动图外，如果病情允许，所有患者应进行心肺运动试验来评价心功能储备。最大氧耗量（VO_2max）是评价心功能储备的指标，心力衰竭（简称心衰）患者的死亡率与最大氧耗量之间呈反比关系[8]。运动过程中充分努力，获得的呼吸交换比值大于 1 或无氧阈值达到最大氧耗量的 50%~60% 是必须的，这样才能避免低估心功能储备[2]。

在移植中心应行右心导管检查以评价心衰的严重程度（以及移植名单上患者的心功能状态水平）和肺动脉高压情况。等待心脏移植期间，右心导管检查也能帮助指导治疗。缺血性心肌病应行冠状动脉造影检查以确认冠脉病变无手术指征。同样，那些可能适合血运重建的候选人应行正电子发射计算机体层成像（positron emission tomographic，PET），即铊-201 再分布显像和心脏磁共振成像（magnetic resonance imaging，MRI），确定是否有足够的存活心肌[2,3]。

心衰病因不明确的所有患者应行心内膜心肌活检，特别是那些病史少于 6 个月的没有缺血性心肌病症状的患者[3]。这可以协助治疗决策，排除心脏移植的相对禁忌证如淀粉样变性等。

心脏病患者神经精神的评估应由有经验的人员来进行，评价其是否有器质性脑功能病变或精神类疾病。有经验的社会工作者可以评估患者是否有足够的社会和经济支持。列入心脏移植名单等待期间，移植协调员应确保患者及家属了解等待期间有无异样表现、术前准备、长期药物治疗及移植后的生活方式等情况。同样重要的是应讨论患者万一在等待移植期间病情恶化，应采取何种生命支持措施（使用的时间和类型）。

表 60-2 心脏移植评估检查项目

实验室检查	• 全血分类和计数、血小板计数、肌酐、血尿素氮、电解质、肝功、血脂、血钙、血磷、总蛋白、清蛋白、尿酸、甲状腺功能、抗核抗体、血沉、快速血浆反应素（RPR）、铁结合试验、部分凝血酶原时间、凝血酶原时间 • 血型、抗巨细胞病毒的免疫球蛋白 G、免疫球蛋白 M 检查、单纯疱疹病毒、人免疫缺陷病毒（HIV）、水痘病毒、乙肝表面抗原、乙肝抗原、弓形体病及其他检查 • 结核菌素试验 • 前列腺特异抗原（>50 岁男性） • 乳腺 X 线及宫颈涂片检查（>40 岁女性） • 筛检抗群体反应性抗体（PRA）和人白细胞抗原表型（HLA） • 24 小时尿蛋白和肌酐清除率、尿液分析及尿培养 • 细菌和真菌培养、粪便检查寄生虫及虫卵
心脏	• 12 导联心电图、24 小时动态心电图 • 超声心动图 • 采用铊-201 心肌显像、PET 和心脏 MRI 来评价心肌活力 • 运动压力试验和呼吸气体分析测量氧摄取、运动峰值氧耗（VO₂max） • 在移植中心行右心和左心导管检查 • 心衰病因不明确的特定患者行心肌活检
血管	• 外周血管检查 • 55 岁以上患者行颈动脉超声多普勒或二维超声检查
肾脏	• 有适应证行肾脏超声/静脉肾盂造影检查
肺脏	• 胸片 • 肺功能检查 • 胸片异常者行胸部 CT 扫描，或老年患者（通常>65 岁）需要查胸主动脉
胃肠道	• 有适应证行上消化道内窥镜/结肠镜检查 • 有适应证行上消化道钡餐和/或钡灌肠检查 • 有适应证行经皮肝穿刺活检
代谢	• 骨密度检查
神经系统	• 筛选评价
精神方面	• 筛选评价
牙科	• 彻底的牙科检查评价
物理治疗	• 评价
社会工作	• 患者态度和家属支持力度，医疗保险和整体经济来源
移植协调员	• 宣传教育

心脏移植适应证

心脏移植适用于那些药物治疗不佳或不能进行外科手术，并且若不进行移植手术其 1 年生存率将低于 50% 的终末期心力衰竭患者。目前因为没有可靠的客观预后标准，移植委员会对患者生存预测的临床判断相当主观。对于正在接受最佳医学治疗的患者，低射血分数（<20%）、最大氧耗量降低[<14mL/（kg·min）]、心律失常、高肺毛细血管楔压（>25mmHg）、高血浆去甲肾上腺素水平（>0.6μg/L）、低血清钠（<135mmol/L）、以及 N 端-脑钠肽前体（>5μg/L）是患者预后不良的预测因素[8-11]以及接受心脏移植手术的潜在指征。左室射血分数和最大耗氧量降低是预测患者存活与否的最强独立危险因素。

当心脏病出现新的药物或外科治疗突破时，应持续更新列表中的心脏移植适应证。

心脏移植禁忌证

表 60-1 中列出了心脏移植传统意义上的绝对和相对禁忌证。应该承认，严格按照指南是有问题的，因此，根据临床标准和经验，每个移植方案在绝对标准方面有所不同。此外，移植列表中传统的禁忌证正受到质疑。

年龄是最具争议的移植排除标准之一。移植中心决定受体的年龄上限，但重点是放在患者的生理上，而不是年龄上。2009 年国际心肺移植协会官方报告注册登记的成人心脏移植病例显示：过去 25 年来，60 岁以上接受移植的患者持续增加，这部分病例在 2002—2008 年已接近 25%，而 1982—1988 年仅仅大于 5%。尽管老年受体比年轻受体更可能合并全身性隐匿性疾病而影响术后恢复过程，但是精心挑选的老年受体的术后患病率和生存率可与年轻受体相媲美。他们甚至比年轻受体更少发生排斥反应[12,13]。

固定的（先天性）肺动脉高压通常表现为肺血管阻力（pulmonary vascular resistance，PVR）升高，是原位心脏移植术少数绝对禁忌证之一。固定的肺动脉高压增加了急性右心衰竭的风险，因心脏在移植术后不能短时间内适应肺动脉高压[14]。跨肺压差（TPG）是独立于血流之外的流经肺血管床的压力梯度，在低心排的患者使用跨肺压差这个指标可以避免肺血管阻力出现很大的误差[4]，有些人也主张使用肺血管阻力指数（PVRI），通过体表面积来计算得出。

$$肺血管阻力（Wood 单位）=$$
$$\frac{平均肺动脉压（mmHg）-肺毛细血管楔压（mmHg）}{心排血量（L/min）}$$

$$肺血管阻力指数（单位）=$$
$$\frac{平均肺动脉压（mmHg）-肺毛细血管楔压（mmHg）}{心排血量（L/min）×体表面积}=\frac{肺血管阻力}{体表面积}$$

$$跨肺压差（mmHg）=肺动脉平均压（mmHg）-$$
$$肺毛细血管楔压（mmHg）$$

肺血管阻力持续大于 5~6Wood 单位及跨肺压差大于 15mmHg，被广泛认为是排除心脏移植的绝对标准[1-4,11]。这些年来，一些研究通过多变量、阈值、和随访时间等已经证实，肺动脉高压对移植术后的死亡率有显著的影响[15,16]。然而，一些报道显示术前是否有肺动脉高压对术后的生存率没有影响[17]。也许更重要的是可测量的肺动脉高压参数随着心脏移植而得到改善。2005 年约翰霍普金斯医院报道了 172 例心脏移植患者，随访 15.1 年，结果显示轻中度的术前肺高压（PVR=2.5~5.0Wood 单位）和术后死亡率没有相关性，尽管移植术后的最初 6 个月的肺高压增加了死亡风险[18]。然而，当使用连续变量 PVR 时，术前 PVR 每增加 1wood 单位，术后死亡率增加 15%或更高，尤其在术后第 1 年内，但是没有达到统计学差异。在校正潜在的混杂因素以后我们发现，移植术后 1 年内患者的术前严重肺高压（PVR≥5wood 单位）与死亡率有相关性，但 1 年后总体死亡率没有相关性。

心脏移植受体术前如发现肺动脉高压，应行心导管检查并评估其可逆性[16]。传统使用硝普钠，开始剂量 0.5μg/（kg·min），在维持足够的体循环收缩压基础上逐渐加硝普钠直至 PVR 下降到可接受的水平，理想的是下降 2.5Wood 单位或至少下降 50%。如果硝普钠不能达到上述目标，可以使用其他血管扩张剂如腺苷、前列腺素 E₁、米力农或吸入 NO 或前列环素（雾化的伊洛前列素）[2,19]。一些短期内没有反应的患者在静脉应用正性肌力药物后可能有反应，在应用 48~72 小时后可重复心导管检查。在顽固性肺动脉高压的患者静脉应用 B 型钠尿肽（Natrecor）有一些效果[20]。最近，心室辅助装置（VAD）在那些合并有肺动脉高压的心脏移植候选者中扮演了重要的角色[21]。左心辅助装置（left ventricular assist device，LVAD）支持一段时间后，可能因左心负荷减轻使肺动脉压力得以降低。那些有不可逆肺动脉高压的患者，可考虑异位心脏移植、心肺移植或左心辅助装置终极治疗[22]。为那些术前有严重肺动脉高压的心脏移植受体，使用适当大一些的供体心脏可提供额外的右室储备。

预后不良的全身性疾病，可累及供心，移植后免疫抑制治疗可使病情恶化，被认为是心脏移植的绝对禁忌证。之前的观点认为，肿瘤患者不宜行心脏移植。但目前观点并不这样认为[23]。对于 5 年以上没有肿瘤的患者来说，大多数是可以考虑心脏移植的。近期的一项多中心研究探讨了移植前恶性肿瘤对心肺移植受者移植后肿瘤复发和长期生存的影响。在这个队列中，111 例接受移植的患者（肺移植 37 例，心脏移植 74 例），术前有 113 例恶性肿瘤被检出（同一患者在不同时间或空间中可能出现 2 例或 2 例以上的肿瘤）。所有患者根据术前未患肿瘤的时间分为 3 组：<12 个月，≥12 个月但<60 个月，以及≥60 个月。在随访时间（70±63）个月时，那些术前无瘤状态≥5 年的患者有着最低的复发率为 6%，无瘤状态≥12 个月但<60 个月的患者复发率为 26%，而无瘤状态<12 个月的患者复发率为 63%。可以看出，无瘤状态<12 个月的患者预后更差，另外两组的生存差异无统计学意义。将来的进一步研究应着眼于确定最佳的无瘤时间[24]。因淀粉样变性而实施心脏移植仍有争议，因为淀粉样物质可以在供心沉积。尽管在文献检索中有长期存活的病例报道[25]，该类患者 1 年之后的生存率却逐步降低[23]。

直到哥伦比亚大学心脏移植小组发现一系列病例之前，人类免疫缺陷病毒（HIV）感染的患者通常是排除在心脏移植之外的。在新型抗逆转录病毒药物的帮助下，血清抗体转阴后预计 10 年生存率将超过 90%。在一项单中心的回顾性研究中，1 679 例心脏移植患者，其中包含 7 例 HIV 阳性患者，5 例患者（4 例男性）移植前被诊断为 HIV，2 例患者在移植后血清抗体转阴。扩张性心肌病也是心脏移植的适应证。这 5 例 HIV 患者年龄是（42±8）岁且均为高危患者，平均约 9.5 年后抗体转阴。在移植的时候，CD4 细胞计数（554±169）个/cm³ 且所有患者的病毒量是测不出来的。移植后有 2 例患者分别于术后第 1 年和第 7 年血清转为 HIV 阳性。在移植前后，没有观察到艾滋相关疾病的发生。6 例患者接受了强化抗逆转录病毒治疗。在免疫抑制药物的作用下，病毒负荷一直维持在较低水平。自移植术后的（57±78.9）个月里，所有患者都存活[26,27]。

不可逆的肾功能不全是心脏移植的禁忌证。肌酐清除率<50mL/min 和血清肌酐大于 176.8μmol/L 增加了移植术后透析的风险且降低了移植术后生存率[4,28]。最近的一项研究纳入了 1 732 例患者，报道了慢性肾功能不全（chronic kidney dysfunction，CKD）对于心脏移植术后的影响。这些患者中，3%在移植时处于 CKD4 期或 5 期，这一比例在术后第 1 年增加到 11%，术后第 6 年时增加到 15%。CKD4 期或 5 期患者术后死亡风险显著升高（危险比：CKD4 1.66，CKD5 8.54，透析 4.07）。本组病例没有纳入多器官移植患者[29]。然而，可以考虑给患者进行心肾联合移植。

不可逆的肝功能不全与肾功能不全的结果相似[4]。如果转氨酶高于正常值 2 倍且合并凝血功能异常，应行经皮肝穿刺活检以除外原发性肝病。这不应与慢性心源性肝病相混淆，后者表现为胆汁瘀积指标上升，转氨酶正常或轻度升高，而且在心脏移植后可能是可逆的[30]。终末期肝病模型（model for end-stage liver disease，MELD）以及 MELD-XI（排除国际标准化比值）的使用被证明可以预测心脏移植术后或者安装心室辅助装置后的生存状况。更重要的是，如果在心室辅助支持期间 MELD-XI 评分正常的话，无论术前是否存在肝功能不全，心脏移植术后的生存率都相似。对于那些 MELD-XI 评分较高的左心辅助患者，当评分降至<17 时可能更适合做心脏移植[31,32]。

严重的慢性支气管炎或阻塞性肺病可能在移植术后更容易使患者发生肺部感染，并可能导致长期通气支持。第 1 秒用力呼气量与用力肺活量之比（FEV₁/FVC）小于预测值的 40%~50%，或者在理想药物治疗后 FEV₁ 小于预测值 50%的患者并不适合做心脏移植[2,4]。

在糖尿病患者，只有当出现重要靶器官损害时（糖尿病肾病，视网膜病变或神经病变）才是移植禁忌[2,4]。一些中心已经成功地将心脏移植标准扩展应用于那些轻、中度靶器官损害的患者[33]。

在心室辅助装置普遍应用之前，活动性感染被认为是延迟心脏移植的一个重要原因。据报道，多达 48%的植入 LVAD 的患者有感染的证据。有趣的是，LVAD 继发感染的治疗是急诊行心脏移植手术[34]。

其他相对禁忌证包括严重的非心脏动脉粥样硬化性血管疾病、严重骨质疏松、活动性消化系统溃疡或十二指肠憩室炎，所有这些疾患都可能导致发病率的增加[2,4]。恶病质定义为身体质量指数(BMI)<20或低于理想体重(IBW)的80%,肥胖则定义为BMI大于35或大于IBW的140%,两者均增加移植术后死亡率[35]。营养不良也可能限制术后早期康复。一项研究报道了15 960例患者的代谢性疾病(高血压、糖尿病、肥胖)对移植的影响,使用的是UNOS注册登记数据库(1998—2008)。单因素分析结果显示,这些危险因素使得移植术后的死亡率增加,高血压的风险比是1.10,糖尿病是1.22,肥胖是1.17。另外,当每增加一种危险因素时,死亡率将呈指数增加,比如上述3个危险因素都存在的患者,其死亡率比那些3个危险因素都没有的患者高63%[36]。

移植手术最终的成功与否取决于受体的社会心理稳定性和的依从性[37]。术后严格的多种药物治疗方案,频繁的随诊和例行的心内膜心肌活检要求患者密切合作。患者有心理疾病、药物滥用或既往不依从治疗(特别是终末期心力衰竭的药物治疗),有充分理由拒绝其作为移植候选人。缺乏家庭或社会支持是另一相对禁忌证。

潜在心脏移植受体的管理

预留的抗人白细胞抗原的抗体

对人白细胞抗原(HLA)形成反应性抗体(PRA)的患者较没有此类抗体的患者发生器官排斥反应的概率更高,生存率更低[38]。因此许多医学中心在移植前进行前瞻性的交叉配型,也就是通过流式细胞仪或酶联免疫吸附测定(enzyme linked immunosorbent assay,ELISA)来确定是否有威胁供体的特异性抗体存在。采用心室辅助装置(VAD)等待心脏移植的患者,反应性抗体水平增加,使这个问题变得更加复杂[39]。此外,并不是所有抗体都是补体固定的或危险的。进行前瞻性的交叉配型需要花费时间,同时供体器官的不稳定状态或转运情况导致运输成本增加,受体等待手术时间更长,使交叉配型经常不能成功。最近,虚拟的交叉配型已被用来消除前瞻性的组织交叉配型的需要,现代的实验室技术可以确定抗体及其滴度。因为所有的供体抗原在分配时是已知的,所以不需要实际的组织/血清检测就可以进行评估。然而,特定的患者抗体群随着时间的推移是动态变化的。因此,对那些有多种抗体和高抗体滴度的患者应特别小心。血浆置换、静脉注射免疫球蛋白(intravenous immunoglobulin,IVIG)、环磷酰胺、吗替麦考酚酯和利妥昔单抗均被用于降低PRA水平,但效果不一[2]。

药物治疗过渡到心脏移植

心功能极度受损的患者需要入住ICU病房行静脉正性肌力药物治疗。多巴酚丁胺是合成的儿茶酚胺,保留了这个药物组的原型成分。然而磷酸二酯酶Ⅲ抑制剂米力农具有类似效果[40]。儿茶酚胺中的多巴胺常用于肠外的正性肌力药,中大剂量可以产生可观的血管收缩作用。在那些需要更大剂量正性肌力药物治疗的患者,可以联合应用多巴酚丁胺和米力农。对于依赖静脉正性肌力药物的移植前患者,嗜酸性粒细胞心肌炎可发展为对多巴酚丁胺的过敏反应,导致病情急转直下。应尽早考虑心室辅助治疗,尤其是在营养指数低下的患者。

机械辅助过渡到心脏移植

初始药物治疗不佳的难治性心力衰竭患者有必要放置主动脉内球囊反搏泵(intraaortic balloon pump,IABP)。通过腋动脉放置可移动的IABP并过渡到心脏移植有少许病例报道,但是今天仍然没有广泛使用[41]。

具有里程碑意义的慢性心力衰竭机械辅助治疗随机评估(再匹配)试验提供的证据表明,左心辅助支持治疗与理想的药物治疗比较,显著降低了任何原因导致的死亡风险。接受左心辅助治疗的68例患者1年生存率是52%,2年是29%,而接受理想药物治疗的61例患者1年生存率是28%,2年是13%(P=0.008,log-rank检验)[6,42]。对于终末期心衰患者而言,使用左心辅助装置治疗与理想的药物治疗相比较,在延长随访期的情况下仍使患者生存率及生活质量获益。最近对已发表的文献进行系统性综述,支持这一观点。这些研究中,左心辅助可支持390天,其中70%的患者可存活至心脏移植[43]。

全人工心脏(total artificial heart,TAH)原位放置取代了天然的心腔和心脏瓣膜。这个装置潜在的好处是消除了因左室辅助装置或双心室辅助装置带来的右心衰、瓣膜反流、心律失常、心室内血栓、心室间分流和低血流量的问题。Copeland及同事报道使用全人工心脏的患者中有79%可过渡到心脏移植,移植后1年、5年的生存率分别是86%、64%[44]。

因为这些辅助装置不能撤除,安装前仔细审议待移植的候选人资格是非常重要的。将来的趋势是开发更新、更具创新性、持续时间更长、并发症更少的心室辅助装置,从而更多地考虑将其作为最终治疗。

威胁生命的室性心律失常

有症状的室性心动过速和心源性猝死病史是放置植入式自动复律除颤器的适应证。长期胺碘酮治疗或偶尔的导管射频消融治疗也提高了生存率[45]。在亚组分析中,双心室辅助以及全人工心脏也应被考虑。

心脏移植受体的优先原则

适当的移植受体的优先次序是基于与最优药物治疗和外科手术相比预期获得的生存和生活质量[3]。美国的器官共享联合网络(UNOS)是一个维护器官移植等待名单,并根据受体的优先级别分配器官的国家组织。优先级别基于受体的状态水平(也就是ⅠA、ⅠB或Ⅱ级),血型、身体尺寸和特别状态水平的持续时间[2]。供体和受体的地理距离也需要仔细考虑。最优先考虑本地等待时间最长的ⅠA级受体。1999年UNOS建立了受体级别标准(表60-3)。1994年,等待时间超过2年的占23%,到2003年时增加到49%。从1998年(采用新的状态系统)至2007年,移植时患者的级别分布戏剧性地变化了。1999年,接受心脏移植的受体当中,ⅠA级占34%,ⅠB级占36%,Ⅱ级占26%。2007年则变为ⅠA级占50%,ⅠB级占36%,Ⅱ级占14%[46]。

考虑心脏移植的患者,应至少每3个月复查一次以重新评估受体状况。等待列表上的所有候选人每年应行右心导管检查,被选定的患者因为有肺动脉高压就应该从移植名单里删除。目前没有既定的方法对那些药物治疗已经稳定的患者进行除名而不损失先前累计的等候时间。

表 60-3 器官共享联合网络（UNOS）当前受体状态标准*

ⅠA 级

A. 患者病情要求使用以下一个或多个机械辅助循环装置：
  1. 全人工心脏
  2. 植入左心室和/或右心室辅助装置≤30 天
  3. 主动脉内球囊反搏
  4. 体外膜氧合
B. 机械辅助循环>30 天，出现与装置相关的严重并发症
C. 机械通气
D. 连续血流动力学监测左室充盈压并要求持续输入大剂量正性肌力药物
E. 不进行心脏移植，预期寿命<7 天

ⅠB 级

患者至少有一个以上的下列辅助装置或治疗措施：
1. 植入左心室和/或右心室辅助装置>30 天
2. 持续静脉输入正性肌力药物

Ⅱ 级

非ⅠA 或ⅠB 标准的所有其他等待移植患者

* UNOS 自 1999 年 8 月起执行。

心脏供体

供体的可获得性

1968 年的美国统一器官捐赠法案规定，所有年满 18 岁的有能力的个人都可以捐赠全部或部分器官，并建立了目前自愿基础上实行的器官捐赠制度。为满足日益增长的器官需求，当局已放宽原来严格的捐赠者资格准则，通过开展教育活动增加了人们对更大捐献需求的认识。1986 年，要求医院获得近亲许可才能复苏器官的"要求许可法"获得通过，以鼓励医生依从捐赠者的要求获取器官。未来的改革将受到公众对移植不断变化的态度的影响，可能会把重点放在公众和医生的继续教育上。

供体紧缺仍然是心脏移植的主要限制因素。心脏移植早期，在美国进行心脏移植手术的数量稳定增长至 1995 年的最高点 2 363 例，在 1998 年达到平台期。1998 年以后心脏移植数量逐年减少，在 2004 年为最低点 2 015 例，此后又稳步增长至 2007 年的 2 207 例[46]。更规避风险的供体使用方法已被认定为使得器官使用量减少的原因[47]。相反，最近有报道称已成功使用了心脏骤停<8 分钟的心脏[48]和心肺复苏的供体心脏[49]。

有趣的是，可能是由于术前医疗护理质量的改进，心脏移植等待列表上的患者死亡率稳步下降[46]。

供体器官的分配

为了增加器官捐赠和协调公平分配，1984 年美国国会通过了《全国器官移植法案》。这一法案直接导致上文中"要求许可法"的起草，联邦合同法授予 UNOS 发展一个国家级器官获取和分配的网络系统。美国按地理划分为 11 个区域以便开展移植工作。

捐赠器官在提供给其他区域之前优先考虑给本区域的严重患者。这将有助于减少器官保存时间，提高器官质量并改善移植效果，减少移植患者的费用，增加移植的可行性。

UNOS 新的更广泛的区域算法将心脏优先分配给风险较高的（ⅠA 级和ⅠB 级）等待名单上的患者，其结果是显著降低了等待名单上的ⅠA 级和ⅠB 级患者的死亡率，而等待名单上优先级别较低的患者（Ⅱ级）的死亡率没有变化。重要的是，尽管这些患者的风险较高，但移植后的结果是不受影响的[50]。

供体的选择

一旦患者已确认为脑死亡并被列为潜在的心脏供体，应接受严格的三期筛选方案。由器官获取机构负责最主要的检查工作。收集患者的年龄、身高、体重、性别、ABO 血型、住院过程、死亡原因等资料和常规的实验室数据包括巨细胞病毒、人类免疫缺陷病毒、乙型肝炎和丙型肝炎病毒血清学检查等结果。心脏外科医生或心内科医生执行二次检查，包括潜在禁忌证的进一步排查（表 60-4），确定维持供体所需的血流动力学支持，以及心电图、胸部 X 线、动脉血气、超声心动图资料的复审。即使报告了不良供体标准，也经常派出一个小组到医院对供体进行现场评估。

虽然超声心动图对心脏解剖异常的检出非常有用，但是单独使用超声心动图来确定供体的生理适应性并没有证据支持[51]。英国 Papworth 医院的移植组通过使用肺动脉导管对供体心室功能异常进行生理性评价和管理，的确增加了供体的使用[52]。如果供体年龄偏大（男性供体>45 岁，女性供体>50 岁），有吸毒史或有冠心病的高危因素，如高血压、糖尿病、高脂血症、吸烟史、冠心病家族史，应行冠状动脉造影检查[51]。

最后一关也就是最重要的检查是在心脏外科小组获取供体器官的手术当中。直视心脏有无右室或瓣膜功能不全、有无

 表 60-4 心脏移植的供体选择标准

Ⅰ. 建议的心脏供体标准
  A. 年龄小于 50～60 岁
  B. 没有下列情况：
    1. 心脏停搏时间过长
    2. 严重低血压的时间过长
    3. 原有心脏病史
    4. 心内注射药物
    5. 严重胸部外伤并有心脏损伤证据
    6. 败血症
    7. 颅外恶性肿瘤和恶性胶质瘤
    8. 人类免疫缺陷病毒、乙肝病毒、丙型肝炎病毒的血清学试验阳性
    9. 没有大剂量正性肌力药支持［多巴胺<20μg/（kg·min）］，血流动力学稳定
Ⅱ. 建议的心脏供体评价
  A. 既往医疗史及体检
  B. 心电图
  C. 胸片
  D. 动脉血气
  E. 实验室检查（ABO 血型、人类免疫缺陷病毒、乙肝病毒、丙型肝炎病毒）
  F. 超声心动图、肺动脉导管评价、选定供体行冠脉造影检查

既往心肌梗死的表现,有无继发于闭式胸部按压引起的心肌挫伤或胸部钝性创伤的证据。触摸冠状动脉分支有无严重的动脉粥样硬化性疾病。如果直观检查心脏没有发现明显异常,那么通知接受供体器官的医院,外科医生切除心脏获取供心,通常情况下,同时获取其他多个器官。

扩大的供体标准和备用等待名单

随着供体短缺的恶化和等待移植的病人数量增加,人们越来越感兴趣的一个领域是边缘供体对边缘受体的使用。因此,一些中心使用备用名单来匹配确定的受体,如果不使用边缘供心,他们就可能被排除在标准的等待名单之外。扩大的供体标准包括:使用比受体体重小的供体,供体有冠心病可能需要冠状动脉旁路移植术治疗,左室功能不全或高龄供体[51]。加利福尼亚大学洛杉矶分校(UCLA)移植组已报道了可接受的死亡率,并显示备用名单不能独立预测早期或晚期死亡率[53]。

它也显示当受体接受大于40岁的供体心脏与等待名单上剩下的患者相比较,患者获得了生存率相关的获益[54]。其他的高危供体,例如丙肝病毒阳性或乙肝病毒阳性(核心抗体IgM阴性)的供体,在那些选择性的高危受体中也是可以使用的。

另一个引起兴趣的点是有酗酒或吸毒的供体对心脏移植的影响。一个小的单中心研究显示患者接受酗酒者的供心(纯酒精摄入>60mL/d,持续3个月以上)后早期结果不佳,暗示供心术前存在亚临床的酒精性心肌病,不能耐受移植后的排斥事件[55]。因为可卡因的广泛滥用,供体指南中已经宣称静脉药物滥用是选择供体的相对禁忌证。然而,从非静脉途径的药物滥用者中选择供体心脏的困局仍是一个开放的议题。已有报道患者接受非静脉滥用可卡因的供体心脏获得了良好的结果[56]。但我们仍强烈建议,使用那些器官来源于有可卡因滥用史的供体时需要审慎而明智地做出决定。拓宽供体心脏的来源这一点已被共识特别指出和推荐[51]。

心脏供体的管理

心脏供体的医学管理是器官保存的一个组成部分,牵涉到脑死亡复杂的生理现象以及需要与获取其他器官团队之间的协调。脑死亡伴随有自主神经放电及细胞因子风暴现象。释放去甲肾上腺素导致心内膜下缺血,随后的细胞因子释放进一步导致心肌顿抑。同时伴随显著的血管扩张及体温调节功能丧失[3]。硝普钠可快速降低后负荷,而吸入性麻醉药可帮助降低交感神经爆发强度。自主神经剧烈活动的早期伴随交感神经张力丧失,极大地降低了外周血管阻力。总体来说,脑干死亡导致了严重的血流动力学不稳定,并直接与脑外伤严重程度相关,也可由血管舒缩功能障碍、低血容量、低温和心律不齐引起[57]。

积极的容量复苏有时是必要的,可能需要在漂浮导管的指导下进行[58]。应避免液体超负荷,以防止心腔扩张及心肌水肿引起的术后移植物功能障碍。推荐在中心静脉压为6~10mmHg的前提下可应用正性肌力药物(如多巴胺、多巴酚丁胺、肾上腺素、去甲肾上腺素)来维持平均动脉压≥60mmHg[51]。外源性儿茶酚胺的应用使得ATP快速消耗,对移植后的心脏功能有不利影响[57]。低剂量血管升压素作为一线支持药物应用逐渐增加,因为除了治疗尿崩症外,还能独立的改善动脉血压,减少脑干死亡供体对外源性正性肌力药物的需求[59]。理想供体管理最关键的是维持正常体温、电解质、渗透压、酸碱平衡及氧合。超过50%的供体因垂体功能障碍、大量利尿发展为中枢

性糖尿病性尿崩症,使体液和电解质管理复杂化[60]。糖尿病性尿崩症的初始治疗应着重于纠正低血容量,通过使用5%右旋糖酐或鼻饲水来进行液体交换使血钠维持在正常水平。在严重的病例,除了静脉输注血管升压素之外,也可间断使用合成的精氨酸血管升压素类似物(DDAVP)来治疗[57]。

一些研究显示脑干死亡的供体使用甲状腺激素和甾体类激素对供体心脏的功能有益[52,59,61]。最近的指南主张供体管理采用标准的激素复苏方案包括甲泼尼龙(15mg/kg静推),三碘甲状腺原氨酸(4μg静推,然后3μg/h静脉持续输注),精氨酸血管升压素(1U静推,然后0.5~4U/h静脉泵入)[51]。供体也接受胰岛素治疗维持血糖在6.7~10mmol/L。其他相关的策略包括标准的呼吸机管理,反复气管内吸痰,使用变温毯、灯光、加温的静脉输入液体及吸入气体将体温维持在34~36℃。开始广谱的头孢类抗生素治疗并收集血液、尿液以及痰标本进行培养。会议推荐的供体心脏管理方法"尸体供体器官复苏及最大化利用:心脏推荐"在表60-5及图60-2中列出[51]。

表 60-5　心脏供体的管理

Ⅰ. 常规管理,在做超声心动图前行下列检查
  A. 调整容量状态(中心静脉压维持在6~10mmHg)
  B. 纠正代谢紊乱,包括:
    1. 酸中毒(维持 pH 在 7.40~7.45)
    2. 低氧血症(PO_2>80mmHg,SpO_2>95%)
    3. 高碳酸血症(PCO_2维持在 30~35mmHg)
  C. 纠正贫血(维持血细胞比容 30%,血红蛋白 100g/L)
  D. 调整正性肌力药物用量维持平均血压在 60mmHg,去甲肾上腺素和肾上腺素应迅速减量并应用多巴胺及多巴酚丁胺
  E. 多巴胺或多巴酚丁胺的目标剂量应<10μg/(kg·min)
Ⅱ. 超声心动图检查
  A. 检出心脏结构异常[有意义的左室肥厚(室间隔/左室后壁>13mm)、瓣膜功能异常、先天性病变]
  B. 如果左室射血分数是 45%,在手术室进行复苏(采用以下积极的管理来改善心功能)并做最后的评估
  C. 如果左室射血分数<45%,强烈推荐激素复苏并行漂浮导管检查
Ⅲ. 激素复苏
  A. 三碘甲腺原氨酸(4μg 静推,然后 3μg/h 静脉持续输注)
  B. 精氨酸血管升压素(1U 静推,然后 0.5~4U/h 静脉泵入,维持外周血管阻力在 800~1 200dyne/(s·cm⁵)
  C. 甲泼尼龙:15mg/kg 静推
  D. 胰岛素:最小 1U/h;维持血糖在 6.7~10mmol/L
Ⅳ. 积极的血流动力学管理:
  A. 与激素复苏同步进行
  B. 放置漂浮导管
  C. 治疗持续 2 小时
  D. 调整液体入量,血管活性药物及血管升压素剂量,每 15 分钟基于血流动力学指标减少 β 受体激动剂用量并达到下列标准(Papworth):
    1. 平均血压>60mmHg
    2. 中心静脉压 4~12mmHg
    3. 肺毛细血管楔入压 8~12mmHg
    4. 外周血管阻力 800~1 200dyne/(s·cm⁵)
    5. 心脏指数>2.4L/min
    6. 多巴胺或多巴酚丁胺的目标剂量应<10μg/(kg·min)

Data from Zaroff JG, Rosengard BR, Armstrong WF, et al: Consensus conference report: maximizing use of organs recovered from the cadaver donor: cardiac recommendations, March 28-29, 2001, Crystal City, Va., *Circulation*. 2002 Aug 13;106(7):836-841.

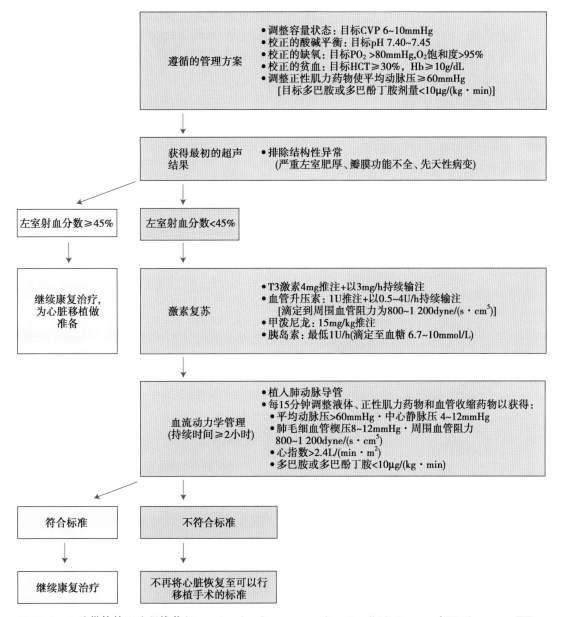

图 60-2 心脏供体管理流程推荐(Reproduced with permission from Zaroff JG, Rosengard BR, Armstrong WF, et al:Consensus conference report:maximizing use of organs recovered from the cadaver donor:cardiac recommenda-tions,March 28-29,2001,Crystal City,Va. ,*Circulation*. 2002 Aug 13;106(7):836-841.)

供体心脏获取

正中切口开胸,纵向切开心包。检查和触摸心脏有无心脏疾病或损伤的证据。这些应该与移植团队实时交流,这样移植手术在时间上就可以与供体器官的到达完美地吻合。

在上、下腔静脉和奇静脉套上阻断带,游离主动脉及肺动脉之间的间隙。为了方便摘除肝脏组开腹获取肝脏,获取心脏组经常暂时离开手术台或帮助牵拉显露。一旦摘取肝脏、胰腺、肺、肾的准备完成后,给患者静脉注射 3 万单位肝素。

双重结扎(或缝闭)奇静脉和上腔静脉,分离到奇静脉远端以保留长段的上腔静脉(图 60-3)。横断下腔静脉,切断肺静脉或通过左心耳行左房引流。在无名动脉起始处应用血管钳阻断升主动脉,并在阻断钳近端灌注一次心脏停搏液(1 000mL

或 10~20mL/kg)。心包腔内浇大量冷盐水及冰屑使心脏快速冷却。

心脏停搏液灌注结束后,将心尖抬向头侧,离断所有肺静脉以切除心脏。

如果同时需要获取双肺,上述操作可能需要适当修改,以便为两肺及心脏保留足够的左心房吻合口。用非优势手向足侧牵拉心脏的同时,在无名动脉近端横断升主动脉,在肺动脉分叉远端离断肺动脉(同样,如果同时获取肺脏,有必要修改这项操作)。

对于患有先天性心脏病的患者,尽可能保留更长的大血管和上腔静脉。另一替代方法是首先离断上腔静脉及下腔静脉,然后离断主动脉及肺动脉,切除左房是最后一步。这个方法可以充分游离左房,尤其是在获取肺并进行复苏的情况下。重要的是避免左室胀大并确保心脏得到冰盐水的充分冷却。

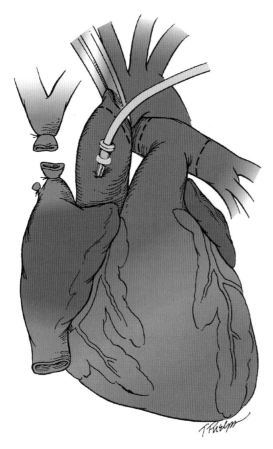

图 60-3 切除供心

一旦供体心脏摘取完成后,检查有无卵圆孔未闭或任何瓣膜异常,若存在卵圆孔未闭应应予闭合。供心放至无菌容器中保持冷却,并送到受体所在医院。

器官保存

目前器官保存技术通常允许 4~6 小时的安全缺血时间[62]。导致术后严重心肌功能障碍的因素包括欠理想的供体管理、低温、缺血再灌注损伤和能量耗竭。

大多数移植中心首选的保存方法是灌注停搏液或保存液,然后在 4~10℃的低温中静置。有许多不同成分的晶体灌注液可用说明目前没有理想的晶体灌注液存在。根据它们的离子组成,晶体灌注液被分为细胞内液或细胞外液[62]。

细胞内液型晶体灌注液含中-高浓度钾和低浓度钠,据称通过模拟细胞内液的特点来减少低温诱导的细胞水肿。常用的有威斯康星大学、Euro-Collins、欧洲的 Bretschneider(HTK液)及斯坦福细胞内液型停搏液。

细胞外液型停搏液含低到中浓度钾和高浓度钠,理论上避免潜在的细胞损伤及与高浓度钾相关的血管阻力增加,代表性的有 Hopkins、Celsior、Krebs 和 St. Thomas 医院的细胞外液型停搏液。不同类型的细胞内及细胞外液型停搏液之间的比较有不同的结果[63,64]。尽管心脏停搏液含有多种药理学添加剂,渗透剂、底物和抗氧化剂今后的日常使用可能还有巨大潜力[65]。同时也正在对白细胞抑制和损耗的药理机制进行探索[66]。持续低温灌注(continuous hypothermic perfusion,CHP)保存的潜在好处是均一的心肌冷却、持续的底物补充和代谢产物的清除,

现在这种获益因心脏细胞外水肿恶化和内在的复杂灌注装置的后勤保养问题而黯然失色。目前正在开发可携带的新型灌注装置,近来的研究显示:采用 CHP 保存 24 小时较常规静态保存 4 小时的狗心脏移植模型,明显减少了氧化应激及减轻了 DNA 损伤[67]。

由加州大学洛杉矶分校(UCLA)牵头的一项前瞻性、随机、多中心、国际性、非劣势试验中,研究人员假设,接受器官护理系统(Organ Care System,OCS)保存的心脏移植患者的临床结果与标准冷藏库保存的患者相似。这项研究的目的是提供数据,以便在后续的研究中去验证 OCS 是否能够扩大心脏捐献池(通过测试或改善"非标准/边缘"的捐献心脏)。OCS 是仅有的体外人体捐献心脏的灌注临床平台(2014 年时)。在从供体医院运送到受体医院的过程中,它使供体心脏保持在温暖的跳动状态。这项研究是在美国和欧洲的 10 个心脏移植中心进行的。在进行的 PEOCEED Ⅱ试验中,128 名患者接受了移植:65 名患者在 OCS 组,63 名患者在对照组。以患者 30 天时是否存活和移植物有无功能为主要终点,OCS 组结果不比对照组差[OCS 组 94%(61/65)]vs 对照组 97%(61/63)]。两组次要终点的结果相似。与对照组相比,OCS 组总保存时间明显延长,冷缺血时间明显缩短。OCS 组中有 5 例供者心脏出现代谢异常,并被排除在移植之外[68]。该系统的临床作用尚未确定。然而,延长保存时间以便更好地安排心脏移植才是 OCS 保存的真正益处。

供受体匹配

潜在受体与供体之间的匹配标准主要基于 ABO 血型相容性及患者的体重。在心脏移植方面不应该跨越 ABO 血型的屏障,因为血型不兼容往往造成致命的超急性排斥反应。供受体体重相差应在 30%以内,若受体是儿童患者,体重匹配要求更严格。如果受体肺血管阻力偏高(5~6Wood 单位),首选更大体重的供体以减少术后早期右心衰竭的风险。在加州大学洛杉矶分校,当器官大小和 pH 是一个问题时,我们更青睐男性捐赠者而不是男性受体。

不同的移植计划有不同的做法,总体而言,如果群体反应性抗体(panel reactive antibody,PRA)百分比大于 10%,表明受体对同种抗原已预致敏,要求移植前受体 T 细胞交叉配型必须呈阴性结果[32,69]。即便在没有进行 PRA 检查或 PRA 滴度低的情况下,术前也应以回顾性的方式完成交叉配型。回顾性研究表明,如果供受体 HLA-DR 位点匹配,发生排斥反应和感染的概率更低,总的生存率提高[70]。因为目前的分配标准以及对移植心脏缺血时间的限制,前瞻性的 HLA 配型是不太可能的。

心脏移植手术技术

原位心脏移植

受体手术准备

原位心脏移植手术技术与 Shumway 和 Lower 最初描述的手术方式相比变动不大。正中开胸,纵行切开心包,患者肝素化后准备体外循环。双腔静脉插管,最好在靠近无名动脉起始

部的升主动脉远端插管。上、下腔静脉套上阻断带。

开始体外循环并行降温到28℃,阻断上、下腔静脉及升主动脉。在半月瓣裂隙上方横断主动脉,沿房室沟切开心房并保留套状袖口与植入供体心脏相吻合。切除心耳减少术后发生血栓的危险。

切除心脏后,用电刀分离主动脉和肺动脉近端1~2cm,注意避免伤及右肺动脉。通过直接插入或通过右上肺静脉插入引流管至残余左房来持续引流支气管动脉侧支回流的血液。

供体和受体心脏切除时间的关键在于减少移植物缺血时间和受体体外循环时间。器官获取团队和移植团队之间应频繁沟通以保证相关程序得到最佳协调。理想情况下,受体心脏切除应正好在供体心脏到达之前完成。

在确定供体器官安全到达之前,不应进行不可逆的外科操作。再次胸骨切开和去除心室辅助装置或全人工心脏使这一时机变得复杂,应该仔细考虑到预估的供体器官缺血时间。

植入

供心从冷藏器内取出后放在盛有冷盐水的容器内。如果之前没有进行准备,那么现在就要完成供体心脏的准备工作。电灼和锐性分离主动脉和肺动脉。沿着4支肺静脉开口切开左心房,将多余的心房组织裁剪成圆形袖套口,使其正好适合受体残留的左心房(图60-4)。

通过在受体左上肺静脉水平的左心房袖口与供体左心耳基底部附近的左心房袖口之间采用3-0双头针滑线进行吻合,开始植入供心(图60-5)。将供心放至受体的纵隔内,顶部包绕冷纱布以使供心免受来自相邻胸腔组织的直接热传递。另外放置一个绝缘垫以保护膈神经。先向足侧然后往中间继续缝合至房间隔的下部(图60-6)。另一头沿左房顶向下吻合至房间隔。不断评估供受体之间左房大小的差异是非常重要的,以便适当折叠富余的组织完成吻合。

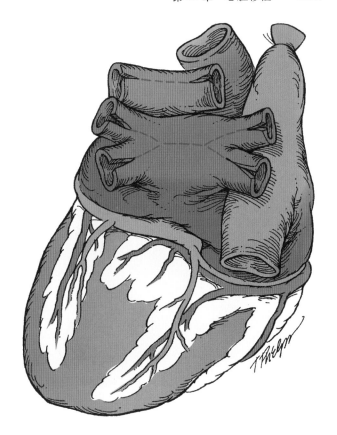

图60-4 原位心脏移植供心准备:供心4支肺静脉开口连接处切开形成左房袖套口

完成右心房、肺动脉、主动脉吻合后关闭左房切口,同时持续冷盐水灌注左心房。将缝线的两头在心脏外面系紧打结。持续向纵隔吹入适量二氧化碳气体以减少心腔进气应成为手

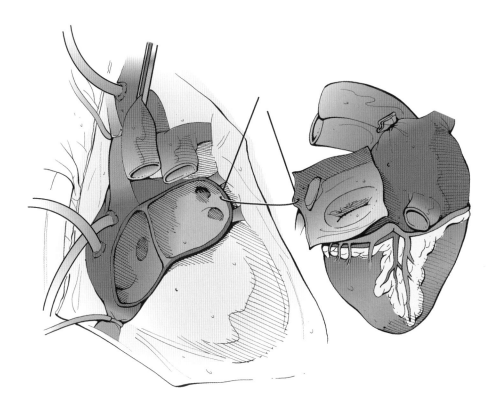

图60-5 植入供心:在左上肺静脉水平开始第1针完成左心房吻合(Reproduced with permission from Baumgartner WA, Kasper E, Reitz B, et al: *Heart and Lung Transplantation*. 2nd ed. New York: Saunders/Elsevier; 2002.)

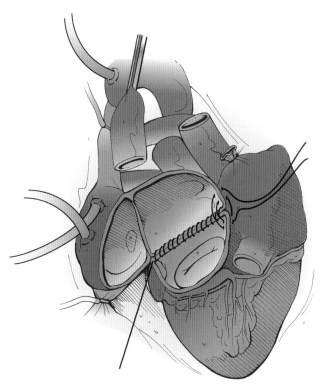

图 60-6　继续植入供心：左房吻合（Reproduced with permission from Baumgartner WA, Kasper E, Reitz B, et al：*Heart and Lung Transplantation*. 2nd ed. New York：Saunders/Elsevier；2002.）

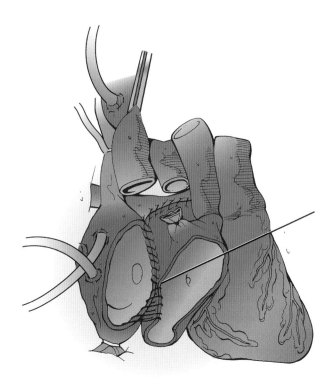

A

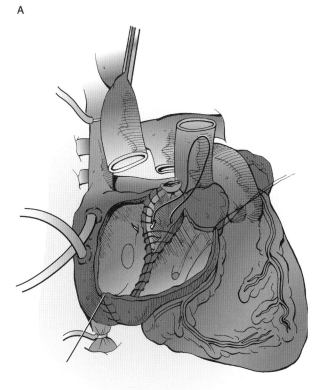

B

图 60-7　A. 继续植入供心：右房吻合。B. 右房吻合完成（Reproduced with permission from Baumgartner WA, Kasper E, Reitz B, et al：*Heart and Lung Transplantation*. 2nd ed. New York：Saunders/Elsevier；2002.）

术常规操作。

左房吻合完成后，传统的双心房袖套技术从右心房袖套吻合开始，从下腔静脉口向右心耳作曲线切口。这种由 Barnard 首先提出的右房改良切口减少了窦房结损伤的风险，使大多数受体的窦性心律得以维持。从大多数受体证实并观察到窦性心律得以保持。

通过切口探查三尖瓣结构和房间隔。既往有肺动脉高压和容量超负荷的受体在术后早期有出现右心系统压力增高的倾向，而正在恢复的右心室无法耐受这两种情况。

为避免右向左分流引起的难治性低氧血症，手术操作中应缝闭卵圆孔。右心房吻合的方法与左心房吻合类似，在房间隔的最上端或最下端开始吻合，最后缝线在房间隔的前外侧壁中部系紧打结（图 60-7A、B）。

使用 4-0 或 5-0 滑线从供体肺动脉后壁内侧开始吻合，最后在前壁外侧结束吻合并打结（图 60-8）。修剪肺动脉断端非常重要，目的是去除可能引起血管扭曲的多余组织[71]。

最后完成供受体主动脉吻合，与肺动脉吻合技术类似，只是需要适当留取一些主动脉残余边缘以便当出血的时候可以看到主动脉后壁的缝线（图 60-9）。

和其他很多心脏中心一样，我们习惯直接进行上腔静脉和下腔静脉的端端吻合。这种方法减少了三尖瓣反流和窦房结损伤的风险。应仔细缝合，以避免出现腔静脉的扭曲和狭窄。通过上述操作，我们逐步完成了左房、肺动脉、主动脉以及上下腔静脉的吻合。通常在吻合主动脉时开始复温，主动脉吻合采用标准的端端吻合方式。常规排气，静脉给予利多卡因（100~

200mg）及甲泼尼龙（500~1 000mg）。将含有去白细胞的，底物增强的天门冬氨酸和谷氨酸的温血灌注液在适当灌注压（<50mmHg）下灌注 3min 后，再给予去白细胞的温血灌注 7min

后,开放主动脉。

　　去除主动脉阻断钳。半数患者需要电除颤。患者采用陡的 Trendelenburg 体位(头低脚高位),升主动脉插入针头排出全部气体。

　　仔细检查吻合口并止血。输注正性肌力药物,临时起搏器保驾,撤除体外循环并拔出插管,在供心的右心房和右心室表面放置临时双极心外膜起搏导线,在纵隔及胸腔插入引流管,用标准方法关闭正中切口。

　　许多中心都在使用冷血停搏液。移植前,通常从冷藏溶液中取出后给予初始剂量。如果使用双腔静脉技术,则在右房吻合或下腔静脉吻合后给予第二次剂量,此次亦可能为某些中心给予的第一次剂量。

　　心脏从冷藏箱取出后,我们一般不会再次灌注心脏停搏液。然而,开放主动脉前,底物增强(含天门冬氨酸和谷氨酸)的温血再灌注液以平均 45~50mmHg 的灌注压持续灌注 4min 后,再同样灌注一份去白细胞温血灌注液持续 5~7min。

原位心脏移植的替代技术

　　双腔静脉法是目前最普遍的心脏移植术式。此术式要求完全切除右房,制作左房及上下腔静脉袖口。

　　用标准 Shumway 方法吻合供体及受体左房袖口,主、肺动脉吻合完成后分别行上下腔静脉端端吻合(图 60-10)。

　　尽管双腔静脉法比标准原位心脏移植技术难度更高,但是一系列文献报告了使用这些技术可以缩短患者住院时间,减少术后对利尿剂的依赖,同时房性心律失常、传导阻滞、二尖瓣及

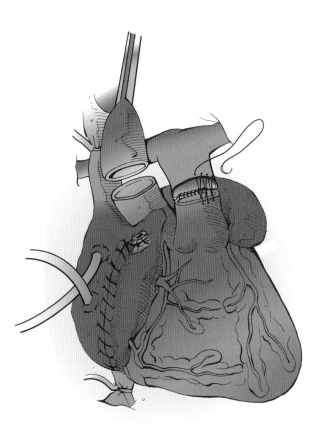

图 60-8　继续植入供心:肺动脉吻合(Reproduced with permission from Baumgartner WA,Kasper E,Reitz B,et al:*Heart and Lung Transplantation*. 2nd ed. New York:Saunders/Elsevier;2002.)

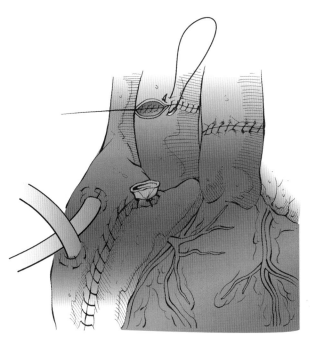

图 60-9　继续植入供心:主动脉吻合(Reproduced with permission from Baumgartner WA,Kasper E,Reitz B,et al:*Heart and Lung Transplantation*. 2nd ed. New York:Saunders/Elsevier;2002.)

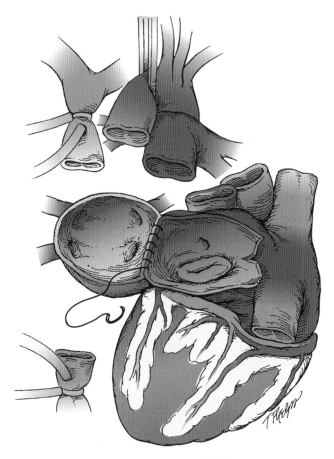

图 60-10　双腔法心脏移植

三尖瓣关闭不全、右心衰的发生率较低[72]。在一个单中心研究中,对比双腔静脉法及双房法,双腔法组 12 个月的生存率更高[73]。然而,最近一项基于 UNOS 数据库的分析指出,在超过11 000 名心脏移植患者中,尽管双腔法组患者的住院时间短及术后需植入起搏器发生率较低,两组患者在生存时间上并无差别[74]。目前仍然需要对这些替代技术进行前瞻性试验、随机试验,并进行远期预后评价。

异位心脏移植

肺动脉高压和右心衰竭一直是造成心脏移植患者早期死亡的主要原因之一。这导致人们对异位心脏移植产生了兴趣。目前异位心脏移植的适应证是患者有不可逆转的肺动脉高压或供受体大小严重不匹配[22]。

安装人工心室辅助装置后的心脏移植

安装心室辅助装置或全人工心脏后进行心脏移植是有挑战性的。所有患者均需有一个最近的胸部 CT 检查,以确定心脏结构到胸骨的位置以及人工装置流出管道的走向。

在二次手术胸骨切开前需离股/腋动脉和股静脉以备紧急插管。进入胸腔时,应将胸膜及心脏小心分开以安全放置牵开器。最初的重点是上下腔静脉及主动脉的游离。后序的游离可能需要在体外循环下完成。体外循环建立前不应对心尖及左房进行操作因为存在空气进入血液循环的风险,特别是当有轴流装置的时候更应引起重视。最后,体外循环开机前应阻断流出管道以防止装置反流。

胸骨切开及游离比较困难和费时。游离和供体心脏到达的时间因人而异,更主要的是在心脏到达之前不要采取任何不可逆的步骤,并且不要因为切除原心脏以及移除辅助装置而增加供体心脏的缺血时间。

术后管理

血流动力学管理

心脏移植生理

完整的心脏是由附属于自主神经系统的相对立的交感神经和副交感神经纤维所支配。移植时由于切断这些纤维,发生了去神经化的生理学改变。缺乏自主神经信号的传入,移植心脏的窦房结触发的内源性静息状态下的心率增加至 90~110 次/min[75]。移植心脏依靠非心脏部位产生的儿茶酚胺水平来调节心率,因此其对应激的反应(例如低血容量、缺氧、贫血)延迟,直到循环中的儿茶酚胺能够真正对心脏产生正性变时作用。因为对静脉充盈缺乏正常的反射性心动过速,移植患者易发生直立性低血压。

去神经化改变了原来直接通过心脏自主神经系统对心脏干预的反应性[75]。颈动脉窦按摩、Valsalva 动作、阿托品对移植心脏的窦房结节律触发或房室传导没有作用。因为供心长期使用正性肌力药物支持,使心肌内儿茶酚胺耗竭,移植的心脏通常需要使用更大剂量的儿茶酚胺。正性肌力药物支持通常需要持续几天。在移植前有心室辅助装置的患者中,血管麻痹需要支持对应,特别是在用过轴流泵的患者中。

常规血流动力学管理

供心的心肌术后即刻可有短暂受抑制表现。因供体血流动力学不稳定、低温、保存期间的缺血所致的移植物损伤会使新移植的心脏心室顺应性和收缩性降低[76]。

由于心房中部的吻合导致心房异常的血流动力学状态加剧了心室舒张期负荷的减低。常规在手术室使用肾上腺素、去甲肾上腺素、多巴酚丁胺和米力农提供临时的正性肌力支持。

心脏去神经化可能导致几种结果,其中可能包括对外源性儿茶酚胺的变时作用及正性肌力作用超级敏感[77]。心肌功能恢复正常后,通常允许在 5~7 天内谨慎地撤除正性肌力药物支持。

血管麻痹通常需要血管升压素、去甲肾上腺素或去氧肾上腺素。

吸入一氧化氮可改善右室功能障碍。

早期移植物衰竭

高达 20% 的心脏移植患者因早期移植物衰竭在围术期死亡[78]。心力衰竭的原因可能是多因素的。但最重要的原因是供体不稳定、肺动脉高压、器官保存期间的缺血性损伤和急性排斥反应。在药物治疗无效的情况下可以使用主动脉内球囊反搏、心室辅助装置或体外膜氧合(extracorporeal membrane oxygenation,ECMO),尽管这些措施甚至再次移植都会增加死亡率[79,80]。

慢性右心衰竭常常与肺血管阻力升高有关,没有准备的供心的右心室可能无法克服这一增加的后负荷。尽管已经对那些不可逆的肺动脉高压患者进行了甄别,以确保其不考虑心脏移植,但是右心衰竭仍然是术后早期死亡的主要原因。肺动脉高压的初步治疗涉及使用肺血管扩张剂,如吸入一氧化氮、静脉泵入硝酸甘油或硝普钠。前列腺素 E_1(PGE$_1$)或者前列环素有时会对那些血管扩张剂无效的肺高压患者有效[14,81]。主动脉内球囊反搏和右心室辅助装置也可以用于那些对药物治疗无反应的患者[82]。

若双心室功能不全,可以考虑在延迟关胸状态下使用 ECMO 辅助几天时间,以便让移植物有足够的时间恢复功能。

心律失常

移植心脏去神经化使心脏失去了自主神经调节电生理活动的功能。去副交感神经使心脏丧失对窦房节自律性的抑制,并导致术后持续性静息心率增加,并且失去了对快速心率的调节能力。去副交感神经也使地高辛及阿托品的变时作用消失。同时心脏去交感神经导致心脏对运动或应激诱发的窦房结自律增加的作用减弱或延迟,导致运动时最大心率降低[83]。

超过一半的移植患者术后发生窦性或交界区心动过缓。窦房结功能障碍的主要危险因素是器官缺血时间延长,窦房结动脉异常,双房法,术前胺碘酮的应用以及排斥反应[84]。静脉泵入正性肌力药物和/或应用临时心外膜起搏可达到足够的心率。大多数心动过缓可以在 1~2 周内纠正。茶碱对这些心动过缓的患者有效,并减少了这部分人群永久起搏器的使用率[85]。

文献报道心脏移植术后患者房颤、房扑及其他室上性心律失常发生率为 5%~30%[83]。对这些患者进行抗凝治疗风险效益评估是有必要的。移植术后室上性心动过速的药物治疗同非移植患者,但是剂量稍小。折返性心动过速或者明确异位兴奋灶也可以通过射频消融治疗。

室性期前收缩通常不被认为是恶性的。持续性室速及室颤预后差、10%移植术后的患者突然及无法解释的死亡被认为可能与之相关[86]。

表 60-6 反映了常用抗心律失常药物在移植患者及非移植患者的应用的差异[83]。任何形式的心律失常持续存在都应引起进一步的关注，并积极寻找缺血、排斥、呼吸系统疾病或感染的证据。如果心律失常频发且有潜在严重危害性，可以考虑再移植。

全身性高血压

高血压应予处理，以防止移植心脏的不必要的后负荷压力。术后早期可考虑静脉泵入硝普钠或硝酸甘油。由于相对保存了肺部低氧引起的肺血管收缩反射，硝酸甘油考虑与肺血管分流减少有关。据报道，尼卡地平可以更快地控制术后高血压，并在使用后维持左室功能方面效果优于硝普钠[87]。如果高血压持续下去，可添加口服降压药物并停止静脉用药。

呼吸系统管理

接受心脏移植受体的呼吸系统管理采用与常规心脏手术相同的方案。

肾功能

慢性心力衰竭导致的术前肾功能不全和钙调磷酸酶抑制剂如 FK506 及环孢素的肾毒性作用使心脏移植患者增加了术后发生肾功能不全的风险。钙调磷酸酶抑制剂诱发的急性肾功能不全，通常在减少剂量后可以恢复。有肾衰竭危险的患者最初可持续静脉滴注环孢素，以消除口服制剂引起的血药浓度大幅波动。此外，钙调磷酸酶抑制剂与甘露醇合用可减少其肾毒性。大多数移植中心术后立即使用细胞溶解剂，并延迟使用钙调磷酸酶抑制剂。

 表 60-6　常用心血管药物及治疗手段在移植患者及非移植患者的应用的差异

抗心律失常治疗	移植后差异
药物	
作用于房室结的药物	
地高辛	对心脏无作用
β 受体阻断剂	加剧运动耐量下降
钙离子拮抗剂	加重了减慢窦房结及房室结传导作用，影响环孢素浓度
腺苷	加重了减慢窦房结及房室结传导作用
肾上腺受体激动剂	
去甲肾上腺素	外周作用不变，轻度增加正性肌力及变时效应
肾上腺素	外周作用不变，轻度增加正性肌力及变时效应
多巴胺	外周作用不变，正性肌力作用稍减弱
多巴酚丁胺	不变
麻黄碱	外周作用不变，正性肌力作用稍减弱
去氧肾上腺素	外周作用不变，无反射性心率减慢作用
异丙肾上腺素	不变
抗心律失常药物	
Ⅰa 类（奎尼丁、丙吡胺、普鲁卡因胺）	无迷走神经阻滞作用
Ⅰb 类（利多卡因、美西律）	无相关报道
Ⅰc 类（恩卡尼、氟卡尼、莫雷西嗪、普罗帕酮）	无相关报道
Ⅲ类（胺碘酮、索他洛尔、伊布利特、多非利特）	作用也许增加了或者为非典型作用
抗凝剂	
肝素	无相关报道
华法林	无相关报道
其他	
阿托品	对心率无作用
甲基化黄嘌呤（茶碱、氨茶碱）	可能增加了变时相效应
电复律	无相关报道
射频消融	可能有通路及解剖位置不同
电生理装置	
起搏器	无相关报道
心内除颤器（ICD）	无相关报道

Reproduiced with permission from Stecker EC, Strelich KR, Chugh SS, et al: Arrhythmias after orthotopic heart transplantation, *J Card Fail*. 2005 Aug;11 (6):464-472.

门诊随访

所有心脏移植患者出院前均应得到有关术后用药、饮食、运动及感染识别的详细指导。经验丰富的移植团队的严密随访是患者心脏移植术后获得长期生存的基石。综合性团队可以早期发现排斥反应、机会性感染、患者的不依从性以及免疫抑制剂引起的不良后遗症。同时常规预约心内膜心肌活检、体检、实验室检查、胸部X线片及心电图检查。

急性排斥反应

同种免疫学

心脏移植排斥反应是宿主识别异己细胞的正常反应。在绝大多数情况下是细胞介导的免疫反应,是涉及巨噬细胞、细胞因子和T淋巴细胞的级联放大反应。抗体介导的排斥反应(antibody-mediated rejection,AMR),也称为体液排斥反应或血管排斥反应,虽然较少见,但不易诊断。供体是年轻人或女性是发生排斥反应的高危因素(不考虑受体性别)。虽然85%排斥反应仅单独使用皮质激素治疗就可以逆转[88],但是排斥反应仍然是心脏移植受体死亡的主要原因之一[5,89]。因此,未来十年心脏移植的主要研究重点包括个体化免疫抑制治疗以及长期免疫和非免疫并发症的调查和管理[90]。

超急性排斥反应

超急性排斥反应是由受体体内预先形成的供体特异性抗体引起的。ABO血型和PRA的筛查使这种情况成为一种罕见的并发症。

超急性排斥反应发生在移植后几分钟到几小时内,结果是灾难性的。肉眼检查可见斑驳的或暗红色的、松弛的同种异体移植物,组织学检查证实其特征性的间质出血和水肿而没有淋巴细胞浸润。免疫荧光技术显示免疫球蛋白和补体沉积在血管内皮细胞上。应立即实施血浆置换、静脉注射免疫球蛋白和机械支持,再次移植可能是唯一的成功策略。

急性排斥反应的诊断

在环孢素时代前,急性排斥反应的典型临床表现包括低热、疲倦、白细胞升高、心包摩擦感、室上性心律失常、心电图导联低电压、低心排、运动耐量下降和充血性心力衰竭的表现。

在环孢素时代,典型的排斥反应变得更为隐袭,患者即使在排斥反应发生后期也可没有上述症状。因此,例行监测并及早发现排斥反应至关重要,以尽量减少对移植物的累积损伤。

右心室心内膜心肌活检仍然是急性排斥反应诊断的金标准。最常用经皮右颈内静脉途径技术对原位心脏移植物进行心肌活检。室间隔心肌标本常用甲醛固定,冰冻切片偶尔用于紧急诊断。

可通过肺动脉导管获得血流动力学参数。并发症比较罕见(1%~2%),包括静脉血肿、误穿刺入颈动脉、气胸、心律失常、心脏传导阻滞、右心室穿孔及三尖瓣损伤。

不同医疗机构心内膜心肌活检的流程不同,但也反映出患者心脏移植后的前6个月发生排斥反应的风险更大。在术后

早期,最初每7~10天进行活检,在第1年后延长为每3~6个月进行心肌活检。怀疑排斥反应时应额外进行心肌活检。

根据国际心肺移植学会(the International Society for Heart and Lung Transplantation,ISHLT)心肌活检标准分级系统,合格的活检样本要求最少4块心内膜组织,每块的纤维组织、血栓及其他不可判断的组织成分(例如压碎的人工制品或加工不良的碎片)比例应小于50%[91]。淋巴细胞浸润的细胞种类及程度,再加上活检有无发现心肌细胞坏死,决定了细胞排斥的严重程度[92]。

最近又有人对AMR的病理学特征和鉴别做了进一步阐述[93]。2004年国际心肺移植学会简化了1990版对于细胞排斥的病理诊断分类,分为轻、中、重度,也简化了抗体介导的排斥反应的组织学特征的鉴别[94]。制定新的评级标准是为了更好地解决挑战和旧评级系统使用中的不一致问题。表60-7和60-8显示了新的2004版ISHLT分级标准[94]。

无创方法对于诊断急性排斥是不可靠的。测量心电图导联电压、E玫瑰花环分析技术是早期心脏移植时代的有效方法[95],但对目前应用环孢素的移植患者,这些诊断方法毫无价

表60-7　ISHLT心肌活检标准分级系统:急性细胞排斥(2004) [*]

分级	组织学表现
0R[†]	无排斥
1R(轻度)	间质性和/或周围血管淋巴细胞浸润,最多1个局灶性心肌损伤
2R(中度)	两个或两个以上部位淋巴细胞浸润伴心肌损伤
3R(重度)	弥漫性淋巴细胞浸润伴多灶性心肌损伤,伴或不伴细胞水肿、出血、血管炎症

[*] 根据是否存在急性AMR,分级为AMR 0级及AMR 1级(见表64-8)。
[†] 其中R表示修订后级别,以避免与1990年的方案混淆。

Modified with permission from Stewart S, Winters GL, Fishbein MC, et al: Revision of the 1990 working formulation for the standardization of nomenclature in the diagnosis of heart rejection, *J Heart Lung Transplant*. 2005 Nov; 24(11): 1710-1720.

表60-8　ISHLT急性抗体介导的排斥反应推荐(2004)

AMR 0级	无急性AMR,无AMR组织学及免疫病理学上的表现
AMR 1级	存在AMR, 有AMR组织学特征, 免疫荧光染色阳性或者免疫过氧化物酶染色阳性(CD68、CD4阳性)

Modified with permission from Stewart S, Winters GL, Fishbein MC, et al: Revision of the 1990 working formulation for the standardization of nomenclature in the diagnosis of heart rejection, *J Heart Lung Transplant*. 2005 Nov; 24(11): 1710-1720.

表 60-9　ISHLT 抗体介导的排斥反应共识会议 2011 年建议的初步命名方案

pAMR0 级	病理 AMR 阴性：组织学和免疫病理学检查均为阴性
pAMR1 级（H+）	pAMR1（H+）：仅有 AMR 的组织病理学特征：组织学检查阳性，免疫病理检查结果为阴性
pAMR1 级（I+）	仅有免疫病理性 AMR：组织学检查阴性，免疫病理检查结果为阳性
pAMR2	病理性 AMR：组织学和免疫病理学均为阳性
pAMR3	严重的病理性 AMR：这一类别非常罕见，组织病理学发现伴有间质出血、毛细血管碎裂、混合性炎性细胞浸润、内皮细胞固缩和/或核破裂和明显水肿。该小组报告的经验是：这些病例可能与严重的同种移植物功能障碍和较差的临床结果有关

Data from Berry GJ, Angelini A, Burke MM, et al: he ISHLT working formulation for pathologic diagnosis of antibody-mediated rejection in heart transplantation: evolution and current status（2005-2011）, *J Heart Lung Transplant*. 2011 Jun;30（6）:601-611.

值[96]。信号平均心电图[97]、超声心动图[98]或两者的结合[99]、MRI[100]、锝心室造影[101]，以及各种免疫生化标记物[102]敏感性及特异性均不高，所以并没有广泛应用[103]。

外周血基因表达分析图作为鉴别排斥反应的无创方法，是一个全新的、有发展前途的领域[104]。自 2006 年以来，AlloMap 检测已获得 FDA 批准并广泛实施，以帮助稳定的心脏移植受者排除急性同种心脏移植排斥反应，并已使心内膜心肌活检组织检查方案的使用减少[105-108]。

急性排斥反应的预防和治疗

在过去的 40 年里，基础免疫抑制有了相当大的发展。目前的趋势表明，与他克莫司为基础的钙磷酸酶抑制剂相比，环孢素 A 的使用率较低。吗替麦考酚酯（MMF）已在很大程度上取代了硫唑嘌呤（依木兰），仍然是最常用的辅助治疗。几个中心正在尝试实现一种无类固醇的双重免疫抑制方案[109]。

皮质类固醇是抗排斥反应治疗的基石。发生在术后 1~3 个月内的任何排斥反应或严重排斥反应的治疗选择可以应用短疗程（3 天）静脉注射甲泼尼龙（1 000mg/d）。几乎所有其他排斥反应治疗是最初增加口服泼尼松剂量（100mg/d），然后在几周内逐渐减为维持量[110]。尽管没有被普遍接受，但许多移植中心成功地减少了皮质类固醇的剂量，同时获得了与传统剂量类似的排斥反应逆转发生率。

强化抗排斥反应治疗结束后 7~10 天应重复进行心内膜心肌活检，以评估是否得到足够的治疗。如果活检结果没有改善，建议进行第二次类固醇激素冲击治疗，如果排斥反应进展（或者患者血流动力学不稳定），应开始补救治疗。

用他克莫司替代环孢素也许可以消除激素不敏感的持续排斥反应的患者的住院需求[111]。同样的，西罗莫司也可以作为吗替麦考酚酯及硫唑嘌呤的替代治疗[112]。可以用 OKT3、抗胸腺细胞球蛋白和胸腺球蛋白治疗血流动力学不稳定的严重排斥反应[113]。甲氨蝶呤在消除慢性低度排斥反应方面特别成功。在某些难治性排斥反应采用全淋巴细胞照射及光化学疗法也取得了成功[114]。对上述干预没有反应的患者，再次心脏移植是其最终的治疗选择。然而，因排斥反应进行再次移植的结果令人沮丧，故在大多数中心，它不再是再次移植的适应证。伴有心源性休克的严重排斥反应需要在积极药物治疗期间给予 ECMO 辅助。

无症状的轻度排斥反应（1 级）通常不予处理但应重复心内膜心肌活检来进行监测，因为只有 20%~40% 的轻度排斥反应进展为中度排斥反应[115]。另一方面，存在心肌细胞坏死表现（3b 和 4 级）的排斥反应一定会危及移植心脏的活力，是普遍接受的治疗适应证。中度排斥反应（3a 级）的治疗存在争议，需要考虑多种因素[116]。特别是 Stoica 和同事发现急性中重度细胞排斥反应对移植物血管病变有累积效应[117]。不管活检结果如何，移植物功能障碍是住院抗排斥治疗的适应证，严重情况下应进行有创血流动力学监测和正性肌力药物的支持。

抗体介导的排斥反应

抗体介导的排斥反应（AMR）以前叫做血管排斥反应或体液排斥反应，由免疫反应体液方向的一个分支所介导。与急性细胞排斥反应不同的是发生 AMR 时患者血流动力学不稳定，经常需要正性肌力药物支持[117]。心脏移植后 1 年内无症状 AMR 发生率很高，且易复发。AMR 越严重，改善的机会就越低[118]。诊断需要光镜下血管内皮细胞肿胀和免疫荧光技术显示免疫球蛋白-补体复合物沉积的证据[119]。积极治疗包括血浆置换、大剂量皮质激素、肝素、IgG 和环磷酰胺[120]。尽管有这些干预措施，有症状的急性 AMR 死亡率很高[120,121]。急性血管性排斥反应或慢性轻度血管排斥反应的反复发作，在移植心脏的冠脉病变方面起了重要作用[122]。

心脏移植的感染并发症

病原体与感染时机

感染是心脏移植群体发病和死亡的主要原因[5,123]。一种为避免由巨细胞病毒（cytomegalovirus, CMV）感染导致严重疾病的新化学预防方案的引进，使心脏移植后感染发作减少并延迟感染的发作。在移植后的前 3 个月，或在因急性排斥反应以及再次移植而增强免疫抑制剂后的患者发生致命性感染的风险最大[123]。表 60-10 列出了患者（受体）最常见的病原菌感染。

表 60-10 心脏移植受体的感染

早期感染(术后1个月内)

I. 肺炎:革兰氏阴性杆菌
II. 纵隔炎及胸部切口感染:
　　表皮葡萄球菌
　　金黄色葡萄球菌
　　革兰氏阴性杆菌
III. 导管相关的菌血症:
　　表皮葡萄球菌
　　金黄色葡萄球菌
　　革兰氏阴性杆菌
　　白色念珠菌
IV. 泌尿系统感染:
　　革兰氏阴性杆菌
　　肠球菌
　　白色念珠菌
V. 皮肤黏膜感染:
　　单纯疱疹病毒
　　念珠菌

晚期感染(术后1个月后)

I. 肺炎
　A. 弥漫性间质性肺炎
　　卡氏肺囊虫
　　巨细胞病毒*
　　单纯疱疹病毒
　B. 叶或结节性(±空洞性)肺炎:
　　隐球菌
　　曲霉菌
　　细菌(社区获得性,院内感染)
　　星状诺卡氏菌
　　分枝杆菌
II. 中枢神经系统感染:
　A. 脓肿或脑膜脑炎
　　曲霉菌
　　弓形虫*
　　脑膜炎双球菌
　　隐球菌
　　李斯特菌
III. 胃肠道感染:
　A. 食管炎
　　白色念珠菌
　　单纯疱疹病毒
　B. 腹泻或下消化道出血
　　曲霉菌
　　念珠菌
IV. 皮肤感染:
　A. 水疱病变
　　单纯疱疹病毒
　　水痘带状疱疹病毒
　B. 结节性或溃疡性病变
　　诺卡菌
　　念珠菌(播散性)
　　非典型分枝杆菌
　　隐球菌

* 已知的经供体传播的病原菌。

预防措施和预防感染

移植术后有传染性的病原体如 CMV、弓形虫、乙型肝炎病毒、丙型肝炎病毒、人类免疫缺陷病毒是明确的[124]。感染的预防开始于移植前供受体的筛选[125]。表 60-11 列出了当前的建议指南。此指南还概述了围术期和术后的抗菌预防措施,以及免疫接种。

心脏移植后特异性病原体感染

细菌

革兰氏阴性杆菌感染是心脏移植最常见的细菌感染并发症。此外,大肠杆菌、铜绿假单胞菌分别是最常见导致尿路感染和肺炎的病原微生物[123]。葡萄球菌已被证明是大多数的革兰氏阳性细菌感染的病原菌。

病毒

巨细胞病毒(CMV)仍然是心脏移植术后感染发生及感染

表 60-11 心脏移植感染的常规预防及检测准则

I. 术前筛选
　A. 供体
　　1. 临床评价
　　2. 血清学检查(HIV、HBV、HCV、CMV、弓形虫)
　B. 受体
　　1. 病史及体格检查
　　2. 血清学检查(HIV、HBV、HCV、CMV、弓形虫、单纯疱疹病毒、水痘带状疱疹病毒、EB病毒、区域性真菌)
　　3. 纯化蛋白衍生物(PPD)或结核菌素皮试
　　4. 中段尿培养
　　5. 粪便寄生虫及虫卵检查(特定移植中心检查小杆线虫)
II. 抗生素预防
　A. 围术期
　　1. 第一代头孢菌素(或万古霉素)
　B. 术后
　　1. 甲氧苄啶-磺胺甲噁唑或戊烷脒(治疗卡氏肺囊虫)
　　2. 制霉菌素或克霉唑(治疗念珠菌感染)
　　3. 阿昔洛韦一旦停用后,使用更昔洛韦治疗(用于巨细胞病毒阴性的供、受体以外的所有患者)
　　4. 阿昔洛韦(治疗单纯疱疹病毒和带状疱疹,常规使用尚有争议)
　　5. 标准的心内膜炎预防
　C. 术后免疫接种
　　1. 肺炎球菌(每5~7年增强免疫一次)
　　2. A型流感病毒疫苗(每年接种;各移植中心自定)
　　3. 接触过麻疹病毒、水痘、破伤风梭菌、乙型肝炎病毒的未预防接种过的受体需要特异性免疫球蛋白治疗(例如水痘-带状疱疹免疫球蛋白)

HBV,乙型肝炎病毒;HCV,丙型肝炎病毒;HIV,人类免疫缺陷病毒。

死亡最常见的致病病原体[126]。巨细胞病毒不仅导致感染综合征,更直接与急性排斥反应,移植物血管病变,术后淋巴细胞增殖性疾病相关[126]。另外,巨细胞病毒感染相关的白细胞减少患者容易继发其他病原体感染(如卡氏肺囊虫肺炎)。CMV 感染可继发于供体传播的感染,体内潜在感染的激活或血清学巨细胞病毒阳性患者不同病毒株的再感染[126]。许多移植中心应用不同类型的更昔洛韦治疗方案[127]。治疗系统性 CMV 感染的标准方案为静脉应用更昔洛韦 2~3 周(5mg/kg,一天两次,随肾功能调整剂量)。对于组织侵袭性病变,特别是肺炎,许多中心用高效价抗 CMV 免疫球蛋白治疗[128]。预防 CMV 感染要求用聚合酶链式反应(polymerase chain reaction,PCR)及 CMV 抗原技术进行周期性监测,这些技术可以在有临床感染表现之前的重要时间段,快速检测外周血白细胞病原体蛋白[129]。缬更昔洛韦是一种比口服更昔洛韦有效 10 倍的抗病毒药,已被证明对治疗及预防 CMV 感染有效且更方便[130,131]。

虽然阿昔洛韦(无环鸟苷)不能治愈单纯疱疹或带状疱疹病毒,但是可以减少其复发以及减轻水疱带来的不适症状。EB 病毒感染可能与移植后免疫功能低下患者发生淋巴细胞增殖性疾病相关[132]。

真菌

常见的皮肤黏膜念珠菌病通常可以局部用抗真菌药物治疗(制霉菌素或克霉唑)。上述治疗不佳或累及食管的念珠菌病可采用氟康唑治疗,对于治疗念珠菌血症同样有效。要特别注意的是,体外试验下,氟康唑对于治疗特殊菌珠如克柔念珠菌及白色念珠菌敏感性稍差[123]。

曲霉菌是一种移植术后患者机会感染性病原体,死亡率极高[133]。5%~10% 的受体在移植后前 3 个月因曲霉菌导致严重肺炎。曲霉菌播散至中枢神经系统几乎没救[134]。即使在治疗情况下,由于其对免疫低下患者仍有较高的致死率,医生应对其保持高度敏感性及积极性,一旦怀疑,即使无明确证据,就应该开始着手积极治疗。两性毒素 B、伊曲康唑、伏立康唑是可供选择的治疗药物。

原虫

受体的卡氏肺囊虫感染的发生率从小于 1% 到 10% 不等[135]。由于病原体在肺泡内生存,通常通过支气管肺泡灌洗液来进行必要的诊断[136]。在做了肺活检的患者,组织病理学检查对于诊断此病也是有帮助的。高剂量甲氧苄啶(TMP)/磺胺甲噁唑(SMX)或静脉应用戊烷脒也是本病的治疗选择[123]。

心脏移植后的弓形虫感染通常是寄生虫容易侵入肌肉组织而使血清阳性供者心脏中潜伏的疾病重新激活的结果[137]。弓形虫可经由未煮熟的肉类或猫粪感染。确诊需要活检组织发现其滋养体伴周围组织炎症,也可应用 PCR 检测[138]。它通常导致中枢神经系统感染,可以用乙胺嘧啶加磺胺及克林霉素治疗[123]。

心脏移植后的慢性并发症

心脏同种移植物血管病变

心脏同种移植物血管病变(cardiac allograft vasculopathy,

CAV)是一种独特的、快速进展的疾病,以移植术后移植物早期血管内膜增生、晚期心外膜下血管狭窄、小血管闭塞伴心肌梗死为特征。患者的长期存活主要受 CAV 的限制,是移植 1 年后死亡的首要原因[5]。血管造影检查结果显示:在移植 5 年后大约 40%~50% 的患者有移植物冠状动脉病变[139]。尽管 CAV 与冠状动脉粥样硬化类似,但两者仍有重要区别(图 60-11)[140]。特别是 CAV 血管内膜增生呈向心性而非离心性,且病变弥漫,从近端到远端的冠状动脉分支均受累,多不伴内膜钙化,且内弹性层完好。

移植物血管病变的具体病因仍不明确,但有强烈证据表明这种现象与非免疫危险因素调节的免疫机制相关[141]。免疫机制包括急性排斥反应、抗 HLA 抗体的形成。非免疫因素主要包括移植手术本身、供体年龄、高血压病、高脂血症及术前糖尿病。另外与免疫抑制剂(如钙调磷酸酶抑制剂、激素)相关的负性作用,如 CMV 感染、肾毒性、新发糖尿病,在 CAV 发展中扮演着重要角色[142-144]。

普遍认为,CAV 的启动源于移植物冠脉的亚临床内皮细胞损伤,这导致了一系列涉及细胞因子、炎症介质、补体激活和白细胞黏附分子的免疫瀑布过程。这些变化会产生炎症,最终导

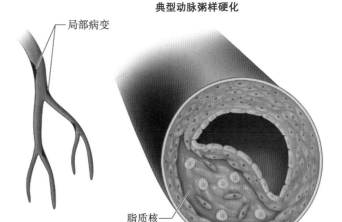

典型动脉粥样硬化

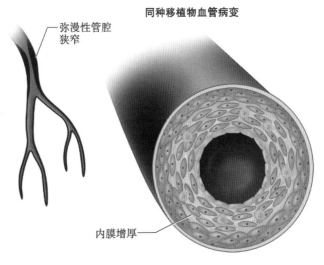

同种移植物血管病变

图 60-11 典型动脉粥样硬化和移植物血管病变示意图

致血栓、平滑肌细胞增殖和血管收缩。最初的内皮损伤可能是缺血再灌注损伤或宿主抗移植物免疫反应的结果[143,144]。

CAV 可能在移植术后几周内就出现,然后进行性加速发展,导致管腔闭塞,发生心肌缺血,然后出现移植物衰竭。因为移植物去神经化后导致的无症状性心肌缺血使得 CAV 的临床诊断尤为困难和复杂。CAV 的最初表现通常是室性心律失常、充血性心衰、猝死[145]。每年行冠状动脉造影检查是监测 CAV 的方法,同时也是诊断标准。根据目前 ISHLT 的命名建议[146],心脏移植术后 1 年发生的中重度 CAV 与随后的主要不良心脏事件有关[147]。血管内超声(intravascular ultrasound, IVUS)能更好地提供重要的关于血管壁形态的量化信息及内膜增厚的程度[148]。

由于冠脉造影及血管内超声是有创检查,可能对患者增加额外风险。而无创性筛选检查(如铊显像、多巴酚丁胺负荷超声),对于筛选 CAV 的敏感性和特异性均不高[149]。其他可能的方法包括脉冲组织多普勒、电子束 CT(超快速 CT)、快速 CT 和 MRI。这些检查可能在未来取代有创检查。

目前进展的 CAV 唯一有确切疗效的治疗手段是再次移植,再移植也增加了患者的风险,并且也有供体不足的问题[145]。由于 CAV 病变弥漫,且远端血管受累的特点,支架植入及血管成形比非心脏移植术后患者治疗效果差,并且需要重复治疗的可能性极大[150]。所以预防 CAV 是重点。术前、脑死亡时应避免血管内皮损伤,缩短冷缺血时间,转运及保存供心时要注意做好心肌保护[145]。术后应经验性的修正危险因素(如饮食、降低血清胆固醇药物、戒烟、控制高血压等)。有几项研究表明,使用钙通道阻滞剂、血管紧张素转化酶抑制剂或戊二酰辅酶 A(HMG-CoA)还原酶抑制剂可以减少 CAV 的发生[151,152]。

新型免疫抑制剂,尤其是细胞增殖抑制剂(依维莫司、西罗莫司),也许对降低 CAV 发病率、减轻其严重程度及减缓疾病进展有帮助[153-157]。

肾功能不全

2009 年 ISHLT 报告了有关近期心脏移植患者(2001—2007 年)长期随访肾功能不全情况的队列研究的重要进展,并与 1994—2000 年心脏移植患者相比较。Kaplan-Meier 生存分析法估计,1994—2000 年的心脏移植患者在 10 年时仅有 60% 无严重肾功能不全(定义为血肌酐水平超过 221μmol/L,并且需要透析或者肾移植治疗)。2001—2007 年的心脏移植患者在 5 年时严重肾功能不全发生率较前一组患者下降了 11%[5]。特别是伴有终末期肾衰竭的心脏移植患者死亡风险明显增加了[158]。

环孢素对心脏移植患者的肾毒性作用已被广泛认同并已被详细阐明。由于环孢素微乳剂(新山地明)的生物利用度较传统剂型提高了,给药 2 小时后(C2)其血药浓度就达到了监测浓度[159]。新山地明 C2 浓度监测是一个检测免疫抑制效率时比谷值水平监测更有价值的指标,也是避免环孢素肾毒性及其他相关副作用的良好方法[160]。较小剂量的环孢素对于延缓肾病进展也许有用,尤其是在与新型免疫抑制剂(如吗替麦考酚酯、西罗莫司)合用时[161,162]。也有一些移植中心采用无钙调磷酸酶抑制剂的免疫抑制方案[163]。

高血压

50%~90% 的心脏移植患者术后合并有中重度全身性高血压[5]。液体潴留加上外周血管收缩似乎发挥了很大作用。虽然确切机制目前还不清楚,但是很可能与环孢素诱导的肾小管毒性以及交感神经兴奋介导的全身小动脉和肾动脉收缩相关[164]。服用他克莫司的高血压发生率较环孢素低[165]。单一的抗高血压药物治疗效果不佳,对于这种难治性高血压治疗难度大,目前仅是经验性治疗。在一个前瞻性、随机试验中,应用单药地尔硫䓬及赖诺普利血压控制达标率均小于 50%[166]。利尿剂应慎用于这部分人群,因为其在容量负荷重伴高血压及容量不足伴低血压之间的平衡较脆弱。过度利尿可以通过进一步降低肾血流量及改变环孢素药代动力学,从而增加环孢素肾毒性[167]。β 受体阻滞剂也应小心应用,因为其减弱了运动时心脏的心率调节能力。

恶性肿瘤

长期免疫抑制治疗增加了恶性肿瘤的发病率,约 4%~18%,是一般人群发生率的 10~100 倍[168]。由于免疫抑制剂的使用,使移植物及患者生存时间增加,同样也导致了肿瘤发生率增加[168]。与移植物血管病变一样,恶性肿瘤已经成为了一个限制患者长期生存的重要因素[5]。淋巴细胞增生性肿瘤和皮肤癌是心脏移植受体最常见的恶性肿瘤[168]。T 淋巴细胞对 EB 病毒刺激的 B 淋巴细胞增殖失去控制似乎是淋巴增生性疾病发生的主要机制[169]。在使用单克隆抗体和多克隆抗体治疗后,发生这些恶性肿瘤的危险进一步增加[170,171]。

在移植受体的治疗方案包括减少免疫抑制剂的用量和使用大剂量阿昔洛韦(削弱 EB 病毒复制)也包括癌症的常规疗法(化疗、放疗和手术切除),但这些常规疗法风险较高且成功率较低。他汀类药物作用和癌症风险的相关研究在一项单中心回顾性研究中进行,1985—2007 年该中心对 255 名患者进行了心脏移植手术。接受他汀类药物治疗的患者移植后 8 年恶性肿瘤的累积发生率降低了(34% vs 13%)。此外,他汀类药物的使用与提高无癌生存率和总生存率有关。一项前瞻性研究似乎更有必要,尽管调查人员不可能对所有混杂因素进行调整,但这些数据表明,接受他汀类药物治疗的受试者的无癌生存率和总体生存率都有所提高[172]。

其他慢性并发症

大多数移植患者最终发展为高脂血症,可通过控制饮食、运动及降脂药物来治疗[173]。其他影响移植术后发病率的并发症通常包括骨质疏松、肥胖、恶病质及胃肠道并发症,尤其是胆结石[174,175]。

再次心脏移植

目前再次心脏移植占心脏移植的比例小于 3%[5]。再次心脏移植的主要适应证是早期移植物衰竭,移植物冠状动脉病变及难治性急性排斥反应[176,177]。

手术技术和免疫抑制方案与首次心脏移植类似。尽管进入环孢素时代后患者死亡率降低,再次心脏移植实际生存率仍然不高。国际心肺移植学会(ISHLT)的 1987—1998 年再移植患者数据显示,再移植患者术后 1 年、2 年、3 年的生存率分别为 65%、59%、55%。在这项分析中,移植间隔≤6 个月者 1 年生存率为令人沮丧的 50%。

相反的,如果第一次移植和再移植之间的时间间隔超过 2 年,再移植后 1 年生存率与初次移植时接近[177]。2009 年的 ISHLT 研究显示,再移植患者的五年生存率较前一阶段每次都提高了 15%~17%(1982—1991,1992—2001,2002—2007)。同样在最近一个时期(2002—2008 年),如果和初次移植时间间隔超过 5 年,再移植的 1 年生存率与初次移植 1 年生存率相同(86%)[5]。供体年龄大也是这部分受体死亡率增加的原因之一[177]。

最近的一项器官共享联合网络(UNOS)注册研究调查了再次移植术后移植物衰败的高风险相关的危险因素(671 例)。多变量分析显示:高龄、血清肌酐升高和术前机械通气与术后 1 年移植物衰败相关。患者年龄每增加十年,术后 1 年移植物衰败的概率增加 20%。此外,血清肌酐每增加 1mg/dL(约 88.4μmol/L),移植物衰败的可能性增加 58%[178]。

UNOS 注册中心的另一个项目研究了通过机械循环支持将患者过渡到再次移植的有效性。根据 UNOS 注册处的数据,1 690 例再移植中有 149 例通过机械辅助来过渡,其中 54 例采用体外膜氧合(ECMO),90 例采用心室辅助装置(VAD)。那些采用机械辅助装置过渡到再次移植的患者总体表现不佳,其中 ECMO 亚组结果最差。初次移植后至少 1 年接受移植术的 VAD 过渡患者的生存率与那些不需要 VAD 的再次移植者相似。然而,在初次移植后 1 年内再移植的用机械辅助过渡的人群中,生存率明显更差[179]。

这些数据说明,尽管再移植与高死亡率及高并发症发生率相关,如果小心选择患者,尤其是那些年龄相对较小者、与初次移植间隔时间更长的患者,再移植的预后还是可以让人接受的。尽管如此,供体短缺仍然是再移植需要面对的重要伦理困境[180]。

心脏移植结果

尽管缺乏有关心脏移植患者预后的对照试验,但与 RE-MATCH 试验中药物治疗及机械辅助治疗的患者相比,前者生存率还是令人满意的[2,6]。对于中高危的晚期心衰患者,心脏移植尤其具有优势[181]。尽管心脏移植增加手术相关风险,但其总体结果仍在改善[5,78]。

心脏移植的围术期死亡率(即 30 天)为 5%~10%[182]。总体的 1 年生存率达到了 86%[5,78]。心脏移植术后前 6 个月生存曲线较陡,以后每年生存率线性下降(约每年下降 3.5%),甚至超过 15 年,生存率的变化趋势仍然如此[5]。术后前 30 天死亡原因为移植物衰败(这是主要的、非特异性的死亡原因),以及多器官功能衰竭和感染。术后 1 年内的死亡原因主要是感染、移植物衰败及急性排斥反应。1 年以后 CAV 及恶性肿瘤成为大多数患者的死亡原因[5,78]。

虽然许多亚组的患者,包括致心律失常性右室心肌病、肥厚型心肌病、限制性心肌病(除外淀粉样变或化疗/放疗)和成人先天性心脏病的结果相似,但 485 名围产期心肌病(peripar-tum cardiomyopathy,PPCM)妇女的移植后结果较差。使用 UN-OS 对结果进行了调查(1987—2010 年;42 406 例)。PPCM 患者更年轻,敏感度更高,需要更高强度的移植前心血管支持,移植物衰败和死亡增加,这可能继发于移植前的高敏感状态、排斥反应增加,以及敏感度更高[183]。

在患者心脏移植后进行的健康相关的生活质量研究显示,大多数心脏移植患者,尤其是没有术后并发症的患者,10 年后的生活质量接近正常人群[184]。

在几项研究中调查了影响患者长期生存的因素。UNOS 登记研究(1987—1999)的分析中,将存活至少 10 年的患者(9 404 例)与 10 年内死亡的患者(10 373 例)进行比较。在多变量模型中,使长期存活增加的影响因素包括:移植时受者年龄<55 岁、缺血时间较短、较年轻的供体、白人和心脏中心的年移植量 >9。机械通气和糖尿病的存在降低了长期存活的可能性[185]。

最近的一项研究调查了保险和教育对长期生存的影响:接受医疗保险和医疗补助的患者的 10 年生存率低于私人保险/自费患者(分别为 8.6% 和 10.0%)。受过大学教育的患者 10 年生存率高出 7.0%。这些存活率差异随着时间的推移而增加。多变量分析表明,大学教育降低了 11% 的死亡风险,而医疗保险和医疗补助分别增加了 18% 和 33% 的死亡风险[186]。

最近的一项系统性综述发现,心脏中心的移植手术量与死亡率增加有关。无法确定可接受的最小移植量;然而,每年 10 到 12 例移植已经是死亡率相对较高的小体量中心的上限。重组移植中心以明确最低移植数量的影响是无法估量的[187]。

使用先前验证的接受者风险指数的 UNOS 登记研究(2000—2010)探讨了患者风险和机构的移植数量之间的关系对短期死亡率的影响。机构每年的移植数量,定义为低(<7)、中(7~15)和高(>15),是风险和死亡率之间关系的影响者。因此,当高风险患者在移植手术量较大的中心进行心脏移植时,他们的 1 年的生存率将有所提高[188]。

UNOS 注册中心的另一项研究使用混合效应 logistic 回归模型,结果显示:虽然 1 年死亡率随着中心手术量的减少而增加,但这仅占中心之间死亡率变异性的 16.7%。这些表明尽管机构移植数量可能是手术结果的一个重要影响因素,但其他因素也会导致死亡风险的增加,这些因素可能不包含在 UNOS 登记处目前收集的数据之中[189]。

来自器官共享联合网络数据库的其他观点

最近有关分析多中心器官共享联合网络(UNOS)的移植患者的开放队列研究的文献明显增多。这个数据库包括了全美 1987 年以后所有的心脏移植患者,并且是一个公共网络。这个网络也有等待名单、供体信息以及临床结果。与其他大型网络数据库一样,UNOS 存在潜在错误及数据不全的缺点。然而以前只能由单中心、多机构数据解决的问题,现在可以用这个超过 20 000 名移植患者的队列来研究。

上述文献的发表对于研究影响移植后受体近期及远期生存率的相关因素有很大冲击。Russo 以及他的合作者报道了简单的糖尿病不应作为心脏移植的排除标准,因为其与非糖尿病患者的生存率相同[190]。然而,严重的糖尿病的移植生存率较低,应该考虑最终的心室辅助治疗,或者被列为移植高危患者。Zaidi 及其合作者报道了结节病患者心脏移植术后短中期生存率比其他疾病患者更好,所以结节病不应作为心脏移植排除标准[191]。Kpodonu 及其合作者研究表明:在女性患者,淀粉样变心肌病患者移植后 1 年生存率明显下降,而与有其他诊断的男性患者生存率相当[192]。Nwakanma 及其合作者证明了 PRA 增高的患者移植后 1 年内排斥风险增加,生存率下降[193]。Weiss 及其合作者报道年龄大的患者(大于 60 岁)的远期生存率也是可以接受的(5 年生存率大于 70%)[194]。尽管老年充血性心力衰竭患者术后感染及急性肾功能不全发生率略微增高,较其他患者平均住院时间多 2 天,但其移植后生存获益仍然是值得信服的。Weiss 及其合作者另一个研究发现有潜在器官捐赠倾向的肥胖患者,同样也是潜在的移植心脏受体患者[195]。值得注意的是尽管肥胖患者移植术后短期生存率与其他人群一样,该人群在列入等待移植名单后等待时间更长,获得供体的可能性较其他人群低一些。

有关心脏移植手术技术以及术后左室辅助装置的应用情况,也可以从 UNOS 数据库获得。之前提到过的,Weiss 及其合作者报道了采用双房法及双腔静脉法进行心脏移植手术,其术后生存率一样[74]。然而他们也证实了双腔静脉法患者住院时间缩短了,永久起搏器的应用率降低了。Pal 及其合作者通过分析应用心室辅助装置过渡到心脏移植,以及应用静脉泵入正性肌力药物的患者,发现应用心室辅助的患者大多数成功过渡到了心脏移植,而这些多是那些应用正性肌力药物未能成功过渡的患者[196]。与 ISHLT 数据库相对比,发现有 LVAD 支持过渡的心脏移植患者较状态 I 级没有心室辅助过渡的患者,其术后并发症发生率及死亡率并未增加。Shuhaiber 及其合作者对比了应用 Novacor 型 LVAD 和 HeartMate 型 LVAD 支持的心脏移植患者,两组术后 1 年生存率、排斥发生率及感染发生率无差别[197]。然而 Novcor 组被证实术后 5 年生存率较低。

Weiss 及其合作者也调查了移植中心手术量与患者预后之间的关系,指出年手术量是原位心脏移植患者短期死亡的独立预测因子[198]。虽然目前的医疗保险和医疗补助服务中心授权的标准是心脏移植中心每年进行 10 次手术才有资格获得资助,这项研究发现了年手术量对于预后的影响有个拐点——年手术量超过 40 例的心脏中心移植后 30 天的死亡率小于 5%。

未来展望

由于过去十年来心脏移植空前的发展,其临床结果已显著改善。虽然心脏移植仍然是终末期心力衰竭患者的最佳治疗选择,但是未来研究者仍然面临一系列挑战,比如进一步提高生存率、减少移植相关并发症。限制患者长期生存的一个主要因素是移植物排斥反应和免疫抑制剂的副作用。发展可靠的、无创性诊断方法能更有效地早期发现排斥反应和监测治疗效果。最终,这将有助于更精确地控制免疫抑制疗法,从而减少移植物的累积性损伤和感染相关并发症。分子检测及基因表达图谱很快可以得到应用,也许会成为最佳的无创诊断方法[105,108]。

在免疫抑制策略方面,我们仍需要继续努力,以确保能保留受体的大部分免疫反应的同时对移植器官抗原无免疫攻击。增殖信号抑制剂如西罗莫司及伊维莫司目前正显示出良好的结果。另外可通过基因工程技术改变细胞膜结合的分子的相关表达,以使供体器官不容易受到免疫攻击。这种方法目前正被用于研究临床可应用的异种移植心脏来源。异种移植最终可能作为供体器官的一个来源,尽管延长异种移植存活时间仍然是一个遥不可及的目标。并且转基因试验这个未解决的伦理问题,以及牲畜病原体可能传播给免疫抑制的受体这一事实,使得异种移植的相关问题更加复杂化。

利用异体心肌细胞、自体平滑肌细胞、表皮成纤维细胞使衰竭的心脏再生的设想目前正处于实验阶段。阴性细胞系(Lineage-negative)骨髓细胞或者骨髓分化的内皮细胞前体细胞目前正处于研究之中,希望可用来使心肌梗死后的患者血管再生[199]。心脏移植仍然是 20 世纪人类的一项显著成就,并为终末期心力衰竭的治疗带来了革命性的变化。为了克服目前远期移植物功能衰败及患者生存率的难题,我们还需要作更深入的研究。

(杨滔 译 黄劲松 审)

参考文献

1. Steinman TI, Becker BN, Frost AE, et al: Guidelines for the referral and management of patients eligible for solid organ transplantation. *Transplantation* 2001; 71:1189.
2. Boyle A, Colvin-Adams M: Recipient selection and management. *Semin Thorac Cardiovasc Surg* 2004; 16:358.
3. Deng MC: Cardiac transplantation. *Heart* 2002; 87:177.
4. Costanzo MR, Augustine S, Bourge R, et al: Selection and treatment of candidates for heart transplantation: a statement for health professionals from the Committee on Heart Failure and Cardiac Transplantation of the Council on Clinical Cardiology, American Heart Association. *Circulation* 1995; 92:3593.
5. Taylor DO, Stehlik J, Edwards LB, et al: Registry of the international society for heart and lung transplantation: twenty-sixth official adult heart transplant report-2009. *J Heart Lung Transplant* 2009; 28(10):1007-1022.
6. Rose EA, Gelijns AC, Moskowitz AJ, et al: Randomized Evaluation of Mechanical Assistance for the Treatment of Congestive Heart Failure (REMATCH) Study Group: long-term mechanical left ventricular assistance for end-stage heart failure. *N Engl J Med* 2001; 345:1435.
7. Menicanti L, Di Donato M: Surgical left ventricle reconstruction, pathophysiologic insights, results and expectation from the STICH trial. *Eur J Cardiothorac Surg* 2004; 26:S42.
8. Stelken AM, Younis LT, Jennison SH, et al: Prognostic value of cardiopulmonary exercise testing using percent achieved of predicted peak oxygen uptake for patients with ischemic and dilated cardiomyopathy. *J Am Coll Cardiol* 1996; 27:345.
9. Rothenburger M, Wichter T, Schmid C, et al: Aminoterminal pro type B natriuretic peptide as a predictive and prognostic marker in patients with chronic heart failure. *J Heart Lung Transplant* 2004; 23:1189.
10. Francis GS, Cohn JN, Johnson G, et al: Plasma norepinephrine, plasma renin activity, and congestive heart failure: relations to survival and the effects of therapy in V-HeFT II. The V-HeFT VA Cooperative Studies Group. *Circulation* 1993; 87:VI40.
11. Mudge GH, Goldstein S, Addonizio LZ, et al: Twenty-fourth Bethesda Conference on Cardiac Transplantation. Task Force 3: recipient guidelines. *J Am Coll Cardiol* 1993; 22:21.
12. Laks H, Marelli D, Odim J, et al: Heart transplantation in the young and elderly. *Heart Failure Rev* 2001; 6:221.
13. Demers P, Moffatt S, Oyer PE, et al: Long-term results of heart transplantation in patients older than 60 years. *J Thorac Cardiovasc Surg* 2003; 126:224.
14. Kieler-Jensen N, Milocco I, Ricksten SE: Pulmonary vasodilation after heart transplantation: a comparison among prostacyclin, sodium nitroprusside, and nitroglycerin on right ventricular function and pulmonary selectivity. *J Heart Lung Transplant* 1993; 12:179.
15. Bourge RC, Naftel DC, Costanzo-Nordin MR, et al: Pretransplantation risk factors for death after heart transplantation: a multiinstitutional study. The Transplant Cardiologists Research Database Group. *J Heart Lung Transplant* 1993; 12:549.
16. Chen JM, Levin HR, Michler RE, et al: Reevaluating the significance of pulmonary hypertension before cardiac transplantation: determination

of optimal thresholds and quantification of the effect of reversibility on perioperative mortality. *J Thorac Cardiovasc Surg* 1997; 114:627.

17. Tenderich G, Koerner MM, Stuettgen B, et al: Pre-existing elevated pulmonary vascular resistance: long-term hemodynamic follow-up and outcome of recipients after orthotopic heart transplantation. *J Cardiovasc Surg* 2000; 41:215.

18. Chang PP, Longenecker JC, Wang NY, et al: Mild vs severe pulmonary hypertension before heart transplantation: different effects on posttransplantation pulmonary hypertension and mortality. *J Heart Lung Transplant* 2005; 24:998.

19. Sablotzki A, Hentschel T, Gruenig E, et al: Hemodynamic effects of inhaled aerosolized iloprost and inhaled nitric oxide in heart transplant candidates with elevated pulmonary vascular resistance. *Eur J Cardiothorac Surg* 2002; 22:746.

20. O'Dell KM, Kalus JS, Kucukarslan S, et al: Nesiritide for secondary pulmonary hypertension in patients with end-stage heart failure. *Am J Health Syst Pharm* 2005; 62:606.

21. Salzberg SP, Lachat ML, von Harbou K, et al: Normalization of high pulmonary vascular resistance with LVAD support in heart transplantation candidates. *Eur J Cardiothorac Surg* 2005; 27:222.

22. Newcomb AE, Esmore DS, Rosenfeldt FL, et al: Heterotopic heart transplantation: an expanding role in the twenty-first century? *Ann Thorac Surg* 2004; 78:1345.

23. Sigurdardottir V, Bjortuft O, Eiskjaer H et al: Long-term follow-up of lung and heart transplant recipients with pre-transplant malignancies. *J Heart Lung Transplant* 2012; 31:1276-1280

24. Pelosi F Jr, Capehart J, Roberts WC: Effectiveness of cardiac transplantation for primary (AL) cardiac amyloidosis. *Am J Cardiol* 1997; 79:532.

25. Dubrey SW, Burke MM, Hawkins PN, et al: Cardiac transplantation for amyloid heart disease: the United Kingdom experience. *J Heart Lung Transplant* 2004; 23:1142.

26. Uriel N, Jorde UP, Cotarlan V, et al: Heart transplantation in human immunodeficiency virus-positive patients. *J Heart Lung Transplant* 2009 Jul; 28(7):667-669.

27. Koerner MM, Tenderich G, Minami K, et al: Results of heart transplantation in patients with preexisting malignancies. *Am J Cardiol* 1997; 79:988.

28. Ostermann ME, Rogers CA, Saeed I, et al: Pre-existing renal failure doubles 30-day mortality after heart transplantation. *J Heart Lung Transplant* 2004; 23:1231.

29. Thomas HL, Banner NR, Murphy CL, et al: Incidence, determinants, and outcome of chronic kidney disease after adult heart transplantation in the United Kingdom. *Transplantation* 2012; 93:1151-1157.

30. Dichtl W, Vogel W, Dunst KM, et al: Cardiac hepatopathy before and after heart transplantation. *Transpl Int* 2005; 18:697.

31. Chokshi A, Cheema FH, Schaefle KJ, et al: Hepatic dysfunction and survival after orthotopic heart transplantation: application of the MELD scoring system for outcome prediction. *J Heart Lung Transplant* 2012; 31:591-600.

32. Yang JA, Kato TS, Shulman BP, et al: Liver dysfunction as a predictor of outcomes in patients with advanced heart failure requiring ventricular assist device support: use of the Model of End-stage Liver Disease (MELD) and MELD eXcluding INR (MELD-XI) scoring system. *J Heart Lung Transplant* 2012; 31:601-610.

33. Morgan JA, John R, Weinberg AD, et al: Heart transplantation in diabetic recipients: a decade review of 161 patients at Columbia Presbyterian. *J Thorac Cardiovasc Surg* 2004; 127:1486.

34. Morgan JA, Park Y, Oz MC, et al: Device-related infections while on left ventricular assist device support do not adversely impact bridging to transplant or posttransplant survival. *ASAIO J* 2003; 49:748.

35. Lietz K, John R, Burke EA, et al: Pretransplant cachexia and morbid obesity are predictors of increased mortality after heart transplantation. *Transplantation* 2001; 72:277.

36. Kilic A, Weiss ES, Arnaoutakis GJ, et al: Identifying recipients at high risk for graft failure after heart retransplantation. *Ann Thorac Surg* 2012; 93:712-716.

37. Rivard AL, Hellmich C, Sampson B, et al: Preoperative predictors for postoperative problems in heart transplantation: psychiatric and psychosocial considerations. *Prog Transplant* 2005; 15:276.

38. Loh E, Bergin JD, Couper GS, et al: Role of panel-reactive antibody cross-reactivity in predicting survival after orthotopic heart transplantation. *J Heart Lung Transplant* 1994; 13:194.

39. McKenna D, Eastlund T, Segall M, et al: HLA alloimmunization in patients requiring ventricular assist device support. *J Heart Lung Transplant* 2002; 21:1218.

40. Aranda JM Jr, Schofield RS, Pauly DF, et al: Comparison of dobutamine versus milrinone therapy in hospitalized patients awaiting cardiac transplantation: a prospective, randomized trial. *Am Heart J* 2003; 145:324.

41. Cochran RP, Starkey TD, Panos AL, et al: Ambulatory intraaortic balloon pump use as bridge to heart transplant. *Ann Thorac Surg* 2002; 74:746.

42. Dembitsky WP, Tector AJ, Park S, et al: Left ventricular assist device performance with long-term circulatory support: lessons from the REMATCH trial. *Ann Thorac Surg* 2004; 78:2123.

43. Clegg AJ, Scott DA, Loveman E, et al: The clinical and cost-effectiveness of left ventricular assist devices for end-stage heart failure: a systematic review and economic evaluation. *Health Technol Assess* 2005; 9:1.

44. Copeland JG, Smith RG, Arabia FA, et al: CardioWest Total Artificial Heart Investigators. Cardiac replacement with a total artificial heart as a bridge to transplantation. *N Engl J Med* 2004; 351:859.

45. Ermis C, Zadeii G, Zhu AX, et al: Improved survival of cardiac transplantation candidates with implantable cardioverter defibrillator therapy: role of beta-blocker or amiodarone treatment. *J Cardiovasc Electrophysiol* 2003; 14:578.

46. Vega JD, Moore J, Murray S, et al: Heart transplantation in the United States, 1998–2007. *Am J Transplant* 2009; 9(Part 2):932-941.

47. Khush KK, Menza R, Nguyen J, Zaroff JG, Goldstein BA: Donor predictors of allograft use and recipient outcomes after heart transplantation. *Circ Heart Fail* 2013; 6:300-309.

48. Southerland KW, Castleberry AW, Williams JB, Daneshmand MA, Ali AA, Milano CA: Impact of donor cardiac arrest on heart transplantation. *Surgery* 2013; 154:312-319.

49. Quader MA, Wolfe LG, Kasirajan V: Heart transplantation outcomes from cardiac arrest-resuscitated donors. *J Heart Lung Transplant* 2013; 32:1090-1095.

50. Singh TP, Almond CS, Taylor DO, Graham DA: Decline in heart transplant wait list mortality in the United States following broader regional sharing of donor hearts. *Circ Heart Fail* 2012; 5:249-258.

51. Zaroff JG, Rosengard BR, Armstrong WF, et al: Consensus conference report: maximizing use of organs recovered from the cadaver donor: cardiac recommendations, March 28-29, 2001, Crystal City, VA. *Circulation* 2002; 106:836.

52. Wheeldon DR, Potter CD, Oduro A, et al: Transforming the "unacceptable" donor: outcomes from the adoption of a standardized donor management technique. *J Heart Lung Transplant* 1995; 14:734.

53. Laks H, Marelli D, Fonarow GC, et al: UCLA Heart Transplant Group. Use of two recipient lists for adults requiring heart transplantation. *J Thorac Cardiovasc Surg* 2003; 125:49.

54. Lietz K, John R, Mancini DM, et al: Outcomes in cardiac transplant recipients using allografts from older donors versus mortality on the transplant waiting list: implications for donor selection criteria. *J Am Coll Cardiol* 2004; 43:1553.

55. Freimark D, Aleksic I, Trento A, et al: Hearts from donors with chronic alcohol use: a possible risk factor for death after heart transplantation. *J Heart Lung Transplant* 1996; 15:150.

56. Freimark D, Czer LS, Admon D, et al: Donors with a history of cocaine use: effect on survival and rejection frequency after heart transplantation. *J Heart Lung Transplant* 1994; 13:1138.

57. Smith M: Physiologic changes during brain stem death: lessons for management of the organ donor. *J Heart Lung Transplant* 2004; 23:S217.

58. Stoica SC, Satchithananda DK, Charman S, et al: Swan-Ganz catheter assessment of donor hearts: outcome of organs with borderline hemodynamics. *J Heart Lung Transplant* 2002; 21:615.

59. Rosendale JD, Kauffman HM, McBride MA, et al: Hormonal resuscitation yields more transplanted hearts, with improved early function. *Transplantation* 2003; 75:1336.

60. Harms J, Isemer FE, Kolenda H: Hormonal alteration and pituitary function during course of brain stem death in potential organ donors. *Transplant Proc* 1991; 23:2614.

61. Novitzky D, Cooper DK, Chaffin JS, et al: Improved cardiac allograft function following triiodothyronine therapy to both donor and recipient. *Transplantation* 1990; 49:311.

62. Conte JV, Baumgartner WA: Overview and future practice patterns in cardiac and pulmonary preservation. *J Card Surg* 2000; 15:91.

63. Wildhirt SM, Weis M, Schulze C, et al: Effects of Celsior and University of Wisconsin preservation solutions on hemodynamics and endothelial function after cardiac transplantation in humans: a single-center, prospective, randomized trial. *Transplant Int* 2000; 13:S203.

64. Garlicki M: May preservation solution affect the incidence of graft vasculopathy in transplanted heart? *Ann Transplant* 2003; 8:19.

65. Segel LD, Follette DM, Contino JP, et al: Importance of substrate enhancement for long-term heart preservation. *J Heart Lung Transplant*

1993; 12:613.

66. Zehr KJ, Herskowitz A, Lee P, et al: Neutrophil adhesion inhibition prolongs survival of cardiac allografts with hyperacute rejection. *J Heart Lung Transplant* 1993; 12:837.

67. Fitton TP, Barreiro CJ, Bonde PN, et al: Attenuation of DNA damage in canine hearts preserved by continuous hypothermic perfusion. *Ann Thorac Surg* 2005; 80:1812.

68. Abbas Ardehali MD, Fardad Esmailian MD, Mario Deng MD, Edward Soltesz MD, Eileen Hsich MD, Yoshifumi Naka MD, Donna Mancini MD, Margarita Camacho MD, Mark Zucker MD, Pascal Leprince MD, Robert Padera MD, Jon Kobashigawa MD, for the PROCEED II Trial Investigators: A Prospective, Randomized, Multi-center Trial of ex-vivo Donor Heart Perfusion for Human Heart Transplantation: The PROCEED II Trial. *The Lancet* 2015; 3859(9987):2577-2584.

69. Betkowski AS, Graff R, Chen JJ, et al: Panel-reactive antibody screening practices prior to heart transplantation. *J Heart Lung Transplant* 2002; 21:644.

70. Jarcho J, Naftel DC, Shroyer JK, et al: Influence of HLA mismatch on rejection after heart transplantation: a multi-institutional study. *J Heart Lung Transplant* 1994; 13:583.

71. Baumgartner WA, Reitz BA, Achuff SC: Operative techniques utilized in heart transplantations, in Achuff SC (ed): *Heart and Heart-Lung Transplantation.* Philadelphia, Saunders, 1990.

72. Milano CA, Shah AS, Van Trigt P, et al: Evaluation of early postoperative results after bicaval versus standard cardiac transplantation and review of the literature. *Am Heart J* 2000; 140:717.

73. Aziz T, Burgess M, Khafagy R, et al: Bicaval and standard techniques in orthotopic heart transplantation: medium-term experience in cardiac performance and survival. *J Thorac Cardiovasc Surg* 1999; 118:115.

74. Weiss ES, Nwakanma LU, Russell SB, et al: Outcomes in bicaval versus biatrial techniques in heart transplantation: an analysis of the UNOS database. *J Heart Lung Transplant* 2008 Feb; 27(2):178-183.

75. Cotts WG, Oren RM: Function of the transplanted heart: unique physiology and therapeutic implications. *Am J Med Sci* 1997; 314:164.

76. Tischler MD, Lee RT, Plappert T, et al: Serial assessment of left ventricular function and mass after orthotopic heart transplantation: a four-year longitudinal study. *J Am Coll Cardiol* 1992; 19:60.

77. Gerber BL, Bernard X, Melin JA, et al: Exaggerated chronotropic and energetic response to dobutamine after orthotopic cardiac transplantation. *J Heart Lung Transplant* 2001; 20:824.

78. Kirklin JK, Naftel DC, Bourge RC, et al: Evolving trends in risk profiles and causes of death after heart transplantation: a ten-year multi-institutional study. *J Thorac Cardiovasc Surg* 2003; 125:881.

79. Minev PA, El-Banayosy A, Minami K, et al: Differential indication for mechanical circulatory support following heart transplantation. *Intensive Care Med* 2001; 27:1321.

80. Srivastava R, Keck BM, Bennett LE, et al: The results of cardiac retransplantation: an analysis of the Joint International Society for Heart and Lung Transplantation/United Network for Organ Sharing Thoracic Registry. *Transplantation* 2000; 70:606.

81. Kieler-Jensen N, Lundin S, Ricksten SE, et al: Vasodilator therapy after heart transplantation: effects of inhaled nitric oxide and intravenous prostacyclin, prostaglandin E₁, and sodium nitroprusside. *J Heart Lung Transplant* 1995; 14:436.

82. Arafa OE, Geiran OR, Andersen K, et al: Intra-aortic balloon pumping for predominantly right ventricular failure after heart transplantation. *Ann Thorac Surg* 2000; 70:1587.

83. Stecker EC, Strelich KR, Chugh SS, et al: Arrhythmias after orthotopic heart transplantation. *J Cardiol Fail* 2005; 11:464.

84. Chin C, Feindel C, Cheng D: Duration of preoperative amiodarone treatment may be associated with postoperative hospital mortality in patients undergoing heart transplantation. *J Cardiothorac Vasc Anesth* 1999; 13:562.

85. Bertolet BD, Eagle DA, Conti JB, et al: Bradycardia after heart transplantation: reversal with theophylline. *J Am Coll Cardiol* 1996; 28:396.

86. Patel VS, Lim M, Massin EK, et al: Sudden cardiac death in cardiac transplant recipients. *Circulation* 1996; 94:II-273.

87. Kwak YL, Oh YJ, Bang SO, et al: Comparison of the effects of nicardipine and sodium nitroprusside for control of increased blood pressure after coronary artery bypass graft surgery. *J Int Med Res* 2004; 32:342.

88. Miller LW: Treatment of cardiac allograft rejection with intervenous corticosteroids. *J Heart Transplant* 1990; 9:283.

89. Sharples LD, Caine N, Mullins P, et al: Risk factor analysis for the major hazards following heart transplantation: rejection, infection, and coronary occlusive disease. *Transplantation* 1991; 52:244.

90. Shah MR, Starling RC, Schwartz Longacre L, Mehra MR: Working Group P: Heart transplantation research in the next decade—a goal to achieving evidence-based outcomes: National Heart, Lung, And Blood Institute Working Group. *J Am Coll Cardiol* 2012; 59:1263-1269.

91. Cunningham KS, Veinot JP, Butany J: An approach to endomyocardial biopsy interpretation. *J Clin Pathol* 2006; 59:121.

92. Billingham ME, Cary NRB, Hammond ME, et al: A working formulation for the standardization of nomenclature in the diagnosis of heart and lung rejection: heart rejection study group. *J Heart Lung Transplant* 1990; 9:587.

93. Rodriguez ER: International Society for Heart and Lung Transplantation. The pathology of heart transplant biopsy specimens: revisiting the 1990 ISHLT working formulation. *J Heart Lung Transplant* 2003; 22:3.

94. Stewart S, Winters GL, Fishbein MC, et al: Revision of the 1990 working formulation for the standardization of nomenclature in the diagnosis of heart rejection. *J Heart Lung Transplant* 2005; 24:1710.

95. Lower RR, Dong E, Glazener FS: Electrocardiogram of dogs with heart homografts. *Circulation* 1966; 33:455.

96. Cooper DK, Charles RG, Rose AG, et al: Does the electrocardiogram detect early acute heart rejection? *J Heart Transplant* 1985; 4:546.

97. Volgman AS, Winkel EM, Pinski SL, et al: Characteristics of the signal-averaged P wave in orthotopic heart transplant recipients. *Pacing Clin Electrophysiol* 1998; 21:2327.

98. Boyd SY, Mego DM, Khan NA, et al: Doppler echocardiography in cardiac transplant patients: allograft rejection and its relationship to diastolic function. *J Am Soc Echocardiogr* 1997; 10:526.

99. Morocutti G, Di Chiara A, Proclemer A, et al: Signal-averaged electrocardiography and Doppler echocardiographic study in predicting acute rejection in heart transplantation. *J Heart Lung Transplant* 1995; 14:1065.

100. Almenar L, Igual B, Martinez-Dolz L, et al: Utility of cardiac magnetic resonance imaging for the diagnosis of heart transplant rejection. *Transplant Proc* 2003; 35:1962.

101. Addonizio LJ: Detection of cardiac allograft rejection using radionuclide techniques. *Prog Cardiovasc Dis* 1990; 33:73.

102. Wijngaard PL, Doornewaard H, van der Meulen A, et al: Cytoimmunologic monitoring as an adjunct in monitoring rejection after heart transplantation: results of a 6-year follow-up in heart transplant recipients. *J Heart Lung Transplant* 1994; 13:869.

103. Mehra MR, Uber PA, Uber WE, et al: Anything but a biopsy: noninvasive monitoring for cardiac allograft rejection. *Curr Opin Cardiol* 2002; 17:131.

104. Horwitz PA, Tsai EJ, Putt ME, et al: Detection of cardiac allograft rejection and response to immunosuppressive therapy with peripheral blood gene expression. *Circulation* 2004; 110:3815.

105. Deng MC, Eisen HJ, Mehra RM, et al, for the CARGO Investigators: Non-invasive detection of rejection in cardiac allograft recipients using gene expression profiling. *Am J Transplant* 2006; 6:150-160.

106. Starling RC, Pham M, Valantine H, et al: Molecular Testing in the Management of Cardiac Transplant Recipients: Initial Clinical experience (Invited Editorial). *J Heart Lung Transplant* 2006; 25:1389-1395.

107. Deng MC, Elashoff B, Pham MX, et al; for the IMAGE Study Group: Utility of Gene Expression Profiling Score Variability to Predict Clinical Events in Heart Transplant Recipients. Transplantation. 2014 Mar 27; 97(6):708-714. doi: 10.1097/01.TP.0000443897.29951.cf. PMID: 24637869.

108. Pham MX, Teuteberg JJ, Kfoury AG, et al: for the IMAGE Study Group: Gene expression profiling for rejection surveillance after cardiac transplantation. *N Engl J Med* 2010; 362:1890-1900.

109. Lund LH, Edwards LB, Kucheryavaya AY et al: The Registry of the International Society for Heart and Lung Transplantation: thirtieth official adult heart transplant report—2013; focus theme: age. *J Heart Lung Transplant* 2013; 32:951-964.

110. Michler RE, Smith CR, Drusin RE, et al: Reversal of cardiac transplant rejection without massive immunosuppression. *Circulation* 1986; 74:III-68.

111. Yamani MH, Starling RC, Pelegrin D, et al: Efficacy of tacrolimus in patients with steroid-resistant cardiac allograft cellular rejection. *J Heart Lung Transplant* 2000; 19:337.

112. Radovancevic B, El-Sabrout R, Thomas C, et al: Rapamycin reduces rejection in heart transplant recipients. *Transplant Proc* 2001; 33:3221.

113. Cantarovich M, Latter DA, Loertscher R: Treatment of steroid-resistant and recurrent acute cardiac transplant rejection with a short course of antibody therapy. *Clin Transplant* 1997; 11:316.

114. Ross HJ, Gullestad L, Pak J, et al: Methotrexate or total lymphoid radiation for treatment of persistent or recurrent allograft cellular rejection: a comparative study. *J Heart Lung Transplant* 1997; 16:179.

115. Lloveras JJ, Escourrou G, Delisle MG, et al: Evolution of untreated mild

rejection in heart transplant recipients. *J Heart Lung Transplant* 1992; 11:751.

116. Winters GL, Loh E, Schoen FJ, et al: Natural history of focal moderate cardiac allograft rejection: is treatment warranted? *Circulation* 1995; 91:1975.

117. Stoica SC, Cafferty F, Pauriah M, et al: The cumulative effect of acute rejection on development of cardiac allograft vasculopathy. *J Heart Lung Transplant* 2006; 25:420.

118. Michaels PJ, Espejo ML, Kobashigawa J, et al: Humoral rejection in cardiac transplantation: risk factors, hemodynamic consequences and relationship to transplant coronary artery disease. *J Heart Lung Transplant* 2003; 22:58.

119. Kfoury AG, Snow GL, Budge D et al: A longitudinal study of the course of asymptomatic antibody-mediated rejection in heart transplantation. *J Heart Lung Transplant* 2012; 31:46-51.

120. Lones MA, Czer LS, Trento A, et al: Clinical-pathologic features of humoral rejection in cardiac allografts: a study in 81 consecutive patients. *J Heart Lung Transplant* 1995; 14:151.

121. Olsen SL, Wagoner LE, Hammond EH, et al: Vascular rejection in heart transplantation: clinical correlation, treatment options, and future considerations. *J Heart Lung Transplant* 1993; 12:S135.

122. Hammond EH, Yowell RL, Price GD, et al: Vascular rejection and its relationship to allograft coronary artery disease. *J Heart Lung Transplant* 1992; 11:S111.

123. Miller LW, Naftel DC, Bourge RC, et al: Infection after heart transplantation: a multi-institutional study. *J Heart Lung Transplant* 1994; 13:381.

124. Eastlund T: Infectious disease transmission through cell, tissue, and organ transplantation: reducing the risk through donor selection. *Cell Transplant* 1995; 4:455.

125. Schaffner A: Pretransplant evaluation for infections in donors and recipients of solid organs. *Clin Infect Dis* 2001; 33:S9.

126. Rubin RH: Prevention and treatment of cytomegalovirus disease in heart transplant patients. *J Heart Lung Transplant* 2000; 19:731.

127. Merigan TC, Renlund DG, Keay S, et al: A controlled trial of ganciclovir to prevent cytomegalovirus disease after heart transplantation. *N Engl J Med* 1992; 326:1182.

128. Bonaros NE, Kocher A, Dunkler D, et al: Comparison of combined prophylaxis of cytomegalovirus hyperimmune globulin plus ganciclovir versus cytomegalovirus hyperimmune globulin alone in high-risk heart transplant recipients. *Transplantation* 2004; 77:890.

129. Egan JJ, Barber L, Lomax J, et al: Detection of human cytomegalovirus antigenemia: a rapid diagnostic technique for predicting cytomegalovirus infection/pneumonitis in lung and heart transplant recipients. *Thorax* 1995; 50:9.

130. Devyatko E, Zuckermann A, Ruzicka M, et al: Pre-emptive treatment with oral valganciclovir in management of CMV infection after cardiac transplantation. *J Heart Lung Transplant* 2004; 23:1277.

131. Wiltshire H, Hirankarn S, Farrell C, et al: Pharmacokinetic profile of ganciclovir after its oral administration and from its prodrug, valganciclovir, in solid organ transplant recipients. *Clin Pharmacokinet* 2005; 44:495.

132. Gray J, Wreghitt TG, Pavel P, et al: Epstein-Barr virus infection in heart and heart-lung transplant recipients: incidence and clinical impact. *J Heart Lung Transplant* 1995; 14:640.

133. Montoya JG, Chaparro SV, Celis D, et al: Invasive aspergillosis in the setting of cardiac transplantation. *Clin Infect Dis* 2003; 37:S281.

134. Patterson TF, Kirkpatrick WR, White M, et al: Invasive aspergillosis: disease spectrum, treatment practices, and outcomes. *Aspergillus* Study Group. *Medicine (Baltimore)* 2000; 79:250.

135. Cardenal R, Medrano FJ, Varela JM, et al: *Pneumocystis carinii* pneumonia in heart transplant recipients. *Eur J Cardiothorac Surg* 2001; 20:799.

136. Lehto JT, Anttila VJ, Lommi J, et al: Clinical usefulness of bronchoalveolar lavage in heart transplant recipients with suspected lower respiratory tract infection. *J Heart Lung Transplant* 2004; 23:570.

137. Speirs GE, Hakim M, Wreghitt TG: Relative risk of donor transmitted *Toxoplasma gondii* infection in heart, liver and kidney transplant recipients. *Clin Transplant* 1988; 2:257.

138. Cermakova Z, Ryskova O, Pliskova L: Polymerase chain reaction for detection of *Toxoplasma gondii* in human biological samples. *Folia Microbiol (Praha)* 2005; 50:341.

139. Costanzo MR, Naftel DC, Pritzker MR, et al: Heart transplant coronary artery disease detected by coronary angiography: a multi-institutional study of preoperative donor and recipient risk factors. Cardiac Transplant Research Database. *J Heart Lung Transplant* 1998; 17:744.

140. Avery RK: Cardiac-allograft vasculopathy. *N Engl J Med* 2003; 349:829.

141. Caforio AL, Tona F, Fortina AB, et al: Immune and nonimmune predictors of cardiac allograft vasculopathy onset and severity: multivariate risk factor analysis and role of immunosuppression. *Am J Transplant* 2004; 4:962.

142. Valantine H: Cardiac allograft vasculopathy after heart transplantation: risk factors and management. *J Heart Lung Transplant* 2004; 23:S187.

143. Day JD, Rayburn BK, Gaudin PB, et al: Cardiac allograft vasculopathy: the central pathogenic role of ischemia-induced endothelial cell injury. *J Heart Lung Transplant* 1995; 14:S142.

144. Hollenberg SM, Klein LW, Parrillo JE, et al: Coronary endothelial dysfunction after heart transplantation predicts allograft vasculopathy and cardiac death. *Circulation* 2001; 104:3091.

145. Kass M, Haddad H: Cardiac allograft vasculopathy: pathology, prevention and treatment. *Curr Opin Cardiol* 2006; 21:132.

146. Mehra MR, Crespo-Leiro MG, Dipchand A et al: International Society for Heart and Lung Transplantation working formulation of a standardized nomenclature for cardiac allograft vasculopathy-2010. *J Heart Lung Transplant* 2010; 29:717-727.

147. Prada-Delgado O, Estevez-Loureiro R, Paniagua-Martin MJ, Lopez-Sainz A, Crespo-Leiro MG: Prevalence and prognostic value of cardiac allograft vasculopathy 1 year after heart transplantation according to the ISHLT recommended nomenclature. *J Heart Lung Transplant* 2012; 31: 332-333.

148. Kobashigawa JA, Tobis JM, Starling RC, et al: Multicenter intravascular ultrasound validation study among heart transplant recipients: outcomes after five years. *J Am Coll Cardiol* 2005; 45:1532.

149. Smart FW, Ballantyne CM, Farmer JA, et al: Insensitivity of noninvasive tests to detect coronary artery vasculopathy after heart transplant. *Am J Cardiol* 1991; 67:243.

150. Redonnet M, Tron C, Koning R, et al: Coronary angioplasty and stenting in cardiac allograft vasculopathy following heart transplantation. *Transplant Proc* 2000; 32:463.

151. Mehra MR, Ventura HO, Smart FW, et al: Impact of converting enzyme inhibitors and calcium entry blockers on cardiac allograft vasculopathy: from bench to bedside. *J Heart Lung Transplant* 1995; 14:S246.

152. Kobashigawa JA, Katznelson S, Laks H, et al: Effect of pravastatin on outcomes after cardiac transplantation. *N Engl J Med* 1995; 333:621.

153. Mancini D, Pinney S, Burkhoff D, et al: Use of rapamycin slows progression of cardiac transplantation vasculopathy. *Circulation* 2003; 108:48.

154. Eisen HJ, Tuzcu EM, Dorent R, et al: Everolimus for the prevention of allograft rejection and vasculopathy in cardiac transplant recipients. *N Engl J Med* 2003; 349:847.

155. Mancini D, Vigano M, Pulpon LA, et al: 24-month results of a multi-center study of Certican for the prevention of allograft rejection and vasculopathy in de novo cardiac transplant recipients. *Am J Transplant* 2003; 3:550.

156. Haverich A, Tuzcu EM, Viganò M, et al: Certican in de novo cardiac transplant recipients: 24-month follow-up. *J Heart Lung Transplant* 2003; 22:S140.

157. Eisen H, Kobashigawa J, Starling RC, et al: Improving outcomes in heart transplantation: the potential of proliferation signal inhibitors. *Transplant Proc* 2005; 37:4S.

158. Senechal M, Dorent R, du Montcel ST: End-stage renal failure and cardiac mortality after heart transplantation. *Clin Transplant* 2004; 18:1.

159. Arizon del Prado JM, Aumente Rubio MD, Cardenas Aranzana M, et al: New strategies of cyclosporine monitoring in heart transplantation: initial results. *Transplant Proc* 2003; 35:1984.

160. Citterio F: Evolution of the therapeutic drug monitoring of cyclosporine. *Transplant Proc* 2004; 36:420S.

161. Angermann CE, Stork S, Costard-Jackle A: Reduction of cyclosporine after introduction of mycophenolate mofetil improves chronic renal dysfunction in heart transplant recipients: the IMPROVED multicentre study. *Eur Heart J* 2004; 25:1626.

162. Fernandez-Valls M, Gonzalez-Vilchez F, de Prada JA, et al: Sirolimus as an alternative to anticalcineurin therapy in heart transplantation: experience of a single center. *Transplant Proc* 2005; 37:4021.

163. Groetzner J, Meiser B, Landwehr P, et al: Mycophenolate mofetil and sirolimus as calcineurin inhibitor-free immunosuppression for late cardiac-transplant recipients with chronic renal failure. *Transplantation* 2004; 77:568.

164. Ventura HO, Mehra MR, Stapleton DD, et al: Cyclosporine-induced hypertension in cardiac transplantation. *Med Clin North Am* 1997; 81:1347.

165. Taylor DO, Barr ML, Radovancevic B, et al: A randomized, multi-center comparison of tacrolimus and cyclosporine immunosuppressive regimens in cardiac transplantation: decreased hyperlipidemia and hypertension with tacrolimus. *J Heart Lung Transplant* 1999; 18:336.

166. Brozena SC, Johnson MR, Ventura H, et al: Effectiveness and safety of diltiazem or lisinopril in treatment of hypertension after heart transplan-

tation: results of a prospective, randomized multicenter trial. *J Am Coll Cardiol* 1996; 27:1707.

167. Starling RC, Cody RJ: Cardiac transplant hypertension. *Am J Cardiol* 1990; 65:106.

168. Ippoliti G, Rinaldi M, Pellegrini C, et al: Incidence of cancer after immunosuppressive treatment for heart transplantation. *Crit Rev Oncol Hematol* 2005; 56:101.

169. Hanto DW, Sakamoto K, Purtilo DT, et al: The Epstein-Barr virus in the pathogenesis of posttransplant lymphoproliferative disorders. *Surgery* 1981; 90:204.

170. Swinnen LJ, Costanzo-Nordin MR, Fisher SG, et al: Increased incidence of lymphoproliferative disorder after immunosuppression with the monoclonal antibody OKT3 in cardiac transplant recipients. *N Engl J Med* 1990; 323:1723.

171. El-Hamamsy I, Stevens LM, Carrier M, et al: Incidence and prognosis of cancer following heart transplantation using RATG induction therapy. *Transplant Int* 2005; 18:1280.

172. Frohlich GM, Rufibach K, Enseleit F et al: Statins and the risk of cancer after heart transplantation. *Circulation* 2012; 126:440-447.

173. Kirklin JK, Benza RL, Rayburn BK, et al: Strategies for minimizing hyperlipidemia after cardiac transplantation. *Am J Cardiovasc Drugs* 2002; 2:377.

174. Bianda T, Linka A, Junga G, et al: Prevention of osteoporosis in heart transplant recipients: a comparison of calcitriol with calcitonin and pamidronate. *Calcif Tissue Int* 2000; 67:116.

175. Mueller XM, Tevaearai HT, Stumpe F, et al: Gastrointestinal disease following heart transplantation. *World J Surg* 1999; 23:650.

176. Radovancevic B, McGiffin DC, Kobashigawa JA, et al: Retransplantation in 7290 primary transplant patients: a 10-year multi-institutional study. *J Heart Lung Transplant* 2003; 22:862.

177. Srivastava R, Keck BM, Bennett LE, et al: The result of cardiac retransplantation: an analysis of the joint International Society of Heart Lung Transplantation/United Network for Organ Sharing Thoracic Registry. *Transplantation* 2000; 4:606.

178. Kilic A, Weiss ES, George TJ, et al. What predicts long-term survival after heart transplantation? An analysis of 9,400 ten-year survivors. *Ann Thorac Surg* 2012; 93:699-704.

179. Khan MS, Mery CM, Zafar F, et al: Is mechanically bridging patients with a failing cardiac graft to retransplantation an effective therapy? Analysis of the United Network of Organ Sharing database. *J Heart Lung Transplant* 2012; 31:1192-1198.

180. Haddad H: Cardiac retransplantation: an ethical dilemma. *Curr Opin Cardiol* 2006; 21:118.

181. Lim E, Ali Z, Ali A, et al: Comparison of survival by allocation to medical therapy, surgery, or heart transplantation for ischemic advanced heart failure. *J Heart Lung Transplant* 2005; 24:983.

182. Luckraz H, Goddard M, Charman SC, et al: Early mortality after cardiac transplantation: should we do better? *J Heart Lung Transplant* 2005; 24:401.

183. Rasmusson K, Brunisholz K, Budge D, et al: Peripartum cardiomyopathy: post-transplant outcomes from the United Network for Organ Sharing Database. *J Heart Lung Transplant* 2012; 31:180-186.

184. Politi P, Piccinelli M, Poli PF, et al: Te n years of "extended" life: quality of life among heart transplantation survivors. *Transplantation* 2004; 78:257.

185. Kilic A, Conte JV, Shah AS, Yuh DD: Orthotopic heart transplantation in patients with metabolic risk factors. *Ann Thorac Surg* 2012; 93:718-724.

186. Allen JG, Weiss ES, Arnaoutakis GJ, et al: Insurance and education predict long-term survival after orthotopic heart transplantation in the United States. *J Heart Lung Transplant* 2012; 31:52-60.

187. Pettit SJ, Jhund PS, Hawkins NM, et al: How small is too small? A systematic review of center volume and outcome after cardiac transplantation. *Circ Cardiovasc Qual Outcomes* 2012; 5:783-790.

188. Arnaoutakis GJ, George TJ, Allen JG, et al: Institutional volume and the effect of recipient risk on short-term mortality after orthotopic heart transplant. *J Thorac Cardiovasc Surg* 2012; 143:157-167 (67e1).

189. Kilic A, Weiss ES, Yuh DD, et al: Institutional factors beyond procedural volume significantly impact center variability in outcomes after orthotopic heart transplantation. *Ann Surg* 2012; 256:616-623.

190. Russo MJ, Chen JM, Hong KN, et al: Survival after heart transplantation is not diminished among recipients with uncomplicated diabetes mellitus: an analysis of the United Network of Organ Sharing database. *Circulation.* 2006 Nov 21; 114(21):2280-2287. Epub 2006 Nov 6.

191. Zaidi AR, Zaidi A, Vaitkus PT: Outcome of heart transplantation in patients with sarcoid cardiomyopathy. *J Heart Lung Transplant* 2007; 26(7):714-717.

192. Kpodonu J, Massad MG, Caines A, Geha AS: Outcome of heart transplantation in patients with amyloid cardiomyopathy. *J Heart Lung Transplant* 2005; 24(11):1763-1765.

193. Nwakanma LU, Williams JA, Weiss ES, et al: Influence of pretransplant panel-reactive antibody on outcomes in 8,160 heart transplant recipients in recent era. *Ann Thorac Surg* 2007; 84(5):1556-1562; discussion 1562-1563.

194. Weiss ES, Nwakanma LU, Patel ND, Yuh DD: Outcomes in patients older than 60 years of age undergoing orthotopic heart transplantation: an analysis of the UNOS database. *J Heart Lung Transplant* 2008; 27(2):184-191.

195. Weiss ES, Allen JG, Russell SD, et al: Impact of recipient body mass index on organ allocation and mortality in orthotopic heart transplantation. *J Heart Lung Transplant* 2009; 28(11):1150-1157. Epub 2009 Sep 26.

196. Pal JD, Piacentino V, Cuevas AD, et al: Impact of left ventricular assist device bridging on posttransplant outcomes. *Ann Thorac Surg* 2009; 88(5):1457-1461; discussion 1461.

197. Shuhaiber J, Hur K, Gibbons R: Does the type of ventricular assisted device influence survival, infection, and rejection rates following heart transplantation? *J Card Surg* 2009; 24(3):250-255.

198. Weiss ES, Meguid RA, Patel ND, et al: Increased mortality at low-volume orthotopic heart transplantation centers: should current standards change? *Ann Thorac Surg* 2008; 86(4):1250-1259; discussion 1259-1260.

199. Orlic D, Kajstura J, Chimenti S: Bone marrow cells regenerate infarcted myocardium. *Nature* 2001; 410:701.

第 61 章　肺移植和心肺移植

Hari R. Mallidi ● Jatin Anand ● Robert C. Robbins

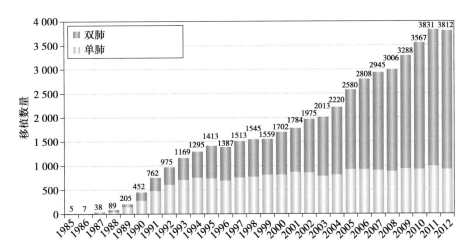

图 61-1　ISHLTR 注册登记研究数据：包括年度肺移植数量和手术方式。该数据可能低估实际数量（Reproduced with permission from Yusen RD1，Edwards LB1，Kucheryavaya AY，et al：The registry of the International Society for Heart and Lung Transplantation：thirty-first adult lung and heart-lung transplant report—2014，*J Heart Lung Transplant*. 2014 Oct；33（10）：1009-1024. ）

随着外科技术、器官保存和免疫抑制方案的发展，肺移植包括单肺、双肺和心肺联合移植已成为挽救终末期心肺疾病患者生命的常规治疗手段。迄今为止，全世界已完成 3 703 例心肺联合移植和 43 428 例肺移植[1]。虽然近年来心肺联合移植数量逐渐下降，但单肺移植数量保持稳定，而双肺移植数量稳中有升（图 61-1）。尽管胸部器官临床移植进步显著，但阻碍因素仍然存在。这些因素包括供体器官短缺、器官保存技术不足、移植排斥反应以及感染并发症。本章将对肺移植和心肺联合移植的现状进行概述。

肺移植

历史回顾

1949 年，Henry Metras 描述了数项有关肺移植的技术性概念，包括保留左房袖以利于肺静脉吻合；预防吻合口裂开而再植入包含支气管动脉的主动脉片等[2]。由于气道裂开是实验动物肺移植成功的主要障碍，因此他认为保留支气管动脉血供对于气道愈合必不可少。但这项技术由于操作复杂而没有得到广泛应用。1960 年代，Blumenstock 和 Khan 提议靠近肺实质切断支气管以预防支气管缺血性坏死[3]。其他预防支气管吻合口并发症的方法包括：1970 年 Veith 发明的支气管套叠吻合法[4]，1982 年 Toronto 发明的吻合口带蒂大网膜覆盖法[5]。泼尼松也会影响支气管愈合[6]。即便如此，免疫排斥仍然是根本问题，直到 20 世纪 70 年代环孢素的问世，肺移植才真正开始进入临床应用。

1963 年，密西西比大学的 Hardy 报告了首例临床肺移植[7]。受体为 58 岁的男性肺癌患者，术后存活 18 天。此后 20 余年共开展了约 40 例肺移植，均未获得长期存活。直至 1986 年，Toronto 肺移植小组才报告了一组单肺移植长期存活病例[8]。免疫抑制剂的改进，受体的精细处理与供体的选择是其成功的关键。对于双侧肺疾病，Patterson 于 1988 年发明了整体双侧肺移植代替心肺联合移植，进而节约心脏供体[9]。这项技术随后于 1990 年被 Pasque 发明的序贯式双肺移植所代替[10]。最新的技术创新包括斯坦福大学的 Vaughn Starnes 在 1992 年发明的活体肺叶移植[11]。

肺移植数量在过去的 10 年当中稳步上升，国际心肺移植学会（the International Society for Heart and Lung Transplantation，ISHLT）的注册数据显示 2013 年开展了 3 800 例[1]。最近有 153 个中心报告了肺移植数据，其中超过一半的移植中心年移植数量超过 10 例。尽管从 20 世纪 90 年代开始单肺移植数量进入了平台期,但双肺移植数量逐步上升[1]。

肺移植适应证

一般准则

肺移植的供体器官分配标准在 2005 年所经历了一次主要变化,这对受体的选择产生了很大影响。2005 年以前肺供体的分配严格取决于患者等待时间。因此,供体器官的短缺必然增加了等待时间并进一步增加了患者数量(图 61-2)[12]。为了避免这种缺陷,器官分配系统于 2005 年得以修订,修订后为优先考虑病情的紧急程度和移植治疗长期预后。新标准主要通过肺分配评分(lung allocation score, LAS)评分,LAS 主要通过以下临床变量计算:年龄、身高、体重、肺疾病类型、功能状态、糖尿病、辅助通气、额外氧需、预计用力肺活量(forced vital capacity,FVC)[2]、肺动脉系统压力、平均肺动脉压力、肺毛细血管楔压、当前二氧化碳分压、最高的二氧化碳分压、最低的二氧化碳分压、6 分钟步行距离、血肌酐。这些变量值可以通过在线登录至官方网站的计算器计算出 LAS 分值。根据这些标准,等待移植患者的紧急程度(定义为患者在下一年预期等待天数)会从移植后存活天数(定义为移植后第一年的预期存活天数)减除,然后确定通过移植所能获益程度。这个原始分配评分最后标化为 0~100 之间的数值以计算 LAS。在这个评分法则中,移植后存活仅限于 1 年,因为术前的危险因素仅与术后早期效果有关[13]。

受体选择的基本原则是考虑移植后的获益程度,而后者需要平衡移植后的预期寿命(目前的中位数为 5 年)和移植等待名单的预期寿命。历史上平均等待时间为 432 天,LAS 将平均等待时间缩短至 262 天[14]。但是等待移植期间的死亡率仍接近 20%,因此,应该必须尽早挑选出移植窗口期的受体[15]。理想状态下的受体应该是肺疾病进行性恶化而肺移植后能完全恢复。目前肺移植成功大部分归因于受体选择的进步,因为早期选择有手术禁忌证患者的方法已被抛弃。候选者其他治疗方案的 2~3 年预期存活率应该低于 50%。出现后即需优先考虑肺移植的症状包括:呼吸困难、发绀、晕厥和咯血。患者通过当地医师筛选后应转至移植中心进一步评估。

需要完善的术前检查见表 61-1。以下为意义重大的诊断试验:肺功能、运动能力、心电图、超声心动图、24 小时肌酐清除率和肝功能。有吸烟史的患者需要排除吸烟相关疾病,如外周

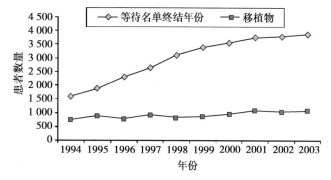

图 61-2　1994—2003 年供体数量保持相对稳定,而需要供体的受体数量逐渐增加(Reproduced with permission from 2004 OPIN/SRTR Annual Report.)

表 61-1　肺移植和心肺移植受体需要的实验室检查

移植可能性(Ⅰ期)

实验室检查(必需)
　血细胞计数
　ABO 血型
　凝血时间(PT,aPTT)
　出血时间
　免疫学检查
　电解质,包括镁离子
　心肌酶谱
　尿检
　病毒血清学检查
　巨细胞病毒,腺病毒,水痘-带状疱疹病毒,疱疹病毒,EB
　　病毒,甲型、乙型和丙型肝炎病毒
　HIV
　心电图
　胸片
实验室检查(有指征时)
　超声心动图
　多普勒超声测定左心室射血分数
　冠脉造影
　胸部 CT
　定量通气-血流扫描
　颈动脉超声
　乳房 X 线
　结肠镜
　细菌学、病毒学和真菌培养

列入等待名单(Ⅱ期)

　HLA 和 DR 分型
　移植抗体
　免疫球蛋白定量
　组织血浆学,球孢子菌属,弓形虫
　PPD
　肺功能检测,动脉血气分析
　肌酐清除率
　尿病毒培养

---

aPTT,活化部分凝血活酶时间;HIV,人类免疫缺陷病毒;PPD,结核菌素纯蛋白衍生物;PT,凝血酶原时间。

血管疾病和恶性肿瘤。需要完善的其他检查包括:痰细胞学检查、胸部 CT、支气管镜检查、耳鼻喉科评估和颈动脉超声等。此外,有吸烟史患者还需要进行左心导管和冠脉造影检查。

经过初步评价合适的患者将进行最后阶段检查(表 61-1)。在被移植评估委员会认证后,根据 LAS 评分列入移植等待名单。名单内的候选者应该每 3~6 个月至移植中心随访,而且应该定期至当地主管医生随诊以维持最优化的药物治疗方案。条件合适时,应开始运动康复方案和营养调整。大部分移植中心要求患者从居住地至移植中心仅需数小时即可到达。

ABO 血型相容性标准应该严格执行,否则可能诱发超急性排斥反应[16]。供体和受体肺总量匹配同样重要。根据第 27~

30 次 ISHLT 注册登记研究结果显示,供体身高越高,术后 1 年死亡率越低[1,17]。所以在登记时,必须考虑供体一定程度的身高范围。但是其最佳的匹配仍有争议。

身高是肺总量重要影响因素,但性别独立于身高而影响肺总量[18]。因此,另外一个重要的参数是预计肺总量(predicted total lung capacity,pTLC),它是以身高和性别为基础进行回归方程计算而来。身高 170cm 的男性患者的 pTLC 为 6.5L,而同样身高的女性患者 pTLC 为 5.4L,这充分说明了性别的重要性。

目前的 ISHLT 指南推荐供体 pTLC 范围是受体 pTLC 的 75%~125%[19]。Eberlein 等通过对 10 000 例肺移植手术的回顾性研究证实,供体/受体的 pTLC 比与术后生存率呈正相关[20]。研究认为 pTLC 比是肺移植术后 1 年死亡率的独立危险因素。

供体和受体肺总量匹配应通过胸片上垂直径(锁骨中线心尖至膈的距离)和横径(膈顶水平)以及体重、身高和胸腔周径等决定。通过身高匹配来选择合适的供体肺大小被认为最具有可重复性,供体肺周径不应超过受体肺周径 4cm。如有可能,可通过肺叶切除或楔形切除缩小供肺总量。随着高分辨率三维 CT 的影像技术以及分析软件的发展,越来越多的新技术被用来匹配肺总量[21]。

相对于肾移植,人类白细胞抗原(human leucocyte antigen,HLA)配型并不作为胸腔器官分配标准。由于肺和心肺耐受缺血时间很短,术前进行组织配型几乎不可能完成[22]。尽管如此,一些回顾性研究观察了 HLA 配型对术后长期生存率和闭塞性细支气管炎(obliterative bronchiolitis,OB)发生率的影响。Wisser 等研究了 78 例肺移植患者 HLA 配型和长期生存率的关系,结果发现 HLA-B 匹配能提高长期生存率[23]。在一组 74 例

肺移植患者的回顾性研究中,Iwaki 等也发现 HLA-B 和 HLA-DR 匹配具有更好的长期生存率[24]。这些研究结果表明 HLA 匹配与长期生存率有关。

一旦合适的供体受体配对完成,应该进行 PRA 检查。PRA 水平超过 25% 应进行交叉配型检查。如果交叉配型结果为阳性,表明受体内存在抗供体抗体。因此,供体器官不能用于此受体移植。

疾病特异准则

肺移植常见适应证如表 61-2 所示,候选标准见表 61-3。慢性阻塞性肺疾病是最常见适应证,约占每年肺移植数量 36%[25]。进入候选名单的判定主要基于 BODE 指数定量的严重程度。其中 B 是身体质量指数,O 是气道梗阻程度,D 是 MMRC 评分计算的呼吸困难程度,E 是通过 6 分钟步行试验测定的活动耐力[26]。BODE 指数范围为 0~10,指数大于 7 的患者被认为需要移植,因为这部分患者平均生存时间仅为 3 年[26]。对于严重肺气肿的慢性阻塞性肺病(chronic obstructive pulmonary disease,COPD)患者,肺减容术可能延缓甚至取消移植。但有胸膜固定术或过度严重(FEV_1 和 DLco<20% 或者严重肺动脉高压的患者不能行肺减容术[27]。National Emphysema Treatment Trial 这一研究主要用来评价肺减容术是否能获益,其中认为 FEV_1<20% 合并 DLco<20% 或弥漫性肺气肿高危患者(药物治疗平均生存时间为 3 年)应该行肺移植治疗[28]。COPD 患者行单肺或双肺移植需要评价其对单肺通气、体外循环的耐受力,以及单肺移植时供肺发生压缩性肺不张和限制性通气/血流比值失衡风险。有趣的是,来自 1987—2004 年 UNOS 数据库的统计模型表明 45% 的行双肺移植 COPD 患者能获得 1 年生存率,而单肺移植仅为 22%[28]。

表 61-2 1995—2008 年肺移植适应证分类

诊断	单肺移植(n=10 190)例数(百分比)	双肺移植(n=13 338)例数(百分比)	总数(n=23 528)例数(百分比)
COPD/肺气肿	6 594(43.0)	7 078(26.6)	13 672(32.6)
特发性肺纤维化	5 354(34.9)	4 825(18.2)	10 179(24.3)
囊性纤维化	234(1.5)	6 628(24.9)	6 862(16.4)
α_1 抗胰蛋白酶缺乏症	771(5.0)	1 572(5.9)	2 343(5.6)
特发性肺动脉高压	92(0.6)	1 158(4.4)	1 250(3.0)
结节病	280(1.8)	776(2.9)	1 056(2.5)
支气管扩张	62(0.4)	1 069(4.0)	1 131(2.7)
肺淋巴管平滑肌瘤病	138(0.9)	302(1.1)	440(1.1)
先天性心脏病	58(0.4)	291(1.1)	349(0.8)
闭塞性支气管炎	105(0.7)	351(1.3)	456(1.1)
再次移植			
OB	312(2.0)	379(1.4)	691(1.6)
非 OB	205(1.3)	227(0.9)	432(1.0)
结缔组织病	32(0.3)	29(0.2)	61(0.3)
间质性肺炎	7(0.0)	29(0.1)	36(0.1)
肿瘤	255(1.7)	515(1.9)	770(1.8)
其他	312(2.0)	379(1.4)	691(1.6)

表 61-3 不同疾病特异性评价

慢性阻塞性肺疾病

BODE 评分 7~10，并且至少合并以下一项：

　　因为高碳酸血症（$PCO_2>50mmHg$）恶化的住院病史

　　氧疗仍有肺动脉高压和/或肺心病

$FEV_1<20\%$，并且 DLco<20% 或有均质性肺气肿

特发性肺纤维化

　　有 UIP 的组织学或放射学证据，并且合并至少以下一项：

　　DLco<预测值的 39%

　　6 个月随访期间 FVC 下降超过 10%

　　6 分钟步行试验时氧饱和度低于 88%

　　HRCT 显示肺气肿（纤维评分>2）

囊性纤维化

$FEV_1<$预测值的 30%，或者 $FEV_1<$预测值的 30% 但肺功能快速下降

　　氧需增加

　　高碳酸血症

　　肺动脉高压

特发性肺动脉高压

药物治疗状态下 NYHA 持续为 Ⅲ 或 Ⅳ 级

　　6 分钟步行试验数据下降或低于 350m

　　依前列醇静脉治疗无效

　　心脏指数<2L/（min·m²）

　　右房压>15mmHg

结节病

药物治疗状态下 NYHA 持续为 Ⅲ 或 Ⅳ 级，并且有以下至少一项：

　　静息状态下缺氧

　　肺动脉高压

　　右房压>15mmHg

　　HRCT，高分辨率 CT；NYHA，纽约心功能分级；UIP，普通型间质性肺炎。

　　Data from Kreider M，Kotloff RM：Selection of candidates for lung transplantation，*Proc Am Thorac Soc.* 2009 Jan 15；6（1）：20-27.

特发性肺纤维化是第二大肺移植适应证，约肺移植总量的 20%[17]。由于特发性肺纤维化诊断后平均生存时间仅为 2.5~3.5 年，因此，当组织学和放射学诊断确认后应尽快考虑列入肺移植名单。同时应该注意许多肺纤维化患者并没有明显临床表现，大量研究证实以下危险因素提示具有组织学或放射学证据的肺纤维化患者肺功能会快速下降[29]：

- DLco 低于预测值的 39%；
- FVC 在 6 个月内下降超过 10%；
- 6 分钟步行试验过程中氧饱和度低于 88%；
- CT 扫描提示蜂巢样融合。

传统而言，特发性肺纤维化患者可以行单肺或双肺移植。但最近的数据显示双肺移植生存率高于单肺移植，尤其是高危患者（LAS>52）[30]。

囊性纤维化（cystic fibrosis，CF）是第三大肺移植适应证，约占肺移植总量的 16%[25]。此类患者由于双侧肺脓肿感染需要去除双肺。来自 Toronto 的 Hospital for Sick Children 的 Kerem 等的一项具有里程碑意义的研究显示 FEV_1 低于预测值 30% 的 CF 患者 2 年死亡率高达 50%[31]。但是之后针对 CF 预期寿命风险评估模型表现出与之矛盾的结果。因此，目前 ISHLT 指南指出对于 $FEV_1<30\%$ 的 CF 患者列入等待名单时还需要综合考虑其他指标，包括氧依赖性呼吸衰竭，高碳酸血症和肺动脉高压[32]。CF 患者还需要进行耳鼻喉科评价。大部分 CF 患者需要内镜上颌窦造口术和每月进行抗生素冲洗以减少上呼吸道细菌。这种治疗能显著降低移植术后细菌感染发生率[33]。

特发性肺动脉高压约占全部肺移植数量的 3.3%[25]。血管扩张剂治疗显著提高了此类患者移植生存率，前列环素的治疗将 5 年生存率由 28% 提高到 55%[34]。经过 3 个月药物治疗后心脏功能仍为 NYHA Ⅲ 级或 Ⅳ 级的患者[常见于 6 分钟步行距离下降，心排指数<2L/（min·m²），或右房压>15mmHg]应列入等待名单[29]。

结节病约占肺移植总数的 2.6%[25]。此类患者自然病程变异大，但一般而言，心脏功能恶化为 NYHA Ⅲ 级或 Ⅳ 级时应列入等待名单。运动耐量降低、静息时缺氧、肺动脉高压、右房压>15mmHg 是列入等待名单的一般指征[32]。

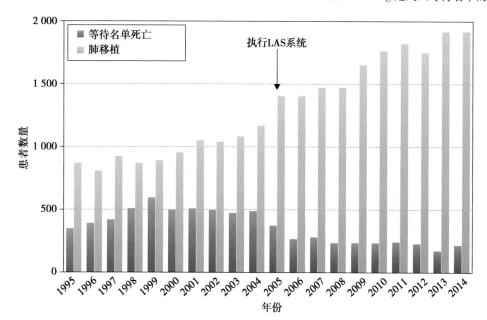

图 61-3 2005 年 LAS 出现后，肺移植数量上升同时等待移植死亡率下降（Data from U.S. Department of Health and Human Services. Organ Procurement and Transplantation Network.）

单肺移植及双肺移植后再移植比例低于 2%[25]。总体而言,尽管某些患者生存率较好,但再移植生存率较第一次低。肺再移植等级研究收集 1991 年后 43 个中心的 230 例再移植患者资料,发现可以行走的非辅助通气患者 1 年生存率与第一次移植相似[35]。

LAS 的影响

随着 2005 年 LAS 评分的出现,患者等待时间和等待期间的死亡率下降,而每年完成的肺移植数量逐步升高(图 61-3)。虽然早期的数据显示 LAS 并没有影响术后 1 年的生存率,最新的数据显示术后 1 年以后的死亡率降低[36]。这与优先程度与病情相关,而且更多的患者在移植之前接受体外膜氧合(extra-corporeal membrane oxygenation,ECMO)治疗有关(图 61-4)。此外,最常见的诊断在不断变化之中,IPF 逐渐增多而 COPD 逐渐减少(图 61-5)。关于 LAS 影响的长期数据仅仅才出现,仍需要更多研究证实。

之前的 ISHLT 和 UNOS 的注册登记研究显示 COPD 患者双肺移植效果更好,但在 IPF 患者中两者无差异。在后 LAS 时代,再分析显示双肺移植效果在包括特发性肺纤维化(idiopathic pulmonary fibrosis, IPF)的所有患者中效果更好[37]。这与之前的数据结果是相反的,这可能与 LAS 的出现让病情更重、年龄更大有更多并发症和更差功能状态的患者更优先有关。

后 LAS 时代注册登记的数据与前 LAS 时代相比,针对 IPAH 患者而言,等待移植患者术前并发症更多的患者等待期间死亡率下降的同时有更多的患者接受了移植手术[39]。此外,后 LAS 时代双肺移植生存率更好,但心肺联合移植没有发现同样的优势[38]。同样,这些数据与之前发表的注册登记研究数据是矛盾的。

这些最新数据的分析可以显示出 LAS 的出现对肺移植影响巨大,但具体的影响并没有完全清楚。后 LAS 时代的数据尤其是长期结果的数据是肺移植学术界研究的焦点。

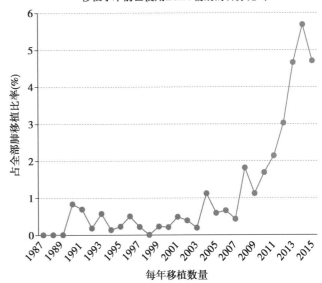

图 61-4　肺移植术前已使用 ECMO 的占比变化,数据来源于 UNOS

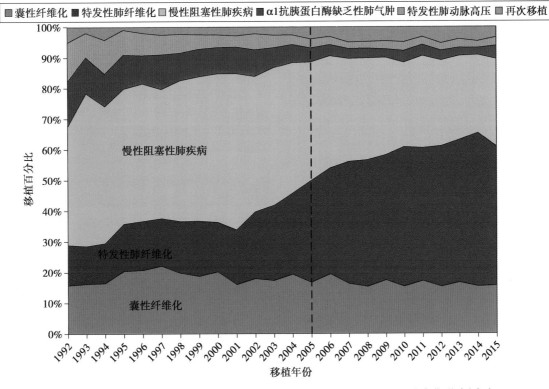

图 61-5　成人肺移植主要适应证变化趋势。LAS 应用后特发性肺纤维化增多同时 COPD 减少。数据来源于 UNOS 数据库和 OPTN 数据库

肺移植禁忌证

肺移植的禁忌证已经确立(表 61-4)。尽管 9% 的 2008 年上半年肺移植患者年龄超过 65 岁,肺移植年龄一般严格限制在 65 岁以内[25]。尽管偶尔实施多器官移植,但是明显的多器官疾病属于禁忌证。绝对禁忌证包括:肾功能不全,恶性肿瘤(支气管肺泡肉瘤属于禁忌但非黑色素皮肤癌不属于禁忌),HIV 感染,乙型肝炎抗原阳性,丙型肝炎感染并且活检证实肝脏病变以及耐药性呼吸道感染,正在吸烟或最近吸烟,吸毒,酗酒,严重精神心理疾患,药物依从性差,严重肥胖或进行性非故意性消瘦,营养不良,以及无持续和可靠的社会支持系统[29]。相对禁忌证包括活动性肺外器官感染,有症状的骨质疏松和近期消化性溃疡病史。吸烟者必须戒烟数月。有胸腔手术史患者应具体评估。应用糖皮质激素治疗者应逐渐减至最低耐受量,最好少于 10mg/d,以预防器官吻合口并发症。最后,机械通气通常被认为是肺移植禁忌证,大量的研究已证实此类患者术后近期和远期生存率均很低[39]。此外,生活方式调整,免疫抑制方案的依从性和严格的术后药物和外科随访是移植成功必不可少的环节。

受体术前管理

受体等待移植过程中的药物治疗应最优化。在患者休息、活动或睡眠期间,如果氧分压低于 60mmHg 或血氧饱和度低于 90%,应常规吸氧。应用袢利尿剂时应注意警惕代谢性碱中毒的发生,后者能抑制 CO_2 升高对呼吸的刺激作用。

原发性肺动脉高压通常需要吸氧以预防缺氧诱发的肺血管收缩以及继发性红细胞增多。另外,肺血管扩张治疗具有重要意义,包括钙离子通道阻滞剂和前列环素持续静脉应用[40]。虽然这些药物由于具有潜在的全身效应而在应用时应加以警惕,约 20% 的患者对钙离子通道阻滞剂具有较好的反应。尽管

心导管检查时患者对短效血管扩张剂有反应能预测患者对钙离子通道阻滞剂反应良好,但却并不意味着长期前列腺素静脉注射同样有效。

等待移植的间质性肺部疾病源于各种各样的弥漫性肺部炎症过程,包括结节病、石棉肺以及胶原-血管疾病。这些间质性炎症渗出能损害胸小叶动脉,降低其他肺血管扩张性,增加肺血管阻力,引起右心功能衰竭[41]。同时周围细支气管闭塞,动脉缺氧,最后加重肺动脉高压。这种疾病主要治疗方法是应用糖皮质激素,后者已被证实能影响气道吻合口的愈合[6,42]。因此对于等待肺移植的患者应尽量减少剂量。

囊性纤维化患者可具有多系统表现,尤其是慢性支气管肺部感染、吸收不良、营养不良和糖尿病,这增加了术前处理难度。此类患者需要加强胸部理疗、抗生素应用、肠内或肠外营养支持以及严格的血糖控制[43]。

器官获取与保存

供体选择

供体选择标准已经确立(表 61-5)[44,45]。供体必须为持续不可逆的脑死亡患者。由于肺部容易出现水肿和感染,尤其多见于脑死亡及外伤患者,因此获得合适的供肺比其他脏器供体更加困难(低于 20%)。

供体的初步评价包括病史、体格检查、胸片、12 导联心电图、动脉血气、血清学检查[人类免疫缺陷病毒(HIV)、乙型肝炎表面抗原(HBsAg)、丙型肝炎抗体、单纯疱疹病毒、巨细胞病毒(CMV)、弓形虫以及群体反应性抗体(PRA)]。供体年龄最好小于 50 岁。胸片应正常,FiO_2 为 40% 时 PaO_2 应超过 140mmHg,FiO_2 为 100% 时 PaO_2 应达到 300mmHg。肺顺应性可以通过测量吸气峰压评估,后者应该低于 $30cmH_2O$。应通过支气管镜确认无明显脓性分泌物或痰液。最后,在获取供体时应该通过视诊和触诊确定肺所有部分均充分扩张。

供体绝对禁忌证包括心脏停搏时间超过 30 分钟、动脉缺氧、恶性肿瘤(不包括皮肤基底细胞核鳞状细胞癌)、HIV 阳性。相对禁忌证包括胸部创伤、败血症、严重吸烟史、长时间严重低血压(血压低于 60mmHg 超过 6 小时)、乙型肝炎表面抗原或丙型肝炎抗体阳性、反复心肺复苏、长期应用大剂量正性肌力药

 表 61-4　肺移植受体禁忌证

年龄≥65 岁

严重的系统性或多器官疾病(如外周血管或脑血管疾病、门脉高压、严重糖尿病)

严重的不可逆性肝肾功能不全[如胆红素>3.0mg/dl、肌酐清除率<50mg/(ml·min)]

恶性肿瘤活动期

激素治疗(>10mg/d)

呼吸道菌群广泛耐药

恶病质或肥胖(<70%或>130%理想体重)

正在吸烟

精神疾病或有不遵医嘱史

吸毒酗酒

胸心手术史

严重的骨质疏松

延期机械通气

HIV

HBsAg 阳性或活检证实丙肝感染

表 61-5　供体选择标准

年龄<40(心肺移植),<50(肺移植)

吸烟数量<20 包/年

动脉血气分析:FiO_2 为 40% 时 PO_2 高于 140mmHg 或 FiO_2 为 100% 时 PO_2 高于 300mmHg

胸片正常

细菌、真菌阴性

纤维支气管镜检查无脓液

无胸部外伤

HIV 阴性

物[多巴胺 15μg/（kg·min）超过 24 小时]。而且还需要排除那些可逆的引起心律失常或超声异常的原因（脑疝、低温和低钾血症）。

近十年来由于供体器官短缺，许多大型移植中心开始放宽供体选择标准[46-50]。年龄从 50~64 岁的胸部脏器移植具有良好的长期效果[47]。但是 ISHLT 资料显示肺移植供体年龄超过 55 岁时，如果缺血时间超过 6~8 小时，临床结果不理想[51]。在这组患者中，长期生存率下降，OB 发生率增高。对吸烟史的限制标准也放宽。之前的标准为每年吸烟少于 20 包，现在放宽至只要求无 COPD 或其他肺疾病证据。

以往认为肺部感染以及脑死亡或供体摘取前长时间辅助通气为禁忌证。但是，曾被认为是禁忌证的革兰氏阳性菌感染（不包括真菌）并不能预测术后早期肺炎、氧合障碍以及辅助通气时间延长[52,53]。因此，部分移植小组开始应用胸片有少许浸润的供体，当然，具体应用前应该和患者临床征象联系以决定是否可用。澳大利亚的 Gabbay 小组采用积极的供体管理和"器官复苏"[48]。通过应用抗生素、胸部体疗、精细的液体管理、调整辅助通气，34%的低氧血症患者能增加 PaO₂，成为可接受的供体。

有关供体器官获取有两个快速发展的令人兴奋的领域：心死亡供体（donor after cardiac death,DCD）的同种异体器官和离体肺灌注（ex vivo lung perfusion,EVLP）方法复苏的排斥器官。对供体领域的探索包括"无心搏供体"的应用。2001年，Steen 等报道将此方法应用至一个 54 岁的女性 COPD 患者，移植后 5 个月随访时肺功能良好[54]。这个里程碑式的报道不仅代表着 DCD 肺移植时代的来临，而且标志着 EVLP 成功的临床应用。

和脑死亡供体（donor after brain death,DBD）不同，"无心博供体"热缺血时间延长，而且不同程度的低血压过程、休克对供体器官功能的影响并不明确。EVLP 从评估 DCD 的供体肺功能发展成为评估和复苏供体肺功能的方法。2007年，Steen 小组报道了首例 EVLP，不仅评估了之前被排斥的供体肺脏，而且恢复了供体肺脏的功能[55]。他们里程碑式的研究证实了 EVLP 用于恢复排斥肺脏功能的良好结果。

Steen 小组选择合适的成分灌注以满足肺脏的代谢需求，可以减少间质水肿，改善肺血管阻力和气体交换，直至满足移植标准。其他研究小组，尤其是加拿大的 Keshabjee 小组在推动 EVLP 的临床应用做出卓越贡献[56,57]。大量的研究报告了其非常优异的临床结果[57-59]。

高达 40%的排斥肺脏仅仅只有很小的病原学、生理学或组织学缺陷，因此，EVLP 在器官功能恢复中的临床应用潜力巨大[60]。这项技术已经在全球范围内迅速广泛的开展，对其长期结果充满期待。

供体管理

胸部器官供体管理的最主要目的是保持血流动力学稳定和良好的肺功能。急性脑损伤患者常由于神经源性休克、体液过度丢失及心动过缓导致血流动力学不稳定。供肺易出现神经源性肺水肿、误吸、院内感染和挫伤。通常需要动静脉压力监测、液体平衡、血管收缩剂和正性肌力药的应用。

血管内液体灌注应仅限于维持中心静脉压在 5~8mmHg。一般应避免大量使用晶体液。尿崩症患者并不少见，可静脉应用血管升压素（0.8~1U/h），以减少体液过度丢失。虽然 α 受体阻滞剂（去氧肾上腺素）可以维持足够的灌注压，但多巴胺是常规治疗。为保证心肌氧供，可适量输血维持血红蛋白浓度在100g/L 左右。可能的话应使用 CMV 阴性的去白细胞血。应避免低温，因为其可引起心律失常和代谢性酸中毒。

对于辅助通气，应尽量避免 FiO₂ 高于 40%，尤其要避免应用纯氧，因为高氧对去神经肺具有毒性。为避免肺不张，可应用 3~5cmH₂O 的呼气末正压通气（positive end expiratory pressure,PEEP）。

供体手术

供体获取需要采用胸骨正中切口（图 61-6A）。胸骨切开后，置入胸骨撑开器，打开双侧胸膜，仔细探查双肺及胸膜腔，对于有外伤的患者更应如此。短暂将肺压缩，用电刀切断肺下韧带。切除全部残留胸腺后，切开心包，游离大血管和气管根部。切开升主动脉、肺动脉和腔静脉，升主动脉和腔静脉套带（图 61-6B）。在上腔静脉和升主动脉之间游离器官并套带，游离水平至少应超过隆突上 4 个气管环。心包应广泛游离直至双侧肺门（图 61-6C）。

主动脉阻断 15 分钟前，静脉应用 PGE₁,20ng/（kg·min）为初始速度，以 10ng/（kg·min）递增，直至 100ng/（kg·min）（图 61-6D）。注射 PGE₁ 时平均动脉压应维持在 55mmHg 以上。保持辅助通气，FiO₂ 为 40%,PEEP 保持在 3~5cmH₂O。供体肝素化（30 000U）。插入主动脉和肺动脉灌注管，保证双侧肺肺动脉分支均有灌注[61]。结扎上腔静脉，横断下腔静脉。心脏排空后阻断升主动脉，以 150mmHg 压力自其根部快速灌注冷晶体心脏停搏液（通常为 Stanford 停搏液）。切断下腔静脉和左心耳以避免心脏膨胀。在灌注心脏停搏液同时，经肺动脉以 15ml/（kg·min）的速度灌注 Perfadex 肺保护液（Vitrolife Inc.,Englewood,CO）4 分钟。将冰盐水或平衡液迅速倒入双侧胸腔使心肺降温。灌注同时应用室内空气以正常一半的潮气量保持辅助通气。

灌注完毕后，塌陷双肺并游离大血管。心脏翻向前方，切开左心房，在肺静脉入口处保留 2cm 心房袖。游离完成后切除心脏。在膈上方沿食管前方游离双肺。肺部充气后最高点闭合气管。如有需要，可进一步将双肺分开，此时应将双侧肺静脉左右袖垂直正中切开，在肺动脉左右分叉处切开左右肺动脉，近隆突处切开钉合左侧主支气管。

供体取出后，立即用无菌纱布包裹，置入有数层无菌塑料袋包装的冰盐水中（2~4℃），然后放入容器中冷运至移植中心。

器官保存和运输

供体保存主要原则是尽可能减少供体的缺血再灌注损伤[62]，后者能经活性氧破坏心肌细胞和内皮细胞自稳机制。白细胞黏附分子受体上调以及白细胞趋化因子释放均可导致细胞损伤。减轻缺血再灌注损伤的方法包括供体预处理、特殊保存液的研制和受体处理。

低温被认为是最重要的保存方法。其主要原理是能将组织代谢需求降低 99%。器官获取过程中常用低温保存液（0~10℃，根据不同的中心和不同的保存液配方而不同）器官置入过程中用浸泡冰盐水纱布包裹或通过体外循环（cardiopulmonary bypass,CPB）降温。

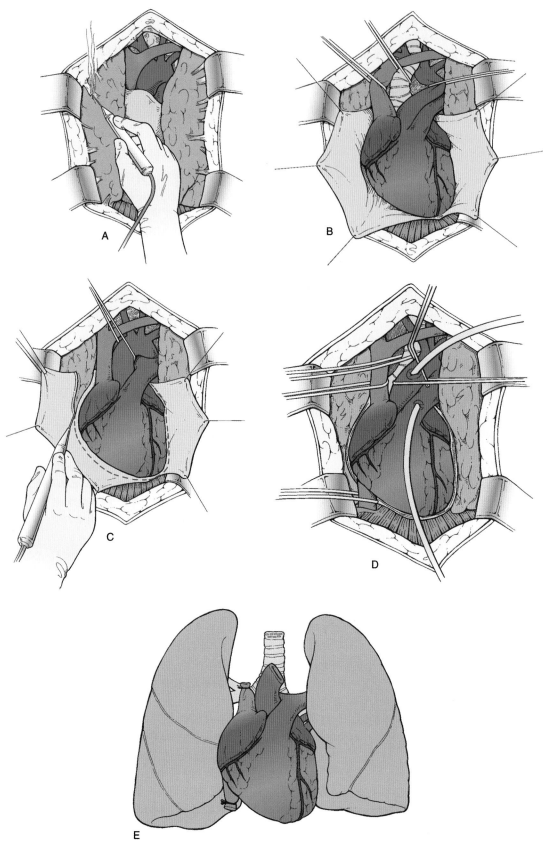

图 61-6   心肺移植供体手术。 A. 胸骨正中切口,游离肺动脉。B. 切开心包,显露升主动脉、腔静脉、肺动脉和支气管。C. 前壁心包游离至肺门。D. 主动脉阻断后经主动脉和主肺动脉同时灌注心肌和肺保护液。E. 游离腔静脉和主动脉,心肺连接在食管和肺门连接处分离,支气管固定后,在其最高点分离,心肺从胸腔整体移除

目前有多种不同的晶体灌注液,可以根据电解质成分不同分为细胞内液和细胞外液两大类。细胞内液成分含中等到高浓度的钾离子,少量的钙和钠离子,其代表有 Euro-Collins 液、University of Wisconsin(UW)液和 Cardiazol 液。细胞外液成分含高浓度的钠离子和低到中等浓度的钾离子,低钾右旋糖酐液如 Perfadex 就是其中代表之一。虽然 Euro-Collins 是目前应用最广泛的保护液,但目前越来越多的证据显示含低钾右旋糖酐的细胞外液成分可能效果更好[63-65]。

前列腺素是常被用为供体预处理和肺保护液成分。前列腺素能对抗低温诱发的肺血管收缩,进而能促进灌注液在肺的均一分布。大动物实验显示它还能通过抗炎机制减少再灌注损伤[66]。另一个常用预处理方法是应用糖皮质激素。静脉使用甲泼尼龙能抑制淋巴细胞,而后者是导致肺缺血损伤的重要因素。

研究表明使用在 10℃ 转运条件下,采用纯氧充分膨胀供肺能显著改善其肺功能[67]。目前供肺保存领域研究主要集中在各种不同的灌注液和添加剂的作用上,如具有氧自由基清除作用的抗氧化剂等。在动物缺血再灌注模型中能减少损伤的其他药物包括能产生一氧化氮(NO)的物质和磷酸二酯酶抑制剂。此领域正在进行的研究包括各种白细胞清除方法,如基因治疗改变供体对缺血再灌注损伤易感性,以及研发以胶体为主的灌注液。

这些保存技术的进步以及对供体和受体规范流程的实施,使得目前可以从远在 1 000 公里外的地方获取供体器官。在器官获取和转运过程中,肺部器官获取组、腹部器官获取组、受体手术组以及医疗中心之间都应加强协调与合作。目前世界上主要的器官获取机构包括美国的 UNOS,加拿大的 MORE 和欧洲的 EUROTO。

受体手术

受体手术分两个阶段实施:受体器官的切除和供体器官的植入。肺移植手术只是偶尔需要在 CPB 下进行,尽管如此,CPB 必须随时待命。由于一系列原因,我们中心进行双肺移植时倾向于采用 CPB,因为这样有利于肺门结构的显露,这在有严重粘连或大量支气管侧支循环的情况下更显必要。CPB 的使用能维持血流动力学和呼吸稳定,而且与不使用 CPB 相比能减少第二侧供肺的缺血时间。CPB 可以预防全心脏输出状态下第一侧移植肺的过度灌注。在化脓性肺疾病时,CPB 更有利于远端气管和近端支气管的冲洗,进而预防植入肺的污染。不喜欢使用 CPB 的原因包括血液丢失过多,输血量增加和再灌注损伤。这些问题需要进一步的基础和临床研究解决。现在而言,是否应用 CPB 应根据患者个体情况确定。

麻醉监测包括动脉压力、动脉氧饱和度、持续心电监测、肺动脉导管监测、温度和尿量监测。双腔气管插管能单肺通气,有助于手术游离。应采用大孔径的静脉通路以便快速补充容量,另外还需要经食管超声检查。

单肺移植

一般应选择功能差的一侧肺移植,术前肺功能可以通过通气-灌注扫描评估。患者取常规开胸卧位,并备腹股沟,以便 CPB 之用。后外侧切口经第 4 或第 5 肋间进胸。分离粘连,游离肺门。游离肺动脉、上下肺静脉和主支气管。行肺动脉阻断实验评价是否需要行 CPB。如能耐受,结扎肺动脉,切断上叶肺动脉和肺静脉,切断支气管,切除患肺。

从容器中取出供肺。开放其支气管,吸引分泌物并送培养。修剪支气管,在上叶支气管开口前 2 个软骨环处切断。去

除所有残留的心包和淋巴组织,如有需要修剪左房袖。将供肺放入胸腔并用冰盐水降温。

吻合顺序依术者偏好,一般先吻合最深部切口(支气管吻合口),然后逐渐转移至浅表切口。支气管吻合口通常采用 4-0 Prolene 线。虽然膜部切口能间断缝合,我们更喜欢全部连续缝合。支气管端端吻合方法还包括套叠式吻合,即将供体肺支气管套入受体肺支气管,然后用带蒂大网膜覆盖吻合口。虽然这些技术能预防支气管吻合口裂开,但目前很少采用。

一旦支气管吻合完成,应开始肺静脉吻合。用侧壁钳钳夹肺静脉及近端心房,剪开受体残余肺静脉,去除中间心房组织修剪成袖状,后用 4-0 Prolene 线将其与供体剩余心房吻合。肺动脉吻合采用 5-0 Prolene 线。如果肺动脉太长,灌注后会扭曲,因此需要将肺动脉修剪成合适长度以利于吻合。从肺动脉吻合口处排气,首先膨肺,暂时开放肺动脉阻断钳,从心房吻合口处排气。开放左心房阻断钳在近心房切口逆行排气。最后闭合肺静脉切口。

止血完成后,肺尖和肺底分别放置胸腔引流管,常规关胸。将双腔气管插管改为单腔气管插管,采用纤维支气管镜(简称纤支镜)检查吻合口情况。

双肺移植

双肺移植即序贯式同期单肺移植术。虽然传统的进胸路径是双前侧肋骨和胸骨联合切口(贝壳形切口),我们目前已能通过胸骨正中切口完成。先切除功能较差的一侧肺,让前述单肺移植方法完成肺移植。第一侧肺通气和灌注后,切除另一侧肺进行移植。吻合完成后,双侧放置胸管后常规关闭胸腔。纤支镜检查吻合口情况。

虽然单肺移植通常不应用 CPB,但双肺移植通常应用 CPB。CPB 可以提供更好的显露,缩短移植肺缺血时间,而且可以同期采用白细胞滤过装置。虽然增加了出血风险,但目前已有减少出血的方法。如应用肝素涂层的管道和氩气刀等。即使如此,仍然有部分中心因为 CPB 风险而尽可能在无 CPB 条件下完成所有的肺移植手术。

术后管理

移植物生理

肺的去神经化导致咳嗽反应降低以及黏膜清除机制受损。这会增加术后肺部感染机会,因此需要加强术后肺灌洗[68]。此外,移植肺的缺血再灌注损伤以及淋巴回流损害可导致血管通透性增加,诱发不同程度的间质性肺水肿。

术后早期临床管理

肺移植术后早期临床管理的核心是液体管理和呼吸道管理。术后早期的目标是在尽可能控制液体入量、减少心脏做功和气道损伤的情况下,保持受体足够的灌注和气体交换。气道损伤和气道压增高能损害支气管黏膜功能。因此应采用低潮气量和呼吸频率使气道压力低于 40cmH₂O。患者进入 ICU 后,应每 30 分钟调整呼吸机参数使得 FiO₂ 为 40% 时动脉氧分压高于 75mmHg,二氧化碳分压为 30~40mmHg,pH 为 7.35~7.45。气管内吸引可以有效地减少痰液阻塞和肺不张。当患者病情平稳、神志清楚、反应机敏时可考虑脱离呼吸机,气管拔管通常在 24 小时内完成。之后的肺部处理包括加强利尿、氧气吸入、连续的支气管灌洗、肺功能测定以及序列胸片检查。

术后早期胸片通常可发现弥漫性间质浸润。以往称为再植反应,实际上应该是由于肺保存不当、再灌注损伤或早期排

斥反应导致的肺水肿[69]。这种肺水肿的程度与供肺保存质量息息相关。精细的液体管理和利尿剂应用可以保持体液平衡和减少肺水肿的发生。

早期移植肺功能不全发生率低于15%，其主要表现是在没有感染和排斥的情况下换气功能持续下降[70]。这主要由于缺血再灌注损伤引起，组织学表现为弥漫性肺泡损伤。当然也应考虑一些外科技术性因素如肺静脉吻合口狭窄或血栓形成。对于持续严重的对辅助通气治疗无效的患者，ECMO[71]以及NO吸入[72]可能有效，否则应该考虑急诊再次移植。

免疫抑制方案：术后早期和晚期移植方案

不同的移植中心免疫抑制方案均有不同。在Stanford移植中心，我们通常采用兔抗人胸腺细胞球蛋白（RATG）（术后1、3、5、7天使用1.5mg/kg）或达利珠单抗1mg/kg（首剂在手术室，之后每2周一次，共5次）进行免疫抑制诱导。对于高敏患者，应在术中以1:1.5容积比的新鲜冰冻血浆行血浆置换，然后在阻断钳开放之前静脉使用初始剂量为2g/kg的免疫球蛋白。血精蛋白中和后静脉予500mg甲泼尼龙。

术后第1天，应测定T淋巴细胞和B淋巴细胞数量。如果细胞毒交叉试验阳性，应给予两剂0.75mg/kg的RATG。如果细胞毒交叉试验阴性或者有肺水肿，应给予1mg/kg达利珠单抗，然后每14小时一次，一共五次。甲泼尼龙（125mg）应该术后8小时一次静脉使用，一共3次，吗替麦考酚酯（骁悉）500mg每日两次口服，他克莫司（普乐可复）0.5mg一日两次直至其血药浓度达到12~15ng/ml。术后第2天，泼尼松0.5mg/kg每日2次口服。此后患者应以泼尼松、他克莫司和吗替麦考酚酯维持。对于高敏患者，可联合采用各50%的白蛋白和新鲜冰冻血浆以1:1.5容积比再次行血浆置换。如果患者服用RATG，第2天应服用0.75mg/kg。否则应该静脉使用100mg/kg的免疫球蛋白。同时在术后第3天和第4天在使用静脉注射免疫球蛋白（IVIG）的同时应该行血浆置换。血浆置换在术后第5天应该完成，术后第5天和第6天还需要静脉使用1g/kg的免疫球蛋白。供体特异抗体检测应该在术后第5天和第6天使用免疫球蛋白之间。最后，术后第7天应该复查T淋巴细胞和B淋巴细胞数量（之后每周复查1次），同时应用375mg/m²的利妥昔单抗，然后一周后重复使用一次。

感染预防

预防性使用抗病毒和抗真菌药物是术后管理的重要内容。对于CMV阳性受者或CMV阴性受者但接受CMV阳性供体的患者，许多中心预防性应用更昔洛韦。后者一般需要使用数周，可能引起白细胞减少。对于白细胞数量低于4 000的患者，应使用G-CSF。白色念珠菌的预防药物包括伊曲康唑、制菌霉素漱口和口服。肺孢子菌肺炎的预防包括使用增效磺胺甲噁唑或者雾化喷他脒。曲霉属真菌使用雾化两性霉素B预防，受体弓形体阴性而供体阳性的患者，术后应预防性应用乙胺嘧啶6个月。

移植物检测：患者随访计划

移植术后应常规随访肺功能并调整免疫抑制方案。常规的检测方法包括术后2周、4周、6周、12周和6个月序列肺功能检测、动脉血气和纤支镜检查，之后应每年复查一次。双侧移植肺都应经纤支镜肺获取活检标本。支气管肺泡灌洗标本应进行细胞学、微生物染色以及培养检查。此外，应随访患者的临床状态。由于移植相关并发症繁多，应加强随访和观察以预防远期移植物功能衰竭。

术后并发症

肺移植术后早期死亡（术后30天或出院前）最常见原因是移植物器官功能衰竭或感染。远期死亡大多数由于OB或感染引起[73]。ISHLT统计的术后不同时间点死亡原因见图61-7。

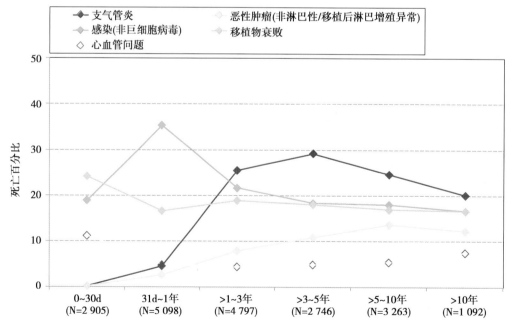

图61-7　单纯肺移植不同时间的死亡原因。感染是术后1年内主要死亡原因，闭塞性细支气管炎综合征是早期死亡主要原因（Data from Yusen RD，Edwards LB，Kucheryavaya AY，et al：The registry of the International Society for Heart and Lung Transplantation：thirty-first adult lung and heart-lung transplant report—2014；focus theme：retransplantation，*J Heart Lung Transplant*. 2014 Oct；33（10）：1009-1024.）

出血

围手术期出血虽不常见,却是肺移植和心肺移植术后早期死亡的重要原因。其原因多由于再次手术分离严重粘连或慢性肺部感染导致的炎症反应。如前文所述,严密止血非常重要,应采取一切可能的措施保证手术结束前术野干净。

超急性排斥反应

供受体之间 ABO 血型匹配已降低了超急性排斥反应的发生率。这种致命性并发症是因为受体存在能识别供体器官血管内皮细胞表面抗原的抗体,这种体液免疫反应能激活炎症和凝血级联反应,导致一直无血管内广泛血栓形成,从而导致移植物衰竭[74]。为减少超急性排斥反应的发生,当受体的 PRA 水平超过 25% 时应做交叉配型试验。

早期移植物功能障碍和原发性移植物衰竭

术后早期移植物功能不全很常见。通常被称为"再植反应",表现为肺功能异常、肺水肿和胸片上肺浸润。这种现象被认为与缺血再灌注损伤有关。其他的影响因素可能包括移植物挫伤、器官保存不当和采用体外循环。虽然绝大部分病例表现轻微,而且能通过支持治疗痊愈,但少部分能进展为原发性移植物衰竭。肺移植术后原发性移植物衰竭发生率为 10%~15%。治疗方法包括应用 ECMO 和吸入 NO。即便如此,原发性移植物功能衰竭的死亡率仍高达 60%[70]。

急性排斥反应

与心脏移植类似,肺移植急性排斥反应大部分发生在术后 1 年,发生率约为 36%[25]。虽然其发生率较高,但却很少成为直接死亡原因。目前认为其发生频率和严重程度是 OB 独立危险因素。

术后早期急性排斥反应的诊断主要依靠临床表现。其症状和体征包括高热、呼吸困难、换气功能障碍(表现为动脉氧分压下降)、FEV$_1$ 和肺活量下降,以及胸片上双侧间质性肺浸润(图 61-8)。移植手术一个月后,急性排斥反应时胸片往往正常,此时更应强调临床表现诊断。

仅仅依靠临床表现很难区分急性排斥反应和肺部感染。在治疗之前区分二者具有重要意义。经纤支镜肺活检和支气管肺泡灌洗是区分二者的金标准。检查时应至少取 5 块组织,并进行细胞学、微生物染色和培养检查[75]。除患者有临床表现时需进行纤支镜活检外,大多数移植中心定期对受者进行肺活检。有趣的是,经纤支镜活检可发现 17%~25% 无症状患者有潜在的排斥或感染。而对于有临床表现者,这个数据上升至 50%~72%。绝大多数情况下,术后活检可成功指导排斥和感染的治疗[76,77]。急性肺排斥反应的组织学特征是血管周围淋巴细胞浸润(图 61-9)。Clelland 和 Colin 等制定了急性排斥反应分级[78]。同时,肺排斥研究组(Lung Rejection Study Group,

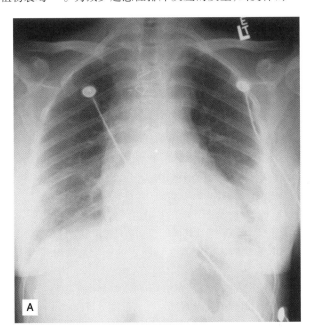

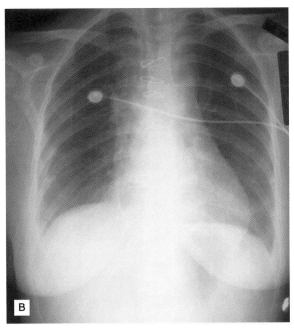

图 61-8 急性肺排斥及吸收。A. 胸片显示急性排斥导致的双侧肺渗出浸润。B. 随访胸片显示经过激素冲击治疗后渗出吸收

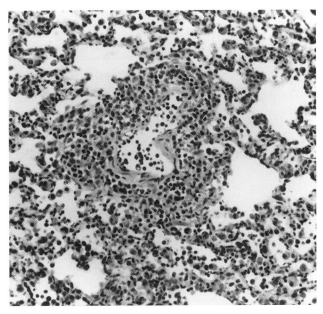

图 61-9 中度急性肺排斥,特征为血管周围单核细胞浸润至邻近的肺泡隔

表 61-6 急性肺排斥分级系统

分级	组织学特征（经支气管活检）
0	无明显炎症反应；标本正常
1	少量、不常见血管周围渗出，伴或不伴支气管淋巴细胞渗出
2	大量、常见的血管周淋巴细胞渗出，伴或不伴中等支气管淋巴细胞性炎症；偶见中性粒细胞和嗜酸性粒细胞
3	渗出浸润至肺泡隔和肺泡，伴或不伴支气管黏膜溃疡

LRSG）制定了类似的分级标准（表 61-6）[75]。

与心脏移植一样，诊断移植术后早期排斥反应的无创方法正在不断的研发中。Louberye 等报告了心肺移植术后急性排斥反应时高分辨率 CT 上"毛玻璃样改变"与组织学的关系[79]。其研究显示"毛玻璃样改变"诊断急性肺排斥反应的敏感度为 65%，特异度为 85%。

排斥反应的治疗方法为加强免疫抑制治疗。大多数中心根据反应的时间和程度决定治疗方案。图 61-10 列出了一个典型的治疗方案。中度到重度排斥反应采用"激素冲击治疗"（甲泼尼龙 500~1 000mg/d，静注，连续 3 天），然后以 0.6mg/(kg·d)剂量维持。3~4 周后，泼尼松剂量逐渐减少至 0.2mg/(kg·d)。经过上述治疗后期临床和胸片表现会得到快速和明显的改善，而且可以进一步证实诊断（图 61-8B）。轻度排斥反应可以增加口服泼尼松剂量，3~4 周后逐渐减量。抗排斥反应治疗 10~14 天后，应复查肺活检评估治疗效果。对激素治疗不敏感的患者可应用抗淋巴细胞治疗。或者，原有的抗排斥方案可以在以环孢素为主或 FK506 为主之间调整。最后，对于难治性病例，全淋巴照射（total lymphoid irradiation，TLI）可能

有效[80]。

慢性排斥反应

慢性排斥反应是影响肺移植术后长期效果的最主要因素。其绝大多数表现为闭塞性细支气管炎（OB）。OB 可以早在在术后半年至一年内发生，此后发生率逐渐升高。近期研究显示 70% 的肺移植患者在术后 5 年内发生 OB[81]（图 61-11）。

经支气管活检仍是 OB 诊断的金标准，其敏感度为 17%~87%[76,82]。检查结果与获取标本数量有关，目前建议活检时应在每侧移植肺至少取 5 块组织。由于 OB 病变并不均一，大量的标本会出现假阴性结果。

OB 是一个组织学诊断，其特征是黏膜下致密的嗜酸性粒细胞浸润和瘢痕组织部分或全部阻塞小气道（2mm），尤其是终末以及呼吸性细支气管（图 61-12）。其病理生理表现为 PaO_2、FEV_1、$FEF_{25~75}$ 以及 FEF_{50}/FVC 降低。流量-流速曲线呼吸相的特殊表现与 OB 有关。OB 临床表现没有特异性，可表现为咳嗽、劳力型或非劳力型呼吸困难。闭塞性细支气管炎综合征（bronchiolitis obliterans syndrome，OBS）是指具有 OB 的临床表现，但可能有或没有明确的组织学特征（表 61-7）。根据患者当前 FEV_1 和移植后最高 FEV_1 的比率，ISHLT 建立了 BOS 临床分类标准。在没有感染等情况下，患者的 FEV_1 下降等于或超过 20% 时，无论是否具有 OB 的病理学证据，都可诊断 BOS[74]。

Valentine 和 Stanford 小组报告，双肺移植患者小气道功能检测（$FEF_{25~75}$ 以及 FEF_{50}/FVC）比 FEV_1 对 BOS 诊断更为敏感[83]。FEF_{50}/FVC 连续 6 周低于 0.7 是 OB 最敏感预测指标。大约 50% 活检确诊的患者在诊断之前 4 个月就出现 FEF_{50}/FVC 下降。

实验研究和临床证据显示 OB 的发病原因可能与支气管上皮损伤有关，其机制复杂，包括：胃食管反流病（gastroesophageal reflux disease，GERD），感染（尤其是 CMV），黏膜清除能力下降导致的慢性炎症反应，以及免疫机制[69]。这些都可引起气道上皮损伤，进而诱发过度修复反应。与此同时，支气管上皮中的 MHC Ⅱ 抗原表达增高。Sharples 等最近的一项荟萃分析结

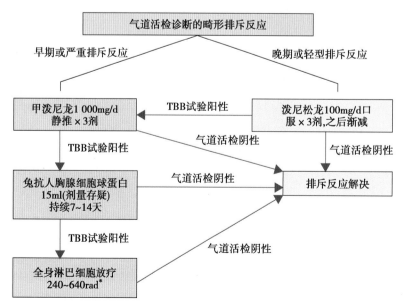

图 61-10 心肺和肺移植急性排斥典型治疗流程。1rad＝0.01Gy

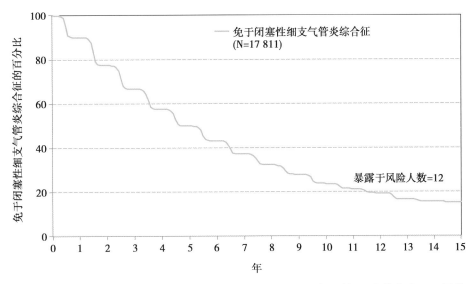

图 61-11　成人肺移植免于 BOS 发生率（1994 年 4 月—2013 年 6 月）。虚线代表 95% 置信区间（Data from Yusen RD，Edwards LB，Kucheryavaya AY，et al：The registry of the International Society for Heart and Lung Transplantation：thirty-first adult lung and heart-lung transplant report—2014；focus theme：retransplantation，*J Heart Lung Transplant*. 2014 Oct；33（10）：1009-1024.）

果显示急性排斥反应是晚期 OB 发生的危险因素之一[84]。与之相符的是 OB 时免疫抑制水平下降。淋巴细胞性支气管炎及细支气管炎也和 OB 的发生相关。小样本的回顾性研究提示 CMV 肺炎、其他的肺部感染以及 HLA 不匹配也和 OB 发生相关。最近 Novick 等应用 ISHLT 的数据研究了 OB 与供体年龄和移植物缺血时间的关系，结果发现供体年龄大于 55 岁并且缺血时间在 6～8 小时能增加术后 3 年 OB 的发生率[51]。GERD 最近也被研究发现与 OB 发生有关[85]。高达 75% 的患者 pH 检测均发现有 GERD 发生，这可能与术中迷走神经损害、咳嗽和气道黏膜清除能力下降、免疫抑制或者患者有 GERD 病史有关[86]。这类患者术后在经过抗反流治疗后与 BOS 延迟发

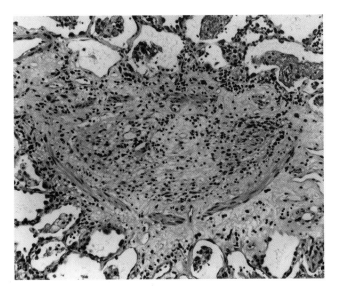

图 61-12　闭塞性细支气管炎。慢性气道排斥特征为管腔狭窄或被致密胶原瘢痕组织替代。可看到炎性细胞（HE 染色；×150）

生的患者生存率相似[87,88]。

目前 OB 处理主要是预防，密切监测以及出现症状或症状出现前生理改变时的及时治疗。鼓励患者进行诱发性肺通气量测定，以预防那些微小肺不张，因为供肺神经支配消失，支气管循环缺乏，而且黏膜清除机制受损。此外，一旦出现临床症状，患者应立即与移植中心或主管医生联系，以便进行肺功能检查。FEF$_{25～75}$、FEF$_{50}$/FVC 以及流量-流速曲线的任何变化均提示需要行支气管肺泡灌洗和支气管肺活检，尤其是在没有感染和肺水肿证据时。

加强免疫抑制是 BOS 的主要治疗方法。泼尼松剂量需增加到 0.6～1.0mg/（kg·d），当环孢素和硫唑嘌呤浓度达到最合适时，泼尼松剂量逐渐减至 0.2mg/（kg·d）。有 CMV 感染风险的患者应用更昔洛韦治疗，根据支气管灌洗细菌分离结果采用敏感抗生素。应该随访复查肺功能。绝大部分患者肺功能可能稳定，但很少有明显的改善。不幸的是，患者的复发率高于 50%，进展性肺功能衰竭或由于免疫抑制继发的感染是肺移植患者术后 2 年死亡的最主要原因。

再次移植是 OB 导致终末期呼吸衰竭唯一的治疗方法。虽然由于 OB 而再移植的生存率要高于因为其他原因引起的再移植，但其效果仍不如第一次移植。Novick 等统计了来自肺再移

表 61-7　OB 综合征分级	
0a 或 b	无显著的异常：FEV$_1$ 为基线的 80%
1a 或 b	轻度：FEV$_1$ 为基线的 66%～80%
2a 或 b	中度：FEV$_1$ 为基线的 51%～65%
3a 或 b	重度：FEV$_1$ 为基线的 50% 及以下

a，无 OB 的病理学证据；b，有 OB 的病理学证据。

植注册登记研究的数据[35]，1985—1996 年共有 237 例患者行肺再移植。其 1 年、2 年和 3 年的生存率分别是 47%、40% 和 33%。术前不需要辅助通气的患者生存率更高，而且其免于 OB 的发生率与第一次移植相当。因此作者认为再次移植前应仔细挑选那些术后可能长期生存的患者。

气道并发症

尽管外科技术和术后管理的进步减少了肺移植术后气道并发症的发生率，仍然约 27% 的患者术后并发气道发吻合口狭窄、坏死或裂开[89]。围手术期避免使用激素类药物一直被认为能预防气道并发症，但最近的实验研究和临床证据显示激素类药物的副作用被高估[90]。最常见的气道并发症是吻合口裂开和狭窄，其诊断多依靠支气管镜确定。吻合口裂开可以通过再次手术治疗，也可以加强随访保守处理。狭窄可以通过球囊进行扩张，通常需要置入支架。

感染

细菌、病毒以及真菌感染是肺移植术后死亡的首要原因。与其他实质器官移植相比，肺移植术后感染率更高。这是因为移植肺直接暴露于空气，而且其咳嗽反射和黏膜清除能力都被损害。由于感染或感染相关死亡高峰期在术后数月，之后会降低到一个稳定的低值。移植术后的感染可以根据感染发生的时间粗略地分为早期感染和后期感染。早期感染通常发生于术后几个月之内，其主要病原体是细菌（尤其是革兰氏阴性菌），多表现为肺炎、纵隔炎、尿道感染、导管性败血症和皮肤感染。后期感染多为机会性病毒、真菌和原虫，常见部位包括肺、中枢神经系统、胃肠道和皮肤。

细菌感染，尤其是革兰氏阴性菌感染是术后早期感染的主要原因。75%~97% 的供体肺分泌物在培养之前就能找到至少一种细菌[91]。术后侵入性感染细菌通常来自供体。相反的是，感染性肺病患者尤其是囊性纤维化者的感染通常来自受体自身呼吸道和鼻窦。细菌感染的治疗包括致病菌的确定（培养和药敏实验）、控制感染源（去除导管、清创）和适当的抗生素。

CMV 感染大多发生在术后 1~3 个月，可以是原发感染也可以是潜伏感染的激活。所谓原发感染，是指血清中 CMV 阴性的受体通过接触 CMV 阳性供体的组织或血液而引起的感染。供体器官本身被认为是 CMV 原发感染最常见的载体。潜伏感染的激活是指在受体移植前就存在 CMV 感染的血清学证据，而在免疫抑制之后出现临床表现。血清学阳性的受体同样易于感染新的 CMV。血清学阳性受体的原发性感染往往比潜伏感染激活和再次感染严重。

CMV 感染的临床表现多种多样，包括伴粒细胞减少的发热、肺炎、胃肠炎以及视网膜炎。其中 CMV 感染的肺炎死亡率最高，约占 13%，而视网膜炎对治疗反应最差。CMV 感染的诊断包括患者血液、组织或体液中病毒的培养，抗体滴度升高 4 倍以上，或者出现特征性的组织学变化（细胞明显增大，细胞核中有嗜碱性包涵体）。大多数患者对更昔洛韦和超免疫球蛋白有反应。

有研究认为 CMV 是 OB 的诱因[69]并会抑制直细胞免疫。CMV 阴性供体不足 20%，由于供体匮乏，因此大多数移植中心

对 CMV 阳性的受体或供体可采用更昔洛韦或超免疫球蛋白治疗继而进行移植。Valantine 等研究发现更昔洛韦联合超免疫球蛋白比单纯应用更昔洛韦预防 CMV 更有效。而且联合应用组患者具有更高的 3 年生存率和较少的 OB 发生率[92]。

侵入性真菌感染高峰期在移植后 10 天到 2 个月之间。治疗药物包括氟康唑、伊曲康唑及两性霉素 B。Reichenspurner 等研究发现预防性吸入两性霉素 B 受者的真菌感染率显著降低[93]。

肺移植术后口服磺胺甲基异唑能有效地预防卡氏肺囊虫性肺炎。如果对其过敏，可改用喷他脒。卡氏肺囊虫性肺炎术后第一年发生率最高。但是，由于这种感染在移植术后晚期也可能发生，大部分中心建议终生行预防性治疗。

感染的预防包括接种疫苗、围手术期应用广谱抗生素，以及长期预防性应用抗生素。术前推荐接种包括肺炎球菌疫苗、乙型肝炎疫苗以及百白破疫苗。所有的患者每年都要接种流感疫苗。虽然不同的中心采用不同的围手术期抗生素方案，但第一代头孢菌素类（如头孢唑林）或万古霉素经常被使用。长期的预防应用包括：制菌霉素漱口剂，磺胺甲噁唑，两性霉素 B 吸入治疗，以及抗病毒药物如阿昔洛韦或更昔洛韦。

肿瘤

接受移植者肿瘤发病率高于普通人群[94]。这无疑与慢性免疫抑制有关。受体可能发生各种肿瘤，如皮肤癌、B 淋巴细胞增生障碍、宫颈原位癌、阴道癌、直肠癌以及卡波西肉瘤。平均而言，肿瘤多发生在移植后 5 年[73]。

接受移植者 B 淋巴细胞增生障碍发病率是正常同年龄组普通人群的 350 倍。移植后淋巴增生性障碍在肺移植术后发病率约为 6%[95]，大多在移植后 1 年内发生，可能与 EB 病毒感染有关。其治疗包括降低免疫抑制强度，应用抗病毒药物如阿昔洛韦或更昔洛韦，有效率约 30%~40%，复发率较低。某些患者化疗或放疗有效。治疗期间应严密观察移植物功能和肿瘤状态。

肺移植长期效果

根据肺功能检测和血气分析，患者的肺功能在移植术后几个月内明显改善。通气和换气功能在术后 1~2 年趋于正常[96]。ISHLT 注册研究显示肺移植长期生存率如图 61-13 所示。1994 年 1 月—2012 年 6 月间肺移植 3 个月、1 年、3 年、5 年、10 年的生存率分别为 88%、80%、65%、53% 和 32%[81]。双肺移植效果优于单肺移植，但由于影响因素众多（受体因素、供体因素、移植技术等），很难从这种趋势中得出结论。生存率明显受到受体年龄影响，高于 65 岁患者 1 年生存为 72%，而低于 50 岁患者为 80%[25]。COPD 和特发性肺纤维化患者（常合并更多的危险因素）移植效果较囊性纤维化、特发性肺动脉高压、结节病以及 α_1 抗胰蛋白酶缺乏性肺气肿患者差（图 61-14）。对生存 10 年的患者进行研究，发现双肺移植和较少因为排斥反应住院患者长期效果较好[97,98]。手术死亡率与中心的移植数量息息相关，移植数量多的中心（≥20 例/年）的 30 天死亡率仅为 4.1%[97]。随着全世界范围内肺移植经验的增加，其短期和长期生存率均得到显著提高。

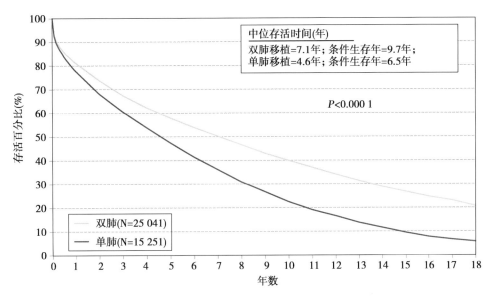

图 61-13　ISHLT 注册登记研究显示成人肺移植生存曲线（Data from Yusen RD, Edwards LB, Kucheryavaya AY, et al: The registry of the International Society for Heart and Lung Transplantation: thirty-first adult lung and heart-lung transplant report—2014; focus theme: retransplantation, *J Heart Lung Transplant*. 2014 Oct; 33(10): 1009-1024. ）

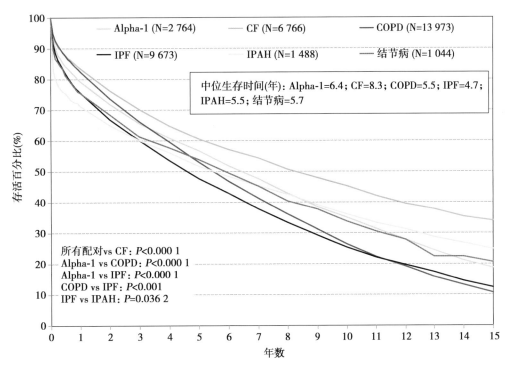

图 61-14　ISHLT 注册登记研究不同诊断的生存曲线。Alpha-1, α1 抗胰蛋白酶缺乏性肺气肿；CF, 囊性纤维化；COPD 慢性阻塞性肺病；IPAH, 特发性肺动脉高压；IPF, 特发性肺纤维化（Data from Yusen RD, Edwards LB, Kucheryavaya AY, et al: The registry of the International Society for Heart and Lung Transplantation: thirty-first adult lung and heart-lung transplant report—2014; focus theme: re-transplantation, *J Heart Lung Transplant*. 2014 Oct; 33(10): 1009-1024. ）

心肺联合移植

历史

在报道第一例成功的人体心肺联合移植之前很久，人们已经在实验室进行了大量的有关胸部器官移植的研究。20 世纪 40 年代，Demikhov 在狗的动物实验中成功地建立了整个心肺联合移植的手术技术。在一共 67 条狗的实验中，术后最长存活时间为 6 天[99]。这些重要的实验研究表明了心肺联合移植技术的可行性。但直到 20 世纪 60 年代，仍有大量问题无法解决。1953 年，Marcus 等在 Chicago 大学发明了将一例心肺移植到犬腹主动脉和下腔静脉的方法[100]。20 世纪 60 年代后期到 70 年代早期对完全去神经支配的心肺生理进行了研究。1961 年 Web 和 Howard 的研究结果却令人沮丧，他们发现心肺移植后的狗无法恢复正常的自主呼吸[101]。这个生理现象先后被许多研究小组证实[102]，包括 Lower 研究小组。幸运的是，之后的研究中，Haglin[103]、Nakae[104]、Castaneda[105,106] 等研究小组都发现，灵长类动物在心肺完全去神经化后能恢复正常呼吸模式。20 世纪 70 年代见证了免疫抑制药物的长足发展，尤其是环孢素的出现，能明显预防灵长类心肺移植后排斥反应。Stanford 大学研究显示灵长类动物心肺移植后具有较高的 5 年生存率[107]。20 世纪 80 年代，Reitz 等发明了应用心房吻合技术代替原有的腔静脉吻合技术，进而保留了受体窦房结并减少了腔静脉吻合口狭窄可能性[108]。这些研究奠定了 Stanford 大学心肺移植的坚实基础。1982 年 3 月 9 日，Reitz 等成功实施了人类第一例心肺移植手术，患者是一名 45 岁终末期肺动脉高压患者[109]。

适应证

自 1982 年第一例心肺移植成功后，它成为了终末期肺和心肺疾病患者挽救生命的治疗措施。但是，心肺移植数量在 1990 年到达最高峰，而此时针对单纯终末期肺疾病的单肺和双肺移植开始取得较好的临床效果。此外，由于心肺整体供体的匮乏，供体分配机制也要求将供体提供给那些严重心肺疾病患者（最常见的包括伴艾森门格综合征的先心病、特发性肺动脉高压和囊性纤维化）。自 2003 年起，全世界每年完成心肺移植 75~86 例[25]。

表 61-8 列出了 ISHLT 统计的心肺移植患者疾病谱。先天性心脏病（间隔缺损和动脉导管未闭）继发的严重肺动脉高压（艾森门格综合征）是最常见的适应证，超过总数的 1/3。通过心肺移植成功治疗的复杂先心病包括伴肺动脉闭锁的单心室、共同动脉干和左心发育不良综合征。艾森门格综合征心肺移植术后长期生存率各家报道不一[110]。有资料显示这种患者肺动脉高压治疗效果优于其他疾病导致的肺动脉高压。很明显的是，移植后生活质量显著改善[111]。对于单纯性心脏缺损，在修补缺损的同时行单肺或双肺移植是另外一种治疗选择。

表 61-8　成人心肺移植受体诊断分布	
诊断	例数（百分比）
先天性心脏病	921（34.9）
特发性肺动脉高压	719（27.2）
囊性纤维化	373（14.1）
COPD/肺气肿	101（3.8）
获得性心脏病	77（2.9）
特发性肺纤维化	76（2.9）
α1 抗胰蛋白酶缺乏性肺气肿	53（2.0）
结节病	37（1.4）
再次移植	
非 OB	31（1.2）
OB	24（0.9）
支气管扩张	20（0.8）
OB（非再次移植）	14（0.5）
其他	193（7.3）

COPD，慢性阻塞性肺疾病。数据源于 1982 年 1 月至 2013 年 6 月间的 ISHLT 登记患者。

Reproduced with permission from Yusen RD, Edwards LB, Kucheryavaya AY, et al: The registry of the International Society for Heart and Lung Transplantation: thirty-first adult lung and heart-lung transplant report—2014, *J Heart Lung Transplant.* 2014 Oct;33(10):1009-1024.

原发性肺动脉高压导致的右心衰竭是第二大常见适应证，约占 ISHLT 患者的 1/4。最近这类患者有进行单肺或双肺移植的趋势[112]。主要依据是这类患者在肺移植后肺动脉压力正常，此时右心功能可能恢复。但是对于严重的右心衰竭和原发性肺动脉高压，应该选择心肺移植。

心肺移植的其他适应证还包括其他各种心脏和肺部疾病，包括囊性纤维化和其他化脓性肺部疾病、严重的冠心病合并终末期肺病、原发的肺实质疾病合并严重右心衰（如特发性肺纤维化、淋巴管管瘤平滑肌增多症、结节病和脱屑性间质肺炎）。

病例选择

与肺移植类似，患者适应证和禁忌证主要根据 LAS 评分确定。年龄限制逐渐放宽，目前大部分中心确定的年龄上限为 50 岁。绝大部分心肺移植受体心脏功能为 NYHA Ⅲ 级或 Ⅳ 级[113]。在供体选择上必须严格心肺大小匹配。Tamm 等对比了 82 例心肺移植患者术后肺总量（TLC）与术前实际和预计肺总量（pTLC），目的是评估供体大小和受体基础疾病对临床效果的影响[114]。结果发现术后 1 年肺总量和肺总量动力学能恢复到根据患者性别、年龄和身高而计算的预计值。他们建议大小匹配最简单的方法是应用术前 pTLC 值。此外，他们认为受体应该在术后 1 年获得他们的 TLC 值，否则预示着移植肺会有并发症。

在肺移植时，术前由于需要很短的缺血时间而不易进行 HLA 配型。但组织相容性并没有影响手术结果。Harjula 等研究了 HLA 配型和心肺移植结果的关系[115]。他们发现在 40 例心肺移植患者中，HLA-A 位点完全不匹配会显著增加 OB 发生率。

手术技术

供体心肺获取

　　心肺移植供体显露和插管与肺移植相同。主动脉阻断后，从膈水平开始，在食管前方向头侧游离直达隆凸。游离过程中避免损伤气管、肺和大血管。分离肺门后组织。肺正常膨胀后用闭合器(TA-55)在隆凸上至少 4 个软骨环处闭合气管后切断(图 61-6E)。切除整块心肺，移出胸腔。

受体心肺植入

　　患者仰卧位，胸骨正中切口进胸。胸骨切开后放置牵开器，自膈水平至大动脉水平纵行打开双侧胸膜(图 61-15A)。电刀分离胸腔粘连。切除心包前壁，保留侧壁以支持心脏和预

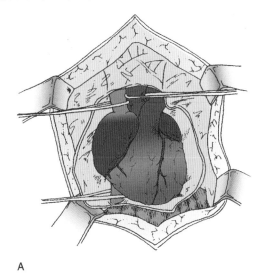

A

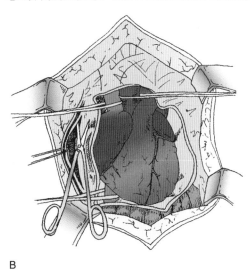

B

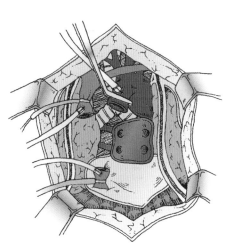

C

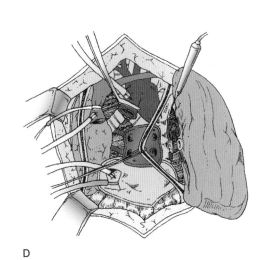

D

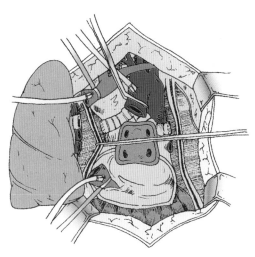

E

图 61-15　心肺移植受体手术。A. 胸骨正中切口，去掉部分心包前壁，升主动脉和腔静脉游离套带。B. 右侧肺门处仔细游离右侧膈神经，为供体植入提供空间。C. 体外循环插管，转机后取出心脏。D，E. 游离肺动脉后韧带，肺动静脉，主支气管切除双肺

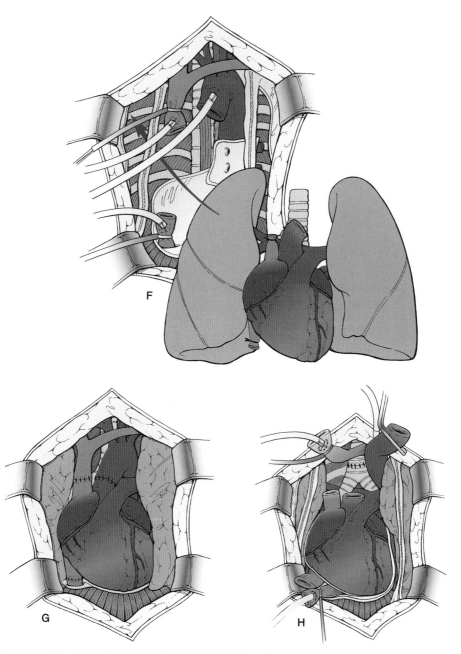

图 61-15(续)　F. 供体心肺植入胸腔,先从右边进入,然后左边。G. 支气管采用 3-0 Prolene 线连续缝合。H. 腔静脉和主动脉切口采用 4-0 Prolene 线连续缝合

防膈神经损伤。膈神经周围 3cm 细胞予以保留,其他心包切除范围为从膈水平到大动脉水平(图 61-15B)。另一种方法是在肺静脉入心包处开孔。心包边缘应在膈神经后面,膈神经前剩余的心包保持完整。全身肝素化,在升主动脉接近无名动脉处插管,腔静脉分别插管并套带。开始 CPB,降温至 28～30℃,在心房中部水平切除心脏,在主动脉瓣上方切断主动脉,在分叉处切断肺动脉(图 61-15C),将左右肺静脉之间的残余左房纵行一分为二。

残余左房后壁和肺静脉应该使得左侧上下肺静脉位于左侧胸腔。分离肺韧带,将左肺牵拉,完全切除左肺门,避免后侧的迷走神经损伤。自此,左侧支气管主干横断(图 61-15D)然后用 TA30 闭合器吻合,同法取出右肺(图 61-15E)。

切除残余的肺动脉,保留和动脉韧带连接处肺动脉分叉,以防止喉返神经损伤。准备远段气管以备吻合。牵拉左右支

气管游离气管远端,仔细结扎气管周围血管。先天病、肺动脉闭锁患者以及继发于艾森门格综合征的严重缺氧患者常有较多的侧支循环,应仔细结扎止血。此处止血十分重要,因为一旦心肺植入,此处就无法再进行止血。止血结束后,在隆凸处切开气管。此时准备心肺植入。

从转运容器中取出供体心肺,气管支气管内冲洗吸引,分泌物做培养。修剪供肺气管,在隆凸上 1 个软骨环处切断气管。将心肺放入胸腔,右肺通过右侧膈神经下方进入右侧胸腔,左肺通过左侧膈神经下方进入左侧胸腔(图 61-15F)。用 3-0 Prolene 线采用连续缝合从后自前吻合气管(图 61-15G)。肺部开始半量通气以减少肺不张。胸腔继续用冷 Physiosol 液体冰浴降温。为进一步减低心内膜温度并排气,可直接在左心耳处置入一根排气导管。

然后进行腔静脉吻合。4-0 Prolene 线将受体的上腔静脉和供体上腔静脉-右心房连接处相吻合。此时复温至 37℃，下腔静脉和主动脉用 4-0 Prolene 线进行端端吻合（图 61-15H）。升主动脉和肺动脉排气后开放主动脉和腔静脉。切除左心耳，行左心引流。缝合左心耳和肺动脉灌注口。心脏除颤后逐渐停止 CPB。鱼精蛋白中和后给予 500mg 甲泼尼龙。

维持 3～5cmH$_2$O PEEP，FiO$_2$ 为 40%。与心脏移植一样，应用异丙肾上腺素[0.005～0.01μg/(kg·min)]维持心率在 100～110 次/min，并降低肺动脉阻力。心脏表面安装临时起搏器导线。双侧胸腔放置引流管后常规关胸。最后将双腔气管插管改为单腔气管插管，转运至 ICU 之前用纤支镜检查吻合口情况。

Lick 等报告了一种改良的手术方法[116]。他们将双侧肺经膈神经前放入胸腔，尽可能将腔静脉和腔静脉直接吻合。这样减少了对膈神经和后纵隔的广泛分离，减少了迷走神经和膈神经损伤机会。而且在 CPB 过程中通过搬动心脏，可以检查后纵隔出血情况。

移植物生理

与肺移植不同的是，心脏去神经化能引起额外的生理学改变。由于去神经化心脏失去交感和副交感自主调节，因而影响患者术后心率、收缩力和冠状动脉血管张力。由于缺乏迷走神经张力，休息时心率会增快。呼吸性窦性心律不齐以及反射性颈动脉心动过缓均消失。有趣的是，去神经化心脏对儿茶酚胺类的敏感性增高，这主要是由于交感神经元节后 β-肾上腺素能受体密度增加以及对去甲肾上腺素吸收减少所致[117,118]。这种敏感性的增加在维持心脏对运动或应激状态足够的反应非常重要。运动时，患者的心率会稳定而缓慢的增加，这主要和循环中的儿茶酚胺水平升高有关。这种心率的增快能通过加强静脉回流而增加心室充盈压，进而增加每搏输出量和心排血量以满足运动需要。心脏移植无并发症状态下，冠状动脉可以在需氧量增加时扩张以增加冠脉血流，但在急性排斥、心肌肥大或节段性室壁运动异常等状态下，冠脉血管扩张储备能力异常。

术后管理

约 10%～20% 的心肺移植患者在术后早期发生不同程度的一过性窦房结功能障碍。通常表现为窦性心动过缓，而且在 1 周内消失。采用双腔静脉吻合法能降低窦房结功能不全的发生率，而且能改善三尖瓣功能[119]。因为心肺移植术后心排血量主要依赖心率，因此术后早期心率应该通过异丙肾上腺素和或起搏器将心率控制在 90～110 次/min。尽管术后永久性的窦房结功能不全和心动过缓罕见，但需要安装永久起搏器。动脉收缩压应控制在 90～110mmHg，必要时可应用硝酸甘油或硝普钠。常规使用小剂量的多巴胺[3～5μg/(kg·min)]以增加肾脏灌注和尿量。在不用利尿剂条件下，如果末端肢体温暖、尿量>0.5ml/(kg·h)，提示心排量足够。心脏功能往往在术后 3～4 天逐渐恢复正常，此时停用血管活性药。

但是，在术后早期仍可以出现全心功能障碍。可能因素包括长时间的缺血、供体保护不良、移植前儿茶酚胺耗竭。此外，低血容量、心脏压塞、败血症和心动过缓也是可能影响因素，若出现这些因素应该及时治疗。血流动力学持续不稳定时应安装 Swan-Ganz 导管进行监测。术后 3 个月行心肌活检，之后每年 1 次。

并发症

心肺联合移植后最常见的并发症包括高血压（88.6%）、肾功能不全（28.1%）、高脂血症（66.4%）、糖尿病（20.9%）、冠状动脉血管病（8.2%）和 OB（27.1%）[25]。常见死亡原因在 30 天内为移植物功能衰竭和外科技术性并发症，之后主要是非 CMV 感染和 BOS[25]。急性排斥反应仍是一项严峻挑战，Stanford 大学 1981—1994 年间发生率超过 67%[120]。实验和临床证据表明心肺急性排斥反应两者之间相互独立。但是 Higenbottam 等研究发现与单纯肺移植功能学或组织学相比，常规的心内膜活检诊断率明显较低。因此作者认为心肺移植后仅需行肺支气管活检[121]。这也被 Stanford 大学的 Sibley 所证实，他们同样发现在急性排斥反应时心内膜活检和肺支气管活检结果并不一致。虽然肺支气管活检证实急性排斥反应的存在，但心内膜活检结果常常正常[76]。在 Stanford 大学，患者如果能行肺支气管活检随访，则不需行心内膜活检。心肺移植后，继发于 OB 的呼吸功能衰竭的长期发病率与双肺移植术后类似。Adams 等发现心肺移植术后因为 OB 导致呼吸功能衰竭而行再次移植的效果差于单纯肺移植的再移植效果[122]。同时发现以下因素可能改善再移植效果：术前未使用抗生素，第一次移植 18 个月以后再次移植，术前痰培养阴性。

加速性移植冠状动脉疾病或移植物冠状动脉粥样硬化是心肺移植术后影响长期存活的另一个重要因素。严重的冠状动脉疾病可减少冠脉血流，进而诱发心律失常、心肌梗死、猝死以及左心室功能不全导致的充血性心力衰竭。由于去神经化作用，移植患者常没有典型的心绞痛表现。引起移植物冠状动脉疾病的因素很多，主要集中在慢性免疫反应介导的冠状动脉内皮损伤。事实上抗内皮细胞抗体水平升高与移植物冠状动脉疾病有关。与自身冠状动脉阻塞性病变局限性不同，移植物冠状动脉病变为弥散性，包括远端病变。其组织学特征为内膜呈同心圆样增生，伴平滑肌细胞过度增生（图 61-16）。

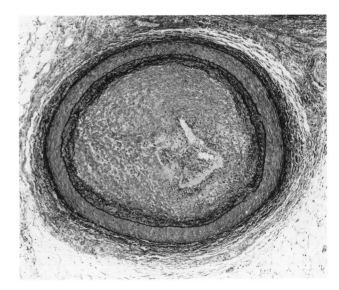

图 61-16　移植冠状动脉粥样硬化。心肺移植尸检标本显示管腔被向心性纤维增生闭塞（Elastin von Gieson 染色；×60）

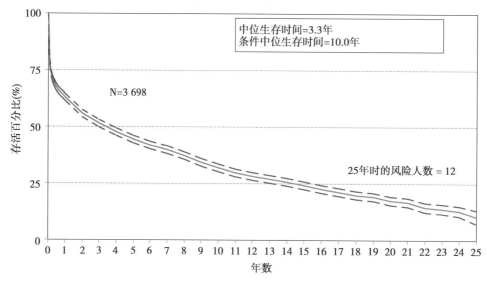

图 61-17　1982—2007 年心肺移植 Kaplan-Meier 生存曲线（Data from Yusen RD，Edwards LB，Kucheryavaya AY，et al：The registry of the International Society for Heart and Lung Transplantation：thirty-first adult lung and heart-lung transplant report—2014；focus theme：retransplantation，*J Heart Lung Transplant*. 2014 Oct；33（10）：1009-1024. ）

冠状动脉造影应该在术后每年检查 1 次以确定是否有加速性冠心病（coronary artery disease，CAD）。但冠脉造影仅能测定冠脉管径，而血管内超声不仅能测定冠脉管径，还能同时评价血管壁形态。因此，血管内超声检测加速性 CAD 特征性弥漫性冠脉内膜增生更敏感。有趣的是，行心肺移植后加速性 CAD 的发病率比单纯心脏移植后的发病率低[123]。Stanford 大学的一项回顾性研究显示心肺移植免除加速性 CAD 发生率为 89%，而心脏移植为 73%。心脏移植术后加速性 CAD 的临床危险因素包括：供体年龄大于 35 岁，HLA-A1、A2 和 DR 位点不匹配，高甘油三酯血症［血清水平高于 280mg/dl（3. 16mmol/L）］，频发的急性排斥反应，以及受体有记载的 CMV 感染。但并不确定这些因素可以扩展到心肺移植，即使 CMV 感染是心肺移植后加速性 CAD 危险因素[124]。经皮冠状动脉成形和冠状动脉旁路移植术被用来治疗某些散在的供体冠状动脉近端狭窄，但对弥散性病变而言，再次移植是唯一确定的治疗手段。移植物 CAD 的有效预防依赖于免疫抑制治疗的改进、受体耐受诱导、CMV 预防性治疗的进步和血管内膜增生的抑制。

感染是心肺移植术后另一常见的并发症。Stanford 中心 1981—1994 年的数据显示，心肺移植术后 3 个月之内感染的发生率高达 80%。在其 1981—1990 年共 73 例心肺移植患者的回顾性随访中发现了共 200 次严重感染，其中约一半由细菌引起，真菌感染仅占 14%[125]。最常见的病毒感染是 CMV，约占病毒感染的 15%，多发生于术后第 2 个月。其他病毒如单纯疱疹病毒、腺病毒、呼吸道合胞病毒较为少见。肺孢子菌肺炎约占 5%，多发生于术后 4~6 月，诺卡菌约占 2%，多发生于术后 1 年。双联和三联免疫抑制治疗并不影响感染发生率。感染占所有死亡的 40%。

心肺移植长期结果

ISHLT 注册登记研究统计心肺移植术后 3 个月和 1 年的生存率分别为 72% 和 64%[25]。死亡率在 1 年以后会逐渐下降，如图 61-17 所示。和肺移植一样，临床效果已逐步提高，并且受受体诊断影响[25]。移植物功能衰竭、外科技术性并发症和非 CMV 感染是两者 30 天死亡的共同主要原因，而 OB 和非 CMV 感染是影响长期存活的主要原因。

（张昌伟　译　魏翔　审）

参考文献

1. Yusen RD, Christie JD, Edwards LB, et al: The Registry of the International Society for Heart and Lung Transplantation: Thirtieth Adult Lung and Heart-Lung Transplant Report-2013; focus theme: age. *J Heart Lung Transplant* 2013; 32(10):965-978.
2. Metras H: Preliminary note on lung transplants in dogs. *Compte Rendue Acad Sci* 1950; 231:1176.
3. Blumenstock D, Kahn DR: Replantation and transplantation of the canine lung. *J Surg Res* 1961; 1(1):40-47.
4. Veith FJ, Richards K: Improved technic for canine lung transplantation. *Ann Surg* 1970; 171(4):553-558.
5. Lima O, Goldberg M, Peters WJ, Ayabe H, Townsend E, Cooper JD: Bronchial omentopexy in canine lung transplantation. *J Thorac Cardiovasc Surg* 1982; 83(3):418-421.
6. Lima O, Cooper JD, Peters WJ, et al: Effects of methylprednisolone and azathioprine on bronchial healing following lung autotransplantation. *J Thorac Cardiovasc Surg* 1981; 82(2):211-215.
7. Hardy JD, Webb WR, Dalton ML, Jr., Walker GR, Jr: Lung homotransplantation in man. *JAMA* 1963; 186:1065-1074.
8. Unilateral lung transplantation for pulmonary fibrosis: Toronto Lung Transplant Group. *N Engl J Med* 1986; 314(18):1140-1145.
9. Patterson GA, Cooper JD, Goldman B, et al: Technique of successful clinical double-lung transplantation. *Ann Thorac Surg* 1988; 45(6):626-633.
10. Pasque MK, Cooper JD, Kaiser LR, Haydock DA, Triantafillou A, Trulock EP: Improved technique for bilateral lung transplantation: rationale and initial clinical experience. *Ann Thorac Surg* 1990; 49(5):785-791.
11. Starnes VA, Oyer PE, Bernstein D, et al: Heart, heart-lung, and lung transplantation in the first year of life. *Ann Thorac Surg* 1992; 53(2):306-310.
12. Barr ML, Bourge RC, Orens JB, et al: Thoracic organ transplantation in the United States, 1994-2003. *Am J Transplant* 2005; 5(4 Pt 2):934-949.
13. Hachem RR, Edwards LB, Yusen RD, Chakinala MM, Alexander Patterson G, Trulock EP: The impact of induction on survival after lung transplantation: an analysis of the International Society for Heart and Lung Transplantation Registry. *Clin Transplant* 2008; 22(5):603-608.

14. Merlo CA, Weiss ES, Orens JB, et al: Impact of U.S. Lung Allocation Score on survival after lung transplantation. *J Heart Lung Transplant* 2009; 28(8):769-775.

15. Maurer JR: Patient selection for lung transplantation. *JAMA* 2001; 286(21):2720-2721.

16. Wu A, Buhler LH, Cooper DK: ABO-incompatible organ and bone marrow transplantation: current status. *Transpl Int* 2003; 16(5):291-299.

17. Christie JD, Edwards LB, Kucheryavaya AY, et al: The Registry of the International Society for Heart and Lung Transplantation: twenty-seventh official adult lung and heart-lung transplant report-2010. *J Heart Lung Transplant* 2010; 29(10):1104-1118.

18. Stocks J, Quanjer PH: Reference values for residual volume, functional residual capacity and total lung capacity. ATS Workshop on Lung Volume Measurements. Official Statement of The European Respiratory Society. *Eur Respir J* 1995; 8(3):492-506.

19. Barnard JB, Davies O, Curry P, et al: Size matching in lung transplantation: an evidence-based review. *J Heart Lung Transplant* 2013; 32(9):849-860.

20. Eberlein M, Reed RM, Maidaa M, et al: Donor-recipient size matching and survival after lung transplantation. A cohort study. *Ann Am Thorac Soc* 2013; 10(5):418-425.

21. Camargo JJ, Irion KL, Marchiori E, et al: Computed tomography measurement of lung volume in preoperative assessment for living donor lung transplantation: volume calculation using 3D surface rendering in the determination of size compatibility. *Pediatr Transplant* 2009; 13(4):429-439.

22. Hosenpud JD, Edwards EB, Lin HM, Daily OP: Influence of HLA matching on thoracic transplant outcomes. An analysis from the UNOS/ISHLT Thoracic Registry. *Circulation* 1996; 94(2):170-174.

23. Wisser W, Wekerle T, Zlabinger G, et al: Influence of human leukocyte antigen matching on long-term outcome after lung transplantation. *J Heart Lung Transplant* 1996; 15(12):1209-1216.

24. Iwaki Y, Yoshida Y, Griffith B: The HLA matching effect in lung transplantation. *Transplantation* 1993; 56(6):1528-1529.

25. Christie JD, Edwards LB, Aurora P, et al: The Registry of the International Society for Heart and Lung Transplantation: Twenty-sixth Official Adult Lung and Heart-Lung Transplantation Report-2009. *J Heart Lung Transplant* 2009; 28(10):1031-1049.

26. Celli BR, Cote CG, Marin JM, et al: The body-mass index, airflow obstruction, dyspnea, and exercise capacity index in chronic obstructive pulmonary disease. *N Engl J Med* 2004; 350(10):1005-1012.

27. Fishman A, Martinez F, Naunheim K, et al: A randomized trial comparing lung-volume-reduction surgery with medical therapy for severe emphysema. *N Engl J Med* 2003; 348(21):2059-2073.

28. Thabut G, Christie JD, Ravaud P, et al: Survival after bilateral versus single lung transplantation for patients with chronic obstructive pulmonary disease: a retrospective analysis of registry data. *Lancet* 2008; 371(9614):744-751.

29. Kreider M, Kotloff RM: Selection of candidates for lung transplantation. *Proc Am Thorac Soc* 2009; 6(1):20-27.

30. Weiss ES, Allen JG, Merlo CA, Conte JV, Shah AS: Survival after single versus bilateral lung transplantation for high-risk patients with pulmonary fibrosis. *Ann Thorac Surg* 2009; 88(5):1616-1625; discussion 1625-1616.

31. Kerem E, Reisman J, Corey M, Canny GJ, Levison H: Prediction of mortality in patients with cystic fibrosis. *N Engl J Med* 1992; 326(18):1187-1191.

32. Orens JB, Estenne M, Arcasoy S, et al: International guidelines for the selection of lung transplant candidates: 2006 update—a consensus report from the Pulmonary Scientific Council of the International Society for Heart and Lung Transplantation. *J Heart Lung Transplant* 2006; 25(7):745-755.

33. Umetsu DT, Moss RB, King VV, Lewiston NJ: Sinus disease in patients with severe cystic fibrosis: relation to pulmonary exacerbation. *Lancet* 1990; 335(8697):1077-1078.

34. Sitbon O, Humbert M, Nunes H, et al: Long-term intravenous epoprostenol infusion in primary pulmonary hypertension: prognostic factors and survival. *J Am Coll Cardiol* 2002; 40(4):780-788.

35. Novick RJ, Stitt LW, Al-Kattan K, et al: Pulmonary retransplantation: predictors of graft function and survival in 230 patients. Pulmonary Retransplant Registry. *Ann Thorac Surg* 1998; 65(1):227-234.

36. Maxwell BG, Levitt JE, Goldstein BA, et al: Impact of the lung allocation score on survival beyond 1 year. *Am J Transplant* 2014; 14(10):2288-2294.

37. Schaffer JM, Singh SK, Reitz BA, Zamanian RT, Mallidi HR: Single-vs double-lung transplantation in patients with chronic obstructive pulmonary disease and idiopathic pulmonary fibrosis since the implementation of lung allocation based on medical need. *JAMA* 2015; 313(9):936-948.

38. Schaffer JM, Singh SK, Joyce DL, et al: Transplantation for idiopathic pulmonary arterial hypertension: improvement in the lung allocation score era. *Circulation* 2013; 127(25):2503-2513.

39. Hosenpud JD, Bennett LE, Keck BM, Boucek MM, Novick RJ: The Registry of the International Society for Heart and Lung Transplantation: seventeenth official report-2000. *J Heart Lung Transplant* 2000; 19(10):909-931.

40. McLaughlin VV, Rich S: Pulmonary hypertension-advances in medical and surgical interventions. *J Heart Lung Transplant* 1998; 17(8):739-743.

41. Palevsky HI, Fishman AP: Chronic cor pulmonale. Etiology and management. *JAMA* 1990; 263(17):2347-2353.

42. Goldberg M, Lima O, Morgan E, et al: A comparison between cyclosporin A and methylprednisolone plus azathioprine on bronchial healing following canine lung autotransplantation. *J Thorac Cardiovasc Surg* 1983; 85(6):821-826.

43. Madden BP, Kamalvand K, Chan CM, Khaghani A, Hodson ME, Yacoub M: The medical management of patients with cystic fibrosis following heart-lung transplantation. *Eur Respir J* 1993; 6(7):965-970.

44. Frost AE: Donor criteria and evaluation. *Clin Chest Med* 1997; 18(2):231-237.

45. International guidelines for the selection of lung transplant candidates: The American Society for Transplant Physicians (ASTP)/American Thoracic Society(ATS)/European Respiratory Society(ERS)/International Society for Heart and Lung Transplantation(ISHLT). *Am J Respir Crit Care Med* 1998; 158(1):335-339.

46. Bhorade SM, Vigneswaran W, McCabe MA, Garrity ER: Liberalization of donor criteria may expand the donor pool without adverse consequence in lung transplantation. *J Heart Lung Transplant* 2000; 19(12):1199-1204.

47. Fischer S, Gohrbandt B, Struckmeier P, et al: Lung transplantation with lungs from donors fifty years of age and older. *J Thorac Cardiovasc Surg* 2005; 129(4):919-925.

48. Gabbay E, Williams TJ, Griffiths AP, et al: Maximizing the utilization of donor organs offered for lung transplantation. *Am J Respir Crit Care Med* 1999; 160(1):265-271.

49. Pierre AF, Sekine Y, Hutcheon MA, Waddell TK, Keshavjee SH: Marginal donor lungs: a reassessment. *J Thorac Cardiovasc Surg* 2002; 123(3):421-427; discussion 427-428.

50. Shumway SJ, Hertz MI, Petty MG, Bolman RM, 3rd: Liberalization of donor criteria in lung and heart-lung transplantation. *Ann Thorac Surg* 1994; 57(1):92-95.

51. Novick RJ, Bennett LE, Meyer DM, Hosenpud JD: Influence of graft ischemic time and donor age on survival after lung transplantation. *J Heart Lung Transplant* 1999; 18(5):425-431.

52. Weill D, Dey GC, Hicks RA, et al: A positive donor gram stain does not predict outcome following lung transplantation. *J Heart Lung Transplant* 2002; 21(5):555-558.

53. Weill D, Dey GC, Young KR, et al: A positive donor gram stain does not predict the development of pneumonia, oxygenation, or duration of mechanical ventilation following lung transplantation. *J Heart Lung Transplant* 2001; 20(2):255.

54. Steen S, Sjoberg T, Pierre L, Liao Q, Eriksson L, Algotsson L: Transplantation of lungs from a non-heart-beating donor. *Lancet* 2001; 357(9259):825-829.

55. Steen S, Ingemansson R, Eriksson L, et al: First human transplantation of a nonacceptable donor lung after reconditioning ex vivo. *Ann Thorac Surg* 2007; 83(6):2191-2194.

56. Cypel M, Yeung JC, Hirayama S, et al: Technique for prolonged normothermic ex vivo lung perfusion. *J Heart Lung Transplant* 2008; 27(12):1319-1325.

57. Cypel M, Yeung JC, Liu M, et al: Normothermic ex vivo lung perfusion in clinical lung transplantation. *N Engl J Med* 2011; 364(15):1431-1440.

58. Cypel M, Yeung JC, Machuca T, et al: Experience with the first 50 ex vivo lung perfusions in clinical transplantation. *J Thorac Cardiovasc Surg* 2012; 144(5):1200-1206.

59. Zych B, Popov AF, Stavri G, et al: Early outcomes of bilateral sequential single lung transplantation after ex-vivo lung evaluation and reconditioning. *J Heart Lung Transplant* 2012; 31(3):274-281.

60. Ware LB, Wang Y, Fang X, et al: Assessment of lungs rejected for transplantation and implications for donor selection. *Lancet* 2002; 360(9333):619-620.

61. Shigemura N, Bhama J, Nguyen D, Thacker J, Bermudez C, Toyoda

Y: Pitfalls in donor lung procurements: how should the procedure be taught to transplant trainees? *J Thorac Cardiovasc Surg* 2009; 138(2):486-490.

62. Conte JV, Baumgartner WA: Overview and future practice patterns in cardiac and pulmonary preservation. *J Card Surg* 2000; 15(2):91-107.

63. Gamez P, Cordoba M, Millan I, et al: Improvements in lung preservation: 3 years' experience with a low-potassium dextran solution. *Arch Bronconeumol* 2005; 41(1):16-19.

64. Muller C, Bittmann I, Hatz R, et al: Improvement of lung preservation—from experiment to clinical practice. *Eur Surg Res* 2002; 34(1-2):77-82.

65. Wittwer T, Franke UF, Fehrenbach A, et al: Experimental lung transplantation: impact of preservation solution and route of delivery. *J Heart Lung Transplant* 2005; 24(8):1081-1090.

66. Novick RJ, Reid KR, Denning L, Duplan J, Menkis AH, McKenzie FN: Prolonged preservation of canine lung allografts: the role of prostaglandins. *Ann Thorac Surg* 1991; 51(5):853-859.

67. Kirk AJ, Colquhoun IW, Dark JH: Lung preservation: a review of current practice and future directions. *Ann Thorac Surg* 1993; 56(4):990-100.

68. Dummer JS, Montero CG, Griffith BP, Hardesty RL, Paradis IL, Ho M: Infections in heart-lung transplant recipients. *Transplantation* 1986; 41(6):725-729.

69. DeMeo DL, Ginns LC: Clinical status of lung transplantation. *Transplantation* 2001; 72(11):1713-1724.

70. Christie JD, Bavaria JE, Palevsky HI, et al: Primary graft failure following lung transplantation. *Chest* 1998; 114(1):51-60.

71. Slaughter MS, Nielsen K, Bolman RM, 3rd: Extracorporeal membrane oxygenation after lung or heart-lung transplantation. *ASAIO J* 1993; 39(3):M453-M456.

72. Adatia I, Lillehei C, Arnold JH, et al: Inhaled nitric oxide in the treatment of postoperative graft dysfunction after lung transplantation. *Ann Thorac Surg* 1994; 57(5):1311-1318.

73. Trulock EP, Edwards LB, Taylor DO, Boucek MM, Keck BM, Hertz MI: Registry of the International Society for Heart and Lung Transplantation: twenty-second official adult lung and heart-lung transplant report—2005. *J Heart Lung Transplant* 2005; 24(8):956-967.

74. Cooper JD, Billingham M, Egan T, et al: A working formulation for the standardization of nomenclature and for clinical staging of chronic dysfunction in lung allografts. International Society for Heart and Lung Transplantation. *J Heart Lung Transplant* 1993; 12(5):713-716.

75. Berry GJ, Brunt EM, Chamberlain D, et al: A working formulation for the standardization of nomenclature in the diagnosis of heart and lung rejection: Lung Rejection Study Group. The International Society for Heart Transplantation. *J Heart Transplant* 1990; 9(6):593-601.

76. Sibley RK, Berry GJ, Tazelaar HD, et al: The role of transbronchial biopsies in the management of lung transplant recipients. *J Heart Lung Transplant* 1993; 12(2):308-324.

77. Guilinger RA, Paradis IL, Dauber JH, et al: The importance of bronchoscopy with transbronchial biopsy and bronchoalveolar lavage in the management of lung transplant recipients. *Am J Respir Crit Care Med* 1995; 152(6 Pt 1):2037-2043.

78. Clelland CA, Higenbottam TW, Stewart S, Scott JP, Wallwork J: The histological changes in transbronchial biopsy after treatment of acute lung rejection in heart-lung transplants. *J Pathol* 1990; 161(2):105-112.

79. Loubeyre P, Revel D, Delignette A, Loire R, Mornex JF: High-resolution computed tomographic findings associated with histologically diagnosed acute lung rejection in heart-lung transplant recipients. *Chest* 1995; 107(1):132-138.

80. Valentine VG, Robbins RC, Wehner JH, Patel HR, Berry GJ, Theodore J: Total lymphoid irradiation for refractory acute rejection in heart-lung and lung allografts. *Chest* 1996; 109(5):1184-1189.

81. Yusen RD, Edwards LB, Kucheryavaya AY, et al: The registry of the International Society for Heart and Lung Transplantation: thirty-first adult lung and heart-lung transplant report—2014; focus theme: retransplantation. *J Heart Lung Transplant* 2014; 33(10):1009-1024.

82. Chamberlain D, Maurer J, Chaparro C, Idolor L: Evaluation of transbronchial lung biopsy specimens in the diagnosis of bronchiolitis obliterans after lung transplantation. *J Heart Lung Transplant* 1994; 13(6):963-971.

83. Valentine VG, Robbins RC, Berry GJ, et al: Actuarial survival of heart-lung and bilateral sequential lung transplant recipients with obliterative bronchiolitis. *J Heart Lung Transplant* 1996; 15(4):371-383.

84. Sharples LD, McNeil K, Stewart S, Wallwork J: Risk factors for bronchiolitis obliterans: a systematic review of recent publications. *J Heart Lung Transplant* 2002; 21(2):271-281.

85. D'Ovidio F, Keshavjee S: Gastroesophageal reflux and lung transplanta-

86. Robertson AG, Shenfine J, Ward C, et al: A call for standardization of antireflux surgery in the lung transplantation population. *Transplantation* 2009; 87(8):1112-1114.

87. Davis RD, Jr., Lau CL, Eubanks S, et al: Improved lung allograft function after fundoplication in patients with gastroesophageal reflux disease undergoing lung transplantation. *J Thorac Cardiovasc Surg* 2003; 125(3):533-542.

88. Cantu E, 3rd, Appel JZ, 3rd, Hartwig MG, et al: J. Maxwell Chamberlain Memorial Paper. Early fundoplication prevents chronic allograft dysfunction in patients with gastroesophageal reflux disease. *Ann Thorac Surg* 2004; 78(4):1142-1151; discussion 1142-1151.

89. Samano MN, Minamoto H, Junqueira JJ, et al: Bronchial complications following lung transplantation. *Transplant Proc* 2009; 41(3):921-926.

90. Colquhoun IW, Gascoigne AD, Au J, Corris PA, Hilton CJ, Dark JH: Airway complications after pulmonary transplantation. *Ann Thorac Surg* 1994; 57(1):141-145.

91. Davis RD, Jr., Pasque MK: Pulmonary transplantation. *Ann Surg* 1995; 221(1):14-28.

92. Valantine HA, Luikart H, Doyle R, et al: Impact of cytomegalovirus hyperimmune globulin on outcome after cardiothoracic transplantation: a comparative study of combined prophylaxis with CMV hyperimmune globulin plus ganciclovir versus ganciclovir alone. *Transplantation* 2001; 72(10):1647-1652.

93. Reichenspurner H, Gamberg P, Nitschke M, et al: Significant reduction in the number of fungal infections after lung-, heart-lung, and heart transplantation using aerosolized amphotericin B prophylaxis. *Transplant Proc* 1997; 29(1-2):627-628.

94. Penn I: Incidence and treatment of neoplasia after transplantation. *J Heart Lung Transplant* 1993; 12(6 Pt 2):S328-336.

95. Paranjothi S, Yusen RD, Kraus MD, Lynch JP, Patterson GA, Trulock EP: Lymphoproliferative disease after lung transplantation: comparison of presentation and outcome of early and late cases. *J Heart Lung Transplant* 2001; 20(10):1054-1063.

96. Theodore J, Morris AJ, Burke CM, et al: Cardiopulmonary function at maximum tolerable constant work rate exercise following human heart-lung transplantation. *Chest* 1987; 92(3):433-439.

97. Weiss ES, Allen JG, Meguid RA, et al: The impact of center volume on survival in lung transplantation: an analysis of more than 10,000 cases. *Ann Thorac Surg* 2009; 88(4):1062-1070.

98. Weiss ES, Allen JG, Merlo CA, Conte JV, Shah AS: Factors indicative of long-term survival after lung transplantation: a review of 836 10-year survivors. *J Heart Lung Transplant* 2010; 29(3):240-246.

99. Demikhov VG: *Experimental Transplantation of Vital Organs.* New York: Consultants Bureau; 1962.

100. Marcus E, Wong SN, Luisada AA: Homologous heart grafts; transplantation of the heart in dogs. *Surg Forum* 1951:212-217.

101. Webb WR, Deguzman V, Hoopes JE: Cardiopulmonary transplantation: experimental study of current problems. *Am Surg* 1961; 27:236-241.

102. Lower RR, Stofer RC, Hurley EJ, Shumway NE: Complete homograft replacement of the heart and both lungs. *Surgery* 1961; 50:842-845.

103. Haglin J, Telander RL, Muzzall RE, Kiser JC, Strobel CJ: Comparison of Lung Autotransplantation in the Primate and Dog. *Surg Forum* 1963; 14:196-198.

104. Nakae S, Webb WR, Theodorides T, Sugg WL: Respiratory function following cardiopulmonary denervation in dog, cat, and monkey. *Surg Gynecol Obstet* 1967; 125(6):1285-1292.

105. Castaneda AR, Zamora R, Schmidt-Habelmann P, et al: Cardiopulmonary autotransplantation in primates (baboons): late functional results. *Surgery* 1972; 72(6):1064-1070.

106. Castaneda AR, Arnar O, Schmidt-Habelman P, Moller JH, Zamora R: Cardiopulmonary autotransplantation in primates. *J Cardiovasc Surg (Torino)* 1972; 13(5):523-531.

107. Reitz BA, Burton NA, Jamieson SW, et al: Heart and lung transplantation: autotransplantation and allotransplantation in primates with extended survival. *J Thorac Cardiovasc Surg* 1980; 80(3):360-372.

108. Reitz BA, Pennock JL, Shumway NE: Simplified operative method for heart and lung transplantation. *J Surg Res* 1981; 31(1):1-5.

109. Reitz BA, Wallwork JL, Hunt SA, et al: Heart-lung transplantation: successful therapy for patients with pulmonary vascular disease. *N Engl J Med* 1982; 306(10):557-564.

110. De Meester J, Smits JM, Persijn GG, Haverich A: Listing for lung transplantation: life expectancy and transplant effect, stratified by type of end-stage lung disease, the Eurotransplant experience. *J Heart Lung*

Transplant 2001; 20(5):518-524.

111. Stoica SC, McNeil KD, Perreas K, et al: Heart-lung transplantation for Eisenmenger syndrome: early and long-term results. *Ann Thorac Surg* 2001; 72(6):1887-1891.

112. Gammie JS, Keenan RJ, Pham SM, et al: Single- versus double-lung transplantation for pulmonary hypertension. *J Thorac Cardiovasc Surg* 1998; 115(2):397-402; discussion 393-402.

113. Marshall SE, Kramer MR, Lewiston NJ, Starnes VA, Theodore J: Selection and evaluation of recipients for heart-lung and lung transplantation. *Chest* 1990; 98(6):1488-1494.

114. Tamm M, Higenbottam TW, Dennis CM, Sharples LD, Wallwork J: Donor and recipient predicted lung volume and lung size after heart-lung transplantation. *Am J Respir Crit Care Med* 1994; 150(2):403-407.

115. Harjula AL, Baldwin JC, Glanville AR, et al: Human leukocyte antigen compatibility in heart-lung transplantation. *J Heart Transplant* 1987; 6(3):162-166.

116. Lick SD, Copeland JG, Rosado LJ, Arabia FA, Sethi GK: Simplified technique of heart-lung transplantation. *Ann Thorac Surg* 1995; 59(6):1592-1593.

117. Lurie KG, Bristow MR, Reitz BA: Increased beta-adrenergic receptor density in an experimental model of cardiac transplantation. *J Thorac Cardiovasc Surg* 1983; 86(2):195-201.

118. Vatner DE, Lavallee M, Amano J, Finizola A, Homcy CJ, Vatner SF: Mechanisms of supersensitivity to sympathomimetic amines in the chronically denervated heart of the conscious dog. *Circ Res* 1985; 57(1):55-64.

119. Kendall SW, Ciulli F, Mullins PA, Biocina B, Dunning JJ, Large SR: Total orthotopic heart transplantation: an alternative to the standard technique. *Ann Thorac Surg* 1992; 54(1):187-188.

120. Sarris GE, Smith JA, Shumway NE, et al: Long-term results of combined heart-lung transplantation: the Stanford experience. *J Heart Lung Transplant* 1994; 13(6):940-949.

121. Higenbottam T, Hutter JA, Stewart S, Wallwork J: Transbronchial biopsy has eliminated the need for endomyocardial biopsy in heart-lung recipients. *J Heart Transplant* 1988; 7(6):435-439.

122. Adams DH, Cochrane AD, Khaghani A, Smith JD, Yacoub MH: Retransplantation in heart-lung recipients with obliterative bronchiolitis. *J Thorac Cardiovasc Surg* 1994; 107(2):450-459.

123. Sarris GE, Moore KA, Schroeder JS, et al: Cardiac transplantation: the Stanford experience in the cyclosporine era. *J Thorac Cardiovasc Surg* 1994; 108(2):240-251; discussion 251-242.

124. Grattan MT, Moreno-Cabral CE, Starnes VA, Oyer PE, Stinson EB, Shumway NE: Cytomegalovirus infection is associated with cardiac allograft rejection and atherosclerosis. *JAMA* 1989; 261(24):3561-3566.

125. Kramer MR, Marshall SE, Starnes VA, Gamberg P, Amitai Z, Theodore J: Infectious complications in heart-lung transplantation. Analysis of 200 episodes. *Arch Intern Med* 1993; 153(17):2010-2016.

62

第62章　长期机械循环支持与全人工心脏

Andrew C. W. Baldwin • Courtney J. Gemmato
• William E. Cohn • O. H. Frazier

心力衰竭（heart failure，HF）不仅在美国是死亡的首要病因，也是全世界重大的公共健康问题。Framingham 心脏研究的结果表明：对于 40 岁以上美国人来说，心力衰竭的终身患病风险大约为 20%，且这种疾病的发病风险会随着年龄的增长而稳步上升[1]。据估计，美国现有 510 万心力衰竭患者。随着人口平均年龄的增长，以及治疗手段的进步让患者带病生存期延长，这一数据预计在未来几十年内还会显著上升。疾病带来的经济负担同样很沉重，在美国，每年由心力衰竭带来的医疗开支超过 300 亿美元[2,3]。鉴于心力衰竭相关的死亡率越来越高，该疾病的治疗策略也变得越来越复杂。

晚期心衰的治疗主要有三种方法：药物治疗、矫正性手术干预和心脏支持或移植。适当的药物治疗（如抗高血压、利尿、应用血管活性药等）已被证明能改善症状，减缓疾病的进展，并（在某些情况下）提高生存率[4]。病情更重的患者可能受益于外科干预，如冠状动脉血运重建术、瓣膜置换或修复和心室成形术[5,6]。这些手术往往风险很高，且手术患者的选择通常要进行个体化评估。

对指南推荐的药物治疗无效的严重心衰患者最终可能选择心脏移植或机械循环支持（mechanical circulatory support，MCS）。由于供体器官相对缺乏，MCS 装置治疗日益成为治疗终末期心衰的一种普遍策略，并能比单纯的药物治疗提供更好的生存获益（survival benefits）[7]。虽然目前美国已有 145 个中心被批准使用装置治疗，但只有 33 个中心参与了 HeartMate Ⅱ 左心室辅助装置（Thoratec，Inc.，Pleasanton，CA）的临床试验研究（于 2009 年完成）。随着这项技术和其他新的 MCS 装置的普及，获批的中心数量可能会更多[8,9]。

机械循环支持是一个广义的术语，指用于辅助或替换衰竭心脏的任何装置。MCS 装置分类依据多样，例如泵的位置（植入式或非植入式）、支持方式（左心支持、右心支持或双心室支持）和血流特点（搏动性血流或持续性血流）。本章将主要关注长期机械循环支持装置，特别是现有的左心室辅助装置（left ventricular assist device，LVAD）和全人工心脏（total artificial heart，TAH）。尽管 MCS 有其固有的风险，但由于技术的迅速发展和心脏移植的局限性，机械循环支持装置治疗，无论是目前还是未来，都将在心衰患者的手术治疗中发挥重要作用。

机械循环支持的历史

心脏直视手术的实现得益于几代人开拓性的努力，他们不断地寻求一种通过机械泵氧合器提供临时心肺支持的方法。1953 年，John Gibbon 首次报道了成功使用体外循环（cardiopulmonary bypass，CPB）的案例[10]，他使用自己设计的 CPB 系统修复了一例房间隔缺损患者。然而，过高的死亡率随后便使得包括 Gibbon 自己在内的一些外科医生放弃了心脏直视手术。1954 年，C. Walton Lillhei[11] 报告了在先天性心脏病修复过程中使用交叉循环（人与人之间的灌注）作为临时心肺支持的方法。这种方法引起的争议（特别是 200% 死亡率的风险）推动了对机械支持领域的进一步研究，并且由于 Lillhei、Richard DeWall 和 John Kirklin 三人的努力，体外循环技术很快得到了改进，从而改善了其临床疗效[12]。1956 年 4 月，Denton Cooley 报道了首次使用改良的鼓泡式氧合器修复室间隔缺损，并在那一年总共实施了 94 次心脏直视手术（主要是儿童）[13]。

在之后的心内直视手术浪潮中，人们很快发现，一些患者术中心功能无法完全恢复导致体外循环停机困难。有经验提示，缓慢的停机（经过数小时）可以使某些患者心功能成功地恢复[14]（图 62-1）。此后，对长期体外循环支持的兴趣衍生出心室辅助装置（ventricular assist device，VAD）的概念。几十年前，苏联科学家 Vladimir Demikhov 成功地设计并测试了一种装置，它能够将狗的血液灌注维持数小时[15]。尽管这种突破早在 1937 年就出现了，但他的实验直到数年后才在苏联以外的国家广为人知。在整个 20 世纪 60 年代，许多机构的研究工作都集中在开发 MCS 技术上。在美联邦的资助下，休斯敦贝勒医学院（Baylor College of Medicine）也设立了一个以此为目的的项目，并由 Michael DeBakey 担任主任。

DeBakey 于 1963 年首次在临床上应用左心室辅助装置（left ventricular assist device，LVAD），他将该装置作为临时措施用于一个主动脉瓣置换术后心源性休克的患者。尽管泵功能良好，患者在植入后第 4 天还是死于肺部并发症。1966 年 8 月 8 日，DeBakey 为一位 37 岁的主动脉瓣和二尖瓣置换术后体外循环停机困难的严重心衰患者植入了 LVAD。这是一种非植入式的气动装置，泵将血液从左心房输送到右腋动脉。经过 10 天的支持，患者心脏功能恢复，并在床旁取出血泵[14]。后来她恢复了正常活动和工作，并存活了 6 年，其间心脏功能良好，最

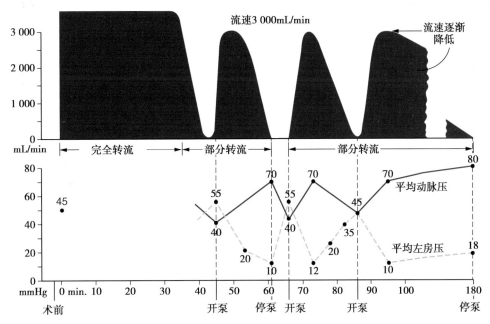

图 62-1　主动脉瓣置换术后左心衰竭患者体外循环流量、平均动脉压与左房压之间的关系。对体外循环逐渐缓慢停机的效果的观察激发了人们对机械循环支持的兴趣（Reproduced with permission from DeBakey ME. Left ventricular bypass pump for cardiac assistance: clinical experience, *Am J Cardiol*. 1971 Jan;27(1):3-11. ）

后死于车祸。1969 年，在一次事件中（本章后面还会讨论）Cooley 植入了世界上第一个全人工心脏，并获得了极大的赞誉[16]。尽管这是一个里程碑式的事件，但在之后的几十年中，有效而长期稳定可靠的全人工心脏依然是一个难以实现的目标。

到 20 世纪 70 年代初，免疫抑制剂治疗的复杂性导致心脏移植和相关 MCS 技术的关注度下降。然而，在一些机构内，以 VAD 治疗为重点的研究和开发工作仍在稳步进行。在美国心肺血液研究院（NHLBI）的支持下，得克萨斯心脏研究所的医生与波士顿的 Thermo Cardiosystems 公司合作开发了一种放置于腹部、气动驱动、提供搏动式血流的 LVAD。22 名患者接受了 7 号模型的腹部植入 LVAD 支持，其中包括第一个有记录的心脏移植前"过渡"治疗（1978 年）[17]。20 世纪 80 年代，环孢素的引入最终引起了对移植领域新一轮的广泛关注，并为 MCS 技术确立了重要的临床地位。经过对长期辅助循环支持血泵的不断研究，最终研发出 HeartMate 植入式气动泵（Thoratec Corp; Pleasanton, CA），它是第一个被美国食品和药品监督管理局（FDA）批准用作移植前过渡治疗（bridge to transplantation, BTT）的植入式设备[18,19]。在这些研究的基础上，一种电力驱动、的体内辅助装置得以问世，即 HeartMate（XVE）LVAD。1991 年首次植入后，它成为第一个能在门诊进行管理的血泵[20]。

同时，研究人员还致力于设计一种完全不同的装置。由于受到了有关使用非植入式 BioMedicus 离心泵（Medtronic; Minneapolis, MN）作为临时 LVAD 和体外膜氧合器（extracorporeal membrane oxygenator, ECMO）的启发，非搏动式循环支持的概念开始出现。这开启了一系列由本章节资深作者（OHF）在 80 年代的得克萨斯心脏研究所进行的实验性研究。作为这些努力的结果（与工程师 Richard Wampler 合作），一种类似心导管设计的轴流装置在 1988 年问世并成功植入，它证明了高速连续

性血流（continuous flow, CF）支持的有效性和安全性（图 62-2）[21]。就在同一时期，得克萨斯心脏研究所的研究人员和 Robert Jarvik 合作开发了一种可直接植入左心室的长期连续性血流血泵[22]。Jarvik 2 000VAD（Jarvik Heart, Inc.; New York, NY）独特的设计特点是使用血液冲刷轴承（以往被认为不能与血液系统相容），验证了基于机械轴承的 CF 血泵的临床可行性（图 62-3）[23]。同时，血泵在临床上的成功促使 Nimbus 公司（后来被 Thoratec 收购）着手开发 HeartMate Ⅱ——另一种可植入的轴流装置，也是目前全世界最常用的 LVAD。1994 年，Frazier、Wampler 和金融家 Robert Fine 合作设计了一种新颖的 CF 泵——HeartWare（HVAD）。HeartWare HVAD 最初由 Kriton

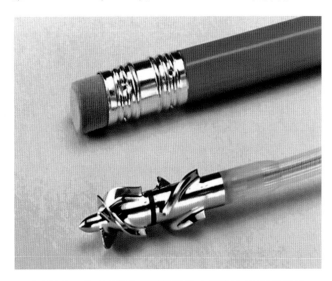

图 62-2　基于类似心导管设计的血泵首次揭示了高速连续性血流（CF）循环支持的安全性和可行性（Used with permission from Dr. Richard Wampler. ）

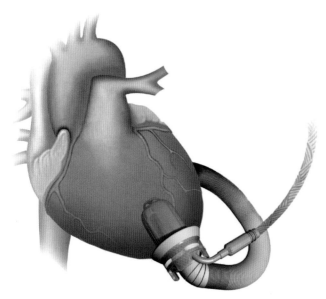

图 62-3　Jarvik 2000 是第一个在轴流设计中加入血液冲刷轴承的左心室辅助装置（Used with permission from Jarvik Heart，Inc. ）

Medical，Inc. 生产出来（后来被 HeartWare，Inc. ，Framingham，MA 购买），采用了磁悬浮离心式设计，泵体能够直接放置在心包内，可同时作左心和右心的心室辅助[24]。在 21 世纪的第一个十年内，所有三种泵——Jarvik 2000、HeartMate Ⅱ 和 HeartWare HVAD——都得到了临床应用。

技术进步和临床可靠性的提高逐渐使 MCS 从试验性的尝试向一种可行的治疗方案转变。心室辅助治疗的随机临床试验（Randomized Evaluation of Mechanical Assistance for the Treatment of Congestive Heart Failure，REMATCH）旨在比较 HeartMate

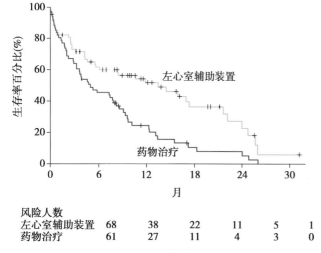

风险人数

左心室辅助装置	68	38	22	11	5	1
药物治疗	61	27	11	4	3	0

图 62-4　用 Kaplan-Meier 生存曲线比较终末期心力衰竭患者随机接受最佳药物治疗或左室辅助装置支持的生存率差异。REMATCH 试验的研究人员证明，在 1 年和 2 年内，接受装置辅助者都有显著的生存获益（Reproduced with permission from Rose EA，Gelijns AC，Moskowitz AJ，et al：Long-term use of a left ventricular assist device for end-stage heart failure，*N Engl J Med*. 2001 Nov 15；345（20）：1435-1443. ）

XVE 治疗与单纯药物治疗的临床疗效差异（完成于 2001 年）[7]。REMATCH 的研究者表示，在接受 LVAD 辅助治疗的患者中，死亡率降低了近 50%（图 62-4）。由于首次提供了生存获益的统计学证据，这项研究成为了 MCS 治疗发展史上的一座里程碑。继 REMATCH 试验成功后，HeartMate Ⅱ 很快成为首个被 FDA 批准的 CF 装置，可用于移植前过渡治疗（BTT）（2007 年）和不适合移植的患者的治疗（2009 年）[25,26]。在 2010 年公布预试验结果后，HeartWare HVAD 被授权用于 BTT，预计其在不久的将来会得到更广泛应用的批准[27]。随着更多的泵和更新的管道设计的出现，MCS 的选择将继续增加，其效果也将不断改善。

搏动性与非搏动性血流的对比

MCS 领域的一个关键问题是其产生血流的机制。早期的装置治疗试图通过设计搏动系统来模仿自然心脏跳动，这符合生理模式。第一代装置利用气动压缩系统（pneumatic compression systems）、液压推进器（hydraulic actuators）和推板技术（pusher plate technology）让心室模拟腔（ventricular collection chamber）先充满血液，然后再有力地射血，周而复始。然而，能与人类心脏的简洁性和可靠性相媲美的工程挑战是相当大的——人类心脏每年跳动超过 4 000 万次。

由于存在复杂的运动部件和多个接触点，机械磨损是搏动性血流装置远期失效的一个主要原因。例如 HeartMate XVE，尽管其临床应用代表着重大的进步，但它具有相对可预测的寿命。其在使用的第一年和第二年之间机械故障率很高，且这种装置的寿命很少能超过 2 年[28]（图 62-5）。要产生搏动性血流

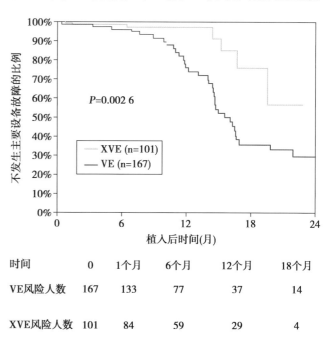

$P=0.002\ 6$

XVE (n=101)
VE (n=167)

时间	0	1个月	6个月	12个月	18个月
VE风险人数	167	133	77	37	14
XVE风险人数	101	84	59	29	4

图 62-5　HeartMate VE 和 HeartMate XVE 左心室辅助装置不发生主要设备故障的比例（Reproduced with permission from Pagani et al. Improved mechanical reliability of the HeartMate XVE Left Ventricular Assist System，*Ann Thorac Surg*. 2006 Oct；82（4）：1413-1418. ）

表 62-1　连续性与搏动性血流 LVAD 效果和不良事件的比较

不良事件	连续性血流 LVAD（n=133）	搏动性血流 LVAD（n=59）	
	人数（比例%）	人数（比例%）	P 值
泵更换	12（9）	20（34）	<0.001
装置相关的感染	47（35）	21（36）	0.01
败血症	48（36）	26（44）	<0.001
呼吸衰竭	50（38）	24（41）	<0.001
肾衰竭	21（16）	14（24）	<0.001
心律失常	75（56）	35（59）	0.006
再次入院	107（94）	42（96）	0.02
生活质量评估	**得分（12 个月）**	**得分（12 个月）**	**P 值**
明尼苏达州心力衰竭生活问卷	34.1±22.4	44.4±23.2	0.03
堪萨斯市心肌病问卷	65.9±20	59.1±20.3	0.06

Adapted with permission from Slaughter et al. Advanced heart failure treated with continuous-flow left ventricular assist device, *N Engl J Med*. 2009 Dec 3；361（23）：2241-2251.

也需要进行一些复杂的结构设计。比如气动系统使用隧道式传动线与负责输入（和排出）压缩空气的外部压缩机进行连接。又如推板系统（如用于 XVE 的推板系统）需要抽吸因泵的循环驱动而排出的空气，并向外部排气。由于这些不可避免的设计难点，搏动性血流泵一般都体积大而复杂，容易发生机械故障。

　　Gibbon 首先采用了滚压泵的临时连续性血流（CF）技术，该机器首次实现了术中的心肺循环的支持[10]。然而，早期开发长期 MCS 泵的努力集中在制造搏动性血流以模仿心脏的自然生理学。CF-LVAD 的最终出现在很大程度上得益于其工程学优势。试验和临床研究很快证明了人体对非搏动性血流的耐受性。HeartMate Ⅱ 永久性治疗（Destination Therapy, DT）试验明确显示出 CF 装置的技术优势[26]。该试验表明，与 Heart-Mate XVE 相比，HeartMate Ⅱ 在两年内的不良事件发生率、再次入院率、性能和总生存率都有改善（表 62-1；图 62-6）。CF 装置的广泛应用和长期疗效进一步证实了连续血流技术对 MCS 发展的重大贡献。

　　尽管 CF 装置的成功证明了人体对非搏动性血流的耐受性，但这项技术创造出一种新的生理模式，而其对机体的影响尚不完全清楚。多项研究表明胃肠道出血（gastrointestinal bleeding）与血流搏动消失有关[29]。对主动脉标本的组织学检查显示，接受 CF 装置支持的患者，其主动脉平滑肌和弹性纤维出现了未可预见的退行性变[30]。超声研究进一步显示，某些接受非搏动式装置的患者存在淤血和血栓栓塞（颈动脉球部和主动脉瓣尖内是潜在的栓子来源）问题[31]。虽然这些问题是 CF 临床应用中的重大挑战，但 CF 泵具备的工程学优势依然非常巨大。这些装置比搏动式装置更小、更高效、更耐用。由于无需顺应性心室腔（compliance chambers）和气动排气口，CF 泵增加了患者的可移动性，并使完全植入式的设计成为可能。尽管还有很多问题有待研究，CF 泵技术仍然代表了 MCS 的未来。

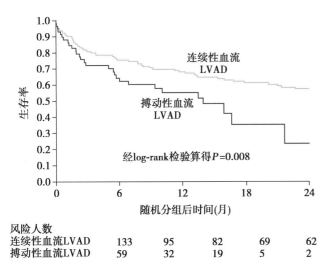

图 62-6　接受连续性血流或搏动性血流 LVAD 支持患者的 Kaplan-Meier 生存分析比较（Reproduced with permission from Slaughter et al. Advanced heart failure treated with continuous-flow left ventricular assist device, *N Engl J Med*. 2009 Dec 3；361（23）：2241-2251.）

目前可供选择的机械循环支持装置

　　目前，MCS 装置的选择多种多样，这些装置可通过联邦批准的适应证或研究获得。这些泵在许多重要方面有所不同，包

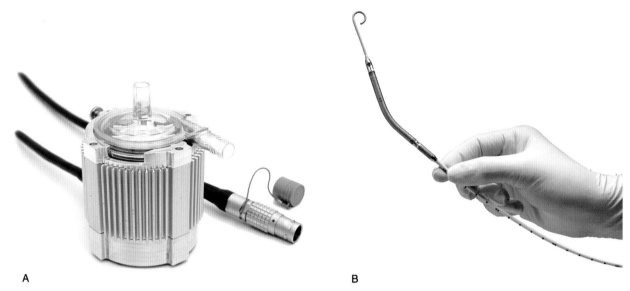

图 62-7　经皮心室辅助装置。A. Thoratec 公司生产的 CentriMag 利用体外磁悬浮离心泵提供短期循环支持（Reproduced with permission from Thoratec Corporation.）。B. Impella CP 是一种基于导管设计的血泵，跨主动脉瓣放置，最高提供 4L/min 的流速（Reproduced with permission from ABIOMED, Inc.）

括允许支持治疗的持续时间、评估的方法、血流产生机制和输出能力。以下是对最常用的泵和某些其他装置（尤其是全 CF 设计）的介绍（表 62-2 提供了当前可用设备的更详细列表）。

体外膜肺氧合器

体外膜肺氧合器（ECMO）主要组成包括离心泵和膜式氧合器，对心肺循环支持可通过静脉-静脉（VV）或静脉-动脉（VA）来实现。VV 模式通常用于治疗单纯的呼吸衰竭，它依赖于自身心功能来进行含氧血液的系统循环。相比之下，VA-EC-MO 可以通过动脉回流管提供与 CPB 相似的心肺支持。其插管可以在中心或外周，这使得 ECMO 在紧急情况和术中都特别有用。ECMO 一般仅限于短期支持（以天为单位）。

体外或经皮植入装置

这是一类可以经皮植入或涉及体外泵元件的装置。最近的研究表明，这些短期支持装置的使用率明显升高[32]。它们通常用于急性心源性休克或心内直视术后休克的临时 MCS。CentriMag（Thoratec 公司）是一种磁悬浮叶轮驱动产生离心式连续性血流的短期 VAD，可提供左心、右心和双心的支持（图 62-7A）。CentriMag 的通路一般通过中央放置的 CPB 插管建立，这些插管可以通过经皮肤的隧道穿出，以达到关胸的目的，其最大流量达 10L/min。CentriMag 还允许在其环路中安装一个氧合器以进行完全心肺支持。该装置通常可以使用数天至数周，但也有使用超过 30 天的报道[33]。

TandemHeart 经皮心室辅助装置（percutaneous ventricular assist device，pVAD）（Cardiacasist Inc.；Pittsburgh，PA）是一种经皮植入的装置，起到左心房-股动脉旁路的作用。TandemHeart 的插管可在透视引导下穿过房间隔，将含氧血液从心脏传输到安装在大腿上的体外离心泵。TandemHeart 的流体动力轴承系统可以为股动脉提供达 4L/min 的灌注流量[34]。

Impella（Abimod；Danvers，MA）是一类装置的统称，这类装置都有基于导管安装的微轴设计，概念上类似于 Hemopump 血泵（图 62-7B）。一根经皮动脉导管用作泵的动力源和血流通道。左心的支持是通过逆行穿过主动脉瓣的导管提供，最大直径仅为 12Fr（4mm）。该装置拥有多种型号，能提供范围在 2.5~5L/min 的流量。其右心版本——Impella Rp，则是用顺行经过腔静脉到肺动脉的导管提供循环支持。Impella 最近成为 FDA 批准的第一个用于右心室支持的经皮植入装置[35]。

获得 FDA 批准的植入式连续性血流 LVAD

HearMate Ⅱ 轴流装置是世界范围内使用最广泛的 LVAD，至今有超过 15 000 次植入（图 62-8A）。该泵由无刷直流电机驱动叶轮，转速范围在 6 000rpm 到 15 000rpm 之间（这远超过临床上通常需要的范围），其可提供的流量最大可达到 10L/min。该泵一般通过正中胸骨切口植入，其烧结钛制的入口位于左心室内并通过一根流出道人工血管与主动脉吻合。HearMate Ⅱ 通过一条经皮肤穿出的导线与一个外部控制器和两个便携式电池连接。

HVAD 采用离心式设计并将心室流入道入口与泵体合为一体，因此比 HeartMate Ⅱ 更小（分别为 145g 和 375g），也更紧凑（图 62-8B）。叶轮通过磁力和液体动力的组合而磁液混合悬浮，其转速在 1 800rpm 至 4 000rpm 之间，流量同样最高达 10L/min。其光滑平坦的外表面使其可以直接放置在心包腔内，这样使得右心支持成为可能。与 HeartMate Ⅱ 一样，HVAD 依靠外部电池和经皮导线连接到控制器模块。

在美国，还有一些其他种类的装置仍处于研究的不同阶段，在未来几年内可能会有更广泛地应用。总之，新一代泵已经在研发，旨在以更小的体积带来优异的表现，从而简化植入流程并扩展适用人群范围（用于体格较小者和儿童）（图 62-8C）。TAH 技术将在本章后面讨论。

表 62-2　目前可供选择的机械循环支持设备

装置	制造商	血流类型	设计类型	首次植入人体时间	批准状态 世界范围	美国
非植入式					**世界范围**	**美国**
CentriMag®	Thoratec 公司（Pleasanton，CA）	连续性	离心泵	2003	CE Mark—2002	FDA 510（k）—2002 FDA IDE—2008 FDA HDE *RVAD*—2008
经皮植入式						
Impella 5.0®/CP®/RP®	ABIOMED	连续性	轴流泵	1999	CE Mark 5.0—2003 *CP*—2012 *RP*—2014	FDA 510（k）5.0—2009 *CP*—2012 FDA HDE *RP*—2015
TandemHeart™	CardiacAssist，Inc.（Pittsburgh，PA）	连续性	离心泵	2005	CE Mark—2000	FDA 510（k）—2003 FDA IDE—2012
植入式						
HeartMate® II	Thoratec	连续性	轴流泵	2000	CE Mark—2005	FDA BTT—2008 FDA DT—2010
Jarvik 2000 Flowmaker®	Jarvik Heart，Inc.（New York，NY）	连续性	轴流泵	2000	CE Mark—2005	FDA IDE—2000 *BTT Trial Pending*
INCOR®	Berlin Heart GmbH（Berlin，Germany）	连续流式	轴流式	2002	CE Mark—2003	—
EVAHEART®	Evaheart，Inc.（Houston，TX）	连续流式	离心式	2005	CE Mark—2015 PMDA—2010	FDA IDE—2009 *BTT Trial Pending*
HVAD®	HeartWare，Inc.（Framingham，MA）	连续流式	离心式	2006	CE Mark—2009	FDA BTT—2012 *DT Trial Pending*
HeartAssist 5®	ReliantHeart，Inc.（Houston，TX）	连续流式	轴流式	2009	CE Mark—2013	FDA IDE—2014 *BTT Trial Pending*
HeartMate® Ⅲ	Thoratec	连续流式	离心式	2014	*CE Mark Pending*	FDA IDE—2014 *BTT/DT trial pending*
MVAD®	HeartWare	连续流式	轴流式	2015	*CE Mark Pending*	*Awaiting FDA IDE*
全人工心脏						
SynCardia TAH	SynCardia Systems 公司	搏动性	气动驱动	1982	CE Mark—1999	FDA HDE—2004

　　CE Mark，符合欧盟标准；FDA，美国食品和药物管理局；510（k），上市前许可公告；IDE，研究设备豁免；HDE，人道主义设备豁免；BTT，移植前过渡；DT，永久性治疗；PMDA，日本药品和医疗器械局批准；TAH，全人工心脏。

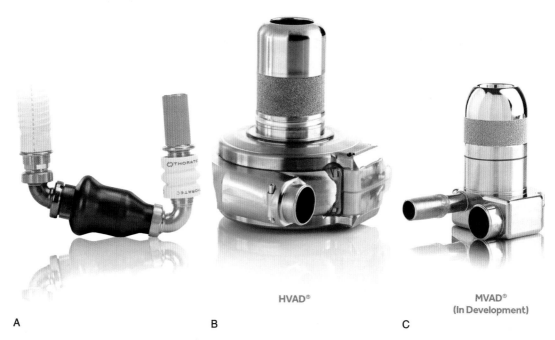

图 62-8　HeartMate Ⅱ(A)与 HeartWare HVAD(B)是世界上最常用的两种植入装置。HeartMate Ⅱ使用体外泵体的轴流设计,而离心泵 HVAD 的盘状泵体使其可以放置在心包腔内。新一代的装置,如 HeartWare MVAD(C),体现出机械循环支持技术的进一步小型化(Used with permission from Thoratec Corporation [a] and HeartWare International,Inc. [b and c].)

临床应用目的

在设备植入之前,治疗团队必须确定一个预期的治疗目标。传统的治疗策略分类代表了 MCS 的演进过程。最初,装置被认为是患者等待移植时的临时措施。后来,不符合移植条件的患者也被纳入需要机械支持的考虑当中,这就需要新的、单独的适应证,这也导致了目前使用的决策框架有些分歧。理想情况下,寻求装置治疗的决定应该基于患者对机械支持的需要,而不是间接受到患者移植列表状态的影响。然而,目前患者和装置的选择、干预时机、监督管理和数据采集等方面在决策过程中起着关键作用。在过去,以寻求装置批准为目的的临床试验都是基于这种模式设计的。美国医疗保险和医疗补助服务中心(CMS)也使用指定的装置治疗策略来审核患者接受治疗的资格。下面这些分类是 MCS 术语的一部分,因此有必要在这里阐述一下。

移植前过渡支持

MCS 的初衷是为正在等待合适供体的患者提供通往最终心脏移植的“桥梁”。不可预测的等待时间和虚弱的临床状况使这些患者在等待移植时特别容易出现病情恶化。做出寻求移植前过渡支持(BTT)策略的决定需要考虑预计的移植等待时间、移植前临床状态恶化的可能性、患者的生活质量以及等待期间的死亡风险。在美国,不断延长的移植等待时间使 BTT 治疗晚期心衰患者成为一种相对常规的手段[36]。虽然 BTT 仍然是 MCS 最常见的用途(近 65%的移植候选者接受 BBT),但是在装置植入后,正式确定移植等待资格的患者比例正在稳步下降,目前仅为 21.7%[37]。

永久性治疗

不符合移植条件的终末期心衰患者也可能从 MCS 中获益(延长寿命或改善其生活质量)。永久性治疗(destination therapy,DT)的命名源于 REMATCH 试验——在不符合移植条件的患者中,接受 MCS 支持的患者比单纯药物治疗的患者有更好的疗效[7]。根据该命名,危及生命的系统性疾病、恶性肿瘤、固定性肺动脉高压、高龄患者和病态肥胖症患者也可能受益于装置治疗,而无论他们的移植等待状态如何。DT 的命名(直译为“终点治疗”)并不意味着有限的治疗时间,因为已经有连续 CF 支持多名患者超过 9 年的报道。在过去的 7 年中,植入时被归类为 DT 的患者比例从 14.7%稳步增加到 41.6%,这可能是由于通过 FDA 批准的用于 DT 的装置越来越容易获得,以及人们认识到在装置支持期间重新评估移植资格的可能性。

临床决策前过渡治疗(bridge to decision,BTD)

在急性血流动力学障碍或活动性心功能失代偿的情况下使用长期 MCS 会导致相对较差的疗效[37]。短期 MCS 具有快速且侵入性相对较小的优点,可以在使患者临床状况趋于稳定的同时,将长期 MCS 作为候选考虑。这样一来,心肌梗死、心肌炎、急性心源性休克或经皮介入治疗失败的患者可以在开始长期 MCS 治疗前迅速过渡到痊愈、恶化或好转的状态。

心脏功能恢复(bridge to recovery,BTR)

在一组特定的患者中,心室功能的明显改善让装置移除或(偶尔的)不运转成为可能。20 世纪 90 年代时,研究已经找到了在搏动式和连续流式装置支持期间心肌康复的组织学和临床证据[38-40]。通常被称为“过渡到功能恢复”。将这种策略描述为向心力衰竭药物治疗的回归可能更为准确。许多机构已经提出了脱离装置的策略，包括使用积极药物治疗策略（例如使用高剂量 β 受体阻滞剂等），或通过逐步减少血泵转速，使心脏重新做功，并逐步移除装置的策略[41-43]。尽管有积极案例的报告，但也只有一小部分患者最终能成功撤机。虽然目前对控制心脏功能恢复速度和程度的精确变量所知甚少，但治疗降级的可能性不断激励着人们寻求适用于所有接受装置治疗患者的撤机策略。

植入策略的转化（fluidity of implantation strategy）

必须认识到，这种命名仅适用于植入装置时的既定目标。尽管相关规定要求提出治疗目标，但可用的选项并不能反映实际情况——患者的临床状态和移植的可能性在机械支持期间可能发生变化。尽管一些患者的临床状况可能恶化或出现意外的移植禁忌证，但对其他患者而言（如术前"固定性"肺动脉高压患者），那些最初使他们失去移植资格的状况可能在装置支持期间得到改善[44,45]。装置支持策略的不确定性体现在装置使用数据的统计中：最初被列为 BTT 的患者中，有近 26% 的患者在 1 年后不再被归为 BTT 分类，到 24 个月时，这一比例上升到 43.5%。同样，在植入器械时指定为 DT 的患者中，有近 15% 的患者在 12 个月后被认为有资格接受移植[46]。根据临床状况反复地评估和修改治疗策略对 MCS 治疗的成功至关重要。

机械循环支持装置的临床适应证

启动 MCS 的最佳时机和适应证仍然是有待研究的课题。参考传统血流动力学参数的方法在文献中多次出现；虽然不是绝对的，但这些参数包括血压（blood pressure，BP）<80mmHg，平均动脉压（mean arterial pressure，MAP）<65mmHg，心脏指数<2L/（min·m²），肺毛细血管楔压（pulmonary capillary wedge pressure，PCWP）>20mmHg[47]。然而，单纯严格遵循血流动力学指标可能会延误治疗，因为患者不仅会表现为急性心源性休克，也会表现为更为隐匿的充血性心衰。2013 年，国际心肺移植学会（ISHLT）提出了一份全面而广泛的关于使用 MCS 的建议汇编[36]。尽管其中许多建议的现有支持证据相对有限，它

依然代表了目前最全面的共识意见，并强调了在确定装置使用患者入选时，应有多器官评价和多学科参与。

2013 年，美国心脏病学院（ACC）和美国心脏协会（AHA）发布了一系列心衰管理指南[4]。该指南建议使用一种替代传统纽约心脏协会（NYHA）分期系统的方法，这种分期方法强调疾病进展过程中的特异性标志而不是患者的特异性症状（表 62-3）。指南支持在左室射血分数（left ventricular ejection fraction，LVEF）降低的 D 期（严重的心力衰竭需要特殊的干预治疗）患者中使用持久的 MCS 作为延长生存期和 BTT 的手段。虽然作者没有进一步描述患者选择的标准，但指南确实强调了难治性心衰、LVEF 降低和严重的临床症状在决策中的重要性。

2013 年，CMS 更新了在医保人群中使用 MCS 用作 DT 的资格标准[48]。与 ACC/AHA 指南相比，美国联邦标准更具体地指出：仅有在植入装置时不符合移植资格且满足以下条件的终末期心力衰竭（NYHA Ⅳ级）患者具有使用 DT 的资格：①在过去 60 天中有 45 天对最佳药物治疗无反应，或依赖主动脉球囊反搏达到 7 天，或依赖静脉心血管活性药物达到 14 天；②左室射血分数<25%；③测得的峰值摄氧量<14mg/（kg·min）或无法进行该测试。然而联邦对 BTT 指征的把握较为宽泛，只要求患者被有移植资质的中心列入移植名单。然而，将特定装置用于特定用途的前提是该装置已获得 FDA 对该用途的批准。

国际机械循环支持注册登记协会（INTERMACS）数据库在 2008 年建立，旨在促进 MCS 的发展和改善患者的预后。与注册中心的第一份报告配套的是一个新的分类系统[49]，该系统将晚期心衰患者分为 7 类（表 62-4），旨在优化需要装置治疗患者的分类方法。这些分类代表了晚期心衰患者（接受最佳药物治疗后仍有 NYHA Ⅲ级和Ⅳ级症状）的分级。通过分析装置植入患者的资料，INTERMACS 可用于评估手术风险和适应证。自从引入该系统后（特别是其逐层降低的术前临床分级体系），临床实践确实发生了变化。虽然在 2011 年之前接受器械植入的患者中，有超过 60% 被列为 INTERMACS 1 级或 2 级，但被列为 3 级的患者比例正在稳步上升，目前占接受植入患者总数的近 1/3[8,50]。装置植入的适应证和指南仍在不断变化，但基于目前对心衰管理的研究成果，人们日益趋于在患者临床症状减轻时进行装置干预。

⬤ **表 62-3　ACC/AHA 心衰分级和 NYHA 心功能分级的对比**

ACC/AHA 心衰分级		NYHA 心功能分级	
A	有心衰的危险因素但没有心脏结构改变或心衰症状	Ⅰ	日常活动不受限，一般活动不引起心衰症状
B	有心脏结构改变，但没有心衰的症状和体征	Ⅱ	体力活动轻度受限，休息时无自觉症状，一般活动下可出现心衰症状
C	有心脏结构改变，过去或目前有心衰症状	Ⅲ	体力活动明显受限，低于一般活动即引起心衰症状
D	难治性心衰需要特殊干预治疗	Ⅳ	不能从事任何体力活动，休息时即出现心衰症状

Reproduced with permission from Yancy CW, Jessup M, Bozkurt B, et al: 2013 ACCF/AHA guideline for the management of heart failure: a report of the American College of Cardiology Foundation/American Heart Association Task Force on practice guidelines, *Circulation*. 2013 Oct 15;128(16): e240-e327.

表 62-4 晚期心衰患者的 INTRERMSDCS 临床分级

分级	特征描述	干预时机
1	尽管有不断增强的正性肌力药物应用,患者仍有危及生命的低血压,重要器官的灌注不全,乳酸升高和/或酸中毒。"Crash and burn"(循环崩溃)	数小时内
2	尽管有静脉正性肌力药物作用,患者器官功能仍不断恶化,表现为肾功能恶化、营养缺乏、无法恢复容量平衡。"Sliding on inotropes"(崩溃边缘)	数天内
3	在正性肌力药物作用下,患者血压、营养状况、器官功能及症状稳定,但因为反复出现症状性低血压或肾功能不全而撤除药物困难。"Dependent stability"(药物依赖)	数周内选择性干预
4	患者可以稳定于接近正常状态,但容易液体潴留,需要大剂量利尿药物,症状时有时无。对某些依从性较差的患者应考虑更严密的管理策略。"Frequent flyer"(频繁就医)	数周到数月内的治疗无法恢复状态稳定(包括营养状态),可选择性干预
5	患者可以在室内进行轻微的体力活动(伴有困难,但能从一个房间走到另一个房间);患者在休息时无症状但可能有潜在的难治性高容量状态,常伴有肾功能不全。"Houseboud"(足不出户)	根据患者的营养,器官功能及活动情况
6	患者在休息时无症状,且无高容量状态证据。患者可以在室内进行体力活动,也可以在室外进行简单的活动,但是在室外运动数分钟后就感觉疲乏。"Walking wounded"(走路受限)	根据患者的营养,器官功能及活动情况
7	患者容量状态稳定,可进行日常活动,限于轻度运动。(未来对这一分级会有更详细的描述)	目前没有移植或装置植入的指征

Reproduced, with permission, from Stevenson LW, Couper G: On the fledgling field of mechanical circulatory support, *J Am Coll Cardiol*. 2007 Aug 21;50(8):748-751.

机械循环支持装置的禁忌证

机械循环支持装置治疗的相对禁忌证包括不可逆的终末器官(脑、肝等)功能障碍、严重的血流动力学不稳定、严重的凝血障碍、复杂的先天性急性和心室内径减小的限制性心肌病。然而在这些人群中也有成功案例的报道,因此需要根据具体情况权衡干预的潜在风险和获益后再作出决定[51,52]。若存在活动性感染或菌血症,则应推迟手术,以尽量减少细菌入侵装置的风险;目前建议是至少连续 5 天的培养结果为阴性后才考虑手术。

术前评估

一旦确定了接受装置支持的资格,就必须对患者围手术期风险进行全面评估。如果可能的话,长期 MCS 装置的植入应该是有计划性的,而不是在紧急情况下植入。术前危险因素的确定和对可逆性合并症的治疗可以大大改善患者的预后。

由于正确选择患者至关重要,如何预测 LVAD 植入后早期死亡风险一直是 MCS 研究的重点。人们在搏动式 LVAD 时代建立了几种预测疗效的风险评分系统。作为其中使用最广泛的一种——Leitz-Miller 永久性治疗风险评分量表(DTRS)收集了来自 300 多名 HeartMate XVE 患者的数据,并纳入 9 个加权变量来预测装置植入后 90 天的在院死亡风险[53]。然而在 CF-LVAD 人群中进行系统测试时,DTRS 仅能提供中等价值的预测[54]。相比之下,终末期肝病模型(MELD)被证明可以作为搏动式和连续流式 LVAD 植入后不良事件的预测[55]。MELD 评分(和后来的抗凝相容性 MELD-XI 评分)仅涉及肌酐水平、总胆红素水平和国际标准化比率(INR),研究发现其与术后总体生存率相关[56]。最近,人们仅使用 HeartMate II 临床试验数据库中的 CF 数据制定了一个全球性的风险评估量表——HeartMate II 多变量风险评分(HMRS),其使用五个变量(患者年龄、白蛋白水平、肌酐水平、INR 和植入中心规模)来预测术后 90 天的死亡风险[57](表 62-5)。虽然在预测结果方面与 MELD 相似,但 HMRS 是专为心衰患者设计的,并可能有利于临床结果鉴别[58]。迄今为止,没有任何一种风险评估量表可以在术前风险分层方面显示出绝对优势,但现有的量表确实强调了术前整体改善终末器官功能的重要性。

手术风险

与其他心胸手术一样,在装置植入的评估过程中必须仔细分析每个病例的手术复杂性。不利的解剖情况(如胸骨切开史、先天性畸形或吻合口严重钙化)在这些患者中很常见,并会显著增加手术风险。

变量	标准误	比值比（95%置信区间）	P 值
年龄/岁	0.12	1.32（1.05~1.65）	0.018
白蛋白/（g/dL）	0.23	0.49（0.31~0.76）	0.002
肌酐/（mg/dL）†	0.20	2.10（1.37~3.21）	<0.001
INR	0.32	3.11（1.66~5.84）	<0.001
中心规模*	0.34	2.24（1.15~4.37）	0.018
	低风险	中风险	高风险
HMRS 得分	<1.58	1.58~2.48	>2.48
90 天生存率	96%（±1%）	84%（±2%）	71%（±4%）

表 62-5 多变量预测术后 90 天死亡率（HeartMate Ⅱ风险评分）

HMRS =（0.027 4×年龄）-（0.723×白蛋白）+（0.74×肌酐）+（1.136×INR）+（0.807×中心规模）。

* 中心规模：年 LVAD 植入量<15，其值取"0"；年 LVAD 植入量>15，其值取"1"。

† 肌酐 1μmol/L=0.011 3mg/dL。

INR，国际标准化比值；HMRS：HeartMate Ⅱ风险评分；LVAD，左心室辅助装置。

Adapted with permission from Cowger J1,Sundareswaran K,Rogers JG,et al:Predicting Survival in Patients Receiving Continuous Flow Left Ventricular Assist Devices:The HeartMate II Risk Score,*J Am Coll Cardiol*. 2013 Jan 22;61(3):313-321.

同期进行其他心脏和瓣膜手术的临床应用目前还有争议。一些研究表明同期手术与总体生存率降低有关，但共识意见仍支持在特定情况下进行同期手术[36,59,60]。原发性主动脉瓣关闭不全不仅会对 CF 泵的性能产生不利影响，而且会加速瓣膜关闭不全的进展[61]。尽管临床实践各不相同，ISHLT 指南建议对中度或以上的反流进行同期手术干预[36]。机械异物的存在会导致血栓栓塞的风险，因此需要通过结扎左室流出道、放置瓣上补片闭合流出道或放置毡状夹层塞（felt sandwich plug）等方法进行预防[62-65]。三尖瓣反流与术后右心衰的发生有关，指南通常支持对中度或中度以上反流进行干预——置换或放环修复[36,66-68]。二尖瓣反流在终末期心衰患者中很常见，瓣环扩大通常继发于左室扩张，一般会随着机械减压和前负荷降低而改善[69]。二尖瓣反流通常不需要在装置植入时进行手术干预。房间隔缺损和卵圆孔未闭（patent foramen ovale,PFO）会增加术后右向左分流的风险，因此需在装置植入的同时将其关闭[70]。有报告称，当左心负荷在机械辅助下降低后，发现了先前未检测到的 PFO 暴露。此时如果发生全身性的术后低氧血症，则必须通过手术或介入方法修复该缺损[69,71]。

终末器官功能

终末期心衰患者通常有多种合并症，这也是该病外科治疗中一个前所未有的挑战。永久性的严重合并症（如术前透析依赖症）常常增加围手术期风险，并常让患者失去接受 MCS 的机会。有报道称终末器官功能在机械支持一段时间后得到改善[72-75]。术前确定终末器官疾病的严重程度至关重要，它依赖于多学科治疗团队的共同判断。

肾功能不全与植入装置后的不良结局密切相关[76,77]。因此，术前需要长期透析的患者通常被排除在植入 MCS 的考虑范围之外。此外，多项研究表明肝功能标志物异常与术后生存率下降有关[78,79]。虽然急性心源性肝损伤可以在装置辅助后稳定下来，但胆红素、转氨酶和 INR 的升高需要进一步的检查

和评估。术前机械通气被证明与术后呼吸衰竭、右室衰竭和死亡率增加有关[80]。肺功能储备的评估常常受到严重心功能不全的限制，并且还没有确定排除 MCS 资格的特定肺功能指标。有认知功能受损或近期中风史的患者需要接受详细的神经系统和认知功能检查。有严重残疾的患者应接受职业治疗评估，以确定他们是否具能够独立操作 MCS 设备。

右心室功能

右室功能障碍的预防和治疗是 MCS 领域的一个重大挑战，术后右心衰竭（right-sided heart failure,RHF）长期以来一直与不良预后相关[37,81,82]。识别 RHF 的高危患者有利于实施术前优化策略和完善手术准备。然而，到目前为止，预测 LVAD 植入后 RHF 的主要方法仍然是基于搏动式装置的经验。也许是由于临床定义、变量和治疗策略的多样性，这些预测方法得到的结果已被证明是不一致的[83-86]。

尽管右心衰发展演变的病理生理学机制复杂，最近的几项研究显著提高了我们对右心室功能障碍预测因子的理解。在对 HeartMate Ⅱ BTT 试验的回顾性分析中，Kormos 和 Colleagues 试图确定 CF-LVAD 患者术后发生 RHF 的危险因素[87]。该研究明确指出术前呼吸机支持、中心静脉压（central venous pressure,CVP）和 CVP/PCWP 比值升高、右室心搏指数降低、白细胞和血尿素氮值升高是术后 RHF 的重要预测因子。超声心动图也被认为是评估 LVAD 植入术后 RHF 风险的工具。对超声检查结果的研究提示游离壁顺应性降低、右心室与左心室直径比、三尖瓣反流严重程度，以及右室射血分数等指标可以作为右心功能不全的预测指标[88-91]。近期，宾夕法尼亚大学的研究人员开发了一个用于术前对单心室支持耐受性评估的风险分层量表[92]。尽管其规模、患者选择和单中心设计的限制，该研究确定了术前心律失常、CVP 升高、呼吸机支持、右室功能障碍和三尖瓣反流等因素作为需要双心室支持的预测因子。

虽然预测 LVAD 植入后 RHF 的具体变量尚不清楚，但已

经出现了一些有助于指导患者选择和管理的原则。大多数研究中指出 RHF 的预测因子和总体死亡率的预测因子之间有关联[93,94]。病情较重的患者(术前有终末器官功能障碍、血流动力学不稳定和右室功能受损的证据)在 LVAD 植入术后尤其易发生 RHF。术前仔细评估和考虑这些风险在手术计划的制定中至关重要。

多学科评估/社会评估

由于装置治疗本身的综合性,MCS 的候选人必须接受全面的多学科评估。研究表明恶病质与围手术期死亡率有关,因此应该在术前评估和改善营养状况[95,96]。有精神疾病史的患者应引起特别的关注,并且需对其坚持接受治疗的能力进行详细的评估。常规的心理社会评估应由有资质的医护人员进行,旨在挖掘可用的个人、社会、职业、财务和环境支持。高龄不是排除装置治疗的条件[97]。每一位患者都应由多学科委员会进行审核,以确保在术前解决所有问题。

机械循环支持装置的选择

适当的装置选择取决于许多因素,包括患者的总体临床状况、MCS 的适应证、器械治疗的目标和具体到特定患者的个体化考虑。

对于病情不稳定或急性失代偿的患者,最好使用短期辅助装置,这种装置比全植入式泵的侵入性更小、安装更快、费用更低。作为一个可靠并且传统的选项,VA-ECMO 是世界上许多机构在紧急情况下的选择。外周插管可在床旁、导管室或手术室进行。氧合器的存在让 VA-ECMO 可以提供几天到几周时间内的完全心肺支持。基于导管的 LVAD(如 Impella 和 Tandem-Heart)用于短期左室支持的频率越来越高,特别是在高危冠状动脉介入术后的应用[32]。这些经皮装置可以在无需手术的情况下提供临时支持,但它们易受溶血和血泵位置干扰的影响,此外它们的使用期限一般仅仅有 1~2 周。对于需要更有力的血流支持或经皮介入失败的患者,CentriMag 是最常用的临时选择。其置管与常规体外循环相似,可用于 1 个月内的单心室或双心室临时支持。

植入式 CF-LVADs 是需要长期循环支持患者的首选。这类患者的临床状况需要稳定到可以接受大型手术。HeartMate Ⅱ LVAD 和 HeartWare HVAD 是目前最常用的装置。尽管它们的功能相似,但在两者中的选择取决于解剖特点、机构许可资质等诸多因素。在美国,心室辅助装置只能用于术前被指定为 BTT 或 DT 的患者。尽管装置的选择具有灵活性,但目前 Heart-Mate Ⅱ仍是唯一通过 FDA 批准的既可用于 BTT 又可用于 DT 的装置。相比之下,HVAD 目前在美国只被批准用于 BTT,其寻求 DT 批准的临床试验正在进行中。目前还没有研究表明这两种泵中哪一种更好。尽管小型 CF 泵的出现降低了植入的解剖学挑战,但患者的解剖学特征仍然是一个重要的考量因素。例如,HVAD 可以置入心包腔的特点使该装置特别适合于体表面积更小的患者。

对于双心室衰竭的患者,选择单心室或双心室 MCS 的决定极大地影响了治疗方案。对于轻度至中度 RHF 患者,CF-LVAD 和临时的右心支持足以使右室功能得以恢复。在临时右心支持失败或严重双心室疾病的情况下,双心室辅助装置的使用有可能成功,尽管其涉及多个控制器和电池组,应用起来相对复杂。搏动性血流的 SynCardia TAH(SynCardia Systems; Tucson, AZ)是目前唯一通过 FDA 批准的用于心衰患者移植等待过程中的双心室支持装置。虽然 SynCardia 需要相当大的胸腔容积,但其便携式气动驱动器让患者能进行一定的活动并在门诊接受管理。完全植入式 CF-TAH 的研发还在持续进行中,本章后面还会讨论。

手术技巧

随着装置植入经验的增长,外科技术也在不断发展。在 LVAD 发展的早期,提倡将流入管口定位在心尖,以便与左心室长轴一致。然而这种定位经常造成一种流入口朝向室间隔的不利角度,导致心律失常和左室舒张末内径缩小后的流入管口机械性阻塞。随着时间的推移,有人提出了一些替代性的植入方式。这些方式中有使用正中开胸的,也有用剑突下切口的,泵的流入管口植入位置有在前壁的,也有在后壁的[98-100]。我们机构的外科医生倾向于通过心脏膈膜面植入流入管,以达到流入管与室间隔平行的目的[101,102]。尽管这种方法偏离了传统的技术,但其不需要将泵体置于腹膜前,从而保证了更具几何优势的植入角度。

尽管上述技术是专门为 HeartMate Ⅱ设计的,但大部分此类手术与植入其他 CF-LVAD 的手术步骤类似。HeartWare HVAD 是全球第二常用的装置,所以我们也会对涉及该装置的手术差异进行必要的讨论。该术式基本步骤包括:①在心脏膈面安装流入管道;②跨膈肌放置 HeartMate Ⅱ的泵体;③仔细调整流出道人工血管的长度,以确保泵的最佳位置并避免管道扭曲折行;④心腔和泵通路的彻底排气;⑤在超声指导下调整泵速以改善心脏功能。

该术式采用胸部正中切口并向剑突下延长 6cm。正中开胸后,胸骨牵开器齿轮朝向患者头部,以提供足够的下部暴露空间。沿中线打开心包腔,并沿膈肌分离心包。两侧胸膜腔都要打开以协助泵和流出管道的安装。然后沿膈肌前缘,从中点到心尖位置切开膈肌进入腹膜腔并获取足够的空间放置血泵(图 62-9A)。在膈肌上选择一个与心脏膈膜面相对应的合适位置用于穿过流入管道,并用电刀做标记。

全身肝素化后,升主动脉远端插管(考虑到未来再手术和移植的可能)。静脉插管通常位于右心耳(使用双级插管)。若计划联合手术,如三尖瓣修复或 PFO,则使用上、下腔插管。在再次胸骨切开术中,应暴露股动静脉,以便在开胸分离粘连纵隔导致血流动力学不稳定时,立即使用股动静脉插管。

之后开始体外循环,心尖部从心包腔牵引出,用不停跳搭桥用的吸盘固定器固定。由于流入管道需要跨膈肌放置,确定合适的心尖切开位置对于避免乳头肌撕裂和保证流入道沿左心室短轴与室间隔保持平行至关重要。通常选择心尖到心脏底部的连线大约三分之一的位置(位于乳头肌起点的前方),在后降支外侧 0.5~1cm 放置缝合环的内缘。取心肌打孔器——通常由设备制造商提供——打开心室,注意保持与室间隔平行,并沿二尖瓣方向向后走行。然后彻底检查心室腔是否有血栓或潜在的阻塞性肌小梁。

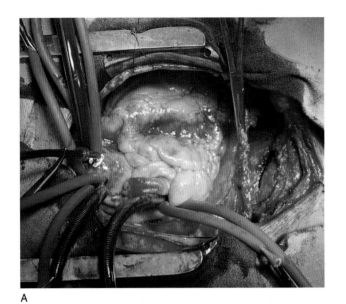

A

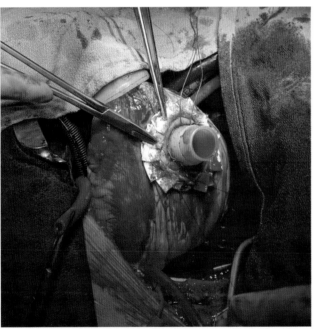

B

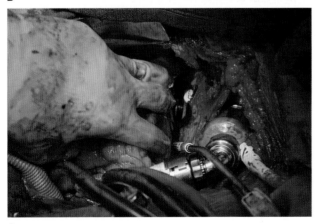

C

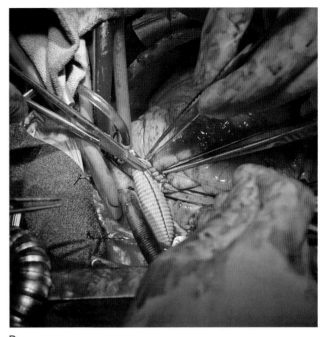

D

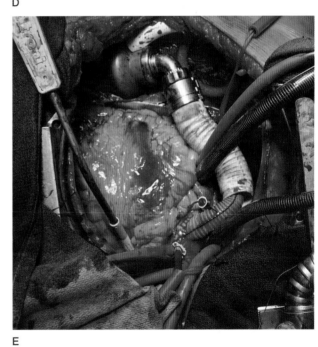

E

图 62-9 植入 HeartMate Ⅱ。A. 牵拉膈肌并定位膈肌下泵体的放置位置。B. 在心脏膈面冠脉后降支外侧打孔，并用垫片环固定硅胶流入管口固定环。C. 跨膈肌放置 HeartMate Ⅱ 流入管道。D. 在阻断钳的帮助下，进行流出道人工血管与升主动脉吻合。E. 泵和流出管道的最终校准。泵体置于膈肌下方，流出道人工血管朝向右侧胸腔放置。用 19 号针头排气

用交叉的带垫片的编织聚酯缝线环绕心室切开位置全层水平褥式缝合 12 针,用以固定 HeartMate Ⅱ 的硅胶流入管固定环。缝线穿过固定环的毛毡缝合圈,然后将固定环下降到心室开孔处并固定。流入管周围用粗单丝缝线穿过垫片环并全层荷包缝合加固,以达到流入管周围止血目的的(图 62-9B)。HVAD 有其专用的缝合环,该缝合环带有一种锁扣机制,用于将泵固定防止移位。HVAD 缝合环通常在心室切开之前放置,并用相同缝线水平褥式缝合固定。

接下来,在先前标记的位置切开膈肌(足够容纳两个手指)。之后,将在另一张操作台上完成准备和灌注的血泵递至手术区域。流入管道穿过膈肌,插入固定硅胶环中,最后用两根带齿的扎带固定(图 62-9C)。将泵体置入腹腔并牵拉,直到心脏能平放于膈肌,同时泵体位于肝左叶上方。为了保护肠道,泵体可用网膜包裹。HVAD 的盘状外壳使其能直接放置在心包内。虽然流入道管口还是放置在心室膈面,但泵体不需要置入腹腔。

下一步应注意流出道人工血管的操作。先将其充满液体后进行测量,然后用斜切的方式修剪至足够的长度使其拥有弯向右侧的自然弧度,但不能留多余的长度以避免管道扭转打结。在部分阻断升主动脉后,用打孔器在主动脉前外侧壁打一个 4.4mm 的孔,然后沿着该孔切开主动脉壁。流出管道人工血管与主动脉之间用 5-0 聚丙烯缝合线连续缝合端-侧吻合(图 62-9D)。然后移除部分阻断钳并对人工血管进行排气,同时用血管阻断钳夹闭其下部以防止血液倒流。

电缆线的出口选在右锁骨中线与肋缘的交点下方两横指处。用皮肤打孔器引入隧道装置,使其走行在右侧腹直肌与腹直肌后鞘之间。电缆线与隧道装置一起抽出,擦拭干净并连接至设备控制器,并小心地将导线的丝绒涂层部分缠绕在患者体内。有研究表明,将丝绒-硅胶界面留在皮下与驱动电缆线相关感染的发生率降低有关[103]。

彻底排气后,泵在最低转速(HeartMate Ⅱ 为 6 000rpm,HeartWare HVAD 为 1 800rpm)下启动,并将排气针置于流出道人工血管的最高点(图 62-9E)。CPB 流量逐渐减少,同时在经食管超声心动图(transesophageal echocardiographic,TEE)引导下调整泵速以优化心室大小、室间隔位置、二尖瓣反流程度和右室功能。

给予鱼精蛋白中和肝素,拔除体外循环插管,在纵隔和胸膜腔放置引流管。流出道人工血管的裸露部分用直径 20mm 的环形 Gore-Tex 补片(Gore Medical,Newark,DE)覆盖,以避免未来胸骨再次打开时发生管道扭结和损伤。关闭膈肌缺损部分,常规关胸。如果患者有严重凝血障碍引起的出血过多,建议延迟关胸,待纠正凝血功能并保持稳定后再延迟关闭胸骨[104]。

术后管理

积极而全面的患者护理是 MCS 成功的关键,而正确的管理应该开始于手术之前。如前所述,患者与植入时机的选择至关重要。为了尽量减少手术风险,应特别强调术前改善终末器官功能,纠正凝血功能和营养不良,并清除先前存在的感染。已知具有失代偿临床特征(INTERMACS 1~2 级)的患者比病情相对稳定的患者预后差[37]。因此,他们通常需要积极的药物治疗、主动脉球囊反搏或者临时的装置支持以改善术前血流动力学状况。周密的计划还应包括对患者个体化危险因素的识别,比如对右心室支持的潜在需求,以避免延误诊断和术后并发症的发生。

术中所采取的特定措施对预防术后并发症也很重要。除了精细的手术操作和充分止血外,正确的血制品管理可以最大限度地降低容量过载和右心室衰竭的风险。对于存在严重凝血障碍的患者,低剂量重组因子Ⅶa(NovoSeven;Novo Nordisk,Plainsboro,NJ)和Ⅳ因子凝血酶原复合物浓缩物(Kcentra;CSL Behring GmbH,Marburg,Germany)有一定价值,且不会增加装置并发症或血栓栓塞的风险[105]。

装置的初始设置是手术的一个关键步骤。启动泵后,应仔细检查功率和流量记录,并立即识别和纠正任何可能的物理故障,如流出道打折或管道错位。术中确定最佳泵速的过程是动态的,需要结合心脏直观表现和 TEE 显示的心室腔大小、右室功能和室间隔位置等信息不断调节。CPB 停机、血管内液体变化、血管活性药物的使用和胸骨关闭过程可能导致心功能的剧烈变化,需要持续不断地评估以保持患者自身心脏和装置流量之间的适当平衡。

患者术后在 ICU 的管理应该考虑到泵流量、右室功能和血容量状态之间的微妙平衡——这通常需要医生在复杂多变的血流动力学环境中去理解。患者到达 ICU 后应立即对实验室指标的基线状态进行综合评估,包括血气、电解质、凝血功能和血液储备的评估。积极纠正酸中毒,并通过适当的血液成分输注纠正凝血障碍。

动脉血压主要通过血管活性药物和血容量管理来控制,而不是调节泵速。恒速运行的 CF-LVAD 产生的流量在很大程度上取决于泵内压差。因此血泵,特别是离心泵,对后负荷的变化很敏感。这就要求医生仔细调控血压,避免系统压力过高以确保足够的排血量。尽管在这个患者群体中的最佳平均动脉压仍然未知,但我们的做法是将其控制在 60~80mmHg。由于 CF-LVAD 产生的脉压较低,动脉压作为单一且主要的指标应在术后持续监测。无创袖带血压计的结果对接受 CF-MCS 的患者来说是不可靠的,其经常低估收缩压。因此,多普勒测量已成为无创性检查方法中的金标准[106]。术后对中心静脉压的控制也非常重要,因为容量过载(这类患者群体中的常见问题)可迅速导致右室功能障碍的发生。

对装置功能的评估要基于装置特异性的参数和超声心动图结果。泵速(rpm)和功率消耗(W)是 HeartMate Ⅱ 和 HeartWare HVAD 提供的唯一可直接测量的参数;流量(L/min)是间接计算出来的,通常与泵功率的变化相对应。搏动指数(pulsatility index,PI)是 HeartMate Ⅱ 特有的参数,通过解释左心室收缩引起泵流量的变化来提示心室充盈程度与功能。尽管其最佳范围仍未知,但随着泵支持力度的增加,PI 可能会下降[69]。HeartWare HVAD 提供泵转速、功率和流量的连续读数,每隔 15 分钟记录一次,并可以查询过去 30 天内的数据日志。对这些数据的分析显示了其预测、诊断和管理临床事件的潜力,包括血容量变化、右室功能障碍和泵血栓形成[107]。

泵数据出现任何异常时都需要立即对血流动力学、容量状态、心律、胸腔内压和心室大小等做出评估。无论是紧急状态还是常规状态,对装置功能的评估最好通过超声心动图。需要关注的指标有舒张末内径、室间隔位置、瓣膜功能和主动脉瓣开放程度。通过一系列对泵速的系统评估——"速度变化"或"变速"(ramped-speed)回声——有利于根据心功能的动态变化调整泵的维持速度。评估的频率因机构而异；但至少应在术中，到达 ICU 后不久，出院前，以及任何怀疑机械支持是否足够的时候进行评估。

我们的做法是尽量早期拔管、下床活动并恢复营养支持。术后需要积极使用利尿剂以排出过多的液体，并使用每日体重、体格检查和血流动力学参数监测容量状态。患者应逐渐脱离血管活性药和正性肌力药物。为降低术后感染的风险，引流管和其他管道应尽早拔除。更换电缆线敷料时需要严格遵循无菌原则。积极的物理治疗方案和患者的装置操作训练都应尽早开始。

右心功能不全的管理

植入 LVAD 后，预后很大程度上依赖于右心功能储备是否充足。尽管 RHF 通常是左心排血量不足的结果，但 LVAD 的应用可能在多个方面对右室功能产生不利影响。左心室排血量和静脉回流量的突然增加要求右心室对增加的需求迅速做出反应。虽然 LVAD 治疗已被证明能降低肺动脉高压的严重程度，但这种效果可能不是立即的，这就迫使右心室在早期需要向一个相对高压的系统泵血。此外，左室和右室密切的结构关系导致左心室减压后右心室和室间隔结构发生变形，进而导致右心室收缩力受损。因此，装置支持的启动可能会带来右室无法迅速适应的要求和压力。

医务人员必须警惕任何 RHF 的迹象，以便及时的积极治疗。RHF 发生发展的征象包括患者对血管升压素需求增加或血流动力学不稳定、CVP 升高、尿量减少和混合静脉血氧饱和度(SvO₂)降低。2011 年，Potapov 和同事[108]提出了诊断右室功能障碍的标准，包括 CPB 停机困难，或以下任意两种情况：MAP<55mmHg，CVP>16mmHg，SvO₂<55%，左室流速指数<2L/(min·m²)，或明显的正性肌力药依赖。除了血流动力学指标外，超声心动图也是重要的评估手段，它可以直接评估心室大小、收缩力和室间隔位置。在没有低血容量的情况下，除典型的右心功能低下症状外，不能维持适当的 LVAD 功率和流量可能意味着右心室无法向辅助泵输送足够的血液。

大多数右室功能障碍患者需要正性肌力药维持，常用的药有米力农、多巴酚丁胺、异丙肾上腺素或肾上腺素。早期积极的药物利尿对降低右室前负荷至关重要，特别是在容积负荷超载和大量输血的情况下。保持窦性心律可维持右室搏出量并降低心肌张力。吸入一氧化氮可能通过直接的肺动脉舒张作用减轻肺动脉阻力和右室功能障碍，但是相关的研究结果仍有矛盾[108,109]。当所有其他治疗都效果不佳时，应该考虑临时或永久性右心机械循环支持[110]。

抗凝

长期 MCS 患者的抗凝方案尚未标准化，各机构之间差异很大。血栓形成对早期的装置来说是一个重大挑战。HeartMate XVE 内表面独特的纹理结构代表着内膜-血液界面研究的新进展，其有效地减少了对系统抗凝的需求[111]。Jarvik 2000 血液冲刷轴承和 CF 设计导致了系统抗凝的广泛应用，以降低

泵血栓形成的风险[112]。最初 CF 装置抗凝方案的目标 INR 值是 2.5~3.5，后来根据 HeartMate Ⅱ 关键试验的经验，建议目标 INR 值控制在 2~3，同时在术后早期注射肝素并用阿司匹林和双嘧达莫进行双抗血小板治疗[25,113]。

尽管已经有了初步的建议，长期 CF 支持患者最合适的抗凝水平仍需进一步研究。研究表明，出血性并发症的发生率远远高于血栓事件的发生率，因此降低 INR 目标值的建议也许是合适的[37,114]。此外，已经证明在没有早期肝素过渡的情况下直接使用华法林的患者术后输血需求减少，且血栓风险并没有增加[115]。ISHLT 发布的指南建议在术后第 1 天开始肝素治疗，术后第 3 天开始使用华法林和阿司匹林（目标 INR 值为 2.0~3.0)[36]。我们机构倾向于早期启动华法林和阿司匹林治疗（术后第 1 天），并在术后第 4 天抗凝效果仍不达标时再注射肝素。该方案的目标 INR 值依装置类型、用途和心脏病理改变而定。目前大多数中心赞同使用鱼精蛋白硫酸盐中和术中使用的肝素。

双心室辅助的管理

同时使用左右心血泵增加了设备管理的复杂性。从血流动力学的角度来看，保持两个泵之间的平衡可能会有困难。连续流装置主要由两个变量控制：转子转速和装置内部的压差。恒速运行的 CF 泵所产生的排血量反映了进入泵体的血量。双泵串联的布置提供了一定程度的固有自动化，这是有利的。双心室支持系统的管理需要将右侧泵速控制在能降低静脉负荷但不出现肺水肿的程度。肺水肿是右室支持的常见并发症，其原因是肺循环压力降低后所导致的右室后负荷减小。左室泵的转速可以根据流入左室血量的生理变化进行主动调节。

双心室辅助装置(biventricular assist device，BiVAD)的支持也带来了许多系统性挑战。在胸腔内安装两个泵体的手术复杂性是显而易见的。尽管已有使用双 HeartMate Ⅱ 装置的报道，但 HeartWare HVAD 相对较小的外形和心包内置泵体的特点使该设备更适合高危病例或事先计划的双心室支持[116-118]。根据我们的经验，右侧流出道人工血管最好吻合在肺动脉主干的后外侧，这样就不会影响到 LVAD 的人工血管。双装置支持的另一个缺点是操作所需的系统控制器（2 个）和电池（4 个）过多。由此产生的物理负担、日常使用的复杂性和维护的难度对于长期需要双心室治疗的患者来说是一个重大挑战。

手术效果

在过去的 20 年里，多中心记录的 LVAD 术后死亡率逐渐降低（图 62-10）。里程碑式的 REMATCH 试验显示，接受装置治疗的患者 1 年生存率为 52%，而仅接受药物治疗的患者 1 年生存率仅为 25%[7]。6 年后，HeartMate Ⅱ BTT 研究显示，在 CF 支持下，1 年生存率达到 68%，在规模更大的研究中，这一概率上升到 73%[9,25]。HeartWare ADVANCE 试验结果于 2012 年发布，1 年生存率为 86%，这与目前 INTERMACS 的数据相当，并促使 FDA 批准 HVAD 用于 BTT 治疗[27]。患者 30 天围手术期存活率在那个时期内也有所改善（可能与患者选择有关），从 Heartmate XVE 的大约 80% 上升到目前新式装置的 90% 以上[53,119,120]。

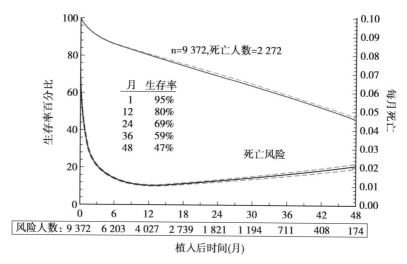

图 62-10 成人初次接受 CF 左室支持的精算（actuarial 法）生存曲线。患者在接受移植或撤除装置后会被移出队列（Reproduced with permission from Kirklin JK，Naftel DC，Pagani FD，et al：Sixth INTERMACS annual report：a 10 000-patient database，*J Heart Lung Transplant*. 2014 Jun；33（6）：555-564. ）

对 INTERMACS 数据的分析显示，在接受 CF 装置支持的患者中，术前 INTERAMCAS 分级（1 级和 2 级）、肾功能不全、70 岁以上、右室功能障碍和手术复杂程度是增加死亡的显著危险因素[8,121]。双心室装置支持始终与短期死亡率增加相关，尽管数据表明有计划的植入（而不是延迟植入）双心室支持装置有一定的实用性[37,122]。重要的是，1 年和 2 年的死亡率方面，LVAD 治疗与移植大致相同，而且移植前 MCS 没有显示出对后续移植的效果有负面影响[123,124]。生活质量指标也在 LVAD 植入后有明显改善，且这种改善持续到装置植入的 24 个月后[37]。

不良事件与装置并发症

装置治疗给患者带来了特定的围手术期和长期风险。为了规范对患者预后的评估，INTERMACS 规定了 MCS 相关不良事件的定义。据报道，MCS 最初 60 天内这些不良事件的累积发生率高达 89%，许多此类事件与长期存活率降低有关[125,126]（图 62-11）。因此，MCS 的实施和管理需要有对装置治疗相关风险的考虑和对植入装置相关不良事件的深入认识。

术后出血

虽然详细的分析仅限于现有的数据，但出血历来被认为是 LVAD 植入术后最常见的并发症，并且在 INTERMACS 的记录中，任何类型的出血（手术性和迟发性）都是最常见的不良事件[25,37,126]。术中出血和大量血制品输注与 30 天和 1 年死亡率增加、右室功能不全、急性肺损伤、感染和移植前同种致敏有关[127]。早期搏动式 LVAD 报道的出血率较高，近 50% 的患者出现大出血并发症[81]。虽然 CF 装置的问世为患者预后带来了全面改善，但出血仍然是围手术期的一个重大挑战。HeartMate Ⅱ临床试验的早期经验表明，50%~80% 的患者需要围手术期输血，30% 的患者因出血需要再次手术[25,26]。单中心分析

显示输血需求略有下降[104,128]。

近年来，对不同装置围手术期出血发生率的比较分析受到了特别的关注。与 INTERMACS 对照组（主要由 HeartMate Ⅱ患者组成）相比，HeartWare BTT 试验所报告的因出血而再次手术的风险更低[27]。随后的单中心分析确定，尽管两种泵患者的红细胞输注量相等，但与 HeartMate Ⅱ患者相比，HVAD 患者所需的血制品总量较少（8.3±13U vs 12.6±14U），且胸管引流量也较少[129]。因此，这些研究表明，由于外科涉及的解剖区域减少，HVAD 患者出血并发症的发生率较低。然而，尽管泵之间的差异可能确实会影响术后出血率，但这些研究未能考虑手术方式和围手术期处理等方面对结果的影响。无论使用何种装置，出血都是围手术期的一个重大挑战。

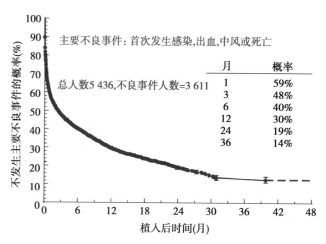

图 62-11 接受连续流左室辅助装置的患者不发生主要不良事件的精算概率。（Reproduced with permission from Kirklin JK，Naftel DC，Kormos RL，et al：Fifth INTERMACS annual report：risk factor analysis from more than 6,000 mechanical circulatory support patients，*J Heart Lung Transplant*. 2013 Feb；32（2）：141-156. ）

右心衰

右室功能障碍的识别和治疗已被详细地讨论。RHF 是一个主要的术后难题，与不良的临床预后和死亡率增加密切相关[37,81,82]。文献中关于右室衰竭的诊断标准因不同文献而异。最常用的 LVAD 后右心衰标准来自 HeartMate Ⅱ BTT 试验，该试验将右心衰描述为需要右室支持，或植入术后正性肌力药维持超过 14 天，或在 LVAD 支持超过 14 天后开始使用正性肌力药维持[9]。INTERMACS 采用更广泛的标准进行数据采集，主要依靠 CVP 升高的征象和症状以及其他更具体的条件来评估右心功能不全的严重程度[130]。不同文献报道的 LVAD 植入后右心衰发生率差异很大，范围为 15%~30%[82,87,123,126]。一部分右心衰的患者（8%~10%）将需要右心机械支持[37,88,91,126]。

感染

装置治疗会带来明显的感染风险，主要是由于体内存在异物和经皮的电缆线。在早期搏动式装置的使用周期内，感染率为 50%~60% 不等，且在 REMATCH 试验队列中，有 40% 以上的死亡案例是由于严重的败血症[111,131]。尽管随着新一代设备的引入，感染率有明显下降，但其仍然是 MCS 期间发病和死亡的主要原因，也是 INTERMACS 数据库中报告的第二大不良事件[37]。就设备间比较而言，在最初的 HeartMate Ⅱ BTT 试验中，电缆线相关感染和败血症的发生率分别为 14% 和 17%，而在随后的 HeartWare BTT 试验中这两个值分别为 12.1% 和 11.4%[25,27]。在植入 HeartMate Ⅱ 期间制作的腹膜前囊袋可能会导致囊袋感染，这通常伴随着危及生命的败血症和更换血泵的需要。因此，我们的机构倾向于将泵置于膈下腹腔，这样就不需要囊袋。

对 INTERMACS 数据的回顾研究显示，9.8% 的 CF 支持患者发生电缆线相关感染[132]。感染的发生的平均时间通常在 6 个月以后，这意味着大多数此类感染发生在门诊患者，也就是当患者活动更加活跃，并自己负责敷料护理的时候[132-134]。1 年时，19% 的 CF-LVAD 支持患者发生了电缆线相关感染，而 2 年时这一比例上升到 25%[37]。虽然 INTERMACS 中的大多数患者仅用抗生素抗感染，但 12.5% 的患者需要手术治疗[37,132]。还没有关于清创具体程度和范围的报道，但已有对负压吸引、抗生素珠治疗（抗生素局部外用）和电缆线处理的描述[135,136]。感染已被证明对生存率有不利影响（使 1 年死亡率增加了 6 倍）[37,132,137]。有装置感染史并不是移植的禁忌证。

肾衰竭

如前所述，术前肾功能不全与 LVAD 植入术后不良结局密切相关[76,77]。同样，术后肾功能衰竭是装置植入后 1 年死亡风险的重要预测因子[125]。然而，术后肾功能衰竭的危险因素尚不清楚，术前肾功能指标似乎不能作为术后肾衰竭的独立预测因子[77]。各中心对术后肾衰的定义不同，其发生率也从 14% 到 30% 不等[125,138,139]。该并发症发生的相关因素似乎包括术前通气支持、CVP 升高和高龄。MCS 的启动可以增强终末器官的灌注，术后肾功能衰竭的治疗选项范围可以从支持性药物治疗到暂时性或永久性的肾替代治疗[73]。多达 10%~20% 的 LVAD 植入患者需要某种形式的术后肾替代治疗，大约一半的

患者预计可以恢复肾功能，这通常发生在第一个月内[138,139]。术后肾功能衰竭的发生可能会导致 ICU 停留时间延长、呼吸机依赖增加、正性肌力药维持时间延长，以及 30 天、3 个月与 1 年生存率下降[37,138]。

中风与神经系统功能障碍

尽管设备的可靠性和管理策略有所改善，但卒中仍然是接受 LVAD 支持患者发病和死亡的重要原因。临床上明显的中风会导致严重的功能性残疾——这是日常设备维护的一项特殊挑战——同时还会导致生活质量受损、额外的康复需求和事件后生存率下降。总的来说，这些结局突出表明神经功能障碍是一种特别令人恐惧的装置治疗并发症。

虽然中风通常被归类为单一的不良事件，但出血性和缺血性中风的不同发病机制表明可能存在的多种致病因素。目前尚无法对装置治疗患者的中风病因进行详细分析，但出血性和缺血性中风的发病率似乎大致相等[26,140,141]。在 INTERMACS 数据中，装置治疗患者的脑卒中发病率在植入后 1 年为 11%，2 年为 17%[37]。MCS 期间脑卒中的危险因素尚不清楚，许多被怀疑的影响因素（包括抗凝、房颤、糖尿病、装置类型等）尚未被发现有统计学意义[141]。搏动血流可能在栓塞性中风的发生中起作用。主动脉瓣的长时间关闭导致主动脉瓣瓣尖内出现涡流和淤血，这使一些患者容易在此形成血栓，而这些血栓可在随后打开主动脉瓣时释放[142]。还有一些患者在颈动脉球部的淤滞区出现血栓，而这些血栓同样在搏动恢复后容易移位[31]。因此，常规维持间歇性搏动血流可预防性地冲洗这些区域，并降低发生血栓栓塞事件的可能性。在最近的研究中，血压被认为是中风发病的一个额外的关键因素。出院时血压较低的患者和接受积极的药物抗高血压治疗的患者的神经系统事件发生率明显较低，这再次强调了充分控制血压的重要性[141,143]。中风对生存率有不利影响，其可导致 25% 的 30 天死亡风险和近 50% 的 1 年死亡风险[140,141]。

非手术性的胃肠道出血

如前所述，任何类型的出血都是 INTERMACS 报告中最频繁的不良事件。对于 CF-LVAD 支持的患者来说，迟发型性自发性出血是其发病的一个重要原因[37]。研究者坚持记录了非手术性（主要是胃肠道）出血的频率（特别是在老年患者中），报告的发生率从 18% 到 30% 不等[144-149]。绝大多数（70%）的非手术性出血来源于胃肠道。鼻腔、颅内和泌尿生殖出血的发生已逐渐减少[149]。消化道出血的位置均匀地分布在 Treitz 韧带的近端和远端。尽管不同的研究提示的比例不同，糜烂性胃炎和动静脉畸形（arteriovenous malformations，AVM）似乎是最常见的致病因素[144,145,149]。虽然胃肠道出血是患者发病的一个重要原因（主要是因为更频繁的住院治疗和输血相关的同种抗原暴露增加），但并没有其对所有死亡率相关影响的报道。

在这个患者群体中，相对频繁的胃肠道出血有多种解释。长期 MCS 期间的抗凝无疑会增加患者出血的风险。非搏动式泵和搏动式的 HeartMate XVE（不需要抗凝治疗）之间的比较提示出血发生率有显著差异[29]。然而，这些事件的频率仍然出人意料地高，因为接受 CF-LVAD 支持的患者胃肠道出血风险明显高于那些因其他心血管疾病而接受抗凝治疗的患者[147]。

此外，即使不使用抗凝剂也会发生出血事件[150]。

一些研究者认为，胃肠道出血的倾向可能是由于装置和血流之间的相互作用导致止凝血生理状态的改变。多项研究表明，由于高分子量血管性血友病因子多聚体（high-molecular-weight von Willebrand factor multimers）的蛋白水解，接受 CF-LVAD 支持的患者可发展为获得性血管性血友病[151-153]。然而，出血在轴流装置支持的背景下几乎是普遍的，这种解释并不适用于所有患者[154]。

胃肠出血事件频发的另一种解释可能是 CF 支持时患者的脉压变小。20 世纪 50 年代，Heyde 首次描述了主动脉狭窄和 AVM 形成之间的关系，并用他的名字命名了这种综合征[155,156]。这种综合征的发病过程被认为是由于肠黏膜灌注不足和缺血，导致脆弱的新生血管容易破裂。Letsou 及其同事首次将这一概念应用于 CF-MCS 生理学[157]，并对一组接受 Jarvik 2000 支持的患者进行了描述。最近，一项回顾性研究也证实了胃肠道出血与 PI 降低和主动脉瓣关闭之间的密切联系，提示在 LVAD 治疗的前 3 个月内，搏动减少可能导致非手术性出血的发生率增加。

ISHLT 指南建议在有临床意义的出血发生时停止抗凝治疗。在出血事件解决后可以恢复抗凝，但若出血复发，抗凝药减量（或永久停止）是合理的。如果有可能的话，泵的转速应缓慢降低，以增加自身心脏搏动。内窥镜治疗有助于直接控制出血源，尽管要确定 AVM 的责任灶常常很困难。

泵内血栓形成与装置失功

泵内血栓形成是 LVAD 治疗中一种具有潜在灾难性后果的并发症。HeartMate Ⅱ BTT 试验研究人员报告，无装置故障（具体指导致设备更换或失功的故障）的精算概率在植入后 6 个月和 1 年时分别为 95% 和 93%，其中三分之一的装置故障归因于原发性装置血栓形成[9]。这表明目前装置的可靠性和耐用性程度比较早期的搏动式装置明显提高，其中包括设备更换率减少了近 10 倍[158]。2011 年至 2012 年，人们对 HeartMate Ⅱ 血栓形成率的明显增加表示担忧。一项三中心合作研究记录到 3 个月时泵血栓形成率从 2.2% 增加到 8.4%；同期，联邦授权的 INTERMACS 同样指出：HeartMate Ⅱ 植入 6 个月时不发生泵置换或失功的概率从 99% 下降到 94%[37,159]。经过广泛调查后，这种变化的原因仍然不清楚，但可能是多方面的。但最近的研究报告显示血栓形成的趋势出现下降，且 HeartMate Ⅱ 仍然是全世界最常植入的装置。然而，阐明与装置血栓形成有关的潜在因素仍然至关重要，因为这种并发症已被证明对总体生存率有负面影响[159]。

预防血栓形成的一个主要难点是其涉及复杂的病理生理学原理。事实上，"血栓"一词传统上被广泛地用于描述各种因临床指标异常而怀疑的血栓，而不仅是指泵体内已证实的血栓。2013 年，INTERMACS 更新了其定义，确定了可疑血栓的正式分类（包括溶血、不明原因的心衰症状和泵参数异常等情况的标准）和确诊血栓的标准（包括直视下检查或影像学标准）[130]。导致血栓形成的因素可能很广泛，现提出的机制包括低转速时散热不足、无效的抗凝策略、手术和解剖因素（如入口成角或流出道人工血管扭折）、患者特异性倾向、泵的制造和设计因素[160-162]。

最近的研究已经改进了准确诊断血栓性事件的方法。溶血的血清标志物已被证明与泵血栓的形成有关，这可能是由于穿过血流梗阻区域的红细胞受到的剪切应力增加所致。血浆游离血红蛋白（sfHg）传统上被 INTERMACS 用于诊断，高于 400mg/L 时表明有明显的溶血[130]。最近的数据表明，乳酸脱氢酶（LDH）用于检测溶血和泵内血栓形成可能比 sfHg 更敏感，且随后的 INTERMACS 回顾显示，LDH 水平的升高与血栓事件之间有很强的相关性[163]。虽然已经提出将 600IU/L 作为 LDH 上界用于诊断（代表正常上限的 2.5 倍），但这个临界值似乎不是绝对的，因为有经验表明许多患者可能表现出更高的 LDH 水平，但却没有明确的血栓形成证据。其他诊断工具（如变速超声心动图和三维 CT）也可能有助于提高诊断的准确性[164]。鉴于表现形式的多样性，最近有多中心合作开发了一种算法，可用于指导可疑泵血栓形成的诊断和临床管理[165]。

对可疑泵血栓形成的治疗策略是有限的。静脉抗凝（肝素）或直接凝血酶抑制剂治疗（比伐芦定或阿加曲班）等非侵入性措施通常在治疗早期就要开始实施，但效果不一[166,167]。虽有成功案例报道，但是这种方法有颅内出血的风险[130,168,169]。外科手段是治疗泵血栓形成的确切方法，可选的方式有泵置换、泵移除或紧急心脏移植。泵置换可以通过再次胸骨切开或肋下入路进行，并且 HeartMate Ⅱ 的泵体可以单独置换，并不需要更换入口和出口管道[170,171]。尽管置换手术在短期内具有相对安全性，但研究已经证明生存率会随着每一次的泵置换而降低，而且泵置换也增加了后续感染和神经后遗症的风险[37,160]。移植或初次装置置换后 6 个月的死亡率与无血栓病史的患者相似[159]。

全人工心脏

虽然 LVAD 支持已成为终末期心衰患者的标准治疗，但对注册信息的分析表明，相当一部分（通常为 8%～10%）患者需要双心室支持[37,87,88,91]。心脏移植传统上是这部分患者治疗的金标准，但供体器官的缺乏导致移植率有限，全世界每年总共只有 4 000 多例心脏移植[172]。机械性全人工心脏置换术是解决这一挑战的合理而相对不受资源限制的方法。在治疗严重双心室心衰的患者中，使用植入式双心室辅助装置（BiVAD）已有报道[116,173,174]。然而，目前的设备都只能独立工作，因此 BiVAD 系统所带来的植入和管理上的挑战使它们的使用与操作异常烦琐。因此，尽管很难实现，研制一种独立且完全可植入的全人工心脏是一个重要的目标。

早期发展与经验

几百年前就已经有了用永久或临时的机械装置代替心脏的设想，并在 19 世纪初由法国生理学家 Julien Jean Cesar Le Galois 首次报道了这个想法[175]。从那时起，以复制天然心脏为目标的努力——包括 20 世纪 20 年代 Charles Lindbergh 和 Alexis Carrell 之间著名的合作——就不时地引起公众的兴趣，但最终未能制造出可靠且完全独立的装置[176]。

向开发可靠的 TAH 迈出的第一步发生在 1957 年，当时 Tetsuzo Akutsu 和 Willem Kolff 试图用一个实验性的搏动装置代替狗的心脏[177]。狗存活了几个小时。尽管这种血泵从未进行人体试验,但它的短暂成功向人们展示了全心置换的可能性。鉴于人们对 MCS 日益增长的兴趣,美国心脏研究所(现称美国心肺血液研究院,即 NHLBI)于 1964 年成立了人工心脏项目,旨在资助和支持这个领域的研究和开发工作。

1969 年 4 月 4 日,Denton Cooley 首次将 TAH 植入人体[16]。该装置被植入一名 47 岁男子的体内,因其在接受左室室壁瘤切除术后无法脱离体外循环。该泵由 Domingo Liotta 设计,是一种气动双腔装置,拥有涤纶内衬导管(Dacron-lined conduits)和人工瓣膜(图 62-12)。它的目的是在患者等待心脏移植期间做临时的支持。这个 TAH 在 64 小时内表现良好,之后患者接受了移植手术。尽管取得了成功,Liotta 的泵从未在临床上再次使用,但其经验表明 TAH 可以安全有效地用于 BTT。

目前可用的全人工心脏

SynCardia TAH

20 世纪 70 年代末,在 Willem Kolff 的领导下,犹他大学的研究人员开始设计一种 TAH,并最终演变成现在所称的 Syn-Cardia TAH。该装置由两个单独的气动泵组成,泵的相邻壁上只有一块尼龙搭扣(Velcro patch)(图 62-13)。该泵的聚氨酯隔膜(polyurethane diaphragm)在体外气动驱动装置的驱动下产生位移,从而推动血液流动。涤纶缝合圈用于在心室切除后与心房吻合,流出道同样由编织涤纶人工血管组成。两个部件都通过专用连接托架连接到泵体上。每个泵都包含大口径的 SynHall 人工瓣膜(源自最初 Medtronic Hall 的设计),用于调节流入量和流出量(分别为 27mm 和 25mm),并提供最小的流动阻力。气动驱动线在肋缘下方通过皮下隧道引出,并连接至外

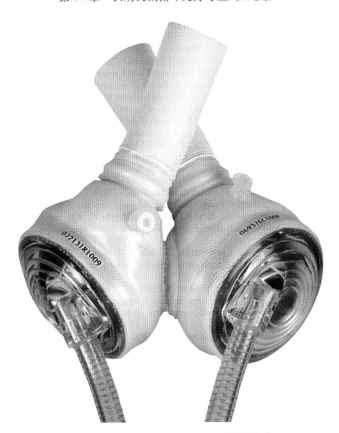

图 62-13　Syncardia 全人工心脏(过去曾被命名为 Jar-vik-7、Symbion 和 CardioWest TAH)使用两个气动泵进行双心室支持(Courtesy:SynCardia Systems,Inc.)

部驱动器以控制泵速、驱动压力和收缩持续时间。该装置可产生 70ml 的每搏输出量和高达 15L/min 的心排血量[178,179]。

这个装置最早的临床版本被称为 Jarvik-7——于 1982 年首次由 William DeVries 植入一位 61 岁的充血性心衰患者体内,并提供了 112 天的支持,最终该患者死于多器官功能衰竭[180]。临床试验始于 1985 年,但早期结果参差不齐。多年来,该装置被多次重新命名(从 Symbion 到 CardioWest TAH,再到目前的 SynCardia TAH)[181-183]。

和许多其他 TAH 一样,SynCardia 巨大的体积让其使用受到一定限制。一般来说,候选人要有足够的体表面积($>1.8m^2$)且 CT 提示胸腔前后径>10cm[184]。研究表明,体表面积与出血、感染的风险以及整体死亡率的增加有关[185]。目前有一种更小(50ml)的装置正在研制之中。SynCardia TAH 的另一个历史局限性是其体外部分没有便携性。最初的控制台很大,相对不可移动,这就意味着没有长期活动或门诊管理的可能性。2010 年发布的 Freedom Driver 版本仅有 13 磅(约 5.9kg),这在很大程度上解决了上述问题,并大大提高了设备的便携性[186]。

SynCardia TAH 目前已被 FDA 批准用于双心室衰竭患者的 BTT 治疗,并已成功用于 1 100 多名患者[187]。2012 年,该装置还获得了用作 DT 的人道主义豁免批准。虽然大多数植入物被用作短期支持,但有近 50 例患者已经接受 SynCardia 支持超过 1 年。支持时间的中位数约为 554 天。在长期使用人群中,存活向移植的过渡率为 72%。并发症包括全身感染(35%)、电缆线相关感染(27%)、血栓栓塞(19%)和设备故障(10%)[185]。

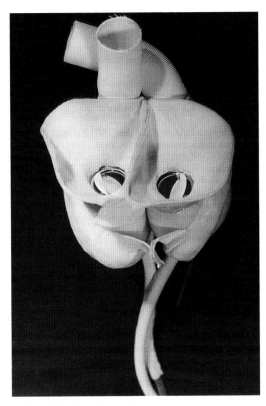

图 62-12　第一个植入人体的全人工心脏——Liotta 全人工心脏(Courtesy Texas Heart Institute.)

存活率在术后早期受影响最大,绝大多数死亡发生在第一个月内[188,189]。尽管有种种限制,SynCardia 依然有进行长期可靠的全心脏置换的潜力。

AbioCor TAH

AbioCor Implantable Replacement Heart 是由 ABIOMED, Inc.(Danvers,MA)和得克萨斯心脏研究所共同开发的一种独立、单体的靠电力驱动液体流动的 TAH[190]。该装置的主要胸腔部件(人工心室)在双心室切除术后原位放置,由两个聚氨酯液压泵腔组成,每个泵腔都有一对三叶形人工瓣膜(图 62-14)。一个连续的马达驱动液压流体来回穿梭以交替挤压右室和左室。由液压系统建立的负压使对侧舒张期主动充盈。AbioCor 独有的设计是使用射频数据传输系统和经皮能量传输系统,旨在创建一个完全植入式系统(可以在不穿过皮肤的情况下与外部硬件连接)。电子和数据组件会被植入腹部。该泵可产生 65ml 的每搏输出量和高达 12L/min 的心排血量。

AbioCor 也是唯一可以解决人体天然心室输出不对称问题的装置。完全植入式 TAH 系统的管理建立在理解左右心搏量差异的基础上。支气管的动脉血供(每搏 2~3mL)直接流入左心房而不经过传统的静脉系统,导致左心室排血量比右心室排血量高 2%~5%。虽然这种不平衡在短期内似乎可以忽略不计,但它每天的累计血流量高达 250L,因此在设计 TAH 的搏动装置时必须仔细考虑。为了适应这种差异,AbioCor 的设计采用了一个从右到左的流量平衡机制:通过将液压流体从右侧泵分流出去,来平衡左右室间生理流量的差异[191]。该设计在动物实验和临床应用中都发挥了良好的效果。

在 NHLBI 的支持下,1993 年得克萨斯心脏研究所开始了临床前试验和扩展性动物试验。2001 年,FDA 批准了该装置的第一阶段可行性研究,并首先为 Louisville,KY 的一名 59 岁男子植入了装置,他使用该装置存活了 151 天[192]。该研究的

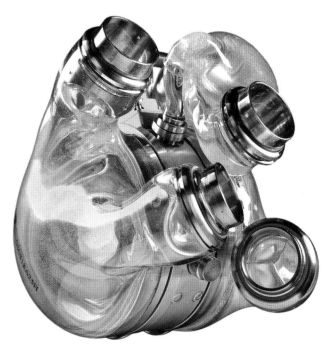

图 62-14　AbioCor Implantable Replacement Heart(Reproduced with permission from ABIOMED,Inc.)

纳入标准有严格限制,包括确诊的不可逆性双心室心衰(预计 30 天死亡率>70%),并且有文件证明患者无移植资格。最终共有 14 名患者入选试验,最长生存期达到 512 天。总的生存率指标表现良好:30 天生存率为 71%(而药物治疗组为 13%),2 个月生存率为 40%[193]。

该泵的一个主要缺点是尺寸相对较大,这对患者的选择造成了限制——必须要有足够的胸腔深度以容纳装置。术前胸腔大小通常是通过 CT 三维重建来测量,主要关注胸廓的前后径和肺动脉分叉的位置[193]。分叉位置和膈肌之间需要有足够的距离以防止 TAH 对左肺静脉和下叶支气管造成压迫。由于手术解剖的复杂程度,在植入前需要对尺寸是否合适有充分的信心。尽管 AbioCor 在 2006 年就获得了 FDA 人道主义设备豁免批准,但自完成初步可行性研究以来,没有再进行植入,主要原因是其令人望而却步的经济负担。

机械全人工心脏置换的复杂性

美国政府在 20 世纪 60 年代理想主义时期提出了一系列大胆的科学提议,开发可行的 TAH 作为其中的一部分,在那时开始起步。尽管类似的宏伟目标,如载人航天登月,在 10 年内已悉数实现,但制造一个可靠而独立心脏替代装置仍是一个令人望而却步的技术挑战。实现这一目标的一再拖延归咎于许多方面的复杂性,无论是生理上的还是技术上的。

从工程的角度来看,设计 TAH 存在许多的挑战,其中最主要的是耐久性。人类的心脏每天跳动超过 10 万次。因此,搏动式系统设计中的薄膜片和液压系统需要承受相当大的机械磨损;虽然它们能够提供超过 1 年的支持,但不太可能达到更长期运行的硬件要求。在 TAH 设计中,尺寸也是一个障碍,能够产生足够的心排血量的双心室泵体需要更大型的配置,这即使在体型较大的患者中也难以容纳。此外,便携性和可移动性是长期支持的关键考量因素。气动系统需要导线来泄压。尽管最近的研究已经减小了相关设备的尺寸,但压缩机和电源控制台依然很笨重,并限制整套装置的实用性。尽可能缩小体外驱动器、导线和固定装置的体积将加快术后恢复,降低感染风险,并提高整体生活质量。然而,解决这些问题仍然是一项巨大的科学和技术挑战。

展望:连续性血流全人工心脏

25 年来的 CF 泵临床经验揭示了人体对非搏动性血流的生理耐受能力,并证实了 CF 装置相对于搏动式 TAH 的显著设计优势。连续流装置不仅比搏动式泵小得多,而且在解剖学上更为匹配,因此更易于植入。此外,由于很少有(或没有)机械接触点,CF 设计基本上消除了机械磨损的可能性,从而使临床耐用性远远超过搏动式系统[194]。在血流动力学方面,CF 泵也非常适合 TAH 的使用,因为这些装置固有的流入量敏感性(就像在原生心脏中一样)提供了一定程度的自动化,以应对左右侧流量的不平衡。因此,开发 CF-TAH 可能会将一些期待已久的目标变为现实。

在过去的十年里,得克萨斯心脏研究所一直致力于全人工心脏的研究和开发工作,包括模拟模型和活体动物研究。迄今为止,已有 70 多只小牛被植入成对的 CF-VAD,以提供完全非搏动性的循环支持。由此建立的 CF-TAH 模型具有非常可

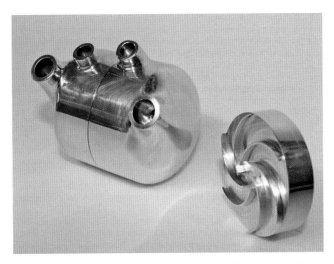

图 62-15　BiVACOR 全人工心脏使用单个运动部件（中央磁悬浮转子）提供强有力的心肺支持（Reproduced, with permission, from BiVACOR, Inc. ）

观的远期疗效，其中 30 多只小牛存活 7 天以上，8 只存活 30 天以上，2 只小牛存活 90 天以上[195,196]。小牛在休息和跑步机运动实验期间，血流动力学表现稳定，以及终末器官血液学和生化标志物的水平平稳，进一步证明了生物体对这种生理学改变的耐受性。这些来自大型动物模型的经验促进了许多研究的协同努力，以寻求一个可行的 CF-TAH 设计方案。

目前，科学家正在开发一种新型的 CF-TAH，它有着完全植入式长期心脏替代装置的巨大潜力。BiVACOR TAH 由美国 BiVACOR 公司与得克萨斯心脏研究所密切合作，并在休斯敦进行开发。它是一种小型、紧凑的设备，利用单个磁悬浮转子，在不使用轴承或瓣膜的情况下为肺和全身供血[197]（图 62-15）。叶轮安装在转子的两侧（分隔左右室）。无摩擦的悬浮式设计使其可以通过转子的轴向位移来适应生理性血流量的不平衡[198]。BiVACOR 的独特之处在于其可通过速度的动态变化来产生搏动[199]。可行性研究已经成功地在大型动物中进行，下一步目标是人体试验。克利夫兰医学中心（Cleveland Clinic）也在开发类似的流体动力悬浮设计，并也已开始动物实验[200]。因此，创新的结构设计和 CF 技术的成功应用可能在不久的将来为衰竭的人类心脏提供完全的机械代替。

要点

1. 连续性血流技术使 MCS 设备更小、更耐用。虽然连续血流装置所带来的生理变化对人体的影响尚未完全阐明，但人体对非搏动性血流具有很好的耐受性。

2. 合适患者选择和术前状态的优化是确保 LVAD 植入术后良好预后的关键。

3. 植入 LVAD 时应注意仔细安放泵的流入和流出管道，以最大限度地降低机械梗阻的风险。

4. 围手术期右室功能的维护和改善是 MCS 管理的重要组成部分。

5. 由于缺乏可用的供体器官，CF-TAH 的研发问世为需要全人工心脏植入的患者提供了长期治疗的最佳方案。

（张岩 译　王现强 审）

参考文献

1. Lloyd-Jones DM, Larson MG, Leip EP, et al: Lifetime risk for developing congestive heart failure: the Framingham Heart Study. *Circulation* 2002; 106:3068-3072.
2. Heidenreich PA, Trogdon JG, Khavjou OA, et al: American Heart Association Advocacy Coordinating Committee, Stroke Council, Council on Cardiovascular Radiology and Intervention, Council on Clinical Cardiology, Council on Epidemiology and Prevention, Council on Arteriosclerosis, Thrombosis, Vascular Biology, Council on Cardiopulmonary, Critical Care, Perioperative and Resuscitation, Council on Cardiovascular Nursing, Council on the Kidney in Cardiovascular Disease, Council on Cardiovascular Surgery and Anesthesia, Interdisciplinary Council on Quality of Care and Outcomes Research: Forecasting the future of cardiovascular disease in the United States: a policy statement from the American Heart Association. *Circulation* 2011; 123:933-944.
3. National Health and Nutrition Examination Survey (NHANES): Prevalence of Common Cardiovascular and Lung Dieseases, U.S., 2007-2011. Available at: http://www.nhlbi.nih.gov/about/documents/factbook/2012/chapter4#4_5. Accessed March 17, 2015.
4. Yancy CW, Jessup M, Bozkurt B, et al: 2013 ACCF/AHA guideline for the management of heart failure: executive summary: a report of the American College of Cardiology Foundation/American Heart Association Task Force on practice guidelines. *Circulation* 2013; 128:1810-1852.
5. Deja MA, Grayburn PA, Sun B, et al: Influence of mitral regurgitation repair on survival in the surgical treatment for ischemic heart failure trial. *Circulation* 2012; 125:2639-2648.
6. Velazquez EJ, Lee KL, Deja MA, et al: Coronary-artery bypass surgery in patients with left ventricular dysfunction. *N Engl J Med* 2011; 364:1607-1616.
7. Rose EA, Gelijns AC, Moskowitz AJ, et al: Long-Term use of a left ventricular assist device for end-stage heart failure. *N Engl J Med* 2001; 345:1435-1443.
8. Kirklin JK, Naftel DC, Kormos RL, et al: Fifth INTERMACS annual report: risk factor analysis from more than 6,000 mechanical circulatory support patients. *J Heart Lung Transplant* 2013; 32:141-156.
9. Pagani FD, Miller LW, Russell SD, et al: HeartMate III: Extended mechanical circulatory support with a continuous-flow rotary left ventricular assist device. *J Am Coll Cardiol* 2009; 54:312-321.
10. Gibbon JH, Jr: Application of a mechanical heart and lung apparatus to cardiac surgery. *Minn Med* 1954; 37:171-185; passim.
11. Lillehei CW, Cohen M, Warden HE, Varco RL: The direct-vision intracardiac correction of congenital anomalies by controlled cross circulation; results in thirty-two patients with ventricular septal defects, tetralogy of Fallot, and atrioventricularis communis defects. *Surgery* 1955; 38:11-29.
12. Kirklin JW, Dushane JW, Patrick RT, et al: Intracardiac surgery with the aid of a mechanical pump-oxygenator system (Gibbon type): report of eight cases. *Proc Staff Meet Mayo Clin* 1955; 30:201-206.
13. Cooley DA, Belmonte BA, Zeis LB, Schnur S: Surgical repair of ruptured interventricular septum following acute myocardial infarction. *Surgery* 1957; 41:930-937.
14. DeBakey ME: Left ventricular bypass pump for cardiac assistance. Clinical experience. *Am J Cardiol* 1971; 27:3-11.
15. Shumacker HB, Jr: A surgeon to remember: notes about Vladimir Demikhov. *Ann Thorac Surg* 1994; 58:1196-1198.
16. Cooley DA, Liotta D, Hallman GL, Bloodwell RD, Leachman RD, Milam JD: Orthotopic cardiac prosthesis for two-staged cardiac replacement. *Am J Cardiol* 1969; 24:723-730.
17. Norman JC, Duncan JM, Frazier OH, et al: Intracorporeal (abdominal) left ventricular assist devices or partial artificial hearts: a five-year clinical experience. *Arch Surg* 1981; 116:1441-1445.
18. Frazier OH, Macris MP, Myers TJ, et al: Improved survival after extended bridge to cardiac transplantation. *Ann Thorac Surg* 1994; 57:1416-1422; discussion 1412-1421.
19. Frazier OH, Rose EA, McCarthy P, et al: Improved mortality and rehabilitation of transplant candidates treated with a long-term implantable left ventricular assist system. *Ann Surg* 1995; 222:327-336; discussion 328-336.
20. Frazier OH: First use of an untethered, vented electric left ventricular assist device for long-term support. *Circulation* 1994; 89:2908-2914.
21. Frazier OH, Nakatani T, Duncan JM, Parnis SM, Fuqua JM: Clinical experience with the Hemopump. *ASAIO Trans* 1989; 35:604-606.
22. Macris MP, Parnis SM, Frazier OH, Fuqua JM, Jr, Jarvik RK: Develop-

ment of an implantable ventricular assist system. *Ann Thorac Surg* 1997; 63:367-370.

23. Jarvik RK: System considerations favoring rotary artificial hearts with blood-immersed bearings. *Artif Organs* 1995; 19:565-570.

24. Tuzun E, Roberts K, Cohn WE, et al: In vivo evaluation of the HeartWare centrifugal ventricular assist device. *Tex Heart Inst J* 2007; 34:406-411.

25. Miller LW, Pagani FD, Russell SD, et al: Use of a Continuous-Flow Device in Patients Awaiting Heart Transplantation. *N Engl J Med* 2007; 357:885-896.

26. Slaughter MS, Rogers JG, Milano CA, et al: HeartMate III: Advanced heart failure treated with continuous-flow left ventricular assist device. *N Engl J Med* 2009; 361:2241-2251.

27. Aaronson KD, Slaughter MS, Miller LW, et al: HeartWare Ventricular Assist Device Bridge to Transplant ATI: Use of an intrapericardial, continuous-flow, centrifugal pump in patients awaiting heart transplantation. *Circulation* 2012; 125:3191-3200.

28. Pagani FD, Long JW, Dembitsky WP, Joyce LD, Miller LW: Improved mechanical reliability of the HeartMate XVE left ventricular assist system. *Ann Thorac Surg* 2006; 82:1413-1418.

29. Crow S, John R, Boyle A, et al: Gastrointestinal bleeding rates in recipients of nonpulsatile and pulsatile left ventricular assist devices. *J Thorac Cardiovasc Surg* 2009; 137:208-215.

30. Segura AM, Gregoric I, Radovancevic R, Demirozu ZT, Buja LM, Frazier OH: Morphologic changes in the aortic wall media after support with a continuous-flow left ventricular assist device. *J Heart Lung Transplant* 2013; 32:1096-1100.

31. Reul JT, Reul GJ, Frazier OH: Carotid-bulb thrombus and continuous-flow left ventricular assist devices: a novel observation. *J Heart Lung Transplant* 2014; 33:107-109.

32. Stretch R, Sauer CM, Yuh DD, Bonde P: National trends in the utilization of short-term mechanical circulatory support: incidence, outcomes, and cost analysis. *J Am Coll Cardiol* 2014; 64:1407-1415.

33. Mohite PN, Zych B, Popov AF, et al: CentriMag short-term ventricular assist as a bridge to solution in patients with advanced heart failure: use beyond 30 days. *Eur J Cardiothorac Surg* 2013; 44:e310-315.

34. Kar B, Adkins LE, Civitello AB, et al: Clinical experience with the TandemHeart percutaneous ventricular assist device. *Tex Heart Inst J* 2006; 33:111-115.

35. FDA U.S. Food and Drug Administration: Impella RP System - H140001. Available at: http://www.fda.gov/MedicalDevices/ProductsandMedicalProcedures/DeviceApprovalsandClearances/Recently-ApprovedDevices/ucm433494.htm. Accessed March 19, 2015.

36. Feldman D, Pamboukian SV, Teuteberg JJ, et al: International Society for Heartand Lung Transplantation: The 2013 International Society for Heart and Lung Transplantation Guidelines for mechanical circulatory support: executive summary. *J Heart Lung Transplant* 2013; 32:157-187.

37. Kirklin JK, Naftel DC, Pagani FD, et al: Sixth INTERMACS annual report: a 10,000-patient database. *J Heart Lung Transplant* 2014; 33: 555-564.

38. Birks EJ: Molecular changes after left ventricular assist device support for heart failure. *Circ Res* 2013; 113:777-791.

39. Frazier OH, Benedict CR, Radovancevic B, et al: Improved left ventricular function after chronic left ventricular unloading. *Ann Thorac Surg* 1996; 62:675-681; discussion 672-681.

40. Scheinin SA, Capek P, Radovancevic B, Duncan JM, McAllister HA, Jr, Frazier OH: The effect of prolonged left ventricular support on myocardial histopathology in patients with end-stage cardiomyopathy. *ASAIO J* 1992; 38:M271-274.

41. Birks EJ, George RS, Hedger M, et al: Reversal of severe heart failure with a continuous-flow left ventricular assist device and pharmacological therapy: a prospective study. *Circulation* 2011; 123:381-390.

42. Drakos SG, Wever-Pinzon O, Selzman CH, et al: Magnitude and time course of changes induced by continuous-flow left ventricular assist device unloading in chronic heart failure: insights into cardiac recovery. *J Am Coll Cardiol* 2013; 61:1985-1994.

43. Frazier OH, Baldwin AC, Demirozu ZT, et al: Ventricular reconditioning and pump explantation in patients supported by continuous-flow left ventricular assist devices. *J Heart Lung Transplant* 2014; Sep 28. pii: S1053-2498(14)01350-3. doi: 10.1016/j.healun.2014.09.015. [Epub ahead of print].

44. Alba AC, Rao V, Ross HJ, et al: Impact of fixed pulmonary hypertension on post-heart transplant outcomes in bridge-to-transplant patients. *J Heart Lung Transplant* 2010; 29:1253-1258.

45. Mikus E, Stepanenko A, Krabatsch T, et al: Reversibility of fixed pulmonary hypertension in left ventricular assist device support recipients. *Eur J Cardiothorac Surg* 2011; 40:971-977.

46. Teuteberg JJ, Stewart GC, Jessup M, et al: Implant strategies change over time and impact outcomes: insights from the INTERMACS (Interagency Registry for Mechanically Assisted Circulatory Support). *JACC Heart Fail* 2013; 1:369-378.

47. Norman JC, Cooley DA, Igo SR, et al: Prognostic indices for survival during postcardiotomy intra-aortic balloon pumping. Methods of scoring and classification, with implications for left ventricular assist device utilization. *J Thorac Cardiovasc Surg* 1977; 74:709-720.

48. Centers for Medicare & Medicaid Services: Centers for Medicare & Medicaid Services. Available at: cms.gov. Accessed March 17, 2015.

49. Stevenson LW, Pagani FD, Young JB, et al: INTERMACS profiles of advanced heart failure: the current picture. *J Heart Lung Transplant* 2009; 28:535-541.

50. Kirklin JK, Naftel DC, Kormos RL, et al: The Fourth INTERMACS Annual Report: 4,000 implants and counting. *J Heart Lung Transplant* 2012; 31:117-126.

51. Shah NR, Lam WW, Rodriguez FH, 3rd, et al: Clinical outcomes after ventricular assist device implantation in adults with complex congenital heart disease. *J Heart Lung Transplant* 2013; 32:615-620.

52. Topilsky Y, Pereira NL, Shah DK, et al: Left ventricular assist device therapy in patients with restrictive and hypertrophic cardiomyopathy. *Circ Heart Fail* 2011; 4:266-275.

53. Lietz K, Long JW, Kfoury AG, et al: Outcomes of left ventricular assist device implantation as destination therapy in the post-REMATCH era: implications for patient selection. *Circulation* 2007; 116:497-505.

54. Teuteberg JJ, Ewald GA, Adamson RM, et al: Risk assessment for continuous flow left ventricular assist devices: does the destination therapy risk score work? An analysis of over 1,000 patients. *J Am Coll Cardiol* 2012; 60:44-51.

55. Matthews JC, Pagani FD, Haft JW, Koelling TM, Naftel DC, Aaronson KD: Model for end-stage liver disease score predicts left ventricular assist device operative transfusion requirements, morbidity, and mortality. *Circulation* 2010; 121:214-220.

56. Yang JA, Kato TS, Shulman BP, et al: Liver dysfunction as a predictor of outcomes in patients with advanced heart failure requiring ventricular assist device support: use of the Model of End-stage Liver Disease (MELD) and MELD eXcluding INR (MELD-XI) scoring system. *J Heart Lung Transplant* 2012; 31:601-610.

57. Cowger J, Sundareswaran K, Rogers JG, et al: Predicting survival in patients receiving continuous flow left ventricular assist devices: the HeartMate II risk score. *J Am Coll Cardiol* 2013; 61:313-321.

58. Patel CB, Cowger JA, Zuckermann A: A contemporary review of mechanical circulatory support. *J Heart Lung Transplant* 2014; 33:667-674.

59. John R, Naka Y, Park SJ, et al: Impact of concurrent surgical valve procedures in patients receiving continuous-flow devices. *J Thorac Cardiovasc Surg* 2014; 147(2):581-589; discussion 589.

60. Milano C, Pagani FD, Slaughter MS, et al: Investigators A: Clinical outcomes after implantation of a centrifugal flow left ventricular assist device and concurrent cardiac valve procedures. *Circulation* 2014; 130:S3-11.

61. Soleimani B, Haouzi A, Manoskey A, Stephenson ER, El-Banayosy A, Pae WE: Development of aortic insufficiency in patients supported with continuous flow left ventricular assist devices. *ASAIO J* 2012; 58:326-329.

62. Cohn WE, Demirozu ZT, Frazier OH: Surgical closure of left ventricular outflow tract after left ventricular assist device implantation in patients with aortic valve pathology. *J Heart Lung Transplant* 2011; 30:59-63.

63. Cohn WE, Frazier OH: The sandwich plug technique: simple, effective, and rapid closure of a mechanical aortic valve prosthesis at left ventricular assist device implantation. *J Thorac Cardiovasc Surg* 2011; 142:455-457.

64. Myers JL, Bull A, Kastl DG, Pierce WS: Fusion of prosthetic valve during left heart bypass. *J Thorac Cardiovasc Surg* 1981; 82:263-267.

65. Pelletier MP, Chang CP, Vagelos R, Robbins RC: Alternative approach for use of a left ventricular assist device with a thrombosed prosthetic valve. *J Heart Lung Transplant* 2002; 21:402-404.

66. Maltais S, Topilsky Y, Tchantchaleishvili V, et al: Surgical treatment of tricuspid valve insufficiency promotes early reverse remodeling in patients with axial-flow left ventricular assist devices. *J Thorac Cardiovasc Surg* 2012; 143:1370-1376.

67. Piacentino V, 3rd, Ganapathi AM, Stafford-Smith M, et al: Utility of concomitant tricuspid valve procedures for patients undergoing implantation of a continuous-flow left ventricular device. *J Thorac Cardiovasc Surg* 2012; 144:1217-1221.

68. Potapov EV, Schweiger M, Stepanenko A, et al: Tricuspid valve repair in patients supported with left ventricular assist devices. *ASAIO J* 2011; 57:363-367.

69. Slaughter MS, Pagani FD, Rogers JG, et al: HeartMate IICI: Clinical management of continuous-flow left ventricular assist devices in advanced heart failure. *J Heart Lung Transplant* 2010; 29:S1-39.

70. Baldwin RT, Duncan JM, Frazier OH, Wilansky S: Patent foramen ovale: a cause of hypoxemia in patients on left ventricular support. *Ann Thorac Surg* 1991; 52:865-867.

71. Nguyen DQ, Das GS, Grubbs BC, Bolman RM, 3rd, Park SJ: Transcatheter closure of patent foramen ovale for hypoxemia during left ventricular assist device support. *J Heart Lung Transplant* 1999; 18:1021-1023.

72. Farrar DJ, Hill JD: Recovery of major organ function in patients awaiting heart transplantation with Thoratec ventricular assist devices. Thoratec Ventricular Assist Device Principal Investigators. *J Heart Lung Transplant* 1994; 13:1125-1132.

73. Letsou GV, Myers TJ, Gregoric ID, et al: Continuous axial-flow left ventricular assist device (Jarvik 2000) maintains kidney and liver perfusion for up to 6 months. *Ann Thorac Surg* 2003; 76:1167-1170.

74. Radovancevic B, Vrtovec B, de Kort E, Radovancevic R, Gregoric ID, Frazier OH: End-organ function in patients on long-term circulatory support with continuous- or pulsatile-flow assist devices. *J Heart Lung Transplant* 2007; 26:815-818.

75. Sandner SE, Zimpfer D, Zrunek P, et al: Renal function after implantation of continuous versus pulsatile flow left ventricular assist devices. *J Heart Lung Transplant* 2008; 27:469-473.

76. Butler J, Geisberg C, Howser R, et al: Relationship between renal function and left ventricular assist device use. *Ann Thorac Surg* 2006; 81:1745-1751.

77. Sandner SE, Zimpfer D, Zrunek P, et al: Renal function and outcome after continuous flow left ventricular assist device implantation. *Ann Thorac Surg* 2009; 87:1072-1078.

78. Reinhartz O, Farrar DJ, Hershon JH, Avery GJ, Jr, Haeusslein EA, Hill JD: Importance of preoperative liver function as a predictor of survival in patients supported with Thoratec ventricular assist devices as a bridge to transplantation. *J Thorac Cardiovasc Surg* 1998; 116:633-640.

79. Wadia Y, Etheridge W, Smart F, Wood RP, Frazier OH: Pathophysiology of hepatic dysfunction and intrahepatic cholestasis in heart failure and after left ventricular assist device support. *J Heart Lung Transplant* 2005; 24:361-370.

80. Kormos RL, Teuteberg JJ, Siegenthaler MP, et al: 250: Pre-VAD Implant Risk Factors Influence the Onset of Adverse Events (AEs) while on a VAD. *J Heart Lung Transplant* 2009; 28:S153-S154.

81. Frazier OH, Rose EA, Oz MC, et al: HeartMate LILVAS: Multicenter clinical evaluation of the HeartMate vented electric left ventricular assist system in patients awaiting heart transplantation. *J Thorac Cardiovasc Surg* 2001; 122:1186-1195.

82. Kavarana MN, Pessin-Minsley MS, Urtecho J, et al: Right ventricular dysfunction and organ failure in left ventricular assist device recipients: a continuing problem. *Ann Thorac Surg* 2002; 73:745-750.

83. Drakos SG, Janicki L, Horne BD, et al: Risk factors predictive of right ventricular failure after left ventricular assist device implantation. *Am J Cardiol* 2010; 105:1030-1035.

84. Matthews JC, Koelling TM, Pagani FD, Aaronson KD: The right ventricular failure risk score a pre-operative tool for assessing the risk of right ventricular failure in left ventricular assist device candidates. *J Am Coll Cardiol* 2008; 51:2163-2172.

85. Ochiai Y, McCarthy PM, Smedira NG, et al: Predictors of severe right ventricular failure after implantable left ventricular assist device insertion: analysis of 245 patients. *Circulation* 2002; 106:I198-202.

86. Patel ND, Weiss ES, Schaffer J, et al: Right heart dysfunction after left ventricular assist device implantation: a comparison of the pulsatile HeartMate I and axial-flow HeartMate II devices. *Ann Thorac Surg* 2008; 86:832-840; discussion 832-840.

87. Kormos RL, Teuteberg JJ, Pagani FD, et al: HeartMate IICI: Right ventricular failure in patients with the HeartMate II continuous-flow left ventricular assist device: incidence, risk factors, and effect on outcomes. *J Thorac Cardiovasc Surg* 2010; 139:1316-1324.

88. Grant AD, Smedira NG, Starling RC, Marwick TH: Independent and incremental role of quantitative right ventricular evaluation for the prediction of right ventricular failure after left ventricular assist device implantation. *J Am Coll Cardiol* 2012; 60:521-528.

89. Kukucka M, Stepanenko A, Potapov E, et al: Right-to-left ventricular end-diastolic diameter ratio and prediction of right ventricular failure with continuous-flow left ventricular assist devices. *J Heart Lung Transplant* 2011; 30:64-69.

90. Potapov EV, Stepanenko A, Dandel M, et al: Tricuspid incompetence and geometry of the right ventricle as predictors of right ventricular function after implantation of a left ventricular assist device. *J Heart Lung Transplant* 2008; 27:1275-1281.

91. Vivo RP, Cordero-Reyes AM, Qamar U, et al: Increased right-to-left ventricle diameter ratio is a strong predictor of right ventricular failure after left ventricular assist device. *J Heart Lung Transplant* 2013; 32:792-799.

92. Atluri P, Goldstone AB, Fairman AS, et al: Predicting right ventricular failure in the modern, continuous flow left ventricular assist device era. *Ann Thorac Surg* 2013; 96:857-863; discussion 863-854.

93. Baumwol J, Macdonald PS, Keogh AM, et al: Right heart failure and "failure to thrive" after left ventricular assist device: clinical predictors and outcomes. *J Heart Lung Transplant* 2011; 30:888-895.

94. Rich JD: Right ventricular failure in patients with left ventricular assist devices. *Cardiol Clin* 2012; 30:291-302.

95. Holdy K, Dembitsky W, Eaton LL, et al: Nutrition assessment and management of left ventricular assist device patients. *J Heart Lung Transplant* 2005; 24:1690-1696.

96. Mano A, Fujita K, Uenomachi K, et al: Body mass index is a useful predictor of prognosis after left ventricular assist system implantation. *J Heart Lung Transplant* 2009; 28:428-433.

97. Adamson RM, Stahovich M, Chillcott S, et al: Clinical strategies and outcomes in advanced heart failure patients older than 70 years of age receiving the HeartMate II left ventricular assist device: a community hospital experience. *J Am Coll Cardiol* 2011; 57:2487-2495.

98. El-Sayed Ahmed MM, Aftab M, Singh SK, Mallidi HR, Frazier OH: Left ventricular assist device outflow graft: alternative sites. *Ann Cardiothorac Surg* 2014; 3:541-545.

99. Riebandt J, Sandner S, Mahr S, et al: Minimally invasive thoratec Heartmate II implantation in the setting of severe thoracic aortic calcification. *Ann Thorac Surg* 2013; 96:1094-1096.

100. Umakanthan R, Haglund NA, Stulak JM, et al: Left thoracotomy HeartWare implantation with outflow graft anastomosis to the descending aorta: a simplified bridge for patients with multiple previous sternotomies. *ASAIO J* 2013; 59:664-667.

101. Frazier OH, Gregoric ID, Cohn WE: Initial experience with nonthoracic, extraperitoneal, off-pump insertion of the Jarvik 2000 Heart in patients with previous median sternotomy. *J Heart Lung Transplant* 2006; 25:499-503.

102. Gregoric ID, Cohn WE, Frazier OH: Diaphragmatic implantation of the HeartWare ventricular assist device. *J Heart Lung Transplant* 2011; 30:467-470.

103. Singh A, Russo MJ, Valeroso TB, et al: Modified HeartMate II driveline externalization technique significantly decreases incidence of infection and improves long-term survival. *ASAIO J* 2014; 60:613-616.

104. Schaffer JM, Arnaoutakis GJ, Allen JG, et al: Bleeding complications and blood product utilization with left ventricular assist device implantation. *Ann Thorac Surg* 2011; 91:740-747; discussion 747-749.

105. Bruckner BA, DiBardino DJ, Ning Q, et al: High incidence of thromboembolic events in left ventricular assist device patients treated with recombinant activated factor VII. *J Heart Lung Transplant* 2009; 28:785-790.

106. Myers TJ, Bolmers M, Gregoric ID, Kar B, Frazier OH: Assessment of arterial blood pressure during support with an axial flow left ventricular assist device. *J Heart Lung Transplant* 2009; 28:423-427.

107. Chorpenning K, Brown MC, Voskoboynikov N, Reyes C, Dierlam AE, Tamez D: HeartWare controller logs a diagnostic tool and clinical management aid for the HVAD pump. *ASAIO J* 2014; 60:115-118.

108. Potapov E, Meyer D, Swaminathan M, et al: Inhaled nitric oxide after left ventricular assist device implantation: a prospective, randomized, double-blind, multicenter, placebo-controlled trial. *J Heart Lung Transplant* 2011; 30:870-878.

109. Argenziano M, Choudhri AF, Moazami N, et al: Randomized, double-blind trial of inhaled nitric oxide in LVAD recipients with pulmonary hypertension. *Ann Thorac Surg* 1998; 65:340-345.

110. Loforte A, Montalto A, Lilla Della Monica P, Musumeci F: Simultaneous temporary CentriMag right ventricular assist device placement in HeartMate II left ventricular assist system recipients at high risk of right ventricular failure. *Interact Cardiovasc Thorac Surg* 2010; 10:847-850.

111. Rose EA, Levin HR, Oz MC, et al: Artificial circulatory support with textured interior surfaces. A counterintuitive approach to minimizing thromboembolism. *Circulation* 1994; 90:I187-91.

112. Westaby S, Banning AP, Jarvik R, et al: First permanent implant of the Jarvik 2000 Heart. *Lancet* 2000; 356:900-903.

113. Amir O, Bracey AW, Smart FW, Delgado RM, 3rd, Shah N, Kar B: A successful anticoagulation protocol for the first HeartMate II implantation in the United States. *Tex Heart Inst J* 2005; 32:399-401.

114. Boyle AJ, Russell SD, Teuteberg JJ, et al: Low thromboembolism and

pump thrombosis with the HeartMate II left ventricular assist device: analysis of outpatient anti-coagulation. *J Heart Lung Transplant* 2009; 28:881-887.

115. Slaughter MS, Naka Y, John R, et al: Post-operative heparin may not be required for transitioning patients with a HeartMate II left ventricular assist system to long-term warfarin therapy. *J Heart Lung Transplant* 2010; 29:616-624.

116. Krabatsch T, Potapov E, Stepanenko A, et al: Biventricular circulatory support with two miniaturized implantable assist devices. *Circulation* 2011; 124:S179-186.

117. Loebe M, Bruckner B, Reardon MJ, et al: Initial clinical experience of total cardiac replacement with dual HeartMate-II axial flow pumps for severe biventricular heart failure. *Methodist Debakey Cardiovasc J* 2011; 7:40-44.

118. Strueber M, Meyer AL, Malehsa D, Haverich A: Successful use of the HeartWare HVAD rotary blood pump for biventricular support. *J Thorac Cardiovasc Surg* 2010; 140:936-937.

119. Lampropulos JF, Kim N, Wang Y, et al: Trends in left ventricular assist device use and outcomes among Medicare beneficiaries, 2004-2011. *Open Heart* 2014; 1:e000109.

120. McCarthy PM, Smedira NO, Vargo RL, et al: One hundred patients with the HeartMate left ventricular assist device: evolving concepts and technology. *J Thorac Cardiovasc Surg* 1998; 115:904-912.

121. Holman WL, Kormos RL, Naftel DC, et al: Predictors of death and transplant in patients with a mechanical circulatory support device: a multi-institutional study. *J Heart Lung Transplant* 2009; 28:44-50.

122. Fitzpatrick JR, 3rd, Frederick JR, Hiesinger W, et al: Early planned institution of biventricular mechanical circulatory support results in improved outcomes compared with delayed conversion of a left ventricular assist device to a biventricular assist device. *J Thorac Cardiovasc Surg* 2009; 137:971-977.

123. Cleveland JC, Jr, Grover FL, Fullerton DA, et al: Left ventricular assist device as bridge to transplantation does not adversely affect one-year heart transplantation survival. *J Thorac Cardiovasc Surg* 2008; 136:774-777.

124. Russo MJ, Hong KN, Davies RR, et al: Posttransplant survival is not diminished in heart transplant recipients bridged with implantable left ventricular assist devices. *J Thorac Cardiovasc Surg* 2009; 138:1425-1432 e1421-1423.

125. Genovese EA, Dew MA, Teuteberg JJ, et al: Early adverse events as predictors of 1-year mortality during mechanical circulatory support. *J Heart Lung Transplant* 2010; 29:981-988.

126. Genovese EA, Dew MA, Teuteberg JJ, et al: Incidence and patterns of adverse event onset during the first 60 days after ventricular assist device implantation. *Ann Thorac Surg* 2009; 88:1162-1170.

127. Eckman PM, John R: Bleeding and thrombosis in patients with continuous-flow ventricular assist devices. *Circulation* 2012; 125:3038-3047.

128. Bunte MC, Blackstone EH, Thuita L, et al: Major bleeding during HeartMate II support. *J Am Coll Cardiol* 2013; 62:2188-2196.

129. Haglund NA, Davis ME, Tricarico NM, et al: Perioperative blood product use: a comparison between HeartWare and HeartMate II devices. *Ann Thorac Surg* 2014; 98:842-849.

130. Interagency Registry for Mechanically Assisted Circulatory Support (INTERMACS): Adverse event definitions: adult and pediatric patients.

131. Minami K, El-Banayosy A, Sezai A, et al: Morbidity and outcome after mechanical ventricular support using Thoratec, Novacor, and HeartMate for bridging to heart transplantation. *Artif Organs* 2000; 24:421-426.

132. Goldstein DJ, Naftel D, Holman W, et al: Continuous-flow devices and percutaneous site infections: clinical outcomes. *J Heart Lung Transplant* 2012; 31:1151-1157.

133. Schaffer JM, Allen JG, Weiss ES, et al: Infectious complications after pulsatile-flow and continuous-flow left ventricular assist device implantation. *J Heart Lung Transplant* 2011; 30:164-174.

134. Topkara VK, Kondareddy S, Malik F, et al: Infectious complications in patients with left ventricular assist device: etiology and outcomes in the continuous-flow era. *Ann Thorac Surg* 2010; 90:1270-1277.

135. Baradarian S, Stahovich M, Krause S, Adamson R, Dembitsky W: Case series: clinical management of persistent mechanical assist device driveline drainage using vacuum-assisted closure therapy. *ASAIO J* 2006; 52:354-356.

136. Kretlow JD, Brown RH, Wolfswinkel EM, et al: Salvage of infected left ventricular assist device with antibiotic beads. *Plast Reconstr Surg* 2014; 133:28e-38e.

137. Gordon RJ, Weinberg AD, Pagani FD, et al, Ventricular Assist Device Infection Study G: Prospective, multicenter study of ventricular assist device infections. *Circulation* 2013; 127:691-702.

138. Borgi J, Tsiouris A, Hodari A, Cogan CM, Paone G, Morgan JA: Significance of postoperative acute renal failure after continuous-flow left ventricular assist device implantation. *Ann Thorac Surg* 2013; 95:163-169.

139. Demirozu ZT, Etheridge WB, Radovancevic R, Frazier OH: Results of HeartMate II left ventricular assist device implantation on renal function in patients requiring post-implant renal replacement therapy. *J Heart Lung Transplant* 2011; 30:182-187.

140. Morgan JA, Brewer RJ, Nemeh HW, et al: Stroke while on long-term left ventricular assist device support: incidence, outcome, and predictors. *ASAIO J* 2014; 60:284-289.

141. Nassif ME, Tibrewala A, Raymer DS, et al: Systolic blood pressure on discharge after left ventricular assist device insertion is associated with subsequent stroke. *J Heart Lung Transplant* 2014.

142. Demirozu ZT, Frazier OH: Aortic valve noncoronary cusp thrombosis after implantation of a nonpulsatile, continuous-flow pump. *Tex Heart Inst J* 2012; 39:618-620.

143. Lampert BC, Eckert C, Weaver S, et al: Blood pressure control in continuous flow left ventricular assist devices: efficacy and impact on adverse events. *Ann Thorac Surg* 2014; 97:139-146.

144. Aggarwal A, Pant R, Kumar S, et al: Incidence and management of gastrointestinal bleeding with continuous flow assist devices. *Ann Thorac Surg* 2012; 93:1534-1540.

145. Demirozu ZT, Radovancevic R, Hochman LF, et al: Arteriovenous malformation and gastrointestinal bleeding in patients with the HeartMate II left ventricular assist device. *J Heart Lung Transplant* 2011; 30:849-853.

146. John R, Kamdar F, Eckman P, et al: Lessons learned from experience with over 100 consecutive HeartMate II left ventricular assist devices. *Ann Thorac Surg* 2011; 92:1593-1599; discussion 1599-1600.

147. Kushnir VM, Sharma S, Ewald GA, et al: Evaluation of GI bleeding after implantation of left ventricular assist device. *Gastrointest Endosc* 2012; 75:973-979.

148. Stulak JM, Lee D, Haft JW, et al: Gastrointestinal bleeding and subsequent risk of thromboembolic events during support with a left ventricular assist device. *J Heart Lung Transplant* 2014; 33:60-64.

149. Wever-Pinzon O, Selzman CH, Drakos SG, et al: Pulsatility and the risk of nonsurgical bleeding in patients supported with the continuous-flow left ventricular assist device HeartMate II. *Circ Heart Fail* 2013; 6:517-526.

150. Hayes HM, Dembo LG, Larbalestier R, O'Driscoll G: Management options to treat gastrointestinal bleeding in patients supported on rotary left ventricular assist devices: a single-center experience. *Artif Organs* 2010; 34:703-706.

151. Klovaite J, Gustafsson F, Mortensen SA, Sander K, Nielsen LB: Severely impaired von Willebrand factor-dependent platelet aggregation in patients with a continuous-flow left ventricular assist device (HeartMate II). *J Am Coll Cardiol* 2009; 53:2162-2167.

152. Meyer AL, Malehsa D, Bara C, et al: Acquired von Willebrand syndrome in patients with an axial flow left ventricular assist device. *Circ Heart Fail* 2010; 3:675-681.

153. Uriel N, Pak SW, Jorde UP, et al: Acquired von Willebrand syndrome after continuous-flow mechanical device support contributes to a high prevalence of bleeding during long-term support and at the time of transplantation. *J Am Coll Cardiol* 2010; 56:1207-1213.

154. Crow S, Chen D, Milano C, et al: Acquired von Willebrand syndrome in continuous-flow ventricular assist device recipients. *Ann Thorac Surg* 2010; 90:1263-1269; discussion 1269.

155. Boley SJ, Sammarteno R, Brandt LJ, Sprayregan S: Vascular ectasias of the colon. *Surg Gynecol Obstet* 1979; 149:353.

156. Heyde EC: Gastrointestinal bleeding in aortic stenosis. *N Engl J Med* 1958; 259:196-196.

157. Letsou GV, Shah N, Gregoric ID, Myers TJ, Delgado R, Frazier OH: Gastrointestinal bleeding from arteriovenous malformations in patients supported by the Jarvik 2000 axial-flow left ventricular assist device. *J Heart Lung Transplant* 2005; 24:105-109.

158. Holman WL, Naftel DC, Eckert CE, Kormos RL, Goldstein DJ, Kirklin JK: Durability of left ventricular assist devices: Interagency Registry for Mechanically Assisted Circulatory Support (INTERMACS) 2006 to 2011. *J Thorac Cardiovasc Surg* 2013; 146:437-441 e431.

159. Starling RC, Moazami N, Silvestry SC, et al: Unexpected abrupt increase in left ventricular assist device thrombosis. *N Engl J Med* 2014; 370:33-40.

160. Kirklin JK, Naftel DC, Kormos RL, et al: Interagency Registry for Mechanically Assisted Circulatory Support (INTERMACS) analysis of pump thrombosis in the HeartMate II left ventricular assist device.

J Heart Lung Transplant 2014; 33:12-22.

161. Taghavi S, Ward C, Jayarajan SN, Gaughan J, Wilson LM, Mangi AA: Surgical technique influences HeartMate II left ventricular assist device thrombosis. *Ann Thorac Surg* 2013; 96:1259-1265.

162. Whitson BA, Eckman P, Kamdar F, et al: Hemolysis, pump thrombus, and neurologic events in continuous-flow left ventricular assist device recipients. *Ann Thorac Surg* 2014; 97:2097-2103.

163. Shah P, Mehta VM, Cowger JA, Aaronson KD, Pagani FD: Diagnosis of hemolysis and device thrombosis with lactate dehydrogenase during left ventricular assist device support. *J Heart Lung Transplant* 2014; 33:102-104.

164. Uriel N, Morrison KA, Garan AR, et al: Development of a novel echocardiography ramp test for speed optimization and diagnosis of device thrombosis in continuous-flow left ventricular assist devices: the Columbia ramp study. *J Am Coll Cardiol* 2012; 60:1764-1775.

165. Goldstein DJ, John R, Salerno C, et al: Algorithm for the diagnosis and management of suspected pump thrombus. *J Heart Lung Transplant* 2013; 32:667-670.

166. Sarsam SH, Civitello AB, Agunanne EE, Delgado RM: Bivalirudin for treatment of aortic valve thrombosis after left ventricular assist device implantation. *ASAIO J* 2013; 59:448-449.

167. Sylvia LM, Ordway L, Pham DT, DeNofrio D, Kiernan M: Bivalirudin for treatment of LVAD thrombosis: a case series. *ASAIO J* 2014; 60:744-747.

168. Muthiah K, Robson D, Macdonald PS, et al: Thrombolysis for suspected intrapump thrombosis in patients with continuous flow centrifugal left ventricular assist device. *Artif Organs* 2013; 37:313-318.

169. Schlendorf K, Patel CB, Gehrig T, et al: Thrombolytic therapy for thrombosis of continuous flow ventricular assist devices. *J Card Fail* 2014; 20:91-97.

170. Cohn WE, Mallidi HR, Frazier OH: Safe, effective off-pump sternal sparing approach for HeartMate II exchange. *Ann Thorac Surg* 2013; 96:2259-2261.

171. Moazami N, Milano CA, John R, et al: HeartMate III: Pump replacement for left ventricular assist device failure can be done safely and is associated with low mortality. *Ann Thorac Surg* 2013; 95:500-505.

172. Lund LH, Edwards LB, Kucheryavaya AY, et al: International Society of Heart & Lung Transplantation: The registry of the International Society for Heart and Lung Transplantation: thirty-first official adult heart transplant report–2014; focus theme: retransplantation. *J Heart Lung Transplant* 2014; 33:996-1008.

173. Frazier OH, Cohn WE: Continuous-flow total heart replacement device implanted in a 55-year-old man with end-stage heart failure and severe amyloidosis. *Tex Heart Inst J* 2012; 39:542-546.

174. Frazier OH, Myers TJ, Gregoric I: Biventricular assistance with the Jarvik FlowMaker: a case report. *J Thorac Cardiovasc Surg* 2004; 128:625-626.

175. LeGallois CJJ: Experience on the principle of life (Experience sur la principe de la vie, Paris 1812). Nancrede N, trans. Philadelphia: Thomas; 1813.

176. Lindbergh CA: An apparatus for the culture of whole organs. *J Exp Med* 1935; 62:409-431.

177. Akutsu T, Kolff WJ: Permanent substitute for valves and hearts. *Trans Am Soc Artif Intern Organs* 1958; 4:230.

178. DeVries WC: The permanent artificial heart. Four case reports. *JAMA* 1988; 259:849-859.

179. DeVries WC: Surgical technique for implantation of the Jarvik-7-100 total artificial heart. *JAMA* 1988; 259:875-880.

180. DeVries WC, Anderson JL, Joyce LD, et al: Clinical use of the total artificial heart. *N Engl J Med* 1984; 310:273-278.

181. Copeland JG: Current status and future directions for a total artificial heart with a past. *Artif Organs* 1998; 22:998-1001.

182. Copeland JG, Smith RG, Icenogle TB, Rhenman B, Williams R, Vasu MA: Early experience with the total artificial heart as a bridge to cardiac transplantation. *Surg Clin North Am* 1988; 68:621-634.

183. Johnson KE, Prieto M, Joyce LD, Pritzker M, Emery RW: Summary of the clinical use of the Symbion total artificial heart: a registry report. *J Heart Lung Transplant* 1992; 11:103-116.

184. Slepian MJ: The SynCardia temporary total artificial heart - evolving clinical role and future status. *US Cardiol* 2011; 8:39.

185. Torregrossa G, Morshuis M, Varghese R, et al: Results with SynCardia total artificial heart beyond 1 year. *ASAIO J* 2014; 60:626-634.

186. Jaroszewski DE, Anderson EM, Pierce CN, Arabia FA: The SynCardia freedom driver: a portable driver for discharge home with the total artificial heart. *J Heart Lung Transplant* 2011; 30:844-845.

187. Copeland JG, Smith RG, Arabia FA, et al: CardioWest Total Artificial Heart I: Cardiac replacement with a total artificial heart as a bridge to transplantation. *N Engl J Med* 2004; 351:859-867.

188. Copeland JG, Copeland H, Gustafson M, et al: Experience with more than 100 total artificial heart implants. *J Thorac Cardiovasc Surg* 2012; 143:727-734.

189. Kirsch ME, Nguyen A, Mastroianni C, et al: SynCardia temporary total artificial heart as bridge to transplantation: current results at la pitie hospital. *Ann Thorac Surg* 2013; 95:1640-1646.

190. Parnis SM, Yu LS, Ochs BD, Macris MP, Frazier OH, Kung RT: Chronic in vivo evaluation of an electrohydraulic total artificial heart. *ASAIO J* 1994; 40:M489-493.

191. Kung RT, Yu LS, Ochs B, Parnis S, Frazier OH: An atrial hydraulic shunt in a total artificial heart. A balance mechanism for the bronchial shunt. *ASAIO J* 1993; 39:M213-217.

192. SoRelle R: Cardiovascular news. Totally contained AbioCor artificial heart implanted July 3, 2001. *Circulation* 2001; 104:E9005-9006.

193. Dowling RD, Gray LA, Jr, Etoch SW, et al: Initial experience with the AbioCor implantable replacement heart system. *J Thorac Cardiovasc Surg* 2004; 127:131-141.

194. Westaby S, Siegenthaler M, Beyersdorf F, et al: Destination therapy with a rotary blood pump and novel power delivery. *Eur J Cardiothorac Surg* 2010; 37:350-356.

195. Cohn WE, Handy KM, Parnis SM, Conger JL, Winkler JA, Frazier OH: Eight-year experience with a continuous-flow total artificial heart in calves. *ASAIO J* 2014; 60:25-30.

196. Cohn WE, Winkler JA, Parnis S, Costas GG, Beathard S, Conger J, Frazier OH: Ninety-day survival of a calf implanted with a continuous-flow total artificial heart. *ASAIO J* 2014; 60:15-18.

197. Timms D, Fraser J, Hayne M, Dunning J, McNeil K, Pearcy M: The BiVACOR rotary biventricular assist device: concept and in vitro investigation. *Artif Organs* 2008; 32:816-819.

198. Greatrex NA, Timms DL, Kurita N, Palmer EW, Masuzawa T: Axial magnetic bearing development for the BiVACOR rotary BiVAD/TAH. *IEEE Trans Biomed Eng* 2010; 57:714-721.

199. Kleinheyer M, Timms DL, Greatrex NA, Masuzawa T, Frazier OH, Cohn WE: Pulsatile operation of the BiVACOR TAH - Motor design, control and hemodynamics. *Conf Proc IEEE Eng Med Biol Soc* 2014; 2014:5659-5662.

200. Fumoto H, Horvath DJ, Rao S, et al: In vivo acute performance of the Cleveland Clinic self-regulating, continuous-flow total artificial heart. *J Heart Lung Transplant* 2010; 29:21-26.

第63章 心脏瓣膜外科的组织工程

Danielle Gottlieb • John E. Mayer

组织工程学涵盖了工程学和生物学的范畴,是一门仍不断发展的学科,其目的就是在体外利用单个细胞和组织构件来重新替代组织。在胚胎阶段发育异常或者因为疾病而丧失功能的心血管组织需要有优良的替代品来进行更换,这就是我们致力于心血管组织工程学研究的动力。对于儿科患者而言,先天发育异常的心血管组织通常是瓣膜和大血管,因此理想的含活性细胞的组织工程替代物应该具有生长、重构和自我修复的能力。而对于成人患者,组织工程替代物的耐久性比可生长性更为重要,我们希望组织工程技术赋予的重构和自我修复能力能够提高替代品的耐久性。

在美国每年大约有 60 000 台针对心脏瓣膜和大动脉病变的外科手术,但是现有的心血管植入替代物都有明显的局限性。我们希望所有瓣膜和血管的替代物都能像正常的瓣膜和血管一样工作。比如理想的人工瓣膜就应该让血液顺利通过而没有压差或反流。理想的组织工程替代物应具有以下特点:①耐久性;②可生长性(对于婴幼儿和儿童而言);③血液兼容性以避免血栓和炎症;④抗感染。遗憾的是,目前现有的人工合成材料或是生物材料制成的替代物都不能达到这些标准。机械瓣膜非常耐用,但不得不采取抗凝措施来减少血栓的风险。而抗凝治疗会有副作用,即使是接受抗凝治疗的患者其机械瓣膜引起的血栓并发症还是时有发生[1,2]。而生物瓣膜,不论同种异体还是异种异体,在移植后都会结构性退化[2-4]。此外,不论是机械瓣膜还是生物瓣膜都没有生长的潜力,对于儿科患者来说,伴随着发育必须经历多次手术来反复更换瓣膜或者管道。

组织工程学就是基于这样一种假设:用适当的方法设计制造出有活性的装置,它们能模仿正常的心血管结构,克服现有的替代物的缺陷。与儿科心脏手术特别相关的是组织工程瓣膜的长期功能,包括生长、自我修复以及重构的能力。本章总结了组织工程学研究目前取得的进展,并概述了心血管组织工程学技术在心脏瓣膜外科的临床实践。

心脏瓣膜生物学

成人心脏瓣膜的结构和功能

心脏瓣膜每年需开合四千万次,这种功能是依据血液流动的需要而产生的。在心脏收缩期,正常半月瓣膜开启时只产生最小的阻力,不会出现压力阶差。在心脏舒张期,半月瓣必须要承受住动脉舒张压和心室舒张压的压力差,并且快速而完全地关闭才能保证了血液不会反流。房室瓣的工作方式与之类似:在心脏舒张期开放并保证没有压力阶差,在收缩期承受心室收缩压力并且不出现反流。

同其他组织一样,瓣叶由细胞构成,这些细胞接受细胞外基质(extracellular matrix,ECM)的组织信号并与之相互作用。细胞水平的信号传递影响着细胞的表型和行为方式,影响着细胞与 ECM 以及细胞骨架之间的相互作用,并使之成为一个动态整体,Ingber[5,6]称之为"张力复合体"(tensiongrity)。半月瓣的瓣叶薄而富有弹性,其微观结构和分子组成非常复杂。ECM 由间质细胞产生,由特定蛋白质和多糖类蛋白质聚合物构成[7,8],保证了正常心脏瓣膜的强度和弹性。成人心脏瓣膜各部位所受到的局部机械张力是不同的,这在瓣膜的微观分子结构上得以体现,瓣叶的细胞外基质不是均匀分布,这种排列使得瓣膜在心脏收缩期有很好的弹性,可以在心脏舒张期有很高的强度来抵抗压力负荷[7]。在瓣叶表层,特化的内皮层可以防止血栓的形成,并起到压力传感器的作用[9,10]。在内皮层下,瓣膜间质细胞接收内皮发出的信号,并分泌出适当的基质来维持瓣叶的强度[5,6,11]。

瓣膜的细胞外基质分布是有层次的,与瓣膜力学特性密切相关[12]。面向瓦氏窦(Valsalva 窦),也就是伴随着舒张压产生涡流的地方,纤维膜层的胶原质含量很稠密。结缔组织的中间层则结构疏松富含糖胺聚糖。糖胺聚糖是一种结构复杂的大型分子,它与水结合起到"冲击波吸收器"的作用,可以承受大部分的压力。瓣叶朝向心室肌的一侧则富含弹性蛋白,其与心脏收缩期射血时瓣叶的拉长相关。因此,半月瓣的复合结构存在方向和部位异质性,瓣叶交界处的弹性较小而瓣叶游离缘的弹性较大。半月瓣中胶原束的排列方式也影响着心脏收缩期与舒张期的瓣叶运动[13-15]。

由此可见,瓣膜的结构和功能是密切相关的。设计人工瓣膜的策略是有目的地在亚细胞、细胞、组织和整体瓣膜层次上充分模拟正常瓣膜的组织和功能。

胚胎时期和胎儿出生后的心脏瓣膜发育

心脏瓣膜不是一开始就是分层的组织,而是随着胚胎和出生后血液循环模式的改变,瓣膜的形态才发生改变[12]。因此胚胎瓣膜的发育可供组织工程学借鉴,其提供了一个可按照设定的基因程序和生物机械应力进行瓣膜重构的模型。

人类胚胎发育的第 15 天，心肌和心脏内皮细胞开始分化。第 21 天，线性心管开始形成，然后心脏向右旋形成右襻，最终心室到达成人心脏的位置。相对的两部分细胞外基质称为心胶质[16]。心脏瓣膜的形成发生的第一个证据是心胶质层的内皮细胞亚群分层时，涌入细胞外基质，经历了从内皮细胞到间质细胞的转变[17]。在早期胚胎瓣膜发育过程中，瓣膜的间质细胞在富含黏多糖的微环境中快速繁殖。在胎儿发育期，细胞繁殖变缓，在瓣膜尖端延伸处产生了细胞外基质。在胎儿发育的后期（胚胎 20 ~ 36 周）以及出生后不久的时间里，心脏瓣膜开始分成三层，胶原纤维开始构建和成熟。出生时，通过一系列的尚不明确的分子演化程序以及氧合作用和血压的变化把体循环和肺循环区别开来[12]。在新生儿循环的过渡期，与主动脉瓣叶不同的是，肺动脉瓣叶的间质细胞表型呈现从激活到静止的演变过程[18]。在儿童时期，瓣膜的成熟和重构继续进行，瓣膜间质细胞继续减少直到成年[12]。心脏瓣膜曾经被视为仅仅被动运动的结构，然而现在越来越多的证据表明心脏瓣膜本身也是动态变化的器官。从力学上看，细胞及细胞外基质的演化和成熟的过程反映了从胎儿到成人各阶段的血流量和生物力学负荷条件的巨大变化[13,19]。因此，为了设计出仿生的替代装置，需要对控制瓣膜生长和成熟的遗传基因及遗传规律进行深入的研究。

组织工程瓣膜的构建

构建组织工程心脏瓣膜的基本原理是去构建一个包含活细胞的组织，活细胞能够在组织中存活并重塑 ECM，从而改善耐久性和富有生长潜能。而生物学和工程学的挑战在于如何为这些细胞提供合适的组织支架，直到细胞能形成成熟的 ECM 来提供足够的支撑和维系机械完整性。因此，构建一个具有生物活性的组织工程瓣膜，所涉及的基本要素包括：选择适当的能够快速增殖细胞类型，调控机械或生物信号去促进 ECM 生成，构建具有完整形态和组织强度的支架并坚持到"自身"ECM 形成。

组织工程瓣膜（tissue-engineered heart valves，TEHV）按照采用支架的不同结构可分为两种：生物可吸收的支架（包括无纺布垫片、静电纺丝支架、针织网状物、水凝胶制品及合成制品）以及脱细胞生物组织支架。生物可吸收支架的制作方法是从寻找细胞以及在合适的生物力学条件（层流流动、搏动流动）和营养环境下培养细胞开始的。组织支架的机械性能必需稳定且足够坚固，支架降解的进程和细胞外基质生成的增长相适宜。多孔性是可吸收支架的一个重要特征，它为细胞的移动、营养物质获取以及代谢产物排出提供了可通过的骨架。孔隙不足会导致营养物质的缺失和细胞的死亡。一旦足够稳定的组织形成，就需在特定部位进行体内移植，最后产生一个没有外源成分的替代组织。另外一种思路是使用一种脱细胞的生物可吸收支架材料，通过直接种植或捕获血液循环中的细胞来形成新的瓣膜[20,21]。

美国波士顿儿童医院开展了一系列细胞种植的生物可降解支架研究项目[23-29]。他们犹如搭"积木"一样，从各种不同类型的细胞和支架材料中挑选组分进行拼搭。其大部分体内研究是在压力相对较低的肺循环内实施，因为与体循环相比肺

循环下研究更容易实施。他们的系列研究需要回答如下基本的科学问题：①哪种类型的细胞或是哪几类细胞的组合是产生和保持适当的细胞外基质的必要条件？②细胞表型可以在多大程度上被修改、引导或是"设计"，来制造正常瓣膜的细胞？③在这个组织工程结构的发育过程中，这些细胞怎么能够在空间上组织起来直到这个结构里的细胞产生出足够的、适当的细胞外基质？④为了保证产生出适当的细胞外基质，需要什么样的生物化学信号？⑤什么样的力学信号对于组织的生长和发育是最佳的？⑥组织工程瓣膜是应该在移植之前和成人瓣膜一样就已经发育完全，还是在移植之后可以在活体继续生长成熟？

最近，我们用新的方法处理非细胞可吸收支架材料，生产出类似于天然半月瓣的具有各向异性的组织工程瓣膜[22]。脱细胞生物组织支架的倡导者认为细胞外基质的几何形态会引导细胞的行为，和正常瓣膜支架最接近的结构是瓣膜本身。人类同种主动脉瓣的移植在一般情况下与宿主组织类型是不匹配的，移植物在活体内几个月以后会变成无细胞结构，然而仍可保持其优秀的机械性能数十年。赋予移植的同种主动脉瓣膜耐久性的确切原因还不知道，但我们假定这些特性在体内去细胞后仍然会很好保持。因此，支架既可以在植入前种上细胞，也可以选择在移植时不种植细胞，待置入体内后期待着适当的细胞会转移进入支架。然而如果在移植前不种上细胞，细胞基质的缺乏会使得支架无法通过细胞内皮化来抵抗表面血栓的形成[21]。

许多关于组织工程心脏瓣膜的很多文献已经阐述了植入细胞类型的选择、支架条件和预处理方法。总之，诸多的方法很难比较，结果也不一致。现在已经出现了对于生物材料和构建方法的比较研究[30,31]。后文会详细介绍构建的基本元素和基于生物材料的组织工程瓣膜构建的方法总结，还会介绍这些方法在体内研究的结果。

细胞的起源和表型

同瓣膜在胚胎发育时期一样，一个组织工程心脏瓣膜理想的细胞类型应具有瓣膜间质细胞以及内皮细胞的功能。理论上而言，各种类型的细胞可来源于完全分化的能够合成细胞外基质的细胞，或者来源于未分化的、具有多种分化潜能的多能干细胞。这两类细胞可以构成瓣膜表面的内皮细胞和瓣膜深层的间质细胞；而周围组织或血液循环中的细胞也可以向组织工程瓣膜支架内部的浸润和种植，为瓣膜的细胞来源提供了更多的选择。

早期的组织工程心脏瓣膜的细胞来源于动脉或是静脉的已分化的细胞，包括血管平滑肌细胞、纤维母细胞和来源于未成熟动物血管床的内皮细胞[20,23-25]。选择这些细胞是因为它们易于获取，来源于心血管系统，可以合成细胞外基质蛋白。与来自于升主动脉壁的肌成纤维细胞相比，大隐静脉的细胞被培养在可生物降解的聚氨酯支架上时可表现出更强的胶质合成能力和机械强度[32]。在波士顿儿童医院的实验室，以这些从体循环血管分化出的细胞为基础而构建的组织工程心脏瓣膜（TEHV），在活体中可以存活 4 个月[20,23]。然而，过度的胶质形成能力可能是把双刃剑。在培养早期，新组织的快速形成可能引起基质成分的过度增生，从而导致组织僵硬和挛缩。早

期对于真皮纤维母细胞的研究表明,由这些细胞构建的瓣叶发生了组织挛缩,影响了瓣叶间的对合,从而导致瓣膜反流[33]。分化成熟的细胞除了会产生过多或不适宜的细胞外基质之外,还可能会存在体外长时间细胞培养导致细胞衰老的问题,从而不能快速产生足够的细胞来种植组织工程瓣膜。最后,从正常外周动脉获得细胞来构建 TEHV 的临床结果并不理想,因此引发了对于组织工程瓣膜替代细胞来源的探索。

干细胞生物学的出现改变了心脏瓣膜组织工程候选细胞的选择。干细胞从胚胎状态分化过程中,每一个步骤中都会失去部分多能性。多种分化最后形成了各种独特的细胞类型。在胚胎发育过程中,每一个特定细胞类型的分化都伴随着一个特定的力学微环境和生物化学信号通路[34]。各个细胞如何在心脏发育过程中分化是目前一个非常热门的研究领域,其目的是寻找瓣膜细胞的复制分化必要的线索。在正常的发育过程中,细胞的分化受制于一个快速变化的三维的细胞外环境,而且受到来自于邻近细胞和细胞外间质的分子信号的影响。Ingber[6]强调,在胚胎发育过程中,细胞间以及细胞与周围瞬时环境间相互作用的机制非常关键。这些在瓣膜发育过程中的细胞和环境之间的互惠作用,以及诱导细胞分泌并对细胞外基质成分应答的调节机制,被认为是瓣叶内各类细胞分化和分层的根本机制。在瓣膜发育过程中,这些机制通常认为主要是由血流动力学驱动的。

最近有证据表明具有增殖和再生能力的干细胞存在于很多成体组织中。这些干细胞不仅能够在其所在的组织中起作用,它们也能在循环中迁移,在远处的不同组织中参与再生。一些证据表明,无论在胚胎时期还是在出生后,骨髓来源的内皮细胞、造血干细胞和祖细胞都可以参与组织血管的形成[35]。Visconti 和他的同事做了一个有趣的实验,观察到小鼠心脏瓣膜的间质细胞可起源于骨髓造血干细胞[36]。骨髓中含有可以修复受损组织的细胞,这个设想已经在心脏梗死后心肌再生中得到验证和应用。从心脏外的组织中分离多能干细胞,然后注射回心肌梗死后的心脏,可以恢复缺血或者梗死后心肌的收缩功能。然而这些尝试得到的是模棱两可的甚至是负面的结果,提示心肌再生的过程并不是简单的添加多能干细胞就可以完成的[37]。SynerGraft 的早期研究结果表明,当异种的脱细胞心脏带瓣管道移植到儿童体内作为右心室到肺动脉管道后,如预期一样,移植物中出现了来自循环的细胞在其内部增殖,或是邻近正常组织的细胞向其内部生长。但是,由循环细胞迁徙并增殖引起的再生,并不足以恢复正常功能或是介导移植物组织生长[38,39]。

尽管如此,干细胞对于组织工程和再生而言仍然是一个有吸引力的细胞来源,因为它们具有可塑性和可调控性,可以分化为组织需要的细胞类型并满足组织功能的需要。而且,这些细胞比起已经分化的细胞,其获得的途径更加容易并且损伤更小[35]。我们最初的在 Mayer 实验室关于干细胞的试验就是分离自羔羊循环血的自体内皮祖细胞(endothelial progenitor cells,EPC),将这种细胞植入脱细胞动脉移植物内[20]。这些种植了细胞的动脉移植物被植入供体羔羊的颈动脉后,在 130 天后仍能保持通畅和正常的功能。随后 Sutherland 和他的同事所做的动物实验,将骨髓间充质干细胞(mesenchymal stem cells,MSC)种植在一个具有生物可吸收性的带有三个半月瓣的管道支架

中(图 63-1)。这些带瓣膜的管道支架作为带瓣人工血管被植入羔羊的主肺动脉,可存活八个月[27]。这项研究之后,Gottlieb 以及其他研究人员把相似的瓣膜植入更多的羊体内,通过磁共振成像(magnetic resonance imaging,MRI)和超声心动图随访动物成长过程中瓣膜功能的变化。瓣膜在移植时有少量的反流(图 63-2),瓣叶表面有部分区域缺失,这和随着时间推移的瓣膜反流量的增加是相对应的[29]。重要的是,种植细胞的组织工程瓣叶经历了移植后体内重构的过程,这在早期使用来自于外周血肌成纤维细胞和内皮细胞的试验中也能看到,在这两类试验中,移植后瓣叶表面出现了组织分层的现象[23,27]。

多种干细胞已经被应用在先天性心脏病的组织工程瓣膜制作中。Cebotari 和他的同事们最近将种植了自体内皮祖细胞(EPC)的同种瓣膜移植到两个儿童体内[40]。Matsumura 和他的同事利用绿色荧光蛋白标记的细胞并将其种植到乳酸和己内酯聚合物支架,包含标记的细胞有助于识别组织工程血管移植物内的细胞再生,他们发现这些标记细胞同时表达了内皮细胞和间充质细胞的标志物[33]。东京女子医科大学的研究人员也在儿童体内植入了组织工程血管移植物,他们将单核细胞种植在生物可吸收的支架上[41]。其早期结果令人鼓舞,这项工作目前在耶鲁大学继续进行。

越来越多的证据支持着这个观点:对于细胞来说存在"环境依赖性分化"。很多类型的细胞,包括骨髓来源的骨髓间充质干细胞(MSC),显示出了惊人的可塑性,并且细胞表型似乎与细胞所处位置的微观环境有密切的关系[42-44]。然而,目前这些微环境中控制细胞分化的因素现在还没有完全确定。有证据表明,内皮来源干细胞可以对生物化学信号产生回应并能够跨细胞系分化。Dvorin 的实验结果显示,将 EPC 种植到一个生物可吸收的聚合物支架之后,在转化生长因子(transforming growth factor,TGF)-β1 的作用下,EPC 表达 α-平滑肌肌动蛋白(α-SMA)。而 α-平滑肌肌动蛋白这并不是内皮组织的特性,而是一种间质细胞的表型[45],这个现象可能和胚胎期瓣膜发育时出现的内皮向间充质转化(endothelial-to-mesenchymal transition,EMT)有关[45]。人类主动脉瓣内皮细胞可以以相似的方

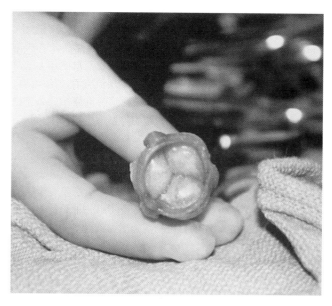

图 63-1　植入前的组织工程肺动脉瓣膜

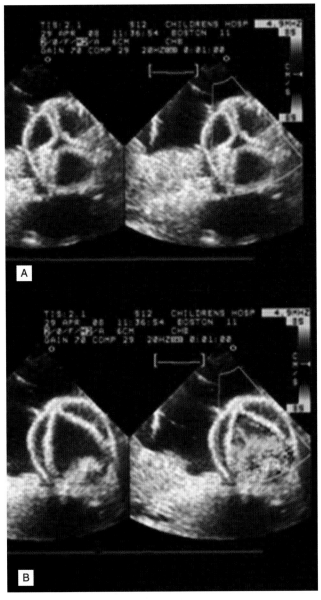

图63-2　超声显示植入后的组织工程肺动脉瓣膜

式对TGF-β1产生应答,而血管内皮细胞则不能,这显示内皮来源的干细胞可能适合作为瓣膜内皮的替代物。尽管很多类型的干细胞可以成为组织工程的候选细胞源,但只有在了解了它们在体内正常的生长和再生的细节后,才能充分利用它们的潜能。

组织工程支架的构建

尽管数十年前就可以在培养基中培养细胞系,但是诱导细胞进入一个类似正常组织的复杂的三维结构中去,或是诱导细胞分泌特定的细胞外基质成分形成一个支架却非常困难。体外构建的组织的植入需要保持完整的结构,因此更多的组织工程在移植细胞之外采用了一个结构性支架。

考虑到这个基本要求,生成具有三维结构的组织主要有三个途径:①体外合成三维结构支架并且种植细胞;②整个组织(通常是异种移植物)去细胞化;③体外构建可生物降解支架并且不种植细胞。

任何一个组织工程学中应用的支架必须具有生物相容性,并且允许细胞依附和增殖。为了应用在先天性心脏病患者之中,移植组织的可生长性是我们的目标和要求,因此支架必须可以在活体内降解或重构。使用生物聚合物的优点是这些支架的化学特性允许其在活体内降解,通常是通过水解作用[46]。缺点是心脏瓣膜在结构上是复杂的、非均质的,从头设计具有接近正常心脏瓣膜的结构特性的组织工程支架是个巨大的挑战。异种组织去细胞化途径的明显优点是复杂的三维结构被在很大程度上被保存下来,但却因为异种移植的免疫排斥反应而难满足临床要求。但也许最困难的是,去细胞异种移植物的细胞外基质是致密的,会阻碍播种细胞渗透进入基质的缝隙中。在我们的实验室,我们利用小肠黏膜制作了一个带有三个半月瓣膜的导管,然后在其上种植内皮祖细胞(EPC)[26]。将其移植入一个绵羊模型后,其短期结果令人满意,但是没有细胞渗透进入小肠黏膜下层支架的深处。当和血液成分接触后,移植物支架的细胞外基质蛋白可以导致炎症、血栓形成和钙化,所以关于这种材料的研究被迫停止了。

我们实验室在研究心脏瓣膜和大动脉组织工程移植物过程中主要采取了在候选的生物可吸收聚合物支架上播种细胞的途径。我们希望在支架降解和播种细胞形成细胞外基质过程中存在着一个此消彼长的关系。聚合物的降解和聚合物的化学特性、制作方法以及降解机制有关,因此在组织工程中使用不同聚合物的降解时间是不同的。应用在心脏瓣膜组织工程上的第一代支架是高度多孔的无纺布垫片,由聚乙醇酸(PGA)的纤维制成。PGA和相关的聚合物在不同的组织工程中有着广泛的应用[47-50]。PGA和相关脂类聚合物,包括聚-L-乳酸(PLLA),优点是安全、生物相容、无毒以及造价低廉。自1970年以来,PGA就作为商业制造缝合线的材料使用[51]。PGA可以被压制成纤维,从而使得无纺布材料有较大的开孔。开孔结构提供了一个大的表面区域供细胞依附、营养物质自由扩散和新陈代谢产物的排出,从而促进了细胞的转运和增殖。在经历几次水解降解过程后,这些无纺布材料的组织学特性逐渐显现。PGA在2~4周降解,然而大多数的更疏水的PLLA的纤维在4~6周降解。这些支架在降解过程中先失去强度,这就给组织工程学带来一个挑战——需要播种足够数量的可生成基质的细胞去补充支架失去的强度。我们的实验室做了以下的实验:利用涂有热塑性聚合物的聚-4-羟基丁酸(P4HB)作为支架材料,通过将瓣叶附着在平层支架上形成三瓣叶结构,然后围绕一个轴心包裹成主支架,同时热粘合附着的缝隙。尽管早期使用PGA/P4HB复合材料的结果是乐观的,但随后的研究表明其在更长时间的体外培养过程中失去了结构的完整性,为随后体内移植的缝合和止血带来难度。由于这些原因,Sutherland和他的同事们在我们实验室研发了一种由PGA和PLLA纤维共同构成的支架。因为PGA是一种强度更高但是降解也较快的聚合物,而PLLA是一种相对强度较低但降解周期长的聚合物,我们希望当组织支架由这样材料混合构成时,具有与正常组织一致的强度。同时,由合成的无纺类原料制成的具有三个半月瓣叶的带瓣管道,大大提高了手术的可操作性[27]。

尽管拥有令人满意的强度,但以聚合物纤维为基础的瓣叶支架比正常的瓣叶明显更为僵硬,再加上细胞分泌的细胞外基质,这些结构显得较为坚硬[46]。高强度的支架会影响细胞功能,因此工程师们已经开始寻找更有弹性的材料[44]。麻省理工学院的 Wang 和他的同事们设计了一种基于蓖麻油的衍生物——癸二酸的,更有弹性的、且可快速降解的聚合物。此外,聚甘油葵酸酯也是一种具有很好的强度但又具有良好弹性的材料,目前正在研究能否应用到心脏瓣膜的组织工程中[52]。

除了硬度更高之外,基于聚合物的支架比正常瓣叶更厚。一个过厚的组织工程支架在培养基中会引起营养物浓度梯度变化,导致很多基于无纺布支架的组织工程研究由于营养物质不能运送到工程组织最深的区域因而使用受限。因此提出了两种方案来克服这些缺点:增加血液供给或设计更纤薄的支架。

基于水凝胶的组织工程支架包括胶原、海藻酸盐、琼脂糖、明胶、纤维蛋白、壳聚糖、聚乙二醇、透明质酸和细胞外基质的脱水片层,上述材料已经成为组织工程学中很多实验的基础。当胶质变成固态,细胞被固定于单元格中,可将均匀分布的细胞植入在临时的基质中。此外,水凝胶可以被制成薄片。Tranquillo 实验室使用基于胶原组织工程支架播种了真皮成纤维细胞,生产出了一种双瓣叶心脏瓣膜[53]。药物输入技术和微流控技术的最新进展可以进一步控制支架的性能,包括随温度、pH 或光照变化的支架聚合物的编排,以设计纳米级的微胞环境来引导细胞在支架的分布,而微囊化生长因子和黏附支架上的多肽类可改善细胞的黏附和增殖[54-58]。

此外,细胞和组织工程支架的构建可引进纳米级制造技术,如静电纺丝。尽管如此,还是没有找到用于心脏瓣膜组织工程完美的材料,就这一点而言,研究还在继续。

心脏瓣膜复杂的各向异性和三维结构给仿生设备提出了另一个挑战。即使找到了最佳的支架材料,把它建成一个三维结构精确的瓣膜也并非易事。通过使用计算机断层成像的正常心脏瓣膜解剖图,Sodian 和他的同伴们采用三维打印技术打印了一个三维的模型,用于制作热塑性聚合物 P4HB 模具[59]。该模具可用于将聚合物固化到三维的瓣膜解剖结构。由于成像技术的发展提高了空间和时间分辨率,对细小的、运动着的非均质结构,如心脏中瓣叶的解剖学描述成为可能。此外,微观制造技术可以增强我们更精细地制作瓣膜的能力。有了确定的解剖学维度和对流出道、大动脉以及瓣叶运动和发育的理解,工程师们就有了构建三维心脏瓣膜支架更为清晰的目标。

生物化学信号

内皮细胞在瓣膜形成早期阶段(即 EMT)的分化已经建立了鸡胚实验模型[17]。这些早期的实验结果大大加深了我们对分化所需化学信号的排序和表达的认知。血管内皮生长因子(vascular endothelial growth factor,VEGF)被认为是在有充足葡萄糖和氧气的环境中 EMT 主要调节因子。VEGF 是由内皮细胞分泌的,而其他重要的信号,例如骨形成蛋白 2 和 4,是由心肌表达的。透明质酸是细胞外基质的一种成分,通过它巨大的亲水结构来调节下游信号,来调节受体和配体的结合。因此,体内瓣膜是由来自心肌、局部细胞外基质和内皮细胞释放的信号来共同调控的[12,34]。尽管人们还不是很了解心内膜垫和瓣膜原基早期的生长过程,对瓣膜后期的生长调节也知之甚少,但是对内皮和间质细胞增殖的调节系统的研究已经十分深入。

但是器官形成中的基因调节是一个非常复杂的过程,因此还需大量实验去了解关键的基因通路。目前通过微阵列技术可以获得高通量数据,将有助于加深对瓣膜成长阶段重要的调节步骤的理解。

力学信号

为组织工程寻找一个合适的细胞类型是必要的,但是对于组织工程替代物来说还远远不够。维持组织的正常功能要求有适当的细胞分层和三维微观结构,这就要求在支架的多个层次上合理分配细胞和细胞外基质。就这一点而言,构建的组织要与原生组织一样协调有序。血流动力学对于心血管结构的发育和功能保持起着重要作用,生物力学信号是组织生长和发育的后天调节因子。越来越多的证据表明内皮细胞扮演了力学换能器的角色,内皮细胞对剪切应力和循环张力产生应答[60],其可以通过下面的细胞外基质发送信号到更深的瓣膜间隙细胞[19]。在一个具有稳定浓度的可溶性生长因子的环境中,内皮细胞的生长、分化和凋亡可以在不同的组织张力模式下进行切换[61]。当细胞嵌入并和周围的细胞外基质耦合时,ECM 就成为信号的传输工具。生物化学信号可以被 ECM 减弱或是放大,当细胞通过整合受体和它周围的 ECM 绑定时,这种绑定行为本身就可以引起细胞表型的变化[34]。当人类间充质干细胞被平铺到利于细胞传代的较大的工程组织岛时,细胞可分化为骨细胞,当被平铺到小的工程组织岛时,在同样的培养基内则分化成脂肪细胞[61,62]。

对接受 Ross 手术患者的临床观察提供了血管和瓣膜组织受血流动力学影响的进一步的证据。在 Ross 手术过程中,低压肺循环的肺动脉瓣膜被移植到主动脉瓣的位置,承受体循环压力,导致了瓣膜间质细胞表型的明显变化,包括基质金属蛋白酶活性的增加。这表明出现了 ECM 的重构[18]。

因此生物力学信号在体内环境中对于组织的构建、调节和训练十分重要。在一个包含组织培养基的环流系统(生物反应器)中,机械应力可以促进构建的组织发育。预处理对于构建的心血管组织的生物学特性非常重要。生物反应器对于构建组织心脏瓣膜具有两个重要的意义。首先,机械应力影响了细胞表型和基因表达,因为组织的发育、生长的潜能都受到生物力学信号的控制。来自我们实验室的 Hoerstrup 和其同事的实验表明,流体和压力可以增加组织工程瓣膜中基质的产生[23]。在另一个的独立的实验中,Lee 和他的同事们证明了细胞外基质的基因转录与机械应力变化密切相关。在可生物降解的支架中种植血管平滑肌细胞,在流体的循环压力下,会产生更多的胶质,比对照组更坚固[63]。在采用间充质干细胞的猪心脏瓣膜模型的实验中也得到了类似的结果[64,65]。其次,由于瓣膜在移植后应该避免出现反流,因此移植前在生物反应器中观察组织工程瓣膜的力学特性有利于研究者观察并预测移植后在活体中瓣膜的功能。

组织工程瓣膜实验结果

如果没有对瓣膜生长和重构的体外实验研究,那么可供临床应用的组织工程心脏瓣膜是不会有进展的。生物学的发展和体外实验是这个新兴领域基本的要素。然而,体内试验是体外研究的必要的补充,因为其代表了组织工程移植物功能的真实情况。体内环境比体外更为复杂,组织工程瓣膜的重构依赖于只出现在活体循环中的祖细胞和免疫细胞的影响。

对于组织工程瓣膜的体内移植研究,已经有四项大组实验的结果[23,24,29,66]。一些小组将去细胞化和再细胞化的组织工程瓣膜移植到羔羊的循环系统中[67,68],另外两项研究评估了组织工程血管在肺循环中的生长情况[69,70]。下面将回顾在瓣膜功能、瓣膜和/或血管生长的评估和工程组织的成熟这几个方面有代表性的研究。

体内组织工程瓣膜的功能、生长和成熟

心脏瓣膜组织工程的概念建立在大型动物的概念验证实验中。早期的体内组织工程心脏瓣膜实验是将单个瓣叶移植到肺循环中[20]。从绵羊主动脉分离出的细胞,分成内皮和纤维原细胞两类。细胞被作上标记,然后被种植到 PGA 支架中,最终被移植。移植 6 小时后以及 1、6、7、9 和 11 周后,仍然可以被检测到被标记的移植细胞。移植的细胞产生细胞外基质,而瓣叶的活动在上述时间点中也都可以被观测到。

关于肺动脉瓣移植的第二类试验是将绵羊自体内皮细胞和肌成纤维细胞种植在一个 PGA-P4HB 复合材料支架上[23]。瓣膜在置于脉冲复制器后逐渐增加流量和压力条件,14 天之后被移植到绵羊体内。经过 1 天和 4、6、8、16、20 周,瓣膜显示出较好的血流动力学。一直到 20 周,没有形成血栓、狭窄和动脉瘤。16 周时观测到了瓣膜中心性反流。瓣膜的组织学研究显示出一个分层的结构:在流出道表面上主要是糖胺聚糖和胶原,而弹性蛋白在流入道表面上。体内移植 6 周后即可发现弹性蛋白。在 20 周的研究期过后,支架被降解,瓣叶强度也随之下降,但其组织学、生物化学和生物力学参数与自体肺动脉和瓣叶本身的参数类似。

研究者将源自骨髓的间充质干细胞播种在 PGA/PLLA 支架上制造出带瓣膜人工血管并移植到小羊肺动脉[27]。在移植入体内后,超声心动图证实了瓣膜最大瞬间压力阶差为(17.2±1.33)mmHg,而反流的范围为零或微少量。四只动物均顺利度过围术期并存活。移植物在体内 4 个月后,与移植初期相比,最大瞬间压差、平均压差或有效的瓣口面积均无显著的统计学差异。术后 8 个月的组织分析显示出,移植组织有了一个分层的组织形态,流入表面出现弹性蛋白纤维,流出表面充满了胶质,瓣膜的其余区域分布着糖胺聚糖。移植前,细胞一致表达间充质细胞标记物 a-SMA,但是移植后在瓣膜离体研究时发现,这些细胞被限制在内皮下层,并表达Ⅷ因子(vWF),提示移植物在体内发生了内皮化。这项研究证明了通过干细胞移植制作组织工程肺动脉瓣膜的可行性。

我们实验室的工作进一步验证了这些早期研究成果,并通过更多的动物实验研究了组织工程瓣膜功能的变化[29]。使用相同的支架材料(合成 PGA-PLLA 无纺布垫片)和细胞(MSC),切除 19 只新生小羊的肺动脉瓣叶,随后将组织工程带瓣人工血管移植到其主肺动脉。在移植即刻以及移植后 1 天、6 周、12 周和 20 周通过心脏超声心动图评估瓣膜的功能、瓣叶的形态以及带瓣管道的形态。移植时,带瓣管道的功能非常好,多普勒超声心动图显示最大跨瓣压差为 17mmHg,大部分的带瓣管道只出现了微量的反流。12 周以后,带瓣管道瓣叶对合

不良并出现反流。20 周后,带瓣管道的直径保持不变。通过 MRI 测量的尺寸数据和对移植物直接测量的数据吻合。这些研究证明了在自体细胞来源组织工程瓣膜在移植后表现出良好的功能状态,随后通过 MRI 对形态和功能实时检测,瓣膜经历了结构和功能重构,没有出现狭窄,但是 6 周后肺动脉瓣出现明显的反流。

当以纤维蛋白为基础的组织工程带瓣人工血管移植到山羊体内 3 个月后,基本保持着完整的组织形态。然而,由于组织的回缩会导致瓣叶出现反流[66]。近期许多研究将各向异性的静电纺丝聚碳酸酯制成半月瓣叶,在不种植细胞的情况下移植到绵羊肺动脉瓣处。结果显示移植后瓣叶整体功能良好,并在瓣叶上发现了细胞浸润(图 63-3)。然而随着时间的推移,瓣叶的活动度下降[71]。

迄今为止,还没有团队证实移植的组织工程瓣叶可以在体内生长。然而在很多实验中,瓣叶的微观结构由相对均匀的形态进化到一个分层的结构。这种结构在体内演化以及细胞活动的机制完全是未知的,但是这些研究显示了一个组织工程瓣膜在移植到体内时并不一定强求一个成熟的瓣膜形态。

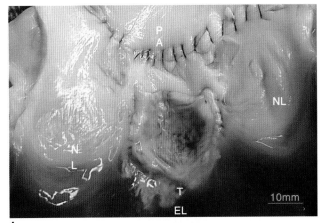

A　**6周后离体标本**

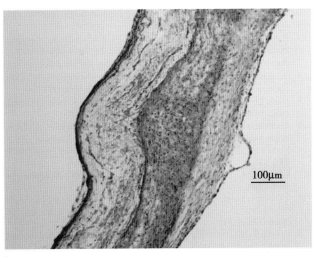

B

图 63-3　体内移植 6 周后的组织工程瓣膜标本。A. 肉眼观。B. 瓣膜组织切片

组织工程瓣膜的现在和未来

对组织工程心脏瓣膜替代物的研究历经十年的努力，但离实现目标仍有较大的距离。现有的心脏瓣膜替代物的不足之处在本章节中已经细致描述，这能帮助我们深刻了解瓣膜设计的优势和不足。尽管目前研究主要集中在寻找合适的细胞源和支架材料上，但组织工程心脏瓣膜所需最佳的细胞类型、支架材料和体外培养条件还不清楚。方兴未艾的干细胞和成体祖细胞提供了希望，因为它们具有自我修复和多向分化的能力，因此可能更具有生长潜力。影像技术的发展可以帮助我们更全面地了解移植物的重构和生长。尽管体外预处理的很多细节还不清楚，生物反应器预处理仍然有可能通过刺激组织形成减少体外培养时间，并可能为移植前评估瓣膜功能提供一个可以控制的环境。

心脏瓣膜的生长发育是一个复杂的生命过程，它在不同的生化和力学环境下同时在细胞、组织和器官层次上依次发生。详细了解此过程中关键步骤的分子通路，并把合适的微环境和三维环境结构有机结合起来，才能实现组织工程最终的目标：催收一个可以临床应用的、可以生长并且终身耐用的心脏瓣膜替代物。

（苏文君 译　张浩 审）

参考文献

1. Vongpatanasin W, Hillis D, Lange RA: Prosthetic heart valves. *N Engl J Med* 1996; 335:407.
2. Hammermeister KE, Sethi GK, Henderson WG, et al: Outcomes 15 years after valve replacement with a mechanical versus a bioprosthetic heart valve: final report of the veterans affairs randomized trial. *J Am Coll Cardiol* 2000; 36:1152.
3. Forbess JM, Shah AS, St. Louis JD, et al: Cryopreserved homografts in the pulmonary position: determinants of durability. *Ann Thorac Surg* 2001; 71:54.
4. Stark J, Bull C, Stajevic M, et al: Fate of subpulmonary homograft conduits: determinants of homograft failure. *J Thorac Cardiovasc Surg* 1998; 115:506.
5. Ingber DE: Mechanical signaling and the cellular response to extracellular matrix in angiogenesis and cardiovascular physiology. *Circ Res* 2002; 91:877.
6. Ingber DE: Tensegrity-based mechanosensing from macro to micro. *Prog Biophys Mol Biol* 2008; 97:163-179.
7. Rabkin-Aikawa E, Mayer JE, Jr, Schoen FJ: Heart valve regeneration, in Yannas IV (ed): *Advances in Biochemical Engineering/Biotechnology. Regenerative Medicine II*. Berlin, Springer-Verlag, 2005; p 141.
8. Schoen FJ: Aortic valve structure-functional correlations: role of elastic fibers no longer a stretch of the imagination. *J Heart Valve Dis* 1997; 6:1.
9. Davis PF: Hemodynamic shear stress and the endothelium in cardiovascular pathophysiology. *Nat Clin Pract Cardiovasc Med* 2009; 6(1):16.
10. Cummins PM, von Offenberg Sweeney N, Killeen MT, et al: Cyclic strain-mediated matrix metalloproteinase regulation within the endothelium: a force to be reckoned with. *Am J Physiol Heart Circ Physiol* 2007; 292:H28.
11. Chiquet M: Regulation of extracellular matrix gene expression by mechanical stress. *Matrix Biol* 1999; 18:417.
12. Lincoln J, Lange AW, Yutzey KE: Hearts and bones: shared regulatory mechanisms in heart, cartilage, tendon and bone development. *Dev Biol* 2006; 294(2):292.
13. Aikawa E, Whittaker P, Farber M, et al: Human semilunar cardiac valve remodeling by activated cells from fetus to adult. *Circulation* 2006; 113:1344.
14. Joyce EM, Liao J, Schoen FJ, Mayer JE, Sacks MS: Functional collagen fiber architecture of the pulmonary heart valve cusp. *Ann Thorac Surg* 2009; 87:1240-1249.
15. Hammer PE, Pacak CA, Howe RD, delNido PJ: Straightening of curved pattern of collagen fibers under load controls aortic valve shape. *J Biomech* 2014; 47:341-346.
16. Moore K, Persaud T: *The Cardiovascular System: The Developing Human*. Philadelphia, WB Saunders, 1998; p 563.
17. Armstrong EJ, Bischoff J: Heart valve development: endothelial cell signaling and differentiation. *Circ Res* 2004; 95:459.
18. Rabkin-Aikawa E, Aikawa M, Farber M, et al: Clinical pulmonary autograft valves: pathologic evidence of adaptive remodeling at the aortic site. *J Thorac Cardiovasc Surg* 2004; 128:552.
19. Butcher J, Tressel S, Johnson T, et al: Transcriptional profiles of valvular and vascular endothelial cells reveal phenotypic differences: influence of shear stress. *Arterioscler Thromb Vasc Biol* 2006; 26(1):69.
20. Shin'oka T, Bruer CK, Tanel RE, et al: Tissue engineering heart valves: valve leaflet replacement study in a lamb model. *Ann Thorac Surg* 1995; 60(Suppl 6):S-513.
21. Mendelson K, Schoen FJ: Heart valve tissue engineering: concepts, approaches, progress and challenges. *Ann Biomed Eng* 2006; 34(12):1799.
22. Bayoumi AS, D'Amore A, Cubberley A, et al: Unseeded engineered valve leaflets retain function and remodel after implant in ovine pulmonary outflow tract (abstract), Society for Heart Valve Disease, 2013, Venice, Italy.
23. Hoerstrup SP, Sodian R, Daebritz S, et al: Functional living trileaflet heart valves grown in vitro. *Circulation* 2000; 102(Suppl 3):III-44.
24. Stock UA, Nagshima M, Khalid PN, et al: Tissue engineered valved conduits in the pulmonary circulation. *J Thorac Cardiovasc Surg* 2000; 119:732.
25. Sodian R, Hoerstrup SP, Sperling JS, et al: Early in vivo experience with tissue-engineered trileaflet heart valves. *Circulation* 2000; 102(Suppl 3): III-22.
26. Matheny RG, Hutchison ML, Dryden PE, et al: Porcine small intestine submucosa as a pulmonary valve leaflet substitute. *J Heart Valve Dis* 2000; 9:769.
27. Sutherland FWH, Perry TE, Yu Y, et al: From stem cells to viable autologous semilunar heart valve. *Circulation* 2005; 111:2783.
28. Kaushal S, Amiel GE, Guleserian KJ, et al: Functional small diameter neovessels created using endothelial progenitor cells expanded ex vivo. *Nat Med* 2001; 7:1035.
29. Gottlieb D, Tandon K, Emani S, et al., In vivo monitoring of autologous engineered pulmonary valve function. *J Thorac Cardiovasc Surg* 2010;139(3):723-31.
30. Kang L, Hancock MJ, Brigham MD, et al: Cell confinement in patterned nanoliter droplets in a microwell array by wiping. *J Biomed Mater Res A* 2009; PMID 19585570.
31. Woodfield TB, Moroni L, Malda J: Combinatorial approaches to controlling cell behaviour and tissue formation in 3D via rapid-prototyping and smart scaffold design. *Comb Chem High Throughput Screen* 2009; 12(6):562.
32. Schnell AM, Hoerstrup SP, Zund G, et al: Optimal cell source for cardiovascular tissue engineering: venous vs. aortic human myofibroblasts. *J Thorac Cardiovasc Surg* 2001; 49:221.
33. Matsumura G, Miyagawa-Tomita S, Shin'oka T, et al: First evidence that bone marrow cells contribute to the construction of tissue engineered vascular autografts in vivo. *Circulation* 2003; 108:1729.
34. Combs MD, Yutzey KE: Heart valve development: regulatory networks in development and disease. *Circ Res* 2009; 105:408.
35. Rafii S, Lyden D: Therapeutic stem and progenitor cell transplantation for organ vascularization and regeneration. *Nat Med* 2003; 9:702.
36. Visconti RP, Ebihara Y, LaRue AC, et al: An in vivo analysis of hematopoietic stem cell potential: hematopoietic origin of cardiac valve interstitial cells. *Circ Res* 2006; 98:690.
37. Passier R, van Laake LW, Mummery CL: Stem-cell-based therapy and lessons from the heart. *Nature* 2008; 453(7193):322.
38. O'Brien MF, Goldstein S, Walsh S, et al: The SynerGraft valve: a new acellular, non-glutaraldehyde tissue heart valve for autologous recellularization. First experimental studies before clinical implantation. *Semin Thorac Cardiovasc Surg* 1999; 11:194.
39. Simon P, Kasimir MT, Seebacher G, et al: Early failure of the tissue engineered porcine heart valve SynerGraft in pediatric patients. *Eur J Cardiothorac Surg* 2003; 23:1002.
40. Cebotari S, Lichtenberg A, Tudorache I, et al: Clinical application of tissue engineered human heart valves using autologous progenitor cells. *Circulation* 2006; 114(Suppl I):I-132.
41. Shin'oka T, Matsumura G, Hibino N, et al: Midterm clinical result of tissue-engineered vascular autografts seeded with autologous bone marrow cells. *J Thorac Cardiovasc Surg* 2005; 129:1330.
42. Rozario T, Desimone DW: The extracellular matrix in development and morphogenesis: a dynamic view. *Dev Biol* 2010;341(1):126-40.

43. Gjorevski N, Nelson CM: Bidirectional extracellular matrix signaling during tissue morphogenesis. *Cyt Grow Fact Rev* 2009; 20(5-6):259.

44. Engler AJ, Sen S, Sweeney HL, et al: Matrix elasticity directs stem cell lineage specification. *Cell* 2006; 126:677.

45. Dvorin EL, Wylie-Sears J, Kaushal S, et al: Quantitative evaluation of endothelial progenitors and cardiac valve endothelial cells: proliferation and differentiation on poly-glycolic acid/poly-4-hydroxybutyrate scaffold in response to vascular endothelial growth factor and transforming growth factor β1. *Tissue Eng* 2003; 9:487.

46. Engelmayr GC, Sacks MS: Prediction of extracellular matrix stiffness in engineered heart valve tissues based on nonwoven scaffolds. *Biomech Model Mechanobiol* 2008; 7:309.

47. Bailey M, Wang L, Bode C, et al: A comparison of human umbilical cord matrix stem cells and temporomandibular joint condylar chondrocytes for tissue engineering temporomandibular joint condylar cartilage. *Tissue Eng* 2007; 13(8):2003.

48. Rohman G, Pettit J, Isaure F, et al: Influence of the physical properties of two-dimensional polyester substrates on the growth of normal human urothelial and urinary smooth muscle cells in vitro. *Biomaterials* 2007; 28(14):2264.

49. Roh J, Brennan M, Lopez-Soler R, et al: Construction of an autologous tissue-engineered venous conduit from bone marrow-derived vascular cells: optimization of cell harvest and seeding techniques. *J Pediatr Surg* 2007; 42(1):198.

50. Dahl S, Rhim C, Song Y, et al: Mechanical properties and compositions of tissue engineered and native arteries. *Ann Biomed Eng* 2007; 35(3):348.

51. Gao J, Niklason L, Langer R: Surface hydrolysis of poly(glycolic acid) meshes increases the seeding density of vascular smooth muscle cells. *J Biomed Mater Res* 1998; 42:417.

52. Wang Y, Ameer GA, Sheppard BJ, et al: A tough biodegradable elastomer. *Nat Biotechnol* 2002; 20:602.

53. Neidert M, Tranquillo R: Tissue-engineered valves with commissural alignment. *Tissue Eng* 2006; 12(4):891.

54. Park H, Cannizzaro C, Vunjak-novakovic G, et al: Nanofabrication and microfabrication of functional materials for tissue engineering. *Tissue Eng* 2007; 13:1867.

55. Burdick J, Kahademhosseini A, Langer R: Fabrication of gradient hydrogels using a microfluidics/photopolymerization process. *Langmuir* 2004; 20(13):5153.

56. Silva E, Mooney D: Spatiotemporal control of vascular endothelial growth factor delivery from injectable hydrogels enhances angiogenesis. *J Thromb Haemost* 2007; 5(3):590.

57. Matsumoto T, Mooney D: Cell instructive polymers. *Adv Biochem Eng Biotechnol* 2006; 102:113.

58. Bacakova L, Filova E, Kubies D, et al: Adhesion and growth of vascular smooth muscle cells in cultures on bioactive RGC peptide-carrying polylactides. *J Mater Sci Mater Med* 2007; 18(7):1317.

59. Sodian R, Fu P, Lueders C, et al: Tissue engineering of vascular conduits: fabrication of custom-made scaffolds using rapid prototyping techniques. *J Thorac Cardiovasc Surg* 2005; 53(3):144.

60. Resnick N, Junior MG: Hemodynamic forces are complex regulators of endothelial gene expression. *FASEB J* 1995; 9(10):874.

61. Ingber D: Mechanical control of tissue morphogenesis during embryological development. *Int J Dev Biol* 2006; 50:225.

62. Ingber D, Levin M: What lies at the interface of regenerative medicine and developmental biology? *Development* 2007; 134(14):2541.

63. Lee RT, Yamamoto C, Feng Y, et al: Mechanical strain induces specific changes in the synthesis and organization of proteoglycans by vascular smooth muscle cells. *J Biol Chem* 2001; 276:13847.

64. Engelmayr GC, Rabkin E, Sutherland FW, et al: The independent role of cyclic flexure in the early in vitro development of an engineered heart valve tissue. *Biomaterials* 2005; 26:175.

65. Stephens EH, Chu CK, Grande-Allen KJ: Valve proteoglycan content and glycosaminoglycan fine structure are unique to microstructure, mechanical load and age: relevance to an age-specific tissue engineered heart valve. *Acta Biomater* 2008; 4(5):1148.

66. Flanagan TC, Sachweh J, Frese J, et al: In vivo remodeling and structural characterization of fibrin-based tissue-engineered heart valves in the adult sheep model. *Tissue Eng A* 2009; 15(10):2965.

67. Hopkins RA, Jones A, Wolfinbarger L, et al: Decellularization reduces calcification while improving both durability and 1-year functional results of pulmonary homograft valves in juvenile sheep. *J Thorac Cardiovasc Surg* 2009; 137(4):907.

68. Vincentelli A, Wautot F, Juthier F, et al: In vivo autologous recellularization of a tissue-engineered heart valve: are bone marrow mesenchymal stem cells the best candidates? *J Thorac Cardiovasc Surg* 2007; 134(2):424.

69. Leyh RG, Wilhelmi M, Rebe P, et al: Tissue engineering of viable pulmonary arteries for surgical correction of congenital heart defects. *Ann Thorac Surg* 2006; 81:1466.

70. Hoerstrup SP, Cummings I, Lachat M, et al: Functional growth in tissue-engineered living, vascular grafts: follow-up at 100 weeks in a large animal model. *Circulation* 2006; 114:I-159.

71. Fan R, Bayoumi AS, Chen P, et al: Optimal elastomeric scaffold leaflet shape for pulmonary heart valve leaflet replacement. *J Biomech* 2013; 46:662-669.